AF146385

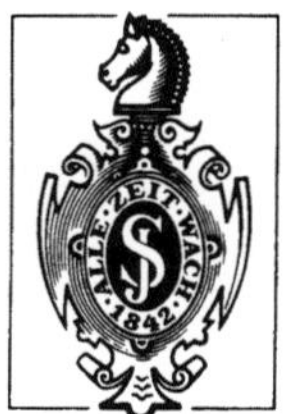

Alexis Labhart

Klinik der inneren Sekretion

Dritte, neubearbeitete Auflage

Unter Mitarbeit von
J. Ph. Assal U. Binswanger H. Bürgi B. Courvoisier
J. A. Fischer E. R. Froesch P. J. Grob Chr. Hedinger
A. Jakob P. J. Keller G. Kistler G. Martz J. Müller
O. Oelz A. Prader R. Schoysman R. Siebenmann
M. Wernly M. Zachmann J. Zapf W. Ziegler

Mit 411 Abbildungen

Springer-Verlag Berlin Heidelberg GmbH 1978

Professor Dr. med. Alexis Labhart, Medizinische Klinik, Universitätsspital,
Rämistraße 100, CH-8091 Zürich

ISBN 978-3-662-08099-3 ISBN 978-3-662-08098-6 (eBook)
DOI 10.1007/978-3-662-08098-6

Library of Congress Cataloging in Publication Data. Labhart, Alexis. Klinik der inneren Sekretion. Revised English version published in 1974 under title: Clinical endocrinology. Includes bibliographies and indexes. 1. Clinical endocrinology. I. Title. RC648.L24 1978 616.4 77-26326

Ursprünglich erschienen bei Springer-Verlag Berlin Heidelberg New York 1978
Softcover reprint of the hardcover 3rd edition 1978

Reproduktion der Abbildungen: Gustav Dreher GmbH, Stuttgart

2122/3130-54321

Vorwort zur dritten Auflage

Die 3. deutsche Auflage – eigentlich die vierte, da die englische eine vollständige Überarbeitung der zweiten darstellte – erscheint 21 Jahre nach dem ersten Erscheinen des Lehrbuches. Wie hat sich die Endokrinologie in dieser Zeit entwickelt?

An der Klinik hat sich wenig geändert. Die Diagnostik wurde vereinfacht, präziser, besonders dank der radioimmunologischen Erfassung der Hormone. Allerdings werden auch zunehmend die Grenzen dieser Methodik (mit den big, big-big und little-Formen) aufgezeigt. Immunologie eines Hormones ist nicht identisch mit dessen Wirkung.

Vollständig neu ist nur das Kapitel Diabetes, nun von einem experimentell versierten Diabetologen (FROESCH) und einem klinischen Diabetologen (ASSAL), der die erste Diabetes teaching unit der Schweiz in Genf beispielhaft aufgebaut hat, verfaßt. Die beiden Autoren danken Herrn CLAUS BALLY für seine wertvolle Mitarbeit.

Eine ungewöhnlich rasche Ausdehnung in die Breite haben die Gewebehormone – in zerstreut liegenden Zellen gebildete Hormone – erfahren. Fast jährlich erscheinen neue Substanzen und verschwinden zum Teil wieder, so daß es schwierig ist, sie in einem Lehrbuch, dessen Neufassung mindestens zwei Jahre dauert, einzufangen. Die Prostaglandine, in der 2. Auflage in wenigen Seiten abgehandelt, bilden ein rasch wachsendes neues Gebiet mit den größten Auswirkungen auf die Klinik und könnten eine eigene Monographie beanspruchen. Sie wurden von Dr. O. OELZ, der sich seine Kenntnisse u.a. bei LIDDLE in Nashville erwarb, auf das Wesentliche zusammengefaßt. Abgesehen von der Vielzahl der neuen Gewebehormone erscheinen auch völlig neue Aspekte. Die gastrointestinalen Peptidhormone sind zum Teil identisch mit den hypothalamischen Neurohormonen, phylogenetisch erklärbar durch die Neuralleisten-APUD-Zelltheorie, die heute schon wieder zum Teil in Zweifel gezogen wird. Damit verbunden erschien vor zwei Jahren die Erkenntnis der direkten Einwirkung von Peptidhormonen auf Gehirnzellen, was völlig neue Gebiete eröffnet, deren Grenzen noch gar nicht absehbar sind.

Die reichliche Literatur wurde wie in der 2. Auflage nach überblickbaren kleineren Abschnitten geordnet und soll den Interessierten überall den Zugang zu Übersichts- und Originalarbeiten eröffnen. Wiederum sind die aufgeführten Arbeiten eine persönliche Auswahl ohne Vollständigkeit.

Wir sind dem Springer-Verlag, Herrn Dr. H. GÖTZE für seine unermüdliche Unterstützung, Herrn BERGSTEDT für die umsichtige Planung, Frau TH. DEIGMÖLLER für ihren kompetenten Einsatz bei der Ausarbeitung, Herrn E. KIRCHNER für die Druckfertigung des Manuskriptes und Frau Dr. J. WIEDMER für die Erstellung des Sachverzeichnisses zu großem Dank verpflichtet. Wesentlichen Anteil an der Entstehung hatte einerseits meine Sekretärin, Frl. M. SCHITTENHELM, andererseits unsere Bibliothekarinnen, Frl. S. DOMEISEN und Frl. D. SIDLER, die mit der Literatursuche und deren Beschaffung einen erheblichen Beitrag leisteten.

Den zahlreichen Kollegen, die uns mit Kritik und Rat halfen und deren Namen wird nicht alle aufführen können, sei unser Dank ausgesprochen.

Zürich, Juli 1978 A. LABHART

Vorwort zur zweiten Auflage

Als wir vor 6 Jahren die zweite Auflage begannen, zeigte sich bald, daß es sich nicht verwirklichen ließ, diese 10 Jahre nach der Erstauflage erscheinen zu lassen. Die auch für die Klinik wichtigen Grundlagenwissenschaften hatten im letzten Jahrzehnt eine dermaßen rasche Entwicklung eingeschlagen, daß abgesehen von den klinischen Krankheitsbildern alles neu zu schreiben war. Für Sondergebiete mußten neue Mitarbeiter gewonnen und wegen der langen Bearbeitungszeit die zuerst geschriebenen Kapitel nochmals überarbeitet werden. Neue große Aufgaben haben es zweien der früheren Mitautoren, Prof. K.G. OBER und Prof. J. ZANDER, nicht mehr erlaubt, an dieser Auflage mitzuwirken. In dankenswerter Weise haben Prof. W.E. SCHREINER und PD Dr. P.J. KELLER, Schüler aus der Züricher Gynäkologie und Geburtshilfe von Prof. E. HELD, die Kapitel „Ovar" und „Schangerschaft" übernommen und neu geschrieben.

Trotz dem außerordentlichen Anwachsen des Stoffes konnte dank dem größeren Buchformat und dem Verzicht auf viele weitere, ursprünglich vorgesehene Abbildungen der Umfang in ungefähr demselben Rahmen gehalten und eine zweibändige Ausgabe vermieden werden. Es fiel dabei nicht leicht, auf instruktive, aber viel Raum beanspruchende elektronenmikroskopische Darstellungen zu verzichten; dafür wurde auf die entsprechenden Originalarbeiten verwiesen.

Wo neue Tatsachen und Erkenntnisse nur erwähnt werden konnten, sind durchwegs die Originalarbeiten zitiert, um Raum zu sparen, in der sonst nicht üblichen Weise, nur mit dem ersten Autor und der Jahreszahl. Das Literaturverzeichnis jedes Kapitels wurde wiederum in kleine Unterabschnitte eingeteilt und enthält auch im Text nicht vorkommende Arbeiten, so daß es auch für sich allein konsultiert werden kann. Die aufgeführten Arbeiten stellen eine persönliche Auswahl unter Bevorzugung der neuesten Übersichten dar, ohne Anspruch auf Vollständigkeit oder Nennung der Erstbeschreibungen. Einzelne früher erschienene, damals wichtige Arbeiten wurden neben den neuesten über dasselbe Thema belassen.

Als ich vor bald 20 Jahren meinen klinischen Lehrer Schüpbach fragte, ob es zu wagen sei, ein Lehrbuch über die gesamte Endokrinologie zu schreiben, meinte er nach einigem Erwägen ja. Die zweite Auflage könnte dann gut werden. Ob dies zutrifft, möchten wir offen lassen. Wenn es jedoch noch einmal gelungen ist, eine für den Endokrinologen und endokrinologisch interessierten Facharzt nützliche Gesamtübersicht über die klinische Endokrinologie und ihre Grundlagen zu geben, bevor sie sich ganz in ihre Unterspezialitäten auftrennt, so sehen wir das Ziel der zweiten Auflage erreicht.

Wir sind dem Springer-Verlag, Herrn Dr. H. GÖTZE für freundschaftlichen Rat und stete Hilfe bei der Planung, Frau TH. DEIGMÖLLER für ihren unermüdlichen Einsatz bei der mühevollen Ausarbeitung der Zweitauflage zu großem Dank verpflichtet. Wir möchten den Sekretärinnen Frau WÄCHTER-BRANDENBERG, Fräulein L. WAGNER, Fräulein M. SCHITTENHELM und Fräulein M. WALDVOGEL sowie den Bibliothekarinnen Fräulein F. BELART und Fräulein S. DOMEISEN für ihre wertvolle Mitarbeit, unserem wissenschaftlichen Assistenten, Herrn Dr. K. BAUMANN, für die zuverlässige Erstellung des Sachverzeichnisses, Herrn Dr. J. ZAPF und Herrn Dr. U. KELLER für die Korrekturarbeiten sowie zahlreichen Kollegen für Kritik und Rat unseren Dank aussprechen.

Zürich, April 1971 A. LABHART

Vorwort zur ersten Auflage

Die Lehre von den Erkrankungen der Drüsen innerer Sekretion hat in den letzten 20 Jahren nicht nur grundlegende Fortschritte erzielt, sondern auch ihre Stellung innerhalb der Medizin geändert.

Aus der vorwiegend deskriptiv und morphologisch orientierten Wissenschaft ist die Endokrinologie mit der Erkenntnis der Hormone als Regulatoren des Stoffwechsels zu einem wesentlichen Teil der Lehre von den Stoffwechselkrankheiten geworden. Seitdem schließlich der Einfluß der Nebennierenhormone auf die Entzündung und die Beteiligung des Hypophysennebennierensystems an der Abwehr bekannt wurden, gibt es kaum mehr ein Gebiet der Medizin, das sich nicht mit Problemen der Endokrinologie auseinanderzusetzen hat.

Wesentliche Fortschritte fielen auf die Zeit der Kriegs- und ersten Nachkriegsjahre, während welchen die biochemisch orientierte Medizin in den USA einen unbestreitbaren Vorsprung erlangte. In Europa aber blieb die Tradition der auf morphologischen Grundlagen einerseits, auf der ärztlichen Beobachtung am Krankenbett anderseits begründeten Klinik erhalten.

Das vorliegende Lehrbuch erstrebt eine Synthese dieser beiden Richtungen.

Zentren der klinischen Endokrinologie in den USA [Peter Bent Brigham Hospital, Boston (G.W. THORN), Johns Hoplins Hospital in Baltimore (L. WILKINS), Mayo-Clinic Rochester (R.M. WILDER), University of California medical school (H.D. MOON) gaben uns in großzügiger Weise Gelegenheit, in ausgedehnten Studienaufenthalten mit der amerikanischen Medizin und ihren Forschungsmethoden vertraut zu werden und seither in engem Kontakt zu bleiben.

Vier der Mitarbeiter (COURVOISIER, HEDINGER, LABHART und WERNLY) sind Schüler von Prof. SCHÜPPACH in Bern, der mit den letzten Fortschritten der endokrinologischen Forschung vertraut, deren Ergebnisse stets in die Klinik am Krankenbett aufzunehmen verstand. Er ist es, der in uns das Interesse und die Liebe zur Endokrinologie geweckt hat. Bis zu seinem Tode nahm er an der Entstehung dieses Buches regen Anteil.

Die Anregung, ein Lehrbuch der Endokrinologie zu schreiben, ging von Prof. P.H. ROSSIER aus, dessen medizinische Poliklinik Zürich als Ort der täglichen ärztlichen Tätigkeit und gleichzeitig als Institut für experimentelle Medizin den geeigneten Boden für den Versuch einer solchen Synthese bietet. Seinem Anliegen einer funktionellen Betrachtungsweise der Medizin haben wir uns bemüht Rechnung zu tragen. Ohne seine Ermutigung und Initiative hätten wir das Unternehmen nicht gewagt.

Die wohlwollende Unterstützung durch die Professoren G. FANCONI und C. KAUFMANN ermöglichte uns, die für ein einheitliches Ganzes unabtrennbare pädiatrische und gynäkologische Endokrinologie in das Lehrbuch mit einzubeziehen. Prof. UEHLINGER, Zürich, gebührt unser Dank für seinen vielfachen Rat und seine unermüdliche Hilfsbereitschaft in der Auswahl und im Beschaffen der Abbildungen.

Wir sind dem Springer-Verlag für seine nie versagende Mithilfe bei der Planung und Ausarbeitung des Lehrbuches in hohem Maße verpflichtet.

Zürich, Dezember 1956 A. LABHART

Inhaltsverzeichnis

I. Allgemeine Endokrinologie. A. JAKOB, J. ZAPF und H. BÜRGI. Mit 13 Abbildungen 1
A. Einleitung . . . 1
B. Biosynthese von Hormonen . . . 2
C. Hormonsekretion . . . 3
D. Hormontransport . . . 4
E. Hormonreceptoren . . . 5
1. Funktionelle Definition . . . 5
2. Experimentelle Charakterisierung der Hormon-Receptor-Bindung . . . 5
3. Lokalisation und chemische Charakterisierung der Receptoren . . . 8
4. Modulation der Hormon-Receptorbildung: Physiologische und pathophysiologische Veränderungen des Receptorgehaltes . . . 9
F. Auswirkungen der Hormon-Receptor-Interaktion . . . 10
1. Wirkung von Hormonen auf die Zellmembran: Adenylcyclase und Transportvorgänge . . . 10
2. Cyclisches AMP und seine intracellulären Auswirkungen . . . 12
3. Hormonwirkungen auf die Proteinbiosynthese . . . 14
4. Spezifizität der Hormonwirkung . . . 16
G. Hormone als Komponenten biologischer Regulationssysteme . . . 17
1. Endokrine Regulation . . . 17
2. Celluläre Regulation . . . 18
Literatur . . . 19

II. Der Hypothalamus. A. LABHART. Mit Beiträgen von CHR. HEDINGER und G. KISTLER. Mit 4 Abbildungen . . . 22
A. Historische Daten . . . 22
B. Abgrenzung . . . 22
C. Embryologie und Anatomie. G. KISTLER . . . 23
a) Embryologie . . . 23
b) Makroskopische Anatomie . . . 23
c) Histologie . . . 24
D. Physiologie . . . 25
E. Pathologie und Klinik der hypothalamisch bedingten Endokrinopathien . . . 29
F. Diagnostik der hypothalamischen Endokrinopathien . . . 31
G. Besondere Syndrome . . . 32
Literatur . . . 32

III. Das hypothalamo-neurohypophysäre System. A. LABHART. Mit Beiträgen von CHR. HEDINGER und G. KISTLER. Mit 3 Abbildungen . . . 35
A. Historische Daten . . . 35
B. Embryologie und Normalanatomie. G. KISTLER . . . 35
1. Die Neuro-Hypophyse . . . 35
a) Embryologie . . . 35
b) Makroskopische Anatomie . . . 35
c) Histologie . . . 37
2. Hypothalamo-neurohypophysäre Verbindungen . . . 37
C. Biochemie, Transport, Abbau und Ausscheidung . . . 38
D. Physiologie . . . 40
1. Bildungsort und Biosynthese des Vasopressins und Oxytocins . . . 40
Die Neurophysine . . . 41

2. Ausschüttung 41
3. Wirkung der Neurohypophysenhormone 43
a) Oxytocin 43
b) Vasopressin 43
4. Korrelationen 47
a) Adenohypophyse 47
b) Desoxycorticosteron-„Pseudodiabetes insipidus" 47

E. Unterfunktion des Hypothalamus-Neurohypophysensystems: Diabetes insipidus 47
1. Definition 47
2. Häufigkeit 48
3. Ätiologie und Pathogenese des Diabetes insipidus 48
a) Ätiologie 48
b) Pathogenese des symptomatischen und idiopathischen Diabetes insipidus 48
4. Klinisches Krankheitsbild und Symptomatologie des idiopathischen und symptomatischen Diabetes insipidus 49
a) Anamnese 49
b) Symptomatologie 49
c) Urin- und Plasmabefunde 49
5. Besondere Formen des Diabetes insipidus 50
a) Diabetes insipidus nach therapeutischer oder traumatischer Hypophysenausschaltung oder Hypophysenstieldurchtrennung 50
b) Hereditärer zentraler Diabetes insipidus 50
c) Nephrogener, Vasopressin-resistenter, hereditärer Diabetes insipidus . 51
d) Pharmakologisch induzierter, reversibler nephrogener Diabetes insipidus 51
e) Okkulter Diabetes insipidus 52
f) Transitorischer Diabetes insipidus 52
g) Diabetes mellitus und Diabetes insipidus 52
6. Die primäre Polydipsie 52
7. Adipsie, meist mit (partiellem) Diabetes insipidus (zentrale Hyperelektrolytämie, Diabetes insipidus occultus hypersalaemicus FANCONI 53
8. Differentialdiagnose des Diabetes insipidus 53
9. Diagnose des Diabetes insipidus, Tests zur Abklärung von Polyurie und Polydipsie 54
a) Durstversuch 54
b) Hickey-Hare-(Carter-Robbins-)Test 55
c) DDAVP-Test (anstelle des belastenden Vasopressin-Tests) 56
d) Verlängerter DDAVP-Test 56
e) Nicotin-Test 56
f) Freiwasser-Clearance 56
g) Vasopressin-Bestimmung im Plasma und im Urin 57
10. Prognose und Verlauf 57
11. Therapie 58

F. Syndrom der Überproduktion von Vasopressin (Schwartz-Bartter-Syndrom, „Inappropriate secretion of antidiuretic hormone") 58
1. Symptomatologie, Pathogenese 58
2. Differentialdiagnose und Diagnose 59
3. Verlauf und Therapie 60

Literatur 60

IV. Die Epiphyse (Glandula pinealis) und die circumventriculären Organe. A. LABHART. Mit 1 Abbildung 68
Epiphyse 68
Literatur 70

V. Die Adenohypophyse. A. LABHART. Mit Beiträgen von CHR. HEDINGER, G. KISTLER, A. PRADER und M. ZACHMANN. Mit 19 Abbildungen 71
A. Historische Daten 71
B. Embryologie und Anatomie. G. KISTLER 71
a) Embryologie 71
b) Makroskopische Anatomie 72
c) Histologie 73
d) Hypothalamo-adenohypophysäre Verbindungen 77
C. Chemie und Biochemie, Physiologie 79
1. Prolactin 79

a) Chemie . . . 79
b) Bildungsort . . . 80
c) Physiologie . . . 80
2. Das Wuchshormon . . . 81
a) Chemie . . . 81
b) Plasmakonzentration, Halbwertszeit, Umsatz, Tagesproduktion . . . 82
3. Substanzen mit Teilwirkungen des Wuchshormons und andere Wachstumsfaktoren . . . 82
D. Physiologie . . . 82
1. Wirkungen des Wuchshormons auf den Stoffwechsel . . . 82
a) Eiweiß-Stoffwechsel . . . 83
b) Kohlenhydrat- und Fettstoffwechsel . . . 83
c) Rolle des Wuchshormons im Energiehaushalt . . . 85
d) Elektrolyt- und Wasserstoffwechsel . . . 85
e) Wirkung auf andere endokrine Drüsen . . . 85
f) Wachstumswirkung . . . 86
g) Sulfation factor . . . 86
2. Regulation der Wuchshormonsekretion . . . 86
a) Hypoglykämie . . . 86
b) Fasten . . . 87
c) Muskelarbeit . . . 87
d) Aminosäuren . . . 87
e) Operationen . . . 87
f) Catecholamine . . . 87
g) Andere Faktoren . . . 87
h) Wuchshormon-senkende Reize . . . 87
i) Paradoxe Reaktionen . . . 87
k) Ort der Regulation . . . 87
3. Beziehungen zwischen Wuchshormon und anderen Hormonen . . . 88
a) Wuchshormon und andere Adenohypophysenhormone . . . 88
b) Wuchshormon und Schilddrüsenhormone . . . 88
c) Wuchshormon und Glucocorticoide . . . 88
d) Wuchshormon und Sexualhormone . . . 88
E. Die Hypophyseninsuffizienz, Panhypopituitarismus . . . 88
1. Einteilung . . . 88
2. Häufigkeit . . . 89
3. Ätiologie, Pathogenese und pathologische Anatomie . . . 90
4. Klinisches Krankheitsbild und Symptomatologie . . . 91
a) Anamnese, psychische Veränderungen . . . 91
b) Allgemeinuntersuchung . . . 92
c) Laboratoriumsuntersuchungen . . . 93
5. Differentialdiagnose . . . 94
6. Besondere Formen . . . 96
a) Partielle Hypophyseninsuffizienz . . . 96
b) Hypophysärer Minderwuchs. A. Prader und M. Zachmann . . . 96
c) Das Syndrom der leeren Sella („empty sella syndrome") . . . 102
d) Hypophyseninsuffizienz durch Störungen im Hypothalamus . . . 103
α) Dystopie des Hypophysenhinterlappens . . . 103
β) Dysplasie der Sella turcica . . . 103
e) „Funktioneller Hypopituitarismus" . . . 103
8. Verlauf und Prognose . . . 103
9. Therapie . . . 104
a) Substitution . . . 104
b) Behebung der Atrophie . . . 104
F. Überfunktion der Adenohypophyse . . . 105
1. Einleitung . . . 105
2. Syndrom der Galactorrhoe und Amenorrhoe bei tiefer Gonadotropinausscheidung; Prolactinom . . . 105
3. Prolactin-Überproduktion beim Manne . . . 106
4. Hypophysärer Riesenwuchs. A. Prader und M. Zachmann . . . 106
5. Akromegalie . . . 107
a) Vorkommen und Häufigkeit . . . 107
b) Ätiologie . . . 107
c) Pathogenese . . . 107
d) Pathologische Anatomie . . . 108
α) Hypophyse . . . 108

β) Übrige endokrine Drüsen 108
γ) Splanchnomegalie 108
e) Klinisches Krankheitsbild und Symptomatologie 108
α) Anamnese und psychische Veränderungen 108
β) Allgemeinuntersuchung 109
γ) Organveränderungen 110
f) Stoffwechselbefunde 112
g) Verlauf und Prognose, besondere Formen 113
h) Differentialdiagnose 114
i) Therapie der Akromegalie 114
α) Operative Tumorexstirpation 115
β) Röntgenbestrahlung 115
γ) Protonen- und α-Partikel-Bestrahlung 115
δ) Isotopenimplantation 116
ε) Stereotaktische Hochfrequenz-Elektrokoagulation 116
ζ) Kryohypophysektomie 116
η) Medikamentöse Therapie 116
G. Inaktive Hypophysentumoren und -cysten 117
1. Pathologische Anatomie 117
a) Endokrin meist inaktive, sog. chromophobe Adenome 117
b) Cysten 118
c) Craniopharyngeome 118
d) Teratome 118
e) Metastasen 118
2. Klinische Symptomatik 118
a) Endokrin inaktives Adenom 118
b) Craniopharyngeom 119
3. Therapie 120
4. Diagnostik der Adenohypophysenfunktion 121
a) Biologische Bestimmung 121
b) Radioimmunologische Bestimmung 121
c) Stimulationstests 122
d) Hemmtest 122
e) Kombinierter Schnelltest auf globale hypophysäre Reserve 122
f) Stickstoffretentions-Test 122
g) Plasmaphosphat 122
h) Sulfation Factor, (Somatomedin, NSILA-S) 122
i) Hydroxyprolin-Ausscheidung 122
k) Rippenbiopsie 123
Literatur 123

VI. Die Schilddrüse. H. Bürgi und A. Labhart. Mit Beiträgen von Chr. Hedinger, G. Kistler und A. Prader. Mit 39 Abbildungen 135

A. Historische Daten 135

B. Embryologie und Normalanatomie. G. Kistler 136
a) Embryologie 136
b) Makroskopische Anatomie 136
c) Histologie 137

C. Biochemie und Physiologie 139
1. Chemie der Schilddrüsenhormone, Hormonanaloge 139
2. Biosynthese und Sekretion von Schilddrüsenhormon 140
a) Extrathyreoidaler Stoffwechsel von Jodid 140
b) Jodidaufnahme durch die Schilddrüse 140
c) Umwandlung von Jodid in organisches Jod 141
d) Kupplungsreaktion 142
e) Thyreoglobulin und die Bedeutung der Hormonspeicher 143
f) Hormonsekretion, Hormonsekretionsraten 144
3. Schilddrüsenhormon im Plasma und anderen Körperflüssigkeiten 145
4. Peripherer Abbau der Schilddrüsenhormone, Konversion von Thyroxin zu Trijodthyronin 145
5. Wirkungsmechanismus der Schilddrüsenhormone 146
a) Hormonreceptoren 146
b) Wirkungen auf Mitochondrien, Zellatmung und Natrium-Kalium-Transport 147
c) Wirkung auf Eiweißsynthese, Wachstum und Zelldifferenzierung . . . 148

d) Wirkungen von Schilddrüsenhormon auf das Herz und das Adenyl-Cyclase-System . . . 148
e) Wirkung auf Lipid- und Fettgewebestoffwechsel . . . 149
f) Wirkungen auf das Zentralnervensystem, auf die neuromuskuläre Übertragung und auf die Muskulatur . . . 149
g) Andere Schilddrüsenhormon-Wirkungen . . . 149
6. Regulation der Biosynthese und der Sekretion von Schilddrüsenhormon . 150
a) Hypothalamische Regulation, TRH . . . 150
b) Hypophysenvorderlappen, TSH . . . 150
c) Autoregulation der Schilddrüse . . . 151
d) Prostaglandine, biogene Amine und autonomes Nervensystem . . . 151
7. Beziehung der Schilddrüse zu anderen endokrinen Organen . . . 152
a) Nebennierenmark . . . 152
b) Nebennierenrinde . . . 152
c) Ovarien, Testes . . . 152
8. Schilddrüsenfunktion in der Schwangerschaft, beim Fetus, beim Neugeborenen und im Alter . . . 152
9. Kongenitale Störungen des Thyroxin-bindenden Globulins . . . 153
10. Störungen der Schilddrüse bei extrathyreoidalen Krankheiten und durch Medikamente . . . 154
a) Schilddrüsenfunktion bei Lebererkrankungen . . . 154
b) Schilddrüsenfunktion bei chronischer Nierenerkrankung . . . 154
c) Schilddrüsenfunktion bei Mangelernährung, Fasten, Anorexia nervosa und bei Übergewicht . . . 154
d) Schilddrüsenfunktion bei fieberhaften und anderen schweren Erkrankungen . . . 154
e) Störungen des Schilddrüsenhormonstoffwechsels durch Medikamente . 154
11. Einfluß der Schilddrüsenfunktion auf Medikamentenstoffwechsel . . . 155

D. Hypothyreose beim Erwachsenen . . . 155
1. Pathophysiologische Grundlagen, Einteilung und Häufigkeit . . . 155
2. Primäre Hypothyreose . . . 156
a) Ätiologie . . . 156
α) Idiopathische Hypothyreose . . . 156
β) Hypothyreose infolge Aplasie und Ektopie der Schilddrüse . . . 157
γ) Hypothyreose infolge iatrogener Zerstörung des Schilddrüsengewebes . . . 157
δ) Medikamenten-bedingte Hypothyreose . . . 157
ε) Hypothyreose infolge von angeborenen Schilddrüsenstoffwechselstörungen . . . 157
b) Pathologisch-anatomische Veränderungen bei Hypothyreose . . . 158
c) Klinisches Bild der primären Hypothyreose des Erwachsenen . . . 158
α) Anamnese und psychische Veränderungen . . . 158
β) Allgemeinuntersuchung und Schilddrüse . . . 158
γ) Haut . . . 159
δ) Herz und Kreislauforgane, Serumlipide . . . 159
ε) Magen-Darm-Trakt . . . 160
ζ) Lunge . . . 160
η) Blut . . . 160
θ) Genitale und Gonaden . . . 161
ι) Muskeln und Gelenke . . . 161
κ) Nervensystem . . . 161
λ) Nieren, Serumelektrolyte . . . 161
μ) Nebennierenrinde, Kohlenhydratstoffwechsel, Hypophysenfunktion 162
ν) Diagnostische Wertigkeit der klinischen Befunde . . . 162
d) Schilddrüsenteste bei Hypothyreose . . . 162
e) Differentialdiagnose der Hypothyreose . . . 162
f) Verlauf der Hypothyreose . . . 163
g) Behandlung der Hypothyreose . . . 163
3. Myxödem-Koma . . . 164
4. Sekundäre Hypothyreose . . . 165
5. Zustände mit verminderter Schilddrüsenreserve . . . 166
a) Mangelnde TSH-Reserve . . . 166
b) Verminderte Schilddrüsenhormon-Reserve . . . 166

E. Hypothyreose im Kindesalter. Von A. Prader, H. Bürgi und A. Labhart . 166
1. Schilddrüsenaplasie, -hypoplasie und -ektopie . . . 167
2. Erworbene Hypothyreose des Kindesalters . . . 168

3. Genetische Defekte der Schilddrüsenhormon-Biosynthese und -Wirkung . 169
   a) Fehlender aktiver Jodidtransport 169
   b) Defekte Jodierung des Thyreoglobulins (Jodorganifizierung) und Pendred-Syndrom 169
   c) Defekt der Jodotyrosin-Kupplung 170
   d) Defekte Jodtyrosindejodierung 170
   e) Gestörte Thyreoglobulinbiosynthese und Vorkommen von jodierten Serumeiweißen 171
   f) Endorganresistenz auf Schilddrüsenhormon 172
   g) Andere Defekte 172
4. Sekundäre Hypothyreose beim Kind 172
5. Das klinische Bild der Hypothyreose beim Kind 172
   a) Hypothyreose beim Säugling 172
   b) Klinik der Hypothyreose im späteren Säuglings- und im Kindesalter . 172
   c) Die besonderen Merkmale des Entwicklungsrückstandes 174
   d) Skeletveränderungen 175
   e) Hautveränderungen 176
   f) Muskulatur und Nervensystem 177
   g) Kreislauf und Blut 177
   h) Veränderungen des Stoffwechsels und anderer endokriner Drüsen bei kindlicher Hypothyreose 177
   i) Differentialdiagnose der Hypothyreose beim Kind 177
   k) Laborteste bei kindlicher Hypothyreose und Suchteste beim Neugeborenen 178
6. Therapie und Prognose 179

F. Hyperthyreose 179
1. Definition, Einteilung und Grundlagen der Schilddrüsenhormon-Kinetik . 179
2. Badedowsche Krankheit (Graves' Disease, toxic diffuse goiter) 180
   a) Definition 180
   b) Häufigkeit 180
   c) Ätiologie und Pathogenese 180
      α) Schilddrüsen-stimulierende Immunglobuline (LATS, LATS-P, TSI) 181
      β) Andere immunologische Störungen bei Basedowscher Krankheit und Beziehung zu lymphocytärer Thyreoiditis 183
      γ) Genetische Aspekte 183
      δ) Auslösende äußere Ursachen 183
   d) Klinik und pathologische Anatomie der Basedowschen Krankheit . . 184
      α) Anamnese und Allgemeinbefunde 184
      β) Schilddrüse 184
      γ) Veränderungen der Augen 185
      δ) Herz und Kreislauf 186
      ε) Lungen 187
      ζ) Neuromuskuläres System 187
      η) Skelet, Gelenke und Calciumstoffwechsel 188
      θ) Haut und Haare 188
      ι) Magen-Darm-Trakt und Leber 189
      κ) Lipid- und Kohlenhydratstoffwechsel 189
      λ) Blut und lymphatisches System 190
      μ) Niere 190
      ν) Andere endokrine Drüsen 190
      ξ) Der Spontanverlauf der Basedowschen Krankheit 190
      ο) Differentialdiagnose und diagnostischer Wert der klinischen Zeichen (sog. diagnostische Indices) 190
      π) Laborteste 191
   e) Therapie der Basedowschen Krankheit 191
      α) Medikamentöse Behandlung des M. Basedow 192
      β) Chirurgische Behandlung des M. Basedow 196
      γ) Radiojodtherapie des M. Basedow 197
      δ) Adjuvante Therapie des M. Basedow (antiadrenerge Substanzen, Sedativa) 200
   f) Endokrine Ophthalmopathie 200
      α) Definition 200
      β) Häufigkeit 200
      γ) Ätiologie 201
      δ) Klinische Symptome, Nomenklatur, pathologische Anatomie . . . 201
      ε) Differentialdiagnose der Ophthalmopathie 203

ζ) Beziehung der Ophthalmopathie zur Schilddrüsenfunktion 203
η) Spontanverlauf 204
θ) Einfluß der Hyperthyreosetherapie auf die Ophthalmopathie . . . 204
ι) Therapie 204
g) Thyreotoxische Krise 206
h) M. Basedow im höheren Alter, apathische Hyperthyreose 207
i) M. Basedow während der Schwangerschaft 208
k) Hyperthyreose des Neugeborenen und des Kindes 208
l) Trijodthyroninhyperthyreose 208
3. Autonomes, solitäres und multilokuläres Adenom der Schilddrüse mit Hyperthyreose (toxisches Adenom und toxischer Knotenkropf) 209
a) Definition 209
b) Häufigkeit 209
c) Pathologische Anatomie und Pathophysiologie 209
d) Klinik des autonomen Adenoms 210
e) Verlauf des autonomen Adenoms 211
f) Diagnose des autonomen Adenoms und Laborteste 212
g) Behandlung des autonomen Adenoms 212
4. Seltene Ursachen der Hyperthyreose 212
a) Blasenmole, Choriocarcinom und andere Tumoren 212
b) Hyperthyreose bei Schilddrüsencarcinom 213
c) Hyperthyreose bei TSH-sezernierenden Hypophysentumoren und Akromegalie 213
d) Jod-induzierte Hyperthyreose („Jod-Basedow“) 213
e) Thyreotoxicosis factitia und Struma ovarii 213
G. Endemischer Kropf und Kretinismus 213
1. Endemischer Kropf 214
a) Pathophysiologie des endemischen Kropfes 214
b) Häufigkeit von endemischem Kropf 215
c) Pathologische Anatomie 215
d) Klinik der endemischen Struma 215
e) Prävention des endemischen Kropfes 216
f) Behandlung des endemischen Kropfes 217
2. Endemischer Kretinismus 217
a) Definition 217
b) Geographische Verteilung und Häufigkeit 217
c) Ätiologie 218
d) Klinik des endemischen Kretinismus 218
e) Prophylaxe und Behandlung 220
H. Sporadischer euthyreoter Kropf (blande Struma) 220
1. Definition und Häufigkeit 220
2. Ätiologie und Pathophysiologie 220
3. Klinik und Therapie 221
I. Thyreoiditis 221
1. Nomenklatur 221
2. Akute und subakute nicht-eitrige Thyreoiditis (DeQuervain's Thyreoiditis) 221
a) Häufigkeit und Ätiologie 221
b) Pathologische Anatomie 221
c) Klinik und Behandlung 221
3. Chronische lymphocytäre Thyreoiditis (Hashimoto-Thyreoiditis, Struma lymphomatosa) 223
a) Häufigkeit und Ätiologie 223
b) Pathologie 224
c) Klinik und Therapie 224
4. Chronische invasiv-fibröse Thyreoiditis (Riedelsche Struma) 225
a) Häufigkeit und Ätiologie 225
b) Pathologie 225
c) Klinik und Therapie 226
5. Akute eitrige Thyreoiditis 226
6. Chronische nicht-eitrige Thyreoiditis bei spezifischer Infektion 226
K. Tumoren der Schilddrüse 226
1. Klassifikation der Schilddrüsentumoren 226
2. Gutartige Schilddrüsentumoren 227
3. Maligne Schilddrüsentumoren 227
a) Häufigkeit und Ätiologie 227

b) Klinik und Diagnostik der Schilddrüsencarcinome und das Problem des solitären oder kalten Knotens . . . 228
c) Follikuläres Carcinom . . . 229
d) Papilläres Carcinom . . . 229
e) Undifferenziertes (anaplastisches) Carcinom . . . 230
f) Medulläres Carcinom . . . 230
g) Sarkome . . . 231
h) Hämangioendotheliom . . . 231
i) Maligne Lymphome . . . 232
k) Das Problem der onkocytären Tumoren (Hürthle-Zelltumoren) . . . 232
l) Die maligne Rezidivstruma . . . 232
m) Metastasen in der Schilddrüse . . . 232
n) Amyloidstruma . . . 232
4. Die Behandlung von Schilddrüsentumoren . . . 232
a) Follikuläres und papilläres Carcinom . . . 232
b) Medulläres Carcinom . . . 233

L. Schilddrüsenfunktionsteste . . . 233
1. Allgemeines, klinisches Indices und Auswahl der Teste . . . 233
2. Messung der Schilddrüsenhormone im Serum . . . 235
a) Gesamt-Thyroxin im Serum, T_4 D und T_4 RIA . . . 235
b) Trijodthyronin im Serum, T_3 RIA . . . 236
c) Prozent-freies Thyroxin (%FT_4) und absolutes, freies Thyroxin (FT_4) 236
d) Resin-T_3-Aufnahmetest (RT_3 U) . . . 236
e) Freier Thyroxin-Index (FT_4-Index) . . . 237
f) „Effektives Thyroxin" („effective thyroxine ratio") . . . 237
g) Eiweißgebundenes Jod (PBI) . . . 237
h) Butanol-extrahierbares Jod (BEI) . . . 237
3. Teste des Radiojodumsatzes in vivo . . . 237
a) Radiojodaufnahme, PB ^{131}I und Konversionsrate . . . 237
4. Szintigramm der Schilddrüse . . . 238
5. Ultraschalltomographie der Schilddrüse . . . 238
6. Teste der TSH-Sekretion . . . 238
a) Basales TSH . . . 238
b) TRH-Stimulationstest . . . 239
c) Trijodthyronin-Suppressionstest . . . 240
d) TSH-Stimulationstest . . . 240
7. Achillessehnenreflexzeit . . . 240
8. Teste für angeborene Schilddrüsenstoffwechseldefekte . . . 240
a) Perchlorat-Entleerungstest . . . 240
b) Test für die Störung der Jodtyrosindejodierung . . . 240
9. Biopsie der Schilddrüse . . . 241
10. Schilddrüsenantikörper . . . 241
Literatur . . . 241

VII. Die Nebennierenrinde. A. LABHART. Mit Beiträgen von CHR. HEDINGER, G. KISTLER, J. MÜLLER, A. PRADER, R. SIEBENMANN und A. ZACHMANN. Mit 39 Abbildungen . . . 286
A. Historische Daten . . . 286
B. Embryologie und Normalanatomie. G. KISTLER . . . 286
a) Embryologie . . . 286
b) Makroskopische Anatomie . . . 287
c) Histologie . . . 287
C. Biochemie. J. MÜLLER . . . 289
1. Allgemeines über Steroidhormone . . . 289
2. Stereoisometrie und Nomenklatur . . . 289
3. Die Nebennierenrinden-Hormone . . . 290
4. Der Aufbau der Nebennierenrinden-Hormone . . . 292
5. Transport der Nebennierenrinden-Hormone . . . 293
6. Abbau und Ausscheidung der Nebennierenrinden-Hormone . . . 294
7. Chemie des Corticotropins (ACTH) und der Melanotropine (MSH) . . . 296
D. Physiologie. A. LABHART und J. MÜLLER . . . 297
1. Wirkungen des Corticotropins . . . 297
a) Wirkungen auf die Nebennierenrinde . . . 297
b) Extra-adrenale Wirkungen . . . 298
2. Die Steuerung der Nebennierenrinden-Hormonsekretion . . . 298

a) Die Steuerung der Aldosteron-Sekretion 298
b) Die Steuerung der Cortisolkonzentration im Plasma 300
c) Das hypothalamische ACTH-auslösende Neurohormon „CRF“ (Corticotropin releasing factor) 301
d) Die Hemmwirkung der Glucocorticoide auf den Hypothalamus . . . 302
e) Tagesrhythmik des Plasmacortisols 302
f) Episodische Nebennierenrindensekretion 302
3. Die Wirkung der Nebennierenrinden-Hormone 303
a) Mineralocorticoide 303
α) Aldosteron 303
β) Desoxycorticosteron (DOC) 305
γ) Weitere Mineralocorticoide 305
δ) Mineralocorticoid-Antagonisten 305
b) Glucocorticoide 305
α) Corticosteron 305
β) Cortisol 306
γ) Cortison 310
δ) Künstliche Corticosteroide 311
c) Die Nebennierenandrogene 312
4. Das allgemeine Adaptationssyndrom 313
E. Die Unterfunktion der Nebennierenrinde. A. Labhart 314
1. Einteilung 314
2. Die primäre, chronische Nebenniereninsuffizienz, Morbus Addison . . . 315
a) Häufigkeit 315
b) Ätiologie, Pathogenese und pathologische Anatomie 315
α) Sogenannte primäre, cytotoxische oder idiopathische Nebennierenatrophie („Immun-Adrenalitis“) 316
β) Nebennierentuberkulose 316
γ) Andere entzündliche und parasitäre Erkrankungen der Nebennieren 316
δ) Veränderungen anderer Organe 317
c) Klinisches Krankheitsbild und Symptomatologie 317
α) Anamnese 317
β) Allgemeinuntersuchung 318
γ) Laboratoriumsbefunde 321
δ) Tests zur Prüfung der Funktionsreserve 322
ε) Zusammenfassung der Diagnostik, Untersuchungsgang 322
d) Verlauf des Morbus Addison 323
e) Schwangerschaft bei Morbus Addison 323
3. Die übrigen Formen der Nebenniereninsuffizienz 324
a) Akute Nebenniereninsuffizienz, die Addison-Krise 324
b) „Nebennierenapoplexie“: akute Nebenniereninsuffizienz bei hämorrhagischer Infarzierung 324
α) Akute Neugeborenen-Nebenniereninsuffizienz 324
β) Waterhouse-Friderichsen-Syndrom 325
γ) Nebennierenhämorrhagie bei Antikoagulantientherapie 325
δ) Nebennierenvenen-Thrombose 326
c) Die kongenitale chronische Nebennierenrindeninsuffizienz. A. Prader 326
d) Latenter Morbus Addison 327
e) Familiärer Morbus Addison 327
f) Morbus Addison mit Hirnsklerose (Adrenoleukodystrophie) 327
g) Selektiver Ausfall einzelner Hormongruppen 327
h) Sekundäre Nebenniereninsuffizienz 328
α) Panhypopituitarismus 328
β) Kongenitale Nebennierenhypoplasie 328
γ) Status nach Cortisontherapie 329
i) Tertiäre Nebenniereninsuffizienz 330
k) „Addisonismus“, „relative Nebenniereninsuffizienz“ („benign hypoadrenia“) 330
4. Differentialdiagnose der Nebenniereninsuffizienz 330
5. Die Therapie der Nebenniereninsuffizienz 332
a) Diät 332
b) Organtransplantation 332
c) Nebennierenrinden-Hormonpräparate 332
d) Die Substitutionstherapie des Morbus Addison (Primäre Nebenniereninsuffizienz) 332
e) Therapie bei Komplikationen 333

f) Das Verhalten bei operativen Eingriffen und bei Adrenalektomie . . 333
g) Therapie der akuten Nebenniereninsuffizienz 333
h) Therapie des latenten Morbus Addison 334
i) Therapie der Insuffizienz bei Panhypopituitarismus und nach Cortisontherapie (Sekundäre Nebenniereninsuffizienz) 334
6. Die Prognose der Nebenniereninsuffizienz 335
F. Die Überfunktion der Nebennierenrinde 335
1. Einteilung 335
2. Mineralocorticoid-Überproduktion. J. MÜLLER und A. LABHART 335
a) Primärer Aldosteronismus („Conn-Syndrom") 335
α) Definition, Häufigkeit 335
β) Pathologische Anatomie 336
γ) Klinische Symptomatologie 336
δ) Laboratoriumsbefunde 337
ε) Röntgenuntersuchungen, Szintigraphie 338
ζ) Differentialdiagnose 339
η) Therapie 341
b) Sekundärer Aldosteronismus 341
α) Definition und Vorkommen 341
β) Sekundärer Aldosteronismus bei ödematösen Zuständen 341
γ) Sekundärer Aldosteronismus bei maligner Hypertonie und Angiotensinüberproduktion 342
δ) Bartter-Syndrom 342
ε) ACTH-abhängiger sekundärer Aldosteronismus 343
ζ) Therapie des sekundären Aldosteronismus 343
c) Überproduktion anderer Mineralocorticoide 343
α) 17-Hydroxylasemangel 343
β) Hyperdesoxycorticosteronismus 343
γ) Hypercorticosteronismus 343
δ) Hypermineralocorticoidismus als mögliche Ursache einer „low-renin hypertension" 344
3. Das Cushing-Syndrom 344
a) Definition 344
b) Häufigkeit 344
c) Pathogenese und Ätiologie, Pathophysiologie 344
d) Pathologische Anatomie 346
α) Hyperplasien der Nebennierenrinde 346
β) Bilaterale Rinden-Adenomatose und Adenome 347
γ) Carcinome 347
δ) Metastasen 348
ε) Hypophysenveränderungen 348
e) Klinisches Krankheitsbild und Symptomatologie 348
α) Anamnese 348
β) Allgemeinuntersuchung 349
γ) Laboratoriumsbefunde 354
δ) Röntgendiagnostik 356
ε) Nebennierenszintigraphie und -Gammagraphie 356
ζ) Besondere Formen des Cushing-Syndroms 356
f) Differentialdiagnose des Cushing-Syndroms 358
g) Verlauf und Prognose, Todesursache 359
h) Therapie 359
α) Anabole Hormone 359
β) Adrenostatica 359
γ) Strahlentherapie 360
δ) Operationen 361
4. Das adrenogenitale Syndrom. A. PRADER und M. ZACHMANN 363
a) Einteilung, Definition 363
b) Das hereditäre, kongenitale adrenogenitale Syndrom (kongenitale virilisierende Hyperplasie der Nebennierenrinden) 364
α) Häufigkeit 365
β) Heredität 365
γ) Pathogenese 365
δ) Pathologische Anatomie. R.E. SIEBENMANN 365
ε) 21-Hydroxylase-Defekt ohne Salzverlust-Syndrom. A. PRADER . . 368
ζ) 21-Hydroxylase-Defekt mit Salzverlust-Syndrom 374
η) 11β-Hydroxylase-Defekt 375

θ) 3β-Hydroxysteroid-Dehydrogenase-Defekt 375
ι) Diagnose und Differentialdiagnose 376
κ) Therapie 377
c) Das erworbene adrenogenitale Syndrom im Kindesalter 381
d) Das erworbene adrenogenitale Syndrom beim Erwachsenen 382
e) Der idiopathische Hirsutismus. A. LABHART 383
5. Die adrenale Feminisierung. A. PRADER und M. ZACHMANN 385
G. Hormonal inaktive Tumoren der Nebennierenrinde 385
H. Untersuchungsmethoden der Nebennierenrinden-Funktion. J. MÜLLER . . . 385
1. ACTH-Bestimmung im Plasma 385
a) Biologische Methoden 385
b) Radioimmunologische Methoden 385
2. MSH-Bestimmung im Plasma 386
3. Renin- und Angiotensin-Bestimmungen. Plasma-Reninaktivität 386
4. Steroidhormon-Bestimmungen 386
a) Allgemeines 386
b) Steroidbestimmungen im Plasma 387
α) Plasma-Cortisol 387
β) Plasma-Aldosteron 388
γ) Plasma-Androgene 388
c) Steroidbestimmungen im Urin 388
α) Urin 17-Hydroxycorticosteroide (Porter-Silber-Chromogene) . . . 389
β) 17-ketogene Steroide nach NORYMBERSKI und „totale 17-Hydroxycorticoide" nach APPLEBY 389
γ) Freies Urincortisol und freie Urincorticosteroide 390
δ) Urin-Aldosteron. Bestimmung der Aldosteron-Sekretionsrate . . . 390
ε) 17-Ketosteroide im Urin 390
ζ) Bestimmung einzelner Androgenmetaboliten im Urin. Androgenproduktionsraten 391
5. Stimulationstests 392
a) ACTH-Tests (Thorn-Tests) zur Prüfung der Nebennierenrinden-Funktion und -Funktionsreserve 392
α) Eosinophilenzählung 393
β) ACTH-Schnelltest (8-Std-intramuskulärer-Depot-ACTH-Test) . . 393
γ) Mehrtägiger intramuskulärer Depot-ACTH-Test 394
δ) 8-Std-intravenöser-ACTH-Test 394
ε) Mehrfach wiederholter intravenöser ACTH-Test 394
b) Methopyrapon-Test (Metopiron-Test) 394
c) Vasopressin-Test 395
d) Insulin- und Pyrogen-Stimulationstests des Hypophysen-Nebennierensystems 395
6. Tests der ACTH-Hemmung mit Dexamethason 396
a) Dexamethason-Kurztest 396
b) 2-mg-Dexamethason-Test 396
c) 8-mg-Dexamethason-Test 397
7. Funktionsprüfungen zur Ermittlung des Ursprungsorgans der Androgene bei Hirsutismus und Virilisation 397
8. Indirekte Beurteilung der Nebennierenfunktion 398
a) Speicheltest 398
b) Beurteilung der Natrium- und Kaliumausscheidung im Schweiß . . . 398
c) Bestimmung des Gesamtkörperkaliums und -natriums 399
α) Bestimmung des Kalium^{40} durch Ganzkörperzählung 399
β) Bestimmung des austauschbaren Kaliums und Natriums 399
Literatur 400

VIII. Das Nebennierenmark. A. LABHART. Mit Beiträgen von CHR. HEDINGER, G. KISTLER und W. ZIEGLER. Mit 3 Abbildungen 423
A. Historische Daten 423
B. Embryologie und Normalanatomie. G. KISTLER 423
a) Embryologie 423
b) Makroskopische Anatomie 423
c) Histologie 423
C. Biochemie 424
1. Chemie, Bildungsort, Aufbau 424
2. Speicherung 425
3. Freisetzung 426

4. Transport 426
5. Abbau und Ausscheidung 426

D. Pharmakologische Beeinflussung der Katecholamin-Speicherung, -Ausschüttung und -Inaktivierung 427

E. Physiologie der Nebennierenmark-Hormone 427
1. Organwirkungen 427
a) Kreislauf 427
b) Muskulatur 428
c) Nervensystem 428
d) Nierenfunktion 428
2. Wirkung auf Kohlenhydrat- und Fettstoffwechsel 428
3. Die Gesamtwirkung auf den Organismus 428
4. Regulation der Katecholaminsekretion 428
5. Wirkungsweise und pharmakologische Beeinflussung der Wirkungen . . . 429

F. Unterfunktion 430
1. Idiopathische Hypoglykämie der Kinder 430
2. Idiopathische Positionshypotonie 431
3. Familiäre Dysautonomie (Riley-Day-Syndrom) 431
4. Lesch-Nyhan-Syndrom 432
5. Nebennierenmark-Insuffizienz bei schweren Belastungen 432

G. Überfunktion: Das Phäochromocytom 432
1. Häufigkeit 432
2. Lokalisation 432
3. Pathologische Anatomie 432
4. Klinisches Krankheitsbild und Symptomatologie 434
a) Paroxysmale Hypertonie 434
b) Dauerhypertonie 435
c) Hypotonie 437
d) Besondere Formen und Kombinationen mit anderen Syndromen . . . 437
α) Maligne Phäochromocytome 437
β) Familiäre Phäochromocytome, Kombinationen mit anderen Syndromen 437
γ) Kombination mit medullärem Schilddrüsen-Carcinom 437
5. Diagnostik des Phäochromocytoms. W. Ziegler 438
a) Pharmakologische Tests 438
α) Provokationstests 438
β) Blockierungstest 439
b) Biochemische Untersuchungen 439
α) Vanillinmandelsäure 440
β) Metanephrin und Normetanephrin 440
γ) Adrenalin, Noradrenalin und Dopamin 440
c) Tumorlokalisation 440
α) Katecholaminausscheidung 440
β) Radiologische Untersuchungen 440
γ) Katheterismus der Vena cava 440
6. Verlauf und Prognose 440
7. Differentialdiagnose 441
8. Therapie 441

Literatur 442

IX. Testis. A. Labhart. Mit Beiträgen von Chr. Hedinger, G. Kistler, J. Müller, A. Prader, R. Schoysman und M. Zachmann. Mit 27 Abbildungen 447

A. Historische Daten 447

B. Embryologie und Normalanatomie. G. Kistler 447
a) Embryologie 447
b) Makroskopische Anatomie 449
c) Histologie 449

C. Biochemie. J. Müller 452
1. Androgene 452
a) Die androgenen Hormone des Menschen 452
b) Biosynthese und Produktion 454
c) Transport 454
d) Abbau und Ausscheidung 455
2. Oestrogene 455

D. Physiologie . . . 456
1. Produktionsort der Testeshormone . . . 456
2. Hypophysäre Steuerung der testiculären Hormonsekretion . . . 456
3. Wirkungen des Testosterons . . . 457
a) Wirkung auf das Genitale . . . 457
b) Wirkung auf die sekundären Geschlechtsmerkmale . . . 458
c) Stoffwechselwirkungen . . . 458
d) Psychische Wirkungen . . . 459
4. Spermaproduktion . . . 460
a) Spermatozoen . . . 460
b) Spermaflüssigkeit . . . 460

E. Der männliche Hypogonadismus . . . 461
1. Definition . . . 461
2. Allgemeine Symptomatologie des Androgenausfalles . . . 461
3. Untersuchungsgang und Einteilung . . . 464
4. Die verschiedenen Formen des männlichen Hypogonadismus . . . 465
a) Primäre Testesinsuffizienz (hypergonadotroper Hypogonadismus) . . 465
α) Tubuläre und interstitielle Insuffizienz . . . 465
β) Tubuläre Insuffizienz . . . 467
γ) Interstitielle Insuffizienz . . . 473
b) Sekundäre und tertiäre Testesinsuffizienz (hypogonadotroper Hypogonadismus) . . . 474
α) Tubuläre und interstitielle Insuffizienz . . . 474
β) Tubuläre Insuffizienz . . . 478
γ) Interstitielle Insuffizienz („Fertile Eunuchen") . . . 478
5. Antiandrogene („chemische Kastration") . . . 478
6. Differentialdiagnose und Synopsis des männlichen Hypogonadismus . . . 480
7. Therapie . . . 480
a) Substitution . . . 481
b) Stimulation der Hormonproduktion . . . 482

F. Kryptorchismus (Retentio testis). A. PRADER. Mit Beitrag von CHR. HEDINGER 483
1. Definition und Häufigkeit . . . 483
2. Ätiologie . . . 483
3. Folgen des Kryptorchismus . . . 484
4. Pathologische Anatomie . . . 484
5. Inkretorische und sekretorische Funktion des kryptorchen Testis . . . 485
6. Untersuchungstechnik und Einteilung . . . 485
7. Therapie . . . 486

G. Infertilität. R. SCHOYSMAN und A. LABHART . . . 487
1. Ätiologie und Pathogenese . . . 488
a) Cerebrale Sexualzentren . . . 488
b) Hypothalamus . . . 488
c) Adenohypophyse . . . 488
d) Testes . . . 488
α) Immunologische Ursachen, Inkompatibilität der AB0-Blutgruppen 489
β) Nucleinsäure-Mangel der Spermatozoen . . . 490
γ) Kapazitation und Dekapazitation . . . 490
δ) Syndrom der unbeweglichen Cilien . . . 490
e) Epididymis . . . 490
f) Die akzessorischen Drüsen . . . 492
2. Diagnose . . . 492
3. Therapie . . . 493
4. Induzierte reversible Sterilität . . . 496

H. Impotenz, Satyrismus, Perversion . . . 496

I. Gynäkomastie . . . 497
1. Pubertätsgynäkomastie . . . 497
2. Gynäkomastie bei Endokrinopathien . . . 498
3. Gynäkomastie durch Medikamente . . . 498
4. Gynäkomastie bei nicht-endokrinen Krankheiten . . . 498
5. Familiäre Gynäkomastie . . . 498
6. Therapie . . . 499

K. Überproduktion des FSH und Überfunktionssyndrome der Testes . . . 499
1. Benigne, bilaterale Hypertrophie . . . 499
2. Überfunktion der Leydig-Zellen . . . 499
3. Hodentumoren . . . 499

a) Seminome 500
b) Teratome 500
c) Kombinationstumoren (Teratome und Seminome) 501
d) Sertoli-Zelltumoren (Androblastome) 501
e) Zwischenzelltumoren 502
α) Eigentliche Leydig-Zelltumoren 502
β) Nebennierenrindenartige Zwischenzelltumoren 502
f) Sog. Dottersackgeschwülste 503
g) Maligne Lymphome 503
h) Metastasen 503
i) Therapie 503
4. Ektopische Gonadotropinbildung 503

L. Untersuchungsmethoden 504
1. Klinische Zeichen 504
2. Die Spermauntersuchung. R. SCHOYSMAN 504
3. Testisbiopsie. R. SCHOYSMAN 506
4. LHRH-Test. M. ZACHMANN 507
5. Steroid- und Gonadotropin-Bestimmungen 508

Literatur 508

X. Das Ovar. P.J. KELLER. Mit 76 Abbildungen 525

A. Historische Daten 525

B. Anatomie 525
a) Makroskopische Anatomie 525
b) Embryologie und mikroskopische Anatomie 527

C. Biochemie und Physiologie 529
1. Chemie der Ovarialhormone 529
2. Biosynthese 530
a) Biosynthese von Progesteron 530
b) Biosynthese von Androgenen 530
c) Biosynthese der Oestrogene 531
3. Produktion und Sekretion 531
4. Stoffwechsel und Ausscheidung 534
5. Biologische Wirkung 535
a) Wirkung auf die reproduktiven Organe 536
b) Extragenitale Wirkungen 543
6. Synthetische Sexualhormone 544
a) Oestrogene 544
b) Gestagene 545
7. Bestimmungsmethoden 546
a) Oestrogene 546
b) Gestagene 546

D. Die Regulation der ovariellen Funktionen 547
1. Das hypothalamisch-hypophysäre System 547
2. Releasing-Hormone 548
3. Regulationsmechanismen 549
4. Die hypophysären Gonadotropine 550
a) Struktur 551
b) Produktion und Plasmagehalt 551
c) Stoffwechsel und Ausscheidung 553
d) Biologische Wirkungen 553
e) Nachweis 553

E. Die Ovulation 554
1. Nachweis der Ovulation 554
a) Basaltemperatur 554
b) Progesteronbestimmung im Serum 554
c) Endometriumsbiopsie 554
d) Vaginalcytologie 554
e) Prospektive Methoden 554
2. Ovulationsauslösung 554
a) Timing der Ovulation 554
b) Ovulationsinduktion bei anovulatorischen Zuständen 555
3. Ovulationshemmung 555
a) Allgemeines 555
b) Wirkungsmechanismus 557

c) Methoden . . . 557
d) Sicherheit . . . 560
e) Nebenwirkungen . . . 560
f) Weitere Formen der hormonalen Antikonzeption . . . 561

F. Die Übergangsperioden der Frau . . . 561
1. Pubertät und Menarche . . . 561
2. Klimakterium und Menopause . . . 563
a) Physiologie . . . 563
b) Klinik . . . 564
c) Therapie . . . 565

G. Pathologie der Ovarialfunktion . . . 566
1. Amenorrhoe . . . 566
a) Primäre Amenorrhoe . . . 566
b) Sekundäre Amenorrhoe . . . 568
c) Abklärung . . . 570
d) Therapie . . . 571
2. Dysfunktionelle Blutungen . . . 572
a) Tempoanomalien . . . 573
b) Typusanomalien . . . 573
c) Acyclische dysfunktionelle Blutungen . . . 574
3. Das polycystische Ovar . . . 575
4. Das prämenstruelle Syndrom und die Dysmenorrhoe . . . 579
a) Das prämenstruelle Syndrom . . . 579
b) Die Dysmenorrhoe . . . 579

H. Sterilität . . . 580
1. Ursachen . . . 581
a) Endokrine Sterilität . . . 581
b) Die mechanische Sterilität . . . 582
c) Immunologische Faktoren . . . 582
d) Männliche Sterilität . . . 582
e) Andere Faktoren . . . 582
2. Abklärung . . . 582
3. Behandlung der weiblichen Sterilität . . . 584

I. Endokrin aktive Ovarialtumoren . . . 588
1. Oestrogen-produzierende Tumoren . . . 589
2. Androgen-produzierende Tumoren . . . 591
3. HCG-produzierende Tumoren . . . 592
4. Thyroxin-produzierende Tumoren . . . 593

K. Untersuchungsmethoden der Ovarialfunktion . . . 593
1. Basaltemperaturkurve . . . 593
2. Cervialscore . . . 594
3. Vaginalcytologie . . . 595
4. Endometriumsbiopsie . . . 596
5. Laparoskopie . . . 596
6. Oestrogenbestimmung . . . 596
7. Progesteronbestimmung . . . 596
8. Gonadotropinbestimmung . . . 597
9. Prolactinbestimmung . . . 597
10. Gestagentest . . . 598
11. Oestrogentest . . . 598
12. Gonadotropintest . . . 598
13. Clomidtest . . . 598
14. LRH-Test . . . 598

Literatur . . . 599

XI. Die Schwangerschaft. P.J. KELLER. Mit 30 Abbildungen . . . 612

A. Historische Daten . . . 612

B. Anatomie . . . 612
1. Entwicklung und Aufbau der Placenta . . . 612
2. Spezifische Veränderungen anderer endokriner Drüsen . . . 614
a) Hypophyse . . . 614
b) Ovar . . . 614
b) Nebennierenrinde . . . 615
d) Thyreoidea . . . 615

C. Biochemie der schwangerschafts- und lactationsregulierenden Hormone . . . 615
1. Placentare Proteohormone . . . 615
a) Chemie . . . 615
b) Bildung . . . 615
c) Metabolismus . . . 616
2. Steroidhormone . . . 616
a) Chemie . . . 616
b) Bildung . . . 616
c) Metabolismus . . . 618
3. Prolactin . . . 619
4. Oxytocin . . . 619

D. Die normale Schwangerschaft . . . 619
1. Die Hormonproduktion der Placenta . . . 619
a) HCG . . . 620
b) HPL . . . 621
c) Andere Proteohormone . . . 622
d) Oestrogene . . . 622
e) Progesteron . . . 623
f) Androgene und Corticosteroide . . . 624
2. Der feto-placento-maternelle Hormonaustausch . . . 624
3. Die Funktion anderer endokriner Drüsen in der Schwangerschaft . . . 625
a) Hypophyse . . . 625
b) Ovar . . . 625
c) Nebennierenrinde . . . 625
d) Thyreoidea . . . 626
4. Die hormonalen Wirkungen auf den mütterlichen Organismus . . . 626
a) Uterus . . . 626
b) Vagina . . . 626
c) Brustdrüse . . . 627
d) Skelet . . . 627
e) Haut . . . 627
f) Gastrointestinaltrakt . . . 627
g) Wasserhaushalt . . . 627
h) Basaltemperatur . . . 627

E. Die gestörte Schwangerschaft . . . 627
1. Die Fehlgeburt . . . 627
a) Begriffe . . . 627
b) Häufigkeit . . . 628
c) Pathogenese . . . 628
d) Diagnostik . . . 628
e) Behandlung . . . 629
2. Ektopische Schwangerschaft . . . 629
3. Gestosen . . . 630
a) Hyperemesis gravidarum . . . 630
b) Spätgestose . . . 630
4. Mangelentwicklung . . . 631
5. Diabetes . . . 631
6. Rhesus-Inkompatibilität . . . 631
7. Mehrlingsschwangerschaft . . . 631
8. Übertragung . . . 631
9. Kindliche Mißbildungen . . . 632
10. Hydramnion . . . 632
11. Intrauteriner Fruchttod . . . 632
12. Blasenmole und Chorionepitheliom . . . 633
a) Blasenmole . . . 633
b) Chorionepitheliom . . . 634
13. Die hormonale Überwachung der gefährdeten Schwangerschaft . . . 635

F. Die hormonale Steuerung der Geburt . . . 637
1. Steroidhormone . . . 637
2. Oxytocin . . . 637
3. Fetale Einflüsse . . . 638

G. Die postpartale Periode . . . 638
1. Das Wochenbett . . . 638
2. Die Lactation . . . 639
a) Anatomie und Physiologie . . . 639

b) Hormonale Steuerung . . . 639
c) Unterdrückung der Lactation . . . 641
d) Pathologie der Lactation . . . 641
3. Der menstruelle Cyclus . . . 641
a) Physiologie . . . 641
b) Pathologie . . . 642
H. Endokrinologische Untersuchungsmethoden in der Schwangerschaft . . . 642
1. Schwangerschaftsreaktionen . . . 642
a) Biologische Verfahren . . . 642
b) Immunologische Verfahren . . . 643
2. Quantitative HCG-Bestimmung . . . 644
a) Biologische Verfahren . . . 644
b) Immunologische Verfahren . . . 644
3. HPL-Bestimmungsmethoden . . . 646
a) Biologische Verfahren . . . 646
b) Immunologische Verfahren . . . 646
4. Oestrogenbestimmung . . . 646
5. Progesteron- und Pregnandiolbestimmung . . . 646
6. DHEAS-Belastungstests . . . 646
7. Prolactin-Bestimmung . . . 646
Literatur . . . 647

XII. Störungen der Geschlechtsdifferenzierung (Intersexualität). A. PRADER
Mit 24 Abbildungen . . . 654

A. Definition und Terminologie . . . 654
B. Embryologie . . . 654
C. Untersuchungsmethoden . . . 657
D. Übersicht und Einteilung . . . 659
E. Abnorme Gonadenentwicklung . . . 659
1. Turner-Syndrom (Gonadendysgenesie) . . . 661
a) Genetik, Chromosomenbefunde und Pathogenese . . . 661
b) Häufigkeit . . . 661
c) Pathologie . . . 662
d) Klinik . . . 662
e) Hormonbefunde . . . 666
f) Diagnose und Differentialdiagnose . . . 666
g) Therapie . . . 667
2. Männliches Turner-Syndrom . . . 668
3. Reine Gonadendysgenesie . . . 668
4. Asymmetrische gemischte Gonadendysgenesie . . . 669
5. Testisdysgenesie . . . 670
6. Syndrom der XX-Männer . . . 670
7. Echter Hermaphroditismus . . . 671
8. Agonadismus . . . 672
F. Abnorme Genitalentwicklung bei eindeutigen Testes (Pseudohermaphroditismus masculinus) . . . 672
1. Oviduct-Persistenz . . . 673
2. Störungen der Testosteron-Synthese . . . 674
3. Störungen des Testosteron-Stoffwechsels . . . 675
4. Testiculäre Feminisierung . . . 675
5. Unvollständige testiculäre Feminisierung und ähnliche Syndrome . . . 678
6. Hereditäre perineale Hypospadie . . . 679
G. Abnorme Genitalentwicklung bei eindeutigen Ovarien (Pseudohermaphroditismus feminismus) . . . 679
Transplacentare Virilisierung . . . 680
H. Diagnose und Differentialdiagnose . . . 681
1. Bei intersexuellem Genitalaspekt . . . 681
2. Bei weiblichem Genitalaspekt . . . 681
3. Bei männlichem Genitalaspekt . . . 681
I. Psychosexualität . . . 682
K. Therapie und Wahl des Geschlechts . . . 682
Literatur . . . 684

XIII. Das Pankreas. J.PH. ASSAL und E.R. FROESCH. Mit Beiträgen von G. KISTLER und CHR. HEDINGER. Mit 38 Abbildungen 689

A. Historisches. J. PH. ASSAL und E.R. FROESCH 689
B. Embryologie und Normalanatomie. G. KISTLER 690
a) Embryologie 690
b) Makroskopische Anatomie 691
c) Histologie 691

C. Pathologische Anatomie. CHR. HEDINGER 693
1. Diabetes mellitus 693
2. Überfunktionssyndrome des Inselapparates 693

D. Inselzellapparat, Stoffwechsel und Pathophysiologie des Diabetes mellitus. E.R. FROESCH und J.PH. ASSAL 695
1. Energiehaushalt und Intermediärstoffwechsel 695
a) Regulation des Energiehaushaltes 696
b) Regulation der Glykolyse im Muskel 696
c) Die freien Fettsäuren als Engergielieferant des Muskels 698
2. Der Glucose-Stoffwechsel der Leber 698
Glykogenolyse, Gluconeogenese und deren Regulation 698
3. Chemie, Synthese, Biosynthese, Sekretion und Wirkungen des Insulins . . 699
a) Chemie und Synthese 699
b) Insulin-Biosynthese 700
c) Insulinsekretion 700
α) Physiologische Regulationsmechanismen 700
β) Pharmakologische Beeinflussung der Insulinsekretion 701
d) Inaktivierung des Insulins im Organismus 701
e) Insulin im Blut 702
f) Biologisch „insulinähnliche" Stoffe im Serum 702
g) Wirkung des Insulins auf den Glucosetransport 702
h) Wirkungsweise des Insulins 703
i) Insulinwirkungen auf Glykogenstoffwechsel und Lipolyse 703
k) Wirkung des Insulins auf die Eiweißsynthese 704
l) Insulinwirkung auf die Leber 704
4. Insulinmangel beim Diabetiker am Modell der akuten diabetischen Stoffwechselentgleisung 705
a) Folgen des absoluten Insulinmangels 705
b) Ketokörperbildung und Ketose 706
c) Ursachen der Hyperosmolarität und der Dehydrierung 706
d) Auswirkungen von Ketoacidose, Hyperosmolarität und Dehydrierung auf den Stoffwechsel des Gehirns 707
5. Diagnose, Differentialdiagnose und Prognose des Coma diabeticum . . . 708
6. Therapie des ketoacidotischen Coma diabeticum 709
a) Einfache Prinzipien der Koma-Behandlung 709
b) Flüssigkeitsmenge 709
c) Die Zusammensetzung der Infusionslösung 710
d) Volumentherapie 710
e) Die Insulinbehandlung mit Dauertropfinfusion 710
f) Die Insulindosierung 711
g) Die Kaliumersatztherapie 711
h) Die Therapie mit Kohlenhydraten 711
i) Zur Pathophysiologie des hyperosmolaren Coma diabeticum 712
k) Die Behandlung des hyperosmolaren Coma diabeticum 712
7. Pathogenese und Ätiologie des Diabetes mellitus 712
a) Vererbung des Diabetes mellitus 712
b) Erschöpfung der B-Inselzellen 713
c) Insulin im Blut des Diabetikers 713
d) Insulinantagonisten und -inhibitoren 713
α) Endokrine Faktoren 713
β) Andere humorale Faktoren 714
e) Insulinresistenz der Gewebe bei dekompensiertem Diabetes und bei Obesitas 714
f) Der Diabetes mellitus als Autoimmunkrankheit 714
g) Manifestationsfaktoren 715
8. Die Pathogenese des diabetischen Spätsyndroms 715
a) Die Atheromatose der großen Gefäße 715

b) Die diabetische Mikroangiopathie . . . 715
c) Diabetische Neuropathie . . . 716
9. Epidemiologie und Häufigkeit des Diabetes . . . 716
a) Endogene Faktoren . . . 717
α) Alter . . . 717
β) Geschlecht . . . 717
γ) Rasse . . . 718
δ) Die Vererbung . . . 718
ε) Insulinabhängiger Diabetes: HLA-Antigene und virale Infektionen 718
ζ) Insulinunabhängiger Diabetes: Vererbung, Adipositas und Alter . . 718
η) Genetische Beratung . . . 719
b) Exogene Faktoren . . . 720
α) Die Umwelt . . . 720
β) Streß . . . 720
c) Iatrogene Faktoren . . . 721
α) Qualität der Suche nach Diabetes . . . 721
β) Diagnostische Kriterien . . . 721
γ) Medikamentöse Faktoren . . . 721
10. Einteilung der Diabetes-Stadien . . . 721
a) Potentieller Diabetes oder Prädiabetes . . . 721
b) Latenter, chemischer oder subklinischer Diabetes . . . 721
c) Asymptomatischer Diabetes . . . 722
d) Klinischer oder manifester Diabetes . . . 722
e) Nicht-insulinabhängiger Diabetes . . . 722
f) Insulinabhängiger Diabetes . . . 722
11. Diagnose und Differentialdiagnose . . . 723
a) Wann soll ein Diabetes gesucht werden? . . . 723
b) Glucosebestimmung im Blut und im Urin . . . 723
α) Venöser versus capillärer Blutzucker . . . 723
β) Blutzucker versus Plasmazucker . . . 723
c) Methoden der Blutzuckerbestimmung . . . 724
d) Glucosurie . . . 725
α) Reduktionsproben . . . 725
β) Enzymatische Tests: Glucose-Oxydase . . . 725
γ) Die Nierenschwelle . . . 725
δ) Die renale Glucosurie . . . 726
ε) Frischurin oder Zweiturin-Portion . . . 726
ζ) Fraktionierte Urinportionen . . . 726
η) Der 24-Std-Urin . . . 726
e) Der orale Glucosetoleranztest . . . 727
f) Der intravenöse Glucosetoleranztest . . . 730
g) Glucosecortisontoleranztest . . . 731
h) Der intravenöse Tolbutamidtest . . . 731

E. Die Therapie des Diabetes mellitus. J.PH. ASSAL und E.R. FROESCH . . . 731
1. Beurteilung der diabetischen Stoffwechsellage . . . 732
a) Blutzucker . . . 732
Diät mit oder ohne orale Antidiabetica . . . 732
b) Glucosurie . . . 733
α) 24-Std-Ausscheidung von Glucose . . . 733
β) Urinportionen . . . 733
γ) Erst- und Zweiturin-Portionen . . . 733
c) Das Wohlbefinden des Diabetikers . . . 733
d) Die Stoffwechselkontrolle der Zukunft . . . 733
2. Die Diät . . . 734
a) Verteilung von Kohlenhydraten, Fett und Eiweiß . . . 735
b) Calorienbedarf . . . 735
c) Diät für insulinunabhängige Diabetiker . . . 736
d) Diät für insulinbehandelte Diabetiker . . . 736
e) Cholesterinarme („vorsichtige“) Diät . . . 736
f) Nahrungsmittel für den Diabetiker . . . 737
g) Alkohol . . . 737
h) Die Verschreibung und Instruktion einer Diabetesdiät . . . 737
α) Unterschiede in den Nahrungsmitteln . . . 738
β) Geschwindigkeit der Resorption . . . 738
γ) Kohlenhydratwerte . . . 739

δ) Diätetische Schulung . . . 739
ε) Schlußfolgerungen . . . 740
3. Orale Antidiabetika . . . 740
a) Sulfonylharnstoffe . . . 740
α) Wirkungsweise . . . 740
β) Wirkungsdauer . . . 741
γ) Nebenwirkungen . . . 742
δ) Pharmakologische Interaktionen
Verstärkung der Wirkung der Sulfonylharnstoffe . . . 742
ε) Hypoglykämien . . . 742
b) Biguanide . . . 743
α) Wirkungsweise . . . 743
β) Wirkungsdauer . . . 743
γ) Nebenwirkungen . . . 743
δ) UGDP-Studie . . . 744
ε) Verwendung der oralen Antidiabetica in der Klinik . . . 744
ζ) Übergewichtige Diabetiker . . . 744
η) Normalgewichtige, nicht auf Diät allein reagierende Diabetiker . . 744
ϑ) Niereninsuffizienz, Leberfunktionsstörung . . . 744
4. Insulinbehandlung . . . 745
a) Behandlungsziele und Überwachung der Behandlung . . . 745
b) Art des verwendeten Insulins . . . 745
MC-Insulin . . . 746
c) Technik der Insulinbehandlung . . . 747
d) Progredienz der B-Inselzell-Insuffizienz . . . 747
e) Indikationen für die Insulintherapie . . . 748
f) Indikationen für den Zweispritzenrhythmus . . . 748
g) Praktische Ratschläge für die Insulininjektion . . . 749
h) Komplikationen der Insulinbehandlung . . . 749
α) Ursachen der Hypoglykämie . . . 749
β) Symptomatologie und Klinik der Hypoglykämie . . . 749
γ) Leichte Hypoglykämien . . . 749
δ) Mittelschwere bis schwere Hypoglykämien . . . 750
ε) Hypoglykämisches Koma . . . 750
ζ) Der Somogyi-Effekt . . . 750
i) Lipodystrophien . . . 750
k) Insulin-Antikörper . . . 751
l) Allergische Reaktionen . . . 751
α) Lokale Reaktionen am Ort der Injektion . . . 751
β) Generalisierte Reaktionen . . . 751
m) Insulinresistenz und ihre Behandlung . . . 751
5. Körperliche Aktivität und Sport . . . 752
6. Unterrichtung des Diabetikers . . . 753
7. Behandlung des Diabetes während chirurgischer Interventionen . . . 755
a) Kontrolle am Operationstag . . . 755
α) Blutzucker . . . 755
β) Glucosurie . . . 755
γ) Acetonurie . . . 755
b) Behandlung des operierten Diabetikers . . . 755
c) Insulinbedürftiger Diabetes . . . 756
d) Ketoacidose und Chirurgie . . . 756
8. Komplikationen beim Diabetes . . . 756
a) Komplikationen und Invalidität . . . 757
b) Das Auge des Diabetikers . . . 758
α) Epidemiologie . . . 758
β) Erblindung . . . 758
γ) Katarakt . . . 758
δ) Glaukom . . . 758
ε) Retinopathie . . . 758
ζ) Mikroaneurysmen . . . 758
η) Blutungen in der Retina . . . 759
ϑ) Vorübergehende Visustörungen infolge Refraktionsanomalie . . . 759
ι) Präventive Maßnahmen gegen Retinopathie und Katarakt . . . 759
κ) Prävention der Retinablutungen . . . 759
λ) Behandlung der Retinopathie . . . 759

μ) Chirurgische Behandlung der Retinopathie . . . 759
ν) Hypophysektomie . . . 760
c) Die Niere beim Diabetes . . . 760
α) Akute und chronische Pyelonephritis . . . 761
β) Neurogene Blase . . . 761
γ) Diabetische Nephropathie . . . 761
δ) Behandlung der Nephropathie . . . 761
ε) Harnwegsinfektionen . . . 762
ζ) Dialyse . . . 762
η) Nierentransplantation . . . 763
d) Kardiovasculäre Komplikationen . . . 763
α) Epidemiologie . . . 763
β) Pathologie . . . 763
γ) Risikofaktoren . . . 764
δ) Das Herz des Diabetikers . . . 765
ε) Antikoagulation . . . 766
ζ) Der arteriopathische Fuß . . . 766
e) Die diabetische Neuropathie . . . 768
α) Pathogenese . . . 768
β) Klinik, Differentialdiagnose und Behandlung . . . 768
γ) Der neuropathische Fuß . . . 772
f) Hautveränderungen beim Diabetes mellitus . . . 773
g) Infektionen . . . 775
9. Die Schwangerschaft . . . 776
a) Prognose der Schwangerschaft . . . 776
b) Diagnose des Diabetes während der Schwangerschaft . . . 777
α) Subklinischer Diabetes vor der Schwangerschaft . . . 777
β) Normale Blutzuckerwerte während der Schwangerschaft . . . 777
γ) Glucosurie während der Schwangerschaft . . . 777
c) Klassifikation von P. White . . . 777
d) Einfluß des Diabetes auf den Verlauf der Schwangerschaft . . . 777
e) Einfluß der Schwangerschaft auf die diabetischen Komplikationen . . 778
f) Kontraindikation gegen die Schwangerschaft bei der Diabetikerin . . 778
g) Charakteristika des Diabetes während der Schwangerschaft . . . 778
h) Behandlung des Diabetes während der Schwangerschaft . . . 779
i) Behandlung der Schwangeren während der Geburt . . . 779
10. Das Kind der diabetischen Mutter . . . 779
11. Diabetes im Kindesalter . . . 780
a) Häufigkeit . . . 780
b) Klinische Erscheinungsformen . . . 781
c) Behandlung . . . 781
d) Remission . . . 781
e) Ernährung, Gewicht und Wachstum . . . 781
f) Psychologische Probleme diabetischer Kinder und ihrer Eltern . . . 782
12. Psychologische Aspekte des Diabetes . . . 782
13. Spezielle Diabetesformen . . . 783
a) Diabetes infolge einer globalen Schädigung des Pankreas . . . 783
b) Diabetes infolge einer endokrinen Überfunktion . . . 784
c) Syndrom von Prader-Labhart-Willi . . . 785
F. Pathophysiologie und Klinik der Hypoglykämien. E.R. Froesch . . . 785
1. Definition . . . 785
2. Symptome der Hypoglykämie . . . 786
3. Therapie . . . 786
4. Allgemeine Pathophysiologie der Hypoglykämien . . . 787
a) Reaktive Hypoglykämieformen . . . 787
b) Nüchternhypoglykämien . . . 788
5. Der organische Hyperinsulinismus, das B-Inselzell-Adenom . . . 790
a) Vorkommen, Häufigkeit und Lokalisation der B-Inselzell-Adenome . 791
b) Die Pathophysiologie der Hypoglykämie beim aktiven B-Inselzell-Adenom . . . 791
c) Die Therapie des B-Inselzell-Adenoms . . . 792
6. Die symptomatische medikamentöse Therapie des organischen Hyperinsulinismus . . . 792
G. Glucagon: Das zweite Pankreashormon. E.R. Froesch . . . 792
1. Chemie des Glucagons . . . 793
2. Physiologie des Glucagons . . . 793

a) Bildungsort . . . 793
b) Stoffwechsel . . . 793
3. Die Glucagonüberproduktion . . . 794
4. Das Glucagonmangelsyndrom . . . 794
Literatur . . . 794

XIV. Parathyreoidea. Parathormon, Calcitonin und die D-Vitamine. J.A. FISCHER und U. BINSWANGER. Mit Beiträgen von B. COURVOISIER und M. WERNLY. Mit 43 Abbildungen . . . 805
A. Geschichtliches. M. WERNLY und J.A. FISCHER . . . 805
B. Biochemie und Physiologie des Calciums- und des Phosphatstoffwechsels. J.A. FISCHER . . . 806
1. Der Stoffwechsel des Calciums . . . 806
a) Verteilung . . . 806
b) Bilanz . . . 807
2. Der Stoffwechsel des Phosphats . . . 811
a) Verteilung . . . 811
b) Bilanz . . . 812
3. Der Stoffwechsel des Knochens . . . 813
a) Struktur und Biochemie des Knochens . . . 813
α) Knochenzellen . . . 813
β) Knochenmatrix . . . 814
γ) Knochenmineral . . . 814
b) Anbau und Abbau des Knochens . . . 816
c) Methoden zur Beurteilung des Knochenstoffwechsels . . . 817
α) Morphometrie des Knochens . . . 817
β) Knochenzellkulturen . . . 819
γ) Kinetische Untersuchungen am Knochen . . . 819
δ) Physikalische Untersuchung . . . 822
ε) Röntgendensitometrie . . . 822
ζ) Analytische Methoden . . . 822
4. Störungen des Knochenstoffwechsels . . . 822
a) Alimentäre Einflüsse . . . 822
α) Calcium . . . 822
β) Vitamin-D-Mangel, Vitamin-D-Stoffwechselstörung und Phosphat . 823
γ) Fluor . . . 824
δ) Protein . . . 824
b) Lebensalter . . . 824
c) Inaktivität und Schwerkraft . . . 825
d) Cortisol . . . 825
e) Sexualhormone . . . 826
f) Thyroxin . . . 826
g) Unklare Ursachen . . . 827
h) Wachstumshormon . . . 827
5. Regulation des Calcium- und des Phosphatstoffwechsels . . . 827
a) Das Parathormon . . . 827
α) Normale Anatomie und Histologie der Nebenschilddrüsen . . . 827
β) Struktur und Regulation der Sekretion und Abbau des Parathormons . . . 828
γ) Angriffspunkte des Parathormons . . . 831
δ) Wirkungsweise . . . 835
b) Das Calcitonin . . . 837
α) Vorkommen, Isolierung, Sekretion, Abbau des Calcitonins . . . 838
β) Angriffspunkte des Calcitonins . . . 839
γ) Calcitonin beim Menschen . . . 840
c) Die D-Vitamine . . . 841
α) Der Stoffwechsel der D-Vitamine . . . 841
β) Die Angriffspunkte der D-Vitamine . . . 843
6. Knochen, Calcium und Phosphat (Zusammenhänge und Zusammenfassung) . . . 845
a) Der Knochen . . . 845
b) Die Löslichkeit von Calcium und Phosphat im Plasma und im Knochen 846
c) Die Regulation der Serumcalciumkonzentration . . . 848
C. Der Hypoparathyreoidismus. B. COURVOISIER und J.A. FISCHER . . . 849
1. Ätiologie und Pathogenese . . . 849
a) Der postoperative Hypoparathyreoidismus . . . 849

b) Hypoparathyreoidismus nach Radiojodtherapie 849
c) Reaktiver Hypoparathyreoidismus nach Exstirpation eines Parathyreoidea-Adenoms 850
d) Neonatale Hypocalcämie und transitorischer, kongenitaler Hypoparathyreoidismus 850
e) Idiopathischer Hypoparathyreoidismus 850
f) Pseudohypoparathyreoidismus 851
2. Symptomatologie. B. COURVOISIER und J.A. FISCHER 854
a) Tetanie 854
b) Der tetanische Anfall 854
c) Tetanische Äquivalente, der epileptische Anfall 855
d) Die latente Tetanie 855
α) Chvosteksches Zeichen 855
β) Trousseausches Zeichen 855
e) Verlauf der Tetanie 856
f) Pathologie, Physiologie und Pathogenese der Tetanie 856
g) Psychische Veränderungen 856
h) Neurologische Veränderungen 856
i) Cerebrale Verkalkungen 857
k) Katarakt und andere Augenveränderungen 857
l) Trophische Störungen der Haut, Nägel und Haare 858
m) Zahnschäden 858
n) Knochen- und Gelenkveränderungen 858
o) Biochemische Veränderungen und Laboratoriumsbefunde 859
p) Krankheitsbeginn und Verlauf 859
3. Diagnose 860
4. Differentialdiagnose 860
a) Differentialdiagnose der Hypocalcämie 861
b) Differentialdiagnose des neurologischen Syndroms 861
c) Differentialdiagnose der Epilepsie 862
5. Therapie. B. COURVOISIER und J.A. FISCHER 862
a) Allgemeines 862
b) Therapie des tetanischen Anfalls 863
c) Therapie der chronischen Parathyreoideainsuffizienz 864

D. Der primäre Hyperparathyreoidismus. U. BINSWANGER und M. WERNLY . . 865
1. Definition 865
2. Vorkommen und Häufigkeit 865
3. Pathologische Anatomie und Histologie 865
a) Häufigkeit der verschiedenen pathologisch-anatomischen Befunde beim primären Hyperparathyreoidismus 865
b) Solitäre und multiple Adenome 865
c) Parathyreoidea-Adenome und Hyperplasie bei endokriner Adenomatose 867
d) Die primäre Hyperplasie der wasserhellen Zellen 867
e) Das Parathyreoidea-Carcinom 867
4. Pathophysiologie 868
5. Klinisches Krankheitsbild und Symptomatologie 868
a) Erscheinungsformen und Verlauf 868
b) Skeletveränderungen (Ostitis fibrosa cystica generalisata von Recklinghausen) 869
α) Klinische Symptome der Skeleterkrankung 869
β) Röntgenuntersuchungen des Skelets 870
γ) Histopathologie der Skeletveränderungen 873
c) Nephrolithiasis 874
d) Nephrocalcinose 875
e) Das Magengeschwür 876
f) Pankreatitis und Cholelithiasis 876
g) Bandkeratitis, conjunctivale Kalkniederschläge 876
h) Hyperuricämie und Gicht 876
i) Pseudogicht (artikuläre Chondrocalcinose) 877
k) Das Hypercalcämie-Syndrom 877
α) Psychische und neurologische Veränderungen 877
β) Polyurie, Polydipsie 878
γ) Anorexie, Meteorismus, Erbrechen, Obstipation 879
δ) Kreislaufsymptome 879
l) Der akute Hyperparathyreoidismus 879

6. Differentialdiagnose . . . 880
a) Differentialdiagnose der Skeleterkrankung . . . 880
α) Die Ostitis fibrosa cystica generalisata des sekundären Hyperparathyreoidismus . . . 880
β) Rachitis und Osteomalacie . . . 880
γ) Osteoporose . . . 880
δ) Ostitis deformans (PAGET) und polyostische fibröse Dysplasie (JAFFE-LICHTENSTEIN) . . . 880
ε) Multiples Myelom (KAHLER) . . . 880
ζ) Metastatische Skeletcarcinomatose . . . 880
η) Solitäre Knochencysten und Riesenzelltumoren des Knochens . . . 881
b) Differentialdiagnose der Nephrocalcinose . . . 881
c) Differentialdiagnose der Hypercalcämie und Hypercalciurie . . . 881
7. Prognose . . . 881
8. Therapie . . . 881
9. Nachbehandlung (postoperativer Verlauf) . . . 883
10. Therapie des akuten Hyperparathyreoidismus . . . 884
E. Der sekundäre Hyperparathyreoidismus . . . 884
1. Definition . . . 884
2. Pathologische Anatomie und Histologie . . . 884
3. Vorkommen . . . 885
4. Ätiologie . . . 885
5. Pathophysiologie . . . 886
6. Klinisches Krankheitsbild und Röntgenbefund . . . 886
7. Differentialdiagnose . . . 888
8. Therapie . . . 888
9. Normocalcämischer sekundärer Hyperparathyreoidismus . . . 889
10. Tertiärer Hyperparathyreoidismus . . . 889
F. Laboratoriumsuntersuchungen bei Erkrankungen der Parathyreoidea. U. BINSWANGER und J.A. FISCHER . . . 889
1. Diagnostik des primären und ektopischen Hyperparathyreodismus . . . 890
a) Die Calciumkonzentration im Serum . . . 890
α) Allgemeines . . . 890
β) Die Gesamtcalciumkonzentration . . . 890
γ) Die Konzentration des ionisierten Calciums im Serum . . . 891
δ) Differentialdiagnose der Hypercalcämie . . . 892
b) Die Calciumausscheidung im Urin . . . 892
c) Anorganisches Phosphat im Serum und Phosphatausscheidung im Urin 893
d) Die Parathormonkonzentration im Serum . . . 894
e) Lokalisationsdiagnostik von Nebenschilddrüsentumoren . . . 895
f) Die Konzentration der D-Vitamine im Serum . . . 896
g) Die alkalische Phosphatase im Serum und die Hydroxyprolinausscheidung im Urin . . . 896
h) Funktionsproben . . . 896
i) Zusammenfassung . . . 897
2. Diagnostik des sekundären Hyperparathyreoidismus . . . 897
3. Diagnostik des Hypoparathyreoidismus . . . 898
a) Laboruntersuchungen . . . 898
b) Funktionsproben . . . 899
c) Zusammenfassung . . . 899
Literatur . . . 900

XV. Gewebehormone. A. LABHART. Mit Beiträgen von CHR. HEDINGER, J. MÜLLER und O. OELZ. Mit 15 Abbildungen . . . 919
A. Definition . . . 919
B. Polypeptide . . . 920
1. Gastrointestinale Hormone . . . 920
a) Gastrine . . . 920
α) Das Zollinger-Ellison-Syndrom . . . 921
β) Hypergastrinämie ohne Magenhypersekretion . . . 924
γ) Das Syndrom der wäßrigen Diarrhoen mit Hypokaliämie bei Nicht-B-Inselzelltumoren . . . 924
b) Secretin . . . 925
c) Cholecystokinin-Pankreozymin (CCK-PZ) . . . 925
d) VIP, Vasodilatierendes Intestinales Polypeptid . . . 925
e) GIP, Gastric Inhibitory Polypeptide . . . 926

f) Motilin . . . 926
g) Neurotensin . . . 926
h) Substanz P . . . 926
i) Intestinales Glucagon (Enteroglucagon) . . . 927
k) Pankreatisches Polypeptid . . . 927
l) Enkephaline . . . 927
m) Somatostatin . . . 927
2. Kinine . . . 927
3. Renin-Angiotensin. J. MÜLLER . . . 929
a) Allgemeines . . . 929
b) Biochemie . . . 929
α) Renin . . . 929
β) Renin-Substrat . . . 929
γ) Angiotensin I, II und III . . . 930
δ) Converting Enzyme . . . 930
ε) Angiotensinasen . . . 930
c) Physiologie . . . 931
α) Die Herkunft des Renin . . . 931
β) Die Regulation der Renin-Produktion und -Sekretion . . . 931
γ) Physiologische und pharmakologische Wirkungen von Angiotensin II 932
4. VEM und VDM (Vasoexzitor- und Vasodepressorsubstanzen) . . . 933
5. Cärulein und andere gastrointestinal wirksame Hormone . . . 933

C. Glykoproteine: Erythropoietin . . . 934

D. Amine . . . 934

Serotonin (5-Hydroxytryptamin, Enteramin) . . . 934
a) Biochemie . . . 935
b) Physiologie . . . 935
c) Das Carcinoidsyndrom . . . 936
α) Pathologische Anatomie . . . 936
β) Vorkommen und Häufigkeit . . . 938
γ) Klinik . . . 939
δ) Pathogenese . . . 940
ε) Laboratoriumsdiagnostik . . . 941
ζ) Differentialdiagnose . . . 942
η) Therapie . . . 942
θ) Atypisches Carcinoidsyndrom . . . 942

E. Das Prostaglandin-Thromboxan-System. O. OELZ . . . 943
1. Einleitung . . . 943
2. Nomenklatur . . . 943
3. Geschichtliches . . . 944
4. Biosynthese und Metabolismus . . . 944
5. Wirkungsspektrum . . . 946
a) Wirkungen auf die glatte Muskulatur . . . 947
α) Gefäß- und Kreislaufsystem . . . 947
β) Verdauungstrakt . . . 947
γ) Respirationstrakt . . . 947
δ) Uterus . . . 947
b) Sekretionsprozesse . . . 948
c) Renale Effekte . . . 948
d) Nervensystem . . . 948
e) Endokrines System . . . 948
f) Stoffwechseleffekte . . . 948
g) Thrombocyten . . . 949
6. Wirkungsmechanismus . . . 949
a) Wirkungsort in Beziehung zum Syntheseort . . . 949
α) Prostaglandine als intracelluläre Messenger und lokale Hormone . 949
β) Prostaglandine als zirkulierende Hormone? . . . 949
b) Wirkungsmechanismus . . . 949
7. Pharmakologische Beeinflussung des Prostaglandin-Thromboxan-Systems 950
a) Inhibition . . . 950
b) Stimulation . . . 950
8. Physiologische und pathophysiologische Funktionen . . . 950
a) Kreislaufsystem . . . 950
b) Thrombocyten . . . 951
c) Reproduktion . . . 951

α) Männliche Fertilität . . . 951
β) Gonadotropin-Sekretion . . . 951
γ) Ovulation . . . 951
δ) Luteolyse . . . 952
ε) Schwangerschaft und Weheneinleitung . . . 952
ζ) Dysmenorrhoe . . . 952
d) Nierenfunktion und Blutdruckregulation . . . 952
e) Magen-Darm-Trakt . . . 953
f) Knochenresorption . . . 953
g) Zellwachstum . . . 953
h) Lipolyse, Insulinsekretion . . . 953
i) Zentrales und peripheres Nervensystem . . . 953
k) Entzündung . . . 953
9. Klinische Syndrome . . . 954
a) Entzündliche und allergische Erkrankungen . . . 954
b) Kardiovasculäre Erkrankungen . . . 955
c) Thrombocytenfunktion . . . 955
d) Bartter-Syndrom . . . 955
e) Tumor-Hypercalcämie . . . 956
f) Syndrom des Mangels an essentiellen Fettsäuren . . . 958
g) Gastrointestinale Erkrankungen . . . 958
10. Therapeutische Anwendung von Prostaglandinen . . . 958
Literatur . . . 959

XVI. Endokrine Überfunktionssyndrome bei ektopischer Hormonbildung (Paraneoplastische Syndrome) A. LABHART . . . 970
A. Definition . . . 970
B. Pathogenese . . . 971
Literatur . . . 972

XVII. Thymus. P.J. GROB . . . 975
A. Ontogenese/Thymusinvolution . . . 975
B. Struktur . . . 975
C. Thymusfunktion . . . 976
1. Das Immunsystem . . . 976
2. Rolle des Thymus im Immunsystem . . . 976
3. Thymushormone . . . 977
a) Thymosin . . . 977
b) Thymopoietin . . . 977
c) Thymic Humoral Factor (THF) . . . 977
d) Thymus Factor (TF) . . . 978
e) Weitere Thymusfaktoren . . . 978
4. Thymus und andere endokrine Organe . . . 978
5. Thymus/Immunsystem/Altern . . . 978
D. Krankheiten im Zusammenhang mit Thymusveränderungen . . . 978
1. Kongenitale Thymus-Hypo-/Aplasie . . . 979
a) Di George-Syndrom . . . 979
b) Nezeloff-Syndrom . . . 979
c) Ataxia teleangiectasia . . . 979
d) Chronisch-mucocutane Candidiasis . . . 979
2. Thymushyperplasie/Thymitis/Thymom . . . 979
Literatur . . . 980

XVIII. Pluriglanduläre Syndrome. A. LABHART. Mit 1 Abbildung . . . 982
A. Endokrine Adenomatosen . . . 982
1. Multiple endokrine Adenomatose . . . 982
2. Medulläres Schilddrüsencarcinom – bilaterale Phäochromocytome (Sippel-Syndrom, Steiner's multiple endokrine Neoplasie, Typ II) . . . 984
B. Autoimmun-Polyendokrinopathie (Pluriglanuläre Insuffizienz, multiple Blutdrüsensklerose, Schmidt-Syndrom) . . . 985
1. Definition . . . 985
2. Pathogenese . . . 986
3. Klinik . . . 986
C. Syndrom von Diabetes mellitus, Diabetes insipidus und Opticus-Atrophie . . 987
Literatur . . . 987

XIX. Wachstum und Entwicklung. A. PRADER. Mit 36 Abbildungen 990
A. Allgemeines über Wachstum und Entwicklung 990
1. Allgemeine Wachstumsfaktoren 990
2. Körperwachstum und Wachstum der endokrinen Drüsen 990
a) Allgemeines Wachstum 991
b) Neurales Wachstum 991
c) Lymphatisches Wachstum 991
d) Genitales Wachstum 991
B. Der Einfluß der Hormone auf Wachstum und Knochenentwicklung 991
1. Übersicht 992
2. Hypophysäres Wachstumshormon (STH, GH) 992
3. Schilddrüsenhormone 993
4. Insulin und Glucagon 993
5. Nebennierenrinden-Hormone 993
6. Gonadenhormone 994
a) Testes-Androgene 994
b) Ovar-Oestrogene 995
c) Hormonale Steuerung des Wachstums in der Pubertät 995
C. Normalwerte der Körpermaße und der Knochen- und Zahnentwicklung . . . 995
1. Größe und Gewichte 995
2. Körperoberfläche und Dosierung der Belastungsproben 997
3. Körperproportionen 997
4. Knochenentwicklung 998
5. Pubertäts- und Wachstumsprognose aus der Körpergröße und der Knochenentwicklung 1000
6. Zahnentwicklung 1001
7. Graphische Darstellung von Wachstum und Entwicklung 1001
D. Störungen des Wachstums 1002
1. Definition von Zwergwuchs und Riesenwuchs 1002
2. Ätiologische Einteilung des Mindeswuchses 1002
3. Dyscerebraler und mikrocephaler Minderwuchs 1002
4. Hypocalorischer und psychosozialer Minderwuchs 1002
5. Konstitutionelle Verzögerung von Wachstum und Entwicklung 1003
6. Primordialer Minderwuchs 1005
7. Progerie 1005
8. Dysmorphie-Syndrome mit Minderwuchs 1005
9. Klinische Abklärung des Minderwuchses 1006
10. Prognose und Therapie des Minderwuchses 1007
11. Großwuchs und Riesenwuchs 1008
E. Pubertät 1009
1. Übersicht 1009
2. Äußere Merkmale und Verlauf 1010
3. Hormonbefunde 1012
4. Hormonale Abhängigkeit der sekundären Geschlechtsmerkmale 1014
5. Hypothalamus, Gonadarche, Adrenarche und Pubertät 1014
F. Besondere Varianten der normalen Pubertätsentwicklung 1015
1. Übersicht 1015
2. Isolierte prämature Pubarche 1016
3. Isolierte prämature Thelarche 1016
4. Pubertätsgynäkomastie 1017
5. Allgemeine somatische, psychische und psychosexuelle Variationen in „Männlichkeit“ und „Weiblichkeit“ 1018
6. Präpubertäts- und Pubertätsadipositas 1019
7. Pubertätsmagersucht 1021
G. Pubertas praecox 1021
1. Übersicht 1021
a) Ätiologische Einteilung, echte Pubertas praecox und Pseudopubertas praecox 1021
b) Gemeinsame Merkmale aller Formen von Pubertas praecox 1021
2. Idiopathische Pubertas praecox 1023
3. Pubertas praecox bei organischen Hirnstörungen 1023
4. Pubertas praecox bei fribröser Dysplasie der Knochen 1025
5. Pubertas praecox infolge „hormonaler Überlappung“ 1026
6. Pubertas praecox bei gonadotropin-produzierenden Tumoren 1026
7. Pseudopubertas praecox bei Nebennierenrinden-Störungen 1026

8. Pseudopubertas praecox bei Ovarialtumoren und -cysten 1026
9. Pseudopubertas praecox bei Testestumoren 1026
10. Pseudopubertas praecox exogener Ursache 1028
11. Differentialdiagnose 1028
12. Therapie 1029

H. Pubertas tarda 1030

Literatur 1032

XX. Grundzüge der Hormontherapie nicht endokriner Krankheiten. A. LABHART und G. MARTZ. 1037

A. Die endokrine Therapie der Mamma-, Prostata- und Uterus-corpus-Carcinome und der Prostatahypertrophie 1037
1. Einleitung 1037
2. Allgemeines 1037
3. Die endokrine Therapie des Mamma-Carcinoms 1038
a) Therapie durch Hormonentzug 1038
α) Ausschaltung der Ovarialfunktion 1038
β) Ausschaltung von Hypophyse und Nebennierenrinde 1039
b) Therapie durch Hormonzufuhr 1039
α) Androgene 1039
β) Oestrogene 1040
γ) Cortisol und seine Derivate 1041
δ) Gestagene 1041
c) Indikationen und Durchführung der endokrinen Therapie bei metastasierendem Mamma-Carcinom 1041
4. Die endokrine Therapie des metastasierenden Mamma-Carcinoms des Mannes 1041
5. Die endokrine Therapie des Prostata-Carcinoms 1042
a) Therapie durch Hormonentzug 1042
b) Oestrogentherapie 1042
c) Cyproterontherapie 1042
d) Cortisol und Derivate 1043
e) Gestagene 1043
f) Behandlungsplan 1043
6. Die endokrine Therapie des Uterus-corpus-Carcinoms 1043
7. Die endokrine Therapie der Prostatahypertrophie 1043

B. Die pharmakologische Verwendung der Hormone 1044
1. Cortisol und Derivate 1044
a) Entzündungshemmung 1044
b) Immunosuppression 1045
c) Onkologische Indikationen 1046
d) Hypercalcämiesenkende Wirkung 1046
e) Verschiedene Indikationen 1046
f) Nachteilige Wirkungen der pharmakologischen Cortisol-Therapie . . 1046
g) Applikationsformen 1049
h) Indikation zur Cortison-Therapie 1049
2. Anabole Steroidtherapie 1049
a) Wirkungsweise 1049
b) Indikationen und Kontraindikationen 1051
3. Spironolacton 1051
4. 9-α-Fluorohydrocortison und andere Mineralocorticoide 1051
5. Progesteron bei Störungen der Atmung 1051
6. Glucagon bei akuter Herzinsuffizienz und Rhythmusstörungen 1052

Literatur 1052

Sachverzeichnis 1057

Mitarbeiterverzeichnis

Dr. J.PH. ASSAL, Unité de Diabétologie, Département de Médicine, Hôpital cantonal, CH-1211 Gèneve

PD Dr. U. BINSWANGER, Universitätsspital, Departement für Innere Medizin, Medizinische Klinik, Nephrologische Abteilung, CH-8091 Zürich

PD Dr. H. BÜRGI, Bürgerspital der Stadt Solothurn, Medizinische Klinik, CH-4500 Solothurn

Professor Dr. B. COURVOISIER, Clinique médicale thérapeutique, Hôpital cantonal Genève.

Professor Dr. J.A. FISCHER, Orthopädische Universitätsklinik, Balgrist und Departement für Innere Medizin, Forchstr. 340, CH-8008 Zürich

Professor Dr. E.R. FROESCH, Kantonsspital, Departement für Innere Medizin, Medizinische Klinik, Universitätsspital, CH-8091 Zürich

PD Dr. P.J. GROB, Universitätsspital, Departement für Innere Medizin, Immunologisches Labor, Gloriastr. 32B, CH-8028 Zürich

Professor Dr. CHR. HEDINGER, Kantonsspital, Institut für Pathologie der Universität, Schmelzbergstr. 12, CH-8091 Zürich

PD Dr. A. JAKOB, Kantonsspital, Departement für Innere Medizin, Medizinische Universitätsklinik, Stoffwechsellabor, CH-8006 Zürich

Professor Dr. P.J. KELLER, Kantonsspital, Frauenklinik des Universitätsspitals, CH-8091 Zürich

Dr. G. KISTLER, Anatomisches Institut der Universität, Gloriastr. 19, CH-8006 Zürich

Professor Dr. G. MARTZ, Universitätsspital, Departement für Innere Medizin, Onkologische Abteilung. CH-8091 Zürich

Professor Dr. J. MÜLLER, Universitätsspital, Departement für Innere Medizin, Steroidlabor, CH-8091 Zürich

Dr. O. OELZ, Universitätsspital, Departement für innere Medizin der Universität, Medizinische Klinik, CH-8091 Zürich

Professor Dr. A. PRADER, Kinderspital, Universitäts-Kinderklinik, Steinwiesstr. 75, CH-8032 Zürich

Dr. R. SCHOYSMAN, Avenue René Comhaire, 69, (Berchem-Ste-Agathe), B-1080 Bruxelles

Professor Dr. R. SIEBENMANN, Pathologisches Institut, Stadtspital Triemli, Birmensdorferstr. 497, CH-8063 Zürich

Professor Dr. M. WERNLY, Schönburgstr. 19, CH-3013 Bern

Professor Dr. M. ZACHMANN, Universitäts-Kinderklinik, Steinwiesstr. 75, CH-8032 Zürich

Dr. J. ZAPF, Universitätsspital, Departement für Innere Medizin, Stoffwechsel-Labor, Medizinische Klinik, CH-8091 Zürich

Dr. W. ZIEGLER, Stoffwechselabteilung der Medizinischen Klinik, Universitätsspital CH-8091 Zürich

I. Allgemeine Endokrinologie

A.F. Jakob, J. Zapf und H. Bürgi

A. Einleitung

Die Fähigkeit, auf sich ändernde Lebensbedingungen zu reagieren, erfordert von allen Organismen Kommunikation mit der Umwelt und Dissipation von Energie, also einen Metabolismus. Während der Evolution hat sich eine große Vielfalt von Möglichkeiten in der Verarbeitung biologischer Information und der metabolischen Funktion herausgebildet. Im folgenden sollen einige Varianten, die für die Endokrinologie von besonderer Bedeutung sind, gegenüber anderen biologisch ebenfalls wichtigen Mechanismen abgegrenzt und beschrieben werden.

In mehrzelligen Lebewesen können physikalische und chemische Signale durch hochdifferenzierte Zellen von Sinnesorganen direkt aus der Außenwelt aufgenommen werden. Aber auch jede einzelne Zelle von Geweben und Organen im Körperinnern steht in dauerndem Informationsaustausch mit ihrer Umgebung. Biologische Information wird auf genetischem, neuralem und humoralem Weg zwischen verschiedenen Organen, Zellen und subcellulären Organellen ausgetauscht oder in Neuronen und Chromosomen gespeichert. Humorale, chemische Signale beeinflussen im Einzelorganismus die Adaptation an verschiedenste Umweltbedingungen, die Homeostase des inneren Milieus, Differenzierung, Wachstum und Alterungsprozesse. Chemische und neurale Kommunikationswege können funktionell verbunden sein, wie dies an Nervenendigungen der Fall ist, wo neurale Signale durch chemische Transmittoren (Noradrenalin, Acetylcholin) übertragen werden.

Abkürzungen

cyclisches AMP, Adenosin-3':5'-monophosphat
cyclisches GMP, Guanosin-3':5'-monophosphat
ATP, Adenosintriphosphat
AMP, Adenosin-5'-phosphat
GTP, Guanosintriphosphat
DNS, Desoxyribonucleinsäure
RNS, Ribonucleinsäure
mRNS, Messenger-RNS oder Boten-RNS
Na^+, Natriumion
K^+, Kaliumion
Ca^{2+}, Calciumion
Mg^{2+}, Magnesiumion

Hormone sind chemische Informationsträger, die von Organen und Zellgruppen in die extracelluläre Flüssigkeit abgegeben werden und an anderen Zellen in niedriger Konzentration eine physiologische Antwort auslösen.

Nicht alle humoralen Substanzen, die regulatorische Bedeutung haben, müssen notwendigerweise als Hormone bezeichnet werden. Falls die wirksame Substanz nur in der Umgebung der sie produzierenden Zelle wirksam ist und nicht im peripheren Blut zirkuliert, kann von Gewebshormon gesprochen werden, z.B. im Falle von Kininen und Prostaglandinen. Es ist fraglich, ob z.B. auf Abbauprodukte von Steroidhormonen, die in der Leber entstehen und lokal auf die Porphyrinsynthese wirken (Kappas, 1968), der Hormonbegriff anwendbar ist. Die wahrscheinlich im Hypothalamus gebildeten Peptide, die im Hypophysenvorderlappen die Sekretion von Hormonen stimulieren oder hemmen, sind im peripheren Blut bisher nicht nachgewiesen worden; es wird sowohl von „releasing factors" wie von „hypothalamo-hypophyseotropen Hormonen" gesprochen (Saffran, 1974; Boss, 1975).

Im intakten Organismus ist die Übermittlung von chemischen Signalen in Form von Hormonen integrierender Bestandteil komplexer Regelkreise. In der endokrinen Zelle wird Hormon synthetisiert und dabei eine durch Struktur und chemische Eigenschaften charakterisierte genetisch festgelegte Botschaft in das entstehende Molekül eingebaut. Die Botschaft enthält Information darüber, mit welcher Zelle das Hormon interagieren soll und welche Vorgänge es auszulösen hat. Das Hormon wird dann entweder vorläufig gespeichert oder es gelangt durch Sekretion in den Blutstrom. Unter Umständen wird es dort durch spezielle Trägerproteine gebunden und transportiert. Durch Interaktion mit den Receptoren des Zielorgans wird eine Reihe weiterer physikalischer und chemischer Wirkungen ausgelöst, die im Zusammenspiel mit dem regulatorischen Netzwerk der betroffenen Zellen schließlich eine metabolische Antwort auf das endokrine Signal zur Folge haben. Über Rückkopplungsschleifen wird der Erfolg an die endokri-

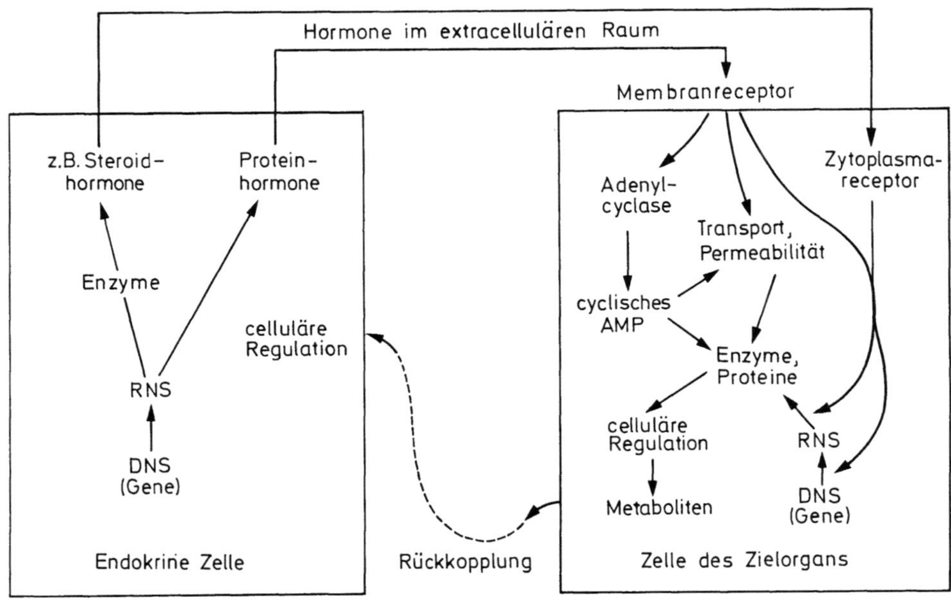

Abb. 1. Schematische Darstellung des Informationsflusses zwischen endokriner Drüse und Zielorgan

nen Zellen zurückgemeldet, und dadurch wird ein physiologischer Regelkreis geschlossen.

Die schematische Darstellung in Abb. 1 zeigt die Vorgänge, welche in den folgenden Abschnitten genauer beschrieben werden sollen. Es ist das Ziel dieses Kapitels, in die Wirkungsmechanismen von Hormonen Einblick zu geben und auf die allgemeinen Theorien der endokrinen und cellulären Regulation hinzuweisen, welche die Basis der heutigen Forschung auf diesem Gebiet, sowie des rationalen klinischen und therapeutischen Vorgehens in der Endokrinologie bilden. Von besonderer und grundlegender Bedeutung sind die Prozesse der Genregulation, die Struktur und Funktion von Membranen und die Mechanismen der Enzym- und Stoffwechselregulation. Es kann hier nur versucht werden, Erkenntnisse und Theorien in stark vereinfachter Form darzustellen. Deshalb wird der an einzelnen Aspekten besonders interessierte Leser jeweils auf detaillierte Publikationen verwiesen. Es werden hauptsächlich zusammenfassende Übersichtsartikel erwähnt, über die der Zugang zur Originalliteratur zu finden ist.

B. Biosynthese von Hormonen

Die Synthese von Katecholaminen und Steroidhormonen ist bis in viele Details untersucht und bekannt*. Die bisherigen Forschungsergebnisse über die Synthese von Polypeptidhormonen deuten darauf hin, daß die Biosynthese wie bei anderen Proteinen erfolgt, also über die DNS-abhängige RNS-Synthese (Transkription) und die Verknüpfung von Aminosäuren an den Ribosomen, entsprechend der in der RNS enthaltenen Information (Translation). Am Beispiel der Biosynthese von Peptidhormonen wird der Zusammenhang zwischen genetischer Information und der ins entstehende Molekül eingebauten hormonellen Information besonders gut ersichtlich. Nachdem die Aufklärung der Aminosäuresequenz und der dreidimensionalen Struktur von mehreren Peptidhormonen gelungen war, stellte sich die Frage nach der Organisation der Information in diesen Molekülen. Für ACTH und Insulin hat SCHWYZER (1975) die in Abb. 2 dargestellten Modellvorstellungen entwickelt. Er unterscheidet eine am Receptor wirksame Befehlssequenz, welche die cellulären Auswirkungen des Hormons auslösen (Stimulus), von einer Adreßsequenz, die das Hormon nur mit Zellen bestimmter Erfolgsorgane interagieren läßt. In Molekülen mit großer mechanischer Flexibilität, wie ACTH, bilden unmittelbar benachbarte Aminosäurereste Adresse und Befehl. Beim Insulin werden sie durch räumlich weit auseinanderliegende Sequenzen gebildet und dementsprechend muß die dreidimensionale Struktur des Hormonmoleküls relativ komplex, starr und haltbar sein, damit eine Interaktion mit den entsprechenden Receptoren überhaupt erfolgen kann.

Der komplizierte Aufbau des Insulinmoleküls wird während der Biosynthese dadurch verwirklicht, daß von einem einkettigen Prohormon nach der räumlichen Faltung und Fixierung der Struktur ein Teil wieder enzymatisch abgespalten wird. Erst durch diesen Vorgang entsteht das physiologisch wirksame Hormon (Abb. 3; STEINER, 1972).

* Hinweis auf folgende Kapitel

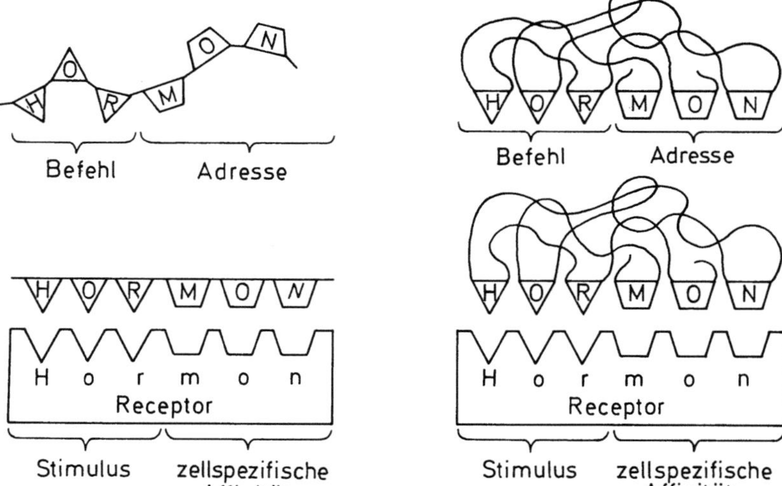

Abb. 2. Schematische Darstellung der Struktur und Funktion von Hormonen und Receptoren. (Modifiziert nach SCHWYZER, 1975)

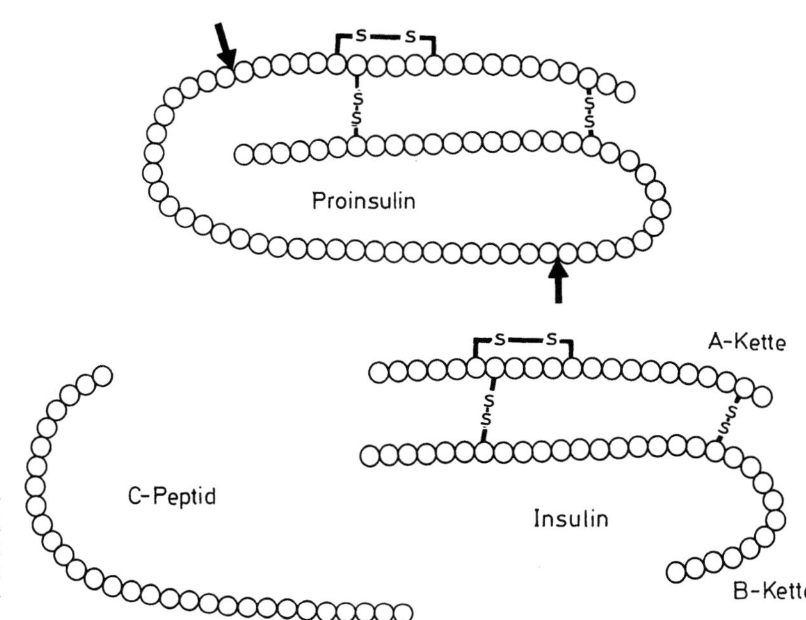

Abb. 3. Schematisierte Primärstruktur von Proinsulin, Insulin und C-Peptid (Rind). Das Proinsulin wird enzymatisch an den mit Pfeilen markierten Stellen in Insulin und C-Peptid gespalten. (Darstellung nach NOLAN, 1971)

C. Hormonsekretion

Die Hormone der Hypophyse, des Nebennierenmarks und der pankreatischen Inseln werden in granulärer Form intracellulär in Membranvesikeln gelagert, bevor sie in den extracellulären Raum sezerniert werden. Auch die Schilddrüse hat eine beachtliche Speicherkapazität. Steroidhormone der Nebennierenrinde und der Gonaden werden anderseits nicht gespeichert. Elektronenmikroskopisch können die Hormongranula z.B. in den B-Zellen des Pankreas sehr gut nachgewiesen werden. Auch der Vorgang der Sekretion durch Emeiocytose läßt sich direkt sichtbar machen. Bei diesem Prozeß fusioniert die Membran von Vesikeln mit der Zellmembran und das Hormongranulum wird in den Extracellulärraum ausgestoßen (Abb. 4).

Im Blut ist die Abbau- oder Inaktivationsgeschwindigkeit der Hormone entweder konstant oder proportional ihrer Konzentration. Die Zeitspanne, die verstreicht, bis die Hormonkonzentration auf die Hälfte abgesunken ist (wenn gleichzeitig keine Sekretion erfolgt), wird Halbwertszeit genannt. Sie ist bei verschiedenen Hormonen unterschiedlich lang und kann einige Minuten bis mehrere Stunden betragen. Es ist klar, daß die Hormonkonzentration im Blut sowohl von der Inakti-

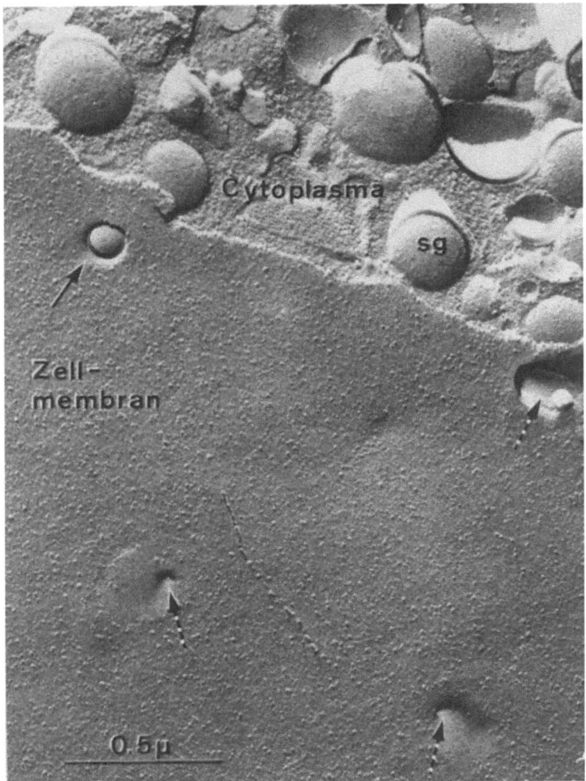

Abb. 4. Insulin-Sekretion, elektronenmikroskopisches Bild einer pankreatischen B-Zelle (Gefrierätzung 52000 ×). Unterer Teil: Außenfläche der Zellmembran. Oben: Zellinneres mit Hormongranula (*sg* sekretorisches Granulum). Der ausgezogene Pfeil zeigt auf ein Granulum, das sich im Prozeß des Ausstoßens in den Extracellulärraum befindet. Gestrichelte Pfeile deuten auf andere Stadien der Emeiocytose (ORCI, 1974). Reproduktion mit freundlicher Genehmigung des Autors

vationsrate wie von der Sekretionsrate bestimmt wird. Beide Geschwindigkeiten sind funktionell genau aufeinander abgestimmt und im stationären Zustand (Fließgleichgewicht) gleich groß.

Einige wichtige biochemische Mechanismen der Sekretion von Peptidhormonen sind am Beispiel der Insulinsekretion intensiv untersucht worden. Es hat sich gezeigt, daß die cellulären Faktoren der Steuerung der Sekretion weitgehend jenen gleichen, welche die metabolische Antwort auf einen hormonellen Stimulus regulieren. Cyclisches AMP und eine Umverteilung von Ionen zwischen verschiedenen Gewebskompartimenten und kontraktile subcelluläre Elemente (Mikrotubuli und Mikrofilamente) spielen auch hier eine wichtige Rolle (MALAISSE, 1973). Agentien, die den Gehalt von cyclischem AMP in der pankreatischen B-Zelle erhöhen, verstärken die insulinsekretorische Wirkung von Glucose. Eine Verschiebung von Ca^{2+} zwischen mehreren Zellkompartimenten ist eine Voraussetzung für eine erfolgreiche Auslösung der Insulinsekretion durch Glucose und cyclisches AMP. Neuerdings hat sich gezeigt, daß Ca^{2+} als Folge eines Anstiegs der intracellulären Na^+-Konzentration mobilisiert wird (LOWE, 1976). Ein vermehrter Einstrom von Na^+ aus dem extracellulären Raum könnte eine Ca^{2+}-Abgabe durch die Mitochondrien auslösen, und die erhöhte Ca^{2+}-Konzentration würde die vermehrte Kontraktilität der Mikrotubuli und Mikrofilamente erklären, die für den intracellulären Transport und das Ausstoßen von Insulingranula aus der Zelle wichtig sind. Auffallend an der Regulation der Hormonsekretion ist die Vielfalt des Zusammenspiels verschiedener cellulärer Faktoren als Voraussetzung für eine intakte physiologische Funktion. In den folgenden Abschnitten wird sich zeigen, daß auch die metabolische Antwort des Erfolgsorganes auf das Hormon das Produkt einer Vielzahl von cellulären Reaktionen ist.

D. Hormontransport

Wie bereits erwähnt, wirken Hormone nicht am Ort ihrer Entstehung, der endokrinen Zelle, sondern werden von dieser an die umgebende interstitielle Flüssigkeit abgegeben. Aus dieser gelangen sie in den Blutstrom. Damit ist ein rascher Transport zum Erfolgsorgan gewährleistet. Vielfach ist die Konzentration eines Hormons nicht in allen Abschnitten der Blutbahn gleich hoch. Das Kreislaufsystem läßt sich somit in verschiedene „hormonelle Kompartimente“ einteilen. Ein Konzentrationsgradient besteht z.B. für Insulin und Glucagon zwischen dem Pfortadersystem der Leber und dem arteriellen Blut. Die wesentlich höhere Konzentration dieser beiden Hormone in der V. portae ist wahrscheinlich bei ihren Wirkungen auf die Leber von Bedeutung. Für die hypothalamischen Releasing-Faktoren bildet das Pfortadersystem der Hypophyse ein eigenes „hormonelles Kompartiment“.

Aufgrund der Trägerfunktion der Proteine besitzt das Blut eine hohe Transportkapazität für Stoffe aller Art. Hormone werden in lockerer Bindung an Serumproteine, vor allem an Albumin, transportiert. Einige Hormone werden jedoch an spezifische Trägerproteine gebunden. Dies gilt in erster Linie für die Schilddrüsenhormone (WOEBER, 1974) und für die meisten Steroide (WESTPHAL, 1971). Zahlreiche Untersuchungen sprechen dafür, daß sie in proteingebundener Form metabolisch inaktiv sind und ihr Abbau verzögert ist. Ähnliches scheint auch auf eine Klasse von Peptidhormonen mit insulinähnlichen und Wuchsfaktoreigenschaften zuzutreffen (NSILA, Somatomedine, s. S. 702), für die in letzter Zeit spezifische Trägerproteine im Serum nachgewiesen worden sind (ZAPF, 1975; MOSES, 1976).

Für Thyroxin sind drei verschiedene Trägerproteine bekannt: thyroxinbindendes Globulin (TBG), thyroxinbindendes Präalbumin (TBPA) und Albumin. Praktisch das gesamte Thyroxin zirkuliert im Blut in proteingebundener Form. Nur 0.03% sind in freier metabolisch wirksamer Form vorhanden. Die zwischen dem Hormon und den drei Trägerproteinen bestehenden reversiblen Verteilungsgleichgewichte stellen ein „Puffersystem" dar, das bei Zu- oder Abnahme einer oder mehrerer der drei Eiweißkomponenten unter physiologischen oder pathophysiologischen Bedingungen stets wieder die Einstellung eines konstanten freien Hormonspiegels ermöglicht (WOEBER, 1974). So ist z.B. bei Patienten mit erniedrigten Plasmaproteinen (Lebercirrhose, nephrotisches Syndrom) das Gesamt-Thyroxin erniedrigt, während der Spiegel des freien Hormons ganz normal sein kann. Ein normales freies Plasmathyroxin findet sich auch während der Schwangerschaft, wo das Gesamt-Thyroxin infolge des Anstiegs von TBG im Serum erhöht ist. Die gleichen Überlegungen gelten für freies und proteingebundenes Plasmacortisol. Da die Messung des freien Thyroxins und Cortisols immer noch mit erheblichen Schwierigkeiten verbunden ist und im klinischen Routinelabor daher meist nur der Gesamthormonspiegel bestimmt wird, müssen diese Situationen in die Beurteilung solcher Laborwerte mit einbezogen werden.

Die Bedeutung und Funktion der spezifischen hormonbindenden Serumproteine ist bis heute unklar. Sicher dienen sie nicht der Verbesserung der Löslichkeit der Hormone, denn sowohl Cortisol wie Thyroxin sind in Konzentrationen, in denen sie physiologischerweise im Blut vorkommen, in wäßriger Phase löslich. Die Möglichkeit, daß die Trägerproteine die Abgabe des Hormons an die Gewebe steuern, ist ebenso wenig wahrscheinlich. In diesem Fall müßte sich ihre Konzentration oder ihre Dissoziationskonstante rasch an die jeweilige metabolische Situation anpassen können, wofür ausreichende experimentelle Beweise fehlen. Lediglich das TBPA nimmt bei akut entzündlichen Prozessen ab, wodurch die Konzentration des freien Hormons kurzzeitig bis zur Einstellung des neuen Verteilungsgleichgewichts zunimmt (INGBAR, 1960; OPPENHEIMER, 1963). Gegen eine Steuerfunktion der Trägerproteine spricht auch die Tatsache, daß Menschen mit erblichem Mangel an TBG vollständig gesund sind. Obwohl dabei die Halbwertszeit des Thyroxins im Plasma verkürzt ist, ist die Sekretionsrate normal (NICOLOFF, 1964). Damit scheint auch die Möglichkeit auszuscheiden, daß die Trägerproteine eine Speicherfunktion für das Hormon in der Peripherie zu erfüllen haben.

E. Hormonreceptoren

1. Funktionelle Definition

Voraussetzung für die Hormonwirkung ist der direkte Kontakt des Hormonmoleküls mit der Erfolgszelle. Ein Hormon wirkt jedoch nicht auf alle, sondern nur auf bestimmte Zelltypen innerhalb des Organismus, d.h. es wirkt zellspezifisch. Dies hat zu dem Konzept geführt, daß die Erfolgszelle mit Erkennungsmechanismen ausgestattet sein muß, welche es ihr erlauben, zwischen der Vielzahl der im Blut zirkulierenden Hormone zu unterscheiden. Die Erkennungsmechanismen implizieren demnach Bindungsstellen großer Spezifität und — entsprechend den niedrigen Hormonspiegeln im Blut ($10^{-12}-10^{-10}$M für Peptidhormone, $10^{-9}-10^{-6}$M für Schilddrüsen- und Steroidhormone) — hoher Affinität. Der Erkennungsmechanismus allein ist jedoch nicht ausreichend, um den Hormoneffekt zu erklären. Die Wechselwirkung zwischen dem Hormonmolekül und seinem spezifischen Bindungsort an oder in der Erfolgszelle löst ein Signal aus (Stimulus-Generation), das weitergeleitet wird und über einen Kopplungsmechanismus schließlich eine metabolische Antwort der Zelle bewirkt. In Anlehnung an den aus der Pharmakologie stammenden Begriff hat man die spezifischen Bindungsstellen als Receptoren bezeichnet. Ein Receptor stellt also ein bifunktionelles Element dar, das die Eigenschaften von „Diskriminator" und „Signalgenerator" in sich vereinigt.

2. Experimentelle Charakterisierung der Hormon-Receptor-Bindung

Das Vorhandensein spezifischer, hochaffiner Bindungsstellen im Erfolgsorgan sollte zur Folge haben, daß das Hormon dort im Vergleich zu anderen Organen und zur umgebenden extracellulären Flüssigkeit konzentriert wird. Dies läßt sich in der Tat zeigen: Nach Injektion von radioaktiv markiertem Oestrogen wird dieses in Uterus, Vagina und Hypophyse in chemisch unveränderter Form angereichert (JENSEN, 1962). Die Anreicherung erfolgt im Zellkern (STUMPF, 1966). Aus Kernfraktionen kann das Oestrogen als Oestrogen-Protein-Komplex wieder extrahiert werden. Vor seiner Translokation in den Zellkern wird das Oestrogen jedoch zunächst an ein lösliches cytoplasmatisches Protein gebunden und bewirkt dabei an diesem eine Konformationsänderung. Erst dieser Prozeß befähigt den Hormon-Receptor-Komplex, mit der DNS des Zellkerns in Wechselwirkung zu treten; gleichzeitig wird eine Abnahme des cytoplasmatischen Receptorproteins beobachtet (BAULIEU, 1975). Der pinzipiell gleiche Mechanismus gilt für alle Steroidhormone (s. Abb. 10).

Anfänglich ist auch für Schilddrüsenhormone ein solcher Zweistufenmechanismus mit Bindung des Hormons an einen löslichen Cytosolreceptor und anschließendem Transfer zum Zellkern postuliert worden. Dies ist inzwischen jedoch eindeutig widerlegt (TATA, 1975).

Die Möglichkeit, radioaktiv — (vor allem ^{125}Jod) — markierte Peptidhormone von hoher

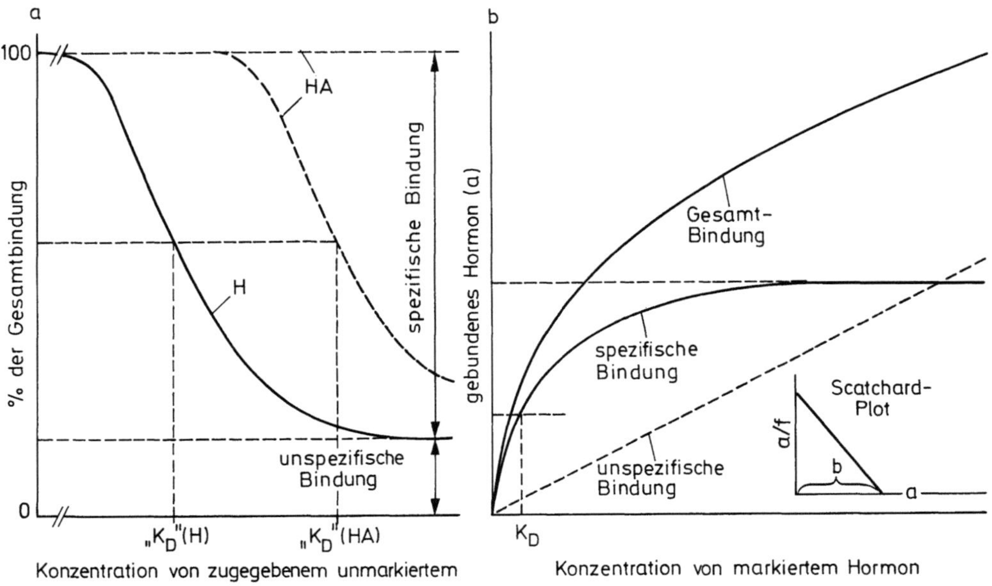

Abb. 5. (a) Kompetitives Bindungsexperiment (schematisch): „Verdrängung" von radioaktivem Hormon durch steigende Konzentrationen unmarkierten Hormons (*H*) bzw. durch Hormonanaloge (*HA*). (b) Abhängigkeit der Hormonbindung von der Hormonkonzentration (Sättigungskurve; schematisch). Eingesetzt: Scatchard-Plot

spezifischer Radioaktivität herzustellen, die noch volle biologische Wirkung besitzen (Monojodderivate), erlaubte es 1969 erstmals, eine Peptidhormon-Receptor-Bindung für ACTH (LEFKOWITZ, 1970) und Angiotensin (LIN, 1970) direkt nachzuweisen. In der Zwischenzeit sind diese Studien auf eine Vielzahl von Hormonen ausgedehnt worden und haben zur Entwicklung einer neuen Methode der quantitativen Hormonbestimmung geführt, dem Radio-Receptor-Assay (ROTH, 1973; CUATRECASAS, 1974; KAHN, 1975).

Hormonreceptoren sind sowohl in vitro in Bindungsstudien an Zellkulturen, isolierten Zellen und in verschiedenen Zellfraktionen (KAHN, 1975) als auch in vivo nachgewiesen und charakterisiert worden. So findet man z.B. nach Injektion von ^{125}I-Gonadotropin bei weiblichen Ratten eine Anhäufung der Radioaktivität in der Plasmamembranfraktion der Lutealzellen des Ovars. Das daran gebundene radioaktive Material kann wieder eluiert und als intaktes Hormon identifiziert werden. Gleichzeitige Verabreichung eines Überschusses von unmarkiertem Gonadotropin vermindert die Anreicherung des radioaktiven Hormons im Ovar (HAN, 1974).

Eine der wesentlichen experimentellen Schwierigkeiten bei der Identifizierung und Charakterisierung eines Hormonreceptors stellt die sog. „unspezifische Bindung" dar (CUATRECASAS, 1975). Da radioaktiv markierte Hormone auch an Bindungsstellen adsorbiert werden, die nichts mit hormoneller Signalübermittlung zu tun haben, stellt sich die Frage, wie die eigentlichen Hormonreceptoren von jenen „unspezifischen" Haftstellen unterschieden werden können. Eine Bindung von radioaktivem Hormon wird dann als Ausdruck einer spezifischen Hormon-Receptor-Interation angesehen, wenn folgende Kritereien erfüllt sind:

a) Strenge Stereospezifität: Hormonanaloge mit abgewandelter räumlicher Struktur und verminderter oder fehlender biologischer Aktivität sollten in kompetitiven Bindungsexperimenten entsprechend weniger oder nicht mit der Bindung des markierten Hormons am Receptor interferieren (Abb. 5a). Dies ist für eine Reihe von Insulinderivaten und für Insuline verschiedener Tierspecies, die sich in ihrer Aminosäuresequenz und ihrer biologischen Aktivität unterscheiden, bestätigt worden: ihre relative Affinität zum Insulinreceptor erweist sich ihrer biologischen Wirksamkeit proportional (FREYCHET, 1971; GLIEMANN, 1974).

Allgemein kann jedoch aus der verminderten oder fehlenden biologischen Aktivität eines Hormons nicht ohne weiteres auf dessen verminderte oder fehlende Affinität zum Receptor geschlossen werden. Studien mit strukturell abgewandelten Analogen des Oxytocins am Rattenuterus (RUDINGER, 1972) und mit verschiedenen biologisch aktiven und inaktiven ACTH-Analogen an Membranen von Nebennierenrinden-Zellen (HOFMANN, 1974) haben gezeigt, daß es innerhalb dieser Hormonmoleküle bestimmte Regionen gibt, die für die Bindung am Receptor, und andere, die für die biologische Aktivität verantwortlich sind (Abb. 2). Ähnliche Resultate werden auch für Katecholamine berichtet (BILEZIKIAN, 1973). Beim Glucagon scheint dagegen – ähnlich wie beim Insulin (GLIE-

MANN, 1974) – die Struktur des gesamten Moleküls für Bindung und biologische Aktivität notwendig zu sein, da die Bruchstücke 1–21 und 22–29 weder eine Aktivierung der Adenylcyclase bewirken noch mit Glucagon um dessen Bindung am Receptor konkurrieren (RODBELL, 1971).

b) Hohe Affinität: Die Affinitätskonstante der Hormon-Receptor-Bindung sollte dem physiologischen Konzentrationsbereich des Hormons im Blut entsprechen (Gleichgewichts-(Dissoziations-)konstanten für Peptidhormone zwischen 10^{-11} und 10^{-9} M).

c) Sättigbarkeit der Bindung (Abb. 5b): sie entspricht der limitierten Anzahl von spezifischen Bindungsstellen (für Peptidhormone $< 10^6$ pro Zelle, ROTH, 1973), die infolge ihrer hohen Affinität zum Hormon schon bei relativ niedrigen Hormonkonzentrationen besetzt werden. Demzufolge verhindert die Anwesenheit bereits sehr kleiner Konzentrationen unmarkierten Hormons (meist $< 10^{-9}$ M) im Testsystem infolge Kompetition mit dem markierten Hormon dessen Bindung an den Receptor (scheinbare Verdrängung; Abb. 5a). Radioaktivität, die selbst in Gegenwart eines beträchtlichen Überschusses von unmarkiertem Hormon ($> 10^{-6}$ M) noch gebunden wird, wird als unspezifische Bindung betrachtet (Abb. 5a). Sie zeigt im Gegensatz zur spezifischen Bindung über weite Bereiche eine lineare Abhängigkeit von der Hormonkonzentration (Abb. 5b).

Die unter a)–c) genannten Parameter lassen sich mit Hilfe von Bindungsäquilibriums-Studien experimentell prüfen und quantitativ bestimmen (KAHN, 1975). Abb. 5a gibt schematisch die Resultate eines kompetitiven Bindungsexperimentes wieder: das Receptorsystem wird zusammen mit einer „Tracer“-Menge radioaktiven Hormons und steigenden Konzentrationen unmarkierten Hormons (H) oder Hormonanaloger (HA) bis zur Einstellung des Bindungsgleichgewichtes inkubiert. Die gebundene Radioaktivität wird anschließend nach Abtrennung des nicht gebundenen radioaktiven Materials gemessen. Die Hormonanalogen (HA) zeigen eine verminderte oder fehlende Kompetition mit dem markierten Hormon. Die Hormonkonzentration, bei der halbmaximale Hemmung der spezifischen Bindung des „Tracers“ auftritt [„K_D“(H), „K_D“ (HA)], dient mit gewissen Einschränkungen als Maß für die scheinbare Affinität zum Receptor.

In Abb. 5b ist schematisch die Abhängigkeit der Hormonbindung von der Hormonkonzentration dargestellt. Die Inkubation wird in Gegenwart steigender Konzentrationen markierten Hormons durchgeführt. Infolge des linearen Anstiegs der unspezifischen Bindung geht die Bindungskurve bei höheren Hormonkonzentrationen in eine Gerade über. Nach Abzug der unspezifischen von der Gesamtbindung erhält man die für eine spezifische Hormonbindung typische „Sättigungskurve“, aus der der K_D-Wert ermittelt werden kann. Trägt man die Werte für spezifisch gebundenes Hormon (a) gegen den Quotienten von gebundenem und freiem Hormon (a/f) auf (Scatchard-Plot), so erhält man im einfachsten Fall eine Gerade. Aus ihrer Steigung ((a/f)/a) läßt sich die Assoziationskonstante, aus ihrem Schnittpunkt mit der Abszisse (b) die Anzahl der spezifischen Bindungsstellen im Testsystem bestimmen (KAHN, 1975). Vielfach ergibt die Scatchard-Analyse der Hormon-Receptor-Wechselwirkung eine nichtlineare Funktion mit verschieden steilen Kurvenästen. Im wesentlichen kann ein solcher Kurvenverlauf durch zwei verschiedene Phänomene bedingt sein: entweder sind zwei oder mehrere Arten von Receptoren vorhanden, die sich in ihrer Bindungsaffinität zum Hormon unterscheiden (Heterogenität des Receptors) oder es besteht eine negative Kooperativität innerhalb ein- und derselben Gruppe von Bindungsstellen, d.h. mit zunehmender Sättigung des Receptors nimmt seine Affinität zum Hormon ab. Negativ kooperative Effekte sind für Insulin- und Glukagonreceptoren in der Leber und für TRH-Receptoren in der Hypophyse beschrieben worden (KAHN, 1975).

d) Reversibilität der Bindung: sie steht im Einklang damit, daß auch der biologische Effekt nach Entfernung des Hormons aus dem Reaktionsgleichgewicht reversibel ist. Wie die Dissoziation, stellt auch die Assoziation des Hormons mit dem Receptor eine zeit- und temperaturabhängige Reaktion dar, entsprechend der Zeit- und Temperaturabhängigkeit des Wirkungseintritts des Hormons. Die unspezifische Bindung zeigt dagegen keine oder eine wesentlich geringfügigere Zeit- und Temperaturabhängigkeit.

Ein wichtiger Hinweis dafür, daß die Bindung eines Hormons tatsächlich seine Interaktion mit dem metabolisch wirksamen Receptor erfaßt, ergibt sich, wenn sie sich mit der biologischen Wirkung am gleichen Zelltyp korrelieren läßt. Das Verständnis des Receptorbegriffes würde wesentlich vereinfacht, wenn die klassische Receptor-Okkupations-Theorie allgemein gültig wäre. Sie fordert eine direkte Proportionalität zwischen der Zahl der besetzten Receptoren und der meßbaren metabolischen Antwort. Danach sollte die Bindungskurve parallel zur Dosis-Wirkungskurve verlaufen und der maximale biologische Effekt erst bei voller Receptorbesetzung auftreten. Experimentell wird dies jedoch nur in den wenigsten Fällen beobachtet. Die meisten experimentellen Befunde lassen sich nicht mit Hilfe der Okkupations-Theorie erklären. Wie in Abb. 6 dargestellt, ist die Lipidsynthese in Fettzellen bereits halbmaximal durch Insulin stimuliert, wenn erst 2% der Insulinreceptoren besetzt sind. Maximale Stimulation der

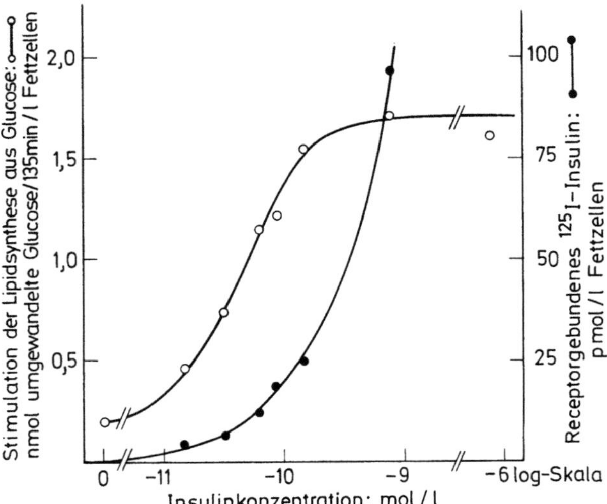

Abb. 6. Vergleich zwischen Bindung und biologischer Wirkung (Stimulation der Lipidsynthese aus Glucose) von Insulin an isolierten Fettzellen. (Nach GAMMELTOFT, 1973)

Lipidsynthese wird bei einer Receptorbesetzung zwischen 10% und 20% beobachtet (GAMMELTOFT, 1973). Kinetische Studien deuten darauf hin (GLIEMANN, 1974), daß diese Befunde am ehesten mit einem Receptormodell vereinbar sind, bei dem die Größe des biologischen Effektes der Geschwindigkeit der Hormon-Receptor-Kombination und nicht der Receptorbesetzung proportional ist („rate theory", PATON, 1961). Mit keinem der beiden Receptormodelle ist das Verhalten des glucagonstimulierten Adenylcyclase-Systems an isolierten Lebermembranen in Einklang zu bringen, das ebenfalls bei einer Receptorbesetzung von 10–20% maximale Aktivität zeigt (BIRNBAUMER, 1974).

Eine weitere Interpretationsmöglichkeit solcher von der Receptor-Okkupations-Theorie abweichender Resultate bietet das von RODBARD vorgeschlagene Quantenmodell an, das eine „Alles-oder-Nichts-Antwort" jeder einzelnen Zelle bei Überschreitung eines bestimmten Schwellenwertes der Receptorbesetzung postuliert (POSNER, 1975). Auch das Vorhandensein von funktionell inaktiven Bindungsstellen („Receptorreserve") oder einer funktionell heterogenen Population von Receptoren, die dann für die verschiedenen metabolischen Antworten der Zelle auf ein- und dasselbe Hormon verantwortlich wären, könnte solche Befunde erklären (POSNER, 1975).

Eine Entkoppelung zwischen Hormonbindung und Hormoneffekt wird an einigen biologischen Systemen beobachtet: So spricht z.B. das Adenylcyclasesystem des Rattenhodens vor dessen Reifung noch nicht auf Gonadotropine an, obwohl bereits Gonadotropinreceptoren nachweisbar sind. Erst während der Reifung des Hodens wird die Adenylcyclase durch Gonadotropine aktivierbar (FROWEIN, 1973). Adrenalektomie erzeugt an Zellmembranen des Nierenmarks eine durch Glucocorticoidbehandlung reversible Entkoppelung der Vasopressin-Bindung von der Aktivierung der Adenylcyclase (RAJERISON, 1974). Solche Beobachtungen haben zur Forderung geführt, daß der Begriff des Hormonreceptors auch im experimentellen Sinn strenger zu definieren sei: Demnach würde man nur dann von einem Receptor sprechen, wenn neben der Hormonbindung auch ein entsprechender Koppelungsmechanismus als Bindeglied zur cellulären Antwort nachweisbar ist. Alle übrigen spezifischen, aber entkoppelten Bindungsstellen und solche, die nur in Bindungsexperimenten erfaßbar sind, würde man als Acceptor bezeichnen (BIRNBAUMER, 1974).

Neben den für die Auslösung des hormonellen Stimulus verantwortlichen Receptoren sind an verschiedenen Zelltypen Bindungsstellen nachgewiesen worden, an denen eine Degradation des Hormons stattfindet (KAHN, 1975). Obwohl spezifische Bindung am metabolisch wirksamen Receptor und Degradation zwei voneinander unabhängige Vorgänge sind, kann ihre Interferenz die Korrelation zwischen Bindung und biologischer Wirksamkeit eines Hormons wesentlich beeinflussen.

3. Lokalisation und chemische Charakterisierung der Receptoren

Die ersten konkreten Hinweise darauf, daß eine Reihe von Hormonen an der Zellmembran wirkt, ihre Receptoren also an der Zellmembran lokalisiert sind, waren indirekter Natur (KAHN, 1975).

a) Hormonwirkungen an Gewebsschnitten und intakten Geweben in vitro erweisen sich nach Zugabe von Hormon-Antikörpern, die die Zellmembran nicht passieren, als reversibel.

b) Trypsinbehandlung von isolierten Fettzellen führt zum Verlust der Insulinwirkung trotz sonst erhaltener cellulärer Integrität (z.B. intaktes Glucose-Transportsystem, weiterbestehende Wirkung anderer Hormone).

c) An unlösliche Sepharose-Partikel kovalent gebundene Hormone sind in vitro biologisch wirksam. Da solche Makromolekül-Hormon-Komplexe nicht ins Innere der Zelle gelangen, hat man eine Wirkung auf die Zellmembran angenommen. Die Resultate sind jedoch in letzter Zeit angezweifelt worden, da aus diesen Komplexen unter den Inkubationsbedingungen genügend aktives Hormon freigesetzt wird, um den biologischen Effekt zu erklären.

d) Die Entdeckung, daß der erste meßbare metabolische Effekt nach Hormoneinwirkung (z.B. von Glucagon, ACTH, Vasopressin, Katecholaminen) in der Aktivierung eines membrangebundenen Enzyms, der Adenylcyclase, besteht, stellt den bis dahin wichtigsten Zusammenhang zwischen Hormonwirkung und Zellmembran her.

Die Membran-Lokalisation von Peptidhormon- und Katecholamin-Receptoren ist inzwischen durch eine Anzahl von Experimenten bestätigt worden, die, wie bereits erwähnt, die spezifische Bindung radioaktiv markierter Hormone an isolierte Zellmembranen in vitro (KAHN, 1975) direkt nachweisen. Im Gegensatz dazu haben Bindungsstudien mit Steroid- und Schilddrüsenhormonen spezifische Wechselwirkungen mit intracellulären Receptoren gezeigt. Dies hat zu dem Konzept geführt, daß Peptidhormone und Katecholamine ihre Wirkung an der Zellmembran auslösen, während Steroid- und Schilddrüsenhormone im Zellinnern wirken (KING, 1974). Nach neueren Untersuchungen scheint es jedoch notwendig, dieses Konzept zu erweitern. Die innere Mitochondrienmembran, Plasmamembranen und Mikrosomen von Leberzellen besitzen ähnlich hohe Bindungsaffinität zu Schilddrüsenhormonen und eine ähnliche Anzahl von spezifischen Bindungsstellen pro mg Protein wie Zellkerne, denen die primäre Rolle als Schilddrüsenhormon-Receptoren zugeordnet worden ist (TATA, 1975). Umgekehrt hat man an gereinigten Leber-Zellkernen spezifische Bindungsstellen für Insulin gefunden (GOLDFINE, 1976). Dies wirft die Frage auf, ob der Zellkern neben der Zellmembran nicht einen zweiten direkten Wirkungsort für dieses Peptidhormon darstellt. Im Zusammenhang mit diesen Befunden muß die Möglichkeit in Betracht gezogen werden, daß die an der Erfolgszelle ausgelösten hormonellen Effekte durch das Zusammenspiel gleichzeitiger oder aufeinanderfolgender, voneinander unabhängiger Interaktionen des Hormons mit mehreren in verschiedenen Zellkompartimenten lokalisierten spezifischen Bindungsstellen zustandekommen könnten.

Über die chemische Natur und Struktur der Receptoren ist noch sehr wenig bekannt. Da der Anteil von Receptorprotein am Gesamtprotein der Zelle außerordentlich klein ist (im Falle des Insulinreceptors der Leberzelle ~0,0001%, CUATRECASAS, 1974), wären enorme Mengen an Ausgangsmaterial und sehr effiziente Reinigungsverfahren nötig, um die für die Strukturanalyse erforderlichen Quantitäten von Receptorprotein zu erhalten. Man versucht deshalb, durch indirekte Studien Einblick in die Chemie des Receptors zu erhalten. Demnach scheint es sich bei den Steroidhormonreceptoren um Proteine des Cytoplasmas bzw. um Chromatinproteine des Zellkerns zu handeln (BAULIEU, 1975), bei den meisten Peptidhormonreceptoren um Lipoprotein-Komplexe der Zellmembran (POSNER, 1975). Behandlung mit proteolytischen Enzymen führt meist zum Verlust der Hormonbindung. Daraus schließt man, daß die Proteinkomponente die eigentliche Bindungsstelle für das Peptidhormon enthält.

Der Insulinreceptor der Fettzellmembran ist wahrscheinlich ein Glykoprotein (CUATRECASAS, 1974). Behandlung mit Neuraminidase, einem Enzym, das aus Glykoproteinen terminale Sialinsäuregruppen abspaltet, läßt die Insulinbindung unbeeinflußt, während der Insulineffekt auf Glucosetransport und Lipolyse verlorengeht (CUATRECASAS, 1974). Offenbar spielt die Glykosyl-Komponente (Sialinsäure) als Kopplungsfaktor für die Übertragung des Insulinstimulus eine wesentliche Rolle.

Durch Anwendung von Detergentien ist es möglich, Peptidhormonreceptoren in löslichem Zustand (solubilisiert) zu erhalten und weiter zu reinigen. Die Eigenschaften „gelöster" Receptoren sind bezüglich der Hormonbindung meist unverändert. Dagegen geht die Stimulierbarkeit der Adenylcyclase in Receptor-Adenylcyclase-Komplexen verloren. Sie läßt sich jedoch durch Zugabe von Phospholipid wieder herstellen (LEVEY, 1973).

Wie im Falle des solubilisierten Gonadotropin-Receptors gezeigt werden kann, führt die Spaltung des Receptor-Lipoprotein-Komplexes zum Verlust der in der Proteinkomponente lokalisierten Hormonbindungsfähigkeit. Durch Inkubation des Receptorproteins mit ungereinigtem Zellipidextrakt kann eine volle Restitution der Bindungsaktivität erreicht werden (HAOUR, 1974).

4. Modulation der Hormon-Receptorbindung: Physiologische und pathophysiologische Veränderungen des Receptorgehaltes

In den letzten Jahren ist eine Vielzahl von Studien erschienen, die belegen, daß die Zahl der Receptoren pro Zelle in Abhängigkeit von physiologischen und pathophysiologischen Änderungen der hormonellen Situation beträchtlichen Variationen unterworfen sein kann (POSNER, 1975; KAHN, 1975): So steigt z.B. die Zahl der prolaktinbindenden Receptoren an Lebermembranen weiblicher Ratten während der Geschlechtsreife an. Während der Schwangerschaft nimmt sie noch weiter zu. Hypophysektomie führt bei geschlechtsreifen weiblichen Ratten zu einem Abfall der Receptorkonzentration. Dieser kann durch ektopische Hypophysenimplantation verhindert werden. Im Gegensatz zu den für den Insulinreceptor beschriebenen Befunden induziert Prolaktin seinen eigenen Receptor.

Während des menstruellen Cyclus verändert sich der Gehalt an Oestrogen- und Progesteronreceptoren im Uterus; Oestrogen und Progesteron wirken dabei teils synergistisch, teils antagonistisch auf die Induktion dieser Receptoren (BAULIEU, 1975).

Im Bereich der Pathophysiologie haben sich bei verschiedenen Arten der Insulinresistenz interessante mögliche Zusammenhänge mit dem Hormonreceptorgehalt der Zelle ergeben (KAHN, 1975): Membranen verschiedener Zelltypen eines „insulinresistenten" Mäusestammes mit recessiv vererbter Obesitas, Hyperglykämie und Hyperinsulinämie (ob/ob-Maus) weisen eine um 60–85% verminderte Insulinbindungskapazität auf, die auf eine Abnahme der Anzahl von Insulinbindungsstellen pro Zelle zurückzuführen ist. Mit dem Abfall des Plasmainsulinspiegels während des Fastens nimmt die Insulinbindungskapazität wieder zu.

Fettzellen und zirkulierende Monocyten obeser Patienten mit Hyperinsulinismus binden weniger Insulin als die gleichen Zelltypen normaler Probanden. Es besteht eine negative Korrelation zwischen Bindungskapazität und der Höhe des Nüchterninsulinspiegels (OLEFSKY, 1976). An Lymphocytenkulturen läßt sich in vitro zeigen, daß es in Gegenwart hoher Insulinkonzentrationen zu einem fortschreitenden Verlust von Insulinreceptoren kommt (KAHN, 1975). Diese Daten deuten darauf hin, daß eine inverse Beziehung zwischen der Höhe des Insulinspiegels und der Zahl der Insulinreceptoren pro Zelle besteht, daß also Insulin seinen eigenen Receptor supprimiert. Die erhöhte Insulinbindungskapazität an Lebermembranen chinesischer Hamster mit kongenitalem Diabetes (HEPP, 1975) und an Fettzellen streptozotocin-diabetischer Ratten (SCHOENLE, 1977) passen ebenfalls in dieses Konzept.

Basierend auf der Vorstellung, daß die Anwesenheit eines bestimmten Receptortyps in einer Zelle mit großer Wahrscheinlichkeit deren Ansprechbarkeit auf das entsprechende Hormon anzeigt, während das Fehlen des Receptors diese Möglichkeit ausschließt, sind während der letzten Jahre Untersuchungen an Mammacarcinomen und Leukämiezellen durchgeführt worden mit dem Ziel, einen möglichen Zusammenhang zwischen Receptorgehalt und dem potentiellen Erfolg einer hormonellen Tumortherapie herzustellen. Die Studien zeigen eine positive Korrelation zwischen dem Vorhandensein von Receptoren und dem Ansprechen auf Behandlung mit dem entsprechenden Hormon (BAULIEU, 1975). Bei Patienten mit akuter lymphatischer Leukämie, die auf die Glucocorticoidtherapie resistent geworden sind, fehlt das Receptorprotein in Lymphoblasten fast vollständig, während es in Lymphoblasten unbehandelter Patienten reichlich vorhanden ist (LIPPMANN, 1973).

F. Auswirkungen der Hormon-Receptor-Interaktion

Die Bindung von Hormonen an die Receptoren, die an der Zellmembran oder in mehreren intracellulären Kompartimenten lokalisiert sein können, löst eine komplexe Kaskade von Effekten aus. Die Information, die durch Hormonmoleküle über die extracelluläre Flüssigkeit an die Receptoren in den verschiedenen Geweben herangetragen wird, muß intracellulär zu einer Antwort weiter verarbeitet werden. Diese entspricht einerseits den Bedürfnissen des Gesamtorganismus und andererseits den metabolischen Möglichkeiten des betreffenden Erfolgsorganes. Ein hormonelles Signal wird von der Zelle so umgeformt, daß es sich in der zellspezifischen Regulationsmaschinerie auswirken kann, denn jede Einzelzelle besitzt eigene metabolische Regulationsmechanismen zur Steuerung des Energiestoffwechsels und des Ionentransportes, die unabhängig von Hormonen funktionieren können. Was sich nach der Hormon-Receptor-Interaktion abspielt, kann deshalb als Integration von endokrinen und cellulären Regulationssignalen zu einem physiologischen Prozeß im Gesamtorganismus verstanden werden.

Trotz bedeutender neuer Erkenntnisse über die molekularen Mechanismen dieser Art der cellulären Informationsverarbeitung, sind viele Vorstellungen über den Ablauf der Vorgänge, die zwischen Hormon-Receptor-Interaktion und metabolischer Antwort liegen, erst spekulativ. Nach dem bisher über Wirkungsmechanismen Bekannten und nach chemischen Unterschieden lassen sich zwei Gruppen von Hormonen bilden, wenn einige Details vereinfachend übergangen werden. Einerseits beeinflussen Polypeptide und zum Teil Amine vor allem die Funktion der Zellmembran und der Adenylcyclase, während andererseits Steroide und auch Schilddrüsenhormone primär auf den Zellkern wirken. In den folgenden Abschnitten werden diese beiden grundsätzlich verschiedenen Wirkungsmechanismen dargestellt. Da offensichtlich alle Hormone nur eine geringe Zahl verschiedener molekularer Vorgänge primär beeinflussen, soll auch die Frage der Spezifizität der Hormonwirkungen diskutiert werden.

1. Wirkung von Hormonen auf die Zellmembran: Adenylcyclase und Transportvorgänge

Ein durch Wechselwirkung von Peptidhormonen mit Receptoren an der Zelloberfläche entstandenes Signal wird durch die Membran hindurch ins Zellinnere weitergeleitet (Transduktion). Bei diesem Prozeß spielen die strukturellen Eigenschaften der Membran eine große Rolle. Neuere Kenntnisse auf diesem Gebiet erlauben den Schluß, daß die Membranen eine gewisse Fluidität besitzen (SINGER, 1972; CUATRECASAS, 1975). In die Grundstruktur, bestehend aus einer Doppelschicht von Phospholipiden, sind Proteinmoleküle eingebettet, die wegen der Fluidität innerhalb der Membran mehr oder weniger mobil sind. Hormonreceptoren und membrangebundene Enzyme wie die Adenylcyclase, könnten als Proteine deshalb in der Membran „schwimmend" interagieren (Abb. 7). Es ist anzunehmen, daß die physikalischen Eigenschaften der Membran einen wesentlichen Einfluß auf die

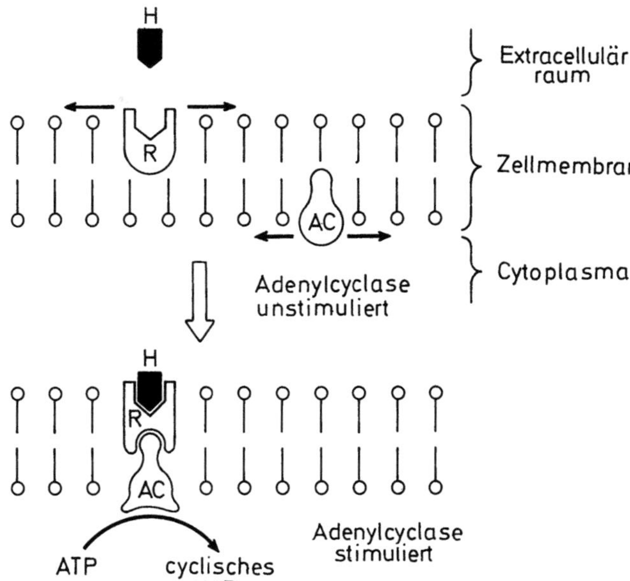

Abb. 7. Querschnittmodell der Membranstruktur. In die Grundstruktur der Membran, bestehend aus einer Doppelschicht von Phospholipiden, sind Proteine (Receptoren, Adenylcyclase) eingebaut. Wegen der Fluidität der Membran können sich die Proteine durch Diffusion fortbewegen, kollidieren und sich gegenseitig beeinflussen. Die kleinen offenen Kreise stellen die polaren Köpfe der Phospholipide dar, die daran hängenden Striche die hydrophoben Fettsäureketten. *H* Hormon. *R* Receptor. *AC* Adenylcyclase. Die Darstellung ist schematisch und die molekularen Größenverhältnisse sind verzerrt. (Modifiziert nach CUATRECASAS, 1974)

Transduktion ausüben können, da der Hormoneffekt auf den Receptor rein physikalischer Natur ist. So ist es auch wahrscheinlich, daß durch die Wechselwirkung zwischen Hormon und Receptor lokal die physikalischen Eigenschaften der Membran verändert werden und dieser Effekt sich auf andere Bestandteile der Membran auswirkt. Tatsächlich gibt es Hinweise dafür, daß physikalische Veränderungen innerhalb der Membran zu hormonähnlichen Wirkungen auf die Adenylcyclase führen (RODBELL, 1975).

Die Eigenschaften der Membranlipide und der kontraktilen Elemente, die mit der Zellmembran mehr oder weniger assoziiert sind, werden zunehmend als wichtige Faktoren der Signalübermittlung innerhalb der Membran erkannt (HELMREICH, 1976). Wenn durch zunehmend dichtere Besetzung der Receptoren die Affinität für weitere Hormonmoleküle abnimmt, wie dies bei negativer Kooperativität (negative gegenseitige Beeinflussung) zwischen den Receptoren postuliert wird, müssen die Receptoren räumlich miteinander in direktem Kontakt stehen. Da mit einer Gesamtzahl von ca. 10000 Receptoren pro Zelle und gleichmäßiger Verteilung auf die Oberfläche der Membran ihr Abstand viel zu groß ist, bildet eine Aggregation von Receptoren eine Voraussetzung, die erfüllt sein muß, bevor eine negative Kooperativität zustandekommen kann. Interessanterweise ist es gelungen, elektronenmikroskopisch eine Aggregation von Receptoren zu beobachten, welche durch Insulin an Fettzellmembranen ausgelöst wird. Da kontraktile Elemente (Mikrotubuli und Mikrofilamente) bei der kontrollierten Bewegung von Oberflächenreceptoren in Lymphocyten eine Rolle spielen, liegt der Verdacht nahe, daß diese kontraktilen Elemente bei der Wirkung von Hormonen auf die Aggregation von Membran-Receptoren anderer Gewebe ebenfalls wichtig sein könnten (EDELMAN, 1973).

Kinetische Untersuchungen an der Adenylcyclase auf der Innenseite der Zellmembran zeigen, daß die Aktivität dieses komplexen Enzyms, das die Synthese von cyclischem AMP katalysiert, durch die Bindung von mehreren Liganden beeinflußt wird. Es sind vor allem die Zellmembranen von Leber, Fettgewebe, Nierentubuli und Nebennierenrinde untersucht worden (RODBELL, 1975; JARD, 1975). Glucagon, Adrenalin, ACTH und Vasopressin sind Hormone, die eine Aktivation des Enzyms bewirken. Eine aktive katalytische Form und eine inaktive Form des Enzyms können differenziert werden. Nach der aus dieser Beobachtung abgeleiteten These sind Hormone und Guanin-Nucleotide (GTP und Analoge) die Regulatoren, welche die räumliche Struktur und die Aktivität des Enzyms und damit die Geschwindigkeit der Synthese von cyclischem AMP bestimmen. Das Gleichgewicht zwischen Bildung und Zerfall der aktiven Form des Enzyms, welches das Ausmaß und die Dauer der hormonellen Aktivierung bestimmt, ist in diesem System mehr von den Umwandlungsreaktionen zwischen verschiedenen Formen des Enzyms abhängig, als von der Bildungs- und Zerfallsrate des Hormon-Receptor-Komplexes. Wegen der hohen Affinität des Hormons zum Receptor ist die Lebensdauer des Hormon-Receptor-Komplexes lang (Halbwertszeit 15–40 min). Eine schnelle Regulation der Aktivierung/Inaktivierung der Adenylcyclase kann deshalb nicht befriedigend erklärt werden, wenn die Hormon-Receptor-Bindung der geschwindigkeitsbestimmende Schritt ist. Diese Überlegungen und die Hypothese, daß es negative Kooperativität zwischen den

Receptoren geben kann, deuten darauf hin, daß hauptsächlich die stationäre Konzentration von Peptidhormonen die Aktivität der Adenylcyclase steuert, während das Enzym auf schnelle Schwankungen der Hormonkonzentration unempfindlich ist (HELMREICH, 1976).

Eine Vielzahl von Hormonen wirkt in verschiedensten Geweben auf den Ionentransport durch die Zellmembran. Es scheint bisher, daß es sich dabei aber eher in Ausnahmefällen um primäre Wirkungen des Hormons handelt. Zum Teil sind die Ionenbewegungen mit Transportmechanismen für Glucose oder Aminosäuren gekoppelt oder sind die Folge von cellulären Ausgleichsreaktionen, welche das Elektrolyt-Gleichgewicht und die elektrische Ladungsverteilung beidseits der Membran überwachen. Mehrere Polypeptidhormone beeinflussen den Ionentransport eindeutig sekundär über eine Stimulation der Adenylcyclase und in engem Zusammenhang mit der resultierenden Mehrproduktion von cyclischem AMP. Davon soll im nächsten Abschnitt noch die Rede sein. In mehreren Fällen ist es bisher nicht möglich gewesen, zwischen primärer Wirkung von Hormonen auf Ionentransportmechanismen und sekundärer Wirkung über cyclisches AMP zu unterscheiden. Parathromon und Calcitonin wirken entweder direkt oder über eine Stimulation der Adenylcyclase auf den Membrantransport von Ca^{2+} und beeinflussen so in Nierentubuli und in Knochenzellen die Ca^{2+}-Konzentration im Zellinnern (RASMUSSEN, 1972). Die Wirkung von Insulin auf den Glucosetransport im Muskel erfolgt ebenfalls in Zusammenhang mit einem Anstieg der intracellulären Ca^{2+}-Konzentration. Auch hier sind zusätzliche Wirkungen von cyclischem AMP nicht auszuschließen (CLAUSEN, 1975).

Unabhängig von cyclischem AMP, aber sekundär über ihre Wirkung auf die Proteinsynthese aktivieren Schilddrüsenhormone und Aldosteron den Ionentransport. So stimulieren Thyreoideahormone die ATP-abhängige (Na^+-K^+)-Pumpe. Die vermehrte Leistung der Ionenpumpe erklärt den erhöhten Energieumsatz, der unter dem Einfluß dieser Hormone beobachtet wird (EDELMANN, 1974; OPPENHEIMER, 1975). Aldosteron induziert die Synthese von Proteinen, welche die Wirkung des Mineralocorticoides auf den Transportmechanismus für (Na^+-K^+) der Zellmembran vermitteln (FELDMAN, 1972).

Die Wirkungen von Acetylcholin auf exokrine Zellen in den Speicheldrüsen und im Pankreas scheint auf einer direkten Stimulation der Ca^{2+}-Aufnahme in die Zelle zu beruhen (BERRIDGE, 1975). In der Leber könnte die über α-adrenerge Stimulation ausgelöste Glycogenolyse direkt auf eine Umverteilung von Ionen zwischen den cellulären Kompartimenten zurückzuführen sein. Cyclisches AMP spielt bei diesem Vorgang keine Rolle (JAKOB, 1975; HUTSON, 1976).

Klassisches Beispiel für die Stimulation des Membrantransportes von Glucose ist die Insulinwirkung in Muskel und Fettgewebe. Auch diese Hormonwirkung erfolgt nicht direkt, z.B. durch eine Wechselwirkung mit einer Membrankomponente, die am Glucosetransport beteiligt wäre (LEVINE, 1972). Vielmehr scheint Insulin wie bereits erwähnt die intracelluläre Konzentration von Ca^{2+} zu erhöhten und dies bewirkt einen vermehrten Glucosetransport durch die Membran. Darüber, wie Ca^{2+} den Transportmechanismus in der Membran beeinflußt, gibt es erst Spekulationen. Möglich ist, daß es die Form von den am Transport beteiligten Molekülen so verändert, daß sie innerhalb der Membran besser beweglich werden (CLAUSEN, 1975). Der Anstieg der intracellulären Ca^{2+}-Konzentration, der durch erhöhten Energiebedarf der Zelle, Anoxie, metabolische Inhibitoren und membranschädigende Enzyme hervorgerufen wird, kann auch die Beschleunigung des Glucosetransportes durch diese Agentien erklären. Hormone, wie Wachstumshormon, FSH, LH, Oestrogene und Testosteron erhöhen die Glucoseaufnahme in verschiedenen Geweben, die nicht insulinempfindlich sind, mindestens z.T. als Folge eines vermehrten Energiebedarfs bei gesteigerter Proteinsynthese.

Der Transport von Aminosäuren durch die Zellmembran ist ein Prozeß, der in vielen Geweben von Hormonen beeinflußt wird (HEINZ, 1972). Wie die Glucose, werden Aminosäuren über mehr oder weniger spezifische Transportmechanismen ins Zellinnere befördert. Diese benötigen z.T. Energie in Form von ATP und können gegen ein Konzentrationsgefälle arbeiten. Es ist nicht bekannt, über welche Reaktionsschritte und molekularen Mechanismen Insulin, Wachstumshormon, TSH, FSH, Glucagon, Adrenalin, Oestrogene und Schilddrüsenhormone die celluläre Aufnahme von Aminosäuren beschleunigen. In mehreren Fällen scheint die Stimulation, jedenfalls kurzfristig, nicht von einer funktionsfähigen Proteinsynthese abhängig zu sein (RIGGS, 1970).

2. Cyclisches AMP und seine intracellulären Auswirkungen

Cyclisches AMP (Abb. 8) wurde von SUTHERLAND (1958) als Vermittler der Wirkung von Adrenalin und Glucagon auf die hepatische Glykogenolyse erkannt. Seither ist die Funktion dieses cyclischen Adeninnucleotides in allen Bereichen der Biologie sehr intensiv studiert worden (JOST, 1971; SUTHERLAND, 1972). In den Zellen von höheren Organismen hat eine vermehrte Bildung von cyclischem AMP durch die Adenylcyclase eine Erhöhung der intracellulären Konzentration des Nucleotides zur Folge. In der intakten Zelle ist der Konzentrationsanstieg jedoch auch unter maximaler Hormonsti-

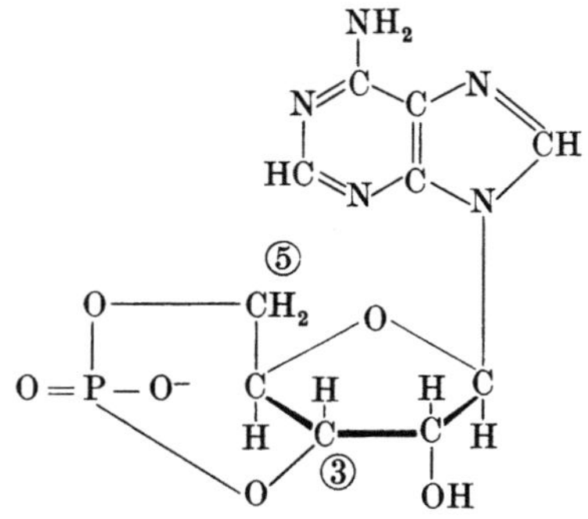

Fig. 8. Adenosin 3′:5′-monophosphat (cyclisches AMP)

mulation der Adenylcyclase meist gering. Dies beruht auf der Tatsache, daß das Nucleotid kontinuierlich wieder abgebaut wird. Synthese und Abbau von cyclischem AMP erfolgt durch die Adenylcyclase und Phosphodiesterasen:

$$\text{ATP} \xrightarrow[\searrow PP_i]{\text{Adenylcyclase}}$$

$$\text{cyclisches AMP} \xrightarrow[H_2O \nearrow]{\text{Phosphodiesterase}} \text{AMP}$$

Die Konzentration von cyclischem AMP im stationären Zustand wird demzufolge von der Aktivität der beiden Enzyme bestimmt. Die Phosphodiesteraseaktivität kann durch endokrine Faktoren und die Ionenverteilung in der Zelle beeinflußt werden. Insulin hat im Fettgewebe eine Aktivation der Phosphodiesterase zur Folge; ob es auch die Adenylcyclase hemmen kann, ist umstritten. Die intracelluläre Ca^{2+}-Konzentration könnte auch hier eine regulatorische Rolle spielen. Dieses Ion ist wahrscheinlich in der intakten Zelle ein wichtiger Aktivator der Phosphodiesterase (WANG, 1975). Weil der intracelluläre Konzentrationsanstieg von cyclischem AMP klein ist, müssen in der Zelle Verstärkungsmechanismen vorhanden sein, damit eine metabolische Antwort nach angemessener Zeit und von genügendem Ausmaß zustandekommt. Dieses Ziel wird erreicht durch ein System von aufeinanderfolgenden Reaktionsschritten und Umwandlungsreaktionen von Enzymen. Durch solche Kaskaden wird auch gewährleistet, daß weitere celluläre Regulationsfaktoren die Antwort entsprechend den metabolischen Voraussetzungen der Zelle steuern können.

In einem ersten Schritt aktiviert cyclisches AMP die Proteinkinase. Es wird von einer regulatorischen Untereinheit des Enzyms gebunden. Erst bei der dadurch ausgelösten Abspaltung der katalytischen Einheit wird das aktive Zentrum des Enzyms frei. Das Molekül besitzt jetzt eine phosphorylierende Aktivität. Es sind mehrere Typen von Proteinkinase bekannt, die zum Teil in denselben Organen und Geweben vorkommen. Die Aktivität der Proteinkinase wird in vivo durch ATPMg und einen Proteininhibitor beeinflußt. Die freigesetzte katalytische Einheit löst über Phosphorylierungsreaktionen Aktivation und Inaktivation von verschiedenen Enzymen aus. Das letzte Enzym in der Kette katalysiert eine regulatorisch wichtige Zwischenreaktion in einem Stoffwechselweg. Glycogenabbau, Lipolyse und Glycogensynthese werden auf diese Weise reguliert.

In der Steuerung des hepatischen Glycogenstoffwechsels beispielsweise, bewirken die aus einer Wechselwirkung von Glucagon mit seinem Receptor und durch β-adrenerge Stimulation entstandenen Signale zwei oder drei enzymatische Umwandlungsreaktionen von Enzymen, bevor sie den Stoffwechselweg der Glycogensynthese und Glycogenolyse beeinflussen (HERS, 1974). Auf jeder Zwischenstufe findet eine Verstärkung statt und celluläre Regulationsmechanismen modulieren die übertragene Information entsprechend dem metabolischen Zustand der Zelle und weiterer Signale von außen. Dabei werden zusätzlich zu den von cyclischem AMP abhängigen Phosphorylierungsreaktionen auch die entsprechenden Dephosphorylierungsschritte reguliert. So wird eine hohe Flexibilität der Stoffwechselregulation erreicht (Abb. 9).

Cyclisches AMP wirkt an der Zelle, möglicherweise über eine Phosphorylierung von Membranen, auch auf den Ionentransport. In der Leberzelle verursachen Glucagon und cyclisches AMP eine Umverteilung von Ca^{2+}, Na^+ und K^+, noch bevor eine glycogenolytische Antwort auf dieses Signal erfolgt. Die Ionenbewegungen sind auch Voraussetzung dafür, daß die metabolische Antwort überhaupt zustandekommt (RASMUSSEN, 1975). Es besteht also kein Zweifel, daß die Ionen eine regulatorische Rolle spielen. Welche Mechanismen und welche Schritte der intracellulären Signalübermittlung sie jedoch beeinflussen, ist Gegenstand weiterer Forschung. Auch die Wirkung von Vasopressin auf den Wasser- und Na^+-Transport durch die Zellmembran von Nierentubuli ist die Folge einer Aktivierung der Adenylcyclase. Mit cyclischem AMP kann dieselbe Wirkung wie mit Hormon erzielt werden, und der Gewebsgehalt an cyclischem AMP steigt nach Vasopressin an (RIGGS, 1970).

Neben dem cyclischen AMP kommt auch dem cyclischen GMP, einem ähnlich gebauten Nucleotid, in mehreren Geweben regulatorische Bedeutung zu. In einigen Zellarten stimuliert cyclisches GMP (wie cyclisches AMP) die Proteinphosphorylierung, in andern aktiviert es Vorgänge, die antagonistisch zu den Wirkungen von cyclischem AMP sind (GOLDBERG, 1975). Ca^{2+} stimuliert die Guanylcyclase, welche die Synthese von cyclischem GMP katalysiert. Über einen Rückkopplungsschritt kann cyclisches GMP wahrscheinlich die Ca^{2+}-Aufnahme aus dem extracellulären Raum hemmen (BERRIDGE, 1975).

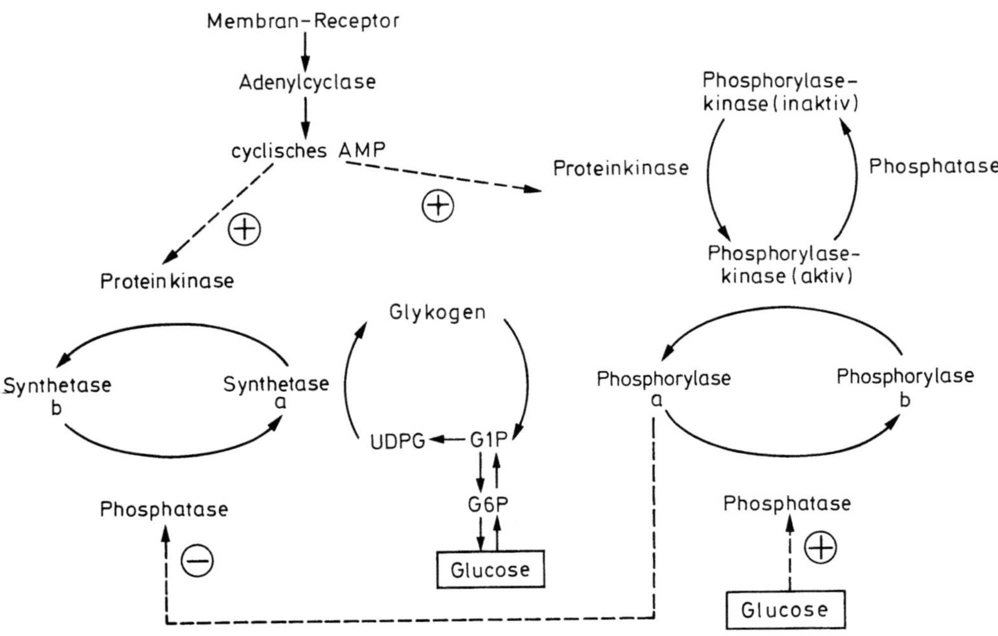

Abb. 9. Die Kaskaden der Regulation des Glykogenstoffwechsels in der Leber. Schematische Darstellung der Aktivierung und Inaktivierung der Schlüsselenzyme. *a*-Form des Enzyms = aktiv, *b*-Form = inaktiv. UDPG Uridindiphosphatglucose. *G1P* Glucose-1-phosphat. *G6P* Glucose-6-phosphat. ⊖ hemmende Wirkung, ⊕ aktivierende Wirkung (auch indirekt, z.B. bei der Wirkung von Glucose auf die Dephosphorylierung von Phosphorylase *a*. (Modifiziert nach Hers, 1974)

In der Leberzelle bewirken Katecholamine und Insulin einen Anstieg von cyclischem GMP. Die Bedeutung dieser Wirkung der Hormone ist noch nicht klar (Pointer, 1976).

3. Hormonwirkungen auf die Proteinbiosynthese

Neben der Steuerung von metabolischen Prozessen in Zeitintervallen von Sekunden bis Minuten, die hauptsächlich über cyclisches AMP und die Mechanismen der Enzymregulation erfolgt, wird durch Änderung der Syntheserate von Proteinen eine weitere Art der Regulation wirksam. Diese erfolgt über Stunden bis Tage und beeinflußt den cellulären Enzymgehalt und damit die Stoffwechselregulation, aber auch Differenzierung und Wachstum.

Die Vorgänge, welche sich zeitlich vor den Wirkungen im Zellkern abspielen, sind in mehreren Fällen recht gut untersucht. Sie sind am Beispiel des Cortisols in Abb. 10 dargestellt. Das Schema

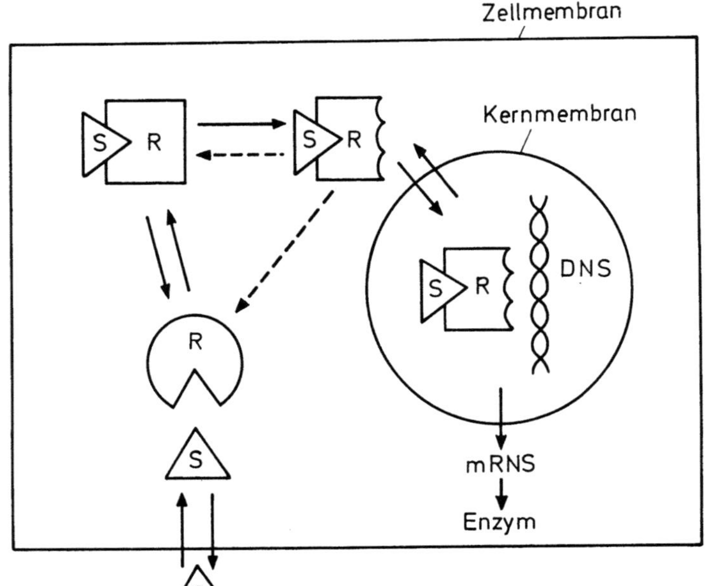

Abb. 10. Schematische Darstellung des Wirkungsmechanismus von Cortisol (und anderen Steroidhormonen). *S* Steroid, *R* cytoplasmatischer Receptor. (Nach Higgins, 1973)

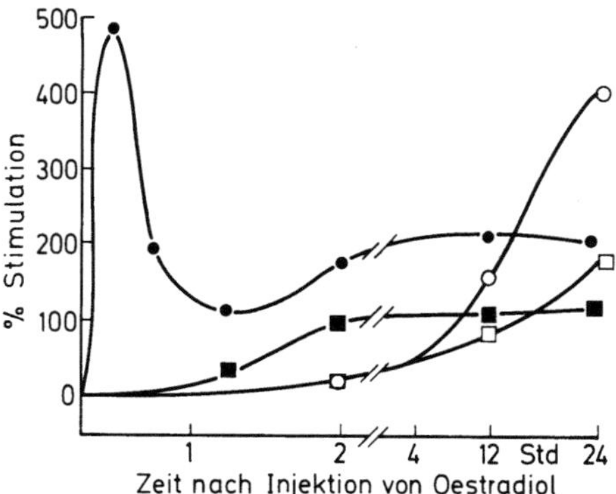

Abb. 11. Wirkung einer einzelnen Oestradiol-Injektion auf die Eiweißsynthese im Uterus von ovariektomierten Ratten. Gleichzeitig mit Oestradiol wurde tritiummarkiertes Uridin injiziert. ●—● Spezifische Aktivität der RNS im Kern; ■—■ Aktivität der RNA-Polymerase; ○—○ Konzentration der Ribosomen im Cytoplasma; □—□ Totales Gewebe-Eiweiß (pro mg DNS). (Vereinfacht aus T.H. HAMILTON, 1968)

(HIGGINS, 1973) hat aber auch Gültigkeit für andere Steroidhormone wie Progesteron, Oestrogene, Testosteron, Aldosteron und Dihydroxyvitamin D_3 (NORMAN, 1974). Nachdem das Steroid ins Zellinnere gelangt ist, wird es an den cytoplasmatischen Receptor gebunden, der dadurch seine Form ändert. In einer von Temperatur und Ionenkonzentration abhängigen Reaktion bildet sich am Hormon-Receptor-Komplex die Bindungsstelle, die im Kern mit den nucleären Acceptoren interagieren kann. Möglicherweise hat dann ein lokalisiertes „Entwinden" der DNS-Helix zur Folge, daß die RNS-Polymerase mit der Transkription beginnt. Histone und Nicht-Histoproteine, die der DNS-Helix angelagert sind, könnten dabei eine wichtige Rolle spielen (ROSEN, 1975).

Auf der Transkriptionsstufe nimmt jedenfalls die Synthese von RNS zu, und in der Folge wird an den Ribosomen die Translation und damit die Proteinsynthese aus Aminosäurebausteinen stimuliert. Diese Reihenfolge der Ereignisse kann in vivo nachgewiesen werden, wenn die Bildung von radioaktiver RNS in Gegenwart von tritiummarkiertem Uridin und die Zunahme der Proteinsynthese in zeitlichem Ablauf verfolgt werden. Ein Beispiel eines solchen Experiments ist in Abb. 11 dargestellt. Ähnliche Beobachtungen werden auch nach Testosteroneinwirkung auf die Prostata und die Samenblase gemacht.

Am Hühnereileiter läßt sich eine trophische Wirkung von Oestrogen nachweisen, die auf einer allgemeinen Stimulation der Proteinsynthese beruht. Gleichzeitig findet eine Differenzierung statt, welche das Organ auf Progesteron empfindlich macht. Dieses induziert seinerseits die Synthese eines spezifischen Proteins, des Avidins (ROSEN, 1975). Schließlich wird in Leber und Fettgewebe durch Steroidhormone auch die Synthese einer Proteinkomponente der Adenylcyclase induziert, die für ein Ansprechen auf Adrenalin notwendig ist (BRAUN, 1975).

Thyreoideahormone bewirken in analoger Weise eine Stimulation der Proteinsynthese in der Leber. Sie beschleunigen die Metamorphose von Kaulquappen, indem sie Differenzierung und Wachstum auslösen. Bei Untersuchungen über die Wirkungsmechanismen von Schilddrüsenhormonen wird dieses experimentelle Modell recht häufig mit Erfolg verwendet. Während der Metamorphose wird neben der allgemeinen Aktivierung der Proteinsynthese auch die Bildung von spezifischen Eiweißen induziert. Die Enzyme des Harnstoffcyclus in der Leber sind Beispiele dafür (TATA, 1971). Schilddrüsenhormone bewirken nicht nur eine Zunahme der Aktivität der nucleären RNS-Polymerase, sondern auch des entsprechenden Enzyms in den Mitochondrien. Sie lösen dort auch eine vermehrte Inkorporation von Aminosäuren in Proteine aus (OPPENHEIMER, 1975).

Auch Peptidhormone wirken zum Teil auf die Proteinbiosynthese (KARLSON, 1975). Wie Steroidhormone und Schilddrüsenhormone aktivieren Wachstumshormon und Prolactin primär wahrscheinlich die Transkription. Insulin und Wachstumshormon stimulieren aber nicht nur diesen Prozeß, sondern auch direkt den Einbau von Aminosäuren in die Peptidketten an den Ribosomen (die Translation). Dieser Effekt kann nachgewiesen werden, wenn die Transkription durch Actinomycin D blockiert ist (KORNER, 1969; WOOL, 1972). Peptidhormone, welche den cellulären Gehalt an cyclischem AMP erhöhen, beeinflussen die Proteinsynthese über dieses Nucleotid, das wahrscheinlich sowohl auf die Transkription wie die Translation wirkt (WICKS, 1974). In den sekretorischen Zellen der Milchdrüsen wirken Prolactin und Insulin zusammen, um die Synthese von Lactalbumin zu stimulieren. Durch Prolactin wird die Synthese von Proteinkinase aktiviert und damit das Ansprechen auf cyclisches AMP verstärkt (TURKINGTON, 1973).

An diesen letzten Beispielen zeigt sich deutlich die gegenseitige Interdependenz der Hormonwirkungen und die Komplexität der Regulation, die über Rückkopplung und Querverbindungen zwischen verschiedenen Regelsystemen zustandekommt. Solche aus geschlossenen Cyclen bestehende regulatorische Netzwerke sind für alles Lebende charakteristisch.

Über die molekularen Mechanismen der Hormonwirkung auf die Chromosomen gibt es zwei grundlegend verschiedene Modellvorstellungen. Einerseits wird die Regulation auf die posttranskriptionelle Ebene lokalisiert, andererseits unmittelbar auf die Transkription (Abb. 12). Nach der ersten Theorie wird an zwei Genen mRNS produziert. Das eine, strukturelle Gen enthält den Code für die Aminosäuresequenz eines Enzyms. Das andere (Regulator-Gen) enthält die entsprechende In-

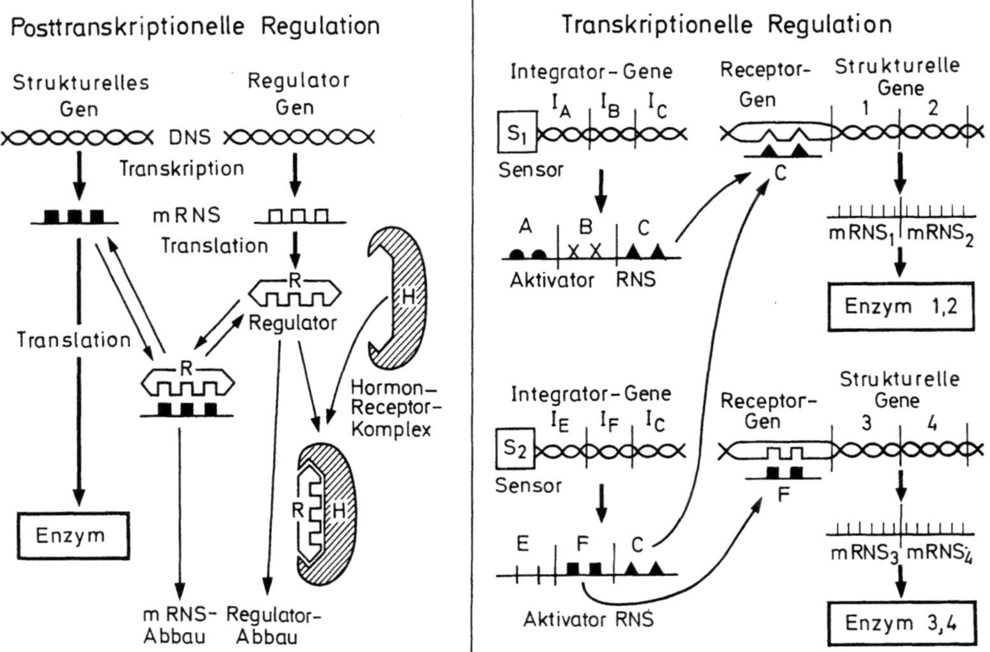

Abb. 12. Molekularbiologische Theorien zur Wirkung von Hormonen auf die Proteinsynthese. Details siehe Text. (Modifiziert nach TOMKINS, 1972; BRITTEN, 1969; KARLSON, 1975)

formation für einen Eiweißregulator. Der Regulator bindet die Enzym-RNS und unterdrückt dadurch die Enzymsynthese (posttranskriptionelle Regulation). Hormone oder Hormon-Receptor-Komplexe könnten die Enzymsynthese aktivieren, indem sie den Regulator binden und so seine Wirkung verhindern (TOMKINS, 1972). Das zweite Modell postuliert, daß sog. Sensoren, die in Verbindung mit Integratorgenen stehen, mit Hormonen oder Hormon-Receptor-Komplexen interagieren können. Dadurch wird die Synthese von Aktivator-RNS ermöglicht, die dann ihrerseits an verschiedenen strukturellen Genen die Transkription stimuliert (transkriptionelle Regulation; BRITTEN, 1969). Die zweite Theorie berücksichtigt einige wesentliche Charakteristiken der Nucleinsäuren von Zellen höherer Organismen (Eukarionten) und läßt auch größerer Komplexität der Regulationsvorgänge im Vergleich zu bakteriellen Zellen Raum. So ist die gleichzeitige Steuerung von Genaktivitäten an verschiedenen Chromosomen und die Integration ihrer Aktivität z.B. bei Wachstum und Differenzierung erklärbar.

In Zellen von Eukarionten wird nicht nur die Synthese von Enzymen reguliert, sondern auch deren proteolytischer Abbau, so daß sich Änderungen der Abbaurate ebenfalls auf die Enzymkonzentrationen im stationären Zustand auswirken können (SCHIMKE, 1969). Die vorhandenen experimentellen Daten deuten darauf hin, daß vor allem Lysosomen für die proteolytische Aktivität verantwortlich sind. Endokrine Faktoren spielen ebenfalls eine Rolle wie z.B. bei der Schwanzresorption bei Amphibien während der Metamorphose und bei der durch Glucagon stimulierten Proteolyse in der Leber von Säugetieren.

4. Spezifizität der Hormonwirkung

Nachdem mehrere Hormone dieselben regulatorischen Prozesse in den Zellen ihrer Erfolgsorgane beeinflussen und die Zahl der Varianten der primär betroffenen molekularen Mechanismen sehr klein ist, stellt sich die Frage, wie denn die Spezifizität der metabolischen Auswirkungen der Hormone zustandekommt. Klinische Endokrinologen sind gewohnt, im intakten Organismus nach Verabreichung oder bei Mangel eines bestimmten Hormones eine für dieses typische Reaktion zu beobachten. Aus dieser Perspektive betrachtet werden molekularbiologische Theorien, welche die Wirkung von vielen Hormonen auf den erhöhten cellulären Gehalt an cyclischem AMP oder auf die Stimulation der Synthese einer Vielzahl von Proteinen zurückführen, als unbefriedigend empfunden. Sie sind zur Erklärung der großen Vielfalt von physiologischen und pathophysiologischen Reaktionen im Organismus tatsächlich nicht geeignet, sind aber mit der Vielfalt durchaus vereinbar. Offensichtlich ist die typische physiologische Antwort nicht Ausdruck eines für ein einziges Hormon spezifischen molekularen Geschehens. Vielmehr entsteht die Spezifität der Reaktion durch das Zusammenspiel einer großen Zahl von Vorgängen, die mit der Funktion von mehreren Organen, mit der Stoffwechsellage, dem Lebensalter des Organismus und der phylogenetischen Entwicklung im Zusammenhang stehen. Während der Evolution hat z.B. in verschiedenen Species dasselbe hormonelle Signal im endokrinen Gleichgewicht eine unterschiedliche Bedeutung erhalten, obwohl der molekulare Wirkungsmechanismus derselbe geblieben ist. Bei den Fischen ist Insulin eher für die Regulation des Aminosäurespiegels als für die des Blutzuckers wichtig, beim Rind für die Regulation des Fettsäuremetabolismus. Bei Enten und Gänsen wird nach Pankreatektomie nicht ein Diabetes mellitus beobachtet, sondern sogar tödliche Hypoglykämien, die auf einen Mangel an Glucagon zurückgeführt werden (HORINO, 1968; FALKMER, 1972).

Auf cellulärer Ebene trägt das Vorhandensein von Bindungsstellen mit hoher Stereospezifität für ein bestimmtes Hormon zur Spezifität der Wirkung bei, genügt aber nicht, wenn die cellulären Mechanismen der Signalverarbeitung, Verstärkung und Überleitung nicht funktionsfähig ausgebildet sind, oder wenn die momentanen metabolischen Bedingungen in der Zelle und in anderen Organen eine Auswirkung des Signals nicht gestatten. Überspitzt läßt sich die Situation am Beispiel einer elektronischen Datenverarbeitungsanlage verdeutlichen, deren Funktion letzten Endes darauf basiert, daß an einer großen Zahl von elektrischen Schaltelementen entweder der Strom fließt oder unterbrochen ist. Nur die komplexe innere Struktur und Organisation, sowie die Zufuhr von Energie, erlaubt eine Informationverarbeitung, bei der durch das Muster einer großen Zahl von „unspezifischen" Ein/Aus-Positionen von Schaltern eine sehr differenzierte, „spezifische" Antwort auf ein eingegebenes Signal erfolgt.

G. Hormone als Komponenten biologischer Regulationssysteme

Die Übermittlung metabolischer Information zwischen Einzelzellen und ganzen Organen ist Voraussetzung für die Regulation des Stoffwechsels von Lebewesen. Als chemische Informationsträger im extracellulären Raum spielen die Hormone dabei eine bedeutende Rolle. In der endokrinen Drüse wird die Hormonsekretion gesteuert, und im Erfolgsorgan verstärken celluläre Mechanismen die hormonellen Signale. Molekulare Ereignisse werden so zu makroskopischen Auswirkungen, die den Materieumsatz regulieren. Zwei Arten der Regulation lassen sich unterscheiden nach dem Kriterium, ob primär die Hormonkonzentration im Blut, oder intracelluläre metabolische Prozesse gesteuert werden.

1. Endokrine Regulation

Die Konzentration eines Hormones im Extracellulärraum wird einerseits durch Sekretion, andererseits durch Abbau oder Elimination bestimmt. Anpassungen der Konzentration an die momentanen Erfordernisse werden hauptsächlich durch Veränderungen der Sekretionsrate erzielt. Im Falle der Insulinsekretion durch die B-Zellen des Pankreas wirkt der Glucosespiegel regulierend auf die Hormonsekretion. Da Insulin seinerseits den Blutzukkerspiegel beeinflußt, ist die Möglichkeit einer Rückwirkung auf die B-Zellen und damit einer Steuerung des Sekretionsprozesses gegeben. Abb. 13 zeigt ein vereinfachtes Schema der Regulation der Hormonkonzentration im Blut durch Rückkopplungswirkung auf den Sekretionsprozeß. Die endokrine Regulation spielt sich in vivo häufig auf mehreren Stufen ab, die entweder vertikal oder horizontal miteinander verknüpft sind. In vertikaler Richtung arbeitet die Achse Hypothalamus, Hypophyse, periphere endokrine Drüse, wo Hormone zwischen den einzelnen Stufen als Signale funktionieren und Rückkopplungsmechanismen z.T. über mehrere Stufen hinweg wirksam sind. Beispiel für diese Art der Regulation ist die Sekretion von Glucocorticoiden, Oestrogenen, Progesteron, Testosteron und Schilddrüsenhormonen.

Im Renin-Angiotensin-Aldosteron-System katalysiert ein von der Niere ins Blut abgegebenes Enzym die Umwandlung einer Vorstufe in Angiotensin, welches seinerseits die Sekretion von Aldosteron stimuliert (PEART, 1975). Ein weiterer Mechanismus der endokrinen Regulation ist bei der Umwandlung von Vitamin D_3 zu Dihydroxyvitamin D_3 in Leber und Niere wirksam. Durch diese Umwandlung entsteht aus einem Vitamin ein Metabolit, der als Hormon auf die Ca^{2+}-Resorption im

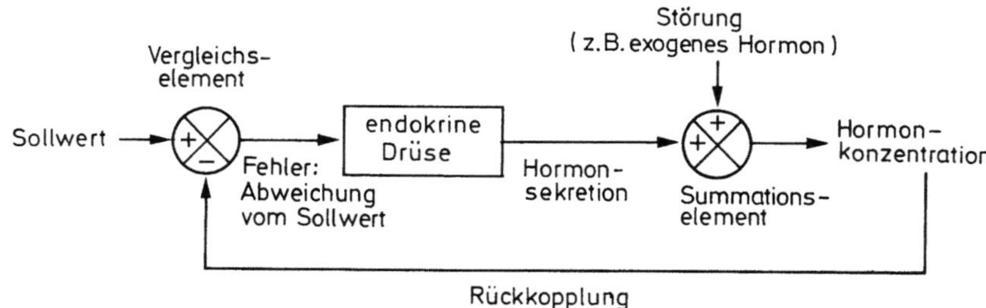

Abb. 13. Hypothetisches endokrines Regelsystem mit negativer Rückkopplung

Darm und auf die Ca^{2+}-Mobilisation im Knochen wirkt. Die Umwandlungsreaktion wird durch zusätzliche endokrine Faktoren reguliert (DeLuca, 1975).

Auf horizontaler Ebene können zwei verschiedene Hormone entgegengesetzte Wirkungen auf die Bildungs- und Zerfallsrate eines metabolischen Produktes zeigen. Häufig wird in dieser Situation die Sekretion der beiden Hormone in entgegengesetzter Richtung gesteuert. Die antagonistische Wirkung von Glucagon und Insulin auf den hepatischen Glykogenstoffwechsel ist ein Beispiel dafür.

2. Celluläre Regulation

Endokrine Regulationsmechanismen tragen Wichtiges zum Aufbau und zur Erhaltung des inneren Milieus und der Organisation und Struktur von Lebewesen bei. Diese Prozesse basieren auf einem ständigen Umsatz von Energie, der nur durch Stoffwechselaktivität erzielt werden kann. Hormonwirkungen sind deshalb eng mit verschiedenen Stoffwechselaktivitäten verknüpft, die entweder von Energie in einer für die Zelle verwertbaren Form abhängig sind, oder solche bereitstellen. Die cellulären Mechanismen, die aus der Wechselwirkung von Hormon und Receptor entstehende Signale intracellulär weiterverarbeiten und eine metabolische Antwort auf das hormonelle Signal auslösen, sind jene der Stoffwechsel- und Enzymregulation. Im folgenden soll kurz auf einige theoretische Überlegungen hingewiesen werden, die auf dem experimentell erarbeiteten Wissen über Stoffwechsel- und Enzymregulation basieren.

In den seltensten Fällen erfolgt die Regulation eines Stoffwechselweges durch vermehrtes Angebot an Ausgangsmaterial, weil die Substratkonzentrationen nicht genügend erhöht oder erniedrigt werden können, ohne daß Zellschädigungen auftreten. Um den Fluß von Metaboliten durch einen ganzen Stoffwechselweg zu regulieren, muß an bestimmten Stellen der Durchfluß gezielt verändert werden. Das Energiegefälle, das die Voraussetzung für den Ablauf der einzelnen Zwischenreaktionen darstellt und die kinetischen Eigenschaften der Enzyme, die diese Reaktionen katalysieren, sind dabei für das Zustandekommen einer regulatorischen Wirkung von entscheidender Bedeutung. Neben den thermodynamischen Eigenschaften bestimmen auch die Konzentrationen von Substraten und Produkten einer Reaktion das Energiegefälle. Reaktionen mit hohem Gefälle sind weit vom thermodynamischen Gleichgewichtszustand entfernt und deshalb nicht reversibel, sondern laufen nur in einer Richtung spontan ab. Die gezielte Veränderung des Durchflusses an einem solchen Reaktionsschritt hat mit größter Wahrscheinlichkeit eine Änderung des Durchflusses durch den gesamten Stoffwechselweg zur Folge (Rolleston, 1972). Die Reaktionen mit hohem Energiegefälle werden meist durch sogenannte allosterische Enzyme (Monod, 1965; Koshland, 1969) katalysiert und stellen „strategisch"-regulatorisch wichtige Punkte dar. Die Reaktionsgeschwindigkeit an solchen Schritten ist nicht nur abhängig vom Substratangebot, sondern wird durch zusätzliche Faktoren (allosterische Effektoren) wesentlich beeinflußt. Ein Effektor kann besipielsweise bewirken, daß das Enzym trotz erniedrigter Substratkonzentration eine höhere Aktivität aufweist. Demzufolge steigt die Konzentration des Reaktionsproduktes an, was bei gleichzeitigem Abfall der Substratkonzentration bedeutet, daß unter der Wirkung des Effektors das Energiegefälle abgenommen hat. Häufig sind Endprodukte der Reaktionsketten oder verschiedene Nucleotide als allosterische Effektoren wirksam und lösen Rückkopplungs-Effekte aus. Durch Hormone hervorgerufene Veränderungen der intracellulären Effektorkonzentrationen können auf diese Weise den Durchfluß von Metaboliten durch Stoffwechselwege verändern (Exton, 1975) und damit den Umsatz von Materie und Energie im lebenden Organismus beeinflussen.

Da nur eine geringe Zahl von Hormonreceptoren pro Zelle vorhanden ist und die Änderungen der Effektorkonzentrationen aus mehreren Gründen geringfügig sind, benötigen die Zellen Verstärkungsmechanismen, damit der metabolische Effekt in der notwendigen Intensität und nach adäquater Zeit auftreten kann. Durch die für allosterische Enzyme charakteristische sigmoide Reaktionskinetik wird bereits eine gewisse Verstärkung erzielt, die durch cyclische Umwandlung von Metaboliten innerhalb eines Stoffwechselweges weiter gesteigert werden kann. Allerdings ist damit ein erhöhter Energiebedarf und ATP-Verbrauch verbunden. Ein solcher Cyclus entsteht beispielsweise durch die Phosphorylierung von Fructose-6-phosphat durch Phosphofructokinase und gleichzeitig ablaufender Hydrolyse des entstehenden Fructosediphosphates zurück zu Fructose-6-phosphat. Auch die in Abb. 9 gezeigten enzymatischen Umwandlungsreaktionen, die als Kaskaden hintereinandergeschaltet sind, haben verstärkende Wirkung und verbrauchen ATP (Newsholm, 1973).

Die Integration einer Vielzahl von Enzymschritten in einen Stoffwechselweg führt zu einer zusätzlichen regulatorischen Eigenschaft, die in einzelnen Schritten nicht enthalten ist. Es können Oscillationen entstehen, die charakteristisch sind für Reaktionsketten mit Rückkopplung und autokatalytischen Schritten. Oscillatorische Eigenschaften bilden die Grundlage der zeitlichen Organisation lebender Systeme (Hess, 1974) und sind auch in der Endokrinologie von Bedeutung. Die Periodizität der Ovulation, Tagesschwankungen der Corticosteroidsekretion oder weitere Phänomene im Zusammenhang mit der „biologischen Uhr", wie

Wachstum, Entwicklung, Altern könnten durch oscillatorische Eigenschaften der Stoffwechsel- und Enzymregulation zustandekommen.

Literatur

Baulieu, E.E., Atger, M., Best-Belpomme, M., Corvol, P., Courvalin, J.-L., Mester, J., Milgrom, E., Robel, P., Rochefort, H., de Catalogne, D.: Steroid hormone receptors. Vitamins and Hormones **33**, 649 (1975).

Bilezikian, J.P., Aurbach, G.D.: A β-adrenergic receptor of the turkey erythrocyte. I. Binding of catecholamine and relationship to adenylate cyclase activity. J. Biol. Chem. **248**, 5577 (1973).

Birnbaumer, L., Pohl, S.L., Kaumann, A.J.: Receptors and acceptors: A necessary distinction in hormone binding studies. In: Adv. Cycl. Nucl. Res. (P. Greengard, G.A. Robison, eds.), vol. 4, p. 239. New York: Raven Press 1975.

Berridge, M.J.: The interaction of cyclic nucleotides and calcium in the control of cellular activity. In: Adv. Cycl. Nucl. Res. (P. Greengard, G.A. Robison, eds.), vol. 6, p. 1. New York: Raven Press 1975.

Boss, B., Vale, W., Grant, G.: Hypothalamic hormones. In: Biochemical Actions of Hormones (G. Litwack, ed.), vol. 3, p. 87. New York-San Francisco-London: Academic Press 1975.

Braun, T., Birnbaumer, L.: Hormone-sensitive adenyl-cyclase systems: properties and function. In: Comprehensive Biochemistry, vol. 25, Regulatory Functions — mechanisms of hormone action (M. Florkin, E.H., Stotz, eds.), p. 65. Amsterdam-London-New York: Elsevier 1975.

Britten, R.J., Davidson, E.H.: Gene regulation for higher cells: A theory. Science **165**, 349 (1969).

Clausen, T.: The effect of insulin on glucose transport in muscle cells. Curr. Top. Membr. Transp. **5**, 169 (1975).

Cuatrecasas, P.: Membrane receptors. Ann. Rev. Biochem. **43**, 169 (1974).

Cuatrecasas, P., Hollenberg, M.D., Chang, K.J., Bennet, V.: Hormone receptor complexes and their modulation of membrane function. Rec. Progr. Horm. Res. **31**, 37 (1975).

De Luca, H.F.: Vitamin D today. DM (March) 1975.

Edelman, G.M., Yahara, I., Wang, J.L.: Receptor mobility and receptor-cytoplasmic interactions in lymphocytes. Proc. Nat. Acad. Sci. (Wash.) **70**, 1442 (1973).

Edelman, I.S.: Thyroid thermogenesis. New Engl. J. Med. **290**, 1303 (1974).

Exton, J.H.: Analysis of hormone effects on carbohydrate metabolism by use of metabolic crossover plots. In: Methods in Enzymology, vol. 37. Hormone Action, part B (B.W. O'Malley, J.G. Hardman, eds.), p. 277. New York-San Francisco-London: Academic Press 1975.

Falkmer, S., Patent, G.J.: Comparative and embryological aspects of the pancreatic islets. In: Handbook of Physiology, Section 7, Endocrinology, vol. 1, Endocrine Pancreas (D.F. Steiner, N. Freinkel, eds.), p. 1. Washington: American Physiological Society 1972.

Feldman, D., Funder, J.W., Edelman, I.S.: Subcellular mechanisms of the action of adrenal steroids. Amer. J. Med. **53**, 545 (1972).

Freychet, P., Roth, J., Neville, D.M.: Insulin receptors in the liver. Specific binding of ^{125}I-insulin to the plasma membrane and its relation to insulin bioactivity. Proc. Nat. Acad. Sci. (Wash.) **68**, 1833 (1971).

Frowein, J., Engel, W., Weise, H.-C.: HCG-receptor present in the gonadotrophin insensitive Leydig cell of the immature rat. Nature New Biol. (Lond.) **246**, 148 (1973).

Gammeltoft, St., Gliemann, J.: Binding and degradation of ^{125}I-labelled insulin by isolated rat fat cells. Biochim. Biophys. Acta **320**, 16 (1973).

Gliemann, J., Gammeltoft, St.: The biological activity and the binding affinity of modified insulins determined on isolated rat fat cells. Diabetologia **10**, 105 (1974).

Goldberg, N.D., Haddox, M.K., Nicol, S.E., Glass, D.B., Sanford, C.H., Kuehl, F.A., jr., Estensen, R.: Biological and regulation through opposing influences of cyclic GMP and cyclic AMP: The Yin Yang hypothesis. In: Adv. Cycl. Nucl. Res. (G.J. Drummond, P. Greengard, G.A. Robison, eds.), vol. 5, p. 307. New York, Raven Press 1975.

Goldfine, I.D., Smith, G.J.: Binding of insulin to isolated nuclei. Proc. Nat. Acad. Sci. (Wash.) **73**, 1427 (1976).

Hamilton, T.H., Widnell, C.C., Tata, J.R.: Synthesis of RNA during early estrogen action. J. Biol. Chem. **243**, 408 (1968).

Han, S.S., Rajaniemi, H.J., Cho, M.I., Hirshfield, A.N., Midgley, A.R., jr.: Gonadotropin receptors in rat ovarian tissue. II. Subcellular localization of LH binding sites by electron microscopic radioautography. Endocrinology **95**, 589 (1974).

Haour, F., Saxena, B.B.: Characterization and solubilization of gonadotropin receptor of bovine corpus luteum. J. Biol. Chem. **249**, 2195 (1974).

Heinz, E.: Transport of amino acids by animal cells. In: Metabolic pathways, vol. VI, Metabolic Transport (L.E. Hokin, ed.), p. 627. New York-London: Academic Press 1972.

Helmreich, E.J.M., Zenner, H.P., Pfeuffer, Th.: Signal transfer from hormone receptor to adenylate cyclase. Curr. Top. Cell Reg. **10**, 41 (1976).

Hepp, K.D., Langley, J., von Funcke, H.J., Renner, R., Kemmler, W.: Increased insulin binding capacity of liver membranes from diabetic Chinese hamsters. Nature **258**, 154 (1975).

Hers, H.G., Stalmans, W., de Wulf, H., Laloux, M., Hue, L.: The control of glycogen metabolism in the liver. In: Metabolic Interconversion of enzymes (E.H. Fischer, E.G. Krebs, H. Neurath, E.R. Stadtman, eds.), p. 89. Berlin-Heidelberg-New York: Springer 1974.

Hess, B.: Ernährung — ein Organisationsproblem der biologischen Energieumwandlung. Jahrbuch der Max Planck Gesellschaft. S. 62 (1974).

Higgins, S.J., Rousseau, G.G., Basler, J.D., Tomkins, G.M.: Early events in glucocorticoid action. Activation of the steroid receptor and its subsequent specific nuclear binding studied in a cell free system. J. Biol. Chem. **248**, 5866 (1973).

Hofmann, K., Montibeller, J.A., Finn, F.M.: ACTH antagonists. Proc. Nat. Acad. Sci. (Wash.) **71**, 80 (1974).

Horino, M., Machlin, J., Hertelendy, F., Kipnis, D.M.: Effect of short-chain fatty acids on plasma insulin in ruminant and nonruminant species. Endocrinology **83**, 118 (1968).

Hutson, N.J., Brumley, F.T., Assimacopoulos, F.D., Harper, S.C., Exton, J.H.: Studies on the α-adrenergic activation of hepatic glucose output. I. Studies on the α-adrenergic activation of phyosphorylase and gluconeogenesis and inactivation of glycogen synthetase in isolated rat liver parenchymal cells. J. Biol. Chem. **251**, 5200 (1976).

Ingbar, S.H.: The interaction of the thyroid hormones with proteins of human plasma. Ann. N.Y. Acad. Sci. **86**, 440 (1960).

Jakob, A., Diem, S.: Metabolic responses of perfused rat livers to alpha- and beta-adrenergic agonists, glucagon and cyclic AMP. Biochim. Biophys. Acta **404**, 57 (1975).

Jard, S., Roy, Ch., Barth, T., Rajerison, R., Bockaert, J.: Antidiuretic hormone-sensitive kidney adenylate cyclase. Adv. Cycl. Nucl. Res. (G.J. Drummon, P. Greengard, G.A. Robison, eds.), vol. 5, p. 31. New York: Raven Press 1975.

Jensen, E.V., Jacobson, H.I.: Basic guides to the mechanism of estrogen action. Rec. Progr. Horm. Res. **18**, 387 (1962).

Jost, J.P., Rickenberg, H.V.: Cyclic AMP. Ann. Rev. Biochem. **40**, 741 (1971).

Kahn, R.C.: Membrane receptors for polypeptide hormones. In: Methods in Membrane Biology (E.D. Korn, ed.), vol. 3, p. 81. New York: Plenum Press 1975.

Kappas, A., Granick, S.: Steroid induction of porphyrin synthesis in liver cell culture. J. Biol. Chem. **243**, 346 (1968).

Karlson, P., Doencke, D., Sekesis, E.: Intracellular mechanisms of hormone action. In: Comprehensive Biochemistry, vol. 25, Regulatory Functions — Mechanisms of hormone action (M. Florkin, E.H. Stotz, eds.), p. 1. Amsterdam-London-New York: Elsevier 1975.

King, R.J.B., Mainwaring, W.I.P.: Steroid cell interactions. London: Butterworth: 1974.

Korner, A.: The effect of growth homone on protein synthesis in the absence of peptide chain initiation. Biochim. Biophys. Acta **174**, 351 (1969).

Koshland, D.E.: Conformational aspects of enzyme regulation. Curr. Top. Cell Reg. **1**, 1 (1969).

Lefkowitz, R.J., Roth, J., Pricer, W., Pastan, I.: ACTH-receptors in the adrenal. Specific binding of ^{125}I-ACTH and its relation to adenylcyclase. Proc. Nat. Acad. Sci. (Wash.) **65**, 745 (1970).

Levey, G.S.: The role of phospholipids in hormone activation of adenylate cyclase. Rec. Progr. Horm. Res. **29**, 361 (1973).

Levine, R.: Some mechanisms for hormonal effects on substrate transport. In: Metabolic Pathways, vol. VI, Metabolic Transport (L.E. Hokin, ed.), p. 627. New York-London: Academic Press 1972.

Lin, S.-Y., Goodfriend, T.L.: Angiotensin receptors. Amer. J. Physiol. **218**, 1319 (1970).

Lippman, M., Halterman, R., Leventhal, B., Thompson, E.B.: Glucocorticoid binding proteins in human leukemic lymphoblasts. Nature New Biol. **242**, 157 (1973).

Lowe, D.A., Richardson, B.P., Taylor, P., Donatsch, P.: Increasing intracellular sodium triggers calcium release from bound pools. Nature **260**, 337 (1976).

Malaisse, W.J.: Insulin secretion: Multifactorial regulation for a single process of release. Diabetologia **9**, 167 (1973).

Monod, J., Wyman, J., Changeux, J.-P.: On the nature of allosteric transitions: a plausible model. J. Mol. Biol. **12**, 88 (1965).

Moses, A.C., Nissley, S.P., Cohen, K.L., Rechler, M.M.: Specific binding of a somatomedin-like polypeptide in rat serum depends on growth hormone. Nature **263**, 137 (1976).

Newsholm, E.A., Start, C.: Regulation in metabolism. London-New York-Sidney-Toronto: Wiley 1973.

Nicoloff, J.T., Dowling, J.RH., Patton, D.D.: Inheritance for decreased thyroxin-binding globulin. J. clin. Endocr. **24**, 294 (1964).

Nolan, C., Margoliash, E., Peterson, J.D., Steiner, D.F.: The structure of bovine proinsulin. J. Biol. Chem. **246**, 2780 (1971).

Norman, A.W., Henry, H.: 1,25 Dihydroxycholecalciferol a hormonally active form of vitamin D3. Rec. Progr. Horm. Res. **30**, 431 (1974).

Olefsky, J.M.: Decreased insulin binding to adipocytes and circulating monocytes from obese subjects. J. Clin. Invest. **57**, 1165 (1976).

Oppenheimer, J.H., Squef, R., Surks, M.I., Hauer, H.: Binding of thyroxine by serum proteins evaluated by equilibrium dialysis and electrophoretic techniques. Alterations in nonthyroidal illness. J. Clin. Invest. **42**, 1769 (1963).

Oppenheimer, J.H., Surks, M.J.: Biochemical basis of thyroid hormone action. In: Biochemical Actions of Hormones (G. Litwack, ed.), vol. 3, p. 119. New York-San Francisco-London: Academic Press 1975.

Orci, L.: A portrait of the pancreatic B-cell. Diabetologia **10**, 163 (1974).

Paton, W.D.M.: A theory of drug action based on the rate of drug-receptor combination. Proc. roy. Soc. B **154**, 21 (1961).

Peart, W.S.: Renin-Angiotensin system. New Engl. J. Med. **292**, 302 (1975).

Pointer, R.H., Butcher, F.R., Fain, J.N.: Studies on the ole of cyclic guanosine 3′:5′ monophosphate and extracellular Ca^{2+} in the regulation of glycogenolysis in rat liver cells. J. Biol. Chem. **251**, 2987 (1976).

Posner, B.I.: Polypeptide hormone receptors: Characteristics and applications. Canad. J. Physiol. Pharmacol. **53**, 689 (1975).

Rajerison, R., Marchetti, J., Roy, C., Bockaert, J., Jard, S.: The vasopressin-sensitive adenylcyclase of the rat kidney: Effect of adrenalectomy and corticosteroids on hormonal receptor-enzyme coupling. J. Biol. Chem. **249**, 6390 (1974).

Rasmussen, H.: The cellular basis of mammalian calcium homeostasis. Clin. Endocr. Metab. **1**, 3 (1972).

Rasmussen, H., Jensen, P., Lake, W., Friedmann, N., Goodman, D.B.P.: Cyclic nucleotides and cell calcium metabolism. In: Adv. Cycl. Nucl. Res. (G.F. Drummond, P. Greengard, G.A. Robison, eds.), vol. 5, p. 375. New York: Raven Press 1975.

Riggs, T.R.: Hormones and transport across cell membranes. In: Biochemical Actions of Hormones (G. Litwack, ed.), vol. 1, p. 157. New York-San Francisco-London: Academic Press 1970.

Rodbell, M., Birnbaumer, L., Pohl, S.L., Sundby, F.: The reaction of glucagon with its receptor: Evidence for discrete regions of activity and binding in the glucagon molecule. Proc. Nat. Acad. Sci. (Wash.) **68**, 909 (1971).

Rodbell, M., Lin, M.C., Salomon, Y., Londos, C., Harwood, J.P., Martin, B.R., Rendell, M., Berman, M.: Role of adenine and guanine nucleotides in the activity and response of adenylate cyclase systems to hormones: Evidence for multisite transition states. In: Adv. Cycl. Nucl. Res. (G.J. Drummond, P. Greegard, G.A. Robison, eds.), vol. 5, p. 3. New York: Raven Press 1975.

Rolleston, F.S.: A theoretical background to the use of measured concentrations of intermediates in study of the control of intermediary metabolism. Curr. Top. Cell. Reg. **5**, 47 (1972).

Rosen, J.M., O'Malley, B.W.: Hormonal regulation of specific gene expression in the chick oviduct. In: Biochemical Actions of Hormones (G. Litwack, ed.), vol. 3, p. 271. New York-San Francisco-London: Academic Press 1975.

Roth, J.: Peptide hormone binding to receptors: A review of direct studies in vitro. Metabolism **22**, 1059 (1973).

Rudinger, J., Pliska, V., Krejci, I.: Oxytocin analogs in the analysis of some phases of hormone action. Rec. Progr. Horm. Res. **28**, 131 (1972).

Saffran, M.: Chemistry of hypothalemic hypophyseotropic factors. In: Handbook of Physiology. Section 7, Endocrinology, Vol. IV, The pituitary gland and its neuroendocrine control, part II (E. Knobil, W.H. Sawyer, eds.), p. 563. Washington, D.C.: American Physiological Society 1974.

Schimke, R.T.: On the roles of synthesis and degradation in regulation of enzyme levels in mammalian tissue. Curr. Top. Cell. Reg. **1**, 77 (1969).

Schoenle, E., Zapf, J., Froesch, E.R.: Effects of insulin and NSILA on adipocytes of normal and diabetic rats: receptor binding, glucose transport and glucose metabolism. Diabetologia **13**, 243 (1977).

Schwyzer, R.: Polypeptidhormone und Cyclonucleotide. In: Schriftenreihe der Bundesapothekerkammer der wissenschaftlichen Fortbildung. Band III/gelbe Reihe (E. Wolf, Hrsg.), S. 267. Frankfurt a.M.: Werbe- und Vertriebsgesellschaft Deutscher Apotheker mbH 1975.

Singer, S.J., Nicolson, G.L.: The fluid mosaic model of the structure of cell membranes. Science **175**, 720 (1972).

Steiner, D.F., Kemmler, W., Clark, J.L., Oyer, P.E., Rubenstein, A.H.: The biosynthesis of insulin. In: Handbook of Physiology, sect. 7, Endocrinology, vol. 1, Endocrine Pancreas (D.F. Steiner, N. Freinkel, eds.), p. 175. Washington D.C.: American Physiological Society 1972.

Stumpf, W.E.: Subcellular distribution of ^{3}H-estradiol in rat uterus by quantitative autoradiography – A comparison between ^{3}H-estradiol and ^{3}H-norethynodrel. Endocrinology **83**, 777 (1968).

Sutherland, E.W., Rall, T.W.: Fractionation and characterization of a cyclic adenine ribonucleotide formed by tissue particles. J. Biol. Chem. **232**, 1077 (1958).

Sutherland, E.W.: Studies on the mechanism of hormone action. Science **177**, 401 (1972).

Tata, J.R.: Protein synthesis during amphibian metamorphosis. Curr. Top. Develp. **6**, 79 (1971).

Tata, J.R.: How specific are nuclear receptors for thyroid hormones? Nature **257**, 18 (1975).

Tomkins, G.M., Levinson, B.B., Baxter, D.J., Dethlefsen, L.: Further evidence for posttranscriptional control of inducible tyrosine amino transferase synthesis in cultured hepatoma cells. Nature N.B. **239**, 9 (1972).

Turkington, R.W., Majumder, G.C., Kadohama, N., Macindoe, J.H., Frantz, W.L.: Hormonal regulation of gene expression in mammary cells. Rec. Progr. Horm. Res. **29**, 417 (1973).

Wang, J.H., Teo, T.S., Ho, H.C., Stevens, F.C.: Bovine heart protein activator of cyclic nucleotide phosphodiesterase. Adv. Cycl. Nucl. Res. (G.I. Drummond, P. Greengard, G.A. Robison, eds.), vol. 5, p. 179. New York: Raven Press 1975.

Westphal, U.: Steroid-protein interactions, monographs on endocrinology, vol. 4, Berlin-Heidelberg-New York: Springer 1971.

Wicks, W.D.: Regulation of protein synthesis by cyclic AMP. In: Adv. Cycl. Nucl. Res. (P. Greengard, G.A. Robison, eds.), vol. 4, p. 395. New York: Raven Press 1975.

Woeber, K.A., Ingbar, S.H.: Interactions of thyroid hormones with binding proteins. In: Handbook of Physiology sect. 7, Endocrinology, vol. 3, Thyroid, (M.A. Greer, D.H. Solomon, eds.), p. 187. Washington D.C.: American Physiological Society 1974.

Wool, J.G., Castles, J.J., Leader, D.P., Fox, A.: Insulin and the function of muscle ribosomes. In: Handbook of Physiology, sect. 7, Endocrinology, vol. I, Endocrine Pancreas (D.F. Steiner, N. Freinkel, eds.), p. 385. Washington D.C.: American Physiological Society 1972.

Zapf, J., Waldvogel, M., Froesch, E.R.: Binding of nonsupressible insulin-like activity to human serum. Evidence for a carrier protein. Arch. Biochem. Biophys. **168**, 638 (1975).

II. Der Hypothalamus

A. Labhart

Mit Beiträgen von

Chr. Hedinger und G. Kistler

A. Historische Daten

1865–1877 Jules Bernard Luys, Theodor Meynert und August Forel beschreiben die Regio subthalamica
1893 Wilhelm His nennt sie Hypothalamus
1909 Erste Reizversuche des Hypothalamus durch Karplus und Kreidl
1925 Erforschung der hypothalamischen Funktionen durch W.R. Hess
1928/33 E. Scharrer entdeckt die Neurosekretion
1947 Harris stellt die Hypothese der hypothalamischen humoralen Regulation der Adenohypophyse auf
1949 Bargmann beweist die Neurosekretion morphologisch mit Hilfe von spezifischen histochemischen Methoden
1955 Saffran und Schally stellen die ersten hypothalamischen Extrakte mit „releasing factor"-Eigenschaften her
1962 Meites u. Mitarb. weisen die Existenz eines Prolactin-inhibiting-factors („PIF") nach
1969 Guillemin und seine Arbeitsgruppe, zusammen mit der Gruppe der Firma Roche, klären die Struktur des TRH auf und synthetisieren es
1971 Aufklärung der Struktur von LHRH durch Schally und seine Arbeitsgruppe und Synthese gemeinsam mit der Gruppe der Firma Hoechst
1973 Guillemin und seine Arbeitsgruppe extrahieren und synthetisieren das Somatostatin
1975 Hughes und seine Arbeitsgruppe entdecken als endogene Opioid-Peptide die Enkephaline und Guillemin mit Mitarbeitern die Endorphine, Metaboliten des Lipotrophins

B. Abgrenzung

Der Hypothalamus, ein im Durchmesser nur 2,5 cm messender, $\frac{1}{300}$ des Gehirngewichtes wiegender Teil, ist das Koordinations- und Steuerungszentrum für die meisten lebenswichtigen Vorgänge. Die Regulationen erfolgen auf neuralem und neuroendokrinem Wege. In welcher Weise von Neuronen sezernierte humorale Substanzen mit oder ohne Zwischenschaltung des endokrinen Systems auf Endorgane einwirken können, zeigt das Schema Abb. 1 nach Harris (1965). Die Tatsache, daß in hypothalamischen Kernen gebildete Neurohormone, wie TRH, LHRH, Somatostatin, aber auch hypophysäre und gastrointestinale Peptide in Neuronenendigungen verschiedener anderer Gebiete des zentralen Nervensystems nachgewiesen werden und dort spezifische, nicht durch die Adenohypophyse vermittelte Wirkungen ausüben (Martin, 1975; Guillemin, 1976), läßt die Grenzen von Neuroendokrinologie, Neurologie und Psychiatrie ineinander übergehen und eröffnet heute noch unabsehbare Aussichten für die Physiologie und Pathophysiologie des zentralen Nervensystems. Auf Physiologie und Klinik des Hypothalamus wird hier entsprechend dem Rahmen eines Endokrinologie-Lehrbuches nur soweit eingegangen, als endokrine Systeme beeinflußt werden.

Der Hypothalamus beeinflußt das Endocrinium auf zwei verschiedenen Wegen. Einerseits bilden neurosekretorische Neurone in den medialen, basalen Abschnitten des Hypothalamus Neurohormone, die an Axon-Endigungen in der Eminentia mediana an das Portalgefäß-System der Adenohypophyse abgegeben werden und Synthese und/oder Abgabe der Vorderlappenhormone steuern. Die Adenohypophyse ist damit vom Hypothalamus nur bedingt abhängig; sie kann auch unabhängig von ihm Hormone produzieren. Möglicherweise kommen dem Vorderlappen auch gewisse autonome, regulatorische Fähigkeiten zu. Diese Neurone werden wiederum durch Überträgersubstanzen wie Acetylcholin, Noradrenalin, Dopamin und Serotonin reguliert, so daß dem Hypothalamus-Adenohypophysensystem eine Verstärkerfunktion zukommt, wobei picogramm- oder nanogrammweise sezernierte Neurohormone tausendfach größere Mengen adenotroper Hormone zur Ausschüttung bringen, die wiederum tausend- oder millionenfache Hormonmengen der peripheren endokrinen Drüsen ausschütten lassen (Besser, 1974). Dieser indirekten Steuerung endokriner Funktionen durch den Hypothalamus ist das hypothalamo-

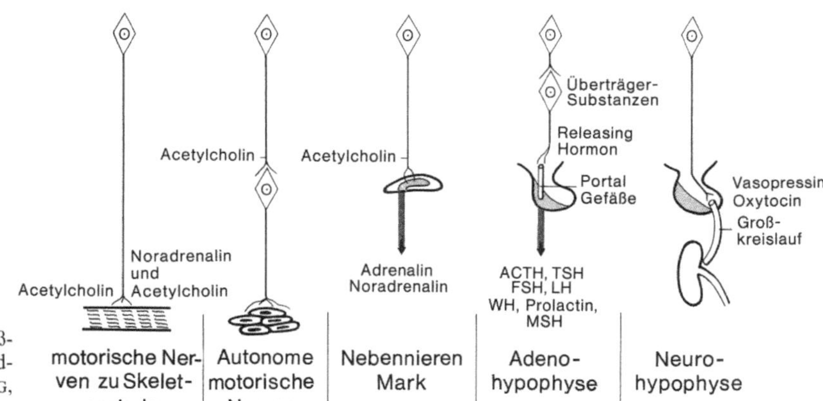

Abb. 1. Die 5 Möglichkeiten der Einflußnahme von Neurosekreten auf das Endorgan. (Nach HARRIS, aus GANONG, 1965)

neurohypophysäre System gegenüberzustellen. Bei diesem morphologisch einheitlichen endokrinen Organ, dem die Osmo- und Volumenregulation der Körperflüssigkeiten obliegt, werden die Hormone in hypothalamischen Zellgruppen gebildet, in Axonen in die Neurohypophyse (Hinterlappen) transportiert und hier an das Blut abgegeben (s. Kap. III).

C. Embryologie und Anatomie

G. KISTLER

a) Embryologie

Nach Schluß des Neuralrohres (23.–25. Tag) besteht das Zentralnervensystem (ZNS) des menschlichen Keimlings aus einem cylindrischen, caudalen Abschnitt, der Anlage des Rückenmarkes, und einem breiteren, vorderen (rostralen) Abschnitt, aus welchem das Gehirn hervorgeht. An der Gehirnanlage des 4 Wochen alten Embryo lassen sich bereits Prosencephalon (Vorderhirn), Mesencephalon (Mittelhirn) und Rhombencephalon (Rautenhirn) abgrenzen. Beim 5 Wochen alten Embryo gliedert sich das Prosencephalon einerseits in das rostral gelegene Telencephalon (Endhirn) mit den zwei seitlichen, bläschenförmigen, primitiven Großhirnhemisphären und einem vorne von der Lamina terminalis begrenzten Mittelteil. Andererseits geht aus dem hinteren Abschnitt des Prosencephalon das *Diencephalon* (Zwischenhirn) mit seinen verschiedenen Abschnitten (so u.a. mit dem Hypothalamus) und den sich differenzierenden Augenbläschen hervor. Parallel zur Entwicklung der Adenohypophyse (s.S. 71) bildet sich die Neurohypophyse als Derivat des Diencephalon (s. S. 35). Eingehende Beschreibungen der Entwicklung des Diencephalon beim menschlichen Embryo finden sich bei GRAY (1973) und HAMILTON *et al.* (1972).

b) Makroskopische Anatomie

Das Diencephalon, von welchem der Hypothalamus die ventrale Basis bildet, umschließt den schlitzförmigen III. Ventrikel, welcher sich nach cranial in das Telencephalon medium mit der Lamina terminalis als vorderer Begrenzung ausdehnt und nach caudal in den Aquädukt des Mittelhirns übergeht. Das Diencephalon wird somit durch den III. Ventrikel in zwei symmetrische (linke und rechte) Hälften unterteilt. Durch den cranio-caudal verlaufenden Sulcus hypothalamicus, der vom Foramen interventriculare bis zum Aquädukt reicht, werden diese Hälften je in einen dorsalen und ventralen Abschnitt gegliedert. Die *Pars dorsalis* diencephali besteht aus a) dem Epithalamus, b) dem dorsalen Thalamus und c) dem Metathalamus, während die *Pars ventralis* diencephali den zwischen Hypothalamus und Capsula interna gelegenen ventralen Thalamus (=Subthalamus) und den Hypothalamus umfaßt.

Das Dach des Diencephalon wird zur Hauptsache von einer Ependymzell-Schicht gebildet, die von der gefäßführenden Pia mater überlagert wird und in die Auskleidung des III. Ventrikels übergeht. In den caudalen Dachabschnitten finden sich die Habenulae mit der Commissura habenularum, die Striae medullares thalami, die Commissura posterior sowie die Epiphyse (glandula pinealis), die in ihrer Gesamtheit den *Epithalamus* bilden.

Der den Epithalamus unterlagernde *dorsale Thalamus* bildet beidseits des Lumens des III. Ventrikels eine beträchtliche Masse grauer Substanz, welche eine größere Zahl morphologisch definierter Kerne (=Ansammlungen von gleichartigen Neuronen) enthält. Er reicht basal bis zum Sulcus hypothalamicus (Sulcus diencephalicus ventralis) und wird caudo-ventral vom *Subthalamus* (=ventraler Thalamus) und vom Hypothalamus unterlagert. Der Subthalamus setzt sich nach caudal in das Tegmentum des Mittelhirns fort und muß, nach seinen Faserverbindungen zu schließen, dem extrapyramidal-motorischen System zugeordnet wer-

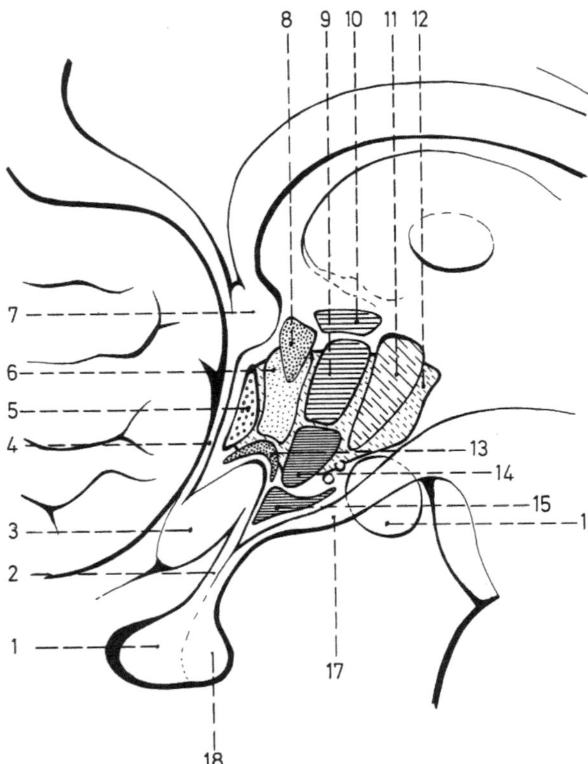

Abb. 2. Topographische Verhältnisse im Hypothalamus: Wichtigste Kerne und Nachbarschaftsbeziehungen. *1* Adenohypophyse (Vorderlappen), *2* Pars infundibularis adenohypophyseae, *3* Chiasma opticum, *4* Lamina terminalis, *5* Nucleus praeopticus, *6* Nucleus anterior, *7* Commissura anterior, *8* Nucleus paraventricularis, *9* Nucleus dorsomedialis, *10* Area dorsalis, *11* Nucleus posterior, *12* Nucleus lateralis, *13* Nucleus supraopticus, *14* Nucleus ventromedialis, *15* Nucleus infundibularis, *16* Corpus mamillare, *17* Tuber cinereum, *18* Neurohypophyse (Hinterlappen). (Aus BENNINGHOFF/GOERTLER, 1975; nach TRUEX-CARPENTER, 1969)

den. Er enthält u.a. den Nucleus subthalamicus, Teile des Nucleus ruber, Teile der Substantia nigra, die Zona incerta sowie den Kern der Ansa lenticularis. Aufgrund seines auffälligen Markreichtums unterscheidet sich der Subthalamus eindeutig vom Hypothalamus, der mit Ausnahme der Corpora mamillaria ausgesprochen markarm ist.

Der *Hypothalamus* bildet den Boden sowie den unteren Teil der seitlichen Wand des III. Ventrikels. Er reicht nach cranial bis zur Lamina terminalis und nach caudal bis zum hinteren Rand der Corpora mamillaria, während der Sulcus hypothalamicus seine dorsale Begrenzung markiert. Von der Gehirnbasis her betrachtet, wird der Hypothalamus vorne durch das Chiasma opticum, seitlich durch die beiden Tractus optici und caudal durch die Corpora mamillaria begrenzt. Hinter dem Chiasma opticum wölbt sich der Boden des Diencephalon zum *Tuber cinereum* vor, der in das *Infundibulum* (=Trichter) der Hypophyse übergeht (Abb. 2, S. 24). Die Basis des Infundibulum, die sich vom umgebenden Tuber cinereum leicht absetzt, wird als *Eminentia mediana* bezeichnet.

Die *Blutversorgung* des Hypothalamus wird u.a. durch die Aa.cerebri anteriores und die Aa.communicantes posteriores gewährleistet. Von diesen Gefäßen ausgehende, kleine Äste bilden innerhalb des nervösen Parenchyms ein reich verzweigtes, dreidimensionales Netz. Die Regiones supraoptica et paraventricularis (s.u.) zeichnen sich durch ein besonders dichtes Capillarnetz aus, das von den Aa. supra-optico-paraventriculares (Äste der A. cerebri anterior) gespeist wird. Der Nucleus supraopticus (s.u.) erhält zusätzlich kleine Äste von der A. hypophysea superior. Das Gebiet des Tuber cinereum ist in das allgemeine, weniger dichte Gefäßnetz des Hypothalamus einbezogen, das teils von den Aa. cerebri anteriores, teils von den Aa. communicantes posteriores versorgt wird. Die Blutversorgung dieser Region wird also von zwei größeren Arterienpaaren gewährleistet, von welchen aus auch die Corpora mamillaria durchblutet werden.

Die *Neurohypophyse* (Hypophysen-Hinterlappen) als Derivat des Diencephalon (s.S. 35) bezieht ihr Blut von den Aa. hypophyseae superiores et inferiores, Ästen der Carotides internae, während die *Adenohypophyse* keine direkte, arterielle Blutversorgung aufweist. Das für die Adenohypophyse bestimmte Blut strömt zunächst durch den primären Capillarplexus der Neurohypophyse (s. S. 77) und von dort über sog. Portalgefäße zum sekundären Capillarplexus des Vorderlappens. Zwischen den Capillarnetzen der Neuro- und Adenohypophyse scheinen jedoch zahlreiche, funktionell wichtige Verbindungen zu bestehen (s.S. 78).

c) Histologie

Im Frontalschnitt läßt sich der Hypothalamus beidseits von medial (d.h. vom III. Ventrikel aus) nach lateral in je eine periventriculäre, eine intermediäre („=mediale") und eine laterale Längszone einteilen, in welchen sich mehr oder weniger definierte Kerne, d.h. Ansammlungen von Neuronen, feststellen lassen. Während die beiden erstgenannten Zonen an verschiedenen Stellen schlecht abgrenzbar sind, ist die laterale Längszone durch den größeren Markreichtum ihrer Fasern gut erkennbar. Einzelne hypothalamische Kerne stehen über Axone in Verbindung mit der Hypophyse (=sog. hypophysäre Kerne). Ihre Neurone produzieren entweder Hypophysenhinterlappen-Hormone oder aber sog. „Releasing"- oder „Inhibitory"-Hormone, welche die Synthese und Ausschüttung der adenohypophysären Hormone steuern. Andere hypothalamische Kerne scheinen mit der Hypophyse nicht in direkter Beziehung zu stehen (=sog. nicht-hypophysäre Hypothalamus-Kerne). Aufgrund heutiger Kenntnisse werden den einzelnen Zonen folgende hypothalamische Kerne zugeordnet (vgl. Abb. 2):

Periventriculäre Zone mit:
1. Teil des Nucleus praeopticus
2. Nucleus suprachiasmaticus
3. Nucleus paraventricularis (hypophysärer Kern)
4. Nucleus infundibularis (hypophysärer Kern)
5. Nucleus posterior.

Zona intermedia mit:
1. Teil des Nucleus praeopticus
2. Nucleus anterior
3. Nucleus dorsomedialis
4. Nucleus ventromedialis (ev. hypophysärer Kern)
5. Nuclei praemamillarii.

Zona lateralis mit:
1. Teil des Nucleus praeopticus
2. Nucleus supraopticus (hypophysärer Kern)
3. Nucleus lateralis
4. Nucleus tubero-mamillaris
5. Nuclei tuberis laterales.

Die genannten Kerne gehören insgesamt zum *markarmen* Hypothalamus; ihnen werden die Kerne des markreichen Hypothalamus, d.h. des Corpus mamillare, gegenübergestellt (Nuclei mamillaris medialis et lateralis). Unter den *hypophysären Kernen* fallen der Nucleus supraopticus und der Nucleus paraventricularis durch die Größe und die dichte Anordnung ihrer Ganglienzellen (= *großzellige*, hypophysäre Kerne) sowie durch die reiche Capillarisierung auf. Die überwiegend marklosen Axone beider Kerne bilden den *Tractus supraopticohypophyseus*, welcher über das Infundibulum zum Hypophysenhinterlappen (Neurohypophyse) zieht (vgl. S. 37). In den Neuronen dieser Kerne kann mittels Spezialfärbungen *Neurosekret* nachgewiesen werden, das die Hinterlappen-Hormone Oxytocin und Vasopressin enthält (s. auch S. 38).

Die restlichen hypophysären Kerne (Nucleus infundibularis = Nucleus arcuatus, da der linke und rechte Kern caudal des Infundibulums miteinander konfluieren, sowie der Nucleus ventromedialis) werden als *kleinzellige* Kerne bezeichnet. Diese Neurone synthetisieren „Releasing"- und „Inhibitory"-Hormone. Ihre marklosen Axone bilden den *Tractus tubero-hypophyseus*, welcher in der Eminentia mediana, dem hirnnahen Abschnitt des Infundibulums, in unmittelbarer Nähe von Capillarschlingen endet. Über diesen Tractus wird auf indirektem (humoralem) Wege die Synthese und Ausschüttung der adeno-hypophysären Hormone gesteuert (s.S. 77).

Zwischen den groß- und kleinzelligen Kernen des Hypothalamus bestehen enge funktionelle Beziehungen. So zweigen vom Tractus supraopticohypophyseus zahlreiche Nervenfasern zur Eminentia mediana ab, wo sie auf das hypothalamo-adenohypophysäre System Einfluß nehmen. Als zentrales Organ zur Kontrolle lebenswichtiger Funktionen steht der Hypothalamus aber auch über eine große Zahl afferenter und efferenter Nervenfasern mit den meisten (wenn nicht mit allen) Sinnesorganen und mit sämtlichen anderen Abschnitten des Gehirns in direktem oder indirektem Kontakt. Es erstaunt daher nicht, daß in ihm nebst den spezifischen, hypothalamischen Hormonen (Ocytocin, Vasopressin, Releasing- und Inhibitory-Hormone) auch hohe Konzentrationen an Transmitter-Substanzen wie *Noradrenalin, Dopamin* und *Serotonin* nachgewiesen werden können. Die Neurone der Nuclei supraoptici, paraventriculares, dorsomediales sowie das retrochiasmatische Gebiet werden von *noradrenergen* Nervenfasern erreicht, deren Perikarya im Pons, in der Medulla oblongata sowie im Tegmentum mesencephali gelegen sind. Diese Fasern verlaufen im sog. mittleren Vorderhirnbündel („medial forebrain bundle"), das auch noradrenerge Fasern zur Eminentia mediana abgibt. Es wird angenommen, daß diese Afferenzen an den Neuronen der Nuclei supraoptici et paraventriculares enden und die Synthese und Ausschüttung von Ocytocin und Vasopressin hemmen.

Im medialen Vorderhirnbündel lassen sich auch *Serotonin* enthaltende Nervenfasern nachweisen, deren Endigungen mehrheitlich in der Area praeoptica zu finden sind. Unter den hypothalamischen Kernen ist es dabei der Nucleus suprachiasmaticus, der eine besonders große Zahl Serotonin enthaltender Afferenzen aufweist. *Dopaminerge* Fasern scheinen den Hypothalamus in nur geringer Zahl zu erreichen. Eine Ausnahme bildet die Eminentia mediana, in welcher sich hohe Konzentrationen von Dopamin feststellen lassen. Das dopaminerge System spielt offensichtlich eine Rolle bei der Steuerung der Synthese und/oder Abgabe von *Releasing*-Hormonen, so z.B. derjenigen für follikelstimulierendes Hormon (FSH-RH) und Luteinisierungs-Hormon (LH-RH). Die Abgabe dieser Hormone scheint dabei durch die dopaminergen Afferenzen gehemmt zu werden. Für eine ausführlichere Beschreibung der hypothalamischen Kontrollsysteme s. Knigge und Silverman (1974).

D. Physiologie

Von den Sinnesorganen vermittelte Reize der Außenwelt wie Licht, Temperatur einerseits, körpereigene, vom Vegetativum und von der Psyche ausgehende Signale andererseits werden im Hypothalamus über Hirnformationen aufgenommen, deren funktionelle Erforschung in den letzten Jahren eingesetzt hat. Komplexe afferente und efferente Verbindungen bestehen vom Hypothalamus zu phylogenetisch alten (pyriformer Cortex, Hippocampus, Amygdala) und neueren Gehirnteilen (Thalamus,

Mesencephalon) (NAUTA, 1963; DE GROOT, 1966). Wahrscheinlich ist die Epiphyse mitbeteiligt (s.S. 68). Die intracerebrale Signalübermittlung erfolgt neurohumoral durch monoaminhaltige und cholinerge Überträgersubstanzen, die vorwiegend auf „releasing hormone"-produzierende Neurone, teils aber auch die Adenohypophyse selbst wirken. Die Klärung sowohl der morphologischen als der biochemischen Grundlagen steht im Beginn; die Kenntnisse beruhen vorwiegend auf Ergebnissen pharmakologischer Einwirkungen, wie der Phenothiazine, Cyproheptadin, des Reserpins, tricyklischer Neuropharmaka, Amphetamin, Atropin, Nicotin (FROHMANN, 1972); manche sich widersprechende Befunde lassen sich bis heute nicht erklären.

In monoaminhaltigen Systemen wirken Dopamin, Noradrenalin, Adrenalin, Serotonin, in den cholinergischen das Acetylcholin. Wahrscheinlich ist auch das Melatonin mitbeteiligt. Vereinfacht läßt sich festhalten: Prolactin-Sekretion wird durch Dopamin gehemmt, durch Serotonin gefördert, Wuchshormon-Sekretion dagegen beim Normalen durch Dopamin gefördert, beim Akromegalen gehemmt. Bromergocryptin fördert die Empfindlichkeit der dopaminergischen Receptoren. LH wird vorwiegend durch Noradrenalin gefördert, durch Serotonin gehemmt, während die Verhältnisse für ACTH und TSH noch wenig geklärt sind (LICHTENSTEIGER, 1976; MÜLLER, 1975; BORRELL, 1975).

Zu den proprioceptiven Reizen sind auch die Blutspiegel von Cortisol, Thyroxin-Trijodthyronin und den Gonadenhormonen zu zählen, die der Hypothalamus als negative, z.T. auch als positive Rückkopplung wahrnimmt und die ein Glied im Reglerkreis Hypothalamus – Adenohypophyse – periphere endokrine Drüse darstellen.

Die genaue Lokalisation dieser Registrierung der Blutkonzentration im Gehirn war bisher auch im Tierversuch nicht möglich. Die bisherigen Verfahren, z.B. stereotaktisch gesetzte Läsionen, Hormonkristallimplanationen, erlaubten keine präzise Aussage. Nun ist es gelungen, durch mikroelektrophoretische Technik kleinste Mengen Hormone in die unmittelbare extracelluläre Umgebung einzelner Neurone des Rattengehirns zu bringen und gleichzeitig ihre Aktionsströme mit Mikroelektroden von 1–3 μ Durchmesser zu registrieren. Injektionen in den Cortex, Hippocampus und Thalamus verliefen negativ. Hingegen reagierten Neurone im oberen zentralen Höhlengrau um den 3. Ventrikel sofort mit einem Stillstand ihrer Aktivität. Entweder produzieren diese die Cortisolkonzentration registrierenden Neurone auch das CRF oder sie funktionieren als Komparatoren, welche andere Effektorneurone steuern (RUF, 1967). Der Rückkopplungsmechanismus der einzelnen peripheren Hormone wird im übrigen in den Organkapiteln und Kap. I, S. 17 besprochen. Ob daneben auch hypophysäre adenotrope Hormone eine direkte Rückkopplerwirkung auf den Hypothalamus ausüben (SZENTOGATHAI, 1961), ist möglich (MARTINI, 1968), aber noch ungewiß (MCCANN, 1969).

Der Hypothalamus nimmt diese exteroceptiven und proprioceptiven Reize auf, registriert Stoffwechselvorgänge (Osmolalität, Glucosekonzentration, die Rückkopplerwirkung der Hormone), integriert, koordiniert sie und steuert auf neuralem und endokrinem Wege die 7 vitalen Funktionen.

1. Energiehaushalt,
2. Flüssigkeitshaushalt,
3. Wärmehaushalt,
4. Aktivität bzw. Schlaf,
5. Kreislauf und Atmung,
6. Wachstum und Reifung,
7. Fortpflanzung.

Einerseits sorgt der Hypothalamus damit für die Homeostase der mit diesen Funktionen verbundenen Größen, andererseits spielen sich in ihm einfache neuroendokrine Reflexe (Stress-ACTH, Saugreflex-Milchejektion, Reflex-Ovulationen bei gewissen Säugern und Vögeln) oder komplexe neuroendokrine Antworten insbesondere auf kurz- oder langfristige Rhythmen (Tag-Nacht, Jahreszeiten) ab (ROTHBALLER, 1966).

Seit W.R. HESS können einzelne Funktionen gewissen Bezirken im Hypothalamus zugeordnet werden: durch Zerstörung bestimmter Gebiete fallen einzelne Funktionen aus, seltener werden andere stimuliert. Durch Reizung auf elektrischem, physikalischem und chemischem Wege werden andererseits Funktionen ausgelöst, seltener gehemmt. Über die Lokalisation solcher experimentell abgrenzbarer Gebiete bestehen umfangreiche Atlanten.

Der Energiehaushalt bzw. die Nahrungsaufnahme steht unter dem Einfluß eines Appetit- und eines Sättigungszentrums. Ob diese Zentren auf arteriovenöse Blutzuckerdifferenzen, auf die Konzentration freier Fettsäuren oder aber Insulingehalt oder Wuchshormongehalt des Blutes direkt ansprechen, steht zur Diskussion.

Eng mit der Regulation des Energiehaushaltes ist Wachstum und Reifung verbunden. Flüssigkeitsaufnahme bzw. Abgabe in enger Verbindung mit der Osmoregulation und Volumenregulation unterstehen dem Durst- und dem Osmoregulatorenzentrum. Es bestehen Gebiete, von denen aus Temperaturregulation, Schlaf, Kreislauf und Atmung beeinflußt werden können. Schließlich geht die Regulation der mit der Fortpflanzung verbundenen Funktionen, Reifung, Ovarial- und Testesfunktion, Lactation von je nach der Tierart verschiedenen Gebieten aus. Bei experimentellen Läsionen bestimmter Zonen entstehen charakteristische Syndrome, über die Tabelle 1 nach AKERT Aufschluß gibt.

Diese experimentell abgrenzbaren Gebiete stimmen z.T. mit morphologisch erfaßbaren Formationen überein, überschneiden sich gegenseitig jedoch

Tabelle 1. Experimentelle hypothalamische Syndrome. (Nach AKERT, 1959)

	Syndrom	Feinlokalisation	Entstehungsart 1 = Ausfallserscheinung 2 = Enthemmung
Vorderer Hypothalamus	1. Diabetes insipidus	Nucleus supraopticus und Nucleus paraventricularis	1
	2. Versagen der Hitzeabwehr, Hyperthermie	Gegend des Nucleus anterior hypothalami	1 und 2
	3. Hämorrhagisches Lungenödem	Area praeoptica medioventralis	2
	4. Schlaflosigkeit, Hyperaktivität, Erregungs- und Wutzustände	Suprachiasmatische Region (?)	2
Tuber cinereum	1. Adipositas (Hyperphagie)	Gegend des Nc. ventromedialis hypothalami	2
	2. Genitale Dystrophie	Ventrale Tuberkerne, nicht näher identifiziert N. infundibularis (?)	1
	3. Krankhafte Neigung zu Wutausbrüchen	Gegend des Nc. ventromedialis hypothalami und etwas rostral davon	2
Hinterer Hypothalamus	1. Schlafsucht, Koma	Latero-dorsale Zone	1
	2. Poikilothermie	Latero-dorsale Zone	1
	3. Anorexie	Lateraler Hypothalamus, angrenzend an Pedunculus cerebri	1
	4. Pubertas praecox	Regio infundibulo-mammillaris	2 (?)
Unbestimmte Region	1. Magen-Darm-Geschwüre	Medio-basaler Hypothalamus mit großer Longitudinalstreuung	?

in großem Maße. HESS selbst wehrte sich deshalb seit jeher dagegen, daß man von einzelnen Regulations*zentren* spricht. Es ist nicht zufällig, daß Thermoregulation, Schilddrüsenfunktion, Pubertätsauslösung und Ovulation vom gleichen Gebiet aus gelenkt werden. Es sind vielmehr Zonen, Funktionseinheiten im Sinne eines Syncytiums vorhanden, als daß einzelnen Neuronen bestimmte spezifische Einflüsse zuzuordnen sind.

Der Hypothalamus übt seine Steuerfunktionen aus einerseits über das autonome Nervensystem, von welchem indirekt auch das motorische Nervensystem beeinflußt wird, andererseits über die Neurosekretion. Innerhalb der hypothalamischen Neurosekretion sind zwei Teile zu unterscheiden. Während supraoptische und paraventriculäre Kerne Vasopressin und Oxytocin zusammen mit einer Trägersubstanz bilden und sie über die Neurohypophyse ins Blut des großen Kreislaufes abgeben, erreichen in der Eminentia mediana gelagerte Neurohormone von Polypeptidnatur auf dem Blutwege des hypophysären Portalsystems die Adenohypophyse und üben dort eine lokal begrenzte Wirkung aus (Abb. 3). Die 5 Möglichkeiten der Ein-

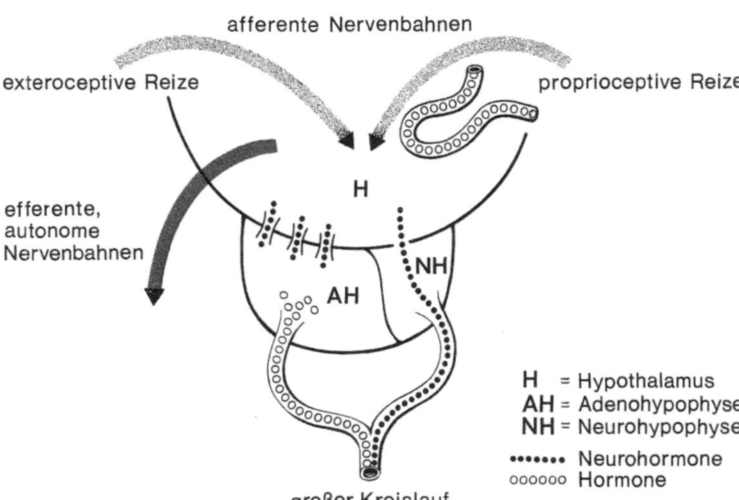

Abb. 3. Der Hypothalamus als Koordinations-, nervöses und neuroendokrines Steuerungszentrum

Tabelle 2. Hypothalamische Neurohormone mit Wirkung auf die Adenohypophyse

Bezeichnung	Wirkung auf (*kursiv* physiologische)	Struktur
A. Stimulierende Hormone		
1. TRH	*TSH*, Prolactin, FSH	Pyro–Glu–His–Pro–NH_2
2. LHRH	*LH, FSH*	Pyro–Glu–His–Trp–Ser–Tyr–Gly–Leu–Arg–Pro–Gly–NH_2
3. CRF	*ACTH*	Struktur unbekannt[a]
4. GRF	*Wuchshormon*	Struktur unbekannt[c]
5. MRF	MSH	Struktur unbekannt[c]
6. PRF	Prolactin	Struktur unbekannt
B. Hemmende Hormone		
7. Somatostatin (GH-RIH)	*Wuchshormon*, Insulin, Glucagon, Gastrin, TSH, FSH	H–Ala–Gly–Cys–Lys–Asn–Phe–Phe–Trp–Lys–THR–Phe–THR–Ser–Cys–OH
8. PIF	Prolactin	Struktur unbekannt
9. MIF	MSH	Pro–Leu–Gly–NH_2[b]

[a] In ihrer Struktur aufgeklärte Substanzen werden als Hormone (H), die anderen wirksamen Extrakte vorläufig als Faktoren (F) bezeichnet. Es ist ungewiß, wieweit die weitgehend gereinigten hypothalamischen und Neurohypophysen-Extrakte α_1-CRF, α_2-CRF und β-CRF dem genuinen hypothalamischen ACTH-stimulierenden Neurohormon entsprechen.

[b] Zwei Pentapeptide, ebenfalls aus bovinen Hypothalami extrahiert, sind weniger wirksam. Alle MIF sind Fragmente des Oxytocins. MIF ist beim Menschen unwirksam und kann z.B. die abnorme Pigmentierung bei Nelson-Tumor nicht verhindern. MSH scheint beim Menschen als genuines Hormon neben dem ACTH überhaupt nicht vorzukommen (s. Kap. VII, S. 297).

[c] Die für GRF und für MRF vorgeschlagenen Strukturformeln bedürfen noch der Bestätigung. Ein für GRF vorgeschlagenes Decapeptid (SCHALLY, 1971) ist nur in gewissen in vitro-Versuchen wirksam, und das Pentapeptid mit MRF-Wirkung, das den letzten N-terminalen Aminosäureresten des Oxytocins ohne cyclische Bindung entspricht (CELLS, 1971), ist im Hypothalamus nicht nachgewiesen worden.

Es werden hier die heute am meisten gebrauchten Bezeichnungen für Neurohormone verwendet. Der Vorschlag der IUPAC-IUB Commission on Biochemical Nomenclature (CBN) (Eur. J. Biochem. **55**, 485, 1975: The nomenclature of peptide hormones, Recommendations, 1974), die Neurohormone mit -Liberin, die hypophysären Hormone mit -Tropin zu bezeichnen, hat sich bis heute nicht durchgesetzt.

wirkung der Neurosekrete auf ein Endorgan sind in Abb. 1 dargestellt.

Während die Neurosekrete des Hypothalamus-Neurohypophysensystems heute chemisch identifiziert sind, synthetisiert werden und ihr Ausschüttungsmodus weitgehend bekannt ist, steht die hypothalamische Regulation der Adenohypophyse durch Neurohormone heute inmitten von rasch sich folgenden und ablösenden Erkenntnissen. Zur Zeit scheint nur festzustehen, daß Schilddrüse und Gonaden u.a. durch die stimulierenden Neurohormone TRH bzw. LHRH, das Prolactin aber durch den hemmenden PIF reguliert werden. Es sind heute sechs die Ausschüttung hypophysärer Hormone fördernde und drei diese hemmende Neurohormone bekannt (Tabelle 2). Vier davon sind in ihrer Struktur bekannt und werden synthetisiert: das Tripeptid TRH, das Decapeptid LHRH, das cyclische Tetradecapeptid Somatostatin und das Tripeptid MIH. Zwei, TRH und LHRH, sind in unbegrenzten Mengen erhältlich und sind heute unentbehrliche Diagnostica (s. Kap. VI, S. 239, Kap. IX, S. 507 und Kap. X, S. 598) (BESSER, 1974a; BESSER, 1974b). Ob sie sich auch therapeutisch bewähren werden, bleibt abzuwarten. Dazu wurden die aus dem hypophysären β-Lipotrophin stammenden Fragmente α-, β-, γ-Endorphin, α-MSH, und die zuerst in der Darmmucosa gefundenen Substanz P (s. K. XV, S. 926) u. Neurotensin aus dem Hypothalamus extrahiert (GUILLEMIN, 1977). Die Neurohormone scheinen allgemein Species-unspezifisch zu sein. Die Physiologie, Pathophysiologie und Klinik der Neurohormone werden in den Kapiteln der endokrinen Organsysteme besprochen. Hier sollen nur einige allgemeine Aspekte ihrer Wirkungsweise Erwähnung finden.

Die „hypophysiotropen“ Neurohormone wirken nicht durchwegs spezifisch auf die ein bestimmtes Hormon produzierenden Zellen der Adenohypophyse. So führt TRH außer zur Ausschüttung von TSH auch zu einer solchen von Prolactin und – nur beim Manne – von FSH, bei Akromegalie auch zur Ausschüttung von Wuchshormon. LHRH führt zur Ausschüttung von LH und FSH. Es scheint keine separaten „releasing hormone“ für die zwei gonadotropen Hormone zu geben, und die Ausschüttung von LH oder FSH unter LHRH wird durch andere Faktoren, insbesondere die Konstellation die zirkulierenden Steroidhormone, modifiziert (BESSER, 1974; SANDOW, 1975). Bei Akromegalie führt LHRH auch zur Wuchshormonausschüttung.

Vollends unspezifisch wirkt Somatostatin, das sowohl die Ausschüttung von Wuchshormon als auch diejenige von Insulin, Glucagon, Gastrin, Sekretin und Cholecystokinin hemmt (SCHALLY, 1976). Auch wird die TRH-Stimulation auf TSH und FSH aufgehoben, nicht aber diejenige auf Prolactin. Es müssen daher verschiedene, auf TRH empfindliche Receptoren bestehen. Es ist heute ungewiß, welche Bedeutung diesen Nebenwirkungen zukommt, ob hier physiologische Zusammenhänge bestehen oder Receptoren nicht differenziert genug entwickelt sind. Der Nachweis von Somatostatin im oberen Gastrointestinaltrakt weist schließlich auf ontogenetische und phylogenetische Zusammenhänge der Neurohormone mit den gastrointestinalen Hormonen im Sinne der APUD-Zell-Theorie von PEARSE (s. unten), die besagt, daß die Peptidhormone erzeugenden Zellen der Neuralleiste entstammen (s. auch parakrine Organe von FEYRTERS, S. 934). Phylogenetisch könnten ursprünglich die „releasing factors"-Hormone zur Regulation des Urdarmes gewesen sein, aus welchem die Hypophyse sich entwickelt hat (HAMMERSCHLAG, 1966).

Die Neurohormone, für TRH und LHRH bewiesen, wirken auf die Zellen der Adenophypophyse durch Depolarisation der Zellmembran mit nachfolgender Ca^{++}-Aufnahme, welche die Hormonausschüttung vermittelt. Eine Eiweiß-Neubildung ist nicht notwendig, da Hemmstoffe der RNS- oder Eiweißsynthese ohne Einfluß sind. Das Adenyl-Cyclase-System scheint beteiligt zu sein, jedoch nicht für alle hypophysären Hormone in gleicher Weise (GUILLEMIN, 1974).

Die Neurohormone wirken i.v. rasch, innerhalb von Minuten, in vitro in picomolaren Konzentrationen, in vivo in Nanogramm- oder Mikrogrammengen. Das am carboxyterminalen Ende geschützte TRH kann in mg-Dosen auch p.o. verabfolgt werden. Die Halbwertszeit beträgt nur wenige Minuten. Sie werden im Plasma abgebaut und durch glomeruläre Filtration der Nieren ausgeschieden.

Bis heute sind viele Hunderte von Analogen, besonders von TRH und LHRH, synthetisiert und in ihrer Wirkung erprobt worden. Einzelne sind um ein Vielfaches stärker wirksam als die genuinen Hormone. Neben Agonisten sind auch Antagonisten gefunden worden, welchen große therapeutische Bedeutung zukommen kann. Das Gebiet steht zur Zeit in voller Entwicklung.

Neuerdings werden die Neurohormone auch außerhalb des Hypothalamus in verschiedenen Teilen des Zentralen Nervensystems nachgewiesen. Die Erforschung ihrer Funktionen im ZNS ist in Entwicklung (WILBER, 1976). Außerdem wurden Substanz P, Neurotensin (s. Kap. XV, S. 926), α-MSH aus Hypothalamus extrahiert.

Fragmente des wahrscheinlichen Prohormones β-Lipotropin (s. Kap. VII, S. 297) werden auch im Hypothalamus nachgewiesen und üben im Tierversuch z.T. erhebliche zentralnervöse Wirkungen aus. Sie binden sich an Opiat-Receptoren und wirken vor allem analgetisch, können aber auch verschiedene andere Funktionen beeinflussen und Katatonie-ähnliche Zustände hervorrufen. Analgetisch am wirksamsten ist das C-terminale Fragment 61–91, ähnliche Wirkungen kommen den α-β und γ-Endorphinen genannten Polypeptiden und den Pentapeptiden Met- und Leu-Enkephalin zu (GUILLEMIN, 1976; LAZARUS, 1976; Editorial, 1976; SNYDER, 1977).

Neue Hypothesen bestehen über das Funktionieren der Neurone, verschiedene Arten der Neurotransmission und einer *Modulation* der neuralen Information durch kleine Peptide.

Zahlreiche der lange bekannten gastrointestinalen Gewebehormone werden nun auch im zentralen Nervensystem gefunden, was der APUD-Zelltheorie von PEARSE entspricht, daß sie ursprünglich dem neuralen Ektoderm entstammen. Es scheint, daß die Neuroendokrinologie in naher Zukunft sowohl für die Neurologie als die Endokrinologie viele neue Ausblicke eröffnen wird und daß beide Disziplinen viel mehr ineinander verflochten sind als bisher angenommen wurde. Eine Übersicht über diese neuen Aspekte findet sich bei GUILLEMIN (1977).

Der Hypothalamus bildet einerseits einen Teil des endokrinen Systems. Früher wurde die Adenohypophyse als Dirigent des endokrinen Orchesters bezeichnet, heute kommt ihr nur noch die Rolle des Konzertmeisters zu, während der Hypothalamus den Taktstock führt. Andererseits lenkt er Lebensfunktionen, die nur indirekt mit dem endokrinen System zusammenhängen. Die Regulation der 4 wichtigen endokrinen Organsysteme Nebennieren, Schilddrüse, Gonaden, Wuchshormon geht vom Hypothalamus aus und wird im Rahmen der einzelnen Organkapitel behandelt.

E. Pathologie und Klinik der hypothalamisch bedingten Endokrinopathien

Läsionen im Bereich des Hypothalamus und benachbarter Gebiete ohne Zerstörung der Hypophyse können zu endokrinen Störungen und Syndromen führen.

Die Diagnose ist schwierig und kann heute in der Regel nur auf den Tests mit TRH und LHRH basieren. Die Läsionen können klein und klinisch nicht feststellbar sein. Oder aber die Zerstörung ist so ausgedehnt, daß die neurologischen Symptome das klinische Bild beherrschen. Überdies führen in der Regel nur symmetrische Läsionen zu endokrinen Ausfällen.

Am häufigsten verursachen Tumoren die neuroendokrinen Krankheiten: Gliome verschiedenster Art wie Astrocytome, Craniopharyngeome, ektopische Pinealome und Teratome, zuweilen aber auch suprasellär sich ausbreitende Hypophysenadenome, Meningeome und Cysten. Entzündliche Veränderungen wie Basalmeningitiden, besonders Tuberkulose (COURVOISIER, 1960) und

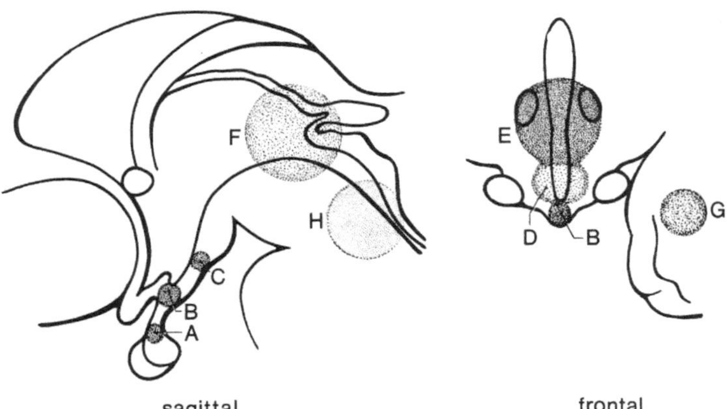

Abb. 4. Läsionen im Zentralnervensystem, die zu Endokrinopathien führen. (Nach ROTHBALLER, 1966, s. Text)

Lues, sind heute extrem selten, selten auch chronische Entzündungen bzw. Granulomatosen wie Morbus Boeck, Lymphogranulom, Leukämie oder die Speicherkrankheiten. Selten sind auch unfallbedingte oder durch Gefäßaneurysmen bedingte Schädigungen des Hypothalamus. Sitz und Ausmaß der primären Läsion bestimmen die endokrine Symptomatik.

1. Supraselläre Läsionen von Infundibulum und Stiel unterbrechen die hypothalamische Regulation der Adenohypophyse. Über Störungen der Vasopressin- und Oxytocinsekretion s.S. 47ff und 619. Die Gonadotropinsekretion fällt völlig aus mit Ausnahme des Prolactins, das vermehrt sezerniert wird (Ausfall von PIF s.S. 80). Eine basale Sekretion von Wuchshormon, ACTH und TSH bleibt bestehen und läßt sich in der Regel durch hypothalamische Reize wie Hypo- oder Hyperglykämie, Stress und Variationen der hormonalen Rückkopplung (Hemmtest, Methyrapontest) nicht beeinflussen.

Das klinische Krankheitsbild entspricht der vollständigen oder häufiger partiellen Hypophyseninsuffizienz.

Liegen die Läsionen hoch, wie es beim ektopischen Pinealom vorkommt, so werden alle Axone unterbrochen, eventuell unter Zerstörung ihrer Ursprungskerne [B in Abb. 4 (ROTHBALLER)]. Sämtliche releasing factors fallen aus. Es kommt zum vollständigen Hypogonadismus, partiellen Nebennieren-, Schilddrüsen- und Wuchshormonausfällen und in der Regel zum Diabetes insipidus evtl. unter gleichzeitiger Störung des Durstzentrums.

Bei tiefer gelegenen Läsionen [A in Abb. 4 (ROTHBALLER)], so besonders bei der chirurgischen Stieldurchtrennung, bei Craniopharyngeom und selten beim unfallbedingten Hypophysenstiel-Abriß wird vor allem das Pfortadersystem zerstört, was regelmäßig zu mehr oder weniger ausgedehnter Infarzierung der Adenohypophyse führt. Die releasing factors werden noch gebildet, jedoch ist ihre Übermittlung unterbrochen. Das Pfortadersystem ist jedoch ohne Einlegen von Fremdkörpern regenerationsfähig. Die Neurosekrete werden weitergebildet, ein Diabetes insipidus ist gewöhnlich mild und evtl. vorübergehend, die Hypophyseninsuffizienz ist verschieden stark, meist wenig ausgeprägt und rückbildungsfähig. Auch nach durch Einlegen von Metallplättchen verhinderter Regeneration kann die Reaktion der Nebennierenrinde auf Fieber und Hypoglykämie erhalten bleiben (VAN WYK, 1960).

Bei unvollständigen Läsionen [D in Abb. 4 (Rothballer)] entsteht eine partielle Hypophyseninsuffizienz, besonders ein sekundärer Hypogonadismus. Die Nebennierenrinden-Tagesrhythmik kann ausfallen oder bestehen bleiben, ebenso ist der Methyrapontest bald normal, bald pathologisch.

Charakteristisch für die unvollständige infundibuläre Läsion ist die Galaktorrhoe, oft verbunden mit Amenorrhoe und Uterusatrophie (Chiari-Frommel-Syndrom s.S. 569). Der Ausfall des PIF (prolactin-inhibiting-factor s.S. 80) führt zur Vermehrung der Prolactinsekretion, eine gewisse basale Wuchshormon-, ACTH- und Gonadotropinsekretion müssen jedoch für das Funktionieren der Lactation vorhanden sein. Galaktorrhoe tritt typischerweise beim Einsetzen der Substitution nach chirurgischer Stieldurchtrennung auf.

Als parainfundibuläre Läsion wird Druckeinwirkung aus der Nachbarschaft ohne Unterbrechung der infundibulären Bahnen bezeichnet (ROTHBALLER, 1966); [C in Abb. 4 (ROTHBALLER)]. Sie führt zu einem Ausfall des Rückkopplungsmechanismus und der Homeostase. Es kann dadurch zur Pubertas praecox (s. Kap. XIX) kommen. Ursache sind besonders Hamartome, aber auch alle andern raumfordernden Prozesse, inklusive Hydrocephalus des dritten Ventrikels.

Bei intrahypothalamischen Läsionen sind die neuroendokrinen Reflexmechanismen gestört. So gerät bei vorhandener Ovarialsekretion die Cyclusregelung in Unordnung, meist sind die Gonadotropine vermindert, weniger das TSH, und am wenigsten das ACTH. Charakteristisch ist die Kombination mit Störungen der Affektsphäre, des Bewußtseins, des Energiehaushaltes, des Wach-Schlafrhythmus und der Temperaturregulation [E in Abb. 4 (Rothballer)]. Aber auch Läsionen außerhalb des Hypothalamus, solche im limbischen System oder im Hirnstamm, im Temporallappen (F bzw. G in Abb. 4) können den Tagesrhythmus der Nebennierensteroide aufheben. Oft gehen sie mit epileptischen Anfällen einher. Dexamethason-Hemmtest und Methyrapontest sind dabei oft pathologisch. Bei Läsionen der afferenten Nervenbahnen oder des Stammes, besonders der formatio reticularis, fällt die Stressantwort des Hypophysen-Nebennierenrindensystems aus.

Erst seit kurzem ist es möglich, hypothalamisch bedingte Endokrinopathien ohne faßbare morphologische Läsion zu erkennen. Wahrscheinlich sind die meisten kongenitalen Fälle von partieller oder kompletter Hypophysenvorderlappeninsuffizienz hypothalamischen Ursprungs, bedingt durch den Ausfall verschiedener Neurohormone. Wuchshormonausfall, der zu Zwergwuchs führt (Kap. V, S. 96), ist die häufigste Form dieser hypothalamischen Ausfälle und ACTH-Mangel die seltenste. Ein hypothalamischer, eher als ein hypophysärer Ursprung ist heute für zahlreiche Formen des hypogonadotropen Hypogonadismus wahrscheinlich (Martin, 1972; Editorial, 1972).

Die Verfügbarkeit hypothalamischer Hormone, wie TRH und LHRH, erlauben in der Regel, zwischen hypothalamischen und hypophysären Ausfällen zu unterscheiden.

F. Diagnostik der hypothalamischen Endokrinopathien

Klinisch können Endokrinopathien als hypothalamisch bedingt vermutet werden, wenn sie mit bestimmten neurologischen Manifestationen kombiniert vorkommen. Gesichtsfeldausfälle, homonym oder temporal, kommen in rund einem Drittel vor, ferner Opticusatrophien mit zunächst zentralen Skotomen, Oculomotorius- und Abducensausfälle. Läsionen im vorderen Hypothalamusbereich können das Foster-Kennedy-Syndrom aufweisen: Homolaterale Papillenatrophie und Anosmie mit kontralateralem Papillenödem. Bei cranialem Wachstum können thalamische Sensationsstörungen oder sogar Pyramidenzeichen auftreten. Liquorpleocytose weist auf Pinealom. Die Sicherung der Diagnose von raumfordernden Prozessen erfolgt heute vor allem durch die Computer-Tomographie und schließlich ist auch die stereotaktische Tumorpunktion möglich. Über die Häufigkeit solcher assoziierter neurologischer Störungen gibt eine Beobachtungsserie von 100 Patienten mit hypothalamisch bedingten, autoptisch verifizierten Endokrinopathien Auskunft (Bauer, 1959). Insbesondere können die folgenden 9 Symptome oder Symptomgruppen auf Läsionen im Hypothalamus weisen: 1. Psychische Störungen, bes. der Emotionalität wie akuter exogener Reaktionstypus (Wutausbrüche, Zwangslachen, Zwangsweinen), 2. Schlafsucht, 3. Adipositas durch Bulimie, 4. Abmagerung durch Appetitverlust, 5. Polydipsie oder Adipsie, 6. Störungen der Wärmeregulation, Untertemperaturen oder Fieber. Das hypothalamische Fieber geht ohne Leukocytose einher. Es ist nicht begleitet von Unwohlsein und spricht auf Stammhirnsedativa an, 7. Störungen des vegetativen Nervensystems (vegetative Anfälle, autonome Epilepsie), 8. Diabetes insipidus, besonders wenn mit Hypophyseninsuffizienz verbunden, 9. Pubertas praecox.

Es ist jedoch oft schwierig oder unmöglich, zu unterscheiden, ob solche Symptome, insbesondere Schlafsucht, Adipositas oder Abmagerung, durch organische Läsionen im Hypothalamus erzeugt werden, oder ob Charakterveränderungen zu Bulimie oder Anorexie führen. Es gibt keine oder nur ganz vereinzelte autoptisch verifizierte Beispiele für hypothalamisch bedingte Adipositas beim Menschen (Lipsett, 1962).

Die Differentialdiagnose zwischen Hypophyseninsuffizienz, besonders der partiellen, und hypothalamischen Endokrinopathien erfolgt heute durch die Tests mit TRH, LHRH, Arginin- und Vasopressin-Infusionen oder Insulininjektionen mit nachfolgender Bestimmung der hypophysären Hormone (s. Kap. VI, S. 239; Kap. IX, S. 507). Die Produktion der 6 hypophysären Hormone läßt sich in einem einzigen 2stündigen, ambulant durchführbaren Test durch Injektion von TRH, LHRH und Insulin erfassen (Besser, 1974). Liegt die Störung im Hypothalamus, so steigen unter diesen Tests die hypophysären Hormone an. Bleibt ein Anstieg aus, so handelt es sich um Defekte der Hypophyse.

Bei nicht oder nicht wesentlich erniedrigten Plasma- oder Urinsteroiden ist eine pathologische Tagesrhythmik (Krieger, 1966) ein Hinweis auf hypothalamische Regulationsstörungen. Diese Tests fallen jedoch nicht nur bei hypothalamisch bedingten Endokrinopathien pathologisch aus, sondern auch bei ektopischer Hormonbildung paraneoplastische endokrine Systeme, s. Kap. XVI).

Heute werden viele früher als hypophysäre Erkrankungen betrachtete Leiden wie Akromegalie, „hypophysärer" Zwergwuchs, Cushing-Syndrom, hypogonadotroper Hypogonadismus, z.T. auf Störungen im Hypothalamus zurückgeführt. Neben primären und sekundären, hypophysär bedingten Ausfällen lassen sich heute auch tertiäre, „hypothalamisch" bedingte endokrine Unterfunktionssyndrome unterscheiden. Diese isolierten Ausfälle von „releasing"- oder „inhibiting"-Faktoren sind in den einzelnen Organkapiteln beschrieben.

G. Besondere Syndrome

1. Die Dystopie des Hypophysenhinterlappens führt in ihrer tuberalen Form zu einer Unterbrechung der hypothalamischen Neurosekretion in die Adenohypophyse und damit zu Hypopituitarismus (s.S. 103).
2. Das Syndrom von Riesenwuchs mit akromegalen Zügen im Kleinkindesalter, mit Oligophrenie, Makrocephalie und Koordinationsstörungen, wird als eine Regulationsstörung der Wuchshormonsekretion durch geburtsbedingte Gehirnläsionen angesehen (s.S. 107). Über das Froehlich-Syndrom s. Kap. XIX.
3. Das Laurence-Moon-Biedlsche Syndrom ist ein degeneratives Syndrom mit inkonstanten endokrinen Ausfallerscheinungen wie Diabetes insipidus. Der Hypogonadismus kann primärer oder sekundärer Natur sein, ist nicht konstant und wahrscheinlich eine Folge der Defekte des Zentralnervensystems. Das wahrscheinlich monohybrid einfach recessiv übertragene degenerative Erbleiden ist in seiner Pathogenese umstritten. Bei einigen der 6 autoptisch verifizierten Fälle glaubte man eine Reduktion der Ganglienzellzahl im Hypothalamus feststellen zu können.
4. Das Albright-Syndrom (polyostotische fibröse Dysplasie Jaffe-Lichtenstein mit Pubertas praecox besonders bei Frauen und fleckigen Hautpigmentationen). Die Knochenveränderungen, besonders im Gesicht, sind meist einseitig, ebenso wie die Hautpigmentation auf derselben Seite. Andere Endokrinopathien sind seither bei diesem Syndrom beobachtet worden: Kropf und/oder Hyperthyreose, Akromegalie, Cushing-Syndrom, Gynäkomastie und Beschleunigung des Skeletwachstums ohne Pubertas praecox (Hall, 1972). Vorzeitige Sekretion von FSH und LH ist beschrieben worden. Die euthyreoten oder hyperthyreoten Kröpfe weisen eine langdauernde Hyperplasie ohne lymphocytäre Infiltrationen auf, wie sie bei Morbus Basedow gesehen werden, sprechen aber für eine abnormale TSH-Stimulation. Echte Akromegalie ist zumindest in einem Fall bekanntgeworden, obwohl die Gesichtsveränderungen den Aspekt von Akromegalie nachahmen können. Der Fall von Cushing-Syndrom gehörte zum hypothalamischen Typ. In der Hypophyse fand sich kein Tumor. Diese Beobachtungen sprechen für einen hypothalamischen Ursprung dieser Endokrinopathien und für eine vermehrte Sekretion der entsprechenden Neurohormone. In den wenigen Fällen, die zur Autopsie gelangen, war der Hypothalamus morphologisch meist intakt; jedoch in einem Fall war das Corpus mamillare verkleinert und im benachbarten Gewebe war ein Kern mehr vorhanden. Ursprünglich wurde die hypothalamische Dysfunktion durch Druck der Hyperostosen an der Schädelbasis erklärt, aber obwohl Verdichtungen an der Schädelbasis radiologisch fast stets nachweisbar sind, kommen bei diesem Syndrom auch Endokrinopathien vor ohne Knochenveränderungen an der Schädelbasis. Die endokrinen Symptome dieses Syndroms gehen damit wahrscheinlich auf eine unbekannte hypothalamische Störung zurück.
5. Das Prader-Labhart-Willi-Syndrom. Der Hypogonadismus, die hervorstechendste Endokrinopathie dieses Syndroms mit multiplen degenerativen Erscheinungen, ist heute als hypothalamischen Ursprungs erkannt. Das Syndrom wird in Kap. IX, S. 475f., beschrieben.
6. Der hypogonadotrope Hypogonadismus ohne oder mit Anosmie (Kallmann-Syndrom) geht ebenfalls auf hypothalamische Ausfälle zurück (s. Kap. IX, S. 474f.).

Im übrigen werden hypothalamisch bedingte Über- und Unterfunktionssyndrome einzelner endokriner Organsysteme in den entsprechenden Organkapiteln beschrieben.

Literatur

Übersichten

Bargmann, W., Scharrer, B. (Editors): Aspects of Neuroendocrinology. Berlin-Heidelberg-New York: Springer 1970.
Besser, G.M.: Hypothalamus as an endocrine organ – I and II. Brit. med. J. **1974 III**, 560, 613. (Enthält im Literaturverzeichnis die wichtigsten Originalarbeiten.)
Besser, G.M., Mortimer, C.H.: Hypothalamic regulatory hormones. A review. J. clin. Path. **27**, 173 (1974).
Cross, B.A., Dyball, R.E.J., Dyer, R.G., Jones, C.W., Lincoln, D.W., Morris, J.R., Pickering, B.T.: Endocrine neurons. Rec. Progr. Horm. Res. **31**, 243 (1975).
Editorial: Hypothalamic releasing hormones. Brit. med. J. **1972 I**, 65.
Franchimont, P. (ed.): Some Aspects of Hypothalamic Regulation of Endocrine Functions. Stuttgart-New York: Schattauer 1975.
Ganong, W.F., Martini, L.: Frontiers in neuroendocrinology. New York: Oxford University Press 1969.
Gual, C., Rosemberg, E. (eds.): Hypothalamic Hypophysiotropic Hormones; Physiologicial and Clinical Studies. Amsterdam: Excerpta Medica 1973.
Guillemin, R.: Hypothalamic control of the secretion of adenohypophysial hormones. Advanc. Metab. Dis. **5**, 1 (1971).
Guillemin, R.: The expanding significance of hypothalamic peptides, or, Is endocrinology a branch of neuroendocrinology? Rec. Progr. Horm. Res. **33**, 1 (1977).
Guillemin, R.: Endorphins, brain peptides that act like opiates. New Engl. J. Med. **296**, 226 (1977).
Gupta, D., Voelter, W. (eds.): Hypothalamic Hormones: Structure, synthesis and biological activity. Proceedings of the European colloquium on hypothalamic hormones, held at Tübingen in February 1974. Weinheim: Verlag Chemie 1975.
Harris, G.W.: Humors and hormones. J. Endocr. **53**, 2 (1972).
Hess, W.R.: Das Zwischenhirn. Basel: Schwabe 1949, 1954.
Hökfelt, B., Nillius, S.J.: The dopamine agonist bromocriptine. Proc. of a symposium held in Stockholm, May 1977. Acta Endocr. **88**, Suppl. 216 (1978).
Knowles, F., Vollrath, L. (eds.): Neurosecretion – The Final Neuroendocrine Pathway. VI. International Symposium on Neurosecretion. Berlin-Heidelberg-New York: Springer 1974.
Levine, R.: Endocrines and the central nervous system. Baltimore: Williams & Wilkins 1966.
Locke, W., Schally, A.V. (eds.): The Hypothalamus and Pituitary in Health and Disease. Springfield Ill.: Thomas 1972.

Martin, J.B., Reichlin, S., Brown, G.M.: Clinical neuroendocrinology. Philadelphia: F.A. Davis 1977
Martini, L., Besser, G.M. (eds.): Clinical Neuroendocrinology. New York: Academic Press 1977.
Martini, L., Ganong, W.F. (eds.): Frontiers in Neuroendocrinology, vol. 4. New York: Raven Press 1975.
Martini, L., Meites, J. (eds.): Neurochemical Aspects of Hypothalamic Function. New York: Academic Press 1970.
Peterson, R.E., Guillemin, R.: The hormones of the hypothalamus. Amer. J. Med. **57**, 591 (1974).
Porter, J.C. (ed.): Hypothalamic peptide hormones and pituitary regulation. Adv. exper. med. biology. Vol. 87. New York, London Plenum press, 1977.
Porter, J.C., Mical, R.S., Ben-Jonathan, N., Ondo, J.D.: Neurovascular regulation of the anterior hypophysis. Rec. Progr. Horm. Res. **29**, 161 (1973).
Reichlin, S.: Function of the hypothalamus. Amer. J. Med. **43**, 477 (1967).
Scharrer, E., Scharrer, B.: Neuroendocrinology. Columbia: Univ. Press 1963.
Swaab, D.F., Schadé, J.P. (eds.): Integrative hypothalamic activity. Progr. Brain Res. **41**, 1 (1974).
Szentagothai, J., Flerko, B., Mess, B., Halasz, B.: Hypothalamic control of the anterior pituitary. An experimental-morphological study. 3rd (second english) edit. Budapest: Akadémiai Kiado 1968.

Embryologie und Anatomie

Bargmann, W.: Das Zwischenhirn-Hypophysensystem. Berlin-Göttingen-Heidelberg: Springer 1954.
Bargmann, W.: Neurohypophysis. Structure and function. In: Handbuch der experimentellen Pharmakologie, vol. XXIII. ed. by B. Berde. Berlin-Heidelberg-New York: Springer 1968.
Benninghoff, A., Goerttler, K.: Lehrbuch der Anatomie des Menschen, Band III: Nervensystem, Haut und Sinnesorgane (H. Ferner, Hrsg.), S. 248. München-Berlin-Wien: Urban und Schwarzenberg 1975.
Diepen, R.: Der Hypothalamus. In: Handbuch der mikroskopischen Anatomie des Menschen. Hrsg. W. Bargmann, Bd. IV/7. Berlin-Göttingen-Heidelberg: Springer 1962.
Engelhardt, Fr.: Morphologische Grundlagen der Beziehungen zwischen Hypophyse und Hypothalamus. In: Handbuch der Neurochirurgie, Bd. I/2. Hrsg. H. Olivecrona und W. Tönnis. Berlin-Göttingen-Heidelberg: Springer 1968.
Gray, H.: Gray's Anatomy (R. Warwick, P.L. Williams, ed.), p. 136. Edinburgh: Longman Group Ltd. 1973.
Hamilton, W.J., Boyd, J.D., Mossman, H.W.: Human Embryology (W.J. Hamilton, H.W. Mossman, ed.), p. 470. Cambridge: W. Heffers and Son 1972.
Knigge, K., Silverman, A.-J.: Anatomy of the endocrine hypothalamus. In: Handbook of Physiology, Sect. 7, Endocrinology, Vol. IV. The pituitary gland and its neuroendocrine control, Part I, p. 1–32. Baltimore: William and Wilkins 1974.
Scharrer, E., Scharrer, B.: Neurosekretion. In: W. von Möllendorf u. W. Bargmann's Handbuch der mikroskopischen Anatomie des Menschen, Bd. VI/5. Berlin-Göttingen-Heidelberg: Springer 1954.
Starck, D.: Embryologie. Stuttgart: Thieme 1965.

Biochemie und Physiologie

Akert, K.: Physiologie und Pathophysiologie des Hypothalamus. In: Schaltenbrand und Bailey, Einführung in die stereotaktischen Operationen. I. Stuttgart: Thieme 1959.
Baba, Y., Matsuo, H., Schally, A.V.: Structure of the porcine LH- and FSH-releasing hormone. II. Confirmation of the proposed structure by conventional sequential analyses. Biochem. biophys. Res. Commun. **44**, 459 (1971).
Besser, G.M., Mortimer, C.H., Carr, D., Schally, A.V., Coy, D.H., Evered, D., Kastin, A.J., Turnbridge, W.M.G., Thorner, M.O., Hall, R.: Growth hormone release inhibiting hormone in acromegaly. Brit. med. J. **1974I**, 352.
Bøler, J., Enzmann, F., Folkers, K., Bowers, C.Y., Schally, A.V.: The identity of chemical and hormonal properties of the thyrotropin releasing hormone and pyroglutamylhistidyl-proline-amide. Biochem. biophys. Res. Commun. **37**, 705 (1969).
Borrell, J., Piva, F., Martini, L.: Neurohumoral factors controlling gonadotropin secretion. Proc. Sixth. Intern. Congress of Pharmacology (J. Tuomisto, M.K. Paasonen, eds.), vol. 3. Helsinki 1975
Burgus, R., Donn, Th.F., Desiderio, D.M., Ward, D.N., Vale, W., Guillemin, R., Felix, P.M., Gillessen, D., Studer, R.O.: Biological activity of synthetic polypeptide derivatives related to the structure of hypothalamic TRF. Endocrinology **86**, 573 (1970).
Celis, M.E., Taleisnik, S., Walter, R.: Release of pituitary melanocyte-stimulating hormone by the oxytocin fragment, H–Cys–Tyr–Ile–Gln–Asn–OH. Biochem. biophys. Res. Commun. **45**, 564 (1971b).
De Groot, J.: Limbic and other neural pathways that regulate endocrine function. In: Neuroendocrinology, ed. by Martini and Ganong. New York and London: Academic Press 1966.
Editorial: Searching for the endogenous analgesic. Lancet **1976 II**, 665.
Frohmann, L.A.: Clinical neuropharmacology of hypothalamic releasing factors. New Engl. J. Med. **286**, 1391 (1972).
Geschwind, I.I.: Mechanism of action of releasing factors. In: Frontiers in neuroendocrinology, ed. Ganong, W.F., Martini, L. New York: Oxford University Press 1969.
Gilkes, J.J.H., Bloomfield, G.A., Scott, A.P., Lowry, P.J., Ratcliffe, J.G., Landon, J., Rees, L.H.: Development and validation of a radioimmunoassay for peptides related to α-melanocyte-stimulating hormone in human plasm: The lipotropins. J. clin. Endoc. Metab. **40**, 450 (1975).
Guillemin, R., Ling, N., Burgus, R.: Endorphines, peptides d'origine hypothalamique et neurohypophysaire à activité morphinomimétique. Isolement et structure moléculaire de l'α-endorphine. C.R. Acad. Sci. Série D (Paris) **282**, 783 (1976).
Hammerschlag, R., Leeman, S.E.: Induction of salivation by a bovine hypothalamic factor. Fed. Proc. **25**, 192 (1966).
Hess, W.R.: Die funktionelle Organisation des vegetativen Nervensystems. Basel: Benno Schwabe 1948.
Jeffcoate, S.L.: Radioimmunoassay of hypophysiotropic hormones and the regulation of their secretion. In: James, V.H.T. (ed.), Endocrinology 1, pp. 175. Amsterdam-Oxford: Excerpta Medica 1977.
Labrie, F., Drouin, J., Ferland, L., de Léan, A., Lagacé, L., Borgeat, P.: Mechanism of action of hypothalamic hormones and modulation of their activity. In: James, V.H.T. (ed.), Endocrinology **1**, pp. 168. Amsterdam-Oxford: Excerpta Medica 1977.
Lazarus, L.H., Ling, N., Guillemin, R.: β-Lipotropin as a prohormone for the morphinomimetic peptides endorphines and enkephalins. Proc. nat. Acad. Sci. (Wash.) **73**, 2156 (1976).
Lichtensteiger, W.: Controle monoaminergique de la fonction gonadotrope: Relations avec le système limbique. In: Système nerveux, activité sexuelle et reproduction (A. Soulairac, J.-P. Gautray, J.-P., Rousseau, J. Cohen, eds.). Paris: Masson 1976.
Martin, J.B., Renaud, L.P., Brazeau, P.: Hypothalamic peptides: New evidence for "peptidergic" pathways in the C.N.S. Lancet **1975 II**, 393.
McCann, S.M.: Luteinizing-hormone-releasing Hormone. New Engl. J. Med. **296**, 797 (1977).
McCann, S.M., Porter, J.C.: Hypothalamic pituitary stimulating and inhibiting hormones. Physiol. Rev. **49**, 240 (1969).
McKelvy, J.F., Grimm-Jorgenson, Y.: Biosynthesis and degradation of hypothalamic hypophysiotropic hormones. In: James, V.H.T. (ed.) Endocrinology 1, p. 175 Amsterdam-Oxford: Excerpta Medica 1977.
Meites, J.: Hypophysiotropic hormones of the hypothalamus: Assay and chemistry. Baltimore: Williams & Wilkins Co. 1970.

Müller, E.E.: Brain monoamines and the control of growth hormone secretion. Proc. Sixth Intern. Congress of Pharmacology (J. Tuomisto, M.K. Paasonen, eds.), vol. 3. Helsinki 1975.

Nauta, W.J.H.: Central nervous organization and the endocrine motor system in Nalbandov, A.V.: Advances in Neuroendocrinology. Urbana: Univ. Illinois Press 1963.

Raisman, G.: Neural connections of the hypothalamus. Brit. med. Bull. **22**, 197 (1966).

Rakoff, J., Van den Berg, G., Siler, T.M., Yen, S.S.C.: An integrated direct functional test of the adenohypophysis. Amer. J. Obstet. Gynec. **119**, 358 (1974).

Reichlin, S.: Regulation of the hypophysiotropic secretions of the brain. Arch. intern. med. **135**, 1350 (1975).

Rothballer, A.B.: Some endocrine manifestations of central nervous system disease. An approach to clinical neuroendocrinology. Bull. N.Y. Acad. Med. **4**, 257 (1966).

Ruf, K., Steiner, F.A.: Steroid-sensitive single neurons in rat hypothalamus and midbrain: Identification by microelectrophoresis. Science **156**, 667 (1967).

Sandow, J., Enzmann, F., Arimura, A., Redding, T.W., Schally, A.V.: Purification and characterisation of two porcine hypothalamic fractions with LH-releasing activity: evidence for a single LH and FSH-releasing hormone. Acta endocr. (Kbh.) **80**, 209 (1975).

Schally, A.V., Coy, D.H., Arimura, A., Redding, T.W., Meyers, C.A., Vilchez, J., Pedroza, E., Gordin, A., Molnar, J., Kastin, A.J., Labrie, F., Hall, R., Gomez-Pan, A., Besser, G.M.: Structure-activity relationship of hypophysiotropic hormones. In: James, V.H.T. (Ed.), Endocrinology 1, pp. 163. Amsterdam-Oxford: Excerpta Medica 1977.

Schally, A.V., Arimura, A., Bowers, C.Y., Kastin, A.J., Sawano, S., Redding, T.W.: Hypothalamic neurohormones regulating anterior pituitary function. Recent Progr. Hormone Res. **24**, 497 (1968).

Schally, A.V., Arimura, A., Kastin, A.J.: Hypothalamic regulatory hormones. Science **179**, 341 (1973).

Schally, A.V., Coy, D.H., Arimura, A., Vilchez, J., Redding, T.W., Kastin, A.J.: Survey of the structure, synthesis, and biological activity of hypothalamic-releasing and inhibiting hormones (Abstract). Chemikerzeitung, Sonderdruck **100**, 3 (1976).

Schaltenbrand, G., Bailey, P.: Einführung in die stereotaktischen Operationen mit einem Atlas des menschlichen Gehirns. Stuttgart: Thieme 1959.

Scharrer, E.: Principles of neuroendocrine integration. In: Levine, R., Endocrines and the central nervous system. Baltimore: Williams & Wilkins 1966.

Scharrer, E., Scharrer, B.: Hormones produced by neurosecretory cells. Recent Progr. Hormone Res. **10**, 183 (1954).

Shute, C.C., Lewis, P.R.: Cholinergic and monoaminergic pathways in the hypothalamus. Brit. med. Bull. **22**, 221 (1966).

Snyder, S.H.: Opiate receptors in the brain. New Engl. J. Med. **296**, 266 (1977).

Szentagothai, J., Flesko, B., Mess, B., Halasz, B.: Hypothalamic control of the anterior pituitary, 3rd ed. Budapest: Publ. House Hung. Acad. Sci. 1968.

Vale, W., Brazeau, P., Rivier, C., Brown, M., Boss, B., Rivier, J., Burgus, R., Ling, N., Guillemin, R.: Somatostatin. Rec. Progr. Horm. Res. **31**, 365 (1975).

Vale, W., Burgus, R., Dunn, Th.F., Guillemin, R.: Release of TSH by oral administration of synthetic peptide derivatives with TRF activity. J. clin. Endocr. **30**, 148 (1970).

Wilber, J.F.: Thyrotropin releasing hormone: secretion and actions. Ann. Rev. Med. **24**, 353 (1973).

Wilber J.F., Montoya, E., Gendrich, R., Plotnikoff, N.P., White, W.F., Renaud, L., Martin, J.B.: Gonadotropin-releasing hormone and thyrotropin-releasing hormone: Distribution and effects in the central nervous system. Rec. Progr. Horm. Res. **32**, 117 (1976).

Yates, F.E., Russell, S.M., Maran, J.W.: Brain-adenohypophysial communication in mammals. Ann. Rev. Physiol. **33**, 393 (1971).

Pathologie und Klinik

Albright, F., Reifenstein, E.C.: The parathyroid glands and metabolic bone disease. Baltimore: Williams & Wilkins Company 1948.

Bauer, H.C.: Endocrine and other clinical manifestations of hypothalamic disease. A survey of 60 cases with autopsies. J. clin. Endocr. **14**, 13 (1954).

Bauer, H.C.: Endocrine and metabolic conditions related to pathology in the hypothalamus: a review. J. nerv. ment. Dis. **128**, 323 (1959).

Bierich, J.R., Braun, W.: Endokrine Störungen bei Zwischenhirnerkrankungen. Verh. dtsch. Ges. inn. Med. **71**, 282 (1965).

Courvoisier, B., Fasel, J., Vernet, A., Berthoud, E.: Tuberculose atypique avec syndrome hypothalamo-hypophysaire progressif aboutissant à un panhypopituitarisme. Schweiz. med. Wschr. **90**, 870 (1960).

Eik-Nes, K., Clark, L.D.: Diurnal variation of plasma 17-hydroxycorticosteroids in subjects suffering from severe brain damage. J. clin. Endocr. **18**, 764 (1958).

Hall, R., Warrick, Ch.: Hypersecretion of hypothalamic releasing hormones: A possible explanation of the endocrine manifestations of polyostotic fibrous dysplasia (Albright's syndrome). Lancet **1972 I**, 1313.

Hedinger, Chr., Hürzeler, D.: Hypopituitarismus bei Dystopie des Hypophysenhinterlappens. Acta endocr. (Kbh.) **14**, 170 (1953).

Hökfelt, B., Luft, R.: The effect of suprasellar tumours on the regulation of adrenocortical function. Acta endocr. (Kbh.) **32**, 177 (1959).

Kahana, L., Kahana, S., McPherson, H.T.: Endocrine manifestations of intracranial extrasellar lesions. In: Bajusz, Clinical neuroendocrinology. Basel-New York: Karger 1967.

Kahana, L., Lebovitz, H., Lusk, W., McPherson, H.T., Davidson, E.T., Oppenheimer, J.H., Engel, F.L., Woodhall, B., Odom, G.: Endocrine manifestations of intracranial extrasellar lesions. J. clin. Endocr. **22**, 304 (1962).

Krayenbühl, H., Zollinger, H.U.: Malignes metastasierendes Pinealocytom mit dem klinischen Bild der Dystrophia adiposo-genitalis. Schweiz. Arch. Neurol. **51**, 77 (1943).

Krieger, D.T., Krieger, H.P.: Effects of organic brain lesions on adrenal cortical activity. In: Levine, R., Endocrines and the central nervous system. Baltimore: Williams & Wilkins 1966.

Lange-Cosack, H.: Zur Frage der hypothalamischen Pubertas praecox. In Zentrale Steuerung der Sexualfunktionen. Berlin-Heidelberg-New York: Springer 1966.

Linquette, M., Laine, E., Fossati, P., Lefebvre, J.: Pinéalome ectopique avec insuffisance hypophysaire antérieure, adipsie et hypernatrémie neurogene. Ann. Endocr. (Paris) **28**, 39 (1967).

Lipsett, M.B., Dreifuss, F.E., Thomas, L.B.: Hypothalamic syndrome following varicella. Amer. J. Med. **32**, 471 (1962).

Martin, L.G., Martul, P., Connor, T.B., Wiswell, J.G.: Hypothalamic origin of idiopathic hypopituitarism. Metabolism **21**, 143 (1972)

Morgan, T., Coupland, W.G., Vanderfield, G.K., Church, D.: Hypothalamic-pituitary sarcoidosis. Aust. Ann. Med. **14**, 250 (1965).

Nowakowski, H.: Über die endokrine Symptomatik bei Erkrankungen des Hypothalamus. Verh. dtsch. Ges. inn. Med. **61**, 49 (1955).

Orthner, H.: Pathologische Anatomie und Physiologie der hypophysär-hypothalamischen Krankheiten. In: Handbuch der speziellen pathologischen Anatomie und Histologie, hrsg. von O. Lubarsch, F. Hehke, R. Rössle, Bd. XIII, Nervensystem, Teil 5, S. 543–939. Berlin-Göttingen-Heidelberg: Springer 1955.

Rothballer, A.B.: Some endocrine manifestations of central nervous system disease. Bull. N.Y. Acad. Med. **42**, 257 (1966).

Wolff, S.M., Adler, R.C., Buskirk, E.R., Thompson, R.H.: A syndrome of periodic hypothalamic discharge. Amer. J. Med. **36**, 956 (1964).

III. Das hypothalamo-neurohypophysäre System

A. LABHART

Mit Beiträgen von
CHR. HEDINGER und G. KISTLER

A. Historische Daten

1789 unterscheidet W. CULLEN,
1794 J.P. FRANK den Diabetes insipidus vom Diabetes mellitus.
1895 OLLIVER und SCHÄFER stellen einen blutdrucksteigernden Extrakt aus der Hypophyse her.
1910 E. FRANK führt den Diabetes insipidus auf eine Unterfunktion des Hypophysenhinterlappens zurück.
1913 CAMUS und ROUSSY erzeugen bei Hunden den Diabetes insipidus durch hypothalamische Läsionen ohne Verletzung der Hypophyse.
1913 FARMI und VON DEN VELDEN stellen die therapeutische Wirkung von Hypophysenhinterlappenextrakten beim Diabetes insipidus fest.
1938 FISHER, INGRAM und RANSON erkennen die Einheit des Hypothalamus-Neurohypophysensystems.
1948 VERNEY zeigt, daß die Aktivität des Hypothalamus-Neurohypophysensystems von der osmotischen Konzentration des Blutes im Hypothalamus reguliert wird.
1953/55 DU VIGNEAUD isoliert und synthetisiert Vasopressin und Oxytocin.

B. Embryologie und Normalanatomie

G. KISTLER

1. Die Neuro-Hypophyse

Die Hypophyse baut sich aus zwei Anteilen auf, die sich entwicklungsgeschichtlich, morphologisch und funktionell grundsätzlich unterscheiden. Der *epithelial gebaute Drüsenteil* (Adeno-Hypophyse, Lobus glandularis) leitet sich vom ektodermalen Mundbuchtepithel ab und weist alle Merkmale einer endokrinen Drüse auf. Seine Entwicklung und seine morphologischen Aspekte werden in Kapitel V, S. 71, besprochen.

a) Embryologie

Die *Neuro-Hypophyse* ist ein Derivat des Diencephalon. Ihre erste Anlage wird bei Embryonen von ca. 7–8 mm SSL in Form einer Verdickung des Zwischenhirnbodens sichtbar, von welcher ein zunächst noch kompakter, epithelialer Strang hinter die adenohypophysäre Anlage, d.h. nach ventral, vorwächst (Embryonen von ca. 16–17 mm SSL). Aus diesem Zapfen, in dessen Wurzel am Boden des Diencephalon der III. Ventrikel sich zum *Recessus infundibuli* ausstülpt, gehen sowohl das Infundibulum (Pars proximalis neurohypohysea) als auch der eigentliche Hinterlappen hervor.

Aus der primitiven Neuroglia der Anlage differenzieren sich in den späteren Phasen der Entwicklung die *Pituicyten,* die das Stroma der Neurohypophyse bilden. Eine Differenzierung von Nervenzellen wird weder im Infundibulum noch im Hinterlappen beobachtet. Zwischen die Pituicyten wachsen unmyelinisierte Axone von Nervenzellen ein, die hauptsächlich in den Nuclei supraoptici et paraventriculares des sich entwickelnden Hypothalamus gelegen sind. Eine neurosekretorische Aktivität in den Perikarya dieser Neurone läßt sich erst in der spätfetalen Phase der Entwicklung beobachten.

b) Makroskopische Anatomie

Die fertig entwickelte Neuro-Hypophyse (vgl. dazu auch S. 24 und S. 36) besteht aus drei mehr oder weniger gut abgrenzbaren Anteilen (Abb. 1):

a) Das *Infundibulum* (Trichter, Pars proximalis neurohypophysea) bildet die direkte, ventrale Fortsetzung des Diencephalon und umschließt an seiner Wurzel den individuell sehr variablen *Recessus infundibuli.* Es reicht bis auf Höhe des Diaphragma sellae und bildet den neuro-hypophysären Anteil des Hypophysenstiels.

b) Als *Infundibularstamm* (Zwischenstück, „infundibular stem" der angelsächsischen Literatur) bezeichnet man das Grenzgebiet zwischen Infundibulum und Hypophysen-Hinterlappen. Seine intrasellären Anteile treten mit der Pars intermedia der Adenohypophyse in direkten Kontakt.

c) Der *Infundibular-Fortsatz* (Pars distalis neurohypophysea, eigentlicher Hinterlappen) liegt vollständig intrasellär und steht mit dem Zwischenlappen der Adeno-Hypophyse ebenfalls in sehr enger räumlicher Beziehung.

Die *Eminentia mediana*, eine kleine, medial gelegene Verdickung im Boden des III. Ventrikels, muß auf Grund ihrer engen Beziehung zum proximalen, adenohypophysären Gewebe *(proximaler, adenoneurohypophysärer Kontakt)* dem Infundibulum zugeordnet werden. Der *Hypophysenstiel* beginnt an der Unterfläche des Tuber cinereum und ist von diesem durch den *Sulcus hypothalamo-hypophyseus* (Sulcus tuberoinfundibularis) abgrenzbar. Er bildet die supraselläre Hypophyse und besteht aus einem adenohypophysären (Pars infundibularis adenohypophysea) und einem neurohypophysären Anteil (Pars proximalis neurohypophysea).

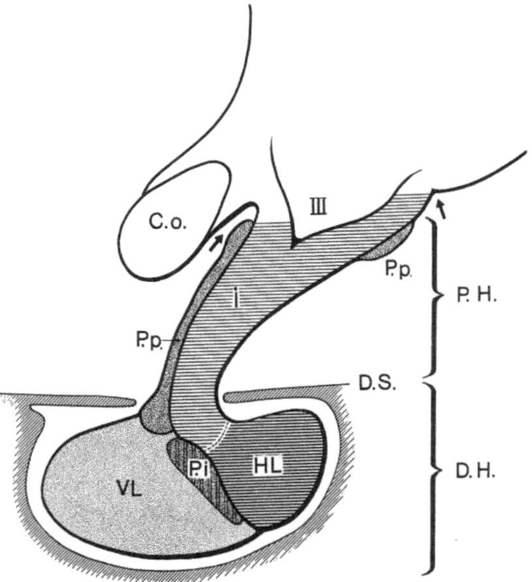

Abb. 1. Anteile der Hypophyse des erwachsenen Menschen. Schema in Anlehnung an ENGELHARDT (1968). *P.H.* Proximale, supraselläre Hypophyse, *D.H.* distale, intraselläre Hypophyse, *I* Infundibulum, *P.p.* Pars infundibularis adenohypophysea, *D.S.* Diaphragma sellae, *VL* Vorderlappen, *P.i.* Pars intermedia (Zwischenlappen), *HL* Hinterlappen, *C.o.* Chiasma opticum, *III* Dritter Ventrikel mit Recessus infundibuli. Die Pfeile weisen auf den Sulcus hypothalamohypophyseus hin

Blutgefäß-Versorgung der Hypophyse. An der Blutversorgung der einzelnen Abschnitte der Neurohypophyse sind verschiedene Arterienpaare beteiligt. Die *rostralen* Anteile der Eminentia mediana (= Eminentia mediana anterior) an der Basis des Infundibulum sowie die oberen Portionen des Infundibularstammes werden von den *Aa. hypophyseae superiores* versorgt. Diese entspringen innerhalb des Subarachnoidalraumes jederseits aus der A. carotis interna und der A. communicans posterior. Die *caudal* des Recessus infundibuli des III. Ventrikels gelegenen Anteile der Eminentia mediana (= Eminentia mediana posterior) werden von besonderen kleinen Gefäßästen (sog. tuberalen Gefäßen) versorgt. Die unteren Abschnitte des Infundibularstammes erhalten ihr Blut von einer Arterie, die beidseits von der A. hypophysea superior abzweigt (sog. Trabekelarterie). Der Hypophysen-Hinterlappen schließlich wird von den *Aa. hypophyseae inferiores* durchblutet, die ebenfalls Äste der Aa. carotides internae sind. Zwischen den Trabekelarterien und den unteren Hypophysenarterien bestehen zahlreiche Anastomosen. Das Grenzgebiet zwischen Infundibularstamm und Hinterlappen wird somit von zwei Arterienpaaren versorgt.

Die beidseitigen Aa. hypophyseae superiores anastomosieren an der Basis des Infundibulum (d.h. im Bereiche der Eminentia mediana) ringförmig. Einzelne, von diesem Gefäßring abgehende Äste durchbohren die Pars infundibularis adenohypophysea (s. Abb. 1 und S. 77) und verzweigen sich einerseits an der Oberfläche des Infundibulum zu zahlreichen Capillarschlingen, die in ihrer Gesamtheit den sog. *Mantelplexus* bilden. Diese Capillaren münden in die Portalvenen des Hypophysen-Vorderlappens (s.S. 78). Andere Arteriolen dringen in die Tiefe der Eminentia mediana ein und bilden dort ein Capillarnetz, das als das *tiefe infundibuläre Geflecht* bezeichnet wird. Die tiefsten dieser Capillarschlingen gelangen in unmittelbare Nähe des Ependyms des III. Ventrikels, wodurch ein Austausch von Stoffen zwischen Blut und Liquor cerebrospinalis möglich wird. Auch das Blut dieser tiefen Capillaren gelangt in die Portalvenen der Adenohypophyse. Der Hypophysenvorderlappen selber wird weder von den oberen, noch von den unteren Hypophysen-Arterien *direkt* versorgt. Alles Blut, das durch die Sinusoide des Vorderlappens fließt, erreicht diese über die Portalvenen (s.S. 78).

Im Gegensatz zur arteriellen Blutgefäß-Versorgung bestehen hinsichtlich der *venösen Drainage* der Hypophyse nach wie vor zahlreiche Unklarheiten. Der die Sella turcica (s.S. 72) umgebende *Sinus cavernosus* ist in seiner Ausdehnung sehr variabel. Seine seitlich der Hypophyse gelegenen Anteile werden rostral und caudal durch den *Sinus intercavernosus* anterior bzw. posterior verbunden. Neue Untersuchungen (BERGLAND u. PAGE, 1977) haben gezeigt, daß die meisten der durch die bindegewebige Hypophysen-Kapsel austretenden und in den Sinus cavernosus mündenden Venen aus dem Hypophysen-Hinterlappen stammen. Im Gegensatz dazu finden sich nur sehr wenige und ausgesprochen kleinkalibrige Venen, welche Blut aus dem Hypophysen-Vorderlappen direkt abführen (s.S. 78).

Nachbarschafts-Beziehungen der Hypophyse. Intra- und extraselläre Anteile der Hypophyse besitzen nahe Beziehungen zu lebenswichtigen Gefäßen und Hirn-Abschnitten. Die Dura, welche die individuell sehr verschieden geformte und auch unterschiedlich weite *Sella turcica* auskleidet, bildet ei-

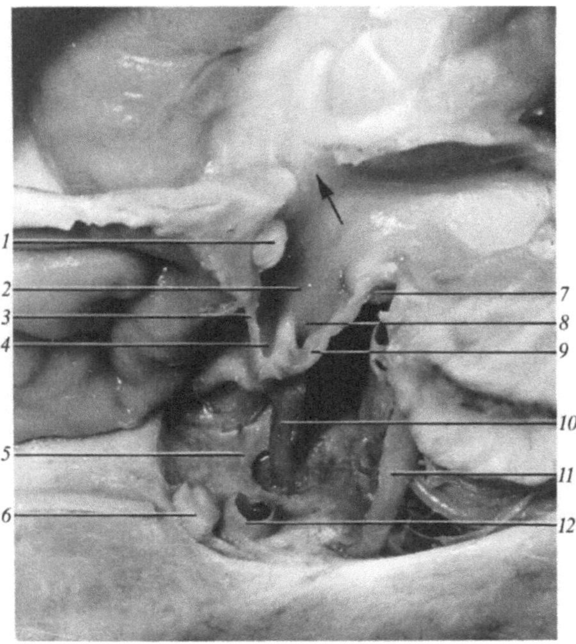

Abb. 2. Topographie des Hypophysenstiels beim Erwachsenen. *1* Commissura anterior, *2* III. Ventrikel, *3* Lamina terminalis, *4* Recessus chiasmatis ventriculi tertii, *5* Diaphragma sellae mit Foramen hypophyseos, *6* Fasciculus opticus, *7* Corpus mamillare, *8* Recessus infundibuli, *9* Tuber cinereum, *10* Infundibulum, *11* Nervus oculomotorius, *12* Arteria carotis interna. Der Pfeil weist auf das Foramen interventriculare Monroi

nen in sich geschlossenen Sack, der durch das Foramen hypophyseale diaphragmatis sellae mit der *mittleren Schädelgrube* in Verbindung steht. Ihre seitliche Wand ist gleichzeitig die mediale Wand des *Sinus cavernosus.* Der Hypophysenstiel bildet die direkte Verbindung zwischen den intrasellären Anteilen der Hypophyse und dem Hypothalamus und liegt unmittelbar hinter dem *Chiasma opticum.* Tumoren der Adeno-Hypophyse können zu Druckschädigungen der im Chiasma kreuzenden Nervenfasern und in fortgeschrittenen Stadien zur bitemporalen Hemi-Anopsie führen. Der Hypophysenstiel wird ferner im Bereiche der *periinfundibulären Zisterne* von Liquor cerebrospinalis umspült. Das *Infundibulum* der Neurohypophyse (Trichter) umschließt in seinem proximalen Teil den Recessus infundibuli des III. Ventrikels (Abb. 1 und 2) und gewinnt damit enge Beziehungen zum *Ventrikel-System* des Gehirns. Es liegt ferner im Zentrum des *Circulus arteriosus Willisi* und in enger Nachbarschaft zu den kleinen, aber sehr zahlreichen Arterien der Area olfactoria. Das Riech-Areal selber schließt sich dem Infundibulum rostral und seitlich an. Hinter dem Trichter schließlich befinden sich das Tuber cinereum und die beiden Corpora mamillaria.

c) Histologie

Die aus dem Infundibulum, dem Infundibularstamm und dem Infundibularfortsatz (Hinterlappen) bestehende Neurohypophyse erscheint im lichtoptischen Routinepräparat als eine helle, kernarme, aus zahllosen zarten Fasern sich aufbauende Masse, in welcher dichtere und lockere Areale zu erkennen sind. Ein feines Flechtwerk argyrophiler Fasern umgibt in silbergefärbten Schnitten vor allem die das Organ durchsetzenden, kleineren und größeren Blutgefäße.

Wie die Adenohypophyse, ist auch die Neurohypophyse von einer relativ dicken, aus mehreren Schichten bestehenden Bindegewebskapsel umgeben, von welcher ein dünnes Septum zwischen Hinterlappen und pars intermedia hirnwärts aufsteigt. Die Grenze zwischen diesen beiden Organen wird durch die sog. „Basophilen-Invasion" aus dem Zwischenlappen, die oft beträchtliche Ausmaße erreicht, stellenweise verwischt.

An der Neurohypophyse werden zwei Hauptelemente unterschieden, von welchen die *vorwiegend unmyelinisierten Nervenfasern* den Großteil der Organmasse ausmachen. Ihre Zahl wird beim Menschen auf ca. 100000 geschätzt. Zwischen diese Axone, deren Perikarya im Hypothalamus liegen, sind die in Form und Größe sehr variablen *Pituicyten* eingelagert. Diese häufig Pigment enthaltenden Zellen müssen auf Grund ihrer morphologischen Charakteristika und ihrer engsten topographischen Beziehung zu den Nervenfasern als eine besondere Form der *Neuroglia* angesehen werden. Die ihnen früher zugeordnete Aufgabe einer Hormonproduktion wird heute bestritten.

Ein Maschenwerk weiter Blutcapillaren (Sinus), deren Endothelien stellenweise fenestriert sind, steht über einen ausgesprochen weiten, allseits von Basalmembranen begrenzten *perivasculären* Raum mit den Nervenfaser-Endigungen und den Pituicytenfortsätzen in Verbindung. Lichtoptisch zeichnet sich dieses perivasculäre Gebiet durch seine kräftige PAS-Reaktion aus, welche die Anwesenheit von Mucopolysacchariden anzeigt. Im Elektronenmikroskop können feine fingerförmige Ausläufer dieses Raumes oft weit zwischen die Axone und die Pituicyten hinein verfolgt werden. Auf weitere histologische und cytologische Einzelheiten soll im folgenden Abschnitt eingegangen werden.

2. Hypothalamo-neurohypophysäre Verbindungen

Die das nervöse Parenchym der Neurohypophyse aufbauenden, meist unmyelinisierten Axone bilden in ihrer Gesamtheit den *Tractus hypothalamo-neurohypophyseus.* Die Zellkörper (Perikarya) dieser Axone liegen vorwiegend in den Nuclei supraoptici in unmittelbarer Nähe des Chiasma opticum sowie in den Nuclei paraventriculares in den beiden Seitenwänden des III. Ventrikels. Eine Minderheit der Axone stammt jedoch aus anderen hypothalamischen Arealen. Die Nervenfasern dringen zunächst in die rostralen und seitlichen Anteile der Eminentia mediana des Infundibulum ein und gelangen weiter über den Infundibularstamm in den Hypophysen-Hinterlappen. Hier enden sie in unmittelbarer Nähe von Capillaren, die das Organ netzförmig durchsetzen. Einzelne Axone aus den Nuclei paraventriculares gelangen nicht in den Hinterlappen, sondern verzweigen sich in den Nuclei supraoptici.

In den Perikarya der genannten hypothalamischen Kerne lassen sich bei Anwendung spezieller Färbemethoden (z.B. Aldehyd-Fuchsin) wechselnd große, intensiv sich anfärbende Tröpfchen erkennen, die lokalen Ansammlungen von *Neurosekret* entsprechen. Ähnliche, granulierte Massen finden sich in kolbigen Auftreibungen entlang der Axone des Tractus hypothalamo-neurohypophyseus sowohl im Infundibulum als auch im Hinterlappen (=sog. *Herring-Körper*). Im elektronenoptischen Schnitt enthalten diese axonalen Verdickungen dichtgepackte, elektronendichte Granula von 120–300 nm Durchmesser, Mitochondrien, vereinzelte Lysosomen sowie Neurofilamente und -tubuli. Die Granula stellen die Speicher- und Transportform sowohl des Hormons *Oxytocin* als auch des *Vasopressins* (=antidiuretisches Hormon, ADH) dar. Die beiden sehr ähnlichen, aus acht verschiedenen Aminosäuren aufgebauten, cyclischen Polypeptide sind in den Neurosekretgranula an ein großes Trägermolekül, das sog. *Neurophysin* gebunden. Ihre Synthese erfolgt im endoplasmatischen Reticulum separater Neurone in den Nuclei supraoptici et paraventriculares; die Bindung an das Trägerprotein und die Verpackung in membrangebundene Granula erfolgen offensichtlich im Golgi-Komplex. Die Abgabe der beiden Hormone an den entsprechenden axonalen Endigungen im Hinterlappen geschieht in molekularer Form, da im bereits erwähnten, ausgedehnten pericapillären Raum der Neurohypophyse keine Granula nachweisbar sind. Es ist anzunehmen, daß die Hormone noch im Axoplasma von ihrem Trägerprotein abgespaltet werden und nach Passage durch die Zellmembran der Nervenendigung in den von Mucoproteinen und Mucopolysacchariden gefüllten, perivasculären Raum gelangen. Dieser letztere dürfte dabei weniger die Funktion einer Barriere, als diejenige eines Verteilersystems haben, das den raschen Durchtritt der Hormone in das Capillarnetz gewährleistet.

Viele Axone des Hypophysenhinterlappens weisen kleine Vesikeln von 30–60 nm Durchmesser auf, die *Acetylcholin* enthalten. In anderen Nervenendigungen lassen sich *Noradrenalin, Dopamin* oder *Serotonin* feststellen. Die funktionelle Bedeutung dieser Transmitter-Substanzen ist im einzelnen noch nicht geklärt. Es ist aber anzunehmen, daß diese mit der Hormon-Abgabe an das Blut in Zusammenhang steht.

Die zwischen die Axone und Capillaren sich ausbreitenden, in Form und Größe sehr variablen *Pituicyten* stellen einen besonderen Zelltyp der zentralnervösen Glia dar. Ihr Cytoplasma ist reich an freien Ribosomen und enthält wechselnde Mengen von Glykogen und Lipidtröpfchen. Da die metabolische Aktivität der Pituicyten bei Stimulation der Hormonabgabe im Hinterlappen zunimmt, wird angenommen, daß diese Zellen nicht nur Stützfunktion haben, sondern aktiv in den Stoffwechsel des Organs eingeschaltet sind. Für eine eingehendere Beschreibung der Entwicklung und der Morphologie der Neurohypophyse s. Hamilton, Boyd und Mossman (1972), Gray (1973), Lederis (1974) und Bloom und Fawcett (1975).

C. Biochemie, Transport, Abbau und Ausscheidung

Das Hypothalamus-Neurohypophysensystem des Menschen und der Säugetiere produziert zwei Hormone: das Vasopressin und das Oxytocin, die einander chemisch nahe verwandt sind und deren Wirkungen sich zu einem geringen Teil überschneiden.

Beide Hormone sind Octapeptide. Sie wurden von du Vigneau isoliert und synthetisiert. Oxytocin und Vasopressin sind die ersten synthetisch hergestellten Peptidhormone. Diese synthetischen Hormone unterscheiden sich weder chemisch, physikalisch-chemisch noch biologisch von den natürlichen isolierten Hormonen. Der Name Vasopressin stammt von der zuerst entdeckten blutdrucksteigernden, unphysiologischen Wirkung dieses Hormons. Jedoch hat sich die Bezeichnung Adiuretin oder Antidiuretisches Hormon nicht durchwegs durchzusetzen vermocht, und es ist nicht ausgeschlossen, daß dem Vasopressin noch weitere Funktionen neben der Antidiurese zukommen. Neurohypophysenextrakt mit vorwiegend antidiuretischer und pressorischer Wirkung wird als Pitressin, solcher mit oxytocischer Wirkung als Pituitrin oder Pitocin bezeichnet.

Bei den Säugetieren kommen zwei Vasopressine vor. Arginin-Vasopressin bilden der Mensch (Light, 1958) und die meisten Säugetiere, Lysin-Vasopressin das Schwein und seine Verwandten. Die übrigen Wirbeltiere verfügen anstelle des Vasopressins über Vasotocin und gewisse Knochenfische bilden Ichthyotocin oder Isotocin (Berde, 1964; Sawyer, 1966; Acher, 1966; Walter, 1967). Über phylogenetische Beziehungen der Hinterlappenhormone und ihre Funktion bei Nicht-Säugern s. Sawyer (1967), Vliegenthart (1967), Acher (1969) und Valtin (1975) Tabelle 1, 2).

Oxytocin und Arginin-Vasopressin unterscheiden sich nur durch zwei verschiedene Aminosäurereste. Beim Säuger besteht die Hauptwirkung von Oxytocin in der Ausschüttung der Milch, während Vasopressin überwiegend antidiuretische Wirkung

Tabelle 1. Strukturformel der sieben bis heute in der Natur nachgewiesenen neurohypophysären Hormone, unter Verwendung der üblichen Abkürzungen für Aminosäurereste. (Nach BERDE, 1964; HELLER, 1966; BOISSONAS, 1968)

Bezeichnung	Formel	Molekulargewicht
	1 2 3 4 5 6 7 8 9	
Oxytocin	H—Cys—Tyr—Ileu—Glu(NH_2)—Asp(NH_2)—Cys—Pro—Leu—Gly—NH_2	1007
Lysin-Vasopressin	H—Cys—Tyr—Phe—Glu(NH_2)—Asp(NH_2)—Cys—Pro—Lys—Gly—NH_2	1056
Arginin-Vasopressin	H—Cys—Tyr—Phe—Glu(NH_2)—Asp(NH_2)—Cys—Pro—Arg—Gly—NH_2	1084
Vasotocin	H—Cys—Tyr—Ileu—Glu(NH_2)—Asp(NH_2)—Cys—Pro—Arg—Gly—NH_2	
Ichthyotocin (Isotocin)	H—Cys—Tyr—Ileu—Ser—Asp(NH_2)—Cys—Pro—Ileu—Gly—NH_2	
Mesotocin	H—Cys—Tyr—Ileu—Glu(NH_2)—Asp(NH_2)—Cys—Pro—Ileu—Gly(NH_2)	
Glumitocin	H—Cys—Tyr—Ileu—Ser—Asp(NH_2)—Cys—Pro—Glu(NH_2)—Gly(NH_2)	

Tabelle 2. Phylogenetische Verteilung und quantitative pharmakologische Charakterisierung von fünf neurohypophysären Hormonen in Internationalen Einheiten per Milligramm

Die fünf hier angeführten pharmakologischen Methoden werden in der Regel für die Charakterisierung der „oxytocinartigen" bzw. „vasopressinartigen" Eigenschaften dieser Stoffe verwendet. (Nach BERDE, 1964)

Neurohypophysäre Hormone	Oxytocinartige Aktivitäten (IE/mg)			Vasopressinartige Aktivitäten (IE/mg)		Phylogenetische Verteilung
	Uterus (Ratte in vitro)	Blutdruck (Hahn)	Milchdrüse (Kaninchen)	Blutdruck (Ratte)	Antidiurese (Ratte)	
Argininvasopressin	16 ± 4	60 ± 6	65 ± 8	400 ± 40	400 ± 40	viele Säuger
Lysinvasopressin	5 ± 0,5	40 ± 5	60 ± 10	270 ± 20	250	Schwein, Nilpferd, Pekari
Oxytocin	450 ± 30	450 ± 30	450 ± 30	5 ± 1	5 ± 1	viele Wirbeltiere
Vasotocin	115 ± 15	285 ± 40	210	245 ± 15	250 ± 35	Wirbeltiere, ausgenommen Säuger
Ichthyotocin, Isotocin	150 ± 12	320 ± 15	300 ± 15	0,06 ± 0,01	0,18 ± 0,03	manche Knochenfische

und nur in unphysiologisch hoher Konzentration pressorische Eigenschaften hat. Die Wirkungen überschneiden sich aber, und die Überschneidung erscheint z.T., wie Antidiurese bei Lactation, physiologisch sinnvoll (Tabelle 2).

Vasopressin und Oxytocin werden an Neurophysin II bzw. Neurophysin I gebunden gebildet und gelagert (s.S. 41), zirkulieren aber im Blut vorwiegend frei (LAUSON, 1974; BAUMANN, 1976). Das Vasopressin verteilt sich rasch innerhalb des extracellulären Raumes. Die Halbwertszeit beider Hormone ist beim Menschen sehr kurz und soll 24 min betragen (BAUMANN, 1976, siehe auch ROBERTSON, 1977).

Der Hauptanteil des Vasopressins wird von der Leber und der Niere inaktiviert bzw. ausgeschieden, Oxytocin wird von der lactierenden Mamma inaktiviert (LAUSON, 1974). Es wird diskutiert, ob ein Zusammenhang zwischen Receptorwirkung und Inaktivierung besteht (DICKER, 1961). Nach CHARD u. Mitarb. (1975) hängt die Ausscheidung sowohl von der Konzentration im Plasma als auch vor allem vom Urinvolumen ab, so daß nicht die ausgeschiedene Menge pro Zeiteinheit, sondern die Konzentration der Hormone im Urin am besten der Plasmakonzentration entspricht. Der Hauptanteil des im Urin ausgeschiedenen Vasopressins ist nicht dialysierbar (THORN, 1959), die Natur des Trägerproteins ist unbekannt.

Die Konzentration des Vasopressins im menschlichen Plasma ist biologisch nicht meßbar. Radioimmunologisch liegt sie bei Gesunden im Liegen im hydrierten Zustand um 1,4 pg/ml, dehydriert um 5 pg/ml, im Durchschnitt bei basalen Verhältnissen um 2,8 pg/ml (= 1,1 μE/ml) (ROBERTSON, 1973). Über Tag-Nachtrhythmik s.S. 42. Die Sekretion wird auf 7, 5–50 mE/Std geschätzt. Die renale Clearance beträgt 80 ml/min und macht

27% der totalen metabolischen Clearance aus (Baumann, 1976).

Bei zentralem und nephrogenem Diabetes insipidus ist die Clearance erhöht. In der Schwangerschaft tritt bei Primaten im Plasma eine Oxytokinase auf, die auch Vasopressin abbaut, aus der Placenta stammt und deren physiologische Bedeutung jedoch noch unbekannt ist. Die Halbwertszeiten beider Hormone werden jedenfalls in der Schwangerschaft nicht signifikant beeinflußt (Chard, 1975).

Die Synthese dieser Polypeptidhormone erlaubt die Herstellung von Derivaten mit abgeänderter Wirkung zu pharmakologischen Zwecken. Über 200 Analoge sind synthetisiert und pharmakologisch geprüft worden (Walter, 1967). Es bestehen gewisse Gesetzmäßigkeiten zwischen Struktur und Wirkung (Boissonas, 1961). Besonders interessant ist die Substitution in Stellung 3 und 8. Es lassen sich damit auch Inhibitoren herstellen und Schlüsse von der Molekularstruktur auf die Wirkungsweise ziehen (Walter, 1967). Zum Teil sind diese künstlichen Hormone pro Gewichtseinheit wirksamer als die natürlichen. Von großer therapeutischer Bedeutung (s.S. 58) ist das DDAVP, 1-Desamino-8-D-Arginin-Vasopressin, das neben einer stärkeren antidiuretischen Wirkung eine viel längere Halbwertszeit und praktisch keine pressorische Wirkung mehr hat. Desamination in Stellung 1 verstärkt die antidiuretische Wirkung, während D-Stellung in 8 pressorische Eigenschaft beseitigt (Vavra, 1968). Andererseits hat das 2-Phenylalanin-8-Lysin-Vasopressin mit geringer antidiuretischer, aber ausgesprochener pressorischer Wirkung (Guhl, 1961), das im Splanchnicusgebiet eine Arteriolenconstriction hervorruft und damit den Pfortaderdruck senkt, in die Therapie der Oesophagusvaricenblutung Eingang gefunden (Tsakiris, 1964). Ornithin-8-Vasopressin hat ein noch günstigeres Verhältnis von pressorischer zu antidiuretischer Wirkung und wird zur lokalen Blutstillung verwendet (Berde, 1964). Über synthetische Analoge und Homologe s. Berde (1966), über Spezifität der Peptidhormone (Oxytocinwirkung von Angiotensin, Vasopressinwirkung von Pepsitensin) s. Wooley (1958).

D. Physiologie

1. Bildungsort und Biosynthese des Vasopressins und Oxytocins

Vasopressin und Oxytocin werden in verschiedenen Neuronen der hypothalamischen Kerne gebildet und gelangen auf den Nervenbahnen in die Neurohypophyse (Neurosekretion) (Bargmann, 1968; Scharrer, 1954; Lederis, 1974). Valtin (1975) gibt eine Übersicht über Physiologie und Pathophysiologie des Hypothalamus-Neurohypophysensystems, wie sie sich aus Experimenten an Tieren mit hereditärem Diabetes insipidus ergeben.

Die Ganglienzellen des Nucleus supraopticus und paraventricularis, der Tractus supraopticus und paraventricularis, der Tractus supraoptico-hypophyseus und die Neurohypophyse bilden ein einheitliches System, dessen Unterbrechung an irgendeiner Stelle zum Funktionsausfall dieses Systems und damit zum Diabetes insipidus führt. In der Regel ist der Grad der Funktionsstörung dem Ausmaß der Läsion proportional. Entfernung der Neurohypophyse oder Durchtrennung des Tractus supraoptico-hypophyseus führt zur Degeneration einer um so größeren Zahl von Neuronen, je näher die Läsion den Ganglienzellen liegt. Dem neurosekretorischen Neuron kommt eine Sonderstellung innerhalb der Nervenzellen zu. Es enthält außer Elementen der gewähnlichen Nervenzellen wie Dendriten, Axon, Neurofibrillen und Markscheide in der Ganglienzelle selbst und entlang dem Achsencylinder Granula wechselnder Größe, die sich nach Gomori selektiv anfärben lassen und elektronenmikroskopisch dunkel und von einer Membran umgeben erscheinen. Diese Gomori-positive oder neurosekretorische Substanz findet sich distalwärts dichter und ist in der Neurohypophyse in besonderem Ausmaß vorzufinden. Ein wesentlicher Hinweis, daß diese Substanz mit der hormonalen Aktivität des Systems in Beziehung steht, ergibt sich daraus, daß die Quantität dieser neurosekretorischen Granula vom Funktionszustand des Systems abhängig ist und daß andererseits der Gehalt umschriebener Gebiete des Hypothalamus und der Neurohypophyse an Vasopressin dem Reichtum dieser Gebiete an neurosekretorischer Substanz quantitativ entspricht. Im Durst und nach osmotischer Belastung nimmt die Größe der Ganglienzellen zu (funktionelles Kernödem), während gleichzeitig distalwärts und vor allem in der Neurohypophyse die neurosekretorische Substanz ebenso wie der Gehalt an Vasopressin abnehmen. Nach Wasserzufuhr füllt sich die Neurohypophyse wieder mit neurosekretorischer Substanz an.

Der Bildungsort dieser neurosekretorischen Substanz liegt sicher in den Ganglienzellen der supraoptischen und der paraventriculären Kerne, wobei im Nucleus supraopticus vorwiegend Vasopressin, im Nucleus paraventricularis vorwiegend Oxytocin gebildet wird. Die Substanz wandert entlang dem Tractus supraoptico-hypophyseus und wird in der Neurohypophyse in subcellulären Elementargranula von 100 bis 300 $m\mu$ Durchmesser gelagert. Wird der Hypophysenstiel durchtrennt, so staut sich die neurosekretorische Substanz am proximalen Stumpfende, während die distalen Teile sich entleeren. Die Geschwindigkeit des Transportes variiert mit dem Grade der osmotischen Belastung und ist mit 0, 5–8 mm/Std schneller als der axonale Fluß (VALTIN, 1974). Vasopressin und Oxytocin werden an den Ribosomen der Ganglienzellen als biologisch inaktive Vorläufer vorläufig noch unbekannter chemischer Zusammensetzung gebildet und wahrscheinlich im Golgi-Apparat und bei der Granulabildung aktiviert. Die „neurosekretorische Substanz" in den Granula besteht beim Menschen aus Oxytocin in nichtkovalenter Bindung an Neurophysin I und Vasopressin in nicht-kovalenter Bindung an Neurophysin II.

Die Neurophysine

Die Neurophysine sind an Cystein reiche, wahrscheinlich meist einkettige Polypeptide mit einem Molekulargewicht von 10–14000 (HOPE, 1974). Deren Aminosäurezusammensetzung und für gewisse Species auch deren Sequenz sind bekannt. Jede Species hat mindestens zwei oder drei verschiedene Neurophysine. Beim Menschen zirkulieren zwei Neurophysine im Blut. Die eine Form läßt sich durch Nicotin stimulieren (NS Neurophysin oder Neurophysin II), die andere steigt auf Oestrogenzufuhr an (ES Neurophysin oder Neurophysin I) (ROBINSON, 1975). Es ist möglich, aber bleibt noch zu beweisen, daß der großmolekulare Vorläufer von Vasopressin und Oxytocin ein Polypeptid ist, das in Neurophysin und Vasopressin bzw. Oxytocin gespalten wird und in nicht-kovalenter Bindung in den Granula gelagert bleibt. Es ist noch nicht bewiesen, ob einzelne Granula nur Vasopressin und andere nur Oxytocin enthalten. Die Tatsache jedoch, daß Vasopressin und Oxytocin separat ausgeschüttet werden können, legt nahe, daß die einzelnen Granula entweder das eine oder das andere Hormon enthalten. Wahrscheinlich üben die Neurophysine in den Granula eine Schutzwirkung auf die Lagerung der Hormone aus und werden zusammen mit diesen ans Blut abgegeben (s.S. 42). Calcium-Ionen in mäßiger Konzentration lösen die Neurophysin-Vasopressin- bzw. -Oxytocin-Bindung.

Die Neurophysine lassen sich radioimmunologisch wesentlich einfacher als Vasopressin und Oxytocin im Blut bestimmen, sie zirkulieren in einer Menge von 1,3–40 ng/ml je nach Hydratation. Ihre Konzentration ist höher bei Frauen und steigt in der Gravidität sowie in der Niereninsuffizienz an (LEGROS, 1972; SACHS, 1969).

Es ist noch ungewiß, ob die Neurophysine neben der Trägerfunktion noch andere Wirkungen im Organismus ausüben. Bovines Neurophysin I soll natriuretisch wirken, während Neurophysin II diese Wirkung fehlt. Eine Kontamination mit Oxytocin ist jedoch nicht auszuschließen (ROBINSON, 1974). Schweine-Neurophysin I bewirkt Lipolyse beim Kaninchen, es wird erwogen, ob es sich um die lipolytische Substanz von RUDMANN (s.S. 297) handelt. Wie die oben genannten bleiben auch noch andere physiologische Wirkungen zu überprüfen (HOPE, 1974).

2. Ausschüttung

Der physiologische spezifische Reiz für die Ausschüttung von Vasopressin ist der Anstieg des osmotischen Druckes im Plasma und die Verminderung des Blutvolumens, für die Oxytocinausschüttung der Saugakt. Vasopressin und Oxytocin werden auf spezifische Reize überwiegend einzeln ausgeschüttet (ACHER, 1957; HELLER, 1966). Jedoch kommen Überschneidungen vor. So führt der Saugakt gleichzeitig zur Diuresehemmung, die Zufuhr hypertonischer Kochsalzlösung zur Milchejektion und zur Kontraktion des Uterus. Reizung der Genitalorgane, Dehnung bei der Geburt, aber auch der Coitus, führen bei den Säugetieren, auch beim Menschen, zur Ausschüttung von Oxytocin und Vasopressin, so daß bei der stillenden Frau Milch austritt, bei Mann und Frau die Diurese verzögert wird (HARRIS, 1953; FRIBERG, 1953). Daneben können visuelle, auditive, olfaktorische wie die verschiedensten psychischen Reize die Ausschüttung von Oxytocin bewirken oder modifizieren (TINDAL, 1974).

Änderungen von 1% der Osmolalität (s.S. 44) des Plasma genügen, um die *Vasopressinausschüttung* in Gang zu setzen oder abzustellen. Die chemische Natur der im Plasma gelösten Stoffe ist dabei ohne Belang, sofern sie nicht durch exzessive Diffusibilität die Wirkung am Endorgan nicht ausüben können (Glucose, Harnstoff). Wie VERNEY an exakten Versuchen am Hund hatte zeigen können, sind die Elektrolyte und der osmotische Druck im Gesamtblut auf die Vasopressinausschüttung von geringem Einfluß. Hingegen genügt eine Steigerung des Chloridgehaltes der A. carotis interna um 8 mg-% entsprechend einer Steigerung des osmotischen Druckes um 2%, um die Neurohypophyse zur Abgabe einer Mikroeinheit Vasopressin je Sekunde (3,6 mE/Std) zu veranlassen und so den Urinfluss auf weniger als 1 cm^3/m^2/min zu drosseln. Es müssen daher in den von der A. carotis interna versorgten Gehirngebieten Osmoreceptoren vorhanden sein, die die neurosekretorischen Zellen des Hypothalamus-Neurohypophysensystems zur Abgabe von Vasopressin an das Blut veranlassen. Über neue Untersuchungen mit radioimmunologischen Bestimmungen siehe ROBERTSON, 1977.

Die von VERNEY als Osmoreceptoren vermuteten Bläschen in den Nuclei supraoptici und paraventriculares sind Vacuolen von Ganglienzellen mit siegelringförmig seitlich gelegenem Kern. Sie sind nur bei vereinzelten Species vorhanden und wechseln in ihrer Größe und Zahl entsprechend der osmotischen Belastung. Sie sind daher als deren Produkt und nicht als Regulationsorgane anzusprechen. Osmoreceptorische Eigenschaften müssen vielmehr den Ganglienzellen selbst zukommen, denn deren Aktionsströme variieren entsprechend der osmotischen Belastung. Die Osmoreceptoren liegen in dem von der Carotis interna versorgten Gebiet. Die Lokalisation ist noch nicht vollständig gelungen (JEWELL, 1957).

Von anderer Seite werden für nervöse und pharmakologische Reize einerseits, für osmotische anderseits verschiedene Lokalisationen der Ausschüttungs-Regulation angenommen (DINGMAN, 1957).

Während die Ausschüttung von Oxytocin wie für andere hypophysäre Hormone stoßweise erfolgt, so daß bei den heute verfügbaren Bestimmungsmethoden nur die in Minutenabstand auftretenden Spitzenkonzentrationen erfaßt werden können (CHARD, 1975), besteht für Vasopressin ein Tages- und Nachtrhythmus, in dem das Plasma-Vasopressin zwischen 24 und 4 Uhr auch bei ständig liegenden und normal hydrierten Versuchspersonen einen Gipfel erreicht, auf den die physiologische, nächtlich verminderte Diurese wenigstens zum Teil zurückgehen mag (GEORGE, 1975).

Die osmotische Reizschwelle zur Ausschüttung von Vasopressin liegt, bei einem großen Kollektiv gesunder Versuchspersonen gemessen, bei 287 mOsm/kg. Sie ist variabel und kann erhöht werden durch Glucocorticoide, wobei nicht Volumenexpansion, sondern wahrscheinlich eine Verschiebung des extracellulären Natriums in die Neurone eine Rolle spielt. Sie wird ebenfalls erhöht durch Aethanol, was die diuretische Wirkung des Alkohols erklärt. Die osmotische Reizschwelle kann herabgesetzt werden bei Krankheiten oder Trauma des zentralen Nervensystems, bei schwerer Herzinsuffizienz, Lebercirrhose, Lungen- und Nierenkrankheiten, was zu Hyponatriämie mit erhaltender Urinkonzentrationsfähigkeit führt.

Neben Osmoreceptoren regulieren auch Volumenreceptoren, Baroreceptoren wahrscheinlich im linken Vorhof, im Sinus caroticus und im Aortenbogen über die Vasopressinsekretion die Diurese (GAUER, 1963; LEAF, 1952; SHARE, 1967). Nur erhebliche Volumenverluste führen zur Vasopressin-Ausschüttung (ROBERTSON, 1977). Das ‚effektive zirkulierende Blutvolumen" scheint den Ausschlag zu geben, nicht das extracelluläre Flüssigkeitsvolumen (SHARE, 1962). So führt Blutverlust zu einer maximalen Vasopressinausschüttung. Ferner führen cholinergische Mechanismen zur Vasopressin-Ausschüttung, so Acetylcholin oder α-Receptorenblocker wie Phenoxybenzamin (MOSES, 1974), Streß-Situationen, die zur Ausschüttung von Vasopressin führen, sind u.a. Emotionen, Schmerz, Erbrechen, Operationen bei leichter Narkose. Die Antidiurese läßt sich jedoch durch Hypnose oder bedingte Reflexe durchbrechen (HOFER, 1963; HULET, 1963). Neuerdings zeigen sich Beziehungen zwischen dem Angiotensin-Renin-Aldosteron-System und der Vasopressin-Regulation (SHARE, 1974; BONJOUR, 1970; UHLICH, 1975). Angiotensin II, zentral appliziert, potenziert die osmotische Wirkung auf die Ausschüttung von Vasopressin, Angiotensin II intravenös jedoch nur in pressorischen Dosen. Andererseits hemmt Vasopressin die Renin-Ausschüttung aus der Niere, was auf einen negativen Rückkopplungseffekt hindeuten könnte. Von anderer Seite werden diese Beziehungen jedoch bestritten (CLAYVAUGH, 1972).

Ob und wie auch gewisse Prostaglandine die Vasopressinausschüttung beeinflussen, bleibt weiter zu erforschen.

Über Pharmaka, die die Vasopressin-Ausschüttung fördern, s. unter Diabetes insipidus, über diejenigen, die die Ausschüttung hemmen, s. unter Schwartz-Bartter-Syndrom (S. 58f). Die sehr verschiedenartigen fördernden oder hemmenden Reize müssen in einem hypothalamischen Zentrum aufgenommen, integriert und in ein Signal zur Vasopressinausschüttung umgesetzt werden (PITTS, 1968). Über die neuralen Wege der Reizübermittlung s. Übersicht bei CROSS (1974).

Der Mechanismus der Ausschüttung der neurohypophysären Hormone konnte in den letzten Jahren vor allem dank dem Einsatz von Elektronenmikroskopen weiter geklärt werden (LEDERIS, 1974). Die in den Granula aus den hypothalamischen Bildungszentren transportierten, an Neurophysin gebundenen Hormone werden in der Neurohypophyse vollständig in Granula oder z.T. auch im Cytoplasma gelagert. Jedenfalls enthält die Neurohypophyse einen sofort verfügbaren Teil an Hormonen (20%) und einen solchen, der nur allmählich ausgeschüttet wird. Auf neurale Impulse der Osmo- und Baroreceptoren (sog. Erregungs-Sekretionskupplung) (SACHS, 1967), wahrscheinlich über die nicht neurosekretorischen Nervenfasern mit cholinergischen und aminergischen Bläschen an den Endigungen, treten sekretagog wirkende Calcium-Ionen in die Endigungen der neurosekretorischen Neurone ein, neutralisieren negative Ladungen, aktivieren die ATPase der Granulamembranen und führen so zur *Exocytose:* Die Granula rücken zur Zellmembran, mit welcher ihre eigene Membran verschmilzt. Beide Membranen lösen sich unter dem freiwerdenden ATP an der Verschmelzungsstelle auf und entleeren ihren Inhalt, Hormone und Neurophysine, in die den Nervenendigungen anliegenden Capillaren (fusion-fission reaction) (DOUGLAS, 1974). Die Granulamembran wird in die Zellmembran aufgenommen. Die PITUICYTEN gehören zu den Gliazellen und sind möglicherweise an der Ausschüttung mitbeteiligt. Es ist ungewiß, ob die Ausschüttung neben der Exocytose auch noch durch Membrandiffusion erfolgt und ob der sofort verfügbare Anteil einem im Cytoplasma gelagerten Teil der Hormone entspricht. Die Produktionsrate der Hormone in den hypothalamischen Kernen soll durch das in der Neurohypophyse gelagerte Material gesteuert werden (VALTIN, 1974).

3. Wirkung der Neurohypophysenhormone

a) Oxytocin (s. Kap. XI, S. 619 und 637)

Oxytocin führt zu einer Kontraktion der myoepithelialen Elemente in den Ausführungsgängen der Milchdrüsen und damit zur Milchejektion.

Das Oxytocin übt außerdem eine constrictorische Wirkung auf die Uterusmuskulatur aus. Oestrogene steigern die Ansprechbarkeit des Uterus auf Oxytocin, Progesteron hemmt sie, während der Schwangerschaft ist die Empfindlichkeit des Uterus gegenüber Oxytocin stark herabgesetzt. Während der Geburt und unmittelbar danach ist jedoch der Uterus darauf besonders sensibel.

Bei Ratte und Hund, nicht aber beim Mensch, kann Oxytocin eine die Elektrolyt-Ausscheidung fördernde, diuretische Wirkung haben. Ob Oxytocin in der Auslösung des Prolactins eine Rolle spiele, wird diskutiert. Es ist wenig wahrscheinlich, daß es eine physiologische Aufgabe in der männlichen Genitalfunktion ausübt (FITZPATRICK, 1966). In hoher Dosierung haben Oxytocin und seine Analogen wie Vasopressin am Rattenfettgewebe in vitro eine insulinähnliche Wirkung auf den Glucosestoffwechsel.

b) Vasopressin

α) Steuerung der Wasseraufnahme und Diurese

Hypothalamus, Neurohypophyse und Niere stellen ein System zur Aufrechterhaltung der Konstanz des osmotischen Druckes oder der Osmolalität (s.S. 44) und des Volumens der extracellulären und intracellulären Flüssigkeit im Körper dar. Sie stehen damit wie andere Regulationssysteme im Dienste der Homeostase und gewährleisten die von CLAUDE BERNARD als lebensnotwendig erkannte Konstanz des Milieu intérieur.

Wasseraufnahme und Wasserabgabe werden vom Hypothalamus aus reguliert, wo Osmolalität und Volumina der Körperflüssigkeiten mit anderen Reizen registriert und integriert werden (Tabelle 3).

Die Wasseraufnahme wird überwiegend durch das Durstzentrum geregelt, das sich im ventromedialen Hypothalamus zwischen der descendierenden Fornix columnae und dem Tractus mamillothalamicus caudal von den Vasopressin-regulierenden Osmoreceptoren befindet und sich z.T. mit diesen überschneidet (ANDERSSON, 1955). Die Reizung dieser Gegend durch kleinste Mengen hypertonischer Kochsalzlösung oder durch elektrischen Strom führt zu einem Zwangstrinken von Flüssigkeit bis zu 40% des Körpergewichtes, dem erst mit einer Latenzzeit von einigen Stunden eine Polyurie folgt. Zerstörung dieser hypothalamischen Gegend führt zu partieller oder vollständiger Adipsie. Der spezifische, den Durst auslösende Reiz ist nicht sicher bekannt, extra- und intracelluläre hypertone Dehydratation scheint Voraussetzung zu sein. Ein Anstieg der Osmolalität allein genügt nicht, Volumenänderungen scheinen mitbeteiligt zu sein. Es ist ungewiß, ob die gleichen Osmoreceptoren auf Vasopressinausschüttung und auf Durstauslösung über verschiedene Nervenbahnen wirken oder ob verschiedene Receptoren vorhanden sind, die sich z.T. überschneiden (ANDERSSON, 1957). Trockene Mundschleimhaut ist für die Auslösung des Durstes nur ein zusätzlicher Faktor. Die steuerbare Wasserabgabe erfolgt in der Niere unter dem Einfluß der hypothalamischen Vasopressinausschüttung.

Der Niere kommt innerhalb der Organe, die Wasser ausscheiden, eine Sonderstellung zu. Lunge, Magen und Haut sind verschwenderisch

Tabelle 3. Steuerung der Diurese durch das System Hypothalamus-Neurohypophyse-Niere (↓Abnahme, ↑Zunahme). (Nach TALBOT, 1952)

	Hämokonzentration	Hämodilution
Blut	Osmolalität ↑	Osmolalität ↓
	↓	↓
Hypothalamus	Osmoreceptoren	Osmoreceptoren
	↓	↓
Neurohypophyse	Vasopressinausschüttung	Hemmung der Vasopressinsekretion
	↓	↓
Blut	Vasopressin ↑	Vasopressin ↓
	↓	↓
Niere	distale Rückresorption ↑ von H_2O	distale Rückresorption ↓ von H_2O
	↓	↓
Urin	Osmolalität ↑ spezifisches Gewicht ↑	Osmolalität ↓ spezifisches Gewicht ↓

im Wasserhaushalt, und sie geben Wasser unbekümmert um den Hydratationszustand des Körpers ab. Sie sind so sehr auf ihre besondere Funktion spezialisiert, daß sie zu deren Aufrechterhaltung (Lungen: CO_2-Ausscheidung, Magen: HCl-Produktion, Haut: Wärmeregulation) die Ökonomie des Wasserhaushaltes vernachlässigen. Beim Säugetier vermag die Niere als einziges Sekretions- und Exkretionsorgan ein hypertonisches Exkret, den Urin, zu liefern und ist daher für die Aufgabe der Wasserkonservation prädestiniert.

Schwankungen der Menge des extracellulären Wassers erträgt der Körper innerhalb weiter Grenzen. Auch in bezug auf die absoluten Mengen der in den Körperflüssigkeiten gelösten Substanzen besteht ein relativ weiter Spielraum. Das Verhältnis jedoch von Wasser zur Menge der gelösten Stoffe muß sich innerhalb relativ enger Grenzen halten. Es beträgt 300 mOsm/kg H_2O und ist in erster Linie von der Natrium-Konzentration des Plasma abhängig, deren Schwankungen zwischen 120–160 mÄq/l ertragen werden.

Als Maßeinheit für die Anzahl bzw. die Masse der osmotisch wirksamen Moleküle in wäßriger Lösung wird das Osmol verwendet. Es entspricht einer Anzahl, bzw. Masse (je nach Definition) von $6{,}023 \cdot 10^{23}$ osmotisch wirksamen Teilchen und ist demnach bei nicht dissoziierten Substanzen einem Mol gleichzusetzen. Sofern die Substanz bei der Lösung dissoziiert, nimmt die Anzahl der osmotisch wirksamen Teilchen um einen Faktor zu, der mit der Anzahl Ionen identisch ist, in die ein Molekül bei der Dissoziation zerfällt.

Der osmotische Druck einer Lösung — sowie eine Reihe anderer physikalischer Eigenschaften — ist eine lineare Funktion des Verhältnisses zwischen der Anzahl osmotisch wirksamer Moleküle und der Anzahl Moleküle des Lösungsmittels. Dieses Verhältnis bzw. dieser Quotient entspricht dem Begriff der Osmolalität, wenn die Anzahl der osmotisch wirksamen Moleküle in Osmol, diejenige des Lösungsmittels in Kilogramm angegeben wird. Hingegen kann die Angabe der Anzahl osmotisch wirksamer Moleküle in Osmol je Liter Lösung (Osmolarität), wie oben dargelegt, die osmotischen Verhältnisse einer Lösung weniger gut wiedergeben, da in diese Formel der Begriff des Lösungsvolumens der gelösten Moleküle eingeht, d.h. desjenigen Volumens, das ein Molekül der gelösten Substanz in der Lösung beansprucht.

Dieses Volumen ist nun sehr unterschiedlich, und für konzentriertere Lösungen eines hochmolekularen Stoffes, wie sie z.B. das Plasma mit seinen Eiweißen darstellt, ist die Differenz zwischen Osmolalität und Osmolarität bereits beträchtlich.

Der osmotische Druck einer Lösung verschiedener Substanzen wird für biologische Betrachtungen durch die Gefrierpunktserniedrigung gemessen, und in Milliosmol pro kg Wasser, mOsm/kg H_2O angegeben.

Steigt die Osmolalität im extracellulären Raum, so strömt zunächst intracelluläre Flüssigkeit in den extracellulären Raum; dann aber folgt Exsiccose, Fieber und Exitus. Die mit dem Leben vereinbaren Grenzen der Plasmaosmolalität liegen zwischen 250 und 350 mOsm/kg H_2O. Ein Absinken der extracellulären Osmolalität führt zu einem Abströmen von Wasser in den intracellulären Raum sowie zu Wasserintoxikation, die Hirnödem, epileptische Anfälle und Exitus hervorruft.

Steigt die Serum-Osmolalität, so wird die Wasserausscheidung durch die Niere auf das mögliche Minimum beschränkt, anderseits wird das Durstzentrum gereizt und sorgt das Durstgefühl für zureichende Wasserzufuhr.

β) Wasserrückresorption im proximalen und im distalen Nephron

In den Glomerula der Niere erfährt das Plasma eine einfache Filtration, wobei das Eiweiß und die geformten Elemente des Blutes zurückgehalten werden, jedoch das Wasser und die gesamten, normalerweise vorhandenen gelösten Stoffe mit dem sog. Primärharn in den Tubulus abfließen. Der Primärharn beträgt für den Menschen 100 Liter/24 Std je Quadratmeter Körperoberfläche oder für den Erwachsenen von durchschnittlichem Körpergewicht 180 Liter. Die Menge der gelösten Stoffe beträgt 31 Osmol/m^2 Körperoberfläche.

Im proximalen Tubulus werden aus dem isotonen Primärharn etwa 30 Osmol gelöster Stoffe aktiv rückresorbiert. Die einer isotonen Lösung entsprechende Wassermenge gelangt dabei passiv in die peritubuläre Blutbahn zurück, bzw. wird durch den bei der aktiven Resorption der gelösten Substanzen entstehenden „osmotischen Sog" mitgenommen. Energetisch betrachtet wird bei diesem Resorptionsvorgang im Tubulus I keine osmotische Arbeit geleistet, da der Schlußeffekt der Resorption einer isotonen Lösung entspricht. Durch Belastung mit osmotisch wirksamen gelösten Stoffen wie Glucose, Mannitol, Harnstoff usw. kann die Rückresorption vermindert werden. Sie wirken deshalb diuretisch. Die Rückresorption im proximalen Tubulus ist im übrigen von seinem Volumen abhängig (BRUNNER, 1966). In den aufsteigenden Schenkel der Henleschen Schleife treten somit noch 15 Liter Wasser und 1 Osmol oder 3% der ursprünglich im Primärharn enthaltenen gesamten gelösten Stoffe über.

Die Säugerniere hat nun durch die Vasopressin-gesteuerte Rückresorption von Wasser im distalen Tubulusabschnitt und den Sammelrohren die Möglichkeit, die Wasserausfuhr des Körpers auf das notwendige Maß einzuschränken. Zu dieser variablen Wasserrückresorption verwendet die Säugerniere das auch in der Technik angewandte und im Tierreich weit verbreitete Haarnadel-Gegenstrom-Austauschsystem (countercurrent multiplier) (SCHOLANDER, 1957). Dieses erlaubt mit einem verhältnismäßig geringen energetischen Aufwand eine hohe osmotische Leistung zu vollbringen und in den Sammelrohren den Harn zu konzentrieren (WIRZ, 1960). Das Vermögen, einen konzentrierten Harn herzustellen, ist im Tierreich von der Ausbildung einer Henleschen Schleife abhängig. Biber mit nur kurzen Henleschen Schleifen können bis 600 mOsm/kg konzentrieren, Kaninchen mit kurzen und langen Schleifen sowie der Mensch bis 1400 mOsm/kg. Die in der Wüste lebende Sandratte jedoch, die nur ausgesprochen lange Schleifen besitzt und deren einzige Nierenpapille weit in den Ureter hineinragt, vermag ohne Wasseraufnahme zu leben und konzentriert den Harn auf das 20fache der Serumosmolalität, d.h. bis 6000 mOsm/kg (O'Dell, 1960). In dem für Wasser undurchlässigen aufsteigenden Ast der Henleschen Schleife wird Natrium aktiv rückresorbiert und an die extracelluläre Flüssigkeit des umgebenden Gewebes sowie in das Lumen des absteigenden Astes der Schleife abgegeben. Damit kreist Natrium in hoher Konzentration in dem papillenwärts gelegenen Teil der Henleschen Schleifen und bewirkt im umgebenden Gewebe einen hohen osmotischen Druck. Dieser nimmt mit der Entfernung von der Nierenrinde markwärts zu und erreicht in der Papille beim Menschen ungefähr das 4fache. Der isotone Harn aus dem proximalen Tubulus wird in der papillenwärts gerichteten Spitze der Henleschen Schleife zunächst hyperton. Da aber im aufsteigenden Ast der Schleife dem Urin Natrium, nicht aber Wasser entzogen wird, erreicht hypotoner Harn den distalen Tubulus. Ohne Vasopressin sind die Epithelien des distalen Tubulus und der Sammelrohre für Wasser wenig durchlässig und in der Regel verläßt ein hypotoner Harn die Niere. Bei Antidiurese wird jedoch Vasopressin ausgeschüttet, welches die Poren des distalen Tubulus und der Sammelrohre für Wasser öffnet, womit entsprechend dem osmotischen Gefälle passiv dem Harn Wasser durch das hypertone Markgewebe entzogen wird. Osmotisch nicht gebundenes, „freies" Wasser wird mit dem Harn nicht mehr ausgeschieden, die free water clearance wird 0 bzw. negativ. Der Angriffspunkt des Vasopressins liegt in den Epithelien der Sammelrohre und des distalen Tubulus. Ob daneben Vasopressin auch auf den absteigenden Schenkel der Henleschen Schleife einwirkt und dort die Poren für Natrium öffnet oder die Natrium-Resorption im aufsteigenden Ast fördert, ist ungewiß (Wirz, 1961). Autoradiographisch wird mit markiertem Pitressin ein Haften im distalen tubulus und in den Sammelrohren nachgewiesen, die dünnen Segmente der Henleschen Schleife lassen autoradiographische Methoden nicht zu (Darmady, 1960). Unter Vasopressin wird jedenfalls mehr Natrium im Nierenmark festgehalten (Levetin, 1962). Bei maximaler Hydrierung und Diurese zirkuliert kein Vasopressin. Distaler Tubulus und Sammelrohre sind für Wasser undurchlässig. Der hypotone Harn wird unbeeinflußt durch das hypertone Markgewebe geleitet. Bei maximaler Antidiurese sind die Epithelien des distalen Tubulus und der Sammelrohre für Wasser frei durchgängig und entsprechend dem osmotischen Druck der extracellulären Flüssigkeit des Markgewebes wird dem Harn Wasser entzogen, bis er den gleichen osmotischen Druck wie das Markgewebe aufweist (Gottschalk, 1959). Dieser beträgt beim Menschen ungefähr das 4fache der Plasmaosmolarität oder 1200–1400 mOsmol pro Liter. Ob Vasopressin auch die Permeabilität der Sammelrohre für Harnstoff erhöht, der in der Antidiurese am Kreislauf im Gegenstromsystem mitbeteiligt ist und zur Hypertonizität des Markgewebes beiträgt (Schmidt-Nielsen, 1958), wird teils angenommen (Jaenike, 1961, 1964; Gardner, 1964; Harrington, 1968), teils abgelehnt (Grantham, 1966). Über die rechnerische Erfassung der Permeabilitätsänderungen unter Vasopressin siehe Andreoli, 1977.

Soll aber ein isotoner Harn ausgeschieden werden, so wird eine mittlere Antidiurese benötigt. Geringe Mengen Vasopressin öffnen die Poren der Sammelrohre und des distalen Tubulus nur soweit, daß der osmotische Ausgleich mit dem hypertonen Mark nicht voll erfolgt.

Ein zweites Haarnadelgegenstromprinzip (Countercurrent exchanger) besteht in den Vasa recta des Nierenmarkes. Im Gegensatz zu den Epithelien der Henleschen Schleife sind deren Wände jedoch für Wasser und Elektrolyte frei durchgängig, so daß das Blut der Vasa recta stets die gleiche Osmolarität wie das umgebende Gewebe besitzt. Die Vasa recta versorgen die Gewebe des Markes mit Sauerstoff und Nährstoffen und entfernen das rückresorbierte freie Wasser, die schleifenförmige Anordnung verhindert, daß die hohe Elektrolytkonzentration mit dem abfließenden Blut das Mark verläßt. Elektrolyte des Blutes im aufsteigenden Schenkel wechseln in das hypotone Blut des absteigenden Schenkels hinüber, bzw. Wasser aus dem absteigenden Ast tritt in den aufsteigenden Schenkel. Unter maximaler Diurese wird die Markdurchblutung beschleunigt (Thurau, 1960). Ob nun die vermehrte Markzirkulation zum Abströmen von Elektrolyten führt und damit die Markhypertonizität vermindert („Auswascheffekt", Buchborn, 1964), oder umgekehrt die verminderte Markhypertonizität die Zirkulation steigert, ist z.Z. unentschieden. Bei einem ungenügend hypertonen Mark ist jedenfalls trotz Anwesenheit von Vasopressin und trotz für Wasser frei durchgängigen Sammelrohrepithelien eine hohe Konzentrierung des Harnes unmöglich (Harrington, 1968). Eine maximale, aber unphysiologische Antidiurese läßt sich schließlich über die Vasopressinwirkung hinaus durch mäßig, d.h. um weniger als 30% eingeschränkte glomeruläre Filtration erzeugen.

Faktoren, die die Wirkung von Vasopressin auf die Antidiurese beeinflussen: Nach mehreren Tagen übermäßiger Wasserzufuhr nimmt die antidiuretische Wirkung des Vasopressins gewöhnlich langsam ab, um bei eingeschränkter Wasserzufuhr allmählich wieder zuzunehmen. Diese Abnahme des Konzentrationsvermögens hängt einerseits mit dem Verlust der Markhypertonizität zusammen („Auswascheffekt", Thurau, 1960; Kramer, 1960; Buchborn, 1964), andererseits führt die chronische Hydrierung zu einer Verdickung der Basalmembranen der Pars recta des proximalen Tubulus und des folgenden Teiles der Henleschen Schleife (PICK, 1966).

Beim Neugeborenen hat Vasopressin während der 3 ersten Lebenstage keine antidiuretische Wirkung, obwohl endogenes Vasopressin gebildet, jedoch nicht an Neurophysin gebunden wird und frei zirkuliert (DICKER, 1966). Die antidiuretische Wirkung des Vasopressins fehlt ferner oder ist vermindert bei nephrogenem Diabetes insipidus (s.S. 51) und bei Hypercalcämie, was am ehesten durch Verlegung einzelner Tubuli erklärt wird (BANK, 1965). Zudem sind die Epithelien im distalen Nephron morphologisch verändert (CARONE, 1960), und die Zellpermeabilität für Wasser kann bei Hypercalcämie erniedrigt sein, so daß die passive Wasserrückresorption aus den Sammelrohren ungenügend bleibt (CARONE, 1960; MANITIUS, 1960).

Hypokaliämie führt zu tubulärer Nephropathie mit Polyurie und Hyposthenurie (RELMAN, 1956). Wahrscheinlich stört der bei Hypokaliämie verminderte Natrium-Transport im aufsteigenden Schenkel den Gegenstrommechanismus (BANK, 1964; BRUNNER, 1966). Am Modell der Krötenblase läßt sich zeigen, daß eine normale Ionenkonzentration Voraussetzung für die volle Wirkung des Vasopressins ist (SCHWARTZ, 1967).

Bei Nebennierenrindeninsuffizienz ist keine maximale Diurese möglich, während das Konzentrationsvermögen nur zuweilen eingeschränkt sein kann. Für die Konzentrationsstörung ist wahrscheinlich die verminderte Natriumrückresorption mit ungenügender Markhypertonie verantwortlich, für die Diuresestörung neben der verminderten glomerulären Filtration, der Verminderung des extracellulären Flüssigkeitsvolumens, vor allem die fehlende Wasserundurchlässigkeit der Sammelrohre (KLEEMAN, 1964) (s.S. 45), möglicherweise auch eine vermehrte Vasopressinausschüttung (DINGMAN, 1960) unter dem Fehlen der Glucocorticoide.

Hohe Dosen von Parathormon und von Vitamin D führen zu einer Vasopressinresistenz. Die Wirkung kommt nicht nur über die Hypercalcämie, sondern auch direkt über eine verminderte Natriumrückresorption und eine ungenügende Natrium- und Harnstoffkonzentration im Nierenmark zustande (EPSTEIN, 1959; PICKFORD, 1966).

Bei konstanter Menge gelöster Stoffe verhält sich die Urinmenge umgekehrt proportional dem ausgeschütteten Vasopressin. Fehlt dieses, so ist die Urinmenge proportional der Menge der gelösten Stoffe. Die gelösten Stoffe sind abhängig von der Diät, sowie von der Menge der abgebauten Körpersubstanz. Durch geeignete Kohlenhydratzufuhr kann die Menge der endogenen gelösten Stoffe auf 200 mOsm je Tag reduziert werden. Zur Ausscheidung dieser Menge ist ein Urin von nur 135 cm^3 mit einer Osmolalität von 1500 mOsm/kg

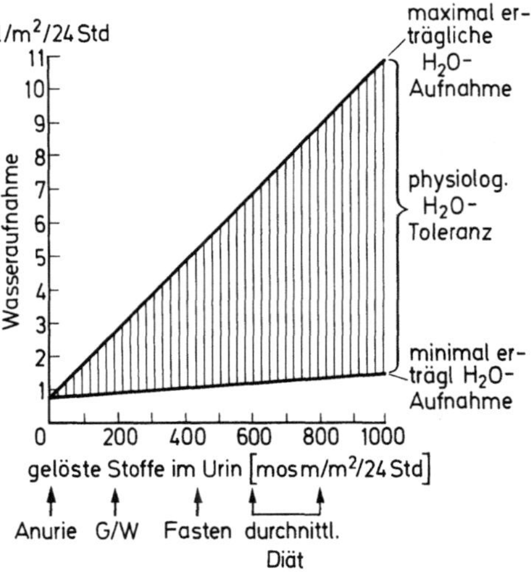

Abb. 3. Die Grenzen der erträglichen Wasserzufuhr in Abhängigkeit von der Diät. [Nach KERRIGAN, 1955 (G/W: Glucose-Wasserzufuhr)]

H_2O nötig. Dies ist die minimale mögliche Urinmenge (Abb. 3).

Minimal und maximal erträgliche Wasseraufnahme hängt damit von der Menge der gelösten Stoffe ab und kann unter Berücksichtigung der Wasserverluste durch perspiratio insensibilis und des Oxydationswassers aus den osmotisch festgelegten Grenzen des Urinvolumens berechnet werden (KERRIGAN, 1955).

Das Vasopressin übt die antidiuretische Wirkung auch an der denervierten und der isolierten Niere aus. Die Wirkungsweise im distalen Tubulus und den Sammelrohren beruht nicht, wie vermutet (GINETZINSKY, 1958), auf einer Freisetzung von Hyaluronidase (BERLYNE, 1960), sondern entweder auf einer Kettenreaktion zwischen den Disulfidbrücken des Vasopressins und SH-Radikalen der Epithelien, die zur Öffnung von Poren führt (SCHWARTZ, 1964), obwohl auch Oxytocinderivate ohne Disulfidbrücken eine Wirkung ausüben (SCHWARTZ, 1964), oder auf Förderung der Bildung von cyclischem 3',5'-AMP (ORLOFF, 1967; GRANTHAM, 1966). Die Vasopressinwirkung ist von oxydativen Stoffwechselvorgängen in der Zelle unabhängig und beruht, da sie durch Actinomycin D und Puromycin nicht aufgehoben wird, nicht auf einer Eiweiß- bzw. Enzymsynthese (RASSMUSSEN, 1960). Am Modell der Krötenblase, deren Epithel sich wie dasjenige der Sammelrohre verhält, läßt sich zeigen, daß Vasopressin eine dichte, für Wasser- und Harnstoff undurchlässige Schicht permeabel macht, während eine zweite für gelöste Stoffe undurchlässige Schicht nur mit Amphotericin beeinflußt werden kann (LEAF, 1967). Aus Versuchen mit Colchicin und Vinblastin, welche die cytoplasmatischen Mikrotubuli schädigen, geht hervor, daß diese im distalen Nephron für die Vasopressinwirkung, wahrscheinlich distal der cyclischen AMP-Bildung, notwendig sind (DOUSA, 1974). Das Vasopressin hat in physiologischer Dosierung keinen direkten Einfluß auf die Elektrolytausscheidung. In unphysiologisch hoher Dosierung spielen die Blutdruckänderungen und damit die geänderten Filtrationsverhältnisse eine Rolle.

Weder die glomeruläre Filtration, die renale Plasmadurchströmung noch die verschiedenen Clearances, mit Ausnahme der free water clearance, werden vom Vasopressin in physiologischer Dosierung direkt beeinflußt. Eine extrarenale Wirkung des Vasopressins auf Verschiebungen der Elektrolyte aus dem extra- in den intracellulären Raum ist nicht nachgewiesen.

γ) Übrige Wirkungen des Vasopressins

Vasopressin führt zu einer Constriction der Capillaren und Arteriolen der Haut, des Bindegewebes und der inneren Organe, besonders aber der Arteriolen des Splanchnicusgebietes; ferner der glatten Muskelfasern des Magen-Darmtraktes, sowie der Coronargefäße, weniger der Capillaren in der Muskulatur. Die Blutdrucksteigerung wird aber durch die Capillarconstriction allein nicht geklärt. Der Blutdruckwirkung der Hinterlappenextrakte kommt wahrscheinlich keine physiologische Bedeutung zu. Es scheint sich vielmehr um eine pharmakologische Wirkung bei unphysiologischer Dosierung zu handeln. Bei Diabetes insipidus besteht Normotonie. Vasopressin hat eine CRF-ähnliche Wirkung auf die Adenohypophyse (s.S. 301), der wahrscheinlich keine physiologische Bedeutung zukommt, die aber diagnostische Anwendung finden kann (s.S. 395). Auch die ACTH-ähnliche Wirkung auf die Nebennieren des Hundes (HILTON, 1960) spielt für den Menschen ebensowenig eine physiologische Rolle, wie die insulinähnliche, antilipolytische Wirkung auf das Fettgewebe (MIRSKY, 1963; BALASSE, 1966) und die mit hohen Dosen Vasopressin beim Hund erzielte Glykogenolyse in der Leber und Hyperglykämie (BERGEN, 1960). Ob Vasopressin außer der antidiuretischen Wirkung auf die Niere auch auf das Durstzentrum einwirkt, wurde angenommen (PASQUALINI, 1959), scheint aber auf Grund klinischer Beobachtungen nicht wahrscheinlich. Neuerdings werden Hinweise gefunden, daß Vasopressin auch auf Wasser- und Natriumtransport im Dünndarm wirkt: entweder wird unter dessen Wirkung mehr Wasser und Natrium ins Darmlumen sezerniert, oder der aktive Na-Transport aus dem Lumen wird gehemmt (SOERGEL, 1968).

4. Korrelationen

a) Adenohypophyse

Voraussetzung für das Manifestwerden der Polyurie nach Ausfall des Hypothalamus-Neurohypophysensystems ist eine normale Aufnahme und ein ungestörter Stoffwechsel der Nährstoffe und Elektrolyte. Diese sind nach Ausfall der Adenohypophyse nicht mehr gewährleistet, die Polyurie geht zurück und tritt erst wieder nach adäquater Substitutionstherapie in Erscheinung.

Glucocorticoide, Schilddrüsenhormone und Wachstumshormon fördern glomeruläre Filtration und Nierendurchblutung. Ausfall der Glucocorticoide ändert die Zellpermeabilität und führt zu Verschiebungen der extracellulären Flüssigkeit in den intracellulären Raum, die Sammelrohre der Niere lassen sich nicht abdichten (s.S. 45). Es ist daher verständlich, daß nach Ausfall der Adenohypophyse die Polyurie des Diabetes insipidus zurückgeht. Das früher vermutete „Diuretin" der Adenohypophyse existiert nicht.

b) Desoxycorticosteron-„Pseudodiabetes insipidus"

Durch hochdosierte Desoxycorticosteronapplikation konnte beim Hund ein Diabetes insipidusähnliches Syndrom erzeugt werden. Dieser „Pseudodiabetes insipidus" hat aber nur die Polyurie und Polydipsie, sowie das niedrige spezifische Gewicht des Urins mit dem echten Diabetes insipidus gemein. Im Gegensatz zur Dehydratation des Diabetes insipidus besteht beim Pseudodiabetes insipidus eine Überhydratation, die Polyurie wird durch Vasopressin nicht beeinflußt, wohl aber durch Salzentzug, der die Polyurie des echten Diabetes insipidus nur teilweise zu vermindern vermag. Durch Desoxycorticosteron wird abnorm viel Natrium rückresorbiert, entsprechend dem „escape-Phänomen" aber auch vermehrt filtriert. Als Folge davon nimmt der extracelluläre Flüssigkeitsraum zu, die Vasopressinausschüttung kommt nur ungenügend in Gang und gleichzeitig stellt sich Durst ein, der zur Polydipsie und sekundär zur Polyurie führt. Infolge der totalen Rückresorption des Natriums ist das spezifische Gewicht des Urins niedrig. Nach Kochsalzentzug aus der Nahrung bleibt Desoxycorticosteron auf den Wasserhaushalt ohne Einfluß.

E. Unterfunktion des Hypothalamus-Neurohypophysensystems: Diabetes insipidus

1. Definition

Störungen der Bildung oder der Ausschüttung des Vasopressins führen zum Krankheitsbild des Diabetes insipidus, das durch das Unvermögen, den Urin zu konzentrieren und Polyurie von 5–20 Liter täglich mit entsprechender Polydipsie gekennzeichnet ist. Beim nephrogenen Diabetes insipidus liegt die Ursache nicht in einem Fehlen des Vasopressins, sondern in einem Nichtansprechen der distalen Tubuli auf Vasopressin.

2. Häufigkeit

Der Diabetes insipidus ist eine seltene Krankheit. Männer sind etwas häufiger befallen als Frauen. Fast die Hälfte der Patienten erkranken im ersten Lebensjahrzehnt. Im Krankengut der Zürcher medizinischen Klinik (1958–1968) wird die Erkrankung unter 35164 Patienten der letzten 10 Jahre 28mal gefunden, wobei die symptomatische Form stark überwiegt.

Tabelle 5. Ätiologische Einteilung von 124 Fällen von Diabetes insipidus. [Nach BLOTTNER, Metabolism, 7, 191 (1958)]

Idiopathisch	56
Primärer Gehirntumor	36
Metastatischer Hirntumor	3
Syphilis	7
Hereditärer Diabetes insipidus	3
Postencephalitisch	3
Xanthomatose	2
Myeloische Leukämie	2
Infektiöse Chorea	2
Schädelbruch	3
Malignes Lymphom	1
Sarkoidosis	1
Cerebrale Arteriosklerose	1
Geburtschaden	1
Verkalkungen der Arteria carotis interna	1
nach Pockenimpfung	1
basale Arachnoidits	1
	124

3. Ätiologie und Pathogenese des Diabetes insipidus

a) Ätiologie

Tabelle 4 gibt eine Übersicht über die ätiologisch unterscheidbaren Formen des Diabetes insipidus.

Die relative Häufigkeit der verschiedenen Ursachen geht aus der Tabelle 5 hervor.

b) Pathogenese des symptomatischen und idiopathischen Diabetes insipidus

Der „zentrale" Diabetes insipidus beruht auf einer ungenügenden Wasserresorption im distalen Teil des Nephrons infolge Mangels von Vasopressin. Wieweit Bildung oder Ausschüttung von Vasopressin gestört sind, ist noch ungewiß. ROBERTSON (1977) unterscheidet auf Grund von radioimmunologischen Vasopressinbestimmungen in Beziehung zur Osmolalität 4 Typen: Beim ersten ist die Vasopressinsekretion völlig unabhängig von den Osmorezeptoren, beim zweiten ist die Auslösung von Vasopressinsekretion auf eine zu niedrige Osmolalität eingestellt. Beim dritten Typ funktionieren die Osmorezeptoren normal, die Vasopressinsekretion kann jedoch nicht sistieren (Trauma, Meningitis). Ein vierter Typ beruht entweder auf gestörter Sensibilität der Niere oder Sekretion eines abnormen Vasopressins. Diabetes insipidus durch vermehrte Vasopressin-Inaktivierung in Leber und Niere wurde vermutet (HANKISS, 1961), konnte aber nicht bewiesen werden. Hingegen kann der Mensch auf Hypophysenhinterlappenextrakte Antikörper bilden (ROTH, 1966), wieweit diese jedoch klinisch von Bedeutung sind, bleibt abzuwarten. Störungen der Diureseregulation machen sich bemerkbar, wenn mehr als 85% der Neurone des Hypothalamus-Neurohypophysensystems ausfallen, das Vollbild des Diabetes insipidus resultiert erst bei einem Ausfall von über 95%.

Für die Manifestation der Polyurie und das Vollbild des Diabetes insipidus ist die Intaktheit des Hypophysenvorderlappens und der von ihm abhängigen endokrinen Drüsen notwendig (s.S. 94). Ausfall dieser Drüsen führt zu einer gestörten Nie-

Tabelle 4. Die verschiedenen Ursachen des Diabetes insipidus

I. Vasopressin-Ausfall	II. Vasopressin unwirksam
1. Schädigung des Hypothalamus-Neurohypophysensystems, symptomat. Diabetes insipidus	1. Nephrogener, hereditärer vasopressinresistenter Diabetes insipidus
a) Tumoren, besonders Cysten, Kraniopharyngeome, Gliome, HVL-Tumoren, Metastasen, Speichergranulome (HAND-SCHÜLLER-CHRISTIAN)[a]	
b) Entzündliche Erkrankungen: Encephalitiden, Meningitiden, Granulomatöse Prozesse wie Tbc, Lues, M. Boeck	
c) Degenerative, insbesondere vasculäre Schädigungen	
d) Traumatische Schädigungen	
e) Nach therapeutischer Hypophysektomie	
2. Hereditärer Diabetes insipidus, pathologisch-anatomisch meist nicht faßbar	
3. Primärer „idiopathischer" Diabetes insipidus unbekannter Ursache	

[a] Die für den Hinterlappen und den Hypophysenstiel typischen Sternberg-Prieselschen Knötchen, die gelegentlich größere, auch als Tumorettengeschwülste bezeichnete Tumoren, bilden können, aber müssen nicht zu endokrinen Störungen führen.

renfunktion. Die glomeruläre Filtration ist herabgesetzt, Cortisol ist notwendig zur Abdichtung der Sammelrohre und damit zur maximalen Diurese. Cortisol setzt zudem die Schwelle des Ansprechens der Osmoreceptoren herauf (AUBRY, 1965). Außerdem kann die verminderte Nahrungsaufnahme eine Rolle spielen. So wird beobachtet, daß die Polyurie zurückgeht, wenn der Prozeß vom Hinterlappen auf den Vorderlappen übergreift. Die Konzentrationsunfähigkeit der Niere bleibt aber trotz verminderter Polyurie weiter bestehen. Umgekehrt kann ein Diabetes insipidus erst manifest werden, wenn bei Vorder- und Hinterlappenausfall Cortison substituiert wird.

Der selektive Ausfall der Hypophyse ohne Zerstörung des Hypothalamus, wie er bei der operativen Entfernung der Hypophyse resultiert, läßt eine Konzentrationsfähigkeit bis 1016 erhalten, was darauf schließen läßt, daß in diesem Zustand antidiuretisches Hormon oder eine diesem ähnliche Substanz weiter ausgeschüttet werden können. Sekretführende Fasern der Nuclei supraoptici und paraventriculares endigen teils an Gefäßen des Hypophysenstieles und unmittelbar unter dem Ependym. Durchtrennte Fasern der Tractus supraoptico-neurohypophyseus können regenerieren und mit den Blutgefäßen des proximalen Stumpfes eine Art Ersatzhinterlappen bilden (BARGMANN, 1968). Über den dreiphasigen Verlauf des postoperativen Diabetes insipidus s.S. 50, über das seltene Vorkommen von Diabetes insipidus bei Sheehan-Syndrom (AGUILÒ, 1969) s. Kap. V, S. 92.

4. Klinisches Krankheitsbild und Symptomatologie des idiopathischen und symptomatischen Diabetes insipidus

a) Anamnese

Polyurie und nachfolgende Polydipsie können plötzlich von einem Tag auf den anderen auftreten, sie können sich aber auch allmählich entwickeln. Polydipsie und Enuresis können der Konzentrationsschwäche gelegentlich lange Zeit vorausgehen, so daß die Kinder zuweilen zu Unrecht als Neurotiker betrachtet werden (FANCONI, 1956). Nach SMITH (1951) haben 50% der Diabetes insipidus-Kranken eine Urinmenge zwischen 4–8 Liter, 25% Urinmengen zwischen 8–12 Liter und ein weiteres Viertel Urinmengen über 12 Liter. Eine Harnflut bis zu 40 Liter je Tag ist in der Literatur erwähnt. Diese Urinmenge ist theoretisch möglich. Innerhalb der individuell gesetzten Grenzen hängt aber die Urinmenge weitgehend vom Gehalt des Serums an harnpflichtigen Substanzen ab. Der Durst bei Flüssigkeitsentzug hat Zwangscharakter. Die Patienten trinken alles, was für sie erreichbar ist, selbst ihren eigenen Urin. Wird keine Flüssigkeit zugeführt, so geht die Polyurie weiter, es kommt zur Exsiccose mit trockener Zunge, Fieber, Delir und Kollaps. Beim Säugling ist ein unerklärliches Fieber oft das erste Symptom eines Diabetes insipidus. Charakteristisch für dieses Durstfieber ist, daß das Maximum im Gegensatz zum Fieber bei Entzündungen meist am Morgen zu finden ist.

In der Anamnese ist genau nach möglichen Ursachen einer Läsion im Hypothalamusgebiet zu fahnden. Entzündliche Krankheiten, Tumoren sind auszuschließen. Die familiären Verhältnisse sind abzuklären. Im Gegensatz zu den schweren psychischen Störungen und Psychosen, die der Ausfall des Hypophysenvorderlappens verursacht, führt die Insuffizienz des Hypothalamus-Neurohypophysensystems nicht zu schwerwiegenden psychischen Veränderungen. Der Durst ist eine unmittelbare Folge des exzessiven Wasserverlustes, und es ist müßig, den Durst des Diabetes insipidus-Kranken tiefenpsychologisch als Störungen der Triebsphäre deuten zu wollen. Mit Klarheit und Schärfe wendet sich BLEULER (1954) gegen die Versuche, den echten Diabetes insipidus diagnostisch und therapeutisch auf psychiatrischem Wege anzugehen und die Grenzen zwischen Diabetes insipidus und neurotischen Steigerungen des Durstes zu verwischen.

b) Symptomatologie

Die Inspektion bietet, abgesehen von der trockenen Haut und oft trockenen Schleimhäuten, keine Besonderheiten.

Die Polyurie mit den großen Wasserverlusten, die nicht immer durch die Einnahme adäquater Mengen sofort kompensiert werden können, führt zu einer Reihe von indirekten Symptomen, wie Obstipation, mangelndem Speichelfluß, Fehlen der Schweiß-Sekretion. Durch die durstbedingten Schlafstörungen können die Patienten gereizt sein und neurasthenische Symptome aufweisen. Polyurie und Polydipsie haben auch bei jahrzehntelangem Bestehen keine direkten nachteiligen Folgen für Nieren und Kreislauforgane (s.S. 51).

Bei einem destruierenden Prozeß im Hypothalamus kann der Diabetes insipidus mit Gesichtfeldstörungen, Zeichen der totalen oder partiellen Adenohypophyseninsuffizienz, Hirndrucksymptomen und anderen hypothalamischen Syndromen einhergehen (s.S. 30). Auch ohne neurologische Symptome ist zumindest eine Schädelaufnahme und eine Lumbalpunktion zum Ausschluß eines symptomatischen Diabetes insipidus angezeigt.

Erscheinungen, die auf einen Ausfall des Oxytocins zurückzuführen sind, werden beim Diabetes insipidus in der Regel nicht gefunden. Diabetes insipidus-kranke Frauen gebären normal.

c) Urin- und Plasmabefunde (s. auch S. 39)

Der wichtigste Laboratoriumsbefund ist ein heller, zucker- und eiweißfreier Urin von einer 24 Stundenmenge über 4 Liter, dessen spezifisches Gewicht selten 1005 überschreitet. Die Urin-Natriumchloridkonzentration ist niedrig: auf die 24 Std-Menge bezogen ist die Natriumchlorid-Menge jedoch normal. Der Harn ist fast immer hypoton, d.h. seine Osmolalität überschreitet nicht diejenige des Plasma von 300 mOsm/kg H_2O (s.S. 55). Die Freiwasser-Clearance, die das Ausscheidungsvermögen der Niere von freiem, osmotisch nicht gebundenem Wasser wiedergibt, ist in der Regel positiv, wenn kein Vasopressin ausgeschüttet wird. Die Bestimmung der Plasma-Osmolalität morgens nüchtern bei freier Wasserzufuhr oder noch besser nach 6–8 Std Wasserentzug erlaubt eine Unterscheidung zwischen Diabetes insipidus, bei welchem diese 300 mOsm/kg H_2O beträgt, von der Polydipsie, wo sie unter 295 mOsm/kg H_2O liegt (ROMANI, 1965). Immer ist bei Diabetes insipidus nach 8 Std Dursten die Plasma-Osmolalität höher als die Urinosmolalität (PRICE, 1966).

5. Besondere Formen des Diabetes insipidus

a) Diabetes insipidus nach therapeutischer oder traumatischer Hypophysenausschaltung oder Hypophysenstieldurchtrennung

Tierexperimentelle Erfahrungen lehren, daß bei Ausfall von mehr als 85% der Neurone des Hypothalamus-Neurohypophysensystems ein partieller Diabetes insipidus entsteht und daß zu einem vollständigen Diabetes insipidus mehr als 95% ausfallen müssen. Entsprechende Beobachtungen ergaben sich bei der therapeutischen Hypophysektomie nach Mamma- und Prostatacarcinom und bei diabetischer Retinopathie. Es entsteht meist ein milder Diabetes insipidus mit besonderer Symptomatik und besonderem Verlauf. Die Urinvolumina liegen meist zwischen 3–4 Litern und sind von Tag zu Tag variabel. Das durchschnittliche spezifische Gewicht beträgt 1010 und die Konzentrationsfähigkeit ist bis 1016 möglich. Der Hickey-Hare-Test mit hypertonischer Kochsalzinfusion ist meist pathologisch, kann zuweilen auch normal ausfallen. Bei transsphenoidaler subdiaphragmatischer Hypophysektomie entsteht meist kein Diabetes insipidus, bei transfrontaler Hypophysektomie oder Stieldurchtrennung sind die Folgen für die Diurese nicht voraussehbar. Es besteht keine Korrelation zwischen der Vollständigkeit der Hypophysektomie und der Schwere des Diabetes insipidus.

Sowohl im Tierexperiment wie bei der therapeutischen Hypophysektomie können drei Phasen beobachtet werden:

1. Unmittelbare Polyurie, die in Minuten oder Stunden nach der Läsion auftritt und Stunden bis Tage anhält.

2. Die Zwischenphase mit normalen oder verminderten Urinvolumina, die von einigen Stunden bis zu 3 Tagen dauern kann und gelegentlich nach Craniopharyngeom-Operationen zum Syndrom der Überproduktion von Vasopressin führt (LANDOLT, 1974).

3. Der Dauerzustand mit verschieden stark ausgeprägtem Diabetes insipidus. Alle Kombinationen dieser drei Phasen sind im Verlauf möglich. Es kann die unmittelbare Polyurie definitiv verschwinden und es kann nach Tagen eine Dauerpolyurie auftreten, ohne daß Phase 1 oder 1 und 2 vorausgegangen wären.

Es wird angenommen, daß Phase 1 auf einer Ausschüttungsstörung durch traumatischen Schock der Neurohypophyse beruht. Die Polyurie geht anschließend durch Mobilisation von Vasopressin zurück (KOVACS, 1962), bis in der 3. Phase die aufsteigende Degeneration des Tractus supraoptico-neurohypophyseus die Kerne erreicht und definitiv schädigt (SHARKEY, 1961).

Wie die Erfahrung lehrt, ist die Behandlung der transitorischen ersten Phase nicht immer indiziert. Die Behandlung der permanenten Phase richtet sich nach dem Ausmaß der Polyurie.

Offenbar wird weiterhin antidiuretisches Hormon gebildet, der Ausschüttungsmechanismus ist aber beim Ausfall der Neurohypophyse als Speicherorgan des Vasopressins gestört.

b) Hereditärer zentraler Diabetes insipidus

Die hereditäre Form des Diabetes insipidus ist selten, indem nur 25 Sippen mit diesem Erbleiden bekannt geworden sind.

Pathologisch-anatomisch werden in der Regel keine Veränderungen im Hypothalamus gefunden. Nur in vereinzelten Fällen soll eine Hypoplasie der Ganglienzellen des Nucleus supraopticus und paraventricularis gefunden worden sein.

Der Erbgang ist einfach dominant, und kranke und gesunde Nachkommen verhalten sich wie 1:1. Die Manifestationstendenz ist beim männlichen Geschlecht größer, 64% der Fälle von hereditärem Diabetes insipidus betreffen Männer. Die Ursache für die geringere Manifestation bei Frauen ist unbekannt (MARTIN, 1959). Die Störung macht sich in der Regel von frühester Jugend an bemerkbar.

Neben dem einfach dominanten Erbgang sind auch Familien mit geschlechtsgebundenem, recessivem Erbgang bekannt, wo nur Männer manifest erkranken (FORSSMAN, 1955). Bei Ratten kommt ein dritter Erbgang autosomal recessiv vor (VALTIN, 1967).

Im Gegensatz zu dem gleicherweise vererbten nephrogenen Diabetes insipidus besteht keine Vasopressinresistenz.

Das Leiden beruht entweder auf einer Störung der Osmoreceptoren (MARTIN, 1959), oder nach den wenigen autoptischen Befunden auf Atrophie der Nuclei supraoptici und der Neurohypophyse (BRAVERMAN, 1965; GREEN, 1966). Bei dem hereditären Diabetes insipidus der Ratte werden Hypertrophien des Systems gefunden (VALTIN, 1967).

c) Nephrogener, Vasopressin-resistenter, hereditärer Diabetes insipidus

Diese seltene kongenitale und hereditäre Form des Diabetes insipidus zeigt in der Regel die ausgesprochenste Polyurie, Polydipsie und Hyposthenurie. Die Krankheit macht sich bald nach der Geburt bemerkbar, die typische Symptomatik kann jedoch beim Säugling unter der Dehydration, unter Fieber, Krämpfen und Erbrechen verdeckt sein (GAUTIER, 1956). Erfahrene Mütter pflegen diese Säuglinge zum Trinken direkt unter den Wasserhahn zu halten („Waterbabies").

Die Urinmengen betragen beim Erwachsenen mit dem Vollbild stets mehr als 8 Liter, sind aber abhängig von der osmotischen Belastung, insbesondere der Natriumzufuhr. Die Urinosmolalität beträgt zwischen 50 bis 100 mOsmol/kg H_2O. Bei osmotischer Belastung soll sie bis 280, jedoch nie darüber ansteigen. Dem entspricht ein spezifisches Gewicht von in der Regel unter 1005, bei osmotischer Diurese bis 1010. Alle beobachteten Männer hatten das Vollbild. Bei den selten befallenen Frauen liegt entweder ein Vollbild oder eine leichte Form mit Konzentrationsfähigkeit bis zu 1019 vor. Zusätzlich wurde erworbene Hyperuricämie und gelegentlich Gicht beobachtet (GORDEN, 1971).

α) Pathogenese

Das Vasopressin wird normal gebildet, normal ausgeschüttet und nicht beschleunigt abgebaut. Es ist in Plasma (ROBERTSON, 1973) und Urin dieser Patienten nachgewiesen worden. Es fehlt die Ansprechbarkeit des distalen Nephrons auf endogenes und exogenes Vasopressin. Receptoren für Vasopressin sind vorhanden, die Bildung von cyclischem AMP ist, wie auch bei Hypokaliämie und Hypercalcämie, gestört (DOUSA, 1974). Urinfluß und Urinosmolalität werden auch durch hohe Konzentration von Vasopressin, die eindeutige Nebenwirkungen auf Vasomotoren und Magendarmtrakt ausüben, in keiner Weise beeinflußt. Autoptisch wurden keine morphologischen Veränderungen gefunden. Der zweimal festgestellte Befund von verkürztem proximalem Tubulusabschnitt (MCDONALD, 1955) ist in seiner Bedeutung ungewiß. Gelegentlich beobachtete Hydronephrosen der Blasenhypertrophie sind die Folge von willkürlicher Urinretention bei Polyurie. Die erworbene Hyperuricämie, die nur bei Erwachsenen vorkommt, ist auf eine niedrige endogene Harnsäure-Clearance zurückzuführen, wahrscheinlich im Zusammenhang mit dem niedrigen renalen Plasmafluß und einer hohen Filtrationsfraktion (GORDEN, 1971).

β) Differentialdiagnose

In Differentialdiagnose fallen alle Zustände nephrogen bedingter Polyurie, s. Tabelle 6, S. 54. Bei allen anderen Zuständen nephrogener Hyposthenurie ist die Ansprechbarkeit auf Vasopressin jedoch nur vermindert und nicht wie hier aufgehoben.

γ) Genetik

Die Vererbung ist an das X-Chromosom gebunden mit variabler Expressivität bei heterozygoten Frauen. Die Männer erkranken manifest, die Frauen sind Überträger, können abortive Formen aufweisen. Eine autosomale Vererbung wurde für gewisse Sippen angenommen, ist aber nicht gültig bewiesen worden.

δ) Therapie

Vor allem ist es wichtig, die Patienten nach Bedarf trinken zu lassen. Eine akute Gefahr besteht für Säuglinge. Gehirnschäden können die Folge wiederholter Dehydratationszustände sein. Sind die Urinmengen und das häufige Trinken für den Patienten lästig, so empfiehlt sich Einschränkung des Kochsalzes in der Nahrung und eventuell zusätzlich Salidiuretica mit gleichzeitiger Kaliumzufuhr, wie auf S. 58 beschrieben.

Bei akuter Dehydratation, wenn die Patienten nicht trinken können, soll hypotone 2,5- bis 3%ige Glucoselösung injiziert werden, die noch keine Hämolyse verursacht und nicht wie die 5%ige Glucoselösung vorübergehend durch osmotische Diurese die Plasmaosmolalität noch erhöht.

d) Pharmakologisch induzierter, reversibler nephrogener Diabetes insipidus

α) Lithium-induzierter Diabetes insipidus

Lithiumcarbonat wird heute häufig verwendet in der Behandlung und Prophylaxe des manisch-depressiven Irreseins. Sowohl im Tierversuch als beim Menschen kann die chronische Verabreichung von Lithiumsalzen das Ansprechen der Nieren auf Vasopressin verhindern und zu einem reversiblen nephrogenen Diabetes insipidus führen. Ähnliche Beobachtungen wurden mit Magnesium, Mangan und Caesium gemacht. Lithium wird pappillenwärts in zunehmender Konzentration gefunden, ohne daß der corticopapilläre Gradient für Natrium zurückgeht. Die Wirkung von Lithium scheint komplex zu sein, wahrscheinlich wird nicht, wie früher angenommen, das Adenylcyclase-System gehemmt, sondern die Einwirkungen erfolgen distal der Bildung des cyclischen AMP (SINGER, 1972; FORREST, 1974; DE SOUSA, 1974; Editorial, 1972). Zudem scheint Lithium einen direkten stimulierenden Einfluß auf das Durstzentrum auszuüben (EKNOYAN, 1974; FORREST, 1975).

β) Methoxyfluoran

Das Anaestheticum Methoxyfluoran kann ebenfalls zu einem reversiblen nephrogenen Diabetes insipidus führen (CRANDELL, 1966). Wahrscheinlich verursacht das beim Abbau freiwerdende Fluor, das die Konzentration des Natriums in der renalen Medulla vermindert, die Störung der Rückresorption des Wassers (MAZZE, 1973; DE SOUSA, 1974).

γ) Tetracyclin-Derivate

Einzelne Derivate des Tetracyclins, besonders das Demethylchlortetracyclin [Demeclocyclin (Ledermycin)], verursachen ebenfalls bei chronischer Verabreichung in einem Drittel der Fälle einen nephrogenen Diabetes insipidus, der sich nach Absetzen des Präparates zurückbildet. Das Demeclocyclin scheint gleichzeitig Produktion und Wirkung des cyclischen AMP zu hemmen (SINGER, 1973; DE SOUSA, 1974).

e) Okkulter Diabetes insipidus (s. auch S. 53)

Der Diabetes insipidus occultus der Säuglinge und Kleinkinder unterscheidet sich vom gewöhnlichen Diabetes insipidus durch inadäquate Flüssigkeitsaufnahme und damit kleineren Urinmengen. Beim Säugling ist das Durstzentrum zunächst unterempfindlich, und es besteht daher eine besonders starke Tendenz zur Dehydratation mit Hyperelektrolytämie und Fieber. Oft handelt es sich um Fälle von nephrogenem Diabetes insipidus. Mit dem Älterwerden der Patienten, meist nach dem 10. Lebensmonat, setzt der Durstmechanismus allmählich oder plötzlich ein. Aus dem okkulten Diabetes insipidus wird ein manifester Diabetes insipidus. Abzugrenzen vom echten Diabetes insipidus mit inadäquater Flüssigkeitseinnahme sind Störungen des Durstzentrums (s. 43).

f) Transitorischer Diabetes insipidus

Transitorischer Diabetes insipidus ist in vereinzelten Fällen beobachtet worden (KEDES, 1964). Die Pathogenese ist nicht geklärt. Obwohl beim Menschen Antikörper gegen Lysin-Vasopressin vorkommen können (ROTH, 1964), sind solche bei dieser Form des Diabetes insipidus nicht nachgewiesen.

g) Diabetes mellitus und Diabetes insipidus (s. Kap. XVIII, S. 987)

Das gemeinsame Vorkommen dieser beiden Krankheiten kombiniert mit Opticusatrophie, z.T. familiär vorkommend, wurde mehrmals beschrieben (GOSSAIN, 1975).

6. Die primäre Polydipsie

Ein primärer Reizzustand des hypothalamischen Durstzentrums, der am häufigsten neurotisch (Dipsomanie, Potomanie), selten durch organische Läsion bedingt ist, führt zu exzessiver Wasseraufnahme von bis zu 20 Litern und konsekutiv zur Polyurie. Die neurotisch bedingte Polyurie ist meist mit Charakterveränderungen, psychischen Störungen wie Hysterie verbunden. Vier Fünftel der Patienten sind Frauen. Die Polydipsie entwikkelt sich in der Regel allmählich über Wochen und Monate und kann intermittierend verlaufen. Jedoch sind auch bei echtem Diabetes insipidus Charakterveränderungen als Folgen des Leidens möglich (ANGST, 1959). Die Differentialdiagnose zum Diabetes insipidus kann sehr schwierig werden und ist meistens nur unter mehrtägiger Hospitalisation oder Verlaufsbeobachtung zu stellen, insbesondere weil eine mehr als 3 Tage anhaltende Polyurie sowie die Überhydrierung zu einer relativen Vasopressinresistenz der Niere führt. Eine erste orientierende Unterscheidung erlaubt die Bestimmung der Plasmaosmolalität morgens nüchtern bei im übrigen freier Wasserzufuhr. Während die Diabetes insipidus-Patienten nach durchschlafener Nacht meistens etwas unterhydriert sind und ihre Plasmaosmolalität über 300 mOsm/kg H_2O liegt, ist sie beim Polydipsie-Patienten leicht erniedrigt. Die Nüchtern-Plasmaosmolalität von Patienten mit Diabetes insipidus soll von derjenigen der Polydipsie-Patienten immer verschieden sein. Überschneidungen der Osmolalität von Patienten beider Arten mit derjenigen von Normalen kommen jedoch vor. Noch eindeutiger werden die Unterschiede zwischen Diabetes insipidus und Polydipsie, wenn die Bestimmung der Plasmaosmolalität nach 6–8stündigem Dursten vorgenommen wird (ROMANI, 1965). Der Durstversuch allein wie auch der Hickey-Hare-Test können irreleiten, da beim letzteren im verdünnten Plasma eine genügende Hypertonizität gar nicht zustande kommt und da der überhydrierte Patient im Durstversuch über 24 Std oder länger das überschüssige Wasser ausscheidet, an Gewicht abnimmt und damit vortäuscht, keine Antidiurese einsetzen lassen zu können. Aber selbst wenn der Durstversuch genügend lange fortgesetzt wird, bis normale oder erhöhte Plasmaosmolalität eintritt, spricht in polyurischen Zuständen die Niere auch bei intakten Osmoreceptoren auf das ausgeschüttete Vasopressin nur ungenügend an. Hier bringt die radioimmunologische Bestimmung des Vasopressins (s.S. 39) die Entscheidung, indem das Plasma- oder Urin-Vasopressin bei Polydipsie ansteigt, beim zentralen Diabetes insipidus nicht nachweisbar bleibt (MERKELBACH, 1975). Im übrigen wird der Therapieversuch mit DDAVP (s.S. 56) zwischen Polydipsie und Diabetes insipidus unterscheiden lassen. Beim Diabetes insipidus läßt die Polyurie nach und entsprechend die Trinkmenge, der Patient fühlt sich wohl. Der Dipsomane wird aber weiter trinken, fühlt sich unwohl, wird an Gewicht zunehmen, bis Zeichen der Wasserintoxikation, Nausea, Kopfschmerzen, epileptiforme Anfälle auftreten. Allerdings kann bei gewissen Polydipsie-Patienten das Durstgefühl erlöschen, wenn ein gewisser Überhydrierungszustand erreicht ist. Das Durstzentrum, der „Dipsostat", ist auf eine Überhydrierung bzw. niedrigere Osmolalität eingestellt.

Die organisch bedingte Polydipsie kann intra vitam meist nur vermutet werden, wenn sie mit anderen hypothalamischen Symptomen wie Fieber, Triebveränderungen, partieller Adenohypophyseninsuffizienz einhergeht. Polydipsie, aber auch Adipsie bei Hydrocephalus kommen vor. Die organische Polydipsie kann mit einem echten, eventuell partiellen Diabetes insipidus kombiniert sein, was die Diagnose sehr schwierig werden läßt.

7. Adipsie, meist mit (partiellem) Diabetes insipidus (zentrale Hyperelektrolytämie, Diabetes insipidus occultus hypersalaemicus FANCONI)

Die Polydipsie geht in den wenigen sicher belegten Fällen von organischen Läsionen im Hypothalamus um Jahre als Reizzustand einer späteren *Ausschaltung* des Durstzentrums voraus. Als Ursache dieser Hypothalamusläsion sind vor allem Tumoren beschrieben, besonders ektopische Pinealome sowie Blutungen nach Traumen und Entzündungen. Die gestörte Wahrnehmung des Durstgefühles, die Adipsie, führt zur sog. zentralen Hyperelektrolytämie. Das Serumnatrium liegt dabei im Bereich von 160 bis 180 maeq/l entsprechend einer Osmolalität von 320–360 mOsm/kg H_2O, wobei die Hyperelektrolytämie nicht unbegrenzt zunimmt, sondern sich ein neuer Gleichgewichtszustand mit relativer und absoluter hypertoner Dehydratation einstellt. Das Plasmavolumen bleibt erhalten, extra- und intracelluläres Flüssigkeitsvolumen sind vermindert. Auf forcierte Flüssigkeitszufuhr und gleichzeitige Vasopressinapplikation stellen sich wieder normale Verhältnisse ein, um nach Absetzen von Vasopressin und Wasser sogleich wieder in die frühere Fehleinstellung zu fallen. Die Volumenregulation ist noch intakt, während die Osmoregulation gestört ist. Auf einen zusätzlichen Anstieg der Osmolalität wird nicht vermehrt Vasopressin ausgeschüttet, so daß meist zusätzlich ein partieller Diabetes insipidus vorhanden ist. Adipsie mit Diabetes insipidus bilden das Krankheitsbild des *Diabetes insipidus hypersalaemicus occultus* (FANCONI, 1956). Beim Säugling oder Kleinkind, wo das Durstgefühl noch wenig wahrgenommen wird, kann es bei einem Diabetes insipidus leicht zur Exsiccose und Hyperelektrolytämie und damit zum Diabetes insipidus occultus kommen, ohne daß eine organische Schädigung des Durstzentrums vorliegt. Andererseits kann Hypernatriämie Blutungen und Thrombosen im Gehirn, besonders bei Kleinkindern, zur Folge haben (COOKE, 1960). Die Diagnose der organischen Adipsie oder zentralen Hyperelektrolytämie darf nur gestellt werden, wenn Bewußtseinstrübungen oder Intelligenzdefete als Ursache der gestörten Wasseraufnahme ausgeschlossen werden können.

8. Differentialdiagnose des Diabetes insipidus

Die Diagnose ist in typischen Fällen einfach und auf Grund der Anamnese zu stellen. Schwierig kann die Unterscheidung gegenüber psychogener oder organischer Polydipsie sein, besonders da sie zu Vasopressin-Unterempfindlichkeit führt. Außerdem können bei organischen Läsionen im Hypothalamus neben dem Diabetes insipidus Reiz- und Ausfallerscheinungen des Durstzentrums die Verhältnisse komplizieren. Schließlich gibt es einen partiellen Diabetes insipidus mit noch vorhandener, aber ungenügender Vasopressin-Ausschüttung.

Der Diabetes insipidus ist in Erwägung zu ziehen, wenn die Urinmenge in 24 Std 4 Liter überschreitet. Oft erlaubt die einfache Messung des Urinvolumens bei Patienten, die glauben, gewaltige Urinmengen auszuscheiden, die Diagnose eines Diabetes insipidus auszuschließen. Im allgemeinen ist das spezifische Gewicht des Urins von Diabetes insipidus-Patienten unter 1005 entsprechend einer Osmolalität von <200 mOsm/kg H_2O, und als obere Grenze wird im allgemeinen 1008 angegeben. Der Harn ist hypoton, die Osmolalität liegt unter derjenigen des Plasma von 300 mOsm/kg H_2O, die Freiwasser-Clearance fehlt bzw. ist negativ. Jedoch ist unter besonderen pathologischen Umständen bei einer stark verminderten glomerulären Filtration auch ohne Vasopressin ein hypertoner Harn mit entsprechend hohem spezifischem Gewicht möglich (BERLINER, 1967; KLEEMAN, 1957). Verbindliche diagnostische Grenzwerte für Urinmengen und Konzentrationsvermögen können schon wegen des Vorkommens von partiellem Diabetes insipidus, wie er besonders postoperativ auftreten kann, nicht angegeben werden.

Bei Diabetes mellitus überschreitet die Polyurie kaum je die Menge von 4 Litern. Das spezifische Gewicht ist hoch, es besteht Glucosurie. Auch bei chronischer Nephritis und Cystennieren werden kaum je mehr als 4 Liter pro Tag ausgeschieden.

Eine nephrogene Polyurie findet sich ferner bei Hypokaliämie mit Hyposthenurie (s.S. 54, insbesondere bei primärem Aldosteronismus (s.S. 337). Sie kommt ferner vor bei Hyperparathyreoidismus und Hypercalcämie anderer Ursache. Auch hier wird die Menge von 4 Litern kaum je überschritten.

Tabelle 6. Differentialdiagnose der Polyurie. (Modifiziert nach KLEEMANN, 1958)

Auslösend:		
Wasser	Übermäßige Zufuhr von H_2O	Polydipsie a) psychogen b) organisch (selten)
	Unfähigkeit zur tubulären Rückresorption	Vasopressin-Mangel oder gestörte Ausschüttung: Diabetes insipidus
		Gestörte *Ansprechbarkeit* des Nephrons auf Vasopressin: Nephrogener, hereditärer Diabetes insipidus Polydipsie > 3Tage Hypokaliämie Primärer Aldosteronismus Nephrocalcinose Hypercalcämie Status nach Harnwegsverlegung Multiples Myelom Amyloidose
Gelöste Stoffe:		
Glucose		Diabetes mellitus Phlorrhizin-Diabetes
Mannitol		Mannitol-Diurese
Salze, bes. NaCl		Chron. Pyelonephritis, interstitielle Nephritis Salidiuretica, Hg-Diuretica
Harnstoff		Chron. Nierenleiden

Der nephrogene Diabetes insipidus mit Urinmengen wie beim echten Diabetes insipidus wird an der Unbeeinflußbarkeit durch Vasopressin erkannt.

Die schwierigste Differentialdiagnose kann aber die neurotisch oder organisch bedingte Polydipsie ergeben und oft läßt nur Spital- oder Verlaufsbeobachtung die prognostisch und therapeutisch wichtige Entscheidung treffen (Tabelle 6).

9. Diagnose des Diabetes insipidus

Tests zur Abklärung von Polyurie und Polydipsie

Der Aussagewert aller Tests wird durch die Tatsache eingeschränkt, daß nach länger als 3 Tage dauernder Wasserdiurese das Konzentrationsvermögen der Niere sinkt und damit weder im Durst-, Hickey-Hare-, Vasopressin- oder Nicotin-Test ein hohes spezifisches Gewicht erzielt werden kann. Erst nach mehrtägiger Wassereinschränkung bzw. Depot-Pitressin- oder DDAVP-Behandlung ist die maximale Konzentrationsfähigkeit prüfbar.

Der Durstversuch unter Osmolalitätskontrolle bei Abbruch nach 3–5% Gewichtsverlust, gefolgt vom Vasopressin-Test, sind immer noch die zuverlässigsten Proben. Der Hickey-Hare (Carter-Robbings)-Test ist weniger belastend, kann aber zu Fehlinterpretationen führen. Der Nicotin-Test kann die Patienten stark belasten (Erbrechen), ist unzuverlässig und fast stets entbehrlich. Die radioimmunologische Bestimmung von Plasma- und Urin-Vasopressin gibt heute präzise Werte, ist aber aufwendig und bleibt vorläufig im allgemeinen Forschungszwecken vorbehalten.

a) Durstversuch

α) Prinzip

Unter Wasserentzug steigt die Plasmaosmolalität an. Beim Gesunden werden die Osmoreceptoren im Hypothalamus gereizt und führen zur Vasopressin-Ausschüttung, das die Poren im distalen Nephron für die Wasserrückresorption öffnet. Der Urinfluß nimmt ab, das spezifische Gewicht bzw. die Urinosmolalität steigen an. Beim Diabetes insipidus wird wegen fehlendem Vasopressin weiter Wasser ausgeschieden bis zu Exsiccose und Gewichtsverlust.

β) Ausführung

7.00 Uhr Morgenessen mit wenig Flüssigkeit.

7.30 Uhr Blase leeren. Urin: spezifisches Gewicht, womöglich Osmolalität bestimmen. Nach dem Urinieren Patient stündlich wägen.
Blutentnahme für Hb, Hämatokrit, Na, Cl, womöglich Osmolalität, evtl. K und Eiweiß. Ab 7.30 Uhr hat der Patient absolutes Trinkverbot. Möglichst Überwachung des Patienten. Der Urin soll in möglichst vielen Portionen gesammelt werden. Menge und spezifisches Gewicht notieren, möglichst Osmolali-

tät bestimmen. Nach 2–3 Std, wenn es dem Patienten nicht mehr möglich ist, halbstündlich zu urinieren, werden die Portionen nur noch jede Stunde gemessen.

10.30 Uhr Gleiche Blutentnahmen wie oben. Patient wägen.
Der Durstversuch soll mindestens 6 Std, besser 24 Std dauern. Wenn der Patient 3–5% des Körpergewichtes abnimmt, muß der Versuch vorzeitig abgebrochen werden.
Vor Abbruch des Versuches nochmals gleiche Blutentnahmen und Patienten nochmals wägen.
Eventuell kann der Durstversuch mittels eines Sedativums etwas verlängert werden.

γ) Beurteilung

Wenn die Urinmenge während des Durstversuches nicht oder nur wenig abnimmt, das spezifische Gewicht nicht über 1008 bzw. die Urin-Osmolalität nicht über 300 mOsm/kg H_2O ansteigt und der Patient 3–5% des Gewichtes abnimmt, ist ein Diabetes insipidus wahrscheinlich. Jedoch kann ein Patient mit Polydipsie zu Beginn des Durstversuches so stark überhydriert sein, daß er noch während längerer Zeit sein im Gewebe retiniertes Wasser in einem Urin mit tiefem spezifischem Gewicht ausscheidet.

b) Hickey-Hare-(Carter-Robbins-)Test
(Infusion von hyperosmolarer NaCl-Lösung)

α) Prinzip

Durch Infusion von 2,5% NaCl wird eine Erhöhung der Serumosmolalität erzielt. Dadurch Reizung der Osmoreceptoren und Ausschüttung von Vasopressin.

β) Ausführung

Bereitstellen: ca. 4 Liter ungezuckerten Tee, 1 Liter sterile 2,5% NaCl-Lösung mit Infusionsbesteck.

7.00 Uhr Morgenessen mit 20 ml Flüssigkeit pro kg Körpergewicht. Dies entspricht bei einem 70 kg schweren Patienten einer Flüssigkeitszufuhr von 1,4 Litern. Kein Kaffee. Rauchen verboten. Der Patient soll diese Flüssigkeitsmenge zwischen 7.00 und 7.30 Uhr einnehmen.

Ab 7.15 Uhr muß der Patient jede Viertelstunde Urin lösen und die gelöste Menge in Form von Tee nachtrinken. Wenn der Patient nicht regelmäßig Wasser lösen kann, muß ein Katheter eingelegt werden. Die Menge und das spezifische Gewicht jeder Urinportion notieren.

10.00 Uhr Blutentnahme für Na, Cl, Eiweiß Hb und Hämatokrit, womöglich für Serumosmolalität.
Gleich nach den Blutentnahmen wird die Infusion mit einer Geschwindigkeit von 0,2 ml/kg Körpergewicht pro min laufen gelassen, d.h. ein 70 kg schwerer Patient erhält 14 ml pro min = 280 Tropfen pro min. Die Infusion soll $^3/_4$ Std laufen, so daß der 70 kg schwere Patient total 630 ml in $^3/_4$ Std erhält. Da es praktisch unmöglich ist, die Tropfen zu zählen, mißt man am besten auf der Infusionsflasche die Menge, die innerhalb der vorgeschriebenen Zeit auslaufen soll, und reguliert danach. Eine Infusionspumpe ist von Vorteil. Damit die Tropfenzahl schnell genug laufen kann, muß eine relativ große Nadel verwendet werden.

10.45 Uhr Infusion abstellen. Blutentnahme wie oben.
Der Test ist abgeschlossen, sobald die Urinmenge, die während des Tests abnehmen sollte, wieder die gleichen Viertelstundenmengen erreicht wie vor der NaCl-Infusion.

γ) Beurteilung

Aus den Bestimmungen von Na, Cl, Hb, Hämatokrit und Eiweiß ist ersichtlich, ob der Test richtig ausgeführt wurde. Hb, Hämatokrit und Eiweißkonzentration im Serum nehmen während der Infusion ab, während Na und Cl ansteigen. Eventuell kann man direkt die Serumosmolalität messen. Es kann vorkommen, daß ein Pateint mit Polydipsie zu Beginn des Tests so stark hypoosmolar ist, daß die Infusion keine Hyperosmolarität bewirkt. Dann muß der Test evtl. mit einer größeren Menge NaCl wiederholt werden (Vorsicht vor Kreislaufüberlastung).

Reagiert der Patient im Test nicht mit einer Abnahme der Urinmenge und Zunahme des spezifischen Gewichtes, so ist ein Diabetes insipidus anzunehmen.

Falscher pathologischer Ausfall kann gelegentlich durch eine osmotische Diurese vorgetäuscht werden. Gleichzeitige Messung der Freiwasser-Clearance verhütet falsche Interpretation. Bei Kreislaufkranken besteht durch die NaCl-Belastung (15 g bei 70 kg) die Gefahr eines Lungenödems.

c) DDAVP-Test (anstelle des belastenden Vasopressin-Tests)

α) Prinzip

DDAVP (s.S. 40) ersetzt heute therapeutisch das Vasopressin und das Depot-Pitressin. Der Test dient zur Unterscheidung von zentralem und renalem Diabetes insipidus.

β) Ausführung

Im Anschluß an einen Hickey-Hare-Test oder nach Hydrierung mit 20 ml Flüssigkeit/kg Körpergewicht löst der Patient alle 15 min Urin und trinkt die gelöste Menge in Form von Tee nach. Von jeder Urinportion Menge und spezifisches Gewicht notieren und Osmolalität bestimmen. Zu Beginn einer 15 min-Periode erhält der Patient 0,1 ml DDAVP-Nasentropfen (o,1 mg/ml Ferring, Ritter) intranasal.

γ) Beurteilung

Reagiert der Patient auf DDAVP nicht mit einer Abnahme der Urinmenge und einem Anstieg von Urinosmolalität und spezifischem Gewicht, so ist eine Diabetes insipidus renalis anzunehmen. Läßt sich im DDAVP-Test eine höhere Urinosmolalität erreichen als im Durstversuch oder im Hickey-Hare-Test, so liegt ein zentraler Diabetes insipidus vor. Am zuverlässigsten läßt sich jedoch die DDAVP-Wirkung an dem Negativwerden der Freiwasser-Clearance erfassen (s. unten).

d) Verlängerter DDAVP-Test

Chronische Polydipsie führt zu einem verminderten Ansprechen der Nieren auf Vasopressin bzw. DDAVP. Deshalb wird bei nicht eindeutigem Ausfall des DDAVP-Tests der verlängerte Test angeschlossen. Nach Bestimmung des Gewichts, des Hämatokrits und der Serumosmolalität werden je morgens und abends 0,1 ml DDAVP intranasal appliziert. Der Diabetes insipidus-Patient verspürt sofort Erleichterung und hört auf zu trinken, während der Polydipsie-Patient weitertrinkt und überhydriert wird mit Kopfschmerzen, Nausea und Gewichtszunahme. Trinken und Essen ad libitum. Trinkmenge und Urinmenge, spezifisches Gewicht und Osmolarität des Urins werden täglich gemessen. Dreimal täglich Körpergewicht, Serumosmolalität und Hämatokrit. Beobachtung möglichst während drei Tagen. Trinken und Essen ad libitum. Trinkmenge und Urinmenge und spezifisches Gewicht werden gemessen. 3mal täglich Körpergewicht, täglich Serumosmolalität und Hämatokrit.

e) Nicotin-Test

α) Prinzip

Nicotin stimuliert die Ausschüttung von Vasopressin aus dem Hypothalamus-Neurohypophysensystem. Diese Stimulation geht nach DINGMAN nicht über die Osmoreceptoren im Hypothalamus, sondern wirkt direkt auf Hypothalamuskerne-Hypophysenhinterlappen. Es kann also mittels einer Injektion von Nicotin geprüft werden, ob die Hypophyse noch ADH enthält und dieses ausschütten kann. Reagiert die Hypophyse auf Nicotin, so kommt es wiederum zu einer Einschränkung des Urinflusses über den gleichen Mechanismus wie bei den anderen Tests.

β) Ausführung

7.00 Uhr Blase leeren. Frühstücken.

Zwischen 7.00 und 7.30 Uhr Flüssigkeitszufuhr: 20 ml pro kg Körpergewicht, dies entspricht 1,4 Litern für einen 70 kg schweren Patienten. Keinen Kaffee, nicht rauchen!

Alle Viertelstunden Wasser lösen, jeweils die gleiche Menge Flüssigkeit nachtrinken. Die Viertelstundenmenge und das spezifische Gewicht müssen notiert werden.

Wenn ein konstanter Urinfluß eingetreten ist, ca. um 10.00 Uhr, wird zu Beginn einer Viertelstundenperiode bei Nichtrauchern 1 mg Nicotin-Base (1 mg Nicotin-Base entspricht 2 mg Nicotin-Salicylat oder 3 mg saurem Nicotin-Tartrat) i.v. injiziert.

Bei Rauchern muß man ca. 3 mg spritzen.

Als normale Reaktion auf Nicotin wird es dem Patienten schlecht. Wenn keine Übelkeit auftritt, war die Dosis zu klein, und es soll die nächsthöhere Dosis gespritzt werden.

γ) Beurteilung

Es wurde angenommen, daß sich 2 Arten von Diabetes insipidus unterscheiden lassen. Reagiert ein Patient nicht auf Nicotin, so muß man eine fehlende ADH-Bildung annehmen, reagiert hingegen ein Patient auf Nicotin, nicht aber auf osmotischen Reiz, so muß eine Läsion im Osmoreceptorenzentrum vorliegen (DINGMAN, 1957).

Die Reizschwelle für Vasopressinausschüttung durch Nicotin ist jedoch sehr verschieden, so daß das Nicotin nicht immer genug hoch dosiert werden kann, um sicher ein negatives Resultat feststellen zu können (DIES, 1961).

f) Freiwasser-Clearance

α) Prinzip

Das Urinvolumen kann in zwei hypothetische Teilvolumen, eines mit osmotisch gebundenem und eines mit freiem Wasser, unterteilt werden. Das Urinvolumen pro Zeiteinheit oder der Urinfluß ist gleich der Summe der osmolaren Clearance und der Freiwasser-Clearance ($V = C_{osm} + C_{H_2O}$). Letztere Größe hat bei hypotonem Urin einen positiven, bei hypertonem Urin einen negativen Wert. Die osmolare Clearance wird nach der Formel

$$C_{osm} = V \frac{\text{Urin Osm}}{\text{Plasma Osm}}$$

berechnet, wobei V die Urinmenge pro min bedeutet. Daraus ergibt sich für die Freiwasser-Clearance die Formel

$$C_{H_2O} = V\left(1 - \frac{\text{Urin Osm/kg } H_2O}{\text{Plasma Osm/kg } H_2O}\right).$$

Je nachdem, ob die Urinosmolalität größer oder kleiner als die des Plasma ist, wird der Bruch > 1 oder < 1 und die Summe bzw. das Produkt negativ oder positiv.

Im allgemeinen bedeutet eine negative Freiwasser-Clearance, daß Vasopressin zur Wirkung gelangt. Die Sammelperioden zur Bestimmung der Freiwasser-Clearance haben sich zweckmäßig nach dem Urinfluß zu richten, bei Urinfluß über 5 ml/min sammelt man diesen viertelstündlich, bei < 2 ml/min stündlich.

Die Bestimmung der Freiwasser-Clearance hat eine exakte Osmolalitätsbestimmung zur Voraussetzung. Sie bietet eine rechnerische Erfassung von Diurese bzw. Antidiurese und wird mit Vorteil beim Hickey-Hare-Test, Nicotintest und Vasopressin-Test angewendet, wobei sich z.B. bei ersterem ein nur scheinbar pathologischer Ausfall wegen gleichzeitiger osmotischer Diurese aufdecken läßt.

Bei kleinen Urinmengen wird sie wegen unvermeidbarem Restharn von 5–10 ml ungenau.

β) Ausführung

Hydrierungszustand des Patienten je nach dem Zweck der Untersuchung. Bei mittlerem Urinfluß von 1–2 ml/min wird beispielsweise der Urin in 2 Perioden von 8–9 und 9–10 Uhr gemessen, das Volumen und die Osmolalität bestimmt.

Blutentnahme um 9.00 Uhr zur Bestimmung der Plasma-Osmolalität. Berechnung nach der oben erwähnten Formel.

Andere vereinfachte Tests, wie z.B. Vergleich der Diurese nach Trinken von Wasser bzw. 1% NaCl-Lösung oder Vergleich der Urin- zur Serumosmolalität während $6^1/_2$stündigen Durstens haben sich in unserer Erfahrung weniger bewährt (Jadresic, 1962; Decourt, 1960; Dashe, 1963).

g) Vasopressin-Bestimmung im Plasma und im Urin

Die biologischen Bestimmungsmethoden für Vasopressin im Plasma und im Urin waren nicht empfindlich genug, um normale Konzentrationen im Plasma oder im Urin zu erfassen.

Tabelle 7. Synopsis der Abklärung auf Diabetes insipidus

1. Allgemeinstatus, einschließlich Augenfundus und Urinuntersuchung auf Zucker und Eiweiß, Messung von Urin- und Trinkmengen bei Normalkost und Getränken ad libitum, Messung des spezifischen Gewichts, möglichst auch der Osmolalität verschiedener Urinportionen.
2. Osmolalität in Harn und Plasma morgens nüchtern oder nach 6stündigem Dursten.
3. Durstversuch
4. DDVAP-Tests. Eventuell Hickey-Hare-Test, eventuell Nicotintest.
5. Schädelaufnahme a.p. und seitlich, Lumbalpunktion, eventuell EEG, Computer Tomogramm

Radioimmunologische Methoden sind aufwendig, erlauben aber, Konzentrationen bis zu 0,025 pg/ml oder 0,01 μE zu erfassen. In biologischen Flüssigkeiten interferieren unidentifizierte Substanzen der Hormone die Antikörperreaktion oder entstehen Kreuzreaktionen. Die interferierenden Substanzen müssen deshalb aus dem Plasma durch Gelfiltration oder Aceton-Präcipitation entfernt werden (Robertson, 1973, 1977). Aus dem angesäuerten Urin wird Vasopressin mit einem Kation-Austauscher extrahiert (Czernichow, 1975).

Normalwerte: Beim gesunden Menschen beträgt die Konzentration zwischen 1–5 pg/ml (= 0,4–2 μE) je nach dem Zustand der Hydratation (Robertson, 1973). Im unextrahierten Urin wurden Mengen von 1,2–6,2 mE/Std bei Dehydratation und bei Wasserbelastung 0–0,35 mE/Std gemessen (Oyama, 1971), nach Ionenaustausch Extraktion beim Manne durchschnittlich 70 ng/24 Std und bei der Frau 34 ng/24 Std nachgewiesen (Merkelbach, 1975).

Die radioimmunologische Bestimmung des Neurophysins im Plasma ist weniger aufwendig, und die Ergebnisse entsprechen denjenigen von Vasopressin, entsprechend der Hydratation und Dehydratation (Cheng, 1970; Legros, 1972). Die Erfahrung wird zeigen, ob die Bestimmung von Neurophysin diejenige von Vasopressin ersetzen kann.

10. Prognose und Verlauf

Der Verlauf ist fast ausnahmslos irreversibel, auch wenn es beim symptomatischen Diabetes insipidus gelingt, die Ursache der Störung zu beheben. Gelegentlich kann nach Punktion einer Craniopharyngeomcyste ein Diabetes insipidus wieder verschwinden. Die Prognose quoad vitam ist gut, wenn nicht ein destruierender Prozeß weiter fortschreitet. Ein Nachlassen der Symptome ist immer auf Hypophysenvorderlappenläsion suspekt.

11. Therapie

Beim symptomatischen Diabetes insipidus ist zunächst das Grundleiden zu behandeln. Bei unbekannter Ursache ist der „idiopathische" Diabetes insipidus zu häufig, als daß die Röntgenbestrahlung der Hypophysengegend gerechtfertigt wäre, um einen allfälligen neoplastischen oder granulomatösen Prozeß günstig zu beeinflussen. Die Therapie besteht heute in Substitution des Vasopressin durch DDAVP.

Der Diät, den antidiuretisch wirkenden Pharmaka, wie Thiacide, Chlorpropamid, Clofibrat, Carbamacepine u.a. (s. Übersicht bei Moses, 1974, Robertson, 1977) kommt nur noch untergeordnete Bedeutung zu.

Vor allem soll man die Patienten entsprechend ihrem Bedürfnis trinken lassen. Reduktion der harnpflichtigen Substanzen vermindert die Polyurie. Salzarme Kost vermindert den Bedarf an Medikamenten, ist aber heute nicht mehr notwendig.

Die Behandlung der Wahl des symptomatischen und idiopathischen zentralen Diabetes insipidus besteht heute in der zweimal täglich intranasalen Applikation des DDAVP (Desamino-D-Arg^8-Vasopressindiacetat), eines Analogons des Arginin-Vasopressins.

Die Desaminierung in Position 1 verstärkt die antidiuretische Wirkung und deren Dauer, der Ersatz von L-Arginin durch D-Arginin bringt die pressorische Wirkung praktisch zum Verschwinden. So übt es eine volle Wirkung während 12 Std ohne alle Nebenwirkungen aus. 1 ml des Präparates enthält 0,1 mg DDAVP. 0,1–0,2 der Lösung (10–20 μg) werden in einen feinen graduierten Plastikschlauch aufgezogen und in die Nase durch den Mund ausgeblasen. Die Diabetes insipidus-Patienten haben damit normale Urinmengen und sind beschwerdefrei. Bei leichten Formen genügt eine einmalige Applikation, Kinder erhalten 2mal täglich 0,05 ml (5 μg) (Vavra, 1968; Anderson, 1972; Borner, 1974; Robinson, 1976). Eine weitere Indikation für DDAVP bildet die Enuresis nocturna.

Mit dem DDAVP sind das Pitressin-Schnupfpulver, das zu Reizungen der Nasenschleimhaut und allergischen Lungenerkrankungen führte, der Lysin-Vasopressin-Nasalspray mit Wirkungsdauer von nur 3–4 Std, das Pitressin-Tannat in Öl mit verschiedener Wirkungsdauer und schmerzhaften Injektionen überholt, ebenso wie die Therapie mit den oben genannten schwach wirksamen, antidiuretisch wirksamen Pharmaka.

Von diesen sind die Thiacide, Carbamazepin und Clofibrat beim nephrogenen Diabetes insipidus teilweise wirksam. Die letzteren können in der Dosierung von 300–400 mg Carbamazepin und 4mal 0,25 g Clofibrat, evtl. kombiniert, verwendet werden oder man gibt Chlorthalidon, 200–400 mg täglich, oder Hydrochlorothiacid in Kombination mit 3 g Kalium. Die Wirkungsweise der Thiacide ist nicht sicher geklärt (Orloff, 1966).

Bei frisch transsphenoidal an der Hypophyse operierten Patienten mit Diabetes insipidus kann, solange die Wunde eine intranasale Applikation ausschließt, Carbamazepin, Clofibrat per os oder aber Lysin-Vasopressin i.m. in kleinen wiederholten Dosen gegeben werden.

Nicht alle Patienten wünschen eine dauernde Substitutionstherapie. Viele Patienten, besonders diejenigen, die das Leiden von Jugend auf haben, sind an die großen Trinkmengen gewöhnt, sie haben ihr Leben darauf ausgerichtet und finden sie nicht weiter störend. Sie greifen nur zur Substitutionstherapie in besonderen Situationen, wo ihnen das jederzeitige Trinken verunmöglicht wird.

F. Syndrom der Überproduktion von Vasopressin (Schwartz-Bartter-Syndrom, „Inappropriate secretion of antidiuretic hormone")

1. Symptomatologie, Pathogenese

Hyponatriämie mit hypotoner Hypervolämie und hypertonem Harn wurde beim Bronchus-Carcinom und verschiedenen anderen Krankheitszuständen beobachtet und von Schwartz und Bartter (1957) als eine Verdünnung des Plasma durch Übersekretion von Vasopressin gedeutet. Die Diagnose wird indirekt durch die folgenden Befunde gestellt:

1. Hyponatriämie mit Hypoosmolalität des Plasma und der extracellulären Flüssigkeit.
2. Fehlen von Hypovolämie und Exsiccose. Normaler Turgor, Blutdruck, Harnstoff im Serum.
3. Anhaltende Natriurie trotz Hyponatriämie, hypertoner oder nicht maximal verdünnter Urin.
4. Intakte Nieren-, und Nebennierenfunktion.

Exogene Zufuhr von Vasopressin bei gleichzeitig fortgesetzter Wasserzufuhr führt über eine Vermehrung des Plasmavolumens zu gesteigerter glomerulärer Filtration, vermehrter Natriumausscheidung, Hyponatriämie und Verdünnung der Körperflüssigkeiten. Der extracelluläre Raum ist vergrößert, der intravasale meist normal. Die Osmoregulation wird aufgegeben zugunsten der Erhaltung des Volumens der Körperflüssigkeit. Weshalb die hypotone Hydration gut ertragen wird und keine Vergrößerung des intracellulären Raumes eintritt, ist nicht geklärt. Eine Verschiebung des Natriums in den intracellulären Raum wurde beobachtet (Kaye, 1966), es scheint aber osmotisch nicht aktiv zu sein. Die gesteigerte Natriurese geht auf die vermehrte Filtration, auf die wegen Hypervolämie

Tabelle 8. Vorkommen des Syndroms der Vasopressin-Überproduktion. (Nach BARTTER u. SCHWARTZ, 1967)

1. Maligne Tumoren	
	Lungen-Carcinom
	Duodenal-Carcinom
	Pankreas-Carcinom
	Thymom
2. Störungen des Zentralnervensystems	
	Meningitis
	Schädelverletzungen
	Hirnabsceß
	Hirntumor
	Encephalitis
	Guillain-Barré-Syndrom
	Akute intermittierende Porphyrie
	Subarachnoidalblutung
	Verschiedenes
3. Lungenkrankheiten	
	Pneumonie
	Tuberkulose
	Kavernenbildung (Aspergillose)
4. Idiopathisch	

fehlende Aldosteronsekretion und schließlich auf gestörte proximale Natrium-Rückresorption bei vergrößertem extracellulärem Volumen zurück (BARTTER, 1967), evtl. unter Mitbeteiligung des hypothetischen „3. Faktors" (BRICKER, 1967; FICHMAN, 1968).

Das Syndrom wurde beobachtet:

1. beim Bronchus-Carcinom. Es handelte sich ganz überwiegend um kleinzellige oder anaplastische Carcinome, nur einmal um ein Adenocarcinom.

2. Bei cerebralen Erkrankungen, primären und metastatischen Hirntumoren, vasculären Gehirnerkrankungen, Schädeltrauma und Mißbildungen.

3. Bei gewissen Stoffwechselstörungen, wie der Porphyrie mit Encephalopathie und schließlich „idiopathisch" ohne erkennbare Ursache (WALDVOGEL, 1967). Ob die Beobachtungen dieses Syndroms bei schwerer Lungentuberkulose, Miliartuberkulose und tuberkulöser Meningitis und das „cerebrale Salzverlust-Syndrom" auch hierzu zu zählen sind, ist nicht gesichert (Tabelle 8). Schließlich geht die Hyponatriämie bei den Endokrinopathien M. Addison, Hypophyseninsuffizienz und Myxödem in der Regel mit Hypovolämie einher. Ob z.T. übermäßige Vasopressinsekretion bei postoperativen Zuständen und Herzinsuffizienz an Hyponatriämie mitbeteiligt ist, wird diskutiert (BARTTER, 1967).

Die Hinweise für eine vermehrte Vasopressinsekretion bei diesem Syndrom waren zunächst indirekt. Die free water clearance ist in der Regel negativ. Sie kann zuweilen auch positiv werden, aber muß in bezug auf die Hypotonie des Plasma immer ungenügend positiv sein. Die Nieren sind stets in der Lage, Natrium zurückzuhalten und sprechen auf Mineralocorticoide an, auch bleibt der Mechanismus der Natriumretention auf renale Minderdurchblutung intakt. Natriumzufuhr steigert die Natriurese. Hyponatriämie ist auf diese Weise kaum auszugleichen. Hingegen stellt Wasserentzug die Natriumkonzentration im Serum wieder her, beseitigt die Hypernatriurie und die Polyurie. Diphenylhydantoin hemmt die Vasopressinausschüttung und korrigiert die Natriämie bei den nicht tumorbedingten Fällen, eignet sich jedoch nicht als Therapie für die Dauer.

Später sind auch direkte Nachweise von Vasopressin bzw. Substanzen mit Vasopressinähnlicher Wirkung sowohl im Urin (THORN, 1963; MERKELBACH, 1975), im Plasma (BOWER, 1964; FICHMAN, 1968; PADFIELD, 1976, ROBERTSON, 1977), als auch in Tumorextrakten gelungen (ARMATRUDA, 1963; BOWER, 1964; BARRACLOUGH, 1966; MARKS, 1968; UTIGER, 1966; VORHERR, 1968). Jedoch kann in einzelnen Fällen die Vasopressinkonzentration noch im Normbereich liegen und nur relativ zur niedrigen Osmolalität zu hoch sein (BAUMANN, 1972).

Offenbar sind verschiedene Mechanismen möglich: 1. das Bronchus-Carcinom oder andere Tumoren bilden Vasopressin oder ähnliche wirksame Substanzen. Dafür spricht Rückbildung des Syndroms nach Operation oder unter Besserung des Lungencarcinoms mit cytostatischer Therapie und Bestrahlung sowie der direkte Nachweis solcher Substanzen in Tumorextrakten. 2. Für die Pathogenese des Syndroms bei cerebralen Prozessen liegt es nahe, eine Regulationsstörung der Vasopressinausschüttung oder Produktion anzunehmen, und zwar sprechen die Regulationszentren nicht mehr auf die hemmenden Reize (Hypoosmolalität, Hypervolämie, auf Alkohol nur z.T.) an, hingegen auf Diphenylhydantoin, was zusammen mit der Wasserbelastung die Differentialdiagnose zwischen tumor- oder zentralbedingter Vasopressinüberproduktion erlaubt (FICHMAN, 1968).

Ob und wie die Fälle des Schwartz-Bartter-Syndroms bei Lungentuberkulose hier einzureihen sind, ist ungewiß. Die Hyponatriämie des Myxödems und der Hypophysenvorderlappeninsuffizienz scheinen nicht hierher zu gehören.

2. Differentialdiagnose und Diagnose

Die Hyponatriämie des „echten" Kochsalzverlustes bei Morubs Addison, tubulärer Nephropathie, NaCl-Verlust durch Erbrechen, Durchfälle führt zu *Hypo*volämie, Hypotonie, hypotoner Dehydratation und Azotämie. Hyponatriämie und *Hyper*osmolalität ist auf Mannitolmißbrauch verdächtig (AVIRAM, 1967). Ein hypertoner Urin kann auch bei verminderter glomerulärer Filtration gebildet werden, diese geht jedoch stets mit Azotämie und einer Erhöhung des Plasmakreatinins einher, und die Natriumausscheidung nimmt bei verminderter Filtration ab. Verschiedene Pharmaka können antidiuretisch wirken und zu Hyponatriämie führen (s.S. 58), unter anderen auch Antidiabetica und Cytostatica wie Vincristin und Cyclophosphamid (s. Übersicht bei MOSES, 1974).

Die Hyponatriämie bei der terminalen Herzinsuffizienz geht mit schweren Ödemen einher, das Kochsalz entweicht ins Interstitium und die Gewebe. Die Natriumausscheidung ist vermindert, die Natriumbilanz wird positiv.

Die Hyponatriämie der Hypophyseninsuffizienz (s.S. 94) ist nicht mit Hypernatriurie verbunden und bessert sich nicht auf Wasserentzug, hingegen sofort auf Cortisontherapie. Psychogene oder organisch bedingte Polydipsie kann zu ähnlichen Zuständen führen, wenn mehr als 25 ml/min getrunken werden, doch ist dann der Urin stets maximal verdünnt.

Pseudohyponatriämie bei Hyperlipämie oder bei Hyperproteinämie ist auszuschließen, die Serumosmolalität ist dabei normal.

Wenn Exsiccose und Azotämie einerseits, Ödeme und Herzinsuffizienz andererseits ausgeschlossen werden können, die Hyponatriämie unter diesen Voraussetzungen mit einem hypertonen oder ungenügend verdünnten Harn einhergeht und durch Einschränkung der Flüssigkeitszufuhr sich bessern läßt, so liegt dieses Syndrom vor. Charakteristisch sind sehr tiefe Reststickstoffwerte unter 10 mg-%.

3. Verlauf und Therapie

Der Verlauf wird durch die Grundkrankheit bestimmt. Remissionen sind möglich, besonders bei der Porphyrie. Ist die Grundkrankheit nicht beeinflußbar, so läßt sich durch Einschränkung der Wasserzufuhr die Hyponatriämie vermindern oder beheben und zuweilen das Allgemeinbefinden des Patienten bessern. Diphenylhydantoin, das i.v. die zentral bedingte Vasopressinüberproduktion hemmt, korrigiert peroral auf die Dauer die Hyponatriämie nicht (FICHMAN, 1968). Es kann bei der zweiten, oligurischen Phase nach Craniopharyngeom-Operationen nützlich sein (LANDOLT, 1974). Mannitol wirkt der übermäßigen Vasopressin-Wirkung entgegen, hat aber gegenüber der Einschränkung der Wasserzufuhr keine Vorteile. Jedoch läßt sich mit Lithium, 1 g täglich, die Ansprechbarkeit der Niere auf Vasopressin herabsetzen (s.S. 51) und akut und chronisch eine Besserung erzielen. Die Serumkonzentration des Lithiums ist jedoch genau zu überwachen (WHITE, 1975). Günstiger noch als Lithium soll in chronischen Fällen Demeclocyclin (Demethylchlortetracyclin) in der Dosis von 0,6–1,2 g pro Tag wirken, das wahrscheinlich über Hemmung des cyclischen AMP zu einer Unempfindlichkeit der distalen Tubuli und Sammelrohre auf Vasopressin führt (DE TROYER, 1975).

Bei akut bedrohlichen Zuständen kann Furosemid, 1 mg/kg Körpergewicht, i.v. gegeben werden, wiederholt von Dosen je nach Notwendigkeit. Die Na- und K-Verluste im Urin sind dabei stündlich zu messen und durch Infusion 3%iger NaCl-Lösung mit Beigabe der notwendigen KCl-Menge zu ersetzen (HANTMAN, 1973).

Literatur

Übersichten

Andreoli, T.E., Schafer, J.A.: Some considerations of the role of antidiuretic hormone in water homeostasis. Recent Progr. Hormone Res. **33**, 387 (1977)

Berde, B.: Neurohypophysial hormones and similar polypeptides. In: Handbuch der experimentellen Pharmakologie, vol. XXII. Berlin-Heidelberg-New York: Springer 1968.

Chard, T.: The posterior pituitary gland. Clin. Endocr. **4**, 89 (1975).

Cross, D.A., Dyball, R.E.J., Dyer, R.G., Jones, C.W., Lincoln, D.W., Morris, J.F., Pickering, B.T.: Endocrine neurons. Rec. Progr. Horm. Res. **31**, 243 (1975).

Greep, R.O., Astwood, E.B., Knobil, E., Sayer, W.H., Geiger, S.R. (eds.). Handbook of Physiology, sect. 7, Endocrinology, vol. IV, The Pituitary Gland and Its Neuroendocrine Control, part 1. Washington DC: Amer. Physiol. Soc. 1974.

Hays, R.M.: Antidiuretic hormone. New Engl. J. Med. **295**, 659 (1976).

Robertson, G.L.: The regulation of vasopressin function in health and disease. Recent Progr. Hormone Res. **33**, 333 (1977)

Sachs, H., Fawcett, P., Takabatake, Y., Portanova, R.: Biosynthesis and release of vasopressin and neurophysin. Rec. Progr. Horm. Res. **25**, 447 (1969).

Schwartz, I.L., Schwartz, W.B.: Symposium on antidiuretic hormones. Amer. J. Med. **42**, 651 (1967).

Stutinsky, F.: Neurosecretion. Berlin-Heidelberg-New York: Springer 1967.

Uhlich, E.: Vasopressin. Bestimmungsmethoden; Physiologie und Pathophysiologie der Sekretion. Stuttgart: Thieme 1976.

Valtin, H., Sokol, H.W., Sunde, D.: Genetic approaches to the study of the regulation and actions of vasopressin. Rec. Progr. Horm. Res. **31**, 447 (1975).

Wolstenholme, G.E.W., Birch, J. (eds.): Neurophysial Hormones. Study Group No. 39. Ciba Foundation Volumes. Edinburgh-London: Churchill Livingstone 1971.

Embryologie und Normalanatomie

Bergland, R.M., Davis, S.L., Page, R.B.: Pituitary secretes to the brain. Experiments in sheep. Lancet **1977 I**, 276.

Bloom, W., Fawcett, Don W.: A textbook of Histology, 10 th ed., p. 503. Philadephia-London-Toronto: Saunders 1975.

Gray, H.: Anatomy, 35 th ed. (R. Warwick, P.L. Williams, eds.). Edinburgh: Longman 1975.

Hamilton, W.J., Boyd, J.D., Mossman, H.W.: Human Embryology, Prenatal Development of Form and Function. 4 th ed. (W.J. Hamilton, Mossman, H.W. Mossman, eds.). Cambridge: W. Heffer and Son 1972.

Lederis, K.: Neurosecretion and the functional structure of the neurohypophysis. In: Handbook of Physiology, sect. 7: Endocrinology, vol. IV: The pituitary gland and its neuroendocrine control, part 1 (R.O. Greep, E.B. Astwood, eds.), p. 81. Baltimore-Maryland: Wilkins 1974.

Biochemie

Acher, R.: Chemistry of neurohypophysial hormones. In: Harris and Donovan. The pituitary gland, vol. III. London: Butterworths 1966.

Acher, R.: Evolution des hormones neurohypophysaires. In: Gual, Progress in endocrinology. Amsterdam: Excerpta medica foundation 1969.

Acher, R., Fromageot, C.: The relationship of oxytocin and vasopressin to active proteins of posterior origin. Studies concerning the existence or non existence of a single neurohypophysial hormone. In: Heller, H., The neurohypophysis. London: Butterworths 1957.

Berde, B., Boissonnas, R.A.: Synthetic analogues and homologues of the posterior pituitary hormones. In: Harris and Donovan, The pituitary gland, vol. III. London: Butterworths 1966.

Berde, B., Boissonnas, R.A.: Basic pharmacological properties of synthetic analogues and homologues of the neurohypophysical hormones. In: Handbuch der experimentellen Pharmakologie, vol. XXIII, ed. by B. Berde. Berlin-Heidelberg-New York: Springer 1968.

Berde, B., Boissonnas, R.A., Huguenin, R.L., Stürmer, E.: Vasopressin analogues with selective pressor activity. Experienta (Basel) **20**, 42 (1964).

Berde, B., Cerletti, A.: Medizinische und biologische Aspekte von pharmakologischen Arbeiten mit synthetischen Peptiden von neurohypophysärem Typus. Klin. Wschr. **42**, 1159 (1964).

Boissonnas, R.A., Guttmann, S.T.: Chemistry of the neurohypophysial hormones. In: Handbuch der experimentellen Pharmakologie, vol. XXIII, ed. by B. Berde. Berlin-Heidelberg-New York: Springer 1968.

Boissonnas, R.A., Guttmann, S.T., Berde, B., Konzett, H.: Relationships between the chemical structures and the biological properties of the posterior pituitary hormones and their synthetic analogues. Experientia (Basel) **77**, 377 (1961).

George, C.P.L., Messerli, F.H., Genest, J., Nowaczynski, W., Boucher, R., Kuchel, O., Rojo-Ortega, M.: Diurnal variation of plasma vasopressin in man. J. clin. Endocr. Metab. **41**, 332 (1975).

Guhl, U.: Die antidiuretische und pressorische Wirksamkeit von Arginin^8-Vasopressin, Lysin^8-Vasopressin und Phenylalanin^2-lysin^8-Vasopressin beim Menschen. Schweiz. med. Wschr. **91**, 798 (1961).

Robertson, G.L., Mahr, E.A., Athar, S., Sinha, T.: Development and clinical application of a new method for the radioimmunoassay of arginine vasopressin in human plasma. J. clin. Invest. **52**, 2340 (1973).

Sawyer, W.H.: Evolution of antidiuretic hormones and their functions. Amer. J. Med. **42**, 678 (1967).

Taskiris, A., Haemmerli, U.P., Bühlmann, A.: Reduction of portal venous pressure in cirrhotic patients with bleeding from oesophageal varices, by administration of a vasopressin derivate, phenylalanine^2-lysine^8-vasopressin. Amer. J. Med. **36**, 825 (1964).

Vigneaud, V. du, Gish, D.T., Katsoyannis, P.G.: A synthetic preparation possessing biological properties, associated with arginine-vasopressin. J. Amer. chem. Soc. **76**, 475 (1954).

Vliegenthart, J.F.G., Versteeg, D.H.G.: The evolution of the vertebrale neurohypophysial hormones in relation to the genetic code. J. Endocr. **38**, 3 (1967).

Walter, R., Rudinger, J., Schwartz, I.L.: Chemistry and structure-activity relations of the antidiuretic hormones. Amer. J. Med. **42**, 653 (1967).

Wooley, D.W., Merrifield, R.B.: Specificity of peptides. Science **128**, 238 (1958).

Transport, Abbau, Ausscheidung

Baumann, G., Dingman, J.F.: Distribution, blood transport, and degradation of antidiuretic hormone in man. J. clin. Invest. **57**, 1109 (1976).

Czaczkes, J.W., Kleeman, C.R., Koenig, M.: Physiologic studies of antidiuretic hormone by its direct measurement in human plasma. J. clin. Invest. **43**, 1625 (1964).

Dicker, S.E.: Release and metabolism of neuro-hypophyseal hormones. J. Pharm. Pharmacol. **13**, 449 (1961).

Ginsburg, M.: Production, release, transportation and elimination of the neurohypophysial hormones. In: Handbuch der experimentellen Pharmakologie, vol. XXIII, ed. by B. Berde. Berlin-Heidelberg-New York: Springer 1968.

Heller, H., Ginsburg, M.: Secretion, metabolism and fate of the posterior pituitary hormones. In: Harris and Donovan, The pituitary gland, vol. III. London: Butterworths 1966.

Lauson, H.D.: Metabolism of antidiuretic hormones. Amer. J. Med. **42**, 713 (1967).

Lauson, H.D.: Metabolism of the neurohypophysial hormones. In: Handbook of Physiology, sect. 7, Endocrinology, vol. IV, The Pituitary Gland and Its Neuroendocrine Control, part 1, p. 287 (E., Knobil, W.H., Sawyer, eds.). Washington DC: Amer. Physiol. Soc. 1974.

Thorn, N.A.: Some chemical properties of antidiuretic material in the urine of rats. Acta endocr. (Kbh.) **32**, 128 (1959).

Vavra, I., Machova, A., Holecek, V., Cort, J.H., Zaoral, M., Sorm, F.: Effect of a synthetic analogue of vasopressin in animals and in patients with diabetes insipidus. Lancet **1968I**, 948.

Neurophysine

Chard, T.: The posterior pituitary gland. Clin. Endocr. **4**, 89 (1975).

Cheng, K.W., Friesen, H.G.: Physiologic factors regulating the secretion of neurophysin. Metabolism **19**, 876 (1970).

Ginsburg, M., Jayasena, K., Thomas, P.J.: The preparation and properties of porcine neurophysin and the influence of calcium on the hormone-neurophysin complex. J. Physiol. (Lond.) **184**, 387 (1966).

Hope, D.B., Pickup, J.C.: Neurophysins. In: Handbook of Physiology, sect. 7, Endocrinology, vol. IV, The Pituitary Gland and Its Neuroendocrine Control, part 1, p. 173 (E., Knobil, W.H., Sawyer, eds.). Washington DC: Amer. Physiol. Soc. 1974.

Legros, J.J., Franchimont, P.: Human neurophysin blood levels under normal, experimental and pathological conditions. Clin. Endocr. **1**, 99 (1972).

Robinson, A.G.: Isolation, assay and secretion of individual human Neurophysins. J. clin. Invest. **55**, 360 (1975).

Robinson, A.G., Michelis, M.F., Warms, P.C., Davis, B.B.: Natriuretic effect of posterior pituitary neurophysin. J. clin. Endocr. Metab. **39**, 913 (1974).

Tissot-Berthet, M.C., Reinharz, A.C., Vallotton, M.B.: Radiuimmunoassay of neurophysin I and II in human plasma. Ann. N.Y. Acad. Sci. **248**, 257 (1975).

Bildungsort

Bargmann, W.: Neurohypophysis. Structure and function. In: Handbuch der experimentellen Pharmakologie, vol. XXIII, ed. by B. Berde. Berlin-Heidelberg-New York: Springer 1968.

Heller, H.: The hormone content of the vertebrate hypothalamo-neurohypophysial system. Brit. med. Bull. **22**, 227 (1966).

Ingram, W.R., Fisher, C., Ranson, S.W.: Experimental diabetes insipidus in the monkey. Arch. intern. Med. **57**, 1067 (1936).

Jewell, P.A., Verney, E.B.: An experimental attempt to determine the site of the neurohypophysial osmoreceptors in the dog. Phil. Trans **240**, 197 (1956/57).

Lederis, K.: The distribution of vasopressin and oxytocin in hypothalamic nuclei. In: 3rd Internat. Symposium on Neurosecretion, ed. by H. Heller and R.B. Clark. New York: Academic Press 1962.

Sachs, H.: Biosynthetis and release of vasopressin, Amer. J. Med. **42**, 687 (1967).

Scharrer, E., Scharrer, B.: Neurosekretion. In: Handbuch der mikroskopischen Anatomie des Menschen, Bd. VI-V. Berlin-Göttingen-Heidelberg: Springer 1954.

Ausschüttung

Arndt, J.O.: Diuresis reduced by water infusion into the carotid loops and its inhibition by small hemorrhage. The competition of volume- and osmocontrol. Pflügers Arch. ges. Physiol. **282**, 313 (1965).
Aubry, R.H., Nankin, H.R., Moses, A.M., Streeten, D.H.P.: Measurement of the osmotic threshold for vasopressin release in human subjects, and its modification by cortisol. J. clin. Endocr. **25**, 1481 (1965).
Baumann, G., Dingman, J.F.: Distribution, blood transport and degradation of antidiuretic hormone in man. J. clin. Invest. **57**, 1109 (1976).
Bonjour, J.P., Malvin, R.L.: Stimulation of ADH release by the renin-angiotensin system. Amer. J. Physiol. **218**, 1555 (1970).
Claybaugh, J.R., Share, L., Shimizu, K.: The inability of infusions of angiotensin to elevate the plasma vasopressin concentration in the anesthetized dog. Endocrinology **90**, 1647 (1972).
Cross, B.A., Dyball, R.E.J.: Central pathway for neurohypophysial hormone release. In: Handbook of Physiology, sect. 7, Endocrinology, vol. IV, The Pituitary Gland and its Neuroendocrine Control, part 1 (E., Knobil, W.H., Sawyer, eds.). p. 269. Washington, DC: Amer. Physiol. Soc. 1974.
Dicker, S.E.: La secrétion des hormones neurohypophysaires chez l'adulte et le nouveau-né. In: H.P. Klotz, Symposium international sur la neuroendocrinologie. Paris: Expansion sci. frc. 1966.
Dingman, J.F., Benirschke, K., Thorn, G.W.: Studies of neurohypophyseal function in man. Amer. J. Med. **23**, 226 (1957).
Douglas, W.W.: Mechanism of release of neurohypophysial hormones: stimulus-secretion coupling. In: Handbook of Physiology, sect. 7, Endocrinology, vol. IV, The Pituitary Gland and Its Neuroendocrine Control, part 1 (E. Knobil, W.H. Sawyer, eds.), p. 191. Washington DC: Amer. Physiol. Soc. 1974.
Fichman, M.P., Bethune, J.E., Kleeman, C.R.: Inhibition of antidiuretic hormone by diphenylhydantoin. Clin. Res. **15**, 141 (1967).
Fridberg, O.: The antidiuretic effect of coitus in human subjects. Acta endocr. (Kbh.) **12**, 193 (1953).
Gauer, O.H., Henry, J.P.: Circulatory basis of fluid volume control. Physiol. Rev. **43**, 423 (1963).
George, C.P.L., Messerli, F.H., Genest, J., Nowaczynski, W., Boucher, R., Kuchel, O., Rojo-Ortega, M.: Diurnal variation of plasma vasopressin in man. J. clin. Endocr. Metab. **41**, 332 (1975).
Hofer, M.A., Hinkle, L.E., Jr.: Production of conditioned diuresis in man. J. clin. Invest. **42**, 1421 (1963).
Hulet, W.H., Shapiro, T., Schwartz, B.E., Smith, H.W.: Water diuresis after hypnotic suggestion on hydropenic subjects. J. appl. Physiol. **18**, 186 (1963).
Lederis, K.: Neurosecretion and the functional structure of the neurohypophysis. In: Handbook of Physiology, sect. 7, Endocrinology, vo. IV, The Pituitary Gland and Its Neuroendocrine Control, part 1 (E. Knobil, W.H. Sawyer, eds.), p. 81. Washington DC: Amer. Physiol. Soc. 1974.
Moses, A.M., Miller, M., Streeten, D.H.P.: Quantitative influence of blood volume expansion on the osmotic threshold for vasopressin release. J. clin. Endocr. **27**, 655 (1967).
Moses, A.M., Miller, M.: Osmotic influences on the release of vasopressin. In: Handbook of Physiology, sect. 7, Endocrinology, vol. IV, The Pituitary Gland and Its Neuroendocrine Control, part 1 (E. Knobil, W.H. Sawyer, eds.), p. 225. Washington DC: Amer. Physiol. Soc. 1974.
Pitts, R.F.: Physiology of the kidney and body fluids, 2nd ed. Chicago: Year-book Medical Publishers 1968.
Robertson, G.L.: The regulation of vasopressin function in health and disease. Recent Progr. Horm. Res. **33**, 333 (1977)
Robertson, G.L., Athar, S.: The interaction of blood osmolality and blood volume in regulating plasma vasopressin in man. J. clin. Endocr. Metab. **42**, 613 (1976).
Sachs, H.: Biosynthesis and release of Vasopressin. J. Amer. Med. **42**, 687 (1967).
Sachs, H., Fawcett, P., Takabatake, Y., Portanova, R.: Biosynthesis and release of vasopressin and neurophysin. Rec. Progr. Horm. Res. **25**, 447 (1969).
Sawyer, W.H., Mills, E.: Control of Vasopressin secretion. In: Martini, L., and W.F. Ganong, Neuroendocrinology. New York: Academic Press 1966.
Share, L.: Vasopressin, its bioassay and the physiological control of its release. Amer. J. Med. **42**, 701 (1967).
Share, L.: Blood pressure, blood volume, and the release of vasopressin. In: Handbook of Physiology, sect. 7, Endocrinology, vol. IV, The Pituitary Gland and Its Neuroendocrine Control, part 1 (E. Knobil, W.H. Sawyer, eds.), p. 243. Washington DC: Amer. Physiol. Soc. 1974.
Thorn, N.A.: Role of calcium in the release of vasopressin and oxytocin from posterior pituitary protein. Acta endocr. (Kbh.) **50**, 357 (1965).
Thorn, N.A.: Anti-diuretic hormone synthesis. Release and action under normal and pathological circumstances. Advanc. Metab. Dis. **4**, 39 (1970).
Tindal, J.S.: Stimuli that cause the release of oxytocin. In: Handbook of Physiology, sect. 7, Endocrinology, vol. IV, The Pituitary Gland and its Neuroendocrine Control, part 1 (E. Knobil, W.H. Sawyer, eds.), p. 257. Washington DC: Amer. Physiol. Soc. 1974.
Uhlich, E., Weber, P., Eigler, J., Gröschel-Stewart, U.: Angiotensin stimulated AVP-release in humans. Klin. Wschr. **53**, 177 (1975).
Valtin, H., Stewart, J., Sokol, H.W.: Genetic control of the production of posterior pituitary principles. In: Handbook of Physiology, sect. 7, Endocrinology, vol. IV, The Pituitary Gland and Its Neuroendocrine Control, part 1 (E. Knobil, W.H. Sawyer, eds.), p. 131. Washington DC: Amer. Physiol. Soc. 1974.

Steuerung der Wasseraufnahme – Durstzentrum

Andersson, B.: Polydipsia, antidiuresis and milk ejection caused by hypothalamic stimulation. In: Heller, The Neurohypophysis. London: Butterworth's 1957.
Fitzsimons, J.T.: The hypothalamus and drinking. Brit. med. Bull. **22**, 232 (1966).
Fitzsimons, J.T.: Thirst. Physiol. Rev. **52**, 468 (1972).
Strauss, M.P.: Thirst – the acquisition of water. Arch. intern. Med. **101**, 216 (1958).
Valtin, H., Sokol, H.W., Sunde, D.: Genetic approaches to the study of the regulation and actions of vasopressin. Rec. Progr. Horm. Res. **31**, 447 (1975).
Wayner, M.J.: Thirst. Proc. of the first internat. Symp. on thirst in the regulation of body water. Oxford: Pergamon Press 1964.

Oxytocin-Wirkung (s. auch Kap. XI)

Fitzpatrick, R.J.: The neurohypophysis and the male reproductive tract. In: Harris and Donovan, The pituitary gland, vol. III. London: Butterworths 1966.
Mirsky, I.A., Perisutti, G.: Action of oxytocin and related peptides on epididymal adipose tissue of the rat. Endocrinology **71**, 158 (1962).
Rudinger, J., Pliska, V., Krejci, I.: Oxytocin analogs in the analysis of some phases of hormone action. Rec. Progr. Horm. Res. **28**, 131 (1972).

Vasopressin-Wirkung auf die Diurese

Andreoli, T.E., Schafer, J.A.: Some considerations of the role of antidiuretic hormone in water homeostasis. Rec. Progr. Horm. Res. **33**, 387 (1977).

Baratz, R.A., Doig, A., Adatto, I.J.: Plasma antidiuretic activity and free water clearance following osmoreceptor and neurohypophyseal stimulation in human subjects. J. clin. Invest. **39**, 1539 (1960).

Berliner, R.W., Benett, C.M.: Concentration of urine in the mammalian kidney. Amer. J. Med. **42**, 777 (1967).

Brunner, F., Rector, F.C., Jr., Seldin, D.W.: Mechanism of glomerulotubular balance. II. Regulation of proximal tubular reabsorption by tubular volume as studied by stopped-flow microperfusion. J. clin. Invest. **45**, 603 (1966).

Buchborn, E.: Zur Endokrinologie des distalen Nephron. II. Mitteil. ADH-Plasmaspiegel und konzentrative Nierenleistungen. Klin. Wschr. **39**, 17 (1961).

Buchborn, E.: Klinische Pathophysiologie der Harnkonzentrierung. Schweiz. med. Wschr. **94**, 1273 (1964).

Capek, C., Rumrich, G., Ulbrich, K.J.: Permeabilität der corticalen Tubulusabschnitte von Ratten für Harnstoff. Pflügers Arch; ges. Physiol. **283**, 1224 (1965).

Di Bona, D.R., Civan, M.M., Leaf, A.: The cellular specificity of the effect of vasopressin on toad urinary bladder. J. Membrane Biol. **1**, 79 (1969).

Gardner, K.D., Jr., Mattey, R.H.: An in vitro demonstration of increased collecting tubular permeability to urea in the presence of vasopressin. J. clin. Invest. **43**, 1968 (1964).

Gennari, F.J., Kassirer, J.P.: Osmotic diuresis. New Engl. J. Med. **291**, 714 (1974).

Harrington, A.R., Valentin, H.: Impaired urinary concentration after vasopressin and its gradual correction in hypothalamic diabetes insipidus. J. clin. Invest. **47**, 502 (1968).

Hays, R.M., Leaf, A.: Studies on the movement of water through the isolated toad bladder and its modification by vasopressin. J. gen. Physiol. **45**, 905 (1962).

Jaenike, J.R.: The influence of vasopressin on the permeability of the mammalian collecting duct to urea. J. clin. Invest. **40**, 144 (1961).

Jaenike, J.R.: The relative rates of urea and water permeation in the distal nephron of the intact kidney. J. clin. Invest. **43**, 45 (1964).

Kerrigan, G.A., Talbot, N.B., Crawford, J.D.: Role of the neurohypophyseal-antidiuretic-hormone-renal system in everyday clinical medicine. J. clin. Endocr. **15**, 265 (1955).

Kleeman, C.R., Czazkes, J.W., Cutler, R.: Mechanism of impaired water excretion in adrenal and pituitary insufficiency. IV. Antidiuretic hormone in primary and secondary adrenal insufficiency. J. clin. Invest. **43**, 1641 (1964).

Kleeman, C.R., Fichman, M.P.: The clinical physiology of water metabolism. New Engl. J. Med. **277**, 1300 (1967).

Kramer, K., Thurau, K., Deetjen, P.: Hämodynamik des Nierenmarks. Pflügers Arch. ges. Physiol. **270**, 251 (1960).

Labhart, A.: Niere bei zentralem Diabetes insipidus. In: Handbuch der inneren Medizin, Bd. VIII Niere, hrsg. von H. Schwiegk. Berlin-Heidelberg-New York: Springer 1967.

Leaf, A., Mamby, A.R.: An antidiuretic mechanism not regulated by extracellular fluid tonicity. J. clin. Invest. **31**, 60 (1952).

O'Dell, R., Schmidt-Nielsen, B.: Concentrating ability and kidney structure. Fed. Proc. **19**, 366 (1960).

Pickford, M.: Neurohypophysis and kidney function. In: The pituitary gland, vol. III, ed. Harris and Donovan. London: Butterworths 1966.

Schmidt-Nielsen, B.: Urea excretion in mammals. Physiol. Rev. **38**, 139 (1958).

Scholander, P.F.: The wonderful net. Sci. Amer. **196**, 96 (1957).

Solomon, A.K.: Pumps in the living cell. Sci. Amer. **207**, 100 (1962).

Thorn, N.A.: The influence of the neurohypophysial hormones and similar polypeptids on the kidneys. In: Handbuch der experimentellen Pharmakologie, vol. XXIII, ed. by B. Berde. Berlin-Heidelberg-New York: Springer 1968.

Thurau, K., Deetjen, P., Kramer, K.: Hämodynamik des Nierenmarkes. Wechselbeziehungen zwischen vaskulärem und tubulärem Gegenstromsystem bei arterieller Drucksteigerung, Wasserdiurese und osmotischer Diurese. Pflügers Arch. ges. Physiol. **279**, 270 (1960).

Ullrich, K.J., Kramer, K., Boylan, J.W.: Mechanism of urinary concentration. In: D.A.K. Black, Renal disease. Oxford: Blackwell 1962.

Verney, E.B.: Absorption and excretion of water. The antidiuretic hormone. Lancet **1946 II**, 739, 781.

Wardener, H.E. de: Polyuria. In: Black, D.A.K., Renal disease. Oxford: Blackwell 1962.

Wirz, H.: Kidney, water and electrolyte metabolism. Ann. Rev. Physiol. **23**, 577 (1961).

Wirz, H., Hargitay, B., Kuhn, W.: Lokalisation des Konzentrierungsprozesses in der Niere durch direkte Kryoskopie. Helv. Physiol. Pharmacol. Acta **9**, 196 (1951).

Beeinflussung der antidiuretischen Vasopressin-Wirkung

Bank, N., Aynedjian, H.S.: A micropunkture study of the renal concentrating defect of potassium depletion. Amer. J. Physiol. **206**, 1347 (1964).

Bank, N., Aynedjian, H.S.: On the mechanism of hyposthenuria in hypercalcemia. J. clin. Invest. **44**, 681 (1965).

Brunner, F.P., Rector, F.C., Jr., Seldin, D.W.: The mechanism of the urinary concentrating defect in potassium deficient rats. Pflügers Arch. ges. Physiol. **290**, 202 (1966).

Carone, F.A., Epstein, F.H., Beck, D., Levitin, H.: The effects upon the kidney of transient hypercalcemia induced by parathyroid extract. Amer. J. Path. **36**, 77 (1960).

Dingman, J.F., Despointes, R.: Adrenal steroid inhibition of vasopressin release from neurohypophysis of normal subjects and patients with Addison's disease. J. clin. Invest. **39**, 1851 (1960).

Epstein, F.H., Kleeman, C.R., Hendriks, A.: The influence of bodily hydration on the renal concentrating process. J. clin. Invest. **36**, 629 (1957).

Hays, R.M., Leaf, A.: The problem of clinical vasopressin-resistance: in vitro studies. Ann. intern. Med. **54**, 700 (1961).

Levitin, H., Goodman, A., Pigeon, G., Epstein, F.H.: Composition of the renal medulla during water diuresis. J. clin. Invest. **41**, 1145 (1962).

Manitius, A., Levitin, H., Beck, D., Epstein, F.H.: On the mechanism of impairment of renal concentrating ability in hypercalcemia. J. clin. Invest. **39**, 193 (1960).

Manitius, A., Levitin, H., Beck, D., Epstein, F.H.: On the mechanism of impairment of renal concentrating ability in potassium deficiency. J. clin. Invest. **39**, 684 (1960).

Relman, A.S., Schwartz, W.B.: The nephropathy of potassium depletion. New Engl. J. Med. **255**, 195 (1956).

Relman, A.S., Schwartz, W.B.: The kidney in potassium depletion. Amer. J. med. **24**, 764 (1958).

Ullman, T.D., Czaczkes, W.J., Menczel, J.: Modification of the antidiuretic effect of vasopressin by acid and alcaline loads. J. clin. Invest. **44**, 754 (1965).

Ullrich, K.J., Rumrich, G., Fuchs, G.: Wasserpermeabilität und transtubulärer Wasserfluß corticaler Nephronabschnitte bei verschiedenen Diuresezuständen. Pflügers Arch. ges. Physiol. **280**, 99 (1964).

Antidiuretischer Wirkungsmechanismus des Vasopressins

Berlyne, G.M.: Urinary hyaluronidase. Nature (Lond.) **185**, 389 (1960).

Darmady, E.M., Durant, J., Matthews, E.R., Stranack, F.: Location of ^{131}I Pitressin in the kidney by autoradiography. Clin. Sci. **19**, 229 (1960).

Dousa, T.P., Barnes, L.D.: Effects of colchicine and vinblastine on the cellular action of vasopressin in mammalian kidney. A possible role of microtubules. J. clin. Invest. **54**, 252 (1974).

Fong, C.T.O., Silver, L., Christman, D.R., Schwartz, I.L.: On the mechanism of action of the antidiuretic hormone (vasopressin). Proc. nat. Acad. Sci. (Wash.) **46**, 1273 (1960).

Ginetzinsky, A.G.: Role of hyaluronidase in the reabsorption of water in renal tubules: The mechanism of action of the antidiuretic hormone. Nature (Lond.) **182**, 1218 (1958).

Grantham, J.J., Burg, M.B.: Effect of vasopressin and cyclic AMP on permeability of isolated collecting tubulus. Amer. J. Physiol. **211**, 255 (1966).

Leaf, A.: Transepithelial transport and its hormonal control in toad bladder. Ergebn. Physiol. **56**, 216 (1965).

Leaf, A.: Membrane effects of antidiuretic hormone. Amer. J. Med. **42**, 745 (1967).

Orloff, J., Handler, J.S.: The similarity of effects of vasopressin, adenosine-3',5'-phosphate (cyclic AMP) and theophylline on the toad bladder. J. clin. Invest. **41**, 702 (1962).

Orloff, J., Handler, J.S.: The cellular mode of action of antidiuretic hormone. Amer. J. Med. **36**, 686 (1964).

Orloff, J., Handler, J.S.: The role of Adenosin-3'-5'-Phosphate in the action of antidiuretic hormone. Amer. J. Med. **42**, 757 (1967).

Schwartz, I.L., Livingstone, L.M.: Cellular and molecular aspects of the antidiuretic action of vasopressins and related peptides. Vitam. and Horm. **22**, 261 (1964).

Schwartz, I.L., Walter, R.: Factors influencing the reactivity of the toad bladder to the hydro-osmotic action of vasopressin. Amer. J. Med. **42**, 769 (1967).

Sharp, G.W.G., Leaf, A.: Mechanism of action of Aldosterone. Physiol. Rev. **46**, 593 (1966).

Andere und fraglich physiologische Wirkungen des Vasopressins

Balasse, E., Rasio, E., Conard, V.: Action insulino-mimétique de la vasopressine chez le chien. Arch. int. Pharmacodyn. **161**, 392 (1966).

Bergen, St.S., Jr., Sullivan, R., Hilton, J.G., Willis, S.W., Jr., Itallie, Th.B. van: Glycogenolytic effect of vasopressin in the canine liver. Amer. J. Physiol. **199**, 136 (1960).

Hilton, G., Scian, L.F., Westermann, C.D., Nakano, J., Kruesi, O.R.: Vasopressin stimulation of the isolated adrenal glands: nature and mechanism of hydrocortisone secretion. Endocrinology **67**, 298 (1960).

Mirsky, I.A.: Effect of oxytocin, vasopressin and related peptides on plasma free fatty acids. Amer. J. Physiol. **204**, 842 (1963).

Pasqualini, R.Q., Codevilla, A.: Thirst suppressing ("antidipsetic") effect of pitressin in diabetes insipidus. Acta endocr. (Kbh.) **30**, 37 (1959).

Pickford, M.: Neurohypophysis and vascular reactions in Harris and Donovan. The pituitary gland, vol. III. London: Butterworths.

Soergel, K.H., Whalen, G.E., Harris, J.A., Greenen, J.E.: Effect of antidiuretic hormone on human small intestinal water and solute transport. J. clin. Invest. **47**, 1071 (1968).

Ätiologie und Klinik des Diabetes insipidus

Angst, J.: Die Psychiatrie des Diabetes insipidus. Arch. Psychiat. Nervenkr. **199**, 663 (1959).

Aguilò, F., Vega, L.A., Haddock, L., Rodriguez, O.: Diabetes insipidus syndrome in hypopituitarism of pregnancy. Acta endocr. (Kbh.), Suppl. 137 zu Vol. 60 (1969).

Bleuler, M.: Endokrinologische Psychiatrie. Stuttgart: Thieme 1954.

Blotner, H.: Diabetes insipidus. New York: Oxford University Press 1951.

Blotner, H.: Primary or idiopathic diabetes insipidus: a system disease. Metabolism **7**, 191 (1958).

Coggins, C.H., Leaf, A: Diabetes insipidus. Amer. J. Med. **42**, 807 (1967).

Dubach, V.C., Wiesli, B.: Histiocytosis „X" mit Diabetes insipidus. Vulvaulcerationen, Spontanpneumothorax, Hypothyerose und Exitus an Urämie. Schweiz. med. Wschr. **98**, 117 (1968).

Eglin, J.M., Jr., Jessiman, A.G.: Inactivation of the antidiuretic activity of vasopressin during pregnancy: A report of a case. J. clin. Endocr. **19**, 369 (1959).

Fanconi, G.: Zur Differentialdiagnose des Diabetes insipidus. Helv. paediat. Acta **11**, 506 (1956).

Fink, E.B.: Diabetes insipidus, a clinical review and analysis of necropsy reports. Arch. Path. **6**, 102 (1928).

Irmscher, K.: Beiträge zur Klinik des Diabetes insipidus mit Untersuchungen über die Adiuretin-Konzentration im Blutplasma des Menschen. Habilitationsschrift, Düsseldorf 1967.

Lieberman, Ph.H., Jones, Ch.R., Dargion, H.W.K., Begg, Ch.F.: A reappraisel of eosinophilic granuloma of bone. Hand-Schüller-Christian syndrom and Letterer-Siewe syndrom. Medicine (Baltimore) **48**, 375 (1969).

Lucke, C., von zur Mühlen, A.: Untersuchungen zur Stimulation der Vasopressinsekretion bei Gesunden und Patienten mit Diabetes insipidus. Schweiz. med. Wschr. **107**, 1097 (1977)

Lüthy, F., Klinger, M.: Der Tumoretten-Tumor des Hypophysenhinterlappens. Schweiz. Z. Path. **14**, 721 (1951).

Martin, M.M.: Combined anterior pituitary and neurohypophyseal insufficiency. Studies of body fluid spaces and renal function. J. clin. Invest. **38**, 882 (1959).

Robertson, G.L.: The regulation of vasopressin function in health and disease. Recent Progr. Horm. Res. **33**, 333 (1977)

Scheer, R.L., Raise, L.G., Lloyd, Ch.W.: Changes in diabetes insipidus during pregnancy and lactation. J. clin. Endocr. **19**, 805 (1959).

Sloper, J.C., Karim, M.A., Richards, M.A.: Pathological aspects of the concept of neurosecretion with special references to the pathogenesis of Diabetes insipidus. In: Stutinsky, F., Neurosecretion. Berlin-Heidelberg-New York: Springer 1967.

Uhlich, E., Buchborn, E.: Diabetes insipidus. Internist (Berl.) **13**, 141 (1972).

Valtin, H., Sokol, H.W., Sunde, D.: Genetic approaches to the study of the regulation and actions of vasopressin. Rec. Progr. Horm. Res. **31**, 447 (1975).

Diabetes insipidus nach Hypophysektomie oder Stieldurchtrennung

Ikkos, D., Luft, R., Olivecrona, H.: Hypophysectomy in man: Effect on water excretion during the first two postoperative months. J. clin. Endocr. **15**, 553 (1955).

Kovacs, K., David, M.A., Laszlo, F.A.: Adrenocortical function in rats after lesion of the pituitary stalk. J. Endocr. **25**, 9 (1962).

Landolt, A.M.: Treatment of acute post-operative inappropriate antidiuretic hormone secretion with diphenylhydantoin. Acta endocr. (Kbh.) **76**, 625 (1974).

Lipsett, M.B., MacLean, J.P., West, D.C., Li, M.C., Pearson, O.H.: An analysis of the polyuria induced by hypophysectomy in man. J. clin. Endocr. **16**, 183 (1956).

Randall, R.V., Clark, E.C., Dodge, H.W., Jr., Love, J.G.: Polyuria after operation for tumors in the region of the hypophysis and hypothalamus. J. clin. Endocr. **20**, 1614 (1960).

Sharkey, P.C., Perry, J.H., Ehni, G.: Diabetes insipidus following section of hypophyseal stalk. J. Neurosurg. **18**, 445 (1961).

Hereditärer zentraler Diabetes insipidus

Braverman, L.W., Mancini, J.P., McGoldrick, D.M.: Hereditary idiopathic diabetes insipidus. A case report with autopsy findings. Ann. intern. Med. **63**, 503 (1965).

Forssman, H.: Two different mutations of the x-Chromosome causing diabetes insipidus. Amer. J. hum. Genet. **7**, 21 (1955).

Green, J.R., Buchan, G.C., Aloord, E.C., Jr., Swanson, A.G.: Hereditary idiopathic types of diabetes insipidus. Clin. Res. **14**, 131 (1966).

Hanhart, E.: Die Erbpathologie des Diabetes insipidus. In: Handbuch der Erbpathologie, Bd. 4. Berlin: Springer 1940.

Levinger, E.L., Escamilla, R.F.: Hereditary diabetes insipidus: report of 20 cases in 7 generations. J. clin. Endocr. **15**, 547 (1955).

Martin, F.I.R.: Familial diabetes insipidus. Quart. J. Med. **28**, 573 (1959).

Valtin, H.: Hereditary hypothalamic diabetes insipidus in rats (Brattleboro strain). A useful experimental model. Amer. J. Med. **42**, 814 (1967).

Weil, A., Jr.: Über die hereditäre Form des Diabetes insipidus. Dtsch. Arch. klin. Med. **93**, 180 (1908).

Nephrogener, hereditärer Diabetes insipidus

Bode, H.H., Crawford, J.X.: Nephrogenic diabetes insipidus in North America – The Hopewell hypothesis. New Engl. J. Med. **280**, 750 (1969).

Carter, C., Simpkiss, M.: The carrier state in nephrogenic diabetes insipidus. Lancet **1956 II**, 1069.

Cutler, R.E., Kleeman, C.R., Maxwell, M.H., Dowling, J.T.: Physiologic studies in nephrogenic diabetes insipidus. J. clin. Endocr. **22**, 827 (1962).

Dousa, T.P.: Cellular action of antidiuretic hormone in nephrogenic diabetes insipidus. Mayo Clin. Proc. **49**, 188 (1974).

Forssman, H.: Form of diabetes insipidus characterized by sex-linked inheritance and unresponsiveness to the antidiuretic hormone, new genotypic entity. Acta endocr. (Kbh.) **16**, 355 (1954).

Gautier, A., Prader, A.: Un cas de diabète insipide néphrogène chez un nourrisson avec absence initiale de soif („diabète insipide occulte"). Helv. paediat. Acta **11**, 45 (1956).

Gorden, Ph., Robertson, G.L., Seegmiller, J.E.: Hyperuricemia, a concomitant of congenital vasopressin-resistant diabetes insipidus in the adult. Studies of uric acid metabolism and plasma vasopressin. New Engl. J. Med. **284**, 1057 (1971).

Holliday, M.A., Burstin, C., Hurrah, J.: Evidence that the antidiuretic substance in the plasma of children with nephrogenic diabetes insipidus is ADH. Pediatrics **32**, 384 (1963).

Holliday, M.A., Burstin, C., Tavoularis, L., Poppe, L.: An assay for ADH in which levels were demonstrated in jugular vein plasma of children with nephrogenic diabetes insipidus. Clin- Res. **10**, 228 (1962).

Linneweh, F., Buchborn, E., Delbrück, B.: Familiärer renaler Diabetes insipidus. Klin. Wschr. **35**, 321 (1957).

Linneweh, F., Jarausch, K.H.: Diabetes insipidus renalis. Klin. Wschr. **39**, 501 (1961).

Orloff, J., Burg, M.B.: Vasopressin-resistant diabetes insipidus. In: Stanbury, Wyngaarden, Fredrickson. The metabolic basis of inherited disease. 3. ed. New York: McGraw Hill 1972.

Pharmakologisch ausgelöster nephrogener Diabetes insipidus

Crandell, W.B., Pappas, S.G. MacDonald, A.: Nephrotoxicity associated with methoxyflurane anesthesia. Anaesthesiology **27**, 591 (1966).

De Sousa, R.C.: Diabète insipide – Quelques aspects récents. Schweiz. med. Wschr. **104**, 1045 (1974).

Editorial: Lithium-induced diabetes insipidus. Brit. med. J. **1972 II**, 726.

Eknoyan, G., Corey, G.R., Loomis, J., Suki, W.N., Martinez-Maldonado, M.: Lithium-induced diabetes insipidus: Effect on urinary cyclic AMP excretion and renal tissue adenylate cyclase activity. Clin. Res. **22**, 524 A (1974).

Forrest, J.N.: Lithium-inhibition of cAMP-mediated hormones: a caution. New Engl. J. Med. **292**, 423 (1975).

Forrest, J.N., Jr., Cohen, A.D., Torretti, J., Himmelhoch, J.M., Epstein, F.H.: On the mechanism of lithium-induced diabetes insipidus in man and the rat. J. clin. Invest. **53**, 1115 (1974).

Mazze, R.I., Cousins, M.J., Kosek, J.C.: Strain differences in metabolism and susceptibility to the nephrotoxic effects of methoxyflurane in rats. J. Pharmacol. exp. Ther. **184**, 481 (1973).

Singer, I., Rotenberg, D.: Demeclocycline-induced nephrogenic diabetes insipidus. Ann. intern. Med. **79**, 679 (1973).

Singer, I., Rotenberg, D., Puschett, J.B., Franko, E.A.: Lithium-induced nephrogenic diabetes insipidus: in vivo and in vitro studies. J. clin. Invest. **51**, 1081 (1972).

Transitorischer Diabetes insipidus

Hankiss, J., Keszthelyi, M., Siro, B.: A new type of diabetes insipidus due to increased hormone inactivation: its incidence in clinical material. Amer. J. med. Sci. **242**, 603 (1961).

Kedes, H., Bonessi, L.J.V., Danowski, T.S.: Intermittent supraoptic-hypophyseal diabetes insipidus with acquired pitressin resistance. Ann. intern. Med. **61**, 1128 (1964).

Roth, J., Glick, S.M., Klein, L.A., Petersen, M.J.: specific antibody to vasopressine in man. J. clin. Endocr. **26**, 671 (1966).

Polydipsie – Adipsie, zentrale Hyperelektrolytämie, okkulter Diabetes insipidus

Avioli, L.V., Early, L.E., Kashima, H.K.: Chronic and sustained hypernatremia, absence of thirst, diabetes insipidus and adrenocorticotrophin insufficiency resulting from wide spread destruction of the hypothalamus. Ann. intern. Med. **56**, 131 (1962).

Barlow, E.D., Wardener, H.E. de: Compulsive water drinking. Quart. J. Med. **28**, 235 (1959).

Cooke, R.E., Ottenheimer, E.J.: Clinical and experimental interrelations of sodium and the central nervous system. Advanc. Pediat. **11**, 81 (1960).

Cooper, I.S., Cervier, P.H.: Neurogenic hypernatremia and hyperchloremia. J. clin. Endocr. **12**, 821 (1952).

Decourt, J., Bernard-Weil, E., Michard, J.P.: Sur la guérison possible par une méthode combinée de persuasion et de conditionnement de syndromes polyuropolydipsiques présentant certains critères considerés comme caractéristiques des diabetes insipides vrais. Sem. Hôp. Paris **36**, 361 (1960).

Fanconi, G.: Zur Differentialdiagnose des Diabetes insipidus. Helv. paediat. Acta. **11**, 506 (1956).

Fillastre, J.P., Pocidalo, J.J., Salet, J.: Syndrome polyuropolydipsique d'allure potomaniaque évoluant vers l'adipsie. Presse méd. **76**, 1103 (1968).

Gilboa, Y., Vries, A. de: Psychogenic polydipsia cured by water intoxication following vasopressin. Arch. intern. Med. **104**, 290 (1959).

Halter, J.B., Goldberg, A.P., Robertson, G.L., Porte, D., Jr.: Selective osmoreceptor dysfunction in the syndrome of chronic hypernatremia. J. clin. Endocr. **44**, 609 (1977)

Hogan, P.A., Woolsey, R.M.: Polydipsia associated with occult hydrocephalus New Engl. J. Med. **277**, 639 (1967)

Kappeler, H.J., Froesch, E.R., Labhart, A.: Fehleinstellung des Durstzentrums. Zur Differentialdiagnose zwischen organisch bedingter Polydipsie und echtem Diabetes insipidus. Helv. med. Acta **31**, 437 (1964).

Kastin, A.J., Lipsett, M.B., Ommaya, A.K., Moser, J.M.: Asymptomatic hypernatriemia. Amer. J. Med. **38**, 306 (1965).

Linquette, M., Laine, E., Fossati, P., Lefèbvre, J.: Pinéalome ectopique avec insuffisance hypophysaire antérieure, adipsie et hypernatriémie neurogène. Ann. Endocr. (Paris) **28**, 39 (1967).

Mahoney, J.H., Goodman, A.D.: Hypernatremia due to hypodipsia and elevated treshold for vasopressin release. Effects of treatment with hydrochlorothiazide, chlorpropamide and tolbutamide. New Engl. J. Med. **279**, 1191 (1968).
Prader, A., Isler, W.: Chronische neurogene Hyperelectrolytämie infolge pränataler Hirnschädigung. Helv. paediat. Acta. **9**, 264 (1954).
Richner, K.: Diabetes insipidus occultus. Schweiz. med. Wschr. **100**, 2100 (1970).
Saito, T., Yoshida, S., Nakao, H., Takanashi, R.: Chronic hypernatremia associated with inflammation of the neurohypophysis. J. clin. Endocr. **31**, 391 (1970).
Truniger, B., Künzler, D.: Chronische Hyperosmolarität bei Hypothalamusläsion. Zur Pathogenese des Diabetes insipidus hypersalaemicus occultus. Klin. Wschr. **40**, 872 (1962).
Weber, G.: Tumoren der Glandula pinealis und ektopische Pinealozytome. Schweiz. Arch. Neurol. Neurochir. Psychiat. **91**, 473 (1963).
Welt, L.: Hypo- and Hypernatremia. Ann. intern. Med. **56**, 161 (1962).

Diagnostik

Chard, T.: The radioimmunoassay of oxytocin and vasopressin. J. Endocr. **58**, 143 (1973).
Chard, T., Martin, M.J.: Posterior pituitary peptides. Brit. med. Bull. **30**, 74 (1974).
Czaczkes, J.W., Kleeman, C.R., Koenig, M.: Physiologic studies of antidiuretic hormone by its direct measurement in human plasma. J. clin. Invest. **43**, 1625 (1964).
Czernichow, P., Merkelbach, U., Vallotton, M.B.: Radioimmunoassay of (8-Arginine)-Vasopressin. I. Methodology. Acta endocr. (Kbh.) **80**, 444 (1975).
Dashe, A.M., Cramm, R.E., Crist, Ch.A., Habener, J.F., Solomon, D.H.: A water deprivation test for the differential diagnosis of polyuria. J. Amer. med. Ass. **185**, 699 (1963).
Decourt, J., Bernard-Weil, E., Hurez, D., Robel, P.: Epreuves comparées d'ingestion d'eau avec ou sans sel, chez des sujets normaux, des sujets atteints de diabète insipide et des polydipsiques purs. Intérêt pratique du test. Ann. Endocr. (Paris) **21**, 470 (1960).
Dies, F., Rangel, S., Ribera, A.: Differential diagnosis between diabetes insipidus and compulsive polydipsia. Ann. intern. Med. **54**, 710 (1961).
Dingman, J.F., Benirschke, K., Thorn, G.W.: Studies of neurohypophyseal function in man. Diabetes insipidus and psychogenic polydipsia. Amer. J. Med. **23**, 226 (1957).
Jadresic, A., Maira, J.: A simple test for the diagnosis of diabetes insipidus. Láncet **1962I**, 402.
Merkelbach, U., Czernichow, P., Gaillard, R.C., Vallotton, M.B.: Radioimmunoassay of (8-arginine)-Vasopressin. II. Application to determination of antidiuretic hormone in urine. Acta endocr. (Kbh.) **80**, 453 (1975).
Moses, A.M., Streeten, D.H.P.: Differentiation of polyuri'c states by measurement of responses to changes in plasma osmolality induced by hypertonic saline infusions. Amer. J. Med. **42**, 368 (1967).
Oyama, S.N., Kagan, A., Glick, S.M.: Radioimmunoassay of vasopressin: Application to unextracted human urine. J. clin. Endocr. **33**, 739 (1971).
Permutt, M.A., Parker, Ch.W., Utiger, R.D.: Immunochemical studies with lysine-vasopressine. Endocrinology **78**, 809 (1966).
Price, J.D.E., Lauener, R.W.: Serum and urine osmolalities in the differential diagnosis of polyuric states. J. clin. Endocr. **26**, 143 (1966).
Robertson, G.L.: The regulation of vasopressin function in health and disease. Recent Progr. Horm. Res. **33**, 333 (1977)
Robertson, G.L., Mahr, E.A., Athar, S., Sinha, T.: Development and clinical application of a new method for the radioimmunoassay of arginine vasopressin in human plasma. J. clin. Invest. **52**, 2340 (1973).
Robinson, A.G., Zimmerman, E.A., Engleman, E.G., Frantz, A.G.: Radioimmunoassay of bovine neurophysin: Specifity of neurophysin I and neurophysin II. Metabolism **20**, 1138 (1971).
Romani, J.D., Albeaux-Fernet, M.: Les conditions de l'osmolarité plasmatique dans les syndromes polyuropolydipsiques Presse méd. **73**, 277 (1965).
Roth, J., Glick, S.M., Klein, L.A., Petersen, M.J.: Specific antibody to vasopressin in man. J. clin. Endocr. **26**, 671 (1966).
Stürmer, E.: Bioassay procedures for neurohypophysial hormones and similar polypeptids. In: Handbuch der experimentellen Pharmakologie, vol. XXIII, ed. by B. Berde. Berlin-Heidelberg-New York: Springer 1968.

Therapie

Andersson, K.E., Arner, B.: Effects of DDAVP, a synthetic analogue of vasopressin, in patients with cranial diabetes insipidus. Acta med. scand. **192**, 21 (1972).
Arduino, F.F., Ferraz, P.J., Rodrigues, J.: Antidiuretic action of chlorpropamide in idiopathic diabetes insipidus. J. clin. Endocr. **26**, 325 (1966).
Aronson, A.S., Andersson, K.-E., Bergstand, C.G., Mulder, J.L.: Treatment of diabetes insipidus in children with DDAVP, a synthetic analogue of vasopressin. Acta paediat. scand. **62**, 133 (1973).
Borner, W., Froesch, E.R.: Klinische Prüfung eines Vasopressinanalogs, des DDAVP, bei vier Patienten mit Diabetes insipidus. Schweiz. med. Wschr. **104**, 579 (1974).
Crawford, J.D., Kennedy, G.C., Hill, L.E.: Clinical results of treatment of diabetes insipidus with drugs of the chlorothiazid series. New Engl. J. Med. **262**, 737 (1960).
Earley, L.E., Kahn, M., Orloff, J.: The effects of infusions of chlorothiazide on urinary dilution and concentration in the dog. J. clin. Invest. **40**, 857 (1961).
Earley, L.E., Orloff, J.: The mechanism of antidiuresis associated with the administration of hydrochlorothiazide to patients with vasopressin-resistant diabetes insipidus. J. clin. Invest. **41**, 1988 (1962).
Edwards, C.R.W., Kitau, M.J., Chard, T., Besser, G.M.: Vasopressin analogue DDAVP in diabetes insipidus. Clinical and laboratory studies. Brit. med. J. **1973III**, 375.
Frahm, H., Smejkal, E., Kratzenstein, R.: Antidiuretic effect of an anticonvulsant drug (5-Carbamyl-5H-dibenzo(B, F)azepin = Tegretol) associated with measurable increase of ADH activity in serum of patients suffering from diabetes insipidus and of patients with polyuria and polydipsia following hypophysectomy. Acta endocr. (Kbh.), Suppl. **138**, 240 (1969).
Hanefeld, F., Levsen, I., Stefan, H.: Untersuchungen zur Wirkung von Carbamazepin auf die neurosekretorischen Kerne der Ratte. Z. ges. exp. Med. **153**, 95 (1970).
Harrington, A.R., Valentin, H.: Impaired urinary concentration after vasopressin and its gradual correction in hypothalamic diabetes insipidus. J. clin. Invest. **47**, 502 (1968).
Ingelfinger, J.R., Hays, R.M.: Evidence that chloropropamide and vasopressin share a common site of action. J. clin. Endocr. **29**, 738 (1969).
Irmscher, K., Sennejunker, K., Wiegelmann, W., Solbach, H.G.: Behandlung des diabetes insipidus mit 1-Desamino-8-D-Arginin-Vasopressin. Dtsch. med. Wschr. **99**, 2431 (1974).
Moses, A.M., Howanitz, J., van Gemert, M., Miller, M.: Clofibrate-induced antidiuresis. J. clin. Invest. **52**, 535 (1973).
Moses, A.M., Miller, M.: Drug-induced dilutional hyponatremia. New Engl. J. Med. **291**, 1234 (1974).
Robinson, A.G.: DDAVP in the treatment of central diabetes insipidus. New Engl. J. Med. **294**, 507 (1976).
Vavra, I., Machova, A., Holecek, V., Cort, J.H., Zaoral, M., Sorm, F.: Effect of a synthetic analogue of vasopressin in animals and in patients with diabetes insipidus. Lancet **1968I**, 948.

Weissman, P.N., Shenkman, L., Gregerman, R.I.: Chloropropamide hyponatremia. Drug-induced inappropriate antidiuretic-hormone activity. New Engl. J. Med. **284**, 65 (1971).

Syndrom der Überproduktion von Vasopressin (Schwartz-Bartter)

Amatruda, Th.T., Jr., Mulrow, P.J., Gallagher, J.C., Sawyer, W.H.: Carcinoma of the lung with inappropriate antidiuresis. Demonstration of antidiuretic-hormone-like activity in tumor extract. New Engl. J. Med. **269**, 544 (1963).

Aviram, A., Pfau, A., Czaczkes, J.W., Ullmann, T.D.: Hyperosmolality with hyponatremia, caused by inappropriate administration of mannitol. Amer. J. Med. **42**, 648 (1967).

Barraclough, M.A., Jones, J.J., Lee, J.: Production of vasopressin by anaplastic oat cell carcinoma of the bronchus. Clin. Sci. **31**, 135 (1966).

Bartter, F.C., Schwartz, W.B.: The syndrome of inappropriate secretion of antidiuretic hormone. Amer. J. Med. **42**, 790 (1967).

Bower, B.F., Mason, D.M.: Measurement of antidiuretic activity in plasma and tumor of the lung with inappropriate antidiuresis. Clin. Res. **12**, 121 (1964).

Bricker, N.S.: The control of sodium excretion with normal and reduced nephron populations. The pre-eminence of third factor. Amer. J. Med. **43**, 313 (1967).

Carter, N.W., Rector, F.C., Jr., Seldin, D.W.: Hyponatriema in cerebral disease resulting from inappropriate secretion of antidiuretic hormon. New Engl. J. Med. **264**, 67 (1961).

Cutting, H.O.: Inappropriate secretion of antidiuretic hormone secondary to vincristine therapy. Amer. J. Med. **51**, 269 (1971).

De Sousa, R.C.: Diabète insipide – Quelques aspects récents. Schweiz. med. Wschr. **104**, 1045 (1974).

De Troyer, A., Demanet, J.-C.: Correction of antidiuresis by demeclocycline. New Engl. J. Med. **293**, 915 (1975).

De Troyer, A., Demanet, J.C.: Clinical, biological and pathogenic features of the syndrome of inappropriate secretion of antidiuretic hormone. A review of 26 cases with marked hyponatraemia. Quart. J. Med. **45**, 521 (1976).

Fichman, M.P., Bethune, J.E.: The role of the adrenocorticoids in the inappropriate antidiuretic hormone syndrome. Ann. intern. Med. **68**, 806 (1968).

Hantman, D., Rossier, B., Zohlman, R., Schrier, R.: Rapid correction of hyponatremia in syndrome of inappropriate secretion of antidiuretic hormone: Alternative treatment of hypertonic saline. Ann. intern. Med. **78**, 870 (1973).

Jaenike, J.R., Waterhouse, C.: The renal response to sustained administration of vasopressin and water in man. J. clin. Endocr. **21**, 231 (1961).

Kaye, M.: An investigation into the cause of hyponatremia in the syndrome of inappropriate secretion of antidiuretic hormone. Amer. J. Med. **41**, 910 (1966).

Landolt, A.M.: Treatment of acute post-operative inappropriate antidiuretic hormone secretion with diphenylhydantoin. Acta endocr. (Kbh.) **76**, 625 (1974).

Marks, L.J., Berde, B., Klein, L.A., Roth, J., Goonan, S.R., Blumen, D., Nabseth, D.C.: Inappropriate vasopressin secretion and carcinoma of the pancreas. Amer. J. Med. **45**, 967 (1968).

Miller, M., Moses, A.M.: Urinary antidiuretic hormone in polyuric disorders and in inappropriate ADH syndrome. Ann. intern. Med. **77**, 715 (1972).

Moses, A.M., Miller, M.: Drug-induced dilutional hyponatremia. New Engl. J. Med. **291**, 1234 (1974).

Padfield, P.L., Morton, J.J., Brown, J.J., Lever, A.F., Robertson, J.I.S., Wood, M., Fox, R.: Plasma arginine vasopressin in the syndrome of antidiuretic hormone excess associated with bronchogenic carcinoma. Amer. J. Med. **61**, 825 (1976).

Robertson, G.L.: The regulation of vasopressin function in health and disease. Recent Progr. Horm. Res. **33**, 333 (1977)

Ross, E.J.: Hyponatraemic syndromes associated with carcinoma of the bronchus. Quart. J. Med., N.S. **32**, 297 (1963).

Ruch, W.: Estimation of antidiuretic hormone in the urine of healthy subjects and patients with inappropriate secretion of vasopressin (Schwartz-Bartter Syndrome). Acta endocr. (Kbh.) **54**, 113 (1967).

Schwartz, W.B., Bennett, W., Curelop, S., Bartter, F.C.: A syndrome of renal sodium loss and hyponatremia probably resulting from inappropriate secretion of antidiuretic hormone. Amer. J. Med. **23**, 529 (1957).

Thorn, N.Y., Transbøl, I.: Hyponatremia and bronchogenic carcinoma associated with renal excretion of large amounts of antidiuretic material. Amer. J. Med. **35**, 257 (1963).

Utiger, R.D.: Inappropriate antidiuresis and carcinoma of the lung: detection of arginine vasopressin in tumor extracts by immunoassay. J. clin. Endocr. **26**, 970 (1966).

Vorherr, H., Massry, S.G., Utiger, R.D., Kleeman, C.R.: Antidiuretic principle in malignant tumor extracts from patients with inappropriate ADH-syndrome. J. clin. Endocr. **28**, 162 (1968).

Waldvogel, F., Sousa, R.C. de, Mach, R.S.: Intoxication à l'eau due à une sécrétion inadéquate d'hormone antidiurétique (syndrome de Schwartz-Bartter) d'origine idiopathique. Schweiz. med. Wschr. **97**, 929 (1967).

White, M.G., Fetner, C.D.: Treatment of the syndrome of inappropriate secretion of antidiuretic hormone with lithium carbonate. New Engl. J. Med. **292**, 390 (1975).

Nachtrag bei der Korrektur

Forrest, J.N., Jr., Cox, M., Hong, C., Morrison, G., Bia, M., Singer, I.: Superiority of demeclocycline over lithium in the treatment of chronic syndrome of inappropriate secretion of antidiuretic hormone. New Engl. J. Med. **298**, 173 (1978).

IV. Die Epiphyse (Glandula pinealis) und die circumventriculären Organe

A. Labhart

Epiphyse

Kein anderes Organ des Körpers hat in der Geschichte der Medizin solche Wandlungen der Ansicht über dessen Bedeutung und Funktionen durchgemacht, wie die Epiphyse. Vom Sitz der Funktionen der Seele, den Descartes in ihr sah, vorausahnend, daß Lichtimpulse in ihr als humorale Signale an die Muskulatur weitergeleitet würden, wurde sie zum verkalkten Orientierungspunkt der Schädelmitte für den Neuroradiologen degradiert und erhält gegenwärtig eine Aufwertung zu einem wichtigen vierten neuroendokrinen Organ, zur biologischen Uhr des Organismus und Rhythmusinitiator.

Auch die phylogenetische Geschichte dieses Organs ist faszinierend. Vor Jahrmillionen ein drittes Auge beim Bronchosaurier, ist das Organ als Lichtempfänger noch immer bei den Amphibien wirksam, indem es den Retinazapfen ähnliche, lichtempfindliche Bildungen enthält, die auf Lichtreize nur bestimmter Wellenlänge bei gewissen Amphibien Nervenimpulse aussenden. Bei den Säugetieren ist die Epiphyse zum neuroendokrinen Organ geworden, das Nervenimpulse zur Freisetzung eines spezifischen Hormons, des Melatonins, benützt. Das Indolalkylamin Melatonin (s. Abb. 1) ist bei den Amphibien der stärkst wirksame Pigmentregulator, indem es Melaningranula in den Melanophoren zur Agglomeration bringt und die Hautfarbe abblassen läßt. Die Amphibien stellen aber Melatonin in nur geringem Maße her. Beim Säuger hat das Melatonin keinen Einfluß auf die Pigmentregulation.

Aber auch beim Säuger hat die Epiphyse ihre Vergangenheit als drittes Auge nicht vergessen und ist in ihrer Funktion immer noch vom Licht abhängig, wenn sie auch keine lichtempfindlichen Elemente selbst mehr enthält. Lichtreize aus der Retina des Auges gelangen jedoch via Ganglion cervicale superius durch den Sympathicus in die Epiphyse, an dessen Enden Noradrenalin und – nur hier mit der Funktion als Neurotransmitter – Serotonin freigesetzt wird. Noradrenalin und Serotonin beeinflussen die Synthese des die Melatoninherstellung limitierenden Enzyms 5-Hydroxyindol-O-Methyl-Transferase (HIOMT), das aus N-Acetyl-Serotonin Melatonin freisetzt. Noradrenalin wirkt über β-Rezeptoren und die Adenylcyclase auf die N-Acetyl-Transferase, womit Serotonin in Melatonin übergeführt wird. Wieweit auch das limbische System die Funktion der Epiphyse beeinflußt und damit auch olfaktorische Reize weiterleitet, wird diskutiert (Relkin, 1966).

Die physiologische Funktion des Melatonins beim Säuger ist nicht geklärt. Sicher hat es keine Pigmentregulationsfunktionen. Hingegen kann im Tier durch Melatonin eine Hemmung der Gonadentätigkeit, eine verkleinernde Wirkung auf das Ovar und eine Verzögerung oder Hemmung des Oestrus beim Nager nachgewiesen werden. Pinealektomie, Dunkelheit oder Durchtrennung der zuleitenden sympathischen Nervenwege führen zu einem Ausfall des HIOMT bzw. Melatonins und zu beschleunigtem Oestrus; Melatonin hebt diese Beschleunigung wieder auf. Auch die Lichteinwirkung auf die Testesgröße wird über die Epiphyse vermittelt (Reiter, 1968). Melatonin gelangt an seine Endorgane eher auf dem Blutweg als über den Liquor cerebrospinalis (Kappers, 1974; Collu, 1972). Die Receptoren scheinen im Zentralnervensystem in der präoptischen Aera zu liegen und via Serotonin-ergische Wege über den Hypothalamus Synthese und Freisetzung der Gonadotropine zu hemmen. Wirkungen auf das Hypophysen-Nebennierenrindensystem sind wenig geklärt, möglicherweise sind sie am Tagesrhythmus der NNR-Hormonsekretion beteiligt (Motta, 1971), ungewiß sind diejenigen auf Schilddrüse und Wuchshormon (Collu, 1972; Kappers, 1974), Nuclei supraoptici und paraventriculares. LHRH und TRH sind in der Epiphyse nachgewiesen worden, ob gebildet oder gespeichert ist ungewiß (White, 1974).

Neben jahreszeitlicher Oestrusregulation scheint der Epiphyse eine wichtige Rolle auch in dem vom Licht abhängigen Tagesrhythmus des Endocriniums zuzukommen. Über die Wahrnehmung des Lichts via Retina-Sympathicus steigt die Konzentration des HIOMT, und damit ist der Melatoningehalt der Epiphyse um Mitternacht am höchsten, am Mittag am tiefsten. Der Rhythmus verschwindet vollständig bei Dauerbelichtung oder bei

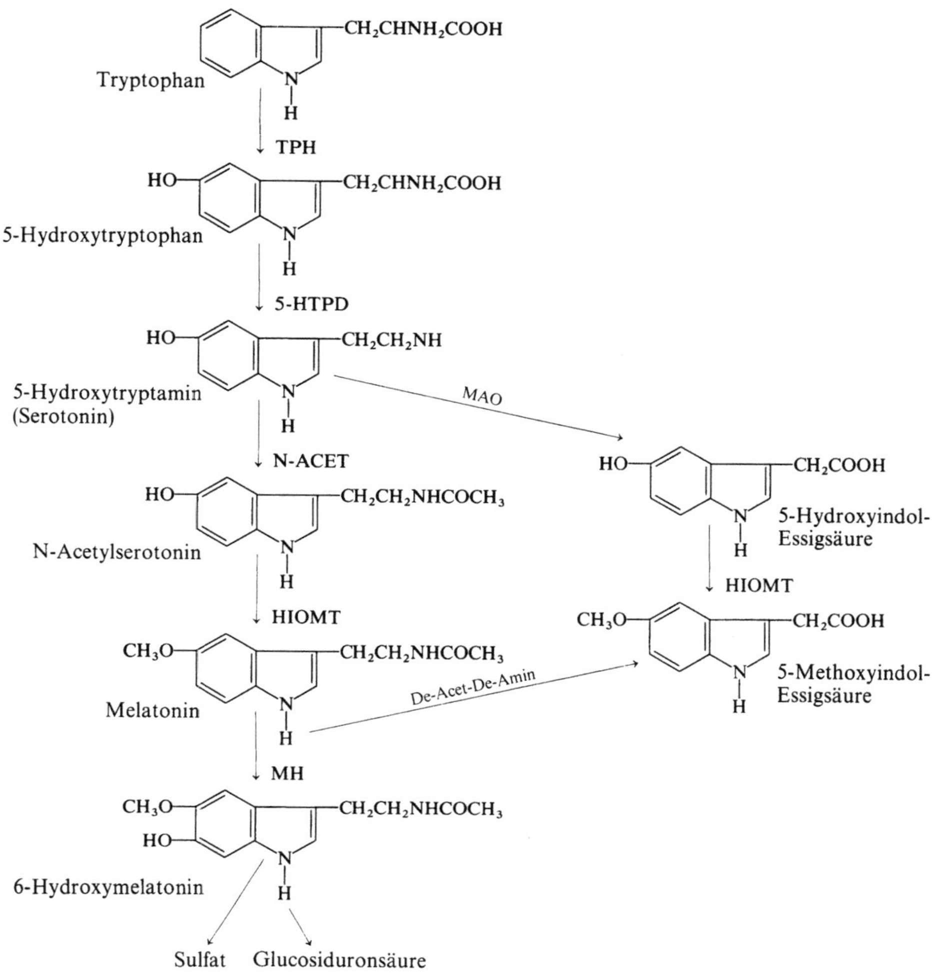

Tryptophan — CH_2CHNH_2COOH
↓ TPH
5-Hydroxytryptophan — HO — CH_2CHNH_2COOH
↓ 5-HTPD
5-Hydroxytryptamin (Serotonin) — HO — CH_2CH_2NH
↓ N-ACET
N-Acetylserotonin — HO — $CH_2CH_2NHCOCH_3$
↓ HIOMT
Melatonin — CH_3O — $CH_2CH_2NHCOCH_3$
↓ MH
6-Hydroxymelatonin — CH_3O, HO — $CH_2CH_2NHCOCH_3$
Sulfat Glucosiduronsäure

MAO → HO — CH_2COOH 5-Hydroxyindol-Essigsäure
↓ HIOMT
CH_3O — CH_2COOH 5-Methoxyindol-Essigsäure ← De-Acet-De-Amin

Abb. 1. Biosynthese, Struktur und Abbau von Melatonin. TPH Tryptophanhydroxylase, 5-HTPD 5-Hydroxytryptophandecarboxylase, MAO Monoamino-oxydase, N-ACET N-acetylierendes Enzym. HIOMT Hydroxyindol-O-methyltransferase. De-Acet-De-Amin Deacetylierendes und deaminisierendes Enzym, MH mikrosomale Hydroxylase. (Nach RELKIN, 1966)

Dauerdunkelheit. Ein gegensätzlicher Rhythmus scheint bei dem Vorläufer und, möglicherweise in gewissem Sinne Antagonisten, dem Serotonin vorzuliegen. Dessen Gehalt in der Epiphyse ist um Mitternacht am tiefsten, am Mittag am höchsten. Hier ist jedoch der Rhythmus im Zentralnervensystem festgelegt, das Licht wirkt nur als Synchronisator, denn der Rhythmus für Serotonin verschwindet bei Licht nicht, wohl aber im Dunkeln. Der Tag-Nacht-Rhythmus der Melatoninbildung scheint auf noradrenergischem Wege zu erfolgen. In der Nacht und bei Dunkelheit wird mehr Noradrenalin gebildet (AXELROD, 1975).

Neben Melatonin enthält die Epiphyse 5-Methoxytryptophol und das Peptid Arginin-Vasotocin.

Nach der Pubertät beginnt die Epiphyse Kalk einzulagern, was jedoch anscheinend ihre Aktivität nicht beeinflußt, denn von der frühen Jugend bis zum Alter bleibt die Aktivität des entscheidenden Enzyms HIOMT erhalten. Ist die physiologische Bedeutung beim Menschen unbekannt, so bringen die Erkenntnisse der letzten Jahre neues Licht in bekannte pathophysiologische Phänomene der Pubertät. Bei Tumoren der Epiphysengegend entsteht meist eine Pubertas praecox (s. Kap. XIX), jedoch nur, wenn die Tumoren vom Interstitium ausgehen oder wenn es sich um Teratome handelt. Eigentliche, vom Parenchym der Glandula pinealis ausgehende Tumoren führen zu verzögerter Pubertät, und in mindestens 2 Fällen hat in diesen Tumoren vermehrt HIOMT nachgewiesen werden können. Der Epiphyse kommt damit die Aufgabe zu, das vorzeitige Einsetzen der Pubertät und Geschlechtstätigkeit zu verhindern. Möglicherweise spielt in der gegenwärtig beobachteten Acceleration (s. Kap. XIX) der vermehrte Lichteinfluß über die Epiphyse eine Rolle.

Wirkungen außerhalb des Endocriniums sind noch wenig bekannt. Melatonin hat keine direkte Wirkung auf den Schlaftypus, könnte aber über Catecholamine und Serotonin an der Regulation beteiligt sein (COLLU, 1972).

Gesichert ist damit nur die Hemmung des Reproduktionssystems. Die Epiphyse könnte daneben die Funktion eines Bremsorganes auf einzelne Körperfunktionen zur Erhaltung der Homöostase haben (Collu, 1972).

Wie vom Serotonin, so sind bis heute auch vom Melatonin keine Wirkungen auf die Psyche oder Mitbeteiligung an Psychosen bekannt.

Übersichten über die Physiologie der Säugetier-Epiphyse finden sich bei Reiter (1969), Collu (1972) und Axelrod (1975).

Endokrin inaktive Pinealome führen in der Regel zu zwei oder mehr der folgenden Symptome: Diabetes insipidus, Hypophysen-Vorderlappeninsuffizienz, radiologische Verkalkungen in der Epiphysengegend, Deformierung des 3. Ventrikels mit oder ohne Hydrocephalus. Vorwiegend werden Männer der späten ersten oder frühen zweiten Dekade befallen (Puschett, 1968).

Literatur

Axelrod, J.: Relationship between catecholamines and other hormones. Rec. Progr. Horm. Res. **31**, 1 (1975)

Axelrod, J., Wurtman, R.: The formation, metabolism and some actions of melatonin, a pineal gland substance. In: Levine, R., Endocrine and the central nervous system. Baltimore: Williams & Wilkins 1966.

Axelrod, J., Wurtman, R.: Photic and neural control of indoleamine metabolism in the rat pineal gland. In: Advances in pharmacology, vol. 6, part A (E. Costa and M. Sandler, eds.), p. 141–151. New York and London: Academic Press 1968.

Bajusz, E.: Pineal gland and its control, p. 462, in: Clinical neuroendocrinology. Basel-New York: Karger 1967.

Benson, B., Matthews, M.J.: Studies on a non-melatonin pineal antigonadotropin. 53rd Meet. Endocr. Soc. San Francisco, June 24–26 (1971).

Cheesman, D.W., Fariss, B.L.: Isolation and characterization of a gonadotropininhibiting substance from the bovine pineal gland. Proc. Soc. exp. Biol. (N.Y.) **133**, 1254 (1970).

Collu, R., Fraschini, S.: The pineal gland: A neuroendocrine transducer. Advanc. Metab. Dis. **6**, 161 (1972).

Kappers, A.J., Schadé, J.P.: Structure and function of the epiphysis cerebri. Progr. Brain Res. **10**, 87 (1965).

Kappers, J.A.: The morphological and functional evolution of the pineal organ during its phylogenetic development. In: Progress in endocrinology, ed. by Gual. Amsterdam: Excerpta Medica Foundation 1969.

Kappers, J.A., Smith, A.R., De Vries, R.A.C.: The mammalian pineal gland and its control of hypothalamic activity. Progr. Brain Res. **41**, 149 (1974)

Motta, M., Schiaffini, O., Piva, F., Martini, L.: Pineal principles and the control of adrenocorticotropin secretion. In: The Pineal Gland (G.E. Wolstenholme, J. Knight, eds.), Edinburgh and London: Churchill, Livingstone 1971.

Palkovits, M.: Participation of the epithalamo-epiphyseal system in the regulation of water und electrolytes metabolism. In: Structure and function of the epiphysis cerebri, ed. by J.A. Kappers and J.P. Schadé. Amsterdam: Elsevier 1965.

Puschett, J.B., Goldberg, M.: Endocrinopathy associated with pineal tumor. Ann. intern. Med. **69**, 203 (1968).

Quay, W.B.: Circadian rhythm in rat pineal serotonin and its modifications by estrous cycle and photoperiod. Gen. comp. Endocr. **3**, 473 (1963).

Quay, W.B.: 24 hour rhythms in pineal 5-hydroxytryptamine and hydroxyindole-O-methyl transferase activity in the macaque. Proc. Soc. exp. Biol. (N.Y.) **121**, 946 (1966).

Reiter, R.J., Fraschini, F.: Endocrine aspects of the mammalian pineal gland: A review. Neuroendocrinology **5**, 219 (1969).

Reiter, R.J., Sorrentino, S.D., Hoffmann, J.C., Rubin, P.H.: Pineal, neural and photic control of reproductive organ size in early androgen-treated male rats. Neuroendocrinology **3**, 246 (1968).

Relkin, R.: The pineal gland. New Engl. J. Med. **274**, 1944 (1966).

Relkin, R.: The Pineal. Montreal: Eden Press 1976.

Soffer, L.J., Fogel, M., Rudavsky, A.Z.: The presence of a gonadotrophin inhibiting substance in pineal gland extract. Acta endocr. (Kbh.) **48**, 561 (1965).

Weber, G.: Tumoren der glandula pinealis und ektopische Pinealocytome. Schweiz. Arch. Neurol. Neurochir. Psychiat. **91**, 473 (1963).

White, W.F., Hedlund, M.T., Weber, G.F., Rippel, R.H., Johnson, E.S., Wilber, J.F.: Pineal gland: supplemental source of hypothalamic-releasing hormones. Endocrinology **94**, 1422 (1974).

Wolstenholme, G.E.W., Knight, J. (eds.): The Pineal Gland. Edinburgh and London: Churchill, Livingstone, 1971.

Wurtman, R.J., Anton-Tay, F.: The mammalian pineal as a neuroendocrine transducer. Recent Progr. Hormone Res. **25**, 493 (1969).

Wurtman, R.J., Axelrod, D.: The pineal gland. Sci. Amer. **213**, 1, 50 (1965).

Wurtman, R.J., Axelrod, D.: The formation, metabolism and physiologic effects of melatonin. In: Advances in pharmacology, vol. 6, part A (E. Costa and M. Sandler eds.), pp. 141. New York and London: Academic Press 1968.

Wurtman, R.J., Axelrod, J., Kelly, D.E.: The Pineal. New York: Academic Press, 1968.

Wurtman, R.J., Moskowitz, M.A.: The pineal organ. New Engld. J. Med. **296**, 1329 (1977).

V. Die Adenohypophyse

A. Labhart

Mit Beiträgen von

Chr. Hedinger, G. Kistler, A. Prader und M. Zachmann

A. Historische Daten

1543 Vesal beschreibt die Hypophyse als „Glandula pituitaria cerebri excipiens".
1864 beschreibt Verga, und
1884 beschreiben Fritzsche und Klebs klinisch und pathologisch einen Fall von Akromegalie.
1886 Pierre Marie benennt das Krankheitsbild Akromegalie.
1900 Benda führt die Krankheit auf ein eosinophiles Hypophysenadenom zurück.
1909 Aschner zeigt, daß Hypophysektomie beim wachsenden Tier zu Zwergwuchs führt.
1921 Evans und Long erzeugen Gigantismus bei Ratten mit Hypophysenextrakten.
1926 Nachweis der hypophysären Steuerung der Gonaden durch Smith.
1928 Aschheim und Zondek weisen gonadotrope Hormone nach.
1928 Stricker und Grueter entdecken das Prolactin.
1935 genaue Beschreibung des Prolactins durch Riddle.
1944 Li und Evans gelingt die Isolierung des kristallisierten Wuchshormons.
1955 stellen Knobil und Greep am Menschen wirksames Affen-Wuchshormon her und weisen die Species-Spezifität der Wuchshormone nach.
1957 beschreibt Raben eine Methode zur Extraktion menschlichen Wuchshormones aus Leichenhypophysen.
1961 arbeiten Uttiger, Parker und Daughady,
1962 Hunter und Greenwood,
1963 Glick, Roth, Yalow und Berson eine radioimmunologische Bestimmungsmethode für menschliches Wuchshormon aus und zeigen, daß das Wuchshormon an der akuten Regulation von Fett-, Kohlenhydrat- und Eiweiß-Stoffwechsel auch beim Erwachsenen wesentlich beteiligt ist.
1965 Li u.Mitarb. beschreiben die Lipotrophine.
1966–1971 Li stellt die vollständige Aminosäuresequenz des menschlichen Wuchshormones fest und synthetisiert es.
1975 Hughes u.Mitarb. isolieren die Enkephaline, klären ihre Konstitution auf und synthetisieren sie.
1976 Guillemin u.Mitarb. beschreiben die Endorphine und klären ihre Konstitution auf.
1976 Li und Chung klären die Konstitution des menschlichen β-Lipotrophins auf.
1977 Shome und Parlow klären die Konstitution des menschlichen Prolaktins auf.

B. Embryologie und Anatomie

G. Kistler

a) Embryologie

Das Epithel des Rachendaches liegt bei menschlichen Keimlingen im 6–8 Somitenstadium der *Neuralplatte* in weiter Ausdehnung unmittelbar an. Bei Embryonen von ca. 2,5 mm SSL buchtet es sich vor der Rachenmembran in dorsaler Richtung aus und bildet die sog. *Rathkesche Tasche*, die sich durch intensives Wachstum vor allem ihrer caudalen Wandabschnitte rasch vertieft und die *Adenohypophyse* bildet (Embryonen von ca. 7–8 mm SSL). In ihrer Nähe verdickt sich der Boden des Diencephalon zur Bildung der Anlage der *Neurohypophyse*.

Der ursprünglich weite Eingang zur Rathkeschen Tasche wird bald durch die Proliferation des umgebenden Mesenchyms abgeschnürt. Die Anlage der Adenohypophyse nimmt dabei die Form eines *Bläschens* an, das durch einen epithelialen Strang mit dem Rachendach-Epithel zunächst noch in Verbindung bleibt (s.u.). Erst bei Embryonen von ca. 16–17 mm SSL wächst von der Anlage der Neurohypophyse ein zunächst noch kompakter epithelialer Zapfen in ventraler Richtung aus und tritt in engste räumliche Beziehung zu den oberen und hinteren Anteilen des Hypophysen-Bläschens. Aus diesem Zapfen entstehen im Verlaufe der Weiterentwicklung die Pars proximalis neurophypophysea (Infundibulum) und der Hinterlappen. Die aboralen Anteile der Bläschenwand treten in unmittelbaren Kontakt zu diesem Zapfen und werden zur *Pars intermedia* der Adenohypophyse (Abb. 1).

Das ursprüngliche Lumen des Hypophysenbläschens wird durch Proliferation der Bläschenwand mehr und mehr eingeengt und verschwindet meistens. Von der frontalen Wand des Bläschens sprossen beidseits Epithelknospen gegen den Boden des III. Ventrikels vor (Abb. 1). Durch ihre Verschmelzung entsteht die *Pars infundibularis adenohypophysea*. Diese umwächst das Infundibulum und breitet sich am Boden des Diencephalon über kurze Strecken aus. Die Umgestaltung der ursprünglich taschen-, dann bläschen- und zuletzt schalenförmigen Anlage der Adenohypophyse zu einem kompakten Drüsenkörper ist demzufolge das Resultat einer mächtigen Proliferation des Bläschen-Epithels. Dieses füllt vor allem von den oralen Abschnitten der Anlage her die Lichtung der Hypophysenhöhle bis auf einige kleine und sekretgefüllte Cysten vollkommen aus und verdrängt auch das in der Umgebung des Organs liegende Mesenchym. Aus Abb. 1 gehen die Größenverhältnisse und gegenseitigen Beziehungen im Bereiche von Diencephalon und Hypophyse deutlich hervor.

Der nach Abschnürung der Rathkeschen Tasche vom Rachendach zunächst noch bestehende, *epitheliale Verbindungsstrang* zerfällt im Verlaufe der Entwicklung und verschwindet schließlich ganz. Einzelne Epithel-Inseln können jedoch erhalten bleiben. Aus ihnen gehen *akzessorische Adeno-Hypophysen* hervor, welche in der Tiefe der Sella turcica, aber auch innerhalb des Keilbeinkörpers oder im Rachendach gefunden werden. Am häufigsten und am besten differenziert ist in solchen Fällen die *sog. Rachendach-Hypophyse*. Sie liegt in der Schleimhaut des Rachendaches, genau in der Mittellinie, und ist von kleinen Gefäßen und Nerven umgeben.

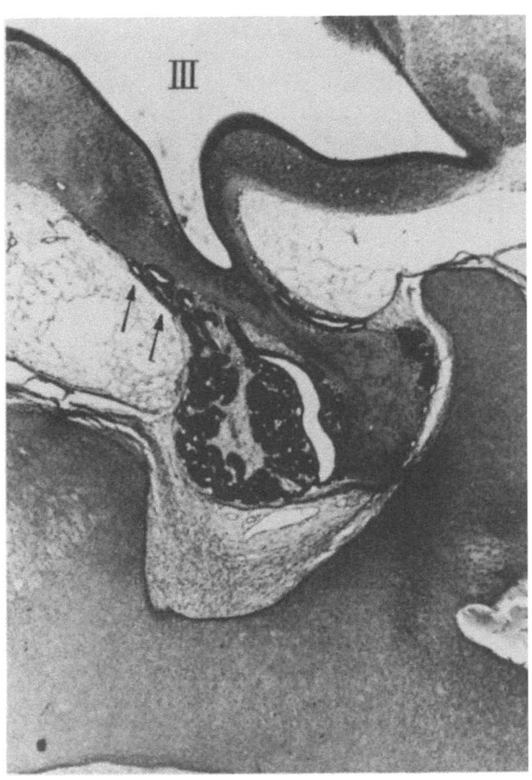

Abb. 1. Hypophyse eines menschlichen Feten von ca. 90 mm SSL. Die Verschmelzung der Anlagen von Adeno- und Neurohypophyse zu einem einheitlichen Körper ist bereits vollständig. An der Adeno-Hypophyse hat sich die Pars infundibularis (Pfeile) durch Vorsprossen von Epithelknospen gegen den Boden des III. Ventrikels (III) gebildet

b) Makroskopische Anatomie

Die Hypophyse des erwachsenen Menschen ist ein ca. 0,6 g schweres, ca. 0,5 × 1 × 1 cm messendes Organ, an welchem grobmorphologisch ein *distaler, intrasellärer* und ein *proximaler,* suprasellärer Abschnitt (Hypophysenstiel) zu unterscheiden sind (vgl. Abb. 1, S. 36). Die Hauptmasse der Hypophyse liegt in der Sella turcica des Os sphenoidale und besitzt eine kompliziert gebaute, bindegewebige Kapsel. Diese besteht aus der eigentlichen *Organkapsel*, welche sich dem hypophysären Parenchym unmittelbar anschmiegt, sowie dem peripher davon gelegenen *Stratum vasculare*, das zahlreiche Blutgefäße enthält. Zuäußerst folgt schließlich das dem Periost der Sella turcica angehörende Stratum periostale. Die intrasellären Anteile der Adeno- und Neurohypophyse liegen also *intradural.*

Gegen die mittlere Schädelgrube hin wird die Sella turcica durch das kräftige *Diaphragma sellae* abgeschlossen. Diese Dura-Falte, die sich unter Bildung des *Foramen hypophyseale* dem Hypophysenstiel allseitig mehr oder weniger eng anlegt, bildet die Grenze zwischen den intra- und den suprasellären Anteilen des Organs (vgl. Abb. 2, S. 24, und Abb. 1, S. 36). Oberhalb des Diaphragma sellae durchdringt der Hypophysenstiel die von lockerem Bindegewebe durchsetzte und von Liquor cerebrospinalis umspülte *peri-infundibuläre Zisterne.*

Die Hypophyse baut sich aus zwei Anteilen auf, die sich entwicklungsgeschichtlich, morphologisch und funktionell grundsätzlich unterscheiden. Die Neuro-Hypophyse wurde in Kapitel III, S. 35ff. beschrieben.

Der *epithelial gebaute Drüsenteil* (Adeno-Hypophyse, Lobus glandularis) leitet sich vom ektodermalen Mundbuchtepithel ab (vgl. S. 71) und weist alle Markmale einer endokrinen Drüse auf. Er besteht aus drei Abschnitten:

1. *dem Trichterlappen* (Pars infundibularis oder Pars proximalis adenohypophysea, oft auch als Pars tuberalis bezeichnet). Der Trichterlappen liegt dem Infundibulum (Pars proximalis neurohypophysea) eng an und bildet die direkte, hirnwärts gerichtete Fortsetzung des Hypophysen-Vorderlappens. Er beginnt auf Höhe des Diaphragma sellae und reicht bis zum Boden des Diencephalon,

dem entlang er sich häufig noch ein kurzes Stück weit ausbreitet (Abb. 1, S. 36);

2. *dem Zwischenlappen* (Pars oder Zona intermedia). Der Zwischenlappen gehört entwicklungsgeschichtlich zur Pars distalis adenohypophysea und ist zwischen dieser und dem Hinterlappen der Neurohypophyse eingeschaltet. Er liegt intrasellär.

3. *dem eigentlichen Hypophysen-Vorderlappen* (Pars distalis adeno-hypophysea), welcher die Hauptmasse der Adenohyphyse bildet und vollständig intrasellär liegt.

c) Histologie

Adeno- und Neurohypophyse sind, wie bereits erwähnt, von einer dicken bindegewebigen Kapsel umgeben, deren *Stratum vasculare* im histologischen Präparat zahlreiche Gefäß-Anschnitte erkennen läßt. Durch ihre Unterschiede in Bau und Färbbarkeit lassen sich schon bei schwacher Vergrößerung die intensiver gefärbten adenohypophysären Anteile von der homogen erscheinenden, helleren Neurohypophyse abgrenzen. In vielen Präparaten sind zudem die kolloidgefüllten Follikel der Pars intermedia schon in der Übersicht deutlich zu erkennen. Da sich die einzelnen Anteile des Lobus glandularis bei genauerer Untersuchung ebenfalls deutlich unterscheiden, soll deren Histologie getrennt beschrieben werden.

Die drei Abschnitte der Adeno-Hypophyse (Pars distalis, Pars intermedia und Pars infundibularis) bauen sich aus Strängen und Haufen epithelialer Zellen auf, welche von einem mehr oder weniger dichten Maschenwerk weiter Blutcapillaren (Sinus) umgeben sind. Die Adeno-Hypophyse zeigt also das Bild einer echten endokrinen Drüse. Sie enthält nur wenig Bindegewebe. Kleine Bündel kollagener Fibrillen begleiten zur Hauptsache die in das Organ eintretenden Arterien sowie die Portalgefäße (vgl. S. 78) und verteilen sich im Vorderlappen. Ein feines Netz retikulärer Fasern umgibt die Epithelstränge und Capillaren. Die Endothelzellen der Sinus sind über weite Strecken sehr dünn und von sog. „Endothelporen" durchsetzt. Im Bereiche dieser Fensterungen wird das zirkulierende Blut nur durch ein extrem feines Diaphragma und die darunter liegende Basalmembran vom anschließenden perivasculären Raum und dem Drüsengewebe getrennt.

Pars distalis. Die Hormone der Pars distalis der Adenohypophyse sind entweder *Polypeptide* oder *Glykoproteine.* Zu den Polypeptiden zählen das Prolactin (luteotropes Hormon, LTH), das Wachstumshormon (somatotropes Hormon, STH), das adrenocorticotrope Hormon (ACTH), sowie das Melanocyten-stimulierende Hormon (MSH). Die Gruppe der Glykoprotein-Hormone enthält das Thyreoidea-stimulierende Hormon (TSH), das Luteinisierungs-Hormon (LH, identisch mit dem „interstitial cell stimulating hormone", ICSH), sowie das Follikel-stimulierende Hormon (FSH).

Im Gegensatz zur relativ einheitlichen Zell-Population sowohl der Pars intermedia als auch der Pars infundibularis weisen die einzelnen Zelltypen der *Pars distalis* deutliche Unterschiede in Form und Größe auf. Entsprechend ihrer verschiedenen Affinität zu den Farbstoffen der routinemäßigen histologischen Färbungen können zunächst *chromophile* und *chromophobe* Zellen unterschieden werden. Die chromophilen Drüsenzellen lassen sich entsprechend ihrem Verhalten gegenüber sauren und basischen Farbstoffen (z.B. Haemalaun und Eosin) weiter in *Acidophile* und *Basophile* gruppieren. Da diese Farbstoff-Affinität jedoch nicht die Reaktion des Cytoplasma selber, sondern diejenige der *spezifischen Granula* wiederspiegelt, und Zellen mit sehr kleinen oder nur wenigen Granula sich nur leicht oder gar nicht anfärben, herrscht heute noch hinsichtlich der Nomenklatur der Pars distalis-Zellen beträchtliche Konfusion. Erst der elektronenmikroskopische Nachweis von Änderungen im Granula-*Gehalt* einzelner Zellen unter kontrollierten experimentellen Bedingungen sowie Bestimmungen der Granula-*Durchmesser* in den verschiedenen Zelltypen ermöglichten in letzter Zeit eine sichere Zuordnung der Synthese der einzelnen Vorderlappen-Hormone zu bestimmten Elementen (vgl. Abb. 2). Im folgenden sollen die einzelnen Zelltypen der Pars distalis summarisch beschrieben werden.

Acidophile Zellen des Vorderlappens. Die *acidophilen Zellen* der Pars distalis stellen beim Menschen eine relativ inhomogene Population meist rundlicher Elemente dar, deren Durchmesser zwischen ca. 12 und 20 μm schwankt. Sie liegen einzeln oder zu mehreren vereint in den Zellsträngen und machen ca. 37–44% der Vorderlappenzellen aus (BARGMANN, 1964). In Routine-Präparaten färben sich die größenmäßig stark variablen, lichtoptisch jedoch gut sichtbaren Granula mit sauren Farbstoffen, wie z.B. Eosin, an. Elektronenoptisch betrachtet, zeichnen sich diese Zellen durch einen großen Golgi-Apparat, ein sehr gut entwickeltes, ribosomenbesetztes endoplasmatisches Reticulum sowie durch ihre zahlreichen, stäbchenförmigen Mitochondrien aus. In ihren relativ dichten Zellkernen ist das Chromatin in gröberen Schollen regellos verteilt.

Somatotrophe Zellen. Im nicht-graviden und nichtlactierenden, menschlichen Individuum bilden die *Wachstumshormon (STH)* synthetisierenden Zellen die Mehrheit unter den Acidophilen. Sie sind regellos über den ganzen Vorderlappen verstreut und ihre dicht gepackten, kugeligen und über das gesamte Cytoplasma verteilten Hormongranula sind lichtoptisch sichtbar (mittlerer Durchmesser ca. 250 nm). Ultrastrukturell weisen die STH-produzierenden Zellen alle Merkmale von Protein-sezernierenden Elementen auf. Das Cytoplasma ist durch ein gut entwickeltes, rauhes endoplasmatisches Reticulum sowie durch einen großen Golgi-Komplex charakterisiert. Es enthält nebst den Mitochondrien auch regelmäßig Lysosomen. Die Synthese von STH durch diesen Zelltyp ist auch immuno-histochemisch sowie durch klinisch-pathologische Befunde erhärtet. Aus acidophilen Zellen bestehende Adenome des Vorderlappens führen beim Kinde zu Gigantismus, beim Erwachsenen (nach Schluß der Epiphysenfugen) zur Akromegalie.

Die Ausschüttung von STH aus den somatotropen Zellen wird durch eine Reihe von Faktoren gesteuert, so durch im Hypothalamus gebildete und über das Portalvenen-System in den Vorderlappen gelangende, *hemmende* (growth hormone inhibiting hormone, GIH, Somatostatin) oder stimulierende Hormone (growth hormone releasing hormone, GRH). Androgene und Schilddrüsenhormone fördern die Synthese der STH-Granula, während längeres Fasten oder Proteinmangel zum Verschwinden der Hormongranula führt.

Mammotrophe Zellen. Zu den *Acidophilen* des Hypophysen-Vorderlappens gehören ferner die *Prolactin- (LTH) sezernierenden Zellen* (sog. Mammotrophe, Luteotrophe oder Lactotrophe). Diese Zellen sind ebenfalls über den Vorderlappen verstreut, unterscheiden sich aber von den STH-synthetisierenden Zellen durch ihre eher polygonale Form, ihre langen, schmalen Zellfortsätze und ihren oft exzentrisch gelegenen Kern. Das Cytoplasma enthält im Vergleich zu den STH-Zellen eine wesentlich geringere Zahl von Hormongranula. Diese sind zudem größer (mittlerer Durchmesser ca. 350 nm) und in ihrer Form sehr variabel (rund bis oval oder hantelförmig). Die Granula sind zudem meist an der Peripherie der Zelle gelegen.

In der Hypophyse des nicht-graviden und nicht-lactierenden Menschen lassen sich nur wenige Prolactin-sezernierende Zellen nachweisen. Bei der Gravida nehmen mit zunehmender Schwangerschaftsdauer Zahl und Größe der Mammotrophen jedoch stark zu (sog. Schwangerschafts-Zellen), wobei sie vor allem in den seitlichen Anteilen des Vorderlappens akkumulieren. Die Prolactin-Zellen stehen ebenfalls unter der Kontrolle des Hypothalamus (s. auch S. 78), welcher durch das „prolactin-inhibiting hormone" (PIH) die Ausschüttung von Prolactin hemmt. Im Gegensatz dazu stimulieren Oestrogene und Schilddrüsenhormone die Mammotrophen.

Untersuchungen an den Hypophysen säugender Ratten haben gezeigt, daß kurze Zeit (48–96 Std) nach Entfernung der Jungen regressive Veränderungen an den Prolactin-produzierenden Zellen des Vorderlappens nachzuweisen sind. Diese bestehen in der intracellulären Verdauung der bereits aufgebauten und nicht mehr gebrauchten Hormon-Granula, welche in den lysosomalen Cyclus eingeschleust und damit der Abgabe an das Blut entzogen werden (SMITH und FARQUHAR, 1966).

Basophile Zellen des Vorderlappens. Die *basophilen Zellen* der Pars distalis zeichnen sich beim Menschen durch sehr variable Form (rund, oval oder polygonal) und Größe (Durchmesser 15 bis 25 μm) aus. Ihre spezifischen Granula sind wesentlich kleiner als diejenigen der Acidophilen und daher im Lichtmikroskop kaum zu erkennen. Die von den Basophilen produzierten Hormone sind *Glyko-Proteine.* Der Nachweis der Hormonkörnchen gelingt demzufolge am besten durch Anwendung der PAS-Färbung. In Routine-Präparaten färben sich die basophilen Granula zudem mit Hämatoxylin, Anilinblau und Resorcin-Fuchsin mehr oder weniger intensiv an. Durch die elektronenoptische Ausmessung der Granula sowie auf Grund ihrer unterschiedlichen Affinität zu Aldehyd-Fuchsin lassen sich im Vorderlappen der meisten Säuger-Species *vier verschiedene basophile* Zelltypen unterscheiden, allerdings mit unterschiedlicher Sicherheit.

Thyreotrope Zellen. Die Thyreoidea-stimulierendes Hormon (TSH) synthetisierenden Zellen der menschlichen Hypophyse zeichnen sich durch eine polygonale Form sowie durch gut definierte Zellgrenzen aus (Fehlen feinster Zellfortsätze). Sie finden sich vor allem in den rostralen, medianen Abschnitten des Vorderlappens und machen einen nur geringen Prozentsatz der Gesamt-Zellpopulation aus. Ihre eher wenigen und vor allem an der Peripherie des Cytoplasma gelegenen Hormongranula gehören mit Durchmessern von ca. 100–150 nm zu den kleinsten der Adenohypophyse. Der Golgi-Komplex und das rauhe, endoplasmatische Reticulum sind unter Normalbedingungen nur wenig entwickelt. Bei der Hyperthyreose vermindern sich Zahl und Granulagehalt der TSH-Zellen. Solche Elemente sind nur leicht PAS-positiv und können daher mit Chromophoben (s.u.) verwechselt werden. Im Gegensatz dazu hypertrophieren bei der Hypothyreose die Thyreotrophen und nehmen auch an Zahl zu. Eine Entfernung der Schilddrüse führt in den TSH-Zellen zur Vergrößerung des Golgi-Komplexes und zur massiven Dilatation der Zisternen des rauhen endoplasmatischen Reticulum. In den entstehenden Vacuolen sammelt sich kolloidales Material und die Zellen gewinnen ein charakteristisches, schwammiges Aussehen (sog. Thyreoidektomie-Zellen).

Der Hypothalamus scheint über das „thyrotropin-releasing hormone" (TRH) vor allem die Ausschüttung des Hormons aus den TSH-Zellen zu steuern. Auf der andern Seite hemmen Schilddrüsen-Hormone die Sekretion von TSH offenbar direkt an den Thyreotrophen. Dabei nimmt die Zahl

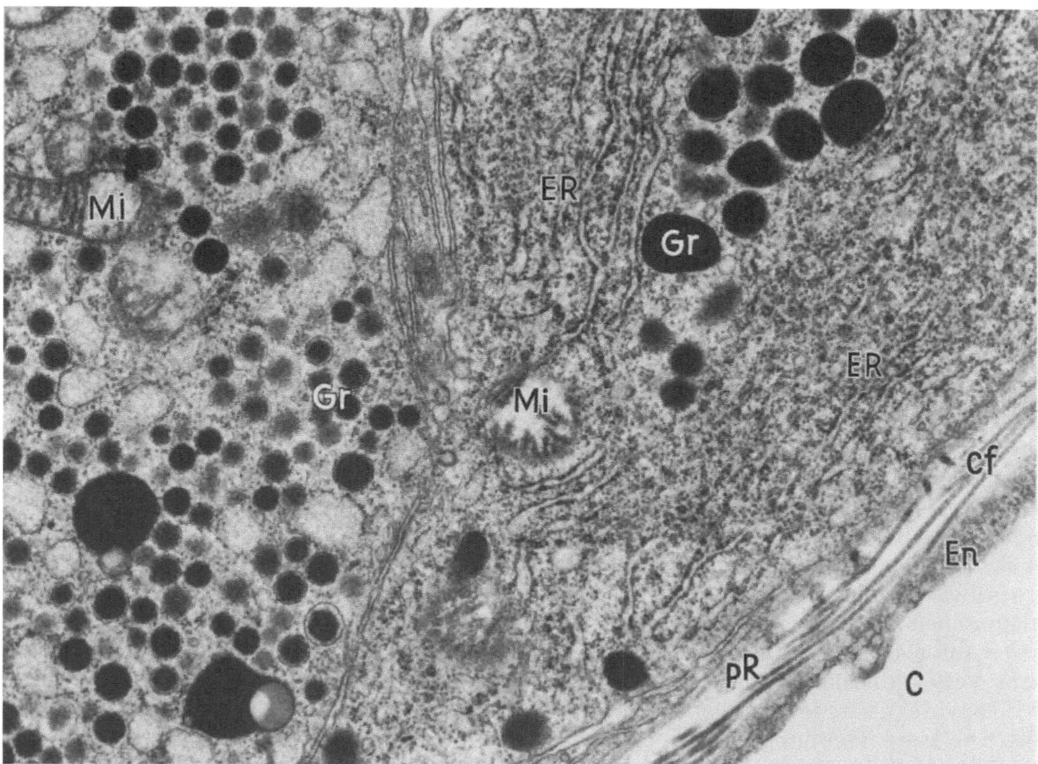

Abb. 2. Drüsenzellen aus dem Hypophysen-Vorderlappen der Ratte, Fixation durch Glutaraldehyd-Perfusion. Man beachte die Größen-Unterschiede der spezifischen Hormon-Granula in den beiden benachbarten Epithelzellen sowie den unterschiedlichen Gehalt an Organellen. *ER* endoplasmatisches Reticulum, *C* Capillare, *Mi* Mitochondrien, *Gr* Granula, *pR* perivasculärer Raum, *cf* Collagene Fibrillen, *En* Endothel. 20000:1

der Hormongranula im Cytoplasma der TSH-Zellen stark zu.

Gonadotrophe Zellen. Die *Luteinisierungs-Hormon* (LH) und *Follikel-stimulierendes Hormon* (FSH) produzierenden Gonadotrophen stellen eine Population basophiler, eher kleiner, rundlicher bis polygonaler Zellen dar, die in geringer Zahl regellos über den Vorderlappen verstreut sind, in den seitlichen Anteilen der Drüse jedoch etwas vermehrt vorkommen. Sie enthalten einerseits kleine, spezifische, PAS-positive Granula (= Hormongranula) sowie größere, lipidhaltige Elemente, die typischerweise in Nähe des Kernes und des Golgi-Komplexes gelegen und vermutlich den Lysosomen zuzuordnen sind. Mit Durchmessern von ca. 150–250 nm liegen die Hormongranula an der Grenze des Auflösungsvermögens des Lichtmikroskopes; das Cytoplasma der Gonadotrophen erscheint daher meistens diffus gefärbt. Elektronenmikroskopisch fallen die Zellen durch ihre relativ homogenen, im Cytoplasma regellos verstreuten Granula sowie durch kurze, oft dilatierte Zisternen des rauhen endoplasmatischen Reticulum auf, die Material mittlerer Elektronendichte enthalten. Der kernnahe gelegene Golgi-Komplex ist gut entwickelt.

Die Unterscheidung LH- bzw. FSH-synthetisierender, menschlicher Gonadotropher aufgrund morphologischer Kriterien ist schwierig. Immunofluorescenzoptisch scheinen LH-Zellen in den vorderen, medianen Anteilen der Adenohypophyse vermehrt vorzukommen, während über die Verteilung der FSH-Zellen noch Unklarheit herrscht. Ob eine gonadotrophe Zelle jeweils nur ein Hormon oder aber LH und FSH gleichzeitig zu bilden vermag, ist nach wie vor ein Problem laufender Untersuchungen. Sollte es sich mit Sicherheit zeigen, daß einzelne Zellen beide Hormontypen enthalten, müßte man die „eine-Zelle-ein-Hormon"-Theorie fallen lassen.

Die Gonadotrophen stehen ebenfalls unter der Kontrolle des Hypothalamus, der durch die Abgabe eines „luteinizing hormone releasing hormone"(LHRH) bzw. eines „FSH-releasing hormone" (FRH) zumindest die Ausschüttung, eventuell aber auch die Synthese von LH und FSH stimuliert. Oestrogene hemmen die Ausschüttung der gonadotrophen Hormone. Gonadektomie auf der anderen Seite führt bei Ratten beiderlei Geschlechtes zu einem starken Anstieg des LH in der Hypophyse, während FSH nur bei Weibchen vermehrt wird. Die bereits beim menschlichen Ungeborenen nachweisbaren Gonadotrophen nehmen bis zur Adultperiode zahlenmäßig zu, um im Alter wieder abzunehmen.

Corticotrophe Zellen (ACTH-Zellen). Die Synthese des *adrenocorticotropen* Hormons (ACTH) erfolgt aufgrund bisher vorliegender, sich zum Teil allerdings widersprechender Befunde ebenfalls in *basophilen* Zellen. Interessanterweise weist das in den Basophilen der Pars intermedia produzierte *Melanocytenstimulierende Hormon* (MSH) eine Aminosäuren-Sequenz auf, die über weite Strecken mit derjenigen des ACTH identisch ist. Damit wird auch die Beobachtung erklärt, daß das ACTH eine gewisse Melanocytenstimulierende Wirkung ausübt. Die bei Nebennierenrinden-Insuffizienz (Addisonsche Krankheit) sowie in der Gravidität beobachtete verstärkte Pigmentierung der Haut wird auf die gleichzeitige Überproduktion von ACTH und MSH in der Hypophyse zurückgeführt. Die Ausschüttung dieser beiden Hormone scheint also irgendwie zusammenzuhängen. Aufgrund der biochemischen Ähnlichkeit der beiden Hormone müssen cytologische, histochemische und immunologische Verwandtschaften zwischen den ACTH- und MSH-synthetisierenden Zellen postuliert werden, die eine klare Trennung der beiden Zelltypen zumindest erschweren.

In der menschlichen Adenohyphyse gehören die ACTH-Zellen zu den intensiv sich anfärbenden und daher auffallenden Basophilen. Ein Teil der Zellen ist diffus über die seitlichen Abschnitte des Vorderlappens verstreut, während eine relativ große Population sowohl in der Pars infundibularis als auch in der Pars intermedia – im Gebiete der sog. „Basophilen-Invasion" in den Hypophysen-Hinterlappen – nachweisbar ist. Die Corticotrophen weisen z.T. lange Zellfortsätze auf. Die Hormongranula gehören – zumindest bei der Ratte – mit Durchmessern von ca. 90–150 nm zu den kleinsten der adenohypophysären Zellen. Sie färben sich mit PAS positiv an und sind z.T. auch acidophil. Im Cytoplasma finden sich nebst den üblichen Organellen oft auch Lipofuscin-Granula.

Eine Reihe von histochemischen und immunocytologischen Befunden spricht dafür, daß die ACTH-Basophilen auch Melanocyten-stimulierendes Hormon (MSH) produzieren. Der Vorderlappen enthält größere Mengen an beiden Hormonen und die in den Hinterlappen ausgewanderten Basophilen weisen nebst größeren Mengen an MSH auch ACTH auf. Schließlich lassen sich Corticotrophe selektiv mit Antikörpern gegen β-MSH markieren.

Der Hypothalamus sezerniert in das adeno-hypophysäre Pfortadersystem (s.u.) ein „corticotropin-releasing hormone" (CRH), das die Ausschüttung von ACTH durch die Corticotrophen stimuliert. Adrenalektomie führt zur Hypertrophie der ACTH-Zellen, die mit einer Vergrößerung des Golgi-Komplexes und einer Vermehrung des ribosomenbesetzten, endoplasmatischen Reticulum einhergeht (sog. Adrenalektomie-Zellen). Auf der anderen Seite reagieren Versuchstiere auf eine Injektion von Glucocorticoiden rasch mit einer starken Akkumulation von Hormongranula in den Corticotrophen. Bei längerer Behandlung mit solchen Hormonen verschwinden die Hormongranula aus den Corticotrophen und die Identifikation dieser Zellen wird praktisch unmöglich.

MSH-produzierende Zellen. Wie bereits erwähnt, ist es durchaus möglich, daß die ACTH-synthetisierenden Zellen auch Melanocyten-stimulierendes Hormon (MSH) bilden. Zwischen den Basophilen der Pars distalis und der Pars intermedia der Adenohypophyse besteht eventuell eine gewisse „Arbeitsteilung" in dem Sinne, daß die Basophilen des Zwischenlappens mehr MSH produzieren.

Über die hypothalamische Regulation der MSH-Zellen herrscht noch große Unklarheit. Experimentelle Befunde weisen aber darauf hin, daß das in der Epiphyse (Pinealorgan) in größeren Mengen gebildete Hormon Melatonin im Hypothalamus die Ausschüttung eines „MSH-inhibiting hormone" bewirkt, das in den Basophilen die Ausschüttung von MSH hemmt. Ebenso spärlich sind die Informationen über die Wirkungen des MSH in höherentwickelten Säugern, in welchen die Beeinflussung der Melanophoren durch dieses Hormon kaum die Hauptfunktion sein dürfte. In diesem Zusammenhang sind Berichte über thyreotrophe, steroidogene, lipolytische, antigonadale, natriuretische und hypocalcämische Wirkungen des MSH von Interesse, da sie auf das weite Wirkungsspektrum dieses Hormons hinweisen.

Chromophobe Zellen des Vorderlappens. Die *chromophoben Zellen* bilden die dritte, größere Gruppe in der heterogenen Zell-Population des Hypophysen-Vorderlappens. Die Funktion dieser meist kleineren und eher unauffälligen Zellen hat lange zu Spekulationen Anlaß gegeben, so u.a. auch zur Ansicht, daß es sich bei ihnen um wenig differenzierte Stammzellen handle, die sich als pluripotente Elemente je nach Bedarf zu diesem oder jenem chromophilen Zelltyp entwickeln können. Das seltene Vorkommen von Mitosen im Drüsenparenchym der Pars distalis schien diese Annahme zu bestätigen. Elektronenmikroskopische Untersuchungen haben jedoch gezeigt, daß die Chromophoben keine einheitliche Zell-Gruppe darstellen. Viele dieser Zellen müssen aufgrund ihrer Kern- und Cytoplasma-Charakteristika (Chromatin-Struktur, Form und Anordnung des Golgi-Komplexes, Morphologie der Mitochondrien) den *Acidophilen* bzw. *Basophilen* zugeordnet werden, von welchen sich verschiedene Typen durch sehr kleine und – unter Normalbedingungen – nur wenige Granula auszeichnen, die sich lichtoptisch nicht nachweisen lassen. Die Zahl echter Chromophober im Vorderlappen ist daher, wie auch elektronenmikroskopische Befunde bestätigen, kleiner als früher angenommen. Andere Chromophobe wiederum scheinen *degranulierte* Chromophile zu sein, was den negativen Ausfall spezifischer Färbungen bei diesen Zellen erklärt. Ob es sich hier um einen bestimmten, reversiblen Funktionszustand handelt oder solche entkörnte Zellen dem Untergang geweiht sind, bleibt eine offene Frage.

Zu den *echten chromophoben Zellen* müssen die sog. *folliculären* oder sternförmigen Zellen gerechnet werden, die den ganzen Vorderlappen durchsetzen und lange, dünne Fortsätze bilden. Das von ihnen aufgebaute Reticulum spannt sich zwischen den Sinusoiden aus und enthält in seinen Maschen die spezifischen, hormonbildenden Zellen. Fortsätze der folliculären Elemente umschließen oft kleine Lumina, die kolloidales Material enthalten und in die Mikrovilli und vereinzelte Cilien der Zellen hineinragen. Das Cytoplasma enthält keine oder nur vereinzelte Granula, deren Natur unbekannt ist. Während einzelne Untersucher die Auffassung vertraten, es könnte sich bei den folliculären Zellen um eine besondere Form von Corticotrophen handeln, herrscht heute die Meinung vor, diese dem Stroma zuzuordnenden Zellen hätten Stützungs- und nutritive Funktionen.

Pars intermedia. Dieses zwischen Vorder- und Hinterlappen eingeschaltete, entwicklungsgeschichtlich zum Lobus glandularis gehörende Grenzgebiet (vgl. Abb. 1, S. 36) baut sich beim menschlichen Keimling aus einem mehrschichtigen Epithel auf, das vorwiegend aus *basophilen* Zellen besteht und vom Lobus nervosus zunächst durch einen deutlichen Spalt getrennt wird. Beim Erwachsenen ist dieser Spalt meistens verschwunden; an seine Stelle treten kleinere und größere *Cysten* (Rathkesche Cysten), welche häufig von Cilien-tragenden Epithelzellen ausgekleidet sind und *gelbliches Sekret* enthalten. Das dem Hinterlappen unmittelbar benachbarte Gewebe der Pars intermedia besteht aus einer Schicht basophiler Elemente, welche meistens über kürzere oder längere Strecken hinweg in die Pars distalis neurohypophysea eindringen (sog. *„Basophilen-Invasion“*). Das Vorstoßen solcher Zellen des Zwischenlappens in den Hinterlappen scheint sich mit zunehmendem Alter zu intensivieren (Bargmann, 1964).

Zwischen den Parenchym-Zellen der Pars intermedia breiten sich, wie im Vorderlappen, folliculäre Zellen aus und bilden ein Reticulum. Auf die verschiedenen möglichen Wirkungen des in den Basophilen der Zwischenzone gebildeten Melanocyten-stimulierenden Hormons (MSH) wurde bereits hingewiesen (s.S. 76). Für eine Beteiligung dieses Hormons auch an der Regulation des Wasserhaushaltes spricht die Beobachtung, daß in der Wüste lebende Säuger einen relativ ausgedehnten Zwischenlappen besitzen, während dieser beim Menschen und bei Tierarten mit unbeschränktem Zugang zu Wasser stark reduziert ist (= Zwischen-*Zone*) oder überhaupt fehlt. Im weiteren sind in diesem Areal auch ACTH- und LH-produzierende Zellen nachzuweisen.

Die Pars intermedia wird vom Hypophysen-Hinterlappen aus mit neurosekrethaltigen Nervenfasern versorgt, die an den Hormon-produzierenden Zellen enden (sog. neuro-glanduläre Synapsen). Hinzu kommen cholinerge und aminerge Nervenfasern, denen eine hemmende Wirkung auf die spezifischen Zellen der Zwischenzone zugeschrieben wird.

Pars infundibularis. Die durch eine dünne Bindegewebe-Lamelle vom Infundibulum und vom Infundibularstamm getrennte Pars infundibularis adenohypophysea hat die Form einer Schale, die sich, vom Vorderlappen aufsteigend, dem neurohypophysären Gewebe eng anlegt (vgl. Abb. 1, S. 36). Ihre dicksten Anteile liegen dabei an der Vorderfläche des Infundibulum. An seiner Hinterfläche sind sie in der Regel dünn oder fehlen ganz.

Die Oberfläche der Pars infundibularis wird von der Arachnoidea überzogen; ein dünnes Piaseptum trennt ferner diesen Lappen vom Infundibulum. Im Innern verlaufen die Äste des hypophysären Portalvenen-Systems (s. S. 78) sowie zahlreiche Sinusoide, zwischen welchen sich das Reticulum aus folliculären Zellen ausbreitet. In seinen Maschen liegen die epithelialen Zellen. Sie sind in longitudinal verlaufenden Strängen variabler Größe angeordnet. Kubisch bis cylindrisch gebaute Elemente stellen die Hauptzell-Form dar. Ihr Cytoplasma enthält zwischen kurzen, stäbchenförmigen Mitochondrien zahlreiche *Lipid-* und *Kolloid-Tropfen.* Charakteristischerweise lassen sich in diesen Zellen zudem größere Mengen an *Glykogen* nachweisen. Das Vorkommen follikelähnlicher Gebilde sowie von Inseln aus Epithelzellen gehört zu den weiteren Besonderheiten dieser Region ebenso wie das vereinzelte Auftreten von Acido- und Basophilen. Im Bereiche der Pars infundibularis findet sich die sog. „proximale adenoneurohypophysäre Kontaktfläche“ (vgl. S. 78).

d) Hypothalamo-adenohypophysäre Verbindungen

Im Gegensatz zum Hinterlappen, der als besonders differenzierter Abschnitt des hypothalamo-neurohypophysären Systems als Teil des Diencephalon angesehen werden muß, ist der Vorderlappen eine epithelial gebaute Drüse mit *eigener*, vielfältiger Inkretproduktion. Seine morphologische und funktionelle Verknüpfung mit den übergeordneten hypothalamischen Zentren unterscheidet sich dementsprechend grundsätzlich von derjenigen des Hinterlappens. Das Diencephalon beeinflußt die inkretorischen Elemente des Lobus glandularis nicht über *direkte* Nervenfaser-Verbindungen, sondern durch Abgabe spezifischer hypothalamischer Hormone („releasing bzw. inhibiting hormones" an ein Capillarnetz in der Eminentia mediana des Infundibulum. Von diesen *„infundibulären Spezialgefäßen"* aus gelangen die hypothalamischen Hormone über die *Portalvenen* entlang der Pars infundibularis der Adenohypophyse in das sinusartig erweiterte Capillarnetz des Vorderlappens und damit an bzw. in die Drüsenzellen, wo sie die Abgabe der Vorderlappen-Hormone an den allgemeinen Kreislauf *fördern* oder *hemmen*. Hypothalamus und Pars distalis adenohypophysea sind demzufolge nur *indirekt* aneinander gekoppelt.

Das spezifische vasculäre System, das die Adenohypophyse mit dem Diencephalon verknüpft, wird in der Ontogenese bereits sehr früh angelegt. Beim menschlichen Keimling läßt sich schon bei einer SSL von 10–11 mm die Anlage der Pars infundibularis adenohypophysea in Form zweier Epithelknospen am vorderen Rand des Hypophysenbläschens erkennen (vgl. S. 72). Diese beiden Stränge wachsen rasch in Richtung Zwischenhirn-Boden aus und nehmen mit dem noch ventral sich ausdehnenden Infundibulum Kontakt auf. Parallel dazu entwickelt sich in allen Abschnitten der Adenohypophyse ein engmaschiges, dreidimensionales Blutgefäß-Netz, das vom meningealen Mantelplexus der embryonalen Gehirnanlage und von den beiden Aa. hypophyseae anteriores superiores gespeist wird. Aus diesem Gefäß-Netz sprossen im Bereiche der Pars infundibularis adenohypophysea einzelne *Schlingen* unterschiedlich tief in die Eminentia mediana des Infundibulum ein. Die zuführenden Segmente dieser infundibulären Spezialgefäße zeichnen sich durch eher kleines Kaliber aus; die wegführenden Schenkel der Schlingen haben wesentlich größeren Durchmesser. Sie münden in die *Portal-Venen*, die das Blut an der ventralen Außenfläche der Pars infundibularis dem Vorderlappen zuführen. Diese Portal-Gefäße sind dem allgemeinen, adenohypophysären Gefäßnetz parallel geschaltet und schon von bloßem Auge zu erkennen. Durch diesen sehr eigenartigen Vascularisations-Prozeß, der beim Menschen erst gegen Ende der intra-uterinen Entwicklung seine definitive Ausdehnung erreicht, wird das primär vom Hypothalamus völlig unabhängige adeno-hypophysäre Gefäß-System *sekundär* in den Einflußbereich des Diencephalon einbezogen (sog. neuro-vasculäre Kette).

Die Perikarya der zum hypothalamo-adenohypophysären System gehörenden Neurone liegen im *medialen* Areal des Tuber cinereum, in welchem beidseits des Recessus infundibuli je ein Nucleus tuberis infundibularis sowie ein Nucleus hypothalamicus dorsomedialis et ventromedialis abgrenzbar sind. Zu diesen Kerngruppen, die sich durch ihre unmittelbare Nähe zur Hypophyse auszeichnen und deren kleine, cytoplasma-arme Zellen ähnlichen Bau aufweisen, gehört im weiteren auch die Area periventricularis posterior. Die Gesamtheit der Axone dieser Kerne bildet den *Tractus tuberohypophyseus*, welcher in der peripheren Zone der Eminentia mediana endet. Im Gegensatz zu denjenigen des hypothalamo-neurohypophysären Systems sind diese Fasern mittels der Gomori-Färbung nicht darstellbar. Im Bereiche der adeno-neurohypophysären Kontaktfläche des Infundibulum treten die Faser-Endigungen in enge Beziehung zu den glomerulum-artig angeordneten Schlingen der Spezial-Gefäße. Ein sehr schmaler, allseits von Basalmembranen begrenzter, perivasculärer Raum trennt hier die nervösen Elemente vom gefensterten Endothel der Capillaren.

Die an den Nervenfaser-Endigungen des Tractus tubero-hypophyseus freigesetzten *Hormone* üben auf die inkretorischen Elemente des Vorderlappens eine *fördernde* oder *hemmende* Wirkung aus. Experimente in vivo und in vitro haben gezeigt, daß durch entsprechende Zufuhr hypothalamischer „releasing oder inhibiting hormones" vor allem die Ausschüttung der adenohypophysären Hormone beeinflußt wird. Der genaue Wirkungsmechanismus dieser diencephalen Hormone, die sich biochemisch und physikalisch unterscheiden, ist noch nicht abgeklärt.

In Analogie zu dieser sog. *„proximalen, adeno-neuro-hypophysären Kontaktfläche"*, die durch sekundäre Einsprossung von Gefäßen aus dem adeno- in das neuro-hypophysäre Gewebe gekennzeichnet ist (Bereich der Eminentia mediana), zeigen auch die distalen Anteile des Infundibularstammes (s. S. 35) und die proximalen Partien des Hinterlappens einige funktionell wichtige, vasculäre Besonderheiten. Wie bereits in Kap. III (S. 36) beschrieben, wird das Capillarnetz des Hypophysen-Hinterlappens durch die *Aa. hypophyseae inferiores* versorgt. Die den Hinterlappen durchsetzenden Capillaren stehen – wie tierexperimentell gezeigt werden konnte – nicht nur mit Venen in der Organkapsel in Verbindung (Ableitung des mit neurohypophysären Hormonen beladenen Blutes in den Sinus cavernosus und damit in die allgemeine Zirkulation), sondern auch mit sog. *kurzen Portalvenen* im Infundibulum. Auch diese Venen entleeren ihr Blut in das sinusoidale Capillarnetz des Hypophysenvorderlappens. Damit gelangen Oxytocin und Vasopressin auf kurzem Wege ebenfalls an die spezifischen, hormonbildenden Zellen der Adeno-Hypophyse.

Die *Pars intermedia* der Adenohyphyse ist relativ wenig capillarisiert. Die in ihr gebildeten Hormone, vor allem das MSH, scheinen via Capillaren im Vorder- und Hinterlappen an die allgemeine Blutzirkulation abgegeben zu werden.

Venöser Abfluß aus der Adenohypophyse. Wie bereits in Kap. III (S. 36) erwähnt, stammen die meisten der durch die bindegewebige Organkapsel der Hypophyse austretenden und in den Sinus cavernosus mündenden Venen aus dem Hypophysen-Hinterlappen. Die wenigen, aus dem Vorderlappen stammenden Venen sind im Vergleich zu den in ihn eintretenden Portalvenen ausgesprochen kleinkalibrig (BERGLAND u. PAGE, 1977). Damit erhebt sich die Frage, auf welchen Wegen die adenohypophysären Hormone in die allgemeine Zirkulation abgegeben werden. Aufgrund morphologischer Untersuchungen kommen die erwähnten Autoren zum Schluß, daß die venöse Drainage der Adenohypophyse zum größten Teil über die Neurohypophyse erfolgen muß. Im weiteren soll Blut aus dem Capillarnetz der Neurohypophyse in Richtung Eminentia mediana, d.h. Richtung Diencephalon fließen können. Sollten sich diese Befunde bestätigen, müßte dem Hypophysen-Hinterlappen eine weitere Funktion, nämlich die der Kontrolle des Abflusses adenohypophysärer Hormone in den allgemeinen Kreislauf, zugesprochen werden.

C. Chemie und Biochemie

Sieben verschiedene Hormone der menschlichen Adenohypophyse sind zur Zeit gesichert (Tabelle 1). Die Melanocytenstimulierenden Hormone α-MSH und β-MSH sind Fragmente des β-Lipotropins bzw. ACTH und kommen beim Menschen nicht vor (s. Kap. VII, S. 297). Bei vier Hormonen handelt es sich um adenotrope Hormone (s.u.), d.h. Steuerungshormone anderer, von der Adenohypophyse abhängiger endokriner Drüsen. Zwei dieser adenotropen Hormone sind Gonadotropine, da sie die Funktionen der Gonaden beider Geschlechter steuern. Die Hormone der Adenohypophyse lassen sich aufgrund ihrer chemischen Natur und wahrscheinlichen phylogenetischen Entstehung in drei Gruppen unterteilen: Die Glykoproteine TSH, LH und FSH bestehen aus zwei Ketten, deren eine möglicherweise für alle drei Hormone und für Choriongonadotropin (HCG) identisch ist. Nahe verwandt sind einerseits die Polypeptide ACTH, β- und α-MSH, andererseits Wuchshormon und Prolactin. Gonadotropine, adrenocorticotropes und thyreotropes Hormon werden in Zusammenhang mit den gesteuerten Drüsen in den betreffenden Organkapitlen behandelt.

Das Wuchshormon (Somatotropin, somatotropes Hormon, STH) übt Stoffwechselwirkungen direkt an zahlreichen Organzellen aus, während seine Wachstumswirkung über andere Substanzen oder Hormone vermittelt wird (s.S. 702). Über dem Wuchshormon verwandte hypophysäre Faktoren s.S. 82.

1. Prolactin

Prolactin (mammotropes oder lactogenes Hormon) nimmt eine große Wirkungsbreite im Reproduktionssystem des gesamten Tierreiches, von den Fischen bis zu den Primaten (SHERWOOD, 1971; NICOLL, 1972; BLÜM, 1975), ein. Wuchshormon und das placentare Lactogen scheinen phylogenetisch vom Prolactin abzustammen. Bei den Primaten hat Prolactin in erster Linie mammotrope Wirkung, während luteotrope Eigenschaften nur für die Nagetiere gesichert sind. Prolactin wird deshalb nicht mehr zu den Gonadotropinen gezählt.

Die Existenz als selbständiges Hormon war bis vor kurzem umstritten. Lactogene Aktivitäten ließen sich bereits früher aus dem Hypophysenvorderlappen extrahieren (APOSTOLAKIS, 1968), doch war die Abtrennung vom ähnlich gebauten Wuchshormon, das in reiner Form auch lactogene Aktivität hat, schwierig. Erst in den letzten Jahren gelang die chemische und immunologische Charakterisierung, die auch die Entwicklung spezifischer radioimmunologischer Bestimmungsmethoden ermöglichte. Prolactin wird sowohl bei der Frau wie auch beim Manne gebildet, die Konzentration im Blut beträgt beim Mann basal zwischen 5–10 ng/ml, bei der Frau 8–10 ng/ml.

a) Chemie

Menschliches Prolactin (HPRL) ist chemisch nahe dem menschlichen Wachstumshormon verwandt, es handelt sich um ein einkettiges Proteohormon mit einem Molekulargewicht von 26364 (CHRAMBACH, 1971; LEWIS, 1971; NIALL, 1973; SHOME, 1977). Das Molekül enthält 198 Aminosäuren,

Tabelle 1. Die Hormone der menschlichen Adenohypophyse

Hormon	chem. Natur	isoliert	Konstitution bekannt	Synthese	Mol.-Gew.
ACTH	Polypeptid	+	+	+	4540
β-Lipotropin	Polypeptid	+	+	+	11800
Wuchshormon	Polypeptid	+	+	+	22000
TSH	Glykoproteid	+	+	–	28500 (Rind)
FSH	Glykoproteid	weitgehend	–	–	ca. 32000
LH	Glykoproteid	+	+	–	26000
Prolactin	Polypeptid	+	+	–	26364

deren Sequenz vor kurzem aufgeklärt wurde. Wie bei anderen Proteohormonen sind drei Disulfidbrücken vorhanden, so daß möglicherweise spezifische Untereinheiten existieren. Das Prolactin vom Schaf ist in seiner Struktur verschieden (Übersicht LI, 1974). Mittels Sephadex-Gel-Chromatographie wurden auch für menschliches Prolactin „large"- und „little"-Formen, wahrscheinlich Polymere, gefunden (ROGOL, 1974; SUH, 1974).

b) Bildungsort

Prolactin wird in der Adenohypophyse gebildet, und zwar vorwiegend in den acidophilen Zellen, die sich mit Erythrosin oder Carmin anfärben. Diese Zellen zeigen im Verlaufe der Schwangerschaft eine zunehmende sekretorische Aktivität, die sich nach Beginn der Lactationsphase noch verstärkt. Der Prolactingehalt des Hypophysenvorderlappens nimmt während der Schwangerschaft zu, er beträgt am Termin 100–200 ng. Wachstumshormon ist demgegenüber in einer etwa 50mal höheren Konzentration vorhanden.

Neueste Untersuchungen haben eine sehr hohe, von HPL (s. Kap. XI, S. 622) eindeutig trennbare Aktivität im Fruchtwasser ergeben, so daß die Placenta als weiterer möglicher Produktionsort für dieses Hormon diskutiert wird (FRIESEN, 1972).

Über Abbau und Ausscheidung ist noch wenig bekannt, es scheint eine kurze Halbwertszeit von 15–20 min zu haben.

c) Physiologie

Die Regulation der Prolactinsekretion erfolgt wie bei anderen Hypophysenvorderlappenhormonen vom Hypothalamus aus, und zwar vorwiegend durch einen Prolactinhemmfaktor (PIF, Prolactin Inhibiting Factor, s.S. 28). Die Existenz eines entsprechenden Freisetzungsfaktors (PRF, Prolactin Releasing Factor) ist dagegen noch spekulativ, immerhin führt das TRH (Thyrotropin Releasing Hormone) auch zu einer verstärkten Ausschüttung von Prolactin. Oestrogene können in niederer Dosierung die Sekretion von Prolactin direkt oder indirekt über die hypothalamischen Zentren stimulieren (MEITES, 1966; YEN, 1974). Auch mechanische Reizung der Brustwarzen führt zu einer verstärkten Prolactinausschüttung (KOLODNY, 1972; NOEL, 1974). Es scheint ein Tag-Nacht-Rhythmus zu bestehen. Die Konzentration ist am Nachmittag am tiefsten und steigt in der Nacht kontinuierlich an. Beim Neugeborenen ist das Serum-Prolactin während den ersten Wochen merkwürdigerweise hoch. Der genuine Ausschüttungsmechanismus scheint vom Saugreiz an der Brustwarze auszugehen, der auf neuralem Wege zu einer Hemmung des PIF führt. Melatonin und Serotonin der Epiphyse scheinen hingegen PIF zu stimulieren. Starke Muskelarbeit, aber auch anderer Streß, wie Operationen und Hunger, führen zu einem Anstieg des Prolactins. Während im Gegensatz zum Wachshormon die Hypoglykämie kaum einen Einfluß auf Prolactin hat, läßt Arginin-Zufuhr das Prolactin stark ansteigen. Die Hauptwirkung bei der Frau ist das Wachstum und die Proliferation der Brustdrüsen. Jedoch ist das Prolactin allein nur in vivo wirksam, in vitro wirkt es zusammen nur mit Insulin. Prolactin, durch TRH stimuliert, führt unmittelbar zur Anschwellung der Mammae und Galactorrhoe der stillenden Frau.

Über eine mögliche Dehydroepiandrosteron-Sulfat-stimulierende Wirkung in der Nebennierenrinde s. BASSI (1977) und CARTER (1977).

Prolactin hat bei den im Süßwasser laichenden Meerfischen eine wichtige Rolle in der osmotischen Anpassung der extracellulären Flüssigkeit. Es konnte jedoch auch beim Menschen eine Wirkung auf die Niere im Sinne von Natrium-, Kalium- und Wasserretention sowie Steigerung der Plasmaosmolalität festgestellt werden (HORROBIN, 1971; MANKU, 1972). Die Glucosetoleranz wird trotz Hyperinsulinämie vermindert (LANDGRAF, 1977).

Wenig bekannt sind noch Prolactin-Wirkungen beim Manne. Nach Hypophysektomie stimuliert es nur im Zusammenwirken mit LH die Testosteronproduktion (HAFIEZ, 1972). Möglicherweise spielt es in der Pubertät eine Rolle, indem es die für die Testosteronbildung wichtige 17-β-Hydroxysteroiddehydrogenase-Aktivität stimuliert (MUSTO, 1972). Andererseits sind bei Männern mit Prolactin-Überproduktion durch Hypophysentumoren Feminisierungserscheinungen mit Störungen der Spermatogenese bekannt (spermatogenic arrest) (BOYAR, 1974, s. Kap. IX, S. 489).

Hypophysenstieldurchtrennung oder Transplantation der Hypophyse führen durch Ausfall des PIF zu einer vermehrten Prolactinproduktion. Brustwandverletzungen oder -operationen können über eine neurale Hemmung des PIF zu Gynäkomastie oder Galactorrhoe führen. Schließlich kann die seltene Gynäkomastie und Galactorrhoe bei Hypothyreose durch Stimulation des Prolactins über vermehrtes TRH erklärt werden. Es scheint ein „short loop"-Rückkopplungsmechanismus zwischen Hypophyse und Hypothalamus für das Prolactin zu bestehen. Es wird diskutiert, ob die Prolaktinsekretion direkt durch Katecholamin- und Indol-Neurotransmittoren und nicht durch Polypetide reguliert wird. Serotonin fördert, Dopamin hemmt im Tierexperiment die Prolaktinsekretion und entspricht vielleicht dem PIF (ZACUR, 1977).

Pharmakologische Beeinflussung des Prolactins. Da das Prolactin als einziges hypophysäres Hormon vorwiegend durch ein hemmendes hypothalamisches Neurohormon reguliert wird, können manche neurotrope Substanzen eine gegenteilige Wirkung auf das Prolactin einerseits, auf die übrigen hypophysären Hormone andererseits ausüben. L-Dopa stimuliert das Wuchshormon und hemmt, wie auch Sulpiride (MANCINI, 1976), Piribedil (MÜLLER, 1977) und Metoclopramide (HEALEY, 1977) das Prolactin. Umgekehrt hemmen Phenothiazine, wie Chlorpropamid, das Wuchshormon, und über eine Hemmung des PIF fördern sie das Prolactin, so daß es zur Gynäkomastie und Galactorrhoe kommen kann. Ähnlich wie die Phenothiazine wirkt das Imipramin, das Haloperidol, das Reserpin und das Methyldopa, Dopaminhemmende Substanzen, während Nicotin und Ergotamin-Alkaloide das Prolactin senken.

Von den letzteren hat sich das 2-Brom-α-Ergocryptin (Bromocriptin) als fast nebenwirkungsfreies, wirkungsvolles und therapeutisch verwendbares Präparat erwiesen (FLÜCKIGER, 1975; DEL POZO, 1974; THORNER, 1974). Sein Angriffspunkt liegt vor allem an der Hypophyse, wie aus in vitro-Versuchen hervorgeht; daneben stimuliert es die dopaminergen tubero-infundibulären Neurone. Lergotrile (CLEARY, 1975), ein weiteres, ähnlich wirkendes Ergotaminderivat, steht in Erprobung. Die Pharmakologie des Prolactins gewinnt besondere Bedeutung im Hinblick auf die Diskussion um die Abhängigkeit des Mamma-Carcinoms von Prolactin (SALIH, 1972; BOYNS, 1972; FRIESEN, 1973), wobei zur Zeit Hinweise sowohl für eine Schutzwirkung des Prolactins als auch für eine Förderung der Zellumwandlung (SMITHLINE, 1975) bestehen. Eine Kontrollstudie läßt keine Abhängigkeit erkrankter und gesunder Frauen vom Prolactinspiegel erkennen (KWA, 1974).

Indikationen zur Bestimmung des Prolactins sind bei der Frau Galactorrhoe, Amenorrhoe, Mensesanomalien, Sterilität, polycystische Ovarien sowie alle Erkrankungen von Hypothalamus und Hypophyse, beim Mann Gynäkomastie, Galactorrhoe, Hypogonadismus, Impotenz.

2. Das Wuchshormon

a) Chemie

Das Wuchshormon (Somatotropin, somatotropes Hormon, STH, Human Growth Hromone, HGH) ist ein Polypeptidhormon von hoher Artspezifität. Die Wuchshormone der verschiedenen Säugetierarten unterscheiden sich chemisch, immunologisch und nach ihrer Wirkung auf die anderen Säugetierarten.

Menschlies Wuchshormon (Human Growth Hormone, HGH) besteht aus einer unverzweigten Kette von 191 Aminosäuren mit 2 Disulfidbrücken und hat ein Molekulargewicht von 22000 bei einem isoelektrischen Punkt von pH 4,9. LI ist die Aufklärung der vollständigen Aminosäuresequenz gelungen. Das von LI synthetisierte Molekül von 188 Aminosäureresten besitzt jedoch nicht die volle Aktivität des genuinen Hormones und scheint von diesem verschieden zu sein (NIALL, 1973).

Das menschliche Wuchshormon wird aus bei der Autopsie gewonnen menschlichen Hypophysen extrahiert, entweder mit heißem Eisessig, Reinigung mit Oxycellulose und Präcipitation mit Aethylalkohol (RABEN, 1959) oder schonender Extraktion mit physiologischer Kochsalzlösung oder Phosphatpuffer, Präcipitation mit Ammoniumsulfat bei verschiedenen pH, Resin- und Sephadexchromatographie (LI, 1966; ROOS, 1963). Das Wuchshormon ist sehr reichlich in der Hypophyse gespeichert und bildet 3% des Hypophysen-Aceton-Trockenpulvers, so daß sich pro menschliche Hypophyse 3–5 mg gewinnen lassen (GEMZELL, 1958). Der Wuchshormongehalt der Hypophyse scheint nicht vom Alter des Menschen abzuhängen.

Behutsame Behandlung mit proteolytischen Fermenten, besonders Trypsin und Plasmin (WILEHLMI, 1974, LI, 1975), erlauben einen teilweisen Abbau bei noch voller biologischer Wirksamkeit. Möglicherweise bedarf das im Plasma als Monomer zirkulierende Wuchshormon einer Aktivierung, evtl. durch beschränkte Proteolyse, um am Receptor voll wirksam zu sein (NIALL, 1973). So ist die Suche nach einem der Synthese leichter zugänglichen aktiven Zentrum des Moleküls vielversprechend. Andererseits neigt das Wuchshormon zur Bildung von Dimeren und größeren Aggregaten. Neuerdings zeigt sich, daß das radioimmunologisch erfaßte Plasma-Wuchshormon sowohl beim Gesunden als auch beim Akromegalen sich durch Gel-Filtration in zwei Anteile auftrennen läßt, ein „little GH" mit dem Molekulargewicht von 22000 und ein „big GH" von ungefähr doppeltem Molekulargewicht. Durch Harnstoff-, Kälte- und Trypsinbehandlung läßt sich das „big GH" nur z.T. in „little GH" umwandeln, so daß „big GH" z.T. vielleicht ein „Prohormon" sein kann (GOODMAN, 1972; WRIGHT, 1974; GOODMAN, 1974). Die Bedeutung eines nur in der Hypophyse gefundenen „large GH" (STACHURA, 1973), offenbar eines Wuchshormon-Proteinkomplexes, kompliziert die Verhältnisse noch weiter. Reines menschliches Wuchshormon hat gewisse Eigenschaften des Schaf-Prolactins, allerdings beträgt diese Wirkung pro Gewichtseinheit nur 20%. Radioimmunologisch lassen sich die beiden chemisch nahe verwandten Hormone heute getrennt bestimmen, bei Akromegalen wird das Wuchshormon hoch, das Prolactin tief gefunden, während umgekehrt bei der lactierenden Frau das Wuchshormon normal, das Prolactin hoch gefunden wird (ROTH, 1967).

Die Wuchshormone anderer Säugetierspecies haben andere Aminosäurensequenzen und Molekulargewichte bis 48000; Wuchshormon von Rind und Schaf besteht wahrscheinlich aus verzweigten Polypeptidketten; Ähnlichkeiten der Molekularstruktur bestehen zwischen den Wuchshormonen von Mensch und Affe einerseits, Schwein und Wal, Rind und Schaf andererseits.

Menschliches Wuchshormon bildet im Kaninchen Antikörper, die nur mit menschlichem und Affen-Wuchshormon reagieren. Rinder-Wuchshormon bildet Antikörper, die im Agargel mit Rinder- und Schaf-Wuchshormon Präcipitate bilden. Die kleineren Wuchshormon-Moleküle scheinen ein breiteres Wirkungsspektrum zu haben. So ist Rinder-Wuchshormon nicht wirksam beim Menschen, beim Affen und beim Meerschweinchen, menschliches und Affen-Wuchshormon ist mit Ausnahme des Meerschweinchens und der Fische bei allen Wirbel-Tierarten wirksam, jedoch läßt bei der Ratte die Wirkung des menschlichen Wuchshormones nach 10 Tagen offenbar wegen Antikörperbildung nach, während Rinder-Wuchshormon weiter wirksam bleibt.

b) Plasmakonzentration, Halbwertszeit, Umsatz, Tagesproduktion

Radioimmunologisch bestimmt (Hunter, 1964; Utiger, 1964; Glick, 1965; Boden, 1967), betragen die Normalwerte beim Erwachsenen nüchtern nach 12 Std Nahrungskarenz unter Standardbedingung 0–3 ng/ml (>90%). Im übrigen erfolgt die Wuchshormon-Ausschüttung stoßweise, besonders in der Nacht, am Tag unter der Einwirkung der sekretionsfördernden Reize (S. 86).

Altersabhängigkeit: Bei den Frühgeburten finden sich erheblich höhere Werte. Die Werte sind auch beim Neugeborenen, bestimmt im Nabelschnurvenenblut, erhöht, bei Kleinkindern bis zum 4. Jahr liegen sie zwischen 0 und 10 ng/ml. Diese Befunde stehen im Widerspruch zur wahrscheinlich unrichtigen Ansicht, daß in den ersten Lebensjahren das Wachstum nicht unter dem Einfluß des Wuchshormones erfolgte. Vom 4. Jahr an finden sich Werte zwischen 0 und 5 ng/ml und vom frühen Erwachsenen- bis zum Greisenalter sind bisher keine Unterschiede in den Basalwerten festzustellen. Während für Basalwerte keine Geschlechtsunterschiede bestehen, steigern Oestrogene die Ausschüttung auf Stimulation (Merimee, 1966; Reichlin, 1974). Orale Contraceptiva sollen den Spiegel des Wuchshormones um ca. 10 ng/ml erhöhen (Spellacy, 1967). Im Schlaf nimmt die Wuchshormonsekretion zu, paradoxer Schlaf hemmt sie (Honda, 1969).

Die Halbwertszeit für menschliches Wuchshormon beträgt 25 min, der Umsatz pro Minute (fractional turnover rate) 2,8% oder 0,5–0,8 mg/Tag bei basalen Bedingungen. Jedoch erschwert die multiexponentielle Abnahmekurve die Berechnung des Verteilungsraumes und der Halbwertszeit (Cameron, 1969; Taylor, 1969). Die gesamte Tagessekretion wird auf 120–950 μg/m^2 geschätzt (Reichlin, 1974). Der Abbau erfolgt durch nicht für Wuchshormon allein spezifische Enzyme, proteolytische einerseits, solche, die die Disulfid-Brücken lösen andererseits (Parker, 1962; Sirek, 1964). Ein geringer Teil, dessen Bestimmung mit Schwierigkeiten verbunden ist, wird möglicherweise im Urin ausgeschieden.

Menschliches Wuchshormon passiert die Placenta nicht. Die hohen Wuchshormonkonzentrationen im Blut des Neugeborenen stammen von ihm selbst. Die Halbwertszeit des mütterlichen Wuchshormones ist vor der Geburt verkürzt (Laron, 1966).

3. Substanzen mit Teilwirkungen des Wuchshormons und andere Wachstumfaktoren

a) Lipolytisch wirksame Eiweißsubstanzen aus der Hypophyse

Von den Hormonen der Adenohypophyse zeigen außer dem Wuchshormon das ACTH, das TSH, das α- und das β-MSH in vitro z.T. speciesspezifische lipolytische Aktivität. Die sog. Lipotropine sind dem ACTH bzw. MSH verwandt und werden in Kap. VII, S. 297, besprochen, ihre Fragmente mit zentralnervöser Wirkung in Kap. II, S. 29.

Im Urin von fastenden Versuchspersonen kann eine Substanz von Eiweißcharakter nachgewiesen werden, die in vitro aus Rattenfettgewebe freie Fettsäuren mobilisiert, in vivo in der Ratte Lipämie, Leberverfettung und Ketose erzeugt. Das Erscheinen dieser Substanz ist an eine intakte Hypophyse gebunden, sie soll nicht identisch sein mit dem Wuchshormon und mit ACTH (Chalmers, 1960).

b) Placentares Lactogen (s. Kap. XI, S. 621)

c) Epidermal growth factor (Gregory, 1978; Lit. S. 134) scheint identisch mit Urogastron zu sein.

d) Fibroblast growth factor (Gospodarovicz, 1975; Lit. S. 134).

e) Nerve growth factor (Hogue-Angeletti, 1975; Lit. S. 134).

f) NSILA (s.S. 702).

D. Physiologie

1. Wirkungen des Wuchshormons auf den Stoffwechsel

Das Wuchshormon ist einerseits ein Stoffwechselhormon, das entscheidend in der Regulation des Eiweiß-Kohlenhydrat- und Fettstoffwechsels mitwirkt. Andererseits scheint es die Rolle eines biologischen Synergisten zu haben, der gewisse Wirkungen anderer Hormone wie LH, Testosteron, ACTH (in bezug auf das Wachstum der Nebennieren) zu verstärken vermag. Ein wichtiges Synergisten- und Antagonistensystem bilden Wuchshormon und Insulin. Es bestehen fast an allen Organen Receptoren für Wuchshormon, z.T. solche, die direkt auf das Hormon ansprechen (Muskulatur, Fettgewebe, Thymus), teils andere, die auf Vermittlersubstanzen (Somatomedine), die durch das Wuchshormon reguliert werden, empfindlich sind (Knorpel, Knochen). Diese Receptoren scheinen vom Alter abhängig zu sein und sich an den Membranen der Organe zu befinden (Talwar, 1975).

Die Wirkung auf Organe wie Leber und Niere geht aus einer Steigerung der Bromsulphalein-, Inulin-, Kreatinin- und PAH-Clearance hervor.

a) Eiweiß-Stoffwechsel

STH wirkt anabol. Es fördert die Eiweißsynthese, die Stickstoffbilanz wird unter seinem Einfluß positiv. Die Urinausscheidung von Harnstoff, Kreatin und Stickstoff nimmt ab bei relativer Zunahme des Aminosäurenstickstoffes. Im Plasma sinken Harnstoff und Reststickstoff, gewisse Aminosäuren (Thre, Ser, Gly, Meth) steigen an (Zachmann, 1968). Beim Erwachsenen genügt eine einmalige intramuskuläre Injektion von 2 mg, um eine solche Wirkung während 2–3 Tagen auszulösen.

Sowohl in vitro als in vivo läßt sich nachweisen (Lit. bei Knobil, 1964), daß Wuchshormon den Transport spezifischer Aminosäuren, besonders Leucin und Glycin, in die Zellen fördert. Diese Transportwirkung ist von Puromycin und damit von den weiteren Stoffwechselvorgängen unabhängig. Außer dieser Transportwirkung läßt sich aber an einem zellfreien System aus Rattenlebern die Wirkungsweise des Wuchshormons auf die Eiweißsynthese untersuchen. Wuchshormon, dem Tier in vivo appliziert, fördert den Einbau von Aminosäuren in Eiweiß in diesem zellfreien System. Es werden weder die die Aminosäuren aktivierenden Fermente, noch die Aufnahme- oder Überträgertätigkeit der löslichen RNS beeinflußt. Hingegen fördert Wuchshormon innerhalb der Mikrosomen die Zusammenkettung der aktivierten Aminosäuren zu Polypeptiden (Korner, 1965). Es bewirkt die Synthese der Übermittler-RNS, die den limitierenden Schritt in der Eiweißsynthese darstellt und steigert in der Folge die Zahl der Ribosomen und ihre Aggregation zu Polysomen (Talwar, 1964; Korner, 1968). Diese Wuchshormonwirkungen sind durch Actinomycin nicht aufhebbar und verlaufen damit nicht über den DNS-Stoffwechsel. Wohl können unter Wuchshormoneinfluß Zellteilungen stimuliert werden (Cater, 1957; Moon, 1962), die gehäuften Mitosen sind jedoch wahrscheinlich Folge des erhöhten Substratangebotes.

Wuchshormon fördert die Proteinsynthese mindestens an drei Angriffspunkten:

1. vermehrte Aufnahme von Aminosäuren,
2. Förderung der RNS-Synthese,
3. Wirkung auf den Translationsmechanismus (Talwar, 1975).

Obwohl eine direkte Wirkung des Wuchshormones auf die Eiweiß-Synthese sich in vitro nachweisen läßt, ist für den maximalen anabolen Effekt der Synergismus mit Insulin notwendig. Insulin allein fördert auch den Einbau von Aminosäuren in die Zellen, hat aber nach Hypophysektomie keine Wachstumswirkung.

Wuchshormon fördert in vitro den Einbau von Schwefel in Knorpelgewebe nicht wie der Sulfation-Faktor. Dieser nimmt jedoch im Serum unter Wuchshormon zu. Damit ist die Wachstumswirkung des Wuchshormones wahrscheinlich eine indirekte (Daughaday, 1966). Über Sulfation-Faktor, neuerlich Somatomedin benannt, und NSILA-S s.S. 82 und Kap. XIII, S. 702.

b) Kohlenhydrat- und Fettstoffwechsel

In *vitro* läßt sich am isolierten Fettgewebe durch relativ hohe Wuchshormondosen eine lipolytische Wirkung durch Hydrolyse der Triglyceride im Depotfett nachweisen (Raben, 1962; Winegrad, 1959). Es werden an das Medium freie Fettsäuren und zu einem größeren Anteil Glycerin abgegeben, da intracellulär sofort eine intensive Wiederveresterung der freien Fettsäuren eintritt. Der Bedarf an α-Glycerophosphat wird durch Glucoseaufnahme aus dem Medium oder durch Glykogenolyse gedeckt. Während die durch Insulinstimulation aufgenommene Glucose auf dem Pentosephosphatweg abgebaut wird, fällt die unter dem Einfluß des Wuchshormons aufgenommene Glucose der Glykolyse und dem Krebscyclus anheim. Es ist auch an isolierten Fettzellen unter Beigabe von Glucocorticoiden gelungen, auch mit im physiologischen Bereiche liegenden Wuchshormonkonzentrationen Lipolyse nachzuweisen (Fain, 1965). Wie die Lipolyse durch Wuchshormon zustande kommt, ist nicht geklärt. Sie kommt mit einer Latenzzeit von 1–2 Std in Gang und erreicht nach 4 Std ein Maximum. Sie werde durch Actinomycin D aufgehoben (Fain, 1965). Die Gewebslipase wird nicht wie durch Adrenalin oder ACTH aktiviert. Es ist möglich, daß die Lipolyse auch eine Folge der gehemmten Glucoseaufnahme ist. Die in vitro-Untersuchungen über Wuchshormonwirkung am Muskelgewebe haben keine einheitlichen Ergebnisse ergeben (Henderson, 1961; Bodel, 1962).

In vivo sind unter den Stoffwechselwirkungen des Wuchshormons 3 Phasen zu unterscheiden, eine Frühphase 0–30 min, eine Intermediärphase von 30–240 min und eine Spätphase, die den Zeitraum von Tagen und Wochen umfaßt.

In der ersten Phase fördert das menschliche Wuchshormon, gemessen an der arteriovenösen Differenz des menschlichen Vorderarms, die Aufnahme der freien Fettsäuren in die Muskulatur und hemmt gleichzeitig die Aufnahme von Glucose sowohl in die Muskulatur als auch in das Fettgewebe. Als Folge davon kommt es zu einem kurz dauernden Abfall der freien Fettsäuren im Blut. Paradoxerweise tritt in dieser ersten Phase gleichzeitig eine Hypoglykämie auf, besonders beim hypophysektomierten oder adrenalektomierten Tier, die schwer zu erklären ist. Sie ist nicht durch Insulin bedingt, das Plasmainsulin bleibt niedrig (ZAHND, 1960). Vermehrte Glucose-Abwanderung in das Fettgewebe unter dem Einfluß von Lipolyse und Wiederveresterung wird erwogen (WEIL, 1965), jedoch geht eine verminderte Glucoseaufnahme von Muskulatur und Fettgewebe zeitlich der Lipolyse voraus. Proteinsynthese, die die glucoplastischen Aminosäuren der Gluconeogense entzieht, wurde als Ursache der Hypoglykämie in Erwägung gezogen, jedoch setzt die Proteinsynthese erst nach Stunden ein. Per exclusionem ist anzunehmen, daß bei der verminderten Glucoseaufanhme von Muskulatur und Fettgewebe die Wuchshormon-Frühhypoglykämie durch Festhalten der Kohlenhydrate in der Leber zustande kommt. Heute ist auch die Rolle der Somatomedine in Betracht zu ziehen.

In der zweiten Phase fördert das Wuchshormon die Lipolyse im Fettgewebe, Glycerin und freie Fettsäuren werden an das Blut abgegeben und steigen im Blute an. Der große Anfall von freien Fettsäuren übersteigt das Vermögen der Leber, diese vollständig zu oxydieren, so daß sie als Ketokörper die Leber wieder verlassen, und da das periphere Gewebe das Angebot nicht mehr zu verarbeiten vermag, kann es unter dem Einfluß des Wuchshormones zur Ketoacidose kommen. Die Glucoseaufnahme von Muskulatur und Fettgewebe bleibt weiterhin gehemmt, die Glucosetoleranz nimmt ab, der Assimilationskoeffizient sinkt auf unternormale Werte ab (IKKOS, 1962). Man vermutete, das vermehrte Angebot der freien Fettsäuren hemmte die Glucoseaufnahme (RANDLE, 1964). Jedoch vermindert das Wuchshormon die Glucoseaufnahme, bevor die freien Fettsäuren im Blut ansteigen. Es ist möglich, daß die Hemmung der Glucoseaufnahme von Muskulatur und Fettgewebe die primäre Wuchshormonwirkung darstellt und die Lipolyse nur die Folge des Kohlenhydratmangels im Fettgewebe ist. Unter dem Einfluß der freien Fettsäuren wird die Gluconeogense der Leber gesteigert (SÖLING, 1966), was die Glucosetoleranz weiter vermindert. Gelangen Insulin und Wuchshormon gleichzeitig zur Einwirkung, so wird die durch Insulin gesteigerte Glucoseaufnahme vermindert, die lipolytische Wirkung des Wuchshormons blockiert.

Dritte Phase und Wuchshormon-Diabetes: Wuchshormon fördert die Eiweißsynthese und damit das Wachstum nur in Anwesenheit von Insulin. Eine vermehrte Insulinsekretion, ein „Extra-Insulin“, ist entgegen früheren Befunden nicht notwendig (SCOW, 1960), obwohl das Wuchshormon die Glucoseaufnahme in Muskulatur und Fettgewebe hemmt und die Insulinempfindlichkeit herabsetzt. Wird die Wuchshormonapplikation 4 Tage bis 2 Wochen fortgesetzt, so läßt bei den Carnivoren, Hunden und Katzen, die Insulinsekretion nach, der Blutzucker steigt an, und es kommt zunächst zum reversiblen „idiohypophysären“ Diabetes. Wird die Wuchshormonzufuhr weitergeführt, so werden die B-Zellen des Pankreas irreversibel geschädigt. Es kommt zum permanenten „metahypophysären“ Diabetes, der sich vom Diabetes nach Pankreatektomie nicht unterscheidet. Die Hyperglykämie ist von Ketoacidose, Glucosurie und Acetonurie begleitet.

Grundsätzlich gleich wie Hund und Katze reagieren Mensch (IKKOS, 1962) und Affe. Bei Herbivoren wie Kaninchen, Meerschweinchen und Schaf, deren Inselzellen widerstandsfähiger und regenerationsfähig sind, läßt sich ein idiohypophysärer oder metahypophysärer Diabetes nur duch gleichzeitige Zwangsfütterung, partielle Pankreaektomie oder Alloxan-Vorbehandlung erzeugen.

Bei der Ratte, bei welcher die Epiphysenfugen zeitlebens offen bleiben, führt Wuchshormon stets zu Wachstum. Junge Hunde und Katzen wachsen unter dem Einfluß des Wuchshormons, solange die Epiphysenfugen offen sind. Beim erwachsenen Tier aber, wo die Glucose keine Verwendung zum Gewebeaufbau finden kann, kommt es zum Diabetes. Junge Hunde, lange mit Wuchshormon behandelt, lassen im Wachstum nach und werden diabetisch. Insulinzufuhr behebt den Diabetes und bringt das Wachstum wieder in Gang. Wuchshormon wirkt nur diabetisch, wenn das Wachstum unmöglich oder die Insulinproduktion eingeschränkit ist und die Glucose nicht anders verwertet werden kann. Lactierende und schwangere Ratten wachsen. Wird bei der Ziege die Lactation durch Abtragen des Euters verhindert, so wird sie diabetisch (BERT, 1883).

Obwohl mit 10 mg Wuchshormon i.m. die Glucosetoleranz auch beim Normalen nach 12 Std vermindert wird (MITCHELL, 1970), so werden doch nur 25% der Patienten mit aktiver Akromegalie diabetisch. Diabetiker haben entgegen früheren Vermutungen *kein* erhöhtes Wuchshormon im Plasma (GLICK, 1965). Wohl mag in bezug auf den erhöten Blutzucker bei Diabetikern das Wuchshormon relativ zu hoch sein. Das ist aber eher die Folge der gestörten intracellulären Kohlenhydratverwertung in den Regulationszentren (s.S. 87f.), die möglicherweise Insulin-abhängig sind (GLICK, 1965). Eine Beziehung des Wuchshormons zur diabetischen Retinopathie scheint nicht zu bestehen (POWELL, 1966), obwohl diese Ansicht z.T. auch heute noch vertreten wird (LUNDBAEK, 1970).

c) Rolle des Wuchshormons im Energiehaushalt

In der Sequenz von Nahrungsaufnahme und Fasten regulieren Insulin und Wuchshormon sinnvoll Freisetzung, Verwertung und Wiederaufbau von Glucose, freien Fettsäuren und Aminosäuren.

Unmittelbar nach der Nahrungsaufnahme steigt der Blutzucker an und führt nach 1 Std zur Insulinausschüttung und zur Senkung des Wuchshormons im Blut. Glucoseaufnahme und Glykogensynthese werden gefördert. Gleichzeitig setzt die Triglyceridsynthese ein, die Lipolyse wird blockiert, und die freien Fettsäuren sinken im Blute ab. In der zweiten Phase sinkt die Glucose, und das Wuchshormon beginnt bei fortdauernder Insulinwirkung anzusteigen. Diese Konstellation fördert die Eiweißsynthese maximal, während die Glucoseaufnahme bei vermindertem Glucoseangebot abnimmt und damit die Glucose für das Nervensystem reserviert wird. In der dritten Phase schließlich, dem Nüchtern- oder Hungerzustand, sinkt der Blutzucker auf Normalwerte und das Insulin verschwindet, während das Wuchshormon weiter steigt und die Lipolyse in Gang bringt. Die Glucoseaufnahme ist dabei minimal, die Eiweißsynthese steht ohne Insulin still, freie Fettsäuren stehen zur Verfügung und werden von der Muskulatur aufgenommen. Der Bedarf an Glucose wird in dieser Phase nicht nur durch das Angebot an freien Fettsäuren, sondern auch durch dasjenige von Glycerin herabgesetzt, das einen Baustein der Glucose darstellt. Das Wuchshormon erfüllt damit verschiedene wichtige Funktionen für die Zeit außerhalb der Nahrungsaufnahme: Es setzt den Verbrauch von Glucose in der Muskulatur herab, schont gleichzeitig das Eiweiß, das zur Gluconeogenese herangezogen werden müßte, bietet dafür der Muskulatur und der Leber freie Fettsäuren an, so daß die verbleibende Glucose dem darauf angewiesenen Nervengewebe zur Verfügung steht (Zierler, 1963).

Von verschiedener Seite wird auch heute noch bezweifelt, daß so verschiedenarige Wirkungen wie Eiweißsynthese und Fettabbau, Insulinsynergismus und Insulinantagonismus, Wachstum und Erzeugung von Diabetes auf ein und dasselbe Hormon zurückgehen. Zwei chemisch ähnliche, immunologisch sich gleichverhaltende, aber biologisch verschieden wirksame hypophysäre Hormone, Somatotropin und Adipokinin werden erwogen (Levin, 1964; Luft, 1966). Beides jedoch, Eiweißsynthese wie Lipolyse, läßt sich mit den reinsten, bisher bekannten Wuchshormonpräparaten erzielen. Zudem erscheint die Verbindung von anaboler Wirkung mit Mobilisierung von Betriebsstoff aus den Betriebsstoff-Depots durchaus sinnvoll. Die Hauptaufgabe des Somatotropins betrifft nicht so sehr das Wachstum — Wuchshormon wird auch nach Abschluß des Wachstums in gleichem Maße produziert —, sondern die Wahrung der Homeostase bei katabolen Zuständen des Lebens wie Fasten, Muskeltätigkeit und Hypoglykämie. Die Schwierigkeit der Annahme, daß ein und derselbe Wirkstoff für die akute Stoffwechselregulation und für den langfristigen Wachstumsprozeß verantwortlich ist, wird vielleicht dadurch umgangen, daß die Wachstumswirkung eine indirekte (sulfation factor) ist und kurzfristigen Schwankungen nicht unterliegt (Daughaday, 1966).

d) Elektrolyt- und Wasserstoffwechsel

Unter Wuchshormon nimmt die Natrium-, Kalium-, Phosphor- und Chloridausscheidung im Urin ab, diejenige von Calcium steigt im allgemeinen an. Die Aldosteronsekretion wird dabei nicht direkt beeinflußt. Parallel mit dem Natrium wird Wasser retiniert, der extracelluläre Raum nimmt zu (Biglieri, 1961). Im allgemeinen werden Calcium- und Phosphorbilanz positiv. Gelegentlich wird eine negative Calciumbilanz gesehen (Knobil, 1964). Die Calciumresorption im Darm scheint gefördert zu werden und möglicherweise wird Calcium aus dem Skelet mobilisiert: Es kann sich dabei um eine indirekte Aktivierung der Parathyreoideae handeln (Fraser, 1960). Phosphor und Calcium werden proportional dem Stickstoff gespeichert, wie es dem Aufbau von Muskelgewebe entspricht. Das überschüssig retinierte Kalium geht wahrscheinlich in die Leber. In den Serumelektrolyten kommt nur die Phosphorretention durch ein erhöhtes Phosphat zum Ausdruck

e) Wirkung auf andere endokrine Drüsen

Pankreas: Entgegen früheren Vermutungen führen i.v. Infusionen von Wuchshormon unabhängig vom Blutzucker zu einer Verminderung der Basalsekretion des Insulins (Adamson, 1975). Nur indirekt kann Wuchshormon über einen Blutzuckeranstieg zur vermehrten Insulinsekretion und Hyperplasie der *B*-Zellen führen.

Nebennieren: Die Vergößerung der Nebennieren und der Schilddrüse unter Wuchshormon geht auf die Wachstumswirkung zurück, weder 17-Ketosteroid-, 17-Hydroxysteroid- noch Aldosteronausscheidung werden verändert.

Schilddrüse: Der Anstieg des Grundumsatzes ist extrathyroideal bedingt, das Plasma-Thyroxin wird nicht beeinflußt. Hingegen läßt sich bei Akromegalie in der Radiojoduntersuchung ein erhöhter Geschwindigkeitsindex, dem ein beschleunigter Jodumsatz entspricht, feststellen.

Parathyreoideae: Die Nebenschilddrüsen können direkt oder wahrscheinlicher indirekt über erhöhtes Serum-Phosphat und Absinken des Calciums aktiviert werden.

Über die Wirkung auf die Milchsekretion s. Kap. XI, S. 640, auf das Immunsystem s. Kap. XVII, S. 978.

f) Wachstumswirkung (s. auch S. 83f.)

Nach Ausfall der Hypophyse sistiert das Wachstum beim Tier und Menschen in der Wachstumsphase, auch wenn die Ernährung ungestört bleibt. Durch Wuchshormon wird das normale Wachstum wieder hergestellt. Es wirkt auch am eviscerierten Tier, vorausgesetzt, daß geringe Mengen von Insulin oder Somatomedin vorhanden sind. Bei Tieren mit zeitlebens offenen Epiphysenfugen läßt sich durch STH ein kontinuierliches Wachstum zeitlebens erzielen, wenn die Dosis dem zunehmenden Gewicht angepaßt wird. So ließ sich bei Ratten in 435 Tagen ein Riesenwuchs von über 600 g erzielen, und das Experiment kam nur durch das maximale erreichte Lebensalter der Ratte zum Abschluß.

Das Wachstum äußert sich in erster Linie in der Gewichtszunahme, die auf einer Eiweißneubildung und Wasserretention, entsprechend der Zusammensetzung embryonalen Gewebes, beruht. Der Fettgehalt des Gesamtorganismus nimmt ab, das Wachstum von Leber, Nieren, Herz, Magen und Darm verhält sich dem Körpergewicht proportional. Die kompensatorische Hypertrophie der Niere nach einseitiger Nephrektomie ist nur unter Wuchshormonwirkung möglich (Astarabadi, 1963).

STH fördert das enchondrale Knochenwachstum. Unter seinem Einfluß bilden sich in den Epiphysenfugen Säulenknorpel und Knochenlamellen mit zahlreichen Osteoblasten. Als Ausdruck der Osteoblastenaktivität steigt die alkalische Serumphosphatase an. Die Zellen der Epiphysenfugen nehmen an Zahl und Größe zu. Die Messung der Breite des Säulenknorpels am Übergang vom knöchernen zum knorpeligen Teil der Rippen ist als Test am Menschen für die Wuchshormonaktivität verwendet worden (s.S. 123). Der Einbau von Sulfat in den Knorpel wird indirekt über den Sulfation-Faktor bewirkt, was ebenfalls als Test der Wuchshormonwirkung angewendet wurde (sulfation factor, s.S. 702). Neben der Synthese der Polysaccharide wird auch lösliches Kollagen gebildet, und als Ausdruck von dessen raschem Umsatz erscheint vermehrt Hydroxyprolin im Urin. Wuchshormon fördert das Wachstum auch ohne die Anwesenheit von Schilddrüsenhormon. Dieses vermag jedoch die Wachstumswirkung des STH stark zu fördern, ohne für sich allein Wachstum zu bewirken. Hingegen ist Insulin für das Wachstum notwendig, wenn es allein das Wachstum auch nicht fördert. Wachstumswirkung und Kohlenhydrat- und Fettstoffwechselwirkung sind sehr wahrscheinlich durch ein und dasselbe Hormon bedingt, und die Verbindung von Wachstum mit Einsparung von Kohlenhydraten und Aminosäuren auf Kosten der Fette erscheint sinnvoll.

Die Frage, weshalb in gewissen Lebensphasen unter der Einwirkung des Wuchshormons ein Wachstum zustande kommt, in anderen aber nicht, ist nicht geklärt. In den Phasen des Wachstums muß die Ansprechbarkeit des Gewebes verschieden sein. Das Wuchshormon wirkt möglicherweise nur permissiv für das Wachstum.

g) Sulfation factor s. Kap. XIII, S. 702

2. Regulation der Wuchshormonsekretion

Beim erwachsenen Menschen erfolgt die Ausschüttung des Wuchshormones in Stößen („bursts“) von wenigen Minuten bis zur Dauer von Stunden, und zwar nicht nur unter dem Einfluß physiologischer Faktoren, sondern auch spontan, so vor allem im Schlaf (s.S. 82). Eine länger anhaltende Wirkung der einzelnen „bursts“ bei der kurzen Halbwertszeit von 20–30 min ist denkbar durch Aktivierung vermittelnder Faktoren oder Hormone („Somatomedine“, s.S. 702). Zur Übersicht über gelöste und ungewisse Fragen der Regulation s. Reichlin (1974).

Im besonderen sind heute folgende Faktoren bekannt, die zu einer Ausschüttung von Wuchshormon führen:

a) Hypoglykämie und Blutzuckerabfall
b) Fasten
c) Muskelarbeit
d) Bestimmte Aminosäuren
e) Streß: Fieber, Operationen
f) Catecholamine
g) andere Faktoren.

a) Hypoglykämie

Eine Senkung des Blutzuckers auf 50% des Ausgangswertes führt zu einem ungefähr 5fachen Anstieg des Wuchshormons, der nach einem kurzfristigen Abfall 15–30 min nach dem Tiefpunkt des Blutzuckers einsetzt und mehrere Stunden anhält. Die Hypoglykämie kann durch Insulin, Tolbutamid oder Block der Lebergluconeogense ausgelöst sein, die Wirkung auf das STH wird durch gleichzeitige Glucosezufuhr aufgehoben. Hingegen läßt sich durch Alkoholhypoglykämie, wahrscheinlich weil sie langsam eintritt, kein Anstieg auslösen.

Der auslösende Reiz wird offenbar von hypothalamischen Glucoreceptoren als Mangel an intracellulärer verwertbarer Glucose wahrgenommen, denn 2-Desoxy-D-Glucose führt trotz Hyperglykämie auch zu einem Wuchshormonanstieg.

Auch das Absinken des Blutzuckers führt selbst bei noch übernormalen Blutzuckerwerten zu einer Ausschüttung von Wuchshormon. 4–6 Std nach einer Glucosebelastung tritt ein variabler, weder mit dem Ausmaß noch der Geschwindigkeit des Abfalls proportional verlaufender Anstieg des Wuchshormones auf, ohne daß der Blutzuckerabfall klinische Symptome hervorzurufen braucht. Es ist umstritten, ob das Wuchshormon zur Homöostase des Blutzuckers notwendig ist (Reichlin, 1974).

Testosteron fördert, Medroxyprogesteron hemmt den Wuchshormonanstieg auf Hypoglykämie (Illig, 1970).

b) Fasten

Länger dauerndes Fasten, d.h. Nahrungsentzug von mehr als 12–15 Std Dauer, führt zu einem Daueranstieg von Wuchshormon im Blut. Es entsteht meist ein hoher Gipfel und bei fortgesetztem Fasten schwankt die Konzentration während der folgenden Tage in mittlerer Höhe. Der Anstieg ist weder so ausgesprochen noch so rasch wie bei der Hypoglykämie. Ein Anstieg der freien Fettsäuren ist nicht dafür verantwortlich (Reichlin, 1974). Bei Fettsüchtigen bleibt dieser Anstieg im Fasten aus, oder er ist viel weniger ausgesprochen. Trotzdem können die Übergewichtigen beim Fasten ihre Fettdepots ebenso abbauen und halten ihren Stoffwechsel nicht auf Kosten von Eiweiß aufrecht. Der fehlende Wuchshormonanstieg ist eher eine Folge der Fettsucht als deren Ursache.

c) Muskelarbeit

Muskelarbeit kann zu einem Anstieg des Wuchshormones im Blut führen (v. Werder, 1975). Möglicherweise spielt der Temperaturanstieg eine Rolle (Buckler, 1973). Bei Frauen und Oestrogen-behandelten Männern soll der Anstieg größer sein (Frantz, 1965). Durch vorherige Verabreichung von Glucose ist dieser Anstieg erheblich abschwächbar. Unter Dauerarbeit erfolgen erhebliche kurzfristige Schwankungen (Hunter, 1965).

d) Aminosäuren

Infusion von 15–30 g bestimmter Aminosäuren während 30 min führt nach 1–2 Std zu einem individuell verschieden erheblichen, 5–10fachen Wuchshormonanstieg im Plasma. Die Wirkung ist vom Blutzucker unabhängig. Gleichzeitig wird eine Insulinausschüttung ausgelöst, so daß die Eiweiß-Synthese einsetzt. Wirksam sind Arginin, Histidin, Lysin, ferner Phenylalanin und Methionin, Valin und Threonin sind schwach, Leucin unregelmäßig und Isoleucin nicht wirksam (Knopf, 1965; Fajans, 1967; Rabinowitz, 1966). Oestrogene fördern die Wirkung (Merimée, 1967).

e) Operationen

Große operative Eingriffe mit Eröffnung des Abdomens oder des Brustraumes führen zu einem erheblichen Wuchshormonanstieg, der sich auch durch ständige Glucoseinfusionen und trotz Hyperglykämie nicht unterdrücken läßt. Anaesthesie allein und Anaesthesie mit Elektroschock haben keine Wuchshormonausschüttung zur Folge. Kleine operative Eingriffe, wie eine Hernienoperation, führen zu einem geringeren Wuchshormonanstieg, der sich durch Glucosezufuhr verhindern läßt.

f) Catecholamine

Adrenalin stimuliert, wahrscheinlich über das cyclische AMP, die Wuchshormonausschüttung (Gagliardino, 1968). Offenbar fördern die α-Receptoren die hypoglykämisch ausgelöste Wuchshormonausschüttung, während β-Receptoren diese hemmen, denn Förderung und Hemmung können mit Phentolamin (Blackard, 1968) bzw. Propanolol (Imura, 1968) aufgehoben werden.

g) Andere Faktoren

α-MSH, L-Dopa, Vasopressin, Glucagon, Metyrapon, Serotonin erhöhen ebenfalls die Plasmakonzentration des Wuchshormones. In den Stadien 3 und 4 des „nicht-paradoxalen" Schlafes kommt es zu erheblicher Ausschüttung von Wuchshormon, die bei Stoffwechsel- und hormonalen Störungen und Schädigungen des zentralen Nervensystems fehlt (Martin, 1973). Erhöhte Wuchshormonwerte wurden ferner bei Lebercirrhose und Niereninsuffizienz gefunden.

h) Wuchshormon-senkende Reize

Glucosezufuhr läßt sowohl beim Gesunden als auch beim Diabetiker einen erhöhten Wuchshormonspiegel abfallen. Die Eiweißzufuhr wirkt nicht eindeutig. (Aminosäuren s. oben) Die Fettbelastung hat keine Wuchshormonausschüttung zur Folge. Glucocorticoide hemmen die Hypoglykämie-bedingte Ausschüttung (Pecile, 1966) und die normalen Tagesschwankungen (Stiel, 1970). Außerdem besteht wahrscheinlich eine Eigenregulation durch „short loop"-negative Rückkopplung. Da der Serotonin-Antagonist Cyproheptadin und Melatonin die Wuchshormonausschüttung hemmen, sind möglicherweise serotoninergische Reize an der Ausschüttung beteiligt (Smythe, 1974).

i) Paradoxe Reaktionen

Paradoxe Reaktionen auf Glucose, L-Dopa können beim Neugeborenen, zentralnervösen Störungen, Akromegalie, Gonadendysgenesie, Porphyrie und Niereninsuffizienz gefunden werden.

k) Ort der Regulation

Die Regulation der Wuchshormonausschüttung wird koordiniert besonders im ventromedialen

Kern und Nucleus arcuatus des Hypothalamus, der metabolische, hormonale und zentralnervöse Reize, zum großen Teil über adrenergische und serotoninergische Systeme, aufnimmt und über die Neurohormone GHRH und GHIH (Somatostatin) (s. Kap. XIII, S. 701) an die Adenohypophyse weitergeleitet. So kann die Wirkung von Muskelarbeit, Hypoglykämie, Vasopressin, L-Dopa durch α-adrenergische Blockade gehemmt werden, nicht aber die Wirkung von Schlaf oder Fieber (MARTIN, 1973). Der Serotonin-Antagonist Methysergid fördert die schlafinduzierte Wuchshormonsekretion (MENDELSON, 1975); andere Serotonin-Antagonisten, wie Cyproheptadin und Melatonin, hemmen die Hypoglykämie-stimulierte Wuchshormonausschüttung beim Menschen (SMYTHE, 1974). Nach Stieldurchtrennung der Hypophyse bestehen immer noch normale Basalwerte, die Regulation ist jedoch gestört.

3. Beziehungen zwischen Wuchshormon und anderen Hormonen

Da das Wuchshormon seine Wirkung nicht auf ein bestimmtes Endorgan, sondern auf viele Zellen im Organismus ausübt, hängt seine Wirkung von der Stoffwechselsituation in jeder einzelnen Zelle ab, die wiederum durch andere Hormone beeinflußt werden kann. Praktisch alle bekannten Hormone haben einen direkten oder indirekten Einfluß auf die Produktion, die Ausschüttung oder die Wirkung von Wuchshormon.

Die Beziehungen zwischen Wuchshormon und Catecholaminen sowie Insulin sind bereits besprochen (s.S. 86, 87). Ob Glucagon, das die Sekretion von Wuchshormon unter bestimmten Bedinungen stimuliert (MITCHELL, 1969; WEBER, 1970), in dieser Beziehung physiologische Bedeutung hat, ist ungewiß.

a) Wuchshormon und andere Adenohypophysenhormone

ACTH kann wie Insulin die Sekretion von Wuchshormon stimulieren (ZAHND, 1970). Anscheinend ist dies eine direkte Wirkung von ACTH, nicht über die Glucocorticoide. Arginin-Vasopressin und Lysin-Vasopressin stimulieren wie ACTH auch Wuchshormon (GAGLIARDINO, 1967), jedoch nur in pharmakologischer Dosierung, und eine physiologische Beziehung ist unwahrscheinlich. Keine direkten Beziehungen wurden bis jetzt zwischen TSH oder den Gonadotropinen mit Wuchshormon gefunden.

b) Wuchshormon und Schilddrüsenhormone

Bei Hypothyreoten wird das Wuchshormon in der Regel unverändert gefunden (IWATSUBO, 1967), bei Hyperthyreoten ist es jedoch vermehrt (VINIK, 1968). Hingegen reagieren die Hypothyreoten ungenügend auf Stimulation der Wuchshormonausschüttung durch Insulin oder Arginin (IWATSUBO, 1967). Diese Tatsache kann zum Fehlschluß führen, daß bei primärer Hypothyreose auch ein Wuchshormonmangel besteht.

c) Wuchshormon und Glucocorticoide

Es wurde schon lange bemerkt, daß Kinder, die Langzeitbehandlung mit hohen Dosen Glucocorticoiden benötigen, langsam wachsen. Glucorticoide haben verschiedene Einflüsse auf das Wuchshormon. Sie vermindern die Produktion in der Adenohypophyse nicht, können aber die Ausschüttung hemmen (FRANTZ, 1964). Zudem hemmen Glucocorticoide die periphere Wachstumswirkung des Wuchshormones, denn sie vermindern das Wachstum auch bei hypophysären Zwergen unter Substitutionstherapie mit menschlichem Wuchshormon (SOYKA, 1965).

d) Wuchshormon und Sexualhormone

Testosteron beeinflußt die basale Konzentration von Wuchshormon nicht, fördert aber die maximale Sekretionskapazität von Wuchshormon gegenüber Stimulation (MARTIN, 1968).

Im Gegensatz zu Testosteron erhöhen die Oestrogene den basalen Wuchshormonspiegel. Erwachsene Frauen haben in der Regel höhere Nüchternwuchshormonwerte als Kinder, Männer oder Frauen nach der Menopause. Der Spiegel bei Männern und Kindern wird durch Oestrogen-Applikation erhöht (UNGER, 1965; FRANTZ, 1965). Hingegen können synthetische Sexualhormone wie Medroxyprogesteron und orale Contraceptiva die Stimulation durch Hypoglykämie verhindern (ILLIG, 1970).

Wuchshormon fördert die Testosteronwirkung in der Pubertät beim Knaben, und der Pubertätswachstumsschub scheint auf eine synergistische Wirkung von Wuchshormon und Testosteron zurückzugehen (ZACHMANN, 1975).

E. Die Hypophyseninsuffizienz, Panhypopituitarismus

1. Einteilung

Solange die führende Rolle der Hypophyse in der Regulation der endokrinen Organe noch nicht bekannt war, wurde dieses Krankheitsbild als *pluriglanduläre Insuffizienz* (CLAUDE) oder als *multiple Blutdrüsensklerose* (FALTA) bezeichnet. Diese Diagnosen sind heute nur selten berechtigt (s. pluriglanduläre Syndrome, Kap. XVIII). Jedes der adenotropen Hormone kann isoliert ausfallen (s. S. 96). Häufiger ist der Ausfall des gesamten Vorderlappens, der als Panhypopituitarismus oder Simmondssche Krankheit bezeichnet wird. Die häufigsten Ursachen sind die postpartuale Nekrose (Sheehan-Syndrom) und die Zerstörung des Vorderlappens durch Hypophysentumor, wobei meist der Hinterlappen mitbetroffen ist. Der Ausfall des Hinterlappens ändert jedoch das klinische Bild nicht wesentlich. Diabetes insipidus ist durch den Ausfall hypothalamischer Kerne bedingt.

Heute ist das klinische Bild der Hypophyseninsuffizienz in reinster Form bekannt durch die therapeutischen Hypophysektomien. Der Ablauf der Symptomatologie läßt sich dabei bis in alle Einzelheiten verfolgen. Über partielle Hypophyseninsuffizienz s. S. 96.

Über hypothalamisch bedingte, sog. tertiäre Hypophyseninsuffizienz s. S. 31 und S. 122.

Tabelle 2. Ursachen der Zerstörung des Hypophysenvorderlappens bei 95 Beobachtungen mit sicher nachgewiesener Vorderlappeninsuffizienz nach SHEEHAN und SUMMERS

	Anzahl Fälle
Degenerationen, Narben	
Vernarbte postpartuale Nekrose des Hypophysenvorderlappens	62
Ätiologisch unklare Narben	9
„Leere Sella" mit Narben	6
Cystische Degeneration des Hypophysenvorderlappens	4
	81
Entzündungen	
Riesenzellgranulome	5
Syphilitische Gummen	5
Tuberkulose	1
	8
Traumen	
Hypophysektomie	2
Schädelbasisfraktur	1
	3
Intraselläre Cysten und Tumoren	
Intraselläre Cysten	2
Intraselläre Tumoren	1
	3
	Total 95
Extraselläre Cysten und Tumoren	23

2. Häufigkeit

Der Panhypopituitarismus ist eine seltene Krankheit. Früher galt die postpartuale Hypophysennekrose als die häufigste Unterform und SHEEHAN (1968) rechnet mit einer Häufigkeit von 100 Fällen

Tabelle 3. Ursachen der Hypophysenvorderlappeninsuffizienz (nach FARQUHARSON) laut A. JORES: Hypophysenvorderlappeninsuffizienz, S. 80. Handbuch der inneren Medizin. Bd. 7, Teil 1. Berlin-Göttingen-Heidelberg: Springer 1955

	Typisches Syndrom	Inkomplettes Syndrom Viele Zeichen der typischen SIMMONDSSCHEN Krankheit	Zusammen
A. Verlust des Parenchyms – Destruktive atrophische Prozesse			
1. Nekrose			
Puerperale ischämische Nekrose	33	6	39
Ischämische Nekrose nach Infektionen	4	0	4
Nekrose nach Trauma in Kombination mit Hämorrhagien	2	3	5
2. Fibrose			
Narben früherer Granulome, meist luisch	5	5	10
Primäre Zerstörung der Drüse mit Fibrose	3	1	4
3. Verschiedenes	4	4	8
Zusammen	51	19	70
B. Tumoren			
Craniopharyngiom	3	4	7
Malignes Craniopharyngiom	1	0	1
Basophiles Adenom	0	1	1
Chromophobes Adenom mit Hämorrhagie	1	0	1
Hämangioendotheliom	0	1	1
Cystisches Epitheliom	0	1	1
Carcinom	0	2	2
Zusammen	5	9	14
C. Granulome	0	4	4
Syphilis	1	3	4
Zusammen	1	7	8
Alle Fälle zusammen	57	35	92

auf 1 Mill. Einwohner. Während SHEEHAN in über der Hälfte der Patientinnen mit schwerem partualem Blutverlust die Entwicklung einer Hypophyseninsuffizienz erwartete, fand SCHNEEBERG (1960) nur bei 4 von 35 Patientinnen mit Geburtsschock hypophysäre Ausfälle, und eine Nachkontrolle von 235 Zürcher Patientinnen mit Blutverlusten von über 1 Liter während der Geburt zeigte kein einziges Sheehan-Syndrom (WIESENDANGER, 1959). Die Häufigkeit ist sicher gering und vom untersuchten Krankengut abhängig. Heute dürften die Hypophysentumoren, insbesondere postoperativ, die häufigste Ursache darstellen, während Entzündungen selten sind. Beide Prozesse führen häufiger zu partieller Hypophyseninsuffizienz (s.S. 96).

Panhypopituitarismus bevorzugt das weibliche Geschlecht (65%). Am häufigsten finden sich die Erkrankungen im 3. und 4. Lebensjahrzehnt.

Die relative Häufigkeit der verschiedenen, zum Hypophysenausfall führenden Prozesse geht aus den Literaturzusammenstellungen von SHEEHAN und SUMMERS und FARQUHARSON (Tabellen 2 und 3) hervor. Die Zahlen von SHEEHAN entsprechen allerdings nicht ganz der Wirklichkeit, da die Fälle intrasellärer Cysten und Tumoren nur unvollständig berücksichtigt wurden, indem SHEEHAN betont, daß in dieser Gruppe nur typische Beispiele und nicht alle mitgeteilten Beobachtungen, die wesentlich zahlreicher sein dürften, berücksichtigt wurden. Die partielle Hypophyseninsuffizienz ist häufiger als früher vermutet und bei chromophoben Hypophysenadenomen häufiger als der Panhypopituitarismus.

3. Ätiologie, Pathogenese und pathologische Anatomie

Der Hypopituitarismus beruht auf einem Ausfall der Hypophyse, der durch eine Zerstörung der Hypophyse selbst oder ihrer Verbindung mit dem Gehirn bedingt sein kann. In der Regel genügt ein Viertel des ursprünglichen Vorderlappenparenchyms, um die nötigen adenotropen Funktionen der Hypophyse aufrechtzuerhalten. Bei schweren Fällen findet man deshalb häufig nur noch 1–2% intakte Gewebsanteile. Vom Eintritt der Zerstörung bis zur klinischen Erscheinung der Hypophyseninsuffizienz vergehen Wochen bis Jahre. Die Patienten überleben durchschnittlich 10–15, bisweilen über 40 Jahre. Bei einem Teil der Patienten wird der Hypopituitarismus durch Prozesse ausgelöst, die die Verbindung zwischen Hypothalamus und Hypophyse unterbrechen, meist extraselläre Cysten und Tumoren, hypothalamische oder tertiäre Hypophyseninsuffizienz, die sich besonders als partielle Hypophyseninsuffizienz äußert und sich heute mit den „releasing factor"-Tests (TRH, LHRH) beweisen läßt. Ätiologie und Pathogenese der zum Hypophysenausfall führenden Grundkrankheiten sind, wie die nachfolgenden Ausführungen über die pathologische Anatomie der Hypophyse zeigen, jedoch recht vielfältig (Tabellen 2 und 3). Experimentell läßt sich durch i.v. Gaben von Hexadimethrinbromid bei der Ratte eine Adenohypophysennekrose erzielen (KOVACS, 1967).

Klinisch am bedeutungsvollsten sind neben den Tumoren die Nekrosen (Literaturübersicht bei KERKHOVEN, 1966). Bei systematischer pathologisch-anatomischer Untersuchung von Obduktionsfällen werden Hypophysenvorderlappen-Nekrosen nicht selten gefunden. PLAUT (1952) stellte sie bei Routineuntersuchungen unausgewählter männlicher Leichen in fast 10%, bei 13 der 149 Fälle, fest, SHEEHAN und STANFIELD (1961) in 3% ihrer Sektionsfälle. Viele Nekrosen müssen als terminale Komplikation aufgefaßt werden.

Am häufigsten sind dank der postpartualen Form Hypophysenvorderlappennekrosen bei Schock. Pathogenetisch scheinen Gefäßspasmen eine entscheidende Rolle zu spielen. Die bei der postpartualen Nekrose häufig nachweisbaren Gefäßthromben stellen nach SHEEHAN nur ein Sekundärphänomen dar. Neben dem Schock bedarf es aber noch eines zweiten Faktors, um die Nekrosen auszulösen. Die Schwangerschaftshypertrophie des Vorderlappens bei beschränkter Blutzufuhr und Ausdehnungsmöglichkeit innerhalb der knöchernen Sella, der wahrscheinlich erhöhte Stoffwechsel der Hypophyse und ihre postpartuale Involution mit Drosselung der Blutzufuhr dürften von Bedeutung sein. Es kommt dabei auch zu Veränderungen des Hypothalamus: Hypertrophie des Nucleus subventricularis und petechialen Blutungen und späte Atrophie des Hinterlappens und des Nucleus supraopticus (SHEEHAN, 1971). Abgesehen von den Nekrosen bei Gravidität sind Hypophysennekrosen auch nach Schockzuständen infolge Verblutung, Verbrennung, epidemisch-hämorrhagischem Fieber, Sichelzellkrise, Insulin-Schockkur und Lungenembolie gesehen worden. Meist sind die Nekrosen allerdings weniger ausgedehnt als bei der postpartualen Form. Von besonderem Interesse sind die Hypophysennekrosen bei Stoffwechselerkrankungen. Man findet sie vor allem bei Diabetikern (KOVACS, 1972) und bei allgemeiner Hämochromatose.

Chirurgische Eingriffe und Traumata, massive Bestrahlungen, Röntgenintensiv- oder Protonenbestrahlungen oder Implantation von radioaktivem Yttrium oder Gold lösen Hypophysennekrosen und als Spätfolge ausgedehnte Narben aus. Stieldurchtrennungen der Hypophyse führen zu ausgedehnte Nekrosen, indem die Portalgefäße als „Endgefäße" aufzufassen sind. Ungefähr 10% des Parenchyms bleiben dabei allerdings erhalten, da diese Stellen durch andere Gefäße versorgt werden.

Vorderlappennekrosen treten ferner häufig als Begleiterscheinung von primären oder metastatischen Tumoren der Hypophyse auf. Es handelt sich dabei in der Regel um Mantelnekrosen. Aber auch eigentliche Infarkte infolge Tumorembolien sind möglich. Wie die Tumoren, so können auch Entzündungen, vor allem granulomatöse Prozesse, zu Begleitnekrosen führen.

Häufig sind nur noch Narben nachweisbar, deren Ursache nicht eindeutig geklärt werden kann. Sind die Narben sehr ausgedehnt und liegt die Narbenplatte am Boden der Sella, so entsteht das Bild der „leeren Sella", indem der Türkensattel makroskopisch leer erscheint, ein autoptisch nicht allzu seltener Befund (s. auch S. 102). Wird das ursprüngliche Vorderlappengebiet von einem cystischen Narbengebilde eingenommen, so spricht man von einer cystischen Degeneration. Derartige degenerative Cysten besitzen im Gegensatz zu den eigentlichen Cysten keine Epithelauskleidung. Interstitielle Fibrosen, die alle Abschnitte und das Kapselgebiet betreffen, können das Parenchym z.T. aber noch verschonen, führen in der Regel nicht zu einem Hypopituitarismus.

Entzündungen können zu einer weitgehenden Destruktion der Hypophyse führen und damit Ursache eines Hypophysenausfalles werden. *Eitrige Entzündungen* werden in der Regel von entzündlichen Prozessen der Umgebung ausgelöst. Vorderlappenabscesse entstehen fast ausschließlich fortgeleitet aus einer Sinusitis sphenoidalis, evtl. auch auf der Basis eines zerfallenden chromophoben Adenomes mit sekundärer Infektion. Abscesse nach septischem Infarkt wurden beschrieben (SHEEHAN, 1965). Meningitiden, Keilbeinosteomyelitiden und Thrombophlebitiden des Sinus cavernosus können auf die Hypophyse übergreifen. Schließlich führen auch entzündliche Gefäßprozesse zu einer Hypophysendestruktion. Bemerkenswert sind *diffuse, nicht eitrige chronische Entzündungen,* die an Autoimmunprozesse erinnern. GOUDIE (1962) sowie HUME (1967) haben eine derartige *Hypophysitis* bei einer Patientin mit einer Struma lymphomatosa Hashimoto gesehen, EGLOFF (1969) eine isolierte lymphoplasmocytäre Hypophysitis bei einer Patientin mit Panhypopituitarismus. Partielle Hypophyseninsuffizienz wird bei gestörter cellulärer Immunität mit Candidiasis gesehen (ARVANITAKIS, 1973).

Neben diesen mehr diffusen Prozessen spielen auch *granulomatöse Entzündungen* eine nicht unerhebliche Rolle. Charakteristisch ist das *tuberculoide Riesenzellgranulom.* In der Regel ist die Hypophyse allein befallen. Die Ursache der Entzündung ist unbekannt. Als Spätfolge sind Vorderlappeninsuffizienzen gesehen worden, da die Granulome den Vorderlappen weitgehend zerstören können. Meist betrifft die Erkrankung Frauen im Durchschnittsalter von 55 Jahren. *Tuberkulose, Lues, Morbus Boeck* und *gewisse Pilzerkrankungen* führen ebenfalls zu granulomatösen Entzündungen mit Parenchymdestruktionen.

Schließlich sind Spätschäden der Hypophyse nach intensiver Röntgenbestrahlung des Schädels zu erwähnen, die erst Jahre nach der Bestrahlung klinisch in Erscheinung treten können (FUKS, 1976).

4. Klinisches Krankheitsbild und Symptomatologie

a) Anamnese, psychische Veränderungen

Sowohl bei Hypophysentumoren als auch besonders bei der postpartualen Hypophysennekrose entwickelt sich das Krankheitsbild in der Regel langsam im Verlaufe vieler Jahre. Nur selten, bei massiver postpartualer Nekrose, kann es sich innerhalb weniger Wochen ausbilden. Bei totaler Entfernung der Hypophyse treten die ersten Symptome nach 3 Wochen auf und sind im allgemeinen nach 5 Wochen eindeutig manifest. Zuerst fällt in der Regel wahrscheinlich das Wuchshormon, dann die Gonadotropine aus. Reste des Adenohypophysengewebes können bei destruierenden Prozessen, wenn die neurohormonale Verbindung mit dem Hypothalamus gestört ist und PIF ausfällt, vermehrt Prolactin produzieren und indirekt zu einem Gonadotropinmangel führen. Es folgt das thyreotrope Hormon und zuletzt versiegt das adrenocorticotrope Hormon. Sowohl eine minimale Schilddrüsenfunktion als auch die ausschließlich das Aldosteron umfassende Basalsekretion der Nebennierenrinde bleiben bestehen. Damit ist der vollständige Ausfall der Hypophyse mit dem Leben, wenn auch mit einem schwer beeinträchtigten Leben, durchaus vereinbar.

Als erstes Symptom beginnen bei der Frau die Menses spärlich, kurz und unregelmäßig zu werden und schließlich auszubleiben. Unregelmäßige Blutungen kommen aber vor, gelegentlich setzen die Menses nach Cortison-Substitution wieder ein. Klimakterische Beschwerden fehlen in der Regel, können aber vorkommen (PURNELL, 1964). Bei der postpartualen Hypophysennekrose können sie nach der Geburt zunächst wieder auftreten und dann allmählich erlöschen. Als Frühsymptome werden das Versiegen der Lactation und Neigung zu Hypoglykämien genannt. Die vor der Entbindung gekürzten Pubes wachsen nicht mehr nach. Später macht sich die Kältempfindlichkeit bemerkbar. Die Patienten frieren immer und überall und kleiden sich auch im Sommer warm. Zunehmende Müdigkeit bis zu Adynamie läßt die Patientinnen schließlich bettlägerig werden. Die Sprache ist langsam, monoton, zögernd und später verwaschen, Schwindelgefühl, Neigung zu Ohnmachten, hartnäckige Obstipation und Oligurie, Schlafsucht sind weitere häufige Klagen. Neigung zu Hypoglykämie, das Nichtertragen von längerem Nüchternbleiben sind typische Angaben. Bei Männern macht sich Impotenz und Verlust der Libido bemerkbar. Im allgemeinen suchen die Patienten den Arzt sehr spät auf, da sie ihrem Leiden gegenüber gleichgültig sind. Selten, aber doch in 27 Fällen beschrieben, ist ein gleichzeitiges, manchmal vorübergehendes Diabetes insipidus-Syndrom, dem häufiger eine zunächst organisch induzierte, später konditionierte Polydipsie zugrunde liegt (AGUILÓ, 1969), als echter Vasopressin-Mangel bei Hinterlappen-Nekrosen (EVANS, 1960).

Der Ausfall der Adenohypophyse führt zu schweren psychischen Veränderungen, die sich oft zu Psychosen steigern. Im Beginn bestehen Antriebsschwäche, Interesselosigkeit und allgemeine Verlangsamung, apathisch-depressive Verstimmungen im Sinne des endokrinen Psychosyndroms herrschen vor. Die Triebe erlöschen mit der Zeit vollständig. Zuerst verlieren sich die Sexualität und der Bewegungstrieb. Es entwickelt sich eine Gleichgültigkeit, die zu einer vollständigen Vernachlässigung sowohl der Umgebung als auch der eigenen Person führt. Der Intellekt verflacht, und es kommt zum amnestischen Psychosyndrom. Die Patienten führen schließlich ein völlig vegetatives Dasein. Auf dieses Erlöschen aller psychischen Funktionen können sich akute Zustandbilder zum exogenen Reaktionstyp aufpflanzen, die zu vorwiegend paranoiden Halluzinosen, Delirium und schließlich zum Koma führen und meist im Zusammenhang mit akuter Nebenniereninsuffizienz auftreten (BLEULER, 1964; KIND, 1958; LINDQVIST, 1966).

Katamnestische psychiatrische Untersuchungen ergeben nach 16 Jahren bei adäquater Behandlung eine wesentliche Besserung des endokrinen Psychosyndroms (KIND, 1977).

b) Allgemeinuntersuchung

Das Antlitz der Patienten mit Hypophyseninsuffizienz ist ausdruckslos wie im Schlaf, die Züge sind eigentümlich verschwommen (Abb. 3). Die Patienten sehen teilnahmslos, erloschen und müde aus. Die Haut kann, aber braucht nicht einen myxödematösen Einschlag aufzuweisen. Sie ist trocken, aber dünn und zart, „alabasterartig“. Das Haar ist glanzlos, struppig, jedoch nicht vorzeitig ergraut. Die Augenbrauen können fehlen oder aber besonders im äußeren Drittel schütter sein.

Auffallend ist die fahle Blässe der dünnen, marmorartigen, durchscheinenden Haut (Abb. 4). Der Pigmentmangel macht sich an normalerweise stark pigmentierten Stellen wie den Mamillen und den perigenitalen und perianalen Zonen besonders bemerkbar. Der Pigmentmangel beruht auf einer verminderten Melaninbildung infolge Ausfalles des ACTH (s.S. 297). Mit ACTH läßt sich bei den hypophyseninsuffizienten Patienten ein meßbares Dunkelwerden der Haut erzielen. Das Unvermögen zur Melaninbildung ist durch das Ausbleiben der Bräunung nach Ultraviolettbestrahlung nachweisbar. Die Hautdurchblutung ist herabgesetzt, hypophyseninsuffiziente Patienten erröten nie.

Auch die Schweiß- und Talgsekretion sind reduziert oder aufgehoben.

Das dritte Merkmal schließlich ist die Kahlheit des Körpers (Abb. 4, 5). In ausgeprägten Fällen fehlt Pubes- und Axillarbehaarung vollständig. Die Axillarbehaarung kann nach 2 Monaten verschwinden, zum spontanen Ausfall der Pubes braucht es 1–2 Jahre. Bei Männern ist der Bart- und Schnauzwuchs spärlich, und die Körperbehaarung fehlt. Aufgrund dieser drei inspektorisch feststellbaren Befunde, dem ausdruckslosen, weder jungen noch alten Gesicht, der auffallenden Blässe und der Kahlheit des Körpers läßt sich schon mit großer Wahrscheinlichkeit die Diagnose stellen. Verkalkungen in der Ohrmuschel wie beim Morbus Addison wurden beobachtet (RANDALL, 1963).

Der Ernährungszustand der Kranken liegt bei $^3/_4$ der Fälle innerhalb der Norm, und die auf-

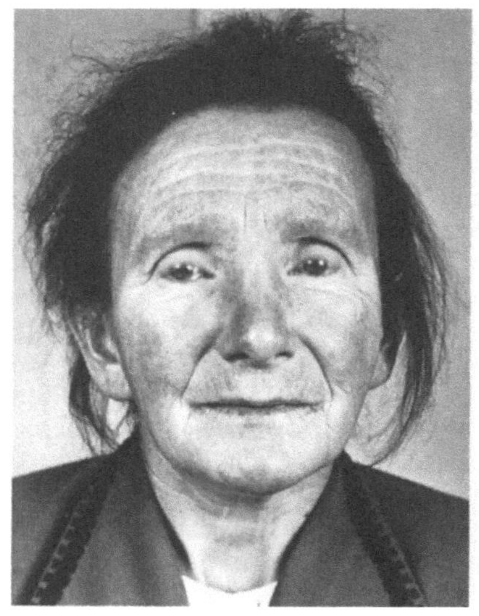
a

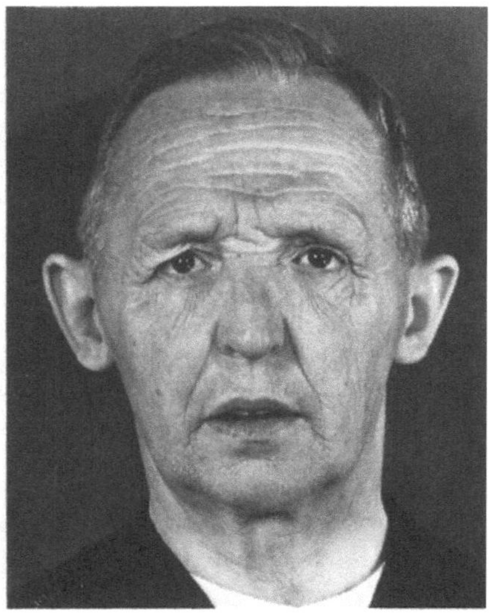
b

Abb. 3a u. b. Gesichtsausdruck bei Panhypopituitarismus. (a) 50jährige Patientin mit Sheehan-Syndrom (Prof. SCHÜPBACH, Inselspital, Bern); (b) 61jähriger Patient mit Panhypopituitarismus und Diabetes insipidus, unbekannte Ätiologie (Tbc?)

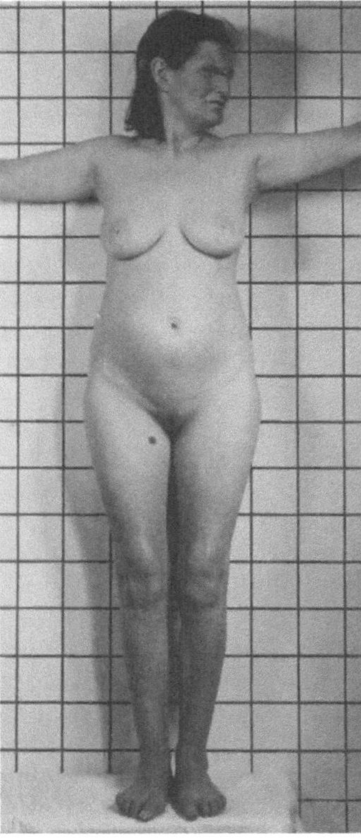

Abb. 4. 52jährige Patientin mit Sheehan-Syndrom. Vollständiges Fehlen von Pubes- und Axillarbehaarung. Pigmentmangel besonders an Areolae auffallend (Prof. SCHINZ, Röntgeninstitut der Universität Zurich)

grund der ersten Beschreibung vom SIMMONDS lange herrschende Meinung, der Hypophysenausfall führe zur Kachexie, wurde von SHEEHAN endgültig widerlegt (s. Tabelle 4).

Erst terminal kann es zur Abmagerung kommen. Zu Beginn der Krankheit nimmt das Gewicht zuweilen zu. Möglicherweise sind Bewegungsarmut und verminderter Grundumsatz bei gleichbleibendem Appetit die Ursache davon.

Untertemperaturen kommen vor. Die Feststellung, daß Patientinnen mit Sheehan-Syndrom häufiger eine kleine Sella haben (<80 mm^2 im seitlichen Röntgenbild) als eine Kontrollgruppe (MEADOR, 1966), verdient nachgeprüft zu werden. Rückbildungsvorgänge oder größere Anfälligkeit der kleineren Hypophyse werden erwogen.

Kreislauforgane: Die Bradykardie ist weniger ausgesprochen als beim Myxödem, die Hypotonie weniger ausgeprägt als beim Morbus Addison. Der Blutdruck fällt orthostatisch ab. Das Herz ist wie beim Morbus Addison verkleinert, kleine Nieren, eine kleine Leber sind Ausdruck der Mikrosplanchnie.

Der Ausfall der Ovarien führt zur Atrophie der Genitalorgane, im Vaginalabstrich fehlen Zeichen der Oestrogenwirkung, jedoch können seltene Blutungen vorkommen.

Beim Manne besteht ein sekundärer, hypogonadotroper Hypogonadismus mit zuerst tubulärer, dann auch interstitieller Insuffizienz (s. S. 477).

c) Laboratoriumsuntersuchungen

Wird eine Hypophyseninsuffizienz vermutet, so wird sie heute am besten durch die Bestimmung der hypophysären Hormone im Serum oder Plasma -FSH, LH, TSH und Prolactin, evtl. auch ACTH und Wuchshormon-, gesichert werden (s. S. 121). Liegen die Werte dieser radioimmunologischen Hormonbestimmungen im Normbereich, so kann eine manifeste Hypophyseninsuffizienz weitgehend ausgeschlossen werden. Liegen sie aber im unteren Normbereich oder fehlen sie ganz, so ist auch die Reserve der Adenohypophyse an diesen Hormonen mit den Stimulationstests zu prüfen: Zur Prüfung der Reserve an LH und FSH dient der LHRH-Test (s. Kap. IX, S. 507), für die TSH-Reserve der TRH-Test (s. Kap. VI, S. 239), für die Bestimmung des Wuchshormones, das nur episodisch abgegeben wird, bewährt sich immer noch am besten der Insulin-Hypoglykämie-Test mit 6 Blutentnahmen (s.S. 122). Bei großem hypoglykämischem Risiko kann er durch den Arginin-Infusionstest ersetzt werden. Gleichzeitig läßt sich damit die hypothalamisch bedingte von der hypophysär bedingten Hypophyseninsuffizienz unterscheiden.

Die Aldosteron-Ausscheidung bleibt normal oder tiefnormal, auf Kochsalzentzug steigt jedoch die Aldosteronsekretion nicht immer genügend an (ROSS, 1960).

Die verschiedenen Prüfungen können sich in einem einzigen zweistündigen, ambulant durchführbaren Test vornehmen lassen (s. S. 122).

Das ACTH wird nur in wenigen Speziallaboratorien zuverlässig bestimmt und zwischen Normalwerten und erniedrigten Werten ist schwierig zu unterscheiden. Die Hypothalamus-Hypophysen-Nebennierenrinden-Achse wird deshalb am besten mit dem Metopiron-Test (s. Kap. VII, S. 394) oder dem Vasopressin-ACTH-Test (s. Kap. VII, S. 395)

Tabelle 4. Gewichtsverhältnisse bei 103 autoptisch gesicherten Fällen von M. SIMMONDS. (Nach SHEEHAN)

	fett	hoch normal	normal	mäßig	mager	kachektisch
Zur Zeit des Todes	9	11	36	19	14	14
6 Monate ante exitum	9	11	57	11	9	6

geprüft. Das Prolactin sollte heute nach Möglichkeit bei allen endokrinologischen Untersuchungen der Hypophyse bestimmt werden, sowohl bei Tumoren als auch bei Schädigungen der Hypophyse. Es wird bei erniedrigten anderen Hypophysenhormonen oft erhöht gefunden, da eine Ausschüttung vom Hypothalamus aus neurohormonal gehemmt wird und bei Störungen der Verbindung die Hemmung wegfällt. Ist das Prolactin niedrig, so läßt sich im TRH-Test (s. Kap. II u. VI, S. 28, 239) dessen hypophysäre Reserve bestimmen.

Fehlen die Möglichkeiten der direkten radioimmunologischen Bestimmung der hypophysären Polypeptidhormone, so läßt sich die Hypophyseninsuffizienz auch durch Feststellung einer sekundären Schilddrüseninsuffizienz (s. Kap. VI, S. 239), Ausfälle der Gonaden und sekundären Nebenniereninsuffizienz (s. Kap. VII, S. 394) nachweisen.

Stets sollte auch der Nüchternblutzucker und die Natriämie überprüft werden und bei einem Abweichen von der Norm der Wasser- und Elektrolythaushalt. Einerseits kann die Diurese gestört sein, andererseits findet sich gelegentlich eine erhebliche Hyponatriämie. Die bei Hypophyseninsuffizienz gestörte Diurese geht einerseits auf die Nebenniereninsuffizienz zurück, andererseits sind durch Wuchshormonausfall glomeruläre Filtration und renaler Plasmadurchfluß vermindert, und sie lassen sich durch Substitution mit Cortison und Thyroxin nur teilweise wiederherstellen (Falkheden, 1963). Nicht selten findet sich bei unbehandelter Hypophyseninsuffizienz, besonders im Anschluß an Belastungen wie Operationen, eine ausgesprochene Hyponatriämie von 110–120 mÄq/l, die merkwürdig gut ertragen wird und sich auf Cortison allein zurückbildet. Die Pathogenese ist nicht restlos geklärt (Bethune, 1965; Gastineau, 1967). Renaler Natriumverlust liegt meist nicht vor, der Serumharnstoff bleibt im Gegensatz zur Exsiccose bei Morbus Addison tief. Die übermäßige Wasserretention wurde vermutungsweise auf inadäquate Vasopressinsekretion zurückgeführt, da Cortisol-Ausfall die osmotische Reizschwelle absinken läßt (Aubry, 1965). Die Tatsache, daß Wasserentzug das Natrium nicht ansteigen läßt, Cortison allein aber die Störung korrigiert, spricht gegen Vasopressin-Überproduktion. Der extracelluläre Raum ist vergrößert. Die früher zur Diagnose empfohlene Wasserbelastung ist gefährlich, es besteht das Risiko der Wasserintoxikation mit Hirnödem und epileptischen Anfällen. Unerklärte Hyponatriämie sollte an Hypophyseninsuffizienz oder Hypothyreose (s. Kap. VI, S. 161) denken lassen.

Die Tendenz zu Hypoglykämie geht im wesentlichen auf die Nebenniereninsuffizienz zurück, durch den Ausfall des Wuchshormons ist sie bei Hypophyseninsuffizienz noch ausgesprochener. Die Insulinbelastung läßt die mangelnde Gegenregulation am besten erkennen. Der Blutzucker fällt rasch auf tiefe Werte und steigt spontan nicht oder nur ungenügend wieder an. Der typische Anstieg des Wuchshormones wird vermißt. Dieser Test ist aber riskant und sollte nur bei diagnostischen Schwierigkeiten ausgeführt werden. Stets muß i.v. applizierbare Glucose zum Abbruch des Versuches bereit sein.

Blutbefunde: Die Senkungsreaktion ist normal. Es besteht eine mäßig starke, erst hypochrome, später auch hyperchrome Anämie, die auf dem Ausfall der Glucocorticoide der Nebennieren und eines hypophysären Faktors beruht. Im weißen Blutbild sind die Eosinophilen und die Lymphocyten vermehrt.

Eine Achylie, die histaminrefraktär sein kann, wird zuweilen beobachtet.

5. Differentialdiagnose

Am häufigsten stellt sich in praxis die Differentialdiagnose zwischen Anorexia mentalis und Hypophyseninsuffizienz. Sie ist zwar in ausgesprochenen Fällen nicht schwierig und nur aufgrund der jahrelang geltenden irrigen Ansicht, die Hypophyseninsuffizienz führe zur Kachexie, wird so häufig die Frage nach der Hypophysenfunktion bei der Anorexie gestellt. Andererseits weist aber die Anorexie immer gewisse gemeinsame Züge mit der Hypophyseninsuffizienz auf. Der Grundumsatz ist stets vermindert, es besteht in beiden Fällen Amenorrhoe.

Bei der Anorexie handelt es sich aber um einen Hypometabolismus ohne Hypothyreose. Auch die Steroidausscheidung ist bei der Anorexie vermindert, aber nie in so ausgesprochenem Maße wie beim Hypopituitarismus. Die Nebenniere wird auch nicht atrophisch gefunden, es handelt sich um eine relative Nebenniereninsuffizienz. Die Amenorrhoe hingegen geht auf eine fehlende hypothalamische Stimulation der Gonadotropine zurück, die in der Regel im Blut erniedrigt sind oder fehlen, jedoch auf LHRH wieder ansteigen (s. Kap. X, S. 598). Magerkeit spricht in hohem Grade für Anorexie und gegen Hypopituitarismus (Abb. 5). Die Haut ist bei der Anorexie in typischen Fällen von einer Lanugobehaarung überzogen. Pubes und Axillarbehaarung können spärlich sein, fehlen aber nie in diesem Ausmaß wie bei der Hypophyseninsuffizienz. Die psychischen Veränderungen sind bei beiden Krankheiten wesentlich verschieden. Die Anorexiepatientin ist scheu, verschlossen, aber nicht apathisch. Sie kann sehr lebendig und unternehmend sein. Nur terminal führt der körperliche Zerfall zur Apathie. Im Endzustand beider Krankheiten kann die Unterscheidung Schwierigkeiten machen. Die Bestimmung der hypophysären Hormone, eventuell mit Stimulationstests, insbesondere LHRH-Test (s. Kap. X, S. 598), läßt heute die Differentialdiagnose mit Sicherheit stellen.

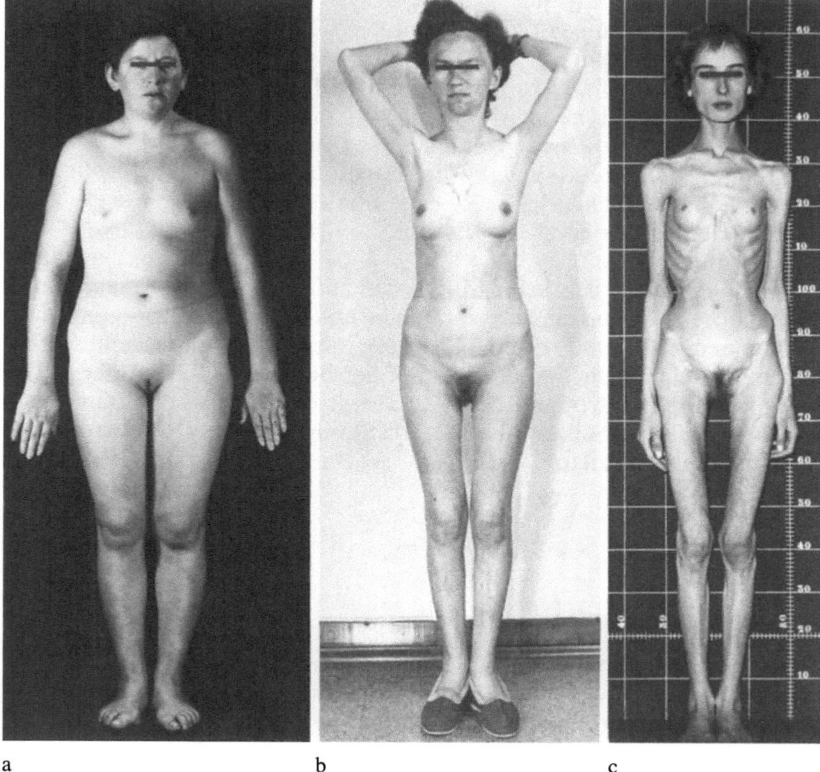

Abb. 5a–c. Differentialdiagnose der Adenohypophyseninsuffizienz. (a) 26jährige Patientin mit Hypophyseninsuffizienz bei chromophobem Hypophysenadenom; (b) 35jährige Patientin mit Spruesyndrom. Chloasmaartige Pigmentierung an Stirne und Kinn, fehlende Axillarbehaarung, spärliche Pubes; (c) 19jährige Patientin mit Anorexia nervosa (KspZ)

Die Sprue kann Verdacht auf eine Hypophyseninsuffizienz erwecken. Spärliche Pubes- und Axillarbehaarung, Adynamie, Anämie, niedrige Ketosteroidausscheidung sind beiden Krankheitsbildern gemeinsam. Doch fehlt der Sprue die wächserne Blässe des Hypopituitarismus, es bestehen im Gegenteil recht häufig Pigmentierungen der Haut (Abb. 5b).

Steht die sekundäre Hypothyreose im Vordergrund des Krankheitsbildes, so kann die Unterscheidung gegenüber einem primären Myxödem schwierig sein. Die Bestimmung des TSH, evtl. kombiniert mit dem TRH-Test, sowie der Nachweis des Ausfalls anderer endokriner Systeme lassen die Differentialdiagnose stellen.

Die primäre Nebenniereninsuffizienz unterscheidet sich vor allem durch die Pigmentierung. Der „weiße Addison“ (s. S. 318) kann schwierig vom Hypopituitarismus zu unterscheiden sein, denn auch beim M. Addison ist der Grundumsatz vermindert und können die gonadalen Funktionen gestört sein. Die Bestimmung des ACTH oder der über 3 Tage wiederholte ACTH-Test vermag die Unterscheidung zu bringen. Schwierig kann die klinische Unterscheidung zwischen Hypophyseninsuffizienz und *Schmidt*schem Syndrom sein (primäre Schilddrüsen- und Nebennierenrindeninsuffizienz), das wahrscheinlich auf autoimmunologischer Grundlage gehäuft mit Diabetes mellitus zusammen vorkommt. Vorhandene Gonadotropine,

Tabelle 5. Differentialdiagnose zwischen Anorexia mentalis und Hypophyseninsuffizienz. (Nach Escamilla)

	Anorexie	HVL-Insuffizienz
Symptome bei beiden Krankheitsbildern:		
Sekundäre Amenorrhoe (fehlendes FSH)	+	+
Asthenie	+	++
Hypotonie	+	++
Hypometabolismus (niedriger GU)	+	++
Symptome, die nur bei dem einen Krankheitsbild vorkommen:		
Abmagerung	+++	0
Blässe	0	+++
Ausfall der Sexualbehaarung	+	+++
Eosinophile	0	++
Durchschnittliches Alter	21	41
Beginn	nach Pubertät	nach Gravidität

primäre Hypothyreose mit erhöhtem TSH, primäre Nebenniereninsuffizienz mit erhöhtem ACTH, Serumantikörper auf Schilddrüsen- und Nebennierengewebe weisen auf ein *Schmidt*-Syndrom (s. Kap. XVIII).

Hypoglykämische Zustände können ein Inselzelladenom in Differentialdiagnose treten lassen. Nachweis von Schilddrüsen-, Gonaden- und Nebenniereninsuffizienz beweisen den hypophysären Ursprung.

Schließlich kann sich beim Manne die Differentialdiagnose zwischen einem primären, sekundären Hypogonadismus und einem Hypopituitarismus stellen. Die Unterscheidung beruht auf der Bestimmung der Gonadotropine, der Testisbiopsie und dem Nachweis der Schilddrüsenunterfunktion und Nebenniereninsuffizienz.

6. Besondere Formen

a) Partielle Hypophyseninsuffizienz

Die partielle Hypophyseninsuffizienz wird mit der Entwicklung der Diagnostik häufiger als früher erfaßt und ist bei chromophobem Hypophysenadenom und auch nach therapeutischer Hypophysektomie häufiger als der Panhypopituitarismus. Die Ausfälle sind vom Ausmaß der Zerstörung und der Dauer der Erkrankung abhängig. Sie können auch durch Ausfall hypothalamischer Regulationszentren zustandekommen. Es können partielle Gesamtschädigungen vorliegen, die nur mit den Reservetests (s. S. 239, S. 598f.) nachweisbar sind, oder aber selektive Ausfälle jedes einzelnen der adenotropen Hormone und des Wuchshormones. Nicht selten besteht zu Beginn eine partielle Hypophyseninsuffizienz, die in Monaten oder Jahren zum Panhypopituitarismus wird. Als am häufigsten galt der hypogonadotrope Hypogonadismus (s. S. 474, S. 569), seltener die isolierte sekundäre Hypothyreose (s. S. 165) und selten die isolierte sekundäre Nebenniereninsuffizienz (s. S. 328, 329), die auch als Folge eines erfolgreich exstirpierten Nebennierenrindenadenoms bestehen bleiben kann. Neuerdings scheinen aber isolierte Wuchshormonausfälle ohne klinische Symptomatik die häufigste endokrine Störung beim endokrin nicht aktiven Adenom des Erwachsenen zu sein. Radioimmunologische Wuchshormonbestimmungen in Kombination mit der Insulinbelastung (s. S. 122f.) sind für den Nachweis dieses Ausfalles Voraussetzung (RABKIN, 1966). Selten kommt ein isolierter Ausfall des Prolactins vor, wobei sich dessen Ausschüttung weder mit Chlorpromazin noch mit TRH stimulieren lassen darf (TURKINGTON, 1972). Die selektiven Ausfälle können in allen Kombinationen vorkommen (DAYER, 1959). In Differentialdiagnose zum partiellen Panhypopituitarismus steht in erster Linie die sog. *Métrose de réciplivité* (Asherman-Syndrom) (s.S. 570). Die klinischen Zeichen des Schilddrüsen- und Nebennierenausfalls fehlen, die Hormonbestimmungen ergeben normale Werte.

Isolierter Ausfall des Wuchshormones führt im Kindesalter zum hypophysären Zwergwuchs (s. unten).

Über isolierten TSH-Mangel s. Kap. VI (S. 239), und bei Pseudo-Hypoparathyreoidismus s. Kap. XIV.

Selektive sekundäre Hypothyreose kann zu einer Beeinträchtigung der Hypophysen- und Nebennierenrindenfunktion führen und so einen Panhypopituitarismus vortäuschen.

Hypophyseninsuffizienz durch wahrscheinlich autoimmunologisch bedingte Hypophysitis kommt mit anderen immunologischen Organsystemstörungen vor (HUME, 1967), s. Kap. XVIII. Eine merkwürdige Form der partiellen Hypophyseninsuffizienz mit Riesenwuchs und normalen oder vermehrten Wuchshormonwirkungen wurde von GOLDMANN 1963 und SARVER 1964 beschrieben.

b) Hypophysärer Minderwuchs

A. PRADER und M. ZACHMANN

Als hypophysären Minderwuchs bezeichnet man den schon im Kindesalter einsetzenden, mit einer Wachstumshemmung einhergehenden Mangel an somatotropem Hormon. Da bei manchen Patienten zwischen Hypothalamusstörung und Hypophyseninsuffizienz nicht unterschieden werden kann, wäre es richtiger, von einem „hypothalamo-hypophysären" Zwergwuchs zu sprechen. Im Verhältnis zur Häufigkeit des Minderwuchses sind derartige Patienten selten.

Im klassischen Fall ist nicht nur das Wachstum, sondern auch die thyreotrope, adrenocorticotrope und gonadotrope Funktion gestört. Daneben gibt es aber Patienten mit isoliertem Wachstumshormonmangel, wobei die Funktion aller anderer Vorderlappenhormone intakt ist. Außerdem sind Kombinationen von Wachstumshormonmangel mit nur TSH-, ACTH- oder Gonadotropinmangel bekannt. Alle Übergänge vom isolierten Wachstumshormonmangel zum Vollbild des Panhypopituitarismus sind also im Rahmen des hypophysären Minderwuchses möglich.

Klinisch-ätiologisch lassen sich folgende Formen von hypophysärem Minderwuchs unterscheiden:

1. Der isolierte Wachstumshormonmangel äußert sich als Minderwuchs bei intakter Funktion aller anderen Vorderlappenhormone. Aufgrund des klinischen Bildes ist diese Form von anderen, nicht endokrin bedingten Zwergwuchsformen (primordialer, konstitutioneller Zwergwuchs Kap. XIX) kaum zu unterscheiden. Wegen der therapeutischen Möglichkeiten im Falle eines Wachstumshormonmangels ist die Abgrenzung von an-

deren Formen aber wichtig. Der isolierte Wachstumshormonmangel kommt idiopathisch (sporadisch) und hereditär [recessiv vererbt, RIMOIN (1966)] vor. Weil bei diesen Patienten die Pubertät spontan – allerdings verspätet – eintritt, wurden sie in älteren Klassifikationen auch als „sexual ateliotics" bezeichnet (GILFORD).

2. Der Wachstumshormonmangel bei multipler Hypophysenvorderlappeninsuffizienz kommt ebenfalls idiopathisch und hereditär vor. Bei der idiopathischen (auch der unter 1. beschriebenen) Form sind Knaben häufiger befallen als Mädchen. Diese Form des hypophysären Minderwuchses dürfte in vielen Fällen auf ein cerebrales Geburtstrauma oder eine Geburtsasphyxie zurückzuführen sein, obwohl andere Zeichen einer cerebralen Schädigung meist fehlen. Daneben ist aber bei multiplen Ausfällen vor allem auch an eine organische Störung zu denken: ein intra- oder suprasellärer Tumor, meist ein Craniopharyngeom (Dystrophia adiposogenitalis Fröhlich in ihrer ursprünglichen Bedeutung), oder eine Systemerkrankung, z.B. die Hand-Schüller-Christiansche Krankheit (Histiocytose x) kann diese Form von hypophysärem Minderwuchs verursachen (JENKINS, 1976). Andere organische Ursachen sind Mißbildungen im Bereich der Hypophyse oder des Hypothalamus, z.B. die septo-optische Dysplasie (BROOK, 1972), traumatische Schädigungen (Schädelbasisfraktur mit Hypophysenblutung oder direkte traumatische Einwirkung auf die Hypophyse) und Folgen von Meningoencephalitis oder therapeutischer Schädelbestrahlung (bei Tumoren oder Leukämie). Schließlich findet man variable Ausfälle des Hypophysenvorderlappens recht häufig bei der hereditären Fanconi-Anämie (POCHEDLY, 1971). Bei multiplen Ausfällen mit Gonadotropinmangel hat man auch von „asexual ateliotics" gesprochen (GILFORD).

3. Ein sekundärer, symptomatischer und reversibler Wachstumshormonmangel kommt gelegentlich vor bei schweren Allgemeinleiden, und bei schwerer Unterernährung (PIMSTONE, 1972) (Anorexia nervosa, Malabsorption). Auch eine primäre Hypothyreose führt zu einer Hemmung der Wachstumshormon-Sekretion, ebenso Glucocorticoide, woraus sich wenigstens teilweise der Kleinwuchs beim Cushing-Syndrom und bei langdauernder hochdosierter Glucocorticoid-Therapie erklären läßt. Ein passagerer, echter Wachstumshormonmangel ist möglicherweise die Ursache des Kleinwuchses bei unter ungünstigen sozialen Bedingungen aufwachsenden Kindern, namentlich bei Entzug der mütterlichen Zuwendung (GARDNER, 1972; „emotional deprivation", „Blechtrommel-Syndrom", Kap. XIX). Bei all diesen Formen von sekundärem Wachstumshormonmangel ist die Behandlung des Grundleidens einer Therapie mit Wachstumshormon vorzuziehen.

4. Noch wenig studiert ist die Möglichkeit eines funktionellen Mangels an Wachstumshormon bei

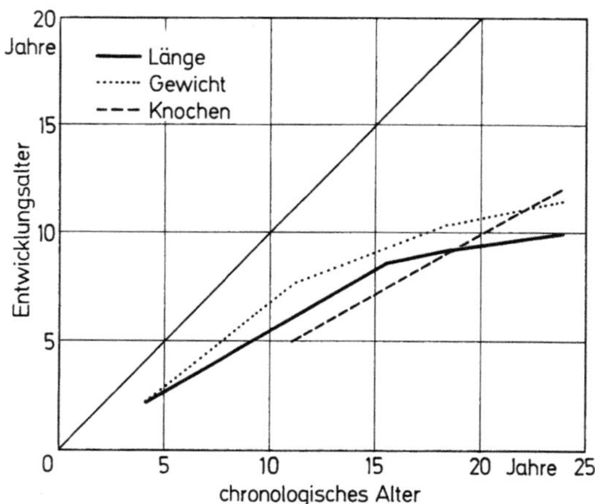

Abb. 6. Größen-, Gewichts- und Knochenentwicklung vom 5. bis zum 24. Jahr bei einem Mann mit hypophysärem Zwergwuchs. Man beachte den allgemeinen Entwicklungsrückstand und das auch nach dem 20. Jahr noch anhaltende Wachstum (KspZ)

normaler Sekretion (periphere Resistenz oder inaktives Wachstumshormon). So nimmt man beispielsweise eine periphere Resistenz gegen Wachstumshormon als Ursache des Kleinwuchses der Pygmäen an, bei denen normale Wachstumshormonkonzentrationen im Plasma bei Stimulationstests gefunden wurden. Bei einem hypophysären Minderwuchs mit normalen oder erhöhten Wachstumshormonwerten, man spricht auch von Laronschem Minderwuchs (LARON, 1968), scheint ein Somatomedinmangel die Ursache zu sein (VAN DEN BRANDE, 1974).

Das *Wachstum* der Patienten mit hypophysärem Minderwuchs ist meistens in den ersten zwei Lebensjahren normal und verlangsamt sich dann zusehends (Abb. 6). Nur ausnahmsweise tritt der Wachstumsrückstand schon in den ersten Lebensmonaten in Erscheinung. Bei der Geburt sind Körpergröße und Gewicht in der Regel normal. Sofern auch die Gonadotropine fehlen, bleiben der puberale Wachstumsschub und der postpuberale Wachstumsabschluß aus. Die meisten Patienten mit multiplen Ausfällen wachsen während ihres ganzen Lebens, doch beträgt der Zuwachs nach dem 20. Jahr nur noch wenige cm. Die Erwachsenengröße der unbehandelten Patienten beträgt 100–140 cm.

In der Regel besteht bei allen Formen des hypophysären Minderwuchses vielleicht als Ausdruck des Wegfalls der lipolytischen Wirkung des Wachstumshormons, eine leichte *Adipositas* bei ausgesprochener Appetitlosigkeit. Sie betrifft vor allem den Stamm (Abb. 7). Die *Körperproportionen* entsprechen, abgesehen von einem relativ großen Kopf, meistens den altersgemäßen Normalwerten. Trotz Kleinwuchs entwickeln sich jedoch bei gleichzeitigem Gonadotropinmangel nach dem 10.–15. Jahr leicht eunuchoide Proportionen. Hände und Füße sind oft auffallend klein und pup-

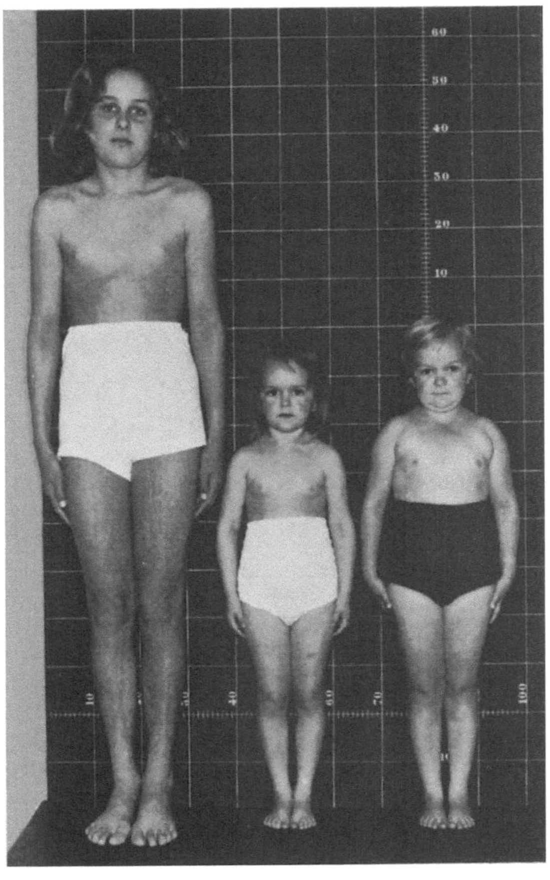

Abb. 7. Zwei Mädchen mit familiärem hypophysärem Zwergwuchs (isolierter Wachstumshormonmangel) und ein ungefähr gleichaltriges normal großes Mädchen

	Alter	Längen-alter	Knochen-alter
Gesundes Mädchen	14,0	14,0	–
Patientin Mitte	13,9	3,7	8,3
Patientin rechts	13,4	4,1	10,5

penhaft (Akromikrie). Das *Gesicht* behält die runde Form und die weichen, puppenhaften Züge des Kleinkindes.

Die *Knochenentwicklung* ist verzögert. Diese Verzögerung ist bei isoliertem Wachstumshormonmangel meistens geringer als der Rückstand des Längenwachstums, bei gleichzeitigem TSH-Mangel ist sie dagegen ähnlich stark. Auch die Entwicklung der *Nebenhöhlen* bleibt in ähnlicher Weise zurück. Die Sella ist bei den Tumorfällen gelegentlich vergrößert, bei den übrigen Fällen aber recht häufig verkleinert, ohne daß diesem Befund eine diagnostische Bedeutung zukäme. Ein seltener und nur bei gleichzeitigem TSH-Mangel zu beobachtender Skeletbefund ist ferner die an einen Morbus Perthes erinnernde *Oberschenkelkopfnekrose* (S. 176). Die *Zahnentwicklung* zeigt ebenfalls einen deutlichen Rückstand, der aber in der Regel geringer ist als der Rückstand der Knochenentwicklung.

Die *Haut* ist zart, dünn, oft eher trocken. Im dritten Jahrzehnt und später ist sie bei unbehandelten Patienten vor allem im Gesicht fein gefältelt und zerknittert und verleiht den Patienten ein greisenhaftes Aussehen, das in auffallendem Kontrast zur kindlichen Körpergestalt steht.

Die *Intelligenz* ist altersgemäß entwickelt, so daß die Kinder im Gegensatz zum hypothyreoten Zwergwuchs in der Schule meistens recht gut folgen können, solange die körperliche Kraft den Anforderungen genügt und sofern keine hypoglykämischen Anfälle auftreten. *Psychisch* besteht oft ein Infantilismus, der bei ausbleibender Pubertätsentwicklung besonders ausgeprägt ist (s. auch Gonadendysgenesie S. 666ff.). Auffallend ist das meistens sehr stark entwickelte Schamgefühl und die Empfindlichkeit gegen herabsetzende und beleidigende Bemerkungen. Dies zeigt deutlich, wie sehr die Patienten unter ihrem Aussehen und unter dem Umstand, daß sie für jünger gehalten werden, leiden.

Das *Nervensystem* läßt, abgesehen von den Fällen mit einem suprasellären Tumor, wenig pathologische Befunde erheben. Im Elektroencephalogramm findet man gelegentlich eine uncharakteristische, leichte Abnormität. Bei den Tumorfällen können die endokrinen den neurologischen Symptomen vorauseilen. Da das Craniopharyngeom nur langsam wächst, treten die neurologischen Symptome oft erst im Schulalter oder im jugendlichen Erwachsenenalter auf. Bei den sehr seltenen anderen Tumoren können sie sich naturgemäß jederzeit einstellen. Zu den Tumorzeichen gehören Kopfschmerzen, Erbrechen, Visusstörungen, Sehfeldeinschränkungen (meistens bitemporale Hemianopsie), Stauungspapillen, Sprengung der Schädelnähte und eine ausgeweitete Sella. Da die Craniopharyngeome meistens verkalken, ist ein suprasellärer Kalkschatten im Röntgenbild besonders typisch (Abb. 8).

Die *Stoffwechselbefunde* werden am besten nach den einzelnen Vorderlappenhormonen gegliedert, durch deren Ausfall sie verursacht werden.

Der *Wachstumshormonmangel* verursacht wenige direkt erkennbare Stoffwechselbefunde: Phosphor und alkalische Phosphate im Serum können erniedrigt, Cholesterin erhöht sein. Die Stickstoffausscheidung im Urin ist oft höher als bei Gesunden, kann aber nur bei konstanter Diät beurteilt werden. Einzelbestimmungen der Wachstumshormonkonzentration im Plasma haben wenig Wert, da die Konzentration schon physiologischerweise außerordentlich starken Schwankungen unterworfen ist. Man ist deshalb auf Serienbestimmungen nach Stimulation der Wachstumhormonsekretion angewiesen. Eine solche Stimulation kann durch Insulinhypoglykämie, durch Infusion von Arginin, oder durch eine Proteinmahlzeit herbeigeführt werden. Auch verschiedene andere Stimuli, z.B. körperliche Anstrengung (Fahrradergometer, Treppen-

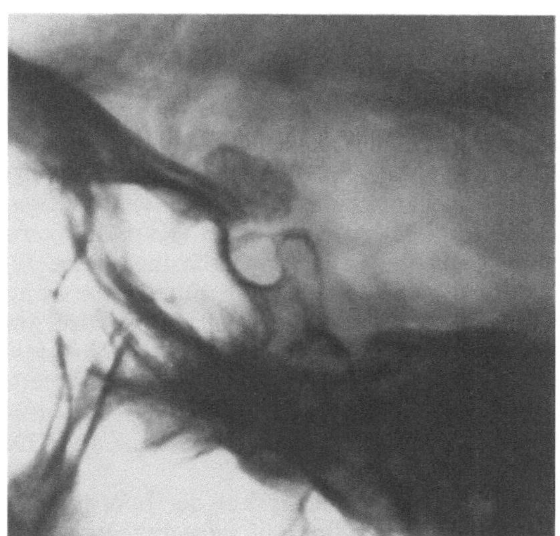

Abb. 8. Supraselläre Verkalkung infolge Craniopharyngeom (KspZ)

steigen), L-Dopa, Glucagon, Alpha-MSH, und wiederholte Bestimmungen im Schlaf werden erfolgreich verwendet. Manche Autoren verwenden auch kombinierte Tests (z.B. Insulin und Arginin, Arginin und L-Dopa). Die Plasma-Wachstumshormonkonzentration erreicht dann beim Gesunden ein Maximum 30–60 min nach Insulin, bei den andern Stimulationstests etwas später. Die absoluten Werte variieren je nach Laboratorium. Sie betragen nüchtern 0–5 ng/ml Plasma, nach maximaler Stimulation 10–20 ng/ml oder mehr. Steigt die Plasmakonzentration bei einem Patienten mit Zwergwuchs deutlich an oder ist schon der Nüchternwert recht hoch, so kann ein Wachstumshormonmangel mit Sicherheit ausgeschlossen werden. Fehlt ein Anstieg, so ist ein Mangel möglich, aber noch nicht bewiesen. Falls in solchen Fällen Zweifel bestehen, kann ein Stickstoffretentionstest weiterhelfen: er beruht darauf, daß die metabolische Wirkung von Wachstumshormon bei Patienten mit endogenem Mangel ausgeprägter ist als bei hypophysengesunden Kontrollfällen (PRADER, 1968). Der Nachteil dieses Tests ist seine 10tägige Dauer und die Notwendigkeit einer konstanten Diät. Stickstoffbilanzen mit den stabilen ^{15}N liefern neuerdings die gleiche Information in kürzerer Zeit und ohne Diät, sind jedoch laboratoriumstechnisch aufwendig.

Beim *TSH-Mangel* besteht selten eine manifeste Thyreoideainsuffizienz. Die Patienten machen sogar häufig einen lebhaften und aufgeweckten Eindruck und lassen die typischen Hautsymptome und die Obstipation vermissen. Nicht selten findet man eine verdächtig trockene und rauhe Haut, weniger häufig an einen Morbus Perthes erinnernde Veränderungen des Oberschenkelkopfes. T4- und Radiojoduntersuchungen ergeben erniedrigte Werte; die Jod^{131}-Aufnahme normalisiert sich nach 3tägiger, manchmal erst nach 1wöchiger Behandlung mit TSH. Das Achillessehnenreflexogramm ist verlängert. Im Serum findet man erhöhte Cholesterinwerte. Die früher durchgeführten Radiojoduntersuchungen und der Grundumsatz wurden neuerdings durch den TRH-Test weitgehend verdrängt: (COSTOM, 1971) Nach Injektion von 200 µg synthetischem TRH i.V. steigt das Serum-TSH beim Gesunden nach 20 min auf ein Maximum an. Beim hypophysären TSH-Mangel (z.B. Tumor) erfolgt kein Anstieg, beim häufigeren hypothalamischen TRH-Mangel ist der Anstieg normal, jedoch verzögert (Maximum nach 60 min oder später). In einzelnen Fällen von idiopathischem hypothalamo-hypophysärem Kleinwuchs mit kombinierten Ausfällen werden aus noch unklaren Gründen gelegentlich hohe TSH-Werte vor und nach Stimulation mit TRH gefunden. Eine Abgrenzung zur primären Hypothyreose ist jedoch meist möglich, da dort die TSH-Werte extrem hoch sind. Statt dem erwähnten intravenösen TRH-Test kann TRH in höheren Dosen auch oral verabreicht werden, wobei ein TSH und T_4-Anstieg im Serum erst viel später (nach mehreren Stunden) erfolgt.

Der *ACTH-Mangel* führt selten zu einer manifesten Beeinträchtigung der Nebennierenrindenfunktion, doch läßt sich bei erhöhter Belastung eine latente Insuffizienz nachweisen. Die gelegentlich schon in der Anamnese angegebene Neigung zu Erschöpfungs- und Kollapszuständen bei großen körperlichen Anstrengungen und bei Allgemeinerkrankungen weist in diese Richtung. Einzelne Patienten leiden, vor allem im Kleinkindesalter, unter hypoglykämischen Anfällen als Folge des gleichzeitigen Ausfalls von Wachstumshormon und ACTH. Der Nüchternblutzucker ist leicht erniedrigt oder normal. Die genauere Prüfung des Kohlenhydratstoffwechsels ergibt ähnliche Befunde wie bei der erworbenen Hypophyseninsuffizienz des Erwachsenen (S. 94): Der Wiederanstieg der Blutglucose bei der Insulinbelastung ist meistens deutlich verzögert. Er kann aber im Einzelfall völlig normal sein, auch wenn Wachstumshormon und ACTH fehlen. Hingegen ist der Anstieg des Plasmacortisols bei der Insulinbelastung bei bestehendem ACTH-Mangel immer ungenügend. Bei hypoglykämischen Zuständen in der Anamnese darf der Insulintoleranztest wegen der Gefahr eines hypoglykämischen Schocks zuerst nur mit der halben Insulindosis (2 E/m^2) durchgeführt werden (s. S. 22). Im Gegensatz zu Insulin, das über höhere Zentren eine Freisetzung von ACTH bewirkt, hat das synthetische Lysin-Vasopressin in höherer Dosierung wahrscheinlich einen direkt ACTH-freisetzenden Effekt auf die Hypophyse. Durch Vergleich des Cortisolanstiegs nach Insulin und nach Lysin-Vasopressin kann deshalb theoretisch zwischen einer hypothalamischen und einer hypophysären Läsion differenziert werden. Ein weiteres Charakteristikum des ACTH-Mangels ist die verzögerte Wasserausscheidung bei der Wasserbelastung sowie deren Normalisierung nach 1–2tägiger Gabe von synthetischem Depot-ACTH. Im Serum findet man meistens normale Elektrolytkonzentrationen, im Schweiß dagegen oft leicht erhöhte Natriumwerte und einen erhöhten Natrium/Kalium-Quotienten. Wegen seiner einfachen Durchführbarkeit und seiner kurzen Dauer hat sich bei Kindern ein modifizierter Metopirontest zur Erfassung des ACTH-Mangels bewährt. Dabei nimmt der Patient eine einmalige orale Dosis von 500 mg/m^2 Metopiron, und Tetrahydro-S wird im anschließend gesammelten 12-Std-Urin bestimmt (Zachmann, 1974). Über andere Prüfungen des Hypophysen-NNR-Systems s. Kap. VII, S. 387 ff. Zusammengefaßt führt der ACTH-Mangel beim hypophysären Minderwuchs zu einer latenten Nebennierenrindeninsuffizienz, die in der Regel allerdings geringfügiger ist als beim Sheehan-Syndrom. Neben diesem Glucocorticoidmangel weist das gelegentliche Fehlen der Pubesbehaarung bei Patientinnen mit sonst normaler Pubertät auf einen Mangel an Nebennieren-Androgenen.

Beim hypophysären Minderwuchs mit gleichzeitigem *Gonadotropinmangel* bleibt die Gonaden- und Genitalentwicklung auf einer kindlichen Stufe stehen, und die sekundären Geschlechtsmerkmale treten nie auf. Die Konzentration der Sexualsteroide und Gonadotropine im Blut und Urin entsprechen den Verhältnissen beim gesunden Kleinkind. Mit anderen Worten besteht ein schwerer hypogonadotroper Hypogonadismus (S. 474 ff.). Das vollkommene Fehlen der Sexualbehaarung zeigt, daß nicht nur die Gonadenfunktion, sondern auch die Produktion von androgenen Nebennierenrindenhormonen (s. Adrenarche, Kap. XIX) beeinträchtigt ist. Ein Gonadotropinmangel läßt sich klinisch allerdings erst mit Sicherheit erkennen, wenn die Patienten ein Knochenalter erreicht haben, bei dem normalerweise die Pubertät beginnt (Knaben ca. 13, Mädchen ca. 11 J., s. Kap. XIX). Da die Knochenentwicklung beim Wachstumshormonmangel in der Regel deutlich verzögert ist, ist beim isolierten Wachstumshormonmangel die Pubertät ebenfalls verspätet. Die Untersuchung der Serumgonadotropine (LH und FSH) vor und nach i.v. Injektion von synthetischem LHRH erlaubt oft schon vor dem erwarteten Pubertätsbeginn einen Gonadotropinmangel zu vermuten. Beim Gesunden kommt es innert 2 Std nach Injektion des Releasing-Hormones zu einem Anstieg der Gonadotropine. Beim Patienten mit Gonadotropinmangel fehlt dieser Anstieg. Nicht selten besteht nur ein partieller Gonadotropinmangel. Die Pubertät beginnt spontan, kommt aber nach kurzer Zeit zum Stillstand. Die Hormonbefunde liegen zwischen dem eindeutig pathologischen und dem eindeutig normalen Bereich.

Die *Diagnose* ist beim Erwachsenen leicht. Bei einem Zwergwuchs mit offenen Epiphysenfugen und fehlenden sekundären Geschlechtsmerkmalen kommt praktisch gar keine andere Möglichkeit in Betracht. Viel schwieriger ist die Situation beim Kind, besonders im Falle eines isolierten Wachstumshormonmangels: der hypophysäre Minderwuchs ist rein klinisch kaum von den viel häufigeren anderen Minderwuchsformen (Kap. XIX) zu unterscheiden. Zur raschen Abklärung dieser Situation ist die Insulinbelastung mit Bestimmung von Glucose, Wachstumshormon und Cortisol im Plasma besonders wertvoll, da so ein Wachstumshormon- und ein ACTH-Mangel gleichzeitig erfaßt werden können. Für eine Diskussion der Differentialdiagnose des Minderwuchses sei auf Kap. XIX verwiesen.

Die *Prognose* ist in bezug auf die Lebensdauer gut. Wenn eine Behandlung nicht rechtzeitig eingeleitet werden kann, erschweren der Zwergwuchs, das kindliche Aussehen und die geringere Körperkraft den Lebensweg der Patienten allerdings beträchtlich. Die körperliche Leistungsfähigkeit ist meistens erstaunlich gut, vor allem wenn kein ACTH-Mangel besteht. Mit Vorsicht muß die Prognose bei den Tumorfällen beurteilt werden, da z.B. beim Craniophyaryngeom Rezidive oder neurologische Komplikationen gesehen werden.

Abgesehen von neurochirurgischen Eingriffen bei Tumorfällen (S. 120 ff.) kommt *therapeutisch* nur eine dauernde Ersatztherapie in Betracht. Die theoretisch richtige Behandlung besteht aus hypophysärem Wachstumshormon und den fehlenden adenotropen Hormonen oder den entsprechenden hypothalamischen Releasing-Hormonen. Diese Forderung läßt sich allerdings vorläufig nur teilweise verwirklichen.

Mit *menschlichen Wachstumshormon* läßt sich eine eindrückliche Beschleunigung der Wachstumsgeschwindigkeit und bei rechtzeitigem Behandlungsbeginn eine normale Erwachsenengröße erreichen (Tanner, 1971) (Abb. 9). Leider kann aber das Hormon noch nicht synthetisiert werden, so daß man auf Extrakte aus menschlichen Hypophysen angewiesen ist. Die Behandlungsmöglichkeiten sind deshalb auf wenige Zentren beschränkt, und die zur Verfügung stehenden Mengen reichen nicht immer aus, um alle Patienten mit hypophysärem Zwergwuchs zu behandeln. Seit einiger Zeit stehen kommerzielle Präparate (Crescormon Kabi und Grorm Serono), allerdings zu einem sehr hohen Preis, zur Verfügung. Für eine optimale Wachstumswirkung genügen wöchentlich zwei Injektionen eines aktiven Präparates zu 5–7 I.E. pro m^2 Körperoberfläche. In der Regel wird während der ersten Behandlungsmonate eine Wachstumsgeschwindigkeit beobachtet, die weit über der normalen Wachstumsrate liegt. Es wird also nicht nur das normale Wachstum wieder hergestellt, sondern es kommt zu einem Aufholwachstum. Anschließend nimmt die Wachstumsgeschwindigkeit lang-

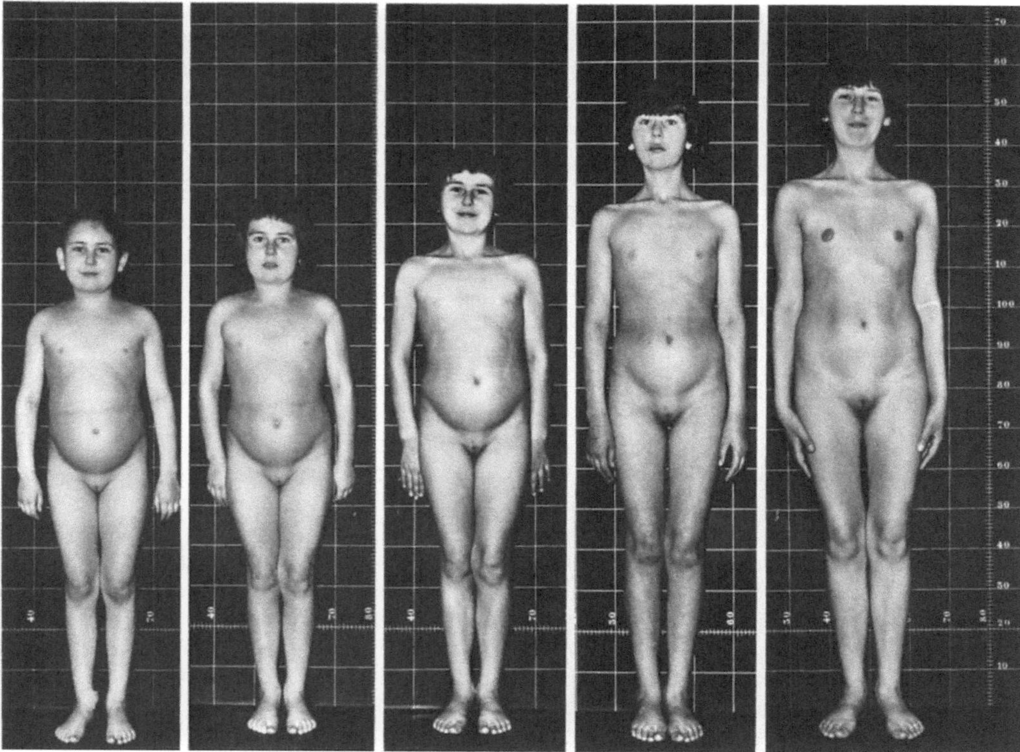

Abb. 9. Die Wirkung von menschlichem Wachstumshormon bei einem Mädchen mit hypophysärem Zwergwuchs (Panhypopituitarismus nach Operation eines Craniopharyngeoms im Alter von $10^{11}/_{12}$ Jahren). Die Pigmentierung der Mamillen im Alter von 19 Jahren ist durch die zusätzliche Oestrogen-Therapie bedingt

sam ab und stellt sich auf ein normales, altersgemäßes Niveau ein (Abb. 10). Neben dem Wachstum fördert Wachstumshormon auch die Knochenreifung. Im Gegensatz zu anabolen Steroiden oder

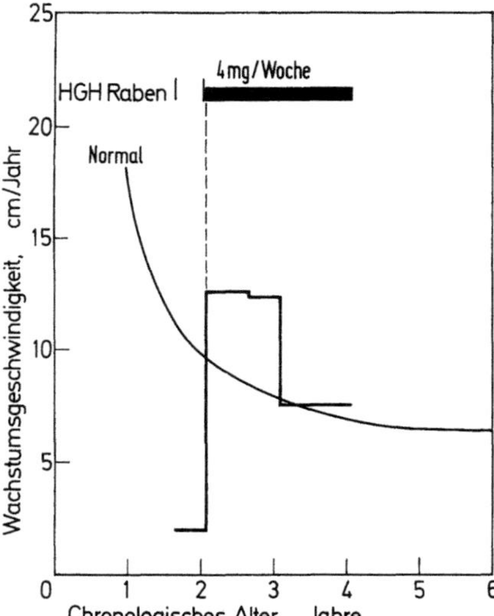

Abb. 10. Die Wirkung von menschlichem Wachstumshormon auf die Wachstumsgeschwindigkeit bei einem Knaben mit hypophysärem Zwergwuchs (idiopathischer isolierter Wachstumshormonmangel). Die Wachstumsgeschwindigkeit ist zuerst größer als normal („Aufholwachstum"), dann normal für das Alter

Testosteron wird durch Wachstumshormon aber das Knochenalter weniger stark vorangetrieben als das Wachstum. Die erfolgreiche Behandlung führt zu einer Verminderung des subcutanen Fettgewebes. Trotzdem nimmt das Gewicht in gleicher Weise wie die Größe zu, ein Indiz dafür, daß die Muskelmasse zunimmt, während das Fettgewebe reduziert wird. In einem gewissen Prozentsatz der behandelten Patienten treten Antikörper gegen Wachstumshormon auf. Sie sind in manchen Fällen bedeutungslos, können aber auch besonders wenn sie in hohen Titern nachgewiesen werden, das Wachstum wieder zum Stillstand bringen. Über die Ursache dieser Antikörperbildung ist noch wenig bekannt. Wahrscheinlich spielt eine gewisse Denaturierung des Wachstumshormons bei der Extraktion eine Rolle, denn je nach verwendetem Präparat ist die Häufigkeit des Auftretens von Antikörpern verschieden. Die Tendenz zur Antikörperbildung scheint aber auch genetisch bedingt zu sein. Versuche einer *wachstumsfördernden Therapie mit anabolen Steroiden oder Testosteron* sind nur gerechtfertigt, wenn kein menschliches Wachstumshormon zur Verfügung steht oder andere spezielle Gründe vorliegen. Diese Präparate haben zwar oft eine günstige momentane Wirkung. Da sie jedoch häufig die Knochenreifung stärker fördern als das Wachstum, ist ihre Wirkung auf die zukünftige Erwachsenengröße weniger günstig als diejenige des menschlichen Wachstumshormons. Ihre Anwendung für die Ersatztherapie des Gonadotropinmangels wird noch besprochen werden.

Für die *Ersatztherapie des TSH- oder TRH-Mangels* kommt TSH nicht in Betracht, da die zur Verfügung stehenden Präparate auf die Dauer nicht wirksam sind. Man ist deshalb auf eine Therapie mit Thyreoidea-Präparaten (am besten Na-L-Thyroxin oder ein Mischpräparat aus L-Thyroxin und Trijodthyronin) angewiesen. Die erforderliche Dosis ist individuell sehr verschieden. Man beginnt in der Regel mit einer Tagesdosis von 50–100 γ und richtet sich in der Folge nach dem Serum-T4 und -T3. Euthyreose ist eine Voraussetzung für die volle Wirksamkeit des Wachstumshormons.

Eine *Ersatztherapie des ACTH-Mangels* ist beim Vorkommen von hypoglykämischen Episoden unbedingt notwendig. In Betracht kommt die regelmäßige i.m. Verabreichung von synthetischem Depot-ACTH (z.B. 0,05 mg Synacthen-Depot alle 2–3 Tage). Einfacher ist die orale Verabreichung von Cortisol (z.B. täglich 2 × 5 mg). Da Glucocorticoide wachstumshemmend wirken (ACTH ist in dieser Beziehung vielleicht günstiger), soll die Dosis möglichst klein gehalten werden. Bei richtiger Indikation und Dosierung gelingt es, die Leistungsfähigkeit zu bessern und hypoglykämische Episoden zu verhindern, ohne Cushing-Symptome hervorzurufen und ohne das Wachstum zu beeinträchtigen.

In Berücksichtigung der weiter oben gemachten Bemerkungen über die Therapie mit anabolen Steroiden und Testosteron sollte die *Ersatztherapie des Hypogonadismus mit Sexualsteroiden* möglichst hinausgeschoben werden, bis unter der Behandlung mit Wachstumshormon eine dem Pubertätsbeginn entsprechende Körpergröße erreicht worden ist. In der Praxis wird sich der Therapiebeginn allerdings nach der psychologischen Situation richten müssen. Auch hier wäre theoretisch die Behandlung mit Gonadotropinen vorzuziehen, nicht zuletzt weil nur diese Therapie eine Gonadenreifung erlaubt. Eine solche Therapie ist aber kompliziert und teuer. Es ist einfacher, zunächst mit Sexualsteroiden die sekundären Geschlechtsmerkmale und wenn möglich auch einen Pubertäts-Wachstumsschub herbeizuführen und erst später nach dem Abschluß des Wachstums daran zu denken, mit menschlichen Gonadotropinen die Gonadenreifung und die Fertilität zu erreichen. Für die Wahl und Dosierung der Sexualsteroide und der Gonadotropine sei auf die Kapitel über die Gonadendysgenesie (XII, über die Ovarien (X), über die Testes (IX) und über den hypogonadotropen Hypogonadismus (S. 474ff.) verwiesen. Interessanterweise ist die androgene und die wachstumsfördernde Wirkung von Testosteron bei gleichzeitigem Wachstumshormonmangel geringer als bei andern Patienten (TANNER, 1976). Wenn möglich sollte deshalb die Wachstumshormonbehandlung weitergeführt werden, wenn mit einer Testosteronbehandlung begonnen wird. Auf diese Weise läßt sich ein optimaler Pubertätswachstumsschub, sowie eine volle Entwicklung der sekundären Geschlechtsmerkmale erzielen (AYNSLEY-GREEN, 1976).

c) Das Syndrom der leeren Sella
("empty sella syndrome") (KAUFMANN, 1968; CAPLAN, 1969; BRISMAN, 1972; OLSON, 1972; NEELON, 1973; OBRADOR, 1972) (s. auch S. 91)

Bei diesem nicht sehr seltenen Syndrom (WEISSBERG, 1976) wird die Hypophyse im hinteren unteren Teil der Sella plattgedrückt. Die Sella selbst kann normal groß sein, oder aber sie wird ballonförmig ausgeweitet und die Processus clinoidei posteriores werden atrophisch. Als Ursache werden genannt: 1. intraselläre Divertikel des Subarachnoidalraumes, 2. ungenügender Abschluß des Diaphragma sellae, schwankende Druckverhältnisse des Liquors, 3. Schwangerschaften mit einer reversiblen Volumenzunahme des Hypophysenstiels, 4. benigne Cysten der Hypophyse, Läsionen der Hypophyse (Atrophien, Infarkte) und schließlich Nekrosen von Hypophysentumoren, evtl. strahlenbedingt. Das Syndrom kann ein Zufallsbefund sein bei der Autopsie oder Röntgenaufnahmen aus anderen Gründen. Es kann Kopfschmerzen hervorrufen. Das häufigste Symptom ist eine Rhinorrhoe. Schließlich kann es Visusstörungen verursachen durch einen Sog, der auf die Nervi optici ausgeübt wird und diese zu Distorsionen und Abknickungen führt, die sich auch spontan wieder rückbilden können (OBRADOR, 1972). Anderseits wurde ein Pseudotumor cerebri mit Papillenödem beobachtet (NEELON, 1973).

Die Diagnose wird sichergestellt durch das Luftencephalogramm und wird häufiger bei Frauen gefunden. Die endokrine Funktion der Hypophyse kann dabei vollständig normal bleiben, man findet jedoch in der Hälfte der Fälle verminderte hypophysäre Reserven oder partielle Hypophyseninsuffizienz (SCHAISON, 1976). Oft findet man eine mäßige Erhöhung des Prolactins durch Störung der Verbindung mit dem Hypothalamus oder durch Mikroadenome im verbliebenen Hypophysengewebe (DOMINGUE, 1978). Das Syndrom der leeren Sella kann zu einer partiellen Hypophyseninsuffizienz führen, die sich selten klinisch manifestiert und besonders in Stimulationstest ungenügende Wuchshormon- und LH-Ausschüttung erkennen läßt. Bei persistierenden Visusstörungen ist die transsphenoidale mikrochirurgische Entlastung des optischen Systems mit Ausfüllen der Höhle mit Knochenlamellen angezeigt. Bei Prolactin-Überproduktion mit Amenorrhoe oder Galactorrhoe ist Bromergocryptin, 2mal täglich 5 mg, die sicherste Behandlung. Schließlich läßt sich versuchen, wenn eine Störung der Liquordynamik vermutet wird, mit Acetazolamid (Diamox) diese zu bessern (BIRZIS, 1958).

d) Hypophyseninsuffizienz durch Störungen im Hypothalamus

Verschiedene destruierende Prozesse im Hypothalamus, besonders chronisch granulierende Entzündungen, wie Sarkoidose oder Tuberkulose, Morbus Schüller-Christian, sowie selten im Hypothalamus lokalisierte Tumoren, können zu Ausfällen der hypothalamischen Neurohormone führen. Sie lassen sich heute durch die entsprechenden Tests (LHRH-Test, s. Kap. IX, X, S. 507, 598: TRH-Test, s. Kap. VI, S. 239; Vasopressin-Test, s. Kap. VII, S. 395) von echten Insuffizienzen der Hypophyse abtrennen (tertiäre endokrine Insuffizienzen). Sie betreffen in der Regel den Ausfall einzelner hypophysärer Hormone und werden in den betreffenden Kapiteln beschrieben.

α) Dystopie des Hypophysenhinterlappens

Die Adenohypophyse bedarf zu ihrer regelrechten Entwicklung und Funktion eines ungestörten Kontaktes mit der Neurohypophyse.

Dies zeigt u.a. das Naturexperiment eines seltenen Syndroms mit Hypophyseninsuffizienz und verschiedenen Mißbildungen, der *Dystopie des Hypophysenhinterlappens* (PRIESEL, 1927). Bleibt der Hinterlappen auf dem Wege zur Sella vorzeitig stehen, so kommt es zu den drei verschiedenen Formen der *Hinterlappendystopie*. Bei der tuberalen Form liegt der Hinterlappen am Tuber cinereum, bei der infundibularen im Hypophysenstiel und bei der opercularen auf dem Vorderlappen. Operculare und infundibulare Dystopie brauchen keine Symptome zu machen. Bei der tuberalen Form kann die Adenohypophyse klein bleiben und es liegt meist eine partielle Hypophysenvorderlappeninsuffizienz vor mit Kleinwuchs, Hypogonadismus, partieller Nebenniereninsuffizienz und verschiedenen Mißbildungen besonders am Urogenitaltrakt und am Herzen. Wahrscheinlich liegt eine Sekretions- oder Regulationsstörung von STH, den Gonadotropinen und zum Teil des ACTH vor, während das Thyrotropin normal abgegeben zu werden scheint. Eine auffällige, auch bei Frauen vorkommende frontotemporale Glatzenbildung, Katarakt, Kreatinurie lassen Beziehungen zur Dystrophia myotonica Steinert vermuten. Das Syndrom ist klinisch nur zu vermuten, bewiesen wird die Dystopie des Hinterlappens nur pathologisch-anatomisch.

β) Dysplasie der Sella turcica

Während im allgemeinen eine kleine aber normal konfigurierte Sella turcica keine Bedeutung hat, scheint eine abnorm flache Bildung der Sella auf eine Fehlentwicklung der Hypophyse zu weisen (LUNDBERG, 1966). Hypogonadismus, Kleinwuchs, Störungen der ACTH-Regulation, Katarakt, fronto-temporale Glatzenbildung kommen in verschiedenen Kombinationen und Ausprägungen vor.

e) „Funktioneller Hypopituitarismus"

Es wurde verschiedentlich angenommen, bei Unterernährung und im Hunger schränke die Adenohypophyse ihre Tätigkeit als Regulator der Stoffwechselvorgänge sinnvoll ein und es resultiere damit ein funktioneller Hypopituitarismus. Diese Annahme ist nur in sehr bedingtem Maße richtig. Hunger bedingt regelmäßig nur einen Ausfall der Gonadotropine, was einer sinnvollen Ökonomie entspricht. Hingegen läßt sich schon für die Schilddrüse eine echte Unterfunktion im Hunger nicht nachweisen. Wohl ist der Grundumsatz regelmäßig herabgesetzt, es handelt sich aber um einen Hypometabolismus ohne Hypothyreose. Jodaufnahmevermögen, Serum-Thyroxin und die histologischen Befunde der Schilddrüse von Verhungerten sprechen gegen eine Unterfunktion. Die Nebenniere wird beim Menschen normal oder sogar hypertrophisch gefunden. Eine echte Nebenniereninsuffizienz läßt sich trotz verminderter Steroidausscheidung nicht beweisen. An der Hypophyse selbst schließlich finden sich bestimmte histologische Verschiebungen der verschiedenen Zellarten [Linksverschiebung und Eosinophilie (UEHLINGER, 1948)], die eher einer Überbeanspruchung des Organs entsprechen als einer Unterfunktion.

8. Verlauf und Prognose

Da der Hypophysenausfall mit dem Leben vereinbar ist, können die Patienten mit Hypopituitarismus über viele Jahre leben, wenn ihre Leistungsfähigkeit auch zunehmend abnimmt, und sie zuletzt in schwerstem Maße invalid sind. Die Lebensdauer hängt jedoch weitgehend vom Auftreten interkurrenter Krankheiten ab. Da das Hypophysen-Nebennierenrindensystem nicht mehr funktioniert, ist die Resistenz gegenüber Belastungen jeder Art herabgesetzt. Fieberhafte Erkrankungen, Brechdurchfall, kleine operative Eingriffe können jederzeit eine Krise auslösen und die Patienten im Koma sterben lassen. Die Patienten werden schläfrig, stuporös und fallen schließlich, zuweilen unter offenbar hypoglykämisch bedingten Krampfanfällen, ins tiefe Koma. Im Koma liegen sie steif und gekrümmt oder vollkommen schlaff. Der Puls ist kaum fühlbar und bradykard, die Herztöne leise. Die Atmung ist langsam, oft beinahe aufgehoben. Es besteht eine schwere Hypothermie, die bis zu 32° C rectal erreichen kann und nur mit besonderen Thermometern erfaßbar ist. Nase und Extremitäten sind kalt, blaß, trocken und ohne Schweiß. Wie beim Myxödem-Koma ist Hyperkapnie bei Hemmung des Atemzentrums und Schwäche der Atemmuskulatur, möglicherweise auch bei einem alveolocapillären Block myxödematöser Verbreiterung der alveolocapillären Membran die Ursache der Bewußtseinsstörung. Hypoglykämie durch mangelnde Gluconeogenese und mangelnde Lipolyse bei Wuchshormonausfall tragen zum Koma bei. Schließlich sind Hypotonie und Schock durch Cortisonausfall und ungenügend wirkendes Noradrenalin am Koma beteiligt. Ist das Koma einmal eingetreten, ist auch heute noch die Prognose ungünstig. Die Therapie ist die gleiche wie beim Myxödem-Koma (s.S. 165).

Unbehandelt leben die Patienten durchschnittlich 10–15 Jahre. Einzelne Fälle haben über 40 Jahre gelebt. Mit der heutigen Substitutionstherapie ist jedoch ein nahezu vollwertiger Ersatz der fehlenden Hormone möglich; und es wird daher die Lebenserwartung sich denen Gesunder weitgehend nähern.

9. Therapie

a) Substitution

Ersatz der ausfallenden adenotropen Hormone FSH, LH, TSH und ACTH ist für die Dauertherapie ungeeignet. TSH-Präparate verlieren durch Antikörperbildung nach längerer Applikationsdauer ihre Wirksamkeit. Die täglichen Injektionen von Depot-ACTH sind belastend und die Substitution mit den Hormonen der sekundären Drüsen ist geboten. In erster Linie ist der Nebennierenausfall zu beheben. Mit einer Dosis von 12,5–25 mg Cortisonacetat per os täglich fühlen sich die Patienten wohler, leistungsfähiger, die Apathie schwindet, sie nehmen am Leben wieder teil und werden aktiver. Das Cortison gibt ihnen die Widerstandskraft wieder. Die intelligenten Patienten müssen lernen, ihren Bedarf an Cortison selbst abzuschätzen. Bei Erkrankungen oder körperlichen Anstrengungen ist die Zufuhr massiv auf das 4- bis 8fache zu erhöhen. Ist bei Brechreiz die perorale Einnahme nicht mehr möglich, so müssen die Patienten sofort den Arzt aufsuchen und sich Cortison-Hemisuccinat bzw. wasserlösliches Prednison intramuskulär spritzen lassen. An zweiter Stelle und immer erst einige Tage nach Beginn der Cortisontherapie hat die Substitution mit Schilddrüsenhormonen zu erfolgen. Na-l-Thyroxin 0,1–0,3 mg gleicht die myxödematösen Züge aus, gibt dem Patienten die Leistungsfähigkeit wieder und läßt das Kältegefühl verschwinden. Es empfiehlt sich, mit 0,05 mg zu beginnen und die optimale Dosis erst im Verlaufe eines Monats zu erreichen. Im Gegensatz zur Therapie des M. Addison ist eine Ergänzung des Cortisons mit Doca oder Fluorocortisol nicht notwendig, da der Nebenniere eine reduzierte Aldosteronsekretion erhalten bleibt. Die Hypophyseninsuffizienz-Krise ist grundsätzlich wie die Addison-Krise zu behandeln (s.S. 334), bei ausgesprochener Hypothyreose, d.h. bei Untertemperaturen, wie das Myxödem-Koma (s.S. 165).

Für kleine und große operative Eingriffe gelten die gleichen Vorschriften und die gleiche Substitution wie bei der primären Nebenniereninsuffizienz (s.S. 334). Substitution bei Hypophysenoperation s.S. 121.

Ob neben dieser Schilddrüsen- und Nebennierenrindentherapie noch die Hormone der Gonaden gegeben werden sollen, ist von Fall zu Fall zu entscheiden. Spontanes Wiederauftreten der Menses unter Cortison- und Thyroxintherapie wurde beobachtet (ENGSTRÖM, 1961). Im allgemeinen wird man davon absehen, Ovarialhormone cyclisch zu verabreichen. Die wiederauftretenden Menses stellen eine Belastung dar, höchstens aus psychologischen Gründen wird man sich in einzelnen Fällen dafür entschließen (s. Kap. X, S. 572). Depottestosteron beim Manne als Ester von langer Wirkungsdauer vierwöchentlich appliziert, kann das Wohlbefinden des Patienten erhöhen und unter Umständen auch Libido und Potenz wieder herstellen. Seit der Einführung des Cortisons ist die Testosteronapplikation bei der Frau, die als unangenehme Nebenerscheinung zu Virilisation führen kann, nur in besonderen Fällen berechtigt. So ist bei mangelnder Libido der Versuch mit 2,5–5 mg Fluoxymesteron angezeigt. Wieweit die Nebennierenandrogene physiologische Bedeutung für die Psyche haben, ist individuell verschieden. Es gibt erfahrene Autoren, die die Testosterontherapie auch heute bei der hypophyseninsuffizienten Frau befürworten. Seitdem menschliches Gonadotropin mit FSH-Wirkung als HMG (s.S. 587) für die Therapie zur Verfügung steht, ist es sowohl bei der Frau wie beim Manne möglich, die Gonadenfunktion trotz vollständigem Ausfall der Hypophyse durch Applikation von HMG und HCG aufrechtzuerhalten, so daß Schwangerschaften, bzw. Normospermie, möglich sind. Diese Behandlung bedeutet einen sehr großen Aufwand für Arzt und Patient an Zeit und Kosten und ist nur selten möglich. Ob einmal bei unbeschränkter Verfügbarkeit von Wuchshormon seine therapeutische Anwendung bei der Hypophyseninsuffizienz des Erwachsenen berechtigt sein wird, erscheint fraglich. Der mit Cortison, Thyroxin und Sexualhormon richtig substituierte Patient ist körperlich und psychisch voll leistungsfähig.

b) Behebung der Atrophie

Bei der postpartualen Nekrose besteht ein nur selten gangbarer Weg, die verbliebenen Hypophysenvorderlappenreste zur Hypertrophie zu führen:

Die Schwangerschaft. Gelingt es der Patientin, wieder zu konzipieren (SCHNEEBERG, 1960; MARTIN, 1970), so tritt in dem verbliebenen Rest der Hypophyse physiologische Hypertrophie ein, die sich nach Abschluß der Schwangerschaft nicht mehr zurückbildet. Nicht immer hat aber eine erneute Schwangerschaft diese Wirkung, und im Einzelfall, wenn die Krankheit noch nicht lange besteht, ist es schwierig zu beweisen, daß der Erfolg nur der Schwangerschaft zu verdanken ist.

F. Überfunktion der Adenohypophyse

1. Einteilung

Die Überfunktion des Hypophysen-Nebennierenrindensystems ist auf S. 344 ff. beschrieben, die seltenen Formen der Hyperthyreose durch vermehrtes TSH auf S. 213. Ein Krankheitsbild, beruhend auf Überproduktion hypophysärer Gonadotropine ist extrem selten (s. Kap. IX, S. 499). Über vorzeitige, aber nicht übermäßige Gonadotropinbildung bei der Pubertas praecox vgl. Kap. XIX. Über reaktive Hypophysenadenome bei Hypothyreose s. SAMAAN, 1977 (Lit. S. 134), nach Adrenalektomie bei Cushing-Syndrom s.S. 361.

Syndrome der Überproduktion von Prolactin und von Wuchshormon sind gut erfaßbare Krankheitsbilder, wobei die Überproduktion von Wuchshormon bei offenen Epiphysenfugen zum hypophysären Riesenwuchs, bei geschlossenen Epiphysenfugen zur Akromegalie führt.

2. Syndrom der Galactorrhoe und Amenorrhoe bei tiefer Gonadotropinausscheidung; Prolactinom

(AHUMADA-ARGONZ-DEL CASTILLO; FORBES, HENNEMAN, GRISWOLD und ALBRIGHT)

Das Syndrom von persistierender Galactorrhoe und Amenorrhoe außerhalb von Schwangerschaft und Akromegalie beruht auf einer Überproduktion von Prolactin und wird heute, seit der radioimmunologischen Bestimmungsmöglichkeit von Prolactin, wesentlich häufiger erfaßt. Häufig ist das Syndrom mit Obesitas, Hirsutismus und Seborrhoe, manchmal mit polycystischen Ovarien verbunden. Die Glucosetolerenz soll trotz Hyperinsulinämie vermindert sein (TOURNIAIRE, 1974). Das Syndrom befällt vorwiegend Frauen zwischen dem 20. und 30. Lebensjahr. Das Prolactin war bei unseren Fällen nur mäßig bis mittelstark erhöht (20–400 ng/ml) (LANDOLT, 1975). Andere Autoren haben wesentlich höhere Prolactinwerte (100–500 ng/ml) bei dem durch Tumoren erzeugten Syndrom gefunden (DEL POZO, 1974; THORNER, 1974; KLEINBERG, 1977). Die 17-Ketosteroide sind gewöhnlich leicht erhöht, die Gonadotropine niedrig oder nicht nachweisbar, die Oestrogene vermindert. Schätzungsweise in der Hälfte der Fälle liegt ein Prolactin-produzierender Tumor vor, der sich histochemisch spezifisch färben läßt und worin mit der Immunofluorescenztechnik Prolactin nachweisbar ist. Prolactin wurde aus solchen Tumoren extrahiert (FRIESEN, 1972). Mit den früheren Färbetechniken wurden diese Tumoren als chromophob bezeichnet (CHILD, 1975). Daneben können alle invasiv wachsenden Tumoren dieses Syndrom erzeugen, sobald sie den Hypophysenstiel oder den Hypothalamus schädigen und damit die Einwirkung von PIF auf die Hypophyse unterbrechen. Die Tumoren können klein sein und ohne Vergrößerung der Sella im frontalen Tomogramm durch Asymmetrie der Sella erkannt werden. In der Regel läßt sich bei diesem Syndrom das Prolactin weder durch TRH noch durch Chlorpromazin stimulieren. Hingegen sprechen die Gonadotropine auf LHRH an, so daß die Amenorrhoe hypothalamisch bedingt sein muß. Eine Faustregel besagt, daß bei Prolactinwerten über 100 ng/ml ein Tumor vorliegt. In Differentialdiagnose stehen durch Medikamente oder Prolactin-fördernde Reize erzeugte (s.S. 80) Galactorrhoen. Das Chiari-Frommel-Syndrom (s. auch Kap. X, S. 569) unterscheidet sich nur dadurch, daß die Galactorrhoe nach dem Puerperium persistiert. Über Galactorrhoe und Pubertas praecox bei Hypothyreose im Kindesalter s.S. 177.

Therapie. Wird ein Tumor nachgewiesen, so soll er chirurgisch, wenn immer möglich transsphenoidal entfernt werden. Denn die Prolactin-bildenden Tumoren können invasiv wachsen und neigen besonders zu Rezidiven, weil nach Unterbrechung der neurohormonalen Verbindung mit dem Hypothalamus die Zellen nicht atrophieren, sondern durch PIF-Ausfall zur Hypertrophie neigen.

Ist ein Tumor nicht nachzuweisen oder nicht radikal entfernbar, so ist heute die Behandlung mit Bromergocryptin das Mittel der Wahl (DEL POZO, 1974). Wie weit die Röntgenbestrahlung nützlich sein kann, steht noch nicht fest. Die Dosierung von Bromergocryptin beträgt 2mal 2,5 mg p.o. täglich. Gelegentlich erzeugt diese Dosierung Nausea oder Erbrechen, die aber mit der Fortführung der Therapie aufhören können. Zuweilen muß sie zunächst niedriger, 2mal täglich 1 mg per os, gehalten und langsam gesteigert werden. Unter dieser Behandlung normalisiert sich innerhalb eines Monats das Prolactin, das Progesteron und die Oestrogene. Die Galactorrhoe sistiert, und Menses treten nach biphasischer Basaltemperaturkurve wieder auf. Schwangerschaften unter der Therapie mit Bromergocryptin sind häufig. Während der Schwangerschaft ist dieses abzusetzen.

Der Mechanismus der Gonadotropinhemmung durch Prolactin-Überproduktion ist nicht geklärt.

Im übrigen können Frauen mit eindeutiger Prolactin-Überproduktion auch normale Menses haben. Bei langdauernder Amenorrhoe sollte auch ohne Galactorrhoe eine Prolactin-Bestimmung durchgeführt werden.

Außerhalb des Prolactinoms wird erhöhtes Prolactin bei Brustwandverletzungen (MORLEY, 1977) und Urämie (RAMIREZ, 1977) gefunden.

3. Prolactin-Überproduktion beim Manne

Sie ist bisher nur bei Hypophysentumoren, mit der üblichen Färbung als chromophob geltend, beobachtet worden. Beim Manne führt die Prolactin-Überproduktion zu Impotenz und Sterilität, gelegentlich zu einer gewissen Feminisierung (BOYAR, 1974) (s. auch Kap. IX, S. 478). Bei jedem Fall von sog. inaktivem Hypophysentumor sollte heute auch ohne klinisch endokrine Zeichen eine Prolactinbestimmung durchgeführt werden, da doch in mehr als der Hälfte der Fälle auch ohne klinische Manifestationen endokriner Aktivität die Prolactinwerte erhöht gefunden werden (GUIOT, 1973; CHILD, 1975).

Über Galactorrhoe und Pubertas praecox bei Hypothyreose im Kindesalter s.S. 177. Über Chiari-Frommel-Syndrom s. Kap. X, S. 569.

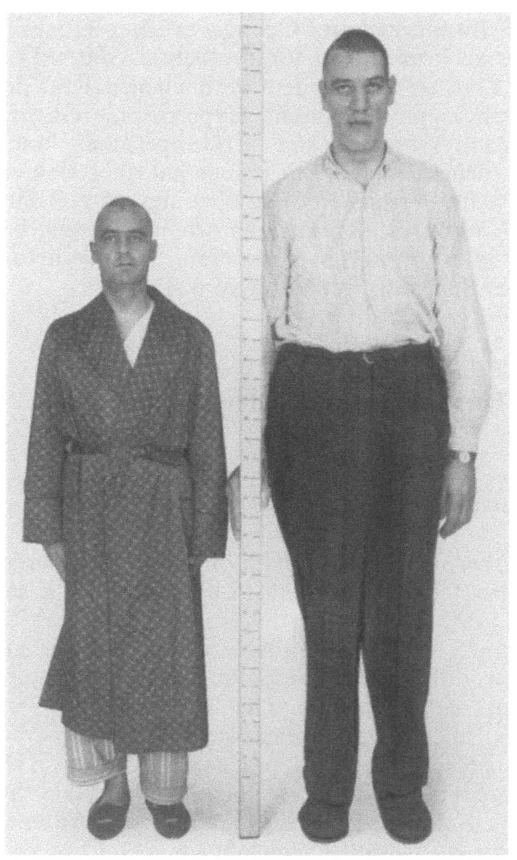

Abb. 11. 24jähriger, 210 cm großer und 145 kg schwerer Riese mit Akromegalie bei eosinophilem Hypophysenadenom. Beschleunigtes Wachstum seit dem 16. Lebensjahr. Daneben 170 cm großer Mann

4. Hypophysärer Riesenwuchs

A. PRADER und M. ZACHMANN

Im Wachstumsalter führt ein acidophiles Hypophysenadenom primär nicht zur Akromegalie, sondern zu Riesenwuchs (Abb. 11). Im Verlaufe der Pubertätsentwicklung treten neben dem Riesenwuchs auch akromegale Züge auf, und Kombinationen des Riesenwuchses mit dem Vollbild der Akromegalie des Erwachsenen sind schon bei jugendlichen Patienten möglich.

Es handelt sich um eine ausgesprochen seltene Krankheit, die möglicherweise häufiger beim männlichen Geschlecht vorkommt. Eine pathologische Wachstumsbeschleunigung tritt meistens erst kurz vor oder um die Pubertätszeit ein. Immerhin sind Patienten beschrieben, bei denen die Symptome schon lange vor der Pubertätszeit auftraten. Beim jüngsten Patienten (the Alton Giant, 1932 von BEHRENS und BARR beschrieben) wurde beschleunigtes Wachstum schon im Alter von 5 Monaten beobachtet.

Die unbehandelte Krankheit führt meistens im 2. oder 3. Lebensjahrzehnt oder schon früher mit den Symptomen eines Mangels aller adenotropen Hormone zum Tode. Charakteristisch ist zunächst die isolierte Wachstumsbeschleunigung. Die Knochenreifung ist nicht oder weniger beschleunigt, so daß nicht nur ein beschleunigtes, sondern auch ein abnorm lange dauerndes Wachstum möglich ist. Die Pubertät verläuft meist zuerst normal. Durch Verdrängung der gonadotropinproduzierenden Zellen kann sie aber im weiteren Verlauf gestört sein und ein hypogonadotroper Hypogonadismus (s.S. 474 ff.) sowie eunuchoide Proportionen können daraus resultieren.

Im Laufe der Jahre können die Symptome der Überproduktion von Wachstumshormon durch diejenigen einer progredienten Insuffizienz aller adenotropen Hormone abgelöst werden. Die *Laboratoriumsbefunde* sind im allgemeinen dieselben wie bei der Akromegalie des Erwachsenen: Der anorganische Phosphor im Serum kann auf Werte über 5–6 mg% erhöht sein. Die Wachstumshormonkonzentration im Plasma ist massiv erhöht und läßt sich in der Regel weder mit Insulin stimulieren noch mit Glucose herabsetzen. Orale oder i.v. Glucosebelastung sowie Tolbutamid führen ferner zu einem stärkeren Anstieg der Plasma-Insulinkonzentration als bei Gesunden. Der Blutzuckerverlauf bei der Glucosebelastung ist oft pathologisch im Sinne eines Prädiabetes oder Diabetes. Im Gegensatz zur Akromegalie des Erwachsenen besteht jedoch selten ein manifester Diabetes mellitus.

Differentialdiagnostisch kommen vor allem der primordiale oder der konstitutionelle Groß- und Riesenwuchs sowie der cerebrale Gigantismus (SOTOS, 1964) in Frage (S. 32). Diagnostisch wichtig sind die allgemeinen Zeichen eines erhöhten intrakraniellen Druckes und die direkten Druckfolgen des Tumors wie die ausgeweitete und vergrößerte Sella, die (allerdings oft erst spät auftretenden) Visusstörungen und die bitemporale Hemianopsie. Da die Tumoren oft sehr klein sind, können diese wertvollen diagnostischen Hinweise aber auch fehlen. Die Diagnose kann dann evtl. nur durch die stark erhöhte Wachstumshormonkonzentration im Plasma und durch die Bestimmung von Blutzucker und Insulin bei der Glucosebelastung gestellt werden. Alle diese Untersuchungen sind bei den anderen Groß- und Riesenwuchsformen normal.

Als kausale Therapie kommen nur die operative Entfernung des Tumors (S. 115) oder die Bestrahlung der Hypophyse in Frage. Die Behandlungserfolge sind im allgemeinen jedoch eher enttäuschend. Auch bei scheinbar radikaler Entfernung des Tumors oder sogar der Hypophyse kann die erhöhte Wachstumshormonkonzentration im Plasma bestehen bleiben. Nach radikaler Operation wird oft eine Substitutionstherapie der resultierenden sekundären Nebennierenrinden-, Thyreoidea- und Gonadeninsuffizienz notwendig. Neuerdings ist die medikamentöse Behandlung mit Bromocriptin wie bei der Akromegalie (s.S. 116) erfolgversprechend.

5. Akromegalie

a) Vorkommen und Häufigkeit

Die Akromegalie ist wie alle endokrinen Krankheiten mit Ausnahme des Diabetes und der Schilddrüsenfunktionsstörungen eine relativ seltene Erkrankung. Aus Statistiken großer Spitäler geht hervor, daß ein Fall von Akromegalie auf 2000 bis 15000 Einweisungen fällt. Im Krankengut der med. Klinik Zürich fanden sich unter den 36193 Patienten der letzten 10 Jahre 45 Akromegalien. Etwa 20% der Patienten mit Hypophysentumoren entfallen auf die Akromegalie. Die Erkrankung befällt alle Rassen. Das häufigste Erkrankungsalter ist das 3. und 4. Lebenjahrzehnt.

Die Erkrankung beginnt jedoch in den meisten Fällen wahrscheinlich bald nach der Pubertät. Es besteht keine Bevorzugung der Geschlechter. Die Erkrankung soll in jedem Alter vorkommen können. Angeblich sollen 25 Fälle von Erkrankung bei Kindern unter 15 Jahren beobachtet worden sein. Aber die Diagnose im Kindesalter kann auf Verwechslungen mit der konstitutionellen Abart beruhen. Auch die vereinzelten Berichte von familiärem Vorkommen dürften auf Verwechslung mit dem konstitutionellen Akromegaloid beruhen (s.S. 114). Wiederholte Berichte über das Vorkommen von Akromegalie bei nur einem von zwei eineiigen Zwillingen sprechen gegen einen hereditären Faktor.

b) Ätiologie

Die Akromegalie beruht auf einer Überproduktion von Wuchshormon. Meistens liegt die Ursache in einem geschwulstmäßigen Wachstum der das STH produzierenden, eosinophilen Zellen der Adenohypophyse. Wieweit es auch eine Akromegalie durch hypothalamische Regulationsstörung der Adenohypophyse gibt, ist noch unbestimmt.

c) Pathogenese

Nach dem Verhalten des Plasma-Wuchshormones lassen sich zwei Formen der Akromegalie unterscheiden. Bei der einen ist die Überproduktion unbeeinflußbar durch metabolische Reize (s.S. 122), bei der anderen läßt sich der Wuchshormonspiegel durch Glucose senken oder durch Hypoglykämie heben. Es ist ungewiß, ob diesem letzteren eine andere Pathogenese zugrunde liegt oder ob die Autonomie durch Läsionen des Hypophysenstiels zustandes kommt (GLICK, 1965). Klinisch unterscheiden sie sich nicht. In der Regel besteht eine Korrelation zwischen Sellagröße und Wuchshormonüberproduktion, jedoch gibt es große Sellae mit niedriger Wuchshormonkonzentration und normale Sellae mit aktiver Akromegalie. Unter den Patientinnen scheint sich eine Häufung auf die 2. und 5. Dekade vorzufinden (SOENKSEN, 1967). Über ein Akromegalie-ähnliches Krankheitsbild mit Osteoarthropathie durch ektopische Wuchshormonbildung in einem Lungencarcinom (paraneoplastische Akromegalie) berichtet STEINER (1968), über Akromegalie durch wahrscheinliche GHRH-Bildung in einem Bronchuscarcinoid SOENKSEN (1976), vgl. auch LABHART, (1962) (s. Kap. XVI). Die Überproduktion von Wuchshormon führt zu einem vermehrten Wachstum der Stützgewebe (Skelet und Bindegewebe), der Muskulatur, der inneren Organe, der Gefäße sowie der Haut. Solange die Epiphysenfugen noch offen sind, führt das beschleunigte Wachstum zu Riesenwuchs. Nach Epiphysenfugenschluß resultiert Akromegalie. Durch Zerstörung der übrigen Adenohypophysenzellen können einzelne oder alle adenotropen Hormone ausfallen, und es kommt zum Mischbild von Akromegalie und Hypophyseninsuffizienz.

Neben vermehrtem Wuchshormon wurde in ca. einem Drittel der Fälle auch vermehrtes Prolactin nachgewiesen (FRANKS, 1976). Wahrscheinlich geht das Symptom der Galactorrhoe darauf zurück.

d) Pathologische Anatomie

α) Hypophyse

In der Mehrzahl der Beobachtungen wird die Akromegalie oder der akromegale Gigantismus durch einen acidophilen Tumor der Hypophyse ausgelöst, der einzelne Zellen mit anderen adenotropen Aktivitäten einschließen kann. In manchen Fällen sind auch chromophobe Adenome gefunden worden; elektronenoptisch sind in derartigen Adenomen meist aber doch noch typische Wachstumshormon-Granula nachweisbar. Die Tumoren brauchen nicht unbedingt im Hypophysenvorderlappen zu liegen, sondern können sich im Gebiet des Rachendaches oder der Keilbeinhöhle verstecken. In seltenen Fällen wird auch nur eine Hyperplasie der Acidophilen ohne eigentliche Tumorbildung, aber mit deutlicher Hypophysenvergrößerung gefunden. Sehr selten muß die Störung, die zu einer ungeregelten STH-Produktion führt, extracranial gesucht werden, z.B. in einem Lungencarcinom mit ektopischer Hormonproduktion (s. Kap. XVI).

Die acidophilen Adenome erreichen oft erhebliche Größe und wachsen destruierend in die umliegenden Gewebe, in Keilbein und Hirnbasis ein. Ein eigentliches Carcinom mit Metastasenbildung kommt dagegen nur ausnahmsweise vor. Das restliche Hypophysengewebe wird komprimiert und zerstört. Auch das Tumorgewebe selbst weist häufig Nekrosen und Blutungen auf. Die Tumorzellen können sehr vielgestaltig sein, die Kerne ganz ungleich groß. Mehrkernige Zellen sind häufig. Entdifferenzierung und degenerative Polymorphie der eosinophilen Adenome verursachen schließlich Bilder, die an Sarkome erinnern. So findet man in älteren Mitteilungen verschiedentlich Angaben über „Hypophysensarkome" bei Akromegalie.

β) Übrige endokrine Drüsen

Hyperplastische Prozesse sind häufig, falls es nicht zu einer tumorbedingten Zerstörung des entsprechenden Hypophysenvorderlappengewebes kommt. So ist die *Schilddrüse* in ungefähr der Hälfte der Fälle deutlich vergrößert, wobei es sich um eine diffuse oder knotige Struma handeln kann. Auch die *Epithelkörperchen* können vergrößert sein und eigentliche Adenome aufweisen. Die *Nebennierenrinde* ist meist hyperplastisch, auch eigentliche Adenome kommen vor. Marktumoren sind dagegen weniger häufig. Im *Pankreas* Akromegaler sind gelegentlich Massenzunahmen des Inselapparates beschrieben worden. Allgemein sind die B-Zellen sehr aktiv und degranuliert. Bei unbehandelten Fällen können gelegentlich Glykogeninfiltrationen beobachtet werden. Bei den *Gonaden* treten in der Regel die regressiven Veränderungen in den Vordergrund. Immerhin sind auch einzelne Tumoren beobachtet worden. Acidophile Hypophysenadenome können somit mit verschiedenen anderen endokrinen Tumoren kombiniert sein. Man findet sie auch ziemlich häufig bei Fällen von echter, genetisch fixierter endokriner Adenomatose vom Typ Wermer (s. Kap. XVIII).

γ) Splanchnomegalie

Die Obduktion läßt in der Regel eine charakteristische Splanchnomegalie erkennen. Das Herz kann dabei ungewöhnlich stark beteiligt sein, wobei Herzmuskelfibrosen beobachtet werden. Besonders betroffen ist das Skelet, wobei sich der Wachstumsimpuls bei abgeschlossener Skeletreifung vor allem an den noch vorhandenen Knorpelteilen und an den Acren auswirkt. Die Knorpel an den Rippen, an den Randleisten der Wirbel und an ihren Bandscheiben sowie der Gelenke wuchern. Sie weisen zudem eine ausgesprochene Tendenz zur Verknöcherung auf, selbst die Ohrknorpel. Schädigungen der Gelenkknorpel führen zur deformierenden Arthrose. Am Skelet kommt es zu Hyperostosen und zu einem überstürzten Knochenumbau mit Pagetartigen Osteosklerosen, Osteoporosen und Fibroosteoklasien, besonders am Schädel. Mikroradiographisch steht normaler Knochenbildung vermehrter Abbau gegenüber, der durch periostale Apposition ausgeglichen wird (Aloia, 1972). Die Sehnen- und Muskelansätze werden verdickt.

e) Klinisches Krankheitsbild und Symptomatologie

α) Anamnese und psychische Veränderungen

Nur selten führt das veränderte Aussehen den Patienten zum Arzt. Die akromegalen Veränderungen entwickeln sich im Laufe der Jahre derart langsam, daß sie dem Patienten selbst kaum, eher noch seiner Umgebung auffallen. Die Angaben eines erwachsenen Patienten, daß er plötzlich größere Schuhe – wenn Senkfüße ausgeschlossen werden können – und Handschuhe kaufen muß, sind von großem diagnostischem Wert. Hartnäkkige Kopfschmerzen sind ein häufiges Symptom und fehlen selten. Sie sind unabhängig vom Hirndruck und ihre Genese ist nicht geklärt. Sehstörungen sind oft die Beschwerden, die den Akromegalen den Arzt aufsuchen lassen (s.S. 112).

Müdigkeit, Muskelschwäche treten erst bei langer Dauer der Krankheit auf. Sie können im Vordergrund der Beschwerden stehen. Amenorrhoe bei der Frau, Verlust von Libido und Potenz beim Manne fehlen fast nie. Gravidität kann jedoch vorkommen. Ausbruch der Krankheit im Anschluß an eine Gravidität ist nicht selten. Diabetes (s.S. 113 f.) kommt bei einem Fünftel der Akromegalen in Erscheinung.

Die Skeletveränderungen machen sich subjektiv am ehesten als Rückenschmerzen geltend. Paraesthesien in Form von Ameisenlaufen und Taubheitsgefühl in den oberen Extremitäten werden häufig erwähnt. Ihre Pathogenese ist ungeklärt. Sie sind nicht auf Hyperostosen im Bereich der Foramina intervertebralia zurückzuführen. Rhinitis vasomotoria, oft mit sanguinolentem Sekret, ist häufig. Bulimie, Polydipsie und Polyurie sind nicht von dem Ausmaß, daß sie den Patienten zum Arzt führen.

Galaktorrhoe infolge von Prolactin- und STH-Überproduktion ist bei weiblichen Patientinnen selten und kommt in extrem seltenen Fällen auch bei akromegalen Männern vor, obwohl in ca. $^{1}/_{3}$ der Fälle unabhängig vom Wuchshormonspiegel erhöhte Prolactinwerte gefunden werden (ZIMMERMAN, 1974).

Die Akromegalie führt regelmäßig zu tiefgreifenden psychischen Veränderungen, dem von anderen Endokrinopathien her bekannten endokrinen Psychosyndrom mit einer besonderen Färbung. Entgegen weitverbreiteten Ansichten handelt es sich bei diesen psychischen Veränderungen nicht um Psychosen. Es bestehen weder Beziehungen zur Schizophrenie, zum manisch depressiven Irresein, noch zur Epilepsie. Auch in der Verwandtschaft Akromegaler finden sich diese Psychosen nicht häufiger als in der Normalbevölkerung (BLICKENSTORFER, 1953). Es bestehen auch keine genetischen Beziehungen zwischen Akromegalie und der konstitutionellen Abart des Akromegaloids (s.S. 114), bei der Psychopathien gehäuft vorkommen. Die akromegalen Wesensveränderungen sind nicht allein reaktiv durch die körperliche Entstellung bedingt, auch sind sie nicht gesamthaft durch Hirndruck erklärbar. Typische akromegale Wesensveränderungen können bei Patienten vorkommen, die ihrer Entstellung selbst wenig Beachtung schenken und nicht darunter leiden, anderseits wurden sie festgestellt bei Fällen, wo kein Hirndruck vorlag. Die Psychopathie des Akromegalen besteht einerseits aus Wesensveränderungen und episodischen Stimmungsschwankungen, anderseits aus Veränderungen der Triebsphäre. Die Wesensveränderungen zeichnet sich durch Apathie, Verlust der Initiative, Antriebsarmut und Egozentrizität aus. Die Patienten ziehen sich in sich zurück, sie werden zu einsiedlerischen Sonderlingen, bald wiegt stille passive Heiterkeit, bald Wehmut, Resignation und Gehässigkeit vor, Ihre Affektivität gegenüber der Umwelt ist verblaßt und klingt nach einem Vergleich der Bleulerschen Schule (KELLER, 1949) wie ein Orchester hinter einem dichten Vorhang. Die Kranken erleben subjektiv ihre Entäußerungsunfähigkeit schmerzlich und sind im Beginn der Erkrankung oft depressiv. Im Verlauf der Erkrankung ergibt sich eine Ergebenheit in ihr Schicksal, die zuletzt oft einer Euphorie Platz macht. Als episodenhafte Verstimmung von längerer Dauer tritt Gleichgültigkeit, Angst, Mißtrauen auf. Sie werden von kurz aufflammenden Stimmungsumschwüngen wie Jähzorn, Ärger, Bewegungsdrang unterbrochen. Im Triebleben ist häufig die Sexualität, Libido bei beiden Geschlechtern, Potenz und Libido beim Manne herabgesetzt. Die oft erwähnte initiale Steigerung ist nicht gesichert. Das Erlöschen der Sexualität findet seine Erklärung im Ausfall der Gonaden.

Steigerung von Hunger und Durst können durch die Stoffwechselstörungen erklärt werden (s.S. 113f.). Entgegen weitverbreiten Meinungen ist der Intellekt beim Akromegalen kaum beeinträchtigt. Die Bradyphrenie kann Oligophrenie vortäuschen. Diese psychischen Störungen sind auf das Wuchshormon selbst oder die von diesem induzierten Stoffwechselstörungen zurückzuführen. Der Psychopathie können sich psychische Veränderungen organischen Charakters wie das amnestische Psychosyndrom sowie der akute exogene Reaktionstyp als Folge des Hirndrucks hinzugesellen. Die somatische Therapie (Röntgenbestrahlung, Operation) bringt auch bei guten somatischen Erfolgen höchstens Besserungen der Psychopathien. Die einmal eingetretene Wesensveränderung bleibt meist unbeeinflußt oder nur wenig gebessert weiterbestehen. Akromegale bedürfen oft der psychotherapeutischen Betreuung. Die seltenen Formen der Akromegalie mit persistierender Lactation können zusätzlich zu den beschriebenen psychischen Veränderungen eine ausgesprochene Mütterlichkeit entwickeln (BLEULER, 1964).

β) Allgemeinuntersuchung

Die akromegale Entstellung eines Gesichts ist in ihrer ausgeprägten Form so eindrücklich, daß an der aufgrund des ersten Anblicks gestellten Diagnose kein Zweifel möglich ist (Abb. 12 u. 13).

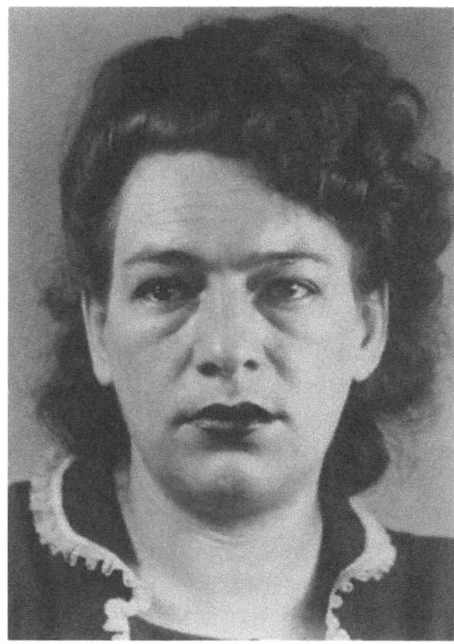

Abb. 12. 38jährige Patientin mit Akromegalie. Gesichtsveränderungen im Beginn. Eosinophiles Hypophysenadenom operativ bestätigt (Prof. KRAYENBÜHL, Neurochirurgische Klinik Zürich)

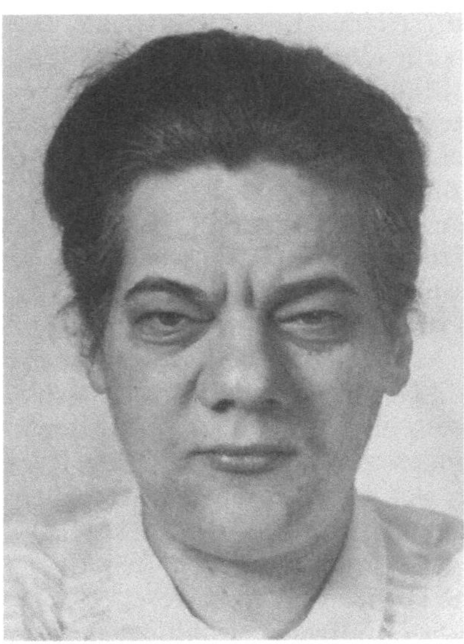

Abb. 13. 35jährige Patientin mit Akromegalie. Fortgeschrittene Gesichtsveränderungen (Prof. KRAYENBÜHL, Neurochirurgische Klinik Zürich)

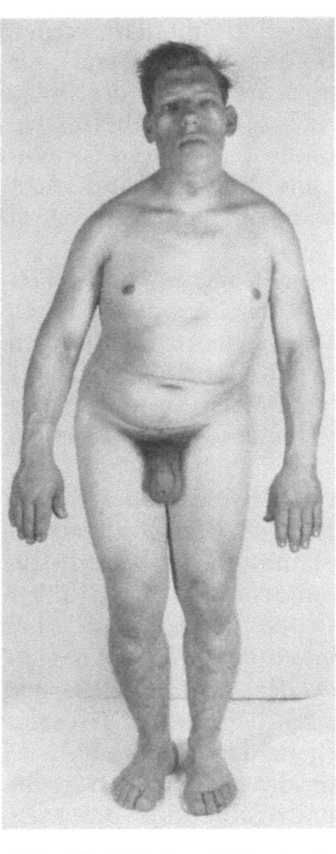

Abb. 14. 29jähriger Patient mit Akromegalie (Prof. KRAYENBÜHL, Neurochirurgische Klinik Zürich)

Die grobschlächtigen Gesichtszüge sind von einem drohenden und unheimlichen Ausdruck, auch wenn ihm zuweilen etwas Apathisch-Gutmütiges beigemischt ist (Abb. 13). Akromegale Züge zeigt die Gestalt des Punch oder des Polichinelle-Pulcinella. Der Unterkiefer ist mächtig vergrößert und das Kinn springt weit vor. Es kommt zur Prognathie mit weit auseinanderstehenden Zähnen, die unteren Incisivi kommen beim Kieferschluß vor die oberen zu liegen (Überbiß). Die gewaltige Nase ist wulstig verdickt, die supraorbitalen Wülste und die Jochbogen springen mächtig vor. Die Ohren sind fleischig und groß, und die übermäßig gebildete Haut legt sich auf der Stirne in breite Falten. Die Zunge ist an dem allgemeinen Gewebewachstum mitbeteiligt, sie ist unförmig groß, sieht wie ein Stück rohes Fleisch aus, und führt zu einer kloßigen Sprache. Ober- und Unterlippen, besonders aber die Unterlippe ist groß und hängt herab.

Man hat einen Weichteiltypus, bei dem die Gesichtsveränderungen vorwiegend durch das Wachstum von Cutis und Subcutis hervorgerufen werden, vom Knochentypus unterschieden. Meist tragen jedoch beide Elemente zu den akromegalen Veränderungen bei. Je nach der Ausdehnung des Gesichts in die Breite oder in die Länge, hatte PIERRE MARIE vom Typ en carré oder Typ en long gesprochen.

Neben dem Gesicht fällt die Deformierung der Hände und Füße am meisten auf. Die Weichteile sind dabei mehr als das Skelet beteiligt. Die Finger sind wurstförmig, die Hand vom Charakter einer Tierpratze (Abb. 14).

Die kyphotische Brustwirbelsäule läßt den Akromegalen den Kopf nach vorne geneigt halten. Der faßförmige, tiefe Thorax kann als Hühnerbrust gegen das Sternum spitz zulaufen.

Die durchschnittliche Körpergröße der Akromegalen übertrifft die der Vergleichbevölkerung, wahrscheinlich weil die Krankheit meist vor dem Epiphysenfugenschluß beginnt.

Eine Überfunktion der Hautanhangsorgane führt zur Hyperhidrosis und zum Salbengesicht durch vermehrte Talgsekretion. Vermehrte Pigmentbildung findet sich in ungefähr der Hälfte der Fälle. Zuweilen findet sich bei Frauen ein ausgeprägter Hirsutismus, der duch eine direkte stimulierende Wuchshormonwirkung auf die Haarfollikel verursacht werden soll. Urinsteroide können, aber müssen nicht vermindert sein.

γ) *Organveränderungen*

Skelet. Am auffallendsten sind die akromegalen Veränderungen am Skelet.

Die Schädeldeformation ist schon äußerlich erkennbar. Alle Schädelmaße sind vergrößert, die Schädelkapazität ist vermehrt. Oft bemerken die Patienten, daß ihnen der Hut zu klein wird, die Acren, die Protuberantia occipitalis externa und die supraorbitalen Wülste springen vor. Die Schädelnähte sind verschlossen, es besteht fast stets eine Hyperostosis diffusa. Seltener finden sich lokalisierte Hyperostosen und gleichzeitig Verschmälerungen des os parietale (LANG, 1961). Die Sinus frontales sind auffallend groß, erstrecken sich oft parietalwärts. Die Sella turcica ist in der Regel ausgeweitet und weist radiologisch einen Flächeninhalt von 120–230 mm^2 auf, während die normale Sella bei einer Tiefe von 9–12 mm und einer Länge von 12–15 mm eine Fläche von 50–120 mm^2 hat. In 20% der Akromegalien findet sich jedoch eine normal große Sella, in 6% ist sie völlig intakt (LANG, 1961). Sie wird zunächst aufgetrieben, dann bei suprasellärem Weiterwachsen richtet sich das Dorsum sellae auf, und die processus clinoidei posteriores und anteriores atrophieren. Eine Korrelation zwischen Sellagröße und Wuchshormonproduktion besteht nicht. Über Methoden zur Bestimmung der Sellagröße siehe bei MUNDINGER, 1967. Die Tumoren breiten sich vorwiegend gegen den Sinus sphenoidalis zu aus und arrodieren den Clivus. Dadurch wird das Dorsum sellae lang, ausgezogen und atrophisch. Der Eingang zur Sella ist oft nur unbedeutend erweitert, im Gegensatz zum röntgenologischen Befund bei den chromophoben Hypophysenadenomen.

Nur wenn sich neben der diffusen Hyperostose des Schädeldaches histologisch eine dissezierende Osteoklasie der Compacta und eine Osteolyse der Spongiosa nachweisen lassen, ist die Abgrenzung des sog. TROELL-JUNETschen Syndroms von der gewöhnlichen Akromegalie gerechtfertigt. Klinisch ist dieser Symptomenkomplex gegenüber der Akromegalie nicht klar abgrenzbar. Es werden neben akromegalen Veränderungen eine toxische Struma, eine diffuse Hyperostose des Schädeldaches und ein Diabetes mellitus genannt.

Wuchshormon fördert das enchondrale und das periostale Knochenwachstum. Knochenanbau- und Abbaurate werden gesteigert. Das enchondrale Wachstum wird, wo noch vorhanden, gesteigert, ruhende Herde werden wieder aktiv. So wachsen vor allem die Rippenknorpel und dehnen damit den Thorax in ventraler Richtung aus. Es kann sich ein akromegaler „Rosenkranz" ausbilden. Anhand der Biopsie der Knochen-Knorpelgrenze der Rippen läßt sich die Aktivität der Akromegalie beurteilen. Das periostale Knochenwachstum macht sich besonders in Form der Exostosenbildungen an Bändern und Sehnenansätzen bemerkbar. Allgemein ist der Knochenumbau gesteigert, was sich auch mit Ca^{47} zeigen läßt, wobei in der Regel der Anbau den Abbau überwiegt. Die Pneumatisation der Sinus frontales, maxillares und die Pneumatisation des Processus mastoideus nehmen zu. Inwendig findet eine starke Knochenresorption statt, während außen appositionelles Knochenwachstum vor sich geht. Dieser gesteigerte Umbau hat Verschiebungen in der Knochenstruktur zur Folge, so daß es sowohl zu Osteosklerosen als auch zu Osteoporosen kommen kann. An einzelnen Stellen sind die osteolytischen Prozesse so ausgeprägt, daß es zu Cystenbildungen, z.B. in den Epikondylen kommen kann.

Periostaler Genese sind die meisten Hyperostosen, so diejenigen am Unterkiefer, an den Endphalangen, an den Epiphysen, den Metatarsalia. Aber auch Hypostosen kommen vor, so können die Metacarpalia entweder verdickt oder aber in ihrer Corticalis auch verdünnt sein. Das Knorpelwachstum führt zu ungeregelten Auswüchsen im Bereich der Gelenke, die ein Bild ähnlich der Arthrosis deformans erzeugen können.

Besonderer Art sie die Veränderungen der Wirbelkörper, die im Bereich der unteren Brustwirbelsäule meist ausgeprägt sind: einerseits durch Reaktivierung der knorpeligen Randleisten, anderseits durch periostales Wachstum wird neues Knochengewebe, vor allem in ventraler Richtung krausenförmig um den Wirbelkörper angelagert. Auch die Bandscheiben wachsen vom Perichondrium aus, primitiver Knorpel wird dabei in hyalinen Knorpel umgewandelt. Gleichzeitig treten Veränderungen in Form von Verkalkungen und Verknöcherungen in den Bandscheiben auf. Es kommt zur Kyphose der Brustwirbelsäule mit kompensatorischer Lordose der Lendenwirbelsäule. Der Knorpel weist eine Tendenz zur Verknöcherung auf. Die Rippenknorpel können vollständig verknöchert sein, ebenso die Ohrknorpel. Die Gelenke werden durch diese Knorpelveränderungen in Mitleidenschaft gezogen und Arthrosis deformans ist häufig, arthrotische Kniebeschwerden können die Hauptklage des Patienten sein.

Die Skeletveränderungen lassen sich folgendermaßen zusammenfassen:

1. Steigerung und bei abgeschlossenem Körperwachstum Wiederaufleben der Knorpelwucherung. Dieser Wachstumsimpuls macht sich vor allem an den Rippen und den Gelenkknorpeln bemerkbar. Carpalia und Tarsalia können untereinander verschmelzen.
2. Periostose mit Vergröberung der Sehnen- und Muskelansätze.
3. Osteoporosen und Osteosklerosen, gelegentlich verbunden mit eigentlichen osteolytischen Prozessen und Cystenbildung.
4. Hyperostosen mit Verbreiterung einzelner Skeletteile, besonders an den Acren.
5. Hypostosen mit Verdünnung einzelner Knochen.
6. Gelenkveränderungen in Form von Knorpelusuren im Bereich der wuchernden Knorpelteile mit nachfolgender Arthrosis deformans.

Splanchnomegalie. Am allgemeinen Wachstum nehmen alle inneren Organe teil. Besonders fallen durch ihre Größe das Herz und die Leber auf, obwohl prospektive Studien dies für gesunde Organe bestreiten (SOBER, 1974; MCGUFFIN, 1974). Der Magen-Darmtrakt ist länger und sein Volumen vermehrt. Megacolon kommt vor. Der Larynx wächst. Die Stimme wirkt deshalb tief und rauh. Sie hat zudem einen nasalen Klang wegen der Wucherung der Weichteile in der Nase. Die Gefäße sind weit und ihre Wände verdickt. Varicosis ist häufig. Das lymphatische Gewebe und der Thymus sind in über 50% der Fälle deutlich hyperplastisch. In einem Drittel der Fälle finden sich mäßig große diffuse oder knotige euthyreote Strumen. Größere Strumen sind nicht häufiger als in der Normalbevölkerung.

Kreislaufsystem. In einem Drittel der Patienten findet sich eine Hypertonie mit diastolischen Werten über 100 mm Hg, wobei sich häufig ein vermehrtes intravasculäres Volumen und primärer Aldosteronismus finden lassen sollen (STRAUCH, 1972). Da auch degenerative Herzkrankheiten sowie Infrakte gehäuft vorzukommen scheinen, ist die Herzvergrößerung nicht der Splanchnomegalie beizuzählen, sondern als Dilatation oder Hypertrophie zu deuten (HAMWI, 1960; SOBER, 1974; MCGUFFIN, 1974).

Nervensystem. Visusabnahme und Gesichtsfeldausfälle werden bei Akromegalien in 40% beobachtet. Die typische Form des Gesichtsfeldausfalles ist die bitemporale Hemianopsie, wenn auch gelegentlich homonyme Hemianopsien oder konzentrische Gesichtsfeldeinschränkungen und Skotome vorkommen. Stauungspapillen sind extrem selten. Augenmuskellähmungen und andere neurologische Störungen (s.S. 108) kommen selten bei suprasellärer Ausdehnung und Blutungen des Tumors vor. Glaukom komme häufiger vor (HOWARD, 1965). Aber auch bei vollausgebildeter Akromegalie können Visus- und Gesichtsfeldstörungen fehlen. Die Parästhesien sind pathogenetisch nicht geklärt. Paresen mit Hyporeflexie als Folge hypertropher Neuropathie wurden beschrieben (STEWART, 1966). Fast die Hälfte der Patienten leiden an einem Carpaltunnel-Syndrom, das sich nach erfolgreicher Akromegaliebehandlung zurückbilden kann (PICKETT, 1975).

Muskulatur. Obwohl die Muskulatur oft hypertrophisch erscheint, ist sie funktionell minderwertig. Auch Atrophie kommt vor (NAGULESPAREN, 1976; PICKETT, 1975).

Tabelle 6. Häufigkeit der akromegalen Symptome. (Nach DAVIDOFF)

Vergrößerung der Acren	100%
Sellavergrößerung	93%
Kopfschmerz	87%
Mensesanomalien	87%
Amenorrhoe	73%
Grundumsatzerhöhung	70%
Sehstörungen	62%
Hyperhidrosis	60%
Hypertrichosis	53%
Hautpigmentierungen	46%
Gewichtszunahme	39%
Abnahme der Libido	38%
Asthenie	33%
Paraesthesien	30%
Niedriger Blutdruck (weniger als 120 mm Hg systolisch)	30%
Polyphagie	28%
Hautfibrome	27%
Glykosurie	25%
Polydipsie	25%
Strumen	25%
Diabetes	12%
Abnahme der Körperbehaarung	7%
Galaktorrhoe	4%
Unterentwicklung der Brüste	4%

Tabelle 7. Synopsis der Untersuchung bei Akromegalie

1. Anamnese:
   Veränderungen im Aussehen unter Durchsicht früherer Photographien.
   Sexualfunktionen: Abnahme von Libido und Potenz.
   Beschwerden: Müdigkeit, Kopfschmerz, Parästhesien, Hyperhidrosis.
2. Allgemeine Untersuchung:
   a) Formveränderungen an Kopf, Stamm und Extremitäten.
   b) Körpermaße: Größe, Gewicht, Unterlänge, Oberlänge, Spannweite, Kopfumfang, Brustumfang, Handgelenkumfang, Schuhnummer, Handschuhnummer, eventuell Gipsabdruck des Gebisses.
   c) Ophthalmoskopie, Visusprüfung und Gesichtsfeldbestimmung.
3. Röntgenuntersuchung:
   Schädel seitlich, Brustwirbelsäule seitlich, eventuell Hände und Füße.
4. Dickenmessung einer Hautfalte.
5. Laboratoriumsuntersuchungen:
   Serumphosphor; Urin auf Zucker und Eiweiß; Nüchternblutzucker, wenn normal, Glucosebelastung; Grundumsatz, wenn erhöht, Radiojoduntersuchung. Eiweißgebundenes Jod, Thyroxin. Wuchshormonbestimmung unter Insulin- bzw. Glucosebelastung, Prolactinbestimmung.

f) Stoffwechselbefunde

Über anorganischen Serumphosphor s.S. 85. Der Calciumumsatz ist im Skelet gesteigert (BELL, 1967).

Die in der aktiven Phase stets positive Stickstoffbilanz ist für die klinische Diagnostik kaum verwertbar. Kreatin- und Kreatininausscheidung sind erhöht, jedoch wenig spezifisch. Die Gonadotropinausscheidung wird in der Regel normal gefunden. Sie erklärt Amenorrhoe und Verlust von Libido und Potenz nicht.

In ungefähr $^1/_4$ der Fälle findet sich eine mäßige Albuminurie ohne nachweisbare Niereninsuffizienz. Die glomeruläre Filtration und der Plasmadruchfluß sind entsprechend dem vergrößerten Extracellulärrum vermehrt (IKKOS, 1956).

Grundumsatz: Man findet oft die Angabe, daß in $^2/_3$ der Fälle der Grundumsatz erhöht sei. Es handelt sich aber meist um geringfügige Abweichungen von +14% bis zu +18%, die in keiner Weise für eine Hyperthyreose beweisend sind. Die Bestimmung des Grundumsatzes bei verändertem Körperbau ist problematisch, hier wurden jedoch erhöhte Grundumsatzwerte sowohl auf Grund der Standards nach Gewicht, Körpergröße als auch nach der Zellmasse gefunden (IKKOS, 1956) (s.S. 85). Gelegentlich werden aber auch starke Erhöhungen auf über 60% festgestellt. Daß es sich dabei um einen Hypermetabolismus ohne Hyperthyreose handelt, zeigen die Ergebnisse der Funktionsprüfung mit Radiojod, die Wirkungslosigkeit der Thyreostatica und schließlich die histologische Überprüfung der aus unrichtiger Indikationsstellung operativ entfernten Strumen. Sie zeigen keine Symptome der Überaktivität. Die Radiojodaufnahme wird entweder normal oder leicht erhöht gefunden (HAMWI, 1960). Hingegen ist der Geschwindigkeitsindex (2/48 Wert) in der Regel erhöht. Das Thyroxin-bindende Protein ist in der Regel erniedrigt, das Thyroxin-bindende Albumin vermehrt, die T_3-Kunstharz-Aufnahme ist meist normal (ROTH, 1967). Der gesteigerte Stoffwechsel ist damit einzig auf das vermehrte Wuchshormon zurückzuführen.

Die Nebennierenrindensteroide und deren Abkömmlinge im Urin werden in der Regel normal gefunden (Urinsteroide). Leichte Erhöhungen dürften weniger einer Nebennierenhyperplasie als einer Steigerung proportional dem Gesamtkörpergewicht entsprechen. Entsprechend ist der Anstieg auf ACTH bzw. Metyrapon in der Regel normal (LIM, 1964), ebenso die Hemmbarkeit mit Dexamethason (HAMWI, 1960), außer es liege eine Kombination mit Cushing-Syndrom oder adrenogenitalem Syndrom vor (MAUTALEN, 1965).

Diabetes. In rund 20% der Fälle von Akromegalie liegt ein manifester Diabetes vor, in 10% ist der Diabetes latent und läßt sich durch die verminderte Glucosetoleranz erkennen. Der Diabetes kann leicht oder schwer sein, in der Regel ist er wenig insulinempfindlich und neigt nicht zu Acidose.

Der Diabetes tritt erst im Verlauf der Erkrankung, durchschnittlich erst 10 Jahre nach den ersten akromegalen Symptomen auf. Es braucht offenbar neben der Akromegalie eine gewisse Veranlagung zur Manifestation des Diabetes, denn in der Verwandtschaft diabetischer Akromegaler finden sich wesentlich häufiger Diabetiker als in der Verwandtschaft nicht-diabetischer Akromegaler. Es lassen sich drei Stadien in der Entwicklung des Diabetes unterscheiden. Zuerst ist die Glucosetoleranz normal, es kommt zu einer prompten, aber überschießenden Insulinausschüttung auf Glucosebelastung. Später ist die Insulinausschüttung verzögert, die Glucosetoleranz normal oder vermindert. Beide Stadien sind auf erfolgreiche Behandlung reversibel. Im dritten Stadium ist die Insulinämie bereits nüchtern maximal und kann nicht weiter gesteigert werden (SOENKSEN, 1967). Akromegale, die auf Glucoseinfusion nicht mit überschießender Insulinausschüttung reagieren, können latente Diabetiker bzw. Prädiabetiker sein (LUFT, 1967). Die Insulinunterempfindlichkeit ist nicht durch vermehrte freie Fettsäuren erklärt (BECK, 1965).

Die Nierenschwelle für Zucker liegt meist hoch. Die Pathogenese des akromegalen Diabetes wird durch die Stoffwechseleigenschaften des STH erklärt. Dieses hemmt die Glucoseaufnahme in Muskulatur und Fettgewebe. Solange die Glucose dank genügend vorhandenem Insulin zum Gewebeaufbau verwendet werden kann, bleibt der KH-Stoffwechsel im Gleichgewicht. Versagen die B-Zellen des Pankreas infolge anlagemäßiger Schwäche bei anhaltender Überbeanspruchung, so resultiert Diabetes.

g) Verlauf und Prognose, besondere Formen

Der Beginn ist schleichend, wenn auch akute Verlaufsformen, die sich in 2–4 Jahren abspielen, beschrieben sind. Die Symptome treten zeitlich gestaffelt, in drei Gruppen auf. Zuerst macht sich das exzessive Wachstum bemerkbar (Riesenwuchs, Acren). Dann treten Drucksymptome des Hypophysentumors besonders auf die N. optici und Chiasma auf. Zuletzt folgen die Symptome von seiten der Kreislauforgane und der Stoffwechselstörungen (Diabetes, Polyphagie, Polyurie).

Die Lebenserwartung der unbehandelten akromegalen Patienten wird im Durchschnitt mit 13 Jahren angegeben. Die Todesursache ist am häufigsten Hirndruck, Hämorrhagie im Tumor. An zweiter Stelle stehen Komplikationen von seiten des Diabetes mellitus, an dritter Stelle die Herzinsuffizienz, bei hypertrophischem, aber funktionell minderwertigem Myokard. Die Erkrankung kann jederzeit stationär bleiben, sie kann auch in Schüben verlaufen. Schließlich kann der Hyperpituitarismus in einen Hypopituitarismus umschlagen, indem der Tumor das übrige Hypophysengewebe zerstört und schließlich selbst degeneriert. Es können sich damit zu dem klinischen Bild der Akromegalie die Zeichen der Hypophyseninsuffizienz hinzugesellen (s.S. 88ff.). Müdigkeit, Apathie, Hypogonadismus, Hypothyreose und schließlich Nebennierenrindeninsuffizienz machen das Bild vollständig. Diese Formen werden als ausgebrannte Akromegalie bezeichnet. Kombinationsformen von Akromegalie mit Morbus Basedow, Cushing-Syndrom (ELIEL, 1951), mit Neurofibromatose, mit amyotrophischer Lateralsklerose sind beschrieben. Partielle Akromegalie kommt vor. Die akromegalen Veränderungen können streng auf die eine Körperhälfte beschränkt bleiben, aber auch auf ein Organ wie die Zunge oder eine Großzehe. Solche Erscheinungen sind nicht anders als durch die verschiedene Ansprechbarkeit des Endorgans auf das STH erklärbar, wobei nicht feststeht, wieweit eine Überproduktion von STH besteht.

Unter „Fugitiver Akromegalie" beschrieben BALEY und CUSHING eine histologische und klinische Zwischenform zwischen echter Akromegalie und chromophobem Adenom. Aus den Krankengeschichten der 6 Fälle gehen keine für eine Hypophysenvorderlappen-Überfunktion beweisenden Symptome hervor, die akromegaloiden Züge sehen nach konstitutioneller Abart aus.

h) Differentialdiagnose

Die voll entwickelte Akromegalie bildet für die Diagnose keine Schwierigkeiten, wenn sich feststellen läßt, daß der Patient sich in seinem Aussehen verändert hat. Am schwierigsten kann die Abgrenzung gegenüber der akromegalen Konstitution, dem sog. Akromegaloid sein. Das Aussehen der Akromegaloiden kann dem der Akromegalen sehr nahe kommen, wenn sich auch die Weichteilverdickungen nie so ausgesprochen finden. Wichtig für die Diagnostik der Akromegalie ist der Nachweis, daß sich der Patient verändert hat, frühere Familienphotographien sind von besonderem Wert. Der Akromegaloide, bei dem sich die Ausprägung der Züge vom leichten bis zum ausgesprochenen Grade vorfinden kann, hat diese Züge meist schon als Kind aufgewiesen (Abb. 15). Es fehlen Sellavergrößerung und Abweichungen im Stoffwechsel. Es handelt sich nicht um eine Erkrankung, sondern um eine Konstitutionsabart. Es bestehen auch keine genetischen Beziehungen zwischen Akromegalie und Akromegaloid, das in den Familien Akromegaler nicht häufiger auftritt als in der Normalbevölkerung.

Akromegale Züge kommen bei cerebralem Gigantismus (s.S. 106) und bei idiopathischer gingivaler Fibromatose und Hypertrichose (Gorlin, 1964) vor.

Im übrigen können in Differentialdiagnose die Schädelveränderungen bei Morbus Paget treten, die periostalen Knochenwucherungen der Osteoarthropathie hypertrophiante pneumique, die Pachydermoperiostosis und schließlich, nur dem Aspekt nach, die Facies leontina der Leprösen. Hingegen dürfte die Abgrenzung des Myxödems, das Pierre Marie als Differentialdiagnose gegenüber der Akromegalie hervorhob, kaum Schwierigkeiten bereiten.

Meistens ist es jedoch nicht die Diagnose der Akromegalie, die schwierig zu stellen ist, sondern die Frage, ob eine Aktivität der Krankheit vorliegt oder ob sie zum Stillstand gekommen ist. Dem Aspekt nach ist diese Frage nicht zu entscheiden und die Anamnese läßt wegen der langsamen Wachstumsvorgänge oft im Stich. Wichtig sind die Feststellungen von Kopfschmerzen, starkem Schwitzen, Polydipsie, Polyphagie, erhöhtem Grundumsatz. Großer Wert wird dem Befund eines erhöhten Serumphosphors beigemessen, der auf eine Überproduktion von Wuchshormon schließen läßt und sich bei Inaktivierung des Prozesses normalisiert. Normale Phosphatwerte schließen aber Aktivität nicht aus. Wuchshormonbestimmungen, insbesondere in Verbindung mit der Insulin- und Glucosebelastung, erlauben heute die Beurteilung der Aktivität am besten. Jedoch stimmen Konzentration des Wuchshormones und Schwere der klinischen Symptomatik nicht immer überein.

i) Therapie der Akromegalie

Die Behandlung der Akromegalie hat die folgenden 3 Symptomgruppen zu beachten:

1. neurologische Störungen, besonders Gesichtsfeldausfälle,
2. endokrine Überfunktion mit ihren subjektiven und objektiven Symptomen,
3. die begleitenden endokrinen Ausfälle.

Die therapeutischen Probleme sind heute nur für die 3. Symptomengruppe restlos gelöst (s.S. 104). Der Erfolg in der Behebung der neurologischen Störungen hängt weitgehend von der Ausdehnung des Tumors ab. Bei im wesentlichen auf die Sella beschränkten, frühzeitig erkannten Tumoren ist die Prognose der neurologischen Stö-

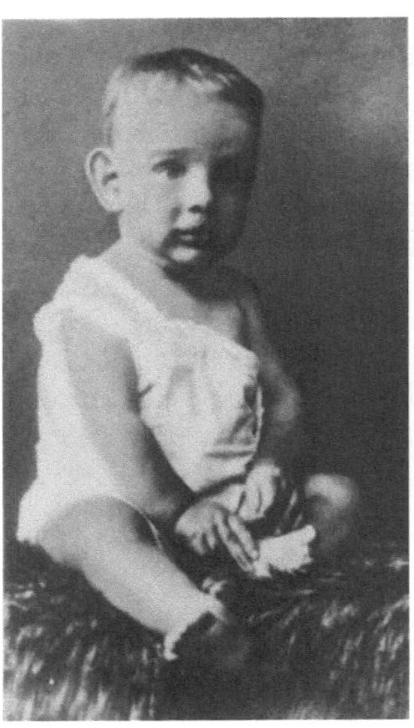

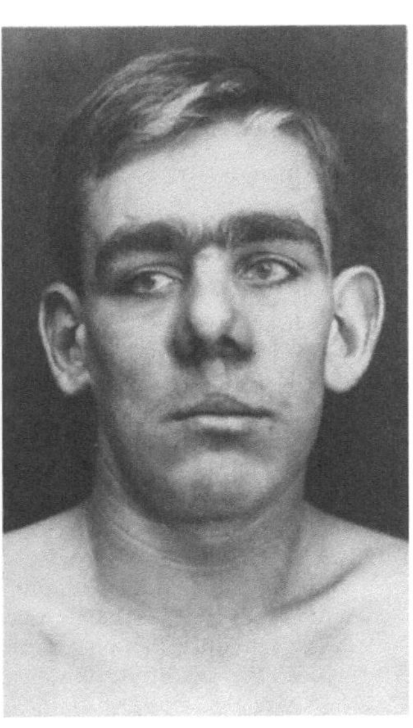

Abb. 15. 23jähriger Patient mit akromegaloider Konstitution. Akromegaloide Züge schon im Kleinkindesalter angedeutet (Prof. Schüpbach, Inselspital, Bern)

rungen bei chirurgischer Tumor-Exstirpation gut. Wohl können die Beschwerden auf Röntgenbestrahlung zurückgehen und das Tumorwachstum stillstehen. Objektive Remissionen, die nur durch die Normalisierung des Wuchshormons im Plasma nachweisbar sind, gelingt es heute am ehesten mit der transsphenoidalen Mikrochirurgie (HARDY, 1975) zu erreichen. Diese Technik erlaubt unter günstigen Verhältnissen auch die selektive Exstirpation eines Mikroadenomes unter Schonung der normalen Hypophysenfunktion.

Es stehen jedoch grundsätzlich 6 therapeutische Wege offen.

α) Operative Tumorexstirpation

Bei der den Patienten wenig belastenden, die selektive Adenomentfernung ermöglichenden transsphenoidalen mikrochirurgischen Operationstechnik (HARDY, 1969, 1975) ist heute die Operation auch der leichteren Fälle von Akromegalie ohne neurologische Ausfälle die Therapie erster Wahl (GUIOT, 1973). Voraussetzung dazu ist ein Luftencephalogramm zum Ausschluß erheblicher supraselllärer Ausdehnung des Tumors. Bei dieser Technik wird in einem ersten Schritt auf sublabialem transnasalem rhinoseptalem Wege das Sphenoid eröffnet. Dann wird mit dem Operationsmikroskop unter Bildverstärkerkontrolle gearbeitet. Auf diesem Wege lassen sich Vorder- und Hinterlappen gut abtrennen, und in der Regel können Mikroadenome bis zu 5 mm Durchmesser selektiv entfernt werden, so daß die normale Funktion der Hypophyse vollständig erhalten bleibt. Nach Entfernung des Tumors bzw. der ganzen Hypophyse wird der Defekt mit Muskelgewebe ersetzt, der Sellaboden mit Knorpelgewebe aus dem vorher entfernten Nasenseptum verschlossen. Damit können die bei früheren Techniken beobachteten Rhinorrhoen und Meningitiden vermieden werden. Die Zürcher Erfahrungen (PD Dr. A.M. Landolt) haben gezeigt, daß um die Wuchshormonproduktion sicher zu normalisieren, heute lieber radikaler vorgegangen werden soll als Wert auf die Schonung der Hypophyse zu legen. Denn die Substitution bei einem allfälligen partiellen oder totalen Ausfall bildet keine Probleme. Die Operation wird grundsätzlich unter prophylaktischer Substitution mit Cortisol durchgeführt (s.S. 121). Die Patienten können meist am zweiten Tag bereits aufstehen, und die Hospitalisationsdauer beträgt in der Regel nicht länger als eine Woche.

Bei erheblicher suprasellärer, subfrontaler und temporaler Ausdehnung des Tumors muß der transfrontale Weg (RAY, 1964), evtl. in Kombination mit dem transsphenoidalen mikrochirurgischen Wege, beschritten werden. Komplikationen des transfrontalen Vorgehens sind Stirnhirnschädigungen und meist bedeutungslose einseitige, aber auch vollständige Anosmien. Ist der Tumor schlecht abgegrenzt, so soll man sich vor der totalen Entfernung der Adenohypophyse nicht scheuen. Versuchsweise wird heute bei der Entwicklung der Technik und der Möglichkeit der Kontrolle des Wuchshormones auf die postoperative Nachbestrahlung zunächst verzichtet. Ein Diabetes insipidus wird nur gelegentlich und fast stets nur vorübergehend gesehen.

Neurologische, insbesondere Visusstörungen stellen eine absolute Indikation für das chirurgische Vorgehen dar. Andere neurologische Ausfälle, wie z.B. Abducens- oder Oculomotoriuslähmungen, wie sie besonders unter einer Blutung in den Tumor entstehen können, lassen sich nur beheben, wenn der operative Eingriff sehr rasch erfolgt.

Das Operationsrisiko hängt weitgehend von der Ausdehnung des Tumors ab (HEIMBACH, 1959; MARGUTH, 1964). Auf die Sella beschränkte Tumoren haben heute praktisch keine Operationsmortalität. Diese nimmt mit der Ausdehnung des Tumors zu, der von einer bestimmten Ausdehnung an inoperabel wird.

β) Röntgenbestrahlung

Die Röntgentherapie belastet die Patienten wenig, eine Mortalität besteht nicht. Die eosinophilen Hypophysen-Tumoren sind relativ strahlenempfindlich, empfindlicher als die chromophoben Adenome und das Kraniopharyngeom. Vorzugsweise wird Hochvolttherapie (Kobalt, Betatron) angewendet. Einerseits muß hoch dosiert werden. Anderseits ist zur Schonung des umgebenden Gewebes von 4–6 Feldern aus als Pendelbestrahlung, oder am rotierenden Patienten täglich einmal während 2–4 Wochen zu bestrahlen. Um Schädigungen des Gehirns und der Sehnerven sicher zu vermeiden, dürfen an der Hypophyse 4000 rad nicht überschritten werden.

Die Beschwerden des Patienten können durch die Bestrahlung zurückgehen, objektive Remissionen des endokrinen Überfunktionssyndroms werden selten erreicht. Insbesondere blieb in einer großen Serie das erhöhte Plasmawuchshormon unbeeinflußt (GLICK, 1965). Gesichtsfeldausfälle können zurückgehen, oft aber nur nach vorheriger vorübergehender Verschlimmerung, so daß rasch fortschreitende Visusstörungen ohnehin eine Operationsindikation darstellen. Bei erhöhtem Operationsrisiko ist zunächst ein Versuch mit der Röntgenbestrahlung angezeigt. Läßt sich nach zwei Monaten kein eindeutiger Erfolg erzielen, so steht der nachfolgenden Operation nichts im Wege. Bestrahlungsarachnoitiden stellen kaum je Probleme dar.

γ) Protonen- und α-Partikel-Bestrahlung

Die bestimmbare Reichweite beschleunigter Atomkerne oder α-Partikel und ihre geringe Streuung bzw. der eng begrenzte Bragg-Effekt ermöglichen, scharf umschriebene Nekrosen ohne oder mit geringer Gefährdung des umgebenden Gewebes zu setzen. Mit diesem Verfahren läßt sich die Hypophyse vollständiger als mit anderen Verfahren, besonders im Hinblick auf das Wuchshromon, ausschalten. Wieweit es sich in der Tumorbehandlung der Hypophyse bewährt, wird die Langzeiterfahrung zeigen. Die bisherigen Resultate sind weniger gut als die der modernen Operationverfahren. Das Verfahren ist aber abhängig von der Verfügbarkeit großer Atombeschleunigungsanlagen zu medizinischen Zwecken, so daß es nur für ausgewählte Patienten in Frage kommen wird (KJELLBERG, 1975; LAWRENCE, 1975, 1976).

δ) Isotopenimplantation

Auf transethmoidalem, transnasalem oder transfrontalem Wege werden z.T. unter Zuhilfenahme stereotaktischer Verfahren (MUNDINGER, 1967) mehrere Stäbchen oder Kügelchen vom β-Strahler Yttrium^{90}, evtl. kombiniert mit Iridium^{192}, der Hypophyse eingepflanzt. Zur vollständigen Ausschaltung der Hypophyse werden 100000 rad angewendet, für die Tumorbehandlung 20000 rad. Wenn mit der Yttrium^{90}-Implantation bei verhältnismäßig geringer Belastung des Patienten gewisse Remissionen zu erzielen sind, so sind die Erfolge zu ungewiß, die Rezidive zu häufig und die Komplikationen zu schwerwiegend, als daß das Verfahren eine große Zukunft hat. Meningitiden, Hypophysenabscesse, Spätliquorfisteln, Sehnervläsionen sind die großen Nachteile dieser Behandlungsart (GREENWOOD, 1965).

ε) Stereotaktische Hochfrequenz-Elektrokoagulation

Durch bipolare Hochfrequenz-Elektrokoagulation gelingt es, unter geringer Belastung des Patienten und nur unter seltenen vorübergehenden Komplikationen die intraselläre Hypophyse nahezu vollständig auszuschalten. Die Bohrlöcher werden durch Muskelpfropfen verschlossen (ZERVAS, 1965). Bei Tumoren erlaubt die Methode jedoch keine vollständige Entfernung.

ζ) Kryohypophysektomie

Durch stereotaktische Setzung von 2–6 gezielten Läsionen mit lokaler Einwirkung von Temperaturen von $-180°$ kann das Hypophysengewebe angeblich vollständig ausgeschaltet werden. Nebenwirkungen wie Diatetes insipidus oder Visusstörungen sollen nur vorübergehend sein (RAND, 1964). Die Anwendung des Verfahrens auf Tumoren muß erprobt werden. Bis jetzt gelingt es nur z.T. bei Akromegalie, das Wuchshormon zu normalisieren. Komplikationen kommen vor (DASKE, 1966, RAND, 1975).

η) Medikamentöse Therapie

Obwohl über Erfolge der Akromegaliebehandlung mit Oestrogenen (ALMQUIST, 1961), besonders in extrem hoher Dosierung (McCULLAGH, 1955), berichtet wurde, sind die Ergebnisse nicht überzeugend. Es gelingt nicht, durch Oestrogene das Plasmawuchshormon zu senken. Hingegen gelingt dies sowohl mit Medroxyprogesteron-Acetat (LAWRENCE, 1970) als auch mit Chlorpromazin, das sich aber in der Behandlung nicht bewährt hat (DIMOND, 1973).

Der interessante Gedanke, mit durch Extraktion leicht verändertem menschlichem Wuchshormon in akromegalen Patienten Antikörper zu erzeugen, die sein eigenes Wuchshormon neutralisieren, wurde versucht, war aber nicht erfolgreich (PRADER, 1966). Obwohl Bromocriptin (2-Br-α-Ergocryptin) beim Gesunden das Wuchshormon auf dopaminergischem Wege im Gegensatz zum Prolactin steigert, senkt es beim Akromegalen das Wuchshormon (CAMANNI, 1975). Mit einer Dosierung von täglich 4mal 5 mg, die einschleichend zu verabfolgen sind, bildet sich bei den meisten Patienten die klinische Symptomatik eindrücklich zurück. Die Glucosetoleranz wird gebessert und die Hydroxyprolinausscheidung gesenkt (THORNER, 1975; WASS, 1977). Das Medikament scheint einen Platz zu haben bei unvollständigen Remissionen nach Operation und Röntgenbestrahlung.

Die Senkung der Wuchshormonkonzentration durch Serotonin-Hemmer wie Cyproheptadine oder Melatonin ist theoretisch interessant (SMYTHE, 1974), aber ohne praktische Bedeutung.

So interessant die Hemmung des Wuchshromones beim Akromegalen mit Somatostatin ist (BESSER, 1974), so wird es kaum therapeutisch anwendbar sein, erstens wegen seiner Insulin-, Glucagon-, TSH und Gastrin-hemmenden Wirkung und zweitens, weil es zur Zeit bei kurzer Halbwertszeit nur als Infusion angewendet werden kann.

Das Ziel der Therapie ist es, die neurologischen Ausfälle zu beheben, auf jeden Fall ihr Fortschreiten zu verhindern, in zweiter Linie die zuweilen sehr erheblichen Beschwerden, wie Kopfschmerzen, Hyperhidrosis, Parästhesien und die Auswirkungen auf die Psyche, zu beheben. Mit erfolgreicher Therapie bilden sich Weichteilveränderungen meist erheblich zurück (ROTH, 1967), was an der Hautfaltendicke und im Gesicht durch Auswertung dreidimensionaler Photographie objektiv erfaßt werden kann. Über Rückbildung der Knochendeformitäten wurde berichtet, praktisch ist aber nicht damit zu rechnen. Endokrine Ausfallserscheinungen bleiben fast ausnahmslos irreversibel und sind zu substituieren, es sei denn Amenorrhoe oder Impotenz wären durch Hyperprolactinämie bedingt. Ein Diabetes mellitus von kurzer Dauer kann zurückgehen. Ein länger dauernder Diabetes wird nur leichter oder bleibt unbeeinflußt.

G. Inaktive Hypophysentumoren und -cysten

1. Pathologische Anatomie

a) Endokrin meist inaktive, sog. chromophobe Adenome

Sie machen nach verschiedenen Statistiken 6–7% aller Hirntumoren aus. Es handelt sich um die relativ häufigsten Hypophysentumoren. Kleine, nur bei systematischer mikroskopischer Untersuchung der Hypophyse nachweisbare Adenome sind aber viel häufiger. Die Adenome können auf die Sella beschränkt bleiben, wachsen aber nicht selten auch in die umliegenden Strukturen ein und schieben sich auch relativ häufig in die Hirnbasis vor (Abb. 17). Selten kommen auch metastasierende Tumoren vor. Nach der Zellanordnung werden alveoläre, trabeculäre und papilläre Adenome, nach der Cytologie hellzellige, kleinzellige und zylinderzellige, sog. fetale Adenome unterschieden. Regressive Veränderungen, vor allem Cystenbildungen, sind häufig. Verkalkungen treten dagegen kaum auf. Chromophobe Adenome haben endokrinologisch gesehen in den letzten Jahren eine ganz wesentliche Aufwertung erfahren. Sie führen nicht nur durch Zerstörung normalen Hypophysengewebes zu Ausfallerscheinungen, sondern es kann der chromophobe Zellzustand Zeichen einer besonderen endokrinen Aktivität sein, da die Zelle ihr Sekret nicht speichert, sondern fortlaufend sezerniert und damit nicht chromophil wird.

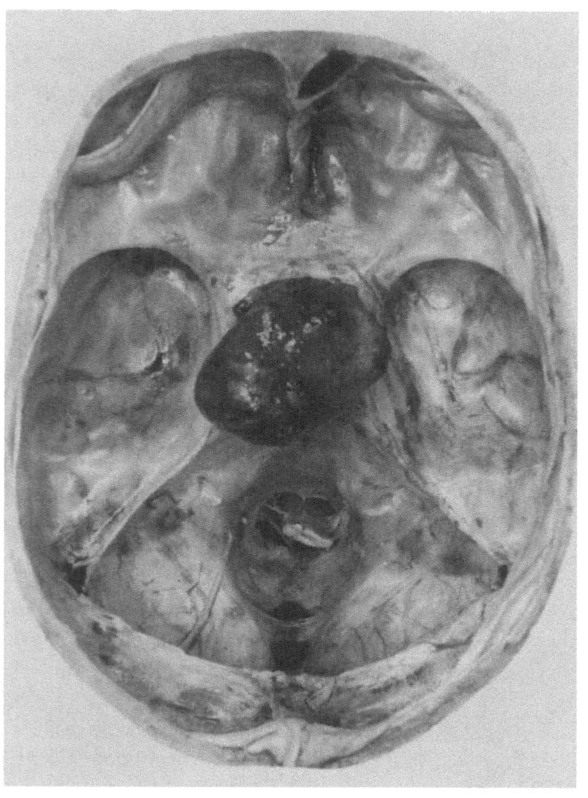

Abb. 17. S 1024/35, 45jähriger Mann. Chromophobes Adenom des Hypophysenvorderlappens, pilzförmig aus der Sella hervorwachsend (Ansicht der Schädelbasis von oben)

Über die Klinik der Prolactinome s.S. 105, über diejenige der adenotrope Hormone sezernierenden Tumoren siehe die einschlägigen Organkapitel.

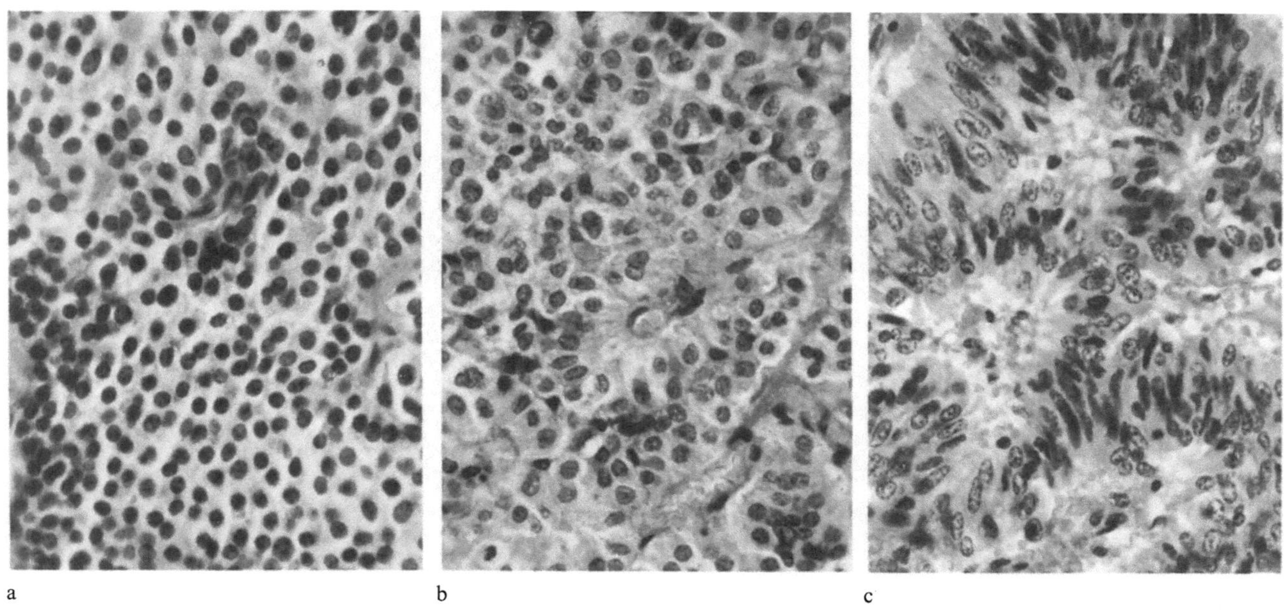

a b c

Abb. 16a–c. Chromophobe Hypophysenadenome (a) MB 4001/55, 31jährige Frau. Kleinzelliges Adenom. (b) S 1063/51, 37jähriger Mann. Eher großzelliges Adenom. (c) S 932/49, 29jähriger Mann. Sog. fetales Adenom mit hohen Cylinderzellen. HE-Färbung. 400:1

b) Cysten

Kleine kolloidhaltige Cysten sind besonders in der Grenzzone zwischen Vorder- und Hinterlappen häufig. Sie sind bedeutungslos. Klinisch wichtig sind dagegen große Cysten, die intra- oder supraselIär liegen oder zwerchsackförmig beide Abschnitte betreffen. Es kann sich dabei um Flimmerepithelcysten mit Schleimzellen oder Pflasterepithelcysten handeln. Bei diesen sind die einfachen Epidermoidcysten nur von einem Pflasterepithel ausgekleidet, die Dermoidcysten besitzen dagegen auch Hautanhangsgebilde. Flimmerepithelcysten enthalten Flüssigkeit, selten Schleim, Pflasterepithelcysten dagegen krümelige oder breiige Massen. Absterbende Partien können eine Fremdkörperreaktion auslösen. Verkalkungen und Verknöcherungen werden besonders bei Dermoidcysten beobachtet.

c) Craniopharyngeome

Derartige Tumoren sind auch als Adamantinome oder Erdheimtumoren bezeichnet worden. Sie können wie die Cysten extra- oder intrasellär liegen. Die Tumoren sind gelegentlich teilweise solid, meist aber mehrkammerig cystisch gebaut, selten bilden sie eine eigentliche große, fast einkammerige Cyste. Histologisch bestehen die Tumoren aus epithelartigen Zellsträngen, die an der Peripherie der Stränge palisadenartig aufgereihte Zellen, im Zentrum dagegen mehr netzförmige Strukturen und Cysten aufweisen. Regressive Veränderungen sind meist ausgeprägt, vor allem auch Verkalkungen. Die Tumoren wachsen langsam, können aber erhebliche Größe erreichen und die anliegenden Gewebe, vor allem auch die Hypophyse, zerstören.

d) Teratome

Teratome kommen ausnahmsweise auch in der Hypophysengegend vor. Sie betreffen allerdings viel häufiger die Gegend der Epiphyse (s.S. 68).

e) Metastasen

Sie befallen vor allem den Hinterlappen und sind bei einzelnen Tumorformen außerordentlich häufig. Mamma- und Bronchialcarcinome neigen besonders zu Hypophysenmetastasen. Magencarcinome folgen dagegen erst an dritter Stelle. Klinisch steht der metastasierende Tumor selbst aber meist derart im Vordergrund, daß Zeichen eines Hypophysenausfalles kaum mehr manifest werden. Bei Metastasen von Mammacarcinomen ist ein Diabetes insipidus allerdings nicht so selten.

2. Klinische Symptomatik

a) Endokrin inaktives Adenom

Im Gegensatz zum eosinophilen Adenom verursacht das endokrin inaktive Adenom weniger häufig Kopfschmerzen. Diese werden durch den Druck auf die Hypophysenkapsel oder durch Ausdehnung in den Hypothalamus mit Kompression des III. Ventrikels und dadurch bedingten Occlusivhydrocephalus ausgelöst. Sehstörungen sind häufig. Zuerst wird der blinde Fleck größer, das Farbsehen, besonders das Rotsehen, nimmt in der Peripherie ab. Es fällt zuerst der obere temporale, danach auch der untere temporale Quadrant aus. Es entwickelt sich eine bitemporale Hemianopsie, die häufig nicht gleichmäßig, sondern vielmehr auf den beiden Augen verschieden stark ausgebildet ist. Auch homonyme Hemianopsie wird beim Einwachsen in den Tractus opticus beobachtet. Der Visus nimmt ab. Zentrale Skotome kommen vor. Es entwickelt sich eine primäre Opticusatrophie, die schließlich bis zur völligen, zuerst ein- bis später doppelseitigen Erblindung fortschreiten kann. Augenmuskellähmungen besonders von III und IV können sich einstellen. In rund $^{2}/_{3}$ besteht eine supraselläre Ausdehnung, deren Ausmaß durch das Luftencephalogramm festzustellen ist. Dann können zu den Visusstörungen alle möglichen neurologischen Störungen hinzukommen, wie Paresen, Hyperreflexie, Ataxie, Paracusis, Taubheit. Das Operationsrisiko wird mit der suprasellären Ausdehnung größer, die Operabilität kleiner (HEIMBACH, 1959). Beim Einwachsen des Adenoms in den Hypothalamus treten Diabetes insipidus, Somnolenz, Temperaturregulationsstörungen auf. Im Liquor kann das Eiweiß erhöht sein. Wenn sich der supraselläre Tumor in den III. Ventrikel ausdehnt, dann kommt es zur Entwicklung eines Occlusivhydrocephalus, der sich gelegentlich durch Stauungspapillen manifestiert. Röntgenologisch findet sich bei klinischen Symptomen eine stets erweiterte, schalen- bis ballonförmige Sella.

Über Größenbestimmungen der Sella s. MUNDINGER (1967). Der Sellaeingang ist erweitert, das Dorsum sellae oft aufgerichtet, meist mehr oder weniger zerstört. Alle diese Symptome, Kopfschmerz, Augenmuskellähmungen, Visusverlust, Kollaps, Stupor and Koma können plötzlich innerhalb von Stunden auftreten und sind durch Hypophysen-„Apoplexie", spontane oder traumatisch bedingte Blutungen im Tumor, zu erklären. Der Liquor ist stark blutig oder nur leicht tingiert, kann erhöhte Zellzahl und vermehrt Eiweiß enthalten. Sofortige massive Substitution und neurochirurgische Entlastungsoperationen können Visus und Leben retten (LOCKE, 1961). Umschriebene Blutungen verursachen partielle endokrine Ausfälle und können spontan heilen (WRIGHT, 1965). Aneurysmen, besonders der A. carotis interna, können radiologisch und endokrinologisch das endokrin inaktive Adenom nachahmen (WHITE, 1961). Der schleichende Beginn der Beschwerden führt dazu, daß die Diagnose, je nachdem ob Sehstörungen, Kopfschmerzen oder endokrine Ausfälle im Vordergrund stehen, erst nach 3, 5 oder 7 Jahren gestellt wird (FUERST, 1966).

Endokrine Symptome: Unter den früher als chromophob bezeichneten Tumoren können endokrin aktive Adenome vorkommen, die die Symptomatologie des Cushing-Syndroms (s.S. 344 ff.), der Akromegalie (s.S. 107ff.), der Galactorrhoe und der Amenorrhoe bzw. Impotenz und Sterilität (s.S. 105), sehr selten der Hyperthyreose (GUBLER, 1963) hervorrufen.

In Differentialdiagnose zum endokrin inaktiven Adenom steht bei vergrößerter Sella die „leere Sella" (s.S. 102), die sich nur durch Luftencephalographie oder mit der Computer-Tomographie nachweisen läßt.

Durch Druck und Kompression der aktiven Zellen können, aber müssen sie nicht zur partiellen oder vollständigen Hypophyseninsuffizienz führen. Das endokrin inaktive Adenom führt je in einem Drittel zu klinisch manifesten endokrinen Ausfällen, zu gestörten Reserven bei erhaltener Basalsekretion oder läßt die endokrinen Funktionen intakt. Am häufigsten sind Wuchshormon- und Gonadatropinausschüttung gestört, es folgen ACTH und TSH (NIEMAN, 1967, NYBERG, 1976). Auch bei endokrin inaktiven Zellen kann durch Unterbrechung der Verbindungen zum Hypothalamus eine Hyperprolactinämie bestehen. Diabetes insipidus wird beim chromophoben Adenom präoperativ kaum je beobachtet, postoperativ bleibt dieser in ca. $^1/_8$ der Fälle permanent.

b) Craniopharyngeom

Das Craniopharyngeom tritt in jedem Alter auf, bevorzugt aber die Jugendlichen unter 20 Jahren, während die Hypophysenadenome fast ausschließlich nach dem 20. Lebensjahr vorkommen. Die Craniopharyngeome sind oft großcystisch. Sie können je nach der Wachstumsrichtung Sehstörungen oder einen Occlusivhydrocephalus durch Verlegen des III. Ventrikels hervorrufen, ferner durch Zerstörung hypothalamischer Kerne endokrine Störungen. In verschiedenen Lebensaltern äußert sich das klinische Bild wechselnd. Beim Kleinkind führt der supraselläre Tumor, der sich meist in den III. Ventrikel hineinentwickelt, zur Unterbrechung der Liquorzirkulation und daneben durch die Chiasmakompression zur Erblindung. In der Pubertät bleiben die meisten Patienten im Körperwachstum zurück, ein Occlusivyhdrocephalus ist in diesem Alter selten. Jenseits der 20er Jahre beherrscht das Chiasmasyndrom das Krankheitsbild, meist zusammen mit Störungen der Sexualfunktion und des Wasserhaushalts (Diabetes insipidus, Adipsie). Röntgenologisch auf Craniopharyngeom verdächtig sind supra- und intraselläre Verkalkungen (Abb. 18), die manchmal fleck-, manchmal suprasellär schalenförmig sind. Gelegentlich kann sich eine verkalkte Cystenwand darstellen, die Sella ist oft nicht, gelegentlich etwas ausgeweitet.

Endokrine Symptome: Beim Craniopharyngeom ist durch die Zerstörung hypothalamischer Kerne und z.T. der Adenohypophyse die Bildung und Ausschüttung der Neurohormone gestört und damit auch die Regulation und Sekretion der Adenohypophysenhormone. Diabetes insipidus ist häufig, das Wachstum und die Reifung bleiben zurück, Hypogonadismus ist häufig, während sekundäre Hypothyreose und sekundäre Nebenniereninsuffizienz weniger oft beobachtet werden. Wuchshormon und Gonadotropine sind praktisch immer vermindert, während ACTH und TSH rund in der Hälfte der Fälle vermindert, das Prolactin

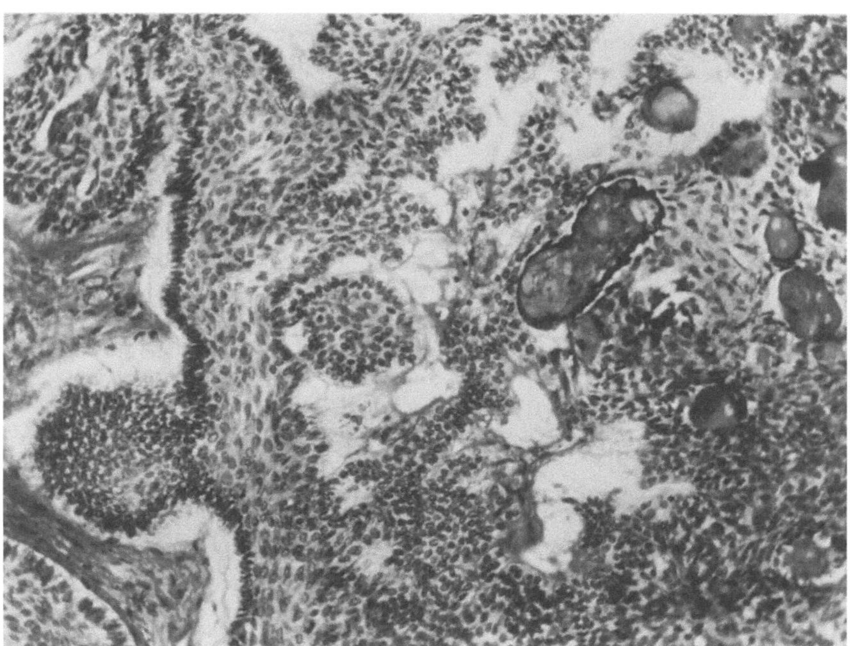

Abb. 18. S 774/52, 8jähriger Knabe. Craniopharyngeom mit großen Kalkeinschlüssen (am linken Bildrand). HE-Färbung, 300:1

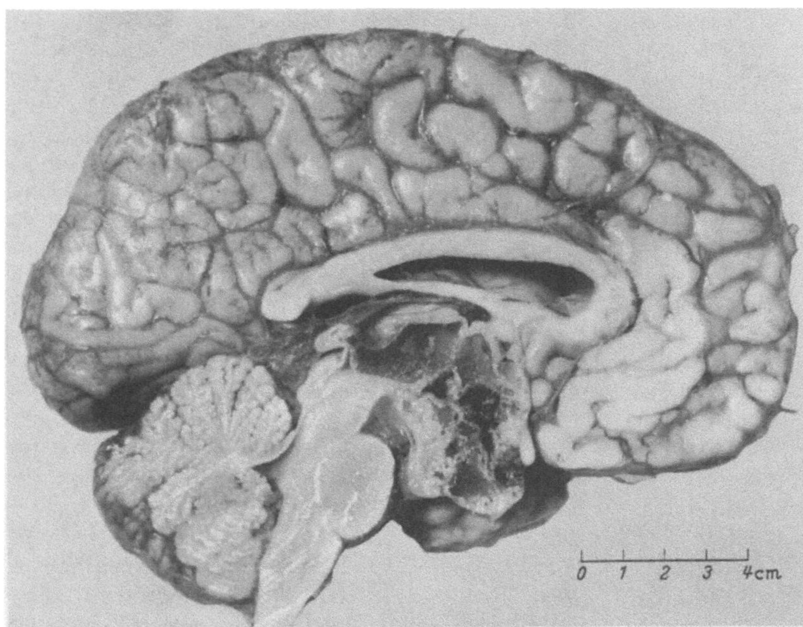

Abb. 19. S 774/52, 8jähriger Knabe, Craniopharyngeom an der Gehirnbasis mit Einwachsen in die Gegend des III. Ventrikels

z.T. leicht erhöht ist (JENKINS, 1976). Pubertas praecox kommt, wahrscheinlich durch Reizung hypothalamischer Zentren, vereinzelt vor. Über Galactorrhoe durch Hyperprolactinämie s.S. 105. Adipsie (s.S. 53f.) mit chronischer Hypernatriämie wurde beobachtet (MATSON, 1964, RICHNER, 1970). Die endokrinen Ausfälle sind in der Regel auch nach neurologisch erfolgreichen Operationen ausgesprochener (KRAYENBÜHL, 1962).

3. Therapie

Als Behandlung endokrin inaktiver Adenome können neurochirurgische Exstirpation des Tumors und Strahlentherapie in Frage kommen. Die endokrin inaktiven Adenome sind mäßig strahlenempfindlich. Es sind 4000 rad am Herd innerhalb von 30 Tagen zu applizieren. Mit hochdosierter, ultraharter Bestrahlung (4000 rad bei 2000 kV) sollen in mehr als 50% gute Erfolge zu verzeichnen sein. Andererseits sind die Adenome nicht selten cystisch und damit strahlenrefraktär, auch sind sie in der Regel gut abgegrenzt und lassen sich chirurgisch weitgehend entfernen, solange sie nicht eine große supraselläre Ausdehnung aufweisen. Sind Gesichtsfeldausfälle vorhanden, so sollte mit dem Versuch der Strahlentherapie keine Zeit verloren werden. Therapeutisch empfiehlt sich die möglichst vollständige operative Entfernung mit Röntgennachbestrahlung, was z.Z. die besten Resultate ergibt (GLANZMANN, 1974). Im übrigen gilt auch hier das auf S. 115 Gesagte, daß besser leicht substituierbare endokrine Ausfälle als das Risiko von unvollständigem Erfolg oder von Rezidiven in Kauf zu nehmen sind.

Craniopharyngeome sind praktisch nicht strahlenempfindlich, die radikale Entfernung der gutartigen, gut abgegrenzten Tumoren ist auf chirurgischen Wege der zu erwartenden Schädigung der umgebenden Hirnpartien wegen mit einer hohen Mortalität belastet. Häufig sind nur Entlastungsoperationen durchführbar, vor allem durch Entfernung und partielle Resektion der gelegentlich sehr großen Cysten. Palliativmaßnahmen können notwendig werden, einen durch ein Craniopharyngeom erzeugten Occlusivhydrocephalus zu behandeln. Die früher übliche Liquor-Drainage vom Seitenventrikel in die Cisterna cerebello-medullaris nach Torkildsen ist heute weitgehend durch ventrikuloatriale oder ventrikulo-peritoneale Liquor-Drainagen nach PUDENZ-HEYER, SPITZ-HOLTER, RAIMONDI und anderen ersetzt. Ob präoperativ eine Hypophyseninsuffizienz nachweisbar ist oder nicht, die Operation eines Hypophysenadenoms, eines Craniopharyngeoms hat vorsichtshalber unter vollständiger Substitutionstherapie zu erfolgen, wofür Tabelle 8 die Richtlinie gibt.

Fast die Hälfte der chirurgisch oder strahlenbehandelten Hypophysentumoren haben schon klinisch eine leichte oder ausgesprochene Hypophyseninsuffizienz, während bei eingehender Untersuchung sich bei $^4/_5$ Ausfälle nachweisen ließen. Betreffend postoperativem Diabetes insipidus bzw. Polyurie s.S. 50. Dennoch erhielt bei einer großen Untersuchungsreihe nur $^1/_3$ Substitution. Man soll bei den geringsten Beschwerden nicht zögern, die Hormone der stillgelegten Drüsen zu substituieren (ELKINGTON, 1967). Sind keine Hinweise für endokrine Störungen vorhanden, so ist frühestens 1–3 Wochen postoperativ versuchsweise die Substitution schrittweise abzusetzen. In der Regel wird je-

Tabelle 8. Substitutions-Therapie[a] bei Hypophysenoperationen

1. Bei Beginn der Narkose i.v. Infusion von 1 Liter 2:1 physiol. Glucose/physiol. NaCl-Lösung mit 50 mg Cortisol-Hemisuccinat während 8 Std. In den folgenden 16 Std wieder 1 Liter 2:1 physiol. Glucose/physiol. NaCl-Lösung mit 50 mg Cortisol-Hemisuccinat.
2. Postoperativ Trink- und Urinmenge pro 24 Std, spezifisches Gewicht und wenn möglich Körpergewicht täglich bestimmen. Um eine durch den postoperativen Diabetes insipidus bedingte Exsiccose zu vermeiden, sollte die 24 Std-Trinkmenge ca. $^1/_2$ Liter mehr als die Urinmenge betragen und das Körpergewicht einigermaßen konstant bleiben. Im Zweifellsfall und bei unklarem Fieber (Durstfieber) Elektrolyte, Hämatokrit und Eiweiß im Blut bestimmen. Flüssigkeitszufuhr entsprechend den Befunden.
3. Am 1. postoperativen Tag, wenn Patient schluckt, morgens und abends 1 Tablette Cortison-Acetat à 25 mg, wenn Patient nicht schluckt i.v. Tropfinfusion mit 1 Liter 2:1 physiol. Glucose/physiol. NaCl-Lösung mit 50 mg Cortisol-Hemisuccinat.
   Ab 2. postoperativen Tag morgens und nachmittags $^1/_2$ Tablette Cortison-Acetat à 25 mg.
4. Je nach Krankheitsverlauf nach 1–3 Wochen, besser erst nach 3 Monaten, jede Substitution, evtl. unter Hospitalisation, absetzen und Nebennieren-, Schilddrüsen- und Gonadenfunktion prüfen. Dann Entscheidung über Dauersubstitutionstherapie, die bei vollständigem HVL-Ausfall in der Regel aus
   $2 \times {}^1/_2$ Tablette Cortison-Acetat und
   0,2 mg Na-l-Thyroxin, beim Mann zusätzlich in monatlich 250 mg Depot-Testosteron i.m. besteht.
   Dosierung für Kinder:
   bei 8jährigen $^1/_2$ der Erwachsenendosen,
   bei 2jährigen $^1/_4$ der Erwachsenendosen.

[a] Für Substitutionstherapie ist i.v. Cortisol bzw. p.o. Cortison dem Prednisolon bzw. Prednison wegen der erwünschten leicht Na-retinierenden Wirkung vorzuziehen. Wenn Cortisol bzw. Cortison fehlen, kann Prednisolon bzw. Prednison in $4\times$ niedrigerer Dosierung verwendet werden.

doch erst eine Nachkontrolle unter Hospitalisation 3 Monate nach der Operation zu entscheiden erlauben, ob die Funktion der Hypophyse intakt geblieben ist, bzw. sich postoperativ nach der Entlastung erholt hat.

4. Diagnostik der Adenohypophysenfunktion

Obwohl heute die hypophysären Polypeptidhormone direkt bestimmbar sind, kann die Funktion der Adenohypophyse im wesentlichen aus der Funktion der von ihr gesteuerten drei endokrinen Drüsen beurteilt werden. Normale Funktion der Gonaden, der Schilddrüse, der Nebennierenrinde weisen auf eine normale Adenohypophysenfunktion. So ist bei einer Frau mit normalen Menses eine Hypophyseninsuffizienz in höchstem Maße unwahrscheinlich. Beim Manne ist die Spermatozoenzahl ein empfindlicher Gradmesser der Hypophysenfunktion, und eine Hypophyseninsuffizienz führt zu deren sofortigem Absinken.

Die Bestimmung der adenotropen Hormone und die Tests auf deren hypophysäre Reserve werden bei den einzelnen Organsystemen besprochen. Über einen kombinierten Test s.S. 22.

Direkte und indirekte Bestimmung der Wuchshormonaktivität

a) Biologische Bestimmung

War mit biologischen Methoden (Gemzell, 1959) erst eine stark erhöhte Konzentration des Wuchshormons im Plasma erfaßbar, so erlaubte die Einführung der radioimmunologischen Polypeptidbestimmungsmethoden, normale Basalwerte und Tagesschwankungen der Plasmawuchshormonkonzentration zu messen. Erst damit gewinnt die Bestimmung des Wuchshormons im Plasma für die Diagnose einer aktiven Akromegalie bzw. einer Unterfunktion Bedeutung.

b) Radioimmunologische Bestimmung

Die radioimmunologische Bestimmungsmethode, wie sie von Berson und Yallow zuerst für das Insulin entwickelt worden ist und dort eingehender beschrieben wird (Kap. XIII), benützt die Eigenschaft des endogenen Wuchshormones, kompetitiv Jod^{131}-markiertes Wuchshormon aus der Bindung an spezifische Antikörper zu verdrängen. Aus dem Verhältnis von freiem und an Antikörper gebundenen markiertem Wuchshormon wird auf den Wuchshormongehalt des zu untersuchenden Plasmas geschlossen. Die Trennung von freiem und antikörpergebundenem Wuchshormon erfolgt entweder elektrophoretisch (Glick, 1963; Hunter, 1964) oder durch Präcipitation des antikörpergebundenen Wuchshormones durch Anti-γ-Globulin-Serum (Doppel-Antikörper-Methode) (Utiger, 1962). Diese Methoden lassen Konzentrationen von 0,5 ng/ml erfassen.

Der Befund einer radioimmunologisch bestimmten Wuchshormonkonzentration im Plasma ist unter Berücksichtigung der notwendigen Kautelen der sicherste und spezifischste Nachweis einer Über- oder Unterfunktion. Voraussetzung dafür ist eine einwandfreie radioimmunologische Wuchshormonbestimmungsmethode, die Werte um 1 ng/ml erfassen können muß. Die Normalwerte des Erwachsenen betragen in absoluter Ruhe nach Nüchternsein während 12–24 Std zwischen weniger als 1–3 ng, stimuliert (stehen, nicht nüchtern) 3–5 ng/ml*. Da jedoch das Wuchshormon stoßweise und vorwiegend nachts ausgeschüttet wird (s.S. 86), besagen einzelne Meßwerte wenig und für eine zuverlässige Beurteilung der Wuchshormonproduktion ist bei vermutetem Mangel ein Sti-

* Neuerdings werden die Werte wieder in mE/l angegeben. 5 mE/l entsprechen 1 ng/ml des Referenzpräparates (hGH 66/217, IRP).

mulationstest, bei Verdacht auf Überproduktion ein Hemmtest durchzuführen.

c) Stimulationstests

Der zuverlässigste Reiz für die Wuchshormonausschüttung ist die Insulin-Hypoglykämie, die vorwiegend bei Verdacht auf Wuchshormonmangel durchgeführt wird. *Durchführung:* Nach Blutentnahme zur Bestimmung des Leerwertes von Wuchshormon und Glucose wird dem Patienten 0,1 E/kg Körpergewicht (4 E/m^2 Körperoberfläche) Altinsulin i.v. injiziert. Blutentnahmen zur Bestimmung von Wuchshormon und Glucose nach 15, 30, 60, 90 und 120 min (Frantz, 1964, Kaplan, 1968). Normalerweise Anstieg des Wuchshormones auf 10–20 ng/ml nach 30–60 min. Beim Akromegalen bleiben die erhöhten Ausgangswerte in der Regel wenig verändert, was für eine autonome oder maximale Wuchshormonsekretion spricht. Zuweilen erfolgt jedoch ein übermäßiger Anstieg oder eine paradoxe Senkung, was annehmen läßt, daß bei Akromegalie die hypothalamische Steuerung nicht ausgeschaltet ist (Cryer, 1969). Eine Insuffizienz liegt vor, wenn kein oder ungenügende Anstiege erfolgen.

Der Test ist beim Hypophyseninsuffizienten wegen möglicher schwerer Hypoglykämien mit größter Vorsicht durchzuführen und Glucose für i.v. Injektionen, am besten bei gleichzeitig laufender physiologischer NaCl-Infusion, ist bereitzuhalten. Ungefährlicher ist die Stimulation durch Infusion von 0,5 mg Arginin/kg Körpergewicht i.v. (Parker, 1967). Auch Glucagon stimuliert die Wuchshormon-Ausschüttung (s.S. 88). 1 mg Glucagon wird i.m. injiziert und damit soll zwischen normaler und verminderter Wuchshormonproduktion unterschieden werden können (Mitchell, 1970).

d) Hemmtest

Zur Diagnose der Akromegalie wird in der Regel der Glucosebelastungs-Hemmtest verwendet. *Durchführung:* Nach 12stündigen Fasten Blutentnahme zur Bestimmung des Nüchternwertes von Glucose und Wuchshormon. Perorale Einnahme von 50 g Glucose in Wasser. Blutentnahme nach 30, 60, 120 und 180 min. Beim Normalen finden sich Nüchternwerte unter 5 ng/ml, unter Glucoseabfall geringer Anstieg. Beim Akromegalen bleibt in der Regel die Wuchshormonkonzentration unbeeinflußt. (Roth, 1967; Boden, 1968). Gelegentlich wird jedoch auch ein Absinken oder ein paradoxer Anstieg beobachtet (Cryer, 1969; Earll, 1967; Lawrence, 1970). Nüchtern-Leerwerte von über 8 ng/ml sind verdächtig auf aktive Akromegalie.

e) Kombinierter Schnelltest auf globale hypophysäre Reserve

Ausführung: Beim nüchternen ambulanten Patienten werden nach einer Blutentnahme gleichzeitig 200 µg TRH, 100 µg LHRH und 0,05 E Insulin/kg i.v. injiziert. Plasmabestimmungen von Prolactin, FSH, LH, TSH, evtl. ACTH, STH und Cortisol nach 0, 30, 60, 90 und 120 min (Besser, 1974a). *Beurteilung:* Anstieg der einzelnen hypophysären Hormone beweist intakte Funktion bzw. dessen Fehlen partielle oder komplette Insuffizienz.

f) Stickstoffretentions-Test (s.S. 99)

g) Plasmaphosphat

Ein wesentlich einfacher meßbarer, weniger zuverlässiger Laboratoriumsbefund ist das Plasmaphosphat. Durch erhöhte Phosphatrückresoprtion in den Nierentubuli führt das Wuchshormon zu einer erhöhten Phosphatkonzentration im Plasma von über 3,5 mg-%. Bei ein und demselben Patienten können jedoch die Phosphate zwischen normalen und stark erhöhten Werten schwanken (Hamwi, 1960). Erhöhte Phosphatwerte finden sich auch bei Kindern im Wachstum, in der Schwangerschaft und bei Nephropathien sowie Hypoparathyreoidismus. Das Plasmaphosphat erlaubt damit nur sehr bedingte Schlüsse auf die Wuchshormonaktivität.

h) Sulfation Factor (Somatomedin, NSILA-S) (s.S. 702)

i) Hydroxyprolin-Ausscheidung

Die Aminosäure Hydroxyprolin ist ein wesentlicher Bestandteil des Kollagens. Das Hydroxyprolin wird größtenteils in Polypeptiden gebunden, im Urin ausgeschieden. Die Ausscheidung hat bei während zwei Tagen eingehaltener, fleischloser, gelatinefreier Ernährung im 24 Std-Urin zu erfolgen und die Normalwerte liegen verhältnismäßig konstant zwischen 15–50 mg/24 Std (s. Kap. XIV).

Die Ausscheidung scheint proportional dem Kollagenumsatz und wahrscheinlich entsprechend dem Gehalt des Gewebes an löslichem Kollagen zu erfolgen. Je nach der Stoffwechsellage entspricht die Hydroxyprolin-Ausscheidung der Kollagenbildung und/oder dem Abbau fertigen Kollagens.

Die Hydroxyprolin-Ausscheidung ist gesteigert bei Zuständen, wo Knochen aufgebaut und solchen, wo Knochen abgebaut wird, selten aber auch bei primär-chronischer Polyarthritis, bei Sklerodermie, Dermatomyositis, Rheumatismus verus, beim Marfan-Syndrom und beim Lathyrismus.

Bei Kindern im Wachstumsalter vor der Pubertät (Prockop, 1967) sind die Werte weit über der Norm des Erwachsenen.

Stark erhöhte Werte finden sich bei Morbus Paget, bei Hyperparathyreoidismus, bei Hyperthyreose und bei der Akromegalie. Nach Inaktivierung der Akromegalie wird die Ausscheidung normal. Applikation von Parathormon, Thyroxin oder Wuchshormon führt zu einer gesteigerten Ausscheidung von Hydroxyprolin.

Bei aktiver Akromegalie werden stark erhöhte Werte gefunden und die Bestimmung des Hydroxyprolins bietet neben der direkten Wuchshormonmessung ein wertvolles Kriterium zur Beurteilung der Aktivität der Erkrankung.

Die Ausscheidung ist bei Hypophyseninsuffizienz gegenüber der Norm nicht signifikant vermindert und eignet sich nicht zur Diagnose von endokrinen Unterfunktionszuständen.

Vermehrte Ausscheidung von ungebundenem Hydroxyprolin findet sich bei der seltenen Hydroxyprolinämie, einem angeborenen Mangel am Enzym Hydroxyprolin-Oxidase (EFRON, 1965).

k) Rippenbiopsie

Die Biopsie einer Rippe am Übergang des Rippenknochens in den Knorpel zeigt bei aktiver Akromegalie enchondrale Knochenneubildung in Form von Gruppen vesikulärer Knorpelzellen (SULLIVAN, 1963).

Literatur

Übersichten

Allen, M.B., jr., Mahesh, V.B.: The Pituitary. A current review. New York: Academic Press 1977.
Crosignani, P.G., Robyn, C. (eds.): Prolactin and human reproduction. Academic Press, London-New York-San Francisco, 1977.
Daughaday, W.H., Kipnis, D.M.: The growth-promoting and anti-insulin actions of somatotropin. Recent Progr. Hormone Res. **22**, 49 (1966).
Grumbach, M.M.: Growth hormone and growth. Pediatrics **37**, 245 (1966).
Harris, G.W., Donovan, B.T.: The pituitary gland. London: Butterworths 1966.
Horrobin, D.F.: Prolactin 1976. Montreal: Eden Press 1976.
Illig, R., Zachmann, M., Prader, A.: Menschliches Wachstumshormon. Klin. Wschr. **47**, 117 (1969).
Martini, L.: Recent views on the control of anterior pituitary function. Acta endocr. (Kbh.) Suppl. **214**, 19 (1976).
Pecile, A., Müller, E.: Growth hormone. Amsterdam: Excerpta med Found. 1968.
Weil, R.: Pituitary growth hormone and intermediary metabolism. Acta endocr. (Stockh.), Suppl. **98** zu Vol. 49 (1965).

Embryologie und Anatomie

Baker, B.L.: Functional cytology of the hypophysial pars distalis and pars intermedia. In: Handbook of Physiology, sect. 7, Endocrinology. Vol. IV: The Pituitary gland and its neuroendocrine control, part 1, p. 45. William and Wilkins: Baltimore, 1974.
Bargmann, W.: Das Zwischenhirn-Hypophysensystem. Berlin-Göttingen-Heidelberg: Springer 1954.
Bargmann, W.: In: Histologie und mikroskopische Anatomie des Menschen. Stuttgart: Thieme 1964.
Benninghoff, A., Goerttler, K.: Lehrbuch der Anatomie des Menschen (H. Ferner, J. Staubesand, Hrsg.), S. 248. München-Berlin-Wien: Urban und Schwarzenberg, 1975.
Bergland, R.M., Davis, S.L., Page, R.B.: Pituitary secretes to brain. Experiments in sheep. Lancet **1**, 276–278, (1977).
Daniel, P.M., Prichard, M.M.L.: The vascular arrangements of the pituitary gland of the sheep. Quart. J. exp. Physiol. **42**, 237 (1957).
Dorst, J.: Zur Angioarchitektonik der Hypophyse des Hausschweines (Sus scrofa domestica) unter besonderer Berücksichtigung des infundibulären Pfortadersystems. Anat. Anz. **123**, 361 (1968).
Engelhardt, Fr.: Morphologische Grundlagen der Beziehungen zwischen Hypophyse und Hypothalamus. In: Handbuch der Neurochirurgie, Bd. 1/2. Hrsg.: H. Olivecrona und W. Tönnis. Berlin-Göttingen-Heidelberg: Springer 1968.
Ezrin, E., Swanson, H.E., Humphrey, J.G., Dawson, J.W., Hill, F.M.: The cells of the human adenophypophysis in thyroid disorders. J. clin. Endocrin. **19**, 958 (1959).
Gray, H.: Anatomy, 35th ed. (R. Warwick, P.L. Williams, eds.). Edinburgh: Longman, 1975.
Green, J.D.: The comparative anatomy of the hypophysis, with special reference to its blood supply and innervation. Amer. J. Anat. **88**, 225 (1951).
Halmi, N.S.: Two types of basophils in the rat pituitary: "Thyrotrophs" and "Gonadotrophs" vs. beta and delta cells. Endocrinology **50**, 140 (1952).
Hamilton, W.J., Boyd, J.D., Mossman, H.W.: Human Embryology, Prenatal Development of Form and Function, 4th ed. (W.J. Hamilton, H.W. Mossman, eds.). Cambridge: W. Heffer and Son, 1972.
Hess, R., Barratt, D., Gelzer, J.: Immunofluorescent localization of beta-Corticotropin in the rat pituitary. Experientia (Basel) **24**, 584 (1968).
Kurosumi, K., Fujita, H.: Functional Morphology of Endocrine Glands. An Atlas of Electron Micrographs. Stuttgart: Thieme 1975.
Kurosumi, K., Oota, Y.: Electron microscopy of two types of gonadotrophs in the anterior pituitary glands of persistent estrous and diestrous rats. Z. Zellforsch. **85**, 34 (1968).
Landsmeer, J.M.F.: Vessels of the rat hypophysis, Acta anat. (Basel) **12**, 82 (1951).
Nakane, P.K.: Identification of anterior pituitary cells by immunoelectron microscopy. In: Ultrastructure in Biologicals Systems. Vol. 7: The anterior pituitary (A. Tixier-Vidal, M.G. Farquhar, eds.), p. 45. New York: Academic Press 1975.
Pearse, A.G.E.: Cytochemical localization of the protein hormones of the anterior hypophysis. Ciba Found. Coll. Endocr. **4**, 1 (1952).
Purves, H.D.: Cytology of the adenohypophysis. In: The pituitary gland, vol. 1 (G.W. Harris and B.T. Donovan, eds.). London: Butterworth 1966.
Rhodin, J.A.G.: Histology, a text and atlas, p. 427. New York-London-Toronto: Oxford Univ. Press 1974.
Roos, J.: Evolution des cellules gonadotropes préhypophysaires au cours du cycle oestral chez la ratte. Z. Zellforsch. **84**, 372 (1968).
Russfield, A.B.: Histology of the human hypophysis in thyroid disease—hypothyroidism, hyperthyroidism and cancer. J. clin. Endocr. **15**, 1393 (1955).
Scharrer, E., Scharrer, B.: Neurosekretion. In: W. von Möllendorf und W. Bargmann's Handbuch der mikroskopischen Anatomie des Menschen. Bd. VI/5. Berlin-Göttingen-Heidelberg: Springer 1954.
Smith, R.E., Farquhar, M.G.: Lysosome function in the regulation of the secretory process in cells of the anterior pituitary gland. J. cell. Biol. **31**, 319 (1966).
Spanner, R.: Die Bedeutung der Hypophysenpfortadern für die Blutströmungsmöglichkeiten zwischen Hypophyse und Hypothalamus im Hypophysenkreislauf. Klin. Wschr. **1952**, 721.
Stutinsky, F.: Neurosekretion. Berlin-Heidelberg-New York: Springer 1967.
Turner, C.D., Bagnara, J.T.: General Endocrinology. 6th ed., p. 92. Philadelphia: Saunders 1976.
Wislocki, G.B., King, L.: The permeability of the hypophysis and hypothalamus to vital dyes, with a study of the hypophyseal vascular supply. Amer. J. Anat. **58**, 421 (1936).
Xuereb, G.B., Marjorie, M.M.L., Daniel, P.M.: The arterial supply and venous drainage of the human hypophysis cerebri. Quart. J. exp. Physiol. **39**, 199 (1954).

Prolactin

Chemie, Physiologie

Apostolakis, M.: Prolactin. Vitam. and Horm. **26**, 197 (1968).

Bartke, A., Lloyd, C.W.: Influence of prolactin and pituitary isografts on spermatogenesis in dwarf mice and hypophysectomized rats. J. Endocr. **46**, 321 (1970).

Bassi, F., Giusti, G., Borsi, L., Cattaneo, S., Giannotti, P., Forti, G., Pazzagli, M., Vigiani, C., Serio, M.: Plasma androgens in women with hyperprolactinaemic amenorrhoea. Clin. Endocr. **6**, 5 (1977).

Blüm, V.: Phylogenetic aspects of prolactin secretion and action. Acta endocr. (Kbh.), **Suppl. 193**, 149 (1975).

Boyar, R.M., Hellman, L.: Syndrome of benign nodular adrenal hyperplasia associated with feminization and hyperprolactinemia. Ann. int. Med. **80**, 389 (1974).

Boyns, A.R., Griffiths, K. (eds.): Prolactin and Carcinogenesis. Proc. of the 4th Tenovous Workshop. Cardiff: Alpha Omega Alpha Publishing College Buildings 1972.

Brun del Re, R., Del Pozo, E., De Grandi, P., Friesen, H.G., Hinselmann, M.: Prolactin inhibition and suppression of puerperal lactation by a Br-ergocryptine (CB 154): a comparison with estrogen. Obstet. Gynec. (in print).

Bryant, G.D., Greenwood, F.C.: The concentrations of human prolactin in plasma measured by radioimmunoassay: experimental and physiological modifications. In: Lactogenic Hormones (G.E.W., Wolstenholme, J. Knight, eds.), p. 197. Edinburgh: Livingstone 1972.

Carter, J.N., Tyson, J.E., Warne, G.L., McNeilly, A.S., Faiman, C., Friesen, H.G.: Adrenocortical function in hyperprolactinemic women. J. Clin. Endocrinol. Metab. **45**, 973 (1977).

Chrambach, A., Bridson, W.E., Turkington, R.W.: Human prolactin: identification and physical characterization of the biologically active hormone by polyacrylamide gel electrophoresis. Biochem. biophys. Res. Commun. **43**, 1296 (1971).

Cleary, R.E., Crabtree, R., Lemberger, L.: The effect of lergotrile on galactorrhea and gonadotropin secretion. J. Clin. Endocr. Metab. **40**, 830 (1975).

Del Pozo, E., Brun del Re, R., Varga, L., Friesen, H.G.: The inhibition of prolactin secretion in man by CB 154 (2-Br-α ergocryptine). J. Clin. Endocr. **35**, 768 (1972).

Del Pozo, E., Wyss, H., Tolis, G., Alcaniz, J., Naftolin, F.: Prolactin and inappropriate luteal function. Amer. J. Obstet. Gynecol. (in press).

Flückiger, E.: Drugs and the control of prolactin secretion. In: Prolactin and Carcinogenesis, (A.R. Boyns, K., Griffiths, eds.), Proc. of the 4th Tenevus Workshop. Cardiff: Alpha Omega Alpha Pbulishing 1972.

Flückiger, E.: Pharmacology of prolactin secretion. Acta endocr. (Kbh.), **Suppl. 193**, 164 (1975).

Flückiger, E., Wagner, H.E.: 2-Br-alpha-Ergokryptin: Beeinflussung von Fertilität und Laktation bei der Ratte. Experientia (Basel) **24**, 1130 (1968).

Forsyth, J.A., Edwards, C.R.W.: Human prolactin – its isolation, assay and clinical applications. Clin. Endocr. **1**, 293 (1972).

Frantz, A.G., Kleinberg, D.L., Noel, G.L.: Studies on prolactin in man. Rec. Progr. Horm. Res. **28**, 527 (1972).

Friesen, H., Guyda, H., Hwang, P., Tyson, J.E., Barbeau, A.: Functional evaluation of prolactin secretion: a guide to therapy. J. clin. Invest. **51**, 709 (1972).

Friesen, H., Hwang, P.: Human prolactin. Ann. Rev. Med. **24**, 251 (1973).

Friesen, H., Tolis, G., Shin, R., Hwang, P.: Studies on human prolactin: chemistry, radioreceptor assay and clinical significance. In: Human Prolactin (J.L. Pasteels, C. Robyn,), p. 11. Amsterdam: Excerpta Medica 1973.

Guyda, H.-J., Friesen, H.G.: Serum prolactin levels in humans from birth to life. Pediat. Res. **7**, 534 (1973).

Hafiez, A.A., Lloyd, C.W., Bartke, A.: The role of prolactin in the regulation of testis function: the effects of prolactin and luteinizing hormone on the plasma levels of testosterone and androstenedione in hypophysectomized rats. J. Endocr. **52**, 327 1972).

Healy, D.L., Burger, H.G.: Increased prolactin and thyrotrophin secretion following oral metoclopramide: dose response relationships. Clin. Endocrinology **7**, 195 (1977).

Horrobin, D.F., Lloyd, I.J., Lipton, A., Burstyn, P.G., Durkin, N., Muiruri, K.L.: Actions of prolactin on human renal function. Lancet **1971 II**, 352.

Hwang, P., Guyda, H., Friesen, H.: A radioimmunoassay for human prolactin. Proc. nat. Acad. Sci. (Wash.) **68**, 1902 (1971).

Josimovich, J.B., Beling, C.G., Saxena, B.B., Møller, A., Fuchs, F.: Relationship between human prolactin and other endocrine hormones. In: Recent Progress in Reproductive Endocrinology (P.G. Crosignani, V.H.T., James), p. 445. London: Academic Press 1974.

Kolodny, R.C., Jacobs, L.S., Daughaday, W.H.: Mammary stimulation causes prolactin secretion in non-lactating women. Nature **238**, 284 (1972).

Kwa, H.G., De Jong-Bakker, M., Engelsman, E., Cleton, F.J.: Plasma prolactin in human breast cancer. Lancet **1974I**, 433.

Landgraf, R., Landgraf-Leurs, M.M.C., Weissmann, A., Hörl, R., von Werder, K., Scriba, P.C.: Prolactin: A diabetogenic Hormone. Diabetologia **13**, 99 (1977).

Li, C.H.: Chemistry of ovine prolactin. In: Handbook of Physiology, sect. 7, Endocrinology, vol. IV, The Pituitary Gland and its Neuroendocrine Control, part 2, p. 103. Washington DC: Amer. Physiol. Soc. 1974.

Li, C.H., Dixon, J.S., Lo, T.B., Pnakov, Y.A., Schmidt, K.D.: Amino-acid sequence of ovine lactogenic hormone. Nature (Lond.) **224**, 695 (1969).

Mancini, A.M., Guitelman, A., Vargas, C.A., Debeljuk, L., Aparicio, N.J.: Effect of sulpiride on serum prolactin levels in humans. J. Clin. Endocrinol. Metab. **42**, 181 (1976).

Manku, M.S., Horrobin, D.S., Burstyn, P.G.: Prolactin and ADH release. Lancet **1972I**, 1243.

Marcovitz, S., Friesen, H.: Regulation of prolactin secretion in man. Clin. Res. **19**, 773 (1971).

Meites, J., Lu, K.H., Wuttke, W., Welsch, C.W., Nagasawa, H., Quadri, S.K.: Recent studies on functions and control of prolactin secretion in rats. Rec. Progr. Horm. Res. **28**, 471 (1972).

Müller, E.E., Genazzani, A.R., Murru, S., Fioretti, P.: Effect of piribedil on plasma prolactin levels in women with puerperal or pathological hyperprolactinaemia. Acta endocr. (Kbh.) **86**, 33 (1977).

Musto, N., Hafiez, A.A., Bartke, A.: Prolactin increases 17-hydroxy-steroiddehydrogenase activity in the testes. Endocrinology **91**, 1106 (1972).

Nicoll, Ch.S.: Physiological actions of prolactin. In: Handbook of Physiology, sect. 7: Endocrinology, vol. IV, The Pituitary Gland and its Neuroendocrine Control, part 2. Washington DC: Amer. Physiol. Soc. 1974.

Nicoll, C.S., Bern, H.A.: On the actions of prolactin among the vertebrates: is there a common denominator? In: Lactogenic Hormones (G.E.W. Wolstenholme, J. Knight, eds.), p. 299. London: Churchill Livingstone 1972.

Noel, G.L., Suh, H.K., Frantz, A.G.: Prolactin release during nursing and breast stimulation in postpartum and nonpostpartum subjects. J. clin. Endocr. Metab. **38**, 413 (1974).

Pasteels, J.L., Robyn, C. (eds.): Human Prolactin. Proceedings of the Int. Symposium on Human Prolactin, Brussels, June 1973. Excerpta Med. (Amst.). New York: American Elsevier Publ. 1973.

Ramsey, D.H., Bern, H.A.: Stimulation by ovine prolactin of fluid transfer in everted sac of rat small intestine. J. Endocr. **53**, 453 (1972).

Ramirez, G., O'Neill, W.M., Jr., Bloomer, H.A., Jubiz, W.: Abnormalities in the regulation of prolactin in patients with chronic renal failure. J. Clin. Endocrinol. Metab. **45**, 658 (1977).

Reiter, R.J.: Changes in pituitary prolactin levels of female hamsters as a function of age. Photoperiods and pinealectomy. Acta endocr. (Kbh.) **79**, 43 (1975).

Rogol, A.D., Rosen, S.W.: Prolactin of apparent large molecular size: major immunoactive prolactin component in plasma of a patient with a pituitary tumor. J. clin. Endocr. Metab. **38**, 714 (1974).

Salih, H., Brander, W., Flax, H., Hobbs, J.R.: Prolactin dependence in human breast cancers. Lancet **1972II**, 1103.

Sherwood, L.M.: Human prolactin. New Engl. J. Med. **284**, 774 (1971).

Shome, B., Parlow, A.F.: Human pituitary prolactin (hPRL): the entire linear amino acid sequence. J. Clin. Endocrinol. **45**, 1112 (1977).

Smithline, F., Sherman, L., Kolodny, H.D.: Prolactin and breast carcinoma. New Engl. J. Med. **292**, 784 (1975).

Suh, H.K., Frantz, A.G.: Size heterogeneity of human prolactin in plasma and pituitary extracts. J. Clin. Endocr. Metab. **39**, 928 (1974).

Turkington, R.W.: Ectopic production of prolactin. New Engl. J. Med. **285**, 1455 (1971).

Turkington, R.W.: Molecular biological aspects of prolactin. In: Lactogenic Hormones. (G.E.W. Wolstenholme, J. Knight, eds.), p. 111. Edinburgh: Churchill Livingstone 1972.

Turkington, R.W.: Human prolactin. Amer. J. Med. **53**, 389 (1972).

Turkington, R.W., Underwood, L.E., Van Wyk, J.J.: Elevated serum prolactin levels after pituitary-stalk section in man. New Engl. J. Med **285**, 707 (1971).

Von Werder, K.: Wachstumshormone und Prolaction-Sekretion des Menschen. München-Berlin-Wien: Urban & Schwarzenberg 1975.

Wolstenholme, G.E.W., Knight, J. (eds.): Lactogenic Hormones. Edinburgh-London: Churchill Livingstone 1972.

Yen, S.S.C., Ehara, Y., Siler, T.M.: Augmentation of prolactin secretion by estrogen in hypogonadal women. J. clin. Invest. **53**, 652 (1974).

Zacur, H.A., Foster, G.V., Tyson, J.E.: Multifactorial regulation of prolactin secretion Lancet **1976I**, 410.

Wuchshormon

Übersichten

Mason, A.S.: Human growth hormone. London: Heinemann 1972.

Pecile, A., Müller, E.E.: Growth hormone and related peptides. Amsterdam: Excerpta Medica 1976.

Root, A.W.: Human pituitary growth hormone. American Lecture Series. Springfield Ill.: Thomas 1972.

Chemie, Immunologie, Abbau

Cameron, D.P., Burger, H.G., Catt, K.J., Doig, H.: Metabolic clearance rate of radio-iodinated human growth hormone in man. J. clin. Invest. **48**, 1600 (1969).

Gemzell, C.A., Li, C.H.: Estimation of growth hormone content in a single human pituitary. J. clin. Endocr. **18**, 146 (1958).

Glick, S.M., Roth, J., Yalow, R.S., Berson, S.A.: The regulation of growth hormone secretion. Recent Progr. Hormone Res. **21**, 241 (1965).

Goodman, H.M., Schwartz, J.: Growth hormone and lipid metabolism. In: Handbook of Physiology, sect. 7, Endocrinology, vol. IV: The Pituitary Gland and Its Neuroendocrine Control, part 2, p. 211. Washington DC: Amer. Physiol. Soc. 1974.

Goodman, A.D., Tanenbaum, R., Rabinowitz, D.: Existence of two forms of immunoreactive growth hormone in human plasma. J. clin. Endocr. **35**, 868 (1972).

Gorden, Ph., Hendricks, C.M., Roth, J.: Evidence for "big" and "little" components of human plasma growth hormone. J. clin. Endocr. **36**, 178 (1973).

Honda, Y., Takahashi, K., Takahashi, S., Azumi, K., Irie, M., Sakuma, M., Dsushima, T., Shizume, K.: Growth hormone secretion during nocturnal sleep in normal subjects. J. clin. Endocr. **29**, 20 (1969).

Laron, Z.: Immunological aspects of anterior pituitary hormones with special emphasis on growth hormone. In: Wachstumshormon und Wachstumsstörungen. Das Cushingsyndrom Hrsg. von E. Klein. Berlin-Heidelber-New York: Springer 1965.

Laron, Z., Pertzelan, A., Mannheimer, S., Goldmann, I., Guttmann, S.: Lack of placental transfer of human growth hormone. Acta endocr. (Kbh.) **53**, 687 (1966).

Li, C.H.: The chemistry of human pituitary growth hormone: 1956–1966. In: Pecile and Müller, Growth hormone. Amsterdam: Excerpta med. Found. 1968.

Li, C.H., Bewley, T.A.: Studies on the plasmin-modified HGH and its fragments. Internat. Symposium on Growth Hormone and Related Peptides 1975. Ricerca Scientifica ed Educazione Permanente, Suppl. **1** (1975).

Liu, W.K., Dixon, J.S.: Human pituitary growth hormone. XII. The aminoacid sequence of the hormone. J. Amer. chem. Soc. **88**, 2050 (1966).

Nelson, J.C., Kollar, D.J., Lewis, J.W.: Growth hormone secretion in pituitary disease. Arch. intern. Med. **133**, 459 (1974).

Niall, H.D., Hogan, M.L., Tregear, G.W., Segre, G.V., Hwang, P., Friesen, H.: The chemistry of growth hormone and the lactogenic hormones. Rec. Progr. Horm. Res. **29**, 387 (1973).

Parker, M.L., Utiger, R.D., Daughaday, W.H.: Studies on growth hormone. II. The physiological disposition and metabolic fate of human growth hormone in man. J. clin. Invest. **41**, 262 (1962).

Roos, P., Fevold, H.R., Gemzell, C.H.: Preparation of human growth hormone by, gel filtration. Biochim. biophys. Acta (Amst.) **74**, 525 (1963).

Skyler, J.S., Baumann, G., Chrambach, A.: A catalogue of isohormones of human growth hormone based on quantitative polyacrylamide gel electrophoresis. Acta endocr. (Kbh.) Suppl. **211**, 1976.

Spellacy, W.N., Carlson, K.L., Schade, S.L.: Human growth hormone levels in normal subjects receiving an oral contraceptive. J. Amer. med. Ass. **202**, 451 (1967).

Stachura, M.E., Frohman, L.A.: Large growth hormone. Evidence for the association of growth hormone with another protein moiety in the rat pituitary. Endocrinology **92**, 1708 (1973).

Taylor, A.L.: Metabolic clearance and production rates of human growth hormone. J. clin. Invest. **48**, 2349 (1969).

Wilhelmi, A.E.: Chemistry of growth hormone. In: Handbook of Physiology, sect. 7, Endocrinology, vol. IV: The Pituitary Gland and Its Neuroendocrine Control, part 2, p. 59. Washington DC: Amer. Physiol. Soc. 1974.

Wright, D.R., Goodman, A.D., Trimble, K.D.: Studies on "big" growth hormone from human plasma and pituitary. J. clin. Invest. **54**, 1064 (1974).

Dem Wuchshormon verwandte Substanzen

Anselmino, K.J., Hoffmann, F.: Über das Fettstoffwechselhormon des Hypophysenvorderlappens (Lipotropin) und seine Bedeutung für die Fettumsetzung unter physiologischen und pathologischen Bedingungen. Dtsch. med. Wschr. **90**, 1697 (1965).

Chalmers, T.M., Pawan, G.L.S., Kerwick, A.: Fat-mobilising and ketogenic activity of urine extracts: relation to corticotrophin and growth hormone. Lancet **1960II**, 6.

Furth, J., Chrétien, M., Lis, M., Bélanger, A., Moy, P., Grauman, J.: Multipotent lipotropic hormones. In search of a pituitary cell producing multipotent LPH. Arch. Path. **99**, 572 (1975).

Nadler, A.C., Sonenberg, M., New, M.I., Free, C.A.: Growth' hormone activity in man with components of tryptic digests of bovine growth hormone. Metabolism **16**, 830 (1967).

Rudman, D.: The adipokinetic property of hypophyseal peptides. Ergebn. Physiol. **56**, 297 (1965).

Schwandt, P.: Die Lipotropine. Klin. Wschr. **52**, 153 (1974).

Steelman, S.L., Glitzer, M.S., Ostlind, D.A., Mueller, J.F.: Biological properties of the growth hormone-like factor from the plerocercoid of Spirometra mansonides. Rec. Progr. Horm. Res. **27**, 97 (1971).

Trygstad, O.: The lipid-mobilizing effect of some pituitary gland preparations. Acta endocr. (Kbh.) **56**, 626 (1967); **57**, 81 (1968).

Über andere Wachstumsfaktoren siehe S. 134 u. Kap. XIII, S. 702, über Lipotropin Kap. VII, S. 297.

Physiologie

Wirkung auf Eiweiß-Stoffwechsel

Cater, D.B., Holmes, B.E., Mee, L.K.: The effect of growth hormone upon cell division and nucleic acid synthesis in the regenerating liver of the rat. Biochem. J. **66**, 482 (1957).

Daughaday, W.H., Kipnis, D.M.: The growth-promoting and anti-insulin actions of somatotropin. Recent Progr. Hormone Res. **22**, 49 (1966).

Engel, F.L., Kostyo, J.L.: Metabolic actions of pituitary hormones. In: The hormones, vol. V. ed. by Pincus, Thimann and Ashwood. New York-London: Academic Press 1964.

Hjalmarson, A.: Analysis of the biphasic action of growth hormone in vitro on the rat diaphragm. Acta endocr. (Kbh.), **126**, zu Bd. 57 (1968).

Hjalmarson, A.: Sensitivity of the rat diaphragm to growth hormone. Acta endocr. (Kbh.), Suppl. **126**, zu Bd. 57 (1968).

Hjalmarson, A.: Temporal relationship of the growth hormone effects on amino acid transport and protein synthesis in isolated rat diaphragm. Acta endocr. (Kbh.), Suppl. **126**, zu Bd. 57 (1968).

Jefferson, L.S., Korner, A.: A direct effect of growth hormone on the incorporation of precursors into proteins and nucleic acids of perfused rat liver. Bichochem. J. **104**, 826 (1967).

Korner, A.: Growth hormone control of biosynthesis of protein and ribonucleic acid. Recent Progr. Hormone Res. **21**, 205 (1965).

Korner, A.: Anabolic action of growth hormone. Ann. N.Y. Acad. Sci. **148**, 408 (1968).

Korner, A.: Growth hormone control of protein synthesis. In: Pecile and Müller, Growth hormone. Amsterdam: Excerpta med. Found. 1968.

Talwar, G.P., Gupta, S.L.: Effect of growth hormone on ribonucleic acid metabolism. Biochem. J. **91**, 565 (1964).

Talwar, G.P., Pandian, M.R., Kumar, N., Hanjan, S.N.S., Saxena, R.K., Krishnaraj, R., Gupta, S.L.: Mechanism of action of pituitary growth hormone. Rec. Progr. Horm. Res. **31**, 141 (1975).

Wirkung auf Kohlehydrat- und Fettstoffwechsel

Fain, J.N., Kovacev, V.P., Scow, R.O.: Effect of growth hormone and dexamethasone on lypolysis and metabolism in isolated fat cells of the rat. J. biol. Chem. **240**, 3522 (1965).

Goodman, H.M.: Early and late effect of growth hormone on the metabolism of glucose in adipose tissue. Endocrinology **76**, 1134 (1965).

Hjalmarson, A.: Influence of growth hormone on the sensitivity of rat diaphragm to insulin. Acta endocr. (Kbh.), Suppl. **126**, zu Bd. 57 (1968).

Ikkos, D., Luft, R.: Effects of short term administration of large doses of human growth hormone on carbohydrate metabolism in adult non-diabetic, hypophysectomized women: studies with C^{14} labelled glucose. Acta endocr. (Kbh.) **39**, 567 (1962).

Ikkos, D., Luft, R., Gemzell, C.A., Almquist, S.: Effect of human growth hormone on glucose tolerance and some intermediary metabolites in man. Acta endocr. (Kbh.) **39**, 547 (1962).

Li, C.H., Tanaka, A., Pickering, B.T.: Human pituitary growth hormone. VII. in vitro lipolytic activity. Acta endocr. (Kbh.), Suppl. **90**, 155 (1964).

Lundbaek, K., Malmross, R., Andersen, H.C., Rasmussen, J.H., Bruntse, E., Madesen, P.H., Jensen, V.A.: Hypophysectomy for diabetic angiopathy, a controlled clinical trial. Suppl. to Proc of VIth Congr. Internat. Diabetes Fed. Amsterdam: Excerpta Medica 1969.

Raben, M.S.: Growth hormone. New Engl. J. Med. **266**, 31 (1962).

Rabinowitz, D., Klassen, G.A., Zierler, K.I.: Effect of human growth hormone on muscle and adipose tissue metabolism in the forearm of man. J. clin. Invest. **44**, 51 (1965).

Randle, P.J., Garland, P.B., Hales, C.H., Newsholme, E.A.: The glucose fatty acid cycle and diabetes mellitus. Ciba Found. Coll. Endocr. **15**, 192 (1964).

Talwar, G.P., Pandian, M.R., Kumar, N., Hanjan, S.N.S., Saxena, R.K., Krishnaraj, R., Gupta, S.L.: Mechanism of action of pituitary growth hormone. Rec. Progr. Horm. Res. **31**, 141 (1975).

Wirkung auf Gesamtstoffwechsel und Beziehung zum Diabetes mellitus

Bergenstall, D.M., Lipsett, M.B.: Metabolic effects of human growth hormone and growth hormone of other species in man. J. clin. Endocr. **20**, 1427 (1960).

Bert, P.: Présence du sucre dans l'urine après accouchement chez une chèvre privée des mamelles. C.R. Soc. biol. (Paris) **7**, 193 (1883).

Cahill, G.F., Jr., Herrera, M.G., Morgan, A.P., Soeldner, J.S., Steinke, J., Levy, P.L., Reichard, G.A., Jr. Kipnis, D.M.: Hormone-fuel interrelationships during fasting. J. clin. Invest. **45**, 1751 (1966).

Levine, R., Luft, R.: The relation between the growth and diabetogenic effects of the so-called growth hormone of the anterior piruitary. Diabetes **13**, 651 (1964).

Luft, R.: The so-called growth hormone of the anterior pituitary. Acta med. scand., Suppl. **445** zu 179 (1966).

Luft, R., Cerasi, E.: Humanes Wachstumshormon und Diabetes. In: Wachstumshormon und Wachstumsstörungen. Das Cushing-Syndrom. Hrsg. von E. Klein. Berlin-Heidelberg-New York: Springer 1965.

Luft, R., Guillemin, R.: Growth hormone and diabetes in man. Old concepts-new implications. Diabetes **23**, 783 (1974).

Luft, R., Guillemin, R., Hamberger, C.A.: Studies on the pathogenesis of Diabetes in acromegaly. Acta endocr. (Kbh.) **50**, 607 (1967).

Mitchell, M.L., Raben, M.S., Ernesti, M.: Use of growth hormone as a diabetic stimulus in man. Diabetes **19**, 196 (1970).

Powell, E.D.U., Frantz, A.G., Rabkin, M.T., Field, R.A.: Growth hormone in relation to diabetic retinopathy. New Engl. J. Med. **275**, 922 (1966).

Raben, M.S.: Growth hormone. Diabetes **14**, 374 (1965).

Rabinowitz, D., Merimee, T.J., Burgess, J.A.: Growth hormone-insulin interaction. Diabetes **15**, 905 (1966).

Russel, J.A.: Effects of growth hormone on protein and carbohydrate metabolism. Amer. J. clin. Nutr. **5**, 404 (1957).

Zierler, K.L., Rabinowitz, D.: Roles of insulin and Growth hormone, based on studies of forearm metabolism in man. Medicine (Baltimore) **42**, 385 (1963).

Wirkung auf Elektrolyt- und Wasserhaushalt

Biglieri, E.G., Watlington, Ch.O., Forsham, P.H.: Sodium retention with human growth hormone and its subfractions. J. clin. Endocr. **21**, 361 (1961).

Corvilain, J., Abramow, M.: Some effects of human growth hormone on renal hemodynamics and on tubular phosphate transport in man. J. clin. Invest. **41**, 1230 (1962).

Fraser, R., Harrison, M.: The effect of growth hormone on urinary calcium excretion. Ciba Found. Coll. Endocr. **13**, 135 (1960).

Wirkung auf andere endokrine Drüsen

Adamson, U., Cerasi, E.: Acute suppressive effect of human growth hormone on basal insulin secretion in man. Acta endocr. (Kbh.) **79**, 474 (1975).

Biglieri, E.G., Watlington, Ch. O., Forsham, P.H.: Sodium retention with human growth hormone and its subfractions. J. clin. Endocr. **21**, 361 (1961).

Finkelstein, J.W., Kowarski, A., Spaulding, J.S., Migeon, C.J.: Effect of various preparations of human growth hormone on aldosterone secretion rate of hypopituitary dwarfs. Amer. J. Med. **38**, 517 (1965).

Fraser, R., Harrison, M.: The effect of growth hormone on urinary calcium excretion. Ciba Fount. Coll. Endocr. **13**, 135 (1960).

Ross, E.J., van Hoff, Crabbé, W.J., Thorn, G.W.: Aldosterone excretion in hypopituitarism and after hypophysectomy in man. Amer. J. Med. **28**, 229 (1960).

Zahnd, G.R., Steinke, J., Renold, A.E.: Early metabolic effects of human growth hormone. Proc. Soc. exp. Biol. (N.Y.) **105**, 455 (1960).

Wirkung auf die Niere

Astarabadi, T.: The effect of growth and lactogenic hormones on renal compensatory hypertrophy in hypophysectomized rats. Quart. J. exp. Physiol. **48**, 85 (1963).

Corvilain, J., Abramow, M.: Some effects of human growth hormone on renal hemodynamics and on tubular phosphate transport in man. J. clin. Invest. **41**, 1230 (1962).

Wirkung von Prolactin und Wuchshormon auf Tumorwachstum

Benjamin, F., Carper, D.J., Sherman, L., Kolodny, H.D.: Growth hormone secretion in patients with endometrial carcinoma. New Engl. J. Med. **281**, 1448 (1969).

Boyns, A.R., Griffiths, K. (eds.): Prolactin and carcinogenesis. Cardiff: Alpha Omega Alpha Publishing College Buildings 1972.

Henneman, P.H.: Discussion to Raben, M.S., Human growth hormone. Recent Progr. Hormone Res. **15**, 109 (1959).

Miraud, E.A., Hoffman, J.G.: Effect of pituitary growth hormone on transplantable mouse tumors. Proc. Soc. exp. Biol. (N.Y.) **95**, 819 (1957).

Mustacchi, P., Skimkin, M.B.: Occurrence of cancer in acromegaly and in hypopituitarism. Cancer (Philad.) **10**, 100 (1957).

Noble, R.L.: Tumors and hormones. In: The Hormones, vol. V., ed. by Pincus, Thimann and Astwood. New York-London: Academic Press 1964.

Salih, F., Flax, H., Brander, W., Hobbs, J.R.: Prolactin dependence in human breast cancers. Lancet **1972 II**, 1103.

Regulation der Wuchshormonsekretion und Wechselwirkung zwischen Wuchshormon und anderen Hormonen

Abrams, R.L., Parker, M.L., Blanco, S., Reichlin, S., Daughaday, W.H.: Hypothalamic regulation of growth hormone secretion. Endocrinology **78**, 605 (1966).

Blackard, G., Heidingsfelder, S.A.: Adrenergic receptor control mechanism for growth hormone secretion. J. clin. Invest. **47**, 1407 (1968).

Blichert-Toft, M.: Secretion of corticotrophin and somatotrophin by the senescent adenohypophysis in man. Acta endocr. (Kbh.) Suppl. **195**, 5 (1975).

Buckler, J.M.H.: Relationship between changes in plasma growth hormone levels and body temperature occurring with exercise in man. Biomedicine **19**, 193 (1973).

Fajans, S.A., Floyd, J.C., Jr., Knopf, R.F. Conn, J.W.: Effect of amino acids and proteins on insulin secretion in men. Recent Progr. Hormone Res. **24**, 617 (1967).

Frantz, A.G., Rabkin, M.T.: Human growth hormone. Clinical measurement, response to hypoglycemia and suppression by corticosteroids. New Engl. J. Med **271**, 1375 (1964).

Frantz, A.G., Rabkin, M.T.: Effects of estrogen and sex difference on secretion of human growth hormone. J. clin. Endocr. **25**, 1470 (1965).

Gagliardino, J.J., Bailey, J.D., Martin, J.M.: Effect of vasopressin on serum levels of human growth hormone. Lancet **1967 I**, 1357.

Gagliardino, J.J., Martin, J.M.: Stimulation of growth hormone secretion in monkeys by adrenalin, pitressin and adenosine-3′5′-cyclic monophosphoric acid (3′5′-AMP). Acta endocr. (Kbh.) **59**, 390 (1968).

Glick, S.M., Goldshmith, S.: The physiology of growth hormone secretion. In: Pecile and Müller, Growth hormone. Amsterdam: Excerpta med. Found. 1968.

Glick, S.M., Roth, J., Yalow, R.S., Berson, S.A.: The regulation of growth hormone secretion. Recent Progr. Hormone Res. **21**, 241 (1965).

Greenwood, F.C., Landon, J.: Growth hormone secretion in response to stress. Nature (Lond.) **210**, 540 (1966).

Hunter, W.M., Fouseka, C.C., Passmore, R.: Growth hormone: important role of muscular exercise in adults. Science **150**, 1051 (1965).

Illig, R., Prader, A.: Effect of testosterone on growth hormone secretion in patients with anorchia and delayed puberty. J. clin. Endocr. **30**, 615 (1970).

Imura, H., Kato, Y., Ikeda, M., Morimoto, M., Yavata, M., Fukase, M.: Increased plasma levels of growth hormone during infusion of propanolol. J. clin. Endocr. **28**, 1079 (1968).

Iwatsubo, H., Omori, K., Okada, Y., Fukuchi, M., Miyai, K., Abe, H., Kumahara, Y.: Human growth hormone secretion in primary hypothyroidism before and after treatment. J. clin. Endocr. **27**, 1751 (1967).

Katz, H.P., Youlton, R., Kaplan, S.L., Grumbach, M.M.: Growth and growth hormone. III. Growth hormone relase in children with primary hypothyroidism and thyrotoxicosis. J. clin. Endocr. **29**, 346 (1969).

Knopf, R.F., Conn, J.W., Fajans, S.S., Floyd, J.C., Guntsche, E.M., Rull, J.A.: Plasma growth hormone response to intravenous administration of amino acids. J. clin. Endocr. **25**, 1140 (1965).

Kowarski, A., Thompson, R.G., Migeon, C.J., Blizzard, R.M.: Determination of integrated plasma concentrations and true secretion rates of human growth hormone. J. clin. Endocr. **32**, 356 (1971).

Martin, J.B.: Neural regulation of growth hormone secretion. New Engl. J. Med. **288**, 1384 (1973).

Martin, L.G., Clark, J.W., Connor, T.B.: Growth hormone secretion enhanced by androgens. J. clin. Endocr. **28**, 425 (1968).

McCann, S.M., Porter, J.C.: Hypothalamic pituitary stimulating and inhibiting hormones: Physiol. Rev. **40**, 240 (1969).

Mendelson, W.B., Jacobs, L.S., Reichman, J.D., Othmer, E., Cryer, Ph.E., Trivedi, B., Daughaday, W.H.: Methysergide. Suppression of sleep-related prolactin secretion and enhancement of sleep-related growth hormone secretion. J. clin. Invest. **56**, 690 (1975).

Merimee, T.J., Burgess, J.A., Rabinowitz, D.: Sex determined variation in serum insulin and growth hormone response to amino acid stimulation. J. clin. Endocr. **26**, 791 (1966).

Merimee, T.J., Rabinowitz, D., Riggs, L., Burgess, J.A., Rimoin, D.L., McKusick, V.A.: Plasma growth hormone after Arginine infusion. New Engl. J. Med. **276**, 434 (1967).

Mitchell, M.L., Byrne, M.J., Silver, J.: Growth hormone release by glucagon. Lancet **1969 I**, 289.

Pecile, A., Müller, E.: Suppressive action of corticosteroids on the secretion of growth hormone. J. Endocr. **36**, 401 (1966).

Quabbe, H.J., Schilling, E., Helge, H.: Pattern of growth hormone secretion during a 24-hour fast in normal adults. J. clin. Endocr. **26**, 1173 (1966).

Rabinowitz, D., Merimee, T.J., Burgess, J.A., Riggs, L.: Growth hormone and insulin after arginine: indifference to hyperglycemia and epinephrine. J. clin. Endocr. **26**, 1170 (1966).

Reichlin, S.: Regulation of somatotrophic hormone secretion. In: Handbook of Physiology, sect. 7, Endocrinology, vol. IV: The Pituitary Gland and Its Neuroendocrine Control, part 2, p. 405. Washington DC: Amer. Physiol. Soc. 1974.

Roth, J., Glick, S.M., Cuatrecasas, P., Hollander, Ch.S.: Acromegaly and other disorders of growth hormone secretion. Ann. intern. Med. **66**, 760 (1967).

Schally, A.V., Arimura, A., Bowers, C.Y., Kastin, A.J., Sawano, S., Redding, T.W.: Hypothalamic neurohormones regulating anterior pituitary function. Recent Progr. Hormone Res. **24**, 497 (1968).

Smythe, G.A., Lazarus, L.: Suppression of human growth hormone secretion by melatonin and cyproheptadine. J. clin. Invest. **54**, 116 (1974).

Soyka, L.F., Crawford, J.D.: Antagonism by cortisone of the linear growth induced in hypopituitary patients and hypophysectomized rats by human growth hormone. J. clin. Endocr. **25**, 469 (1965).

Stiel, J.N., Island, D.P., Liddle, G.W.: Effect of glucocorticoids on plasma growth hormone in man. Metabolism **19**, 158 (1970).

Vinik, A., Pimstone, B., Buchanan-Lee, B.: Impairment of hyperglycemia-induced growth hormone suppression in hyperthyroidism. J. clin. Endocr. **28**, 1534 (1968)

Von Werder, K.: Wachstumshormone und Prolactin-Sekretion des Menschen. München-Berlin-Wien: Urban & Schwarzenberg 1975.

Weber, B., Helge, H., Quabbe, H.-J.: Glucagon-induced growth hormone release in children. Acta endocr. (Kbh.) **65**, 323 (1970).

Zachmann, M., Aynsley-Green, A., Prader, A.: Interrelation of the effect of growth hormone and testosterone in hypopituitarism. Internat. Symposium on Growth Hormone and Related Peptides 1975. Ricerca Scientifica ed Educazione Permanente, Suppl. **1**, 1975.

Zachmann, M., Prader, A.: Interactions of growth hormone with other hormones. In: Human Growth Hormone (A. Stuart Mason, ed.). London: Heinemann 1972.

Zahnd, G.R., Nadeau, A., von Mühlendahl, K.E.: Effect of corticotrophin on plasma levels of human growth hormone. Lancet **1969 II**, 1278.

Ätiologie, Pathogenese, pathologische Anatomie und Klinik der Hypophyseninsuffizienz

Aguiló, F., Vega, L.A., Haddock, L., Rodriguez, O.: Diabetes insipidus-Syndrome in Hypopituitarism of pregnancy. Acta endocr. (Kbh.), Suppl. 137 zu Vol. 60, 1969.

Arsdel, P.P. van, Jr., Williams, R.H.: Simond's disease. Evaluation of certain laboratory tests used in diagnosis. Amer. J. Med. **20**, 4 (1956).

Aubry, R.H., Nankin, H.R., Moses, A.M., Streeten, D.H.P.: Measurement of the osmotic threshold for vasopressin release in human subjects and its modification by cortisol. J. clin. Endocr. **25**, 1481 (1965).

Bethune, J.E., Nelson, D.H.: Hyponatremia in hypopituitarism. New Engl. J. Med. **272**, 771 (1965).

Bleuler, M.: Endokrine Psychiatrie. Aus: Psychiatrie der Gegenwart, Bd. I/13. Berlin-Göttingen-Heidelberg-New York: Springer 1964.

Brennan, C.F.R., Malone, G.S., Weaver, J.A.: Pituitary necrosis in diabetes mellitus. Lancet **1956 II**, 12.

Brunner, H.E., Labhart, A.: Das Koma bei Hypophyseninsuffizienz. Differentialdiagnose und Behandlung. Internist (Berl.) **6**, 406 (1965).

Egloff, B., Fischbacher, W., Goumoëns, E.v.: Lymphomatöse Hypophysitis mit Hypophyseninsuffizienz. Schweiz. med. Wschr. **99**, 1499 (1969).

Engström, W.W.: Reappearance of menstruation and gonadotropins with treatment of secondary and adrenocortical failure in Sheehan's syndrome. J. clin. Endocr. **21**, 1007 (1961).

Epstein, S., Pimstone, B.L., Villiers, J.C., De, Jackson, W.P.U.: Pituitary apoplexy in five patients with pituitary tumors. Brit. med. J. **1971 II**, 267.

Escamilla, R.F., Lisser, H.: Simmonds disease. A clinical study with review of the literature. Differentiation from anorexia nervosa by statistical analysis of 595 cases, 101 of which were proved pathologically. J. clin. Endocr. **2**, 65 (1942).

Evans, H.W.: Sheehan's Syndrome with diabetes insipidus. Amer. J. Med. **28**, 648 (1960).

Falkheden, T.: Renal function following hypophysectomy in man. Acta endocr. (Kbh.) **42**, 571 (1963).

Falkheden, T., Wickbom, J.: Renal function and kidney size following hypophysectomy in man. Acta endocr. (Kbh.) **48**, 348 (1965).

Fuks, Z., Glatstein, E., Marsa, G.W., Bagshaw, M.A., Kaplan, H.S.: Long-term effects of external radiation on the pituitary and thyroid glands. Cancer **37**, 1152 (1976).

Gastineau, C.F., Frethem, A.A., Svien, H.J., Magid, G.A., Kearns, Th.P.: Hyponatremia after section of pituitary stalk for diabetic retinopathy. Proc. Mayo Clin. **42**, 400 (1967).

Goudie, R.B., Pinkerton, P.H.: Anterior hypophysitis and Hashimoto's disease in a young woman. J. Path. Bact. **83**, 584 (1962).

Hume, R., Roberts, G.H.: Hypophysitis and Hypopituitarism: Report of a case. Brit. med. J. **1967 II**, 548.

Kerkhoven, P.: Hypophysenvorderlappennekrose bei Verbrennungsschock. Schweiz. med. Wschr. **85**, 1066 (1965).

Kind, H.: Die Psychiatrie der Hypophyseninsuffizienz speziell der Simmondschen Krankheit. Fortschr. Neurol. Psychiat. **26**, 501 (1958).

Kind, H., Morf, J.: Das endokrine Psychosyndrom im Langzeitverlauf I. Langfristige Katamnesen von Kranken mit Hypophysenvorderlappeninsuffizienz. Arch. Psychiat. Nervenkr. **224**, 39 (1977).

Kovacs, K.: Pituitary necrosis in diabetes mellitus. Acta diabetol. latina **9**, 958 (1972).

Lindqvist, G.: Mental changes after transsphenoidal hypophysectomy. Acta psychiatr. scand., Suppl. **190**, zu Bd. 42 (1966).

Luft, R., Olivecrona, H., Euler, U.v., Ikkos, D., Ljunggren, H., Nilson, L.B., Sekkenes, J., Sjögren, B., Waschewsky, H.J.: Die endokrinen Insuffizienzen nach der Hypophysektomie beim Menschen. Helv. med. Acta **22**, 338 (1955).

Martin, J.E., MacDonald, P.C., Kaplan, N.M.: Successful pregnancy in a patient with Sheehan's Syndrome. New Engl. J. Med. **282**, 425 (1970).

Meador, C.K., Worrell, J.L.: The sella turcica in postpartum pituitary necrosis (Sheehan's Syndrome). Ann. intern. Med. **65**, 259 (1966).

Plaut, A.: Pituitary necrosis in routine necropsies. Amer. J. Path. **28**, 883 (1952).

Purnell, D.C., Randall, R.V., Rynearson, E.H.: Post partum pituitary insufficiency (Sheehan's Syndrome). Review of 18 cases. Proc. Mayo Clin. **39**, 321 (1964).

Rabkin, M.T., Frantz, A.G.: Hypopituitarism: a study of growth hormone and other endocrine functions. Ann. intern. Med. **64**, 1197 (1966).

Randall, R.E., Jr., Spong, F.W.: Calcification of auricular cartilage in a patient with hypopituitarism. New Engl. J. Med. **269**, 1135 (1963).

Ross, E.J., van't Hoff, N., Crabbé, J., Thorn, G.W.: Aldosterone excretion in hypopituitarism and after hypophysectomy in man. Amer. J. Med. **28**, 229 (1960).

Schalch, D.S., Burday, S.Z.: Antepartum pituitary insufficiency in diabetes mellitus. Ann. intern. Med. **74**, 357 (1971).

Schneeberg, N.G., Perloff, W.H., Israel, S.L.: Incidence of unsuspected Sheehans syndrome. J. Amer. med. Ass, **172**, 20 (1960).

Schüpbach, A.: Postpartuales Myxödem und Simmondssche Krankheit. Schweiz. med. Wschr. **81**, 610 (1951).

Sheehan, H.L.: Post-partum necrosis of the anterior pituitary. Irish J. med. Sci. **6**, 125 (1948).

Sheehan, H.L.: Incidence of post partum hypopituitarism. Amer. J. Obst. & Gynec. **68**, 202 (1954).

Sheehan, H.L.: The repair of post-partum necrosis of the anterior lobe of the pituitary gland. Acta endocr. (Kbh.) **48**, 40 (1965).

Sheehan, H.L.: Der Hypothalamus beim Post-partum-Hypopituitarismus. J. Neuro-Visceral Relations, Suppl. **X**, 677 (1971).

Sheehan, H.L., Davis, J.C.: Pituitary necrosis. Brit. med. Bull. **24**, 59 (1968).

Sheehan, H.L., Stanfield, J.P.: The pathogenesis of post partum necrosis of the anterior lobe of the pituitary gland. Acta endocr. (Kbh.) **37**, 479 (1961).

Sheehan, H.L., Summers, V.K.: The syndrome of hypopituitarism. Quart. J. Med., N.S. **18**, 319 (1949).

Sheehan, H.L., Whitehead, R.: The neurohypophysis in postpartum hypopituitarism. J. Path. Bact. **85**, 145 (1963).

Simmonds, M.: Über Hypophysisschwund mit tödlichem Ausgang. Dtsch. med. Wschr. **7**, 322 (1914).

Wiesendanger, M.: Über die Häufigkeit der postpartualen Hypophysenvorderlappeninsuffizienz (Sheehan-Syndrom). Diss. Zürich 1959.

Partielle Hypophyseninsuffizienz

Arvanitakis, C., Knouss, R.F.: Selective hypopituitarism: impaired cell-mediated immunity and chronic mucocutaneous candidiasis. J. Amer. med. Ass. **225**, 1492 (1973).

Dayer-Haenni, A.: Les insuffisances hypophysaires partielles. Praxis **48**, 333, 361 (1959).

Goldman, J.K., Cahill, G.F., Jr., Thorn, G.W.: Gigantism with hypopituitarism. Amer. J. Med. **34**, 407 (1963).

Oberdisse, K.: Die partielle Vorderlappeninsuffizienz. 4. Sympos. der Dtsch. Ges. für Endocrinol. Berlin: Springer 1957.

Odell, W.D.: Isolated deficiences of anterior pituitary hormones. J. Amer. med. Ass. **197**, 1006 (1966).

Odell, W.D., Green, G.M., Williams, R.H.: Hypoadrenotropism: the isolated deficiency of adrenotropic hormone. J. clin. Endocr. **20**, 1017 (1960).

Perkoff, G.T., Eik-Nes, K., Carnes, N.W., Tyler, F.H.: Selective hypopituitarism with deficiency of anterior pituitary basophils: a case report.J. clin. Endocr. **20**, 1269 (1960).

Sarver, M.E., Sabeh, G., Fetterman, G.H., Wald, N., Danowski, T.S.: Fractional hypopituitarism with giantism and normal sella turcica. New Engl. J. Med. **271**, 1286 (1964).

Turkington, R.W.: Phenothiazine test for pituitary prolactin reserve: The syndrome of isolated deficiency of prolactin secretion. J. clin. Endocr. **34**, 193 (1972).

Besondere Formen der Hypophysenvorderlappeninsuffizienz, Syndrom der leeren Sella

Bar, R.S., Mazzaferri, E.L., Malarkey, W.B.: Primary empty sella, galactorrhea, hyperprolactinemia and renal tubular acidosis. Amer. J. Med. **59**, 863 (1975).

Bauer, H.C.: Endocrine and other clinical manifestations of hypothalamic disease. A survey of 60 cases with autopsies. J. clin. Endocr. **14**, 13 (1954).

Birzis, L., Carter, C.H., Maren, T.H.: Effect of azetazolamide on CSF pressure and elektrolytes in hydrocephalus. Neurology (Minneap.) **8**, 522 (1958).

Brisman, R., Hughes, J.E.O., Holub, D.A.: Endocrine function in nineteen patients with empty sella syndrome. J. Clin. Endocr. **34**, 570 (1972).

Caplan, R.H., Dobben, G.D.: Endocrine studies in patients with "empty sella syndrome". Arch. intern. Med. **123**, 611 (1969).

Hedinger, Chr., Hürzeler, D.: Hypopituitarismus bei Dystophie des Hypophysenhinterlappens. Acta endocr. (Kbh.) **14**, 170 (1953).

Hume, R., Roberts, G.H.: Hypophysitis and Hypopituitarism: report of a case. Brit. med. J. **1967 I**, 548.

Kaufman, B.: "Empty" sella turcica: Manifestation of the intrasellar subarachnoid space. Radiology **90**, 931 (1968).

Krayenbühl, H., Zollinger, H.U.: Malignes metastasierendes Pinealocytom mit dem klinischen Bild der Dystrophia adiposo-genitalis. Schweiz. Arch. Neurol. **51**, 77 (1943).

Leading article: The "empty" sella. Brit. med. J. **1970 II**, 679.

Lundberg, P.O., Gemzell, C.: Dysplasia of the sella turcica: clinical and laboratory investigations in three cases. Acta endocr. (Kbh.) **52**, 478 (1966).

Neelon, F.A., Goree, J.A., Lebovitz, H.E.: The primary empty sella: Clinical and radiographic characteristics and endocrine function. Medicine **52**, 73 (1973).

Nowakowski, H.: Über die endokrine Symptomatik bei Erkrankungen des Hypothalamus. Verh. dtsch. Ges. inn. Med. **61**, 49 (1955).

Obrador, S.: The empty sella and some related syndromes. J. Neurosurg. **36**, 162 (1972).

Olson, D.R., Guiot, G., Derome, P.: The symptomatic emty sella. J. Neurosurg. **37**, 533 (1972).

Priesel, A.: Über die Dystopie der Neurohypophyse. Virchows Arch. path. Anat **266**, 407 (1927).

Schaison, G., Metzger, J.: The primary empty sella. An endocrine study on 12 cases. Acta endocr. **83**, 483 (1976).

Weisberg, L.A., Zimmerman, E.A., Frantz, A.G.: Diagnosis and evaluation of patients with an enlarged sella turcica. Amer. J. Med. **61**, 590 (1976).

Hypophysärer Minderwuchs

Aynsley-Green, A., Zachmann, M., Prader, A.: Interrelation of therapeutic effects of growth hormone and testosterone on growth in hypopituitarism. J. Pediat. **89**, 992 (1976).

Brasel, J.A., Wright, J.C., Wilkins, L., Blizzard, R.M.: An evaluation of seventy-five patients with hypopituitarism beginning in childhood. Amer. J. Med. **38**, 484 (1965).

Brook, C.G.D., Sanders, M.D., Hoare, R.D.: Septo-optic dysplasia. Brit. med. J. **1972 III**, 811.

Butenandt, O.: Humanes Wachstumshormon. Bücherei des Pädiaters, Heft 72. Stuttgart: Enke 1974.

Costom, B.H., Grumbach, M.M., Kaplan, S.L.: Effect of thyrotropin-releasing factor on serum thyroid-stimulating hormone. An approach to distinguishing hypothalamic from pituitary forms of idiopathic hypopituitary dwarfism. J. clin. Invest. **50**, 2219 (1971).

Gardner, L.I.: Deprivation dwarfism. Sci. Amer. **227**, 76 (1972).

Goodman, H.G., Grumbach, M.M., Kaplan, S.L.: Isolated growth-hormone and multiple pituitary-hormone deficiencies. New Engl. J. Med. **278**, 57 (1968).

Illig, R., Zachmann, M., Prader, A.: Menschliches Wachstumshormon. Klin. Wschr. **47**, 117 (1969).

Jenkins, J.S., Gilbert, G.J., Ang, V.: Hypothalamic-pituitary function in patients with craniopharyngiomas. J. clin. Endocr. **43**, 394 (1976).

Joss, E.E.: Growth hormone deficiency in childhood. Evaluation of Diagnostic Procedures. Monographs in Paediatrics. **5** (1975).

Laron, Z., Pertzelan, A., Karp, M.: Pituitary dwarfism with high serum levels of growth hormone. Israel J. med. Sci. **4**, 883 (1968).

Odell, W.D.: Isolated deficiencies of anterior pituitary hormones. Symptoms and diagnosis. J. Amer. med. Ass. **197**, 1006 (1966).

Pecile, A., Müller, E.E. eds.: Growth hormone and related peptides. Proceedings of the 3rd International Symposium, Milan, September, 17–20 (1975). International Congress Series, Vol. 381 (1976).

Pimstone, B., Becker, D., Kernoff, L.: Growth and growth hormone in protein calorie malnutrition. S. Afr. med. J. **46**, 2102 (1972).

Pochedly, C., Collipp, P.J., Wolman, S.R., Suwansirikul, S., Rezvani, I.: Fanconi's anemia with growth hormone deficiency. J. Pediat. **79**, 93 (1971).

Prader, A., Zachmann, M., Poley, J.R., Illig, R.: The metabolic effect of a small uniform dose of human growth hormone in hypopituitary dwarfs and in control children. I. Nitrogen, α-amino-N., creatine-creatinine and calcium excretion and serum urea-N, α-amine-N, inorganic phosphorus and alkaline phosphatase. Acta endocr. (Kbh.) **57**, 115 (1968).

Prader, A., Zachmann, M., Poley, J.R., Illig, R., Széky, J.: Long-term treatment with human growth hormone (Raben) in small doses. Evaluation of 18 hypopituitary patients. Helv. paediat. Acta **22**, 423 (1967).

Rimoin, D.L., Merimée, T.J., McKusick, V.A.: Growth hormone deficiency in man: An isolated, recessively inherited defect. Science **152**, 1635 (1966).

Stuart-Mason, A.: Human Growth Hormone. London: Heinemann 1972.

Tanner, J.M., Whitehouse, R.H., Hughes, P.C.R., Vince, F.P.: Effect of human growth hormone treatment for 1 to 7 years on growth of 100 children, with growth hormone deficiency, low birth weight, inherited smallness, Turner's syndrome and other complaints. Arch. Dis. Childh. **46**, 745 (1971).

Tanner, J.M., Whitehouse, R.H., Hughes, P.C.R., Carter, B.S.: Relative importance of growth hormone and sex steroids for growth at puberty of trunk length, limb length, and muscle width in growth-hormone deficient children. J. Pediat. **89**, 1000 (1976).

Van den Brandé, J.L., Du Caju, M.V.L., Visser, H.K.A., Schopman, W., Hackeng, W.H.I., Degenhart, H.J.: Primary somatomedin deficiency. Arch. Dis. Childh. **49**, 297 (1974).

Zachmann, M., Völlmin, J.A., Zagalak, M.: Urinary steroid dynamics after a single dose of metyrapone. Acta endocr. (Kbh.) **77**, 221 (1974).

Funktionelle Hypophyseninsuffizienz

Jores, A.: Die Anorexia nervosa als endokrinologisches Problem. Acta endocr. (Kbh.) **17**, 206 (1951).

Siebenmann, R.E.: Zur pathologischen Anatomie der Anorexie nervosa. Schweiz. med. Wschr. **1955**, 530.

Uehlinger, E.: Pathologische Anatomie der Hungerkrankheit und des Hungerödems. In: Hottinger, Gsell, Uehlinger, Salzmann u. Labhart, Hungerkrankheit, Hungerödem, Hungertuberkulose. Basel: Benno Schwabe & Co. 1948.

Wismer, R.: Les fonctions endocriniennes dans l'anorexie mentale. Praxis **54**, 981 (1965).

Prolactin-Überproduktion (Syndrom der Galactorrhoe und Amenorrhoe)

Argonz, J., Castillo, E.B. del: A syndrome characterized by estrogenic insufficiency, galactorrhea and decreased urinary gonadotropin. J. clin. Endocr. **13**, 79 (1953).

Besser, G.M., Parke, L., Edwards, C.R.W., Forsyth, I.A., McNeilly, A.S.: Galactorrhea: Successful treatment with reduction of plasma prolactin levels by bromergocryptine. Brit. med. J. **1972 III**, 669.

Boyar, R.M., Hellman, L.: Syndrome of benign nodular adrenal hyperplasia associated with feminization and hyperprolactinemia. Ann. int. Med. **80**, 389 (1974).

Brun del Re, R., Del Pozo, E., De Grandi, P., Friesen, H.G., Hinselmann M.: Prolactin inhibition and suppression of puerperal lactation by a Br-ergocryptine (CB 154): a comparison with estrogen. Obstet. Gynec. (in print).

Child, D.F., Nader, S., Mashiter, K., Kjeld, M., Banks, L., Fraser, T.R.: Prolactin studies in "functionless" pituitary tumours. Brit. med. J. **1975 I**, 604.

Del Pozo, E., Brun del Re, R., Varga, L., Friesen, H.G.: The inhibition of prolactin secretion in man by CB 154 (2-Br-α-ergocryptine). J. clin. Endocr. **35**, 768 (1972).

Del Pozo, E., Varga, L., Eyss, H., Tolis, G., Friesen, H., Wenner, R., Vetter, L., Uetwiler, A.: Clinical and hormonal response to bromocriptin (CB 154) in the galactorrhea syndromes. J. clin. Endocr. **39**, 18 (1974).

Forbes, A.P., Henneman, P.H., Griswold, G.C., Albright, F.: Syndrome characterized by galactorrhea, amenorrhea and low urinary FSH: comparison with acromegaly and normal lactation. J. clin. Endocr. **14**, 265 (1954).

Franks, S., Gomez, F., Reyes, F.I., Faiman, C.H.: Non-puerperal galactorrhea and hyperprolactinemia. Amer. J. Med. **62**, 648 (1977).

Frantz, A.G., Kleinberg, D.L., Noel, G.L.: Studies on prolactin in man. Rec. Progr. Horm. Res. **28**, 573 (1972).

Friesen, H., Webster, B.R., Hwang, P., Guyda, H., Munro, R.E., Read, L.: Prolactin synthesis and secretion in a patient with the Forbes Albright syndrome. J. clin. Endocr. **34**, 192 (1972).

Guiot, G.: Transsphenoidal approach in surgical treatment of pituitary adenomas: General principles and indications in non-functioning adenomas. In: Diagnosis and Treatment of Pituitary Tumors (P.O. Kohler, G.T. Ross, eds.). Amsterdam: Excerpta Medica 1973.

Kleinberg, D.L., Noel, G.L., Frantz, A.G.: Galactorrhea: A study of 235 cases, including 48 with pituitary tumors. New Engl. J. Med. 296, 589 (1977).

Landolt, A.M.: Ultrastructure of human sella tumors; correlations of clinical findings and morphology. Acta neurochir., Suppl. **22** (1976).

Morley, J.E., Dawson, M., Hodgkinson, H., Kalk, W.J.: Galactorrhea and hyperprolactinemia associated with chest wall injury. J. Clin. Endocrinol. Metab. **45**, 931 (1977).

Nasr, H., Mozaffarian, G., Pensky, J., Pearson, O.H.: Prolactin-secreting pituitary tumors in women. J. clin. Endocr. **35**, 505 (1972).

Racadot, J., Vila-Porcile, E., Peillon, F., Olivier, L.: Adénomes hypophysaires à cellules à prolactine: étude structurale et ultrastructurale, corrélations anatomo-cliniques. Ann. Endocr. (Paris) **32**, 298 (1971).

Sherwood, L.M.: Human prolactin. New Engl. J. Med. **284**, 774 (1971).

Thorner, M.O., McNeilly, A.S., Hagan, C., Besser, G.M.: Long-term treatment of galactorrhoea and hypogonadism with bromocriptine. Brit. med. J. **1974 II**, 419.

Tourniaire, J., Pallo, D., Pousset, G., Bizollon, Ch., Bachelot, I.: Diminution de la tolérance glucidique et hyperinsulinisme dans l'adénome à prolactine. La Nouv. Presse méd. **3**, 1705 (1974).

Turkington, R.W.: Inhibition of prolactin secretion and successful therapy of the Forbes Albright syndrome with L-Dopa. J. clin. Endocr. **34**, 306 (1972).

Varga, L., Wenner, R., Del Pozo, E.: Treatment of galactorrhea amenorrhea syndrome with Br-ergocryptine (CB 154): restoration of ovulatory function and fertility. Amer. J. Obstet. Gynec. (in print).

Hypophysärer Riesenwuchs

Lopis, S., Rubinstein, A.H., Wright, A.D.: Measurements of serum growth hormone and insulin in gigantism. J. clin. Endocr. **28**, 393 (1968).

Sotos, J.F., Dodge, P.R., Muirhead, D., Crawford, J.D., Talbot, N.B.: Cerebral gigantism in childhood. New Engl. J. Med. **271**, 109 (1964).

Pathogenese, Klinik der Akromegalie

Aloia, J.F., Roginsky, M.S., Jowsey, J., Dombrowski, C.S., Shukla, K.K., Cohn, S.H.: Skeletal metabolism and body composition in acromegaly. J. clin. Endocr. **35**, 543 (1972).

Bahar, H., Oppikofer, A.M., Lambert, H.: Une forme particulière d'acromégalie: le syndrome de Troell-Junet. Helv. med. Acta, Suppl. **46**, 129 (1966).

Bailey, P., Cushing, H.: Studies in acromegaly: microscopical structure of adenomas in acromegalic dyspituitarism (fugitive acromegaly). Amer. J. Path. **4**, 545 (1928).

Baumann, G., Cain, J.P., Dingman, J.F.: Gigantism with hypopituitarism. A reevaluation. Amer. J. Med. **53**, 805 (1972).

Beck, P., Schalck, D.S., Parker, M.L., Kipnis, D.M., Daughaday, W.H.: Correlative studies of growth hormone and insulin plasma concentrations with metabolic abnormalities in acromegaly. J. Lab. clin. Med. **66**, 366 (1965).

Bell, H.N., Bartter, F.C.: Studies of ^{47}Ca metabolism. J. clin. Endocr. **27**, 178 (1967).

Bergland, R.M.: Pathological considerations in pituitary tumors. Progr. Neurol. Surg. **6**, 62 (1975).

Blickenstorfer, E.: Genealogie und Psychopathologie bei 51 Akromegalen. Acta endocr. (Kbh.) **13**, 123 (1953).

Corenblum, B., Sirek, A.M.T., Hovath, E., Kovacs, K., Ezrin, C.: Human mixed somatotrophic and lactotrophic pituitary adenomas. J. Clin. Endocrinol. Metab. **42**, 857 (1976).

Davidoff, L.M.: Studies in Acromegaly. III. The anamnesis and symptomatology in one hundred cases. Endocrinology **10**, 461 (1926).

Dimond, R.C., Wartofsky, L., Rosen, S.W.: Heterogeneity of circulating growth hormone in acromegaly. J. clin. Endocr. **39**, 1133 (1974).

Franks, S., Jacobs, H.S., Nabarro, J.D.N.: Prolactin concentrations in patients with acromegaly: clinical significance and response to surgery. Clin. Endocr. **5**, 63 (1976).

Fritzsche, E., Klebs, E.: Ein Beitrag zur Pathologie des Riesenwuchses. Leipzig: F.C.W. Vogel 1884.

Gordon, D.A., Hill, F.M., Ezrin, C.: Acromegaly: a review of 100 cases. Canad med. Ass. J. **87**, 1106 (1962).

Gorlin, R.J., Pindborg, J.J.: Idiopathic gingival fibromatosis and hypertrichosis. In: Syndromes of the head and neck. New York-Toronto-London: McGraw-Hill Book Comp. 1964.

Hamwi, G.J., Skillman, Th.G., Tufts, K.C., Jr.: Acromegaly. Amer. J. Med. **29**, 690 (1960).

Howard, G.M., English, F.P.: Occurrence of glaucoma in acromegalics. Arch. Ophth. **73**, 765 (1965).

Ikkos, D.: Pathophysiological studies in acromegaly. Pertaining to the extracellular water, renal function and basal metabolism. Acta endocr. (Kbh.) 21. Suppl. **25**, 1 (1956).

Ikkos, D., Ljunggren, H., Luft, R.: Glomerular filtration rate and renal plasma flow in acromegaly. Acta endocr. (Kbh.) **21**, 226 (1956).

Ikkos, D., Ljunggren, H., Luft, R.: Basal metabolic rate in relation to body size and cell mass in acromegaly. Acta endocr. (Kbh.) **21**, 237(1956).

Juliani, G., Mauri, U.: Sul quadro radiologico delle alteratzioni scheletriche nell'acromegalia. Radiol. med. (Torino) **48**, 542 (1962).

Keller, H.H.: Zur Psychiatrie der Akromegalie. Dissertation Zürich 1949.

Lang, E.K., Bessler, W.T.: The roentgenologic features of acromegaly. Amer. J. Roentgenol. **86**, 321 (1961).

Lawrence, A.M., Goldfine, I.D., Kirstenig, L.: Growth hormone dynamics in acromegaly. J. clin. Endocr. **31**, 239 (1970).

Lim, N.Y., Dingman, J.F.: Androgenic adrenal hyperfunction in acromegaly. New Engl. J. Med. **271**, 1189 (1964).

Luft, R., Cerasi, E., Hamberger, C.A.: Studies on the pathogenesis of diabetes in acromegaly. Acta endocr. (Kbh.) **56**, 593 (1967).

Marguth, F., Nover, A.: Morphologie und Klinik der Hypophysenadenom-Rezidive. Acta neurochir. (Wien) **11**, 716 (1963/64).

Mautalen, C.A., Mellinger, R.C.: Nonsuppressible adrenocortical function in a patient with untreated acromegaly. J. clin. Endocr. **25**, 1423 (1965).

McGuffin, W.L., Jr., Sherman, B.M., Roth, J., Gorden, P., Kahn, C.R., Roberts, W.C., Frommer, P.L.: Acromegaly and cardiovascular disorders. A prospective study. Ann. int. Med. **81**, 11 (1974).

Mukhtar, E., Wilkinson, R., Alexander, L., Appleton, D., Hall, R.: Thyroid function in acromegaly. Lancet **1971 II**, 279.

Nagulesparen, M., Trickey, R., Davies, M.J., Jenkins, J.S.: Muscle changes in acromegaly. Brit. med. J. **1976 II**, 914.

Peillon, F., Gourmelen, M., Donnadieu, M., Brandi, A., Sevaux, D., Pham Huu Trung, M.T.: Organ culture of human somatotrophic pituitary adenomas: ultrastructure and growth hormone production. Acta endocr. (Kbh.) **79**, 217 (1975).

Racadot, J., Vila-Porcile, E., Olivier, L., Peillon, F.: Electronmicroscopy of pituitary tumors. Progr. Neurol. Surg. **6**, 95 (1975).

Riggs, B.L., Randall, R.V., Wahner, H.W., Jowsey, J., Kelly, P.J., Singh, M.: The nature of the metabolic bone disorder in acromegaly. J. clin. Endocr. **34**, 911 (1972).

Rigolosi, R.S., Schwartz, E., Glick, S.M.: Growth hormone deficiency in acromegaly: A result of pituitary apoplexy. New Engl. J. Med. **279**, 362 (1968).

Roth, J., Glick, S.M., Cuatrecasas, P., Hollander, Ch.S.: Acromegaly and other disorders of growth hormone secretion. Ann. intern. Med. **66**, 760 (1967).

Sober, A.J., Gorden, P., Roth, J., Avruskin, T.W.: Visceromegaly in acromegaly. Evidence that clinical hepatomegaly or splenomegaly (but not sialomegaly) are manifestations of a second disease. Arch. intern. Med. **134**, 415 (1974).

Sönksen, P.H., Ayres, A.B., Braimbridge, M., Corrin, B., Davies, D.R., Jeremiah, G.M., Oaten, S.W., Lowy, C., West, T.E.T.: Acromegaly caused by pulmonary carcinoid tumours. Clin. Endocr. **5**, 503 (1976).

Sönksen, P.H., Greenwood, F.C., Ellis, J.P., Lowy, C., Rutherford, A., Nabarro, J.D.N.: Changes of carbohydrate tolerance in acromegaly with progress of the disease and in response to treatment. J. clin. Endocr. **27**, 1418 (1967).

Steiner, H., Dahlbäck, K.O., Waldenström, J.: Ectopic growth hormone production and osteoarthropathy in carcinoma of the bronchus. Lancet **1968 I**, 783.

Stewart, B.M.: The hypertrophic neuropathy of acromegaly. Arch. Neurol. (Chic.) **14**, 106 (1966).

Strauch, G., Vallotton, M.B., Touitou, Y., Bricaire, H.: The reninangiotensin-aldosterone system in normotensive and hypertensive patients with acromegaly. New Engl. J. Med. **287**, 795 (1972).

Summers, V.K., Hunter, W.R., Hipkin, L.J., Davis, J.C.: Hyperparathyroidism in acromegaly. Lancet **1966 II**, 601.

Tolis, G., Kovacs, L., Friesen, H., Martin, J.B.: Dynamic evaluation of growth hormone (GH) and prolactin (hPRL) secretion in active acromegaly with high and low GH output. Acta endocr. **78**, 251 (1975).

Vontobel, F.: Idiopathic gingival hyperplasia and hypertrichosis associated with acromegaloid features. Helv. Paed. Acta **28**, 401 (1973).

Wright, A.D., Hill, D.M., Lowy, C., Fraser, T.R.: Mortality in acromegaly. Quart. J. Med. N.S. **39**, 1 (1970).

Wright, A.D., McLachlan, M.S., Doyle, F.H., Fraser, T.R.: Serum growth hormone levels and size of pituitary tumor in untreated acromegaly. Brit. Med. J. **1969 II**, 346.

Zimmermann, E., Defendini, R., Frantz, A.G.: Prolactin and growth hormone in patients with pituitary adenomas: a correlative study of hormone in tumor and plasma by immunoperoxydase technique and radioimmunoassay. J. clin. Endocr. **38**, 577 (1974).

Therapie der Akromegalie

Almqvist, S., Ikkos, D., Luft, R.: Studies on sulfation factor (SF) activity of human serum. The effects of oestrogen and x-ray therapy on serum SF activity in acromegaly. Acta endocr. (Kbh.) **37**, 138 (1961).

Besser, G.M., Mortimer, C.H., McNeilly, A.S., Thorner, M.O., Batistoni, G.A., Bloom, S.R., Kastrup, K.W., Hanssen, K.F., Hall, R., Coy, D.H., Kastin, A.J., Schally, A.V.: Long-term infusion of growth hormone release inhibiting hormone in acromegaly: Effects on pituitary and pancreatic hormones. Brit. med. J. **1974 IV**, 622.

Bleasel, K., Lazarus, L.: Cryogenic hypophysectomy. Med. J. Aust. **2**, 148 (1965).

Camanni, F., Massara, F., Belforte, L., Molinatti, G.M.: Changes in plasma growth hormone levels in normal and acromegalic subjects following administration of 2-Bromo-alpha-Ergocryptine. J. clin. Endocr. **40**, 363 (1975).

Cassar, J., Mashiter, K., Joplin, G.F.: Bromocriptine treatment of acromegaly. Metabolism **26**, 539 (1977).

Cross, J.N., Glynne, A., Grossart, K.W.M., Jennett, W.B., Kellett, R.J., Lazarus, J.H., Thomson, J.A., Webster, M.H.C.: Treatment of acromegaly by cryosurgery. Lancet **1972 I**, 215.

Daske, A.M., Solomon, D.H., Rand, R.W., Frasier, S.D., Brown, J., Spears, I.: Stereotaxic hypophyseal cryosurgery in acromegaly and other disorders. J. Amer. med. Ass. **198**, 591 (1966).

Daughaday, W.H., (Editorial): Acromegaly – a stubborn therapeutic challenge. New Engl. J. Med. **282**, 1430 (1970).

Dimond, R.C., Brammer, S.R., Atkinson, R.L., Jr., Howard, W.J., Earll, J.M.: Chlorpromazine treatment and growth hormone secretory responses in acromegaly. J. clin. Endocr. **36**, 1189 (1973).

Elkington, S.G., Buckell, M., Jenkins, J.S.: Endocrine function following treatment of pituitary adenoma. Acta endocr. (Kbh.) **55**, 146 (1967).

Escher, F.: Hypophysektomie. Fortschr. Hals-Nas.-Ohrenheilk. **12** (1965).

Glanzmann, Ch., Horst, W., Seiffert, H.: Radiotherapie in der Behandlung primärer Hirntumoren. Ergebnisse bei 208 Patienten und Literaturübersicht. Fortschr. Röntgenstr. **121**, 644 (1974).

Glick, S.M., Roth, J., Yalow, R.S., Berson, S.A.: The regulation of growth hormone secretion. Rec. Progr. Horm. Res. **21**, 241 (1965).

Hardy, J.: Transnasal-transphenoidal approach to the pituitary gland. In: Yasargil, M.G.: Microsurgery applied to neurosurgery. Stuttgart: Thieme; New York-London: Academic Press 1969.

Hardy, J.: Transsphenoidal microsurgical removal of pituitary micro-adenoma. Progr. Neurol. Surg. **6**, 200 (1975).

Heimbach, S.B.: Follow-up studies on 105 cases of verified chromophobe and acidophile pituitary adenomata after treatment by transfrontal operation and x-ray irradiation. Acta neurochir. (Wien) **7**, 101 (1959).

Kjellberg, R.N., Kliman, B.: Bragg peak proton treatement for pituitary-ulated conditions. Proc. Roy. soc. med. **67**, 32 (1974).

Kjellberg, R.N., Shintani, A., Frantz, A.G., Kliman, B.: Proton-beam therapy in acromegaly. New Engl. J. Med. **278**, 689 (1968).

Köbberling, J., Schwinn, G., Dirks, H.: Die Behandlung der Akromegalie mit Bromocriptin. Dtsch. med. Wschr. **100**, 1540 (1975).

Kovacs, K., Carrol, R., Tapp, E.: Experimental hexadimethrine necrosis of anterior pituitary. Lancet **1964 II**, 919.

Kozak, G.P., Vagnucci, A.I., Lauler, D.P., Thorn, G.W.: Acromegaly pre- and postpituitary irradiation. Metabolism **15**, 290 (1966).

Lamberg, B.-A., Kivikangas, V., Vartiainen, J., Raitta, C., Pelkonen, R.: Conventional pituitary irradiation in acromegaly. Acta endocr. (Kbh.) **82**, 267 (1976).

Lamberg, B.-A., Pelkonen, R., Aro, A., Grahne, B.: Thyroid function in acromegaly before and after transsphenoidal hypophysectomy followed by cryoapplication. Acta endocr. (Kbh.) **82**, 254 (1976).

Lawrence, A.M., Kirsteins, L.: Progestines in the medical management of active acromegaly. J. clin. Endocr. **30**, 646 (1970).

Lawrence, A.M., Pinsky, S.M., Goldfine, I.D.: Conventional radiation therapy in acromegaly. A review and reassessment. Arch. intern. Med. **128**, 369 (1971).

Lawrence, J.H., Linfoot, J.A., Born, J.L., Tobias, C.A., Chong, C.Y., Okerlund, M.D., Manugian, E., Garcia, J.F., Connell, G.M.: Heavy partical irradiation of the pituitary. In: Progr. neurol. Surg. vol. **6**, 272 (1975).

Lawrence, J.H., Tobias, C.A., Linfoot, J.A., Born, J.L., Chong, C.Y.: Heavy-particle therapy in acromegaly and Cushing's disease. J. Amer. med. Ass. **235**, 2307 (1976).

Lawrence, J.H., Tobias, C.A., Linfoot, J.A., Born, J.L., Manongian, E., Lyman, J.: Heavy particles and the Bragg peak in therapy. Ann. intern. Med. **62**, 400 (1965).

Linfoot, J.A., Greenwood, F.C.: Growth hormone in acromegaly: effect of heavy particle pituitary irradiation. J. clin. Endocr. **25**, 1515 (1965).

McCullagh, E.P., Beck, J.C., Schaffenburg, C.A.: Control of diabetes and other features of acromegaly following treatment with estrogens. Diabetes **4**, 13 (1955).

Mundinger, F., Riechert, T., Hypophysentumoren, Hypophysektomie. Stuttgart: Thieme 1967.

Nager, F.R.: Paranasal approach to intrasellar tumours. Semon lecture 1939. J. Larying. **55**, 361 (1940).

Rand, R.W., Daske, A.M., Paglia, D.E., Convay, L.W., Solomon, D.H.: Stereotatic cryohypophysectomy. J. Amer. med. Ass. **189**, 255 (1964).

Rand, R.W., Haeuser, G., Adams, D.A.: 10-year experience with stereotactic cryo-hypophysectomy. Prog. Neurol. Surg. **6**, 252 (1975).

Ray, B.S., Horwith, M.: Surgical treatment of acromegaly. In: Clinical neurosurg. **10**, 31 (1964).

Roth, J., Gorden, P., Bates, R.W.: Studies of growth hormone and prolactin in acromegaly. In: Growth hormone, ed. by Pecile and Müller. Amsterdam: Excerpta med. Found. 1968.

Roth, J., Gorden, P., Brace, K.: Efficacy of conventional pituitary irradiation in acromegaly. New Engl. J. Med. **282**, 1385 (1970).

Sherman, L., Kolodny, H.D.: The hypothalamus, brain-catecholamines, and drug therapy for gigantism and acromegaly. Lancet **1971 I**, 682.

Smythe, G.A., Lazarus, L.: Suppression of human growth hormone secretion by melatonin and cyproheptadine. J. clin. Invest. **54**, 116 (1974).

Thorner, M.O., Chait, A., Aitken, M., Benker, G., Bloom, S.R., Mortimer, C.H., Sanders, P., Mason, A.S., Besser, G.M.: Bromocriptine treatment of acromegaly. Brit. med. J. **1975 I**, 299.

Wass, J.A., Thorner, M.O., Morris, D.V., Rees, L.H., Mason, A.S., Jones, A.E., Besser, G.M.: Long-term treatment of acromegaly with bromocriptine. Brit. med. J. **1977 I**, 875.

Yen, S.S.C., Siler, T.M., DeVane, G.W.: Effect of somatostatin in patients with acromegaly. Suppression of growth hormone, prolactin, insulin and glucose levels. New Engl. J. Med. **209**, 935 (1974).

Zervas, N.T.: Technique of radio-frequency hypophysectomy. Confin. neurol. (Basel) **26**, 157 (1965).

Pathologie und Klinik des chromophoben Adenoms und des Craniopharyngeoms

Bailey, O.T., Cutler, E.C.: Malignant adenomas of the chromophobe cells of the pituitary body. Arch. Path. **29**, 368 (1940).

Bergland, R.M.: Pathological considerations in pituitary tumors. Progr. Neurol. Surg. **6**, 62 (1975).

Buchborn, E., Irmscher, K.: Diabetes insipidus bei Tumoren der Hypophyse. In: Kracht, J.: Oestrogene, Hypophysentumoren. Berlin-Heidelberg-New York: Springer 1969.

Child, D.F., Nader, S., Mashiter, K., Kjeld, M., Banks, L., Fraser, T.R.: Prolactin studies in "functionless" pituitary tumors. Brit. med. J. **1975 I**, 604.

Feiring, E.H., Davidoff, L.M., Zimmermann, H.M.: Primary carcinoma of the pituitary. J. Neuropath. exp. Neurol. **12**, 205 (1953).

Fischer, P.A.: Hypophysenadenome, Psychopathologie und Endokrinologie. Stuttgart: F. Enke 1963.

Friesen, H. In: Pasteels, J.L., Robyn, C. (eds.): Human Prolactin. Proc. of the Internat. Symposion on human prolactin. Brussels 1973. New York: American Elsevier Publ. 1973.

Fürst, E.: On chromophobe pituitary adenoma. A review of 131 cases. Acta med. scand., Suppl. 452 (1967).

Gubler, R., Studer, H.: Endokrine Störungen bei Hypophysentumoren. Helv. med. Acta **30**, 487 (1963).

Jefferson, M., Rosenthal, F.D.: Spontaneous necrosis in pituitary tumors. Lancet **1959 I**, 342.

Jenkins, J.S., Gilbert, C.J., Ang, V.: Hypothalamic-pituitary function in patients with craniopharyngiomas. J. clin. Endocr. **43**, 394 (1976).

Kernohan, J.W., Sayre, G.P.: Tumors of the pituitary gland and infundibulum. Atlas of tumor pathology, sect. X, fasic. 36. Washington, D.C.: Armed Forces Inst. Pathology 1956.

Kohler, P.O., Ross, G.T. (eds.): Diagnosis and Treatment of Pituitary Tumors. New York: American Elsevier Publ. 1973.

Kracht, J., Hachmeister, U.: Hormonbildungsstätten im Hypophysenvorderlappen des Menschen. In: Kracht, J.: Oestrogene, Hypophysentumoren. Berlin-Heidelberg-New York: Springer 1969.

Landolt, A.M.: Ultrastructure of human sella tumors. Acta neurochir. Suppl. 22, 1975.
Landolt, A.M., Hosbach, H.U.: Biological aspects of pituitary tumors as revealed by electron microscopy. Pathologica **66**, 413 (1974).
Landolt, A.M., Oswald, U.W.: Pathology and ultrastructure of an oncocytic adenoma of the human pituitary. Cancer **31**, 1099 (1973).
Landolt, A.M., Rothenbühler, V.: Pituitary adenoma calcification. Arch. Path. Lab. Med. **101**, 22 (1977).
Locke, S., Tyler, R.: Pituitary apoplexy. Amer. J. Med. **30**, 643 (1961).
Marguth, F., Fahlbusch, R.: Chirurgie der Hypophysentumoren. In: Kracht, J., Oestrogene, Hypophysentumoren. Berlin-Heidelberg-New York: Springer 1969.
Müller, W.: Pathologie der Hypophysentumoren. In: Kracht, J., Oestrogene, Hypophysentumoren. Berlin-Heidelberg-New York: Springer 1969.
Nieman, E.A., Landon, J., Wynn, V.: Endocrine function in patients with untreated chromophobe adenomas. Quart. J. Med. **36**, 357 (1967).
Nyberg, P.: Prä- und postoperative Befunde bei Patienten mit endokrin inaktiven Hypophysenadenomen. Endokrine und ophtalmologische Untersuchungen. Zürich: Inaugural-Dissertation 1976.
Racadot, J., Vila-Porcile, E., Olivier, L., Peillon, F.: Electron-microscopy of pituitary tumors. Progr. Neurol. Surg. **6**, 95 (1975).
Richner, K.: Diabetes insipidus occultus. A case of diabetes insipidus occultus hypersalemicus following surgery for craniopharyngioma with acute progressive hypernatremia, hyperosmolar coma and hypokalemic paralysis. Schweiz. med. Wschr. **100**, 2100 (1970).
Samaan, N.A., Leavens, M.E., Jesse, J.H., Jr.: Serum prolactin in patients with "funktionless" chromophobe adenomas before and after therapy. Acta endocr. (Kbh.) **84**, 449 (1977).
Schwarz, K.: Pathophysiologie und Klinik der Hypophysentumoren. In: Kracht, J., Oestrogene, Hypophysentumoren. Berlin-Heidelberg-New York: Springer 1969.
Solbach, H.G., Bethge, H., Zimmermann, H.: Funktionsdiagnostik der Hypophysentumoren. In: Kracht, J., Oestrogene, Hypophysentumoren. Berlin-Heidelberg-New York: Springer 1969.
White, J.C., Ballantine, H.T., Jr.: Intrasellar aneurysms simulating hypophyseal tumors. J. Neurosurg. **18**, 34 (1961).
Wright, R.L., Ojemann, R.G., Drew, J.H.: Hemorrhage into pituitary adenomata. Arch. Neurol. (Chic.) **12**, 326 (1965).
Zülch, K.J.: Biologie und Pathologie der Hirngeschwülste Handbuch der Neurochirurgie. Hrsg. von H. Olivecrona u. W. Tönnis. Bd. III. S. 1. Berlin-Göttingen-Heidelberg: Springer 1956.

Therapie des chromophoben Adenoms und Craniopharyngeoms

Elkington, S.G., Buckell, M., Jenkins, J.S.: Endocrine function following treatement of pituitary adenoma. Acta endocr. (Kbh.) **55**, 146 (1967).
Elkington, S.G., McKissock, W.: Pituitary adenoma: results of combined surgical and radiotherapeutic treatement of 260 patients. Brit. med. J. **1967I**, 263.
Glanzmann, Ch., Horst, W., Seiffert, H.: Radiotherapie in der Behandlung primärer Hirntumoren. Ergebnisse bei 208 Patienten und Literaturübersicht. Fortschr. Röntgenstr. **121**, 644 (1974).
Hardy, J.: Trans-sphenoidal microsurgical removal of pituitary micro-adenoma. Progr. Neurol. Surg. **6**, 200 (1975).
Kramer, S., Southard, M., Mansfield, C.M.: Radiotherapy in the management of craniopharyngiomas. Amer. J. Roentgenol. **103**, 44 (1968).
Landolt, A.M.: Can craniopharyngiomas be treated by radiotherapy (histologic and ultrastructural considerations)? Progr. Paediat. Neurosurg 232. Stuttgart: Hippokrates Verlag 1974.
Landolt, A.M.: Regeneration of the human pituitary. J. Neurosurg. **39**, 35 (1973).
Matson, D.D.: Craniopharyngioma. Clinical neurosurgery, vol. 10. Baltimore: Williams & Wilkins 1964.
Mundinger, F., Riechert, T.: Hypophysentumoren, Hypophysektomie. Stuttgart: Thieme 1967.
Nicola, G.: Trans-sphenoidal surgery for pituitary adenomas with extrasellar extension. Progr. Neurol. Surg. **6**, 142 (1975).
Scarff, J.E.: Treatment of hydrocephalus. A historical and critical review of methods and results. J. Neurol. (London) **26**, 1 (1963).
Scriba, P.C.: Postoperative Diagnostik and Substitutionstherapie bei Hypophysentumoren. In: Kracht, J., Oestrogene, Hypophysentumoren. Berlin-Heidelberg-New York: Springer 1969.

Diagnose der Adenohypophysenfunktion

Benoit, F.I., Theil, G.B., Watten, R.H.: Hydroxyproline excretion in endocrine disease. Metabolism **12**, 1072 (1963).
Burkhardt, H., Burkhardt, F., Rommel, K.: Die Messung des Kollagenstoffwechsels mit dem Hypronosticon-Test. Dtsch. med. Wschr. **98**, 1847 (1973).
Boden, G., Soeldner, J.S., Steinke, J., Thorn, G.W.: Serum human growth hormone (HGH) response to i.v. glucose: Diagnosis of acromegaly in females and males. Metabolism **17**, 1 (1968).
Cerasi, E., Della Casa, L., Luft, R., Roovete, A.: Determination of human growth hormone (HGH) in plasma by a double antibody radioimmunoassay. Acta endocr. (Kbh.) **53**, 101 (1966).
Cryer, Ph.E.E., Daughaday, W.H.: Regulation of growth hormone secretion in acromegaly. J. clin. Endocr. **29**, 386 (1969).
Daggett, P.R., Nabarro, J.D.N.: Measurement of the 24 hour integrated plasma concentration of growth hormone, in assessing the response of acromegalic patients to treatment. Clin. Endocr. **7**, 437 (1977).
Daughaday, W.H.: The diagnosis of hypersomatotropism in man. Med. clin. N. Amer. **52**, 371 (1968).
Daughaday, W.H.: Growth hormone assay in acromegaly gigantism. dwarfism and hypopituitarism. Postgrad. Med. **46**, 84 (1969).
Dull, T.A., Henneman, Ph.H.: Urinary hydroxyproline as an index of collagen turnover in bone. New Engl. J. Med. **268**, 132 (1963).
Earil, J.M., Sparks, L.L., Forsham, P.H.: Glucose suppression of serum growth hormone in the diagnosis of acromegaly. J. Amer. med. Ass. **201**, 628 (1967).
Efron, M.L., Bixby, E.M., Pryles, Ch.V.: Hydroxyprolinemia. II. A rare metabolic disease due to a deficiency of the enzyme "Hydroxyproline Oxidase". New Engl. J. Med. **272**, 1299 (1965).
Erdheim, J.: Die akromegalen Lebensvorgänge im normalen Knorpel und seine Wucherung bei Akromegalie. Berlin-Wien: Springer 1931.
Frantz, A.G., Rabkin, M.T.: Human growth hormone. Clinical measurement, response to hypoglycemia and suppression by corticosteroids. New Engl. J. Med. **271**, 1375 (1964).
Fraser, R., Wright, A.D.: Standard procedures for assessing hypersecretion or secretory capacity for human growth hormone using the radioimmuno-assay. Postgrad. med. J. **44**, 53 (1968).
Jasin, H.E., Fink, C.W., Wise, W., Ziff, M.: Relationship between urinary hydroxyproline and growth. J. clin. Invest. **41**, 1928 (1962).
Kaplan, S.L., Abrams, C.A.L., Bill, J.J., Conte, F.A., Grumbach, M.M.: Growth and growth hormone. I. Changes in serum level of growth hormone following hypoglycemia in 134 children with growth retardation. Pediat. Res. **2**, 43 (1968).

Kley, H.K., Wiegelmann, W., Solbach, H.G., Krüskemper, H.L.: Kombinierter Stimulationstest zur Simultananalyse mehrere Partialfunktionen der Adenohypophyse. Dtsch. med. Wschr. **99**, 2014 (1974).

Lawrence, A.M., Kirsteins, L.: Progestines in the medical management of active acromegaly. J. clin. Endocr. **30**, 646 (1970).

Merimee, T.J., Rabinowitz, D., Riggs, L., Burgess, J.A., Rimoin, D.L., McKusick, V.A.: Plasma growth hormone after arginine infusion. New Engl. J. Med. **276**, 434 (1967).

Mitchell, M.L., Byrne, M.J., Sanchez, Y., Sawin, C.T.: Detection of growth hormone deficiency. The glucagon stimulation test. New Engl. J. Med. **282**, 539 (1970).

Parker, M.L., Hammond, J.M., Daughaday, W.H.: The arginine provocative test: and aid in the diagnosis of hyposomatotropism. J. clin. Endocr. **27**, 1129 (1967).

Penny, R., Blizzard, R.M., Davis, W.T.: Sequential study of arginine monochloride and normal saline as stimuli to growth hormone release. Metabolism **19**, 165 (1970).

Podolsky, S., Sivaprasad, R.: Assessment of growth hormone reserve: Comparison of intravenous arginine and subcutaneous glucagon stimulation tests. J. clin. Endocr. **35**, 580 (1972).

Prockop, D.J., Kivirikko, K.I.: Relationship of hydroxyproline excretion to collagen metabolism. Ann. intern. Med. **66**, 1243 (1967).

Prockop, D.J., Udenfriend, S.: Specific method for analysis of hydroxyproline in tissues and urine. Analyt. Biochem. **1**, 228 (1960).

Roth, J., Glick, S.M., Cuatrecasas, P., Hollander, Ch.S.: Acromegaly and other disorders of growth hormone secretion. Ann. intern. Med. **66**, 760 (1967).

Salinas, A., Möchkeberg, F., Beas, F.: Immunological detection of growth hormone in normal human urine. Lancet **1963 II**, 302.

Sullivan, C.R., Jones, D.R., Bahn, R.C., Randall, R.V.: Biopsy of the costochondral junction in acromegaly. Proc. Mayo Clin. **38**, 81 (1963).

Unger, R.H., Eisentraut, A.M., Madison, L.L., Siperstein, M.D.: Fasting levels of growth hormone in men and women. Nature (Lond.) **205**, 804 (1965).

Nachtrag bei der Korrektur

Eskildsen, P.C., Svendsen, P.A., Vang, L., Nerup, J.: Long-term treatment of acromegaly with bromocriptine. Acta endocr. (Kbh.) **87**, 687 (1978).

Faglia, G., Paracchi, A., Ferrari, C., Beck-Peccoz, P.: Evaluation of the results of trans-sphenoidal surgery in acromegaly by assessment of the growth hormone response to thyrotrophin-releasing hormone. Clin. Endocr. **8**, 373 (1978).

Gospodarowicz, D., Rudland, P., Lindstrom, J., Benirschke, K.: Fibroblast growth factor (FGF): Its localization, purification, mode of action, and physiological significance. In: Luft, R., Hall, K. (eds.), Adv. in Metabolic Disorders, vol. **8**, Somatomedins and Some Other Growth Factors, p. 302 (1975).

Gregory, H., Bower, J.M., Willshire, I.R.: Urogastrone and epidermal growth factor. In. Kastrup, K.W., Nielsen, J.H. (eds.), FEBS Federation of European Biochemical Societies, 11th Meeting Copenhagen 1977, vol. **48**, Colloquium B3, p. 75. Oxford, New York, Toronto, Sydney, Paris, Frankfurt: Pergamon Press 1978.

Hogue-Angeletti, R.A., Bradshaw, R.A., Frazier, W.A.: Nerve growth factor: Structure and mechanism of action. In: Luft, R., Hall, K. (eds.), Adv. in Metabolic Disorders, vol. **8**, Somatomedins and Some Other Growth Factors, p. 285 (1975).

Hökfelt, B., Nillius, S.J.: The dopamine agonist bromocriptine. Proc. of a symposium held in Stockholm May 1977. Acta endocr. (Kbh.) **88**, Suppl. 216 (1978).

Leyendecker, G., Wyss, H.I.: Prolaktin in der Reproduktionsphysiologie und -pathologie: klinische Konsequenzen. Gynäkologe **10**, 49 (1977).

Nillius, S.J.: Prolactin. Acta endocr. **88**, Suppl. 216, 99 (1978).

Samaan, N.A., Osborne, B.M., Mackay, B., Leavens, M.E., Duello, T.M., Halmi, N.S.: Endocrine and morphologic studies of pituitary adenomas secondary to primary hypothyroidism. J. Clin. Endocrinol. Metab. **45**, 903 (1977).

VI. Die Schilddrüse

H. Bürgi und A. Labhart

Mit Beiträgen von
Chr. Hedinger, G. Kistler und A. Prader

A. Historische Daten

1543 Vesal beschreibt die Schilddrüse.
1606 Paracelsus bringt den Kretinismus in Beziehung zur Schilddrüse (posthum publiziert).
1786 Parry beschreibt die Hyperthyreose (posthum publiziert 1825).
1802 Flaiani beschreibt die Hyperthyreose.
1820 Coindet führt das Jod zur Behandlung des Kropfes ein.
1833 Boussingault empfiehlt Jod zur Kropfprophylaxe.
1835 Graves beschreibt die Hyperthyreose.
1836 King vermutet die innere Sekretion der Schilddrüse.
1840 Die klassische Beschreibung der Merseburger Trias (Exophthalmus, Kropf und Tachykardie) von Basedow.
1852 Chatin begründet die Jodmangeltheorie des Kropfes durch Nachweis verminderten Jodgehaltes des Trinkwassers in Endemiegebieten.
1873 Gull beschreibt das klinische Bild des Myxödems.
1878 Ord bringt es mit der Atrophie der Schilddrüse in Verbindung.
1882 Erste Beschreibung der Folgen der Thyreoidektomie beim Menschen durch die Gebrüder Reverdin.
1883 Kocher beschreibt die Kachexia strumipriva.
1886 Moebius führt die Basedowsche Krankheit auf eine Überfunktion der Schilddrüse zurück.
1888 Bericht der Myxoedema-Commission of the clinical society of London.
1891 Murray behandelt das Myxödem erfolgreich mit Injektionen von Thyreoideaextrakten.
1893 Friedrich von Müller weist eine negative Stoffwechselbilanz bei der Hyperthyreose nach.
1895 Magnus-Levy erkennt den erhöhten Sauerstoffverbrauch in Ruhe bei Morbus Basedow und dessen Verminderung beim Myxödem, sowie die Beeinflussung des Grundumsatzes durch Thyreoidea sicca.
1896 Baumann weist das Jod als Bestandteil der Schilddrüse nach.
1889 Oswald isoliert das Thyreoglobulin als aktive Substanz der Schilddrüse.
1910 Marine und Lenhart gelingt die Kropfverhütung durch Jod im Tierexperiment.
1912 Gudernatsch erkennt die Beschleunigung der Metamorphose durch Thyroxin.
1913 Plummer beschreibt das toxische Adenom.
1914 Kendall gelingt die Reindarstellung und Kristallisation des Schilddrüsenhormons Thyroxin.
1917 Erste erfolgreiche Kropfprophylaxe mit Jod beim Menschen durch Marine und Kimball.
1918 Einführung der Grundumsatzbestimmung in die Klinik durch Aub, Dubois, Benedict und Harris.
1922 Plummer führt die Jodtherapie der Hyperthyreosen ein.
1926 Harrington deckt die Konstitution des Thyroxins auf.
1927 Harrington und Barger synthetisieren das Thyroxin.
1927 Smith weist die Existenz des thyreotropen Hypophysenhormons nach.
1928 Chesney, Clawson und Webster entdecken strumigene Substanzen in verschiedenen Kohlarten.
1940 Einführung des Radiojods in die Schilddrüsendiagnostik durch Hertz, Roberts, Means und Evans.
1942 Astwood untersucht systematisch die strumigenen Substanzen und führt das Thiouracil in die Therapie der Hyperthyreose ein.
1942 Einführung des Radiojods in die Therapie der Schilddrüse durch Hamilton und Lawrence.
1952 Entdeckung des Triodthyronins durch Gross und Pitt-Rivers und Roche, Michel und Lissitzky.
1956 Adams und Purves finden den long acting thyroid stimulator LATS im Serum von Basedow-Patienten.
1956 Roitt, Doniach, Campbell und Hudson entdecken Schilddrüsen-Antikörper bei Hashimoto-Thyreoiditis.

1965 McKenzie isoliert LATS aus Lymphocytenkulturen Basedow-Kranker.
1969 Messung des Trijodthyronins im Serum durch Sterling.
1970 Guillemin sowie Schally klären die chemische Konstitution von TRH auf. Gillessen gelingt die Synthese.
1970 Sterling weist nach, daß Thyroxin in peripheren Geweben in Trijodthyronin umgewandelt wird.
1974 Chopra weist periphere Regulation des Umbaues von Thyroxin zu Trijodthyronin nach.

B. Embryologie und Normalanatomie

G. Kistler

a) Embryologie

Die Schilddrüse ist ein Schlunddarmderivat. Ihre erste Anlage ist bereits bei menschlichen Keimlingen von 3,5–4 mm SSL als kleines Grübchen am Boden der entodermalen Mundbucht, dicht hinter der Rachenmembran, d.h. auf Höhe des ersten Schlundtaschenpaares, zu finden. Am Boden dieser Einsenkung entsteht durch Epithelwucherung das von Mesenchym umgebene *Tuberculum thyreoideum,* von welchem ein Epithelstrang auswächst. Aus diesem Strang entwickelt sich der *Ductus thyreoglossus.* Experimentelle Untersuchungen haben ergeben, daß das lokale Mesenchym das Wachstum der primitiven Schilddrüsenanlage spezifisch stimuliert: Transplantate wachsen nur, wenn die Anlage zusammen mit dem benachbarten Mesenchym transplantiert wird. Im Verlaufe der weiteren Entwicklung wird die Schilddrüsenanlage zusammen mit dem benachbarten Truncus arteriosus caudal verlagert, bleibt jedoch noch längere Zeit durch den *Ductus thyreoglossus* mit der Zunge in Verbindung. Während des Descensus kommt es zu einem Umbau der ursprünglich kompakten epithelialen Anlage in ein grobes Balkenwerk, welches das capillarreiche Mesenchym regellos durchsetzt. Sobald die Anlage auf Höhe des obersten Trachealringes angelangt ist, gliedert sie sich in *Isthmus* und *Seitenlappen.* Der Ductus thyreoglossus wird fragmentiert, wobei ein craniales Fragment an der Zunge haften bleibt. Dieses wird als Ductus lingualis bezeichnet. Sein Epithel nimmt den Charakter des Zungenepithels an; gelegentlich entstehen speicheldrüsenähnliche Strukturen oder kleine, von Kolloid gefüllte Follikel. Das orale Ende des Ductus thyreoglossus wird zum Foramen caecum, das in rund 50% aller untersuchten Fälle in der Mitte zwischen Dorsum und Radix linguae gefunden wird. Meistens verschwindet der Ductus lingualis vollständig. Aus dem distalen Fragment des Ductus thyreoglossus entsteht der Processus pyramidalis.

Die Entwicklung der embryonalen Thyreoidea ist mit derjenigen der Adeno-Hypophyse eng verknüpft. Transplantations-Experimente haben gezeigt, daß die Synthese von embryonalem thyreotropem Hormon (TSH) in der Anlage des Hypophysen-Vorderlappens in Gang kommt, bevor seine Drüsenzellen sich zu differenzieren beginnen. In diesem sehr frühen Entwicklungsstadium liegt um die adenohypophysäre Anlage ein Feld thyreotroper Substanzen, die offensichtlich in das umliegende Mesenchym diffundieren. Eine implantierte Schilddrüsen-Anlage differenziert sich nur weiter, wenn sie in dieses peri-hypophysäre Gebiet gebracht wird.

Die Schilddrüse des Embryo ist lange vor der Follikelbildung befähigt, auf embryonales TSH zu reagieren. Der menschliche Keimling beginnt jedoch erst in der 12. Schwangerschaftswoche, Radiojod in meßbaren Mengen in der Thyreoidea zu konzentrieren (Hodges, 1955). Die von diesem Zeitpunkt an nachweisbare Aktivität der Drüse nimmt bis zur 25. Woche stark zu. ^{131}J-markiertes Thyroxin und Trijodthyronin passieren die Placenta in nur sehr geringen Mengen. Mütterliche Schilddrüsenhormone können daher, wenn die fetale Drüse insuffizient ist, die fehlenden, fetalen Hormone nicht ersetzen.

b) Makroskopische Anatomie

Am Ende ihres Entwicklungsprozesses liegt die Schilddrüse, welche die Form eines „H" mit tiefliegendem Querbalken annimmt, an der Vorderfläche des Halses ventral und lateral des Eingeweidestranges, zwischen den beiden Aa. carotides communes, hinter den unteren Zungenbeinmuskeln und den beiden oberflächlichen Halsfascien. Der *Isthmus* überdeckt normalerweise die oberen 2–3 Trachealknorpel und setzt sich zungenbeinwärts in einen längeren oder kürzeren Processus pyramidalis fort. Dieser kann schmal oder breit sein, aber auch vollkommen fehlen. Jeder der beiden *Seitenlappen* hat ebenfalls die Form einer Pyramide, deren Basis auf Höhe des 5.–6. Trachealknorpels zu suchen ist. Ihre Seitenflächen lehnen sich an Ringknorpel und Trachea, weiter hinten an Oesophagus und Pharynx an; ihre Vorderfläche wird von den unteren Zungenbeinmuskeln überlagert. Die Hinterfläche der Seitenlappen steht mit dem Gefäßnervenstrang des Halses in enger Verbindung.

Die Schilddrüse besitzt an ihrer Oberfläche eine bindegewebige *Organkapsel,* welche untrennbar mit dem Drüsenparenchym verwachsen ist. Eine *äußere Kapsel,* die einen allseitig geschlossenen Sack bildet, umschließt die größeren Blutgefäßäste und die Glandulae parathyreoideae.

Die Schilddrüse gehört zu den bestdurchbluteten Organen des menschlichen Körpers. Sie wird in der Regel von zwei Arterienpaaren versorgt, die untereinander anastomosieren und auch mit Gefäßen der Nachbarorgane Verbindungen haben.

Die *A.thyreoidea superior* entspringt beidseits als erster Ast der A. carotis externa, beschreibt einen nach oben gerichteten, individuell verschieden gearteten Bogen zum oberen Pol der Seitenlappen und versorgt die oberen, vorderen und seitlichen Teile der Schilddrüse.

Die *A.thyreoidea inferior,* ein Ast des Truncus thyreocervicalis A. subclaviae, versorgt beidseits die unteren, hinteren und medialen Teile des Organs. In ihrem Verlauf zur Schilddrüse kreuzt sie den *Truncus sympathicus,* der häufig eine Schlinge (Ansa thyreoidea) um sie bildet, und den *Nervus laryngeus recurrens vagi.* Bei der Unterbindung der Arterie im Verlaufe einer Strumektomie ist besonders der Nervus recurrens gefährdet, der, aus der oberen Thoraxapertur kommend, senkrecht hochsteigt, und zwar links in einer Rinne zwischen Trachea und Oesophagus und rechts seitlich von der Trachea. Auf Höhe des ersten Trachealknorpels gibt er seinen Endast, den Nervus laryngeus inferior, ab, der vor, hinter oder zwischen den Ästen der A.thyreoidea inferior verläuft und die innere Larynxmuskulatur, so u.a. den M. vocalis, versorgt.

Gelegentlich findet man als 5. Arterie die unpaare *A.thyreoidea ima,* die der Aorta oder dem Truncus brachiocephalicus entspringt und an den Isthmus herantritt.

Zusammen mit den Arterien oder unmittelbar durch die Kapsel dringen zahlreiche vegetative Nervenfasern in die Schilddrüse ein. Sie bilden im Innern des Parenchyms ein dichtes Netz feiner, markloser Fasern, welche in den interfollikulären Räumen enden.

c) Histologie

Die ursprünglich kompakte epitheliale Schilddrüsenanlage zerfällt im Verlauf ihrer Entwicklung in ein kompliziert gestaltetes Balkenwerk von Zellen, die deutliche Grenzen und eine gut entwickelte Basalmembran besitzen. Aus den Zellbalken entstehen einzelne kolloidhaltige Epithelbläschen, sog. Primär- oder Zweizellfollikel. Aus diesen wiederum differenzieren sich durch Aussprossung die *Sekundärfollikel,* kugelige, eiförmige oder schlauchförmige Hohlgebilde, die von einem geschlossenen, einschichtigen Epithel wechselnder Höhe ausgekleidet sind. Eine Basalmembran trennt das Follikelepithel vom unmittelbar darunterliegenden dichten Capillarnetz.

Form und Höhe des Follikelepithels schwanken beträchtlich. Auf dem Höhepunkt ihrer Tätigkeit nehmen die Zellen Zylinderform an und enthalten im Cytoplasma feine Granula, die nach Verflüssigung als Sekret in die Follikellichtung abgegeben werden. Während der Kolloidbildung erscheinen viele Mitochondrien in den apikalen Zellabschnitten; der zwischen Kern und freier Oberfläche liegende Golgi-Apparat hat deutliche Beziehungen zu den in den Zellen gebildeten Kolloidtropfen. Das in die Follikellichtung abgesonderte Kolloid dickt allmählich ein. Gleichzeitig geht das Follikelepithel in den Ruhezustand über; die Epithelzellen werden kubisch oder stark abgeflacht (Abb. 1).

Die Ausschwemmung der Schilddrüsenhormone aus den Follikeln wird mit einer Veränderung des Epithels eingeleitet: Seine flachen (ruhenden) Zellen werden wiederum hochcylindrisch, ihr Kern rückt an die Basis und das Cytoplasma wird schaumig, eine Veränderung, die sich unter dem Einfluß

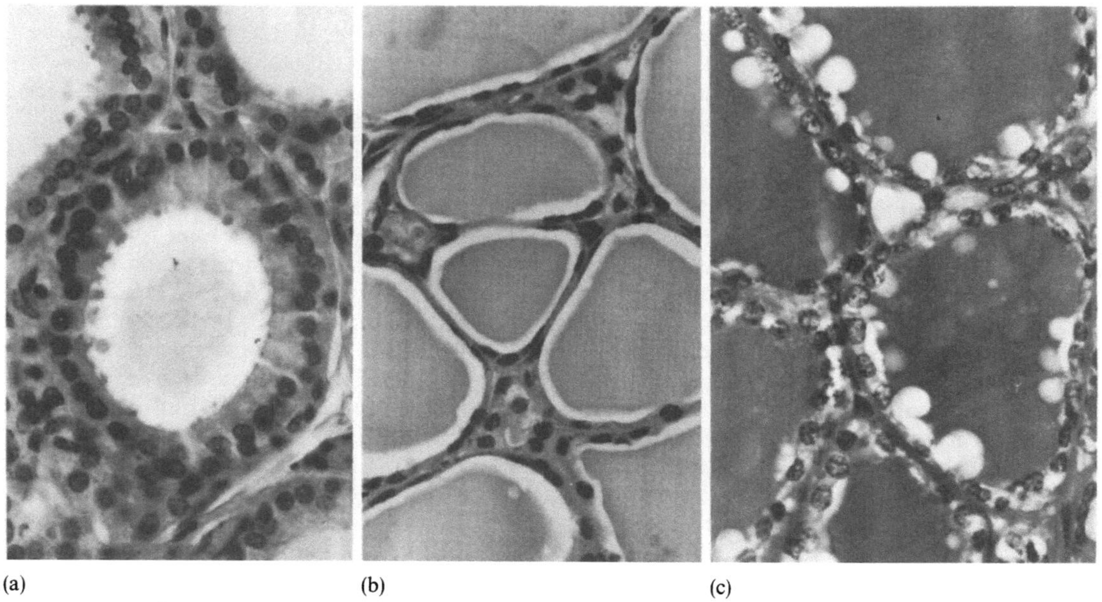

Abb. 1a–c. Verschiedene Funktionszustände der Schilddrüsenfollikel. (a) Sekretion, (b) Stapelform, (c) Resorption. [Aus Chr. Hedinger: Normale und pathologische Anatomie der Schilddrüse. Verh. dtsch. Ges. inn. Med. **66**, 13 (1960)]

des thyreotropen Hormons der Adenohypophyse (TSH) sehr rasch abspielt. Unter der Einwirkung eines von den Follikelzellen gebildeten proteolytischen Fermentes wird das Kolloid vom Rande her verflüssigt und rückresorbiert. Diese Rückresorption geht mit dem Auftreten kolloidgefüllter Vacuolen im Epithel einher. Durch Diffusion durch die Basalmembran und die Gefäßendothelien hindurch erreichen die Hormone die Blut-, eventuell auch die Lymphbahnen und damit den Körperkreislauf. Entleerte Follikel fallen in Schnittpräparaten durch ihre sternförmige Lichtung auf. Binnen weniger Stunden füllen sie sich wieder auf.

Das interstitielle Arteriennetz der Schilddrüse ist reich an Regulations-Vorrichtungen, wie Polstern epitheloider Muskelzellen und arteriovenösen Anastomosen. Das die Follikel umspinnende Capillarnetz ist sehr engmaschig und geht in Venensinus über, die sich ihrerseits in Venen fortsetzen, welche die gröberen Arterienäste begleiten. Zahlreiche blind endigende Lymphcapillaren umgeben das Blutcapillarnetz und die Follikel. Sie vereinigen sich zu den größeren Lymphgefäßen der interfollikulären Räume.

Die Mehrzahl der in die Thyreoidea eintretenden *Nerven* stammt aus den mittleren und oberen Cervicalganglien. Ihre sympathischen, postganglionären Fasern enden meistens an den Gefäßwänden und werden daher als *Vasomotoren* angesehen. Einzelne Nervenfaser-Endigungen treten jedoch auch mit basalen Abschnitten von Follikelzellen in Kontakt. Daneben finden sich in der Schilddrüse präganglionäre, *parasympathische* Nervenfasern und vereinzelt auch Ganglienzellen. Transplantations-Experimente weisen jedoch darauf hin, daß für die Hormonausschüttung aus der Thyreoidea eine intakte nervöse Versorgung nicht notwendig ist.

Ultrastruktur der Schilddrüse. Der Feinbau der Follikel unterliegt mannigfaltigen Einflüssen innerer und äußerer Faktoren (Temperatur, Ernährung, Sexualcyclus, Alter u.a.) und ist daher sehr variabel. Die Epithelzellen weisen an ihrer Basis Einfaltungen und Ausstülpungen auf. Diese dürften, wie die zahlreichen Mikrovilli, die von der apikalen Zelloberfläche in das Follikellumen einstrahlen, der Oberflächenvergrößerung dienen. Form, Länge und Zahl der apikalen Mikrovilli sind vom Funktionszustand des Follikels abhängig: Ruhende Follikelzellen zeigen wenige, kurze und gerade Mikrovilli, während sie beim aktiven Epithel stark pleomorph und vergrößert erscheinen. An der apikalen Zelloberfläche können auch vereinzelte Cilien auftreten. Benachbarte Epithelzellen sind über typische Schlußleisten untereinander verbunden. Der basal gelegene Kern der Follikelepithelzelle ist in der Regel quergestellt; in seiner Nähe ist regelmäßig ein gut entwickelter Golgi-Komplex erkennbar. Das endoplasmatische Reticulum besteht aus langgestreckten, ribosomenbesetzten Profilen und kleinen Bläschen. Zahlreiche, längsovale und runde Mitochondrien bilden zusammen mit multivesiculären Körperchen und Lysosomen weitere Hauptkomponenten der cytoplasmatischen Grundsubstanz.

Über Jodination und Jodisation, Jodidaufnahme und Oxydation in der Follikelzelle s.S. 141. Unabhängig von diesen Prozessen werden an den Ribosomen des endoplasmatischen Reticulums der Epithelzellen Thyreoglobulin-Fragmente aus Aminosäuren zusammengesetzt. Diese Eiweißfragmente werden hierauf in den Golgi-Komplex transportiert, wo sie sehr wahrscheinlich an Kohlenhydrate gekoppelt werden (Nadler, 1964). Das nach wie vor unjodierte Thyreoglobulin wird dann in Form kleiner Vesikeln an die apikale Zelloberfläche verschoben; die Vesikelmembran verschmilzt mit derjenigen der Follikelzelle. In dem Augenblicke, da sich der Bläschen-Inhalt in das Follikellumen ergießt, scheinen einige der durch Peptid-Bindung an das neu gebildete Thyreoglobulin gebundene Tyrosin-Moleküle jodiert zu werden. Eiweiß-Synthese und Jodtransport konvergieren demnach im Bereiche der apikalen Mikrovilli, welche fingerförmig von der Zelloberfläche ausstrahlend, die Randgebiete des Kolloids durchsetzen (Stein, 1964).

Die Rückresorption der im Thyreoglobulin des Follikellumens eingebauten Hormonmoleküle in die Epithelzelle erfolgt wiederum im Bereiche der Mikrovilli, wo kleinere und größere Kolloidtropfen phagocytiert werden. Die Frage, ob bei diesem Prozeß Proteasen aus der Follikelzelle in das Kolloid sezerniert werden, ist nicht restlos geklärt. Während in ruhenden Epithelzellen die Lysosomen regellos im Cytoplasma verstreut liegen, werden diese Zellorganellen bei der Phagocytose der Kolloidtropfen innert kurzer Zeit gegen die apikale Zelloberfläche verlagert, wo sie mit dem in das Cytoplasma aufgenommenen Thyreoglobulin verschmelzen. Unter der Einwirkung hydrolytischer Enzyme aus den Lysosomen wird das Thyreoglobulin aufgespalten. Trijodthyronin und Thyroxin gelangen dabei auf noch nicht genau geklärten Wegen in die Blutcapillaren, bzw. in die terminalen Abschnitte der Schilddrüsen-Lymphgefäße.

Sowohl das Follikelepithel als auch die unmittelbar darunter liegenden, z.T. fenestrierten Capillarendothelien werden von Basalmembranen unterlagert, die teilweise verschmelzen. An anderen Stellen sind Fibroblasten und Bündel kollagener Fibrillen in den extracellulären Grundsubstanzraum eingelagert.

Die Aktivität der Schilddrüse wird durch das Thyreoidea-stimulierende Hormon (TSH) des Hypophysenvorderlappens gesteuert, dessen Ausschüttung andererseits vom Hypothalamus kontrolliert wird (Abgabe von „thyreotropin-releasing hormone" (TRH) an das Portalvenensystem der Adenohypophyse, s. auch S. 74). Sinkt im Blut die Konzentration der Schilddrüsen-Hormone, wird der Hypothalamus zur TRH-Abgabe stimuliert. Umgekehrt führt eine hohe Serumkonzentration an Thyroxin zur Hemmung der TRH-Sekretion in den hypothalamischen Kernen. Eine chronische Hypersekretion von TRH hat eine Hyperaktivität der Thyreoidea zur Folge. Das Organ wird hyperämisch und das Follikelepithel sehr hoch, wobei wenig Kolloid gebildet wird. Nach Hypophysektomie kann die Schilddrüse nur noch sehr wenig Jod aufnehmen und der Blutspiegel der thyreoidalen Hormone sinkt auf Restwerte ab.

Parafollikuläre Zellen. Sowohl im Schilddrüsen-Follikelepithel selber als auch im interfollikulären Bindegewebe lassen sich vereinzelte oder kleine Gruppen bildende Zellen nachweisen, die sich deutlich von den thyreoidalen Elementen oder von den Bindegewebszellen unterscheiden. Diese parafollikulären Zellen (= C-Zellen, helle Zellen, Mitochondrien-reiche Zellen, ultimobranchiale Zellen) leiten sich vom Epithel des 5. entodermalen Schlundtaschen-Paares ab. In Fischen, Amphibien, Reptilien und Vögeln bilden sie beidseits je ein kleines, im Mediastinum gelegenes Organ, den sog. Ultimobranchialkörper, während sie beim Säuger in der frühen Embryonalphase in die Schilddrüse aufgenommen werden.

Die parafollikulären Zellen bilden in ihrer Gesamtheit ein in der Thyreoidea gelegenes, endokrines Gewebe, welches das Blutcalcium-senkende Hormon *Calcitonin* produziert (s. auch Kap. XIV). Lichtmikroskopisch lassen sich C-Zellen mit Silbernitrat oder mit Anilinblau selektiv anfärben. Im elektronenmikroskopischen Schnitt zeigen diese rundlichen Zellen einen chromatinarmen Kern und ein von zahlreichen Granula durchsetztes Cytoplasma. Die membrangebundenen Hormongranula weisen Durchmesser von ca. 100–400 nm auf und sind elektronendicht. Im Follikelepithel sitzen die C-Zellen, die in der Regel größer sind als die spezifischen Schilddrüsenzellen, typischerweise der Basalmembran auf und erreichen das Follikellumen in der Regel nicht. Das interstitielle Bindegewebe enthält nur wenige Grüppchen von parafollikulären Zellen. Das Hormon Calcitonin hemmt als Antagonist des in der *Parathyreoidea* (Nebenschilddrüse) gebildeten Parathormons die Aktivität der Osteoklasten und damit die Knochenresorption, die mit einer Abgabe von Calcium aus dem Knochen in das Blut einhergeht.

C. Biochemie und Physiologie

1. Chemie der Schilddrüsenhormone, Hormonanaloge

L-Thyroxin, eine jodierte Aminosäure, ist das hormonale Hauptsekretionsprodukt der Schilddrüse.

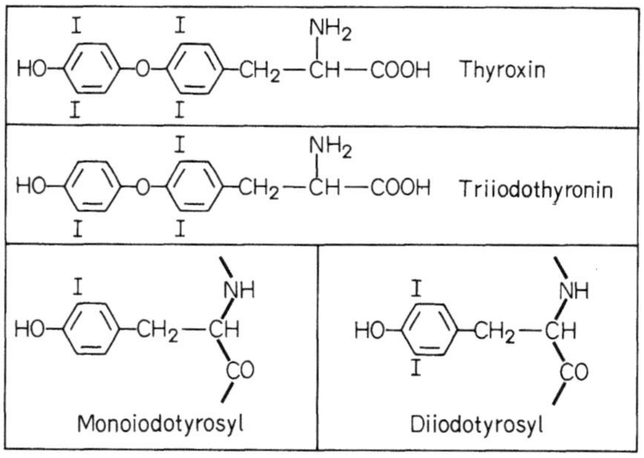

Thyroxin

Triiodothyronin

Monoiodotyrosyl

Diiodotyrosyl

Abb. 2. Chemische Strukturformeln der Schilddrüsenhormone und ihrer Vorläufer. Mono- und Dijodtyrosin sind als Aminosäureradikale gezeichnet, da sie in der Schildrüse vorwiegend als Bestandteil des Thyreoglobulins vorkommen. Die Peptidbindungen sind durch dicke Striche gekennzeichnet

Daneben sezerniert die Schilddrüse auch geringe Mengen von l-Trijodthyronin (T_3). Wie wir später sehen werden, entsteht letzteres Hormon zum größten Teil in peripheren Geweben durch Umwandlung aus Thyroxin (S. 145). Die Strukturformel der beiden Hormone ist in Abb. 2 wiedergegeben. Die beiden Benzolringe sind durch eine Ätherbrücke verbunden, die einen Winkel von 110° am Sauerstoffatom bildet. Analysen mittels Röntgenkristallographie und Kernmagnetresonanz haben die dreidimensionale Struktur beider Hormone aufgedeckt (CAMERMAN, 1972 und 1975). Die beiden Benzolringe befinden sich in 2 Ebenen, die senkrecht aufeinanderstehen und die 4 Jodatome des Thyroxins bilden die Spitzen eines verzogenen Tetraeders.

Thyroxin und Trijodthyronin sind bei neutralem pH in Wasser schlecht löslich. Sie lösen sich in 0,1 N NaOH und in Methanol oder Äthanol, das durch Ammoniak alkalisch gemacht wurde.

Eine große Anzahl von chemischen Hormonanalogen wurde in bezug auf biologische Aktivität untersucht (MONEY, 1960; BENUA, 1960; JORGENSEN, 1971). Die meisten Analoge sind pro Gewichtseinheit weniger aktiv als die natürlichen Hormone, aber einige sind gleich aktiv oder sogar aktiver, wie z.B. 3′-Isopropyl-3,5-Dijodthyronin. Folgendes sind die minimalen Anforderungen, damit eine Substanz thyreomimetische Aktivität entfaltet: a) Das Thyronin-Grundgerüst als L-isomer. b) Dijodo- oder Dibromosubstitution in den Stellungen 3 und 5. c) Substitution mit großer, lipophiler Gruppe (z.B. Jod oder Isopropyl) in der Stellung 3′ (BARKER, 1971; PITTMAN, 1974. GOLDFINE, 1976). Natürliche Abbauprodukte der Schilddrüsenhormone wie Tetrajodthyroessigsäure (Tetrac), Trijodthyroessigsäure (Triac) und Trijodthyropropionsäure (Triprop) sind ebenfalls hormonal aktiv. Die rechtsdrehenden Stereoisomere D-Thyroxin und D-Trijodthyronin sind vermutlich ebenfalls biologisch aktiv. Da jedoch die meisten Präparate mit dem L-Isomer in Spuren kontaminiert sind, ist die exakte biologische Wirkung schwer abzuschätzen. Die biologische Wirksamkeit von Analogen korreliert sehr gut mit der Bindungsaffinität an spezifische Schilddrüsenhormonreceptoren im Zellkern (S. 146).

2. Biosynthese und Sekretion von Schilddrüsenhormon

a) Extrathyreoidaler Stoffwechsel von Jodid

Die tägliche Aufnahme von Jod aus der Nahrung schwankt von Ort zu Ort und von Tag zu Tag sehr stark. In Gegenden mit Jodmangel kann die Jodaufnahme auf 10 µg pro Tag absinken. In den USA zeigt die Jodeinnahme seit 20 Jahren eine ansteigende Tendenz und erreicht heute zwischen 100 und 1000 µg pro Tag (PITTMAN, 1969; ODDIE, 1970). In der Bundesrepublik Deutschland wurden 1973 Jodeinnahmen von 17 bis 42 µg pro Tag gemessen (SCRIBA, 1975), und in der Schweiz beträgt sie nach unseren eigenen Messungen um 80 µg pro Tag. Eine tägliche Einnahme von 100 µg wird als genügend, eine solche von 200 µg als optimal angesehen. Der größte Teil des Nahrungsjods ist Jodid, ein kleinerer Teil organisches oder molekulares Jod. Letzteres wird bei der Resorption im Darm zu Jodid reduziert. Die Plasmakonzentration von Jodid ist stark von der täglichen Jodeinnahme abhängig. Bei mittleren Jodeinnahmewerten beträgt sie ca. 0,1 bis 1,0 µg/100 ml Plasma (YAMAMOTO, 1969, INGRISCH, 1974). Der extrathyreoidale Jodidraum entspricht durchschnittlich 38% des Körpergewichtes. Jodid wird in der Niere glomerulär filtriert und partiell tubulär rückresorbiert (WALSER, 1965). Die renale Clearance beträgt 15 bis 55 ml/min. mit einem Durchschnitt von 35 ml/min (RIGGS, 1954; BERSON, 1955; ALEXANDER, 1962; BERMAN, 1968). Die Clearance ist bei Niereninsuffizienz herabgesetzt, zeigt jedoch im Gegensatz zur sehr anpassungsfähigen Schilddrüsenclearance sonst geringe Schwankungen. Speicheldrüsen und Magenschleimhaut sind extrathyreoidale Gewebe, die Jodid anzureichern vermögen. Das von ihnen angereicherte Jodid wird in den Magen-Darm-Trakt zurücksezerniert (BROWN-GRANT, 1961).

b) Jodidaufnahme durch die Schilddrüse

Niere und Schilddrüse sind die einzigen Organe, die Jodid in nennenswerter Menge aus dem Blut entfernen (Abb. 3). Im Gegensatz zur Nierenclearance, die sehr konstant ist, ist die Schilddrüsenclearance in hohem Grade anpassungsfähig. Im Durchschnitt beträgt sie ca. 25 ml/min, kann jedoch bei Jodmangel oder Hyperthyreose auf über 800 ml/min ansteigen (BERSON, 1955; SCHULTZ, 1957). Jodid wird aktiv gegen ein elektrochemisches Gefälle durch die basale Schilddrüsenzell-

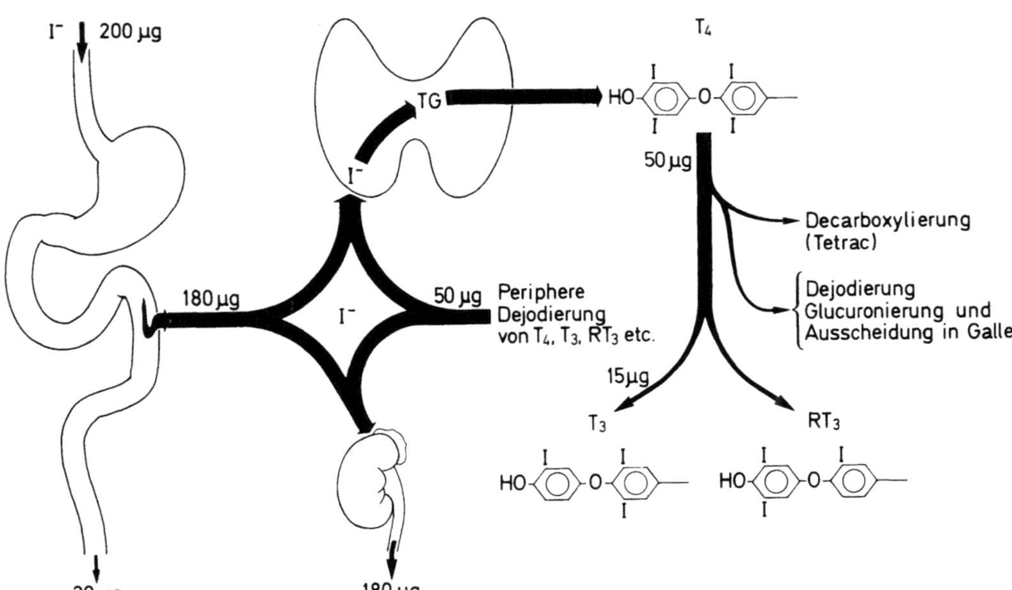

Abb. 3. Schemen des Jodkreislaufes im menschlichen Körper. Alle Zahlenangaben beziehen sich auf die Menge des im gegebenen Kompartiment resp. in der gegebenen Substanz pro Tag zirkulierenden Jods. Die Figur geht von der Annahme aus, daß in der Nahrung 200 µg Jod pro Tag eingenommen werden, wovon ungefähr 180 µg im Darm resorbiert werden. Die Dicke der Striche entspricht ungefähr der Menge des täglich umgesetzten Jods. Der im Zentrum der Figur stehende extrathyreoidale Jodidpool wird aus 2 Quellen gespeist: Er erhält 180 µg Jod pro Tag aus dem Darm und ungefähr 50 µg durch den peripheren Abbau von Schilddrüsenhormonen und Metaboliten. Die Schilddrüse verliert Jod vor allem in der Form von Thyroxin, das in der Peripherie zu Trijod-Thyronin (T_3) und zu Reverse-T_3 (RT_3) dejodiert wird. Der größte Teil des produzierten T_3 entsteht auf diese Weise in der Peripherie und nur wenig T_3 wird durch die Schilddrüse sezerniert (letzteres in der Figur weggelassen)

membran transportiert (Schritt 1, Abb. 3). Die Konzentration von Jodid in der Zelle kann 5- bis 500mal höher sein als in der umgebenden extracellulären Flüssigkeit, je nach funktionellem Zustand der Drüse (BERSON, 1955). Jodidtransport ist auf einem transmembranösen Na-Gradienten angewiesen und demnach abhängig von Energie, die durch die Hydrolyse von ATP geliefert wird. Hemmung der membrangebundenen ATPase durch Ouabain verhindert den aktiven Transport von Jodid (WOLFF, 1964; BAGCHI, 1973). Mehrere Autoren haben das Vorhandensein eines spezifischen Jodid-Carriers postuliert. Dieser wurde bisher jedoch noch nicht überzeugend nachgewiesen. TSH stimuliert den aktiven Jodidtransport nach einer Latenzzeit von mehreren Stunden (KNOPP, 1970; WILLIAMS, 1975). Es besteht daneben jedoch noch ein TSH-unabhängiger sog. Auto-Regulationsmechanismus, indem ein hohes Jodidangebot den Jodidtransport auch in einem in vitro-System, wo TSH-Schwankungen ausgeschlossen sind, zu dämpfen vermag (SHERWIN, 1974, s. auch S. 151).

Mehrere monovalente Kationen hemmen den Jodidtransport spezifisch auf kompetitive Weise. Am wirksamsten ist Perchlorat (ClO_4^-). Etwas weniger aktiv sind Nitrat (NO_3^-) und Thiocyanat (CNS^-). Der Mechanismus von Thiocyanat scheint sich nicht nur auf eine kompetitive Hemmung des Jodidtransportes zu beschränken, sondern umfaßt auch den Schritt der Organifizierung von Jodid. Nach neueren Untersuchungen hemmt Perchlorat nicht nur den Jodidinflux, sondern es fördert auch den Jodideflux aus der Zelle (WILLIAMS, 1975; BAGCHI, 1973). Eine neuere und vollständige Übersicht über Jodidtransport gibt Bastomsky (1974).

Das in die Zelle transportierte Jodid wird in organisches Jod umgesetzt. Normalerweise ist die Organifizierung von Jod so rasch, daß die intrathyreoidale Jodidkonzentration sehr tief bleibt. Dies bedeutet mit anderen Worten, daß der begrenzende (rate-limiting) Schritt in der Synthese von organischem Jod der Transport von Jodid ist. Wenn die Organifizierung von Jod aus irgend einem Grund gehemmt wird, so kann Jodid die Schilddrüse wieder verlassen. Ob dies durch passive Diffusion geschieht, ist noch nicht entschieden. Eine zweite Jodidquelle der Schilddrüsenzelle stellen Mono- und Dijodtyrosin dar, zwei jodierte Aminosäuren, die bei der Hydrolyse von Thyreoglobulin in der Zelle freigesetzt und durch eine im Überschuß vorhandene Dejodase quantitativ dejodiert werden (s.S. 144). Der größte Teil des so freigesetzten Jodids wird gleich wieder in Thyreoglobulin eingebaut (BÜRGI, 1973). Es gibt Anhaltspunkte dafür, daß das aus Jodtyrosinen freigesetzte Jodid sich in einem anderen Kompartiment befindet als das von außerhalb der Zelle eingeschleuste (sog. zweiter Jodid-Pool, HALMI, 1962; NAGATAKI, 1963; BÜRGI, 1974).

c) Umwandlung von Jodid in organisches Jod

Das in die Zelle transportierte Jodid wird rasch in ein großmolekulares Eiweiß, das Thyreoglobulin, eingebaut (Schritte 2a und 2b, Abb. 4a). Das Jod wird dabei direkt in die Tyrosylradikale des Proteins eingebaut, und nicht etwa in die freie Aminosäure. Die Substitution erfolgt am Benzolring an den Stellen 3 und 5. Dabei entsteht Mono- resp. Dijodtyrosyl (s. Abb. 2). Der Ort dieser Reaktion ist sehr umstritten. Autoradiographisch läßt sich organisches Jod innerhalb Sekunden nach Injektion von radioaktivem Jod in Follikellumen nachweisen (Abb. 4b; NADLER, 1955; EKHOLM, 1975), was dahin interpretiert wird, daß die Organifizierung im Follikellumen vor sich geht. Andererseits ist die für die Jodierung notwendige Peroxydase in der Schilddrüse stark an Partikel gebunden (s.u.), möglicherweise an die Mikrovilli der apikalen Zellmembran (BENABDELJLIL, 1967), so daß heute noch umstritten ist, ob die Jodierung in der Zelle, an der Zellkolloid-Zwischenfläche oder im Kolloid stattfindet. Jodid als solches wird nicht direkt in Thyreoglobulin eingebaut. Es muß vielmehr vorher in ein stärker elektrophiles Zwischenprodukt oxydiert werden. Dieses Zwischenprodukt ist noch nicht sicher identifiziert worden. MAYBERRY (1964) und JIROUSEK (1970) sind der Auffassung, daß es sich um molekulares Jod (I_2) handelt. Nach HARINGTON (1944) kommen jedoch auch Hypojodat (HIO^+) und Iodinium-Ion (I^+) in Frage. Neuere kinetische Daten von Jodierungssystemen, in denen gereinigte Peroxydase gebraucht wird, sind am besten mit einem Reaktionsmechanismus via ein freies Jodradikal ($I^\bullet$) vereinbar (NUNEZ, 1969; POMMIER, 1973). Welches auch immer das Jodintermediärprodukt ist, so muß man annehmen, daß es extrem kurzlebig ist, da Jodid und organisches Jod die einzigen Jodspecies sind die in der Schilddrüse gefunden werden.

In chemischen Systemen reagiert oxydiertes Jod spontan mit Proteinen. Es besteht jedoch heute kein Zweifel daran, daß der Prozeß in der Schilddrüse enzymatisch katalysiert wird. Das beteiligte Enzym ist vermutlich eine Haem-Peroxydase, die in den letzten zehn Jahren in mehreren Laboratorien gereinigt wurde (TOICHIRO, 1967; COVAL, 1967; TAUROG, 1970; DANNER, 1971; POMMIER, 1972). Histochemische Untersuchungen haben Peroxydaseaktivität an Membranen nachgewiesen, hauptsächlich im endoplasmatischen Reticulum und an den Membranen kleiner apikaler Zellvesikeln, sowie an der apikalen Zellmembran. Im Kolloid läßt sich Peroxydase nur unter bestimmten Bedingungen nachweisen (TICE, 1972). Das Enzym ist fest an Schilddrüsenpartikel der mikrosomalen Fraktion gebunden und relativ drastische Verfahren sind notwendig, um es in lösliche Form überzuführen (NEARY, 1976). Da die verschiedenen Arbeitsgruppen unterschiedliche Methoden zur Lös-

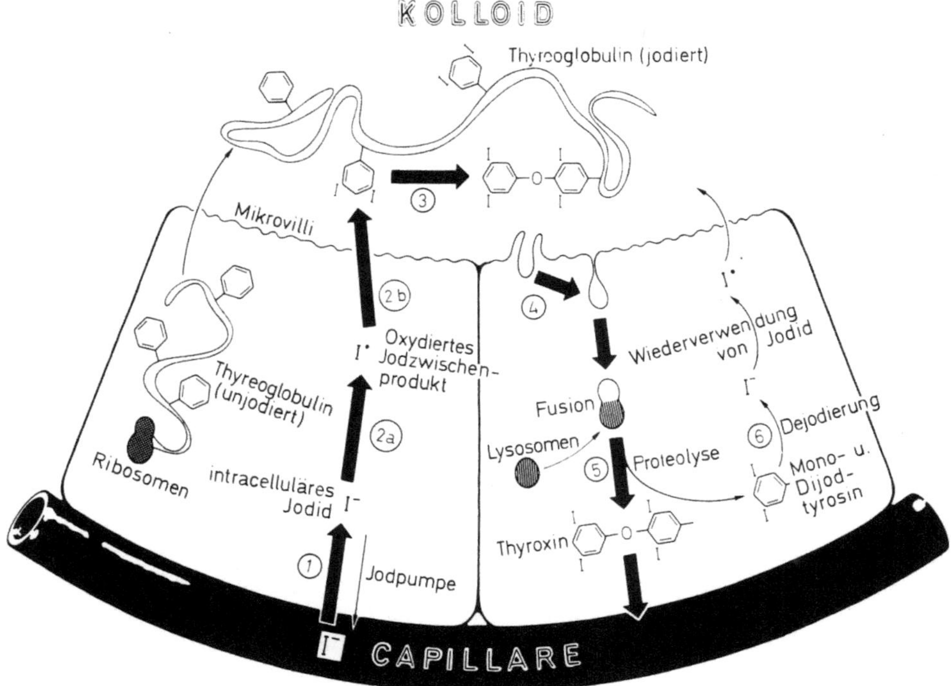

Abb. 4a. Schematische Darstellung der Schilddrüsenhormonbiosynthese- und Sekretion. Die einzelnen Schritte sind wie folgt numeriert: *1* Aktiver Jodidtransport vom Blut in die Schilddrüsenzellen. *2a* Oxydation des intrathyreoidalen Jodids durch eine Peroxydase zu einem bis dahin noch nicht identifizierten Jod-Intermediärprodukt. *2b* Transfer dieses oxydierten Jod-Intermediärproduktes an ein Tyrosylradikal des Thyreoglobulins. *3* Kupplung von 2 Dijodtyrosylradikalen innerhalb des Thyreoglobulins zum Thyroxin. *4* Endocytose des Kolloids. *5* Fusion der Kolloidtröpfchen mit Lysosomen; Hydrolyse des Thyreoglobulins mit Freisetzung von Thyroxin und Jodtyrosinen. *6* Die freien Jodtyrosine werden innerhalb der Drüse durch eine spezifische Dejodase dejodiert. Das so freigesetzte Jod wird innerhalb der Schilddrüse wieder verwendet und in Thyreoglobulin eingebaut

lichmachung verwenden, ist es nicht verwunderlich, daß die physikochemischen Eigenschaften (Molekulargewicht, k_m, Haem-Gehalt etc.) nicht übereinstimmend angegeben werden. Das Enzym benötigt Jodid und Wasserstoffsuperoxyd als Substrat und Eiweiß oder Tyrosin als Acceptor. Wasserstoffsuperoxyd wird vermutlich bei der Oxydation von Flavin-Nucleotiden freigesetzt (YAMAMOTO, 1975). Dijodtyrosin scheint eine Endprodukthemmung des Enzyms zu bewirken (DÈME, 1975). Das Enzym katalysiert sowohl die Oxydation von Jodid wie auch den Transfer des aktivierten Jods (vermutlich ein freies Radikal) an den Tyrosylrest von Thyreoglobulin (NUNEZ, 1969; POMMIER, 1973; MORRISON, 1973). Ein Überschuß von Jodid und gewisse Thyreostatica (s.S. 157 und 193) hemmen die Schilddrüsenperoxydase (TAUROG, 1970; POMMIER, 1973).

d) Kupplungsreaktion (Schritt 3, Abb. 3)

1939 wies v. MUTZENBECHER nach, daß in einer leicht alkalischen Lösung aus Dijodtyrosin spontan Thyroxin entsteht. Seither wird allgemein angenommen, daß die Biosynthese von Thyroxin über einen analogen Mechanismus durch Kondensation von 2 Dijodtyrosinmolekülen entsteht (HARINGTON, 1944; DEGROOT, 1965). HARINGTON nimmt an, daß die Kupplung dadurch zustande kommt, daß ein Phenoxyd-Ion eines Dijodtyrosins das Kohlenstoffatom Nr. 1 eines Quinonderivates des zweiten Dijodtyrosinmoleküls angreift. Die Kupplungsreaktion wird möglicherweise durch die gleiche Schilddrüsenperoxydase katalysiert, die auch die Jodierung von Tyrosyl kontrolliert (LAMAS, 1972 u. 1974; DÈME, 1975). Da sowohl beide Substrate (Dijodtyrosin) wie auch das Endprodukt der Kupplungsreaktion (Thyroxin) sich im Thyreoglobulin in Peptidbindung befinden, nimmt man an, daß die Reaktion zwischen zwei Peptid-gebundenen Dijodtyrosylresten abläuft. Nach MAURIZIS (1975) handelt es sich dabei um Dijodtyrosylreste, die sich in der Aminosäuresequenz des Thyreoglobulins unmittelbar folgen. Andere Kupplungsmechanismen, bei denen ein Peptid-gebundener Dijodtyrosylrest mit einem freien Derivat, vermutlich Dijodhydroxyphenylbrenztraubensäure reagiert, sind auch denkbar (MELTZER, 1961; KOJ TOI, 1965; BLASI, 1969; OGAWARA, 1972).

Während Thyroxin durch Kupplung von 2 Dijodtyrosinmolekülen entsteht, wird Trijodthyronin durch die Kupplung eines Monojodtyrosins mit

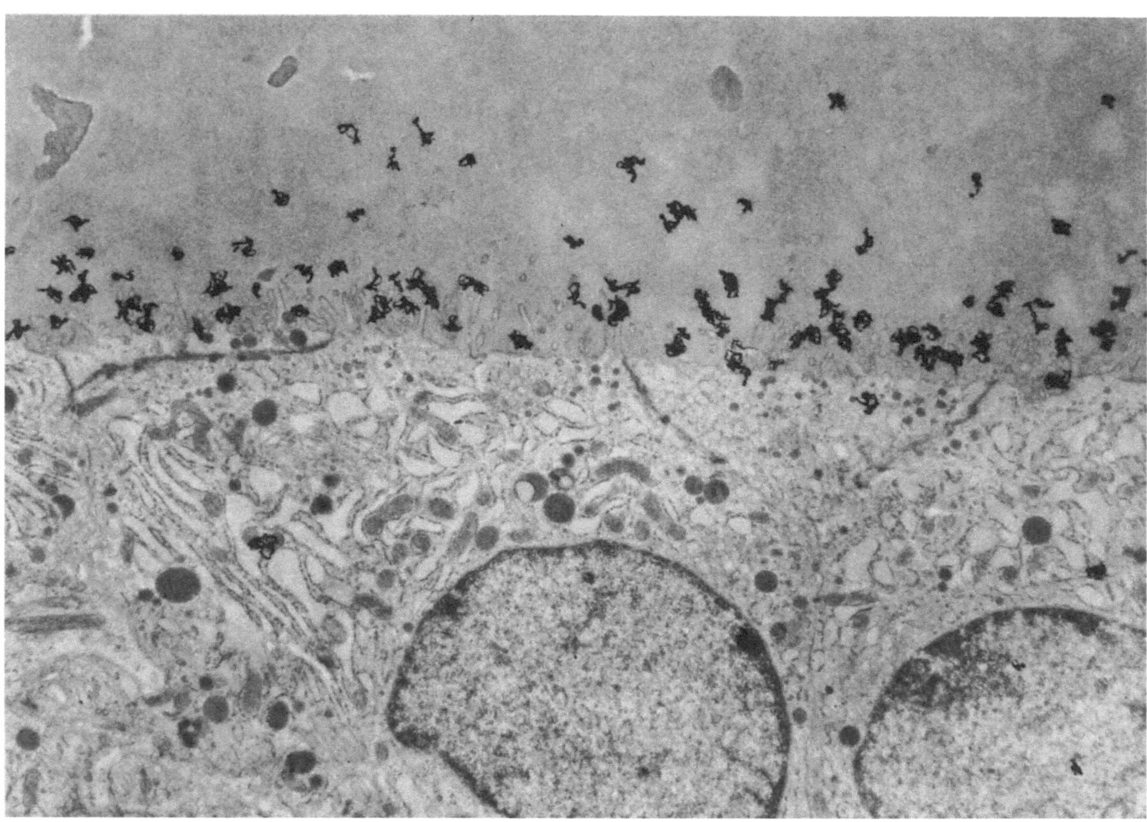

Abb. 4b. Elektronenmikroskopische Autoradiographie einer Schilddrüse nach Injektion von ^{125}I. Einer Ratte wurde ^{125}I in die Vena jugularis externa injiziert. 20 sec später wurde das ganze Tier vom Herz aus mit einem Fixationsmittel behandelt. Das Bild zeigt eine 10000fache Vergrößerung von zwei Schilddrüsenzellen mit dem angrenzenden Kolloid (oben). Da das anorganische Jod bei der Behandlung des mikroskopischen Schnittes entfernt wurde, entspricht die Schwärzung über dem Kolloid organisch gebundenem Jod. Beachte auch die Mikrovilli an der Kolloid-Zellgrenze. Die beiden runden dunklen Strukturen in der unteren rechten Bildhälfte entsprechen zwei Zellkernen. Das Bild wurde freundlicherweise von Dr. R. EKHOLM, Göteborg, zur Verfügung gestellt. Siehe auch EKHOLM (1975)

einem Dijodtyrosin synthetisiert. Nach neueren Untersuchungen ist dies jedoch in der normalen Schilddrüse ein quantitativ wenig ins Gewicht fallender Weg, da der größte Teil des zirkulierenden Trijodthyronins in peripheren Geweben durch Monodejodierung von Thyroxin entsteht (s.S. 145).

e) Thyreoglobulin und die Bedeutung der Hormonspeicher

Thyreoglobulin nimmt offensichtlich eine zentrale Stellung in der Biosynthese von Schilddrüsenhormon ein, da sowohl die Jodierung von Tyrosylradikalen wie auch die Kupplungsreaktion an diesem Protein ablaufen. Eine sehr vollständige Übersicht über die Eigenschaften dieses hochinteressanten Eiweißes gibt UI (1974). Thyreoglobulin hat ein Molekulargewicht von 660000 und einen Sedimentationskoeffizienten von 19 S. Eine kleinere Menge von nahe verwandtem Protein, vermutlich einem Dimer (FRATI, 1974; BERG, 1975) mit einer Sedimentationskonstante von 27 S kann in normalen Drüsen immer nachgewiesen werden. Thyreoglobulin enthält ungefähr 10% Kohlenhydrat. Die Aminosäurezusammensetzung von Thyreoglobulin vom Menschen und von anderen Species ist genau bekannt (SPIRO, 1970; ARIMA, 1972).

Es ist noch nicht völlig klar, aus welchen Untereinheiten Thyreoglobulin aufgebaut ist. In alkalischer Lösung und nach Reduktion der Disulfidbrücken dissoziiert das Molekül in 4 Untereinheiten von 165000 Molekulargewicht (EDELHOCH, 1965; DECROMBRUGGHE, 1966). Es ist jedoch umstritten, ob alle Untereinheiten identisch sind, und es wurden auch viel kleinere Untereinheiten beschrieben (ROLLAND, 1972; SPIRO, 1973; LISSITSKY, 1968). Merrschweinchen-Thyreoglobulin zerfällt nach Reduktion der Disulfidbrücken und Alkylierung in 3 Untereinheiten von 320000, 225000 und 120000 Molekulargewicht (HAEBERLI, 1975a u. 1975b)). Messenger-RNS aus Schilddrüse programmiert in Oocyten die Synthese von Eiweißen mit Molekulargewicht von 185000 resp. 330000, das immunochemisch dem Thyreoglobulin verwandt ist und möglicherweise die Untereinheit von Thyreoglobulin darstellt (VASSART, 1975a u.

1975b). Nach Zusammensetzung der Peptidketten werden im endoplasmischen Reticulum die Kohlenhydrateinheiten beigefügt (SPIRO, 1966 u. 1969; ADAMANI, 1975), und in einem letzten Schritt wird das Protein jodiert (SEED, 1965; NUNEZ, 1965; VECCHIO, 1972). Das Protein wird in elektronenoptisch sichtbaren Vesikeln in das Follikellumen transportiert (BJÖRKMAN, 1974).

Normales Thyreoglobulin hat einen Jodgehalt von ungefähr 0,2–0,7%. Jedes Molekül enthält im Durchschnitt 120 Tyrosyl-, 5 Monojodotyrosyl-, 3 Dijodtyrosyl- und 1–2 Thyroxylradikale (UI, 1974). Der durchschnittliche Trijodthyroningehalt ist weniger als ein Radikal pro Molekül. Die Schilddrüsenhormone befinden sich im Thyreoglobulin in *kovalenter* Peptidbindung. Dies im Gegensatz zu ihrem Zustand im Plasma, wo die Hormone in *nicht-kovalenter* Bindung an Eiweiße angelagert zirkulieren (s.S. 145). Nur ein sehr kleiner Anteil der Thyronine in der Schilddrüse befinden sich in freier Form (HAIBACH, 1971).

Thyreoglobulin wird normalerweise nur in minimalen Mengen ins periphere Blut sezerniert, vermutlich über Lymphgefäße. Bei Entzündungen, Hyperfunktion oder Carcinom der Schilddrüse lassen sich oft erhebliche Mengen Thyreoglobulin im peripheren Blut nachweisen (TORRIGIANI, 1969; VAN HERLE, 1973 und 1975). Die Schilddrüse enthält auch eine kleine Menge eines jodierten Proteins, das mit Serumalbumin verwandt ist (ROBBINS, 1959). Dieses wird vermutlich in der Schilddrüse selbst synthetisiert (OTTEN, 1971).

Die Schilddrüse enthält im Kolloid beachtenswerte Hormonvorräte. Der normale Jodgehalt der Drüse beträgt 10 bis 20 mg, davon ungefähr ein Drittel in der Form von Thyroxin. Bei einer mittleren täglichen Thyroxinsekretionsrate von 50 µg (s. unten) würde der Thyroxinvorrat demnach theoretisch die Euthyreose während 60 bis 120 Tagen gewährleisten. Die große Menge gespeicherten Hormons erklärt, weshalb Thyreostatica, die die Hormonbiosynthese blockieren, nicht eine unmittelbare Wirkung auf die Hormonsekretion haben können.

f) Hormonsekretion, Hormonsekretionsraten

Thyroxin und Trijodthyronin werden im Kolloid als peptidgebundene Aminosäure gespeichert. Soll Hormon sezerniert werden, so werden kleine Tröpfchen von Kolloid durch Zotten der apikalen Zellmembran umschlungen und mittels Endocytose in die Zelle aufgenommen (Schritt 4, Abb. 4a) (WOLLMAN, 1973). Die Tatsache, daß Colchicin in vitro die Bildung von Kolloidtröpchen und die Hormonsekretion hemmt, weist auf die Beteiligung des mikrotubulär-mikrofilamentösen Systems am Sekretionsvorgang (WILLIAMS, 1971). Der durch diese Endocytose verursachte Umsatz der apikalen Zellmembran ist beträchtlich (WOLLMAN, 1973). Die phagocytierten Tröpfchen verschieben sich gegen den basalen Zellpol und verschmelzen unterwegs mit Lysosomen. Diese Zellpartikel enthalten proteolytische Enzyme, die das Thyreoglobulin in seine Aminosäurebestandteile aufspalten (Schritt 5, Abb. 3). Freigesetztes Thyroxin und Trijodthyronin diffundieren in den Extracellulärraum und von dort ins Blut. Mono- und Dijodtyrosin, die ebenfalls freigesetzt werden, werden innerhalb der Schilddrüsenzelle durch eine im Überschuß vorhandene Dejodase dejodiert (DUMAS, 1973), wobei das entstehende Jodid gleich wieder in neues Thyreoglobulin eingebaut wird. Ob Jodtyrosine auch ins Blut sezerniert werden, ist umstritten. Die Serum-Konzentration von Dijodtyrosin beträgt um 150 ng/100 ml, aber es ist unsicher ob das zirkulierende Dijodtyrosin aus der Schilddrüse stammt (NELSON, 1974 u. 1975).

In den letzten Jahren wurde einwandfrei nachgewiesen, daß die Schilddrüse auch Jod in nicht-hormonaler Form sezerniert. Beim Hund wurde dieses nicht-hormonale Jod als Jodid identifiziert, das innerhalb der Schilddrüse durch Dejodierung von Mono- und Dijodtyrosin erzeugt wird (NAGATAKI, 1969). Ein solcher nicht-hormonaler Jodidverlust besteht auch beim Menschen (WARTOFSKY, 1971; BÜRGI, 1973).

Die Sekretion von Schilddrüsenhormon wird durch pharmakologische Joddosen gehemmt. Die biochemische Grundlage dieser Hemmung ist noch unbekannt. Möglicherweise handelt es sich um eine Hemmung der TSH-stimulierten Adenyl-Cyclase durch Jodid (VAN SANDE, 1975; RAPOPORT, 1976). Lithium, eine Substanz mit interessanten thyreostatischen Eigenschaften, hemmt die Hormonsekretion ebenfalls (s.S. 195). Übersichten über den Vorgang der Hormonsekretion geben DEISS (1968) und GREER (1974).

TSH ist der wichtigste Regulationsfaktor der Schilddrüsensekretion. In Abwesenheit von TSH bleibt die Hormonsekretion minimal. Eine der ersten Wirkungen einer TSH-Injektion besteht in der Stimulation der Kolloidendocytose innerhalb einer Minute, was sich in einer massiven Zunahme der Anzahl intracellulärer Kolloidtröpfchen äußert. Sekretion von Hormon folgt einige Augenblicke später (WILLIAMS, 1972).

Die mittlere tägliche Sekretionsrate für Thyroxin beträgt für jüngere Erwachsene ungefähr 80 µg pro Tag, was 52 µg Jod entspricht (ODDIE, 1966). Die Sekretionsrate nimmt im Alter langsam ab und erreicht mit 80 Jahren ungewähr 40 µg pro Tag (GREGERMAN, 1962).

Wegen methodischer Schwierigkeiten ist die Produktionsrate von Trijodthyronin weniger genau bekannt. Die besten Schätzungen schwanken zwischen 20 und 60 µg pro Tag, was 12–36 µg Jod entspricht (NICOLOFF, 1972; ODDIE, 1971; WOEBER, 1970, MCCONNON, 1971; LOW, 1972; HESCH, 1974). Wie auf S. 145 dargelegt, entsteht über 50%

dieses Trijodthyronins außerhalb der Schilddrüse durch periphere Dejodierung von Thyroxin.

3. Schilddrüsenhormon im Plasma und anderen Körperflüssigkeiten

Die Konzentration von *Thyroxin* im Serum von normalen erwachsenen Personen beträgt zwischen 5,5 und 12,0 μg pro 100 ml (3,6 bis 7,8 μg Jod pro 100 ml). Der Normalwert des *Trijodthyronins* variiert relativ stark mit der verwendeten Meßmethode und liegt nach den heute vorwiegend gebrauchten Radioimmunoassays zwischen 100 und 220 ng pro 100 ml (s.S. 236). Bei Kindern ist das Serumthyroxin etwa 20% höher als beim Erwachsenen, vom 6. Lebensjahr an fällt es langsam auf den Erwachsenenwert ab (s.S. 153). Im Gegensatz zur Thyroxinkonzentration, die bei einem gegebenen euthyreoten Individuum recht konstant bleibt (O'Connor, 1974; Postmes, 1974), hängt die Konzentration von Trijodthyronin von vielen extrathyreoidalen Faktoren, wie Alter und Ernährungszustand ab (s.S. 154). Beim Neugeborenen ist das Trijodthyronin im Serum sehr tief. Im Alter fällt das Trijodthyronin wieder etwas ab (s.S. 153).

Im Plasma zirkulieren ungefähr 99,97% von Thyroxin und 99,70% von Trijodthyronin an Plasmaeiweiße gebunden. Die Bindung zwischen Protein und Hormon ist eine *nicht-kovalente,* im Gegensatz zur Bindung an das Thyreoglobulin, an das das Schilddrüsenhormon durch eine echte chemische (kovalente) Bindung gebunden ist. Mit anderen Worten befindet sich das gebundene Thyroxin im Plasma in einem fortwährenden und sehr raschen Austausch mit der kleinen Fraktion des freien Hormons (Hillier, 1975). Radioaktiv markiertes Thyroxin, das dem Serum zugesetzt wird, bindet sich demnach rasch zum größten Teil an Eiweiß. Drei Eiweiße sind an der Bindung beteiligt (Oppenheimer, 1968): 1. Thyroxin-bindendes Globulin (TBG), ein α-Globulin mit Molekulargewicht 58000, das unter gewissen Bedingungen ungefähr 60% des zirkulierenden Thyroxins bindet. Seine Serumkonzentration beträgt 3,5 mg pro 100 ml (Refetoff, 1972, Gershengorn, 1977) und bei voller Sättigung bindet es ca. 20 μg Thyroxin pro 100 ml Plasma. 2. Thyroxin-bindendes Präalbumin, das ca. 30% des zirkulierenden Thyroxins bindet. Es handelt sich um ein Tetramer mit einem Molekulargewicht von 54000. Es bindet zudem auch das Retinolbindende Protein (Van Jaarsfeld, 1973, Nilsson, 1975). Bei voller Sättigung bindet es ca. 200 μg Thyroxin pro 100 ml Plasma. 3. Albumin, das ungefähr 10% des zirkulierenden Thyroxins bindet und eine Bindungskapazität von über 1000 μg pro 100 ml Plasma hat. Neuere Messungen unter pH-Bedingungen, die der in vivo-Situation näher liegen, haben gezeigt, daß TBG vermutlich mehr und TBPA weniger des zirkulierenden Thyroxins binden als oben angegeben (Woeber, 1968). Trijodthyronin bindet sich bedeutend schwächer an das TBG und vermutlich in nur sehr geringem Maße an TBPA (Davis, 1971 u. 1972). Die theoretische und klinische Bedeutung der Bindung von Hormonen an Plasmaproteine wird in Kap. I und Störungen der Bindung auf S. 153 eingehend diskutiert.

Die meisten Untersucher sind zum Schluß gekommen, daß die Schilddrüsenfunktion besser mit der sehr kleinen freien Hormonfraktion übereinstimmt, als mit dem gesamten oder eiweißgebundenen Hormon (Robbins, 1960 u. 1967). Leider ist die Messung der freien Hormonfraktion aufwendig und sie bleibt spezialisierten Laboratorien vorbehalten (s.S. 236). Unter den meisten Umständen verhält sich jedoch das gemessene Gesamthormon direkt proportional zum freien Hormon, so daß die Messung des Gesamthormons sinnvoll ist (s.S. 4f.). Bei Störungen der Bindungsproteine muß jedoch der Meßwert des Gesamthormons sehr vorsichtig interpretiert werden (s.S. 153). Im Liquor cerebrospinalis beträgt die Konzentration von Thyroxin 185 ng/100 ml und die von Trijodthyronin 17 ng/100 ml (Hagen, 1973).

4. Peripherer Abbau der Schilddrüsenhormone, Konversion von Thyroxin zu Trijodthyronin

Die Halbwertszeit von Thyroxin im Serum beträgt 7 Tage, diejenige von Trijodthyronin ungefähr 1 Tag (Ingbar, 1955; Nicoloff, 1972; Hesch, 1974). Die Halbwertszeit von Thyroxin ist bei Hyperthyreose verkürzt und bei Hypothyreose verlängert. Der Verteilungsraum von Thyroxin beträgt ungefähr 10 Liter, der von Trijodthyronin 43 Liter (Woeber, 1970; Hesch, 1974; Inada, 1975). Die Leber enthält ein Drittel des gesamten extrathyreoidalen Thyroxins, das mit dem Serumthyroxin rasch austauschbar ist. Phenobarbital verstärkt die hepatocelluläre Bindung und den Abbau sowie den Umsatz von Thyroxin, wobei die Konzentration von Thyroxin im Plasma gleich bleibt (Oppenheimer, 1971; Cavalieri, 1973).

Schilddrüsenhormon wird hauptsächlich in Leber, Niere, Gehirn und Muskel metabolisiert. 4 Prozesse sind am Abbau beteiligt (s. Übersicht in Pittman, 1972):

1. Konjugation der phenolischen Hydroxylgruppe mit Glucuron- oder Schwefelsäure. Die Konjugate werden vorwiegend in der Galle ausgeschieden und erscheinen im Stuhl, wobei die meisten Jodatome durch Dejodierung entfernt sind, und die Ätherbrücke intakt bleibt (Pittman, 1970).
2. Oxydative Deaminierung und Decarboxylierung der Anilin-Seitenkette in der Leber und der Niere (Burger, 1975). Eine relativ spezifische Trijodthyroninaminotransferase wurde in diesen Geweben nachgewiesen (Soffer, 1973).

3. Ungefähr 8 µg Thyroxin und 3 µg Trijodthyronin werden täglich unverändert im Urin ausgeschieden. Die ausgeschiedene Menge korreliert gut mit dem freien Serumhormon und kann deshalb diagnostisch verwertet werden (CHAN, 1972; BURKE, 1972).

4. Dejodierung durch ein Enzymsystem, das mit dem für die Dejodierung der Jodtyrosine verantwortlichen Enzym nicht identisch ist. Der Vorgang ist außerordentlich aktiv, so daß von einer injizierten Spurendosis Thyroxin, das mit radioaktivem Jod markiert ist, 80–90% der Radioaktivität im Urin als Jodid erscheinen (INGBAR, 1955 u. 1960). Thyroxin wird in Leber, Muskel und Niere dejodiert. In der Leber wird ein Teil des freigesetzten Jods in Butanol-unlösliche eiweißgebundene Verbindungen eingebaut (KOZYREFF, 1970). Die Produkte der Dejodierung und der Deaminierung, Thyronin und Thyro-Essigsäure, wurden in menschlichem Urin nachgewiesen (PITTMAN, 1972).

Ein obligatorischer Zwischenschritt in der Dejodierung des Thyroxins bildet die Monodejodierung. Die Monodejodierung kann sowohl am phenolischen wie auch am proximalen Ring erfolgen. Im ersten Falle entsteht dabei das hormonell aktive 3,5,3′-l-Trijodthyronin, im zweiten Fall das inaktive 3,3′,5′-l-Trijodthyronin („reverse T_3"). Die volle Bedeutung der peripheren Umwandlung von Thyroxin zu Trijodthyronin wurde erst in den letzten 8 Jahren erkannt (STERLING, 1970; BRAVERMAN, 1970; PITTMAN, 1971; SCHWARTZ, 1971; SURKS, 1973; INADA, 1975). Beim gesunden Menschen werden rund 50% des abgebauten Thyroxins zu Reverse-T_3 und 35% zu Trijodthyronin umgewandelt (CHOPRA, 1976). Das so entstehende Trijodthyronin entspricht zwischen 40 und 100% der gesamten Trijodthyronin-Produktionsrate. Nur ein kleiner Teil des zirkulierenden Trijodthyronins wird also von der Schilddrüse direkt sezerniert (s. Übersicht bei HESCH, 1974). Dies stimmt gut mit der neueren Beobachtung überein, daß Thyreoglobulin normalerweise sehr wenig Trijodthyronin enthält (CHOPRA, 1973). SCHWARTZ (1971) ist der Meinung, daß Thyroxin ein Prohormon ohne periphere Wirkung ist und daß es seine Wirkung erst nach Umwandlung in Trijodthyronin entfaltet. Die Monodejodierung in der Peripherie ist einer sehr komplexen und noch nicht voll erforschten Regulation unterworfen. Beim Neugeborenen, bei Fasten, bei Anorexia nervosa, bei Leberkrankheiten und bei allen kachektischen Zuständen ist die Umwandlung von Thyroxin zu Trijodthyronin vermindert, dafür diejenige zu Reverse-T_3 erhöht (s.S. 154). Propylthiouracil bremst die Umwandlung von Thyroxin zu Trijodthyronin (s.S. 193).

5. Wirkungsmechanismus der Schilddrüsenhormone

Die Vielzahl der biochemischen und klinischen Schilddrüsenhormonwirkungen ist verwirrend. Bis jetzt ist es noch nicht gelungen alle Wirkungen auf eine gemeinsame chemische Reaktion zurückzuführen. Zur Zeit müssen zum Verständnis der Schilddrüsenhormonwirkungen die verschiedensten Stoffwechselwege in Betracht gezogen werden, wie RNS-Synthese im Kern, Eiweiß-Synthese in den Ribosomen, Zellatmung in den Mitochondrien, Natrium-Transport an der Zellmembran und Stimulation der Adenylcyclase (Übersicht s. BERNAL, 1977).

a) Hormonreceptoren

Schilddrüsenhormone binden sich an viele Zellbestandteile, z.B. an Lebermitochondrien (HOCH, 1967; STERLING, 1975) und an Cytosol-Eiweiße der Niere (STERLING, 1974 u. 1977). Es ist umstritten, ob dies einer Bindung an echte Receptoren entspricht. Dagegen wurden in den letzten Jahren im Zellkern vermutlich echte Hormonreceptoren identifiziert (OPPENHEIMER, 1972; s. Übersicht bei OPPENHEIMER, 1975). Die Kapazität dieser Receptoren ist begrenzt und von Gewebe zu Gewebe verschieden. Sie stimmt gut mit der Ansprechbarkeit des entsprechenden Gewebes auf Schilddrüsenhormon überein. Die Bindungsaffinität für Hormone und für Hormonanaloge korreliert ausgezeichnet mit der Wirkung der entsprechenden Substanz (KOERNER, 1975). Die höchste Bindungsaffinität besitzen Trijodthyronin und Trijodthyroessigsäure (Triac) mit einer Affinitätskonstante von 4×10^{11}/Mol. Die Affinität für Thyroxin ist ungefähr 10mal kleiner. Bei normaler Plasmakonzentration von Thyroxin und Trijodthyronin werden in der Leber ungefähr 12% der Receptorplätze durch Thyroxin und 88% durch Trijodthyronin besetzt (SURKS, 1977). Im Gegensatz zu der Kernbindung der Steroidhormone (s.S. 14f.) ist keine Beteiligung von Cytosol-Proteinen für die Kernbindung nötig (OPPENHEIMER, 1974; SAMUELS, 1974). Identische Receptoren wurden auch in Zellkulturen von Hypophysentumoren und in Lymphocyten nachgewiesen (SAMUELS, 1974; SCHADLOW, 1972). Die Bindung erfolgt vermutlich an ein Nicht-Histon-Protein mit einem Molekulargewicht von 50000–70000 (SAMUELS, 1974; OPPENHEIMER, 1975, LATHAM, 1976). Der Receptor ist normalerweise eng mit dem Chromatin (vermutlich mit DNS selbst) verbunden, und zwar mit einer Chromatinfraktion, in der auch RNA-Polymerase angereichert ist. Für die Bindung des Receptors an Chromatin ist die Anwesenheit von Hormon nicht nötig, im Gegensatz zur Bindung von Steroidhormonreceptoren (CHARLES, 1975; SPINDLER, 1975). In der Kaulquappe, wo Schilddrüsenhormon eindrückliche biochemische und morphologische Veränderungen induziert, ist die Bindung und die Wirkung von Thyroxin temperaturabhängig, indem bei 4° C weder eine Hormonbindung noch eine Metamorphose erfolgen (GRISWOLD, 1972). Nach neueren Untersuchungen erfolgt die Bindung von Trijodthyronin an das Chromatin der Nucleoli. Letztere schwellen unter Trijodthyroninwirkung rasch an und synthetisieren vermehrt ribosomale RNS (GARDNER, 1975; VARENGO, 1975).

Schilddrüsenhormone werden in den Endorganen nicht nur gebunden, sondern auch metabolisiert (s.S. 145). Die Beziehung zwischen Hormonabbau und Hormonwirkung ist jedoch nicht klar (TATA, 1961). OPPENHEIMER (1971) beschleunigte den hepatischen Abbau von Schilddrüsenhormon durch Phenobarbitalverabreichung. Dadurch wurde die Wirkung von Thyroxin jedoch nicht verstärkt. Andererseits hat Thyroxin in poikilothermen Tieren, die das Hormon auch nicht abbauen, keine calorigene Wirkung (GALTON, 1962). Thyroxin selbst entfaltet vermutlich unter normalen Bedingungen seine Wirkung hauptsächlich erst nach seiner Umwandlung in Trijodthyronin (s.S. 146).

b) Wirkungen auf Mitochondrien, Zellatmung und Natrium-Kalium-Transport

Eine auffällige Wirkung von Schilddrüsenhormon besteht in einer Erhöhung des Sauerstoffverbrauchs und der Wärmeproduktion. Diese Wirkung ist in Leber, Niere und Muskel nachweisbar, nicht jedoch in Gehirn, Gonaden oder lymphatischem Gewebe (BARKER, 1952). Die Unwirksamkeit von Schilddrüsenhormon in den letzteren Geweben beruht vermutlich auf einem Fehlen von Receptoren (s.o.). Die Zellatmung läuft bekanntlich in subcellulären Organellen, den Mitochondrien ab (TAPLEY, 1967). Thyroxin bewirkt in vitro eine gut nachweisbare Schwellung von Mitochondrien (LEHNINGER, 1959; GREIF, 1962). Es handelt sich um einen recht unspezifischen Effekt, der auch durch Insulin hervorgerufen wird und dessen Bedeutung unklar ist. Im Zusammenhang mit der Schilddrüsenhormonwirkung müssen 2 grundsätzliche Eigenschaften der Mitochondrien in Erinnerung gerufen werden. Die erste äußert sich darin, daß pro verbrauchtes Sauerstoffatom 3 energiereiche Phosphatbindungen (z.B. ATP) gebildet werden, was einen P/O-Quotienten von 3 bewirkt. Dieses Phänomen wird „Kopplung" der Atmung genannt. Eine zweite wichtige Eigenschaft der Mitochondrien besteht in der „Kontrolle" der Atmung aufgrund der verfügbaren Substrate, z.B. ADP. Diese Kontrolle kann in vitro dadurch demonstriert werden, daß in Abwesenheit von ADP (sog. „state 4") der mitochondriale Sauerstoffverbrauch bedeutend tiefer ist als in Anwesenheit von ADP („state 3"). Der Quotient zwischen Sauerstoffverbrauch im state 4 und state 3 wird respiratorischer Kontrollquotient genannt.

Seit dem Nachweis, daß Thyroxin in vitro die Zellatmung entkoppelt, d.h. die Anzahl energiereicher Phosphate pro verbrauchtes Sauerstoffatom herabsetzt, wurde lange angenommen, daß dies die primäre Wirkung von Schilddrüsenhormon darstelle (HOCH, 1954; LARDY, 1954; MARTIUS, 1955, HOCH, 1962). Diese These ist heute jedoch nicht mehr haltbar, da die zur Entkopplung notwendigen Thyroxinkonzentrationen enorm hoch sind und in vivo nicht vorkommen. In physiologischen Dosen an thyreoidektomierte Tiere verabreicht, bewirkt Thyroxin keine Veränderung des P/O-Quotienten (BRONK, 1962). In einer Untersuchung wurde zwar eine Entkopplung der Atmung in Mitochondrien eines hyperthyreoten Patienten gefunden (ERNSTER, 1959), diese wurde jedoch in einer späteren sehr sorgfältigen Arbeit nicht bestätigt (STOCKER, 1968). Beim hyperthyreoten Menschen besteht auch eine normale repiratorische Kontrolle (STOCKER, 1968), im Gegensatz zum Thyroxinbehandelten Tier, wo die respiratorische Kontrolle herabgesetzt ist (HOCH, 1967; VOLFIN, 1969; KIMATA, 1971).

Neuere Untersuchungen haben gezeigt, daß die durch Schilddrüsenhormon bedingte Erhöhung der Wärmeproduktion mit den Transportmechanismen für Na^+ und K^+ an der Zellmembran zusammenhängt. Die Ionentransporte verbrauchen zwischen 20 bis 40% der gesamten in der Zelle produzierten Energie. Diese Transportfunktion ist durch das Herzglykosid Ouabain hemmbar. ISMAIL-BEIGI (1970 u. 1971) konnte zeigen, daß unter Ouabain Schilddrüsenhormon praktisch keine calorigene Wirkung mehr entfaltete, was den Zusammenhang mit den erwähnten Ionentransportmechanismen nahelegte. Dies wurde weiter dadurch bestätigt, daß nach Schilddrüsenhormonbehandlung das intracelluläre Na^+ abfiel und das K^+ anstieg. Es scheint heute demnach gut belegt, daß Schilddrüsenhormon primär den Na^+-Transport und das daran beteiligte Enzym, die $(Na^+ + K^+)$ Adenosintriphosphatase, stimuliert. Der resultierende erhöhte Energieverbrauch erklärt den vermehrten Sauerstoffverbrauch jedoch nur zur Hälfte; der Rest des Energiemehrverbrauchs geht zu Lasten anderer Transportmechanismen (ASANO, 1976; s. Übersicht bei EDELMAN, 1974). Diese Schilddrüsenhormwirkung hängt vermutlich mit dem im nächsten Abschnitt beschriebenen Einfluß des Schilddrüsenhormons auf den Zellkern und die Proteinsynthese zusammen, indem durch Schilddrüsenhormon im Kern die Bildung von Messenger-RNS angeregt wird, was die Synthese des Enzyms $(Na^+ + K^+)$ Adenosintriphosphatase beschleunigt (LO, 1976). Der Vollständigkeit halber sei angeführt, daß Schilddrüsenhormon auch den bidirektionalen Transport (vor allem den Einstrom) von Calcium und Magnesium in Leberzellschnitten in vitro steigert (WALLACH, 1972).

Es ist unbestritten, daß Schilddrüsenhormon auch Wirkungen auf die Zellatmung ausübt, die unabhängig von der Stimulierung von Na^+-Transport sind, so z.B. im Fettgewebe. Thyroxin scheint auch die Proteinsynthese in den Mitochondrien direkt zu stimulieren und zwar lange bevor die ribosomale Proteinsynthese stimuliert wird (PRIMACK, 1970 u. 1972; VOLFIN, 1969). Der Zusammenhang zwischen der stimulierten mitochondrialen Proteinsynthese und der Zellatmung ist z.Z. noch unklar. KAPLAY (1971) will aus mit Thyroxin behandelten Mitochondrien ein Eiweiß extrahiert haben, das bei Zugabe zu unbehandelten Mitochondrien den Sauerstoffverbrauch steigert. BUCHANAN (1971) fand andererseits, daß Thyroxin die mitochondriale Atmung stimulierte, auch wenn die Eiweißsynthese mit Chloramphenicol oder Puromycin blockiert war. In isolierten mitochondrialen Vesikeln bewirkt Trijodthyronin in der physiologischen Konzentration von 0.5 picomolar eine Stimulation der oxydativen Phosphorylierung innerhalb weniger Minuten (STERLING, 1977).

c) Wirkung auf Eiweißsynthese, Wachstum und Zelldifferenzierung

Die unter diesem Titel genannten Hormonwirkungen haben einen gemeinsamen biochemischen Nenner, so daß sie am besten zusammen diskutiert werden. Eine der eindrücklichsten biologischen Hormonwirkungen ist die durch Thyroxin induzierte Metamorphose von Froschlarven. Vermutlich hat bei den Anurae das Schilddrüsenhormon nur die Funktion der Induktion der Metamorphose. Die klassischen morphologischen Studien dieses faszinierenden Vorganges wurden im letzten Jahrzehnt durch biochemische Studien ergänzt. Ein schönes Beispiel liefern Untersuchungen der Enzyme des Harnstoff-Cyclus in der Leber. Diese Enzyme fehlen in der Kaulquappe, die Ammoniak ausscheidet. Thyroxin ist für die Induktion dieser Enzyme während der Metamorphose notwendig, vermutlich indem es die Synthese der DNS-abhängigen RNS-Polymerase stimuliert (PAIK, 1961; COHEN, 1970; GRISWOLD, 1972).

Hypothyreote Kinder haben bekanntlich eine herabgesetzte Wachstumsrate, die durch Thyroxinbehandlung normalisiert wird. In Zellkulturen in vitro stimuliert Schilddrüsenhormon in der in vivo vorkommenden Konzentration (10^{-9} Molar) dementsprechend die Zellproliferation (SAMUELS, 1973). Innerhalb von 2 Std nach Injektion von Trijodthyronin in Versuchstiere wird die Eiweißsynthese durch Lebermikrosomen in vitro stimuliert (SOKOLOFF, 1968). Diese „frühe" Stimulierung der Eiweißsynthese soll von der Anwesenheit von Mitochondrien im Inkubationssystem abhängig sein (SOKOLOFF, 1968 u. 1974). CARTER (1971 u. 1975) konnte allerdings Mitochondrien durch ein einfaches ATP-regenerierendes System ersetzen. Die Stimulierung der mikrosomalen Eiweißsynthese darf nicht mit der im vorhergehenden Abschnitt beschriebenen Steigerung der mitochondrialen Eiweißsynthese verwechselt werden, da es sich eindeutig um eine Wirkung an den Ribosomen handelt. Die Wirkung wird auch bei blockierter RNS-Biosynthese beobachtet und sie ist durch Actinomycin-D nicht hemmbar. Man muß deshalb annehmen, daß Schilddrüsenhormon die Ribosomen zu beschleunigtem Zusammenbau von Peptidketten anregt (MATTHEWS, 1973). Unabhängig von dieser „frühen" Wirkung wurde eine „späte" Beschleunigung der Eiweißsynthese durch Schilddrüsenhormon beschrieben. Die Wirkung tritt auch in Abwesenheit von Mitochondrien ein, benötigt jedoch Synthese von RNS. Man nimmt deshalb an, daß der Angriffspunkt im Zellkern an der Transkription von DNS in RNS liegt (SOKOLOFF, 1964; TATA, 1966 u. 1968).

Schilddrüsenhormonwirkungen auf Enzyme im Zentralnervensystem sind auf S. 149 beschrieben.

d) Wirkungen von Schilddrüsenhormon auf das Herz und das Adenyl-Cyclase-System

Es entspricht einer klinischen Beobachtung, daß Schilddrüsenhormon den Puls beschleunigt und die Blutdruckamplitude erhöht. Das Herzminutenvolumen und das Schlagvolumen sind bei Hyperthyreose im allgemeinen erhöht, und zwar erhöht sich das Herzminutenvolumen mehr als man aufgrund des erhöhten Sauerstoffverbrauches der peripheren Gewebe annehmen würde (DEGROOT, 1970). Bei Hyperthyreose findet sich gehäuft Vorhofflimmern, und entsprechend findet sich eine erhöhte Reizbarkeit des Reizleitungssystems unter Thyroxindosen, die noch keine Erhöhung der Herzfrequenz bewirken (ZAIMIS, 1969).

Die Wirkungen von Schilddrüsenhormon auf das Herz gleichen in mancher Beziehung der Wirkungen von Katecholaminen. So wird z.B. die durch Schilddrüsenhormon bedingte Tachycardie durch β-Receptorenblocker unterdrückt. Es ist heute erwiesen, daß die Wirkung der Katecholamine an den meisten Geweben inklusive am Herzen durch Stimulierung des membrangebundenen Enzyms Adenyl-Cyclase zustande kommt (s. Kap. I, S. 10ff.). Es wird heute allgemein angenommen, daß Schilddrüsenhormon die Adenyl-Cyclase des Herzmuskels unabhängig von der Anwesenheit von Katecholaminen stimuliert und dadurch positiv inotrop und chronotrop wirkt (BUCCINO, 1967; LEVEY, 1969 u. 1971). Allerdings muß gesagt werden, daß in vitro in Kulturen von fetalen Herzzellen Schilddrüsenhormon per se keine Wirkung auf die Schlagfrequenz ausübt; dagegen bewirkt es einen Mehrverbrauch von Glucose (TSAI, 1976) und eine erhöhte Empfindlichkeit auf beigefügte Katecholaminen (WILDENTHAL, 1972). Diese erhöhte Empfindlichkeit beruht vermutlich auf einer Steigerung der Zahl der β-adrenergen Rezeptoren (WILLIAMS, 1977). Zudem scheinen noch andere Möglichkeiten der Hormonwirkung am Herzen in Frage zu kommen, so z.B. die Vermehrung von myokardialer Myosin-ATPase und durch Veränderung der Excitations-Kontraktions-Koppelung via veränderten Calcium-Transport (GOODKIND, 1974).

e) Wirkung auf Lipid- und Fettgewebestoffwechsel

Schilddrüsenhormon stimuliert den Abbau von Cholesterol, und in geringerem Maße dessen Aufbau, was zu einem hohen Plasma-Cholesterol bei Hypothyreose und einem tiefen Wert bei Hyperthyreose führt (s.S. 159). Thyroxin hat keine direkte Wirkung auf die Fettsäurensynthese; dagegen stimuliert es die Reduktion von Fettsäuren zu ungesättigten Fettsäuren (FAAS, 1972). Thyroxin stimuliert die Lipolyse von Triglyceriden im Fettgewebe, vermutlich durch Vermehrung der Adenyl-Cyclase (CHALLONER, 1970; KRISHNA, 1968), dem Enzym, das die Synthese von cyclischem AMP katalysiert und das damit die Lipolyse steuert. Das für den Abbau des cyclischen AMP verantwortliche Enzym, die Phosphodiesterase, wird ebenfalls beeinflußt (ARMSTRONG, 1974).

f) Wirkungen auf das Zentralnervensystem, auf die neuromuskuläre Übertragung und auf die Muskulatur

Angesichts der schweren neurologischen und psychischen Veränderungen, die bei Hyper- und Hypothyreose gesehen werden, besteht kein Zweifel, daß Schilddrüsenhormon Gehirn- und Nervenstoffwechsel beeinflußt. Das biochemische Substrat dieser Wirkung ist nicht genau bekannt. Da Schilddrüsenhormon den Sauerstoffverbrauch von Hirngewebe nicht beeinflußt, fällt eine Wirkung über die Zellatmung dahin (BARKER, 1952). Eventuell hängen die cerebralen Wirkungen mit einer Stimulation der Eiweißsynthese im Gehirn zusammen (GELBER, 1964). Gemäß einer neueren, sehr attraktiven Theorie von DRATMAN (1976) könnten Schilddrüsenhormone wie andere Tyrosinanaloge als adrenerge Neurotransmittoren dienen. Tatsächlich wird Trijodthyronin von Nervenendigungen des Gehirns (sog. Synaptosomen) angereichert, von Strukturen also, die auch den Metabolismus der Neurotransmittoren bewerkstelligen (DRATMAN, 1976).

Während die cerebralen Veränderungen bei der Hypothyreose des Erwachsenen unter Behandlung voll reversibel sind, scheint das fetale und frühkindliche Gehirn durch Schilddrüsenhormonmangel irreversibel geschädigt zu werden. Neuere Forschungen der Neurobiochemie haben gezeigt, daß die Entwicklung des Zentralnervensystems in einer Serie von Phasen erfolgt, während derer, zeitlich genau festgelegt, gewisse Proteine, Enzyme und Lipide synthetisiert werden. WYSOCKI (1972) untersuchte z.B. das Erscheinen von 2 Enzymen, die an der Synthese von Myelin beteiligt sind, nämlich UDP-Galactose: Sphyngosine-Galactosyl-Transferase, und 2',3'-Nucleotid-3'-Phosphohydrolase. Beide Enzyme sind im Gehirn von neugeborenen hypothyreoten Ratten in verminderter Menge vorhanden. Hormonsubstitutuion vom ersten Lebenstag an normalisiert die Menge dieser Enzyme. Erfolgt die Hormonsubstitution jedoch erst nach dem 8. Lebenstag, so bleibt die Enzymaktivität endgültig tief. Leider verfügen wir über keine vergleichbaren Studien beim Menschen, so daß wir nicht genau angeben können, wann Schilddrüsenhormonmangel definitive Schäden setzt.

Die Muskelkontraktion ist sowohl bei Hypo- wie auch bei Hyperthyreose gestört. Hyperthyreote Muskeln scheinen auch besonders anfällig für eine hypokaliämische Lähmung zu sein (s.S. 188), eine Tatsache, die eventuell dadurch erklärt wird, daß Hyperthyreose eine Herabsetzung des Ruhepotentials der Muskelzellen bewirkt (HOFMANN, 1972). Nur geringe elektrophysiologische Veränderungen finden sich in hypothyreoten Nerv-Muskelpräparaten, so daß man keine Erklärung für die klinisch wichtige Verlangsamung der Sehnenreflexe beim hypothyreoten Patienten geben kann. Bei Hyperthyreose ist die Ausscheidung von Kreatinin im Urin herabgesetzt und diejenige von Kreatin erhöht. Das umgekehrte wird bei Hypothyreose beobachtet. Die Biosynthese von Kreatin verläuft vermutlich normal, doch ist dessen weitere Verwendung infolge Störung der Kreatin-Phosphokinase erschwert (KUHLBÄCK, 1957; ASKONAS, 1959).

g) Andere Schilddrüsenhormon-Wirkungen

Die Wirkung von Schilddrüsenhormon auf den Kohlenhydratstoffwechsel ist komplex. In hohen Dosen wird der Gehalt an Glykogen der Leber herabgesetzt, in tiefen Dosen erhöht. Orale Glucose-Toleranzteste sind gelegentlich bei Hyperthyreose pathologisch, vermutlich infolge rascherer Glucose-Resorption im Darm und z.T. infolge erhöhter Gluconeogenese (HEITZMANN, 1971). Die Wirkung auf die Insulinsekretion ist sehr gering (CAVAGNINI, 1974). Schilddrüsenhormon stimuliert den Glucosestoffwechsel im Fettgewebe (BUTTERFIELD, 1964). Hyperthyreose kann den Calorien- und damit den Insulinbedarf von Diabetikern erhöhen (s.S. 721).

Schilddrüsenhormon stimuliert die Hämoglobinbiosynthese in vitro in Knochenmarkskulturen (FUHR, 1970), was möglicherweise die Ursache für die bei Hypothyreose oft gefundene Anämie ist (s.S. 160). Wird Schilddrüsenhormon in vitro zu Erythrocyten zugesetzt, so erhöht sich der Gehalt an 2,3-Diphospho-Glycerinsäure, einem Metaboliten der den Sauerstofftransport im Blut stark beeinflußt (SNYDER, 1970).

6. Regulation der Biosynthese und der Sekretion von Schilddrüsenhormon

Die Hauptrolle bei der Regulation der Schilddrüsenfunktion spielt das thyreotrope Hormon des Hypophysenvorderlappens (TSH). Daneben unterliegt die Schilddrüse auch einer gewissen Autoregulation. Die Sekretion von TSH seinerseits unterliegt einer Steuerung durch den Hypothalamus.

a) Hypothalamische Regulation, TRH

Seit bald 20 Jahren ist bekannt, daß spezifische Läsionen im Hypothalamus bei Ratten eine Hypothyreose verursachen, wobei die Rückkopplung von Schilddrüsenhormon gestört, jedoch nicht völlig aufgehoben ist (Brown-Grant 1957, 1960, 1967; Averill, 1961; Guillemin, 1964). Die weitere Forschung auf diesem Gebiet kulminierte in der Isolierung eines Tripeptids aus Schaf- und Rinderhypothalami, das nach Injektion beim Menschen oder beim Versuchstier und an Hypophysengewebe in vitro eine Sekretion von TSH bewirkte (Nair, 1970; Burgus, 1970). Dieses Tripeptid wurde Thyreotropin-Releasing-Hormon (TRH) genannt. Chemisch handelt es sich um L-(Pyro)-glutamyl-L-Histidyl-Prolinamid. Seine chemische Herstellung im großen Maßstab erlaubte eine eingehende Untersuchung der Physiologie und der klinischen Anwendungsmöglichkeiten. Übersichten über die Flut von Publikationen über das TRH finden sich bei Burgus (1970), Hershman (1971), Wilber (1973) und Guillemin (1974)

In groben Zügen gezeichnet verläuft die hypothalamische Kontrolle der TSH-Sekretion folgendermaßen: TRH wird in gewissen Zonen des Hypothalamus biosynthetisiert (McKelvy, 1975). Neurale Reize, die auch durch implantierte Elektroden simuliert werden können, bewirken eine TRH-Sekretion durch den Hypothalamus in das venöse Blut (Wilber, 1970). Bevor sich TRH im ganzen Blutvolumen verdünnt, erreicht es den Hypophysenvorderlappen über ein kleines portales Kreislaufsystem und bewirkt damit eine rasche Ausschüttung von TSH. Im peripheren Blut wird TRH rasch wieder abgebaut (Bauer, 1976). Indirekte Hinweise erlauben den Schluß, daß TRH am Hypophysenvorderlappen seine Wirkung durch eine Erhöhung des cyclischen AMP, entfaltet. Die negative Rückkopplung von Schilddrüsenhormon erfolgt möglicherweise über eine Schleife, die direkt an den Hypophysenvorderlappen reicht. Schilddrüsenhormon induziert im Hypophysenvorderlappen vermutlich die Synthese eines Proteins, das die Wirkung von TRH aufhebt (Guillemin, 1974). In Übereinstimmung mit dieser Annahme wurden im Hypophysenvorderlappen Kernreceptoren für Trijodthyronin gefunden (Schadlow, 1972). Die Rückkopplung Schilddrüse - Hypophysenvorderlappen funktioniert auch in Abwesenheit von TRH; allerdings ist dann die Sekretion von TSH allgemein herabgesetzt. TRH moduliert also den Gleichgewichtspunkt des Steuersystems, ohne direkt in die Steuerung einzugreifen (s.S. 17). Die Konzentration von TRH kann im peripheren Blut radioimmunologisch gemessen werden. Sie beträgt bei der Ratte normalerweise um 8–16 pg/ml. Bei Veränderungen der Schilddrüsenfunktion bleibt die Plasmakonzentration von TRH konstant, so daß ein Rückkopplungseffekt von Schilddrüsenhormon an den Hypothalamus nicht wahrscheinlich ist (Emerson, 1975; Eskay, 1976).

b) Hypophysenvorderlappen, TSH

Die Schilddrüsenfunktion wird normalerweise durch Thyreotropin (TSH) reguliert, das in den basophilen Zellen des Hypophysenvorderlappens produziert wird. TSH kann aus Hypophysen extrahiert und gereinigt werden. Das Hormon hat ein Molekulargewicht von ungefähr 28000 und besteht aus zwei Peptidketten, der α-Kette und der β-Kette. Die α-Kette ist identisch mit der α-Kette von LH, was erklärt, weshalb die Trennung von TSH und LH in Hypophysenextrakten Schwierigkeiten bereiten kann. Hybriden von TSH-β und LH-α haben normale biologische Aktivität (Pierce, 1971; Cornell, 1973). Die Aminosäuresequenz von Rinder-TSH ist vollständig, diejenige von Menschen-TSH partiell abgeklärt (Liao, 1971; Sairam, 1973). Auch hochgereinigte TSH-Präparate zeigen in der Gel-Elektrophorese eine gewisse Heterogenität, die vermutlich auf wechselndem Amid- und Kohlenhydratgehalt beruht. Die biologische Wirksamkeit von TSH-Präparaten wird im Tierversuch getestet und mit einem internationalen oder USP-Standardpräparat verglichen. Ein Standard mit menschlichem TSH, sog. hTRS-A, steht heute ebenfalls zur Verfügung und seine biologische Wirksamkeit gegenüber den früheren Rinder-Standards wurde festgelegt (Reichert, 1970). Hochgereinigte Präparate haben 20 bis 100 Einheiten pro Milligramm (Bates, 1960 u. 1968). Rinder- und Menschen-TSH sind immunologisch voneinander verschieden und haben verschiedene Dosis-Wirkungskurven im Mäusebioassay.

TSH kann im Serum mittels Radioimmunoassay gemessen werden (s.S. 238). Währenddem die ersten Bestimmungsmethoden nicht empfindlich genug waren, um TSH im unteren Normalbereich bei allen Leuten zu messen, scheinen neuere Methoden, insbesondere ein hochempfindlicher cytochemischer Assay eine genaue Bestimmung auch tieferer Werte zu erlauben (Pekary, 1975; Petersen, 1975). Diese Methoden ergeben bei Gesunden einen mittleren Normalwert von 0,9 bis 1,5 µE/ml, mit einer Streuung von ca. 0,3 bis 2,0 µE/ml. Werte über 5 µE/ml sind auch in den relativ unempfindlichen Routineassays als erhöht zu betrachten. Die Halbwertszeit von TSH im Blut beträgt 30–100 min. Die tägliche Sekretionsrate schwankt je nach Autor zwischen 104 und 420 mU/Tag (ODELL, 1967; BECKERS, 1971; RIDGWAY, 1974). Beim Gesunden kann im Serum auch die freie α-Kette und unter pathologischen Bedingungen die freie β-Kette nachgewiesen werden (KOURIDES, 1975).

Wie vermutet ergibt sich eine umgekehrte Korrelation zwischen der Serumkonzentration von TSH und dem freien Thyroxin (REICHLIN, 1967; LEMARCHAND, 1969). Bei primärer Hypothyreose werden stark erhöhte Werte gefunden, und die Messung von TSH gilt heute als die empfindlichste Methode zum Nachweis einer leichten Hypothyreose.

In den ersten 24 Std nach der Geburt zeigt das TSH einen raschen Anstieg auf hohe Werte, um nach einigen Tagen in den Normbereich zurückzukehren. Die Werte bleiben dann während der ganzen Kindheit und im Erwachsenenalter recht konstant (S. 153). Indirekte Hinweise lassen auf einen Tagesrhythmus in der TSH-Sekretion schließen (NICOLOFF, 1970) und in gewissen Untersuchungen konnte ein frühmorgendlicher Gipfel des TSH im Blut nachgewiesen werden, was jedoch nicht von allen Autoren bestätigt wurde (VANHAELST, 1972; LEMARCHAND, 1969; WEBSTER, 1972). Im Gegensatz zur Ratte reagiert der Mensch bei Kälteexposition nicht mit einer vermehrten TSH-Sekretion, mit Ausnahme von Kindern, die für Herzoperationen in Hypothermie versetzt werden (WILBER, 1970; FISHER, 1971).

TSH wird in der Schilddrüse an spezifischen Receptoren der Zellmembran gebunden und bewirkt dadurch eine Stimulation des membrangebundenen Enzyms Adenyl-Cyclase. Die Beziehung zwischen der Anzahl gebundener TSH-Moleküle und der Stimulation des Enzyms ist allerdings nicht eine einfache lineare (VERRIER, 1974; MOORE, 1974). Durch chemische Behandlung der Membran kann der Receptor in lösliche Form übergeführt werden (TATE, 1975). Ganglioside scheinen wichtige Bestandteile dieses Receptors zu sein (MULLIN, 1976). TSH stimuliert eine große Zahl von biochemischen Vorgängen in der Schilddrüse. Bereits einige Minuten nach Injektion von TSH wird die Kolloid-Endocytose stimuliert, so daß die Anzahl der Kolloidtröpfchen pro Zelle und die Sekretion von Hormon deutlich zunehmen (MALAN, 1974; s. auch S. 144). Fast ebenso rasch werden nach Zugabe in vitro die Glucose-Oxydation und der Phosphateinbau in Lipide und RNS beschleunigt. Letzterer Effekt beruht vermutlich auf der via Pentose-Abbauweg vermehrt anfallender Ribose, während die anderen Wirkungen unabhängig voneinander sind. TSH beschleunigt auch die Synthese von Thyreoglobulin und den Einbau von Jod in organische Substanzen. Gesamthaft überwiegt unter TSH-Stimulation der Thyreoglobulin-Abbau über die Biosynthese, so daß stimulierte Drüsen charakteristischerweise arm an Kolloid sind. Die meisten TSH-Wirkungen werden wie schon erwähnt über das Adenyl-Cyclase-System vermittelt und können durch Injektion oder Zugabe zu in vitro-Systemen von cyclischem AMP oder dessen Derivaten nachgeahmt werden. Das unter TSH-Wirkung vermehrt in der Zelle freigesetzte cyclische AMP könnte seine Wirkung durch Beeinflussung der Prostaglandinsynthese oder über Proteinkinasen vermitteln (RAPPAPORT, 1971; BURKE, 1973). Thyroxin vermindert die Reaktion der Schilddrüse auf TSH, was auf eine sog. kurze Rückkopplungsschleife deutet (YU, 1976).

Interessant ist die Tatsache, daß TSH auch extrathyreoidale Wirkungen, insbesondere auf die Lipolyse im Fettgewebe, entfaltet (FREINKEL, 1961; STEVENSON, 1973). Gute Übersichten über die Wirkungen von TSH vermitteln FIELD (1968), BURKE (1971), LIBERTI (1971), DUMONT (1971) und TONG (1974).

c) Autoregulation der Schilddrüse

Hypophysektomierte Ratten vermögen bei Jodmangel ihre Jodaufnahme zu erhöhen und bei normalen Ratten ändert sich bei beginnendem Jodmangel die Hormonsekretion, bevor die Konzentration von TSH im Plasma meßbar ansteigt (HALMI, 1956; STUDER, 1966; STEIGER, 1969). Beide Beobachtungen weisen auf eine vom TSH unabhängigie Regulation der Schilddrüsenfunktion hin (INGBAR, 1972). Diese konnte kürzlich in vitro in isolierten Schilddrüsenzellen eindeutig nachgewiesen werden, indem Zugabe von Jodid zum Inkubationsmedium zu einer Bremsung der Jodidpumpe führte (SHERWIN, 1974). Jodid scheint dabei nicht direkt zu wirken, sondern erst nach Umwandlung in ein organisches Zwischenprodukt.

d) Prostaglandine, biogene Amine und autonomes Nervensystem

Durch einseitige Stimulation des Halssympathicus bei der Maus kann eine ipsilaterale Sekretion von Hormon erreicht werden. Die Stimulation scheint über β_2-Receptoren zu erfolgen. Beim Menschen ist ebenfalls eine reiche sympathische Innervation der Schilddrüse vorhanden (MELANDER, 1972, 1973, 1974).

In isolierten Schilddrüsenzellen beschleunigen Adrenalin und Serotonin ebenfalls die Bildung von organischem Jod und die Oxydation von Glucose (FALCONER, 1965, 1967; MAAYAN, 1968, 1971). Auch die Durchblutung der Schilddrüse kann durch das autonome Nervensystem reguliert werden (MOWBRAY, 1960; LEAK, 1970). Interessanterweise läßt sich die Hormonsekretion auch durch elektrische Stimulation des Vagus vermehren (ISHI, 1968). In Schilddrüsenschnitten in vitro imitiert Prostaglandin PGE-1 praktisch alle Wirkungen des

TSH (ZOR, 1969). Inwiefern all diesen Faktoren in der menschlichen Pathophysiologie eine Rolle zukommt, ist noch völlig ungeklärt.

7. Beziehung der Schilddrüse zu anderen endokrinen Organen

a) Nebennierenmark

Die Beziehungen von Katecholaminen und des sympathischen Nervensystems zur Schilddrüsenfunktion wurden bereits z.T. im vorhergehenden Abschnitt besprochen (s.S. 148). An den peripheren Organen wirken Katecholamine und Schilddrüsenhormone in vielen Beziehungen gleichartig (HARRISON, 1964; GALTON, 1965; WALDSTEIN, 1966). Adrenenergische Blocker, z.B. Phentolamin oder Propranolol, bewirken eine deutliche Besserung von Tachykardie, Tremor und Schwitzen bei hyperthyreoten Patienten (WILSON, 1964 u. 1966; HOWITT, 1967; PIETRAS, 1972; GROSSMAN, 1971). Wie in einem vorhergehenden Abschnitt besprochen (s.S. 148), ist die Frage immer noch sehr umstritten, ob Schilddrüsenhormon am Herz direkt oder nur durch eine Sensibilisierung des Myokards auf Katecholamine wirkt. Katecholamine beschleunigen bei der Ratte den Abbau von Schilddrüsenhormon, aber beim Menschen ist diese Wirkung nicht vorhanden (GALTON, 1965). Eine Übersicht über die Beziehungen von Schilddrüse und Katecholaminen gibt LEAK (1970). Bei Hyper- und bei Hypothyreose ist die Noradrenalin- und Adrenalinsekretionsrate normal (COULOMBE, 1976).

b) Nebennierenrinde

Der periphere Abbau von Cortisol ist bei Hyperthyreose beschleunigt, wobei jedoch die Plasmakonzentration von Cortisol konstant bleibt, da gleichzeitig die Sekretionsrate zunimmt. Entsprechend dem rascheren Abbau von Cortisol ist die Urinausscheidung von 17-Hydroxycorticoiden erhöht (YATES, 1958; PETERSON, 1958; HELLMAN, 1961; TOMKINS, 1960). Bei Hypothyreose ist das Umgekehrte der Fall (WILLIAMS, 1957; LINQUETTE, 1973; BRIAN, 1976). Bei schwerer Hypothyreose findet sich eine Verkleinerung der Nebennierenrinde, wobei aber im Metopyrontest eine normale ACTH-Reserve gefunden wird. Plasmaaldosteron und Renin sind bei Hyperthyreose erhöht, bei Hypothyreose herabgesetzt (OGIHARA, 1973). Über die Wirkung von Corticosteroiden auf die Schilddrüsenfunktion s.S. 155.

c) Ovarien, Testes

Oestrogene verändern die Konzentration von Thyroxin-bindendem Globulin im Serum, eine Wirkung die in den folgenden Abschnitten abgehandelt werden wird. Androgene wirken in umgekehrter Richtung (s.S. 154 u. 155).

8. Schilddrüsenfunktion in der Schwangerschaft, beim Fetus, beim Neugeborenen und im Alter

Während der *Schwangerschaft* nimmt gelegentlich die Größe der Schilddrüse leicht zu (CROOKS, 1964). Es ist möglich, daß dies jedoch nur bei einer etwas knappen Jodzufuhr der Fall ist. Von der fetalen Schilddrüse aus gesehen ist während der Schwangerschaft eine verstärkte Jodzufuhr von etwa 200 µg/Tag sicher wünschenswert (WESPI, 1944). Auf einen vermehrten Jodbedarf weist auch die während der Schwangerschaft beobachtete erhöhte Radiojodaufnahme hin (HALNAN, 1958; STEIN, 1973). Wegen der vermehrten Oestrogenproduktion steigt das Thyroxin-bindende Globulin in der Schwangerschaft stark an. Dies führt zu einem Anstieg des Gesamtthyroxins auf 10 bis 20 µg/100 ml und des Gesamttrijodthyronins auf 150 bis 260 ng/100 ml (OSATHANONDH, 1976). Die freie Fraktion beider Hormone und die Hormonsekretionsrate (DOWLING, 1967) bleiben konstant, womit die Euthyreose gewahrt ist. Zur Beurteilung der Schilddrüsenfunktion bei einer schwangeren Frau sollten wegen dieser Veränderungen des Thyroxin-bindenden Globulins immer neben den Gesamthormonen auch der T_3-Aufnahmetest gemacht werden (s.S. 237). Der Grundumsatz steigt während der Schwangerschaft ebenfalls an, vermutlich infolge Zunahme der Masse metabolisch aktiven Gewebes (STEIN, 1973). Im TRH-Test (s.S. 239) zeigt sich von der 16. Schwangerschaftswoche an ein verstärkter TSH-Anstieg (BURROW, 1978). Über die Beziehungen von Schwangerschaft zu Hyper- und Hypothyreose s.S. 161 und 207.

In der Hypophyse des *Fetus* ist ab der 12. Schwangerschaftswoche TSH nachweisbar. Ungefähr in der 24. Woche nimmt das TSH in der Hypophyse zu und ist ab diesem Zeitpunkt auch im Serum des Fetus gut nachweisbar (FISHER, 1975). Die Placenta besitzt einen Mechanismus für aktiven Jodidtransport, der sich mit Thiocyanat hemmen läßt (MYANT, 1958). Radiojodaufnahme und organische Bindung von Jod beginnen in der fetalen Schilddrüse zwischen der 10. und 12. Schwangerschaftswoche (GREENBERG, 1970). Gesamtes und freies Thyroxin bleiben beim Fetus sehr tief bis ungefähr zur 26. Woche, um dann in den Normbereich anzusteigen. Freies und gesamtes Trijodthyronin im Serum des Fetus und im Fruchtwasser sind unmeßbar bis zur 30. Woche, um dann leicht anzusteigen, aber immer noch weit unter dem Normbereich zu bleiben (FISHER, 1973 u. 1975a; CHOPRA, 1975a). Dagegen lassen sich im Fruchtwasser bereits ab 15. Schwangerschaftswoche hohe Konzentrationen von Reverse-Trijodthyronin (s.S. 146) nachweisen, was vermuten läßt, daß beim Fetus Thyroxin vorwiegend zum hormonell inaktiven Reverse-T_3 abgebaut wird. Zwar hat der Fetus eine annähernd normale Produktionsrate von Trijodthyronin. Dieses stammt jedoch im Gegensatz zum Erwachsenen aus der Schilddrüse und nicht aus peripherer Umwandlung von Thyroxin. Das sezernierte Trijodthyronin wird beim Fetus viel rascher wieder abgebaut als beim Erwachsenen, so daß die Blutkonzentration tief bleibt (CHOPRA, 1975b). Während der ganzen Fetalzeit besteht keine Korrelation zwischen den Konzentrationen von Thyroxin und Trijodthyronin im Serum von Fetus und Mutter (GREENBERG, 1970; FISHER, 1973 u. 1975b).

Beim Schaf und beim Kaninchen findet kein (oder nur ein geringer) Austausch von markiertem Thyroxin zwischen Fetus und Mutter statt (ROBIN, 1972; GILBERT, 1973). Diese Beobachtungen weisen darauf hin, daß die menschliche Placenta für Schilddrüsenhormone undurchlässig ist und daß der menschliche Fetus in bezug auf Schilddrüsenhormon autonom ist (FISHER, 1975a). Diese Feststellung ist für die Pathophysiologie der kongenitalen Hypothyreose und des endemischen Kretinismus von großer Bedeutung.

Im Nabelschnurblut des *Neugeborenen* ist das Thyroxin im oberen Normalbereich des Erwachsenen. Nach 3–6 Tagen steigt es auf 14–18 µg/100 ml, um innerhalb von 6 Wochen wieder in den oberen Normbereich zurückzukehren (FISCHER, 1973; MONTALVO, 1973; ABUID, 1973 u. 1974; CHOPRA, 1975c). Beim Kleinkind ist das Serum-Thyroxin etwa 20% höher als beim Erwachsenen. Es fällt kontinuierlich bis zum 15. Lebensjahr in den Normalbereich der Erwachsenen ab (FISHER, 1977). Die Serumtrijodthyroninkonzentration beträgt beim Neugeborenen zwischen 40 und 80 ng/100 ml, ist also bedeutend tiefer als beim Erwachsenen. Innerhalb 90 min nach der Geburt steigt es jedoch auf erhöhte Werte von 200 bis 260 ng/100 ml an, um dann innerhalb mehrerer Tage in den Normbereich zurückzukehren und während der ganzen Kindheit konstant zu bleiben (ABUID, 1973 u. 1974; RUSKIN, 1973; CHOPRA, 1975c). Im Gegensatz dazu ist das Reverse-T_3 beim Neugeborenen erhöht; es fällt mit ungefähr 5 Tagen in den Normbereich ab (CHOPRA, 1975c). Das Serum-TSH im Nabelschnurblut des Neugeborenen liegt im oberen Normbereich. Innerhalb von 30 min nach der Entbindung steigt es auf Werte um 80 µE/ml an, um innerhalb von 48 Std auf etwa 10 µE/ml abzufallen (FISHER, 1969; ABUID, 1974).

Mit zunehmendem *Alter* nimmt die Sekretionsrate von Thyroxin kontinuierlich von 90 bei 20jährigen auf 45 µg/Tag bei 80jährigen ab. (GREGERMAN, 1962). Bei 70jährigen Patienten nimmt das Serum-Thyroxin (inklusive das freie Thyroxin) trotz der verminderten Sekretionsrate sogar wieder etwas zu, insbesondere bei Frauen (BRITTON, 1975; BURROWS, 1975). Das Serumtrijodthyronin nimmt mit fortschreitendem Alter langsam um ca. 5 ng/100 ml pro Dekade ab (RUBENSTEIN, 1973; MOLHOLM-HANSEN, 1975), allerdings nicht in allen Untersuchungen (BURROWS, 1975). Der TSH-Anstieg nach i.v. TRH nimmt beim Mann im Alter deutlich ab, bleibt jedoch bei der Frau konstant (SNYDER, 1972).

9. Kongenitale Störungen des Thyroxin-bindenden Globulins

Wie auf S. 145 dargelegt, zirkulieren Thyroxin und Trijodthyronin im Plasma zu über 99,7% an Eiweiße gebunden, wobei der größte Anteil durch ein spezifisches Trägerprotein, das Thyroxin-bindende Globulin (TBG) gebunden wird. Die Funktion dieses Eiweißes ist nicht bekannt, da das kongenitale Fehlen zu keinen klinischen Störungen führt. In einer Übersicht von REFETOFF (1972) wurden aus der Literatur 24 Sippen mit diesem Defekt beschrieben, und in der Zwischenzeit wurden weitere Familien bekannt (BÜRGI, 1974). Die geringe Zahl der publizierten Familien täuscht wahrscheinlich fälschlicherweise Seltenheit der Anomalie vor, da die Träger völlig symptomfrei sind und nur zufällig entdeckt werden. Die Untersuchungen von REFETOFF (1972) haben gezeigt, daß eine echte Verminderung des TBG vorliegt und nicht etwa ein pathologisches TBG mit geringerer Bindungsaffinität. Der Abbau von TBG ist normal, so daß eine Störung der Biosynthese vorliegen muß (REFETOFF, 1976). Gesamtthyroxin und Trijodthyronin sind stark erniedrigt, die T_3-Resin-Bindung (RT_3U, S. 237) dagegen stark erhöht. Das freie Thyroxin ist meist im unteren Normbereich (BÜRGI, 1974), in seltenen Fällen auch erhöht (PREMACHANDRA, 1976). Die Thyroxinsekretionsrate ist normal (NICOLOFF, 1964). Der Defekt wird X-chromosomal geschlechtsgebunden vererbt und der Mangel an TBG ist dementsprechend bei hemizygoten Männern viel stärker ausgeprägt als bei den heterozygoten Frauen (TORKINGTON, 1970; NUSYNOWITZ, 1971; REFETOFF, 1972). Auch scheinen je nach Familie zwei verschiedene Formen des hereditären TBG-Mangels vorzukommen: ein fast vollständiger und ein nur partieller (BÜRGI, 1974). Ausnahmsweise wurde auch eine autosomale Vererbung postuliert (HEINONEN, 1970). Das entsprechende Gen hat in seiner chromosomalen Lokalisation (linkage) keine Beziehung zu anderen bekannten X-chromosomalen Genen (BODE, 1973; LEIBA, 1974). Der Defekt ist im allgemeinen harmlos, doch sind 5 Fälle beschrieben, wo gleichzeitig eine Hyperthyreose vorlag, wobei nicht klar ist, ob es sich um ein zufälliges Zusammentreffen handelte (HORWITZ, 1975).

Seltener scheint eine kongenitale erbliche Erhöhung des TBG vorzukommen. Die dabei beobachteten Veränderungen der Hormone im Serum verhalten sich dabei umgekehrt wie bei TBG-Mangel (BEIERWALTES, 1959; FLORSHEIM, 1962; REFETOFF, 1972; HODGSON, 1972; BÜRGI, 1974). Selten ist die Störung mit euthyreotem Kropf vergesellschaftet (SHANE, 1971).

10. Störungen der Schilddrüse bei extrathyreoidalen Krankheiten und durch Medikamente

a) Schilddrüsenfunktion bei Lebererkrankungen

Hepatitis und akute intermittierende Porphyrie können zu einer Erhöhung des TBG und damit des Serum-Gesamtthyroxins führen (VANOTTI, 1959; HOLLANDER, 1967). Bei Lebercirrhose ist das Serum-Trijodthyronin stark herabgesetzt, während das Serum-Thyroxin normal bleibt. Das Serum-TSH ist leicht erhöht, aber sonst fehlen klinische Zeichen von Hypothyreose. Die Befunde werden am besten mit einer Hemmung der peripheren Konversion von Thyroxin zu Trijodthyronin erklärt (MCCONNON, 1972; CHOPRA, 1974; NOMURA, 1975).

b) Schilddrüsenfunktion bei chronischer Nierenerkrankung

Die renale Jodidclearance ist bei Niereninsuffizienz herabgesetzt. Dies führt jedoch nicht, wie auf den ersten Blick vermutet werden könnte, zu einer höheren thyreoidalen Radiojodaufnahme. Infolge des erhöhten Plasmajodidspiegels (RAMIREZ, 1976) adaptiert sich nämlich die Jodidclearance der Schilddrüse, so daß die Radiojodaufnahme auch beim anurischen Patienten annähernd normal bleibt (ODDIE, 1970). Im allgemeinen bleiben bei Niereninsuffizienz das gesamte und das freie Thyroxin im Serum normal (HERRMANN, 1972; NEUHAUS, 1975; SPECTOR, 1976) oder sind nur leicht herabgesetzt (RAMIREZ, 1973). Der Anstieg des TSH nach TRH ist in der Urämie vermindert (RAMIREZ, 1976; LIM, 1977). Gelegentlich gehen größere Mengen von Thyroxin und vermutlich auch von TBG bei nephrotischem Syndrom in der Niere verloren. Dadurch sinkt das Gesamtthyroxin im Serum ab (CRUCHAUD, 1954; RASMUSSEN, 1956; HERRMANN, 1972). In etwa der Hälfte der urämischen Patienten ist das Serum-Trijodthyronin herabgesetzt; diese Patienten sind jedoch euthyreot (SPECTOR, 1976; LIM, 1977).

Bei der nephrotischen Ratte gehen größere Mengen von TSH im Urin verloren (IFF, 1969). Bei chronischer Niereninsuffizienz erinnern gewisse klinische Symptome an eine Hypothyreose. Indirekte Anhaltspunkte für eine sekundäre Hypothyreose fanden sich in 30% von urämischen Patienten (FRANKHAUSER, 1968). Neuere Untersuchungen mit Messung des TSH nach TRH-Stimulation haben dies allerdings nicht voll bestätigt und weisen auf komplexe Störungen der Schilddrüse und Hypophyse hin (RAMIREZ, 1973; DANDONA, 1977).

c) Schilddrüsenfunktion bei Mangelernährung, Fasten, Anorexia nervosa und bei Übergewicht

Kwashiorkor bei Kindern, nicht jedoch Protein-Mangelernährung beim Erwachsenen, führt zu einer Herabsetzung des TBG im Serum (INGENBLEEK, 1974; CHOPRA, 1975b). Totales Fasten und auch partielle Mängelernährung bewirken ein sehr rasches Abfallen des gesamten und des freien Trijodthyronins im Serum (PORTNAY, 1974; CHOPRA, 1975a). Ähnliche Veränderungen finden sich bei Anorexia nervosa (MOSHANG, 1975; MYAI, 1975). Da gleichzeitig der zweite Metabolit der Thyroxin-Dejodierung, das Reverse-T_3 (s.S. 146) ansteigt, muß man annehmen, daß Mangelernährung den Thyroxin-Abbau in Richtung auf das hormonell inaktive Reverse-T_3 umstellt (VAGENAKIS, 1975; MERIMEE, 1976). Dies ist insbesondere dann der Fall, wenn in der Nahrung Kohlenhydrate fehlen (SPAULDING, 1976). BRAY (1976) fand eine signifikante Korrelation zwischen Körpergewicht und Serum-Trijodthyronin; bei übergewichtigen Personen war das Trijodthyronin höher.

d) Schilddrüsenfunktion bei fieberhaften und anderen schweren Erkrankungen

Der periphere Thyroxinumsatz ist bei den meisten bakteriellen Infektionen vermehrt, bei Falciparum-Malaria leicht vermindert. Meistens fällt das Gesamtthyroxin leicht ab, der prozentuale Anteil des freien Thyroxins steigt stark und das absolute freie Thyroxin steigt leicht an. Häufig fällt das Thyroxin-bindende Präalbumin (TBPA) ab. Die Sekretion durch die Schilddrüse ist meistens gehemmt, so daß die Erhöhung des absoluten freien Thyroxins im Serum nicht mit einer vermehrten Schilddrüsensekretion erklärt werden kann, sondern auf eine Umverteilung von Thyroxin aus Gewebepools beruhen muß (WARTOFSKY, 1972 u. 1974; WOEBER, 1971; DE RUBERTIS, 1972).

Bei vielen chronischen schweren Krankheiten und nach Operationen findet man ein tiefes Serumtrijodthyronin ohne Zeichen von Hypothyreose (CARTER, 1974; BERMUDEZ, 1975; BURR, 1975). Da gleichzeitig das Reverse-T_3 erhöht ist, besteht vermutlich eine ähnliche Situation wie bei Lebercirrhose oder Mangelernährung (CHOPRA, 1975a; BURGER, 1976).

e) Störungen des Schilddrüsenhormonstoffwechsels durch Medikamente

Oestrogene bewirken eine Vermehrung des TBG und damit des Gesamtthyroxins und des Trijodthyronins in Serum, wobei das freie Thyroxin wie in der Schwangerschaft und bei kongenitaler Erhöhung im Normbereich bleibt (DOWLING, 1956; ENGBRING, 1959; HOLLANDER, 1963; ZANINOVICH, 1973; HEATH, 1974). Da Oestrogene heute in Form von Ovulationshemmern und bei menopausischen Beschwerden von einer großen Anzahl von Frauen eingenommen werden, ist es wichtig, die Störung zu kennen und aufgrund eines erhöhten Gesamt-Thyroxins nicht fälschlicherweise eine Hyperthyreose zu diagnostizieren. Die Erhöhung des TBG und damit des Thyroxins ist vom Oestrogengehalt des eingenommenen Ovulationshemmers abhängig (MEDAU; 1975). Entscheidend für die Diagnose dieser Störung ist der T_3-Resin-Aufnahmetest (RT_3U), der diskordant zum Thyroxin im hypothyreoten Bereich liegt, so daß der errechnete freie Thyroxinindex meist normal ist (s.S. 237).

Exogen verabreichte *Androgene* senken im Gegensatz zu den Oestrogenen das TBG und erhöhen das Thyroxin-bindende Präalbumin (FEDERMAN, 1958; ROSENBERG, 1962; BRAVERMAN, 1971; KLEY, 1973). Da die erste Wirkung überwiegt, fällt das Serum-Gesamtthyroxin ab, wiederum unter Wahrung des euthyreoten Zustandes, indem das freie Thyroxin normal bleibt.

Diphenylhydantoin Phenytoin, ein häufig gebrauchtes Antiepilepticum, senkt die Serum-Konzentration des Gesamtthyroxins, des freien Thyroxins und des Trijodthyronins und erhöht das Serum-TSH. Die Wirkung läßt sich am besten mit einer Beschleunigung des hepatischen Abbaus von Thyroxin und Trijodthyronin erklären (LARSEN, 1970; HANSEN, 1974; GHARIB, 1974).

Corticosteroide in hohen Dosen vermindern die Radiojodaufnahme (FREDERICKSON, 1952). Sie senken das Serum-Trijodthyronin beim Gesunden, zusätzlich auch das Thyroxin bei hyperthyreoten Patienten (WILLIAMS, 1975; CHOPRA, 1975c). Die Wirkung beruht einerseits auf einer Hemmung der Schilddrüsensekretion (NICOLOFF, 1970) und andererseits auf einer Hemmung der peripheren Umwandlung von Thyroxin zu Trijodthyronin und auf einer Förderung der Umwandlung zu Reverse-T_3 (DUICK, 1974; CHOPRA, 1975c; DE GROOT, 1976; BURR, 1976).

Phenobarbital erhöht bei hyperthyreoten Patienten die totale Thyroxin-Clearance um 18% und die hepatische Clearance um 100%, wobei die Abbaurate absolut gesehen normal bleibt. Auf das Trijodthyronin hat es wenig Einfluß (CAVALIERI, 1973).

Chronische *Methadon-* und *Heroin*einnahme soll zu einer Erhöhung des TBG führen mit den oben besprochenen Konsequenzen. Im übrigen haben diese Medikamente keinen Einfluß auf die Schilddrüsenfunktion und auf die TSH-Sekretion (SHENKMAN, 1972; AZIZI, 1974).

Salicylate verdrängen in hohen Dosen das Thyroxin von seinen Bindungsstellen am TBG und setzen damit das Serum-Thyroxin herab (LARSEN, 1972).

Phenylbutazon vermindert die Radiojodaufnahme durch die Schilddrüse auf unbekanntem Weg (GRAYSON, 1960). Zudem führt es zu einer Senkung des Serum-Thyroxins um ca. 30%, wobei das freie Thyroxin konstant bleibt (ABIODUN, 1973).

Jodhaltige Medikamente, insbesondere Röntgenkontrastmittel, können durch sog. Jodverseuchung Schilddrüsenteste nachhaltig beeinflussen (SAXENA, 1962; DAVIS, 1966). Nach oraler Cholecystographie mit Na-Iopanoat (Bilijodon, Telepaque) oder Jodipamid (Cholografin) bleibt die Radiojodaufnahme der Schilddrüse über 2 Monate tief (ROGERS, 1955; CLARK, 1957). Intravenöse Pyleographie hat eine kürzere, gewisse andere Kontrastmittel dagegen haben eine jahrelange Wirkung (GRAYSON, 1960; ROGERS, 1955; SLINGERLAND, 1957). Clioquinol (Enterovioform, Mexaform), Desinfizienzien von Schwimmbändern und intravenöse Verweilkatheter führen ebenfalls zu Jodverseuchung (FREUND, 1966; LIEWENDAHL, 1968; DEGAUTE, 1975). Im allgemeinen bleibt der euthyreote Zustand gewährt, doch können in Einzelfällen ein Jodmyxödem oder ein Jodbasedow ausgelöst werden (s.S. 157 und S. 213). Das häufig gebrauchte Gallenkontrastmittel Natrium-Iopanoat (Bilijodon) hemmt die periphere Umwandlung von Thyroxin zu Trijodthyronin. Dies führt zu einem Absinken des T_3 und einem Anstieg des T_4 im Serum (BÜRGI, 1976). Amiodarone (Cordarone) hat eine ähnliche Wirkung (BURGER, 1976), kann aber zusätzlich noch Hypothyreosen (MASSIN, 1971) und Hyperthyreosen (s.S. 213) hervorrufen.

11. Einfluß der Schilddrüsenfunktion auf Medikamentenstoffwechsel

Über diese praktisch wichtige Frage liegen nur wenige Untersuchungen vor. *Antipyrin* (als Modell einer Substanz, die durch Biotransformation eliminiert wird), wird bei Hyperthyreose beschleunigt, bei Hypothyreose verlangsamt abgebaut (EICHELBAUM, 1974; SAENGER, 1976). Bei Hypothyreose hat Digoxin, ein vorwiegend renal eliminiertes Medikament, eine bis um 50% verlängerte Plasmahalbwertszeit. Eine gegebene Dosis führt dementsprechend zu einem höheren Blutspiegel als beim Euthyreoten (CROXSON, 1975). Die Verminderung der Digoxinelimination korreliert gut mit der Herabsetzung der Creatininclearance.

D. Hypothyreose beim Erwachsenen

1. Pathophysiologische Grundlagen, Einteilung und Häufigkeit

Von Hypothyreose spricht man, wenn die Körpergewebe zu wenig Schilddrüsenhormon zugeführt

Tabelle 1. Einteilung der Hypothyreose in Anlehnung an die Sektion Schilddrüse der Deutschen Gesellschaft für Endokrinologie (KLEIN, 1973)

1.	*Angeborene Hypothyreose*
1.1	Schilddrüsenaplasie (Athyreose)
1.2	Schilddrüsendysplasie (ektopisch oder an normaler Stelle)
1.3	Struma mit genetisch bedingter Jodfehlverwertung (Angabe des biochemischen Defektes; s. auch Tabelle 4)
1.4	Bei endemischer Struma
1.5	Angeborener TSH-Mangel (meist zusammen mit Mangel an Wachstumshormon)
2.	*Erworbene Hypothyreose*
2.1	Primäre erworbene Hypothyreose
2.1.1	idiopathisch (vermutlich autoimmunologisch)
2.1.2	entzündlich (meist nach chronischer lymphocytärer Thyreoiditis)
2.1.3	neoplastisch (sehr selten)
2.1.4	postoperativ nach Strumektomie
2.1.5	nach Strahlenbehandlung (externe Radiotherapie oder Radiojod)
2.1.6	medikamentös – Jod in hohen Dosen – andere strumigene Medikamente
2.1.7	bei extremem Jodmangel (im Prinzip identisch mit 1.4)
2.2	Sekundäre erworbene Hypothyreose (TSH-Mangel) – hypophysär – hypothalamisch

bekommen. In den meisten Fällen handelt es sich um eine Verminderung der Schilddrüsensekretion mit tiefem Gesamtthyroxin und freiem Thyroxin im Serum. In der Regel ist das Trijodthyronin ebenfalls tief, doch kann es bei beginnender primärer Hypothyreose noch längere Zeit im Normbereich bleiben. Sehr selten ist die Hormonsekretion normal oder erhöht, und es besteht eine Resistenz der Gewebe auf Schilddrüsenhormon (s.S. 172). Bei primärer Hypothyreose ist das TSH im Serum immer erhöht. Die Halbwertszeit von Thyroxin im Serum ist bei Hypothyreose leicht verlängert.

Von primärer Hypothyreose spricht man bei einem direkten Versagen der Schilddrüse, von sekundärer bei Ausfall der hypophysären TSH-Sekretion. Eine ätiologische Einteilung der Hypothyreose gibt Tabelle 1. Unter Myxödem versteht man streng genommen gewisse bei Hypothyreose häufig vorkommende Hautveränderungen. Von vielen wird jedoch der Ausdruck Myxödem synonym mit Hypothyreose verwendet.

Der endemische Kretinismus nimmt in der Einteilung der Hypothyreosen eine besondere Stellung ein. Die Hypothyreose klärt lange nicht alle Erscheinungen des endemischen Kretinismus, und in der Tat haben die meisten endemischen Kretine eine euthyreote Stoffwechsellage.

Bei der Untersuchung von 3000 Einwohnern einer englischen Stadt fand TUNBRIDGE (1976) bei 1,1% eine Hypothyreose. Bei den Frauen betrug die Häufigkeit um 1,9%, bei den Männern um 0,1%. Im Alter nimmt die Häufigkeit der Hypothyreose zu, und unter 2000 Patienten eines geriatrischen Spitals fanden sich bei genauer Untersuchung 46 neue und 11 bereits bekannte Hypothyreosen, was einer Gesamthäufigkeit von 2,9% entspricht (BAHEMULKA, 1975). An unserer eigenen allgemein-internistischen Klinik diagnostizierten wir unter 2500 Patienten 6 bekannte und 7 neue Hypothyreosen. Aus diesen Untersuchungen geht hervor, daß bei sorgfältiger Suche Hypothyreose eine nicht allzu seltene Krankheit ist, die fast so häufig vorkommt wie eine Hyperthyreose (s.S. 180). Mit der weiteren Verbreitung der Radiojodtherapie des Morbus Basedow, die ja häufig zu einer iatrogenen Hypothyreose führt (s.S. 199), dürfte die Häufigkeit der Hypothyreose in nächster Zukunft eher noch zunehmen.

2. Primäre Hypothyreose

a) Ätiologie

α) Idiopathische Hypothyreose (Synonyme: Spontane oder primäre Schilddrüsenatrophie; chronische Thyreoiditis, atrophische Variante)

Es handelt sich um die häufigste Form der spontanen Hypothyreose beim Erwachsenen und es wird allgemein angenommen, daß es sich um den Endzustand einer chronischen Schilddrüsenentzündung handelt. 83% der Patienten haben im Serum zirkulierende Antikörper gegen Schilddrüsengewebe, eine Häufigkeit, die mit 97% nur bei der chronischen lymphocytären Thyreoiditis übertroffen wird. Die meisten Autoren sind der Ansicht, daß es sich bei der idiopathischen Hypothyreose um das Endergebnis eines Prozesses handelt, der im Prinzip identisch mit dem Krankheitsprozeß bei chronisch lymphocytärer Thyreoiditis ist und der auf einer autoimmunologischen Krankheit beruht (DONIACH, 1963; BASTÉNIE, 1972). Innerhalb von 4 Jahren entwickeln ungefähr 30% der Patienten mit chronischer lymphocytärer Thyreoiditis eine Hypothyreose (GORDIN, 1975; s. auch S. 223). Andererseits berichten nur wenige Patienten mit idiopathischer Hypothyreose über eine früher vorhandene Schilddrüsenvergrößerung, wie man sie bei klassischer lymphocytärer Thyreoiditis erwarten würde. Aus diesem Grunde wurde der Ausdruck asymptomatische, atrophische Variante geprägt, um sie von der klassischen Thyreoiditis zu unterscheiden. Patienten mit idiopathischer Hypothyreose und chronischer lymphocytärer Thyreoiditis geben oft eine Familienanamnese von Schilddrüsenkrankheiten an. Unter ihren Verwandten findet man gehäuft im Serum Schilddrüsenantikörper. Selten wurden Fälle beschrieben, wo eine Hyperthyreose bei M. Basedow spontan in eine Hypothyreose überging (MEANS, 1963). Die subakute nicht-eitrige Thyreoiditis (DeQuervain) verursacht häufig eine vorübergehende, sehr selten eine permanente Hypothyreose (IVY, 1961) (s.S. 221). Frauen werden ungefähr 5mal häufiger von idiopathischer Hypothyreose befallen als Männer, und 70% der Fälle werden im Alter von über 50 Jahren entdeckt.

BASTÉNIE (1971) hat eine subklinische Variante dieser Krankheit beschrieben, die er in Zusammenhang mit früherer Coronarsklerose brachte (s.S. 159).

β) Hypothyreose infolge Aplasie und Ektopie der Schilddrüse (s.S. 167)

γ) Hypothyreose infolge iatrogener Zerstörung des Schilddrüsengewebes

Mit dem zunehmenden Gebrauch der Radiojodbehandlung der Basedowschen Krankheit dürfte dies bald eine sehr häufige Ursache von Hypothyreose werden. Die ursprüngliche Meinung, daß sich diese Komplikation der Hyperthyreosetherapie durch genaue Berechnung der Isotopendosis verhindern lasse, hat sich leider nicht bestätigt, und man nimmt heute an, daß von den Radiojodbehandelten Basedow-Patienten jährlich ca. 2–5% eine Hypothyreose entwickeln (s.S. 197).

Im allgemeinen wird angenommen, daß die Schilddrüse gegen externe Bestrahlung sehr resistent ist (MARKSON, 1965). Dem steht die Beobachtung gegenüber, daß von 174 Patienten, die wegen eines malignen Lymphoms in der Halsgegend bestrahlt wurden, 44% ein erhöhtes Serum-TSH und 25% eine klinische Hypothyreose hatten (GLATSTEIN, 1971).

Subtotale Thyreoidektomie wegen M. Basedow oder euthyreotem Knotenkropf ist seit den klassischen Arbeiten von KOCHER (1883) als Ursache einer Hypothyreose bestens bekannt. Bei operiertem M. Basedow schwanken die Zahlen stark von Autor zu Autor. MICHIE (1972) z.B. fand unter 278 Patienten nach 2 bis 6 Jahren 49% mit Hypothyreose (s.S. 197).

δ) Medikamenten-bedingte Hypothyreose

Die häufigste Form in dieser Gruppe beruht auf einer Überdosierung von Thyreostatica in der Behandlung des M. Basedow. Seltener wird eine Hypothyreose durch Medikamente verursacht, deren primäre Wirkung nicht auf die Schilddrüse zielt, so z.B. durch Sulfonylharnstoffe (HUNTON, 1965). Allerdings hat HERSHMAN (1968) darauf hingewiesen, daß Sulfonylharnstoffe Thyroxin von der Bindung am TBG verdrängen und damit eine Senkung des Serum-Thyroxins bewirken, was zur Fehldiagnose einer Hypothyreose verleiten kann. Gelegentlich wurde Hypothyreose bei Einnahme des Antiepilepticums Aminogluthetimid beobachtet (RALLISON, 1967).

Lithium, ein heute in der Psychiatrie häufig gebrauchtes Medikament, kann zur Kropfbildung, selten auch zu manifester Hypothyreose führen (SCHOU, 1968; CANDY, 1972). Hypothyreose und Kropf sind nach Absetzen des Lithiums oder durch gleichzeitige Verabreichung von Thyroxin reversibel. Lithium wird in der Schilddrüse angereichert und hemmt die Freisetzung von im Kolloid gespeicherten Hormon. Zusätzlich wirkt es möglicherweise auch auf die Jodidaufnahme (BERENS, 1970; BUROW, 1971; WILLIAMS, 1971; LAZARUS, 1972; EMERSON, 1973; RADVILA, 1976). Die biochemische Wirkung beruht möglicherweise in einer Hemmung der Adenylcyclase der Schilddrüse.

Bei Hyperthyreose hat Jodid in pharmakologischen Dosen eine rasche thyreostatische Wirkung, aber auf die gesunde Schilddrüse hat Jodid keinen oder nur einen geringen Einfluß (VAGENAKIS, 1973). In den letzten 25 Jahren wurde jedoch erkannt, daß gelegentlich auch euthyreote Personen unter hohen Jodiddosen eine Hypothyreose entwickeln können, so vor allem bei der Behandlung von Asthma (PARIS, 1960; BEGG, 1963; MURRAY, 1967; BÜRGI, 1972). Eine vollständige Übersicht über das Problem der jodinduzierten Hypothyreose findet sich bei WOLFF (1969). Wie Lithium, so wirkt auch Jodid über eine Hemmung der thyreoidalen Adenylcyclase (s.S. 151). Die normale Schilddrüse vermag dem blockierten Effekt von hohen Joddosen dadurch zu entgehen, daß sie den aktiven Jodidtransport (vermutlich durch Autoregulation) drosselt, was ein übermäßiges Ansteigen der intrathyreoidalen Jodidkonzentration verhindert (HARRISON, 1963; BRAVERMAN, 1963; BÜRGI 1974). Bei Personen, die eine Jodhypothyreose entwickeln, scheint diese Adaptation der Jodidpumpe aus ungeklärten Gründen auszubleiben. Patienten mit chronischer lymphocytärer Thyreoiditis und Patienten nach Radiojodbehandlung eines M. Basedow scheinen für diese Störung besonders anfällig zu sein (BRAVERMAN, 1969 u. 1971). Jodid scheint insbesondere dann thyreostatisch zu wirken, wenn es mit einer anderen schwach thyreostatischen Substanz kombiniert wird. Viele englische Patienten mit Jodhypothyreose nahmen wegen Asthma ein beliebtes Pulver, das neben Jodopyrin auch Phenazon enthielt (Felsol-Pulver). Phenazon selbst ist ein schwaches Thyreostaticum, das allein keine Wirkung hat, jedoch die Schilddrüsenhemmung durch die Jodkomponente stark potenziert (PASTERNAK, 1969). Eine endemische Form von Jodkropf meistens ohne Hypothyreose, ist in Japan als Küstenkropf bekannt (SUZUKI, 1965). Die Einwohner dieser Gebiete verzehren in Form von Meeralgen große Mengen Jod.

ε) Hypothyreose infolge von angeborenen Schilddrüsenstoffwechselstörungen

Diese Gruppe von Krankheiten wird auf S. 169 besprochen. Für eine solche Störung sehr verdächtig ist das gleichzeitige Vorliegen eines großen Kropfes und einer Hypothyreose. Bei der idiopathischen Hypothyreose ist die Schilddrüse meistens nicht vergrößert.

b) Pathologisch-anatomische Veränderungen bei Hypothyreose

Bei idiopathischer Hypothyreose findet sich meistens eine sehr kleine atrophische Schilddrüse, und die Histologie schwankt zwischen den Extremen von dichter lymphocytärer Infiltration mit größtenteils erhaltenen Follikeln bis zur völligen Fibrosierung der Drüse (Bastenie, 1972). Die intensive Stimulation der thyreotropen Zellen des Hypophysenvorderlappens äußert sich in einer Vermehrung der β_2-Zellen, die früher auch amphophile oder PAS-positive Gammazellen genannt wurden (Russfield, 1955; Ezrin, 1959). Eine noduläre Hyperplasie und sogar Adenome der Hypophyse wurden bei schwerer Hypothyreose beobachtet (Mösli, 1968; Vagenakis, 1976; Samaan, 1977).

Weitere pathologische Veränderungen finden sich vor allem in Haut, Muskulatur und Skelet. Das Myxödem beruht auf einer ödematösen Verquellung des Coriums mit Einlagerung schleimartiger Massen, vor allem saurer Mucopolysaccharide, bei einer Vermehrung der Mastzellen (Andersen, 1955; Gabrilove, 1957). Auch die Muskulatur, inklusive das Myokard, werden ödematös durchsetzt. In den Fasern selbst lagern sich basophile, schleimartige Massen ab. Die Skeletveränderungen manifestieren sich nur bei der kindlichen Hypothyreose (s.S. 172).

c) Klinisches Bild der primären Hypothyreose des Erwachsenen

α) Anamnese und psychische Veränderungen

Der Beginn einer Hypothyreose ist immer schleichend, und schwere Symptome entstehen erst, wenn ein großer Teil des Schilddrüsengewebes zerstört ist. Die pathologischen Veränderungen in der Schilddrüse gehen jeweils den Krankheitssymptomen um Jahre voraus. Hypothyreote Patienten äußern selten spontan Beschwerden. Da die Krankheit häufig im höheren Alter beginnt, werden die Patienten von ihren Angehörigen und vom behandelnden Arzt oft als senil, manchmal sogar als psychotisch angesehen, und es bedarf einer sorgfältigen Untersuchung, um die Diagnose zu stellen.

Eine der ersten Klagen ist meistens eine ausgesprochene Kälteintoleranz. Die Patienten frieren sogar in gut geheizten Räumen. Sie benötigen mehr Bettdecken und Kleider als früher und schwitzen weniger oder überhaupt nicht mehr.

Zu Beginn bemerken manchmal die Patienten selbst, daß sie zwar richtig, jedoch nur stark verlangsamt denken können (Bradyphrenie). Diese meßbar verlängerte Reaktionszeit geht in einen Verlust an Initiative und Interesse über und schließlich tritt eine allgemeine Stumpfheit auf, mit Auslöschen der Individualität der Persönlichkeit. Das Schlafbedürfnis nimmt enorm zu und die Patienten schlafen dauernd ein, wenn sie nicht durch Anruf wach gehalten werden. Der Sexualtrieb erlischt. Im Extremfall verblöden die Patienten völlig und werden schließlich komatös und hypotherm (s.S. 164). Asher (1949) und Bleuler (1964) haben psychotische Bilder beobachtet (Übersicht s. Leading Article, Brit. Med. J. 1977).

β) Allgemeinuntersuchung und Schilddrüse

Das Gesicht eines vollentwickelten Myxödems ist unverkennbar, und Myxödempatienten gleichen sich alle auffällig (Abb. 5). Die individuellen Gesichtszüge sind verwischt, die Mimik ist verlangsamt und vereinfacht, aber nicht so stark aufgehoben wie bei Parkinsonscher Krankheit. Der Ausdruck ist schläfrig und gutmütig.

Eine allgemeine Adipositas ist entgegen landläufiger Auffassung für Myxödem nicht charakteristisch, aber vermehrtes Fettpolster, besonders über der Clavicula, kann vorkommen (Abb. 11). Kennzeichnend ist die Sprache des Patienten, die dem Erfahrenen gelegentlich erlaubt, die Diagnose am Telefon zu stellen. Die Stimme ist tief, heiser und rauh, die Sprache langsam, monoton und ungeschickt, wegen der Schleimhautschwellung oft näselnd.

Die Schilddrüse ist bei idiopathischer Hypothyreose meist nicht tastbar. Eine vergrößerte Schilddrüse bei Hypothyreose muß den Verdacht auf eine kongenitale Hormonsynthesestörung oder auf eine medikamentöse Hypothyreose wecken (s.S. 169).

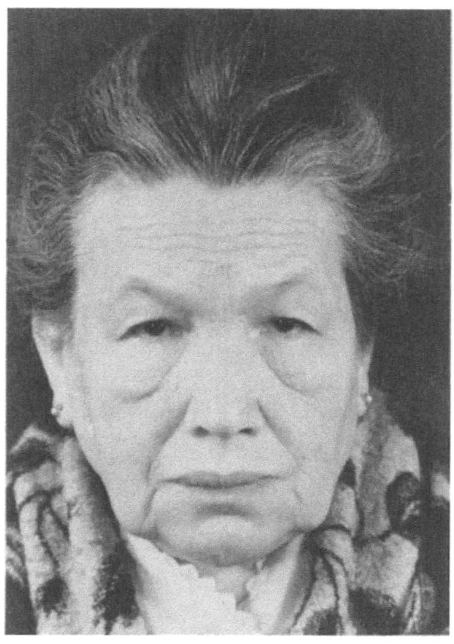

Abb. 5. 72jährige Patientin mit schwerem Myxödem

γ) Haut

Die Haut fühlt sich kühl an. Sie ist von einer wächsernen Blässe mit leicht gelblichem Unterton, auf der vermehrtes, ungenügend zu Vitamin A umgebautes Carotin zurückzuführen ist. Es kann eine unnatürlich wirkende, wie mit Schminke aufgetragene Rubeosis dazukommen. Ödeme machen sich besonders an den Augenlidern bemerkbar, so daß die Lidspalten verengt werden. Außerdem ist das Oberlid bei erhaltener Tarsalfalte leicht gesenkt, was auf verminderten Tonus des sympathisch innervierten Müllerschen Muskels zurückgeführt wird. Die Zunge ist verdickt und schwer beweglich, so daß der Mund manchmal geöffnet bleibt. Die Haare werden glanzlos, brüchig und dick. Sie fallen aus, und Kahlheit, besonders im Gebiet der Stirn-Haargrenze, tritt auf. Auch die Augenbrauen können ausfallen, insbesondere im lateralen Drittel. Meist über die ganze Haut verteilt, seltener nur auf Stellen (Plaques) beschränkt, findet sich das charakteristische Myxödem, in das sich keine Dellen drücken lassen. An den unteren Extremitäten tritt häufig noch ein eindellbares Ödem hinzu, und in schweren Fällen finden sich Anasarka. Die Haut ist trocken, schuppend und kann rauh und reibeisenähnlich werden, mit verhornenden Partien an den Ellbogen und Knien, die schmutzig grau verfärbt sind. Die Talgsekretion ist herabgesetzt (GOOLAMALI, 1976). BLACK (1972) fand bei quantitativer Untersuchung der Hautveränderung eine Verdickung, jedoch einen normalen Kollagengehalt. Die Fingernägel sind dünn und brüchig und sie wachsen langsam. Die Sexualbehaarung kann vermindert sein, jedoch nie so stark wie bei Hypophyseninsuffizienz. Bart und Schnauzhaar sind ebenfalls vermindert. Wunden heilen schlecht.

δ) Herz und Kreislauforgane, Serumlipide

Das Herz ist beim Vollbild durch myxödematöse Infiltration des Myokards und durch Dilatation allseitig verbreitert (DOERR, 1948). In fortgeschrittenen Fällen findet sich häufig ein Perikarderguß und Ergüsse in andere Körperhöhlen (KOCEN, 1963; SACHDEV, 1975; CROWLEY, 1977). Die Herzvergrößerung und die Ergüsse sind unter Thyroxinmedikation reversibel. Die Herztöne sind leise. Es besteht eine Bradykardie und der systolische Blutdruck ist meist tief. Entgegen der Lehrbuchmeinung ist der diastolische Blutdruck häufig leicht erhöht (FULLER, 1966). Schlag- und Herzminutenvolumen sind reduziert (GRAETTINGER, 1958). Die Prä-Ejektionsperiode (PEP) ist verlängert (CROWLEY, 1977). Die arteriovenöse Sauerstoffdifferenz ist normal. Eine manifeste Herzinsuffizienz ist selten (MCBIEN, 1963).

Das EKG zeigt als erstes eine Abflachung der T-Wellen bis zur Isoelektrizität, selten eine Inversion. Die QT-Dauer ist stets verlängert. Häufig finden sich Störungen der AV-Überleitung wie AV-Block 1. Grades oder Hemiblock (LARDOUX, 1975). Bei fortgeschrittenen Fällen tritt die charakteristische Niedervoltage auf. Sie ist nicht allein auf die verminderte Leitfähigkeit der myxödematösen Haut zurückzuführen, sondern sie beruht auch auf einer Myokardstoffwechselstörung, wie intramyokardiale Ableitungen gezeigt haben.

Das Cholesterin im Plasma ist meistens erhöht, aber wegen der vielen extrathyreoidalen Faktoren, die das Cholesterin beeinflussen, sollten diese Laborzeichen nicht zur Diagnose einer Hypothyreose beigezogen werden. Die Cholesterolsyntheserate ist bei Hypothyreose normal oder sogar etwas herabgesetzt, und die Ursache für die höhere Plasmakonzentration ist in einem verminderten Umsatz zu suchen. Die Triglyceride sind im Plasma ebenfalls erhöht, aber eine manifeste Hyperlipidämie ist selten. Die Ursache der Hypertriglyceridämie liegt in einem verminderten Triglyceridabbau, vermutlich infolge herabgesetzter Heparin-induzierter Lipolyseaktivität (NIKKILÄ, 1972; TULLOCH, 1973). KIRKEBY (1972) hat kürzlich die Serumlipide bei Hypothyreose genau analysiert und mit den Verhältnissen bei genau gepaarten Kontrollen verglichen. Zu den oben erwähnten Veränderungen konnte er zeigen, daß die qualitative Verteilung der einzelnen Fettsäuren in den Plasmatriglyceriden und Phospholipiden wenig verändert ist. Eine Diät mit viel ungesättigten Fettsäuren senkt das Plasmacholesterol, nicht jedoch die Triglyceride. Schilddrüsenhormonsubstitution normalisiert beide Werte (O'HARA, 1966).

Die Beziehung von Hypothyreose und der begleitenden Hypercholesterolämie zu coronarer Herzkrankheit ist komplex (STEINBERG, 1968). Es gibt Autopsieberichte von schweren Myxödempatienten, wo keine Coronarsklerose gefunden wurde (NICKERSON, 1960, s. Referenz bei Myxödemkoma), und bei jugendlicher Hypothyreose ist Arteriosklerose selten. Eingehende Untersuchungen einer belgischen Gruppe haben kürzlich etwas Licht in dieses Problem gebracht. VANHAELST (1967) und BASTÉNIE (1967, 1971, 1977) fanden bei der Autopsie eine schwere Coronarsklerose in 84% von hypothyreoten Patienten, jedoch nur in 45% von genau gepaarten Kontrollen. Wenn Patienten, deren Hypothyreose mit Hormon substituiert worden war, ausgeschlossen wurden, so fanden sich Herzinfarkte nur selten. In 6 Patienten ließ sich ein Herzinfarkt nachweisen. 4 von diesen Patienten hatten erst kurz vorher mit der Schilddrüsenhormonsubstitution begonnen. Es scheint also, wie wenn der Hypometabolismus der Hypothyreose einen Schutz gegen die Entwicklung eines Herzinfarktes böte. Patienten mit sog. asymptomatischer atrophischer Thyreoiditis sind in dieser Beziehung benachteiligt (BASTÉNIE, 1967). Die Krankheit wird definiert mit klinischer Euthyreose, normalen oder tief normalen Schilddrüsentesten, zirkulierenden

Schilddrüsenantikörpern und autoptisch nachgewiesener atrophischer Thyreoiditis. Das Syndrom scheint besonders für Herzinfarkt zu prädisponieren, vor allem bei Frauen (BASTÉNIE, 1971). Zu ähnlichen Schlüssen kam FOWLER (1967, 1970), während HEINONEN (1972) in einer großen epidemiologischen Studie in Finnland keinen Zusammenhang zwischen zirkulierenden Schilddrüsenantikörpern und Coronarsklerose fand.

Eine klinisch wichtige Folgerung aus dem oben Dargelegten ist, daß eine Coronarsklerose bei einem hypothyreoten Patienten erst unter der Behandlung mit Schilddrüsenhormon manifest werden kann. Bei älteren Patienten oder solchen mit einem verdächtigen EKG sollte die Schilddrüsenhormondosis zu Beginn deshalb sehr tief gewählt werden (s.S. 163). Bei älteren Patienten tritt bei voller Substitution oft Angina pectoris auf, und man muß sich mit einer unvollständigen Substitution begnügen.

ε) Magen-Darm-Trakt

Der Appetit ist vermindert. Wegen des gleichzeitigen Hypometabolismus kommt es jedoch nicht zu Gewichtsverlust. Oft sind Schluckbeschwerden oder ein Globusgefühl im Hals Frühzeichen der Hypothyreose. Die submaxillären Speicheldrüsen können vergrößert sein. Durch die geringe Nahrungsaufnahme, aber auch durch die herabgesetzte Peristaltik stellt sich eine hartnäckige Obstipation ein. In 50% besteht eine Histamin-refraktäre Achylie (s. auch nächster Abschnitt über hämatologische Veränderungen). Die Atonie des Darmes führt oft zu den lästigen Symptomen der Flatulenz, des Meteorismus und zu Abdominalschmerzen, die einen Ileus vortäuschen können. Hiatushernie kommt gehäuft vor.

ζ) Lunge

WILSON (1960) fand bei Hypothyreose eine verminderte Diffusionskapazität für CO. SCHERRER (1974) fand eine erhöhte alveolocapilläre Sauerstoffdifferenz auch bei Atmung von 100% Sauerstoff, was er auf intrapulmonale Shunts infolge Hypoventilation und Atelektasen zurückführte. Die Veränderungen waren nach Schilddrüsenhormontherapie voll reversibel. ZWILLICH (1975) fand zusätzlich eine verminderte Stimulation der Atmung durch Hypoxie oder Hyperkapnie.

η) Blut

Wegen der cutanen Vasoconstriction sehen hypothyreote Patienten blaß aus, weshalb vielleicht in der alten Literatur Anämie als häufige Komplikation beschrieben wurde. Neuere Untersuchungen haben völlig normale hämatologische Befunde bei $^2/_3$ der Patienten gefunden, abgesehen von einer verkleinerten Erythrocytenmasse, die auf das herabgesetzte Blutvolumen zurückgeführt werden konnte (TUDHOPE, 1960 u. 1969).

Verschiedene Anämieformen müssen bei Hypothyreose in Betracht gezogen werden. Bei sog. „banaler" Anämie ist der Hämoglobingehalt des Blutes leicht herabgesetzt. Die Erythrocyten sind normo- oder leicht makrocytär (TUDHOPE, 1960). Das Serumeisen ist leicht herabgesetzt und der Eisenumsatz ist vermindert. Der Eiseneinbau in Erythrocyten und die Überlebenszeit der Erythrocyten sind normal (KIELY, 1967). Das Knochenmark kann leicht hypoplastisch sein (AXELROD, 1951; TUDHOPE, 1960). Das Erythropoietin ist tief (DAS, 1975). Schilddrüsenhormonsubstitution bewirkt eine Rückbildung dieser Veränderung. Die Pathogenese ist nicht klar. Schilddrüsenhormon stimuliert in Knochenmarkkulturen die Biosynthese von Hämoglobin (FUHR, 1970). Die Tatsache, daß Thyroxin auch die Biosynthese von 2,3-Diphosphoglycerat im Erythrocyten stimuliert, könnte bei der Bedeutung, die diesem Metaboliten im Sauerstofftransport zukommt, ebenfalls relevant sein (SNYDER, 1970). Eisenmangelanämie findet sich bei ca. 15% von hypothyreoten Patienten. Meistens kann sie mit den Menorrhagien in Zusammenhang gebracht werden, die bei der hypothyreoten Frau oft auftreten. Bei diesen Patienten muß neben der Schilddrüsentherapie auch Eisen gegeben werden (TUDHOPE, 1960).

Eine perniziöse Anämie findet sich bei 12% der Patienten mit primärer idiopathischer Hypothyreose und weitere 13% haben einen verminderten Vitamin B_{12}-Spiegel im Serum (LEITHOLD, 1958; TUDHOPE, 1960 u. 1962; ARDEMANN, 1966). Es wird heute angenommen, daß diese Patienten an echter perniziöser Anämie leiden und nicht an durch Thyroxinmangel bedingter Resorptionsstörung von Vitamin B_{12}. Die Tatsache, daß perniziöse Anämie auch gehäuft bei Morbus Basedow vorkommt, erklärt die erhöhte Incidenz von perniziöser Anämie bei iatrogener Hypothyreose. Antikörper gegen Magenschleimhaut und Intrisic-Factor sind bei idiopathischer Hypothyreose häufig. Andererseits haben Patienten mit perniziöser Anämie auch häufig Antikörper gegen Schilddrüsengewebe. Magenschleimhautbiopsien zeigen bei Patienten mit idiopathischer Hypothyreose lymphocytäre Infiltrate und eine Verminderung der Zahl der Parietalzellen (IRVINE, 1962). Bei 50% dieser Patienten findet sich eine Histamin-refraktäre Achlorhydrie (TUDHOPE, 1962). Sowohl die perniziöse Anämie wie auch die idiopatische Hypothyreose werden heute zu den Krankheiten mit gestörter Autoimmunität gezählt. Klinisch können sich beide Krankheiten oft recht ähnlich sein. Es ist sicher empfehlenswert, bei jedem Patienten mit perniziöser Anämie die Schilddrüsenfunktion zu untersuchen. Andererseits sollte bei jedem hypothyreoten Patienten, dessen Anämie nach Schilddrüsenhormonsubstitution und eventueller Eisentherapie nicht verschwindet, nach einer perniziösen Anämie gefahndet werden.

Leukocyten und Thrombocyten sind im allgemeinen bei Hypothyreose normal. Die Blutsenkungsgeschwindigkeit ist häufig erhöht (LILLINGTON, 1959).

θ) Genitale und Gonaden

Hypothyreote Frauen leiden häufig an Menorrhagien (ROSS, 1958), aber auch Amenorrhoe kommt vor. Sterilität ist häufig, aber Schwangerschaften bei hypothyreoten Frauen kommen vor (s. STANBURY, 1972, für Übersicht). Der Sexualtrieb ist vermindert und Impotenz ist häufig. VAN WYK (1960) beschrieb 12 Fälle mit Amenorrhoe und Galactorrhoe bei Hypothyreose. EDWARDS (1971) beschrieb einen weiteren Fall, bei dem das Prolactin meßbar erhöht war. Nach Behandlung mit Thyroxin normalisiert sich das Prolactin. Selten wird bei Männern gleichzeitig mit Hypothyreose ein Hypogonadismus beobachtet (BALZE, 1962).

ι) Muskeln und Gelenke

Eine sehr vollständige Übersicht über Muskelbefall bei Hypothyreose gibt RAMSAY (1974).

Die Kraft der hypotonen und häufig pseudohypertrophen Muskeln ist herabgesetzt. Schmerzen und Steifheit der Muskulatur sind häufig und Beklopfen kann eine pseudomyotonische Reaktion mit langsamer Kontraktion und Bildung eines harten Muskelstranges auslösen. Diese Kontraktion überdauert jedoch die willentliche Innervation nie, im Gegensatz zur Myotonie (WALDSTEIN, 1958). Eine Extremform der hypothyreoten Muskelerkrankung findet sich beim Kocher-Debré-Semelaigne-Syndrom (s.S. 177). Die Sehnenreflexe sind deutlich und meßbar verlangsamt, ein Umstand der diagnostisch verwertbar ist (s.S. 240). Histologisch findet man in hypothyreoten Muskeln eigenartige Ablagerung von Mucoid in und um die Muskelzellen. Zudem finden sich fokale Muskelfasernekrosen (RAMSAY, 1974). Die CPK im Serum ist als Ausdruck dieser Muskelschädigung erhöht (GRAIG, 1965; CHERTOW, 1974). Hypothyreose kann mit Myasthenia gravis vergesellschaftet sein (BRONSKY, 1967).

Arthralgien, Gelenkschwellungen, Verdichtungen der Synovialmembranen und Gelenkergüsse können dermaßen das Krankheitsbild beherschen, daß die Patienten primär einem Rheumatologen zugewiesen werden, bevor die Diagnose einer Hypothyreose erkannt wird (BLAND, 1970; DORWART, 1975). Carpal-Tunnelsyndrom ist häufig (s.u.). Die Symptome verschwinden nach Schilddrüsenhormonsubstitution.

κ) Nervensystem

(Übersicht s. bei SANDERS, 1962; KÖNIG, 1968)

Die psychischen Veränderungen wurden eingangs schon beschrieben. MCCONNELL (1975) beobachtete bei 14 von 18 hypothyreoten Patienten eine reversible Störung des Geschmack- und z.T. auch des Geruchsinnes. Ein Carpal-Tunnelsyndrom wird häufig beobachtet (DORWART, 1975). Die Patienten beklagen sich oft über Hypaesthesie und über Paraesthesien. Cerebelläre Störungen mit Ataxie und Intentionstremor wurden beschrieben (JELLINEK, 1960). Partielle Schwerhörigkeit ist häufig, aber die Pathogenese ist unklar. Teilweise wird sie auf eine Schwellung des Mittelohrschleimtrakts zurückgeführt. Innenohrschwerhörigkeit mit degenerativen Veränderungen der Cochlea wird auch beschrieben (RITTER, 1967). Das Liquoreiweiß ist erhöht (BLOOMER, 1960).

λ) Nieren, Serumelektrolyte

Morphologisch finden sich in der Niere Ablagerungen von Mucopolysacchariden im intercapillären Raum und an den Basalmembranen der Tubuli. Elektronenmikroskopisch sind die Basalmembranen der Tubuli und Glomeruli deutlich verdickt (CASSANO, 1964). Die Veränderungen sind nach Behandlung der Hypothyreose reversibel (SALOMON, 1967). Die Untersuchung der Nierenfunktion zeigt eine herabgesetzte glomeruläre Filtrationsrate und verminderte Plasmadurchströmung. Eine leichte Proteinurie ist oft vorhanden. Wegen geringer Flüssigkeitsaufnahme sind die Patienten manchmal oligurisch.

Die Nierenveränderungen führen selten zu Elektrolytstörungen, aber bei schweren Myxödem kann eine bedrohliche Hyponatriämie auftreten (ALKAWA, 1956). Oberflächlich gesehen gleicht sie der Hyponatriämie beim Syndrom der übermäßigen Sekretion von antidiuretischem Hormon (inappropriate secretion of ADH, Schwarz-Bartter-Syndrom), da die Osmolarität des Plasmas tief und des Urins hoch ist (IVY, 1965; PETTINGER, 1965). Weitere Untersuchungen haben gezeigt, daß es sich um eine komplexe Störung handelt, die mit Übersekretion von ADH allein nicht erklärt werden kann. Es handelt sich sicher um eine Verdünnungshyponatriämie mit normalem austauschbaren Körpernatrium und erhöhtem Gesamtkörperwasser. Die Kontrolle über die ADH-Regulation ist nicht verloren. Bei Wasserbelastung können die Patienten ihren Urin ohne weiteres auf 60 mosm/l hinunter verdünnen, obschon der maximale Urinfluß und die Clearance von freiem Wasser vermindert sind. Die minimale Urinosmolarität ist leicht höher als bei Gesunden. Die beste Erklärung für die Hyponatriämie ist ein vermindertes Angebot an Volumen und gelösten Substanzen an das distale tubuläre Segment, beruhend auf einer verminderten glomerulären Filtration und erhöhten proximalen tubulären Natrium-Rückresorption (DERUBERTIS, 1971; DISCALA, 1971). Ein Mangel an Corticosteroiden wird als Ursache der Hyponatriämie ebenfalls diskutiert (s. DISCALA, 1971).

μ) Nebennierenrinde, Kohlenhydratstoffwechsel, Hypophysenfunktion (s. auch S. 152)

Beim Schmidt-Syndrom (s. Kap. XVIII, S. 986) kommt zusammen mit idiopatischer primärer Hypothyreose ein M. Addison vor (Carpenter, 1964; Genant, 1967). Häufig leiden diese Patienten auch an Diabetes mellitus (Ganz, 1974). Im Serum finden sich Antikörper gegen Schilddrüsen- und Nebennierenrindengewebe. Die Glucosetoleranz ist leicht herabgesetzt (Ganz, 1974); Andreani, 1974). Die Sekretion von Wachstumshormon kann vermindert sein (Braunman, 1968; Iwatsubo, 1967).

ν) Diagnostische Wertigkeit der klinischen Befunde

Billewicz (1969) hat die Wertigkeit der klinischen Befunde bei Hypothyreose einer mathematischen Analyse unterworfen. Sein Diagnose-Index ist eine wertvolle Hilfe, das die Beurteilung häufig ohne Beiziehung von teuren Labortesten erlaubt. Die diagnostisch wichtigsten Klagen bei Hypothyreose sind herabgesetztes Schwitzen, Bevorzugung von warmer Umgebungstemperatur, heisere Stimme, Paraesthesien und trockene Haut. Die wichtigsten objektiven Befunde sind verlangsamter Achillessehnenreflex, langsame Bewegungen beim Auskleiden und trockene rauhe Haut an den Vorderarmen. Entgegen landläufiger Meinung besitzt Gewichtszunahme praktisch keine diagnostische Wertigkeit.

d) Schilddrüsenteste bei Hypothyreose

Bei klassischer Hypothyreose kann die Diagnose meistens ohne weitere Teste gestellt werden, aber es ist üblich, mindestens einen Test zur Sicherung zu verordnen. Der beste Einzeltest ist zweifellos die Messung des *Serum-Gesamtthyroxins,* das je nach Schweregrad von einem unmeßbaren Wert bis zu einem Wert an der unteren Normgrenze reichen kann. Ein normales Serumthyroxin schließt eine Hypothyreose mit größter Wahrscheinlichkeit aus. Um nicht durch eine Störung des Thyroxin-bindenden Globulins mit tiefem Serumthyroxin bei Euthyreose irregeleitet zu werden, empfiehlt es sich, gleichzeitig auch die Resin-T_3-Bindung zu messen (s.S. 236). Als empfindlichster Test für primäre Hypothyreose hat sich die Messung des Serum-TSH erwiesen (s.S. 238). In Zweifelsfällen, wo das Serum-Thyroxin im Grenzbereich ist, sollte diese Bestimmung, falls erhältlich, immer vorgenommen werden (Britton, 1975). Sie erlaubt zudem eine sichere Unterscheidung zwischen primärer und sekundärer Hypothyreose.

Alle weiteren Teste haben heute mehr eine akademische als praktische Bedeutung. Die Bestimmung der Schilddrüsenantikörper im Serum erlaubt Schlüsse auf eine eventuelle autoimmunologische Ätiologie. Positive Antkörper sind zudem ein wichtiger, jedoch nicht unfehlbarer Hinweis auf primäre Hypothyreose (Vallotton, 1967). Das Serum-*Trijodthyronin* bleibt bei primärer Hypothyreose oft noch länger im Normbereich als das Thyroxin (McConnon, 1971). Zudem findet sich eine Verminderung des Trijodthyronins bei vielen extrathyreoidalen Krankheiten (s.S. 154). Dieser Test eignet sich deshalb schlecht zum Nachweis einer Hypothyreose.

Ein Radiojodstudium ist heute bei Hypothyreose nur dann nötig, wenn gleichzeitig mit der Hypothyreose ein Kropf vorhanden ist. Dies weckt den Verdacht auf eine kongenitale oder eventuell erworbene (durch Medikamente, oder chronische lymphocytäre Thyreoditis) Hormonsynthesestörung. Die Radiojodkinetik erlaubt oft Rückschlüsse auf die Art der Störung.

Gelegentlich wird die Messung der Achillessehnenreflexzeit wegen der raschen Verfügbarkeit des Testergebnisses noch bestimmt. Protein-gebundenes Jod und Grundumsatz haben lediglich noch historisches Interesse.

Eine Übersicht über die Wertigkeit der verschiedenen Teste findet sich auf S. 235.

e) Differentialdiagnose der Hypothyreose

Im allgemeinen vergehen 3–4 Jahre vom Beginn der Symptome bis zur Diagnose einer Hypothyreose, da die Symptome meist nur schleichend einsetzen.

Blässe, geschwollene Lider, vergrößertes Herz und Anämie können zu Verwechslung mit Glomerulonephritis und nephrotischem Syndrom Anlaß geben. Proteinurie, nicht jedoch Hämaturie, kann auch bei Hypothyreose auftreten. Der Eiweißverlust bei nephrotischem Syndrom kann zu einem Verlust an TBG und damit zu einem tiefen Serum-Gesamtthyroxin führen, was die Differentialdiagnose noch weiter erschwert (s.S. 154).

Encephalitis mit Stupor wurde gelegentlich mit Hypothyreose verwechselt. Das bei Hypothyreose oft leicht erhöhte Liquoreiweiß kann zur Verwechslung noch weiter beitragen (Bloomer, 1960). Fieber und Tachykardie sprechen in einem solchen Fall stark gegen Hypothyreose. Eine echte sekundäre Hypothyreose kann bei hypothalamischen Schäden infolge Encephalitis vorkommen. Selten wird eine Parkinsonsche Krankheit mit Hypothyreose verwechselt.

Wie oben besprochen (s.S. 160) haben perniziöse Anämie und Hypothyreose einige gemeinsame Symptome, wie Blässe, Paraesthesien und Achlorhydrie. Beide Krankheiten kommen zudem vergesellschaftet vor (s.S. 160). Beim Myxödem ist die Zunge vergrößert, bei perniziöser Anämie normal groß.

f) Verlauf der Hypothyreose

Die Erwachsenenhypothyreose ist eine extrem chronische Krankheit und vollständiger Ausfall der Schilddrüse ist während mehrerer Jahre mit dem Leben vereinbar. Die Patienten sterben, wenn unbehandelt, im Myxödem-Koma, das durch eine interkurrente Infektion oder durch die Gabe eines Sedativums ausgelöst werden kann (s.S. 164). Der Bericht der englischen Myxoedema-Commission (1888) nennt eine Lebenserwartung von 10 bis 15 Jahren nach Beginn der Symptome. Gute Behandlung normalisiert praktisch alle Störungen und einige bekannte Fälle haben jahrzehntelang bei guter Gesundheit gelebt. Eine Patientin von *Raven* (1894, 1924) war vor der Therapie 20 Jahre lang bettlägerig gewesen. Sie genas rasch nach Schilddrüsensubstitution und lebte noch 30 Jahre, um im Alter von 94 Jahren zu sterben. BURGESS (1946) behandelte einen Patienten erfolgreich während 52 Jahren. Eine spontane Remission kommt nie vor, außer bei Medikamenten-bedingten Fällen oder bei der subakuten granulomatösen Thyreoiditis, bei der häufig eine kurze, immer reversible Phase von Hypothyreose durchgemacht wird. Nach Radiojod-Therapie und nach Thyreoidektomie kann sich eine Hypothyreose sehr rasch entwickeln.

g) Behandlung der Hypothyreose

Na-l-Thyroxin ist heute das Medikament der Wahl (Tabelle 2). Es ist billig, gut standardisiert, und stabil. Nach oraler Gabe werden bei euthyreoten und bei hypothyreoten Personen ungefähr 70% resorbiert (HAYS, 1968; READ, 1970). Bei Gabe auf den nüchternen Magen erreicht die Resorption gar 79% (WENZEL, 1977). Orales Thyroxin wirkt nach etwa 3 bis 5 Tagen (RIDGWAY, 1972) und seine Wirkung klingt innerhalb von 7 bis 10 Tagen nach Absetzen wieder ab. Die Serumhalbwertszeit von Thyroxin beträgt 7 Tage, was eine einmalige tägliche Verabreichung erlaubt. Unzuverlässigen Patienten wurde das Thyroxin auch schon in einer wöchentlichen Dosis von 1–2,5 mg unter Aufsicht gegeben (BERNSTEIN, 1969; SEKADDE, 1974). Bei jüngeren Patienten ohne Anhaltspunkte für Coronarsklerose und in Fällen, wo die Hypothyreose von kurzer Dauer ist (z.B. nach Strumektomie), beginnt man mit einer Dosis von 0,1 mg pro Tag, die bei Bedarf schrittweise alle 2–3 Wochen um 0,05 mg pro Tag gesteigert wird. Die optimale Substitutionsdosis ist individuell sehr verschieden und soll nach dem klinischen Status festgelegt werden. Kälteintoleranz und Müdigkeit sollten verschwinden und der Puls sollte sich normalisieren. Herzklopfen, Tachykardie, Gewichtsverlust, Nervosität und Schlaflosigkeit sind Zeichen von Übersubstitution. In Zweifelsfällen kann eine TSH-Bestimmung vor und nach TRH entscheiden. Bei Untersubstitution ist das TSH basal erhöht, bei Übersubstitution ist es unmeßbar tief und steigt nach TRH nicht an. Bei guter Substitution sind Thyroxin und Trijodthyronin im Serum im Normbereich (EVERED, 1973; WENZEL, 1974; SABERI, 1974), dies im Gegensatz zu früheren Behauptungen, in denen ein erhöhtes Serum-Thyroxin gefordert wurde. Sorgfältige Untersuchungen haben gezeigt, daß 90% der erwachsenen Patienten mit einer Dosis zwischen 0,1 und 0,2 mg pro Tag (entsprechend rund 2 μg/kg/Tag) gut eingestellt sind (EVERED, 1973; STOCK, 1974; MAEDA, 1976).

Tabelle 2

	Mittlere Substitutionsdosis beim Erwachsenen (pro Tag)	Halbwertszeit im Serum (Tage)	Beginn der Wirkung (Tage nach Beginn)	Abklingen der Wirkung (Tage nach Absetzen)
Na-L-Thyroxin	0,1 –0,2 mg	7	ca. 4	ca. 10
Na-L-Trijodthyronin	0,05–0,09 mg	1	ca. 1	ca. 3

Bei Patienten über 50 Jahren, besonders bei langdauernder und schwerer Hypothyreose soll mit einer tiefen Substitutionsdosis von 0,025 mg Thyroxin pro Tag begonnen werden. Die Tagesdosis wird alle 2–3 Wochen um 0,025 mg gesteigert, bis die optimale Erhaltungsdosis erreicht ist. Bei Anzeichen von Coronarsklerose soll die Anfangsdosis wegen der Gefahr eines Herzinfarktes noch tiefer gewählt werden, z.B. 0,025 mg alle 2 Tage. Häufig kann man diese Patienten wegen Angina pectoris nicht voll mit der endokrinologisch wünschbaren Dosis substituieren.

Nach Erreichen der optimalen Dosis muß diese lebenslänglich gegeben werden, und die Patienten und deren Angehörige sind eindringlich von der Notwendigkeit der Therapie zu überzeugen. Zu Beginn der Therapie fühlen sich die Patienten häufig weniger wohl als ohne Behandlung. Sie sind deshalb in dieser Phase besonders straff zu führen und ca. alle 10 Tage zu kontrollieren. Nach Überwinden dieser ersten schwierigen Phase genügen monatliche, später jährliche Kontrollen. Der behandelnde Arzt hat die Verantwortung, diese Patienten lebenslänglich zu verfolgen, um zu verhindern, daß das Thyroxin abgesetzt wird.

Eine begleitende Herzinsuffizienz muß mit Digitalis behandelt werden. Wenn die Patienten nicht voll mit Thyroxin substituiert sind, muß die Digitalisdosis tief gehalten werden (s.S. 155).

Die Behandlung einer sekundären Hypothyreose ist im Prinzip gleich wie die einer primären mit der wichtigen Ausnahme, daß eine Substitution mit *Cortison unumgänglich* ist, um eine Nebennierenrindenkrise zu vermeiden. Die Cortisonsubstitution sollte mindestens 12 Std vor der Thyroxinsubstitution beginnen. Aus offensichtlichen Gründen eignet sich hier das Serum-TSH nicht als Kontrollparameter.

Die Behandlung des Myxödem-Komas wird unten beschrieben.

Thyreoidea siccata hat seit dem Aufkommen der Thyroxinreinpräparate zu Recht viel an Popularität verloren. Einige Präparate waren von hervorragender Qualität und Konstanz, andere wieder weniger zuverlässig, so daß eine Verwendung heute nicht mehr gerechtfertigt ist. Die Dosis beträgt 60–180 mg pro Tag.

Trijodthyronin hat einen rascheren Wirkungseintritt als Thyroxin und dank seiner kurzen Halbwertszeit auch einen rascheren Wirkungsabfall (Tabelle 2). Diese Eigenschaften sind nützlich in der Behandlung von Myxödem-Koma oder in Fällen, wo man die Therapie rasch unterbrechen und wieder aufnehmen muß, so vor allem bei der Behandlung des Schilddrüsencarcinoms (s.S. 232). Eine Dosis von 60 µg entspricht ca. 200 µg Thyroxin. Bei älteren Patienten sollte hier eine tiefe Initialdosis gewählt werden, z.B., 12,5–25 µg/Tag. Die volle Substitution ist beim Erwachsenen im allgemeinen mit 75 µg pro Tag erreicht, wegen der kurzen Halbwertszeit am besten auf 3 Teildosen von 25 µg verteilt. Das Serumthyroxin bleibt bei Gabe von Trijodthyronin natürlich tief, und zur Laborkontrolle der Substitution dürfte sich in solchen Fällen der TRH-Test eignen.

Unter der Annahme, daß die Schilddrüse sowohl Thyroxin wie Trijodthyronin sezerniere, wurden auch Mischungen beider Hormone im Verhältnis von 4:1 oder 5:1 auf den Markt gebracht. Die Behauptung, daß diese Mischungen eine „physiologischere“ Substitution erlauben, sind heute widerlegt. Diese Präparate verursachen unphysiologisch hohe Trijodthyronin-Konzentrationen im Serum (Surks, 1972; Evered, 1973; Herrmann, 1974). Subjektiv fühlen sich die Patienten damit nicht besser, wie eine sorgfältige Doppelblindstudie gezeigt hat (Smith, 1970). Angesichts der heutigen Erkenntnis, daß die Schilddrüse normalerweise nur sehr wenig Trijodthyronin sezerniert und daß das meiste Trijodthyronin aus Thyroxin in der Peripherie entsteht (s.S. 146), wird verständlich, daß diese Präparate keinen Vorteil bringen. Der physiologische Ersatz besteht in der Gabe von Thyroxin.

3. Myxödem-Koma

Bereits Ord (1880) erkannte, daß eine Hypothyreose im Koma enden konnte, aber dieser Komplikation wurde erst in den letzten Jahrzehnten Beachtung geschenkt. Leon-Sotomayor (1964) hat in einer großen Literaturübersicht über 122 Fälle zusammengestellt. Blum (1972) gibt eine Zusammenfassung der neueren Literatur.

Myxödem-Koma ist die Folge eines langdauernden, oft mehrjährigen Ausfalles der Schilddrüsenfunktion. Meistens sind ältere Leute, die ärztlich schlecht versorgt werden, davon befallen. Auslösende Faktoren sind Kälteexposition, Behandlung mit Sedativa oder Phenothiazinen und Infektionen, als deren Folge sich eine Hypothermie und eine alveoläre Hypoventilation einstellt. Die Patienten fallen zu Beginn in immer längere und tiefere Schlafperioden, die schließlich im Koma enden. Die Körpertemperatur fällt auf Werte zwischen 32 und 35° C, Werte die mit den üblichen Thermometern nicht erfaßt werden können. Zur genauen Beurteilung der Lage muß daher das Fieber mit speziellen Hypothermie-Thermometern gemessen werden. Schwere Elektrolyt- und Flüssigkeitsstörungen sind immer vorhanden, insbesondere eine Hyponatriämie (s.S. 161). Die Patienten sind oft hypoglykämisch. Pleura- und Perikardergüsse sind häufig. Es herrscht eine Bradykardie mit tiefem Blutdruck. Als Folge der Hypothermie stellen sich schwere Herzrhythmusstörungen ein. Die Sehnenreflexe zeigen eine extrem verlangsamte Erschlaffung.

Ein wichtiger Faktor in der Pathogenese des Koma bildet die alveoläre Hypoventilation mit CO_2-Retention (Massumi, 1964; Nordquist, 1964). Die Pathogenese ist nicht ganz geklärt, jedoch sind Störungen der CO_2- und Hypoxiebedingten Ventilationsanpassung bei Hypothyreose bekannt (s.S. 160). Andere Faktoren sind vermutlich eine Schwäche der Atemmuskulatur und Hochstand der Zwerchfelle infolge Meteorismus. Die Hyperkapnie geht im allgemeinen der Hypothermie voran. Bis zum Beweis des Gegenteils sollten Patienten im Myxödem-Koma immer als nebennierenrindeninsuffizient betrachtet werden, sei es infolge Panhypopituitarismus oder infolge eines eventuellen Myxödems der Nebenniere. Primäre und sekundäre Hypothyreose sind bei Myxödem-Koma klinisch schwer zu unterscheiden. Eine dünne, fein gefältelte, Pergament-artige Haut, Fehlen der Pubeshaare und Atrophie der Testes sprechen für sekundäre Hypothyreose, eine dicke myxödematöse Haut, Beinödeme und große Zunge eher für primäre Hypothyreose. Die Unterscheidung beider Formen ist für die Notfallbehandlung bedeutungslos. Die Genese kann nach der Behandlung des Komas in Ruhe abgeklärt werden.

Die Prognose des Myxödem-Komas ist schlecht. Trotz intensiver Behandlung beträgt die Mortalität 50%. Wir empfehlen folgendes Vorgehen bei Verdacht auf Myxödem-Koma (Tabelle 3) (Newmark, 1974): Die Körpertemperatur muß mit einem Spezialthermometer gemessen werden, und folgende Laborteste sind zu verordnen: Hämoglobin, Erythrocyten, Blutzucker, Serumelektrolyte und Harnstoff, arterielle Sauerstoff- und CO_2-Spannung und Sauerstoffsättigung des Hämoglobins. Eine Blutkultur, ein Thoraxröntgenbild und eine Urinkultur werden gemacht, um eine Infektion auszuschließen, die trotz niederen Leukocyten und Hypothermie vorhanden sein kann. Blut wird

Tabelle 3. Behandlung des Myxödem-Komas

1. Bei einem arteriellen pCO_2 über 50 mm Hg Intubation und maschinelle Beatmung. Behebung einer eventuellen Bronchialobstruktion durch Schleim.
2. Cortisol-Hemisuccinat in Dauerinfusion, 100 mg in den ersten 3 Std, dann 10 mg pro Stunde (oder anderes Corticosteroid in äquivalenter Dosis).
3. Trijodthyronin 12,5 µg alle 12 Std i.v. Vorsichtig auf 25 µg alle 12 Std steigern.
4. Bei Hypoglykämie Infusion von 20–40% Glucose, der evtl. 0,15 m NaCl pro Liter zugefügt wird (s. Punkt 5).
5. Bei Hyponatriämie Infusion von 0,3 M NaCl-Lösung oder Flüssigkeitsrestriktion, oder beide Maßnahmen. Kontrolle des zentralvenösen Druckes.
6. Bei arterieller Hypotonie vorsichtige Infusion von Plasma- oder Albuminlösung unter Kontrolle des zentralvenösen Druckes.
   Noradrenalin oder Isoprotesenol können versuchsweise gegeben werden, bergen jedoch die Gefahr von Herzrhythmusstörungen.
7. Langsame Erwärmung um ca. 1° C pro Stunde, ohne Heizkissen.
8. Wenn möglich Überwachung in Intensivpflegestation, unter EKG-Kontrolle.
   Bei Herzinsuffizienz ein Digitalis-Glykosid i.v. Die Dosis muß tief gewählt werden.
9. Bei nachgewiesener Infektion ein Antibioticum.

auch für Schilddrüsenteste entnommen, insbesondere für Gesamtthyroxin und TSH. Man muß jedoch mit der Therapie beginnen, ohne das Resultat dieser Teste abzuwarten. Wenn immer möglich, werden Patienten im Myxödem-Koma in einer Intensiv-Pflegestation überwacht.

Schilddrüsenhormonsubstitution, am besten mit dem rasch wirkenden Trijodthyronin, muß unverzüglich einsetzen. Eine Lösung für intravenöse Applikation muß in der Spitalapotheke selbst hergestellt werden. Na-Trijod-L-Thyronin wird abgewogen und in einigen Tropfen 0,1 N NaOH aufgelöst. Die Lösung wird in 5–10 ml 1% Humanalbuminlösung in 0,15 M NaCl verdünnt und durch Millipore-Filtration filtriert. Als Alternative bietet sich die intragastrische Gabe durch eine Magensonde an, aber bei gleichzeitig bestehender Darmatonie und bei Kreislaufschock kann die intestinale Resorption nicht garantiert werden. Die Dosis beträgt 12,5 µg Trijodthyronin alle 12 Std. intravenös. Einige Autoren empfehlen eine einmalige hohe Initialdosis von 50 µg, gefolgt von 25 µg alle 8 Std, bis nach 24 Std ein Total von 125 µg erreicht ist (Newmark, 1974). Überdosierung birgt die Gefahr von fatalen Herzrhythmusstörungen und Herzinfarkt. L-Thyroxin kann ebenfalls eingesetzt werden, doch ist sein Wirkungseintritt langsamer. Holvey (1964) behandelte 7 Patienten erfolgreich mit einer Einzeldosis von 100 bis 700 µg L-Thyroxin i.v., gefolgt von einer tieferen Erhaltungsdosis. Ridgway (1972) hat gezeigt, daß hypothyreote Patienten (allerdings handelte es sich nicht um solche im Koma) hohe intravenöse Thyroxingaben bis zu 750 µg gut vertragen, und daß sich damit die metabolischen Funktionen rascher erholen als mit den tiefen Dosen. Es bleibt zu beweisen, daß Trijodthyronin in hohen Dosen ebensogut vertragen wird.

Cortison soll während der ersten Tage in großzügiger Dosierung gegeben werden. 100 mg Cortison-Hemisuccinat wird in den ersten Stunden infundiert, gefolgt von 10 mg pro Stunde, bis der Patient erwacht.

Die häufig vorhandene Hypoglykämie muß mit Glucoseinfusionen behandelt werden. Wenn der Patient gleichzeitig hyponatriämisch ist, wird ihm mit der üblichen 5% Glucoselösung unerwünscht viel freies Wasser zugeführt. Man verwendet deshalb mit Vorteil höher konzentrierte Glucoselösungen, die zudem 0,15 oder sogar 0,3 M NaCl enthalten.

Hyponatriämie bekämpfen wir entweder durch: Einschränkung der Flüssigkeitszufuhr, wie bei echter Übersekretion von antidiuretischem Hormon, oder durch Gabe hypertoner NaCl-Lösung. Da das Ganzkörpernatrium im Einzelfalle nicht bekannt ist, kann man nicht angeben, welche der beiden Maßnahmen zuerst angewendet werden soll. Es ist deshalb of nötig, Schritt für Schritt versuchsweise vorzugehen. Die arterielle Hypotonie kann therapeutisch ebenfalls schwierig zu behandeln sein. Plasma, Vollblut und Elektrolytlösungen sollten nur unter Kontrolle des Zentralvenendruckes gegeben werden, um eine Hypervolämie zu verhindern. Pressorsubstanzen wie Noradrenalin können versuchsweise gegeben werden, haben aber oft wenig Wirkung, da die peripheren Gefäße bereits maximal kontrahiert sind. Theoretisch wären β-Receptor-stimulierende Substanzen wie Isoproterenol von Vorteil, unseres Wissens sind jedoch keine entsprechenden Versuche publiziert worden.

Die Hypothermie wird durch *langsame* Wiedererwärmung (1° C pro Stunde) bekämpft. Heizkissen sind zu vermeiden, da zu rasche Erwärmung eine periphere Vasodilatation und einen irreversiblen Kreislaufschock bewirken kann. Bei Hyperkapnie infolge alveolärer Hypoventilation müssen die Patienten endotracheal intubiert und maschinell beatmet werden.

4. Sekundäre Hypothyreose

Eine sekundäre Hypothyreose kommt meistens im Zusammenhang mit Panhypopituitarismus vor (s.S. 91 ff.). Gelegentlich ist der TSH-Mangel prädominierend und die Gonaden- und Nebennierenfunktion ist nicht beeinträchtigt (Shuman, 1953; Sampson 1954; Sawin, 1966; Odell, 1966). In solchen Fällen ist es schwierig, aufgrund der klinischen Befunde eine primäre von einer sekundären Hypothyreose zu unterscheiden. Miyai (1971) beschrieb ein isoliertes kongenitales Fehlen der TSH-Sekretion bei 2 Kindern einer Familie mit Inzucht.

Seit der Einführung des TRH-Testes hat man erkannt, daß bei sekundärer Hypothyreose eine hypophysäre und eine hypothalamische Form vorkommen (PITTMAN, 1971; SHENKMAN, 1972; KAPLAN, 1972). Bei letzterer Form steigt das Serum-TSH nach Injektion von TRH an, und es wird angenommen, daß ein hypothalamischer Defekt der TRH-Sekretion vorliegt. Ein solcher Defekt liegt bei der Mehrzahl der Kinder vor, die an einem kongenitalen idiopathischen Wachstumshormonmangel leiden. Dieser Ausfall ist häufig mit Ausfall des TSH verbunden. Nach TRH steigt das TSH stark an (COSTOM, 1971; FOLEY, 1972a, 1972b; ILLIG, 1975). Eine ähnliche TSH-Reaktion auf TRH erfolgt häufig bei Craniopharyngeom, während bei Tumoren der Hypophyse das TSH nach TRH nicht ansteigt (ILLIG, 1975).

Die Unterscheidung zwischen primärer und sekundärer Hypothyreose ist mehr als von nur akademischem Interesse, da die Therapie anders ist. Das beste klinische Zeichen bei sekundärer Hypothyreose ist die dünne, weiße, fein gefältelte Haut, die sich von der dicken, trockenen, groben und geblichen Haut der primären Hypothyreose unterscheidet. Die Pubes- und Axillarbehaarung ist bei primärer Hypothyreose vermindert. Vollständiges Fehlen spricht jedoch für sekundäre Hypothyreose. Die Corticosteroidausscheidung im Urin ist bei primärer Hypothyreose wegen des geringen Cortisolumsatzes auch herabgesetzt, aber meist nicht so stark wie bei Panhypopituitarismus. Bei sekundärer Hypothyreose behält die Schilddrüse eine gewisse autonome Funktion, so daß die Hypothyreose selten so schwer wird wie bei primärer Hypothyreose. Das Vorhandensein von stark erhöhten Serumantikörpern gegen Schilddrüsengewebe spricht für primäre Hypothyreose (VALLOTTON, 1967).

Entscheidend für die Diagnose ist die Bestimmung des TSH im Serum. Bei primärer Hypothyreose ist das basale TSH immer erhöht und es steigt nach TRH überschießend an. Bei sekundärer Hyperthyreose ist das basale TSH tief. Es steigt bei hypophysärem Ausfall nicht an, wohl dagegen bei hypothalamischem Ausfall (s.o.). Eigenartigerweise wurden auch wenige Fälle von sekundärer Hypothyreose mit radioimmunologisch erhöhtem Serum-TSH gefunden (ILLIG, 1975). Der frühere TSH-Stimulationstest mit Messung der Radiojodaufnahme vor und nach TSH-Injektion ist heute für die Unterscheidung von primärer und sekundärer Hypothyreose überholt.

Langdauernde primäre Hypothyreose kann zu einer Störung der Hypophysenfunktion mit relativem Mangel an ACTH und HGH führen (BRAUNMAN, 1968; LESSOF, 1969; KATZ, 1969).

Die Behandlung einer sekundären Hypothyreose erfolgt wie bei der primären Hypothyreose mit L-Thyroxin. Wichtig ist die Tatsache, daß die Patienten bis zum Beweis des Gegenteils als nebennierenrindeninsuffizient zu gelten haben. Es ist deshalb unbedingt nötig, einige Stunden vor der Substitution mit Schilddrüsenhormon auch Cortison in einer Dosis von initial 25 mg alle 6 Std zu verabreichen, um eine Nebennierenkrise zu vermeiden. Die Cortisondosis kann nachher abgebaut werden, und nach Erreichen der Euthyreose kann die Nebennierenrindenfunktion in Ruhe abgeklärt werden.

5. Zustände mit verminderter Schilddrüsenreserve

a) Mangelnde TSH-Reserve

Ein Syndrom mit leichter Kälteintoleranz, Müdigkeit, Menstruationsstörungen wurde früher als „Myxœdème fruste" beschrieben (HERTHOGE, 1899). Ob diese metabolische Insuffizienz eine biochemische Tatsache war, oder ob es sich um psychosomatische Beschwerden gehandelt hat, läßt sich nachträglich nicht entscheiden (KURLAND, 1955; GOLDBERG, 1960; LEVIN, 1960; SIKKEMA, 1960; JEFFRIES, 1961). WYSS (1963) und STUDER (1964) fanden in solchen Fällen einen verminderten Anstieg der Schilddrüsenradiojodaufnahme kurzfristig nach Absetzen eines Thyreostaticums, was als Zeichen einer mangelnden TSH-Reserve gedeutet wurde. Der Test ließ sich in späteren Arbeiten nicht mehr reproduzieren (POWELL, 1966; SCHNEEBERG, 1966). Heute sollte es mit dem TRH-Test möglich sein, Zustände von Hypophyseninsuffizienz mit reduzierter TSH-Reserve zuverlässig zu erkennen.

b) Verminderte Schilddrüsenhormon-Reserve (JEFFRIES, 1956)

Dieses früher etwas vage Syndrom kann heute genau definiert werden. Es wird charakterisiert durch ein leicht erhöhtes Serum-TSH bei noch knapp normalem Serum-Thyroxin und Serum-Trijodthyronin und fehlenden oder nur geringen klinischen Zeichen von Hypothyreose. Das Syndrom wird oft nach einer Radiojodbehandlung oder Operation einer Hyperthyreose, und bei chronisch lymphocytärer Thyreoditis gesehen (STERLING, 1971; HEDLEY, 1971; SLINGERLAND, 1972; GHARIB, 1972). Die Euthyreose trotz tiefem Serum-Thyroxin wird dabei dank einem normalen oder sogar leicht erhöhten Trijodthyronin aufrecht erhalten. DELANGE (1972) hat in einer analogen Situation bis zu doppelt erhöhte Trijodthyronin-Konzentrationen gemessen.

E. Hypothyreose im Kindesalter

A. PRADER, H. BÜRGI und A. LABHART

Die Hypothyreose des Kindesalters rechtfertigt eine besondere Besprechung wegen ihrer Auswir-

Tabelle 4. Ursachen der Hypothyreose beim Kind. Die Klassifikation ist der Einteilung der Deutschen Gesellschaft für Endokrinologie angeglichen (Tabelle 1). Die beim Kind unwesentlichen Ziffern wurden weggelassen

1.	*Angeborene Hypothyreose*
1.1	Schilddrüsenaplasie (Athyreose)[a]
1.2	Schilddrüsendysplasie (ektopisch oder an normaler Stelle)[a]
1.3	Struma mit genetisch bedingter Jodfehlverwertung (familiärer Kropf mit Hypothyreose)
1.3.1	Gestörter Jodtransport
1.3.2	Gestörte organische Bindung von Jod. Mehrere Subtypen bekannt. Wenn mit Innenohrschwerhörigkeit vergesellschaftet: Pendred-Syndrom
1.3.3	Gestörte Dijodtyrosinkupplung
1.3.4	Gestörte Jodotyrosindejodierung
1.3.5	Gestörte Thyreoglobulinbiosynthese, Vorkommen von jodierten Serumeiweißen
1.3.6	Fehlendes Ansprechen der peripheren Gewebe auf Schilddrüsenhormon
1.3.7	Andere genetische Störungen
1.4	Bei endemischer Struma (endemischer Kretinismus, hypothyreote Variante)
1.5	Angeborener TSH-Mangel (selten isoliert, meist zusammen mit Mangel an Wachstumshormon; in letzterem Fall eine hypothalamische Störung)
2.	*Erworbene Hypothyreose*
2.1	Primäre erworbene Hypothyreose
2.1.1	Idiopathisch (vermutlich autoimmunologisch)
2.1.2	Entzündlich (nach chronischer lymphocytärer Thyreoiditis)
2.1.3	Nach Strumektomie
2.1.4	Nach Strahlenbehandlung (Radiojod)[b]
2.1.5	Medikamentös[b] – Jod in hohen Dosen – andere strumigene Medikamente
2.2	Sekundäre erworbene Hypothyreose (TSH-Mangel) durch Tumoren des Hypothalamus (Craniopharyngeom) oder der Hypophyse oder durch entzündliche oder traumatische Läsionen – hypophysär – hypothalamisch

[a] Identisch mit der Bezeichnung „sporadischer Kretinismus".
[b] Auch bei Verabreichung dieser Agentien an die Mutter während der Schwangerschaft. In diesem Falle entsteht eigentlich eine angeborene Hypothyreose.

kungen auf Wachstum und Entwicklung. Neben dem Diabetes mellitus ist die Hypothyreose die häufigste endokrine Erkrankung im Kindesalter. Während beim Erwachsenen die Hyperthyreose wesentlich häufiger vorkommt als die Hypothyreose, ist es beim Kind gerade umgekehrt. Durch Hemmung von Wachstum und körperlicher und geistiger Entwicklung entsteht ein besonderes Krankheitsbild, das von demjenigen des Erwachsenen abweicht. Die Kenntnis dieses Bildes erlaubt, auch beim Erwachsenen vor allem anhand der Körpergröße, der Körperproportionen und der Skeletmerkmale zwischen der schon im Kindesalter und der erst im Erwachsenenalter aufgetretenen Hypothyreose zu unterscheiden. Wichtig für das Verständnis der frühkindlichen Hypothyreose ist die Kenntnis der fetalen Schilddrüsenphysiologie (s.S. 152).

Eine Einteilung der Hypothyreose gibt Tabelle 4. Im folgenden werden die verschiedenen Ursachen im Detail besprochen. Das klinische Bild wird gemeinsam für alle Formen am Schluß diskutiert.

1. Schilddrüsenaplasie, -hypoplasie und -ektopie

Es handelt sich um die häufigste Ursache der Hypothyreose im Kindesalter (LITTLE, 1965; JOSS, 1966). Screening-Untersuchungen aller Neugeborenen in Kanada haben gezeigt, daß ca. eines von 7000 Neugeborenen an einer kongenitalen Hypothyreose leidet, meistens infolge Aplasie oder Ektopie der Schilddrüse (DUSSAULT, 1975; FISHER, 1975). Die meisten Kinder mit Schilddrüsenaplasie haben bei genauer szintigraphischer Untersuchung ektopisches Schilddrüsengewebe und bei 50% läßt sich eine Zungengrundschilddrüse nachweisen (Abb. 6). Die Schilddrüse entsteht bekanntlich aus dem Ductus thyreoglosus, einer ventralen Ausstülpung des cranialen Entoderms (s.S. 136). Ektopisches Schilddrüsengewebe kann sich überall entlang des Wanderungsweges dieser Schilddrüsenanlage ansiedeln, gelegentlich sogar viel caudaler als die normale Schilddrüse, z.B. im unteren Mediastinum (s. Abb. 7). Die häufigste Lokalisation ist der Zungengrund (Abb. 6 u. 7). Zungengrundschilddrüsen sind im allgemeinen klein, können sich jedoch so vergrößern, daß sie zu Schluckstörungen führen (KÖNIG, 1959). Nur ungefähr 17% der Kinder mit Zungengrundschilddrüse sind hypothyreot, aber wenn das ektopische Gewebe das einzige vorhandene Schilddrüsengewebe ist, ist eine Hypothyreose relativ häufig.

In den ersten Lebensjahren genügt eine Zungengrundschilddrüse dank intensiver Stimulation durch TSH zur Aufrechterhaltung einer Euthyreose. Im späteren Kindesalter, vor allem in der Pubertät, genügt jedoch die Funktion des ektopischen Gewebes nicht mehr, und es entwickelt sich eine Hypothyreose.

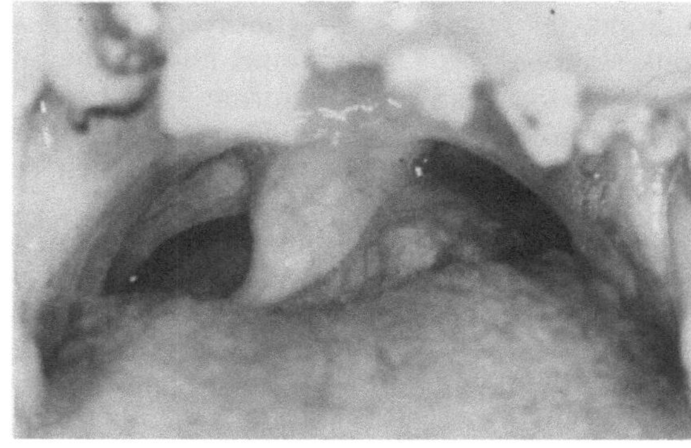

Abb. 6. Zungengrund-Struma bei 42jähriger Patientin mit kongenitaler Hypothyreose (nach KÖNIG, 1968). (Aus M.P. KÖNIG: Die kongenitale Hypothyreose und der endemische Kretinismus. Springer 1968)

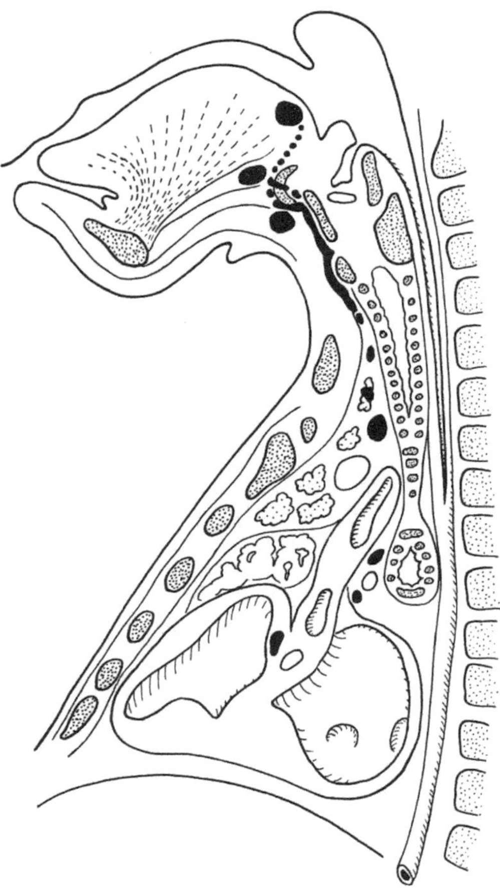

Abb. 7. Schematische Darstellung der häufigeren Dystopien von Schilddrüsengewebe. (Aus WERNER: The Thyroid, New York 1955)

Der Radiojodumsatz ist in der stimulierten ektopischen Schilddrüse stark beschleunigt. Das Isotop wird deshalb rasch aufgenommen, aber auch rasch wieder sezerniert. Die szintigraphische Untersuchung muß deshalb früh nach Gabe von Radiojod erfolgen, da man sonst eine ektopische Schilddrüse übersehen kann. Wegen des beschleunigten Radiojodumsatzes ist das $PB^{131}I$ erhöht, was in Unkenntnis der Sachlage die Hypothyreose verpassen läßt. Während des Szintigramms müssen die Speicheldrüsen sorgfältig abgeschirmt werden, da sie auch Radiojod aufnehmen und eine falsche Lokalisation von Schilddrüsengewebe vortäuschen können.

Behandlung einer Zungengrundschilddrüse mit L-Thyroxin bewirkt eine Senkung des TSH und damit eine rasche Verkleinerung des ektopischen Gewebes. Eine Operation ist nur bei einem Mißerfolg der medikamentösen Behandlung indiziert (NEINAS, 1973).

Einseitige Aplasie eines Schilddrüsenlappens ist ein nicht allzu seltener szintigraphischer Befund. Gelegentlich wird der Befund durch ein autonomes Adenom, das die Gegenseite supprimiert, nachgeahmt. Eine Szintigraphie nach TSH-Stimulation wird in einem solchen Fall das lahmgelegte gegenseitige Schilddrüsengewebe zur Darstellung bringen (s.S. 210).

Im Ductus thyreoglossus entstehen gelegentlich infizierte Cysten. Falls eine Operation notwendig ist, sollte der ganze Ductus entfernt werden, um ein Rezidiv zu verhindern. Sehr selten findet sich ektopisches Schilddrüsengewebe als Teil eines Ovarialteratoms. Es handelt sich meistens um einen Zufallsbefund bei Laparatomie. In wenigen Fällen führt eine solche Struma ovarii zu einer Hyperthyreose (s.S. 213). Die Ätiologie der Schilddrüsenaplasie oder -ektopie ist nicht bekannt. Es ist umstritten, ob mütterliche Schilddrüsenantikörper, die die Placenta passieren, die kindliche Schilddrüsenanlage schädigen können (CHANDLER, 1962). Die meisten Mütter mit athyreoten Kindern haben keine zirkulierenden Schilddrüsenantikörper, und die meisten Mütter mit zirkulierenden Schilddrüsenantikörpern gebären normale Kinder. Die Anlagestörung ist fast immer sporadisch und nur in Ausnahmefällen familiär (CHILDS, 1954). Die Mütter von athyreoten Kindern haben im allgemeinen eine normale Schilddrüsenfunktion, aber es finden sich in der Familie gehäuft Hyper- und Hypothyreosen. Beide Geschlechter sind gleichermaßen befallen, und Einwirkung von Toxinen oder Infektionen in der Fetalzeit konnten als Ursache nicht nachgewiesen werden.

Wenige fetal erworbene Hypothyreosen infolge unachtsamer Radiojodbehandlung der Mutter sind bekannt geworden (FISHER, 1963). Neuerdings gelang es, ein solches Kind durch intramuskuläre Injektionen von Thyroxin in utero schon während der Schwangerschaft zu behandeln (VAN HERLE, 1975). Behandlung der Mutter mit Thyreostatica kann beim Kind eine Hypothyreose und einen Kropf bewirken. Beide sind nach der Geburt rasch reversibel, aber es ist nicht bekannt, ob die vorübergehende fetale Hypothyreose im späteren Leben Spuren in Form von diskreter Intelligenzstörung hinterläßt. Behandlung der Mutter mit pharmakologischen Joddosen, z.B. wegen Asthma, kann eine fetale Hypothyreose und einen Kropf zur Folge haben. Die Prognose ist ernst (CARSWELL, 1970).

2. Erworbene Hypothyreose des Kindesalters

Die Hypothyreose des Kindes infolge Thyreostatica-Behandlung der Mutter wurde im vorhergehenden Abschnitt bereits beschrieben. Hypothyreose infolge medikamentöser Behandlung des Kindes ist selten, da die Hyperthyreose beim Kind relativ selten ist. Immerhin gibt es Zentren, wo die kindliche Hyperthyreose mit Radiojod behandelt wird (was wir ablehnen), was in einem relativ hohen Prozentsatz zu Hypothyreose führt (s.S. 208).

Zwei Hauptursachen müssen bei erworbener kindlicher Hypothyreose in Betracht gezogen werden. Die erste ist ein Versagen einer bisher nicht erkannten ektopischen Schilddrüse, was häufig früh in der Pubertät eintritt (s.o.). Die zweite ist eine idiopathische spontane Schilddrüsenatrophie oder eine Atrophie als Folge einer lymphocytären Thyreoiditis, die im Kindesalter nicht selten ist. Diese Form zeichnet sich dadurch aus, daß der Hypothyreose mit nicht-palpabler Schilddrüse ein Struma vorausgegangen ist, so daß sich meistens noch Schilddrüsen-Antikörper nachweisen lassen (RALLISON, 1974).

Cystinose, ein seltener generalisierter Stoffwechseldefekt, der im allgemeinen durch eine Niereninsuffizienz zum Tode führt, bewirkt eine Hypothyreose in ungefähr $^1/_4$ der Patienten (CHAN, 1970). Autoptisch findet sich eine schwere Schilddrüsenatrophie mit Cystin-Kristallen in den Schilddrüsenepithelien.

Die Untersuchung zwischen erworbener und kongenitaler Hypothyreose ist im allgemeinen nicht allzu schwierig. In der erworbenen Form sind Wachstum und geistige Entwicklung während der ersten Lebensjahre normal und die klinischen Symptome sind denen der Erwachsenenhypothyreose ähnlich.

3. Genetische Defekte der Schilddrüsenhormon-Biosynthese und -Wirkung

Die Biosynthese und Wirkung von Schilddrüsenhormon läuft in einer Serie von Schritten ab, von denen theoretisch jeder durch einen genetischen Defekt gestört sein kann. Eine Zusammenstellung der bisher bekannten Defekte findet sich in Tabelle 4. Hervorragende und vollständige Übersichten haben STANBURY (1972) und DEGROOT (1975) geschrieben.

Soweit bekannt, sind die Störungen autosomalrezessiv vererbt. Häufig kann man Blutverwandtschaft der Eltern nachweisen, und meistens sind mehrere Geschwister betroffen. Das klinische Bild ist für alle Defekte recht ähnlich, mit der Ausnahme, daß der Defekt der Jodorganifizierung oft mit Innenohrschwerhörigkeit verbunden ist (Pendred-Syndrom, s.u.). Ein Kropf besteht gelegentlich bei der Geburt, entwickelt sich jedoch in den meisten Fällen während der frühen Kindheit. Im Adoleszentenalter ist der Kropf meistens sehr groß und kann nicht mehr übersehen werden. Die Hypothyreose kann leichten oder sehr schweren Grades sein. Sie ist selten so schwer wie bei kongenitaler Schilddrüsenaplasie. Das klinische Bild ist im übrigen gleich wie bei den anderen kongenitalen Hypothyreosen. Es ist eine gute Faustregel, daß gleichzeitiges Vorkommen von Kropf und Hypothyreose beim Kind praktisch beweisend für einen genetischen Defekt sind (sofern Jodmangel und Einnahme von Thyreostatica ausgeschlossen sind).

Die Schilddrüse zeigt pathologisch-anatomisch Knotenbildung mit histologischen Zeichen von intensiver Stimulation durch TSH: nur geringe Mengen von Kolloid, mikrofollikuläre und trabekuläre Anteile. Polymorphie der Zellkerne ist häufig und das Bild kann von einem Carcinom sehr schwer zu unterscheiden sein. Metastasen werden jedoch fast nie gesehen.

a) Fehlender aktiver Jodidtransport (STANBURY, 1960; WOLFF, 1964)

Es handelt sich um eine sehr seltene Ursache von hereditärer Hypothyreose. Die Schilddrüse ist nicht imstande, Jodid aus dem Blut aktiv aufzunehmen, und der Defekt kann durch Gabe von Perchlorat pharmakologisch imitiert werden. MEDEIROS (1972) hat zwei Patienten mit partiellem Defekt beschrieben. Bis jetzt fehlt eine biochemische Erklärung für den Ausfall der Jodidpumpe. Der aktive Jodidtransport benötigt Energie, die durch eine membrangebundene Na^+- und K^+-abhängige ATPase geliefert wird. Es ist jedoch unwahrscheinlich, daß dieses Enzym fehlt, da der Mangel kaum mit dem Leben der Schilddrüsenzelle vereinbar wäre. Die Speicheldrüsen, die normalerweise ebenfalls Jodid aufnehmen, sind ebenfalls betroffen. Zur Diagnose gehören eine fehlende Radiojodaufnahme der Schilddrüse und ein tiefes $PB^{131}I$. Beweisend ist eine fehlende Konzentrierung von ^{131}I im Speichel oder eine fehlende Jodidaufnahme in excidiertem Schilddrüsengewebe, das in vitro inkubiert wird. GILBOA (1963) hat überzeugend gezeigt, daß die späteren Schritte der Hormonbiosynthese normal ablaufen. Er verabreichte einem Patienten hohe Jodiddosen, so daß genügend Jodid durch reine Diffusion (ohne aktiven Transport) in die Schilddrüse gelangte. Dies führte zu einer genügenden Hormonproduktion und zu Euthyreose. Diese Behandlung ist jedoch nicht unbedingt zu empfehlen. Im erwähnten Fall führte nämlich Überdosierung von Jodid zu Hyperthyreose.

b) Defekte Jodierung des Thyreoglobulins (Jodorganifizierung) und Pendred-Syndrom

Seit der ursprünglichen Beschreibung dieses Defektes durch STANBURY (1972) wurden in der Literatur eine ganze Anzahl Fälle bekannt. Neuere Untersuchungen haben gezeigt, daß es sich um eine Gruppe von verschiedenen biochemischen Defekten handelt, deren gemeinsamer Nenner eine Störung der Umwandlung von Jodid in organisches Jod ist. Klinisch ist das Syndrom definiert durch das Vorhandensein eines Kropfes und durch die Tatsache, daß nach Perchlorat aufgenommenes Radiojod aus der Schilddrüse wieder verloren geht (s.S. 240). Oft wird ein euthyreoter Zustand durch vorwiegende Sekretion von Trijodthyronin gewahrt, wie dies meistens bei stark stimulierten und jodverarmten Schilddrüsen der Fall ist (REINWEIN, 1970; BELLABARBA, 1972). Nachdem biochemische Untersuchungen gezeigt hatten, daß für die Umwandlung von Jodid eine Peroxydase notwendig ist, wurde es üblich, die vorliegende Anomalie als Peroxydasedefekt zu bezeichnen. Diese Bezeichnung trifft jedoch nicht für alle Formen dieser Gruppe zu, wie unten dargelegt wird, und sie sollte deshalb nur mit Vorsicht gebraucht werden.

HAGEN (1971) hat die verschiedenen Defekte in folgende Gruppen eingeteilt: Beim *Typus A* fehlt die Schilddrüsenperoxydase völlig (VALENTA, 1973; NIEPOMNISZCZE, 1975; NUNEZ, 1976; POMMIER, 1976). Perchlorat bewirkt eine fast vollständige Ausschwemmung von aufgenommenem Radiojod, und die Patienten sind im allgemeinen schwer hypothyreot, selten jedoch auch euthyreot (NIEPONISZCZE, 1975). Patienten des *Typus B* (Pendred-Syndrom, PENDRED, 1896) leiden gleichzeitig unter Innenohrschwerhörigkeit, zeigen einen Kropf und sind euthyreot (FRASER, 1960; MILUTINOVIC, 1969; GOMEZ-PAN, 1974). Zudem finden sich in der Retina Pigmentablagerungen (GOMEZ-PAN, 1974). Perchlorat schwemmt nur einen Teil des aufgenommenen Radiojods aus, und die Schilddrüsenperoxydaseaktivität ist normal (LJUNGGREN, 1973; BURROW, 1973). Die Ursache der Schwerhörigkeit ist nicht bekannt. Patienten des *Typus C* sind euthyreot. Perchlorat schwemmt nur einen Teil des Radiojods aus und in vitro läßt sich keine Peroxydaseaktivität nachweisen. Nach Zugabe von Hämatin, der angeblichen prosthetischen Gruppe der Peroxydase, normalisiert sich die Enzymaktivität in vitro, so daß ein Defekt der Apoenzymbindung postuliert wird (HAGEN, 1971; NIEPOMNISZCZE, 1972; 1973, 1975, 1977). Weitere Untersuchungen der Schilddrüsenperoxydase bei solchen Patienten haben noch andere biochemische Defekte zu Tage gefördert. So fand POMMIER (1974) in einem Fall eine Peroxydase, die die Jodierung normal katalysierte, nicht jedoch die Kupplung (s. Kupplungsdefekt). NUNEZ (1976) und POMMIER (1976) fanden in einem Patienten eine Peroxydase, die zwar Jodid normal zu I_2 oxydieren konnte, nicht jedoch Thyreoglobulin jodieren konnte. Schließlich beschrieb KUSAKABE (1975) eine Patientin, bei der die Bildung von H_2O_2 infolge herabgesetzter NADPH-Cytochrom-b5-Reductase (ein für die Organifizierung von Jod notwendiges Substrat) in der Schilddrüse gestört war. Zugabe des Coenzyms FAD normalisierte das Enzym und es wurde ein Defekt der FAD-Biosynthese aus Riboflavin als Ursache postuliert.

In einem eigenartigen Fall mit positivem Perchlorattest enthielt Thyreoglobulin eine normale Menge von Jod, jedoch praktisch nur in Form von Monojodtyrosin. Dijodtyrosin und Thyroxin fehlten. Das Thyreoglobulin war sehr unstabil und zerfiel rasch in Untereinheiten. Die Organifikationsstörung beruhte also auf einem Defekt des Jodierungssubstrates Thyreoglobulin (KUSAKABE, 1973).

c) Defekt der Jodotyrosin-Kupplung

Der letzte Schritt der Thyroxinbiosynthese besteht in der Kondensation von 2 Dijodtyrosyl-Radikalen. Der genaue Mechanismus der Reaktion ist noch umstritten, doch scheint sie ebenfalls durch die Schilddrüsenperoxydase katalisiert zu werden (s.S. 142). STANBURY (1963) beschrieb mehrere Patienten mit Kropf, leichter bis schwerer Hypothyreose, und hoher Radiojodaufnahme, bei denen das aufgenommene Radiojod rasch wieder als nicht-hormonelles Jod aus der Drüse abgegeben wurde. Die Diagnose beruht zunächst auf dem Ausschluß anderer Defekte, vor allem des Defektes der Thyreoglobulinjodierung (s.o.). Gesichert wird die Diagnose durch den Nachweis von Mono- und Dijodtyrosin und dem Fehlen, von Thyroxin in excidiertem Schilddrüsengewebe. Diese Jodverteilung innerhalb der Vorläufer und des Hormons findet sich jedoch auch bei schwerem Jodmangel, wo die Hormonbiosynthese ineffektiv abläuft (s.S. 215). Tatsächlich kann bei Ratten durch starke Jodverarmung ein scheinbarer Kupplungsdefekt hervorgerufen werden (GREEN, 1976). Ein Jodmangel muß deshalb in solchen Fällen immer vorher ausgeschlossen werden, z.B. durch Messung der Jodausscheidung im 24-Std-Urin. Da die Kupplungsreaktion in vitro schlecht studiert werden kann, und da ihr Ablauf nicht voll geklärt ist, handelt es sich um einen der umstrittensten Hormonsynthesedefekte. Einige Autoren sind der Auffassung, daß die meisten publizierten Fälle durch einen Jodmangel mit daraus folgender ineffektiver Hormonbiosynthese oder durch eine Störung der Thyreoglobulinbiosynthese (s. übernächster Abschnitt) erklärt werden können. (GATTERAU (1973) fand in 4 Fällen tatsächlich zirkulierende Jodproteine, was für Störungen der Thyreoglobulinbiosynthese typisch ist. Immerhin hat NUNEZ (1976) einen Fall beschrieben, bei dem die isolierte Schilddrüsenperoxydase in vitro zwar die Jodierung, nicht jedoch die Kupplungsreaktion katalysierte, was tatsächlich auf eine fehlerhafte Peroxydase hinweisen würde. SHIMAOKA (1972) beschrieb zudem einen Fall, bei dem die ungewöhnliche Jodverbindung Dijodo-p-Hydroxyphenylmilchsäure (ein mögliches Zwischenprodukt der Kupplungsreaktion) sezerniert wurde.

d) Defekte Jodtyrosindejodierung

Ein normales Thyreoglobulinmolekül enthält ungefähr 2 Thyroxinradikale, 6 Monojodtyrosinradikale und 4 Dijodtyrosinradikale (s.S. 144). Nur 8 der insgesamt 22 Jodatome eines Thyreoglobulinmoleküls sind also Teil des Hormons, die restlichen 14 Atome sind Bestandteil von hormonell nichtaktiven Hormonvorläufern. Wenn Thyroxin sezerniert werden soll, so wird das ganze Thyreoglobulinmolekül in seine Aminosäuren zerlegt. Mono- und Dijodtyrosin werden in der Drüse dejodiert und gleich wieder in ein neues Thyreoglobulin eingebaut, ohne die Drüse zu verlassen (s.S. 144). Wenn die Jodtyrosine nicht dejodiert werden, können sie nicht mehr verwertet werden. Sie verlassen die Schilddrüse und werden im Urin ausgeschieden. Eine Anzahl von Patienten, die den Kriterien für einen Defekt der Jodtyrosindejodierung genügen, wurden von McGirr (1959) beschrieben. Alle hatten einen großen Kropf, waren leicht bis deutlich hypothyreot und debil. Radiojodaufnahme und Umsatz des Isotops in der Schilddrüse sind sehr hoch. Markierte Jodtyrosine lassen sich im Urin nachweisen. Die Diagnose wird bestätigt durch die Injektion von markiertem Mono- oder Dijodtyrosin. Normalerweise erscheinen im Urin nur Spuren der Radioaktivität in Form der injizierten Jodaminosäure, und der größte Teil des ausgeschiedenen Isotops ist Jodid, da das dejodierende Enzym nicht nur in der Schilddrüse, sondern auch in anderen Körpergeweben vorkommt. Beim Fehlen des Enzyms wird der größere Teil des Isotops im Urin papierchromatographisch in der injizierten Aminosäure gefunden (s.S. 240). Stanbury (1972) ist der Meinung, daß sich mit diesem Test auch heterozygote Träger des Defektes erfassen lassen. Nakajiama (1971) und Ismail-Beigi (1977) haben Patienten beschrieben, bei denen die Dejodierung von Dijodtyrosin völlig fehlte, während diejenige von Monojodtyrosin nur leicht vermindert war.

Auf den ersten Blick ist nicht ersichtlich, weshalb diese Patienten hypothyreot sein sollen, da alle Schritte der Hormonbiosynthese normal ablaufen und der Defekt in einer Seitenreaktion des Jodstoffwechsels liegt (s. Abb. 4a, S. 142). Durch diese Seitenreaktion konserviert jedoch die Schilddrüse $^{2}/_{3}$ des aufgenommenen Jods. Verlust des Jods in Form von Mono- und Dijodtyrosin führt demnach zu einer schweren Jodverarmung. Dies kann dadurch schön demonstriert werden, daß die Patienten euthyreot werden, falls man ihnen Jod in reichlichem Maße zuführt (Vague, 1962). Es ist deshalb auch verständlich, daß der Defekt vieles gemeinsam mit banalem Mangel an Jod hat. Letztere Ursache eines Kropfes ist deshalb immer sorgfältig auszuschließen, bevor der Defekt diagnostiziert wird.

e) Gestörte Thyreoglobulinbiosynthese und Vorkommen von jodierten Serumeiweißen

Ein Defekt der Thyreoglobulinbiosynthese kann ebenfalls zu Hypothyreose und Kropf führen (s. Stanbury, 1972, für eine Übersicht über die ältere Literatur). In einer ersten Gruppe scheint überhaupt kein Thyreoglobulin synthetisiert zu werden. In der Schilddrüse findet sich hauptsächlich jodiertes Albumin (Savoie, 1973; Riesco, 1974; Desai, 1974; Forest, 1974; Niepomniszcze, 1977). Lissitzky (1973) und Bernal (1974) beschrieben Patienten, bei denen das Fehlen der Thyreoglobulinbiosynthese sehr gut dokumentiert wurde. Da Albumin zwar ohne weiteres jodiert werden kann, jedoch ein schlechtes Substrat für die Bildung von Thyroxin darstellt, findet sich in diesen Schilddrüsen vorwiegend Mono- und Dijodtyrosin (Savoie, 1973; Riesco, 1974; Forest, 1974). Biochemisch entspricht der Befund demnach dem des Kupplungsdefektes und Riesco (1974) ist der Ansicht, daß alle bisher beschriebenen Kupplungsdefekte in Tat und Wahrheit auf einem Defekt der Thyreoglobulinbiosynthese beruhen. Bei den meisten dieser Patienten findet man im Blut zudem jodhaltige Substanzen, die sich im Gegensatz zu Thyroxin nicht in Butanol extrahieren lassen. Bei diesem Butanol-unlöslichen Jod handelt es sich meistens um jodiertes Albumin (Riesco, 1974). In 3 weiteren Fällen schien ein anderer Defekt vorzuliegen. Die Peptidbiosynthese des Thyreoglobulins funktionierte normal, das Eiweiß konnte jedoch nicht ins Lumen sezerniert werden, so daß es intracellulär an Partikel gebunden liegen blieb (Monaco, 1973; Lissitzky, 1975). Der biochemische Defekt liegt vermutlich in einem fehlerhaften Einbau der Kohlenhydratanteile in das Thyreoglobulinmolekül, ein Schritt der vermutlich für die Sekretion des Eiweißes ins Lumen Voraussetzung ist. In einem transplantierbaren Tumor der Rattenschilddrüse jedenfalls führt ein Mangel an Sialyltransferase zu einer ähnlichen Störung der Thyreoglobulinsekretion (Monaco, 1973).

Die Patienten haben meistens einen Kropf und sind klinisch hypothyreot. Die Radiojodaufnahme ist hoch. Die Diagnose wird durch biochemische Analyse von excidiertem Schilddrüsengewebe gestellt. Es muß dabei beachtet werden, daß jedwelche Stimulation der Schilddrüse durch TSH (z.B. bei Jodmangel) zu einer Verarmung an Kolloid und Thyreoglobulin führt. Eine solche banale Ursache der Thyreoglobulin-Verarmung muß deshalb ausgeschlossen werden, bevor der Defekt diagnostiziert wird. Die beschriebenen Patienten mit gestörter Thyreoglobulinbiosynthese ähneln Fällen aus der früheren Literatur mit Hypothyreose, Intelligenzdefekten, Kropf und einem erhöhten Eiweißgebundenen Jod im Serum. Dieses Serumjod war wiederum nicht in Butanol extrahierbar, stellte also nicht Thyroxin dar, sondern ein jodiertes Eiweiß, das elektrophoretisch mit der Albuminfraktion wanderte. Nach Hydrolyse setzte dieses Eiweiß Mono- und Dijodtyrosin frei (Werner, 1960; Lamberg, 1963; Stanbury, 1972). Die biochemische Ursache des Defektes ist nicht ganz sicher. Wahrscheinlich fehlt auch hier primär die Thyreoglobulinbiosynthese und der Defekt ist mit dem oben beschriebenen identisch (RIESCO, 1974). Jodierte Eiweiße im Serum finden sich übrigens auch bei chronischer lymphocytärer Thyreoiditis und bei Schilddrüsencarcinom.

f) Endorganresistenz auf Schilddrüsenhormon

Seit der ersten Beschreibung durch REFETOFF (1967, 1972) sind mehrere Familien bekannt geworden, mit kleinem Kropf, leichter Hypothyreose, Innenohrschwerhörigkeit und hohem Serumthyroxin (LAMBERG, 1973; BODE, 1973; SCHNEIDER, 1975). Das Serum-TSH ist ebenfalls erhöht und die Befunde können am besten mit einer peripheren Endorganresistenz gegen Schilddrüsenhormon erklärt werden.

g) Andere Defekte

STANBURY (1968) beschrieb einen 8jährigen Knaben mit kongenitaler Hypothyreose (jedoch ohne Kropf), dessen Schilddrüse in vivo und in vitro nicht durch TSH stimulierbar war. Er postulierte ein mangelndes Ansprechen der Drüse auf TSH, aber andere Interpretationen der Befunde sind auch möglich. REINWEIN (1963, 1964) veröffentlichte einen Patienten mit Kropf und Taubstummheit, wo vermutlich die Freisetzung von Thyroxin aus Thyreoglobulin gestört war. Die Untersuchung der Drüse legte einen Mangel an Protease als Ursache nahe.

4. Sekundäre Hypothyreose beim Kind

Die Ursachen eines TSH-Mangels beim Kind sind in Tabelle 4 aufgeführt und auf S. 165 näher besprochen. Häufig ist die angeborene Kombination von Mangel an Wachstumshormon (hypophysärer Minderwuchs) und Mangel von TSH (s.S. 96f.). Wie auf S. 166 bereits erwähnt, handelt es sich in den meisten Fällen um eine hypothalamische Störung, da auf TRH eine normal starke aber vergrößerte Ausschüttung von TSH erfolgt.

5. Das klinische Bild der Hypothyreose beim Kind

a) Hypothyreose beim Säugling

Da der Erfolg einer Substitutionstherapie in erster Linie von der Frühdiagnose abhängt, ist eine besondere Besprechung der allerersten Symptome gerechtfertigt, auch wenn vielleicht in allernächster Zukunft die Diagnose durch systematische Reihenuntersuchungen von Blut von allen Neugeborenen gestellt werden wird (s.S. 178). Das athyreotische oder hypothyreotische Kind zeigt in der Regel bei der Geburt überhaupt keine Zeichen von Schilddrüseninsuffizienz. Die klinische Diagnose ist also bei der Geburt im Gegensatz zu der Diagnose der mongoloiden Idiotie (Trisomie 21) kaum möglich. Zwei häufige Befunde bei der Athyreose, nämlich ein leichter Rückstand in der Knochenentwicklung bei der Geburt und die Unmöglichkeit, trotz frühzeitiger und regelmäßiger Ersatztherapie eine völlig normale Intelligenz zu erreichen, weisen jedoch darauf hin, daß trotz fehlender klinischer Symptomatik schon beim Fetus ein Hormonmangel besteht, vermutlich weil mütterliches Schilddrüsenhormon dem Fetus nicht oder nur sehr beschränkt zur Verfügung steht (s.S. 152).

Die Schwangerschaft ist beim hypothyreoten Kind gelegentlich leicht verlängert. Das Geburtsgewicht ist oft etwas über dem Durchschnitt. Die Körperlänge kann vermindert oder vermehrt sein. Gelegentlich fällt schon bei der Geburt eine große Zunge auf; häufig sieht man auch ein gedunsenes rot-cyanotisches Gesicht, ähnlich wie bei den Kindern von Diabetikerinnen. Die pränatale Knochenreifung kann verzögert sein, was sich am Fehlen des distalen Femurkernes nachweisen läßt. Oft sieht man eine lange Dauer des Neugeborenenikterus (Icterus prolongatus, SWOBODA, 1955).

Im Laufe der ersten Wochen machen sich die Symptome des allgemein herabgesetzten Stoffwechsels bemerkbar. Die Kinder sind auffällig ruhig und brav, schreien wenig, haben ein großes Schlafbedürfnis und leiden an Trinkfaulheit und Verstopfung. Trotz der mühsamen und geringen Nahrungsaufnahme sehen die Kinder gut genährt aus. Allmählich fallen die motorische Trägheit, die Schlaffheit der Muskulatur, die Vorwölbung des Abdomens mit der häufigen Nabelhernie, die gelblich trockene, rauhe und dicke Haut immer mehr auf. Der Säugling strampelt nicht wie andere, lächelt nicht oder erst verspätet und lernt verspätet den Kopf heben. Das Gesicht nimmt immer mehr die typischen gedunsenen und plumpen Züge an (Abb. 8). Mund und Zunge sind groß. Die Haare sind trocken und wachsen langsam. Der Hals ist meistens zu dick, um einen genaueren Tastbefund (nackte Trachea) zu erheben. Bei den meisten Fällen sind alle Symptome im zweiten Lebensmonat genügend ausgeprägt, um bei einiger Erfahrung die Diagnose sofort vermuten zu lassen.

Über die wichtigsten Laborteste zur Diagnose der Hypothyreose beim Neugeborenen und Kleinkind s.S. 178.

b) Klinik der Hypothyreose im späteren Säuglings- und im Kindesalter

Die in den ersten Lebensmonaten allmählich in Erscheinung tretenden Symptome werden im zweiten Halbjahr so deutlich, daß auch die vorher nicht erkannten sehr leichten Fälle auffallen. In den fol-

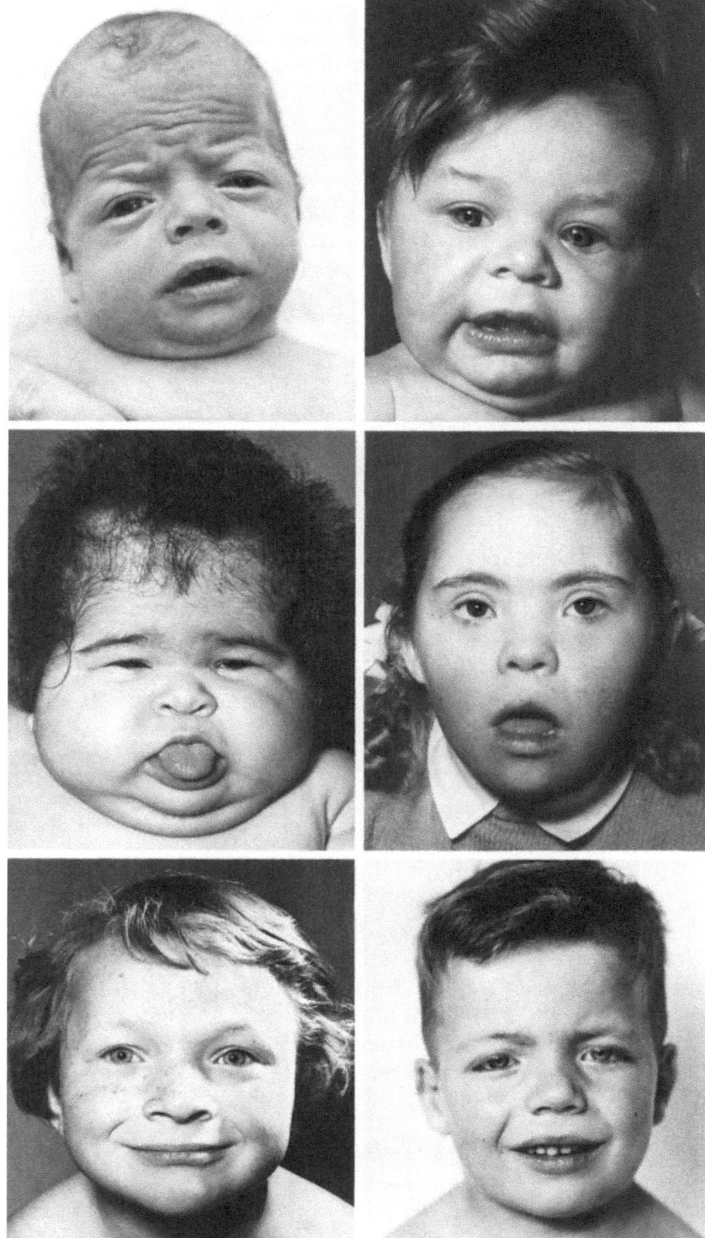

Abb. 8. Der Gesichtsausdruck bei kongenitaler Hypothyreose und bei mongoloider Idiotie im Kindesalter. Oben links: 2 Monate, Athyreose, unbehandelt. Oben rechts: 5 Monate, leichte Hypothyreose, unbehandelt. Mitte links: 2 Jahre, Athyreose, unbehandelt. Mitte rechts: 7 Jahre, mongoloide Idiotie. Unten links: 7 Jahre, Hypothyreose, ungenügend behandelt. Unten rechts: 7 Jahre, Athyreose, ungenügend behandelt. Man beachte den enormen Unterschied zwischen Athyreose und leichter Hypothyreose im Säuglingsalter. Mit 7 Jahren fällt der Gesichtsausdruck bei den ungenügend behandelten Patienten mit Hypothyreose nicht mehr besonders auf, zeigt aber immer noch das runde Gesicht und die breiten Gesichtszüge. Man beachte ferner den Unterschied zwischen Hypothyreose und mongoloider Idiotie. Im Gegensatz zur Hypothyreose zeigt die mongoloide Idiotie schräg gestellte Lidspalten mit Epicanthus und einen ebenfalls plumpen, aber doch nicht so breiten Mund wie die Hypothyreose (KspZ)

genden Jahren verschlimmern sich alle Befunde immer mehr.

Die Kinder sind in ihrer gesamten körperlichen und geistigen Entwicklung stark zurück, ungewöhnlich ruhig bis schwer apathisch und in allem außerordentlich langsam und träge. Auf genaues Erfragen lassen sich immer eine hartnäckige Verstopfung, eine deutliche Kälteempfindlichkeit und eine gesteigerte Ermüdbarkeit eruieren. Abgesehen von den Hautveränderungen, die noch gesondert besprochen werden sollen, zeigt der Körper eine Reihe von frappanten äußeren Merkmalen. Der Kopf ist relativ groß und brachycephal, das Gesicht breit, rund und leicht gedunsen. Die Gesichtszüge (Abb. 8) sind wenig modelliert und haben einen stumpfgemütlichen Ausdruck. Die niedrige Stirne zeigt oft schon beim Säugling dicke, plumpe Runzeln. Die Nase ist vor allem in ihrem Ansatz breit und flach, und die Nasenlöcher sind nach vorne gerichtet. Der Mund ist zu groß und zu breit. Die Lippen sind wulstig verdickt, auch die Zunge ist wie infiltriert und zu groß. Der Zahndurchbruch ist verspätet. Schmelzdefekte sind häufig. Oft besteht eine starke Caries. Der Haaransatz ist tief, und die Haare sind grob und struppig. Die Stimme ist rauh, die Sprache undeutlich, näselnd und in ihrer Entwicklung deutlich zurück. Nicht so selten erkennt man im Alter von einigen

Jahren eine gewisse Schwerhörigkeit. Der Hals ist dick und kurz. Trotzdem kann man gelegentlich die Trachea gut palpieren und deutlich den Eindruck gewinnen, daß keine Thyreoidea vorhanden ist. Selbstverständlich ist der Palpationsbefund allein aber niemals ein Beweis für das Fehlen der Thyreoidea.

Der ganze Körper ist nicht nur zu klein, sondern auch etwas zu dick und zu plump. Die Extremitäten sind auffallend kurz. Das Abdomen ist meistens stark vorgewölbt. Die Bewegungen sind träge und unbeholfen.

c) Die besonderen Merkmale des Entwicklungsrückstandes

Jede Schilddrüseninsuffizienz, und sei sie noch so geringfügig, führt im Wachstumsalter zu einem deutlichen Rückstand des Wachstums und der ganzen somatischen, psychischen und intellektuellen Entwicklung. Besonders ausgesprochen ist dies bei der kongenitalen Athyreose. Es gibt athyreotische, nie behandelte Individuen jenseits des 10. Lebensjahres, die körperlich auf der Stufe eines Säuglings stehen, deren sämtliche Lebensäußerungen aber noch stumpfer und träger sind als diejenigen eines gesunden Säuglings. Unbehandelt überleben diese Geschöpfe allerdings kaum je das 20. Jahr. Meistens sterben sie viel früher.

Der Minderwuchs der Hypothyreose (Abb. 9) ist körperlich vor allem durch einen starken Rückstand in der Knochenentwicklung und durch eine verzögerte Entwicklung der Körperproportionen gekennzeichnet. Gemessen an Unterlänge, Oberlänge und Spannweite (s. Kap. XIX) bleiben die Extremitäten im Verhältnis zum Rumpf auffallend kurz, so daß sich ein Kleinwuchs mit infantilen Proportionen ergibt, der zu manchen anderen Minderwuchsformen deutlich im Gegensatz steht

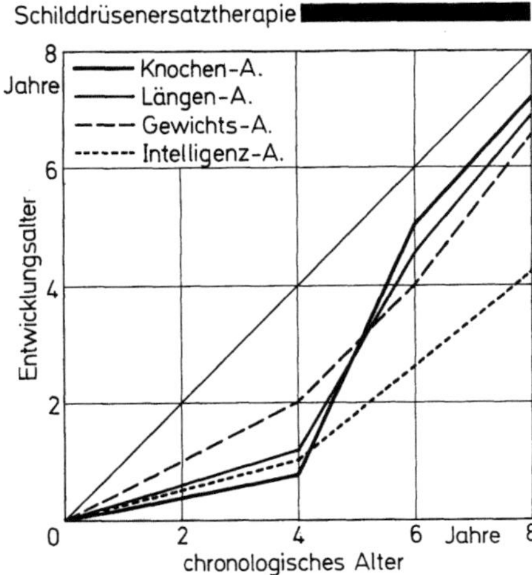

Abb. 9. Schematische Darstellung von Wachstum, Gewichtsverlauf, Knochenentwicklung und Intelligenzentwicklung bei der unbehandelten und bei der zu spät behandelten kongenitalen Hypothyreose (KspZ)

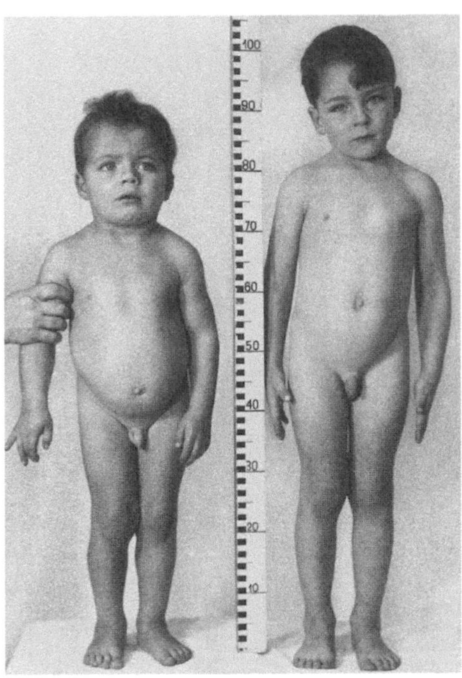

Abb. 10. $4^1/_2$jährige Zwillinge. Der Knabe links hat eine ungenügend behandelte Athyreose, derjenige rechts ist gesund. Man beachte den Kleinwuchs, das vorgewölbte Abdomen, die infantilen Proportionen (beim Knaben links ist der Quotient Oberlänge/Unterlänge 1,4, beim Knaben rechts 1,26), den großen brachycephalen Kopf, das breite und plumpe Gesicht und den dicken Hals (KspZ)

(Abb. 10–12). Der Kopf ist im Verhältnis zum Körper zu groß, und seine Form bewahrt weitgehend infantile Verhältnisse. Es resultiert der große brachycephale Schädel mit den unreifen breiten Gesichtszügen.

In Abb. 9 sind Wachstum, Gewichtsverlauf, Knochen- und Intelligenzentwicklung bei einer schweren Hypothyreose als Längen-, Gewichts-, Knochen- und Intelligenzalter (s. Kap. XIX) schematisch dargestellt. In der Regel ist das Knochenalter stärker und das Gewichtsalter (leichte Adipositas) weniger stark zurück als das Längenalter. Nicht dargestellt ist das Zahnalter, das viel weniger von der Norm abweicht als das Längen- und Knochenalter, jedoch ebenfalls noch einen merkbaren Rückstand aufweist. Das Intelligenzalter kann sich sehr verschieden verhalten, übertrifft aber kaum je das Längenalter.

Nimmt man alle die angeführten Merkmale des Entwicklungsrückstandes zusammen, so ergibt sich für die unbehandelte Hypothyreose jenseits des Säuglingsalters ein recht charakteristischer Entwicklungstypus (Abb. 9). Dieser Typus verändert sich unter dem Einfluß der optimal dosierten spezifischen Therapie wiederum meistens in einer besonderen Weise (Abb. 9), indem zunächst das Knochenalter am stärksten und das Gewichtsalter am wenigsten zunimmt und indem sich die geistige Entwicklung auf längere Frist gesehen am wenig-

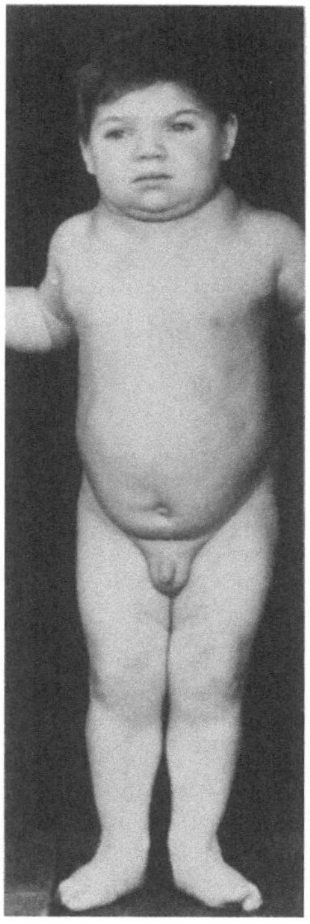

Abb. 11. 22jähriger mit kongenitaler Athyreose. Körpergröße 105 cm. Man beachte neben dem typischen Gesichtsausdruck und dem allgemeinen Entwicklungsrückstand besonders auch das kragenförmige supraclaviculäre Fettpolster. (Prof. E. MARTIN und Prof. B. COURVOISIER, Policlinique médicale de l'université Genf)

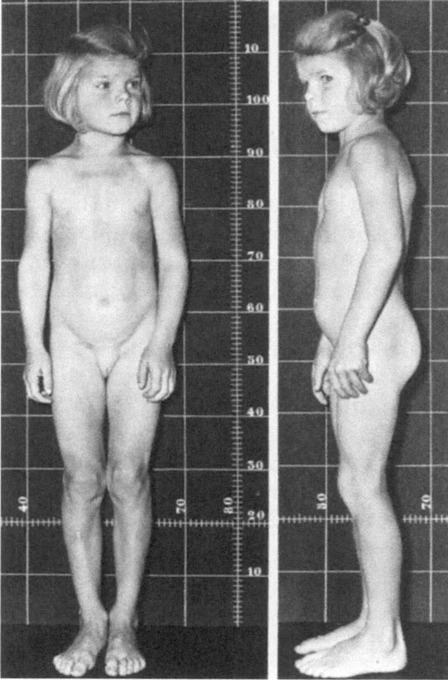

Abb. 12. Ungenügend behandelte kongenitale Hypothyreose. Das 8jährige Mädchen entspricht körperlich einem 5jährigen und geistig einem 4jährigen. Man beachte den typischen Gesichtsausdruck und die steife Haltung mit leicht flektierten Gliedern (KspZ)

sten beeinflussen läßt (s. Therapie S. 179). Bei den unbehandelten Patienten tritt die Pubertät je nach dem Grad der Schilddrüseninsuffizienz und entsprechend der verzögerten Knochenentwicklung verspätet, nur partiell oder überhaupt nicht ein (s. Beziehungen zwischen Knochenalter und Pubertät, Kap. XIX).

d) Skeletveränderungen

Das verlangsamte Längenwachstum der langen Knochen (relativ zu kurze Extremitäten) und der allgemeine Rückstand in der Knochenentwicklung wurden schon erwähnt. Dieser Rückstand ist am verspäteten Auftreten der Knochenkerne, am verspäteten Fontanellenschluß, am langen Offenbleiben aller Epiphysenfugen, aber auch an der verspäteten Pneumatisierung der Schädelknochen deutlich sichtbar. Zur Bestimmung des Knochenalters wird man aber immer ein Handröntgenbild herstellen lassen (s. Kap. XIX), wobei aus dem gleichen Bild oft noch weitere Merkmale der Hypothyreose ersichtlich sind.

Zu diesen weiteren Merkmalen gehört die intensive Verkalkung der unregelmäßig, aber scharf begrenzten präparatorischen Verkalkungszone der Diaphysenenden (Abb. 13). Unter der Ersatztherapie wächst der Knochen, doch bleibt diese kalkdichte Platte als quere „Wachstumslinie" noch lange sichtbar und läßt später noch erkennen, daß damals das Wachstum stark verzögert war (Abb. 13). In den Knochenkernen sieht man statt Querlinien entsprechende Kreislinien (Abb. 13). Diese

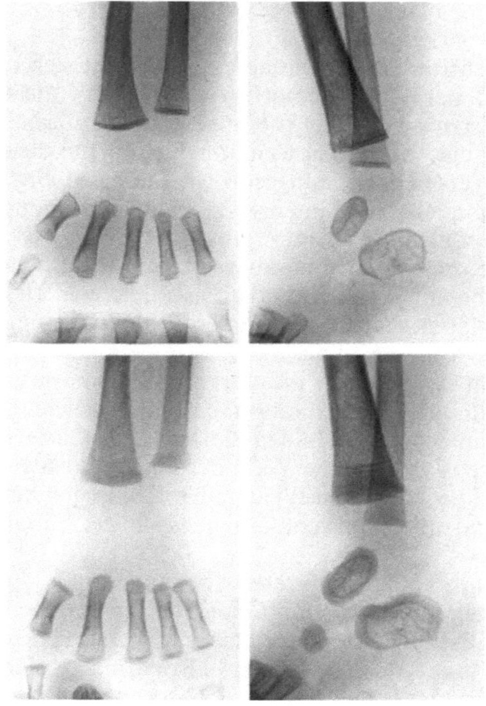

Abb. 13. Hand- und Fußskelet bei kongenitaler Hypothyreose. Oben im Alter von 9 Monaten unmittelbar nach dem Beginn der Behandlung. Unten 2 Monate später. Die vorübergehende Phase verlangsamten Wachstums ist noch längere Zeit nach Beginn der Ersatztherapie an der dichten Querlinie in den langen Röhrenknochen und an der dichten Kreislinie in Talus und Calcaneus erkennbar (KspZ)

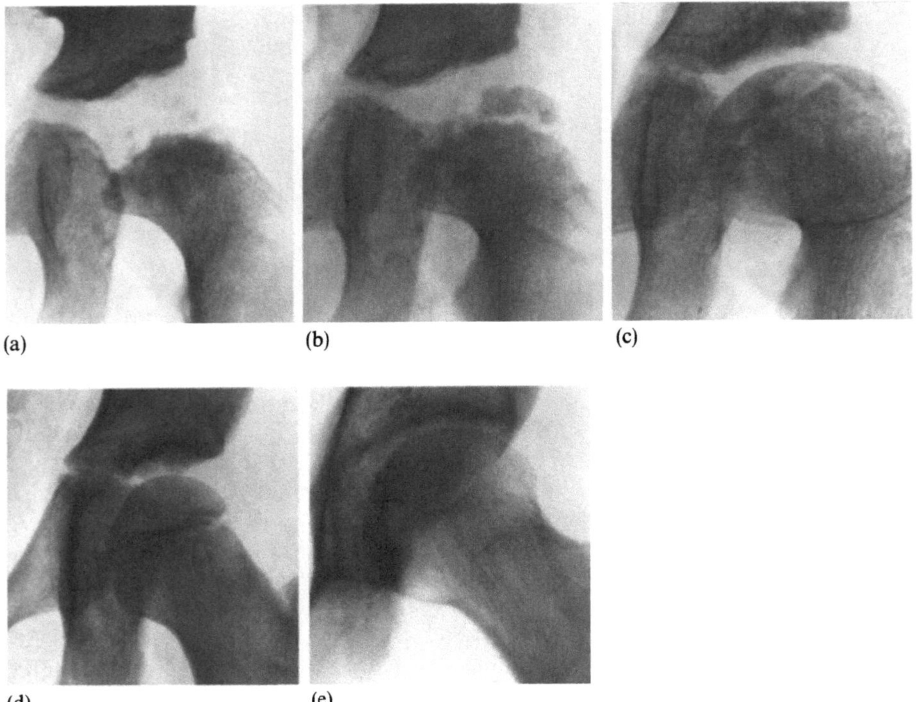

Abb. 14a–e. Hüftgelenk eines Knaben mit kongenitaler Hypothyreose im Alter von 12, von 14 und von 17 Jahren (a–c), obere Reihe). Die Behandlung mit Schilddrüsenpräparaten begann kurz nach der ersten Röntgenaufnahme. In der unteren Reihe zum Vergleich das Hüftgelenk eines 11- und eines 17jährigen gesunden Knaben (d, e). Man beachte die äußerst mangelhafte, unter der Therapie aber rasch in Gang kommende, unregelmäßige Ossifikation und die Deformation des Femurkopfes bei der Hypothyreose (KspZ)

intensive Calciumeinlagerung versteht sich daraus, daß der Knochenmatrixaufbau durch die Osteoblasten sehr gering (herabgesetzte alkalische Phosphatase!) und das Calciumangeobt für diesen geringen Bedarf recht groß ist. Deshalb wird einerseits die Matrix intensiv verkalkt und andererseits die Calciumresorption aus dem Darm gedrosselt, wie dies aus der herabgesetzten Calciumausscheidung im Urin ersichtlich ist. Diese Verhältnisse erklären, warum bei der Hypothyreose eine Rachitis, d.h. eine zu geringe Calciumeinlagerung in die Matrix praktisch nie vorkommt und warum eine Vitamin D-Intoxikation besonders leicht eintritt. Wahrscheinlich bilden sie auch die Basis für die osteosklerotischen Veränderungen und die vereinzelt beobachteten Weichteilverkalkungen bei unbehandelten Athyreotikern jenseits des Säuglingsalters.

Ein anderes typisches Skeletmerkmal ist die unregelmäßige, aus multiplen Herden bestehende Ossifikation der Knochenkerne, die „epiphysäre Dysgenesie" oder „Osteochondropathia cretinoidea". Diese ist besonders deutlich, wenn unter der Behandlung die Epiphysen rasch verkalken. Sie kann in allen Epiphysen und Knochenkernen gesehen werden, ist aber im Femurkopf am ausgeprägtesten (Abb. 14). Der Befund gleicht genau der Perthesschen Erkrankung (Osteochondritis deformans coxae juvenilis), ist im Gegensatz zu dieser aber immer beidseits vorhanden. Ganz allmählich verkalkt unter der Therapie zwar der ganze Femurkopf, doch bleibt meistens eine schwere Deformation des Kopfes mit ausgesprochener Coxa vara (Kretinenhüfte, Abb. 14 u. 30) zurück, die, zum Teil wenigstens, den unbeholfenen Gang der meisten Hypothyreotiker erklärt.

Zu den lokalisierten Knochenmerkmalen gehören die meistens schon im zweiten Lebenshalbjahr vorhandene leichte dorsolumbale Kyphose mit keilförmiger Deformierung des zweiten Lendenwirbels und die sehr häufige Sellavergrößerung, die möglicherweise mit der Vergrößerung der Hypophyse (vermehrte TSH-Produktion, s.S. 158) in Zusammenhang steht.

e) Hautveränderungen

Die Haut zeigt wie beim Erwachsenen eine blaßgelbliche bis schmutzig-bräunliche Verfärbung und fühlt sich verdickt, rauh und trocken an. Bei älteren Kindern sieht man oft die typischen graubraunen, rauhen, hyperkeratotischen „schmutzigen" Knie. Die Haut der Extremitäten ist nicht nur kühl, sondern meist auch stark marmoriert bis cyanotisch. Histologische Merkmale der Haut, die auch schon diagnostisch verwendet wurden (Biopsie), sind die verstärkte Metachromasie und die vermehrten Mastzellen.

Der subcutane Panniculus ist meistens recht gut ausgebildet, aber von merkwürdig schlaffer Konsistenz. In den schweren Fällen bestehen auffallende weiche Fettpolster über der Clavicula, die den Halsansatz mit einer Art Fettkragen überdecken (Abb. 11).

Die Kopfhaare sind spärlich, trocken, dick und struppig (Abb. 8) Haare und Nägel wachsen sehr langsam. Nach dem 2. Jahr besteht meistens eine ausgesprochene Hypertrichose, d.h. eine verstärkte lanugoartige Körperbehaarung, vor allem am Rücken und an den Streckseiten der Extremitäten, ohne daß aber die Sexualbehaarung vorzeitig oder verstärkt auftreten würde.

Sämtliche Veränderungen der Haut, des Panniculus und der Körperbehaarung normalisieren sich unter der Schilddrüsenersatztherapie.

f) Muskulatur und Nervensystem

Die Muskulatur ist beim hypothyreoten Säugling und Kleinkind meistens schwach ausgebildet und hypoton. Dies erklärt wohl das große vorgewölbte Abdomen. Beim älteren, gelegentlich aber auch schon beim jüngeren Kind, ist die Muskulatur dagegen häufiger recht kräftig ausgebildet, aber in ihrer Aktion träge und starr. Es resultiert ein fast athletisches Muskelrelief und eine unbeholfene Motorik. In seltenen Fällen steht die Muskelhypertrophie im Vordergrund des klinischen Bildes (Kocher-Debré-Sémélaigne-Syndrom) (Debré, 1935; Najjar, 1965; Cross, 1968; Medeiros, 1972). Alle Bewegungen sind langsam, plump und ungeschickt. Die Patienten halten die Glieder in steifer, leicht gebeugter Stellung (Abb. 12). Sie stehen und gehen mit gebeugten Knien, etwas einwärts gedrehten Beinen und mit spärlichen unbeholfenen Mitbewegungen. Die Sehnenreflexe sind oft kräftig und lebhaft, in ihrem Verlauf aber verlangsamt. Häufig besteht beim Beklopfen der Muskulatur eine pseudomyotonische Raktion (s.S. 161). Gelegentlich findet man leichte Pyramidensymptome.

Im Elektroencephalogramm findet man verlangsamte und teils abgeflachte Potentiale. Auch beim behandelten Patienten bestehen oft diffuse Dysrhythmien, die eine gewisse Parallele zum psychischen und intellektuellen Rückstand erkennen lassen.

g) Kreislauf und Blut

Blutdruck und Puls sind, abgesehen von seltenen Ausnahmen, wie beim Erwachsenen deutlich herabgesetzt. Das Herz ist gelegentlich vergrößert (Myxödemherz) wobei sowohl die Anämie wie eine myxödematöse Veränderung als Ursache in Frage kommen. Das EKG ist oft normal, zeigt oft aber auch die gleichen Veränderungen wie beim Erwachsenen („low voltage“ usw., s.S. 159). Eine Anämie ist fast immer vorhanden. Wie beim Erwachsenen kann sie hypochrom oder hyperchrom sein. Das Knochenmark ist zellarm und das Serumeisen ist gelegentlich erhöht. Die hyperchrome Anämie bessert sich meist nach Schilddrüsenhormontherapie, während bei hypochromer Anämie häufig ein Eisenmangel mitbeteiligt ist. Im Gegensatz zum Erwachsenen ist bei kindlicher Hypothyreose eine echte perniziöse Anämie selten (Oliver, 1969).

h) Veränderungen des Stoffwechsels und anderer endokriner Drüsen bei kindlicher Hypothyreose

Wie beim Erwachsenen findet sich auch beim älteren Kind eine Erhöhung der β-Lipoproteine mit Hypercholesterinämie und Carotinämie. Beim Säugling dagegen ist die Hypercholesterinämie selten.

Serumcalcium und Phophat sind in der Regel normal und nur in seltenen Fällen wurde eine Hypercalcämie beschrieben (Royer, 1954). Die alkalische Serumphosphatase ist häufig infolge verminderter Osteoblastenaktivität herabgesetzt. Das Ausscheiden von Kreatin und Calcium im Urin ist tief.

Die Steroidausscheidung im Urin und die Cortisolsekretionsrate sind tief, da der periphere Cortisolumsatz vermindert ist (Kenny, 1967). Der Anstieg von Wachstumshormon auf Hypoglykämie ist häufig ungenügend (s.S. 166), normalisiert sich jedoch nach Schilddrüsenhormontherapie.

Nicht selten tritt eine verfrühte Pubertät ein, insbesondere wenn der Zeitpunkt der Pubertät mit dem Knochenalter statt mit dem chronologischen Alter korreliert wird (Van Wyk, 1960; Hubble, 1963; Jenkins, 1965; Barnes, 1973). Bei Mädchen findet sich gleichzeitig häufig eine Galactorrhoe mit erhöhtem Prolactin (s.S. 161). LH und FSH im Serum sind auch erhöht und fallen bei Substitution mit Thyroxin auf normale Werte ab und die Pubertas praecox bildet sich zurück.

i) Differentialdiagnose der Hypothyreose beim Kind

Jenseits des Säuglingsalters sind die unbehandelten Fälle von Athyreose und Hypothyreose meistens auf den ersten Blick erkennbar. Der kretinoide Gesamtaspekt, der körperliche und geistige Entwicklungsrückstand, die motorische und psychische Verlangsamung, die charakteristischen Merkmale der Körperproportionen und des Skelets, die Hautsymptome, der herabgesetzte Puls und Blutdruck ergeben ein Bild, das nicht zu verwechseln ist. Selbstverständlich kommen klinisch alle Zwischenstufen vor, je nachdem, ob es sich um eine Athyreose oder um eine schwere oder leichte Hypothyreose handelt. Immerhin ist die Hemmung der körperlichen und geistigen Entwicklung auch bei der leichtesten Schilddrüseninsuffizienz im Wachstumsalter ein obligates Symptom. Man muß deshalb prinzipiell bei jedem Kleinwuchs und bei jeder Debilität eine Hypothyreose in Betracht ziehen.

Schwere, unbehandelte Fälle jenseits des Säuglingsalters kommen heute kaum mehr vor, da die Diagnose meistens vorher gestellt wird. Hingegen sieht man häufig unbehandelte Säuglinge und schlecht behandelte ältere Kinder.

Im Säuglingsalter wird die Hypothyreose immer wieder mit der Rachitis verwechselt. Wohl sind bei beiden das Wachstum und die Knochenentwicklung gehemmt, doch sind im übrigen die Symptome vollkommen verschieden. Grundsätzlich verschieden sind vor allem der radiologische Knochenbefund und die alkalische Phosphatase im Serum (bei der Rachitis erhöht, bei der Hypothyreose erniedrigt).

Anlaß zur Verwechslung geben auch die Chondrodystrophie und der Gargoylismus (Hurler-Syndrom). Bei beiden findet man einen Kleinwuchs und einen auffallend großen Kopf mit Gesichtszügen, die an eine Hypothyreose erinnern. Bei der Chondrodystrophie sind außerdem die Extremitäten wie bei der Hypothyreose auffallend kurz, und der Gargoylismus ist oft mit einer Debilität verbunden. Bei beiden Krankheiten fehlen aber alle übrigen Symptome der Hypothyreose, vor allem die Haut- und Kreislaufsymptome und die typischen Stoffwechselbefunde. Für die Differentialdiagnose des Minderwuchses sei auf Kap. XIX hingewiesen.

Schwierigkeiten bietet gelegentlich auch die Differentialdiagnose bei Patienten mit manifester Oligophrenie und deutlichem körperlichem Entwicklungsrückstand, jedoch ohne die voll ausgeprägten Hypothyreosesymptome. Dazu gehören manche cerebralen Schädigungen und manche Stoffwechselstörungen (Phenylketonurie u.a.). Am schwierigsten ist für den Unerfahrenen die Unterscheidung zwischen Hypothyreose und mongoloider Idiotie (Down-Syndrom, Trisomie 21). Beide Patienten haben einen stumpfen und debilen Gesichtsausdruck mit plumpen, amorphen Zügen, großem Mund und häufig zu großer Zunge. Das Gesicht des mongoloiden Idioten ist jedoch im Gegensatz zu demjenigen des Hypothyreoten durch eine auffallende Schrägstellung der Lidspalten (Abb. 8) mit einem Epicanthus charakterisiert und zeigt alle Merkmale schon bei der Geburt, während sich der hypthyreote Gesichtsausdruck nur allmählich und erst Wochen bis Monate nach der Geburt erkennen läßt. Bei der mongoloiden Idiotie erinnern wohl Kleinwuchs, plumper Körperbau, Muskelhypotonie, heisere Stimme, Oligophrenie und eine häufige Verstopfung an die Hypothyreose, doch fehlen die motorische Trägheit und die Haut- und Kreislaufveränderungen. Der mongoloide Idiot ist im Gegenteil oft sehr aktiv und unruhig. Ein weiteres Unterscheidungsmerkmal ist die Häufigkeit eines angeborenen Herzfehlers bei der mongoloiden Idiotie und deren Seltenheit bei der Hypothyreose. Bei Kindern ist die Kombination von mongoloider Idiotie mit Hypothyreose selten (Harris, 1967). Dagegen fanden Baxter (1975) und Murdoch (1977), daß 50% der Erwachsenen mit mongoloider Idiotie an Hypothyreose, meist leichten Grades, litten.

k) Laborteste bei kindlicher Hypothyreose und Suchteste beim Neugeborenen

Die entscheidenden Laborteste bei Verdacht auf eine primäre Hypothyreose beim Neugeborenen oder im Säuglings- und Kindesalter sind die Messung von T_4, T_3 und TSH im Serum. Klassischerweise sind T_4 und T_3 erniedrigt und TSH erhöht. Noch deutlicher fällt der Befund im TRH-Test (s.S. 239) aus: das schon vor der Stimulation erhöhte TSH steigt noch weiter auf extrem hohe Werte an.

Da die Prognose der kongenitalen A- und Hypothyreose weitgehend von einem frühen Therapiebeginn, d.h. von der möglichst frühen Diagnose abhängt, wird heute empfohlen, bei allen Neugeborenen einen Hypothyreosesuchtest durchzuführen. Ein solcher Suchtest ist auch deshalb angezeigt, weil die kongenitale Hypothyreose mit einer Häufigkeit von 1:2000–6000 Neugeborene zu den häufigsten angeborenen Stoffwechselstörungen gehört und weil eine einfache und wirksame Therapie zur Verfügung steht. Vorläufig ist jedoch noch nicht ersichtlich, welches die einfachste und sicherste Methode darstellt. In Frage kommen Suchteste auf T_4, T_3, Reverse-T_3 (s.S. 152) und TSH im Nabelschnurblut oder in den auf Filtrierpapier getrockneten Blutstropfen, die am 3.–6. Tage für die metabolischen Suchteste (Phenylketonurie u.a.) abgenommen werden. Die beste Diskriminierung scheint beim Neugeborenen aufgrund der Bestimmung von Reverse-T_3 und am 5. Tag mit der Bestimmung von TSH erreicht zu werden. Das hormonell inaktive Thyroxinabbauprodukt Reverse-T_3 ist beim Fetus und Neugeborenen sehr hoch und bei der kongenitalen Hypothyreose erniedrigt. Da es nach der Geburt rasch abfällt, ist seine Messung in den üblicherweise am 3.–6. Lebenstag entnommenen eingetrockneten Blutstropfen nicht mehr sinnvoll. TSH ist während der ersten 2–3 Lebenstage physiologischerweise hoch und fällt dann auf die üblichen Werte ab. Seine Bestimmung am 3.–6. Lebenstag stellt vermutlich die beste Suchmethode dar.

Als indirekter diagnostischer Test immer noch beliebt, weil das Resultat unmittelbar zur Verfügung steht, ist das Reflexogramm des Achillessehnenreflexes. Die Reflexzeit ist bei Hypothyreose recht zuverlässig verlängert, wobei beim Kind eigene Normalwerte beobachtet werden müssen (Imbach, 1969).

6. Therapie und Prognose

Die ideale Behandlung ist die dauernde orale Ersatztherapie mit Thyroxin. Trijodthyronin und Kombinationspräparate von Thyroxin und Trijodthyronin können ebenfalls verwendet werden, doch ist eine solche Therapie weniger physiologisch. Die durchschnittliche Tagesdosis von Thyroxin beträgt 100–150 $\mu g/m^2$ und kann in einer Dosis verabreicht werden, diejenige von Trijodthyronin beträgt 50–70 $\mu g/m^2$ und muß wegen der kürzeren Wirkungsdauer auf 2–3 tägliche Dosen verteilt werden. Die individuell richtige Dosis ist diejenige, die die erhöhten TSH-Werte auf die Norm herunterbringt. Praktisch wird man sich allerdings vorwiegend nach den klinischen Befunden, d.h. nach Allgemeinbefinden, Wachstum und Knochenalter richten.

Bei der erworbenen Hypothyreose ist diese Behandlung einfach und erlaubt meistens eine volle Normalisierung der körperlichen und geistigen Entwicklung. Das gleiche ist der Fall bei den meisten Fällen von kongenitaler Hypothyreose infolge Ektopie und Enzymdefekten. Bei der kongenitalen Athyreose ist eine normale körperliche und geistige Entwicklung jedoch nur möglich, wenn die Ersatztherapie schon in den ersten 3 Monaten begonnen und während des ganzen Wachstumsalters in genügender Dosierung konsequent durchgeführt wird. Ein späterer Therapiebeginn, eine ungenügende Dosierung und Unterbrechungen in der Behandlung stellen den Erfolg ernsthaft in Frage. Besonders ungünstig ist ein Arztwechsel, weil der neue Arzt keine Hinweise auf die Hypothyreose mehr findet und deshalb die bisherige Behandlung als unnötig ansieht und abbricht. Meistens dauert es dann Monate, bis der eingetretene Entwicklungsstillstand genügend auffällt, um den Irrtum einzusehen und weitere Monate, um den Rückstand einigermaßen wieder aufzuholen. Längere Unterbrechungen der Behandlung können sich auf die Entwicklung nur ungünstig auswirken und sollen deshalb vermieden werden. Im Zweifelsfall kann die Diagnose mit einem TRH-Test nach einer Therapieunterbrechung von 2 bis 3 Wochen überprüft werden.

Leider wird bei der kongenitalen Athyreose trotz relativer Frühdiagnose und trotz optimaler Dauertherapie nicht immer eine vollkommen normale geistige Entwicklung erreicht. Wie beim endemischen Kretinismus nimmt man bei diesen Fällen einen pränatalen, nur teilweise reparablen Hirnschaden als Erklärung an. Bei zu spät begonnener und nicht strikt durchgeführter Behandlung sieht man wohl regelmäßig eine rasche Besserung des klinischen Bildes und eine allmähliche Normalisierung des Wachstums, doch bleibt häufig eine etwas unbeholfene Motorik, eine langsame und schwerfällige Sprache und eine wechselnde geistige Behinderung. Möglicherweise wird man in Zukunft solche partiellen Mißerfolge weniger häufig sehen, wenn es gelingt, die Diagnose dank des Hypothyreosesuchtests schon im Neugeborenenalter zu stellen.

Wegen der teilweise schlechten Erfahrung hat man früher die Ersatzdosis bis knapp unter die Toleranzgrenze gesteigert. Zu hohe Dosen führen zu toxischen Erscheinungen wie Unruhe, Nervosität, Zittern, Tachykardie, Schwitzen, Schlaflosigkeit und Durchfall. Sie bewirken ferner eine übertriebene Beschleunigung des Knochenalters und setzen damit, mindestens theoretisch, die zukünftige Erwachsenengröße herab. Es ist deshalb richtiger, mit der Dosis nicht knapp unter der Tolranzgrenze, sondern im optimalen Bereich zu liegen. Dieser gibt sich klinisch an den normalen Körperfunktionen, an einem normalen Wachstum und einer normalen Knochenreifung und biochemisch an normalen Serumwerten für T_4, T_3 und TSH zu erkennen.

Bei den seltenen genetisch bedingten Hormonsynthesedefekten ist bei großer Struma wegen Drucksymptomen und dem Risiko der malignen Entartung die Strumektomie angezeigt. Bei Patienten mit kleineren Strumen genügt die T_4-Behandlung. Theoretisch besteht bei gewissen angeborenen Hormonsynthesedefekten (Jodidpumpendefekt, Dejodinasedefekt) die Möglichkeit, die Hypothyreose durch vermehrte Jodzufuhr zu behandeln. Da die Dosierung allerdings recht schwierig ist, kommt diese Therapie in der Praxis nicht in Betracht (s.S. 169).

F. Hyperthyreose

1. Definition, Einteilung und Grundlagen der Schilddrüsenhormon-Kinetik

Eine Hyperthyreose entsteht, wenn die den Körpergeweben zur Verfügung stehende Menge von Schilddrüsenhormon das physiologische Maß übersteigt. Die Jodidclearance und die absolute Jodaufnahme der Schilddrüse sind erhöht (Alexander, 1962) (s.S. 140), ebenso die Produktionsraten von Thyroxin und Trijodthyronin. Die Serum-Konzentrationen von Trijodthyronin und von Thyroxin sind meistens über der Norm, mit Ausnahme von Fällen wo eine verminderte Hormonbindung im Serum besteht, z.B. durch einen kongenitalen Mangel an Thyroxin-bindendem Globulin (Gerstner, 1976; Horwitz, 1977, s. auch S. 153). In diesen Fällen ist es nötig, das freie Hormon zu messen oder abzuschätzen (s.S. 236). Die Halbwertszeit von Thyroxin im Serum ist bei Hyperthyreose verkürzt (Ingbar, 1958), diejenige von Trijodthyronin je nach Autor praktisch normal (McConnon, 1971; Nicoloff, 1972)

Tabelle 5. Einteilung der Hyperthyreosen der American Thyroid Association (WERNER, 1969). Die etwas umständliche Nomenklatur der Sektion Schilddrüse der deutschen Gesellschaft für Endokrinologie wurde soweit möglich mitberücksichtigt (KLEIN, 1973) (Lit. s.S. 277)

Häufige Ursachen

1. Basedowsche Krankheit (Graves' disease; toxic diffuse goiter; Hyperthyreose, die mit oder ohne endokrine Ophthalmo- und Dermopathie einhergehen kann).
2. Solitäres autonomes Adenom mit Hyperthyreose (toxisches Adenom, toxic uninodular goiter).
3. Multilokuläre autonome Adenome mit Hyperthyreose (toxic multinodular goiter, toxischer Knotenkropf).

Seltene Ursachen

4. Jod-induzierte Hyperthyreose (Jod-Basedow).
5. Hyperthyreosis factitia (exogener Schilddrüsenhormonexzeß).
6. Hyperthyreose bei Tumoren.
   - 6.1. Follikuläres Carcinom der Schilddrüse (Primärtumor oder Metastasen).
   - 6.2. TSH-produzierende Tumoren der Hypophyse.
   - 6.3. Blasenmole und Choriocarcinom mit Sekretion einer TSH-ähnlichen Substanz (vermutlich Choriongonadotropin).

oder verkürzt (WOEBER, 1970). Die Sekretion von nicht-hormonalem Jod („Jodid-Leck") ist stark erhöht (WARTOFSKY, 1971; s. auch S. 144).

Die Bindungskapazität von Thyroxin-bindendem Präalbumin (TPBA) ist bei Hyperthyreose ungefähr um 40% vermindert. Bei den meisten Patienten besteht auch eine leichte Herabsetzung des Thyroxin-bindenden Globulins (TBG) (INADA, 1967).

In den meisten Fällen beruht die Hyperthyreose auf einer Übersekretion von Schilddrüsenhormon durch die Schilddrüse selbst. Fälle infolge exogener Zufuhr von Schilddrüsenhormon sind selten. Tabelle 5 gibt eine Übersicht über die Krankheiten, die eine Hyperthyreose bewirken. Bei der großen Mehrzahl der Patienten beruht die Hyperthyreose entweder auf Basedowscher Krankheit oder auf autonomen Adenomen. Alle anderen Ursachen von Hyperthyreose sind sehr selten.

2. Basedowsche Krankheit (Graves' Disease, toxic diffuse goiter)

a) Definition

Diese Krankheit wird heute am besten als Hyperthyreose definiert, bei der im Serum Immunglobuline zirkulieren, die die menschliche Schilddrüse stimulieren. Charakteristisch für diese Krankheit sind gewisse extrathyreoidale Manifestationen, die nicht auf Schilddrüsenhormonüberschuß beruhen, nämlich Exophthalmus, periorbitales Ödem und prätibiales Myxödem. Diese extrathyreoidalen Manifestationen fehlen jedoch häufig. Auch der von Basedow in der Merseburger Trias beschriebene diffuse Kropf kann gelegentlich ganz fehlen oder von knotiger Natur sein. Wir möchten den gut eingebürgerten Begriff Basedowsche Krankheit jedoch auch für die Formen gebrauchen, wo die extrathyreoidalen Manifestationen und der Kropf fehlen, da uns die offizielle deutsche Bezeichnung („Hyperthyreosen, die mit oder ohne endokrine Opthalmo- und Dermopathie einhergehen können", KLEIN, 1973, s.S. 277) zu umständlich erscheint.

b) Häufigkeit

Die hier angegebenen Häufigkeiten beziehen sich auf alle Hyperthyreoseformen, also auch auf die autonomen Adenome. In nicht-endemischen Gebieten, wie den USA und England sind letztere jedoch selten und machen höchstens 10% aller Hyperthyreosen aus.

In Olmstead County, dem Einzugsgebiet der Mayo Clinic betrug die jährliche Incidenz der Hyperthyeose 19,8/100000 Einwohner für die Gesamtbevölkerung und 36,8/100000 für Frauen (FURSZYFER, 1970 u. 1972). Von 1935 bis 1970 blieb diese Incidenz auffällig konstant. In Dänemark errechnete RONNOV (1973) eine jährliche Incidenz von 14/100000 für die unter 60jährige Bevölkerung und erstaunlicherweise von fast 100/100000 für die über 60jährige Bevölkerung. In Dänemark wurden während des zweiten Weltkrieges eine Epidemie von Basedowscher Krankheit beschrieben (GREENWALD, 1966). Die entsprechenden Daten sind jedoch nicht über jeden Verdacht erhaben (s. FURSZYFER, 1972), und neuere Untersuchungen während der Wirren in Nordirland haben kein Ansteigen der Hyperthyreoseincidenz nachweisen können (HADDEN, 1974).

Bei der Durchuntersuchung von 2800 Einwohnern einer englischen Kleinstadt fand TUNBRIDGE (1976) in 1,8% eine Hyperthyreose. Bei Kindern sind alle Hyperthyreoseformen sehr selten. So fand RALLISON (1974, s.S. 271) unter 1000 amerikanischen Schulkindern im Durchschnitt 1,3 Fälle von Hyperthyreose.

Alle größeren Untersuchungen zeigen einen viel stärkeren Befall des weiblichen Geschlechts; so betrug in der Serie von FURSZYFER (1972) das Geschlechtsverhältnis 5:1 zu Gunsten der Frauen.

c) Ätiologie und Pathogenese

Frühe histologische Untersuchungen legten bereits den Schluß nahe, daß bei Basedowscher Krankheit eine *diffuse* Überfunktion des gesamten Schilddrüsengewebes besteht. Diese Auffassung wurde durch szintigraphische Untersuchungen bestätigt, da die vermehrte Einlagerung des Radioisotops gleichmäßig über die ganze Schilddrüse verteilt ist, dies im Gegensatz zu den autonomen Adenomen, bei denen die Überfunktion auf einzelne Knoten lokalisiert bleibt. Die diffuse Überfunktion bei Basedowscher Krankheit ließ deshalb schon vor Jahren humorale oder neurale Ursachen vermuten. Ein naheliegender humoraler Faktor war natürlich TSH. Beobachtung von Basedowscher Krankheit bei Patienten mit Panhypopituitarismus sprachen jedoch gegen TSH als Ursache der Schilddrüsenüberfunktion (FAJANS, 1958; PAZIANOS, 1960; TAUNTON, 1964). Neuere Untersuchungen haben eindeutig gezeigt, daß das TSH im Serum bei Basedowscher Krankheit tief ist (SCAZZIGA, 1968; PATEL, 1971; PEKARY, 1975; PETERSEN, 1975). Nur in extrem seltenen Fällen beruht eine Hyperthyreose auf TSH-Übersekretion durch ein Adenom der Hypophyse (s.S. 213).

α) Schilddrüsen-stimulierende Immunglobuline (LATS, LATS-P, TSI)

Auf der Suche nach einem humoralen Faktor injizierte ADAMS (1957, 1958, 1965) Serum von Basedow-Patienten in Meerschweinchen. Er stellte fest, daß einige Seren die Schilddrüsenfunktion der Versuchstiere stimulierte. MCKENZIE (1967) bestätigte diese Resultate mit einem einfacheren Mäuse-Bioassay. Intraperitoneale Injektionen von Patienten-Seren bewirkt eine langsame, dafür aber lang anhaltende Stimulation der Schilddrüse. Im Gegensatz dazu stimulierte TSH die Mäuseschilddrüse rasch, aber nur kurzdauernd (MCKENZIE, 1972). Die in Basedow-Seren vorhandene Substanz wurde deswegen *long-acting thyroid stimulator (LATS)* genannt. Während eines ganzen Jahrzehnts diente dieser Mäusebioassay in unzähligen Modifikationen, die von FLOERSHEIM (1970) eingehend verglichen wurden, zum Nachweis von Schilddrüsen-stimulierenden humoralen Substanzen. BURKE (1968 und 1971), MCKENZIE (1967, 1968, 1972, 1977) haben die wichtigste Literatur über LATS in Übersichtsarbeiten zusammengestellt.

Auftrennung der Patientenseren zeigt, daß LATS ein IgG-Immunglobulin ist. Wie andere Immunglobuline wird LATS in vitro durch Lymphocyten von Basedow-Patienten synthetisiert (MCKENZIE, 1967). Das LATS-Immunglobulin ist nicht monoklonaler Natur, da die leichten Ketten sowohl vom Lambda- wie auch vom Kappa-Typ sind (KRISS, 1968). Für die volle Wirkung von LATS sind sowohl die leichten wie auch die schweren Ketten des IgG-Moleküls nötig.

LATS imitiert praktisch alle Wirkungen von TSH. Es stimuliert die Adenylcyclase der Schilddrüse und als Folge davon die Glucose-Oxydation via den Pentoseabbauweg und den Phosphateinbau in Lipide (KANEKO, 1970; BURKE, 1971). LATS bewirkt eine Hyperplasie der Mäuseschilddrüse in vivo und stimuliert die Zellteilung in explantierten Rattenschilddrüsen in vitro (OCHI, 1969; GARRY, 1970). Infusion von LATS-haltigem Plasma beim Menschen stimuliert die Schilddrüse des Empfängers (ARNAUD, 1965).

LATS bindet sich reversibel an mikrosomale (partikuläre) und an lösliche Fraktionen von Schilddrüsenhomogenaten (KRISS, 1964; PINCHERA, 1970; SMITH, 1970; SCHLEUSENER, 1971; AMINO, 1971). Die Bindung in der löslichen Zellfraktion erfolgt an Lipoproteine, die aus den Zellmembranen herausgelöst wurden (SCHLEUSENER, 1971; CHOPRA, 1971; SATO, 1972). Meerschweinchen, die mit Mikrosomen von menschlichen Schilddrüsen immunisiert werden, produzieren eine Substanz mit ähnlichen biologischen Eigenschaften wie LATS (SOLOMON, 1968 u. 1970). Nach Immunisation gegen isolierte Schilddrüsenmembranen produzieren Kaninchen Immunglobuline, die die Adenylcyclase der Schilddrüse in vitro stimulieren (ONG, 1976).

KRISS (1964) fand bei Patienten mit prätibialem Myxödem besonders hohe Titer von LATS, was jedoch SCHERMER (1970) nicht bestätigen konnte. Entgegen früheren Auffassungen kommt LATS bei Patienten mit Ophthalmopathie nicht gehäuft vor (s.S. 201). Patienten mit allen 3 Kardinalmanifestationen der Basedowschen Krankheit (Haut, Augen, Schilddrüse) haben im Serum häufiger LATS als Patienten mit nur einer Manifestation (LIPMAN, 1967). Nach Behandlung mit Thyreostatica (PINCHERA, 1969) oder nach Strumektomie (s.S. 196) nimmt LATS im Serum ab, nach Radiojod nimmt LATS vorübergehend zu und fällt dann bei einem Teil der Patienten ab (PINCHERA, 1969; DAVIS 1975). LATS tritt wie andere IgG-Immunglobuline durch die Placenta auf den Fetus über und verursacht damit vermutlich die sehr seltene Neugeborenen-Hyperthyreose (s.S. 208); diese verschwindet spontan innerhalb von Wochen, parallel mit dem Absinken des LATS-Titers im Serum (MCKENZIE, 1964; SUNSHINE, 1965). LATS kommt auch bei Patienten mit euthyreoter ophthalmischer Form des M. Basedow vor (s.S. 203), ferner bei Patienten mit idiopathischer Hypothyreose (LIDDLE, 1965) und bei Verwandten von Basedow-Patienten (WALL, 1969).

Je nach Autor fand sich LATS in 10–50% der Seren von Basedow-Patienten. Nach Anreicherung der Immunoglobuline ließ sich die Ausbeute der LATS-positiven Seren im besten Fall auf 85% steigern (CARNEIRO, 1966). Das Fehlen von LATS in einer erheblichen Anzahl von Patienten-Seren, gepaart mit der Beobachtung, daß LATS nach Spontanremission der Basedowschen Krankheit häufig nachweisbar bleibt, haben Zweifel an der Rolle von LATS in der Pathogenese der Schilddrüsenüberfunktion aufkommen lassen (CHOPRA, 1970; SELLER, 1970; SILVERSTEIN, 1970; HENNEMAN, 1975).

Der Einwand wegen der LATS-negativen Seren von Basedow-Patienten ist durch neuere Studien weitgehend entkräftet worden. ADAMS (1971)

Tabelle 6. Nomenklatur der im Serum bei M. Basedow zirkulierenden Schilddrüsenstimulatoren nach ADAMS (1975)

Oberbegriff	Neue Bezeichnung	Alte Bezeichnung	Häufigkeit im Serum von Basedowkranken	Bestimmungsmethode
TSAb („Thyroid Stimulating Antibody")	MTS („Mouse Thyroid Stimulator")	LATS („Long Acting Thyroid Stimulator")	30%	Messung der Schilddrüsenhormonsekretion der Maus nach Injektion von Patientenserum. *Zielgewebe:* Mäuseschilddrüse
	HTS („Human Thyroid Stimulator")	LATS-P („LATS-Protector")	90% der LATS-negativen Seren	Menschliche Schilddrüsenbestandteile in vitro mit LATS-Präparat inkubiert: LATS wird adsorbiert und in vivo im Mäuseversuch unwirksam. Serum mit LATS-P verhindert die Absorption von LATS und damit dessen Inaktivation. *Zielgewebe:* Menschliche Schilddrüse
		TSI („Thyroid stimulating immunoglobulin")	60–100% aller Basedowkranken	Mehrere Methoden: 1. Verdrängung von markiertem TSH von menschlichen Schilddrüsenmembranen in vitro 2. Stimulation der Adenylcyclase von menschlichem Schilddrüsengewebe in vitro. *Zielgewebe:* Menschliche Schilddrüse

konnte nämlich zeigen, daß solche Seren eine Substanz enthielten, die die Bindung von LATS, der aus einem Standardserum mit hohem LATS-Gehalt gewonnen wird, an *menschliche* Schilddrüsenbestandteile kompetitiv verhindert. Er wählte für diese Substanz den etwas verwirrenden Ausdruck *LATS-Protector* (LATS-P), da sie LATS vor der Adsorption an Schilddrüsenmembranen schützt. LATS-P ist ebenfalls ein IgG-Immunglobulin (DIRMIKIS, 1975). In einer Serie von 50 Basedow-Patienten konnte LATS-P in 45, LATS jedoch nur in 15 Fällen nachgewiesen werden, und die Konzentration von LATS-P im Serum korrelierte gut mit der Jodidclearance der Schilddrüse (ADAMS, 1974a). Infusion von LATS-P-haltigem Plasma bewirkte bei euthyreoten Probanden eine Stimulation der Schilddrüse (ADAMS, 1974b). Wie LATS so wird auch LATS-P transplacentar übertragen und bewirkt eine Neugeborenen-Hyperthyreose (NUTT, 1974). LATS-P stimuliert die Adenylcyclase von menschlichem Schilddrüsengewebe (KENDALL-TAYLOR, 1973; MCKENZIE, 1976; ORGIAZZI, 1976). Zusammenfassend kann also gesagt werden, daß die meisten LATS-negativen Patienten-Seren ein Immunglobulin enthalten, das menschliches Schilddrüsengewebe stimuliert, nicht jedoch das Gewebe der Maus, das für den Bioassay üblicherweise verwendete Tier.

Neuerdings ersetzen elegante Radioliganden-Assays die aufwendigen Bioassays zur Messung von Schilddrüsen-stimulierenden Substanzen in menschlichem Serum. Die Schilddrüsen-stimulierenden Immunglobuline *(Thyroid-Stimulating Immunoglobulins = TSI)* scheinen sich alle mit dem TSH-Receptor der Zellmembran zu verbinden. In vitro verdrängen sie deshalb markiertes TSH von seiner Bindung an isolierte menschliche Schilddrüsenmembranen, was zum quantitativen Nachweis von TSI benützt wird (MEHDI, 1975). TSI können mit diesem Verfahren in 60 bis 100% der Seren von Basedow-Patienten nachgewiesen werden (SMITH, 1974; MUKHTAR, 1975; SCHLEUSENER, 1975). Sie werden von Basedow-Lymphocyten in vitro produziert (KNOX, 1976). Bei euthyreoten gesunden Personen finden sich TSI nur ganz selten. Nach Behandlung mit Carbimazol oder mit Radiojod verschwindet TSI in ca. 50% der Patienten, was gut mit dem Prozentsatz der Patienten übereinstimmt, die nach Carbimazol in eine dauernde Remission übergehen. Nach subtotaler Strumektomie verschwinden TSI in über 80% der Patienten (MUKHTAR, 1975). Der Begriff der „Thyroid-Stimulating Immunoglobulins" hat die Basedow-Forschung zweifellos einen großen Schritt vorwärts gebracht. Es ist möglich, daß in Zukunft das Vorhandensein von TSI ein Kriterium für die Definition und Diagnose des M. Basedow bilden wird.

Der Oberbegriff „Thyroid-Stimulating Antibodies" umfaßt alle früher erwähnten Schilddrüsenstimulierenden Substanzen von Basedow-Seren. LATS wird damit zu einem Spezialfall von TSI, das neben der Schilddrüse des Menschen auch die der Maus stimuliert. Tabelle 6 gibt eine Übersicht über die neue Nomenklatur der Schilddrüsenstimulatoren (ADAMS, 1975).

β) Andere immunologische Störungen bei Basedowscher Krankheit und Beziehung zu lymphocytärer Thyreoiditis

Schon lange ist bekannt, daß bei Basedowscher Krankheit eine Hyperplasie des Thymus besteht. Neuere Publikationen haben wieder auf die Vergrößerung der cervicalen Lymphknoten hingewiesen (MAHAUX, 1969). Antikörper gegen Thyreoglobulin oder gegen mikrosomales Schilddrüsenantigen können mit den Routinemethoden in ungefähr 60% der Patienten mit Basedowscher Krankheit nachgewiesen werden. Die Titer sind selten so hoch wie bei chronischer lymphocytärer (Hashimoto-) Thyreoiditis. Mit einem sehr empfindlichen Radioligandenassay konnte MORI (1971) Antikörper gegen Mikrosomen in 98% und solche gegen Thyreoglobulin in 89% von Basedow-Patienten feststellen, während solche Antikörper nur in ca. 20% von gesunden Kontrollpersonen vorkommen. Bei chronischer lymphocytärer Thyreoiditis war die Häufigkeit dieser Antikörper gleich wie bei Basedowscher Krankheit. Dies weist darauf hin, daß beide Krankheiten ätiologisch verwandt sind. Es sind mehrere Zwillingspaare bekannt, bei denen ein Zwilling an Basedowscher Krankheit, der andere an chronischer lymphocytärer Thyreoiditis litt (JAYSON, 1967; DONIACH, 1967; CHERTOW, 1973). Beide Krankheiten können bei einem Individuum gleichzeitig vorkommen (FATOURECHI, 1971). Zudem kann bei chronischer lymphocytärer Thyreoiditis infolge Zerstörung des Schilddrüsengewebes vermehrt Hormon freigesetzt werden, so daß eine vorübergehende Hyperthyreose entsteht (GLUCK, 1975).

WERNER (1972) fand durch Immunfluorescenz Ablagerung von IgG, IgE und von Komplement entlang den Basalmembranen von Basedow-Kröpfen. VOLPE (1972) und LAMKI (1973) berichten über gestörte Immunität vom Spättypus gegen Schilddrüsenantigene.

Patienten mit Basedowscher Krankheit haben häufig Antikörper gegen Parietalzellen der Magenschleimhaut und Intrinsic Factor (DONIACH, 1963) und sie leiden 5mal häufiger an perniziöser Anämie als Kontrollpersonen (s.S. 190).

Zusammenfassend bestehen also bei Patienten mit Basedowscher Krankheit eine ganze Reihe von immunologischen Abnormitäten, d.h. einerseits klassische Komplement-bindende Antikörper gegen wohldefinierte Schilddrüsenantigene, andererseits eine Serie von Antikörpern, die eigentümlicherweise die Schilddrüse stimulieren, vermutlich indem sie sich mit dem TSH-Receptor verbinden. Alle diese Beobachtungen zusammengenommen sprechen dafür, daß daß die Basedowsche Krankheit eine Autoimmunkrankheit ist, bei der die Immuntoleranz gegen eigenes Schilddrüsengewebe gestört ist.

γ) Genetische Aspekte

Häufung von Basedowscher Krankheit in Familien ist seit langem bekannt und gut dokumentiert (BARTELS, 1941; MARTIN, 1951), der exakte genetische Modus der Übertragung ist jedoch nicht abgeklärt. Es scheint, daß die Tendenz zur Entwicklung von Schilddrüsenantikörpern unter polygenischer Kontrolle steht (Editorial, 1973). HASSAN (1966) beschrieb 4 eineiige Zwillingspaare, bei denen beide Partner an Basedowscher Krankheit litten. Bei jedem der 4 Zwillingspaare fand sich ein identischer Satz von Antikörpern. Wie oben dargelegt, können Basedowsche Krankheit und chronische lymphocytäre Thyreoiditis in der gleichen Familie vorkommen. Eine kurze Übersicht über genetische Aspekte der Basedowschen Krankheit gibt SKILLERN (1972).

Die Gewebetypisierung auf Transplantationsantigene bei Basedow-Patienten eröffnete in den letzten Jahren völlig neue genetische Aspekte. Das Histokompatibilitätsantigen HL-A8 fand sich dabei bei etwa 44% von Basedow-Patienten, jedoch nur bei 23% der Durchschnittsbevölkerung (GRUMET, 1974; THORSBY, 1975; WITTINGHAM, 1975).

δ) Auslösende äußere Ursachen

Basedowsche Krankheit kann in zeitlichem Zusammenhang mit plötzlichen oder langdauernden psychologischen Streßsituationen auftreten. Viele Autoren halten deshalb psychologische Faktoren für die Auslösung der Krankheit von Bedeutung, wobei jedoch ein solcher Zusammenhang in keiner rigoros kontrollierten Studie nachgewiesen wurde. Die ausgedehnte adrenerge Innervation der menschlichen Schilddrüse und die Ausschüttung von Schilddrüsenhormon bei der Maus nach Stimulation des Halssympathicus (s.S. 151), lassen zentralnervöse Einflüsse auf die Schilddrüsenfunktion ohne weiteres als möglich erscheinen. Wildkaninchen, die in ihrem Bau aufgestörbert werden, entwickeln innert Minuten Tachykardie, Hyperthermie, Exophathalmus und Stupor. Dieser sog. Schreckbasedow führt rasch zum Tode. Eine unzweideutige Hyperthyreose bei diesem Tiermodell ist jedoch schlecht belegt und das Eiweiß-gebundene Jod ist normal (SCHÄFER, 1965; OBERDISSE, 1967).

Während des zweiten Weltkrieges soll in Dänemark eine Epidemie von Basedowscher Krankheit aufgetreten sein. Die Beobachtung stützt sich allerdings auf eher fragwürdige Daten. Eine neue sehr sorgfältige Studie in Nordirland zeigte kein Ansteigen der Basedowhäufigkeit nach Ausbruch der Bürgerkriegswirren (s.S. 180). Eine Übersicht über die ältere Literatur über den Einfluß des Nervensystems auf die Schilddrüse gibt MCKENZIE (1967).

Gelegentlich wurden auch Abmagerungskuren, vor allem solche bei denen Schilddrüsenhormon verabreicht wurde, für die Auslösung eines M. Basedow verantwortlich gemacht; aber auch hier fehlen kontrollierte Studien. Bei sog. Jodbasedow wird eine Hyperthyreose durch Einnahme großer Jodmengen ausgelöst. Es handelt sich jedoch nicht um einen echten M. Basedow (s.S. 213).

d) Klinik und pathologische Anatomie der Basedowschen Krankheit

α) Anamnese und Allgemeinbefunde

Gelegentlich entwickelt sich ein M. Basedow langsam im Verlauf von Monaten. Häufiger jedoch ist der Beginn abrupt innerhalb von Tagen. Viele der Beschwerden sind unspezifisch und schwer von funktionellen neurovegetativen Symptomen zu unterscheiden. In der Regel klagen Patienten mit funktionellen Störungen über starke Beschwerden bei nur minimalen objektiven Befunden. Bei Basedow-Patienten bemerken häufig die Angehörigen die Veränderungen bevor der Patient spontan Beschwerden äußert.

Psychische Veränderungen sind fast immer vorhanden. Die Patienten sind nervös, leicht erregbar und gespannt; sie ermüden leicht, leiden an Schlaflosigkeit und Konzentrationsschwäche. Einige Patienten sind deutlich euphorisch und hyperaktiv, und in extremen Fällen kann ein psychotisches manisches oder deliröses Zustandsbild bestehen. Meistens jedoch sind sich die Patienten selbst der psychischen Veränderung bewußt und schizophrenieähnliche Bilder sind selten. Gelegentlich werden vor allem ältere Patienten apathisch und depressiv (s.S. 207). Der Geschlechtstrieb ist anfänglich verstärkt, in späteren Stadien abgeschwächt.

Anamnestische Angaben von großem Gewicht sind vermehrtes Schwitzen und Wärmeintoleranz. Patienten sollten deshalb immer danach befragt werden. Sie geben häufig an, weniger Kleider tragen zu müssen als früher bei vergleichbarem Wetter und mit einer dünneren Bettdecke auszukommen. Ebenfalls bedeutungsvoll sind Angaben von Gewichtsverlust bei gleichzeitig vermehrtem Appetit.

Herzklopfen, Anstrengungsdyspnoe, Haarausfall, Muskelschwäche (vor allem beim Treppensteigen), häufiger Stuhlgang sind weitere Klagen, die jedoch von geringerem Gewicht für die klinische Diagnosestellung sind.

Bei der klinischen Untersuchung fallen die hyperkinetischen, schlecht koordinierten Bewegungen auf, die z.B. beim Auskleiden sehr augenfällig werden. Der Gesichtsausdruck ist gespannt (Abb. 15). Die Fragen des Arztes werden schnell und übereifrig beantwortet. Auf der Arztvisite im Krankensaal fallen die Patienten dadurch auf, daß sie im Bett aufschießen, sobald der Arzt sich nähert. Die wichtigsten klinischen Befunde sind im Diagnose-Index der Tabelle 7 zusammengefaßt.

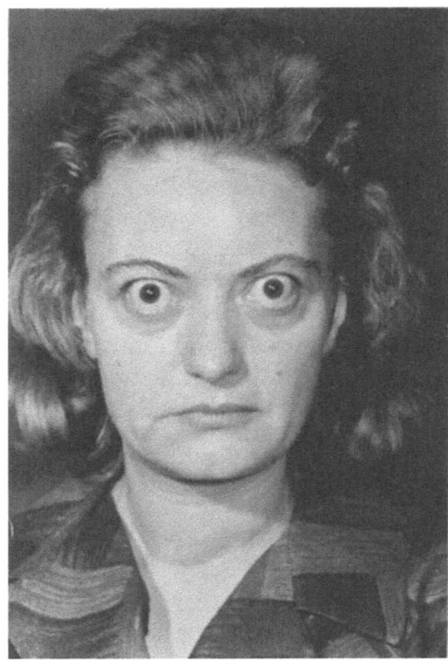

Abb. 15. 37jährige Patientin mit Hyperthyreose vom Typus Basedow seit 7 Jahren und Ophthalmopathie von Klasse Ia beidseits. Unter thyreostatischer Therapie entwickelte sich allmählich ein prätibiales Myxödem. Nach 3 Jahren Rezidiv und subtotale Thyreoidektomie. Bei Besserung der Hyperthyreose Auftreten eines Exophthalmus, Zunahme des prätibialen Myxödems, Uhrglasnägel und Schwellung der Fingergelenke (Akropachie). Radiojodtherapie brachte die Hyperthyreose-Symptome zur Rückbildung, Exophthalmus und prätibiales Myxödem, das rechts Mandarinengröße erreichte, blieben unbeeinflußt

β) Schilddrüse

In der Regel besteht ein diffuser Kropf von 40–80 g Gewicht, der meistens gut sichtbar ist, da die Patienten abgemagert sind. Beide Lappen, der Isthmus und häufig auch der Lobus pyramidalis sind tastbar vergrößert und von fleischiger oder gummiartiger Konsistenz. Große Kröpfe von über 100 g Gewicht sind eher die Ausnahme und lokale Drucksymptome sind selten; nicht selten ist dagegen die Schilddrüse von normaler Größe, und Fehlen eines Kropfes schließt einen M. Basedow nicht aus. Die starke Durchblutung der Basedow-Schilddrüse verursacht in ca. 60% der Patienten ein gut hörbares systolisches und häufig auch ein kontinuierliches Geräusch (Nonnensausen). Diese Phänomene sind bei euthyreoter blander Struma selten. Sie haben demnach großes Gewicht für die Diagnosestellung.

Wenn ein M. Basedow auf eine frühere blande Struma aufgepfropft ist, kann die Schilddrüse auch bei M. Basedow knotig verändert sein (Struma basedowificata). Naturgemäß kommt dies häufiger in Gegenden mit endemischem Korpf vor (Lamberg, 1969). In solchen Fällen ist es schwierig, die Unterscheidung zwischen M. Basedow und Hyperthyreose infolge multilokulärer autonomer Adenome klinisch vorzunehmen, es sei denn, es

Tabelle 7. Hyperthyreose-Diagnose-Index nach CROOKS (1959, s.S. 261). Wichtig ist, daß keine tendenziösen Fragen gestellt werden, so daß der Patient zwischen ja und nein frei wählt. Antwort durch zusätzliche Frage absichern und klären. Mit Ausnahme der Wärmeintoleranz gelten nur kürzlich aufgetretene Beschwerden. Im Zweifelsfall nichts notieren. Bei der oligosymptomatischen Hyperthyreose der älteren Patienten und beim autonomen Adenom ist der Index häufig noch normal

Kürzlich aufgetretene oder verschlimmerte Beschwerden (subjektive Angaben)	*ja*	*nein*
Vorliebe für Kälte[a]	+5	
Vorliebe für Wärme		−5
Übermäßiges Schwitzen[b]	+3	
Gewichtsabnahme[c]	+3	
Gewichtszunahme		−3
Vermehrter Appetit	+3	
Verminderter Appetit		−3
Nervosität[d]	+2	
Müdigkeit[e]	+2	
Herzklopfen[f]	+2	
Anstrengungsdyspnoe[g]	+1	
Total Symptom-Punke		

Objektive Befunde	*ja*	*nein*
Hyperkinetische Bewegung[h]	+4	−2
Puls[i]: Vorhofflimmern	+4	
über 90/min	+3	
80–90 min	0	
weniger als 80/min		−3
Tastbare Schilddrüse[j]	+3	−3
Geräusch über Schilddrüse[k]	+2	−2
Heiße Hände[l]	+2	
Feuchte Hände	+1	−1
Fingertremor[m]	+1	
Exophthalmus[n]	+2	
Lid-Retraktion[o]	+2	
„Graefe-Zeichen"[p]	+1	
Befund-Punkte		

Index (Symptom-Punkte plus Befund-Punkte)

Euthyreose: 10 Punkte. Zweifelhaft: 11–19 Punkte. Hyperthyreose: 20 Punkte oder mehr

[a] Frage mehrmals absichern, z.B. nach bevorzugter Raumtemperatur oder bevorzugtem Wetter, Kleidungsbedarf, Anzahl Bettdecken.
[b] Bezieht sich auf emotionelles und wärmebedingtes Schwitzen.
[c] Muß kürzlich aufgetreten und objektivierbar sein und mindestens 3 kg in einem Jahr betragen.
[d] Reizbarkeit, Ungeduld, Konzentrationsschwäche. Gilt nur wenn neu aufgetreten.
[e] Ungewohnte Erschöpfung nach sonst gut ertragenen Anstrengungen, und nicht frühmorgendliche Müdigkeit beim Aufstehen.
[f] Wenn in Ruhe oder bei leichter Anstrengung.
[g] Nur wenn neu aufgetreten. Alter mitberücksichtigen.
[h] Raschheit und überschießende Bewegungen, z.B. beim Aus- oder Ankleiden.
[i] Am Ende der Untersuchung während 1 min zählen.
[j] Nur wenn eindeutig tastbar und meist auch sichtbar, d.h. sicher vergrößert.
[k] Systolisches oder systolo-diastolisches hochfrequentes Geräusch.
[l] Umgebungstemperatur berücksichtigen. Hände des Patienten mit denen des Untersuchers vergleichen.
[m] Bei gestreckten Armen, gespreizten Fingern und geschlossenen Augen prüfen.
[n] Sklera zwischen Iris und Unterlid bei Blick geradeaus sichtbar (an einem oder beiden Augen).
[o] Sklera zwischen Iris und Oberlid bei horizontalem Blick sichtbar.
[p] Sklera zwischen Iris und Oberlid bei Blicksenkung sichtbar oder größer werdend.

liege eine eindeutige Ophthalmopathie oder Dermopathie vor.

Histologisch findet sich eine starke Größenvariation der Follikel. Das Kolloid ist sehr spärlich. Die Epithelzellen sind elongiert und bilden papilläre Strukturen (Abb. 16). Einige Epithelzellen sind auffällig vergrößert, haben ein basophiles Cytoplasma, das fein granuliert ist, und zeigen Kernvariationen (sog. Onkocyten, oxyphile Zellen oder Hürthlezellen). Im Stroma finden sich viele lymphocytäre Infiltrate mit Keimzentren. Vorbehandlung mit Jod vor einer Strumektomie dagegen kann das histologische Bild einer Basedowschilddrüse völlig verändern. Das Epithel wird abgeflacht und Kolloid reichert sich stark an, so daß das Bild einer „ruhenden" Drüse entsteht (RAWSON, 1945). Nach Thionamidthyreostatica findet sich histologisch das Bild der hyperplastischen und kolloidverarmten Schilddrüse (WEGELIN, 1948). Nach Radiojodtherapie findet sich in der Schilddrüse histologisch eine Fibrose mit Gefäßverschlüssen (DAILY, 1953; ANDREWS, 1954).

δ) *Veränderungen der Augen*

Diese in bezug auf Pathogenese, Verlauf und Therapie äußerst komplexen Veränderungen sind im Detail in einem besonderen Abschnitt beschrieben (s.S. 200). Zusammenfassend sei hier nur gesagt, daß je nach Autor eine endokrine Ophthalmopathie in 30–60% der Basedow-Patienten besteht. Die Ophthalmopathie zeigt keine Parallelität zum Ausmaß der Schilddrüsenfunktion und verschwindet in vielen Fällen mit der Behandlung der Hyperthyreose nicht. In leichten Fällen besteht nur eine Hebung des Oberlides, in schweren Fällen kommen Exophthalmus, Lidschwellungen, Augenmuskellähmungen, Cornealulcerationen und Visusab-

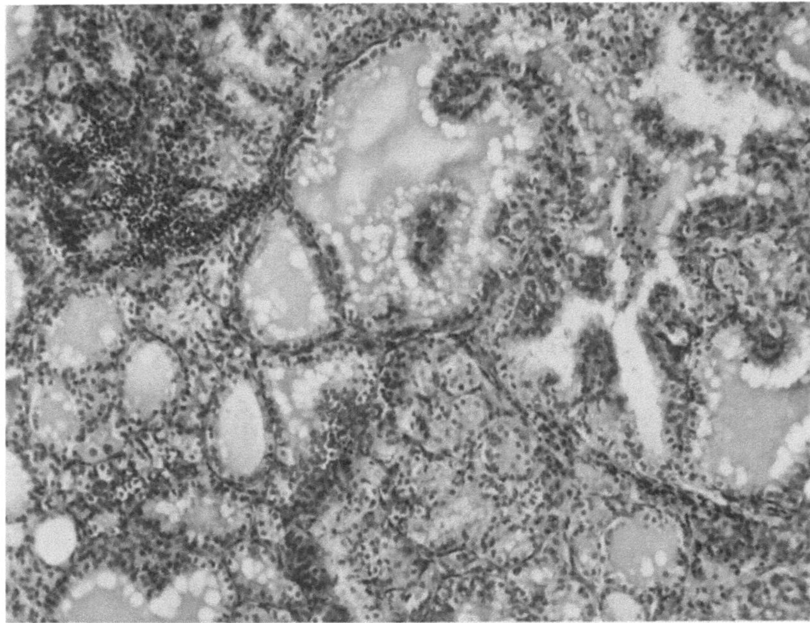

Abb. 16. Struma Basedow. Wechselnd große Follikel mit hellem Kolloid. Hohes Epithel mit Papillenbildung. Lymphocyteninfiltrate im Zwischengewebe. HE-Färbung, 140:1

nahme hinzu. Die meisten dieser Symptome können auch einzeln vorhanden sein. Einseitiger Befall ist nicht selten.

δ) *Herz und Kreislauf*

Herz- und Kreislaufsymptome sind bei M. Basedow fast immer vorhanden. Bevor der M. Basedow behandelt werden konnte, führte er häufig durch Herzinsuffizienz zum Tode (s. Spontanverlauf, s.S. 190). In der Regel sind kardiovasculäre Symptome um so ausgeprägter, je älter die Patienten sind. In Extremfällen besteht eine monosymptomatische Altershyperthyreose mit fast ausschließlich kardiovasculären Symptomen: (s.S. 207).

Basedow-Patienten klagen häufig über Herzklopfen und Anstrengungsdyspnoe. Retrosternaler Druck ist häufig, aber klassische Angina pectoris ist selten. Eine Tachykardie ist für eine Hyperthyreose fast obligat. Ein Ruhepuls unter 90/min spricht stark gegen das Vorhandensein einer Hyperthyreose. In den meisten Fällen beträgt der Ruhepuls 100–120/min, kann aber bei schwerer Hyperthyreose bis auf 160 ansteigen. Elektrokardiographisch besteht eine Sinustachykardie oder häufig ein tachykardes Vorhofflimmern.

Der Puls ist celer und altus und über den großen Arterien sind systolische Töne horbar. Der diastolische Blutdruck ist tief, der systolische hoch, letzterer vor allem bei älteren Patienten. Der Herzspitzenstoß ist schleudernd und häufig nach links verbreitert, was eine linksventriculäre Hypertrophie vortäuschen kann. Die Herztöne sind laut, und entlang dem linken Rand des Sternums hört man ein lautes, kurzes systolisches Geräusch von eigenartig kratzendem Charakter („systolic scratch"). Diastolische Geräusche sind selten.

Bei $^{2}/_{3}$ der über 60jährigen Patienten finden sich Zeichen von Herzinsuffizienz, die jedoch häufig auf eine zusätzliche Herzkrankheit zurückgeführt werden können (Davis, 1974). Sandler (1959) hat jedoch in einer sehr umfangreichen und sorgfältigen Studie nachgewiesen, daß eine Hyperthyreose per se ein sonst normales Herz schädigen kann. Von seinen 462 Basedow-Patienten die mit ^{131}I behandelt worden sind, zeigten 150 Zeichen von Herzkrankheit. Von diesen hatten 86 ein valvuläres, coronares oder hypertensives Herzleiden. In den restlichen 64 Patienten konnte kein „organisches" Herzleiden nachgewiesen werden und die Herzsymptome mußten auf die Hyperthyreose zurückgeführt werden. Herzinsuffizienz und Vorhofflimmern waren in dieser Gruppe sehr häufig. Wir haben selbst in einigen Fällen auch bei jüngeren Leuten eine schwere kongestive Kardiomyopathie gesehen, die sich nach Behandlung der Hyperthyreose nicht mehr beheben ließ und die zum Tode führte. Als Ausdruck der Myokardschädigung sind auch Herzblockbilder beobachtet worden, die nach Behandlung der Hyperthyreose verschwanden (Campus, 1975).

Bei M. Basedow besteht ein klassisches hämodynamisches Bild mit hohem Herzminutenvolumen. Letzteres ist stärker erhöht als man aufgrund des erhöhten peripheren Sauerstoffverbrauches erwarten würde (DeGroot, 1970). Die Beschleunigung der Pulswelle kann mittels Registrierung der Korotkoff-Töne an der Brachialarterie festgestellt und zur Diagnosestellung benützt werden (Young, 1976). Graettinger (1959) hat Patienten mit langdauernder Hyperthyreose mit und ohne Herzinsuffizienz hämodynamisch untersucht. Das Herzminutenvolumen von 7 herzinsuffizienten Patienten war in 4 Fällen normal, in 3 Fällen erhöht („high output failure"). β-adrenerge Blocker und Guanethidin setzen die Pulsfrequenz bei Hyperthyreose herab, was jedoch kein Beweis dafür ist, daß Schilddrüsenhormon via β-Receptoren oder Katecholamine wirkt (HOWITT, 1967; GROSSMAN, 1971; s. auch S. 148 für eine Diskussion der biochemischen Wirkungen von Schilddrüsenhormon auf das Herz).

Für die Behandlung der Herzsymptome bei M. Basedow ist die Tatsache wichtig, daß die Wirkung von Digitalis-Glykosiden vermindert ist (BUCCINO, 1967). Neuere Untersuchungen lassen vermuten, daß bei Hyperthyreose Digoxin wegen des erhöhten Glomerulumfiltrates rascher renal eliminiert wird, so daß bei konventioneller Dosierung ungenügende Blutspiegel entstehen (CROXSON, 1975). Die klinische Beobachtung, daß ein tachykardes Vorhofflimmern bei Hyperthyreose schlecht auf Digitalis anspricht, wurde experimentell beim Mensch und im Tierversuch mehrfach bestätigt. FRYE (1961) verglich die Wirkung von Digoxin auf Vorhofflimmern bei euthyreoten Patienten vor und nach Gabe von 225 µg Trijodthyronin täglich. Im euthyreoten Zustand genügte 0,2 mg Digoxin pro Tag um die Ventrikelfrequenz auf 70 zu senken. Im künstlich hyperthyreoten Zustand war die benötigte Dosis 0,8 mg pro Tag, eine Dosis die interessanterweise ohne Nebenwirkungen ertragen wurde. MORROW (1963) fand, daß beim hyperthyreoten Hund der Digitalisbedarf nur dann erhöht ist, wenn die atrioventriculäre Refraktärzeit als Kriterium genommen wird. Zur Erzielung einer positiv-inotropen Wirkung genügen normale Digitalisdosen. Letale ventriculäre Arrhythmien wurden beim hyperthyreoten Hund durch Ouabaindosen ausgelöst, die 50% über den letalen Dosen bei Euthyreose lagen.

Autoptisch finden sich in ca. 50% der Patienten Veränderungen am Myokard, wie Hypertrophie, interstitielles Ödem, lokalisierte Nekrosen, Fibrose und gelegentlich lymphocytäre Infiltrate.

ε) Lungen

Hyperthyreote Patienten klagen sehr oft über Anstrengungsdyspnoe, auch ohne daß sie Zeichen von Herzinsuffizienz haben. Spirometrische Untersuchungen haben eine verminderte Compliance und eine erhöhte funktionelle Residualkapazität, jedoch sonst wenig Veränderungen gezeigt. Am besten wird die Atemnot mit einer Schwäche der Atemmuskulatur im Rahmen einer thyreotoxischen Myopathie erklärt (STEIN, 1961; MASSEY, 1967). Die Atemnot bessert sich nach Behandlung der Hyperthyreose.

ζ) Neuromuskuläres System

Die Schilddrüsenüberfunktion hat tiefgreifende Folgen für das zentrale und autonome Nervensystem. Hervorstechende Symptome sind Gereiztheit, Nervosität, Schlaflosigkeit und vermehrtes Schwitzen sowie weitere psychische Veränderungen, die auf S. 184 genauer besprochen sind.

Der feine Tremor ist ein Zeichen von großem diagnostischem Gewicht. Seine Amplitude kann stark variieren. Die Frequenz ist 8–10/sec. Am besten läßt sich der Tremor bei gestreckten Armen und gespreizten Fingern nachweisen, gelegentlich nur durch Palpieren der gestreckten Hände.

Die Sehnenreflexe sind sehr lebhaft und rasch, ein Umstand der sich durch genaue Messung diagnostisch auswerten läßt (s.S. 240).

Im Elektroencephalogramm finden sich unspezifisch allgemeine Veränderungen, die gelegentlich auch nach Behandlung der Hyperthyreose bestehen bleiben (SIERSBAEK, 1972).

Muskelschwäche ist bei jeder schweren Hyperthyreose vorhanden. Je nach Gründlichkeit der neurologischen Untersuchung findet sich ein Muskelbefall bei M. Basedow in 20–100% der Patienten (RAMSAY, 1966, 1968; NOSEDA, 1967). Eine ausführliche Monographie über Muskelbefall bei Hyperthyreose hat RAMSAY (1974) geschrieben und eine kurze Übersicht findet sich bei KAMMER (1974). Die untenstehend beschriebenen 5 muskulären Syndrome müssen bei Hyperthyreose unterschieden werden:

Augenmuskellähmungen, die bis zur völligen Ophthalmoplegie führen können, gehören zum Bild der endokrinen Ophthalmopathie und sind auf S. 200 beschrieben.

Die *chronische thyreotoxische Myopathie* kann je nach Schweregrad eine diskrete muskuläre Ermüdbarkeit, leichte Paresen, bis zu völligen Lähmungen mit schwerer Muskelatrophie verursachen. Gelegentlich stehen die muskulären Symptome klinisch im Vordergrund des Beschwerdebildes. Die Muskeln des Schulter- und Beckengürtels und die kleinen Handmuskeln sind besonders stark befallen. Bei genauer Befragung geben die Patienten zu, sich beim Treppensteigen am Geländer halten zu müssen. Die Patienten können sich von einem niederen Hocker nur mit Hilfe der Hände erheben („signe du tabouret"). Die Muskelschwäche kann sich akut in wenigen Wochen oder schleichend über Monate entwickeln. Der Muskelbefall korreliert schlecht mit dem Schweregrad der Hyperthyreose, ist jedoch nach Behandlung der letzteren reversibel. Die biochemische Ursache der Muskelschwäche ist nicht bekannt. Keine der vielen Schilddrüsenhormonwirkungen auf die Muskelzellen erklärt die Schwäche und Atrophie befriedigend (s.S. 147). Insbesondere zeigen Mitochondrien, die von Muskeln von Basedow-Patienten gewonnen wurden, eine normale Atmung (STOCKER

1968). Hyperthyreote Patienten scheiden im Urin vermehrt Kreatin aus und von exogen zugeführtem Kreatin geht ein großer Anteil im Urin verloren. Elektrophysiologisch sind die Veränderungen auch schwierig zu erklären (HARVARD, 1963). LUDIN (1969) führt sie zum Teil auf eine periphere Neuropathie zurück, während MCCOMAS (1973) einen Verlust von motorischen Einheiten pro motorischem Neuron in den Vordergrund stellt.

Die *akute thyreotoxische Myopathie* verläuft unter dem Bild der Bulbärparalyse mit Schluckstörungen und gelegentlich mit cerebellären Symptomen (KAMMER, 1974, s. auch thyreotoxische Krise, S. 206).

Die *thyreotoxische periodische Muskellähmung* ist in Europa eine sehr seltene Komplikaiton des M. Basedow. Sie scheint im Fernen Osten viel häufiger, nämlich in ca. 2% der Patienten mit M. Basedow, vorzukommen (OHINAKA, 1957; OKIHIRO, 1965; SHIZUME, 1966; MCFADZEAN, 1967; ENGEL 1972). Die meisten Patienten sind Männer. Die Beschwerden sind gleich denen bei der periodischen hypokaliämischen Lähmung. Die Lähmungen treten in Ruheperioden, nach muskulärer Anstrengung, nach psychologischem Streß und nach Kälteexposition auf. Sie lassen sich durch eine kohlenhydratreiche Diät provozieren und verschwinden unter Propranololtherapie (YEUNG, 1974). Die Anfälle von Muskelschwäche dauern in der Regel ca. 12 Std. Sie sind nicht immer von Hypokaliämie begleitet, aber eine erhöhte arteriovenöse Differenz des Serumkaliums kann nachgewiesen werden (SHIZUME, 1966). In einem Fall von RESNICK (1969) wurde zusätzlich noch eine erhöhte Aldosteronsekretionsrate gefunden. Nach Behandlung der Hyperthyreose verschwinden die Anfälle von Muskelschwäche.

Myasthenia gravis kann mit Hyperthyreose gemeinsam vorkommen und das Zusammentreffen beider Krankheiten ist zu häufig, als daß es zufallsbedingt sein könnte (ENGEL, 1972). Patienten mit Myasthenia gravis entwickeln recht häufig eine Hyperthyreose, während Patienten mit M. Basedow seltener (aber immer noch häufiger als durch Zufall bedingt) eine Myasthenia gravis haben.

Beide Krankheiten zeigen bei gemeinsamem Vorkommen einen unabhängigen Verlauf. Am Rande sei auf die interessante Tatsache hingewiesen, daß bei beiden Krankheiten eine Hyperplasie des Thymus besteht. Selten ist das gemeinsame Vorkommen von Hyperthyreose und myotonischer Muskeldystrophie (PETERSON, 1976).

η) Skelet, Gelenke und Calciumstoffwechsel

Osteoporose ist vor allem bei älteren Basedow-Patienten häufig (FRASER, 1971). Bei jüngeren Patienten verbessert sich die radiologische Knochendichte nach Behandlung der Hyperthyreose, nicht jedoch bei älteren Patienten, bei denen Wirbelkompressionsfrakturen entstehen können. MEGLIOLI (1966) fand Zeichen von Osteoporose in 7% der Basedow-Patienten. Mittels Photonenabsorption fand BEKIER (1975) bei 28% der Basedow-Patienten eine verminderte Knochendichte.

Histologisch finden sich häufig fibroosteoklastische Herde, die den corticalen Knochen arrodieren (MOSEKILDE, 1977). Zudem finden sich gelegentlich Zeichen von Osteomalacie mit breiten Osteoidsäumen. Die Ausscheidung von Calcium, Phosphor und Hydroxyprolin im Stuhl resp. Urin ist erhöht und die Calciumbilanz ist negativ (KRANE, 1956; HARDEN, 1964; GEORGES, 1975). Eine leichte Hypercalcämie findet sich in ca. 20–30% der Patienten (KOENIG, 1959; BAXTER, 1966; MONCHIK, 1976). Eine schwere Hypercalcämie dagegen ist die Ausnahme (SATALINE, 1962; HARPER, 1970). Sie spricht gut auf Prednison an. Viele Erklärungen für die Hypercalcämie wurden vorgebracht, aber keine ist befriedigend (PARFITT, 1970). Das Parathormon ist nicht erhöht (MONCHIK, 1976).

Nach subtotaler Strumektomie wegen M. Basedow fällt das Calcium häufig auf subnormale Werte. Die naheliegende Erklärung, daß die Nebenschilddrüsen entfernt oder geschädigt wurden, trifft jedoch nicht immer zu. MICHIE (1971) hat nämlich gezeigt, daß die postoperative Hypocalcämie häufiger dadurch bedingt ist, daß nach Behebung der Hyperthyreose massiv Calcium in das an Calcium verarmte Skelet abgelagert wird.

Akropachie ist eine seltene Komplikation des M. Basedow. Klinisch und radiologisch sind die Veränderungen gleich wie bei der hypertrophischen Osteoarthropathie der chronischen Lungenkrankheiten. Es bestehen Trommelschlegelfinger. Radiologisch findet man Manschetten-artige Verdickungen des subperiostalen Knochens, vor allem in den distalen Phalangen und den distalen Enden der großen Extremitätenknochen. Akropachie ist häufig mit prätibialem Myxödem und Ophthalmopathie vergesellschaftet. Eine wirksame Behandlung ist nicht bekannt.

θ) Haut und Haare

Die Haut als Organ der Wärmeregulation hat für die Abgabe der durch Stoffwechselsteigerung übermäßig produzierten Wärme zu sorgen. Die meisten Hyperthyreosesymptome der Haut sind auf diese vermehrte Wärmeabgabe zurückzuführen. Die Haut ist überwärmt. Die Schweißabsonderung ist bereits in Ruhe verstärkt und nimmt bei Anstrengung und Aufregung noch zu. Erhöhte Hauttemperatur und Hyperhidrosis machen sich besonders an den Händen bemerkbar, so daß oft der Händedruck mit dem Patienten die Diagnose vermuten läßt. Heiße, feuchte Hände finden sich auch bei fieberhaften Krankheiten. Kalte Hände schließen eine Hyperthyreose so gut wie sicher aus. Die Ge-

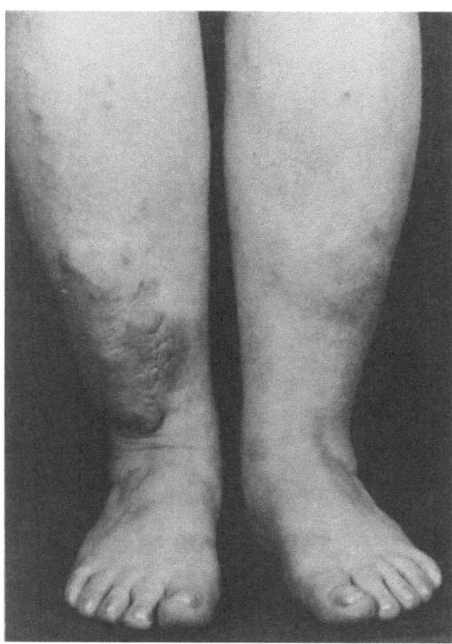

Abb. 17. Prätibiales Myxödem, rechts ausgesprochen, links wenig ausgeprägt bei 37jähriger Patientin von Abb. 15. Über Verlauf s. Legende zu Abb. 15

sichtsfarbe des Hyperthyreotikers ist in der Regel blaß. Er errötet aber leicht, und es können auch Erytheme an Gesicht und Stamm auftreten. Der Dermographismus ist ausgeprägt, manchmal mit Bildung urticarieller Quaddeln. Nicht selten ist mit diesen vegetativen Symptomen heftiger Juckreiz verbunden. Die Haut ist durchscheinend, weich und zart, die Haare fein und brüchig. Haarausfall, der selten bis zur totalen Alopecie geht, ist häufig. Interessanterweise nimmt der Haarausfall zu Beginn einer Hyperthyreosetherapie gelegentlich zu, eine Tatsache, die vor allem weibliche Patientinnen sehr beunruhigt. Die Haare ergrauen rasch. Die Nägel lösen sich an der Fingerkuppe vom Nagelbett (Onycholysis, Plummersche Nägel). Uhrglasnägel kommen im Rahmen der Akropachie vor (s.S. 188). Hyperpigmentierung, ähnlich wie bei Addisonscher Krankheit, wird recht oft gesehen. Einige Patienten leiden an ausgedehnter Vitiligo (Ochi, 1969).

Circumscriptes, prätitiales Myxödem kommt in 3–4% der Patienten mit Basedowscher Krankheit vor, häufig vergesellschaftet mit Exophthalmus. Es handelt sich dabei um unregelmäßig begrenzte, 5–20 cm große erhabene Stellen (Plaques), die meist an den vorderen und seitlichen Partien der Unterschenkel liegen und gelegentlich auf den Fußrücken oder ganzen Unterschenkel übergreifen. Einziehungen an den Stellen der Haarfollikel verleihen der rötlich oder gelblich durchscheinenden Haut das Aussehen von Schweineleder (Abb. 17). Die Veränderung ist histologisch gleich dem Myxödem bei Hypothyreose, indem dem Corium bei verquollenen Fasern schleimartige Massen von hohem Mucopolysaccharidgehalt eingelagert sind (Sisson, 1968). Die Pathogenese ist unbekannt. Häufig findet sich LATS im Serum (s.S. 181). Die Therapie ist undankbar. Die Läsionen bessern sich unter Corticosteroidgabe, kehren aber nach Absetzen wieder zurück. Kriss (1967) hat mit Steroidokklusivverbänden gute Resultate erzielt.

ι) Magen-Darm-Trakt und Leber

Hyperthyreote Patienten haben gehäufte Stuhlentleerungen, und ungefähr ein Drittel leidet an Durchfall (Baker, 1971). Bei starkem Durchfall kann es zu Steatorrhoe kommen, die auf einer vermehrten Fetteinnahme infolge des Heißhungers beruht (Thomas, 1973). Die Steatorrhoe verschwindet nach Behandlung der Hyperthyreose. Der Appetit ist vermehrt, und viele Patienten leiden an Heißhunger. Selten leiden die Patienten an Appetitmangel. Antikörper gegen Parietalzellen des Magens und Histamin-refraktäre Achlorhydrie finden sich bei $^1/_3$ der Patienten. Antikörper gegen Intrinsic Factor und perniziöse Anämie kommen bei 2% der Patienten vor (s.S. 190).

Die Leberfunktion ist in den meisten Fällen bei Hyperthyreose nur leicht gestört. In Ausnahmefällen besteht ein Interus mit unkonjugierter Hyperbilirubinämie. Greenberg (1964) schrieb diesen einer Bilirubintransportstörung zu, die unter dem erhöhten Erythrocytenumsatz manifest wird. Die Transaminasen im Serum sind häufig mäßig erhöht und die Bromsulphaleinretention pathologisch (Weber, 1968). Die alkalische Serumphosphatase ist häufig erhöht, aber dies kann z.T. auch auf einer Störung im Knochen beruhen. Bei Patienten die an einer Hyperthyreose sterben, finden sich schwere Veränderungen in der Leber mit zentrobulärer Nekrose oder massiver Lebernekrose. Die Veränderungen gleichen denen bei Kreislaufkollaps, weshalb postuliert wird, daß sie auf Hypoxämie infolge ungenügender Leberdurchblutung bei gleichzeitig erhöhtem Sauerstoffbedarf beruhen. Viele dieser Befunde beruhen aber wahrscheinlich auf präterminalen Störungen, die nur indirekt mit der Hyperthyreose im Zusammenhang stehen. Leberbiopsien bei Patienten mit mäßiger Hyperthyreose haben weit geringere Befunde ergeben. So fand Klion (1971) nur leichte unspezifische Veränderungen, wie lymphocytäre Infiltrate der Portalfelder und leichte Verfettung. Elektronenmikroskopisch wurden vergrößerte Mitochondrien gefunden. Pincherle (1965) beschrieb Fälle mit hypoproteinämischen Ödemen.

κ) Lipid- und Kohlenhydratstoffwechsel

Die Wirkung von Schilddrüsenhormon auf den Lipidstoffwechsel ist auf S. 149 besprochen worden. Das Serumcholesterol ist bei Hyperthyreose oft erniedrigt. Nikkilä (1972) stellte hohe Plasmatriglyceride fest, die er auf eine erhöhte Syntheserate zurückführte. Die lipolytische Aktivität nach Heparin war verstärkt. Ein Teil der Lipidanomalien blieb auch nach Behandlung der Hyperthyreose bestehen.

Die Wirkung von Schilddrüsenhormon auf den Glucosestoffwechsel ist komplex. Einerseits erhöht Schilddrüsenhormon den peripheren Glucoseverbrauch, andererseits stimuliert es jedoch die Gluconeogenese (s.S. 149). Die orale Glucosetoleranz ist bei hyperthyreoten Patienten leicht herabgesetzt und die Insulinsekretion nach Glucose vermindert (CAVAGNINI, 1974). Glucosurie wird in einem Drittel der hyperthyreoten Patienten gefunden, was viel häufiger ist als in einer euthyreoten Kontrollpopulation (MAXON, 1975). Nur 2 bis 3,3% der Patienten leiden an manifestem Diabetes, was der Diabeteshäufigkeit in einer Kontrollbevölkerung vergleichbar ist (KOSAK, 1971).

λ) Blut und lymphatisches System

Eine leichte Anämie die auf Folsäure, Vitamin B_{12} oder Eisen nicht anspricht, ist häufig. Im Vergleich zu hyperthyreoten Patienten, die nicht anämisch sind, findet sich ein herabgesetzter Eiseneinbau in Erythrocyten (RIVLIN, 1969). DAS (1975) fand dagegen bei Hyperthyreose eher eine Erhöhung der Erythrocytenzahl. Fehlte diese, so lag gleichzeitig ein Folsäure-, B_{12}- oder Eisenmangel vor. Das Knochenmark zeigte erythroide Hyperplasie und das Serumerythropietin war erhöht.

Achlorhydrie und Antikörper gegen Parietalzellen des Magens oder Intrinsic Factor sind bei Basedowscher Krankheit häufig (WILLIAMS, 1966; ARDEMANN, 1966; WANGEL, 1966). Eine manifeste perniziöse Anämie besteht in ungefähr 2% der Patienten, also etwa 5mal häufiger als in einer euthyreoten Kontrollpopularion (SCHILLER, 1968; FURSZYFER, 1971).

Eine Lymphocytose im Blut ist bei Hyperthyreose typisch. Die Halslymphknoten sind häufig vergrößert (MAHAUX, 1971). Selten entstehen daraus echte Lymphome (ULTMANN, 1963). Die Milz ist in einem Drittel der Patienten tastbar und der Thymus ist häufig vergrößert (MICHIE, 1967).

Die durch Coumarinderivate bewirkte Hypoprothrombinämie verstärkt sich bei Hyperthyreose (VAGENAKIS, 1972).

μ) Niere

Eine leichte Polyurie beruht vermutlich auf vermehrter glomerulärer Filtration bei Hyperzirkulation. Die Konzentrationsfähigkeit der Niere ist infolge herabgesetzter Natriumkonzentration im Mark herabgesetzt (CUTLER, 1967). Das Ansprechen auf Vasopressin bleibt aber erhalten. Bei der seltenen schweren hyperthyreotischen Hypercalcämie kann es zu Nierenversagen und renaler Acidose kommen.

ν) Andere endokrine Drüsen

Männer mit Basedowscher Krankheit leiden gelegentlich an Gynäkomastie (LARSON, 1963; ASHKAR, 1970), die sich nach Behandlung der Hyperthyreose bessert. Die Ursache liegt in einer erhöhten Oestradiol-17β-Sekretion, vermutlich unter dem Einfluß von erhöhtem LH (CHOPRA, 1972 u. 1974).

Ungefähr 3–4% der Patienten mit Addisonscher Krankheit leiden auch an Basedowscher Krankheit, ein Zusammentreffen, das demnach ungefähr 10mal häufiger ist, als durch Zufall bedingt (KAPPELER, 1965; GASTINEAU, 1965; BURKE, 1965). Der Umsatz von Cortisol ist bei Hyperthyreose erhöht und die Halbwertszeit verkürzt. Die Cortisolsekretionsstöße sind gehäuft (GALLAGHER, 1972). Die Sekretion von Adrenalin durch das Nebennierenmark ist bei Hyperthyreose normal (COULOMBE, 1976).

Hyperthyreose während der Schwangerschaft wird auf S. 207 abgehandelt.

ξ) Der Spontanverlauf der Basedowschen Krankheit

Da heute die meisten Patienten behandelt werden, sind wenig Erhebungen über den Spontanverlauf bekannt. Die früheren Kliniker wußten, daß der Verlauf unberechenbar war, mit Perioden von kontinuierlicher leichter Überfunktion, akuter Verschlechterung, vollständiger Remission und schwerem Rezidiv. In 10% der Patienten war das Leiden progredient und führte zum Tode. Die Prognose bei Männern galt als viel ernster. MURRAY (1903) verfolgte 40 Patienten über 11 Jahre. 7 Patienten starben am M. Basedow, 2 blieben unverändert, 14 besserten sich leicht, 8 besserten sich stark und 9 erholten sich vollständig. Zwei dieser letzteren hatten später ein Rezidiv. Der mehrheitlich recht günstige Spontanverlauf wurde kürzlich von MCLARTY (1971) in einer kleinen Studie bestätigt.

σ) Differentialdiagnose und diagnostischer Wert der klinischen Zeichen (sog. diagnostische Indices)

Viele dem Schilddrüsenspezialisten mit Hyperthyreoseverdacht eingewiesenen Patienten sind euthyreot, und die häufigsten Diagnosen sind vegetative Dystonie oder neurotische Störungen. Tachykardie, Herzklopfen, Tremor, Schwitzen sind häufig sowohl bei diesen psychogenen Störungen wie auch bei Hyperthyreose. Ein gutes Unterscheidungszeichen ist die Temperatur der Hände. Beim Neurotiker sind die Hände kühl, beim Hyperthyreoten warm.

Chronische Infekte, Tumoren, Phäochromocytome sind häufig mit Hypermetabolismus und Gewichtsverlust verbunden, was zu Verwechslung mit

Hyperthyreose Anlaß gibt. Ein Graefe-Zeichen bei diesen Zuständen an den Augen kann noch mehr verwirren. Der Diabetes mellitus führt häufig auch zu Gewichtsverlust, trotz erhöhtem Appetit, und muß ausgeschlossen werden.

Ein hohes Herzminutenvolumen und ein hyperkinetisches Herz kommen auch bei Phäochromocytom, Pagetscher Krankheit, fibröser Knochendysplasie (FISCHER, 1970), arteriovenöser Fistel, Beri-Beri und gelegentlich bei subvalvulärer Aortenstenose vor (GORLIN, 1962; SLOMAN, 1967).

Eine Bleiintoxikation kann mit Gewichtsverlust, Tremor, psychischen Veränderungen und Durchfall eine Hyperthyreose imitieren. Dinitrophenol kann zu Hypermetabolismus führen. LUFT (1962) beschrieb einen Einzelfall mit idiopathischem Hypermetabolismus, der auf eine mitochondriale Störung zurückgeführt wurde. Gewichtsverlust, Muskelschwäche, Hautpigmentation sind 3 Zeichen, die sich sowohl bei M. Basedow wie auch bei M. Addison finden. Der erfahrene Arzt hat keine Schwierigkeiten die obgenannten Zustände von einer Hyperthyreose zu unterscheiden. Er kann durch eine genaue klinische Untersuchung dem Patienten teure Laborteste ersparen. Dem weniger erfahrenen Kollegen leisten sog. *diagnostische Indices* wertvolle Dienste, bei denen die verschiedenen Symptome und Befunde mit Punktezahlen bewertet werden (CROOKS, 1959; GURNEY, 1970). Auffälligerweise fehlen in diesen Indices gewisse Lehrbuchzeichen, wie Durchfall und Haarausfall, da sie offenbar zu wenig zwischen Euthyreoten und Hyperthyreoten unterscheiden. Tabelle 7 zeigt den von CROOKS (1959) empfohlenen diagnostischen Index.

Beim älteren Patienten verläuft die Hyperthyreose oft oligosymptomatisch, gelegentlich sogar völlig atypisch (s.S. 207). Gewichtsabnahme, Tachykardie oder psychische Veränderungen können dabei im Vordergrund stehen. In solchen Fällen versagen nach unserer Erfahrung auch die obgenannten Diagnoseindices.

π) Laborteste

Es ist üblich, die Diagnose einer Hyperthyreose durch einen oder zwei Laborteste abzusichern, obschon dies in klinisch ganz klaren Fällen streng genommen überflüssig ist. Die Teste sind auf S. 234 zusammengestellt.

Bei klinisch klaren Fällen genügt die Bestimmung des Serum-Thyroxins, bei Frauen zusätzlich der Resin-T_3-Aufnahme zum Ausschluß einer durch Oestrogene bedingten Erhöhung des Thyroxins (s.S. 236). Ergibt das Serumthyroxin ein normales oder zweifelhaftes Resultat, so soll das Serum-Trijodthyronin bestimmt werden, da es sich um eine sog. T_3-Hyperthyreose handeln könnte (s.S. 208). Ob es Hyperthyreosen mit erhöhtem Thyroxin und normalem Trijodthyronin gibt, ist dagegen umstritten (SHALET, 1975; TURNER, 1975; BRITTON, 1975). SHALET (1975) zieht deshalb die Bestimmung des Trijodthyronins derjenigen des Thyroxins als Screening-Test vor. BIRKHÄUSER (1977) beschrieb jedoch 14 gut dokumentierte Fälle, bei denen zu Beginn nur das Thyroxin, nicht jedoch das Trijodthyronin im Serum erhöht war.

Sind die oben genannten Tests nicht schlüssig, so sollte ein TRH-Test mit Messung des TSH (s.S. 239) gemacht werden. Dieser Test unterscheidet so zuverlässig zwischen Eu- und Hyperthyreose, daß er möglicherweise in Zukunft als Screening-Test dienen wird. Ein normaler TRH-Test schließt eine Hyperthyreose mit Sicherheit aus.

In vivo-Isotopen-Untersuchungen mit ^{131}I oder Technetium sind heute nur noch zum szintigraphischen Nachweis eines toxischen Adenoms oder zur Dosisberechnung vor Radiojodtherapie indiziert (s.S. 237).

e) Therapie der Basedowschen Krankheit

Auch leichte Formen von Basedowscher Krankheit sind behandlungsbedürftig, da im allgemeinen das Befinden des Patienten doch erheblich gestört ist. Drei Haupttherapiearten stehen heute zur Verfügung:

thyreostatische Medikamente
subtotale Strumektomie
Radiojod.

Alle 3 Behandlungsarten verringern wirksam die Hormonsekretion. In den letzten 10 Jahren sind zudem sympathicolytische Substanzen entwickelt worden, die die periphere Wirkung der Schilddrüsenhormone dämpfen, ohne die Sekretion zu beeinflussen.

Die Wahl zwischen den 3 Behandlungsarten bietet zu vielen Diskussionen Anlaß. Wir werden im folgenden zeigen, daß keine der Behandlungen ohne Nachteile ist und daß die Auswahl von Fall zu Fall in Kenntnis der der Leistungen der einzelnen Methoden getroffen werden muß (Tabelle 8). Nützlich ist in jedem zweifelhaften Fall das Gespräch zwischen Chirurgen, Nuclearmediziner und Internisten.

Wichtig ist, daß sich der Hausarzt bewußt ist, daß die Behandlung auch eines „einfachen“ M. Basedow Arzt und Patienten meistens jahrelang beschäftigen. Es ist wichtig, dem Patienten auseinanderzusetzen, daß er an einer behandelbaren und nicht lebensgefährlichen Krankheit leidet, daß er aber deswegen vermutlich jahrelang in ärztlicher Behandlung oder Kontrolle wird bleiben müssen. Ein solches Gespräch mit dem Patienten ist vermutlich ebenso wichtig wie die Wahl der Therapie selbst und verhindert Enttäuschungen des Patienten. Der praktizierende Arzt muß wissen, daß er durch die Zuweisung an einen Spezialisten weitgehend die Behandlung vorbahnt. Schickt er den Patient einem Chirurgen oder einem Nuclearmediziner, so ist die Wahrscheinlichkeit groß, daß er ope-

Tabelle 8. Richtlinien für die Wahl der Therapie des M. Basedow. Bei den in der Tabelle nicht erwähnten Situationen sind eindeutige Empfehlungen nicht zu geben. Die Tabelle überläßt also in vielen Fällen die Wahl der Therapie dem Temperament des behandelnden Arztes

	Empfohlen	Nicht empfohlen	Kommentar
Thionamid-Thyreostatica	Immer bei thyreotoxischer Krise		In Kombination mit anderen Medikamenten (s. Text)
	Immer zur Vorbereitung auf subtotale Thyreoidektomie		Alternative bei Allergie auf Thionamide: Propranolol
	Meistens bei M. Basedow in der Schwangerschaft		Alternative: Operation
	Gelegentlich nach Radiojod zur Beschleunigung der Heilung		Thyreostaticum muß 3 Wochen vor der Radiojodgabe abgesetzt werden und kann 1 Woche danach wieder aufgenommen werden
		Nie bei bekannter Allergie	
		Eher nicht bei Rezidiv nach einer ersten Thionamidbehandlung	Wahrscheinlichkeit eines zweiten Rezidivs hoch
		Eher nicht bei Rezidiv nach Strumektomie	Wahrscheinlichkeit eines zweiten Rezidivs hoch
		Eher nicht bei großer und knotiger Struma	Rezidivrate hoch
Subtotale Strumektomie	Meistens bei großem knotigen Kropf mit Drucksymptomen		Alternative: Radiojod Geringe Aussichten einer Remission nach Thyreostatica
	Meistens bei rasch wachsendem Kropf mit Verdacht auf Malignität		
	Gelegentlich in der Schwangerschaft		Erste Wahl meistens Thyreostatica
		Eher nicht bei Rezidiv des M. Basedow nach erster Strumektomie	Operationsrisiko (N. recurrens) höher als für die erste Operation
		Nie in der thyreotoxischen Krise	Methode der Wahl: Thyreostatica
Radiojod	Methode der Wahl für Rezidiv nach Strumektomie		Risiko einer zweiten Operation höher. Geringe Heilungsaussichten nach Thyreostatica
		Nie während der Schwangerschaft	Offensichtliche Gefahr für die kindliche Schilddrüse
		Nie bei Patienten unter 25 Jahren	Jonisierende Strahlen wirken auf kindliche Schilddrüse karzinogen. Grenze ist allerdings arbiträr
		Nie in der thyreotoxischen Krise	Methode der Wahl: Thyreostatica

rativ resp. mit Radiojod behandelt wird. Für die Wahl der Therapie spielen z.T. auch nicht-medizinische Gründe eine Rolle. So verdankt die Radiojodtherapie in den USA ihre enorme Popularität zweifellos ihrem günstigen Preis, da in diesem Land die allgemeine Krankenversicherung nicht verbreitet ist. Die Sektion Schilddrüse der Deutschen Gesellschaft für Endokrinologie hat ausgezeichnete kurze Empfehlungen für die Behandlung des M. Basedow ausgearbeitet (Emrich, 1977).

α) Medikamentöse Behandlung des M. Basedow

Thionamid-Derivate sind die am häufigsten gebrauchten Substanzen. In Tabelle 9 sind die gebräuchlichsten Thionamide aufgeführt, nämlich Propylthiouracil, Carbimazol und Methimazol.

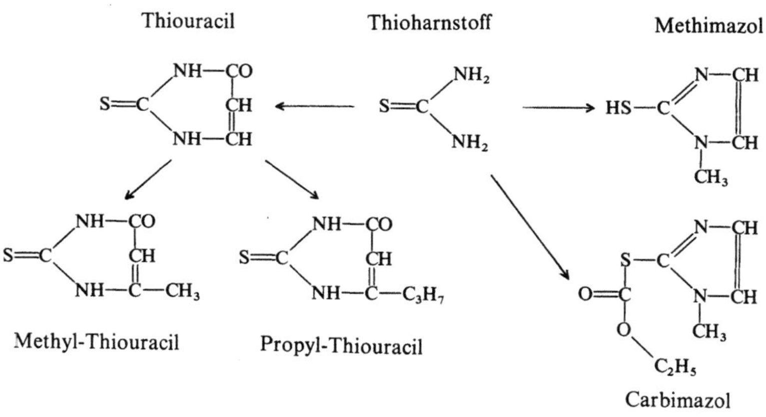

Thiouracil Thioharnstoff Methimazol

Methyl-Thiouracil Propyl-Thiouracil Carbimazol

Abb. 18. Formeln der gebräuchlichsten Thionamid-Thyreostatica

Abb. 18 zeigt ihre chemische Formel und ihre Ableitung von der einfachen Substanz Thioharnstoff.

Thionamide hemmen den Einbau von Jodid in organische Moleküle, also in die Hormonvorstufen Mono- und Dijodtyrosin (Abb. 4, S. 142, Schritt 2). Wie auf S. 141 dargelegt, wird die organische Jodierung durch eine Peroxydase katalysiert, die H_2O_2 und Jodid und Tyrosin als Substrate benötigt. Thionamide hemmen auch in vitro die durch gereinigte Schilddrüsenperoxydase katalysierte Jodierung, wobei jedoch der Mechanismus noch umstritten ist. Thionamide sind selbst reduzierende Substanzen und es ist denkbar, daß sie das als Intermediärprodukt postulierte aktivierte Jod (vermutlich ein freies Jodradikal, I·, s.S. 141) wieder zu Jodid reduzieren oder dessen Bildung überhaupt verhindern (TAUROG, 1976). ASTWOOD (1955) und MALOOF (1963) haben noch andere mögliche Wirkungsmechanismen vorgeschlagen. Gewisse Untersucher sind der Meinung, daß Thionamide den nächsten Schritt der Hormonsynthese, die Kupplungsrekaiton (s.S. 142) noch empfindlicher hemmen, als die Jodierung von Tyrosin. Diese selektive Wirkung ist jedoch schwer nachzuweisen (BÜRGI, 1976). Schließlich muß darauf hingewiesen werden, daß Popylthiouracil, nicht jedoch die anderen Thionamide, die periphere Umwandlung von Thyroxin zu Trijodthyronin (s.S. 146) hemmt (FURTH, 1966; MORREALE DE ESCOBAR, 1967; OPPENHEIMER, 1972; ABUID, 1974; GEFNER, 1975; SABERI, 1975). Da ein größerer Teil des zirkulierenden Trijodthyronins auf diesem Weg entsteht, kommt dieser Wirkung vermutlich eine gewisse klinische Bedeutung zu.

Oral verabreichtes Methimazol wird rasch und gut resorbiert. Die Konzentrationsspitze im Plasma wird nach 30 min erreicht und die Plasmahalbwertszeit beträgt 150–360 min. Das Medikament akkumuliert in der Schilddrüse und in der Nebenniere (PITTMAN, 1971). Carbimazol wird rasch in Methimazol umgewandelt und ist als solches im Blut und in der Schilddrüse nachweisbar (MARCHANT, 1972b; LAZARUS, 1975). Propylthiouracil hat beim Gesunden und beim hyperthyreoten Patienten eine Plasmahalbwertszeit von 1,1–1,6 Std (SITAR, 1975; MCMURRAY, 1975). Das Schwefelatom der Thionamide wird in der Schilddrüse rasch zu Sulfat oxydiert (MARCHANT, 1972a; PHARMAKIOTIS, 1975). 12 Std nach 10 mg Methimazol oder Carbimazol resp. 100 mg Propylthiouracil ist die organische Bindung von Jod noch zu 90% resp. zu 60% gehemmt (LAZARUS, 1975). Daraus folgt, daß Carbimazol und Methimazol nur 2mal, Propylthiouracil dagegen 3mal täglich gegeben werden sollte.

Wir geben Thyreostatica meistens in folgenden Situationen (Tabelle 8):

1. Als Vorbereitung zur subtotalen Strumektomie, meistens zusammen mit Lugolscher Lösung (s.S. 197)
2. Beim M. Basedow des Kindes und des Adoleszenten.
3. Bei M. Basedow während der Schwangerschaft, falls die subtotale Strumektomie nicht möglicht ist (s.S. 207).
4. Immer bei thyreotoxischer Krise (s.S. 206).
5. Gelegentlich nach Radiojodbehandlung, um eine raschere Wirkung zu erzielen.

Andere Endokrinologen verschreiben Thyreostatica mit viel breiterer Indikation und gebrauchen sie als erste Therapie in allen Fällen, wo sie nicht strikt kontraindiziert sind (VANDERLAAN, 1972). Eine absolute Kontraindikation ist eine Überempfindlichkeit. Relative Kontraindikationen sind: großer oder knotiger Kropf (die Resultate in bezug auf Rezidiv sind schlecht), Rezidiv nach einer ersten Thyreostatica-Behandlung oder nach Strumektomie (s.u.), sowie Unzuverlässigkeit des Patienten oder Unmöglichkeit regelmäßiger ärztlicher Kontrollen.

Die Dosis sollte zu Beginn relativ hoch gewählt werden (Tabelle 9). Sobald Zeichen der Besserung da sind, meistens nach 3 Wochen, kann die Dosis langsam schrittweise reduziert werden, bis auf eine individuell sehr unterschiedliche Erhaltungsdosis (Tabelle 9). Während dieser Anpassungsphase müssen die Patienten ca. alle 2 Wochen vom Arzt klinisch untersucht werden, wobei die kleinste

Tabelle 9. Dosierung der Thyreostatica bei Erwachsenen

	Methyl- oder Propyl-thiouracil mg pro Tag (aufgeteilt in 3–4 Dosen)	Methimazol Carbimazol mg pro Tag (aufgeteilt in 2–3 Dosen)	Perchlorat[a]
Anfangsdosis (erste 20 Tage)	300–600	30 –60	1000–1500
Erhaltungsdosis (während 1 Jahres)	50–200	2.5–20	200– 600

[a] Wegen häufiger und gefährlicher Unverträglichkeitserscheinungen sollte Perchlorat nur in Ausnahmefällen gegeben werden (s.S. 196).

Dosis gewählt werden soll, die den Patienten noch euthyreot erhält. Läßt die klinische Untersuchung Zweifel am Schilddrüsenfunktionszustand offen, so kann ein Serum-Thyroxin (in sehr schwierigen Fällen ein Serum-TSH vor und nach TRH, s.S. 239) gemessen werden. Die klinische Besserung hinkt im allgemeinen hinter der Normalisierung der Serumhormone nach (MORTIMER, 1977). Die üblichen Radiojodaufnahmeteste sind dagegen während der Behandlung nicht sinnvoll, da die Medikamente ja mit der Radiojodaufnahme interferieren. Bei jedem Arztbesuch sollten die Leukocyten bestimmt werden, wobei dies allerdings kein zuverlässiges Mittel ist, um die gefürchtete Agranulocytose zu verhindern, da diese sehr plötzlich auftreten kann.

Gewisse Autoren verzichten auf eine individuelle Dosisreduktion und geben die volle Initialdosis als Dauertherapie zusammen mit einer Standarddosis von Thyroxin oder Trijodthyronin. Dies vereinfacht zwar die Behandlungskontrolle, birgt jedoch die Gefahr häufigerer Nebenwirkungen in sich, da diese dosisabhängig sind. Wir empfehlen dieses Vorgehen deshalb nicht generell.

Da die Schilddrüse beträchtliche Mengen Hormon in Speicherform enthält, setzt die Wirkung der Thionamide, die ja die Hormonsynthese, nicht jedoch die Hormonsekretion hemmen, erst nach einer gewissen Latenzzeit ein. Erste Zeichen der Besserung stellt man im allgemeinen nach 1–3 Wochen fest. Bis zur Erreichung der Euthyreose verstreichen jedoch 3–18 Wochen (CHEVALLEY, 1954; MORTIMER, 1977).

Allgemein wird heute empfohlen, die Behandlung während 12 Monaten fortzusetzen wobei allerdings auch kürzere Behandlungen vertretbar sind (GREER, 1977). Die Thyreostatica ändern vermutlich nichts am Grundprozeß der Krankheit, sondern halten bloß den Patienten euthyreot, bis die Krankheit spontan remittiert (s.S. 190). Nach 12 Monaten setzen wir das Medikament ab, behalten jedoch den Patienten in regelmäßiger klinischer Kontrolle und weisen ihn an, beim Wiederauftreten von Hyperthyreosezeichen gleich wieder zur Konsultation zu erscheinen. Ungefähr ein Drittel bis die Hälfte der Patienten haben nach Absetzen des Medikamentes ein Rezidiv (MCCULLAGH, 1953; HERSHMAN, 1966; SHIZUME, 1970; ALEXANDER, 1973; SCAZZIGA, 1977) (Abb. 19). In neueren amerikanischen Serien betrug die Rezidivhäufigkeit sogar über 80%, möglicherweise bedingt durch den zunehmenden Jodgehalt der Nahrung (WARTOFSKY, 1973). Das Rezidiv tritt meistens innerhalb eines Jahres nach Absetzen des Medikamentes auf (Abb. 19). Aber auch nach 15 Jahren ist der Patient nicht ganz gegen Rezidive gefeit (HERSHMAN, 1966). Unserer Ansicht nach genügt nach Absetzen der Medikamente zunächst eine regelmäßige klinische Kontrolle. Bei Zweifel an der Euthyreose kann ein Serumtrijodthyronin (MARSDEN, 1975) gemessen oder ein TRH-Test durchgeführt werden (s.S. 239, STAUB, 1975). Eine permanente Hypothyreose ist nach Thyreostatica sehr selten (HOOPER, 1975; SCAZZIGA, 1977).

Folgende Kriterien sprechen für eine günstige Prognose in bezug auf Rezidivfreiheit: a) kleiner

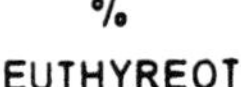

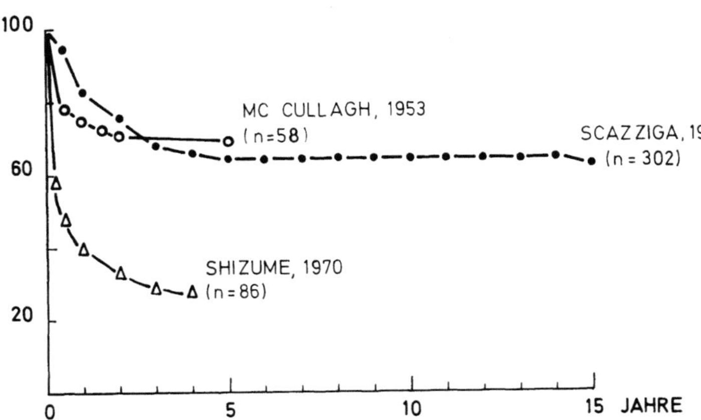

Abb. 19. Prozentsatz der nach Absetzen von Thyreostatica euthyreot bleibenden Basedow-Patienten in 3 verschiedenen Untersuchungen. Frau Dr. B.R. SCAZZIGA (Lausanne) stellte uns freundlicherweise ihre Angaben vor der Veröffentlichung zur Verfügung

Kropf; b) kurze Dauer der Hyperthyreose; c) Abnahme des Kropfes während der Behandlung (SHIZUME, 1970). Patienten mit dem Transplantations-Antigen HLA-B8 haben eine 1,8 mal höhere Rezidivrate als Patienten ohne dieses Antigen (BECH, 1977; IRVINE, 1977). Im übrigen ist es leider nicht möglich, zum vornherein die Patienten mit der günstigen Prognose zu identifizieren und den anderen die 1jährige Behandlung zu ersparen. Patienten die unter der Behandlung noch eine fortbestehende autonome Funktion der Drüse aufweisen, haben zwar eine doppelt so hohe Rezidivquote (ALEXANDER, 1970; CASSIDY, 1970; LOWRY, 1971; SLINGERLAND, 1976). Da die Treffsicherheit dieses Kriteriums jedoch auch nur relativ ist, lohnt sich der Aufwand der Testung der Autonomie nicht. Auch die Konzentration von LATS korreliert nicht mit der Rezidivquote (CHOPRA, 1970).

Ein Rezidiv nach Thyreostaticabehandlung sollte wenn möglich mit Radiojod oder durch subtotale Strumektomie behandelt werden. Zwar kann die Hyperthyreose durch erneute Thyreostaticagabe unter Kontrolle gebracht werden, aber nach dieser zweiten Thyreostaticaperiode ist die Rezidivquote noch höher als nach der ersten, nämlich 75% (MCLARTY, 1969). Einige Autoren ziehen es jedoch vor, in solchen Fällen Thyreostatica über Jahrzehnte zu verabreichen (VAN DER LAAN, 1972).

Nebenwirkungen der Thionamide zwingen gelegentlich zu einem Abbruch der Therapie. Die Medikamente sind definitionsgemäß strumigen, auch bei normalen Personen oder Versuchstieren. Sie blockieren ja die Schilddrüsenhormonsynthese, was zu einem Anstieg des TSH und in der Folge zu einem Wachstum der Schilddrüse führt. Bei der Behandlung einer Hyperthyreose spielt jedoch diese Eigenschaft eine untergeordnete Rolle, da die TSH-Sekretion gebremst ist, solange das Thyroxin oder Trijodthyronin erhöht ist. Wächst ein Kropf unter der Thyreostaticatherapie, so müssen zwei Möglichkeiten in Betracht gezogen werden: a) man hat eine Hypothyreose bewirkt, in diesem Fall ist die Dosis zu reduzieren, oder b) der M. Basedow hat sich verstärkt und zu einer vermehrten Stimulation der Drüse geführt. In diesem Fall muß man eine Operation oder Radiojodbehandlung erwägen, da die Remissionsrate nach Thyreostatica schlecht ist (s.o.). Hautausschläge, Pruritus, urticarielle fieberhafte Reaktion, „drug-fever" und Granulocytopenie sind die bekannten Nebenwirkungen der Thionamide. CHEVALLEY (1954) beobachtete Hautausschläge, Urticaria oder Fieber bei 5 und Granulocytopenie bei 3 von 184 mit Methimazol behandelten Patienten. Die Granulocytopenie war in allen Fällen reversibel, was der allgemeinen Erfahrung entspricht. Eine totale Agranulocytose ist zum Glück sehr selten. In wenigen Fällen wurde nach Thyreostatica ein cholostatischer Ikterus oder eine schwere Leberzellnekrose gesehen (FISHER, 1973; MIHAS, 1976). Die Nebenwirkungsrate ist interessanterweise dosisabhängig. Sie ist sehr gering bei Dosen bis zu 40 mg Methimazol pro Tag und steigt dann rapid an um bei 120 mg 35% zu erreichen (BARTELS, 1952; BURELL, 1956; CHEVALLEY, 1954; WIBERG, 1972). Dies unterstreicht die Wichtigkeit, die Initialdosis so rasch wie möglich zu reduzieren. Leichte Überempfindlichkeitsreaktionen verschwinden gelegentlich nach Reduktion der Dosis, aber im allgemeinen ist man gezwungen, die Therapie abzubrechen. Ein Wechsel auf ein anderes Thionamidthyreostaticum kann versucht werden, aber meistens besteht eine Kreuzallergie. Da Carbimazol rasch in Methimazol umgewandelt wird (MARCHANT, 1972b), ist ein Wechsel vom einen zum anderen nicht sinnvoll. Da die Thyreostatica-Behandlung über Monate bis Jahre fortgeführt werden muß, und da ohnehin in 50% der Patienten nach Absetzen ein Hyperthyreose-Rezidiv auftritt, entschließen wir uns bei Patienten mit Medikamenten-Überempfindlichkeit rasch zu einer destruktiven Therapie, sei es Operation oder Radiojodapplikation.

Lithium-Salze, heute in der Psychiatrie häufig gebraucht, haben auch interessante thyreostatische Eigenschaften und können zur Behandlung von Hyperthyreose eingesetzt werden (TEMPLE, 1972; GERDES, 1973; LAZARUS, 1974). Der Wirkungsmechanismus ist komplex, beruht jedoch hauptsächlich auf einer Verminderung der Sekretion von gespeichertem Hormon, vermutlich durch Hemmung der Thyreoglobulinhydrolyse (TEMPLE, 1972b; GERDES, 1973; RADVILA, 1976). Wegen dieses Angriffspunktes wirkt Lithium rascher als Thionamidthyreostatica und wird deshalb bei der thyreotoxischen Krise als Ersatz für das Jod (s.u.) empfohlen (GERDES, 1973). KRISTENSEN (1976) bezweifelt allerdings den rascheren Wirkungseintritt. Im Gegensatz zu den Thionamiden und zum Jod beeinflußt Lithium die Radiojodaufnahme nicht. Es ist deshalb zweifellos ein wertvolles Medikament zur überbrückenden Behandlung während Radiojodtherapie (TURNER, 1976). Lithium wird als Citrat oder Carbonat per os in einer Dosis von 900–1500 mg (25–41 mEq) pro Tag verschrieben, wobei der Blutspiegel zu Beginn alle 2–3 Tage, später alle Wochen kontrolliert werden muß. Die angestrebte Konzentration im Blut beträgt 0,8 mEq/l. Magen-Darm-Störungen und Polyurie sind Toxicitätserscheinungen, und bei Niereninsuffizienz ist Lithium strikt kontraindiziert (BALDESSARINI, 1975). Wegen der geringen therapeutischen Breite und der Notwendigkeit ständiger Blutspiegelkontrollen wird Lithium kaum einen Platz in der üblichen Langzeittherapie erhalten. Dagegen leistet es sicher gute Dienste a) zur präoperativen Behandlung bei Patienten die auf Thionamide überempfindlich sind und b) bei Patienten, bei denen eine Radiojodtherapie vorgesehen ist, die aber zudem überbrückend eine Therapie mit raschem Wirkungseintritt benötigen.

Pharmakologische Joddosen wurden erstmals von CHEADLE (1869) zur Behandlung von M. Basedow eingesetzt. PLUMMER (1923) konnte später zeigen, daß Vorbehandlung von Patienten mit Jod die vielgefürchtete thyreotoxische Krise nach Strumektomie weitgehend verhindern konnte. WOLFF (1969) hat viel zum Verständnis des paradoxen Jodeffektes beigetragen und eine glänzende Übersicht darüber geschrieben. Jodid hat mehrere Angriffspunkte:

1. Jodid im Überschuß hemmt im sog. Wolff-Chaikoff-Effekt die Bildung von organischem Jod. In der Beziehung ist der Wirkungsmechanismus prinzipiell identisch mit den Thionamiden.

2. Jodid bremst die Hormonfreisetzung aus den Hormonspeichern des Kolloids. Dieser Angriffspunkt macht Jod zum Thyreostaticum mit dem schnellsten Wirkungseintritt. Nur Lithium kommt in dieser Beziehung dem Jod nahe. Als Folge der Hemmung der Kolloidproteolyse verändert Jodid radikal das histologische Bild der Drüse (s.S. 185).

3. Jodid soll die Durchblutung der überfunktionierenden Drüse verkleinern, was die Operation erleichtert. Diese interessante Beobachtung der Chirurgen wurde durch direkte Messungen der Durchblutung bestätigt (BROWNLIE, 1977).

Bei euthyreoten Personen bewirkt Jodid im Überschuß nur eine vorübergehende und unbedeutende Bremsung der Hormonsekretion, und Asthmatiker, die hohe Joddosen in Asthmamixturen einnehmen, bleiben im allgemeinen euthyreot (Ausnahme: Jodhypothyreose, s.S. 157). Die physiologische Ursache dieses „Escape“ scheint darin zu liegen, daß die normale Drüse bei hohem Jodidangebot durch Autoregulation, also unabhängig vom TSH, die Jodidpumpe drosselt (Schritt 1, Abb. 4, S. 142). Dadurch sinkt der intrathyreoidale Jodidspiegel stark ab, was den Jodidblock behebt (BRAVERMAN, 1963; WOLFF, 1969; BÜRGI, 1974). Beim hyperthyreoten Patienten bleibt aus noch ungeklärten Gründen diese Autoregulation aus und die Hyperthyreose kann über längere Zeit beherrscht werden. Nach 2–6 Wochen erlischt jedoch auch in diesem Fall die Jodidwirkung (NAGATAKI, 1970; EMERSON, 1975).

Wegen dieses „escape“ sollte Jodid immer nur in Kombination mit einem Thionamid-Thyreostaticum gegeben werden. Die kleinste wirksame Dosis beträgt ungefähr 5 mg Jodid pro Tag, also ungefähr 50mal mehr als der minimale tägliche Jodbedarf. Im allgemeinen wird jedoch empfohlen, höhere Dosen zwischen 50 und 100 mg Jod pro Tag zu geben, um sicher zu gehen (FRIEND, 1960). Das bei uns am häufigsten verschriebene Präparat ist die Solutio Lugolis forte (Plummersche Lösung), die 100 mg Kaliumjodid und 50 mg elementares Jod (I_2) pro ml enthält. Die übliche Dosis beträgt 0,5 ml (10 Tropfen) 2mal täglich, wodurch insgesamt 126 mg Jod pro Tag zugeführt werden. Höhere Dosen sind im allgemeinen nicht notwendig (FRIEND, 1960). Es bestehen auch weniger konzentrierte Abarten dieser Lösung, so daß man sich bei der Rezeptur immer genau der Konzentration versichern muß. In den USA beliebt ist die gesättigte Kaliumjodidlösung („SSKI“), die pro ml 750 mg Jodid enthält und von der 5 Tropfen 2mal täglich verschrieben werden. Kaliumjodid kann auch intravenös in einer Dauertropfinfusion gegeben werden (s.S. 207). Jodid sollte *nie* mit Perchlorat kombiniert werden, da sich die beiden Medikamente in ihrer Wirkung gegenseitig aufheben.

Perchlorat bewirkt ohne Zweifel eine Besserung einer Hyperthyreose (GODLEY, 1945; MORGANS, 1954), aber wegen seiner hohen Toxicität auf das hämatopoietische System wurde es mit Recht nie sehr populär (KREVANS, 1962; JOHNSON, 1965). Wir selbst verschreiben Perchlorat nur in Ausnahmefällen und kurzfristig zur präoperativen Vorbereitung bei Patienten mit Allergie auf Thionamid-Thyreostatica oder zu diagnostischen Zwecken (s.S. 240). Die Dosis liegt bei 600–1000 mg Kaliumperchlorat täglich. Der Wirkungsmechanismus ist verschieden von dem der Thionamide, indem Perchlorat kompetitiv den Jodidtransport (Schritt 1, Abb. 4, S. 142) hemmt.

β) Chirurgische Behandlung des M. Basedow

Nachdem PLUMMER (1923) die präoperative Jodbehandlung eingeführt hatte, verlor die Operation ihren früheren Schrecken, da die gefürchtete thyreotoxische Krise verhindert wurde. Die Operation blieb dann während fast 3 Jahrzehnten die unangefochtene Standardmethode zur Behandlung des M. Basedow. Heute ist die Operation durch die Radiojodtherapie stark verdängt worden, vor allem in den U.S.A., wo weniger als 10% der Basedow-Patienten operiert werden (SANFELIPO, 1973). Die Operation besteht in einer intrakapsulären subtotalen Strumektomie, wobei an der Hinterwand der Kapsel ungefähr 3–8 g Gewebe zurückgelassen werden (BERCHTOLD, 1976). Die saubere Darstellung der Nervi recurrentes senkt die Häufigkeit der Recurrensparese (JOHANSSON, 1975; BERCHTOLD, 1976). Die naheliegende Eklärung für die Wirksamkeit der Operation ist, daß die Masse des funktionierenden Schilddrüsengewebes verkleinert wird. Es gibt jedoch Hinweise dafür, daß die Operation auf noch unbekanntem Weg den der Krankheit zugrundeliegenden Autoimmunprozeß günstig beeinflußt, indem der LATS und die Thyroid-Stimulating Immunoglobulins (s.S. 181) verschwinden (HEDLEY, 1971; MUKHTAR, 1975).

Wir glauben, daß man bei folgenden Indikationen operieren sollte (Tabelle 8):

1. Bei Patienten die nach adäquater Thyreostaticatherapie ein Rezidiv haben und die keine Radiojodtherapie erhalten können, also Patienten unter 25 Jahren (diese Altersgrenze ist arbiträr, viele

Zentren geben Radiojod auch bei jüngeren Patienten, s.S. 198).

2. Bei Patienten mit großen Knotenkröpfen, die zudem eventuell noch Drucksymptome verursachen.

3. Bei Patienten mit rasch wachsenden Kröpfen und Verdacht auf Carcinom. Eine vorangegangene Schilddrüsenoperation ist eine relative Kontraindikation, da die Resultate der zweiten Operation im allgemeinen ungünstig sind (McLarty, 1969; Hedley, 1970a). Einige Autoren warnen vor einer Strumektomie bei schwerer Ophthalmopathie, aber die diesbezüglichen Befürchtungen lassen sich schlecht belegen (s.S. 204).

Die wichtigste Regel in der präoperativen Vorbereitung besagt, daß der *Patient dem Chirurgen in euthyreotem Zustand zugeführt werden muß.* Dies wird durch eine 2- bis 4wöchige Vorbehandlung mit einem Thionamid (z.B. Carbimazol oder Methimazol 45 mg pro Tag) erreicht. Während der letzten Woche vor der Operation kann zusätzlich noch Jod (z.B. 2×10 Tropfen Solutio Lugolis forte) gegeben werden, was die Wirkung der Thionamide verstärkt und gleichzeitig die Durchblutung der Drüse herabsetzt, so daß die Operation leichter wird. Beide Medikamente sollen 3–4 Tage zur Sicherheit postoperativ weitergegeben werden. Michie (1974) und Toft (1976) verzichteten bei ihren Patienten auf die klassische Operationsvorbehandlung und gaben lediglich den β-Receptorenblocker Propranolol in einer Dosis von 120–160 mg pro Tag während 5–17 Tagen vor und 7 Tagen nach der Operation. Diese zeitsparende und einfache Vorbereitung erwies sich der klassischen als ebenbürtig. Wir möchten jedoch wie Eriksson (1977), der trotz Propranolol thyreotoxische Krisen beobachtete, noch weitere Untersuchungen abwarten, bevor wir sie weiterempfehlen. Sicher leistet Propranolol bei Thyreostatica-Allergie zur Operationsvorbereitung gute Dienste.

Die Operationsmortalität, 1933 noch mit 12% und 1943 noch mit 2% angegeben, ist heute praktisch Null (Van Der Laan, 1943, Leading Article, Lancet, 1974). Eine permanente Lähmung des Nervus recurrens tritt je nach Serie in 1,1 bis 5,6% und eine permanente Nebenschilddrüseninsuffizienz in 0,7 bis 3,6% der Fälle auf (Bartels, 1952; Asper, 1960; Davis, 1961; Green, 1964; Roy, 1967; McNeil, 1968; Olsen, 1970; Schaison, 1974). Eine vorübergehende Hypocalcämie ist mit 1,8–16% in den meisten Serien bedeutend häufiger. Diese ist jedoch nicht immer gleichbedeutend mit Nebenschilddrüseninsuffizienz. Vielmehr kann sie auf einem plötzlichen, vermehrten Calciumeinbau in den calciumverarmten Knochen beruhen (Michie, 1971), oder eventuell auf einer intraoperativen Freisetzung von Calcitonin (Wilkin, 1977).

Die Häufigkeit der postoperativen Hypothyreose hängt stark von der zurückgelassenen Schilddrüsengewebemasse ab (Michie, 1972). Sie kann je nachdem nur 2–6% oder bis zu 49% betragen (s. oben zitierte Autoren und McNeil, 1968; Michie, 1972; Van Welsum, 1974; Ito, 1974; Evered, 1975). Zusätzlich finden sich postoperativ bei einem erheblichen Prozentsatz der Patienten mäßig erhöhte TSH-Werte ohne klinische Zeichen von Hypothyreose, also eine verminderte Schilddrüsenreserve, die sich gelegentlich spontan nach einigen Monaten normalisiert (s.S. 166; Hedley, 1970b; Henneman, 1975; Evered, 1975; Toft, 1976). Die meisten Autoren berichten, daß die Hypothyreose, falls überhaupt, sich innerhalb der ersten 4 Monate nach der Operation mannifestiert (Hedley, 1970a; Michie, 1972). Es wurden jedoch auch Studien veröffentlicht, in denen die Hypothyreoserate über Jahre kumulativ zunahm (s. Abb. 20; Green, 1964; Nofal, 1966; Olsen, 1970; Scazziga, 1978). Diese beängstigende Feststellung zwingt heute dazu, die operierten Patienten jährlich 1mal zu kontrollieren. Die postoperative Hypothyreose korreliert möglicherweise nicht nur mit der Größe des zurückgelassenen Geweberestes, sondern auch mit dem Ausmaß der lymphocytären Infiltration (Hargreaves, 1968) und dem Schilddrüsenantikörpertiter im Serum (Buchanan, 1962; Van Welsum, 1974).

Eine rezidivierende oder persistierende Hyperthyreose findet sich in 2–30% der operierten Patienten (s. Übersicht bei Hedley, 1971). Je höher die Rezidivrate, desto tiefer ist die Hypothyreoserate. Die Therapie der Wahl eines Rezidivs nach Operation ist das Radiojod, da sowohl Thyreostatica wie auch eine Zweitoperation schlechte Ergebnisse zeitigen (McLarty, 1969; Hedley, 1970a).

γ) *Radiojodtherapie des M. Basedow*

Was Kosten, Einfachheit, Patientenbelastung und Risiko (abgesehen von der Hypothyreose) anbetrifft, sucht Radiojod in der Behandlung des M. Basedow seinesgleichen. ^{131}I ist das am häufigsten gebrauchte Isotop. Es wird bei M. Basedow rasch zu 30 bis 80% in der Schilddrüse aufgenommen. Es zerfällt mit einer Halbwertszeit von 8 Tagen, wobei γ-Quanten und β-Partikel emittiert werden. Erstere durchqueren das Gewebe und können für diagnostische Zwecke (Messung der Radiojodaufnahme) verwendet werden. Die β-Partikel haben eine mittlere Gewebereichweite von 1 mm. Sie führen zu einer Gewebeschädigung vor allem des Zellkerns, so daß sie den weiteren Zellersatz verhindern. Entsprechend dem langsamen Umsatz der Zellen nimmt dann die Zahl der funktionierenden Zellen langsam ab (Greig, 1965). Wir betrachten als gute Indikation (Tabelle 8):

1. Rezidiv des M. Basedow nach Thyreostaticabehandlung. Hier hat man die Wahl zwischen Radiojod und Operation.

2. Rezidiv des M. Basedow nach subtotaler Strumektomie. Hier ist Radiojod das Mittel der Wahl.

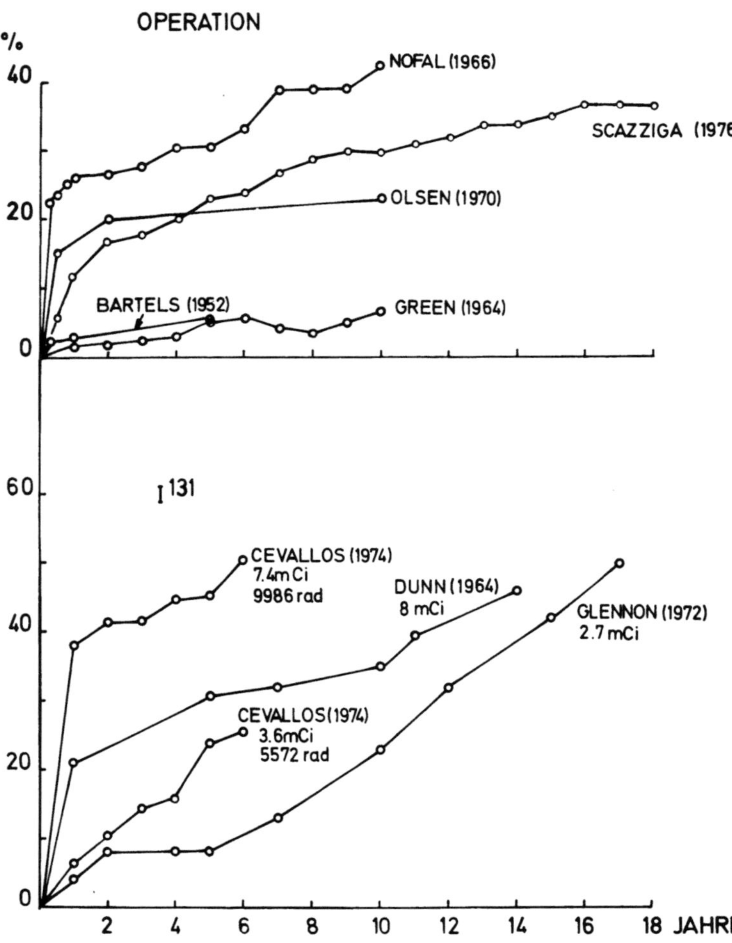

Abb. 20. Kumulative Hypothyreoserate bei Morbus Basedow nach subtotaler Strumektomie (oben) und nach Radiojodtherapie (unten). Bei den Daten nach der Operation wurde nur in den Untersuchungen von NOFAL (1966) und von SCAZZIGA (1977) die Life-table-Methode angewendet. Die anderen 3 Untersuchungen geben deshalb unzuverlässige Resultate. Frau Dr. B.R. SCAZZIGA (Hôpital Cantonal, Lausanne) stellte uns freundlicherweise ihre Daten vor der Publikation zur Verfügung

3. M. Basedow bei älteren Personen, insbesondere bei solchen mit einer zusätzlichen Herzkrankheit. Radiojod, gefolgt von einer überbrückenden Thyreostaticatherapie, ist bei diesen Patienten die am wenigsten belastende Therapie.

In vielen Zentren, vor allem in den USA, ist Radiojod zudem die Therapie der Wahl in allen Fällen, bei denen es nicht strikt kontraindiziert ist, so daß rund 85% aller Basedow-Patienten damit behandelt werden (HAMBURGER, 1974).

Kontraindikationen sind eine Schwangerschaft und ein Alter unter 25 Jahren. Diese Altersgrenze beruht auf der bekannten Carcinogenität von jouisierenden Strahlen auf die Schilddrüse des Kindes (s.S. 228). Die Grenze ist allerdings arbiträr und gewisse Autoren geben Radiojod auch beim Kind (SAFA, 1975), was wir allerdings strikt ablehnen.

Radiojod kann bei M. Basedow dem abulanten Patienten per os in Wasser gegeben werden. Patienten mit großen, knotigen Strumen benötigen allerdings gelegentlich so hohe Dosen, daß sie aus Strahlenschutzgründen für einige Tage hospitalisiert werden müssen. Die Dosierung wird weiter unten diskutiert. Die Patienten werden zunächst alle 1–3 Monate, später alle Jahre (s.u.) kontrolliert. In den meisten Fällen ist die Hyperthyreose nach 3–6 Monaten unter Kontrolle. Bei adäquater Dosierung kommt es selten vor, daß eine zweite Radiojods ein Thionamidthyreostaticum, Lugolman eine raschere Besserung der Hyperthyreose, so kann man ab 7. Tag nach Verabreichung des Radiojods ein Thionamidthyreostaticum, Lugolsche Lösung (HAGEN, 1967; CEVALLOS, 1974), Propranolol oder Lithium (s.S. 200 und 195) geben. Letztere 2 dürfen auch schon vor der Radiojodgabe gegeben werden, da sie die Radiojodaufnahme nicht oder nur unwesentlich beeinflussen. Hatte der Patient vorgängig ein Thionamidthyreostaticum, so muß dieses, wenn immer möglich, 3 Wochen vor dem Radiojod abgesetzt werden. Eine Vorbehandlung mit Methimazol oder Propylthiouracil soll nach GOOLDEN (1969) die Heilungsrate nach Radiojod etwas verschlechtern.

Aus verständlichen Gründen bestehen wegen des Gebrauchs von Radiojod gewisse Befürchtungen, insbesondere wegen folgender potentieller Schädigungen:

a) Carcinogener Effekt auf die Schilddrüse.

b) Erhöhung der Leukämierate durch Knochenmarkbestrahlung.

c) Erhöhung der Mutationsrate durch Gonadenbestrahlung.

d) Hypothyreose.

Heute kann man mit Sicherheit sagen, daß alle Befürchtungen unbegründet sind, mit Ausnahme derjenigen vor der Hypothyreose (die jedoch leicht behandelbar ist). Die Häufigkeit von Schilddrüsencarcinom ist nicht höher als in einer Kontrollgruppe (McDOUGALL, 1971; DOBYNS, 1974), obschon natürlich Einzelfälle bekannt geworden sind (SHELINE, 1962; BAKER, 1969; LIMA, 1970; KREPS, 1973). DOBYNS (1974) fand allerdings ein Carcinom bei 8 von 312 Patienten, die im Alter von weniger als 20 Jahren Radiojod erhielten, weshalb wir, wie oben dargelegt, Radiojod erst nach dem 25. Lebensjahr geben. Chromosomenveränderungen wurden in den zirkulierenden Leukocyten nach Radiojod zwar nachgewiesen (CANTOLINO, 1966), aber die Leukämierate war in zwei großen Serien mit insgesamt 30000 Patienten nicht höher, als bei Basedow-Patienten, die ohne Radiojod behandelt wurden (POCHIN, 1960; SAENGER, 1968). Die genetischen Schäden (Mutationen) lassen sich naturgemäß nicht messen. Die Strahlendosis auf die Gonaden beträgt bei einer Radiojodbehandlung ungefähr 5–10 rad, liegt also in der Größenordnung einer radiologischen Darmuntersuchung (GLANZMANN, 1975). Das durch diese Strahlenbelastung verursachte genetische Risiko beträgt nur einen kleinen Bruchteil des durch die natürliche Strahlenexposition bedingten.

Die einzige wirklich ernsthafte Nebenwirkung der Radiojodtherapie ist die relativ häufige Hypothyreose, auf die erstmals DUNN (1964) aufmerksam gemacht hat. Je nach Dosis beträgt die Myxödemrate nach 2 Jahren 10–40% (NOFAL, 1966; HAGEN, 1967; GOLDEN, 1969; CEVALLOS, 1974, s. Abb. 20). Wählt man eine tiefe Radiojoddosis, so ist zwar die Myxödemrate initial tiefer, aber auch so lassen sich kumulativ zunehmende Späthypothyreosen nicht verhindern (GLENNON, 1972; GLANZMANN, 1975). In unserer Erfahrung wird durch zu tiefe Dosen die Heilung der Hyperthyreose unnötig hinausgezögert, so daß man gezwungen ist, über längere Zeit zusätzlich Thyreostatica zu geben. Dadurch geht ein wesentlicher Vorteil der Radiojodtherapie, nämlich deren Einfachheit, verloren. Zudem benötigt ein erheblicher Teil der Patienten nach 6 oder 9 Monaten noch eine zweite Radiojoddosis. Viele Autoren nehmen deshalb lieber eine hohe Myxödemrate in Kauf und geben eine hohe Radiojoddosis (WISE, 1975; SAFA, 1975). Die Dosierung erfolgt in den meisten amerikanischen und englischen Zentren entsprechend dem Gewicht der Schilddrüse, das meistens mittels Palpation durch mehrere erfahrene Spezialisten oder mittels Szintigramm (ALLEN, 1952; DOERING, 1958; GAUWERKI, 1959) geschätzt wird. Pro Gewicht Schilddrüsengewebe wird dann eine je nach Zentrum verschiedene Dosis, im allgemeinen 80–160 μCi pro Gramm, per os verabreicht. Im deutschen Sprachraum wird häufig nach den Angaben von HORST unter Verwendung mehrerer Parameter individuell dosiert (GLANZMANN, 1975). Bei dieser Dosierung werden aufgrund eines Szintigrammes die physikalischen Eigenschaften der ^{131}I-Strahlung (MARINELLI, 1948; PERRY, 1950) sowie das Schilddrüsengewicht geschätzt, die Verteilung des Isotops in der Schilddrüse (sog. Dosisgitter; LEVENE, 1955; SINCLAIR, 1956) sowie die Radiojodaufnahme und der Radiojodumsatz berücksichtigt. Die bei dieser Dosierung anfänglich sehr tiefe Myxödemrate (ENGELBRECHT, 1970) betrug allerdings nach 10 Jahren für die Patienten mit diffuser Basedowstruma auch 11–31%, je nach Größe der Struma (GLANZMANN, 1975). Bei knotigen Strumen ist die Myxödemrate allerdings tatsächlich geringer (VIHERKOSKI, 1970; GLANZMANN, 1975). Das hohe Myxödemrisiko der Radiojodtherapie kann unserer Meinung nach ohne weiteres in Kauf genommen werden (nebenbei bemerkt finden große Studien auch nach der Strumektomie eine kumulativ zunehmende Myxödemrate s. Abb. 20), vorausgesetzt, daß a) die Patienten vor der Therapie auf diese Komplikation aufmerksam gemacht werden und b) die regelmäßige Nachkontrolle gesichert ist. Der Arzt, der Radiojod verabreicht, ist dafür verantwortlich, daß die Patienten lebenslänglich nachkontrolliert werden. Im ersten Jahr nach der Radiojodbehandlung werden die Patienten alle 3 Monate, später alle Jahre nachkontrolliert. Wichtig ist die lückenlose Nachkontrolle aller Patienten. Die Patienten, die nicht zur Nachkontrolle erscheinen, müssen unbedingt ausfindig gemacht werden, da gerade sie einer Hypothyreose verfallen sein könnten. PHILP (1968) hat in Schottland eine regional geleitete und überwachte Nachkontrolle organisiert.

Bis vor kurzem war es üblich, die Patienten zur Nachkontrolle in das behandelnde Nuclearmedizinische Zentrum zu überweisen, wobei eine Radiojoduntersuchung durchgeführt wurde. Dieses zeitraubende und teure Vorgehen erübrigt sich heute, und zwar weil erstens die Parameter der Radiojoduntersuchung nach Therapie wegen Verkleinerung des intrathyreoidalen Jodpools stark verändert und schwer interpretierbar werden (KOUTRAS, 1975), und zweitens weil heute zuverlässige in vitro-Teste zur Verfügung stehen. Es genügt, wenn der Hausarzt den Patienten jährlich untersucht, eine Blutresp. Serumprobe in das nuclearmedizinische Zentrum schickt und darin Thyroxin und TSH messen läßt. Ist letzteres normal, so ist eine Hypothyreose ausgeschlossen und für den Verlauf des nächsten Jahres kaum zu erwarten (TOFT, 1975). Ist das TSH leicht erhöht, das T_4 aber noch im Normbereich, so ist der Patient genau klinisch zu untersuchen, da Verdacht auf eine leichte Hypothyreose oder zumindest verminderte Schilddrüsenreserve besteht. In letzterem Falle beträgt die Wahrscheinlichkeit der Entwicklung einer Hypothyreose im Verlaufe des folgenden Jahres ungefähr 5% (TOFT, 1974; TOFT, 1975), aber viele Patienten bleiben auch bei erhöhtem TSH jahrelang euthyreot (TUNBRIDGE, 1974). Während der ersten Monate nach der Behandlung ist das Serum-T_4 möglicherweise ein empfindlicherer Index zur frühen Erfassung der Hypothyreose als das TSH (TOFT, 1974). Eine Hypothyreose nach Radiojod ist immer endgültig. Die Patienten sind mit L-Thyroxin zu behandeln (s.S. 193) und weiterhin lebenslang alle Jahre nachzukontrollieren.

In der Hoffnung, die Späthypothyreose zu vermeiden, wurde ein anderes Jodisotop, ^{125}I, in der Behandlung des M. Basedow eingeführt. Es hat eine Halbwertszeit von 60 Tagen und ein komplexes Zerfallschema. 7% der Energie wird durch γ-Strahlung, 93% durch interne Konversion abgegeben. Bei letzterer entstehen weiche Röntgenstrahlen und β-Partikel mit einer Reichweite im Gewebe von nur 0,5 µm. Da das Jod sich im Kolloid ansammelt, erhält der an der Zellbasis gelegene Kern nur eine geringe Dosis. Man erhoffte sich daraus eine geringere Beeinträchtigung der Zellteilung und damit eine tiefere Hypothyreoserate (McDOUGALL, 1971; Editorial, Lancet 1972). Die Resultate sind jedoch bis jetzt enttäuschend und in keiner Weise besser als mit ^{131}I (McDOUGALL, 1971; WERNER, 1971; WEIDINGER, 1974; GLANZMANN, 1975; BREMNER, 1976). Die Ergebnisse rechtfertigen unserer Meinung nach weitere Versuche mit diesem Isotop nicht, zumal auch gewisse Bedenken wegen höherer Carcinogenität geäußert wurden.

Erst seit kurzem ist bekannt, daß nach der Radiojodgabe die Schilddrüsenhormone im Serum innerhalb von 3 Tagen vorübergehend akut ansteigen (SHAFER, 1975) und selten kommen thyreotoxische Krisen vor (LAMBERG, 1959; VIHERKOSKI, 1970).

δ) Adjuvante Therapie des M. Basedow (antiadrenerge Substanzen, Sedativa)

Hauptziel der Behandlung des M. Basedow soll die Reduktion der Schilddrüsenhormon-Produktion durch die oben besprochenen Maßnahmen sein. Zusätzlich stehen uns heute aber noch Substanzen zur Verfügung, die die periphere Hormonwirkung dämpfen. Die Anwendung dieser Substanzen soll aber nicht dazu verleiten, eine eigentlich auf die Schilddrüse gerichtete Therapie zu vernachlässigen.

Die am häufigsten gebrauchten Substanzen sind heute die β-Receptorenblocker, vor allem Propranolol, gelegentlich in Verbindung mit dem peripheren Sympathicolyticum Guanethidin oder mit dem α-Receptorenblocker Phentolamin (STOUT, 1969; BECKER, 1972). In Doppelblindstudien verminderte Propranolol Herzklopfen, Nervosität, Tachykardie, Tremor, Schwitzen und Verkürzung der Reflexzeit (SHANKS, 1969; GROSSMAN, 1971). Zudem verbessert Propranolol die Stickstoffbilanz. Der erhöhte Sauerstoffverbrauch bleibt jedoch unbeeinflußt (GEORGES, 1975). Die übliche orale Propranololdosis beträgt 40–160 mg pro Tag. Propanolol hemmt die periphere Umwandlung von Thyroxin zu Trijodthyronin (NAUMANN, 1974; WIERSINGA, 1977; HARROWER, 1977; VERHOEVEN, 1977). Im übrigen beeinflußt es andere Schilddrüsenteste, insbesondere die Radiojodaufnahme nicht, so daß es ohne weiteres in Kombination mit Radiojod gegeben werden kann (HADDEN, 1969). Obschon Propanolol eine gute symptomatische Besserung bringt, sollte es nie ohne eine gleichzeitige Schilddrüsentherapie gegeben werden, da nur wenige Patienten völlig zufriedenstellend damit allein behandelt werden können (McLARTY, 1973; MAZZAFERRI, 1976). Die Frage der Anwendung der β-Receptorenblocker bei Hyperthyreose und gleichzeitiger Herzinsuffizienz wird auf S. 206 mit der thyreotoxischen Krise besprochen.

Agitierten Patienten kann zusätzlich Phenobarbital oder Diazepam gegeben werden. Genau Untersuchungen haben gezeigt, daß letzteres in keiner Weise mit den üblichen Schilddrüsentesten interferiert (CLARK, 1971).

f) Endokrine Ophthalmopathie

Diese rätselhafte Begleiterscheinung des M. Basedow gibt immer noch zu vielen Kontroversen Anlaß, weshalb wir sie getrennt von den anderen Basedow-Symptomen abhandeln. Eine eingehende Übersicht findet sich bei BÜRGI (1975).

α) Definition

Eine Retraktion des Oberlides findet sich bei Überschuß an Schilddrüsenhormon jeglicher Ursache, sei es M. Basedow, toxisches Adenom oder iatrogene Hyperthyreose. Diese *nicht-infiltrative* Ophthalmopathie (Klasse 1, s. Tabelle 10) beruht vermutlich auf einer Kontraktion des Müllerschen Muskels (HAMBURGER, 1972). Sie ist nach Behandlung der Hyperthyreose reversibel.

Im Gegensatz dazu findet sich eine *infiltrative* Ophthalmopathie (Klasse 2–6, s. Tabelle 10) nur bei Basedowscher Krankheit und ist für diese pathognomonisch. Die infiltrative Ophthalmopathie ist nicht eine Folge des Schilddrüsenhormon-Überschusses. Oft bleibt sie auch nach Behandlung des M. Basedow bestehen oder verschlimmert sich sogar.

β) Häufigkeit

Je nach diagnostischen Kriterien schwankt die Häufigkeit der Ophthalmopathie bei Basedow-Patienten zwischen 17 und 62% für die leichten Formen (inkl. nur Lidretraktion) und zwischen 11 und 13% für die Ophthalmopathie mäßigen oder schweren Grades (WERNER, 1961; HAMILTON, 1960). Eine progrediente schwere Ophthalmopathie entwickelten jedoch nur 8 von 525 Basedow-Patienten (1,5%) von WERNER (1961). Eine schwere Ophthalmopathie findet sich bei männlichen Basedow-Patienten 4–6mal häufiger als bei weiblichen Basedow-Patienten (DOBYNS, 1946 u. 1950). Die Altersverteilung zeigt einen Gipfel zwischen 40 und 50 Jahren (VESTERDAL, 1970). Mit Ultraschalltomographie lassen sich übrigens bei allen Basedow-Patienten, also auch bei solchen ohne klinisch sichtbare Ophthalmopathie, Verdickungen der Augenmuskeln feststellen (WERNER, 1974).

γ) Ätiologie

DOBYNS (1946, 1950 u. 1954) erzeugte durch Injektion von Hypophysenextrakten resp. von Serum von Basedow-Patienten bei Meerschweinchen und Goldfischen einen meßbaren Exophthalmus, wobei diese Exophthalmus-produzierende Substanz (EPS) je nach Autor gut (SCHWARZ, 1966; KINDEREN, 1960; SINGH, 1970) oder schlecht (PLIMSTONE, 1964) mit dem Vorhandensein von Exophthalmus korrelierte. EPS ließ sich von TSH in Hypophysenextrakten durch Säurefällung zum Teil abtrennen und zeigte ein Molekulargewicht von ca. 40000 (DOBYNS, 1953; KINDEREN, 1960; HORSTER, 1967). Die Bedeutung von EPS wurde zwar später eher wieder in Frage gestellt, aber neuere Untersuchungen haben zweifelsfrei nachgewiesen, daß reines TSH beim Meerschweinchen eine Verdoppelung des Hyaluronsäuregehaltes des retro-orbitalen Gewebes und damit eine starke Schwellung desselben bewirkt (ANDREWS, 1973; WINAND, 1973). Durch Behandlung von reinem TSH mit einer verdünnten Pepsinlösung entsteht ein Spaltprodukt, das jede TSH-Aktivität verloren hat, jedoch beim Fisch stark exophthalmogen wirkt (KOHN, 1971 u. 1975; WINAND, 1972). Dieses Peptid hat ein Molekulargewicht von 20000 und besteht aus der (nahezu) intakten β-Untereinheit und einem Bruchstück der α-Untereinheit des TSH. Die Bindung an retroorbitales Gewebe wird durch ein γ-Globulin, das nur im Serum von Basedow-Patienten vorkommt, stark begünstigt (WINAND, 1972). Das Peptid entsteht möglicherweise durch intrahypophysären Abbau von TSH, dessen Sekretion bei M. Basedow ja vermindert ist.

Der ursprünglich gefundene Zusammenhang zwischen LATS und Ophthalmopathie (ADAMS, 1957; WERNER, 1961, PLIMSTONE, 1964; KRISS, 1967) hat sich in neueren Untersuchungen nicht mehr bestätigen lassen (LIPMAN, 1967; MCKENZIE, 1968; BONYNS, 1968). Allerdings gilt immer noch, daß bei Basedow-Patienten mit allen Kardinalmanifestationen (Schilddrüse, Augen, Haut) LATS häufiger vorkommt (LIPMAN, 1967; SINGH, 1970).

Extrakte von retrobulärem Gewebe hemmen die Wanderung in vitro von Leukocyten, die von Basedow-Patienten stammen, was vermutlich Ausdruck von cellulärer („delayed type") Autoimmunität ist (MAHIEU, 1972; MUNRO, 1973). Als verantwortliches Antigen hat MULLIN (1977) überraschenderweise Thyreoglobulin in retroorbitalen Muskeln identifizieren können. KONISHI (1974) vermutet als Ursache der Ophthalmopathie eine Ablagerung von Thyreoglobulin-Antithyreoglobulinkomplexen an den Augenmuskelfasern. Nach Lithium-Therapie (SEGAL, 1973) oder nach Röntgenbestrahlung im Halsbereich (WASNICH, 1973) soll bei euthyreoten oder hyperthyreoten Patienten gehäuft eine Ophthalmopathie auftreten. Zusammenfassend scheinen nach dem heutigen Stand autoimmunologische Phänomene kombiniert mit noch unbekannten Substanzen die Ophthalmopathie zu verursachen.

δ) Klinische Symptome, Nomenklatur, pathologische Anatomie

Tabelle 10 zeigt die Gliederung der Symptomatik, gemäß der Nomenklatur der American Thyroid Association (WERNER, 1969) und der Deutschen Gesellschaft für Endokrinologie (KLEIN, 1973). Wir möchten den Gebrauch dieser einheitlichen Nomenklatur empfehlen.

Die Retraktion des Oberlides (Dalrymplesches Zeichen) ist das wichtigste Zeichen der Ophthalmopathie der Klasse 1. Läßt man den Blick des Patienten langsam dem von oben nach unten vorbeigeführten Zeigefinger folgen, so wird zwischen dem Limbus der Cornea und dem Oberlid die weiße Sklera sichtbar (*v. Graefesches Zeichen*). Ein seltener Lidschlag soll für M. Basedow ebenfalls typisch sein (Stellwagsches Zeichen), doch sind keine quantitativen Untersuchungen dieses Phänomens bekannt. Diese Veränderungen sind nicht spezifisch für M. Basedow und finden sich auch bei autonomem Adenom.

In der Klasse 2 beginnen die in Tabelle 10 beschriebenen sichtbaren infiltrativen Bindegewebsveränderungen (Abb. 21–23). Kommt zu diesen noch ein Exophthalmus, der übrigens häufig einseitig ist, so spricht man von Klasse 3. Ab Klasse 4 bestehen Augenmuskelparesen, deren diskreteste Form die Konvergenzschwäche bei Nahsicht ist (*Moebiussches Zeichen*). Die Störung der Muskelfunktion läßt sich auch elektromyographisch nachweisen (ESSLEN, 1961).

Exophthalmus und Lidretraktion kombiniert, bewirken einen ungenügenden Lidschluß (Lagophthalmus), der vor allem bei Staubexposition und während der Nach zu Verletzungen der Cornea Anlaß gibt (Klasse 5). In der Klasse 6 führen schließlich Druck und Zug auf den Sehnerv und/oder Keratitis zur Abnahme der Sehkraft, die bis zur Erblindung gehen kann.

Die pathologisch-anatomische Untersuchung zeigt einen stark erhöhten Gehalt aller retrobulbä-

Tabelle 10. Nomenklatur und Einteilung der Schweregrade der endokrinen Opththalmopathie nach den Richtlinien der American Thyroid Association und der Deutschen Gesellschaft für Endokrinologie (WERNER, 1969; KLEIN, 1973). Jede Klasse beinhaltet üblicherweise Befunde und Beschwerden der vorangehenden Klassen. Protrusio bulbi erscheint in der Einteilung an zwei Stellen: zuerst in der leichten Klasse 1, wo sie nicht als schlechtes prognostisches Zeichen gilt; bei zusätzlicher Bindegewebebeteiligung gehört die Protrusio bulbi in die schwere Opththalmopathie (Klassen 3–6)

Klasse	Grad	Subjektive und objektive Augenbefunde
0		*Keine Beschwerden, keine Befunde*
1		*Nur Befunde, keine Beschwerden*
		Symptome beschränkt auf Oberlidretraktion und starren Blick mit oder ohne Graefe-Zeichen oder Exophthalmus
	o	fehlender Exophthalmus (20 mm oder weniger, normal)
	a	minimal (21–23 mm)
	b	mäßig (24–27 mm)
	c	schwer (28 mm und mehr)
2		*Bindegewebsbeteiligung* (Tränenträufeln, Fremdkörpergefühl retrobulbäre Schmerzen, Photophobie, aber keine Diplopie)
	o	fehlend
	a	minimal (Lidschwellung, Chemose, conjunctivale Injektion, Hernierung des orbitalen Fetts, tastbare Tränendrüsen, geschwollene Augenmuskeln lateral am Unterlid tastbar)
	b	mäßig (wie oben, aber zusätzlich Chemose, Lagophthalmus, schwerere Lidschwellung)
	c	schwer
3		Protrusio bulbi (Exophthalmus) (ausschließlich vergesellschaftet mit Klassen 2–6 (angeben, wenn Seitenunterschied von 3 mm oder mehr zwischen den beiden Augen vorliegt oder wenn Zunahme von 3 mm oder mehr während der Beobachtungszeit auftritt)
	o	fehlend (20 mm oder weniger)
	a	minimal (21–23 mm)
	b	mäßig (24–27 mm)
	c	schwer (28 mm oder mehr)
4		*Augenmuskelparese* (meist mit Diplopie)
	o	fehlend
	a	minimal (beschränkt in den Extremstellungen in einer oder mehreren Richtungen)
	b	mäßig (offensichtliche Beschränkung der Motilität ohne Stellungsfixation)
	c	schwer (Auge in bestimmter Stellung fixiert)
5		*Hornhautaffektion* (meistens wegen Lagophthalmus)
	o	fehlend
	a	minimal (Corneastippung)
	b	mäßig (Corneaulceration)
	c	schwer (Trübungen, Nekrosen, Perforation)
6		*Sehausfälle bis Sehverlust* (infolge Opticusbeteiligung)
	o	fehlend
	a	minimal (blasse Papille oder Gesichtsfeldausfall, Sehschärfe 1,0–0,3)
	b	mäßig (blasse Papille oder Gesichtsfeldausfall, Sehschärfe 0,3–0,1)
	c	schwer (Amaurose, d.h. fehlende Lichtperzeption, Sehschärfe unter 0,1)

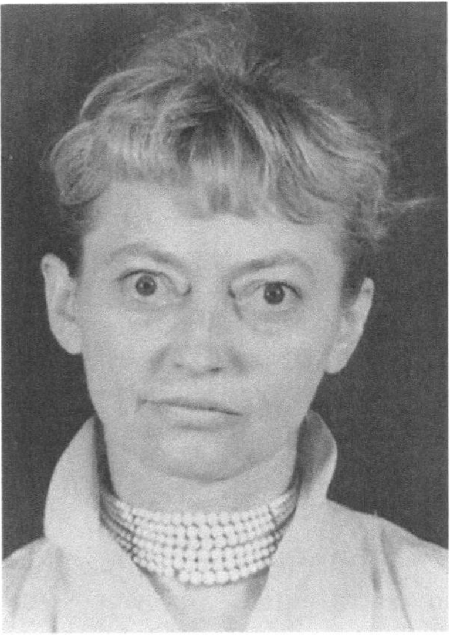

Abb. 21. 37jährige Patientin. Ein Jahr nach subtotaler Thyroidektomie wegen Hyperthyreose Exacerbation des Exophthalmus. Charakteristisches Oberlidödem mit säckchen-förmigen Ausstülpungen nasalwärts. Klasse 3a, 2a beidseits

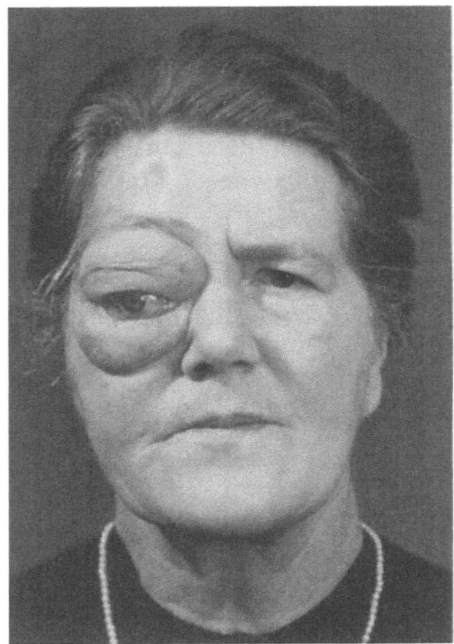

Abb. 22. 66jährige euthyreote Patientin mit einseitigem endokrinem Exophthalmus von 16 Jahren Dauer. Eine Dekompressionsoperation brachte nur vorübergehende Besserung. Vollständige Amaurose rechts. Klasse 6c, 5a, 4c, 3c, 2c rechts und Klasse 2a links (Prof. Wittmer, Augenklinik, Kantonsspital Zürich)

ren Gewebe an Mukopolysacchariden und an Wasser. Das Volumen des Bindegewebes nimmt massiv zu. Alle retrobulbären Gewebe (Bindegewebe, Muskeln, Fett, Tränendrüsen) enthalten Infiltrate von Lymphocyten und Plasmazellen. Die Muskeln sind ödematös, in extremen Fällen fibrös umgewandelt (WEGELIUS, 1957; SMELSER, 1962; RILEY, 1972b).

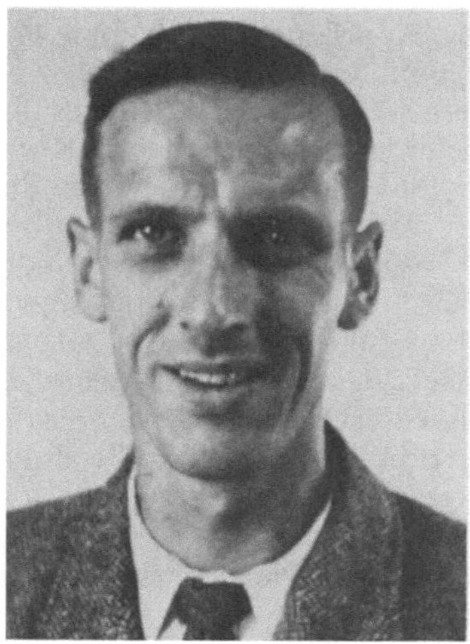
(a)

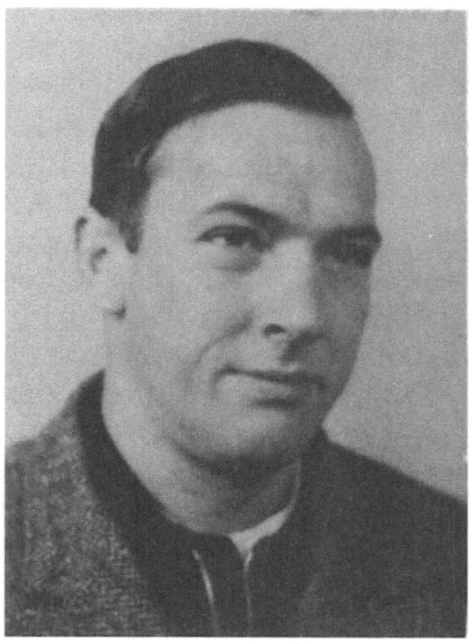
(b)

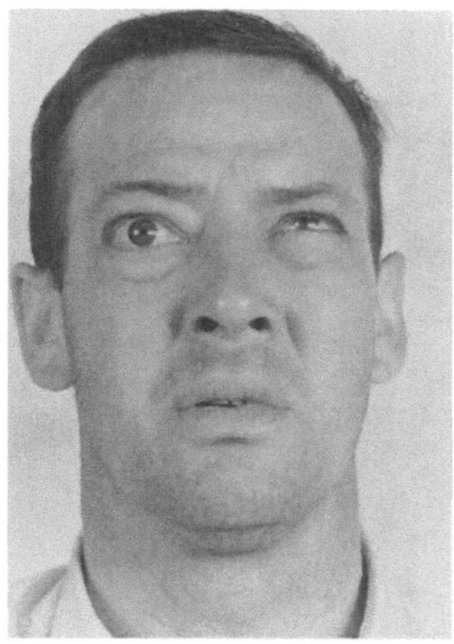
(c)

Abb. 23. (a) 28jähriger Patient mit Hyperthyreose. (b) Thyreoprives Myxödem mit auffallender Veränderung des Gesichtsausdruckes 6 Monate nach subtotaler Thyreoidektomie. (c) 6 Jahre danach entwickelt sich ein Exophthalmus mit Parese des rechten Rectus superior und Diplopie. Unregelmäßige Schilddrüsensubstitution. Klasse 2b rechts, Klasse 4b, 2b links

Tabelle 11. Diagnose bei 85 Fällen von einseitigem Exophthalmus. (Nach ZAKHARIA, 1972)

Tumoren	36
Entzündungen	31
Traumatische Läsionen	6
Endokrine Ophthalmopathie	4
Vasculäre Läsion	3
Unbekannt	5
Total	85

ε) *Differentialdiagnose der Ophthalmopathie*

Diese ist in Tabelle 11 (ZAKHARIA, 1972) zusammengestellt. Im wesentlichen geht es darum, einen retroorbitalen Tumor, Entzündungen, Thrombosen und eine Histiocytose auszuschließen (SMIGIEL, 1975). Ein leichter Exophthalmus findet sich selten bei Cushingscher Krankheit, Akromegalie und bei Leberzirrhose (MORGAN, 1958; SUMMERSKILL, 1962; SCHWARZ, 1966). Schauspieler können gelegentlich die Bulbi willentlich hervortreten lassen (BERMAN, 1966). Besteht eine eindeutige Hyperthyreose mit Kropf, so erübrigen sich weitere Untersuchungen. Eine genauere Abklärung ist jedoch bei euthyreoten Patienten mit endokriner Ophthalmopathie notwendig (s.u.). GROVE 1975a) gibt eine gute Übersicht über die neueren diagnostischen Möglichkeiten. Als erstes müssen sicher Röntgenbilder der Orbita und der Keilbeinflügel gemacht werden. Falls man kein schlüssiges Resultat erhält, gehört die weitere Abklärung in geübte neuroradiologische oder neurochirurgische Hände. Angiographie der Vena angularis (YASARGIL, 1957; KRAYENBUEHL, 1962; ZIZMOR, 1966), Ultraschalltomographie (OSSOING, 1969; COLEMAN, 1972; WERNER, 1974), und die computerisierte Röntgentomographie (sog. EMI-Scan, GROVE, 1975b; ENZMAN, 1976) führen je nach Fragestellung zur korrekten Diagnose. Es können dabei in der Orbita tumorähnliche raumverdrängende Gebilde erscheinen, die sich histologisch dann als chronische lymphocytäre Entzündungen zu erkennen geben (DUNNINGTON, 1943; BENEDICT, 1923).

ζ) *Beziehung der Ophthalmopathie zur Schilddrüsenfunktion*

Eine Ophthalmopathie kann vor, mit oder nach dem Ausbruch der Schilddrüsenüberfunktion auftreten. Extremfälle finden sich bei Euthyreoten mit Hashimoto-Thyreoiditis (WYSE, 1968) oder bei der ophthalmischen Form der Basedowschen Krankheit (Ophthalmic Graves' Disease; HALL, 1970), wo nur eine Ophthalmopathie, jedoch keine Hyperthyreose, gelegentlich sogar eine Hypothyreose (CHRISTY, 1977; TENG, 1977), besteht. In etwa der Hälfte dieser Patienten läßt sich jedoch durch den Trijodthyronin-Suppressionstest oder durch den TRH-TSH-Test eine diskrete Störung der Schilddrüsenfunktion nachweisen, und man findet gehäuft Vitiligo, Kropf und in der Familienanamnese Basedowsche Krankheit (HALL, 1970; CHOPRA, 1973; SOLOMON, 1977; TENG, 1977). HALES (1960) fand bei einer Nachkontrolle von 8 solchen Patienten, daß nach 15 Jahren 4 eine Hyperthyreose entwickelt hatten.

Im allgemeinen ist eine Ophthalmopathie häufiger bei Patienten, die durch die Hyperthyreosetherapie eu- oder sogar hypothyreot gemacht wurden. So hatten in einer großen Serie 18% der hyperthyreoten, 72% der euthyreoten und 100% der hypothyreoten Patienten eine Ophthalmopathie, leichte Grade inbegriffen (HAMILTON, 1967). Über 50% der „malignen" Ophthalmopathien treten bei Patienten auf, die durch die Hyperthyreosetherapie eu- oder sogar hypothyreot gemacht wurden (HAMILTON, 1967; JALLUT, 1960; RIISE, 1970; ALMQUIST, 1972). DOBYNS (1950) verneint jedoch einen Zusammenhang zwischen der Verschlechterung des Augenleidens und der Abnahme der Hormonsekretion. Er konnte nämlich aus der Literatur 109 Fälle sammeln, die an Ophthalmopathie erblindeten, ohne je eine Hyperthyreosetherapie erhalten zu haben, und die während der Ophthalmopathie schwer hyperthyreot waren. Der Schweregrad der Ophthalmopathie verhält sich demnach nicht durchwegs umgekehrt proportional zur Schilddrüsenhormonsekretion. Dies wird schon dadurch illustriert, daß sich die Ophthalmopathie häufig noch weiter verschlechtert, wenn bei solchen Patienten ein Rezidiv der Hyperthyreose auftritt (ALMQUIST, 1972).

η) Spontanverlauf

HALES (1960) untersuchte 67 Basedow-Patienten mit und 37 ohne Augenbeteiligung nach 13–16 Jahren zum zweiten Mal, wobei die meisten Patienten keine Augenbehandlung erhalten hatten. Der Befall der Augen hatte zunächst eine kurze Phase der Progredienz durchlaufen, um dann, in der Mehrzahl der Fälle, stationär zu bleiben oder sich in wenigen Fällen zu bessern. Nur wenige Patienten zeigten eine weitere Verschlechterung. Bei Patienten mit maligner Ophthalmopathie hatten sich der Exophthalmus und die Augenmuskellähmung innerhalb von 16 Jahren kaum gebessert, die Lidretraktion und das kosmetische Aussehen dagegen in 50%. Ähnliche Angaben macht WERNER (1961): Von 90 Patienten mit leichter Ophthalmopathie nahm das Leiden nur in 6 einen schweren Verlauf, in 3 davon nur vorübergehend. Die maligne Ophthalmopathie zeigte in WERNERS Untersuchung einen ähnlichen Verlauf: 58 von 71 Fällen bleiben unverändert, 6 verbesserten sich, 7 verschlechterten sich progressiv.

θ) Einfluß der Hyperthyreosetherapie auf die Ophthalmopathie

DOBYNS (1946, 1950) maß den Exophthalmus bei 233 Patienten nach subtotaler Strumektomie und stellte innerhalb von 3 Wochen eine Zunahme um durchschnittlich 1,5 mm fest. Eine ähnliche Zunahme um 1,5–2,4 mm stellt sich nach Behandlung mit Thyreostatica oder mit Radiojod ein (KOUTRAS, 1965; GREIG, 1965). Allerdings erfolgt die Zunahme langsamer, vermutlich weil der euthyreote Zustand mit Thyreostatica oder Radiojod langsamer erreicht wird. Interessant ist in diesem Zusammenhang die Feststellung von DOBYNS (1950), daß auch nach der Operation toxischer Adenome und euthyreoter Knotenkröpfe, die ja nie von Ophthalmopathie begleitet sind, die Bulbi um einige Millimeter mehr hervortreten. Nach Operationen in der Halsregion, die die Schilddrüse nicht betreffen, ändert sich die Protrusion der Bulbi nicht (DOBYNS, 1946).

HAMILTON (1967) fand beim Vergleich von zwei Patientenserien, daß nach subtotaler Strumektomie sich in 3,4% der Patienten eine Ophthalmopathie entwickelt und in weniger als 1% eine bestehende Ophthalmopathie verschlechtert wird. Nach Radiojodtherapie betrugen die entsprechenden Zahlen 5,1% und 15%. Nach Durchsicht der Literatur kommt man zur Überzeugung daß jede Art Hyperthyreosetherapie beim Morbus Basedow zu einer leichten Zunahme des Exophthalmus führen kann und daß wahrscheinlich eine iatrogene Hypothyreose eine Ophthalmopathie verschlimmert. Im übrigen ist jedoch die Wahl der Hyperthyreosetherapie für den Verlauf der Ophthalmopathie belanglos. Anderslautende Empfehlungen (ARANOW, 1965; BARBOSA, 1972) sind unserer Meinung nach schlecht fundiert.

ι) Therapie (Tabelle 12)

Es scheint uns sehr wichtig, daß Patienten mit Ophthalmopathie von ihrem Arzt darüber aufgeklärt werden, daß es sich um ein chronisches, mit Medikamenten schwer zu beeinflussendes Leiden handelt, dessen Verlauf schwer voraussehbar, in der Mehrzahl der Fälle jedoch gutartig ist. Für

Tabelle 12. Behandlungsweise für die schwere (Klassen 2–6) endokrine Ophthalmopathie

„Einfache" Maßnahmen:

1. Augentropfen mit 0.25% Methylcellulose tagsüber, Augensalbe nachts, z.B. Sulfadicramid (Irgamid) 15%
2. Schutz- bzw. Sonnenbrille
3. Augenverband nachts
4. Augentropfen mit 5% Guanethidin
5. Vermeidung von Hypothyreose
(6. Tarsorrhaphie bei Hornhautbefall)

Maßnahmen bei Progredienz und Visusabnahme:

1. Prednison (50–100 mg täglich): wenn nach 4 Wochen kein Erfolg, absetzen und zu 2. übergehen
2. operative Dekompression, vorzugsweise transantral
(3. in spezialisierten Zentren: 2000 rad retrobulbär durch scharf kollimierten Megavoltstrahl)
4. bei persistierender Diplopie Prismengläser oder eventuell korrektive Augenmuskelchirurgie

den Patienten steht häufig die kosmetische Störung im Vordergrund, und es ist tröstlich zu wissen, daß diese sich in vielen Fällen spontan bessert, da Lidschwellung und Lidretraktion, seltener der Exophthalmus zurückgehen. In der Mehrzahl der Fälle ist die Ophthalmopathie so leichten Grades, daß sich die Therapie auf die in Tabelle 12 angegebenen „einfachen Maßnahmen" beschränken kann, falls diese überhaupt notwendig sind. Augentropfen mit 5% Guanethidin verengen die Lidspalte und bewirken damit eine gewisse kosmetische Besserung. Auf den Exophthalmus haben sie jedoch keinen Einfluß (CROMBIE, 1967; KOUTRAS, 1970; IVY, 1972). Wie oben angeführt, hat die Wahl der Hyperthyreosetherapie wahrscheinlich keinen Einfluß auf die Ophthalmopathie; jedoch ist es ratsam, eine iatrogene Hypothyreose zu vermeiden. Aus diesem Grunde wurde empfohlen, die thyreostatische Therapie mit der Gabe von L-Thyroxin zu verbinden (KOUTRAS, 1965). Eine kontrollierte Studie hat allerdings den Wert dieser Maßnahme nicht bestätigt (KOUTRAS, 1970).

Die Empfehlungen zur Behandlung der schweren Ophthalmopathie gehen stark auseinander. Die Seltenheit der Krankheit und der erratische Spontanverlauf erschweren die Beurteilung aller angepriesenen Behandlungsverfahren stark. Unbestritten sind die sog. „einfachen" Maßnahmen (s. Tabelle 12). Feuchthalten der Augen durch Augentropfen mit 0,25% Methylcellulose tagsüber und 5%iger Borsäuresalbe nachts; Tragen einer Brille; Zukleben der Augenlider nachts bei unvollständigem Lidschluß. Treten trotz dieser Maßnahmen Cornealulcerationen auf, so muß eventuell eine Tarsorraphie in Betracht gezogen werden.

In der Annahme, daß die Opthalmopathie durch einen hypophysären Faktor bedingt ist, wurde in verschiedenen Zentren die Hypophysenbestrahlung mit 1000–2700 rad (Haut), wenn nötig wiederholt, vorgenommen, gelegentlich kombiniert mit einer Entzündungsdosis von 300–1000 rad auf die Retroorbitalräume (LAMBERG, 1954; 1957a, 1957b u. 1957c; HORST, 1960). Da keine kontrollierten Serien publiziert wurden, ist es schwer, den Wert dieser Behandlungsmethode abzuschätzen. Neuerdings hat DONALDSON (1973) 27 Patienten mit schwerer Ophthalmopathie 2000 rad retroorbital mittels eines scharf kollimierten Hochvoltstrahls (4–6 meV) verabreicht. In $^2/_3$ der Fälle trat eine eindrückliche Besserung ein, meistens innerhalb eines bis zweier Monate. Es bleibt noch abzuwarten, ob die recht hohen Dosen ohne Spätwirkungen auf Retina und Linse bleiben. Falls keine Spätkomplikationen auftreten und falls die guten Ergebnisse in anderen Zentren bestätigt werden, dürfte diese Bestrahlungsmethode eine wichtige Bereicherung in der Behandlung der Ophthalmopathie darstellen.

Von der Hypothese ausgehend, daß die Ophthalmopathie eine Autoimmunkrankheit ist, die durch die Anwesenheit von Schilddrüsenantigenen unterhalten wird, haben CATZ (1965) und BAUER (1966) die totale Elimination der Schilddrüse durch subtotale Strumektomie kombiniert mit mehreren Dosen Radiojod durchgeführt. Die Autoren beurteilen den Erfolg in den meisten Fällen als gut, aber bei genauerem Studium der Resultate wird ersichtlich, daß sich vor allem die Chemose und der Tränenfluß besserten, während der Exophthalmus nur wenig zurückging. Diesen guten Erfolgen stehen 3 Arbeiten aus bekannten Schilddrüsenzentren mit unbefriedigenden Erfolgen gegenüber (WERNER, 1967b; PEQUEGNAT, 1967; VOLPE, 1969). Obschon kürzlich wieder von günstigen Resultaten berichtet wurde (KIRMSE, 1975), konnten wir uns noch nie zu diesem schwerwiegenden Eingriff entschließen.

Bei progredienter Ophthalmopathie bringen hohe Dosen Prednison guten Erfolg (LIPMAN, 1967; BROWN, 1963; WERNER, 1966; KINDEREN, 1960; GREEN, 1963; SNYDER, 1964), aber auch hier fehlen kontrollierte Studien an einer genügend großen Anzahl Patienten. Wir sind der Meinung, daß bei erheblichen Beschwerden eine Therapie mit täglich 40–50 mg Prednison versucht werden soll. Falls innerhalb von 4 Wochen keine Besserung eintritt, sollte der Versuch abgebrochen werden. In der Regel bessert sich die Ophthalmopathie unter Prednison, um nach dessen Absetzen wieder zuzunehmen. Nach unserer Erfahrung ist das Ansprechen auf eine 4wöchige Prednisonkur individuell sehr verschieden. Bei einem Teil läßt sich eine gewisse Besserung auch nach Absetzen des Prednisons erzielen, zuweilen verschwindet die Ophthalmopathie, während ein Teil völlig unbeeinflußt bleibt. Die von einigen Autoren beschriebene gute Wirkung von Azothioprim und Metronidazol ist umstritten (WERNER, 1967; HADDAD, 1967; BURROW, 1970; KOUTRAS, 1970).

Die operative Dekompression, früher als heroische letzte Maßnahme aufgespart, sollte heute früher in Betracht gezogen werden. Indikationen sind Verschlechterung des Visus, Gesichtsfeldausfälle, durch einfache Maßnahmen nicht zu beherrschende Hornhautulcerationen, zunehmende Verschlechterung der Augenmuskelfunktion und schwere Chemose. Die Wahl der Operationsmethode hängt weitgehend vom zugezogenen Chirurgen ab. Neurochirurgen werden die Operation nach NAFFZIGER (1932) durchführen, bei der durch eine extradurale transfrontale Kraniotomie der Orbitalraum nach oben gegen die Dura entlastet wird. Die Erfolge dieser Methode sind unbestritten und häufig dramatisch (RILEY, 1972a; GORMAN, 1974). Neuerdings hat OGURA (1962) eine Methode beschrieben, bei der die Entlastung in den Sinus maxillaris und Sinus ethmoidalis erfolgt. Durch einen transantralen Zugang nach CALDWELL-LUC werden zunächst der Orbitaboden und anschließend die Ethmoidalzellen entfernt. OGURA (1968) selbst berichtet über befriedigende bis ausgezeichnete Resultate in 51 von 54 Fällen, und seine Ergebnisse werden von anderen Autoren bestätigt (GORMAN, 1974; DESANTO, 1972; Editorial, Brit. med. J. 1972). Bei der Mehrzahl der Patienten reduzierte sich der Exophthalmus um 3–4 mm. Die Operation hinterläßt keine sichtbaren Narben, hat erstaunlich wenig Komplikationen und kann von Otorhinolaryngologen, die in der Versorgung von Gesichtsschädelverletzungen geübt sind, ohne weiteres durchgeführt werden. Wir glauben, daß die transantrale Dekompression nach OGURA die Methode der Wahl bei der Behandlung des schweren Exophthalmus, bei dem einfachere Maßnahmen versagen, darstellen wird. Eindrücklich ist die Tatsache, daß nach Dekompression nicht nur der Exophthalmus, sondern auch die entzündlichen Zeichen und die Chemose zurückgehen.

Schließlich muß noch erwähnt werden, daß bei bleibender Diplopie mit Prismengläsern und bei sorgfältiger Indikation durch Augenmuskelchirurgie oft gute Resultate erzielt werden.

g) Thyreotoxische Krise

MCARTHUR (1947) definierte diese gefürchtete Komplikation der Basedowschen Krankheit als eine potentiell tödliche Verschlimmerung aller Hyperthyreosesymptome. Eine Erhöhung der Rectaltemperatur auf über 38,8° C ist ein obligat vorhandenes Zeichen. Die genaue Ursache der Krise ist umstritten; die naheliegende Erklärung ist eine plötzliche massive Ausschüttung von Schilddrüsenhormon. Wir selbst haben einen Fall mit einem Serumthyroxin von 50 µg/100 ml gesehen. Es ist jedoch unbestreitbar, daß in anderen Fällen von Krisen das Thyroxin und das Trijodthyronin nur mäßig erhöht sind, nicht höher jedenfalls als bei Basedow-Patienten ohne Krisensymptome (DILLON, 1970; BROOKS, 1975). Gewisse Autoren sind deshalb der Ansicht, daß eine periphere Überempfindlichkeit auf Schilddrüsenhormone bei der Pathogenese eine Rolle spielt. Sie gehen so weit, Patienten nur mit Reserpin zu behandeln und keine Thyreostatica zu geben (DILLON, 1970), was wir jedoch als zu gewagt ablehnen.

Unter 2033 hyperthyreoten Patienten, die von 1921–1946 ins Massachusetts General Hospital aufgenommen wurden, fand MCARTHUR (1947) 36 Fälle von thyreotoxischer Krise. In 25 Patienten handelte es sich um eine „chirurgische“, d.h. durch Strumektomie ausgelöste Krise. In 11 Patienten wurde die Krise durch eine Streßsituation wie Pneumonie, Trauma oder Narkose ausgelöst. Heute sehen wir zwar gelegentlich noch schwere Exacerbationen des M. Basedow; echte Krisen mit Fieber über 38,8° sind jedoch bei uns sehr selten. Bei guter Behandlung des M. Basedow ist die Krise heute vermeidbar.

LAMBERG (1959) hat die Symptomatologie sorgfältig untersucht. Die meisten Symptome betreffen das Kreislauf- und Nervensystem. In der sog. *cerebrobulbären* Form sind die Patienten agitiert, verwirrt und selten komatös (ROIZEN, 1971). Eine Bulbärparalyse kann sich einstellen (KAMMER, 1974). Bei der *kardialen* Form steht eine Tachykardie, evtl. Vorhofflimmern, Herzinsuffizienz, Lungenödem oder Schock im Vordergrund. *Gastrointestinale* Symptome, vor allem Durchfall, können vorherrschend sein. Die Haut des Patienten ist gerötet und warm. Der Patient schwitzt profus und die Körpertemperatur kann auf über 40° C steigen. In Einzelfällen wurde Hypokaliämie mit Lähmung beschrieben (LOGOTHETIS, 1962).

Ohne Behandlung verläuft die thyreotoxische Krise in 100% der Fälle tödlich (LAHEY, 1928). In neueren Untersuchungen wurde die Mortalität auf 60% (LAMBERG, 1959) und sogar auf 28% gesenkt (WALDSTEIN, 1960). Dies beruht auf 2 Faktoren:

1. Frühere Erkennung der Krise.
2. Verfügbarkeit von besseren thyreostatischen Substanzen und von in Intensivpflege geschultem Personal.

Die Behandlung muß ohne Verzug einsetzen (Tabelle 13). Blut ist für die Messung der Serumelektrolyte und der Schilddrüsenhormone sofort zu entnehmen. Man beginnt die Behandlung sofort, ohne die Resultate der Schilddrüsenuntersu-

Tabelle 13. Übersicht über Symptome und Behandlung der thyreotoxischen Krise

Symptome

Vermehrte Hyperthyreosesymptome
Fieber bis zur Hyperthermie
Profuses Schwitzen, später Dehydratation
Verwirrtheit, Agitiertheit, Koma
Bulbärparalyse
Tachykardie, Herzinsuffizienz

Behandlung

Blutentnahmen für Schilddrüsenteste, Ergebnis jedoch nicht abwarten, sondern gleich mit der Therapie beginnen.

1. Thyreostatica [immer mit (2) zusammen]: Methimazol oder Carbimazol 30 mg alle 6 Std per os oder per Magensonde. Wenn nötig Methimazol (Favistan) i.v. in gleicher Dosis.
2. Jod [immer mit (1) zusammen]: Lugol forte-Lösung, 10 Tropfen alle 8 Std per os. Wenn nötig Kaliumjodid 0,5 g über 24 Std in einer Dauertropfinfusion.
3. Flüssigkeits- und Elektrolyttherapie, basierend auf dem zentralvenösen Druck und 12stündlichen Serumelektrolytmessungen.
4. Propranolol 40–80 mg alle 6 Std per os (i.v. sehr viel tiefere Dosen, s. Text). Bei Herzinsuffizienz zunächst eine tiefere Probedosis geben.
5. Bei bedrohlicher Hyperthermie Kühldecken, evtl. „chirurgische“ Hypothermie.
6. Sedation: Phenobarbital, Diazepam
7. Sauerstoff 2 l/min durch Nasenschlauch.
8. Digitalispräparat in relativ hoher Dosis.
9. Cortison p.o. oder Cortison Hemisuccinat i.v. 200 mg pro Tag.
10. Bei Infektionsverdacht ein Antibioticum.

chungen abzuwarten. Es ist besser, die thyreostatische Behandlung eines euthyreoten Patienten durchzuführen, als diejenige einer Krise zu verpassen. Zeigen die zu Beginn entnommenen Schilddrüsenteste nachträglich, daß es sich um eine Fehldiagnose handelt und der Patient euthyreot war, kann die Behandlung ohne großen Schaden für den Patienten abgebrochen werden. Die Patienten sollten soweit möglich auf einer Intensivpflegestation untergebracht werden. Die Hauptpfeiler der Therapie sind Thionamidthyreostatica, kombiniert mit Jod (INGBAR, 1966). Carbimazol oder Methimazol werden in einer Dosis von 30 mg alle 6 Std p.o. oder durch eine Magensonde gegeben. Methimazol steht auch in einer intravenös injizierbaren Form (Favistan), die gleich dosiert wird, zur Verfügung. Wegen seines raschen Wirkungseintritt (s.S. 196) muß unbedingt auch Jod gegeben werden. Die Dosis beträgt mindestens 300 mg pro Tag, d.h. 10 Tropfen Lugol forte alle 8 Std oder gesättigte Kaliumjodidlösung 5 Tropfen alle 8 Std. Kaliumjodid kann bei Bedarf auch intravenös in einer Dauerinfusion gegeben werden. An Stelle von Kaliumjodid haben verschiedene Autoren in letzter Zeit Lithiumsalze gegeben (s.S. 195).

Dehydratation und Elektrolytstörungen werden durch entsprechende Flüssigkeitstherapie korrigiert. Da häufig eine Herzinsuffizienz vorhanden ist, müssen der zentralvenöse Druck und bei Lungenödem der Lungenkapillardruck (Wedge-Druck) überwacht werden. Selten müssen bei Schock Albumin- oder Plasmalösungen gegeben werden.

Bei Herzinsuffizienz oder tachykardem Vorhofflimmern muß ein Digitalispräparat gegeben werden. Die Patienten vertragen eine hohe Dosis, aber genaue Dosierungsrichtlinien fehlen (s.S. 187). Sauerstoff (1–2 Liter pro Minute) sollte durch einen Nasenschlauch gegeben werden.

Bei bedrohlicher Hyperthermie sollten Kühldekken oder feuchte Leintücher mit einem Ventilator appliziert werden. In extremen Fällen sind die Patienten durch Anaesthesisten in regelrechte chirurgische Hypothermie zu bringen.

Da eine „relative" Nebennierenrindeninsuffizienz nie sicher ausgeschlossen ist, muß Cortison per os oder Cortisol-Hemisuccinate in einer Dauertropfinfusion in einer Dosis von 200–300 mg pro Tag gegeben werden.

β-Receptorenblocker stellen wahrscheinlich einen großen Fortschritt in der Behandlung der Krise dar, aber ihr Einfluß auf die Prognose ist noch in keiner größeren Serie untersucht worden. In therapieresistenten Fällen bewirken sie eine dramatische Besserung (BUCKLE, 1968). Propranolol ist das am häufigsten gebrauchte Medikament. Die Dosis beträgt 40–80 mg alle 6 Std p.o. Intravenös muß Propranolol 10–20mal tiefer dosiert werden, wobei zunächst probeweise langsam 0,5 mg intravenös gespritzt werden (SHAND, 1975). Begreiflicherweise bestehen Bedenken, β-Blocker bei Herzinsuffizienz anzuwenden. In unserer Erfahrung bewirken sie beim herzinsuffizienten Hyperthyreotiker aber eher eine Besserung der Kreislauflage, vermutlich weil durch eine Senkung der Herzfrequenz die ventriculäre Füllung und damit das Schlagvolumen verbessert werden. Dies wird durch experimentelle Untersuchungen gestützt, in denen Propranolol bei hyperthyreoten Patienten die Funktion des linken Ventrikels eindeutig nicht verschlechterte (WIENER, 1969; PIETRAS, 1972).

Auf eine Infektion als mögliche Ursache der Krise sollte geachtet werden, und nach Entnahme von Blut, Sputum und Urin für Kulturen soll ein Antibioticum verabreicht werden.

Die meisten Patienten benötigen zudem Sedativa, wobei Phenobarbital oder Diazepam gute Dienste leisten. In desperaten Fällen wurden Patienten erfolgreich auch mit Plasmapherese (ASHKAR, 1970; HORN, 1976) oder Peritonealdialyse (HERRMANN, 1971) behandelt. Letztere entfernt nachweislich größere Mengen von Schilddrüsenhormon aus dem Kreislauf (HERRMANN, 1973). Wir selbst besitzen keine Erfahrung mit diesen Methoden.

h) M. Basedow im höheren Alter, apathische Hyperthyreose

Vor allem bei älteren Patienten kann die Hyperthyreose atypisch verlaufen. An Stelle der im Lehrbuch geschilderten Übererregbarkeit und Nervosität werden die Patienten völlig apathisch oder geistig verwirrt (LAHEY, 1931; BARTELS, 1965; THOMAS, 1970; Editorial, Lancet 1970; STIEL, 1972). In einer eigenen Beobachtung wurde die Krankheit längere Zeit als frühe Manifestation einer Cerebralsklerose verkannt, und Verwechslungen mit Hypothyreose sind vorgekommen (RONNOV, 1973). Oft besteht bei diesen Fällen eine sehr schwere Hyperthyreose, die, wenn unerkannt, zum Tode führen kann. Auch die thyreotoxische Krise kann sich unter diesem Bild manifestieren.

Entgegen landläufiger Auffassung ist die Hyperthyreose im höheren Alter recht häufig (RONNOV, 1973), sie verläuft aber häufig monosymptomatisch und die üblichen klinischen Diagnoseindices (s.S. 185) sind unbrauchbar (DAVIS, 1974). Isolierte Tachykardie oder isolierter Gewichtsverlust sind häufig, werden jedoch im Alter oft fälschlicherweise auf eine Coronarsklerose resp. auf einen malignen Tumor zurückgeführt. Wir selbst verordnen bei jedem älteren Patienten mit Kropf einen Schilddrüsen-Test (z.B. Serumthyroxin), sofern er gleichzeitig an einer Dauertachykardie über 90 pro Minute und oder an ungeklärtem Gewichtsverlust leidet.

i) M. Basedow während der Schwangerschaft

MESTMAN (1974) beobachtete einen M. Basedow bei 37 von 10500 Schwangerschaften. Es handelt sich demnach um ein seltenes Zusammentreffen. Zudem zeigt die Krankheit während der Schwangerschaft meist einen gutartigen Verlauf für die Mutter, möglicherweise wegen der wohltuenden Wirkung von Oestrogen (ZANINOVICH, 1973). In bezug auf das Kind führt ein M. Basedow allerdings zu einer starken Häufung von Aborten und Frühgeburten, die durch sachgemäße Schilddrüsenbehandlung verhindert werden können (MESTMAN, 1974).

Während der Schwangerschaft verändern sich physiologischerweise eine Anzahl Schilddrüsenteste (s.S. 152). Das thyroxinbindende Globulin des Serums steigt an, was zu einer für die Schwangerschaft physiologischen Erhöhung des Serum-Thyroxins auf Werte zwischen 10 und 20 µg/100 ml führt. Zur Sicherung der Diagnose sollte in solchen Fällen also ein freies Thyroxin oder ein freier Thyroxinindex bestimmt werden. Die Radiojodaufnahme der mütterlichen Schilddrüse ist ebenfalls häufig erhöht, so daß eine Radiojoduntersuchung nicht sinnvoll ist. Da die kindliche Schilddrüse vom 80. Tag der Schwangerschaft an Radiojod aufnimmt (s.S. 152), sind Untersuchungen mit Isotopen ohnehin zu unterlassen. Die Behandlung erfolgt meistens mit Thionamidthyreostatica. Da Thyreostatica, nicht jedoch die mütterlichen Schilddrüsenhormone, die Placenta passieren, steht man theoretisch vor einem unlösbaren Dilemma, da man Gefahr läuft, das Kind hypothyreot zu machen. In praxi ist das Problem jedoch nicht unlösbar. Man gibt die tiefstmögliche Thyreostaticadosis, mit der die Mutter gerade noch knapp authyreot gehalten wird. Es ist sinnlos, mit den Thyreostatica noch zusätzlich Schilddrüsenhormon zu geben, da letzteres ja nicht durch die Placenta durchtritt (MESTMAN, 1974). Im allgemeinen werden bei Beachtung dieser Regeln keine Schädigungen des Kindes beobachtet. Pharmakologische Joddosen, z.B. Lugolsche Lösung, können eine schwere Schädigung des Kindes bewirken (s.S. 168) und sind deshalb während der Schwangerschaft kontraindiziert.

In den ersten 6 Schwangerschaftsmonaten kann auch eine subtotale Strumektomie erfolgen (ASPER, 1960). Die Operation ist eine wertvolle Alternative bei Thyreostaticaallergie. Radiojod ist selbstverständlich in der Schwangerschaft strikt kontraindiziert.

Neuere Übersichten über die Behandlung des M. Basedow in der Schwangerschaft geben HERBST (1965) SELENKOW (1975) und BURROW (1978).

k) Hyperthyreose des Neugeborenen und des Kindes

Die Hyperthyreose des Neugeborenen ist sehr selten. In den meisten Fällen leidet die Mutter an einer Hyperthyreose, und die kindliche Hyperthyreose kommt durch transplacentare Übertragung von LATS oder andere Schilddrüsen-stimulierenden Immunglobulinen zustande. Diese Immunglobuline verschwinden mit einer Halbwertszeit von einigen Tagen aus dem Blut des Kindes, und die Symptome bilden sich im Laufe von einigen Wochen zurück. Gelegentlich persistiert jedoch die Hyperthyreose über Jahre. In diesen Fällen ist anzunehmen, daß die Kinder an einer echten, genetisch bedingten Hyperthyreose leiden.

Die erworbene Hyperthyreose im Kindesalter ist häufiger, aber immer noch wesentlich seltener als die Hyperthyreose im Erwachsenenalter. Die Bevorzugung des weiblichen Geschlechtes und das klinische Bild sind ähnlich wie beim Erwachsenen. Exophthalmus findet sich in ungefähr 50% der Fälle. Wachstum, Knochenalter und Pubertät sind etwas beschleunigt. Die Fernprognose nach Behandlung ist gut, insbesondere scheint bei den Mädchen die spätere Fertilität normal zu sein.

Über die Therapie gehen die Meinungen stark auseinander. Wir bevorzugen die thyreostatische Behandlung in einer Dosis, die T_4 und T_3 auf oder unter die Norm drückt und geben gleichzeitig L-Thyroxin, um die Strumavergrößerung zu verhindern. Erfolg beim Absetzen nach einjähriger Therapie ein Rezidiv, so kann eine erneute einjährige Behandlung angeschlossen werden. Ist diese Therapie erfolglos, so ist die chirurgische Behandlung angezeigt, wobei mit dem Auftreten einer Hypothyreose gerechnet werden muß. Eine Radiojodbehandlung bei Patienten unter 25 Jahren betrachten wir wegen der potentiellen Carcinogenität für kontraindiziert (s.S. 228). Es gibt jedoch Autoren, die dieser Meinung widersprechen (SAFA, 1975, s. auch S. 198).

l) Trijodthyroninhyperthyreose

Mit der Messung des Serumtrijodthyronins (T_3) eröffnet sich der Schilddrüsenforschung ein neues Feld (STERLING, 1969). Fälle von klinisch eindeutiger Hyperthyreose mit normalem eiweißgebundenem Jod (PBI) waren schon von früher her bekannt. STERLING (1970) konnte nachweisen, daß bei diesen Patienten eine isolierte Erhöhung des T_3 vorlag. Bei seiner Untersuchungsserie litten die meisten Patienten an toxischem Adenom, aber spätere Untersucher haben eine T_3-Hyperthyreose ebenso häufig bei M. Basedow (IVY, 1971; HOLLANDER, 1972) festgestellt.

Bisher nahm man an, daß die T_3-Hyperthyreose durch eine Übersekretion von T_3 durch die Schilddrüse bewirkt wird. HERRMANN (1975) beobachtete jedoch 2 Fälle, bei denen die periphere Umwandlung von Thyroxin zu T_3 erhöht war.

Klinisch läßt sich die T_3-Hyperthyreose in keiner Weise von der konventionellen Hyperthyreose unterscheiden. Gelegentlich geht die T_3-Hyperthyreose in eine gewöhnliche Hyperthyreose mit erhöhtem Thyroxin über (HOLLANDER, 1971). T_3-

Hyperthyreose wurde auch bei Kindern und bei Schilddrüsencarcinom beobachtet (MITSUMA, 1972; SUNG, 1973).

3. Autonomes solitäres und multilokuläres Adenom der Schilddrüse mit Hyperthyreose (toxisches Adenom und toxischer Knotenkropf)

a) Definition

Eine diffuse Überfunktion aller Schilddrüsenzellen und extrathyreoidale Zeichen (Ophthalmo- und Dermopathie) charakterisieren den M. Basedow. Im Gegensatz dazu bleibt beim autonomen Adenom die Überfunktion auf einen oder mehrere tumorartige Bezirke (Knoten) beschränkt und extrathyreoidale Zeichen beschränken sich auf die des Überangebots an Schilddrüsenhormon.

Das autonome Adenom muß auch abgegrenzt werden gegen einen M. Basedow, der sich in einem vorher euthyreoten Knotenkropf entwickelt (s.S. 184). Besteht eine eindeutige Ophthalmopathie, so steht in einem solchen Fall die Diagnose M. Basedow fest. Fehlt die Ophthalmopathie, so kann die Unterscheidung nur auf Grund des Szintigramms erfolgen.

Auch mit dieser Untersuchung läßt sich gelegentlich nicht entscheiden, ob es sich um einen M. Basedow oder um eine multinodöse Struma mit einer Vielzahl von kleinen autonomen Adenomen handelt. Man spricht in solchen Fällen von einem toxischen Knotenkropf (toxic multinodular goiter). STUDER (1978) konnte zeigen, daß solche Kröpfe, manchmal verteilt im ganzen Parenchym manchmal zu Knoten (Adenomen) vereinigt, autonom funktionierende Follikel enthalten.

Autonome Adenome ohne klinische Zeichen von Hyperthyreose und mit normalem zirkulierendem Thyroxin und Trijodthyronin sind kaum scharf von den Adenomen mit Hyperthyreose abzugrenzen. Auch im ersteren Fall läßt sich durch den TRH-Test eine gestörte Hormonsekretion nachweisen (EVERED, 1974; KARLBERG, 1973).

PLUMMER (1913) vermutete als erster, daß eine Hyperthyreose durch eine lokalisierte Überfunktion von Knoten hervorgerufen werden kann, aber die Abgrenzung gegen den M. Basedow blieb schwierig. Erst die autoradiographischen Untersuchungen von COPE (1947) konnten die Existenz autonomer Adenome eindeutig belegen. Schließlich konnte HORST (1960, 1967) durch Verbesserungen der Szintigraphietechnik die recht hohe Häufigkeit der autonomen Adenome nachweisen.

Eine sehr schöne Übersicht über das Problem gibt HAMBURGER (1975).

b) Häufigkeit

In den angelsächsischen Ländern scheinen autonome Adenome relativ selten zu sein. HAMBURGER (1974 u. 1975) sah in Southfield (USA) in 12 Jahren 1092 Patienten mit M. Basedow und 25 mit autonomem Adenom mit Hyperthyreose. Dazu kamen 62 Fälle von toxischer multinodöser Struma und 140 Fälle von autonomen Adenomen ohne klinische Hyperthyreose. HALL (1970) und FERRIMAN (1972) schätzen, daß in England 5% resp. 8% aller Hyperthyreosen durch autonome Adenome bedingt sind. Demgegenüber fanden HORST (1960, 1965, 1967) und GLANZMANN (1975), daß in Hamburg und in Zürich autonome Adenome 30–40% aller Hyperthyreosen ausmachen. In Salzburg beträgt der Anteil sogar 46% (POHL, 1973). Während in Zürich und Salzburg die noch recht häufigen Jodmangelstrumen als Nährboden für autonome Adenome gelten können, ist die Häufigkeit im kropffreien Hamburg ungeklärt. Das Verhältnis von Männern zu Frauen beträgt 4–8 zu 1 (HORST, 1967; POHL, 1973; HAMBURGER, 1975). Autonome Adenome kommen bereits bei 20–30jährigen vor, sind jedoch in der Altersklasse der 60–70jährigen gehäuft.

c) Pathologische Anatomie und Pathophysiologie

HORST (1967) fand bei 75% eine uninodöse und bei 25% eine multinodöse Struma. Ob toxische Adenome als echte Neoplasien (s.S. 227) oder als Hyperplasien im Rahmen einer multinodösen Struma anzusehen sind, ist weitgehend eine Definitionsfrage.

Radiojoduntersuchungen weisen nach, daß autonome Adenome auch ohne TSH-Stimulation Jod aufnehmen und Hormon sezernieren, im Gegensatz zum normalen Gewebe, das bei TSH-Mangel praktisch lahmgelegt ist. Besteht eine Hormonsekretion im Grenzbereich zur Hyperthyreose, so ist das umliegende Gewebe nicht völlig inaktiv und nimmt im Szintigramm noch Radiojod auf (sog. kompensiertes toxisches Adenom nach HORST, 1965). In diesen Grenzfällen läßt sich die TSH-unabhängige Funktion des Adenoms nach Suppression des TSH durch Trijodthyronin schön nachweisen (Abb. 24 u. 25). In solchen Fällen sind auch das Thyroxin und Trijodthyronin im Serum im Normbereich, und die diskrete Hyperthyreose läßt sich nur im empfindlichen TRH-Test nachweisen (RIDGWAY, 1973; KARLBERG, 1973; EVERED, 1974). Wenn das Adenom eine deutliche Hormonübersekretion bewirkt, so ist das umliegende Gewebe deutlich lahmgelegt und wird erst nach TSH-Injektion aktiv (dekompensiertes toxisches Adenom) (Abb. 25). Die Unterscheidung zwischen kompensiertem und dekompensiertem autonomem Adenom ist allerdings weitgehend arbiträr und von der Szintigraphietechnik abhängig. Bei geeigneter Apparate-Einstellung läßt sich nämlich bei dekompensierten Adenomen das vermeintlich stillgelegte Gewebe szintigraphisch darstellen (WÖHLER,

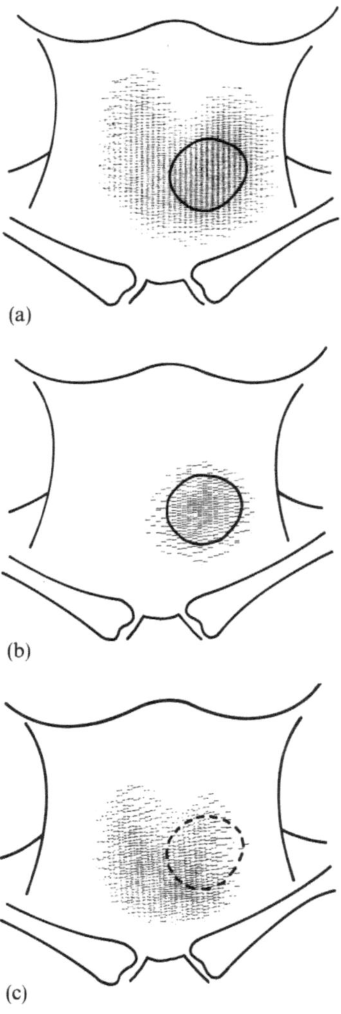

Abb. 24a–c. Autonomer Knoten mit nur partieller Suppression der Funktion des Restgewebes. (a) Ausgangsszintigramm; der palpatorisch abgegrenzte Knoten ist eingezeichnet. (b) Szintigramm unter Trijod-Thyronin-Medikation. (c) Szintigramm 3 Monate nach Radiojodtherapie. Das ursprüngliche Adenom entspricht einem sog. kompensierten toxischen Adenom der alten Nomenklatur. (Fall von Prof. H. RÖSLER, Inselspital Bern)

1974). Die biochemische Ursache der TSH-unabhängigen Sekretion ist nicht ganz klar. In vitro und in vivo lassen sich autonome Adenome mit TSH gut stimulieren (BURKE, 1972; LARSEN, 1973; INGRISCH, 1974). Der Jodumsatz der Adenome ist zwar beschleunigt und die Hormonbiosynthese aus Vorstufen sowie die Thyreoglobulinhydrolyse sind verstärkt; im übrigen ist die Hormonbiosynthese normal (AGERBAEK, 1974; VAN DEN HOVE, 1976). Der rasche Jodumsatz bewirkt typischerweise ein hohes $PB^{131}I$. Im Szintigramm ist das Adenom nach einigen Tagen wieder entleert, während das umliegende Gewebe noch Isotop enthält (sog. Leerlaufphänomen).

Autonome Adenome bewirken eine Hyperthyreose erst, wenn sie eine gewisse Größe (im allgemeinen 2 cm Durchmesser) erreichen. Die Gewebemasse ist deshalb einer der Faktoren, die die Sekretionsrate bestimmen. ERMANS (1972) hat als zweiten Faktor die Jodzufuhr erkannt. Er gab 4 euthyreoten Patienten mit autonomem Adenom täglich 500 µg zusätzliches Jodid, was zu einer Hyperthyreose führte. Auch nach Röntgenkontrastmitteln können autonome Adenome hyperthyreot werden (MAHLSTEDT, 1973). Der fließende Übergang vom autonomen Adenom ohne Hyperthyreose zum Adenom mit Hyperthyreose ist in Abb. 26 dargestellt.

d) Klinik des autonomen Adenoms

Beim typischen M. Basedow bestehen Gewichtsverlust, Nervosität, hyperkinetische Bewegungen, diffuse Struma und Exophthalmus. Im Gegensatz dazu manifestiert sich das toxische Adenom viel diskreter. Typischerweise handelt es sich um ältere Frauen mit nur leichtem Gewichtsverlust, einer Tachykardie und einer uni- oder multinodösen Struma. Warme feuchte Hände und ein starrer Blick sind weitere Symptome. Viele Patienten klagen über Herzklopfen, Wärmeunverträg-

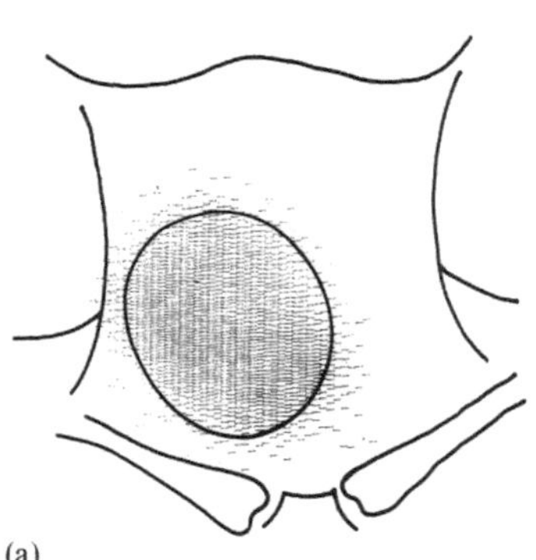

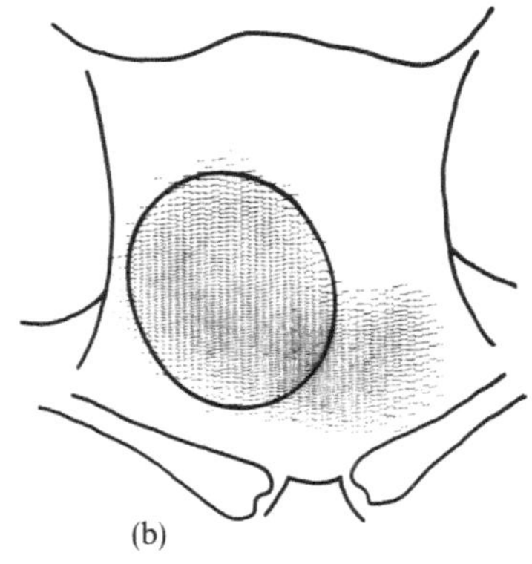

Abb. 25. (a) Faustgroßes autonomes Adenom mit Hyperthyreose. Die Aktivität im linken Schilddrüsenlappen ist unterdrückt. (b) Wiederholung der Szintigraphie nach TSH-Injektion läßt den linken Schilddrüsenlappen zur Darstellung gelangen. Das Adenom entspricht einem sog. dekompensierten toxischen Adenom der alten Nomenklatur. (Patient von Prof. H. RÖSLER, Inselspital Bern.) Die bei älteren Patienten nicht ungefährliche TSH-Stimulation kann heute durch ein „übersteuertes" Szintigramm ersetzt werden (S. 212) (WÖHLER, 1974)

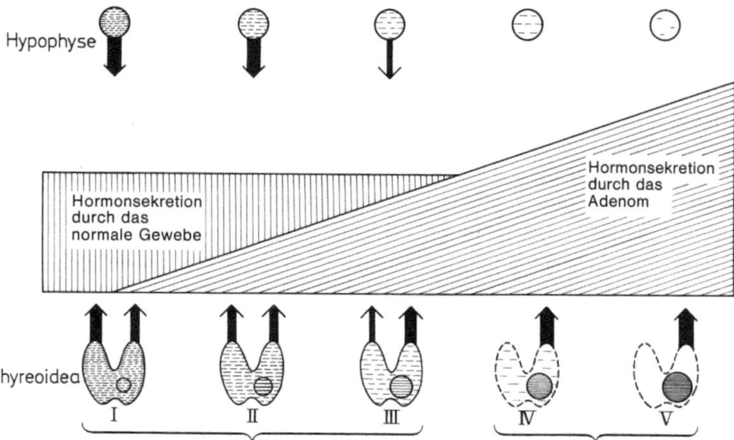

Abb. 26. Entstehung und Verlauf eines toxischen Adenomes von der Euthyreose über das kompensierte in das dekompensierte Stadium. Mit zunehmender Schilddrüsenhormonproduktion des Adenomes wird die TSH-Sekretion der Hypophyse gehemmt und die übrige Schilddrüse stillgelegt. (Nach BAY, 1965)

lichkeit und Gereiztheit. Deutlicher Gewichtsverlust findet sich nur in 25% der Fälle (HORST, 1967). Sehr häufig ist das Bild oligosymptomatisch und die Patienten suchen den Arzt wegen unspezifischen Herzsymptomen oder paroxysmaler Tachykardie auf. Psychische Depression oder Libidoverlust können vorkommen, aber die Patienten sind im allgemeinen gut an ihre Krankheit adaptiert. Eine echte endokrine Ophthalmopathie kommt nie vor, dagegen finden sich ein starrer Blick und ein Graefesches Zeichen. Der Beginn der Störungen ist schleichend, während ein M. Basedow häufig abrupt einsetzt. Häufig wird ein autonomes Adenom bei der Abklärung einer vermutlich euthyreoten Struma entdeckt.

e) Verlauf des autonomen Adenoms

Im Gegensatz zum M. Basedow hat das autonome Adenom keine Tendenz zu Spontanremissionen. Adenome können mit der Zeit an Größe zunehmen und die Hyperthyreose kann sich verstärken. Auch eine erhöhte Jodzufuhr kann die Hormonsekretion verstärken (s.o.). Im allgemeinen ist der Verlauf bei autonomen Adenomen ohne klinische Hyperthyreose gutartig und die Entwicklung einer eindeutigen Hyperthyreose ist eher selten (SILVERSTEIN, 1967; HAMBURGER, 1975). Nekrotische Veränderungen können in seltenen Fällen zur spontanen Heilung der Hyperthyreose führen (BAY, 1965).

Tabelle 14. Übersicht der Klinik und Behandlung der autonomen Adenome mit Hyperthyreose im Vergleich zum M. Basedow (HORST, 1967)

	M. Basedow	Autonomes Adenom mit Hyperthyreose
% aller Hyperthyreosen in Zürich	70	30
Anamnese	Plötzlicher Beginn häufig	Schleichender Beginn
Symptome	Diffuse (gelegentliche multinodöse) Struma. Alle Grade der Überfunktion. Augenzeichen in 50%	Uninodöse (seltener multinodöse) Struma; diskrete Hyperthyreosezeichen, oligosymptomatisch. Keine Ophthalmopathie.
Diagnose	Kann in den meisten Fällen aufgrund der Klinik gestellt werden. Serum-Thyroxin erhöht. Schilddrüsen-stimulierende Antikörper im Serum.	Klinische Diagnose schwierig. Serum-Thyroxin meist nur geringgradig erhöht. Szintigramm unerläßlich.
Behandlung	Radiojod: 7000–10000 rad Strumektomie Thyreostatica	Radiojod: 20000–30000 rad unter T_3-Schutz Operation: Selektive Resektion
Behandlungsrisiko	Radiojod: Hypothyreose 25–70% Strumektomie: Hypothyreose 6–50% Hypoparathyreoidismus und N. recurrens-Lähmung je 1–5% Thyreostatica: Überempfindlichkeit 5%	Radiojod: Hypothyreose 0–2,8% Operation: Hypothyreoserate praktisch null
Rezidivrate	Radiojod: 10% Strumektomie: 6–25% Thyreostatica: 50%	Radiojod und Operation: Praktisch null

f) Diagnose des autonomen Adenoms und Laborteste

Die Diagnose beruht auf dem Nachweis eines autonomen Bezirks im Szintigramm. Diese Untersuchung ist deshalb unerläßlich. Die Szintigraphie erfordert eine sorgfältige Technik mit minimalem „cutoff" (HORST, 1960). In Zweifelsfällen kann das Szintigramm nach Trijodthyroninsuppression oder nach TSH-Gabe wiederholt werden (Abb. 24 u. 25, s. auch S. 238). Bei älteren Leuten sollte man jedoch wegen einer möglichen Verschlimmerung von Herzsymptomen auf die TSH-Stimulation eher verzichten und nur einen TRH-Test machen. Das vermeintlich stillgelegte Schilddrüsenparenchym läßt sich häufig auch ohne TSH-Stimulation durch Einstellung des Szintigraphen auf hohe Empfindlichkeit darstellen (sog. übersteuertes Szintigramm, WÖHLER, 1974).

Das Serumthyroxin ist häufig an der oberen Normgrenze oder nur leicht erhöht und genügt meist nicht zur Diagnosestellung (BAY, 1965). Gelegentlich findet sich eine isolierte Trijodthyroninhyperthyreose (STERLING, 1970). Bei Verdachtsfällen ist es heute am billigsten, als erstes einen TRH-Test durchzuführen (s.S. 239). Fällt er normal aus, so erübrigen sich sämtliche weitere Untersuchungen. Ist er pathologisch, so sind ein Szintigramm und die Bestimmung eines Serumthyroxins indiziert.

Die Radiojodaufnahme ist meistens im Normbereich. Erhöht sind lediglich der Radiojodumsatz und das $PB^{131}I$ (HORST, 1967).

g) Behandlung des autonomen Adenoms

Besteht keine klinische Hyperthyreose, so ist eine Behandlung nicht unbedingt nötig, und man kontrolliert lediglich den Patienten in regelmäßigen Abständen (HAMBURGER, 1975). Die Feststellung einer Hyperthyreose hängt weitgehend von der Sorgfalt der Untersuchung ab, und im TRH-Test können bei allen Patienten mit autonomem Adenom Zeichen eines Schilddrüsenhormonüberschusses nachgewiesen werden. Man kann sich deshalb auch auf den Standpunkt stellen, daß alle autonome Adenome zu behandeln sind.

Thyreostatica kommen zur Behandlung nicht in Frage (oder höchstens als überbrückende Maßnahme), da sie ja wegen der fehlenden Tendenz zu Spontanremissionen lebenslänglich gegeben werden müßten. Dagegen bieten die *Operation* oder *Radiojodtherapie* die Möglichkeit einer kurativen Behandlung mit nur minimalen Nebenwirkungen, insbesondere mit einer viel tieferen Hypothyreoserate als beim M. Basedow.

Radiojod ist unsere bevorzugte Behandlung in den allermeisten Fällen. Zum Schutz des normalen Gewebes wird 3mal täglich 25 µg Trijodthyronin p.o. vom Vortag bis zum 10. Tag nach dem Radiojod gegeben. Die Dosis des ^{131}I beträgt 20000–30000 rad, muß also 2- bis 3mal höher sein als bei M. Basedow. Ist bei kardiovasculären Krankheiten Trijodthyronin kontraindiziert, so kann die Radiojodwirkung auf das gesunde Gewebe durch Perchlorat gemildert werden, das 48 Std nach dem Radiojod eingesetzt wird. Eine klinische Besserung und eine im Szintigramm nachweisbare Ausschaltung des autonomen Adenoms erfolgt in der großen Mehrzahl der Fälle (HORST, 1967; GLANZMANN, 1975; HEINZE, 1975). Die Hypothyreoserate ist mit 0,25–2,8% gering, jedoch nicht völlig zu vernachlässigen (GLANZMANN, 1975; HEINZE, 1975). Eine lebenslängliche jährliche Kontrolle des Serum-TSH ist deshalb auch hier gerechtfertigt.

Wir empfehlen die Operation unter folgenden Umständen:

1. Beim Vorhandensein von „kalten" Bezirken ohne Radiojodaufnahme oder von anderen Carcinom-verdächtigen Befunden. GUINET (1971) hat mehrere Fälle von maligner Entartung von autonomen Adenomen beschrieben und zieht deshalb die Operation in allen Fällen dem Radiojod vor.
2. Bei raschem Radiojodumsatz, der eine hohe Radiojoddosis notwendig macht und eine unzulässige Ganzkörperbelastung bedingt.
3. Bei jüngeren Patienten.

Eine präoperative thyreostatische Behandlung ist nicht nötig, da das Risiko der thyreotoxischen Krise gering ist, obschon Einzelfälle bekannt sind (FUCHSIG, 1968). Die Operation besteht in einer selektiven Resektion des Adenoms, wobei die Schilddrüsenarterien nicht ligiert werden müssen. Das Risiko in bezug auf Hypoparathyreoidismus, Recurrens-Lähmung und Hypothyreose ist verschwindend klein (ZUKSCHWERDT, 1963).

4. Seltene Ursachen der Hyperthyreose

Eine Übersicht über die folgenden seltenen Hyperthyreoseformen findet sich bei HAMILTON (1973). (Referenz s.S. 238, Blasenmole.)

a) Blasenmole, Choriocarcinom und andere Tumoren

Bei Blasenmole ist das Serumthyroxin erhöht, und zwar, da auch das freie Thyroxin ansteigt, nicht aufgrund eines erhöhten Thyroxin-bindenden Globulins, wie es in der normalen Schwangerschaft physiologisch ist (s.S. 152). Trotz des erhöhten freien Thyroxins sind klinische Hyperthyreosesymptome nur selten vorhanden (ODELL, 1963; GALTON, 1971; NAGATAKI, 1977), können jedoch auch sehr ausgeprägt sein (HERSHMAN, 1971). Die Ursache der Hyperthyreose liegt in der Übersekretion von Choriongonadotropin (HCG), das schwache TSH-ähnliche Aktivität hat (HENNEN, 1974;

Higgins, 1975; Kenimer, 1975; Miyai, 1976; Editorial Brit. med. J., 1976; Morley, 1976). Das TSH selbst ist in solchen Fällen tief.

Der Vollständigkeit halber sei noch erwähnt, daß sich auch aus normaler Placenta TSH-ähnliche Aktivität extrahieren läßt, die jedoch im Gegensatz zum obengenannten Choriongonadotropin eine immunologische Kreuzreaktion mit TSH ergibt (Burger, 1967; Hershman, 1970). Die Bedeutung dieses „Chorionthyreotropins" ist unbekannt. Steigbiegel (1964) beobachtete einen Fall von Hyperthyreose mit zirkulierendem Schilddrüsenstimulator bei Choriocarcinom des Hodens. Eine Übersicht über eventuelle „Thyreotropine" in anderen Tumoren gibt Hennen (1974).

b) Hyperthyreose bei Schilddrüsencarcinom

Schilddrüsencarcinome produzieren selten Schilddrüsenhormon. Es sind aber immerhin mehrere Fälle mit schwerer Hyperthyreose beschrieben worden (Hunt, 1960; Studer, 1961; Federman, 1964; Ghose, 1971).

c) Hyperthyreose bei TSH-sezernierenden Hypophysentumoren und Akromegalie

Normalerweise ist bei allen Formen der Hyperthyreose die TSH-Sekretion unterdrückt. Eine Ausnahme bilden TSH-produzierende Adenome der Hypophyse (Faglia, 1972; Mornex, 1972; Baylis, 1976). Eine Übersekretion von TSH findet sich häufig verbunden mit klassischer Akromegalie (Hamilton, 1970 u. 1972) oder mit Prolactinübersekretion (Horn, 1976). Nicht in allen Fällen der hypophysären TSH-Übersekretion findet sich jedoch ein Adenom (Kourides, 1977) Emerson (1972) führte in einem Fall das Syndrom auf eine Übersekretion von TRH zurück, Gershengorn (1975) seinerseits beschrieb einen Fall, bei dem die TSH-Übersekretion auf einem verminderten Ansprechen der Hypophyse auf Schilddrüsenhormon beruhte. Eine Literaturübersicht gibt Tolis (1978).

d) Jod-induzierte Hyperthyreose („Jod-Basedow")

Bereits Coindet (1821) beschrieb Hyperthyreosesymptome nach Verabreichung von hohen Joddosen. Breuer (1908) und Kocher (1910) analysierten das Krankheitsbild eingehend und zeigten, daß Jod eine Hyperthyreose fast nur bei Trägern eines ursprünglich euthyreoten Kropfes bewirkte. Kocher fiel als erstem das Fehlen von Augensymptomen auf. Diese Hyperthyreoseform wurde dann vor allem im angelsächsischen Bereich vergessen. Zwar beobachtete Stanbury (1954) einen Fall bei der Untersuchung einer Kropfendemie in Südamerika. Er hielt jedoch das Krankheitsbild für sehr selten und glaubte, daß es nur in Gebieten mit Jodmangel vorkomme. So beobachteten Conolly (1970) und Stewart (1976) im Jodmangelgebiet Tasmanien eine plötzliche Erhöhung der Hyperthyreosehäufigkeit nach Zugabe von Jod zum Brot. Vagenakis (1972) konnte jedoch auch in Boston, wo die Jodzufuhr in der Nahrung mehr als genügend ist, durch hohe Joddosen bei 4 von 8 Patienten eine Hyperthyreose bewirken.

Zwar schuldigte Adams (1968) LATS als Ursache an. Wir glauben aber kaum, daß es sich um einen M. Basedow handelt. Der Ausdruck „Jod-Basedow" ist deshalb irreführend. Vermutlich bestehen in vielen euthyreoten Knotenkröpfen autonome Bezirke, deren Hormonproduktion durch eine tiefe Jodzufuhr in Schranken gehalten wird. Steigert sich die Jodzufuhr, so nimmt die Hormonproduktion über das physiologische Maß zu (Ermans, 1972).

Als Ursache von Jod-Basedow kommen die verschiedensten jodhaltigen Medikamente, wie Röntgenkontrastmittel, Jodoquinoline, Amiodaron und andere in Frage (Schneider, 1969; Mahlstedt, 1973; Nilsson, 1973; Blum, 1974; Savaoie, 1975). 150 µg Jod pro Tag scheinen zu genügen (Stewart, 1976), aber im allgemeinen ist die Joddosis viel höher. Unserer Meinung nach ist das Vorkommen von Jodbasedow kein Grund gegen die Kochsalzjodierung in Endemiegebieten. Zweifellos ist jedoch Sorgfalt geboten und der Jodgehalt des Kochsalzes sollte, mindestens zu Beginn, tief gehalten werden (s.S. 216).

e) Thyreotoxicosis factitia und Struma ovarii

Willentliche Überdosierung von Schilddrüsenhormon ist eine Seltenheit. Rose (1969) beschrieb 3 Frauen, die die Einnahme von Schilddrüsenhormon strikt ableugneten, obwohl er die artifizielle Ursache der Hyperthyreose klar beweisen konnte. Alle 3 Patientinnen waren schwer neurotisch. Kirkeby (1972) und von Hofe (1977) beobachteten je einen Fall, der eine suicidale Intoxikation mit 10 resp. 40 mg Thyroxin überlebte. Struma ovarii ist eine sehr seltene Ursache von Hyperthyreose (Brown, 1973).

G. Endemischer Kropf und Kretinismus

Diese zwei eng verwandten Syndrome haben eine gemeinsame Pathogenese, bei der Jodmangel die ausschlaggebende Rolle spielt. Von endemischem Kropf spricht man, wenn über 10% der Bevölkerung eine tastbare Schilddrüse haben (Querido, 1974). Endemischer Kropf ist eine Manifestation von *mäßigem* Jodmangel. Kommt zum endemischen Kropf noch eine Häufung von Kretinen, so besteht ein *schwerer* Jodmangel. Endemischer Kretinismus kommt nie ohne endemischen Kropf vor. Der endemische Kropf ist ein präventivmedizinisches Probelm größten Ausmaßes, und eine Reihe internationaler Organisationen hat sich damit befaßt. Mehrere gute Übersichten sind erhältlich (WHO 1960; KÖNIG, 1967; RICCABONA, 1972; STANBURY, 1972; DUNN, 1974).

1. Endemischer Kropf

Zur Herstellung von Schilddrüsenhormon benötigt die Schilddrüse eine minimale Menge Jod. Obschon das sezernierte Thyroxin peripher dejodiert und das freigesetzte Jodid von der Schilddrüse zum Teil wieder aufgenommen wird, geht ein Teil des Jodes im Urin und im Stuhl verloren. Dieses muß durch die Nahrung wieder ersetzt werden, um eine Jodverarmung der Schilddrüse zu verhindern. Die Menge beträgt ungefähr 100 µg pro Tag. Um einem erhöhten Bedarf, z.B. während der Schwangerschaft (WESPI, 1944), zu genügen, empfiehlt WAYNE (1964) als tägliche optimale Jodeinnahme 200 µg. Zwar kann auch bei einer Jodeinnahme zwischen 30 und 100 µg pro Tag eine genügende Hormonsekretion aufrecht erhalten werden, jedoch nur auf Kosten der unten beschriebenen Kompensationsmechanismen, die zu Kropfbildung führen.

Mit wenigen Ausnahmen herrscht in allen Endemiegebieten Jodmangel (v.FELLENBERG, 1925). In der Gegend von Bern stellen wir noch bei ungefähr 20% der 20–40jährigen Personen einen zumindest leichten Kropf fest, wobei die Jodausscheidung im Urin (ein gutes Maß für die Jodeinnahme) 80 µg pro Tag beträgt. In der Bundesrepublik Deutschland herrscht vor allem im Süden noch vielerorts eine starke Kropfendemie (HORSTER, 1975). Die Kropfhäufigkeit bei den Rekruten wechselt dort von einem Bezirk zum anderen und ist umgekehrt proportional zur Jodausscheidung im Urin (SCRIBA, 1975). Von Jodarmut sind vorwiegend kontinentale Gegenden betroffen, und zwar häufig solche, die während der Eiszeit vergletschert waren (MERKE, 1965). Dies erklärt z.B. weshalb im Wallis im Talboden die Kropfhäufigkeit höher war als in den am Hang gelegenen Dörfern, da die Hänge nicht vergletschert waren (MERKE, 1967). Menschen in meernahen Gegenden sind meistens kropffrei.

Die Jodmangeltheorie ist durch mehrere Tatsachen abgestützt:

1. In endemischen Gegenden enthalten Boden, Trinkwasser, und Pflanzen wenig Jod (v.FELLENBERG, 1925 u. 1933; LAMBERG, 1962; MALAMOS, 1971).
2. Jodzusatz, z.B. im Kochsalz, hat in vielen Ländern die endemische Kropfhäufigkeit stark gesenkt.
3. Jodmangel bewirkt Kropf bei Versuchstieren.

Folgende Argumente werden von den Gegnern der Jodmangeltheorie ins Feld geführt:

1. Benachbarte Dörfer eines Endemiegebietes mit gleich starkem Jodmangel haben oft deutlich verschiedene Kropfhäufigkeit, was besonders augenfällig auf den Idjwi-Inseln der Republik Zaire (Kongo) ist (DELANGE, 1968). Zudem gibt es in jedem Endemiegebiet kropffreie Individuen.
2. In gewissen Untersuchungen korreliert die Kropfhäufigkeit besser mit dem Kalkgehalt, mit dem Fluorgehalt oder mit der Verschmutzung des Trinkwassers, als mit dem Jodgehalt (GAITAN, 1969; DAY, 1972).
3. Gewisse Völker scheinen sich an Jodmangel ohne Kropfbildung anpassen zu können (ROCHE, 1959; LAMBERG, 1962; CHOUFOER, 1963).
4. Endemischer Kropf soll auch ohne Jodmangel vorkommen (COSTA, 1957 u. 1963).

Alle diese Argumente entkräften die Jodmangeltheorie ungenügend. Die Schwankung der Kropfhäufigkeit bei gegebenem Jodmangel kann am besten durch zusätzliche Manifestationsfaktoren erklärt werden. Als solches können diskrete Enzymdefekte oder Variationen der renalen Jodidclearance gelten, die erst bei knapper Jodzufuhr zu Kropf führen (CASSANO, 1961; BECKERS, 1962). Unbestritten ist zudem, daß in der Natur vorkommende Thyreostatica Kropf bewirken können (GREER, 1962). Cassava, ein wichtiges Nahrungsmittel in Teilen Afrikas, enthält eine strumigene Substanz. Dieses „Cyanogen-Glucosid" spaltet im Körper Cyanid ab, das zu Thiocyanat (CNS) umgewandelt wird und dadurch thyreostatisch wirkt (EKPECHI, 1965; LANGER, 1968). Goitrin (Vinyl-Thiooxazolidon) ist ein anderes Thyreostaticum, das in Brassica-Pflanzen vorkommt und in die Milch gelangt (CLEMENTS, 1960; PELTOLA, 1961). Andere schwächere Thyreostatica sind Nitrat- (NO_3) und Calcium- (Ca)Ionen (TAYLOR, 1954). Für die strumigene Wirkung von verschmutztem Trinkwasser sind möglicherweise thyreostatische Substanzen aus E. coli verantwortlich (VOUGHT, 1974).

Die heute vorherrschende Meinung ist, daß Jodmangel die wichtigste Ursache von endemischem Kropf ist. In der Umwelt vorkommende Thyreostatica modifizieren vermutlich jedoch die quantitative Wirkung von Jodmangel. Es gibt zwar endemische Gegenden mit mittlerer Jodzufuhr, jedoch keine mit reichlicher Jodzufuhr.

Der Vollständigkeit halber sei beigefügt, daß Jod im großen Überschuß in Japan zum sog. Küstenkropf führt (SUZUKI, 1965). Die dort von der Bevölkerung in Form von Meeralgen eingenommene Jodmenge beträgt 10000 bis 20000 µg pro Tag.

a) Pathophysiologie des endemischen Kropfes

STANBURY (1954) untersuchte als erster den Jodstoffwechsel in einem Endemiegebiet. In seiner klassischen Monographie konnte er zeigen, daß der Kropf einen Anpassungsvorgang an Jodmangel darstellte, eine Auffassung die bereits 40 Jahre früher HUNZIKER (1915) vertreten hatte. STUDER (1965, 1968, 1974) hat den Mechanismus der Kropfentstehung bei Jodmangel im Tierversuch genau analysiert. Obschon die Schilddrüse erhebliche Jodvorräte enthält, fällt bei der Ratte bei Jodmangel die Thyroxinsekretion rasch ab, und zwar bevor die Jodspeicher wesentlich entleert sind. Der Grund für diese rasche Reaktion liegt in der Unterteilung des Reservejods in mehrere Kompartimente, von denen nur eines an der Sekretion beteiligt ist. Das Absinken der Thyroxinsekretion ruft im Tierversuch rasch eine vermehrte TSH-Sekretion hervor (FUKUDA, 1975). Bei Einwohnern von Endemiegebeiten findet sich dementsprechend im Durchschnitt ein leicht erniedrigtes Thyroxin und ein erhöhtes TSH im Serum (BUTTFIELD, 1966; ADAMS, 1968; COBLE, 1970; KOCHUPILLAI, 1973; PATEL, 1973; MERTZ, 1974; STEVENSON, 1974; CHOPRA, 1975; GEHRING, 1975). Die Konzentration des Serum-TSH korreliert allerdings bei Einzelpersonen schlecht mit dem Vorhandensein eines Kropfes (STAUB, 1975).

Die weiteren Veränderungen sind weitgehend Folgen des erhöhten TSH, wenn auch eine gewisse autoregulatorische Komponente (s.S. 151) mitbeteiligt sein kann. Die Jodidclearance der Schilddrüse nimmt zu, was sich in einer erhöhten Radiojodaufnahme äußert. Das aufgenommene Jod wird im allgemeinen rasch wieder als Hormon sezerniert, so daß das $PB^{131}I$ erhöht ist (ERMANS, 1963). Dank der erhöhten Jodid-Clearance kann das spärliche Nahrungsjod rationeller verwendet werden, so daß die Euthyreose meistens gewährt bleibt (s.u.). Das Wachstum der Drüse ist ebenfalls TSH-abhängig und bleibt z.B. bei hypophysektomierten Tieren aus (STUDER, 1965, 1968, 1974). Der Gesamtjodgehalt der Schilddrüse bleibt ungefähr normal, aber der Gehalt pro Gramm Gewebe ist deutlich vermindert. Ebenso enthält das Thyreoglobulin weniger Jod pro g Eiweiß, was zu einer unrationellen Hormonsynthese führt, indem mehr der Vorstufen (vor allem Monojodtyrosin) als Hormon synthetisiert werden. Diese unökonomische Verwendung von Jod verschlimmert ihrerseits den Thyroxinmangel, insbesondere da die Schilddrüse dadruch noch Jod in nicht-hormoneller Form verliert (sog. „iodide leak“) (ERMANS, 1963 u. 1968). Anderseits begünstigt das Vorwiegen von Monojodtyrosin die Synthese von Trijodthyronin (STUDER, 1965 u. 1968), so daß die Euthyreose dank einer erhöhten Trijodthyroninsekretion aufrecht erhalten wird (DELANGE, 1972; PATEL, 1973; STEVENSON, 1974; CHOPRA, 1975; GEHRING, 1975). Nach Jodzufuhr normalisieren sich TSH, Thyroxin und Trijodthyronin im Serum und auch die biochemischen Veränderungen in der Schilddrüse (BUTTFIELD, 1968; STEVENSON, 1974; MEDEIROS, 1975).

Die Schilddrüsenvergrößerung ist zunächst diffus. Wie es zur knotigen Umwandlung kommt, ist nicht geklärt. Autoradiographische Untersuchungen zeigen in allen knotigen Strumen eine sehr heterogene Fixation des Radiojods in den einzelnen Knoten (TAYLOR, 1952).

b) Häufigkeit von endemischem Kropf

Eine Übersicht über die verschiedenen Endemiegebiete geben KELLY (1960) und KÖNIG (1968). Je nach Schweregrad der Endemie beträgt die Verkropfung einer Bevölkerung 20–90%. Insgesamt scheinen ungefähr 200 Millionen Menschen an Kropf zu leiden. Bei mäßigem Jodmangel sind Frauen 6mal häufiger betroffen. Bei schwerem Jodmangel verschwindet dieser Geschlechtsunterschied.

c) Pathologische Anatomie

Diese ist geprägt von Polymorphie und Heterogenität. Diffuse oder knotige Vergrößerung kann sich mit Kolloidansammlung oder parenchymatöser Hyperplasie zu jeder denkbaren Kombination verbinden. Die Knoten sind durch bindegewebige Septen abgegrenzt und lassen sich nicht sicher von eigentlichen Adenomen unterscheiden (s.S. 227). Mikroskopisch finden sich viele sehr kleine Follikel neben Riesenfollikeln, die mit Kolloid gefüllt sind und zu Cysten werden können. Die Cystenwand kann papilläre Einbuchtungen ins Lumen aufweisen. Dazwischen liegen oft Anteile mit solidem (trabekulärem) Aufbau. Degenerative Veränderungen mit Blutungen, Nekrosen und Verkalkungen vervollständigen das bunte Bild.

d) Klinik der endemischen Struma

Eine Schilddrüsenvergrößerung findet sich in Endemiegebieten bereits beim Neugeborenen, und Schilddrüsengewichte von über 3 g bei verstorbenen Neugeborenen sind ein guter Hinweis auf Jodmangel. Große Neugeborenenkröpfe können zu Asphyxie führen. Ein tastbarer, diffuser Kropf entwickelt sich während der Kindheit. Bei Mädchen wächst der Kropf bis zum 17. oder 18. Lebensjahr, und dann später wieder während der Schwangerschaft und Lactation. Bei Knaben kann sich der Kropf in der Pubertät teilweise zurückbilden. Mit den Jahren wird aus dem diffusen ein knotiger Kropf, ein Vorgang der weitgehend ungeklärt ist. Die Einteilung der Kropfgröße erfolgt am besten gemäß der Tabelle 15. Zur Verlaufsdokumentation bei einem einzelnen Patienten kann der Halsumfang gemessen werden. Er sagt allerdings wenig über die Größe eines Kropfes aus. Stridor, Recurrensparese, Horner-Syndrom können Komplikationen von großen Strumen sein. Die meisten Träger eines endemischen Kropfes sind euthyreot, ob-

Tabelle 15. Einteilung der Kropfgröße gemäß Empfehlung der Pan American Health Organization (QUERIDO, 1974). Die Einteilung entspricht größtenteils derjenigen der World Health Organization (PEREZ, 1960)

Grad 0 – A	Kein Kropf
Grad 0 – B	Kropf nur durch Palpation erkennbar und bei voll extendiertem Hals nicht sichtbar
Grad I	Kropf tastbar, und nur bei voll extendiertem Hals sichtbar
Grad II	Kropf sichtbar bei normaler Stellung des Halses. Palpation für Diagnose nicht notwendig
Grad III	Sehr großer Kropf, der auf erhebliche Distanz sichtbar ist

Tabelle 16. Morbidität an endemischem Kretinismus nach Untersuchungen der letzten 40 Jahre. (Nach KÖNIG, 1968)

Mulia, Neuguinea	8,2% [a]	CHOUFOER u.a. (1965)
Gornja Josanica, Jugoslawien	6,7%	KICIC u.a. (1961)
Blumenstein, Schweiz	3,5% [a]	EUGSTER (1938)
Idjwi	1%	DELANGE (1966)
Kt. Aargau, Schweiz	0,6%	EUGSTER (1938)
Uele, Kongo	0,1–0,3%	BASTENIE u.a. (1962)
Piemont, Italien 1883 noch 0,15%	0,01%	COSTA (1964)

[a] Auf orts*geborene* Bevölkerung bezogen.

schon Serumthyroxin im Durchschnitt leicht herabgesetzt und TSH leicht erhöht sind, wobei sich jedoch beide Werte meist im Normbereich befinden (s.S. 215). Knotige Strumen sind vermutlich der Ausgangspunkt vieler sog. autonomer Adenome. Einige der Knoten beginnen, wie auf S. 209 dargelegt, aus unbekannten Gründen Hormon unabhängig von TSH zu sezernieren. Solange diese autonomen Bezirke klein sind, spielt diese Autonomie keine Rolle. Sie läßt sich jedoch in etwa 20% von klinisch euthyreoten Strumen durch eine fehlende TSH-Sekretion nach TRH feststellen (GEMSENJÄGER, 1975 u. 1976). In mittelschweren oder schweren Endemien mit Jodausscheidung unter 50 resp. unter 25 µg pro g Kreatinin kann ein erheblicher Teil der Bevölkerung hypothyreot sein (ERMANS, 1961 u. 1963; QUERIDO, 1974; s. Tabelle 16).

e) Prävention des endemischen Kropfes

Seit den Pionierarbeiten von MARINE (1920) gilt die Jodzufuhr als die Methode der Wahl zur Bekämpfung des endemischen Kropfes. Dank der Bemühungen der Landärzte BAYARD (1923), EGGENBERGER (1923) und HUNZIKER (1915) führten die Schweizer Kantone ab 1922 Kochsalz mit einem Gehalt von 5 mg Kaliumjodid pro kg ein, und zwar gegen den erbitterten Widerstand namhafter Ärzte (BIRCHER, 1922). Obschon mit dieser Jodbeimischung nur 38 µg zusätzliches Jod pro Tag zugeführt wurde, waren die Erfolge durchschlagend. Der Kropf der Neugeborenen, der Schulkinder und der Rekruten nahm rasch ab (ZELLER, 1925; LAUENER, 1939; WESPI, 1950, 1956 u. 1966; NICOD, 1961). Zudem wurden keine Kretine mehr geboren (KÖNIG, 1968). Wegen Mangel an Schülern mußten einige Schulen für Taubstumme geschlossen werden (WESPI, 1945). Die Zahl der Kropfoperationen nahm langsam ab (GYR, 1964). Die von den Gegnern der Kochsalzjodierung vorausgesagte Epidemie von Jodbasedow trat nicht ein (GRAEMIGER, 1927; FLÜCK, 1928). Ab 1962 wurde die Kochsalzjodierung auf 10 mg Kaliumjodid pro kg erhöht, was die Kropfhäufigkeit bei Neugeborenen weiter fallen ließ (WESPI, 1966). Nach neueren Untersuchungen leiden aber immer noch fast 40% der Berner Bevölkerung an einem Kropf, wobei es sich allerdings meist um kleine asymptomatische Strumen, vorwiegend bei älteren Personen handelt (STECK, 1972). Leider fällt der freiwillige Verkauf des jodierten Salzes wieder leicht ab (MERKE, 1968), was die Notwendigkeit entweder einer Zwangsjodierung von allem Salz oder einer dauernden Volksaufklärung unterstreicht. Wird die Kochsalzjodierung unterbrochen, so fällt die Jodaufnahme rasch wieder auf ein gefährliches Niveau ab (PODOBA, 1972).

Bei der Einführung von Jod in ein Endemiegebiet ist nach heutiger Erfahrung der Frage der Dosierung Aufmerksamkeit zu schenken. Dosiert man initial zu hoch, z.B. 150 µg pro Tag, so riskiert man eine Zunahme von Hyperthyreosen (CONOLLY, 1970; ADAMS, 1975). Hier ist jedoch beizufügen, daß in den Vereinigten Staaten eine viel höhere Jodzufuhr offensichtlich ohne Schaden ertragen wird (ODDIE, 1970). Auch bei sehr reichlicher Jodzufuhr finden sich übrigens noch in 3,1% der Bevölkerung sog. sporadische Kröpfe (TROWBRIDGE, 1975). Retrospektiv gesehen war vermutlich die in der Schweiz als politischer Kompromiß zu Beginn gewählte tiefe Dosierung richtig: sie brachte den Kropf zwar nicht zum Verschwinden, verhinderte jedoch die gröbsten Auswirkungen des Jodmangels, und es traten keine Nebenwirkungen auf. Nach einigen Jahren konnte dann die Jodzufuhr langsam angehoben werden.

Ein großes Problem stellt die Jodzufuhr in Entwicklungsländern dar, da Kochsalz als Vehikel nicht in Frage kommt. In Tasmanien wird deshalb Jod dem Mehl beigemischt (CONOLLY, 1970). In anderen Ländern laufen Versuche mit Injektion von jodiertem Öl, das ein Joddepot für 3–5 Jahre bildet. Die Erfolge sind erfreulich, der Aufwand für die Injektionen ist jedoch für medizinisch unterversorgte Gegenden enorm (BUTTFIELD, 1965 u. 1968; PRETELL, 1972; THILLY, 1973). Die abrupte Erhöhung der Jodzufuhr durch diese Injektionen kann zudem einen Anstieg der Schilddrüsenhormone im Serum auf hyperthyreote Werte bewirken (CROXSON, 1976).

f) Behandlung des endemischen Kropfes

Die Operation aller Kröpfe in einem Endemiegebiet ist offensichtlich nicht sinnvoll, da die meisten Kropfträger beschwerdefrei sind. Nach WELCH (1966) ist die Wahrscheinlichkeit, bei der Operation ein Carcinom zu finden, kleiner als die Operationsmortalität. Operationsindikationen bei euthyreotem Kropf sind unserer Meinung nach:

1. Ein solitärer Knoten in einer sonst normalen Schilddrüse, insbesondere wenn es sich szintigraphisch um einen kalten Knoten handelt (BERCHTOLD, 1974). Bei unsicherem Befund leistet die cytologische Untersuchung des Feinnadelpunktates gute Dienste (s.S. 229).

2. Rasches Wachstum oder auffällig harte Konsistenz des Kropfes.

3. Große Kröpfe die ästhetisch stören oder Drucksymptome verursachen und die auf konservative Therapie nicht angesprochen haben (s.u.).

Die Rezidivrate nach der Operation ist sehr hoch (JENNY, 1966) und alle Patienten, die wegen einer diffusen oder multinodösen Struma operiert wurden, sollten anschließend lebenslänglich als Rezidivprophylaxe 100 bis 200 µg L-Thyroxin täglich erhalten (BEGFELT, 1963; STEINER, 1969). Als wichtigste Komplikaiton muß der Patient präoperativ über die Möglichkeit einer Lähmung des N. recurrens aufgeklärt werden. Diese ist je nach Radikalität der Operation in 3,9–7,1% zu erwarten, zum Glück meistens einseitig und gut kompensierbar (RAMSEIER, 1975).

Bevor man dem Patienten eine Operation empfiehlt, soll der Versuch einer medikamentösen Therapie gemacht werden, dies um so mehr, als ja die Patienten nach einer Operation ohnehin lebenslänglich Thyroxin nehmen sollten (BÜRGI, 1977). Von vornherein weniger aussichtsreich ist die medikamentöse Behandung bei großen, knotigen Strumen. Das Medikament der Wahl ist Schilddrüsenhormon. Wir geben im allgemeinen 200 µg L-Thyroxin pro Tag, bei älteren Patienten etwas weniger; andere Autoren haben mit 50 µg L-Trijodthyronin oder mit Mischungen beider Hormone bessere Erfolge (HORSTER, 1973; SHIMAOKA, 1974). Wichtig ist der Faktor Zeit, weil die volle Wirkung manchmal erst nach 12 Monaten in Erscheinung tritt (HORSTER, 1973; SHIMAOKA 1974). Als Beweis für eine genügende Dosis gilt im Zweifelsfall eine supprimierte TSH-Sekretion nach TRH (SHIMAOKA, 1974; PICKARDT, 1974). Die Suppressionsbehandlung sollte lebenslänglich durchgeführt werden. Beim Absetzen der Therapie tritt häufig eine vorübergehende leichte Hypothyreose auf, und es dauert ungefähr 4 Wochen bis Thyroxin- und TSH-Sekretion wieder normal sind (VAGENAKIS, 1975; HÜFNER, 1976).

Das früher gebrauchte Jod kann auch heute noch verschrieben werden und zwar in einer *stark verdünnten* Lösung, z.B. täglich 3 Tropfen 0,1%ige Kalimjodidlösung, was 115 µg Jod entspricht.

Radiojod ist eine gute Behandlungsalternative, auch bei großen euthyreoten Kröpfen, für Patienten denen man wegen anderer Krankheiten eine Operation nicht zumuten darf (KEIDERLING, 1964). 10000–12000 rad (im Durchschnitt ca. 40 m Ci) ^{131}I werden verabreicht, bei sehr großen Kröpfen in fraktionierten Dosen. Die Kropfgröße nimmt um 50% ab und bei 78% der Patienten erzielte RÖSLER (1965) ein gutes Resultat. Die Myxödemrate ist mit 3% tief.

2. Endemischer Kretinismus

a) Definition

Die Pan American Health Organisation definiert den endemischen Kretinismus mit folgenden 3 Hauptpunkten (QUERIDO, 1974):

- *Epidemiologie.* Er ist vergesellschaftet mit endemischem Kropf und schwerem Jodmangel.
- *Klinische Symptomatik.* Zu dieser gehört Intelligenzschwäche, vergesellschaftet mit einem der folgenden Syndrome:
  1. Ein vorwiegend neurologisches Syndrom mit Schwerhörigkeit oder Taubstummheit und mit charakteristischen Störungen wechselnden Ausmaßes von Stand und Gang.
  2. Vorwiegend Hypothyreose mit Kleinwuchs. Obschon in einigen Gegenden einer der beiden Typen vorherrschen kann, findet sich an andern Orten eine Mischung der beiden Syndrome.
- *Prävention.* In Gegenden wo der Jodmangel genügend korrigiert wurde, ist der endemische Kretinismus verhindert worden.

Diese Definition entspricht weitgehend der klassischen Beschreibung von DEQUERVAIN (1936), die auch von KÖNIG (1968) verwendet und sehr anschaulich dargestellt wurde (Abb. 27).

Klinisch besteht eine gewisse Ähnlichkeit zwischen endemischen Kretinen und sporadischen athyreoten Kretinen (s.S. 174), aber wir pflichten DEQUERVAIN bei, daß deutliche Unterschiede bestehen. Der endemische Kretin wird mit irreversiblem Gehirnschaden und Schwerhörigkeit geboren, während diese Schäden beim sporadischen Kretin durch frühzeitige Schilddrüsenhormonbehandlung weitgehend verhindert werden können. In Gegenden, wo die meisten Kretine hypothyreot sind (s.u.), ist die Unterscheidung allerdings sehr schwierig.

b) Geographische Verteilung und Häufigkeit

Kretinismus kommt immer nur in Gegenden vor, wo auch eine Kropfendemie herrscht. Da die neurologischen Symptome alle Übergänge vom Ge-

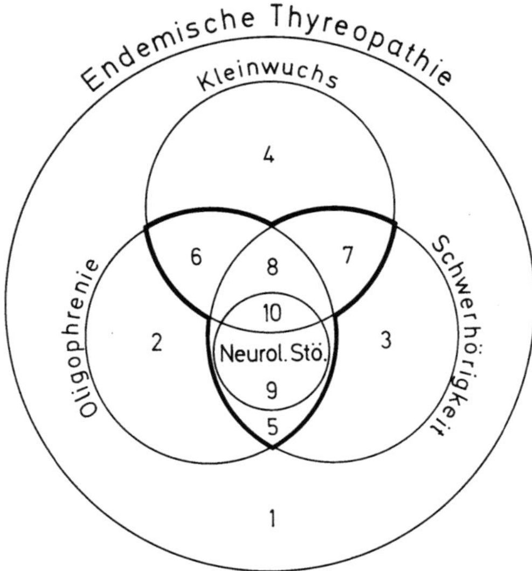

Abb. 27. Die klinische Symptomatologie des endemischen Kretinismus nach KÖNIG (1968). Die Variabilität des klinischen Krankheitsbildes geht aus den 10 möglichen Überschneidungen bzw. Kombinationen der einzelnen Symptome hervor. Die monosymptomatischen Defekte sind als Symptome des Kretinismus im Einzelfall kaum zu erkennen und lassen sich auf Kretinismus nur zurückführen, wenn andere Ursachen auszuschließen sind

sunden bis zum schwer Geschädigten haben können, sind epidemiologische Untersuchungen recht schwierig, da die Grenze zwischen normal und pathologisch nicht eindeutig zu ziehen ist. Bei dieser Schwierigkeit der Abgrenzung bewährt es sich deshalb, die leicht meßbare Schwerhörigkeit als Markiersymptom des Kretinismus zu verwenden (QUERIDO, 1972; GOSLINGS, 1975). Wie Tabelle 16 zeigt, schwankt die Häufigkeit von Kretinismus in den verschiedenen Kropfendemien zwischen 0,01 und 8,2% der Bevölkerung. DEQUERVAIN (1923) schätzt, daß vor der Jodprophylaxe im Kanton Bern ungefähr 0,1% der Bevölkerung wegen Kretinismus in Heimen untergebracht war.

c) Ätiologie

Jodmangel, vor allem während der Foetalperiode, spielt die ausschlaggebende Rolle. Die Ausscheidung von Jod im Urin (ungefähr identisch mit der Einnahme) beträgt in Gegenden mit Kretinismus weniger als 25 µg pro Tag (QUERIDO, 1972 u. 1974). In Jimi Valley (Neu Guinea) war Kretinismus außerordentlich selten. Ab 1958 gaben die Einwohner die Gewinnung von Salz in einer eigenen stark jodhaltigen Saline auf und leisteten sich „reines" importiertes Salz. Seither wurden 15% der Kinder als Kretine geboren (PHAROAH, 1974). Mütter von Kretinen haben meistens einen Kropf und leben zumindest während der Schwangerschaft im Endemiegebiet. Kretinismus ist in Familien gehäuft (EUGSTER, 1938; KÖNIG, 1968), wobei die erstgeborenen Kinder meistens weniger betroffen sind. Genetische Faktoren spielen jedoch eine untergeordnete Rolle, da Mütter, die Kretine geboren haben, nach Umzug in ein nicht-endemisches Gebiet normale Kinder haben und umgekehrt (DIETERLE, 1952; EUGSTER, 1938).

Die Entstehung der neurologischen Schäden ist nicht sicher geklärt. Zweifellos ist der Fetus auf seine eigene Schilddrüsenhormonproduktion angewiesen, da mütterliches Hormon nur in geringem Maße, wenn überhaupt, durch die Placenta durchtritt (s.S. 152). Dementsprechend scheint eine eventuelle mütterliche Hypothyreose für die Entstehung von Kretinismus unwichtig zu sein (PHAROAH, 1976). Die einfachste Erklärung ist deshalb ein Schilddrüsenhormonmangel in einem kritischen frühen Zeitpunkt der embryonalen Gehirnentwicklung (EAYRS, 1964 u. 1966). Unbefriedigend ist die Erklärung deshalb, weil bei sporadischer Athyreose die neurologischen Ausfälle geringer sind und sich durch frühzeitige Schilddrüsenhormontherapie weitgehend verhindern lassen (s.S. 179). Zudem korreliert das Ausmaß der neurologischen Schäden schlecht mit der Schilddrüsenfunktion (DELANGE, 1972). Es ist deshalb möglich, daß Jod per se (oder eine andere jodierte Substanz als Schilddrüsenhormon) für die Gehirnentwicklung notwendig ist. Nach FIERRO-BENITEZ (1972) führt Jodmangel bereits in den ersten Schwangerschaftsmonaten zu irreversiblen Schäden. Werden Ratten bereits während der Fetalzeit starkem Jodmangel ausgesetzt, so entstehen irreversible neurologische Störungen (VAN MIDDLESWORTH, 1977).

d) Klinik des endemischen Kretinismus

Das *Aussehen* der Kretine, vor allem im Alpengebiet, ist recht charakteristisch (Abb. 28 u. 29). Das Gesicht ist rund und wirkt heiter und gutmütig. Die Nase ist flach und die Nasenwurzel eingedrückt. Der Haaransatz liegt tief und das Haar ist struppig oder pelzartig. Die Haut ist dick und stark gerunzelt. Der Bartwuchs ist spärlich. Typische Kretine gleichen sich wie Geschwister. Ein Geübter erkennt sie auf den ersten Blick.

Intelligenzschwäche findet sich per definitionem bei jedem Kretinen. Das Ausmaß kann jedoch von leichter Debilität bis zu schwerer Oligophrenie variieren. Ob die Diagnose Kretinismus allein auf Grund von isolierter Intelligenzschwäche ohne andere Symptome gestellt werden kann, ist umstritten. Interessant ist jedenfalls die Zunahme der Intelligenzquotienten der Schulkinder nach Einführung der Jodprophylaxe in Ekuador (FIERO-BENITEZ, 1972). Die neurologische Symptomatik ist zudem von einem Endemiegebiet zum anderen recht verschieden (Tabelle 16). Neben der in den Alpen klassischen *Schwerhörigkeit* findet sich in den afrikanischen, südamerikanischen und ostasiatischen Endemien eine spastische Störung vor allem an

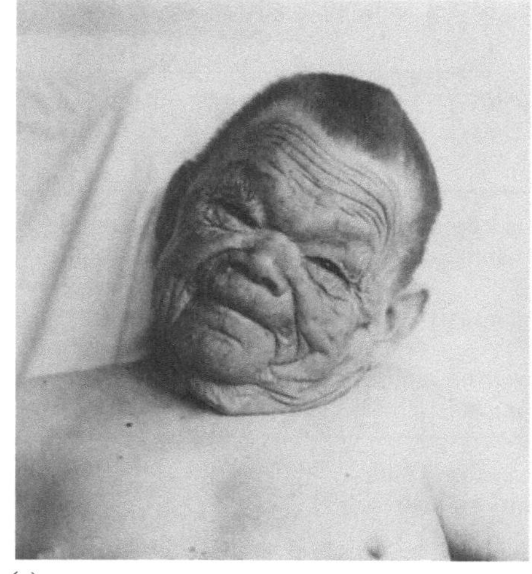

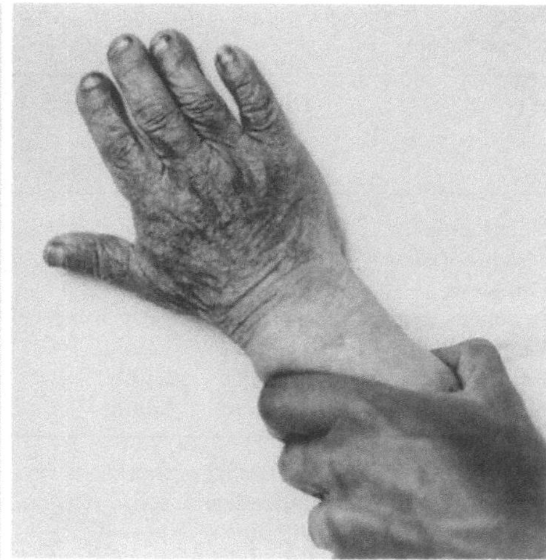

Abb. 28a u. b. 69jähriger Mann. Typischer Kretinismus. (Sammlung Prof. O. LOOSER, Winterthur)

(a) (b)

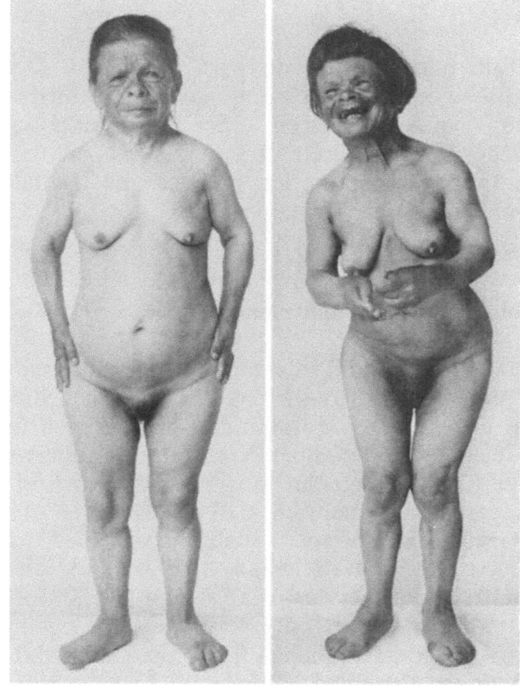

(a) (b)

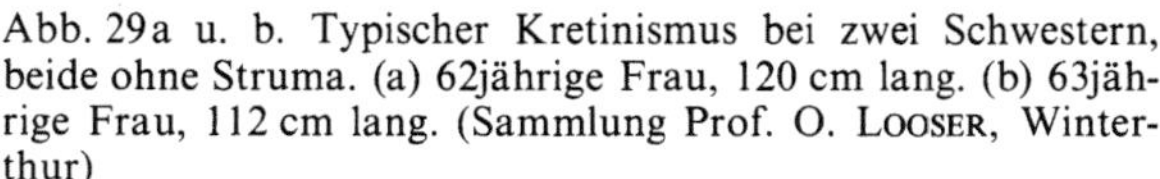

Abb. 29a u. b. Typischer Kretinismus bei zwei Schwestern, beide ohne Struma. (a) 62jährige Frau, 120 cm lang. (b) 63jährige Frau, 112 cm lang. (Sammlung Prof. O. LOOSER, Winterthur)

den unteren Extremitäten, die derjenigen von cerebral gelähmten Kindern gleicht. Die Schwerhörigkeit ist vorwiegend vom Innenohrtyp (KÖNIG, 1972).

Kleinwuchs ist vermutlich eine Folge der Hypothyreose. Bei den noch lebenden Schweizer Kretinen ist eine Größe von 140–150 cm typisch. In schweren Endemien mit Hypothyreose kann jedoch Zwergwuchs unter 100 cm auftreten. Die Epi-

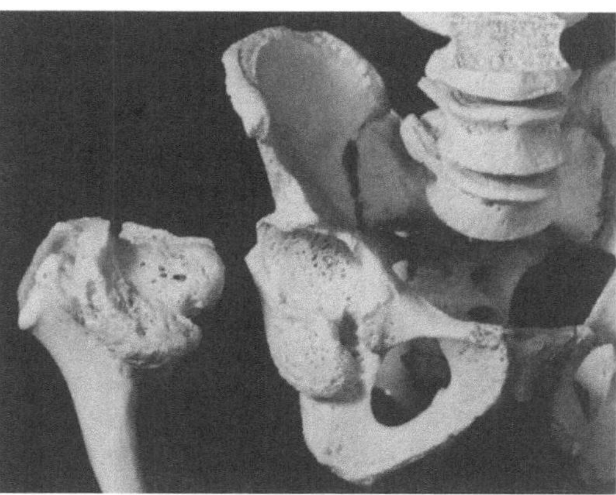

Abb. 30. S 404/37, 80jähriger Mann. Gleicher Patient wie Abb. 28a und b. Macerationspräparat der rechten Hüftgelenkgegend. Schwere Coxarthrosis deformans mit hochgradiger Deformierung von Schenkelkopf und Pfanne

physenfugen können zeitlebens offen bleiben. Die Hände wirken kurz und plump. Die Störung der Skeletreifung bewirkt degenerative Veränderungen vor allem an der Hüfte, die sog. Kretinenhüfte (Abb. 30). Am Ellenbogengelenk kann eine Varus-Deformität vorhanden sein.

Hypothyreose findet sich lange nicht bei allen Kretinen. KÖNIG (1968) fand bei den meisten Schweizer Kretinen eine normale Schilddrüsenfunktion. Demgegenüber leiden 90% der Kretine der Idjwi-Inseln (Zaire) und 35% der Kretine in Zentraljava an Hypothyreose (DELANGE, 1972; GOSLINGS, 1977). Die hypothyreoten Kretine haben typischerweise keinen Kropf, sondern eine eher atrophische Schilddrüse.

Die Lebenserwartung bei Kretinismus leichteren Grades ist praktisch normal.

Differentialdiagnostisch müssen andere Formen von Kleinwuchs oder Intelligenzschwäche (z.B. mongoloide Idiotie) und sporadische Athyreose ausgeschlossen werden.

Tabelle 17. Relative Häufigkeit der Kardinalsymptome des endemischen Kretinismus in den verschiedenen Endemien. (Nach KÖNIG, 1968)

	Oligophrenie	Taubstummheit[a]	ZNS-Defekte	Skeletentwicklungsrückstand	Kropf	Hypothyreose	Kropfendemie[b]
Uele/Kongo	meistens	gelegentlich	gelegentlich	meistens	gelegentlich	meistens	schw.
Mulia/N'Guinea	meistens	häufig	häufig	(selten, gering)	gelegentlich	0	schw.
Himalaya	meistens	meistens	?	gelegentlich	meistens	0 (?)	schw.
Brasilien	meistens	gelegentlich	meistens	gelegentlich	häufig	selten	mitt.
Piemont/Italien	meistens	häufig	?	gelegentlich	häufig	selten	mitt.
Kt. Bern/Schweiz	meistens	häufig	selten	gelegentlich	gelegentlich	gelegentlich	mitt.
Steiermark	meistens	häufig	selten	gelegentlich	gelegentlich	gelegentlich	mitt.

[a] Taubstummheit, inklusive Schwerhörigkeit verschiedenen Grades.
[b] Schweregrad der Kropfendemie: sch. = schwer, mitt. = mittelschwer.

meistens = über 90%
häufig = über 50%
gelegentlich = über 10%
selten = unter 10%
} approximativ

e) Prophylaxe und Behandlung

Eine wirksame Behandlung ist nicht bekannt, da die neurologischen Ausfälle irreversibel sind. Bei hypothyreoten Kretinen verbessert Schilddrüsenhormon zwar die Stoffwechsellage, wobei aber die vorher gutmütigen Patienten meistens aggressiv werden und schwerer zu halten sind.

Die Prophylaxe ist die gleiche wie für den endemischen Kropf (s.S. 216). Zwar nahm der Kretinismus bereits vor der Jodprophylaxe langsam ab (FAGGE, 1871). Die Untersuchungen von WESPI (1945) zeigten aber in der Schweiz nach Einführung des Jodsalzes eine sprungartige Verminderung der Anzahl schwerhöriger Kinder. KÖNIG (1968) fand in der Schweiz keine Kretine mehr, die nach der Einführung der Kochsalzjodierung geboren wurden. Der Wert der Prophylaxe ist unumstritten (QUERIDO, 1974).

H. Sporadischer euthyreoter Kropf (blande Struma)

1. Definition und Häufigkeit

Auch bei reichlicher Jodzufuhr findet sich bei einem Teil der Bevölkerung eine euthyreote sog. sporadische Struma, bei der also weder Jodmangel, noch ein bekannter Enzymdefekt (s.S. 169), noch eine Thyreoditis (s.S. 221) als Ursache angeschuldigt werden kann. In den Vereinigten Staaten liegt dieser Anteil bei 3,1% (TROWBRIDGE, 1975) und in England bei 6,9% (TUNBRIDGE, 1976). In ehemaligen Jodmangelgebieten, wie z.B. der Schweiz, ist es meist unmöglich zu entscheiden, ob ein Kropf noch als endemisch bei persistierender knapper Jodzufuhr oder als sporadisch zu gelten hat. Der sporadische euthyreote Kropf muß unterschieden werden vom solitären Schilddrüsenknoten (s.S. 228); beim ersteren sind beide Lappen und der Isthmus vergrößert; letzterer ist eine Neubildung in einer sonst normalen Drüse.

2. Ätiologie und Pathophysiologie

AGERBAEK (1973) fand in etwa 10% der euthyreoten Strumen in Dänemark einen, wenn auch diskreten, Defekt der Jodorganifikation, der sich in einem leicht pathologischen Perchlorattest äußerte. Der Wert seiner Untersuchungen wird jedoch etwas eingeschränkt dadurch, daß die Patienten aus einer Gegend mit knapper Jodzufuhr von 40–60 µg pro Tag stammen (AGERBAEK, 1974a u. b). TUBIANA (1971) kam bei der Analyse von 280 Kropfpatienten aus der mit Jod gut versorgten Gegend von Paris zu einem ähnlichen Ergebnis. Die Schilddrüsen dieser Patienten nehmen im Durchschnitt etwas mehr Jod auf als normale Drüsen. Da sie trotz dieser Mehraufnahme von Jod gleichviel Hormon produzieren, muß eine diskrete Störung der Jodverwertung vorliegen, die allerdings auch andere Untersucher nicht lokalisieren konnten (RAPOPORT, 1972). Die Jodverwertungsstörung bewirkt genau gleich wie beim Jodmangelkropf einen tiefen Jodgehalt des Thyreoglobulins (ERMANS, 1968). Wie beim endemischen Kropf, so finden auch beim sporadischen Kropf mehrere Untersucher eine diskrete Verminderung des Serumthyroxins und eine Erhöhung des TSH (LEMARCHAND-BÉRAUD, 1969; YOUNG, 1975). TOFT (1976) dagegen fand ein normales resp. sogar vermindertes Serum-TSH. Diskrete klinische Zeichen von Hypothyreose finden sich jedoch auch bei sorgfältiger

Untersuchung nur in etwa 10% der Patienten (CASSIDY, 1970).

Der Begriff der *Adoleszenten-Struma* ist schlecht definiert. Vermutlich beruht sie in unseren Gegenden häufig auf Jodmangel, der in der Pubertät manifest wird. In nicht-endemischen Gebieten findet sich allerdings als Ursache in mehr als der Hälfte der Fälle eine chronische lymphocytäre Thyreoiditis (HUNG, 1973; s. auch S. 223).

3. Klinik und Therapie

Diese ist identisch mit derjenigen des endemischen Kropfes (s.S. 215).

I. Thyreoiditis

1. Nomenklatur

Nachdem die American Thyroid Association etwas Ordnung in die Nomenklatur der Schilddrüsenentzündung gebracht hatte (WERNER, 1969), hat eine komplizierte Nomenklatur der Deutschen Gesellschaft für Endokrinologie wieder unnötige Verwirrung gestiftet (KLEIN, 1973). Tabelle 18 versucht die verschiedenen Nomenklaturen in Einklang zu bringen. Im folgenden werden wir uns an die einfache und zweckmäßige amerikanische Nomenklatur halten, auf die sich auch BASTÉNIE und ERMANS (1972) in ihrer meisterhaften Monographie stützen.

Die (sub-)akute nicht-eitrige Thyreoiditis und die chronische lymphocytäre Thyreoiditis sind häufig. Alle anderen Formen sind ausgesprochene Raritäten. In der Nomenklatur nicht enthalten sind die fokalen lymphocytären Infiltrate, die sich häufig in großen euthyreoten Knotenstrumen und in Basedow-Drüsen finden (BASTÉNIE, 1972).

Tabelle 18. Nomenklatur der Thyreoiditis gemäß der American Thyroid Association (WERNER, 1969), verglichen mit derjenigen der Deutschen Gesellschaft für Endokrinologie (KLEIN, 1973)

American Thyroid Association	Dtsch. Ges. für Endokrinologie	Synonyme
Subakute oder akute nichteitrige Thyreoiditis	Subakute Thyreoiditis (diffus oder fokal)	Granulomatöse Thyreoiditis Riesenzellenthyreoiditis DeQuervain-Thyreoiditis
Chronische lymphocytäre Thyreoiditis	Chronische lymphocytäre Thyreoiditis – ohne Struma – mit Struma	Hashimoto-Thyreoiditis Struma lymphomatosa Autoimmunthyreoiditis
Chronische invasivfibröse Thyreoiditis	Chronische perithyreoidale Thyreoiditis	Riedelsche Thyreoiditis
Akute eitrige Thyreoiditis	Akute eitrige Thyreoiditis	
Chronische nicht-eitrige Thyreoiditis bei spezifischer Infektion (Tuberkulose, Lues)	Chronische spezifische Thyreoiditis	

2. Akute und subakute nicht-eitrige Thyreoiditis (DeQuervains Thyreoiditis)

a) Häufigkeit und Ätiologie

Tabelle 18 gibt die vielen Synonyma dieser von DEQUERVAIN (1936, 1938) beschriebenen Krankheit wieder. Eine schöne Übersicht findet sich bei GREENE (1971). Die Häufigkeit im Einzugsgebiet der Mayo Clinic beträgt 4,4/100000 pro Jahr für Frauen (FURSZYFER, 1970). Die Krankheit ist dort also ungefähr 5mal seltener als die chronische lymphocytäre Thyreoiditis und 3mal seltener als der M. Basedow.

Die Ätiologie ist unbekannt. Virusinfektionen der oberen Luftwege gehen häufig voraus und Anstiege von Adeno-, Mumps- oder Coxsackie-Titern werden häufig festgestellt (SWANN, 1964; SHEBAC, 1968). EYLAN (1957) hat Mumps-Virus aus einer befallenen Schilddrüse isoliert. HINTZE (1964) und LEBACQ (1976) beobachteten Epidemien der Krankheit. Eine Virusätiologie wird deshalb angenommen. Personen mit dem Transplantationsantigen HLA-BW 35 erkranken mit 16mal höherer Wahrscheinlichkeit als solche ohne dieses Antigen (BECH, 1977; NYULASSY, 1977).

b) Pathologische Anatomie

Das histologische Kennzeichen ist eine fokale Infiltration mit Granulomen aus Histiocyten und Riesenzellen vom Fremdkörpertypus, verbunden mit leichter Fibrose (Abb. 31). Die Granulome lassen sich manchmal schwer von einer Tuberkulose unterscheiden. Häufig ist nur ein Teil der Schilddrüse befallen.

c) Klinik und Behandlung

Es handelt sich um eine eindrückliche Krankheit. Der Beginn ist häufig akut, mit meist einseitiger Schwellung und mit heftigem Schmerz am Hals. Die Palpation, Halsbewegungen und Schlucken verschlimmern die Schmerzen, die häufig in den Kieferwinkel oder in das Ohr ausstrahlen. Der Patient ist im Allgemeinbefinden stark reduziert und müde. Meist besteht initial Fieber. Die Entzündung beginnt häufig in einer umschriebenen Stelle

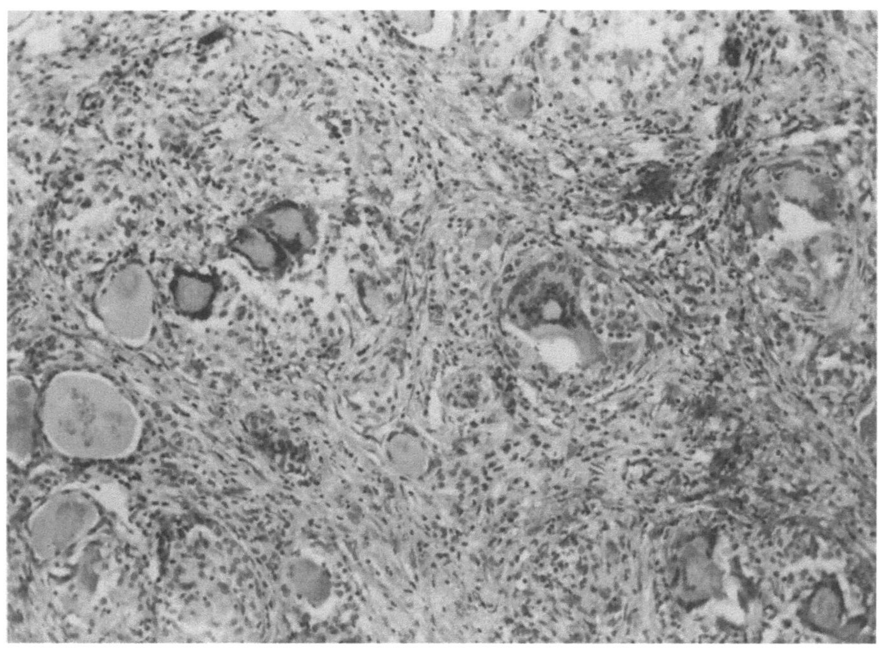

Abb. 31. MB 1760/53, 27jährige Frau. Subakute Thyreoiditis (de Quervain). Durchsetzung des Schilddrüsengewebes mit Granulomen, die an Tuberkel erinnern, Riesenzellen an Kolloidreste angelagert. HE-Färbung, 135:1

eines Lappens, um dann oft auf andere Stellen überzuspringen.

Bei der subakuten Form kann der Schmerz geringer sein, und es ist manchmal schwierig, die vergrößerte Drüse von einem euthyreoten Knotenkropf zu unterscheiden.

Die Blutsenkungsgeschwindigkeit ist immer deutlich, manchmal massiv, beschleunigt. Es besteht eine mäßige Leukocytose mit Vermehrung der stabkernigen Granulocyten. Die Elektrophorese zeigt eine mäßige Erhöhung der α_2-Globuline. Oft finden sich im Serum Schilddrüsenantikörper, allerdings mit viel tieferen Titern als bei lymphocytärer Thyreoiditis.

Die Schilddrüsenfunktion zeigt während der Krankheit fast stereotyp einen biphasischen Verlauf (Volpé, 1958). In der ersten Phase wird aus der entzündeten Drüse Thyroxin ausgeschüttet, das deshalb im Blut stark ansteigt. Es bestehen leichte Hyperthyreosezeichen, und die TSH-Sekretion nach TRH ist suprimiert. Als Folge davon ist typischerweise die Radiojodaufnahme sehr tief (Czerniak, 1957; Ingbar, 1958). In dieser Phase zirkulieren im Serum häufig auch jodierte Proteine. In einer zweiten Phase fällt das Thyroxin rasch auf hypothyreote Werte ab, und das TSH steigt deutlich an (Ogihara, 1973; Glinoer, 1974; Larsen, 1974; Staub, 1975). Schließlich erfolgt die Erholung mit Normalisierung der Schilddrüsenfunktion. Persistierende Hypothyreose ist sehr selten, kommt aber vor (Ivy, 1961; Schatz, 1975; Lebacq, 1976).

Die Differentialdiagnose zur chronischen lymphcytären Thyreoiditis ist meistens leicht. Diese verursacht kaum Schmerzen und beeinträchtigt das Allgemeinbefinden wenig. Zudem finden sich hier hohe Titer von Schilddrüsenantikörper. Die seltene akute eitrige Thyreoiditis kann schon eher mit der nicht-eitrigen Thyreoiditis verwechselt werden. Hier besteht eine lokale Lymphadenitis und eine stärkere Leukocytose. Pharyngitis, eine Blutung in eine Schilddrüsencyste, eine infizierte Branchialcyste und ein Schilddrüsencarcinom können ebenfalls zu diagnostischen Schwierigkeiten Anlaß geben. Im Zweifelsfall kann eine Biopsie, eventuell eine Feinnadelaspiration (Person, 1968) gemacht werden.

Der Verlauf der akuten Form ist meistens rasch mit Spontanheilung. Selten geht die Krankheit in einem vorher knotigen Kropf in eine eitrige Thyreoiditis über. Die subakute Form dauert mehrere Wochen bis Monate, manchmal bis über 1 Jahr.

Leichte Fälle sprechen gut auf Aspirin oder Phenylbutazon an. Häufig ist man jedoch gezwungen, Prednison in einer Anfangsdosis von ca. 40 mg zu geben. Die Schmerzen verschwinden schlagartig, und das Allgemeinbefinden wird besser. Nach einigen Tagen wird Prednison langsam auf die tiefst tolerierte Dosis abgebaut. Periodische Auslaßversuche zeigen an, ob die Krankheit abgeklungen ist. Ein gutes Zeichen dafür, daß man das Prednison absetzen kann, ist die Rückkehr einer normalen oder hohen Radiojodaufnahme (Vagenakis, 1970). Das mit dem Prednison häufig empfohlene Thyroxin ist unserer Meinung nach nur in den seltenen Fällen mit Hypothyreosezeichen nötig. Prednison verändert vermutlich den Krankheitsprozeß nicht, aber es hält den Patienten schmerzfrei und arbeitsfähig, bis die Krankheit ihren natürlichen Verlauf genommen hat.

3. Chronische lymphocytäre Thyreoiditis (Hashimoto-Thyreoiditis, Struma lymphomatosa)

a) Häufigkeit und Ätiologie

In den Vereinigten Staaten scheint die chronische lymphocytäre Thyreoiditis zuzunehmen. Nach Untersuchungen der Mayo-Clinic stieg von 1935 bis 1967 die Incidenz von 6,5 auf 69 pro 100000 pro Jahr. Die Incidenz von M. Basedow blieb in der gleichen Periode konstant auf 35 pro 100000 pro Jahr (McConahey, 1962; Furszyfer, 1972). Die Zunahme soll echt sein. Nève (1972) führt sie allerdings auf erweiterte Kriterien für die Diagnose zurück. In den USA ist die chronische lymphocytäre Thyreoiditis damit die häufigste Schilddrüsenkrankheit. Sie fand sich bei 1,5% von 5000 untersuchten Schulkindern (Rallison, 1974). Eine fast gleichhohe Häufigkeit fand sich in Japan (Inoue, 1975). Unter 77 amerikanischen Kindern mit euthyreoter Struma fand Hung (1973) in 43 Fällen als Ursache eine chronische lymphocytäre Thyreoiditis. In Gebieten mit endemischem Kropf wird die chronisch-lymphocytäre Thyreoiditis seltener diagnostiziert. So fand Asamer (1968) unter 3000 Patienten einer Schilddrüsenklinik nur 7 Fälle mit Thyreoiditis. Ob diese Verminderung im Endemiegebiet echt ist, oder ob die Thyreoiditis unter den vielen Kröpfen weniger beachtet wird, läßt sich nicht entscheiden. In einer exakten Vergleichsstudie zwischen japanischen und englischen Frauen kamen tatsächlich große geographische Unterschiede heraus, indem Schilddrüsenantikörper in England rund doppelt so häufig waren (Mittra, 1976). Frauen sind in allen Untersuchungen 10–40mal häufiger befallen als Männer.

Die chronische lymphocytäre Thyreoiditis wird durch einen Autoimmunprozeß hervorgerufen, und im Serum findet man in den meisten Fällen Antikörper gegen Schilddrüsengewebe (Owen, 1958; Doniach, 1960). Die Krankheit ist statistisch mit anderen Autoimmunkrankheiten assoziiert, so mit perniziöser Anämie, progressiv chronischer (rheumatoider) Arthritis, Sjögren-Syndrom, und falsch positiven Luestesten (Becker, 1963; Schulman, 1964; Walser, 1965; Mulhern, 1966; Ardemann, 1966; Schiller, 1967). Die Histologie ist ebenfalls typisch für einen Autoimmunprozeß. Manchmal findet man eine auffällige familiäre Häufung von Fällen (Bode, 1973). Antikörper gegen Schilddrüsengewebe finden sich häufig auch bei den Verwandten der Patienten (DeGroot, 1962; Hall, 1962). Die Grundursache liegt also am ehesten in einer genetisch bedingten partiellen Störung der Autoimmuntoleranz. Allerdings wurde hier im Gegensatz zum M. Basedow keine Verbindung zu den Histokompatibilitätsantigenen nachgewiesen (Bode, 1973).

Die chronische lymphocytäre Thyreoiditis hat viele Züge mit dem M. Basedow gemeinsam. Bei beiden Krankheiten zirkulieren Autoantikörper, bei M. Basedow allerdings meist mit niedrigem Titer. Lymphocyteninfiltrate findet man in wechselndem Ausmaß auch bei M. Basedow, und schließlich kommt M. Basedow bei Patienten vor, die das klassische histologische Bild der chronischen Thyreoiditis aufweisen (Fatourechi, 1971). Mehrere Zwillingspaare sind bekannt, bei denen ein Zwilling an M. Basedow, der andere an chronischer lymphocytärer Thyreoiditis leidet (Jayson, 1967; Doniach, 1967; Chertow, 1973). Chronische lymphocytäre Thyreoiditis scheint aus uner-

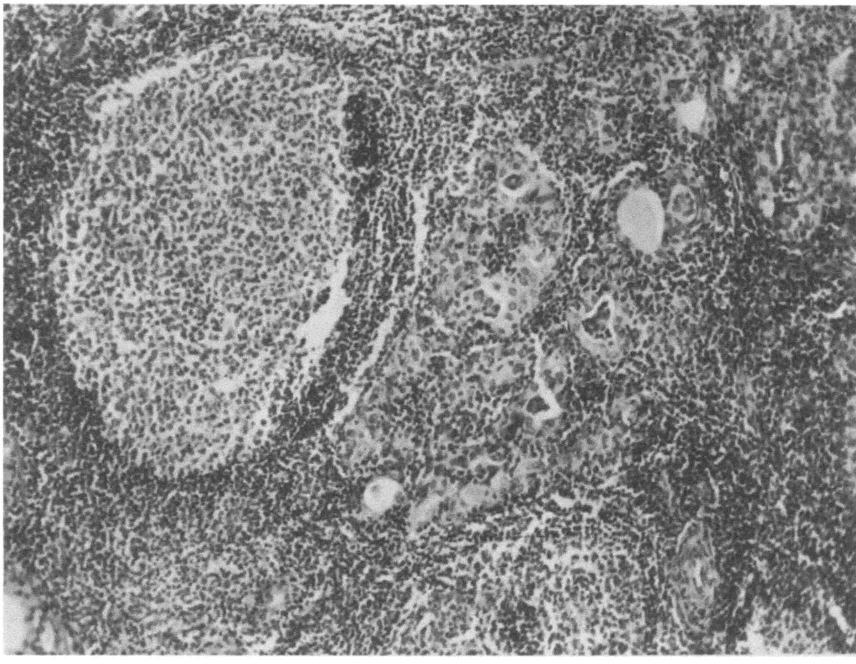

Abb. 32. MB 11687/54, 37jährige Frau. Chronische lymphocytäre Thyreoiditis (Hashimoto). Durchsetzung des Schilddrüsengewebes mit Lymphocyteninfiltraten und Lymphfollikeln. HE-Färbung, 135:1

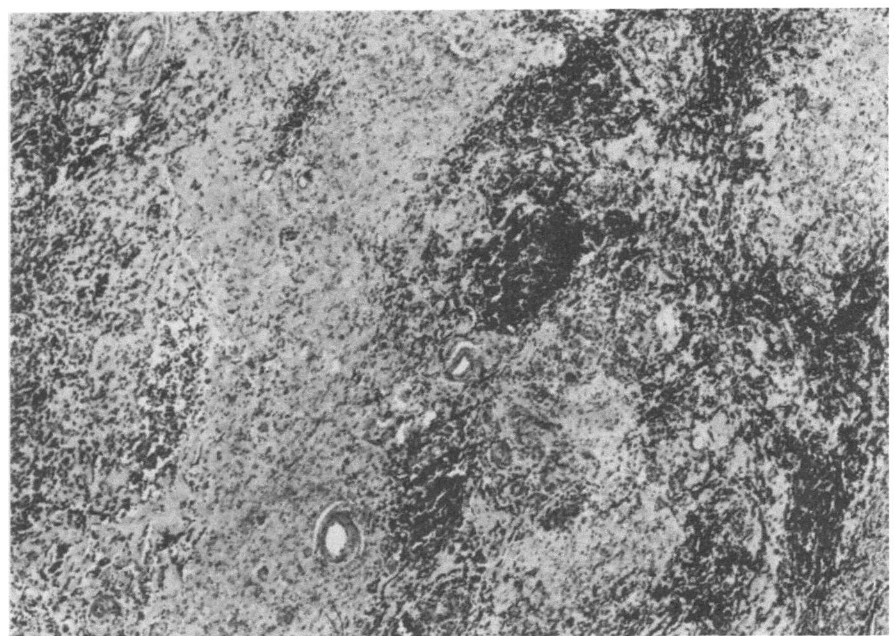

Abb. 33. Atrophische Thyreoiditis, wahrscheinlich nach lymphocytärer Thyreoiditis. (80jährige Frau, SW 1020/62, Paraffin, HE, 65×)

klärlichen Gründen ein Risikofaktor für die Entwicklung eines Mamma-Carcinoms darzustellen (ITOH, 1975).

Die atrophische Variante der chronischen lymphocytären Thyreoiditis führt zur sog. idiopathischen Hypothyreose (s.S. 156). Das Schilddrüsenparenchym wird durch Bindegewebe ersetzt (Abb. 33). Diese Variante beruht vermutlich auf dem gleichen Grundprozeß wie die klassische Thyreoiditis. In beiden Formen finden sich hohe Antikörpertiter gegen Schilddrüsenbestandteile. Als wichtigster Unterschied besteht bei der atrophischen Variante kein Kropf, während bei der klassischen Form Kropf ein Kriterium für die Diagnose ist. Einige klassische Fälle gehen vermutlich im Laufe der Zeit in die atrophische Form über, aber dies scheint nicht sehr häufig zu sein (GORDIN, 1975).

In wenigen Fällen scheint die Krankheit in ein echtes malignes Lymphom übergegangen zu sein.

b) Pathologie

Fokale Lymphocyteninfiltrate, sogar mit Keimzentren, finden sich manchmal in euthyreoten sporadischen oder endemischen Kröpfen und gelegentlich auch in Schilddrüsencarcinomen. Niedrigtitrige Antikörper im Serum können dabei auch vorkommen. Diese Krankheiten müssen jedoch streng von der chronischen lymphocytären Thyreoiditis getrennt werden, bei der die Lymphocyteninfiltration immer *diffus* ist. NÈVE (1972) forderte zwei weitere Kriterien: beidseitige Vergrößerung der Drüse und hohe Antikörpertiter (für klinische Kriterien s.u.).

Die Infiltrate bestehen aus Lymphocyten und Plasmazellen mit vielen Keimzentren (Abb. 32 u. 33). Der histologische Bau der Drüse ist weitgehend zerstört, und es verbleiben nur Inseln von normalem Gewebe. Vergrößerte Epithelzellen mit eosinophilem granuliertem Cytoplasma (sog. Hürthle-Zellen oder Onkocyten) sind häufig. Elektronenmikroskopisch läßt sich zeigen, daß diese mit Mitochondrien vollgestopft sind (NÈVE, 1972). Vielkernige Riesenzellen gelten in der Regel als diagnostisch für subakute nicht-eitrige Thyreoiditis, können aber selten auch bei lymphocytärer Thyreoiditis vorkommen (NÈVE, 1972).

c) Klinik und Therapie

Die Patienten suchen den Arzt im allgemeinen wegen einer Schwellung am Hals auf, die sich langsam über Wochen oder Monate entwickelt hat. Häufig wird die Schilddrüsenvergrößerung auch als Zufallsbefund bei einer Durchuntersuchung festgestellt. Schmerz ist selten und, wenn vorhanden, meist geringen Grades. Einige Patienten klagen über Druckgefühl. Fieber fehlt, und das Allgemeinbefinden bleibt gut. Gelegentlich gibt der Patient einen früheren M. Basedow an, und oft erhebt man eine Familienanamnese von M. Basedow, Kropf oder idiopathischer Hypothyreose. Die Untersuchung ergibt einen kleinen Kropf von mäßiger, gummiartiger Konsistenz. Große Kröpfe sind selten. Lokale Lymphadenopathie fehlt. Meistens ist die Schilddrüse symmetrisch, selten asymmetrisch vergrößert.

Die Schilddrüsenfunktion kann von Fall zu Fall sehr verschieden sein. Unter 51 Patienten fand GHARIB (1972) 25 Euthyreote, 22 Hypothyreote und 4 Hyperthyreote. Eine Kombination mit typischem M. Basedow kommt vor (FATOURECHI, 1972). Der Jodstoffwechsel zeigt dementsprechend sehr wechselnde Befunde (MURRAY, 1960; BUCHANAN, 1961; McG. HARDEN, 1965). Die Radiojodaufnahme ist im Durchschnitt normal, aber extrem tiefe bis stark erhöhte Werte sind häufig. Der intrathyreoidale Jodpool ist immer verkleinert, was zu einem hohen $PB^{131}I$ führt. Bei den meisten Patienten findet man eine leichte Jodorganifikationsstörung mit einem pathologischen Perchlorattest (s.S. 240) (GRAY, 1974; FISHER, 1975). Die Patienten sind zudem auffällig empfindlich auf pharmakologische Joddosen, die häufig eine Hypothyreose bewirken (BRAVERMAN, 1971; s. auch S. 157). Wegen zirkulierenden Jodoproteinen ist das eiweißgebundene Jod im Serum häufig stärker erhöht als das Thyroxin. Das TSH im Serum ist in ungefähr der Hälfte der Patienten erhöht und das T_4 ist häufig im unteren Normbereich (GREENBERG, 1970). Die übrigen Laborteste zeigen eine normale Leukocytenzahl und ein normales Differentialblutbild. Die Senkung ist mäßig, manchmal stark erhöht. Die γ-Globuline sind vermehrt.

Die Diagnose wird bestätigt durch hohe Antikörpertiter im Serum gegen Schilddrüsenantigene. Titer von 1:25000 gegen Thyreoglobulin in der passiven Hämagglutination oder von 1:64 in der Komplementbindung gegen mikrosomales Antigen sind praktisch diagnostisch, Titer von 1:2500 resp. 1:16 sind verdächtig (die kritischen Titer variieren je nach verwendeter Technik und müssen in jedem Labor individuell festgestellt werden). Mittlere oder hohe Titer im einen und/oder im anderen Test finden sich in 80–97% der Fälle (AMINO, 1976; AKERT, 1977). Fehlende Antikörper schließen die Diagnose also nicht aus. Bei Kindern mit bioptisch gesicherter lymphocytärer Thyreoiditis fand GREENBERG (1970) in 90% der Fälle Antikörpertiter gegen Thyreoglobulin von 1:4 oder mehr, in der passiven Hämagglutination aber nur in 50% der Fälle Titer von 1:128. LOEB (1973) und HUNG (1974) fanden nur bei einer Minderzahl der Kinder mit Thyreoiditis Antikörper in den konventionellen Testen und ziehen deshalb den Nachweis mit Immunfluorescenz vor, der immer positiv sein soll. Allerdings findet sich hier bei 10–20% aller erwachsenen Frauen im 1:5-verdünnten Serum eine positive Immunfluorescenz, so daß man sich vor falsch positiven Resultaten dieses empfindlichen Tests hüten muß (MITTRA, 1976). Ein hochempfindlicher radioimmunologischer Test entdeckt Antikörper in 95% der Fälle (MORI, 1971). Die früher häufig geübte Biopsie ist heute nur noch selten zur Diagnosestellung nötig. Nach FISHER (1975) ist eine chronische lymphocytäre Thyreoiditis wahrscheinlich, wenn 2 der folgenden 5 Kriterien erfüllt sind:

- Diffuser Kropf von gewellter Oberfläche, von 20–80 g Gewicht
- Fleckige unregelmäßige Radiojodaufnahme im Szintigramm
- Passive Hämagglutination gegen Thyreoglobulin von 1:32 oder höher
- Ein Serum-TSH über 20 μE/ml
- Ein positiver Perchlorattest mit Ausschüttung von 20% des akkumulierten Radiojods nach Perchlorat (s.S. 240).

Der Verlauf ist von Fall zu Fall verschieden und nicht voraussehbar. VICKERY (1961) verfolgte 16 Fälle durch wiederholte Biopsien. 12 blieben stationär, 4 zeigten eine zunehmende Fibrose. Von den 18 Fällen GORDIN (1975) entwickelten 5 innerhalb von 2–4 Jahren eine Hypothyreose. 13 blieben euthyreot.

Die Behandlung ist nur indiziert bei Hypothyreose oder bei großem, störenden Kropf. L-Thyroxin in einer Dosis von 0,15 bis 0,2 mg pro Tag bewirkt eine rasche Verkleinerung des Kropfes. Die Untersuchung von PAPAPETROU (1972) hat gezeigt, daß Thyroxinbehandlung die Entwicklung einer Fibrose und Atrophie nicht verhindert. Die Behandlung muß deshalb lebenslang erfolgen. Läßt man den Patienten unbehandelt, so soll man ihn über die Möglichkeit einer späteren Hypothyreose aufklären. Eine jährliche Untersuchung ist in solchen Fällen angezeigt.

Wird ein Patient strumektomiert, so bleibt er meistens permanent hypothyreot. Die Operation ist nur bei Verdacht auf Carcinom indiziert.

4. Chronische invasiv-fibröse Thyreoiditis (Riedelsche Struma)

a) Häufigkeit und Ätiologie

Es handelt sich um eine äußerst seltene Krankheit, die von vielen Pathologen zu häufig diagnostiziert wird, da sie sie mit der atrophischen Variante der chronischen lymphocytären Thyreoiditis verwechseln. Es handelt sich jedoch um 2 völlig verschiedene Krankheitsbilder und nicht etwa um verschiedene Stadien der gleichen Krankheit. WOOLNER (1957) stellte die Diagnose in 20 von 40000 an der Mayo-Clinic strumektomierten Patienten. Frauen sind 4mal häufiger betroffen als Männer.

Die Ätiologie ist unbekannt. BARTHOLOMEW (1963) und HARDMEYER (1964) fanden, daß die Krankheit gemeinsam mit mediastinaler oder retroperitonealer Fibrose und mit Takayasu-Arteriitis vorkommt, was RAPHAEL (1966) bestätigte. Eine primäre Vasculitits wurde deshalb angenommen.

b) Pathologie

WOOLNER (1957) stellte folgende Kriterien auf (Abb. 34):

- Die Fibrose befällt nur einen Teil der Drüse, selten die ganze Drüse. Der befallene Teil hat eine harte Konsistenz.

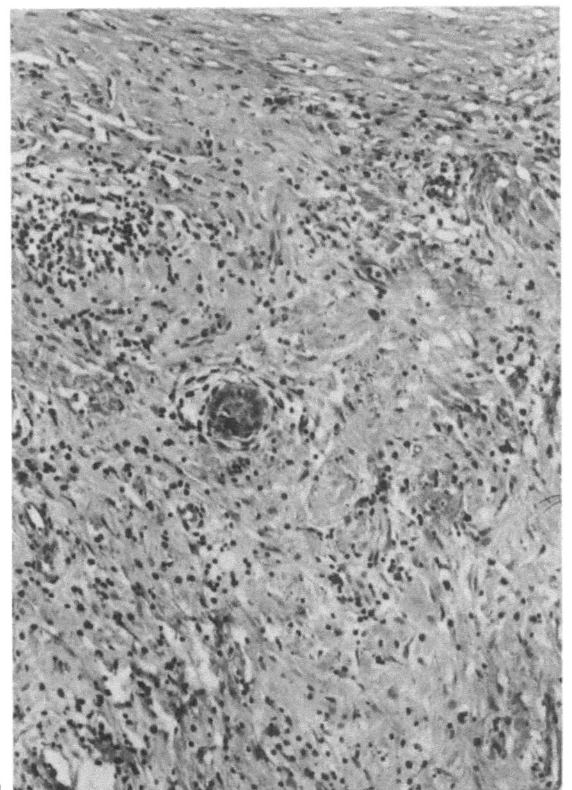
(a)

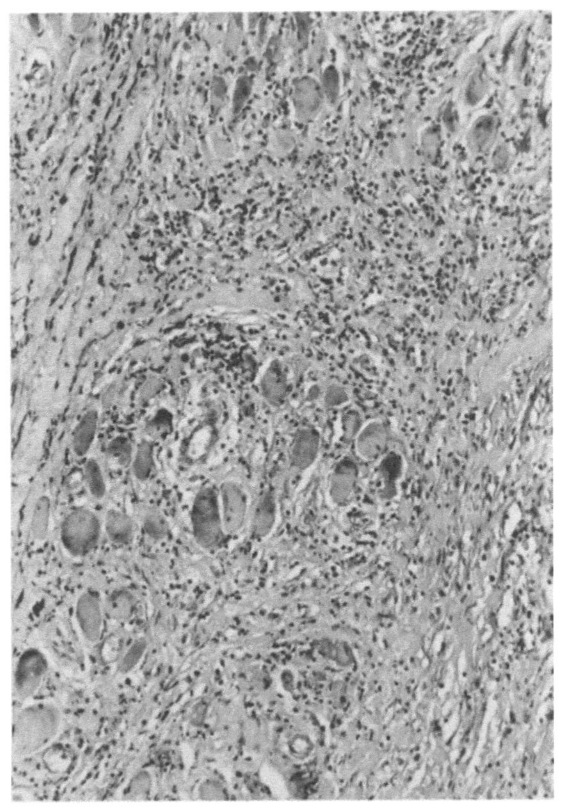
(b)

Abb. 34a u. b. Chronische invasiv-fibröse Thyreoiditis (eisenharte Struma Riedel). (a) Weitgehender Ersatz des Schilddrüsengewebes durch Narbengewebe mit entzündlichen Infiltraten. (b) Übergreifen der Entzündung auf die umliegenden Weichteile, besonders auf die angrenzende quergestreifte Muskulatur. (28jährige Frau, MB 3189/60, Paraffin, HE, 150 ×)

- Die Fibrose und Entzündung breiten sich auf die umliegenden Organe, vor allem die Halsmuskeln aus.
- Der infiltrative Prozeß zerstört das Schilddrüsengewebe vollständig, und Riesenzellen sind nicht vorhanden.

Bastenie (1972) fügt zwei weitere Kriterien an: Seltenheit von Lymphocyten und Fehlen von Onkocyten.

c) Klinik und Therapie

Die Patienten klagen im allgemeinen über einen rasch wachsenden Kropf mit schweren Drucksymptomen und Atembehinderung. Fieber fehlt, und der Allgemeinzustand ist gut. Die Schilddrüse fühlt sich sehr hart an. Die Patienten sind meist euthyreot. Die klinische Diagnose ist meistens die eines Carcinoms, und erst die Histologie ergibt die Ursache des Kropfes.

Im Gegensatz zur lymphocytären Thyreoiditis spricht die Krankheit nicht auf Thyroxintherapie an, und eine Operation ist meistens notwendig um die Drucksymptome zu lindern. Nach der Operation ist der Verlauf meist gutartig, und ein zweiter Eingriff ist selten notwendig.

5. Akute eitrige Thyreoiditis

Eine eitrige Thyreoiditis mit Abszeßbildung ist sehr selten. Anfänglich wird sie meist mit der viel häufigeren akuten nichteitrigen (DeQuervain) Thyreoiditis verwechselt. Die Symptome sind ähnlich, aber die Lymphadenophathie und Leukocytose sollen deutlicher sein. Als Erreger sind Staphylokokken, Streptokokken, Salmonellen, H. influenzae und E. coli festgestellt worden (Altmeier, 1950; Hazard, 1955).

6. Chronische nicht-eitrige Thyreoiditis bei spezifischer Infektion

Es handelt sich um echte Raritäten. Als Ätiologie sind Tuberkulose, Lues III und Echinokokkeninfektion bekannt (Hazard, 1955).

K. Tumoren der Schilddrüse

1. Klassifikation der Schilddrüsentumoren

Dank den Bemühungen der Weltgesundheitsorganisation steht seit kurzem eine einfache und zweck-

Tabelle 19. Klassifikation der Schilddrüsentumoren der WHO und prozentualer Anteil der verschiedenen malignen Tumoren unter 327 Schilddrüsenmalignomen des Zürcher pathologischen Instituts. 4,8% der Tumoren waren nicht sicher klassierbar. [Nach HEDINGER (1975) und NERACHER (1975)]

	% aller malignen Tumoren
I. Epitheliale Tumoren	
A. Gutartige	
1. follikuläres Adenom	
2. andere	
B. Maligne	
1. follikuläres Carcinom	29,7
2. papilläres Carcinom	33,4
3. Pflasterzellcarcinom	0,3
4. undifferenziertes (anaplastisches) Carcinom:	23,8
a) Spindelzelltyp	
b) Riesenzelltyp	
c) kleinzelliger Typ	
5. medulläres Carcinom	3,1
II. Nicht-epitheliale Tumoren	
A. Gutartige	
B. Maligne	
1. Fibrosarkom	0,3
2. andere	
III. Verschiedene Tumoren	
1. Carcinosarkom	0
2. malignes Hämangioendotheliom	4,3
3. maligne Lymphome	0,3
4. Teratome	0
IV. Metastasen	
V. Unklassifizierbare Tumoren	4,8
VI. Tumorartige Veränderungen	

mäßige internationale Klassifikation zur Verfügung (HEDINGER, 1974 u. 1975). Diese Klassifikation lehnt sich an die in Frankreich und den angelsächsischen Ländern seit langem gebräuchliche Klassifikation von WARREN (1953) und MEISSNER (1971) an und ist weitgehend identisch mit den Nomenklaturen der American Thyroid Association (WERNER, 1969) und der Deutschen Gesellschaft für Endokrinologie (KLEIN, 1973). Gegenüber der bis vor kurzem im deutschen Sprachgebrauch üblichen Klassifikation nach WEGELIN (1926), ist die neue Nomenklatur stark vereinfacht und weitgehend auch auf das klinische Verhalten der Tumoren ausgerichtet. Eine Unterscheidung nach Zelltypen wird nicht mehr gemacht, da sie klinisch irrelevant ist, mit Ausnahme vielleicht der Hürthle-Zellen (Onkocyten, s.S. 232). Tabelle 19 gibt eine Übersicht der neuen Nomenklatur. Detaillierte Angaben zu den einzelnen Tumoren finden sich im nächsten Abschnitt.

2. Gutartige Schilddrüsentumoren

Das in früheren Klassifikationen enthaltene papilläre Adenom ist fallen gelassen worden. Alle Geschwülste mit eindeutig papillären Strukturen gelten als papilläre Carcinome (HEDINGER, 1975).

Tabelle 20. Differentialdiagnostische Kriterien zwischen knotiger Hyperplasie und Adenom. (Nach WARREN und MEISSNER, 1953)

Knotige Hyperplasie	Adenom
Multiple Knoten	Solitärer Knoten
Knoten schlecht abgekapselt	Gut abgekapselt
Variable Struktur	Uniforme Struktur
Vergleichbare Wachstumsart im angrenzenden Drüsengewebe	Unterschiedliche Wachstumsart im angrenzenden Drüsengewebe
Keine Kompression des angrenzenden Drüsengewebes	Kompression des angrenzenden Drüsengewebes

Der einzig noch bestehende Begriff des *follikulären Adenoms* schließt als Untergruppen trabekulär, mikro- oder makrofollikulär gebaute Adenome ein. Die Unterscheidung des follikulären Adenoms von Knoten in einer Knotenstruma ist oft schwierig (Tabelle 20), aber wichtig. Echte Adenome müssen immer besonders sorgfältig nach Malignitätszeichen abgesucht werden. Dies gilt besonders für die onkocytären Adenome (Hürthle-Zelladenome), die von einigen Autoren als maligne betrachtet werden (SOLLBERGER, 1957; WALTHARD, 1963). Klinisch präsentieren sich follikuläre Adenome als meist runde Knoten. Die Unterscheidung von Carcinomen ist sehr schwierig, und die Operation wird dringend angeraten, insbesondere bei jungen Patienten und in Fällen, wo es sich um einen solitären Knoten in einer sonst normalen Schilddrüse handelt (s.u.).

3. Maligne Schilddrüsentumoren

a) Häufigkeit und Ätiologie

In Finnland beträgt die jährliche Incidenz von Schilddrüsencarcinomen pro 100000 Einwohner 0,8 für Männer und 2,3 für Frauen (FRANSSILA, 1971). In England sind die entsprechenden Zahlen 0,7 und 1,8/100000 (STAUNTON, 1973) und in Tirol 1,2 und 1,9 (RICCABONA, 1974).

Die jährliche Sterberate pro 100000 an Schilddrüsencarcinomen beträgt in Finnland 0,5 für Männer und 1,6 für Frauen. In den Vereinigten Staaten sind die entsprechenden Zahlen 0,5 und 1,1, in der Schweiz 1,5 und 1,6 (FRANSSILA, 1971; BUBENHOFER, 1977). Alle Formen von malignen Schilddrüsentumoren sind bei Frauen 2–3mal häufiger als bei Männern (NERACHER, 1975). Follikuläre und undifferenzierte Carcinome sind bei unter 40jährigen selten und zeigen einen Gipfel bei 60–70 Jahren. Demgegenüber ist das papilläre Carcinom das typische Carcinom beim Jugendlichen. Es kommt schon bei Kindern vor und erreicht in seiner Häufigkeit bei den 20–30jährigen ein Plateau, das bis zu 70 Jahren konstant bleibt (NERACHER, 1975). Die relative Häufigkeit der verschiedenen histologischen Typen ist in Tabelle 19 angegeben.

Ob in Kropfendemien Schilddrüsencarcinome häufiger sind, ist umstritten. TAYLOR (1971) glaubt zwar, daß die Mortalität an Schilddrüsencarcinomen in der Schweiz 10mal höher ist als in England. Es ist jedoch fraglich, ob das von ihm verwendete Zahlenmaterial beider Länder vergleichbar ist. Die oben angführten Zahlen zeigen jedenfalls keine sichere Erhöhung der Carcinomhäufigkeit in der mäßig endemischen Schweiz und im schwer endemischen Tirol. Von 1944 bis 1974, also in der Zeit der beginnenden Jodsalzprophylaxe, nahm in Basel die Zahl der Schildrüsencarcinome im Operationsgut des pathologischen Instituts leicht zu (HEITZ, 1976). Nach RICCABONA (1974) hat das Schilddrüsencarcinom in Endemiegebeiten eine schlechtere Prognose, vermutlich weil die Bevölkerung eine Geschwulst am Hals als normal betrachtet und erst spät zum Arzt geht. Die in Endemiegebieten leicht höhere TSH-Stimulation (s.S. 215) mag das ihre zum rascheren Wachstum von Carcinomen beitragen.

Tatsächlich fand VALENTA (1968) bei Schilddrüsencarcinom-Patienten ein leicht erhöhtes TSH- In Ratten und Mäusen kann kontinuierliche TSH-Stimulation Carcinome verursachen (HERRMANN, 1951), aber beim Menschen ist die Rolle von TSH oder von Thyreostatica in der Carcinogenese umstritten (LUNDSGAARD-HANSEN, 1956). Wenn, wie oben erwähnt, Jodmangel die Entstehung eines Carcinoms nicht sicher begünstigt, so scheint er doch einen Einfluß auf die Histologie der Carcinome zu haben, indem in Endemiegebeiten prozentual weniger differenzierte (vor allem papilläre) Carcinome vorkommen (WALTHARD, 1963; KIND, 1966; HEITZ, 1976; BUBENHOFER, 1977).

Bei einer Hyperthyreose wird selten nach einem Schilddrüsencarcinom gesucht. Immerhin fand GEORGIADIS (1971) unter 500 operativ behandelten Hyperthyreosen 19 Fälle (3,8%) von Schilddrüsencarcinom. SHAPIRO (1970), der bei M. Basedow mit Ophthalmopathie die *totale* Thyreoidektomie durchführt, fand unter 172 Schilddrüsen bei histologischer Durchuntersuchung in 15 Patienten (9%) ein Carcinom, OLEN (1966) in 2,5%. Diese jeder klinischen Erfahrung widersprechende Beobachtung ist vermutlich dadurch zu erklären, daß okkulte Schilddrüsencarcinome an sich recht häufig sind. Unter 320 Routineautopsien fand z.B. SASAKI (1976) in 14% ein okkultes Carcinom der Schilddrüse. Eine Hyperthyreose infolge Hormonproduktion im Carcinom ist selten. Sie kommt vor allem bei den differenzierten papillären und follikulären Carcinomen vor (s.S. 213).

LINDSAY (1965) fand eine Serie maligner Lymphome in der Schilddrüse von Patienten mit chronischer lymphocytärer Thyreoiditis, aber CRILE (1962) fand keinen solchen Zusammenhang.

Weitaus die wichtigste bis heute bekannte Ursache des Schilddrüsencarcinoms sind Einwirkungen ionisierender Strahlen, besonders wenn die Exposition in der Kindheit erfolgte. Dies wurde sowohl bei Exposition nach Atombombenexplosion oder durch radioaktiven Ausfall (SOCOLOFF, 1963; CONARD, 1966 u. 1970; PARKER, 1974) oder nach ärztlich verordneter Bestrahlung im Halsbereich nachgewiesen (JANOWER, 1971; DEGROOT, 1973; ROSENFELD, 1977). Die Bestrahlung von Kindern wegen „Thymushyperplasie“ und „Adenoiden“ scheint besonders in der Gegend von Chicago in den 40er Jahren sehr beliebt gewesen zu sein. Bei der Nachkontrolle solcher Patienten fanden sich in mindestens 6–7% Schilddrüsencarcinome (REFETOFF, 1975; FAVUS, 1976). Findet man bei einem erwachsenen Patienten eine Anamnese von Bestrahlung im Halsbereich und einen Kropf mit szintigraphisch kalten Teilen, so beträgt die Wahrscheinlichkeit eines Carcinoms 50% (BECKER, 1975). Bei nur geringer Strahlenexposition ist das Carcinomrisiko jedoch nicht erhöht (RALLISON, 1975). Über die eventuelle Bedeutung der Radiojodtherapie in der Ätiologie des Schilddrüsencarcinoms s.S. 199.

b) Klinik und Diagnostik der Schilddrüsencarcinome und das Problem des solitären oder kalten Knotens

Die in den älteren Lehrbüchern genannten typischen Symptome sind ein harter, unverschieblicher Knoten am Hals, in das Ohr ausstrahlende Schmerzen, Parese des N. recurrens und Horner-Syndrom. Es kann nicht genug betont werden, daß dies die Zeichen eines weit fortgeschrittenen Carcinoms sind und daß die Befunde zu Beginn viel diskreter sind. STAUNTON (1973) fand als Leitsymptom von 293 Schilddrüsencarcinomen bei 70% einen Kropf und bei 12% Lymphknoten. Ungefähr 50% der tastbaren Geschwülste maßen unter 5 cm im Durchmesser. Die Konsistenz war weich in 8%, fest in 36% und hart in 55%. Klinisch wichtig ist, daß 12% der differenzierten (papillären und follikulären) Carcinome palpatorisch von weicher Konsistenz waren. Infiltration der Weichteile fand sich vor allem bei den undifferenzierten Carcinomen und war beim papillären und follikulären Carcinom selten. Eine Stimmbandlähmung fand sich bei 60% der undifferenzierten, jedoch nur bei 18% der differenzierten Carcinome.

Follikuläre oder papilläre Carcinome imponieren häufig als Solitärknoten der Schilddrüse und stellen nicht selten einen Zufallsbefund bei einer ärztlichen Untersuchung dar. *Solche Solitärknoten sind bis zum Beweis des Gegenteils carcinomverdächtig* und immer abklärungsbedürftig (Editorials, Lancet, 1964; Brit. med. J. 1971). Eine weiche

Konsistenz darf von weiterer Abklärung nicht abhalten (KENDALL, 1969; STAUNTON, 1973). Bei Kindern z.B. sind 12,6% dieser Einzelknoten Carcinome (TAYLOR, 1967). Bei Knaben liegt dieser Prozentsatz vermutlich noch höher, weshalb Kinder mit Solitärknoten in der Regel ohne Verzug operiert werden sollten (s.u.). Als erste Abklärungsuntersuchung soll ein Szintigramm gemacht werden. Ist der Knoten „kalt", so sollte auch ein erwachsener Patient operiert werden, da die Wahrscheinlichkeit von Malignität hoch ist. Unter 189 kalten Solitärknoten z.B. fand WANG (1976) 15 (8%) Malignome. MURRAY (1970) empfiehlt noch zusätzlich die Szintigraphie mit ^{131}Cs. Ist der Knoten mit ^{131}I kalt und mit ^{131}Cs warm, so ist er fast immer maligne. Ist der Knoten „warm" oder „heiß", so ist die Malignitätsrate tiefer, aber keineswegs null (KENDALL, 1969; GUINET, 1971; FUJIMOTO, 1972). Im Zweifelsfall ist es unserer Meinung nach besser, zu operieren. Die Cytologie aus einem Feinnadelpunktat ist heute bei unklaren Fällen ein wichtiges Hilfsmittel. Ein positiver cytologischer Befund entspricht fast immer histologisch einem Carcinom (GALVAN, 1973u. 1976; BERCHTOLD, 1974; PEDIO, 1977; GERSHENGORN, 1977; WALFISH, 1977). Andererseits schließt ein normaler cytologischer Befund ein Carcinom nicht aus, da etwa 10% der Carcinome von der Cytologie verpaßt werden (GALVAN, 1973; BERCHTOLD, 1974). Auch differenzierte Tumoren lassen sich mit der Aspirationscytologie erstaunlich gut diagnostizieren. BECH-HANSEN (1974) hält die Cytologie für die Diagnostik von Carcinomen der Schilddrüse zwar für unsicher. Aussagekräftiger, aber auch aufwendiger ist die Biopsie mit der Vim-Silverman-Nadel (WANG, 1976).

Bei einer diffusen oder multinodösen Struma stellt sich das Problem etwas anders. Wegen degenerativer Veränderungen sind kalte Bezirke häufig. Selbstverständlich kann irgend ein Knoten einer multinodösen Struma maligne werden (MILLER, 1955), aber in einem Endemiegebiet ist es nicht gerechtfertigt, deswegen alle Strumen zu operieren. Die Operationsmortalität wäre vermutlich höher als die Anzahl gefundener Carcinome (WELCH, 1966). Hier leistet unserer Meinung nach die Cytologie hervorragende Dienste (s.o.).

Zusammenfassend ist die Wahrscheinlichkeit, daß ein Knoten in der Schilddrüse maligne ist, höher wenn

- es sich um einen solitären Knoten handelt
- der Knoten im Szintigramm kalt ist
- der Patient jung ist
- eine Anamnese von Bestrahlung im Halsbereich erhoben wird.

In Zukunft wird es vielleicht möglich sein, differenzierte Schilddrüsencarcinome durch Messung eines Tumormarkers im Blut zu diagnostizieren. VAN HERLE (1975) fand bei allen Patienten mit follikulärem oder papillärem Carcinom erhöhte Werte von Thyreoglobulin im Blut. Nach der Operation verschwindet Thyreoglobulin aus dem Blut, um bei einem Rezidiv wieder aufzutreten (LOGERFO, 1977).

Die biochemische Ursache des fehlenden Jodeinbaus in kalten Knoten ist noch umstritten. DERUBERTIS (1972) fand, daß excidierte „kalte" Adenome in vitro noch auf TSH reagierten. DEGROOT (1970) stellte in solchen Fällen einen Defekt der Jodidpumpe fest, während THOMAS-MORVAN (1974) und DEMEESTER (1975) ein Fehlen der Jodorganifikation (Abb. 4, S. 142) fanden. Nach DUNN (1973) und MONACO (1975) ist letzterer Defekt möglicherweise eine Folge eines pathologischen Kohlenhydratanteils des Thyreoglobulins. VANDENHOVE (1975 u. 1976) fand zudem eine Störung der Kolloidendocytose.

c) Follikuläres Carcinom

Etwa 30% der malignen Schilddrüsentumoren sind follikuläre Carcinome (Tabelle 19). Die Malignität ist histologisch oft schwer nachweisbar, weshalb man früher von metastasierendem Adenom gesprochen hat. Neben den follikulären Strukturen finden sich bei den mäßig differenzierten Formen solide (trabekuläre) Anteile (Abb. 35). Diese Tumoren entsprechen der früheren „wuchernden Struma Langhans" (EGLOFF, 1964). Findet man in einem follikulär gebauten Tumor auch papilläre Strukturen, so wird er *immer* als papilläres Carcinom klassiert.

Follikuläre Carcinome metastasieren vorwiegend auf dem Blutweg in die Lungen und die Knochen, im Gegensatz zu den papillären Carcinomen, die in erster Linie in die lokalen Lymphknoten metastasieren (FRANSSILA, 1971). Die meisten follikulären Carcinome nehmen Radiojod auf, und auch Metastasen lassen sich deshalb meist befriedigend mit Radiojod behandeln. Die Prognose ist bei differenzierten Formen recht günstig (Abb. 37).

d) Papilläres Carcinom

Dieses Carcinom kommt in allen Altersklassen vor, auch bei Jugendlichen. Da aber die anderen Carcinomtypen bei unter 30jährigen sehr selten sind, ist das papilläre Carcinom das typische Carcinom der Jugendlichen. Etwa 30% aller Schilddrüsentumoren in Zürich sind papilläre Carcinome (Tabelle 19). In endemischen Gegenden ist der Anteil kleiner (WALTHARD, 1963; KIND, 1966). In nicht-endemischen Gebieten machen papilläre Carcinome über 50% aller malignen Schilddrüsentumoren aus (CRILE, 1975). Klinisch stellt man meist einen solitären Schilddrüsenknoten fest, häufig bereits mit vergrößerten regionalen Lymphknoten, in die das papilläre Carcinom früh metastasiert (FRANSSILA, 1971). Fernmetastasen treten dagen häufig erst spät auf. Gelegentlich findet man nur

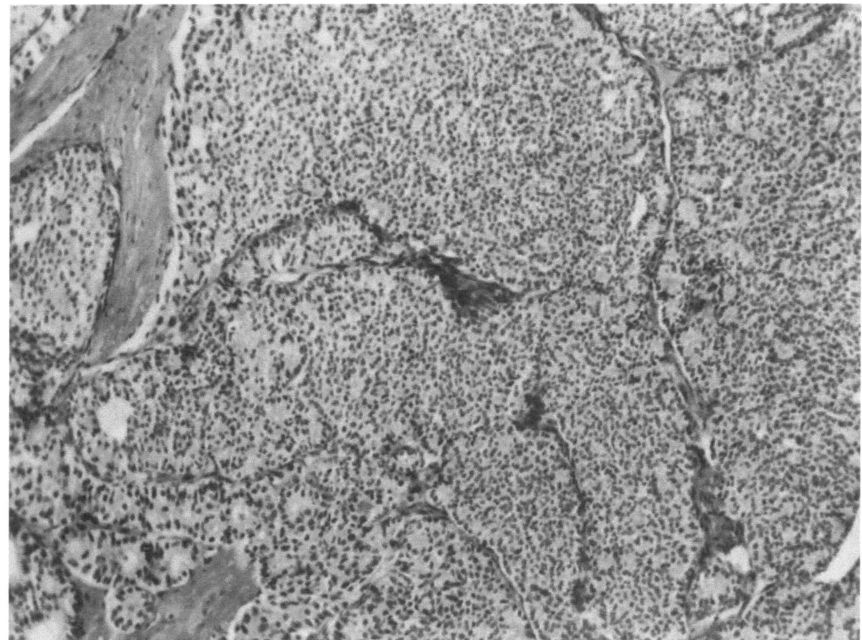

Abb. 35. Follikuläres Schilddrüsencarcinom (MB 1777/55, 49jähriger Mann, Paraffin, HE, 140×)

die Lymphknotenmetastasen und die Schilddrüse ist palpatorisch, sogar wenn operativ freigelegt, normal. Dies gab früher zum irrtümlichen Begriff der *„aberrierenden Struma"* Anlaß (JOHNSON, 1962). In solchen Fällen findet man in systematischen Schnitten immer ein kleines Carcinom der Schilddrüse. Letztere ist also zu resezieren, auch wenn sie palpatorisch normal ist (s.u.). Echtes aberrierendes Schilddrüsengewebe ist extrem selten (GRICOUROFF, 1962; GÉRARD-MARCHAND, 1964). Jeder eindeutig papilläre Strukturen aufweisende Tumor wird zu den papillären Carcinomen gerechnet, auch wenn daneben follikuläre Strukturen vorkommen (HEDINGER, 1975). Typisch sind helle „Milchglaskerne", die sich dachziegelartig überschichten, sowie konzentrisch geschichtete Kalkeinlagerungen, die Psammomkörper (Abb. 36). Gelegentlich findet man in einer Schilddrüse mehrere Carcinomherde (BLACK, 1960; WELCH, 1963).

Papilläre Carcinome haben meist einen geringen Malignitätsgrad, ihre Prognose ist daher im allgemeinen recht gut (Abb. 37).

e) Undifferenziertes (anaplastisches) Carcinom

Diese sehr malignen Geschwülste lassen sich nach dem Zelltypus unterteilen (Tabelle 19). Die Spindelzellcarcinome wurden früher in Europa den Sarkomen zugerechnet (s.u.).

f) Medulläres Carcinom

Das seltene von den C-Zellen abstammende medulläre Schilddrüsencarcinom bietet ein ganz besonde-

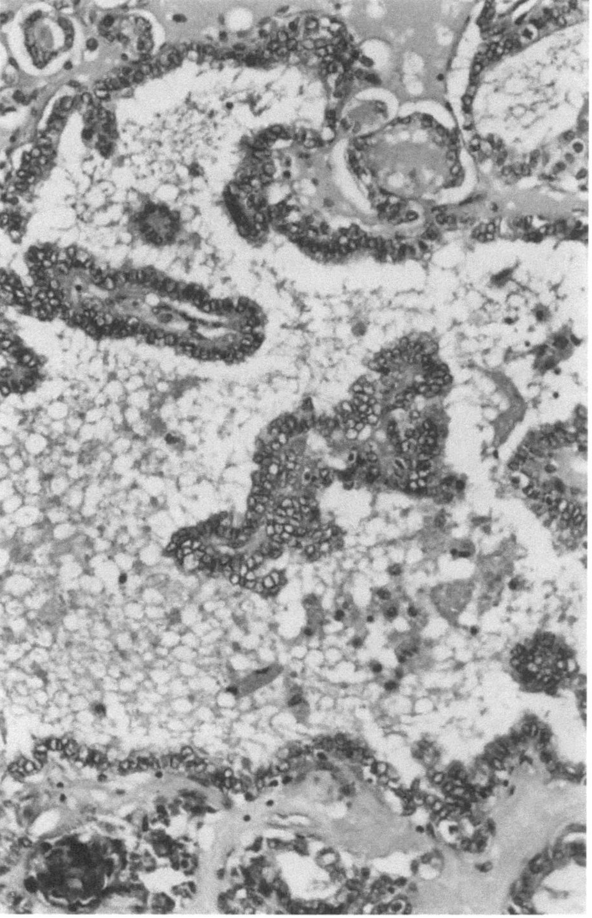

Abb. 36. HZ 5817/75, 38jährige Frau. Papilläres Schilddrüsencarcinom. Typisch die hellen, sich dachziegelartig überschichtenden Kerne und am unteren linken Bildrand ein Psammomkörper. (HE, 160×)

res klinisches und biochemisches Bild. Die C-Zellen produzieren Calcitonin (WILLIAMS, 1965 u. 1966), das in den Tumoren in großen Mengen nachgewiesen werden kann (NEHER, 1968). Histologisch sind Amyloidablagerungen typisch (HAZARD, 1959; JACQUES, 1974). Zudem findet man in den Zellen Sekretgranula (MEYER, 1968; TUBIANA, 1968). Es findet sich eine starke familiäre Häufung. Erhöhte Calcitoninspiegel können im Blut nachgewiesen werden, häufig bereits bei noch asymptomatischen Familienangehörigen von Patienten mit medullärem Carcinom (MELVIN, 1971; JACKSON, 1973; WOLFE, 1973; HENNESY, 1974; GLOTZMAN, 1974). Die Operation zeigt in solchen Fällen ein mikroskopisch kleines Carcinom oder eine C-Zellhyperplasie. Dem Tumor geht offensichtlich eine Phase der C-Zellenhyperplasie voraus (WOLFE, 1973).

Ungefähr $^1/_3$ der Patienten leiden an starken, wäßrigen Durchfällen (MULLER, 1969), deren Pathogenese nicht ganz geklärt ist, insbesondere scheinen die früher verdächtigten Postaglandine nicht beteiligt zu sein (ISAACS, 1974). Die Patienten haben ein typisches hageres Aussehen mit wulstigen Fibromen an Lippen und Augenlidern und perioraler und palmarer Pigmentation (Abb. 1, Kap. XVIII, S. 984).

Das medulläre Carcinom der Schilddrüse ist häufig mit Phäochromocytom assoziiert (SIPPLE, 1961; WILLIAMS, 1965 u. 1966; SCHIMKE, 1968). PUSTERLA (1975) fand bei 50 einseitigen Phäochromocytomen kein medulläres Carcinom, dagegen bei 6 beidseitigen Phäochromocytomen deren 3. Bei beidseitigem Phäochromocytom muß deshalb nach medullärem Carcinom gesucht werden. Gewisse Enzyme des Nebennierenmarks, z.B. Histaminase, Dopa-Decarboxylase, werden auch vom medullären Carcinom produziert und können im Blut vermehrt nachgewiesen werden (BAYLIN, 1970; ATKINS, 1973). Das medulläre Carcinom tritt nicht selten im Rahmen der multiplen endokrinen Adenomatose Typ 2 auf, mit Phäochromocytom, Hyperparathyreoidismus und M. Cushing (s. Kap. XVIII, S. 984f.) (STEINER, 1968; MARKEY, 1973). Die Prognose des medullären Schilddrüsencarcinoms ist relativ gut (Abb. 37). Eine größere Übersicht über diesen eigenartigen Tumor gibt HILL (1973).

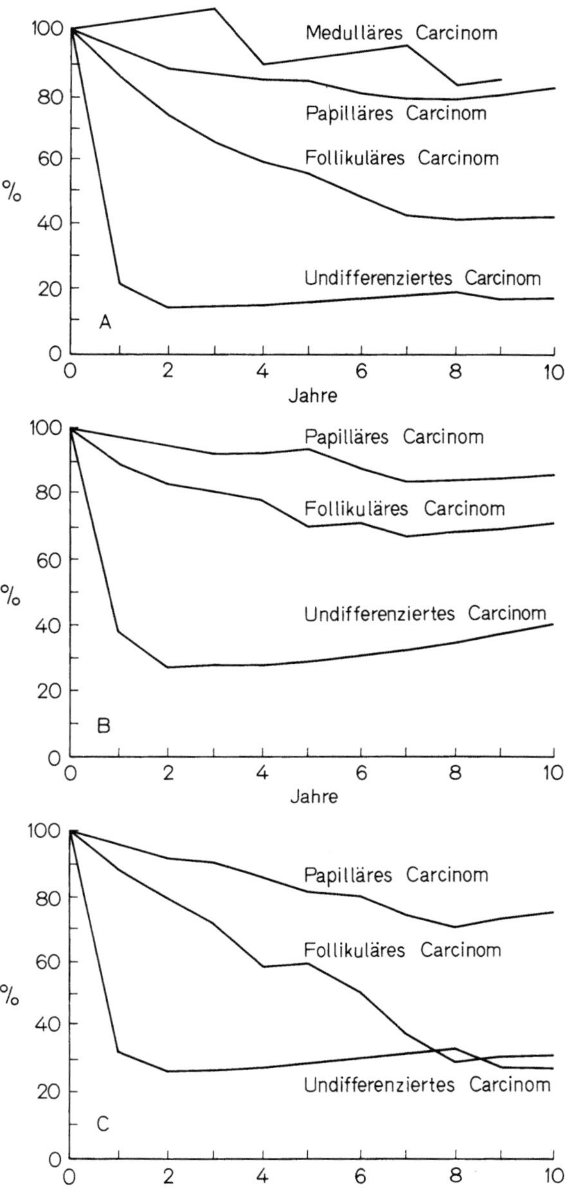

Abb. 37. Kumulative Überlebensraten nach Operation von Schilddrüsencarcinomen verschiedenen histologischen Aufbaues und verschiedener Ausdehnung (nach FRANSSILA, 1971). *Oben:* Alle Patienten. *Mitte:* Patienten mit intrathyreoidalen Tumoren. *Unten:* Patienten mit extrathyreoidaler Ausbreitung des Tumors

g) Sarkome

Die früher im alpinen Endemiegebiet häufig diagnostizierten Sarkome lassen sich bei neuer Beurteilung retospektiv zum größten Teil den undifferenzierten Carcinomen zuteilen (HEDINGER, 1969). Nach FISHER (1974) gehen die verschiedenen Zelltypen alle aus der gleichen Ausgangszelle hervor. Sarkome machen bei Beachtung der neuen Kriterien nur noch 0,3–0,6% aller Schilddrüsentumoren aus (HEDINGER, 1969; NERACHER, 1975). Der Verlauf ist äußerst bösarig.

h) Hämangioendotheliom

Die Existenz dieses in den Alpen nicht seltenen Tumors wird von amerikanischen Autoren in Zweifel gezogen (CHESKY, 1953; KLINCK, 1969). Es ist denkbar, daß es sich um ein stark vascularisiertes undifferenziertes Carcinom handelt. Klinisch typisch sind rasches Wachstum und Blutungen in Tumor und Umgebung.

i) Maligne Lymphome

Lymphome und M. Hodgkin sind selten einmal primär in der Schilddrüse lokalisiert (ROBERTS, 1963; ABEL, 1969). LINDSAY (1965) glaubt an einen Zusammenhang mit chronischer lymphocytärer Thyreoiditis.

k) Das Problem der onkocytären Tumoren (Hürthle-Zelltumoren)

Nach der neuen Nomenklatur werden Zelltypen in den differenzierten Schilddrüsentumoren nicht mehr unterschieden, da sie vermutlich belanglos sind (MEISSNER, 1971). Ob die großzelligen (onkocytären) Tumoren hier eine Ausnahme machen, ist umstritten. Die von ASKANAZY beschriebene und meist nach HÜRTHLE benannte Zelle findet sich in 9% aller Schilddrüsentumoren. Elektronenoptisch sind die Zellen vollgestopft mit Mitochondrien und Lysosomen (VALENTA, 1974). Nach HORN (1954) verhalten sich onkocytäre Tumoren in ihrer Malignität gleich wie nicht-onkocytäre Tumoren mit gleichem histologischen Aufbau. SOLLBERGER (1957) und WALTHARD (1963) sind der Meinung, daß follikuläre „Adenome" mit großzelligen Anteilen immer als maligne zu betrachten sind.

l) Die maligne Rezidivstruma

EGLOFF (1961) äußerte die Meinung, daß Rezidivstrumen nach Operation einer gutartigen Struma gehäuft maligne seien. HALTER (1976) konnte diesen Eindruck jedoch nicht mehr bestätigen. Sie fand bei sorgfältiger Nachkontrolle von 13 malignen Rezidivstrumen bereits im primären Operationspräparat ein Carcinom. Die übrigen 8 malignen Rezidivstrumen konnte sie durch zufälliges Zusammentreffen erklären.

m) Metastasen in der Schilddrüse

Nach SHIMAOKA (1962) metastasieren 8,9% der zur Autopsie gelangenden Tumoren in die Schilddrüse. In den seltensten Fällen allerdings werden diese Metastasen klinisch entdeckt, mit Ausnahme vielleicht der hypernephroiden Carcinome, deren erste Manifestation eine Schilddrüsenmetastase sein kann. Die Unterscheidung von hellzelligem oder anaplastischem Schilddrüsencarcinom kann in solchen Fällen schwierig sein (HEDINGER, 1967; NERACHER, 1975).

n) Amyloidstruma

Bei generalisierter Amyloidose, häufiger bei der sekundären als bei der primären, können Amyloideinlagerungen in die Schilddrüse eine Struma bewirken. Diese ist selbstverständlich nicht zu den Tumoren zu rechnen. Eine kurze Übersicht gibt MUNZINGER (1974).

4. Die Behandlung von Schilddrüsentumoren

a) Follikuläres und papilläres Carcinom

Die Frage nach der optimalen Therapie der differenzierten Schilddrüsentumoren ist noch unbefriedigend gelöst und gibt zu lebhaften Kontroversen Anlaß. Das therapeutische Vorgehen beim *solitären oder kalten Schilddrüsenknoten* haben wir auf S. 228 bereits gestreift. Persönlich empfehlen wir bei Jugendlichen die Operation in jedem Fall eines solitären Knotens. Bei Patienten über 30 Jahren kann man die Operation von weiteren Faktoren abhängig machen, wie harte Konsistenz, fehlende Radiojodaufnahme und maligne Aspirationscytologie. Eine Operation ist ferner immer indiziert, wenn die Anamnese eine Bestrahlung im Hals-, Rachen- oder Thoraxbereich in der Jugend ergibt. Die Wahrscheinlichkeit, daß ein Knoten einem Carcinom entspricht, ist in letzterem Fall 50% (BECKER, 1975).

Ergeben der Schnellschnitt oder die präoperative Aspirationscytologie ein papilläres oder ein follikuläres Carcinom, so verfolgen wir eine Politik der mittleren Linie (Editorial, Brit. med. J., 1976). Auf der befallenen Seite empfehlen wir dem Chirurgen eine totale extracapsuläre Thyreoidektomie, möglichst unter Schonung des N. recurrens. Auf der Gegenseite wird, wegen der Möglichkeit multizentrischer Tumoren (BLACK, 1960; WELCH, 1963; BORM, 1977) und zur Ermöglichung einer Radiojodtherapie eventueller Metastasen, eine intracapsuläre Thyreoidektomie gemacht. Die Halslymphknoten sollen, soweit möglich, vom Schilddrüsenschnitt aus exploriert und verdächtige Knoten entfernt werden. Von der umstrittenen und ästhetisch zu unschönem Resultat führenden radikalen Halsexploration sehen wir ab. Hat der Tumor lokal die Halsweichteile infiltriert, so wird er so radikal wie möglich entfernt. Ergibt die Histologie nach einer subtotalen Strumektomie den Carcinombefund erst nachträglich, so entscheiden wir uns vor allem bei Jugendlichen meistens zu einer Zweitoperation, um auf der befallenen Seite die Thyreodektomie extracapsulär zu vervollständigen. 7–10 Tage nach der Operation eliminieren wir das restliche Schilddrüsengewebe mit 60 m Ci^{131}I und suchen gleichzeitig im Ganzkörperprofil Metastasen. Die Elimination der Restschilddrüse ist nötig, um eventuelle Metastasen besser mit ^{131}I behandeln zu können (POCHIN, 1967; MCCOWEN, 1976). Der Patient erhält dann *lebenslänglich eine TSH-suppressive Therapie* mit der höchsten tolerierten Dosis Schilddrüsenhormon. Das TSH sollte unter genügender Dosierung tief sein und nach TRH nicht ansteigen. Plant man eine häufige Unterbrechung der Therapie zur Behandlung von Metastasen, so gibt man das rascher abklingende L-Trijodthyronin in einer Dosis von 75–100 µg, sonst 200–300 µg L-Thyroxin pro Tag.

Bei Metastasen setzt man 2–3 Monate nach der ersten Dosis von ^{131}I (die vorwiegend das verbleibende Schilddrüsengewebe traf) das Schilddrüsenhormon ab, gibt nach 14 Tagen (nach Thyroxin nach 21 Tagen) 10 E TSH i.m. und am Tag darauf 100 m $Ci^{131}I$. Nach einem weiteren Tag erhält der Patient wieder Schilddrüsenhormon. Selbstverständlich muß der Patient mehrere Tage in einer geschützten strahlentherapeutischen Einheit bleiben. Nach RAWSON (1965) und TUBIANA (1975) nehmen etwa 65% der Metastasen der differenzierten Tumoren ^{131}I auf. POCHIN (1967) wiederholt die ^{131}I-Therapie der Metastasen in 3monatigen Abständen bis das $PB^{131}I$ 5 Tage nach dem Radiojod weniger als 0,01% der Dosis pro Liter ist, was er als Zeichen ansieht, daß keine Metastasen mehr vorhanden sind. Enorme kumulative Dosen bis zu 1 Ci sind so gegeben worden (POCHIN, 1967). Zur Verbesserung der Wirkung hat GERSHENGORN (1976) noch Lithium gegeben, das den Verbleib des ^{131}I in den Metastasen verlängert. Bei Knochenmetastasen hat TUBIANA (1975) auch mit externer Radiotherapie gute Resultate erhalten.

In anderen Schilddrüsenzentren wird bei differenzierten Schilddrüsentumoren eine konservativere Therapie gemacht. CRILE (1966) entfernt den Tumor und lokale Metastasen und gibt lebenslänglich Schilddrüsenhormon. Radiojod gibt er sogar in Fällen von Metastasen praktisch nie, da die Metastasen angeblich immer auf Schilddrüsenhormon ansprechen. Seiner Meinung nach kann ein primär differenziertes Carcinom durch die Radiojodtherapie in ein maligneres undifferenziertes umgewandelt werden, was bei den nur mit Thyroxin behandelten Fällen nie vorkommen soll (CRILE, 1975). Unsere Erfahrungen mit der Thyroxintherapie allein entsprechen denen CRILES nicht und wir lehnen sie ab. In anderen Zentren ist die Therapie aggressiver als die oben skizzierte. HORST (1960) empfiehlt zusätzlich zum Radiojod noch eine externe Strahlentherapie, aber TUBIANA (1975) ist von ihrem Wert zumindest bei den radikal operierten Fällen nicht überzeugt.

Die *Nebenwirkungen* der Radiojodtherapie sind erträglich. Immerhin entwickelten 2% der Fälle von POCHIN (1967) eine Leukämie, ein Risiko, das er für annehmbar hält. Bei Knochenmetastasen kann eine Knochenmarksaplasie und bei Lungenmetastasen eine Lungenfibrose auftreten (RALL, 1957). Nach 2 Wochen entwickelt sich häufig eine schmerzhafte, vorübergehende Strahlenthyreoiditis. Allgemeine Bestrahlungssymptome sind meistens gering.

Über die *Chemotherapie* der Schilddrüsentumoren ist wenig bekannt. GOTTLIEB (1974) erreichte bei 11 von 30 Patienten, die auf die übliche Therapie refraktär waren, eine Verkleinerung der Metastasen mit Adriamycin.

Die *Resultate der Behandlung* sind wegen Fehlens von kontrollierten Studien schwer abzuschätzen. Die Prognose von Schilddrüsentumoren hängt in erster Linie vom histologischen Typ, in zweiter Linie von der Ausdehnung bei der Operation (Abb. 37) und vom Alter des Patienten (LEEPER, 1973), und vermutlich erst in dritter Linie von der Behandlungsart ab. WAHL (1977) beobachtete nach radikaler Thyreoidektomie mit „neck dissection" eine bessere Prognose für differenzierte Carcinome als nach der früher an derselben Klinik üblichen weniger radikalen Operation. Schon vor der Radiojodaera hatten papilläre Carcinome eine gute Prognose, und Patienten starben selten am Tumor. Nach ^{131}I überlebten 67% der Patienten mit Lymphknotenmetastasen und 53% der Patienten mit Fernmetastasen 5 Jahre (HAYNE, 1963; POCHIN, 1967). In BLAHDS (1960) Serie überlebten $^1/_3$ der Patienten mit Metastasen 9 Jahre. In einer retrospektiven Studie verglich VARMA (1970) 133 Patienten, die von 1933 bis 1947 durch Operation allein, mit 310 Patienten die von 1947 bis 1967 mit Operation plus Radiojod behandelt wurden. Die Gesamtmortalität nach 8 Jahren war in der Gruppe mit der Kombinationstherapie etwas geringer. Vor allem bei über 40jährigen Patienten schien Radiojod die Prognose zu verbessern. LEEPER (1973) bestätigte den Wert der Radiojodtherapie beim metastasierenden papillären Carcinom von Patienten unter 40 Jahren, nicht jedoch bei älteren Patienten. Beim follikulären Carcinom war Radiojod dagegen bei älteren Patienten wirkungsvoller.

b) Medulläres Carzinom

Die Behandlung ist chirurgisch; wegen Multizentrizität ist eine totale Thyreoidektomie anzustreben. Die Patienten müssen postoperativ mit Thyroxin substituiert werden. Da die Tumoren jedoch nicht TSH-abhängig sind, hat die Thyroxinbehandlung im Gegensatz zum follikulären oder papillären Carcinom keine suppressive Wirkung. Radiojod ist nicht indiziert, da diese Tumoren nie Jod speichern. Die Tumoren sind mäßig maligne (Abb. 36) und lokale Rezidive können durch eine zweite Operation entfernt werden. Postoperativ sind regelmäßige Messungen des Serum-Calcitonins indiziert.

L. Schilddrüsenfunktionsteste

1. Allgemeines, klinische Indices und Auswahl der Teste

In den letzten 10 Jahren sind eine große Anzahl neuer Schilddrüsenteste ausgearbeitet worden. Da schon aus finanziellen Gründen nicht bei jedem Fall alle gängigen Schilddrüsenteste gemacht werden sollen, muß sich auch der Nicht-Endokrinologe in der Auswahl der Teste auskennen. Im Prin-

Tabelle 21. Auswahl der Schilddrüsenteste. Abkürzungen s. Text

	Diagnose wird mit vernünftiger Sicherheit gestellt durch	Üblicherweise zur Bestätigung verordnete Teste	Teste, die in zweifelhaften Fällen verordnet werden
M. Basedow	Anamnese und klinische Untersuchung	T_4, RT_3U. Eventuell T_3, ^{131}I-Aufnahme, Szintigramm	TRH-Test
Euthyreoter M. Basedow mit Ophthalmopathie	Anamnese und klinische Untersuchung	T_4, RT_3U, TRH-Test (oder T_3 Suppressionstest)	
Autonomes Adenom	Szintigramm, evtl. mit Übersteuerung (klinische Diagnose schwierig)	T_4, RT_3U, TRH-Test	Szintigramm nach T_3-Suppression oder TSH-Stimulation
Primäre Hypothyreose	Anamnese und klinischer Status	T_4, RT_3U, TSH, Schilddrüsenantikörper	
Sekundäre Hypothyreose	Anamnese und klinischer Status. Klinische Unterscheidung von primärer Hypothyreose schwierig	T_4, RT_3U, TRH-Test, Sella-Röntgenbild, andere Hypophysenhormone	
Schilddrüsenaplasie oder -ektopie	Klinische Untersuchung der Neugeborenen. Bei geringstem Verdacht: T_4 oder TSH	TSH, Szintigramm	
Genetische Defekte der Hormonbiosynthese	Kropf und Hypothyreose beim Neugeborenen. Geschwister auch befallen	T_4, TSH, Perchlorattest, Dejodasetest	
Euthyreoter sporadischer Kropf („blande Struma“)	Anamnese und klinischer Status	T_4, RT_3U, Szintigramm	TRH-Test bei Verdacht auf autonome Knoten. Feinnadelpunktat und Cytologie bei kaltem Knoten
Endemischer Kropf	Anamnese, klinischer Status, Epidemiologie	T_4, RT_3U, Szintigramm	Jodausscheidung im Urin (im übrigen gleich wie bei sporadischem Kropf)
Chronische lymphocytäre Thyreoiditis	Klinischer Status. Schilddrüsenantikörper	T_4, RT_3U, Szintigramm (Pat. kann hypo-, eu-, oder hyperthyreot sein)	Biopsie
Akute oder subakute nicht-eitrige Thyreoiditis	Klinischer Status. Blutsenkungsgeschwindigkeit	Szintigramm mit ^{131}I, T_4, RT_3U (Pat. zu Beginn meist hyperthyreot, später vorübergehend leicht hypothyreot)	Biopsie

zip ist die Schilddrüsenabklärung durch die neuen Teste einfacher geworden, da einige der umständlichen und zeitraubenden älteren Untersuchungsmethoden wegfallen. Folgende Punkte muß man sich bei der Auswahl der Teste vor Augen halten:

a) Bevor man einen Test verordnet, muß man durch die *klinische Untersuchung* die Fragestellung so weit wie möglich abklären. Die Auswahl der Teste erfolgt dann je nach Fragestellung gemäß Tabelle 21. Vor allem für den Anfänger ist die Verwendung sog. diagnostischer klinischer Indices vorteilhaft (Crooks, 1959; Billewicz, 1969; Gurney, 1970; Harvey, 1971) (s.S. 185). Den verschiedenen Symptomen wird hier je nach Unterscheidungskraft mittels Punktzahl eine Wertigkeit gegeben. Ergibt ein solcher Index ein normales Resultat, so kann man sich teure Teste ersparen. Es ist für den Kliniker ein Trost, daß für die Diagnose des M. Basedow der klinische Eindruck ebenso zuverlässig ist, wie der beste Einzeltest (Fragu, 1972, s. Tabelle 22).

b) Nicht alle Teste sind gleich *aussagekräftig*. Je nach Fragestellung wird man den einen oder den anderen Test wählen (Tabellen 21 u. 22).

c) Der *Standard-Funktionstest* ist heute das Serumthyroxin (T_4), am besten in Verbindung mit der Resin-T_3-Aufnahme (Thyroxinbindungsindex, RT_3U). Aus beiden Testen zusammen läßt sich der „freie Thyroxin-Index“ (FT_4-Index) errechnen, der ein zuverlässiges Maß der Schilddrüsenfunktion ist.

d) In *zweifelhaften Fällen* entscheidet der TRH-Test (S. 239) endgültig über die Funktion der Schilddrüse. Ein normaler TRH-Test schließt eine Funktionsstörung mit großer Sicherheit aus. Der Test kann ambulant in der Praxis gemacht werden, seine Interpretation wird jedoch am besten einem Spezialisten überlassen.

e) *In vivo-Funktionsteste* mit Radiojod sind zwar recht zuverlässig (Tabelle 22), können aber in vielen Fällen durch die einfacheren in vitro-Teste ersetzt werden (s.S. 225).

Tabelle 22. Zuverlässigkeit älterer und neuerer Schilddrüsenteste zur Erkennung von Hyper- oder Hypothyreose. Die endgültige Diagnose wurde aufgrund aller Parameter (Klinik und Labor) gestellt

	Prozent korrekt diagnostizierte Patienten					
	Hypothyreose			Hyperthyreose		
	FRAGU (1972)[a]	RIVES (1965)[b]	EMRICH (1973)[c]	FRAGU (1972)[a]	RIVES (1965)[b]	EMRICH (1973)[c]
In vivo-Radiojodtest:						
2,5-Std-Aufnahme	82,6	–	–	94,0	–	–
24-Std-Aufnahme	83,6	83	–	78.4	90	–
Konversionsrate	–	–	82,0	–	–	84,0
PBI	75,7	92	71,0	89,5	87	72,6
T_4(D)	–	–	81,5	–	–	75,5
RT_3U	–	67	46,3	–	72	64,7
FT_4-Index	–	–	85,3	–	–	82,0
Achillesreflexzeit	86,3	85	–	84,5	30	–
Grundumsatz	–	65	–	–	87	–
Cholesterol	66,0	–	–	69,0	–	–
Klinischer Eindruck	82,6	–	–	94,2	–	–

[a] Normalbereich so gewählt, daß in jedem Test gleichviel Prozent Euthyreote im hypo- resp. hyperthyreoten Bereich sind (falsch positive) als Hypo- resp. Hyperthyreote im euthyreoten Bereich sind (falsch negative).

[b] Normalbereich so gewählt, daß er 86,5% (±1,5 Standardabweichungen) der Euthyreoten enthält, d.h. jeder Test gibt 13,5% falsch positive Resultate.

[c] Normalbereich ±2 Standardabweichungen vom Mittelwert, d.h. jeder Test gibt ca. 5% falsch positive.

f) Als Schilddrüsenteste *obsolet* sind
- Grundumsatz
- Eiweißgebundenes Jod (PBI)
- Cholesterin.

2. Messung der Schilddrüsenhormone im Serum

Eine einheitliche Nomenklatur dieser Teste wurde von der American Thyroid Association aufgestellt (Committee on Nomenclature, 1976). Die im folgenden verwendeten Abkürzungen sind damit identisch.

Bei der Interpretation dieser Teste muß man sich immer die Tatsache vor Augen halten, daß Thyroxin (T_4) und Trijodthyronin (T_3) reversibel an Plasmaeiweiße gebunden sind, und zwar in einem dynamischen Gleichgewicht (s.S. 4f.). Etwa 99,97% von T_4 und 99,7% von T_3 zirkulieren in gebundener Form. Die meisten Methoden messen das *Gesamthormon*.

Die wirksame freie Hormonkonzentration kann jedoch aufgrund der unten angeführten Testkombination errechnet werden. Selten ist man gezwungen, das freie Hormon durch eine aufwendige Dialysemethode zu messen. Eine kurze Übersicht über das Problem gibt KOHLER (1973).

a) Gesamt-Thyroxin im Serum, T_4D und T_4RIA

Die Messung erfolgt meist durch kompetitive Eiweißbindung, entweder an das Thyroxin-bindende Globulin (T_4D) (MURPHY 1965 u. 1969) oder an einen Thyroxinantikörper (T_4RIA) (CHOPRA, 1971; SURKS, 1973; WERNER, 1974). Das T_4 aus dem Patientenserum verdrängt bei diesen Methoden markiertes T_4 aus einem zugefügten Gemisch von Bindungseiweiß und markiertem Thyroxin. Je mehr Thyroxin im Serum vorhanden ist, desto mehr Radioaktivität wird aus der Eiweißbindung verdrängt. Eine Anzahl komerzieller Testsätze sind zur Bestimmung erhältlich, wobei die Präzision und Reproduzierbarkeit von Produkt zu Produkt verschieden sind (SPARAGNA, 1969; SPIERTO, 1974). Eine genaue Qualitätskontrolle im Labor ist deshalb unerläßlich. Nur noch sehr selten wird heute T_4 durch chemische Jodbestimmung nach säulenchromatographischer Abtrennung der T_4-Fraktion gemessen (sog. T_4C). Da T_4 zu 65% aus Jod besteht, beträgt der Normalwert 65% desjenigen des Gesamt-T_4.

T_4 zeigt im Serum nur sehr geringe tageszeitliche und jahreszeitliche Schwankungen (O'CONNOR, 1974; POSTMES, 1974). Dagegen zeigen sich beim Säugling und beim Kind gewisse Abweichungen (s.S. 152). Röntgenkontrastmittel und andere Jodhaltige Medikamente stören die Messung nicht. Einzig D-Thyroxin und Halofenat (beides Medikamente zur Bekämpfung von Hypercholesterinämie) sowie Schilddrüsenantikörper interferieren mit der Messung (MURPHY, 1969; HERRMANN, 1976; KARCH, 1976). Aus diesen Gründen ist das T_4 heute der wichtigste Routinefunktionstest der Schilddrüse.

Der Normalwert für Erwachsene liegt bei den meisten Verfahren zwischen 5 und 12 µg/100 ml, mit einem Mittelwert um 8,5 µg/100 ml. Wie oben dargelegt, mißt die Methode das *gesamte Thyroxin* (gebundenes und freies). Irreführend hohe oder tiefe Werte erhält man deshalb bei Störungen der Eiweißbindung.

Hohe Werte findet man bei:
- Schwangerschaft (s.S. 152)
- Einnahme von Oestrogenen oder Contraceptiva (s.S. 154)
- kongenitaler Erhöhung von TBG (s.S. 153)
- Hepatitis (s.S. 154)
- akuter intermittierender Porphyrie (s.S. 154).

Tiefe Werte findet man bei:
- Hypoproteinämie, z.B. bei nephrotischem Syndrom
- kongenitalem Mangel von TBG (s.S. 153)
- Behandlung mit hohen Dosen von Salicylaten (s.S. 155).

Weitere Medikamente, wie Phenytoin, Corticosteroide, Amiodaron und Na-Iopanoat (Bilijodon), beeinflussen das T_4 auf komplexe Weise (s.S. 155). Entnimmt man Blut nach zu langer venöser Stauung, so steigt der Eiweißgehalt und damit das T_4 (JUDD, 1975).

b) Trijodthyronin im Serum, T_3RIA

Die Messung erfolgt heute meistens mittels Radioimmunoassay (T_3RIA), wobei das mit der Messung interferrierende TBG mittels Extraktion eliminiert, durch Anilino-Naphtalen-Sulfonsäure abgesättigt oder durch Wärme inaktiviert wird (s. HESCH, 1974 für Übersicht und S. 283 für Referenzen). Die ursprüngliche Messung mittels kompetitiver Bindung an TBG erfordert eine sorgfältige chromatographische Abtrennung von T_4 und ist als zu umständlich bereits wieder verlassen (STERLING, 1969). Selten mehr gebraucht ist die chemische Jodbestimmung in der chromatographisch abgetrennten T_3-Fraktion (HORN, 1972).

Die Normalwerte schwanken stark, je nach der verwendeten Methode, und liegen im allgemeinen zwischen 100 und 200 ng/100 ml (s. Übersicht bei HESCH, 1974). Beim Neugeborenen ist das T_3 sehr tief (s.S. 152). Im Alter fällt das T_3 etwas ab (s.S. 153). Relativ häufig kommen Zustände vor, bei denen die periphere Umwandlung von T_4 und T_3 gehemmt ist, was zu einem Abfall des T_3 auch bei normaler Schilddrüsenfunktion führt (s.S.146). Das T_3 eignet sich deshalb weniger gut als das T_4 als Routinefunktionstest, da man häufig irreführend tiefe Werte erhält.

Die Assays messen alle das gesamte T_3. Störungen der Eiweißbindung verändern deshalb die T_3-Konzentration gleich wie die des T_4 (s.o.).

c) Prozent-freies Thyroxin (%FT_4) und absolutes, freies Thyroxin (FT_4)

Aus dem oben und auf S. 151 Erwähnten, wäre es wünschbar, die Konzentration des aktiven, freien Thyroxins direkt messen zu können, was leider nur durch aufwendige Methoden möglich ist. Am häufigsten geschieht dies durch Zugabe von radioaktivem T_4 zum Serum mit nachfolgender Dialyse. Die Messung des radioaktiven T_4 im Serum und im eiweißfreien Dialysat ergibt den prozentualen Anteil des freien Thyroxins (INGBAR, 1965; STERLING, 1966). Dieser beträgt je nach Methode 0,02–0,05% und ist zudem von einer Anzahl Faktoren wie Pufferlösung und Serumverdünnung abhängig (UCHIMURA, 1976). Durch Multiplikation des Prozentwertes mit dem auf konventionelle Weise gemessenen gesamten Thyroxin (%$FT_4 \times T_4/100$) erhält man das absolute, freie Thyroxin (FT_4). Der Normalwert beträgt je nach Verfahren ca. 1–4 ng/100 ml.

Neuerdings haben EKINS (1976) und YEO (1977) das dialysierbare T_4 und T_3 direkt radioimmunologisch in Ultrafiltraten von Serum gemessen. Die Normalbereiche sind 0,75–1,5 ng/100 ml für FT_4 und 3,5–6,5 ng/100 ml für FT_3. Die Methode ist einfacher als die oben erwähnten, aber für die klinische Routine immer noch zu aufwendig.

d) Resin-T_3-Aufnahmetest (RT_3U)

Es wird häufig fälschlicherweise angenommen, dieser Test messe das T_3. In Wirklichkeit titriert man damit die noch freien Hormonbindestellen des Thyroxin-bindenden Globulins, indem man markiertes T_3 (das sich ebenfalls an die Haftstellen bindet) zugibt. Nach einer gewissen Reaktionszeit gibt man ein Ionenaustauscherharz („Resin") dazu, das das nicht an Eiweiß gebundene markierte T_3 bindet. Die Reaktion läuft also nach folgendem doppelten Gleichgewicht ab (CHRISTENSEN, 1960):

$$\text{Eiweiß} - T_3\,{}^{125}\text{I} \leftrightarrow \text{freies } T_3\,{}^{125}\text{I} \leftrightarrow \text{Resin} - T_3\,{}^{125}\text{I}$$

Bei Hypothyreose sind wenige der Eiweißbindungsstellen besetzt. Deshalb geht in der obigen Reaktion viel $T_3\,{}^{125}I$ nach links und wenig nach rechts an das Resin. Bei Hyperthyreose ist die Situation umgekehrt. Es gibt unzählige Modifikationen dieses Testes (HAMOLSKY, 1959; STERLING, 1961; NAVA, 1962; CLARK, 1963). Bei einer häufig gebrauchten Variante gehen normalerweise 25–30% der Radioaktivität an das Resin, bei Hyperthyreose mehr und bei Hypothyreose weniger. Bei anderen Testsätzen wird die Bindung mit einem Normalserum verglichen, das als 1,0 gesetzt wird. Der Normalwert liegt hier meist zwischen 0,87 und 1,13, wobei, je nachdem hier die Aktivität am Eiweiß der am Resin gemessen wird, bei Hypothyreose hohe resp. niedere bei Hyperthyreose tiefe resp. hohe Werte erhalten werden.

Der Test ist als Einzeltest nicht sehr aussagekräftig (Tabelle 22). Seine Bedeutung liegt darin, daß er Störungen des thyroxinbindenden Globulins erkennen läßt. Er verändert sich nämlich bei solchen Störungen diskordant (gegensinnig) zum T_4 (Tabelle 23). Durch Kombination der Resultate von T_4 und RT_3U läßt sich der freie Thyroxinindex berechnen (s.u.).

Tabelle 23. Kombination von T_4 und RT_3U bei Störungen der Schilddrüsenfunktion und des Thyroxin-bindenden Globulins (TGB)

	T_4	RT_3U
Euthyreose, normales TBG	normal	normal
Euthyreose, hohes TBG (Schwangerschaft, Contraceptiva, etc.)	hoch	hypothyreot
Euthyreose, tiefes TBG (nephrotisches Syndrom, kongenitaler TBG-Mangel, Salicylate)	tief	hyperthyreot
Hyperthyreose, normales TBG	hoch	hyperthyreot
Hypothyreose, normales TBG	tief	hypothyreot

e) Freier Thyroxin-Index (FT_4-Index)

Wie oben dargelegt, kann man durch Kombination von T_4 und RT_4U eine dimensionslose Größe errechnen; diese korreliert sehr gut mit dem freien Thyroxin (FT_4), da Störungen der Eiweißbindung sich in den beiden Einzeltesten gegensinnig auswirken und sich deshalb gegenseitig annullieren (OSORIO, 1962; CLARK, 1965 u. 1967; RAGAZ, 1967). Dies erspart einem in den meisten Fällen die aufwendige Messung des FT_4 durch Dialyse. Wird beim RT_3U die Radioaktivität am Resin gemessen, so erfolgt die Berechnung durch Multiplikation (FT_4 Index $= T_4 \times RT_3U$). Wird die Radioaktivität im RT_3U am Eiweiß gemessen, so erfolgt die Berechnung durch Division (FT_4 Index $= T_4/RT_3U$).

f) „Effektives Thyroxin" („effective thyroxine ratio")

Dieser Test verbindet in einem einfachen Arbeitsgang T_4 und RT_3U und ergibt direkt ohne rechnerische Umwege den freien Thyroxin-Index (ASHKAR, 1972; THORSON, 1972). Das Resultat korreliert ausgezeichnet mit dem durch Dialyse gemessenen FT_4 (NAUMANN, 1974; WELLBY, 1974). Er wird durch Störungen des Thyroxin-bindenden Globulins nicht beeinflußt und eignet sich deshalb sehr gut als Routinetest (D'HAENE, 1974).

g) Eiweißgebundenes Jod (PBI)

Dieser während langer Zeit beste Schilddrüsentest (BLACKBURN, 1955; Tabelle 22) hat heute ausgedient. Er ist vollständig durch die Messung von T_4 ersetzt worden. Letztere wird im Gegensatz zum PBI nicht durch jodhaltige Medikamente verfälscht (DAVIS, 1966; FOLDENAUER, 1967; SÖNKSEN, 1968). Der Test mißt durch eine chemische Farbreaktion Jod in den gefällten Serumeiweißen (BARKER, 1951). Normalwerte liegen zwischen 3,5 und 8,0 µg/100 ml.

h) Butanol-extrahierbares Jod (BEI)

Dieser Test wurde zur Verbesserung des PBI entwickelt. Die gefällten Eiweiße wurden mit Butanol extrahiert, in dem Thyroxin sehr löslich ist (MAN, 1951). Dies erlaubte die Elimination gewisser jodhaltiger Medikamente. Normalwerte liegen zwischen 2,1 und 6,5 µg/100 ml. Auch dieser Test ist nur noch von historischem Interesse.

3. Teste des Radiojodumsatzes in vivo

a) Radiojodaufnahme, $PB^{131}I$ und Konversionsrate

Der nüchterne Patient erhält 5–10 µCi (falls ein Szintigramm gewünscht wird, 30–50 µCi) ^{131}I in Wasser per os, und die Radiojodaufnahme in der Schilddrüse wird gemäß einem standardisierten Verfahren mit einem externen Meßgerät festgestellt und als Prozent der verabreichten Dosis angegeben (HORST, 1961; IAEA PANEL 1962 u. 1972). Als Zählintervalle wählt man meistens 2 Std und 24 (oder 48) Std nach Verabreichung des ^{131}I, und zwar weil der frühe Wert vor allem bei Hyperthyreose, der späte Wert bei Hypothyreose vom Normalwert deutlich abweicht. Der Normalwert ist je nach durchschnittlicher Jodzufuhr in der Nahrung verschieden, bei knappem Jodangebot also hoch und bei reichlichem Jodangebot tief. Vor allem in den USA, aber auch bei uns, fiel der Normalwert in den letzten 10 Jahren wegen zunehmender Jodzufuhr ab (PITTMAN, 1969; CHAPLAN, 1961; SACKS, 1972; Tabelle 24). In jedem Labor muß deshalb periodisch der Normalwert neu festgelegt werden.

Das von der Schilddrüse aufgenommene Radiojod wird nach einer gewissen Zeit als radioaktives Hormon wieder ins Blut abgegeben. Da das Hormon an Eiweiß gebunden ist, läßt sich dies durch Messung der Radioaktivität in den gefällten Eiweißen bequem als $PB^{131}I$ nachweisen. Nach 48 Std

Tabelle 24. Veränderung des Normalwertes der Radiojodaufnahme der Schilddrüse in verschiedenen Laboratorien

Ort	Autor	Jahr der Messung	^{131}I-Aufnahme (% Dosis ± Standardabweichung)	
			2 Std	24 Std
Birmingham (Alabama)	PITTMAN (1969)	1959		28,6 ± 6,5
		1967		15,4 ± 6,5
Bern (Schweiz)	STUDER (1962)	1960	29 ± 11	53 ± 13
	STECK (1972)	1969	15 ± 6	38 ± 14

ist der größere Teil der Radioaktivität im Blut an Eiweiß gebunden, und nur ein kleiner Teil zirkuliert noch als das per os verabreichte Jodid-^{131}I. Das Verhältnis von eiweißgebundenem ^{131}I zum gesamten ^{131}I im Serum wird auch *Konversionsrate* genannt. Das PB^{131}I beträgt nach 48 Std normalerweise 0,05 bis 0,3% der Dosis pro Liter Serum. Bei Hypothyreose ist es unmeßbar tief, bei Hyperthyreose über 0,3%/l. Eine Verkleinerung des intrathyreoidalen Jodpools nach Strumektomie, nach Radiojodtherapie oder bei Jodmangel (s.S. 215) kann das PB^{131}I ebenfalls erhöhen und zur irrtümlichen Annahme einer Hyperthyreose verleiten.

Der in vivo-Radiojodtest ist an und für sich recht zuverlässig für die Beurteilung der Schilddrüsenfunktion (Emrich, 1973; Tabelle 22). Aus 3 Gründen schränkt man heute seine Anwendung stark ein:

1. Der Test ist aufwendig, der Patient erhält ein Isotop (zwar eine geringe Menge) und muß meist an 2 Tagen im Labor erscheinen.

2. Die Radiojodaufnahme wird durch Einnahme jodhaltiger Medikamente stark und meist nachhaltig herabgesetzt, so z.B. nach Röntgenkontrastmitteln oder anderen jodhaltigen Medikamenten (s.S. 155). Unter Thyreostatica-Medikation muß der Test mit vielen Vorbehalten interpretiert werden (Thomas, 1960; Studer, 1972). In Gegenden mit sehr hohem Nahrungsjodgehalt ist die Aussagekraft des Tests sehr gering (Hooper, 1977).

3. Es stehen heute eine Anzahl zuverlässiger in vitro-Teste zur Verfügung, die eine äußerst differenzierte Diagnostik erlauben. Wir führen deshalb den in vivo-Radiojodfunktionstest nur noch mit folgenden Indikationen durch:

a) Herstellung eines Szintigramms bei Verdacht auf autonomes Adenom, bei solitärem Schilddrüsenknoten oder sonstigem Verdacht auf Carcinom und bei Thyreoiditis. Bei euthyreoter Struma erachten wir in unserem immer noch leichten Endemiegebiet ein Szintigramm nur für indiziert, wenn eine Therapie geplant ist oder Verdacht auf ein Carcinom besteht. In einem Teil der Fälle kann man hier Technetium an Stelle von Radiojod gebrauchen (s.u.).

b) Bei M. Basedow vor einer geplanten Radiojodtherapie zur Berechnung der Dosis.

c) Für den Perchlorattest bei Verdacht auf Organifikationsdefekt (s.S. 240).

4. Szintigramm der Schilddrüse

Diese wichtige Untersuchungsmethode erlaubt eine Größenbestimmung der Schilddrüse und zudem eine Sichtbarmachung lokalisierter Funktionsstörungen. Der normale rechte Lappen mißt nach Robertson (1975) im Szintigramm $50 \pm 7 \times 17 \pm 3$ mm und der linke Lappen $45 \pm 10 \times 18 \pm 3$ mm (Mittelwerte und Standardweichung). Das Szintigramm ist unentbehrlich für die Diagnose autonomer Adenome (s.S. 212) und kalter Knoten bei Tumorverdacht (s.S. 228). Es ist zudem hilfreich bei der Diagnose der Thyreoiditis (s.S. 222 und S. 225). Es erlaubt die Erkennung einer Zungengrundschilddrüse oder der substernalen Ausbreitung einer großen Struma. Mit einer γ-Szintillationskamera läßt sich das Szintigramm vergrößern und das Auflösungsvermögen verbessern (Maisey, 1973).

Führt man das Szintigramm mit ^{131}I durch, so erhält man neben den Angaben über die Lokalisation noch solche über die Funktion. Für viele Zwecke genügt es jedoch heute, ein Szintigramm mit Pertechnat ^{99m}Tc durchzuführen. Dieses Isotop wird in einer Dosis von 30–50 μCi i.v. gespritzt. Es wird durch die Jodidpumpe akkumuliert, jedoch im Gegensatz zum Jod nicht in organische Substanzen eingebaut, so daß es die Schilddrüse rasch wieder verläßt (Quinn, 1975). Es erlaubt die Erkennung autonomer Adenome oder kalter Bezirke, jedoch nur eine beschränkte Funktionsdiagnostik (Goolden, 1971; Van t'Hoft, 1972). Der wesentliche Vorteil ist, daß gute Szintigramme innerhalb von 2 Std erhalten werden. Die Strahlenbelastung der Schilddrüse ist dank der kurzen Halbwertszeit von 6 Std und des fehlenden Einbaus 7500mal geringer als bei ^{131}I (Quinn, 1975). Die Übereinstimmung des ^{99m}Tc-Szintigrammes mit dem ^{131}I-Szintigramm ist jedoch nicht immer befriedigend, besonders was kalte Knoten anbelangt (Massin, 1977). Für die Szintigraphie stellt auch ^{123}I ein ideales Isotop dar. Es hat eine Halbwertszeit von 13 Std und vermindert die Strahlenbelastung gegenüber ^{131}I um einen Faktor 100 (Quinn, 1975). Leider ist es nur beschränkt erhältlich.

5. Ultraschalltomographie der Schilddrüse

Mit dieser Methode können Cysten von soliden Knoten unterschieden werden. Leider gibt die Untersuchung keine Hinweise über die wichtige Frage der Malignität eines Knotens (Miskin, 1973; Blum, 1975; Thijs, 1976). Cysten können durch eine Punktion wohl einfacher und billiger festgestellt werden. Hingegen erlaubt die Methode die Feststellung des stillgelegten Schilddrüsengewebes beim autonomen Adenom mit Hyperthyreose ohne die Applikation von TSH, das die ^{131}I-Behandlung verzögert.

6. Teste der TSH-Sekretion

a) Basales TSH

TSH wird heute im Serum mittels Radioimmunoassay gemessen (Lemarchand, 1965; Odell,

1965, 1967; HERSHMAN, 1971; MAYBERRY, 1971; HALL, 1971; Editorial Brit. med. J., 1971). Eine Anzahl kommerzieller Testsätze ist erhältlich, so daß bereits viele Routinelaboratorien die Messung anbieten. Die Empfindlichkeitsgrenze dieser Routinemethoden liegt meistens innerhalb des Normbereiches, so daß kleine Schwankungen kaum erfaßt werden. Auch bei Hyperthyreose, wo das TSH sehr tief oder praktisch null ist, geben diese Teste noch einen Wert von 1–3 μE/ml an, der jedoch weitgehend auf einer unspezifischen Interferenz von Substanzen im Serum mit dem TSH-Antikörper beruht (PATEL, 1971; ADAMS, 1972; PETERSEN, 1975; PEKARI, 1975). In den meisten Assays gelten Werte unter 5 μE/ml als normal, wobei wie oben gesagt die untere Normgrenze unterhalb des Empfindlichkeitsbereiches der meisten Methoden liegt.

Das basale TSH ist einer der empfindlichsten Teste zur Erfassung einer *primären Hypothyreose*. Ein TSH im Normbereich schließt eine solche aus. Zur Einstellung einer Substitutionstherapie bei primärer Hypothyreose eignet sich das basale TSH vorzüglich. Man steigert die Thyroxindosis bis das TSH unter 5 μE/ml ist.

b) TRH-Stimulationstest

Intravenöse Injektion von 200 μg des hypothalamischen Tripeptids TRH bewirkt normalerweise eine rasche Ausschüttung von TSH, das nach 30–40 min einen Gipfel im Serum erreicht, um nach 3 Std wieder auf den Ausgangswert zurückzukehren (HERSHMAN, 1970 u. 1974; FLEISCHER, 1970; HAIGER, 1971). Bei Männern beträgt der Anstieg im Durchschnitt 8 μE/ml und bei Frauen 12–14 μE/ml (ORMSTON, 1971a; LEMARCHAND-BÉRAUD, 1974). Bei Frauen ist der Gipfel in der Proliferationsphase etwas höher als in der Lutealphase (LEMARCHAND-BÉRAUD, 1974). Nebenwirkungen des intravenösen TRH sind nur geringgradig und vorübergehend und bestehen in Nausea und Harndrang. Der Test ist außerordentlich empfindlich auf Störungen der Schilddrüsenfunktion. Schon geringe Erhöhungen der Schilddrüsen-Hormonsekretion, bei denen noch keine klinischen Überfunktionssymptome bestehen und wo T_4 und T_3 noch im Normbereich sind, unterdrücken den TSH-Anstieg nach TRH vollständig. Bereits bei diskreter primärer Hypothyreose ist das basale TSH erhöht und die Antwort auf TRH ist überschießend (Abb. 38). Bei Hypophyseninsuffizienz sind sowohl T_4 und TSH tief, und es erfolgt kein Anstieg nach TRH. Bei hypothalamischer Insuffizienz erfolgt der Anstieg des TSH langsamer (COSTOM, 1971). Ein normaler TRH-Test schließt deshalb eine Schilddrüsenfunktionsstörung mit großer Sicherheit aus.

Für die klinische Routine dürfte es genügen TSH vor und 30 min nach TRH i.v. zu messen. Gibt man TRH in einer Dosis von 2 mg i.m. (AZIZI, 1975) oder 40 mg p.o. (ORMSTON, 1971b; STAUB, 1976), so erfolgt eine viel nachhaltigere Stimulation der Sekretion, so daß der genaue Zeitpunkt der zweiten Blutentnahme nicht so kritisch ist und meist nach 3 Std gemessen wird (Abb. 38). Bei der oralen Applikation sind zudem Nebenwirkungen unbekannt. Bei Bedarf kann nach oraler Applikation auch noch der Anstieg des T_4 und T_3 gemessen werden, wodurch man noch Informationen über das Ansprechen der Schilddrüse erhält (STAUB, 1971 u. 1976; AZIZI, 1975).

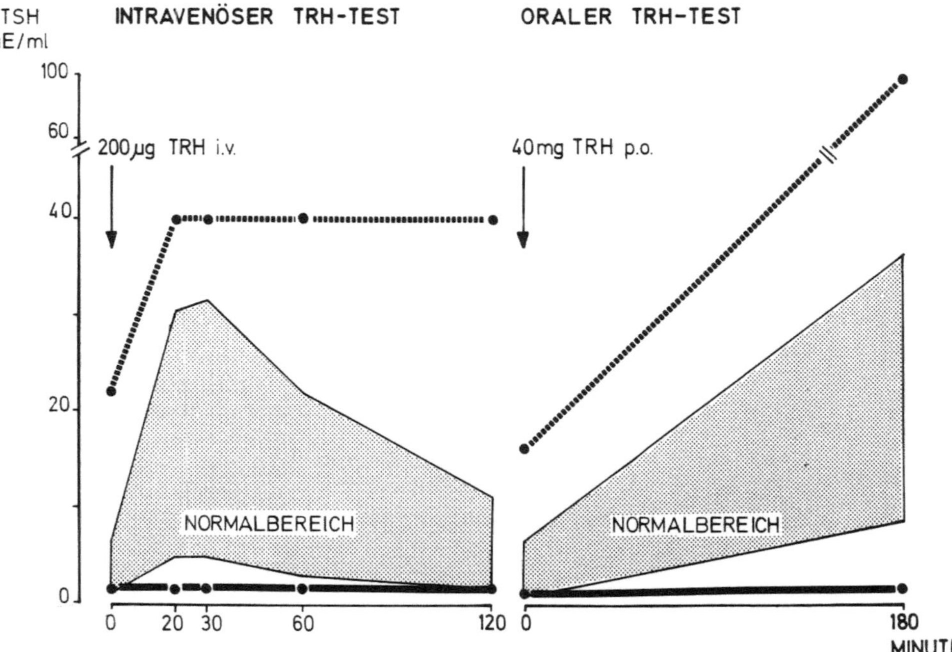

Abb. 38. Verhalten des Serum-TSH nach 200 μg TRH i.v. resp. nach 40 mg TRH p.o. Die graue Fläche entspricht dem Verhalten einer gesunden euthyreoten Population (Mittelwert ± 2 SD). Die ausgezogene Linie gibt das Verhalten eines hyperthyreoten Patienten, die gestrichelte Linie diejenige eines hypothyreoten Patienten. (Nach STAUB, 1976; mit freundlicher Genehmigung des Autors)

c) Trijodthyronin-Suppressionstest

Dieser Test ist heute weitgehend durch den einfacheren TRH-Test ersetzt. Er erlaubt, bei fraglicher Hyperthyreose eine autonome Funktion der Drüse nachzuweisen (WERNER, 1955; FRIIS, 1963; BURKE, 1967). Nach der Messung der Radiojodaufnahme erhält der Patient 3×25 µg Trijodthyronin per os täglich während 7 Tagen. Am letzten Tag wird erneut eine Radiojodaufnahme gemessen. Diese sollte 30% tiefer sein als die ursprüngliche (die als 100% genommen wird). WENZEL (1974) empfiehlt wegen geringerer Nebenwirkungen an Stelle des Trijodthyronins eine einmalige Dosis von 3 mg L-Thyroxin mit Wiederholung der Radiojodaufnahme nach 7 Tagen.

d) TSH-Stimulationstest

Auch dieser Test wird weitgehend durch den einfachen TRH-Test ersetzt. Nach Messung einer 2-Std-Radiojodaufnahme werden 10 IE Rinder-TSH (Thyrotropar Armour, oder 300 E Ambinon Organon) i.m. injiziert. Die wiederholte Radiojodaufnahme am nächsten Tage ist bei Normalen um mehr als 50% höher, bei sekundärer Hypothyreose um mehr als 10% höher und bei primärer Hypothyreose unverändert. Das Serum-Thyroxin steigt um 3 µg/100 ml an (SKANSE, 1953; TAUNTON, 1965; FORE, 1966). Der Test hat vor allem bei älteren Leuten manchmal unangenehme Nebenwirkungen.

7. Achillessehnenreflexzeit

Die Achillessehnenreflexe laufen bei Hypothyreose verlangsamt und bei Hyperthyreose beschleunigt ab (LAWSON, 1958; BINSWANGER, 1961). Die photoelektrische Registrierung des Reflexablaufes ist einfach und gibt eine rasch auswertbare Kurve (Abb. 39). Bei Hyperthyreose ist der Test nicht sehr aussagekräftig, wohl aber bei Hypothyreose (Tabelle 22) (RIVES, 1965). Der Test eignet sich vor allem zur Therapiekontrolle bei Hypothyreose. Vorteile sind das sofort zur Verfügung stehende Ergebnis und der Wegfall einer Blutentnahme. Normalwerte liegen zwischen 270 und 330 msec. Normalwerte für Kinder finden sich bei IMBACH (1969). Die Reflexzeit kann beim ängstlichen Patienten oder bei Hypoglykämie verkürzt (TSCHUDI, 1966; ZACHMANN, 1967) und bei Hyperkaliämie, Diabetes und Anorexia nervosa verlängert sein (WEISS, 1966; FOWLER, 1972).

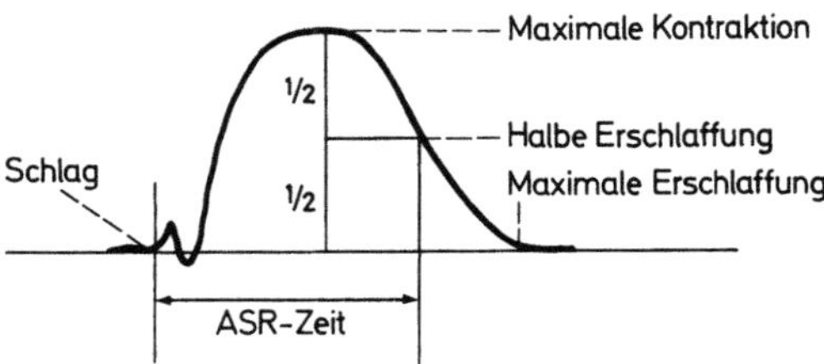

Abb. 39. Registrierung und Messung der Achillessehnenreflexzeit, Photomotogramm. (Nach TSCHUDI, 1966)

8. Teste für angeborene Schilddrüsenstoffwechseldefekte

Die endgültige Diagnose kann in den meisten dieser Defekte nur durch biochemische Untersuchung von excidiertem Schilddrüsengewebe festgestellt werden. Immerhin erlauben die unten angegebenen Teste die in vivo-Diagnose der 2 häufigsten Defekte.

a) Perchlorat-Entleerungstest

Dieser Test dient der Erkennung einer Störung der Bildung von organischem Jod aus Jodid. Eine solche Störung kommt klassischerweise als hereditärer Enzymdefekt vor (s.S. 169). Diskretere Störungen der Organifikation finden sich bei chronischer lymphocytärer Thyreoiditis (s.S. 225) und gelegentlich bei euthyreoter blander Struma (s.S. 220). Unter Thionamidthyreostatica besteht ein iatrogener Block der Jodorganifikation. Das durch eine aktive Pumpe in der Schilddrüse angereicherte Jodid wird normalerweise sofort organifiziert, so daß die intrathyreoidale Jodid-Konzentration sehr tief bleibt (s.S. 141). Ist die Umwandlung in organisches Jod gestört, so akkumuliert Jodid in der Schilddrüse. Blockiert man nun die Jodidpumpe mit Perchlorat oder Thiocyanat, so verläßt das Jodid die Schilddrüse rasch wieder (STANLEY 1948).

Zur praktischen Durchführung gibt man nach einer 2-Std-Radiojodaufnahme 0,4–1,0 g Kaliumperchlorat p.o. und mißt nach weiteren 2 und 4 Std erneut die Radioaktivität über der Schilddrüse. Ein Absinken um mehr als 50% (der erste 2-Std-Wert als 100% angenommen) beweist eine sichere Störung der Organifikation. Geringere Verminderungen von 10–50% entsprechen vermutlich partiellen Defekten (BASCHIERI, 1963). Gibt man mit dem ^{131}I gleichzeitig 500 µg ^{127}I, so wird der Test empfindlicher für partielle Defekte (TAKEUCHI, 1970).

In einem modifizierten i.v.-Test wird zuerst 25 µCi ^{131}I i.v. gegeben und die Aktivität kontinuierlich über der Schilddrüse gemessen. Nach 10 min erhält der Patient 200 mg Perchlorat i.v. und die Radioaktivität wird für weitere 10 min verfolgt. Normalerweise bewirkt Perchlorat eine Verminderung um weniger als 0,4% der injizierten Dosis (GRAY, 1972 u. 1973).

b) Test für die Störung der Jodtyrosindejodierung

Bei diesem hereditärem Defekt (s.S. 170) fehlt die Jodtyrosindejodierung nicht nur in der Schilddrüse, sondern auch in anderen Organen wie z.B. Niere und Leber. Spritzt man 30–50 μCi ^{131}I-Dijodtyrosin i.v. und sammelt den Urin in den folgenden 6 Std, so findet man papierchromatographische normalerweise über 80% der Radioaktivität im Urin als Jodid und weniger als 20% als Dijodtyrosin (ALBERT, 1951; STANBURY, 1956).

9. Biopsie der Schilddrüse

HAMLIN (1956) und HAWK (1966) biopsieren die Schilddrüse durch eine kleine Hautincision mit einer Vim-Silverman-Nadel. Die Nadel wird 2 cm tief entlang der Trachea eingeführt, die Kanüle vorgestoßen und die Nadel um 180° rotiert. Der gewonnene Cylinder mißt 1 × 20 mm. Nach der Biopsie übt man für 5 min etwas Druck auf die Stelle aus. Die Biopsie verursacht wenig Schmerzen. Die Biopsie ist außerordentlich nützlich für die Diagnose einer Thyreoiditis, wenn Antikörper negativ sind.

Bei Verdacht auf Schilddrüsencarcinom war die Biopsie wegen der Möglichkeit der Ansiedlung von Tumorzellen im Stichkanal nicht beliebt. WANG (1976) hat jedoch mit dieser Technik unter 189 kalten Knoten 15 Carcinome entdeckt, ohne daß im Stichkanal später Metastasen auftraten.

Vor allem in einem Endemiegebiet scheint sich die Feinnadelbiopsie mit cytologischer Untersuchung für die Erkennung von Carcinomen zu bewähren (s.S. 229).

10. Schilddrüsenantikörper

Angaben über die Bestimmungsmethoden und die Aussagekraft finden sich auf S. 225.

Literatur

Embryologie und Anatomie

Allen, B.M.: The influence of the thyroid gland and hypophysis upon growth and development of amphibian larvae. Quart. Rev. Biol. **4**, 325 (1929).

Allen, B.M.: The endocrine control of amphibian metamorphosis. Biol. Rev. **13**, 1 (1938).

Bargmann, W.: Die Schilddrüse. Handbuch der mikroskopischen Anatomie des Menschen, Bd.VI/2, 1939.

Bloom, W., Fawcett, Don W.: Histology, a textbook. 10th ed., p. 524. Philadelphia: Saunders 1975.

Ekholm, R., Smeds, S.: On dense bodies and droplets in the follicular cells of the guinea pig thyroid. J. Ultrastruct. Res. **16**, 71 (1966).

Etkin, W.: A thyroid field effect in the tadpole. J. exp. Zool. **82**, 463 (1939).

Fugo, N.W.: Effects of hypophysectomy in the chick embryo. J. exp. Zool. **85**, 271 (1940).

Goldsmith: Phylogeny of the thyroid, descriptive and experimental. Ann. N.Y. Acad. Sci. **50**, 283 (1949).

Gonzales, F.: Functional differentiation of embryonic chick thyroid in roller tube cultures. Exp. Cell Res. **10**, 181–187 (1956).

Gorbmann, A.: Phylogenetic and developmental aspects of the thyroid. Brookhaven Symp. in Biol. The thyroid. Upton, N.Y.: Brookhaven National Laboratory 1955.

Gray, H.: Anatomy, 35th ed. (R. Warwick, P.L. Williams, eds.), p. 1373, Edinburgh: Longman 1973.

Greenberg, A.H., Czernichow, P., Reba, R.C., Tyson, J., Blizzard, R.M.: Observations on the maturation of thyroid function in early fetal life. J. clin. Invest. **49**, 1790 (1970).

Grumbach, M.M., Werner, S.C.: Transfer of thyroid hormone across the human placenta at term. J. clin. Endocr. **16**, 1392 (1956).

Hamilton, W.J., Boyd, J.D., Mossman, H.W.: Human Embryology. Prenatal development of form and function. 4th ed., p. 325. Baltimore: William and Wilkins 1972.

Hilfer, S.R.: The stability of embryonic chick thyroid cells in vitro. Develop. Biol. **4**, 1–21 (1963).

Hodges, R.E., Evans, T.C., Bradbury, J.T., Keettel, W.C.: The accumulation of radioactive iodine by human fetal thyroids. J. clin. Endocr. **15**, 661 (1955).

Jost, A.: Hormonal factors in the development of the fetus. Cold Spr. Harb. Symp. quant. Biol. A, 167 (1954).

Jost, A., Morel, F.F., Marois, M.: Données préliminaires sur la fixation de radio-iode I^{131} par la thyroide fétale du lapin. C.R. Soc. Biol. (Paris) **143**, 142 (1949).

Kerr, T.: On the histology of the developing pituitary in the frog (Rana t. temporaria) and in the toad (Bufo bufo) Proc. zool. Soc. Lond. B **109**, 167 (1939).

Kurosumi, K., Fujita, H.: Functional Morphology of endocrine glands, p. 190. Stuttgart: Thieme 1975.

Martindale, F.M.: Initiation and early development of thyrotropic function in the incubating chick. Anat. Rec. **79**, 373 (1941).

Nadler, N.J., Young, B.A., Leblond, C.P., Mitmaker, B.: Elaboration of thyroglobulin in the thyroid follicle. Endocrinology **74**, 333 (1964).

Rankin, R.M.: Changes in the content of iodine compounds and in the histological structure of the thyroid gland of the pig during fetal life. Anat. Rec. **80**, 123 (1941).

Robertis, E. de: Cytological and cytochemical bases of thyroid function. Ann. N.Y. Acad. Sci. **50**, 317 (1949).

Seljelid, R.: Endocytosis in thyroid follicle cells: I. Structure and significance of different types of single membrane-limited vacuoles and bodies. J. Ultrastruct. Res. **17**, 195 (1967).

Seljelid, R.: Endocytosis in thyroid follicle cells: II. A Microinjection study of the origin of colloid droplets. J. Ultrastruct. Res. **17**, 401 (1967).

Seljelid, R.: Endocytosis in thyroid follicle cells. V. On the redistribution of cytosomes following stimulation with thyrotropic hormone. J. Ultrastruct. Res. **18**, 479 (1967).

Stein, O., Gross, J.: Metabolism of ^{125}I in the thyroid gland studied with electron microscopic autoradiography. Endocrinology **75**, 787 (1964).

Tonutti, E.: Normale Anatomie der endokrinen Drüsen und endokrine Regulation. In Lehrbuch der speziellen pathologischen Anatomie von E. Kaufmann, herausgeg. von M. Staemmler, 11th and 12th ed., Bd. 1, part 2, p. 1285. Berlin: W. de Gruyter & Co. 1955.

Wegelin, C.: Schilddrüse, S. 1. In: F. Henke u. O. Lubarsch, Handbuch der speziellen pathologischen Anatomie, Bd. 8. Drüsen mit innerer Sekretion. Berlin: Springer 1926.

Wolff, J., Chaikoff, J.L., Nichols, C.W. Jr.: The accumulation of thyroxine-like and other iodine compounds in the fetal bovine thyroid. Endocrinology **44**, 510 (1949).

Wollmann, S.H., Zwilling, E.: Radio-iodine metabolism in the chick embryo. Endocrinology **52**, 526 (1953).

Chemie der Schilddrüsenhormone und Hormonanaloge

Barker, S.B.: Chemistry, cellular and subcellular effects of thyroid hormones. In: The Thyroid S.C. Werner and S.H. Ingbar, (eds.), p. 79. New York: Harper and Row 1971.

Benua, R.S., Leeper, R.D., Kumaoka, S., Rawson, R.W.: Metabolic effects of thyroxine analogues in human myxedema. Ann. N.Y. Acad. Sci. **86**, 563 (1960).

Camerman, N., Camerman, A.: Three-dimensional structure of L-thyroxine. Proc. nat. Acad. Sci. (Wash.) **69**, 2130 (1972).

Camerman, N., Camerman, A.: Triiodothyronine: The 3′-iodine is proximal to the α-ring in crystal structure conformation. Science **175**, 764 (1972).

Camerman, N., Fawcett, J.K., Reynolds, W.F., Camerman, A.: Thyroid hormone conformation from NMR studies of triiodo-thyropropionic acid. Nature **253**, 50 (1975).

Goldfine, I.D., Smith, G.J., Simons, C.G., Ingbar, S.H., Jorgensen, E.C.: Activities of thyroid hormones and related compounds in an in vitro thymocyte assay. J. Biol. Chem. **251**, 4233 (1976).

Jorgensen, E.C., Berteau, P.E.: Thyroxine analogs. 21. o-and m-L-thyroxine and related compounds. J. medicinal Chem. **14**, 1199 (1971).

Money, W.L., Kumaoka, S., Rawson, R.W., Kroc, R.L.: Comparative effects of thyroxine analogues in experimental animals. Ann. N.Y. Acad. Sci. **86**, 512 (1960).

Pittman, C.S., Pittman, J.A.: Relation of chemical structure to the action and metabolism of thyroactive substances. In: Handbook of Physiology (M.A. Greer, D.H. Solomon, Eds.), sect. 7, vol. III, p. 233. Baltimore: Williams and Wilkins 1974.

Biosynthese und Sekretion von Schilddrüsenhormon

Adamani, A.M., Spiro, R.G.: Glycoprotein Biosynthesis: Studies on thyroid mannosyltransferases. I. Action on glycopeptides and simple glycosides. J. biol. Chem. **250**, 2830 (1975).

Alexander, W.D., Koutras, D.A., Crooks, J., Buchanan, W.W., MacDonald, E.M., Richmond, M.H., Wayne, E.J.: Quantitative studies of iodine metabolism in thyroid disease. Quart. J. Med., N.S. **31**, 281 (1962).

Arima, T., Spiro, M.J., Spiro, R.G.: Studies on the carbohydrate units of thyroglobulin. Evaluation of their microheterogeneity in the human and calf proteins. J. biol. Chem. **247**, 1825 (1972).

Arima, T., Spiro, R.G.: Studies on the carbohydrate units of thyroglobulin. Structure of the mannose *N*-acetylglucosamine unit (unit A) of the human and calf proteins. J. biol. Chem. **247**, 1836 (1972).

Bagchi, N., Fawcett, D.M.: Role of sodium ion in active transport of iodide by cultured thyroid cells. Biochim. Biophys. Acta **318**, 235 (1973).

Bastomsky, C.H.: Thyroid iodide transport. In: Handbook of Physiology (M.A. Greer, D.H. Solomon, eds.), sect. 7, vol. III, p. 81. Baltimore: Williams and Wilkins 1974.

Benabdeljlil, C., Michel-Béchet, M., Lissitzky, S.: Isolation and iodinating ability of apical poles of sheep thyroid epithelial cells. Biochem. biophys. Res. Commun. **27**, 74 (1967).

Berg, G., Björkman, U.: The structure and properties of 27 S and larger iodoproteins in the thyroid gland. Biochim. Biophys Acta **405**, 11 (1975).

Berman, M., Hoff, E., Barandes, M. Becker, D.V., Sonenberg, M., Benua, R., Koutras, D.A.: Iodine kinetics in man-A model. J. clin. Endocr. **28**, 1 (1968).

Berson, S.A., Yalow, R.S.: The iodide trapping and binding functions of the thyroid. J. clin. Invest. **34**, 186 (1955).

Björkman, U., Ekholm, R., Elmqvist, L.-G., Ericson, L.E., Melander, A., Smeds, S.: Induced unidirectional transport of protein into the thyroid follicular lumen. Endocrinology **95**, 1506 (1974).

Blasi, F., Fragomele, F., Covelli, I.: Enzymic pathway for thyroxine synthesis through p-hydroxy-3,5-diiodophenyl-pyruvic acid. Endocrinology **85**, 542 (1969).

Brown-Grant, K.: Extrathyroidal iodide concentrating mechanisms. Physiol. Rev. **41**, 189 (1961).

Bürgi, H., Andersen, M.C., Schwander, J., Kohler, H., Studer, H.: Secretion of thyroxine and non-thyroxine iodine by the normal human thyroid gland. Influence of Carbimazole and pharmacological doses of iodide. Europ. J. clin. Invest. **3**, 142 (1973).

Bürgi, H., Benguerel, M., Knopp, J., Kohler, H., Studer, H.: Influence of perchlorate on the secretion of non-thyroxine iodine by the normal human thyroid gland. Europ. J. Clin. Invest. **4**, 65 (1974).

Coval, M.L., Taurog, A.: Purification and iodinating activity of hog thyroid peroxidase. J. biol. Chem. **242**, 5510 (1967).

Crombrugghe, B. de, Edelhoch, H.: The properties of thyroglobulin. XIV. The structure of reoxidized thyroglobulin. Biochem. J. **5**, 2238 (1966).

Danner, D.J., Morrison, M.: Isolation of the thyroid peroxidase complex. Biochim. biophys. Acta (Amst.) **235**, 44 (1971).

DeGroot, L.J.: Current views on formation of thyroid hormones. New Engl. J. Med. **272**, 243 (1965).

Deiss, W.P., Peake, R.L.: The mechanism of thyroid hormone secretion. Ann. intern. Med. **69**, 881 (1968).

Dème, D., Fimiani, E., Pommier, J., Nunez, J.: Free diiodotyrosine effects on protein iodination and thyroid hormone synthesis catalyzed by thyroid peroxidase. Europ. J. Biochem. **51**, 329 (1975).

Dumas, P., Marzière, B., Autissier, N., Michel, R.: Specificité de l'iodotyrosine désiodase des microsomes thyroidiens et hépatiques. Biochim. biophys. Acta (Amst.) **293**, 36 (1973).

Edelhoch, H.: The structure of thyroglobulin and its role in iodination. Recent Progr. Hormones Res. **21**, 1 (1965).

Ekholm, R., Wollman, S.H.: Site of iodination in the rat thyroid gland deduced from electron microscopic autoradiographs. Endocrinology **97**, 1432 (1975).

Frati, L., Bilstad, J., Edelhoch, H., Rall, J.E., Salvatore, G.: Biosynthesis of the 27 S thyroid iodoprotein. Arch. Biochem. Biophys. **162**, 126 (1974).

Gregerman, R.I., Gaffney, G.W., Shock, N.W.: Thyroxine turnover in euthyroid man with special reference to changes with age. J. clin. Invest. **41**, 2065 (1962).

Greer, M.A., Haibach, H.: Thyroid secretion. In: Handbook of Physiology (M.A. Greer, D.H. Solomon, eds.), sect. 7, vol. III, p. 135. Baltimore: Williams, Wilkins 1974.

Haeberli, A., Salvatore, G., Edelhoch, H., Rall, J.E.: Relationship between iodination and the polypeptide chain composition of thyroglobulin. J. biol. Chem. **250**, 7836 (1975a).

Haeberli, A., Bilstad, J., Edelhoch, H., Rall, J.E.: Elementary chain composition of guinea pig thyroglobulin. J. biol. Chem. **250**, 7294 (1975b).

Haibach, H.: Free iodothyronines in the rat thyroid gland. Endocrinology **88**, 149 (1971).

Halmi, N.S., Pitt-River, R.: The iodide pools of the rat thyroid. Endocrinology **70**, 660 (1962).

Harington, C.R.: Newer knowledge of the biochemistry of the thyroid gland. J. chem. Soc. **1944**, 193.

Hesch, R.-D.: Pathophysiologie der Trijodthyroninproduktion. Dtsch. Med. Wschr. **99**, 2649 (1974).

Ingrisch, H., Heinze, H.G., Wöhler, J., Horn, K., Pfeifer, K.J., Scriba, P.C.: Absolute Jodaufnahme autonomer Adenome der Schilddrüse vor und nach exogener TSH-Stimulation.Dtsch. med. Wschr. **99**, 1677 (1974).

Jirousek, L., Pritchard, E.T.: Enzymic and non-enzymic iodination with radioiodine $^{125}I_2$ in a beef thyroid particulate in relative absence of iodide. Biochim. Biophys. Acta **208**, 275 (1970).

Knopp, J., Stolc, V., Tong, W.: Evidence for the induction of iodide transport in bovine thyroid cells treated with thyroid-stimulating hormone or dibutyryl cyclic adenosine 3', 5'-monophosphate. J. biol. Chem. **245**, 4403 (1970).

Koj Toi, Salvatore, G., Cahnmann, H.J.: Model reactions for the biosynthesis of thyroxine. X. Non-enzymic formation of thyroxine and 3,3',5'-Triiodthyronine residues in thyroglobulin. Biochim. biophys. Acta (Amst.) **97**, 523 (1965).

Lamas, L., Dorris, M.C., Taurog, A.: Evidence for a catalytic role for thyroid peroxidase in the conversion of diiodotyrosine to thyroxine. Endocrinology **90**, 1417 (1972).

Lamas L., Taurog, A., Salvatore, G., Edelhoch, H.: Preferential synthesis of thyroxine from early iodinated tyrosyl residues in thyroglobulin. J. biol. Chem. **249**, 2732 (1974).

Lissitzky, S., Rolland, M., Reynaud, J., Savary, J., Lasry, S.: Structure sous-unitaire de la thyroglobuline de mouton. Europ. J. Biochem. **4**, 464 (1968).

Low, J.C., Dussault, J.H., Fisher, D.A.: Simultaneous measurements of thyroxine and triiodothyronine peripheral turnover kineties in man. J. clin. Invest. **51**, 473 (1972).

Maurizis, J.C., Godeneche, D., Michelot, J., Meyniel, G.: Biosynthèse in vitro d'iodothyronines à partir du diiodo-3,5,L-tyrosyl-diiodo-3,5-L-tyrosine. Biochim. Biophys. Acta **404**, 188 (1975).

Mayberry, W.E., Rall, J.E., Bertoli, D.: Kineties of iodination. J. Amer. chem. Soc. **86**, 5302 (1964).

McConnon, J., Row, V.V., Volpé, R.: Simultaneous comparative studies of thyroxine and triiodothyronine distribution and disposal rates. J. Endocr. **51**, 17 (1971).

Meltzer, R.I., Stanaback, R.J.: Reaction of 4-hydroxy-3,5 diiodophenylpyruvic acid with 3,5-diiodotyrosine. J. organ. Chem. **26**, 1976 (1961).

Morrison, M.: Thyroid peroxidase-catalyzed iodination and coupling reaction and their control. Ann. N.Y. Acad. Sci. **212**, 175 (1973).

Mutzenbecher, P. von: Über die Bildung von Thyroxin aus Dijodtyrosin. Hoppe-Seylers Z. physiol. Chem. **261**, 253 (1939).

Nadler, N.J., Leblond, C.P.: The site and rate of the formation of thyroid hormone. In: The thyroid. Brookhaven Symp. Biol. **7**, 40 (1955).

Nagataki, S., Ingbar, S.H.: Demonstration of a second thyroidal iodide pool in rat thyroid glands by double isotope labeling. Endocrinology **73**, 479 (1963).

Nagataki, S., Shizume, K., Nakao, K.: Thyroid function in chronic excessive iodide ingestion: release of inorganic iodide from the thyroid gland *in vitro* in response to chronic iodide administration. Endocrinology **85**, 899 (1969).

Neary, J.T., Davidson, B., Armstrong, A., Strout, H.V., Soodak, M., Maloof, F.: Solubilization of thyroid peroxidase by nonionic detergents. J. Biol. Chem. **251**, 2525 (1976).

Nelson, J.C., Weiss, R.M., Lewis, J.E., Wilcox, R.B., Palmer, F.J.: A multiple-ligand-binding radioimmunoassay of diiodotyrosine. J. clin. Invest. **53**, 416 (1974).

Nelson, J.C., Weiss, R.M., Palmer, F.J., Lewis, J.E., Wilcox, R.B.: Serum diiodotyrosine J. clin. Endocr. **41**, 1118 (1975).

Nicoloff, J.T., Low, J.C., Dussault, J.H., Fisher, D.A.: Simultaneous measurements of thyroxine and triiodothyronine peripheral turnover kinetics in man. J. clin. Invest. **51**, 473 (1972).

Nunez, J., Mauchamp, J., Macchia, V., Roche, J.: Biosynthèse *in vitro* d'hormones doublement marquées dans des coupes de corps thyroide. II. Biosynthèse d'une préthyroglobuline non iodée. Biochim. biophys. Acta (Amst.) **107**, 247 (1965).

Nunez, J., Pommier, J.: Iodation des protéines par voie enzymatique. 3. Complexe intermédiaire enzyme-protéine et mécanisme de la réaction. Europ. J. Biochem. **7**, 286 (1969).

Oddie, T.H., Fisher, D.A., Dussault, J.H., Thompson, C.S.: Triiodothyronine turnover in euthyroid subjects. J. clin. Endocr. **33**, 653 (1971).

Oddie, T.H., Meade, H., Fisher, D.A.: An analysis of published data on thyroxine turnover in human subjects. J. clin. Endocr. **26**, 425 (1966).

Oddie, T.H., Fisher, D.A., McConahey, W.M., Thompson, C.S.: Iodine intake in the United States: A reassessment. J. clin. Endocr. **30**, 659 (1970).

Ogawara, H., Cahnmann, H.J.: Nonenzymie synthesis of iodothyronine residues in thyroglobulin. Biochim. biophys. Acta (Amst.) **257**, 328 (1972).

Otten, J., Jonkheer, M., Dumont, J.E.: Thyroid albumin. II. *In vitro* synthesis of a thyroid albumin by normal human thyroid tissue. J. clin. Endocr. **32**, 18 (1971).

Pittman, J.A., Dailey, G.E., Beschi, R.J.: Changing normal values for thyroidal radioiodine uptake. New Engl. J. Med. **280**, 1431 (1969).

Pommier, J., De Prailauné, S., Nunez, J.: Peroxydase particulaire thyroïdienne. Biochimie **54**, 483 (1972).

Pommier, J., Dème, D., Nunez, J.: Effect of iodide concentration on thyroxine synthesis catalyzed by thyroid peroxidase. Europ. J. Biochem. **37**, 406 (1973).

Pommier, J., Sokoloff, L., Nunez, J.: Enzymatic iodination of protein. Kinetics of I_2 formation and protein iodination catalyzed by horse-radish peroxydase. Europ. J. Biochem. **38**, 497 (1973).

Rapoport, B., West, M.N., Ingbar, S.H.: Mechanism of inhibition by iodine of thyroid adenylate cyclase response to thyrotropic hormone. Endocrinology **99**, 11 (1976).

Riggs, D.S.: Quantitative aspects of iodine metabolism in man. Pharmacol. Rev. **4**, 284 (1954).

Robbins, J., Wolff, J., Rall, J.E.: Iodoproteins in normal and abnormal human thyroid tissue. Endocrinology **64**, 37 (1959).

Rolland, M., Lissitzky, S.: Polypeptides non-covalently associated with 19-S thyroglobulin. Biochem. biophys. Acta (Amst.) **278**, 316 (1972).

Rolland, M., Montfort, M.F., Valenta, L., Lissitzky, S.: Iodoaminoacid composition of the thyroglobulin of normal and diseased thyroid glands. Clin. chim. Acta **39**, 95 (1972).

Schultz, A.L., Zieve, L.: Thyroid clearance, uptake, and rate of uptake of radioiodine in hyperthyroidism. J. Lab. Clin. Med. **50**, 335 (1957).

Scriba, P., Kracht, J., Klein, E.: Endemische Struma-Jodsalzprophylaxe. Dtsch. med. Wschr. **100**, 1350 (1975).

Seed, R.W., Goldberg, I.H.: Biosynthesis of thyroglobulin. II. Role of subunits, iodination and ribonucleic acid synthesis. J. biol. Chem. **240**, 764 (1965).

Sherwin, J.R., Tong, W.: The actions of iodide and TSH on thyroid cells showing a dual control system for the iodide pump. Endocrinology **94**, 1465 (1974).

Spiro, M.J.: Studies on the protein portion of thyroglobulin. Amino acid compositions and terminal amino acids of several thyroglobulins. J. biol. Chem. **245**, 5820 (1970).

Spiro, M.J.: Subunit heterogeneity of thyroglobulin. J. biol. Chem. **248**, 4446 (1973).

Spiro, R.G.: Glycoproteins: Biochemistry, biology, and role in disease. New Engl. J. Med. **281**, 991 (1969).

Spiro, R.G., Spiro, M.J.: Glycoprotein biosynthesis. Studies of thyroglobulin J. biol. Chem. **241**, 1271 (1966).

Taurog, A.: Thyroid peroxidase and thyroxine biosynthesis. Recent Progr. Hormone Res. **26**, 189 (1970).

Tice, L.W., Wollman, S.H.: Ultrastructural localization of peroxidase activity on some membranes of the typical thyroid epithelial cell. Lab. Invest. **26**, 63 (1972).

Toichiro, H., Morrison, M.: The isolation and purification of thyroid peroxidase. J. biol. Chem. **242**, 2828 (1967).

Torrigiani, G., Doniach, D., Roitt, I.M.: Serum thyroglobulin levels in healthy subjects and in patients with thyroid disease. J. clin. Endocr. **29**, 305 (1969).

Ui, N.: Synthesis and chemistry of iodoproteins. In: Handbook of Pysiology (M.A. Greer, D.H. Solomon, eds.), sect. 7, vol. III, p. 55. Baltimore: Williams and Wilkins 1974.

Van Herle, A.J., Uller, R.P.: Elevated serum thyroglobulin. Marker of metastases in differentiated thyroid carcinomas. J. clin. Invest. **56**, 272 (1975).

Van Herle, A.J., Uller, R.P., Mattews, N.L., Brown, J.: Radioimmunoassay for measurement of thyroglobulin in human serum. J. clin. Invest. **52**, 1320 (1973).

Van Sande, J., Grenier, G., Willems, C., Dumont, J.E.: Inhibition by iodide of the activation of the thyroid cyclic 3'-5'AMP system. Endocrinology **96**, 781 (1975).

Vassart, G., Brocas, H., Lecoqc, R., Dumont, J.E.: Thyroglobulin messenger RNA: Translation of a 33-S mRNA into a peptide immunologically related to thyroglobulin. Europ. J. Biochem. **55**, 15 (1975a).

Vassart, G., Refetoff, S., Brocas, H., Dinsart, C., Dumont, J.E.: Translation of thyroglobulin 33 s messenger RNA as a means of determining thyroglobulin quaternary structure. Proc. nat. Acad. Sci (Wash.) **72**, 3839 (1975b).

Vecchio, G., Claar, G.M., Salvatore, G.: Biosynthesis of thyroid iodoproteins *in vivo* and in tissue slices. J. biol. Chem. **247**, 4908 (1972).

Walser, M., Rahill, W.J.: Renal tubular reabsorption of iodide as compared with chloride. J. clin. Invest. **44**, 1371 (1965).
Wartowsky, L., Ingbar, S.H.: Estimation of the rate of release of non-thyroxine iodine from the thyroid gland of normal subjects and patients with thyrotoxicosis. J. clin. Endocr. **33**, 488 (1971).
Williams, J.A.: Cyclic AMP formation and thyroid secretion by incubated mouse thyroid lobes. Endocrinology **91**, 1411 (1972).
Williams, J.A., Malayan, S.A.: Effects of TSH on iodide transport by mouse thyroid lobes in vitro. Endocrinology **97**, 162 (1975).
Williams, J.A., Wolff, J.: Thyroid secretion in vitro. Multiple actions of agents affecting secretion. Endocrinology **88**, 206 (1971).
Woeber, K.A., Sobel, R.J., Ingbar, S.H., Sterling, K.: The peripheral metabolism of triiodothyronine in normal subjects and in patients with hyperthyroidism. J. clin. Invest. **49**, 643 (1970).
Wolff, J.: Transport of iodide and other anions in the thyroid gland. Physiol. Rev. **44**, 45 (1964).
Wollman, S.H., Loewenstein, J.E.: Rates of colloid droplet and apical vesicle production and membrane turnover during thyroglobulin secretion and resorption. Endocrinology **93**, 248 (1973).
Yamamoto, K., DeGroot, L.J.: Participation of NADPH-Cytochrome-C reductase in thyroid hormone biosynthesis. Endocrinology **96**, 1022 (1975).
Yamamoto, Y., Moriya, S., Horiuchi, Y.: Iodide outflow from thyroid: its relation to plasma inorganic iodide concentration. J. clin. Endocr. **29**, 265 (1969).

Schilddrüsenhormon im Plasma und anderen Körperflüssigkeiten

Davis, P.J., Gregerman, R.I.: Separation of thyroxine-binding proteins in human serum at pH 7.4. II. Effect of pH and temperature on the binding capacities of thyroxine-binding globulin (TBG) and thyroxine-binding prealbumin (TBPA). J. clin. Endocr. **33**, 699 (1971).
Davis, P.J., Handwerger, B.S., Gregerman, R.I.: Thyroid hormone binding by human serum prealbumin (TBPA). Electrophoretic studies of triiodothyronine—TBPA interaction. J. clin. Invest. **51**, 515 (1972).
Gershengorn, M.C., Lippoldt, R.E., Edelhoch, H., Robbins, J.: Structure and stability of thyroxine-binding globulin. J. biol. Chem. **252**, 8719 (1977).
Hagen, G.H., Elliot, W.J.: Transport of thyroid hormones in serum and cerebrospinal fluid. J. clin. Endocr. **37**, 415 (1973).
Hillier, A.P.: Thyroxine dissociation in human plasma.: measurments of its rate by a continuous-flow dialysis method. Acta Endocr. **78**, 32 (1975).
Nilsson, S.F., Peterson, P.A.: Studies on thyroid hormone binding proteins. J. biol. Chem. **250**, 8543 (1975).
O'Connor, J.F., Wu, G.Y., Gallagher, T.F., Hellman, L.: The 24-hour plasma thyroxine profile in normal man. J. clin. Endocr. **39**, 765 (1974).
Oppenheimer, J.H.: Role of plasma proteins in the binding, distribution and metabolism of the thyroid hormones. New Engl. J. Med. **278**, 1153 (1968).
Postmes, T.J., Van Hout, J.C., Saat, G., Willems, P., Coenegracht, J.: A radioimmunoassay study and comparison of seasonal variation in plasma triiodothyronine and thyroxine concentrations in normal healthy persons. Clin. Chim. Acta **50**, 189 (1974).
Refetoff, S., Robin, N.I., Alper, C.A.: Study of four new kindreds with inherited thyroxine-binding globulin abnormalities. Possible mutations of a single gene locus. J. clin. Invest. **51**, 848 (1972).
Robbins, J.X., Rall, J.E.: Proteins associated with the thyroid hormones. Physiol. Rev. **40**, 415 (1960).
Robbins, J., Rall, J.E.: The iodine-containing hormones. In: Gray, C.H., and A.L. Bacharach. Hormones in blood, 2nd ed. London-New York: Academic Press 1967.
Van Jaarsfeld, P.P., Edelhoch, H., Goodman, D.S., Robbins, J.: 1) The interaction of human plasma retinol-binding protein with prealbumin. 2) Polymorphism of rhesus monkey serum prealbumin. Molecular properties and binding of thyroxine and retinol-binding protein. J. biol. Chem. **248**, 4699 (1973).
Woeber, K.A., Ingbar, S.H.: The contribution of thyroxine-binding prealbumin to the binding of thyroxine in human serum as determined by immunoadsorption. J. clin. Invest. **47**, 1710 (1968).

Peripherer Schilddrüsenhormonabbau, Konversion von Thyroxin zu Trijodthyronin

Braverman, L.E., Ingbar, S.H., Sterling, K.: Conversion of thyroxine to triiodothyronine in athyrotic human subjects. J. clin. Invest. **49**, 855 (1970).
Burger, A., Reinharz, A., Ingbar, S.H.: High-affinity binding of tetra-iodothyroacetic acid by a prealbumin in normal rabbit serum. Endocrinology **97**, 919 (1975).
Burke, C.W., Shakespear, R.A., Fraser, T.R.: Measurement of thyroxine and triiodothyronine in human urine. Lancet **1972 II**, 1177.
Cavalieri, R.R., Sung, L.C., Becker, C.E.: Effects of phenobarbital on thyroxine and triiodotyronine kinetics. J. clin. Endocr. **37**, 308 (1973).
Chan, U., Besser, G.M., Landon, J., Ekins, R.P.: Urinary triiodothyronine excretion as index of thyroid function. Lancet **1972 II**, 253.
Chopra, I.J.: Assessment of daily production and significance of thyroidal secretion of 3,3',5'-triiodothyronine (reverse T_3) in man. J. clin. Invest. **58**, 32 (1976).
Chopra, I.J., Fisher, D.A., Solomon, D.H., Beall, G.N.: Thyroxine and triiodothyronine in the human thyroid. J. clin. Endocr. **36**, 311 (1973).
Hesch, R.D.: Pathophysiologie der Trijodthyroninproduktion. Dtsch. med. Wschr. **99**, 2649 (1974).
Inada, M., Kurata, S., Kazawa, Y., Takayama, H., Torizuka, K., Kukase, M., Soma, T.: Estimation of thyroxine and triiodothyronine distribution and of conversion rate of thyroxine to triiodothyronine in man. J. clin. Invest. **55**, 1337 (1975).
Ingbar, S.H., Freinkel, N.: Simultaneous estimation of rates of thyroxine degradation and thyroid hormone synthesis. J. clin. Invest. **34**, 808 (1955).
Ingbar, S.H., Freinkel, N.: Regulation of the peripheral metabolism of the thyroid hormones. Recent. Progr. Hormone Res. **6**, 353 (1960).
Kozyreff, V., Surks, M.I., Oppenheimer, J.H.: Demonstration of membrane-linked iodoprotein in hepatic microsomes following metabolism of thyroid hormones. Endocrinology **86**, 781 (1970).
McConnon, J., Row, V.V., Volpe, R.: Simultaneous comparative studies of thyroxine and triiodothyronine distribution and disposal rates. J. Endocr. **51**, 17 (1971).
Nicoloff, J.T., Low, J.C., Dussault, J.H., Fisher, D.A.: Simultaneous measurements of thyroxine and triiodothyronine peripheral turnover kinetics in man. J. clin. Invest. **51**, 473 (1972).
Oppenheimer, J.H., Shapiro, H.C., Schwartz, H.L., Surks, M.I.: Dissociation between thyroxine metabolism and hormonal action in phenobarbital treated rats. Endocrinology **88**, 115 (1971).
Pittman, C.S., Buck, M.W., Chambers, J.B.: Urinary metabolites of ^{14}C-labeled thyroxine in man. J. clin. Invest. **51**, 1759 (1972).
Pittman, C.S., Chambers, J.B., Read, V.H.: The extrathyroidal conversion rate of thyroxine to triiodothyronine in normal man. J. clin. Invest. **50**, 1187 (1971).

Pittman, C.S., Read, V.H., Chambers, J.B. Nakafuji, H.: The integrity of the ether linkage during thyroxine metabolism in man. J. clin. Invest. **49**, 373 (1970).

Schwartz, H.L., Surks, M.I., Oppenheimer, J.H.: Quantitation of extrathyroidal conversion of L-thyroxine to 3,5,3'-triiodothyronine in the rat. J. clin. Invest. **50**, 1124 (1971).

Soffer, R.L., Hechtman, P., Sanage, M.: L-Triiodothyronine aminotransferase. J. biol. Chem. **248**, 1224 (1973).

Sterling, K., Brenner, M.A., Newman, E.S.: Conversion of thyroxine to triiodothyronine in normal human subjects. Science **169**, 1099 (1970).

Surks, M.I., Schadlow, A.R., Stock, J.M., Oppenheimer, J.H.: Determination of iodothyronine absorption and conversion of L-thyroxine (T_4) to *L*-triiodothyronine (T_3) using turnover techniques. J. clin. Invest. **52**, 805 (1973).

Woeber, K.A., Sobel, R.J., Ingbar, S.H., Sterling, K.: The peripheral metabolism of triiodothyronine in normal subjects and in patients with hyperthyroidism. J. clin. Invest. **49**, 643 (1970).

Wirkungsmechanismus der Schilddrüsenhormone, Receptoren

Armstrong, K.J., Stouffer, J.E., Van Inwegen, R.G., Thompson, W.J., Robison, G.A.: Effects of thyroid hormone deficiency on cyclic adenosine 3':5'-monophosphate and control of lipolysis in fat cells. J. biol. Chem. **249**, 4226 (1974).

Asano, Y., Liberman, U.A., Edelman, I.S.: Thyroid thermogenesis. Relationships between Na^+-dependent respiration and $Na^+ + Ka^+$-adenosine triphosphatase activity in rat skeletal muscle. J. Clin. Invest. **57**, 368 (1976).

Askonas, B.A.: Effect of thyroxine on creatine-phosphokinase activity. Nature (Lond.) **167**, 933 (1959).

Barker, S.B., Kimgaard, H.M.: Metabolism of tissues cxcised from thyroxinc injected rats. Amer. J. Physiol. **170**, 81 (1952).

Bernal, J., Refetoff, S.: The action of thyroid hormone. Clin. Endocrinol. **6**, 227 (1977).

Bronk. J.A., Bronk, M.S.: The influence of thyroxine on oxidative phosphorylation in mitochondria from thyroidectomized rats. J. biol. Chem. **237**, 897 (1962).

Buchanan, J.L., Primack, M.P., Tapley, D.F.: Effect of inhibition of mitochondrial protein synthesis in vitro upon thyroxine stimulation of oxygen consumption. Endocrinology **89**, 534 (1971).

Buccino, R.A., Spann, J.F., Jr., Pool, P.E., Sonnenblick, E.H., Braunwald, E.: Influence of the thyroid state on the intrinsic contractile properties and energy stores of the myocardium. J. clin. Invest. **46**, 1669 (1967).

Butterfield, W.J.H., Whichelow, M.J.: Are thyroid hormones diabetogenic? A study of peripheral glucose, metabolism during glucose infusions in normal subjects and hyperthyroid patients before and after treatment. Metabolism. **13**, 620 (1964).

Carter, W.J., Faas, F.H., Wynn, J.: Thyroxine stimulation of protein synthesis in vitro in the absence of mitochondria. J. biol. Chem. **246**, 4973 (1971).

Carter, W.J., Faas, F.H., Wynn, J.: Demonstaration of thyroxine-stimulated incorporation of amino acid into peptide linkage in mitochondria-free system. J. biol. Chem. **250**, 3588 (1975).

Cavagnini, F., Peracchi, M., Raggi, U., Pontiroli, A.E., Malinverni, A., Pinto, M.: Impairement of growth hormone and insulin secretion in hyperthyrodism. Europ. J. clin. Invest. **4**, 71 (1974).

Challoner, D.D., Allen, D.O.: An in vitro effect of triiodothyronine on lipolysis, cyclic AMP-C^{14} accumulation and oxygen consumption in isolated fat cells. Metabolism **19**, 480 (1970).

Charles, M.A., Ryffel, G.U., Obinata, M., McCarthy, B.J., Baxter, J.D.: Nuclear receptors for the thyroid hormone. Evidence for nonrandom distribution with chromatin. Proc. nat. Acad. Sci. (Wash.) **72**, 1787 (1975).

Cohen, P.P.: Biochemical differentiation during amphibian metamorphosis Science **168**, 533 (1970).

DeGroot, W.J., Leonard, J.J.: Hyperthyroidism as a high cardiac output state Amer. Heart J. **79**, 265 (1970).

Dratman, M.B., Crutchfield, F.L., Axelrod, J., Colburn, R.W., Thoa, N.: Localization of triiodothyronine in nerve ending fractions of rat brain. Proc. nat. Acad. Sci. (Wash.) **73**, 941 (1976).

Edelmann, I.S.: Thyroid thermogenesis. New Engl. J. Med. **290**, 1303 (1974).

Edelmann, I.S., Ismail-Beigi, F.: Thyroid thermogenesis and active sodium transport. Recent Progr. Hormone Res. **30**, 235 (1974).

Ernster, L., Ikkos, D., Luft, R.: Enzymatic activitics of human skeletal muscle mitochondria: a tool in clinical metabolic research. Nature (Lond.) **184**, 1851 (1959).

Faas, F.H., Carter, W.J., Wynn, J.: Effect of thyroxine on fatty acid synthesis in vitro. Endocrinology **91**, 1481 (1972).

Fuhr, J.E., Medici, P.: An in vitro effect of thyroid hormone upon bone marrow synthesis of hemoglobin. FEBS Letter **11**, 20 (1970).

Galton, V.A., Ingbar, S.H.: Observation on the relation between the action and the degradation of thyroid hormones as indicated by studies in the tadpole and the frog. Endocrinology **70**, 622 (1962).

Gardner, R.S.: Nuclear thyroid hormone receptors: Evidence for association with nuclear chromatin. Biochem. Biophys. Res. **67**, 625 (1975).

Gelber, S., Campbell, P.L., Deibler, G.E., Sokoloff, L.: Effects of L-thyroxine on amino acid incorporation into protein in mature and immature rat brain. J. Neurochem. **11**, 221 (1964).

Goodkind, M.J., Dambach, G.E., Thyrum, P.T., Luchi, R.J.: Effect of thyroxine on ventricular myocardial contractility and ATPase activity in guinea pigs. Amer. J. Physiol. **226**, 66 (1974).

Greif, R.L.: Thyroxine and the release of protein from rat liver mitochondria. Endocrinology **70**, 511 (1962).

Griswold, M.D., Cohen, P.P.: Alteration of deoxyribonucleic acid-dependent ribonucleic acid polymerase activities in amphibian liver nuclei during thyroxine-induced metamorphosis. J. biol. Chem. **247**, 353 (1972).

Griswold, M.D., Fisher, M.S., Cohen, P.P.: Temperature dependent intracellular distribution of thyroxine in amphibian liver. Proc. nat. Acad. Sci. (Wash.) **69**, 1486 (1972).

Heitzmann, R.J., Hibitt, K.G., Mather, I.: The effects of thyroxine on hepatic gluconeogenesis and ketogenesis in dairy cows. Europ. J. Biochem. **21**, 411 (1971).

Hoch F.L.: Thyrotoxicosis as a disease of mitochondria. New Engl. J. Med. **266**, 446 (1962).

Hoch, F.L.: Biochemical actions of thyroid hormones. Physiol. Rev. **42**, 605 (1962).

Hoch, F.L., Early action of injected L-thyroxine on mitochondrial oxidative phosphorylation. Proc. nat. Acad. Sci. (Wash.) **58**, 506 (1967).

Hoch, F.L., Lipmann, F.: The uncoupling of respiration and phosphorylation by thyroid hormones. Proc. nat. Acad. Sci. (Wash.) **40**, 909 (1954).

Hofmann, W.W., Denys, E.H.: Effects of thyroid hormone at the neuromuscular junction. Amer. J. Physiol. **223**, 283 (1972).

Ismail-Beigi, F., Edelman, I.S.: Mechanism of thyroid calorigenesis. Proc. nat. Acad. Sci (Wash.) **67**, 1071 (1970).

Ismail-Beigi, F., Edelman, I.S.: The mechanism of the calorigenic action of thyroid hormone. J. gen. Physiol. **57**, 710 (1971).

Kaplay, S.S., Danadi, D.R.: Thyroxine-induced mitochondrial protein and its effect on respiration. Arch. Biochem. **144**, 440 (1971).

Kimata, S., Tarjan, E.M.: Effects of in vivo and in vitro administered thyroxine on substrate metabolism of isolated rabbit ventricle mitochondria. Endocrinology **89**, 378 (1971).

Koerner, D., Schwartz, H.L., Surks, M.I., Oppenheimer, J.H.: Binding of selected iodothyronine analogues to receptor sites of isolated rat hepatic nuclei. High correlation between structural requirements for nuclear binding and biological activity. J. biol. Chem. **250**, 6417 (1975).

Krane, S.M., Brownell, G.I., Stanbury, J.B.: The effect of thyroid disease on the metabolism of calcium in man. J. clin. Invest. **34**, 946 (1955).

Krishna, G., Hynil, S., Brodie, B.B.: Effects of thyroid hormones on adenyl cyclase in adipose tissue and on free fatty acid mobilization. Proc. nat. Acad. Sci. (Wash.) **59**, 884 (1968).

Kuhlbäck, B.: Creatine and creatinine metabolism in thyrotoxicosis and hypothyroidism. Acta med. scand., Suppl. 331 (1957).

Lardy, H.A., Malley, G.E.: Metabolic effects of thyroid hormones in vitro. Recent Progr. Hormone Res. **10**, 129 (1954).

Latham, K.R., Ring, J.C., Baxter, J.D.: Solubilized nuclear receptors for thyroid hormones. J. biol. Chem. **251**, 7388 (1976).

Lehninger, A.I.: Reversal of thyroxine induced swelling of rat liver mitochondria by adenosine triphospate. J. biol. Chem. **234**, 2187 (1959).

Levey, G.S.: Catecholamine sensitivity, thyroid hormone and the heart. A re-evaluation. Amer. J. Med. **50**, 413 (1971).

Levey, G.S., Epstein, S.E.: Myocardial adenyl cyclase activation by thyroid hormones and evidence for 2 adenyl cyclase systems. J. clin. Invest. **48**, 1663 (1969).

Levey, G.S., Skelton, C.L., Epstein, S.E.: Influence of hyperthyroidism on the effects of norepinephrine on myocardial adenyl cyclase activity and contractile state. Endocrinology **85**, 1004 (1969).

Lo, C.-S., Edelman, I.S.: Effect of triiodothyronine on the synthesis and degradation of renal cortical $(Na^+ + Ka^+)$-adenosine triphosphatase. J. Biol. Chem. **251**, 7834 (1976).

Martius, C.: Die Wirkungsweise des Schilddrüsenhormones. In: Hormone und ihre Wirkungsweise. Berlin-Göttingen-Heidelberg: Springer 1955.

Matthews, R.W., Oronsky, A., Haschemeyer, A.E.V.: Effect of thyroid hormone on polypeptide chain assembly kinetics in liver protein synthesis in vivo. J. biol. Chem. **248**, 1329 (1973).

Oppenheimer, J.H.: Initiation of thyroid hormone action. New Engl. J. Med. **292**, 1063 (1975).

Oppenheimer, J.H., Koerner, D., Schwartz, H.L., Surks, M.I.: Specific nuclear triiodothyronine binding-sites in rat liver and kidney. J. clin. Endocr. **35**, 330 (1972).

Oppenheimer, J.H., Schwartz, H.L., Koerner, D., Surks, M.I.: Limited capacity binding sites for L-triiodothyronine in rat liver nuclei. Nuclear-cytoplasmic interrelation, binding constants, and cross-reactivity with 1-thyroxine. J. clin. Invest. **53**, 768 (1974).

Oppenheimer, J.H., Shapiro, H.C., Schwartz, H.L., Surks, M.I.: Dissociation between thyroxine metabolism and hormonal action in phenobarbital treated rats. Endocrinology **88**, 115 (1971).

Paik, W.K., Methenberg, R.C., Cohen, P.P.: Biochemical studies on amphibian metamorphosis. III. Metabolism of nucleic acids and nucleotides in tadpole liver during thyroxine-induced metamorphosis. J. biol. Chem. **236**, 536 (1961).

Primack, M.P., Buchanan, J.L., Tapley, D.F.: Early stimulation of mitochondrial protein synthesis in livers from triiodothyronine injected mice. Endocrinology **87**, 1355 (1970).

Primack, M.P., Tapley, D.F., Buchanan, J.: Thyroid hormone stimulation of mitochondrial protein synthesis supported by an ATP generating system. Endocrinology **91**, 840 (1972).

Samuels, H.H., Tsai, J.S.: Thyroid hormone action. Demonstration of similar receptors in isolated nuclei of rat liver and cultured GH_1 cells. J. clin. Invest. **53**, 656 (1974).

Samuels, H.H., Tsai, J.S., Casanova, J.: Thyroid hormone action: in vitro demonstation of putative receptors in isolated nuclei and soluble nuclear extracts. Science **184**, 1188 (1974).

Samuels, H.H., Tsai, J.S., Casanova, J., Stanley, F.: Thyroid hormone action. In vitro characterization of solubilized nuclear receptors from rat liver and cultured GH_1-cells. J. clin. Invest. **54**, 853 (1974).

Samuels, H.H., Tsai, J.S., Cintron, R.: Thyroid hormone action: a cell-culture system responsive to physiological concentrations of thyroid hormones. Science **181**, 1253 (1973).

Schadlow, A.R., Surks, M.I., Schwartz, H.L., Oppenheimer, J.H.: Specific triiodothyronine binding sites in the anterior pituitary of the rat. Science **176**, 1252 (1972).

Snyder, L.M., Reddy, W.J.: Mechanism of action of thyroid hormones on erythrocyte 2,3-diphosphoglyceric acid synthesis. J. clin. Invest. **49**, 1993 (1970).

Sokoloff, L., Francis, C.M., Campbell, P.L.: Thyroxine stimulation of amino acid incorporation into protein independent of any action on messenger RNA synthesis. Proc. nat. Acad. Sci. (Wash.) **52**, 728 (1964).

Sokoloff, L., Roberts, P.A., Januska, M.M., Kline, J.E.: Mechanism of stimulation of protein synthesis by thyroid hormones in vivo. Proc. nat. Acad. Sci. (Wash.) **60**, 652 (1968).

Sokoloff, L., Roberts, P.A.: Artifacts in studies of protein synthesis with radioactive amino acids. Invalidity of alleged stimulation of protein synthesis by thyroxine in vitro in absence of mitochondria. J. biol. Chem. **249**, 5520 (1974).

Spindler, B.J., MacLeod, K.M., Ring, J., Baxter, J.D.: Thyroid hormone receptors. Binding characteristics and lack of hormonal dependency for nuclear localization. J. biol. Chem. **250**, 4113 (1975).

Sterling, K., Milch, P.O.: Thyroid hormone binding by a component of mitochondrial membrane. Proc. nat. Acad. Sci. (Wash.) **72**, 3225 (1975).

Sterling, K., Saldanha, V.F., Brenner, M.A., Milch, P.O.: Cytosolbinding protein of thyroxine and triiodothyronine in human and rat kidney. Nature **250**, 661 (1974).

Sterling, K., Milch, P.O., Brenner, M.A., Lazarus, J.H.: Thyroid hormone action: the mitochondrial pathway Science **197**, 996 (1977)

Stocker, W.W., Samaha, F.J., Groot, L.J. de: Coupled oxidative phosphorylation in muscle of thyrotoxic patients. Amer. J. med. **44**, 900 (1968).

Surks, M.I., Oppenheimer, J.H.: Concentration of L. thyroxine and L-triiodothyronine specifically bound to nuclear receptor in rat liver and kidney. J. clin. Invest. **60**, 555 (1977).

Tapley, D.F., Kimberg, D.V., Buchanan, J.L.: The mitochondrion. New Engl. J. Med. **276**, 1182 (1967).

Tata, J.R.: Is there a relationship between the metabolism of thyroid hormones and their action? Mem. Soc. Endocrinol. **11**, 90 (1961).

Tata, J.R.: Hormonal regulation of growth and protein synthesis. Nature (Lond.) **219**, 331 (1968).

Tata, J.R., Widnell, C.E.: Ribonucleic acid synthesis during the early action of thyroid hormones. Biochem. J. **98**, 604 (1966).

Tsai, J.S., Chen, A.: Thyroid hormones: Effect of physiological concentrations on cultered cardiac cells. Science **194**, 202 (1976).

Varengo, A., Zoncheddu, A., Taningher, M., Orunesu, M.: Sequential stimulation of nuclear RNA polynerase activities in livers from thyroidectomized rats treated with triiodothyronine. Endocrinology **97**, 955 (1975).

Volfin, P., Kaplay, S.S., Sanadi, D.R.: Early effects of thyroxine in vivo on rapidly labeled mitochondrial protein fractions and respiratory control. J. biol. Chem. **244**, 5631 (1969).

Wallach, S., Bellavia, J.V., Gamponia, P.J., Bristrim, P.: Thyroxine-induced stimulation of hepatic cell transport of calcium and magnesium. J. clin. Invest. **51**, 1572 (1972).

Wildenthal, K.: Studies of isolated fetal mouse hearts in organ culture. Evidence for a direct effect of triiodothyronine in enhancing cardiac responsiveness to catecholamines. J. clin. Invest. **51**, 2702 (1972).

Williams, L.T., Lefkowitz, R.J., Watanabe, A.M., Hathaway, D.R., Besch, H.R.: Thyroid hormone regulation of β-adrenergic receptor number. J. biol. Chem. **252**, 2787 (1977).

Wysocki, S.J., Segal. W.: Influence of thyroid hormones on enzyme activities of myelinating rat central nervous tissue. Europ. J. Biochem. **28**, 183 (1972).

Zaimis, E., Papadaki, L., Ash, A.S.F., Larbi, E., Kakari, S., Matthew, M., Paradelis, A.: Cardiovascular effects of thyroxine. Cardiovasc. Res. **3**, 118 (1969).

Regulation der Biosynthese und der Sekretion von Schilddrüsenhormon

Averill, R.L.W., Purves, H.D., Sirett, N.E.: Relation of the hypothalamus to anterior pituitary thyrotropin secretion. Endocrinology **69**, 735 (1961).

Bates, R., Garrison, M.M., Cooper, J.A., Condliffe, P.G.: Further studies on the purification of a human thyrotropin. Endocrinology **83**, 721 (1968).

Bates, R.W., Condliffe, P.G.: Studies on the chemistry and bioassay of thyrotropins from bovine pituitaries, transplantable pituitary tumors of mice and blood plasma. Recent Progr. Hormone Res. **16**, 309 (1960).

Bauer, K.: Regulation of degradation of thyrotropin releasing hormone by thyroid hormones. Nature **259**, 591 (1976).

Beckers, C., Machiels, J., Soyez, C., Cornette, C.: Metabolic clearance rate and production rate of thyroid stimulating hormone in man. Horm. Metab. Res. **3**, 34 (1971).

Brown-Grant, K.: The "feed-back" hypothesis of the control of thyroid function. Ciba Coll. Endocr. **10**, 97 (1957).

Brown-Grant, K.: Hypothalamus and the thyroid gland. Brit. med. Bull. **16**, 165 (1960).

Brown-Grant, K.: The control of thyroid secretion. J. clin. Path. **20**, 327 (1967), Suppl.

Burgus, R., Donn, Th.F., Desiderio, D.M., Ward, D.N., Vale, W., Guillemin, R., Felix, P.M., Gillessen, D., Studer, R.O.: Biological activity of synthetic polypeptide derivatives related to the structure of hypothalamic TRF. Endocrinology **86**, 573 (1970).

Burke, G.: Thyroid stimulators and thyroid stimulation. Acta Endocr. (Kbh.) **66**, 558 (1971).

Burke, G., Lin-Lin, Chang, Szabo, M.: Thyrotropin and cyclic nucleotide effects on prostaglandin levels in isolated thyroid cells. Science **180**, 872 (1973).

Cornell, J.S., Pierce, J.G.: The subunits of human pituitary thyroid-stimulating-hormone. Isolation, properties and composition. J. biol. Chem. **248**, 4327 (1973).

Dumont, J.E.: The action of thyrotropin on thyroid metabolism. Vitam. and Horm. **29**, 287 (1971).

Emerson, C.H., Utiger, R.D.: Plasma thyrotropin-releasing hormone concentrations in rat. Effect of thyroid excess and deficiency and cold exposure. J. clin. Invest. **56**, 1564 (1975).

Eskay, R.L., Oliver, C., Warberg, J., Porter, J.C.: Inhibition of degradation and measurement of immunoreactive thyrotropinreleasing hormone in rat blood and plasma. Endocrinology **98**, 269 (1976).

Falconer, I.R.: Effects of fear and adrenaline on blood flow from the thyroid vein in sheep with exteriorized thyroids. J. Physiol. (Lond.) **177**, 215 (1965).

Falconer, I.R.: The effect of adrenaline and noradrenaline on hormone secretion and blood flow from the thyroid veins in sheep with exteriorized thyroids. J. Physiol. (Lond.) **188**, 425 (1967).

Falconer, I.R., Hetzel, B.S.: Effect of emotional stress and TSH on thyroid vein hormone level in sheep with exteriorized thyroids. Endocrinology **75**, 42 (1964).

Field, J.B.: Studies on the mechansism of action of thyroid stimulating hormone. Metabolism **17**, 226 (1968).

Fisher, D.A., Odell, W.D.: Effect of cold on TSH secretion in man. J. clin. Endocr. **33**, 859 (1971).

Freinkel, N.: Extrathyroidal actions of pituitary thyrotropin: effects on the carbohydrate, lipid and respiratory metabolism of rat adipose tissue. J. clin. Invest. **40**, 476 (1961).

Guillemin, R.: Hypothalamic factors releasing pituitary hormones. Recent Progr. Hormone Res. **20**, 89 (1964).

Guillemin, R.: The hormones of the hypothalamus. Amer. J. Med. **57**, 591 (1974).

Halmi, N.S., Stuelke, R.G.: Problems of thyroidal self regulation. Metabolism **5**, 646 (1956).

Hershman, J.M., Pittman, J.A.: Utility of the radioimmunoassay of serum thyrotropin in man Ann. intern. Med. **74**, 481 (1971).

Hershman, J.M., Pittman, J.A.: Control of thyrotropin secretion in man. New Eng. J. Med. **285**, 997 (1971).

Ingbar, S.H.: Autoregulation of the thyroid. Response to iodide excess and depletion. Mayo Clin. Proc. **47**, 814 (1972).

Ishii, J., Shizume, K., Okinaka, S.: Effect of stimulation of the vagus nerve on thyroid release of I^{131}-labelled hormones. Endocrinology **82**, 7 (1968).

Kourides, I.A., Weintraub, B.D. Ridgway, E.C., Maloof, F.: Pituitary secretion of free alpha and beta subunit of human thyrotropin in patients with thyroid disorders. J. clin. Endocr. **40**, 872 (1975).

Leak, D.: The Thyroid and the Autonomic Nervous System. London: Heinemann 1970.

Lemarchand-Béraud, Th., Vannotti, A.: Relationships between blood thyrotropin level, protein-bound iodine and free thyroxine concentration in man under normal physiological conditions. Acta endocr. (Kbh.) **60**, 315 (1969).

Liao, T.H., Pierce, J.G.: The primary structure of bovine thyrotropin. J. biol. Chem. **246**, 850 (1971).

Liberti, P., Stanbury, J.B.: The pharmacology of substances affecting the thyroid gland. Ann. Rev. Pharmacol. **11**, 113, (1971).

Maayan, M.L., Ingbar, S.H.: Epinephrine: effect on uptake of iodine by dispersed cells of calf thyroid gland. Science **162**, 124 (1968).

Maayan, M.L., Miller, S.L., Ingbar, S.H.: Effects of serotonin on iodide and intermediary metabolism in isolated thyroid cells. Endocrinology **88**, 620 (1971).

Malan, P.G., Strang, J., Winton Tong: TSH initiation of hormone secretion by rat thyroid lobes in vitro. Endocrinology **96**, 397 (1974).

McKelvy, J.F., Sheridan, M., Joseph, S., Phelps, C.H., Perrie, S.: Biosynthesis of thyrotropin-releasing hormone in organ cultures of the guinea-pig median eminence. Endocrinology **97**, 908 (1975).

Melander, A., Ericson, L.E., Dunggren, J.G., Norberg, K.A., Persson, B., Sundler, F., Tibblin, S., Westgren, U.: Sympathetic innervation of the normal human thyroid. J. clin. Endocr. **39**, 713 (1973).

Melander, A., Ericson, L.E., Sundler, F., Ingbar, S.H.: Sympathetic innervation of the mouse thyroid and its significance in thyroid hormone secretion. Endocrinology **94**, 959 (1974).

Melander, A., Sundler, F.: Interactions between catecholamines, 5-hydroxytryptamine and TSH on the secretion of thyroid hormone. Endocrinology **90**, 188 (1972).

Moore, W.V., Wolff, J.: Thyroid-stimulating hormone binding to beef thyroid membranes. Relation to adenylate cyclase activity. J. biol Chem. **249**, 6255 (1974).

Mowbray, J.F., Peart, W.S.: Effects of noradrenaline and adrenaline on the thyroid. J. Physiol. (Lond.) **151**, 261 (1960).

Mullin, B.R., Fishman, P.H., Lee, G., Aloj, S.M., Ledley, F.D., Winand, R.J., Kohn, L.D., Brady, R.O.: Thyrotropin-ganglioside interactions and their relationship to the structure and function of thyrotropin receptors. Proc. nat. Acad. Sci. (Wash.) **73**, 842 (1976).

Nair, R.M.G., Barret, J.F., Bowers, C.Y., Schally, A.V.: Structure of porcine thyrotropin releasing hormone. Biochemistry **9**, 1103 (1970).

Nicoloff, J.T.: A new method for the measurement of thyroidal iodine release in man. J. clin. Invest. **49**, 1912 (1970).

Odell, W.D., Wilber, J.F., Utiger, R.: Studies of thyrotropin physiology by means of radioimmunoassay. Recent Progr. Hormone Res. **23**, 47 (1967).

Pekary, A.E., Hershman, J.M., Parlow, A.F.: A sensitive and precise radioimmunoassay for thyroid stimulating hormone. J. clin. Endocr. **41**, 676 (1975).

Petersen, V., Rees-Smith, B., Hall, R.: A study of thyroid stimulating activity in human serum with a highly sensitive cytochemical bioassay. J. clin. Endocr. **41**, 199 (1975).

Pierce, J.G., Bahl, O.-P., Cornell, J.S., Swaminathan, N.: Biologically active hormones prepared by recombination of the α-chain of human chorionic gonadotropin and the hormone-specific chain of bovine thyrotropin or of bovine luteinizing hormone. J. biol. Chem. **246**, 2321 (1971).

Rappaport, L., Leterrier, J., Nunez, J.: Soluble phosphoprotein kinases from thyroid tissue. Biochimie **53**, 721 (1971).

Reichert, L.E., Jr.: On the relationship between human thyrotropin research standard A, the United States Pharmacopeia thyrotropin standard (bovine) and the international standard for thyrotrophin (bovine). J. clin. Endocr. **31**, 331 (1970).
Reichlin, S., Utiger, R.D.: Regulation of the pituitary-thyroid axis in man: relationship of TSH concentration to concentration of free and total thyroxine in plasma. J. clin. Endocr. **27**, 251 (1967).
Ridgway, E.C., Weintraub, B.D., Maloof, F.: Metabolic clearance and production rates of human thyrotropin. J. clin. Invest. **53**, 895 (1974).
Sairam, M.R., Choh Hao Li: Human pituitary thyrotropin: Primary structure of the hormone specific subunit. Biochem. Biophys. Res. Commun. **54**, 1 (1973).
Schadlow, A.R., Surks, M.I., Schwartz, H.L., Oppenheimer, J.H.: Specific triiodothyronine binding sites in the anterior pituitary of the rat. Science **176**, 1252 (1972).
Sherwin, J.R., Tong, W.: Thyroidal autoregulation. Iodine suppression of thyrotropin-stimulated cyclic AMP production and iodinating activity in thyroid cells. Biochim. Biophys. Acta **404**, 30 (1974).
Steiger, H., Studer, H., Greer, M.A., Kohler, H.: In vivo relationship between T_4 and T_3 synthesis in the rat thyroid gland and their secretion and concentration in thyroid vein and aortic blood. Acta endocr. (Kbh.) (1969).
Stevenson, P.M., Fernte, A.: Thyrotropin—a lipolytic hormone? Europ. J. Biochem. **35**, 318 (1973).
Studer, H.: Die Regulation der Schilddrüsenfunktion bei Jodmangel. Bern: Huber 1966.
Studer, H. Greer, M.A.: A study of the mechanism involved in the production of iodine deficiency goiter. Acta endocr. (Kbh.) **49**, 616 (1965).
Tate, R.L., Schwartz, H.I., Homes, J.M., Kohn, L.D., Winand, R.J.: Thyrotropin receptors in thyroid plasma membranes. Characteristics of thyrotropin binding and solubilization of thyrotropin receptor activity by tryptic digestion. J. biol. Chem. **250**, 6509 (1975).
Tate, R.L., Holmes, J.M., Winand, R.J., Kohn, D.L.: Characteristics of a solubilized thyrotropin receptor from bovine thyroid plasma membranes. J. biol. Chem. **250**, 6527 (1975).
Tong, W.: Actions of thyroid-stimulation hormone. In: Handbook of Physiology (MA. Greer, D.H. Solomon, eds.), sect. 7, vol. III, p. 255. Baltimore: Williams and Wilkins 1974.
Vanhaelst, L., Van Cauter, E., Degaute, J.P., Golstein, J.: Circadian variations of serum thyrotropin levels in man. J. clin. Endocr. **35**, 479 (1972).
Verrier, B., Fayet, G., Lissitzky, S.: Thyrotropin-binding properties of isolated thyroid cells and their purified plasma membranes. Relation of thyrotropin-specific binding to adenylate cyclase activation. Europ. J. Biochem. **42**, 355 (1974).
Webster, B.R., Guansing, A.R., Paice, J.C.: Absence of diurnal varioation of serum TSH. J. clin. Endocr. **34**, 899 (1972).
Wilber, J.F.: Thyrotropin releasing hormone: Secretion and actions. Ann. Rev. Med. **24**, 353 (1973).
Wilber, J.F., Baum, D.: Elevation of plasma TSH during surgical hypothermia. J. clin. Endocr. **31**, 372 (1970).
Wilber, J.F., Porter, J.C.: Thyrotropin and growth hormone releasing activity in hypophyseal portal blood. Endocrinology **87**, 807 (1970).
Yu, S., Friedman, Y., Richman, R., Burke, G.: Altered thyroidal responsivity to thyrotropin induced by circulating thyroid hormones—short-loop regulatory mechanism. J. clin. Invest. **57**, 745 (1976).
Zor, U., Kaneko, T., Lowe, I.P., Bloom, G., Field, J.B.: Effect of thyroid stimulating hormone and prostaglandins on thyroidal adenyl cyclase activation and cyclic adenine 3′,5′-monophosphate. J. biol. Chem. **244**, 5189 (1969).

Beziehung der Schilddrüse zu anderen endokrinen Organen

Brien, T.G.: The adrenocortical status of patients with thyroid disease. Clin. Endocr. **5**, 97 (1976).
Coulombe, P., Dussault, J.H., Letarte, J., Simard, S.J.: Catecholamine metabolism in thyroid disease. I. Epinephrine secretion rate in hyperthyroidism and hypothyroidism. J. clin. Endocr. **42**, 125 (1976).
Galton, V.A.: Thyroid hormone-catecholamine relationship. Endocrinology **77**, 278 (1965).
Grossman, W., Robin, N.J., Johnson, L.W., Brooks, H.L., Selenkow, H.A., Dexter, L.: The enhanced myocardial contractility of thyrotoxicosis. Ann intern. Med. **74**, 869 (1971).
Harrison, T.S.: Adrenal medullary and thyroid relationships. Phys. Rev. **44**, 161 (1964).
Hellman, L., Bradlow, H.L., Zumoff, B., Gallagher, T.F.: Influence of thyroid hormone on hydrocortisone production and metabolism. J. clin. Endocr. **21**, 1231 (1961).
Howitt, G., Rocolands, D.J.: The heart in hyperthyroidism. Amer. Heart J. **73**, 282 (1967).
Leak, D.: Adrenergic blockade and thyrotoxicosis. Acta endocr. (Kbh.) **43**, 131 (1963).
Leak, D.: The thyroid and the autonomic nervous system. London: Heinemann 1970.
Linquette, M., Lefebvre, J., Racadot, A., Cappoen, J.P., Benoit, G.: Production an metabolic clearance rates of cortisol in primary hypothyroidism. Ann. d'Endocr. **34**, 427 (1973).
Ogihara, T., Yamamoto, T., Miyai, K., Kumahara, Y.: Plasma renin activity and aldosterone concentration of patients with hyperthyroidism and hypothyroidism. Endocrin. Jap. **20**, 433 (1973).
Peterson, R.E.: The influence of the thyroid on adrenal cortical function. J. clin. Invest. **37**, 736 (1958).
Pietras, R.J., Real, M.A., Poticha, G.S., Bronsky, D., Waldstein, S.S.: Cardiovascular response in hyperthyroidism. The influence of adrenergic receptor blockade. Arch. intern. Med. **129**, 426 (1972).
Tomkins, G., McGuire, J.M., Jr.: The effect of thyroid hormones on adrenal steroid metabolism. Ann. N.Y. Acad. Sci. **86**, 600 (1960).
Waldstein, S.S.: Thyroid-catecholamine interrelations. Ann. Rev. med. **17**, 123 (1966).
Williams, G.A., Crispell, K.R., Parson, W.: Adrenocortical function in myxedema. J. clin. Endocr. **17**, 1347 (1957).
Wilson, W.R., Theilen, E.O., Fletcher, F.W.: Pharmacodynamic effects of β-adrenergic receptor blockade in patients with hyperthyroidism. J. clin. Invest. **43**, 1697 (1964).
Wilson, W.R., Theilen, E.O., Hege, J.H., Valenca, M.R.: Effects of β-adrenergic receptor blockade in normal subjects before, during and after triiodothyronine induced hypermetabolism. J. clin. Invest. **45**, 1159 (1966).
Yates, F.E., Urquart, J., Herbst, A.L.: Effects of thyroid hormones on ring A reduction of cortisone by liver. Amer. J. Physiol. **195**, 373 (1958).

Schilddrüsenfunktion in der Schwangerschaft, beim Fetus, beim Neugeborenen und im Alter

Abuid, J., Klein, A.H., Foley, T.P., Larsen, P.R.: Total and free triiodothyronine and thyroxine in early infancy. J. clin. Endocr. **39**, 263 (1974).
Abuid, J., Stinson, A., Larsen, P.R.: Serum triiodothyronine and thyroxine in the neonate and the acute increases in these hormones following delivery. J. clin. Invest. **52**, 1195 (1973).
Britton, K.E., Ellis, S.M., Miralles, J.M., Quinn, V., Cayley, A.C.D., Brown, B.L., Ekins, R.P.: Is "T_4 Toxicosis" a normal biochemical finding in elderly women? Lancet **1975II**, 141.
Burrow, G.N.: Hyperthyroidism during pregnancy. New Engl. J. Med. **298**, 150 (1978).

Burrows, A.W., Shakespear, R.A., Hesch, R.D., Cooper, E., Aickin, C.M., Burke, C.W.: Thyroid hormones in the elderly sick: "T_4 euthyroidism. Brit. med. J. **1975IV,** 437.
Chopra, I.J., Crandall, B.F.: Thyroid hormones and thyrotropin in amniotic fluid. New Engl. J. Med. **293**, 740 (1975a).
Chopra, I.J., Sack, J., Fisher, D.A.: 3,3',5'-triiodothyronine (reverse T_3) and 3,3',5-triiodothyronine (T_3) in fetal and adult sheep: studies of metabolic clearance rates, production rates, serum binding and thyroidal content relative to thyroxine. Endocrinology **97**, 1080 (1975b).
Chopra, I.J., Sack, J., Fisher, D.A.: Circulating 3,3',5'-triiodothyronine (reverse T_3) in human newborn. J. clin. Invest. **55**, 1137 (1975c).
Crooks, J., Tulloch, M.I., Turnbull, A.C., Hytten, F.E.: The incidence of goiter during pregnancy. Lancet **1964II,** 334.
Dowling, J.T., Appleton, W.G., Nicoloff, J.T.: Thyroxine turnover during human pregnancy. J. clin. Endocr. **27**, 1749 (1967).
Fisher, D.A.: Advances in the diagnosis of thyroid disease. J. Pediat. **82**, 1 (1973).
Fisher, D.A.: Thyroid function in the fetus. In: Perinatal thyroid physiology and disease (D.A. Fisher, G.N. Burrow, eds.), P. 21. New York: Raven Press, 1975a.
Fisher, D.A.: Editorial: Reverse triiodothyronine and fetal thyroid status. New Engl. J. Med. **293**, 770 (1975b).
Fisher, D.A., Dussault, J.H., Lam, R.W.: Serum and thyroid gland triiodothyronine in the human fetus. J. clin. Endocr. **36**, 397 (1973).
Fisher, D.A., Odell, W.D.: Acute release of thyrotropin in the newborn. J. clin. Invest. **48**, 1670 (1969).
Fisher, D.A., Sack, J., Oddie, T.H., Pekary, A.E., Hershman, J.M., Lam, R.W., Perslow, M.E.: Serum T4, TBG, T3 Uptake, T3, Reverse T3 and TSH concentrations in children 1 to 15 years of age. J. clin. Endocrinol. **45**, 191 (1977).
Gilbert, M., Vigouroux, E., Jost, A.: Dynamic aspects of the iodine metabolism in the pregnant rabbit and her fetuses near the end of pregnancy. Ann. d'Endocr. **34**, 443 (1973).
Greenberg, A.H., Czernichow, P., Reba, R.C., Tyson, J., Blizzard, R.M.: Observations on the maturation of thyroid function in early fetal life. J. clin. Invest. **49**, 1790 (1970).
Gregerman, R.I., Gaffney, G.W., Shock, N.W., Crowder, S.E.: Thyroxine turnover in euthyroid man with special reference to changes with age. I. clin. Invest. **41**, 2065 (1962).
Halnan, K.E.: The radioiodine uptake of the human thyroid in pregnancy. Clin. Sci. **17**, 281 (1958).
Molholm Hansen, J., Skovsted, L., Siersbaek-Nielson, K.: Age-dependent changes in iodine metabolism and thyroid function. Acta Endocr. **79**, 60 (1975).
Montalvo, J.M., Wahner, H.W., Mayberry, W.E., Lum, R.K.: Serum triiodothyronine, total thyroxine, and thyroxine to triiodothyronine ratios in paired maternal-cord sera and at one week and one month of age. Pediat. Res. **7**, 706 (1973).
Myant, N.B.: Passage of thyroxine and triiodothyronine from mother to fetus in pregnant women. Clin. Sci. **17**, 75 (1958).
Osathanondh, R., Tulchinsky, D., Chopra, I.J.: Total and free thyroxine and triiodothyronine in normal and complicated pregnancy. J. clin. Endocr. **42**, 98 (1976).
Robin, N.I., Selenkow, H.A., Tang, V.S., Refetoff, S., Piasecki, G., Rauschecker, H., Jackson, B.T.: Bidirectional thyroxine exchange in pregnant sheep. Hormones **3**, 235 (1972).
Rubenstein, H.A., Butler, V.P., Werner, S.C.: Progressive decrease in serum triiodothyronine concentrations with human aging: radioimmunoassay following extraction of serum. J. clin. Endocr. **37**, 247 (1973).
Ruskin, A.V., Tang, S.C., Shenkman, L., Mitsuma, T., Hollander, C.S.: Serum triiodothyronine concentrations in infancy childhood, adolescence and pediatric disorders. J. clin. Endocr. **37**, 235 (1973).
Snyder, P.J., Utiger, R.D.: Thyrotropin response to thyrotropin releasing hormone in normal females over forty. J. clin. Endocr. **34**, 1096 (1972).
Stein, R.B., Nicoloff, J.T.: Thyroid function in pregnancy. Postgrad. Med. **53**, 72 (1973).
Wespi, H.J.: Untersuchungen über die Verhütung des Kropfes beim Neugeborenen. Mschr. Geburtshilfe und Gynäkologie **118**, 113 (1944).

Kongenitale Störungen des Thyroxin-bindenden Globulins

Beierwaltes, W.H., Robbins, J.: Familial increase in the thyroxine-binding sites in serum alpha globulin. J. clin. Invest. **38**, 1683 (1959).
Beisel, W.R., Zainal, H., Hane, S., Di Raimondo, V.C., Forsham, P.H.: Low thyroidal iodine uptake with euthyroidism associated with deficient thyroxine-binding globulin but normal cortisol binding. J. clin. Endocr. **22**, 1165 (1962).
Bode, H.H., Rothman, K.J., Danon, M.: Linkage of thyroxine-binding globulin deficiency to other X-chromosome loci. J. clin. Endocr. **37**, 1 (1973).
Bürgi, H., Zuppinger, K., Köchli, H.P., Burger, A.: Familiäre Störungen des thyroxinbindenden Globulins als Ursache irreführender Serumthyroxinwerte. Schweiz. med. Wschr. **104**, 1141 (1974).
Florsheim, W.H., Dowling, J.T., Meister, L., Bodfish, R.E.: Familial elevation of serum thyroxine-binding capacity. J. clin. Endocr. **22**, 735 (1962).
Heinonen, O.P., Lamberg, B.-A., Virtano, J.: Inherited decrease of the binding capacity of thyroxine-binding globulin. Acta endocr. (Kbh.) **64**, 171 (1970).
Hodgson, S.F., Wahner, H.W.: Hereditary increased thyroxinc-binding globulin capacity. Mayo Clin. Proc. **47**, 720 (1972).
Horwitz, D.L., Refetoff, S.: Thyrotoxicosis associated with inherited thyroxine-binding globulin deficiency in five patients. Program 57th Annual Meeting, Endocrine Soc. N.Y., June 18–20, 1975.
Kraemer, E., Wiswill, J.G.: Familiar thyroxine-binding globuline deficiency. Metabolism **17**, 260 (1968).
Leiba, S., Landau, B., Ber, A., Adam, A., Sterling, K.: Thyroxine-binding globulin deficiency and glucose-6-phosphate dehydrogenase deficiency in the same family. J. clin. Endocr. **38**, 569 (1974).
Marshall, J.S., Levy, R.P., Steinberg, A.G.: Human thyroxine-binding globulin deficiency. A genetic study. New Engl. J. Med. **274**, 1469 (1966).
Nicoloff, J.T., Dowling, J.T., Patton, D.D.: Inheritance of decreased thyroxine-binding by the thyroxine-binding globulin. J. clin. Endocr. **24**, 294 (1964).
Nikolai, T.F., Seal, U.S.: X-chromosome linked decrease in thyroxine-binding globulin activity. J. clin. Endocr. **26**, 835 (1966).
Nusynowitz, M.L., Clark, R.F., Strader, W.J., Estrin, H.M., Seal, U.S.: Thyroxine-binding globulin deficiency in three families and total deficiency in one normal woman. Amer. J. Med. **50**, 458 (1971).
Premachandra, B.N., Gossain, V.V., Perlstein, I.B.: Increased free thyroxine in an euthyroid patient with thyroxine-binding globulin deficiency. J. clin. Endocr. **42**, 309 (1976).
Refetoff, S., Fang, V.S., Marshall, J.S., Robin, N.I.: Metabolism of thyroxine-binding globulin in man. Abnormal rate of synthesis in inherited thyroxine-binding globulin deficiency and excess. J. clin. Invest. **57**, 485 (1976).
Refetoff, S., Robin, N.I., Alper, C.A.: Study of four new kindreds with inherited thyroxine-binding globulin abnormalities. Possible mutations of a single gene locus. J. clin. Invest. **51**, 848 (1972).
Shane, S.R., Seal, U.S., Jones, J.E.: X-chromosome linked inheritance of elevated thyroxine binding globulin in association with goiter. J. clin. Endocr. **32**, 587 (1971).
Strunge, P.: Familial thyroxine-binding globulin deficiency. A study of 3 danish families. Acta med. scand. **195**, 5 (1974).
Tanaka, S., Starr, P.: A euthyroid man without thyroxine binding globulin. J. clin. Endocr. **19**, 485 (1959).
Torkington, P., Harrison, R.J., Maclagan, N.F., Burston, D.: Familial thyroxine-binding globulin deficiency. Brit. med. J. **3**, 27 (1970).

Störungen der Schilddrüse bei extrathyreoidalen Krankheiten und durch Medikamente

Abiodun, M.O., Bird, R., Harvard, C.W.H., Sood, N.K.: The effects of phenylbutazone on thyroid function. Acta Endocr. **72**, 257 (1973).

Azizi, F., Vagenakis, A.G., Portnay, G.I., Braverman, L.E., Ingbar, S.H.: Thyroxine transport and metabolism in methadone and heroin addicts. Ann. Int. Med. **80**, 194 (1974).

Bermudez, F., Surks, M.I., Oppenheimer, J.H.: High incidence of decreased serum triiodothyronine concentrations in patients with nonthyroidal disease. J. clin. Endocr. **41**, 27 (1975).

Braverman, L.E., Avruskin, T., Cullen, M.J., Vagenakis, A.G., Ingbar, S.H.: Effects of Norethandrolone on the transport and peripheral metabolism of thyroxine in patients lacking thyroxine-binding globulin. J. clin. Invest. **50**, 1644 (1971).

Bray, G.A., Fisher, D.A., Chopra, I.J.: Relation of thyroid hormones to body-weight. Lancet **1976I**, 1206.

Burger, A., Dinichert, D., Nicod, P., Jenny, M., Lemarchand-Béraud, T., Vallotton, M.B.: Effect of amiodarone on serum triiodothyronine, reverse triiodothyronine, thyroxin and thyrotropin. A drug influencing peripheral metabolism of thyroid hormones. J. Clin. Invest. **58**, 255 (1976).

Burger, A., Nicod, P., Suter, P., Vallotton, M.B., Vagenakis, A., Braverman, L.: Reduced active thyroid hormone levels in acute illness. Lancet **1976I**, 653.

Bürgi, H., Wimpfheimer, C., Burger, A., Zaunbauer, W., Rösler, H., Lemarchand-Berand, Th.: Changes of circulating thyroxine, triiodothyronine and reverse triiodothyronine after radiographic contrast agents. J. clin. Endocrinol. **43**, 1203 (1976).

Burr, W.A., Griffiths, R.S., Black, E.G., Hoffenberg, R., Meinhold, H., Wenzez, K.W.: Serum triiodothyronine and reverse triiodothyronine concentrations after surgical operations. Lancet **1975II**, 1277.

Burr, W.A., Ramsden, D.B., Griffiths, R.S., Black, E.G., Hoffenberg, R., Meinhold, H., Wenzel, K.W.: Effect of a single dose of dexamethasone on serum contrations of thyroid hormones. Lamcet **1976II**, 58.

Carter, J.N., Eastman, C.J., Corcoran, J.M., Lazarus, L.: Effect of severe chronic illness on thyroid function. Lancet **1974II**, 971.

Cavalieri, R.R., Sung, L.C., Becker, C.E.: Effects of phenobabital on thyroxine and triodothyronine kinetics. J. clin. Endocr. **37**, 308 (1973).

Chopra, I.J., Chopra, U., Smith, S.R., Rezy, M., Solomon, D.H.: Reciprocal changes in serum concentrations of 3,3′, 5-triiodothyronine (reverse T_3) and 3,3′,5-triiodothyronine (T_3) in systemic illness. J. clin. Endocr. **41**, 1043 (1975a).

Chopra, I.J., Smith, S.R.: Circulating thyroid hormones and thyrotropin in adult patients with protein-calorie malnutrition. J. clin. Endocr. **40**, 221 (1975b).

Chopra, I.J., Solomon, D.H., Chopra, U., Young, R.T., Chua Teco, G.N.: Alterations in circulating thyroid hormones and thyrotropin in hepatic cirrhosis. Evidence for euthyroidism despite subnormal serum triiodothyronine. J. clin. Endocr. **39**, 501 (1974).

Chopra, I.J., Williams, D.E., Orgiazzi, J., Solomon, D.H.: Opposite effects of Dexamethasone on serum concentrations 3,3′, 5′-triiodothyronine (reverse T_3) and 3,3′, 5-triiodothyronine (T_3). J. clin. Endocr. **41**, 911 (1975c).

Clark, R.E., Shipley, R.A.: Thyroidal uptake of ^{131}I after iopanoic acid (telepaque) in 74 subjects. J. clin. Endocr. **17**, 1008 (1957).

Cruchaud, S., Mahaim, C., Scazziga, B., Vannotti, A.: Fonction thyroidienne et néphrose lipoïdique. Schweiz. med. Wschr. **84**, 478 (1954).

Dandona, P., Newton, D., Platts, M.M.: Long-term hemodialysis and thyroid function. Brit. med. J. **1977I**, 134.

Davis, P.J.: Factors affecting the determination of the protein-bound iodine. Amer. J. Med. **40**, 918 (1966).

Degaute, J.P., Golstein, J., Vanhaelst, L., Bastenie, P.A.: Radio-opaque intravenous catheters. An unsuspected cause of iodine contamination. Ann. Endocr. **35**, 521 (1975).

DeGroot, L.J., Hoye, K.: Dexamethasone suppression of serum T_3 and T_4. J. clin. Endocr. **42**, 976 (1976).

De Rubertis, F.R., Woeber, K.A.: Evidence for enhanced cellular uptake and binding of thyroxine *in vivo* during acute infection with diplococcus pneumoniae. J. clin. Invest. **51**, 788 (1972).

Dowling, J.T., Freinkel, N., Ingbar, S.H.: Effect of diethylstilboestrol on the binding of thyroxine in serum. J. clin. Endocr. **16**, 1491 (1956).

Duick, D.S., Warren, D.W., Nicoloff, J.T., Otis, C.L., Croxson, M.S.: Effect of simgle dose dexamethanone on the concentration of serum triiodothyronine in man. J. clin. Endocr. **39**, 1151 (1974).

Engbring, N.H., Engstrom, W.W.: Effects of estrogen and testosterone on circulating thyroid hormone. J. clin. Endocr. **19**, 783 (1959).

Fankhauser, S., Huber, D., Studer, H.: Zur Beurteilung der Schilddrüsenfunktion bei Patienten mit Niereninsuffizienz. Schweiz. med. Wschr. **98**, 698 (1968).

Federmann, D.D., Tobbins, J., Rall, J.E.: Effects of methyltestosterone on thyroid function, thyroxine metabolism and thyroxine-binding protein. J. clin. Invest. **37**, 1024 (1958).

Fredrickson, D.S., Forsham, P.H., Thorn, G.W.: The effect of massive cortisone therapy on measurements of thyroid function. J. clin. Endocr. **7**, 541 (1952).

Freund, G., Thomas, W.C., Jr., Bird, E.D., Kinman, R.N., Black, A.P.: Effect of iodinated, water supplies on thyroid function. J. clin. Endocr. **26**, 619 (1966).

Gharib, H., Munoz, J.M.: Endocrine manifestations of diphenylhydantoin therapy. Metabolism **23**, 515 (1974).

Grayson, R.R.: Factors which influence the radio-active iodine thyroidal uptake test. Amer. J. Med. **28**, 397 (1960).

Hansen, J.M., Skousted, L., Lauridsen, B.U., Kirkegaard, C., Siersbaek-Nielsen, K.: The effect of diphenylhydantoin on thyroid function. J. clin. Endocr. **39**, 785 (1974).

Heath, H., Lee, R.B., Dimond, R.C., Wartopsky, L.: Conjugated estrogen therapy and thyroid function. Ann. Int. Med. **81**, 351 (1974).

Herrmann, J., Bahlmann, J., Krüskemper, H.L.: Das Verhalten des Thyroxins sowie des Thyroxin-bindenden Globulins in Serum und Urin von Patienten mit renalen Thyroxinverlusten infolge nephrotischen Syndroms unterschiedlicher Genese. Acta endocr. (Kbh.) **69**, 13 (1972).

Hollander, D., Meek, J.C., Manning, R.T.: Free thyroxine in serum of patients with cirrhosis of the liver. New Engl. J. Med. **276**, 900 (1967).

Hollander, C.S., Scott, R.L., Tschudy, D.P., Pereroth, M., Waxman, A., Sterling, K.: Increased protein-bound iodine and thyroxine-binding globulin in acute intermittent porphyria. New Engl. J. Med. **277**, 995 (1967).

Hollander, Ch. S., Garcia, A.M., Sturgis, S.H., Selenkow, H.A.: Effect of an ovulatory suppressant on the serum protein-bound iodine and the red-cell uptake of radioactive tri-iodothyronine. New Engl. J. Med. **269**, 501 (1963).

Iff, H.W., Studer, H.: Passage of pituitary hormones through the nephrotic rat kidney and its possible biological significance. Experientia (Basel) **25**, 1151 (1969).

Inada, M., Sterling, K.: Thyroxine turnover and transport in Laënnec's cirrhosis of the liver. J. clin. Invest. **46**, 1275 (1967).

Ingenbleek, Y., DeNayer, Ph., DeVisscher, M.: Thyroxine-binding globulin in infant protein-calorie malnutrition. J. clin. Endocr. **39**, 178 (1974).

Kley, H.K., Herrmann, J., Morgner, K.D., Krüskemper, H.L.: Effects of testosterone enanthate on plasma concentrations of thyroxine, cortisol, testosterone and hormone binding proteins in patients with hypogonadism. Horm. Metab. Res. **5**, 271 (1973).

Larsen, P.R., Atkinson, A.J., Wellmann, H.N., Goldsmith, R.E.: The effect of diphenylhydantion on thyroxine metabolism in man. J. clin. Invest. **49**, 1266 (1970).

Larsen, P.R.: Salicyclate-induced increases in free triiodothyronine in human serum. Evidence of inhibition of triiodothy-

ronine binding to thyroxine-binding globulin and thyroxine-binding prealbumin. J. clin. Invest. **51**, 1125 (1972).
Liewendahl, K.: Iodochloroxyquinoline and the thyroid gland. Acta endocr. (Kbh.), Suppl. **133** to Bd. 59 (1968).
Lim, V.S., Fang, V.S., Katz, A.I., Refetoff, S.: Thyroid dysfunction in chronic renal failure. J. clin. Invest. **60**, 522 (1977).
Massin, J.P., Thomopoulos, P., Karam, J., Savoie, J.C.: Adverse effects on thyroid function due to amiodarone, an iodine containing drug used in coronary diseases. Ann. Endocr. **32**, 438 (1971).
McConnon, J., Row, V.V., Volpé, R.: The influence of liver damage in man on the distribution and disposal rates of thyroxine and triiodothyronine. J. clin. Endocr. **34**, 144 (1972).
Medau, H.J., Rauskolb, R.: Das Verhalten des Thyroxin-bindenden Globulins (TBG) unter hormonaler Kontrazeption. Klin. Wschr. **53**, 727 (1975).
Merimee, Th.J., Fineberg, E.S.: Starvation-induced alterations of circulating thyroid hormones. Metabolism **25**, 79 (1976).
Miyai, K., Yamamoto, T., Azukizywa, M., Ishibashi, K., Kumahara, Y.: Serum thyroid hormones and thyrotropin in anorexia nervosa. J. clin. Endocr. **40**, 334 (1975).
Moshang, T. jr., Parks, J.S., Baker, L., Vaidya, V., Utiger, R.D., Bonigiovanni, A.M., Snyder, P.J.: Low serum triiodothyronine in patients with anorexia nervosa. J. clin. Endocr. **40**, 470 (1975).
Neuhaus, K., Baumann, G., Walser, A., Thölen, H.: Serum thyroxine and thyroxine-binding proteins in chronic renal failure without nephrosis. J. clin. Endocr. **41**, 395 (1975).
Nicoloff, J.T., Fisher, D.A., Appleman, M.D.: The role of glucocorticoids in the regulation of thyroid function in man. J. clin. Invest. **49**, 1922 (1970).
Nomura, S., Pittman, C.S., Chambers, J.B., Buck, M.W., Shimizu, T.: Reduced peripheral conversion of thyroxine to triiodothyronine in patients with hepatic cirrhosis. J. clin. Invest. **56**, 643 (1975).
Oddie, T.H., Flanigan, W.J., Fisher, D.A.: Iodine and thyroxine metabolism in anephric patients receiving chronic peritoneal dialysis. J. clin. Endocr. **31**, 277 (1970).
Oppenheimer, J.H., Bernstein, G., Surks, M.I.: Increased thyroxine turnover and thyroidal funckion following stimulation of hepatocellular binding of thyroxine by phenobarbital. J. clin. Invest. **47**, 1399 (1968).
Portnay, G.I., O'Brian, J.T., Bush, J., Vagenakis, A.G., Azzizi, F., Arky, R.A., Ingbar, S.H., Braverman, L.E.: The effect of starvation on the concentration and binding of thyroxine, and triiodothyronine in serum and on the response to TRH. J. clin. Endocr. **39**, 191 (1974).
Ramirez, G., Jubiz, W., Gutch, C., Bloomer, H.A., Siegler, R., Kolff, W.J.: Thyroid abnormalities in renal failure. Ann. Int. Med. **79**, 500 (1973).
Ramirez, G., O'Neill, W., Jubiz, W., Bloomer, H.A.: Thyroid dysfunction in uremia: evidence for thyroid and hypophysical abnormalities. Ann. Int. Med. **84**, 672 (1976).
Rasmussen, H.: Thyroxine metabolism in the nephrotic syndrome. J. clin. Invest. **35**, 792 (1956).
Rogers, W.R., Robbins, L.R.: Iodipamide (Cholografin) administration. Its effect on the thyroid uptake of ^{131}I and the serum precipitable iodine in euthyroid persons. New Engl. J. Med. **253**, 424 (1955).
Rosenberg, I.N., Ahn, C.S., Mitchell, M.L.: Effects of anabolic steroids upon circulating thyroid hormones. J. clin. Endocr. **22**, 612 (1962).
Saxena, K.M., Chapman, E.M., Pryles, C.V.: Minimal dosage of iodide required to suppress uptake of iodine-131 by normal thyroid. Science **138**, 430 (1962).
Shenkman, L., Massie, B., Mitsuma, T., Hollander, C.S.: Effects of chronic methadone administration on the hypothalamic pituitary thyroid axis. J. clin. Endocr. **35**, 169 (1972).
Slingerland, D.W.: Effect of an organic iodine compound (Priodax) on tests of thyroid function. J. clin. Endocr. **17**, 82 (1957).
Spaulding, S.W., Chopra, I.J., Sherwin, R.S., Lyall, S.S.: Effect of caloric restriction and dietary composition on serum T_3 and reverse T_3 in man. J. clin. Endocr. **42**, 197 (1976).
Spector, D.A., Davis, P.J., Helderman, J.H., Bell, B., Utiger, R.D.: Thyroid function and metabolic state in chronic renal failure. Ann. Intern. Med. **85**, 724 (1976).
Vagenakis, A.G., Burger, A., Portnay, G.I., Rudolph, M., O'Brian, J.T., Azzizi, F., Arky, R.A., Nicod, P., Ingbar, S.H., Braverman, L.E.: Diversion of peripheral thyroxine metabolism from activating to inactivating pathways during complete fasting. J. clin. Endocr. **41**, 191 (1975).
Vanotti, A., Béraud, T.: Functional relationships between the liver, the thyroxine-binding protein of serum and the thyroid. J. clin. Endocr. **19**, 466 (1959).
Wartowsky, L.: The response of the thyroid gland and thyroid hormone metablism to infectious disease. Horm. Res. **5**, 112 (1974).
Wartowsky, L., Martin, D., Earll, J.M.: Alterations in thyroid iodine release and the peripheral metabolism of thyroxine during acute falciparum malaria in man. J. clin. Invest. **51**, 2215 (1972).
Williams, D.E., Chopra, I.J., Orgiazzi, J., Solomon, D.H.: Acute effects of corticosteroids on thyroid activity in Graves' disease. J. clin. Endocr. **41**, 354 (1975).
Woeber, K.A.: Alterations in thyroid hormone economy during acute infection with diplococcus pneumiae in the rhesus monkey. J. clin. Invest. **50**, 378 (1971).
Zaninovich, A.A.: Thyroxine kinetics during prolonged estrogen administration. J. clin. Endocr. **37**, 949 (1973).

Einfluß der Schilddrüsenfunktion auf Medikamentenstoffwechsel

Croxson, M.S., Ibbertson, H.K.: Serum digoxin in patients with thyroid disease. Brit. med. J. **1975 III**, 566.
Eichelbaum, M., Bodem, G., Gugler, R., Schneider-Deters, C., Dengler, H.J.: Influence of thyroid status on plasma half-life of antipyrine in man. New Engl. J. Med. **290**, 1040 (1974).
Saenger, P., Rifkind, A.B., New, M.I.: Changes in drug metabolism in children with thyroid disease. J. clin. Endocr. **42**, 155 (1976).

Pathophysiologische Grundlagen, Einteilung, Häufigkeit und Ätiologie der Hypothyreose

Bahemulka, M., Hodkinson, H.M.: Screening for hypothyroidism in elderly inpatients. Brit. med. J. **1975 II**, 601.
Basténie, P.A., Ermans, A.M.: Thyroiditis and thyroid function. Oxford: Pergamom Press 1972.
Basténie, P.A., Vanhaelst, L., Bonnyns, M., Nève, P., Staquet, M.: Preclinical hypothyroidism: a risk factor for coronary heart disease. Lancet **1971 I**, 203.
Begg, T.B., Hall, R.: Iodide goiter and hypothyroidism. Quart. J. Med. **32**, 251 (1963).
Berens, S.C., Wolff, J., Murphy, D.L.: Lithium concentration by the thyroid. Endocrinology **87**, 1085 (1970).
Braverman, L.E., Ingbar, S.H.: Changes in thyroidal function during adaptation to large doses of iodide. J. clin. Invest. **42**, 1216 (1963).
Braverman, L.E., Ingbar, S.H., Vagenakis, A.G., Adams, L., Maloof, F.: Enhanced susceptibility to iodide myxedema in patients with Hashimotos disease. J. clin. Endocr. **32**, 515 (1971).
Braverman, L.E., Woeber, K.A., Ingbar, S.H.: Induction of myxedema by iodide in patients euthyroid after treatment of toxic goiter. New Engl. J. Med. **281**, 816 (1969).
Bürgi, H., Gubler, R., Radvila, A., Studer, H.: Hypothyreose, eine Nebenwirkung der Asthmabehandlung mit hohen Joddosen. Schweiz. med. Wschr. **102**, 837 (1972).

Bürgi, H., Radvila, A., Kohler, H., Studer, H.: Effects of pharmacological doses of iodide on the hyperplastic rat thyroid gland. Roles of intrathyroidal iodide, thyrotropin and thyroglobulin in the Wolff-Chaikoff phenomenon. Endocrinology **96**, 388 (1974).

Burrow, G.N., Burke, W.R., Himmelhoch, J.M., Spencer, R.P., Hershman, J.M.: Effect of lithium on thyroid function. J. clin. Endocr. **32**, 647 (1971).

Candy, J.: Severe hypothyroidism—an early complication of lithium therapy. Brit. med. J. **1972 III**, 277.

Doniach, D., Roitt, I.M., Taylor, K.B.: Autoimmune phenomena in pernicious anaemia. Serological overlap with thyroiditis, thyrotoxicosis and systemic lupus erythematodes. Brit. med. J. **1963 I**, 1374.

Emerson, C.H., Dyson, W.L., Utiger, C.D.: Serum thyrotropin and thyroxine concentration in patients receiving lithium. J. clin. Endocr. **36**, 338 (1973).

Glatstein, E., McHardy-Young, S., Brast, N., Eltringham, J.E., Kriss, J.P.: Alterations in serum thyrotropin (TSH) and thyroid function following radiotherapy in patients with malignant lymphoma. J. clin. Endocr. **32**, 833 (1971).

Gordin, A., Lamberg, B.A.: Natural course of autoimmune thyroiditis. Lancet **1975 II**, 1234.

Harrison, M.T., Alexander, W.D., Harden, R.M.: Thyroid function and iodine metabolism in iodine induced hypothyroidism. Lancet **1963 I**, 1238.

Hershman, J.M., Konerding, K.: Effects of sulfonylurea drugs on thyroid and serum protein-binding of thyroxine in the rat. Endocrinology **83**, 74 (1968).

Hunton, R.B., Wells, M.V., Skipper, E.W.: Hypothyroidism in diabetics treated with sulphonylurea. Lancet **1965 II**, 449.

Ivy, H.K.: Permanent myxedema: an unusual complication of granulomatous thyroiditis. J. clin. Endocr. **21**, 1384 (1961).

Klein, E., Kracht, J., Krüskemper, H.L., Reinwein, D., Scriba, P.C.: Klassifikation der Schilddrüsenkrankheiten. Dtsch. med. Wschr. **98**, 2249 (1973).

Kocher, Th.: Über Kropfextirpation und ihre Folgen. Langenbecks Arch. klin. Chir. **29**, 254 (1883).

Lazarus, J.H., Bennie, E.H.: Effect of lithium on thyroid function in man. Acta endocr. (Kbh.) **70**, 266 (1972).

Markson, J.L., Flatman, G.E.: Myxoedema after deep x-ray therapy to the neck. Brit. med. J. **1965 I**, 1228.

Means, J.H., De Groot, L.J., Stanbury, J.B.: The thyroid and its diseases. New York: McGraw-Hill 1963.

Michie, W., Pegg, C.A.S., Bewsher, P.D.: Prediction of hypothyroidism after partial thyroidectomy for thyrotoxicosis. Brit. med. J. **1972 I**, 13.

Murray, I.P.C., Stewart, R.D.H.: Iodide goiter. Lancet **1967 I**, 922.

Paris, J., McConahey, W.M., Qwen, C.A., Jr., Woolner, L.B., Batur, R.C.: Iodide goiter. J. clin. Endocr. **20**, 57 (1960).

Pasternak, D.P., Sokolow, E.L., Ingbar, S.H.: Synergistic action of phenazone and iodide on thyroid hormone biosynthesis in the rat. Endocrinology **84**, 769 (1969).

Radvila, A., Roost, R., Bürgi, H., Kohler, H., Studer, H.: Inhibition of thyroglobulin biosynthesis and degradation by excess iodide. Synergism with lithium. Acta Endocr. **81**, 459 (1976).

Rallison, M.L., Kumagai, L.F., Tyler, F.H.: Goitrous hypothyroidism induced by amino-glutethimide, anticonvulsant drug. J. clin. Endocr. **27**, 265 (1967).

Schou, M., Amdisen, A., Jensen, S.E., Olson, T.: Occurrence of goiter during lithium treatment. Brit. med. J. **1968 III**, 710.

Suzuki, H.T., Higucki, S.K., Oktaki, S., Hociuchi, Y.: "Endemic coast goiter" in Hokkaido Japan. Acta endocr. (Kbh.) **50**, 161 (1965).

Tunbridge, W.M.G., Evered, D.: The spectrum of thyroid disease in a community: the Wickham survey. Clin. Endocr. 7, 481 (1977)

Williams, J.A., Berens, S.C., Wolff, J.: Thyroid secretion in vitro: inhibition of TSH and dibutyryl cyclic AMP stimulated ^{131}I release by lithium. Endocrinology **88**, 1385 (1971).

Vagenakis, A.C., Downs, P., Braverman, L.E., Burger, A., Ingbar, S.H.: Control of thyroid hormone secretion in normal subjects receiving iodides. J. clin. Invest. **52**, 528 (1973).

Wolff, J.: Iodide goiter and the pharmacologic effects of excess iodide. Amer. J. Med. **47**, 101 (1969).

Primäre Hypothyreose, pathologische Anatomie und klinisches Bild, Labor und Therapie

Aikawa, J.K.: The nature of myxedema: Alterations in the serum electrolyte concentrations and radiosodium space and in the exchangeable sodium and potassium contents. Ann. intern. Med. **44**, 30 (1956).

Andersen, H., Asboe-Hansen, G., Quaade, F.: Histopathologic examination of the skin in the diagnosis of myxedema in children. J. clin. Endocr. **15**, 459 (1955).

Andreani, D., Falucca, F., Tamburrano, G., Iavicoli, M., Menzinger, G.: Insulin, Glucagon, growth hormone in primary adult myxedema. Diabetologia **10**, 7 (1974).

Ardeman, S., Chamarin, I., Krafchick, B., Singer, W.: Addisonian pernicious anaemia and intrinsic factor antibodies in thyroid disorders. Quart. J. Med. N. S. **35**, 421 (1966).

Asher, R.: Myxoedematous madness. Brit. med. J. **1949 II**, 555.

Axelrod, A.R., Berman, L.: The bone marrow in hyperthyroidism and hypothyroidism. Blood **6**, 436 (1951).

Balze, F.A. de la, Arrillaga, F., Mancini, R.E., Janches, M., Davidson, O.W., Gurtman, A.I.: Male hypogonadism in hypothyroidism: A study of six cases. J. clin. Endocr. **22**, 121 (1962).

Basténie, P.A., Nève, P., Bonnyns, M., Vanhaelst, L., Chailly, M.: Clinical and pathological significance of asymptomatic atrophic thyroiditis. Lancet **1967 I**, 915.

Basténie, P.A., Vanhaelst, L., Bonnyns, M., Nève, P., Staquet, M.: Preclinical hypothyroidism.: A risk factor for coronary heart disease. Lancet **1971 I**, 203.

Basténie, P.A., Vanhaelst, L., Golstein, J., Smets, Ph.: Asymptomatic autoimmune thyroiditis and coronary heart disease. Lancet **1977(II)**, 155.

Bernstein, R.S., Robbins, J.: Intermittent therapy with L-thyroxine. New England. J. Med. **281**, 1444 (1969).

Black, M.M., Borroms, E., Shuster, S.: Skin collagen and thickness in hyperthyroidism and myxedema. Clin. Endocr. **1**, 253 (1972).

Bland, J.H., Trymoyer, J.W.: Rheumatic syndromes of myxedema New Engl. J. Med. **282**, 1171 (1970).

Billewicz, W.Z., Chapman, R.S., Crooks, J., Day, M.E., Gossage, J., Wayne, E., Young, J.A.: Statistical methods applied to the diagnosis of thyroid disease. Quart. J. Med. N.S. **38**, 255 (1969).

Bleuler, M.: Endokrinologische Psychiatrie. In: Psychiatrie der Gegenwart. Gruhle, Jung, Mayer-Gross u. Müller (eds.). Berlin-Göttingen-Heidelberg: Springer 1964.

Bloomer, H.A., Papadopoulos, N.M., McLane, J.E.: Cerebrospinal fluid gamma globulin concentration in myxedema. J. clin. Endocr. **20**, 869 (1960).

Braunman, H., Corvilain, J.: Growth hormone response to hypoglycemia in myxedema. J. clin. Endocr. **28**, 301 (1968).

Britton, K.E., Quinn, V., Brown, B.L., Ekins, R.P.: A strategy for thyroid function tests. Brit. med. J. **1975 III**, 350.

Bronsky, D., Meltzer, J.L., Waldstein, S.S.: Idiopathic juvenile myxedema and myasthenia gravis. Amer. J. Med. **43**, 956 (1967).

Burgess, A.M.: Myxedema—controlled by thyroid extract for fifty-two years; report of a case. Ann. intern. Med. **25**, 146 (1946).

Carpenter, C.C.J., Solomon, N., Silverberg, S.G., Northcutt, R.C., Klinenberg, J.R., Benett, A.: Schmidt's syndrome (thyroid and adrenal insufficiency): A review of the literature and a report of 15 new cases including 10 instances of coexistent diabetes mellitus. Medicine **43**, 153 (1964).

Cassano, C., Fabbrini, A., Andres, G.A., Cinotti, G.A., Martino, C. de, Minio, F.: Functional light and electron microscopic studies of the kidney in myxoedema. Europ. Rev. Endocr. **1**, 1 (1964).

Chertow, B.S., Motto, G.S., Shah, J.H.: A biochemical profile of abnormalities in hypothyroidism. Amer. J. clin. Path. **61**, 785 (1974).

Crowley, W.F., Ridgway, E.Ch., Bough, E.W., Francis, G.S., Daniels, G.H., Kourides, I.A., Myers, G.S., Maloof, F.: Noninvasive evaluation of cardiac function in hypothyroidism. New Engl. J. Med. **296**, 1 (1977).

Das, K.C., Mukerjee, M., Sarkar, I.K., Dash, R.J., Rastogi, G.K.: Erythropoiesis and erythropoietin in hypo- and hyperthyroidism. J. clin. Endocr. **40**, 211 (1975).

De Rubertis, F.R., Michelis, M.F., Bloom, M.E., Mintz, D.H., Field, J.B., Davis, B.B.: Impaired water excretion in myxedema Amer. J. Med. **51**, 41 (1971).

Discala, V.A., Kinney, M.J.: Effects of myxedema on the renal diluting and concentrating mechanism. Amer. J. Med. **50**, 325 (1971).

Doerr, W., Holldeck, K.: Über das Myxoedemherz. Virchows Arch. path. Anat. **315**, 653 (1948).

Dorwart, B.B., Schumacher, H.R.: Joint effusions, chondrocalcinosis and other rheumatic manifestations in hypothyroidism. Amer. J. Med. **59**, 780 (1975).

Edwards, C.R.W., Forsyth, I.A., Besser, G.M.: Amenorhoea, galactorrhoea, and primary hypothyroidism high circulating levels of prolactin. Brit. med. J. **1971**, 462.

Evered, D., Young, E.T., Ormston, B.J., Menzies, R., Smith, P.A., Hall, R.: Treatment of hypothyroidism reapraisal of thyroxine therapy. Brit. med. J. **1973 III**, 131.

Ezrin, C., Swanson, H.E., Humphrey, J.G., Dawson, J.W., Hill, F.M.: The cells of the human adenohypophysis in thyroid disorders. J. clin. Endocr. **19**, 958 (1959).

Fitzgerald, L.T., Williams, C.M.: A computer program for the diagnosis of thyroid disease. Amer. J. Roentgenol. **97**, 901 (1966).

Ford, R.V., Owens, J.C., Curd, G.W., Jr., Moyer, J.H., Spurr, C.L.: Kidney function in various thyroid states. J. clin. Endocr. **21**, 549 (1961).

Fowler, P.B.S., Swale, J.: Premyxoedema and coronary artery disease. Lancet **1967 I**, 1077.

Fowler, P.B.S., Swale, J., Andrews, H.: Hypercholesterolemia in borderline hypothyroidism. Lancet. **1970 II**, 488.

Fraigu, P., Thouin, A., Bazin, J.-P., Tubiana, M.: Comparaison de la valeur diagnostique de différents tests fonctionnels thyroïdiens. Ann. Endocr. (Paris) **33**, 5 (1972).

Fuhr, J.E., Medici, P.: An *in vitro* effect of thyroid hormone upon bone marrow synthesis of hemoglobin. FEBS Letter **11**, 20 (1970).

Fuller, H., Spittell, J.A., McConahey, W.M., Schirger, A.: Myxedema and Hypertension. Postgrad. Med. **40**, 425 (1966).

Gabrilove, J.L., Ludwig, A.W.: The histogenesis of myxedema. J. clin. Endocr. **17**, 925 (1957).

Ganz, K., Kozak, G.I.: Diabetes mellitus and primary hypothyroidism. Arch. Int. Med. **134**, 430 (1974).

Genant, H.K., Hoagland, H.C., Randall, R.V.: Addison's disease and hypothyroidism. Metabolism **16**, 189 (1967).

Goolamali, S.K., Evered, D., Shuster, S.: Thyroid disease and sebaceous function. Brit. med. J. **1976 I**, 432.

Graettinger, J.S., Muenster, J.J., Checchia, C.S., Grissom, R.L., Campbell, J.A.: A correlation of clinical and hemodynamic studies in patients with hypothyroidism. J. clin. Invest. **37**, 502 (1958).

Graig, F.A., Smith, J.C.: Serum creatine phosphokinase activity in altered thyroid states. J. clin. Endocr. **25**, 723 (1965).

Hays, M.T.: Absorption of oral thyroxine in man. J. clin. Endocr. **28**, 749 (1968).

Heinonen, O.P., Gordin, A., Aho, K., Punsar, S., Pyorala, K.: Symptomless autoimmune thyroiditis in coronary heart disease. Lancet **1972 I**, 785.

Herrman, J., Rusche, H.J., Wildmeister, W., Horster, H.A., Krüskemper, H.L.: Triiodothyronine and thyroxine serum levels after administration of T_3/T_4 mixtures. Acta Endocr. **75**, 77 (1974).

Iwatsubo, H., Omori, K., Okada, Y., Fukuchi, M., Miyai, K., Abe, H., Kumahara, Y.: Human growth hormone secretion in primary hypothyroidism before and after treatment. J. clin. Endocr. **27**, 1751 (1967).

Irvine, W.J., Davies, S.H., Delamore, K.W., Williams, A.W.: Immunological relationship between anaemia and thyroid disease. Brit. med. J. **1962 II**, 454.

Ivy, H.K.: Myxedema precoma, complications and therapy. Proc. Mayo Clin. **40**, 403 (1965).

Jellinek, E.H.: Fits, faints, coma and dementia in myxoedema. Lancet **1962 II**, 1010.

Jellinek, E.H., Kelly, R.E.: Cerebellar syndrome in myxoedema. Lancet **1960 II**, 225.

Kiely, J.M., Purnell, D.C., Owen, Ch.A.: Erythrokinetics in myxedema. Ann. intern. Med. **67**, 533 (1967).

Kirkeby, K.: Fatty acid composition of serum lipids in hyper- and hypothyroidism. Acta endocr. (Kbh.) **71**, 62 (1972).

Kocen, R.S., Atkinson, M.: Ascites in hypothyroidism. Lancet **1963 I**, 527.

König, M.P., Schmidhauser, M.: Neurologische Störungen als Leitsymptom einer langdauernden Hypothyreose mit Tod in Myxodemcoma. Schweiz. med. Wschr. **93**, 1083 (1963).

Lardoux, H., Cénac, A., Perlemuter, L., Bernheim, R., Hazard, J.: Troubles de conduction intracardiaque et hypothyroidie de l'adulte. Etude systématique de 42 cas. Nouv. Presse Med. **4**, 1859 (1975).

Leading Article: The thyroid and the psychiatrist. Brit. med. J. **1977 I**, 931.

Leithold, S.L., David, D., Best, W.R.: Hypothyroidism with anemia demonstrating abnormal vitamin B 12 absorption. Amer. J. Med. **24**, 535 (1958).

Lillington, G.A., Gastineau, C.F., Underdahl, L.O.: The sedimentation rate in primary myxedema. Proc. Mayo Clin. **34**, 605 (1959).

Maeda, M., Kuzuya, N., Masuyama, Y., Imai, Y., Ikeda, H., Uchimura, H., Matsuzaki, F., Kumagai, L.F., Nagataki, S.: Changes in serum triiodothyronine, thyroxine, and thyrotropin during treatment with thyroxine in severe primary hypothyroidism. J. Clin. Endocr. **43**, 10 (1976).

McBien, D.J., Hindle, W.: Myxedema and heart failure. Lancet **1963 I**, 1066.

McConnell, R.J., Menendez, C.E., Smith, F.R., Henkin, R.I., Rivlin, R.S.: Defects of taste and smell in patients with hypothyroidism. Amer. J. Med. **59**, 354 (1975).

McConnon, J., Row, V.V., Volpé, R.: Simultaneous comparative studies of thyroxine and trioodothyronine production rates in health and disease. In: Further Adv. Thyroid Research (K. Fellinger, R. Höfer, eds.), p. 335. Wiener Medizinische Akademie 1971.

Means, M.A., Dobson, R.L.: Cytological changes in the sweat gland in hypothyroidism. J. Amer. med. Ass. **186**, 113 (1963).

Mösli, P., Hedinger, Chr.: Noduläre Hyperplasie und Adenome des Hypophysenvorderlappens bei Hypothyreose. Acta endocr. (Kbh.) **58**, 507 (1968).

Nikkilä, E.A., Kekki, M.: Plasma triglyceride metabolism in thyroid disease. J. clin. Invest. **51**, 2103 (1972).

O'Hara, D.D., Porte, D., Williams, R.H.: The effect of diet and thyroxine on plasma lipids in myxedema. Metabolism **15**, 123 (1966).

Pettinger, W.A., Talner, L., Ferris, Th.F.: Inappropriate secretion of antidiuretic hormone due to myxedema. New Engl. J. Med. **272**, 362 (1965).

Ramsay, I.: Thyroid disease and muscle dysfunction. London: Heinemann 1974.

Raven, H.M.: Life history of a case of myxoedema. Brit. med. J. **1924 II**, 622.

Raven, Th.F.: Myxoedema treated with thyroid tabloids. Brit. med. J. **1894 I**, 12.

Read, D.G., Hays, M.T., Hershman, J.M.: Absorption of oral thyroxine in hypothyroid and normal men. J. clin. Endocr. **30**, 798 (1970).

Ridgway, E.C., McCannon, J.A., Benotti, J., Maloof, F.: Acute metabolic responses in myxedema to large doses of intraveinous L-thyroxine. Ann. intern. Med. **77**, 549 (1972).
Ritter, F.N.: The effects of hypothyroidism upon the ear nose and throat. Laryngoscope (St. Louis) **67**, 1427 (1967).
Ross, G.T., Scholz, D.A., Lamberg, E.H., Geraci, J.E.: Severe uterine bleeding and degenerative skeletal-muscle changes in unrecognized myxedema. J. clin. Endocr. **18**, 492 (1958).
Russfield, A.B.: Histology of the human hypophysis in thyroid disease – Hypothyroidism, hyperthyroidism and cancer. J. clin. Endocr. **15**, 1393 (1955).
Saberi, M., Utiger, R.D.: Serum thyroid hormone and thyrotropin concentrations during thyroxine and triiodothyronine therapy. J. clin. Endocr. **39**, 923 (1974).
Sachdev, Y., Hall, R.: Effusions into body cavities in hypothyroidism. Lancet **1975 I**, 564.
Salomon, M.I., Di Scala, V., Grishman, E., Breuer, J., Churg, J.: Renal lesions in hypothyroidism: a study based on kidney biopsies. Metabolism **16**, 846 (1967).
Samaan, N.A., Osborne, B.M., Mackay, B., Leavans, M.E., Duello, T.M., Halmi, N.S.: Endocrine and morphologic studies of pituitary adenomas secondary to primary hypothyroidism. J. clin. Endocrinol. **45**, 903 (1977).
Sanders, V.: Neurologie manifestations of myxedema. New Engl. J. Med. **266**, 547 (1962).
Scherrer, M., König, M.P.: Pulmonary gas exchange in hypothyroidism. Pneumonologie **151**, 105 (1974).
Sekadde, C.B., Slaunwhite, W.R., Aceto, T., Murray, K.: Administration of thyroxine once a week. J. clin. Endocr. **39**, 759 (1974).
Shah, J.H., Cerchio, G.M.: Hypoinsulinemia of hypothyroidism. Arch. Int. Med. **132**, 657 (1973).
Smith, R.N., Taylor, S.A., Massey, J.C.: Controlled clinical trial of combined triiodothyronine and thyroxine in the treatment of hypothyroidism. Brit. med. J. **1970 IV**, 145.
Snyder, L.M., Reddy, W.J.: Mechanism of action of thyroid hormones on erythrocyte 2,3-diphosphoglyceric acid synthesis. J. clin. Invest. **49**, 1993 (1970).
Stanbury, J.B.: Cretinism and the fetal-maternal relationship. In: Human development and the thyroid gland. Relation to endemic cretinism (J.B. Stanbury and R.L. Kroc, eds.), p. 487. New York: Plenum Press 1972.
Steinberg, A.D.: Myxedema and coronary artery disease: a comparative autopsy study. Ann. intern. Med. **68**, 338 (1968).
Stock, J.M., Surks, M.I., Oppenheimer, J.H.: Replacement dosage of L-thyroxine in hypothyroidism. New Engl. J. Med. **290**, 529 (1974).
Surks, M.I., Schadlow, A.R., Oppenheimer, J.H.: A new radioimmunoassay for plasma L-triiodothyronine. Measurements in thyroid disease and in patients maintained on hormonal replacement. J. clin. Invest. **51**, 3104 (1972).
Tudhope, G.R.: The thyroid and the blood. London: Heinemann 1969.
Tudhope, G.R., Wilson, G.M.: Anemia in hypothyroidism. Quart. J. Med. **29**, 513 (1960).
Tudhope, G.R., Wilson, G.M.: Deficiency of vitamin B 12 in hypothyroidism. Lancet **1962 I**, 703.
Tulloch, B.R., Lewis, B., Fraser, T.R.: Triglyceride metabolism in thyroid disease. Lancet **1973 I**, 391.
Vagenakis, A.G., Dole, K., Braverman, L.: Pituitary enlargement, pituitary failure and primary hypothyroidism. Ann. Intern. Med. **85**, 195 (1976).
Vallotton, M.B., Pretell, J.Y., Forbes, A.P.: Distinction between idiopathic primary myxedema and secondary pituitary hypothyroidism by the presence of circulating thyroid antibodies. J. clin. Endocr. **27**, 1 (1967).
Vanhaelst, L., Neve, P., Chailly, P., Bastenie, P.A.: Coronary artery disease in hypothyroidism. Lancet **1967 II**, 800.
Waldstein, S.S., Bronsky, D., Shrifter, H.B., Oester, Y.T.: The electromyogram in myxedema. Arch. intern. Med. **101**, 97 (1958).
Wenzel, K.W., Kirschsieper, H.E.: Aspects of the absorption of oral L-thyroxine in normal man. Metabolism **26**, 1 (1977).
Wenzel, K.W., Meinhold, H., Oeff, K.: Neue Aspekte der Behandlung mit Schilddrüsenhormonen: Serum-Trijodthyronin unter Substitutionstherapie. Dtsch. med. Wschr. **99**, 705 (1974).
Wilson, W.R., Bedell, G.N.: The pulmonary abnormalities in myxedema. J. clin. Invest. **39**, 42 (1960).
Wyk, J.J. van, Grumbach, M.: Syndrome of precocious menstruation and galactorrhea in juvenile hypothyroidism: An example of hormonal overlap in pituitary feedback. J. Pediat. **57**, 416 (1960).
Zwillich, C.W., Pierson, D.J., Hoffeldt, F.D., Lufkin, E.G., Weil, J.V.: Ventilatory control in myxedema and hypothyroidism. New Engl. J. Med. **292**, 662 (1975).

Myxödem-Koma

Blum, M.: Myxedema coma. Amer. J. Med. Sci. **264**, 432 (1972).
Holvey, D.N., Goodner, C.J., Nicoloff, J.T., Dowling, J.T.: Treatment of myxedema coma with intraveinous thyroxine. Arch. intern. Med. **113**, 89 (1964).
Leon-Sotomayor, L., Bowers, C.Y.: Myxedema coma. Springfield: Thomas 1964.
Lovel, T.W.I.: Myxoedema coma. Lancet **1962 I**, 823.
Massumi, R.A., Winnacker, J.L.: Severe depression of the respiratory center in myxedema. Amer. J. Med. **36**, 876 (1964).
Newmark, S.R., Himathongkam, T., Shane, J.M.: Myxedema coma. J. Amer. med. Ass. **230**, 884 (1974).
Nickerson, J.F., Hill, S.R., McNeil, J.H., Barker, S.B.: Fatal myxedema with and without coma. Ann. intern. Med. **53**, 475 (1960).
Nordquvist, P., Dhuner, K.G., Sternberg, K., Orndahl, G.: Myxoedema coma and CO_2-retention. Acta med. scand. **166**, 189 (1960).
Ord, W.M.: Cases of myxoedema. Trans clin. Soc. Lond. **13**, 15 (1879–1880).
Perlmutter, M., Cohn, H.: Myxedema crisis of pituitary or thyroid origin. Amer. J. Med. **36**, 883 (1964).
Ridgway, E.C., McCannon, J.A., Benotti, J., Maloof, F.: Acute metabolic responses in myxedema to large doses of intraveinous L-thyroxine. Ann. intern. Med. **77**, 549 (1972).

Sekundäre Hypothyreose

Braunman, H., Corvilain, J.: Growth hormone response to hypoglycenia in myxedema. J. clin. Endocr. **38**, 301 (1968).
Costom, B.H., Grumbach, M.M., Kaplan, S.L.: Effect of thyrotropin-releasing factor on serum thyroid stimulating hormone. An approach to distinguishing hypothalamic from pituitary forms of idiopathic hypopituitary dwarfism. J. clin. Invest. **50**, 2219 (1971).
Foley, T.P., Jacobs, L.S., Hoffman, W., Daughaday, W.H., Blizzard, R.M.: Human prolactin and thyrotropin concentrations in the serums of normal and hypopituitary children before and after thyrotropin-releasing hormone. J. clin. Invest. **51**, 2143 (1972a).
Foley, T.P., Owings, J., Hayford, J.T., Blizzard, R.M.: Serum thyrotropin responses to synthetic thyrotropin releasing hormone in normal children and hypopituitary patients: A new test to distinguish primary releasing hormone deficiency from primary pituitary hormone deficiency. J. clin. Invest. **51**, 431 (1972b).
Illig, R., Krawczynska, H., Torresani, T., Prader, A.: Elevated plasma TSH and hypothyroidism in children with hypothalamic hypopituitarism. J. clin. Endocr. **41**, 722 (1975).
Kaplan, S.L., Grumbach, M.M., Friesen, H.G., Costom, B.H.: Thyrotropin-releasing factor (TRF) effect on secretion of human pituitary prolactin and thyrotropin in children and in idiopathic hypopituitary dwarfism: Further evidence of hypophysiotropic hormone deficiencies. J. clin. Endocr. **35**, 825 (1972).

Katz, H.P., Youlton, R., Kaplan, S.L., Grumbach, M.M.: Growth and growth hormone. III. Growth hormone release in children with primary hypothyroidism and thyrotoxicosis. J. clin. Endocr. **29**, 346 (1969).
Lessof, M.H., Lyne, C., Maisey, M.N., Sturge, R.A.: Effect of thyroid failure on the pituitary—adrenal axis. Lancet **1969 I**, 642.
Miyai, K., Azukizawa, M., Kumahra, Y.: Familial isolated thyrotropin deficiency with cretinism. New Engl. J. Med. **285**, 1043 (1971).
Odell, W.D.: Isolated deficiencies of anterior pituitary hormones: symptoms and diagnosis. J. Amer. med. Ass. **197**, 1006 (1966).
Pittman, J.A., Haigler, E.D., Hershman, J.M., Pittman, C.S.: Hypothalamic hypothyroidism. New Engl. J. Med. **285**, 844 (1971).
Sampson, M.C., Rose, E., Herbert, E.: Solitary ("monotropic") thyrotropin deficiency with secondary hypothyroidism. Amer. J. Med. **17**, 871 (1954).
Sawin, C.T., McHugh, J.E.: Isolated lack of thyrotropin in man. J. clin. Endocr. **26**, 955 (1966).
Shenkman, L., Mitsuma, T., Suphavai, A., Hollander, C.S.: Hypothalamic hypothyroidism. J. Amer. med. Ass. **222**, 480 (1972).
Shuman, Ch.R.: Hypothyroidism due to thyrotropin deficiency without other manifestations of hypopituitarism. J. clin. Endocr. **13**, 795 (1953).
Vallotton, M.B., Pretell, J.Y., Forbes, A.P.: Distinction between idiopathic primary myxedema and secondary pituitary hypothyroidism by the presence of circulating thyroid antibodies. J. clin. Endocr. **27**, 1 (1967).

Verminderte Schilddrüsenhormon-Reserve

Delange, F., Camus, M., Ermans, A.M.: Circulating thyroid hormones in endemic goiter. J. clin. Endocr. **34**, 891 (1972).
Gharib, H., Wahner, H.W., McConahey, W.M.: Serum levels of thyroid hormones in Hashimoto's thyroiditis. Mayo Clin. Proc. **47**, 175 (1972).
Goldberg, M.: The case for euthyroid hypometabolism. Amer. J. med. Sci. **240**, 479 (1960).
Hedley, A.J., Hall, R., Amos, J., Michie, W., Crooks, J.: Serum thyrotropin levels after subtotal thyroidectomy for Graves disease. Lancet **1971 I**, 455.
Hertoghe: De l'hypothyroïdie bénigne ou myxoedème fruste. Nouv. Iconogr. Salpèt. Juli/Aug. (1899).
Jefferies, W. McK.: Occult hypothyroidism and "metabolic insufficiency". J. chron. Dis. **14**, 582 (1961).
Jefferies, W.McK., Kelly, L.W., jr., Levy, R.P., Cooper, G.W., Prouty, R.L.: The significance of low thyroid reserve. J. clin. Endocr. **16**, 1438 (1956).
Kurland, G.S., Hamolsky, M.W., Freedberg, A.S.: Studies in non-myxedematous hypometabolism. I. The clinical syndrome and the effects of triiodothyronine alone or combined with thyroxine. J. clin. Endor. **15**, 1345 (1955).
Levin, M.E.: Metabolic insufficiency: A double-blind study using triiodothyronine, thyroxine and a placebo: Psychometric evaluation of the hypometabolic patient. J. clin. Endocr. **20**, 106 (1960).
Powell, G.F., Blizzard, R.M.: An attempt to establish a test für thyrotropin (TSH) reserve. J. clin. Endocr. **26**, 1389 (1966).
Schneeberg, N.G., Kansac, P.C.: Commentary on a proposed TSH reserve test. J. clin. Endocr. **26**, 579 (1966).
Sikkema, S.H.: Triiodothyronine in the diagnosis and treatment of hypothyroidism: Failure to demonstrate the metabolic insufficiency syndrome. J. clin. Endocr. **20**, 546 (1960).
Slingerland, D.W., Hershman, J.M., Dell, E.S., Burrows, B.A.: Thyrotropin and PBI in radioiodine-treated hyperthyroid patients. J. clin. Endocr. **35**, 912 (1972).
Sterling, K., Brenner, M.A., Newman, E.S., Odell, W.D., Bellabarba, D.: The significance of triiodothyronine (T_3) in maintainance of euthyroid status after treatment of hyperthyroidism. J. clin. Endocr. **33**, 729 (1971).
Studer, H., Wyss, F., Iff, H.W.: A TSH-reserve Test for detection of mild secondary hypothyroidism. J. clin. Endocr. **24**, 965 (1964).
Wyss, F., Studer, H.: Die pathophysiologische Bedeutung der eingeschränkten Leistungsreserve des Hypophysen-Schilddrüsen-Systems. Schweiz. med. Wschr. **93**, 1057 (1963).
Wyss, F., Studer, H.: Peripherer euthyreoter Hypometabolismus oder sekundäre Hypothyreose? Schweiz. med. Wschr. **93**, 1680 (1963).

Hypothyreose im Kindesalter

Übersichten

Andersen, H.J.: Non-goitrous hypothyroidism. In: Endocrine and genetic diseases of childhood (L.I. Gardner, ed.). Philadelphia-London: Saunders 1976.
DeGroot, L.J., Stanbury, J.B.: The thyroid and its diseases, p. 538. New York: Wiley 1975.
Fisher, D.A.: Advances in the laboratory diagnosis of thyroid disease. Part I and Part II. J. Pediat. **82**, 1 and 187 (1973).
Klein, E.: Inborn errors of iodine metabolism. Acta endocr. (Kbh.). Suppl. **123** (1965).
König, M.P.: Die kongenitale Hypothyreose und der endemische Kretinismus. Berlin-Heidelberg-New York: Springer 1968.
Sloan, L.W.: Normal and anomalous development of the thyroid. In: Werner, S.C., The thyroid, 2nd, ed. New York: Hoeber 1962.
Stanbury, J.B.: Familial goiter. In: Stanbury, J.B.; Wyn-Gaarden, J.B.; Fredrickson, D.S., The metaboic basis of inherited disease, 3rd ed., p. 223. New York: McGraw-Hill 1972.

Screening für kongenitale Hypothyrease

Chopra, I.J., Crandall, B.F.: Thyroid hormones and thyrotropin in amniotic fluid. New Engl. J. Med. **293**, 740 (1975).
Delange, F., Camus, M., Winkler, M., Dodion, J., Ermans, A.-M.: Serum thyrotrophin determination on day 5 of life as screening procedure for congenital hypothyroidism. Arch. Dis. Childh. **52**, 89 (1977).
Dussault, J.H., Coulombe, P., Laberge, C., Letarte, J., Guyda, H., Khoury, K.: Preliminary report on a mass screening program for neonatal hypothyroidism. J. Pediat. **86**, 670 (1975).
Fisher, D.A., Burrow, G.N., Dussault, J.H., Hollingsworth, D.R., Larsen, P.R., Man, E.B., Walfish, P.G.: Recommendations for screening programs for congenital hypothyroidism. J. Pediat. **89**, 692 (1976).
Hollingsworth, D.R.: Congenital Graves disease. Four familial cases with long-term follow-up and perspective. Amer. J. Dis. Child **130**, 148 (1976).
Hollingsworth, D.R., Mabry, C.C., Eckerd, J.M.: Hereditary aspects of Graves' disease in infancy and childhood. J. Pediat. **81**, 446 (1972).
Illig, R., Gitzelmann, R.: Screening for congenital hypothyroidism. Letter to the Editor. J. Pediat. 1977, in press.
Irie, M., Enomoto, K., Naruse, H.: Measurement of thyroid-stimulating hormone in dried blood spot. Lancet **1975 II**, 1233.
Miyai, K., Nishi, K., Kawashima, M., Oura, T., Tsuruhara, T.: An improved assay of thyrotropin in dried blood samples on filter paper as a screening method for neonatal hypothyroidism. Clin. Chim. Acta **73**, 241 (1976).

Zabransky, S.: Neugeborenen-Screening auf Hypothyreose mittels Thyreotropinbestimmung im Nabelschnurblut. Mschr. Kinderheilk. **124**, 662 (1976).

Enzymdefekte und periphere Resistenz

Bellabarba, D., Benard, B., Vedy, M., Gatterau, A.: Congenital goiter with triiodothyronine as the main circulating thyroid hormone. Horm. Metab. Res. **4**, 488 (1972).

Bernal, J., Obregon, M.J.: Thyroglobulin-like antigens in a goiter with impaired thyroglobulin biosynthesis. J. clin. Endocr. **39**, 592 (1974).

Bode, H.H., Danon, M., Weintraub, B.D., Maloof, F., Crawford, J.D.: Partial target organ resistance to thyroid hormone. J. clin. Invest. **52**, 776 (1973).

Burrow, G.N., Spaulding, S.W. Alexander, N.M., Bower, B.F.: Normal peroxidase activity in Pendred's syndrome. J. clin. Endocr. **36**, 522 (1973).

Desai, K.B., Mehta, M.N., Patel, M.C., Sharma, S.M., Ramanna, L., Ganatra, D.: Familial qoiter with absence of thyroglobulin and synthesis of thyroid hormones from thyroidal albumin. J. Endocr. **60**, 389 (1974).

Forest, J.C., Bénard, B., Bellabarba, D., Paré, G.: Iodoproteins in congenital goiter with elevated levels of serum TSH and T_3. Acta Endocr. **76**, 89 (1974).

Fraser, G.R., Morgans, M.E., Trotter, W.R.: The syndrome of sporadic goiter and congenital deafness. Quart. J. Med. **29**, 279 (1960).

Gatterau, A., Bénard, B., Bellabarba, D., Verdy, M., Brun, B.: Congenital goiter in four euthyroid siblings with glandular and circulating iodoproteins and defective iodothyronine synthesis. J. clin. Endocr. **37**, 118 (1973).

Gilboa, V., Ber, A., Lewitus, Z., Hasenfratz, J.: Goitrons myxoedema due to iodide trapping defect. Arch. Int. Med. **112**, 212 (1963).

Gomez-Pan, A., Evered, D.C., Hall, R.: Pituitary thyroid function in Pendred's Syndrome. Brit. med. J. **1974 II**, 152.

Green, W.L.: Induction of a coupling defect in rats during inhibition of tyrosine dehalogenase. Endocrinology **98**, 10 (1976).

Hagen, G.A., Niepomniszce, H., Haibach, H., Bigazzi, M., Hati, R., Rapoport, B., Jimenez, C., De Groot, L.J., Frawley, T.F.: Peroxidase deficiency in familial goiter with iodide organification defect. New Engl. J. Med. **285**, 1394 (1971).

Ismail-Beigi, F., Rahimifar, M.: Variant of iodotyrosine-dehalogenase deficiency. J. Clin. Endocr. **44**, 499 (1977).

Kusakabe, T.: A goitrous subject with defective synthesis of diiodotyrosine due to thyroglobulin abnormalities. J. clin. Endocr. **37**, 317 (1973).

Kusakabe, T.: Deficient cytochrome b_5 reductase activity in nontoxic goiter with iodide organification defect. Metabolism **24**, 1103 (1975).

Lamberg, B.A.: Congenital euthyroid goitre and partial peripheral resistance to thyroid hormones. Lancet **1973 I**, 854.

Lissitzky, S., Bismuth, J., Jaquet, P., Castay, M., Michel-Bechet, M., Koutras, D.A., Pharmakiotis, A.D., Moschos, A., Psarras, A., Malamos, B.: Congenital goiter with impaired thyroglobulin synthesis. J. clin. Endocr. **36**, 17 (1973).

Lissitzky, S., Torresani, J., Burrow, G., Bouchilloux, S., Chabaud, O.: Defective thyroglobulin export as a cause of congenital goiter. J. clin. Endocr. **4**, 363 (1975).

Ljunggren, J.G., Lindström, H., Hjern, B.: The concentration of peroxidase in normal and adenomatous human thyroid tissue with special reference to patients with Pendred's syndrome. Acta endocr. (Kbh.) **72**, 272 (1973).

McGirr, E.M., Clement, W.E., Currje, A.R., Kennedy, J.S.: Impaired dehalogenase activity as a cause of goiter with malignant changes. Scot. med. J. **4**, 232 (1959a).

McGirr, E.M., Hutchison, J.H., Clement, W.E., Kennedy, J.S., Currie, A.R.: Boitre and cretinism due to the production of an abnormal iodinated thyroid compound. Scot. med. J. **5**, 189 (1960).

Medeiros-Neto, G.A., Bloise, W., Ulhoa-Cĩntra, A.B.: Partial defect of iodide trapping mechanism in two siblings with congenital goiter and hypothyroidism. J. clin. Endocr. **35**, 370 (1972).

Milutinovic, P.S., Stanbury, J.B., Wicken, J.V., Jones, E.W.: Thyroid function in a family with the Pendred syndrome. J. clin. Endocr. **29**, 962 (1969).

Monaco, F., Andreoli, M., Beretta-Anguissola, A.: Isolation and characterization of soluble and particulate thyroid iodoproteins in human congenital goiter. Horm. Res. **5**, 141 (1973).

Monaco, F., Robbins, J.: Defective thyroglobulin synthesis in an experimental rat thyroid tumor. Lack of membrane-bound sialyltransferase activity. J. biol. Chem. **248**, 2328 (1973).

Nakajima, J., Nimi, H., Fujimori, M.: Defective deiodination of ^{131}I-labeled L-diiodotyrosine in a family with cases of euthyroid goiter and hyperthyroidism. Endocr. jap. **18**, 205 (1971).

Niepomniszcze, H., Castells, S., Degroot, L.J., Refetoff, S., Kim, O.S., Rapaport, B., Hati, R.: Peroxidase defect in congenital goiter with complete organification block. J. clin. Endocr. **36**, 347 (1973).

Niepomnizce, H., De Groot, L.J., Hagen, G.A.: Abnormal thyroid peroxidase causing iodide organification defect. J. clin. Endocr. **34**, 607 (1972).

Niepomniszcze, H., Medeiros-Neto, G.A., Refetoff, S., Degroot, L.J., Fang, V.S.: Familial goitre with partial iodine organification defect, lack of thyroglobulin, and high levels of thyroid peroxidase. Clin. Endocr. **6**, 27 (1977).

Niepomniszcze, H., Rosenbloom, A.L., De Groot, L.J., Shimaoka, K., Refetoff, S., Yamamoto, K.: Differentiation of two abnormalities in thyroid peroxidase causing organification defect and goitrous hypothyroidism. Metabolism **24**, 57 (1975).

Nunez, J., Pommier, J., Dominici, R., Rahmoun, B., Dème, D., Tourniaire, J.: Peroxidases and thyroglobulin from different goiters. Proc. 7th Internat. Thyroid Conference. Amsterdam: Excerpta Medica 1976.

Pendred, V.: Deaf-mutism and goitre. Lancet **1896 II**, 532.

Pommier, J., Tourniaire, J., Dème, D., Chalendar, D., Bornet, H., Nunez, J.: Defective thyroid peroxidase solubilized from a familial goiter with iodine organification defect. J. clin. Endocr. **39**, 69 (1974).

Pommier, J., Tourniaire, J., Rahmoun, B., Dème, D., Pallo, D., Bornet, H., Nunez, J.: Thyroid organification defects: a case with lack of thyroglobulin iodination and a case without any peroxydase activity. J. clin. Endocrinol., **42**, 319 (1976).

Refetoff, S., De Groot, L.J., Benard, B., DeWind, L.T.: Studies of a sibship with apparent hereditary resistance to the intracellular action of thyroid hormone. Metabolism **21**, 723 (1972).

Refetoff, S., De Wind, L.T., De Groot, L.J.: Familial syndrome combining deaf-mutism, stippled epiphysis, goiter and abnormally high PBI: possible target organ refractoriness to thyroid hormone. J. clin. Endocr. **27**, 279 (1967).

Reinwein, D., Hackenberg, K.: Euthyreote Struma mit Jodisationsdefekt und vorwiegende Bildung von Trijodthyronin als neuer Form von Jodfehlverwertung. Schweiz. med. Wschr. **100**, 1067 (1970).

Riesco, G., Bernal, J., Sanchez-Franko, F.: Thyroglobulin defect in a human congenital goiter. J. clin. Endocr. **38**, 33, (1974).

Savoie, J.C., Massin, J.P., Sizonenko, P.C., Job, J.C.: Etude de deux goitres hypothyroidiens congénitaux dans la même fratrie. Ann. d'Endocr. **34**, 539 (1973).

Schneider, G., Keiser, H.R., Bardin, C.W.: Peripheral resistance to thyroxine: a cause of short stature in a boy without goiter. Clin. Endocr. **4**, 3 (1975).

Shimaoka, K.: Recurrent goiter with production of an unusual iodocompound. J. clin. Endocr. **34**, 638 (1972).

Stanbury, J.B., Chapman, E.M.: Congenital hypothyroidism with goitre: Absence of an iodide-concentrating mechanism. Lancet **1960 II**, 1162.

Stanbury, J.B., Kassenaar, A.A.H., Meijer, J.W.A., Terpstra, J.: The occurrence of mono- and diiodotyrosine in the blood of a patient with congenital goiter. J. clin. Endocr. **15**, 1216 (1955).
Stanbury, J.B., Riccabona, G., Janssen, M.-A.: Iodotyrosyl coupling defect in congenital hypothyroidism with goitre. Lancet **1963 I**, 917.
Stanbury, J.B., Rocmans, P., Bühler, U.K., Ochi, Y.: Congenital hypothyroidism with impaired thyroid response to thyrotrophin. New Engl. J. Med. **279**, 1132 (1968)
Vague, J., Lissitzky, S., Codaccioni, J.L., Simonin, R., Miller, G., Boyer, J., Audibert, G.: Infantile hypothyroidism with goitre and defect of deiodination of iodotyrosines: treatment with Lugol's solution. Lancet **1962 I**, 1070.
Valenta, L.J., Bode, H., Vickery, A.L., Caulfield, J.B., Maloof, F.: Lack of thyroid peroxidase activity as the cause of congenital goitrous hypothyroidism. J. clin. Endocr. **36**, 830 (1973).
Werner, S.C., Block, R.J., Mandl, R.H.: Probable genetic basis for abnormal circulating iodoprotein (butanol insoluble serum iodine): Study of a family with several hypothyroid members with and without goiter. J. clin. Endocr. **20**, 205 (1960).
Wolff, J., Thompson, R.H., Robbins, J.: Congenital goitrous cretinism due to absence of iodide-concentrating ability. J. clin. Endocr. **24**, 699 (1964).

Hypothyreose infolge Immunthyreoiditis beim Kind

Ling, S.M., Kaplan, S.A., Weitzman, J.J., Reed, G.B., Costin, G., Landing, B.H.: Euthyroid goiters in children: correlation of needle biopsy with other clinical and laboratory findings in chronic lymphocytic thyroiditis and simple goiter. Pediatrics **44**, 695 (1969).
Mäenpää, J.: Juvenile goitrous autoimmune thyroiditis. Acta paediat. scand. **61**, 49 (1972).
Rallison, M.L., Dobyns, B.M., Keating, F.R., Rall, J.E., Tyler, F.H.: Occurrence and natural history of chronic lymphocytic thyroiditis in childhood. J. Pediat. **86**, 675 (1975).

Hypothyreose im Kindesalter, übrige Referenzen

Abbassi, V., Aldige, C.: Evaluation of sodium L-thyroxine (T_4) requirement in replacement therapy of hypothyroidism. J. Pediat. **90**, 298 (1977).
Andersen, H., Skinhoj, K.: A longitudinal study of mental retardation in hypothyroid children during treatment. J. Pediat. **65**, 1095 (1964).
Barnes, N.D., Hayles, A.B., Ryan, R.J.: Sexual maturation in juvenile hypothyroidism. Mayo Clin. Proc. **48**, 849 (1973).
Bauman, R.A., Bode, H.H., Hayek, A., Crawford, J.D.: Technetium 99m pertechnetate scans in congenital hypothyroidism. J. Pediat. **89**, 268 (1976).
Carswell, F., Kerr, M.M., Hutchinson, J.H.: Congenital goitre and hypothyroidism produced by maternal ingestion of iodides. Lancet **1970 I**, 7659.
Chan, A.M., Lynch, M.J.G., Bailey, J.D., Ezrin, C., Fraser, D.: Hypothyroidism in cystinosis. A clinical, epidemiologic and histologic study involving 16 patients with cystinosis. Amer. J. Med. **48**, 678 (1970).
Chandler, R.W., Blizzard, R.M., Hung, W., Kyle, M.: Incidence of thyrotoxic factor and other antithyroid antibodies in the mothers of cretins. New Engl. J. Med. **267**, 376 (1962).
Childs, B., Gardner, L.I.: Etiological factors in sporadic cretinism. An analysis of ninety cases. Ann. hum. Genet. **19**, 90 (1954).
Costin, G., Kershnar, A.K., Kogut, M.D., Turkington, R.W.: Prolactin activity in juvenile hypothyroidism and precocious puberty. Pediatrics **50**, 881 (1972).
Czernichow, P., Greenberg, A.H., Tyson, J., Blizzard, R.M.: Thyroid function studied in paired maternal-cord sera and sequential observations of thyrotropic hormone release during the first 72 hours of life. Pediat. Res. **5**, 53 (1971).
Debré, R., Sémélaigne, G.: Syndrome of diffuse muscular hypertrophy in infants causing athletic appearance. Amer. J. Dis. Child. **50**, 1351 (1935).
Fisher, D.A. (Editorial): Reverse triiodothyronine and fetal thyroid status. New Engl. J. Med. **293**, 770 (1975).
Fisher, W.D., Voorhess, M.L., Gardner, L.I.: Congenital hypothyroidism in infants following maternal I^{131} therapy. J. Pediat. **62**, 132 (1963).
French, F.S., Wyk, J.J. van: Fetal hypothyroidism. I. Effects of thyroxine on neural development. II. Fetal versus maternal contributions to fetal thyroxine requirements. III. Clinical implications. J. Pediat. **64**, 589 (1964).
Harnack von, G.A., Tanner, J.M., Whitehouse, R.H.: Catch-up heights and skeletal maturity in children on longterm treatment for hypothyroidism. Z. Kinderheilk. **112**, 1 (1972).
Herle van, A.J., Young, R.T., Fisher, D.A., Uller, R.P., Brinkman, C.R.: Intra-uterine treatment of a hypothyroid fetus. J. clin. Endocr. **40**, 474 (1975).
Hung, W., Chandra, R., August, G.P., Altman, P.R.: Clinical, laboratory, and histologic observations in euthyroid children and adolescents with goiters. J. Pediat. **82**, 10 (1973).
Imbach, T.: Normalwerte der Achillessehnenreflexzeit beim Kind. Helv. paediat. Acta **24**, 463 (1969).
Joss, E., König, M.P.: Bedeutung der Schilddrüsenektopie bei der sporadischen kongenitalen Hypothyreose. Schweiz. med. Wschr. **96**, 722 (1966).
Kenny, F.M., Iturzaeta, N., Preeyasombat, C., Taylor, F.H., Migeon, C.J.: Cortisol production rate. VII. Hypothyroidism and hyperthyroidism in infants and children. J. clin. Endocr. **27**, 1616 (1967).
Klein, A.H., Meltzer, S., Kenny, F.M.: Improved prognosis in congenital hypothyroidism treated before age 3 months. J. Pediat. **81**, 912 (1972).
König, M.P., Escher, F.: Zungengrundschilddrüsen mit verschiedener klinischer Symptomatologie. Schweiz. med. Wschr. **89**, 1234 (1959).
Laron, Z., Karp, M., Dolberg, L.: Juvenile hypothyroidism with testicular enlargement. Acta paediat. scand. **59**, 317 (1970).
Little, G., Meador, C.K., Cunningham, R., Pittman, J.A.: "Cryptothyroidism", the major cause of sporadic "athyreotic" cretinism. J. clin. Endocr. **25**, 1529 (1965).
Mäenpää, J.: Congenital hypothyroidism. Aetiological and clinical aspects. Arch. Dis. Childh. **47**, 914 (1972).
Murdoch, J.C., Ratcliffe, W.A., McLarty, D.G., Rodger, J.C., Ratcliffe, J.G.: Thyroid function in adults with Down's syndrome. J. Clin. Endocr. **44**, 453 (1977).
Najjar, S.S.: Muscular hypertrophy in hypothyroid children: The Kocher-Debré-Semelaigne syndrome. A review of 23 cases. J. Pediat. **85**, 236 (1974).
Neimann, N., Kellersohn, C., Pierson, M., Martin, J.: Le rôle de l'ectopie thyroïdienne dans la génèse du myxoedème. Arch. Franç. Pédiat. **15**, 315 (1958).
Neinas, F.W., Gorman, C.A., Devine, K.D., Woolner, L.B.: Lingual thyroid. Ann. Int. Med. **79**, 205 (1973).
Oliver, R.A.M., Baker, G.P.: Juvenile pernicious anemia and hypothyroidism. A family study. Brit. med. J. **1969 I**, 27.
Rager, K., Ranke, M., Bierich, J.R., Blüthmann, S., Hoss, W.: Körperliche und geistige Entwicklung hypothyreoter Kinder unter Therapie mit synthetischen Schilddrüsenhormonen. Dtsch. med. Wschr. **99**, 2497 (1974).
Rallison, M.L., Dobyns, B.M., Keating, F.R., Rall, J.E., Tyler, F.H.: Thyroid disease in children. A survey of subjects potentially exposed to fallout radiation. Amer. J. Med. **56**, 457 (1974).
Rezvani, L., Di George, A.M.: Reassessment of the daily dose of oral thyroxine for replacement therapy in hypothyroid children. J. Pediat. **90**, 291 (1977).
Royer, P., Mégevand, A.: Les anomalies squeletiques du myxoedème congénital let leur valeur diagnostique. Arch. franç. Pédiat. **11**, 125 (1954).

Smith, D.W. Blizzard, R.M., Wilkins, L.: The mental prognosis in hypothyroidism of infancy and childhood: Review of 128 cases. Pediatrics **19**, 1011 (1957).

Smith, D.W., Klein, A.M., Henderson, J.R., Myrianthopoulos, N.C.: Congenital hypothyroidism – signs and symptoms in the newborn period. J. Pediat. **87**, 958 (1975).

Swoboda, W.: Typische Ossifikationsstörung der Wirbelsäule beim angeborenen Myxödem. Helv. paediat. Acta **10**, 462 (1955).

Swoboda, W., Wolf, H.G.: Der Icterus neonatorum prolongatus beim kongenitalen Myxödem. Neue österr. Z. Kinderheilk. **1**, 149 (1955).

Wiebel, J., Kuhn, N., Stahnke, N., Willig, R.P.: Neuere Gesichtspunkte zur Behandlung der Hypothyreose und „blanden" Struma bei Kindern und Jugendlichen. Mschr. Kinderheilk. **124**, 667 (1976).

Wyk, J.J. van, Grumbach, M.: Syndrome of precocious menstruation and galactorrhea in juvenile hypothyroidism: An example of hormonal overlap in pituitary feedback. J. Pediat. **57**, 416 (1960).

Hyperthyreose

Definition, Einteilung, Schilddrüsenhormon-Kinetik

Alexander, W.D., Koutras, D.A., Brooks, J., Buchanan, W.W., MacDonald, E.M., Richmond, M.H., Wayne, E.J.: Quantitative studies of iodine metabolism in thyroid disease. Quart. J. med. **31**, 281 (1962).

Gerstner, J.B., Caplan, R.H.: Hyperthyroidism with normal concentrations of total serum thyroxine and triiodothyronine. J. clin. Endocr. **42**, 64 (1976).

Horwitz, D.L., Refetoff, S.: Graves' disease associated with familial deficiency of thyroxine-binding globulin. J. Clin. Endocr. **44**, 242 (1977).

Inada, M., Sterling, K.: Thyroxine transport in thyrotoxicosis and hypothyroidism. J. clin. Invest. **46**, 1442 (1967).

Ingbar, S.H., Freinkel, N.: Studies of thyroid function and the peripheral metabolism of I^{131} labelled thyroxine in patients with treated Graves' disease. J. clin. Invest **37**, 1603 (1958)

McConnon, J., Row, V.V., Volpe, R.: Simultaneous comparative studies of thyroxine and triiodothyronine distribution and disposal rates. J. Endocr. **51**, 17 (1971).

Nicoloff, J.T., Low, J.C., Dussault, J.H., Fisher, D.A.: Simultaneous measurement of thyroxine and triiodo-thyronine peripheral turnover kinetics in man. J. clin. Invest. **51**, 473 (1972).

Wartofsky, L., Ingbar, S.H.: Estimation of the rate of release of non-thyroxine iodine from the thyroid glands of normal subjects and patients with thyrotoxicosis. J. clin. Endocr. **33**, 488 (1971).

Woeber, K.A., Sobel, R.J., Ingbar, S.H., Sterling, K.: The peripheral metabolism of triiodothyronine in normal subjects and in patients with hyperthyroidism. J. clin. Invest. **49**, 643 (1970).

Häufigkeit und Definition der Basedowschen Krankheit

Furszyfer, J., Kurland, L.T., McConahey, W.M., Elveback, L.R.: Graves' disease in Olmsted County, Minnesota, 1935 through 1967. Mayo Clin. Proc. **45**, 636 (1970).

Furszyfer, J., Kurland, L.T., McConahey, W.M., Woolner, L.B., Elveback, L.R.: Epidemiologic aspects of Hashimoto's thyroiditis and Graves' disease in Rochester, Minnesota (1935–1967), with special reference to temporal trends. Metabolism **21**, 197 (1972).

Greenwald, I.: Epidemiologic aspects of thyrotoxicosis. Acta endocr. (Kbh.) **51**, 57 (1966).

Hadden, D.R., McDevitt, D.G.: Environmental stress and thyrotoxicosis. Absence of association. Lancet **1974 II**, 577.

Ronnov-Jessen, V., Kirkegard, C.: Hyperthyroidism – A disease of old age? Brit. med. J. **1973 I**, 41.

Tunbridge, W.M.G., Evered, D.C., Hall, R., Appleton, D., Brewis, M., Clark, F., Grimley Evans, J., Young, E., Bird, T., Smith, P.: The spectrum of thyroid disorders in a community: the Wickham survey. Clin. Endocrin. **7**, 481 (1977).

Ätiologie und Pathogenese des M. Basedow

Adams, D.D.: The presence of an abnormal thyroid-stimulating hormone in the serum of some thyrotoxic patients. J. clin. Endocr. **18**, 699 (1958).

Adams, D.D.: Pathogenesis of the hyperthyroidism of Graves' disease. Brit. med. J. **1965 I**, 1015.

Adams, D.D.: Nomenclature of thyroid-stimulating antibodies. Lancet **1975 I**, 1201.

Adams, D.D., Fastier, F.N., Howie, J.B., Kennedy, T.H., Kilpatrick, J.A., Stewart, R.D.H.: Stimulation of the human thyroid by infusions of plasma containing LATS protector. J. Clin. Endocr. **39**, 826 (1974b).

Adams, D.D., Kennedy, T.H.: Occurrence in thyrotoxicosis of a gamma-globulin which protects LATS from neutralisation by an extract of thyroid gland. J. clin. Endocr. **27**, 173 (1967).

Adams, D.D., Kennedy, T.H.: Evidence to suggest that LATS protector stimulates the human thyroid gland. J. clin. Endocr. **33**, 47 (1971).

Adams, D.D., Kennedy, T.H., Stewart, R.D.: Correlation between long-acting thyroid stimulator protector level and thyroid ^{131}I uptake in thyrotoxicosis. Brit. med. J. **1974a II**, 199.

Adams, D.D., Purves, H.D.: The role of thyrotropin in hyperthyroidism and exophthalmos. Metabolism **6**, 26 (1957).

Amino, N., Miyai, K., Azukizawa, M., Kumahar, Y.: Studies on the interaction of long-acting thyroid stimulator (LATS) with soluble fractions. Acta endocr. (Kbh.) **68**, 625 (1971).

Arnaud, C.D., Kneubuhler, H.A., Seiling, V.L., Wightman, B.K., Engbring, N.H.: Responses of the normal human to infusions of plasma from patients with Graves' disease. J. clin. Invest. **44**, 1287 (1965).

Bartels, E.D.: Heredity in Graves' disease. Copenhagen: Ejnar Munksgaards Forlag 1941.

Beall, G.N., Solomon, D.H.: On the immunological nature of the long acting thyroid stimulator. J. clin. Endocr. **26**, 1328 (1966).

Beall, G.N., Solomon, D.H.: Thyroid-stimulating activity in the serum of rabbits immunized with thyroid microsomes. J. clin. Endocr. **28**, 503 (1968).

Beckers, D.V.: Effects of hypophysectomy on certain parameters of thyroid function in two patients with Graves' disease. J. clin. Endocr. **19**, 840 (1959).

Benhamou-Glynn, N., El Kabir, D.J., Roitt, J.M., Donach, D.: Studies on the antigen reacting with the thyroid-stimulating immunoglobulin (LATS) in thyrotoxicosis. Immunology **16**, 187 (1969).

Benhamou-Glynn, N., El Kabir, J., Doniach, D., Roitt, I.M.: Inhibition of the thyroid-stimulating globulin (LATS) by particulate and soluble cell fractions. Proc. roy. Soc. Med. **61**, 1303 (1968).

Benhamou-Glynn, N., El Kabir, J., Roitt, I.M., Doniach, D.: Studies on the antigen reacting with the thyroid-stimulating immuno-globulin (LATS) in thyrotoxicosis. Immunology **16**, 187 (1969).

Boas, N.F., Ober, W.B.: Hereditary exophthalmic goiterreport of eleven cases in one family. J. clin. Endocr. **6**, 575 (1946).

Bonnyns, M., Demeester-Mirkine, N., Calay, R., Bastenie, T.A.: Evaluation of the relationship between longacting thyroid stimulator, clinical and biological thyrotoxicosis and exophthalmus. Acta endocr. (Kbh.) **58**, 581 (1968).

Brody, J.L., Greenberg, S.: Lymphocyte dysfunction in thyrotoxicosis. J. clin. Endocr. **35**, 574 (1972).

Brown, J., Ensor, J., Munro, D.S.: A comparison of the actions of thyroid stimulating hormone and the longacting thyroid stimulator in an *in vitro* assay. Proc. roy. Soc. Med. **61**, 652 (1968).

Burke, G.: On the interaction of long acting thyroid stimulator with thyroid microsomes. J. clin. Endocr. **27**, 1095 (1967).

Burke, G.: On the competitive interaction of long-acting thyroid stimulator and thyrotropin *in vivo*. J. clin. Endocr. **28**, 286 (1968).

Burke, G.: The long-acting thyroid stimulator of Graves' disease. Amer. J. Med. **45**, 435 (1968).

Burke, G.: Thyroid stimulators and thyroid stimulation. Acta Endocr. (Kbh.) **66**, 538 (1971).

Carneiro, L., Dorington, K.J., Munro, D.S.: Recovery of the long-acting thyroid stimulator from serum of patients with thyrotoxicosis by concentration of immunoglobulin. G. Clin. Sci. **31**, 215 (1966).

Chertow, B.C., Fidler, W.J., Fariss, B.L.: Graves' disease and Hashimoto thyroiditis in monozygous twins. Acta endocr. (Kbh.) **72**, 18 (1973).

Chopra, I.J., Beall, G.N., Solomon, D.H.: LATS inhibition by a soluble lipoprotein from human thyroid. J. clin. Endocr. **32**, 772 (1971).

Chopra, I.J., Solomon, D.H., Johnson, D.E., Chopra, U.: Thyroid gland in Graves' disease: victim or culprit? Metabolism **19**, 760 (1970).

Davis, J.C., Hipkin, L.J., Summers, V.K., Gimlette, T.M.D.: Relation between thyroid function and serum levels of long-acting thyroid stimulators. Acta Endocr. **79**, 451 (1975).

Dirmikis, S.M., Justice, S.K., Munro, D.S.: Association of the long-acting thyroid stimulator protector with the immunoglobulin G fraction of serum from patients with thyrotoxicosis. Biochim. Biophys. Acta **379**, 239 (1975).

Doniach, D., Roitt, I.M., Benhamon-Glynn, N., Jayson, M.I.V., El Kabir, D.J.: Thyrotoxicosis and non-toxic Hashimoto goiter in monozygotic twins. In: Irvine, W.J., Thyrotoxicosis. Edinburgh-London: Livingstone 1967.

Doniach, D., Roitt, I.M., Taylor, K.B.: Autoimmune phenomena in pernicious anaemia, serological overlap with thyroiditis, thyrotoxicosis and systemic lupus erythematodus. Brit. med. J. **1963 I**, 1374.

Editorial: Inheritance of hyperthyroidism. Brit. med. J. **1973 II**, 5.

Fajans, S.S.: Hyperthyroidism in a patient with post-partum necrosis of the pituitary: Case report and implications. J. clin. Endocr. **18**, 271 (1958).

Farid, N.R., Munro, R.E., Row, V.V., Volpé, R.: Peripheral thymus-dependant (T)lymphocytes in Graves' disease and Hashimoto's thyroiditis. New Engl. J. Med. **288**, 1313 (1973).

Fatourechi, V., McConahey, W.M., Woolner, L.B.: Hyperthyroidism associated with histologic Hashimoto's thyroiditis. Mayo Clin. Proc. **46**, 682 (1971).

Floersheim, W.H., Williams, A.D., Schonbaum, E.: On the mechanism of the McKenzie bioassay. Endocrinology **87**, 881 (1970).

Garry, R., Hall, R.: Stimulation of mitosis in rat thyroid by long-acting thyroid stimulator. Lancet **1970 I**, 693.

Gluck, F.B., Nusynowitz, M.L., Plymate, S.: Chronic lymphocytic thyroiditis, thyrotoxicosis and low radioactive iodine uptake. New Engl. J. Med. **293**, 624 (1975).

Grumet, F.C., Payne, R.O., Koniski, J., Kriss, J.P.: HL-A antigens as markers for disease susceptibility and autoimmunity in Graves' disease. J. clin. Endocr. **39**, 1115 (1974).

Hales, I.B., Dobyns, B.M.: The metabolism of triiodothyronine in Graves' disease. J. clin. Endocr. **20**, 68 (1960).

Hall, R.: Hyperthyroidism. Pathogenesis and diagnosis. Brit. med. J. **1970 I**, 743.

Hassan, T.H.A., Greig, W.R., Boyle, J.A., Boyle, I.T., Wallace, T.J.: Toxic diffuse goitre in monozygotic twins. Lancet **1966 II**, 306.

Henneman, G., Dolman, A., Doeter, R., De Reus, A., Van Zijl, J.: Dissociation of serum LATS activity and hyperfunction and autonomy of the thyroid gland in Graves' disease. J. clin. Endocr. **40**, 935 (1975).

Hetzel, E.S.: The etiology and pathogenesis of hyperthyroidism. Postgrad. med. J. **44**, 363 (1968).

Hilton, J.G., Black, W.C., Athos, W., McHugh, B., Westermann, C.D.: Increased ACTH-like activity in plasma of patients with thyrotoxicosis. J. clin. Endocr. **22**, 900 (1062).

Irvine, W.J.: Thyroid auto-immunity as a disorder of immunological tolerance. Quart. J. exp. Physiol. **49**, 324 (1964).

Jayson, M.I.V., Doniach, D., Benhamon-Glynn, N., Roitt, I.M., El Kabir, D.J.: Thyrotoxicosis and Hashimoto goitre in a pair of monozygotic twins with serum long-acting thyroid stimulator. Lancet **1967 II**, 15.

Kaneko, T., Zor, U., Field, J.B.: Stimulation of thyroid adenyl cyclase activity and cyclic adenosine 3',5'-monophosphate by long-acting thyroid stimulator. Metabolism **19**, 430 (1970).

Kendall-Taylor, P.: Effects of long-acting thyroid stimulator (LATS) and LATS protector on human thyroid adenyl cyclase activity. Brit. med. J. **1973 III**, 72.

Knox, A.J.S., von Westarp, C., Row, V.V., Volpé, R.: Demonstration of the production of human thyroid-stimulating immunoglobulins (HTSI) by Graves' lymphocytes cultured in vitro with phytohaemagglutinin (PHA). Metabolism **25**, 1217 (1976).

Kriss, J.P.: Inactivation of long-acting thyroid stimulator (LATS) by anti-kappa and anti-lambda antisera. J. clin. Endocr. **28**, 1440 (1968).

Kriss, J.P., Pleshakow, V., Chien, J.R., Rosenblum, A.: Studies on the formation of long-acting thyroid globulin (LATS) and the alteration of its biologic activity by enzymatic digestion and partial chemical degradation in Current topics in thyroid research. New York-London: Academic Press 1965.

Kriss, J.P., Pleshakov, V., Chien, J.R.: Isolation and identification of the long-acting thyroid stimulator and its relation to hyperthyroidism and circumscribed pretibial myxedema. J. clin. Endocr. **24**, 1005 (1964).

Kriss, J.P., Pleshakov, V., Rosenblum, A.L., Holderness, M., Sharp, G., Utiger, R.: Studies on the pathogenesis of the ophthalmopathy in Graves' disease. J. clin. Endocr. **27**, 582 (1967).

Lamki, L., Row, V.V., Volpé, R.: Cell-mediated immunity in Graves' disease and in Hashimoto's thyroiditis as shown by the demonstration of migration inhibition factor (MIF). J. clin. Endocr. **36**, 358 (1973).

Leading Article: Placental transmission of autoimmune diseases. Brit. med. J. **1966 I**, 1554.

Levitt, T.: The thyroid. Edinbourgh-London: Livingstone 1954.

Liddle, G.W., Heyssel, R.M., McKenzie, J.M.: Graves' disease without hyperthyroidism. Amer. J. Med. **39**, 845 (1965).

Lipman, L.M., Green, D.E., Snyder, N.J., Nelson, J.C., Solomon, D.H.: Relationship of long-acting thyroid stimulator to the clinical features and course of Graves' disease. Amer. J. Med. **43**, 486 (1967).

Mahaux, J.E., Delcourt, R., Chamla-Soumenkoff, J., Nagel, M.: Aspect autoimmunitaire du goitre exophthalmique. Activation des structures lymphoides cervicales et production d'immunoglobulines IgM et IgG. Ann. Endocr. (Paris) **30**, 139 (1969).

Martin, L., Fisher, R.A.: The herditary and familial aspects of toxic nodular goiter (secondary thyrotoxicosis). Quart. J. Med. **20**, 293 (1951).

Major, P.W., Munro, D.S.: Observations on the stimulation of thyroid function in mice by the injection of serum from normal subjects and from patients with thyroid disorder. Clin. Sci. **23**, 463 (1962).

McKenzie, J.M.: Neonatal Graves' disease. J. clin. Endocr. **24**, 660 (1964).

McKenzie, J.M.: The long-acting thyroid stimulator: its role in Graves' disease. Recent Progr. Hormone Res. **23**, 1 (1967).

McKenzie, J.M.: Humoral factors in the pathogenesis of Graves' disease. Physiol. Rev. **48**, 252 (1968).

McKenzie, J.M.: Experimental production of a thyroid-stimulating antithyroid antibody. J. clin. Endocr. **28**, 596 (1968).

McKenzie, J.M.: Does LATS cause hyperthyroidism in Graves' disease? (A review biased toward the affirmative). Metabolism **21**, 883 (1972).

McKenzie, J.M., McCullagh, E.P.: Observations against a causal relationship between the long-acting thyroid stimulator and ophthalmopathy in Graves' disease. J. clin. Endocr. **28**, 1077 (1968).

McKenzie, J.M., Solomon, S.H.: Neuroendocrine factors in thyroid disease. In: An introduction to clinical neuroendocrinology, E. Bajus (ed.). New York: Karger 1967.

McKenzie, J.M., Zakarija, M.: A reconsideration of a thyroid-stimulating immunoglobulin as the cause of hyperthyroidism in Graves' disease. J. clin. Endocr. **42**, 778 (1976).

McKenzie, J.M., Zakarija, M.: LATS in Graves' disease. Rec. Progr. Horm. Res. **33**, 29 (1977).

Mehdi, Q., Nussey, S.S.: A radio-ligand receptor assay for the long-acting thyroid stimulator. Biochem. J. **145**, 105 (1975).

Miyai, K., Werner, S.C.: Concentration of long-acting thyroid stimulator (LATS) by subfractonation of γG-globulin from Graves' disease serum. J. clin. Endocr. **26**, 504 (1966).

Mori, T., Kriss, J.P.: Measurements by competitive binding radioassay of serum antimicrosomal and antithyroglobulin antibodies in Graves' disease and other thyroid disorders. J. clin. Endocr. **33**, 688 (1971).

Mukhtar, E.D., Smith, B.R., Pyle, G., Hall, R., Vice, P.: Relation of thyroid-stimulating immunoglobulins to thyroid function and effects of surgery, radioiodine, and antithyroid drugs. Lancet **1975 I**, 713.

Noguchi, A., Kurikaro, H., Sato, S.: Clinical studies on the long-acting thyroid stimulator. J. clin. Endocr. **24**, 160 (1964).

Notter, G.: Influence of ACTH on the accumulation of radioiodine in the human thyroid—a new extra-adrenocortical effect of ACTH. J. clin. Endocr. **22**, 817 (1962).

Nutt, J., Clark, F., Welch, R.G., Hall, R.: Neonatal hyperthyroidism and long-acting thyroid stimulator protector. Brit. med. J. **1974 IV**, 695.

Oberdisse, K., Klein, E.: Die Krankheiten der Schilddrüse. (p. 179, zum sog. Schreckbasedow). Stuttgart: Thieme 1967.

Ochi, Y., De Groot, L.J.: Current concepts: The long acting thyroid stimulator of Graves' disease. New Engl. J. Med. **278**, 718 (1968).

Ochi, Y., De Groot, L.J.: Stimulation of thyroid hyperplasia and protein synthesis by LATS. Endocrinology **85**, 344 (1969).

Ong, M., Malkin, D., Tay, S.K., Malkin, A.: Activation of thyroid adenyl cyclase by antisera to thyroid plasma membranes. Endocrinology **98**, 880 (1976).

Orgiazzi, J., Williams, D.E., Chopra, I.J., Solomon, D.H.: Human thyroid adenyl cyclase-stimulating activity in immunoglobulin G of patients with Graves' disease. J. clin. Endocr. **42**, 341 (1976).

Patel, Y.C., Burger, M.G., Hudson, B.: Radioimmunoassay of serum thyrotropin: sensitivity and specificity. J. clin. Endocr. **33**, 768 (1971).

Pazianos, A.G., Benua, R., Ray, B.S., Pearson, O.H.: Persistent thyroid function following hypophysectomy. J. clin. Endocr. **20**, 1051 (1960).

Pekary, A.E., Hershman, J.M., Parlow, A.F.: A sensitive and precise radioimmunoassay for thyroid-stimulating hormone. J. clin. Endocr. **41**, 676 (1975).

Petersen, V., Rees Smith, B., Hall, R.: A study of thyroid stimulatory activity in human serum with the highly sensitive cytochemical bioassay. J. clin. Endocr. **41**, 199 (1975).

Plimstone, B.L., Hoffenberg, R., Black, E.: Parallel assays of thyrotropin, long-acting thyroid stimulator and exophthalmos-producing substance in some endocrine disorders. J. clin. Endocr. **23**, 236 (1963).

Pinchera, A., Pinchera, M.G., Stanbury, J.B.: Thyrotropin and long-acting thyroid stimulator assays in thyroid disease. J. clin. Endocr. **25**, 189 (1965).

Pinchera, A., Liberti, P., Martino, E., Fenzi, G.F., Grasso, L., Rovis, L., Baschieri, L., Doria, G.: Effects of antithyroid therapy on the long-acting thyroid stimulator and the antithyroglobulin antibodies. J. clin. Endocr. **29**, 231 (1969).

Pinchera, A., Rovis, L., Grasso, L., Liberti, P., Martino, E., Fenzi, G.F., Baschieri, L.: Radioimmunological studies on the long-acting thyroid stimulator. Endocrinology **87**, 217 (1970).

Robinson, R.G., Guttler, R.B., Rea, T.H., Nicoloff, J.T.: Delayed hypersensitivity in Graves' disease. J. clin. Endocr. **38**, 322 (1974).

Sato, S., Noguchi, S., Noguchi, A.: Purification and characterization of long-acting thyroid stimulator inhibiting factor from human thyroid tissue. Biochim. biophys. Acta (Amst.) **273**, 299 (1972).

Scazziga, B.R., Lemarchand-Béraud, Th.: Le rôle de l'hypophyse en pathologie thyroïdienne. Schweiz. med. Wschr. **98**, 148 (1968).

Schäfer, H., Voss, C., Nenschel, H.J., Hartmann, N.: Jodtyrosin-Dejodasen im Stoffwechsel der Schilddrüsen-Hormone („Schreck-Basedow"). Hoppe Seylers Z. physiol. Chem. **341**, 268 (1965).

Schermer, D.R., Roenik, H.H., Schumacher, O.P., McKenzie, J.M.: Relationship of long-acting thyroid stimulator to pretibial myxedema. Arch. Derm. **102**, 62 (1970).

Schleusener, H., Kotulla, P., Simpson, R.D., Mehdi, S.Q.: The value of a radioligand receptor assay for the detection of human thyroid stimulating immunoglobulins. Acta endocr. (Kbh.), Suppl. **4**, 193 (1975).

Schleusener, H., Murthy, P.V.N., McKenzie, J.M.: Studies on the thyroid gland component inhibiting LATS. Metabolism **20**, 299 (1971).

Sellers, E.A., Awad, A.G., Schönbaum, E.: Long-acting thyroid stimulator in Graves' disease. Lancet **1970 II**, 335.

Shishiba, Y., Shimizu, T., Yoshimura, S., Shizume, K.: Direct evidence for human thyroidal stimulation by LATS protector. J. clin. Endocr. **36**, 517 (1973).

Silverstein, G.E., Burke, G.: Thyroid suppressibility and long-acting thyroid stimulator in thyrotoxicosis. Arch. intern. Med. **126**, 615 (1970).

Skillern, P.G.: Genetics of Graves' disease. Mayo Clin. Proc. **47**, 848 (1972).

Smith, B.R., Hall, R.: Thyroid-stimulating immunoglobulins in Graves' disease. Lancet **1974 II**, 427.

Smith, B.R., Munro, D.S.: The nature of the interaction between thyroid stimulating γG-globulin (long-acting thyroid stimulator) and thyroid tissue. Biochim. biophys. Acta (Amst.) **208**, 285 (1970).

Solomon, D.H., Beall, G.N.: Thyroid stimulating activity in the serum of immunized rabbits. II. Nature of the thyroid stimulating material. J. clin. Endocr. **28**, 1496 (1968).

Solomon, D.H., Beall, G.N., Chopra, I.J.: Stimulation of release of thyroid iodine by serum of thyroid-immunized rabbits. J. clin. Endocr. **31**, 603 (1970).

Studer, H.: Hyperthyreose and "long acting thyroid stimulator" (LATS). Schweiz. med. Wschr. **97**, 622 (1967).

Sunshine, P., Kusumoto, H., Kriss, J.P.: Survival time of circulating long-acting thyroid stimulator in neonatal thyrotoxicosis. Pediatrics **36**, 869 (1965).

Taunton, O.D., Pittman, J.A., Jr.: Hyperthyroidism following secondary hypothyroidism. J. clin. Endocr. **24**, 934 (1964).

Thorsby, E., Segaard, E., Solem, J.H., Kornstad, L.: The frequency of major histocompatibility antigens (SD & LD) in thyrotoxicosis. Tissue Antigens **6**, 54 (1975).

Uthgenannt, H., Müller, W., Weinreich, J.: Über Häufigkeit und klinische Bedeutung von Autoantikörpern bei Schilddrüsenerkrankungen, insbesondere bei der Hyperthyreose. Dtsch. med. Wschr. **91**, 437 (1965).

Volpé, R., Edmonds, M., Lamki, L., Clark, P.V., Row, V.V.: The pathogenesis of Graves' disease. A disorder of delayed hypersensitivity? Mayo Clin. Proc. **47**, 824 (1972).

Wall, J.R., Good, B.F., Hetzel, B.S.: Long-acting thyroid stimulator in euthyroid relatives of thyrotoxic patients. Lancet **1969 II**, 1024.

Weisbecker, L., Uthgenannt, H., Schemmel, K., Müller, W., Heesen, H., Eickenbusch, W., Bindeballe, W.: Long-acting thyroid stimulator (LATS) bei Schilddrüsenerkrankungen und seine Beziehung zu den Schilddrüsenantikörpern. Schweiz. med. Wschr. **97**, 898 (1967).

Werner, S.C., Wegelius, O., Fierer, J.A., Hsu, K.C.: Immunoglobulins (E, M, G) and complement in thyroid of Graves' disease. New Engl. J. Med. **287**, 421 (1972).
Whittingham, S., Morris, P.J., Martin, F.I.R.: HL-A8: A genetic link with thyrotoxicosis. Tissue Antigens **6**, 23 (1975).

Schilddrüsenbefunde bei M. Basedow

Andrews, G.A., Kinseley, R.M., Bigelow, R.R., Root, S.W., Bruce, B.: Pathologic changes in normal human thyroid tissue following large does of I^{131}. Amer. J. Med.
Daily, M.E., Lindsay, S., Miller, E.R.: Histologic lesions in the thyroid glands of patients receiving radioiodine for hyperthyroidism. J. clin. Endocr. **13**, 1513 (1953).
Herrmann, E.: Die Bedeutung fortgesetzter Thiouracilmedikation für die Proliferation des Schilddrüsengewebes. Schweiz. med. Wschr. **81**, 1097 (1951).
Lamberg, B.A., Gordin, A., Viherkoski, M., Kvist, G.: Long acting thyroid stimulator (LATS) in toxic nuclear goiter, toxic adenoma and Graves' disease. Acta endocr. (Kbh.) **62**, 199 (1969).
Olen, E., Klinck, G.H.: Hyperthyroidism and thyroid cancer. Arch. Path. **81**, 531 (1966).
Rawson, R.W., Moore, F.D., Peacock, W., Means, J.H., Cope, O., Riddell, Ch.B.: Effect of iodine on the thyroid gland in Graves' disease when given in conjuction with thiouracil. A two-action theory of iodine. J. clin. Invest. **24**, 869 (1945).
Wegelin, C.: Über den Einfluß des Methylthiouracils auf das histologische Bild der Schilddrüse bei Hyperthyreose. Helv. med. Acta **15**, 3 (1948).

Herz, Kreislauf und Lunge bei M. Basedow

Brewster, W.R., Jr., Isaacs, J.P., Osggod, P.F., King, T.L.: The hemodynamic and metabolic interrelationships in the activity of epinephrine, norepinephrine and the thyroid hormones. Circulation **13**, 1 (1956).
Buccino, R.A., Spann, J.F., Jr., Pool, P.E., Sonnenblick, E.H., Braunwald, E.: Influence of the thyroid state on the intrinsic contractile properties and energy stores of the myocardium. J. clin. Invest. **46**, 1669 (1967).
Campus, S., Rappelli, A., Malavasi, A., Satta, A.: Heart block and hyperthyroidism. Report of 2 cases. Arch. Int. Med. **135**, 1091 (1975).
Croxson, M.S., Ibbertson, H.K.: Serum digoxin in patients with thyroid disease. Brit. med. J. **1975 III**, 566.
Davis, P.J., Davis, F.B.: Hyperthyroidism in patients over the age of 60 years. Medicine **53**, 161 (1974).
DeGroot, W.J., Leonard, J.J.: Hyperthyroidism as a high cardiac output state. Amer. Heart J. **79**, 265 (1970)
DeGroot, W.J., Leonard, J.J., Paley, H.W., Johnson, J.E., Warren, J.V.: The importance of autonomic integrity in maintaining the hyperkinetic circulating dynamics of human hyperthyroidism. J. clin. Invest. **40**, 1033 (1961).
Frye, R.L., Braunwald, D.E.: Studies on digitalis. III. The influence of triiodothyronine on digitalis requirements. Circulation **23**, 376 (1961).
Graettinger, J.S., Muenster, J.J., Silverstone, L.A., Campbell, J.A.: A correlation of clinical and hemodynamic studies in patients with hyperthyroidism with and without congestive heart failure. J. clin. Invest. **38**, 1316 (1959).
Grossman, W., Robin, N.J., Johnson, L.W., Brooks, H.L., Selenkow, H.A., Dexter, L.: The enhanced myocardial contractility of thyrotoxicosis. Ann. intern. Med. **74**, 869 (1971).
Howitt, G., Rowlands, D.J.: The heart in hyperthyroidism. Amer. Heart J. **73**, 282 (1967).
Kontos, A.H.: Mechanism of certain abnormalities of the circulation to the limbs in thyrotoxicosis. J. clin. Invest. **44**, 947 (1965).
Massey, D.G., Becklake, M.R., McKenzie, J.M., Bates, D.V.: Circulatory and ventilatory response to exercise in thyrotoxicosis. New Engl. J. Med. **276**, 1104 (1967).
Morrow, D.H., Gaffney, T.E., Braunwald, E.: Studies on digitalis. VII. Influence of hyper- and hypothyroidism on the myocardial response to ouabain. J. Pharmacol. exp. Ther. **140**, 324 (1963).
Rowe, G.G., Huston, J.H., Weinstein, A.B., Tuchman, H., Brown, J.F., Crumpton, C.W.: The hemodynamics of thyrotoxicosis in man with special reference to coronary blood flow and myocardial oxygen metabolism. J. clin. Invest. **35**, 272 (1956).
Sandler, G., Wilson, G.M.: The nature and prognosis of heart disease in thyrotoxicosis. Quart. J. Med. **28**, 347 (1959).
Schoot, J.B. van der, Moran, N.C.: An experimental evaluation of the reputed influence of thyroxine on the cardiovascular effects of catecholamines. J. Pharmacol. exp. Ther. **149**, 336 (1965).
Stein, M., Kimbel, P., Johnson, R.L.: Pulmonary function in hyperthyroidism. J. clin. Invest. **40**, 348 (1961).
Summers, V.K., Surtfes, S.J.: Thyrotoxicosis and heart disease. Acta med. scand. **169**, 661 (1961).
Uehlinger, A., Schaub, F., Bühlmann, A.: Die Kreislaufanpassung bei Hyperthyreose. Untersuchungen mittels Herzkatheterismus. Klin. Wschr. **40**, 130 (1962).
Wilson, W.R., Theilen, E.O., Fletcher, F.W.: Pharmacodynamic effects of β-adrenergic receptor blockade in patients with hyperthyroidism. J. clin. Invest. **43**, 1697 (1964).
Wilson, W.R., Theilen, E.O., Hege, J.H., Valenca, M.R.: Effects of beta-adrenergic receptor blockade in normal subjects before, during, and after triiodothyronine-induced hypermetabolism. J. clin. Invest. **45**, 1159 (1966).
Young, R.T., Van Herle, A.J., Rodbard, D.: Improved diagnosis and management of hyper- and hypothyroidism by timing the arterial sounds. J. clin. Endocr. **42**, 330 (1976).

Neuromuskuläres System bei M. Basedow

Adams, R.D., Denny-Brown, D., Pearson, C.M.: Diseases of muscle. A study in pathology. New York: Harper and Row 1967.
Boström, H., Hed, R.: Thyrotoxic myopathy and polymyositis in elderly patients: Differential-diagnostic viewpoints. Acta med. scand. **162**, 225 (1958).
Eayrs, J.T.: Influence of the thyroid on the central nervous system. Brit. med. Bull. **16**, 122 (1960).
Engel, A.G.: Thyroid function and periodic paralysis. Amer. J. Med. **30**, 327 (1961).
Engel, A.G.: Neuromuscular manifestations of Graves' disease. Mayo Clin. Proc. **47**, 919–924 (1972).
Ernster, L., Ikkos, D., Luft, R.: Enzymatic activities of human muscle mitochrondia: a tool in metabolic research. Nature (Lond.) **184**, 1851 (1959).
Havard, C.W.H., Campbell, E.D.R., Ross, H.B., Spence, A.W.: Electromyographic and histologic findings in muscles of patients with thyrotoxicosis. Quart. J. Med. **32**, 145 (1963).
Kammer, G.M., Hamilton, C.R.: Acute bulbar muscle dysfunction and hyperthyroidism: A study of 4 cases and review of the literature. Amer. J. Med. **56**, 464 (1974).
Ludin, H.P., Spiess, H., Koenig, M.P.: Neuromuscular dysfunction associated with thyrotoxicosis. Eur. Neurol. **2**, 269 (1969).
McComas, A.J.: Neuropathy in thyrotoxicosis. New Engl. J. Med. **289**, 219 (1973).
McFadzean, A.J.S., Yeung, R.: Periodic paralysis complicating thyrotoxicosis in Chinese. Brit. Med. J. **1967 I**, 451.
Millikan, C., Haines, S.F.: The thyroid gland in relation to neuromuscular disease. Arch. intern. Med. **92**, 5 (1953).
Noseda, G.: Die chronische Myopathie bei Schilddrüsenüberfunktion. Schweiz. med. Wschr. **97**, 797, 842 (1967).
Ohinaka, S., Shizume, K., Ino, S., Watanabe, A., Irie, M., Noguchi, A., Kuma, S., Kuma, K., Ifo, T.: The association of periodic paralysis and hyperthyroidism in Japan. J. clin. Endocr. **17**, 1454 (1957).
Okihiro, M.M., Beddow, R.M.: Thyrotoxic periodic paralysis in Hawaii. Its predilection for the Japanese race. Neurology (Minneap.) **15**, 253 (1965).

Peterson, D.M., Bounds, J.V., Karnes, W.E.: Clinical observations on thyrotoxicosis coexisting with myotonic dystrophy. Mayo Clin. Proc. **51**, 176 (1976).
Ramsay, I.: Thyroid disease and muscle dysfunction. London: Heinemann 1974.
Ramsay, I.D.: Muscle dysfuntion in hyperthyroidism. Lancet **1966 II**, 931.
Ramsay, I.D.: Thyrotoxic muscle disease. Postgrad. med. J. **44**, 385 (1968).
Resnick, J.S., Dorman, J.D., Engel, W.K.: Thyrotoxic periodic paralysis. Amer. J. Med. **47**, 831 (1969).
Shizume, K., Shishiba, Y., Sakuma, M., Yamanchi, H., Nakao, K., Okinaka, S.: Studies on electrolyte metabolism in idiopathic and thyrotoxic periodic paralysis. Metabolism **15**, 138 (1966).
Siersbaek-Nielson, K., Hansen, J.M., Schioler, M., Kristensen, M., Stoier, M., Olsen, P.Z.: Electroencephalographic changes during and after treatment of hyperthyroidism. Acta endocr. (Kbh.) **70**, 308 (1972).
Sokoloff, L., Wechsler, R.L., Balls, K., Kety, S.: The relation of the cerebral O_2 consumption to the total body metabolism in hyperthyroidism. J. clin. Invest. **29**, 847 (1950).
Stocker, W.W., Samaha, F.J., DeGroot, L.J.: Coupled oxidative phosphorylation in muscle of thyrotoxic patients. Amer. J. Med. **44**, 900 (1968).
Whitfield, A.G.W., Hudson, W.A.: Chronic thyrotoxic myopathy. Quart. J. Med. **30**, 257 (1961).
Yeung, R.T.T., Tse, T.F.: Thyrotoxic periodic paralysis. Effect of propranolol. Amer. J. Med. **57**, 584 (1974).

Skelet, Gelenke und Calciumstoffwechsel bei M. Basedow

Askanazy, M., Rutishauser, E.: Die Knochen des Basedowkranken. Virchows Arch. path. Anat. **291**, 653 (1933).
Baxter, J.D., Bondy, P.K.: Hypercalcemia of thyrotoxicosis. Ann. intern. Med. **65**, 429 (1966).
Bekier, A.: Der Nachweis der "Thyreogenen" Osteopathie mit Hilfe moderner Photonenabsorptionstechnik. Schweiz. med. Wschr. **105**, 304 (1975).
Follis, H.R., Jr.: Skeletal changes associated with hyperthyroidism. Bull. Johns Hopkins Hosp. **92**, 405 (1953).
Fraser, S.A., Anderson, J.B., Smith, D.A., Wilson, G.M.: Osteoporosis and fractures following thyrotoxicosis. Lancet **1971 I**, 981.
Georges, L.P., Santangelo, R.P., Mackin, J.F., Canary, J.J.: Metabolic effects of propranolol in thyrotoxicosis, I. Nitrogen, calcium and hydroxyproline. Metabolism **24**, 11 (1975).
Gimlette, T.M.D.: Thyroid acropachy. Lancet **1960 I**, 22.
Harden, R.M., Harrison, M.T., Alexander, W.D., Nordin, B.E.C.: Phosphate excretion and parathyroid function in thyrotoxicosis. J. Endocr. **28**, 281 (1964).
Harper, P.S., Hughes, R.O.: Severe hypercalcemia from hyperthyroidism with unusual features. Brit. med. J. **1970 I**, 213.
Jallut, O., Labhart, A., Uehlinger, E., König, M.P.: Akropachie bei thyreo-hypophysärem Syndrom. Schweiz. med. Wschr. **92**, 255 (1962).
Krane, S.M., Brownell, G.L., Stanbury, J.B., Corrigan, H.: The effect of thyroid disease on calcium metabolism in man. J. clin. Invest. **35**, 874 (1956).
Klein, E.: The thyreogenen Osteopathien. Dtsch. med. Wschr. **21**, 1087 (1963).
König, M.P., Gubler, R.: Hypercalcämie bei Hyperthyreose. Schweiz. med. Wschr. **89**, 369 (1959).
Krane, S.M., Brownell, G.L., Stanbury, J.B., Corrigan, H.: The effect of thyroid disease on calcium metabolism in man. J. clin. Invest. **35**, 874 (1956).
Meglioli, G.T.: Osteopathie bei Hyperthyreose. Schweiz. med. Wschr. **96**, 647 (1966).
Michie, W., Stowers, J.M., Duncan, T., Pegg, C.A.S., Hamer-Hodges, D.W., Hems, G., Brewsher, P.D., Hedley, A.J.: Mechanism of hypocalcemia after thyroidectomy for thyrotoxicosis. Lancet **1971 I**, 508.
Monchik, J.M., Earll, J.M., Wartofsky, L.: Ionized and total serum calcium and parathyroid hormone in hyperthyroidism. Ann. Int. Med. **84**, 668 (1976).
Mosekilde, L., Melsen, F., Bagger, J.P., Myhre-Jensen, O., Schwartz-Soerensen, N.: Bone changes in hyperthyroidism: interrelationships between bone morphometry, thyroid function and calciumphosphorus metabolism. Acta Endocrinol. **85**, 515 (1977).
Nixon, D.W., Samols, E.: Acral changes associated with thyroid diseases. J. Amer. med. Ass. **212**, 1175 (1970).
Parfitt, A.M., Dent, C.E.: Hyperthyroidism and hypercalcemia. Quart. J. Med. **39**, 171 (1970).
Sataline, L.E., Powel, Ch., Hamwi, G.J.: Suppression of the hypercalcemia of thyrotoxicosis by corticosteroids. New Engl. J. Med. **267**, 646 (1962).
Twycross, R.G., Marks, V.: Symptomatic hypercalcemia in thyrotoxicosis. Brit. med. J. **1970 II**, 701.

Haut bei M. Basedow

Hall, R., Holli, G., Shvenson, J.C.: Treatment of localized myxoedema. Brit. med. J. **1965 II**, 1368.
Kirkeby, K., Hangaard, G., Lingjaerde, P.: The pigmentation of thyrotoxic patients. Acta med. scand. **174**, 257 (1963).
Kriss, J.P., Pleshakov, V., Chien, J.R.: Isolation and identification of the long-acting thyroid stimulator and its relation to hyperthyroidism and circumscribed pretibial myxedema. J. clin. Endocr. **24**, 1005 (1964).
Kriss, J.P., Pleshakov, V., Rosenblum, A., Sharp, G.: Therapy with occlusive dressings of pretibial myxedema with fluocinolone acetonide. J. clin. Endocr. **27**, 595, 1967.
Ochi, Y., DeGroot, L.J.: Vitiligo in Graves' disease. Ann. intern. Med. **71**, 935 (1969).
Sisson, J.C.: Hyaluronic acid in localized myxedema. J. clin. Endocr. **28**, 433 (1968).

Magen-Darm-Trakt und Leber bei M. Basedow

Baker, J.T., Harvey, R.F.: Bowel habit in thyrotoxicosis and hypothyroidism. Brit. med. J. **1971 I**, 322.
Bock, O.A.A., Witt, L.J.: Gastric acidity and gastric biopsy in thyrotoxicosis. Brit. med. J. **1963 II**, 20.
Crane, C.W., Evans, D.W.: Thyrotoxic steatorrhoea. Brit. med. J. **1966 II**, 1575.
Greenberg, N.J., Milligan, F.D., Groot, L.J.de, Isselbacher, K.: Jaundice and thyrotoxicosis in the absence of congestive heart failure. Amer. J. Med. **36**, 840 (1964).
Klion, F.M., Segal, R., Schaffner, F.: The effect of altered thyroid function on the ultrastructure of the human liver. Amer. J. Med. **50**, 317 (1971).
Lamberg, B.A., Gordin, R.: Liver function in thyrotoxicosis. Acta endocr. (Kbh.) **15**, 82 (1954).
Movitt, E.R., Gerstl, B., Davis, A.E.: Needle liver biopsy in thyrotoxicosis. Arch. intern. Med. **91**, 729 (1953).
Pincherle, G.: Case of thyrotoxicosis presenting as hypoproteinaemic oedema. Brit. med. J. **1954 I**, 632.
Siurala, M., Lamberg, B.A.: Stomach in thyrotoxicosis. Acta med. scand. **165**, 181 (1959).
Thomas, F.B., Caldwell, J.H., Greenberger, N.J.: Steatorrhea in thyrotoxicosis. Ann. intern. Med. **78**, 669 (1973).
Weber, S.: Leberfunktionsstörungen bei Hyperthyreose. Praxis **57**, 2 (1968).

Lipid- und Kohlenhydratstoffwechsel bei M. Basedow

Cavignini, F., Peracchi, M., Raggi, U., Bana, R., Pontiroli, A.E., Malinverni, A., Pinto, M.: Impairment of growth hormone and insulin secretion in hyperthyroidism. Europ. J. clin. Invest. **4**, 71 (1974).
Dieterle, P., Bottermann, P., Landgraf, R., Schwarz, K., Scriba, P.C.: Der Kohlenhydratstoffwechsel bei Schilddrüsenfunktionsstörungen. Med. Klin. **64**, 489 (1969).

Jones, J.E., Desper, P.C., Shane, S.R., Flink, E.B.: Magnesium metabolism in hyperthyroidism and hypothyroidism. J. clin. Invest. **45**, 891 (1966).
Kosak, G.P.: Diabetes and other endocrinologic disorders. In: Joslin's Diabetes mellitus (A. Marble *et al.*, eds.), p. 666. Philadelphia: Lea & Febiger 1971.
Lamberg, B.A.: Glucose metabolism in thyroid disease. Acta med. scand. **178**, 351 (1965).
Maxon, H.R., Kreines, K., Goldsmith, R.E., Knowles, H.C.: Longterm observations of glucose tolerance in thyrotoxic patients. Arch. Int. Med. **135**, 1477 (1975).
Nikkilä, E.A., Kekki, M.: Plasma triglyceride metabolism in thyroid disease. J. clin. Invest. **51**, 2102 (1972).

Blut bei M. Basedow

Ardeman, S., Chanarin, I., Krafchik, B., Singer, W.: Addisonian pernicious anaemia and intrinsic factor antibodies in thyroid disorders. Quart. J. Med., N. S. **35**, 421 (1966).
Das, K.C., Mukerjee, M., Sarkar, T.K., Dash, R.J., Rastogi, G.K.: Erythropoiesis and erythropoietin in hypo- and hyperthyroidism. J. clin. Endocr. **40**, 211 (1975).
Furszyfer, J., McConahey, W.M., Kurland, L.T., Maldonado, J.E.: On the increased association of Graves' disease with pernicious anemia. Mayo Clin. Proc. **46**, 37 (1971).
Ivy, H.K.: Severe hypoproteinemia: unusual manifestations of thyrotoxicosis. Arch. intern. Med. **111**, 607 (1963).
Kekki, M.: Serum protein turnover in experimental hypo- and hyperthyroidism. Acta endocr. (Kbh.), Suppl. **91**, 1 (1964).
Mahaux, J.E., Chamla-Soumenkoff, J., Delcourt, R., Levin, S.: Painful enlargement of left supratrapezoid lymph nodes in Graves' disease. Brit. med. J. **1971 I**, 384.
Michie, W., Beck, J., Mahaffy, R.G., Honein, E.F., Fowler, G.: Quantitative radiological and histological studies of the thymus in thyroid disease. Lancet **1967 I**, 691.
Rivlin, R.S., Wagner, H.N.: Anemia in hyperthyroidism. Ann. intern. Med. **70**, 507 (1969).
Schiller, K.F.R., Spray, G.H., Wangel, A.G., Wright, R.: Clinical and precursory forms of pernicious anemia in hyperthyroidism. Quart. J. Med. **147**, 451 (1968).
Ultmann, J.E., Hyman, G.A., Calder, B.: The occurrence of lymphoma in patients with long-standing hyperthyroidism. Blood **21**, 282 (1963).
Vagenakis, A.G., Cote, R., Miller, M.E., Bravermann, L.E., Stohlman, F.: Enhancement of warfarin-induced hypoprothrombinemia by thyrotoxicosis. Hopkins med. J. **131**, 69 (1972).
Wangel, A.G., Schiller, K.F.R.: Diagnostic significance of antibody to intrinsic factor. Brit. med. J. **1966 I**, 1249, 1274.
Williams, M.J., Scott, G.B., Beck, J.S., Blair, D.W.: Antigastric antibodies in hyperthyroidism: their relationship to impaired acid secretion. Brit. med. J. **1966 I**, 388.

Nieren bei M. Basedow

Cutler, R.E., Glatte, H., Dowling, J.T.: Effect of Hyperthyroidism on the renal concentrating mechanism in humans. J. clin. Endocr. **27**, 453 (1967).
Epstein, F.H., Freedman, L.R., Levitin, H.: Hypercalcemia, nephrocalcinosis and reversible renal insufficiency associated with hyperthyroidism. New Engl. J. Med. **258**, 782 (1958).
Ford, R.V., Owens, J.C., Curd, G.W., Jr., Moyer, J.H., Spurr, C.L.: Kidney function in various thyroid states. J. clin. Endocr. **21**, 548 (1961).
Huth, E.J., Mayock, R.L., Kerr, R.M.: Hyperthyroidism associated with renal tubular acidosis. Amer. J. Med. **26**, 818 (1959).
Labhart, A., Scheitlin, W.: Niere bei Endokrinopathien. In: Handbuch der inneren Medizin, 5. Aufl., Bd. VIII, Teil 3, H. Schwiegk (ed.). Berlin-Heidelberg-New York: Springer 1968.

Andere endokrine Drüsen bei M. Basedow

Ashkar, F.S., Smoak, W.M., Gilson, A.J., Miller, R.: Gynecomastia and mastoplasia in Graves' disease. Metabolism **19**, 946 (1970).
Beisel, W.R., DiRaimondo, V.C., Chao, P.Y., Rosner, J.M., Forsham, P.H.: The influence of plasma protein binding on the extraadrenal metabolism of cortisol in normal, in hyperthyroid and hypothyroid subjects. Metabolism **13**, 942 (1964).
Burke, G., Feldman, J.M.: Addison's disease and hyperthyroidism. Amer. J. Med. **38**, 470 (1965).
Chopra, I.J., Abraham, G.E., Chopra, U., Solomon, D.H., Odell, W.D.: Alterations in circulating estradiol-17 β in male patients with Graves' disease. New Engl. J. Med. **286**, 124 (1972).
Chopra, I.J., Tulchinsky, D.: Status of estrogen-androgen balance in hyperthyroid men with Graves' disease. J. clin. Endocr. **38**, 269 (1974).
Coulombe, P., Dussault, J.H., Letarte, J., Simard, S.J.: Catecholamines Metabolism in Thyroid disease. I. Epinephrine secretion rate in hyperthyroidism and hypothyroidism. J. clin. Endocr. **42**, 125 (1976).
Gallagher, T.F., Hellman, L., Finkelstein, J., Yoshida, K., Weitzman, E.D., Roffwarg, H.D., Fukushima, D.K.: Hyperthyroidism and cortisol secretion in man. J. clin. Endocr. **34**, 919 (1972).
Gastineau, C.F., Myers, W.R., Arnold, J.W., McConahey, W.M.: Graves' disease in Addison's disease. Proc. Mayo Clin. **39**, 939 (1965).
Kappeler, H.J.: Zusammentreffen von Morbus Addison und Hyperthyreose. Helv. med. Acta **32**, 435 (1965).
Larsson, O., Sundbom, C.M., Åstedt, B.: Gynaecomastia and diseases of thyroid. Acta endocr. (Kbh.) **44**, 133 (1963).

Spontanverlauf des M. Basedow

McLarty, D.C., Alexander, W.D., McG. Harden, R., Robertson, J.W.K.: Self-limiting episodes of recurrent thyrotoxicosis. Lancet **1971 I**, 6.
Murray, G.F.: The clinical history and symptoms of 120 cases of exophthalmic goiter. Med. chir. Trans. **86**, 141 (1903).

Differentialdiagnose, diagnostische Indices

Chapman, M., Maloof, F.: Bizarre clinical manifestations of hyperthyroidism. New Engl. J. Med. **254**, 1 (1956).
Crooks, J., Murray, I.P.C., Wayne, E.J.: Statistical methods applied to the clinical diagnosis of thyrotoxicosis. Quart. J. Med. **28**, 211 (1959).
Fischer, J.A., Bollinger, A., Lichtlen, P., Wellauer, J.: Fibrous dyplasia of the bone and high cardiac output. Amer. J. Med. **49**, 160 (1970).
Gorlin, R.: The hyperkinetic heart syndrome. J. Amer. med. Ass. **182**, 823 (1962).
Gurney, C., Owen, S.G., Hall, R., Roth, M., Harper, M., Smart, G.A.: Newcastle thyrotoxicosis index. Lancet **1970 II**, 1275.
Harvey, R.F.: Indices of function in thyrotoxicosis. Lancet **1971 II**, 230.
Huber, A., Esslen, E.: Diagnostic des myopathies oculaires à l'aide de électromyographie. Bull. Soc. franç. Ophthal. **80**, 460 (1967).
Krayenbühl, H.: The value of orbital angiography for diagnosis of unilateral exophthalmos. J. Neurosurg. **4**, 289 (1962).
Leon-Sotomayor, L., Christie, J.N., Zerzan, Ch.J.: Masked thyrotoxicosis. Amer. J. Med. **41**, 473 (1966).
Luft, R., Ikkos, D., Palmieri, G., Ernster, L., Afzelius, B.: A case of severe hypermetabolism of nonthyroid origin with a defect in the maintenance of mitochondrial respiratory control: a correlated clinical, biochemical and morphological study. J. clin. Invest. **41**, 1776 (1962).
Sloman, G.: Propranolol in management of muscular subaortic stenosis. Brit. Heart. J. **29**, 783 (1967).
Yasargil, M.G.: Die Röntgendiagnostik des Exophthalmus unilateralis. Basel: Karger 1957.

Laborteste bei M. Basedow

Birkhäuser, M., Burer, Th., Busset, R., Burger, A.: Diagnosis of hyperthyroidism when serum-thyroxine alone is raised. Lancet **1977 II**, 53.

Britton, K.E., Quinn, V., Ellis, S., Cayley, A.C.D., Miralles, J.M., Brown, B.L., Ekins, R.P.: Is "T_4-toxicosis" a normal biochemical finding in elderly women? Lancet **1975 II**, 141.

Fragu, P., Thouin, A., Bazin, J.P., Tubiana, M.: Comparaison de la valeur diagnostique de différents tests fonctionnels thyroïdiens. Intérêt de l'utilisation des fonctions' discriminantes. Ann. Endocr. (Paris) **33**, 5 (1972).

Gordon, A., Grover, N.B., Barzilai, D., Ehrenfeld, E.N., Lewitus, Z., Gross, J.: Computer study of thyroid disease. II. Results. Israel J. med. Sci. **6**, 333 (1970).

Rives, K.L., Furth, E.D., Becker, D.V.: Limitations of the ankle jerk test. Intercomparison with other tests of thyroid function. Ann. intern. Med. **62**, 1139 (1965).

Shalet, S.M., Beardwell, C.G., Lamb, A.M., Gowland, E.: Value of routine serum-triodothyronine estimation in diagnosis of thyrotoxicosis. Lancet **1975 II**, 1008.

Turner, J.G., Brownlie B.E.W., Sadler, W.A.: Does T_4-toxicosis exist? Lancet **1975 I**, 407, 768.

Medikamentöse Behandlung des M. Basedow

Abuid, J., Larsen, P.R.: Triiodothyronine and thyroxine in hyperthyroidism. Comparison of the acute changes during therapy with antithyroid agents. J. clin. Invest. **54**, 201 (1974).

Alexander, W.D., Harden, R.McG., Shimmins, J.: Studies of the thyroid iodide "trap" in man. Recent Progr. Hormone Res. **25**, 423 (1969).

Alexander, W.D., McHarden, R., Shimmins, J., McLarty, D.G., McGill, P.: Treatment of thyrotoxicosis based on thyroidal suppressibility. Lancet **1967 II**, 681.

Alexander, W.D., McLarty, D.G., Horton, P., Pharmakiotis, A.D.: Sequential assessment during drug treatment of thyrotoxicosis. Clin. Endocr. **2**, 43–50 (1973).

Alexander, W.D., Robertson, J., Shimmins, J., Brownlie, B.E., Harden, R.McG., Patel, A.R.: Prediction of the long-term results of antithyroid drug therapy for thyrotoxicosis. J. clin. Endocr. **30**, 540 (1970).

Astwood, E.B.: Mechanism of action of antithroid compounds. Brookhaven Symposia in Biology No. 7, 61 (1955).

Astwood, E.B.: Use of antithyroid drugs. In: Irvine, W.J., Thyrotoxicosis. Edinburgh-London: Livingstone 1967.

Baldessarini, R.J., Lipinski, J.F.: Lithium salts. Ann. Int. Med. **83**, 527 (1975).

Bartels, E.C.: Hyperthyroidism. An evaluation of treatment with antithyroid drugs followed by subtotal thyroidectomy. Ann. intern. Med. **37**, 1123 (1952).

Bech, K., Lumholtz, B., Nerup, J., Thomsen, M., Platz, P., Ryder, L.P., Svejgaard, A., Siersback-Nielsen, K., Molholm-Jansen, J., Hannover-Larsen, J.: HLA-antigen in Graves' disease. Acta Endocrinol. **86**, 504 (1977).

Braverman, L.E., Ingbar, S.H.: changes in thyroidal function during adaptation to large doses of iodide. J. clin. Invest. **42**, 1216 (1963).

Brownlie, B.E.W., Turner, J.G., Ellwood, M.A., Rogers, T.G.H., Armstrong, D.I.: Thyroidal vascularity. Documentation of the iodide effect in thyrotoxicosis. Acta Endocrinol. **86**, 317 (1977).

Bühler, U.K., DeGroot, L.J.: Effect of stable iodine on thyroid iodine release. J. clin. Endocr. **29**, 1546 (1969).

Burell, C.D., Fraser, R., Doniach, D.: The low toxicity of Carbimazole. A Survey of 1046 patients. Brit. med. J. **1956I**, 1453.

Bürgi, H., Osterwalder, J.J., Kohler, H., Studer, H.: Preferential inhibition by propylthiouracil of diiodotyrosine and thyroxine biosynthesis: a consequence of low thyroglobulin iodination. Proc. 7th International Thyroid Conference. Amsterdam: Excerpta Medica 1976.

Bürgi, H., Radvila, A., Kohler, H., Studer, H.: Effects of pharmacological doses of iodide on the hyperplastic rat thyroid gland. Roles of intrathyroidal iodide, thyrotropin and thyroglobulin in the Wolff-Chaikoff phenomenon. Endocrinology **96**, 388 (1974).

Burke, G.: Effects of iodide on thyroid stimulation. J. clin. Endocr. **30**, 76 (1970).

Cassidy, C.E.: Use of thyroid suppression test as a guide to prognosis of hyperthyroidism treated with antithyroid drugs. J. clin. Endocr. **25**, 155 (1965).

Cassidy, C.E.: Thyroid suppression test as index of outcome of hyperthyroidism treated with antihydroid drugs. Metabolism **19**, 745 (1970).

Cheadle, W.B.: Exophthalmic goitre. Lancet **1869 II**, 845.

Chevalley, J., McGavack, T.H., Kenigsberg, S., Pearson, S.: A four-year study of the treatment of hyperthroidism with methimazole, J. clin. Endocr. **14**, 948 (1954).

Chopra, I.J., Solomon, D.H., Johnson, D.E., Chopra, U., Fisher, D.: Dissociation of serum LATS content and thyroid suppressibility during treatment of hyperthyroidism. J. clin. Endocr. **30**, 524 (1970).

Emerson, C.H., Anderson, A.J., Howard, W.J., Utiger, R.D.: Serum thyroxine and triiodothyronine concentrations during iodide treatment of hyperthyroidism. J. clin. Endocr. **40**, 33 (1975).

Emrich, D., Bay, V., Freyschmidt, P., Hackenberg, K., Herrmann, J., Von zur Mühlen, A., Pickardt, C.R., Schneider, C., Scriba, P.C., Stubbe, P.: Therapie der Schilddrüsenüberfunktion. Dtsch. med. Wschr. **102**, 1261 (1977).

Feinberg, W.D., Hoffman, D.L., Owen, C.A.: The effects of varying amounts of stable iodide on the function of the human thyroid. J. clin. Endocr. **19**, 567 (1959).

Fisher, M.G., Nayer, H.R., Miller, A.: Methimazole-induced jaundice. J. Amer. med. Ass. **233**, 1028 (1973).

Friend, D.G.: Iodide therapy. New Engl. J. Med. **263**, 1358 (1960).

Furth, E.D., Rives, K., Becker, D.V.: Nonthyroidal action of propylthiouracil in euthyroid, hypothyroid and hyperthyroid man. J. clin. Endocr. **26**, 239 (1966).

Galton, B., Pitt-Rivers, R.: The effect of excessive iodine on the thyroid of the rat. Endocrinology **64**, 835 (1959).

Geffner, D.L., Azukizawa, M., Hershman, J.M.: Propylthiouracil blocks extrathyroidal conversion of thyroxine to triiodothyronine and augments thyrotropin secretion in man. J. clin. Invest. **55**, 224 (1975).

Gerdes, H., Littman, K.-P., Joseph, K., Mahlstedt, J.: Die Behandlung der Thyreotoxikose mit Lithium. Dtsch. med. Wschr. **98**, 1551 (1973).

Greer, M.A., Meihoff, W.C., Studer, H.: Treatment of hyperthyroidism with a single daily dose of propylthiouracil. New Engl. J. Med. **272**, 888 (1965).

Greer, M.A., Kammer, H., Bouma, D.J.: Short-term antithyroid drug therapy for Graves' disease, New. Engl. J. Med. **297**, 173 (1977).

Godley, A.F., Stanbury, J.B.: Treatment of hyperthyroidism with K-perchlorate. J. clin. Enndocr. **14**, 70 (1954).

Hershman, J.R., Givens, J.R., Cassidy, C.E., Astwood, E.B.: Long-term outcome of hyperthyroidism treated with antithyroid drugs. J. clin. Endocr. **26**, 803 (1966).

Hooper, M.J., Ratcliffe, J.G., Ratcliffe, W.A., Spencer, C.A., McLarty, D.G., Alexander, W.D.: Thyroid function in patients in clinical remission after medical treatment of thyrotoxicosis. J. clin. Endocr. **40**, 807 (1975).

Irvine, W.J., Gray, R.S., Morris, P.J., Ting, A.: Correlation of HLA and thyroid antibodies with clinical course of thyrotoxicosis treated with antithyroid drugs. Lancet **1977II**, 898.

Johnson, R.S., Moore, G.W.: Fatal aplastic anaemia after treatment of thyrotoxicosis with potassium perchlorate. Brit. med. J. **1961 I**, 1369.

Krevans, J.R., Asper, S.P., Jr., Rienhoff, W.F., Jr.: Fatal aplastic anemia following use of potassium perchlorate in thyrotoxicosis. J. Amer. med. Ass. **181**, 162 (1962).

Kristensen, O., Andersen, H.H., Pallisgard, G.: Lithium carbonate in the treatment of thyrotoxicosis. Lancet **1976 I**, 603.

Lazarus, J.H., Marchant, B., Alexander, W.D., Clark, D.H.: ^{35}S-antithyroid drug concentration and organic binding of iodine in the human thyroid. Clin. Endocr. **4**, 609 (1975).
Lazarus, J.H., Richards, A.R., Addison, G.M., Owen, G.M.: Treatment of thyrotoxicosis with Lithium carbonate. Lancet **1974 II**, 1160.
Lowry, R.C., Lowe, D., Hadden, D.R., Montgomery, D.A.D., Weaver, J.A.: Thyroid suppressibility: follow-up for two years after antithyroid treatment. Brit. med. J. **1971 II**, 19.
Maloof, F., Soodak, M.: Intermediary metabolism of thyroid tissue and the action of drugs. Pharmacol. Rev. **15**, 43 (1963).
Marchant, B., Alexander, W.D.: The thyroid accumulation, oxidation and metabolic fate of ^{35}S-methimazole in the rat. Endocrinology **91**, 747 (1972a).
Marchant, B., Alexander, W.D., Lazarus, J.H., Lees, J., Clark, D.H.: The accumulation of ^{35}S-antithyroid drugs by the thyroid gland. J. clin. Endocr. **34**, 847 (1972b).
Marsden, P., Howorth, P.S.N., Chalkley, S., Acosta, M., Leatherdale, B., McKerron, C.G.: Hormonal pattern of relapse in hyperthyroidism. Lancet **1975 I**, 944.
McCullagh, E.P., Cassidy, C.E.: Propylthiouracil: 4–6 year follow-up of selected patients with Graves' disease. J. clin. Endocr. **13**, 1507 (1953).
McGavack, Th.H., Chevalley, J.: Untoward hematologic responses to the antithyroid compounds. Amer. J. Med. **17**, 36 (1954).
McLarty, D.G., Alexander, W.D., Harden, R.McG., Clark, D.H.: Results of treatment of thyrotoxicosis following relapse after antithyroid drug therapy. Brit. med. J. **1969 II**, 203.
McLarty, D.G., Alexander, W.D., Harden, R.McG., Clark, D.H.: Results of treatment of thyrotoxicosis after postoperative relapse. Brit. med. J. **1969 III**, 200.
McMurray, J.F., Gilliland, P.F., Ratliff, Ch.R., Bourland, P.D.: Pharmacodynamics of propylthiouracil in normal and hyperthyroid subjects after a single oral dose. J. clin. Endocr. **41**, 362 (1975).
Mihas, A.A., Holley, P., Koff, R.S., Hirschowitz, B.I.: Fulminant hepatitis and lymphocyte sensitization due to propylthiouracil. Gastroenterology **70**, 770 (1976).
Morgans, M.E., Trotter, W.R.: Treatment of thyrotoxicosis with potassium perchlorate. Lancet **1954 I**, 749.
Morreale de Escobar, G., Escobar del Rey, F.: Extrathyroidal effects of some antithyroid drugs and their metabolic consequences. Recent Progr. Hormone Res. **23**, 87 (1967).
Mortimer, C.H., Anderson, D.C., Liendo, Ch.P., Fisher, R., Chan, V., Self, M., Besser, G.M.: Thyrotoxicosis: relations between clinical state and biochemical changes during carbimazole treatment. Brit. med. J. **1977 I**, 138.
Nagataki, S., Shizume, K., Nakao, K.: Effects of iodide on thyroidal iodine turnover in hyperthyroid subjects. J. clin. Endocr. **30**, 469 (1970).
Oppenheimer, J.H., Schwartz, H.L., Surks, M.I.: Propylthiouracil inhibits the conversion of L-thyroxine to L-triiodothyronine. An explanation of the antithyroxine effect of propylthiouracil and evidence supporting the concept that triiodothyronine is the active thyroid hormone. J. clin. Invest. **51**, 2493 (1972).
Pharmakiotis, A.D., Alexander, W.D.: Effect of frequency of administration on the accumulation and metabolism of (^{35}S) propylthiouracil by the rat thyroid. Endocrinology **96**, 1324 (1975).
Pittman, J.A., Beschi, R.J., Smitherman, T.C.: Methimazole: Its absorption and excretion in man and tissue distribution in rats. J. clin. Endocr. **33**, 182 (1971).
Plummer, H.S.: Results of administering iodine to patients having exophthalmic goiter. J. Amer. med. Ass. **80**, 1955 (1923).
Radvila, A., Roost, R., Bürgi, H., Kohler, H., Studer, H.: Inhibition of thyroglobulin biosynthesis and degradation by excess iodide. Synergism with lithium. Acta Endocr. **81**, 495 (1976).
Rawson, R.W., Moore, F.D., Peacock, W., Means, J.H., Cope, O., Riddell, C.B.: Effect of iodine on the thyroid gland in Graves' disease when given in conjunction with thiouracil. J. clin. Invest. **24**, 869 (1945).
Reinwein, D., Klein, E.: Der Einfluß des anorganischen Blutjodes auf den Jodumsatz der menschlichen Schilddrüse. Acta endocr. (Kbh.) **35**, 485 (1960).
Saberi, M., Sterlin, F.H., Utiger, R.D.: Reduction in extrathyroidal triiodothyronine production by propylthiouracil in man. J. clin. Invest. **55**, 218 (1975).
Scazziga, B.-R.: Le traitement médicamenteux de la maladie de Basedow. Résultats fonctionnels à long terme (302 cas). Schweiz. med. Wschr. **107**, 423 (1977).
Sitar, D.S., Hunninghake, D.B.: Pharmakokinetic of propylthiouracil in man after a single oral dose. J. clin. Endocr. **40**, 26 (1975).
Shizume, K., Irie, M., Nagataki, S., Matsuzaki, Y., Shishiba, V., Suematsu, H., Tsushima, T.: Long-term results of antithyroid drug therapy for Graves' disease: follow-up for more than 5 years. Endocr. jap. **17**, 327 (1970).
Slingerland, D.W., Burrows, B.A.: A probable abnormality in intrathyroidal iodine metabolism in hyperthyroidism. J. clin. Endocr. **22**, 368 (1962).
Slingerland, D.W., Sullivan, J.J., Dell, E.E., Burrows, B.A.: Thyroid suppression tests during drug treatment of hyperthyroidism. Clin. Endocr. **5**, 415 (1976).
Solomon, D.H., Beck, J.C., Vanderlaan, W.P., Astwood, E.B.: Prognosis of hyperthyroidism treated by antithyroid drugs. J. Amer. med. Ass. **152**, 201 (1953).
Staub, J.J., Barthe, P.L., Werner, I., Girard, J.: Early detection of relapse in hyperthyroidism by TRH test. Lancet **1975**, 661.
Taurog, A.: The mechanism of action of the thioureylene antithyroid drugs. Endocrinology **98**, 1031 (1976).
Taurog, A.: The mechansism of inhibition of thyroid peroxidase-catalyzed iodination by propylthiouracil and methylmercaptoimidazol. Proc. 7th International Thyroid Conference. Amsterdam: Excerpta Medica 1976.
Temple, R., Berman, M., Carlson, H.E., Robbins, J., Wolff, J.: The use of lithium in Graves' disease. Mayo Clin. Proc. **47**, 872 (1972a).
Temple, R., Berman, M., Robbins, J., Wolff, J.: The use of lithium in the treatment of thyrotoxicosis. J. clin. Invest. **51**, 2746 (1972b).
Turner, J.G., Brownlie, B.E.W., Rogers, T.G.H.: Lithium as an adjunct to radioiodine therapy for thyrotoxicosis. Lancet **1976 I**, 614.
Vanderlaan, W.P.: Antithyroid drugs in practice. Mayo Clin. Proc. **47**, 962 (1972).
Vanderlaan, W.P. Storrie, V.M.: A survey of the factors controlling thyroid function, with special reference to newer views on antithyroid substances. Pharmacol Rev. **7**, 301 (1955).
Wartofsky, L.: Low remission after therapy for Graves' disease. J. Amer. med. Ass. **226**, 1083 (1973).
Wartofsky, L., Ransil, B.J., Ingbar, S.H.: Inhibition by iodine of the release of thyroxine from the thyroid glands of patients with thyrotoxicosis. J. clin. Invest. **49**, 78 (1970).
Wiberg, J.J., Nuttall, F.Q.: Methimazole toxicity from high doses. Ann. intern. Med. **77**, 414 (1972).
Wolff, J.: Iodide goiter and the pharmacologic effects of excess iodide. Amer. J. Med. **47**, 101 (1969).

Chirurgische Behandlung des M. Basedow

Asper, S.P.: The treatment of hyperthyroidism. Arch. Int. Med. **106**, 878 (1960).
Bartels, E.C.: Hyperthyroidism – an evaluation of treatment with antithyroid drugs followed by subtotal thyroidectomy. Ann. Int. Med. **37**, 1123 (1952).
Bartels, E.C.: Preparation of the hyperthyroid patient for subtotal thyroidectomy. Surg. Clin. N. Amer. **33**, 757 (1953).
Berchtold, R.: Die operative Behandlung der Basedow'schen Krankheit. Schweiz. med. Wschr. **106**, 1213 (1976).
Buchanan, W.W., Koutras, D.A., Crooks, J., Alexander, W.D., Brass, W., Anderson, J.R., Goudie, R.B., Gray, K.G.: The clinical significance of the complement fixation test in thyrotoxicosis. J. Endocr. **24**, 115 (1962).

Curran, R.C., Eckert, H., Wilson, G.M.: The thyroid gland after treatment of hyperthyroidism by thyroidectomy or iodine 131. J. Path. Bact. **76**, 541 (1958).

Davis, R.H., Fourman, P., Smith, J.W.: Prevalance of parathyroid insufficiency after thyroidectomy. Lancet **1961 II**, 1432.

Evered, D., Young, E.T., Turnbridge, W.M.G., Ormstron, B.J., Green, E., Petersen, V.B., Dickinson, P.H.: Thyroid function after subtotal thyroidectomy for hyperthyroidism. Brit. med. J. **1975 I**, 25.

Eriksson, M., Rubenfield, S., Garber, A.J., Kohler, P.O.: Propranolol does not prevent thyroid storm. New Engl. J. Med. **296**, 263 (1977).

Fowler, E.F., Druham, W.R., Cole, W.H.: The complications and implications of thyroidectomy. Trans. Am. Goiter Assoc. 1956, p. 463. Springfield: Ch. C. Thomas 1957.

Green, M., Wilson, G.M.: Thyrotoxicosis treated by surgery or iodine – 131. With special reference to development of hypothyroidism. Brit. med. J. **1964 I**, 1005.

Girling, J.A., Murley, R.S.: Parathyroid insufficiency after thyroidectomy. Brit. med. J. **1963 I**, 1323.

Hargreaves, A.W., Garner, A.: Significance of lymphocytic infiltration of thyroid gland in thyrotoxicosis. Brit. J. Surg. **55**, 543 (1968).

Hedley, A.J., Flemming, C.J., Chesters, M.I., Michie, W., Crooks, J.: Surgical treatment of thyrotoxicosis. Brit. med. J. **1970a I**, 519.

Hedley, A.J., Hall, R., Amos, J., Michie, W., Crooks, J.: Serum thyrotropin levels after subtotal thyroidectomy for Graves disease. Lancet **1970b I**, 455.

Hedley, A.J., Ross, I.P., Beck, J.S., Donald, D., Albert-Recht, F., Michie, W., Crooks, J.: Recurrent thyrotoxicosis after subtotal thyroidectomy. Brit. med. J. **1971 IV**, 258.

Henneman, G., Van Welsum, M., Bernard, B., Docter, R., Visser, T.J.: Serum thyrotropin concentration: an unreliable test for detection of early hypothyroidism after thyroidectomy. Brit. med. J. **1975 IV**, 129.

Ito, K., Nishikawa, Y., Harada, T., Suzuki, T., Momotani, N., Maruchi, N., Tsuchiya, T.: A comparative evaluation of the treatment of hyperthyroidism. Endocr. Jap. **21**, 131 (1974).

Johansson, H., Nilson, F., Rimsten, A., Parrow, A., Jonsell, G., Michaelson, M.: Results of partial thyroidectomy for thyrotoxicosis. Uppsala J. Med. Sci. **80**, 122 (1975).

Leading Article: Thyrotoxicosis: The wheel turns. Lancet **1974 I**, 25.

McLarty, D.G., Alexander, W.D., Harden, R.McG., Clark, D.H.: Results of treatment of thyrotoxicosis after postoperative relapse. Brit. med. J. **1969 II**, 201.

McNeil, A.D., Thomson, J.A.: Long-term follow-up of surgically treated thyrotoxic patients. Brit. med. J. **1968 III**, 643.

Michie, W., Hamer-Hodges, D.W., Pegg, C.A.S., Orr, F.G.G., Bewsher, P-D.: Beta blockade and partial thyroidectomy for thyrotoxicosis. Lancet **1974 I**, 1009.

Michie, W., Pegg, C.A.S., Bewsher, P.D.: Prediction of hypothyroidism after partial thyroidectomy for thyrotoxicosis. Brit med. J. **1972 I**, 13.

Michie, W., Stowers, J.M., Duncan, T., Pegg, C.A.S., Hamer-Hodges, D.W., Hems, G., Bewsher, P.D., Hedley, A.J.: Mechanism of hypocalcemia after thyroidectomy for thyrotoxicosis. Lancet **1971 I**, 508.

Mukhtar, E.D., Smith, B.R., Pyle, G., Hall, R., Vice, P.: Relation of thyroid-stimulating immunoglobulins to thyroid function and effects of surgery, radioiodine and antithyroid drugs. Lancet **1975 I**, 713.

Nofal, M.M., Beierwaltes, W.H., Patuo, M.R.: Treatment of hyperthyroidism with sodium iodide I^{131}. J. Amer. med. Ass. **197**, 605 (1966).

Olsen, W.R., Nishiyama, R.H., Graber, L.W.: Thyroidectomy for hyperthyroidism. Arch. Surg. **101**, 175 (1970).

Roy, A.D., Quie, P.G., Menwissen, H.J., Hong, R.: A follow-up of thyrotoxic patients treated by partial thyroidectomy. Lancet **1967 II**, 684.

Sanfelippo, P.M., Beahrs, O.H., McConahey, W.M., Thorvaldsson, S.E.: Indications for thyroidectomy. Mayo Clin. Proc. **48**, 269 (1973).

Scazziga, B.R.: Helv. Chir. Acta **44**, 741 (1977).

Schaison, G., Nathan, C., Russof, P. Malinski, M., Kiefer, E., Fontanelle, J.P., Garnier, H.: Résultats à long terme des thyrotoxicoses traitées chirurgicalement. Ann. Endocr. **35**, 56 (1974).

Taylor, G.W., Painter, N.S.: Size of the thyroid remnant in partial thyroidectomy for toxic goiter. Lancet **1962 I**, 287.

Toft, A.D., Irvine, W.J., McIntosh, D., MacLeod, D.A.D., Seth, J., Cameron, E.H.D., Lindgard, G.P.: Propranolol treatment of thyrotoxicosis for subtotal thyroidectomy. J. clin. Endocr. **43**, 1312 (1976).

Toft, A.D., Irvine, W.J., McIntosh, D., Seth, J., Cameron, E.H.D., Lidgard, G.P.: Temporary hypothyroidism after surgical treatment of thyrotoxicosis. Lancet **1976 II**, 817.

Vander Laan, W.P., Swenson, O.: The results of surgical treatment of Graves' disease. New Engl. J. Med. **236**, 236 (1943).

Van Welsum, M., Feltkamp, T.E.W., Devries, M.J., Doctor, R., Vanzijl, J., Hennemann, G.: Hypothyroidism after thyroidectomy for Graves' disease: A search for an explanation. Brit. med. J. **1974 IV**, 755.

Wilkin, T.J., Isles, T.E., Paterson, C.R., Crooks, J., Beck, J.S.: Post-thyroidectomy hypocalcemia: a feature of the operation or the thyroid disorder. Lancet **1977 I**, 621.

Radiojodtherapie des M. Basedow

Allen, H.C., Jr., Goodwin, W.E.: Scintillation counter as instrument for *in vivo* determination of thyroid weight. Radiology **58**, 68 (1952).

Baker, H.V.: Anaplastic thyroid cancer 12 years after treatment of thyrotoxicosis with radioiodine. Cancer (Philad.) **22**, 885 (1969).

Bremner, W.F., Spencer, C.A., Ratcliffe, W.A., Greig, W.R., Ratcliffe, J.G.: The assessment of ^{125}I treatmant of thyrotoxicosis. Clin. Endocr. **5**, 225 (1976).

Cantolino, S.J., Schmickel, R.D., Ball, M., Cisar, C.S.: Persistent chromosomal aberrations following radioiodine therapy for thyrotoxicosis. New Engl. J. Med. **275**, 739 (1966).

Cevallos, J.L., Hagen, G.A., Maloof, F., Chapman, E.M.: Low dosage ^{131}I-therapy of thyrotoxicosis (diffuse goiters). New Engl. J. med. **290**, 141 (1974).

Dobyns, B.M., Robison, L.R.: Deoxyribonucleic acid content associated with nuclear changes in I^{131}-irradiated human thyroids. J. clin. Endocr. **28**, 875 (1968).

Dobyns, B.M., Sheline, G.E., Workman, J.B., Tompkins, E.A., McConnahey, W.M., Becker, D.V.: Malignant and benign neoplasms of the thyroid in patients treated for hyperthyroidism: A report of the cooperative thyrotoxicosis therapy follow-up study. J. clin. Endocr. **38**, 976 (1974).

Doering, P., Kmaer, K.: Die Bestimmung des Schilddrüsengewichtes mit der Szintigraphie nach Gabe von Radiojod. Strahlentherapie **105**, 245 (1958).

Dunn, J.T., Chapman, E.M.: Rising incidence of hypothyroidism after radioactive-iodine therapy in thyrotoxicosis. New Engl. J. Med. **271**, 1037 (1964).

Editorial: Radioiodine treatment of thyrotoxicosis. Lancet **1972 I**, 23.

Einhorn, J., Wicklund, H.: Hypothyroidism following 131-I treatment for hyperthyroidism. J. clin. Endocr. **26**, 33 (1966).

Engelbrecht, W.: Züricher Ergebnisse der Radioresektion bei 698 Patienten mit Morbus Basedow und der Radioelimination bei 404 Patienten mit toxischem Adenom – 1102 Patienten mit Hyperthyreose. Dissertation Zürich, 1970.

Fisher, D.A., Panos, T.C.: "Due caution" and radioiodine in children. Amer. J. dis. Chid. **103**, 729 (1962).

Gauwerky, F.: Kritische Übersicht über die Behandlung mit künstlich radioaktiven Isotopen. In: Stahlenbiologie, Strahlentherapie. Nuklearmedizin und Krebsforschung. Stuttgart: Thieme 1959.

Glanzmann, Ch., Kaestner, F., Horst, W.: Therapie der Hyperthyreose mit Radioisotopen des Jods: Erfahrungen bei über 2000 Patienten. Klin. Wschr. **53**, 669 (1975).

Glennon, J.A., Gordon, E.S., Sawin, C.T.: Hypothyroidism after low dose ^{131}I treatment of hyperthyroidism. Ann. intern. Med. **76**, 721 (1972).
Goolden, A.W.G., Fraser, T.R.: Treatment of thyrotoxicosis with low doses of radioactive iodine. Brit. med. J. **1969 II**, 442.
Goolden, A.W.G., Fraser, T.R.: Effect of pretreatment with carbimazole in patients with thyrotoxicosis subsequently treated with radioactive iodine. Brit. med. J. **1969 II**, 443.
Green, M., Wilson, G.M.: Thyrotoxicosis treated by surgery or iodine-131 with special reference to development of hypothyroidism. Brit. med. J. **1964 I**, 1005.
Greig, W.R.: Radiation, thyroid cells and I^{131} therapy. A hypothesis. J. clin. Endocr. **25**, 1411 (1965).
Hagen, G.A., Oulette, R.P., Chapman, E.M.: Comparison of high and low dosage of I-131 in the treatment of thyrotoxicosis. New Engl. J. Med. **277**, 559 (1967).
Hamburger, J.I.: Clinical thyroidology, p. 84. Southfield/Michigan: Northland Thyroid Laboratory 1974.
Horst, W.: Strahlentherapie der Schilddrüsenerkrankungen mit Radiojod (I^{131}). Internist (Berl.) **8**, 373 (1960).
Keiderling, W.: Therapie der Schilddrüse mit Radiojod. Ergebn. inn. Med. Kinderheilk. **8**, 245 (1957).
Koutras, D.A., Pharmakiotis, A.D., Rigopoulos, G.A., Koukoulommati, A.S., Sfonturis, J., Mantzos, J., Malamos, B.: Some aspects of iodine metabolism in radioiodine-treated Graves' disease. Horm. Metab. Res. **7**, 62, (1975).
Kreps, E.M., Kreps, S.M., Kreps, S.I.: Treatment of hyperthyroidism with sodium iodide I^{131}. J. Amer. med. Ass. **226**, 774 (1973).
Lamberg, B.A., Hernberg, C.A., Wahlberg, P., Hakkila, R.: Treatment of toxic nodular gioter with radioactive iodine. Acta med. scand. **165**, 245 (1959).
Leading Article: Hypothyroidism after treatment of thyrotoxicosis with radioiodine. Lancet **1965 I**, 637.
Levene, M.B., Andrews, G.A., Knisely, R.M.: Large doses of I^{131} in dogs: Radiation dosage correlated with histologic and autoradiographic changes. Amer. J. Roentgenol. **73**, 88 (1955).
Lima, J.B., Catz, B., Perjik, S.L.: Thyroid cancer following ^{131}I therapy of hyperthyroidism. J. nucl. Med. **11**, 46 (1970).
Lindsay, S., Dailey, M.E., Jones, M.E., Jones, MD.: Histologie effects of various types of ionizing radiation on normal and hyperplastic human thyroid glands. J. clin. Endocr. **14**, 1179 (1954).
Marinelli, L.D., Quimby, E.H., Hine, G.J.: Dosage determination with radioactive isotopes. Amer. J. Roentgenol. **59**, 260 (1948).
McDougall, I.R., Greig, W.R., Gillespie, F.C.: Radioactive iodine (^{125}I) therapy for thyrotoxicosis. New Engl. J. Med. **285**, 1099 (1971).
McDougall, I.R., Kennedy, J.S., Thompson, J.A.: Thyroid Carcinoma following I-131 therapy. Report of a case and review of the literature. J. clin. Endocr. **33**, 287 (1971).
Miller, E.R., Lindsay, S., Dailey, M.E.: Studies with radioiodine. V. Validity of histologic determination of J^{131} radiation. Changes in the thyroid gland. Radiology **65**, 384 (1955).
Nofal, M.M., Beierwaltes, W.H., Patno, M.E.: Treatment of hyperthyroidism with sodium iodide I^{131}. J. Amer. med. Ass. **197**, 605 (1966).
Oeser, H., Billion, H., Kühne, P.: Die Behandlung der Hyperthyreose mit Radiojod. In: Künstliche radioaktive Isotope in Physiologie, Diagnostik und Therapie Berlin-Göttingen-Heidelberg: Springer 1961.
Perry, C.H.: Internal dose determination of isotopes. A.E.C. Report No W. 7405-eng-26 (ORNL-1950, 591).
Philp, J.R., Duthie, M.V., Crooks, J.: A follow-up scheme for detecting hypothyroidism in thyrotoxic patients treated with radioiodine. Lancet **1968 II**, 1336.
Pochin, E.E.: Leukaemia following radioiodine treatment of thyrotoxicosis. Brit. med. J. **1960 II**, 1545.
Saenger, E.L., Thoma, G.E., Tompkins, E.A.: Incidence of leukemia following treatment of hyperthyroidism. J. Amer. med. Ass. **205**, 147 (1968).
Safa, A.M., Schumacher, O.P., Rodriguez-Antunez, A.: Long-term follow-up results in children and adolescents treated with radioactive iodine (^{131}I) for hyperthyroidism. New Engl. J. Med. **292**, 167 (1975).
Safa, A.M., Skillern, P.G.: Treatment of hyperthyroidism with a large initial dose of sodium iodide-^{131}I. Arch. Int. Med. **135**, 673 (1975).
Schneider, C.: Behandlung der Thyreotoxikose mit 131-Radiojod. Strahlentherapie **127**, 65 (1965).
Schultz, A.L., Zieve, L.: Alterations in thyroid I^{131} uptake, basal metabolic rate and serum cholesterol following treatment of hyperthyroidism with radioactive iodine. Amer. J. Med. **20**, 30 (1956).
Segal, R.L., Silver, S., Yohalem, S.B., Feitelberg, S.: Myxedema following radioactive iodine therapy of hyperthyroidism. Amer. J. Med. **31**, 354 (1961).
Shafer, R.B., Nuttal, F.Q.: Acute changes in thyroid function in patients treated with radioactive iodine. Lancet **1975 II**, 635.
Sheline, G.E., Lindsay, S., Bell, H.G.: Occurence of thyroid nodules in children following therapy with radioiodine for hyperthyroidism. J. clin. Endocr. **19**, 127 (1959).
Sheline, G.E., Lindsay, S., McCormack, D.B.: Thyroid nodules occurring late after treatment of thyrotoxicosis with radioiodine. J. clin. Endocr. **22**, 8 (1962).
Sinclair, W.K., Abbatt, Z., Farran, H.E.A., Harris, E.B., Lamerton, L.F.: A quantitative autoradiographic study of radioiodine distribution and dosage in human thyroid glands. Brit. J. Radiol. **29**, 36 (1956).
Smith, R.N., Wilson, G.M.: Clinical trial of different doses of ^{131}I in the treatment of thyrotoxicosis. Brit. med. J. **1967 I**, 129.
Stanbury, J.B., Groot, L.J. De: Problem of hypothyroidism after I^{131} therapy of hyperthyroidism. New Engl. J. Med. **271**, 195 (1964).
Toft, A.D., Irvine, W.J., Hunter, W.M., Seth, J.: Plasma TSH and serum$-T_4$ levels in long-term follow-up of patients treated with ^{131}I for thyrotoxicosis. Brit. med. J. **1974 III**, 152.
Toft, A.D., Seth, J., Hunter, W.M., Irvine, W.J.: Plasma-thyrotropin and serum thyroxine in patients becomig hypothyroid in the early months after iodine$-$131. Lancet **1974 I**, 704.
Toft, A.D., Irvine, W.J., Seth, J., Hunter, W.M., Cameron, E.H.D.: Thyroid function in the long-term follow-up of patients treated with iodine ^{131}I for thyrotoxicosis. Lancet **1975 II**, 576.
Tunbridge, W.M.G., Harsoulis, P., Goolden, A.W.G.: Thyroid function in patients treated with radioactive iodine for thyrotoxicosis. Brit. med. J. **1974 II**, 89.
Uthgenannt, H., Müller, W., Weinreich, J.: Über Häufigkeit und klinische Bedeutung von Autoantikörpern bei Schilddrüsenerkrankungen insbesondere bei der Hyperthyreose. Dtsch. med. Wschr. **91**, 437 (1965).
Viherkoski, M., Lamberg, B.A., Hernberg, C.A., Niemi, E.: Treatment of toxic nodular and diffuse goiter with radioactive iodine. Acta endocr. (Kbh.) **64**, 159 (1970).
Weidinger, P., Johnson, P.M., Werner, S.C.: Five years' experience with iodine$-$125 therapy of Graves' disease. Lancet **1974 II**, 74.
Werner, S.C., Johnson, P.M., Goodwin, P.N., Wiener, J.D., Lindeboom, G.A.: Long-term results with iodine-125 treatment for toxic diffuse goiter. Lancet **1970 II**, 681.
Wise, P.H., Ahmad, A., Burnet, R.B., Harding, P.E.: Intentional radioiodine ablation in Graves' disease. Lancet **1975 II**, 1233.

Adjuvante Therapie des M. Basedow

Becker, F.O., Schwartz, T.B.: Sympathetic blockade in hyperthyroidism. Arch. intern. Med. **129**, 967 (1972).
Clark, F., Hall, R., Ormston, B.: Diazepam and tests of thyroid function. Brit. med. J. **1971 I**, 585.

Cullhed, I., Parrow, A.: Acute hemodynamic changes following beta-adrenergic blockade in hyperthyroidism. Acta med. scand. **184**, 235 (1968).

Georges, L.P., Santangelo, R.P., Mackin, J.F., Canary, J.J.: Metabolic effects of propranolol in thyrotoxicosis. I. Nitrogen, calcium and hydroxyproline. Metabolism **24**, 2 (1975).

Grossman, W., Robin, N.I., Johnson, L.W., Brooks, H., Selenkow, H.A., Dexter, L.: Effects of beta blockade on the peripheral manifestations of thyrotoxicosis. Ann. intern. Med. **74**, 875 (1971).

Hadden, D.R., Bell, T.K., McDevitt, D.G., Shanks, R.G., Montgomery, D.A.D.: Propranolol and the utilization of radioiodine by the human thyroid gland. Acta endocr. (Kbh.) **61**, 393 (1969).

Harrower, A.D.B., Fyffe, J.A., Horn, D.B., Strong, J.A.: Thyroxine and triiodothyronine levels in hyperthyroid patients during treatment with propranolol. Clin. Endocr. **7**, 41 (1977).

Howitt, G., Rowlands, D.I.: Beta-sympathetic blockade in hyperthyroidism. Lancet **1966I**, 628.

Mazzaferri, E.L., Reynolds, J.C., Young, R.L., Thomas, C.N., Parisi, A.F.: Propranolol as primary therapy for thyrotoxicosis. Results of a long-term prospective study. Arch. Intern. Med. **136**, 50 (1976).

McLarty, D.G., Brownlie, B.E.W., Alexander, W.D., Papapetrou, P.D., Horton, P.: Remission of thyrotoxicosis during treatment with propranolol. Brit. med. J. **1973II**, 332.

Naumann, J., Naumann, A., Roszkowska, K.: Influence du propranolol sur le taux de la thyroxine et de la triiodothyronine chez les malades atteints d'hyperthyroidie. Materia Medica Polona **6**, 178 (1974).

Shanks, R.G., Hadden, D.R., Lowe, D.C., McDevitt, D.G.: Controlled trial of propranolol in thyrotoxicosis. Lancet **1969I**, 993.

Stout, B.D., Wiener, L., Cox, J.W.: Combined alpha- and beta-sympathetic blockade in hyperthyroidism. Ann. intern. Med. **70**, 963 (1969).

Turner, R., Granville-Grossman, K.L., Smart, J.V.: Effect of adrenergic receptor blockade on the tachycardia and axiety state of thyrotoxicosis. Lancet **1965II**, 1316.

Verhoeven, R.P., Visser, T.J., Docter, R., Hennemann, G., Schalekamp, M.A.D.H.: Plasma thyroxine, 3,3′,5-Triiodothyronine and 3,3′,5′ triiodothyronine during beta-adrenergic blockade in hyperthyroidism. J. clin. Endocrinol. **44**, 1002 (1977).

Waldstein, S.S., West, G.H., Lee, W.Y., Bronsky, D.: Guanethidine in hyperthyroidism. J. Amer. med. Ass. **189**, 609 (1964).

Werner, S.C., Platman, S.R.: Remission of hyperthyroidism and altered pattern of serum-thyroxine binding induced by prednisone. Lancet **1965II**, 751.

Wiersinga, W.M., Touber, J.L.: Influence of beta-adrenoceptor blocking agents on plasma thyroxine and triiodothyronine. J. clin. Endocrinol. **45**, 293 (1977).

Wilson, W.R., Theilen, E.O., Fletcher, F.W.: Pharmacodynamic effects of beta-adrenergic receptor blockade in patients with hyperthyroidism. J. clin. Invest. **43**, 1698 (1964).

Endokrine Ophthalmopathie

Adams, D.D., Purves, H.D.: The role of thyrotropin in hyperthyroidism and exophtalmos. Metabolism **6**, 26 (1957).

Almquist, S., Algvere, P.: Hypothyroidism in progressive ophthalmopathy of Graves' disease. Acta ophthal. (Kbh.) **50**, 76 (1972).

Andrews, A.D., Dunn, J.T.: Effects of TSH on the chemical composition of orbital tissue in guinea pigs. Endocrinology **93**, 527 (1973).

Aranow, H., Day, R.M.: Management of thyrotoxicosis in patients with ophthalmopathy: Antithyroid regimen determined primarily by ocular manifestations. J. clin. Endocr. **25**, 1 (1965).

Ashkar, F.S., Katims, R.B., Smoak, W.M., Gilson, A.J.: Blood exchange and plasmapheresis for thyroid storm. J. Amer. med. Ass. **214**, 1275 (1970).

Barbosa, J., Wong, E., Dow, R.P.: Ophthalmopathy of Graves' disease. Outcome after treatment with radioactive iodine, surgery, or antithyroid drugs. Arch. intern. Med. **130**, 111 (1972).

Bauer, R.K., Catz, B.: Radioactive iodine therapy for progressive malignant exophtalmos. Acta endocr. (Kbh.) **51**, 15 (1966).

Berman, B.: Voluntary propulsion of the eyeballs. The double Whammy syndrome. Arch. intern. Med. **117**, 648 (1966).

Benedict, W.L., Knight, M.S.: Inflammatory Pseudotumor of the Orbit. Arch. ophth. **52**, 582 (1923).

Bonnyns, M., Demeester-Mirkine, N., Calay, R., Bastenie, P.A.: Evaluation of the relationship between long-acting thyroid stimulator, clinical and biological thyrotoxicosis and exophthalmos. Acta endocr. (Kbh.) **58**, 581 (1968).

Brown, J., Coburn, J.W., Wigold, R.A., Hiss, J.M. jr., Dowling, J.T.: Adrenal steroid therapy for severe infiltrative ophthalmopathy of Graves' disease. Amer. J. Med. **34**, 786 (1963).

Brunish, R., Hayashi, J.: Purification and property of exophthalmos-producing substance. Arch. Biochem. **98**, 135 (1962).

Buckle, R.M.: Treatment of thyroid crisis by beta-adrenergic blockade. Acta endocr. (Kbh.) **57**, 168 (1968).

Bürgi, H., König, M.P.: Endokrine Ophthalmopathie. Schweiz. med. Wschr. **105**, 1101 (1975).

Burrow, G.N., Mitchell, M.S., Howard, R.O., Morrow, L.B.: Immunosuppressive therapy for the eye changes of Graves' disease. J. clin. Endocr. **31**, 307 (1970).

Catz, B., Perzik, S.L.: Subtotal vs. total surgical ablation of the thyroid, malignant exophthalmos and its relation to remnant thyroid. In: Current topics in thyroid research. New York-London: Academic Press 1965.

Chopra, I.J., Chopra, U., Orgiazzi, J.: Abnormalities of hypothalamo-hypophysial-thyroid axis in patients with Graves' ophthalmopathy. J. clin. Endocr. **37**, 955 (1973).

Christy, J.H., Morse, R.S.: Hypothyroid Graves' disease. Amer. J. Med. **62**, 291 (1977).

Condlife, P.G.: Chemistry of exophthalmos-producing substance. In: Werner, S.C., Thyrotropin. Springfield: Thomas 1963.

Coleman, D.J., Jack, R.L., Franzen, L.A., Werner, S.C.: High resolution B-scan ultrasonography of the orbit. V. Eye changes of Graves' disease. Arch. Ophthal. **88**, 465 (1972).

Crombie, A., Lawson, A.A.H.: Long-term trial of local guanethidine in treatment of eye signs of thyroid dysfunction and idiopathic lid retraction. Brit. med. J. **1967IV**, 592.

DeSanto, L.W.: Surgical palliation of ophthalmopathy of Graves' disease. Transantral approach. Mayo Clin. Proc. **47**, 989–992 (1972).

Dillon, P.T., Babe, J., Meloni, C.R., Canary, J.J.: Reserpine in thyrotoxic crisis. New Engl. J. Med. **283**, 1020 (1970).

Dobyns, B.M.: The influence of thyroidectomy on the prominence of the eyes in the guinea pig and in man. Surg. Gynec. Obstet. **80**, 526 (1946).

Dobyns, B.M.: Present concepts of the pathologic physiology of exophthalmos. J. clin. Endocr. **10**, 1202 (1950).

Dobyns, B.M., Steelman, S.L.: The thyroid stimulating hormone of the anterior pituitary as distinct from the exophthalmos-producing substance. Endocrinology **52**, 705 (1953).

Dobyns, B.M., Wilson, L.A.: An exophthalmos-producing substance in the serum of patients suffering from progressive exophthalmos. J. clin. Endocr. **14**, 1393 (1954).

Donaldson, S.S., Bagshaw, M.S., Kriss, J.P.: Supervoltage orbital radiotherapy for Graves' ophthalmopathy. J. clin. Endocr. **37**, 276 (1973).

Dunnington, J.H., Berke, R.N.: Exophthalmos due to chronic orbital myositis. Arch. ophth. **30**, 446 (1943).

Editorial: Endocrine exophthalmos. Brit. med. J. **1972III**, 68.

Enzmann, D., Marshall, W.H. jr., Rosenthal, A.R., Kriss, J.P.: Computed tomography in Graves' ophthalmopathy. Radiology **118**, 615 (1976).

Esslen, E., Papst, W.: Die Bedeutung der Elektromyographie für die Analyse von Motilitätsstörungen der Augen. Basel: Karger 1961.

Furth, E.D., Becker, D., Ray, B.S., Kane, J.W.: Appearance of unilateral infiltrative exophthalmos of Graves' disease after the successful treatment of the same process in the contralateral eye by apparently total surgical hypophysectomy. J. clin. Endocr. **22**, 518 (1962).

Garber, M.I.: Methylprednisolone in the treatment of exophthalmos. Lancet **1966 I**, 958.

Gorman, C.A., De Santo, L.W., MacCarthy, C.S., Riley, F.C.: Optic neuropathy of Graves' disease. Treatment by transantral or transfrontal orbital decompression. New Engl. J. Med. **290**, 70 (1974).

Green, D.E., Snyder, N.J., Solomon, D.H.: Gluco-corticoid-induced disappearance of the long-acting thyroid stimulator in Graves' ophthalmopathy. J. clin. Invest. **42**, 939 (1963).

Greig, W.R., Aboul-Khair, S.A., Mohamed, S.D., Crooks, J.: Effect of treatment of thyrotoxicosis on exophthalmos. Brit. med. J. **1965 II**, 509.

Grove, A.S.: Evaluation of exophthalmos. New Engl. J. Med. **292**, 1005 (1975a).

Grove, A.S., New, P.F.J., Momose, K.J.: Computerized tomographic (CT) scanning for orbital evaluation. Trans. Amer. Acad. Ophthal. Otolaryng. **79**, 137 (1975b).

Haddad, H.M.: Endocrine exophthalmus. J. Amer. med. Ass. **199**, 559 (1967).

Hall, R., Doniach, D., Kirkham, K., El Kabir, D.: Ophthalmic Graves' disease. Lancet **1970 I**, 375.

Hales, I.B., Rundle, F.F.: Ocular changes in Graves' disease A long-term follow-up study. Quart. J. Med. **29**, 113 (1960).

Hamburger, J.I., Sugar, H.S.: What the internist should know about the ophthalmopathy of Graves' disease. Arch. intern. Med. **129**, 131 (1972).

Hamilton, H.E., Schultz, R.O., De Gowin, E.L.: The endocrine eye lesion in hyperthyroidism: its incidence and course in 165 patients treated for thyrotoxicosis with iodine. Arch. intern. Med. **105**, 675 (1960).

Hamilton, R.D., Mayberry, W.E., McConahey, W.M., Hanson, K.C.: Ophthalmopathy of Graves' disease: Comparison between surgical and radioiodide therapy. Mayo Clin. Proc. **42**, 812 (1967).

Herrmann, J., Beisenherz, W., Gillich, K.H., Jester, H., Kluge, R., Nissen, P., Krüskemper, H.L.: Peritonealdialyse bei thyreotoxischer Krise. Dtsch. med. Wschr. **50**, 2615 (1969).

Hoffenberg, R., Louw, J.H., Voss, T.J.: Thyroidectomy under hypothermia in a pregnant patient with thyroid crisis. Lancet **1961 II**, 687.

Horst, W., Sautter, H., Ullerich, K.: Radiojoddiagnostik und Strahlentherapie der endokrinen Ophthalmopathie. Dtsch. med. Wschr. **85**, 730, 794 (1960).

Horster, F.A., Schleusener, H., Schimmelpfenning, K.: Die Bedeutung von thyreotropem Hormon (TSH), long acting thyroid stimulator (LATS) und exophthalmus-produzierendem Faktor (EPF) bei verschiedenen Formen der Schilddrüsenüberfunktion. Dtsch. med. Wschr. **92**, 673 (1967).

Huber, A., Esslen, E.: Diagnostic des Myopathies oculaires à l'aide de l'électromyographie. Bull. neurol. Soc. franç. Ophthal. **80**, 460 (1967).

Igersheimer, J.: Visual changes in progressive exophthalmos. Arch. Ophthal. **53**, 94 (1955).

Ingbar, S.H.: Management of emergencies: Thyrotoxic storm. New Engl. J. Med. **274**, 1252 (1966).

Ivy, H.K.: Medical approach to ophthalmopathy of Graves' disease Mayo Clin. Proc. **47**, 980–985 (1972).

Jallut, O., Galletti, P.M.: L'exophthalmie maligne (syndrome thyréohypophysaire) Présentation de 28 cas. Schweiz. med. Wschr. **90**, 639 (1960).

Kinderen, P.J.der: EPS, LATS and Exophthalmos. In: Irvine, W.J., Thyrotoxicosis. Edinburgh-London: Livingstone 1967.

Kinderen, P.J.der, Houtstra-Lanz, M., Schwarz, F.: Exophthalmos-producing substance in human serum. J. clin. Endocr. **20**, 712 (1960).

Kirmse, L., Lahrtz, H.G., Schemmel, K., Waschulik, G.: Totale Thyreoidektomie bei progredienter endokriner Obitopathie. Dtsch. med. Wschr. **100**, 535 (1975).

Klein, E., Kracht, J., Krüskemper, H.L., Reinwein, D., Scriba, P.C.: Klassifikation der Schilddrüsenkrankheiten. Dtsch. med. Wschr. **98**, 2249 (1973).

Kohn, L.D., Winand, R.J.: Relationship of thyrotropin to exophthalmus-producing substance. J. biol. Chem. **246**, 6570 (1971).

Kohn, L.D., Winand, R.J., Bates, R.W.: Relationship of thyrotropin to exophthalmos-producing substance: Formation of an exophthalmos-producing factor by pepsin digestion of mouse pituitary tumor and human thyrotropin preparations. Endocrinology **96**, 1329 (1975).

Konishi, J., Herman, M.M., Kriss, J.P.: Binding of thyroglobulin and thyroglobulin-antithyroglobulin immune complex to extraocular muscle membrane. Endocrinology **95**, 434 (1974).

Koutras, D.A., Alexander, W.D., Buchanan, W.W., McG. Harden, R.: Effect of thyroxine on exophthalmos in thyrotoxicosis. Brit. med. J. **1965 I**, 493.

Koutras, D.A., Bouzas, A.G., Lividas, D.P., Vagenakis, A.P., Koukoulommati, A.S.: Comparative drug treatment of endocrine exophthalmos. Europ. J. clin. Pharmacol. **3**, 32 (1970).

Krayenbühl, H.: The value of orbital angiography for diagnosis of unilateral exophthalmos. J. Neurosurg. **4**, 289 (1962).

Kriss, J.P., Rosenblum, A.L., Holderness, M., Sharp, G., Utiger, R.: Studies on the pathogenesis of the ophthalmopathy of Graves' disease. J. clin. Endocr. **27**, 582 (1967).

Lahey, F.H.: The crisis of exophthalmic goiter. New Engl. J. Med. **199**, 255 (1928).

Lamberg, B.A.: The medical thyroid crisis. Acta med. scand. **164**, 479 (1959).

Lamberg, B.A.: The thyro-hypophysical syndrome. 1. The primary reaction of the hypophysical eye signs (including exophthalmos) to the treatment of thyrotoxicosis. Acta med. scand. **148**, 225 (1954).

Lamberg, B.A.: The thyro-hypophysial syndrome. II. Roentgen irradiation of the pituitary region in the treatment of the hypophysial eye signs (including exophthalmos) after thyroidectomy. Acta med. scand. **156**, 361 (1957a).

Lamberg, B.A., Hernberg, C.A.: The thyro-hypophysial syndrome. III. Pituitary roentgen irradiation in the treatment of the hypophysial eye signs (including exophthalmos) during treatment of thyrotoxicosis with thyrostatic drugs. Acta med. scand. **156**, 378 (1957b).

Lamberg, B.A.: The thyro-hypophysial syndrome. IV. Hypophysial eye signs (including exophthalmos) without thyrotoxicosis (solitary thyro-hypophysial syndrome) and their treatment by roentgen irradiation of the pituitary region. Acta med. scand. **156**, 392 (1957c).

Lipman, L.M., Green, D.E., Snyder, N.J., Nelson, J.C., Solomon, D.H.: Relationship of long-acting thyroid stimulator to the clinical features and course of Graves' disease. Amer. J. Med. **43**, 486 (1967).

Logothetis, J., Warner, J.: Acute thyrotoxic "encephalomyopathy" associated with low serum potassium. Amer. J. Med. **32**, 631 (1962).

Mahieu, P., Winand, R.: Demonstration of delayed hypersensitivity to retrobulbar and thyroid tissue in human exophthalmos. J. clin. Endocr. **34**, 1090 (1972).

McArthur, J.W., Rawson, R.W., Means, J.H., Cope, O.: Thyrotoxic crisis. J. Amer. med. Ass. **134**, 868 (1947).

McGill, D.A., Asper, S.A., Jr.: Endocrine exophthalmos: a review and a report on antibody studies. New Engl. J. Med. **267**, 133/188 (1962).

McKenzie, J.M., McCullagh, E.P.: Observations against a causal relationship between the long-acting thyroid stimulator and ophthalmopathy of Graves' disease. J. clin. Endocr. **28**, 1177 (1968).

Morgan, D.C., Mason, A.S.: Exophthalmos in Cushing's syndrome. Brit. med. J. **1958 II**, 481.

Mullin, B.R., Levinson, R.E., Friedman, A., Henson, D.E., Winand, R.J., Kohn, L.D.: Delayed hypersensitivity in

Graves' disease and exophthalmos: Identification of thyroglobulin in normal human orbital muscle. Endocrinology **100**, 351 (1977).
Munro, R.E., Lamki, L., Row, V.V., Volpe, R.: Cell-mediated immunity in the exophthalmos of Graves' disease as demonstrated by the migration inhibitory factor (MIF) test. J. clin. Endocr. **37**, 286 (1973).
Naffziger, H.C., Jones, O.W., Jr.: The surgical treatment of progressive exophthalmos following thyroidectomy. J. Amer. med. Ass. **99**, 638 (1932).
Ogura, J.H., Walsh, I.E.: The transantral orbital decompression operation for progressive exophthalmos. Laryngoscope (St. Louis) **72**, 1078 (1962).
Ogura, J.H.: Transantral orbital decompression for progressive exophthalmos. A follow-up of 54 cases. Med. Clin. N. Amer. **52**, 399 (1968).
Ossoinig, K.: Echographie der Orbita. Methode der Wahl für die Diagnostik des einseitigen Exophthalmus. Schweiz. med. Wschr. **99**, 1034 (1969).
Pequegnat, E.P.: Large doses of radioiodide in Graves' disease: Effect on ophthalmopathy and long-acting thyroid stimulator. Mayo Clin. Proc. **42**, 802 (1967).
Pietras, R.J., Real, M.A., Poticha, G.S. Bronsky, D., Waldstein, S.S.: Cardio-vascular response in hyperthyroidism. The influence of adrenergic receptor blockade. Arch. intern. Med. **129**, 426 (1972).
Plimstone, B.L., Hoffenberg, R., Black, E.: Parallel assays of thyrotrophin, long-acting thyroid stimulator and exophthalmos-producing substance in endocrine exophthalmos and pretibial myxedema. J. clin. Endocr. **24**, 976 (1964).
Riley, F.C.: Surgical management of opthalmopathy in Graves' disease. Transfrontal orbital decompression. Mayo Clin. Proc. **47**, 986 (1972a).
Riley, F.C.: Orbital pathology in Graves' disease. Mayo Clin. Proc. **47**, 975 (1972b).
Riise, R.: Long-term prognosis in malignant exophthalmos. Acta ophthal. (Kbh.) **48**, 634 (1970).
Roizen, M., Becker, C.E.: Thyroid storm. Calif. Med. **115**, 5 (1971).
Schwarz, F., Kinderen, P.J.der, Houtstra-Lanz, M.: The correlation between endocrine exophthalmos and exophthalmos producing substance (EPS). Acta endocr. (Kbh.) **51**, 359 (1966).
Segal, R.L., Rosenblatt, S., Eliasoph, I.: Endocrine exophthalmos during lithium therapy of manic depressive disease. New Engl. J. Med. **289**, 136 (1973).
Singh, S.P., McKenzie, J.M.: 35-sulfate uptake by mouse Harderian gland: effect of serum from patients with Graves disease. Metabolism **20**, 422 (1970).
Smelser, G.K.: Experimental studies on exophthalmus. Amer. J. Ophthal. **54**, 929 (1962).
Smigiel, M.R., MacCarty, C.S.: Exophthalmos. The more commonly encountered neurosurgical lesions. Mayo Clin. Proc. **50**, 345 (1975).
Snyder, J.N., Green, D.E., Solomon, D.H.: Glucocorticoid-induced disappearance of long-acting thyroid stimulator in the ophthalmopathy of Graves disease. J. clin. Endocr. **24**, 1129 (1964).
Solomon, D.H., Chopra, I.J., Chopra, U., Smith, F.J.: Identification of subgroups of euthyroid Graves's opthalmopathy. New Engl. J. Med. **296**, 181 (1977).
Summerskill, W.H.J., Molnar, G.D.: Eye signs in hepatic cirrhosis. New Engl. J. Med. **266**, 1244 (1962).
Takeda, Y., Kriss, J.P.: Radiometric measurement of thyroglobulin-antithyroglobulin immune complex in human serum. J. Clin. Endocr. **44**, 46 (1977).
Teng, C.S., Yeo, P.P.B.: Ophthalmic Graves' disease: natural history and detailed thyroid function studies. Brit. med. J. **1977 I**, 273.
Thomas, F.B., Mazzaferri, E.L., Skillman, T.G.: Apathetic thyrotoxicosis: a distinctive clinical and laboratory entity. Ann. intern. Med. **72**, 679 (1970).
Vesterdal, E.: Long term prognosis of malignant exophthalmos. Acta opthal. (Kbh.) **48**, 639 (1970).
Volpé, R., Desbarats-Schonbaum, M.L., Schonbaum, E., Row, V.V., Ezrin, C.: The effect of radioablation of the thyroid gland in Graves' disease with high levels of long-acting thyroid stimulator (LATS). Amer. J. Med. **46**, 217 (1969).
Wahlberg, P., Lamberg, B.A.: Iodine metabolism in a case of thyrotoxic crisis. J. clin. Endocr. **23**, 397 (1963).
Waldstein, S.S., Slodki, S.J., Kaganie, G.I., Bronsky, D.: A clinical study of thyroid storm. Ann. intern. Med. **52**, 626 (1960).
Wasnich, R.D., Grumet, F.C., Payne, R.O., Kriss, J.P.: Graves' opthalmopathy following external neck irradiation for nonthyroidal neoplastic disease. J. clin. Endocr. **37**, 703 (1973).
Wegelius, O., Asboe-Hansen, G., Lamberg, B.A.: Retrobulbar connective tissue changes in malignant exophthalmos. Acta endocr. (Kbh.) **25**, 452 (1957).
Werner, S.C.: The severe eye changes of Graves' disease. J. Amer. med. Ass. **177**, 551 (1961).
Werner, S.C.: Prednisone in emergency treatment of malignant exophthalmos. Lancet **1966 I**, 1004.
Werner, S.C.: Immunosuppression in the management of the active severe eye changes of Graves' disease. In: Irvine, W.J., Phyrotoxicosis. Edinburgh-London: Livingstone 1967a.
Werner, S.C.: Classification of the eye changes of Graves' disease. J. clin. Endocr. **29**, 782 (1969).
Werner, S.C.: The eye changes of Graves' disease. Overview. Mayo Clin. Proc. **47**, 969 (1972).
Werner, S.C., Coleman, J., Franzen, L.A.: Ultrasonographic evidence of a consistent orbital involvement in Graves' disease. New Engl. J. Med. **290**, 1447 (1974).
Werner, S.C., Feind, C.R., Aida, M.: Graves' disease and total thyroidectomy. Progression of severe eye changes and decrease in serum long-acting thyroid stimulator after operation. New Engl. J. med. **276**, 132 (1967b).
Wiener, L., Stout, B.D., Cox, J.W.: Influence of beta-sympathetic blockade (propanolol) on the hemodynamics of hyperthyroidism. Amer. J. Med. **46**, 227 (1969).
Winand, R.J., Kohn, L.D.: The binding of (^{3}H) thyrotropin and ^{3}H-labeld exophthalmogenic factor by plasma membranes of retroorbital tissue: Proc. nat. Acad. Sci. (Wash.) **69**, 1711 (1972).
Winand, R.J., Kohn, L.D.: Retrobulbar modifications in experimental exophthalmos: The effect of thyrotropin and an exophthalmos-producing substance derived from thyrotropin on the $^{35}SO_4$ incorporation and glycosaminoglycan content of Harderian glands. Endocrinology **93**, 670 (1973).
Wyse, E.P., McConahey, W.M., Woolner, L.B., Scholz, D.A., Kearns, Th.P.: Ophthalmopathy without hyperthyroidism in patients with histologic Hashimoto's thyroiditis. J. clin. Endocr. **28**, 1623 (1968).
Yasargil, M.G.: Die Röntgendiagnostik des Exophthalmus unilateralis. Basel-New York: Karger 1957.
Zakharia, H.S., Asdourian, K., Matta, C.S.: Unilateral exophthalmos. Aetiological study of 85 cases. Brit. J. Ophthal. **56**, 678 (1972).
Zizmor, J., Fasano, C.V., Smith, B., Rabett, W.: Roentgenographic diagnosis of unilateral exophthalmos. J. Amer. med. Ass. **197**, 343 (1966).

Thyreotoxische Krise

Ashkar, F.S., Katims, R.B., Smoak, W.M., Gilson, A.J.: Blood exchange and plasmapheresis for thyroid storm. J. Amer. med. Ass. **214**, 1275 (1970).
Brooks, M.H., Waldstein, S.S., Bronsky, D., Sterling, K.: Serum triiodothyronine concentration in thyroid storm. J. clin. Endocr. **40**, 339 (1975).
Buckle, R.M.: Treatment of thyroid crisis by beta-adrenergic blockade. Acta endocr. (Kbh.) **57**, 168 (1968).
Dillon, P.T., Babe, J., Meloni, C.R., Canary, J.J.: Reserpine in thyrotoxic crisis. New Engl. J. Med. **283**, 1020 (1970).
Herrmann, J., Beisenherz, W., Gillich, K.H., Jester, H., Kluge, R., Nissen, P., Krüskemper, H.L.: Peritonealdialyse bei thyreotoxischer Krise. Dtsch. med. Wschr. **50**, 2615 (1969).

Herrmann, J., Schmidt, H.J., Krüskemper, H.L.: Thyroxine elimination by peritoneal dialysis in experimental thyrotoxicosis. Horm. Metab. Res. **5**, 180 (1973).
Hoffenberg, R., Louw, J.H., Voss, T.J.: Thyroidectomy under hypothermia in a pregnant patient with thyroid crisis. Lancet **1961 II**, 687.
Horn, K., Brehm, G., Habermann, J., Pickardt, C.R., Scriba, P.C.: Erfolgreiche Behandlung einer thyreotoxischen Krise durch kontinuierliche Plasmapherese am Blutzellseparator. Klin. Wschr. **54**, 983 (1976).
Ingbar, S.H.: Management of emergencies: Thyrotoxic storm. New Engl. J. Med. **274**, 1252 (1966).
Kammer, G.M., Hamilton, C.R.: Acute bulbar muscle dysfunction and hyperthyroidism: A study of 4 cases and review of the literature. Amer. J. Med. **56**, 404 (1974).
Lahey, F.H.: The crisis of exophthalmic goiter. New Engl. J. Med. **199**, 255 (1928).
Lamberg, B.A.: The medical thyroid crisis. Acta med. scand. **164**, 479 (1959).
Logothetis, J., Warner, J.: Acute thyrotoxic "encephalomyopathy" associated with low serum potassium. Amer. J. Med. **32**, 631 (1962).
McArthur, J.W., Rawson, R.W., Means, J.H., Cope, O.: Thyrotoxic crisis. J. Amer. med. Ass. **134**, 868 (1947).
Pietras, R.J., Real, M.A., Pottcha, G.S., Bronsky, D., Waldstein, S.S.: Cardio-vascular response in hyperthyroidism. The influence of adrenergic receptor blockade. Arch. intern. Med. **129**, 426 (1972).
Roizen, M., Becker, C.E.: Thyroid storm. Calif. Med. **115**, 5 (1971).
Shand, D.G.: Drug therapy: Propanolol. New Engl. J. Med. **293**, 280 (1975).
Thomas, F.B., Mazzaferri, E.L., Skillman, T.G.: Apathetic thyrotoxicosis: a distinctive clinical and laboratory entity. Ann. intern. Med. **72**, 679 (1970).
Wahlberg, P., Lamberg, B.A.: Iodine metabolism in a case of thyrotoxic crisis. J. clin. Endocr. **23**, 397 (1963).
Waldstein, S.S., Slodki, S.J., Kaganie, G.I., Bronsky, D.: A clinical study of thyroid storm. Ann. intern. Med. **52**, 626 (1960).
Wiener, L., Stout, B.D., Cox, J.W.: Influence of beta-sympathetic blockade (propranolol) on the hemodynamics of hyperthyroidism. Amer. J. Med. **46**, 227 (1969).

M. Basedow im höheren Alter, apathische Hyperthyreose

Bartels, E.C.: Hyperthyroidism in patients over 65. Geriatrics **1965**, 459.
Davis, P.J., Davis, F.B.: Hyperthyroidism in patients over the age of 60 years. Medicine **53**, 161 (1974).
Editorial: Apathetic thyrotoxicosis. Lancet **1970 II**, 809.
Lahey, F.H.: Non-activated (apathetic) type of hyperthyroidism. New Engl. J. Med. **204**, 747 (1931).
Ronnov-Jessen, V., Kirkegard, C.: Hyperthyroidism – A disease of old age? Brit. med. J. **1973 I**, 41.
Stiel, J.N., Hales, I.B., Reeve, T.S.: Thyrotoxicosis in an elderly population. Med. J. Aust. **2**, 986 (1972).
Thomas, F.B., Mazzaferri, E.L., Skillman, T.G.: Apathetic thyrotoxicosis: A distinctive clinical and laboratory entity. Ann. intern. Med. **72**, 679 (1970).

M. Basedow während der Schwangerschaft

Burrow, G.N.: Hyperthyroidism during pregnancy. New Engl. J. Med. **298**, 150 (1978).
Burrow, G.N.: The thyroid gland in pregnancy. Philadelphia: Saunders 1972.
Editorial: Thyrotoxicosis during pregnancy. New Engl. J. Med. **273**, 661 (1965).
Elphinstone, N.: Thiouracil in pregnancy. Its effect on the foetus. Lancet **1953 I**, 1281.
Freedberg, I.M., Hamolsky, M.W., Freedberg, A.S.: The thyroid gland in pregnancy. New Engl. J. Med. **256**, 505, 551 (1957).
Hawe, Ph., Francis, H.H.: Pregnancy and thyrotoxicosis. Brit. med. J. **1962 II**, 817.
Herbst, A.L., Selenkow, H.A.: Hyperthyroidism during pregnancy. New Engl. J. Med. **273**, 627 (1965).
Mestman, J.H., Manning, P.R., Hodgman, J.: Hyperthyroidism and pregnancy. Arch. Int. Med. **134**, 434 (1974).
Selenkow, H.A.: Therapeutic considerations for thyrotoxicosis during pregnancy. In: Perinatal thyroid physiology and disease (D.A. Fisher, G.N. Burrow, eds.), p. 145. New York: Raven Press 1975.
Zaninovich, A.A.: Effects of oestrogens on thyroxine turnover in hyperthyroidism. Acta endocr. (Kbh.) **71**, 491 (1972).

Hyperthyreose im Neugeborenen- und Kindesalter

Fisher, D.A.: Pathogenesis and therapy of neonatal Graves disease. Amer. J. Dis. Child. **130**, 133 (1976).
Green, W.L.: Humoral and genetic factors in thyrotoxic Graves disease and neonatal thyrotoxicosis. J. Amer. med. Ass. **235**, 1449 (1976).
Hayles, A.B.: Problems of Childhood Graves' Disease. Mayo Clin. Proc. **47**, 850 (1972).
Kogut, M.D., Kaplan, S.A., Collipp, P.J., Tiamsic, T., Boyle, D.: Treatment of hyperthyroidism in children. Analysis of forty-five patients. New Engl. J. Med. **272**, 217 (1965).
Rallison, M.L., Dobyns, B.M., Keating, F.R., Rall, J.E., Tyler, F.H.: Thyroid disease in children. A survey of subjects potentially exposed to fallout radiation. Amer. J. Med. **56**, 457 (1974).
Rosenberg, D., Grand, M.J.H., Silbert, D.: Neonatal hyperthyroidism. New Engl. J. Med. **268**, 292 (1963).
Safa, A.M., Schumacher, O.P., Rodriguez-Antunez, A.: Long-term follow-up results in children and adolescents treated with radioactive iodine (^{131}I) for hyperthyroidism. New Engl. J. Med. **292**, 167 (1975).
Saxena, K.M.: Thyrotoxicosis in children. A discussion of present methods of treatment. Clin. Pediat. (Phila.) **4**, 325 (1965).
Schlesinger, St., MacGillivray, M.H., Munschauer, R.W.: Acceleration of growth and bone maturation in childhood thyrotoxicosis. J. Pediat. **83**, 233 (1973).
Schwarz, G.: Ein Fall von diaplacentar übertragenem Exophthalmus. Acta endocr. (Kbh.) **30**, 616 (1959).
Sunshine, Ph., Kusumototo, H., Kriss, J.P., Pleshakov, V., Chien, J.R.: Survival time of circulating long-acting thyroid stimulator in enonatal thyrotoxicosis: implications for diagnosis and therapy of the disorder. Pediatrics **36**, 869 (1965).
Sunshine, P., Kusumoto, H., Kriss, J.P.: Survival time of circulating long-acting thyroid stimulator in neonatal thyrotoxicosis. Pediatrics **36**, 869 (1965).

Trijodthyroninhyperthyreose

Editorial: Triiodothyronine. Lancet **1971 I**, 898.
Editorial: Triiodothyronine thyrotoxicosis. J. Amer. med. Ass. **218**, 438 (1971).
Herrman, J., Lehr, H.J., Kroll, H.J., Rusche, H.J., Rudorff, K.H., Krüskemper, H.L.: Exzessive periphere Konversion von Thyroxin zu Trijodthyronin in der Pathogenese der T_3-Hyperthyreose. Dtsch. med. Wschr. **100**, 2319 (1975).
Hollander, C.S., Mitsuma, T., Nihel, N., Shenkman, L., Burday, S.Z., Blum, M.: Clinical and laboratory observations in cases of triiodothyronine toxicosis confirmed by radioimmunoassay. Lancet **1972 I**, 609.
Hollander, C.S., Mitsuma, T., Shenkman, L., Stevenson, C., Pineda, G., Silva, E.: T_3 toxicosis in an iodine-deficient area. Lancet **1972 II**, 1276.
Hollander, C.S., Shenkman, L., Mitsuma, T., Blum, M., Kastin, A.J., Anderson, D.G.: Hypertriiodothyroninemia as a premonitory manifestation of thyrotoxicosis. Lancet **1971 II**, 731.

Ivy, H.K., Wahner, H.W., Gorman, C.A.: Triiodothyronine (T_3) toxicosis. Arch. intern. Med. **128**, 529 (1971).
McClintock, J.C., Frawley, T.F., Holden, J.H.P.: Hyperthyroidism in children: observations in 50 treated cases, including an evaluation of endocrine factors. J. clin. Endocr. **16**, 62 (1956).
McKenzie, J.M.: Neonatal Graves' disease. J. clin. Endocr. **24**, 660 (1964).
Mitsuma, T., Owens, R., Shenkman, L., Reiter, E., Hollander, C.S.: T_3-thyrotoxicosis in childhood. J. Pediat. **81**, 982 (1972).
Sterling, K., Bellabarba, D., Newman, E.S., Brenner, M.A.: Determination of triiodothyronine concentration in human serum. J. clin. Invest. **48**, 1150 (1969).
Sterling, K., Refetoff, S., Selenkow, M.A.: T_3-thyrotoxicosis. J. Amer. med. Ass. **213**, 571 (1970).
Sung, L.C., Cavalieri, R.R.: T_3-thyrotoxicosis due to metastatic thyroid carcinoma. J. clin. Endocr. **36**, 215 (1973).

Autonomes (toxisches) Adenom

Agerbaek, H.: The hormone synthesis of hyperfunctioning thyroid nodules in euthyroid patients. Acta Endocr. **77**, 53 (1974).
Bay, V.: Das toxische Adenom der Schilddrüse. Ergebn. Chir. Orthop. **47**, 132 (1965).
Becker, F.O., Economo, P.G., Schwartz, T.B.: Occurrence of carcinoma in "hot" thyroid nodules: report of two cases. Ann. intern. Med. **58**, 877 (1963).
Burke, C., Szabo, M.: Dissociation of in vivo and in vitro "autonomy" in hyperfunctioning thyroid nodules. J. clin. Endocr. **35**, 199 (1972).
Cope, O., Rawson, R.W., McArthur, J.W.: The hyperfunctioning single adenoma of the thyroid. Surg. Gynec. Obstet. **84**, 415 (1947).
Engelbrecht, W.: Zürcher Ergebnisse der Radiosekretion bei 698 Patienten mit Morbus Basedow und der Radioclimination bei 404 Patienten mit toxischem Adenom – 1102 Patienten mit Hyperthyreose. Thesis Zürich, 1970.
Ermans, A.M., Camus, M.: Modifications of thyroid function induced by chronic administration of iodide in the presence of autonomous thyroid tissue. Acta Endocrinol. **70**, 463 (1972).
Evered, D.C., Clark, F., Petersen, V.B.: Thyroid function in euthyroid subjects with autonomous thyroid nodules. Clin. Endocr. **3**, 149 (1974).
Fellinger, K., Höfer, R., Egert, H., Vetter, H.: Clinical and laboratory observations in patients with hyperactive thyroid nodules. Advances in thyroid research, p. 347. London: Pergamon Press 1961.
Ferriman, D., Hennebry, T.M., Tassopoulos, C.N.: True thyroid adenoma. Quart. J. Med. (N.S.) **41**, 127 (1972).
Fuchsig, P.: Die Struma: weder ein internistisches noch chirurgisches, sondern ein ärztliches Problem. Chirurg **39**, 158 (1968).
Garnier, H., Reynier, J., Savoie, J.C., Calmettes, C., Meillère, D., Cordier, G.: L'adénome toxique du corps thyroide. A propos de 100 cas opérés. Ann. Chir. **18**, 264 (1964)
Gilbert-Deyfus, Gali, P.: Les critères de guérison des adenomes toxiques traités par l'iode radioactif. Rév. franç. Endocr. clin. **4**, 27 (1963).
Glanzmann, Ch., Kaestner, F., Horst, W.: Therapie der Hyperthyreose mit Radioisotopen des Jods: Erfahrungen bei über 2000 Patienten. Klin. Wschr. **53**, 669 (1975).
Greene, R., Farran, H.E.A.: On single "hot" nodules of the thyroid gland. J. Endocr. **33**, 357 (1965).
Guinet, P., Tourniaire, J., Guillaud, M., Briere, J., Dalmais, J., Chalendar, D.: Adénome toxique et cancer thyroidien. Ann. Endocr. (Paris) **32**, 513 (1971).
Hamburger, J.I.: Clinical thyroidology, p. 74. Southfield Michigan: Northland Thyroid Laboratory 1974.
Hamburger, J.I.: Solitary autonomously functioning thyroid lesions. Diagnosis, clinical features and pathogenetic considerations. Amer. J. Med. **58**, 740 (1975).
Hall, R.: Hyperthyroidism. Pathogenesis and diagnosis. Brit. med. J. **1970 I**, 743.
Heinze, H.G., Pfeiffer, K.J., Lichtenstein, Z.: Radiotherapie des autonomen Adenoms. Dtsch. med. Wschr. **100**, 2203 (1975).
Horst, W., Rösler, H., Schneider, C., Heinzel, F., Conrad, B.: Differentialdiagnostik, Therapie und Pathophysiologie des toxischen Adenoms. In: Radio-Isotope in der Endokrinologie. Stuttgart: F.K. Schattauer 1965.
Horst, W., Rösler, H., Schneider, C., Labhart, A.: 306 cases of toxic adenoma: clinical aspects, findings in radiochromatography and histology, radioiodine diagnostics, results of I^{131} and surgical therapy. J. nucl. Med. **8**, 515 (1967).
Horst, W., Schneider, C., Thiemann, K.J.: Ergebnisse der Radiopapierchromatographie, Szintigraphie und Radioelimination bei 58 Fällen von toxischem Adenom der Schilddrüse. Verh. Dtsch. Ges. Inn. Med. 66. Kongr. p. 356, 1960.
Ingrisch, H., Heinze, H.G., Wöhler, J., Horn, K., Pfeifer, K.J., Scriba, P.C.: Absolute Jodaufnahme autonomer Adenome der Schilddrüse vor und nach exogener TSH-Stimulation. Dtsch. med. Wschr. **99**, 1677 (1974).
Karlberg, B.E.: Thyroid nodule autonomy: Its demonstration by the thyrotrophin releasing hormone (TRH) stimulation test. Acta endocr. (Kbh.) **73**, 689 (1973).
Krampf, K., Akovbiantz, A., Rösler, R.: Diagnose und Therapie des toxischen Schilddrüsenadenoms. Helv. chir. Acta **34**, 132 (1967).
Larsen, P.R., Yamashita, K., Dekker, A., Field, J.B.: Biochemical observations in functioning human thyroid adenomas. J. clin. Endocr. **36**, 1009 (1973).
Mahlstedt, J., Joseph, K., Dekompensation autonomer Adenome der Schilddrüse nach prolongierter Jodzufuhr. Dtsch. med. Wschr. **98**, 1748 (1973).
Molnar, G.D., Childs, D.S., Woolner, L.B.: Histologic evidence of malignancy in a thyroid gland bearing a "hot" nodule. J. clin. Endocr. **18**, 1132 (1958).
Molnar, G.D., Wilber, R.D., Lee, R.E., Woolner, L.B., Keating, F.R., Jr.: On the hyperfunctioning solitary thyroid nodule. Proc. Mayo Clinic **40**, 665 (1965).
Plummer, H.S.: The clinical and pathological relationship of simple and exophathalmic goiter. Trans. Ass. Amer. Physns **28**, 587 (1913).
Plummer, H.S.: The clinical and pathologic relationships of hyperplastic and nonhyperplastic goiter. J. Amer. med. Ass. **61**, 650 (1913).
Pohl, G., Galvan, G., Steiner, H., Salis-Samaden, R.: Das autonome Adenom der Schilddrüse im Struma-Endemie-Gebiet. Dtsch. med. Wschr. **98**, 189 (1973).
Ridgway, E.C., Weintraub, B.D., Cevallos, J.L., Rack, M.C., Maloof, F.: Suppression of pituitary TSH secretion in the patient with a hyperfunctioning thyroid nodule. J. clin. Invest. **52**, 2783 (1973).
Savoie, J.C.: Etude clinique et biologique de quarante-trois cas d'adénome toxique thyroiden. Rev. franç. Etud. clin. biol. **6**, 263 (1961).
Sheline, G.E., McCormack, K.: Solitary hyperfunctioning thyroid nodules. J. clin. Endocr. **20**, 1401 (1960).
Shimaoka, K.: Toxic adenoma of the thyroid with triiodothyronine as the principal circulating thyroid hormone. Acta endocr. (Kbh.) **43**, 285 (1963).
Silverstein, G.E., Burke, G., Cogan, R.: The natural history of the autonomous hyperfunctioning thyroid nodule. Ann. intern. Med. **67**, 539 (1967).
Skillern, P.G., McCullagh, E.P., Clamen, M.: Radioiodine in diagnosis and therapy of hyperthyroidism caused by hyperfunctioning thyroid adenoma. Arch. intern. Med. **110**, 888 (1962).
Sterling, K., Refetoff, S., Selenkow, H.H.A.: T_3-Thyrotoxicosis. J. Amer. med. Ass. **213**, 571 (1970).
Studer, H., Hunziker, H.R., Ruchti, Ch.: Morphologic and functional substrate of thyrotoxicosis caused by nodular goiter. Am. J. Med. (1978), im Druck.
Van den Hove-Vandenbroucke, M.F., De Visscher, M., Couvreur-Eppe, M.: Secretory activity of isolated thyroid adenomas. J. clin. Endocr. **43**, 178 (1976).

Vigier, R., von: Probleme der Hyperthyreosediagnostik. Helv. med. Acta **31**, 191 (1964).

Wöhler, J., Heinze, H.G., Pickardt, C.R., Erhardt, F., Scriba, P.C.: Eine neue, risikolose Methode zur Diagnostik dekompensierter autonomer Adenome der Schilddrüse. Dtsch. med. Wschr. **99**, 1240 (1974).

Zukschwerdt, L., Bay, V.: Die gezielte Operationstechnik im Nichtendemiegebiet. Wien. med. Wschr. **113**, 823 (1963).

Hyperthyreose bei Blasenmole und Choriocarcinom

Burger, A.: Further studies on a thyroid stimulating factor in crude chorionic gonadotrophin preparations and in urine. Acta endocr. (Kbh.) **55**, 587 (1967).

Editorial: Hyperthyroidism of hydatidiform mole. Brit. med. J. **1976 I**, 179.

Galton, V.A., Ingbar, S.H., Jimenez-Fonesca, J., Hershman, J.M.: Alterations in thyroid hormone economy in patients with hydatidiform mole. J. clin. Invest. **50**, 1345 (1971).

Hamilton, C.R., Maloof, F.: Unusual types of hyperthyroidism. Medicine **52**, 195 (1973).

Hennen, G.P., Freychet, P.: Human chorionic thyrotropin. Its relationship to thyroid stimulators from chorionic neoplasms and nonendocrine cancers. Israel J. Med. Sci. **10**, 1332 (1974).

Hershman, J.M., Higgins, H.P.: Hydatidiform mole—A cause of clinical hyperthyroidism. New Engl. J. Med. **284**, 573 (1971).

Hershman, J.M., Higgins, H.P., Starnes, W.R.: Differences between thyroid stimulator in hydatiform mole and human chorionic thyrotropin. Metabolism **19**, 735 (1970).

Higgins, H.P., Hershman, J.M., Kenimer, J.G., Patillo, R.A., Bayley, T.A., Walfish, P.: The thyrotoxicosis of hydatidiform mole. Ann. Int. Med. **83**, 307 (1975).

Kenimer, J.G., Hershman, J.M., Higgins, H.P.: The thyrotropin in hydatidiforme moles is human chorionic gonadotropin. J. clin. Endocr. **40**, 482 (1975).

Miyai, K., Tanizawa, O., Yamamoto, T., Azukizawa, M., Kawai, Y., Noguchi, M., Ishibashi, K., Kumahara, Y.: Pituitary-thyroid function in trophoplastic disease. J. clin. Endocr. **42**, 254 (1976).

Morley, J.E., Jacobson, R.J., Melamed, J., Hershman, J.M.: Choriocarcinoma as a cause of thyrotoxicosis. Amer. J. Med. **60**, 1036 (1976).

Nagataki, S., Mizuno, M., Sakamoto, S., Irie, M., Shizume, K., Nakao, K., Galton, V.A., Arky, R.A., Ingbar, S.H.: Thyroid function in molar pregnancy. J. clin. Endocr. **44**, 254 (1977).

Odell, W.D., Bates, R.W., Riolin, R.S., Lipsett, M.B., Hertz, R.: Increased thyroid function without clinical hyperthyroidism in patients with choriocarcinoma. J. clin. Endocr. **23**, 658 (1963).

Steigbigel, N.H., Oppenheim, J.J., Fishman, L.M., Carbone, P.P.: Metastatic embryonal carcinoma of the testis associated with elevated plasma TSH-like activity and hyperthyroidism. New Engl. J. Med. **271**, 345 (1964).

Hyperthyreose bei Schilddrüsencarcinom

Dunn, J.T., Ray, S.C.: Changes in iodine metabolism and thyroglobulin structure in metastatic follicular carcinoma of the thyroid with hyperthyroidism. J. clin. Endocr. **36**, 1088 (1973).

Federman, D.D.: Hyperthyroidism due to functioning metastatic carcinoma of the thyroid. Medicine (Baltimore) **43**, 267 (1964).

Ghose, M.K., Genuth, S.M., Abellera, R.M., Friedman, S., Lidsky, I.: Functioning primary thyroid carcinoma and metastases producing hyperthyroidism. J. clin. Endocr. **33**, 639 (1971).

Hunt, W.B. Crispell, K.R., McKee, J.: Functioning metastatic carcinoma of the thyroid producing clinical hyperthyroidism. Amer. J. Med. **28**, 995 (1960).

Studer, H., Veraguth, P., Wyss, F.: Thyrotoxicosis due to a solitary hepatic metastasis of thyroid carcinoma. J. clin. Endocr. **11**, 1334 (1961).

Valenta, L., Lemarchand-Béraud, Th., Vannotti, A., Silnik, K.: L'hormonogénèse dans le néoplasme thyroïdien. Schw. Med. Wschr. **98**, 101 (1968).

Hyperthyreose bei TSH-sezernierenden Hypophysentumoren und Akromegalie

Baylis, P.H.: Case of hyperthyroidism due to a chromophobe adenoma. Clin. Endocr. **5**, 145 (1976).

Emerson, C.H., Utiger, R.D.: Hyperthyroidism and excessive thyrotropin secretion. New Engl. J. Med. **287**, 328 (1972).

Faglia, G., Ferrari, C., Neri, V., Beck-Peccoz, B., Ambrosi, B., Valentini, F.: High plasma thyrotrophin levels in two patients with pituitary tumor. Acta endocr. (Kbh.) **69**, 649 (1972).

Gershengorn, M.C., Weintraub, B.D.: Thyrotropin-induced hyperthyroidism caused by selective pituitary resistance to thyroid hormone. New syndrome of inappropriate secretion of TSH. J. clin. Invest. **56**, 633 (1975).

Hamilton, C.R., Adams, L.C., Maloof, F.: Hyperthyroidism due to thyrotropin-producing pituitary chromophobe adenoma. New Engl. J. Med. **283**, 1077 (1970).

Hamilton, C.R., Maloof, F.: Acromegaly and toxic goiter. J. clin. Endocr. **35**, 659 (1972).

Horn, K., Erhardt, F., Fahlbusch, R., Pickardt, C.R., v. Werder, K., Scriba, P.C.: Recurrent goiter, hyperthyroidism, galactorrhea and amenorrhea due to a thyrotropin and prolactin-producing pituitary tumor. J. clin. Endocr. **43**, 137 (1976).

Kourides, I.A., Ridgway, E.C., Weintraub, B.D., Bigos, S.T., Gershengorn, S.C., Maloof, F.: Thyrotropin-induced hyperthyroidism: Use of alpha and beta subunit levels to identify patients with pituitary tumors. J. clin. Endocr. **45**, 534 (1977).

Mornex, R., Tommasi, M., Cure, M., Farcot, J., Orgiazzi, J., Rousset, B.: Hyperthyroïdie associée à un hypopituitarisme au cours de l'évolution d'une tumeur hypophysaire sécrétant T.S.H. Ann. Endocr. (Paris) **33**, 390 (1972).

Tolis, G., Bird, C., Bertrand, G., McKenzie, J.M., Ezrin, C.: Pituitary hyperthyroidism. Case report and review of the literature. Am. J. Med. 1978 (im Druck).

Jod-induzierte Hyperthyreose (Jod-Basedow)

Adams, D.D., Kennedy, T.H., Choufoer, J.C., Querido, A.: Endemic goiter in Western New Guinea. III. Thyroid stimulating activity of serum from severely iodine deficient people. J. clin. Endocr. **28**, 685 (1968).

Blum, M., Weinberg, U., Shenkman, L., Hollander, Ch.S.: Hyperthyroidism after iodinated contrast medium. New Engl. J. Med. **291**, 24 (1974).

Breuer, R.: Beitrag zur Aetiologie der Basedow'schen Krankheit und des Thyreoidismus. Wien. klin. Wschr. **13**, 641 u. 671 (1900).

Coindet, J.F.: Nouvelles recherches sur les effets de l'iode et sur les précautions à suivre dans le traitement du goître par ce nouveau remède. Ann. Chim. Phys. (Paris) **16**, 252 (1821).

Connolly, R.J., Vidor, G.I., Stewart, J.C.: Increase in thyrotoxicosis in endemic goiter area after iodation of bread. Lancet **1970I**, 500.

Ermans, A.M., Camus, M.: Modifications of thyroid function induced by chronic administration of iodide in the presence of autonomous thyroid tissue. Acta Endocr. **70**, 463 (1972).

Kocher, Th.: Über Jodbasedow. Langenbecks Arch. klin. Chir. **92**, 1166 (1910).

Laroche, G., Hirsch, M.: Les troubles thyroïdiens d'origine iodée: goitre, iode-myxoedème, iode-Basedow. Presse méd. **69**, 2219 (1960).

Mahlstedt, J., Joseph, K.: Dekompensation autonomer Adenome der Schilddrüse nach prolongierter Jodzufuhr. Dtsch. med. Wschr. **98**, 1748 (1973).
Matovinovic, J., Ramalingaswami, V.: Therapy and prophylaxis of endemic goiter. In: Endemic goiter. Geneva: WHO 1960.
Nilsson, G.: Self-limiting episodes of Jodbasedow. Acta Endocr. **74**, 475 (1973).
Quervain, F. de: Zur Kropfprophylaxe durch Jodkochsalz. Schweiz. med. Wschr. **59**, 1099 (1929).
Rilliet, F.: Sur le iodisme constitutionel. Bull. Acad. imp. Med. **25**, 382, 479 (1859/60).
Roch, M.: Le corps thyroïde et le métabolisme de l'iode. In Glandes endocrines et vitamines. Genève: Les presses académiques 1943.
Savoie, J.C., Massin, J.P., Thomopoulos, P., Leger, F.: Iodine-induced thyrotoxicosis in apparently normal thyroid glands. J. clin. Endocr. **41**, 685 (1975).
Schneider, C., Stephan, G., Suwelak, M.: Über das Hyperthyreose-Risiko bei iatrogener Jodzufuhr. Dtsch. med. Wschr. **94**, 2631 (1969).
Stanbury, J.B., Brownell, G.L., Riggs, D.S., Perinetti, H., Hoiz, J., Castillo, E.B. del: Endemic goiter, the adaptation of man to iodine deficiency. Cambridge, Mass. USA: Harvard University Press 1954.
Stewart, J.C., Vidor, G.I.: Thyrotoxicosis induced by iodine contamination of food — a common unrecognized condition. Brit. med. J. **1976I**, 372.
Vagenakis, A.G., Wang, C., Burger, A., Maloof, F., Braverman, L.E., Ingbar, S.H.: Iodide-induced thyrotoxicosis in Boston. New Engl. J. Med. **287**, 523 (1972).

Thyreotoxicosis factitia und Struma ovarii

Brown, W.W., Retty, K.R., Rosenfeld, P.S.: Hyperthyroidism due to struma ovarii: demonstration by radiodine scan. Acta endocr. (Kbh.) **73**, 266 (1973).
Harvey, R.F.: Thyroxine "addicts". Brit. med. J. **1973II**, 35.
Kirkeby, K.: Fatty acid composition of serum lipids in hyper- and hypothyroidism. Acta endochr. (Kbh.) **71**, 73 (1972).
Rose, E., Sanders, T.P., Webb, W.L., Hines, R.C.: Occult factitial thyrotoxicosis. Ann. intern. Med. **71**, 309 (1969).
Von Hofe, S.E., Young, R.L.: Thyrotoxicosis after a single ingestion of levothyroxine. J. Amer. med. Ass. **237**, 1361 (1977).

Endemischer Kropf und Kretinismus

Adams, D.D., Kennedy, T.H., Choufoer, J.C., Querido, A.: Endemic goiter in Western New Guinea. III. Thyroid stimulating activity of serum from severely iodinedeficient people. J. clin. Endocr. **28**, 685 (1968).
Adams, D.D., Kennedy, T.H., Stewart, J.C., Utiger, R.D., Vidor, G.I.: Hyperthyroidism in Tasmania following iodide supplementation: measurements of thyroid stimulating auto-antibodies and thyrotropin. J. clin. Endocr. **41**, 221 (1975).
Alexander, W.D., Koutras, D.A., Crooks, J., Buchanan, W.W., Macdonald, E.M., Richmond, M.H., Wayne, E.J.: Quantitative studies of iodine metabolism in thyroid disease. Quart. J. Med. **31**, 281 (1962).
Astwood, E.B., Cassidy, C.E., Aurbach, G.D.: Treatment of goiter and thyroid nodules with thyroid. J. Amer. med. Ass. **174**, 459 (1960).
Bastenie, P.A., Ermans, A.M., Thys, O., Beckers, C., Schrieck, H.G. van den, Visscher, M. de: Endemic goiter in the Uele region. III. Endemic cretinism. J. clin. Endocr. **22**, 187 (1962).
Bayard, O.: Über das Kropfproblem. III. Zur Aetiologie und Prophylaxe des endemischen Kropfes. Schweiz. med. Wschr. **53**, 732 (1923).
Berchtold, R., Grétillat, P.A., König, M.P., Pedrinis, E., Rösler, H.: Die Bedeutung des sogenannten kalten Knotens in der Kropfchirurgie. Schweiz. med. Wschr. **104**, 449 (1974).
Bergfelt, G., Risholm, L.: Postoperative thyroid hormone therapy in nontoxic goitre. Acta chir. scand. **126**, 531 (1963).
Bircher, E.: Die Jodtherapie des endemischen Kropfes und ihre Geschichte. Schweiz. med. Wschr. **52**, 713 (1922).
Bürgi, H.: Indikationen und Verfahren der konservativen Kropfbehandlung. Helv. Chir. Acta **44**, 709 (1977).
Buttfield, I.H., Black, M.L., Hoffmann, M.J., Mason, E.K., Hetzel, B.S.: Iodised oil injection. Lancet **1965II**, 767.
Buttfield, I.H., Black, M.L., Hoffmann, M.J., Mason, E.K., Wellby, M.L., Good, B.F., Hetzel, B.S.: Studies of the control of thyroid function in endemic goiter in Eastern New Guinea. J. clin. Endocr. **26**, 1201 (1966).
Buttfield, I.H., Hetzel, B.S., Odell, W.D.: Effect of iodized oil on serum TSH determined by immunoassay in endemic goiter subjects. J. clin. Endocr. **28**, 1664 (1968).
Carr, E.A., jr., Beierswaltes, W.H., Raman, G., Dodson, V.N., Tantan, J., Betts, J.S., Stambaugh, R.A.: The effect of maternal thyroid function on fetal thyroid function and development. J. clin. Endocr. **19**, 1 (1959).
Cassano, C., Baschieri, L., Andreani, D.: Etude de 48 cas de goitre simple avec élévation de la clearance rénale de l'iode. In: Advances in thyroid research (R. Pitt-Rivers). Oxford: Pergamon Press 1961.
Chopra, I.J., Hershman, J.M., Hornabrook, R.W.: Serum thyroid hormone and thyrotropin levels in subjects from endemic goiter regions of New Guinea. J. clin. Endocr. **40**, 326 (1975).
Choufoer, J.C., Rhijn, M. van, Kassenaar, A.A.H., Querido, A.: Endemic goiter in western New Guinea: Iodine metabolism in goitrous and nongoitrous subjects. J. clin. Endocr. **23**, 1203 (1963).
Choufoer, J.C., Rhijn, M. van, Querido, A.: Endemic goiter in western New Guinea. II Clinical picture, incidence and pathogenesis of endemic cretinism. J. clin. Endocr. **25**, 385 (1965).
Clements, F.W.: Health significance of endemic goitre and related conditions. Endemic goitre. Geneva: World Health Organization 1960.
Coble, Y.D., Kohler, P.O.: Plasma TSH levels in endemic goiter subjects. J. clin. Endocr. **31**, 320 (1970).
Conolly, R.J., Vidor, G.I., Stewart, J.C.: Increase in thyrotoxicosis in an endemic goitre area after iodination of bread. Lancet **1970I**, 500.
Costa, A.: Has endemic cretinism any relation to iodine deficiency? J. clin. Endocr. **17**, 801 (1957).
Costa, A., Coitino, F.: Research on iodine metabolism in endemic goiter in Piedmont. Metabolism **12**, 35 (1963).
Costa, A., Coitino, F., Mortara, M., Vogliazzo, U.: Endemic cretinism in Piedmont. Panminerva med. **6**, 250 (1964).
Costa, A., Mortara, M.: A review of recent studies of goitre in Italy. Bull. Wld. Hlth. Org. **22**, 493 (1960).
Costa, A., Mortura, M., Cottino, F., Pellerito, N., Dall'Acqua, R.: Recherches sur la fonction de la thyroïde, l'électroencephalographie et la structure du squelette dans le crétinisme endémique. Ann. Endocr. (Paris) **20**, 237 (1959).
Croxson, M.S., Gluckman, P.D., Ibbertson, H.K.: The acute thyroidal response to iodized oil in severe endemic goiter. J. clin. Endocr. **42**, 926 (1976).
Day, T.K., Powell-Jackson, P.R.: Fluoride, water hardness and endemic goiter. Lancet **1972II**, 1135.
Delange, F.: Le goitre endémique de l'ile d'Idjwi (Lac Kivu, Republique du Congo). Données préliminaires. Ann. Endocr. (Paris) **27**, 256 (1966).
Delange, F., Camus, M., Ermans, A.M.: Circulating thyroid hormones in endemic goiter. J. clin. Endocr. **34**, 891 (1972).
Delange, F., Ermans, A.M., Vis, H.L., Stanbury, J.B.: Endemic cretinism in Idjwi island. J. clin. Endocr. **34**, 1059 (1972).
Delange, F., Thilly, C., Ermans, A.M.: Iodine deficiency, a permissive condition in the development of endemic goiter. J. clin. Endocr. **28**, 114 (1968).

DeQuervain, F.: Dürfen wir versuchen, die Schweiz kropffrei zu machen? „Der Bund" (Bern), Nr. 515, S. 7, 1923.
Dieterle, D.: Beitrag zur Kasuistik der Vererbungsfrage des endemischen Kretinismus. Untersuchung an blutsverwandten kretinen Eltern und deren Nachkommen. Arch. Klaus-Stift. Vererb.-Forsch. **27**, 69 (1952).
Dimitriadou, A., Suwanik, R., Fraser, T.R., Pearson, J.D.: Endemic goiter in Thailand. J. Endocr. **34**, 23 (1966).
Dunn, J.T., Medeiros-Neto, G.A. (Hrsg.): Endemic goiter and cretinism: continuing threats to world health. Pan American Health Organisation. Publication No. 292. Washington D.C. (1974).
Dumont, J.E., Ermans, A.M., Bastenie, P.A.: Thyroid function in a goiter endemic. IV. Hypothyroidism and endemic cretinism. J. clin. Endocr. **23**, 325 (1963).
Eayrs, J.T.: Effects of thyroid hormones on brain differentiation. In: Brain-thyroid relationships, edit. by M.P. Cameron and M.O'Connor. Ciba found. Study group No. 18. London: Churchill 1964.
Eayrs, J.T.: Thyroid and central nervous development. In: The scientific basis of medicine. London: Athlone 1966.
Eggenberger, H.: Kropf und Kretinismus. In: Hirsch. Handbuch der inneren Sekretion. Leipzig: C. Kabitzsch 1932.
Eggenberger, H.: Die Verhütung des Kropfes und des Kropfrezidives. Schweiz. med. Wschr. **53**, 245 (1923).
Ekpechi, O.L., Dimitriadou, A., Fraser, T.R.: Food goitrogens from Nigeria. In: Current topics in thyroid research. Ed. by Cassano, C., Andreoli, M. New York: Academic Press 1965.
Ermans, A.M., Basténie, P.A., Galperin, H., Beckers, C., Schrieck, H.G. van den, Visscher, M. de: Endemic goiter in th Uele region. II. Synthesis and secretion of thyroid hormones. J. clin. Endocr. **21**, 996 (1961).
Ermans, A.M., Dumont, J.E., Basténie, P.A.: Thyroid function in a goiter endemic. I: Impairment of hormone synthesis and secretion in the goitrous gland. J. clin. Endocr. **23**, 539 (1963).
Ermans, A.M., Dumont, J.E., Basténie, P.A.: Thyroid function in a goiter endemic: II. Nonhormonal iodine escape from the goitrous gland. J. clin. Endocr. **23**, 550 (1963).
Ermans, A.M., Kinthaert, J., Camus, M.: Defective intrathyroidal iodine metabolism in nontoxic goiter. Inadequate iodination of thyroglobin. J. clin. Endocr. **28**, 1307 (1968).
Eugster, J.: Zur Erblichkeitsfrage des endemischen Kretinismus. Untersuchungen an 204 Kretinen und deren Blutsverwandten. Arch. Klaus-Stift. Vererb.-Forsch. **12**, 383 (1938).
Eugster J.: Endemic goiter and cretinism. Investigations based on more than 15000 clinical observations. 3rd Internat. goiter conference; transactions. Portland, Ore, American Ass. Goiter 1938.
Eugster, J.: Wie sieht die Schilddrüse eines Kretinen zur Zeit der Geburt aus? Beitr. path. Anat. **100**, 392 (1938).
Eugster, J.: Zur Erblichkeitsfrage des endemischen Kretinismus. Fortschr. Erbpath. Rassenhyg. **5**, 156 (1941).
Fagge, C.H.: On sporadic cretinism, occurring in England. Med.-chir. Trans. **54**, 155 (1871).
Fellenberg, Th. von: Über den Kreislauf des Jodes. Schweiz. med. Wschr. **55**, 53 (1925).
Fellenberg, Th. von: Kropf und Trinkwasser in der Schweiz. Mitt. Lebensmitt. Hrsg. **24**, 123 (1933).
Fellenberg, Th. von: Das Vorkommen, der Kreislauf und der Stoffwechsel des Jods. Ergebn. Physiol. **25**, 176 (1926).
Fierro-Benitez, R., Ramirez, I., Suarez, J.: Effect of iodine correction early in fetal life on intelligence quotient. A preliminary report. In: Human development and the thyroid gland (J.B. Stanbury and R.L. Kroc, eds.), p. 239. New York: Plenum Press 1972.
Flück, W.: Die Schweizerische Basedowstatistik von 1922 bis 1924. Ein Beitrag zur Kenntnis des Jodbasedow. Schweiz. med. Wschr. **58**, 2 u. 28 (1928).
Fukuda, H., Yasuda, N., Greer, M.A., Kutas, M., Greer, S.E.: Changes in plasma thyroxine, triiodothyronine and TSH during adaptation to iodine deficiency in the rat. Endocrinology **97**, 307 (1975).
Gaitan, E., Island, D.P., Liddle, G.W.: Identification of goitrogenic substances in water. Clin. Res. **17**, 65 (1969).
Gehring, D., Hoffmann, G., Thiele, S., Ehret, G.: Die radioimmunologische Bestimmung von Trijodthyronin im Plasma. Dtsch. med. Wschr. **100**, 996 (1975).
Gemsenjäger, E., Staub, J.J., Girard, J.: Untersuchung des TSH vor und nach TRH-Stimulation bei blander Struma und Rezidivstruma. Helv. chir. Acta **42**, 81 (1975).
Gemsenjäger, E., Staub, J.J., Girard, J.: Endemic Goiter. Lancet **1975II**, 371.
Gemsenjäger, E., Staub, J.J., Girard, J., Heitz, Ph.: Preclinical hyperthyroidism in multinodular goiter. J. clin. Endocr. **43**, 810 (1976).
Goslings, B.M., Djokomoeljanito, R., Docter, R., VanHardeveld, C., Hennemann, G., Smeenk, D., Querido, A.: Hypothyroidism in an area of endemic goiter and cretinism in central Java, Indonesia. J. clin. Endocr. **44**, 481 (1977).
Goslings, B.M., Djokomoeljanto, R., Hoedijono, R., Soepardjo, H., Querido, A.: Studies on hearing loss in a community with endemic cretinism in central Java, Indonesia. Acta Endocr. **78**, 705 (1975).
Graemiger, O.: Ein Wunsch an die eidgenössische Kropfkommission, Schweiz. med. Wschr. **57**, 1176 (1927).
Greer, M.A.: The natural occurrence of goitrogenic agents. Recent Progr. Hormone Res. **18**, 187 (1962).
Gyr, N.: Der Einfluß der Jodsalzprophylaxe auf die Gesamtzahl der Kropfoperationen in der Schweiz im Zeitraum von 1945–1961. Praxis **53**, 1382 (1964).
Horster, F.A., Klusmann, G., Wildmeister, W.: Der Kropf: eine endemische Krankheit in der Bundesrepublik? Dtsch. med. Wschr. **100**, 8 (1975).
Horster, F.A., Wildmeister, W.: Zur Therapie der blanden Struma mit synthetischen Schilddrüsenhormonen. Dtsch. med. Wschr. **98**, 525 (1973).
Hüfner, M., Grussendorf, M., Wahl, R., Röher, H.D.: Das Verhalten der thyreotropen Hypophysenfunktion bei Strumapatienten nach Absetzen einer Langzeitsuppression mit Schilddrüsenhormonen. Klin. Wschr. **54**, 535 (1976).
Hunziker, H.: Der Kropf, eine Anpassung an jodarme Nahrung. Bern: Francke 1915.
Hunziker, H.: Kropfmessungen am Lebenden. Schweiz. med. Wschr. **50**, 87 (1920).
Hunziker, H.: Die Prophylaxe der großen Schilddrüse. Bern, Leipzig: Bircher 1924.
Jenny, H., Block, M.A., Horn, R.C., Miller, J.M.: Recurrence following surgery for benign thyroid nodules. Arch. Surg. **92**, 525 (1966).
Keiderling, W., Emrich, D., Hauswaldt, Ch., Hoffmann, G.: Ergebnisse der Radiojod-Verkleinerungstherapie euthyreoter Strumen. Dtsch. med. Wschr. **89**, 453 (1964).
Kičič, M., Milutinovic, P., Djordjevic, S., Ramzin, S.: Endocrinological aspect of an endemic focus of cretinism. In: R. Pitt-Rivers, Advances in thyroid research London: Pergamon Press 1961.
Kochupillai, N., Deo, M.G., Karmarkar, M.G., McKendrick, M., Weightman, D., Evered, D.C., Hall, R., Ramalingaswami, V.: Pituitary-thyroid axis in Himalayan endemic goiter. Lancet **1973I**, 1021.
König, M.P.: Die kongenitale Hypothyreose und der endemische Kretinismus. Berlin-Heidelberg-New York: Springer 1969.
König, M.P., Neiger, M.: The pathology of the ear in endemic cretinism. In: Human development and the thyroid gland (J.B. Stanbury and R.L. Kroc, eds.), p. 325. New York: Plenum Press 1972.
Lamberg, B.A., Honkapohja, H., Haikonen, M., Jussila, R., Hintze, G., Axelson, E., Choufoer, J.C.: Iodine metabolism in endemic goitre in the east of Finland with a survey of recent data on iodine metabolism in Finland. Acta med. scand. **172**, 237 (1962).
Langer, P., Greer, M.A.: Antithyroid activity of some naturally occurring isothiocyanates *in vitro*. Metabolism **17**, 596 (1968).
Lauener, P.: Statistische Erhebungen über den Kropf bei den Schulkindern im Kanton Bern vor und nach Einführung des jodierten Kochsalzes. Schweiz. med. Wschr. **69**, 455 (1939).

Lobo, L.C.G., Pompen, F., Rosenthal, D.: Endemic cretinism in Goiaz, Brazil. J. clin. Endocr. **23**, 407 (1963).
Luca, F. de, Cramarossa, L., Tonelli, S., Benedetti, G.A., Negri, M., Baschieri, L., Cassano, C.: Iodine deficiency in two endemic goiter areas of central and southern Italy. J. clin. Endocr. **26**, 393 (1966).
Malamos, B., Koutras, D.A., Rigopoulos, G.A., Papapetrou, P.D., Gougas, E., Kelperi, H., Moraitopoulos, C., Davi, E., Leonardopoulos, J.: Endemic goiter in Greece: Some new epidiomologic studies. J. clin. Endocr. **32**, 130 (1971).
Marine, D., Kimball, O.P.: Prevention of simple goiter in man. Fourth paper. Arch. intern. Med. **25**, 661 (1920).
Medeiros-Neto, G.A., Nicolau, W., Takeda, A., Ulhoa Cintra, A.B.: Effect of iodized oil on iodine content, thyroglobulin maturation and on biochemical constituents of endemic goitre in Brazil. Acta Endocr. **79**, 439 (1975).
Medical Research Council Goitre Subcommittee. Endemic goitre in England. Lancet **1944I**, 107.
Merke, F.: Weshalb unser Kochsalz am 1. Sept. 1962 endlich höher jodiert wurde. Praxis **53**, 1388 (1964).
Merke, F.: Die Eiszeit als primordiale Ursache des endemischen Kropfes. Schweiz. med. Wschr. **95**, 1183 (1965).
Merke, F.: Weitere Belege für die Eiszeit als primordiale Ursache des endemischen Kropfes: Eiszeit und Kropf im Wallis. Schweiz. med. Wschr. **97**, 131 (1967).
Merke F.: Führt die starke Zunahme des Meerfischkonsums in der Schweiz zu einer neuen „Jodquelle"? Schweiz. med. Wschr. **98**, 1535 (1968).
Merke, F.: Geschichte und Ikonographie des endemischen Kropfes und Kretinismus. Bern: Huber 1971.
Mertz, D.P., Koch, B., Stelzer, M.: Gesamtthyroxin und freies Thyroxin bei endemischem Kropf in Südbaden. Schweiz. med. Wschr. **104**, 1947 (1974).
Nicod, J.L.: La thyroide dans la période perinatale. Schweiz. med. Wschr. **91**, 626 (1961).
Oddie, T.H., Fisher, D.A., McConahey, W.M., Thompson, C.S.: Iodine intake in the United States. A reassessment. J. clin. Endocr. **30**, 659 (1970).
Patel, Y.C., Pharoam, P.O.D., Hornabrook, R.W., Hetzel, B.S.: Serum triiodothyronine, thyroxine and thyroid-stimulating hormone in endemic goiter: A comparison of goitrous and non goitrous subjects in New Guinea. J. clin. Endocr. **37**, 783 (1973).
Peltola, P.: The goitrogenic effect of milk obtained from the region of endemic goitre in Finland. In: Advances in thyroid research, ed. by R. Pitt-Rivers and J.R. Tata, p. 10. New York: Pergamon Press 1961.
Perez, C., Scrimshaw, N.S., Muñoz, J.A.: Technique of endemic goiter surveys. In: Endemic goiter, p. 369. Geneva: WHO 1960.
Pharoa, P.O.D., Buttfield, I.H., Hetzel, B.S.: Neurological damage to the fetus resulting from severe iodine deficiency during pregnancy. Lancet **1971I**, 308.
Pharoah, P.O.D., Ellis, S.M., Ekins, R.P., Williams, E.S.: Maternal thyroid function, iodine defeciency and fetal development. Clin. Endocr. **5**, 159 (1976).
Pharoah, P.O.D., Hornabrook, R.W.: Endemic cretinism of recent onset in New Guinea. Lancet **1974II**, 1038.
Pickardt, C.R., Erhardt, F., Horn, K., Lehnert, P., Scriba, P.C.: Therapeutische Suppression der TSH-Sekretion bei blander Struma, Rezidivstruma und zur Rezidivprophylaxe nach Strumaresektion. Verh. dtsch. Ges. inn. Med. **80** (1974).
Podoba, J., Langer, P.: Naturally occurring goitrogens and thyroid function. Bratislava: Publ. House Slovak Acad. Sci. 1964.
Podoba, J., Stukovsky, R.: Thyroid function after stopping iodinated salt distribution. Acta Endocr. Panam. **3**, 135 (1972).
Pretell, E.A.: The optimal program for prophylaxis of endemic goiter with iodized oil. In: Human development and the thyroid gland. Relation to endemic cretinism (J.B. Stanbury, R.L.Kroc, eds.), p. 267. New York: Plenum Press 1972.
Querido, A.: History of iodine prophylaxis with regard to cretinism and deaf-mutism. In: Adv. in exptl. Biol. Med. vol. 30, Human development and the thyroid gland (J.B. Stanbury, ed.), p. 191. New York: Plenum Press 1972.
Querido, A., Delange, F., Dunn, T., Fierro-Benitez, R., Ibbertson, H.K., Koutras, D.A., Perinetti, H.: Definitions of endemic goiter and cretinism, classification of goiter size and severity of endemias and survey techniques. In: Endemic Goiter and Cretinism (J.T. Dunn, G.A. Medeiros-Neto, eds.), Pan American Health Organization, Publication No. 292, p. 267. Washington D.C. (1974).
Quervain, F. de, Wegelin, C.: Der endemische Kretinismus. Berlin u. Wien: Springer 1936.
Ramalingaswami, V., Subramanian, T.A.V.: The aetiology of Himalayan endomic goiter., Lancet **1961I**, 791.
Ramseier, E.W., Berchtold, R.: Über die Rekurrensgefährdung bei Strumektomie und Thyreoidektomie. Helv. Chir. Acta **42**, 85 (1975).
Riccabona, G.: Die endemische Struma im Tirol. Acta endocr. (Kbh.) **55**, 545 (1967).
Riccabona, G.: Die endemische Struma. München: Urban & Schwarzenberg 1972.
Roche, J., Lissitzky, S.: Etiology of endemic goitre. In: Endemic goitre, Geneva: World Health Organization 1960.
Roche, M.: Elevated thyroidal I^{131} uptake in the absence of goiter in isolated Venezuelan indians. J. clin. Endocr. **19**, 1440 (1959).
Roche, M., Perinetti, H., Barbeito, A.: Urinary excretion of stable iodine in a small group of isolated Venezuelan Indians. J. clin. Endocr. **21**, 1009 (1961).
Rösler, H., Horst, W., Schneider, C., Brunner, E.: Die Radiojodresektion der euthyreoten Struma. In: Radio-Isotope in der Endokrinologie. Stuttgart: Schattauer 1965.
Scriba, P.C., Kracht, J., Klein, E.: Endemische Struma-Jodsalzprophylaxe. Dtsch. med. Wschr. **100**, 1350 (1975).
Shimaoka, K., Sokal, J.E.: Suppressive therapy of nontoxic goiter. Amer. J. Med. **57**, 576 (1974).
Srinivasan, S., Subramanyan, T.A.V., Sintra, A., Deo, M.G., Ramalingaswami, V.: Himalayan endemic deafmutism. Lancet **1964II**, 176.
Stanbury, J.B.: A survey of some recent studies on the problem of endemic goitre. In: Radioisotopes in tropical medicine. Vienna: Int. Atomic Energy Agency 1962.
Stanbury, J.B., Brownell, G.L., Riggs, D.S., Perinetti, H., Hotz, J., del Castillo, E.B.: Endemic goiter. The adaptation of man to iodine deficiency Cambridge, Mass.: Harvard Univ. Press 1954.
Stanbury, J.B., Kroc, R.L. (Eds.): Human development and the thyroid gland. Relation to endemic cretinism. Advanc. exp. biol. Med., vol. 30. New York: Plenum 1972.
Stanbury, J.B., Querido, A.: Genetic and environmental factors in cretinism: a classification. J. clin. Endocr. **16**, 1522 (1956).
Steck, A., Steck, B., König, M.P., Studer, H.: Auswirkungen einer verbesserten Kropfprophylaxe auf Kropfendemie. Schweiz. med. Wschr. **102**, 829 (1972).
Steiner, H., Riccabona, G., Baumgartl, E., Lugger, L.J.: Probleme der medikamentösen Strumarezidiv-Prophylaxe. Münch. med. Wschr. **10**, 569 (1969).
Stevenson, C., Silva, E., Pineda, G.: Thyroxine (T_4) and triiodothyronine (T_3): Effects of iodine on the serum concentrations and disposal rates on subjects from an endemic goiter area. J. clin. Endocr. **38**, 390 (1974).
Studer, H.: The regulation of thyroid function in iodine deficiency. Bern: Huber 1968.
Studer, H., Greer, M.A.: A study of the mechanisms involved in the production of iodine-deficiency goiter. Acta endocr. (Kbh.) **49**, 610 (1965).
Studer, H., Kohler, H., Bürgi, H.: Iodine deficiency. In: Handbook Series of the American Physiologic Society (D.H. Solomon, M.A. Greer, eds.), sect. 7, vol. III. Baltimore: Williams and Wilkins 1974.
Suzuki, H., Higuchi, T., Sawa, K., Ohtaki, S., Horiuchi, V.: Endemic coast goitre in Hokaido, Japan. Acta endocr. (Kbh.) **50**, 161 (1965).

Taylor, S.: Calcium as a goitrogen. J. clin. Endocr. **14**, 1412 (1954).
Taylor, S.: The size of follicles in nontoxic goitre. Lancet **1952 I**, 1975.
Terpstra, J., Querido, A.: Endemic goitre in the Netherlands. Acta endocr. (Kbh.) **31**, 433 (1959).
Thilly, C.H., Delange, F., Goldstein-Golaire, J., Ermans, A.M.: Endemic goiter prevention by iodized oil: a reassessment. J. clin. Endocr. **36**, 1196 (1973).
Trowbridge, F.L., Hand, K.A., Nichaman, M.Z.: Findings relating to goiter and iodine in the ten-state nutrition survey. Amer. clin. Nutr. **28**, 712 (1975).
Vagenakis, A., Braverman, L.E., Azizi, F., Portnay, G.I., Ingbar, S.H.: Recovery of pituitary thyrotropic function after withdrawal of prolonged thyroid-suppression therapy. New Engl. J. Med. **293**, 681 (1975).
Van Middlesworth, L.: Audiogenic seizures in rats after severe prenatal and perinatal iodine depletion. Endocrinology **100**, 242 (1977).
Visscher, M. de, Beckers, C., Schrieck, H.G. van den, Smet, M. de, Ermans, A.M., Galperin, H., Bastenie, P.A.: Endemic goiter in the Uele Region (Republic of Congo). I. General aspects and functional studies. J. clin. Endocr. **21**, 175 (1961).
Vought, R.C., Brown, F.A., Sibonovic, K.H.: Antithyroid compound produced by E. coli: preliminary report. J. clin. Endocr. **38**, 861 (1974).
Wayne, E.J., Koutras, D.A., Alexander, W.D.: Clinical aspects of iodine metabolism. Oxford: Blackwell 1964.
Weilby, M.L., Powell, K., Carman, M., Hetzel, B.S.: Comparative studies of diiodotyrosine deiodinase activities in endemic goiter and congenital goiter. J. clin. Endocr. **35**, 762 (1972).
Welch, C.E.: Therapy for multinodular goiter. J. Amer. med. Ass. **195**, 339 (1966).
Wespi, H.J.: Die Kropfprophylaxe. Ergebn. inn. Med. Kinderheilk. **61**, 489 (1942).
Wespi, H.J.: Untersuchungen über die Verhütung des Kropfes beim Neugeborenen. Mschr. Geburtsh. Gynäk. **118**, 113 (1944).
Wespi, H.J.: Abnahme der Taubstummheit in der Schweiz als Folge der Kropfprophylaxe mit jodiertem Kochsalz. Schweiz. med. Wschr. **75**, 625 (1945).
Wespi, H.J.: Ursachen, Entstehung und Verhütung des endemischen Kropfes. Münch. med. Wschr. **98**, 1150 (1956).
Wespi, H.J.: 40 Jahre Kropfprophylaxe mit jodiertem Salz. Bull. eidg. Gesundh.-Amt. **2**, 1 (1962).
Wespi, H.J.: The influence of time in iodine prophylaxis. Rev. europ. Endocr. **3**, 337 (1966).
Wespi, H.J.: Kropfprophylaxe mit jodiertem Kochsalz in der Schweiz. Bull. eidg. Gesundh.-Amt **4**, 153 (1968).
Wespi, H.J., Schaub, F.: Diensttauglichkeit und Kropfprophylaxe. Vischr. schweiç. Sanit.-Off. **27**, 56 (1950).
Zeller, F.: Resultate des ersten Jahres der freiwilligen Kropfbekämpfung in Appenzell a. Rh. Schweiz. med. Wschr. **55**, 274 (1925).

Sporadischer euthyreoter Kropf (blande Struma)

Agerbaek, H.: Non-toxic goiter, Dyshormonogenesis. Acta endocr. (Kbh.) **73**, 671 (1973).
Agerbaek, H.: Non-toxic goitre. The role of iodine deficiency in goitre formation in a non-endemic area. Acta Endocr. **76**, 74 (1974a).
Agerbaek, H.: Jensen, S.E.: Quantitative studies of iodine metabolism in sporadic, non-toxic goitre. An evaluation of pathogenesis. Acta Endocr. **76**, 67 (1974b).
Bergfelt, G., Risholm, L.: Postoperative thyroid hormone therapy in nontoxic goitre. Acta chir. scand. **126**, 531 (1963).
Cassidy, C.E., Eddy, R.L.: Hypothyroidism in patients with goiter. Metabolism **19**, 751 (1970).
Ermans, A.M., Kinthaert, J., Camus, M.: Defective intrathyroidal iodine metabolism in nontoxic goiter. Inadequate iodination of thyroglobulin. J. clin. Endocr. **28**, 1307 (1968).
Greer, M.A.: The natural occurence of goitrogenic agents. Recent Progr. Hormone Res. **18**, 187 (1962).
Hung, W., Chandra, R., August, G.P., Altman, P.R.: Clinical, laboratory and histologic observations in eutharoid children and adolescents with goiter. J. Pediat. **82**, 10 (1973).
Lemarchand-Béraud, T., Scazziga, B.R., Vannotti, A.: Plasma thyrotropin levels in thyroid diseases and effect of treatment. Acta endocr. (Kbh.) **62**, 593 (1969).
Medical Research Council Goitre Sub-Committe: Endemic goitre in England. Lancet **1944 I**, 107.
Rapoport, B., Niepomniszcze, H., Bigazzi, M., Hati, R., DeGroot, L.J.: Studies on the pathogenesis of poor thyroglobulin iodination. J. clin. Endocr. **34**, 822 (1972).
Toft, A.D., Irvine, W.J., Hunter, W.M.: A comparison of plasma-TSH levels in patients with diffuse and nodular nontoxic goiter. J. clin. Endocr. **42**, 973 (1976).
Trowbridge, F.L., Hand, K.A., Nichaman, M.Z.: Findings relating to goiter and iodine in the ten-state nutrition survey. Amer. J. clin. Nutr. **28**, 712 (1975).
Tubiana, M., Fragu, P., De Tovar, G., Bazin, J.P.: The radioactive iodine uptake and the absolute iodine uptake in euthyroid subjects with and without sporadic goiter. Rev. europ. Etud. clin. et biol. **16**, 250 (1971).
Tunbridge, W.M.G., Evered, D.C., Hall, R., Appleton, D., Brewis, M., Clark, F., Grimley Evans, J., Young, E., Bird, T., Smith, P.: The prevalence of thyroid disorders in an English community. In: Thyroid Research (J. Robbins, L.E. Braverman, eds.), p. 520. Amsterdam: Excerta Medica 1976.
Young, R.L., Harvey, W.C., Mazzaferri, E.L., Reynolds, J.C., Hamilton, C.R.: Thyroid-stimulating hormone levels in idiopathic euthyroid goiter. J. clin. Endocr. **41**, 21 (1975).

Thyreoiditis, Nomenklatur und Übersichtsarbeiten

Basténie, P.A., Ermans, A.M.: Thyroiditis and thyroid function. Clinical, morphological and physiopathological studies. Oxford: Pergamon Press 1972.
Harland, W.A., Frantz, V.K.: Clinico-pathologic study of 261 surgical cases of so-called "thyroiditis". J. clin. Endocr. **16**, 1433 (1956).
Klein, E., Kracht, J., Krüsekemper, H.L., Reinwein, D., Scriba, P.C.: Klassifikation der Schilddrüsenkrankheiten. Dtsch. med. Wschr. **98**, 2249 (1973).
Werner, S.C.: Classification of thyroid disease. J. clin. Endocr. **29**, 860 (1969).

Akute und subakute nicht-eitrige Thyreoiiditis (DeQuervain-Thyreoiditis)

Bech, K., Nerup, J., Thomsen, M., Platz, P., Ryder, L.P., Svejgaard, A., Siersback-Nielsen, K., Molholm-Hansen, J.E.: Subacute thyroiditis DeQuervain: A disease associated with HLA-B antigen Acta Endocrinol. **86**, 504 (1977).
Bergen, S.S., Jr.: Acute nonsuppurative thyroiditis. Arch. intern. Med. **102**, 747 (1958).
Czerniak, P., Harell-Steinberg, A.: The chronology of events in the development of subacute thyroiditis, studied by radioactive iodine. J. clin. Endocr. **17**, 1448 (1957).
Eylan, E., Zmucky, R., Sheba, Ch.: Mumps virus and subacute thyroidits. Lancet **1957 I**, 1062.
Furszyfer, J., McConahey, W.M., Wahner, H.W., Kurland, L.T.: Subacute (granulomatous) thyroiditis in Olmstead County, Minnesota, Mayo Clin. Proc. **45**, 396 (1970).
Glinoer, D., Puttemans, N., Van Herle, A.J., Camus, M., Ermans, A.M.: Sequential study of the impairment of thyroid

function in the early stage of subacute thyroiditis. Acta Endocr. **77**, 26 (1974).

Greene, J.N.: Subacute thyroiditis. Amer. J. Med. **51**, 97 (1971).

Hintze, G., Fortelins, P., Railo, J.: Epidemic thyroiditis. Acta endocr. (Kbh.) **45**, 381 (1964).

Ingbar, S.H., Freinkel, N.: Thyroid function and the metabolism of iodine in patients with subacute thyroidits. Arch. intern. Med. **101**, 339 (1958).

Ivy, H.K.: Permanent myxedema: an unusual complication of granulomatous thyroidits. J. clin. Endocr. **21**, 1384 (1961).

Lamberg, B.A., Hintze, G., Jussibar, R., Berlin, M.: Subacute thyroiditis. Acta endocr. (Kbh.) **33**, 457 (1960).

Larsen, P.R.: Serum triiodothyronine, thyroxine, and thyrotropin during hyperthyroid, hypothyroid and recovery phases of subacute non-suppurative thyroiditis. Metabolism **23**, 467 (1974).

Lebacq, E.G., Therasse, G., Schmitz, A., Delannoy, A., Destailleurs, C.: Subacute thyroiditis. Acta Endocr. **81**, 707 (1976).

Lindsay, S., Dailey, M.E.: Granulomatous or giant cell thyroiditis. Surg. Gynec. Obstet. **98**, 197 (1954).

Nyulassy, S., Hnilica, P., Buc, M., Guman, M., Hirschova, V., Stefanovic, J.: Subactue (DeQuervain's thyroiditis. Association with HLA-BW 35 antigen and abnormalities of complement system, immunoglobulins and other serum proteins. J. clin. Edocr. **45**, 270 (1977).

Person, P.S.: Cytodiagnosis of thyroiditis. Acta med. scand., Suppl. 483 (1968).

Ogihara, T., Yamamoto, T., Azukizawa, M., Miyai, K., Kumahara, Y.: Serum thyrotropin and thyroid hormones in the course of subacute thyroiditis. J. clin. Endocr. **37**, 602 (1973).

Quervain, F. de: Zur Klinik und pathologischen Anatomie der nicht eitrigen Thyroiditis. Schweiz. med. Wschr. **1936**, 1174.

Quervain, F. de: Zur Entstehung der akuten bis chronischen nichteitrigen Thyreoiditis. Schweiz. med. Wschr. **1938**, 815.

Quervain, F. de, Giordanengo, G.: Die akute und subakute nichteitrige Thyreoiditis. Mitt. Grenzgeb. Med. Chir. **44**, 538 (1936).

Schatz, H.: Zur DeQuervain-Thyreoiditis. Dtsch. med. Wschr. **100**, 2377 (1975).

Sheba, C., Bank, H.: Prevention of mumps thyroiditis. New Engl. J. Med. **279**, 108 (1968).

Staub, J.J.: TRH test in subacute thyroiditis. Lancet **1975I**, 868.

Swann, N.H.: Acute thyroiditis. Five cases associated with adenovirus infection. Metabolism **13**, 908 (1964).

Vagenakis, A.G., Abreau, C.M., Braverman, L.E.: Prevention of recurrence in acute thyroiditis following corticosteroid withdrawal. J. clin. Endocr. **31**, 705 (1970).

Vanderlinde, R.J., Milne, J.: Subacute thyroiditis. J. Amer. med. Ass. **173**, 1799 (1960).

Volpé, R., Johnston, M.W., Huber, N.: Thyroid function in subacute thyroiditis. J. clin. Endocr. **18**, 65 (1958).

Woolner, L.B., McConahey, W.M., Beahrs, O.H.: Granulomatous thyroiditis (de Quervain's thyroiditis). J. clin. Endocr. **17**, 1201 (1957).

Chronische lymphocytäre Thyreoiditis (Hashimoto-Thyreoiditis)

Akert, F.G., Grob, P.J.: Diagnostische Bedeutung der Schilddrüsenantikörper. Schw. Med. Wschr. **107**, 1119 (1977)

Amino, N., Hagen, S.R., Yamada, N., Refetoff, S.: Measurement of circulating thyroid microsomal antibodies by the tanned red cell technique: its usefulness in the diagnosis of autoimmune thyroid disease. Clin. Endocr. **5**, 115 (1976).

Ardeman, S., Chanarin, J., Krafchick, B., Singer, W.: Addisonian pernicious anemia and intrinsic factor antibodies in thyroid disorders. Quart. J. Med. N.S. **35**, 421 (1966).

Asamer, H., Riccabona, G., Holthaus, N., Gabl, F.: Immunhistologische Befunde bei Schilddrüsenerkrankungen in einem endemischen Kropfgebiet. Arch. klin. Med. **215**, 270 (1968).

Balfour, B.M., Donaich, D., Roitt, I.M., Couchman, K.G.: Fluorescent antibody studies in human thyroiditis: Autoantibodies to an antigen of thyroid colloid distinct from thyroglobulin. Brit. J. exp. Path. **42**, 307 (1961).

Becker, K.L., Ferguson, R.H., McConahey, W.M.: Connective tissue diseases and symptoms associated with Hashimoto's thyroiditis. New Engl. J. Med. **268**, 277 (1963).

Blizzard, R.M., Hung, W., Chandler, R.W., Aceto, T.jr., Kyle, M., Winship, T.: Hashimoto's thyroiditis – Clinical and laboratory response to prolonged cortisone therapy. New Engl. J. Med. **267**, 1015 (1962).

Bode, H.H., Dorf, M.E., Forbes, A.P.: Familial lymphocytic thyroiditis: analysis of linkage with histocompatibility and blood group. J. clin. Endocr. **37**, 692 (1973).

Braverman, L.E., Ingbar, S.H., Vagenakis, A.G., Adams, L., Maloof, F.: Enhanced susceptibility to iodide myxedema in patients with Hashimoto's disease. J. clin. Endocr. **32**, 515 (1971).

Brown, H., McGarity, W.C.: Chronic thyroiditis in childhood, J. Amer. med. Ass. **171**, 1182 (1959).

Buchanan, W.W., Koutras, D.A., Alexander, W.D., Crooks, J., Richmond, M.H., MacDonald, E.M., Wayne, E.J.: Iodine metabolism in Hashimoto's thyroiditis. J. clin. Endocr. **21**, 806 (1961).

Chertow, B.C., Fidler, W.J., Fariss, B.L.: Graves' disease and Hashimoto thyroiditis in monozygous twins. Acta endocr. (Kbh.) **72**, 18 (1973).

Dailey, M.E., Lindsay, S., Skahen, R.: Relation of thyroid neoplasms to Hashimoto disease of the thyroid gland. Arch. Surg. **70**, 291 (1955).

Doniach, D.: Auto-immune thyroiditis. London: International Academy of Pathology 1964.

Doniach, D., Hudson, R.V., Roitt, I.M.: Human auto-immune thyroiditis. Clinical studies. Brit. med. J. **1960I**, 365.

Doniach, D., Roitt, I.M.: Family studies on gastric autoimmunity. Proc. roy. Soc. Med. **59**, 691 (1966).

Doniach, D., Roitt, I.M., Benhamou-Glynn, N., Jayson, M.I.V., El Kabir, D.J.: Thyrotoxicosis and non-toxic Hashimoto goiter in monozygotic twins. In: Irvine, W.J., Thyrotoxicosis. Edinburh-London: Livingstone 1967.

Editorial: Auto-immune thyroid disease. Brit. med. J. **1960I**, 407.

El Kabir, D.J., Doniach, D., Turner-Warwick, R.: Serum content of thyrotrophic hormone in human thyroiditis: low TSH levels with high radioiodine uptake in mild autoimmune thyroidits. J. clin. Endocr. **23**, 510 (1963).

Fatourechi, V., McConahey, W.M., Woolner, L.B.: Hyperthyroidism associated with histologic Hashimoto's thyroditis. Mayo Clin. Proc. **46**, 682 (1971).

Fisher, D.A., Oddie, T.H., Johnson, D.E., Nelson, J.C.: The diagnosis of Hashimoto's thyroiditis. J. clin. Endocr. **40**, 795 (1975).

Fujimoto, Y., Suzuki, H., Abe, K., Brooks, J.R.: Autoantibodies in malignant lymphoma of the thyroid. New Engl. J. Med. **276**, 380 (1967).

Furszyfer, J., Kurland, L.T., McConahey, W.M., Woolner, L.B., Elveback, L.R.: Epidemiologic aspects of Hashimoto's thyroiditis and Graves's disease in Rochester. Minnesota (1935–1967), with special reference to temporal trends, Metabolism **21**, 197 (1972).

Gharib, H., Wahner, H.W., McConahey, W.M.: Serum levels of thyroid hormones in Hashimoto's thyroiditis. Mayo Clin. Proc. **47**, 175 (1972).

Gordin, A., Lamberg, B.A.: Natural course of symptomless autoimmune thyroiditis. Lancet **1975II**, 1234.

Gray, H.W., Greg, W.R., Thomson, J.A., McLennan, I.: Intravenous perchlorate test in the diagnosis of Hashimoto's disease. Lancet **1974I**, 335.

Greenberg, A.H., Czernichow, P., Hung, W., Shelley, W., Winship, T., Blizzard, R.M.: Juvenile chronic lymphocytic thyroiditis: Clinical, laboratory and histological correlations. J. clin. Endocr. **30**, 293 (1970).

Groot, L.J. de, Hall, R., McDermott, W.V. jr., Davis, A.M.: Hashimoto's thyroiditis, a genetically conditioned disease. New Engl. J. Med. **267**, 267 (1962).
Hall, R., Saxena, K.M., Owens, S.G.: A study of the parents of patients with Hashimoto's disease. Lancet **1962II**, 1291.
Hamlin, E., jr., Vickery, A.L.: Needle biopsy of the thyroid gland. New Engl. J. Med. **254**, 742 (1956).
Hung, W., Chandra, R., August, G.P., Altman, P.R.: Clinical, laboratory and histologic observations in euthyroid children and adolescents with goiter. J. Pediat. **82**, 10 (1973).
Inoue, M., Taketani, N., Sato, T., Nakajima, H.: High incidence of chronic lymphocytic thyroiditis in apparently healthy school children. Epidemiological and clinical study. Endocr. Jap. **22**, 483 (1975).
Itoh, K., Maruchi, N.: Breast cancer in patients with Hashimoto's thyroiditis. Lancet **1975II**, 1119.
Jayson, M.I.V., Doniach, D., Benhamou-Glynn, N., Roitt, I.M., El Kabir, D.J.: Thyrotoxicosis and Hashimoto goitre in a pair of monozygotic twins with serum long-acting thyroid stimulator. Lancet **1967II**, 15.
Lindsay, S.M., Daily, E.: Malignant lymphoma of the thyroid and its relation to Hashimoto's disease. A. clinical and pathological study of 8 patients. J. clin. Endocr. **15**, 1332 (1955).
Lindsay, S.M., Friedlander, J., Yce, G., Soley, M.H.: Chronic thyroiditis: A clinical and pathologic study of 354 patients. J. clin. Endocr. **12**, 1578 (1952).
Loeb, P.B., Drash, A.L., Kenny, F.M.: Prevalence of low-titer and "negative" antithyroglobulin antibodies in biopsy-proved juvenile Hashimoto's thyroiditis. J. Pediat. **82**, 17 (1973).
Masi, A.T., Hartmann, W.H., Hahn, B.H., Abbey, H., Shulman, L.E.: Hashimoto's disease. A clinicopathological study with matched controls. Lancet **1965I**, 123.
McConahey, W.M., Keating, F.R., jr., Beatus, O.H., Woolner, L.B.: On the increasing occurrence of Hashimotos thyroidits. J. clin. Endocr. **22**, 542 (1962).
McG. Harden, R., Koutras, D.A., Gray, K.G.: Abnormalities of iodine metabolism in euthyroid nongoitrous women with complement-fixing antimicrosomal thyroid auto-antibodies. J. clin. Endocr. **25**, 301 (1965).
Mittra, I., Perrin, J., Kumaoka, S.: Thyroid and other autoantibodies in British and Japanese women: an epidemiological study of breast cancer. Brit. med. J. **1976I**, 257.
Morgans, M.E., Trotter, W.R.: Defective organic binding of iodine by the thyroid in Hashimoto's thyroiditis. Lancet **1957I**, 553.
Mori, T., Kriss, J.P.: Measurements by competitive binding radioassay of serum anti-microsomal and antithyroglobulin antibodies in Graves' disease and other thyroid disorders. J. clin. Endocr. **33**, 688 (1971).
Mulhern, L.M., Masi, E.M., Shulman, L.E.: Hashimoto's disease. Lancet **1966II**, 508.
Murray, I.P.C., McGirr, E.M.: Radioactive iodine studies in the diagnosis of Hashimoto's thyroiditis. Brit. med. J. **1960I**, 838.
Nève, P., Ermans, A.M., Basténie, P.A.: Struma lymphomatosa (Hashimoto). In: P.A. Basténie, A.M. Ermans, Thyroiditis and thyroid function, p. 109. Oxford: Pergamon Press 1972.
Owin, C.A.: A review of auto-immunization in Hashimoto's disease. J. clin. Endocr. **18**, 1015 (1958).
Papapetrou, P.D., Lazarus, J.H., McSween, R.N., McG. Harden, R.: Long-term tratment of Hashimoto's thyroiditis with thyroxine. Lancet **1972II**, 1045.
Perioff, W.H.: Thyrotoxicosis following acute thyroiditis. A report of 5 cases. J. clin. Endocr. **16**, 542 (1956).
Rallison, M.L., Dobyns, B.M., Keating, F.R., Rall, J.E., Tyler, F.H.: Thyroid disease in children. A survey of subjects potentially exposed to fallout radiation. Amer. J. Med. **56**, 457 (1974).
Schiller, K.F.T., Snyder, F.M., Vallotton, M.B.: Gastric pathological and immunological abnormalities in Hashimoto's thyroiditis. Gut **8**, 582 (1967).
Shulman, L.E., Harvey, A.M.: Hashimoto's thyroiditis in false-positive reactors to the test for syphilis. Amer. J. Med. **36**, 174 (1964).
Tung, K.S.K., Ramos, C.V., Deodhar, S.D.: Antithyroid antibodies in juvenile lymphocytic thyroiditis. Amer. J. clin. Path. **61**, 549 (1974).
Vickery, A.L., Hamlin, E.: Struma lymphomatosa (Hashimoto's thyroiditis). Observations on repeated biopsies in 16 patients. New Engl. J. Med. **264**, 226 (1961).
Volpé, R., Row, V.V., Webster, B.R., Johnston, W., Ezrin, C.: Studies of iodine metabolism in Hashimoto's thyroiditis. J. clin. Endocr. **25**, 593 (1965).
Walser, A., Ivankovic, M., Baur, M.: Sjögren-Syndrom und Struma lymphomatosa Hasimoto. Schweiz. med. Wschr. **95**, 763 (1965).
Woolner, L.B., McConahey, M.W., Beahrs, O.H.: Struma lymphomatosa (Hashimoto's thyroiditis) and related disorders. J. clin. Endocr. **19**, 53 (1959).

Chronisch invasiv-fibröse Thyreoiditis (Riedel-Thyreoiditis)

Bartholomew, L.G., Caint, J.C., Woolner, B., Utz, D.C., Ferris, D.O.: Sclerosing cholangitis. Its possible association with Riedel's struma and fibrous retroperitonitis. Report of 2 cases. New Engl. J. Med. **269**, 8 (1963).
Bastenie, P.A., Ermans, A.M.: Thyroiditis and thyroid function. Clinical, morphological and physiopathological studies. Oxford: Pergamon press 1972.
Goetsch, E., Kamner, M.: Chronic thyroiditis and Riedel's struma: Etiology and pathogenesis. J. clin. Endocr. **15**, 1010 (1955).
Hardmeier, Th., Hedinger, Chr.: Beziehungen zwischen der retroperitonealen Fibrose und der sog. Takayasuschen Arteriitis. Schweiz. med. Wschr. **94**, 1669 (1964).
Hardmeier, Th., Hedinger, Chr.: Die eisenharte Struma Riedel – eine primäre Gefäßerkrankung? Virchows Arch. path. Anat. **337**, 547 (1964).
Raphall, H.A., Beahrs, O.H., Woolner, L.B., Scholz, D.A.: Riedel's struma-with fibrous mediastinitis. Proc. Mayo Clin. **41**, 375 (1966).
Woolner, L.B., McConahey, W.M., Beahrs, O.H.: Invasive fibrous thyroiditis (Riedel's struma). J. clin. Endocr. **17**, 202 (1957).

Akute eitrige Thyreoiditis und Thyreoiditis bei spezifischer Infektion

Altmeier, W.A.: Acute pyogenic thyroiditis. Arch. Surg. **61**, 76 (1950).
Hazard, J.B.: Thyroiditis: A review. Amer. J. clin. Path. **25**, 289 (1955).

Tumoren der Schilddrüse

Abel, W.G., Finnerty, J.: Primary Hodgkins disease of the thyroid. N.Y.St. J. Med. **69**, 314 (1969).
Atkins, F.L., Beaven, M.A., Keiser, H.R.: Dopa decarboxylase in medullary carcinoma of the thyroid. New Engl. J. Med. **289**, 546 (1973).
Baylin, S.B., Beaven, M.A., Engelman, K., Sjoerdsma, A.: Elevated histaminase activity in medullary carcinoma of the thyroid gland. New Engl. J. Med. **283**, 1239 (1970).
Bech-Hansen, J., Kolendorf, K.: Fine-needle biopsy of thyroid lesions. New Engl. J. Med. **291**, 851 (1974).
Becker, F.O., Economou, S.G., Southwick, H.W., Eisenstein, R.: Adult thyroid cancer after head and neck irradiation in infancy and childhood. Ann. Int. Med. **83**, 347 (1975).
Berchtold, R., Gretillat, P.A., König, M.P., Pedrinis, E., Rösler, H.: Die Bedeutung des sogenannten kalten Knotens in der Kropfchirurgie. Schweiz. med. Wschr. **104**, 449 (1974).

Black, B.M., Kirk, T.A., Jr., Woolner, L.B.: Multicentricity of papillary adenocarcinoma of the thyroid: Influence of treatment. J. clin. Endocr. **20**, 130 (1960).

Blahd, W.H., Nordyke, R.A., Bauer, F.K.: Radioactive iodine I^{131} in the postoperative treatment of thyroid cancer. Cancer (Philad.) **13**, 745 (1960).

Borm, D., Fleischer, B.: Der kalte Schilddrüsenknoten. Dtsch. med. Wschr. **102**, 717 (1977).

Bubenhofer, R., Hedinger, Chr.: Schilddrüsenmalignome vor und nach Einführung der Jodsalzprophylaxe. Schweiz. med. Wschr. **107**, 733 (1977).

Chesky, V.E., Dreese, W.C., Hellwig, C.A.: Haemangioendothelioma of the thyroid. J. clin. Endocr. **13**, 801 (1953).

Conard, R.A., Dobyns, B.N., Sutow, W.W.: Thyroid neoplasia from radioactive fallout. J. Amer. med. Ass. **214**, 316 (1970).

Conard, R.A., Rall, J.E., Sutow, W.W.: Thyroid nodules as a late sequela of radioactive fallout. New Engl. J. Med. **274**, 1391 (1966).

Crile, G., Jr.: Late results of treatment for papillary cancer of the thyroid. Ann. Surg. **160**, 178 (1964).

Crile, G., Jr.: Endocrine dependence of papillary carcinomas of the thyroid. J. Amer. med. Ass. **195**, 721 (1966).

Crile, G., Jr., Hazard, J.B.: Incidence of cancer in struma lymphomatosa. Surg. Gynec. Obstet. **115**, 101 (1962).

Crile, G.: A conservative approch to treatment of thyroid cancer. Postgrad. Med. **57**, 111 (1975).

DeGroot, L.J., Paloyan, E.: Thyroid carcinoma and radiation. J. Amer. med. Ass. **225**, 487 (1973).

DeGroot, L.J.: Lack of iodide trapping in "cold" thyroid nodules. Acta endocr. Panam **1**, 27 (1970).

Demeester-Mirkine, N., Van Sande, J., Corvilain, J., Dumont, J.: Benign thyroid nodule with iodide trap and defective organification. J. clin. Endocr. **41**, 1169 (1975).

DeRubertis, F., Yamashita, K., Dekker, A., Larsen, P.R., Field, J.B.: Effects of thyroid stimulating hormone on adenyl cyclase activity and intermediary metabolism of "cold" thyroid nodules and normal thyroid tissue. J. clin. Invest. **51**, 1109 (1972).

Donahower, G.F., Schumacher, O.P., Hazard, J.B.: Medullary carcinoma of the thyroid—a cause of Cushing's syndrome: report of two cases. New Engl. J. Med. **28**, 1199 (1968).

Duffy, B.J.: Can radiation cause thyroid cancer? J. clin. Endocr. **17**, 1383 (1957).

Dunn, J.T., Ray, S.C.: Changes in iodine metabolism and thyroglobulin structure in metastatic follicular carcinoma of the thyroid with hyperthyroidism. J. clin. Endocr. **36**, 1088 (1973).

Egloff, B.: Bösartige Schilddrüsengeschwülste mit besonderer Berücksichtigung maligner Rezidive primär gutartiger Kröpfe. Schweiz. med. Wschr. **91**, 424 (1961).

Egloff, B., Hedinger, Chr.: Zum Begriff der wuchernden Struma Langhans. Schweiz. med. Wschr. **94**, 1417 (1964).

Editorial: Phaeochromocytoma and thyroid cancer. Brit. med. J. **1965II**, 549.

Editorial: Thyroid cancer. Brit. med. J. **1976I**, 113.

Editorial: The solitary thyroid nodule. Brit. med. J. **1971III**, 720.

Favus, M.J., Schneider, A.B., Stachura, M.E., Arnold, J.E., Ryo, U.Y., Pinsky, S.M., Colman, M., Arnold, M.J., Frohman, L.A.: Thyroid cancer occuring as a late consequence of head and neck irradiation. New Engl. J. Med. **294**, 1019 (1976).

Fisher, E.R., Gregorio, R., Shoemaker, R., Horvat, V., Hubay, Ch.: The derivation of so-called "giant-cell" and "spindle-cell" undifferentiated thyroidal neoplasms. Amer. J. clin. Path. **61**, 680 (1974).

Franssila, K.: Value of classification of thyroid cancer. Acta path. microbiol. scand. Suppl. 225 (1971).

Frazell, E.L., Foote, F.W.: Papillary cancer of the thyroid. Cancer (Philad.) **11**, 895 (1958).

Fujimoto, Y., Oka, A., Nagataki, S.: Occurrence of papillary carcinoma in hyperfunctioning thyroid nodule. Report of a case. Endocr. jap. **19**, 371 (1972).

Galvan, G., Pohl, G.B.: Feinnadelpunktion und zytologische Auswertung von 2523 kalten Strumaknoten. Dtsch. med. Wschr. **98**, 2107 (1973).

Georgiadis, N., Leoutsakos, B.G., Katsas, A.G.: The association of thyroid cancer and hyperthyroidism. Int. Surg. **55**, 27 (1971).

Gerard-Marchant, R.: Thyroid follicle inclusions in cervical lymph nodes. Arch. Path. **77**, 633 (1964).

Gerard-Marchant, R., Pilard, J.D., Babinet, J., Casquet, C.: Les calcifications thyroïdiennes. Presse méd. **70**, 1849 (1962).

Gershengorn, M.C., Izumi, M., Robbins, J.: Use of lithium as an adjunct to radioiodine therapy of thyroid carcinoma. J. clin. Endocr. **42**, 105 (1976).

Gershengorn, M.C., McClung, M.R., Chu, E.W., Hanson, T.A.S., Weintraub, B.D., Robbins, J.: Fine-needle aspiration cytology in the preoperative diagnosis of thyroid nodules. Ann. Intern. Med. **87**, 265 (1977).

Glotzman, D., Potts, J.T., Ridgway, C., Maloof, F.: Calcitonin as a tumor marker. Use of radioimmunoassay for calcitonin in the postoperative evaluation of patients with medullary thyroid carcinoma. New Engl. J. Med. **290**, 1035 (1974).

Goolden, A.W.G.: Carcinoma of the thyroid following irradiation. Brit. med. J. **1958II**, 954.

Gottlieb, J.A., Hill, C.S.: Chemotherapy of thyroid cancer with adriamycin. New Engl. J. Med. **290**, 193 (1974).

Guinet, P., Tourniaire, J., Guillaud, M., Briere, J., Dalmais, J., Chalendar, D.: Adénome toxique et cancer thyroïdien. Ann. Endocr. (Paris) **32**, 513 (1971).

Halter, A.: Zum Problem der malignen Rezidivstruma. Schweiz. med. Wschr. **106**, 210 (1976).

Hayne, Th.P., Nofall, M.M., Beierwaltes, W.H.: Treatment of thyroid carcinoma with I^{131}. J. Amer. med. Ass. **183**, 303 (1963).

Hazard, J.B., Hawk, W.A., Crile, G., Jr.: Medullary (solid) carcinoma of the thyroid. J. clin. Endocr. **19**, 152 (1959).

Hedinger, Chr.: Thyroid cancer, UICC Monograph Series, vol. 12. Berlin-Heidelberg-New York: Springer 1969.

Hedinger, Chr.: Klassifizierung der Schilddrüsentumoren. Schweiz. med. Wschr. **105**, 997 (1975).

Hedinger, Chr., Corbat, F., Egloff, B.: Schilddrüsenmetastasen hypernephroider Nierenkarzinome. Schweiz. med. Wschr. **97**, 1420 (1967).

Hedinger, Chr., Sobin, L.H.: Histological typing of thyroid tumors. International histological classification of tumours. No 11. World Health Organization, Geneva (1974).

Heitz, Ph., Moser, H., Staub, J.J.: Thyroid cancer. A Study of 573 thyroid tumors and 161 autopsy cases observed over a thirty-year period. Cancer **37**, 2329 (1976).

Hennessy, J.F., Wells, S.A., Ontjes, D.A., Cooper, C.W.: A comparison of Pentagastrin injection and calcium infusion as provocative agents for the detection of medullary carcinoma of the thyroid. J. clin. Endocr. **39**, 487 (1974).

Herle, A.J. van, Uller, R.P.: Elevated serum thyroglobulin. A marker of metastases in differentiated thyroid carcinomas. J. clin. Invest. **56**, 272 (1975).

Herrmann, E.: Die Bedeutung fortgesetzter Thiouracilmedikation für die Proliferation des Schilddrüsengewebes. Schweiz. med. Wschr. **81**, 1097 (1951).

Hill, C.S., Clark, R.L., Wolf, M.: The effect of subsequent pregnancy on patients with thyroid carcinoma. Surg. Gynec. Obstet. **122**, 1219 (1966).

Hill, C.S., Ibanez, M.L., Samaan, N.A., Ahearn, M.J., Clark, R.L.: Medullary (solid) carcinoma of the thyroid gland: An analysis of the M.D. Anderson Hospital experience with patients with the tumor, its special features, and its histogenesis. Medicine (Baltimore) **52**, 141 (1973).

Hilton, G., Pochin, E.E., Cunningham, R.M., Halnau, K.E.: The role of radioiodine in the tratment of carcinoma of the thyroid. Brit. J. Radiol. **29**, 297 (1956).

Horn, R.C.: Hürthle cell tumors of the thyroid. Cancer (Philad.) **7**, 234 (1954).

Horst, W.: Strahlentherapie der Schilddrüsenerkrankungen mit Radiojod I^{131}. Internist (Berl.) **1**, 373 (1960).

Horst, W.: Radiojod in Diagnostik und Therapie der Schilddrüsenneoplasmen. In: H. Schwiegk and F. Turba. Künstliche radioaktive Isotope in Physiologie, Diagnostik und Therapie, 2nd ed. Berlin-Heidelberg-New York: Springer 1961.

Isaacs, P., Whittaker, S.M., Turnberg, L.A.: Diarrhea associated with medullary carcinoma of the thyroid. Gastroenterology **67**, 521 (1974).

Jackson, C.E., Tashjian, A.H., Block, M.A.: Detection of medullary thyroid cancer by calcitonin assay in families. Ann. intern. Med. **78**, 845 (1973).

Janower, M.L., Miettinen, O.S.: Neoplasms after thymus irradiation. J. Amer. med. Ass. **215**, 753 (1971).

Jaques, C.: Le carcinome médullaire de la glande thyroide. Schweiz. med. Wschr. **104**, 565 (1974).

Johnson, R.W.P.: The so-called lateral aberrant thyroid. Brit. med. J. **1962I**, 1668.

Kendall, L.W., Condon, R.E.: Prediction of malignancy in solitary thyroid nodules. Lancet **1969I**, 1071.

Kind, H.P.: Die Häufigkeit der Struma maligna in Sektions- und Operationsgut des pathologischen Instituts der Universität Zürich von 1900 bis Mitte 1964. Schweiz. med. Wschr. **96**, 560 (1966).

Klein, E., Kracht, J., Krüskemper, H., Reinwein, D., Scriba, P.C.: Klassifikation der Schilddrüsenkrankheiten. Dtsch. med. Wschr. **98**, 2249 (1973).

Klinck, G.H.: Hemangioendothelioma and sarcoma of the thyroid. In: Thyroid cancer, UICC monograph series, vol. 12 (Chr. Hedinger, ed.) p. 60. Berlin-Heidelberg-New York: Springer 1969.

Klinck, G.H., Winship, T.: Psammoma bodies and thyroid cancer. Cancer (Philad.) **12**, 656 (1959).

Langhans, Th.: Über die epithelialen Formen der malignen Struma. Virchows Arch. path. Anat. **189**, 69 (1907).

Leeper, R.D.: The effect of ^{131}I therapy on survival of patients with metastatic papillary or follicular thyroid carcinoma. J. clin. Endocr. **36**, 1143 (1973).

Lindsay, S.: Carcinoma of the thyroid gland. Springfield: Ch. C. Thomas 1960.

Lindsay, S., Dailey, M.E.: Malignant lymphoma of the thyroid gland and its relation to Hashimoto disease: A clinical and pathological study of 8 patients. J. clin. Endocr. **15**, 1332 (1965).

Lo Gerfo, P., Stillman, T., Collacchio, D., Feind, C.: Serum thyroglobulin and recurrent thyroid cancer. Lancet **1977I**, 881.

Lundsgaard-Hansen, P.: Zur Frage der Bedeutung der Thiouracil-Derivate für die Entstehung maligner Tumoren, insbesondere von Schilddrüsentumoren. Oncologia (Basel) **9**, 33 (1956).

Markey, W.S., Ryan, W.G., Economou, S.G., Sizemore, G.W., Arnaud, C.: Familial medullary carcinoma and parathyroid adenoma without pheochromocytoma. Ann. intern. Med. **78**, 898 (1973).

McCowen, K.D., Adler, R.A., Ghaed, N., Verdon, T., Hofeldt, F.D.: Low-dose radioiodide thyroid ablation in postsurgical patients with thyroid cancer. Amer. J. Med. **61**, 52 (1976).

Meissner, W.A., Phillips, M.J.: Diffuse small-cell carcinoma of the thyroid. Arch. Path. **74**, 291 (1962).

Meissner, W.A.: Pathology of the thyroid. In: The thyroid (S.C. Werner and S.H. Ingbar, ed.), 3rd. ed., p. 343. New York: Harper & Row 1971.

Melvin, K.E.W., Miller, H.H., Tashjian, A.H.: Early diagnosis of medullary carcinoma of the thyroid gland by means of calcitonin assay. New Engl. J. Med. **285**, 1115 (1971).

Meyer, J.S., Abdel-Bari, W.: Granules and thyro-calcitonine-like activity in medullary carcinoma of the thyroid gland. New Engl. J. Med. **278**, 523 (1968).

Miller, J.M.: Carcinoma and thyroid nodules. The problem in an endemic goiter area. New Engl. J. Med. **252**, 247 (1955).

Monaco, F., Monaco, G., Andreoli, M.: Thyroglobulin biosynthesis in „cold" and „hot" nodules in the human thyroid gland. J. clin. Endocr. **41**, 253 (1975).

Muller, M.: Etude clinique et anatomo-pathologique de 31 carcinomes médullaires à stroma amyloide de la thyroïde. Schweiz. med. Wschr. **99**, 433 (1969).

Munzinger, U.: Amyloidstruma. Schweiz. med. Wschr. **104**, 1131 (1974).

Murray, I.P.C., Stewart, R.D.H., Indyk, J.S.: Thyroid scanning with ^{131}Cs. Brit. med. J. **1970 IV**, 653.

Neher, R., Riniker, B., Rittel, W., Zuber, H.: Menschliches Calcitonin. Struktur von Calcitonin M und D Helv. chim. Acta **51**, 1900 (1968).

Neracher, H., Hedinger, Ch.: Klassifizierung der Schilddrüsenmalignome nach der Nomenklatur der WHO 1974. Histologische Nachkontrolle von 327 bösartigen Schilddrüsentumoren. Schweiz. med. Wschr. **105**, 100 (1975).

Nishiyama, R.H., Schmidt, R.W., Batsakis, J.G.: Carcinoma of the thyroid gland in children and adolescents. J. Amer. med. Ass. **181**, 1034 (1962).

Olen, E., Klinck, G.H.: Hyperthyroidism and Thyroid Cancer. Arch. Path. **81**, 531 (1966).

Parker, L.N., Belsky, J.L., Yamamoto, T., Kawamoto, S., Keehn, R.J.: Thyroid carcinoma after exposure to atomic radiation. Ann. Int. Med. **80**, 600 (1974).

Pearse, A.G.E.: Common cytochemical and ultrastructural characteristics of cells producing polypeptide hormones (the APUD series) and their relevance to thyroid and ultimobranchial C cells and calcitonin. Proc. roy. Soc. B **170**, 71–80 (1968).

Pedio, G., Nadig, J., Hedinger, Chr.: Die Bedeutung der Feinnadelpunktion bei der Abklärung von Schilddrüsenmalignomen. Schw. Med. Wschr. **107**, 1928 (1977).

Pochin, E.E.: What is a permissible dose? Hlth. Phys. **9**, 1091 (1963).

Pochin, E.E.: Prospects from treatment of thyroid carcinoma with radioiodine. Clin. Radiol. **18**, 113 (1967).

Pusterla, E., Hedinger, Ch.: Die Häufigkeit medullärer Schilddrüsen-Karzinome bei ein- und doppelseitigen Phäochromocytomen. Schweiz. med. Wschr. **105**, 83 (1975).

Rall, J.E., Alpers, J.B., Lewallen, C.G., Sonnenberg, M., Berman, M., Rawson, R.W.: Radiation pneumonitis and fibrosis: A complication of I^{131} treatment of pulmonary metastases from cancer of the thyroid. J. clin. Endocr. **17**, 1263 (1957).

Rallison, M.L., Dobyns, B.M., Keating, F.R., Rall, J.E., Tyler, F.H.: Thyroid nodularity in children. J. Amer. med. Ass. **233**, 1069 (1975).

Rawson, R.W.: Physiological considerations in the management of thyroid cancer. In: Radioisotope in der Endokrinologie. Stuttgart: Schattauer 1970.

Refetoff, S., Harrison, J., Karanfilski, B.T., Kaplan, E.L., De Groot, L.J., Bekerman, C.: Continuing occurence of thyroid carcinoma after irradiation to the neck in infancy and childhood. New Engl. J. Med. **292**, 171 (1975).

Riccabona, G.: Hyperthyroidism and thyroid cancer in an endemic goiter area. From: Endemic goiter and cretinism: Continuing threats to world health (J.T. Dunn, G.A. Medeiros-Neto, eds.). Pan American Health Organisation, Scientific Publication Nr. 292, Washington D.C. 1974.

Roberts, T.W., Howard, R.G.: Primary Hodgkin's disease of the thyroid: Report of a case and review of the literature. Ann. Surg. **157**, 625 (1963).

Rooney, D.R., Powell, R.W.: Carcinoma of the thyroid in children after X-ray therapy in early childhood. J. Amer. med. Ass. **169**, 1 (1959).

Rosenfeld, A.A., Newberger, E.H.: Radiation exposure and thyroid cancer. J. Amer. Med. Assoc. **237**, 2089 (1977).

Sasaki, J., Seta, K., Takahashi, S., Murata, T., Saito, K., Yagawa, K.: Clinicopathological studies on latent and occult carcinoma of the thyroid. In: Thyroid Research (J. Robbins, L.E. Braverman, eds.), p. 565. Amsterdam: Excerpta Medica 1976.

Schimke, R.N., Hartmann, W.H.: Familial amyloid-producing medullary thyroid carcinoma and phaeochromocytoma. A distinct genetic entity. Ann. intern. Med. **63**, 1027 (1965).

Schimke, R.N., Hartmann, W.H., Prout, T.E., Rimoin, D.L.: Syndrome of bilateral pheochromocytoma, medullary thyroid carcinoma and multiple neuromas. New Engl. J. Med. **279**, 1 (1968).

Shapiro, S.J., Friedman, N.B., Perzik, S.L., Catz, B.: Incidence of thyroid carcinoma and thyroid disease. Cancer **26**, 1261 (1970).

Shimaoka, K., Sokal, J.E., Pickren, J.W.: Metastatic neoplasms in the thyroid gland. Cancer (Philad.) **15**, 557 (1962).

Sippep, J.H.: The association of pheochromocytoma with carcinoma of the thyroid gland. Amer. J. Med. **31**, 163 (1961).
Sisson, J.C., Schmidt, R.W., Beierwalters, W.H.: Sequestered nodular goiter. New Engl. J. Med. **270**, 927 (1964).
Sloan, L.W.: Of the origin, characteristics and behavior of thyroid cancer. J. clin. Endocr. **14**, 1309 (1954).
Socolow, E.L., Hashizume, A., Neriishi, S., Niitani, R.: Thyroid carcinoma in man after exposure to ionizing radiation. A summary of the findings in Hiroshima and Nagasaki. New Engl. J. Med. **268**, 406 (1963).
Sollberger, W.: Das großzellige Adenom der Schilddrüse. Schweiz. Z. Path. **20**, 286 (1957).
Staunton, M.D., Greening, W.P.: Clinical diagnosis of thyroid cancer. Brit. med. J. **1973 IV**, 532.
Steiner, A.L., Goodman, A.D., Power, S.R.: Study of a kindred with pheochromocytoma, medullary thyroid carcinoma, hyperparathyroidism and Cushing's disease. Multiple endocrine neoplasia, type 2. Medicine (Baltimore) **47**, 371 (1968).
Taylor, S., Psarras, A.: The solitary thyroid nodule-benign or malignant. Praxis **56**, 370 (1967).
Taylor, S.: Thyroid carcinoma Postgrad. Med. J. **44**, 404 (1968).
Taylor, S.: Non-toxic goiter: sporadic. In: The thyroid. S.C. Werner and S.H. Ingbar, eds., p. 424. New York: Harper and Row 1971.
Taylor, S., Psarras, A.: The solitary thyroid nodule – benign or malignant. Praxis **56**, 370 (1967).
Thalmann, A.: Die Häufigkeit der Struma maligna am Berner Pathologischen Institut von 1910 bis 1950 und ihre Beziehungen zur Jodprophylaxe des endemischen Kropfes. Schweiz. med. Wschr. **84**, 473 (1954).
Thomas-Morvan, C., Nataf, B., Tubiana, M.: Thyroid proteins and hormone synthesis in human thyroid cancer. Acta Endocr. **76**, 651 (1974).
Tubiana, M., Milhaud, G., Coutris, G., Lacour, J., Parmentier, C., Bok, B.: Medullary carcinoma and thyrocalcitonin. Brit. med. J. **4**, 87 (1968).
Tubiana, M., Monnier, J.P., Bergiron, C.: External radiotherapy in the treatment of 359 thyroid cancers. Brit. J. Radiol. **48**, 894 (1975).
Van den Hove-Vandenbroucke, M.F., Couvreur-Eppe, M., De Visscher, M.: Defective thyroglobulin endocytosis and hydrolysis in thyroid cold nodules. Europ. J. clin. Invest. **5**, 229 (1975).
Van den Hove-Vandenbroucke, M.F., De Visscher, M., Couvreur-Eppe, M.: Secretory activity of isolated thyroid adenomas. J. clin. Endocr. **43**, 178 (1976).
Valenta, L., Bechet, M.M., Warshaw, J.P., Maloof, F.: Human thyroid tumors composed of mitochondrion-rich cells: electron microscopic and biochemical findings. J. clin. Endocr. **39**, 719 (1974).
Valenta, L., Lemarchand-Béraud, Th., Vannotti, A., Silnik, K.: L'hormonogénèse dans le néoplasme thyroïdien. Schweiz. med. Wschr. **98**, 101 (1968).
Varma, V.M., Beierwaltes, W.H., Nofal, M.M., Nishiyama, R.H., Copp, J.A.: Treatment of thyroid cancer. J. Amer. med. Ass. **214**, 1437 (1970).
Veith, F.J., Brooks, J.R., Grigsby, W.P., Selenkow, H.A.: The nodular thyroid gland and cancer. A practical approach to the problem. New Engl. J. Med. **270**, 431 (1964).
Villard, G.: Le sarcome thyroïdien: fréquence et problèmes de diagnostic histologique. Schweiz. med. Wschr. **100**, 369 (1970).
Wahl, R., Nievergelt, J., Röher, H.D., Oellers, B.: Radikale Thyreoidektomie wegen maligner Schilddrüsentumoren. Dtsch. med. Wschr. **102**, 13 (1977).
Walfish, P.G., Hazani, E., Strawbridge, H.T.G., Miskin, M., Rosen, I.B.: Combined ultrasound and needle aspiration cytology in the assessment and management of hypofunctioning thyroid nodules. Ann. Int. Med. **87**, 270 (1977).
Walner, H.W., Cuello, C., Correa, P., Uribe, L.F., Gaitan, E.: Thyroid carcinoma in an endemic goiter area, Cali, Colombia. Amer. J. Med. **40**, 58 (1966).
Walt, A.J., Woolner, L.B., Black, B.M.: Primary malignant lymphoma of the thyroid. Cancer (Philad.) **10**, 663 (1957).
Walthard, B.: Der Gestaltwandel der Struma maligna in bezug auf die Jodprophylaxe des Kropfes. Schweiz. med. Wschr. **93**, 809 (1963).
Wang, C.A., Vickery, A.L., Maloof, F.: The role of needle biopsy in evaluating solitary cold nodules. In: Thyroid Research (J. Robbins, L.E. Braverman, eds.), p. 568. Amsterdam: Excerpta Medica 1976.
Warren, S., Meissner, W.A.: Tumors of the thyroid gland Atlas of tumor pathology, Sect. **4**, Fasc. 14, A.F.I.P. Washington 1953.
Wegelin, C.: Schilddrüse. In: Handbuch der speziellen pathologischen Anatomie und Histologie. O. Lubarsch, F. Henke, R. Rössle, E. Uehlinger (eds.). Berlin: Springer 1926.
Welch, C.E.: Therapy for multinodular goiter. J. Amer. med. Ass. **195**, 339 (1966).
Welch, J.W., Hellwig, C.A.: Multiple malignant tumors of the thyroid. J. int. Coll. Surg. **40**, 492 (1963).
Werner, S.C.: Classification of thyroid disease. J. clin. Endocr. **29**, 860 (1969).
Williams, E.D.: A review of 17 cases of carcinoma of the thyroid and phaeochromocytoma. J. clin. Path. **18**, 288 (1965).
Williams, E.D.: Diarrhoea and thyroid carcinoma. Proc. roy. Soc. med. **59**, 602 (1966).
Williams, E.D.: Histogenesis of medullary carcinoma of the thyroid. J. clin. Path. **19**, 114 (1966).
Williams, E.D., Karim, S.M.M., Sandler, M.: Prostaglandin secretion by medullary carcinoma of the thyroid. Lancet **1968 I**, 22.
Winship, Th., Rosvoll, R.V.: A study of thyroid cancer in children. Amer. J. Surg. **102**, 747 (1961).
Wolfe, H.J., Melvin, K.E.W., Cervi-Skinner, S.J., Alsaadi, A.A., Juliar, J.F., Jackson, Ch.É., Tashjian, A.H., jr.: C-cell hyperplasia preceding medullary thyroid carcinoma. New Engl. J. Med. **289**, 437 (1973).

Auswahl der Schilddrüsenteste, klinische Indices

Billewicz, W.Z., Chapman, R.S., Crooks, J., Day, M.E., Gossage, J., Wayne, E., Young, J.A.: Statistical methods applied to the diagnosis of thyroid disease. Quart. J. Med. **38**, 255 (1969).
Chew, C.K., Pain, R.W.: A comparison of thyroid function tests. Med. J. Aust. **1962 I**, 435.
Crooks, J., Murray, I.P.C., Wayne, E.J.: Statistical methods applied to the diagnosis of thyrotoxicosis. Quart. J. Med. **28**, 211 (1959).
Fragu, P., Thouin, A., Bazin, J.P., Tubiana, M.: Comparaison de la valeur diagnostique de différents tests fonctionnels thyroïdiens. Intérêt de l'utilisation des fonctions discriminantes. Ann. Endocr. (Paris) **33**, 5 (1972).
Gordon, A., Grover, N.B., Barzilai, D., Ehrenfeld, E.N., Lewitus, Z., Gross, J.: Computer study of thyroid disease. II. Results. Israel J. med. Sci. **6**, 333 (1970).
Gurney, C., Owen, S.G., Hall, R., Roth, M., Harper, M., Smart, G.A.: Newcastle thyrotoxicosis index. Lancet **1970 II**, 1275.
Harvey, R.F.: Indices of thyroid function in thyrotoxicosis. Lancet **1971 II**, 230.
Luddecke, H.F.: Basal metabolic rate, protein-bound iodine and radioactive iodine uptake: a comparative study. Ann. intern. Med. **49**, 305 (1958).
Rives, K.L., Furth, E.D., Becker, D.V.: Limitations of the ankle jerk test. Intercomparison with other tests of thyroid function. Ann. intern. Med. **62**, 1139 (1965).

Teste für Schilddrüsenhormon im Serum

Ashkar, F.S., Bezjian, A.A.: Use of normalized serum thyroxine. J. Amer. med. Ass. **221**, 1483 (1972).

Barker, S.B., Humphrey, M.J., Soley, M.H.: The clinical determination of protein-bound iodine. J. clin. Invest. **11**, 91 (1951).

Blackburn, Ch.M., Power, M.H.: Diagnostic accuracy of serum protein-bound iodine determination in thyroid disease. J. clin. Endocr. **15**, 1379 (1955).

Burger, A., Sakaloff, C., Staehli, V., Vallotton, M.B., Ingbar, S.H.: Radioimmunoassays of 3,5,3'-triiodothyronine with and without prior extraction step. Acta Endocr. **80**, 58 (1975).

Chopra, I.J., Solomon, D.H., Ho, R.R.: A radioimmunoassay of thyroxine. J. clin. Endocr. **33**, 865 (1971).

Christensen, L.K.: Triiodothyronine uptake by erythrocytes. Acta med. scand. **166**, 141 (1960).

Clark, F.: Resin uptake of I^{131}-Triiodothyronine. Lancet **1963 II**, 167.

Clark, F.: The estimation of thyroid hormone binding by plasma proteins and of unbound levels of thyroxine in plasma. J. clin. Path., Suppl. **20**, 344 (1967).

Clark, F., Horn, D.B.: Assessment of thyroid function by the combined use of the serum protein-bound iodine and resin uptake of I^{131}-Triiodothyronine. J. clin. Endocr. **25**, 39 (1965).

Committee on Nomenclature of the American Thyroid Association: Revised nomenclature for tests of thyroid hormones in serum. J. clin. Endocr. **42**, 595 (1976).

Davis, P.J.: Factors affecting the determination of the serum protein-bound iodine. Amer. J. Med. **40**, 918 (1966).

D'Haene, E.G.M., Crombag, F.J.L., Tertoolen, J.F.W.: Comparison between determination of free thyroxine index and effective thyroxine ration in human serum. Brit. med. J. **1974 III**, 708.

Ekins, R.P., Ellis, S.M.: Radioimmunoassay of free thyroid hormones in serum: In: Thyroid Research (J. Robbins, L.E. Braverman, eds.), p. 597. Amsterdam: Excerpta Medica 1976.

Emrich, D., Schulz, U., Hesch, R.D., Von Zur Mühlen, A., Brekel, H.P., Nowrousian, M.R., Kattermann, R., Luig, H.: Bedeutung und Treffsicherheit verschiedener Parameter der Schilddrüsenfunktion in der Praxis. Dtsch. med. Wschr. **98**, 2169 (1973).

Foldenauer, A., Meynen, Ch., Böhn, P.: Über das Verhalten des proteingebundenen Jods (PBI^{127}) im Serum nach Verabreichung jodhaltiger Substanzen, insbesondere Röntgenkontrastmittel. Dtsch. med. Wschr. **92**, 745 (1967).

Gharib, H., Ryan, R.J., Mayberry, W.E.: Triiodothyronine (T_3) radioimmunoassay: A critical evaluation. Mayo Clin. Proc. **47**, 934 (1972).

Hamolsky, M.W., Golodetz, A., Freedberg, A.S.: The plasma protein thyroid hormone complex in man: III. Further studies on the use of the *in vitro* red blood cell uptake of I^{131}-I-triiodothyronine as a diagnostic test in thyroid function. J. clin. Endocr. **19**, 163 (1959).

Herrmann, J., Kley, H.K., Rudorff, K.H., Kroll, M.J., Krüskemper, H.L.: Radioimmunologische Fehlbestimmung von Thyroxin und Trijodthyronin bei Anwesenheit hormonbindender Autoantikörper im Serum. Dtsch. med. Wschr. **101**, 966 (1976).

Hesch, R.D.: Pathophysiologie der Trijodthyroninproduktion. Dtsch. med. Wschr. **99**, 2649 (1974).

Horn, K., Ruhl, T., Scriba, P.C.: Semiautomatic method for the separation and determination of total triiodothyronine and thyroxine in serum. Z. klin. Chem. **10**, 99 (1972).

Hüfner, M., Hesch, R.-D.: Radioimmunoassay for triiodothyronine in human serum. Acta endocr. (Kbh.) **72**, 464–474 (1973).

Ingbar, S.H., Braverman, L.E., Dawber, N., Lee, G.Y.: A new method for measuring the free thyroid hormone in human serum and an analysis of the factors that influence its concentration. J. clin. Invest. **44**, 1679 (1965).

Judd, S.J., Carter, J.N., Corcoran, J.M.: Circullting thyroid hormone concentrations and posture and venous compression. Brit. med. J. **1975 IV**, 735.

Karch, F.E., Morgan, J.P., Kubasik, N.P., Sine, H.E.: Effect of halofenate on serum thyroid hormone determinations in vitro. J. clin. Endocr. **43**, 26 (1976).

Kohler, H., Riek, M., Studer, H.: Die Beurteilung der Schilddrüsenfunktion anhand der Konzentration und der Transportverhältnisse der Hormone im Serum. Therapeutische Umschau **30**, 701 (1973).

Larsen, P.R.: Direct immunoassay of triiodothyronine in human serum. J. clin. Invest. **51**, 1939 (1972).

Lieblich, J., Utiger, R.D.: Triiodothyronine radioimmunoassay. J. clin. Invest. **51**, 157 (1972).

Man, E.B., Kydd, D.M., Peters, J.P.: Butanol extractable iodine of serum. J. clin. Invest. **30**, 531 (1951).

Mitsuma, R., Nihei, N., Gershengorn, M.C., Hollander, C.S.: Serum triiodothyronine: measurements in human serum by radioimmunoassay with corroboration by gas liquid chromatography. J. clin. Invest. **50**, 2679 (1971).

Murphy, B.P.: The determination of thyroxine by competitive protein-binding analysis employing an anionexchange resin and radiothyroxine. J. Lab. clin. Med. **66**, 161 (1965).

Nauman, J., Nauman, A.: The "effective thyroxine ratio"—new in vitro test of thyroid function and its correlation with free thyroxine. Acta Endocr. **76**, 83 (1974).

Nava, M., Groot, L.J. De: Resin uptake of I^{131} labeled triiodothyronine as a test of thyroid function. New Engl. J. Med. **266**, 1307 (1962).

O'Connor, J.F., Wu, G.Y., Gallagher, T.F., Hellman, L.: The 24-hour plasma thyroxine profile in normal man. J. clin. Endocr. **39**, 765 (1974).

Osorio, C., Jackson, D.J., Gariside, J.M., Goolden, A.W.G.: The assessment of free thyroxine in plasma. Clin. Sci. **23**, 525 (1962).

Patel, Y.C., Burger, H.G.: A simplified radioimmunoassay for triiodothyronine. J. clin. Endocr. **36**, 187 (1973).

Postmes, Th.J., Van Hout, J.C., Saat, G., Willems, P., Coenegracht, J.: A radioimmunoassay study and comparison of seasonal variation in plasma triiodothyronine and thyroxine concentrations in normal healthy persons. Clin. Chim. Acta **50**, 189 (1974).

Ragaz, A., Studer, H.: Conjunct interpretation of serum ^{131}I-triiodothyronine binding and protein bound iodine as indices of thyroid function in patients with abnormal thyroxine-binding globulin levels. Helv. med. Acta **33**, 460 (1967).

Rubenstein, H.A., Butler, V.P., Werner, S.C.: Progressive decrease in serum triiodothyronine concentrations with human radioimmunoassay following extraction of serum. J. clin. Endocr. **37**, 247 (1973).

Sparagana, M., Phillips, G., Kucera, L.: Serum thyroxine by competitive protein binding analysis: clinical, statistical and comparative evaluation. J. clin. Endocr. **29**, 191 (1969).

Spierto, F.W., Hubert, I.L., Shaw, W.: An interlaboratory and intralaboratory comparison of serum T_4 methodologies. Clin. Chim. Acta **56**, 281 (1974).

Sterling, K., Bellabarba, D., Newman, E.S., Brenner, M.A.: Determination of triiodothyronine concentration in human serum. J. clin. Invest. **48**, 1150 (1969).

Sterling, K., Brenner, M.A.: Free thyroxine in human serum: simplified measurement with the aid of magnesium precipitation. J. clin. Invest. **45**, 153 (1966).

Sterling, K., Milch, P.O.: Thermal inactivation of thyroxine-binding globulin for direct radioimmunoassay of triiodothyronine. J. clin. Endocr. **38**, 866 (1974).

Sterling, K., Tabachnik, M.: Resin uptake of I^{131}-Triiodothyronine as a test of thyroid function. J. clin. Endocr. **21**, 456 (1961).

Surks, M.I., Schadlow, A.R., Oppenheimer, J.H.: A new radioimmunoassay for plasma L-triiodothyronine: Measurements in thyroid disease and patients maintained on hormonal replacement. J. clin. Invest. **51**, 3104 (1972).

Thorson, S.C., Mincey, E.K., McIntosh, H.W., Morrison, R.T.: Evaluation of a new in-vitro blood test for determining thyroid status: the effective thyroxine ratio. Brit. med. J. **1972 II**, 67.

Uchimura, H., Nagataki, S., Tabuchi, T., Mizuno, M., Ingbar, S.H.: Measurements of free thyroxine: Comparison of percent of free thyroxine in diluted and undiluted sera. J. clin. Endocr. **43**, 561 (1976).

Wellby, M.L., O'Halloran, M.W., Marshall, J.: A comparison of effective thyroxine ratio, free thyroxine index and free thyroxine concentration in correcting for thyroxine-binding abnormalities in serum. Clin. Endocr. **3**, 63 (1974).

Werner, S.C., Acebedo, G., Radichevich, I.: Rapid radioimmunoassay for both T_4 and T_3 in the same sample of human serum. J. clin. Endocr. **38**, 493 (1974).

Yeo, P.P.B., Lewis, M., Evered, D.C.: Radioimmunoassay of free thyroid hormone concentrations in the investigation of thyroid disease. Clin. Endocr. **6**, 159 (1977).

Teste des Radiojodumsatzes in vivo, Szintigramm und Ultraschalltomographie

Blum, M.: Enhanced clinical diagnosis of thyroid disease using echography. Amer. J. Med. **59**, 301 (1975).

Chaplan, R.H., Gaidula, J.J.: Thyroid uptake of radioactive iodine. J. Amer. med. Ass. **215**, 916 (1971).

Goolden, A.W.G., Glass, H.I., Williams, E.D.: Use of $^{99}Tc^m$ for the routine assessment of thyroid function. Brit. med. J. **1971 IV**, 396.

Hooper, P.L., Caplan, R.H.: Thyroid uptake of radioactive iodine in hyperthyroidism. J. amer. Med. Assoc. **238**, 411 (1977).

Horst, W.: Radiologische Diagnostik und Therapie von benignen Schilddrüsenerkrankungen bzw. -tumoren. Strahlenforschung und Strahlenbehandlung. Bd. III. München-Berlin: Urban & Schwarzenberg 1962.

Horst, W., Petersen, I., Thiemann, Kl.J., Zukschwerdt, L.: Methoden und Ergebnisse der Differentialdiagnostik von Schilddrüsenerkrankungen durch die Szintigraphie und das Radiojod-Dreiphasenstudium. Dtsch. med. Wschr. **85**, 711, 728 (1960).

IAEA Panel: Calibration and standardization of thyroid radioiodine uptake measurements. Int. J. appl. Radiat. **17**, 183 (1962).

IAEA Panel: Thyroid radionuclide uptake measurements. Int. J. appl. Radiat. **23**, 305 (1972).

Maisey, M.N., Moses, D.C., Hurley, P.J., Wagner, H.N.: Improved methods for thyroid scanning. A correlation with surgical findings. J. Amer. med. Ass. **223**, 761 (1973).

Massin, J.P., Planchon, C., Accard, J.L., Pérez, R.: Discordances cintigraphiques entre le technétium 99 m et l'iode 131 dans l'étude des nodules thyroïdiens. Nouv. Presse méd. **6**, 97 (1977).

Miskin, M., Rosen, I.B., Walfish, P.G.: B-mode ultra sonography in assessment of thyroid gland lesions. Ann. Int. Med. **79**, 505 (1973).

Pittman, J.A., jr., Dailey, G.E., Beschi, R.J.: Changing normal values for thyroidal radioiodine uptake. New Engl. J. Med. **280**, 1431 (1969).

Quinn, J.L., Henkin, R.E.: Scanning techniques to assess thyroid nodules. Ann. Rev. Med. **26**, 193 (1975).

Robertson, J.S., Nolan, N.G., Wahner, H.W., McConahey, W.M.: Thyroid radioiodine uptakes and scans in euthyroid patients. Mayo Clin. Proc. **50**, 79 (1975).

Sacks, B.A., Siegel, E., Horwitt, B.N.: Bread iodine content and thyroid radioiodine uptake: A tale of two cities. Brit. med. J. **1972 I**, 79.

Steck, A., Steck, B., Koenig, M.P., Studer, H.: Auswirkungen einer verbesserten Jodprophylaxe auf Kropfendemie und Jodstoffwechsel. Schweiz. med. Wschr. **102**, 829 (1972).

Studer, H., Lips, B., Koenig, M.P., Bucher, H.J., Rohner, R., Kohler, H., Lemarchand-Béraud, T.: Recovery of initially suppressed thyroidal radioiodine uptake during longterm antithyroid treatment of euthyroid volonteers and hyperthyroid patients. Acta endocr. (Kbh.) **70**, 697 (1972).

Thijs, L.G., Wiener, J.D.: Ultrasonographic examination of the thyroid gland. Possibilities and limitations. Amer. J. Med., **60**, 96 (1976).

Thomas, I.D., Oddie, T.H., Myhill, J.: A diagnostic radioiodine uptake test in patients receiving antithyroid drugs. J. clin. Endocr. **20**, 1601 (1960).

Van't Hoff, W., Pover, G.G., Eiser, N.M.: Technetium-99^m in the diagnosis of thyrotoxicosis. Brit. med. J. **1972 III**, 203.

Teste der TSH-Sekretion

Adams, D.D., Kennedy, T.H., Utiger, R.D.: Comparison of bioassay and immunoassay measurements of serum thyrotropin (TSH) and study of TSH-levels by immunoassay of serum concentrates. J. clin. Endocr. **34**, 1074 (1972).

Azizi, F., Vagenakis, A.G., Portnay, G.I., Rapoport, B., Ingbar, S.H., Braverman, L.E.: Pituitary-thyroid responsiveness to intramuscular thyrotropin-releasing hormone based on an analysis of serum thyroxine, triiodothyronine and thyrotropin concentrations. New Engl. J. Med. **292**, 273 (1975).

Burke, G.: The triiodothyronine suppression test. Amer. J. med. **42**, 600 (1967).

Costom, B.H., Grumbach, M.N., Kaplan, S.L.: Effect of thyrotropin-releasing hormone on serum thyroid-stimulating hormone. An approach to distinguishing hypothalamic from pituitary forms of idiopathic hypopituitary dwarfism. J. clin. Invest. **50**, 2219 (1971).

Editorial: Thyrotrophin immunoassay. Brit. med. J. **1971 IV**, 761.

Fleischer, N., Burgus, R., Vale, W., Dunn, T., Guillemin, R.: Preliminary observations on the effect of synthetic thyrotropin releasing factor on plasma thyrotropin levels in man. J. clin. Endocr. **31**, 109 (1970).

Fore, W., Wynn, J.: The thyrotropin stimulation test. Amer. J. Med. **40**, 90 (1966).

Friis, T.: Effect of I-Triiodothyronine on the thyroid gland and its clinical application (triiodothyronine suppression test). Acta med. scand. **173**, 569 (1963).

Hall, R., Amos, J., Ormston, B.J.: Radioimmunoassay of human serum thyrotropin. Brit. med. J. **1971 I**, 582.

Haiger, E.D., Pittman, J.A., Hershman, J.M., Baugh, C.M.: Direct evaluation of pituitary thyropin reserve utilizing synthetic thyrotropin releasing hormone. J. clin. Endocr. **33**, 573 (1971).

Hershman, J.H., Pittmann, J.A.: Response to synthetic thyrotropin-releasing hormone in man. J. clin. Endocr. **31**, 457 (1970).

Hershman, J., Pittman, J.A.: Utility of the radioimmunoassay of serum thyrotrophin in man. Ann. intern. Med. **74**, 481 (1971).

Hershman, J.M.: Clinical application of thyrotropin-releasing hormone. New Engl. J. Med. **290**, 886 (1974).

Lemarchand-Béraud, Th., Rappoport, G., Magrini, G., Berthier, C., Reymond, M.: Influence of different physiological conditions on the gonadotropins and thyrotropin responses to LHRH and TRH. Horm. Metab. Res., Suppl. **5**, 170 (1974).

Lemarchand-Béraud, Th., Felber, J.P., Vannotti, A.: Développement d'une méthode radio-immunologique pour la détermination de la thyréostimuline. Résultats préliminaires. Schweiz. med. Wschr. **95**, 772 (1965).

Mayberry, W.E., Gharib, H., Bilstad, J.M., Sizemore, G.M.: Radioimmunoassay of human thyrotrophin. Ann. intern. Med. **74**, 471 (1971).

Odell, W.D., Wilber, J.F., Paul, W.E.: Radioimmunoassay of thyrotropin in human serum. J. clin. Endocr. **25**, 1178 (1965).

Odell, W.D., Wilber, J.F., Utiger, R.D.: Studies of thyrotropin physiology by means of radioimmunoassay. Recent Progr. Hormone Res. **23**, 47 (1967).

Ormston, B.J., Garry, R., Cryer, R.J., Besser, G.M., Hall, R.: Thyrotropin-releasing hormone as a thyroid function test. Lancet **1971 a II**, 10.

Ormston, B.J., Kilborn, J.R., Garry, R., Amos, J., Hall, R.: Further observations on the effect of synthetic thyrotrophin-releasing hormone in man. Brit. med. J. **1971 b II**, 199.

Patel, Y.C., Burger, H.G., Hudson, B.: Radioimmunoassay of serum thyrotropin: sensitivity and specificity. J. clin. Endocr. **33**, 768 (1971).

Pekary, A.E., Hershman, J.M., Parlow, A.F.: A sensitive and precise radio-immunoassay for thyroid-stimulating hormone. J. clin. Endocr. **41**, 676 (1975).

Petersen, V., Rees Smith, B., Hall, R.: A study of thyroid stimulatory activity in human serum with the highly sensitive cytochemical bioassay. J. clin. Endocr. **41**, 199 (1975).

Skanse, B.: The use of thyrotropin in the differential diagnosis of primary and secondary hypothyroidism. Acta endocr. (Kbh.) **13**, 358 (1953).

Snyder, P.J., Utiger, R.D.: Thyrotropin response to thyrotropin-releasing hormone in normal females over forty. J. clin. Endocr. **34**, 1096 (1972).

Staub, J.J., Girard, J., Gemsenjäger, E.: Entwicklung eines einfachen oralen Kurztests mit dem TSH-Releasing-Hormon (TRH) und dessen Anwendung in der Schilddrüsendiagnostik. Schweiz. med. Wschr. **106**, 1839 (1976).

Staub, J.J., Weiss, S., Kohler, H., Bürgi, H., Koenig, M.P., Studer, H.: Effekt von peroral verabreichtem „TSH releasing hormone“ (TRH) auf die Thyroxinkonzentration des Blutes. Schweiz. med. Wschr. **36**, 1295 (1971).

Taunton, O.D., McDaniel, H.G., Pittman, J.A., jr.: Standardization of TSH testing. J. clin. Endocr. **25**, 266 (1965).

Utiger, R.D.: Radioimmunoassay of human plasma thyrotropin. J. clin. Invest. **44**, 1277 (1965).

Wenzel, K.W., Meinhold, H.: Evidence of lower toxicity during thyroxine suppression after a single 3 mg-L-thyroxine dose: comparison to the classical L-triiodothyronine suppression test for thyroid suppressibility. J. clin. Endocr. **38**, 902 (1974).

Werner, S.C., Spooner, M.A.: A new and simple test for hyperthyroidism employing l-triiodothyronine and the 24 hour I^{131} uptake method. Bull. N.Y. Acad. Med. **31**, 137 (1955).

Achillessehnenreflexzeit

Binswanger, J., Studer, H., Wyss, F.: Der Ablauf der Sehnenreflexe bei Funktionsstörungen der Schilddrüse. Helv. med. Acta **28**, 482 (1961).

Fowler, P.B.S., Banim, S.O., Ikram Hamid: Prolonged ankle reflex in anorexia nervosa. Lancet **1972 II**, 307.

Imbach, T.: Normalwerte der Achillessehnenreflexzeit beim Kind. Helv. paediat. Acta **24**, 463 (1969).

Lawson, J.D.: The free Achilles reflex in hypothyroidism and hyperthyroidism. New Engl. J. Med. **259**, 761 (1958).

Miles, D.W., Surveyor, I.: Role of the ankle-jerk in the diagnosis and management of thyroid disease. Brit. med. J. **1965 I**, 158.

Nuttall, F.Q., Doe, R.P.: The Achilles reflex in thyroid disorders. A critical evaluation. Ann. intern. Med. **61**, 269 (1964).

Rives, K.L., Furth, E.D., Becker, D.V.: Limitations of the ankle jerk test. Ann. intern. Med. **62**, 1139 (1965).

Tschudi, N.: Die Bedeutung des Achillessehnenreflexes in der Schilddrüsendiagnostik im Vergleich mit anderen Funktionsprüfungen. Praxis **31**, 858 (1966).

Weiss, S., Fankhauser, S.: Veränderungen der Achillessehnenreflexzeit bei Patienten mit Niereninsuffizienz. Helv. med. Acta, Suppl. **46**, 135 (1967).

Zachmann, M.: Influence of glucose and insulin administration on the Achilles tendon reflex time. Brit. med. J. **1967 II**, 528.

Teste für angeborene Schildddrüsenstoffwechseldefekte

Albert, A., Keating, F.R., jr.: Metabolic studies with I^{131} labeled thyroid compounds: Distribution and excretion of radiodiiodotyrosine in human beings. J. clin. Endocr. **11**, 996 (1951).

Baschieri, L., Benedetti, G., Luca, F. De, Negri, M.: Evaluation and limitations of the perchlorate test in the study of thyroid function. J. clin. Endocr. **23**, 786 (1963).

Gray, H.W., Hooper, L.A., Greig, W.R.: An evaluation of the twenty-minute perchlorate discharge test. J. clin. Endocr. **37**, 351 (1973).

Gray, H.W., Hooper, L.A., Greig, W.R., McDougall, I.R.: A twenty-minute perchlorate discharge test. J. clin. Endocr. **34**, 594 (1972).

Stanbury, J.B., Meijer, J.B.A., Kassenar, A.A.H.: The metabolism of iodotyrosines. I. The fate of mono- and di-iodotyrosine in normal subjects and in patients with various diseases. J. clin. Endocr. **16**, 735 (1956).

Stanbury, J.B., Meijer, J.B.A., Kassenar, A.A.H.: The metabolism of iodotyrosines. II. The metabolism of mono- and di-iodotyrosine in certain patients with familial goiter, J. clin. Endocr. **16**, 848 (1956).

Stanley, M.M., Astwood, E.B.: The accumulation of radioactive iodide by the thyroid gland and the effect of thiocyanate on its discharge. Endocrinology **42**, 107 (1948).

Takeuchi, K., Suzuki, H., Horiuchi, Y., Mashimo, K.,: Significance of iodide-perchlorate discharge test for detection of iodine organification defect. J. clin. Endocr. **31**, 144 (1970).

Biopsie der Schilddrüse

Galvan, G., Pohl, G.B.: Feinnadelpunktion und zytologische Auswertung von 2523 kalten Strumaknoten. Dtsch. med. Wschr. **98**, 2107 (1973).

Hamlin, E., Vickery, A.L.: Needle biopsy of the thyroid gland. New Engl. J. Med. **254**, 742 (1956).

Hawk, W.A., Crill, G., Hazard, J.B., Barrett, D.L.: Needle biopsy of the thyroid gland. Surg. Gynec. Obstet. **122**, 1053 (1966).

Wang, C.A., Vickery, A.L., Maloof, F.: The role of needle biopsy in evaluating solitary cold nodules. In: Thyroid Research (J. Robbins, L.E. Braverman, eds.), p. 568. Amsterdam: Excerpta Medica 1976.

VII. Die Nebennierenrinde

A. Labhart

Mit Beiträgen von

Chr. Hedinger, G. Kistler, J. Müller, A. Prader, R. Siebenmann und A. Zachmann

A. Historische Daten

1563 Bartholomaeus Eustachius Sanctoseverinatus beschreibt in seinem Traktat „De glandulis quae renibus incumbunt" die Nebennieren und erkennt sie als besonderes Organ.

1855 Thomas Addison gibt in seiner Arbeit „On the constitutional and local effects of disease of the suprarenal capsules" die klassische Beschreibung des Nebennierenausfalls und der nach ihm benannten Krankheit.

1856 stellt Brown-Séquard im Tierversuch fest, daß die Nebennieren lebensnotwendig sind.

1896 Sir William Osler erkennt die Wirksamkeit peroral verabreichter Nebennierenextrakte bei Morbus Addison.

1926 Smith zeigt, daß Hypophysektomie zur Atrophie der Nebenniere führt und Evans gelingt die Verhütung dieser Atrophie mit Hypophysenextrakten.

1928–1930 Herstellung wirksamer Nebennierenrinden-Extrakte durch Rogoff und Stewart, Hartmann und McArthur, Pfiffner und Swingle.

1933 Loeb erkennt Störungen der Serumelektrolyte bei Morbus Addison und begründet darauf die Kochsalztherapie.

1932 Cushing beschreibt das Syndrom der Überfunktion des Hypophysen-Nebennierensystems.

1937–1952 Isolierung, Konstitutionsaufklärung und Synthese der Rindenhormone Corticosteron, Desoxycorticosteron, Cortison und Cortisol durch Reichstein, Kendall, Wintersteiner und Mitarbeiter.

1942 Li und Sayers isolieren das ACTH.

1946 Selye beschreibt das allgemeine Adaptationssyndrom.

1948 Hench und Mitarbeiter entdecken die entzündungshemmende Wirkung des Cortisons.

1953/55 Isolierung und Konstitutionsaufklärung des Aldosterons durch Simpson und Tait, Wettstein und Neher, Reichstein und von Euw. Synthese durch Wettstein und Schmidlin.

1954 Conn beschreibt den primären Aldosteronismus.

1958 Gross vermutet, daß die Aldosteronsekretion durch Angiotensin reguliert wird.

1960 weisen Davis und Genest die Aldosteronregulation durch Angiotensin II nach.

1962 Hofmann, Li und Schwyzer machen sich um die Konstitutionsaufklärung des ACTH verdient.

1966 Schwyzer und Sieber gelingt die Totalsynthese des β-Corticotropins.

B. Embryologie und Normalanatomie

G. Kistler

a) Embryologie

Auf einem Längsschnitt durch eine frische Nebenniere ist die *Rinde*, die das *Mark* wie eine dicke, epitheliale Kapsel umgibt, durch ihre charakteristische Gelbfärbung sehr deutlich abzugrenzen. Diese beiden Komponenten – die Steroide produzierende Rinde und das Katecholamine produzierende Mark – unterscheiden sich nicht nur in funktioneller Hinsicht, sondern auch ihrer Herkunft nach. Die Rinde differenziert sich aus Zellen des Coelomepithels, die in unmittelbarer Nähe der Gonadenanlage in das Spatium retroperitoneale einwandern. Sie ist also ein Derivat des mittleren Keimblattes, des Mesoderms. Die spezifischen Elemente des Markes (chromaffine Zellen) hingegen sind neuro-ektodermaler Herkunft. Sie stammen, wie die Zellen der sympathischen Ganglien, von der Neuralleiste ab und sind als modifizierte postganglionäre Neurone zu betrachten. Mit den präganglionären Fasern des sympathischen Nervensystems bleiben sie in engem Kontakt.

Als kompakte, morphologische Einheit mit deutlicher Trennung in Rinde und Mark ist die Nebenniere eine Erfindung der Säuger. Bei niederen Wirbeltieren *(Cyclostomen)* finden sich steroidogene und aminogene Zellgruppen verstreut entlang den hinteren Kardinalvenen und im Mesonephros (Urniere). Bei den *Selachiern* (Knorpelfischen) bildet das steroidogene Gewebe ein unpaares Organ, das zwischen den beiden Urnieren liegt und deshalb als Interrenalorgan bezeichnet wird. Zu beiden Seiten finden sich Gruppen chromaffiner Zellen teils außerhalb, teils innerhalb der Nieren. Bei Amphibien, Reptilien und Vögeln dringen während der Organogenese der Nebenniere markbildende Zellen (Phäochromoblasten) in die Rindenanlage ein. Damit entsteht ein Organ, in welchem das Markgewebe diffus im Rindenparenchym verteilt ist. Erst beim Säuger umgibt die Rinde kapselartig das Mark. Dieser Zusammenschluß zu einer Einheit findet während der Ontogenese statt und äußert sich auch in der gemeinsamen Blutversorgung der beiden Komponenten.

Beim menschlichen Keimling ist die erste Anlage der Nebennierenrinde bereits in der 4. Woche zu beiden Seiten der Radix mesenterii als Verdickung des Coelomepithels erkennbar. Sie ist zunächst von der Anlage der Gonade, deren Markstränge aus der gleichen Quelle hervorgehen, nicht abgrenzbar.

Das Einwandern der Coelom-Epithelzellen in das darunter gelegene, stark vascularisierte Mesenchym setzt dabei gleichzeitig mit der Differenzierung der Markstränge in der sich entwickelnden Gonade ein. Aus dem ersten Schub von Coelomepithelzellen der Nebennierenrinden-Anlage entwickelt sich innert knapp zwei Wochen ein kompaktes Organ, das aus großen, acidophilen Zellen besteht (*fetaler* Cortex). In der 8.–10. Embryonalwoche proliferiert das über dem fetalen Cortex gelegene Coelom-Epithel nochmals. Diese zweite Welle mesothelialer Zellen, die kleiner sind als diejenigen des ersten Schubes, umgibt den fetalen Cortex wie eine Schale und bildet die Anlage der *definitiven Rinde*. Der fetale Cortex wird schon vor der Geburt zurückgebildet und durch die mächtig proliferierende definitive Rinde verdrängt.

Während dieses Umbaues reduziert sich das Organgewicht von ca. 7 auf ca. 3 g; das Geburtsgewicht wird erst in der Pubertät wieder erreicht. Der Aufbau der Nebennierenrinde vollzieht sich unter dem Einfluß des corticotropen Hormons des Hypophysenvorderlappens. Die Phäochromoblasten, Derivate der Neuralleiste, beginnen im 2. Monat in die Rinde einzuwandern, ein Prozeß, der erst zur Zeit der Geburt abgeschlossen ist.

b) Makroskopische Anatomie

Die beiden retroperitoneal gelegenen Nebennieren stehen in enger topographischer Beziehung zu den Nieren. Die *rechte* Nebenniere sitzt dem oberen Nierenpol unmittelbar auf. Sie legt sich seitlich dem medialen Schenkel des Zwerchfells an und überlagert sowohl den Nervus splanchnicus major als auch teilweise die rechten Anteile des Ganglion coeliacum. Ventral wird sie vom rechten Leberlappen und von der Vena cava inferior bedeckt. Die *linke* Nebenniere liegt dem oberen medialen Nierenrand an. Auch sie überlagert den Nervus splanchnicus major und einen Teil des Plexus coeliacus. Nach vorne steht sie in engem Kontakt zur Bursa omentalis und zur Magenhinterwand. Für beide Nebennieren ist nebst der engen Nachbarschaft zum Ganglion coeliacum das Bestehen eines weit verzweigten Nervengeflechtes *(Plexus suprarenalis)* charakteristisch, dessen Fasern aus dem Plexus coeliacus stammen und in die Nebennierenkapsel eindringen.

Jede Nebenniere wird von 3 Arterien versorgt, von welchen die A. suprarenalis superior ein Ast der A. phrenica ist, während die A. suprarenalis media direkt von der Aorta abzweigt und die A. suprarenalis inferior aus der A. renalis kommt. Von den beiden Venae suprarenales mündet die rechte direkt in die Vena cava inferior, die linke in die Vena renalis sinistra.

Die Arterien bilden in der Nebennierenkapsel ein weitmaschiges Netz, aus welchem einerseits die Rinde (=corticale Arterien), andererseits aber auch direkt das Nebennierenmark versorgt wird (=medulläre Arterien). Die *corticalen* Arterien verzweigen sich über kurze Arteriolen in das anastomosierende Netzwerk von Sinusoiden (erweiterte Capillaren), das die Gruppen und Stränge der Rinden-Parenchymzellen umgibt. Das Endothel dieser Capillaren unterscheidet sich nicht von demjenigen anderer Regionen. Die Sinusoide eines bestimmten Rindenareals vereinigen sich im Grenzbereich zwischen Rinde und Mark zu einer kleinen Sammel-Venule, die in das Capillarnetz des Markes einmündet. Auf diese funktionell wichtige Verbindung soll im Kap. VIII (Nebennierenmark) noch eingegangen werden. Die *medullären* Arterien dringen durch den Cortex direkt und ohne Abgabe von Seitenästen in das Mark vor, wo sie sich zum medullären Capillarplexus verzweigen. Kleine Venulen des Markes leiten das Blut von Rinde und Mark gemeinsam in größere Äste, die sich schließlich zur *Vena suprarenalis* vereinigen, die das Organ verläßt. Lymphgefäße finden sich in der Nebenniere lediglich in der Organkapsel und entlang der größeren Venen.

c) Histologie

Die *Nebenniere des erwachsenen Menschen* ist außen von einer kräftigen Bindegewebskapsel überzogen, in welcher sich zahlreiche, marklose Nervenfasern und Arterien verzweigen. Von dieser Organkapsel aus strahlen Bindegewebstrabekel in das Innere der Nebennierenrinde ein. Sie baut sich aus mehreren Schichten von Fibrocyten auf, deren Intercellularräume von kollagenen und vereinzelt auch elastischen Fasern durchsetzt sind. Zwischen Kapsel und oberflächlichen *Glomerulosa*-Zellen lassen sich häufig kleinere, relativ undifferenzierte Zellen erkennen, die von einzelnen Untersuchern als mögliche Stammzellen angesehen wurden. Die

Rinde macht volumenmäßig ca. 80% des Gesamtorgans aus. Ihre epitheloiden Zellen sind in drei mehr oder weniger deutlich abgrenzbaren Schichten oder Zonen angeordnet.

Die *Zona glomerulosa (zona multiformis)* liegt dicht unter der Organkapsel und besteht aus kleinen rundlichen Zellen mit kompaktem Kern und dichtem, granuliertem Cytoplasma. Sie fehlt der fetalen Rinde, erscheint erst um das 3. Lebensjahr, erreicht in der Pubertät ihre volle Entfaltung und wird im Klimakterium rasch abgebaut. Sie ist die Produktionsstätte der Mineralo-Corticoide. Die typische Glomerulosazelle besitzt einen ovalen, homogenen Kern mit deutlichem Nucleolus. Ihr Cytoplasma ist reich an länglichen, oft hantelförmigen, z.T. verzweigten Mitochondrien, die zur Hauptsache dem „tubulären" Typus zugeordnet werden müssen (quer zur Hauptachse verlaufende, relativ lange Cristae mitochondriales). Die in unmittelbarer Nähe der Mitochondrien liegenden Lipoid-Tröpfchen variabler Größe sind charakteristischerweise in Gruppen angeordnet.

In der *Zona fasciculata* bilden die Zellen Stränge, die radiär angeordnet sind und untereinander anastomosieren. Die einzelne Zelle ist groß und besitzt einen locker gebauten Kern. Das Cytoplasma der Fasciculatazellen ist reich an Lipoiden, Cholesterin und Cholesterinestern. Durch die üblichen histologischen Präparationsmethoden werden die meisten Lipoide herausgelöst, was dem Cytoplasma eine wabige Struktur verleiht („Spongiocyten"). Zwischen den Zellsträngen dehnen sich weite, anastomosierende, sinusartige Capillaren aus. In dieser Schicht werden nebst Sexualhormonen vor allem Glucocorticoide synthetisiert.

In der *Zona fasciculata* lassen sich im Osmiumtetroxyd-fixierten Präparat helle und dunkle Zellen unterscheiden, wobei letztere eine elektronendichtere cytoplasmatische Grundsubstanz aufweisen. Im Gegensatz zur Zona glomerulosa sind die sehr zahlreichen, auffallend großen Mitochondrien der Fasciculata kugelig. Die Cristae gehören dem *vesiculären* Typus an: Im elektronenmikroskopischen Schnitt erscheinen diese Mitochondrien mit kleinen Bläschen vollgestopft. Die Lipoid-Tropfen liegen regellos im Cytoplasma verstreut; ihre Zahl scheint gegenüber der Zona glomerulosa oft vermindert. Gruppen von Lysosomen und multivesiculären Körperchen fallen durch ihren stark osmiophilen Inhalt auf.

Die innerste Schicht wird als *Zona reticularis* bezeichnet; sie besteht aus lockeren, netzartig angeordneten Zellsträngen. Diese Zone ist vor der Geburt kräftig entwickelt, wird nach der Geburt praktisch vollständig abgebaut und erscheint erst in der Pubertät wieder. Nach Erlöschen der Keimdrüsenfunktion verfällt sie wiederum der Rückbildung. Die einzelnen Zellen der Zona reticularis sind lipoidarm und enthalten Pigmentkörnchen. Die Sexualhormone sollen vorwiegend in dieser Schicht gebildet werden. Der bereits lichtoptisch ausgeprägte Polymorphismus der Zellen der *Zona reticularis* äußert sich auch im elektronenoptischen Bild: Form und Größe der einzelnen Zellen, ihrer Organellen, sowie der hier sehr zahlreichen paraplasmatischen Einschlüsse (Lipoide, Pigmente) zeigen eine ausgeprägte Variabilität. Wie in der Fasciculata lassen sich auch hier helle und dunkle Zellen unterscheiden. Ihre in großer Zahl vorkommenden Mitochondrien gehören teils dem tubulären, teils dem vesiculären Typus an. Zahlreiche Lysosomen und Fett-Tropfen, beide regellos im Cytoplasma verteilt, gehören zu den weiteren Charakteristika der Reticulariszellen.

In der Grenzzone zwischen der Zona fasciculata und reticularis, aber besonders in dieser selbst, findet man zahlreiche, in Zerfall begriffene Zellen. Der Zellersatz geht in den Grenzzonen zwischen Zona fasciculata und glomerulosa einerseits und Zona fasciculata und reticularis anderseits vor sich. Tonutti spricht vom *äußeren* und *inneren Transformationsfeld.* Aus der einer Arbeit von Rotter (1941) entnommenen graphischen Darstellung der „Lebenskurve" der Nebennierenrinde geht die Labilität der Zona glomerulosa und der Zona reticularis und die relative Beständigkeit der Zona fasciculata in sehr übersichtlicher Weise hervor (Abb. 1).

Die Dreischichtigkeit der Rinde kann durch verschiedene Ursachen gestört werden. Bei der sog. *progressiven Transformation* nimmt das Rindengewebe weitgehend das Aussehen der Zona fasciculata an, indem sich die Zellen vergrößern und in vermehrter Menge Lipoide enthalten. Bei der *regressiven* Transformation verschmälert sich der Bezirk der Zona fasciculata; Zell- und Kerngröße

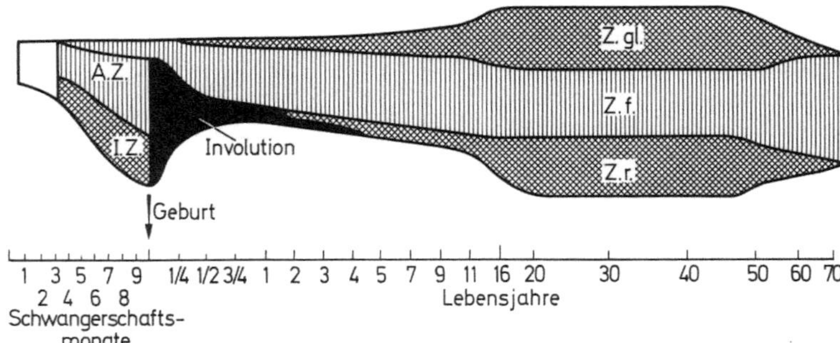

Abb. 1. Lebenskurve der Nebennierenrinde. (Umgezeichnet nach Bargmann, 1956.) *A.Z.* und *I.Z.* Außen- und Innenzone der fetalen Rinde. *Z.gl.* Zona glomerulosa; *Z.f.* Zona fasciculata; *Z.r.* Zona reticularis

nehmen ab unter gleichzeitiger Verminderung des cytoplasmatischen Lipoidgehaltes. Eine regressive Transformation tritt z.B. im Zusammenhang mit einer Cortisonbehandlung oder im Anschluß an eine Hypophysektomie auf, während eine progressive Transformation durch ACTH herbeigeführt werden kann.

Die Oberfläche der Rindenzellen wird in allen Schichten durch z.T. sehr zahlreiche *Mikrovilli* vergrößert, welche die Extracellularräume zwischen benachbarten Zellen sowie die perivasculären Räume durchsetzen. Die Capillarendothelzellen sind in ihren schmalen Bezirken deutlich fenestriert. In kernnahen Bereichen wird ihr Cytoplasma von zahlreichen Mikropinocytosebläschen durchsetzt.

Rinde und Mark werden nur stellenweise durch eine dünne „Lamelle" von Fibrocyten getrennt. In vielen Bezirken schließen sich chromaffine Zellen direkt den Reticulariszellen an.

Die Nebennierenrinde wird offensichtlich nicht innerviert. Während die Glomerulosa-Zellen auf Elektrolyt-Schwankungen im Blut und in der Extracellulär-Flüssigkeit ansprechen (vor allem Natrium und Kalium), unterstehen die Zellen der Zonae fasciculata et reticularis der Kontrolle der Adenohypophyse, die über ihr adrenocorticotropes Hormon (ACTH) die Ausschüttung der Rindenhormone fördert. Der Vorderlappen seinerseits wird vom Hypothalamus gesteuert, welcher über ein „corticotropin releasing hormone" (CRH) die corticotropen Zellen der Hypophyse zur ACTH-Ausschüttung stimuliert (s. auch Kap. II, Hypothalamus, S. 25, 28).

C. Biochemie

J. Müller

1. Allgemeines über Steroidhormone

Die Steroide, zu denen neben den Hormonen der Nebennierenrinde, der Gonaden und der Placenta auch das Provitamin D, das Cholesterin, die Gallensäuren und die Herzglykoside gehören, leiten sich strukturell von *Steran* ab, einem vollständig hydrierten Cyclopentanophenanthren. Dieses besteht aus drei sechsgliedrigen Ringen und einem fünfgliedrigem Ring, die mit den Buchstaben A, B, C und D bezeichnet werden. Die Kohlenstoffatome werden zur Kennzeichnung fortlaufend numeriert (Abb. 2).

Das Sterangerüst kann an C-17 durch eine Seitenkette, an C-10 und C-13 durch anguläre Methylgruppen erweitert sein. Die einzelnen Steroidhormone sind ferner charakterisiert durch Doppelbindungen, Hydroxyl- und Ketogruppen.

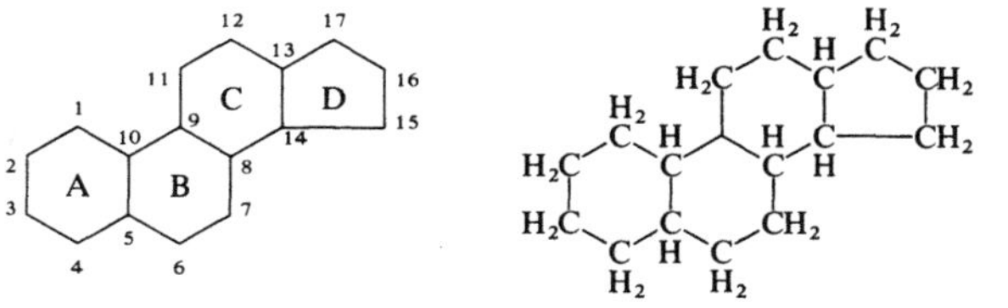

Steran (Gonan)

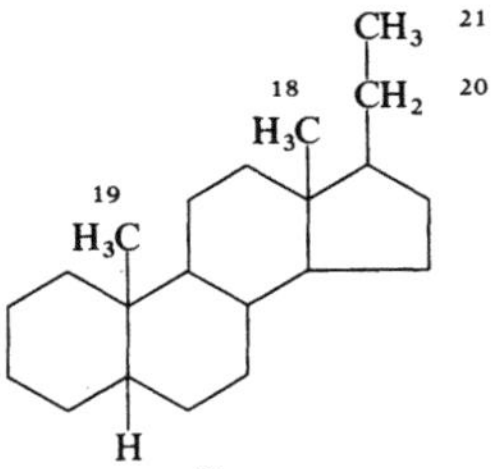

Pregnan

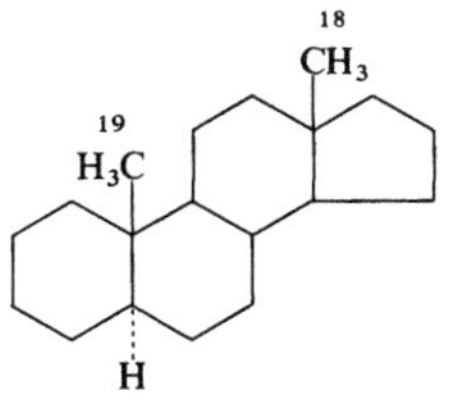

Androstan

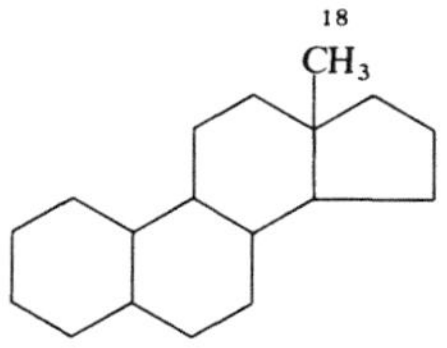

Oestran

Abb. 2. Die Grundstoffe der Steroidhormone

Von *Pregnan*, einem Steran mit zwei angulären Methylgruppen und einer Äthylseitenkette leiten sich die Nebennierenrinden-Hormone und Corpus luteum-Hormone mit 21 C-Atomen, von *Androstan* mit 19 C-Atomen die männlichen Sexualhormone und von *Oestran* mit 18 C-Atomen die weiblichen Sexualhormone ab.

Die zusätzlichen Kohlenstoffatome werden fortlaufend weiternumeriert (anguläre Methylgruppen: C-18, C-19, Äthylseitenkette: C-20, C-21).

2. Stereoisomerie und Nomenklatur*

Bei den Steroiden kommen wegen der asymmetrischen Kohlenstoffatome verschiedene Stereoisomerien vor. Da die biologische Wirksamkeit immer an die sterische Struktur gebunden ist, wird diese auch in der Namensgebung berücksichtigt. So hat das Stereoisomer des androgen wirksamen Androsterons, das Ätiocholanolon keine androgene Aktivität; dagegen kann es Fieber erzeugen (Abb. 5, Kap. IX, S. 452).

Das Steran hat sechs asymmetrische Kohlenstoffatome. Es sind deshalb theoretisch $2^6 = 64$ Stereoisomerien möglich. Die Ringe B/C und C/D der natürlichen Steroidhormone kommen jedoch

* Die Nomenklatur der Steroide richtet sich nach den Vorschriften der International Union of Pure and Applied Chemistry (IUPAC-IUB 1967 Revised Tentative Rules for Steroid Nomenclature. Biochim. biophys. Acta **164**, 453 [1968]).

nur in trans-Verbindung vor: die H-Atome oder Methylgruppen an den beiden angulären C-Atomen sind nach entgegengesetzten Seiten der Molekülebene ausgerichtet. Die Ringe A und B können sowohl in cis- als auch in trans-Stellung verbunden sein. Seitenkette, Methyl- und Hydroxylgruppen führen zu weiteren Stereoisomerien. Zur Kennzeichnung der Lage solcher Substituenten wurde als sterischer Bezugspunkt die Methylgruppe an C-10 gewählt und festgelegt, daß sie diesseits der Schreibebene liegt. Die Substituenten vor der Ebene kennzeichnet man mit ausgezogenem Valenzstrich und dem Affix β. Die hinter der Ebene liegenden Substituenten erhalten punktierte Valenzstriche und das Affix α. Die Seitenkette am C-17 Atom kommt stets in β-Stellung vor. Deshalb ist eine 17-Hydroxylgruppe an einem C_{21}-Steroid immer in α-Stellung, während sie bei C_{18}- oder C_{19}-Steroiden in α- oder β-Stellung vorkommen kann. Die Hydroxylgruppe an C-11 der Nebennierensteroide liegt immer in β-Stellung, dagegen können an C-3 und C-20 Hydroxylgruppen in α- oder β-Stellung vorkommen.

Bestimmte Hydroxylgruppen befähigen die Steroide zur *Konjugation* an Schwefelsäure oder Glucuronsäure. Konjugierte Steroide sind im allgemeinen inaktiv. Stets sind sie besser wasserlöslich und harnfähig als unkonjugierte Steroide. Lange wurden sie nur als End- und Abfallprodukte der Steroidhormone betrachtet. In neuerer Zeit muß aber die Frage der physiologischen Bedeutung der Steroidkonjugate neu überprüft werden, seitdem erkannt wurde, daß die Nebenniere auch Steroidsulfate an das Blut abgibt und daß konjugierte Androgene noch weiter umgebaut werden können, bevor sie im Harn ausgeschieden werden (BAULIEU, 1965). Die Konjugation mit Schwefelsäure ist eine Veresterung; die Konjugation mit Glucuronsäure ist eine β-glykosidische Verbindung.

Man unterscheidet in der chemischen Nomenklatur die sog. *Trivialnamen*, kurze, bequeme Bezeichnungen häufig vorkommender Verbindungen, und die *systematischen* Namen, die umständlich sind, aber die exakte Struktur erkennen lassen. Sie werden gebildet, indem an die Bezeichnung eines der Grundstoffe (Abb. 2) Vor- und Nachsilben angefügt werden, welche Art, Anzahl und Stellung der einzelnen Substituenten definieren. Hydroxylgruppen erhalten das Suffix „-ol" oder Präfix „Hydroxy-", Ketogruppen das Suffix „-on" oder Präfix „Keto-" (auch „Oxo-"), Doppelbindungen das Suffix „-en". Durch Vorsetzen der C-Atomzahl wird die Lokalisation der Gruppe festgelegt. Betrifft eine Doppelbindung zwei C-Atome, deren Nummern aufeinanderfolgen, wird nur die erste Nummer geschrieben, sonst beide. Häufig wird auch heute noch die Lage einer Doppelbindung nach veraltetem System durch ein vorgestelltes Symbol „Δ" bezeichnet, dem die Nummer des C-Atoms folgt, von dem die Doppelbindung ausgeht. Die Stellung von Substituenten an optisch aktiven C-Atomen wird durch α, β, oder ξ (unbekannt) bezeichnet. Die Vorsilbe „allo-" wird für Trans-Verbindungen der Ringe A/B gebraucht. Die Vorsilben „Desoxy-", „Dehydro-", „Dihydro-", „Tetrahydro-", „Epi-"- und „Iso-" werden nur für Trivialnamen verwendet. Das wichtigste Nebennierenrinden-Hormon hat den Trivialnamen *Cortisol*, das Synonym *Hydrocortison* und den systematischen Namen

4-Pregnen-11β, 17α, 21-triol-3,20-dion.

Als Gruppenbezeichnungen werden häufig „*Corticoide*", „*Corticosteroide*" und „*17-Ketosteroide*" gebraucht. Unter Corticoiden oder Corticosteroiden verstehen wir die den Elektrolyt- und Kohlehydratstoffwechsel beeinflussenden Nebennierenrinden-Hormone mit 21 C-Atomen sowie ihre inaktiven Abbauprodukte mit intakter Seitenkette. Die 17-Ketosteroide umfassen sowohl die androgen wirksamen als auch die hormonal inaktiven C_{19}-Steroide mit einer Ketogruppe in Stellung 17.

Auch für den Nichtchemiker verständliche Übersichten über Struktur und Nomenklatur der Steroidhormone finden sich bei ZIMMERMANN, KLYNE, MASON, HÜBENER und STAIB, ausführliche Angaben bei FIESER und FIESER.

3. Die Nebennierenrinden-Hormone

Von den gegen 70 aus tierischen Nebennieren isolierten Steroiden werden beim Menschen vorwiegend Cortisol, Corticosteron und Androgene an das Blut abgegeben. Von sehr großer physiologischer Bedeutung ist daneben das in kleinen Mengen sezernierte Mineralocorticoid Aldosteron. Neben diesen aktiven Nebennierenrinden-Hormonen werden im menschlichen Nebennierenvenenblut auch weniger aktive und inaktive Vorstufen gefunden wie Desoxycorticosteron (DOC), 11-Desoxycortisol (Verbindung S), 18-Hydroxycorticosteron, 17α-Hydroxyprogesteron und 17α-Hydroxypregnenolon. Das Androgen Dehydroepiandrosteron erscheint bereits in konjugierter Form als Sulfat im Nebennierenvenenblut. Die Sekretion von Testosteron durch die menschliche Nebenniere ist nach neueren Untersuchungen gesichert. Ein direkter Beweis, daß die menschliche Nebenniere auch Oestrogene produziert, fehlt zwar noch. Hingegen wurden bei oophorektomierten Frauen im Urin Oestrogene gefunden, die auf ACTH anstiegen und nach Adrenalektomie verschwanden.

Das während Operationen in Narkose gewonnene Nebennierenvenenblut entstammt Nebennieren, die unter maximaler ACTH-Stimulation stehen, so daß aus den Konzentrationen nur bedingte Schlüsse auf die normale Sekretionsmenge zu ziehen sind. Dagegen konnte die Tagessekretion der

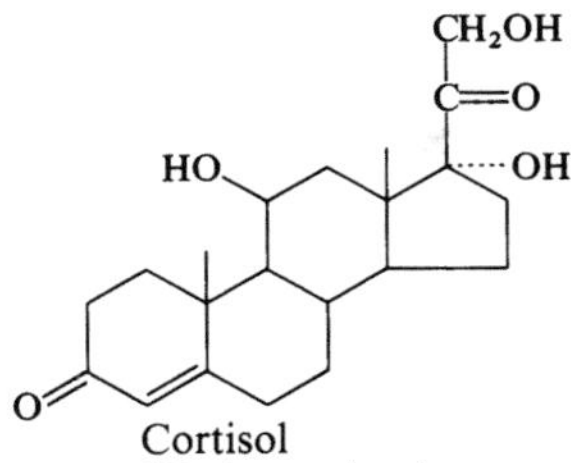

Cortisol
(Hydrocortison).
(cpd. F, KENDALL)

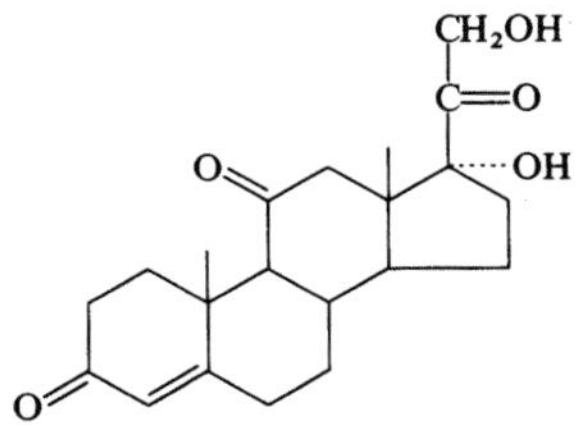

Cortison
(cpd. E, KENDALL)

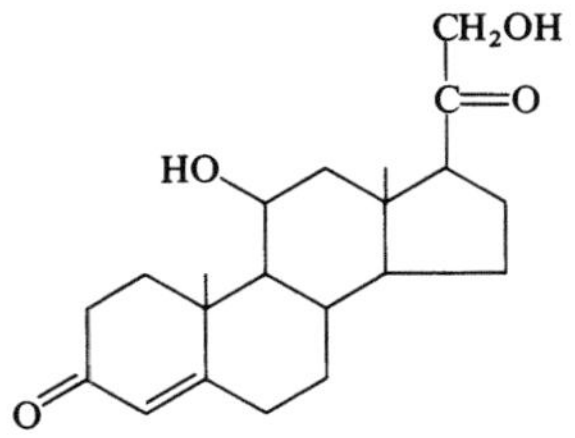

Corticosteron
(cpd. B, KENDALL)

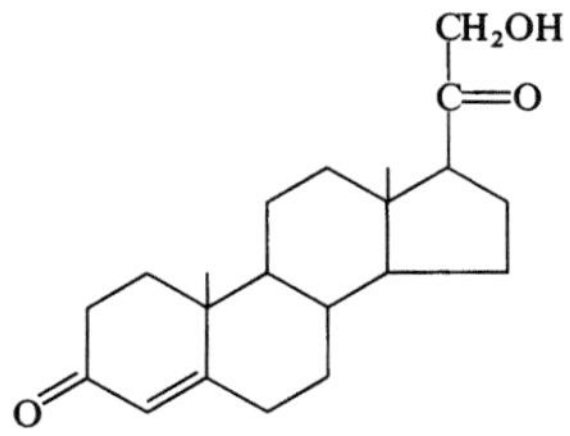

Desoxycorticosteron
(DOC)

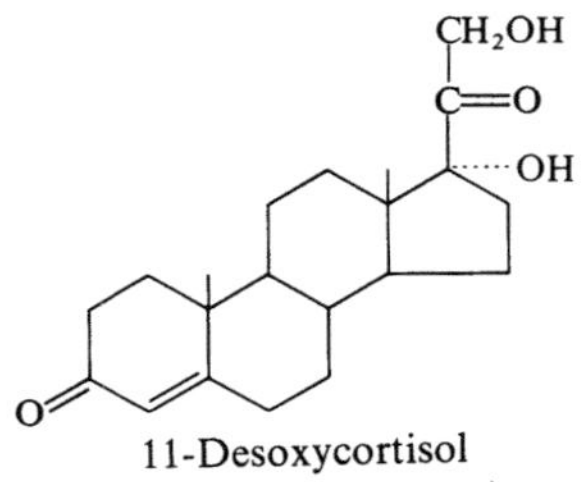

11-Desoxycortisol
(cpd. S, REICHSTEIN)

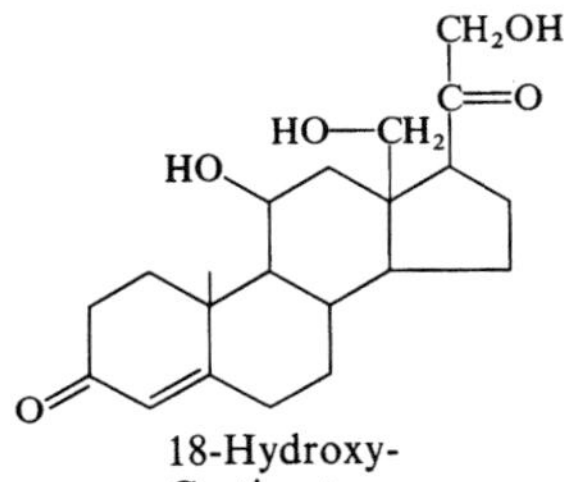

18-Hydroxy-
Corticosteron

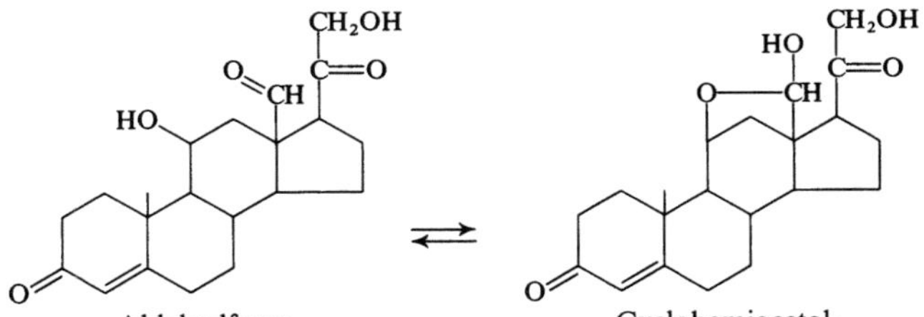

Aldehydform

Cyclohemiacetal-
Form

Aldosteron

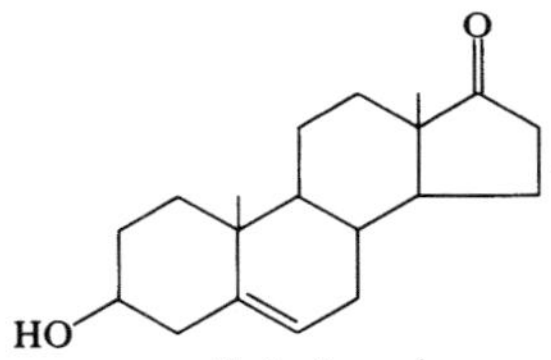

Dehydroepi-
Androsteron
(DHA)

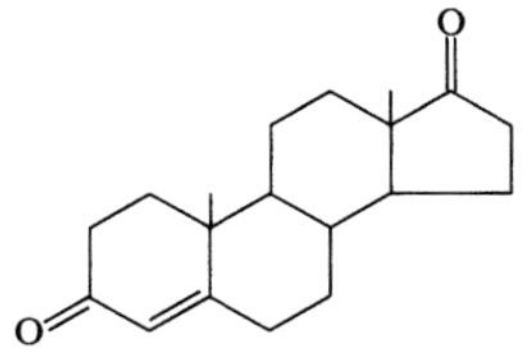

Androstendion

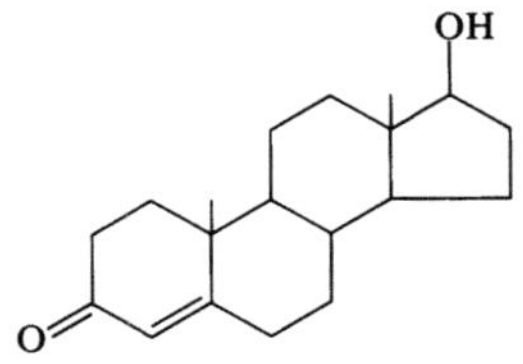

Testosteron

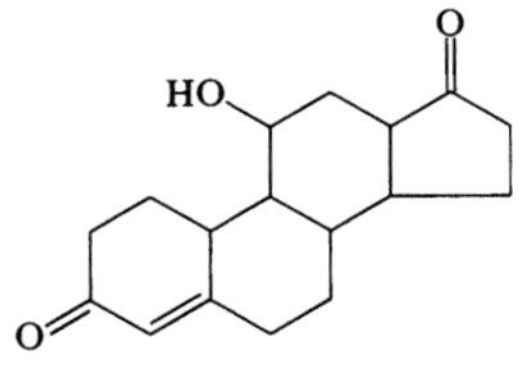

11β—OH-Androstendion

Abb. 3. Die wichtigsten Steroide der Nebennierenrinde

Tabelle 1. Die Nebennierenrinden-Hormone beim Menschen. Normalwerte bei Erwachsenen

	Konzentration im peripheren Plasma pro 100 ml	Sekretion pro 24 Std
Cortisol	6 – 25 µg	15 – 40 mg
Corticosteron	0,4– 2 µg	1 – 4 mg
Aldosteron	2 – 15 ng	50 –250 µg
11-Desoxycortisol (cpd. S)	10 –110 ng	0,1– 1,5 mg
Desoxycorticosteron (DOC)	2 – 10 ng	0,2– 0,8 mg
18-Hydroxycorticosteron	6 – 30 ng	150 –450 µg
18-Hydroxy-DOC	5 – 20 ng	40 – 90 µg
17α-Hydroxyprogesteron		
17α-Hydroxypregnenolon		
Androstendion	50 –330 ng	2 – 4 mg
Dehydroepiandrosteron	0,1– 1,3 µg	8 mg
– Sulfat	100 –250 µg	
11β-Hydroxyandrostendion	70 –300 ng	
Testosteron		
Oestrogene		

wichtigsten Nebennierenrinden-Hormone unter normalen Bedingungen durch Isotopenverdünnungsmethoden bestimmt werden (s. Tabelle 1).

Das Verhältnis von Cortisol zu Corticosteron schwankt je nach Species, aber auch von Individuum zu Individuum innerhalb derselben Art. Beim Menschen überwiegt bei weitem das Cortisol (10:1), bei der Ratte das Corticosteron.

Eine Übersicht über die bis 1962 gefundenen Steroidmengen im Nebennierenvenenblut von Mensch und den verschiedenen Tierarten findet sich bei Yates (1962).

4. Der Aufbau der Nebennierenrinden-Hormone

Die Biosynthese der Steroidhormone in der Nebenniere wurde hauptsächlich an folgenden experimentellen Modellen untersucht:

1. Perfusion von Nebennieren *in vitro* und *in vivo*,
2. Inkubation von Schnitten von überlebendem Nebennierengewebe,
3. Inkubation von Nebennieren-Homogenaten oder -Zellfraktionen.

Diese Methoden eignen sich auch sehr gut für Isotopen-Untersuchungen. Mit Kohlenstoff-14 oder Tritium markierte Vorstufen (Acetat, Mevalonsäure, Steroide) werden der Perfusionsflüssigkeit oder dem Inkubationsmedium zugeführt. Am Ende des Versuches werden die radioaktiven Steroide extrahiert, isoliert und gezählt.

Die Abb. 4 stellt den Aufbauweg der Nebennierenrinden-Hormone von Acetyl-Coenzym A über Cholesterin, Pregnenolon und 17α-Hydroxypregnenolon dar. Einstufige Umbauvorgänge sind mit ausgezogenen Pfeilen, mehrstufige gestrichelt eingezeichnet. Sie werden von spezifischen Enzymen gelenkt (Desmolase, Isomerase, 3β- und 18-Dehydrogenasen, 20α-, 22ξ-, 17α-, 21-, 11β-, 18-Hydroxylasen) und sind von Co-Faktoren wie NADH und NADPH abhängig. Wie in anderen Organen wird Cholesterin auch in der Nebenniere total synthetisiert über die wichtigen Zwischenstufen Mevalonsäure und Squalen. Der Biosyntheseweg von Cholesterin ist vor allem durch die Untersuchungen von Bloch abgeklärt worden. Cholesterin ist in der Nebennierenrinde reichlich gespeichert, aber nur ein Teil davon kann für die Produktion von Steroidhormonen verwendet werden. Wahrscheinlich ist Cholesterin der normale Vorläufer aller Nebennierenrinden-Hormone. Bei Tieren, die während Wochen mit radioaktivem Cholesterin gefüttert wurden, hatten die Corticosteroide im Blut die gleiche spezifische Radioaktivität wie das Nebennierencholesterin und das Serumcholesterin, auch unter kurzfristiger Stimulation mit ACTH (Werbin, 1961; Krum, 1964).

Zusatz von ACTH zur Perfusionsflüssigkeit oder zum Medium von Nebennierenschnitten fördert die Steroidsynthese *in vitro* auf das 5–10fache, was der Zunahme der Corticoid-Ausscheidung beim Menschen unter ACTH-Stimulation entspricht. Über den Angriffspunkt und die Wirkungsweise von ACTH s. S. 297).

Während alle anderen Steroidhormone vorwiegend in den beiden inneren Schichten der Nebennierenrinde produziert werden, wird *Aldosteron* nur in der Zona glomerulosa gebildet. Als einziges Steroid hat es eine Aldehydgruppe in Stellung 18. Diese entsteht wahrscheinlich in zwei Stufen durch Hydroxylation und anschließende Dehydrogenation, und vermutlich ist 18-Hydroxycorticosteron der unmittelbare Vorläufer. Aldosteron kann chemisch als Hydroxyaldehyd oder als Cyclo-Hemiacetal vorkommen; wahrscheinlich existiert es *in vivo* nur in der letzten Form. Die physiologische Bedeutung von 18-Hydroxycorticosteron und 18-Hydroxy-DOC neben ihrer möglichen Rolle als Aldosteronvorläufer ist unbekannt. Beim Menschen wird dreimal mehr 18-Hydroxycorticosteron produziert als Aldosteron. Die Ratte produziert sehr viel 18-Hydroxy-DOC, aber hauptsächlich in der Zona fasciculata.

Für die Synthese der Androgene scheinen 17α-Hydroxy-Progesteron oder 17α-Hydroxy-Pregnenolon obligate Zwischenstufen zu sein, und eine direkte Umwandlung von Cholesterin in C_{19}-Steroide konnte noch nie nachgewiesen werden. Dagegen kann Cholesterin-Sulfat zu Pregnenolon-Sulfat und dieses zu Dehydroepiandrosteron-Sulfat umgebaut werden. Falls Oestrogene tatsächlich in den Nebennieren gebildet werden, sind wie in Ovar und Placenta Androstendion und Testosteron und ihre 19-Hydroxyderivate die wahrscheinlichsten Zwischenstufen ihrer Synthese.

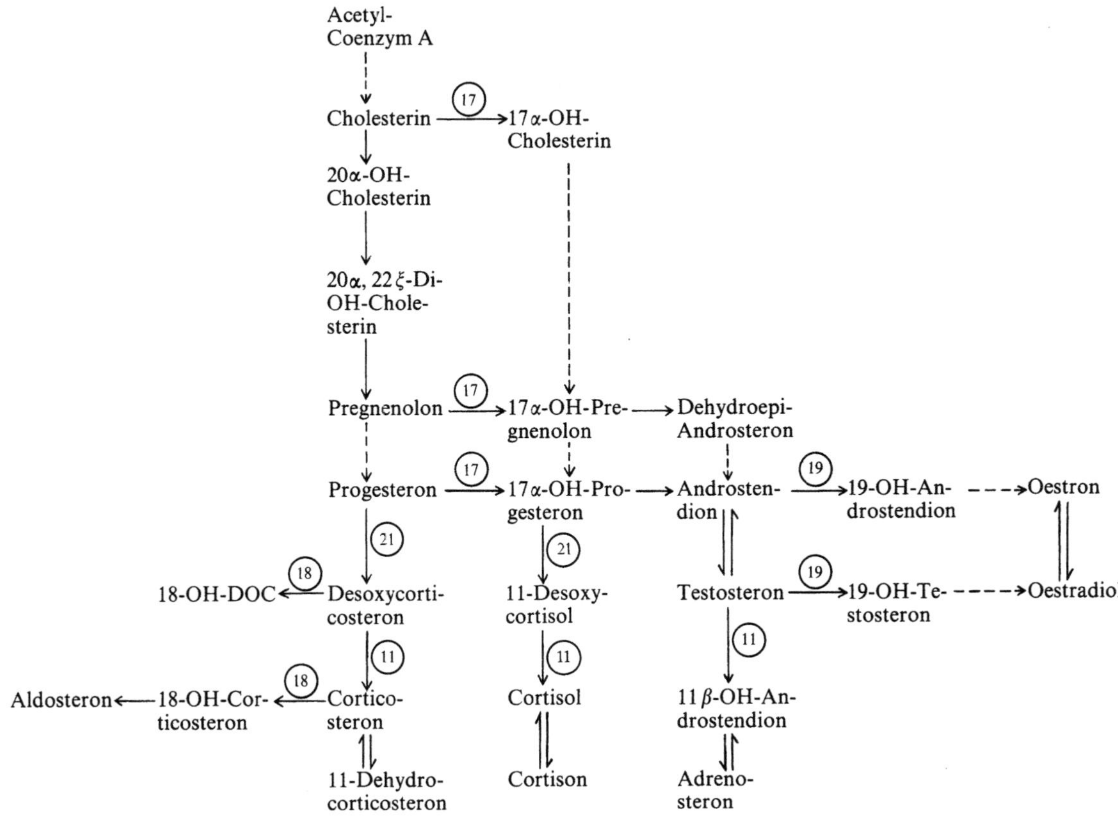

Abb. 4. Der Aufbau der Nebennierenrindenhormone. (Einstufige Umbauvorgänge sind mit ausgezogenen Pfeilen, mehrstufige gestrichelt bezeichnet. Die eingekreisten Zahlen bezeichnen die betreffenden Hydroxylasen)

5. Transport der Nebennierenrinden-Hormone

Cortisol und Corticosteron finden sich im Blut bei normaler Konzentration nur zu einem kleinen Teil in freier, d.h. dialysier- und filtrierbarer Form.

25% sind an die Erythrocyten adsorbiert, von denen sie bis auf wenige Prozente durch Waschen mit physiologischer Kochsalzlösung abgetrennt werden können. Die Aufnahme durch Leukocyten fällt quantitativ nicht ins Gewicht.

Vom Plasma-Cortisol sind bei Körpertemperatur 90% an ein Alpha-Globulin gebunden. Dieses Eiweiß, das „Transcortin" oder „corticosteroid-binding globulin" (CBG) genannt wird, ist heute weitgehend charakterisiert. Es handelt sich um ein Glykoprotein mit einem Molekulargewicht von 52000. Für Cortisol und Corticosteron hat Transcortin eine hohe Affinität aber eine beschränkte Kapazität; bei einer Plasmacortisol-Konzentration von 20 µg/100 ml ist es voll gesättigt. Bis zu dieser Konzentration beträgt der Anteil des freien Plasmacortisols 10%, bei höheren Konzentrationen 20–30%. Die restlichen 70–80% sind dann an Albumin gebunden, welches eine geringe Affinität aber eine große Kapazität besitzt (Abb. 5).

Für die Bindung an Transcortin sind die spezifischen Gruppen des Cortisolmoleküls nur teilweise maßgebend. Neben Cortisol und Corticosteron werden auch Desoxycorticosteron, 11-Desoxycortisol, Pednisolon und Progesteron gebunden. Dagegen ist die Transcortin-Bindung für Cortisolmetaboliten, Aldosteron und Dexamethason sehr gering oder fehlend.

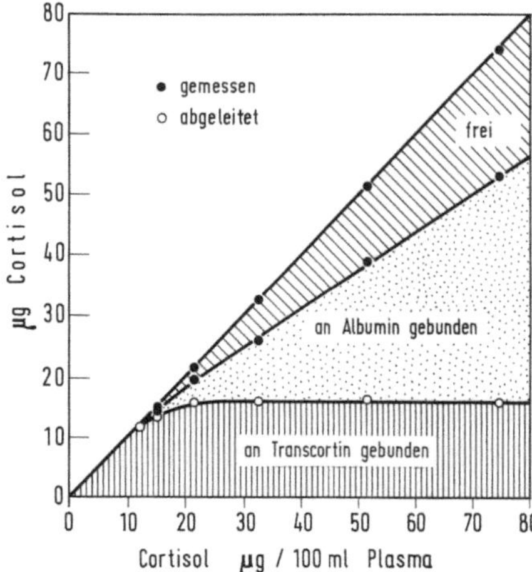

Abb. 5. Eiweiß-Bindung von Cortisol in normalem menschlichem Plasma bei 4° C. (Aus DAUGHADAY, W.H., and MARIZ, I.K., 1960)

Die Konzentration und Bindungskapazität von Transcortin sind unabhängig von ACTH. Unter ACTH-Stimulation der Nebenniere steigt deshalb das freie Plasmacortisol relativ stärker an als das gebundene. Bei Nebennieren-Insuffizienz und bei Cushing-Syndrom bleibt das Transcortin unverändert. Dagegen kommt es unter der Wirkung von Oestrogenen zu einem markanten Anstieg des Transcortin-Spiegels. Die während eines normalen Cyclus im Ovar produzierten Oestrogenmengen sind dazu zu klein; dagegen wird diese Wirkung manifest unter der erhöhten Produktion von endogenem Oestrogen während der Schwangerschaft oder unter pharmakologischen Dosen von exogenen Oestrogenen (Ovulationshemmer). Dieser Anstieg des Transcortins fällt immer mit einem Anstieg der Plasmacortisol-Konzentration zusammen und erklärt wenigstens teilweise, weshalb im letzten Drittel der Schwangerschaft die Plasmacorticoide bis auf das Dreifache erhöht gefunden werden, ohne daß Zeichen des Hyperadrenocorticismus bemerkbar werden. Umgekehrt kann Transcortin bei Leberkrankheiten und Dysproteinämien erniedrigt sein, wobei trotz tiefer Plasmacorticoid-Konzentrationen keine Zeichen einer Nebennieren-Insuffizienz auftreten.

Die Lymphe enthält weniger Transcortin als das Plasma. Im Liquor wird nur sehr wenig gefunden, und über 90% des Cortisols sind frei. Entsprechend ist aber in diesen Körperflüssigkeiten auch der Cortisol-Gehalt niedriger als im Plasma.

Wahrscheinlich ist das an Transcortin gebundene Cortisol biologisch nicht aktiv, und es ist anzunehmen, daß im extravasculären Raum ein Gleichgewicht zwischen der Bindung von Cortisol an Transcortin einerseits und an bestimmte Zellstrukturen anderseits besteht. In vitro wird an Transcortin gebundenes Cortisol langsamer inaktiviert; es besteht wahrscheinlich auch hier eine Kompetition zwischen der Bindung an Transcortin und der Bindung an Leberzell-Mikrosomen. In der Niere erscheint nur das freie Plasmacortisol im Primärharn. Der größere Teil davon wird im Tubulus rückresorbiert, und die renale Clearance des freien Plasmacortisols beträgt 40–50 ml/min. Bei normaler Nierenfunktion ist deshalb die tägliche Ausscheidung von freiem Cortisol im Urin ein guter Index für die Konzentration des freien Plasmacortisols. Ob die Sekretion von ACTH durch das freie oder das gesamte Plasmacortisol reguliert wird, ist zur Zeit noch ungewiß.

Die physiologische Bedeutung des Transcortins liegt vermutlich in einer Art Pufferwirkung, welche rasche Schwankungen des Cortisol-Spiegels im Plasma ausgleichen soll. Transcortin hält einerseits das aktive Cortisol vom Erfolgsorgan zurück, anderseits schützt es vor rascher Inaktivierung in der Leber und Ausscheidung in der Niere.

Aldosteron ist vorwiegend an Albumin und zu einem kleinen Teil auch noch an ein anderes Protein gebunden, das wahrscheinlich von Transcortin verschieden ist. Die Eiweißbindung von Aldosteron nimmt in der Schwangerschaft nicht zu, dagegen unter hochdosierten Oestrogenen. Die relativ geringe Proteinbindung von Aldosteron im Plasma könnte teilweise die relativ tiefe Plasmakonzentration und die kurze biologische Halbwertszeit dieses Hormons erklären.

6. Abbau und Ausscheidung der Nebennierenrinden-Hormone

Das Cortisol wird im Organismus sehr rasch enzymatisch umgebaut und verliert damit seine Wirksamkeit. Nur geringe Mengen (weniger als 1%) werden unverändert im Urin ausgeschieden. Die

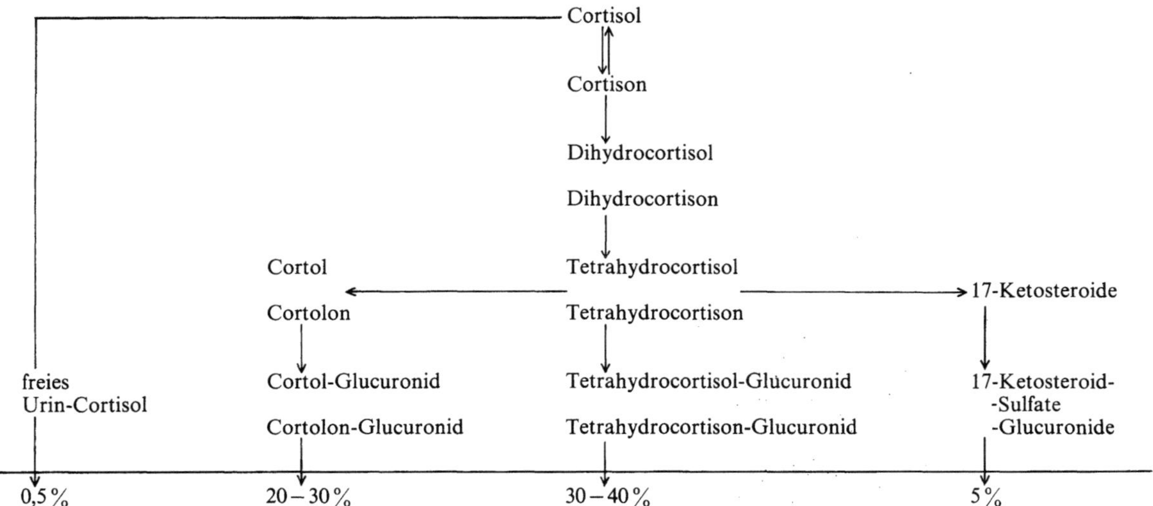

Abb. 6. Abbau und Ausscheidung von Cortisol und seinen Metaboliten

weitaus wichtigste Rolle bei der Inaktivierung der Steroidhormone hat die Leber. Die Umbaureaktionen in anderen Organen fallen quantitativ nicht ins Gewicht. Die Umbauvorgänge verlaufen meistens in der folgenden Reihenfolge:

1. Reduktion der Doppelbindung zwischen C-4 und C-5,
2. Reduktion der 3-Ketogruppe,
3. Reduktion der 20-Ketogruppe,
4. Abspaltung der Seitenkette an C-17.

Der Großteil der Corticoide wird bis Stufe 2 (40–50%) oder Stufe 3 (20–30%) abgebaut. Weniger als 10% des Cortisols werden zu 17-Ketosteroiden abgebaut.

Cortisol und Cortison können in der Leber unter der Wirkung einer 11β-Dehydrogenase reversibel ineinander übergehen.

Die Einwirkung der 5α- und β-Reduktasen führt zur Bildung von Dihydrocortison und Dihydrocortisol (bzw. ihren Allo-Isomeren). Die Reduktion der Doppelbindung ist praktisch irreversibel und wahrscheinlich auch geschwindigkeitsbestimmend für den ganzen folgenden Abbau. NADPH ist als Coenzym notwendig. Die Reaktion ist weiterhin abhängig von Thyroxin und ist bei Hypothyreose verzögert, bei Hyperthyreose beschleunigt. Eine Beeinträchtigung findet sich auch bei Leberkrankheiten.

Die zweite Reaktion führt durch Reduktion der 3-Ketogruppe zu den Tetrahydroverbindungen (Urocortison, Urocortisol). Diese Reaktion ist reversibel. NADPH und NADH sind gleich wirksam.

Ein Teil dieser Tetrahydro-Metaboliten wird durch Reduktion der 20-Ketogruppe zu den Verbindungen Cortol und Cortolon abgebaut. Schließlich entstehen aus einem kleinen Prozentsatz durch Absprengung der Seitenkette 11β-Hydroxy- und 11-Keto-17-Ketosteroide.

Eine Inaktivierung durch 6β-Hydroxylation scheint vorwiegend beim Neugeborenen, in geringem Maße auch beim Erwachsenen vorzukommen.

Die reduzierten Metaboliten werden vom Enzym Glucuronyl-Transferase mit Uridindiphosphatglucuronsäure gekoppelt, um 3α-β-d-Glucosiduronate (Glucuronide) zu bilden. In geringem Maße erfolgt auch eine Konjugation an Schwefel- oder Phosphorsäure. Die konjugierten Steroide sind wasserlöslich und werden durch glomeruläre Filtration, möglicherweise auch tubuläre Exkretion in den Urin ausgeschieden. Im Plasma machen sie rund $^2/_3$ der Gesamt-Corticoide aus. Die Bildung von Steroidglucuroniden ist nicht auf die Leber beschränkt; auch das Nierengewebe ist dazu fähig. Dagegen findet die Reduktion zu Tetrahydroverbindungen fast ausschließlich in der Leber statt, und im allgemeinen werden diese Metaboliten auch gleich in der Leber konjugiert. Unkonjugierte Cortisolmetaboliten werden im Plasma nur spurenweise gefunden.

In geringem Ausmaße kann ein Steroidabbau jedoch auch extrahepatisch stattfinden. Solche Abbauvorgänge wurden *in vitro* an Fibrocytenkulturen und am eviscerierten Tier nachgewiesen.

Etwa 30–40% des Cortisols werden als Tetrahydrocortisol- und Tetrahydrocortison-Glucuronid im Urin ausgeschieden, weitere 20–30% erscheinen als Cortol- und Cortolon-Glucuronid. Alle Metaboliten von Cortisol lassen sich chemisch nicht fassen. Da aber nach intravenöser Injektion von ^{14}C-markiertem Cortisol oder Corticosteron nach 24 Std 70–80%, nach 72 Std 95% der Radioaktivität im Urin nachweisbar sind, in der Atemluft sich jedoch kein radioaktives CO_2 feststellen läßt, ist anzunehmen, daß das Steroidskelet selbst nicht aufgespalten wird.

Der Abbau des Corticosteron verläuft im wesentlichen gleich wie derjenige des Cortisols, nur werden hier keine 17-Ketosteroide gebildet. Beim Neugeborenen scheint Corticosteron als Sulfat von den Nebennieren sezerniert zu werden, und Abbauprodukte dieser Substanz wurden im Urin gefunden.

Aldosteron bildet neben Tetrahydroaldosteron-3-Glucuronid ein sog. „3-oxo-Konjugat", bei dem es sich wahrscheinlich um Aldosteron-18-Glucuronid* handelt. Diese Konjugation des unveränderten Aldosterons kann auch außerhalb der Leber, vor allem in der Niere stattfinden. Im Urin erscheint sehr wenig freies Aldosteron (weniger als 0,5% der sezernierten Menge), während der Großteil als Tetrahydroaldosteron-Glucuronid (30–50%) und als Aldosteron-18-Glucuronid ausgeschieden (5–15%) wird. Bei Leberkrankheiten und während der Schwangerschaft wird das Verhältnis dieser beiden Metaboliten zugunsten von Aldosteron-18-Glucuronid verschoben.

Mit der Galle werden beim Menschen nur wenige Prozente von intravenös appliziertem markiertem Cortisol und Corticosteron ausgeschieden. Wahrscheinlich besteht ein enterohepatischer Kreislauf.

Kinetik des Cortisolabbaus. Nach intravenöser Injektion einer pharmakologischen Dosis Cortisol oder einer Spurenmenge von radioaktiv markiertem Cortisol nimmt nach einer Vermischungsperiode der Logarithmus der Plasmacortisol-Konzentration, bzw. der Logarithmus der spezifischen Radioaktivität des Plasmacortisols pro Zeiteinheit linear ab, so daß die Entfernung des Cortisols kinetischen Gesetzen erster Ordnung zu unterstehen scheint. Es ergeben sich jedoch Unterschiede, je nachdem ob große pharmakologische Dosen Cortisol oder ob Spurendosen markiertes Cortisol injiziert werden. Während bei der Verwendung von Spurendosen ein einziger Verteilungsraum vorzu-

* Da diese Verbindung durch Ansäuerung auf pH 1 hydrolysiert werden kann, wird in der Literatur auch die Bezeichnung „pH 1-Metabolit" verwendet.

liegen scheint, ist für pharmakologische Mengen die Annahme von zwei Verteilungsräumen notwendig, wobei nur in einem Raum Abbau erfolgt. Es liegt nahe, daß bei Verwendung pharmakologischer Dosen der Hauptanteil des Cortisols ungebunden an Transcortin den intravaskulären Raum verlassen kann und von dort nur allmählich zurückgelangt.

Die Kinetik des Aldosteronabbaus weist ebenfalls auf zwei Verteilungsräume hin.

Die Halbwertszeit im Plasma beträgt beim gesunden Menschen für das Cortisol durchschnittlich 110 min, für das Corticosteron 90 min und für das Aldosteron 15 bzw. 35 min*.

Die Halbwertszeit der Nebennierenrinden-Hormone ist bei Leberkrankheiten verlängert, ebenso bei Moribunden, im Schock, bei Myxödem sowie nach Oestrogenbehandlung und in der Schwangerschaft. Sie wird ferner verlängert gefunden im hohen Alter, bei akuter Polyarthritis und in der Urämie. Verkürzt ist die Halbwertszeit bei Hyperthyreose und manchmal auch bei Adipositas.

Der Ablauf der Entfernung des Cortisols aus dem Plasma läßt sich mathematisch in Annäherung erfassen. Die errechnete Größe (removal rate coefficient) entspricht einer Clearance und ist abhängig von der Aktivität der Steroid-5-Reduktasen in der Leber, dem Nachschub an NADPH, der Plasmacortisol-Konzentration, der Bindung an Transcortin und der Leberdurchblutung. Dieser letzteren scheint jedoch keine wesentliche Bedeutung zuzukommen, da bei verlangsamtem Leberdurchfluß die Einwirkung der Enzyme auf die Steroide zunimmt.

Prednison und Prednisolon haben eine fast doppelt so lange Halbwertszeit. Ebenso verzögert eine Halogenierung in Stellung 9 den Abbau, wodurch wenigstens teilweise die stärkere Aktivität der künstlichen fluorierten und dehydrogenierten Steroide erklärt wird. Die zirkulierende mischbare Menge (miscible metabolic pool) beträgt für das Cortisol 1,5 mg, für das Corticosteron 0,2 mg und für das Aldosteron 0,01 mg.

Die Plasmakonzentration des Cortisols schwankt entsprechend dem Tagesrhythmus zwischen 6 und 25 µg/100 ml, die Konzentration von Corticosteron zwischen 0,4 und 2 µg/100 ml, während die Aldosteron-Konzentration wesentlich tiefer ist und bei uneingeschränkter Salzzufuhr zwischen 2 und 15 ng/100 ml liegt.

* Je nach Einsetzen des kleineren oder größeren Verteilungsraumes, deren reale Bedeutung ungewiß ist.

7. Chemie des Corticotropins (ACTH) und der Melanotropine (MSH)

Das die Aktivität und Wachstum der Nebennierenrinde stimulierende Corticotropin oder ACTH ist ein Polypeptid von 39 Aminosäuren mit einem Molekulargewicht von 4540. Die Strukturformel ist für die Corticotropine der Species Schwein, Schaf und Rind bekannt. Schaf- und Rinder-ACTH unterscheiden sich durch geringe Unterschiede in der Folge der Aminosäuren 25 bis 33; im Schweine-ACTH ist dazu noch das 31-Serin im Rinder-ACTH durch Leucin ersetzt (Abb. 7). Das menschliche Corticotropin enthält die gleichen Aminosäuren wie Rinder- und Schaf-ACTH; jedoch in anderer Folge (Abb. 7).

1966 ist die Synthese eines ganzen β^{1-39}-Corticotropin-Moleküls gelungen (SCHWYZER und SIEBER, 1966). Es hat die gleiche Aminosäurensequenz und die gleiche biologische Aktivität wie das natürliche, reine Schweine-ACTH (110 U.S.P.-Einheiten pro mg). Ein synthetisches Tetracosapeptid β^{1-24}-Corticotropin wird heute kommerziell hergestellt und diagnostisch und therapeutisch verwendet. Diese Substanz enthält die 24 ersten Aminosäuren am N-ständigen Ende des kompletten Corticotropins. Wie die übrigen Polypeptide, welche die er-

```
ACTH            H-Ser-Tyr-Ser-Met-Glu-His-Phe-Arg-Try-Gly-Lys-Pro-Val-Gly-Lys-Lys-Arg
                  1   2   3   4   5   6   7   8   9  10  11  12  13  14  15  16  17
                Arg-Pro-Val-Lys-Val-Tyr-Pro(——)Ala-Phe-Pro-Leu-Glu-Phe-OH
                 18  19  20  21  22  23  24     34  35  36  37  38  39
                          (25  26  27  28  29  30  31  32  33)
                                              NH2
                                               |
Schweine-ACTH             Asp-Gly-Ala-Glu-Asp-Glu-Leu-Ala-Glu
                                                          NH2
                                                           |
Schaf-ACTH                Ala-Gly-Glu-Asp-Asp-Glu-Ala-Ser-Glu
                                                          NH2
                                                           |
Rinder-ACTH               Asp-Gly-Glu-Ala-Glu-Asp-Ser-Ala-Glu
                                              NH2
                                               |
Menschen-ACTH             Asp-Ala-Gly-Glu-Asp-Glu-Ser-Ala-Glu
```

Abb. 7. ACTH-Struktur bei 4 verschiedenen Species. (Nach SAYERS, G., in: Hormones in the blood, 2nd edit., vol. 1, p. 169, ed. by GRAY, C.H., and A.L. BACHARACH. London: Academic Press 1967)

CH_3CO-Ser-Tyr-Ser-Met-Glu-His-Phe-Arg-Try-Gly-Lys-Pro-Val(NH_2)
α-MSH
Ala-Glu-Lys-Lys-Asp-Glu-Gly-Pro-Tyr-Arg-Met-Glu-His-Phe-Arg-Try-Gly-Ser-Pro-Pro-Lys-Asp-OH
β-MSH

Abb. 8. Struktur der menschlichen Melanocyten-stimulierenden Hormone. (Nach WALKER, J.M., in: Hormones in the blood, 2nd edit., vol. 1, p. 161, ed. by GRAY, C.H., and A.L. BACHARACH. London: Academic Press 1967)

sten 20 oder mehr Aminosäuren am N-ständigen Ende in natürlicher Reihenfolge enthalten, beträgt seine biologische Aktivität pro mg etwa 100–110 Einheiten. Pro Molekül ist die Aktivität also etwas geringer als beim β^{1-39}-Corticotropin. Kürzere Polypeptide haben nur noch wenig Prozente der vollen ACTH-Aktivität. Peptide mit weniger als 16 Aminosäuren stimulieren die Nebennierenrinde nicht mehr, besitzen jedoch eine erhöhte MSH-Aktivität, so daß die Aminosäuren am C-ständigen Ende des Corticotropins die MSH-Aktivität zu hemmen scheinen.

α-MSH, das bei allen bisher untersuchten Säugetier-Species gleich ist, besteht aus 13 Aminosäuren, die mit den ersten 13 Aminosäuren von ACTH identisch sind. β-MSH ist dagegen von Species zu Species verschieden und besteht bei verschiedenen Tieren aus 18, beim Menschen aus 22 Aminosäuren. Auch hier entspricht aber die Sequenz einer Anzahl von Aminosäuren derjenigen des Corticotropins. Synthetische Melanotropine besitzen keine corticotrope Aktivität; dagegen kommt allen Corticotropinen eine gewisse MSH-Wirkung zu (Abb. 8).

β-MSH hat eine identische Aminosäurensequenz mit den beiden größeren Peptiden β-Lipotropin (β-LPH, 91 AS) und γ-Lipotropin (γ-LPH, 58 AS), die beide von der menschlichen Adenohypophyse sezerniert werden und für das immunologisch gemessene „β-MSH" im Plasma verantwortlich sind (GILKES, 1975). Der menschlichen Hypophyse fehlen die Enzyme, welche α-MSH vom ACTH und β-MSH vom LPH abspalten. Ein α-MSH-ähnliches Peptid wurde aber aus fetalen menschlichen Hypophysen isoliert (SILMAN, 1976). Beim erwachsenen Menschen können ektopisch ACTH-produzierende Tumoren sowohl α-MSH als auch β-MSH sezernieren.

Über vorläufig nur im Tierexperiment feststellbare zentralnervöse Wirkungen von β-Lipotropin-Fragmenten (C-61-91-Peptid, α- und γ-Endorphin, Enkephaline) s. Kap. II, S. 29.

Die früher verwendeten ACTH-Handelspräparate enthielten tierisches durch Eisessig-Extraktion gewonnenes und durch Oxycellulose-Adsorption gereinigtes Corticotropin in nicht völlig reiner Form. Diese Präparate sind heute durch synthetische Corticotropine weitgehend verdrängt worden. Depot-ACTH-Präparate enthalten das Corticotropin als Zink-Salz oder in Gelatine gelöst und entfalten nach intramuskulärer Injektion eine Wirkung über 12 bis 48 Std. Ersatz einiger natürlich vorkommender Aminosäuren durch andere kann die Wirkung des synthetischen Corticotropins verstärken bzw. verlängern (WALSER, 1968).

Die biologische Inaktivierung und Ausscheidung von ACTH ist weitgehend unbekannt. In welcher Form es im Plasma zirkuliert, ist ebenfalls ungewiß. Aus Urin wurde ACTH noch nie einwandfrei isoliert. Angaben über die biologische Halbwertszeit schwanken zwischen wenigen Minuten und mehreren Stunden. Beim normalen Menschen beträgt die Plasma-ACTH-Konzentration – mit den zuverlässigsten biologischen Methoden gemessen – ca. 0,25 mE/100 ml am Morgen und etwa 0,11 mE/100 ml am Abend (NEY, 1963).

D. Physiologie

A. LABHART und J. MÜLLER

1. Wirkungen des Corticotropins

a) Wirkungen auf die Nebennierenrinde

ACTH ist der wichtigste physiologische Regulator der Nebennierenrinden-Funktion. Nur in Anwesenheit von ACTH kann die Nebenniere normale Mengen von Glucocorticoiden und Androgenen produzieren und an das Blut abgeben. Im intakten Organismus beruht jede Vermehrung der Sekretion dieser Hormone auf einem erhöhten, jede Verminderung auf einem erniedrigten ACTH-Spiegel im Blut. ACTH ist ferner mitbeteiligt an der Regulation des mineralocorticoiden Hormones Aldosteron, dessen Produktion aber weitgehend von anderen Faktoren gesteuert wird (s. S. 298f.). ACTH reguliert die Sekretion der Nebennierenrinden-Hormone, indem es ihre Biosynthese stimuliert. Im Gegensatz zur Schilddrüse und zum Nebennierenmark ist die Nebennierenrinde nicht imstande, ihre Sekretionsprodukte zu speichern und erst bei Bedarf auszuschütten. Auch die fast momentane Erhöhung der Corticosteroid-Konzentration im Nebennieren-Venenblut, die sich nach einer intravenösen ACTH-Injektion feststellen läßt, ist auf eine vermehrte Produktion zurückzuführen, denn gleichzeitig steigt auch der Corticosteroid-Gehalt der Nebennierenrinde. Hormon-Bildung und -Ausschüttung (s. Kap. I, S. 10, 14) fallen demnach hier zusammen. Neben der Steroidhormon-Produktion reguliert ACTH auch Größe und Wachstum der Nebennierenrinde: übermäßige ACTH-Sekretion führt zur Hyperplasie, Ausfall zur Atrophie. Mit synthetischem ACTH konnte endgültig bewiesen werden, daß das gleiche Hormon Wachstum und Corticosteroid-Produktion reguliert und daß es nicht nötig ist, neben dem Corticotropin noch ein zusätzliches Hypophysenhormon zu postulieren, welches das Nebennieren-Wachstum reguliert.

Versuche mit Isotopen-markierten Vorläufern der Corticosteroid weisen darauf hin, daß ACTH die Steroidhormon-Synthese vorwiegend auf der Stufe der Umwandlung von Cholesterin in Pregnenolon stimuliert (STONE, 1954; KARABOYAS, 1965). Dieser Schritt ist allen Steroidhormonen gemeinsam. Im Gegensatz zu früheren Vorstellungen scheint aber diese Stimulierung nicht durch Aktivierung eines der drei an dieser Umwandlung beteiligten Enzyme oder durch Bereitstellung des notwendigen Cofermentes NADPH zu erfolgen. Man nimmt heute eher an, daß intracelluläre Transportmechanismen oder Veränderungen der Mitochodrienmembran eine entscheidende Rolle spielen. Während eine intravenöse Injektion von ACTH zu einer akuten Verminderung des Cholesteringehaltes der Nebennierenrinde führt, kommt es unter chronischer ACTH-Verabreichung zur Vermehrung des Cholesterins, so daß ACTH langfristig wahrscheinlich auch die Cholesterin-Synthese fördert. Ebenfalls kann langfristige ACTH-Verabreichung zu einer erhöhten 11β-Hydroxylase-Aktivität führen (GRANT, 1957).

Der biochemische Wirkungsmechanismus von ACTH ist nur teilweise bekannt. Nach der klassischen Theorie von HAYNES und BERTHET (1957) führt ACTH zu einer vermehrten Bildung von cyclischem AMP. Dieses aktiviert Phosphorylase, welche aus Glykogen Glucose-1-Phosphat abspaltet. Dieses wird durch Phosphoglucomutase zu Glucose-6-Phosphat umgewandelt, und bei der Dehydrogenierung dieser Substanz durch Glucose-6-Phosphat-Dehydrogenase wird NADPH bereitgestellt, welches die Abspaltung der Cholesterin-Seitenkette ermöglicht. Diese Theorie kann heute in ihrer Gesamtheit nicht mehr aufrecht erhalten werden (HILF, 1966). Es wurde aber mehrfach bestätigt, daß ACTH zu einer akuten Vermehrung des cyclischen AMP im Nebennierengewebe führt. In Nebennieren-Perfusaten oder -Inkubaten fördert cyclisches AMP die Steroidhormon-Synthese in gleicher Weise wie ACTH.

ACTH fördert auch die Proteinbildung in der Nebennierenrinde. Allerdings scheint diese Wirkung eher mit der chronischen, wachstumsfördernden Aktivität parallel zu gehen als mit der akuten Stimulation der Hormonproduktion. ACTH führt aber auch schon kurzfristig zu einem Anstieg der Ribonucleinsäuren-Konzentration im Nebennierenrinden-Gewebe (FIALA, 1956). Puromycin und Chloramphenicol hemmen in vivo und in vitro (FERGUSON, 1963; GARREN, 1965) den Corticosteroid-stimulierenden Effekt von ACTH, so daß auch die akute Wirkung von Corticotropin von der Integrität der Proteinsynthese abzuhängen scheint.

Die Bedeutung des hohen Ascorbinsäure-Gehaltes der Nebennierenrinde und dessen rascher Schwund unter der Einwirkung von ACTH ist nicht geklärt. Die Steroidhormon-Synsthese ist auch beim Skorbut-Kranken normal, und die Nebennieren sprechen auf ACTH normal an.

b) Extra-adrenale Wirkungen

ACTH hat neben seiner Wirkung auf die Nebennierenrinde noch weitere biologische Wirkungen auf andere Gewebe, die sich vor allem in vitro, teilweise aber auch am adrenalektomierten Tier in vivo nachweisen lassen. Dazu gehört auch die Stimulation der Melanocyten, die bereits erwähnt wurde (s. S. 297).

Die bekannteste extra-adrenale Aktivität von ACTH ist seine lipolytische Wirkung auf das Fettgewebe. In kleinster Konzentration stimuliert es die Hydrolyse der Triglyceride. Wahrscheinlich beruht diese Aktivität auf der Aktivierung einer speziellen Fettgewebs-Lipase, die nicht mit der Lipoprotein-Lipase identisch ist. Die Wirkung wird wie in der Nebennierenrinde durch cyclisches 3'-5'-AMP vermittelt. Ähnlich wie durch Katecholamine oder Glucagon wird die Lipolyse durch ACTH akut gesteigert. Im Gegensatz zu diesen Substanzen wirkt das Wuchshormon langsam; und seine lipolytische Aktivität beruht wahrscheinlich auf der Stimulation der Synthese von Lipase (FAIN, 1965, 1967; VAUGHAN, 1965).

2. Die Steuerung der Nebennierenrinden-Hormonsekretion

a) Die Steuerung der Aldosteron-Sekretion

Die komplexen physiologischen und biochemischen Steuermechanismen, welche die Aldosteron-Sekretion regulieren, sind nur teilweise bekannt. Die ursprüngliche Annahme, daß in Analogie zum ACTH ein spezifisches „Aldosteron-stimulierendes Hormon" die Sekretion von Aldosteron reguliere, führte zur Entdeckung der direkten Zusammenhänge zwischen dem Renin-Angiotensin-System und der Aldosteron-Produktion der Nebennierenrinde (GROSS, 1958; DAVIS, 1961; GENEST, 1961; LARAGH, 1960). Tatsächlich hat Angiotensin II viele Eigenschaften eines adenotropen Aldosteron-stimulierenden Hormons. Es stimuliert in kleinster Konzentration die Aldosteron-Produktion der isolierten Nebenniere in vivo und in vitro, ohne dabei die Produktion der Glucocorticoide wesentlich zu beeinflussen. Bei vielen Krankheiten, die mit einem „sekundären Aldosteronismus" verbunden sind, läßt sich die erhöhte Aldosteron-Sekretion direkt auf eine erhöhte Renin- und Angiotensin-Produktion zurückführen. Die Plasma-Reninaktivität ist beim Morbus Addison erhöht, beim primären Aldosteronismus erniedrigt. Dennoch stimmt die

Analogie zwischen Angiotensin II und ACTH nur teilweise, und die Regulation der Aldosteron-Sekretion unterscheidet sich prinzipiell in verschiedenen Punkten von der Regulation der Cortisol-Sekretion:

1. Während ACTH die einzige Substanz ist, die in physiologischer Konzentration die Sekretion der Glucocorticoide stimuliert, kann die Aldosteron-Produktion von einer Anzahl verschiedener humoraler Faktoren stimuliert werden.
2. Die Regulation der Aldosteron-Produktion kann auf verschiedenen Stufen der Biosynthese stattfinden.
3. Es besteht kein direkter Rückkopplungs-Mechanismus für die Regulation des Aldosteron-Spiegels im peripheren Blut.

Folgende Faktoren können direkt in Nebennieren-Inkubaten oder an perfundierten Nebennieren die Aldosteron-Biosynthese stimulieren:

Angiotensin II und III,
erhöhte Kaliumkonzentration,
erniedrigte Natriumkonzentration,
ACTH,
Serotonin,
Prostaglandine.

Während ACTH neben Aldosteron immer auch die Glucocorticoide und Androgene stimuliert, führen alle anderen Faktoren vorwiegend oder ausschließlich zu einer Stimulation der Aldosteron-Produktion. Diese selektive Wirkung scheint vorwiegend auf einer Zellspezifizität zu beruhen. Kaliumionen und Serotonin wirken ausschließlich, Angiotensin vorzugsweise auf die Zona glomerulosa. Ähnlich wie ACTH beeinflussen alle diese Substanzen die Steroid-Synthese in kurzfristigen Experimenten primär auf der Stufe der Umwandlung von Cholesterin zu Pregnenolon (MÜLLER, 1971).

ACTH wirkt am Menschen und Tier kurzfristig stark Aldosteron-stimulierend. Bei kontinuierlicher oder wiederholter Verabreichung verliert es aber diese Wirkung vollständig nach 2 bis 3 Tagen, möglicherweise weil es direkt oder indirekt die Aldosteron-Biosynthese auf der Stufe der 18-Hydroxylierung unterdrückt (MÜLLER, 1974). Eine weitgehend normale Aldosteron-Sekretion ist auch bei völligem Ausfall der ACTH-Sekretion sowohl unter Basal- als auch unter Stimulationsbedingungen gewährleistet.

Obwohl eine erniedrigte Natrium-Konzentration im Nebennierenarterien-Blut direkt die Aldosteron-Produktion stimuliert, führt eine experimentelle Hyponatriämie durch Pitressin-Injektion und erhöhte Wasserzufuhr nicht zu einer erhöhten Aldosteron-Sekretion, wahrscheinlich weil gleichzeitig die Renin-Sekretion durch die entstehende Hypervolämie unterdrückt wird. Andererseits kann aber eine erhöhte Kaliumzufuhr zu einer Stimulation der Aldosteron-Produktion führen, obwohl es dabei zu einem Abfall der Plasma-Reninaktivität kommt (VEYRAT, 1967).

Tabelle 2. Beeinflussung der Aldosteronsekretion

Aldosteron-Sekretion	
fördernd:	hemmend:
Natrium-Entzug	Natrium-Zufuhr
Kalium-Zufuhr	Kalium-Entzug
Hypovolämie (Blutung)	Hypervolämie (Plasma-Infusion)
Verminderung des Herzminutenvolumens	Vermehrung des Herzminutenvolumens
Verminderung der Nierendurchblutung	Nephrektomie
Orthostase	Horizontale Lage
Striktur der Vena cava inferior	

Eine direkte Aldosteron-stimulierende Aktivität von Serotonin konnte bis heute erst in vitro nachgewiesen werden (ROSENKRANTZ, 1959; MÜLLER und ZIEGLER, 1968), und es ist noch ungewiß, ob diese Substanz physiologische Bedeutung für die Regulation der Aldosteron-Sekretion hat. Ebenfalls ist die physiologische Bedeutung der experimentell nachgewiesenen Aldosteron-stimulierenden Aktivität verschiedener Prostaglandine noch unbekannt (FICHMAN, 1972; SARUTA, 1972).

Auf Tabelle 2 sind experimentelle und pathophysiologische Situationen dargestellt, die regelmäßig mit einer erhöhten oder verminderten Aldosteron-Sekretion einhergehen. Eine Verminderung des zirkulierenden Blutvolumens ist wahrscheinlich nicht nur bei Blutverlust, sondern auch bei ödematösen Krankheiten (Nephrose, Lebercirrhose) der auslösende Reiz, der zu einer erhöhten Renin-Produktion und damit zu einer erhöhten Aldosteron-Sekretion führt. Die Receptoren liegen offenbar in der Niere selber, aber ihre genaue Lokalisation ist unbekannt, und es ist auch ungewiß, ob es sich dabei um Druck-, Volumen-, Durchfluß- oder Chemoreceptoren handelt. Möglicherweise liegen sie in der Wand der afferenten Arteriolen, vielleicht aber auch in den Macula densa-Zellen im distalen Tubulus, die in unmittelbarer Nähe des Renin-produzierenden juxtaglomerulären Apparates liegen. Auch die Erhöhung der Aldosteron-Sekretion durch Orthostase ist die Folge einer erhöhten Renin-Produktion.

Bei der Erhöhung der Aldosteron-Sekretion durch Natriummangel oder Natriumentzug scheinen verschiedene Faktoren zusammenzuwirken. Zu einer wirksamen Verminderung der Natriumkonzentration im Serum kommt es nur in Extremfällen. Immer führt aber ein Natriumdefizit zu Hypovolämie und damit zu erhöhter Renin-Sekretion. Aber auch nephrektomierte Tiere zeigen bei Natriumdefizit eine erhöhte Aldosteron-Produktion (BLAIR-WEST, 1964). Ferner ist der Aldosteron-stimulierende Effekt von Angiotensin II, Kaliumjonen und ACTH wesentlich stärker im Natriumdefizit als im Natriumgleichgewicht (GANONG, 1966), was teilweise durch Herabsetzung der

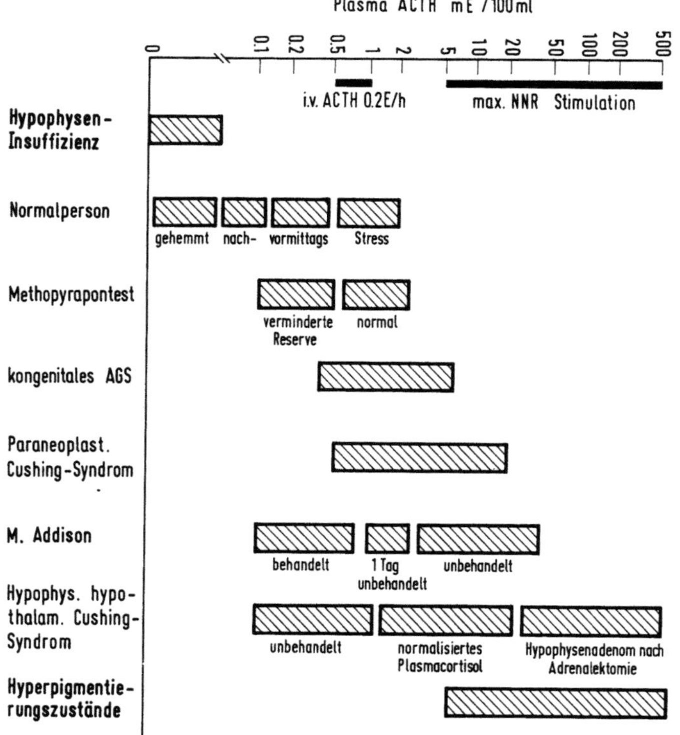

Abb. 9. Plasma-ACTH bei verschiedenen klinischen Zuständen. (Aus LIDDLE, ISLAND and MEADOR, 1962)

Reizschwelle in der Nebennierenrinde, teilweise durch erhöhte Aktivität der Enzyme, die für die Umwandlung von Corticosteron in Aldosteron verantwortlich sind, erklärt werden kann (MÜLLER, 1968; MARUSIC, 1967; DAVIS, 1968). Auch Teile des Zentralnervensystems scheinen eine Rolle zu spielen. Schafe mit bestimmten Hirnläsionen („midocollicular section") können auf Natrium-Zufuhr nicht mehr mit einer momentanen Reduktion der Aldosteron-Sekretion reagieren (BLAIR-WEST, 1964).

b) Die Steuerung der Cortisolkonzentration im Plasma

Beim Menschen ist die Cortisolproduktion direkt von der Plasmakonzentration des Corticotropins abhängig. Mit zunehmendem Logarithmus der ACTH-Konzentration im Plasma steigen die Plasmacortisol-Konzentration und Ausscheidung der 17-Hydroxycorticoide im Urin linear an. Bei einer ACTH-Konzentration von 3 mE/100 ml ist die Nebennierenrinde maximal stimuliert. Die ACTH-Konzentration unterliegt einem Tagesrhythmus und beträgt morgens um 6 Uhr durchschnittlich 0,25 mE/100 ml, um abends um 18 Uhr auf 0,1 mE/100 ml abzufallen (Abb. 9).

Bei einer intravenösen Infusion über 8 Std zeigen 0,25 Einheiten einen eindeutigen, 1 Einheit bereits einen maximalen Anstieg der 4stündlich gemessenen Urinsteroide. Höhere Dosen haben eine länger anhaltende Wirkung. Die maximal mit ACTH stimulierbare Leistung der menschlichen Nebennieren wurde auf 110 μg/kg/h berechnet.

Aus Infusionsversuchen läßt sich schließen, daß die ACTH-Sekretion in Ruhe zwischen 0,5 und 1 Einheiten pro Tag beträgt. Für den morgendlichen Anstieg des Plasmacortisols ist eine Sekretionsgeschwindigkeit nötig, die 4 Einheiten pro Tag entspricht. Als diagnostische und therapeutische Standarddosis haben sich 25 Einheiten in 8stündiger intravenöser Infusion bewährt.

Die Regulation der Cortisol- bzw. Corticosteronkonzentration im Plasma erfolgt durch einen Mechanismus, der in der Kybernetik als geschlossener Reglerkreis mit negativer Rückkopplung und variabler Einstellung bezeichnet wird. Die Mehrzahl der vorhandenen tierexperimentellen und klinischen Daten über Cortisol- bzw. Corticosteronkonzentrationen, Sekretionsgeschwindigkeit, Abbau und Ausscheidung lassen sich mit einer solchen Modell-Vorstellung zwanglos vereinbaren (YATES, 1962). Periphere, die Cortisolsekretion fördernde Reize werden im Hypothalamus integriert und stimulieren durch Ausschüttung eines Neurohormons (CRF, corticotropin releasing factor) die Adenohypophyse zur Abgabe von Corticotropin. Dieses führt zu vermehrter Produktion und Sekretion von Cortisol durch die Nebennierenrinde. Erreicht die Plasmacortisol-Konzentration die festgesetzte Einstellung, so wird im Hypothalamus die CRF-Sekretion abgestellt, so daß die Plasmacortisol-Konzentration gewahrt bleibt. Sobald die Plasmacortisol-Konzentration durch den Abbau in der

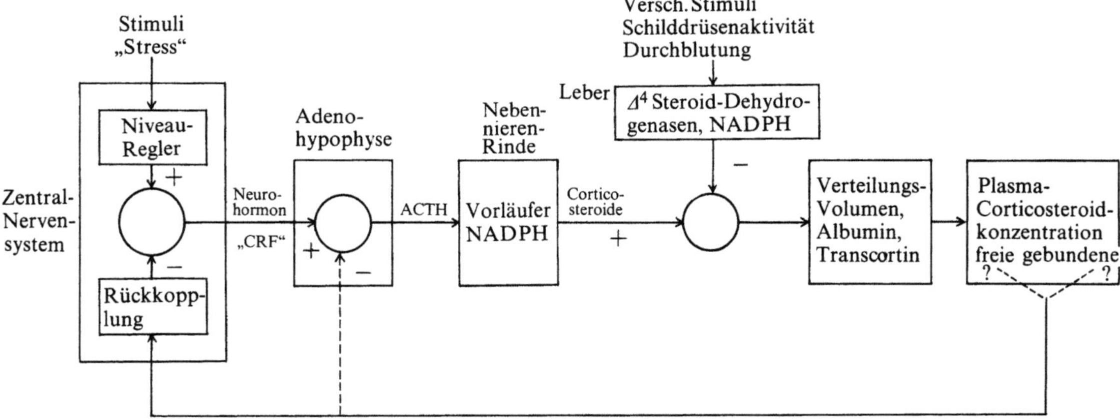

Abb. 10. Das Hypothalamus-Hypophysen Nebennierenrindensystem als geschlossener Reglerkreis mit variabler Einstellung. (Vereinfacht nach YATES und URQUART, 1962)

Leber absinkt, so hört die Hemmwirkung auf den hypothalamischen Regulator auf, CRF wird wieder sezerniert und stellt über ACTH-Ausschüttung und vermehrte Cortisolproduktion die Plasmakonzentration wieder her (Abb. 10).

Dieser geschlossene Reglerkreis funktioniert äußerst rasch. Die Produktion von Cortisol auf einen Reiz kann innerhalb von Sekunden erfolgen; innerhalb von 15 sec ist die negative Rückkopplung wirksam.

Auch die Tatsache, daß akute Belastung die Plasmacortisol-Konzentration erhöht und daß chronische Belastungen zur Nebennieren-Hypertrophie führen, ist mit der Hypothese eines geschlossenen Reglerkreises vereinbar, wenn eine variable Einstellbarkeit des hypothalamischen Regulators angenommen wird. Unter chronischer Belastung arbeitet das System in gleicher Weise mit einem höheren Cortisolniveau und gesteigerter Sekretionsgeschwindigkeit. Allerdings läßt sich z.B. unter Operationsbelastung die vermehrte ACTH-Sekretion auch durch hohe Dosen Dexamethason nicht hemmen (LIDDLE, 1960). In einer neueren Arbeit hat deshalb YATES (1967) auch die Möglichkeit einer CRF-Sekretion, die von der Rückkopplung unabhängig ist, in sein Modell aufgenommen und die afferenten Reizsignale in eine „Corticosteroid-sensitive“ und eine „Corticosteroid-insensitive“ Klasse unterteilt.

Die meisten experimentellen Befunde sprechen dafür, daß der auf die Cortisolkonzentration empfindliche Regulator im Hypothalamus liegt. Cortisol-Implantationen an eng umschriebenen Stellen der Eminentia mediana und der postoptischen Region hemmen die Streßreaktion im Tierexperiment. Obwohl gewisse Tierexperimente auf eine direkte Hemmwirkung von Cortisol auf die Adenohypophyse hinweisen (DEWIED, 1961), so sind Cortisol-Implantationen in der Adenohypophyse wesentlich weniger wirksam als im Hypothalamus. Neuerdings wurde mit mikroelektrophoretischer Technik und Registrierung der Aktionsströme einzelner Neurone nachgewiesen, daß die Hemmwirkung der Glucocorticoide von Neuronen im oberen zentralen Höhlengrau um den 3. Ventrikel wahrgenommen und weitergeleitet wird (s. Kap. II, S. 26) (RUF, 1967). Die unter bestimmten Verhältnissen nachgewiesene Hemmwirkung von Cortisol auf die Nebennieren selber spielt physiologisch keine Rolle.

c) Das hypothalamische ACTH-auslösende Neurohormon „CRF“ (Corticotropin releasing factor)

Die neurohumorale Natur der Signalübermittlung vom Hypothalamus zur Adenohypophyse geht daraus hervor, daß sie an ein intaktes Pfortadersystem im Hypophysenstiel gebunden ist, während nervöse Verbindungen zur Adenohypophyse fehlen (s. Kap. V, S. 77ff.). Als Bildungsorte des Neurohormons werden der Nucleus tubero infundibularis und vor allem die Eminentia mediana angenommen. Die genaue Struktur des eigentlichen Neurohormons CRF ist nicht bekannt. Die Ermittlung des physiologischen Überträgerstoffes stößt vor allem infolge der hinsichtlich Spezifität nicht ganz befriedigenden in vitro- und in vivo-Bestimmungsmethoden auf Schwierigkeiten. Reinigung hypothalamischer und neurohypophysärer Extrakte ergab 2 Polypeptid-Arten, die sowohl in vivo bei Hypothalamusblockade durch Morphium als auch in vitro an Adenohypophysenschnitten die Produktion von ACTH stimulierten:

α-CRF, weniger stark wirksam, ist ein Polypeptid aus 10 Aminosäuren und ist ähnlich gebaut wie das α-Melanotropin. Es ist ungewiß, ob diesem Faktor Hormoncharakter zukommt, oder ob er als Baustein die ACTH-Synthese fördert. Ein synthetisches Heptapeptid zeigte in vitro, nicht aber in vivo CRF-Aktivität.

β-CRF hingegen, aus rohem Hypophysenhinterlappen-Extrakt gewonnen, ist in extremen Verdünnungen wirksam und hat eine dem Vasopressin ähnliche aber nicht identische Struktur. Vasopressin selbst ist nur in höherer Konzentration als CRF wirksam. Am intakten Tier wirkt es wahrscheinlich vorwiegend als Stimulator der endogenen CRF-Sekretion.

d) Die Hemmwirkung der Glucocorticoide auf den Hypothalamus

Die hypothalamische Hemmwirkung der verschiedenen natürlichen und synthetischen Nebennierenrinden-Hormone geht im allgemeinen ihrer glucocorticoiden und antiphlogistischen Aktivität parallel. So haben die künstlichen Rindenhormone Prednison und Prednisolon eine 5fach, Dexamethason eine 40fach höhere Hemmwirkung als Cortisol.

Hochdosierte Cortisol- und Cortisonapplikation führt daher zu einem allmählichen Erlöschen der Nebennierenfunktion und zu deren Atrophie mit regressiver Transformation (s. S. 329) wie nach Hypophysektomie. Bei gleichzeitiger Verabreichung von Corticotropin mit Cortison bleibt diese Atrophie aus. Eine vollständige Hemmung der ACTH-Sekretion wird beim Menschen mit täglich 75 mg Cortison-Acetat erreicht. Die Atrophie erfolgt rasch; schon nach wenigen Tagen ist die Ansprechbarkeit der Nebenniere auf ACTH vermindert. Nach langer, hochdosierter Cortisontherapie kann sie völlig fehlen. Wird eine hochdosierte Cortisontherapie plötzlich abgesetzt, so verhält sich die Nebenniere wie bei der Hypophyseninsuffizienz, d.h. es verbleibt nur noch die Basalsekretion, während jede zusätzliche Stimulation der Sekretion unter Belastung ausfällt. Todesfälle durch Nebenniereninsuffizienz nach Cortisontherapie sind bekannt. Sowohl die Atrophie nach Hypophysektomie als auch diejenige nach Cortisontherapie sind fast stets reversibel. Auch nach Jahren läßt sich durch intensive ACTH-Stimulation während 2–4 Tagen in der Regel die Nebenniere wieder zu normaler Funktion erwecken (s. sekundäre Insuffizienz S. 329f.).

e) Tagesrhythmik des Plasmacortisols

Ohne besondere Belastung variiert die Plasmacortisol-Konzentration beim gesunden Menschen innerhalb bestimmter Grenzen (5–25 μg/100 ml) in einem festgelegten Tagesrhythmus. Das Plasmacortisol zeigt in den frühen Morgenstunden zwischen 6 und 9 Uhr einen Höchstwert, um den Tag über kontinuierlich abzusinken, bis etwa um Mitternacht ein Tiefpunkt erreicht ist. Etwa um 2 Uhr morgens beginnt wieder ein steiler Anstieg. Bei stündlicher Messung der 17-Hydroxycorticoid-Ausscheidung im Urin werden am Vormittag die

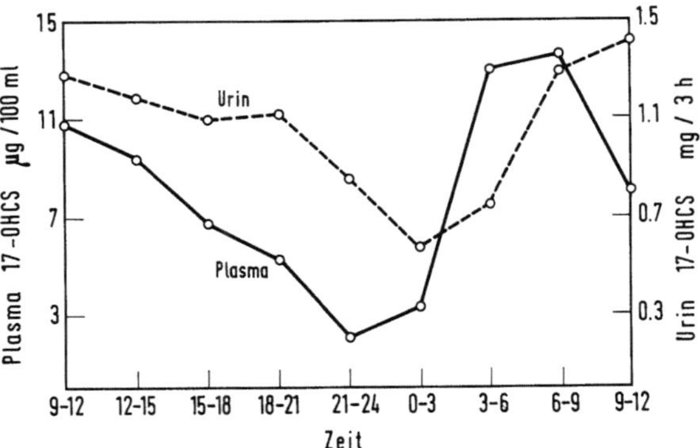

Abb. 11. Tagesrhythmus der 17-Hydroxycorticosteroide (17-OHCS) im Plasma und im Urin. Durchschnittswerte bei 8 Normalpersonen. (Aus Cope, C.L., 1965, nach Doe, R.P., Flink, E.B., Goodsell, M.G., 1956)

höchsten, um Mitternacht die tiefsten Werte gefunden. Die Eosinophilenzahl folgt diesem Rhythmus in umgekehrtem Sinn mit etwa 4 Std Verspätung. Sie ist nachts am höchsten und im Verlauf des Vormittags am tiefsten. Plasmacorticosteron zeigt die gleichen Tagesschwankungen wie Plasmacortisol (Abb. 11).

Dieser Rhythmus ist unabhängig von der Lichtperception (Blinde, Grubenarbeiter) oder von körperlicher Leistung, hat aber Beziehungen zum Schlafrhythmus. Nach wochenlanger, ununterbrochener Nachtarbeit und Tagesschlaf kann sich der Rhythmus den neuen Verhältnissen anpassen (Orth, 1967).

Die Tagesrhythmik wird vom Zentralnervensystem gesteuert und ist verändert oder aufgehoben bei Hirnkrankheiten. Sie wird über die ACTH-Sekretion vermittelt, denn bei milder Dauerstimulation und unter Dauerapplikation von Cortison verschwindet sie. Wohl ist die Nebenniere auf eine Standarddosis ACTH tagsüber mehr ansprechbar als nach Mitternacht. Dieser Unterschied verschwindet aber, wenn vor Mitternacht eine kleine Menge ACTH verabreicht wird.

Charakteristischerweise ist die Tagesrhythmik bei Patienten mit Cushing-Syndrom aufgehoben. Abnormale oder fehlende Tagesschwankungen finden sich aber auch bei gewissen Psychosen, bei Herzkrankheiten und bei renovasculärer Hypertonie. Die erhöhten Plasmacortisolspiegel, die durch Transcortinerhöhung unter Oestrogentherapie oder in der Schwangerschaft bedingt sind, zeigen dagegen eine ausgeprägte Tagesrhythmik.

f) Episodische Nebennierenrindensekretion

Im Verlauf des Tages erfolgt die Sekretion von Cortisol nicht kontinuierlich, sondern stoßweise. 7 bis 13 Phasen von sekretorischer Nebennierenrinden-Aktivität wechseln ab mit Ruheperioden, wobei die Gesamtzeit der letzteren etwa doppelt so

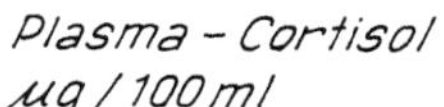

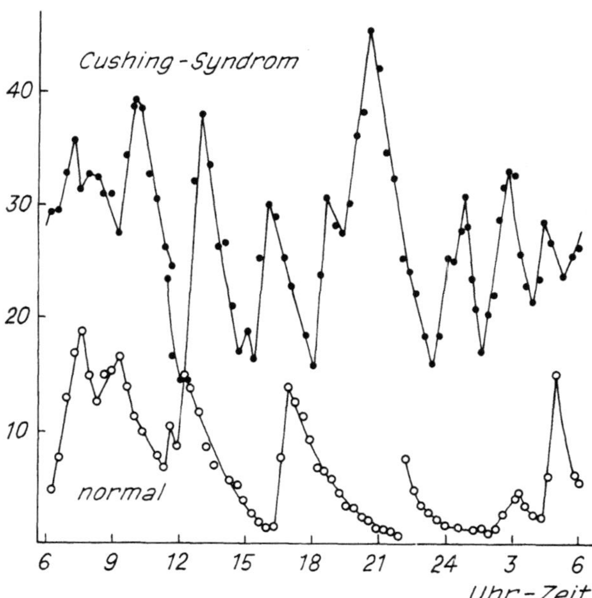

Abb. 12. Verlauf der Plasmacortisol-Konzentrationen über eine 24-Std-Periode bei einem normalen Mann (○–○–○–○) und einer Frau mit hypothalamisch-hypophysär bedingtem Cushing-Syndrom (●–●–●–●). [Nach HELLMAN *et al.*: J. clin. Endocr. **30**, 686 (1970)]

groß ist (Abb. 12). Mindestens die Hälfte aller Sekretionsstöße wird zwischen Mitternacht und dem frühen Morgen beobachtet. Die Größe der einzelnen Stöße ist auch beim gleichen Individuum variabel. Die Stöße fallen zeitlich mit Zacken der Plasma-ACTH-Konzentration zusammen; jedoch scheint die Ansprechbarkeit der Nebennierenrinde auf eine gegebene ACTH-Konzentration nicht immer die gleiche zu sein. Auch beim hypothalamisch-hypophysär bedingten Cushing-Syndrom erfolgt die Sekretion von ACTH und Cortisol stoßweise. Auch Aldosteron und Dehydroepiandrosteron werden episodisch sezerniert.

3. Die Wirkung der Nebennierenrinden-Hormone

Die physiologisch wichtigsten Nebennierenrinden-Hormone lassen sich nach ihrer Wirkung in drei Gruppen einteilen.

Rindenhormone mit vorwiegender Wirkung auf den Natrium- und Kaliumhaushalt werden nach SELYE als *Mineralocorticoide* bezeichnet. Hormone mit Wirkung auf den Kohlenhydrat- und Eiweißstoffwechsel als *Glucocorticoide*. Die bei beiden Geschlechtern sezernierten Verbindungen mit männlicher Sexualhormonwirkung werden als *Nebennierenandrogene* zusammengefaßt. Es ist ungewiß, ob deren schwach anabole (den Eiweißaufbau fördernde) Wirksamkeit für den Organismus von Bedeutung ist, und sie für die Libido der Frau eine Rolle spielen (s. S. 312).

Die Wirkung der einzelnen Hormone ist nicht immer streng auf eine Funktionsgruppe beschränkt, und ihr Wirkungsbereich kann sich überschneiden. So hat Cortisol, das wichtigste Glucocorticoid des Menschen, auch noch schwache mineralocorticoide Eigenschaften; seine Abbauprodukte haben z.T. eine geringe androgene und damit theoretisch anabole Wirkung. Bei den Glucocorticoiden geht die Wirkung auf den Kohlenhydratstoffwechsel meistens, aber nicht immer den antiphlogistischen, eosinopenischen, thymolytischen und ACTH-hemmenden Wirkungen parallel.

Was die Beziehungen zwischen chemischer Struktur und biologischer Wirksamkeit betrifft, so sind alle Steroide mit mineralocorticoider oder glucocorticoider Aktivität Pregnanderivate mit 21 C-Atomen, einer 3-Ketogruppe, einer Doppelbindung zwischen C-4 und C-5 und einer Ketolseitenkette an C-17. Die Glucocorticoidwirkung ist an eine Hydroxyl- oder Ketogruppe am C-11 gebunden und wird durch eine 17α-Hydroxylgruppe verstärkt. Die Nebennierenandrogene sind Androstanabkömmlinge mit 19 C-Atomen und einer Keto- oder Hydroxylgruppe in Stellung 17. Die mineralocorticoide Aktivität ist von einer Vielzahl struktureller Eigenschaften abhängig, die sich vorläufig nicht zusammenfassen lassen.

Es stehen grundsätzlich alle Zellen des Organismus unter dem Einfluß sämtlicher Nebennierenrinden-Hormone. Während aber als Erfolgsorgan der Mineralocorticoide der tubuläre Nierenapparat im Vordergrund steht, greifen die Glucocorticoide wesentlich in den Stoffwechsel sämtlicher Zellen ein.

Die Tabellen 3 und 4 (S. 311f.) geben eine Übersicht über die Wirkung der aktiven Rindenhormone und synthetischer, in der Natur nicht vorkommender Steroide von therapeutischer Bedeutung.

a) Mineralocorticoide

α) Aldosteron

Aldosteron reguliert den Natrium- und Kaliumhaushalt und damit die Kationenkonzentration und das Volumen der extracellulären und intravasalen Flüssigkeit. Seine bekannten Angriffspunkte liegen in jenen Epithelien, die aktiv Natrium- und Kalium-Ionen transportieren, und seine wichtigsten Erfolgsorgane sind Niere, Darm, Speicheldrüsen und Schweißdrüsen. Für den Menschen steht seine Wirkung auf den tubulären Apparat der Niere im Vordergrund. Aldosteron fördert im distalen Tubulus die Natrium-Rückresorption und führt zu einer vermehrten Ausscheidung von Kalium- und Wasserstoff-Ionen. Obwohl die Natrium-Rückresorption nicht quantitativ den ausgeschiedenen K^+- und H^+-Ionen entspricht und deren Verhältnis zueinander variabel sein kann, fördert Aldosteron de facto den Austausch von Natrium-Ionen gegen Kalium- und Wasserstoff-Ionen. Eine direkte Wirkung auf die H^+-Ionenausscheidung wird durch neuere Untersuchungen in Frage gestellt (KASSIRER, 1967). Die Quantität der von Aldosteron regulierten Wirkung auf die Natrium-Rückresorption und damit auf die Chlorid- und Wasser-Rückresorption beim Menschen ist nicht genau bekannt. Bei der Ratte beträgt die Rückresorption von Natrium, Chlorid und Wasser sowohl im proximalen wie im distalen Tubulus nach Adrenalektomie ca. 50% des normalen (WIEDERHOLT, 1965; HIERHOLZER, 1966). Kleine Mengen von Mineralocorticoiden genügen zur Normalisierung. Ähnlich ist auch in der Krötenblase (s.u.) der Natrium-Transport zu 50% von Aldosteron abhängig. Neben der Kalium- und Wasserstoffausscheidung wird auch die Ausscheidung von Magnesium- und Ammonium-Ionen von Aldosteron stimuliert. Die vermehrte Bildung von Ammonium bei Aldosteronismus ist aber eine Folge der Hypokaliämie.

Beim primären Aldosteronismus oder bei der Verabreichung von Aldosteron in hoher Dosierung während längerer Zeit (beim Menschen 1–3 mg während 14 Tagen) setzt ein Kompensationsmechanismus gegen die Natriumretention, nicht aber gegen die Kaliumausscheidung ein. Dieses sog. „escape"-Phänomen betrifft nur die Nieren, nicht die Speicheldrüsen oder Schweißdrüsen. Es fehlt bei ödematösen Erkrankungen (Nephrose, Lebercirrhose). Zum Teil ist das „escape"-Phänomen hämodynamisch durch vermehrte glomeruläre Filtration bedingt. Da es aber auch bei erniedrigter glomerulärer Filtration zur Wirkung kommt, müssen noch andere Mechanismen im Spiel sein. Möglicherweise handelt es sich dabei um die Wirkung eines noch nicht genau bekannten, die Natrium-Ausscheidung fördernden Hormons — des sog. „third factor" — aus Hypothalamus oder Niere (BRICKER, 1967; LICHARDUS, 1966; JOHNSTON, 1967; MARTINEZ-MALDONALDO, 1967; DÖLLE, 1968; FREAZIER, 1968).

Der physiologische Wirkungsmechanismus von Aldosteron und anderen Mineralocorticoiden wurde am gründlichsten untersucht am experimentellen Modell der Krötenblase. Ähnlich wie das distale Tubulusepithel kann das Schleimhautepithel der Krötenblase Natrium und Wasser aus dem Urin resorbieren und damit den Transport in die interstitielle Flüssigkeit ermöglichen. Diese Aktivität kann in vitro reproduziert und mit Vasopressin und Aldosteron (LEAF, 1955; CRABBÉ, 1961) beeinflußt werden. Ein Austausch zwischen Natrium und Kalium findet aber hier nicht statt. Wenn Aldosteron in kleinsten Mengen zum Inkubationsmedium zugegeben wird (3×10^{-10} bis 10^{-7} mol/l), kommt es nach einer Latenzzeit von 1–2 Std zu einem Dosis-abhängigen Anstieg des Natrium-Transportes. Die Wirkung von Aldosteron ist verbunden mit einer Bindung an die Zellkerne des mukösen Epithels, die sich auch durch Autoradiographie nachweisen läßt (PORTER, 1964). Die Bindung erfolgt innerhalb von 30–45 min. Wie andere Steroidhormone wird auch Aldosteron primär an ein cytoplasmatisches Receptorprotein gebunden, das durch die Bindung modifiziert wird und mit dem Hormon in den Zellkern wandert. Aldosteron kann von den aktiven Bindungsstellen kompetitiv verdrängt werden sowohl durch andere Steroide mit mineralocorticoider Aktivität als auch von Aldosteron-Antagonisten (Progesteron, Spirolactone). Aus Hemmversuchen mit Antibiotica kann geschlossen werden, daß die Wirkung von Aldosteron auf den Natrium-Transport durch Synthese einer von Desoxyribonucleinsäure abhängigen Ribonucleinsäure vermittelt wird. Man nimmt an, daß unter dem Einfluß dieser Ribonucleinsäure ein spezifisches, kurzlebiges Eiweiß synthetisiert wird, das den Eintritt von Natrium in die Schleimhautzelle ermöglicht. Die Stimulation des Natrium-Transportes durch Aldosteron findet nur dann statt, wenn spezifische, Energie-liefernde Substrate (Pyruvat, Acetoacetat) zur Verfügung stehen. Während es seine Aktivität ausübt, wird Aldosteron chemisch nicht verändert. Die Informationen, die am Modell der Krötenblase gewonnen wurden, lassen sich zwar nur bedingt auf die Säugetier-Niere übertragen, geben aber doch wertvolle Hinweise für einen allgemeinen Wirkungsmechanismus der mineralocorticoiden Hormone.

Außerhalb der Nieren hemmt Aldosteron die Natrium-Ausscheidung in den Speicheldrüsen, in den Schweißdrüsen und im Darm. Ob aber daneben Aldosteron auch bei anderen Zellen direkt den Natrium-Kalium-Transport durch die Zellmembran beeinflußt, ist umstritten. Ebenfalls ist es fraglich, ob Aldosteron direkt den Gefäßtonus beeinflußt und ob es eine Digitalis-ähnliche, positiv inotrope Wirkung auf den Herzmuskel ausübt.

Aldosteron hat in physiologischer Dosierung keine Wirkung auf den Kohlenhydratstoffwechsel, keine antiphlogistischen Eigenschaften, keine ACTH-hemmende Wirkung auf den Hypothalamus, keine sichere eosinopenische Aktivität, und es bringt die Pigmentierung des Addison-Kranken nicht zur Rückbildung. Seine glucocorticoide Aktivität, die schätzungsweise dreimal geringer ist als diejenige des Cortisols, kommt bei der niedrigen Plasmakonzentration nicht zur Geltung.

Entsprechend der errechneten täglichen Sekretion beim normalen Menschen beträgt die Substitutionsdosis für den nebennierenlosen Menschen 100–300 µg subcutan oder intramuskulär, 1–2 mg sublingual oder 3 mg peroral. Zur Dauersubstitution wird aber heute selten Aldosteron verwendet, da eine äquivalente Dosis von 0,1 mg 9α-Fluorocortisol peroral wesentlich bequemer und wirtschaftlicher ist (s. S. 333).

Ausfall des Aldosterons führt zu Hyperkaliämie, Hyponatriämie, Hypovolämie, Hypotonie und metabolischer Acidose; Überproduktion zu Hypokaliämie, metabolischer Alkalose, hypokaliämischer Schädigung der Nierentubuli mit Hyposthenurie und Hypertonie. Aldosteron hat keinen direkten Rückkopplungseffekt auf die Aldosteron-Produktion der Nebennierenrinde oder die Renin-Produktion der Niere. Die Rückkopplung erfolgt indirekt, indem die Natrium-Retention zu einer Vergrößerung des zirkulierenden Blutvolumens und dadurch zu einer Hemmung der Reninsekretion führt. Chronische Verabreichung von Mineralocorticoiden führt zu einer Atrophie der für die Aldosteron-Produktion verantwortlichen Zona glomerulosa der Nebennierenrinde.

β) Desoxycorticosteron (DOC)

Desoxycorticosteron, ein Vorläufer des Aldosterons und des Corticosterons, der nur spurenweise im Nebennierenvenenblut nachgewiesen werden kann, hat die gleichen mineralocorticoiden Wirkungen wie Aldosteron, ist jedoch 30- bis 40mal schwächer wirksam. Es hat dagegen in den meisten biologischen Tests keine glucocorticoide Aktivität.

γ) Weitere Mineralocorticoide

Über Struktur und Anwendung von *9α-Fluorocortisol* s. S. 311 f. Die geringe mineralocorticoide Wirkung von *Cortisol* und *Corticosteron* manifestiert sich erst, wenn diese Substanzen übermäßig produziert oder in hohen Dosen verabreicht werden oder wenn eine erhöhte Empfindlichkeit des Organismus gegenüber Mineralocorticoiden besteht. In einzelnen biologischen Tests zeigen *18-Hydroxy-11-desoxycorticosteron* (18-OH-DOC), *16β-Hydroxydehydroepiandrosteron* sowie dessen Isomer *16-Ketoandrost-5-en-3β,17β-diol* eine deutliche mineralocorticoide Aktivität. Ob aber eine vermehrte Produktion dieser Steroide eine pathogenetische Rolle bei der Entstehung gewisser Hypertonieformen beim Menschen („low-renin hypertension" s. S. 344) spielen, wie dies von verschiedenen Autoren postuliert wurde (Melby, 1972; Sennett, 1975), ist noch ungewiß.

Die Glycyrrhetinsäure aus Succus liquiritiae hat eine ausgeprägte mineralocorticoide Wirkung, jedoch keine glucocorticoide Aktivität. Übermäßige Zufuhr z.B. in Form von Hustenbonbons oder gewissen Getränken kann zu einem Krankheitsbild führen, das dem primären Aldosteronismus sehr ähnlich ist (Abb. 13).

δ) Mineralocorticoid-Antagonisten

Ein eigentliches natriuretisches Steroidhormon, das in physiologischer Konzentration die Wirkung von Aldosteron auf die Nierentubuli hemmt, ist beim Menschen bis jetzt nicht bekannt. Progesteron in hohen Dosen, die der Sekretion in der fortgeschrittenen Schwangerschaft entsprechen, 17α-Hydroxyprogesteron und Testosteron können die Aldosteronwirkung auf die Niere oder andere Endorgane kompetitiv hemmen. Stärkere kompetitive Aldosteron-Antagonisten sind die künstlichen Steroide von der Gruppe der Spirolaktone. Sie wirken nur in Gegenwart von Mineralocorticoiden und haben keine natriuretische Wirkung am nebennierenlosen, unsubstituierten Tier (Abb. 14).

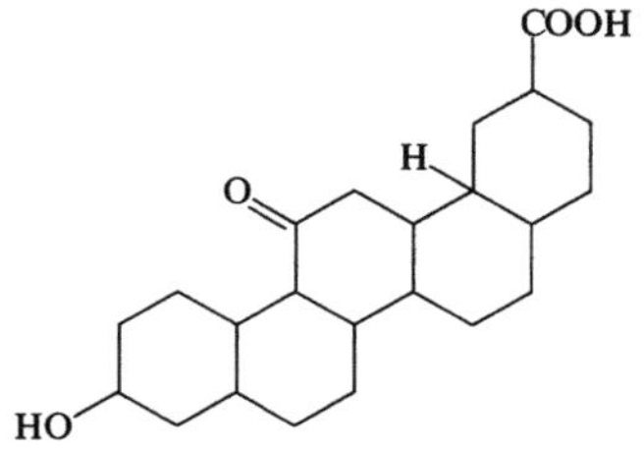

COOH H O HO

Abb. 13. Strukturformel der β-Glycyrrhetinsäure

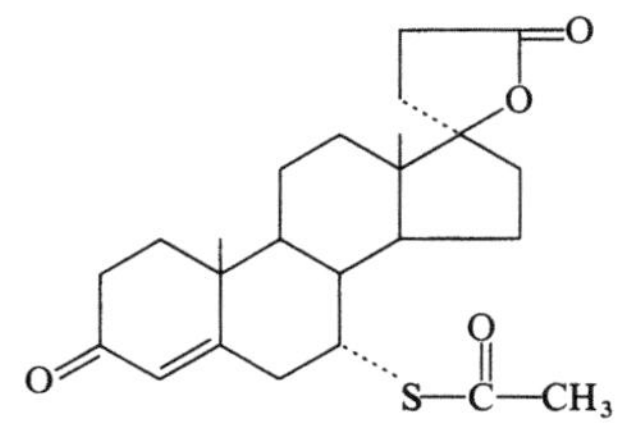

O O O O S—C—CH_3

Abb. 14. Strukturformel des Aldosteron-Antagonisten Spironolakton (Aldactone)

Triamteren und Amilorid wirken ähnlich wie die Spirolaktone natriuretisch und Kalium-retinierend auf den distalen Nierentubulus. Sie zeigen diese Wirkung aber auch in Abwesenheit von Mineralocorticoiden und sind deshalb keine echten Aldosteron-Antagonisten.

Die Substanz 3-(1,2,3,4-Tetrahydro-1-oxo-2-naphthyl)-Pyridin (SU 9055, Ciba) hemmt direkt die 18-Hydroxylierung und führt zu einem Absinken der Aldosteronsekretion und zu einem Anstieg der Corticosteronsekretion. Auf indirektem Wege scheinen auch Heparin und die natriuretisch wirksamen Heparinoide die Aldosteron-Synthese zu hemmen.

Über den natriuretisch wirksamen „3. Faktor", der möglicherweise Hormonnatur hat, s. S. 304.

b) Glucocorticoide

α) Corticosteron

Das genuine Nebennierenrinden-Hormon Corticosteron hat sowohl Glucocorticoid- als auch Mineralocorticoidwirkung. Es ist peroral schwach, parenteral stärker wirksam. Natrium und Kalium werden im Plasma und im Urin im gleichen Sinne wie durch Aldosteron, jedoch wesentlich schwächer beeinflußt. Unter Corticosteron nimmt die Glucosetoleranz in geringem Maße ab. Ebenso ist der Einfluß auf den Eiweißstoffwechsel sehr gering. Eosinopenische und antiphlogistische Wirkung fehlen.

β) Cortisol

Im folgenden ist ausschließlich von Cortisol die Rede. Die gleichen Wirkungen kommen auch dem Cortison und zahlreichen künstlichen Steroiden zu.

Die Stoffwechselwirkung des Cortisols erlaubt dem Körper aus Eiweiß rasch Glucose zur Verfügung zu stellen. Die Wirkung des Cortisols ist damit eine ergotrope, sie führt zu einer Verschiebung des Stoffwechsels von der aufbauenden Phase zum vermehrten Angebot von Betriebsmaterial. In den einzelnen Erfolgsorgan-Zellen wirkt Cortisol auf ähnliche Weise wie andere Steroidhormone (s. S. 14 und Abb. 10): Diffusion durch die Zellmembran, Bindung an cytoplasmatisches Receptorprotein, Wanderung des Hormon-Receptorkomplexes in den Zellkern, Stimulation der Synthese einer spezifischen RNS, Induktion der Synthese eines spezifischen Proteins (z.B. eines Enzyms). Ein solcher Wirkungsmechanismus ist überzeugend nachgewiesen worden zum Beispiel für die Effekte von Cortisol und anderen Glucocorticoiden auf Hepatom-Zellkulturen sowie auf isolierte Thymuszellen (Übersicht s. FELDMAN, 1972; BAXTER, 1972; MUNCK, 1972; ROUSSEAU, 1975). Ob es daneben noch ganz andere Wirkungsmechanismen der Glucocorticoide gibt, ist ungewiß. Die Stabilisierung der Lysosomenmembran durch Glucocorticoide scheint auf einem direkten Membraneffekt zu beruhen. Der Mechanismus gewisser Insulin-antagonistischer, c-AMP-synergistischer Glucocorticoid-Effekte sowie derjenige der permissiven Wirkung für gewisse Katecholamin-Effekte ist noch unbekannt.

1. Wirkung auf Kohlenhydrate. Cortisol fördert die Gluconeogenese, d.h. die Kohlenhydratbildung aus Aminosäuren unter Mobilisation und Abbau von Eiweiß. Die Gluconeogenese ermöglicht im Fasten die Konstanz des Blutzuckers und Erhaltung der Glykogendepots der Leber.

Ein Teil der neugebildeten Glucose wird unter dem Einfluß von Insulin in Fett umgewandelt. Der Glucoseumsatz wird damit gesteigert, der Blutzukker liegt um 10–20 mg-% höher, Glucosetoleranz und Insulinempfindlichkeit nehmen ab; bei intaktem Inselapparat des Pankreas entgleist jedoch der Kohlenhydratstoffwechsel nicht.

Zum sog. „Steroid-Diabetes", einem gutartigen Diabetes ohne Neigung zu Ketose, geringer Insulinempfindlichkeit und tiefer Nierenschwelle für Glucose, kommt es unter hochdosierter Cortisontherapie nur bei einem Fünftel der Patienten. Es ist auffällig, daß die Anlage zu Diabetes mellitus in der westlichen Bevölkerung ebenfalls auf ein Fünftel bis ein Viertel geschätzt wird.

Die Gluconeogenese geht hauptsächlich in der Leber vor sich, in geringem Maße auch in den Nieren- und Darmepithelien.

Die Wirkungsweise des Cortisols ist nicht geklärt. Wohl sind in der Leber unter Cortisoleinfluß gewisse glykolytische Enzyme sowie die Glutamat-Pyruvat-Transaminase, Fructose-1,6-Diphosphatase, Glucose-6-Phosphatase u.a. vermehrt. Das sind jedoch eher Folgen des vermehrten Substratangebotes und nicht primäre Angriffspunkte des Cortisols. Hemmstoffe der Eiweißsynthese wie Actinomycin D heben die gluconeogenetische Wirkung nicht auf (Lit. s. bei RAY, 1968).

Cortisol steigert oft die minimale physiologische Glucosurie (um 50–200 mg/24 Std) dadurch, daß Blutzucker und glomeruläre Filtration erhöht werden. Dagegen wird die Glucoserückresorption im proximalen Tubulus nicht gehemmt, die maximale tubuläre Rückresorptionskapazität für Glucose bleibt unverändert (FROESCH, 1958).

Cortisol scheint auch für die glykogenolytische Wirkung des Adrenalins einen permissiven Einfluß auszuüben, d.h. die Adrenalin-Glykogenolyse ist nur in Anwesenheit von Cortisol in vollem Umfang möglich.

Die früher vermutete Hemmung des peripheren Glucoseabbaues konnte nicht bestätigt werden. Die unter Cortisol erhöhte Brenztraubensäurekonzentration im Blut ist Folge des erhöhten Glucoseumsatzes und nicht einer Abbauhemmung. Nur am isolierten Fettgewebe wird die Glucoseaufnahme gehemmt (s.u.).

2. Wirkung auf den Eiweiß-Stoffwechsel. Cortisol führt zu einer negativen Stickstoffbilanz, die sich bei reichlicher Kohlenhydrat- oder Eiweißzufuhr vermindern läßt. Wie aus Untersuchungen mit markiertem Albumin hervorgeht, wird Eiweiß vermehrt abgebaut und durch den ebenfalls gesteigerten Aufbau nicht vollständig kompensiert. Die Synthese von Ribonucleinsäuren und bestimmter Enzyme des Eiweißstoffwechsels in den Leberzellen wird gefördert. Der Eiweißabbau geht auch außerhalb der Leber vor sich.

Cortisol steigert die Ausscheidung von Aminosäuren. Die Nierenschwelle für Aminosäuren bleibt gleich, aber die Plasmakonzentration steigt an. Cortisol fördert die Harnsäureausscheidung, ohne deren Serumkonzentration zu beeinflussen. Mit isotopenmarkierter Harnsäure läßt sich zeigen, daß dies auf einer vermehrten Harnsäureclearance beruht.

Die katabole Wirkung der Glucocorticoide führt über die negative Eiweißbilanz zur Schädigung des Skelets, der Muskulatur und der Haut; beim Kinde zu einer Hemmung des Wachstums. Sowohl bei lang dauernder hochdosierter Cortisol- oder Cortisontherapie als auch beim Cushing-Syndrom führt die negative Eiweißbilanz unter Abbau der Knochenmatrix zur Osteoporose; die Muskulatur wird atrophisch, die Haut dünn und lädierbar (s.S. 352f.).

3. Wirkung auf den Fett-Stoffwechsel. Das Cortisol beeinflußt den Fettstoffwechsel indirekt über die Kohlenhydrate. Adrenalektomie führt zu Appetitverlust und dadurch zu einer Verarmung der Organe an Fett. Ohne Nebennieren wird nach Erschöpfung der Kohlenhydratreserven auf das Fettgewebe zurückgegriffen, da ohne Glucocorticoide Eiweiß als Betriebsstoff am schwersten zugänglich ist. Cortisol hemmt am isolierten Fettgewebe in vitro die Glucoseaufnahme. Dies setzt die Glycerophosphatbildung und damit die Wiederveresterung der freien Fettsäuren zu Triglyceriden herab, so daß mehr freie Fettsäuren abgegeben werden. Am intakten Organismus wird dieser Einfluß durch die vermehrte Insulinausschüttung überkompensiert, so daß wie z.B. beim Cushing-Syndrom Fett angesetzt wird (s.S. 349ff.).

4. Wirkung auf die Elektrolyte. Cortisol hat eine den Mineralocorticoiden gleichsinnige, nur 1000mal schwächere Wirkung als Aldosteron auf die Elektrolyte im Plasma und Urin, indem es die Natriumretention und Kaliumausscheidung fördert. Diese Wirkung ist jedoch von der Applikationsart, der Dosierung und der Dauer der Therapie stark abhängig. In niedriger Dosierung kann Cortisol die Natrium-Diurese fördern. Cortisol und DOC gleichzeitig in niedriger Dosierung verabreicht, wirken in bezug auf die Elektrolyte additiv, so daß keine Kompetition vorliegt. Das Plasmakalium kann trotz Zunahme der Kaliurie ansteigen, so daß unter hochdosierter Cortisonapplikation in erster Linie eine Verschiebung des intracellulären Kaliums in den extracellulären Raum anzunehmen ist. Beim gesunden Menschen ist die Wirkung unmittelbar beim Einsetzen der Cortisolmedikation am stärksten, sie gleicht sich allmählich aus und kann schließlich bei fortgesetzter Therapie in das Gegenteil umschlagen, so daß vermehrt Natrium ausgeschieden und Kalium retiniert wird. Möglicherweise beruht die Kaliumretention auf einer vermehrten Glykogenablagerung in der Leber. Die Zellen verarmen an Kalium, das gegen Natrium und H-Ionen des extracellulären Raumes ausgetauscht wird. Es kommt zur metabolischen Alkalose. Ein direkter Einfluß auf die H-Ionenausscheidung scheint nicht zu bestehen, sie hängt vielmehr von der Phosphatausscheidung ab. Auch ist keine Förderung der Bicarbonatrückresorption unter Cortisol nachweisbar, so daß die Alkalose nur eine Folge der Kaliumverschiebung ist.

Calcium- und Phosphatausscheidung werden durch Cortisol gefördert. Sie übertreffen die aus der Stickstoffbilanz berechneten theoretischen Werte; einerseits wird vermehrte Phosphatclearance dafür verantwortlich gemacht. Anderseits fördert Cortisol die Calciumausscheidung in den Darm, hemmt dort die Resorption, die Rückresorption in den Nierentubuli, sowie die Calciummobilisation aus dem Skelet. Beim Gesunden wird diese hypocalcämische Wirkung auch bei antiphlogistischen Cortison-Dosen durch die Mechanismen der Calcium-Homöostase wirksam kompensiert. Cortisol und seine Derivate senken aber die Hypercalcämie verschiedener Ursache. Beim Ausfall der Nebennierenrinde findet sich zuweilen Hypercalcämie (s.S. 321).

5. Wirkung auf den Wasserhaushalt. Die Unfähigkeit zur raschen Diurese nach Wasserbelastung war als Symptom des Morbus Addison schon lange bekannt und hat als diagnostischer Test Verwendung gefunden (s. S. 398). DOC und Aldosteron vermögen die Wasserhaushaltstörung nicht zu beeinflussen, obwohl sie die Elektrolyte normalisieren. Cortisol stellt aber die Fähigkeit zur raschen Diurese wieder her.

Das mangelnde Diuresevermögen bei Nebennierenausfall beruht nicht auf verzögerter Resorption aus dem Magen-Darm, sondern auf ungenügender Ausscheidung durch die Niere. Cortisol kann diuretisch wirken durch gesteigerte glomeruläre Filtration. Es wirkt permissiv für die Wasserundurchlässigkeit der distalen Tubulusabschnitte in der Diurese; eine Einwirkung auf das Vasopressin wird vermutet (s. S. 322, Kap. III, S. 47).

6. Wirkung auf das Gewebe. Cortisol wirkt auf die Gewebe nicht einheitlich, indem die Empfindlichkeit der Zellen gegenüber Cortisol je nach ihrer Abstammung und ihrem Entwicklungszustand verschieden ist.

Im allgemeinen werden die vom Entoderm abstammenden Gewebe wenig, die mesenchymalen und ektodermal-epithelialen Anteile dagegen stark beeinflußt. Die Cortisolwirkung ist zudem in hohem Maße von der Species abhängig, so daß sich die im Tierversuch gewonnenen Erkenntnisse nur bedingt auf die menschliche Pathophysiologie übertragen lassen.

Cortisol greift an einzelnen Geweben direkt an, an anderen nur indirekt über Stoffwechselveränderungen. Direkte Wirkungen werden an Bindegewebe, Fettgewebe, lymphatischem System und im Blut gesehen, vorwiegend indirekte an Muskulatur und Skelet. Anderseits ist nachgewiesen, daß Bindegewebe, insbesondere Fibroblasten, Cortisol um- und abbauen und damit inaktivieren können (s.S. 295).

Bindegewebe: Wenig differenzierte mesenchymale Gewebe werden besonders stark beeinflußt, reife Stadien, wie z.B. Bindegewebe in vernarbendem Granulationsgewebe dagegen kaum. Das Fibroblastenwachstum wird gehemmt, die Kollagenfasern werden in eine homogene Masse umgewandelt und die Grundsubstanz wird reduziert, der

Gehalt an sauren Mucopolysacchariden vermindert. Die elastischen Fasern sind nicht betroffen, erscheinen aber infolge des Gewebeschwundes dichter gelagert.

Am deutlichsten kommt diese Bindegewebshemmung bei entzündlichen Prozessen im Rahmen der Granulationsgewebewucherung zur Geltung. Es werden dabei aber nicht nur proliferative, sondern auch exsudative Prozesse betroffen. So wird die Exsudation durch Hemmung der Vascularisation und eine Erniedrigung der Capillardurchlässigkeit vermindert. Gleichzeitig werden Leukocyteninfiltration und Phagocyten eingeschränkt. Experimentelle Peritonealverwachsungen lassen sich durch Cortisol verhindern. Cortisol übt eine Schutzwirkung auf die Lysosomen gegenüber verschiedenen schädigenden Einflüssen aus (WEISSMANN, 1964).

Wo die entzündlichen Vorgänge sinnvoll sind, wie bei der Infektionsabwehr, ist diese Cortisolwirkung von Nachteil. Wo aber, wie bei der hyperergischen Entzündung allergischer Zustände, durch die entzündlichen Vorgänge der Organismus Schaden leidet, ist diese antiphlogistische Cortisolwirkung von höchster therapeutischer Bedeutung. Die antiphlogistischen Eigenschaften des Cortisols kommen erst bei einer Dosierung zur Geltung, die eindeutig über der physiologischen Dosis von 30–40 mg, d.h. der Dosis, die der Eigenproduktion unter normalen Umständen entspricht, liegt. Als Faustregel kann gelten, daß antiphlogistische Wirkungen sich erst mit einer Dosierung von über 75 mg Cortisol pro Tag beim Erwachsenen (45 mg/m^2 beim Kind) erzielen lassen.

Eng verknüpft mit den Entzündungsvorgängen ist die Wundheilung, die durch diese antiphlogistische Cortisolwirkung ebenfalls gehemmt wird. Es wird dabei besonders die Granulationsgewebsbildung hintangehalten, während der Einfluß auf die Epithelisierung nur gering ist. Praktisch wird jedoch die Wundheilung mit hohen Cortisoldosen behandelter Patienten wenig beeinflußt. Die Operationswunden nach Adrenalektomie heilen auch unter einer Cortisoldosierung von 50–100 mg täglich nicht wesentlich verzögert.

Der antiphlogistischen Wirkung der Glucocorticoide wird von SELYE eine prophlogistische der Minderalocorticoide entgegengesetzt. Mit großen Dosen DOC können unter exzessiver Kochsalzzufuhr oder einseitiger Nephrektomie Entzündungsvorgänge gefördert werden. Diese DOC-Wirkung läßt sich durch Cortisol wieder aufheben. Es ist aber fraglich, ob diese experimentellen Beobachtungen zur physiologischen und pathophysiologischen Wirkung der Mineralcorticoide in Beziehung stehen (s.S. 314).

Muskulatur: Cortisol ist zur normalen Leistungsfähigkeit der Muskulatur notwendig. Übermäßige Cortisolzufuhr führt über den Eiweißabbau zu Atrophie und Fibrose.

Lymphatisches Gewebe und Thymus: Unter Cortisolbehandlung verschwinden die Lymphocyten in den Lymphknoten und im Thymus. Das reticuläre Gewebe schrumpft. Seine Kerne werden pyknotisch, das Reticulumfasernetz wird aufgesplittert. Aus der Seltenheit der Übergangsformen zwischen unreifen und reifen Lymphocyten und aus den Degenerationserscheinungen an den Mutterzellen wird geschlossen, daß die Bildung der Lymphocyten und Thymocyten gestört ist. Cortisol wirkt anderseits auf die Lymphocyten, indem es ihr Cytoplasma durch „Knospung" vermindert, den Kern zerstört und die Mitosen hemmt. Die neuesten Untersuchungen über den Einfluß von Cortisol auf den Stoffwechsel der Thymocyten erlauben wesentliche Einsichten in die Wirkungsweise der Glucocorticoide auf den Eiweiß- und Ribonucleinsäuren-Stoffwechsel und damit auch in ihre Rolle innerhalb der Immunvorgänge. In Ratten-Thymocyten, die noch in vivo oder in vitro dem Einfluß von Cortisol ausgesetzt wurden, sind RNS-, DNS- und Eiweiß-Synthese vermindert, ebenso der Transport von Nucleinsäuren und Eiweiß-Vorläufern in inkubierte Thymocyten. Diese Hemmwirkung tritt nur ein, wenn das Medium eine Energiequelle enthält. In vivo injiziertes Cortisol vermindert ferner die Aktivität der DNS-abhängigen RNS-Polymerase, so daß weniger Ribosomen-Eiweiß gebildet wird (MAKMAN, 1967). Dies ergibt eine Verkettung und gegenseitige Beeinflussung der einzelnen Angriffspunkte, Wirkungen und Folgen. Ebenso führt Cortisol zu Degenerationszeichen in den Mastzellen und vermindert ihre Zahl.

Die Beeinflussung der phagocytären Tätigkeit des reticuloendothelialen System wird nicht einheitlich beurteilt.

7. Wirkung auf die Blutzellen. Die Zellen des Blutes werden durch das Cortisol beeinflußt. Während unter Cortisoleinwirkung die Leukocyten gesamthaft zunehmen, sinkt die Zahl der Eosinophilen und der Lymphocyten. Die Thrombocytenzahl nimmt zu. Die Wirkung auf das rote Blutbild ist weniger eindeutig: Adrenalektomie führt zu normochromer, normocytärer Anämie mit erhöhter osmotischer Reistenz der Erythrocyten, was sich durch Cortisolapplikation verhindern läßt. Während die Polycytämie als Symptom des Cushing-Syndroms vorkommt und die Anämie zum Morbus Addison gehört, wurden bis heute Polycytämien als Folge der Cortisolmedikation nicht beobachtet.

Eosinophile. Die Zahl der Eosinophilen verhält sich im allgemeinen umgekehrt proportional der Cortisolkonzentration im Plasma, wenn die Eosinophilenzahl individuell auch stark variiert (über Tagesrhythmik s.S. 302).

Die Cortisoleosinopenie ist von gewissem diagnostischen Wert, sie tritt sowohl nach peroraler als auch bei intravenöser Cortisolapplikation ein und erreicht in 4 Std das Maximum. Bei intramuskulärer Cortisolinjektion ist die Resorption zu langsam, um einen eindeutigen eosinopenischen Effekt hervorzurufen. Mit dem Absinken der Cortisolkonzentration im Blut kehren die Eosinophilen zu ihrem Ausgangsniveau zurück. Bei anhaltender hoher Cortisol-Blutkonzentration bleibt die Eosinophilenzahl dauernd tief.

Der Mechanismus dieser eosinopenischen Cortisolwirkung ist bis heute noch nicht eindeutig geklärt. Als Ursachen wurden erwogen:

1. Hemmung des Nachschubes aus dem Knochenmark.
2. Fixierung und Abbau in besonderen Organen (Milz, Lunge, Reticuloendothel),
3. direkte Zerstörung der Eosinophilen durch das Cortisol.

Die Befunde über den Einfluß des Cortisols auf die Eosinophilen des Knochenmarks sind widersprechend. Cortisol wirkt auch ohne Milz eosinopenisch. Eine Zunahme der Abbauformen von eosinophilen Leukocyten in Körperflüssigkeiten unter Cortisol wurde zwar beobachtet, eingehende Untersuchungen ließen jedoch eine direkte Einwirkung von Cortison und Cortisol auf die Eosinophilen ausschließen. Blockierung des reticuloendothelialen Systems hebt die eosinopenische Wirkung des Cortisols auf. Cortisol scheint *einerseits die Eosinophilen für nebennierenunabhängige Abbaukräfte zu sensibilisieren, anderseits hemmt Cortisol die Ausschwemmung der Eosinophilen aus Organen, wo sie entstehen, gelagert oder abgebaut werden.* Es ist möglich, daß Cortisol in die Enzymsysteme des Nucleinstoffwechsels eingreift. Über Mastzellen s.S. 308.

Lymphocyten. Die Lymphocytenzahl im Blut fällt auch bei kontinuierlicher Cortisolzufuhr nur vorübergehend ab. Eine lymphocytolytische Wirkung des Cortisols, wie sie bei verschiedenen Labortieren (Maus, Ratte, Kaninchen) nachgewiesen wird, fehlt beim Menschen. Der Abfall der Lymphocyten ist hier vorwiegend auf eine Verschiebung der rezirkulierenden Lymphocyten — vor allem der vom Thymus stammenden T-Lymphocyten — aus der Blutbahn in den Ductus thoracicus, die Lymphknoten, die Milz und das Knochenmark zurückzuführen.

Monocyten. Ein Abfall der Monocyten ist auf eine verminderte Ausschwemmung aus dem Knochenmark zurückzuführen. Diese Zellen werden unter Cortisol-Therapie auch in ihren Funktionen (Phagocytose, bactericide Kapazität) beeinträchtigt.

Neutrophile Leukocyten. Die Zahl der neutrophilen Leukocyten steigt unter Cortisolwirkung an. Diese Erscheinung beruht auf einer beschleunigten Freisetzung aus dem Knochenmark sowie auf einem verminderten Austritt aus der Blutbahn an Entzündungsherden.

Thrombocyten. Die Thrombocytenzahl wird durch Cortisol in 6 Std um 30–60% erhöht. Die übrigen Gerinnungsfaktoren werden nicht beeinflußt.

8. Wirkung auf die Kreislauforgane. Hypotonie als Symptom des Morbus Addison, Hypertonie als Symptom des Morbus Cushing machen eine Beteiligung des Cortisols an der Blutdruckregulation wahrscheinlich. Während aber Cortisol nach Nebennierenrindenausfall den normalen Blutdruck wiederherstellen kann, läßt sich beim Gesunden auch durch hochdosierte und lang dauernde Cortisoltherapie nur bei besonderer Disposition ein Hochdruck hervorrufen. Der Renin- bzw. Angiotensingehalt des menschlichen Serums wird nicht beeinflußt, dagegen besteht ein Synergismus zwischen dem Noradrenalin und dem Cortisol, indem dem Cortisol eine permissive Wirkung für Noradrenalin zukommt. Noradrenalin wirkt nur in Anwesenheit von Cortisol blutdrucksteigernd, Desoxycorticosteron ist hingegen ohne Einfluß. Cortisol kann die Gefäße auch morphologisch verändern. Im Tierversuch treten Gefäßreaktionen auf, die denen der Kimmelstiel-Wilsonschen Krankheit der Diabetiker gleichen. Beim Menschen wurden in der Retina der diabetischen Retinopathie ähnliche Veränderungen unter Cortisonapplikation beobachtet. Die Capillarresistenz nimmt zwar zu, die größeren Gefäße werden aber brüchiger, so daß es zu Suffusionen kommen kann, wie sie vom Morbus Cushing her bekannt sind.

Es scheinen gewisse Beziehungen zwischen Cortisolwirkung auf die Gefäße und arteriosklerotischen Veränderungen zu bestehen. Serum-Cholesterin und Serum-Triglyceride werden unter Cortison im allgemeinen nicht erhöht. Eine Ausnahme bilden Fälle von manifestem Steroiddiabetes, der mit markanter diabetischer Lipämie assoziiert sein kann (Bagdade, 1970). Obwohl Cortisol keinen Einfluß auf die in Beziehung zur Arteriosklerose stehenden Präbeta- und Beta-Lipoproteine hat, konnten bei elfjährigen Kindern nach langer hochdosierter Cortisontherapie arteriosklerotische Gefäßveränderungen gefunden werden.

9. Wirkung auf den Magen-Darm-Trakt. Cortisol fördert die Salzsäure- und Pepsinproduktion des Magens nicht regelmäßig. Die vermehrte Uropepsinausscheidung beruht auf erhöhter Clearance. Weder die erste vagale Phase noch die zweite Phase der Salzsäuresekretion verlaufen über eine vermehrte Cortisolausschüttung. Dagegen scheint Cortisol die Ansprechbarkeit der Magenschleimhaut auf Histamin zu erhöhen und die Zahl und Zellhöhe ihrer Parietalzellen zu vermehren. Ob Magen- und Duodenalulcera unter hochdosierter Glucocorticoid-Therapie tatsächlich gehäuft auftreten oder bei Vorbestehen verschlechtert werden, wie vielfach angenommen wird, ist sehr fraglich

(CONN, 1976). Bei unbehandelten Addison-Patienten sind sie selten, bei Cushing-Patienten nicht häufiger als bei normalen. Auch bei Achylie kann unter Cortisol ein Ulcus entstehen. Die Pathogenese ist nicht sicher bekannt. Cortisol scheint die Zusammensetzung des Magenschleimes und damit seine Schutzwirkung auf die Magenschleimhaut zu ändern (SPIRO, 1960).

10. Wirkung auf das Nervensystem. Hochdosierte Cortisolzufuhr kann beim Tier zu Chromatolyse und cytoplasmatischer Vacuolisation in den hypothalamischen, paraventriculären und supraoptischen Kerngebieten führen.

Das verlangsamte Elektroencephalogramm des Addison-Kranken wird durch Substitution mit Cortison wieder normalisiert. Beim Morbus Cushing und nach hochdosierter Cortisontherapie finden sich abnorme Elektroencephalogramme, die nicht auf eine Veränderung des Glucosestoffwechsels zurückgehen. Cortisol steigert die Erregbarkeit des Gehirns, was an der Senkung der Elektroschockschwelle für generalisierte Krämpfe nachweisbar ist, während Desoxycorticosteron umgekehrt wirkt. Möglicherweise handelt es sich um indirekte Wirkungen, indem Natriumretention der Wasserintoxikation entgegen wirkt.

Cortisoltherapie kann zur Bildung eines endokrinen Psychosyndroms führen, das gekennzeichnet ist durch langdauernde Veränderungen von Stimmungen und Antriebshaftigkeit, heftige Stimmungsschwankungen und plötzliche triebhafte Impulse mit Steigerungen zu eigentlichen, wenn auch kurzdauernden Psychosen.

Die Förderung des Appetites durch Cortisol erfolgt möglicherweise über den gesteigerten Kohlenhydratumsatz.

11. Wirkung auf die Schwangerschaft. Bei Ratten, nicht aber bei Affen, wurden Mißbildungen des Fetus bei hochdosierter Cortisontherapie während der Schwangerschaft festgestellt. Bei Menschen hat bisher eine Schädigung des Fetus durch Cortison- bzw. ACTH-Therapie während der Schwangerschaft in der für antiphlogistische Therapie üblichen Dosierung nicht nachgewiesen werden können. Höchstens kann eine intensive Behandlung in den letzten Schwangerschaftswochen eine vorübergehende Nebenniereninsuffizienz (hypoglykämisches Koma) beim Neugeborenen bewirken.

12. Korrelationen mit anderen endokrinen Drüsen. Cortisol hemmt die TSH-Sekretion auf einem suprahypophysären Niveau (WILBER, 1969). Über Beziehungen zu den Catecholaminen (s. Kap. VIII, S. 425). Ebenso vermindert Prednison die Ansprechbarkeit der Hypophyse auf LHRH (SAKAKURA, 1975).

13. Wirkungen auf den Gesamtorganismus. Das Cortisol spielt eine maßgebende Rolle in den Abwehrmechanismen des Körpers, in der unspezifischen sowohl wie in der spezifischen Resistenz. Die Schutzlosigkeit des nebennierenlosen Patienten ist seit dessen klassischer Beschreibung durch ADDISON bekannt. Auf der Steigerung der Gifttoleranz nebennierenloser Tiere beruht eines der klassischen Testverfahren zum Nachweis von Nebennierenhormonen.

Worauf die eindrückliche Hebung der unspezifischen Resistenz durch das Cortisol beruht, ist wenig bekannt. Dessen Stoffwechselwirkungen, vor allem die rasche Disposition von Glucose, der Einfluß auf Enzymsysteme können eine Rolle spielen, s. auch allgemeines Adaptationssyndrom (S. 313).

Der Einfluß des Cortisols auf die spezifischen Abwehrvorgänge, die Immunität, steht einerseits in Beziehung zu dessen antiphlogistischer Wirkung. Die antiphlogistische Wirkung (S. 308) ist nicht nur auf die Hemmung lokaler entzündlicher Prozesse beschränkt, auch Allgemeinreaktionen wie Fieber, toxische Allgemeinsymptome werden durch das Cortisol entscheidend beeinflußt. Die Resistenz kann durch diese antiphlogistischen Wirkungen jedoch nicht nur gefördert, sie kann auch vermindert werden, indem die Verhinderung der entzündlichen Reaktion nicht unbedingt nützlich ist und der Verbreitung der Infektionsstoffe Vorschub leisten kann (BEISEL, 1969).

Anderseits hemmt Cortisol, wenn vor dem Antigen appliziert, die Antikörperbildung, sei es durch Hemmung von dessen Eiweiß-Synthese oder durch Beeinflussung des antigenen Stimulus. Wahrscheinlich hängt diese Wirkung mit der Involution des thymo-lymphatischen Apparates unter Cortisol zusammen. Möglicherweise verschiebt Cortisol die Verteilung der Antikörper zugunsten ihrer intracellulären Lage. Das zirkulierende Antigen selbst wird nicht beeinflußt, sein intracellulärer Abbau jedoch verzögert.

Cortisol unterdrückt allergische Reaktionen durch Änderung der Reaktivität des Gewebes. Die Antigen-Antikörperreaktion selbst läßt sich nicht verhindern. Die Histaminbildung wird gehemmt, die Wirkung des einmal gebildeten Histamins wird jedoch nicht beeinflußt. Die Aktivierung des Kininogens zu Kinin durch Kallikrein wird durch Cortisol gehemmt (s.S. 929f.).

γ) Cortison

Das Cortison wurde aus Nebennierenrinde isoliert, ist jedoch weder im Nebennierenvenenblut noch im peripheren Blut nachgewiesen worden. In der Leber wird Cortisol vor seiner Inaktivierung z.T. zu Cortison umgebaut. Umgekehrt kann Cortison zu Cortisol umgebaut werden. Es kommen dem Cortison grundsätzlich die gleichen physiologischen Wirkungen wie dem Cortisol zu, nur sind sie um ein Viertel bis die Hälfte schwächer. Während Cortisol bei lokaler Anwendung antiphlogi-

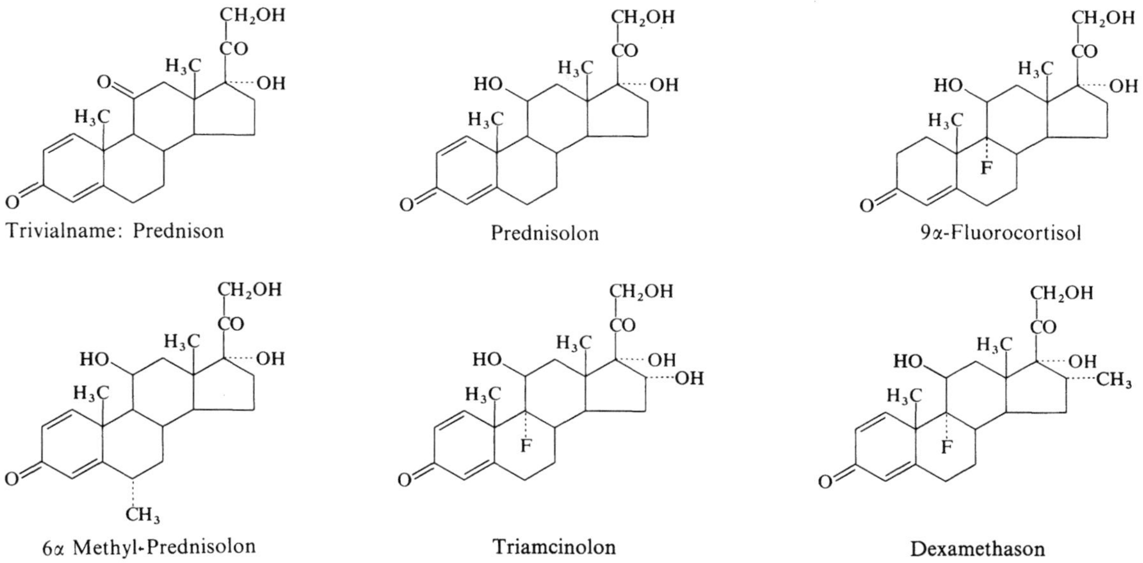

Abb. 15. Formeln der wichtigsten künstlichen Corticosteroide

stisch wirkt, besteht für Cortison im allgemeinen diese Applikationsmöglichkeit nicht.

δ) *Künstliche Corticosteroide*

Die Einführung von Halogen-Atomen, von Methylgruppen, Dehydrogenierung mit Bildung neuer Doppelbindungen erlauben die Wirkungen des Cortisols quantitativ und qualitativ zu verändern, so daß erwünschte therapeutische Eigenschaften verstärkt, unerwünschte abgeschwächt oder aufgehoben werden.

Eine Dissoziation der verschiedenen Wirkungen ist grundsätzlich möglich. So ist es gelungen, die für die entzündungshemmende Therapie nachteilige, Natrium-retinierende Wirkung auszuschalten. Die entzündungshemmende Wirkung ist aber bis heute von den für die Therapie am schwersten wiegenden, katabolen und gluconeogenetischen Eigenschaften nicht abtrennbar und geht diesen parallel. Auch die ACTH-Hemmung entspricht der entzündungshemmenden Wirkung bei allen therapeutisch anwendbaren Verbindungen, obwohl wir Corticosteroide mit ACTH-hemmender Wirkung und nur minimaler eosinopenischer und hyperglykämischer Eigenschaft kennen (KENDALL, 1963).

Folgende Veränderungen am Cortisolmolekül werden therapeutisch ausgenützt:

Dehydrogenierung mit Doppelbindung Δ^1 steigert die Glucocorticoidwirkung und setzt die Mineralcorticoidwirkung herab.

Fluorierung in 9α-Stellung steigert die Glucocorticoidwirkung stark, die Mineralocorticoidwirkung sehr stark.

Methylierung in 6α steigert die Glucocorticoidwirkung.

Tabelle 3. Äquivalente antiphlogistisch wirksame Steroide

Cortison	25 mg
Cortisol (Hydrocortison)	20 mg
Prednison	5 mg
Prednisolon	5 mg
Methyl-Prednisolon	4 mg
Triamcinolon	4 mg
Paramethason	2 mg
Dexamethason	0,75 mg
Betamethason	0,75 mg
Wasserlösliche Präparate:	
Cortisol-Hemisuccinat	
Prednisolon-Hemisuccinat	
Prednisolon-Na-Tetrahydrophthalat	
Methyl-Prednisolon-Hemisuccinat	
Dexamethason-Phosphat	

Methylierung oder Hydroxylierung in 16α senkt die Mineralocorticoidwirkung.

Im folgenden seien die heute gebräuchlichen künstlichen Corticosteroide aufgeführt:

Prednison, Prednisolon. Diese beiden heute am meisten verwendeten synthetischen Steroide haben beide die 4–5fache Glucocorticoidwirkung des Cortisols, während die mineralocorticoide Wirkung stark vermindert ist. Auch bei hoher entzündungshemmender Dosierung stört die Natrium- und Wasserretention nicht. Die übrigen Nebenwirkungen wie Hyperglykämie, negative Stickstoffbilanz mit Förderung der Osteoporose, Provokation des Ulcus pepticum, Vollmondgesichtbildung, Akne sind ebenfalls 4–5mal stärker als beim Cortisol.

Dexamethason. Dexamethason hat unter den therapeutisch verwendeten Corticosteroiden pro Milligramm die stärkste entzündungshemmende,

Tabelle 4. Die Wirkung der Nebennierenrinden-Hormone

Mineralocorticoide:	Na-Retention, K'-, H'-, Mg''-, NH'_4-Exkretion Ausdehnung des extracellulären Raumes
Glucocorticoide:	Steigerung des Glucoseumsatzes Erhöhung des Blutzuckers Förderung der Gluconeogenese Vermehrung des Leber-Glykogengehaltes Senkung der Glucosetoleranz Steigerung des Appetits Katabole Wirkung Permissive Wirkung für verschiedene Katecholamin-Aktivitäten Förderung der glomerulären Filtration Eosinopenische Wirkung Lymphocytopenische Wirkung Monocytopenische Wirkung Thymolytische Wirkung Antiphlogistische Wirkung Immunosuppressive Wirkung Suppression der ACTH-Sekretion
Androgene	Sexualbehaarung bei der Frau Übermäßig gebildet: Acne Anabole und virilisierende Wirkung

hyperglykämische und ACTH-hemmende Wirkung. Die Natrium-retinierende Eigenschaft fehlt vollkommen. Weil seine Abbauprodukte mengenmäßig im Urin nicht ins Gewicht fallen, eignet es sich besonders für diagnostische Zwecke im Dexamethason-Hemmtest (S. 396f.) und zur Hemmtherapie, wobei die Kontrolle der Hypophysenaktivität anhand der Urinsteroide durch die Dexamethason-Metaboliten nicht gestört wird.

Weitere künstliche Corticosteroide wie Triamcinolon, Methyl-Prednisolon, Paramethason, Betamethason stehen wirkungsmäßig zwischen Prednison und Dexamethason und bieten keine weiteren Vorteile. Die Bindung an Eiweiß und damit die Halbwertszeit können verschieden sein. Wie weit dies therapeutisch ins Gewicht fällt, ist ungewiß (s.Kap.XX).

Fluorocortisol. 9α-Fluorocortisol hat eine starke Glucocorticoidwirkung, aber eine noch stärkere Mineralocorticoid-Aktivität, die der von Aldosteron gleichkommt. Für die Entzündungshemmung kommt es wegen der starken Natrium-Retention nur bei lokaler Applikation in Betracht.

Hingegen ist es peroral als Mineralocorticoid voll wirksam und ist damit als Ergänzung zum Cortison in der Substitution des Nebennierenausfalles bestens geeignet (s.S. 332f.).

c) Die Nebennierenandrogene

Trotz der bei Mann und Frau mengenmäßig beträchtlichen Sekretion der Nebennierenandrogene (Dehydroepiandrosteron-Sulfat, Androstendion, 11β-Hydroxyandrostendion) und einer geringen Sekretion von Testosteron ist über ihre physiologische Bedeutung wenig bekannt. Die anabole Wirkung dieser vorwiegend schwachen Androgene fällt nur bei pathologisch gesteigerter Sekretion ins Gewicht. Der von Albright geprägte Begriff des „N-Hormons", des stickstoffretinierenden Hormons, trifft daher auf diese Androgene nicht zu. Ob das Dehydroepiandrosteron, das erstaunlicherweise fast nur als Sulfat sezerniert wird, überhaupt eine biologische Funktion hat oder nur ein Nebenprodukt der Corticosteroidsynthese ist, kann heute nicht sicher gesagt werden. Seine Plasmakonzentration ist beim Neugeborenen so hoch wie beim Erwachsenen und fällt dann aber bald nach der Geburt auf unmeßbare Werte ab. Es erscheint bei Knaben und Mädchen erst zur Zeit der Pubertät wieder, erreicht zwischen 20 und 40 Jahren ein Maximum und verschwindet im hohen Alter wieder. Es besteht eine Tagesrhythmik wie beim Plasmacortisol. Möglicherweise wird der Pubertätswachstumsschub der Mädchen durch Dehydroepiandrosteron zunächst gefördert (s. Kap. XIX), dann zum Abschluß gebracht.

Die einzige gesicherte physiologische Bedeutung der Nebennierenandrogene ist die Erzeugung und Erhaltung der Pubes- und Axillarbehaarung sowie die Stimulation der Talgdrüsen bei der Frau. Die Behauptung, die Psychosexualität der Frau hänge von den Nebennierenandrogenen ab, trifft nur teilweise zu. Ihr isolierter Ausfall kann, aber muß durchaus nicht immer ein Darniederliegen der Sexualität der reifen Frau zur Folge haben. Offenbar ist die indivuelle Lebensgeschichte maßgebend. Den Androgenen kommt im Vergleich zu den Oestrogenen geringere Bedeutung zu. Für die psychische Reifung des Mädchens spielen sie keine Rolle (Bleuler, 1964).

Neuerdings wird die Möglichkeit in Betracht gezogen, daß gewissen Abbauprodukten der Steroidhormone physiologische oder pathogenetische Wirkungen zukommen. So ist bekannt, daß Androsteron das Serumcholesterin senkt. Steroidmetaboliten können als Koenzyme verschiedener Dehydrogenasen wirksam sein. Vor allem aber hat die Entdeckung, daß Ätiocholanolon sowie andere Steroidmetaboliten mit 5β-H-Konfiguration (Pregnanolon, Pregnandiol, 11-Ketopregnanolon, Lithocholsäure) beim Menschen Fieber erzeugen können, neue Ausblicke eröffnet. Lokale Entzündungen nach intramuskulärer Applikation dieser Steroide können hier nicht die Hauptursache des Fiebers darstellen, denn bei Patienten mit sog. Ätiocholanolon-Fieber werden während periodisch auftretender Fieberanfällen erhöhte Ätiocholanolon-Konzentrationen im Plasma gefunden. Wahrscheinlich handelt es sich dabei um eine z.T. genetisch bedingte Abbaustörung der Androgene (s. Kap. IX, S. 455). Ferner können C_{19}- und C_{21}-Steroide und -Abbauprodukte wie Ätiocholanolon und Pregnanolon die Porphyrin-Synthese fördern (Kappas, 1968).

4. Das allgemeine Adaptationssyndrom

Selyes Lehre vom allgemeinen Adaptationssyndrom (AAS) besagt, daß Belastungen der verschiedensten Art wie Kälte, Hitze, Übermüdung, Hunger, Infektionen, Intoxikationen, somatische und psychische Traumata, die alle unter dem schwer übersetzbaren Begriff „Streß" zusammengefaßt werden, einerseits spezifische, der Art der Belastung entsprechende Veränderungen im Organismus hervorrufen, andererseits zu einer stereotypen, von der Art des „Streß" unabhängigen Antwort des Organismus in Form eines scharf umschriebenen Syndromes führen. Die hervorstechendsten Zeichen dieses „allgemeinen Adaptationssyndromes" sind Involution des thymolymphatischen Apparates, Eosinopenie, Magen-Darm-Geschwüre, Vergrößerung der Nebennierenrinde mit Verarmung an Lipoiden und Cholesterin und eine erhöhte Ausscheidung von Corticoiden im Urin.

Im Zentrum dieses Anpassungsmechanismus steht das Hypophysen-Nebennierenrinden-System, denn weder nach Hypophysektomie noch nach Adrenalektomie werden die wesentlichen Symptome des Syndromes, nämlich Eosinopenie, Involution des lymphatischen Apparates und Ausschüttung der Nebennierenrinden-Hormone beobachtet. Die Entstehung der Magen-Darm-Ulcera jedoch ist von der Intaktheit des Hypophysen-Nebennieren-Systems unabhängig; ihr Entstehungsmechanismus ist ungeklärt.

Das Adaptationssyndrom verläuft in drei Phasen: In einer ersten Phase, der Alarmreaktion, ist die Anpassung noch nicht ausgebildet. Diese Phase ist gekennzeichnet durch den Schock, durch Bluteindickung und vermehrte Capillarpermeabilität. Auf den Schock erfolgt die Reaktion des Gegenschockes, mit gegenteiliger Veränderung. Die zweite Phase, das Steigen der Resistenz, ist gekennzeichnet durch eine optimale Adaptation. Es folgt darauf die dritte Phase, das Stadium der Erschöpfung, wo die Adaptation wieder verloren geht.

Das Adaptationssyndrom läuft auf die folgende Weise ab: Von der geschädigten Stelle des Organismus aus wird das Hypophysen-Nebennieren-System durch einen ersten Vermittler noch unbekannter Art benachrichtigt. Die Hypophyse reagiert mit einer Ausschüttung von ACTH, durch welches die Nebenniere aktiviert wird.

Nach Selye kann sich das AAS je nach den Umständen als nützlich oder schädlich für den Organismus erweisen. Die Widerstandskraft im Stadium der Resistenz kann gegenüber anderen schädigenden Einwirkungen vermehrt oder aber vermindert sein.

Dieser Teil der Selyeschen Lehre wird durch die klinischen Erfahrungen bestätigt. Sie erklärt, weshalb der Nebenniereninsuffiziente, der Addison- und der Simmonds-Patient zusätzlichen Belastungen gegenüber widerstandslos ist und bei einer Infektionskrankheit, einem Unfall, einer Operation im Schock sterben kann.

Die Lehre vom Adaptationssyndrom gibt weiter eine Lösung des Problems vom Thymustod. Bei plötzlichen Todesfällen hatte man wiederholt vergrößerte Thymusdrüsen und stark entwickelte Lymphknoten gefunden, was man mit dem Begriff des Status thymicolymphaticus umschrieb. Man maß dem überentwickelten Thymus- und lymphatischen Gewebe eine direkte Ursache für die plötzlichen Todesfälle bei, bis man während des ersten Weltkrieges feststellte, daß bei Jugendlichen, die eines gewaltsamen plötzlichen Todes sterben, dieser Status thymicolymphaticus die Regel darstellt. Die kräftige Entwicklung des Thymus und des lymphatischen Systems entspricht also einem Normalzustand bei Jugendlichen und die bei Sektionen gefundene Atrophie von Thymus und Lymphgewebe ist die Folge lange dauernder Krankheitszustände.

Die Überaktivität des Hypophysen-Nebennierenrinden-Systems in der Phase der Resistenz unter „Streß" führt zu einem Schwund des lymphatischen und Thymusgewebes.

Die Klinik hat im Verhalten des menschlichen Organismus mit intaktem Hypophysen-NNR-System auf Belastungen die Selyeschen tierexperimentellen Erkenntnisse weitgehend bestätigt gefunden. Muskelarbeit oder Hypoglykämie führen zu einem Anstieg der Plasmacorticoide. Operationen, aber auch schon die Anaesthesie, ja selbst die Aufregungen des Vortages der Operation lassen die Plasmacorticoide ansteigen. Psychische Belastungen bei Soldaten in der Erwartung der Schlacht, sportliche Wettkämpfe führen nicht nur durch die körperliche Anstrengung, sondern auch durch die psychische Erregung zu einer Ausschüttung des Cortisols. Für Operationen konnte gezeigt werden, daß das Plasmacorticotropin submaximal ansteigt und für den Plasmacortisolanstieg verantwortlich ist.

Besonders die akuten mit Schmerzen einhergehenden Erkrankungen führen zu einem raschen Anstieg des Cortisols im Blut, und zwar ist es in erster Linie der Schmerz selbst, der die stärksten Anstiege hervorruft und nicht die organische Läsion. Coupierung des Schmerzes mit Analgetica läßt auch die Blutcorticoide wieder absinken. Besonders beim Myokardinfarkt ließen sich diese Steroidanstiege nachweisen, ferner bei Pankreatitis, schmerzhaftem Aneurysma Aortae, Lungenödem, Niereninfarkt und im Coma diabeticum. Bei schweren fieberhaften Zuständen mit Septikämie ohne akute Komplikationen waren diese Anstiege jedoch nicht ausgeprägt. Bei anderen Krankheiten wurde ein Anstieg überhaupt gänzlich vermißt, obwohl das Hypophysen-Nebennieren-System, nach dem normalen Ausfall des ACTH-Testes zu schließen, intakt war. Schließlich ist der extreme, agonale Anstieg der Plasmacorticoide kurz vor dem

Tode nicht auf eine letzte Steigerung der extrem stimulierten Nebennierenrinde, sondern auf einen ungenügenden Abbau durch die geschädigte Leber zurückzuführen, ebenso wie der postoperative Anstieg des Plasmacortisols teils auf vermehrte Ausschüttung, teils aber auch auf verzögerten Abbau und Ausscheidung zurückgeht.

So unbestreitbar die Tatsache einer Aktivierung des Hypophysen-Nebennieren-Systems unter Belastungen ist, so ist die Frage der Nützlichkeit dieser Reaktion bzw. der therapeutischen Indikation für Cortisol oder ACTH durchaus offen.

Einmal besteht zwischen der Größe der Belastung oder der Schädigung des Organismus und dem Ausmaße der Nebennieren-Stimulation kein Zusammenhang. Schon die Tatsache, daß es mehr die subjektiven Auswirkungen der Belastungen, so vor allem der Schmerz und die Angst sind, die das Ausmaß der Nebennieren-Reaktion bestimmen, als die körperliche Schädigung selbst, läßt an der Zweckmäßigkeit dieser Körperreaktion zur Abwehr der Belastung Zweifel aufkommen. Die Rekonvaleszenz nach Operation verläuft unabhängig von der Höhe des Plasmacortisols. Patienten mit mäßigem Cortisolanstieg können rasch genesen, während auch ein hoher Anstieg der Plasmacorticoide zuweilen den fatalen Ausgang nicht zu verhindern vermag. Ein ungenügender Steroidanstieg weist keineswegs auf einen ungünstigen Verlauf der Erkrankung hin. Es ist deshalb auch nicht sinnvoll, das System durch ACTH weiter zu stimulieren oder Cortisol zuzuführen. Ein intaktes Hypophysen-Nebennieren-System vermag immer den für die Abwehr notwendigen Bedarf an Nebennieren-Hormonen zu produzieren. Eher ist in gewissen Fällen eine Dämpfung dieses Systems am Platze (Hypothermie, anabole Hormone).

Schließlich sprechen Experimente dafür, daß dem Cortisol bei den streßbedingten Stoffwechselvorgängen nur eine sog. permissive oder konditionierende Rolle zukommt. INGLE konnte zeigen, daß die streßbedingten negativen Stickstoffbilanzen wohl an die Anwesenheit von Cortisol gebunden sind, daß sie aber quantitativ nur vom Ausmaß der Schädigung und nicht von der Menge des Cortisols abhängen.

Die Cortisolapplikation zur Hebung der unspezifischen Resistenz ist nur dort indiziert, wo das Hypophysen-Nebennieren-System nachweisbar gestört ist. Bei dieser Feststellung sehen wir von der pharmakologischen Verwendung des Cortisons und Prednisons als entzündungshemmendes Mittel in seinen heute schon fest umrissenen Indikationen ab (s. Kap. XX).

Nun hat SELYE neben der Erfassung diese besondere Reaktionsweise des Organismus eine Reihe von Krankheiten (Polyarthritis, Periarteriitis nodosa, Nephrosklerose, Myokarditis) auf Grund des allgemeinen Adaptationssyndromes dadurch zu erklären versucht, daß er eine über das Ziel hinausschießende und damit den Organismus schädigende Reaktion auf die Noxe annahm. Er nimmt an, daß den Mineralocorticoiden eine entzündungsfördernde, den Glucocorticoiden eine entzündungshemmende Eigenschaft zukommt. Die „Adaptationskrankheiten", die durch eine Entgleisung des Adaptationssyndromes zustande kommen, seien entweder auf ein Zuviel, ein Zuwenig oder auf eine Verschiebung im Verhältnis pro- und antiphlogistischer Hormone zurückzuführen. Obwohl SELYE diese Theorie durch zahlreiche Tierexperimente zu belegen versucht, sind sie mit den klinischen Erfahrungen nicht vereinbar.

Das Problem der Abwehr hat seit Beginn dieses Jahrhunderts die bedeutendsten Physiologen und Kliniker beschäftigt. W. CANNON, W.R. HESS und F. HOFF stellten dabei das vegetative Nervensystem in den Vordergrund. Einer ersten, auf die unmittelbare Leistungssteigerung ausgerichteten ergotropen Phase, die vom Sympathicus beherrscht wird, folgt eine dem Wiederaufbau bestimmte trophotrope parasympathicotone Erholungsphase. Das Nervensystem steht als Steuerungsorgan dieser Abwehrvorgänge im Vordergrund.

SELYE gebührt das Verdienst, die Bedeutung des endokrinen insbesondere des Hypophysen-NNR-Systems in den Abwehrvorgängen erkannt und betont zu haben. Zwischen den Gedankengängen von CANNON, HESS und HOFF einerseits und denen von SELYE anderseits finden sich auffallende Parallelen. Hier wie dort stellt der Organismus im Interesse der rasch verfügbaren Aktion seinen Stoffwechsel vom Aufbau auf Leistung um: in der Notfallreaktion durch Adrenalinausschüttung und Sympathicotonus, im AAS durch Ausschüttung der Glucocorticoide, die das Reservoir der Betriebsstoffe vom Eiweißaufbau weg zur Glucoseproduktion umschalten. Nebennieren-Mark und -Rinde dienen hier gleichen Zwecken, indem Adrenalin und sympathisches Nervensystem momentan in Funktion treten, die Nebennierenrinde aber da eingreift, wo bei längerer Dauer der Belastung der Stoffwechsel einer Umstellung bedarf. Die Lehre vom allgemeinen Adaptations-Syndrom hat sich für die moderne Medizin als sehr fruchtbar erwiesen, indem das Wesen der Krankheit wieder von der Seite der Reaktivität des Organismus aus betrachtet wird: nicht das primär schädigende Agens ist wichtig, sondern die Art, wie der Organismus darauf reagiert. SELYE rückte das „Terrain" wieder in den Vordergrund.

E. Die Unterfunktion der Nebennierenrinde

A. LABHART

1. Einteilung

Die Nebenniere als ein zentrales Organ der Homöostase ist selbst der Anpassung an die gestellten

Anforderungen in hohem Maße fähig. Ihre Größe ist abhängig vom Grad der Stimulation durch die Hypophyse (s. S. 300). Bei Zuständen chronischer Überfunktion kann das Volumen auf das Vielfache ansteigen, bei Inaktivität der Hypophyse verfällt das Organ einer reversiblen Atrophie. Auch Teile normal großer Nebennieren können noch eine genügende Hormonproduktion gewährleisten, es müssen über $^9/_{10}$ des Organs zerstört sein, bis sich bei chronischem Verlauf Ausfallerscheinungen bemerkbar machen. Die Nebenniere ist in hohem Maße regenerationsfähig. Nach ausgedehnten Resektionen sind unter ACTH-Stimulation weitgehende Regenerationen beobachtet worden.

Der Begriff der Nebenniereninsuffizienz umfaßt alle Zustände, bei welchen die Hormonproduktion dem Bedarfe nicht entspricht, ob es sich dabei um funktionelle Störungen des Hypophysen-Nebennierensystems oder aber um organische Schädigungen handelt. Theoretisch und therapeutisch wichtig ist vor allem die Unterscheidung zwischen primärer und sekundärer Nebenniereninsuffizienz.

Die *primäre* Nebenniereninsuffizienz beruht auf einer Schädigung der Nebennieren selbst. Bei der *sekundären* Insuffizienz ist die hypophysäre Stimulation ungenügend, die Nebenniere selbst ist nicht zerstört, sie kann jedoch atrophisch sein.

Die akute Nebenniereninsuffizienz, die Addison-Krise, bietet ein besonderes Krankheitsbild und verlangt besonderes therapeutisches Handeln. Sie kann sowohl aus der primären als auch aus der sekundären chronischen Nebenniereninsuffizienz hervorgehen.

Die sog. relative Nebenniereninsuffizienz stellt keine Krankheitseinheit dar und der Begriff ist heute zu vermeiden (s. S. 330).

2. Die primäre, chronische Nebenniereninsuffizienz, Morbus Addison

Die 1856 von ADDISON beschriebene Krankheit des Nebennierenausfalls hat einen ausgesprochenen chronischen Verlauf und einen schleichenden Beginn. Akute Exacerbationen und Krisen können zwar jederzeit im Verlaufe der Erkrankung auftreten. Nicht selten führt die akute Krise erst zur Erkenntnis der Krankheit. Das klassische Bild des Morbus Addison ist aber dasjenige einer chronischen Krankheit.

a) Häufigkeit

Der Morbus Addison ist eine seltene Krankheit. In einer epidemiologischen Studie aus England wurde die Krankheit auf 0,04‰ der erwachsenen Bevölkerung geschätzt (MASON, 1968).

Die Krankheit scheint in geringem Maße im Zunehmen begriffen zu sein. Wahrscheinlich ist diese Zunahme nur scheinbar und beruht auf einer verbesserten Diagnostik. In gewissen Statistiken überwiegen männliche Patienten über weibliche in einem Verhältnis 2:1 (PASCHKIS, 1967; THORN, 1951). Andere Autoren finden eine gleichmäßige Verteilung auf beide Geschlechter (SOFFER, 1961). Die Krankheit bevorzugt in ausgesprochener Weise das Alter zwischen 30 und 50 Jahren. Erkrankungen in höherem Alter sind selten, im Alter unter 15 Jahren sehr selten. So finden sich in einer kombinierten Statistik von Zürich und Baltimore unter 143000 Patienten nur 2 Fälle von Addisonscher Krankheit unter 15 Jahren. Ein familiär gehäuftes Vorkommen der Krankheit ist für die primäre Atrophie und die damit verbundenen Syndrome bekannt (s. u.). Daß bestimmte Rassen (Neger, Spanier) besonders häufig befallen werden, dürfte mit der gehäuften Tuberkulosemorbidität dieser Bevölkerung zusammenhängen.

b) Ätiologie, Pathogenese und pathologische Anatomie

Die Addisonsche Krankheit wird durch den Rindenausfall verursacht, wobei, wie später auf S. 316 ausgeführt wird, mindestens $^9/_{10}$ der Rinde zerstört sein müssen, damit die typischen Ausfallserscheinungen auftreten.

In der Ätiologie des Morbus Addison scheint die Tuberkulose im Abnehmen begriffen zu sein; das Verhältnis von tuberkulöser zu nichttuberkulöser Rindenzerstörung verschiebt sich zugunsten der letzteren. 1930 fand GUTTMAN bei einer Zusammenstellung von 566 eigenen Beobachtungen und Fällen der Literatur in annähernd 70% eine *Tuberkulose.*

Heute tritt die bis vor kurzem ätiologisch ungeklärte, sog. primäre oder cytotoxische, idiopathische Nebennierenrinden-Atrophie immer mehr in den Vordergrund. Sie ist bei uns nicht so selten, erreicht aber nicht die relative Häufigkeit wie in den Vereinigten Staaten, wo FRIEDMAN (1948) in einer Untersuchungsreihe aus dem Pathologischen Institut der Armee in den Jahren 1941–1946 auf 10 Fälle von Tuberkulose 15 Beobachtungen primärer Nebennierenatrophie fand. Eine neueste epidemiologische Studie in England ergibt 0,012‰ Addisonscher Krankheit durch Tuberkulose und 0,027‰ durch primäre Atrophie unter der Erwachsenenbevölkerung (MASON, 1968), in Dänemark werden 66% gegenüber 17% tuberkulöser und 17% ungewisser Ätiologie gefunden (NERUP, 1974).

Andere beidseitige Nebennierenerkrankungen, degenerative und entzündliche Prozesse wie Pilzerkrankungen (Blastomycose, Histoplasmose, Coccidiomycose), sowie Tumormetastasen spielen dagegen als Addison-Ursache auch heute noch eine untergeordnete Rolle (weniger als 10%, GUTTMAN, 1930).

α) *Sogenannte primäre, cytotoxische oder idiopathische Nebennierenatrophie („Immun-Adrenalitis“)*

Bei dieser sog. primären Nebennierenrindenatrophie lassen sich radiologisch nie Verkalkungen der Nebennieren nachweisen. Autoptisch findet man keine Verkäsung, keine Zeichen spezifischer Entzündung wie Tuberkulose oder Histoplasmose, auch nicht die anderen seltenen Ursachen der Zerstörung der Nebennierenrinden wie Hämorrhagien oder Tumormetastasen, sondern ausgedehnte lymphocytäre Infiltrate mit meist hochgradiger NNR-Gewebeatrophie, selten Vergrößerung der Nebennieren mit ausgesprochener lymphocytärer Infiltration. Während bei der tuberkulösen Addisonschen Krankheit das Geschlechtsverhältnis von Frauen zu Männern bald als 1:1, bald als 0,6:1 angegeben wird, überwiegen bei der primären Nebennierenatrophie durchwegs die Frauen, durchschnittlich ist das Verhältnis 2,5:1. Die primäre Nebennierenatrophie kommt in jedem Alter vor, gegenüber der tuberkulösen Nebennierenerkrankung besteht aber eine deutliche Altersverschiebung zugunsten der jüngeren Patienten, Erkrankungen vor dem 20. Lebensjahr sind nicht selten. Familiäres Vorkommen der primären Nebennierenatrophie ist ausgesprochen häufig, während es bei dem tuberkulösen Addison selten gefunden wird.

Es hat sich nun gezeigt, daß bei über 50% dieser Patienten mit primärer Nebennierenatrophie zirkulierende organspezifische Antikörper gegen Mikrosomen und Mitochondrien menschlicher Nebennieren nachgewiesen werden (Leading article, 1967; NERUP, 1974a). Werden nur weibliche Patienten berücksichtigt, so finden sich die Antikörper sogar in 88%, während bei tuberkulöser Ätiologie ein Teil der Autoren nie, andere nur in wenigen Prozenten Antikörper im Serum nachgewiesen haben. Diese Antikörper sind organspezifisch, jedoch nicht speciesspezifisch und lassen sich mit der relativ wenig empfindlichen Immunofluoreszenzmethode nach COONS oder mit der Komplementfixation nachweisen (ANDERSON, 1967; BLIZZARD, 1967; IRVINE, 1967). Es wird daher heute bereits für die primäre „idiopathische“ Nebennierenatrophie die Bezeichnung „Autoimmun-Adrenalitis“ verwendet. Im Tierversuch ist es tatsächlich bei Meerschweinchen gelungen, mit Hilfe von Freudschem Adjuvans durch homologes oder autologes Nebennierengewebe entzündliche Läsionen in den Nebennieren hervorzurufen. Gelegentlich lassen sich solche Läsionen allerdings auch mit dem Adjuvans alleine erzeugen (Lit. s. bei ANDERSON, 1967, u. IRVINE, 1967).

Bei der Mehrzahl der Patienten mit primärer Nebennierenatrophie oder Autoimmun-Adrenalitis lassen sich neben den Antikörpern gegen Nebennierengewebe solche gegen Schilddrüse, Magenschleimhaut und intrinsic factor zuweilen auch gegen Parathyreoideae nachweisen (s. auch Kap. XVIII). Der Nachweis von Antikörpern gegen Zellkernbestandteile jedoch, wie sie bei den sog. Kollagenkrankheiten gefunden werden, gelingt nur ausnahmsweise, wie auch diese Krankheiten bei Addisonpatienten nicht gehäuft vorkommen. Über die Hypothesen der Pathogenese der Autoimmun-Polyendokrinopathie s. Kap. XVIII.

β) *Nebennierentuberkulose*

Die Nebennieren können stark vergrößert und ausgedehnt verkäst sein, wobei die Verkäsung unter Umständen auch auf das umliegende Fettgewebe übergreift. Daneben kommen aber auch stark geschrumpfte, bindegewebig vernarbte Organe vor. Rindenreste mit hyperplastischen Bezirken sind häufig nur noch mikroskopisch nachweisbar. Das Mark ist meist vollkommen zerstört. Grobe und röntgenologisch nachweisbare Verkalkungen sind nicht häufig und wurden autoptisch von GSELL und UEHLINGER (1933) nur in 3 von 32 Fällen gefunden. Heute sind sie häufiger (23%, s. S. 321), vielleicht wegen der tuberkulostatischen Therapie. Die Infektion der Nebennieren erfolgt praktisch immer hämatogen und zwar von einem tuberkulösen Primärkomplex oder einem postprimären tuberkulösen Herd aus mit Ausnahme der ganz seltenen Placentarinfektionen mit tödlichem Ausgang im Säuglingsalter. Da die Tuberkulose der Nebennieren nur sehr langsam fortschreitet und erst bei einem Ausfall von $^{9}/_{10}$ der Nebennierenrinde manifest wird, beträgt die Zeitspanne zwischen tuberkulöser Streuung in Nebennieren und Ausdruck der Nebenniereninsuffizienz, der Addisonschen Krankheit, viele Jahre, nach GSELL und UEHLINGER 7–27 Jahre. Es handelt sich deshalb fast ausschließlich um eine Erkrankung des Erwachsenenalters. Bei einem Drittel der Fälle von GSELL und UEHLINGER stellte die Nebennierentuberkulose den einzigen aktiven Herd dar. In einem weiteren Drittel war die Addisonsche Krankheit mit einer Urogenitaltuberkulose und in einem Viertel der Fälle mit einer Knochen- und Gelenktuberkulose verbunden. Sekundäre, von der Nebenniere ausgehende Miliartuberkulosen werden nur selten bei alten Patienten mit mangelnder Resistenz beobachtet. Gleichzeitige Lungentuberkulosen sollen bei Addisonscher Krankheit relativ gutartig verlaufen, während extrapulmonale Organtuberkulosen dagegen ihren progredienten Charakter beibehalten.

γ) *Andere entzündliche und parasitäre Erkrankungen der Nebennieren*

Alle anderen Entzündungen, die zu einem Nebennierenausfall führen können, treten bei uns wenigstens gegenüber der Tuberkulose ganz in den Hintergrund (s. S. 315). Immerhin können *Pilzerkran-*

kungen zu einer weitgehenden Zerstörung der Nebenniere und damit zum Morbus Addison führen, wie *Histoplasmose, Coccidiomykose* und *Blastomykose*, ferner *Parasiten*, wie der bei uns nicht so seltene *Echinococcus alveolaris*. Die *Lues* befällt besonders in ihrer konnatalen Form mit Vorliebe auch die Nebennieren, wobei der Tod erkrankter Säuglinge ausnahmsweise durch eine Nebenniereninsuffizienz bedingt sein kann.

δ) Veränderungen anderer Organe

Die *Hypophyse* weist bei Morbus Addison Vermehrung der spärlich granulierten Mucoidzellen auf, während die stark granulierten, die ausgesprochen basophilen, an Zahl zurücktreten. Selten muß eine hypophysäre Hyperplasie angenommen werden (CLAYTON, 1977). Über Pigmentierungen s. S. 318f. Häufig ist bei der Nebenniereninsuffizienz primärer oder sekundärer Art eine Hyperplasie des lymphatischen Systems mit Thymusvergrößerung nachweisbar. Abgesehen von der allgemeinen Kachexie fehlen andere morphologisch faßbare Organveränderungen von Bedeutung.

c) Klinisches Krankheitsbild und Symptomatologie

α) Anamnese

Obwohl die Familienanamnese in der Regel stumm bleibt, liegen über familiäres Vorkommen mehrere Berichte vor (s. S. 316).

Die Anamnese des Morbus Addison beginnt allmählich, die Patienten können gewöhnlich den Beginn der Erkrankung zeitlich nicht genau festlegen.

Müdigkeit. Als ein obligatorisches und frühes Symptom zeigt sich die Müdigkeit. Sie trägt im Gegensatz zur neurasthenischen Müdigkeit den Charakter organischer Muskelschwäche (Adynamie) und erhöhter Ermüdbarkeit: Addison-Patienten können am Morgen noch leistungsfähig sein, sind jedoch am Abend nach den Beanspruchungen des Tages erschöpft, während der Neurastheniker gewöhnlich seine Beschwerden vorwiegend am Morgen verspürt („le triste du matin"), um im Laufe des Tages an Leistungsfähigkeit zu gewinnen. Die Adynamie kann alle Grade einer eben erst feststellbaren Verminderung in der muskulären Leistungsfähigkeit bis zu Parese gleichkommender Muskelschwäche mit vollständiger Bettlägerigkeit einnehmen. Aufsteigende symmetrische Paralyse wurde beobachtet. Bei fortgeschrittener Krankheit trifft die Adynamie die gesamte Muskulatur: sie kommt im Gesichtsausdruck zur Geltung, die Sprache wird langsam, die Stimme phonasthenisch, die Herztöne können kaum hörbar werden.

Oft macht sich die Müdigkeit zuerst als ungewöhnlich lange verzögerte Rekonvaleszenz bemerkbar oder als schwerer Schwächezustand im Verlauf von kleinen Infekten oder Magen-Darmstörungen.

Der Grad der Muskelschwäche läßt sich einfach durch den Dynamometer objektivieren, wiederholte Messungen erlauben, Verlauf und Therapieerfolg zu beurteilen. Genauen Aufschluß über muskuläre Leistungsfähigkeit und Ermüdbarkeit erhält man mit dem Fahrradergometer.

Die Muskelschwäche geht z.T. auf eine Elektrolytstörung, besonders aber auf Störungen des Kohlenhydratstoffwechsels zurück. Ein nicht häufiges, aber eindrückliches Symptom sind Muskelschmerzen, besonders in den Waden und in den Lenden, die ganz im Vordergrund der Symptomatik stehen können. Selten werden, besonders bei alten Patienten, spastische Flexor-Kontrakturen der Extremitäten gesehen, die sich auf Cortisontherapie zurückbilden. Parästhesien kommen vor. Auch periodische Gelenkschmerzen ohne entzündliche Zeichen werden beobachtet. Morphologische Veränderungen fehlen, die Genese ist ungeklärt. Die Rückbildung der Muskulatur überschreitet das Ausmaß nicht, wie es bei anderen chronischen Erkrankungen gefunden wird.

Erniedrigung der Geschmack-Schwelle für Kochsalz ist beim Cortison-unbehandelten Patienten meist nachweisbar und oft verbunden mit Salzhunger.

Gewichtsabnahme. Das zweite, nie fehlende Symptom ist die Gewichtsabnahme. Nicht immer wird man auf extreme Magerkeit stoßen, es gibt, wenn auch selten, übergewichtige Addison-Kranke. Immer aber ist in der Anamnese des behandelten Patienten eine Gewichts*abnahme* zu verzeichnen, und die Diagnose ist zweifelhaft, wenn sich eine Gewichtszunahme oder eine Gewichtskonstanz der letzten Zeit ermitteln läßt. Zu einem Teil beruht der Gewichtsverlust auf Dehydratation. Es ist auffällig, daß Addison-Patienten wenig trinken, womit sie sich vor übermäßigem Natriumverlust schützen. Vor allem aber ist die Gewichtsabnahme eine Folge der Anorexie. Sie kann verschiedene Grade erreichen, in ständige Nausea übergehen und zu häufigem Erbrechen führen.

Magen-Darmstörungen. Reizzustände des Magen-Darmtraktes sind ein bei fortgeschrittener Erkrankung häufiges, wenn auch nicht obligates Symptom. Sie äußern sich als Appetitmangel, Unverträglichkeit gegenüber Fett, Nausea, Erbrechen, Verstopfung und periodische Durchfälle, schließlich in wenig charakteristischen, teils chronischen, teils akuten Abdominalschmerzen, die zu Fehldiagnosen wie Ulcus pepticum, Cholecystopathie oder chronische Appendicitis führen können. Die gastrointestinalen Störungen sind wahrscheinlich auf die gesteigerte Natriumchlorid-Sekretion in das Darmlumen zu erklären (s. S. 303, Physiologie). Verminderte Salzsäure- und Pepsinproduktion der Magenschleimhaut, manchmal histaminrefraktäre

Achylie (s. Kap. XVIII) können mitbeteiligt sein. Ungenügende Fettresorption, auch ohne klinisch manifeste Steatorrhoe, kann mit eine Ursache der Gewichtsabnahme sein. Cortisontherapie normalisiert die Fettresorption. Erbrechen und Durchfälle sind gefährlich, da sie durch Wasser- und Salzverlust eine Krise auslösen können.

Hypoglykämie. Klagen über Benommenheit, Schwindelgefühl, Schwarzwerden vor den Augen können z.T. auf die Hypotonie zurückgehen (s.u.), oft sind sie Ausdruck der Hypoglykämie, besonders wenn sie mit den typischen Symptomen wie plötzlicher Schwäche, kaltem Schweiß, Zittern, Hungergefühl und Blässe einhergehen und auf Zufuhr leicht resorbierbarer Kohlenhydrate rasch verschwinden. Sie treten in nüchternem Zustand, frühmorgens oder vor den Mahlzeiten, gelegentlich aber auch reaktiv 1–2 Std nach kohlenhydratreichen Mahlzeiten auf. Hypoglykämische Zustände kommen besonders häufig im Verlaufe von Magen-Darmstörungen vor.

Die Neigung zur Hypoglykämie beruht auf dem Ausfall der Glucocorticoide und wird durch Cortisontherapie behoben. Bei Zuckernot ist Glucose nicht rasch genügend verfügbar, da die Gluconeogenese und die Glykogenmobilisation in der Leber gestört sind. Hypoglykämische Symptome machen sich beim Addison-Kranken schon bei höheren Blutzuckerwerten (um 60–80 mg-%) bemerkbar als beim Gesunden, wo sie gewöhnlich erst bei Werten um 50 mg-% auftreten. Der Nüchternblutzucker liegt beim Addison-Kranken gewöhnlich im unteren Bereiche der Norm, hypoglykämische Anfälle werden bei etwa der Hälfte der Patienten gefunden.

Nykturie. Nykturie als Symptom der gestörten Diurese (s. S. 307) mit größeren Nacht- als Tages-Urinmengen ist häufig und die einzige Beschwerde aus der gestörten Nierenfunktion.

Psychische Veränderungen. Diese können uncharakteristisch als geistige Ermüdbarkeit, Verlangsamung und Konzentrationsunfähigkeit beginnen und völlig im Vordergrund der Beschwerden stehen. Einer unserer Addison-Patienten stand wegen Konzentrationsunfähigkeit 6 Monate in Behandlung eines Psychologen, bevor er den Arzt aufsuchte. Die psychischen Störungen in ihren ausgeprägten Formen zeigen sich nach STOLL und BLEULER als anhaltende Wesensveränderungen, amnestisches Psychosyndrom oder selten als akute schwere Psychosen. Die Wesensveränderungen am unbehandelten Patienten werden vorwiegend durch depressive Stimmungen, Antriebsverarmung, Gleichgültigkeit gekennzeichnet. Aber auch Stimmungs- und Antriebsverschiebungen in der anderen Richtung wie Euphorie, Erregung, Gespanntheit kommen vor. Die Patienten sind Mißstimmungen aller Art erhöht unterworfen, innerhalb der Triebe liegen Sexualität und Hungergefühl oft darnieder. Das amnestische Syndrom zeigt sich wie bei anderen cerebralen Krankheiten besonders in Störungen der Merkfähigkeit und des Frischgedächtnisses und ist durch den gestörten Stoffwechsel im Gehirn bedingt. Akute Psychosen vom exogenen Reaktionstyp (Koma, Delirium, Dämmerzustände, Erregungen, Verwirrungen und Halluzinationen) können in der Addison-Krise auftreten. Die psychischen Veränderungen bilden sich unter nicht zu spät einsetzender adäquater Substitutionstherapie zurück. Der Ausfall der Nebennierenandrogene kann, aber muß nicht die Psychosexualität der Frau negativ beeinflussen. In diesen Fällen ist zusätzliche Androgensubstitution, eventuell nur temporär, angezeigt.

Die Störungen der cerebralen Funktion sind objektiv durch ein pathologisches Elektroencephalogramm erfaßbar: Cortisol und Cortison, nicht aber Desoxycorticosteron bringen die psychischen Symptome nach nicht zu langer Dauer zum Verschwinden und normalisieren gleichzeitig auch das Elektroencephalogramm. Spastische Paraplegie wurde wiederholt beobachtet (HARRIS-JONES, 1955; PENMAN, 1960).

β) Allgemeinuntersuchung

1. Pigmentation. Die Verfärbung der Haut ist das augenfälligste Symptom, fehlt selten und kann beim Vollbild die Diagnose auf den ersten Blick erlauben. Die Verfärbung entspricht einer Zunahme des normalen Hautpigmentes Melanin und seiner Abbaustufe Melanoid und unterscheidet sich daher vorwiegend quantitativ von der normalen Hautfarbe (Abb. 16).

Geringe qualitative Abweichungen in Form eines olivgrauen Untertones können jedoch durch verminderte capilläre Durchblutung und relative Zunahme des reduzierten Hämoglobins hinzukommen (Abb. 17). Der Grad der Pigmentierung hängt daher mehr noch als von der Dauer und Schwere der Krankheit vom individuellen Pigmentbildungsvermögen des Patienten ab. Gesunde südländische Typen können wie Addison-Kranke pigmentiert sein und selbst die vielfach für pathognomonisch betrachteten Pigmentflecken der Mundschleimhaut aufweisen. Anderseits kann die Pigmentvermehrung bei extrem pigmentarmen, blonden oder rothaarigen Individuen fehlen oder auf die Zunahme von Zahl und Größe der Sommersprossen beschränkt sein („Weißer Morbus Addison"). Nicht der Grad der Pigmentierung ist damit für die Diagnose maßgebend, sondern der Nachweis einer aus exogener Ursache nicht erklärbaren Zunahme. Oft werden die Patienten auf die Hyperpigmentation erstmals aufmerksam, wenn die Sonnenbräunung nach Aufhören der Exposition nicht in gewohnter Weise abblaßt.

Die Pigmentvermehrung betrifft in der Regel den ganzen Körper unter Bevorzugung gewisser Prädilektionsstellen. Es sind dies erstens die dem

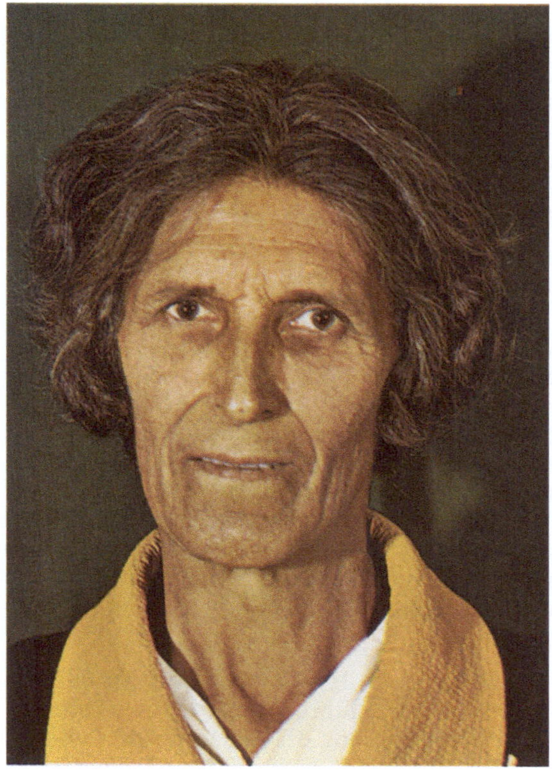

Abb. 16. 59jährige Patientin mit Morbus Addison. Extreme braune Pigmentierung der Haut, starke Abmagerung

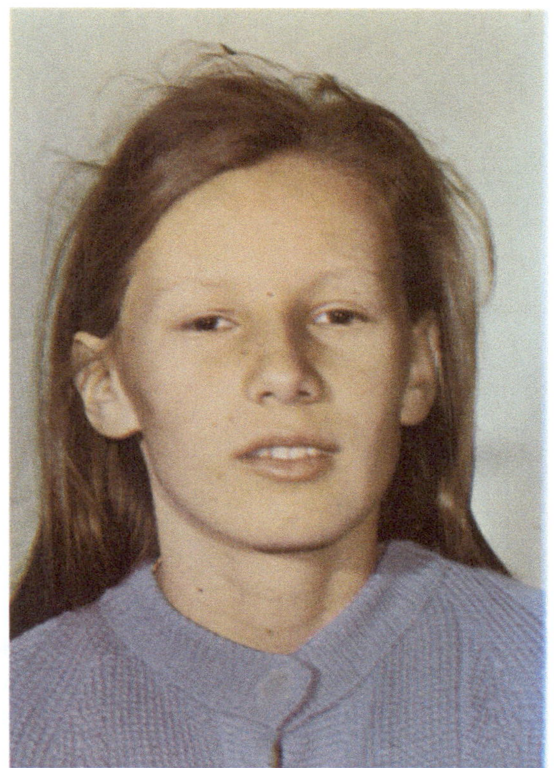

Abb. 17. 15jähriges Mädchen mit Morbus Addison: Blasse, braun-graue Gesichtsfarbe, zahlreiche Naevi pigmentosi im Gesicht und am Hals. Müder Gesichtsausdruck bei schwerster orthostatischer Hypotonie. Nach Substitution vollständige Erholung, die Patientin wurde Krankenschwester, heiratete später und hat 2 Kinder

Lichte ausgesetzten Hautpartien, zweitens Areolae der Mamillen, Perianal- und Perigenitalregion, drittens Hautfalten und Stellen, die Druck und Reibung ausgesetzt sind und viertens Narben. Vor der Erkrankung entstandene Narben bleiben in der Regel weiß. Die Handlinien fallen durch ihre dunkle Färbung auf (Abb. 18). Knie, Ellbogen, Fingerknöchel und die dem Druck von Gürtel oder Träger ausgesetzten Hautstellen sind graubraun und wie schmutzig verfärbt. Die charakteristischen Pigmentationen der Mundschleimhaut können jede Ausdehnung vom reiskorngroßen Fleck bis zu 20 Rappenstückgröße annehmen und in der Farbe von braun bis zu blauschwarz wechseln. Sie

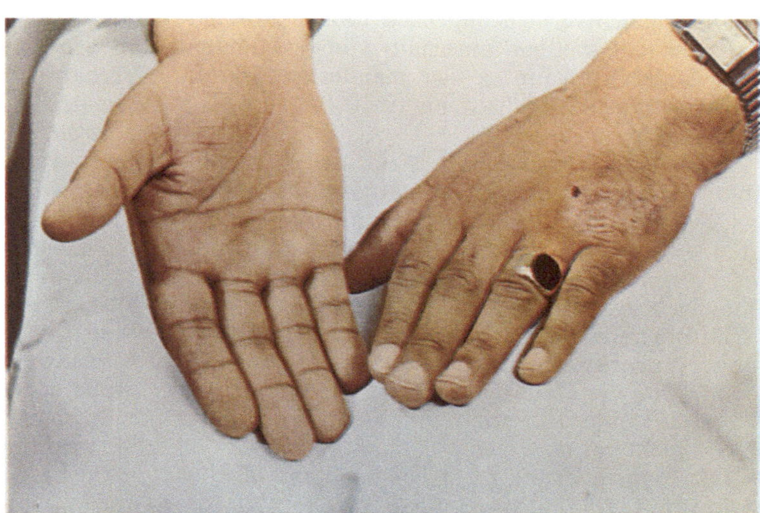

Abb. 18. 35jähriger Patient mit Morbus Addison. Pigmentierung der Handlinien und der Fingergelenke

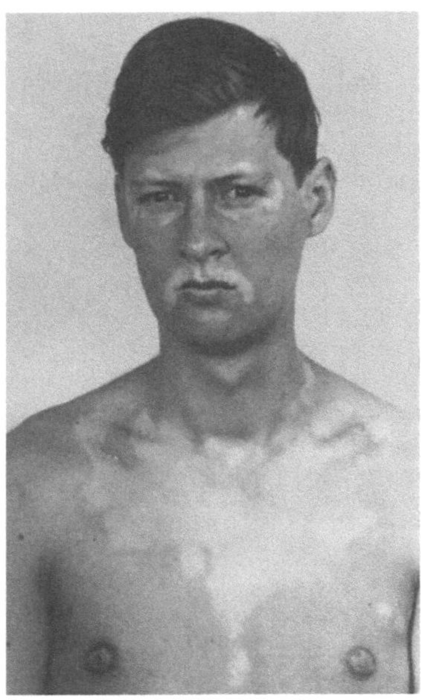

Abb. 19. 24jähriger Patient. Vitiliginöse Form der Hautpigmentierung bei Morbus Addison

sind besonders häufig in der Wangenschleimhaut, häufig am Zahnfleisch und an den Lippen vorhanden und können auch an der Zunge und am Gaumen, an Vaginal- und Rectalschleimhaut vorkommen. Es ist jedoch hervorzuheben, daß sie keinesfalls für Morbus Addison pathognomonisch sind. Die Zunahme der Pigmentbildung betrifft auch das Haar, Nachdunkeln der Haare ist auf Morbus Addison verdächtig.

Neben der diffusen Pigmentzunahme kommt fleckförmige Pigmentierung in Form dunkelbrauner bis schwarzer Sommersprossen im Gesicht und am oberen Stamme vor. Schließlich tritt die Hautverfärbung bei 10–20% der Fälle als Vitiligo mit unregelmäßig lokalisiertem vollständigem Pigmentverlust in Erscheinung (Abb. 19).

Die Pigmentvermehrung nach totaler Adrenalektomie tritt meßbar innerhalb von 3 Monaten auf. Anderseits kann sie der manifesten Erkrankung an Morbus Addison bis zu 10 Jahre vorausgehen.

Wie auf S. 297 ausgeführt, steht die Melaninbildung auch beim Menschen unter dem Einfluß des ACTH. Die Addison-Pigmentierung wird bei Zuständen gefunden, wo ACTH vermehrt produziert oder zugeführt wird, so außer beim Morbus Addison nach Adrenalektomie, beim adrenogenitalen Syndrom und bei lange dauernder ACTH-Medikation. Pigmentverminderung hingegen findet sich beim Panhypopituitarismus bzw. der sekundären Nebenniereninsuffizienz. Beim Menschen kommt MSH nicht vor (s. S. 386).

Die Pigmentierung kann bei latentem Morbus Addison (s. S. 327f.) voll ausgeprägt sein, da der verbliebene Nebennierenrest unter anhaltender, maximaler ACTH-Stimulation steht.

Unter lange dauernder Therapie mit Cortison, das die ACTH-Produktion hemmt, geht auch die Addison-Pigmentierung meßbar zurück. Allerdings ist nur das Melanin rückbildungsfähig, während das Melanoidpigment bleibt.

Die Haut ist im übrigen trocken und spröde im Gegensatz zur feuchten, vasolabilen Haut der Neurastheniker. Bei Exsiccose bleibt die emporgehobene Hautfalte stehen.

2. Pubes und Axillarbehaarung. Pubes und Axillarbehaarung werden beim addisonkranken Manne in der Regel spärlicher gefunden, bei der Frau fehlen sie vollständig oder sind bis auf geringe Reste ausgefallen. Nach Rasur wachsen sie nicht mehr nach. So schwerwiegend die Feststellung fehlender Pubes- und Axillarbehaarung bei der Frau für die Diagnose einer Nebenniereninsuffizienz ist, so kann deren Fehlen – bei der weißen im Gegensatz zur gelben Rasse sehr selten – konstitutionell bedingt sein.

3. Kreislauforgane. Hypotonie: Der Ausfall der Mineralocorticoide führt über den Natriumverlust zu einer Verminderung des extracellulären und intravasalen Volumens, anderseits sind die Glucocorticoide für die tonisierende Wirkung des Noradrenalins auf Arteriolen und Capillaren notwendig. So führt der Nebennierenausfall auf zwei Wegen zur Hypotonie, die ein Kardinalsymptom des Morbus Addison darstellt. Der Blutdruck wird gewöhnlich systolisch zwischen 80 und 90, selten über 110 mm Hg gefunden, diastolisch liegt er stets unter 70 mm Hg. Bei vorbestehender Hypertonie kann der Blutdruck zwar gesenkt, aber immer noch über der Norm gefunden werden.

Besonders auffällig kommt der Tonusverlust im Orthostaseversuch zur Geltung. Während beim Gesunden mit dem Wechsel aus liegender in sitzende und stehende Stellung der Blutdruck ansteigt (Messung nach je 5 min Verweildauer in der betreffenden Stellung), fällt er beim Addison-Kranken ab. Schwindel, Herzklopfen und Tachykardie beim Verharren in aufrechter Stellung sind häufige Klagen des Addison-Kranken. Ein positiver Orthostaseversuch ist jedoch nicht beweisend, denn auch vegetativ Labile können sich so verhalten. Desoxycorticosteron vermag Plasmavolumen und Tonus wiederherzustellen, jedoch nur Cortisol bzw. Cortison heben den orthostatischen Blutdruckabfall auf.

Die verminderte Plasmamenge bringt ein verkleinertes Schlag- und Minutenvolumen mit sich. Man findet einen Pulsus parvus, mollis, tardus, bei Anstrengungen ist er sofort frequens. Die Herzgröße entspricht dem intravasalen Volumen und ist beim unbehandelten Morbus Addison reduziert. Sie wird unter adäquater Therapie wieder normal.

Im EKG der unbehandelten Addison-Patienten finden sich entweder unspezifische Veränderungen der Nachschwankung wie T-Abflachung oder -Negativität, Verlängerung von Q–T, P–R und QRS, Senkung der S–T-Strecke, low voltage oder Zeichen der Hyperkaliämie, die besonders in der Addison-Krise beobachtet werden können und vor allem durch hohe, spitze und symmetrische T-Wellen bei meist normaler QT-Dauer gekennzeichnet sind. Beim kompensierten Morbus Addison sind die EKG-Befunde in der Regel normal.

4. Pathologische Verkalkungen. Radiologisch lassen sich Verkalkungen der Nebennieren paravertebral auf Höhe des 1. Lumbalwirbels in 23% der Addison-Patienten nachweisen. Sie können eine Diagnose bestätigen, schließen aber eine genügende Funktion der Nebennieren nicht aus.

Die Ohrmuscheln können bei lange dauernder Addison-Krankheit auffällig hart werden und zuweilen sogar Verkalkungen des Knorpels aufweisen, möglicherweise besteht eine Beziehung zur hypocalcämischen Wirkung des Cortisols.

γ) Laboratoriumsbefunde

Anämie. Die Anämie ist beim unkomplizierten Morbus Addison nicht ausgeprägt, sie ist normochrom und normocytär und das Hämoglobin liegt meist zwischen 60 und 75%. Die Anämie kann zunächst, besonders in der Addison-Krise, durch Bluteindickung verdeckt sein. Alle Bestimmungen aus dem Blute sind daher stets nach erfolgter Rehydratation nachzukontrollieren. Über Perniciosa bei Nebenniereninsuffizienz infolge primärer Atrophie s. Kap. XVIII. (Zur Pathogenese vgl. S. 986.)

Leukocyten. Die Gesamtleukocyten liegen an der unteren Grenze der Norm zwischen 3000 und 4000. Bei Infektionen reagieren sie mit ungenügendem Anstieg. Es besteht eine relative Lymphocytose von meist über 35%, die sogar zu Verwechslungen mit Leukämie Anlaß geben kann. Infektionen führen zur Lymphopenie. Die Eosinophilen sind vermehrt und bewegen sich zwischen 100 und 1000/mm^3, durchschnittlich um 300, entsprechend 8–10% der Gesamtleukocyten (Normalzahlen 100–250 bei direkter Zählung, s. S. 393f.). Eine Eosinophilenzahl unter 50/mm^3 macht die Diagnose eines Morbus Addison unwahrscheinlich, schließt sie aber nicht aus. Es gibt konstitutionelle Aneosinophilien.

Senkungsreaktion. Sie ist oft auch ohne Infektionen erhöht. Elektrophoretisch läßt sich eine Verschiebung von den Albuminen zugunsten der Globuline, besonders der γ-Globuline feststellen.

Serumelektrolyte. Die Serumelektrolyte sind nur bei fortgeschrittener Erkrankung gestört, normale Werte schließen eine Nebenniereninsuffizienz nicht aus. In schweren Fällen findet sich eine Hyponatriämie, in geringerem Maße eine Hypochlorämie. Diese können beide durch eine Bluteindickung verdeckt sein. Die Hyperkaliämie ist deshalb gewöhnlich besser nachweisbar. Werte von unter 130 mÄq/l Natrium (300 mg-%) und über 5 mÄq/l Kalium (20 mg-%) sind auf Nebenniereninsuffizienz verdächtig. Liegen die Werte für Natrium und Kalium noch im Bereiche der Norm, so kann der Natrium-Kaliumquotient bereits verändert sein. Ein Wert unter 30 (beide Elektrolyte in mÄq/l gemessen) ist auf Nebenniereninsuffizienz suspekt (Normalwert 32). Ein häufiges, aber offenbar inkonstantes Symptom ist beim unbehandelten Addison-Patienten die Hypercalcämie (De Lorme, 1964; Prader, 1959). Oft wird eine leichte, zuweilen sogar erhebliche Hypercalcämie (bis 17 mg-%) mit Hypercalciurie, Durst, Hyposthenurie, Polyurie und normalen bis erhöhten Phosphatwerten gefunden. Nicht nur die intestinale Calciumresorption, sondern die Calciummobilisation aus dem Skelet ist erhöht, die aktive Calciumausscheidung durch den Darm vermindert. Das Hypercalcämiesyndrom verschwindet auf Cortisontherapie. Aus Tierversuchen zu schließen, bleibt das ionisierte Calcium unverändert, während das eiweißgebundene und das komplexe Calcium erheblich vermehrt sein können.

Urin-, Speichel- und Schweißelektrolyte. Empfindlicher als die Elektrolytverschiebung im Serum ist der Nachweis einer vermehrten Natriumausscheidung durch Urin und Speichel. Während die Kontrolle der Natriurie konstante Natriumeinnahme in der Diät voraussetzt, ist die Bestimmung des Natrium-Kaliumquotienten im Speichel oder mit Pilocarpin-Iontophorese im Schweiß auch ohne Diät aufschlußreich (s. S. 398f.).

Plasma-pH. Den Elektrolytverschiebungen geht eine mäßige metabolische, durch Hyperventilation meist kompensierte Acidose parallel, die vor allem auf Verschiebungen der H-Ionen aus dem intracellulären in den extracellulären Raum beruht sowie auf einem mangelnden Ammoniakbildungs- und H-Ionenausscheidungsvermögen der Nierentubuli. Schwere Acidosen werden nur in der Krise und beim Zusammenbruch der Nierenfunktion beobachtet.

Nierenfunktionsstörungen. Die spezifische Nierenfunktionsstörung der primären Nebenniereninsuffizienz besteht aus 3 Komponenten:

1. Die glomeruläre Filtration ist vermindert, auch wenn extracelluläres Flüssigkeitsvolumen und Plasmavolumen normal sind. Nur durch Cortisol oder andere Glucocorticoide wird sie normalisiert.

2. Es besteht eine Unfähigkeit zur raschen Diurese. Während der Gesunde einen Wasserstoß von 1–1,5 l innerhalb von 4 Std ausscheidet, kommt bei Nebenniereninsuffizienz die Diurese erst allmählich, oft während der folgenden Nacht, in Gang, und der Patient ist durch eine Wasserintoxikation gefährdet.

Cortisol und andere Glucocorticoide, nicht aber Aldosteron, beheben diese Diuresestörung. Die mangelhafte Diurese wird nicht durch Einschränkungen der glomerulären Filtration erklärt. Es wird bei Nebenniereninsuffizienz entweder mehr antidiuretisches Hormon ausgeschüttet oder verzögert abgebaut (s. Kap. III, S. 46; AHMED, 1967), oder – was dieses Symptom besser erklärt – das Cortisol hat einen abdichtenden Einfluß auf die distalen Tubulusabschnitte und die Sammelröhren und ist zur Ausschaltung der fakultativen Wasserrückresorption notwendig (KLEEMAN, 1964).

Diese beiden Arten der Nierenfunktionsstörungen bestehen sowohl bei der primären wie bei der sekundären Nebenniereninsuffizienz.

3. Durch Ausfall des Aldosterons kommt es zum Natriumverlust und zur Kaliumretention. Erst in der Krise, wenn der Natriumverlust zur Dehydratation, zum Blutdruckabfall und zum Schock führt, kommt es mit der gestörten Nierendurchblutung zum Harnstoff-Anstieg und zur schweren Niereninsuffizienz der Schockniere.

Die Konzentrationsfähigkeit der Niere ist trotz einzelnen Beobachtungen einer gewissen Einschränkung im allgemeinen nicht gestört, im Gegensatz zum Unvermögen, den Urin extrem zu verdünnen.

Grundumsatz. Der Grundumsatz ist gewöhnlich wenig vermindert und bewegt sich zwischen −20 und −10%. Die Schilddrüsenfunktion selbst ist nicht gestört, wie normale Radiojodtests und normales T_4 und T_3 erkennen lassen. Der Ausfall der Glucocorticoide führt aber zu einer Verlangsamung der Stoffwechselvorgänge in der Peripherie.

Kohlenhydratstoffwechsel. Störungen des Kohlenhydratstoffwechsels lassen sich einerseits aus der Anamnese (S. 318), anderseits mit Hilfe von Belastungstests (s. unten) erkennen, während die Bestimmung des Nüchternblutzuckers wenig aufschlußreich ist.

Urinsteroide. Die Bestimmung der Urinsteroide als 17-Ketosteroide, 17-Hydroxycorticoide oder ketogene Steroide ist für die Diagnostik der Nebenniereninsuffizienz von großer Wichtigkeit. Mehr als ihre absoluten Werte ist ihr Verhalten in den ACTH-Tests aufschlußreich. Es lassen normale Werte von 17-Ketosteroiden, 17-Hydroxycorticoiden oder ketogenen Steroiden eine Nebenniereninsuffizienz weder sicher ausschließen, noch sind erniedrigte Werte für eine solche beweisend.

Plasmacorticoide. Obwohl beim Vollbild des Morbus Addison die Plasmacorticoide, wie zu erwarten, stark erniedrigt und daher oft nicht meßbar sind, können sich in besonderen Fällen (S. 387) die Werte von Addison-Kranken und Gesunden, die großen Tagesschwankungen unterworfen sind, übersschneiden. Auch bei den Plasmacorticoiden ist das Verhalten unter ACTH ausschlaggebend.

Aldosteron. In speziellen Fällen kann die Bestimmung der Aldosteron-Ausscheidung bzw. -Sekretionsrate zur Differentialdiagnose zwischen primärer und sekundärer Nebenniereninsuffizienz beitragen. Während bei der sekundären Nebenniereninsuffizienz normale Aldosteronwerte gefunden werden, läßt sich Aldosteron beim klassischen Addison-Patienten auch nach Salzentzug nicht oder nur in Spuren nachweisen.

Renin wird beim unbehandelten Addison-Patienten erhöht im Plasma gefunden, wahrscheinlich wegen Hypovolämie (PEART, 1965).

δ) *Tests zur Prüfung der Funktionsreserve*

Die oben angeführten Laboratoriumsbefunde können bei einem wenig fortgeschrittenen Morbus Addison Normalwerte geben. Tests zur Feststellung der Funktionsreserve der Nebennieren sind daher für eine sichere Diagnose unumgänglich. Ganz im Vordergrund der Diagnostik stehen heute die ACTH-Tests (Thorn-Tests). Sie gestatten stets die Entscheidung, ob die Nebennieren noch funktionieren, wie groß ihre Funktion und deren Reserven sind. Die Belastungstests (Robinson-Kepler-Power-Test, Cutler-Power-Wilder-Test, Insulinbelastung) sind heute verlassen. Über Ausführung und Bewertung der Tests s. S. 395. Zur Vermeidung von Überempfindlichkeitsreaktionen gegenüber ACTH (s. S. 393) empfiehlt es sich, bei klinischem Verdacht auf Morbus Addison den Patienten während eines ACTH-Testes mit Dexamethason 2×0,5 mg/d zu behandeln. Es muß dabei allerdings auf die Eosinophilenzählung verzichtet werden. Heute werden synthetische ACTH-Präparate verwendet, die weniger oder keine Nebenwirkungen aufweisen.

ε) *Zusammenfassung der Diagnostik, Untersuchungsgang*

Meist erlauben Anamnese, Allgemeinstatus mit Orthostaseversuch und ACTH-Schnelltest sowie der 48 Std-Depot-ACTH-Test, zu entscheiden, ob ein Morbus Addison vorliegt oder nicht. Erscheint die Diagnose nicht eindeutig, so empfiehlt sich eine diagnostische Hospitalisation von etwa 8 Tagen. Es sind dabei täglich das Gewicht, der Puls, der Blutdruck zu messen. Drastische Abführmittel und die Verwendung von Morphin ist zu verbieten, mit Barbituraten ist Vorsicht geboten.

Die folgenden Untersuchungen sind für die Diagnose des Morbus Addison wichtig:

1. Blutuntersuchungen: Blutbild, Senkung, Hämatokrit, Gesamteiweiß, Natrium, Kalium, Chloride, Harnstoff, Kreatinin, Arterielles Blut: pH, pCO_2, Standardbicarbonat;
2. 17-Ketosteroide, 17-Hydroxycorticoide im Urin; Plasmacorticoide am Morgen;
3. Zweitägiger 8 Std-i.v.-ACTH-Test mit Urinsteroiden;

Tabelle 5. Häufigkeit der klinischen Symptome bei Morbus Addison. (Aufgrund von 94 Fällen nach THORN, 1951)

Schwäche und Ermüdbarkeit	100%
Gewichtsverlust	100%
Zunehmende Pigmentation	94%
Anorexie	90%
Erbrechen	84%
Nausea	81%
Abdominalschmerzen	32%
Verstopfung	28%
Diarrhoe	21%
Salzhunger	19%
Muskelschmerzen	16%

Tabelle 6. Synopsis der wichtigsten klinischen Symptome und Laboratoriumsbefunde bei Morbus Addison

Klinische Symptome:

Schwäche, Gewichtsverlust, Hypotonie, Pigmentzunahme.

Laboratoriumsbefunde:

Pathologische ACTH-Tests, niedrige Plasma- und Urinsteroide, Eosinophilie und Lymphocytose, Hyponatriämie, Hypochlorämie, Hyperkaliämie, Azotämie, Unfähigkeit zur raschen Diurese.

4. Röntgenaufnahmen: Thoraxübersicht, Abdomenleeraufnahme zum Nachweis der Nebennierenverkalkungen;
5. Ergometrie, nach Cortisontherapie zu wiederholen.

d) Verlauf des Morbus Addison

Der unbehandelte Morbus Addison hat einen über viele Jahre progredienten Verlauf. Remissionen der einzelnen Symptome können vorkommen, die Hypotonie bleibt dabei unbeeinflußt. Die Remissionen können Wochen oder Monate anhalten. Sie mögen z.T. auf eine Regeneration von Nebennierengewebe zurückgehen. Häufiger entspricht den Remissionen eine Anpassung der Lebensweise an die reduzierte Hormonproduktion eines Nebennierenrestes und damit Wiedererlangung eines hormonalen Gleichgewichtes. Die Krankheit kann dann jahrelang als „latenter Morbus Addison" einen symptomenarmen Stillstand aufweisen (s. S. 327). Heilung von Morbus Addison ist extrem selten (NORDIN, 1955).

Kennzeichnend für den unbehandelten Addison-Kranken ist seine Widerstandslosigkeit. Die Nebenniere stellt ein Zentrum im System zur Erhaltung der Homöostase dar (s. S. 313f.). Ihr Ausfall oder die Erschöpfung ihrer Reserven machen den Organismus unfähig, Belastungen standzuhalten. Körperliche Anstrengungen, Trauma, Operationen, Infektionen, führen zu einem Verlust des mühsam aufrechterhaltenen Gleichgewichts zwischen Nebennierenhormonproduktion und -bedarf. Sie führen zu Kollaps und zur Addison-Krise, der Tod kann jedoch jederzeit sofort und ohne Vorboten eintreten.

Die Anfälligkeit des Addison-Kranken Infekten gegenüber dürfte an sich nicht größer sein als die des Gesunden, die Infekte verlaufen aber naturgemäß schwerer. Allergische Erkrankungen fallen bei den Addison-Patienten häufiger zeitlich mit dem Ausbruch der Krankheit zusammen, als daß sie unabhängig verlaufen. Die Widerstandslosigkeit des unbehandelten Addison-Patienten macht sich auch in der verminderten Toleranz gegenüber vielen Medikamenten bemerkbar, besonders gegenüber Morphin und Codein.

e) Schwangerschaft bei Morbus Addison

In der Schwangerschaft kommt es vom 2. Trimester an zu bedeutsamen Veränderungen im Corticosteroid-Stoffwechsel. Diese sind teilweise eine Folge des erhöhten Oestrogenspiegels im mütterlichen Blut. Wie unter Oestrogentherapie (s. S. 294) steigt die totale Cortisolkonzentration im Blut an. Diese Erhöhung betrifft aber nur das an Eiweiß gebundene Cortisol, während das freie Plasmacortisol unverändert bleibt. Ebenfalls wird durch die Oestrogene der enzymatische Abbau des Cortisols in der Leber beeinträchtigt. Während aber unter Oestrogentherapie die Ausscheidung der Urinsteroide abfällt, kommt es in der fortgeschrittenen Schwangerschaft zu einer markanten Erhöhung der Ausscheidung von 17-Hydroxycorticoiden und 17-Ketosteroiden im Urin als Ausdruck einer erhöhten Cortisolproduktion bei der Mutter (COPE, 1959). Die erhöhten Werte von Aldosteron-18-Glucuronid im Harn von Schwangeren sind teilweise darauf zurückzuführen, daß während der Schwangerschaft ein prozentual kleinerer Anteil des sezernierten Aldosterons zu Tetrahydroaldosteron abgebaut wird und deshalb mehr unreduziertes Aldosteron-18-Glucuronid ausgeschieden wird. Anderseits ist aber tatsächlich auch die Aldosteron-Sekretionsrate erhöht, möglicherweise zur Kompensation der natriuretischen Wirkung von Progesteron.

NEHER und STARK (1961) konnten Cortisol und Cortison in menschlicher Placenta nachweisen, aber es ist höchst ungewiß, ob die Placenta tatsächlich Corticosteroide ans mütterliche Blut abgibt. Auf alle Fälle kann bei einer Addison-Patientin auch während der Schwangerschaft nicht auf die Substitutionstherapie verzichtet werden. Erfahrungsgemäß besteht aber nur unmittelbar während der Geburt ein erhöhter Bedarf an Corticosteroiden.

Während eine Gravidität früher bei Morbus Addison selten und sehr gefährlich war, wird sie jetzt immer häufiger und bedeutet bei adäquater Substitutionstherapie praktisch kein zusätzliches Risiko.

Die Substitution hat in 25–50 mg Cortison-Acetat p.o. +0,1 mg Fluorocortisol p.o. täglich zu bestehen. Am Tage vor der Geburt und am Tage danach ist das Cortison auf 200 mg zu erhöhen und innerhalb einer Woche schrittweise wieder auf die Erhaltungsdosis zu reduzieren. Vorsichtshalber wird man während der Geburt eine intravenöse Cortisolinfusion wie bei Adrenalektomie ansetzen. Häufige Kontrollen, besonders während des ersten Trimesters, sind notwendig (Gewicht, Ödeme, Blutdruck, Blutzucker, Elektrolyte).

Die Neugeborenen der Addison-Patientinnen sind durchschnittlich 500 g leichter, was auf niedrigere Blutzuckerwerte der Mutter zurückgeführt wird. Die Schwangerschaft dauert durchschnittlich 13 Tage länger. Schnittentbindungen sind in der Regel nicht indiziert, die Spontangeburt darf ruhig bis zu 2 Wochen nach dem Termin abgewartet werden. Das Neugeborene bedarf keiner Hormontherapie.

3. Die übrigen Formen der Nebenniereninsuffizienz

a) Akute Nebenniereninsuffizienz, die Addison-Krise

Jede Belastung steigert den Bedarf des Organismus an Nebennierenrinden-Hormonen. Wird diesem vermehrten Bedarf nicht rechtzeitig durch vermehrte Zufuhr Rechnung getragen, so stellen sich Störungen ein, die sich ihrerseits wieder belastend auswirken, wodurch der Organismus in einem circulus vitiosus in die akute Nebenniereninsuffizienz gerät. Besonders führen Erbrechen und Durchfall zu einem massiven Verlust an Natrium, Chlor und Wasser. Die drohende Krise kann sich während einiger Tage durch Nausea und starke Adynamie ankündigen. Sie kann aber auch plötzlich unvermittelt als Folge einer Belastung auftreten. Infektionskrankheiten, physische Überanstrengungen, gleichzeitig mit dem Salzverlust durch Schwitzen, besonders aber Operationen, die einen großen Mehrbedarf an Rindenhormonen bedingen, stellen für den Addison-Kranken gefährliche Belastungen dar, die ohne die entsprechend angepaßte Therapie zur Krise führen können. Das gleiche gilt auch für die sekundäre Nebenniereninsuffizienz bei Panhypopituitarismus und nach abruptem Absetzen lange dauernder Cortisontherapie.

Klinisches Bild. Die Addison-Krise bietet ein klinisches Bild von großer Eindrücklichkeit. Der Patient ist zuerst reizbar und unruhig, wird dann zunehmend apathisch und fällt schließlich in Kollaps und Koma. Immer besteht ein extremer Schwächezustand, so daß selbst das Sprechen anstrengt. Die Exsiccose zeigt sich in der trockenen Zunge und trockenen Haut, die sich in Falten abheben läßt. Die Haut ist kalt, es bestehen gewöhnlich Untertemperaturen, die beim Andauern der Krise als infaustes Zeichen in Fieber übergehen können. Der Blutdruck liegt systolisch unter 70 mm Hg ist diastolisch meist nicht mehr meßbar. Die Pigmentation nimmt infolge der Exsiccose zu. Durch Kreislaufinsuffizienz kann ein cyanotischer Farbton hinzutreten. Erbrechen fehlt selten in der Krise. Durchfälle sind häufig, schwerste kolikartige Abdominalschmerzen, die zu Verwechslungen mit akuten Abdominalprozessen Anlaß geben, stehen oft im Vordergrund. Hypoglykämie kann Krämpfe, choreatische Bewegungen und psychisch abnormes Verhalten auslösen. Kreislaufkollaps führt zu Niereninsuffizienz, stets wird eine Azotämie gefunden.

Die Addison-Krise beim Desoxycorticosteronbehandelten oder -überbehandelten Patienten bietet im wesentlichen das gleiche Bild, nur fehlt die Exsiccose, es können im Gegenteil Ödeme vorliegen.

b) „Nebennierenapoplexie“: akute Nebenniereninsuffizienz bei hämorrhagischer Infarzierung

Akute Nebenniereninsuffizienz durch hämorrhagische Infarzierung kommt vor bei:

1. Neugeborenen;
2. Sepsis, insbesondere perakuter Meningokokkensepsis, meist von Kindern und selten Erwachsenen (Waterhouse-Friderichsen-Syndrom);
3. Antikoagulantien-Therapie;
4. beidseitiger Thrombose der Nebennierenvenen;
5. hämorrhagischer Diathese, Hypertonie;
6. Hypertonie, besonders bei Phäochromocytom;
7. postoperativ oder bei intraabdominalen Erkrankungen. Klinisch zeigt sich plötzlich auftretender, kontinuierlicher Schmerz im Oberbauch, Hypotonie und Leukocytose finden sich nur in der Hälfte. Evtl. kann Nebennierenangiographie die vermutete Diagnose bestätigen (CLARK, 1974).
8. Unter ACTH-Therapie. (REDMAN, 1976).

α) Akute Neugeborenen-Nebenniereninsuffizienz

Die akute Nebenniereninsuffizienz des Neugeborenen wurde auf traumatische Schädigung während der Geburt zurückgeführt. Möglicherweise spielt jedoch die hämorrhagische Diathese des Neugeborenen (Hypoprothrombinämie?) die Hauptrolle, und die postnatale physiologische Involution trägt zur Anfälligkeit der Nebennieren bei. Nebennierenblutungen sind bei Neugeborenen nicht sehr selten und können erhebliche Ausmaße annehmen. Die Nebennieren sind in Bluttaschen umgewandelt, die gelegentlich die Nieren an Größe übertreffen. Die meisten Säuglinge sterben in den ersten Tagen nach der Geburt. Bei einseitiger Blutung sind die Überlebenschancen größer als bei doppelseitigen Hämatomen. Hämatomrupturen mit intraabdominalen Blutungen stellen eine typische

Komplikation derartiger Blutungen dar. Alte Hämatome neigen zur Verkalkung.

Klinisch bietet sich beim Neugeborenen das Bild eines Schockzustandes mit Tachycardie, unregelmäßigem Puls, Blässe und Cyanose, kalten Extremitäten. Fieber und Dyspnoe können eine Pneumonie vortäuschen, der Lungenbefund ist aber negativ.

β) Waterhouse-Friderichsen-Syndrom

Das Syndrom umfaßt eine perakut einsetzende, rasch tödlich verlaufende Sepsis ohne wesentliche Zeichen der Infektabwehr, ohne Meningitis, ohne Blutleukocytose, mit petechialen Eruptionen und totenfleckenähnlichen Verfärbungen über der ganzen Haut und Blutungen in die Nebennierenrinden, wobei alle Übergänge von nur mikroskopisch feststellbaren bis zu massiven Hämorrhagien vorkommen. Die Patienten können am Morgen noch wohlauf sein, erkranken am Abend und sind am folgenden Morgen schon tot. Selten dauert die Krankheit länger als 24 Std. Die Patienten erkranken unvermittelt hochfebril, fallen oft sehr schnell in einen Schockzustand, der zum irreversiblen Kreislaufversagen führt. Außerhalb des Kreislaufkollapses finden sich nur selten Hinweise auf eine Nebenniereninsuffizienz. Die Eosinophilen sind fast nie vermehrt. Hyponatriämie und Hyperkaliämie wie auch Hypoglykämie werden nur selten gefunden.

Die Nebennieren sind in der Regel kaum vergrößert, aber fleckig oder diffus düsterrot verfärbt. Sie können alle Stadien der blutigen Durchsetzung bis zur vollständigen hämorrhagischen Infarzierung von Mark und Rinde aufweisen. Selbst bei weniger ausgedehnten Schädigungen ist das Mark nekrotisch. Die Rinde kann dagegen in subkapsulären Abschnitten noch erhalten sein. Das Rindengewebe zeigt das Bild der schweren Rindenbeanspruchung mit drüsenartigen Formationen, ferner Rindennekrosen und vor allem Blutungen wechselnder Ausdehnung mit entzündlicher Reaktion. Thromben sind in kleinen Gefäßen häufig, in größeren Venen dagegen selten.

Pathogenese. Wie von BAMATTER 1935 erkannt, liegt der Krankheit fast stets eine Meningokokken-Sepsis zugrunde. Nur selten wird das Syndrom durch den Hämophilus influenzae PFEIFFER oder durch hämolytische Streptokokken der Gruppe A verursacht. Das Syndrom ist von der Meningokokken-Meningitis abzugrenzen, die mit Leukocytose einhergeht und heute eine im allgemeinen günstige Prognose hat. Mischformen kommen aber vor. Die Pathogenese wird heute durch einen dem Sanarelli-Shwartzmann-Phänomen entsprechenden Vorgang erklärt. Durch Bakterientoxine werden die Gefäßendothelien umgestimmt und reagieren auf wiederholten Toxinkontakt mit intravasaler Gerinnung, die zu Hypofibrinogenämie mit hämorrhagischer Diathese und zu Infarktbildungen führt.

Ursprünglich wurde als Therapie neben den Antibiotica und Chemotherapeutica Substitutionstherapie mit Cortisol empfohlen, besonders wenn ein Anstieg der Eosinophilen sowie eine Hyperkaliämie oder Hyponatriämie auf die Nebenniereninsuffizienz wiesen. Heute wird die Unterbrechung der intravasalen Gerinnung mit Heparin neben Antibiotica gefordert (STUBER, 1961). Cortisol könnte sogar schädlich sein, da es das Sanarelli-Shwartzmann-Phänomen beschleunigt. Austauschtransfusionen sind in Betracht zu ziehen. Anderseits wird man den schweren Kollaps mit Dopamin oder anderen Sympathomimetica und, falls dieses nicht mehr wirksam ist, doch zusätzlich mit Cortisol behandeln müssen.

Bisher sind keine sicheren Fälle von Waterhouse-Friderichsen-Syndrom geheilt worden, wenn auch die Prognose der Meningokokken-Sepsis an sich seit der Ära von Chemotherapie und Antibiotica wesentlich besser geworden ist.

γ) Nebennierenhämorrhagie bei Antikoagulantientherapie

Neuerdings wurde die akute Nebenniereninsuffizienz bei Hämorrhagie in die Nebennieren unter Antikoagulantientherapie mit Dicumarinpräparaten und besonders Heparin beschrieben.

7–10 Tage nach Beginn der korrekt durchgeführten Antikoagulantientherapie kann sich die beidseitige Blutung in die Nebennieren unter dem Bild des akuten Abdomens zu erkennen geben: Abdominalschmerzen, Meteorismus, gleichzeitig oder bald danach Défense, Blutdruckabfall, Blässe, Benommenheit, Nausea, Erbrechen, Durchfälle, Cyanose, Schock folgen einander.

Das Laboratorium zeigt Leukocytose mit hohen absoluten Eosinophilenzahlen, Serum-Natrium und -Chloride sind tief, Kalium und Harnstoff erhöht, Plasma- und Urincorticoide sind niedrig oder null.

Außerhalb der Nebennieren braucht keine hämorrhagische Diathese zu bestehen, Hauterscheinungen, Ekchymosen und Suffusionen fehlen.

Sofortige Substitutionstherapie (s. S. 334 f.) ist lebensrettend.

Die Nebennierenrindenfunktion kann sich anschließend wieder erholen oder dauernd geschädigt bleiben.

Die Pathogenese ist nicht geklärt, nur z.T. kann es sich um vorgeschädigte Nebennieren gehandelt haben. Möglicherweise spielt die gleichzeitige endogene oder exogene ACTH-Stimulation eine Rolle. Merkwürdig ist das Zeitintervall von 1–2 Wochen zwischen Antikoagulation und „Nebennierenapoplexie", im weiteren Verlauf der Dauerantikoagulation wurde das Syndrom nicht beobachtet.

δ) Nebennierenvenen-Thrombose

Das seltene Ereignis der beidseitigen Nebennierenvenen-Thrombosen kommt postpartual und bei Verbrennungen vor und verläuft unter dem Bilde eines schweren Schockzustandes mit heftigen kolikartigen Abdominalschmerzen bei weichem Abdomen. Möglicherweise ist aber auch hier die Schädigung der Nebenniere das Primäre und die Venenthrombose nur deren Folge.

c) Die kongenitale chronische Nebennierenrinden-Insuffizienz

A. PRADER

Die Symptome der kongenitalen chronischen Nebennierenrinden-Insuffienz treten nur selten kurz nach der Geburt auf, meistens erst im Alter von einigen Tagen oder Wochen. Sie sind unspezifisch und bestehen aus Anorexie, schlechtem Gedeihen, Gewichtsabnahme, Erbrechen, Exsiccose und Kreislaufversagen. Nach dem 1.–3. Monat findet man meistens eine Addison-artige Hautpigmentierung. Als Ursache dieser Form von Nebennierenrinden-Insuffizienz kommen außer der hämorrhagischen Infarzierung der Nebennieren (s.o.) die folgenden drei schon pränatal vorhandenen Gruppen von Nebennierenrindenstörungen in Betracht:

α) Kongenitale Nebennierenhypoplasie (S. 328f.).

β) Kongenitale Hyperplasie der Nebennierenrinden (verschiedene Formen des adrenogenitalen Syndroms, S. 363ff.).

γ) Kongenitale *Lipoidhyperplasie der Nebennieren.* Dieses Syndrom gehört wie die verschiedenen Formen des kongenitalen adrenogenitalen Syndroms in den Formenkreis der kongenitalen Störungen der Steroidbiosynthese mit Nebennierenhyperplasie und ist ebenfalls genetisch bedingt (Tabelle 16, S. 364). Klinisch stehen die im Alter von wenigen Wochen auftretenden Zeichen der Nebenniereninsuffizienz (PRADER, 1957), autoptisch die Lipoidhyperplasie der Nebennieren (SIEBENMANN, 1957) im Vordergrund. Wie beim 21-Hydroxylasedefekt mit Salzverlust-Syndrom (S. 374f.) und beim 3β-Hydroxysteroiddehydrogenasedefekt (S. 375f.) besteht eine Addison-artige Elektrolytstörung. Im Gegensatz zum 21-Hydroxylasedefekt ist das äußere Genitale jedoch immer weiblich, auch bei den chromosomal und gonadal männlichen Patienten. Bei Knaben sind die Genitalverhältnisse ähnlich wie bei der testiculären Feminisierung (S. 675ff.). Bei Mädchen ist das Genitale vollkommen normal. Wie bei manchen anderen Formen der kongenitalen Hyperplasie der Nebennierenrinden sterben die Kinder in den ersten Lebensmonaten, wenn sie nicht mit Cortisol, Kochsalz und Mineralocorticoiden (S. 377f.) behandelt werden. Bisher haben nur vereinzelte Kinder das Säuglingsalter überlebt (KIRKLAND 1973).

Die Nebennieren sind stark vergrößert und auffallend gelb. Histologisch besteht eine außerordentliche Rindenhyperplasie mit großen, prall mit Lipoiden angefüllten Zellen. Daneben findet man Kalkniederschläge, kristalline Lipoidausfüllungen und mehrkernige Riesenzellen. Die in einem Fall durchgeführte Extraktion der Nebennieren ließ weder androgene noch oestrogene Steroide nachweisen. Auch im Urin dieser Patienten lassen sich keine Steroide nachweisen. Pathogenetisch handelt es sich ebenso wie bei den anderen Formen der kongenitalen Hyperplasie um einen Enzymdefekt, der zu einer Verminderung der Cortisolproduktion führt. Da bei diesen Patienten überhaupt keine Steroide gefunden werden, muß die Störung einen der ersten Schritte der Steroidbiosynthese erfassen: Es fehlt eines oder mehrere der Enzyme, die die Überführung von Cholesterin in Δ5-Pregnenolon (Abb. 29, S. 363) katalysieren. Es handelt sich also um einen 20-Hydroxylase-, 22-Hydroxylase- und/oder 20,22-Desmolase-Defekt. In einem Fall wurde der 20-Hydroxylasedefekt nachgewiesen (DEGENHART, 1972). Dieser Enzymdefekt besteht nicht nur in den Nebennierenrinden, sondern auch in den Leydig-Zellen der Testes (PRADER, 1957). Dadurch erklärt sich die weibliche Genitalentwicklung bei Knaben. Einerseits führt der Mangel an Cortisol zur Nebennierenrinden-Insuffizienz und durch gesteigerte ACTH-Produktion zur Nebennierenrinden-Hyperplasie mit Anhäufung des nichtverwertbaren Cholesterins. Andererseits verunmöglicht die fehlende Androgen-Produktion der fetalen Nebennieren und der fetalen Testes die männliche Genitaldifferenzierung, ähnlich wie dies beim 3β-Hydroxysteroid-dehydrogenasedefekt (S. 375f.) und beim 17-Hydroxylasedefekt (S. 368ff.) der Fall ist.

Klinisch ist die Lipoidhyperplasie bei Mädchen kaum von einer kongentitalen Nebennierenrinden-Insuffizienz aus anderer Ursache, z.B. durch hämorrhagische Infarzierung der Nebennieren, zu unterscheiden. Die Differenzierung von der testiculären Feminisierung bei chromosomal männlichen Patienten ist aufgrund der Steroidbefunde möglich: Bei der testiculären Feminisierung ist die Ausscheidung aller Steroide altersgemäß normal, bei der Lipoidhyperplasie fehlen alle Steroide vollkommen. Am einfachsten ist bei beiden Geschlechtern die Differenzierung vom 3β-Hydroxysteroid-Dehydrogenasedefekt, da dort die Gesamt-17-Ketosteroide und vor allem Dehydroepiandrosteron erhöht sind. Der 17-Hydroxylasedefekt kommt trotz der weiblichen Genitalentwicklung differentialdiagnostisch nicht in Betracht, da diese Patienten keine Addison-artigen Elektrolytstörungen, sondern im Gegenteil eine Überproduktion von Desoxycorticosteron (S. 343) mit Hypertonie aufweisen.

Es sind Fälle beschrieben worden, die möglicherweise eine leichte Form dieses Syndroms darstellen (CAMACHO, 1968).

d) Latenter Morbus Addison.
(Partieller, potentieller Morbus Addison, vgl. S. 320)

Seit jeher waren verschiedene schwere Grade von Morbus Addison bekannt. Auch muß bei der ausgesprochenen chronischen Entwicklung der Erkrankung einmal ein Stadium durchlaufen werden, wo sich bei zusätzlichen Belastungen Störungen der Nebennierenfunktion erkennen lassen müssen, ohne daß das Vollbild der Krankheit schon vorliegt.

Die latente Insuffizienz wird stets bei Belastungen wie Infektionskrankheiten, Überanstrengungen, Operationen, Trauma manifest werden. Die Patienten vermögen jedoch noch ohne Substitutionstherapie den Anforderungen des täglichen Lebens voll zu genügen. Sie können sich gesund fühlen und sogar das wichtige Symptom der Müdigkeit kann fehlen oder ganz im Hintergrund stehen. Hypoglykämische Symptome fehlen in der Regel. Gewöhnlich sind sich diese Patienten ihrer Krankheit nicht bewußt, wenn sie ein Leben ohne anstrengende Tätigkeiten führen.

Im Aspekt ist der Patient nicht verändert bis auf die Haut, die relativ früh die für Morbus Addison charakteristische Pigmentierung annehmen kann oder zunächst nur zunehmend ephelidenartige, dunkelbraune Flecken aufweist. Das Laboratorium erlaubt jedoch in diesem latenten Stadium der Krankheit, die ungenügende Nebennierenfunktion klar zu erkennen: trotz noch vorhandener Funktion der Nebennieren fehlt jede Funktions*reserve*. Die 17-Ketosteroide und 17-Hydroxysteroide im Urin können, jedoch müssen nicht, erniedrigt sein. Die Plasmacorticoide fehlen nicht vollständig, sondern liegen im tiefnormalen Bereich. Aber weder Urin- noch Plasmacorticoide steigen unter ACTH-Stimulation an. Der ACTH-Test fällt in jeder Form auch bei mehrtägiger 8stündiger intravenöser Infusion pathologisch aus: Eosinophilenabfall und Anstieg der Urinsteroide bleiben vollständig aus oder sind gänzlich ungenügend. Elektrolytstörungen lassen sich weder im Blut noch im Speichel oder Schweiß nachweisen. Diese Befunde legen es nahe, anzunehmen, daß der Nebennierenrest eine für die gewöhnlichen Ansprüche des Lebens genügende Hormonmenge nur unter maximaler ACTH-Stimulation zu produzieren vermag. Dies erkärt sowohl die Pigmentierung (s. S. 318f.) als auch den pathologischen ACTH-Test: exogenes ACTH ist bei der bereits maximalen endogenen Stimulation wirkungslos.

e) Familiärer Morbus Addison

Nebenniereninsuffizienz infolge primärer Atrophie kommt familiär gehäuft vor und gehört zur Autoimmun-Polyendokrinopathie (s. Kap. XVIII).

Auch die Kombination von Morbus Addison mit Hypoparathyreoidismus, mit Hyper- und Hypothyreose, mit Diabetes mellitus sowie Perniciosa gehören zur Polyendokrinopathie.

f) Morbus Addison mit Hirnsklerose (Adrenoleukodystrophie)

Dieses gut definierte Syndrom wird wahrscheinlich rezessiv geschlechtsgebunden mit dem X-Chromosom vererbt und wurde bis heute 30mal, mit einer Ausnahme ausschließlich bei Knaben (Domagk, 1975; Ulrich, 1971), beobachtet. Das Leiden wird meist im späteren Kindesalter (3.–14. Lebensjahr) bemerkbar und führt in Monaten bis Jahren unaufhaltsam zum Tode. Der M. Addison beginnt mit Pigmentzunahme der Haut und entwickelt allmählich alle charakteristischen subjektiven und objektiven Symptome der *primären* Nebenniereninsuffizienz. Etwa gleichzeitig beginnen die neurologischen Ausfälle mit Ataxie, myoklonischen und choreiformen Bewegungen, die schließlich in spastische Tetraplegie mit Pyramidenzeichen, Dysarthrie und Inkontinenz übergehen. Die neurologische Erkrankung führt kontinuierlich zur Invalidität, während gleichzeitig das organische Psychosyndrom in vollständige Verblödung übergeht. Im Liquor findet sich vermehrtes Eiweiß bei normaler Zellzahl.

Pathologisch-anatomisch weisen die Nebennieren eine primäre Atrophie mit einzelnen verbleibenden Rindenzellen auf. Es finden sich keine entzündlichen Infiltrate und kein Narbengewebe. Das Mark ist nicht verändert, und die übrigen endokrinen Organe, insbesondere die Hypophyse, sind intakt. Im Großhirn und Kleinhirn entsteht teils fleckförmig, teils diffus eine ausgedehnte Entmarkung, wie sie bei den diffusen Hirnsklerosen (Schildersche Krankheit) vorkommt, hier liegt jedoch auch eine Schädigung der grauen Substanz vor (Forsyth, 1971; Domagk, 1975). Die Pathogenese ist unbekannt, als Ursache der cerebralen Degeneration wird ein angeborener Enzymmangel angenommen. Antikörper gegen Nebennierengewebe wurden in den untersuchten Fällen nicht nachgewiesen. Eine Therapie besteht nur für die Nebenniereninsuffizienz, die Hirnerkrankung führt unaufhaltsam zum Tode.

g) Selektiver Ausfall einzelner Hormongruppen

Beim M. Addison fehlen in der Regel alle drei Hormongruppen der Nebennierenrinde: Mineralocorticoide, Glucocorticoide und Androgene.

Das selektive Fehlen der *Androgene* ist ein physiologischer Zustand im präpubertalen Kindesalter vor Beginn der „Adrenarche“ mit 8–10 Jahren. Höchstens im Greisenalter kommt ein isolierter Androgenausfall vor.

Glucocorticoid- und Androgenausfall bei weitgehend intakter Aldosteronsekretion trifft für die sekundäre Nebenniereninsuffizienz des Panhypopituitarismus zu und ist auch charakteristisch für die gestörte Nebennierenfunktion nach Steroid- oder ACTH-Therapie oder nach operativer Entfernung eines Cortisol-produzierenden Nebennierenrinden-Adenoms. Primäre Nebenniereninsuffizienz ohne Hypoaldosteronismus wurde vereinzelt und besonders bei familiärer Erkrankung gesehen. Mineralocorticoide neben dem Cortison sind dann kontraindiziert, sie führen zu Überhydrierung und Hypokaliämie (SCHAISON, 1970).

Selektiver Hypoaldosteronismus oder Analdosteronismus ist sehr selten. Theoretisch sind zwei Enzymdefekte möglich, die zu einem kongenitalen, isolierten Hypoaldosteronismus führen können: 18-Hydroxylase- oder 18-Hydroxydehydrogenase-Mangel. Bei den von VISSER und COST (1964) beschriebenen Fällen von isoliertem Aldosteronmangel mit Salzverlust-Syndrom handelt es sich wahrscheinlich um einen rezessiv autosomal vererbten 18-Hydroxylase-Mangel. Dagegen fand ULICK (1964) bei einem Fall von kongenitalem Hypoaldosteronismus eine erhöhte Sekretion von 18-Hydroxycorticosteron und schloß daraus auf einen 18-Hydroxydehydrogenase-Mangel. Eine gestörte Aldosteron-Biosynthese auf Stufe der 21-Hydroxylierung ist wenigstens teilweise verantwortlich für das Salzverlust-Syndrom bei gewissen Fällen von kongenitalem adrenogenitalem Syndrom (s. S. 374f.). Es scheint sich hier um eine gesonderte Krankheit zu handeln, die sich auch genotypisch vom einfachen virilisierenden 21-Hydroxylasemangel unterscheidet, bei dem normale oder erhöhte Werte der Aldosteronsekretion gefunden werden.

Mindestens 20 Fälle von erworbenem selektivem Hypoaldosteronismus bei erwachsenen, meist älteren Individuen sind beschrieben worden (Übersicht bei MICHELIS, 1975). In fast allen Fällen war die Plasma-Reninaktivität markant erniedrigt. Dieser Hyporeninismus kann die Folge einer chronischen Nierenkrankheit (WEIDMANN, 1973) oder Ausdruck einer autonomen Insuffizienz (SLATON, 1967) sein. In vielen Fällen ist er aber pathogenetisch ungeklärt. Sekundäre Erniedrigung der Aldosteronsekretion wurde bei prätectalen Hirntumoren beobachtet. Chronische Medikation mit Heparin, welches auf unbekanntem Weg die Aldosteronbiosynthese hemmt, kann zu Hypoaldosteronismus mit orthostatischer Hypotonie führen.

h) Sekundäre Nebenniereninsuffizienz

α) Panhypopituitarismus

Der primären, durch Schädigung der Nebennieren bedingten Insuffizienz steht die sekundäre, hypophysär bedingte Nebenniereninsuffizienz durch Corticotropin-Mangel gegenüber. Prototyp dieser Form ist die Nebenniereninsuffizienz bei Panhypopituitarismus (s. S. 88ff.). Hier sei nur darauf hingewiesen, daß sich die sekundäre Nebenniereninsuffizienz sowohl vom Gesunden als auch besonders vom Addison-Kranken durch eine auffallende Blässe der Haut unterscheidet. Der mehrtägig wiederholte ACTH-Test läßt in der Regel, jedoch nicht immer, zwischen primärer und sekundärer NNR-Insuffizienz unterscheiden (CHAKMAJIAN, 1968).

β) Kongenitale Nebennierenhypoplasie

Eine kongenitale Nebennierenhypoplasie findet sich regelmäßig bei der *Anencephalie* und steht im Zusammenhang mit der Unter- oder Fehlentwicklung der Hypophyse. Diese Kinder sterben meistens in den ersten Lebenstagen. Selten findet sich eine Unter- oder Fehlentwicklung der Hypophyse auch bei anderen Hirnmißbildungen und sogar bei normaler Hirnentwicklung (BLIZZARD, 1956; JOHNSON, 1973; SADEGHI-NEJAD, 1974).

Neben diesen Formen von sekundärer kongenitaler Nebennierenhypoplasie gibt es auch eine *primäre kongenitale Nebennierenhypoplasie.* Aufgrund der Histologie werden zwei Formen unterschieden (KERENYI, 1961; WEISS, 1970): Die *cytomegale Form* (abnorme Nebennierenstruktur mit sehr großen, vakuolisierten Zellen) findet sich nur beim männlichen Geschlecht und wird X-chromosomal vererbt, während die *Miniaturform* (sehr kleine Nebennieren mit kleinen, relativ normalen Zellen) bei beiden Geschlechtern vorkommt und wahrscheinlich autosomal rezessiv vererbt wird. Klinisch können die beiden Formen nur unterschieden werden, wenn ein typischer Stammbaum vorliegt.

Die Symptome erscheinen kurz nach der Geburt oder auch erst im Alter von einigen Tagen bis einigen Wochen. Am häufigsten sind Anorexie, Erbrechen, ungenügende Gewichtszunahme, Exsikkose, Cyanose und Kreislaufversagen, alles uncharakteristische Symptome, die ebenso gut bei gastrointestinalen und kardialen Störungen angetroffen werden. Eine Addison-artige Hyperpigmentierung kann schon bei der Geburt vorhanden sein oder in den ersten Tagen und Wochen auftreten. Im Blut findet man, wie bei jeder globalen Nebenniereninsuffizienz, erniedrigte Natrium- und erhöhte Kaliumwerte sowie eine Hypoglykämie. Die Steroidausscheidung ist extrem niedrig. Unbehandelt führt die Störung meistens innerhalb von Tagen bis Monaten zum Tode. Im Verdachtsfall ist eine perorale Substitutionstherapie in einer Tagesdosis von 12,5–25 mg Cortison, 0,25–0,5 mg Fluorocortisol, ev. Kochsalzzulage von 1–2 g, zu beginnen. Unter dem Schutze dieser Behandlung kann zur Sicherung der Diagnose ein ACTH-Test durchgeführt werden. Bei der kongenitalen Nebennierenhypoplasie steigen die Steroide nicht an, während beim kongenitalen adrenogenitalen Syndrom mit Salzverlust, das klinisch die gleiche Symptomatologie aufweist, die Steroide ansteigen und ein typisches pathologisches Muster zeigen (S. 374). Differentialdiagnostisch nützlich ist auch der Genitalbefund: ein intersexuelles Genitale weist auf das adrenogenitale Syndrom und ein weibliches Genitale mit positivem X-Chromatinbefund auf die kongenitale Lipoidhyperplasie.

Bei den dank einer kontinuierlichen Ersatztherapie überlebenden Knaben mit kongenitaler Nebennierenhypoplasie bleibt die Pubertätsentwicklung aus oder erfolgt ungenügend (PRADER, 1975; HAY, 1977). Die Ursache ist ein Gonadotropinmangel. Der Zusammenhang zwischen kongenitaler Nebennierenhypoplasie und Gonadotropinmangel ist vorläufig unbekannt.

Ein ähnliches klinisches Bild wie bei der kongenitalen Nebennierenhypoplasie findet man beim *hereditären Nichtansprechen der Nebennieren auf ACTH* (MIGEON, 1968). Diese Störung wird auch *familiäre Glucocorticoidinsuffizienz* benannt. Die Symptome treten im Säuglings- oder Kleinkindesalter auf. Sie bestehen aus Pigmentierung, Hypoglykämie und Stressinsuffizienz, jedoch ohne Elektrolytstörung. Histologisch findet man eine Atrophie der Zone fasciculata und reticularis bei normaler Zona glomerulosa. Möglicherweise handelt es sich um eine Störung des adrenalen ACTH-Rezeptors (SPARK, 1977) oder um eine Vorstufe der familiären globalen Nebennierenatrophie, bei der die Elektrolytregulation noch nicht beeinträchtigt ist (WERDER, 1975).

γ) Status nach Cortisontherapie

Von großer praktischer Bedeutung ist die sekundäre Nebenniereninsuffizienz nach Therapie mit Cortison, seinen Derivaten, nach ACTH oder nach operativer Entfernung eines Cortisol-produzierenden Nebennierenadenoms. Nach Cortisontherapie von ein bis zwei Wochen Dauer in einer Dosierung von über 75 mg oder Prednison von über 15 mg, mindestens dreimal über den Tag verteilt, besteht eine Nebenniereninsuffizienz für mehrere Tage. Die Nebennieren sezernieren minimale Mengen Cortisol und sind auf ACTH vermindert ansprechbar. Die Ansprechbarkeit stellt sich in 2–3 Tagen wieder her, die Nebennierensekretion geht jedoch nicht über Basalwerte hinaus, da die Hypophyse über keine ACTH-Reserven verfügt. Eine maximale NNR-Atrophie wird bei einer Dosis von 60 mg Cortisol in 15–20 Wochen erreicht. Dieser Zustand hält Wochen bis zu 6 Monaten — in Einzelfällen sogar jahrelang — an. Die Patienten sind während dieser Zeit Belastungen gegenüber gefährdet, es besteht ein latenter M. Addison und Todesfälle sind vorgekommen. Das Ausmaß und die Dauer der sekundären Nebenniereninsuffizienz sind zwar bis zu einem gewissen Grad von der Dauer und Dosierung der Steroidmedikation abhängig, aber individuelle Faktoren scheinen doch eine sehr wichtige Rolle zu spielen. Auch die Lokalisation der Störung scheint nicht bei allen Patienten gleich zu sein. Während es bei vielen Patienten zu einer vorübergehenden Phase der Hyporeaktivität auf ACTH kommt und der Anstieg der ACTH-Konzentration im Plasma dem Anstieg der Plasmacorticoid-Konzentration um einige Monate vorangehen kann (GRABER, 1965), steht in anderen Fällen eine Störung der ACTH-Sekretion im Vordergrund (CARREON, 1960; JASANI, 1967). Auch sind Fälle bekannt, bei denen sich nach jahrelanger hochdosierter Steroidtherapie keine Störung der Nebennierenrindenfunktion feststellen ließ. Wie weit es sich bei der Nebenniereninsuffizienz nach Cortisontherapie um eine sekundäre (hypophysäre) oder tertiäre (hypothalamische) Insuffizienz handelt, ist heute noch nicht zu entscheiden.

Bei jeder Operation an Patienten, die bis vor 6 Monaten Cortison erhielten, sollte i. v. Cortisol bereit sein. Eine „Steroid-Abschirmung" als allgemeine Regel ist nicht zu empfehlen, da nur 5–10% der Cortison-behandelten Patienten ungenügend auf den Operationsstreß reagieren. Das Cortison-Entzug-Syndrom kann, braucht aber nicht sich durch Müdigkeit, Anorexie, Unwohlsein, Kollapsneigung bemerkbar zu machen. Nach ACTH-Therapie bleibt die NNR-Atrophie zwar aus, jedoch ist die ACTH-Reserve der Hypophyse vermindert; Zwischenfälle sollen aber selten sein. Es wird empfohlen, Cortison bzw. Prednison stufenweise abzubauen, zuerst die Nachtdosis, dann die Abenddosis wegzulassen und zuletzt nur noch 1 Morgendosis zu geben, um den Tagesrhythmus des Plasmacortisols wieder herzustellen. Depot-ACTH i. m. während 3–5 Tagen nach Absetzen des Cortisons stellt zwar die Ansprechbarkeit der Nebennieren wieder her, bringt aber kaum Gewinn, da die ACTH-Sekretion der Hypophyse stillgelegt wird.

Neuerdings wird empfohlen, hochdosierte pharmakologische Cortisontherapie intermittierend jeden zweiten Tag in einer Morgendosis oder aber ein künstliches Glucocorticoid mit langer Halbwertszeit täglich morgens 1mal zu verabfolgen. Die ACTH-sekretion setzt nach 36 Std bzw. nach 12 Std jeweils wieder ein und eine Nebennieren-Atrophie soll damit vermieden werden. Andererseits sei die pharmakologische Wirkung bei hoher Dosierung meist während dieser Zeit genügend.

Die bisherigen Erfahrungen mit dieser intermittierenden Steroidtherapie gestatten aber noch kein definitives Urteil darüber, ob das Risiko einer sekundären Nebenniereninsuffizienz tatsächlich statistisch signifikant vermindert werden kann, ohne daß gleichzeitig die therapeutische Wirksamkeit der Steroidmedikation herabgesetzt wird.

i) Tertiäre Nebenniereninsuffizienz

Analog der nunmehr durch den TRH-Test beweisbaren, tertiären, hypothalamischen, durch TRH-Mangel bedingten Hypothyreose müßte es auch eine tertiäre Nebenniereninsuffizienz durch CRF-Mangel geben. Solange aber CRF noch nicht isoliert ist und nicht zur Verfügung steht, bleibt die tertiäre Nebenniereninsuffizienz hypothetisch. Ob Vasopressin in hoher Dosierung entsprechend dem CRF die Adenohypophyse zur Abgabe von ACTH stimuliert oder ob es das endogene CRF mobilisiert, ist noch ungewiß (s. S. 395).

k) „Addisonismus", „relative Nebenniereninsuffizienz" („benign hypoadrenia")

Ein Symptomenkomplex, dessen wenig charakteristische Symptome wie Müdigkeit, Hypotonie, Gewichtsverlust, Neigung zu Hypoglykämie vage an den Morbus Addison erinnern und der entweder ohne erkennbare Ursache oder als Begleiterscheinung schwerer akuter oder chronischer Erkrankungen vorkommen soll, wurde früher auf eine partielle toxische Schädigung der Nebenniere bezogen und als „Addisonismus" (THADDEA) oder „benign Hypoadrenia" (GOLDZIEHER) bezeichnet. Diese Auffassung ist heute nicht mehr haltbar, denn die Nebennieren sprechen bei solchen Zuständen stets normal auf ACTH an. Hingegen werden bei schweren akuten und chronischen Krankheiten, in der Rekonvaleszenz und bei der Anorexia nervosa oft niedrige Urinsteroide gefunden, die auf ACTH normal ansteigen und daher auf einer ungenügenden hypophysären Stimulation oder auf verändertem Abbau beruhen. Auch ist die Unterfunktion der Nebenniere bei diesen Zuständen nicht immer gesichert, finden sich doch bei der Anorexia nervosa trotz niedrigen Urinsteroiden hochnormale bis leicht erhöhte Plasmacorticoide.

Solche Zustände sind klinisch völlig anders zu bewerten als der Morbus Addison, der latente Morbus Addison oder die sekundäre Insuffizienz bei Panhypopituitarismus und nach Cortisontherapie. Sie führten niemals zu akutem Versagen der Nebennieren oder zur lebensbedrohlichen Krise. Hormontherapie ist kontraindiziert (s.S. 332f.). Der Organismus ist dabei stets in der Lage, erhöhten Anforderungen zu genügen und sich auch schwersten Belastungen anzupassen. Mit Ausnahme der erniedrigten Urinsteroidausscheidung lassen die Laboratoriumsbefunde keine Störungen erkennen.

Die Diagnose einer Nebenniereninsuffizienz darf nie allein auf Grund der uncharakteristischen Symptome Müdigkeit, Hypotonie, Gewichtsverlust gestellt werden. Der „Addisonismus" bietet im übrigen mit den Symptomen, die bei jeder Krankheit zu finden sind, kein charakteristisches Krankheitsbild und ist klinisch belanglos. Die Diagnosen Addisonismus, benigne Hypoadrenie sind daher zu vermeiden, weil sie zu unnützer Hormontherapie verleiten.

Pathologisch-anatomische Befunde bei Addisonismus liegen verständlicherweise nicht vor. Bei den der benignen Hypoadrenie zugeordneten Befunden von trüber Schwellung, cystischer Degeneration und thrombotischen Veränderungen der Nebennieren in einem großen Sektionsgut (GOLDZIEHER) fehlt ein klinischer Nachweis der Nebenniereninsuffizienz. Deshalb bleibt auch die Frage, wieweit dem Status thymicolymphaticus funktionelle Störungen des Hypophysen-Nebennierenrindensystems zugrunde liegen, ungelöst, da noch keine gleichzeitigen pathologisch-anatomischen Befunde und endokrinen Funktionsprüfungen vorliegen.

4. Differentialdiagnose der Nebenniereninsuffizienz

So leicht die Diagnose beim Vollbild des Morbus Addison zu stellen ist, so schwierig kann sie bei unvollständiger Symptomatologie werden. Die Unterscheidung des Malabsorptions-Syndroms vom Morbus Addison kann Schwierigkeiten bereiten. Klinisch können diese beiden Krankheitsbilder so weit übereinstimmen, daß die Diagnose ohne die Hilfsmittel des Laboratoriums unmöglich ist. Nicht nur klagt der Malabsorptions-Patient über Müdigkeit, Hypotonie, Abmagerung und Durchfälle, welches auch die charakteristischen Klagen des Addison-Kranken sind. Auch objektive Symptome, wie mangelhafte Pubes- und Axillarbehaarung, besonders bei Frauen, ja selbst Pigmentierungen können vorhanden sein. Die Pigmentierung der Sprue ist allerdings von derjenigen des Morbus Addison in der Regel verschieden, das Kolorit ist mehr schmutziggrau, die Mundschleimhaut und die Handlinien bleiben frei, und sie ist als chloasmaartige Verfärbung an Stirn und um den Mund lokalisiert. Die Durchfälle bei Malabsorption sind in der Regel durch voluminöse, graugelbe, stinkende, breiige Fettstühle mit Fettglanz charakterisiert. Die Anämie ist bei Malabsorption ausgeprägter als bei Morbus Addison, und schließlich werden Skeletschmerzen als Symptom der Osteomalacie, Chvosteksches und Trousseausches Zeichen als Symptome der Tetanie, eine Malabsorption vermuten lassen.

Der ACTH-Test wird bei Malabsorption stets eine normale Ansprechbarkeit der Nebennieren erkennen lassen. Die Urinsteroide können erniedrigte Werte ergeben, die Funktionsreserven der Nebennieren sind jedoch nicht beeinträchtigt, und es lassen sich weder Störungen im Natrium-Kaliumstoffwechsel noch im Kohlenhydratstoffwechsel nachweisen. Der flache Verlauf der Blutzuckerkurve bei peroraler Glucosebelastung dürfte auf Resorptionsstörungen zurückzuführen sein, wie der normale intravenöse Glucosetoleranztest und die Insulinbelastung erkennen lassen.

Eine andere Krankheit, die in ihrer klinischen Symptomatologie weitgehend mit dem Morbus Addison übereinstimmen kann, ist die *chronische, interstitielle Nephritis,* bei welcher vorwiegend der tubuläre Apparat geschädigt ist und die je nach dem Verhalten der Elektrolyte bald als renale Acidose, Lightwood-Albright-Syndrom, oder als Diabetes salinus renalis und Salt-losing-Nephritis bezeichnet wird. Bei dieser Nierenkrankheit kommt es wie beim Morbus Addison zu einem hochgradigen Natrium-, evtl. auch Chlorverlust, jedoch nicht aus Mangel an Aldosteron, sondern weil das geschädigte Endorgan, die Tubuli, auf das Hormon nicht mehr ansprechen.

Das klinische Bild des Diabetes salinus renalis imponiert durch Asthenie, Hypotonie, Anorexie und Anämie. Die tubuläre Schädigung kann auch zu Kalium und Calciumverlust und damit zu Paresen und zu renaler Osteomalacie führen. Merkwürdigerweise werden diffuse und lokalisierte Hautpigmentierungen, ja selbst Mundschleimhautpigmentationen wie beim Morbus Addison gesehen. Deren Pathogenese ist nicht geklärt. Das Laboratorium ermöglicht stets die Differentialdiagnose: während Serumharnstoff und Kreatinin bei beiden Krankheiten erhöht sein können, ist beim Morbus Addison das Kalium erhöht, bei der „Salt-losing-Nephritis" zunächst normal oder erniedrigt. Der ACTH-Test bringt in jedem Falle die Entscheidung, da er nur bei primärer Nebenniereninsuffizienz pathologisch ausfällt. Hypo- und Isosthenurie, schwere metabolische Acidose, eingeschränkter Phenolrottest lassen die chronisch interstitielle Nephritis erkennen. Der Nierenkranke kann vor allem nicht konzentrieren, während bei Nebenniereninsuffizienz der Verdünnungsversuch pathologisch ausfällt.

Die folgenden Symptome des Morbus Addison können zu differentialdiagnostischen Erwägungen Anlaß geben: Vermehrte Pigmentation wird außer bei Malabsorption und gewissen Nephritisformen in erster Linie bei chronischen Magen-Darmstörungen (Melanosis bei gastrointestinaler Polyposis, Cronkhite-Canada-Syndrom, Peutz-Jeger-Syndrom), ferner in der Gravidität und bei Verwendung hormonaler Ovulationshemmer gefunden. Lange anhaltende Hyperthyreosen können Überpigmentierung verursachen, der beschleunigte Abbau des Cortisols führt zu vermehrter ACTH-Sekretion. Auch die Lebercirrhose kann zu einer Pigmentation führen, die der des Morbus Addison ähnlich sieht, Pigmentierung aus exogener Ursache durch chronische Ultraviolettbestrahlung, mechanische Reizung der Haut (Cutis vagantium) und Vitaminmangel (Pellagra, Riehlsche Melanose) erinnern an Morbus Addison. Selten kann ein metastasierendes Melanom zu diffuser Hautpigmentierung führen. Iatrogene Hautpigmentationen sind bei chronischer Applikation von Hydantoin-Präparaten, bei mit alkylierenden Cystostatika behandeltem M. Hodgkin, ferner von Arsen, Wismut, Gold und Silber bekannt, der Bleisaum kann in Differentialdiagnose mit Mundschleimhautpigmentationen fallen. Im Zweifelsfalle ist die Biopsie angezeigt. Die Hämochromatose weist für gewöhnlich ein vom Morbus Addison differentes Hautkolorit mit einem grauvioletten Unterton auf. Da aber auch bei der Hämochromatose das Melanin den Hauptteil des Pigments ausmacht und selbst histologisch Eisenablagerungen nicht immer nachweisbar sind, kann die Unterscheidung schwierig sein. Die große derbe Leber und der diabetisch verschobene Zuckerstoffwechsel lassen die Hämochromatose vom Morbus Addison abgrenzen. Vitiliginöse Pigmentierung kommen bei Neurofibromatose und polystotischer Dysplasie mit Pupertas praecox (Allbright-Syndrom, s. Kap. XIX) vor.

Die Asthenie ist ein Begleitsymptom der meisten Krankheiten und rechtfertigt allein den Verdacht auf Morbus Addison nicht. Manchmal wird die Asthenie bei Neurasthenie oder bei Anorexia nervosa die Addisonsche Krankheit in Erwägung ziehen lassen. Wenn nicht die Klinik schon die Diagnose klärt — die neurasthenischen Beschwerden haben nicht den Charakter organischer Müdigkeit (S. 317) —, so erlauben die ACTH-Tests eine Abgrenzung. Alle chronischen Infektionskrankheiten, besonders aber die Tuberkulose und die Brucellose, können zu organischen Ermüdungszuständen führen wie sie bei Morbus Addison die Regel sind.

Zuweilen kann die Unterscheidung zwischen der sekundären Nebenniereninsuffizienz des Morbus Simmonds und einem echten Morbus Addison schwierig sein, obwohl der Hypophyseninsuffizierte blaß, der Addison-Kranke überpigmentiert ist. Schilddrüsenunterfunktion, vollständiger Ausfall der Sexualbehaarung, jedoch Fehlen von Elektrolytstörungen und niedriges oder fehlendes Plasma-ACTH lassen neben dem 3 Tage wiederholten intravenösen ACTH-Test die sekundäre Nebenniereninsuffizienz erkennen.

Adynamie, Paresen und Paralysen der Myasthenia gravis werden durch Prostigmin bzw. Tensilon sofort behoben. Die thyreotoxische Myopathie kann beim apathischen Typus der Erkrankung an Morbus Addison erinnern, besonders weil zuweilen die Patienten überpigmentiert sind. Müdigkeit und Tonusverlust gleichzeitig mit gesteigerter Reizbarkeit hat schließlich der Hyperparathyroidismus mit dem Morbus Addison gemein.

Hypoglykämien von unter 60 mg-% kommen im Erwachsenenalter außer bei Morbus Addison bei der Hypophyseninsuffizienz und beim Hyperinsulinismus vor (Kap. XIII). Adenome und Hyperplasie der Inselzellen führen jedoch meist zu Übergewicht und lassen die Patienten gesund aussehen. Die reaktive Hypoglykämie der vegetativ Labilen

Tabelle 7. Synopsis der Symptome und Tests bei den verschiedenen Formen der Nebenniereninsuffizienz

		Pigmentierung und Plasma-ACTH	Elektrolytstörungen	Hypoglykämie	Verminderte Urinsteroide	ACTH-Tests
Primär	Morbus Addison	+++	+	++	++	–
	Latenter Addison	++	–	–	+	–
Sekundär	HVL-Insuffizienz	– (Blässe!)	–	+++	+++	+ nach 3tägiger Wiederholung i.v.
	Addisonismus	–+	–	–	+	+++

erreicht nie Werte unter 50 mg-%. Im Kindesalter ist schließlich die Glykogenspeicherkrankheit und die sog. spontane Hypoglykämie differentialdiagnostisch in Erwägung zu ziehen.

Auch die Hypotonie ist ein zu häufiges Symptom, als daß es für sich allein die Diagnose in Richtung der Nebenniereninsuffizienz lenken sollte. Sie kann auch konstitutionell bedingt sein und muß nicht ein Begleitsymptom anderer Krankheiten darstellen. Über orthostatische Hypotonie infolge Nebennierenmarkinsuffizienz s. S. 431f.

5. Die Therapie der Nebenniereninsuffizienz

a) Diät

Die diätetische Therapie mit kaliumarmer Ernährung und einer Kochsalzzufuhr von 10–15 g täglich hatte bis zur Einführung der Reinhormone ihre Bedeutung. Der Addison-Kranke bedarf heute keiner Diät mehr und darf essen, was ihm am besten bekommt.

b) Organtransplantation

Die Organtransplantion gehört — z.Z. wenigstens — der Vergangenheit an. Tierische Nebennieren enthalten nur Bruchteile der therapeutisch notwendigen Rindenhormondosis und werden vom Körper bald ausgestoßen oder resorbiert. Einzelfälle von gelungenen Homotransplantationen sind nur von theoretischem Interesse. Werden einmal die Immunitätsprobleme in der Transplantationschirurgie befriedigend gelöst, kann die Transplantation auch für die Nebenniere aktuell werden.

c) Nebennierenrinden-Hormonpräparate

Nebennierenextrakte sind heute überholt.

Desoxycorticosteron hat reine Mineralocorticoidwirkung. Überdosierung verursacht Ödeme, Hypertonie und Hypokaliämie. Desoxycorticosteron wird als Acetat in Sesamöl 5–10 mg 1–2mal wöchentlich i.m. und als mikrokristalline Suspension des Trimethylacetatesters für eine Depotwirkung von etwa 4 Wochen verwendet, wobei nach einmaliger Injektion von 30 mg etwa 1 mg täglich resorbiert wird.

Cortison hat ausgesprochene Glucocorticoidwirkung und schwache Mineralocorticoidwirkung. Es findet Verwendung: als Acetat in Tablettenform für perorale Applikation. Im Gegensatz zu Desoxycorticosteron wird Cortison peroral ohne Verluste resorbiert, tritt rasch ins Blut über, und bleibt dort während 8–12 Std in genügender Konzentration, so daß in der Regel die perorale Verwendung die Applikationsform der Wahl darstellt.

Cortisol hat wie Cortison starke Glucocorticoidwirkung und schwache Mineralocorticoidwirkung. Es ist um ein Viertel stärker wirksam als Cortison.

Cortisolacetat-Tabletten werden rascher resorbiert als Cortisonacetat. Es bietet daher für die Dauersubstitutionstherapie gegenüber dem Cortison keine Vorteile, da es 6stündlich statt 12stündlich einzunehmen ist. Bei ungenügender Resorption und bei rasch erwünschter Wirkung kann es dem Cortison überlegen sein.

Cortisolhemisuccinat ist auch in konzentrierter Form intramuskulär und intravenös applizierbar. Intramuskulär ergibt es während mehreren Stunden eine meist genügende Plasmakonzentration. Als intravenöse Dauertropfinfusion ist es immer bei Operationen und akuten Zuständen zu verwenden.

9α-Fluorocortisol wird als Acetat in Tabletten hergestellt, hat starke Glucocorticoid- und sehr starke Mineralocorticoidwirkung. 2 mg per os ersetzen den Nebennierenausfall, führen aber zu Na-Retention, so daß es sich allein für die Dauersubstitution nicht eignet. Das Elektrolytgleichgewicht wird schon mit 0,25 mg täglich per os aufrechterhalten. In Kombination mit 25 mg Cortisonacetat erlauben 0,1 mg Fluorocortisol täglich eine vollwertige Substitutionstherapie.

d) Die Substitutionstherapie des Morbus Addison (Primäre Nebenniereninsuffizienz)

Die Substitutionstherapie ist heute einfach und dankbar. Die vorher geschwächten oder bettlägerigen Patienten gewinnen ihre Kräfte wieder und können ein vollständig normales Leben führen. Sie werden selbst bei anstrengender körperlicher und geistiger Arbeit wieder voll leistungsfähig und können Sport betreiben.

Die Standard-Therapie ist heute:

25–37,5 mg Cortison-Acetat p.o. und 0,1 mg Fluorocortisol p.o. Die Cortison-Tabletten sind 2mal täglich, zum Frühstück und um 16.00 Uhr einzunehmen, um den physiologischen Tagesrhythmus der Konzentration im Blut nachzuahmen. Wir geben gewöhnlich morgens 1 Tablette Cortison à 25 mg und 1 Tablette Fluorocortisol à 0,1 mg und am Nachmittag $^1/_2$ Tablette = 12,5 mg Cortison. Oft genügen schon 25 mg täglich, selten werden 12,5 mg genügen. Allgemein soll die kleinste Dosis Verwendung finden, bei der Wohlbefinden und maximale Leistungsfähigkeit erhalten bleiben. Vom Fluorocortisol werden 0,05–0,2 mg benötigt. Überdosierung führt zu Ödemen, Unterdosierung zu Gewichtsverlust und Hypotonie. Bei Herzinsuffizienz empfiehlt es sich, zuweilen das Fluorocortisol bei normaler Salzeinnahme wegzulassen. Bei Hypertonie ist es anstelle von Salidiuretica in entsprechend geringerer Dosierung einzunehmen (z.B. 5- oder 3mal wöchentlich 0,1 mg) oder wegzulassen.

Anstelle des Fluorocortisols kann alle 3–4 Wochen eine i.m.-Injektion von 25 mg Trimethyldesoxycorticosteron in Kristallsuspension verabfolgt werden. Schließlich kann eine tägliche Kochsalzzulage von 5–10 g das Mineralcorticoid neben dem Cortison ersetzen. Das natürliche Mineralocorticoid d-Aldosteron müßte als Acetat in öliger Lösung täglich in der Dosis von 75–150 γ i.m. appliziert werden. Peroral ist es nur in 20–40facher, sublingual in 2–6facher Dosierung genügend wirksam und wird deshalb nicht gebraucht.

Die Verwendung von Prednison oder andern künstlichen Steroiden anstelle von Cortison ist sinnlos, da deren fehlende Natrium-retinierende Wirkung gleichzeitig höhere Dosen von Mineralocorticoiden notwendig macht.

Ist man auf parenterale Hormonzufuhr angewiesen, so empfiehlt sich Cortisol-Hemisuccinat i.m. 2mal täglich und Desoxycorticosteron-Acetat 2,5 mg i.m. täglich oder – falls Cortisol-Hemisuccinat nicht verfügbar – Prednisolon-Hemisuccinat oder -Phthalat 2mal täglich 5 mg sowie 5–10 mg Desoxycorticosteron i.m.

Cortison-Acetat als Suspension i.m. wird zu langsam resorbiert und ist heute, wie auch die früher viel verwendete Tabletten-Implantation, überholt.

Mit dem Ausfall der Nebennierenrinde verschwinden bei der Frau die Androgene fast vollständig. Sie brauchen in der Regel nicht ersetzt zu werden. Ob sie auf die Psyche von Einfluß sind, ist noch nicht entschieden. Bei Libidoverlust ist der Versuch gerechtfertigt, zusätzlich p.o. 2,5–5 mg Fluoxymesteron zu verabreichen.

e) Therapie bei Komplikationen

Jede zusätzliche Belastung durch körperliche Anstrengung, Trauma oder akute Erkrankung bedingt einen erhöhten Bedarf an Cortison. Die Addison-Patienten müssen wissen, daß sie durch jedes Trauma, jede Infektion und jede Operation in hohem Maße gefährdet sind und müssen dieser Gefährdung durch Erhöhung der Cortisondosis zu begegnen lernen. Stets sollen sie einen Vorrat an Cortisontabletten bei sich haben, möglichst auch intramuskulär injizierbares Cortisol. Bei fieberhaften Erkrankungen sind sofort 75–150 mg Cortison per os einzunehmen. Tritt Erbrechen auf, so ist der Arzt aufzusuchen und 2mal täglich 50–100 mg Cortisol Hemisuccinat intramuskulär zu injizieren. Zeichen der Exsiccose fordern zusätzlich öllösliches Desoxycorticosteron, 5 mg, maximal 10 mg, intramuskulär. Bei jeder schweren Erkrankung ist sofortige Hospitalisation angezeigt.

Eine inaktive oder aktive Tuberkulose stellt bei Abschirmung mit Tuberkulostatica keine Kontraindikation für das Cortison dar. Allerdings sind Vorsicht und Überwachung des Patienten geboten. Die ausgesprochen günstige Wirkung auf den Allgemeinzustand überwiegt einen nachteiligen Effekt auf die indurativen Vorgänge.

f) Das Verhalten bei operativen Eingriffen und bei Adrenalektomie

Unter i.v.-Cortisolinfusion sind heute eingreifende Operationen am Addison-Patienten mit gegenüber Operationen an Gesunden nur unwesentlich erhöhtem Risiko ausführbar. Auch die totale Adrenalektomie ist bei korrekter Substitution ohne besonderes Risiko ausführbar.

Die Adrenalektomie bei Cushing-Syndrom macht, da der Organismus mit Cortisol überschwemmt war, doppelte Dosen Cortisol und langsamere Reduktion auf die Erhaltungsdosis notwendig (s. unten).

Es ist nach dem Schemata der Tabelle 8 vorzugehen.

g) Therapie der akuten Nebenniereninsuffizienz

Addison-Krise. Exacerbiert die chronische Nebenniereninsuffizienz unter dem Einfluß einer Infektion, eines Trauma oder einer Operation zur akuten Krise, so schwebt der Patient in äußerster Lebensgefahr und bedarf sofort einer intensiven Behandlung. Jede Verzögerung und jede belastende diagnostische Maßnahme kann den Tod bedeuten. Nur wo die Diagnose ungewiß ist und der Zustand des Patienten es noch erlaubt, wird man zuerst eine Blutentnahme zur Bestimmung des Plasmacortisols, Kaliums, Natriums, der Chloride, des Harnstoffs sowie des Blutzuckers vornehmen. Danach ist dem Schema nach Tabelle 9 zu verfahren.

Tabelle 8. Nebennierensubstitution bei Operationen

1. *Substitutions-Therapie bei kleinen Eingriffen (Zahnextraktion):*
   1 Std vorher 75–100 mg Cortisonacetat p.o.

2. *Substitutions-Therapie bei Adrenalektomie und bei Operationen an Addison-Patienten:*
   Von Beginn der Narkose an i.v.-Infusion von 1 Liter 2:1 physiol. Glucose/physiol. NaCl-Lösung mit 100 mg Cortisol-Hemisuccinat während 8 Std. In den folgenden 16 Std wieder 1 Liter derselben 2:1-Infusionslösung mit 100 mg Cortisol-Hemisuccinat. Bei Hypotonie (< 100 mm Hg systol.) 2. Infusion mit 10 mg l-Noradrenalin oder anderen Sympathicomimetica in 500 ml physiol. NaCl-Lösung mit einer Tropfenzahl von 5–40 Tropfen pro Minute laufen lassen, was 0,3–2,4 mg l-Noradrenalin entspricht. Die Infusion soll nie unterbrochen werden.
   1. postoperativer Tag:
      2 Liter 2:1 mit je 50 mg Cortisol pro Liter i.v.
   2. postoperativer Tag:
      wenn möglich auf Cortisonacetat per os übergehen in Dosierung von 4mal 1 Tabl. à 25 mg
   3. postoperativer Tag:
      3mal 1 Tabl. Cortison p.o.

   Danach je nach Verlauf schrittweise Reduktion im Verlauf von 3–6 Tagen auf die Erhaltungs-Substitutionsdosis von 25–37,5 mg Cortisonacetat per os + 0,1 mg Fluorocortisol per os.

3. *Substitutions-Therapie bei Adrenalektomie wegen Cushing-Syndrom*
   Von Beginn der Narkose an i.v. Infusion von 1 Liter 2:1 physiol. Glucose/physiol. NaCl-Lösung mit 200 mg Cortisol-Hemisuccinat während 8 Std. In den folgenden 16 Std wieder 1 Liter derselben 2:1-Infusionslösung mit 200 mg Cortisol-Hemisuccinat.
   Bei Hypotonie (< 100 mm Hg systol.) 2. Infusion mit 10 mg l-Noradrenalin oder anderen Sympathicomimetica in 500 ml physiol. NaCl-Lösung mit einer Tropfenzahl von 5–40 Tropfen pro Minute laufen lassen, was 0,3–2,4 mg l-Noradrenalin entspricht. Die Infusion soll nie unterbrochen werden.
   1. postoperativer Tag:
      2 Liter 2:1 mit je 100 mg Cortisol pro Liter i.v.
   2. postoperativer Tag:
      2 Liter 2:1 mit je 100 mg Cortisol pro Liter i.v.
   3. postoperativer Tag:
      wenn möglich auf Cortisonacetat per os übergehen in Dosierung von 4mal 2 Tabl. à 25 mg
   4. postoperativer Tag:
      3mal 2 Tabl. Cortison per os.

   Danach je nach Verlauf schrittweise Reduktion im Verlauf von 2–3 Wochen auf die Erhaltungs-Substitutionsdosis von 25–37,5 mg Cortison-Acetat per os + 0,1 mg Fluorocortisol per os.

Gerät der mit Desoxycorticosteron allein behandelte oder überbehandelte Addison-Patient in die Krise, so stehen hypoglykämische Symptome neben den Zeichen der Wasserretention im Vordergrund, Ödeme, hoher Blutdruck, Bewußtlosigkeit, epileptische Anfälle, Lungenödem können auftreten. NaCl- und Flüssigkeitszufuhr sind in diesem Falle kontraindiziert, intravenöse Applikation von Cortisol in 10%iger Glucoselösung und Plasma sind geboten. Bei nachgewiesener Hypokaliämie wird man KCl 6 g in magenresistenten Dragées oder 2 g KCl in 1000 ml 5%iger Glucoselösung innerhalb einer Stunde geben.

Tabelle 9. Therapie der Addison-Krise. (Für Kinder Dosen um 0–50% reduzieren)

1. Intravenöse Tropfinfusion mit 100 mg Cortisol-Hemisuccinat in 500 ml physiol. NaCl-Lösung, der 50 ml 40% Glucoselösung beigefügt werden können, innerhalb von 3 Std.
   Wenn kein wasserlösliches Cortisol vorhanden, Prednisolon-Hemisuccinat oder -Phthalat 25 mg.
   Wenn keine Möglichkeit für i.v.-Infusion besteht, 100 mg Cortisol-Hemisuccinat oder 25 mg Prednisolon-Hemisuccinat i.m.
2. Bei Hypotonie (systol. < 100 mm Hg) Infusion mit 10 mg Noradrenalin oder anderen Sympathomimetica in 500 ml physiol. NaCl-Lösung mit einer Tropfenzahl von 5–40 Tropfen/min laufen lassen, entsprechend 0,3–2,4 mg/Std l-Noradrenalin. Eventuell, wenn möglich entsprechend dem Zentralvenendruck, 500 ml Plasma oder Blut nach Rehydrierung.
3. Fortsetzen der i.v.-Infusion mit Cortisol 10 mg pro Std bis Patient trinkt und Cortison-Tabletten (4mal 2 Tabl. à 25 mg tgl.) einnehmen kann.
4. Schrittweiser Abbau des Cortisons auf Erhaltungsdosis von 25–37,5 mg Cortison p.o. + 0,1 mg Fluorocortisol p.o. innerhalb 3–6 Tagen.
5. Eventuell Antibioticum.

h) Therapie des latenten Morbus Addison

Bei diesen Patienten kann die reduzierte Eigenproduktion der Nebennierenhormone für die Anforderungen des gewöhnlichen Lebens genügen. An Hand des Blutdrucks, des Gewichts, vor allem aber des Allgemeinbefindens und der Leistungsfähigkeit ist zu prüfen, ob und in welcher Dosierung Depot-Desoxycorticosteron, Fluorocortisol oder Cortisol von Vorteil sind. Auch wenn diese Patienten für gewöhnlich ohne Hormontherapie auskommen, müssen sie stets Cortison bei sich haben, um bei Belastungen wie Infektionskrankheiten, Trauma sogleich 50–100 mg Cortison per os einzunehmen. Geraten sie in die akute Insuffizienz, so ist wie bei der Addison-Krise zu handeln.

i) Therapie der Insuffizienz bei Panhypopituitarismus und nach Cortisontherapie (Sekundäre Nebenniereninsuffizienz)

Die Nebennierenatrophie nach ACTH-Ausfall kann meist auch nach jahrelangem Bestehen durch intensive ACTH-Stimulation behoben werden. Als Dauersubstitution hat sich aber das ACTH nicht bewährt, die dauernd notwendigen Injektionen bilden gegenüber der peroralen Verwendung des Cortisons einen Nachteil.

Bei der sekundären Nebenniereninsuffizienz ist die basale Sekretion der Mineralocorticoide erhalten. Eine vollwertige Substitution ist daher mit Cortison allein möglich. Die basale Sekretion allein genügt zur Erhaltung einer vita minima, bei jeder zusätzlichen Belastung können aber diese Patienten in eine Krise geraten. Beim Panhypopituitarismus ist neben kleinen Dosen Cortisonacetat

(12,5–25 mg per os) der Schilddrüsenausfall durch Na-l-Thyroxin und die männliche Gonadeninsuffizienz durch Testosteron auszugleichen (s. S. 104).

Über die sekundäre Nebenniereninsuffizienz nach lange dauernder hochdosierter Cortisontherapie s. S. 329f.

Geraten diese Patienten durch eine plötzliche Belastung in eine akute Insuffizienz, so ist unverzüglich intravenöses Cortisol wie bei der Addison-Krise anzuwenden, obwohl dadurch die Atrophie weiter gefördert wird. ACTH wirkt auch intravenös auf die atrophischen Nebennieren in einer Notfallsituation nicht genügend rasch, so daß man gezwungen ist, auf das Cortison zurückzugreifen. Kinder erhalten die halbe bis die ganze Erwachsenendosis.

6. Die Prognose der Nebenniereninsuffizienz

Die Prognose des Morbus Addison hat sich mit der Entwicklung der Therapie vollständig gewandelt. Während bis 1930 ohne spezifische Therapie 63% der Addison-Kranken innerhalb von $1^1/_2$ Jahren starben, kamen in der Periode zwischen 1930 und 1937 mit Salz und Nebennierenextrakt-Therapie nur noch 43% in $1^1/_2$ Jahren ad exitum. Seit der Einführung des Desoxycorticosterons starben in $1^1/_2$ Jahren nur noch 14%. Die Einführung des Cortisons hat eine weitere Senkung der Letalität mit sich gebracht. Im übrigen wird die Prognose beeinflußt durch zusätzliche Krankheiten wie Urogenitaltuberkulose. Gleichzeitige Lungentuberkulose ist selten. Morbus Addison bedingt durch Nebennierenatrophie soll eine günstigere Prognose haben als die tuberkulöse Form dieser Krankheit. Ferner soll das langsame Einsetzen der Symptome prognostisch günstiger sein. Fälle, die über lange Zeit nur eine Zunahme der Pigmentation und Hypotonie aufweisen, aber weder Magen-Darmbeschwerden noch hypoglykämische Symptome haben, können über viele Jahre ohne Hormontherapie leben. Hingegen ist Neigung zur Hypoglykämie ein ungünstiges Zeichen, das sofortige Behandlung erfordert. Am meisten wird aber die Prognose beeinflußt von der Art der Therapie und der Sorgfalt in deren Durchführung. Die Patienten sind über ihre Leiden möglichst eingehend aufzuklären. Sie müssen angelernt werden, ihre Symptome zu erkennen und danach richtig zu handeln. Nach optimaler Einstellung pflegen wir die Patienten, wenn sie sich wohl befinden, erst vierteljährlich, dann jährlich kurz ambulant zu kontrollieren.

F. Die Überfunktion der Nebennierenrinde

1. Einteilung

Wie auf S. 290f. und Tabelle 1 dargelegt, produziert die menschliche Nebennierenrinde mengenmäßig vorwiegend Cortisol, Corticosteron und Dehydroepiandrosteron-Sulfat. Physiologisch von Wichtigkeit ist daneben die kleine Menge sezerniertes Aldosteron, während den übrigen weniger aktiven oder inaktiven Vorstufen, die im Blut gefunden werden, normalerweise keine klinische Bedeutung zukommt. Die Sekretion von kleinen Mengen Testosteron ist bewiesen, diejenige von Oestrogenen wahrscheinlich.

Demnach lassen sich 3 Syndrome unterscheiden:

1. dasjenige der Mineralocorticoide (primärer Aldosteronismus, Conn-Syndrom);
2. dasjenige des Cortisols (Cushing-Syndrom);
3. dasjenige der Androgene (adrenogenitales Syndrom).

Mischformen zwischen Cushing-Syndrom und adrenogenitalem Syndrom kommen bei Adenomen der Nebenniere vor, Mischformen aller drei Hormongruppen, besonders unter Sekretion massiver Mengen der Vorläufer, beim Nebennieren-Carcinom. Hirsutismus und Acne gehören auch zum reinen Cushing-Syndrom, während Virilismus auf eine Mischform mit adrenogenitalem Syndrom weist.

2. Mineralocorticoid-Überproduktion

J. Müller und A. Labhart

a) Primärer Aldosteronismus („Conn-Syndrom")

α) Definition, Häufigkeit

Als primären Aldosteronismus bezeichnet man die autonome Überproduktion von Aldosteron durch die Nebenniere. Krankheitsursache ist in etwa $^2/_3$ aller Fälle ein Aldosteron-produzierender Tumor der Nebennierenrinde („Aldosterom", „Aldosteronom"). In den übrigen Fällen handelt es sich anscheinend um eine idiopathische Hypersekretion von Aldosteron aus bilateral diffus oder nodulär hyperplastischen Nebennierenrinden („idiopathischer Hyperaldosteronismus", „pseudoprimärer Aldosteronismus"). Das klassische Conn-Syndrom umfaßt die Symptome der Hypokaliämie mit Muskelschwäche oder periodischen Paresen und Polyurie sowie eine benigne Hypertonie. Später betrachtet aber Conn (1965, 1966) die Hypokaliämie nicht mehr als Kardinalsymptom der Krankheit. Bei vielen Patienten ging die Hypertonie der Hypokaliämie um mehrere Jahre voraus, und Conn konnte auch aufgrund der Laborbefunde einer erhöhten Aldosteronsekretion und einer verminderten Plasma-Renin-Aktivität bei einigen normokaliämischen Hypertonikern einen primären Aldosteronismus diagnostizieren. Bisher sind aber nur sehr vereinzelte Fälle von normokaliämischem primärem Aldosteronismus bekannt.

Auch die Häufigkeit der Krankheit ist noch umstritten. Seit der ersten Beschreibung der Krankheit durch CONN (1955) sind einige hundert Fälle dieser Krankheit publiziert worden. Von den meisten Autoren wird der primäre Aldosteronismus aber als seltene Ursache einer Hypertonie betrachtet. In den USA, wo schätzungsweise 17 Millionen Einwohner an einer Hypertonie leiden, sind weniger als 1000 Fälle von primärem Aldosteronismus diagnostiziert worden. Dennoch war CONN vorübergehend (1965/66) der Ansicht, daß bis zu 20% aller Patienten mit „essentieller" Hypertonie tatsächlich an einem nicht diagnostizierten primären Aldosteronismus leiden könnten. Diese Hypothese basierte auf dem Prozentsatz von erhöhter Aldosteronexkretion bei Patienten mit essentieller Hypertonie (GARST, 1960) und auf der Häufigkeit, mit der Nebennierenrinden-Adenome bei der Sektion von Patienten mit essentieller Hypertonie gefunden werden. Obwohl es durchaus möglich ist, daß die Krankheit in Zukunft durch verfeinerte Untersuchungsmethoden und Serienuntersuchungen häufiger diagnostiziert werden wird, stehen der Hypothese von CONN bereits jetzt viele Tatsachen entgegen. Nach neueren Untersuchungen mit Doppelisotopen-Methoden sezernierten Patienten mit benigner Hypertonie fast durchwegs normale Mengen von Aldosteron. Unter 73 Patienten mit benigner essentieller Hypertonie fand LARAGH (1966) keinen einzigen mit erhöhter Aldosteron-Sekretion. Normale Aldosteron-Ausscheidung wurde von KAPLAN (1967) bei 43 Patienten mit benigner Hypertonie gefunden. In einer prospektiven Studie an 90 unausgewählten „essentiellen" Hypertonikern ließ sich primärer Aldosteronismus anhand von Aldosteronsekretionsbestimmungen und ungehemmter Renin-Aktivität 87mal ausschließen. Hingegen fand sich unter 10 Patienten mit Hypertonie und Hypokaliämie 4mal primärer Aldosteronismus (FISHMAN, 1968). Ferner ist ein bei der Operation oder Sektion eines Hypertonikers gefundenes Nebennierenrinden-Adenom noch kein Beweis dafür, daß dieses die Ursache der Hypertonie war. Adenome von Patienten mit essentieller Hypertonie zeigten einen normalen Steroidgehalt (KAPLAN, 1967), während Adenome von Patienten mit primärem Aldosteronismus pro Gewichtseinheit 10–100mal mehr Aldosteron und 10mal mehr Corticosteron enthielten als normales menschliches Nebennierengewebe. So hat heute bis zum Gegenbeweis der primäre Aldosteronismus als seltene Ursache der Hypertonie zu gelten.

Das weibliche Geschlecht ist $2^1/_2$mal häufiger befallen; zwei Drittel der Fälle werden in der 4. und 5. Lebensdekade diagnostiziert. Das Leiden kommt aber in allen Lebensaltern vor. Während der „Congenitale Aldosteronismus" des Jugendlichen mit beidseitiger Nebennierenhyperplasie zum sekundären Aldosteronismus (s. S. 343) zu zählen ist, sind doch verschiedene Fälle von primärem Aldosteronismus mit Nebennierenadenom bei Kindern bekannt.

β) Pathologische Anatomie

Die Adenome kommen links 2–3mal häufiger als rechts vor. In 90% sind sie solitär, in 10% multipel und nur in 2% sind beidseitig Tumoren gefunden worden. Sie sind in der Regel sehr klein und deshalb röntgenologisch nicht feststellbar. In 63% wiegen sie weniger als 6 g, in 86% ist der größte Durchmesser kleiner als 3 cm.

Sie bauen sich aus Zellen auf, die an die Zona fasciculata erinnern. Dem Adenom an sich und dem restlichen Rindengewebe ist in der Regel die besondere Aktivität des Tumors nicht anzusehen. Atrophien der Restrinde sind allerdings beschrieben worden.

Aus den Tumoren sind beträchtliche Mengen Aldosteron extrahierbar, während im angrenzenden Nebennierengewebe der Aldosteron-Gehalt wesentlich niedriger ist. Meistens aber ist nicht Aldosteron, sondern Corticosteron das vorwiegend gefundene Steroid in Tumoren, die zum primären Aldosteronismus führen. Oft enthalten sie auch große Mengen von Cortisol, was die manchmal gefundene kontralaterale Nebennieren-Atrophie und die Notwendigkeit einer temporären Substitution erklären könnte.

Die Niere weist in der Regel die typischen Zeichen der hypokaliämischen Nephropathie auf. Daneben wird häufig eine Arteriosklerose als Folge der Hypertonie gefunden. Nicht selten finden sich Zeichen der chronischen Pyelonephritis.

γ) Klinische Symptomatologie

Die führenden Symptome werden durch die *Hypertonie* und die *Hypokaliämie* verursacht. Kalium geht vorwiegend durch den Urin, aber auch durch das Colon verloren (SHIELDS, 1968). Kopfschmerzen als Hypertoniefolge fehlen selten. Die Hypokaliämie führt einerseits zu Muskelschwäche, die kontinuierlich besteht oder häufiger sich periodisch zu Paresen und Paralysen steigert, anderseits zu Polyurie, besonders während der Nacht, mit einer nicht immer sehr ausgesprochenen Isosthenurie sowie Polydipsie (s. Kap. III, S. 46).

Nicht regelmäßig zeigt sich zudem eine Tetanie, die wie die hypocalcämische Tetanie sich im latenten Stadium durch positives Chvostek- und Trousseausches Zeichen erkennen läßt und entweder auf die Alkalose oder den Mangel an Magnesiumionen zurückgeführt wird. In der Regel finden sich keine Ödeme. Nur vereinzelte Fälle von klassischem Conn-Syndrom mit Ödemen sind beschrieben worden, für die sich meist besondere Ursachen finden lassen.

Parästhesien sind nicht selten und gehen wahrscheinlich auf die Alkalose zurück.

Die Hypertonie hat in der Regel benignen Charakter, wenn auch die diastolischen Werte zwischen 90–160 schwanken. Das Herz ist nur in der Hälfte der Fälle vergrößert. Sie ist nicht progre-

Tabelle 10. Häufigkeit der Symptome des primären Aldosteronismus. (Nach KOCZOREK)

a) *Beschwerden*	
Polyurie, Nykturie	73%
Muskelschwäche	71%
Kopfschmerzen	53%
Polydipsie	48%
Lähmungen, intermittierend	25%
Parästhesien	24%
Tetanische Anfälle	21%
Keine Beschwerden	5%
b) *Klinische Befunde*	
Hypertonie, benigne	100%
Retinopathie bis III	53%
Herzvergrößerung	42%
Trousseau	17%
Chvostek	8%
Schlaffe Paresen	4%

dient, führt nicht zu Arteriolonekrose, bedingt nur einen Fundus hypertonicus I–III. Papillenödem wird nicht gefunden. Die Symptomatologie kann aber auch unvollständig sein, und es sind einwandfrei operativ nachgewiesene Fälle bekannt geworden, die keine Beschwerden hatten. Durch Reihenuntersuchung wurde die Hypertonie festgestellt und im Anschluß daran eine Hypokaliämie.

δ) *Laboratoriumsbefunde*

1. Elektrolytstoffwechsel. Der führende Laboratoriumsbefund ist in den meisten Fällen die Hypokaliämie, die sich im allgemeinen zwischen 1,4–3,2 mÄq/l bewegt. Der normokaliämische primäre Aldosteronismus ist selten (s. S. 335 f.), möglicherweise läßt sich auch bei normokaliämischen Fällen eine Hypokaliämie provozieren durch mehrtägige perorale Natriumbelastung (200 mÄq Na^+ täglich). Die Kaliumbilanz ist negativ, und im Verhältnis zum Serum-Kalium besteht eine ausgesprochene Hyperkaliurie. Von besonderer Beweiskraft ist die Unfähigkeit des Patienten, die tägliche Kaliumausscheidung auf Werte von unter 20 mÄq zu reduzieren, wenn eine kaliumarme Diät (20 mÄq täglich) gegeben wird. Der Gesunde hingegen kann seine Kalium-Ausscheidung zwar nicht vollständig einstellen, aber doch erheblich senken. Sehr charakteristisch sind auch die Veränderungen der Kaliumbilanz bei erhöhter oder erniedrigter Natriumzufuhr. Wenn bei konstanter Kaliumzufuhr (100 mÄq/Tag) die tägliche Natriumzufuhr auf 200 mÄq erhöht wird, kommt es zu einer markanten Erhöhung der Kaliumausscheidung im Urin und nach einigen Tagen zu einem weiteren Abfall des Serum-Kaliums. Ursache ist ein gesteigerter Natrium-Kaliumaustausch im distalen Nierentubulus unter dem Einfluß des erhöhten Aldosteronspiegels. Umgekehrt wird die Kaliumausscheidung vermindert, und das Serum-Kalium steigt an, wenn eine natriumarme (10 mÄq/Tag) Diät eingehalten wird, weil dabei im distalen Tubulus kein Natrium für den Austausch mit Kalium zur Verfügung steht. Die negative Kaliumbilanz führt mit der Zeit zu einer erheblichen Kaliumverarmung des gesamten Organismus, und die Bestimmung des austauschbaren Körperkaliums mit ^{42}K kann eine Verminderung bis auf 70% der Norm ergeben. Bei sehr hoher Kaliumzufuhr (200 mÄq/Tag) läßt sich das Defizit zwar etwas vermindern, die Hypokaliämie kann aber dadurch nicht behoben werden.

Von differentialdiagnostischer Bedeutung gegenüber den tubulären Nephropathien mit Kaliumverlust ist eine Verminderung der Kaliumausscheidung und ein Anstieg des Serum-Kaliums unter Behandlung des Aldosteronismus mit Spirolacton.

Eine Hypernatriämie ist nicht so häufig und nicht so ausgesprochen wie die Hypokaliämie. Der Serum-Natriumspiegel von 137–160 mÄq/l überschneidet sich mit dem Normalbereich. Das mit ^{24}Na gemessene austauschbare Natrium ist um durchschnittlich 15% erhöht, obwohl hier die Interpretation wegen des im Knochen gelagerten Natriums schwierig ist. Das extracelluläre Flüssigkeitsvolumen ist vermehrt, das Plasmavolumen ist durchschnittlich um 15% vergrößert. Auch hier finden Überschneidungen mit dem Normbereich statt; dagegen sprechen eindeutige Verminderungen des Serum-Natriums oder des Plasmavolumens eher für einen sekundären Aldosteronismus.

Im Schweiß und im Speichel ist der Natrium/Kalium-Quotient beim primären Aldosteronismus erniedrigt, und zwar oft ausgesprochener als im Urin, da es in diesen Drüsen nicht zu einem escape-Phänomen kommt. Der Natrium-Gehalt dieser beiden Körperflüssigkeiten variiert mit der Sekretionsgeschwindigkeit, und eine Standardisierung ist schwierig. Möglicherweise läßt sich aber die Bestimmung des Natrium/Kaliumquotienten im Schweiß unter Berücksichtigung der Sekretionsgeschwindigkeit als „screening-test" für primären Aldosteronismus bei der Abklärung von Hypertonie verwenden (GRANDCHAMP, 1967).

Aus noch nicht sicher bekannten Gründen findet sich in vielen Fällen eine Hypomagnesiämie und wahrscheinlich dadurch eine erhöhte Bereitschaft zur Tetanie. Die Hypokaliämie geht mit einer metabolischen Alkalose einher; das Standard-Bicarbonat liegt zwischen 24 und 54 mÄq/l (durchschnittlich 35) und das Plasma-pH ist erhöht. Obwohl Aldosteron die H-Ionen-Ausscheidung fördert, ist der Urin gewöhnlich alkalisch mit einem pH zwischen 7 und 7,5; wahrscheinlich wird die K-Ionen-Ausscheidung bevorzugt.

Die Polyurie, Polydipsie, Nykturie und Hyposthenurie sind Folge der Hypokaliämie (s. S. 336). Durch Vasopressin läßt sich die Polyurie nicht vermindern, die Urin-Osmolalität liegt stets unter der Plasma-Osmolalität.

2. Aldosteron-Bestimmungen

a) Urin-Aldosteron. Der Nachweis einer pathologisch erhöhten und relativ autonomen Aldosteron-Sekretion ist ein unumgängliches Kriterium zur Diagnose eines primären Aldosteronismus. Wegen der großen Variabilität der Plasma-Aldosteronkonzentration beim Gesunden und Kranken wird eine solche erhöhte Aldosteron-Sekretion weit zuverlässiger erfaßt durch eine Bestimmung des bei pH 1 hydrolysierbaren Aldosteron-18-Glucuronids im 24-Std-Urin als durch einzelne Bestimmungen der Plasma-Aldosteronkonzentration. Bestimmungen der Plasmaaldosteronkonzentration haben aber eine wichtige Bedeutung, wenn die Diagnose eines primären Aldosteronismus feststeht und zwischen einem Aldosteron-produzierenden Adenom und einem idiopathischen Hyperaldosteronismus differenziert werden muß. Meistens genügt die Bestimmung des Aldosteron-18-Glucuronides im Urin. Wenn ein gestörter Aldosteron-Abbau in der Leber interferieren kann (Leberkrankheiten, Schwangerschaft), muß die Aldosteron-Sekretionsrate bestimmt werden. Meistens ist die Aldosteron-Sekretion mäßig, auf etwa das Doppelte der Norm erhöht. Massive Erhöhung der Aldosteron-Sekretion werden häufiger beim sekundären (maligne Hypertonie) als beim primären Aldosteronismus gefunden. Stets ist bei der Beurteilung der Aldosteron-Sekretion oder Exkretion das Elektrolytgleichgewicht zu berücksichtigen. Nur bei einer täglichen Einnahme von mindestens 100 mÄq Natrium (6 g Kochsalz) ist eine erhöhte Aldosteron-Ausscheidung pathologisch.

Charakteristischerweise läßt sich die Aldosteron-Sekretion beim primären Aldosteronismus nicht oder nur wenig unterdrücken durch Maßnahmen die zu einer Vergrößerung des Plasmavolumens führen:

tägliche Einnahme von 200 mÄq Natrium (12 g Kochsalz, evtl. in Form von Gelatinekapseln), 5 Tage lang,

Infusion von je 2 l physiologischer Kochsalzlösung in 4 Std an zwei aufeinanderfolgenden Tagen,

parenterale Verabreichung von DOCA, 20 mg täglich an drei aufeinanderfolgenden Tagen bei normaler Kochsalzzufuhr (6 g täglich).

Es muß aber berücksichtigt werden, daß bei ödematösen Patienten mit sekundärem Aldosteronismus durch diese Maßnahmen nur das extracelluläre Volumen, nicht aber das zirkulierende Plasmavolumen erweitert wird, so daß hier die Aldosteron-Sekretion auch nicht reduziert wird und eine Autonomie vorgetäuscht werden kann.

b) Plasma-Aldosteron. Diagnostisch am aufschlußreichsten sind Plasma-Aldosteron-Bestimmungen morgens früh um 8 Uhr beim noch liegenden Patienten sowie um Mittag nach 4 Std in aufrechter Körperhaltung. Nach BIGLIERI (1974) lagen alle Morgenwerte bei 25 Patienten mit gesichertem Aldosteron-produzierenden Adenom über 19,5 ng/100 ml. Um Mittag lag bei 19 Patienten die Plasma-Aldosteron-Konzentration tiefer, bei 6 geringgradig höher als am Morgen. Dagegen zeigten 6 Patienten mit idiopathischem Hyperaldosteronismus normale oder nur leicht erhöhte Morgenwerte und einen markanten Anstieg nach Orthostase, ähnlich wie gesunde Versuchspersonen. Ähnliche Befunde wurden auch von GANGULY (1973) beschrieben.

3. Plasma-Renin-Aktivität. Die Bestimmung der Plasma-Renin-Aktivität (s. S. 386) oder der Plasma-Renin-Konzentration unter Basal- (liegender Patient mit normaler Salzzufuhr) und Stimulationsbedingungen (Salidiureticum, Orthostase) ist von entscheidender Bedeutung bei der Unterscheidung von primärem und sekundärem Aldosteronismus. Während bei allen bekannten Formen von sekundärem Aldosteronismus der basale Reninspiegel erhöht ist, ist die Plasma-Renin-Aktivität beim primären Aldosteronismus erniedrigt oder unmeßbar tief und steigt weder auf Natriummangel noch auf Orthostase an. Der früher verwendete Angiotensin-Infusionstest ist gefährlich und wird bei der Diagnostik des primären Aldosteronismus nicht mehr gebraucht.

4. Kohlenhydrat-Stoffwechsel. Eine pathologisch verminderte Glucosetoleranz – meistens bei normalem Nüchternblutzucker – wird bei der Hälfte aller Patienten mit primärem Aldosteronismus gefunden. Dazu mag die glucocorticoide Aktivität des oft vermehrt sezernierten Corticosterons beitragen. In erster Linie handelt es sich aber um eine Folge des Kaliumdefizits. Hypokaliämie stört die Glykogenbildung und verzögert die Sekretion von Insulin.

ε) Röntgenuntersuchungen, Szintigraphie

Zur präoperativen Seitenlokalisation eines Aldosteron-produzierenden Nebennierentumors ist die Röntgenuntersuchung mit Retropneumoperitoneum meistens unbefriedigend, da es sich fast immer um sehr kleine Adenome handelt, die bei dieser Untersuchung nicht dargestellt werden. Bessere Erfolge werden durch selektive Nebennieren-Phlebographien erzielt (CONN, 1969). Eine sichere Seitendiagnose und damit auch zuverlässige Diagnose eines Aldosteron-produzierenden Adenoms ist durch Bestimmung des Aldosterons im durch Vena cava-Katheterismus gewonnenen Nebennierenvenenblut von beiden Seiten möglich (MELBY, 1967). Allerdings gelingt es nicht immer, die rechte Nebennierenvene zu katheterisieren, aber gewisse Aussagen sind auch nach dem links gefundenen Wert möglich.

Eine Aortographie oberhalb der Nierenarterien läßt nur zuweilen den Tumor in der Nebenniere zur Darstellung bringen, deckt jedoch eine Nierenarterienstenose auf (s. S. 342).

Neuerdings kann durch Applikation von ^{131}I-19-Iodocholesterin ein Adenom zuweilen durch Szintigraphie oder Gammagraphie sichtbar gemacht und lokalisiert werden (CONN, 1972; JØRGENSEN, 1975) (s. S. 356). Es empfiehlt sich dabei die Cholesterinaufnahme der Zona fasciculata durch Verabreichung von Dexamethason (2 mg/Tag) zu unterdrücken.

ζ) Differentialdiagnose

Die Differentialdiagnose des primären Aldosteronismus ist vor allem diejenige der Hypokaliämie (Tabelle 11) und in zweiter Linie die der Hypertonie.

Zunächst ist abzuklären, ob Kalium durch den Urin oder durch den Stuhl verloren geht, oder ob die Hypokaliämie durch Verschiebungen in den intracellulären Raum zustande kommt. In der Regel werden beim primären Aldosteronismus mehr als 20 mÄq Kalium pro 24 Std, selbst bei kaliumarmer Ernährung, ausgeschieden, es sei denn, die Kaliumreserven des Organismus seien durch jahrelange Erkrankung vollständig ausgeschöpft. Hypokaliämie ohne Hyperkaliurie kommt vor allem bei chronischen Durchfällen vor oder ist auf heimlichen Abführmittelabusus verdächtig. Nachweis von Phenolphthalein im Stuhl oder Urin, das vielen Abführmitteln beigefügt ist, durch Rotwerden des Stuhl oder Urins nach Alkalisierung, kann viel Arbeit ersparen. Werden zusätzlich zu den Abführmitteln wegen auftretender Ödeme Salidiuretica verwendet, so wird die Diagnose schwierig, da dann gleichzeitig eine Hyperkaliurie und eine Hyperaldosteronurie hinzutritt. Hypokaliämie mit Hyperkaliurie und gleichzeitiger Obstipation wird bei Anorexia mentalis gesehen (ROSSIER, 1955).

Wird eine Hyperkaliurie festgestellt, so treten vor allem tubuläre Nierenleiden oder Aldosteronismus in Differentialdiagnose. Während die Hypokaliämie ohne primäre Erkrankung der Nieren stets mit einer metabolischen Alkalose einhergeht, findet sich bei den tubulären Nephropathien eine metabolische *Acidose*, da sehr oft auch eine Ausscheidungsstörung der H-Ionen vorliegt. Andererseits kann länger dauernde Hypokaliämie zu Störungen im Tubulusepithel mit Hyposthenurie führen. Nierenleiden, die mit Hypokaliämie einhergehen können, sind die renale Acidose, die chronisch interstitielle Nephritis, gelegentlich die chronische Pyelonephritis und die angeborenen tubulären Erkrankungen, wie die des Fanconi-Syndroms. Eine Ausnahme macht das von LIDDLE (1964) beschriebene Syndrom einer familiären Kaliumverlust-Nephropathie mit Alkalose und Hypertonie.

Findet sich eine Hyperkaliurie zusammen mit einer metabolischen Alkalose, so wird man in erster Linie an iatrogene Hypokaliämien denken müssen. Hypokaliämie durch Salidiuretica als Therapie bei Hypertonie ist die häufigste Ursache von Verwechslungen mit primären Aldosteronismus. Salidiuretica führen durch Förderung der Natriumausscheidung zu vermehrter Aldosteronsekretion und -Exkretion. *Succus liquritiae* hat eine mineralocorticoidähnliche Wirkung (s. S. 305 f.) und führt, chronisch übermäßig genossen — er ist gewissen Getränken beigemischt —, zu Hypokaliämie, Alkalose, Hyperkaliurie, jedoch zu *verminderter* Aldosteronsekretion und -Exkretion. Chronische DOCA-Applikation und die Liddlesche familiäre Kaliumverlustnephropathie führen zu Hypokaliämie mit metabolischer Alkalose und Hyperkaliurie, jedoch mit verminderter Aldosteronsekretion.

Ist schließlich Hypokaliämie, Alkalose und Hyperkaliurie mit vermehrter Aldosteronsekretion

Tabelle 11. Differentialdiagnose des primären Aldosteronismus

	Blutdruck	Blut			Urin		Aldosteron	17-Hydroxycorticoide
		K	HCO_3	Renin	K	Volumen		
Primärer Aldosteronismus	+	−	+	−	+	+	+	=
Cushing-Syndrom	(+)	−	+		+	+	=	+
Maligne Hypertonie	+++	−	+	+	+	+	++	=
Renale Hypertonie	++	−	+	+	+	+	++	=
Tubuläre Nephropathie	=	−	−	+	+	+	=	=
Chron. Durchfall Laxantienabusus	−	−	+		−	−	−	=
Anorexia mentalis	−	−	+		+	−		−
Fam. K-Verlust Nephropathie (LIDDLE)	+	−	+	−	+	+	−	=
Juxtaglomeruläre Hyperplasie (BARTTER)	−	−	+	+	+	+	+	=
17-Hydroxylasemangel	+	−	+	−	+	+	−	−
iatrogen:								
Salidiuretica		−	+	+	+	+	+	=
Desoxycorticosteron	+	−	+	−	+	+	−	=
Succus liquiritiae	+	−	+	−	+	+	−	=

und -Exkretion verbunden, so folgt die wichtige Differentialdiagnose zwischen primärem und sekundärem Aldosteronismus. Der mit Ödemen einhergehende sekundäre Aldosteronismus der Nephrose, der Lebercirrhose und der Herzinsuffizienz oder der idiopathischen Ödeme ist klinisch meist leicht vom Conn-Syndrom abzugrenzen und geht mit gelegentlicher Ausnahme der Lebercirrhose nicht mit Hypokaliämie einher. Schwierig gestaltet sich die Differentialdiagnose zwischen maligner Hypertonie oder einseitiger Nierendurchblutungsstörung mit sekundärem Aldosteronismus über den Renin-Angiotensin-Mechanismus, der u.U. auch zur Nebennierenhyperplasie führen kann. Ausgesprochen maligne, progrediente Hypertonie mit einem Fundus hypertonicus höheren Grades als III und mit Papillenödemen spricht gegen primären Aldosteronismus, ist aber auch schon bei gesicherten Fällen von primärem Aldosteronismus gefunden worden. Während bei diesem in der Regel Hypernatriämie besteht, findet sich bei maligner Hypertonie mit sekundärem Aldosteronismus Normonatriämie oder sogar Hyponatriämie. Für diese schwierige Differentialdiagnose ist in jedem Falle ein i.v.-Pyelogramm sowie ein Aortogramm, evtl. auch der Howard-Test mit differenzierender Na-Ausscheidungsbestimmung beider Nieren, vorzunehmen, denn die richtige Diagnose ist entscheidend für die Therapie, ob an der Niere, bzw. Arteria renalis zu operieren ist oder an der Nebenniere. Reninbestimmungen im Plasma erlauben die Abgrenzung der renalen Hypertonie mit hohem Renin vom primären Aldosteronismus mit tiefem Renin. Ein tiefes Renin genügt aber keinesfalls zur Diagnose eines primären Aldosteronismus, da viele Patienten mit essentieller Hypertonie ebenfalls eine erniedrigte Plasmareninaktivität aufweisen (FISHMAN, 1968).

Der Nachweis der Unbeeinflußbarkeit der vermehrten Aldosteronsekretion durch Salzbelastung, Salzentzug, Volumenbelastung usw., d.h. der Nachweis der Autonomie eines Aldosteron-sezernierenden Tumors, ist ein wichtiger Hinweis auf das Conn-Syndrom. Das Fehlen der Autonomie schließt aber einen primären Aldosteronismus nicht aus Schließlich fällt in Differentialdiagnose das erst wenige Male beschriebene Syndrom der Hyperplasie des juxtaglomerulären Apparates von BARTTER (1962, Lit. bei sekundärem Aldosteronismus), dem primär ein Nicht-Ansprechen der Gefäße auf Angiotensin II zugrunde liegen soll, welches in der Folge überproduziert werde und, ohne eine Hypertonie auszulösen, zu sekundärem Aldosteronismus führe.

Beim seltenen 17-Hydroxylasemangel finden wir neben dem klinischen Bild des Hypermineralocorticoidismus die Zeichen der fehlenden Geschlechtshormone (Amenorrhoe, Fehlen der sekundären Geschlechtsmerkmale). Die Aldosteron-Sekretion ist erniedrigt, aber auch die 17-Ketosteroide und die 17-Hydroxycorticoide in Urin und Plasma sind tief. Charakteristischerweise verschwinden die Zeichen des Hypermineralocorticoidismus nach kurzdauernder Behandlung mit Glucocorticoiden in Substitutionsdosis wie auch beim ACTH-abhängigen sekundären Aldosteronismus.

Wichtig ist auch die Differentialdiagnose zwischem primärem Aldosteronismus und dem Cushing-Syndrom, bei welchem jedoch in der Regel die klassischen Symptome der Glucocorticoid-Überproduktion im Vordergrund stehen, während die Hypokaliämie selten ausgesprochen ist. Das Cushing-Syndrom bei malignen, eine ACTH-ähnliche Substanz sezernierenden Tumoren wiederum kann klinisch dem Conn-Syndrom ähnlich sein, da eigenartigerweise hier die Hypokaliämie ausgesprochen ist und die klassischen Cushing-Zeichen fehlen können. Aldosteronsekretion und -Exkretion werden jedoch in der Regel nicht erhöht gefunden, während die Cortisol-Metaboliten wie die 17-Hydroxycorticoide beim Cushing-Syndrom im Gegensatz zum Conn-Syndrom vermehrt sind.

Wenn die Diagnose eines primären Aldosteronismus feststeht, muß zuletzt noch unterschieden werden zwischen einem Aldosteron-produzierendem Nebennierentumor und einem idiopathischen Hyperaldosteronismus mit bilateraler Nebennierenrindenhyperplasie. Die präoperative Unterscheidung dieser beiden Formen ist wichtig, da sich nur beim Nebennierentumor eine Operation lohnt. Subtotale oder totale bilaterale Adrenalektomie beim idiopathischen Aldosteronismus führt dagegen nicht zu einer Verbesserung oder gar zu einer Normalisierung des erhöhten Blutdrucks. Es stehen uns folgende diagnostische Möglichkeiten zur Verfügung:

1. Bilaterale Bestimmung der Aldosteron-Konzentration im Nebennierenvenenplasma.
2. Nebennieren-Szintigraphie.
3. Verhalten des Plasmaaldosterons vor und nach Orthostase.
4. Multiple logistische Computer-Analyse verschiedener Laborwerte (FERRIS, 1970; LUETSCHER, 1974). Diese Unterscheidung basiert auf der Erfahrungstatsache, daß im Durchschnitt Patienten mit einem Aldosteron-produzierendem Tumor eine höhere Aldosteron-Ausscheidung, ein höheres Plasmaaldosteron, ein höheres Serumnatrium und einen höheren Plasma-CO_2-Gehalt, aber eine tiefere Plasmareninaktivität und ein tieferes Serumkalium aufweisen als Patienten mit idiopathischem Aldosteronismus.

Die Diagnose des primären Aldosteronismus ist schwierig, da es keinen eindeutigen pathognomonischen Befund gibt. Am häufigsten verleitet eine hohe Aldosteronausscheidung aus anderer Ursache zur falschen Diagnose eines primären Aldosteronismus, selbst wenn die Bestimmung korrekterweise unter einer mindestens 6 g NaCl enthaltenden Diät durchgeführt worden ist. Am schwersten ist die Abgrenzung zwischen Conn-Syndrom und Aldosteronismus bei maligner oder renal bedingter Hypertonie, welche wohl stets einer spezialisierten Klinik mit den entsprechenden Laboratorien zu überlassen ist.

Bevor zu den aufwendigen Aldosteron- und Renin- bzw. Angiotensinbestimmungen geschritten wird, sollte immer anhand der Elektrolytbestimmungen und Bilanzen der primäre Aldosteronismus möglichst wahrscheinlich gemacht werden.

η) Therapie

Liegt die klassische Symptomatologie vor und können die differentialdiagnostisch wichtigsten Krankheitsbilder der malignen Hypertonie und der einseitigen Nierenerkrankung ausgeschlossen werden, so sind die Nebennieren chirurgisch zu revidieren. In der Regel ist Substitution mit Cortisol nicht notwendig, stets sollte diese aber bereit sein. Wird ein Adenom gefunden, so ist die erkrankte Nebenniere zu exstirpieren. Die Revision der andern Seite kann unterbleiben, da in 98% der Fälle der Tumor einseitig liegt. Es empfiehlt sich, vorgängig die Körperreserven an Kalium möglichst aufzufüllen durch Verabreichung von 200 mÄq Kalium während 7–10 Tagen, Spirolacton und Na-Einschränkung. Wie weit das auch beim primären Aldosteronismus wirksame Aldosteron-Adrenostatikum SU 9055 für Behandlung oder Vorbehandlung sich bewähren wird, bleibt abzuwarten. Das Heparinoid Ro I 18307 ist vorläufig klinisch nicht anwendbar.

Beim primären Aldosteronismus durch beidseitige Hyperplasie normalisiert die totale NNR-Exstirpation den Blutdruck unerklärlicherweise nicht. Diese Form ist durch hohe Spironolacton-Dosen zu behandeln (Vetter, 1975).

Nach erfolgreicher Exstirpation verschwindet das Stoffwechselsyndrom mit der Hypokaliämie innerhalb weniger Tage. Die Hypertonie normalisiert sich in $^{2}/_{3}$ der Fälle innerhalb einiger Monate, in $^{1}/_{5}$ wird sie gebessert. Beim Rest ist die Hypertonie durch renale Schädigung fixiert.

b) Sekundärer Aldosteronismus

α) Definition und Vorkommen

Zustände mit vermehrter Aldosteron-Sekretion, hervorgerufen durch Ursachen außerhalb der Nebennierenrinde, werden als „sekundärer" Aldosteronismus bezeichnet. In den meisten Fällen ist es eine gesteigerte Renin-Angiotensin-Produktion, die zur Erhöhung der Aldosteron Sekretion führt. Diese Überproduktion von Renin ist bei den Krankheiten mit Ödemen eine normale Reaktion der Nieren auf ein vermindertes zirkulierendes Blutvolumen. In den Fällen mit maligner oder renaler Hypertonie dagegen ist die Reninhypersekretion an und für sich z.T. wegen abnormer Nierendurchblutung pathologisch. Die Aldosteronhypersekretion allein führt nicht zu Ödemen. Zu deren Entstehung müssen andere Faktoren, wie verminderter onkotischer Druck, abnorme Capillardurchlässigkeit vorhanden sein.

Der Aldosteronismus im 3. Drittel der normalen Schwangerschaft ist wahrscheinlich eine physiologische Kompensation der vermehrten Progesteronsekretion mit natriuretischer Wirkung.

Seitdem die Reninaktivität im Plasma gemessen werden kann, wurden einige Fälle von sekundärem Aldosteronismus beschrieben, bei denen die Renin-Angiotensin-Produktion nicht erhöht war und bei denen deshalb ein anderer Stimulationsmechanismus für die vermehrte Aldosteron-Sekretion vorliegen mußte. In einigen dieser Fälle war die vermehrte Aldosteron-Sekretion offenbar ACTH-abhängig, in anderen Fällen war die Pathogenese völlig ungekannt.

β) Sekundärer Aldosteronismus bei ödematösen Zuständen

1. Nephrotisches Syndrom. Das nephrotische Syndrom, gleich welcher Ursache, führt über den Albuminverlust in der Niere zu einer Verminderung des onkotischen Druckes, was den Austritt von Wasser und Natriumchlorid in das Interstitium aus den Capillaren erleichert und deren Wiedereintritt in die Strombahn erschwert. Es kommt zu Hypovolämie, die einen physiologischen Reiz für die Aldosteronproduktion darstellt. Die Aldosteronsekretion und -exkretion ist in der Regel stark gesteigert und kann exzessive Werte erreichen. Das vermehrt rückresorbierte Natrium bleibt aber nicht in der Blutstrombahn, sondern tritt ebenfalls ins Interstitium über, so daß ein Circulus vitiosus resultiert. Es bleibt unklar, weshalb diese Art von sekundärem Hyperaldosteronismus nicht zu Hypokaliämie führt.

2. Lebercirrhose. Bei der Lebercirrhose mit Ascites wird ein sekundärer Hyperaldosteronismus in der Regel ebenfalls gefunden. Durch Transudation aus der Strombahn kommt es zu einer Hypovolämie, die zu einer Vermehrung der Sekretion von Renin und Aldosteron führt. Daneben ist aber die Inaktivierung des Aldosterons in der Leber gestört, so daß bei den üblichen Bestimmungsmethoden relativ hohe Werte für freies Aldosteron und 18-Glucuronid gefunden werden, aber wenig Tetrahydroaldosteron erscheint.

3. Idiopathische Ödeme. Die ausschließlich bei Frauen, meist jüngeren Alters, vorkommenden Ödeme ohne renale, cardiale oder hepatische Ursache, oft prämenstruell exacerbierend, müssen primär auf eine gesteigerte Capillarpermeabilität zurückgeführt werden. Die Aldosteronsekretion und -exkretion wird in der Regel, aber nicht durchwegs, erhöht gefunden. Auf NaCl-Belastung wird im Gegensatz zu Normalen die Aldosteronurie nicht vermindert. Die Salzbelastung vergrößert aber offenbar das intravasale Volumen gar nicht, da das Natrium sofort ins Interstitium entweicht. Der Stimulus für die Aldosteronüberproduktion geht hier offenbar von der Hypovolämie aus. Er kann so stark sein, daß es in der Nebennierenrinde zu Adenombildung kommt, und in den schwersten Fällen, die zu Invalidität führen, ist die subtotale oder gar totale Adrenalektomie versucht worden. Es bestehen Beziehungen und Übergänge zu den cyclischen Ödemen, die bei nervösen Frauen prämenstruell auftreten. In vereinzelten Fällen sind periodisch auftretende abnorme Globuline nachgewiesen worden (THORN, 1968; VEYRAT, 1968).

4. Herzinsuffizienz. Die Herzinsuffizienz geht in der Regel mit Natriumretention und Ödembildung einher. Die Aldosteronausscheidung ist dabei oft, aber nicht immer vermehrt. Die Sekretionsrate wird öfter normal als gesteigert gefunden. Die Rolle des Aldosteron in der Ödementstehung der Herzinsuffizienz tritt heute in den Hintergrund, und man nimmt vielmehr hämodynamische Ursachen der vermehrten Salzretention in der Niere an, führt doch Anoxämie mehr noch als Ischämie der Niere zu vermehrter Natriumrückresorption. Außerdem spielt Störung des Aldosteronabbaus in der gestauten Leber mit. Es wird die Sekretionsmenge in der Regel normal gefunden, und das Vorliegen eines echten Aldosteronismus, bei Herzinsuffizienz wird heute z.T. bestritten. Auffallend ist die paradoxe Reaktion des Herzkranken auf Kochsalzentzug bzw. Kochsalzbelastung. Während der erste über eine Ausschwemmung der Ödeme und Besserung der Herzinsuffizienz zu einer Normalisierung der Aldosteronausscheidung führen kann, hat die Salzbelastung bei schon bestehender Hypovolämie einen weiteren Übertritt des Natriums ins Interstitium mit Zunahme der Ödeme, Verschlechterung der Herzinsuffizienz und damit eine weitere Steigerung der Aldosteronsekretion zur Folge. Bei der Herzinsuffizienz führt ungenügende Nierendurchblutung (forward-failure) zu vermehrter renaler Salzretention, während der erhöhte Venendruck (backward-failure) über eine verschlechterte Sauerstoffversorgung der Nieren in gleichem Sinne wirkt.

γ) Sekundärer Aldosteronismus bei maligner Hypertonie und Angiotensinüberproduktion

Entgegen früherer Untersuchungsergebnisse wird bei der unkomplizierten essentiellen Hypertonie keine vermehrte Aldosteronsekretion und -exkretion nachgewiesen. Es findet sich auch ein normales Ansprechen auf NaCl-Entzug und Kaliumbelastung. Ob größere Tagesschwankungen in der Aldosteronsekretion beim Hypertoniker gegenüber dem Gesunden vorkommen, ist heute noch ungewiß.

Treten im Verlaufe der essentiellen Hypertonie Komplikationen wie Herzinsuffizienz, Niereninsuffizienz oder cerebrale Durchblutungsstörungen auf, so werden zuweilen vermehrte Aldosteronsekretionsmengen gefunden.

Das Krankheitsbild der malignen Hypertonie, das stets rasch progredient verläuft und mit hohen diastolischen Blutdruckwerten, Papillenödem und Nierenschädigungen einhergeht und bei welchem pathologisch-anatomisch nekrotisierende Arteriolitis gefunden wird, geht fast immer mit einer stark erhöhten Aldosteronsekretion einher. Trotz der meist schon bestehenden Niereninsuffizienz besteht eine Tendenz zu Hypokaliämie und Alkalose, so daß das Bild des primären Aldosteronismus weitgehend nachgeahmt werden kann. Im Gegensatz zu diesem findet sich aber nie eine Hypernatriämie, meist ist sogar das Serumnatrium leicht erniedrigt. Es ist anzunehmen, daß bei der malignen Hypertonie die Renin- und Angiotensinproduktion den Stimulus für die Aldosteronsekretion bietet.

Bei einseitigen Nierenerkrankungen, insbesondere bei der Stenose der Art. renalis mit zu Malignität neigender Hypertonie wird in der Regel auch eine Aldosteronüberproduktion gefunden. Auch hier führt diese zu einer Hypokaliämie, jedoch nicht zur Hypernatriämie.

Nach Entfernung der erkrankten Niere bildet sich die Hypertonie zurück, und es verschwindet die Aldosteronüberproduktion. Auch hier ist der Stimulus der Aldosteronüberproduktion das Renin-Angiotensinsystem. Eine Verwechslung mit dem primären Aldosteronismus ist möglich und i. v. Pyelogramm, Howard-Test (Vergleich der Natriumchloridausscheidung rechts und links) Aortographie und — sofern möglich — eine Renin- bzw. Angiotensin-Bestimmung im Plasma, evtl. durch Venenkatheter aus der rechten und linken Vena renalis, werden für die Differentialdiagnose gefordert.

Eine relativ seltene Ursache einer Angiotensinbedingten Hypertonie mit sekundärem Aldosteronismus ist ein Renin-sezernierender gutartiger Tumor der juxtaglomerulären Zellen („primärer Reninismus"; BROWN, 1973; SCHAMBELAN, 1973). Pathognomonisch ist eine Seitendifferenz in der Reninaktivität im Nierenvenenblut bei gleicher Nierendurchblutung. Radiologisch lassen sich solche Tumoren durch renale Arteriographie darstellen.

δ) Bartter-Syndrom

Fälle eines eigenartigen Krankheitsbildes von Hypokaliämie, Polyurie, Alkalose, jedoch ohne

Hypertonie, sind von BARTTER (1962) und anderen Autoren beschrieben worden und gaben zunächst zu Verwechslungen mit dem Conn-Syndrom Anlaß. Der autoptische Befund an der Niere war aber eine Hyperplasie der juxtaglomerulären Zellen, die das Renin bilden. BARTTER nimmt an, daß dem Leiden primär ein Nichtansprechen der Vasomotoren auf Angiotensin zugrunde liegt, was experimentell hat nachgewiesen werden können. Dies hat eine Überproduktion von Renin und Angiotensin zur Folge, die als Stimulus auf die Aldosteronsekretion wirken und zum sekundären Aldosteronismus führen. Eine Hypernatriämie wird nicht gefunden, das Serumnatrium ist sogar ernierigt, und von anderer Seite wird erwogen, ob das Primäre nicht ein Salzverlust durch die Niere sei (ROYER, 1967), oder eine Anomalie in der Regulation der extracellulären Flüssigkeit (BEILIN, 1967) vorliege. Ähnliche Fälle wurden zusammen mit Wachstumsstörungen beobachtet. Möglicherweise handelt es sich bei den früher als primärer Aldosteronismus mit beidseitiger Nebennieren-Hyperplasie gedeuteten Fällen um dieses Krankheitsbild.

Erhöhtes Plasmabradykinin könnte das Nichtansprechen auf Angiotensin erklären. Jedoch die wichtigste neue Feststellung ist die erhöhte Produktion der in der Niere gebildeten Prostaglandine A und besonders PGE_2 (s. Kap. XV, S. 947). Hemmung der Prostaglandin-Synthetase durch Indomethacin oder Aspirin bringt das ganze Syndrom zur Rückbildung (Editorial, 1976).

ε) ACTH-abhängiger sekundärer Aldosteronismus

SUTHERLAND (1966) beschrieb das gleichzeitige Auftreten einer Krankheit bei einem Vater und Sohn, die durch folgende Befunde charakterisiert war: benigne Hypertonie, Kaliummangel, erhöhtes Plasmavolumen, erhöhte Aldosteronsekretion, intermittierende Erhöhung der 17-Hydroxycorticoide und 17-Ketosteroide, normale Sekretion von Corticosteron und Compound S, normales Plasma ACTH und erniedrigte Plasma-Renin-Aktivität. Bei der Operation des Vaters wurde kein Nebennierentumor gefunden. Behandlung mit 2 mg Dexamethason täglich führte bei Vater und Sohn zu einer markanten Hemmung der Aldosteronsekretion und zur Normalisierung von Blutdruck und Serum-Kalium. Ein ähnliches Krankheitsbild wurde von NEW (1967) bei einem 12jährigen Knaben beobachtet. Er zeigte eine leicht erhöhte Aldosteronsekretion, erniedrigtes Plasma-Renin, erhöhtes Plasma-ACTH und tief normale 17-Ketosteroide und 17-Hydroxycorticoide, die nur verzögert auf ACTH ansprachen. Eine Behandlung mit 10 mg Prednison täglich hemmte die Aldosteronsekretion und normalisierte Blutdruck und Serum-Kalium. In einer anderen Familie trat eine Normalisierung der Aldosteronsekretion erst nach mehrwöchiger Behandlung mit Glucocorticoiden auf (GIEBINK, 1973).

ζ) Therapie des sekundären Aldosteronismus

Beim sekundären Aldosteronismus besteht die Behandlung in erster Linie in der Ausschaltung der Ursache bzw. Behandlung des Grundleidens. Gelegentlich kann ein Angriffspunkt an der Aldosteronwirkung in Form von Aldosteron-Antagonisten wie Spirolacton oder Adrenostatica symptomatisch nützlich sein.

Das Aldosteron-Adrenostatikum SU 9055 setzt in einer Dosierung von 4,8 g täglich die erhöhte Aldosteron-Sekretionsrate auf geringe Werte herab und wirkt natriuretisch. Die klinische Bewährung steht zur Zeit noch aus.

c) Überproduktion anderer Mineralocorticoide

α) 17-Hydroxylasemangel

Diese seltene Krankheit gehört wahrscheinlich zu den angeborenen Biosynthesestörungen der Corticosteroide. Sie führt aber nicht zu einem adrenogenitalen Syndrom sondern zu einem Hypogonadismus und zu einem Hypermineralocorticoidismus. Bei den meisten bisher beschriebenen Fällen handelte es sich um junge Frauen mit primärer Amenorrhoe, fehlenden sekundären Geschlechtsmerkmalen, Hypertonie, Hypokaliämie und metabolischer Alkalose. Bei Knaben äußert sich die Krankheit durch Pseudohermaphroditismus. Die Sekretion von Aldosteron, Cortisol, Androgenen und Oestrogenen ist stark vermindert, während die Produktion von Corticosteron, Desoxycorticosteron und Progesteron erhöht ist. Die Plasma-Reninaktivität ist sehr tief; die Plasmakonzentrationen von ACTH, LH und FSH sind dagegen erhöht. Suppressionstherapie mit Dexamethason (1–2 mg/d) oder mit Cortison unterdrückt die übermäßige Corticosteron- und Desoxycorticosteron-Produktion und normalisiert Blutdruck und Kalium-Haushalt.

β) Hyperdesoxycorticosteronismus

Bis jetzt ist ein Fall von Hypermineralocorticoidismus auf Grund einer pathologisch erhöhten Desoxycorticosteron-Produktion bei normaler Aldosteron-Sekretion von BIGLIERI (1965) beschrieben worden. Die 39jährige Patientin zeigte eine hypokaliämische Alkalose, Hypotonie, Hypovolämie und Ödeme. Bei der Operation wurde eine beidseitige knotige Hyperplasie beider Nebennieren gefunden.

γ) Hypercorticosteronismus

Isolierte Überproduktion von Corticosteron bei normalem Plasmaspiegel von Cortisol und Aldosteron war die Ursache von Hypertonie, Hypokaliämie und Ödemen bei einer 55jährigen Patientin mit metastasierendem Nebennierenrindencarcinom (FRASER, 1968).

δ) Hypermineralocorticoidismus als mögliche Ursache einer „low-renin hypertension"

Bei etwa 25–30% aller Patienten mit einer essentiellen Hypertonie ist die Plasmareninaktivität ähnlich wie beim primären Aldosteronismus pathologisch erniedrigt und nicht stimulierbar. Die Aldosteron-Sekretion ist aber unter Basalbedingungen normal, und die Serumkaliumkonzentration ist nicht oder nur leicht vermindert. Diese Patienten sprechen meistens gut an auf eine Therapie mit Spironolacton oder einem Salidiureticum. Ob es sich hier tatsächlich um eine spezielle Form der Hypertonie handelt oder ob die tiefen Reninkonzentrationen eher durch höheres Alter der Patienten und längere Krankheitsdauer bedingt sind, ist noch umstritten. Einige Autoren sind aber der Ansicht, daß ein noch unbestimmter Prozentsatz der Fälle von „low-renin hypertension" durch eine abnorme Mineralocorticoid-Produktion bedingt sein könnte. Eine erhöhte Plasmakonzentration von *Desoxycorticosteron* wurde von der Gruppe von BROWN (1972) in 6 von 21 Fällen von Hypertonie, tiefem Renin und normalem Aldosteron beobachtet. Eine erhöhte Sekretion von *18-Hydroxy-11-desoxycorticosteron* (18-OH-DOC) oder eine erhöhte Urinausscheidung von Tetrahydro-18-OH-DOC wurde bei einer Mehrzahl von Patienten mit benigner Hypertonie, erniedrigter und nicht-stimulierbarer Plasmareninaktivität und normaler oder leicht erniedrigter Aldosteron-Sekretion von MELBY (1972) gefunden; einige davon wurden unter einer Suppressionsbehandlung mit Dexamethason normoton. Schließlich fanden SENNETT u. Mitarb. (1975) eine erhöhte Urinausscheidung von *16β-Hydroxydehydroepiandrosteron* (einem potenten Mineralocorticoid) bei allen der von ihnen untersuchten 15 Patienten mit „low-renin hypertension".

3. Das Cushing-Syndrom

a) Definition

Als Cushing-Syndrom wird ein Krankheitsbild mit typischer klinischer Symptomatik verstanden, dem immer ein Überangebot von endogenem Cortisol oder exogenen Glucocorticoiden zugrunde liegt. Die Krankheit kann verschiedene Ursachen haben (s. u.).

Die Unterscheidung zwischen Cushing-Syndrom ohne Festlegung der Ätiologie und Morbus Cushing bei basophilem Hypophysenadenom ist kaum berechtigt, da die Existenz eines autonomen basophilen Adenoms der Adenohypophyse schwer beweisbar ist.

b) Häufigkeit

Das Cushing-Syndrom ist eine seltene Krankheit. PLOTZ berichtet 1952 über 189 pathologisch-anatomisch oder hormonal gesicherte Fälle aus der Literatur. SOFFER 1961 über 450 Fälle. An der Medizinischen Universitätsklinik Zürich sind in den letzten 10 Jahren unter 30000 Patienten 30 Fälle von Cushing-Syndrom vorgekommen, am Kinderspital Zürich unter 70000 Patienten 6 Fälle. Im Pathologischen Institut der Universität Zürich wurde das Syndrom in den letzten 20 Jahren unter 33339 Autopsien 15mal beobachtet. Das Syndrom ist bei Frauen, bei denen es sich besonders oft im Anschluß an Schwangerschaften entwickelt, 3–4mal so häufig wie bei Männern. Altersmäßig werden die 3 und 4 Dekade bevorzugt. Es kommen aber Erkrankungen im frühesten Kindesalter (jüngster Fall 4 Monate alt) bis zum Greisenalter vor.

c) Pathogenese und Ätiologie, Pathophysiologie

Das Cushing-Syndrom entsteht immer durch Überproduktion von Steroiden mit Glucocorticoidwirkung, die fast ausnahmslos im Nebennie-

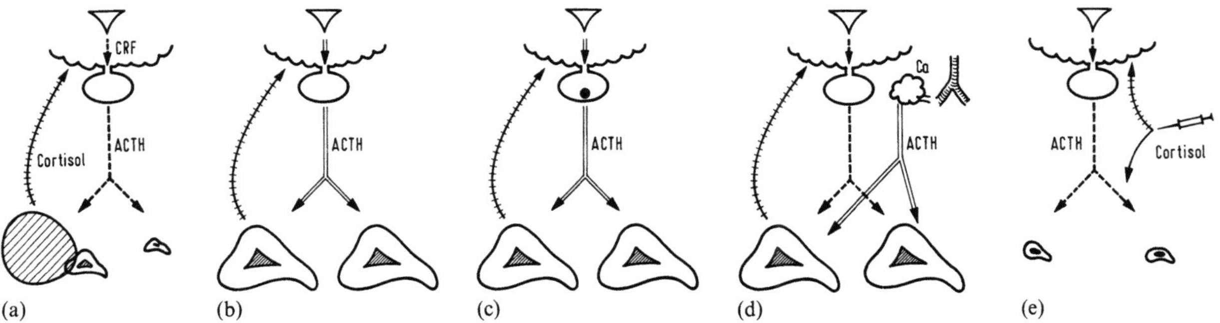

Abb. 20a–e. Ursachen des Cushing-Syndromes. (a) Nebennierentumor; (b) hypothalamisch bedingte Nebennierenhyperplasie; (c) durch autonomen hypophysären Tumor bedingte Nebennierenhyperplasie; (d) Nebennierenhyperplasie bei ektopischer ACTH-Bildung; (e) exogene Cortisolzufuhr

renrindengewebe gebildet werden. In vereinzelten Fällen sind Geschwülste in Ovarien und Hoden dafür verantwortlich gemacht worden, wobei es sich wahrscheinlich um Abkömmlinge versprengter Nebennierenrindenteile handelt.

Die Ursache der vermehrten Hormone kann

1. in den Nebennieren selbst liegen (Adenome, Carcinome);

2. der normale hypothalamisch-hypophysäre Regulationsmechanismus der Nebennieren ist gestört (beidseitige Hyperplasie);

3. Die Nebennieren werden durch ektopisch in Tumoren gebildetes ACTH übermäßig stimuliert (beidseitige Hyperplasie);

4. es erfolgt übermäßige exogene Zufuhr von Cortisol, seinen Derivaten oder ACTH (Nebennierenrindenatrophie bzw. Hyperplasie [Abb. 20]).

1. Adenome (15%) und Carcinome (10%) der Nebennierenrinde, in einzelnen Fällen von versprengtem Nebennierenrindengewebe in Ovar und Testes ausgehend, wachsen in der Regel autonom, d.h. von der Hypophyse unabhängig, entsprechend gutartigen oder bösartigen Geschwülsten.

Auch ihre Steroidproduktion ist weitgehend autonom und deshalb im 8 mg Dexamethason-Test nicht hemmbar. Die Cortisol-Produktion von Nebennierenadenomen läßt sich gelegentlich, die von Carcinomen extrem selten und nur im geringen Maße durch exogenes ACTH stimulieren. Das vom Tumor sezernierte Cortisol hemmt die endogene ACTH-Sekretion und führt damit zur Atrophie der ipsilateralen und contralateralen Nebenniere. Werden bei der Operation normale oder hyperplastische Nebennieren mit kleinen, oft multiplen Knötchen gefunden, so ist die Krankheit wahrscheinlich hypothalamisch/hypophysär bedingt.

2. Das Cushing-Syndrom mit Nebennierenrindenhyperplasie beruht auf einer übermäßigen ACTH-Produktion in der Adenohypophyse. Hier können, müssen aber nicht kleine oder seltener große basophile oder chromophobe Adenome gefunden werden. Zuweilen können sie invasiv, extrasellär wachsen und Gehirnnerven, besonders den Oculomotorius schädigen (Rovit, 1969). Ob autonome, den Gesetzen des Geschwulstwachstums unterstellte Hypophysentumoren mit ACTH-Überproduktion existieren, wird diskutiert. Seitdem man weiß, daß diese Tumoren besonders häufig nach totaler Adrenalektomie, d.h. vollständigem Ausfall der hemmenden Einflüsse des Cortisols, auftreten, werden sie als hyperplasiogene Geschwulstbildungen, entstanden unter dem vermehrten Reiz hypothalamischer Einflüsse, betrachtet. Dem Cushing-Syndrom mit Nebennierenhyperplasie liegt damit eine Störung der Regulation der Corticotropinausschüttung zugrunde. Der Hypothalamus ist auf die Rückkopplerwirkung des Cortisols weniger empfindlich, d.h. der Reglerkreis ist auf ein höheres Cortisolniveau eingestellt (Abb. 21). Neuerdings wird allerdings wieder erwogen, ob nicht Hypothalamus-unabhängige basophile Adenome Ursache des Cushing-Syndromes mit NNR-Hyperplasie sein können, denn nach chirurgischer Entfernung des Adenoms stellt sich der normale Tagesrhythmus des Cortisols wieder ein (Lagerquist, 1974; Müller, 1976 [abstracts]). Wahrscheinlich gibt es wie bei der Akromegalie hypothalamische und hypophysäre Ursachen, die klinisch vor der Behandlung selten zu unterscheiden sind.

Das Cortisol übt jedenfalls eine Hemmwirkung auf den Hypothalamus bzw. die Adenohyophyse erst in höherer Konzentration aus. Es kann, besonders beim adrenalektomierten Cushing-Syndrom, zu einem paradoxen Anstieg des ACTH führen, was für ein gestörtes Rückkopplungssystem spricht (Fehm, 1977).

Liddle (1960, 1962) hat dies durch Bestimmung des Plasma-ATCH beim Menschen und dessen Beeinflußbarkeit durch verschiedene Konzentrationen von Cortisol bzw. Dexamethason bewiesen, und zugleich im Dexamethasonhemmtest (s. S. 396f.) den heute zuverlässigsten Weg zur Diagnose und Differentialdiagnose des Cushing-Syndroms gezeigt.

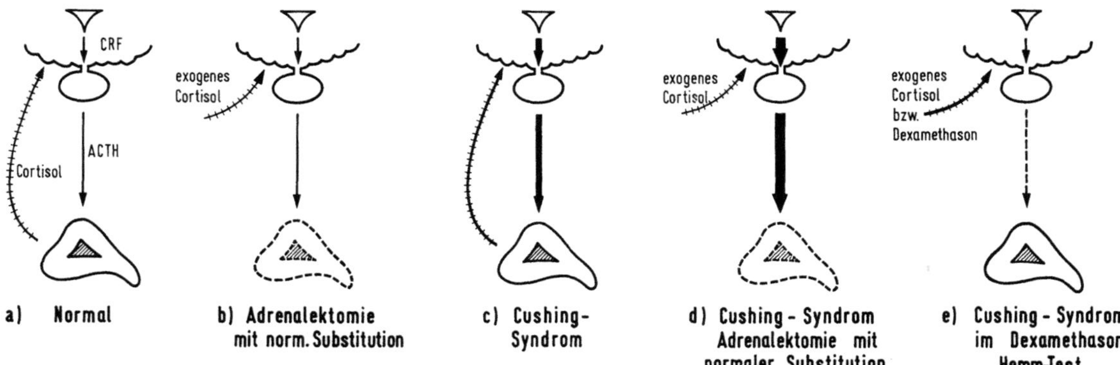

Abb. 21a–e. Das hypothalamisch-hypophysäre Nebennierenrinden-Reglersystem beim Gesunden, nach Adrenalektomie und beim Cushing-Syndrom. (a) normal, (b) Adrenalektomie mit normaler Substitution, (c) Cushing-Syndrom, (d) Cushing-Syndrom adrenalektomiert mit normaler Substitution, (e) Cushing-Syndrom im Dexamethason-Hemm-Test

Während beim Gesunden die ACTH-Konzentration zwischen 0,1–0,5 mE/100 ml liegt und damit eben die erfaßbare Konzentration erreicht, steigt sie nach Ausfall des Cortisols beim Addison-Patienten auf das Zehn- bis Hundertfache an, um bei normaler Substitution mit 30 mg Cortisol wieder die Ausgangswerte zu erreichen. Beim unbehandelten Cushing-Syndrom liegt die Corticotropin-Konzentration im oberen Normalbereich oder nur leicht darüber (NELSON, 1966), da die stark erhöhte Cortisolkonzentration im Plasma eine gewisse, wenn auch nicht genügende Hemmwirkung auf die ACTH-Ausschüttung ausübt (Abb. 9, S. 300). Der Tagesrhythmus ist aufgehoben, und das Ausbleiben des nächtlichen Absinkens der ACTH-Produktion führt zur Verdoppelung der Cortisolproduktion (RETIENE, 1965). Wird der Cushing-Patient jedoch total adrenalektomiert und mit der normalen Substitutionsdosis von 30 mg Cortisol substituiert, so bleibt die ACTH-Konzentration erhöht. Erst mit einer mehrfachen (der 8fachen) Cortisoldosis geht die ACTH-konzentration wieder auf die Normalwerte zurück.

Nach therapeutischer Adrenalektomie und Substitution bleibt somit eine vermehrte ACTH-Sekretion bei Cushing-Patienten bestehen. Dies äußert sich klinisch 1. in besonders starker Pigmentzunahme und 2. in der Tendenz zur Adenombildung der Adenohypophyse. Hypophysentumoren bei Cushing-Patienten nach therapeutischer Adrenalektomie wurden bisher in mehreren Dutzend Fällen beobachtet (NELSON, 1960). Plasma-ACTH-Bestimmungen ergeben bei diesen Patienten extrem hohe Werte bis zu 1000 mE/100 ml. Der Tagesrhythmus fehlt zunächst, scheint sich dann aber auf erhöhtem Niveau wieder einzustellen.

3. Stoffe mit ACTH-Wirkung können von neoplastischem Gewebe außerhalb der Adenohypophyse gebildet werden, so vor allem vom Bronchus-Carcinom und dessen Metastasen. Es kommt wie bei der zweiten Art zur beidseitigen Hyperplasie der Nebennierenrinde. Auch hier werden stark erhöhte ACTH-Werte im Plasma gefunden. Diese Tumoren unterstehen der Rückkopplungsregulation durch das Cortisol nicht, so daß ihre ACTH-Produktion durch Cortisol bzw. Dexamethason nicht gehemmt werden kann. Hohe ACTH-Werte und fehlende Hemmbarkeit weisen auf ektopische ACTH-Bildung (NELSON, 1966).

4. Aus therapeutischen Gründen erfolgte übermäßige perorale oder auch percutane (STAUGHTON, 1975) und transnasale (CHAMPION, 1974) Zufuhr von Cortisol oder seiner Derivate, bzw. ACTH führt zum iatrogenen Cushing-Syndrom.

Iatrogenes Cushing-Syndrom, hervorgerufen durch Cortisol bzw. Prednison, zeigt weniger Hirsutismus und Acne als das durch ACTH provozierte.

Selten kann ein Cushing-Syndrom mit normaler Substitutionsdosis von 25 mg Cortison täglich bei verzögertem Abbau (sekundäre Hypothyreose) hervorgerufen werden.

Jedem Cushing-Syndrom (abgesehen vom iatrogenen) liegt eine vermehrte Cortisolproduktion zugrunde. Die Cortisol-Sekretionsrate ist auf das Doppelte bis 3fache vermehrt, hingegen wird die Corticosteron-Sekretion selten, bei Patienten mit ausgeprägter Hypokaliämie (GUINET, 1967) sowie gelegentlich bei Nebennierencarcinom vermehrt gefunden. Die Aldosteron-Sekretion ist normal oder vermindert (BIGLIERI, 1963; GUINET, 1967).

Die Einwirkungen des Cortisols auf den Stoffwechsel (s. S. 306), d.h. die Förderung der Gluconeogenese, führt zu einer negativen Stickstoffbilanz, einer Tendenz zu erhöhtem Blutzucker und zu verminderter Glucosetoleranz, Wirkungen, die zunächst durch vermehrte Insulinsekretion z.T. kompensiert werden können. Die normalerweise minime Glucosurie ist infolge vermehrter Glucosefiltration vermehrt. Hingegen ist der periphere Kohlenhydrat-Abbau beim reinen Steroid-Diabetes nicht vermindert. Es besteht keine Ketose und das Leberglykogen ist vermehrt. Der Befund einer erhöhten Brenztraubensäure- und Milchsäurekonzentration im Plasma (HENNEMANN, 1957) dürfte möglicherweise dem durch die Glucogenese erhöhten Substratangebot entsprechen. Kommt es im Verlauf der Erkrankung zum manifesten Diabetes mit verminderter Glucoseassimilisation, so hat wahrscheinlich eine diabetische Anlage vorbestanden. Verabreichung von Cortison wird ja zur Früherfassung des Diabetes benützt (s. S. 731).

d) Pathologische Anatomie

α) Hyperplasien der Nebennierenrinde

Bei der *Rindenhyperplasie* sind in der Regel beide Nebennieren vergrößert, wobei sie ihre Form behalten. Die Vergrößerung ist häufig scheinbar nur sehr geringfügig. In älteren Statistiken über normale Gewichte der Nebennieren werden den Veränderungen der Nebennierenrinde im Rahmen der Anpassungsreaktionen bei vermehrter Beanspruchung, Krankheiten usw. zu wenig Beachtung geschenkt. Diese angeblichen Normalwerte liegen deshalb durchwegs zu hoch. Berücksichtigt man nur die Gewichte frischer Nebennieren von plötzlich und gewaltsam verstorbenen Gesunden, so findet man bei den Erwachsenen Durchschnittswerte für beide Nebennieren zusammen, die um 10 g betragen, in der Regel aber eher darunter liegen mit einer Streuung von ungefähr 6–11 g. Nebennieren von zusammen 10 g Gewicht können daher bereits hyperplastisch sein.

Bei der *einfachen Hyperplasie* bleibt die Rindenstruktur erhalten, es ergeben sich aber deutliche Verschiebungen in der relativen und absoluten Breite der einzelnen Zonen.

Da die Hyperplasie in der Regel nicht ganz gleichmäßig erfolgt, treten Zonen vermehrter Proliferation auf, es kommt damit zur *knotigen Hyperplasie*. Die Knötchen liegen einerseits im Rindengewebe selbst und sind häufig relativ unscharf begrenzt. Andererseits werden sie im Kapselbereich häufig von Rindengewebe abgeschnürt und umschlossen, so daß die Oberfläche der Nebenniere eine feinknotige Beschaffenheit bekommt.

Wie bei allen endokrinen Organen, besonders bei Hypophysenvorderlappen und Schilddrüse, sind die Übergänge zwischen knotiger Hyperplasie und Adenom fließend.

β) Bilaterale Rinden-Adenomatose und Adenome

Die Schwierigkeiten werden besonders deutlich bei der *bilateralen Rinden-Adenomatose* bei Cushingschem oder adrenogenitalem Syndrom. In typischen Fällen kommt es dabei zur Entwicklung ungewöhnlich großzelliger Rindenknötchen mit einer Atrophie der nicht von der knotigen Hyperplasie betroffenen Rindenteile (Einzelheiten s. bei Dhom, 1965). Die *Adenome* sind meist solitär. Nach der Zusammenstellung von Rapaport (Tabelle 12) werden beide Nebennieren ungefähr gleich häufig betroffen. Doppelseitige Tumoren kommen in 1–2% der Fälle vor. In annähernd 2% der Beobachtungen handelt es sich um Tumoren aberrierender Nebennierenrindenteile, die in Nachbarschaft von Nebenniere und Niere, im Retroperitonealraum distal dieser Organe und in der Genitalregion vorkommen können (s. Nebennierendystopie).

Viele Adenome scheinen klinisch stumm zu bleiben, jedenfalls sind sie bei Autopsien häufiger, als nach den klinischen Symptomen zu erwarten wäre.

Ausgeprägte Rindenadenome können sehr groß werden und einen Durchmesser von mehreren Zentimetern erreichen. Ihr Gewicht bewegt sich meist zwischen 100–200 g, erreicht gelegentlich aber auch Kilogrammwerte. In fast einem Fünftel der Fälle machen sich die Tumoren deshalb als Masse bemerkbar, die z.T. palpiert werden kann. Die Adenome sind meist rundlich und besitzen eine deutliche Kapsel. Im Gegensatz zu der knotigen Hyperplasie wird das anliegende Rindengewebe häufig komprimiert. Die Schnittflächen sind gelbbraun, gelappt und gelegentlich von Blutungen und Cysten durchsetzt. Histologisch bauen sich die Adenome aus Zellnestern auf, die an die verschiedenen Schichten einer normalen Rinde erinner. Die Zellen sind meist groß und enthalten häufig Fettstoffe und Glykogen. Pigment wie in der Zona reticularis ist dagegen weniger reichlich vorhanden. Gelegentlich finden sich Gruppen mehr spindeliger Zellen, die Phaeochromocytomanteilen gleichen.

γ) Carcinome

Rindencarcinome können makroskopisch und mikroskopisch den Adenomen weitgehend gleichen. Gelegentlich sind makroskopisch Kapseldurchbrüche und Veneneinbrüche erkennbar, wie bei hypernephroiden Nierencarcinomen, wobei sich Tumorzapfen bis in die Vena cava vorschieben können, eine Tatsache, die bei der operativen Entfernung derartiger Geschwülste im Hinblick auf die Radikalität des Eingriffes die Beachtung des Chirurgen verdient. Nekrosen und Blutungen sind nicht selten. Mikroskopisch fällt die Diagnose bei entdifferenzierten Formen mit charakteristischen Carcinombildern nicht schwer. Bei wenig entdifferenzierten Tumoren ist die Abgrenzung zwischen Adenomen und Carcinomen dagegen sehr schwierig. Einerseits können Carcinome sehr gleichförmig gebaut sein, andererseits weisen Adenome infolge degenerativer Veränderungen häufig eine degenerative Polymorphie ihrer Zellen und Kerne auf. In Grenzfällen ist die Entscheidung nur noch aufgrund der Metastasenbildung zu treffen.

Die Morphologie der Nebennierenrindentumoren erlaubt an sich keine sicheren Rückschlüsse auf die endokrine Aktivität. So können hormonal inaktive Tumoren und endokrin wirksame Nebennierenrinden-Geschwülste mit Bildung verschiedenster Steroide und entsprechend differenzierten

Tabelle 12. Verteilung der Nebennierenrinden-Tumoren von 278 Patienten nach ihrer endokrinen Aktivität. (Nach einer Zusammenstellung von E. Rapaport, M.B. Goldberg, G.S. Gordan und F. Hinman Jr.: Postgrad. Med. **11**, 325 [1952]. Die Zahlen entsprechen den Angaben des Begleittextes, die mit denjenigen der Tabellen nicht ganz übereinstimmen)

	Anzahl der Fälle	% der Gesamtfälle	% nur der hormonal aktiven Tumoren
1. Hormonal inaktive Tumoren	43	15,5	–
2. Tumoren mit androgener Wirkung	80	28,8	34,0
3. Tumoren mit Cushing-Syndrom	122	43,9	51,9
4. Tumoren mit oestrogener Wirkung	7	2,5	3,0
5. Tumoren mit oestrogener und androgener Wirkung	4	1,4	1,7
6. Tumoren mit Hypoglykämie	3	1,1	1,3
7. Tumoren, die Choriongonadotropin produzieren	2	0,7	0,9
8. Unklassifizierbare Tumoren (ungenügende Angaben)	17	6,1	7,2
Gesamtzahl	278	100,0%	100,0%

klinischen Bildern histologisch vollkommen gleich gebaut sein. Die Fuchsinophilie nach Vines und andere Färbungen wie die Ashbel-Seligmansche Reaktion sind für Androgene nicht spezifisch (s. bei Bachmann, Liebegott). Pathologisch-anatomisch sind dagegen, abgesehen von den morphologisch faßbaren Sekundärsymptomen, gewisse Rückschlüsse aus der Beschaffenheit des restlichen Nebennierengewebes möglich. Besonders wichtig ist dabei das Verhalten der kontralateralen Nebenniere, da die vom Tumor befallene Nebennierenrinde druckatrophisch sein kann. Bei Cushingschem Syndrom infolge von Nebennierenrindenadenom oder Carcinom findet man eine durch Hemmung der Hypophyse und damit der ACTH-Ausschüttung bedingte Atrophie der gegenseitigen Nebennierenrinde in über 70% der Fälle. Bei androgen wirksamen Tumoren wird eine derartige Atrophie nur in ungefähr 30% der Fälle beobachtet und fehlt bei hormonal inaktiven Tumoren vollkommen.

δ) Metastasen

Nebennierenmetastasen sind sehr häufig. Sie führen nur selten zu endokrinen Ausfallserscheinungen, da in der Regel der metastasierende Tumor mit seinen Symptomen ganz im Vordergrund steht.

Über ektopische Hormonbildung und Cushingsyndrom s. S. 357f.

ε) Hypophysenveränderungen

Hypophysenveränderungen bei Cushingsyndrom sind recht unterschiedlich. Charakteristisch sind nur die in einem großen Prozentsatz der Fälle nachweisbaren Crooke-Zellen. Thompson und Eisenhardt stellten sie in 58 von 63 Hypophysen bei Patienten mit Cushingschem Syndrom fest. Es handelt sich um Basophile mit einer eigenartigen Hyalinisierung des Cytoplasmas, wobei eine meist bandförmige hyalinisierte Zone die in ihrem Bereich sonst normalerweise vorkommenden basophilen Granula ersetzt (Abb. 22). Über die Häufigkeit der Hypophysenbefunde s. Zusammenstellung von Plotz (1952) und Rovit (1969).

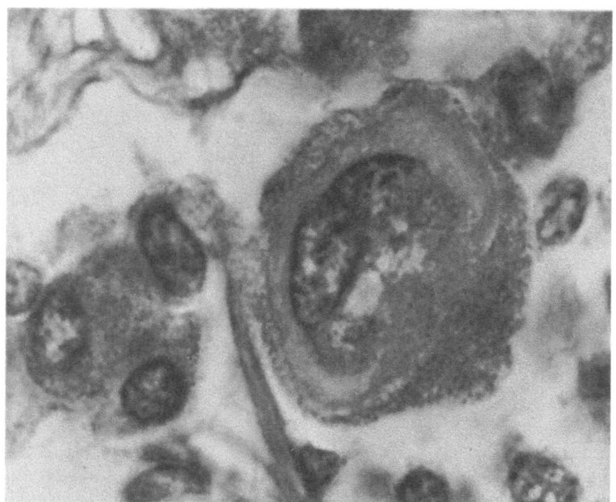

Abb. 22. Crooke-Zelle im Hypophysenvorderlappen bei Cushingscher Krankheit mit mucoidzelligem HVL-Adenom und doppelseitiger Nebennierenhyperplasie. Gegenüber einer normalen basophilen Zelle (linke Bildseite) sind Zelleib und Kern vergrößert. Das perinucleäre Cytoplasma ist hyalin umgewandelt. Die hyaline Masse färbt sich bei der Perjodsäure-Leukofuchsin-Färbung nicht an. Am Rande noch granulahaltiges Cytoplasma. SN 321/55, 32jährige Frau. Perjodsäure-Leukofuchsin-Orange G-Färbung nach Pearse, Vergrößerung 1137:1

Die Vielfalt der Hypophysenveränderungen wird verständlich, wenn man die Wandlungsfähigkeit der Hypophysenvorderlappenzellen und die verschiedenen pathogenetischen Möglichkeiten des Cushingsyndromes berücksichtigt. Basophile und große Chromophobe, jedenfalls die sog. spärlich granulierten, können der gleichen Zellart in verschiedenem Funktionszustand entsprechen. Damit wird begreiflich, daß bei Cushingsyndrom basophile, chromophobe und Mischzelladenome gefunden werden, die ausnahmsweise auch metastasieren (Rovit, 1969).

e) Klinisches Krankheitsbild und Symptomatologie

α) Anamnese

In der Anamnese ist besonders zu prüfen, ob der Beginn der Krankheit sich auf einen bestimmten Zeitpunkt festlegen läßt. Beim Cushing-Syndrom findet sich stets eine Diskontinuität in der Lebensgeschichte. Die körperlichen und geistigen Veränderungen können sich wohl schleichend entwikkeln und erst im Verlaufe eines oder mehrerer Jahre dem Kranken bewußt werden, sie können aber auch rasch einsetzen und das veränderte Aussehen kann dem Kranken und seiner Umgebung innerhalb Wochen oder sogar Tagen auffallen. Immer aber wird der Patient einen Zeitpunkt angeben können, bis zu welchem er frei von den Veränderungen war. Besonders aufschlußreich ist, wie für zahlreiche andere endokrine Erkrankungen, die Durchsicht früherer Photographien. Die Unterscheidung von der konstitutionellen Fettsucht, die oft mit Hypertonie und auch mit Diabetes einhergeht, wird meist schon aus der Anamnese möglich sein, da dort der Konstitutionstypus schon von Kindheit auf besteht und weder dem Kranken noch seiner Umgebung eine Wesensveränderung auffällt.

Die Klagen der Patienten betreffen in erster Linie die Müdigkeit, die im Gegensatz zum blühenden Aussehen der Kranken steht. Die Müdigkeit kann zur Adynamie werden und schließlich vollständige Bettlägerigkeit bedingen. Sie ist vom organischen Typ, d.h. morgens weniger ausgesprochen als abends.

Schmerzen in der Wirbelsäule mit Ausstrahlungen entlang der unteren Thoraxapertur sind für die Osteoporose (s. S. 353) charakteristisch. Nierenstein- und Gallensteinkoliken sind zuweilen die ersten Symptome der Erkrankung: die vermehrte Calciumausscheidung disponiert zu Steinleiden. Wenn der Diabetes mellitus schwere Grade annimmt, können Durst, Polyurie und Pruritus lästige Beschwerden sein.

Psychische Veränderungen. Bei ausgesprochenem Cushing-Syndrom sind Wesensveränderungen im Rahmen des endokrinen Psychosyndroms die Regel. Sowohl apathische wie erregte Stimmungslagen sind häufig. In der Sphäre der Triebhaftigkeit ist die Sexualität oft gedämpft, seltener und nur vorübergehend gesteigert; Hunger und Durst sind meist gesteigert. Die akuten Stimmungsschwankungen können bei Cushing-Patienten in psychotische Episoden übergehen. Es treten Verwirrung, Halluzinationen, Illusionen, wahnhafte Vorstellungen hinzu. Die Dauer dieser Psychosen ist meist kurz. Wenn das Bild dieser Psychosen der Schizophrenie sehr ähnlich sehen kann, so ist es nach BLEULER doch als eine Steigerung der Stimmungs- und Antriebsschwankungen mit Übergang in den akuten exogenen Reaktionstyp zu bewerten. Amnestische Symptome sind bei Cushing-Syndrom häufig. Es wurde keine Korrelation zwischen den einzelnen psychischen Störungen und den körperlichen Befunden nachgewiesen. Dagegen lassen sich enge Beziehungen zwischen der Psychopathologie des Cushing-Kranken und der prämorbiden Persönlichkeit nachweisen, und die Art der psychischen Veränderungen läßt sich oft als eine Übertreibung vorbestehender Eigenarten deuten. Die psychiatrische Katamnese erfolgreich behandelter Cushing-Patienten ergibt nach 15 Jahren ein vollständiges Verschwinden des endokrinen Psychosyndroms (KIND, 1975).

Tabelle 13. Die 7 Kardinalsymptome des Cushing-Syndroms

	Häufigkeit %
1. Rotes, gerundetes Gesicht (Plethora, Vollmond)	90
2. Stammfettsucht	85
3. Verminderte Glucosetoleranz – Diabetes mellitus	85
4. Hypertonie	80
5. Osteoporose	70
6. Amenorrhoe-Hypogonadismus	70
7. Striae rubrae, Ekchymosen	60

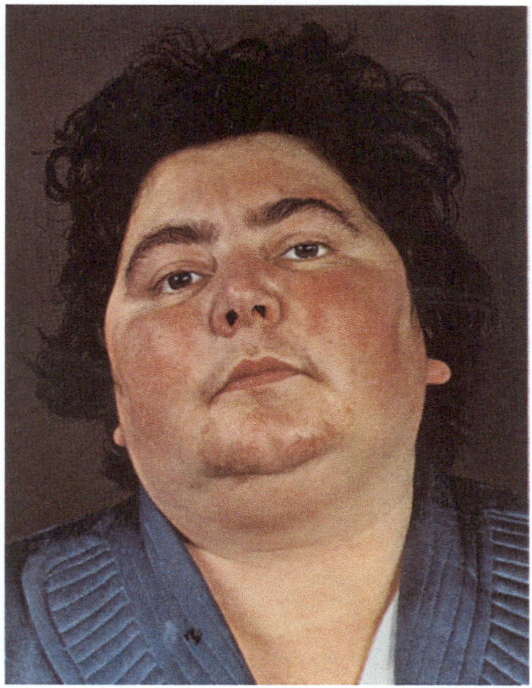

Abb. 23. 31jährige Patientin mit Morbus Cushing bei basophilem Hypophysenadenom. Vollmondgesicht, Rubeosis, Acne und mäßiger Hirsutismus. Tiefe Stirnhaargrenze

β) Allgemeinuntersuchung

Es gibt wohl in der ganzen Medizin kein zweites Krankheitsbild, das in seiner charakteristischen Eigenartigkeit gleich eindrücklich im Gedächtnis haften bleibt, wie das Cushing-Syndrom. Die Enstellung eines schönen und ausdrucksvollen Gesichtes durch diese Krankheit zu lächerlicher Häßlichkeit kann für den Patienten und den Arzt erschütternd sein. Ebenso eindrucksvoll bleibt jedoch das Erlebnis, wie nach erfolgreicher Behandlung das Antlitz mit den Zügen der Persönlichkeit des Patienten hinter der Maske der Krankheit wieder hervortritt (Abb. 23–27).

Das Wesen der Krankheit beruht, auf einen Nenner gebracht, in der Umstellung des Stoffwechsels vom Eiweißaufbau zur übermäßigen Produktion von Glucose und damit indirekt zu vermehrter Fettablagerung. Dies führt zu den 7 Hauptbefunden des Cushing-Syndroms, Tabelle 13.

Stammfettsucht. Die Muskulatur und das Skeletsystem schwinden, das Fettgewebe nimmt überhand. Es resultiert die Stammfettsucht, bei der die Extremitäten dünn bleiben, Kopf, Hals und Rumpf jedoch, wo sich das Depotfett mit Vorliebe ansetzt, unförmig dick werden. Die Besonderheit dieser Fettverteilung läßt sich stoffwechselmäßig nicht erklären. Die charakteristische Formung der Körpergestalt durch ein Hormon beruht auf der unterschiedlichen Ansprechbarkeit der Gewebe auf dieses Hormon. Der übermäßige Fettansatz im Bereich der Wangen führt einerseits zur Rundung des Gesichts, zum „Vollmond", andererseits zu einer Schrägstellung der Augenachsen und einem Abfallen der Mundwinkel, das an den Karpfenmund erinnert. Behäbigkeit und Melancholie gelangen gleichzeitig zum Ausdruck, ein Gegensatz, der lächerlich wirkt. Extreme Formen erreicht dieses Vollmondgesicht bei Kindern, so daß von vorne betrachtet, die Ohren unsichtbar sind. Zu-

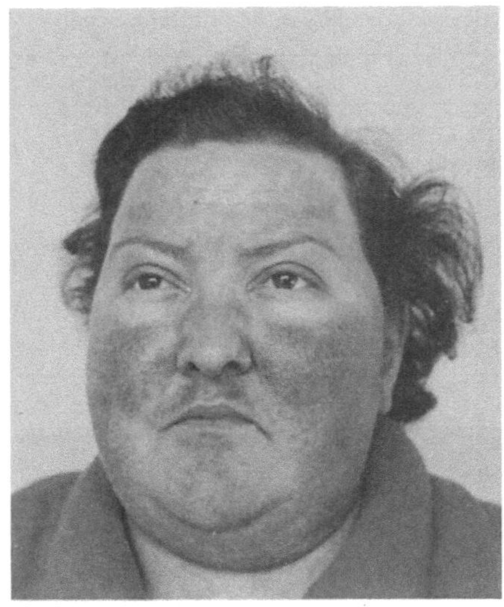
(a)

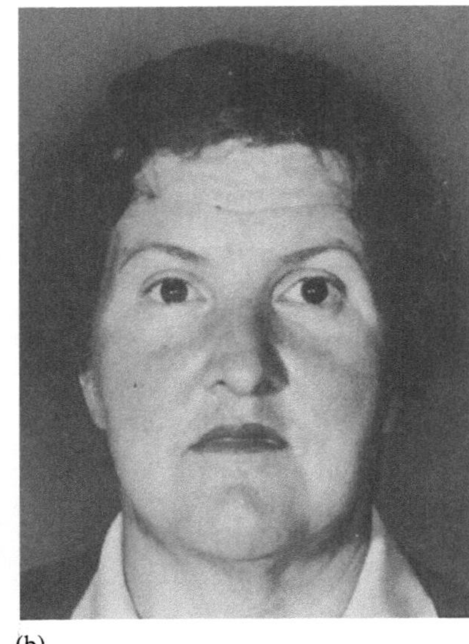
(b)

Abb. 24a u. b. (a) Schwerstes Cushing-Syndrom mit Stammfettsucht, hochrotem Vollmondgesicht mit Teleangiektasien, vermehrter Bart- und Körperbehaarung, Hypertonie bis 200/130 mm Hg. (b) die Patientin 1 Jahr nach totaler Adrenalektomie. (Frl. Dr. BIRNSTIEL, Pflegerinnenschule, Zürich)

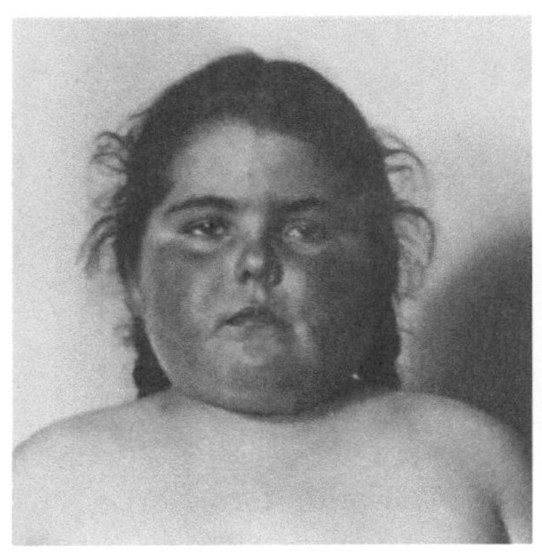
(a)

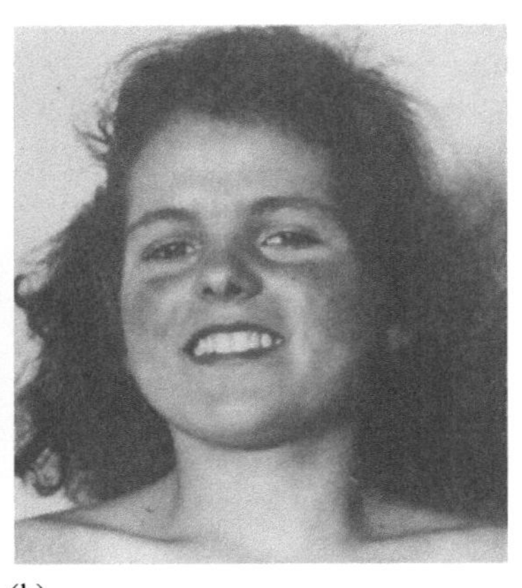
(b)

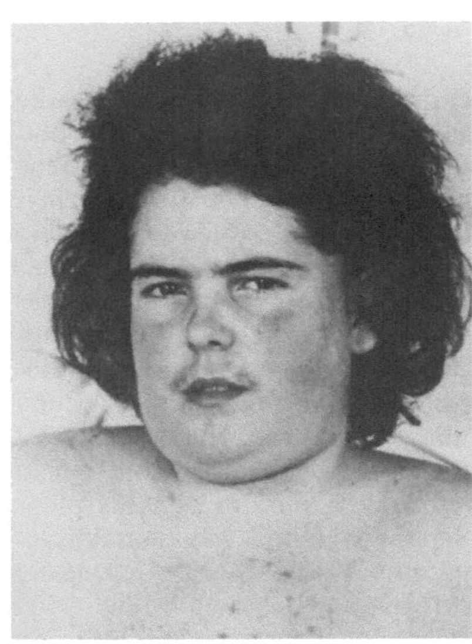
(c)

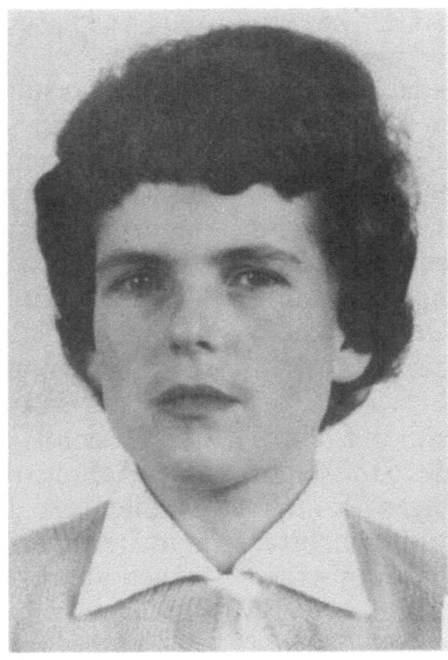
(d)

Abb. 25a–d. (a) 12jähriges Mädchen mit Cushing-Syndrom. Wachstumsstillstand und Stammfettsucht, Hypertonie 200/120 mm Hg. (b) 10 Monate nach Röntgenbestrahlung der Hypophyse vollständige Remission. (c) Schweres Rezidiv mit multiplen spontanen Wirbelfrakturen 9 Jahre danach. (d) Die Patientin 1 Jahr nach totaler Adrenalektomie

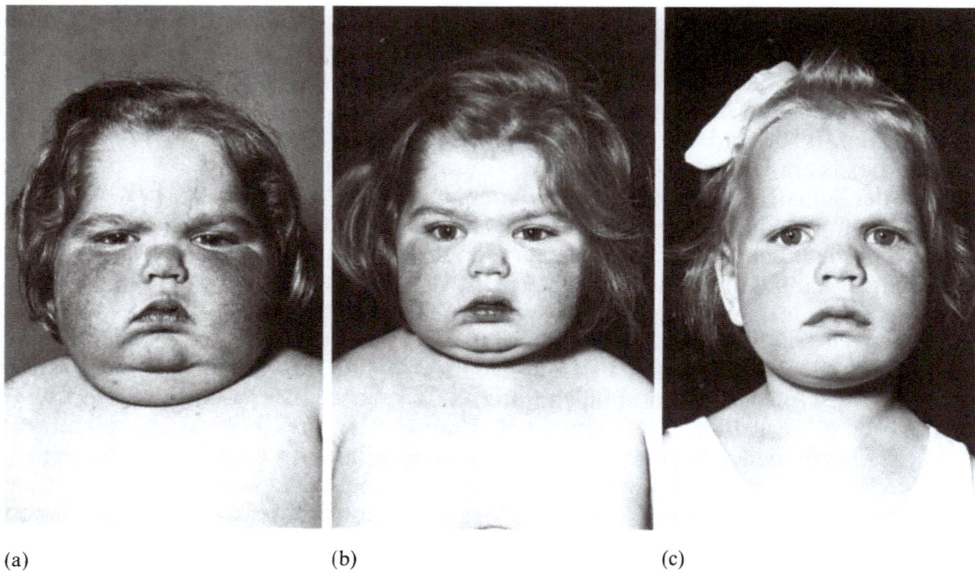

(a) (b) (c)

Abb. 26a–c. Veränderung des Antlitzes bei Cushing-Syndrom. 4jähriges Mädchen mit Cushing-Syndrom bei Nebennierenrinden-Carcinom. (a) Vor der Entfernung des Tumors. (b) 1 Monat nach der Operation. (c) 7 Monate nach der Operation. (Aus GROB, PRADER und ZOLLINGER)

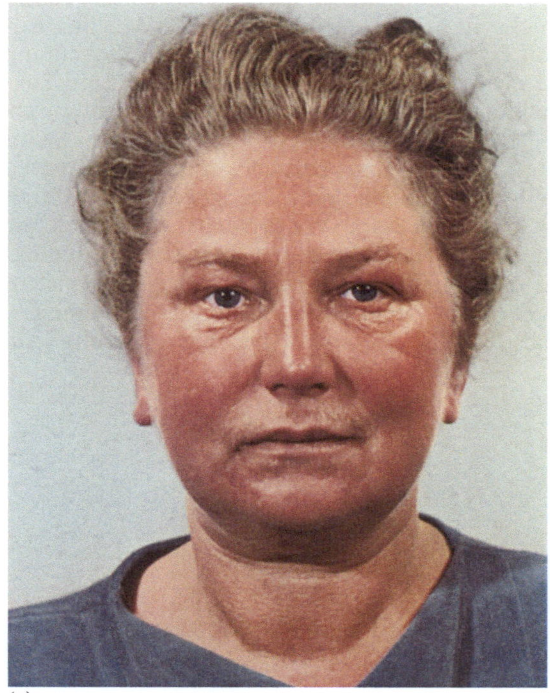

(a)

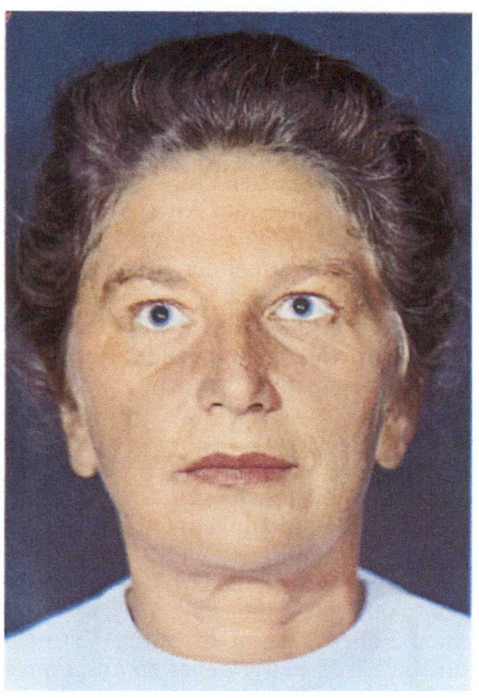

(b)

Abb. 27a u. b. (a) 42jährige Patientin mit langsam sich entwickelndem Cushing-Syndrom bei Nebennierenadenom. Keine Fettsucht, mäßige Rundung und auffallende Rötung des Gesichtes. (b) Dieselbe Patientin 3 Jahre nach Entfernung des Nebennierenadenoms: ohne Gewichtsabnahme Verschwinden der Rötung, veränderter Gesichtsausdruck

sammen mit der auffallenden Röte und dem unnatürlichen Glanz der Haut bekommen diese Kinder ein karikiertes Puppen- oder Clowngesicht (Abb. 25, 26). Die Cushing-Kranken gleichen einander alle. Das Individuelle und Geschlechtsspezifische im Gesichtsausdruck wird zurückgedrängt.

Der Hals erscheint auffällig kurz, einerseits wegen der kragenförmigen Fettansammlung mit Doppelkinnbildung, andererseits, weil die physiologische Krümmung der Brustwirbelsäule pathologisch zunimmt. Die Haltung des Cushing-Kranken ist von der Seite aus betrachtet charakteristisch:

der vorgestreckte runde Kopf mit kurzem Hals bringt etwas Drohendes in die Haltung und steht wiederum in groteskem Gegensatz zu der behäbigen Körperfülle und Unansehnlichkeit der dünnen Extremitäten. In besonderem Maße ist der Panniculus adiposus am Unterbauch entwickelt. Zusammen mit der Schlaffheit der reduzierten Bauchmuskulatur kommt es dadurch zum typischen Hängebauch, der sogar schürzenartig über das Genitale herabhängen kann. Im Bereich der Hüften ist das Fettgewebe weniger entwickelt, die Oberschenkel verjüngen sich rasch gegen unten. Auch an den Mammae kann sich übermäßig Fett ansetzen und die Schultern wirken rund herabfallend, der Hals-Schulterwinkel ausgefüllt. Eine besondere Prädilektionsstelle für den Fettansatz bildet ferner die Gegend der unteren Halswirbelsäule, wo es zur Bildung eines kissenförmigen Fettpolsters, des sog. „Büffelhöckers" (Jores), kommt. Die Fettsucht kann, aber muß nicht hohe Grade erreichen. Exzessive Gewichtsvermehrung ist nicht besonders typisch für Morbus Cushing. Das Gewicht kann sogar unverändert bleiben und nur die andersartige Verteilung des Gewebes auffallen. Nicht immer steht das Bild blühender Gesundheit, vorgetäuscht durch Fettsucht und rosiges Aussehen, im Vordergrund. Statt der Fettbildung kann der Muskelschwund überwiegen und im Aspekt durch die Kraftlosigkeit der Haltung als Verfall des Patienten imponieren. Ersetzung des Bewegungsapparates durch Speichergewebe ist ein Alterungsvorgang, und die Vorwegnahme des Alters ist ein weiterer Zug, den diese Krankheit bringt. So führt die Cushingsche Krankheit bei der Frau zu einem karikierten Typus der Matrone.

Mit dem Vergleich des Matronenhaften wird man allerdings dem Hintergründigen im Ausdruck des Cushing-Kranken nicht gerecht, das jener müde und leidende Ausdruck mit der verunstaltenden Körperfülle hervorruft.

Gesichtsfeldeinschränkungen durch Hypophysentumor (s. S. 112) finden sich in ca. 5%, gelegentlich auch Augenmuskellähmungen. Ob der Augeninnendruck meist vermehrt ist und zu Glaukom führen kann (Bayer, 1967), bedarf der Überprüfung an einer großen Patientenzahl.

In einzelnen Fällen kommt es durch Vermehrung des retrobulbären Fettgewebes zu ausgesprochenem Exophthalmus. Die Ursache ist vorläufig unbekannt.

Bei Frauen und Kindern kommt bei allen Cushing-Formen fast immer ein leichter Hirsutismus zum Vorschein (Abb. 27). Feine Flaumbehaarung der Oberlippen und Wangen kann der einzige Ausdruck davon sein. Auch bei reiner Überproduktion von Cortisol können dessen an sich schwach androgen wirksame Abbauprodukte, wenn sie in großer Menge vorhanden sind, zum Hirsutismus führen. Fast stets findet sich am Gesicht und am oberen Stamm Acne (Abb. 25). Beim reinen Cushing-Syndrom rückt die Stirnhaargrenze tiefer, indem an den seitlichen Stirnpartien, wo sich unter der Androgeneinwirkung Geheimratswinkel bilden, das Haar besonders vorwächst. Auch die Augenbrauen werden auffallend buschig und im lateralen Teile breit.

Die Haut. Die Haut ist beim Cushing-Syndrom dünn, durch die Fetteinwirkung gespannt und glänzend. Bei langer Dauer der Krankheit wird sie atrophisch wie bei alten Leuten. Sie ist gut durchblutet, warm anzufühlen, talgig und feucht. Pyodermien der sebhorrhoischen Haut sind häufig; ihre Heilungstendenz ist schlecht. Die Hautfarbe ist besonders im Gesicht von einer auffallend dunklen Rötung, die geläufig mit dem Ausdruck Plethora oder kongestioniertes Aussehen bezeichnet wird. Auch die übrige Körperhaut kann marmoriert sein, die Acren meist dunkelrot bis cyanotisch. Das plethorische Aussehen geht der vorhandenen Polycythämie nicht parallel. Es muß auf einer Erweiterung der Capillaren und einer partiellen Stase beruhen. Neben der plethorischen Tönung macht sich in manchen Fällen eine vermehrte Pigmentbildung der Haut wie bei Morbus Addison bemerkbar, die vielleicht auf das vermehrte ACTH zurückgeht, jedoch nie den Grad des Morbus Addison erreicht. Eine kennzeichnende Erscheinung sind die Striae rubrae, wie sie in dieser Eindrücklichkeit nur noch in der Gravidität beobachtet werden. Es sind dies dunkelrot-violette, den Spannungslinien der Haut parallel verlaufende Streifen von 0,5–3 cm Breite und 5–15 cm Länge, die durch erweiterte subcutane Venenplexus, evtl. auch die Extravasate im subcutanen Fettgewebe bedingt sind und durch die gespannte und darüber leicht eingedellte Epidermis hindurchschimmern (Abb. 28). Sie kommen besonders häufig am

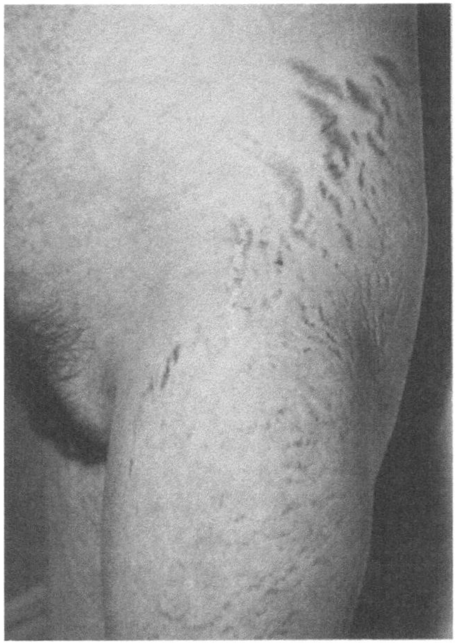

Abb. 28. Striae rubrae bei Cushing-Syndrom (KspZ)

unteren Abdomen anterolateral, ferner über den Mammae, an den Oberschenkeln und im Fettgewebe über den Axillen vor. Wenn sie in großer Intensität fast nur beim Cushing-Syndrom und in der Gravidität gefunden werden, so sind sie doch in keiner Weise für diese Zustände pathogmomonisch. Jede rasch entstandene Fettsucht besonders beim Jugendlichen kann zu Striae führen, sie sind dann meist rosa statt dunkelrot, zahlreicher aber feiner (s. S. 359). Sie können ferner in der Pubertät auch ohne gleichzeitige Adipositas auftreten.

Die Blutungsbereitschaft macht sich jedoch nicht nur in Form der Striae rubrae bemerkbar, es kann zusätzlich oder ausschließlich zu Petechien und flächenhaften Suffusionen, besonders an den Streckseiten der Vorderarme, aber auch an anderen dem Druck ausgesetzten Körperstellen kommen, so daß schließlich das Bild einer hämorrhagischen Diathese erscheint. In seltenen Fällen können auch Blutungen ins Darmlumen erfolgen und den Tod herbeiführen. Die Haut ist allgemein vermehrt lädierbar und geringe Traumata führen zu Blutaustritten unter der Epidermis. Weder die Striae noch das übrige Fettgewebe sind auffallend schmerzhaft. Ödeme kommen in ungefähr der Hälfte der Fälle vor.

Die Pathogenese dieser Hautveränderung wird ebenfalls auf die antianabole Eigenschaft des Cortisols zurückgeführt. Striae rubrae können sich auch unter exogenem ACTH und Cortisol entwickeln. Die Gerinnungsfaktoren des Blutes sind unverändert. Blutungszeit und Gerinnungszeit werden stets normal gefunden, hingegen kann das Rumpel-Leedesche Zeichen positiv sein. Es handelt sich damit um ein Blutungsübel e vitio vasorum.

Hypertonie. Als wichtigen Befund wird die Allgemeinuntersuchung eine Blutdruckerhöhung zeigen. Sie kann sehr verschieden ausgeprägt sein. Selten verläuft sie unter dem Bilde des malignen Hochdruckes mit Nephrosklerose, Albuminurie, Niereninsuffizienz und Apoplexien; oft aber liegt der Blutdruck nur wenig über dem Normalwert. Es braucht zur Entwicklung des Hochdruckes offenbar einen konstitutionellen Faktor, denn auch unter hochdosierter Cortisontherapie entwickelt nur ein Teil der Menschen eine Hypertonie. Die Pathogenese der Hypertonie ist noch ungeklärt. Sie ist auf die Cortisolüberproduktion zurückzuführen, denn die Mineralocorticoidsekretion ist nicht gesteigert, die Plasma-Reninaktivität normal. Hingegen ist das Plasma-Renin-Substrat vermehrt (Krahoff, 1975). Möglicherweise spielt, da auch Cortisol die renale Natrium-Ausscheidung hemmt, ein Überangebot von Natrium an die Muskulatur der Arteriolen eine Rolle. Cortisol ist außerdem für die hypertonische Wirkung des Noradrenalis notwendig (permissive Wirkung s. S. 309). Gesteigerte Empfindlichkeit auf Hochdruck-aktive Substanzen und erhöhte Plasma-Renin-Konzentration spielen wahrscheinlich eine Rolle (Krahoff, 1975).

Osteoporose. Ein wichtiges Symptom, das verschieden stark ausgeprägt sein kann, ist die diffuse Osteoporose. Unter der Cortisoleinwirkung wird der Knochenumbau stark verlangsamt, wobei der Abbau gegenüber dem Anbau überwiegt (Frost, 1963). Die Körperbilanz für Calcium ist negativ, da die enterale Resorption vermindert wird und die Calciurie als Folge herabgesetzter tubulärer Rückresorption ansteigt. Die Osteoporose macht sich durch statisch bedingte, gesetzmäßige Deformierung der Wirbelkörper, zuweilen mit Infraktionen, bemerkbar. Spontanfrakturen kommen häufig an den Rippen, wo sich auffällige callusbedingte Auftreibungen zeigen, und den Wirbelkörpern vor. Thorakal bilden sich Keilwirbel, lumbal Fischwirbel. Mit dem Nachweis von Wirbeldeformationen ist die Osteoporose gesichert. Aufgrund der Schattendichte der Knochen allein ist es außerordentlich schwierig, die Osteoporose zu diagnostizieren. Radiologisch wird die Diagnose der Osteoporose bei korpulenten Patienten, bei welchen wenig kontrastreiche Bilder entstehen, viel zu häufig gestellt. Der Hinweis auf die stärker hervortretende Umrandung des Wirbelkörpers, die wie mit einem Bleistift nachgezogen aussieht, mag in der Unterscheidung von Osteoporose und scheinbarer Strahlendurchlässigkeit von Bedeutung sein. Mit neuer Isotopentechnik läßt sich in 75% eine Verminderung des Körpercalciums nachweisen (Aloia, 1974).

Muskelatrophie. Der Muskelschwund geht auf die katabole, antianabole Wirkung des Cortisols zurück, kann zu völliger Invalidität führen, ist aber nach wirksamer Therapie reversibel. Es besteht Kreatinurie, eine negative Stickstoffbilanz und vermindertes Ganzkörperkalium (Aloia, 1974). Es atrophieren besonders die an myofibrillärer AT-Pase und Phosphorylase reichen Fasern des Typs II (Pleasure, 1970). Die besonders beim paraneoplastischen Cushing-Syndrom ausgeprägte Hypokaliämie kann zur Adynamie beitragen.

Diabetes mellitus. Zum Vollbild des Cushing-Syndroms gehört der Diabetes mellitus. Er ist nicht allzu häufig (15%), eine diabetisch verschobene Stoffwechsellage wird sich jedoch an Hand von Blutzuckerbestimmungen oder einer Glucosebelastung fast stets zu erkennen geben. Es handelt sich um einen Diabetes mellitus besonderer Art, den „Steroiddiabetes", der nicht auf Insulinmangel, sondern auf Überproduktion von Cortisol zurückgeht. Wie beim gewöhnlichen Diabetes wird zuviel Glucose gebildet, aber im Gegensatz zu diesem ist die periphere Verwertung der Glucose nicht gestört. Dieser Steroiddiabetes ist zunächst gutartig, indem er nicht sehr hohe Blutzuckerwerte aufweist, stabil verläuft und nie zur Acidose führt. Er ist aber durch Insulin wenig beeinflußbar und trotz seiner scheinbaren Gutartigkeit sind Komplikationen nicht selten. Diabetische Angiopathie bei Cushing-Syndrom kann sich innerhalb weniger Jahre entwickeln.

Hypogonadismus. Der Hypogonadismus bei Cushing-Syndrom scheint sekundär durch Gonadotropinmangel bedingt, da Glucocorticoide die Ansprechbarkeit der Hypophyse auf LHRH hemmen. Basale und LHRH stimulierte LH und FSH-Werte sowie das Plasma-Testosteron sind reversibel vermindert (LUTON, 1977). Amenorrhoe ist ein häufiges, aber kein obligates Symptom, als anatomisches Substrat findet sich ein vorzeitig gealtertes Ovar. Schwangerschaft unter aktiver Cushingscher Krankheit kommt aber vor. Beim Manne steht die Impotenz im Vordergrund. Die Testes können kleiner werden. Testesbiopsien haben eine reduzierte Spermatogenese, Verbreiterung der tubulären Basalmembranen sowie Störungen der Spermatocytenreifung gezeigt. Das Plasmatestosteron ist in der Regel vermindert. Die Schädigungen sind nach erfolgreicher Behandlung reversibel (GABRILOVE, 1974).

Die Häufigkeit der klinischen Symptome geht aus den Sammelstatistiken von SOFFER (1961) und von ROSS (1966) hervor, die in Tabelle 14 dargestellt sind. Die Zahlen einzelner Serien, wie von PLOTZ (1952), SOFFER (1961) und unseren eigenen 43 Fällen (FLURY, 1971) weichen nur wenig davon ab.

Die Diagnose eines Cushing-Syndroms ist derart folgenschwer, daß sie, bevor therapeutische Konsequenzen gezogen werden, mit der größten möglichen Sicherheit aufgrund klinischer Erfahrungen und einem Laboratorium mit zuverlässigen Steroidbestimmungen zu stellen ist. Es ist in der Regel eine Hospitalisation von 5–10 Tagen notwendig. Nie darf ein Patient, bei dem die Diagnose nur vermutet wird, dem Chirurgen zur Exploration der Nebennieren überwiesen werden. Ein Cushing-Syndrom kann auch bei normal großen Nebennieren vorliegen, und die Narbenbildung nach chirurgischer Inspektion erschwert oder verunmöglicht eine nachfolgende Adrenalektomie. Beim Vollbild ist auch die klinische Diagnose leicht, aber stets sollte der Nachweis vermehrter 17-OHCS, die sich mit 2 mg Dexamethason nicht hemmen lassen, erbracht werden, bevor man den Patienten zur Adrenalektomie überweist. Bei Grenzfällen kann die Entscheidung, ob wirklich ein Cushing-Syndrom vorliegt, außerordentlich schwierig oder zuweilen unmöglich sein. In Zweifelsfällen ist es besser, mehrere Monate zuzuwarten und die Untersuchung zu wiederholen.

Tabelle 14. Häufigkeit der klinischen Symptome bei 450 Fällen von Cushing-Syndrom. [Nach SOFFER, DORFMAN und GABRILOVE: The human adrenal gland (Philadelphia: Lea & Febiger 1961) und bei 601 Fällen nach ROSS, MARSHALL-JONES und FRIEDMAN: Quart. J. Med., N.S. **35**, 149 (1966)]

Symptome	Häufigkeit %	
	nach SOFFER	nach ROSS
Vollmondgesicht	88	75
Fettsucht	86	88
Hypertonie	85	
Gerötetes Gesicht mit „Plethora“	77	
Amenorrhoe bei Frauen	77	60
Hirsutismus bei Frauen	73	65
Muskelschwäche	67	61
Striae rubrae	60	
Hämorrhagische Diathese	59	42
Osteoporose	58	
Knöchelödeme	57	
Büffelhöcker	54	
Acne	54	45
Rücken- und andere Knochenschmerzen	54	40
Ekchymosen	52	
Psychische Veränderungen	46	
Pathologische Frakturen	38	
Schlechte Wundheilung, Ulcera crurum	35	
Polyurie und Nykturie	32	
Polydypsie	28	
Kyphose	25	
Nierensteine	20	
Leichte Polycythämie	20	
Exophthalmus	14	

γ) Laboratoriumsbefunde

ACTH: ACTH im Blut von hypothalamisch-hypophysären Cushing-Patienten wird mit radioimmunologischen Methoden mäßig erhöht oder normal, nach Adrenalektomie und Substitution und bei ektopischer ACTH-Bildung eindeutig erhöht gefunden (RATCLIFFE, 1972). Bei NNR-Tumor ist es nicht nachweisbar.

Urincorticoide. Der direkte Nachweis der Cortisolüberproduktion steht an erster Stelle der Laboratoriumsdiagnostik. Die Cortisol-Abbauprodukte im Urin, bestimmt als 17-Hydroxycorticoide (Porter-Silber-Chromogene) oder 17-Ketogene Steroide sind beim Cushing-Syndrom meistens erhöht (15–40 mg statt normal 3–13 mg/24 Std). Die Urincorticoide allein erlauben nicht immer eine sichere Aussage über das Vorliegen eines Cushing-Syndroms. Bei sicherem Cushing-Syndrom können sie an der oberen Grenze der Norm liegen, anderseits kann Adipositas zu leicht erhöhten Urin-17-Hydroxycorticoiden führen. Der Leerwert der Urincorticoide ist stets im Verein mit den klinischen Befunden und anderen Laboratoriumsuntersuchungen zu beurteilen.

Plasmacorticoide. Die nicht konjugierten, mit der Porter-Silber-Reaktion bestimmbaren Plasmacorticoide betragen beim Normalen morgens zwischen 7 und 9 Uhr 6–25 μg/100 ml und sinken zwischen 21 und 2 Uhr auf 5 μg/100 ml ab. Beim Cushing-Syndrom fehlt diese Tagesrhythmik. In etwa der Hälfte der Cushing-Fälle finden sich Werte im oberen Normalbereich, die aber über die ganze Tagesdauer in diesem Bereich bleiben, in der anderen Hälfte sind die Plasmacorticoide eindeutig erhöht. Hohe Werte am Morgen und am Abend sind ein wichtiger Hinweis auf ein Cushing-Syndrom; aber sie sind nicht beweisend. Stö-

Tabelle 15. Laboratoriumsuntersuchungen bei Verdacht auf Cushing-Syndrom

1. Dexamethason-Kurztest (s. S. 396): Plasmasteroide um 8 Uhr vor und um 8 Uhr nach 1 mg Dexamethason um 24 Uhr, wenn pathologisch:
2. Weißes und rotes Blutbild.
3. Direkte Eosinophilenzählung.
4. Serumchemismus: Natrium, Kalium, Chloride, Harnstoff, Standardbicarbonat, Nüchtern-Blutzucker, wenn normal Glucosebelastung.
   Urin: Eiweiß und Zucker.
5. 17-Ketosteroide, 17-Hydroxysteroide im 24-Std-Urin, wenn erhöht:
6. 2 mg Dexamethasontest: 3 Tage 4mal 0,5 mg Dexamethason, wenn 17-Hydroxysteroide >4 mg – Cushing-Syndrom.
7. 8 mg Dexamethasontest: 3 Tage 4mal 2 mg Dexamethason, wenn kein Steroidabfall: Cushing-Syndrom bei Tumor.

Röntgen: Schädel seitlich, Brust-, Lendenwirbelsäule seitlich, evtl. Becken.

Zur Lokalisation bei Verdacht auf Nebennierenrinden-Adenom: beidseitiger Nebennierenvenenkatheterismus mit Plasmacortisol-Bestimmung, gleichzeitig retrograde Phlebographie der Nebennieren; oder Retropneumoperitoneum mit i.v. Pyelogramm und Tomographie der Nebennieren. Eventuell Szintigraphie der Nebennieren nach Verabreichung von ^{131}I-Cholesterin.

In Zweifelsfällen: freie Plasma-Corticoide (Peterson) um 8 Uhr und um 20 Uhr:
normal: 20-Uhr-Wert 50% tiefer als 8-Uhr-Wert und <als 25 µg/100 ml;
Cushing-Syndrom: >als 25 µg/100 ml, beide Werte gleich,
evtl. freies Urincortisol (s. S. 390).

rungen der Tagesrhythmik finden sich auch bei Hirntumoren, nach Schädeltraumen, bei Herzinsuffizienz und bei Psychosen. Dagegen spricht ein normaler Tagesrhythmus gegen ein Cushing-Syndrom.

Freies Urincortisol. Normalerweise wird weniger als 1% des sezernierten Cortisols in unveränderter Form im Urin ausgeschieden, d.h. 20 bis 150 µg/24 Std. Beim Cushing-Patienten hingegen finden sich Werte über 300 µg bis zu mehreren mg/24 Std.

17-Ketosteroide. Die Bestimmung der 17-Ketosteroide darf für die Diagnose des Cushing-Syndroms nicht überschätzt werden. Bei der Nebennierenhyperplasie werden sie in rund der Hälfte der Fälle erhöht gefunden. Nur beim Nebennierencarcinom sind die Werte fast stets sehr stark über 30 bis auf mehrere 100 mg/24 Std. erhöht, fast immer mit gleichzeitiger Erhöhung der 17-Hydroxycorticoide. Das Nebennierenrinden-Adenom jedoch kann erniedrigte 17-Ketosteroide haben, da die Cortisolproduktion des autonomen Adenoms die ACTH-Sekretion hemmt und zu einer Atrophie des normalen Nebennierengewebes führt. Der relativ hohe Anteil an Dehydroepiandrosteron unter den 17-Ketosteroiden und an Tetrahydro-S unter den 17-Hydroxycorticoiden im Urin von Patienten mit Nebennierenrinden-Carcinom lassen auf qualitative Veränderungen der Steroidsynthese im neoplastischen Gewebe schließen.

Cortisolsekretionsrate. Bestimmung der Cortisolsekretionsrate mit Isotopen-Verdünnungmethoden ergibt eindeutig erhöhte 24-Std-Werte, ist aber für diagnostische Zwecke entbehrlich.

Aldosteron, Pregnandiol und Pregnantriol werden in der Regel nicht vermehrt ausgeschieden. Corticosteron und Oestrogene können gelegentlich bei Hyperplasie und beim Carcinom vermehrt ausgeschieden werden.

Über Funktionsprüfungen der NNR wie ACTH-Test, Methopyrapon-Test, Dexamethason-Test s.S. 392–396.

Plasmaelektrolyte. Auch ohne Aldosteron-Überproduktion kann es durch die an sich schwache Elektrolytwirkung des übermäßig produzierten Cortisols zur *Hypokaliämie* kommen. Diese geht in der Regel mit einer metabolischen Alkalose einher mit einem pH bis zu 7,5. Die Serumchloride sind gewöhnlich tief, das Natrium kann tief, normal oder auch erhöht sein. Zur Pathogenese der Hypokaliämie und Alkalose vgl. S. 307f. Ausgesprochene Hypokaliämie ist immer auf paraneoplastisches Cushing-Syndrom verdächtig. Das Calcium ist meist tiefnormal, der Phosphor normal bis leicht erniedrigt bei erhöhtem PEI (s.Kap.XIV), die alkalische Phosphatase kann jedoch unabhängig von der Osteoporose leicht erhöht gefunden werden. Nach Adrenalektomie kommt es gelegentlich zur Hypercalcämie. Die Schilddrüsenfunktion ist nicht gestört, Grundumsatz, ^{131}J-Aufnahme können erniedrigt, erhöht oder normal gefunden werden, das Serumcholesterin ist meist mäßig erhöht.

Morphologische Blutveränderungen. Die morphologische Veränderung des Blutes ist, besonders wenn kompliziertere Laboratoriumsbefunde nicht zur Verfügung stehen, von einigem diagnostischem Wert. Am stärksten werden die eosinophilen Leukocyten beeinflußt, die gänzlich verschwinden oder nur noch in geringer Zahl vorhanden sind. Eine einfache direkte Eosinophilenzählung kann wertvolle diagnostische Dienste leisten. Als Faustregel gilt, daß ein Cushing-Syndrom bei einer Eosinophilenzahl von über 100 Zellen je Kubikmillimeter unwahrscheinlich sei (Normalwerte 100–300 je mm^3). Lymphopenie findet sich beim Cushing-Syndrom fast immter. Weniger charakteristisch ist die Leukocytose, die nicht besonders ausgeprägt zu sein braucht. Die Auswirkungen auf das rote Blutbild sind weniger eindrücklich. Im Gegensatz zu einer weit verbreiteten Meinung ist die Polycythämie beim Cushing-Syndrom kein häufiges Symptom. Wohl trifft man oft auf Werte zwischen 100–120% Hämoglobin, Erythrocytenzahlen jedoch, wie sie bei der Polycythämie vorkommen, sind selten.

Kohlenhydratstoffwechsel. Der Kohlenhydratstoffwechsel kann alle Übergänge von der leicht verminderten Glucosetoleranz bis zum schweren Steroiddiabetes aufweisen. Ein normaler Nüchternblutzuckerwert läßt das Cushing-Syndrom keineswegs ausschließen. Die Glucosebelastung zeigt jedoch fast stets ein Ansteigen der Blutzuckerwerte auf über 180 mg-% und eine verspätete Rückkehr zur Norm. Der intravenöse Insulintoleranztest läßt meist einen ungenügenden Abfall des Blutzuckers erkennen. Die Brenztrauben- und Milchsäurekonzentration im Plasma ist erhöht (s.S. 306).

δ) Röntgendiagnostik

Zur Diagnostik des Cushing-Syndroms gehört schließlich die radiologische Darstellung der Nebennieren. Zuweilen läßt schon die Abdomenleeraufnahme einen Tumor in der Nebenniere vermuten, er läßt sich aber damit weder mit Sicherheit diagnostizieren noch ausschließen.

Im intravenösen Pyelogramm gelangen nur große Tumoren durch Verdrängen der Niere zur Darstellung.

Das Retropneumoperitoneum hingegen, besonders in Verbindung mit Tomographie, läßt drei Viertel aller Tumoren erkennen. Die Unterscheidung zwischen normal großer und hyperplastischer Nebenniere bleibt jedoch auch bei bester Technik zweifelhaft. Die perirenale Insufflation galt früher wegen Gefahr der Luftembolie als riskant. Bei der heute geübten Verwendung von Sauerstoff und der präsacralen Anlage eines Retropneumoperitoneum wird das Risiko auf ein Minimum reduziert. Nach Lokalanaesthesie wird in der Mitte zwischen Anus und Steißbeinspitze eine Pneumothoraxnadel 3–5 cm tief bis durch das Lig. anococcygeum eingeführt, wobei ein Finger zur Führung der Nadel im Rectum bleibt. Am einfachsten wird mit Hilfe einer 50 cm^3-Injektionsspritze und eines Dreiwegehahns nach Kontrollaspiration unter sanftem Druck bei Bildverstärkerkontrolle 1200–1500 cm^3 O_2 eingelassen. 1–2 Std danach wird tomographiert.

Die Darstellbarkeit der Nebenniere ist individuell sehr verschieden. Es können anatomisch schöne Bilder der Nebenniere resultieren, dann nämlich, wenn die Fettschicht zwischen Niere und Nebenniere gut entwickelt ist.

Manchmal läßt sich jedoch das umgebende Fettgewebe von der Nebenniere trotz einwandfreier Technik nicht trennen, und die Bewertung der Nebennierengröße bleibt unmöglich. Dies trifft besonders beim Vorliegen von narbigen Veränderungen in jenem Gebiet zu. Die Diagnose der Nebennierenhyperplasie ist radiologisch nicht mit Sicherheit zu stellen. Die normalen Nebennieren messen maximal 3–4:4 cm. Als Hyperplasie dürfen jedoch nur eindeutige Vergrößerungen unter Berücksichtigung des radiographisch wirksamen Vergrößerungsfaktors bewertet werden. Eine normale Nebennierengröße schließt das Cushing-Syndrom nicht aus.

Die Aortographie eignet sich zur Nebennierendarstellung wenig im Gegensatz zur Nierenangiographie. Meist läßt sich durch retrograde Kontrastmittelfüllung eines für die bilaterale Plasmacortisolbestimmung eingeführten Nebennierenvenenkatheters ein Nebennierentumor darstellen (Kap. VIII, S. 440).

Eine Aufnahme der Sella turica ist immer indiziert, obwohl sie nur in 10% der Cushing-Fälle durch Nebennierenrinden-Hyperplasie vergrößert gefunden wird. Da jedoch gelegentlich (6%) Hypophysentumoren nach therapeutischer Adrenalektomie gefunden wurden, ist das Festhalten der Ausgangslage wertvoll. Bei kindlichem Nebennieren-Adenom kann die Sella verkleinert gefunden werden und sich nach Heilung normalisieren.

Zur Feststellung der Osteoporose und ihres Ausmaßes ist stets die seitliche Brust- und Lendenwirbelsäulenaufnahme angezeigt. Eventuell ist sie durch die a.p.-Beckenaufnahme und einen Rippenthorax zu ergänzen, wobei oft Frakturen mit übermäßiger Callusbildung zum Vorschein kommen.

ε) Nebennierenszintigraphie und -Gammagraphie

4–14 Tage nach i.v. Applikation der relativ hohen Dosis von 2 mCi ^{131}I-19-Cholesterin lassen sich die Cholesterin-speichernden Nebennieren darstellen. Das Verfahren eignet sich zur Unterscheidung von Hyperplasie und Tumoren, die bis zu einem Durchmesser von 1 cm erfaßt werden, sowie zur Lokalisation von Tumoren und ektopischem Nebennierenrindengewebe. Die Strahlenbelastung ist jedoch groß und verbietet die Anwendung bei Kindern und Frauen im gebärfähigen Alter (Beyer, 1974; Moses, 1974; Dige-Petersen, 1975).

ζ) Besondere Formen des Cushing-Syndroms

1. Mischformen zwischen Cushing-Syndrom und adrenogenitalem Syndrom kommen bei Nebennieren-Adenomen und -Carcinomen vor. Sie sind bei Erwachsenen selten und im Kindesalter häufig. Leichter bis mäßig starker Hirsutismus und Acne gehören auch zum reinen Cushing-Syndrom. Virilisation ist immer auf Adenom oder Carcinom verdächtig. Die anabole Wirkung der Androgene kann dabei die katabole des Cortisols kompensieren, so daß die Muskulatur nicht atrophiert. Übermäßige Cortisol- und Desoxycorticosteron-Sekretion kommt vor (HOGAN, 1977). Beim Nebennierenrinden-Carcinom entstehen durch Ausfall einzelner Enzymsysteme meist abnorme Steroidhormone, wobei es sich vorwiegend um Vorläufer der normalen Hormone und ihrer Abbauprodukte wie Compound S und Tetrahydro S sowie Dehydroepiandrosteron handelt. Je nach dem überwiegenden Hormon kann der Cushing-Aspekt gegenüber der Virilisation, der Feminisation oder der Hypertonie mit Conn-Syndrom ähnlicher Symptomatik zurücktreten. Schließlich kann das Nebennierenrinden-Carcinom trotz erhöhter Steroidausscheidung durch die Produktion inaktiver Vorstufen häufig ganz ohne endokrine Symptomatik verlaufen und sich nur durch Drucksymptome der meist großen Tumoren zu erkennen geben.

Sehr selten sind Nebennierenrinden-Nebennierenmark-Tumoren, ferner kommen Cushing-Symptome bei Phäochromocytom, Catecholamin-Überproduktion bei Rindentumoren, und Cushing-Syndrom durch ektopische ACTH-Bildung im Nebennierenmark vor (MATHISON, 1969).

2. Transitorisches und periodisches Cushing-Syndrom. Einzelne Fälle von periodischer Cortisol-Überproduktion, einige mit paradoxem Dexamethasontest (BROOKS, 1966; BROWN, 1973). von Spontanremissionen oder -heilungen eines echten, durch Hormonbestimmungen gesicherten Cushing-Syndroms sind beschrieben. Ihre extreme Seltenheit rechtfertigt kein Aufschieben der Therapie. Vor allem dürfen äußerlich dem Cushing-Syndrom ähnliche Zustände, wie sie z.T. nach Schädeltraumen, bei Encephalitis, Lungentuberkulose gesehen wurden, nicht einer Erkrankung an Cushing-Syndrom gleichgesetzt werden, für welches eine erhöhte, durch 2 mg Dexamethason nicht hemmbare 17-Hydroxycorticoidausscheidung zu fordern ist. Ein „exogenes“ Cushing-Syndrom wird nur durch ACTH, Cortisol oder seine Derivate erzeugt.

3. Cushing-Syndrom durch ektopische ACTH- oder CRF-Bildung in Tumoren (paraneoplastisches Cushing-Syndrom). Bei Patienten mit Tumoren wurde bisher in über 260 Fällen (THOMAS, 1974) oder 5,7% der Cushing-Syndrome (PFOTENHAUER, 1967) ein Hypercorticismus mit den folgenden Besonderheiten beschrieben:

1. Hypokaliämie und Alkalose;
2. maligner Verlauf mit einer durchschnittlichen Lebenserwartung von 9 Monaten;
3. die klinische Cushing-Symptomatik kann fehlen;
4. starke Pigmentzunahme.

Es handelt sich vorwiegend um kleinzellige Carcinome der Bronchien (55%), des Thymus (12%) und des Pankreas (10%). Aber auch Tumoren anderer Organe wie der Gallenblase, Parotis, Colon, Niere, Trachea, Zentralnervensystem, Mamma, Prostata, ja selbst anderer endokriner Drüsen wie Thyreoidea und Nebennierenmark kommen vor. Frauen werden nicht häufiger als Männer befallen. In rund 50% fehlt der Aspekt, die typische klinische Cushing-Symptomatik, obwohl die Cortisolsekretion eindeutig vermehrt ist und die Nebennieren immer hyperplastisch gefunden werden. Die fehlende klinische Symptomatik wird durch den raschen Verlauf erklärt. Nach chirurgischer Entfernung des Tumors verschwinden die Symptome und die Cortisol-Überproduktion, um mit einsetzender Metastasierung wieder zu erscheinen. Während beim hypothalamisch-hypophysären Cushing-Syndrom das Plasma-ACTH über das Lipotrophin überwiegt, ist im Plasma der ektopischen Form mehr γ-Lipotrophin vorhanden, was sich diagnostisch verwerten läßt (GILKES, 1977). Die Hypokaliämie und Alkalose, der ein erheblich vermindertes austauschbares, extracelluläres Kalium entspricht, ist entweder auf die erhebliche Cortisol-Überproduktion oder aber auf Sekretion von Corticosteron, Compound S und Desoxycorticosteron (CRANE, 1966) zurückzuführen. Nie wurde eine Aldosteron-Überproduktion festgestellt. Ein Fall mit 40–100facher Testosteronausscheidung und Virilisation wurde beobachtet (HOLZMANN, 1968). Ein Tagesrhythmus des Plasmacortisols fehlt, die vermehrte 17-Hydroxycorticoidausscheidung ist auch durch 8 mg Dexamethason nicht zu hemmen, während das Plasma-ACTH (im Gegensatz zum NNR-Tumor) unter Dexamethason erhöht bleibt.

Die Erklärung dieses Syndroms wurde durch den Nachweis von großen Mengen eines Polypeptids mit ACTH-Wirkung im Primärtumor, den Metastasen und dem Blut der Patienten gegeben, während der ACTH-Gehalt der Adenohypophysen dieser Patienten vermindert ist. Zum Teil wurden in den Tumoren noch größere Mengen von MSH als ACTH gefunden, was die extreme Pigmentierung einiger dieser Patienten erklärt. In einzelnen Fällen soll CRF im Tumor nachgewiesen worden sein (IMURA, 1976).

Die Cushing-Symptomatik verschwindet nach totaler Adrenalektomie bis auf die Pigmentierung, der deletäre Verlauf wird durch die meist extrem malignen Tumoren bestimmt, gelegentlich wird die Paraneoplasie erst Jahre nach der erfolgreichen Adrenalektomie entdeckt (FLINT, 1974). Ein Cushing-Syndrom mit ausgeprägter Hypokaliämie sollte deshalb stets den Verdacht auf ektopische, tumorbedingte Corticotropinbildung erwecken und bei dessen Nachweis läßt sich dem Patienten die für ihn nutzlose Adrenalektomie ersparen (vgl. Kap. XVI, Paraneoplastische Syndrome).

4. Rezidivierendes Cushing-Syndrom nach totaler, bilateraler Adrenalektomie. Mehrere gut dokumentierte Fälle von Rezidiven eines Cushing-Syndroms nach totaler Entfernung von beiden hyperplastischen Nebennieren sind beschrieben worden. Es handelt sich dabei wahrscheinlich um lokale Regeneration aus verbliebenem Nebennierengewebe oder um ektopisches Nebennierenrindengewebe, das unter der vermehrten ACTH-Sekretion funktionstüchtig wurde. Ektopisches Nebennierenrindengewebe kann in verschiedenen Organen des Urogenitalsystems, aber auch in Leber oder Pankreas vorkommen. Nur in den Fällen von CHAFFEE (1963) und NEY (1966) gelang es, ektopische Nebennierengewebe am unteren Nierenpol zu lokalisieren und operativ zu entfernen. In den übrigen Fällen wurde versucht, die Krankheit durch Hypophysenbestrahlung und Methyrapon zu behandeln. In einem von STAUB (1967) beschriebenen Fall fand eine multiple ektopische Nebennierenrindenregeneration nach vollständiger Zerstörung der Hypophyse durch radioaktives Yttrium, wahrscheinlich unter dem Einfluß von ektopischem ACTH, aus einem Pankreastumor statt. Tumoren von ektopischem Nebennierenrindengewebe im Hoden können zu einem Cushing-Syndrom führen (ENGEL, 1964).

5. *Primäre Adenomatose (noduläre Dysplasie, Polymikroadenomatose) der Nebennierenrinde.* In einigen Fällen von Cushing-Syndrom, bei denen sich die 17-Hydroxycorticoid-Ausscheidung durch hohe Dosen von Dexamethason nicht hemmen ließ, wurden bei der Operation kein Nebennierentumor, sondern multiple Knoten in beiden Nebennieren gefunden. MEADOR (1967) konnte solche Veränderungen bei einem 14jährigen Mädchen mit Cushing-Syndrom finden, bei dem die Sella turcica verkleinert war und bei dem sich auch nach bilateraler Adrenalektomie mit empfindlichen Methoden kein ACTH im Plasma nachweisen ließ. Er kam deshalb zum Schluß, daß die primäre Störung in den Nebennieren gelegen hatte. Von anderer Seite wird angenommen, die autonome Adenomatose entwickle sich aus der Hyperplasie (HUIGENIN, 1973). Die primäre Adenomatose entwickelt sich besonders vor oder während der Pubertät und braucht außer Kleinwuchs und Osteoporose keine klinischen Symptome hervorzurufen (RUDER, 1974). Das Syndrom kommt familiär in Kombination mit multiplen Mißbildungen vor (SCHWEIZER, 1978; ARCE, 1978). Über Pathologie s.S. 347.

6. *Cushing-Syndrom im Kindesalter.* Für das Cushing-Syndrom im Kindesalter sind einige Besonderheiten bemerkenswert. Ursache eines Cushing-Syndroms im Kindesalter ist fast ausnahmslos ein benigner oder maligner Nebennierentumor. Eines der wichtigsten Symptome des Cushing-Syndroms im Kindesalter ist der Wachstumsrückstand als Ausdruck der antianabolen Stoffwechsellage. Dieser ist ein so obligates Symptom, daß an der Diagnose zu zweifeln ist, wenn das Kind normal groß ist und seine Wachstumskurve gleichmaßig verläuft. Die Osteoporose kann sehr ausgeprägt sein, Zwischenwirbelscheiben können breiter als die Wirbelkörper selbst werden. Bei Mischformen können katabole Glucocorticoidwirkung und anabole Androgenwirkung sich aufheben.

7. *Cushing-Syndrom und Schwangerschaft.* Schwangerschaften kommen beim aktiven Cushing-Syndrom sehr selten vor. Es können sich dabei diagnostische Schwierigkeiten ergeben, da auch in der normalen Schwangerschaft die 17-Hydroxycorticoid- und 17-Ketosteroidausscheidung und die Plasmacorticoide erhöht sind, wobei aber der Tagesrhythmus im Gegensatz zum Cushing-Syndrom erhalten bleibt. Schwangerschaften beim Cushing-Syndrom enden häufig mit Totgeburt. Die Nebennieren der Feten sind klein, und die fetale Zone wird vorzeitig rückgebildet gefunden. Adrenalektomie mit Erhaltenbleiben der Schwangerschaft bei Patientinnen mit Cushing-Syndrom wurde wiederholt beschrieben. Während der Gravidität kann das Cushing-Syndrom entweder ausgelöst werden, exazerbieren oder remittieren (CALODNEY, 1973; JØRGENSEN, 1973; PARRA, 1966). Die Schwangerschaft bei wegen Cushing-Syndrom total adrenalektomierten Frauen unter Substitution verläuft unkompliziert.

8. *Spontane Cortisol-Überproduktion ohne Cushing-Syndrom.* Cortisol-Überproduktion mit Hypertonie, Hypokaliämie und erhöhtem ACTH ohne die andere Cushing-Symptomatik ist ein einziges Mal bei Vater und Sohn beschrieben. Eine genetisch bedingte, partielle Endorgan-Unterempfindlichkeit wird angenommen (VINGERHOEDS, 1976).

f) Differentialdiagnose des Cushing-Syndroms

In Differentialdiagnose zum Cushing-Syndrom kommt in erster Linie das Zusammentreffen von Fettsucht, Hypertonie und Diabetes; Leiden, die auf konstitutioneller Grundlage nicht selten zusammenzutreffen pflegen. Für den Erfahrenen wird die Cushingsche Krankheit am spezifischen Gesichtsausdruck erkennbar sein, die Anamnese läßt im Gegensatz zur Konstitutionsanomalie den Krankheitsbeginn und die Wesensveränderung zeitlich festlegen. Schwieriger wird die Differentialdiagnose, wenn zur Adipositas Striae rubrae hinzukommen, wie dies bei jugendlicher, rasch entstehender Adipositas nicht selten ist, und gar vermehrte Urin-17-Hydroxyxorticoide gefunden werden. Die Cortisolproduktion ist beim Übergewichtigen erhöht, trotzdem sind die Plasma-17-Hydroxycorticoide normal mit normalem Tagesrhythmus, die 17-Hydroxycorticoidausscheidung kann leicht vermehrt sein. Diese Patienten sollen auch bestimmte Konstitutionsmerkmale aufweisen (JACOBSON, 1964). Nach Gewichtsreduktion normalisiert sich bei einem Teil der Patienten die Cortisolsekretionsrate, so daß der vermehrte Cortisolumsatz als eine Folge des vermehrten Fettgewebes mit größerer Kapazität für die fettlöslichen Steroide betrachtet wird. Die Striae beim jugendlichen Fettsüchtigen sollen mehr Rosa- als Purpur-Farbe haben, feiner, kürzer und zahlreicher sein und neben dem Unterbauch und den Hüften auch Axillae, Oberarme und Mammae sowie die Nates befallen. Im Einzelfall dürfte jedoch diese Unterscheidung schwierig sein. Die Pathogenese der Striae rubrae wird in beiden Fällen durch Dehnung der Haut durch Zunahme des Unterhautfettgewebes und gleichzeitige Involution der elastischen Fasern durch das vermehrte Cortisol erklärt. Das Laboratorium läßt in der Regel die Adipositas mit Striae vom echten Cushing-Syndrom auf folgende Weise unterscheiden:

1. Bei der Adipositas ist die erhöhte 17-Hydroxycorticoidausscheidung im 2 mg-Dexamethasontest (s. S. 396f.) reduzierbar, beim Cushing-Syndrom nicht;
2. der Adipöse weist einen Tagesrhythmus der Plasmacorticoide auf, beim Cushing-Kranken besteht ein Plateau;
3. die Ausscheidung von freiem Cortisol ist bei den Adipösen wie beim Gesunden minimal, während sie beim Cushing-Syndrom vermehrt ist.

Der „diabète des femmes à barbe" von Achard und Thieres ist unseres Erachtens keine Krankheitseinheit, sondern das zufällige Zusammentreffen von Hirsutismus simplex mit unfallbedingter Reizglykosurie bei einer 69jährigen Frau. Später sind unter diesem suggestiven Namen Fälle von Cushing-Syndrom beschrieben worden.

Ein reversibles Pseudo-Cushing-Syndrom mit klinischen und positiven Laboratoriums-Befunden kann durch chronischen Alkoholismus entstehen.

Virilisation ohne oder mit unbedeutender Vermehrung der 17-Ketosteroide ist auf Ovarialtumor verdächtig (S. 591).

Die Abgrenzung des Cushing-Syndroms gegenüber dem Stein-Leventhal-Syndrom (s.S. 575ff.) kann schwierig sein. Dieses läßt sich nur durch den Nachweis der spezifisch veränderten Ovarien sichern, das Cushing-Syndrom durch vermehrte Corticoidausscheidung und den Nachweis von Stoffwechselstörungen.

Zur Abgrenzung gegenüber dem adrenogenitalen Syndrom vgl. S. 363.

g) Verlauf und Prognose, Todesursache

Die Cushingsche Krankheit nimmt unbehandelt einen deletären Verlauf, wenn auch vereinzelte Fälle von spontanen Remissionen erwähnt werden (s.S. 357). Sie sind zu selten, als daß sie ein Zuwarten mit der Therapie rechtfertigen. Der Verlauf kann außerordentlich variieren. Die Krankheit kann aus voller Gesundheit innerhalb von 6 Monaten zum Tode führen. Sie kann sich aber auch über viele Jahre hinziehen. Es sind Fälle bekannt, bei denen die Krankheit über 20 Jahre dauerte, allerdings bei durch Röntgenbestrahlung der Hypophyse hervorgerufenen Remissionen. Im allgemeinen hat der Cushing-Kranke ohne Behandlung eine Lebenserwartung von 3–10, durchschnittlich 5 Jahren. Als Todesursache steht heute die Hypertonie mit ihren Komplikationen an erster Stelle. Vor der Zeit der Antibiotica waren Infektionskrankheiten im Vordergrund. Die Resistenz gegenüber Infektion ist beim Cushing-Syndrom vermindert, besonders häufig sind Staphylokokken- und Streptokokkeninfektionen, hingegen ist die Häufigkeit tödlicher Tuberkuloseerkrankungen nicht größer als diejenige der Normalbevölkerung. Allerdings pflegen die Tuberkuloseerkrankungen bei vorbestehendem Cushing-Syndrom maligne zu verlaufen. An dritter Stelle schließlich steht der Tod wegen Carcinom. Die früher angenommene, scheinbar gehäufte Carcinomanfälligkeit wird durch die relative Häufigkeit des paraneoplastischen Cushing-Syndroms erklärt. Hier beträgt die Lebenserwartung 30 Tage bis 2 Jahre, im Durchschnitt 9 Monate. Heilung durch Entfernung des Primärtumors ist bisher nur einmal beschrieben. Die Prognose des Nebennierenrindencarcinoms ist ungünstig. Nach 2 Jahren überlebt nur die Hälfte und trotz o,p'-DDD-Therapie nur einzelne die 5-Jahres-Grenze.

h) Therapie

Kann radiologisch oder durch Steroidfunktionstests ein Nebennierentumor diagnostiziert werden, so kommt nur die Operation in Frage. Ist aber eine Nebennierenhyperplasie wahrscheinlich, so stehen drei therapeutische Möglichkeiten offen.

1. Medikamentöse Therapie mit anabol wirksamen Hormonen oder Adrenostatica;
2. Strahlentherapie der Hypophyse;
3. operativ: Adrenalektomie, Hypophysektomie.

α) *Anabole Hormone*

Testosteron oder anabole Steroide, die theoretisch die negative Stickstoffbilanz ausgleichen, wirken höchstens palliativ und können nur als Operationsvorbereitung Verwendung finden. Oestrogene wirken theoretisch durch vermehrte Transcortinbindung des Cortisols, vermögen den Krankheitsverlauf aber nicht genügend zu beeinflussen.

β) *Adrenostatica*

Amphenon-B vermag die gesamte Nebennierenrinden-Hormonproduktion zu blockieren, kann aber wegen Toxicität nicht über längere Zeit verabfolgt werden.

Methopyrapon, ein 11β-Hydroxylasehemmer, hemmt die Cortisolbildung, führt aber zu übermäßiger Produktion von Compound S und Desoxycorticosteron, die Hypertonie und Ödeme zur Folge hat. Wohl läßt sich mit gleichzeitiger Verabfolgung von Dexamethason die Sekretion dieser Steroide unterdrücken, klinisch werden in dieser Kombination aber nur kurzfristig Besserungen erzielt.

o,p'-DDD. Das aus dem Insecticid DDT entwikkelte o,p'-DDD (2,2- [4-Chlorophenyl, 2-Chlorophenyl] 1,1-Dichloroaethan) ist hingegen für Patienten mit inoperablem Nebennierenrinden-Carcinom von Nutzen, obwohl es nicht frei von toxischen Nebenwirkungen wie Anorexie, Durchfällen, Erbrechen und Depressionen ist. Zunächst soll möglichst viel Tumorgewebe chirurgisch entfernt werden. Ist die Radikaloperation nicht möglich, bleibt die 17-Keto- bzw. 17-Hydroxysteroidausscheidung erhöht oder steigt sie nach Metastasenbildung erneut an, so ist o,p'-DDD dauernd oder intermittierend in einer Dosierung von 1 bis 10 g täglich zu geben, am sichersten mit gleichzeitiger voller Substitution. o,p'-DDD stört die Bestimmung der Urinsteroide. Eine Androgenüberproduktion kann durch Bestimmung von Testosteron und Androstendion im Serum erfaßt werden. In einem Viertel bis einem Fünftel der Fälle hatte es keine Wirkung, in zwei Drittel der Fälle wurde eine Rückbildung der Nebennierenrindenhormonproduktion mit Rückgang der Cushing-Symptome erreicht, die z.T. sogar Substitution nötig machte. In einem Drittel, meist bei jugendlichen Patienten, bildeten sich der Primärtumor und die Metastasen gelegentlich sogar vollständig zurück. Patienten wurden bis zu 6 $^1/_2$ Jahren damit erfolgreich behandelt und einzelne blieben über Jahre metastasenfrei (Becker, 1975). Einige wurden refraktär. Prophylaktische Verabreichung nach der Operation vermochte Metastasenbildung nicht zu vermeiden. Durch Hemmung verschiedener Enzyme, vorwiegend der 3β-Dehydrogenase, wird die Produktion der biologisch aktiven Corticosteroide und Androgene gehemmt, zur Hauptsache innerhalb der Nebenniere, teils auch durch Einfluß auf den peripheren Abbau (Bledsoe, 1964). Neuerdings wird mit teilweisem Erfolg versucht, durch o,p'-DDD die hyperplastischen Nebennieren entweder teilweise oder ganz und dauernd auszuschalten. Als Therapie werden mittlere Dosen (1–3 g/Tag) während mehreren Monaten, wo notwendig unter Substitution, empfohlen (Orth, 1971; Temple, 1969; Luton, 1973).

Behandlungsversuche mit dem nicht nebenwirkungsfreien Cholesterinsynthesehemmer Triparanol waren nur teilweise erfolgreich.

Aminoglutethimid. Diese Substanz wurde als Elipten zur Epilepsie-Behandlung entwickelt. In Tierversuchen konnte gezeigt werden, daß sie durch Blockierung der Desmolase die Umwandlung von Cholesterin zu Pregnenolon hemmt und damit die Biosynthese von Cortisol und Corticosteron (Dexter, 1967). Außerdem fördert Aminoglutethimid den peripheren Abbau der Corticoide (Santen, 1974). Die Ergebnisse der ersten klinischen Prüfungen sprechen dafür, daß sich Aminoglutethimid zur Hemmung der Steroidsekretion von autonomen Nebennierentumoren (Cushing-Syndrom bei Adenom oder Carcinom, primärer und sekundärer Aldosteronismus) eignet, während das Medikament bei Patienten mit Cushing-Syndrom mit bilateraler Nebennierenhyperplasie die Cortisol-Sekretion nur in geringem Maße vermindert. Beim Gesunden kommt es zu keinem Abfall der Cortisolsekretion, weil kompensatorisch mehr ACTH produziert wird, dagegen zu einem Abfall der Aldosteronsekretion (Fishman, 1967; Zachmann, 1977). Hemmungen der Schilddrüsenfunktion werden beschrieben und sind zu substituieren. Nebenwirkungen wie allergische Hautreaktionen, Nausea sind relativ häufig (Horky, 1968).

Der Serotonin-Antagonist Cyproheptadin vermag klinisch und laborchemisch relevante Remissionen zu erzeugen (Krieger, 1975). Die ersten beobachteten Fälle erfordern weitere Bestätigung. Ob jedoch neuerdings festgestellte ACTH- bzw. CRF-hemmende Wirkungen des Antiandrogens Cyproteran-Acetat (s.S. 479) anwendbar sein werden, bleibt abzuklären (Girard, 1975), ebenso die Wirkung des Bromergocryptins, das beim hypothalamisch-hypophysären Cushing-Syndrom die ACTH-Sekretion hemmt (Benker, 1976; Lamberts, 1977).

Die Suche nach neuen, wirksameren und weniger toxischen Adrenostatica scheint jedoch erfolgversprechend.

γ) *Strahlentherapie*

Die Röntgenbestrahlung der Nebennieren hat sich nicht bewährt, dagegen sind mit intensiver Bestrahlung der Hypophyse einzelne einwandfreie Erfolge zu verzeichnen. Die Erfolgsaussichten mit der konventionellen Röntgenbestrahlung dürften 10–25% betragen, Rezidive sind häufig. Die applizierbare Röntgendosis ist wegen der möglichen Schädigung der Umgebung auf 3000 rad beschränkt. Vorteile der Verwendung stark beschleunigter α-Partikel oder Protonen werden heute vorsichtiger beurteilt. Zur Erfolgsbeurteilung einer Hypophysenbestrahlung ist immer eine Wartezeit von mindestens 6 Monaten notwendig.

Die zugunsten der sicheren totalen Adrenalektomie weitgehend verlassene Hypophysenbestrahlung erhält heute neue Bedeutung im Hinblick darauf, daß bei einem gewissen Prozentsatz der total adrenalektomierten Cushing-Patienten Hypophysenadenome auftreten.

Bei chronisch verlaufendem, mildem Cushing-Syndrom, ferner bei radiologischem oder klinischem Hinweis auf einen Hypophysentumor oder bei Kindern (JENNINGS, 1977) mag vorerst die Bestrahlung versucht werden. Bei schwerem, progredientem Verlauf ist jeder Zeitverlust zu vermeiden und die totale Adrenalektomie die Therapie der Wahl.

Transsphenoidale, neuerdings mit stereotaktischer Methodik verbesserte (MUNDINGER, 1967), Implantation von Yttrium^{90} oder Gold, Au^{198}, evtl. in Verbindung mit Iridium^{192}, ergibt eine partielle Ausschaltung der Hypophyse von durchschnittlich 70–90 bzw. 30–50 % und kann zu Heilungen eines Cushing-Syndroms führen. Ein Vorteil ist der wenig belastende Eingriff, Nachteile die Schwierigkeit der Dosierung bzw. der mögliche Ausfall der übrigen hypophysären Hormone. Strahlenschädigungen der Umgebung, insbesondere des Opticus mit Gesichtsfeldausfällen und Augenmuskellähmungen, Schädigungen der Gefäße kommen vor. Besonders aber ist bei Verwendung des wirksameren Yttriums^{90} in 20–30% mit Früh- und Spätliquorfisteln zu rechnen, einer schwerwiegenden Komplikation, die manche Autoren zur Aufgabe des Verfahrens veranlaßt hat. Verschluß der Einstichöffnung mit Schraube ergibt bessere Resultate. Anstelle der Isotopenspickung beginnt sich die mikrochirurgisch transnasal-transsphenoidale Operation nach HARDY durchzusetzen (s.Kap. V.S. 115). Vorläufig scheint die Implantations-Strahlenbehandlung nur dort berechtigt, wo sich die Adrenalektomie und Hypophysektomie verbieten.

δ) Operationen

1. Adrenalektomie. Die totale bilaterale Adrenalektomie ist auch heute noch als einziger sicherer Behandlungsweg bei Cushing-Syndrom mit Nebennierenhyperplasie die Therapie der Wahl. Seitdem bekannt wurde, daß nach Adrenalektomie reaktiv Hypophysentumoren *(Nelson-Tumoren)* entweder neu entstehen oder in ihrem Wachstum beschleunigt werden können, haben sich Bedenken gegen diese Behandlungsart geltend gemacht. Nach Entfernung der hyperplastischen Nebennieren steigt das ACTH im Plasma auf hohe Werte, es besteht offenbar eine positive Korrelation zwischen dem Anstieg und der Wahrscheinlichkeit eines späteren Hypophysentumors (NELSON, 1966). Wir halten trotzdem die totale Adrenalektomie für die Behandlung mit den besten Erfolgsaussichten und dem geringsten Risiko. Es ist schwierig, den prozentualen Anteil dieser reaktiven Hypophysengeschwülste auf sämtliche total adrenalektomierte Patienten anzugeben, da diese heute häufig geübt und nicht immer publiziert werden. In der Serie der Mayo Clinic betrug die Prozentzahl der reaktiv gewachsenen Hypophysentumoren nach Adrenalektomie 7 %. Das Wachstum dieser Hypophysentumoren erfolgt langsam und ist bei regelmäßigen Kontrollen, besonders auch des Plasma-ACTH (ESPINOZA, 1975), früh erfaßbar, kann dann aber invasiv erfolgen und bei Schädigung des Hypophysenstiels oder des Hypothalamus zu Hyperprolactinämie führen (TURKINGTON, 1971). Nur etwa die Hälfte erforderten eine Therapie. Für deren Behandlung steht Strahlentherapie oder Operation (BENNETT, 1973; MJØLNEROD, 1974) zur Verfügung. Postoperative Vorbestrahlung der Hypophyse verhindert deren Auftreten nicht (WILD, 1973, MOORE, 1976). Histochemisch verhält sich der Nelson-Tumor wie die ACTH-produzierende Zelle (SAEGER, 1973).

Mit der totalen Adrenalektomie wird die Heilung von Cushing-Syndrom durch einen Morbus Addison erkauft, der den Patienten zeitlebens von einer Substitutionstherapie abhängig macht. Trotz diesen Nachteilen, kleines Risiko des reaktiven Hypophysentumors und der notwendigen Substitutionstherapie, halten wir die totale Adrenalektomie vorläufig für den einzig sicheren Weg, ein lebensunwertes Leben mit einer Lebenserwartung von durchschnittlich 5 Jahren in ein beschwerdefreies Leben mit vollwertiger Aktivität und praktisch normaler Lebenserwartung umzuwandeln. Das Erscheinen wirksamer und unschädlicher Adrenostatica oder Bestrahlungsmethoden wird die Situation später vielleicht ändern.

Die früher bevorzugte subtotale Adrenalektomie sollte heute nicht mehr vorgenommen werden. Einmal ist sie nur bei Resektion von 90–95% des Nebennierengewebes wirksam, was in fast der Hälfte der Fälle ohnehin eine Substitutionstherapie notwendig macht. Vor allem aber ist die Rezidivgefahr sehr groß (25%) und seitdem man weiß, wie hoch die ACTH-Konzentration im Plasma nach Adrenalektomie beim Cushing-Syndrom ist, scheint es nur eine Frage der Zeit, bis der verbliebene Rest sich bis zur erneuten Überproduktion von Cortisol auswächst. Schließlich ist das Risiko einer akuten Nebenniereninsuffizienz bei den subtotal adrenalektomierten Patienten ohne Substitution erheblich größer als bei den substituierten und wohl instruierten Addison-Patienten. Der verbliebene Rest steht unter maximaler ACTH-Stimulation und vermag einem erhöhten Bedarf bei zusätzlicher Belastung nicht zu genügen. Es ist nicht einzusehen, daß eine wirksame subtotale Resektion ein geringeres Risiko für die Entstehung reaktiver Hypophysengeschwülste darstellt als die totale Adrenalektomie mit Substitution.

Gegenwärtig empfiehlt sich das folgende Vorgehen: bei normal großer Sella totale Adrenalektomie. Nur in leichten Fällen ist zunächst der Versuch einer Strahlentherapie in Erwägung zu ziehen. Es ist zu bedenken, daß die Diagnose einer Hyperplasie nur mit Wahrscheinlichkeit gestellt werden kann und ein Adenom mit Sicherheit sich nur durch die Revision ausschließen läßt. Ist die Sella vergrößert, so empfehlen wir vor oder nach der Adrenalektomie die Röntgenbestrahlung der Hypophyse. Wiederum nur bei leichten Fällen kann zunächst die Wirkung der Bestrahlung allein abgewartet werden. Beim schweren Cushing-Syndrom ist unmittelbar an die Bestrahlung die totale Adrenalektomie auszuführen. Nur bei neurologischen Komplikationen, insbesondere Gesichtsfeldausfällen, ziehen wir die neurochirurgische bzw. transsphenoidale Tumorresektion in Betracht.

Die beidseitige Nebennierenentfernung in einer einmaligen Operation verdient gegenüber dem früher geübten zweizeitigen Vorgehen den Vorzug. Die Erwartung einer Remission nach der Entfernung der einen Nebenniere ist illusorisch. Sie tritt nur selten ein. Der Nachteil der größeren Operationsbelastung wird durch den erheblichen Vorteil, den Krankheitszustand sofort statt erst nach Wochen oder Monaten zu beenden und der Vermeidung einer zweiten Narkose und eines zweiten Operationstraumas, aufgehoben.

Die Adrenalektomie hat in einem Zentrum, das über ein Team von Chirurgen, Internisten und Anaesthesisten mit spezialistischer Erfahrung verfügt, zu erfolgen. Der chirurigische Eingriff, der an in ihrer Resistenz verminderten und meist sehr adipösen Patienten mit erhöhter Blutungsbereitschaft erfolgen muß, ist technisch nicht einfach. Kleine Reste zurückgelassenen Nebennierengewebes führen zu Rezidiven, machen den Erfolg illusorisch und verunmöglichen duch Narbenbildung eine erfolgreiche Reoperation. Die internistische Vor- und Nachbehandlung und Überwachung sind für das Gelingen entscheidend. Die Operationsmortalität beträgt weniger als 5%.

In der Regel wird heute für die Adrenalektomie der transdiagphragmale, extrapleurale Weg gewählt, der beidseits ein Eingehen entlang der 11.Rippe notwendig macht. Nur bei mageren Patienten ist auch der transabdominale Weg von einer weiten Eröffnungsstelle für beide Nebennieren gangbar.

Folgendes Vorgehen während der Operation wird empfohlen: Findet sich bei der Exploration rechts eine atrophische Nebenniere, so besteht mit größter Wahrscheinlichkeit ein Tumor auf der anderen Seite. Die atrophische Nebenniere wird nicht berührt und der Tumor auf der anderen Seite entfernt. Ist auf der ersten Seite ein Tumor vorhanden, so wird er entfernt und die andere Seite nicht berührt. Ist jedoch die rechte Nebenniere normal oder hyperplastisch, so wird sie vollständig entfernt. Anschließend wird die linke Nebenniere entfernt. Substitution während und nach der Operation s. Tabelle 8, S. 334.

2. Hypophysektomie. Bei Cushing-Syndrom mit Nebennierenhyperplasie kommt grundsätzlich auch die Hypophysektomie in Frage, die neurochirurgisch transfrontal oder mit Vorteil mikrochirurgisch transnasal-transsphenoidal (HARDY, 1969, 1975) erfolgt. Als Vorteil werden geringere operative Belastung und Entfernung bzw. Prophylaxe eines Hypophysentumors angeführt. Dem stehen die Nachteile eines möglichen Ausfalles der Schilddrüse und der Gonaden und des Auftretens eines milden Diabetes insipidus gegenüber. Die radikale Hypophysektomie ist schwierig, und bei partieller Entfernung besteht gerade beim Cushing-Syndrom, wo die Hypophyse unter der neurohumoralen Stimulation des Hypothalamus steht, die Tendenz zur Regeneration und zum Rezidiv. Außerdem können Nebennierenrindenadenome auch bei einwandfreier Diagnostik nur mit Wahrscheinlichkeit, nicht aber mit Sicherheit ohne Revision der Nebennieren ausgeschlossen werden. Deshalb empfehlen wir die Hypophysektomie nur, wenn der Zustand des Patienten die Adrenalektomie als zu riskant erscheinen läßt, wenn reaktive Hypophysentumoren trotz Bestrahlung bedrohlich wachsen oder in den extrem seltenen Fällen einer primären Sellavergrößerung besonders mit Gesichtsfeldausfällen.

3. Postoperativer Verlauf. Operation und postoperativer Verlauf lassen sich durch die Verwendung von zuerst intravenösem und nachher peroralem Cortison gut beherrschen. Man muß sich jedoch vor zu rascher Reduktion der Cortisondosis hüten. Der überstürzte Wiederaufbau des Gewebes kann zu dem Postadrenalektomiesyndrom führen, das sich in Unruhe, Tachykardie und anderen vegetativen Kreislaufstörungen, Anorexie, Nausea, Erbrechen und Abdominalschmerzen bemerkbar macht. In den meisten Fällen lassen sich die Symptome durch vorübergehende Erhöhung der Cortisondosis beheben. Gelegentlich kommt es aber zu einem hypovolämischen Blutdruckabfall oder Tachykardie, blassen, kaltfeuchten Extremitäten, Nausea, und der Patient muß mit Plasmainfusionen oder Dextrangemischen behandelt werden. Zuweilen kommt es, oft erst nach mehreren Monaten, zur subakuten hämorrhagischen Pankreatitis ungeklärter Pathogenese. Es kann eine Hypercalcämie bei normalem Serumphosphor entstehen. Beim Auftreten dieser Symptome ist sofort wieder auf hohe Cortisondosen bis zu 200 mg täglich zurückzugreifen. Ist bei einem Nebennierentumor Atrophie der kontralateralen Nebenniere zu vermuten, so kann nach oder schon einige Tage vor der Operation synthetisches Depot-ACTH, 2mal täglich 1 mg intramuskulär während einer Woche, danach während einer weiteren Woche täglich 1mal 1 mg gegeben werden. Manchmal erholt sich die atrophische Nebenniere jedoch erst nach Monaten oder überhaupt nicht wieder. Bei einigen Patienten kommt es zu einer persistierenden Störung der ACTH-Sekretion, die jahrelang dauern kann und eine chronische Substitution mit Cortison notwendig macht.

Die ersten Erfolge zeigen sich innerhalb von wenigen Wochen, sobald die Cortisondosis auf 50 mg reduziert wird. Der Zustand vor der Erkrankung wird gewöhnlich erst in 3–6 Monaten erreicht, während welcher Zeit die Patienten gut zu überwachen sind. Der Blutdruck geht zurück und erreicht die Ausgangswerte wieder, soweit er nicht durch irreversible Gefäßveränderungen fixiert ist. Der Diabetes verschwindet fast stets. Das übermäßige Fettpolster wird abgebaut, und zuweilen bedürfen hängende Fettschürzen nachträglich der plastischen Korrektur. Nach 6 bis 8 Wochen pflegt sich die Haut zu schälen wie nach überstandenem Scharlach. Oft fällt das Haar aus und in der Art einer Mauserung wächst sogleich neues, manchmal in Qualität und Farbe verschiedenes Haar nach. Individuell verschieden stark macht sich die Überpigmentierung der Haut bemerkbar. Die Menses kehren nach 2–3 Monaten wieder zurück. Schwangerschaften nach erfolgreicher Heilung sind durchaus möglich. Nach erfolgreicher Behandlung bilden sich die psychischen Veränderungen in der Regel zurück. Einzelne Symptome wie Libido-Verlust können bestehen bleiben. Dieser ist bei Frauen mit Androgenen behandelbar.

4. Das adrenogenitale Syndrom

A. Prader und M. Zachmann*

Als adrenogenitales Syndrom werden diejenigen Krankheitsbilder bezeichnet, die durch eine Überproduktion von androgenen Nebennieren-Steroiden hervorgerufen werden. Es handelt sich dabei um eine klinisch gut charakterisierte Gruppe von Syndromen. Die zunehmenden Kenntnisse über die Mechanismen der Steroidbiosynthese führten in den letzten Jahren zur Entdeckung von Krankheitsbildern, die biochemisch den kongenitalen Formen (s. unten) des adrenogenitalen Syndroms nahestehen, die aber klinisch ganz anders in Erscheinung treten und die nicht mit einer Überproduktion von Androgenen und z.T. auch nicht mit einer Hyperplasie der Nebennierenrinden einhergehen. Abb. 29 und Tabelle 16 geben eine Übersicht über die heute bekannten kongenitalen Störungen der Steroidbiosynthese. An dieser Stelle werden nur die verschiedenen Formen des eigentlichen adrenogenitalen Syndroms besprochen. Da sich die anderen Störungen der Nebennierenrinden-Steroidbiosynthese klinisch verschieden manifestieren, werden sie in den entsprechenden Kapiteln besprochen (Lipoidhyperplasie, S. 674; 17-Hydroxylase-Defekt, S. 675; 17,20-Desmolasedefekt, 17-Reductasemangel, S. 675; Hypoaldosteronismus, S. 328f.).

* Mit einem Beitrag von R.E. Siebenmann.

a) Einteilung, Definition

Das adrenogenitale Syndrom ist ätiologisch und pathogenetisch nicht einheitlich. Allen Formen ist aber eine Überproduktion von androgenen Nebennierenrinden-Steroiden gemeinsam. Aus pathogenetischen und therapeutischen Gründen unterscheidet man drei Hauptformen: 1. das hereditäre adrenogenitale Syndrom bei kongenitaler Nebennierenrinden-Hyperplasie, 2. das adrenogenitale Syndrom bei erworbener Nebennierenrinden-

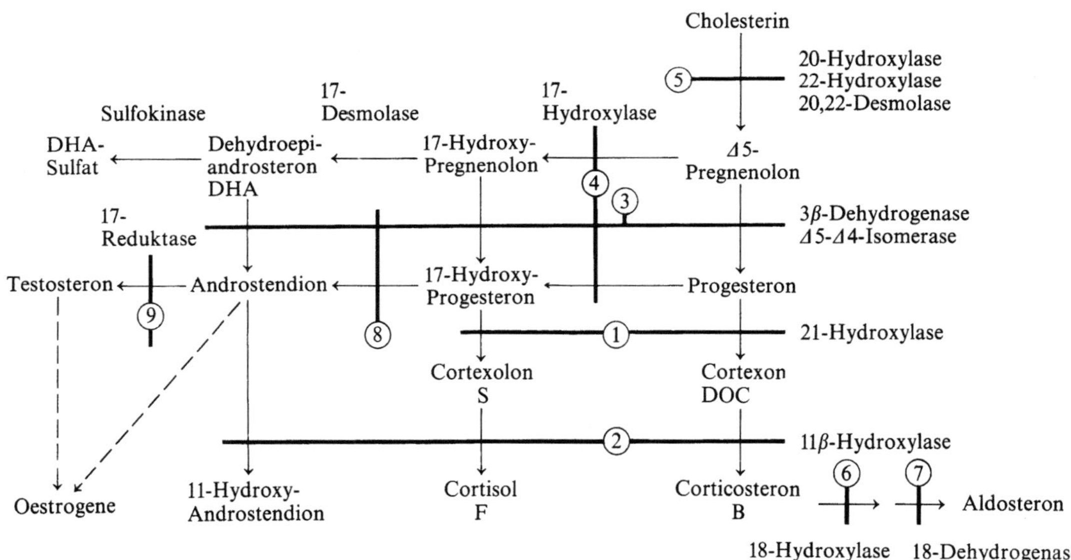

Abb. 29. Die bisher bekannten hereditären Enzymdefekte in der Biosynthese der Nebennierenrinden- und Gonadensteroide

Tabelle 16. Hereditäre Störungen der Steroid-Biosynthese (Enzymdefekte und Krankheitsbilder)

Enzymdefekt	Gonaden	Nebennierenrinde				Krankheitsbild
	Intersex. Genitale bei ♂	Intersex. Genitale bei ♀	Progrediente Virilisierung	Salzverlust-Syndrom	Hyper-tension	
Mit Nebennieren-Hyperplasie						
1. 21-Hydroxylase						
ohne Salzverlust	−	+	+	−	−	Kongenitales adrenogenitales Syndrom
mit Salzverlust	−	+	+	+	−	
2. 11β-Hydroxylase	−	+	+	−	+	
3. 3β-Dehydrogenase	+	(±)	(±)	+	−	
4. 17-Hydroxylase	−/?	−	−	−	+	Hypertension, Hypogonadismus, Pseudohermaphroditismus masculinus (S. 675)
5. 20,22-Desmolase	+	−	−	+	−	Lipoidhyperplasie der Nebenniere (S. 674)
Ohne Nebennieren-Hyperplasie						
6. 18-Hydroxylase 7. 18-Dehydrogenase	−	−	−	+	−	Hypoaldosteronismus (S. 328 f.)
8. 17,20-Desmolase	+	−	−	−	−	Pseudohermaphroditismus masculinus (s. 675)
9. 17-Reductase	+	−	−	−	−	

Hyperplasie und 3. das adrenogenitale Syndrom als Folge eines Nebennierenrinden-Tumors.

Die Symptomatologie der Überproduktion von androgenen Steroiden, seien es Nebennierenrinden- oder Gonaden-Androgene, ist naturgemäß beim weiblichen Geschlecht viel eindrücklicher als beim männlichen. Sie wird beim weiblichen Geschlecht als Virilisierung bezeichnet, während beim männlichen in Ermangelung einer charakteristischen Symptomatologie kein besonderer Begriff zur Verfügung steht. Leider werden die Bezeichnungen Virilisierung, Hirsutismus und Hypertrichose aber meist recht ungenau gebraucht. Da dadurch unklaren Vorstellungen und Verwechslungen Vorschub geleistet wird, scheint es angebracht, der Besprechung der einzelnen Syndrome eine Umschreibung dieser Begriffe vorauszuschicken.

Man spricht von *Virilisierung,* wenn bei einem Mädchen oder bei einer Frau 1. die sekundären Geschlechtsmerkmale weitgehend männlich sind, 2. die weiblichen sekundären Geschlechtsmerkmale fehlen oder eine Regression erkennen lassen und 3. die Clitoris hypertrophisch ist. Diese Symptomentrias kommt nur bei einer hochdosierten Testosteronbehandlung oder bei einer erhöhten Androgenproduktion vor, wobei es sich entweder um ein adrenogenitales Syndrom oder um androgenproduzierende Tumoren handelt.

Unter *Hirsutismus* versteht man eine dem männlichen Behaarungstypus entsprechend verstärkte Sexual-, Körper- und Gesichtsbehaarung bei Frauen, unter Umständen begleitet von einer Acne, ohne daß aber andere androgene Symptome wie Clitorishypertrophie oder männlich tiefe Stimme auftreten würden. Meistens handelt es sich um eine idiopathische Form (S. 383 ff.), selten um ovarielle Störungen (Stein-Leventhal-Syndrom, S. 575 ff.) oder um Nebennieren-Störungen (Cushing-Syndrom, S. 348 ff.).

Als *Hypertrichose* bezeichnet man eine verstärkte Körperbehaarung ohne Verstärkung der Sexualbehaarung. Sie kann deshalb auch bei Kindern vor dem Auftreten der sekundären Geschlechtsmerkmale vorkommen und hat mit den androgenen Steroiden nichts zu tun.

b) Das hereditäre, kongenitale adrenogenitale Syndrom (kongenitale virilisierende Hyperplasie der Nebennierenrinden)

Es handelt sich dabei um klassische Beispiele „angeborener Stoffwechselstörungen" bzw. um genetisch bedingte Enzymdefekte. Allen Formen gemeinsam ist eine primäre Störung der Cortisolsynthese, die zu einer vermehrten ACTH-Sekretion mit Nebennierenhyperplasie und Androgenüberproduktion führt. Ein Blick auf Abb. 28 zeigt, daß dies für den 3β-Dehydrogenase-, den 21-Hydroxylase- und den 11β-Hydroxylase-Defekt zutrifft, während bei den anderen Steroidsynthesestörungen entweder die Cortisolsynthese nicht gestört ist oder eine Androgenüberproduktion wegen des Enzymdefektes nicht möglich ist. Die meisten klinischen Symptome lassen sich aus zu wenig Cortisol oder zu viel Androgenen erklären.

α) Häufigkeit

Die statistischen Angaben über die Häufigkeit variieren von ca. 1:500 (Eskimos) bis 1:67000. In der Schweiz wurde eine Häufigkeit von 1:5000 gefunden (PRADER, 1962). Das männliche und weibliche Geschlecht ist ungefähr gleich häufig betroffen. Die früher vermutete größere Häufigkeit beim weiblichen Geschlecht ist damit zu erklären, daß die Diagnose bei männlichen Patienten schwieriger ist und daß Patienten mit leichteren Formen den Arzt nicht aufsuchen.

β) Heredität

Die verschiedenen Enzymdefekte sind genetisch voneinander unabhängig und werden alle autosomal recessiv vererbt. Kranke Geschwister zeigen deshalb immer den gleichen Enzymdefekt. Blutsverwandtschaft der Eltern ist infolge der großen Häufigkeit dieser Störungen selten. Weitaus am häufigsten ist der 21-Hydroxylase-Defekt. Unter Annahme einer Homozygotenhäufigkeit dieses Defektes von 1:5000 Neugeborenen beträgt die Heterozygotenhäufigkeit in der Bevölkerung 1:35. Für die genetische Beratung wäre die Möglichkeit, Heterozygote zu erkennen, sehr bedeutungsvoll. Bis heute gibt es aber dafür keine befriedigende Methode. Zwar steigen die Pregnantriolausscheidung und 17-α-Hydroxyprogesteron im Plasma nach ACTH bei Heterozygoten für den 21-Hydroxylase-Defekt (s. S. 368ff.) im Mittel stärker an als bei gesunden Kontrollpersonen (GLEISPACH, 1974). Eine sichere Erfassung der individuellen Heterozygoten ist durch Pregnantriol-Bestimmung im Urin aber nicht möglich. Wie bei Gesunden wird auch bei Heterozygoten kein Pregnantriolon im Urin gefunden (s.S. 372). Die 17-α-Hydroxyprogesteronbestimmung im Plasma erlaubt es, 70% der heterozygoten Männer und 50% der heterozygoten Frauen zu erfassen (KNORR, 1977).

γ) Pathogenese

Da Cortisol der hauptsächliche Regulator der ACTH-Sekretion ist, führt die verminderte zirkulierende Cortisol-Menge zu einer Ausschüttung von CRF (corticotrophin releasing factor) aus dem Hypothalamus und damit zu einer vermehrten Freisetzung von ACTH aus dem Hypophysenvorderlappen. Die radioimmunologisch nachweisbare Konzentration von ACTH im Plasma ist deshalb bei allen Formen der kongenitalen Hyperplasie der Nebennierenrinden erhöht. Die vermehrte ACTH-Sekretion führt zu einer erhöhten Produktion von intermediären Steroiden, und zwar nur von denjenigen, die vor dem betreffenden Enzymblock liegen. Wegen des Blocks wird aber nur wenig mehr Cortisol produziert, und die ACTH-Sekretion wird nicht genügend gebremst. Die Hyperplasie der Nebennierenrinde ist also als Folge der dauernden Überproduktion von ACTH zu verstehen. Gelegentlich führt sie auch zu einer verstärkten Hautpigmentierung wie beim Morbus Addison. Der normale Tagesrhythmus der erhöhten ACTH-Konzentration und der erniedrigten Cortisol-Konzentration im Blut (RESCHINI, 1974; MEYER, 1976) zeigen, daß die normalen Regulationsmechanismen der Hypothalamus-Hypophysen-Nebennierenrinden-Achse erhalten sind.

In den meisten Fällen von kongenitaler Hyperplasie der Nebennierenrinden ist der Enzymdefekt nicht vollständig, so daß dank der verstärkten endogenen ACTH-Stimulation mehr oder weniger genügend Cortisol produziert wird. Unter Streß oder bei zusätzlicher Stimulation durch exogenes ACTH kann aber die Cortisolproduktion nicht mehr weiter gesteigert werden, während die Androgenproduktion weiter zunimmt. Das gemeinsame Merkmal der Steroidanomalien ist ihre Akzentuierung durch ACTH und ihre Normalisierung durch Glucocorticoide, die ACTH-hemmend wirken.

δ) Pathologische Anatomie

R.E. SIEBENMANN

Für die Folgen der abnormen Androgeneinwirkung auf die Genitalorgane und den Gesamtorganismus sowie für die Auswirkungen eines evtl. gleichzeitig bestehenden Salzverlustsyndroms oder Bluthochdruckes bei den Sonderformen des virilisierenden Syndroms sei auf die Klinik (s. S. 368ff.) verwiesen. Neben diesen Veränderungen sind wesentliche pathologisch-anatomische Befunde nur an den Nebennieren, den Gonaden und im Hypophysenvorderlappen zu erheben (DHOM, 1965; SYMINGTON, 1969; SIEBENMANN, 1963).

Beim *unkomplizierten, einfach virilisierenden Syndrom* (21-Hydroxylasemangel ohne Salzverlustsyndrom) liegen bis jetzt nur Autopsie- und Biopsiebefunde im Kindes- und Erwachsenenalter vor. Dabei ist bei den kindlichen Todesfällen jeweils ein latentes terminal dekompensiertes Salzverlustsyndrom nicht auszuschließen.

Die *Nebennieren* weisen in allen sicheren Fällen eine recht chrarakteristische doppelseitige Rindenhyperplasie auf (Abb. 30). Die Drüsen sind dadurch im Kindesalter auf das 4–10fache, im Erwachsenenalter auf das 6–8fache der Norm vergrößert, wobei eine gewisse Parallelität zum Schweregrad der Genitalmißbildung und der Virilisierung besteht. Die Rindenhyperplasie ist zunächst diffus, wird mit zunehmendem Alter aber stets unregelmäßig knotig. Die zunächst nur mäßig gefurchte Oberfläche wird dadurch zunehmend knollig gebuckelt. Die Schnittfläche zeigt schon bei den Kindern, mit dem Alter jedoch zunehmend eine intensive Braunfärbung und nur noch subcapsulär oder im Bereich der zentralen Rinde schmale gelbliche Streifen.

Histologisch ist die Rindenstruktur nur in den diffus hyperplastischen Abschnitten, besonders im Kindesalter sicher zu beurteilen. Dabei findet sich eine deutliche und besonders bei den Kindern eindeutig verbreiterte *Zona glomerulosa*. Darunter folgt eine wechselnd breite spongiocytäre, lipoidhaltige *Zona fasciculata*, die ohne scharfe Grenze alsbald in eine mächtige, ausschließlich aus lipoidfreien, „kompakten" Zellen bestehende *Fasciculo-Reticularis* übergeht. Diese auch deutlich vergrößerten und mit großen Kernen versehenen, hypertrophen Zellen weisen alle Zeichen einer intensiven Aktivität auf. Enzymhistochemisch enthalten sie reichlich Phosphatasen, unspezifische Esterasen und Dehydrogenasen. Was die spezifischen Enzyme der steroidbildenden Zellen betrifft, so ist die davon einzig histochemisch faßbare 3-β-Hydroxy-Steroid-Dehydrogenase nachweisbar. Der Mangel an 21-Hydroxylase ist histochemisch nicht zu fassen, wohl aber biochemisch durch Inkubationsversuche mit Rindengewebe nachgewiesen. Dazu kommt eine in ihrem Wesen ungeklärte, außergewöhnlich intensive Beladung der Zellen mit *Lipofuscin*, die dem gewucherten Rindengewebe seine typische Braunfärbung verleiht. Diese innere Rindenschicht, außen fasciculär, dann überwiegend retikulär strukturiert, bildet stets die Hauptmasse des Rindengewebes und von ihr gehen beim Erwachsenen die knotigen und gelegentlich adenomatösen Wucherungen aus, welche bis zur Kapsel vordrängen, diese oft hernienartig durchbrechen und nach innen das Markgewebe aufsplittern. Dabei sind aber stets noch mehr oder weniger auseinandergedrängte oder abgeflachte Reste der spongiocytären Fasciculata und der Glomerulosa zu finden. Während abgekapselte Adenome recht häufig beobachtet werden, sind Rindencarcinome bei dieser Hyperplasie erst zweimal beschrieben worden.

Nicht nur das ortsständige, sondern auch *ektopisches Nebennierenrindengewebe* hyperplasiert. So treten bei der Frau ein- und doppelseitige, gelegentlich tumoröse Nebennierenrindenknoten im *Mesovar und Ligamentum latum*, beim Manne knotige Wucherungen im Bereiche des *Hodens und Nebenhodens* auf. Letztere können das normale Hodengewebe weitgehend verdrängen, gehen wohl aber alle von den häufigen akzessorischen Nebennieren-Knötchen im Hodenhilus aus. Dies wird allerdings immer wieder in Frage gestellt, da die Knoten von Zwischenzelltumoren weder morphologisch noch biochemisch zu unterscheiden sind. Es stellt sich anderseits die Frage, ob nicht manche Fälle von „bilateralen Zwischenzelltumoren" verkannten kongenitalen adrenogenitalen Syndromen entsprechen. Die Rückbildung solcher Hodentumoren unter Cortisonbehandlung spricht für ihre Nebennierennatur (Hedinger, 1954). Die tumoröse Wucherung von ektopischem NNR-Gewebe im Bereiche der Gonaden ist beim Manne auffällig viel häufiger als bei der Frau.

Die *Hoden* zeigen bei den *Knaben* zwar eine gewisse Reifung des Keimepithels bis zu den Spermatocyten I, ohne sich jedoch zu vergrößern. Sie verharren zur Zeit der vorzeitigen Pseudopubertät in diesem unreifen Zustand und sind dann beim Erwachsenen zu klein. In den ausgeprägten Fällen sind die Tubuli eng, die Spermiogenese fehlt oder führt lediglich zu einzelnen Spermatocyten I, die Zwischenzellen fehlen. Theoretisch erscheint die Atrophie in diesem Stadium noch reversibel. Schon bei 30jährigen wird dann aber auch eine Tubulofibrose und schließlich die hyaline Verödung der Kanälchen beobachtet. Zweifellos gibt es auch leichtere Formen des Syndroms, bei denen eine Reifungsstörung des Keimepithels mit Infertilität die einzige Manifestation darstellt. Die Normalisierung der Spermiogenese unter Cortisonbehandlung konnte histologisch nachgewiesen werden. Schließlich wird aus noch nicht ganz geklärten Gründen auch bei unbehandelten Patienten gelegentlich eine intakte Spermiogenese gesehen.

Die *Ovarien* sind beim Mädchen meistens noch normal strukturiert, die Pubertätsreifung bleibt jedoch bei den ausgeprägteren Fällen aus. Bei den schweren Formen geht die Follikelreifung lediglich bis zum Antrumstadium, und es kommt weder zum Follikelsprung noch zur Corpus luteum-Bildung. Die Zahl der Primordial- und Primärfollikel nimmt rasch ab, so daß schon bei 30jährigen Frauen fast keine mehr zu finden sind. Beim Erwachsenen kommt es gehäuft zur Bildung von meist kleinen, vereinzelt auch großen *Follikelcysten*, und zusammen mit einer zunehmenden Stromafibrosierung kommt es zur Bildung des *„kleinen sklerocystischen Ovars"*. Im Gegensatz zum Stein-Leventhal-Ovar fehlt ihm die Stromahyperplasie und die Hyperthekose. Für die klinisch leichteren Formen mit geringeren Funktionsstörungen des Ovars fehlen morphologische Befunde.

Im *Hypophysenvorderlappen* sind lediglich die spärlich granulierten mucoiden Zellen etwas vermehrt, dies jedoch nicht faßbar stärker als bei irgendeiner Streß-Situation. Die Zellverschiebungen, wie sie bei dauernd vermehrter ACTH-Sekretion, etwa beim unbehandelten Morbus Addison gefunden werden, sind nicht nachzuweisen. Andrerseits zeigen die Basophilen auch keine Crookesche Degeneration.

Beim *21-Hydroxylasemangel mit Salzverlustsyndrom* bieten die endokrinen Organe bei den daran verstorbenen Säuglingen ein anderes Bild: Die *Nebennieren* sind ebenfalls enorm vergrößert, ihr Gewicht erreicht das 3–5fache der Norm, das Relativgewicht ist sogar auf das 6–10fache erhöht. Dabei zeigen sie aber eine sehr charakteristisch gefaltete und gefurchte Oberfläche, die an eine Großhirnrinde erinnert, so daß man von einer *cerebriformen*

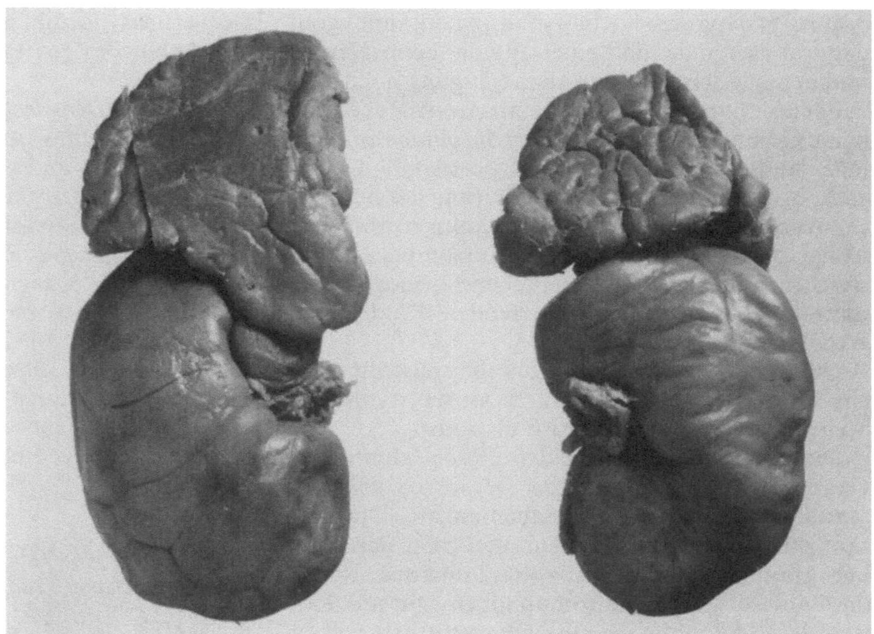

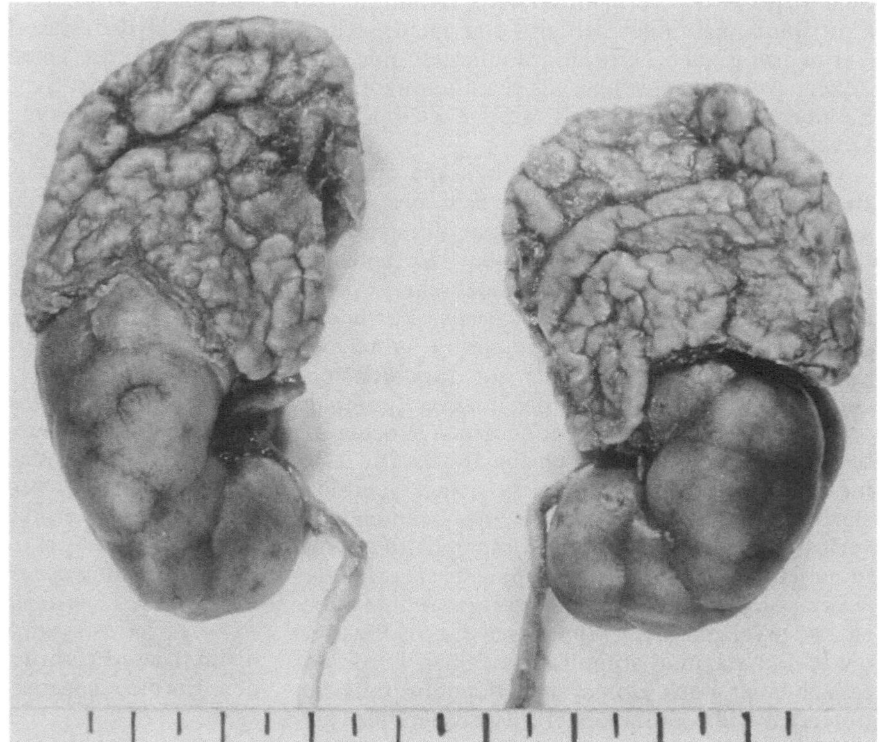

Abb. 30. Oben: Doppelseitige diffuse Nebennierenrinden-Hyperplasie mit mäßiger Faltung und Furchung der Oberfläche bei einem 5jährigen Mädchen mit kongenitalem adrenogenitalem Syndrom (M.B. Nr. 2302/63). Unten: Cerebriforme Nebennierenrinden-Hyperplasie bei einem 18 Tage alten Säugling mit kongenitalem adrenogenitalem Salzverlust-Syndrom (S.N. Nr. 969/55)

Hyperplasie spricht (Abb. 30). Die schon bei 2–4 Wochen alten Säuglingen auf das Mehrfache verbreiterte definitive (adulte) Rinde ist in hohe Falten geworfen, die öfters sekundäre Faltenbildungen zeigen und im Bereich der Kapsel miteinander verwachsen und sich vielfach überlagern. Histologisch handelt es sich um eine fast ausschließlich *fasciculär* strukturierte Rinde. Eine Zona glomerulosa ist nicht nachweisbar. Nur zuinnerst — beim Übergang in die degenerierenden Reste der fetalen Innenzone — kommt es zu einer gewissen Anastomosierung der Stränge im Sinne einer Zona reticularis. In der Regel sind alle Rindenzellen vergrößert, zeigen vergrößerte Kerne und subcapsulär öfter Mitosen. Das Cytoplasma ist meist völlig lipoidfrei, granulär, manchmal hydropisch entartet. Lipofuscin ist nicht nachweisbar. Ober- und Schnittfläche sind entsprechend schmutzig-graubraun. Die typische Rindenfaltung kommt wohl dadurch zustande, daß einerseits die beim Neugeborenen und wenige Tage alten Säugling noch vorhandene, hyperplastische fetale Innenzone wie beim Gesunden der *postnatalen Involution* anheim fällt. Anderseits kommt es erst postnatal zu einer außerordentlich raschen Verbreiterung der definitiven Außenzone. Obschon Beobachtungen an Feten fehlen, darf aus den wenigen Befunden bei Neugeborenen und in den ersten Lebenstagen auf eine intrauterine Hyperplasie der fetalen Rindenzone geschlossen werden.

Das akzessorische Rindengewebe weist die gleiche Hyperplasie auf, so daß es an den typischen Stellen leichter gefunden wird als sonst.

Die *Gonaden* sind bei beiden Geschlechtern unverändert, hingegen zeigt der *Hypophysenvorderlappen* ausgeprägte Zellverschiebungen. Die Gesamtzahl der mucoiden Zellen, und zwar der spärlich granulierten wie der vollgranulierten, sowie die Zahl der großen Chromophoben sind auf Kosten der Acidophilen signifikant vermehrt. Neben dem Zellbild der vermehrten ACTH-Bildung bei Cortisolmangel findet sich also eine nicht geklärte Vermehrung auch der voll granulierten mucoiden Zellen. Auch diese ist aber als reaktiv aufzufassen. Sie normalisiert sich wie das übrige Zellbild nach Glucocorticoidbehandlung.

Gesamthaft sind die pathologisch-anatomischen Befunde bei diesen beiden Formen des 21-Hydroxylasemangels mit den heutigen Vorstellungen über die Pathogenese gut vereinbar. Sie sprechen für eine primäre Nebennierenrindensekretionsstörung, indem bei der *unkomplizierten* Form eine offenbar nicht stark, aber dauernd gesteigerte ACTH-Stimulation nicht nur zur Lipoidentspeicherung und Verbreiterung der inneren „kompakten“ Zellschicht, sondern zur enormen Wucherung dieser inneren Funktionsschicht führt. Die Glomerulosahypertrophie entspricht dem Hyperaldosteronismus zur Kompensation eines latenten Salzverlustes. Damit gut übereinstimmend findet sich in diesen Fällen eine Hypertrophie des *juxtaglomerulären Apparates*. Beim *Salzverlustsyndrom* aber ist entsprechend dem schwereren Cortisolmangel die Rinde maximal stimuliert und hier würde das Fehlen einer Zona glomerulosa dem ebenfalls eintretenden Aldosteronmangel entsprechen. Der juxtaglomeruläre Apparat ist auch bei diesen Säuglingen, wenn auch in geringerem Maße, hypertrophisch.

Beim seltenen *11-β-Hydroxylasemangel* haben die bisherigen Biopsie- und Autopsiebefunde neben der ausgeprägten, von der einfach virilisierenden Form nicht abweichenden Hyperplasie der Fasciculo-Reticularis eine deutliche Glomerulosa-Hypertrophie ergeben. Sie gehört hier offenbar zum Bild der Rindensekretionsstörung und entspricht nicht einem kompensatorischen Hyperaldosteronismus, denn es besteht ja klinisch kein Salzverlustsyndrom, und es wurde auch keine Hypertrophie des juxtaglomerulären Apparates gefunden.

Beim *3-β-Dehydrogenase-Mangel* sind an den Nebennieren und im Hypophysenvorderlappen makroskopisch und histologisch die gleichen Veränderungen festzustellen wie beim 21-Hydroxylasemangel mit Salzverlustsyndrom. Allerdings ist die *Rindenhyperplasie* bei den bisher untersuchten Fällen noch *hochgradiger*. *Enzymhistochemisch* aber *fehlt* bei den zwei bisher untersuchten Fälle die Aktivität der 3-β-Hydroxy-Steroid-Dehydrogenase vollständig (Siebenmann, 1963). Die fetalen Leydigzellen konnten bisher nicht auf ihre Enzymaktivität untersucht werden, weil sie bei den untersuchten Säuglingen bereits rückgebildet waren.

ε) *21-Hydroxylase-Defekt ohne Salzverlust-Syndrom*

A. Prader

Der 21-Hydroxylase-Defekt (Defekt 1 in Abb. 29) existiert in zwei klinischen Formen, in einer Form ohne Salzverlust-Syndrom und in einer Form mit Salzverlust-Syndrom (Tabelle 16). Möglicherweise handelt es sich um den gleichen Enzymdefekt mit schwerer Ausprägung bei der Form mit Salzverlust und leichter Ausprägung bei der Form ohne Salzverlust. Es ist aber auch denkbar, daß das Progesteron und das 17-Hydroxyprogesteron durch zwei verschiedene 21-Hydroxylasen hydroxyliert werden (Tabelle 16) und daß beim Salzverlust-Syndrom beide und bei der Form ohne Salzverlust nur diejenige gestört ist, die 17-Hydroxyprogesteron hydroxyliert (Pham-Huu-Trung, 1976). Bei genauer Untersuchung findet man auch bei Fällen ohne klinisch manifestes Salzverlustsyndrom doch einen leichten Salzverlust, so daß es sich vielleicht nicht um zwei verschiedene Formen, sondern eher um ein breites Spektrum handelt. Dennoch ist die Unterscheidung der zwei Formen klinisch wertvoll. Kranke Geschwister zeigen einheitlich ein manifestes Salzverlustsyndrom oder kein Salzverlustsyndrom. Diese Erfahrung läßt vermuten, daß die beiden Formen genetisch von einander unabhängig sind.

Im Vordergrund des 21-Hydroxylasemangels *ohne Salzverlust* („simple virilizing adrenal hyperplasia“der angelsächsischen Literatur) stehen die *androgenen Symptome*. Die einzige Auswirkung der Androgen-Überproduktion beim Fetus ist die *Entwicklungsstörung des äußeren Genitale beim Mädchen*. Während das innere Genitale unbeeinflußt bleibt, wird die Entwicklung des äußeren Genitale unter der pathologischen Androgenwirkung im 3. oder 4. Embryonalmonat in männlicher Richtung beeinflußt. Das Genitale bietet deshalb schon beim Neugeborenen einen mehr oder weniger interse-

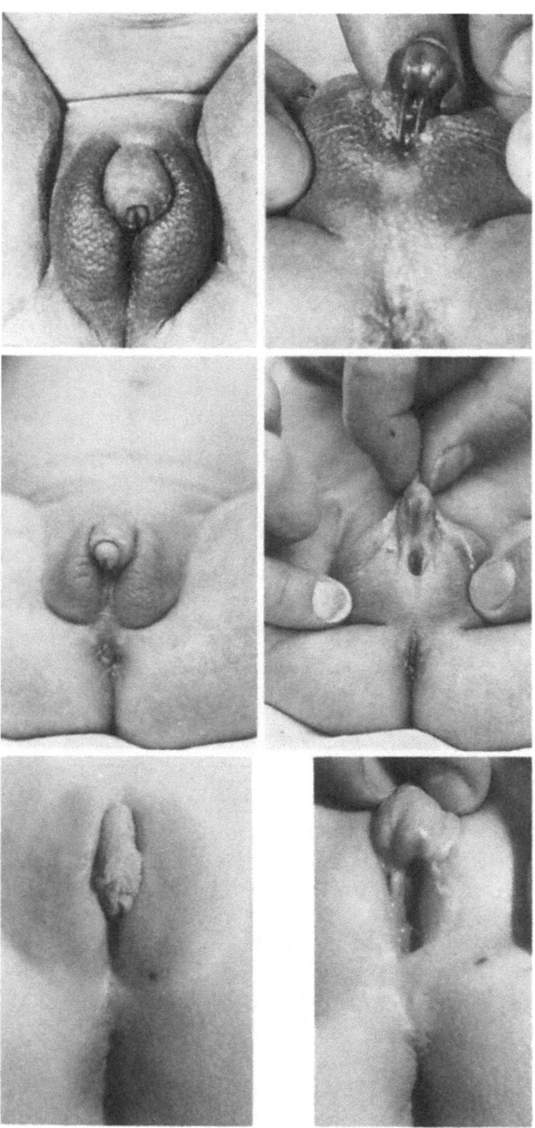

Abb. 31. Äußeres Genitale von 3 Mädchen mit kongenitalem adrenogenitalem Syndrom. Der Grad der Virilisierung ist verschieden stark. Oben: Stark vergrößerte Clitoris mit offener Urethralrinne an der ventralen Clitorisseite, kleiner Urogenitalöffnung (Sinus urogenitalis) an der ventralen Clitorisbasis und scrotalartigen Labia majora, entspricht dem Genitaltypus IV im Schema S. 658. Mitte: Gleicher Befund, jedoch weitere Urogenitalöffnung (Sinus urogenitalis), entspricht dem Genitaltypus III. Unten: Mäßig vergrößerte Clitoris bei fast normaler Vulva mit getrennter Urethra- und Vaginalöffnung, entspricht dem Genitaltypus I

xuellen Aspekt, so daß man von *Pseudohermaphroditismus femininus* spricht. Die Clitoris ist penisartig vergrößert, erigierbar und wächst ohne Behandlung im Laufe der ersten Jahre. An der Ventralseite sieht man meistens eine Urogenitalrinne (Abb. 31). Die Labia majora sind scrotumartig ausgebildet, evtl. besteht eine Fusion. Die Labia minora fehlen meistens. Statt getrennter Urethra- und Vaginalmündungen findet man in der Regel nur eine einzige trichter- oder urethraförmige Urogenitalöffnung an der ventralen Basis der Clitoris (Abb. 31 u. 32). Neben diesem klassischen und häufigsten Befund gibt es aber alle Übergangsformen (Schema S. 658, Abb. 31) von der geringfügigen Clitorisvergrößerung mit normaler Vulva und deutlichen Labia minora bis zur vollkommenen Vermännlichung des äußeren Genitale (Abb. 24, S. 680). Abgesehen von einer häufigen Prostataanlage ist das *innere Genitale* dagegen immer weiblich. Die Urethroskopie und die Röntgenkontrastfüllung zeigen, wie sich der urethraartige Sinus urogenitalis in der Tiefe in Vagina und Urethra teilt (Abb. 32). Die Genitalveränderungen lassen sich naturgemäß auch durch eine frühzeitige hormonale Behandlung nicht mehr beeinflussen.

Im Gegensatz zum weiblichen Genitale entwikkelt sich das *männliche Genitale* in vollkommen normaler Weise. Nur der Penis zeigt gelegentlich schon bei der Geburt, häufiger aber erst im Laufe des ersten Lebensjahres eine auffallende Vergrößerung, die bei unbehandelten Patienten im Laufe der folgenden Jahre rasch zunimmt, während die Hoden meistens klein bleiben. Die Genitalregion ist oft besonders deutlich pigmentiert.

Das zeitlich nächste androgene Symptom bei unbehandelten Patienten ist die *Beschleunigung des Körperwachstums und der Knochenreifung* (Abb. 33). Bei der Geburt sind Gewicht, Körperlänge und Knochenentwicklung der Patienten normal. Gegen Ende des ersten Jahres oder etwas später läßt sich im Röntgenbild eine Beschleunigung der Knochenentwicklung erkennen, der rasch ein auffallend beschleunigtes Längenwachstum folgt. In den nächsten Jahren sind Körpergröße und Knochenalter gegenüber dem chronologischen Alter beträchtlich voraus, wobei das Knochenalter auch dem Wachstum noch deutlich vorauseilt. Die Folge ist ein vorzeitiger Epiphysenschluß um das 10. Lebensjahr. Das Wachstum kommt damit zum Stillstand, bevor die normale Erwachsenengröße erreicht ist. Die Patienten sind also im ersten Jahr normal groß, zwischen dem 3. und 10. Jahr zu groß und nach dem 13. Jahr zu klein. Die erwachsenen unbehandelten Patienten sind etwa 135 bis 155 cm groß und meistens dysproportioniert (relativ zu kurze Unterlänge, Abb. 36). Bei richtig behandelten Patienten sind Wachstum und Knochenreifung normal (Abb. 37).

Kurz nachdem die Beschleunigung von Wachstum und Knochenentwicklung erkennbar geworden ist, treten bei unbehandelten Patienten nacheinander auch die *sekundären Geschlechtsmerkmale* auf. Die Pubesbehaarung erscheint zwischen dem 2. und 5. Jahr, die Axillarbehaarung und eine allmählich zunehmende Körperbehaarung zwischen dem 4. und 7. Jahr. Um das 10. Jahr tritt der Stimmbruch auf, die Pubes- und Körperbehaarung gleicht immer mehr dem männlichen Typus, und die Gesichtsbehaarung nimmt zu (Abb. 34 u. 35).

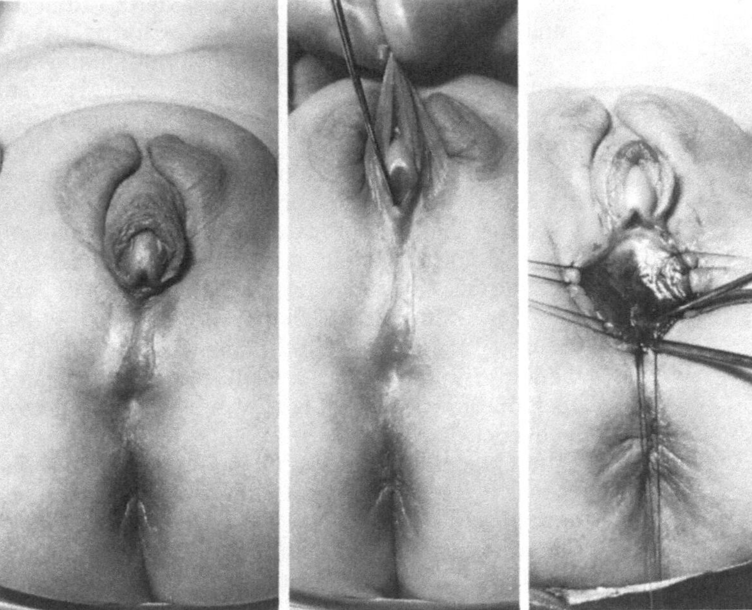

Abb. 32. Genitale eines 3jährigen Mädchens mit kongenitalem adrenogenitalem Syndrom. Genitaltypus IV nach Schema S. 658. Der oberflächlich liegende Sinus urogenitalis ist von außen an einer flachen Rinne erkennbar. Dort wo diese in einer Delle endet (links und Mitte), liegen im Innern (rechts) die Urethraöffnung (dünne Sonde) und die Vaginalöffnung (dicke Sonde)

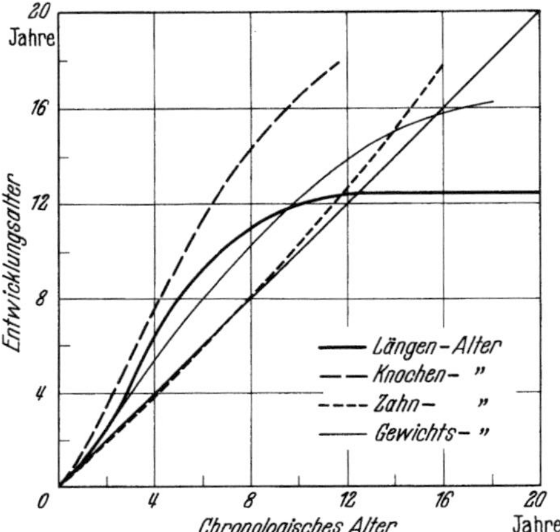

Abb. 33. Der mittlere Verlauf der Längen-, Gewichts-, Knochen- und Zahnentwicklung beim kongenitalen adrenogenitalen Syndrom. Man beachte vor allem die Wachstumsbeschleunigung, den vorzeitigen Wachstumsstillstand und die Diskrepanz zwischen der beschleunigten Knochenentwicklung und der normalen Zahnentwicklung

Bei der erwachsenen Frau bildet sich eine Glatze (Abb. 35).

Im Gegensatz zum vorzeitigen Auftreten der sekundären Geschlechtsmerkmale steht der *Entwicklungsstillstand der Gonaden.* Dieser kann als hypogonadotroper Hypogonadismus aufgefaßt werden, da die Sekretion der hypophysären Gonadotropine durch die Androgene gehemmt wird (S. 456). Beim Mädchen zeigt sich dies am Ausbleiben der Brustentwicklung und an der primären Amenorrhoe und beim Knaben darin, daß die Hoden im Gegensatz zur starken Penisentwicklung auffallend klein bleiben (Abb. 36). Gelegentlich sieht man allerdings ein normales Hodenwachstum oder eine tumorartige Hodenvergrößerung, wobei die Biopsie intratesticulär liegendes hyperplastisches Nebennierenrindengewebe zeigt (HEDINGER, 1954). Ausnahmsweise wurden auch Knaben mit normaler Spermatogenese und Mädchen mit geringfügiger Brustentwicklung und vereinzelten Genitalblutungen beobachtet.

Die vorzeitige körperliche Entwicklung bei unbehandelten Patienten stellt also nicht eine echte, sondern eine *Pseudopubertas praecox* (Kap. XIX) dar. Da sie bei beiden Geschlechtern von männlichem Typus ist, bezeichnet man sie beim Knaben als isosexuell und beim Mädchen als heterosexuell. Unter Behandlung sind Gonadenentwicklung und spontane Pubertät meistens völlig normal (Abb. 34 u. 37).

Während die Beschleunigung des Wachstums und das vorzeitige Auftreten der männlichen sekundären Geschlechtsmerkmale ohne Behandlung frühzeitig bemerkt werden, fallen der *männliche Körperbau* mit breiten Schultern und schmalen Hüften und die *verstärkte Muskelentwicklung* meistens erst später und vorwiegend beim Mädchen auf. Die erwachsene Patientin gleicht einem kleinen und untersetzten, aber sehr kräftigen Mann (Abb. 35). Dieser Eindruck wird noch verstärkt durch die Stimme, die Gesichtszüge, den Bartwuchs und die gelegentlich auftretende Glatze. Die *Haut* ist nicht nur stärker behaart, sondern auch dicker und gröber als bei gesunden Frauen. Acne kommt gelegentlich vor, ist aber meist nicht stärker als bei manchen gesunden Pubertierenden. In einzelnen Fällen sieht man bräunliche Flecken oder eine diffuse Addison-artige Pigmentierung der Haut, selten auch der Schleimhäute.

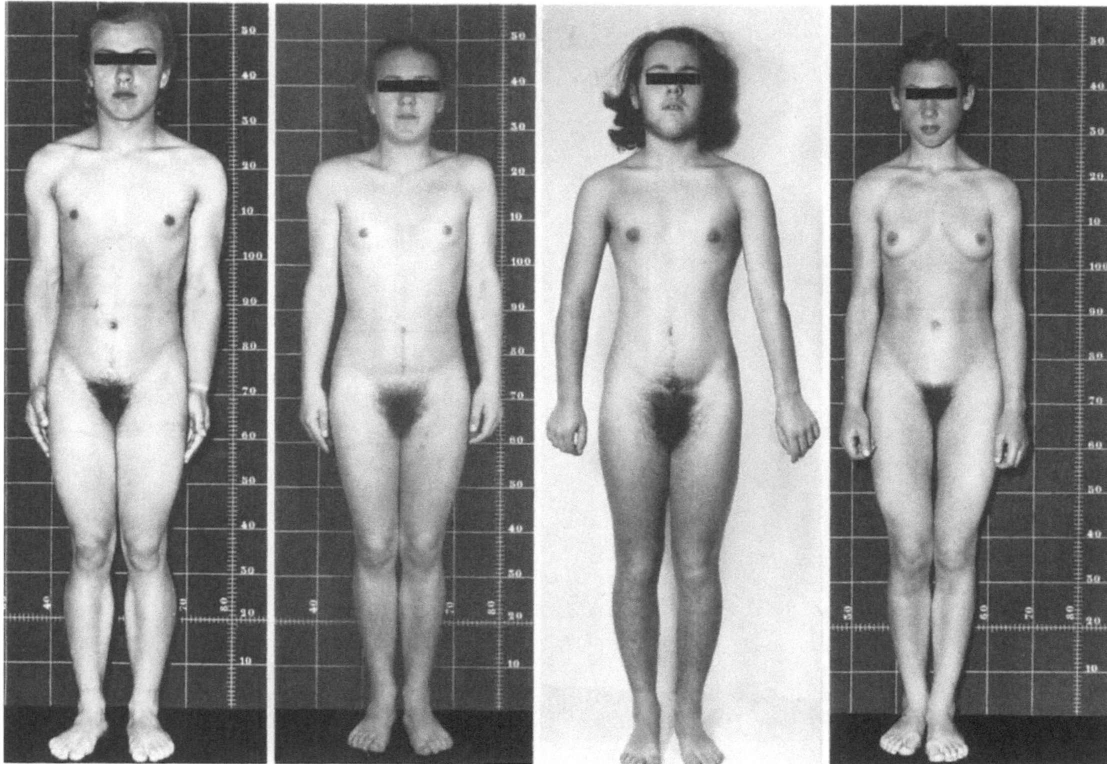

Abb. 34. 4 Mädchen mit kongenitalem adrenogenitalem Syndrom im Alter von 11–12 Jahren. Die 3 Mädchen links sind unbehandelt. Das Mädchen rechts steht seit 3 Jahren unter Cortison. Man beachte den Unterschied zwischen den virilisierten unbehandelten Patientinnen und dem in Körperbau und Brustentwicklung vollkommen weiblich entwickelten behandelten Mädchen (PRADER, 1956)

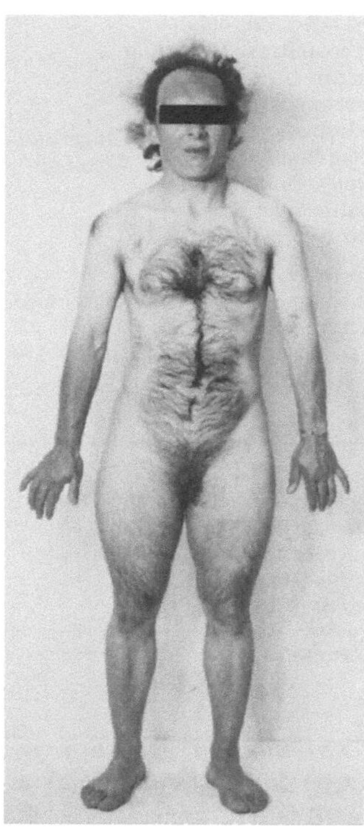

Abb. 35. Unbehandelte, 27jährige und 145 cm große Frau mit kongenitalem adrenogenitalem Syndrom infolge eines 21-Hydroxylasedefektes

Die *intellektuelle, psychische* und *psychosexuelle Entwicklung* ist bei unbehandelten Patienten im Gegensatz zur somatischen Entwicklung meistens nicht beschleunigt.

Die körperliche *Leistungsfähigkeit* ist in der Regel nicht beeinträchtigt, die meisten Patienten überstehen Krankheiten und operative Eingriffe ohne Schwierigkeiten. Die *Lebensdauer* ist kaum herabgesetzt. Es wird aber immer wieder über Fälle berichtet, die bei leichteren Infektionskrankheiten, besonders Masern, oder im Anschluß an einen operativen Eingriff plötzlich in einem *Schockzustand* gestorben sind. Diese Todesfälle sind auf das Unvermögen, auf einen Streß mit vermehrter Glucocorticoid-Produktion zu reagieren, zurückzuführen.

Die *Steroid-Befunde* lassen sich aus Abb. 29 ableiten und sind in Tabelle 17 zusammengefaßt. Die in Stellung 21 nicht hydroxylierten Steroide, also die androgenen Steroide sowie 17-Hydroxyprogesteron und Progesteron und deren Kataboliten, sind in Plasma und Urin erhöht. Die 21-hydroxylierten Steroide, also Cortisol und Corticosteron und ihre Kataboliten, sind dagegen vermindert. In den folgenden Abschnitten werden die einzelnen Steroidbefunde in dieser Reihenfolge besprochen. Es sei auch hier darauf hingewiesen, daß die unspezifische Bestimmung von Steroidgruppen (S. 388 ff.)

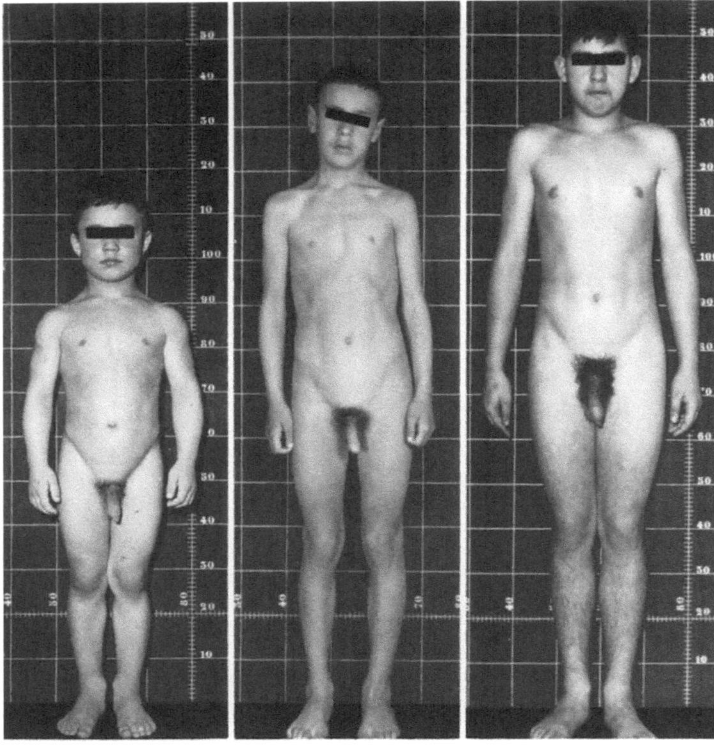

Abb. 36. Drei Knaben mit adrenogenitalem Syndrom. Bei dem Patienten links besteht ein Nebennierenrinden-Tumor, bei den beiden andern eine Nebennierenrinden-Hyperplasie

Tabelle 17. Steroidbefunde beim kongenitalen adrenogenitalen Syndrom mit 21-Hydroxylase-Defekt (Enzymdefekt 1 in Abb. 29). Veränderte Steroide und ihre in Plasma und Urin auftretenden Metaboliten

	Nebennieren-Sekretion	Plasma-Konzentration	Urin-Ausscheidung
Erhöht			
Androgene	Dehydroepiandrosteron Androstendion Testosteron	Androsteron } Sulfat Dehydroepiandrosteron } Sulfat Androstendion Testosteron	Gesamt-17-Ketosteroide Dehydroepiandrosteron-Sulfat Androsteron 11-Hydroxyandrosteron 11-Ketoandrosteron Ätiocholanolon 11-Hydroxyätiocholanolon 11-Ketoätiocholanolon Testosteron } Glucuronide + Sulfate
Pregnanderivate	17-Hydroxyprogesteron	17-Hydroxyprogesteron	Pregnantriol Pregnantriolon (= 11-Ketopregnantriol) } Glucuronide
Oestrogene	Oestron Oestradiol Oestriol	Oestron Oestradiol	Oestron Oestradiol Oestriol
Erniedrigt			
Cortisol und Metaboliten	Cortisol Corticosteron Cortexolon (S)	11-Hydroxycorticoide[a] Cortisol Corticosteron Cortexolon (S)	Gesamt-17-Hydroxycorticoide Tetrahydrocortisol (THF) Tetrahydrocorticosteron (THB) Tetrahydrocortison (THE) Tetrahydrocortexolon (THS)[b]

[a] Oft erhöht wegen unspezifischer Miterfassung von 21-Desoxycortisol und 11-Hydroxyandrostendion.
[b] Oft leicht erhöht (s. Bemerkung S. 373).

für die Diagnose nicht genügt und durch die spezifische Bestimmung von Einzelsteroiden (S. 388f.) ergänzt werden muß. In neuerer Zeit haben sich dabei die gaschromatographischen (Urinmetaboliten) und radioimmunologischen (Plasmasteroide) Bestimmungsmethoden am besten bewährt.

Die erhöhte *Androgenproduktion* ist schon aus der erhöhten Ausscheidung der *17-Ketosteroide* ersichtlich. Diese steigen von einem ungefähren Mittelwert von 2–3 mg/24 Std beim jungen Säugling allmählich höher, bis sie bei einem unbehandelten Patienten mit etwa 15 Jahren einen Mittelwert von ungefähr 40–50 mg/24 Std oder mehr erreichen. Die individuellen Unterschiede sind groß, und die Werte können bei jedem Streß noch beträchtlich ansteigen. Die *Fraktionierung der 17-Ketosteroide* zeigt, daß im Urin vorwiegend Kataboliten von Androstendion und Dehydroepiandrosteron, nämlich Androsteron und Ätiocholanolon, ausgeschieden werden. Da die 11β-Hydroxylierung ungehindert möglich ist, werden auch die entsprechenden 11-Hydroxy- und 11-Keto-17-Ketosteroide (11-Hydroxyandrosteron, 11-Hydroxy-Ätiocholanolon, 11-Ketoandrosteron, 11-Keto-Ätiocholanolon) vermehrt ausgeschieden. Die 11-Hydroxylierung dieser 17-Ketosteroide tritt in Konkurrenz mit der 11-Hydroxylierung der trotz des Defektes in kleinen Mengen entstehenden Verbindung S (Abb. 29) zu Cortisol und führt noch zu einer weiteren Verminderung der Cortisol-Synthese. Es wird deshalb beim 21-Hydroxylase-Defekt scheinbar paradox auch etwas vermehrt Tetrahydro-S ausgeschieden, allerdings bedeutend weniger als beim 11β-Hydroxylase-Defekt. Die Ausscheidung von Dehydroepiandrosteron (vorwiegend als Sulfat) ist ebenfalls, aber etwas weniger stark erhöht. Aus Androstendion und Dehydroepiandrosteron entsteht auch (in der Nebennierenrinde und peripher) *Testosteron*, das im Plasma und im Urin (als Glucuronid) stark erhöht gefunden wird und das in erster Linie für die klinischen Symptome der Virilisierung verantwortlich gemacht werden muß. Aus Androstendion oder Testosteron entstehen ferner die *Oestrogene* (Oestron und Oestradiol), die ebenfalls vermehrt ausgeschieden werden, obwohl klinisch oestrogene Merkmale fehlen. Oestron, das schon normalerweise vorwiegend aus der NNR stammt, ist meist höher als Oestradiol. Auch Oestriol, das aus 16α-Hydroxy-Pregnenolon entsteht, wird vermehrt ausgeschieden.

Obschon die klinischen Symptome vorwiegend von den Androgenen ausgehen, ist die Vermehrung von Progesteron und 17α-Hydroxy-Progesteron, die unmittelbar „vor" dem Block liegen, sowie der Kataboliten Pregnantriol und Pregnantriolon, noch eindrücklicher. Bei Kindern mit 21-Hydroxylase-Defekt ist das Plasma-Progesteron 6- bis 10mal, das Plasma-17-Hydroxy-Progesteron 50- bis 200mal so hoch wie bei gesunden erwachsenen Männern. *Pregnantriol* entsteht hauptsächlich direkt aus 17α-Hydroxy-Progesteron. Seine Sekretionsrate kann beim 21-Hydroxylase-Defekt bis auf fast das Hundertfache (240 bis 280 mg/24 Std) des Normalen (3 mg/24 Std) ansteigen. *Pregnantriolon* (das sich vom Pregnantriol durch eine zusätzliche Ketogruppe in Stellung 11 unterscheidet und das normalerweise auch nach ACTH-Stimulation nicht im Urin gefunden wird), wird in Mengen von mehreren Milligramm täglich ausgeschieden. Bei den meisten Fällen ist die Ausscheidung von Pregnantriol größer als diejenige von Pregnantriolon. Es gibt aber, besonders bei jungen Säuglingen, Fälle, bei denen die Situation umgekehrt ist, was mit einer Bevorzugung der 11-Hydroxylierung im jungen Alter zusammenzuhängen scheint. Weitere Steroide, die erhöht gefunden werden, sind Δ5-Pregnendiol (aus Pregnenolon, s. Abb. 29) und Δ5-Pregnentriol (aus 17-Hydroxy-Pregnenolon) sowie 16α-Hydroxy-Pregnenolon (aus Pregnenolon), das weiter zu Oestriol metabolisiert werden kann (REYNOLDS, 1965; JANOSKI, 1969). Die radioimmunologischen Bestimmungsmethoden für Plasmasteroide haben die Vorteile hoher Empfindlichkeit und relativ geringen Arbeitsaufwandes im Laboratorium. Sie haben den Nachteil etwas geringerer Spezifität als die spezifischen Urinmethoden (je nach verwendetem Antikörper können erhebliche Kreuzreaktionen auftreten). Außerdem hat 17-OH-Progesteron einen ähnlichen Tagesrhythmus wie Cortisol. Einzelbestimmungen im Plasma können deshalb je nach Tageszeit der Blutentnahme und je nach Streßlage erheblich schwanken. Dies ist weniger bei der Diagnose, als bei der Beurteilung der Therapieeinstellung von Bedeutung, wo auch bei sehr gut eingestellten Patienten zeitweise (z.B. frühmorgens) sehr hohe 17-OH-Progesteronwerte gefunden werden (ATHERDEN, 1972). Die spezifischen Steroidbestimmungen im Urin haben den Vorteil größerer Spezifität und integrierter Werte über 24 Std. Sie haben den Nachteil geringer Empfindlichkeit und der Notwendigkeit einer 24-Std-Urinsammlung.

Praktisch wird man beim jungen Säugling den Plasmabestimmungen (17-OH-Progesteron), beim älteren Kind, zur späteren Sicherung der Diagnose und zur Beurteilung der Therapieeinstellung, den Urinbestimmungen (17-Ketosteroide, Pregnantriol, Pregnantriolon) den Vorzug geben.

Obschon die Cortisolproduktionsrate (NEW, 1970) und die spezifisch bestimmten Cortisolmetaboliten im Urin (THF, THE, THB, s. Tabelle 2) erniedrigt oder tief normal sind, kann dies mit unspezifischen Gruppenbestimmungen für „Cortisol" nicht erfaßt werden: Die *17-ketogenen Steroide* im Urin werden immer erhöht gefunden, da dabei Pregnantriol miterfaßt wird. Die Ausscheidung der *17-Hydroxycorticosteroide* (Porter-Silber-Chromogene) kann vermindert sein. Oft ist sie aber auch normal, läßt sich aber durch ACTH nicht oder nur wenig steigern. Auch die *Plasma-11-Hydroxycorticoide* sind zu wenig spezifisch für Cortisol. Durch das erhöhte 11-Hydroxyandrostendion (Abb. 1) und das ebenfalls als pathologischer Metabolit vorkommende 21-Desoxycortisol, die bei der unspezifischen fluorometrischen Bestimmung (s. S. 389) miterfaßt werden, kann eine normale oder sogar erhöhte Cortisol-Konzentration vorgetäuscht werden, während Cortisol selbst in Wirklichkeit erniedrigt ist. Diese methodischen Schwierigkeiten können durch die spezifischen radioimmunologischen Cortisolbestimmungs-Methoden im Plasma umgangen werden.

Die *Aldosteron*-Sekretion und -Ausscheidung bei Patienten mit 21-Hydroxylase-Defekt ohne Salzverlust ist normal oder sogar erhöht, ohne daß jedoch klinische Zeichen eines Hyperaldosteronismus vorliegen. Dies läßt vermuten, daß die 21-Hydroxylierung der nicht 17-hydroxylierten Verbindungen (s. Abb. 29) intakt ist (BARTTER, 1968) und paßt zur Annahme, daß in der Nebennierenrinde zwei verschiedene 21-Hydroxylasen existieren. Die erhöhte Aldosteron-Sekretion bei Patienten ohne Salzverlust-Syndrom wäre dann als Kompensation für vermehrt produzierte natriuretische Steroide (s.u.) zu verstehen.

Bei Neugeborenen und jungen Säuglingen mit dem 21-Hydroxylase-Defekt werden unter Umständen die typischen Steroid-Veränderungen erst nach Stimulation mit ACTH gefunden (s. S. 373).

Die *Gonadotropinausscheidung* wurde teils erniedrigt, teils aber auch erhöht gefunden. In der Regel besteht allerdings ein Hypogonadismus mit dem histologischen Bild (S. 483) des hypogonadotropen Hypogonadismus (KIRKLAND, 1974; WENTZ, 1976). Dem entspricht beim Mann eine *Azoospermie* und bei der Frau das Fehlen der Brustentwicklung und die primäre Amenorrhoe. Bei beiden Geschlechtern sind allerdings auch Ausnahmen bekannt.

ζ) 21-Hydroxylase-Defekt mit Salzverlust-Syndrom

Das Salzverlust-Syndrom, das man bei manchen Fällen von kongenitalem adrenogenitalem Syndrom findet, entspricht der beim M. Addison und beim Hypoaldosteronismus vorhandenen Elektrolytstörung. Ein klinisch manifestes Salzverlust-Syndrom kommt vor allem beim Säugling vor und ist im späteren Alter selten. Wie beim 21-Hydroxylase-Defekt ohne Salzverlust-Syndrom schon angeführt wurde, weiß man nicht sicher, ob der 21-Hydroxylase-Defekt mit Salzverlust-Syndrom lediglich eine schwere Form des gleichen Enzymdefektes oder ein grundsätzlich anderer Defekt der 21-Hydroxylase(n) darstellt.

Im Gegensatz zu älteren Angaben werden heute mehr Patienten mit Salzverlust als ohne Salzverlust diagnostiziert. Dies beruht wohl darauf, daß früher zahlreiche Säuglinge mit Salzverlust ohne klare Diagnose (Pylorusstenose, Brechdurchfall) gestorben sind.

Klinisch läßt sich das spätere Auftreten eines Salzverlustes oft schon beim Neugeborenen vermuten, wenn eine deutliche Hyperpigmentierung der Brustwarzen und des Genitale oder eine allgemeine Hyperpigmentierung zu sehen ist und wenn die Genitalmißbildung beim Mädchen stark ausgeprägt (Genitaltypus IV – V nach Schema S. 658) ist.

Die *Symptome des Salzverlustes* treten in der Regel erst im Alter von einigen Tagen bis Wochen auf. Meistens setzen sie allmählich, gelegentlich stürmisch ein. Die häufigsten Symptome sind Anorexie, Lethargie, mangelhafte Gewichtszunahme, Erbrechen und öfters leichter Durchfall. Das Erbrechen fehlt selten, ist meist nur ein starkes Schütten, manchmal auch von spastischem Charakter mit sichtbarer Magenperistaltik. Diese Symptome des chronischen Salzverlustes sind oft von eigentlichen Krisen, meist in Zusammenhang mit einer Infektion (Streß) gefolgt, die ohne entsprechende Behandlung zum Tode führen. Diese Krisen sind durch Gewichtssturz, schwere Exsiccose und durch hypovolämischen Schock charakterisiert. *Labormäßig* ist der Salzverlust durch eine *Hyponatriämie* und *Hyperkaliämie* bei normalen oder nur wenig erniedrigten Chlorwerten sowie durch eine Hämokonzentration gekennzeichnet.

Überleben die Patienten spontan oder dank der Behandlung, so zeigt sich gegen Ende des ersten Jahres, oft schon vorher, ein auffallender Salzhunger. Bei einem Teil der Patienten verschwinden die Symptome nach 1 – 3 Jahren vollständig, doch können interkurrente Erkrankungen im Kleinkindesalter oder später evtl. sogar erst im Erwachsenenalter noch jederzeit das Salzverlust-Syndrom wieder manifest werden lassen. Im späteren Kindesalter ist das Salzverlust-Syndrom selten und im Erwachsenenalter kommt es kaum vor. Diese Altersverteilung erklärt sich wohl teilweise daraus, daß die Patienten instinktiv lernen, vermehrt Salz einzunehmen. Daneben besteht aber wahrscheinlich auch eine Tendenz zur spontanen Besserung des Salzverlust-Syndroms mit zunehmendem Alter.

Neben den Salzverlust-Symptomen treten bei diesen Patienten auch alle anderen *androgenen Symptome*, wie sie beim 21-Hydroxylase-Defekt ohne Salzverlust-Syndrom beschrieben wurden, auf. Einzig das Wachstum und die Knochenentwicklung bleiben infolge der schweren Elektrolytstoffwechselstörung im ersten oder in den 2 ersten Jahren eher zurück und zeigen erst später die charakteristische Beschleunigung.

Die *Steroidbefunde* sind mit Ausnahme des Aldosterons ähnlich wie beim 21-Hydroxylase-Defekt ohne Salzverlust (Tabelle 17), aber eher stärker ausgeprägt.

Pathogenetisch läßt sich das Salzverlust-Syndrom teilweise durch einen relativen Aldosteron-Mangel erklären. Bei Patienten mit schwerem Salzverlust-Syndrom ist die Aldosteronsekretion vermindert (NEW, 1970; PHAM-HUU-TRUNG, 1976). Aldosteron und seine Metaboliten werden vermindert ausgeschieden und steigen nach Einschränkung der Natrium-Zufuhr ungenügend an (BONGIOVANNI, 1967), obwohl die Plasma-Renin-Aktivität sehr hoch ist (STRICKLAND, 1972). Die Tatsache, daß Infekte und ACTH den Natrium-Verlust fördern und daß Cortison ihn hemmt, läßt aber noch andere pathogenetische Faktoren vermuten. In der Tat gibt es Indizien dafür, daß Progesteron und 17α-Hydroxy-Progesteron sowie vielleicht noch unbekannte andere Steroide eine natriuretische Wirkung haben und den Salzverlust direkt verursachen könnten. Dies würde erklären, warum manchmal bei Patienten mit einfachem 21-Hydroxylase-Defekt ohne Salzverlust-Syndrom eine kompensatorisch erhöhte Aldosteron-Ausscheidung gefunden wird (s. S. 374). Auch 16α-Hydroxy-Progesteron hat eine natriuretische Wirkung. Da die 16-hydroxylierten Verbindungen hauptsächlich im Säuglingsalter gefunden werden, könnte dies möglicherweise die spontane Besserungstendenz des Salzverlust-Syndroms mit zunehmendem Alter erklären (JACOBS, 1969),

η) 11β-Hydroxylase-Defekt

Es gibt seltene Fälle von kongenitaler Hyperplasie der Nebennierenrinden, bei denen neben den androgenbedingten Symptomen, die gleich oder etwas weniger ausgeprägt sind wie beim 21-Hydroxylase-Defekt, eine Blutdrucksteigerung klinisch im Vordergrund steht. Ein Salzverlust-Syndrom besteht dabei nie. Wie bei den anderen Formen ist auch diese Störung bei betroffenen Geschwistern einheitlich vorhanden oder nicht. Die Hypertonie wird wie das Salzverlust-Syndrom beim 21-Hydroxylase-Defekt durch ACTH verschlimmert und durch Glucocorticoide gebessert. Pathogenetisch liegt diesen Fällen ein anderer Enzymdefekt zugrunde: Es besteht hier ein Defekt der 11β-Hydroxylase (Defekt 2 in Abb. 29), die S in Cortisol und DOC in Corticosteron überführt (EBERLEIN, 1955, 1956). Die Steroidbefunde sind deshalb bei dieser Form anders als beim 21-Hydroxylase-Defekt: Die *Androgene* sind in ähnlicher Weise erhöht, wenn auch etwas weniger stark. Allerdings betrifft dies nur jene Steroide, die in Stellung 11 nicht hydroxyliert sind. Die 11-Hydroxy-17-Ketosteroide fehlen dagegen oder werden stark vermindert ausgeschieden. Die Ausscheidung von *Pregnantriol* ist hier ebenfalls erhöht, aber weniger als beim 21-Hydroxylase-Defekt. Pregnantriolon kann in geringer Menge vorhanden sein oder fehlen. Hingegen werden S und DOC vermehrt produziert, was sich in einer erhöhten Plasmakonzentration von S und DOC und einer stark vermehrten Ausscheidung ihrer Kataboliten Tetrahydro-S und Tetrahydro-DOC äußert. Die Anhäufung von DOC, das ein Mineralocorticoid ist (allerdings viel weniger aktiv als Aldosteron), erklärt wohl die Hypertonie und das Fehlen eines Salzverlust-Syndroms. Allerdings sind Fälle ohne Hypertonie beschrieben und solche, bei denen eine Hypertonie bestand, aber Tetrahydro-DOC nicht erhöht war. Dabei ist allerdings zu berücksichtigen, daß S und DOC besonders bei jungen Säuglingen nicht nur zu den entsprechenden Tetrahydro-Verbindungen metabolisiert, sondern auch direkt ausgeschieden werden können. Wenig Tetrahydro-S und -DOC im Urin eines Säuglings in den ersten Lebensmonaten schließt also die Diagnose eines 11β-Hydroxylase-Defektes nicht aus. Auch die Plasmakonzentration der 11-Hydroxycorticoide und die Urin-17-Hydroxycorticoide sind stark erhöht, sofern sie mit einer unspezifischen Methode gemessen werden (S. 389). Dies beruht aber nicht auf einer Erhöhung von Cortisol, sondern von S. Die Oestrogene im Plasma und Urin sind wie beim 21-Hydroxylasedefekt erhöht. Während aber dort eine klinisch sichtbare Oestrogenwirkung fehlt, ist sie beim 11β-Hydroxylasedefekt etwas vorhanden, was sich im gelegentlichen Auftreten von Gynäkomastie bei unbehandelten Knaben mit 11β-Hydroxylasedefekt äußert (MCLAREN, 1975). Die Sekretion und Ausscheidung von Aldosteron sind vermindert (KOWARSKI, 1968), so daß ein Salzverlust-Syndrom auftreten kann, sobald die Überproduktion von DOC durch eine Glucocorticoid-Therapie unterdrückt wird (GARDNER, 1957, CLEVELAND, 1962, KOWARSKI, 1968). In einem Fall (LIM, 1969) wurde allerdings auch eine schwierig zu erklärende erhöhte Ausscheidung von Aldosteron gefunden. Plasma-Renin ist ebenfalls vermindert (wahrscheinlich durch DOC unterdrückt (IMAI, 1968).

Es kann heute als gesichert angenommen werden, daß die 11β-Hydroxylierung von S und DOC durch zwei verschiedene Enzymsysteme, bzw. durch zwei verschiedene Komponenten des gleichen Enzymsystems gesteuert wird (KLEIN, 1974). Es wurden Fälle beschrieben, bei denen nur die 11β-Hydroxylierung von S (ZACHMANN, 1971) oder von DOC (GREGORY, 1976) gestört war. Ein Modell des 11β-Hydroxylase-Defekts entsteht durch die Verabreichung von Metyrapon. Diese Substanz, die zur Prüfung der ACTH-Reserve des Hypophysenvorderlappen verwendet wird (s. S. 394f.), führt zu einer temporären Blockierung der 11β-Hydroxylase.

θ) 3β-Hydroxysteroid-Dehydrogenase-Defekt

Die durch einen hereditären Defekt der 3β-Hydroxysteroid-Dehydrogenase (Defekt 3 in Abb. 29) verursachte Form der kongenitalen Hyperplasie der Nebennierenrinden ist selten und unterscheidet sich von den vorher beschriebenen Formen durch eine geringere Produktion von biologisch aktiven Androgenen und deshalb durch eine geringe oder fehlende Virilisierung. Die Steroidsynthese ist auf der Stufe der Δ5-Verbindungen (Pregnenolon, 17-Hydroxy-Pregnenolon und Dehydroepiandrosteron; s. Abb. 29) blockiert (BONGIOVANNI, 1961 u. 1962). Als einziges Androgen wird deshalb Dehydroepiandrosteron im Übermaß produziert. Alle anderen vermehrt ausgeschiedenen Steroide sind ebenfalls Δ5-Verbindungen, nämlich Δ5-Pregnendiol (aus Pregnenolon), Δ5-Pregnentriol (aus 17-Hydroxy-Pregnenolon) und (im Säuglingsalter) auch 16α-Hydroxy-Pregnenolon. Da die 21-Hydroxylase bei diesen Fällen intakt ist, kann z.B. Δ5-Pregnentriol in Stellung 21 noch hydroxyliert werden, was zu Δ5-Pregnentetrol führt (BONGIOVANNI, 1962). Pregnantriol fehlt oder ist in einzelnen Fällen auf noch ungeklärte Weise (unspezifische 3β-Dehydrogenierung in der Leber ? [ZACHMANN, 1970]) normal oder sogar erhöht. Pregnantriolon fehlt, ebenso wie Testosteron und Tetrahydro-S. Da Dehydroepiandrosteron biologisch wenig aktiv ist und nicht in Androstendion bzw. Testosteron übergeführt werden kann (Abb. 29), besteht bei dem Syndrom keine oder nur eine geringfügige Virilisierung. Männliche Patienten zeigen ein intersexuelles äußeres Genitale (Pseudohermaphroditismus masculinus). Dies kann dadurch erklärt werden, daß die 3β-Dehydrogenase auch in den Testes fehlt und daß deshalb das für die normale Entwicklung des männlichen Genitale notwendige Testosteron (S. 656ff.) während der Differenzierung des äußeren Genitale nicht gebildet wird. Die Hoden liegen meist in den Labia maiora. Bei weiblichen Patienten ist im Gegensatz zum 21- oder 11β-Hydroxylase-Defekt das äußere Genitale normal weiblich oder nur wenig virilisiert (Genitaltypus I–III im Schema S. 658). Der 3β-Dehydrogenase-Defekt scheint meistens vollständiger zu sein als die anderen beschriebenen Enzymdefekte. Bei den meisten Fällen wurden überhaupt keine Cortisolmetaboliten im Urin gefunden. Dies erklärt wohl, warum Patienten mit diesem Syndrom fast immer ein schweres Salzverlust-Syndrom mit Addison-ähnlichen Krisen aufweisen und oft trotz adäquater Therapie schon in den ersten Lebensmonaten sterben.

ι) *Diagnose und Differentialdiagnose*

Die Diagnose der verschiedenen Formen des kongenitalen adrenogenitalen Syndroms stützt sich auf Familien- und persönliche Anamnese, auf den typischen klinischen Befund und auf die charakteristischen Steroidbefunde.

In der *Familienanamnese* hört man oft von Schwestern mit intersexuellem Genitale oder von vorzeitig entwickelten Brüdern. Differentialdiagnostisch ist an Geschwistererkrankungen bei Pseudohermaphroditismus masculinus (S. 672) und bei der echten Pubertas praecox der Knaben (Kap. XIX) zu denken.

In der *persönlichen Anamnese* ist vor allem zu eruieren, ob bei Mädchen das intersexuelle Genitale schon bei der Geburt oder erst später aufgefallen ist und wann bei Knaben die Penisvergrößerung auftrat.

Die *klinische Untersuchung* ergibt die typischen obenbeschriebenen Befunde. Adipositas und andere Cushing-Symptome gehören nicht zum klassischen Bild, sondern lassen an einen Nebennierenrindentumor denken. Diagnostisch entscheidend ist neben den Steroidbefunden der Genitalbefund und die Ausprägung der sekundären Geschlechtsmerkmale, wobei die differentialdiagnostischen Möglichkeiten je nach Geschlecht verschieden sind. Charakteristisch ist die erhöhte, für jeden Enzymdefekt spezifische und durch Glucocorticoide normalisierbare Steroidausscheidung. Im Gegensatz dazu sind die stark erhöhten 17-Ketosteroide (vor allem Dehydroepiandrosteron) beim adrenogenitalen Syndrom infolge Nebennierenrindentumors durch Glucocorticoide (z.B. Dexamethason, S. 396f.) nicht beeinflußbar.

Bei den *weiblichen Patienten* mit 21- oder 11β-Hydroxylase-Defekt läßt die Virilisierung sofort die Androgenüberproduktion erkennen und eine Nebennierenrinden- oder Ovarstörung vermuten. Die Genitalveränderung mit dem typischen Sinus urogenitalis läßt die „prämature Pubarche" (Kap. XIX) ausschließen und beweist die kongenitale Natur der Störung. Bei einer Clitorishypertrophie ohne Sinus urogenitalis läßt sich die Differenzierung von androgenen Nebennierenrinden- oder Ovartumoren durch die Steroidbefunde vornehmen. Für die Differentialdiagnose des intersexuellen äußeren Genitale sei auf das Kapitel über die abnorme Geschlechtsdifferenzierung verwiesen. Der positive Sexchromatinbefund in Mundabstrich und Haarwurzel zeigt, daß es sich um ein weibliches Individuum, also um einen Pseudohermaphroditismus femininus handelt. Die nicht adrenalen Formen des Pseudohermaphroditismus femininus (in graviditate verabreichte Sexualsteroide, androgene Tumoren der Mutter, komplexe Mißbildungen) zeigen weder eine somatische Entwicklungsbeschleunigung noch abnorme Steroidbefunde (S. 680).

Wenn bei einem Säugling mit intersexuellem äußerem Genitale und Salzverlust-Symptomen die Gonaden in den Labia maiora palpiert werden können, wird man ein männliches Geschlecht mit 3β-Dehydrogenasemangel vermuten. Die Bestätigung erfolgt durch den chromatinnegativen Befund in Mundabstrich und Haarwurzel.

Der isosexuelle Entwicklungstypus beim *männlichen Geschlecht* (mit Ausnahme des 3β-Dehydrogenase-Defektes) erschwert die Diagnose beträchtlich. Beim Neugeborenen ist der Penis oft normal groß oder nur leicht vergrößert und das Scrotum manchmal nur leicht pigmentiert. Bei größeren Kindern mit vorhandenen sekundären Geschlechtsmerkmalen ist die Schätzung des Hodenvolumens wichtig. Die Hoden sind im Vergleich zur übrigen somatischen Entwicklung meistens zu klein, selten normal groß, gelegentlich tumorartig vergrößert (S. 370). Bei der äußerlich sehr ähnlich aussehenden echten Pubertas praecox entspricht die Hodengröße meistens der körperlichen Entwicklung. Im Gegensatz zum 21- oder 11β-Hydroxylase-Defekt zeigt die Biopsie aber bei der Pubertas praecox Leydig-Zellen und eine Spermatogenese, und die Gesamt-17-Ketosteroide sind nur wenig oder nicht erhöht. Das gleiche gilt für die „prämature Adrenarche" (Kap. XIX), bei der außerdem die somatische Entwicklungsbeschleunigung fehlt. Bei tumorartig vergrößerten Hoden läßt sich auch aus der Hodenbiopsie nicht leicht zwischen einer hyperplastischem ektopischem Nebennierenrindengewebe (im Rahmen des adrenogenitalen Syndroms) und einem Leydig-Zell-Tumor unterscheiden. Hingegen erlauben die Steroidbefunde eine Differenzierung. Ferner ist ein Kleinerwerden des Tumors und die Normalisierung der Steroidausscheidung unter Behandlung mit Glucocorticoiden nur bei der Hyperplasie der Nebennierenrinden möglich. Beim *erwachsenen Mann* ist die Symptomatologie meistens geringfügig. Nur durch eine genaue Anamnese und durch routinemäßige Steroidbestimmung bei jedem Fall von zu kleinen Hoden, von Hodentumoren, von Sterilität und Azoospermie sowie von Kleinwuchs mit voller Entwicklung der sekundären Geschlechtsmerkmale gelingt es, das kongenitale adrenogenitale Syndrom zu erkennen.

Von großer prognostischer Bedeutung ist die *Frühdiagnose,* da nur durch frühzeitigen Behandlungsbeginn eine völlig normale körperliche Entwicklung erzielt werden kann und eventuelle Salzverlust-Krisen vermieden werden können. Bei jungen Säuglingen fehlen die charakteristischen Urin-Steroidbefunde gelegentlich, obwohl 17-OH-Progesteron im Plasma schon erhöht ist. Wenn ein klinischer Verdacht auf ein adrenogenitales Syndrom besteht oder die Gesamt-17-Ketosteroide auch nur leicht erhöht sind, sollte deshalb ein Provokationstest mit ACTH durchgeführt werden. In der Regel genügt 1 mg/m^2 Körperoberfläche eines synthetischen Depot-ACTH-Präparates, um die typischen Steroidbefunde zu erzeugen. Man sammelt einen Vor-Urin sowie je einen 24-Std-Urin am Tag der Injektion und am darauffolgenden Tag. Falls ein 21-Hydroxylase-Defekt mit Salzverlust-Syndrom oder ein 3β-Dehydrogenase-Defekt vorliegt, ist dieser Test nicht ganz ungefährlich, da eine lebensbedrohliche Salzverlust-Krise ausgelöst werden kann. Man sollte deshalb den Test unter einer Therapie mit NaCl durchführen und bereit sein, Glucocorticoide, Mineralocorticoide und Kochsalz intravenös verabreichen zu können.

Die Differentialdiagnose des *21-Hydroxylase-Defektes mit Salzverlust-Syndrom* ist besonders im Neugeborenenalter wichtig. Das freie Intervall in den ersten Tagen oder Wochen, der Gewichtsverlust, das Erbrechen und die oft sichtbare Magenperistaltik lassen oft zuerst an die viel häufigere Pylorusstenose denken. Gegen diese Diagnose sprechen die Anorexie, die Elektrolytbefunde und die rasche Magenentleerung in der Röntgenuntersuchung. Gelegentlich kann das Syndrom auch mit einem infektiösen Brechdurchfall verwechselt werden. Verdächtig ist die Angabe, daß Geschwister als Säuglinge mit unklarem Geschlecht, Pylorusstenose oder Durchfall gestorben sind. Gesichert wird die Diagnose aber durch die Steroidbefunde sowie die Elektrolytuntersuchungen: Während bei der Pylorusstenose Cl stärker erniedrigt ist als Na und auch K herabgesetzt ist, findet man beim 21-Hydroxylase-Defekt mit Salzverlust Na stärker erniedrigt als Cl und K erhöht. Die gleichen Elektrolytbefunde finden sich auch bei den andern Formen der angeborenen Nebennieren-Insuffizienz, wie bei der kongenitalen Hypoplasie der Nebennieren und der Nebennierenblutung (S. 324, 328). An diese Formen ist bei Knaben und bei nicht-virilisierten Mädchen mit Verdacht auf 3β-Dehydrogenasedefekt zu denken.

Wenn Verdacht auf ein kongenitales adrenogenitales Syndrom besteht (Geschwistererkrankungen), kann die Diagnose evtl. schon *in utero* gestellt werden (CATHRO, 1969). Bei Schwangeren, deren Feten einen 21-Hydroxylase-Defekt hatten, wurde eine vermehrte Ausscheidung von *Oestriol* von der 20. Schwangerschaftswoche an im Urin gefunden. Dieses Phänomen beruht darauf, daß vom Fetus vermehrt produziertes 16α-Hydroxy-Pregnenolon (S. 624f.) von der Mutter bzw. der Placenta zu Oestriol metabolisiert wird. Theoretisch ist bei Fällen mit einem 3β-Dehydrogenase-Defekt eine noch höhere Oestriol-Ausscheidung zu erwarten. Die auch schon vorgeschlagene Diagnose aus der Pregnantriolkonzentration in der Amnionflüssigkeit hat sich nicht bewährt (NEW, 1970).

κ) Therapie

Die einzige Kausalbehandlung aller Formen der kongenitalen Hyperplasie der Nebennierenrinden besteht in einer lebenslänglichen *Dauerbehandlung mit Cortisol* oder einem anderen Glucocorticoid. Die Wirkung von Cortisol ist zweifach: Einerseits wird die erhöhte ACTH-Sekretion gehemmt, und es kommt dadurch zu einer Verminderung der „vor" dem Enzymdefekt angehäuften Steroide. Anderseits ergänzt die Behandlung die ungenügende endogene Cortisol-Produktion. Die Behandlung ist also sowohl eine Hemm- als auch eine Ersatztherapie. Man nimmt auch an, daß durch die Behandlung die mögliche Hemmung der Gonadotropinsekretion aufgehoben wird. Eine normale Gonadenreifung wird jedenfalls unter adäquater Behandlung möglich.

Im Prinzip sollte die *kleinste Dosis*, die zum Verschwinden der Symptome führt, gewählt werden. Dies ist aus folgenden Überlegungen wichtig: Ein Cushing-Syndrom entsteht zwar nur bei massiver Überdosierung. Hingegen kann schon eine nur wenig zu hoch gewählte Dosis, die sich klinisch durch keine anderen Zeichen äußert, zu einer deutlichen Verlangsamung des Wachstums führen (BERGSTRAND, 1966; RAPPAPORT, 1968). Diese wachstumshemmende Wirkung von Cortisol, die man auch bei anderen Störungen (z.B. bei Steroid-behandelten Patienten mit Asthma) beobachtet, beruht vor allem auf einem peripheren Antagonismus zwischen Wachstumshormon und Cortisol und daneben auch auf einer Hemmung der Wachstumshormonfreisetzung aus dem Hypophysenvorderlappen. Anderseits ist bei der Wahl der Dosis zu bedenken, daß die Patienten mit kongenitaler Hyperplasie der Nebennierenrinden auf Streß nicht oder nur ungenügend mit einer vermehrten endogenen Cortisolproduktion reagieren können und daß deshalb während Streßperioden die Dosis um das 3–5fache erhöht werden muß. Die im Prinzip einfache Behandlung stellt also erhebliche Anforderungen an den Arzt, der einerseits die Dosis so niedrig als möglich halten, anderseits Streßperioden mit erhöhtem Cortisolbedarf rechtzeitig erkennen sollte.

Da Cortisol das fehlende natürliche Steroid ist und da es sich bei der Behandlung teilweise um eine Ersatztherapie handelt, ist im allgemeinen Cortisol anderen Glucocorticoiden vorzuziehen. Eventuell kann statt Cortisol auch Prednison oder Prednisolon bzw. das langwirkende Methylprednisolon verwendet werden. Diese Präparate scheinen aber schon in kleineren Dosen, als ihrem entzündungshemmenden Wirkungsverhältnis zu Cortisol entspricht, wachstumshemmend zu wirken. Von anderen synthetischen (insbesondere fluorierten) Glucocorticoiden ist abzuraten, da sie keine Vorteile bieten und stärkere Nebenwirkungen aufweisen.

Die Cortisolproduktionsrate beträgt bei normalen Kindern, unabhängig von Geschlecht und Alter, 12 ± 3 mg/m²/24 Std. Die Grunddosis für eine Dauertherapie sollte etwa dieser Menge entsprechen. Für eine intramuskuläre Therapie ist demnach eine Dosis von ca. 12 mg/m²/24 Std genügend. Bei peroraler Behandlung ist zu berücksichtigen, daß die eingenommene Cortisolmenge nicht ganz vollständig resorbiert wird. Wenn man sich nach der normalen Produktionsrate richtet, muß demnach die orale Cortisoldosis etwas höher sein (ca. 15–25 mg/m²/24 Std, MIGEON, 1968). Diese Dosis ist niedriger als die bisher von den meisten Autoren empfohlene, die sich um 35 mg/m²/24 Std bewegt. Die langfristige Wachstumsanalyse von behandelten Fällen hat ergeben, daß im Mittel eine Dosis von 25 mg/m² Cortisol pro Tag per os ein normales Wachstum gewährleistet (BROOK, 1974). Falls Prednison verwendet wird, genügen 6–7 mg/m²/24 Std. Auch die Verteilung der Einzeldosen über den Tag ist von Bedeutung. Theoretisch ist eine Imitation der physiologischen Tagesschwankungen des Plasma-Cortisolspiegels anzustreben (S. 332f.). Es ist deshalb vielleicht besser, die angegebene Dosis nicht gleichmäßig über den Tag zu verteilen, sondern den größeren Teil früh morgens zu geben. Theoretisch wünschenswert wäre die Verabreichung der Gesamtdosis um Mitternacht, um den frühmorgendlichen ACTH-Gipfel zu supprimieren. Da dies praktisch schwer durchführbar ist und da die Halbwertszeit von Cortisol (S. 296) zu kurz ist um eine 24-Std-Wirkung zu gewährleisten, empfiehlt sich für die Praxis die Verabreichung in 2 Dosen, eine größere Dosis (ca. $^2/_3$) am Morgen und eine kleinere Dosis (ca. $^1/_3$) am Abend.

Die angegebenen Dosen gelten für eine Dauertherapie. Als Initialdosis sollte zur raschen Unterdrückung der Androgenüberproduktion während einiger Tage eine 2–3mal höhere Dosis gegeben werden.

Eine vollständig normale körperliche Entwicklung kann nur bei frühzeitigem Behandlungsbeginn und optimaler Dosierung erwartet werden. Aus diesem Grunde ist die *regelmäßige Überwachung* mit Kontrolle der körperlichen Entwicklung und der Steroidausscheidung wichtig. Wachstum und Knochenalter bleiben bei richtiger Behandlung im Normalbereich. Zu langsames Wachstum sowie leichte Cushingsymptome weisen auf eine Überbehandlung, vorauseilendes Knochenalter auf eine Unterbehandlung.

Die angegebene Therapie normalisiert die 17-Ketosteroidausscheidung, aber weder 17-α-Hydroxyprogesteron im Plasma noch Pregnantriol und Pregnantriolon im Urin. Eine vollständige Normalisierung aller Steroidbefunde ist nur möglich durch eine höhere Glucocorticoiddosis, die das Wachstum zu stark hemmen würde. In der Praxis genügt deshalb die regelmäßige Kontrolle der 17-Ketosteroide und unter Umständen von Pregnantriol im Urin. Die 17-Ketosteroide sollten normal und Pregnantriol leicht erhöht sein. Solche Kontrollen sind im Säuglingsalter anfänglich wöchentlich und dann monatlich, später viertel- oder halbjährlich angezeigt. Sie geben zusammen mit den klinischen Befunden die Basis für die individuelle therapeutische Einstellung.

Eine einmal gut eingestellte Therapie kann bei erwachsenen Patienten jahrelang in der gleichen Dosis beibehalten werden. Im Wachstumsalter muß dagegen die Dosis der zunehmenden Körperoberfläche angepaßt werden. Neben der Glucocorticoidtherapie wurden auch schon zusätzliche Maßnahmen zur Hemmung der Androgenüberproduktion in Erwägung gezogen. Aminoglutaethimid (HAMILTON, 1972) blockiert die Steroidbiosynthese teilweise zwischen Cholesterin und Pregnenolon. Cyproteronacetat s. Kap. IX, S. 479) (BEYER, 1973) hemmt die ACTH-Sekretion, doch ist seine gonadotropinhemmende Wirkung hier nicht erwünscht. Fluorohydrocortison in der gleichen Dosis wie beim Salzverlustsyndrom (S. 380) ist angezeigt wenn man ein latentes Salzverlustsyndrom als möglich erachtet. In vereinzelten Fällen wurde auch schon die Nebennierenexstirpation durchgeführt. Der Patient wird dann total abhängig von der Ersatztherapie, andererseits ist es viel leichter, den Weg zwischen Über- und Unterbehandlung zu finden und ein optimales Wachstum zu erreichen.

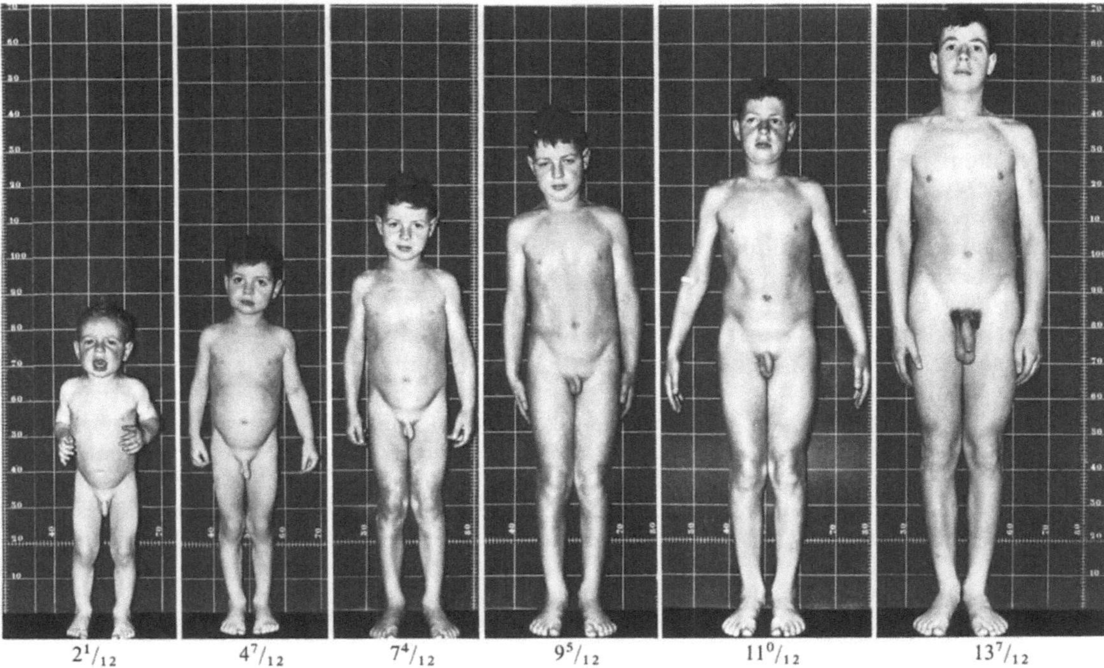

Abb. 37. Normale Entwicklung und spontane Pubertät eines seit dem Säuglingsalter behandelten Knaben mit kongenitalem adrenogenitalem Syndrom infolge eines 21-Hydroxylasedefektes

Die *Therapieerfolge* sind je nach Alter und Ausprägung der Symptome bei Behandlungsbeginn und je nach dem Typ des Enzymdefektes verschieden: Bei Behandlungsbeginn im Säuglingsalter erreicht man eine vollkommen normale Entwicklung (Abb. 37), doch bleibt die Erwachsenengröße oft etwas unter dem Wert, den man nach der Elterngröße erwarten würde. Beim *Klein- und Schulkind* kann die bereits eingetretene Beschleunigung von Wachstum und Knochenentwicklung aufgehalten und damit die körperliche Entwicklung mindestens teilweise normalisiert werden. Die schon vorhandenen männlichen sekundären Geschlechtsmerkmale bleiben stationär, bis das Knochenalter das normale Pubertätsalter (Mädchen ca. 11 Jahre, Knaben ca. 13 Jahre, Kap. XIX) erreicht hat. In diesem Moment führt die Cortisolbehandlung zur Gonadenreifung und infolgedessen zur normalen Entwicklung der isosexuellen sekundären Geschlechtsmerkmale noch bevor das normale Pubertätsalter erreicht ist. In dieser Weise können schon vor dem 7. Jahr beim Mädchen die Brustentwicklung und die Menarche und beim Knaben das Hodenwachstum und die Spermatogenese auftreten. Umgekehrt werden Hoden, die durch hyperplastisches aberrierendes Nebennierengewebe tumorartig vergrößert sind, bald nach Beginn der Behandlung und unabhängig vom Alter des Patienten kleiner, da unter Cortisol das intratesticuläre Nebennierenrindengewebe atrophiert.

Nach dem 10. Jahr sind die Epiphysen bei nicht behandelten Patienten geschlossen, so daß eine Wirkung auf das Wachstum unmöglich ist. Eine Wirkung auf den männlichen Körperbau, die Clitorisvergrößerung und die Stimme beim weiblichen Geschlecht ist nur noch in beschränktem Maße möglich. Hingegen ist die Gonadenreifung und der Rückgang der Körperbehaarung bei den weiblichen Patienten zu erwarten (Abb. 34). Die Mammae entwickeln sich in wenigen Monaten, und im gleichen Zeitraum tritt die Menarche auf. Gesichts- und Körperbehaarung gehen dagegen meist erst nach mehreren Monaten zurück. Bei den männlichen Patienten bleiben außer der Hodenreifung die äußeren Merkmale unverändert.

Die durch die Behandlung ausgelösten *Menstruationen* sind mehr oder weniger regelmäßig und werden meistens durch einen echten ovulatorischen Cyclus ausgelöst. Häufigkeit und Dauer der Blutungen sind oft das beste Maß für die richtige Cortisoldosierung. Die normale Spermatogenese bei behandelten männlichen Patienten und die schon oft beobachtete Schwangerschaft bei behandelten weiblichen Patientinnen beweisen die unter Behandlung eintretende *Fertilität*. Die *Kinder von behandelten Patienten* sind, sofern der andere Elternteil nicht heterozygoter Genträger ist, gesund, aber heterozygot. Diese Tatsache ist für die genetische Beratung der Patienten äußerst wichtig.

Während der Cortisoldauertherapie durchgeführte ACTH-*Belastungen* und *interkurrente Infektionen* lösen einen Anstieg der Steroide im Plasma und Urin aus. Die Nebennieren bleiben also trotz der partiellen therapeutischen Unterdrückung reaktionsfähig, wenn auch nicht in gleichem Maße wie vor der Behandlung. Da die gleichmäßige Cortisolzufuhr einen plötzlich stark erhöhten Glucocorticoidbedarf nicht decken kann, ist es angezeigt, bei jeder ernsthaften interkurrenten Erkrankung und vor allem bei jedem operativen Eingriff die Cortisoldosis vorübergehend zu erhöhen. Leichtere Infektionen mit wenig Fieber machen allerdings eine Erhöhung nicht unbedingt notwendig. Bei stärkerem Streß ist jedoch eine vorübergehende Verdoppelung der Dosis unbedingt angezeigt. Bei schweren Infektionen und Operationen sollte die angegebene Dosis während einiger Tage um das 2–5fache erhöht werden.

Bei der angegebenen *Dauerbehandlung* handelt es sich um eine lebenslängliche Maßnahme. Beim *Absetzen der Therapie* treten allmählich alle Symptome wieder auf. Bei der Frau ist die Amenorrhoe das erste Zeichen, dem die Rückbildung der Brüste und die zunehmende Virilisierung folgen. Beim Mann führt das Absetzen oft zu keinen subjektiven Folgen, doch ist mit einer bald einsetzenden Azoospermie zu rechnen. Bei einigen männlichen Patienten wurde allerdings ein Fortbestehen der Fertilität nach Absetzen der Behandlung beobachtet (PRADER, 1977).

Das einzige Symptom, das durch Cortisol in keinem Lebensalter mehr beeinflußt werden kann, ist die Mißbildung des äußeren Genitale beim Mädchen (21- und 11β-Hydroxylase-Defekt) und beim Knaben (3β-Dehydrogenase-Defekt). Bestenfalls hemmt Cortisol das weitere Clitoriswachstum beim kleinen Mädchen. Die *chirurgische Korrektur des äußeren weiblichen Genitale* ist deshalb, abgesehen von Fällen mit sehr geringer Veränderung, immer angezeigt. Wenn möglich, ist dieser Eingriff im Säuglings- oder frühen Kleinkindesalter vorzunehmen, damit das Kind seine Genitalanomalie nicht durch Vergleiche bewußt erleben kann, und damit der Mutter möglichst rasch die tieferen Gründe ihrer Unsicherheit über das Geschlecht des Kindes genommen werden. Beide Gründe sind für eine gesunde und normale Erziehung des kleinen Patienten äußerst wichtig. Die Operation soll unter erhöhter Cortisoldosis, und im Falle eines Salzverlust-Syndroms unter dem Schutz von Mineralocorticoiden und NaCI-Glucose-Infusionen vorgenommen werden. In der postoperativen Phase müssen die Serumelektrolyte sorgfältig überwacht und die Steroid-Elektrolyt-Therapie entsprechend gesteuert werden. Die Clitoris wird amputiert oder exstirpiert oder unter Erhaltung der Glans verkürzt. Es ist vorläufig unsicher, welche Methode für die normale psychologische und sexuelle Entwicklung am besten ist. Die bloße subcutane Versenkung der Clitoris ist wegen schmerzhafter Erektionen nicht zu empfehlen. Der oberflächliche Sinus urogenitalis wird incidiert und bis zur Einmündungsstelle von Urethra und Vagina freigelegt (Abb. 32). In der Pubertät ist eine gründliche genitale Nachuntersuchung notwendig, da nach Frühoperation oft eine (narbige?) Verengung des Vaginaleinganges zurückbleibt, die im Hinblick auf die Kohabitationsfähigkeit einer operativen Korrektur bedarf.

Die Erfolge mit der angegebenen Therapie sind besonders beim 21- und beim 11β-Hydroxylase-Defekt meistens befriedigend. Beim 3β-Dehydrogenase-Defekt scheint die Einstellung nach der bisherigen Erfahrung schwieriger, und Salzverlust-Krisen treten auch unter der Behandlung häufig auf.

Für die *Therapie des Salzverlust-Syndroms* müssen wie beim M. Addison eine vermehrte Natriumzufuhr und natriumretinierende Steroide eingesetzt werden. Zusätzlich spielt evtl. die Hemmung der Produktion natriuretischer Steroide durch Cortisol eine Rolle. Sobald die Diagnose gestellt oder vermutet wird, ist die sofortige reichliche *Kochsalz-* und *Flüssigkeitszufuhr* die erste und wichtigste Maßnahme. Ist der Zustand des Säuglings alarmierend, so wird man in den ersten paar Tagen 500 – 900 ml physiologische Kochsalzlösung und halb soviel 10prozentige Glucoselösung intravenös verabreichen. Sobald der Säugling trinken kann, gibt man statt dessen versuchsweise täglich eine Zulage von etwa 3–5 g Kochsalz zur gewöhnlichen Nahrung. Dabei ist zu berücksichtigen, daß die vermehrte Kochsalzzufuhr zu vermehrtem Durst führt, der größere Flüssigkeitsmengen notwendig macht. In den folgenden Tagen und Wochen muß die tägliche Erhaltungsdosis, die geringer ist als die Anfangsdosis, anhand der Serum-Elektrolyte und des Gewichtsverlaufes individuell bestimmt werden. Die Erhaltungsdosis beträgt je nach Patient 1–5 g Kochsalz pro Tag. Diese bedingt eine entsprechende Flüssigkeitsvermehrung auf 800–1200 ml.

Zusätzlich ist die Verabreichung von Desoxycorticosteronacetat (DOCA täglich 2–5 mg in öliger Lösung i.m.) angezeigt. Statt dessen kann auch Fluoro-Hydrocortison (Dosis individuell, 25–100 µg p.o. täglich) oder DOC-Depot in Form von Mikrokristall-Injektionen [Percorten Kristall-Ampullen 25 mg alle 3 Wochen i.m.]) verabreicht werden. Jenseits des 2.–3. Lebensjahres kann der Salzverlust klinisch verschwinden. Ein latenter Salzverlust kann aber eine Weiterbehandlung mit Mineralocorticoiden notwendig machen.

Neben der angegebenen Behandlung beginnt man auch bei Patienten mit Salzverlust-Syndrom mit der Cortisol-Behandlung nach den angegebenen Richtlinien. Die Elektrolytbehandlung allein setzt die Androgenüberproduktion, wohl wegen Korrektur einer unspezifischen Streß-Situation, herab. Umgekehrt setzt die Cortisolbehandlung den Salzbedarf herab, sei es durch die Verminderung der Produktion von natriuretischen Steroiden oder durch die (allerdings geringe) natriumretinierende Wirkung von Cortisol selbst.

Unter der kombinierten Behandlung mit Cortisol, Mineralocorticoiden und Kochsalz geht es den Kindern meistens ausgezeichnet, auch wenn die Pregnantriol- und Pregnantriolon-Ausscheidung noch etwas erhöht bleibt und das Serum-Kalium oft nicht ganz regelmäßig normalisiert wird.

Wie schon erwähnt, ist der Salz- und Flüssigkeitsbedarf bei *interkurrenten Erkrankungen* auch schon bei banalen Erkältungen erhöht. Die erfahrene Mutter gibt an solchen Tagen gesalzenen Tee, den die Kinder meist gerne nehmen.

Im Alter von 1–3 Jahren kann man vorsichtig versuchen, die Therapie mit Mineralocorticoiden sowie die tägliche Salzzulage zu reduzieren und schließlich wegzulassen. In Streßsituationen ist sie auch später wieder angezeigt. Das Salzverlust-Syndrom beim 3β-Dehydrogenase-Defekt bedarf meistens längerer und intensiverer Therapie als dasjenige beim 21-Hydroxylase-Defekt. Neuerdings wird auch empfohlen, die Mineralocorticoidtherapie zur Sicherheit bis ins Erwachsenenalter oder sogar lebenslänglich fortzuführen. Dies ist sicher angezeigt, wenn ein erhöhtes Plasmarenin auf das Fortbestehen eines latenten Salzverlustes hinweist.

Die *Hypertonie* bei Patienten mit 11β-Hydroxylase-Defekt erfordert in der Regel keine besondere Behandlung, da sie mit adäquater Cortisol-Therapie verschwindet. In schweren Fällen muß bei Therapiebeginn evtl. zusätzlich ein Antihypertensivum gegeben werden.

c) Das erworbene adrenogenitale Syndrom im Kindesalter

Die große Mehrheit aller Fälle von adrenogenitalem Syndrom im Kindesalter ist durch eine kongenitale Hyperplasie der Nebennieren (S. 364) mit 21- oder 11β-Hydroxylase-Defekt bedingt. Ob eine kongenitale Hyperplasie der Nebennieren zunächst symptomlos sein und im späteren Kindesalter wie ein erworbenes adrenogenitales Syndrom in Erscheinung treten kann, ist fraglich, wird aber von einigen Autoren vermutet (Brooks, 1960; Mahesh, 1968). Im allgemeinen ist aber das erworbene adrenogenitale Syndrom durch einen *androgenproduzierenden Nebennierenrinden-Tumor* verursacht. Diese Form des adrenogenitalen Syndroms ist selten, aber immer noch häufiger als im Erwachsenenalter.

Makroskopisch und mikroskopisch sind androgenproduzierende Nebennierenrinden-Tumoren von solchen, die ein Cushing-Syndrom erzeugen, eine Femininisierung verursachen oder keine endokrine Wirkung haben, nicht zu unterscheiden. Rückschlüsse auf die endokrine Aktivität sind aber aus den Symptomen, dem Verhalten der gegenseitigen Nebennierenrinde und aus den Steroidbefunden möglich. So findet man beim adrenogenitalen Syndrom infolge eines androgenen Nebennierenrinden-Tumors eine Rindenatrophie der gegenseitigen Nebennierenrinde wesentlich seltener als beim Cushing-Syndrom. Morphologisch erscheinen die Tumoren aber identisch. Die im Abschnitt über das Cushing-Syndrom (S.357ff.) gemachten Angaben über Rindentumoren gelten deshalb auch für die androgen wirksamen Geschwülste. Carcinome sind in dieser Gruppe häufiger als Adenome, sind aber auch hier schwer abgrenzbar und gelegentlich nur an der Metastasenbildung eindeutig zu erkennen.

Im großen und ganzen sind die androgenen Symptome gleich wie bei der kongenitalen Hyperplasie der Nebennierenrinden mit 21- oder 11β-Hydroxylase-Defekt (S. 364). Die Differenzierung zwischen diesen Formen und einem adrenogenitalen Syndrom infolge Nebennierenrinden-Tumors ist aus therapeutischen Gründen bedeutungsvoll, da jene nur mit Glucocorticoiden, diese chirurgisch behandelt werden müssen. Rein klinisch ist eine Differenzierung oft nicht einfach. Die gleiche Störung bei Geschwistern und eine schon bei der Geburt festgestellte Clitoris- oder Penisvergrößerung sind nur bei der kongenitalen Hyperplasie möglich. In den Tumorfällen ist der weibliche Genitalbefund, abgesehen von der Clitorisvergrößerung, normal, während bei den kongenitalen Hyperplasien mit Ausnahme des 3β-Hydroxysteroid-Dehydrogenase-Defektes und der leichten Fälle von 21-Hydroxylase-Defekt ein Sinus urogenitalis ausgebildet ist. Das Salzverlust-Syndrom kommt nur bei der kongenitalen Hyperplasie vor (S. 374). Bei einem Tumor findet man im Gegensatz zu den kongenitalen Hyperplasien, bei denen die Glucocorticoid-Synthese vermindert ist, recht häufig die *Kombination von adrenogenitalem Syndrom und Cushing-Syndrom.*

Wichtig zur Differenzierung ist die detaillierte Steroidanalyse: Während die Bestimmung der Gesamt-17-Ketosteroide beim Tumor meist erhöhte Werte zeigt, aber keine sichere Entscheidung zuläßt, erlaubt die Bestimmung der Pregnanderivate und die Fraktionierung der 17-Ketosteroide (S. 373) eine Unterscheidung. Bei den verschiedenen Formen der kongenitalen Hyperplasie werden charakteristische Steroidbefunde erhoben (Tabelle 17, S. 372 u. S. 373). Bei Nebennierenrinden-Tumoren mit erworbenem adrenogenitalem Syndrom wird Pregnantriol praktisch nie vermehrt ausgeschieden, und Pregnantriolon (S. 373) erscheint nicht im Urin. Hingegen besteht der Hauptteil der ausgeschiedenen 17-Ketosteroide (bis ca. 90 %) aus Dehydroepiandrosteron, das normalerweise nur einen kleinen Teil der Gesamt-17-Ketosteroide ausmacht. Die Steroidbefunde bei einem Tumor sind also ähnlich wie bei der kongenitalen Hyperplasie mit 3β-Dehydrogenase-Defekt. Es sind allerdings auch Fälle bekannt, bei denen nicht Dehydroepiandrosteron, sondern ein anderes 17-Ketosteroid (z.B. 11-Ketoandrosteron) dominierte.

Cortisol oder Dexamethason (S. 396) senken und ACTH erhöht die Ausscheidung der vermehrten Steroide bei der kongenitalen Hyperplasie prompt, haben aber beim Tumor keine oder nur eine geringe Wirkung, da dessen Hormonproduktion autonom und weitgehend von ACTH unabhängig ist. Wie beim Cushing-Syndrom werden außerdem für den direkten Tumornachweis und die Seitenlokalisation das Pyelogramm, das Retropneumoperitoneum mit Tomographie sowie die Aorto-bzw. Renographie herangezogen.

Therapeutisch kommt nur die *operative Entfernung des Nebennierenrinden-Tumors* in Frage. Da Androgene praktisch nicht ACTH-hemmend wirken, werden die Nebennierenrinden bei einem androgenproduzierenden Tumor theoretisch nicht atrophisch, so daß im Gegensatz zu den Fällen von Nebennierenrinden-Tumor mit Cushing-Syndrom keine postoperative Nebennierenrinden-Insuffizienz zu befürchten ist. Praktisch kann man sich leider nicht darauf verlassen, da diese Tumoren häufig nicht nur Androgene, sondern auch Glucocorticoide produzieren. Man wird deshalb zur Sicherheit bei der Exstirpation jedes hormonal aktiven Nebennierenrinden-Tumors die gleichen Vorsichtsmaßnahmen treffen, wie sie beim Cushing-Syndrom notwendig sind (S. 334 u. 362).

Falls noch keine Metastasen vorhanden sind und der Tumor leicht exstirpiert werden kann, sind die Erfolge ausgezeichnet, doch kommt gelegentlich eine Metastasierung noch nach 2 bis 3 Jahren vor. Die postoperative somatische Entwicklung der Kinder nimmt einen normalen Verlauf, doch bilden sich die vorzeitig aufgetretenen sekundären Geschlechtsmerkmale meistens nur teilweise zurück. Ist die Knochenentwicklung schon stark fortgeschritten, so ist ein Kleinwuchs im Erwachsenenalter nicht zu vermeiden. Entspricht die Knochenentwicklung vor der Operation schon dem normalen Pubertätsalter, so ist postoperativ wie bei der Cortisolbehandlung der kongenitalen Hyperplasie eine vorzeitige Gonadenreifung auch dann zu erwarten, wenn das chronologische Alter noch nicht dem normalen Pubertätsalter entspricht.

d) Das erworbene adrenogenitale Syndrom beim Erwachsenen

Dieses Syndrom beruht auf einer erworbenen Hyperplasie der Nebennierenrinden oder auf einem Nebennierenrinden-Tumor und kommt vorwiegend bei Frauen vor. Klinisch steht auch hier die Virilisierung im Vordergrund. Im Gegensatz zur kongenitalen Hyperplasie der Nebennierenrinden ist aber das Genitale mit Ausnahme der Clitorishypertrophie normal entwickelt. Der Körperbau ist weiblich, und die Mammaeentwicklung ist normal. Pubes-, Körper- und Gesichtsbehaarung sind von männlichem Typ. Erst mit zunehmender Virilisierung stellt sich eine sekundäre Amenorrhoe ein. Ovulatorische Cyclen und Fertilität können aber auch erhalten bleiben. Die Gesamt-17-Ketosteroide im Urin sind sowohl bei der erworbenen Nebennierenrinden-Hyperplasie wie auch beim Tumor erhöht, wobei auch hier Dehhydroepiandrosteron überwiegt. Die Testosteronkonzentration im Plasma und im Urin ist ebenfalls erhöht. Hingegen ist die Ausscheidung von Pregnantriol normal, und Pregnantriolon ist nicht nachweisbar, was eine kongenitale Hyperplasie der Nebennierenrinden mit 21-Hydroxylase-Defekt (S. 374ff.) ausschließt. Differentialdiagnostisch kommen die verschiedenen Formen des Hirsutismus (S. 383), bei dem allerdings meistens keine Clitorishypertrophie gefunden wird, androgenproduzierende Ovarialtumoren (Arrhenoblastom, S. 591 ff.) sowie das Stein-Leventhal-Syndrom (S. 575ff.) in Frage. Bei virilisierenden Ovarialtumoren ist die Testosteron-Produktion ebenfalls erhöht, die 17-Ketosteroid-Ausscheidung ist aber normal oder nur wenig erhöht. Sind Testosteron und Dehydroepiandrosteron in Plasma oder Urin erhöht, so ist in erster Linie mit den besprochenen Mitteln (S. 381 f.) nach einem Nebennieren-Tumor zu suchen. Ist Testosteron vorwiegend allein erhöht, so kommt eher ein Ovarialtumor in Betracht. Unter Umständen ist zur Klärung der Diagnose eine Laparotomie mit Inspektion der Ovarien oder eine chirurgische Exploration der Nebennieren notwendig.

Falls ein Nebennieren-Tumor gefunden wird, muß dieser operativ entfernt werden. Dabei sind die gleichen Vorsichtsmaßnahmen wie bei der Entfernung eines Nebennieren-Tumors mit Cushing-Syndrom zu treffen (S. 334 u. 362).

Pathologisch anatomisch handelt es sich häufiger um Carcinome als um Adenome. Morphologische Einzelheiten und die Schwierigkeit der histologischen Unterscheidung zwischen Adenom und Carcinom sind auf S. 347f. dargestellt.

Bei einem Teil der Fälle handelt es sich nicht eigentlich um ein erworbenes adrenogenitales Syndrom, sondern um eine leichte Form des kongenitalen 21-Hydroxylase-Defektes. Die Steroidbefunde lassen aber diese Fälle leicht erkennen (17-α-Hydroxyprogesteron oder Pregnantriol erhöht, Pregnantriolon vorhanden). Auch ein kongenitaler 11 β-Hydroxylase-Defekt kann sich unter Umständen erst im Erwachsenenalter manifestieren (Gabrilove, 1965). Dies läßt sich durch die stark erhöhte Ausscheidung von Tetrahydro-S und Tetrahydro-DOC, bzw. die Erhöhung von S im Plasma erkennen. Abgesehen von den spezifischen Steroidbestimmungen erlaubt der Dexamethason-Hemmtest (S. 396ff.) meistens eine Differenzierung zwischen adrenogenitalem Syndrom und Tumor (keine Verminderung der Steroidausscheidung bei Tumor), während die Reaktion auf ACTH geringere Aussagekraft hat.

Nach der operativen Entfernung ist evtl. eine Substitutionstherapie mit Glucocorticoiden angezeigt.

e) Der idiopathische Hirsutismus

A. Labhart

Unter *Hirsutismus* (S. 364) versteht man eine verstärkte Sexual-, Körper- und Gesichtsbehaarung bei Frauen ohne gleichzeitige Virilisierung. Clitorishypertrophie und tiefer werdende Stimme fehlen oder sind sehr gering ausgeprägt. Manche Patientinnen haben Cyclusstörungen (Oligomenorrhoe, anovulatorische Cyclen, sekundäre Amenorrhoe), andere menstruieren normal und bleiben fertil.

Durch Anamnese, genaue gynäkologische Untersuchung sowie durch Steroiduntersuchungen muß zunächst ein symptomatischer Hirsutismus, d.h. eine kongenitale Hyperplasie der Nebennierenrinden (S. 364), eine erworbene Nebennierenrinden-Hyperplasie oder ein Nebennierenrinden-Tumor (S. 382) oder ein virilisierender Ovarialtumor (S. 591) ausgeschlossen werden. Wenn gleichzeitig eine Adipositas besteht, muß auch ein Cushing-Syndrom (S. 344ff.) in Betracht gezogen werden. Wenn das voll ausgeprägte Stein-Leventhal-Syndrom nicht häufig als Ursache des Hirsutismus in Frage kommt, so scheinen leichte Formen polycystischer Ovarien häufiger zu sein als früher angenommen wurde und besonders bei Testosteron-Überproduktion vorzukommen. Das Testosteron-bindende Globulin ist dabei tief, so daß schon leicht erhöhte Testosteronkonzentrationen erheblich wirken. Wieweit vermehrte Prolactinsekretion eine Rolle spielt, steht zur Diskussion. Erst wenn alle diese Ursachen ausgeschlossen sind, darf ein idiopathischer *Hirsutismus* diagnostiziert werden.

Der idiopathische Hirsutismus ist sehr häufig und wird in unseren Gegenden auf 3% aller Frauen geschätzt. Es gibt alle Grade von Hirsutismus, und es ist schwer zu bestimmen, wo er überhaupt beginnt. Einige feinste Härchen an der Oberlippe einer brünetten Frau, auch angedeutet rhomboide Pubes sind sicher sehr häufig; der ausgesprochene, entstellende Hirsutismus mit Damenbart, Behaarung der Brust und der Extremitäten ist außerhalb des Virilisationssyndroms selten. Behaarung der Unterschenkel und der Unterarme allein sollte nicht zum Hirsutismus gezählt werden und scheint hormonal nicht oder nicht im selben Maß abhängig zu sein.

Schwerer noch als der Grad des Hirsutismus wiegt in der ärztlichen Sprechstunde dessen Bewertung oder Bedeutung für die Frau. Man trifft ausgeglichene Patientinnen, die auch ein mäßig starker Hirsutismus nicht stört oder die die Haare selbst regelmäßig entfernen und weiter nicht darunter leiden. Andere wieder geraten wegen geringfügigen Haarwuchses im Gesicht in die schwersten Neurosen oder Depressionen bis zur Suicidgefahr.

Pathophysiologie. Die Faktoren, die das Ausmaß der Sexualbehaarung der Frau bestimmen sind in Tabelle 18 ersichtlich. Erst mit der Pubertät oder besser der Adrenarche, auch der pathologischen Pubertas praecox, tritt die Sexualbehaarung der Frau auf und kann sich auch ein Hirsutismus entwickeln. Andererseits entsteht ein Hirsutismus des Gesichtes oft erst nach der Menopause, während gleichzeitig Pubes- und Axillarbehaarung abnehmen.

Tabelle 18. Faktoren, welche die Sexualbehaarung bei der Frau beeinflussen

1. Alter: Pubertät, Menopause
2. Rasse
3. Heredität
4. Testosteron und andere Androgene

Die Rasse ist für die Entwicklung der Sexualbehaarung bei der Frau entscheidend. Ostasiatische und arktische mongoloide Rassen haben wenig oder überhaupt keine Pubes- oder Axillarbehaarung. Bei Negern und Indianern soll Hirsutismus extrem selten sein, während in Europa die dunklen Rassen der Südländer wesentlich mehr hirsute Frauen hervorbringen als die nordischen blonden. Die Sexualbehaarung hängt damit nicht nur von der hormonalen Konstellation, sondern auch von der Receptorenempfindlichkeit ab. Auch die Heredität spielt eine Rolle: Oft gibt die hirsute Mutter ihre Disposition oder vielleicht auch die übermäßige Testosteronproduktion an die Tochter weiter.

Wenn die Endorganempfindlichkeit mit Sicherheit eine Rolle spielt, so wird doch heute mit der Verfeinerung der Bestimmungsmethoden für Testosteron und andere Androgene bei einem immer größeren Teil der hirsuten Frauen eine *vermehrte Testosteronproduktion*, wenn nicht ein erhöhter Testosteronspiegel im Blut nachgewiesen, können doch bei einer großen Streubreite die neuesten Arbeiten bei über 90% von Hirsutismus eine erhöhte Testosteron-Gesamtproduktion nachweisen (Kirschner, 1976). Die Quelle der vermehrten Bildung von Testosteron und dessen unmittelbarem Vorläufer, dem Androstendion — bei der Frau entstammen wesentlich mehr als beim Mann, nämlich 60% des Testosterons, aus dem im Blut zirkulierenden Androstendion —, ist nicht, wie früher vermutet, die Nebennierenrinde, sondern überwiegend das Ovar. Die früheren Arbeiten, die auf Hemm- und Stimulationstests mit Dexamethason und ACTH, Oestrogenen und Choriongonadotropin abstellen, haben heute keine Geltung mehr, da offensichtlich das Dexamethason nicht nur die Nebennierenrinde, sondern auch das Ovar hemmt, und zwar direkt und nicht über die Gonadotropine. Einzig die Katheterisierung der Ovarial- und der Nebennierenvenen bei Vergleichen mit dem peripheren Blut kann hier die Entscheidung bringen, und komplizierte Berechnungen mit Hilfe metabolischer Clearances für diese Hormone erlauben, die Gesamtproduktion zu schätzen. Dabei geht ein-

Tabelle 19. Endokrine Therapie des Hirsutismus

1. Corticosteroide
2. Medroxyprogesteronacetat
3. Oestrogene — Gestagene — Ovulationshemmer
4. umgekehrte Sequenztherapie: Cyproteronacetat — Äthinyloestradiol

deutig hervor, daß Testosteron und in noch größerem Maße das Androstendion bei den hirsuten Frauen zum wesentlich größeren Teil aus dem Ovar als aus den Nebennierenrinden stammt, und zwar gleichgültig, ob sich die Androgenproduktion mit Dexamethason hemmen läßt oder nicht.

Behandlungsmöglichkeiten (Tabelle 19). Der Faktor Endorganempfindlichkeit oder Anzahl der Receptoren ist unbeeinflußbar. Die Hormonproduktion und -wirkung vermögen wir wenigstens in beschränktem Maße zu steuern. Über objektive Beurteilung der Erfolge s. CASEY (1967) und FERRIMAN (1961).

Die *Corticoide* (Dexamethason, 0,5 mg abends, 0,25 mg morgens) oder Prednison (7,5 mg) haben, was den Hirsutismus betrifft, im allgemeinen enttäuscht. Erfolge werden in 10–30% der Fälle nach 12 monatiger Behandlung erreicht (CASEY, 1966). Hingegen gelingt es bei gleichzeitig bestehender Amenorrhoe oder Sterilität in gut 50%, ovulatorische Cyclen wiederherzustellen. Das Gestagen *Medroxyprogesteron* (100 mg alle 15 Tage i.m.) wurde empfohlen. Die *Ovulationshemmer*, z.B. 0,05 mg Äthinyloestradiol + 10 mg Medroxyprogesteron an 21 von 28 Tagen, sollen in 50% wirksam sein (ETTINGER, 1973).

Die Unsicherheit des Erfolges und die Nebenwirkungen auch der niedrig dosierten Steroide rechtfertigen diese Art von Therapie heute im allgemeinen nicht mehr, mit Ausnahme der Corticoide bei amenorrhoischen hirsuten Frauen mit Kinderwunsch.

Das *Cyproteronacetat* ist neben der Hemmwirkung auf die Androgenreceptoren ein sehr starkes Gestagen, das die LH-Produktion hemmt. Zur Behandlung des Hirsutismus wurde es zunächst gesperrt, da bei unbemerkter Schwangerschaft der Frau ein männlicher Fetus in seiner männlichen Gestaltbildung gestört wird und als testikulär feminisierter Knabe zur Welt kommt. Cyproteronacetat in Kombination mit Äthinyloestradiol bildet einen starken Ovulationshemmer, der die Schwangerschaft verhindert, die Testosteronbildung hemmt und gleichzeitig und vor allem in der Peripherie die Testosteronwirkung blockiert. Da das Cyproteronacetat lange nachwirkt, muß, um Abbruchblutungen zu erreichen, die sogenannte umgekehrte Sequenztherapie angewandt werden: 100 mg Cyproteronacetat werden vom 5. bis zum 14. Cyclustag gegeben, 50 µg Äthinyloestradiol vom 5. bis 21. Tag; 3–6 Tage später erfolgt jeweils eine Entzugsblutung. HAMMERSTEIN berichtete 1969 bei einer Behandlung von über drei Monaten über 75% Erfolge. BRÄNDLE (1974) berichtet nach 9 Monaten über 94% Erfolge, nach 12 Monaten sogar über 100%, wobei jedoch keine exakten Messungen des Hirsutismus vorliegen. Ob so große Erfolge immer und überall erreichbar sind, bleibt abzuwarten. Eine Studie von FLOERSHEIM und KELLER (1976) in Zürich weist nach 9 Monaten 87% Voll- und Teilerfolge auf. Nebenerscheinungen, wie Acne und Seborrhoe, verschwinden schon wesentlich rascher, in der Regel nach drei Monaten. Das Cyproteronacetat hat aber noch andere Nebenwirkungen, im allgemeinen dieselben wie die starken Ovulationshemmer: Übelkeit, Gewichtszunahme, Müdigkeit, Mastodynie, Depressionen und, was ganz besonders schwer zu wiegen scheint, Libidoverlust. Die Nebenwirkungen sollen zu Beginn in den ersten Monaten bei ungefähr einem Drittel der Patientinnen auftreten, später wie bei den Ovulationshemmern abflauen.

Sicher ist es damit möglich, den Patientinnen, die unter ihrer Enstellung schwer leiden, wirksam zu helfen. Man erkauft es jedoch durch die temporäre Sterilität (wobei noch zu untersuchen bleibt, in welcher Zeit nach dem Absetzen die Patientinnen wieder fertil werden), durch unangenehme Nebenwirkungen und besonders durch den Libidoverlust. Zudem ist diese kombinierte, sehr kostspielige Pille zeitlebens einzunehmen. Unerwünschte Spätfolgen sind bis jetzt — immerhin schon 7 Jahre nach den ersten Versuchen — nicht bekannt geworden.

Die andere Alternative bleibt die *kosmetische Entfernung der unerwünschten Haare*. Die Elektrokoagulation mit Diathermie ist der Elektrolyse mit Gleichstrom, weil weniger schmerzhaft, vorzuziehen. Sie braucht eine außerordentliche Geduld, weil jeder Haarfollikel behandelt werden muß, und solche Behandlungen können 1–3 Jahre in Anspruch nehmen, von der Kostspieligkeit nicht zu reden. Außerdem verträgt nicht jede Haut diese Behandlung. Am einfachsten ist immer noch das Rasieren. Die bei Frauen verbreitete Meinung, daß das Rasieren den Haarwuchs fördere, die Haare dicker und dunkler mache, stimmt nicht.

Zusammenfassend ist zu empfehlen: Nach Erhebung der Anamnese und sorgfältiger klinischer Untersuchung, um Zeichen der Virilisation auszuschließen, eventueller Bestimmung der 17-Ketosteroide und des Plasma-Testosteron, Ausschluß eines symptomischen Hirsutismus (Tabelle 20), soll bei idiopathischem Hirsutismus mit Amenorrhoe und Kinderwunsch besonders bei erhöhten 17-Ketosteroiden und erhöhtem Plasma-Testosteron die Dexamethasontherapie während dreier Monate versucht werden. Bei leichten Fällen mit normalen Menses und psychologisch normalem Verhalten kann auf Hormonbestimmungen verzichtet und der Patientin die externe Entfernung der störenden Haare empfohlen werden. Bei schweren Formen,

Tabelle 20. Differentialdiagnose des symptomatischen Hirsutismus und Virilismus

Stein-Leventhal-Syndrom
Cushing-Syndrom
Kongenitales adrenogenitales Syndrom
Nebennierenrindentumor
Arrhenoblastom und andere Tumoren des Ovars
(Akromegalie)
Iatrogen:
Testosteron (Menopausen-Syndrom-Präparate)
Anabolika
Ovulationshemmer

unter welchen die Patientinnen leiden, ist der Patientin, solange kein Kinderwunsch besteht, die Wahl zwischen Rasieren und zeitlebens durchzuführender umgekehrter Sequenztherapie zu überlassen. Eine wesentliche Aufgabe des Arztes ist es, die Patientin darüber aufzuklären, daß bei ihr keine Krankheit, sondern eine vielleicht extreme Variante des weiblichen Körperbaus vorliegt, und sie psychologisch so zu führen, daß sie sich mit dem vom Schicksal zugedachten kleinen Übel abfindet und es annimmt.

5. Die adrenale Feminisierung

A. PRADER und M. ZACHMANN

Der Begriff des adrenogenitalen Syndroms umfaßt eigentlich alle Nebennierenstörungen, die eine Überproduktion von Sexualhormonen verursachen. Es ist jedoch üblich, diesen Begriff nur für Syndrome mit Androgen-Überproduktion bzw. Virilisierung zu verwenden. Die viel selteneren Störungen mit Oestrogen-Überproduktion werden deshalb als adrenale Feminisierung bezeichnet. Die häufigste Ursache dieses Syndroms sind *feminisierende Nebennierenrinden-Tumoren bei Männern.* Bisher sind etwa 70 Fälle bekanntgeworden (GABRILOVE, 1965). Die klinischen und hormonalen Befunde variieren dabei beträchtlich. Oft handelt es sich um ein Carcinom der Nebennierenrinden. In der Serie von GABRILOVE waren 41 von 52 Fällen Carcinome, 7 Adenome und 4 fragliche Fälle. Klinisch stehen die Gynäkomastie und die Hodenatrophie im Vordergrund. Die Ausscheidung von Oestrogenen ist erhöht, während die anderen Steroidbefunde variabel sind. Differentialdiagnostisch sind alle Gynäkomastie-Ursachen (S. 497ff.) in Betracht zu ziehen. Wie bei anderen Nebennierenrinden-Tumoren (S. 356) ist die radiologische Darstellung des Tumors von großer Bedeutung.

G. Hormonal inaktive Tumoren der Nebennierenrinde

Ein seltener gutartiger, von den Zellen der Zona reticularis ausgehender Tumor, der sich klinisch nur durch Verdrängungserscheinungen, Flankenschmerz und Hämaturie bemerkbar machen kann, ist das Nebennieren-Myelolipom (OLSSON, 1973).

H. Untersuchungsmethoden der Nebennierenrinden-Funktion

J. MÜLLER

Für die genauen Ausführungs-Verordnungen zur Bestimmung der einzelnen Nebennierenrinden-Hormone, ihrer Metaboliten sowie der Peptid- und Proteinhormone, die ihre Sekretion regulieren, sei auf Sammelwerke und Originalarbeiten verwiesen. Hier sind nur die für die klinische Diagnostik in Betracht fallenden Hormonbestimmungen — vor allem die praktisch wichtigen Gruppenbestimmungen — im Prinzip besprochen und ihre Normalwerte aufgeführt. Hingegen werden für die Funktionstests die genauen Ausführungsbestimmungen gegeben.

1. ACTH-Bestimmung im Plasma

a) Biologische Methoden

Der empfindliche biologische Test von LIPSCOMB und NELSON (1962) erfaßt ACTH-Konzentrationen von 0,1 mE/100 ml (entsprechend 10 pg/ml) an mit Sicherheit. NEY (1963) reichert das ACTH von 100 ml Blut mit einem Carboxyl-Austauschharz 20fach an. Der Extrakt wird hypophysektomierten Ratten i.v. injiziert, und darauf wird das Corticosteron im Blut der linken Nebennierenvene fluorimetrisch bestimmt.

Etwa 400mal empfindlicher und deshalb besser geeignet für die klinische Diagnostik ist ein biologischer *in vitro*-Test, der auf der Corticosteron-Produktion inkubierter Ratten-Nebennieren-Zellen beruht (SAYERS, 1971).

Normalwerte

morgens:	0,1–0,5 mE/100 ml;
abends:	0,1–0,15 mE/100 ml;
Streß (Operation):	0,5–2 mE/100 ml.

b) Radioimmunologische Methoden

Radioimmunologische Methoden haben etwa die gleiche Sensitivität wie der oben erwähnte Nebennierenzell-Inkubationstest, sind aber in ihrer Spezifizität nicht immer ganz befriedigend. Der von BERSON und YALOW (1968) beschriebene Test, der mit Anti-Schweine-ACTH Meerschweinchen-Serum und ^{131}J-Human-ACTH durchgeführt wird, ergibt Resultate, die gut mit denen übereinstimmen, die in den gleichen Plasmaproben mit dem biologischen *in vitro*-Test erhalten werden (KRIEGER, 1975).

Normalwerte (BERSON, 1968)
morgens: 10–100 pg/ml;
abends: 5– 20 pg/ml.

Sowohl die biologischen als auch die radioimmunologischen ACTH-Bestimmungsmethoden stellen zur Zeit (1978) noch so hohe technische Ansprüche, daß sie nicht allgemein für die klinische Diagnostik verwendet werden.

2. MSH-Bestimmung im Plasma

MSH wird *biologisch* an der Froschhaut entweder in vivo oder in vitro durch Messung der Pigmentzunahme von Auge, mikroskopisch oder mit Reflexspektrophotometrie bestimmt. Ohne chromatographische Auftrennung läßt sich aber bei diesen Methoden nicht unterscheiden, welcher Anteil der gemessenen Aktivität im Plasma durch α-MSH, β-MSH und ACTH bedingt ist. Erhöhte Werte der gesamten MSH-Aktivität werden beim M. Addison und in der fortgeschrittenen Schwangerschaft, erniedrigte Werte bei Hypophyseninsuffizienz gefunden.
Radioimmunologische Bestimmungsmethoden sind für beide MSH entwickelt worden (ABE, 1967 a u. b). α-MSH konnte aber bis jetzt noch nie sicher im peripheren menschlichen Plasma nachgewiesen werden, und beim radioimmunologisch gemessenen „β-MSH" im menschlichen Plasma scheint es sich vorwiegend um β- und γ-Lipotropin (LPH) zu handeln (GILKES, 1975).

3. Renin- und Angiotensin-Bestimmungen. Plasma-Reninaktivität

Zur genauen Erfassung des Aktivitätszustandes des Renin-Angiotensin-Systems (s. S. 929ff.) müßten eigentlich gleichzeitig folgende Substanzen im Plasma gemessen werden: Renin, Renin-Substrat, Angiotensin I und Angiotensin II, was technisch möglich, praktisch aber sehr aufwendig wäre. In der klinischen Diagnostik begnügt man sich im allgemeinen mit der Bestimmung einer einzigen Größe, die als sog. *„Plasma-Renin-Aktivität"* bezeichnet wird. Nach BOUCHER (1964) wird Plasma während 3 Std bei 37°C inkubiert, ohne daß zusätzliches Reninsubstrat zugefügt wird. Die Aktivität des „converting enzyme" und der Angiotensinasen wird durch Komplexierung der Calcium-Ionen mit EDTA unterdrückt. Das während der Inkubation gebildete Angiotensin I wird mit Dowex-50 extrahiert, und seine blutdrucksteigernde Wirkung wird an der nephrektomierten anaesthesierten Ratte gemessen. Neuerdings ist dieses Verfahren dadurch modifiziert worden, daß das gebildete Angiotensin I radioimmunologisch statt biologisch gemessen wird. Die Plasma-Renin-Aktivität wird in ng Angiotensin I pro Stunde (Inkubationszeit) pro ml Plasma ausgedrückt. Eine solche Bestimmung ist technisch weniger schwierig als die radioimmunologische Bestimmung des zirkulierenden Angiotensins II. Beide Parameter verlaufen unter den meisten Bedingungen parallel.

Normalwerte der Plasma-Renin-Aktivität (HABER, 1969)
liegend, Natrium-Einnahme 110 mÄq/Tag:
1–2 ng A-I/ml/h
liegend, Natrium-Einnahme 10 mÄq/Tag:
2–6 ng A-I/ml/h

4. Steroidhormon-Bestimmungen

a) Allgemeines

Obwohl es heute theoretisch möglich ist, alle bekannten Steroidhormone und ihre wichtigsten Metaboliten in Plasma und Urin einwandfrei zu identifizieren und quantitativ exakt zu bestimmen, sind solche Analysen technisch, zeitlich und finanziell so aufwendig, daß ihre Anwendung für die klinische Diagnostik nur in Ausnahmefällen in Frage kommt. Für die praktische Diagnostik der Nebennierenrinden-Funktion genügen meistens relativ einfache chemische Gruppenbestimmungen von Steroiden im Urin oder Plasma. Biologische Bestimmungsmethoden von Steroidhormonen sind dagegen heute in der klinischen Diagnostik nicht mehr gebräuchlich.

Die *Steroid-Gruppenbestimmungen* bestehen im allgemeinen aus folgenden Schritten: Hydrolyse (sofern wir konjugierte Steroide bestimmen), Extraktion mit einem geeigneten organischen Lösungsmittel, Reinigung des Extraktes, gruppenspezifische Farb- oder Fluorescenzreaktion und spektrophotometrische bzw. spektrofluorimetrische Messung. Die meisten dieser Bestimmungen können ohne weiteres in einem größeren klinisch-chemischen Laboratorium durchgeführt werden. Bei ihrer Verwendung in Funktionstests gestatten sie eine zuverlässige Diagnostik der wichtigsten Nebennierenrinden-Erkrankungen. Hingegen kann durch eine einzelne Steroidbestimmung in Urin oder Plasma nur in Ausnahmefällen eine Nebennierenrinden-Erkrankung sicher diagnostiziert oder ausgeschlossen werden. Da viele Medikamente (z.B. Psychopharmaka) durch falsche Farbreaktionen chemische Steroidbestimmungen verunmöglichen oder Resultate verfälschen, empfiehlt es sich vor jeder Steroidbestimmung für einige Tage jede nicht absolut notwendige Medikation abzusetzen.

Zahlreiche *chromatographische Methoden* (Adsorptions- und Verteilungschromatographie auf Säulen, Papier und Dünnschichtplatten, Gaschromatographie) erlauben uns in den meisten Fällen eine einwandfreie Auftrennung und Identifizierung der einzelnen Steroide. Allerdings genügt eine einzige Chromatographie fast nie, um ein Steroid aus biologischem Material sauber zu isolieren; dazu sind wiederholte Chromatographien in verschiedenen Lösungsmittelsystemen, oft auch kombiniert mit chemischen Modifikationen am Steroidmolekül, notwendig. Die dabei auftretenden Verluste machen diese Verfahren quantitativ ungenau. Diese Schwierigkeit kann aber durch *Isotopen-Methoden* umgangen werden. Bei den einfachen Isotopen-Verdünnungsmethoden wird am Anfang der Bestimmung zur Plasma- oder Urinprobe eine Spurenmenge von mit Tritium oder Kohlenstoff-14 markiertem Steroid zugegeben zur Kontrolle der Substanzverluste während des Analysenganges. Die quantitative Bestimmung des chromatographisch isolierten und gereinigten Steroids erfolgt mit einer kolorimetrischen, fluorimetrischen oder gaschromatographischen Methode. Bei den Doppelisotopen-Verdünnungsmethoden erfolgt auch die quantitative Bestimmung der unbekannten Steroidkonzentration mit einer radiochemischen Methode, z.B. durch Veresterung des Steroids mit markiertem Acetanhydrid. Diese qualitativ und quantitativ sehr zuverlässigen, aber technisch anspruchsvollen Methoden können in der klinischen Diagnostik z.B. für die Bestimmung von Testosteron im Plasma oder Aldosteron im Urin verwendet werden.

Auf einem ähnlichen Isotopen-Verdünnungsprinzip beruhen die Methoden zur Bestimmung von *Steroid-Sekretionsraten* oder *-Produktionsraten;* die Mischung zwischen unmarkiertem und radioaktiv markiertem Steroid erfolgt im Organismus.

Auch in der klinisch-chemischen Bestimmung von Steroidhormonen gewinnen *kompetitive Protein-Bindungsmethoden* zunehmend an Bedeutung. Als Bindungsproteine wurden vorerst die natürlichen Plasmaträgerproteine (Cortisol-bindendes Globulin, Gonaden-Hormon-bindendes Globulin) und später versuchsweise auch Receptorenproteine verwendet. Seit 1970 wurden aber vor allem auch *Radioimmuno-Assays* für eine ganze Reihe wichtiger Steroidhormone entwickelt. Obwohl sich durch Steroid-Protein-Verbindungen induzierte Antikörper oft durch eine sehr hohe Spezifität auszeichnen, ist die exakte Bestimmung eines einzelnen Steroids in einem Plasma- oder Urinextrakt meistens erst nach Reinigung und partieller Isolierung durch Lösungsmittel-Verteilung, Papier-, Dünnschicht- oder Säulenchromatographie, Derivatbildung oder Anreicherung durch Antikörper möglich. In diesen Fällen muß zur Kontrolle von Verlusten während des Analysenganges der Probe ein innerer radioaktiver Standard zugesetzt werden, so daß es sich auch hier im Prinzip um Isotopen-Verdünnungsmethoden handelt. Dennoch sind die radioimmunologischen Methoden etwas einfacher und oft auch viel empfindlicher als die Doppelisotopen-Verdünnungsderivat-Methoden und haben diese in vielen Fällen verdrängt.

b) Steroidbestimmungen im Plasma

α) *Plasma-Cortisol*

Die heute gebräuchlichen Methoden zur klinischen Plasmacortisol-Bestimmung beruhen meistens auf einem der folgenden 3 Prinzipien:

- fluorimetrische Bestimmung der 11 β-Hydroxycorticoide
- colorimetrische Bestimmung der 17-Hydroxycorticoide mit der Porter-Silber Reaktion
- kompetitive Bindung an Cortisol-bindendes Globulin oder Cortisol-Antikörper.

Auf die Vor- und Nachteile dieser relativ einfachen Verfahren soll im folgenden kurz eingegangen werden.

1. Fluorimetrische Bestimmung der Plasma-Corticosteroide. Mit den von SWEAT (1952) und SILBER (1958) eingeführten fluorimetrischen Bestimmungsmethoden werden die beiden 11 β-Hydroxycorticoide Cortisol und Corticosteron erfaßt. Da Corticosteron eine dreimal stärkere Fluorescenzreaktion ergibt als Cortisol und das Verhältnis von Cortisol zu Corticosteron im Plasma etwa 10 zu 1 beträgt, sind die erhaltenen Werte 30% höher als bei der Anwendung der Porter-Silber-Methode (s. unten), mit der fast ausschließlich Cortisol gemessen wird. Zudem hat jeder Plasmaextrakt noch eine geringe unspezifische Fluorescenz. Einzelwerte haben deshalb nur eine beschränkte Aussagekraft, da vor allem eine klare Grenze zwischen normalen und erniedrigten Werten fehlt. Die Methode eignet sich aber sehr gut für wiederholte Bestimmungen in Funktionstests. Sie ist wesentlich empfindlicher als die Porter-Silber-Reaktion und ergibt auch bei normalen oder tiefen Plasma-Cortisolkonzentrationen präzise Resultate. Die technische Durchführung ist sehr einfach, und Resultate sind in kurzer Zeit erhältlich. Wir benützen eine von SILBER (1966) beschriebene Methode. Ähnliche, häufig verwendete Methoden sind von DE MOOR (1960) und MATTINGLY (1962) angegeben worden.

Normalwerte

10–30 μg/100 ml je nach Tageszeit;
falsche hohe Werte bei Spirolakton-Medikation.

2. Plasma 17-Hydroxycorticosteroide (Porter-Silber-Chromogene). Die 17α,21-Dihydroxy-20-Keto-Seitenkette von Cortisol und seinen wichtigsten Metaboliten ergibt mit Phenylhydrazin in Gegenwart von Alkohol und Schwefelsäure eine gelbe

$$\begin{array}{l} CH_2OH \\ | \\ C{=}O \\ | \\ C\cdots OH \end{array}$$

Farbe, die spektrophotometrisch gemessen werden kann. Mit dieser sog. Porter-Silber-Reaktion läßt sich nach der Methode von PETERSON (1957) in 5 ml heparinisiertem Plasma relativ spezifisch das Cortisol (freies und Protein-gebundenes Cortisol, nicht aber die konjugierten Cortisolmetaboliten) bestimmen. Die Methode läßt sich für den Methopyrapon-Test verwenden, da sie im Gegensatz zu den fluorimetrischen Methoden auch 11-Desoxycortisol (Substanz S) erfaßt. Etwas nachteilig wirkt sich aus, daß tief normale Plasma-Cortisolkonzentrationen an der unteren Grenze der Empfindlichkeit der Porter-Silber-Reaktion liegen.

Normalwerte

6–25 µg/100 ml, je nach Tageszeit;
falsche hohe Werte: Ketonkörper, Chinin, Psychopharmaka.

3. Plasmacortisol-Bestimmung durch kompetitive Proteinbindung oder Radioimmunoassay. Die von MURPHY (1969) eingeführte kompetitive Proteinbindungsmethode wird in verschiedenen Modifikationen durchgeführt. Meistens wird zur Bindung verdünntes Schwangerenserum benützt. Das Verfahren ist vor allem apparativ aufwendiger als die beiden oben beschriebenen. Es zeichnet sich durch eine hohe Empfindlichkeit aus, so daß kleine Plasmaproben (0,1 ml) verwendet werden können und auch bei niederem Plasmacortisol-Spiegel eine relativ präzise Bestimmung möglich ist. Da die anderen Plasmasteroide, welche Cortisol von den Bindungsstellen verdrängen, normalerweise in viel geringerer Konzentration vorhanden sind, ist eine Fraktionierung für die Routinebestimmung nicht nötig. Beim Methopyrapon-Test (s.S. 394) läßt sich 11-Desoxycortisol separat bestimmen, wenn man es vom Cortisol durch eine Extraktion mit Tetrachlorkohlenstoff trennt. Für die klinische Plasmacortisolbestimmung stehen neuerdings auch radioimmunologische Methoden zur Verfügung (VECSEI, 1975).

β) Plasma-Aldosteron

Die früher verwendeten Doppelisotopen-Verdünnungsderivat-Methoden (BRODIE, 1967; COGHLAN, 1967), die zeitlich, technisch und finanziell sehr anspruchsvoll waren, sind heute vielerorts durch etwas einfachere radioimmunologische Verfahren ersetzt worden (Übersicht bei VECSEI, 1975).

Normalwerte

2–15 ng/100 ml (normale Natriumzufuhr, liegend)
primärer Aldosteronismus
20–100 ng/100 ml (normale Natriumzufuhr, liegend).

γ) Plasma-Androgene

Die Bestimmung von 17-Ketosteroiden im Plasma hat klinisch keine Bedeutung. Es werden dabei vorwiegend biologisch inaktive Sulfate von Dehydroepiandrosteron und Androsteron bestimmt. Von großer Bedeutung ist dagegen die Bestimmung einzelner biologisch aktiver androgener Hormone im Plasma. Solche Bestimmungen wurden möglich durch die Entwicklung von Doppelisotopen-Verdünnungsderivat-Methoden (RIONDEL, 1963; HUDSON, 1963) oder gaschromatographische Methoden mit Verwendung eines hochempfindlichen „electron capture"-Detektors (BROWNIE, 1964). Heute stehen für die klinisch wichtige Testosteron-Bestimmung radioimmunologische Verfahren im Vordergrund, wobei oft auf eine Chromatographie verzichtet wird und das in geringer Konzentration im Plasma vorhandene Dihydrotestosteron mitbestimmt wird (WANG, 1974).

Normalwerte (nach GANDY, 1968)

Testosteron
Männer: 0,38–1,19 µg/100 ml;
Frauen: 0,01–0,08 µg/100 ml.
Androstendion
Männer: 0,05–0,26 µg/100 ml;
Frauen: 0,03–0,33 µg/100 ml.
Dehydroepiandrosteron
Männer: 0,13–1,4 µg/100 ml;
Frauen: 0,14–1,06 µg/100 ml.

c) Steroidbestimmungen im Urin

Für die klinische Diagnostik eignen sich in vielen Fällen Einzel- oder Gruppenbestimmungen von Steroiden im 24-Std-Urin. Aus der Ausscheidung von repräsentativen Metaboliten im Urin kann auf die Größe der Tagessekretion der Steroidhormone geschlossen werden, was durch Bestimmung von Plasmasteroiden nicht möglich ist. Urinsteroid-Gruppenbestimmungen werden auch häufig für Stimulations- und Hemmtests verwendet.

Ungenaue Sammlung des 24-Std-Urins ist die häufigste Fehlerquelle der Urinsteroid-Bestimmungen. In vielen Fällen empfiehlt es sich, die Tagesausscheidung anhand der ziemlich konstanten Kreatininausscheidung zu kontrollieren. Der Urin ist am besten ohne konservierenden Zusatz im Kühlschrank bei 2–4° C während höchstens einigen Tagen aufzubewahren. Falls länger mit der Aufarbeitung zugewartet wird, muß der Urin gefroren im Tiefkühlschrank gelagert werden.

α) Urin-17-Hydroxycorticosteroide (Porter-Silber-Chromogene)

Die 17-Hydroxycorticosteroide (17-OH-CS), die wir nach der bei uns bewährten Methode von PETERSON (PETERSON, 1955; FIEDLER-BEHRENDT, 1962) bestimmen, entsprechen 30–40% des in 24 Std sezernierten Cortisols und umfassen alle Verbindungen mit intakter 17,21-Dihydroxy-20-Keto-Seitenkette. Metaboliten von Corticosteron und Aldosteron werden nicht miterfaßt, dagegen Tetrahydro-S, der wichtigste Metabolit von 11-Desoxycortisol. 20 ml Urin werden mit β-Glucuronidase während 24 Std bei 37° C inkubiert und mit Methylenchlorid extrahiert. Der Extrakt wird mit Alkali gewaschen und mit dem Phenylhydrazin-Reagens nach PORTER-SILBER versetzt. Das entstehende gelbe Pigment wird im Spektrophotometer gemessen. Aus der optischen Dichte bei 410 nm wird – nach Abzug eines Schwefelsäureblankos des Urinextraktes – die unbekannte Steroidkonzentration berechnet.

Normalwerte. 3–13 mg/24 Std bzw. 1,7–7,2 mg/m^2 für Kinder.

Tiefe Werte. Tiefe Werte sind charakteristisch für M. Addison und Hypophyseninsuffizienz aber nicht beweisend. Eine niedrige Ausscheidung findet sich auch bei Lebercirrhose, Myxödem, Kachexie und im hohen Alter.

Erhöhte Werte. Erhöhung der 17-OH-CS im Urin ist charakteristisch für das Cushing-Syndrom, kommt aber auch bei Hyperthyreose und Fieber vor. Die 17-OH-CS-Ausscheidung ist nich proportional zum Körpergewicht, aber bei Adipositas findet man häufig eine mäßige Erhöhung der 17-OH-CS im Urin bis zu 18 mg/24 Std (s. S. 358f.). In Grenzfällen kann die Adipositas vom Cushing-Syndrom am besten mit einem 2 mg Dexamethason-Hemmtest (s.S. 396) unterschieden werden.

Falsche hohe Werte. Ketose; Einnahme von Chinin, Meprobamat, Phenothiazin (u.a. Psychopharmaka), Antiepileptica.

β) 17-ketogene Steroide nach NORYMBERSKI *und „totale 17-Hydroxycorticoide" nach* APPLEBY

Die in Stellung 17 hydroxylierten C_{21}-Steroide können durch Oxydation mit Natrium- oder Kalium-Wismuthat zu 17-Ketosteroiden (17-KS) oxydiert werden, die sich mit der Zimmermannschen Reaktion messen lassen. Die Schwierigkeit der enzymatischen Hydrolyse wird bei diesem Verfahren umgangen, da die 17-Ketosteroide relativ stabile Verbindungen sind und durch heiße Säurehydrolyse freigesetzt werden können. In der Methode von NORYMBERSKI werden die 17-ketogenen Steroide (17-KGS) aus der Differenz der 17-KS vor und nach der Oxydation berechnet. Neuerdings wird anstelle von Natrium-Wismuthat als Oxydationsmittel auch Natrium-Perjodat verwendet.

In der Modifikation nach APPLEBY werden die Steroide zuerst mit Natrium-Borhydrid reduziert. Dadurch werden einerseits die 17-Ketosteroide eliminiert, so daß die Bestimmung der 17-KGS in einem Arbeitsgang möglich wird. Anderseits werden durch die gleichzeitige Reduktion von 20-Ketogruppen zu 20-Hydroxygruppen zusätzlich noch die Steroide 17α-Hydroxyprogesteron und 17α-Hydroxypregnenolon ketogen gemacht (s. Tabelle 21). Die Bezeichnung „totale 17-Hydroxycorticoide" für die nach APPLEBY bestimmten 17-KGS hat in

Tabelle 21. Farbreaktionen und reaktive Gruppen der Seitenkette zur Bestimmung der Urinsteroide

Seitenkette	CH_2OH–C=O–C···OH Dihydroxyaceton	CO_2OH–HC–OH–C···OH Glycerin	CH_3–HC–OH–C···OH 17-20-Glycol	CH_3–C=O–C···OH 17-20-Ketol	O=C 17-Keton
Beispiele	Cortisol Cortison TH-Cortisol TH-Cortison 11-Desoxycortisol TH-S	Cortol Cortolon	Pregnantriol	17α-OH-Progesteron	Dehydroepiandrosteron Androstendion Androsteron
Porter-Silber-Reaktion (17-OH-CS)	+	–	–	–	–
17-ketogene Steroide nach NORYMBERSKI	+	+	+	–	–
17-ketogene Steroide nach APPLEBY	+	+	+	+	–
Zimmermann-Reaktion (17-Ketosteroide)	–	–	–	–	+

England und Schweden Eingang gefunden und gibt zu Verwechslungen mit den Porter-Silber-Chromogenen Anlaß.

Die 17-KGS umfassen mehr Cortisolmetaboliten als die Porter-Silber-Chromogene, da neben den Tetrahydroderivaten auch Cortol und Cortolon mitbestimmt werden. Anderseits werden aber auch nicht vom Cortisol abstammende Steroide wie das Pregnantriol miterfaßt, so daß für eine Beurteilung der Cortisolproduktion Vor- und Nachteile gegenüber den Porter-Silber-Chromogenen bestehen.

Normalwerte nach BORTH (1957) (totale 17-Hydroxycorticoide)

Männner: 6–21 mg/24 Std;
Frauen: 4,5–16 mg/24 Std.

γ) Freies Urincortisol und freie Urincorticosteroide

Die Bestimmung des freien, nicht metabolisierten und nicht konjugierten Cortisols im Urin gibt bei normaler Nierenfunktion wertvolle Hinweise auf die Konzentration des freien, nicht an Eiweiß gebundenen Cortisols im Plasma (s. S. 293f.). Im Gegensatz zu den Urin-17-Hydroxycorticoiden ist das freie Urincortisol nur indirekt von der Sekretionsrate und der Abbaugeschwindigkeit in der Leber abhängig, sondern es repräsentiert eigentlich jene Menge Cortisol, die den Gewebszellen während eines Tages zur Verfügung steht und korreliert besser als jede andere Meßgröße mit dem Funktionszustand der Nebennierenrinde. Die Bestimmung ist aber nicht einfach und kann deshalb nur in Sonderfällen für die klinische Diagnostik verwendet werden (BROOKS, 1963; ROSNER, 1963).

Normalwerte

unter 200 μg/24 Std.

Bei Cushing-Syndrom ist die Ausscheidung beträchtlich erhöht.

Eine direkte fluorimetrische Bestimmung des „Cortisols" in Urinextrakten in Analogie zur Bestimmung von Plasmacorticoiden ergab durchschnittlich dreimal höhere Werte als eine qualitativ und quantitativ exakte Bestimmung mit Isotopenverdünnung und Papierchromatographie (ESPINER, 1965). Da der Anteil des Cortisols an den totalen, fluorimetrisch bestimmten freien Urin-Corticosteroiden zwischen 10 und 80% variiert, kann eine solche Bestimmung eine exakte Urin-Cortisolbestimmung nicht ersetzen. Dennoch fand MATTINGLY (1964) eine sehr gute Korrelation zwischen den Resultaten einer solchen einfachen Bestimmung und der mit Isotopenverdünnung gemessenen Cortisol-Sekretionsrate sowohl bei normalen und ACTH-behandelten Versuchspersonen als auch bei Patienten mit Cushing-Syndrom. Die einfache und rasche fluorimetrische Bestimmung der freien Urincorticoide kann deshalb bis zu einem gewissen Grad die technisch und zeitlich anspruchsvolleren Bestimmungen der 17-Hydroxycorticosteroide oder der 17-ketogenen Steroide ersetzen.

Normalwerte

78–372 μg/24 Std (MATTINGLY, 1964).

δ) Urin-Aldosteron. Bestimmung der Aldosteron-Sekretionsrate

Die Bestimmung des Aldosteron-18-Glucuronids im 24-Std-Urin (sog. „Aldosteron-Exkretionsrate") ergibt in den meisten Fällen eine zuverlässige Information über die Tagessekretion des wichtigsten Mineralocorticoides. Das Konjugat wird durch Ansäuerung auf pH 1 und 24stündiges Stehenlassen bei Zimmertemperatur hydrolysiert, und das freie Aldosteron kann dann mit einer Doppelisotopen-Verdünnungsderivat-Methode (KLIMAN, 1960; NEW, 1966) oder radioimmunologisch (Übersicht bei VECSEI und GLESS 1975) gemessen werden.

Da die Aldosteronsekretion vom Natrium- und Kaliumhaushalt abhängt, muß bei jeder Aldosteron-Bestimmung eine genügende Natrium- (mindestens 100 mÄq täglich = 6 g Kochsalz) und Flüssigkeitszufuhr gewährleistet sein. Diuretica und Kalium-Tabletten müssen für einige Tage abgesetzt werden.

Normalwerte

Erwachsene: 5–20 μg/24 Std;
Kinder: 3–13 μg/24 Std pro m^2 Körperoberfläche.

Da bei Leberkrankheiten und Schwangerschaft ein relativ größerer Anteil des sezernierten Aldosterons als Aldosteron-18-Glucuronid ausgeschieden wird, empfiehlt sich in gewissen Fällen auch eine Bestimmung des *Tetrahydroaldosteron-3-Glucuronids*. Die Beschreibung einer Doppelisotopen-Bestimmungsmethode findet sich ebenfalls bei NEW (1966).

Die Bestimmung der *Aldosteron-Sekretionsrate* erlaubt eine sichere Beurteilung der Aldosteronproduktion. Man injiziert dem Patienten Tritiummarkiertes Aldosteron und bestimmt die spezifische Aktivität des Aldosteron-18-Glucuronids im Urin analog zur Methode von KLIMAN und PETERSON (1960) (mit Verwendung von ^{14}C-Acetanhydrid. Die Masse des isolierten radioaktiven Metaboliten kann auch radioimmunologisch bestimmt werden.

Normalwerte

Erwachsene: 50–200 μg/24 Std.

ε) 17-Ketosteroide im Urin

Für die klassische Bestimmung der 17-Ketosteroide im Urin mit der Zimmermann-Reaktion hat

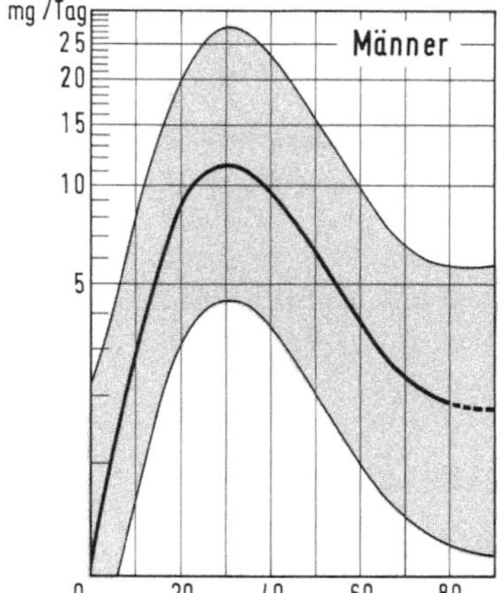

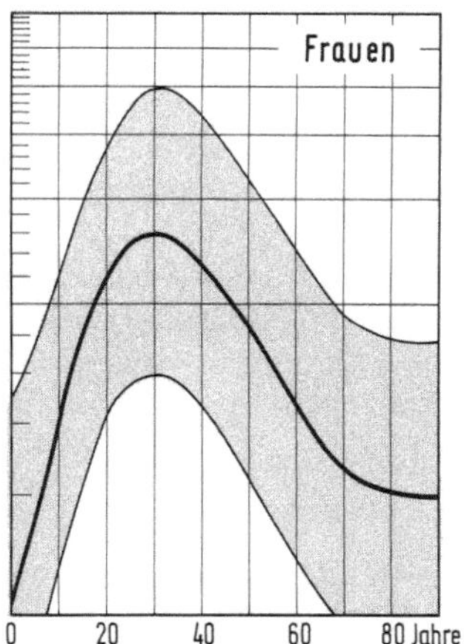

Abb. 38. Durchschnittliche 17-Ketosteroidausscheidung gesunder Individuen von mittlerem Körpergewicht und mittlerer Körpergröße. Mittelwerte = ausgezogene Linie. Vertrauensgrenzen = punktiertes Feld ($P = 0{,}05$). Nach BORTH, LINDER und RIONDEL, 1957)

sich bei uns das Verfahren nach PETERSON und PIERCE (1960) sehr gut bewährt. Die 17-Ketosteroide (17-KS) umfassen die meist wenig aktiven und inaktiven Abbauprodukte der Androgene aus Nebennierenrinde und Testes. Nur ein kleiner Teil besteht aus Abbauprodukten von Cortisol. Die wichtigsten Vertreter sind Androsteron und Ätiocholanolon und ihre 11-Keto- und 11-Hydroxyderivate sowie Dehydroepiandrosteron. Obwohl Androsteron das wichtigste Abbauprodukt von Testosteron ist, kann weder die Ausscheidung der gesamten 17-Ketosteroide noch die Ausscheidung von Androsteron als repräsentativ für die Testosteron-Sekretion betrachtet werden. Beim Mann stammen normalerweise 60%, bei der Frau fast alle 17-KS aus der Nebennierenrinde. Praktisch alle Urin-17-KS sind mit Schwefelsäure oder Glucuronsäure konjugiert.

5 ml eines 24-Std-Urins werden durch Kochen mit Säure hydrolysiert, anschließend mit Petroläther-Benzol extrahiert und durch Waschen mit Alkali gereinigt. Die 17-Ketogruppe ergibt mit m-Dinitrobenzol in Gegenwart von Alkali eine rote Farbe (Zimmermann-Reaktion), die mit Methylenchlorid extrahiert und im Spektrophotometer gemessen wird.

Normalwerte sind abhängig von Geschlecht und Alter (Abb. 38, BORTH, 1957, s. auch Kap. XIX).

Erwachsene
Männer: 10–25 mg/24 Std;
Frauen: 5–15 mg/24 Std.

Kinder

Erste Lebenstage:	bis 1,5 mg/24 Std;
1. Jahr:	unter 0,5 mg/24 Std;
2.–5. Jahr:	unter 1 mg/24 Std;
6.–9. Jahr:	unter 2 mg/24 Std;
10.–15. Jahr:	unter 10 mg/24 Std.

Erniedrigte Werte. Bei M. Addison, Hypophyseninsuffizienz, Lebercirrhose, Kachexie; im hohen Alter.

Erhöhte Werte. Sehr hohe Werte bis über 100 mg/24 Std findet man bei Nebennierenrinden-Carcinomen; hohe Werte beim kongenitalen adrenogenitalen Syndrom, bei Leydig-Zelltumoren und bei virilisierenden Nebennierenadenomen; erhöhte oder normale Werte beim Stein-Leventhal-Syndrom, beim Arrhenoblastom und bei Hirsutismus simplex. Eine leichte Erhöhung wird meist, aber nicht immer, beim hypophysenabhängigen Cushing-Syndrom gefunden. Sehr hohe 17-KS bei einem Cushing-Syndrom sind auf Nebennierenrinden Carcinom verdächtig.

ζ) Bestimmung einzelner Androgenmetaboliten im Urin. Androgenproduktionsraten

Die zahlreichen Verfahren, die für die Fraktionierung und Chromatographie der 17-Ketosteroide im Urin entwickelt wurden, haben zwar zu wertvollen Erkenntnissen über den Androgen-Stoffwechsel beim Menschen geführt, aber für die klinische Diagnostik haben sie wenig Bedeutung. Es ist nicht möglich aus dem prozentualen Anteil einzelner 17-KS-Fraktionen mit Sicherheit auf deren Herkunft aus Gonaden oder Nebennieren zu schließen, und ebensowenig kann man daraus die Malignität eines Nebennierentumors beurteilen.

Dehydroepiandrosteron und 11-Hydroxy- und 11-Keto-17-KS stammen zwar vorwiegend aus der Nebenniere, aber sie können z.B. auch durch einen embryonalen Mischtumor des Hodens gebildet werden. Die gleichen Enzymdefekte können beim kongenitalen adrenogenitalen Syndrom wie bei malignen Nebennierenrinden-Tumoren gefunden werden. Im Gegensatz zu einer früher verbreiteten Meinung gibt es wahrscheinlich keine speziellen Nebennierenrinden-Androgene, die wohl zu Hirsutismus, nicht aber zur Virilisierung führen. Erhöhte Testosteronspiegel im Plasma von Frauen mit Hirsutismus simplex lassen eher darauf schließen, daß die hirsutogene Wirkung der einzelnen Androgene ihrer virilisierenden Wirkung parallel geht.

Im Gegensatz zu den 17-KS stammt das *Testosteron-Glucuronid* im Urin nur vom Testosteron ab. Die Bestimmung dieses Metaboliten im 24-Std-Urin erlaubt deshalb gewisse Rückschlüsse auf die endokrine Hodenfunktion des Mannes. Allerdings werden nur 0,15–1,9% des sezernierten Testosterons als Testosteron-Glucuronid im Urin ausgeschieden (CAMACHO, 1964). Die Bestimmung erfordert ähnliche technische Ansprüche wie die Bestimmung des Testosterons im Plasma (s. S. 388).

Normalwerte

Männer: 15–520 μg/24 Std (DULMANIS, 1964).

Bei den Frauen stammt der große Teil des Urin-Testosteron-Glucuronids von Androstendion ab, welches von der Nebenniere sezerniert und in der Leber zu Testosteron umgewandelt wird. Da das Testosteron dann anschließend zum größten Teil auch gleich in der Leber konjugiert wird und als Glucuronid ins Blut gelangt, erlaubt die Bestimmung des Testosteron-Glucuronids im Urin von Frauen keine gültigen Rückschlüsse weder auf die Menge Testosteron, die von endokrinen Drüsen sezerniert wird, noch auf die Menge Testosteron, die während eines Tages ins Blut gelangt. Es ergeben sich deshalb bei Frauen starke Unterschiede zwischen „Blut-Produktionsraten" und „Urin-Produktionsraten" von Testosteron. Die Blut-Produktionsrate wird durch Multiplikation der Plasmatestosteron-Konzentration mit der „metabolic clearance rate" berechnet. Die Urin-Produktionsrate wird aus der spezifischen Aktivität von Testosteron-Glucuronid im Sammelurin nach intravenöser Verabreichung von radioaktiv markiertem Testosteron berechnet.

Beim Manne erlaubt die Bestimmung der Urin-Produktionsrate von Testosteron gültige Rückschlüsse auf die Sekretion dieses Hormones aus den Testes.

Normalwerte

Männer: 4–12 mg/24 Std (KORENMAN, 1963).

5. Stimulationstests

a) ACTH-Tests (Thorn-Tests) zur Prüfung der Nebennierenrinden-Funktion und -Funktionsreserve

Der ACTH-Test, d.h. Steroidbestimmung im Blut oder Urin vor und nach Stimulation der Nebenniere durch Verabreichung eines ACTH-Präparates, ist die wichtigste Funktionsprüfung der Nebennierenrinde und für die Diagnose einer Nebenniereninsuffizienz unumgänglich.

Der ACTH-Test wird in zahlreichen Varianten durchgeführt, mit intramuskulärer, intravenöser und Dauertropfapplikation des ACTH und mit Zählung der Eosinophilen und Bestimmung verschiedener Steroidfraktionen im Plasma und Urin zu verschiedenen Zeitpunkten. Eine Übersicht mit Literatur über die vielen Originalarbeiten und Angabe der Normalwerte findet sich bei PRUNTY. Fast wöchentlich werden aber immer wieder neue Varianten dieses Tests empfohlen. Es ist uns unmöglich, zu allen Durchführungsarten des Tests Stellung zu nehmen. Hier seien nur einige prinzipielle Überlegungen und die bei uns in 20jähriger Erfahrung bewährten Formen des Tests aufgeführt.

Bei allen Erwachsenen, die wir untersucht haben, wurde in Übereinstimmung mit RENOLD (1952) eine maximale Stimulation der Nebennierenrinde errreicht durch eine Dosis von 25 IE eines wasserlöslichen, natürlichen oder synthetischen (0,25 mg) ACTH-Präparates, das in einer 8stündigen intravenösen Dauertropfinfusion verabreicht wurde. Am Ende dieser Infusion waren die fluorimetrisch bestimmten Plasmacorticosteroide bei allen Nebennierengesunden auf das Doppelte, bei vielen auf das Drei- bis Vierfache des Ausgangswertes angestiegen. Im 24-Std-Urin des Tages, an dem diese ACTH-Infusion verabreicht wurde, stiegen bei allen Normalen die mit der Porter-Silber-Reaktion nach enzymatischer Hydrolyse bestimmten 17-Hydroxycorticoide (s. S. 389) auf das Doppelte bis Dreifache des Leerwertes an. Eine ähnliche optimale Stimulation, die aber etwas später einsetzt und länger andauert, läßt sich durch intramuskuläre Verabreichung von 120 IE bzw. 1 mg eines synthetischen Depot-ACTH-Präparates erreichen. Eine fehlende Stimulation der Urin- oder Plasmacorticoide auf eine solche ACTH-Dosis läßt mit Sicherheit auf eine Nebenniereninsuffizienz schließen. Bleibt die Stimulation auch bei Wiederholung des Tests an 2–3 aufeinanderfolgenden Tagen aus, ist die Diagnose eines Morbus Addison gesichert.

Die Beurteilung des ACTH-Tests anhand des Abfalls der Eosinophilen im Blut ist heute nur noch ein Notbehelf oder dient als zusätzliche Kontrolle. Nur ein positiver Ausfall spricht für intakte Nebennieren, während 30% falsch-negative Resultate vorkommen. Falls eine zuverlässige Bestimmung der Plasma- oder Urincorticoide durchgeführt werden kann, hat die gleichzeitige Eosinophilen-Zählung wenig Sinn, denn sie verhindert die Durchführung des ACTH-Tests unter Steroidschutz (s.u.). Eine Bestimmung der Plasmacorticoide mit einer fluorimetrischen Methode ist nicht wesentlich aufwendiger und zeitraubender als eine Eosinophilenzählung.

Die 17-Ketosteroide reagieren auf ACTH weniger deutlich, und ihr Anstieg ist oft um 24 Std verzögert. Bei einer zuverlässigen Bestimmung der 17-Hydroxycorticoide oder der 17-ketogenen Steroide im Urin kann deshalb auf eine gleichzeitige Bestimmung der 17-Ketosteroide verzichtet werden.

Oft wird der ACTH-Test auch zur Diagnostik der Nebennierenüberfunktion herangezogen. Beim

Cushing-Syndrom mit beidseitiger Hyperplasie der Nebennieren steigen die Urin- und Plasmacorticoide auf ACTH stark oder übermäßig an, während bei Nebennierentumoren der Anstieg verrringert ist oder fehlen kann. Weder im einen noch im anderen Fall erlaubt aber der ACTH-Test eine sichere Unterscheidung zwischen Cushing-Syndrom und normaler Nebennierenfunktion. Es empfiehlt sich deshalb, den ACTH-Test erst dann durchzuführen, wenn die Diagnose eines Cushing-Syndroms durch einen Dexamethason-Hemmtest gesichert ist und zwischen Hyperplasie und Tumor unterschieden werden muß.

Obwohl verschiedene Autoren vorgeschlagen haben, den ACTH-Test auch quantitativ auszuwerten (JENKINS, 1955; BIRKE, 1958) und aus einem geringen Anstieg der Steroide auf eine partielle oder relative Nebenniereninsuffizienz zu schließen, halten wir nur eine ja- oder nein-Aussage möglich und entscheiden lediglich, ob die Nebennieren stimulierbar sind oder nicht. In Zweifelsfällen wiederholen wir die Untersuchung.

Nebenwirkungen von ACTH sind selten. Überempfindlichkeitsreaktionen können aber besonders bei Nebenniereninsuffizienz und wiederholter ACTH-Applikation vorkommen. Anaphylaxieartige Sofortreaktionen äußern sich durch Pruritus, Urticaria, Exanthem oder Asthma und sprechen auf Antihistaminica an. Verzögerte Reaktion einige Stunden nach Beginn der ACTH-Infusion manifestiert sich durch Fieber und Erbrechen und kann bei Nebenniereninsuffizienz sehr gefährlich sein. Es empfiehlt sich deshalb, alle ACTH-Tests unter Behandlung mit 2mal 0,5 mg Dexamethason p.o. täglich durchzuführen. Dadurch werden die Steroidbestimmungen nicht gestört und unangenehme Nebenwirkungen werden vermieden. Dagegen ist die Beurteilung des Eosinophilen-Abfalls unter Steroidschutz unmöglich.

α) Eosinophilenzählung

Zur Eosinophilenzählung ist Capillar- oder venöses Blut zu verwenden, die prozentuale Berechnung aus Blutbildern ist zu ungenau. Gut bewährt hat sich die direkte Eosinophilenzählung nach RANDOLPH. Es kann Capillarblut aus der Fingerbeere oder venöses Blut verwendet werden. Im 2. Fall entnimmt man 5 ml Blut aus der Cubitalvene, bringt es in ein Röhrchen mit abgewogener Oxalatmischung und schüttelt sofort sachte durch. Das Oxalatblut kann im Eiskasten bis zu 6 Std gelagert werden, in durchgefrorenem Zustand ist es unbegrenzt haltbar.

Die Oxalatmischung wird nach folgendem Rezept hergestellt: Ammoniumoxalat 1,2, Kalii oxalat. 0,8, Aqua dest. ad 100. 0,5 cm^3 davon werden in das für die Blutentnahme bestimmte Röhrchen gebracht und bis zur Trockenheit eingedampft.

Zur selektiven Färbung der Eosinophilen hat sich die Lösung nach RANDOLPH bewährt: RP Phloxin 0,1, Propylenglykol 50,0, Aqua dest. 50,0. Die Lösung ist unbeschränkt haltbar.

Das Capillarblut bzw. das venöse Oxalatblut wird in einer Leukocytenpipette bis zur Marke 0,5 aufgezogen, hierauf mit Randolphscher Lösung bis zur Marke 11 verdünnt. Die Pipette kann bis zu 12 Std liegen gelassen werden. Sie ist mindestens 2 min sehr kräftig zu schütteln, nach Einfüllen in die Zählkammer ist vor dem Zählen 3–5 min zu warten. 2, besser 4 Fuchs-Rosenthal-Liquor-Zählkammern von 0,2 mm Tiefe, werden nun ausgezählt. Die Berechnung erfolgt nach der Formel:

Eosinophile je Kubikmillimeter

$$= \frac{\text{Eosinophile je Kammer} \times 100}{16}$$

$$= \text{Eosinophile je Kammer} \times 6{,}25.$$

Bei sehr häufigen Bestimmungen ist die Färbemethode nach DUNGER von Vorteil, die aber ein sofortiges Aufarbeiten erfordert. Weitere Selektivfärbungen haben HENNEMANN und HINKELMANN beschrieben.

β) ACTH-Schnelltest
(8-Std-intramuskulärer-Depot-ACTH-Test)

Vor und 8 Std nach intramuskulärer Injektion von Depot-ACTH (Zink-ACTH) werden die Plasmacorticoide fluorimetrisch oder colorimetrisch (Porter-Silber-Reaktion) gemessen oder die Eosinophilenzahl wird bestimmt. Oder am Vortag und am Tag der ACTH-Injektion werden die 17-Hydroxycorticoide oder 17-ketogenen Steroide im 24-Std-Urin bestimmt. Nach der ersten Blutentnahme, nüchtern, morgens um 8 Uhr, erhalten Erwachsene eine intramuskuläre Injektion von 120 IE oder 1 mg synthetischem Depot-ACTH, Kinder 75 IE bzw. 0,6 mg pro m^2. Nachher kann der Patient frühstücken. Um 16 Uhr wird eine 2. Blutentnahme vorgenommen.

Eine Zunahme der Plasmacorticoide oder Urincorticoide auf das Doppelte oder mehr des Leerwertes oder ein Abfall der Eosinophilen um 50% bei einem Ausgangswert von über 100 pro mm^3 lassen eine primäre Nebennierenrinden-Insuffizienz mit Sicherheit ausschließen. Ein negativer Ausfall des Eosinophilentests ist jedoch für eine Nebennieren-Insuffizienz nicht beweisend. Bei negativem Ausfall des ACTH-Kurztests muß ein mehrtägiger ACTH-Test (mit Depot-ACTH oder wiederholten intravenösen ACTH-Infusionen) durchgeführt werden.

Der ACTH-Schnelltest eignet sich vor allem zur Durchführung am ambulanten Patienten in der Praxis.

γ) Mehrtägiger intramuskulärer Depot-ACTH-Test

Je nach Wirkungsdauer des verwendeten Präparates werden dem Exploranden einmal oder zweimal (in 8–12stündigem Intervall) täglich 120 IE bzw. 1 mg eines Depot-ACTH intramuskulär gespritzt. Bei sekundärer Nebenniereninsuffizienz kommt es im allgemeinen am 2. oder 3. ACTH-Tag zu einer deutlichen Stimulation der Urincorticoide oder Plasmasteroide. Gelegentlich erfolgt aber ein eindeutiger Anstieg erst nach einwöchiger Behandlung.

δ) 8-Std-intravenöser-ACTH-Test

ACTH als Tropfinfusion ermöglicht stärkste Stimulierung der Nebennierenrinde und ist damit der empfindlichste Test zur Prüfung der Nebennierenrinden-Funktionsreserve. Er erlaubt nicht nur, den unmittelbaren Sekretionsanstieg zu erfassen („aktuelle Funktionsreserve"), sondern läßt bei mehrtägiger Anwendung die maximale Hormonproduktion nach eingetretener Hypertrophie der Nebennieren als „potentielle Funktionsreserve" (RENOLD, 1952) bestimmen. Eine ACTH-Infusion bietet dazu den Vorteil, daß sie jederzeit unterbrochen werden kann, wenn sich beim Patienten Überempfindlichkeitsreaktionen zeigen sollten.

Als Standard-Test hat sich der an 2 aufeinanderfolgenden Tagen ausgeführte 8-Std-i.v.-ACTH-Test bewährt. Am 1. Testtag werden 17-Hydroxycorticoide und 17-Ketosteroide im 24-Std-Urin bestimmt (Leerwert). Am 2. Testtag wird dem Patienten nüchtern morgens um 8 Uhr eine erste Blutentnahme zur Bestimmung der Plasmacorticoide oder zur Eosinophilen-Zählung vorgenommen. Unmittelbar anschließend werden 25 IE bzw. 0,25 mg (Kinder 12 IE bzw. 0,12 mg/m^2) ACTH in 500 ml (oder 300 ml/m^2) physiologischer Kochsalzlösung als Dauertropfinfusion über 8 Std gegeben. Um 16 Uhr erfolgt die 2. Blutentnahme. Urin zur Bestimmung der 17-Hydroxycorticoide wird vom 2. Testtag morgens 8 Uhr bis morgens 8 Uhr am 3. Testtag gesammelt. Am 3. Testtag werden Infusion und Bestimmungen genau gleich durchgeführt wie am 2. Testtag.

Abfall der Eosinophilen um mehr als 85% (durchschnittlich 94%), Anstieg der Plasmacorticoide auf das Doppelte des Ausgangswertes oder Anstieg der Urin-17-Hydroxycorticoide um 10–15 mg/24 Std oder um 100% sprechen für eine normale Nebennierenfunktion und schließen einen Morbus Addison sicher aus. Mangelhafter Eosinophilenabfall und fehlender Steroidanstieg sind für eine Nebenniereninsuffizienz beweisend. Beim Normalen ist der Anstieg der Plasmacorticoide und der Abfall der Eosinophilen auf die erste und zweite ACTH-Infusion etwa gleich. Bei der sekundären Nebenniereninsuffizienz wird der ACTH-Effekt am 3. Testtag deutlicher. Die Urincorticoide steigen dagegen beim Normalen am 3. Testtag noch weiter an. Der Anstieg der 17-Hydroxycorticoide im Urin gegenüber dem Leerwert liegt beim Normalen am 2. Testtag zwischen 4,5 und 30 mg, am 3. Testtag zwischen 5 und 41 mg. Beim Cushing-Syndrom mit beidseitiger Nebennierenhyperplasie kann der Anstieg der 17-Hydroxycorticoide 50–80 mg betragen. Der Anstieg bei Nebennierenadenom ist variabel; beim Nebennierencarcinom erfolgt nur selten ein deutlicher Steroidanstieg.

Eine Cortison-resistente Eosinophilie läßt sich durch Unbeeinflußbarkeit durch exogenes Cortison erkennen. Man kann 100 mg Cortison-Acetat (Kinder 60 mg/m^2) peroral einnehmen und die 2. Eosinophilenzählung nach 6 Std vornehmen lassen. Man kann aber auch 20 mg (12 mg/m^2) Cortisol-Hemisuccinat in 100 ml physiologischer Kochsalzlösung (60 ml/m^2) in 1 Std infundieren und die 2. Eosinophilenzählung nach 4 Std durchführen. Die konstitutionelle Aneosinophilie erlaubt keine Schlüsse auf die Nebennierenrinden-Funktion!

ε) Mehrfach wiederholter intravenöser ACTH-Test

Der mehrfach wiederholte intravenöse ACTH-Test dient wie der mehrtägige intramuskuläre ACTH-Test zur Unterscheidung zwischen primärer und sekundärer Nebenniereninsuffizienz. Die sekundäre Atrophie der Nebenniere läßt sich durch wiederholte intravenöse ACTH-Stimulation meist, jedoch nicht stets, beheben, während die primär atrophische oder geschädigte Nebenniere nicht reagiert. Die Eosinophilen kehren am Ende einer ACTH-Infusion über Nacht wieder auf ihr Ausgangsniveau zurück, so daß der Eosinophilenabfall auch an aufeinanderfolgenden Tagen geprüft werden kann.

b) Methopyrapon-Test (Metopiron-Test)

Prinzip: Das Adrenostaticum Methopyrapon hemmt die 11β-Hydroxylase der Nebennierenrinde und verhindert damit die Biosynthese von Cortisol, Corticosteron und Aldosteron, jedoch nicht diejenige der Vorläufer 11-Desoxycortisol (Compound-S) und Desoxycorticosteron. Durch Wegfall der Hemmwirkung des Cortisols auf den Hypothalamus kommt es zu einer maximalen Sekretion von ACTH, die zu einem Anstieg der 17-Hydroxycorticoide im Blut und Urin und einem Anstieg der 17-ketogenen Steroide im Urin entsprechend der vermehrten 11-Desoxycortisol-Bildung führt (Abb. 39). Voraussetzung ist ein normales Ansprechen der Nebenniere auf ACTH. Mit dem Methopyrapon-Test läßt sich bei intakter Nebenniere die ACTH-Reserve der Hypophyse messen.

Ausführung: Voraussetzung für den Test sind normale oder nur leicht verminderte 17-Hydroxy-

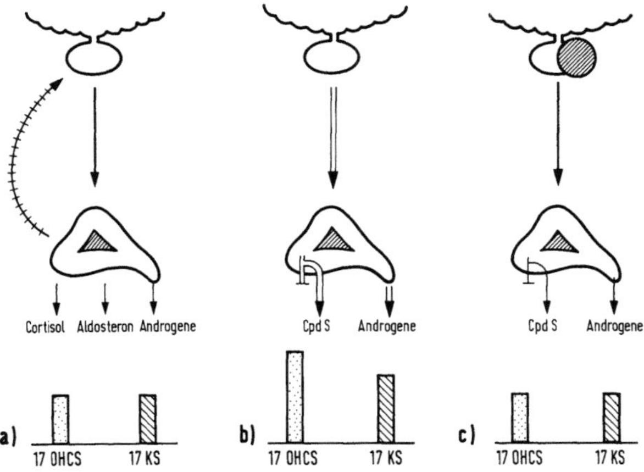

Abb. 39a–c. Methopyrapon-Test. (a) Gesunde Versuchspersonen vor Methopyrapon. (b) Gesunde Versuchsperson unter Methopyrapon: 11-Hydroxylasehemmung, Cortisolbildung blokkiert, stattdessen erscheint 11-Desoxycortisol (Cpd S), das keine Hemmwirkung auf ACTH ausübt: die Urinsteroide steigen an. (c) Patient mit partieller Hypophyseninsuffizienz unter Methopyrapon: statt Cortisol wird wieder 11-Desoxycortisol ausgeschieden. Da keine ACTH-Reserve verhanden, *kein* Anstieg der Urinsteroide

corticoide im Urin oder ein normaler ACTH-Test. Jegliche Steroidmedikation muß während des Tests abgesetzt werden.

1. Testtag: Bestimmung der 17-Hydroxycorticoide im 24-Std-Urin (Leerwert);

2. und 3. Testtag: Alle 4 Std werden dem Exploranden 750 mg (oder 15 mg/kg Körpergewicht) Methopyrapon peroral nach dem Essen oder mit Milch verabreicht;

4. Testtag: Keine Medikation aber Sammlung des 24-Std-Urins (Nachwert).

Die Ausscheidung der 17-Hydroxycorticoide im Urin wird am 1., 3. und 4. Testtag gemessen.

Bewertung: Bei intaktem Hypothalamus-Hypophysen-Nebennierenrinden-System erfolgt am 3. oder 4. Testtag ein Anstieg der 17-Hydroxycorticoide auf das Doppelte des Leerwertes oder um 10 mg/24 Std. Erfolgt bei positivem ACTH-Test auf Methopyrapon überhaupt kein Anstieg der 17-Hydroxycorticoide, liegt eine Störung der ACTH-Sekretion vor. Ein ungenügender Anstieg bei normalem Leerwert spricht für eine eingeschränkte ACTH-Reserve, wie sie nach Hypophysenbestrahlung gefunden wird, oder für ein autonomes NNR-Adenom. Mit dem Methopyrapon-Test läßt sich insbesondere eine fehlende ACTH-Reserve nach hochdosierter Cortison-Derivat-Therapie feststellen. Allerdings können Patienten mit pathologischem Methopyrapon-Test auf Belastungen wie Operationen mit normalem Anstieg der Cortisolsekretion antworten, was durch die verschiedenen Stimulationsmechanismen der ACTH-Sekretion erklärt werden kann (s. S. 300f.). Gelegentlich wird der Test auch zur Unterscheidung zwischen Hyperplasie und Tumor bei Cushing-Syndrom herangezogen. Beim Cushing-Syndrom mit Nebennierenhyperplasie kommt es in der Regel zu einem übermäßigen Anstieg der 17-Hydroxycorticoide. Beim Nebennierenadenom erfolgt meistens kein Anstieg, auch wenn das Adenom auf ACTH anspricht.

Obwohl der Test auch ambulant durchgeführt werden kann, ziehen wir die Durchführung im Spital vor. Die regelmäßige vierstündliche Einnahme des Medikamentes auch während der Nacht ist oft zuhause nicht möglich. Nausea und Erbrechen können Begleiterscheinungen während des Tests sein. Diese Symptome sind wahrscheinlich teilweise durch toxische Wirkung des Medikamentes zu erklären, vielleicht aber auch Zeichen einer Nebenniereninsuffizienz. Es besteht das Risiko, daß durch den Methopyrapon-Test bei einem Patienten mit gestörter ACTH-Sekretion eine akute Nebennierenkrise ausgelöst wird.

Die intravenöse Applikation des Methopyrapons (1–2 g oder 30 mg/kg in 1 Liter physiologischer Kochsalzlösung in 4 Std infundiert) bietet unseres Erachtens keine Vorteile.

c) Vasopressin-Test

Bei Verdacht auf Hypophyseninsuffizienz und normalem ACTH-Test kann versucht werden, die endogene ACTH-Sekretion durch Verabreichung eines synthetischen Vasopressins zu stimulieren. Es ist nicht ganz sicher, ob dabei Vasopressin direkt auf die Hypophyse wirkt oder zu einer Sekretion des endogenen CRF führt (s. S. 302). Sein Angriffspunkt scheint unterhalb des negativen Rückkopplungszentrums und des Angriffspunktes von Stressoren zu liegen. Ein normaler Vasopressin-Test bei pathologischem Methopyrapon-, Insulin- oder Pyrogen-Test spricht deshalb für eine Läsion im Bereich des Hypothalamus. Möglicherweise läßt sich das Cushing-Syndrom bei Nebennierenadenom vom Cushing-Syndrom bei NN-Hyperplasie durch den Vasopressin-Test unterscheiden, indem bei Adenom kein Plasmacortisol-Anstieg erzielbar ist (Bethge, 1968; Tucci, 1968).

Nach einer 1. Blutentnahme morgens um 8 Uhr erhält der Patient je nach Körpergewicht eine intravenöse Tropfinfusion mit 6–10 Pressor-Einheiten synthetischen Lysin-8-Vasopressins in 500 ml physiologischer Kochsalzlösung über 2 Std. Um 10 Uhr erfolgt die 2. Blutentnahme zur Bestimmung der Plasmacorticosteroide. Normalerweise erfolgt ein Anstieg der Plasmacorticoide um mindestens 10 μg/100 ml oder auf das Doppelte und mehr des Ausgangswertes.

Nebenerscheinungen sind gering und äußern sich in starker Blässe, Druckgefühlen im Abdomen und Stuhldrang.

d) Insulin- und Pyrogen-Stimulationstests des Hypophysen-Nebennierensystems

Als unspezifische Stimuli des Hypophysen-Nebennierensystems werden eine durch Insulin erzeugte

Hypoglykämie oder durch Pyrogen provoziertes Fieber diagnostisch verwendet. Nur bei funktioneller Intaktheit des gesamten Hypothalamus-Hypophysen-Nebennieren-Systems läßt sich damit ein Anstieg der Plasmacorticoide erzielen.

Damit eine intravenöse Insulin-Injektion beim Normalen zu einem deutlichen Anstieg der Plasmacorticoide führt, muß eine markante Erniedrigung des Blutzuckers für mindestens 10 min eintreten und sich in hypoglykämischen Symptomen manifestieren. Während bei den meisten gesunden Individuen eine Insulin-Dosis von 0,1 bis 0,15 E/kg dazu genügt, brauchen vor allem Patienten mit Akromegalie eine höhere Dosis, damit es zu einem Blutzuckerabfall kommt (0,3 E/kg). Ein maximaler Anstieg der Plasmacorticoide tritt zwischen 30 und 90 min nach der Insulin-Injektion auf und beträgt durchschnittlich 13 μg/100 ml (5,4–18,4 μg/100 ml, LANDON, 1963). Besondere Vorsicht ist bei Patienten mit Hypophyseninsuffizienz notwendig, da ein schweres hypoglykämisches Koma auftreten kann.

Für den Pyrogen-Test werden nach ENGEL (1960) am frühen Nachmittag die Plasmacorticoide bestimmt; dann wird 0,2 μg Pyrexal intravenös injiziert. Der Anstieg der Plasmacorticoide ist nach 3 Std am höchsten und beträgt beim Normalen durchschnittlich 22,1 μg/100 ml ± 8,9 μg/100 ml. Nach JENKINS (1964) wird pro kg Körpergewicht 0,005 μg Organon Pyrogen i.v. injiziert: nach 3 Std steigen die Plasmacorticoide beim Gesunden um durchschnittlich 15 μg/100 ml an. Der Test wird abgeschlossen durch intravenöse Injektion von 100 mg Cortisol-Hemisuccinat.

6. Tests der ACTH-Hemmung mit Dexamethason

Prinzip: In kleiner Menge stark wirksame Glucocorticoide wie Dexamethason hemmen die ACTH-Sekretion ohne selber wesentlich zur Konzentration der 17-Hydroxycorticoide in Urin oder Plasma beizutragen. Die Tests sind klinisch wichtig.

1. zur Prüfung der ACTH-Abhängigkeit oder Autonomie der Steroidproduktion in den Nebennieren, d.h. zur Unterscheidung zwischen normalen, bzw. hyperplastischen, Nebennieren und Nebennieren-Tumoren;

2. zur quantitativen Messung der Hemmbarkeit der ACTH-Sekretion und damit zur Unterscheidung zwischen normalem und pathologisch enthemmtem Hypothalamus-Hypophysen-Nebennieren-System.

Während in den meisten Fällen Bestimmungen der Urin- oder Plasmacorticoide vor und unter Hemmung genügen, werden auch die 17-Ketosteroide mitbestimmt, wenn ein adrenogenitales Syndrom oder Mischformen vermutet werden.

a) Dexamethason-Kurztest

Dieser Test eignet sich vorzüglich als screening-Methode zur ambulanten Abklärung auf Cushing-Syndrom. Am ersten Testtag morgens um 8 Uhr wird eine erste Blutentnahme zur Bestimmung des Leerwertes der Plasmacorticosteroide (fluorimetrische oder Porter-Silber-Methode) vorgenommen. Zwischen 23 Uhr und Mitternacht wird peroral 1 mg Dexamethason eingenommen. Am 2. Testtag morgens um 8 Uhr erfolgt die 2. Blutentnahme. Beim Normalen beträgt die Konzentration der Plasmacorticoide am 2. Testtag weniger als 10 μg/100 ml oder weniger als die Hälfte des Leerwertes. Beim Cushing-Syndrom jeder Genese kommt es zu keinem oder einem ungenügenden Abfall der Plasmacorticoide.

Der Zeitpunkt der Dexamethason-Einnahme ist sehr wichtig, weil nach Mitternacht der morgendliche Anstieg der ACTH-Sekretion nicht mehr gebremst werden kann. In zehnjähriger Praxis hat sich bei uns der Test sehr gut bewährt. Auch bei starker Adipositas führte 1 mg Dexamethason zu einem signifikanten Abfall der Plasmacorticoide. Nur bei Körpergewicht von über 100 kg haben wir die Dosis auf 2 mg erhöht. Kein Patient mit Cushing-Syndrom zeigte einen Abfall der Plasmacorticoide, auch wenn der Leerwert normal oder nur leicht erhöht war.

b) 2-mg-Dexamethason-Test

Dieser bewährte, von LIDDLE (1960) eingeführte Test, erlaubt mit größter Zuverlässigkeit die Unterscheidung zwischen Cushing-Syndrom jeder Genese und Adipositas simplex oder anderen allenfalls in Betracht fallenden Differentialdiagnosen. Während nach der ursprünglichen Methode 2 mg Dexamethason an zwei Tagen eingenommen wurden, hat es sich bei uns als vorteilhaft erwiesen, Dexamethason an drei aufeinanderfolgenden Tagen einzunehmen.

Ausführung:

1. Testtag: 24-Std-Urinsammlung zur Bestimmung der Steroidleerwerte;

2.–4. Testtag: Alle 6 Std 0,5 mg Dexamethason peroral. Am 3. und 4. Testtag Bestimmung der 17-Hydroxycorticoide, evtl. auch der 17-Ketosteroide im 24-Std-Urin.

Bewertung: Bei normalem Hypothalamus-Hypophysen-Nebennieren-System, selbst bei erhöhten Leerwerten der 17-Hydroxycorticoide (Adipositas) oder der 17-Ketosteroide (Hirsutismus simplex) fallen beide Steroidfraktionen auf Werte von unter 4 mg/24 Std oder von weniger als 50% des Leerwertes ab. Beim Cushing-Syndrom kommt es zu keinem oder zu einem ungenügenden Abfall. In seltenen Fällen von Cushing-Syndrom mit bilateraler Nebennierenhyperplasie kann auf 2 mg Dexamethason ein paradoxer Anstieg der 17-Hydroxycorticoide und 17-Ketosteroide erfolgen (FRENCH, 1969). Beim kongenitalen adrenogenitalen Syndrom ist die ACTH-Sekretion mit dieser Dosis hemmbar, und die erhöhten 17-Ketosteroide werden normalisiert.

c) 8-mg-Dexamethason-Test

Wenn die Diagnose eines Cushing-Syndroms gesichert ist (pathologischer 2-mg-Dexamethason-Test), kann man mit diesem Test in den meisten Fällen zwischen Nebennierenhyperplasie und Nebennierentumor unterscheiden. Die Zuverlässigkeit dieses Tests ist aber kleiner als diejenige des 2-mg-Dexamethason-Tests, und verschiedene Autoren haben Fälle von Cushing-Syndrom mit beidseitiger Nebennierenhyperplasie beschrieben, bei denen sich die 17-Hydroxycorticoide im Urin durch 8 mg Dexamethason nicht hemmen ließen (SILVERMAN, 1963; KATZ, 1966; LINN, 1967). Auch bei nodulärer Dysplasie (s. S.358) kann der Test negativ ausfallen.

Ausführung:

1. Testtag: Leerwert der 17-Hydroxycorticoide und 17-Ketosteroide im Urin;

2. und 3. Testtag: Alle 6 Std 2 mg Dexamethason peroral, Bestimmung der 17-Hydroxycorticoide und evtl. auch der 17-Ketosteroide im 24-Std-Urin des 3. Testtages.

Bewertung: Die übermäßige ACTH-Sekretion des hypothalamisch-hypophysär bedingten Cushing-Syndroms mit Nebennierenhyperplasie wird unter dieser Dosierung gehemmt, und die Steroidausscheidung fällt um mehr als 50%. Beim Nebennierenrinden-Adenom oder -Carcinom wird dagegen die Steroidausscheidung in der Regel nicht beeinflußt. Auch die ektopische ACTH-Bildung in Tumoren, die zur Nebennierenhyperplasie führt (paraneoplastisches Cushing-Syndrom), läßt sich durch 8 mg Dexamethason in der Regel nicht, ausnahmsweise aber doch hemmen (STROTT, 1968). Ein paradoxer Wiederanstieg der 17-Hydroxycorticoide beim 8-mg-Dexamethason-Hemmtest wurde bei 2 anscheinend Nebennieren-gesunden Personen beobachtet, bei denen die 17-Hydroxycorticoide durch 2 mg/d Dexamethason in normaler Weise gehemmt wurden (ROSE, 1969).

7. Funktionsprüfungen zur Ermittlung des Ursprungsorgans der Androgene bei Hirsutismus und Virilisation

Während beim Mann über 90% des Plasmatestosterons aus den Testes stammt, ist die Nebennierenrinde Ursprungsorgan von mehr als der Hälfte des bei der normalen Frau gefundenen Plasmatestosterons. Der Großteil davon wird als Androstendion in der Nebenniere produziert und peripher in Testosteron umgewandelt (HORTON, 1966). Wird bei einer hirsuten oder virilisierten Frau ein erhöhter Plasmatestosteronspiegel gefunden, so kann man versuchen, durch Hemm- und Stimulationstests das Ursprungsorgan zu ermitteln. Theoretisch würde man erwarten, daß sich aus der Nebenniere stammendes Plasmatestosteron durch ACTH stimulieren und durch Dexamethason hemmen, dagegen aus den Ovarien stammendes Testosteron durch Gonadotropine stimulieren und durch Oestrogene hemmen ließe, sofern nicht eine völlig autonome Hormonproduktion durch einen Tumor vorliegt. In Wirklichkeit werden diese Erwartungen aber nur teilweise erfüllt, und es ist uns z.Z. (1978) noch nicht möglich, gültige Richtlinien für die Durchführung von Hemm- und Stimulationstests der Androgene bei der Frau anzugeben. ACTH-Verabreichung stimulierte die Testosteronproduktion nicht bei der normalen Frau, dagegen bei einem Mädchen mit kongenitalem adrenogenitalem Syndrom (KORENMAN, 1965). Prednison führte zu einer deutlichen Senkung des Plasmatestosterons bei normalen Frauen. KIRSCHNER u. Mitarb. (1976) konnten durch Katheterisierung von Ovarial- und Nebennierenvene direkt nachweisen, daß bei 42 von 44 Frauen mit Hirsutismus und erhöhten Plasmaspiegeln von Testosteron und Andostendion der Großteil dieser Steroide aus den Ovarien stammte. Bei etwa der Hälfte der Patientinnen ließen sich aber diese Androgene durch eine mehrtägige Behandlung mit Dexamethason auf weniger als 50% des Ausgangswertes drücken. Supprimierbarkeit durch Glucocorticoide beweist also keinesfalls den adrenalen Ursprung eines Androgens. Während beim normalen Mann das Plasmatestosteron auf Verabreichung von Choriongonadotropin (5000 E täglich i.m. während 5 Tagen) signifikant anstieg (LIPSETT, 1966), kam es bei der normalen Frau unter der gleichen Behandlung nur nach Vorbehandlung mit menschlichem FSH zu einem deutlichen Anstieg des Plasmatestosterons (KORENMAN, 1965; LAMB, 1964). Dagegen zeigten Frauen mit Stein-Leventhal-Syndrom auch ohne FSH-Vorbehandlung einen Anstieg des Plasmatestosterons auf Choriongonadotropin (DIGNAM, 1964; KORENMAN, 1965). Während beim normalen Mann Produktion und Plasmaspiegel von Testosteron durch Verabreichung eines synthetischen Androgens wie 2α-Methyldihydrotestosteron-Propionat, 50 mg täglich (DAVIS, 1965) oder 9α-Fluro-11β-hydroxy-17α-methyltestosteron 40 mg täglich (LIPSETT, 1966) oder eines Oestrogens wie z.B. Äthinyloestradiol, 1 mg täglich (FORCHIELLI, 1965) signifikant gesenkt werden konnten, fehlen z.Z. noch entsprechende Resultate bei der Frau.

Da in den meisten Fällen ein pathologisch erhöhter Testosteronspiegel die unmittelbare Ursache von Virilisation und endokrinem Hirsutismus bei der Frau zu sein scheint, die Ausscheidung der 17-Ketosteroide im Urin aber meistens keineswegs mit dem Plasmaspiegel oder der Produktionsrate von Testosteron korreliert, scheinen uns kombinierte Funktionsprüfungen von Nebennieren und Ovarien mit Bestimmungen der 17-Ketosteroide im Urin, wie sie von SEGRE (1967) vorgeschlagen werden, von zweifelhaftem Wert. Dennoch ist eine Bestimmung der 17-Ketosteroide nützlich zur Unterscheidung des Ursprungsorgans pathologisch erhöhter Androgene bei der Frau. Stammt ein pathologisch erhöhtes Plasmatestosteron aus den Nebennieren, so finden wir erhöhte 17-Ketosteroide im Urin. Wenn in diesen Fällen die 17-Ketosteroide sich mit Dexamethason, 2 mg täglich, nicht eindeutig hemmen lassen, muß ein Nebennierentumor vermutet werden. Dagegen führt auch eine wesentlich erhöhte Testosteronproduktion durch die Ovarien nicht zu einer Erhöhung der 17-Ketosteroidausscheidung. Eine Ausnahme bildet hier das Stein-Leventhal-Syndrom, bei dem ein relativ großer Teil der 17-Ketosteroide aus dem Ovar stammt und sich auch unter Blockierung der Nebennieren mit Dexamethason durch Choriongonadotropin stimulieren lassen kann (MAHESH, 1964).

8. Indirekte Beurteilung der Nebennierenfunktion

Neben der heute möglichen direkten Nebennierenrinden-Funktionsdiagnostik mit Bestimmung der Urin- oder Plasmasteroide in Stimulations- und Hemmtests haben die indirekten Funktionsprüfungen ihre Bedeutung weitgehend verloren.

Dagegen ist eine genaue Aldosteron-Bestimmung so aufwendig, da es sich als „screening"-Methode lohnt, aus Natrium-Kaliumbilanzen und aus Speichel- und Schweißelektrolyten indirekte Hinweise auf die Größe der Aldosteronproduktion zu erhalten.

Eine Beurteilung der Mineralocorticoidproduktion ist auch durch Bestimmung der Stuhlelektrolyte möglich. Die unangenehme Aufarbeitung von Stuhlproben kann durch ein einfaches in vivo Dialyse-Verfahren vermieden werden (RICHARDS, 1969). Eine Beurteilung der Mineralocorticoid-Produktion scheint auch durch die Bestimmung der elektrischen Potentialdifferenz zwischen Rectalschleimhaut und perianaler Haut möglich zu sein (EDMONDS, 1970).

Zur Untersuchung auf Nebenniereninsuffizienz sind Kochsalzentzug, Wasserbelastung, Kaliumbelastung und Insulinbelastung gefährlich und entbehrlich. Die letztere kann beim unbehandelten Addison-Patienten, der noch über Glykogenreserven verfügt, entgegen früherer Annahmen normal ausfallen, indem der Blutzucker spontan wieder ansteigt.

a) Speicheltest

Die Na- und K-Konzentration im Speichel wird u.a. durch die Nebennierenrinde reguliert, und die Werte erlauben Rückschlüsse auf die Mineralocorticoid-Aktivität, sofern den übrigen Einflüssen (Tageszeit, Stimulationsdauer, Sekretionsgeschwindigkeit, Salzgehalt der Nahrung) Rechnung getragen wird. Der Test ist wertvoll als Hinweis auf die Aldosteronproduktion.

Ausführung und Berechnung (PRADER, 1955): Voraussetzung ist ein normaler Salzgehalt (10 g NaCl) in der Nahrung an den Vortagen. Zwischen 6.00 und 8.00 Uhr wird nüchtern und vor dem Zähneputzen während 10 min ein haselnußgroßes Stück nicht zerbröckelndes Paraffin gekaut und ohne Schlucken aller Speichel in ein Glasgefäß gespuckt. Der Speichel der ersten und der zweiten 5 min wird getrennt aufgefangen und nur der Speichel der zweiten 5 min untersucht. Es werden das Volumen (in ml/5 min) und die Na- und K-Konzentration (in mÄq/l) bestimmt. Die Na- und K-Konzentration und der Na-K-Quotient werden dann nach den folgenden Formeln auf eine einheitliche Sekretionsgeschwindigkeit (10 ml/5 min = 2 ml/min) korrigiert:

$$\begin{aligned} Na_k &= Na + 1{,}6\ (10 - \text{Vol.}/5\ \text{min}),\\ K_k &= K,\\ (Na/K)_k &= Na/K + 0{,}1\ (10 - \text{Vol.}/5\ \text{min}). \end{aligned}$$

Die Normalwerte für Erwachsene und Kinder sind (Mittel ± 2 Standardabweichungen):

$$\begin{aligned} Na_k &= 20\text{–}36\ \text{mÄq/l},\\ K &= 11\text{–}27\ \text{mÄq/l},\\ (Na/K)_k &= 0{,}6\text{–}2{,}1. \end{aligned}$$

Die Na-Werte verschieben sich unter pathologischen Verhältnissen mehr als die K-Werte und beide meist gegensätzlich. Erhöhte Na- und Na/K-Werte weisen auf eine Nebennierenrinden-Unterfunktion, erniedrigte Werte auf eine Überfunktion. Bei erheblichen Verschiebungen der Serumelektrolyte ist der Test nicht mehr zuverlässig. Ein Na/K-Wert von weniger als 0,25 weist stark auf einen primären oder sekundären Aldosteronismus. Ein Wert von mehr als 0,5 macht eine Aldosteronüberproduktion unwahrscheinlich.

b) Beurteilung der Natrium- und Kaliumausscheidung im Schweiß

Ähnlich wie die Bestimmung der Natrium- und Kaliumausscheidung im Speichel erlaubt auch die Sekretionsrate von Natrium und Kalium im Schweiß gültige Rückschlüsse auf die Sekretionsgröße mineralocorticoider Hormone. Unter Berücksichtigung der Schweiß-Sekretionsrate kann deshalb die Bestimmung der Schweißelektrolyte als screening-Test für primären oder sekundären Aldosteronismus herangezogen werden und für die Abklärung von Hypertonien bei Reihenuntersuchungen wertvolle Dienste leisten. Ein solcher Schweißtest wurde von GRANDCHAMP (1968, 1969) ausgearbeitet und auf seine Brauchbarkeit zur Diagnose von verschiedenen Typen von Hypermineralocorticoidismus ausgewertet.

Prinzip: Nach fünfminütiger Pilocarpin-Iontophorese am Vorderarm (GIBSON, 1959) wird Schweiß während 20 min unter einem flachen Dekkel gesammelt und in Glascapillaren aufgenommen. Die Schweiß-Sekretionsrate wird durch Wägen der Capillaren bestimmt, und Natrium- und Kaliumkonzentration werden durch Flammenphotometrie bestimmt.

Resultate:
x = Schweiß-Sekretionsrate in µl/20 min/13,8 cm^2,
y = Na/K-Quotient.

Normale:
$y = 0{,}03x + 1{,}81 \pm 2{,}60$. ($= \pm 2$ Standardabweichungen)

Experimenteller sekundärer Aldosteronismus:
$y = 0{,}02x + 0{,}5 \pm 1{,}3$.

Experimenteller primärer Aldosteronismus:
$y = 0{,}004x + 1{,}37 \pm 0{,}62$.

Bei zwei Fällen von primärem Aldosteronismus und einem Fall von renovasculärer Hypertonie fielen die Natrium/Kalium-Werte eindeutig in den Bereich der Resultate, die beim experimentellen Aldosteronismus beobachtet worden waren.

c) Bestimmung des Gesamtkörperkaliums und -natriums

α) Bestimmung des Kalium^{40} durch Ganzkörperzählung

Natürliches Kalium enthält zu 0,0119% das radioaktive Isotop ^{40}K, einen β- und γ-Strahler mit einer Halbwertszeit von $1{,}4 \times 10^9$ Jahren. Durch Bestimmung dieses Isotops mit einem geeigneten Ganzkörperzähler läßt sich relativ zuverlässig der Kaliumgehalt des Körpers berechnen. Die Zählung mit der Meßvorrichtung von JOYET (1968), die eine optimale Zählgeometrie gewährleistet, dauert 45 min. Der instrumentell bedingte Meßfehler beträgt ±3,5–5%. Beim gleichen Individuum in mehrwöchigen Intervallen bestimmte Werte variieren um ±7%, individuelle, geschlechts- und altersabhängige Schwankungen scheinen vor allem durch den variablen Anteil des Fettgewebes an der Körpermasse bedingt zu sein. Fettgewebe hat einen sehr niedrigen Kaliumgehalt.

Normalwerte nach JOYET (1968)

Männer:	Alter 20 Jahre	2,14 ± 0,02 g K/kg;
	25–34 Jahre	1,89 ± 0,07 g K/kg;
	35–44 Jahre	1,94 ± 0,10 g K/kg;
	über 45 Jahre	1,82 ± 0,06 g K/kg.
Frauen:	Alter 20 Jahre	1,58 ± 0,02 g K/kg.

Bei Patienten mit primären Aldosteronismus wurden Erniedrigungen von 20–50% gefunden.

β) Bestimmung des austauschbaren Kaliums und Natriums

Für diese Bestimmungen werden zwei künstliche, kurzlebige Isotopen Kalium-42 und Natrium-24 verwendet. Durch Bestimmung des mit ^{42}K austauschbaren Kaliums werden 90–95% des Gesamtkörperkaliums erfaßt, während das mit ^{24}Na austauschbare Natrium etwa 80–85% des Körpernatriums ausmacht. 18–24 Std nach Injektion einer Spurendosis von ^{42}KCl oder $^{24}NaCl$ erreicht die spezifische Aktivität des Kaliums oder Natriums in Körperflüssigkeiten ein Maximum, das etwa 24 Std konstant bleibt.

Austauschbares Kalium: Nach der Methode von CORSA (1950) werden ca. 100 µc ^{42}KCl intravenös injiziert. Urin wird während 24 Std gesammelt zur Bestimmung der ^{42}K-Ausscheidung. Nach 23, 24 und 25 Std wird je in einer frischen Urinportion die Kaliumkonzentration (^{39}K) flammenphotometrisch bestimmt und die ^{42}K Aktivität gezählt und aus diesen beiden Werten die spezifische Aktivität des Urin-Kaliums berechnet. Aus dieser spezifischen Aktivität und der im Körper verbliebenen Radioaktivität läßt sich das austauschbare Kalium nach folgender Formel berechnen:

austauschbares Kalium

$$= ({}^{42}K_{\text{injiziert}} - {}^{42}K_{\text{ausgeschieden}}) \times \frac{{}^{39}K}{{}^{42}K}.$$

Normalwerte nach DEMANET (1958)
Männer: 53 ± 5 mÄq/kg;
Frauen: 42 ± 7 mÄq/kg.

Austauschbares Natrium: Nach FORBES (1951) erfolgt die Bestimmung praktisch nach der gleichen Methode wie für die Bestimmung des austauschbaren Kaliums. Es werden etwa 100 µc $^{24}NaCl$ injiziert, und anschließend wird die Ausscheidung im 24-Std-Urin bestimmt. Nach 24 Std erfolgt aber die flammenphotometrische Messung des Natriums (^{23}Na) und die Zählung des ^{24}Na nicht im Urin sondern im Serum.

Normalwerte nach DEMANET (1958)
Männer: 43 ± 5 mÄq/kg;
Frauen: 39 ± 5 mÄq/kg.

Literatur

Übersichten

Baulieu, E.E. , Robel, P. (eds.): Aldosterone. Oxford: Blackwell 1964.
Christy, N.P. (ed.): The Human Adrenal Cortex. New York: Harper & Row 1971.
Dhom, G.: Die Nebenniere im Kindesalter. Berlin-Göttingen-Heidelberg: Springer 1965.
Eik-Nes, K.B., Hall, P.F.: Secretion of steroid hormones in vivo. Vitam. and Horm. **23**, 153 (1965).
Eisenstein, A.B.: The adrenal cortex. Boston: Little, Brown & Co. 1967.
Gláz, E., Vecsei, P.: Aldosterone. Oxford: Pergamon 1971.
Gray, C.H., Bacharach, A.L. (eds.): Hormones in blood, vols. 1 and 2, 2nd ed. New York: Academic Press 1967.
Greep, R.O., Astwood, E.B. (eds.): Adrenal Gland, Handbook of Physiology, Sect. 7, Vol. **6**, Washington DC: Amer. Physiol. Soc. 1975.
Hübener, H.J., Staib, W.H.: Biochemie der Nebennierenrinden-Hormone. Stuttgart: Thieme 1965.
James, V.H.T., Landon, J.: The investigation of hypothalamic-pituitary-adrenal function. Cambridge: University Press 1968.
McKerns, K.W.: Functions of the adrenal cortex. Amsterdam: North Holland Publ. Comp. 1968.
Moon, H.D.: The adrenal cortex. New York: Hoeber 1961.
Prunty, F.T.G.: Chemistry and treatment of adrenocortical diseases. Springfield: Thomas 1964.
Symington, Th.: Functional pathology of the human adrenal gland. Edinburgh-London: Livingstone 1969.

Embryologie und Normalanatomie

Bloom, W., Fawcett, Don W.: A textbook of histology, 10th ed., p. 540. Philadelphia-London-Toronto: Saunders 1975.
Gray, H.: Anatomy, 35th ed. (R. Warwick, P.L. Williams, eds.), p. 1377. Edinburgh: Longman 1973.
Hamilton, W.J., Boyd, J.D., Mossman, H.W.: Human Embryology. Prenatal development of form and function. 4th ed. (W.J. Hamilton, H.W. Mossman, ed.), p. 518. Cambridge: W. Heffer & Son 1972.
Kurosumi, K., Fujita, H.: Functional morphology of endocrine glands, p. 299. Stuttgart: Thieme 1975.
Rotter, W.: Die Entwicklung der fetalen und kindlichen Nebennierenrinde. Virchows Arch. path. Anat. **316**, 590 (1949).
Tonutti, E.: Experimentelle Untersuchungen zur Pathophysiologie der Nebennierenrinde. Verh. dtsch. Ges. Path. **36**, 123 (1953).
Turner, C.D., Bagnara, J.T.: General Endocrinology. 6th ed., chapt. 11, p. 324. Philadelphia: Saunders 1976.

Biochemie

Allgemeines über Steroidhormone, Stereoisomerie und Nomenklatur

Fieser, L.F., Fieser, M.: Steroids. New York: Reinhold 1959.
Hirschmann, H.: Chemistry of steroid hormones. In: Pincus and Thimann, The hormones, vol. III. New York: Academic Press 1955.
IUPAC-IUB 1967 Revised tentative rules for steroid nomenclature. Biochim. biophys. Acta **164**, 453 (1968).
Klyne, W.: The chemistry of the steroids. London: Methuen & Co Ltd., 1957.
Shopee, C.W.: Steroid configuration. Vitam. and Horm. **8**, 255 (1950).
Zimmermann, W.: Chemie und Stoffwechsel der Steroidhormone. In: Handbuch der inneren Medizin, Bd. VII/I. Berlin-Göttingen-Heidelberg: Springer 1955.

Die Nebennierenrinden-Hormone

11-Desoxycortisol

Cope, C.L., Dennis, P.M., Pearson, J.: Some factors determining the adrenal response to metyrapone (SU 4885). Clin. Sci. **30**, 249 (1966).
Hertogh, R. de, Hoet, J.J., Materazzi, F., Ekka, E.: The fate of 1,2-^{3}H Cortexolone in man. Acta endocr. (Kbh.) **47**, 165 (1964).

Desoxycorticosteron

Harris, J.J., Hoegel, C., Crane, M.G.: Deoxycorticosterone secretion rates before and during metyrapone administration in normal subjects. J. clin. Endocr. **27**, 106 (1967).
Oddie, C.J., Coghlan, J.P., Scoggins, B.A.: Plasma deoxycorticosterone levels in man with simultaneous measurement of aldosterone, corticosterone, cortisol and 11- deoxycortisol. J. clin. Endocr. **34**, 1039 (1972).

18-Hydroxycorticosteron, 18-Hydroxy-DOC

Edwards, C.R.W., Martin, V.I., Al-Dujaili, E.A.S., Miall, P.A., Biglieri, E.G.: The development and application of radioimmunoassays for 18-hydroxycorticosterone (18-OH-B) and 18-hydroxy-deoxycorticosterone (18-OH-DOC). Abstracts 5th Int. Congr. Endocr., Hamburg, S. 87, 1976.
Melby, J.C., Dale, S.L., Grekin, R.L., Gaunt, R., Wilson, T.E.: 18-Hydroxy-11-deoxycorticosterone (18-OH-DOC) secretion in experimental and human hypertension. Rec. Progr. Horm. Res. **28**, 287 (1972).
Ulick, S., Nicolis, G.L., Vetter, K.K.: Relationship of 18-hydroxycorticosterone to aldosterone. In: Aldosterone (E.E. Baulieu, P. Robel, eds.), p. 3. Oxford: Blackwell 1964.
Williams, G.H., Braley, L.M., Underwood, R.H.: The regulation of plasma 18-hydroxy-11-deoxycorticosterone in man. J. clin. Invest. **58**, 221 (1976).

Dehydroepiandrosteron-Sulfat

Baulieu, E.-E., Corpéchot, C., Dray, F., Emiliozzi, R., Lebeau, M.-C., Mauvais-Jarvis, P., Robel, P.: An adrenal-secreted "androgen": dehydroisoandrosteron sulfate. Its metabolism and a tentative generalization on the metabolism of other steroid conjugates in man. Rec. Prog. Horm. Res. **21**, 411 (1965)
Sjövall, K., Sjövall, J., Maddock, K., Horning, E.C.: Estimation of dehydroepiandrosterone sulfate in human serum by gas-liquid chromatography. Analyt. Biochem. **14**, 337 (1966).

Oestrogene

Brown, J.C., Falconer, C.W.A., Strong, J.A.: Urinary oestrogens of adrenal origin in women with breast cancer. J. Endocr. **19**, 52 (1959).
Tamm, J., Apostolakis, M., Voigt, K.D.: The effects of ACTH and HCG on the urinary excretion of testosterone of male patients with various endocrine disorders. Acta endocr. (Kbh.) **53**, 61 (1966).

Aufbau der Nebennierenrinden-Hormone

Bloch, K.: Biosynthesis of cholesterol. In: G.Pincus, Hormones and atherosclerosis. New York: Academic Press 1959.
Bloch, K.: Die Biosynthese des Cholesterins (Nobel-Vortrag). Angew. Chem. **77**, 944 (1965).
Hayano, M., Saba, N., Dorfman, R.I., Hechter, O.: Some aspects of the biogenesis of adrenal steroid hormones. Recent Progr. Hormone Res. **12**, 79 (1956).
Heard, R.D.H., Bilg, E.G., Cann, M.C., Hellinek, P.H., O'Donnel, V.J., Rao, R.G., Webb, J.L.: Biogenesis of the sterols and steroid hormones. Recent Progr. Hormone Res. **12**, 45 (1956).

Hechter, O., Pincus, G.: Genesis of the adreno-cortical secretion. Physiol. Rev. **34**, 459 (1954).

Kahnt, F.W., Neher, R.: Über die adrenale Steroid-Biosynthese *in vitro*. I. Umwandlung endogener und exogener Vorstufen im Nebennieren-Homogenat des Rindes. Helv. chim. Acta **48**, 1457 (1965).

Krum, A.A., Morris, M.D., Bennet, L.L.: Role of cholesterol in the *in vivo* biosynthesis of adrenal steroids by the dog. Endocrinology **74**, 543 (1964).

Pincus, G.: The biosynthesis of adrenal steroids. Ann. N.Y. Acad. Sci. **61**, 283 (1955).

Pincus, G.: Romanoff, E.B.: The synthesis of corticosteroids by the human adrenal cortex. Ciba Found. Coll. Endocr. **8**, 97 (1955).

Popjak, G.: Some aspects of the biosynthesis of cholesterol from mevalonic acid. In: G. Pincus, Hormones and atherosclerosis. New York: Academic Press 1959.

Samuels, L.T., Uchikawa: Biosynthesis of adrenal steroids In: A.B. Eisenstein (ed.), The adrenal cortex. Boston: Little, Brown & Co. 61, 1967.

Staudinger, H.J.: Biosynthese der Steroidhormone. In: Hormone und ihre Wirkungsweise. Berlin-Göttingen-Heidelberg: Springer 1955.

Werbin, H., Chaikoff, I.L.: Utilization of adrenal gland cholesterol for synthesis of cortisol by the intact normal and ACTH-treated guinea pig. Arch. Biochem. **93**, 476 (1961).

Wettstein, A.: Aldosteron. In: Lettré-Inhoffen-Tschesche, Über Sterine, Gallensäuren und verwandte Stoffe, Bd. 2. Stuttgart 1956.

Wettstein, A.: Biosynthèse des hormones stéroides. Experientia (Basel) **17**, 329 (1961).

Wettstein, A.: Chemie des Aldosterons. Verh. dtsch. Ges. inn. Med. **68**, 582 (1962).

Transport der Nebennierenrinden-Hormone

Bush, I.E.: The physicochemical state of cortisol in blood, Ciba Found. Coll. Endocr. **11**, 263 (1957).

Daughaday, W.H.: Steroid protein interactions. Phys. Rev. **39**, 885 (1959).

Daughaday, W.H.: The binding of corticosteroids by plasma protein. In: A.B. Eisenstein (ed.), The adrenal cortex. Boston: Little, Brown & Co 1967.

Daughaday, W.H., Mariz, I.K.: The binding of steroid hormones by plasma proteins. In: Biological activities of steroids in relation to cancer (eds. G. Pincus und E.P. Vollmer). New York: Academic Press 1960.

Meyer, Cl.J., Layne, D.S., Tait, J.F., Pincus. G.: The binding of aldosterone to plasma proteins in normal, pregnant and steroid-treated women. J. clin. Invest. 40, 1663 (1961).

Migeon, C.J., Lawrence, B., Bertrand, J., Hollmann, G.H.: In vivo distribution of some 17-hydroxycosteroids between the plasma and red blood cells of man. J. clin. Endocr. **19**, 1411 (1959).

Mills, I.H., Schedel, H.P., Chen, P.S., Bartter, F.C.: The effect of estrogen administration on the metabolism and protein binding of hydrocortisone. J. clin. Endocr. **20**, 515 (1960).

Plager, J.E., Schmidt, K.G., Staubitz, W.J.: Increased unbound cortisol in the plasma of estrogen-treated subjects. J. clin. Invest. **43**, 1066 (1964).

Sandberg, A.A., Slaunwhite, W.R., Jr.: Transcortin: A corticosteroid-binding protein of plasma. V. In vitro inhibition of cortisol metabolism. J. clin. Invest. **42**, 51 (1963).

Sandberg, A.A., Slaunwhite, W.R., Jr. Antoniades, H.N.: The binding of steroids and steroid conjugates to human plasma protein. Recent Progr. Hormone Res. **13**, 209 (1957).

Sandberg, A.A., Slaunwhite, W.R., Jr., Carter, A.C.: Transcortin: A corticosteroid-binding protein of plasma. III. The effect of vatious steroids. J. clin. Invest. **39**, 1914 (1960).

Slaunwhite, W.R., Jr., Lockie, G.N., Back, N., Sandberg, A.A.: Transcortin: a corticosteroid binding protein. IV. Inactivity in vivo of transcortin-bound cortisol Science **135**, 1062 (1962).

Westphal, U.: Steroid-Protein Interactions. Monographs on Endocrinology, vol. 4. Berlin-Heidelberg-New York: Springer 1971.

Inaktivierung, Abbau und Ausscheidung der Nebennierenrinden-Hormone

Beisel, W.R., Cos, J.J., Horton, R., Chao, P.Y., Forsham, P.H.: Physiology of urinary cortisol excretion. J. clin. Endocr. **24**, 887 (1964).

Berliner, D.L., Dougherty, Th.F.: Hepatic and extrahepatic regulation of corticosteroids. Pharmacol. Rev. **13**, 329 (1961).

Dorfman, R.I.: Neutral steroid hormon metabolites. Recent Progr. Hormone Res. **9**, 5 (1954).

Dorfman, R.I.: Special aspects of adrenocortical steroid metabolism and generalizations. Ciba Found. Coll. Endocr. **8**, 112 (1955).

Frantz, A.B., Katz, F.H., Jailer, J.W.: 6β-Hydroxycortisol and other polar corticosteroids: measurement and significance in human urine, J. clin. Endocr. **21**, 1290 (1961).

Isselbacher, K.J.: Enzymatic mechanisms of hormone metabolism. II. Mechanism of hormonal glucuronide formation. Recent Progr. Hormone Res. **12**, 134 (1956).

Lipman, M.M., Katz, F.H., Jailer, J.W.: An alternate pathway for cortisol metabolism: 6-β-hydroxycortisol production by human tissue slices. J. clin. Endocr. **22**, 268 (1962).

Migeon, C.J., Sandberg, A.A., Decker, H.A., Smith, D.F., Paul, A.C., Samuels, T.: Metabolism of 4-C^{14}-corticosterone in man: body distribution and rates of conjugation. J. clin. Endocr. **16**, 1137 (1956).

Migeon, C.J., Sandberg, A.A., Paul, A.C., Samuels, T.: Metabolism of 4-C^{14}-corticosterone in man. J. clin. Endocr. **16**, 1291 (1956).

Peterson, R.E.: Plasma corticosterone and hydrocortisone levels in man. J. clin. Endocr. **17**, 1150 (1957).

Peterson, R.E.: The influence of the thyroid on adrenal cortical function. J. clin. Invest. **37**, 736 (1958).

Peterson, R.E.: Miscible pool and turnover rate of adrenal corticosteroids in man. Recent Progr. Hormone Res. **15**, 231 (1959).

Peterson, R.E.: Adrenocortical steroid metabolism and adrenal cortical function in liver disease. J. clin. Invest. **39**, 320 (1960).

Peterson, R.E., Pierce, C.E.: The metabolism of corticosterone in man. J. clin. Invest. **39**, 741 (1960).

Peterson, R.E., Pierce, C.E., Wyngaarden, J.B., Brodie, B.B.: The physiological disposition and metabolic fate of cortisone in man. J. clin. Invest. **36**, 1301 (1957).

Peterson, R.E., Wyngaarden, J.B.: The miscible pool and turnover rate of hydrocortisone in man. J. clin. Invest. **35**, 552 (1956).

Samuels, L.T.: Metabolism of steroid hormones. In: D.M. Greenberg, Metabolic pathways, vol. 1, New York: Academic Press 1960.

Sandberg, A.A., Eik-Nes, K., Migeon, C.J., Samuels, L.T.: Metabolism of adrenal steroids in dying patients. J. clin. Endocr. **16**, 1001 (1956).

Sayers, G.E., Glenn, M., Sydnor, K.L., Lipscomb, M., Sweat, M.L., Kelly, L.W., Levy, R.P., Mck. Jefferies, W.: Plasma and urinary steroids after hydrocortisone infusion. J. clin. Invest. **34**, 1600 (1955).

Tait, J.F., Tait, S.A.S., Little,B., Laumas, K.R.: The disapearence of 7-H^3-d-Aldosterone in the plasma of normal subjects. J. clin. Invest. **40**, 72 (1961).

Tomkins, G.M.: Enzymatic mechanism of hormone metabolism. I. Oxidation-reduction of the steroid nucleus. Recent Progr. Hormone Res. **12**, 125 (1956).

Underwood, R.H., Tait, J.F.: Purification, partial characterization and metabolism of an acid labile conjugate of aldosterone. J. clin. Endocr. **24**, 1110 (1964).

Chemie des Corticotropins (ACTH) und Melanotropins (MSH)

Gilkes, J.J.H., Bloomfield, G.A., Scott, A.P., Lowry, P.J., Ratcliffe, J.G., Landon, J., Rees, L.H.: Development and validation of a radioimmunoassay for peptides related to β-melanocyte-stimulating hormone in human plasma: The lipotropins. J. clin. Endocr. **40**, 450 (1975).

Hofmann, K.: Chemistry and function of polypeptide hormones. Ann. Rev. Biochem. **31**, 213 (1962).
Hofmann, K., Yajima, H.: Synthetic pituitary hormones. Recent Progr. Hormone Res. **18**, 31 (1962).
Li, Ch.H.: Synthesis and biological properties of ACTH peptides. Recent Progr. Hormone Res. **18**, 1 (1962).
Li, Ch.H.: The ACTH-molecule. Sci. Amer. **209**, 47 (1963).
Li, Ch.H., Oelofsen, W.: The chemistry and biology of ACTH and related peptides. In: A.B. Eisenstein (ed.), The adrenal cortex, p. 185. Boston 1967.
Ney, R.L., Shimizu, N., Nicholson, W.E., Island, D.P., Liddle, G.W.: Correlation of plasma ACTH concentration with adrenocortical response in normal human subjects, surgical patients and patients with Cushing's disease. J. clin. Invest. **42**, 1669 (1963).
Schwyzer, R.: Structure-activity relationship among physiologically active polypeptides. Proc. 1st internat. pharmacol. meeting, vol. 7. Oxford: Pergamon Press 1963.
Schwyzer. R.: Synthetische Polypeptide mit physiologischer Wirkung. Ergebnisse der Physiologie, Bd. 53. Berlin-Göttingen-Heidelberg: Springer 1963.
Schwyzer, R., Kappeler, H.: Synthese eines Tetracosapeptides mit hoher corticotroper Wirksamkeit: β^{1-24}-Corticotropin. Helv. chim. Acta **46**, 1550 (1963).
Schwyzer, R., Sieber, P.: Die Totalsynthese des β-Corticotropins (Adrenocorticotropes Hormon; ACTH). Helv. chim. Acta **49**, 134 (1966).
Silman, R.E., Chard, T., Lowry, P.J., Smith, I., Young, I.M.: Human foetal pituitary peptides and parturition. Nature **260**, 716 (1976).
Walser, A., Müller, Th.: Adrenocorticotropic effect in humans of a synthetic β^{1-4}-corticotrophine derivative. Experientia (Basel) **24**, 74 (1968).

Physiologie

Übersichten

Blichert-Toft, M.: Secretion of corticotrophin and somatotrophin by the senescent adenohypophysis in man. Acta endocr. (Kbh.) Suppl. **195**, 5 (1975).
Bush, I.E.: Chemical and biological factors in the activity of adrenocortical steroids. Pharmacol. Rev. **14**, 317 (1962).
Deane, H.W.: The anatomy, chemistry and physiology of adrenocortical tissue. In: Handbuch der experimentellen Pharmakologie, Bd. 14,1. The adrenocortical hormones. Berlin-Göttingen-Heidelberg: Springer 1962.
Thorn, G.W., u.a. (Literatur bis 1953): Pharmacological aspects of adrenocortical steroids and ACTH in man. New Engl. J. Med. **248**, 232 (1953).
Yates, F.E., Urquhart, J.: Control of plasma concentrations of adrenocortical hormones. Physiol. Rev. **42**, 335 (1962).

Wirkungen des Corticotropins und des MSH

Fain, J.N.: Adrenergic blockade of hormone induced lipolysis in isolated fat cells. Ann. N.Y. Acad. Sci **139**, 879 (1967).
Fain, J.N., Kovacev, V.P., Scow, R.O.: Effect of growth hormone and dexamethasone on lipolysis and metabolism in isolated fat cells of the rat. J. biol. Chem. **240**, 3522 (1965).
Ferguson, J.J.: Protein synthesis and adrenocorticotropin responsiveness. J. biol. Chem. **238**, 2754 (1963).
Fiala, S., Sproul, E., Fiala, A.: Action of corticotropin (ACTH) on nucleic acids and subcellular elements of adrenal cortex. J. biophys. biochem. Cytol. **2**, 115 (1956).
Garren, L.D., Ney, R.L., Davis, W.W.: Studies on the role of protein synthesis in regulation of corticosterone production by adrenocorticotropic hormone *in vivo*. Proc. nat. Acad. Sci (Wash.) **53**, 1443 (1965).
Garren, L.D., Gill, G.N. Masui, H., Walton, G.M.: On the mechanism of action of ACTH. Rec. Progr. Horm. Res. **27**, 433 (1971).
Grant, J.K., Symington, T., Duguid, W.P.: Effect of adrenocorticotropic therapy on the *in vitro* 11β-hydroxylation of deoxycorticosterone by human adrenal homogenates. J. clin. Endocr. **17**, 933 (1957).
Haynes, R.C., Jr., Berthet, L.: Studies on mechanism of action of adrenocorticotropic hormone, J. biol. Chem. **225**, 115 (1957).
Haynes, R.C., Jr., Sutherland, E.W., Rall, T.W.: The role of cyclic adenylic acid in hormone action. Recent Progr. Hormone Res. **16**, 121 (1960).
Hilf, R.: The mechanism of action of ACTH. New Engl. J. Med. **273**, 798 (1965).
Jenny, M., Müller, A., Mach, R.S.: Effects chimiques et métaboliques d'un nouveau polypeptide à action adrénocorticotrope (tétracosapeptide). Schweiz. med. Wschr. **93**, 766 (1963).
Karaboyas, G.C., Koritz, S.B.: Identity of the site of action of 3',5'-adenosine monophosphate and adrenocorticotropic hormone in corticoidogenesis in rat adrenal and beef adrenal cortex sclices. Biochemistry **4**, 462 (1965).
Nelson, D.H., Hume, D.M.: Corticosteroid secretion in the adrenal venous blood of the hypophysectomized dog as an assay for ACTH. Endocrinology **57**, 184 (1955).
Nugent, Ch.A., Eik-Nes, K., Samuels, L.T., Tyler, F.H.: Changes in plasma levels of 17-Hydroxycorticosteroids during the intravenous administration of adrenocorticotropin. J. clin. Endocr. **19**, 334 (1959).
Nugent, Ch.A., MacDiarmid, W.D., Nelson, A.R., Tyler, F.H.: Rate of adrenal cortisol production in response to maximal stimulation with ACTH. J. clin. Endocr. **23**, 684 (1963).
Schuler, W., Schär, B., Desaulles, P.: Pharmakologie des Synacthen. Schweiz. med. Wschr. **93**, 1027 (1963).
Stone, D., Hechter, O.: Studies of ACTH action in perfused bovine adrenals: the site of action of ACTH in corticosteroidogenesis. Arch. Biochem. **51**, 457 (1954).
Vaughan, M., Steinberg, D.: Glyceride biosynthesis, glyceride breakdown and glycogen breakdown in adipose tissue: Mechanism and regulation. In: Handbook of physiology. Sect. 5: Adipose tissue, A.E. Renold and G.F. Cahill, Jr. (eds), p. 239. Washington, D.C.: Amer. physiol. Soc. 1965.
White, J.E., Engel, F.L.: Lipolytic action of Corticotropin on rat adipose tissue in vitro. J. clin. Invest. **37**, 1556 (1958).

Wirkungen von ACTH und MSH auf die Pigmentbildung

Abe, K., Nicholson, W.E., Liddle, G.W., Orth, D.N., Island, D.P.: Normal and abnormal regulation of β-MSH in man. J. clin. Invest. **48**, 1580 (1969).
Flückiger, E.: Zur Biologie der Farbwechselhormone. Verh. Naturf. Ges. Basel **73**, 194 (1962).
Harris, I.: A melanocyte stimulating hormone from the human pituitary gland. Ciba Found. Coll. Endocr. **13**, 266 (1963).
Lee, T.H., Lerner, A.B., Buettner-Janusch, V.: Adrenocorticotropic hormone and melanocyte-stimulating hormone from human pituitary glands. Ciba Found. Coll. Endocr. **13**, 251 (1960.)
Lerner, A.B.: Hormones and skin color. Sci. Amer. **205**, 199 (1961).
Lerner, A.B., McGuire, J.S.: Melanocyte-stimulating hormone and adrenocorticotropic hormone. Their relation to pigmentation. New Engl. J. Med. **270**, 539 (1964).
Sulman, F.G., Astrair, Z., Eckstein, B., Khazan, N., Pfeiffer, Y.: Separation of ACTH and MSH fractions from pituitaries of different species. Proc. Soc. exp. Biol. (N.Y.) **112**, 202 (1963).

Steuerung der Aldosteronsekretion

Blair-West, J.R., Coghlan, J.P., Denton, D.A., Goding, J.R., Munro, J.A., Peterson, R.E., Wintour, M.: Humoral stimulation of adrenal cortical secretion, J. clin. Invest. **41**, 1606 (1962).
Blair-West, J.R., Coghlan, J.P., Denton, D.A., Goding, J.R., Wintour, M., Wright, R.D.: The control of aldosterone secretion. Recent Progr. Hormone Res. **19**, 311 (1963).
Blair-West, J.R., Coghlan, J.P., Denton, D.A., Munro, J.A., Wintour, M., Wright, R.D.: The effect of bilateral nephrectomy and midcollicular decerebration with pinealectomy

and hypophysectomy on the corticosteroid secretion of sodium-deficient sheep, J. clin. Invest. **43**, 1576 (1964).

Blair-West, J.R., Coghlan, J.P., Denton, D.A., Scoggins, B.A.: In: Angiotensin. Handbook exp. Pharmacool. **37**, 337 (1974).

Davis, J.O.: Mechanisms regulating the secretion and metabolism of aldosterone in experimental hyperaldosteronism.- Rec. Progr. Horm. Res. **17**, 293 (1961).

Davis, J.O.: The regulation of aldosterone secretion. In: The adrenal cortex (A.B. Eisenstein, ed.), p. 203. Boston: Little, Brown & Co. 1967.

Davis, J.O., Urquhart, J., Higgins, J.T., Jr.: The effects of alterations of plasma sodium and potassium concentration on aldosterone secretion. J. clin. Invest. **42**, 597 (1963).

Davis, W.W., Burwell, L.R., Casper, A.G.T., Bartter, F.C.: Sites of action of sodium depletion on aldosterone biosynthesis in the dog. J. clin. Invest. **47**, 1425 (1968).

Fichman, M.P., Littenburg, G., Brooker, G., Horton, R.: Effect of prostaglandin A_1 on renal and adrenal function in man. Circulat. Res. **30**, & **31**, Suppl. II, 11 (1972).

Ganong, W.F., Biglieri, E.G., Mulrow, P.J.: Mechanisms regulating adrenocortical secretion of aldosterone and glucocorticoids. Recent Progr. Hormone Res. **22**, 381 (1966).

Genest, J.: Angiotensin, aldosterone and human arterial hypertension. Canad. med. Ass. J. **84**, 403 (1961).

Gordon, R., Küchel, O., Liddle, G.W., Island, D.P.: Role of the sympathetic nervous system in regulating renin and aldosterone production in man. J. clin. Invest. **46**, 599 (1967).

Gross, F.: Renin und Hypertensin, physiologische oder pathologische Wirkstoffe? Klin. Wschr. **36**, 693 (1958).

Kaplan, N.M., Bartter, F.C.: The effect of ACTH, renin, angiotensin II and various precursors on biosynthesis of aldosterone by adrenal slices. J. clin. Invest. **41**, 715 (1962).

Laragh, J.H., Angers, M., Kelly, W.G., Lieberman, S.: Hypotensive agents and pressor substances. The effect of epinephrine, norepinephrine, angiotensin II, and others on the secretory rate of aldosterone in man. J. Amer. med. Ass. **174**, 234 (1960).

Marusic, E.T., Mulrow, P.J.: Stimulation of aldosterone biosynthesis in adrenal mitochondria by sodium depletion. J. clin. Invest. **46**, 2101 (1967).

Müller, A.F.: Regulation der Aldosteronsekretion, Verh. Dtsch. Ges. inn. Med., 68. Kongr., S. 599. München: Bergmann 1962.

Müller, A.F., Moret, P., Mégevand, R., Pattay, J., Manning, E.L.: Régulation de l'aldostérone. Etude expérimentale, Helv. med. Acta **29**, 535 (1962).

Müller, J.: Alterations of aldosterone biosynthesis by rat adrenal tissue due to increased intake of sodium and potassium. Acta endocr. (Kbh.), **58**, 27 (1968).

Müller, J.: Regulation of aldosterone biosynthesis. Monographs on endocrinology, vol. 5. Berlin-Heidelberg-New York: Springer 1971.

Müller, J., Baumann, K.: Multifactorial regulation of the final steps of aldosterone biosynthesis in the rat. J. Steroid Biochem. **5**, 795 (1974).

Müller, J., Ziegler, W.H.: Stimulation of aldosterone biosynthesis by serotonin. Acta endocr. (Kbh.) **59**, 23 (1968).

Rosenkrantz, H.: A direct influence of 5-hydroxytryptamine on the adrenal cortex. Endocrinology **64**, 355 (1959).

Saruta, T., Kaplan, N.M.: Adrenocortical steroidogenesis: The effects of prostaglandins. J. clin. Invest. **51**, 2246 (1972)

Veyrat, R., Brunner, H.R., Grandchamp, A., Muller, A.F.: Inhibition of renin by potassium in man. Acta endocr. (Kbh.) Suppl. **119**, 86 (1967)

Williams, G.H., Dluhy, R.H.: Aldosterone biosynthesis. Interrelationship of regulatory factors. Amer. J. Med. **53**, 595 (1972).

Steuerung der Cortisol-Sekretion, CRF (corticotropin releasing factor (s. auch Kap. II., S. 32)

De Wied, D.: The site of the blocking action of dexamethasone on stress-induced pituitary ACTH-release. J. Endocr. **29**, 29 (1964).

Eik-Nes. K.B., Brown, D.M., Brizzee, K.R., Smith, E.L.: Partial purification and properties of a "corticotropin influencing factor" (CIF) from human spinal fluid: an assay method in the trained dog. Endocrinology **69**, 411 (1961).

Estep, H. L., Island, D.P., Ney, R.L., Liddle, G.W.: Pituitary-adrenal dynamics during surgical stress. J. clin. Endocr. **23**, 419 (1963).

Fekete, G., Görög, P.: The inhibitory action of natural and synthetic glucocorticoids on adrenal steroidogenesis at the adrenal level. J. Endocr. **27**, 123 (1963).

Fortier, C., Ward, D.N.: Limitations of the in vitro pituitary incubation system as an assay for ACTH-releasing activity. Canad. J. Biochem. **36**, 110 (1958).

Guillemin, R.: Hypothalamic factors releasing pituitary hormones. Recent Progr. Hormone Res. **20**, 89 (1964).

Guillemin, R., Hypothalamic polypeptides releasing pituitary hormones. Metabolism **13**, 1206 (1964).

Harris, G.W.: Central control of pituitary secretion. Handbook of physiology, vol. II. Neurophysiology. Washington: Amer. physiol. Soc. 1960.

Hofmann, K.: Chemistry and function of polypeptide hormones. Ann. Rev. Biochem. **31**, 213 (1962).

James, V.H.T., Landon, J.: The investigation of hypothalamic-pituitary-adrenal function. Combridge: University Press 1968.

Kappeler, H., Schwyzer, R.: Synthetic peptides related to the corticotropins (ACTH) and the melanophore stimulating hormones (MSH) possessing corticotropin releasing activity (CRF-activity). Experientia (Basel) **16**, 415 (1960).

Kappeler, H., Schwyzer, R.: Synthese eines Heptapeptides mit starker CRF-Wirkung. Helv. chim. Acta **43**, 1453 (1960).

Liddle, G.W., Island, D., Meador, C.K.: Normal and abnormal regulation of corticotropin secretion in man. Recent Progr. Hormone Res. **18**, 125 (1962).

Martini, L., Fraschini, F., Motta, M.: Neural control of anterior pituitary functions. Recent Progr. Hormone Res. **25**, 439 (1968).

Ney, R.L., Shimizu, N., Nicholson, W.E., Island, D.P., Liddle, G.W.: Correlation of plasma ACTH concentration with adrenocortical response in normal human subjects, surgical patients and patients with Cushing's disease. J. clin. Invest. **42**, 1969 (1963).

Privat de Garilhe, M., Gross, C.: On the in vitro corticotropin releasing factor (CRF) activity of the heptapeptide: Methionyl-glutaminyl-histidyl-phenylalanyl-arginyl-tryptophyl-glycine. Experientia (Basel) **18**, 92 (1962).

Privat de Garilhe, M., Gross, C., Porath, J., Lindner, E.B.: Further studies on corticotropin releasing factor (CRF); corticotropin releasing activity of synthetic peptides. Experientia (Basel) **16**, 414 (1960).

Renold, A.E., Jenkins, D., Forsham, P.H., Thorn, G.W.: The use of intravenous ACTH: a study in quantitative adrenocortical stimulation. J. clin. Endocr. **12**, 763 (1952).

Ruf, K., Steiner, F.A.: Steroid-sensitive single neurons in rat hypothalamus and midbrain: Identification by microelectrophoresis. Science **156**, 667 (1967).

Schally, A.V., Arimura, A., Bowers, C.Y., Kastin, A.J., Savano, S., Redding, T.W.: Hypothalamic neurohormones regulating anterior pituitary function. Recent Progr. Hormone Res. **24**, 485 (1968).

Schally, A.V., Lipscomb, H.S., Guillemin, R.: Isolation and amino acid sequence of α_2-corticotropin-releasing factor (α_2 CRF) from dog pituitary glands. Endocrinology **71**, 164 (1962).

Schedl, H.P., Chen, PH. S., Jr., Greene, G., Redd, D.: The renal clearance of cortisol . J. clin. Endocr. **19**, 1223 (1959).

Smelik, P.G., Sawyer, C.H.: Effects of implantation of cortisol into the brain stem or pitiutary gland on the adrenal response to stress in the rabbit. Acta endocr. (Kbh.) **41**, 561 (1962).

Yates, F.E.: Physiological control of adrenal cortical hormone secretion. In: The adrenal cortex (A.B. Eisenstein, ed.), p. 133, Boston: Little, Brown & Co. 1967.

Yates, F.E., Urquhart, J: Control of plasma concentrations of adrenocortical hormones. Physiol. Rev. **42**, 359 (1962).

Tagesrhythmik der Nebennierensekretion

Di Raimondo, V.C., Forsham, P.H.: Some clinical implications of the spontaneous diurnal variation in adrenal cortical activity. Amer. J. Med. **21**, 321 (1956).

Doe, R.P., Flink, E.B., Goodsell, M.G.: Relationship of diurnal variation in 17-hydroxycorticosteroid levels in blood and urine to eosinophils and electrolyte excretion. J. clin. Endocr. **16**, 196 (1956).

Eik-Nes, K.B., Clark, L.D.: Diurnal vatiation of plasma 17-hydroxycorticosteroids in subjects suffering from severe brain damage. J. clin. Endocr. **18**, 764 (1958).

Halberg, F., Peterson, R.E., Silber, R.H.: Phase relations of 24 hour-periodicities in blood corticosterone, mitoses in cortical adrenal parenchyma and total body activity. Endocrinology **6**, 222 (1959).

Hellman, L., Nakada, F., Curti, J., Weitzman, E.D., Kream, J., Roffwarg, H., Ellman, S., Fukusshima, D.K., Gallagher, T.F.: Cortisol is secreted episodically by normal man. J. clin. Endocr. **30**, 411 (1970).

Hellmann, L., Weitzman, E.D., Roffwarg, H., Fukushima, D.K., Yoshida, K., Gallagher, T.F.: Cortisol is secreted episodically in Cushing's syndrome. J. clin. Endocr. **30**, 686 (1970).

Katz, F.H., Romfh, P., Smith, J.A.: Episodic secretion of aldosterone in supine man: relationship to cortisol. J. clin. Endocr. **35**, 178 (1972).

Krieger, D.T.: Diurnal pattern of plasma 17-hydroxycorticosteroids in pretectal and temporal lobe disease. J. clin. Endocr. **21**, 695 (1961).

Krieger, D.T., Allen, W.: Relationship of biossayable and immunoassayable plasma ACTH and cortisol concentrations in normal subjects and in patients with Cushing's disease. J. clin. Endocr. **40**, 675 (1975).

Krieger, D.T., Allen, W., Rizzo, F., Krieger, H.P.: Characterization of the normal temporal pattern of plasma corticosteroid levels. J. clin. Endocr. **32**, 266 (1971).

Migeon, C.J., Tyler, F.H., Mahoney, J.P., Florentin, A.A., Castle, H., Bliss, L.E., Samuels, L.T.: The diurnal variation of plasma levels and urinary excretion of 17-hydroxycorticosteroids in normal subjects, night workers and blind subjects. J. clin. Endocr. **16**, 622 (1956)

Orth, D.N., Island, D.P., Liddle, G.W.: Experimental alteration of the circadian system in plasma cortisol (17 OHCS) concentration in man. J. clin. Endocr. **27**, 549 (1967).

Perkoff, G.T., Eik-Nes, K., Nugent, C.A., Fred, H.L., Nimer, R.A., Rusk, L., Samuels, L.T., Tyler, F.H.: Studies of the diurnal variation of plasma 17-hydroxycorticosteroids in man. J. clin. Endocr. **19**, 432 (1959).

Rosenfeld, R.S., Hellman, L., Roffwarg, H., Weitzman, E.D., Fukushima, D.K., Gallagher, T.F.: Dehydroisoandrosterone is secreted episodically and synchronously with cortisol by normal man. J. clin. Endocr. **33**, 87 (1971).

Die Wirkung der Nebennierenrinden-Hormone

Übersichten

Nowakowski, H.: Stoffwechselwirkungen der Steroidhormone. 2. Symposion der Dtsch. Ges. Endokrinol. Berlin-Göttingen-Heidelberg: Springer 1955.

Thorn, G.W., u.a.: Pharmacological aspects of adrenocortical steroids and ACTH in man. New Engl. J. Med. **248**, 232 (1953).

Aldosteron and Desoxycorticosteron

August, J.T., Nelson, D.H.: Adjustment to aldosterone or DOCA induced sodium retention in patients with Addisons disease. J. clin. Invest. **38**, 1964 (1959).

August, J.T., Nelson, D.H., Thorn, G.W.: Aldosterone, New Engl. J. Med. **259**, 917, 967 (1958).

August, J.T., Nelson, D.H., Thorn, G.W.: Response of normal subjects to large amounts of aldosterone. J. clin. Invest. **37**, 1549 (1958).

Bricker, N.S.: The control of sodium excretion with normal and reduced nephron populations. The preeminence of third factor. Amer. J. Med. **43**, 313 (1967).

Crabbé, J.: Stimulation of active sodium transport by the isolated toad bladder with aldosterone in vitro. J. clin. Invest. **40**, 2103 (1961).

Dölle, W.: Die Regulation der renalen Natriumausscheidung durch den sog. „dritten Faktor". Internist (Berl.) **9**, 323 (1968).

Edelman, I.S., Fimognari, G.M.: On the biochemical mechanism of action of aldosterone. Recent Progr. Hormone Res. **24**, 1 (1968).

Editorial: The fate of sodium in the renal tubules. New Engl. J. Med. **279**, 381 (1968).

Fanestil, D.D., Edelman, I.D.: On the mechanism of action of aldosterone on sodium transport: Effects of inhibitors of RNA and of protein synthesis. Fed. Proc. **25**, 912 (1966).

Feldman, D., Funder, J.W., Edelman, I.S.: Subcellular mechanisms in the action of adrenal steroids. Amer. J. Med. **53**, 545 (1972).

Freazier, H.S.: Renal regulation of sodium blance. New Engl. J. Med. **279**, 868 (1968).

Gaunt, R., Chart, J.J.: Mineralocorticoid action of adrenocortical hormones. In: Handbuch der experimentellen Pharmakologie, Bd. 14,1. The adrenocortical hormones. Berlin-Göttingen-Heidelberg: Springer 1962.

Gaunt, R., Renzi, A.A., Chart, J.J.: Aldosterone—a review. J. clin. Endocr. **15**, 621 (1955).

Gross, F.: Extrarenale Wirkungen von Aldosteron. Dtsch. med. Wschr. **86**, 1989 (1961).

Hierholzer, K., Wiederholt, M., Stolte, H.: Hemmung der Natriumresorption im proximalen und distalen Konvolut adrenalektomierter Ratten. Pflügers Arch. ges. Physiol. **291**, 43 (1966).

Horton, R., Biglieri, E.G.: Effect of aldosterone on the metabolism of magnesium. J. clin. Endocr. **22**, 1187 (1962).

Johnston, C.I., Davis, J.O., Howards, S.S., Wright, F.S.: Cross-circulation experiments of the mechanism of the naturiuresis during saline loading in the dog. Circulat. Res. **20**, 1 (1967).

Kassirer, J.P., Appleton, F.M., Chazan, J.A., Schwartz, W.B.: Aldosterone in metabolic alkalosis. J. clin. Invest. **46**, 1558 (1967).

Leaf, A.: Ion transport by the isolated bladder of the toad. Résumés des communications. 3. Congr. Intern. Biochim. **12-4**, p. 107 (1955).

Lichardus, B., Pearce, J.W.: Evidence for a humoral natriuretic factor released by blood volume expansion. Nature (Lond.) **209**, 407 (1966).

Luetscher, J.A., Curtis, R.H.: Relationship of aldosterone in urine to sodium balance and to some other endocrine functions. J. clin. Invest. **34**, 951 (1955).

Mach, R.S., Fabre, J., Duckert, A., Borth, R., Ducommun, P.: Action clinique et métabolisme de l'aldostérone (Electrocortine). Schweiz. med. Wschr. **84**, 407 (1954).

Mach, R.S., Müller, A.F.: Physiopathologie et clinique de l'aldostérone, Schweiz. med. Wschr. **89**, 997 (1959).

Martinez-Maldonaldo, M., Kurtzman, N.A., Rector, F.C., Jr., Seldin, D.W.: Evidence for a hormonal inhibitor of proximal tubular reabsorption. J. clin. Invest. **46**, 1091 (1967).

Melby, J.C., Dale, S.L., Grekin, R.L., Gaunt, R., Wilson, T.E.: 18-hydroxy-11-deoxycorticosterone (18-OH-DOC) secretion in experimental and human hypertension. Rec. Progr. Horm. Res. **28**, 287 (1972).

Müller, A.F., O'Connor, C.M.: Aldosterone, an international symposium. London: A. Churchill 1958.

Mulrow, P.J.: Metabolic effects of adrenal mineralocorticoid hormones. In: The adrenal cortex (A.B. Eisenstein, ed.), p. 293. Boston: Little, Brown & Co. 1967.

Nayler, W.G.: The inotropic action of d-aldosterone on papillary muscles isolated from monkeys: J. Pharmacol. **148**, 215 (1965).

Nowakowski, H.: Aldosteron. 9. Symposion der Dtsch. Ges. f. Endokrinologie. Berlin-Göttingen-Heidelberg: Springer 1963.

Porter, G.A., Bogoroch, R., Edelman, I.S.: On the mechanism of action of aldosterone on sodium transport: The role of RNA synthesis. Proc. nat. Acad. Sci (Wash.) **52**, 1326 (1964).

Porter, G.A., Edelman, I.S.: The action of aldosterone and related corticosteroids on sodium transport across the toad bladder. J. clin. Invest. **43**, 611 (1964).

Ross, E.J.: Aldosterone in clinical and experimental medicine. Springfield: Ch. C. Thomas 1959.

Ross, E.J., Reddy, W.J., Rivera, A., Thorn, G.W.: Effects of intravenous infusions of dl-aldosterone acetate on sodium and potassium excretion in man. J. clin. Endocr. **19**, 289 (1959).

Sennett, J.A., Brown, R.D., Island, D.P., Yarbro, L.R., Watson, J.T., Slaton, P.E. Hollifield, J.W., Liddle, G.W.: Evidence for a new mineralocorticoid in patients with low-renin essential hypertension. Circulat. Res. **36**, **37**, Suppl. I, 1 (1975).

Sharp, G.W.G., Leaf, A.: Mechanism of action of aldosterone. Physiol. Rev. **46**, 593 (1966).

Simpson, S.A., Tait, J.F.: Recent progress in methods of isolation, chemistry and physiology of aldosterone. Recent Progr. Hormone Res. **11**, 183 (1955).

Tanz, R.D.: Studies on the inotropic action of aldosterone on isolated cardiac tissue preparations; including the effects of pH, ouabain and SC-8109. J. Pharmacol. **135**, 71 (1962).

Wiederholt, M., Hierholzer, K., Brecht, J.P.: Die Wirkung von Aldosteron und Cortison auf den tubulären Na-Transport adrenalektomierter Ratten. Pflügers Arch. ges. Physiol. **283**, 71 (1965).

Wilbrandt, W.: Die Bedeutung der Corticosteroide für Ionentransporte. Schweiz. med. Wschr. **89**, 363 (1959).

Aldosteron-Antagonisten

Bartter, F.C.: The clinical use of aldosterone antagonists. Springfield: Ch. C. Thomas 1960.

Bledsoe, T., Island, D.P., Riondel, A.M., Liddle, G.W.: Modification of aldosterone secretion and electrolyte excretion in man by a chemical inhibitor of 18-oxidation. J. clin. Endocr. **24**, 740 (1964).

Buchborn, E., Koczorek, K.H.R.: Aldosteronantagonisten und ihre klinische Anwendung. Verh. Dtsch. Ges. inn. Med., 68. Kongr., S. 649, 1962.

Desaulles, P.A.: Preliminary note on certain pharmacological properties of $3\beta,16\alpha$-Dihydroxyallopregnan-20-on. Experientia (Basel) **15**, 301 (1959).

Klein, R., Taylor, P., Papadolos, C., Laron, Z., Keele, D., Fortunato, J., Byers, C., Billings, C.: Sodium-losing material in human urine. Proc. Soc. exp. Biol. (N.Y.) **98**, 863 (1958).

Liddle, G.W.: Specific and non-specific inhibition of mineralocorticoid activity. Metabolism **10**, 1012 (1961).

Müller, A.F.: Die Aldosteron-Antagonisten. Dtsch. med. Wschr. **86**, 951 (1961).

Salassa, R.M., Mattox, V.R., Power, M.H.: Effect of an aldosterone antagonist on sodium and potassium excretion in primary hyperaldosteronism. J. clin. Endocr. **18**, 787 (1958).

Schlattmann, R.J.A.F.M., Jansen, A.P., Prenen, H., Korst, J.K. van der, Majoor, C.L.H.: The natriuretic and aldosterone-suppressive action of heparin and some related polysulfated polysaccharides. J. clin. Endocr. **24**, 35 (1964).

Cortisol und Cortison

Asboe-Hansen, G.: Hormonal effects on connective tissue. Physiol. Rev. **38**, 446 (1958).

Bagdade, J.D., Porte, D., Jr., Bierman, E.L.: Steroid-induced lipemia. A Complication of high-dosage corticosteroid therapy. Arch. intern. Med. **125**, 129 (1970).

Baxter, J.D., Forsham, P.H.: Tissue effects of glucocorticoids. Amer. J. Med. **53**, 573 (1972).

Beck, I.T., Fletcher, H.W., McKenna, R.D., Griff, H.: Effect of small and massive doses of prednisone on gastric secretory activity. Gastroenterology **38**, 740 (1960).

Beisel, W.R., Rapoport, M.I.: Inter-relations between adrenocortical functions and infectious illness. New Engl. J. Med. **280**, 541, 596 (1969).

Bickel, G., Secrétan, Ph.: Cortisone et gestations. Bull. Schweiz. Akad. med. Wiss. **11**, 125 (1955).

Bodo, R.C. de, Steele, R., Altszuler, N., Dunn, A., Bishop. J.S.: On the hormonal regulation of carbohydrate metabolism; studies with C^{14}-glucose. Rec. Progr. Horm. Res. **19**, 445 (1963).

Conn, H.O., Blitzer, B.L.: Nonassociation of adrenocorticosteroid therapy and peptic ulcer. New Engl. J. med. **294**, 473 (1976).

Davis, R.A., Brooks, F.P.: Gastric secretion, continously recorded blood sugar and plasma steroids after insulin. Amer. J. Physiol. **204**, 143 (1963).

Dougherty, T.F., Berliner, D.L., Berliner, M.L.: Corticosteroid-tissue interactions. Metabolism **10**, 996 (1961).

Fajans, S.S.: Some metabolic actions of corticosteroids. Metabolism **10**, 951 (1961).

Fauci, A.S., Dale, D.C.,Balow, J.E.: Clucocorticosteroid therapy: Mechanisms of action and clinical considerations. Ann. intern. Med. **84**, 304 (1976).

Feldman, D., Funder, J.W., Edelman, I.S.: Subcellular mechanisms in the action of adrenal steroids. Amer. J. Med. **53**, 545 (1972).

Froesch, E.R., Winegrad, A.I., Renold, A.E., Thorn, G.W.: Mechanism of the glucosuria prodeced by the administration of steroids with glucocorticoid activity. J. clin. Invest. **37**, 524 (1958).

Gordon, A.S.: Endocrine influences upon the formed elements of blood and blood forming organs. Recent Progr. Hormone Res. **10**, 339 (1954).

Gray, S.J., Ramsey, C.G.: Adrenal influences upon the stomach and the gastric responses to stress. Recent Progr. Hormone Res. **13**, 583 (1957).

Hastings, A.G., Renold, A.E., Teng, Ch.T.: Effects of ions and hormones on carbohydrate metabolism. Recent Progr. Hormone Res. **11**, 381 (1955).

Jeanrenaud, F.: Fonctions et régulation hormonale du tissu adipeux. Helv. med. Acta **30**, 1 (1963).

Jeanrenaud, B., Renold, A.E.: Studies on rat adipose tissue in vitro. J. biol. Chem. **235**, 2217 (1960).

Jervell, K.F.: Early effects of glucocorticoids on ribonucleic acid and protein metabolism in rat liver. Acta endocr. (Kbh.) **44**, Suppl. 88 (1963).

Laake, H.: The action of corticosteroids on the renal reabsorption of calcium. Acta endocr. (Kbh.) **60**, 34 (1960).

Levine, R., Goldstein, M.S.: Glucocorticoid action of adrenocortical hormones. In: Handbuch d. exp. Pharmakologie, Bd. XIV/2. The adrenocortical hormones, hrsgeg. v. H.W. Deane und B.I. Rubin, Berlin-Göttingen-Heidelberg: Springer 1964.

Loeb, J.N.: Corticosteroids and growth. New Engl. J. Med. **295**, 547 (1976).

Makman, H.M., Nakagawa, S., White, A.: Studies of the mode of action of adrenal steroids on lymphocytes. Recent Progr. Hormone Res. **23**, 195 (1967).

Margulis, R.R., Hodgkinson, C.P., Howard, P.J., Gordon, E.I.: Effects of administration of adrenocorticotropic hormone and cortisone during pregnancy upon mothers, developing fetuses and infants. J. clin. Endocr. **14**, 779 (1954).

Munck, A., Wira, C., Young, D.A., Mosher, K.M., Hallahan, C., Bell, P.A.: Glucocorticoid-receptor complexes and the earliest steps in the action of glucocorticoids on thymus cells. J. Steroid Biochem. **3**, 567 (1972).

Ray, P.D.: Adrenal glucocorticoids and gluconeogenesis. In: Functions of the adrenal cortex, vol. II, ed. by K.W. McKerns. Amsterdam: North Holland Publ. Comp. 1968.

Reid, N.C.R.W., Hackett, R.M., Welbourn, R.B.: The influence of cortisone on the parietal cell population of the stomach in the dog. Gut **2**, 119 (1961).

Renold, A.E., Froesch, E.R., Rearden, J.B., Finkenstaedt, J.T.: Effects of hydrocortisone on carbohydrate metabolism of a patient with renal glycosuria (De Toni Fanconi Syndrom). (Abstr.) J. clin. Invest. **34**, 960 (1955).

Rothschild, M.A., Schreiber, S.S., Oratz, M., McGee, H.L.: The effects of adrenocortical hormones on albumin metabolism, studies with albumin I^{131}. J. clin. Endocr. **18**, 1229 (1958).

Rousseau, G.G.: Interaction of steroids with hepatoma cells: Molecular mechanisms of glucocorticoid hormone action. J. Steroid Biochem. **6**, 75 (1975).

Sakakura, M., Takebe, K., Nakagawa, S.: Inhibition of luteinizing hormone secretion induced by synthetic LRH by long-term treatment with glucocorticoids in human subjects. J. clin. Endocr. **40**, 774 (1975).

Sircus, W., Huston, C.J.W., Prestraw, R.M., Bassoe, H., Harkness, R.A.: Studies in dogs on the biphasic nature of the gastric secretory response to hypoglycaemia and other stimuli with special reference to the role of the adrenals. Gut **4**, 42 (1963).

Spiro, H.M., Miller, S.S.: Clinical and physiologic implications of the steroid-induced peptic ulcer. New Engl. J. Med. **263**, 286 (1960).

Studer, A.: Zur Frage der Angriffsorte vom Compound F (Cortison). Z. ges. exp. Med. **121**, 287 (1953).

Thorn, G.W.: The effects of glucocorticoids upon growth and development. Schweiz. med. Wschr. **100**, 1625 (1970).

Thorn, G.W., Renold, A.E., Cahill, G.F., Jr.: The adrenal and diabetes. Some interactions and interrelations. Diabetes **8**, 337 (1959).

Thorn, G.W., Renold, A.E., Winegrad, A.I.: Some effects of adrenal cortical hormones on intermediary metabolism. Brit. med. J. **1957II**, 1009.

Walser, M., Robinson, B.H.B., Buckett, J.W.: The hypercalcemia of adrenal insufficiency. J. clin. Invest. **42**, 456 (1963).

Weber, G.: Action of glucocorticoid hormone at the molecular level. In: Functions of the adrenal cortex, ed. by K.W. McKerns. Amsterdam: North Holland Publ. Comp. 1968.

Weissmann, G.: The effects of corticosteroids, especially on lysosomes and biomembranes. In: Rheumatoid arthritis (W. Müller, H.G. Harwerth, K. Fehr, eds.), Colloquia Geigy, p. 577. London-New York: Academic Press 1971.

Weissmann, G., Thomas, L.: The effects of corticosteroids upon connective tissue and lysosomes. Recent Progr. Hormone Res. **20**, 215 (1964).

Wilber, J.F., Utiger, R.D.: The effect of glucocorticoids on thyrotropin secretion. J. clin. Invest. **48**, 2096 (1969).

Nebennieren-Androgene

Cohn, G.L., Bondy, P.K., Castiglione, C.: Studies of pyrogenic steroids. I. Separation, identification and measurement of unconjugated dehydroepiandrosterone, etiocholanolone and androsterone in human plasma. J. clin. Invest. **40**, 400 (1961).

Cohn, G.L., Mulrow, P.J.: Androgen release and synthesis in vitro by human adult adrenal glands. J. clin. Invest. **42**, 64 (1963).

Howard, E., Migeon, C.: Sex hormone secretion by the adrenal cortex. In: Handbuch der experimentellen Pharmakologie, Bd. 14, 1, The adrenocortical hormones. Berlin-Göttingen-Heidelberg: Springer 1962.

Kappas, A.: Studies in endocrine pharmocology: Biologic actions of some natural steroids on the liver. New Engl. J. Med. **278**, 387 (1968).

Kappas, A., Palmer, R.H., Glickmann, P.B.: Steroid fever. Amer. J. Med. **31**, 167 (1961).

Migeon, C.J., Keller, A.R., Lawrence, B., Shepard, Th.H.: Dehydroepiandrosterone and androsterone levels in human plasma. Effect of age and sex. Day-to-day and diurnal variations. J. clin. Endocr. **17**, 1051 (1957).

Shulman, J.A., Herrmann, W.L., Petersdorf, R.G.: Experimental etiocholanolone fever. J. clin. Endocr. **24**, 1136 (1964).

Tamm, J.: Steroidfieber. Dtsch. med. Wschr. **88**, 1794 (1963).

Wiele, R. van de, Liebermann, S.: The metabolism of dehydroisoandrosterone. In: Biological activities of steroids in relation to cancer, ed. by G. Pincus and E.P. Vollmer. New York: Academic Press 1960.

Künstliche Steroide (vgl. auch Kap. XX)

Boland, E. W.: Antirheumatic potency of chemically modified adrenocortical steroids. Amer. J. Med. **31**, 581 (1961).

Boland, E.W.: Clinical comparison of the newer anti-inflamatory corticosteroids. Ann. rheum. Dis. **21**, 176 (1962).

Drill, V.A., Riegel, B.: Structural and hormonal activity of some new steroids. Recent Progr. Hormone Res. **14**, 29 (1958).

Kaiser, H.: Cortisonderivate in Klinik und Praxis, 5.Aufl. Stuttgart: Thieme 1968.

Kendall, J.W., Jr., Liddle, G.W., Federspiel, Ch.F., Cornfield, J.: Dissociation of corticotropin-suppressing activity from the eosinopenic and hyperglycemic activities of corticosteroid analogues. J. clin. Invest. **42**, 396 (1963).

Liddle, G.W., Fox, M.: Structure-function relationships of anti-inflammatory steroids. In: L.C. Mills and J.H. Moyer, Inflammation and diseases of connective tissue. Philadelphia: Saunders 1961.

Siegenthaler, W., Siegenthaler, G., Mann, M., Bonner, A., Christen, Ph.: Die Corticosteroidtherapie in der inneren Medizin. Praxis **14**, 490 (1964).

Thorn, G.W.: Clinical considerations in the use of corticosteroids. New Engl. J. Med. **274**, 775 (1966).

Das allgemeine Adaptationssyndrom

Bauer, W., Clark, W.S.: The relationship of the adaptation concept to the connective tissue disease. Recent Progr. Hormone Res. **8**, 217 (1953).

Diczfalusy, E., Cassmer, O., Ulmack, R.: Assessment of the functional reserve capacity of the adrenal cortex in healthy subjects following exhaustive exercise. J. clin. Endocr. **22**, 78 (1962).

Hedinger, Chr.: Anpassung, Anpassungskrankheiten und Nebennieren. Schweiz. med. Wschr. **1954**, 465.

Hill, S.R., u.a.: Studies on adrenocortical and psychological response to stress in man. Arch. intern. Med. **97**, 269 (1956).

Ingle, D.J.: Permissibility of hormone action. A review. Acta endocr. (Kbh.) **17**, 172 (1954).

Ingle, D.J., Baker, B.L.: A consideration of the relationships of experimentally produced and naturally occuring pathologic changes in the rat to the adaptation diseases. Recent Progr. Hormone Res. **8**, 143 (1953).

Labhart, A.: Die Bedeutung des Adaptationssyndroms für die Klinik. Regensburg. Jb. ärztl. Fortbild. **7** (1958/59).

Nelson, D.H.: Disorders of ACTH-secretion in man. Metabolism **10**, 894 (1961).

Schüpbach, A.: Sinn und Bedeutung der Hormone. Praxis **1951**, 131.

Selye, H.: The general adaptation syndrome. J. clin. Endocr. **6**, 117 (1946).

Selye, H.: Stress. Montreal: Acta Inc. 1950.

Selye, H.: Einführung in die Lehre vom Adaptationssyndrom. Stuttgart: Georg Thieme 1953.

Selye, H., Horava, A., Heuser, G.: Annual reports on stress (1st–5th). Montreal: Acta Inc. 1951–1956.

Selye, H.: Hormones and Resistance. Berlin-Heidelberg-New York: Springer 1971.

Unterfunktion

Übersichten

Hofmann, F.G., Sobel, E.H.: Adrenocortical insufficiency. In: Handbuch der experimentellen Pharmakologie, Bd. XIV/2. The adrenocortical hormones, ed. by H.W. Deane and B.L. Rubin. Berlin-Göttingen-Heidelberg: Springer 1964.

Krück, F.: Morbus Addison. Chronische Nebenniereninsuffizienz. Internist (Berl.) **5**, 12 (1964).

Soffer, L.J., Dorfman, R.I., Gabrilove, J.L.: The human adrenal gland. Philadelphia: Lea & Febiger 1961.

Thorn, G.W.: The diagnosis and treatment of adrenal insufficiency, 2. ed. Springfield: Thomas 1951. Deutsch: Nebenniereninsuffizienz, Diagnose und Behandlung. Bern u. Stuttgart: Huber 1953.

M. Addison

Pathologische Anatomie, Häufigkeit, Ätiologie und Pathogenese

Anderson, J.R., Buchanan, W.W., Goudie, R.B.: Autoimmunity, clinical and experimental. Springfield/Ill.: Thomas 1967.

Andrada, J.A., Bigazzi, P.L., Andrada, E., Milgrom, F., Witebsky, E.: Serological investigations on Addison's disease. J. Amer. med. Ass. **206**, 1535 (1968).

Bachmann, R.: Die Nebenniere. In: W. v. Moellendorff u. W. Bargmann, Handbuch der mikroskopischen Anatomie, Bd. 6, Teil 5, S.1. Berlin-Göttingen-Heidelberg: Springer 1954.

Bamatter, F., Koegel, R., De Haller, J., Muller, A.F.: Maladie d'Addison familiale. Insuffisance corticosurrénale chez quatre frères, et plusieurs cas probables dans deux générations de la même famille. Helv. Paed. Acta **21**, 109 (1966).

Blizzard, R.M., Chee, D., Davis, W.: The incidence of adrenal and other antibodies in the sera of patients with idiopathic adrenal insufficiency (Addison's disease). Clin. exp. Immunol. **2**, 19 (1967).

Blizzard, R.M., Kyle, M.: Studies of the adrenal antigens and antibodies in Addison's disease. J. clin. Invest. **42**, 1653 (1963).

Clayton, R., Burden, A.C., Schrieber, V., Rosenthal, F.D.: Secondary pituitary hyperplasia in Addison's disease. Lancet **II**, 954 (1977).

Crispell, K.R., Parson, W., Hamlin, J., Hollifield, G.: Addison's disease associated with histoplasmosis. Amer. J. Med. **20**, 23 (1956).

Del Negro, G., Wajchenberg, B.L., Pereira, V.G., Schnaider, J., Ulhva Cintra, A.B. de, Marques de Assis, L., Prado Sampaio, S.A.: Addison's disease associated with South American blastomycosis. Ann. intern. Med. **54**, 189 (1961).

Fish, R.G., Takaro, T., Lovell, M.: Coexistent Addison's disease and north American blastomycosis. Amer. J. Med. **28**, 152 (1960).

Friedman, N.B.: The pathology of the adrenal gland in Addison's disease with special reference to adrenocortical contraction. Endocrinology **42**, 181 (1948).

Galloway, J.A., Perloff, W.H.: Addison's disease secondary to adrenocortical destruction by metastatic carcinoma of the breast. Amer. J. Med. **28**, 156 (1960).

Gsell, O., Uehlinger, E.: Tuberkulöser Morbus Addison. Stellung der Nebennierentuberkulose im Ablauf der tuberkulösen Infektion. Beitr. Klin. Tuberk. **83**, 121 (1933).

Guttman, P.H.: Addison's disease. A statistical analysis of 566 cases and a study of the pathology. Arch. Path. **10**, 742 (1930).

Irvine, W.J., Stewart, A.G., Scarth, L.: A clinical and immunological study of adrenocortical insufficiency (Addison's disease). Clin. exp. Immunol. **2**, 31 (1967).

Leading article: Autoimmunity in idiopathic Addison's disease. Lancet **1967I**, 1040.

Liebegott, G.: Studien zur Orthologie und Pathologie der Nebennieren. Beitr. path. Anat. **109**, 93 (1947).

Mason, A.S., Meade, T.W., Lee, J.A.H., Morris, J.N.: Epidemiological and clinical picture of Addison's disease. Lancet **1968II**, 744.

Mead, R.K.: Autoimmune Addison's disease. New Engl. J. Med. **266**, 583 (1962).

Nerup, J.: Addison's disease—serological studies. Acta endocr. (Kbh). **76**, 142 (1974).

Nerup, J.: Addison's disease—clinical studies. A report of 108 cases. Acta endocr. (Kbh.) **76**, 127 (1974).

Paschkis, K.E., Rakoff, A.E., Contarow, A., Rupp, J.J.: Clinical endocrinology, 3rd ed. New York-Evanston-London: Hoeber 1967.

Pousset, G., Tourniaire, J., Monier, J.C., Bonhomme, C.: Les auto-anticorps anti-surrénaliens dans l'insuffisance surrénale chronique. Rev. franç. Endocr. clin. **4**, 305 (1968).

Schmidt, M.B.: Eine biglanduläre Erkrankung bei M. Addison. Verh. dtsch. path. Ges. **37**, 121 (1926).

Siebenmann, R.E.: Die Ohrknorpelverknöcherung bei Morbus Addison. Schweiz. med. Wschr. **107**, 468 (1977).

Sloper, J.T.: Pathology of adrenals, thymus and certain other endocrine glands in Addison's disease: Analysis of 37 necropsies. Proc. roy. Soc. Med. **48**, 625 (1955).

Steiner, J.W., Langer, B., Schatz, D.L., Volpe, R.: Experimental immunologic adrenal injury. J. exp. Med. **112**, 187 (1960).

Wuepper, K.D., Wegienka, L.C., Fudenberg, H.H.: Immunologic aspects of adrenocortical insufficiency. Amer. J. Med. **46**, 206 (1969).

Klinisches Krankheitsbild, Symptomatologie, Verlauf und Diagnostik

Ahmed, A.B., George, B.C., Gonzales-Auvert, C.: Increased plasma arginine vasopressin in clinical adrenocortical insufficiency and its inhibition by glucosteroids. J. clin. Invest **46**, 111 (1967).

Carryer, H.M., Sherrick, D.W., Gastineau, C.F.: Occurence of allergic disease in patients with adrenal cortical hypofunction. J. Amer. med. Ass. **172**, 1356 (1960).

Fellows, R.E., Buchanan, J.R., Peterson, R.E., Stokes, P.E.: Chronic primary adrenal insufficiency without hyperpigmentation. New Engl. J. Med. **267**, 215 (1962).

Gill, J.R., Jr., Gann, D.S., Bartter, F.C.: Restoration of diuresis in Addisonian patients by expansion of volume of extracellular fluid. J. clin. Invest. **41**, 1078 (1962).

Hall, T.C., McChracken, B.H., Thorn, G.W.: Skin pigmentation in relation to adrenal cortical function. J. clin. Endocr. **13**, 243 (1953).

Harris-Jones, J.N., Nixon, P.G.F.: Familial Addison's disease with spastic paraplegia. J. clin. Endocr. **15**, 739, 1955.

Hedinger, Chr.: Zur Frage des Morbus Addison ohne Pigmentvermehrung (sog. weißer Morbus Addison). Schweiz. med. Wschr. **1950**, 489.

Hedinger, Chr.: Zur Pathologie der Skeletmuskulatur. 2. Mitteilung. Myalgien als führendes Symptom gewisser Fälle von Addisonscher Krankheit. Schweiz. med. Wschr. **1952**, 869.

Henkin, R.I., Bartter, F.C.: Studies on olfactory thresholds in normal man and in patients with adrenal cortical insufficiency: the role of adrenal cortical steroids and of serum sodium concentration. J. clin. Invest. **45**, 1631 (1966).

Henkin, R.I., Gill, J.R., Jr., Bartter, F.C.: Studies on taste thresholds in normal man and in patients with adrenal cortical insufficiency: the role of adrenal cortical steroids and of serum sodium concentration. J. clin. Invest. **42**, 727 (1963).

Henkin, R.I., McGlone, R.E., Daly, R., Bartter, F.C.: Studies of auditory thresholds in normal man and in patients with adrenal cortical insufficiency: the role of adrenal cortical steroids. J. clin. Invest. **46**, 429 (1967).

Henkin, R.I., Solomon, D.H.: Salt taste threshold in adrenal insufficiency in man. J. clin. Endocr. **22**, 856 (1962).

Jarris, J.L., Jenkins, D., Sosman, M.C., Thorn, G.W.: Roentgenologic observations in Addison's disease. Radiology **62**, 16 (1954).

Kleeman, C.R., Czaczkes, J.W., Gutler, R.: Mechanisms of impaired water excretion in adrenal and pituitary insufficiency. IV. Antidiuretic hormone in primary and secondary adrenal insufficiency. J. clin. Invest. **43**, 1641 (1964).

Laidlaw, J.C., Reddy, W.J., Jenkins, D., Haydar, N.A., Renold, A.E., Thorn, G.W.: Advances in the diagnosis of altered states of adrenocortical function. New Engl. J. Med. **253**, 747 (1955).

Leeksma, C.H.W., Graeff, J. de, Cock, J. de: Hypercalcemia in adrenal insufficiency. Acta med. Scand. **156**, 455 (1957).

Lorme, A. de: Hypercalcämie bei M. Addison. Dissertation, Zürich 1964.

McBrien, D.J., Vaughan Jones, R., Creamer, B.: Steatorrhoea in Addison's disease. Lancet **1963I**, 25.

Morse, W.I., Criscitiello, M.G., Amador, E., Renold, A.E., Harrison, J.H., Dammin, G.J., Thorn, G.W.: Bilateral

adrenalectomy for hypertensive vascular diseae. Amer. J. Med. **26**, 315 (1959).
Peart, W.S.: The function of renin and angiotensin. Recent Progr. Hormone Res. **21**, 73 (1965).
Penman, R.W.: Addison's disease in association with spastic paraplegia. Brit. med. J. 402, 1960.
Pollen, R.H., Williams, R.H.: Hyperkalemic neuromyopathy in Addison's disease. New Engl. J. Med. **263**, 273 (1960).
Prader, A., Uehlinger, E., Illig, R.: Hypercalcämie bei M. Addison im Kindesalter. Helv. paediat. Acta **14**, 607 (1959).
Renold, A.E., Jenkins, D., Forsham, P.H., Thorn, G.W.: The intravenous use of ACTH. A study in quantitativ adrenocortical stimulation. J. clin. Endocr. **12**, 763 (1952).
Somerville, W., Levine, H.D., Thorn, G.W.: The electrocardiogram in Addison's disease. Medicine (Baltimore) **30**, 43 (1951).
Stoll, W.A.: Die Psychiatrie des M. Addison. Stuttgart: Georg Thieme 1953.
Stoll, W.A.: Psychopathology of hypoadrenocorticism. In: Handbuch der experimentellen Pharmakologie, Bd. 14, Teil 1, hrsg. von H.W. Deane, Berlin-Göttingen-Heidelberg: Springer 1962.
Symington, Th.: Functional pathology of the human adrenal gland. Edinburgh-London: Livingstone 1969.
Walser, M., Robinson, B.H., Duckett, J.W.: The hypercalcaemia of adrenal insufficiency. J. clin. Invest. **42**, 456 (1963).

Schwangerschaft bei M. Addison

Cope, C.L., Black, E.: Hydrocortisone production in late pregnancy, J. Obstet. Gynaec. Brit. Emp. **66**, 404 (1959).
Decourt, J., Robel, P., Michard, J.P.: Evolution d'une grossesse chez une femme ayant subi une surrénalectomie bilaterale totale pour maladie de Cushing. Ann. Endocr. (Paris) **22**, 217 (1961).
Hills, A.G., Venning, E.H., Dohan, F.C., Webster, G.D., Richardson, E.M.: Pregnancy and adrenocortical function: endocrine studies of pregnancy occurring in two adrenal deficient women. J. clin. Invest. **33**, 1466 (1954).
Migeon, C.J., Bertrand, J., Wall, P.E.: Physiological disposition of 4-C^{14}-Cortisol during late pregnancy. J. clin. Invest. **36**, 1350 (1957).
Migeon, C.J., Bertrand, J., Wall, P.W., Stempfel, R.S., Prystowsky, H.: Metabolism and placental transmission of cortisol during pregnancy, near term. Ciba Coll. **11**, 338 (1957).
Neher, R., Stark, G.: Nachweis von Corticosteroiden in menschlicher Placenta und Isolierung von 16α-Hydroxytestosteron. Experientia (Basel) **17**, 510 (1961).
Osler, M.: Addison's disease and pregnancy. Acta endocr. (Kbh.) **41**, 67 (1962).
Sims, E.A.H., Meeker, C.I., Gray, M.J., Watanabe, M., Solomon, S.: The secretion of aldosterone in normal pregnancy and in preeclampsia. In: Aldosterone, ed. by E.E. Baulieu and P. Robel, p. 499. Oxford 1964.

Besondere Formen der Nebenniereninsuffizienz

Akute Insuffizienz bei hämorrhagischer Infarzierung

Bamatter, F.: Fulminante Meningokokkensepsis. Zur Ätiologie des Syndroms von Waterhouse-Friderichsen. Jb. Kinderheilk. **142**, 127 (1934).
Berte, S.J.: Spontaneous adrenal hemorrhage in the adult. Review and report of 2 cases. Ann. intern. Med. **38**, 28 (1953).
Clark, O.H., Hall, A.D., Schambelan, M.: Clinical manifestations of adrenal hemorrhage. Amer. J. Surg. **128**, 219 (1974).
Clavadetscher, P., Zellweger, J.P., Hedinger, Chr.: "Idiopathische" Nebennierenblutungen. Schweiz. med. Wschr. **100**, 576 (1970)
Ferguson, J.H., Chapman, O.D.: Fulminating meningococcus infections and the so called Waterhouse-Friderichsen-Syndrome. Amer. J. Path. **24**, 763 (1948).
Fox, B.: Adrenal haemorrhage and necrosis resulting from abdominal operations. Lancet **1969I**, 600.
Friderichsen, C.: Waterhouse-Friderichsen-Syndrome. Acta endocr. (Kbh.) **18**, 482 (1955).
Harper, J.R., Ginn, W.M., Jr., Taylor, W.J.: Bilateral adrenal hemorrhage—A complication of anticoagulant therapy. Amer. J. Med. **32**, 984 (1962).
Klingenberg, A.: Zur massiven Nebennierenblutung des Neugeborenen. Schweiz. med. Wschr. **100**, 417 (1970).
Merz, W., Auf der Maur, A.: Nebennierenapoplexie bei Heparinverabreichung. Schweiz. med. Wschr. **82**, 590 (1952).
Stuber, H.W., Hitzig, W.H.: Zur Pathogenese und Therapie des Waterhouse-Friderichsen-Syndroms. Beziehungen zum Sanarelli-Shwartzman-Phänomen. Schweiz. med. Wschr. **91**, 1612 (1961).
Xarli, V.P., Steele, A.A., Davis, P.J., Buescher, E.S., Rios, C.N., Garcia-Bunuel, R.: Adrenal hemorrhage in the adult. Medicine **57**, 211 (1978).

Kongenitale Nebenniereninsuffizienz bei Lipoidhyperplasie der Nebennieren

Camacho, A.M., Kowarski, A., Migeon, C.J., Brough, A.J.: Congenital adrenal hyperplasia due to a deficiency of one to the enzymes involved in the biosynthesis of pregnenolone. J. clin. Endocr. **28**, 153 (1968).
Degenhart, H.J., Visser, H.K.A., Boon, H., O'Doherty, N.J.: Evidence for deficient 20α-cholesterol-hydroxylase activity in adrenal tissue of a patient with lipoid adrenal hyperplasia. Acta Endocr. (Kbh.) **71**, 512 (1972).
Kirkland, R.T., Kirkland, J.L., Johnson, C.M., Horning, M.G., Librik, L., Clayton, G.W.: Congenital lipoid adrenal hyperplasia in an eight-year-old phenotypic female. J. Clin. Endocrinol. Metab. **36**, 488 (1973).
O'Doherty, N.J.: Lipid adrenal hyperplasia. Guy's Hosp. Rep. **113**, 368 (1964).
Prader, A., Anders, G.J.P.A.: Zur Genetik der kongenitalen Lipoidhyperplasie der Nebennieren. Helv. paediat. Acta **17**, 285 (1962).
Prader, A., Gurtner, H.P: Das Syndrom des Pseudohermaphroditismus masculinus bei kongenitaler Nebennierenrinden-Hyperplasie ohne Androgenüberproduktion (adrenaler Pseudohermaphroditismus masculinus). Helv. paediat. Acta **10**, 397 (1955).
Prader, A., Siebenmann, R.E.: Kongenitale Lipoidhyperplasie der Nebennierenrinde. Helv. paediat. Acta **12**, 569 (1957).
Siebenmann, R.E.: Die kongenitale Lipoidhyperplasie der Nebennierenrinde bei Nebennierenrindeninsuffizienz. Schweiz. Z. Path. **20**, 77 (1957).

Latenter M. Addison

Abu Haydar, N., Marc. J.R.St., Reddy, W.J., Laidlaw, J.C., Thorn, G.W.: Adrenocortical insufficiency with normal basal levels of urinary 17-hydroxycorticoids: Diagnostic implications. J. clin. Endocr. **18**, 121 (1958).
Nordin, B.E.C.: Addison's disease with partial recovery. Proc. roy. Soc. Med. **48**, 1024 (1955).
Smith, H.: Compensated adrenocortical failure. Lancet **1963I**, 1077.

M. Addison und Hirnsklerose (Adrenoleukodystrophie)

Domagk, J., Linke, A., Spaar, F.W., Rahlf, G., Schulte, F.J.: Adrenoleukodystrophy. Neuropädiatrie **6**, 41 (1975).
Fanconi, A., Prader, A., Isler, W., Luethy, F., Siebenmann, R.: Morbus Addison mit Hirnsklerose im Kindesalter. Helv. paed. Acta **18**, 480 (1963).
Forsyth, C.C., Forbes, M., Cumings, J.N.: Adrenocortical atrophy and diffuse cerebral sclerosis. Arch. Dis. Childh. **46**, 273 (1971).
Hoefnagel, D., Noort, S. van den, Ingbar, S.H.: Diffuse cerebral sclerosis with endocrine abnormalities in young males. Brain **85**, 553 (1962).
Ulrich, J., Isler, W.: Sudanophile Leukodystrophie bei Knaben und Kombination mit Morbus Addison. Nervenarzt **42**, 378 (1971).

Selektiver Ausfall einzelner Hormongruppen

Botticelli, J.T., Lange, R.L., Kelly, O.A.: Postural hypotension with decreased blood volume and impaired aldosterone response. Amer. J. Med. **37**, 147 (1964).

Hills, A.G.: Selective hypoaldosteronism. Amer. J. Med. **26**, 502 (1959).

Hudson, J.B., Chobanian, A.V., Relman, A.S.: Hypoaldosteronism. New Engl. J. Med. **257**, 529 (1957).

Krieger, D.T., Krieger, H.P: Aldosterone excretion in pretectal disease. J. clin. Endocr. **24**, 1055 (1964).

Lambrew, C.T., Carver, S.T., Peterson, R.E., Horwith, M.: Hypoaldosteronism as a cause of hyperkalemia and syncopal attacks in a patient with complete heart block. Amer. J. Med. **31**, 81 (1961).

Michelis, M.F., Murdaugh, H.V.: Selective hypoaldosteronism. Amer. J. Med. **59**, 1 (1975).

Royer, P.: L'hypoaldostéronisme congénital. Rev. franç. Étud. clin. biol. **12**, 111 (1967).

Skanse, B., Hökfelt, B.: Hypoaldosteronism with otherwise intact adrenocortical function, resulting in a characteristic clinical entity. Acta endocr. (Kbh.) **28**, 29 (1958).

Slaton, P.E., Biglieri, E.G.: Reduced aldosterone excretion in patients with autonomic insufficiency. J. clin. Endocr. **27**, 37 (1967).

Stempfel, R.S., Jr., Engel, F.L.: A congenital familial syndrome of adrenocortical insufficiency without hypoaldosteronism. J. Pediat. **57**, 443 (1960).

Ulick, S., Gautier, E., Vetter, K.K., Markello, J.R., Yaffe, S., Lose, C.U.: An aldosterone biosynthetic defect in a salt-losing disorder. J. clin. Endocr. **24**, 669 (1964).

Visser, H.K.A., Cost, W.S.: A new hereditary defect in the biosynthesis of aldosterone. Acta endocr. (Kbh.) **47**, 589 (1964).

Weidmann, P., Reinhart, R., Maxwell, M.H., Coburn, J.W., Massry, S.G.: Syndrome of hyporeninemic hypoaldosteronism and hyperkalemia in renal disease. J. clin. Endocr. **36**, 965 (1973).

Wilson, I.D., Goetz, F.C.: Selective hypoaldosteronism after prolonged heparin administration. Amer. J. med. **36**, 635 (1964).

Sekundäre Insuffizienz

Bayliss, R.I.S.: Surgical collapse during and after corticosteroid therapy. Brit. med. J. **1958II**, 935.

Bethge, H.: Die steroidinduzierte Nebennierenrindenunterfunktion. Pathogenese, Klinik, Diagnostik, Prophylaxe und Therapie. Klin. Wschr. **48**, 317 (1970).

Carreon, G.G., Canary, J.J., Meyer, R.J., Kyle, L.H.: Adrenocortical function after long term corticoid therapy. J. Lab. clin. Med. **56**, 235 (1960).

Chakmakjian, Z.H., Nelson, D.H., Bethune, J.E.: Adrenocortical failure in hypopituitarism. J. clin. Endocr. **28**, 259 (1968).

Frazer, Ch. G., Preuss, F.S., Bigford, W.D.: Adrenal atrophy and irreversible shock, associated with cortisone therapy. J. Amer. med. Ass. **149**, 1542 (1952).

Graber, A.L., Ney, R.L., Nicholson, W.E., Island, D.P., Liddle, G.W.: Natural history of pituitary-adrenal recovery following long-term suppression with corticosteroids. J. clin. Endocr. **25**, 11 (1965).

Henneman, Ph.H., Wang, D.M.K., Irwin, J.W., Burrage, W.S.: Syndrome following abrupt cessation of prolonged cortisone therapy. J. Amer. med. Ass. **158**, 384 (1955).

Holub, D.A., Jailer, J.W., Kitay, J.I., Frantz, A.G.: Direct and indirect estimations of pituitary adrenocorticotropin reserves in man following adrenal steroid therapy. J. clin. Endocr. **19**, 1540 (1959).

Holub, D.A., Kitay, J.I., Jailer, J.W.: Effects of exogenous adrenocorticotropic hormone (ACTH) upon pituitary ACTH-concentration after prolonged cortisone treatment and stress. J. clin. Invest. **38**, 291 (1959).

Holub, D.A., Wallace, E.Z., Jailer, J.W.: Pituitary adrenocorticotropin (ACTH) reserve in man following prolonged ACTH therapy. J. clin. Endocr. **20**, 1294 (1960).

Jasani, M.K., Boyle, J.A., Greig, W.R., Dalakos, T.G., Browning, M.C.K., Thompson, A., Buchanan, W.W.: Corticosteroid-induced suppression of the hypothalamo-pituitary-adrenal axis: Observations on patients given oral corticosteroids for rheumatoid arthritis. Quart. J. Med. **36**, 261 (1967).

Lewis, L., Robinson, R.F., Yee, J., Hacker, L.A., Eisen, G.: Fatal adrenal cortical insufficiency precipitated by surgery during continuous cortisone treatment. Ann. intern. Med. **39**, 116 (1953).

Labhart, A., Müller, J., Mayor, G.: Der chirurgische Eingriff unter hochdosierter Cortison-Therapie, bei Cushing-Syndrom und bei primärer oder sekundärer Nebennierenrinden-Insuffizienz. In: Chirurgische Operationslehre. Bd. I, 9. Begr. von Breitner, hrsgr. von Zukschwerdt und Kraus. München-Berlin-Wien: Urban u. Schwarzenberg 1969.

Odell, W.D., Green, G.M., Williams, R.H.: Hypoadrenotropism: The isolated deficiency of adrenotropic hormone. J. clin. Endocr. **20**, 1017 (1960).

Sampson, Ph.A., Winstone, N.E., Brooke, B.N.: Adrenal function in surgical patients after steroid therapy. Lancet **1962II**, 321.

Savage, O., Copeman, W.S.C., Chapman, L., Wells, M.V., Treadwell, B.L.S.: Pituitary and adrenal hormones in rheumatoid arthritis. Lancet **1962I**, 232.

Salassa, R.M., Bennett, W.A., Keating, F.R., Jr., Sprague, R.G.: Postoperative adrenal cortical insufficiency: occurence in patients previously treated with cortisone. J. Amer. med. Ass. **152**, 1509 (1953).

Winstone, N.E., Brooke, B.N.: Effects of steroid treatment on patients undergoing operation. Lancet **1961I**, 973.

Kongenitale Nebennierenhypoplasie

Blizzard, R.M., Alberts, M.: Hypopituitarism, hypoadrenalism, and hypogonadism in the newborn infant. J. Pediat. **48**, 782 (1956).

Brook, C.G.D., Bambach, M., Zachmann, M., Prader, A.: Familial congenital adrenal hypoplasia. Helv. paediat. Acta **28**, 277 (1973).

Hay, I.D.: Pubertal failure in congenital adrenocortical hypoplasia. Lancet **1977II**, 1035.

Johnson, J.D., Hansen, R.C., Albritton, W.L., Werthemann, U., Christiansen, R.O.: Hypoplasia of the anterior pituitary and neonatal hypoglycemia. J. Pediat. **82**, 634 (1973).

Kerenyi, N.: Congenital adrenal hypoplasia. Arch. Pathol. **71**, 336 (1961).

Pakravan, P., Kenny, F.M., Depp, R., Allen, A.C.: Familial congenital absence of adrenal glands: evaluation of glucocorticoid, mineralocorticoid, and estrogen metabolism in the perinatal period. J. Pediat. **84**, 74 (1974)

Prader, A., Zachmann, M., Illig, R.: Luteinizing hormone deficiency in hereditary congenital adrenal hypoplasia. J. Pediat. **86**, 421 (1975).

Sadeghi-Nejad, A., Senior, B.: A familial syndrome of isolated "aplasia" of the anterior pituitary. J. Pediat. **84**, 79 (1974).

Sperling, M.A., Wolfsen, A.R., Fisher, D.A.: Congenital adrenal hypoplasia: an isolated defect of organogenesis. J. Pediat. **82**, 444 (1973).

Weiss, L., Mellinger, R.C.: Congenital adrenal hypoplasia—an X-linked disease. J. Med. Genet. **7**, 27 (1970).

Familiäre Glucocorticoidinsuffizienz

Kershnar, A.K., Roe, T.F., Kogut, M.D.: Adrenocorticotropic hormone unresponsiveness: Report of a girl with excessive growth and review of 16 reported cases. J. Pediat. **80**, 610 (1972).

Migeon, C.J., Kenny, F.M., Kowarski, A., Snipes, C.A., Spaulding, J.S., Finkelstein, J.W., Blizzard, R.M.: The syndrome of congenital adrenocortical unresponsiveness to ACTH. Report of six cases. Pediat. Res. **2**, 501 (1968).

Spark, R.F., Etzkorn, J.R.: Absent aldosterone response to ACTH in familial glucocorticoid deficiency. New Engl. J. Med. **297**, 917 (1977).

Werder, E., Haller, R., Vetter, W., Zachmann, M., Siebenmann, R.: Isolated glucocorticoid insufficiency. Helv. paediat. Acta **30**, 175 (1975).

Therapie der Nebenniereninsuffizienz

Hills, A.G., Zintel, H.A., Parsons, D.W.: Observations of human adrenal cortical deficiency. With special reference to replacement therapy with cortisone. Amer. J. Med. **21**, 358 (1956).

Kupperman, H.S., Epstein, J.A.: Oral therapy of adrenal cortical hypofunction. Use of combined fluorocortisone acetate and hydrocortisone. J. Amer. med. Ass. **159**, 1447 (1955).

Ledingham, J.G.G., Martin, F.I.R., Moxham, A., Hurter, R., Nabarro, J.D.N.: The metabolic effects of aldosterone given by mouth. Lancet **1961 I**, 630.

Lipsett, M.B., Pearson, O.H.: Pathophysiology and treatment of adrenal crisis. New Engl. J. Med. **254**, 511 (1956).

Melby, J.C., Cyr, M.St.: Comparative studies on absorption and metabolic disposal of water-soluble corticosteroid-esters. Metabolism **10**, 75 (1961).

Nelson, D.H., Cooper, C.E.: Relative effectiveness of d-aldosterone given by oral and buccal routes. J. clin. Endocr. **22**, 547 (1962).

Ross, E.J.: Human assay of electrolyte active steroids and their antagonists. Clin. Sci. **23**, 197 (1962).

Sanford, J.P., Favour, C.B.: The interrelationship between Addison's disease and active tuberculosis: A review of 125 cases of Addison's disease. Ann. intern. Med. **45**, 56 (1956).

Überfunktion

Aldosteron-Überproduktion

Übersichten

Aldosteron. 6. Symposion der Dtsch. Ges. f. Endokrinologie, hrsg. von H. Nowakowski. Berlin-Göttingen-Heidelberg: Springer 1963.

Biglieri, E.G., Slaton, P.E., Schambelan, M., Kronfield, S.J.: Hypermineralocorticoidism. Amer. J. Med. **45**, 170 (1968).

Conn, J.W.: Aldosteronism in man. J. Amer. med. Ass. **183**, 775 (1963).

Conn, J.W.: Plasma renin activity in primary aldosteronism. Importance of differential diagnosis and in research of essential hypertension. J. Amer. med. Ass. **190**, 222 (1964).

Conn, J.W., Cohen, E.L., Rooner, D.R.: Suppression of plasma renin activity in primary aldosteronism. Distinguishing primary from secondary aldosteronism in hypertensive disease. J. Amer. med. Ass. **190**, 213 (1964).

Conn, J.W., Conn, E.S.: Primary aldosteronism versus hypertensive disease with secondary aldosteronism. Recent Progr. Hormone Res. **17**, 389 (1961).

Conn, J.W., Knopf, R.F., Nesbit, R.M.: Clinical characteristics of primary aldosteronism from an analysis of 145 cases. Amer. J. Surg. **107**, 159 (1964).

Kaplan, N.M.: Primary aldosteronism with malignant hypertension. New Engl. J. Med. **269**, 1282 (1963).

Milne, M.D., Muehrcke, R.C., Aird, J.: Primary aldosteronism. Quart. J. Med. **26**, 317 (1957).

Prunty, F.T.G.: Aldosteronism—primary and secondary. In: Modern trends in endocrinology, Second Series, ed. Gardiner-Hill, H. London: Butterworth 1961.

Relman, A.S.: Diagnosis of primary aldosteronism. Amer. J. Surg. **107**, 159 (1964).

Siegenthaler, W.: Klinische Syndrome mit Hyperaldosteronismus unter besonderer Berücksichtigung pathogenetischer Gesichtspunkte. Schweiz. med. Wschr. **93**, 1803 (1963).

Siegenthaler, W., Mann, M., Gfeller, J., Ganzoni, A.: Aldosteronforschung und klinische Medizin. Schweiz. med. Wschr. **94**, 685 (1964).

Symington, Th.: Functional pathology of the human adrenal gland. Edinburgh-London: Livingstone 1969.

Wolff, H.P.: Aldosteron und Aldosteronismus. Klin. Wschr. **42**, 711 (1964).

Primärer Aldosteronismus (Conn-Syndrom) und Differentialdiagnose

Biglieri, E.G., Forsham, P.H.: Studies on the expanded extracellular fluid and the responses to various stimuli in primary aldosteronism. Amer. J. Med. **30**, 564 (1961).

Biglieri, E.G., Hane, S., Station, P.E., Jr., Forsham, P.H.: In vivo and in vitro studies of adrenal secretions in Cushing's syndrome and primary aldosteronism. J. clin. Invest. **42**, 516 (1963).

Biglieri, E.G., Slaton, P.E., Jr., Forsham, P.H.: Useful parameters in the diagnosis of primary aldosteronism. J. Amer. med. Ass. **178**, 19 (1961).

Biglieri, E.G., Schambelan, M., Brust, N., Chang, B., Hogan, M.: Plasma aldosterone concentration. Further characterization of aldosterone-producing adenomas. Circulat. Res. **34**, **35**, Suppl. I, 1 (1974).

Brown, J.J., Davies, D.L., Lever, A.F., Robertson, J.I.S.: Renin and angiotensin. A survey of some aspects. Postgrad. med. J. **42**, 153 (1966).

Conn, J.W.: Primary aldosteronism. II. A new clinical syndrome. J. Lab. clin. Med. **45**, 6 (1955).

Conn, J.W., Cohen, E.L., Rovner, D.R., Nesbit, R.M.: Normokalaemic primary aldosteronism. A detectable cause of curable "essential" hypertension. J. Amer. med. Ass. **193**, 200 (1965).

Conn, J.W., Louis, L.H.: Primary aldosteronism, a new clinical entity. Ann. intern. Med. **44**, 1 (1956).

Conn, J.W. Rovner, D.R., Cohen, E.L.: Licorice-induced pseudoaldosteronism. J. Amer. med. Ass. **205**, 492 (1968).

Conn, J.W., Rovner, D.R., Cohen, E.L., Bookstein, J.J., Cerny, J.C., Lucas, C.P.: Preoperative diagnosis of primary aldosteronism. Arch. intern. Med. **123**, 113 (1969).

Conn, J.W., Rovner, D.R., Cohen, E.L., Nesbit, R.M.: Normokalaemic primary aldosteronism; its masquerade as "essential" hypertension. J. Amer. med. Ass. **195**, 21 (1966).

Conn, J.W., Morita, R., Cohen, E.L., Beierwaltes, W.H., McDonald, W.J., Herwig, K.R.: Primary aldosteronism. Photoscanning of tumors after administration of ^{131}-I-19-iodocholesterol. Arch. intern. Med. **129**, 417 (1972)

Espiner, E.A., Tucci, J.R., Jagger, P.J., Lauler, D.P.: Effect of saline infusions on aldosterone and electrolyte excretion in normal subjects and patients with primary aldosteronism. New Engl. J. Med. **277**, 1 (1967).

Ferriss, J.B., Brown, J.J., Fraser, R., Kay, A.W., Neville, A.A., O'Muircheartaigh, I.G., Robertson, J.I.S., Symington, T., Lever, A.F.: Hypertension with aldosterone excess and low plasma renin: Preoperative distinction between patients with and without adrenocortical tumour. Lancet **1970II**, 995.

Fishman, L.M., Küchel, O., Liddle, G.W., Michaelakis, A.M., Gordon, R.D., Chick, W.T.: Incidence of primary aldosteronism in uncomplicated "essential" hypertension. J. Amer. med. Ass. **205**, 497 (1968).

Foye, L.V., Jr., Feichtmeir, Th.V.: Adrenal cortical carcinoma producing solely mineralocorticoid effect. Amer. J. Med. **19**, 966 (1955).

Fritz, K.W., Böhm, P.: Primärer Aldosteronismus. Dtsch. med. Wschr. **31**, 1505 (1963).

Ganguly, A., Melada, G.A., Luetscher, J.A., Dowdy, A.J.: Control of plasma aldosterone in primary aldosteronism: Distinction between adenoma and hyperplasia. J.clin. Endocr. **37**, 765 (1973).

Gardner, J.D., Lapaey, A., Simopoulos, A.P., Bravo, E.L.: Abnormal membrane sodium transport in Liddle's syndrome. J. clin. Invest. **50**, 2253 (1971).

Garst, J.B., Shumway, N.P., Schwartz, H., Farrell, G.L.: Aldosterone excretion in essential hypertension. J. clin. Endocr. **20**, 1351 (1960).

George, J.M., Wright, L., Bell, N.H., Bartter, F.C.: The syndrome of primary aldosteronism. Amer. J. Med. **48**, 343 (1970).

Grandchamp, A., Scherrer, J.R., Veyrat, R., Müller, A.F.: I. Measurement of sweat sodium and potassium excretion for evaluation of mineralocorticoid activity in normal subjects. Helv. med. Acta **34**, 367 (1969).

Hökfelt, B.: Der primäre Aldosteronismus. Verh. dtsch. Ges. inn. Med. 68. Kongr., S. 616, 1962.

Jenny, M., Müller, A.F., Fabre, J., Mach, R.S.: Hypokaliémie et alcalose par ingestion abusive d'extrait de réglisse (Liquorice) et d'eau bicarbonatée. Schweiz. med. Wschr. **91**, 869 (1961).

Kaplan, N.M.: The steroid content of adrenal adenomas and measurements of aldosterone production in patients with essential hypertension and primary aldosteronism. J. clin. Invest. **46**, 728 (1967).

Kaplan, N.M., Silah, J.G.: Angiotensin-infusion test: New approach to differential diagnosis of renovascular hypertension. New Engl. J. Med. **271**, 536 (1964).

Koczorek, K.R.: Primärer Aldosteronismus (Conn-Syndrom). Internist (Berl.) **5**, 32 (1964).

Laragh, J.H., Kelly, W.G.: Abnormal aldosterone seccretion in disease and its implications. In: Adv. met. disorders, ed. by R. Levine and R. Luft, vol. I, p. 236. New York: Academic Press 1964.

Laragh, J.H., Sealey, J.E. Sommers, S.C.: Patterns of adrenal secretion and urinary excretion of aldosterone and plasma renin activity in normal and hypertensive subjects. Circulat. Res., Suppl. I, **18/19**, 158 (1966).

Lauler, D.P.: Preoperative diagnosis of primary aldosteronism. Amer. J. Med. **41**, 855 (1966).

Lennon, E.J., Ruetz, Ph.P., Engstrom, W.W.: Reversal of diurnal rhythm in excretion of water and salt in primary hyperaldosteronism. Amer. J. med. **30**, 475 (1961).

Liddle, G.W., Bledsoe, T., Coppage, W.: A familial renal disorder simulating primary aldosteronism but with negligible aldosterone secretion. Symposium on Aldosterone. Oxford: Blackwell Scientific Publ. Ltd. 1964.

Luetscher, J.A.: Primary aldosteronism: observations in six cases and review of diagnostic procedures. Medicine (Baltimore) **43**, 437 (1964).

Luetscher, J.A., Ganguly, A., Melada, G.A., Dowdy, A.J.: Preoperative differentiation of adrenal adenoma from idiopathic adrenal hyperplasia in primary aldosteronism. Circulat. Res. **34**, **35**, Suppl. I, 1 1974.

Mach, R.S.: Le rôle des surrénales dans l'hypertension artérielle. Schweiz. med. Wschr. **92**, 1027 (1962).

Mader, I.W., Iseri, L.T.: Spontaneous hypopotassemia, hypomagnesemia, alkalosis and tetany due to hypersecretion of corticosterone-like mineralocorticoid. Amer. J. Med. **19**, 976 (1955).

Melby, J.C., Spark, R.F., Dale, S.L., Egdahl, R.H., Kahn, P.C.: Diagnosis and localization of aldosterone-producing adenomas by adrenal vein catheterization. New Engl. J. Med. **277**, 1050 (1967).

Müller, A.F., Manning, E.L., Hodler, J.: Hypokaliämie, Aldosteron-Ausscheidung und primärer Hyperaldosteronismus. Schweiz. med. Wschr. **93**, 1265 (1963).

New, M.I., Peterson, R.E.: Disorders of aldosterone secretion in childhood. Pediat. Clin. N. Amer. **13**, 43 (1966).

Ross, E.J., Crabbé, J., Renold, A.E., Emerson, K., Jr., Thorn, G.W.: A case of massive edema in association with an aldosterone-secreting adrenocortical adenoma. Amer. J. Med. **25**, 278 (1958).

Rossier, P.H., Staehelin, D., Bühlmann, A., Labhart, A.: Alkalose und Hypokaliämie bei Anorexia mentalis (Hungeralkalose). Schweiz. med. Wschr. **85**, 465 (1955).

Scheitlin, W.: Die renal-vaskuläre Hypertonie. Ergebn. inn. Med. Kinderheilk. **26**, 45 (1967).

Shields, R., Miles, J.B., Gilbertson, C.: Absorption and secretion of water and electrolytes by the intact colon in a patient with primary aldosteronism. Brit. med. J. **1968 I**, 93.

Siegenthaler, W., Baumann, K., Kiepenheuer, K., Schönbeck, M., Rhomberg, F., Gysling, E., Weidmann, P., Werning, D.: Die Bedeutung des primären Aldosteronismus als Ursache der "essentiellen" Hypertonie. Schweiz. med. Wschr. **99**, 825 (1969).

Siegenthaler, W., Möhring, J., Weidmann, P.: Zur Diagnostik des Conn-Syndroms. Dtsch. med. Wschr. **92**, 1569 (1967).

Smithwick, R.H., Harrison, J.H., Unger, L., Whitelaw, G.P.: Surgical treatment of aldosteronism. Amer. J. Surg. **167**, 178 (1964).

Tonutti, E., Bayer, J.M.: Beitrag zur Kenntnis der Struktur in der NNR-Adenome und der NNR beim primären Aldosteronismus. Endokrinologie **45**, 276 (1963).

Veyrat, R., Fabre, J., Müller, A.F.: Inhibition sélective de la sécrétion de l'aldostérone par un héparinoïde semisynthétique (Ro 18307). Helv. med. Acta **29**, 543 (1962).

Sekundärer Aldosteronismus mit Ödemen

Böhm, P., Franken, F.H., Irmscher, K.: Beitrag zum Problem des idiopathischen Ödems. Klin. Wschr. **41**, 1155 (1963).

Edwards, O.M., Bayliss, R.I.S.: Idiopathic oedema of women – a clinical and investigative study. Quart. J. Med. **45**, 125 (1976).

Hickie, J.B., Lazarus, L.: Aldosterone metabolism in cardiac failure. Aust. Ann. Med. **15**, 289 (1966).

Küchel, O., Cuche, J.L., Buu, N.T., Guthrie, J.P., Jr., Unger, T., Nowazynski, W., Boucher, R., Genest, J.: Catecholamine excretion in "idiopathic" edema: decreased dopamine excretion, a pathogenetic factor? J. clin. Endocr. **44**, 639 (1977).

Mach, R.S., Fanconi, A., Müller, A.F., Bernheim, Ph., Neher, R.: Hyperaldosteronisme avec hyperplasie adénomateuse des surrénales chez un hypertendu avec oedèmes réfractaires. Schweiz. med. Wschr. **89**, 98 (1959).

Müller, A.F.: Aldostérone et oedème. Schweiz. med. Wschr. **89**, 1093 (1959).

Streeten, D.H.: Idiopathic edema: Pathogenesis, clinical features, and treatment. Metabolism **27**, 353 (1978)

Thorn, G.W.: Cyclic edema. Amer. J. Med. **23**, 507 (1957).

Thorn, G.W.: Aproach to the patient with "idiopathic edema" or "periodic swelling". J. Amer. med. Ass. **206**, 333 (1968).

Veyrat, R., Müller, A.F., Mach, R.S.: Les hyperaldostéronismes secondaires. Schweiz. med. Wschr. **98**, 65 (1968).

Veyrat, R., Robert, M., Mach, R.S.: Étude de la rénine dans les oedèmes idiopathiques avec hyperaldostéronisme secondaire, Schweiz med. Wschr. **98**, 1499 (1968).

Sekundärer Aldosteronismus durch Angiotensin

Alexander, M., Praetorius, F.: Zur Abgrenzung des „Bartter-Syndroms". Dtsch. med. Wschr. **92**, 1022 (1967).

Bartter, F.C., Pronove, P., Gill, J.R., Jr., MacCardle, R.C.: Hyperplasia of the iuxtaglomerular complex with hyperaldosteronism and hypokalemic alkalosis. Amer. J. Med. **33**, 811 (1962).

Beilin, L.J., Schiffmann, N., Crane, M., Nelson, D.H.: Hypokalemic alkalosis and hyperplasia of the juxtaglomerular apparatus without hypertension or oedema. Brit. med. J. **1967 II**, 327.

Brown, J.J., Fraser, R., Lever, A.F., Morton, J.J., Robertson, J.I.S., Tree, M., Bell, P.R.F., Davidson, J.K., Ruthven, I.S.: Hypertension and secondary hyperaldosteronisms associated with a renin-secreting renal juxtaglomerular-cell tumour. Lancet **1973 II**, 1228.

Editorial: Bartter's syndrome. Lancet **1976 II**, 721.

Laidlaw, J.C., Yendt, E.R., Gornall, A.G.: Hypertension caused by renal artery occlusion simulating primary aldosteronism. Metabolism **9**, 612 (1960).

Laragh, J.H., Sealey, J.E., Sommers, S.C.: Patterns of adrenal secretion and urinary excretion of aldosterone and plasma renin activity in normal and hypertensive subjects. Circulat. Res., Suppl. **1**, vols. 18, 19, p. 158 (1966).

Royer, P., Habib, R., Mathieu, H.: Nephrologie im Kindesalter. Stuttgart: Thieme 1967.

Schambelan, M., Howes, E.L., Jr., Stockigt, J.R., Noakes, C.A., Biglieri, E.G.: Role of renin and aldosterone in hypertension due to a renin-secreting tumour. Amer. J. Med. **55**, 86 (1973).

Schwab, M.R., Schröder, C., Schattenfroh, C., Schütz, R.M.: Sekundärer Aldosteronismus unter dem Bild des Conn-Syndroms bei einseitiger Nierenarterienstenose. Dtsch. med. Wschr. **88**, 814 (1963).

ACTH-abhängiger sekundärer Aldosteronismus

Giebink, G.S., Gotlin, R.W., Biglieri, E.G., Katz, F.H.: A kindred with familial glucocorticoid-suppressible aldosteronism. J. clin. Endocr. **36**, 715 (1973).

New, M.I., Peterson, R.E.: A new form of congenital adrenal hyperplasia. J. clin. Endocr. **27**, 300 (1967).

Sutherland, D.J.A.. Ruse, J.L., Laidlaw, J.C.: Hypertension, increased aldosterone secretion and low plasma renin activity relieved by dexamethasone. Canad. med. Ass. J. **95**, 1109 (1966).

17-Hydroxylasemangel

Biglieri, E.G., Herron, M.A., Brust, N.: 17-Hydroxylation defiency in man. J. clin. Invest. **45**, 1946 (1966).

New, M.I.: Male pseudohermaphroditism due to 17α-hydroxylase deficiency. J. clin. Invest. **49**, 1930 (1970).

Goldsmith, O., Solomon, D.H., Horton, R.: Hypogonadism and mineralocorticoid excess. The 17-hydroxylase deficiency syndrome. New Engl. J. Med. **277**, 673 (1967).

Hyperdesoxycorticosteronismus

Biglieri, E.G.: Hypokalemic alkalosis and edema with increased desoxycorticosterone excretion. J. clin. Endocr. **25**, 884 (1965).

Hypercorticosteronismus

Fraser, R., James, V.H.T., Landon, J., Peart, W.S., Rawson, A., Giles, C.A., McKay, A.M.: Clinical and biochemical studies of a patient with corticosterone-secreting adrenocortical tumour. Lancet **1968 II**, 1116.

Mineralocorticoide bei "low-renin hypertension"

Brown, J.J., Ferriss, J.B., Fraser, R., Lever, A.F., Love, D.R., Robertson, J.I.S., Wilson, A.: Apparently isolated excess deoxycorticosterone in hypertension. A variant of the mineralocorticoid syndrome. Lancet **1972 II**, 243.

Melby, J.C., Dale, S.L., Grekin, R.L., Gaunt, R., Wilson, T.E.: 11-Hydroxy-11-deoxycorticosterone (18-OH-DOC) secretion in experimental and human hypertension. Rec. Progr. Horm. Res. **28**, 287 (1972).

Sennett, J.A., Brown, R.D., Island, D.P., Yarbro, L.R., Watson, J.T., Slaton, P.E., Hollifield, J.W., Liddle, G.W.: Evidence for a new mineralocorticoid in patients with low-renin essential hypertension. Circulat. Res. **36**, **37**, Suppl I, 1 (1975).

Das Cushing-Syndrom

Übersichten

Binder, E., Hall, P. (eds.): Cushing's syndrome. Diagnosis and treatment. London: Heinemann 1972.

Cushing, H.: The basophil adenomas of the pituitary body and their clinical manifestations (pituitary basophilism). Bull. Johns Hopk. Hosp. **50**, 137 (1932).

Herrera, M.G., Cahill, G.F., Jr., Thorn, G.W.: Cushing's syndrome. Diagnosis and treatment. Amer. J. Surg. **107**, 144 (1964).

Karl, H.J.: Das Cushing-Syndrom. Internist (Berl.) **5**, 1 (1964).

Labhart, A.: Die Nebennierenrinden-Überfunktionssyndrome. Ärztl. Fortbild. **11**, 590 (1961).

Labhart, A.: Das Cushing-Syndrom. Öst. Ärztezg. **2**, 125 (1966).

Liddle, G.W., Shute, A.M.: The evolution of Cushing's syndrome as a clinical entity. Advanc. intern. Med. **15**, 155 (1969).

Peterson, R.E.: Das Cushingsche Syndrom. Praxis **52**, 134 (1963).

Plotz, Ch. M., Knowlton, A.I., Ragan, Ch.: The natural history of Cushing's syndrome. Amer. J. Med. **13**, 597 (1952).

Soulairac, A.: Le syndrome de Cushing. Rapports de la IXe réunion des endocrinologistes de langue française. Paris: Doin 1967.

Ätiologie, Pathogenese und pathologische Anatomie

Albright, F.: Cushing's syndrome. Harvey Lect., Ser. **38**, 123 (1942/43).

Biglieri, E.G., Hane, S., Slaton, P.E., Jr., Forsham, P.H.: In vivo and in vitro studies of adrenal secretions in Cushing's syndrome and primary aldosteronism. J. clin. Invest. **42**, 516 (1963).

Champion, P.K., Jr.: Cushing syndrome secondary to abuse of dexamethasone nasal spray.Arch.Intern.Med.**134**,750(1974).

Dhom, G.: Die Nebennierenrinde im Kindesalter. Berlin-Göttingen-Heidelberg. Springer 1965.

Fehm, H.L., Voigt, K.H., Lang, R.E., Beinert, K.E., Kummer, G.W., Seiffer, E.F.: Paradoxical ACTH response to glucocorticoids in Cushing's disease. New Engl. J. Med. **297**, 904 (1977).

Fabrykant, M., Jackson, R.S., Aske, B.I.: Cushing's syndrome: failure to demonstrate diminished peripheral glucose uptake and insulin resistance. Metabolism **6**, 116 (1957).

Frost, H.M.: Bone remodelling dynamics. Springfield: Ch.C. Thomas 1963.

Guinet, P., Mornex, R., Revol, A., Bertrand, J., Veyrat, A., Dorsit, D.: Considérations sur deux observations de maladie de Cushing avec syndrome d'alcalose hypokaliémique. Rev. lyon. Méd. **16**, 5 (1967).

Hennemann, D.H., Bunker, J.P.: The pattern of intermediary carbohydrate metabolism in Cushing's syndrome. Amer. J. Med. **23**, 34 (1957).

Howard, J.E., Migeon, C.J.: Cushing's syndrome produced by normal replacement doses of cortisone in patients with defective mechanism for steroid degradation. Amer. J. med. Sci. **235**, 387 (1958).

Kracht, J., Tamm, J.: Invasiv gewachsenes basophiles Adenom des Hypophysenvorderlappens bei Cushing-Syndrom. Acta endocr. (Kbh.) **32**, 330 (1963).

Lagerquist, L.G., Meikle, A.W., West, C.D., Tyler, F.H.: Cushing's disease with cure by resection of a pituitary adenoma. Amer. J. Med. **57**, 826 (1974).

Lamberts, S.W.J., Timmermans, H.A.T., DeJong, F.H., Birkenhager, J.C.: The role of dopaminergic depletion in the pathogenesis of Cushing's disease and the possible consequences for medical therapy. Clin. Endocr. **7**, 185 (1977).

Liddle, G.W., Island, D., Meador, C.K.: Normal and abnormal regulation of corticotropin secretion in man. Recent Progr. Hormone Res. **18**, 125 (1962).

Liddle, G.W., Williams, W.C., Jr., Walser, A.: Die Bedeutung von ACTH für die Pathogenese der Cushingschen Erkrankung. Schweiz. med. Wschr. **90**, 1325 (1960).

Marks, V.: Cushing's syndrome occuring with pituitary chromophobe tumors. Acta endocr. (Kbh.) **32**, 527 (1959).

Müller, O.A., Marguth, F., Scriba, P.C.: Cushing's disease due to autonomous pituitary ACTH release. Abstr. 491. Hamburg: V. Intern. Congr. Endocrinol. 1976.

Nelson, D.H., Meakin, J.W., Thorn, G.W.: ACTH-producing pituitary tumors following adrenalectomy for Cushing's syndrome. Ann. intern. Med. **52**, 560 (1960).

Nelson, D.H., Sprunt, J.G., Mims, R.B.: Plasma ACTH determinations in 58 patients before or after adrenalectomy for Cushing's syndrome. J. clin. Endocr. **26**, 722 (1966).

Ney, R.L., Shimizu, N., Nicholson, W.E., Island, D.P., Liddle, G.W.: Correlation of plasma ACTH concentration with adrenocortical response in normal human subjects, surgical patients and patients with Cushing's disease. J. clin. Invest. **42**, 1669 (1963).

Prunty, F.T.G.: Chemistry and treatment of adrenocortical diseases. Springfield: Thomas 1964.

Retiene, K., Espinoza, A., Marx, K.H., Pfeiffer, E.F.: Über das Verhalten von ACTH und Cortisol im Blut von Normalen und Kranken mit primärer und sekundärer Störung der Nebennierenrindenfunktion. I. Nachweis der vermehrten ACTH-Sekretion beim Morbus Cushing. Klin. Wschr. **43**, 205 (1965).

Staughton, R.C.D., August, P.J.: Cushing's syndrome and pituitary-adrenal suppression due to clobetasol propionate. Brit. med. J. 1975 II, 419.
Symington, Th.: Functional pathology of the human adrenal gland. Edinburgh-London: Livingstone 1969.
Thompson, K.W., Eisenhardt: Further consideration of the Cushing's syndrome. J. clin. Endocr. **3**, 445 (1943).

Klinik, Symptomatologie und Diagnostik

Aloia, J.F., Roginsky, M., Ellis, K., et al.: Skeletal metabolism and body composition in Cushing's syndrome. J. clin. Endocr. **39**, 981 (1974).
Bayer, J.M., Neuner, H.P.: Cushing-Syndrom und erhöhter Augeninnendruck. Dtsch. med. Wschr. **92**, 1791 (1967).
Bleuler, M.: Endokrinologische Psychiatrie. In: Psychiatrie der Gegenwart, Bd. I/13. Berlin-Göttingen-Heidelberg: Springer 1964.
Camanni, F., Losana, O., Massasa, F., Molinatti, G.M.: Increased renal phosphate excretion in Cushing's syndrome. Acta endocr. (Kbh.) **56**, 85 (1965).
Cost, W.S.: Quantitative estimation of adrenocortical hormones and their α-ketolic metabolites in urine. II. Pathologic adrenocortical hyperfunction. Acta endocr. (Kbh.) **42**, 39 (1963).
Ekman, H., Håkansson, B., McCarthy, J.D., Lehmann, J., Sjögren, B.: Plasma 17-hydroxycorticosteroids in Cushing's syndrome. J. clin. endocr. **21**, 684 (1961).
Flury, A., Müller, J., Froesch, E.R., Labhart, A.: Das Cushing-Syndrom. Kasuistische Zusammenstellung von 43 Cushing-Patienten der Medizinischen Univ.-Klinik Zürich von 1958–1969. Schweiz. med. Wschr. **101**, 313 (1971).
Furger, R.: Psychiatrische Untersuchungen beim Cushing-Syndrom. Schweiz. Arch. Neurol. Psychiat. **88**, 9 (1961).
Gabrilove, J.L., Nicolis, G.L., Sohval, A.R.: The testis in Cushing's syndrome. J. Urol. **112**, 95 (1974).
Guinet, P., Mornex, R., Revot, A., Bertrand, J., Veyrat, A., Dorsit, G.: Considérations sur deux observations de maladie de Cushing avec syndrome d'alcalose hypokaliémique. Rev. lyon. Méd. **16**, 5 (1967).
Hogan, M.J., Schambelan, M., Biglieri, E.G.: Current hypercortisolism and hypermineralocorticoidism. Amer. J. Med. **62**, 777 (1977).
Iannacone, A.: The ovaries in Cushing's syndrome. New Engl. J. Med. **261**, 775 (1959).
Iannacone, A., Gabrilove, J.L., Brahms, S.A., Soffer, L.J.: Roentgen diagnosis of adrenal tumor in Cushing's syndrome. Arch. intern. Med. **105**, 257 (1960).
Iannacone, A., Gabrilove, J.L., Brahms, S.A., Soffer, L.J.: Osteoporosis in Cushing's syndrome. Ann. intern. Med. **52**, 570 (1960).
Imura, H., Matsukura, S., Yamamoto, H., Hirata, Y., Nakai, Y., Endo, J., Tanaka, A., Nakamura, M.: Studies on ectopic ACTH-producing tumors: II. clinical and biochemical features of 30 cases. Cancer **35**, 1430 (1975).
Kind, H., Kern, J.: Das endokrine Psychosyndrom im Langzeitverlauf II. Langfristige Katamnesen von Kranken mit Cushing-Syndrom nach Behandlung. Arch. Psychiat. Nervenkr. **224**, 49 (1977)
Krahoff, L., Nicolis, G., Amsel, B.: Pathogenesis of hypertension in Cushing's syndrome. Amer. J.Med. **58**, 216 (1975).
Labhart, A., Froesch, E.R., Ziegler, W.: Zur Diagnose und Therapie des Cushing-Syndroms. Schweiz. med. Wschr. **89**, 44 (1959).
Liddle, G.W.: Tests of pituitary-adrenal suppressibility in the diagnosis of Cushing's syndrome. J. clin. Endocr. **12**, 1539 (1960).
Luton, J.-P., Thiebault, Ph., Valcke, J.-C., Mahoudeau, J.A., Bricaire, H.: Reversible gonadotropin deficiency in male Cushing's disease. J. clin. Endocrin. **45**, 488 (1977).
Molinatti, G.M., Camanni, F., Olivetti, M.: A study on the metabolism of calcium in the hyperadrenocortical syndrome. Acta endocr. (Kbh.) **34**, 323 (1960).
Murray, R.O.: Radiologic bone changes in Cushing's syndrome and steroid therapy. Brit. J. Radiol. **33**, 1 (1960).
Nelson, D.H., Sprunt, J.G., Mims, R.B.: Plasma ACTH determinations in 58 patients before or after adrenalectomy for Cushing's syndrome. J. clin. Endocr. **26**, 722 (1966).
Nichols, Th., Nugent, Ch. A., Tyler, F.H.: Steroid laboratory tests in the diagnosis of Cushing's syndrome. Amer. J. Med. **45**, 116 (1968).
Nugent, Ch.A.: Probability theory in the diagnosis of Cushing's syndrome. J. clin. Endocr. **24**, 621 (1964).
Pleasure, D.E., Walsh, G.O., Engel, W.: Atrophy of skeletal muscle in patients with Cushing's syndrome. Arch. Neurol. **22**, 118 (1970).
Prunty, F.T.G.: Chemistry and treatment of adrenocortical diseases, Springfield: Thomas 1964.
Ratcliffe, J.G., Besser, G.M., Oyefeso, J.A., Knight, R.H.: ACTH assays in the diagnosis of Cushing's syndrome. In: Binder, Ch., Hall, P., (eds.), Cushing's syndrome. London: Heinemann, 1972.
Ross, E.J., Marshall-Jones, P., Friedman, M.: Cushing's syndrome: Diagnostic criteria. Quart. J. Med., N.S. **35**, 149 (1966).
Rovit, R.L., Duane, T.D.: Cushing's syndrome and pituitary tumors. Pathophysiology and ocular manifestations of ACTH-secreting pituitary adenomas. Amer. J. Med. **46**, 416 (1969).
Salassa, R.M., Kearns, Th. P., Kernohan, J.W., Sprague, R.G., McCarthy, C.S.: Pituitary tumors in patients with Cushing's syndrome. J. clin. Endocr. **19**, 1523 (1959).
Schwarz, F., Kinderen, P.J. der, Houtsra-Lanz, M.: Exophthalmos producing activity in the serum and in the pituitary of patients with Cushing's syndrome and acromegaly. J. clin. Endocr. **22**, 718 (1962).
Soffer, L.J., Iannacone, A., Gabrilove, J.L.: Cushing's syndrome. A study of fifty patients. Amer. J. Med. **30**, 129 (1961).
Steinbach, H.L., Noetzli, M., Ozonoff, M.B.: Small pituitary fossa in Cushing's syndrome due to adrenal neoplasm. New Engl. J. Med. **24**, 1286 (1963).
West, Ch.D., Damast, B., Pearson, O.H.: Urinary estrogen excretion in Cushing's syndrome. J. clin. Endocr. **18**, 15 (1958).

Röntgen-Diagnostik

Buetti-Bäuml, C.: Über eine neue Technik in der Röntgendiagnostik: Das Pneumoretroperitoneum. Radiol. clin. (Basel) **21**, 225 (1952).
Cocchi, U.,: Retropneumoperitoneum und Pneumomediastinum. Fortschr. Röntgenstr., Erg.-Bd. **1956**.
Editorial: Adrenal venography. New Engl. J. Med. **26**, 1453 (1968).
Reuter, S.R.: Demonstration of adrenal metastases by adrenal venography. New Engl. J. Med. **26**, 1423 (1968).
Steinbach, H.L., Smith, D.R.: Extraperitoneal pneumography in diagnosis of retro-peritoneal tumors. Arch. Surg. **70**, 161 (1955).
Voegeli, E.: Die Nebennierenphlebographie. Schweiz. med. Wschr. **100**, 1517 (1970).

Nebennierenszintigraphie

Beierwaltes, W.H., Lieberman, L.M., Ansari, A.N., Nishiyama, H.: Visualization of human adrenal glands in vivo by scintillation scanning. J. Amer. med. Ass. **216**, 275 (1971).
Beyer, J., Cordes, U., Hahn, K., Eissner, D., Wolf, R., Neubauer, M., Demisch, K.: Die Nebennierenszintigraphie mit ^{131}I-Cholesterin. Dtsch. med. Wschr. **99**, 2269 (1974).
Dige-Petersen, H., Munkner, T., Fogh, J., Blichert-Toft, M., Lund, J.O.: ^{131}I-19-iodocholesterol scintigraphy of the adrenal cortex. Acta endocr. (KbH.) **80**, 81 (1975).
Moses, D.C., Schteingart, D.E., Sturman, M.F., Beierwaltes, W.H., Ice, R.D.: Efficacy of radiocholesterol imaging of the adrenal glands in Cushing's syndrome. Surg. Gynec. Obstet. **139**, 201 (1974).

Nebennierenrinden-Carcinom

Bradley, E.L., III.: Primary and adjunctive therapy in carcinoma of the adrenal cortex. Surgery **141**, 507 (1975).

Lipsett, M.B., Hertz, R., Ross, G.T.: Clinical and pathophysiologic aspects of adrenocortical carcinoma. Amer. J. Med. **35**, 374 (1963).

MacFarlane, D.A.: Cancer of the adrenal cortex. Ann. roy. Coll. Surg. Engl. **23**, 155 (1958).

Cushing-Syndrom bei ektopischer ACTH-Bildung in Tumoren (paraneoplastisches Cushing-Syndrom) und bei Rinden-Mark-Mischtumoren

Allot, E.N., Shelton, M.O.: Increased adrenocortical activity associated with malignant disease. Lancet **1964 II**, 278.

Bagshawe, K.D.: Hypokaliaemia, carcinoma and Cushing syndrome. Lancet **1960 II**, 284.

Brickner, Ph.W., Lyons, M., Landau, S.J.: Cushing's syndrome associated with non-endocrine neoplasms. Amer. J.Med. **31**, 632 (1961).

Brooks, R.V., Dupré, J., Gogate, A.N., Mills, I.H., Prunty, F.T.G.: Appraisal of adrenocortical hyperfunction: patients with Cushing's syndrome or "nonendocrine" tumors. J. clin. Endocr. **23**, 725 (1963).

Cohen, R.D., Ross, I.P., Dayan, A.D.: Metabolic studies in a case of adrenocortical hyperfunction associated with carcinoma of the lung. J. clin. Endocr. **24**, 401 (1964).

Cost, W.S.: A mineralocorticoid excess syndrome presumably due to excessive secretion of corticosterone. Lancet **1963 I**, 362.

Crane, M.G., Harris, J.J.: Desoxycorticosterone secretion rates in hyperadrenocorticism. J. clin. Endocr. **26**, 1135 (1966).

Flint, L.D., Jacobs, E.C.: Belated recognition of adrenocorticotropic hormone-producing tumors in postadrenalectomized Cushing's syndrome. J. Urol. **112**, 688 (1974).

Friedman, M., Marshall-Jones, P., Ross, E.J.: Cushing's syndrome: adrenocortical hyperactivity secondary to neoplasms arising outside the pituitary-adrenal system. Quart. J. Med. **35**, 193 (1966).

Gilkes, J.J.H., Rees, L.H., Besser, G.M.: Plasma immunoreactive corticotrophin and lipotrophin in Cushing's syndrome and Addison's disease. Brit. med. J. **1977 I**, 996.

Greenberg, E., Divertie, M.B., Woolner, L.B.: A review of unusual systemic manifestations associated with carcinoma. Amer. J. Med. **36**, 106 (1964).

Haas, H.G.: Endokrine Überfunktion bei malignen Tumoren. Praxis **53**, 610 (1964).

Hallwright, G.P., North, K.A.K., Reid, J.D.: Pigmentation and Cushing's syndrome due to malignant tumor of the pancreas. J. clin. Endocr. **24**, 496 (1964).

Harrison, M.T., Montgomery, D.A.D., Rawsey, A.S., Robertson, J.H., Welbourn, R.B.: Cushing's syndrome with carcinoma of bronchus, and with feature suggesting carcinoid tumor. Lancet **1957 I**, 23.

Jarett, L., Lacy, P.E., Kipnis, D.M.: Characterization by immuno-fluorescence of an ACTH-like substance in nonpituitary tumors from patients with hyperadrenocorticism. J. clin. Endocr. **24**, 543 (1964).

Kovach, R.D., Kyle, L.H.: Cushing's syndrome and bronchogenic carcinoma. Amer. J. Med. **24**, 981 (1958).

Kracht, J., Hantschmann, N.: Tumorsyntropien des Cushing-Syndroms. Acta endocr. (Kbh.) **38**, 490 (1961).

Labhart, A.: Endokrine Überfunktionssyndrome der Gewebehormone. 8. Symposion Dtsch. Ges. Endokrinologie, in München 1961, S.77. Berlin-Göttingen-Heidelberg: Springer 1962.

Liddle, G.W., Island, D.P., Ney, R.L., Nicholson, W.E., Shimizu, N.: Nonpituitary neoplasms and Cushing's syndrome. Arch. intern. Med. **111**, 471 (1963).

Mach, R.S., Rentchnik, P., Müller, A.F., Lagier, J., Plattner, H.C.: Syndrome humoral d'hypercorticisme avec alcalose et hyperkaliémie par métastases surrénaliennes de carcinomes bronchiques. Presse méd. **66**, 437 (1958).

Mathison, D.A., Waterhouse, C.A.: Cushing's syndrome with hypertensive crisis and mixed adrenal cortical adenoma-pheochromocytoma (corticomedullary adenoma). Amer. J. Med. **47**, 635 (1969).

Meloni, C.R., Tucci, J., Canary, J.J., Kyle, L.H.: Cushing's syndrome due to bilateral adrenocortical hyperplasia caused by a benign adrenal medullary tumor. J. clin. Endocr. **26**, 1192 (1962).

Nichols, J.: ACTH like excretion from carcinoma of the ovary. J. Amer. med. Ass. **182**, 713 (1962).

O'Riordan, J.L.H., Blanshard, G.P., Moxham, A., Nabarro, J.D.N.: Corticotropin-secreting carcinomas. Quart. J. Med. **35**, 137 (1966).

Pfotenhauer, R., Kracht, J.: Die extrahypophysären corticotropen Geschwülste. Endokrinologie **51**, 23 (1967).

Prunty, F.T.G., Brooks, R.V., Dupré, J., Gimlette, T.M.D., Hutchinson, J.S.M., McSwiney, R.R., Mills, I.H.: Adrenocortical hyperfunction and potassium metabolism in patients with "non-endocrine" tumors and Cushing's syndrome. J. clin. Endocr. **23**, 737 (1963).

Riggs, B.L., Sprague, R.G.: Association of Cushing's syndrome and neoplastic disease. Arch. intern. Med. **108**, 841 (1961).

Strott, Ch.A., Nugent, Ch.A., Tyler, F.H.: Cushing's syndrome caused by bronchial adenomas. Amer. J. Med. **44**, 97 (1968).

Thomas, C., Windt, T., Grom, E.: Hämatologische und endokrine Formen des paraneoplastischen Syndroms. Stuttgart-New York: Schattauer 1974.

Transitorisches und periodisches Cushing-Syndrom

Aber, C.P., Cheetham, H.D.: Cyclical Cushing's syndrome. Brit. med. J. **1961 I**, 336.

Brooks, R.V., Jeffwate, S.L., London, D.R., Prunty, F.T.G., Smiths, P.M.: Intermittent Cushing's syndrome with anomalous response to dexamethasone. J. Endocr. **36**, 53 (1966).

Brown, R.D., Van Loon, G.R., Orth, D.N., Liddle, G.W.: Cushing's disease with periodic hormogenesis: one explanation for paradoxical response to dexamethasone. J. clin. Endocr. **36**, 445 (1973).

Hayslett, J.P., Cohn, G.L.: Spontaneous remission of Cushing's disease. Report of a case. New Engl. J. Med. **276**, 968 (1967).

Hondek, H., Leszynsky, H.E.: Transient Cushing syndrome. Brit. med. J. **1956 I**, 197.

Övlisen, B., Andersen, H.J.: Spontaneous remission in case of Cushing's syndrome presumably due to adrenal tumor. J. clin. Endocr. **26**, 294 (1966).

Pasqualini, Gurevich, N.: Spontaneous remission in a case of Cushing's syndrome. J. clin. Endocr. **16**, 406 (1956).

Schwab, R., Denninger, K.: Das transitorische Cushing-Syndrom. Ergebn. inn. Med. Kinderheilk. **12**, 563 (1959).

Wolff, S.M., Adler, R.C., Buskirk, E.R., Thompson, R.H.: A syndrome of periodic hypothalamic discharge. Amer. J. Med. **36**, 956 (1964).

Rezidivierendes Cushing-Syndrom nach totaler, bilateraler Adrenalektomie

Bigler, U., Müller, J.: Mehrfaches Rezidiv eines Cushing-Syndroms nach bilateraler Adrenalektomie und Hypophyseneingriffen. Heilung mit o,p'-DDD. Schweiz. med. Wschr. **108**, 67 (1978).

Chaffee, W.R., Moses, A.M., Lloyd, C.W., Rogers, L.S.: Cushing's syndrome with accessory adrenocortical tissue. J. Amer. med. Ass. **186**, 799 (1963).

Engel, F.L., McPherson, H.T., Fetter, B.F., Baggett, B., Engel, L.L., Carter, P., Fielding, L.L., Savard, K., Dorfman, R.I.: Clinical, morphological and biochemical studies on a malignant testicular tumor. J. clin. Endocr. **24**, 528 (1964).

Kozak, G.P., Pauk, G.L., Vagnucci, A.I., Lauler, D.P., Thorn, G.W.: Adrenal secretion after bilateral adrenalectomy for Cushing's syndrome. Ann. intern. Med. **64**, 778 (1966).

Hypercortisolismus ohne Cushing-Symptomatik

Vingerhoeds, A.C.M., Thijssen, J.H.H., Schwarz, F.: Spontaneous hypercortisolism without Cushing's syndrome. J. clin. Endocr. **43**, 1128 (1976).

Ney, R.L., Hammond, W., Wright, L., Davis, W.W., Acher, J., Bartter, F.C.: Studies in a patient with an ectopic adrenocortical tumor. J. clin. Endocr. **26**, 299 (1966).

Staub, J.-J.: Rezidiv eines Cushing-Syndromes nach totaler Adrenalektomie und Hypophysenausschaltung. Ektopische Hormonbildung durch Pankreasadenom. Inaug.-Diss. Basel 1967.

Primäre noduläre Dysplasie der Nebennierenrinde, familiäres Cushing-Syndrom

Arce, B., Licea, M., Hung, S., Pardon, R.: Familial Cushing's syndrome. Acta endocr. (Kbh.) **87**, 139 (1978).

Huigenin, A., Ferrand, B., Guerin, D., Kerisit, J., Murie, N.: Polymicroadénomatose de la cortico-surrénale dans le syndrome de Cushing. Ann. endocr. **34**, 206 (1973).

Meador, C.K., Bowdoin, B., Owen, W.C., Jr., Farmer, T.A., Jr.: Primary adrenocortical nodular dysplasia: a rare cause of Cushing's syndrome. J. clin. Endocr. **27**, 1255 (1967).

Ruder, H.J., Loriaux, D.L., Lipsett, M.B.: Severe osteopenia in young adults associated with Cushing's syndrome due to micronodular adrenal disease. J.Clin. Endocrinol. Metab. **39**, 1138 (1974).

Schweizer, M., Froesch, E.R., Hedinger, Chr.: Familiäres Cushing-Syndrom bei Mikroadenomatose beider Nebennierenrinden und multiplen Mißbildungen. Acta endocr. (Kbh.) (im Druck).

Cushing-Syndrom und Schwangerschaft

Bergman, P., Ekman, H., Håkansson, B., Sjögren, B.: Adrenalectomy during pregnancy with the appearance of preeclampsia at term in a case of Cushing's syndrome. Acta endocr. (Kbh.) **35**, 293 (1960).

Calodney, L., Eaton, R., Bogt, Ph., Black, W., Cohn, F.: Exazerbation of Cushing's syndrome during pregnancy: Report of a case. J. clin. Endocr. **36**, 81 (1973).

Eisenstein, A.B., Karsch, R., Gall, I.: Occurence of pregnancy in Cushing's syndrome. J. clin. Endocr. **23**, 971 (1963).

Jørgensen, P.I., Sele, V.: A case of adrenocortical hyperfunction normalized during the second and third trimesters of three pregnancies. Acta endocr. (Kbh.), **73**, 105 (1973).

Hackenberg, K., Groos, G., Reinwein, D.: Cushing-Syndrom und Schwangerschaft. Dtsch. med. Wschr. **102**, 1643 (1977)

Kreines, K., Perrin, E., Salzer, R.: Pregnancy in Cushing's syndrome. J. clin. Endocr. **24**, 75 (1964).

Molinatti, G.M., Olivetti, M.: Surrenectomia durante la gravidanza in un caso di sindrome di Cushing. Min. Med. **147**, 1191 (1963).

Parra, A., Cruz-Krohn, J.: Intercurrent Cushing's syndrome and pregnancy. Amer. J. Med. **40**, 961 (1966).

Differentialdiagnose zur Adipositas

Dunkelman, S.,S., Faishurst, B., Player, J., Waterhouse, Ch.: Cortisol metabolism in obesity. J. clin. Endocr. **24**, 832 (1964).

Editorial: Steroid paintbrush. New Engl. J. Med. **266**, 1065 (1962).

Gogate, A.N., Prunty, F.T.G.: Adrenal cortical function in "obesity with pink striae" in the young adult. J. clin. Endocr. **23**, 747 (1963).

Jacobson, G., Seltzer, C.C., Bondy, Ph.K., Mayer, J.: Importance of body characteristics in the excretion of 17-ketosteroids and 17-ketogenic steroids in obesity. New Engl. J. Med. **271**, 651 (1964).

Migeon, C.J., Green, O.C., Eckert, J.P.: Study of adrenocortical function in obesity. Metabolism **12**, 718 (1963).

Prezio, J.A., Carreon, G., Clerkin, E., Meloni, C.R., Kyle, L.H., Canary, J.J.: Influence of body composition on adrenal function in obesity. J. clin. Endocr. **24**, 481 (1964).

Rees, L.H., Besser, G.M., Jeffcoate, W.J., Goldie, D.J., Marks, V.: Alcohol-induced Pseudo-Cushing's syndrome. Lancet **I**, 726 (1977).

Schteingart, D.E., Gregerman, R.I., Conn, J.W.: A comparison of the characteristics of increased adrenocortical function in obesity and in Cushing's syndrome. Metabolism **12**, 484 (1963).

Simkin, B., Arce, R.: Steroid excretion in obese patients with colored abdominal striae. New Engl. J. Med. **266**, 1031 (1962).

Summers, V.K., Sheehan, H.L., Hipkin, L.J., Davis, J.C.: Differential diagnosis of Cushing's syndrome and obesity associated with striae. Lancet **1964II**, 1079.

Therapie des Cushing-Syndroms

Jennings, A.S., Liddle, G.W., Orth, D.N.: Results of treating childhood Cushing's disease with pituitary irradiation. New Engl. J. Med. **297**, 957 (1977).

Melby, J.C.: Therapeutic possiblities in Cushing's syndrome. New Engl. J. Med. **285**, 288 (1971).

Orth, D.N., Liddle, G.W.: Results of treatment in 108 patients with Cushing's syndrome. New Engl. J. Med. **285**, 243 (1971).

Turkington, R.W.: Secretion of prolactin by patients with pituitary and hypothalamic tumors. J. clin. Endocr. **34**, 159 (1971).

Krieger, D.T., Amorosa, L., Linick, F.: Cyproheptadine-induced remission of Cushing's disease. New Engl. J. Med. **293**, 893 (1975).

Norman, N., Vogt, J.H.: Ethinyloestradiol in the preoperative treatment of a severe case of Cushing's syndrome due to adrenocortical hyperplasia. Acta endocr. (Kbh.) **42**, 168 (1963).

Rausch-Stroomann, J.-G., Petry, R., Trenkner, G.: Die Behandlung des Cushingsyndromes auf Grund von Nebennierenrinden-Hyperplasie mit 6-Dehydro-16-methylenhydrocortison. Dtsch. med. Wschr. **93**, 2324 (1968).

Adrenostatika: o,p'-DDD, Heparinoide, Bromergocryptin

Becker, D., Schumacher, O.P.: o,p'-DDD therapy in invasive adrenocortical carcinoma. Ann. Intern. Med. **82**, 677 (1975).

Benker, G., Hackenberg, K., Hamburger, B., Reinwein, D.: Effects of growth hormone releaseinhibiting hormone and bromocryptine (CB 154) in states of abnormal pituitary-adrenal function. Clin. Endocr. **5**, 187 (1976).

Bergenstal, D.M., Hertz, R., Lipsett, M.B., Moy, R.H.: Chemotherapy of adrenocortical cancer with o,p'-DDD. Ann. intern. Med. **53**, 672 (1960).

Bledsoe, T., Island, D.P., Ney, R.L., Liddle, G.W.: An effect of o,p'-DDD on the extra-adrenal metabolism of cortisol in man. J. clin. Endocr. **24**, 1303 (1964).

Fisher, D.A., Panos, T.C., Melby, J.C.: Therapy of adrenocortical cancer with o,p'-DDD in two children. J. clin. Endocr. **23**, 218 (1963).

Gallagher, T.F., Fukushima, D.K., Hellmann, L.: Effect of o,p'-DDD on steroid hormone metabolites in adrenocortical carcinoma. Metabolism **11**, 1155 (1962).

Luton, J.P., Remy, J.M., Valcke, J.C., Laudat, Ph., Bricaire, H.: Guérison ou rémission de la maladie de Cushing par usage thérapeutique prolongé d'o,p'-DDD (à propos de 17 observations). Ann. endocr. **34**, 351 (1973).

Molnar, G.D., Mattox, V.R., Bahn, R.C.: Clinical and therapeutic observations in adrenal cancer: report on seven patients treated with o,p'-DDD. Cancer (Philad.) **16**, 259 (1963).

Orth, D.N., Liddle, G.W.: Results of treatment in 108 patients with Cushing's syndrome. New Engl. J. Med. **285**, 243 (1971).

Rausch-Stroomann, J.G.: Treatment of Cushing's syndrome due to adrenal hyperplasia by "chemical hypophysectomy". Acta endocr. (KbH.) **Suppl. 119**, 35 (1967).

Santen, R.J., Lipton, A., Kendall, J.: Successful medical adrenalectomy with aminoglutethimide. J. Amer. med. Ass. **230**, 1661 (1974).

Temple, T.E., Jr., Jones, D.J., Jr., Liddle, G.W. et al.: Treatment of Cushing's disease. Correction of hypercortisolism by o,p'-DDD without induction of aldosterone deficiency. New. Engl. J. Med. **281**, 801 (1969).

Veyrat, R., Fabre, J., Müller, A.F.: Inhibition sélective de la sécrétion de l'aldostérone par un héparinoide semisynthétique (Ro I 8707). Helv. med. Acta **29**, 543 (1962).

Weber, J., Ditzel, J.: Effect of long-term administration of methopyrapone and dexamethasone in patients with Cushing's syndrome. Acta endocr. (Kbh.) **43**, 493 (1963).

Aminoglutethimid

Camacho, A.M., Cash, R., Brough, A.J., Wilroy, R.S.: Inhibition od adrenal steroidogenesis by amino-glutethimide and the mechanism of action. J. Amer. med. Ass. **202**, 20 (1967).

Cash, R., Brough, A.J., Cohen, M.N.P., Satoh, P.S.: Aminglutethimide (Elipten-Ciba) as an inhibitor of adrenal steroidogenesis: mechanism of action and therapeutic trial. J. clin. Endocr. **27**, 1239 (1967).

Dexter, R.N., Fishman, L.M., Ney, R.L., Liddle, G.W.: Inhibition of adrenal corticosteroid synthesis by aminoglutethimide: studies of the mechanism of action. J. clin. Endocr. **27**, 473 (1967).

Fishman, L.M., Liddle, G.W., Island, D.P., Fleischer, N., Küchel, O.: Effects of amino-glutethimide on adrenal function in man. J. clin. Endocr. **27**, 481 (1967).

Horky, K., Küchel, O., Gregorova, I., Jirankva, J., Matys, Z.: Klinische Erfahrungen mit Aminoglutethimid (Elipten Ciba), einem neuen Inhibitor der Steroid-Biosynthese in der Nebenniere, Schweiz. med. Wschr. **98**, 1843 (1968).

Philbert, M., Laudat, M.H., Laudat, P., Bricaire, H.: Etude clinique et biologique d'un inhibiteur de l'hormonosynthèse corticosurrénale: l'aminoglutéthimide. Ann. Endocr. (Paris) **29**, 189 (1968).

Rallison, M.L., Kumagai, L.F., Tyler, F.H.: Goitrous hypothyroidism induced by amino-glutethimide, anticonvulsant drug. J. clin. Endocr. **27**, 165 (1967).

Santen, R.J., Lipton, A., Kendall, J.: Successful medical adrenalectomy with aminoglutethimide. Role of altered drug metabolism. J. Amer. med. Ass. **230**, 1661 (1974).

Smilo, R.P., Earll, J.M., Forsham, P.H.: Suppression of tumorous adrenal hyperfunction by aminoglutethimide. Metabolism **16**, 374 (1967).

Zachmann, M., Gitzelmann, R.P., Zagalak, M., Prader, A.: Effect of aminoglutethimide on urinary cortisol and cortisol metabolites in adolescents with Cushing's syndrome. Clin. Endocr. **7**, 63 (1977).

Chirurgische Therapie

Bennett, A.H., Cain, J.P., Dluhy, R.G., Tynes, W.V., Harrison, J.H., Thorn, G.W.: Surgical treatment of adrenocortical hyperplasia: 20-year experience. J. Urol. **109**, 321 (1973).

Cope, O., Raker, J.W.: Cushing's disease. The surgical experience in the care of 46 cases. New Engl. J. Med. **253**, 119 (1955).

Dingman, J.F., Lim, N.Y.: Cushing's syndrome due to an ACTH-secreting chromophobe adenoma. Report of a case treated by hypophysectomy. New Engl. J. Med. **267**, 696 (1962).

Egdahl, R.H.: Surgery of the adrenal gland. New Engl. J. med. **278**, 939 (1968).

Espinoza, A., Hartmann, J., Schrader, D., Nowakowski, H.: Plasma-ACTH und Nelson-Tumoren bei bilateral adrenalektomierten Cushing-Patienten. Klin. Wschr. **53**, 923 (1975).

Hardy, J.: Transnasal-transsphenoidal approach to the pituitary gland. In: Microsurgery applied to neurosurgery. (M.G. Yasargil, ed.). Stuttgart: Thieme; New York: Academic Press 1969.

Hardy, J.: Transsphenoidal microsurgical removal of pituitary micro-adenoma. In: Progress in Neurological Surgery, vol. 6. Basel: Karger 1975.

Hayes, M.A., Godenberg, I.S.: Operative treatment of adrenal cortical hyperfunctioning diseases. Ann. Surg. **154**, 331 (1961).

Kind, H., Kern, J.: Das endokrine Psychosyndrom im Langzeitverlauf. II. Langfristige Katamnesen von Kranken mit Cushing-Syndrom nach Behandlung. Arch. Psychiat. Nervenkr. **224**, 49 (1977).

Kracht, J., Tamm, J.: Invasiv gewachsenes basophiles Adenom des Hypophysenvorderlappens bei Cushing-Syndrom. Acta endocr. (Kbh.) **32**, 330 (1963).

Kyle, L.H., Meyer, R.J., Canary, J.J.: Mechanism of adrenal atrophy in Cushing's syndrome due to adrenal tumor. New Engl. J. Med. **257**, 57 (1957).

Lagerquist, L.G., Meikle, A.W., West, C.D., Tyler, F.H.: Cushing's disease with cure by resection of a pituitary adenoma. Evidence against a primary hypothalamic defect. Amer. J. Med. **57**, 826 (1974).

Landolt, A.: Ultrastructure of human sella tumors. Correlations of clinical findings and morphology. Acta Neurochir. (Wien) Suppl. **22**, 1 (1975).

Mason, A.St.: Treatment of Cushing's syndrome by adrenalectomy. Proc. roy. Soc. Med. **50**, 766 (1957).

Mjolnerod, O.K., Haugen, H.N., Fretheim, B., Otnes, B., Mathisen, W.: Surgical treatment of Cushing's syndrome in 72 patients. Scand. J. Urol. Nephrol. **8**, 13 (1974).

Moore, T.J., Dluhy, R.G., Williams, G.H., Cain, J.P.: Nelson's syndrome: Frequency, prognosis, and effect of prior pituitary irradiation. Ann. Intern. Med. **85**, 731 (1976).

Müller, J., Froesch, E.R., Meyer, U.A., Labhart, A.: Persistierende Störung der ACTH-Sekretion nach Operation eines Nebennierenrinden-Adenoms bei drei Fällen von Cushing-Syndrom. Schweiz. med. Wschr. **97**, 861 (1967).

Mundinger, F., Riechert, T., Reisert, P.M.: Hypophysentumoren, Hypophysektomie. Stuttgart: Thieme 1967.

Nelson, D.H., Meakin, J.W., Thorn, G.W.: ACTH-producing pituitary tumors following adrenalectomy for Cushing's syndrome. Ann. intern. Med. **52**, 560 (1960).

Nelson, D.H., Sprunt, J.G., Mims, R.B.: Plasma ACTH determinations in 58 patients before or after adrenalectomy for Cushing's syndrome. J. clin. Endocr. **26**, 722 (1966).

Rand, R.W., Daske, A.M., Paglia, D.E., Conway, L.W., Solomon, D.H.: Stereotactic cryohypophysectomy. J. Amer. med. Ass. **189**, 255 (1964).

Roberts, M.S., Lattimer, J.K.: The surgical treatment of Cushing's syndrome. J. Amer. med. Ass. **175**, 93 (1961).

Saeger, W.: Zur Ultrastruktur der Hypophysenadenome bei Cushing-Syndrom nach Adrenalektomie. Virchows Arch. Abt. A Path. Anat. **361**, 39 (1973).

Siebenmann, R.E.: Invasiv wachsendes, vorwiegend basophiles Adenom des Hypophysenvorderlappens bei Cushing-Rezidiv nach subtotaler Adrenalektomie. Schweiz. Z. allg. Path. **18**, 1189 (1955).

Wild, W., Nicolis, G.L., Gabrilove, J.L.: Appearance of Nelson's syndrome despite pituitary irradiation, prior to bilateral adrenalectomy for Cushing's syndrome. Mt. Sinai J. Med. N.Y. **40**, 68 (1973).

Zerras, N.T.: Technique of radio-frequency hypophysectomy. Confin. neurol. (Basel) **26**, 157 (1965).

Strahlentherapie

Beringer, A., Burian, K., Ellegast, H., Frey, R.G., Frischauf, H., Zeitlhofer, J.: Die strahlentherapeutische Ausschaltung der Hypophyse. In: F. Escher, Hypophysektomie, Bd. XII, Fortschritt der HNO-Heilkunde. Basel: S. Karger 1965.

Linfoot, J.A., Lawrence, J.H., Born, J.L., Tobias, C.A.: The alpha particle or proton beam in radiosurgery of the pituitary gland for Cushing's disease. New Engl. J. Med. **269**, 597 (1963).

Molinatti, G.M., Camanni, F., Tedeschi, M.: Implantation of the pituitary with Yttrium^{90} in a case of Cushing's syndrome. J. clin. Endocr. **19**, 1144 (1959).

Das adrenogenitale Syndrom

Das kongenitale adrenogenitale Syndrom

Atherden, S.M., Barnes, N.D., Grant, D.B.: Circadian variation in plasma 17-hydroxyprogesterone in patients with congenital adrenal hyperplasia. Arch. dis. Child. **47**, 602 (1972).

Bartter, C., Henkin, R.I., Bryan, G.T.: Aldosterone hypersecretion in "non-salt-losing" congenital adrenal hyperplasia. J. clin. Invest. **47**, 1742 (1968).

Beitins, I.Z., Bayard, F., Kowarski, A., Migeon, C.J.: The effect of ACTH administration on aldosterone production in non saltlosing congenital adrenal hyperplasia. J. clin. Endocr. **35**, 595 (1972).

Beyer, J., Demisch, K., Wiegelmann, W., Happ, J., Kollmann, F., Schoffling, K.: Cyproterone acetate in the treatment of infantile adrenogenital syndrome with precocious puberty. Acta endocr. (Kbh.) Suppl. **173**, 169 (1973)

Blizzard, R.M., Liddle, G.W., Migeon, C.J., Wilkins, L.: Aldosterone excretion in virilizing adrenal hyperplasia. J. clin. Invest. **38**, 1442 (1959).

Blunck, W., Bierich, J.R.: Congenital adrenal hyperplasia with 11-hydroxylase deficiency. A case report and contribution to diagnosis. Acta paediat. scand. **57**, 157 (1968).

Bongiovanni, A.M.: Unusual steroid pattern in congenital adrenal hyperplasia: deficiency of 3β-hydroxy dehydrogenase. J. clin. Endocr. **21**, 860 (1961).

Bongiovanni, A.M.: Renin activity, aldosterone secretion, and congenital adrenal hyperplasia. Pediatrics **41**, 871 (1968).

Bongiovanni, A.M., Clark, A.: Urinary Δ5-pregnene-3β,17α,20α,21-tetrol in 3β-ol-dehydrogenase deficiency. J. clin. Invest. **41**, 1346 (1962).

Bongiovanni, A.M., Eberlein, W.R., Goldman, A.S., New, M.: Disorders of adrenal steroid biogenesis. Recent Progr. Hormone Res. **23**, 375 (1967).

Bongiovanni, A.M., Root, A.W.: The adrenogenital syndrome. New Engl. J. Med. **268**, 1283 (1963).

Brook, C.G.D., Zachmann, M., Prader, A., Mürset, G.: Experience with long-term therapy in congenital adrenal hyperplasia. J. Pediat. **85**, 12 (1974).

Cathro, D.M.: The adrenal cortex and medulla. In: Hubble, D. (ed.), Paediatric endocrinology, p. 187. Oxford and Edinburgh: Blackwell Sci. Publ. 1969.

Cathro, D.M., Bertrand, J., Coyle, M.G.: Antenatal diagnosis of adrenocortical hyperplasia. Lancet **1969 I**, 732.

Childs, B., Grumbach, M.M., Wyk, J.J. van: Virilizing adrenal hyperplasia: a genetic and hormonal study. J. clin. Invest. **35**, 213 (1956).

Cleveland, W.W., Green, O.C., Wilkins, L.: Deaths in congenital adrenal hyperplasia. Pediatrics **29**, 3 (1962).

Conly, P.W., Sandberg, D.H., Cleveland, W.W.: Steroid metabolism in premature pubarche and virilizing adrenal hyperplasia. J. Pediat. **71**, 506 (1967).

Dahl, V., Rivarola, M.A., Bergada, C.: Aldosterone secretion rate in the simple virilizing form of congenital adrenal hyperplasia. J. clin. Endocr. **34**, 661 (1972).

David, R.R., Bergada, C., Migeon, C.J.: Effect of age on urinary steroid excretion in congenital adrenal hyperplasia. Bull. Johns Hopk. Hosp. **117**, 16 (1965).

Dhom, G.: Die Nebennierenrinde im Kindesalter. Berlin-Heidelberg-New York: Springer 1965.

Eberlein, W.R., Bongiovanni, A.M.: Congenital adrenal hyperplasia with hypertension: unusual steroid pattern in blood and urine. J. clin. Endocr. **15**, 1531 (1955).

Eberlein, W.R., Bongiovanni, A.M.: Plasma and urinary corticosteroids in the hypertensive form of congenital adrenal hyperplasia. J. biol. Chem. **223**, 85 (1956).

Earll, J.M., Newman, S.G., Di Raimondo, V.C.: Testicular tumors in congenital adrenocortical hyperplasia. J. Amer. med. Ass. **209**, 937 (1969).

Finkelstein, M.: Enzymatic defects in adrenogenital syndromes. In: L. Martini, A. Pecile, ed., Hormonal steroids. Biochemistry, pharmacology and therapeutics. Proc. 1st Intern. Congr. on Hormonal Steroids, p. 625. New York-London: Academic Press 1965.

Frasier, S.D., Horton, R., Ulstrom, R.A.: Androgen metabolism in congenital adrenal hyperplasia due to 11β-hydroxylase deficiency. Pediatrics **44**, 201 (1969).

Gabrilove, J.L., Sharma, D.C., Dorfman, R.I.: Adrenocortical 11β-hydroxylase deficiency and virilism first manifest in the adult woman. New Engl. J. Med. **272**, 1189 (1965).

Galal, O.M., Drayer, N.M., Rudd, B.T.: Urinary testosterone excretion in children with congenital adrenal hyperplasia. Acta pediat. scand **59**, 137 (1970).

Gardner, L.I., Wyatt, T.C.: Congenital adrenal hyperplasia and rubeola. A study of three fatal cases. Amer. J. Dis. **94**, 452 (1957).

Gleispach, H., Berger, H., Glatzl, J., Rössler, H.: Pregnantriolonausscheidung nach ACTH-Stimulierung als Test auf vermutliche heterozygote Erbmerkmalsträger eines 21-Hydroxylasemangels. Päd. und Pädol. **9**, 204 (1974).

Goldman, A.S.: Experimental congenital adrenocortical hyperplasia: persistent postnatal deficiency in activity of 3β-hydroxysteroid-dehydrogenase produced in utero. J. clin. Endocr. **27**, 1041 (1967).

Green, O.C., Migeon, C.J., Wilkins, L.: Urinary steroids in hypertensive form of congenital adrenal hyperplasia. J. clin. Endocr. **20**, 929 (1960).

Gregory, T., Gardner, L.I; Hypertensive virilizing adrenal hyperplasia with minimal impairment of synthetic route to cortisol. J. clin. Endocr. **43**, 769 (1976).

Halperin, G., Finkelstein, M.: Biosynthesis of pregnanetriolone and pregnanetriol in congenital adrenal hyperplasia. Acta endocr. (Kbh.) **54**, 439 (1967).

Hamilton, W., Gray, C.E.: Urinary pregnanediol and pregnanetriol in the salt-losing and nonsalt-losing forms of C-21-hydroxylase deficiency. Clin endocr. (Oxf.) **1**, 265 (1972).

Hedinger, Chr.: Beidseitige Hodentumoren und kongenitales adrenogenitales Syndrom (Leydig-Zellen oder Nebennierenrinden-Gewebe?). Schweiz. Z. Path Bakt. **17**, 74ˆ (1954).

Hirschfeld. A.J., Fleshman, J.K.: An unusually high incidence of salt-losing congenital adrenal hyperplasia in the Alaskan Eskimo. J. Pediat. **75**, 492 (1969).

Hughes I.A., Winter, S.D.: The application of a serum 17-OH-progesterone radioimmunoassay to the diagnosis and management of congenital adrenal hyperplasia. J. Pediat. **88**, 766 (1976).

Imai, M., Igarashi, Y., Sokabe, H.: Plasma renin activity in congenital virilizing adrenal hyperplasia. Pediatrics **41**, 897 (1968).

Jacobs, D.R.: Natriuretic activity of 16-alpha-hydroxyprogesterone in man. Acta endocr. (Kbh.) **61**, 275 (1969).

Jänne, O., Perheentupa, J., Viinikka, L., Vihko, R.: Plasma pregnenolone, progesterone, 17-hydroxyprogesterone, testosterone and 5α-dihydrotestosterone in different types of congenital adrenal hyperplasia. Clin. Endocr. **4**, 39 (1975).

Janoski, A.H., Roginsky, M.S., Christy, N.P., Kelly, W.G.: On the metabolism of 16α-hydroxy-C_{21}-steroids. III. Evidence for high rates of production of 16α-hydroxyprogesterone and 16α-hydroxypregnenolone in the saltlosing form of congenital adrenal hyperplasia. J. clin. Endocr. **29**, 1301 (1969).

Jeffcoate, T.N.A., Davis, J.C., Wade, A.P.: Antenatal diagnosis of adrenocortical hyperplasia. Lancet **1969 I,** 987.

Kirkland, J., Kirkland, R., Librik, L., Clayton, G.: Serum gonadotropin levels in female adolescents with congenital adrenal hyperplasia. J. Pediat. **84**, 411 (1974).

Klein, A., Curtius, H.-C., Zachmann, M.: Difference in 11β-hydroxylation of deoxycortisol and deoxycorticosterone by human adrenals. J. Steroid Biochem. **5**, 557 (1974).

Knorr, D., Bidlingmaier, F., Butenandt, O., v. Schnakenburg, K., Wagner, W.: Test for heterozygosity of congenital adrenal hyperplasia. In: Congenital adrenal hyperplasia. P. Lee, L. Plotnick, A. Kowarski, C. Migeon, eds.): University Park Press, Baltimore, London, Tokyo 1977, p. 495.

Kowarski, A., Russel, A., Migeon, C.J.: Aldosterone secretion rate in the hypertensive form of congenital adrenal hyperplasia. J. clin. Endocr. **28**, 1445 (1968).

Lim, N.Y., Mimica, N., Dingman, J.F.: Hyperaldosteronism in hypertensive congenital adrenal hyperplasia. J. clin. Endocr. **29**, 1564 (1969).

Lippe, B.M., La Franchi, S.H., Lavin, N., Parlow, A., Coyotupa, J., Kaplan, S.A.: Serum-α-hydroxyprogesterone, progesterone, estradiol, and testosterone in the diagnosis and management of congenital adrenal hyperplasia. J. Pediat. **85**, 782 (1974).

MacLaren, N.K., Migeon, C.J., Raiti, S.: Gynecomastia with congenital virilizing adrenal hyperplasia (11-β-hydroxylase deficiency). J. Pediat. **86**, 579 (1975).

Marks, J.F., Fink, C.W.: Incidence of the salt-losing form of congenital adrenal hyperplasia. Pediatrics **43**, 636 (1969).

McKenna, T.J., Jennings, A.S., Liddle, G.W., Burr, I.M.: Pregnenolone, 17-OH-pregnenolone and testosterone in plasma of patients with congenital adrenal hyperplasia. J. clin. Endocr. **42**, 918 (1976).

Merkatz, I.R., New, M.I., Peterson, R.E., Seaman, M.P.: Prenatal diagnosis of adrenogenital syndrome by amniocentesis. J. Pediat. **75**, 977 (1969).

Meyer, W.J., Diller, E.C., Bartter, F.C., Halberg, F.: Circadian periodicity of urinary 17-ketosteroids, corticosteroids, and electrolytes in congenital adrenal hyperplasia. J. clin. Endocr **43**, 1122 (1976).

Migeon, C.J.: Updating of the treatment of congenital adrenal hyperplasia. J. Pediat. **73**, 805 (1968).

New, M.: Antenatal diagnosis of the adrenogenital syndrome. Lancet **1970 I**, 83.

New, M.I.: Congenital adrenal hyperplasia. Pediat. Clin. N. Amer. **15**, 395 (1968).

Seaman, M.P.: Secretion rates of cortisol and aldosterone precursors in various forms of congenital adrenal hyperplasia. J. clin. Endocr. **30**, 361 (1970).

Nichols, J.: Antenatal diagnosis and treatment of the adrenogenital syndrome. Lancet **1970 I**, 83.

Pham-Huu-Trung, M.T., Raux, M.C., Gourmelen, M., Baron, M.C., Girard, F.: Plasma aldosterone concentrations related to 17α-hydroxyprogesterone in congenital adrenal hyperplasia. Acta endocr. (KbH.) **82**, 572 (1976).

Piyaratn, P., Rosahn, P.D.: Congenital adrenocortical hyperplasia associated with hyperplasia of aberrant (intratesticular) adrenal tissue. J. clin. Endocr. **17**, 1245 (1957)

Prader, A.: Der Genitalbefund beim Pseudohermaphroditismus femininus des kongenitalen adrenogenitalen Syndroms, Morphologie, Häufigkeit, Entwicklung und Vererbung der verschiedenen Genitalformen. Helv. paediat. Acta **9**, 231 (1954).

Prader, A., Anders, G.J.P.A., Habich, H.: Zur Genetik des kongenitalen adrenogenitalen Syndroms (virilisierende Nebennierenhyperplasie). Helv. paediat. Acta **17**, 271 (1962).

Prader, A., Spahr, O., Neher, R.: Erhöhte Aldosteronausscheidung beim kongenitalen adrenogenitalen Syndrom. Schweiz. med. Wschr. **85**, 1085 (1965)

Rappaport, R., Bouthreuil, E., Marti-Henneberg, C., Basmaciogullari, A.: Linear growth rate, bone maturation and growth hormone secretion in prepubertal children with congenital adrenal hyperplasia. Acta paediat. scand. **62**, 513 (1973).

Reschini, E., Giustina, G., D'Alberton, A., Crosignani, P.G.: Circadian rhythm of plasma corticosteroids in congenital adrenal hyperplasia. Clin. Endocr. **3**, 209 (1974).

Reynolds, J.W.: The excretion of two Δ5-3β-OH, 16α-hydroxysteroids by patients with congenital adrenal hyperplasia. Pediatrics **36**, 583 (1965).

Reynolds, J.W., Ulstrom, R.A.: Studies of cortisol metabolism in a case of the hypertensive form of congenital adrenal hyperplasia: Demonstration auf the absence of 11-β-dehydroxylation. J. clin. Endocr. **23**, 191 (1963).

Rivarola, M.A., Saez, J.M., Migeon, C.J.: Studies of androgens in patients with congenital adrenal hyperplasia. J. clin. Endocr. **27**, 624 (1967).

Rosenbloom, A.L., Smith, D.W.: Varying expression for salt losing in related patients with congenital adrenal hyperplasia. Pediatrics **38**, 215 (1966).

Siebenmann, R.E.: Die Pathologie der kongenitalen adrenogenitalen Syndrome. Zürich, Juris Druck und Verlag, 1963.

Stöckli, A., Keller, M.: Kongenitales Adrenogenitalsyndrom und Schwangerschaft. Schweiz. med. Wschr. **99**, 126 (1969).

Stolecke, H.: Kongenitale Nebennierenrindenhyperplasie mit maximaler Virilisierung (penile Urethra). Kasuistik der Weltliteratur und ein eigener Beitrag. Z. Kinderheilk. **107**, 343 (1970).

Strickland, A.L., Kotchen, T.A.: A study of the renin-aldosterone system in congenital adrenal hyperplasia. J. pediat. **82**, 962 (1972).

Strott, C.A., Yoshimi, T., Bardin, C.W., Lipsett, M.B.: Blood progesterone, and 17-hydroxyprogesterone levels and production rates in a boy with virilizing congenital adrenal hyperplasia. J. clin. Endocr. **28**, 1085 (1968).

Strott, C.A., Yoshimi, T., Lipsett, M.B.: Plasma progesterone and 17-hydroxyprogesterone in normal men and children with congenital adrenal hyperplasia. J. clin. Invest. **48**, 930 (1969).

Symington, Th.: Functional pathology of the adrenal gland. Edinburgh-London: E.S. Livingstone Ltd. 1969.

Vihko, R., Jänne, O., Perheentupa, J., Viinikka, L.: Plasma testosterone, progesterone and 17α-hydroxyprogesterone in different forms of congenital adrenal hyperplasia. Acta endocr. (Kbh.) Suppl. **177**, 305 (1973).

Wentz, A.C., Garcia, S.C., Klingensmith, G.J., Migeon, C.J., Jones, G.S.: Gonadotropin output and response to LRH administration in congenital virilizing adrenal hyperplasia. J. clin. Endocr. **42**, 239 (1976).

Zachmann, M., Völlmin, J.A., Mürset, G., Curtius, H.Ch., Prader, A.: Unusual congenital adrenal hyperplasia probably due to 3β-hydroxy steroid dehydrogenase deficiency. Case report an steroid studies. J. clin. Endocr. **30**, 719 (1970).

Zachmann, M., Völlmin, J.A., New, M.I., Curtius, H.-C., Prader, A.: Congenital adrenal hyperplasia due to deficiency of 11β-hydroxylation of 17α-hydroxylated steroids. J. clin. Endocr. **33**, 501 (1971).

Zamora, E., Plattner, D., Curtius, H.-Ch.: Determination of urinary pregnanediol, pregnanetriol and pregnanetriolone in normal children and adults by gas chromatography. Acta endocr. (Kbh.) **62**, 315 (1969).

Das erworbene adrenogenitale Syndrom im Kindesalter

Askari, H.A., Sieber, W.H., Fetterman, G.H.: Virilizing tumors of the adrenal cortex. Amer. J. Dis. Child, **115**, 445 (1968).

Bernheim, M., François, R.: Les syndromes cortico-surrénaux acquis de l'enfance. Pédiatrie **8**, 357 (1953).

Brooks, R.V., Mattingly, D., Mills, I.H., Prunty, F.T.G.: Postpubertal adrenal virilism with biochemical disturbance of the congenital type of adrenal hyperplasia. Brit. med. J. **1960 I**, 1294.

Mahesh, V.B., Greenblatt, R.B., Coniff, R.F.: Adrenal hyperplasia – a case report of delayed onset of the congenital form or an acquired form. J. clin. Endocr. **28**, 619 (1968).

Zurbrügg, R.P., Joss, E., Zuppinger, K., König, M.P.: Nebennierenrindentumoren im Kindesalter: Tücken und Wertigkeit steroidchemischer Untersuchungen. Schweiz. med. Wschr. **96**, 737 (1966).

Das erworbene adrenogenitale Syndrom beim Erwachsenen

Birke, G., Franksson, C., Gemzell, C.A., Moberger, G., Plantin, L.O.: Adrenal cortical tumors. A study with special reference to possibilities of correlating histologic appearance with hormonal activity. Acta chir. scand. **117**, 233 (1959).

Cohen, I., Thomas, R.G.: Adrenal virilizing tumor and pregnancy. S. Afr. med. J. **34**, 46 (1960).

Faglia, G., Travaglini, P., Neri, V., Farrari, C., Gattinoni, L., Acerbi, L.: Occurrence of a virilizing syndrome with 21-hydroxylase deficiency after pregnancy. J. clin. Endocr. **29**, 1325 (1969).

Gabrilove, J.L., Sharma, D.C., Dorfman, R.I.: Adrenocortical 11β-hydroxylase deficiency and virilism first manifest in the adult woman. New Engl. J. Med. **272**, 1189 (1965).

Heinbecker, P., O'Neal, L.W., Ackerman, L.V.: Functioning and nonfunctioning adrenal cortical tumours. Surg. Gynec. Obstet. **105**, 21 (1957).

Held, E.: Adrenogenitales Syndrom bei Carcinom der Nebennierenrinde. Acta endocr. (Kbh.) **17**, 128 (1954).

Hunt, A.B., McConahey, W.M.: Pregnancy associated with diseases of the adrenal glands. Amer. J. Obstet. Gynec. **66**, 970 (1953).

Kendall, J.W., Sloop, P.R.: Dexamethasone-suppressible adrenocortical tumor. New Engl. J. Med. **279**, 532 (1968).

Rappaport, E., Goldberg, M.B., Gordon, G.S., Hinman, F.: Jr.: Mortality in surgically treated adrenocortical tumors. Postgrad. Med. **11**, 325 (1952).

Der idiopathische Hirsutismus

Bardin, C.W., Hembree, W.C., Lipsett, M.B.: Suppression of testosterone and androstenedione production rates with dexamethasone in women with idiopathic hirsutism and polycystic ovaries. J. clin. Endocr. **28**, 1300 (1968).

Bardin, C.W., Lipsett, M.B.: Testosterone and androstenedione blood production rates in normal women and women with idiopathic hirsutism or polycystic ovaries. J. clin. Invest. **46**, 891 (1967).

Baulieu, E.E., Mauvais-Jarvis, P., Corpéchot, C.: Steroid studies in a case of Stein-Leventhal syndrome with hirsutism. J. clin. Endocr. **23**, 374 (1963).

Brändle, W., Böss, H., Breckwoldt, M., Leven, Ch., Bettendorf, G.: Wirkung und Nebenwirkung der Cyproteronacetat-Behandlung. Arch. Gynäk. **216**, 335 (1974).

Casey, J.H., Burger, H., Kent, J., Kellie, A.E., Moxham, A., Nabarro, J., Nabarro, J.D.N.: Treatment of hirsutism by adrenal and ovarian suppression. J.clin.Endocr. **26**, 1370 (1966).

Casey, J.H., Nabarro, J.D.N.: Plasma testosterone in idiopathic hirsutism, and the changes produced by adrenal and ovarian stimulation and suppression. J.clin.Endocr. **27**, 1431 (1967).

Dignam, W.J., Pion, R.J., Lamb, E.J., Simmer, H.H.: Plasma androgens in women. II. Patients with polycystic ovaries and hirsutism. Acta endocr. (Kbh.) **45**, 254 (1964).

Ettinger, B., Goldfield, E.B., Burrill, K.C., von Werder, K., Forsham, P.H.: Plasma testosterone stimulation suppression dynamics in hirsute women. Correlation with longterm therapy. Amer.J.Med. **54**, 195 (1973).

Ferriman, D., Gallwey, J.D.: Clinical assessment of body hair growth in women, J.clin. Endocr. **21**, 1440 (1961).

Floersheim, Y., Keller, P.J.: Hormonale Behandlung des Hirsutismus. Schweiz.med. Wschr. **106**, 573 (1976).

Forbes, A.P.: Hypertrichosis. New Engl. J. Med. **273**, 602 (1965).

France, J.T., Knox, B.S.: Urinary excretion of testosterone and epitestosterone in hirsutism. Acta endocr. (Kbh.) **56**, 177 (1967).

Gallagher, T.F., Kappas, A., Hellman, L., Lipsett, M.B., Pearson, O.H., West, C.D.: Adrenal hyperfunction in idiopathic hirsutism and the Stein-Leventhal syndrome. J. clin. Invest. **37**, 794 (1958).

Göbel, P.: Hirsutismus. Fortschritte auf dem Gebiet der Endokrinologie und der Gastroenterologie. 18. Ärztlicher Fortbildungskurs in Bad Kissingen, S. 13. Stuttgart-New York: F.K. Schattauer 1969 (H. Brügel, Hrsg.).

Hammerstein, J., Cupceancu, B.: Behandlung des Hirsutismus mit Cyproteronacetat. Dtsch. med. Wschr. **16**, 829 (1969).

Kappas, A., Pearson, O.H., West, C.D., Gallagher, T.F.: A study of idiopathic hirsutism: a transitional adrenal abnormality. J. clin. Endocr. **16**, 517 (1956).

Karl, H.J., Raith, L.: Der Einfluss von 6-Dehydro-16-Methylenhydrocortison auf die Funktion der Nebennierenrinde bei Frauen mit Hirsutismus. Klin. Wschr. **48**, 347 (1970).

Kirschner, M.A., Zucker, I.R., Jespersen, D.: Idiopathic hirsutism — an ovarian abnormality. New Engl. J. Med. **294**, 637 (1976).

Labhart, A.: Hirsutismus. Schweiz. med. Wschr. **106**, 1197 (1976).

Lipsett, M.B., Ritter, B.: Urinary ketosteroids and pregnanetriol in hirsutism. J. clin. Endocr. **20**, 180 (1960).

Lloyd, C.W., Lobotsky, J., Segre, E.J., Kobayashi, T., Taymor, M.L., Batt, R.E.: Plasma testosterone and urinary 17-ketosteroids in women with hirsutism and polycystic ovaries. J. clin. Endocr. **26**, 314 (1966).

Lloyd, C.W., Moses, A.M., Lobotsky, J., Klaiber, E.L., Marshall, L.D., Jacobs, R.D.: Studies of adrenocortical function of women with idiopathic hirsutism; response to 25 units of ACTH. J. clin. Endocr. **23**, 413 (1963).

Mahesh, V.B., Greenblatt, R.B., Aydar, C.K., Roy, S., Puebla, R.A., Ellegood, J.O.: Urinary steroid excretion patterns in hirsutism. I. Use of adrenal and ovarian suppression tests in the study of hirsutism. J. clin. Endocr. **24**, 1283 (1964).

Müller, S.A.: Hirsutism. Amer. J. Med. **46**, 803 (1969).

Nichols, T., Nugent, C.A., Tyler, F.H.: Glucocorticoid suppression of urinary testosterone excretion in patients with idiopathic hirsutism. J. clin. Endocr. **26**, 79 (1966).

Perloff, W.H., Channick, B.J., Suplick, B.: Clinical management of idiopathic hirsutism (adrenal virilism). J. Amer. med. Ass. **167**, 2041 (1958).

Perloff, W.H., Jacobsohn, G.: Effect of human chorionic gonadotropin on urinary 17-ketosteroids in a patient with Stein-Leventhal syndrome before and after oophorectomy. J. clin. Endocr. **23**, 1177 (1963).

Segre, E.J.: Androgens, virilization and the hirsute female. Springfield, Ill.: Ch. C. Thomas 1967.

Segre, E.J.,Klaiber, E.L., Lobotsky, J., Lloyd, C.W.: Hirsutism and virilizing syndromes. Ann. Rev. Med. **15**, 315 (1964).

Wieland, R.G., Vorys, N., Folk, R.L., Besch, P.K., Neri, A., Hamwi, G.J.: Studies of female hirsutism. Clinical and biochemical evaluation. Amer. J. Med. **41**, 927 (1966).

Die adrenale Feminisierung

Bacon, G.E., Lowrey, G.H.: Feminizing adrenal tumor in a six-jear-old boy. J. clin. Endocr. **25**, 1403 (1965).

Fontaine, R., Sacrez, R., Klein, M., Frank, P., Lausecker, C., Stoll, G., Kahn, R.: Puberté précoce avec développement des seins chez un garçon porteur d'une tumeur de la surrénale. Arch. franç. Pédiat. **11**, 417 (1954).

Gabrilove, J.L., Sharma, D.C., Wotiz, H.H., Dorfman, R.I.: Feminizing adrenocortical tumors in the male. A review of 52 cases including a case report. Medicine (Baltimore) **44**, 37 (1965).

Landau, R.L., Stimmel, B.F., Humphreys, E., Clark, D.E.: Gynecomastia and retarded sexual development resulting from a long-standing estrogen-secreting adrenal tumor. J. clin. Endocr. **14**, 1097 (1954).

Mosier, H.D., Goodwin, W.E.: Feminizing adrenal adenoma in a 7-year old boy. Pediatrics **27**, 1016 (1961).

Rose, L.I., Williams, G.H., Jagger, P.I., Lauler, D.P.: Feminizing tumor of the adrenal gland with positive "chorionic-like" gonadotropin test. J. clin. Endocr. **28**, 903 (1968).

Snaith, A.H.: A case of feminizing adrenal tumor in a girl. J. clin. Endocr. **18**, 318 (1958).

Wilkins, L.: A feminizing adrenal tumor causing gynecomastia in a boy of 5 years contrasted with a virilizing tumor in a 5 year-old girl. Classification of 70 cases of adrenal tumor in children according to their hormonal manifestations and a review of 11 cases of feminizing adrenal tumors in adults. J. clin. Endocr. **8**, 111 (1948).

Wirth, T., Maurer, R., Kappeler, H., Krampf, H.: Feminisierendes Nebennierenrindenkarzinom bei einem 66jährigen Manne. Schweiz. med. Wschr. **107**, 411 (1977).

Hormonal inaktive Tumoren der Nebennierenrinde

Olsson, C.A., Krane, R.J., Klugo, C., Selikowitz, S.M.: Adrenal myelolipoma. Surgery **73**, 665 (1973).

Untersuchungsmethoden

Allgemeines

Breuer, H., Hamel, D., Krüskemper (eds.): Methoden der Hormonbestimmung. Stuttgart: Thieme 1975.

Diczfalusy, E. (ed.).: Steroid assay by protein binding. Acta endocr. (Kbh.), Suppl. **147** (1970).

Dorfman, R.I. (ed.): Methods in hormone research, vols. 1 u. 2. New York: Academic Press 1962.

Dorfman, R.I. (ed.): Steroid hormones. Methods in investigative and diagnostic endocrinology, vol. 3. Amsterdam: North Holland 1975.

Eik-Nes, K.B., Horning, E.C.: Gas phase chromatography of steroids. Monographs on endocrinology, vol. 2. Berlin-Heidelberg-New York: Springer 1968.

Gray, C.H., Bacharach, A.L. (eds.): Hormones in blood, vols. 1 u. 2, 2nd. ed. New York: Academic Press 1967.

Hübener, H.J., Staib, W.: Biochemie der Nebennierenrinden Hormone. Stuttgart: Georg Thieme 1965.

Murphy, B.E.P.: Protein binding and the assay of nonantigenic hormones, Recent Progr. Hormone Res. **25**, 563 (1969).

Oertel, G.W.: Chemische Bestimmungen von Steroiden im Plasma. Berlin-Göttingen-Heidelberg: Springer 1962.

Oertel, G.W.: Chemische Bestimmungen von Steroiden im menschlichen Harn. Berlin-Göttingen-Heidelberg-New York: Springer 1964.

Sönksen, P.H. (ed.): Radioimmunoassay and saturation analysis. Brit. med. Bull. **30**, 1 (1974)

Sunderman, F.W., Sunderman, F.W., Jr. (eds.): Lipids and the steroid hormones in clinical medicine. Philadelphia: Lippincott 1960.

ACTH-Bestimmung im Plasma

Berson, S.A., Yalow, R.S.: Radioimmunoassay of ACTH in plasma. J. clin. Invest. **47**, 2725 (1968).

Krieger, D.T., Allen, W.: Relationship of bioassayable and immunoassayable plasma ACTH and cortisol concentrations in normal subjects and in patients with Cushing's disease. J. clin. Endocr. **40**, 675 (1975).

Lipscomb, H.S., Nelson, D.H.: A sensitive biologic assay for ACTH. Endocrinology **71**, 13 (1962).

Ney, R.L., Shimizu, N., Nicholson, W.E., Island, D.P., Liddle, G.W.: Correlation of plasma ACTH concentration with adrenocortical response in normal human subjects, surgical patients, and patients with Cushing's disease. J. clin. Invest. **42**, 1669 (1963).

Sayers, G.: Adrenocorticotrophin. In: Hormones in blood (C.H. Gray, A.L. Bacharach, eds.), 2nd ed., vol. 1, p. 169. New York: Academic Press 1967.

Sayers, G., Swallow, R.L., Giordano, N.D.: An improved technique for the preparation of isolated adrenal cells: A sensitive, accurate and specific method for the assay of ACTH. Endocrinology **88**, 1063 (1971).

MSH-Bestimmung

Abe, K., Island, D.P., Liddle, G.W., Fleischer, N., Nicholson, W.E.: Radioimmunological evidence for a α-MSH (melanocyte-stimulating hormone) in human pituitary and tumor tissues. J. clin. Endocr. **27**, 46 (1967a).

Abe, K., Nicholson, W.E., Liddle, G.W., Island, D.P., Orth, D.N.: Radioimmunoassay of β-MSH in human plasma and tissues. J. clin. Invest. **46**, 1609 (1967b).

Gilkes, J.J.H., Bloomfield, G.A., Scott, A.P., Lowry, P.J., Ratcliffe, J.G., Landon, J., Rees, L.H.: Development and validation of a radioimmunoassay for peptides related to β-melanocyte-stimulating hormone in human plasma: The lipotropins. J. clin. Endocr. **40**, 450 (1975).

Landgrebe, F.W., Waring, H.: Melanophore expanding activity. In: Methods in hormone research (R.I. Dorfman, ed.). New York: Academic Press 1962.

Lerner, A.B., Lee, T.H.: The melanocyte-stimulating hormones. Vitam. and Horm. **20**, 337 (1962)

Walker, J.M.: The melanocyte-stimulating hormone. In: Hormones in blood (C.H. Gray, A.L. Bacharach, eds.), 2nd ed., vol. 1, p. 161. New York: Academic Press 1967.

Renin- und Angiotensin-Bestimmung im Plasma

Boucher, R., Veyrat, R., Champlain, J. De, Genest, J.: New procedures for measurement of human plasma angiotensln and renin activity levels. Canad. med. Ass. J. **90**, 194 (1964).

Boyd, G.W., Landon, J., Peart, W.S.: Radioimmunoassay for determining plasma-levels of angiotensin II in man. Lancet **1967 II**, 1002

Brown, J.J., Davies, D.L., Lever, A.F., Robertson, J.I.S.: Variations in plasma renin concentration in several physiological and pathological states. Canad. med. Ass. J. **90**, 201 (1964).

Brown, J.J., Davies, D.L., Lever, A.F., Robertson, J.I.S.: Tree, M.: The estimation of renin in human plasma. Biochem. J. **93**, 594 (1964).

Catt, K.J., Cain, M.C., Coghlan, J.P.: Measurement of angiotensin in blood. Lancet **1967 II**, 1005.

Haber, E. Koerner, Th., Page, L.B., Kliman, B., Purnode, A.: Application of a radioimmunoassay for angiotensin I to the physiologic measurements of plasma renin activity in normal human subjects. J. clin. Endocr. **29**, 1349 (1969).

Vallotton, M.B., Page, L.B., Haber, E.: Radioimmunoassay of angiotensin in human plasma. Nature (Lond.) **215**, 714 (1967).

Steroidhormonbestimmungen im Plasma

Fluorimetrische Bestimmung der Plasma-Corticosteroide

Mattingly, D.: A simple fluorimetric method for the estimation of free 11-hydroxycorticoids in human plasma. J. clin. Path. **15**, 374 (1962).

Moor, P.de, Steeno, O., Raskin, M., Hendrikx, A.: Fluorimetric determination of free plasma 11-hydroxycorticosteroids in man. Acta endocr. (Kbh.) **33**, 297 (1960).

Silber, R.H.: Fluorimetric analysis of corticoids. Meth. biochem. Anal. **14**, 63 (1966).

Silber, R.H., Bush, R.D., Oslapas, R.: Practical procedure for estimation of corticosterone or hydrocortisone. Clin. Chem. **4**, 278 (1958).

Sweat, M.: Adrenocorticosteroids in peripheral and adrenal venous blood of man, J. clin. Endocr. **15**, 1043 (1955).

Sweat, M.L.: Sulfuric acid-induced fluorescence of corticosteroids. Analyt. Chem. **26**, 773 (1954).

Plasma 17-Hydroxycorticosteroide
(Porter-Silber-Chromogene)

Peterson, R.E., Karrer, A., Guerra, S.L.: Evaluation of the Silber-Porter procedure for determination of plasma hydrocortisone. Analyt. Chem. **29**, 144 (1957).

Porter, C.C., Silber, R.H.: A quantitative color reaction for cortisone and related 17,21-dihydroxy-20-ketosteroids. J. biol. Chem. **185**, 201 (1950).

Silber, R.H., Porter, C.C.: The determination of 17,21-dihydroxy-20-ketosteroids in urine and plasma. J. biol. Chem. **210**, 923 (1954).

Plasmacortisol-Bestimmung durch kompetitive Proteinbindung oder Radioimmunoassay

Murphy, B.E.P.: Protein binding and the assay of non-antigenic hormones. Rec. Progr. Horm. Res. **25**, 563 (1969).

Vecsei, P., Gless, K.-H.: Aldosteron-Radioimmunoassay. Stuttgart: Enke 1975.

Plasma-Aldosteron

Brodie, H., Shimizu, N., Tait, S.A.S., Tait, J.F.: A method for the measurement of aldosterone in peripheral plasma using ^{3}H-acetic anhydride. J. clin. Endocr. **27**, 997 (1967),

Coghlan, J.P., Scoggins, B.A.: Measurement of aldosterone in peripheral blood of man and sheep. J. clin Endocr. **27**, 1470 (1967).

Vecsei, P., Gless, K.-H.: Aldosteron-Radioimmunoassay. Stuttgart: Enke 1975.

Plasma-Androgene

Brownie, A.C., Molen, H.J. van der, Nishizawa, E.E., Eik-Nes, K.B.: Determination of testosterone in human peripheral blood using gas-liquid chromatography with electron capture detection. J. clin. Endocr. **24**, 1091 (1964).

Gandy, H.M., Peterson, R.E.: Measurement of testosterone and 17-ketosteroids in plasma by the double isotope dilution derivative method. J. clin. Endocr. **28**, 949 (1968).

Hudson, B., Coghlan, J.P., Dulmanis, A., Wintour, M., Ekkel, I.: The estimation of testosterone in biological fluids. I. Testosterone in plasma. Aust. J. exp. Biol. med. Sci. **41**, 235 (1963).

Riondel, A., Tait, J.F., Gut, M., Tait, S.A.S., Joachim, E., Little, B.: Estimation of testosterone in human peripheral blood using ^{35}S-thiosemicarbazide. J. clin. Endocr. **23**, 620 (1963).

Wang, C., Youatti, G., O'Connor, S., Dulmanis, A., Hudson, B.: A simple radioimmunoassay for plasma testosterone plus 5α-dihydrotestosterone. J. Steroid Biochem. **5**, 551 (1974).

Direkte Eosinophilenzählung

Dunger, A.: Eine einfache Methode der Zählung der eosinophilen Leukocyten und der praktische Wert dieser Untersuchung. Münch. med. Wschr. **1910**, 1942.

Henneman, Ph., Wexler, H., Westenhaver, M.H.: A comparison of eosin-acetone and phloxine glycol diluents in eosinophil counts. J. Lab. clin. Med. **34**, 1017 (1949).

Randolph, T.G.: Differentiation and enumeration of eosinophils in the counting chamber with a glycol stain; a valuable technique in appraising ACTH dosage. J. Lab. clin. Med. **34**, 1696 (1949).

Steroidbestimmungen im Urin

Breuer, H., Nocke, W.: Bestimmung von Steroidhormonen. Internist (Berl.) **9**, 63 (1968).

Tamm, J.: Methodik, Fehlerquellen und Deutung der Corticosteroidbestimmungen im Harn. Internist (Berl.) **4**, 559 (1963).

Vestergaard, P., Leverett, R.: Constancy of creatinine excretion. J. Lab. clin. Med. **51**, 211 (1958).

Urin-17-Hydroxycorticosteroide

Fiedler-Behrendt, M.: Eine einfache Routine-Bestimmung der 17,21-Dihydroxy-20-Ketosteroide im Urin (nach Peterson). Röntgen- u. Lab.-Prax. **15**, 132 (1962).

Peterson, R.E., Wyngaarden, J.W., Guerra, S.L., Brodie, B.B., Bunim, J.J.: The physiological disposition and metabolic fate of hydrocortisone in man. J. clin. Invest. **34**, 1779 (1955).

17-Ketogene Steroide nach Norymberski
und „totale" 17-Hydroxycorticoide nach Appleby

Appleby, J.I., Gibson, G., Norymberski, J.K., Stubbs, R.D.: Indirect analysis of corticosteroids. Biochem. J. **60**, 453 (1955).

Borth, R., Linder, A., Riondel, A.: Urinary excretion of 17-hydroxycorticosteroids and 17-ketosteroids in healthy subjects in relation to sex, age, body weight and height. Acta endocr. (Kbh.) **25**, 33 (1957).

Norymberski, J.K., Stubbs, R.D., West, H.F.: Assessment of adrenocortical activity by assay of 17-ketogenic steroids in urine. Lancet **1953 I**, 1273.

Freies Urincortisol und freie Urin-Corticosteroide

Brooks, R.V., Dupré, J., Cogate, A.N., Mills, I.H., Prunty, F.T.G.: Appraisal of adrenocortical hyperfunction: Patients with Cushing's syndrome or "non-endocrine" tumors. J. clin. Endocr. **23**, 725 (1963).

Espiner, E.A.: The relation between free cortisol in urine and "urinary free 11-hydroxycorticosteroids" as measured by fluorescence. J. Endocr. **33**, 223 (1965).

Mattingly, D., Dennis, P.M., Pearson, J., Cope, C.L.: Rapid screening test for adrenal cortical function. Lancet **1964 II**, 1046.

Rosner, J.M., Cos, J.C., Biglieri, E.G., Hane, S., Forsham, P.H.: Determination of urinary unconjugated cortisol by glass fiber chromatography in the diagnosis of Cushing's syndrome, J. clin. Endocr. **23**, 820 (1963).

Aldosteron-Metaboliten im Urin.
Bestimmung der Aldosteron-Sekretionsrate

Kliman, B., Peterson, R.E.: Double isotope derivative assay of aldosterone in biological extracts. J. biol. Chem. **235**, 1639 (1960).

Neher, R., Wettstein, A.: Physiochemical estimation of aldosterone in urine. J. clin. Invest. **35**, 800 (1956).

New, M.I., Miller, B., Peterson, R.E.: Aldosterone excretion in normal children and in children with adrenal hyperplasia. J. clin. Invest. **45**, 412 (1966).

17-Ketosteroide im Urin

Borth, R., Linder, A., Riondel, A.: Urinary excretion of 17-hydroxy-corticosteroids and 17-ketosteroids in healthy subjects, in relation to sex, age, body weight and height. Acta endocr. (Kbh.) **25**, 33 (1957).

Dorfman, R.I., Shipley, R.A.: Androgens. New York: Wiley 1956.

Hamburger, C.: Normal urinary excretion of neutral ketosteroids with special reference to age and sex variations. Acta endocr. (Kbh.) **1**, 19 (1948).

Peterson, R.E., Pierce, C.E.: Determination of urinary neutral 17-ketosteroids. In: F.W. Sunderman, and F.W. Sunderman, Jr. (eds.) Lipids and the steroid hormones in clinical medicine. Philadelphia: Lippincot 1960.

Zimmermann, W.: Eine Farbreaktion der Sexualhormone und ihre Anwendung zur quantitativen colorimetrischen Bestimmung. Hoppe-Seylers Z. physiol. Chem. **233**, 257 (1935).

Bestimmung von Testosteron
und einzelner Androgenmetaboliten im Urin.
Androgen-Produtionsraten

Camacho, A.M., Migeon, C.J.: Studies in origin of testosterone in urine of normal adult subjects and patients with various endocrine disorders. J. clin. Invest. **43**, 1083 (1964).

Dulmanis, A., Coghlan, J.P., Wintour, M., Hudson, B.: The estimation of testosterone in biological fluids. II. Testosterone in urine. Aust. J. exp. Biol. med. Sci. **43**, 385 (1964).

Gurpide, E., Mann, J., Lieberman, S.: Analysis of open systems of muliple pools by administration of tracers at constant rate or as single dose as illustrated by problems involving steroid hormones. J. clin. Endocr. **23**, 1155 (1963).

Korenman, S.G., Wilson, H., Lipsett, M.B.: Testosterone production rates in normal adults. J. clin. Invest. **42**, 1753 (1963).

Lipsett, M.B., Korenman, S.G.: Androgen metabolism. J. Amer. med. Ass. **190**, 757 (1964).

Prunty, F.T.G.: Androgen metabolism in man,–some current concepts. Brit. med. J. **1966 II**, 605.

Schmidt, H.: Testosteronausscheidung bei männnlichen Personen unter normalen und pathologischen Bedingungen. Acta endocr. (Kbh.), Suppl. 128 zu **58**.

Tait, J.F.: Review: Use of isotopic steroids for measurement of production rates in vivo. J. clin. Endocr. **23**, 1285 (1963).

Stimulationstests

ACTH-Tests

Bierich, J.R., Schönberg, D., Eckler, E.: Untersuchungen zur Dynamik des Hypophysen-Nebennierenrindensystems. Dtsch. med. Wschr. **87**, 84 (1962).

Birke, G., Diczfalusy, E., Plantin, L.O.: Assessment of the functional capacity of the adrenal cortex. I. Establishment of normal values. J. clin. Endocr. **18**, 736 (1958).

Birke, G., Diczfalusy, E., Plantin, L.O.: Assessment of the functional capacity of the adrenal cortex. II. Clinical applications of the ACTH-test. J. clin. Endocr. **20**, 593 (1960).

Jenkins, D., Forsham, P.H., Laidlaw, J.C., Reddy, W.J., Thorn, G.W.: Use of ACTH in the diagnosis of adrenal cortex insufficiency. Amer. J. Med. **18**, 3 (1955).
Prunty, F.T.G.: Chemistry and treatment of adrenocortical diseases. Springfiel: Thomas 1964.
Renold, A.E., Jenkins, D., Forsham, P.H., Thorn, G.W.: The use of intravenous ACTH. A study in quantitative adrenocortcal stimulation. J. clin. Endocr. **12**, 763 (1952).

Methopyrapon-Test

Froesch, E.R., Labhart, A., Neher, R., Prader, A., Ziegler, W.: Diagnostische Anwendung eines neuen Adrenostaticums. Schweiz. med. Wschr. **89**, 623 (1959).
Liddle, G.W., Estep, H.L., Kendall, J.W., Jr., Williams, W.C., Jr., Townes, A.W.: Clinical application of new test of pituitary reserve. J. clin. Endocr. **19**, 875 (1959)
Metcalf, M.G., Beaven, D.W.: The metopirone test of pituitary corticotrophin release. Evaluation of 101 tests. Amer. J. Med. **45**, 176 (1968).

Vasopressin-Test

Bethge, H., Bayer, J.M., Winkelmann, W.: Diagnosis of Cushing's syndrome. The differentiation between adrenocortical hyperplasia and adrenocortical adenoma by means of lysine-vasopressin. Acta endocr. (Kbh.) **60**, 47 (1969).
Gwinup, G.: Test for pituitary function using vasopressin. Lancet **1965 II**, 572.
Landon, J., James, V.H.T., Stoker, D.J.: Plasma-cortisol response to lysine-vasopressin. Comparison with other tests of human pituitary-adrenocortical function. Lancet **1965 II**, 1156.
Tucci, J.R., Espiner, E.A., Jagger, P.J., Lauler, D.P., Thorn, G.W.: Vasopressin in the evaluation of pituitary adrenal function. Ann. intern. Med. **69**, 191 (1968).

Insulin- und Pyrogen-Stimulationstests

Engel, E., Loizeau, E., Brichant, J., Riondel, A.M.: Application clinique d'un test d'hyperstéroidémie provoqué par un pyrogène. Praxis **49**, 417, 446, 461 (1960).
Froesch, E.R.: Die Funktion der Nebennierenrinde in der Insulin-Gegenregulation. Schweiz. med. Wschr. **85**, 121 (1955).
Jenkins, J.S., Elkington, S.: Metapyrone and pyrogen in the assessment of pituitary-adrenal function after removal of pituitary adenoma. Lancet **1964 II**, 991.
Landon, J., Wynn, V., James, V.H.T.: The adrenocortical response to insulin-induced hypoglycaemia. J. Endocr. **27**, 183 (1963).

Dexamethason-Hemmtest

French, F.S., Macfie, J.A., Baggett, B., Williams, T.F., Wyk, J.J. van: Cushing's syndrome with a paradoxical response to dexamethasone. Amer. J. Med. **47**, 619 (1969).
Katz, J.: Failure of dexamethasone suppression in adrenal hyperplasia. Arch. intern. Med. **118**, 265 (1966).
Liddle, G.W.: Tests of pituitary-adrenal suppressibility in the diagnosis of Cushing's syndrome. J. clin. Endocr. **20**, 1539 (1960).
Linn, J.E., Jr., Bowdoin, B., Farmer, T.A., Meador, C.K.: Observations and comments on failure of dexamethasone suppression. New Engl. J. Med. **277**, 403 (1967).
Nugent, C.A., Nichols, T., Tyler, F.H.: Diagnosis of Cushing's syndrome. Single dose dexamethasone suppression test. Arch. intern. Med. **116**, 172 (1965).
Pavlatos, F.C., Smilo, R.P., Forsham, P.H.: A rapid screening test for Cushing's syndrome. J. Amer. med. Ass. **193**, 720 (1965).
Rose, L.I., Williams, G.H., Jagger, P.I., Lauler, D.P., Thorn, G.W.: The paradoxical dexamethasone response phenomenon. Metabolism **18**, 369 (1969).
Silverman, W.R., Marnell, R.T., Sholiton, L.J., Werk, E.E.: Failure of dexamethasone suppression test to indicate bilateral adrenocortical hyperplasia in Cushing's syndrome. J. clin. Endocr. **23**, 167 (1963).
Strott, Ch.A., Nugent, Ch.A., Tyler, F.H.: Cushing's syndrome caused by bronchial adenomas. Amer. J. Med. **44**, 97 (1968).

Funktionsprüfungen zur Ermittlung des Ursprungsortes der Androgene bei Hirsutismus und Virilisation

Davis, T.E., Lipsett, M.B., Korenman, S.G.: Suppression of testosterone production by physiologic doses of 2-methyldihydrotestosterone propionate. J. clin. Endocr. **25**, 476 (1965).
Dignam, W.J., Pion, R.J., Lamb, E.J., Simmer, H.G.: Plasma androgens in women. II. Patients with polycystic ovaries and hirsutism. Acta endocr. (Kbh.) **45**, 254 (1964).
Forchielli, E., Rao, G.S., Sarda, J.R., Gibree, N.B., Pochi, P.E., Strauss, J.S., Dorfman, R.I.: Effect of ethinylestradiol on plasma testosterone levels and urinary testosterone excretion in man. Acta endocr. (Kbh.) **50**, 51 (1965).
Horton, R., Tait, J.F.: In vivo studies of steroid dynamics – androstenedione and testosterone. In: Androgens in normal and pathological conditions, ed. by A. Vermeulen and D. Exley, p. 199. Amsterdam: Excerpta Medica Foundation 1966.
Kirschner, M.A., Zucker, I.R., Jespersen, D.: Idiopathic hirsutism – an ovarian abnormality. New Engl. J. Med. **294**, 637 (1976).
Korenman, S.G., Kirschner, M.A., Lipsett, M.B.: Testosterone production in normal women and women with Stein-Leventhal syndrome or idiopathic hirsutism. J. clin. Endocr. **25**, 798 (1965).
Lamb, E.J., Dignam, W.J., Pion, R.J., Simmer, H.H.: Plasma androgens in women. I. Normal and non-hirsute females, oophorectomized and adrenalectomized patients. Acta endocr. (Kbh.) **45**, 243 (1964).
Lipsett, M.B., Wilson, H., Kirschner, M.A., Korenman, S.G., Fishman, L.M., Sarfaty, G.A., Bardin, C.W.: Studies on Leydig cell physiology and pathology: Secretion and metabolism of testosterone. Recent Progr. Hormone Res. **22**, 245 (1966).
Mahesh, V.B., Greenblatt, R.B.: Steroid secretions of the normal and polycystic ovary. Recent Progr. Hormone Res. **20**, 341 (1964).
Segre, E.J.: Androgens, virilization and the hirsute female, Springfield, Ill.: C.C. Thomas 1967.

Indirekte Beurteilung der Nebennierenfunktion

Corsa, L., Jr., Olney, J.M., Steenburg, R.W., Ball, M.R., Moore, F.D.: Measurement of exchangeable potassium in man by isotope dilution. J. clin. Invest. **29**, 1280 (1950).
Demanet, J.C., Engel, E., Mach, R.S.: Etude du sodium et potassium échangeables par le Na^{24} et le K^{42} en clinique. Schweiz. med. Wschr. **88**, 1180 (1958).
Edmonds, C.J., Richards, P.: Measurement of rectal electrical potential difference as an instant screening test for hyperaldosteronism. Lancet **1970 II**, 624.
Forbes, G.B., Perley, A.M.: Estimation of total body sodium by isotopic dilution: studies on young adults. J. clin. Invest. **30**, 558 (1951).
Gibson, L.E., Cooke, R.E.: A test for concentration of electrolytes in sweat in cystic fibrosis of pancreas utilizing pilocarpine by iontophoresis. Pediatrics **23**, 545 (1959).
Grandchamp, A., Scherrer, J.R., Veyrat, R., Muller, A.F.: I. Measurement of sweat sodium and potassium excretion for evaluation of mineralocorticoid activity in normal subjects. Helv. med. Acta **34**, 367 (1968).
Joyet, G., Baudraz, A.: Self-attenuation and geometry in single-crystal whole-body spectrometry. Application to total potassium measurement in man. Experientia (Basel) **24**, (1968).
Lauler, D.P., Hickler, R.B., Thorn, G.W.: The salivary sodium-potassium ratio. New Engl. J. Med. **267**, 1136 (1962).
Prader, A., Gautier, E., Naef, D.: Die Na- und K-Konzentration im gemischten Speichel. I. Der Einfluss der Sekretionsgeschwindigkeit, Stimulations- und Sammelmethode, Geschlecht, Alter, Tageszeit und Salzgehalt der Nahrung. Helv. paediat. Acta **10**, 29 (1955).
Richards, P.: Clinical investigation of the effects of adrenal cortico-steroid excess on the colon. Lancet **1969 I**, 437.

VIII. Das Nebennierenmark

A. LABHART

Mit Beiträgen von
CHR. HEDINGER, G. KISTLER und W. ZIEGLER

A. Historische Daten

1805 CUVIER unterscheidet Mark und Rinde der Nebennieren.
1868 FRÄNKEL beschreibt den Fall eines Nebennierentumors mit pressorischen Krisen.
1892 BERDEZ entdeckt einen chromaffinen Tumor der Nebennieren.
1894 OLLIVER und SCHÄFER, gleichzeitig SYZMONOWICZ und CYBULSKI finden im Nebennierenextrakt pressorische Substanzen.
1898–1905 FÜRTH und ABEL, TAKAMINE und ALDRICH, sowie STOLZ und DAKIN isolieren das Adrenalin, klären dessen Konstitution auf und synthetisieren es.
1901 BLUM beschreibt den Nebennieren-Diabetes.
1922 Erste ausführliche klinische Beschreibung des Phäochromocytoms durch LABBÉ, TINELLE und DOUMER.
1927 Erste erfolgreiche Phäochromocytomoperation durch MAYO.
1945 Entdeckung des Noradrenalins durch HOLTZ, CREDNER und KRONENBERG.
1957 ARMSTRONG erkennt Vanillinmandelsäure als Abbauprodukt der Katecholamine.
1957 AXELROD beschreibt Inaktivierung der Katecholamine durch O-Methylierung.

B. Embryologie und Normalanatomie

G. KISTLER

a) Embryologie

Über die *Entwicklung* des Nebennierenmarkes wurde bereits in Kap. VII berichtet. Von der Neuralleiste abstammende, d.h. neuro-ektodermale Elemente wandern im Verlaufe des 3. Monates in die fetale Nebennierenrinde ein und bauen das Mark auf. Dieser Prozeß dauert während der ganzen pränatalen Entwicklung an. Die meisten dieser eingewanderten, teilungsfähigen Zellen differenzieren sich zu spezifischen Markzellen (chromaffine Zellen). Ein kleiner Teil entwickelt sich zu sympathischen, multipolaren Ganglienzellen, welche einzeln oder in Gruppen das Nebennierenmark durchsetzen. Die Perikarya dieser Ganglienzellen enthalten Nissl'-Schollen; ihre zarten Fortsätze bilden im Mark ein dichtes Netz. Zahlreiche präganglionäre, sympathische Nervenfasern dringen aus dem Plexus suprarenalis durch die Nebennierenkapsel in das Markgewebe ein. Sie bilden hier eine verflochtene Fasermasse, die zu den chromaffinen Markzellen in engste räumliche Beziehung tritt.

b) Makroskopische Anatomie

Beim höheren Säuger ist das Mark allseits von der Nebennierenrinde umschlossen (vgl. Kap. VII). Am makroskopischen Schnitt ist die gräuliche Medulla als dünne, zentrale Schicht des Organs von den hellgelben äußeren und den rötlichen inneren Rindengebieten deutlich abzugrenzen.

Auf die *Blutgefäß-Versorgung* der Nebenniere und auf die für das Mark funktionell wichtigen Gefäßverbindungen zwischen Cortex und Medulla wurde in Kap. VII eingegangen (s. auch unten). Das Mark wird im Gegensatz zur nicht innervierten Rinde reichlich mit *Nervenfasern* versorgt. Die Nervenzell-Körper (Pericarya) der das Mark durchdringenden Nervenfasern liegen in der intermediolateralen Säule der unteren thorakalen und der lumbalen Rückenmarksabschnitte. Von diesen Zellen abgehende Axone (=präganglionäre, sympathische Nervenfasern) ziehen mit Ästen des Grenzstranges des Sympathicus über die Nervi splanchnici zur Organkapsel der Nebenniere, wo sie einen ausgedehnten Nervenfaserplexus bilden. In dieses Geflecht sind auch einzelne sympathische Ganglienzellen eingeschaltet.

c) Histologie

Die den Hauptanteil des Markes bildenden, *chromaffinen Zellen* erscheinen im histologischen Schnitt als polymorphe Elemente mit einem locker gebauten, bläschenförmigen Kern, welcher einen deutlichen Nucleolus enthält. Die epitheloiden Markzellen sind zu zarten Strängen und Ballen zusammengefaßt und werden von zahlreichen, weiten Blutsinus umgeben. Das Gewebe des Nebennierenmarkes ist sehr empfindlich und zeigt bei mangelhafter Verarbeitung des Untersuchungsmaterials massive Veränderungen, vor allem Schrumpfungen.

Bei Fixation des Nebennierenmark-Gewebes in Lösungen, welche Chromsalze enthalten, färben sich die im Cytoplasma der Markzellen vorhandenen, *spezifischen Granula* lichtoptisch braungelb an. Diese chromaffine bzw. phäochrome Reaktion beruht auf einer Oxydation und Polymerisation der in den Granula enthaltenen *Katecholamine* (Adrenalin und Noradrenalin). Da sich diese Körnchen postmortal sehr rasch auflösen, nimmt das Cytoplasma der Markzellen meistens eine diffuse Braunfärbung an.

Im Lichtmikroskop lassen sich die chromaffinen Markzellen mittels histochemischer Methoden in zwei Gruppen einteilen. Die *Adrenalin*-speichernden Zellen sind reich an saurer Phosphatase und färben sich mit Azocarmin intensiv an. Sie reagieren jedoch nicht mit Silbersalzen und zeigen auch keine Autofluorescenz. Im Gegensatz dazu sind die *Noradrenalin* enthaltenden Zellen argentaffin und autofluorescierend. Ihre Anfärbbarkeit mit Azocarmin ist gering, und die Reaktion auf saure Phosphatase verläuft negativ.

Im elektronenoptischen Schnitt lassen sich nach Doppelfixation mittels Glutaraldehyd und Osmiumtetroxyd deutlich zwei Typen phäochromer Zellen erkennen. Die Mehrzahl der Stränge besteht aus elektronenoptisch *hellen* Zellen, deren Granula bei der Ratte einen mittleren Durchmesser von ca. 210 nm aufweisen. Diese Zellen produzieren *Adrenalin*. Die in geringerer Zahl vorkommenden, regellos oder in Strängen an der Peripherie der Markballen liegenden, *dunklen* Zellen, deren Granula größer sind (mittlerer Durchmesser bei der Ratte ca. 260 nm), bilden hingegen ausschließlich *Noradrenalin* (Moppert, 1966a).

Bei der Ratte lassen sich 6 Std nach subcutaner Injektion von Insulin, das die Adrenalin-Ausschüttung aus dem Nebennierenmark selektiv fördert, starke Veränderungen an den *hellen* Markzellen erkennen. Ihre Granula erscheinen z.T. stark aufgetrieben und bis auf kleine, dichte Restkörper entleert. An den Noradrenalin synthetisierenden, dunklen Zellen hingegen sind praktisch keine Unterschiede im Vergleich zu den unbehandelten Kontrollen nachweisbar (Moppert, 1966a).

Im Nebennierenmark des Hamsters weisen die hellen, Adrenalin produzierenden Zellen 30 min nach Injektion von H^3-DOPA eine wesentlich höhere Radioaktivität auf als die dunklen, Noradrenalin synthetisierenden Elemente. Nach 4 Std erscheint die Radioaktivität gleichmäßig über das gesamte Mark verteilt. Diese autoradiographischen Befunde werden dahingehend interpretiert, daß alle Schritte der Adrenalin-Synthese, einschließlich der Methylierung des Noradrenalins zu Adrenalin, in den hellen Zellen selber ablaufen und kein Transport von Noradrenalin aus den dunklen in die hellen Zellen erfolgt (Elfvin, 1967).

Der in den Markzellen perinucleär gelegene Golgi-Komplex wird als Bildungsort der phäochromen Granula angesehen (Moppert, 1966b). Die beobachtete, sehr enge räumliche Beziehung zwischen Golgi-Feld und Mitochondrien in den chromaffinen Zellen wird dabei verständlich, wenn man sich den hohen Gehalt der Granula an ATP vor Augen hält. Diese in den Mitochondrien gebildete Phosphatverbindung scheint im Verhältnis von ca. 1:4 intragranulär an die Markhormone gebunden zu werden. Nebst den Katecholaminen und ATP enthalten die Granula einen beträchtlichen Anteil eines löslichen Proteins (sog. Chromogranin), das jedoch nicht an die Hormone gebunden zu sein scheint. Die Abgabe der Hormone in den perivasculären Raum erfolgt durch Exocytose, d.h. durch Fusion der Granula- mit der Zellmembran und durch Entleerung des Inhaltes nach außen. Im venösen Blut einer perfundierten Nebenniere finden sich dementsprechend nicht nur die Katecholamine, sondern auch ATP und Chromogranin.

Wie bereits in Kap. VII (s. S. 287) erwähnt, wird das Nebennierenmark auf zwei Wegen mit Blut versorgt. Während einzelne Arterien aus dem Kapselplexus der Nebenniere direkt und ohne Abgabe von Rinden-Ästen das Mark direkt erreichen und dort das Capillarnetz speisen (sog. medulläre Arterien), mündet die Mehrheit der Kapselarterien zunächst in die Sinusoide der Nebennierenrinde. Diese erweiterten Capillaren geben ihr mit Rindenhormonen angereichertes Blut in kleine Venulen ab, die im cortico-medullären Grenzgebiet ebenfalls in das Capillarnetz des Markes münden. Dieses besonders an Glucocorticoiden reiche Blut scheint für die Synthese von Adrenalin notwendig zu sein. Die enzymatische Umwandlung von Noradrenalin in Adrenalin in den hellen Markzellen wird nach Ansicht verschiedener Untersucher ebenfalls von den Rindenhormonen gesteuert.

Vom Kapselplexus dringen präganglionäre Fasern durch die Nebennierenrinde in das Mark vor, wo sie an den chromaffinen Zellen enden. Die spezifischen Zellen sind daher als postganglionäre, modifizierte Neurone aufzufassen, deren Hauptfunktion die Synthese und Ausschüttung der Markhormone Adrenalin und Noradrenalin ist. Die an den Zellen endigenden präganglionären Fasern bilden mit diesen echte Synapsen, die durch einen Spalt von ca. 15–20 nm gekennzeichnet sind. Die Nervenfaserendigungen enthalten zahlreiche synaptische Bläschen.

C. Biochemie

1. Chemie, Bildungsort, Aufbau

Die Hormone des Nebennierenmarkes sind Adrenalin und Noradrenalin, die wegen ihrer Grundstruktur des Brenzkatechins als Katecholamine bezeichnet werden. Ihre unmittelbare Vorstufe Dopamin wird auch zu den Katecholaminen gezählt, sie wirkt als eine Überträgersubstanz in den Gehirnteilen, die unter anderem motorische Aktivität koordinieren. Noradrenalin ist gleichzeitig Überträgersubstanz des sympathischen Nervensystems und wahrscheinlich auch der Synapsen des Zentralnervensystems. Die Katecholamine werden gebildet im Gehirn, im chromaffinen Gewebe, im NN-Mark sowie in den Nervenendigungen des Sympathicus, die in praktisch allen Geweben vorhanden sind. Adrenalin wird nur im chromaffinen Gewebe gebildet. Die Lage des Nebennierenmarkes innerhalb der Rinde wird dadurch als sinnvoll erklärt, daß das methylierende Enzym Phenyläthanolamin-N-Methyltransferase unter Glucocorticoiden zunimmt, die Methylgruppe vom S-Adenosylmethionin der Rinde bezieht und damit das Noradrenalin zu Adrenalin methyliert. Auch die die Produktion bestimmende Tyrosinhydroxylase und die Dopamin-β-Hydroxylase stehen unter Glucocorticoidregulation (Axelrod, 1975). Außer im Nebennierenmark findet sich Adrenalin auch in den Paraganglien, zerstreut im retroperitonealen Gewebe liegenden Zellgruppen, die mit zunehmendem Alter wenig häufig zu finden sind. Ausgangsmaterial der Katecholamine ist Tyrosin, das in einer Konzentration von 1–1,5 mg/100 ml im Blut zirkuliert und durch aktiven Transport in die Gehirn-, Sympathicus- und chromaffinen Zellen aufgenommen wird (Abb. 1 und 2). Die Tyrosin-Hydroxylase, die mit verschiedenen Cofaktoren Tyrosin zu Dopa hydroxyliert, befindet sich sehr wahrscheinlich in den Mitochondrien. In der cytoplasmatischen Grundsubstanz findet sich die unspezifische Aminosäuren-Decarboxylase, die Dopa zu Dopamin überführt, welches in den chromaffinen Granula durch das Kupfer-enthaltende Enzym Dopamin-β-Oxydase zu Noradrenalin oxydiert wird. Im Nebennierenmark verläßt der Hauptanteil des Noradrenalins die Granula wieder, um im Cytoplasma durch die Phenyläthanolamin-N-methyltransferase vom Spender S-Adenosylmethionin an das N-Atom eine Methylgruppe aufgesetzt zu erhalten und als Adrenalin wieder in den Granula gespeichert zu werden. Das Enzym Phenyläthanolamin-N-methyl-transferase wird gefördert durch Dexamethason bzw. Cortisol, was die Topographie des Markes innerhalb der Nebennierenrinde nahelegt (Wurtmann, 1966; Harrison, 1968). Die Glucocorticoidwirkung wird blockiert durch Puromycin und Actinomycin D.

Daß neben Adrenalin und Noradrenalin noch andere Katecholamine (Isopropyladrenalin, Sympathol) als Markhormone eine Rolle spielen ist unwahrscheinlich. Die Tyrosin-Hydroxylase, vielleicht auch die Dopamin-β-Oxydase, regulieren die limitierenden Schritte des Katecholaminaufbaues.

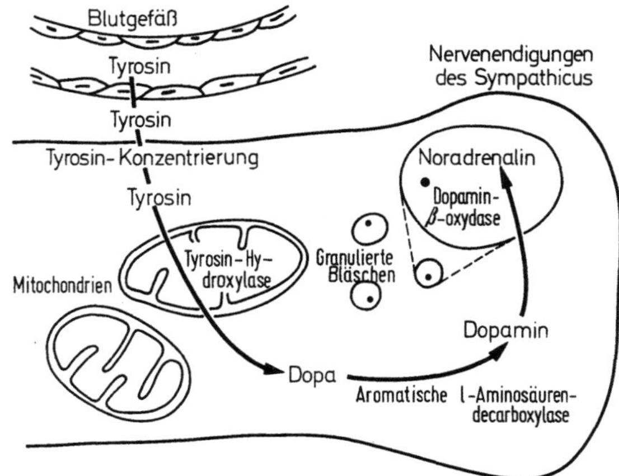

Abb. 1. Intracelluläre Substratbewegungen in der Biosynthese von Noradrenalin. (Nach Wurtman, 1965)

Hingegen wird dem Dopamin sowohl als Überträgersubstanz im ZNS als auch im peripheren autonomen Nervensystem zunehmend physiologische Bedeutung zuerkannt (Thorner, 1975). Spezifische Dopamin-Receptoren finden sich in den Coronarien, Nieren und zahlreichen Organen des Gastrointestinalsystems. Freies Dopamin wird 10–20mal mehr als Adrenalin und Noradrenalin im Urin ausgeschieden. Dopamin hat ausgesprochen anticholinergische Wirkung. Agonisten sind Apomorphin und Bromergocryptin, Antagonisten Phenothiazine, Metoclopramid, Sulpirid u.a. Es wird vermutet, daß Dopamin selbst dem PIF (s. Kap. V, S. 80) entspricht. Dopamin und Noradrenalin werden im gesamten sympathischen Nervensystem gebildet. Noradrenalin wird in ausgedehnt sympathisch innervierten Organen, wie dem Herzmuskel, ebenfalls produziert. Nach Adrenalektomie oder bei Addison-Patienten wird wenig Adrenalin, aber unverändert viel Noradrenalin ausgeschieden. Jahre nach totaler Adrenalektomie ist auch beim Menschen die Adrenalinsekretion wieder normal; ruhendes chromaffines Gewebe muß reaktiviert werden können (Henkin, 1965). Nach Sympathektomie nimmt die Noradrenalinausscheidung ab. Bildungsort des Noradrenalins ist demnach das sympathische Nervensystem und das Nebennierenmark, während das Adrenalin nur im Mark und den Paraganglien gebildet wird.

2. Speicherung

Die Katecholamine sind innerhalb der Zellen des Nebennierenmarkes im membrangebundenen Granula gelagert, die kleiner als die Mitochondrien sind und von diesen durch Zentrifugation getrennt werden können. Diese Granula bestehen zu etwa einem Drittel aus Katecholaminen, einem Drittel Adenosin-Triphosphat und einem Drittel Eiweiß. Die Katecholamine, die sich molar zum ATP wie

4:1 verhalten, scheinen innerhalb der Granula in einer chemisch unveränderten, aber inaktiven Form gebunden zu sein. Ähnlich aussehende, im Durchschnitt aber wesentlich kleinere Granula, die aber nur Noradrenalin, weder Adrenalin noch Dopamin enthalten, finden sich im ganzen sympathischen Nervensystem. Die Granula bilden aus Dopamin Noradrenalin, lagern es und können zudem zirkulierendes Noradrenalin aufnehmen und es seiner Aktivität entziehen.

3. Freisetzung

Solange die Katecholamine sich in den Granula befinden, sind sie nicht wirksam. Sie können auf physikalischem, chemischem oder neuralem Wege aus den Granula freigesetzt werden. Das sympathische Nervensystem sezerniert ständig eine geringe Menge Noradrenalin in das Blut. Reizung des Sympathicus führt zu einer kräftigen Ausschüttung. Die Granula verlieren dabei im gleichen Verhältnis ATP. In den Granula scheinen zwei pools von Katecholaminen vorhanden zu sein. Im einen besteht ein rascher Umsatz (Halbwertszeit 2 Std), sein Katecholamingehalt wird durch Tyramin oder andere sympathomimetische Amine und Nervenreizung freigesetzt und kann durch O-Methylierung inaktiviert werden. Im zweiten ist der Umsatz langsam (Halbwertszeit 24 Std), die Katecholamine sind schwer mobilisierbar, werden hier gelagert und durch Monoaminooxydase (MAO) abgebaut. Das Nebennierenmark kann als eine Abart Synapse betrachtet werden, die den postganglionären Überträgerstoff statt auf neuralem auf humoralem Weg an die Endorgane gelangen läßt. Die Ausschüttung von Katecholaminen, die durch Insulin-Hypoglykämie erzielt wird, verläuft über das zentrale Nervensystem. Daneben gibt es aber eine direkte Verdrängung aus den Speichern durch sympathicomimetische Amine, z.B. Ephedrin oder Tyramin, wobei das ATP in den Granula erhalten bleibt. Reserpin schließlich löst die Granula auf (s.S. 26).

Sowohl im chromaffinen Gewebe als in den postganglionären Fasern des Sympathicus wird Adrenalin bzw. Noradrenalin nicht direkt auf den neuralen Impuls ausgeschüttet, sondern es setzt dieser Acetylcholin frei, welches die Fasermembran für Calciumionen permeabel macht. Die Calciumionen treten in die Faser ein und setzen Noradrenalin aus den Granula frei (Burn, 1967). Auf diese Weise wirken wahrscheinlich neben Acetylcholin auch Nicotin und Histamin. Während im sympathischen Nervensystem nur Noradrenalin freigesetzt wird, schüttet das Mark in die Nebennierenvene sowohl Adrenalin als auch Noradrenalin aus. Es ist ungewißt, ob das Mark, je nach dem auslösenden Reiz, vorwiegend das eine oder das andere Hormon ausschütten kann. Das Nebennierenmark enthält beim Menschen 70–90% Noradrenalin, Dopamin ist nur in Spuren vorhanden.

Noradrenalin kann in beträchtlichen Mengen von gewissen ausgedehnt sympathisch innervierten Organen, wie der Milz und dem Herzmuskel, aus dem Blut aufgenommen werden und dort in den sympathischen Nervenendigungen gelagert werden. Denervation setzt die Speicherungsfähigkeit herab und erhöht die Empfindlichkeit dieser Organe auf Noradrenalin. Eine Ausnahme bildet der Uterus, in welchem die Katecholamine außerhalb der Nervenendigungen gespeichert werden. Noradrenalin wird auch im Gehirn gebildet und findet sich in besonderen Bezirken des Stammhirns angereichert. Das Parkinson-Syndrom geht mit einer Verarmung des Corpus striatum an Dopamin einher.

4. Transport

Es ist z.Z. noch ungewiß, ob die Katecholamine stets nur in freier Form oder auch gebunden im Plasma zirkulieren. Noradrenalin wird zwar in vitro von den Thombocyten gespeichert, die zirkulierenden Thombocyten enthalten jedoch nur Spuren von Noradrenalin. Die Halbwertszeit der Katecholamine beträgt im Blut rund 10 min.

5. Abbau und Ausscheidung

Die Inaktivierung der Katecholamine erfolgt entweder durch Wiederaufnahme in die Granula der sympathischen Nervenendigungen oder durch Abbau. Die Katecholamine werden aus dem rasch mobilisierbaren Pool auf ungewöhnlichem Wege durch O-Methylierung mit dem Enzym Katecholamin-O-Methyltransferase, das sich besonders in der Leber und in der Niere findet, inaktiviert. Es entstehen damit Normetanephrin und Metanephrin, die teils als solche, teils nun erst von der Monoaminooxydase angegriffen und zu Vanillinmandelsäure abgebaut und ausgeschieden werden. Nur Spuren der Katecholamine werden konjugiert ausgeschieden. Die Katecholamine des „Lager"-Pools hingegen werden zuerst desaminiert und teils als Dihydroxymandelsäure und Dihydroxyphenylglycol, teils nachträglich O-methyliert als Vanillinmandelsäure (VMS) ausgeschieden.

Nur wenige Prozente Katecholamine (3–7%) erscheinen unverändert im Urin. Rund 40% werden als Vanillinmandelsäure ausgeschieden, 40% als Metanephrin bzw. Normetanephrin, wovon der größte Teil als Glucuronid und Sulfat im Harn erscheint. Etwa 5% entfallen noch auf 3-Methoxy-4-Hydroxyphenylglycol und je 1% auf freie und konjugierte 3,4-Dihydroxymandelsäure, dem nicht methylierten direkten Produkt der Monoaminooxydase (Abb. 2). Innerhalb von 72 Std werden

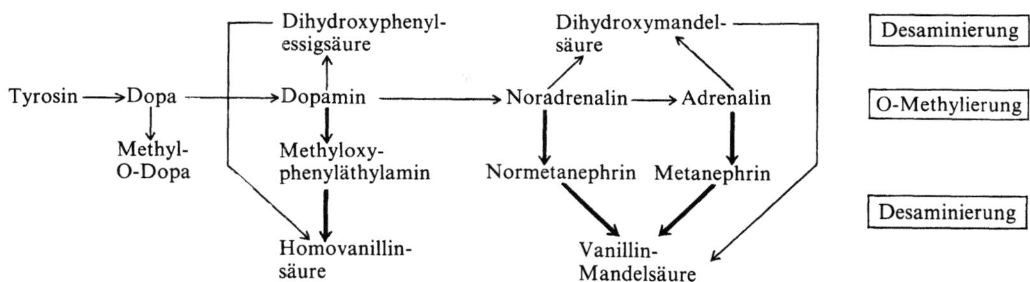

Abb. 2. Biosynthese und Abbau der Katecholamine beim Menschen

95% radioaktiver Katecholamine im Urin ausgeschieden. Die VMS-Ausscheidung spiegelt damit die Gesamtproduktion der Katecholamine wider, entspricht jedoch nicht dem an den Receptoren wirksamen Noradrenalin und Adrenalin.

D. Pharmakologische Beeinflussung der Katecholamin-Speicherung, -Ausschüttung und -Inaktivierung

Aufnahme und Bindung in den sympathischen Nervenendigungen werden durch *Cocain, Imipramin* und *Chlorpromazin* blockiert, Noradrenalin und Adrenalin gelangen damit stärker zur Auswirkung. Die Ausschüttung aus dem aktiven Pool wird durch gewisse Sympathicomimetica (*Ephedrin, Amphethamin*) gefördert. Andere wirken gleichzeitig auf α-Receptoren ein (Phenylephrin, Epinin), *Tyramin* wirkt wahrscheinlich über das Oxydationsprodukt Octopamin, das Noradrenalin aus dem aktiven Pool verdrängt.

Eine Mobilisierung aus den Speichergranula durch ihre Auflösung wird durch *Reserpin* bewirkt. Es kommt zu einer Entleerung der Speicher im Gehirn und den sympathisch innervierten Organen, und zwar beider Pools. Die Katecholamine werden jedoch sogleich desaminiert und gelangen nicht zur Wirkung.

Blockiert wird die Ausschüttung aus den Gewebespeichern durch Bretylium und Guanethidin sowie die Ganglienblocker (Nicotin), die insbesondere die nervös induzierte Ausschüttung hemmen. Monoaminooxydase-Hemmer interferieren mit der Ausschüttung durch Beeinflussung des Noradrenalinstoffwechsels innerhalb der Nervenzelle. Falsche Überträgerstoffe: Metaraminol, α-Methyl-Dopa, α-Methyl-Metatyrosin besetzen kompetitiv die Speicherstellen in den Granula und erniedrigen den Noradrenalingehalt des Gewebes. Die Sympathicuswirkung wird damit herabgesetzt. Aminosäuren-Vorstufen passieren die Blut-Hirnschranke, Amine können es nicht. Unter MAO-Hemmern bildet sich aus Tyramin Octopamin, das als falscher Transmitter in den Granula gespeichert und auf entsprechende Reize ausgeschüttet wird.

E. Physiologie der Nebennierenmark-Hormone

1. Organwirkungen

Adrenalin und Noradrenalin haben im Bereich physiologischer Dosierung teils gleichgerichtete, teils antagonistische Wirkungen. Ihre Wirkung kann sich bei unphysiologischer Überdosierung ändern.

a) Kreislauf

Während Adrenalin die Pulsfrequenz, das Minutenvolumen und damit den systolischen Blutdruck steigert, die periphere Resistenz aber senkt, hat Noradrenalin auf das Minutenvolumen keinen Einfluß und wirkt bradykard, steigert aber die periphere Resistenz und damit neben dem systolischen auch den diastolischen Blutdruck. Erst in unphysiologischer Dosierung wurde auch mit dem Adrenalin eine Steigerung der peripheren Resistenz und des diastolischen Blutdrucks erreicht.

Die beiden Hormone unterscheiden sich auch in ihrem Einfluß auf die Organdurchblutung. In der Skeletmuskulatur wird die Durchblutung durch Adrenalin gefördert, durch Noradrenalin gehemmt. Beide Katecholamine hemmen die Durchblutung des Splanchnicusgebietes und der Schleimhäute. Beide Markhormone erweitern die Coronargefäße. Gleichzeitig steigt der Sauerstoffbedarf des Herzens unter Adrenalin mehr an als der vermehrten Zufuhr entspricht. Die β-Receptoren (s.S. 429f.) des Myokards nehmen positive inotrope Wirkungen auf und regulieren die Anpassungsfähigkeit des Herzens an erhöhte Leistungsforderungen (EPSTEIN, 1966).

b) Muskulatur

Die Kontraktion der glatten Muskulatur wird je nach Gebiet durch Adrenalin gefördert oder gehemmt. Constrictorisch wirkt Adrenalin am M. dilatator pupillae, am Uterus des Menschen und der Katze und an den erectores pilorum. Dagegen werden die Bronchialmuskeln erschlafft und die Bronchien erweitert, die Tätigkeit des Magen-Darmtraktes stillgelegt, die Harnblase meist erschlafft.

c) Nervensystem

Das Adrenalin hat im Gegensatz zum Noradrenalin eine zentralnervöse Wirkung, die sich in Unruhe und dem Gefühl „ähngstlicher Erwartung" geltend macht.

d) Nierenfunktion

Adrenalin und Noradrenalin wirken im gleichen Sinne auf die Niere, indem sie die Hämodynamik der Nieren beeinflussen und damit wahrscheinlich indirekt Veränderungen der Nierenfunktion hervorrufen. (Übersicht bei WESSON [1961] mit tabellarischer Zusammenstellung der Literatur über Untersuchungen am Menschen.)

Noradrenalinzufuhr in niedriger Dosierung (2–4 µg/min) führt zu einer Constriction des Vas efferens und setzt den renalen Plasmadurchfluß herab, während die Filtration zunächst unverändert bleibt und durch den Druckanstieg sogar leicht zunimmt (WESSON, 1961). Gleichbleibende Filtration bei verminderter Plasmadurchströmung führt zu einer Zunahme der Filtrationsfraktion. Unter hoher Dosierung (10–14 und 15–44 µg/min) werden auch die Vasa afferentia verengt, so daß auch die Filtration abnimmt (PULMAN, 1952; KING, 1956). Totaler renal vasculärer und besonders afferenter Widerstand nehmen zu (KING, 1956). Gewisse, sowohl im Tierexperiment als auch am Menschen beobachtete Einflüsse auf die Elektrolytausscheidung sind wahrscheinlich nur eine Folge der hämodynamischen Änderungen. So führt die verminderte Nierendurchblutung stets zu einer gesteigerten Natriumrückresorption (WHITE, 1950; MUELLER, 1951), was sich durch eine verminderte Natriumausscheidung unter Adrenalin und Noradrenalin zu erkennen gibt. Die unter Noradrenalininfusion regelmäßig auftretende Albuminurie ist entweder auf den vermehrten hydrostatischen Druck in den Glomerula oder die Ischämie zurückzuführen (KING, 1956). Der Urinfluß bleibt bei Hydrierung unverändert (NICKEL, 1954), nimmt jedoch im Zustand der Hydropenie regelmäßig ab (KING, 1956). Stets setzt nach Aufhören der Noradrenalinwirkung eine Diurese ein. Über Dopamin s.S. 26.

2. Wirkung auf Kohlenhydrat- und Fettstoffwechsel

Adrenalin mobilisiert die Energiereserven in Leber, Muskulatur und Fettgewebe, Noradrenalin nur im Fettgewebe.

Adrenalin wirkt glykogenolytisch in der Leber und der Muskulatur, indem es über die Bildung von cyclischer Adenylsäure die Phosphorylase aktiviert (s.S. 698).

Während in der Leber das freigesetzte Glucose-6-Phosphat die Leber als Glucose verlassen kann, wird es in der Muskulatur glykolytisch zu Milchsäure abgebaut, die weiter verwendet oder aber an das Blut abgegeben werden kann.

Adrenalin und Noradrenalin wirken lipolytisch auf das Fettgewebe und setzen aus diesem freie Fettsäuren und Glycerin frei.

Auf Adrenalin-Ausschüttung oder -Injektion erfolgt ein Anstieg des Blutzuckers und der Milchsäure sowie der freien Fettsäuren im Plasma, auf Noradrenalin nur ein Anstieg der freien Fettsäuren. Adrenalin und Noradrenalin hemmen die Insulinausschüttung auf Glucose (s.S. 701).

3. Die Gesamtwirkung auf den Organismus

In Ruhe und bei gewöhnlicher Aktivität wird nur Noradrenalin als Überträgersubstanz im sympathischen Nervensystem und zur Regulation des Blutdrucks sezerniert.

In der Notfallsituation wird vorwiegend Adrenalin aus dem Nebennierenmark ausgeschüttet, das den Organismus von der trophotropen auf die ergotrope, auf unmittelbare Leistung ausgerichtete Phase, umstellt (HESS, 1948). Die auf die verschiedenen Organe gegensätzlichen Wirkungen des Adrenalins erscheinen sinnvoll im Lichte von *Brueckes* Notfallreaktion oder *Cannons* emergency reaction. Die Tätigkeit der für die rasche Abwehr wichtigen Organe wird gefördert (Augen, Lunge, Herz, zentrales Nervensystem), diejenige der dem Aufbau dienenden Organe (Magen-Darm) stillgelegt. Gleichzeitig werden die für die bevorstehende Leistung der Muskulatur — Kampf oder Flucht — notwendigen Betriebsstoffe, Glucose und freie Fettsäuren, bereitgestellt.

4. Regulation der Katecholaminsekretion

Es ist wahrscheinlich, aber nicht unbestritten, daß eine ständige basale Katecholaminausschüttung aus dem Nebennierenmark erfolgt, die nicht gedrosselt werden kann, wie auch das denervierte Nebennierenmark noch geringe Mengen Adrenalin sezerniert.

Daneben besteht aber eine Rückkoppelungssteuerung der Katecholaminsekretion, die sowohl auf neuralem als auch auf humoralem Wege wirkt.

Jeder Blutdruckanstieg führt über den Carotis-Sinus- und Aortenbogenreflex und das ZNS zu einer Drosselung der Katecholaminausschüttung. Aber auch ein Anstieg der Adrenalinkonzentration im Carotissinusgebiet oder im ZNS ohne Blutdruckerhöhung auf ein bestimmtes Niveau stellt die Adrenalinsekretion ab. Innerhalb bestimmter Grenzen bewegt sich die Katecholaminsekretion unter physiologischen Bedingungen. Im Schock oder in der Hypoglykämie kann die Hemmwirkung erst bei höheren Konzentrationen einsetzen (MALMEJAC, 1964). Es besteht hier wieder ein Reglerkreis mit negativer Rückkoppelung und variabler Einstellung.

Der "Nerve growth factor" (s. Kap. V, S. 82) hat einen Einfluß vor allem auf die langen adrenergischen Neurone, hohe Dosen können jedoch zu einer Hypertrophie des Nebennierenmarkes führen (MOBLEY, 1977).

Über Beziehungen zwischen Nebennierenmark und Schilddrüsenfunktion s.S. 152f., über diejenigen zwischen Nebennierenrinde und -mark s. bei HARRISON (1968).

5. Wirkungsweise und pharmakologische Beeinflussung der Wirkungen

Es wird angenommen, daß die biologische Aktivität der Katecholamine auf Wechselwirkungen zwischen den Katecholaminmolekülen und spezifischen Receptoren der Endorgane beruht. Diese Receptoren, die in sehr geringer Menge vorhanden sein müssen, sind weder morphologisch erfaßt noch isoliert worden. Covalente Bindungen markierter Katecholamine an Gewebesubstrate beweisen nicht ohne die Erfüllung bestimmter Bedingungen (s. Kap. I, S. 5ff.) das Vorhandensein von Receptoren (CUATRECASAS, 1974).

Aufgrund pharmakologischer Erfahrungen unterscheidet man zwischen α- und β-Receptoren. α-Receptoren nehmen vorwiegend die erregenden Wirkungen der Katecholamine auf (Gefäßverengerung [Haut, Niere], Reizleitung im Myokard, Uteruskontraktion, Iris-Dilatator-Kontraktion) und werden durch Ergotamin und seine Derivate sowie Phenotolamin und Phenoxybenzamin gehemmt. β-Receptoren empfangen vorwiegend die hemmenden Wirkungen der Katecholamine (Gefäßerweiterung in der Skeletmuskulatur, Uteruserschlaffung, Bronchialmuskelerschlaffung). Sie werden durch die β-Receptoren-Blocker kompetitiv blockiert (Tabelle 1 und 2). Durch Blockierung der Receptoren bleiben die Katecholamine in höherer Konzentration in der Zirkulation. β-Blocker verstärken daher α-Receptor-Wirkung, α-Blocker β-Wirkung. Die β-Blocker sind von ähnlicher chemischer Konstitution wie die Katecholamine. Isopropylnoradrenalin wirkt in besonderem Maße, Adrenalin mehr als Noradrenalin auf die β-Receptoren.

Die Receptoren der Stoffwechselwirkungen Glykogenolyse, Lipolyse sind z.T. species-verschieden. Beim Menschen bleibt nach β-Receptoren-Blockierung die Lipolyse aus. Die Glykogenolyse in Herz- und Skeletmuskel wird stets durch β-Blocker unterdrückt.

Die Wirkung auf die Receptoren scheint wie viele andere Hormonwirkungen über den „zweiten

Tabelle 1. Einteilung und Reaktionen verschiedener Endorgane auf die adrenergischen Stimuli. (Nach EPSTEIN, 1966)

Endorgan	Receptor Typus	Antwort
Herz:		
Sinoauriculärer Knoten	β	Zunahme der Pulsfrequenz
Atrioventriculärer Knoten	β	Zunahme der Reizleitungsgeschwindigkeit und Verkürzung der funktionären Refraktärzeit
Vorhöfe	β	Zunahme der Kontraktilität
Ventrikel	β	Zunahme der Kontraktilität
Glatte Muskulatur:		
Blutgefäße der Skeletmuskulatur	1.α	1. Kontraktion (Constriction)
	2.β	2. Erschlaffung (Dilatation)
Blutgefäße der Haut und Mucosa	α	Kontraktion
Bronchialmuskulatur	β	Erschlaffung
Gastrointestinaltrakt:		
Motilität:		
Magen	β	Abnahme
Darm	α und β	Abnahme
Sphincteren:		
Magen	α	Kontraktion
Darm	α	Kontraktion
Blase:		
Detrusor	β	Erschlaffung
Trigonum und Sphincter	α	Kontraktion
Auge:		
Radialmuskulatur der Iris	α	Kontraktion (Mydriasis)
Ciliarmuskel	β	Erschlaffung („negative Akkommodation")

Tabelle 2. Funktionen, die mit dem adrenergischen Receptoren verknüpft sind. (Aus LANGEMANN, nach AHLQUIST, R.P., p. 380, Tab. 27–1; in DRILL, V.A., Pharmacology in Medicine, 2. Aufl. New York: McGraw-Hill 1958)

α-Receptor; erregende Wirkungen	β-Receptor; vorwiegend hemmende Wirkungen
Gefäßverengerung (Haut, Niere usw.)	Gefäßerweiterung (Skeletmuskel usw.)
Ektopische Myokarderregung	Herzfrequenzsteigerung
Milzkapselkontraktion	Herzschlagvolumenvergrößerung
Uteruskontraktion (Kaninchen, Hund, Mensch usw.)	Uteruserschlaffung (Ratte, nichtgravide Katze, Mensch)
Iris Dilatator Kontraktion (Mydriasis)	Bronchialmuskelerschlaffung
Nickhautkontraktion	
Darmerschlaffung	
Pilomotorenkontraktion	
Glykogenolyse, Fettmobilisierung	
Adrenocorticotropinbildung?	
Ganglienblockierung?	
Blockiert durch die gewöhnlichen adrenergischen Blocker	Blockiert durch β-Rezeptoren-Blocker

Boten", das cyclische AMP, abzulaufen. Die Katecholamine reagieren mit einem Bestandteil der Zellmembran, dem Adenyl-Cyclase-System, um cyclisches AMP zu bilden, das in der Zelle spezifische Reaktionen auslöst (SUTHERLAND, 1965, 1968). Eine Vermehrung des cyclischen AMP unter Katecholamineinfluß hat für das Herz, die Leber, den Skeletmuskel und das Fettgewebe nachgewiesen werden können. Mit cyclischem AMP können z.T. Katecholamin-ähnliche Wirkungen hervorgerufen werden. Erste Ansätze zum Verständnis molekular-biologischer Grundlagen zeichnen sich ab (BELLEAU, 1966).

Katecholamine fördern die Freisetzung von Renin aus der Niere, entweder über die veränderte Nierendurchblutung oder durch direkte Stimulation von β-Receptoren der juxtaglomerulären Zellen (VETTER, 1976; s. auch S. 931).

Obwohl die physiologische Bedeutung von Dopamin noch wenig geklärt ist, übt es pharmakologische Wirkungen auch außerhalb der α- und β-Receptoren aus. So wird die vasodilatatorische Wirkung von Dopamin auf die Nieren-, mesenterialen, coronaren und intracerebralen Arterien weder durch α- noch durch β-Blocker, jedoch durch andere Substanzen, wie Haloperidol, Phenothiazine, Apomorphin, gehemmt, so daß spezifische Dopaminreceptoren angenommen werden (GOLDBERG, 1974).

Dopamin erhöht bei adäquater Dosierung außerdem die Myokardcontractilität über die β-Receptoren und damit das Herzminutenvolumen, ohne Frequenz und Blutdruck zu ändern. Da es zudem Nierendurchblutung, glomeruläre Filtration und Natriurese fördert (MCDONALD, 1964; KUCHEL, 1977), ist es in der Dosierung von 0,5–10 μg/min/kg Körpergewicht ein wertvolles Mittel in der Behandlung des Schocks (MACCANNELL, 1966; GOLDBERG, 1972; GOLDBERG, 1974) und darin anderen sympathomimetischen Substanzen überlegen.

F. Unterfunktion

Der Ausfall des Nebennierenmarks hat keine klinischen Erscheinungen zur Folge. Die Ausscheidung von Adrenalin ist selbst nach Adrenalektomie nur vorübergehend aufgehoben, die von Noradrenalin nicht wesentlich vermindert, so daß Adrenalin auch vom paraganglionären Gewebe gebildet werden muß. Addison-Patienten mit primärer Rindenatrophie reagieren nicht anders als Patienten mit tuberkulösem Morbus Addison oder nach Adrenalektomie.

Auch nach Adrenalektomie führt die Insulinhypoglykämie zu einem, wenn auch verzögerten und verminderten Anstieg des Plasma-Adrenalins. Der Blutzucker beim Addison-Patienten verhält sich entgegen früheren Untersuchungen unter der Insulinbelastung nicht anders als beim Gesunden, sofern noch eine Glykogenreserve der Leber besteht.

Bei idiopathischen Oedemen (s. Kap. VII, S. 341f.) wird die Dopaminausscheidung vermindert gefunden (KUCHEL, 1977a).

Ferner sind drei klinisch sehr schwerwiegende Funktionsstörungen des Nebennierenmarks bzw. des autonomen Nervensystems bekannt.

1. Idiopathische Hypoglykämie der Kinder
(MCQUARRIE, ZETTERSTRÖM)

Hypoglykämische Zustände mit Bewußtseinsstörungen und Krämpfen, aber ohne Zeichen der Adrenalinausschüttung, treten bei Kleinkindern oft verbunden mit Intelligenz- und Wachstumsdefekten ausschließlich bis zum 6. Lebensjahr auf. Familiäres Vorkommen wurde beschrieben. Die Adrenalinausscheidung liegt im Normbereich. Auf Insulin-Hypoglykämie erfolgt aber kein Anstieg wie beim Normalen, und meist auch kein Cortisolanstieg, jedoch ein Wuchshormonanstieg im Plasma (TIETZE, 1972).

Wahrscheinlich liegt nicht eine Störung der Adrenalinsynthese oder ein Defekt des Markes vor, sondern die Wahrnehmung der Hypoglykämie im Hypothalamus und die darauffolgende neuralinduzierte Ausschüttung von Adrenalin oder neurohormonale Ausschüttung von Cortisol funktionieren nicht. Durchwegs erfolgt nach dem 6. Lebensjahr die Spontanheilung.

Als Therapie wurden ACTH, Glucocorticoide oder Ephedrin empfohlen, das zu einer Ausschüttung von Adrenalin führt. Die Erfolge sind aber nicht eindeutig.

2. Idiopathische Positionshypotonie

(Orthostatische Hypotonie, postural hypotension, autonome Insuffizienz)

Das Krankheitsbild befällt vorwiegend ältere Männer und besteht im progredienten systolischen und diastolischen Blutdruckabfall beim Aufrichten aus der Horizontalen, ohne Tachykardie, Blässe und Schwitzen. Zuweilen bestehen hypoglykämische Zustände. Meist sind gleichzeitig andere Sympathicusstörungen wie Anhidrosis, Impotenz nachweisbar. Die Patienten werden invalide, indem jedes Aufrichten zum Bewußtseinsverlust führt und sie sich nur in gebückter Stellung fortbewegen können.

Während beim Gesunden, der sich aus liegender in aufrechte Stellung begibt, eine Noradrenalinausschüttung erfolgt, die über die Constriction der Arteriolen und Venen in der unteren Körperhälfte dem Versacken des Blutes in die abhängigen Körperteile entgegenwirkt und den Blutdruck aufrecht erhält, ist dieser Reflexmechanismus bei idiopathischer Positionshypotonie gestört. Die Katecholaminausscheidung im Urin kann vermindert sein, stets fehlt jedoch ein beim Normalen deutlicher Anstieg des Plasma-Noradrenalins beim Wechsel von horizontaler in vertikale Stellung. Auch der Reflex der Adrenalinausschüttung auf Hypoglykämie ist bei diesen Patienten aufgehoben. Die Ansprechbarkeit auf exogenes Noradrenalin ist nicht vermindert, z.T. sogar erhöht. Die Störung liegt wahrscheinlich im Hypothalamus oder aber in spinalen Sympathicuszentren oder im Verlust von Noradrenalin in den terminalen Nervenendigungen (KONTOS, 1975). Beziehungen zur olivo-pontocerebellären Degeneration werden angenommen (MARK, 1969).

Die Patienten haben auch eine verminderte Aldosteronausscheidung, die sich ungenügend auf Salzentzug, ACTH oder Angiotensin II stimulieren läßt und durch Salzverlust zu den Kreislaufsymptomen beiträgt. Es handelt sich eher um eine Folge chronischer Unterstimulierung als um eine Synthesestörung in der Nebennierenrinde (SLATON, 1967).

Neuerdings werden zwei Typen unterschieden. Bei zentralnervösen Defekten sind im Liegen die Werte für Noradrenalin normal, steigen aber im Stehen nicht an, während bei nur autonomer Insuffizienz Noradrenalin im Liegen wie im Stehen im Plasma tief ist (ZIEGLER, 1977).

In Differentialdiagnose stehen die vorübergehenden vasovagalen Syncopen, bei welchen die Noradrenalinausschüttung nicht vermindert ist, die Arteriolenconstriction durch den starken Vaguseinfluß jedoch überwunden wird. Eine *sekundäre* Positionshypotonie im Gegensatz zur idiopathischen wird bei diabetischer Neuropathie und anderen neurologischen Erkrankungen gefunden, bei medikamentöser Blockade des Sympathicus (Guanethidin, Ganglienblocker, Neuroplegica, Monoaminooxydasehemmer), ferner bei Nichtansprechen der Vasomotoren auf Noradrenalin bei Amyloidose, Nebennierenrinden-Insuffizienz und Hypokaliämie.

Die Therapie der idiopathischen Positionshypotonie besteht in mechanischen Maßnahmen (Bandagen, elastische Strümpfe, speziell nach Maß angefertigten Druckanzügen aus elastischem Material), vasoconstrictorisch wirkenden Pharmaka, die jedoch meist nur kurzdauernd wirken, und in Mineralocorticoiden in hoher Dosierung wie 9-α-Fluocortisol (0,2–0,3 mg/Tag) das auch außerhalb der vorübergehenden Hypervolämie durch Sensibilisierung der Arteriolen zu wirken scheint. In gewissen Fällen scheint L-Dopa wirksam zu sein (MAIER, 1972).

3. Familiäre Dysautonomie

(Riley-Day-Syndrom)

Eine in der jüdischen Rasse wahrscheinlich autosomal recessiv vererbte Anlagestörung des sensorischen Nervensystems geht ebenfalls mit Störungen der Katecholaminausschüttung, jedoch nur auf bestimmte Reize, einher (BRUNT, 1970).

Die Erkrankung macht sich im Säuglingsalter durch Dysphagie und rezidivierende Broncho-Pneumonien bemerkbar. Später fällt die mangelnde Tränensekretion und eine Störung der motorischen Koordination auf. Im Vordergrund kann die orthostatische Hypotonie stehen, jedoch kommen auch hypertensive Krisen und Hyperhidrosis vor. Gleichzeitig besteht eine Unterempfindlichkeit für Hyperkapnie und Hypoxie sowie eine Hypalgesie gewisser Körperbezirke.

Die Diagnose wird am sichersten durch die Inspektion der Zunge gestellt: die Geschmacksknospen fehlen, und es fällt auf den ersten Blick das Fehlen der fundiformen Papillen auf (DANCIS, 1966).

Während die Kinder im Orthostaseversuch mit einer ungenügenden Noradrenalinausschüttung reagieren, verläuft die Insulinbelastung bei ihnen normal mit normaler Adrenalinausschüttung. Ihr Nebennierenmark enthält ausgesprochen viel Katecholamine. Die vermehrte Homovanillinsäureausscheidung und verminderte Vanillinmandelsäureausscheidung, die auf einen Dopamin-β-Oxydasemangel zu weisen scheint, wird nicht als Ursache, sondern als sekundäre Erscheinung betrachtet (SMITH, 1963). Dieses Enzym kann vermindert sein oder vollständig fehlen (WEINSHILBOUM, 1971). Die Adrenalinsynthese kann zugunsten der Dopaminbildung vermindert sein (GOODALL, 1971).

4. Lesch-Nyhan-Syndrom

Das Lesch-Nyhan-Syndrom ist eine an das X-Chromosom gebundene Störung des Purinstoffwechsels mit Hyperurikämie, vermehrter Harnsäureproduktion und schweren neurologischen Störungen einschl. Selbstverstümmelung. Es fehlt praktisch die Hypoxanthin-Guanin-Phosphoribosyltransferase. Aber auch das adrenergische System ist gestört. Die Plasma-Dopamin-β-Hydroxylase wird erhöht gefunden, und es fehlt ein Blutdruckanstieg auf Sympathicusstimulation. Über die Pathogenese bestehen nur Hypothesen (ROCKSON, 1974).

5. Nebennierenmark-Insuffizienz bei schweren Belastungen

Nach schweren Belastungen wie ausgedehnten Verbrennungen oder Ganzkörper-γ-Bestrahlungen kann eine verminderte Adrenalinausscheidung und ein verminderter Adrenalingehalt des Nebennierenmarks gefunden werden. Es ist ungewiß, ob diesem Befund innerhalb des schweren Krankheitsbildes eine Bedeutung zukommt.

G. Überfunktion: Das Phäochromocytom

1. Häufigkeit

Phäochromocytome gelten als relativ seltene Tumoren, wobei die Angaben allerdings stark differieren. So werden Häufigkeiten von einem Phäochromocytom auf 3000 Sektionen beschrieben, denen Angaben von viel geringerer Häufigkeit, nämlich ein Phäochromocytom auf 40000 Sektionen gegenüberstehen. Phäochromocytome sind aber sicher viel häufiger. So sind in den Jahren 1945 bis 1958 im Pathologischen Institut der Universität Zürich auf 25274 Sektionen 23 Phäochromocytome gefunden worden, was einer Häufigkeit von annähernd 0,1% entspricht. Unter 12713 getesteten Patienten der Mayo-Klinik wurden 66 Phäochromocytome gefunden.

Die Phäochromocytome machen $^2/_5$ der Marktumoren aus und stehen den Sympathogoniomen in bezug auf Häufigkeit kaum nach. SMITHWICK (1950) fand bei 6 von 1200 Patienten, d.h. bei 0,5% der Fälle, die er wegen Hypertonie sympathektomierte, ein Phäochromocytom. Da derartige Tumoren offenbar gar nicht so selten sind, ist man heute verpflichtet, bei jedem jugendlichen Patienten mit Hypertonie ein Phäochromocytom in Erwägung zu ziehen. Phäochromocytome kommen am häufigsten zwischen dem 20. und 50. Lebensjahre vor, treten aber auch schon angeboren und im Greisenalter auf. Frauen und Männer werden ungefähr gleich häufig befallen. Familiäres Vorkommen wird beobachtet und gehört dann oft zum Krankheitsbild der endokrinen Adenomatose, Typ 2, multiplen Fehlbildungen der APUD-Zellen (s. Kap. XVIII, S. 984). In der Hälfte der Fälle finden sich dann multiple Phäochromocytome. In ungefähr 10% der Fälle besteht gleichzeitig eine Neurofibromatose. Bei Kombination dieser Erkrankung mit Hypertonie muß deshalb ganz besonders nach einem Phäochromocytom gesucht werden. Selten sind Kombinationen mit cerebellären Angiomen, Hippel-Lindau-Syndrom, tuberöser Sklerose, Sturge-Weber-Syndrom und brachymetacarpalem Zwergwuchs (s. Kap. XIV). Vereinzelt sind Mischtumoren von Nebennierenmark und -rinde, teils familiär vorkommend, teils mit der Symptomatik des Cushing-Syndroms beschrieben (MATHISON, 1969).

2. Lokalisation

80% der Phäochromocytome liegen in den Nebennieren, 45% rechts und 35% links. 10% der Phäochromocytome sind doppelseitig und die restlichen 10% betreffen Ganglien außerhalb der Nebennieren, vorwiegend in der Abdominalgegend und selten auch im Brustraum. GRAHAM gibt aufgrund einer Zusammenstellung von 204 Fällen folgende Lokalisationen an (Tabelle 3).

3. Pathologische Anatomie

Hyperplasien des Nebennierenmarkes sind pathologisch-anatomisch bei Patienten mit chronischer Kreislaufbelastung und entsprechenden Herzveränderungen beschrieben worden. Auch im Tierversuch sollen sich durch besondere Beanspruchungen und Hypertonie Markhyperplasien auslösen lassen (s. bei LIEBEGOTT, 1947). Vereinzelt sind auch Beobachtungen von Patienten mit phäochromocytomartiger Symptomatik mitgeteilt worden, bei denen die Entfernung des hyperplastischen Markes eine definitive Heilung bewirkt haben soll (MONTALBANO, 1962). Ferner scheint die beidseitige Nebennierenmark-Hyperplasie ein Vorstadium der

Tabelle 3. Lokalisation der Phäochromocytome bei 212 Patienten. (Nach GRAHAM)

Die Gesamtzahl der in dieser Zusammenstellung von GRAHAM erwähnten Fälle stimmt mit der im übrigen Text von ihm gegebenen Zahl von 207 Beobachtungen nicht überein, vermittelt aber trotz dieser Unstimmigkeit ein ungefähres Bild der häufigsten Lokalisationen

Einseitige Phäochromocytome		Beiderseitige Phäochromocytome	
Rechte Nebenniere	92	Nebennieren beiderseits	19
Linke Nebenniere	70	2 extraadrenale Tumoren	3
Rechts lumbal paravertebral	7	1 adrenaler Tumor auf einer Seite und ein paravertebral lumbaler Tumor auf anderer Seite	1
Links lumbal paravertebral	5	Unbekannte Lokalisation	4
Vor großen Bauchgefäßen	4		
Zuckerkandelsches Organ	4		
Links paravertebral thorakal	2		
Ganglion coeliacum	1		

bilateralen Phäochromocytome der endokrinen Adenomatose, Typ 2, zu sein (CARNEY, 1975).

Geschwülste: Die Cysten und die für die Nebennieren charakteristischen mesodermalen Geschwülste sind schon bei den Rindentumoren kurz erwähnt worden. Abgesehen von den Phäochromocytomen, die endokrinologisch gesehen unter den Marktumoren am wichtigsten sind, können sich im Mark ferner Neuroblastome und Ganglioneurome entwickeln. Ohne endokrine Symptome zu verursachen, können diese Geschwülste z.T. Katecholamine sezernieren.

Neuroblastome bauen sich aus Zellen auf, die morphologisch einer primitiven Entwicklungsstufe der zu den differenzierten Ganglienzellen des vegetativen Nervensystems und der zu den Phäochromocytomen führenden Zellreihe entsprechen. Früher wurde bei uns je nach dem Differenzierungsgrad zwischen Sympathogoniomen und Sympathoblastomen unterschieden. Heute hat sich für alle diese Tumorformen auch bei uns der im angloamerikanischen Sprachbereich übliche Begriff eines Neuroblastoms eingebürgert (NEVILLE in SYMINGTON, 1969). Die Neuroblastomzellen sind klein, lymphocytenartig und besitzen einen sehr dichten, chromatinreichen Kern, der nur von einem ganz schmalen Cytoplasmasaum umgeben wird. Der Tumor entwickelt sich vor allem in den Nebennieren, tritt aber auch an anderen Stellen des sympathischen Nervensystems auf. Über 80% der Tumoren betreffen Kinder in den ersten $2^1/_2$ Lebensjahren (KARSNER, 1950). Sie kommen sogar konnatal vor. Die Tumoren metastasieren rasch in Lunge, Leber und Skelet.

Der höchsten Entwicklungsstufe entsprechen die *Ganglioneurome* und die *Phäochromocytome.* Ganglioneurome können maligne sein, wobei man von malignen Ganglioneuromen oder Ganglioneuroblastomen spricht. Das gleiche trifft auch für die Phäochromocytome zu, bei denen sich aber einfach die Bezeichnung eines malignen Phäochromocytoms eingebürgert hat. Gehen Phäochromocytome von extraadrenalem Gewebe aus, so wird auch von Paragangliomen gesprochen, ein Begriff, der nicht ganz klar ist, da er auch für Tumoren der chemorezeptiven Organe Verwendung findet, Tumoren, die heute allerdings zur besseren Abgrenzung auch als parasympathische Paragangliome oder Chemodectome bezeichnet werden.

Phäochromocytome, die klinisch Erscheinungen machen, sind in der Regel wenigstens kirschengroß. Sie können aber auch mehrere Zentimeter Durchmesser aufweisen und ausnahmsweise Gewichte von mehr als 1 kg erreichen. Kleine Tumoren von Kirschkerngröße mit Durchmessern von höchstens Millimetern scheinen dagegen keine endokrinen Symptome auslösen zu können. Die Tumoren sind meist deutlich abgekapselt, besonders größere Formen, und von rundlicher Gestalt. In der Kapsel können auch Reste von Nebennierenrindengewebe erhalten sein. Die Schnittflächen sind grau bis braun, häufig auch dunkel pigmentiert. Sie können von Cysten mit brauner Flüssigkeit durchsetzt sein. Nekrosen und Blutungen sind nicht selten. Werden Phäochromocytome in farblose Fixierlösungen wie Formalin eingelegt, so zeigt die Flüssigkeit innerhalb weniger Tage häufig eine recht typische und intensive braune Verfärbung, an der sich die Diagnose eines Phäochromocytoms vermutungsweise stellen läßt.

Histologisch bauen sich die Tumoren aus Zellnestern auf, die in einem capillarreichen Bindegewebe liegen und an normale Markteile erinnern. Die Zellen sind meist groß, polygonal und besitzen häufig nur unscharfe Grenzen (Abb. 3). Die Cytoplasmasäume sind acidophil, leicht granuliert und schließen eisenfreies Pigment ein. Mehrkernige Zellen sind ziemlich zahlreich, Mitosen aber selten. Gelegentlich sind die Zellen auch schärfer begrenzt und besitzen hellere Cytoplasmasäume, wodurch wabige Bilder entstehen können. Im Cytoplasma sind dabei gelegentlich ziemlich reichlich Fettstoffe eingelagert. Die Tumorzellen lassen sich in wechselnder Zahl mit Chromsalzen imprägnieren und erscheinen dann braun-gelb, wobei die Verfärbung vor allem die Granula betrifft. Was die Einzelheiten der histochemischen Nachweismöglichkeiten von Katecholaminen in derartigen Tumoren anbelangt, sei auf NEVILLE in SYMINGTON (1969) verwiesen.

Maligne Formen, die auch als Phäochromoblastome bezeichnet werden, sind rein morphologisch gesehen von den gutartigen Tumoren kaum abzugrenzen. Sie sind selten, machen sie doch nur ungefähr 2,5% der Phäochromocytome aus. Die Polymorphie der Tumorzellen ist für die Diagnose der Malignität nicht entscheidend, findet man doch häufig auch in gutartigen Phäochromocytomen eine ausgesprochene Zell- und Kernpolymorphie, die vorwiegend degenerativer Natur sein dürfte. Entscheidend für die Diagnose der Malignität ist vor allem der Nachweis von Metastasen.

Von den pathologisch-anatomischen *Sekundärsymptomen* sind die Herz- und Gefäßveränderungen wohl am wichtigsten. So äußert sich die Hypertonie in einer Herzhypertrophie und in Gefäßveränderungen wie Arteriosklerose, Arteriolosklerose und sogar Arteriolonekrose. Bemerkenswert sind ferner Myokardveränderungen im Sinne von Myokarditiden und Myokardfibrosen, die als direkte Folgen der endokrinen Aktivität der Phäochromocytome aufgefaßt werden. Niereninfarkte wurden von ZOLLINGER (1959) als charakteristisch beschrieben. Über die Ursache der Geschwulstkombinationen mit Neurofibromatose oder Schilddrüsentumoren s. Kap. XVIII, S. 984 und Kap. VI, S. 231.

4. Klinisches Krankheitsbild und Symptomatologie

Die Symptomatik des Phäochromocytoms umfaßt 1. paroxysmale Hypertonie, 2. persistierende Hypertonie und 3. die Stoffwechselsymptome Hypermetabolismus ohne Hyperthyreose, verminderte Glucosetoleranz oder Diabetes mellitus, Hyperlipolyse.

Die Symptome können in jeder Kombination vorkommen, einzelne können zuweilen auch vollständig fehlen. Die Hypertonie kann zu cerebralen Insulten, der erhöhte O_2-Bedarf des Herzens zu Infarkten führen. Ausgefallene Symptomatik infolge besonderer Lokalisation (Ureterenverschluß, Nierenarterienstenose, Abdominalschmerzen) ist wiederholt beschrieben.

Die Symptomatik läßt nur bedingte Schlüsse auf die Natur der übermäßig produzierten Hormone zu, wenn auch Tachykardie, erhöhter Grundumsatz und Glucosurie für die Adrenalinüberproduktion charakteristisch sind. Noradrenalin in extremer Überdosierung kann jedoch diese Symptome auch hervorrufen.

a) Paroxysmale Hypertonie

Das Phäochromocytom mit paroxysmaler Hypertonie ist gekennzeichnet durch die charakteristischen Anfälle, deren Beobachtung die Diagnose mit großer Wahrscheinlichkeit zu stellen erlaubt.

Der plötzlich einsetzende Blutdruckanstieg auf systolisch 200–300 mm Hg, dem eine Art Aura mit Schwarzwerden vor den Augen, Übelkeit und Gliederschmerzen vorangehen kann, geht mit objektiven und subjektiven Symptomen der Adrenalinausschüttung einher: Tachykardie mit fadenförmigem Puls, Blässe, Schweißausbruch, Tremor, Bangigkeit und Herzklopfen, Kopfschmerzen, Sehstörungen, schmerzhaftes Druckgefühl im Oberbauch, Nausea, Erbrechen und Dyspnoe, Paraesthesien, selten epileptischen Anfällen und zuweilen Diarrhoe.

Im Anfall läßt sich eine Leukocytose von 10–30000 mit Lymphocytose, Glucosurie und Hyperglykämie feststellen. Obwohl sich die Haut kühl

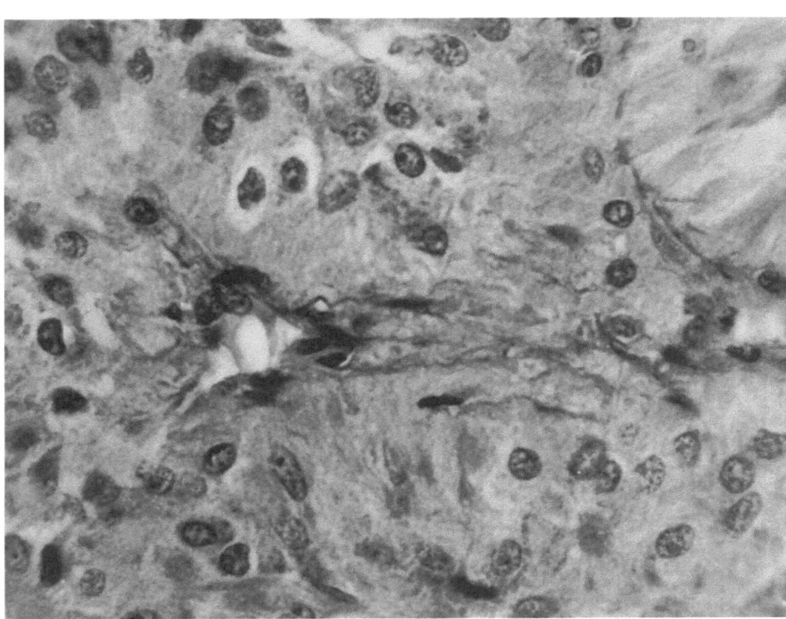

Abb. 3. Phäochromocytom. MB 12871/55, 47jähriger Mann. H-E-Färbung, 450:1

anfühlt, kann die Körpertemperatur besonders rectal durch Wärmestauung erhöht sein. Periphere Cyanose mit Raynaud-artigem Bild kommt vor. Die Schilddrüse kann anschwellen. In schweren Fällen kommt es schließlich zu Kreislaufversagen mit Lungenödem, fortschreitender Cyanose und Kollaps. Rhythmusstörungen wie Sinusarrhythmie; Tachykardien und Bradykardien, Knotenrhythmen, ventriculäre und supraventriculäre Extrasystolen, Kammerflimmern können vorkommen. Aktive „Katechol-Myokarditis", morphologisch charakterisiert durch Myokardnekrosen und histiocytäre und lymphocytäre Infiltrate sollen autoptisch in über der Hälfte verstorbener Phäochromocytompatienten gefunden werden (VAN VLIET, 1966; SIERRA-CALLEJAS, 1974). Am Schluß des Anfalles kehrt der Blutdruck gewöhnlich rasch auf die Ausgangslage zurück, der Patient gewinnt ein rosiges Aussehen, der profuse Schweiß und der Speichelfluß können andauern. Die Patienten fühlen sich noch lange danach müde und zerschlagen. Den schwerwiegenden Störungen des Kreislaufs und des Kohlenhydrat- und Fettstoffwechsels stehen meist nur diskrete, gelegentlich aber erhebliche Einflüsse des Phäochromocytoms auf die Nieren gegenüber. Sehr oft werden weder funktionelle noch morphologische Veränderungen der Niere gefunden (GREEN, 1946; SACK, 1963). Häufig ist ein diskreter pathologischer Urinbefund, Albuminurie und gelegentlich Mikrohämaturie sowohl bei der paroxysmalen als auch bei der Dauerhypertonie, Albuminurie, Mikrohämaturie und Cylindrurie können intermittierend auftreten und eine Nephritis vortäuschen (FERTIG, 1951). Jede „paroxysmale" Nephritis ist auf ein Phäochromocytom suspekt. Gelegentlich wird im Anfall eine Diuresehemmung mit Azotämie bis zur vollständigen Anurie gefunden (BAIRD, 1954; ZOLLINGER, 1959). Sie wird einerseits durch die Constriction der Vasa afferentia, anderseits durch den verminderten renalen Plasmafluß erklärt. Beobachtungen über Hyposthenurie liegen vor. Stets folgt nach Abklingen eines Anfalls eine Harnflut, die 5–7 Liter betragen kann. Hyposthenurie und Polyurie unter Adrenalinwirkung können möglicherweise erklärt werden durch eine Abnahme der Nierenmarkhypertonizität infolge vermehrter Markdurchblutung, welche im Gegensatz zur Rindendurchblutung unter arterieller Drucksteigerung zunimmt (BUCHBORN, 1961). Elektrolytstörungen bei Phäochromocytom sind klinisch nur selten beobachtet worden, gelegentlich findet sich Hypercalcämie wahrscheinlich über eine durch Adrenalin erfolgte Stimulation der Nebenschilddrüsen (GRAY, 1976).

Die Anfälle werden ausgelöst durch Anstrengung, Lageveränderungen, die die Nebennierengegend komprimieren, Pressen bei Stuhlgang oder Miktion, aber auch durch Aufregungen, Angst und Ärger sowie das Rauchen. Iatrogen ausgelöste Anfälle werden bei der Narkose und beim Histamintest auf Magen-Anacidität gesehen. Ein plötzlicher Kollapszustand unter diesen Umständen sollte immer an ein Phäochromocytom denken lassen. Sie können aber auch spontan aus völliger Ruhe, selbst im Schlaf auftreten. Die Dauer des Anfalls beträgt gewöhnlich eine Viertelstunde bis zu 2 Std, aber auch nur wenige Minuten oder einen ganzen Tag. Die Anfälle können zunächst nur alle paar Wochen oder Monate vorkommen, sie werden gewöhnlich häufiger und stärker, so daß sie schließlich täglich auftreten. Es können dazwischen auch freie Intervalle von mehreren Jahren liegen.

b) Dauerhypertonie

Die Dauerhypertonie ist beim Phäochromocytom häufiger als die paroxysmale Hypertonie und braucht sich in nichts von der Symptomatik der benignen oder malignen Hypertonie zu unterscheiden.

Die folgenden acht Punkte, Beschwerden, Symptome oder Befunde werden als eine Indikation zur Abklärung einer Hypertonie auf Phäochromocytom betrachtet:

1. Anfälle von Kopfschmerzen, Herzklopfen, Nervosität, Thorax- oder Abdominalschmerz, Tremor, Hypertonie, anhaltendes oder dauerndes übermäßiges Schwitzen.
2. Magerkeit mit einem Untergewicht von mehr als 10% oder Körpergewicht unter 48 kg.
3. Alter von 35 Jahren oder weniger.
4. Grundumsatz von über 20% ohne Hyperthyreose.
5. Dauer der Hypertonie von weniger als 2 Jahren.
6. Augenhintergrund-Veränderungen III oder IV oder schwere Formen II.
7. Paradoxe Reaktion des Blutdrucks auf Ganglienblocker.
8. Blutdruckreaktion auf Beginn der Anaesthesie.

Besonders bei der Hypertonie Jugendlicher ist stets an Phäochromocytom zu denken. Bei Kindern sind gegen 100 Fälle von Phäochromocytom-Hypertonie bekannt geworden, vorwiegend handelte es sich um die persistierende Form. Das Wachstum steht still. Der Blutdruck ist stets beträchtlich erhöht, vor allem auch diastolisch. (Oberer Normalwert des systolischen Blutdrucks bei Kindern. 100+2mal Alter in Jahren.) Im Augenhintergrund sind spastische Zeichen die Regel, zuweilen können ein Papillenödem, eine Stauungspapille oder Blutungen auftreten.

Beim Erwachsenen fehlt selten wenigstens eines der drei Kardinalsymptome Kopfschmerzen, Schwitzen, Herzklopfen. Es kann aber auch ein wesentlich erhöhter Grundumsatz oder starkes Schwitzen und Glucosurie bei Hypertonie selbst mit Bradykardie den Verdacht auf ein Phäochromocytom wecken (sog. „H-Trias": Hyperglyk-

Tabelle 4. Häufigkeit der Phäochromocytom-Symptome. [Nach GIFFORD: Mayo Clin. Proc. **39**, 281 (1964)]

Symptome	Paroxysmale Form %	Dauerform %
Kopfschmerzen	92	72
übermäßiges Schwitzen	65	70
Herzklopfen mit oder ohne Tachykardie	73	51
Blässe, vorwiegend im Gesicht	60	28
Nervosität oder Angstgefühl	60	28
Tremor	51	26
Nausea mit oder ohne Erbrechen	43	26
Schwäche, Erschöpfung oder Müdigkeit	38	15
Thoraxschmerz	32	13
Abdominalschmerz	16	15
Sehstörungen	3	21
Gewichtsverlust über 10%	14	15
Raynaud	8	3
Dyspnoe	11	18
Verstopfung	0	13
Grand mal	5	3
Hitzegefühl oder Wallungen oder beides	11	8
Bradykardie, vom Patienten wahrgenommen	8	3
Hitzeunverträglichkeit	3	8
Schwindel oder Benommenheit	11	3
Parästhesien oder Schmerzen in den Armen	11	0

Tabelle 5. Laborbefunde bei Phäochromocytom. [Nach GIFFORD: Mayo Clin. Proc. **39**, 281 (1964)]

Befund	Paroxysmale Form %	Dauerform %
Augenfundus negativ	51	5
Hypertonie I	26	16
Hypertonie II	23	26
Hypertonie III	0	16
Hypertonie IV	0	37
Nüchtern Blutzucker		
unter 90 mg-% (Autoanalyser)	44	34
90–109 mg-%	32	31
über 109 mg-%	24	35
Grundumsatz		
unter +10%	56	9
+10– +19%	16	15
+20– +49%	28	52
über +50%	0	24
Albuminurie	35	64
Blutharnstoff		
weniger als 40 mg-%	81	76
40–59 mg-%	16	19
60 mg-%	3	5

ämie, Hypertonie, Hypermetabolismus ohne Hyperthyreose [HOWARD]). Es sind daher wiederholte Grundumsatz- und Blutzuckerbestimmungen angezeigt. Impotenz durch Störung des vegetativen Gleichgewichts kommt vor. Bei lange anhaltender Phäochromocytomhypertonie wird durch die persistierende Vasoconstriction das Plasmavolumen erheblich (bis um 20%) verringert, so daß ohne adäquate präoperative Therapie unmittelbar nach Tumorentfernung bei peripherer Vasodilatation ein gefährlicher Blutdruckabfall mit Oligurie, Anurie und Myokardischämie eintreten kann (BRUNJES, 1960; ZIEGLER, 1966). Die Plasma-Renin-Aktivität wird entsprechend erhöht gefunden (s. Kap. XV). Vereinzelt wurde Hyperaldosteronismus und Hypokaliämie beobachtet, die auf α-Receptoren-Blockade zeitlich begrenzt ansprachen (WILSON, 1973).

Aber auch präoperativ kann eine erhöhte Plasma-Renin-Aktivität mit sekundärem Aldosteronismus gefunden werden (VETTER, 1974) (s. S. 931), jedoch fast ausschließlich bei übermäßiger Adrenalin-Sekretion (VETTER, 1976). Ferner können sämtliche Gefäßkomplikationen eintreten mit Augenhintergrundsveränderungen, Nierenfunktionsstörungen und Niereninfarkten (s. S. 434). Die Hypertonie kann dann fixiert werden und wird durch Entfernung des Phäochromocytoms gesenkt, aber nicht mehr behoben. Paroxysmale Anfälle können sich der persistierenden Form auflagern und mit sämtlichen charakteristischen Erscheinungen einhergehen. Nicht selten beginnt das Leiden mit paroxysmaler Hypertonie und geht schließlich in die persistierende Form der Hypertonie über. Der Tod erfolgt wie bei der essentiellen Hypertonie an Apoplexie, Herzinsuffizienz oder Urämie. Schließlich kann die Hypertonie extrem labil mit Schwankungen von einer Minute zu andern verlaufen.

Bleibt die Hypertonie nach Entfernung eines Phäochromocytoms bestehen, so darf nicht ohne weiteres auf eine Fixierung der Hypertonie durch arteriolosklerotische Nierenveränderungen geschlossen werden. Einmal ist sorgfältig nach einem zweiten Phäochromocytom zu suchen, was am besten noch intra operationem durch den Phentolamintest geschieht. Zweitens sind Niereninfarkte und Rindenatrophien nach Phäochromocytomoperationen durch Läsion der Nierengefäße nicht selten (HARRISON, 1958; SACK, 1963). Die Infarktniere kann eine renale Hypertonie zur Folge haben. In einzelnen Fällen haben Phäochromocytome mechanisch die Nierendurchblutung behindert und einen Goldblatt-Mechanismus ausgelöst (ROSENHEIM, 1963; WEIDMANN, 1969).

Im allgemeinen sind aber die Störungen der Nierenfunktion nach erfolgreicher Entfernung des Phäochromocytoms in vollem Umfange reversibel.

Im Gegensatz zur paroxysmalen Form führt hier die klinische Beobachtung allein nicht weiter, und der Arzt ist allein auf die Laboratoriumsbefunde angewiesen. Phäochromocytom-Patienten sollen allerdings wegen der lipolytischen Wirkung der Katecholamine immer mager sein und Obesitas das Leiden ausschließen. Ungewöhnliche klinische Symptomatik wie paroxysmale Abdominalschmerzen, Magen-Darmblutungen sind beschrieben. Raynaud-Syndrom-ähnliche periphere Durchblutungsstörungen kommen auch bei der Dauerhypertonie vor.

Eine dem Diabetes mellitus ähnliche Kohlehydrat-Stoffwechselstörung, gekennzeichnet durch verminderte Glucosetoleranz mit Nüchternhyperglykämie und Glucosurie, jedoch selten mit Ketose, wird in $^1/_4$ bis $^1/_3$ der Phäochromocytome gefunden und wurde früher durch vermehrte Glykogenolyse zu erklären versucht. Die hemmende Einwirkung von Adrenalin und Noradrenalin auf die Insulinausschüttung durch Glucose (s. S. 701) verursacht jedoch in erster Linie dieses Symptom. Gleichzeitig besteht eine Unterempfindlichkeit auf Insulin. Freie Fettsäuren und Glycerin im Plasma sollen erhöht sein, was in eigenen Untersuchungen sich nicht immer bestätigen ließ. Unmittelbar postoperativ ist die Insulinausschüttung wieder normal, die Glucosetoleranz wird aber erst nach Monaten wieder normal (Spergel, 1968; Wilber, 1966).

c) Hypotonie

Gelegentlich besteht die Symptomatik in Anfällen von *Hypotonie* bis 70/50 mmHg mit Tachykardie, Blässe, Schwitzen, Leukocytose und Glucosurie. Es ist möglich, daß dabei vorgängige sehr kurz dauernde Blutdruckanstiege übersehen werden. Anderseits kann Adrenalin in geringer Dosierung, besonders bei wiederholter Applikation, hypoton wirken. Die Anfälle können sich auch ohne Blutdruckveränderung nur durch Tachykardie und Schweißausbrüche manifestieren.

Bei der Form mit Dauerhypertonie besteht zuweilen eine Tendenz zu orthostatischem Blutdruckabfall, besonders wenn der Patient mit Phentolamin oder Phenoxybenzamin behandelt wurde. Der Blutdruck sinkt im Stehen auf normo- oder hyptone Werte ab. Offenbar funktioniert die zusätzliche Ausschüttung von Noradrenalin beim Aufrichten hier nicht mehr.

d) Besondere Formen und Kombinationen mit anderen Syndromen

α) Maligne Phäochromocytome

Das maligne, invasiv wachsende und Metastasen setzende Phäochromocytom ist selten. Aberrierendes Nebennierenrindenmark-Gewebe des retroperitonealen Raumes hat ausgeschlossen zu werden. Das Rezidiv nach Erstoperation erfolgt gewöhnlich innerhalb eines Jahres. Die Überlebenszeit nach Feststellung der Malignität beträgt in der Regel weniger als 3 Jahre, kann aber 8 Jahre betragen. Bei langsamem Verlauf lohnen sich sogar gelegentlich Operationen zur Entfernung von Metastasen, die ein beschwerdefreies Intervall von mehreren Jahren ermöglichen können. Besonders häufig sind Lokalrezidive, Metastasen in die umgebenden Lymphknoten, in die Leber, Lunge und das Skelet sind ungefähr gleich häufig. Ungewöhnlich lange Verlaufsformen – bis zu 40 Jahren – weisen auf maligne Entartung eines ursprünglich multiplen benignen Phäochromocytoms. Ein Hinweis für die Malignität des Phäochromocytoms ist die erhöhte Ausscheidung von Dopamin und besonderer Katecholaminmetaboliten.

Bei Inoperabilität tritt die medikamentöse Palliativtherapie (s. S. 441) in ihre Rechte, die wenigstens die durch die Katecholaminüberproduktion hervorgerufenen Beschwerden vermindern kann.

Es empfiehlt sich, Cytostatica zu versuchen. Mit alkylierenden Substanzen (Cyclophosphamid) können temporäre Erfolge erzielt werden.

Einzelne Tumorarten neuro-ektodermalen Ursprungs wie Neuroblastome, Chemodectome können ohne endokrine Symptomatik durch erhöhte Katecholaminausscheidung und insbesondere die Ausscheidung abnormer Metaboliten erkannt werden (Käser, 1966).

β) Familiäre Phäochromocytome, Kombinationen mit anderen Syndromen

Phäochromocytome können familiär vorkommen und werden autosomal dominant vererbt. Sie sind dann häufig multipel und ektopisch und bei Kindern häufiger als nicht familiäre Phäochromocytome. Ferner kommen Phäochromocytome gehäuft bei Neurofibromatose Recklinghausen vor (Schlegel, 1960), schließlich kombiniert mit Ganglioneurom (Streit, 1967), Hippel-Lindau-Syndrom (Sharp, 1971) sowie mit brachymetacarpalem Kleinwuchs (Nagat de Deuxchaisnes, 1960) (s. Kap. XIV). Möglicherweise besteht eine Beziehung zwischen Phäochromocytom und Nierenarterienstenose (Alvestrand, 1977).

γ) Kombination mit medullärem Schilddrüsen-Carcinom

Es handelt sich dabei um die endokrine Adenomatose Typ 2, das Sipple-Syndrom, eine multiple Fehlbildung der „Apud“-Zellen (s. Kap. XVIII, S. 984), oder „familiäre Chromaffinomatose“ (Ljungberg, 1967). Die Patienten weisen besondere, charakteristische Züge auf und gleichen alle einander. Das Gesicht erinnert mit den aufgeworfenen Lippen teils an Akromegalie, teils an das Marfan-Syndrom, Neurome von Zunge und Augenlider sind charakteristisch (s. Kap. VI, S. 231f.). Obligat ist die Hypercalcitoninämie. Es scheint sich um ein autosomal dominantes Erbleiden zu handeln. Vielleicht handelt es sich bei den familiären Phäochromocytomen um dasselbe Gen und ein nur unvollständiges Krankheitsbild.

5. Diagnostik des Phäochromocytoms

W. ZIEGLER

Die Vielfalt des Krankheitsbildes ist wohl der Hauptgrund, weshalb die Diagnose oft lange nicht gestellt wird. Wird klinisch ein Phäochromocytom vermutet, so ist dieser Verdacht mit allen diagnostischen Hilfsmitteln zu sichern. Keinesfalls soll aber die Probelaparotomie hierzu in Betracht gezogen werden!

In einer Kasuistik der Mayo Clinic wurde die Diagnose in 9 von 10 Fällen klinisch vermutet (GIFFORD, 1964).

Je charakteristischer die Symptome des Phäochromocytoms, desto größer die Wahrscheinlichkeit, die Diagnose klinisch stellen zu können. Paroxysmen des Blutdrucks mit allen Begleiterscheinungen sind beim Normotoniker viel eindrücklicher und daher leichter zu erfassen als Formen der Dauerhypertonie mit oft kaum meßbar aufgepfropften Blutdruckschwankungen.

Der klinische Verdacht läßt sich bereits stützen, wenn durch die *Routinelaboruntersuchung* ein hoher Hämatokrit, eine Leukocytose, erhöhte Werte des Nüchternblutzuckers und der freien Fettsäuren sowie gelegentlich das Vorliegen einer Glucosurie festgestellt wird.

In jedem Fall ist aber vor der Operation die Diagnose durch den Nachweis vermehrter Katecholaminbildung zu sichern, wobei ausschließlich die erhöhte Ausscheidung dieser Amine bzw. deren Metaboliten im Urin beweisend ist.

Obschon mit der Vereinfachung und Verbreitung dieser Nachweismethoden die Bedeutung der pharmakologischen Tests abgenommen hat, sind diese als diagnostische Hilfsmittel immer noch wertvoll und dort angezeigt, wo zwischen klinischem Bild und Laborbefund ein Widerspruch besteht. Sie dienen je nachdem zur Provokation einer Katecholaminausschüttung (Auslösung einer Blutdruckkrise) oder zur Blockierung der bestehenden Katecholaminwirkung (Auslösung eines Blutdruckabfalls). Standardisierte Testbedingungen und die Einhaltung bestimmter Vorsichtsmaßnahmen sind allerdings Voraussetzung für ein aussagekräftiges Testergebnis.

Nach Sicherung der Diagnose ist der Tumor möglichst zu lokalisieren, und es empfiehlt sich, auch im Hinblick auf die Vorbehandlung, die Blutvolumenbestimmung.

a) Pharmakologische Tests

Vor der Durchführung der Tests müssen die folgenden Voraussetzungen erfüllt sein:

Der Patient darf weder kreislauf- noch niereninsuffizient sein. Myokardinfarkt bzw. cerebraler Insult sind Kontraindikationen.

Sämtliche Medikamente mit Wirkung auf das zentrale Nervensystem, nämlich Alkohol, Hypnotica und Sedativa, Psychopharmaka, Opiate, können die Tests verfälschen.

Dasselbe gilt für Pharmaka, die an Synapsen und Nervenendigungen angreifen, seien es Sympatho- und Parasympathomimetica bzw. die entsprechenden Blocker, oder aber Substanzen, die blokkierend oder stimulierend an den Ganglien angreifen.

Unter den Antihypertensiva können besonders das Reserpin (Serpasil) und das α-Methyl-DOPA (Aldomet), die mindestens 10 Tage abzusetzen sind, die Tests stören, während in der Regel — wenn klinisch zu verantworten — ein Intervall von 48 Std ganz ohne Medikation erwünscht ist.

Ein Blockierungstest kann z.B. unter Sedativa falsch positiv, unter Antihypertensiva sowohl falsch positiv als auch falsch negativ ausfallen.

Der Test selbst soll in einem separaten Raum durchgeführt werden. Ruhige Rückenlage des Kranken während mindestens 30 min vor der Untersuchung, unter wiederholter Kontrolle von Puls und Blutdruck bis zur Einstellung eines verbindlichen Ausgangswertes, ist unerläßlich.

α) *Provokationstests*

Sie beruhen auf der Entspeicherung von Katecholaminen aus dem Tumor und aus den Nervenendigungen und lösen dadurch eine paroxysmale Hypertonie aus.

1. Cold Pressure Test. Unmittelbar vor der Durchführung des *Histamin-Tests* ist der „cold pressure test" durchzuführen, da nur der Vergleich beider Untersuchungen Schlüsse erlaubt.

Der „cold pressure test" ist kontraindiziert bei einem diastolischen Blutdruck über 150 mmHg. In der Regel erfolgt beim Gesunden durch den kurz einwirkenden Kältereiz ein Blutdruckanstieg, dessen Ausmaß als Ausdruck der Kreislauflabilität zu werten ist. Er wird beim vegetativ stigmatisierten Patienten den durch Histamin bedingten Anstieg übertreffen.

Ausführung: Die eine Hand des Patienten wird während 1 min in ein Wasserbad mit Eiswürfeln (4° C) eingetaucht. Nach 30 bzw. 60 sec werden Puls und Blutdruck gemessen.

Beurteilung: Ein erheblicher Anstieg des Blutdrucks weist auf eine vegetative Dystonie oder evtl. eine labile essentielle Hypertonie hin.

2. Histamin-Test. Der Histamin-Test soll je nach Alter des Patienten nicht ausgeführt werden bei Blutdruck-Werten über 150 bzw. 170/110 mmHg. Histamin führt initial zu Vasodilatation und Blutdruckabfall, dann sofort zu einer Ausschüttung von Katecholaminen aus den Speichern.

Ausführung: Nach rascher intravenöser Injektion von 0,05 mg ($^1/_{20}$ mg) Histamin in 0,5 ml physiologischer NaCl-Lösung bzw. 0,001 mg/kg Körpergewicht wird während 15 min jede Minute der Blutdruck gemessen. Die erste Messung nach 30 sec erfaßt den initialen Blutdruck-Abfall. Phentolamin (Regitin) und Noradrenalin (Arterenol) sind in einer Injektionsspritze bereitzuhalten, um eine bedrohliche Blutdruck-Krise oder Hypotonie zu beheben. Während der Dauer der ganzen Untersuchung ist es am besten, durch eine NaCl-Infusion einen venösen Zugang offenzuhalten.

Bewertung: Als positiver Ausfall gilt der Anstieg des Blutdrucks von 60/40 mmHg über den Ausgangswert innerhalb von 1–4 min nach Injektion und typische Anfallssymptome. Die Blutdruck-Werte des Cold pressure-Tests sollen überschritten werden. Sind diese Bedingungen erfüllt, ist der Anfall mit Phentolamin zu unterbrechen. Falsch positive und falsch negative Ergebnisse werden mit je 5% angegeben.

3. Tyramin-Test. Tyramin mobilisiert die Katecholamine aus den Granula der Nervenendigungen. Es verursacht keine unangenehmen Nebenerscheinungen wie das Histamin (Kopfschmerzen, Hitzegefühl).

Ausführung: Zunächst wird physiologische NaCl-Lösung unter Blutdruck-Kontrolle intravenös injiziert. Dann werden in steigenden Dosen 250, 500 und schließlich 1 000 µg (1 mg) Tyramin bzw. 0,025–0,05 mg/kg Körpergewicht verabreicht, wobei der Blutdruck jede Minute gemessen wird. Zwischen den einzelnen Injektionen ist 15 min zu warten.

Bewertung: Der Anstieg des systolischen Blutdrucks von 60/40 mmHg innerhalb von 1–2 min spricht für Phäochromocytom. Falsch positive Ergebnisse werden mit 5% falsch, negative hingegen mit 25% angegeben.

4. Glucagon-Test. Auch dieser Test beruht auf der Freisetzung von Katecholaminen aus dem Nebennierenmark bzw. dem Tumor. Wie beim Histamintest empfiehlt sich auch hier der Vergleich mit dem Cold pressure-Test.

Ausführung: Nach rascher intravenöser Injektion von mindestens 0,5 mg, in der Regel aber 1,0 mg Glucagon am nüchternen Patienten wird alle 30 sec während 5 min, dann jede Minute während weiterer 10 min der Blutdruck gemessen. Auch hier sind Phentolamin und Noradrenalin bereitzuhalten.

Bewertung: Die Kriterien für einen positiven Ausfall sind dieselben wie beim Histamintest, wobei die Nebenwirkungen gegenüber dem Histamin viel seltener und weniger ausgesprochen in Erscheinung treten. Falsch positive Ergebnisse sind bisher nicht beschrieben, falsch negative hingegen werden öfters beobachtet.

β) Blockierungstest

Sie beruhen auf der Blockierung der α-Receptoren gegenüber zirkulierenden Katecholaminen. Durch Abnahme des peripheren Widerstandes erfolgt momentan ein Abfall des Blutdrucks. Unter den α-Blockern hat sich nur Phentolamin (Regitin) als geeignet erwiesen.

Regitin-(Phentolamin-)Test. Bei Blutdruckwerten unter 160/110 mmHg ist der Test nicht auszuführen.

Ausführung: Während der Dauer der Untersuchung empfiehlt es sich, den venösen Zugang durch eine NaCl-Infusion offenzuhalten. Nach intravenöser Injektion von 5 mg Regitin ($^1/_2$ Ampulle) innerhalb von 5–10 sec (bei Kindern 3 mg/m^2) wird der Blutdruck jede Minute gemessen. Es besteht das Risiko, einen Kreislaufkollaps auszulösen, weshalb Noradrenalin (Arterenol) injektionsbereit sein muß.

Bewertung: Als positiver Ausfall gilt das Absinken des Blutdrucks von 40/25 mmHg unter den Ausgangswert innerhalb von 5 min. Dabei soll der Ausgangswert frühestens 5–15 min nach der Injektion wieder erreicht werden. Falsch positive Ergebnisse sind in 2–3%, sofern die Vorbedingungen nicht eingehalten werden, jedoch in 20% der Untersuchungen zu erwarten. Falsch negative Resultate sind selten.

b) Biochemische Untersuchungen

Der Nachweis einer vermehrten Ausscheidung der Katecholamine und deren Metaboliten im Urin ist zur Sicherung der Diagnose unerläßlich. Man hüte sich vor unspezifischen Schnelltesten, welche oft falsch positive Resultate ergeben. In Fällen von anfallsweiser Hypertonie vermag die Diagnose oft erst nach der Katecholaminbestimmung im Anfallsurin (1–2-Std-Portion) und im Vergleich zu einer Ruheportion (z.B. Morgenurin) gesichert werden. Entsprechend sind auch Urinportionen vor bzw. nach positiv ausgefallenen Provokationstests zu untersuchen.

Ausführung der Urinsammlung: Der Patient hat während zwei Tagen Bananen, Citrusfrüchte, Nüsse, Schwarztee, Kaffee und Vanille zu meiden. Sammlung des 24 Std-Urins am zweiten Diättag unter Zusatz von Säure (1 ml konzentrierte Perchlorsäure oder konzentrierte Salzsäure pro Analysi auf 100 ml Urin). Katecholamine sind nur bei pH 1–2 stabil. Der Urin ist vor Wärme und Licht zu schützen. Bei genauer Messung der 24 Std-Menge genügt die Einsendung von 200 ml Urin.

Medikamente und deren Abbauprodukte im Urin können die Analysen stören. So sind α-Methyldopa (Aldomet), Sympathicomimetica und L-Dopa nach Möglichkeit abzusetzen oder dem Laboratorium mitzuteilen.

α) Vanillinmandelsäure

Die Katecholamine Adrenalin und Noradrenalin werden zu rund 40% als 3-Methoxy-4-Hydroxymandelsäure (Vanillinmandelsäure, VMS) ausgeschieden. Unter den verschiedenen Bestimmungsmethoden ist diejenige von PISANO in bezug auf technische Durchführbarkeit und Zeitaufwand, aber auch bezüglich Zuverlässigkeit zur Routineuntersuchung sehr geeignet. Sie umfaßt eine Extraktion, eine Oxydation und eine Absorptionsmessung.

Bewertung: Gesunde Erwachsene scheiden zwischen 1 und 9 mg Vanillinmandelsäure in 24 Std aus. Bei Kindern sind die Werte dem Alter entsprechend niedriger.

Beim Phäochromocytom findet sich in der Regel eine erhöhte Ausscheidung. Auch bei anderen, vom sympathischen Nervengewebe ausgehenden Tumoren ohne klinische Symptome der Katecholaminüberproduktion können erhöhte Werte gefunden werden.

β) Metanephrin und Normetanephrin

Die Ausscheidung dieser Metaboliten von Adrenalin und Noradrenalin im Urin liegt normalerweise unter 1,3 mg pro 24 Std (als Gesamt-Metanephrine). In Ausnahmefällen ist der Nachweis dieser Abbauprodukte diagnostisch von größerer Zuverlässigkeit als die VMS-Bestimmung.

γ) Adrenalin, Noradrenalin und Dopamin

Adrenalin und Noradrenalin werden nur zu 3–7% in unveränderter Form im Urin ausgeschieden. Die gefundenen Mengen liegen im γ-Bereich, so daß deren Erfassung nur dank fluorometrischer Bestimmungsmethoden möglich wird.

Normalwerte: Adrenalin 0–20 γ pro 24 Std bzw. Noradrenalin 10–70 γ pro 24 Std. Faustregel für Normalwert: Freies Adrenalin plus Noradrenalin unter 100 γ pro 24 Std. Erhöhte Werte von Dopamin, der Vorstufe von Adrenalin und Noradrenalin, können auf Metastasen hinweisen. Diese Untersuchung hat besonders in der Pädiatrie zur Erfassung unreifer Geschwülste des Sympathicus eine große Bedeutung.

c) Tumorlokalisation

α) Katecholaminausscheidung

Ein Überwiegen der Adrenalin-Produktion weist auf einen Tumor im Nebennierenmark. Überwiegende Noradrenalin-Produktion rührt in ca. einem Drittel der Fälle von einem extraadrenalen Tumor her.

β) Radiologische Untersuchungen

Eine Thoraxaufnahme (antero-posterior und halbaxial) gehört routinemäßig zur Abklärung, obschon ein Phäochromocytom nur ausnahmsweise in der Brusthöhle zu suchen ist. Ebenso regelmäßig ist die Abdomenleeraufnahme und eine intravenöse Pyelographie mit oder ohne Tomographie vorzunehmen, wobei die Lokalisation in 20–50% der Fälle ermöglicht wird. Die Risiken, mit denen eine Aortographie, aber auch ein Retropneumoperitoneum mit Tomographie verbunden sind, bestehen in der Auslösung von hypertensiven Krisen und in Blutungen in den Tumor mit nachfolgendem Schock. Unter den angiographischen Untersuchungen ist die Phlebographie deshalb als schonender und risikoärmer der Arteriographie vorzuziehen. Sie hat zudem den Vorteil, daß zur Bestimmung der Plasmakatecholamine gezielt Blut entnommen werden kann als wertvolle Ergänzung bei negativem radiologischem Befund. Dieses kombinierte Verfahren ermöglicht in über 80% der Fälle eine Lokalisation. Eine internistische Überwachung des Patienten und Handlungsbereitschaft bei Zwischenfällen ist dabei unerläßlich, selbst wenn α-Blocker vorgängig verabreicht wurden.

γ) Katheterismus der Vena cava

Ausgehend von der Vena femoralis wird die Vena cava unter Röntgenkontrolle katheterisiert. Auf verschiedener Höhe werden Blutproben zur Katecholamin-Bestimmung entnommen. Der Höchstwert wird in der Gegend der Einmündung des venösen Tumorabflusses gefunden. Dadurch kann der Tumor nicht nur in bezug auf seine Höhe, sondern meist auch nach einer Seite lokalisiert werden. Die Wahl des optimalen chirurgischen Zuganges wird auf diese Weise bedeutend erleichtert (vgl. Kap. VII, S. 356).

Dieses Verfahren hat sich besonders in Verbindung mit dem phlebographischen Tumornachweis bewährt.

Die Bestimmung der Katecholamine im Plasma auf spektrofluorometrischem Wege ist sehr anspruchsvoll und erfaßt Konzentrationen, die normalerweise für Adrenalin 0,05 γ pro Liter und für Noradrenalin 0,45 γ pro Liter Plasma betragen.

Die biologischen Bestimmungsmethoden sind heute für klinische Zwecke zugunsten der chemischen Bestimmungen verlassen.

6. Verlauf und Prognose

Die Prognose hängt von der rechtzeitigen Erkennung und Behandlung des Phäochromocytoms ab.

Unbehandelt kann das Leiden Jahre andauern und der Tod jederzeit durch Apoplexie, Lungenödem, Herzinfarkt oder durch die Folgen einer malignen Hypertonie eintreten. Spontanheilung durch Infarzierung des Tumors ist möglich, aber extrem selten. Die Patienten sind ständig durch alle Ereignisse, die zu einer nervösen Stimulation des Nebennierenmarkes führen können, wie Aufregung, kleine Traumen, Operationen, vom fatalen Schock bedroht. Wie oben ausgeführt, nehmen die Anfälle meistens an Häufigkeit und Intensität zu. Eine allgemeine Lebenserwartung kann nicht angegeben werden. Die erfolgreiche Operation bringt die vollständige Heilung, solange Nieren und Kreislauforgane nicht irreversibel geschädigt sind. Schwangerschaft kann zur Manifestation der Krankheit führen. Sofortige Operation ist indiziert, da das Phäochromocytom Mutter und Kind (Aborte!) gefährdet.

7. Differentialdiagnose

In Differentialdiagnose des Phäochromocytoms mit Dauerhypertonie fällt zunächst jede Hypertonie, und jeder Hypertoniker unter 40 Jahren sollte auf Phäochromocytom untersucht werden. Abmagerung, Tachykardie können eine Hyperthyreose vortäuschen. Die Bleivergiftung mit der Blässe, Hypertonie, den Bleikoliken hat Ähnlichkeit mit dem Phäochromocytom.

Zur paroxysmalen Form stehen in Differentialdiagnose: Kopfschmerzen bei hypertensiver Encephalopathie, vasomotorische Krisen, Migräne, da auch beim Phäochromocytom Nausea, Kopfschmerzen und Flimmerskotome auftreten, arteriosklerotische cerebrale Durchblutungsstörungen, Hyperinsulinismus und schließlich das Carcinoid-Syndrom. Der Begriff des „Pseudophäochromocytoms", Tumoren im Bereich der Nieren mit z.T. mit Phentolamin- bzw. Histamin-auslösbaren Blutdruckschwankungen ohne Nachweis vermehrter Katecholamine, sollte vermieden werden.

Hingegen kommen Kombinationen von Phäochromocytom- und renaler Hypertonie bei mechanisch durch den Tumor bedingter Nierenischämie vor (WEIDMANN, 1968).

Bei der autonomen Hyperreflexie der Paraplegiker mit Querschnittsläsion oberhalb Th 7 kann es durch Überfüllung der Blase zu einer starken Noradrenalinausschüttung mit entsprechender Symptomatik kommen (GARNIER, 1964). Paroxysmale Hypertonie mit mäßig vermehrter Vanillinmandelsäure-Ausscheidung und Ansprechbarkeit auf α- und β-Receptoren-Blockade kommt gelegentlich bei Gehirntumoren vor (EVANS, 1972; GABRIEL, 1974).

Das Paragangliom des Paraganglion jugulo-tympanicum, sog. Glomustumor des Mittelohres, kann selten Noradrenalin bilden und zu Hypertonie führen (MATTLE, 1976).

In der Umgebung der Phäochromocytome kann braunes Fettgewebe, eine unreife oder aber unter dem Einfluß von Katecholaminen degenerierende Form des Fettgewebes (FEYRTER, 1971), vorkommen und wird als Hibernoma bezeichnet. Angiographisch kann dieses vascularisierte Gewebe eine Geschwulst vortäuschen (LEIPHART, 1970).

8. Therapie

Die medikamentöse Palliativtherapie ist unerläßlich zur Operationsvorbereitung und auch dort indiziert, wo der Allgemeinzustand die Operation nicht erlaubt oder wo ein inoperables, malignes Phäochromocytom vorliegt. Bewährt hat sich bei fortlaufender Anwendung der α-Receptorenblokker Phenoxybenzamin (Dibenyline) in einschleichender, individueller Dosierung von 10 bis 60 mg per os über 24 Std verteilt. Die stets mehr oder weniger ausgeprägte Hypovolämie wird nach 5–10tägiger Behandlung behoben, was sich am Absinken des Hämatokritwertes erkennen läßt. Gleichzeitig wird der Dauerhochdruck gebessert, Blutdruckkrisen bleiben aus. Der Patient wird klinisch symptomfrei und ist dann nach adäquater Bluttransfundierung operationsbereit. Unter Verabreichung von Dibenyline neigen die Patienten oft zu orthostatischem Blutdruckabfall, der sie vorübergehend bettlägerig machen kann.

Phentolamin (Regitin) eignet sich weniger zur Dauerbehandlung als vielmehr zu intravenöser Verabreichung im akuten Zustand. Das Antihypertensivum α-Methyl-Dopa (Aldomet) hat sich als unwirksam erwiesen, α-Methyl-para-Tyrosin hat sich bewährt, ist aber noch nicht frei erhältlich.

In der Phäochromocytomtherapie ist die Anwendung von Guanethidin und Ganglienblockern kontraindiziert, da nach Blockade der Speicher oder Ganglien die Empfindlichkeit der Endorgane auf Noradrenalin ansteigt.

Das Ziel der Therapie muß die operative Exstirpation des Phäochromocytoms sein, die eine vollständige Heilung des Patienten bringen kann.

Ist die Diagnose sichergestellt und der Tumor radiologisch oder mit Venenkatheter lokalisiert, so sind die operativ technischen Schwierigkeiten nicht groß. Voraussetzung ist eine enge Zusammenarbeit zwischen Chirurg, Internist und Anaesthesist, die mit den besonderen Verhältnissen bei Phäochromocytom-Operationen vertraut sein müssen.

Eine Vorbehandlung mit Phenoxybenzamin muß heute gefordert werden, da die präoperative Behebung der Hypovolämie gefährliche Kollapszustände intra operationem bei Herausnahme des Tumors vermeiden läßt. Der β-Receptorenblocker Propranolol (Inderal) ist nur bei Tachykardien über 140 bzw. Arrhythmien anzuwenden, und zwar erst nach wirksam eingeleiteter α-Receptorenblokkierung.

Unter der Anaesthesie ist jederzeit mit dem Auftreten von Blutdruckkrisen zu rechnen. Es empfiehlt sich daher eine fortdauernde Registrierung von Blutdruck, EKG und zentralem Venendruck während der Operation. Phentolamin und Propranolol müssen jederzeit verfügbar sein. Sehr bewährt hat sich nach unserer Erfahrung die Neuroleptanaesthesie, bei welcher die α-blockierenden und antiarrhythmischen Eigenschaften des Dehydrobenzperidol spezifisch von Nutzen sind.

Obwohl das Phäochromocytom in rund einem Zehntel der Fälle bilateral vorkommt und an sich die Revision beider Seiten erwünscht ist, kann bei gesicherter Lokalisation der schonendere dorsolumbale Zugangsweg gewählt und bei Auffinden des Tumors auf die Revision der anderen Seite verzichtet werden. Von anderer Seite wird der transabdominale Weg von einem transversalen oder longitudinalen Schnitt bevorzugt, der beide Nebennieren und deren Umgebung überblicken läßt.

Für den Fall einer bei beidseitigem Phäochromocytom notwendigen bilateralen totalen Adrenalektomie muß Cortisol-Hemisuccinat bereit sein. Dosierung (s. S. 334) wie für die Adrenalektomie.

Ist das Phäochromocytom gefunden, so sollte es wegen der Gefahr, Anfälle auszulösen, so wenig als möglich palpiert und gequetscht werden. Die Blutzufuhr ist so rasch als möglich zu unterbinden und der Tumor intakt zu entfernen. Wegen des Risikos eines Rezidivs ist die befallene Nebenniere ganz zu entfernen, es sei denn, das Phäochromocytom liege topographisch von der Nebenniere vollständig getrennt. Nur bei beidseitigen Phäochromocytomen ist nach Möglichkeit funktionierendes Nebennierengewebe zurückzulassen.

Postoperativ sind periodisch Katecholaminbestimmungen durchzuführen.

Die operative Behandlung des Phäochromocytoms ist äußerst dankbar, mit Ausnahme der wenigen Fälle von malignen Phäochromocytomen oder einer fixierten Hypertonie finden die Patienten eine vollständige Heilung. Fällt sogleich nach der Entfernung des Tumors der Blutdruck nicht ab, ist möglicherweise noch ein zweiter aktiver Tumor vorhanden. Dieses Zeichen ist allerdings bei Phenoxybenzamin-Vorbehandlung nicht mehr unbedingt verwertbar. In diesem Falle soll besonders sorgfältig exploriert werden. Andererseits ist aber bekannt, daß die Hypertonie die Entfernung des Tumors überdauern kann und der Blutdruck erst nach Wochen oder Monaten wieder zur Norm zurückkehrt. Nach langer Dauer kann schließlich die Hypertonie fixiert sein.

Literatur

Embryologie und Normalanatomie

Bloom, W., Fawcett, D.W.: A Textbook of Histology, loth ed., p. 540. Philadelphia: Saunders 1975.

Elfvin, L.G.: The development of the secretory granules in the rat adrenal medulla. J. Ultrastruct. Res. **17**, 45 (1967).

Gray, H.: Anatomy, 35th ed. (R. Warwick, P.L. Williams, eds.), p. 1078, 1377. Edinburgh: Longman 1973.

Hamilton, W.J., Boyd, J.D., Mossman, H.W.: Human embryology. Prenatal development of form and function. 4th ed., p. 518. Cambridge: Heffer & Son 1972.

Moppert, J.: Zur Ultrastruktur der phaeochromen Zellen im Nebennierenmark der Ratte. Z. Zellforsch. **74**, 32 (1966a).

Moppert, J.: Der intrazelluläre Bildungsort der phaeochromen Granula im Nebennierenmark der Ratte. Z. Zellforsch. **74**, 45 (1966b).

Turner, C.D., Bagnara, J.T.: General endocrinology, 6th ed., p. 291. Philadelphia: Saunders 1976.

Biochemie, Physiologie und Pharmakologie der Katecholamine

Axelrod, J.: The metabolism, storage and release of catecholamines. Recent Progr. Hormone Res. **21**, 597 (1965).

Axelrod, J.: Relationship between catecholamines and other hormones. Rec. Progr. Horm. Res. **31**, 1 (1975).

Axelrod, J., Weinshilboum, R.: Catecholamines. New Engl. J. Med. **287**, 237 (1972).

Baltzan, M.A., Andres, R., Cader, G., Zierler, K.L.: Effects of epinephrine on forearm blood flow and metabolism in man. J. clin. Invest. **44**, 80 (1965).

Belleau, B.: Steric effects in catecholamine interactions with enzymes and receptors. Pharmacol. Rev. **18**, 131 (1966).

Blaschko, H., Muscholl, E. (eds.): Catecholamines. In: Handbuch der experimentellen Pharmakologie, Bd. 33. Berlin-Heidelberg-New York: Springer 1972.

Braunwald, E., Harrison, D.C., Chidsey, C.A.: The heart as an endocrine organ. Amer. J. Med. **36**, 1 (1964).

Burn, J.H.: Release of noradrenaline from the sympathetic postganglionic fibre. Brit. med. J. **1967 I**, 197.

Cuatrecasas, P.: Problems in receptor identification: catecholamines. New Engl. J. Med. **291**, 206 (1974).

Epstein, St.E., Braunwald, E.: Beta-adrenergic receptor blokking drugs. Mechanisms of action and clinical applications. New Engl. J. Med. **275**, 1106 (1966).

Goldberg, L.I.: Cardiovascular and renal actions of dopamine; potential clinical applications. Pharmacol. Rev. **24**, 1 (1972).

Goldberg, L.I.: Drug therapy. Dopamine — clinical uses of an endogenous catecholamine. New Engl. J. Med. **291**, 707 (1974).

Harrison, T.S., Chawla, R.C., Wojtalik, R.S.: Steroidal influences on catecholamines. New Engl. J. Med. **279**, 136 (1968).

Henkin, R.I., Bartter, F.C.: Urinary free and conjugated epinephrine and norepinephrine in normal subjects and in patients with various disorders. Fed. Proc. **24**, 133 (1965).

Hess, W.R.: Die funktionelle Organisation des vegetativen Nervensystems. Basel: Benno Schwabe 1948.

Holtz, P.: Gewebs- und Neurohormone. 8. Symp. Dtsch. Ges. Endokr. Berlin-Göttingen-Heidelberg: Springer 1962.

Holtz, P., Palm, D.: Brenzkatechinamine und andere sympathicomimetische Amine. In: Ergebnisse der Physiologie, biologischen Chemie und experimentellen Pharmakologie, Bd. 58. Berlin-Heidelberg-New York: Springer 1966.

Illig, R., Ziegler, W.H.: Glucose tolerance and immunoreactive insulin in patients with pheochromocytoma: the effect of α-receptor blocking agents. Acta endocr. (Kbh.) **66**, 368 (1971).

Iversen, L.L. (ed.): Catecholamines. Brit. med. Bull. **29**, 91 (1973).

King, S.E., Baldwin, D.S.: Production of renal ischemia and proteinuria in men by the adrenal medullary hormones. Amer. J. Med. **20**, 217 (1956).

Kuchel, O., Hamet, P.: Dopamine, extracellular cyclic AMP and sodium excretion. European J. Clin. Invest. **7**, 75 (1977).

Kuschinsky, G., Süllmann, H.: Kurzes Lehrbuch der Pharmakologie. Berlin-Göttingen-Heidelberg: Springer 1964.

Labhart, A., Scheitlin, W.: Niere bei Endokrinopathien. In: Handbuch der inneren Medizin, hrsg. von Schwiegk, Bd. 8,

3. Teil, 5. Aufl. Berlin-Heidelberg-New York: Springer 1968.
Langemann, H.: Pharmakologie des vegetativen Nervensystems. Akt. Fragen Psychiat. Neurol. **3**, 74 (1966).
MacCannell, K.L., McNay, J.L., Meyer, M.B., Goldberg, L.I.: Dopamine in the treatment of hypotension and shock. New Engl. J. Med. **275**, 1389 (1966).
Malmejac, J.: Activity of the adrenal medulla and its regulation. Phys. Rev. **44**, 186 (1964).
McDonald, R.H., Jr., Goldberg, L.I., McNay, J.L., Tuttle, E.P.: Effect of dopamine in man: augmentation of sodium excretion, glomerular filtration rate, and renal plasma flow. J. clin. Invest. **43**, 1116 (1964).
Mobley, W.C., Server, A.C., Ishii, D.N., Riopelle, R.J., Shooter, E.M.: Nerve growth factor. New Engl. J. Med. **297**, 1096, 1149, 1211 (1977).
Moskowitz, M.A., Wurtman, R.J.: Catecholamines and neurologic diseases New Engl. J. Med. **292**, 274, 332 (1975).
Nickel, J.F., McSmythe, Ch., Papper, E.M., Bradley, S.E.: A study of the mode of action of the adrenal medullary hormones on sodium, potassium and water excretion in man. J. clin. Invest. **33**, 1687 (1954).
Pullman, T.N., McClure, W.W.: The effect of l-noradrenaline on electrolyte excretion in normal man. J. Lab. clin. Med. **39**, 711 (1952).
Reader, R.: Catecholamines in cardiovascular physiology and disease. New York: Amer. Heart Assoc., Inc. 1967.
Sandler, M.: Biosynthesis and metabolism of the catecholamines. Schweiz. med. Wschr. **100**, 526 (1970).
Schürmann, H.J.: Speicherung und Freisetzung der Brenzcatechinamine. Gewebs- und Neurohormone. 8. Symp. der Dtsch. Ges. Endocrin. Berlin-Göttingen-Heidelberg: Springer 1962.
Second Symposium on Catecholamines 1965. Pharmacol. Rev. **18**, 1–804 (1966).
Sutherland, E.W., Øye, I., Butcher, R.W.: The action of epinephrine and the role of the adenyl cyclase system in hormone action. Recent Progr. Hormone Res. **21**, 623 (1965).
Sutherland, E.W., Robinson, A., Butcher, R.W.: Some aspects of the biological role of adenosine 3′,5′-monophosphate (cyclic AMP). Circulation **37**, 279 (1968).
Sundin, T.: The effect of body posture on the urinary excretion of adrenaline and noradrenaline. Acta med. scand., Suppl. **336** (1958).
Thoenen, H.: Bildung und funktionelle Bedeutung adrenerger Ersatztransmitter. Berlin-Heidelberg-New York: Springer 1969.
Thorner, M.O.: Dopamine is an important neurotransmitter in the autonomic nervous system. Lancet **1975I**, 662.
Vance, J.E., Buchanan, R.D., O'Hara, D., Williams, R.H., Porte, D.,Jr.: Insulin and glucagon responses in subjects with pheochromocytoma: effect of alpha adrenergic blokkade. J. clin. Endocr. **29**, 911 (1969).
Vetter, H., Vetter, W., Warnholz, C., Bayer, J.M., Käser, H., Vielhaber, K., Krück, F.: Renin and aldosterone secretion in pheochromocytoma. Amer. J. Med. **60**, 867 (1976).
Vogt, M.: Effects of drugs on metabolism of catecholamines in the brain. Brit. med. Bull. **21**, 57 (1965).
Weiner, N.: The catecholamines: biosynthesis, storage and release, metabolism and metabolic effects. In: The hormones, ed. by Pincus Thimann and Astwood, vol. IV. New York and London: Academic Press 1964.
Wesson, L.G.: Hormonal influences on renal function. Ann. Rev. Med. **12**, 77 (1961).
Wilber, J.F., Turtle, J.R., Crane, N.A.: Inhibition of insulin secretion by a phaeochromocytoma. Lancet **1966II**, 733.
Wurtman, R.J.: Catecholamines. New Engl. J. Med. **273**, 637, 693, 746 (1965).
Wurtman, R.J., Axelrod, J.: Control of enzymatic synthesis of adrenaline in the adrenal medulla by adrenal cortical steroids. J. biol. Chem. **241**, 2301 (1966).
Wurtman, R.J., Pohorecky, L.A.: Adrenocortical control of epinephrine synthesis in health and disease. Advanc. Metab. Dis. **5**, 53 (1971).

Nebennierenmark: Unterfunktion

Broberger, O., Zetterström, R.: Hypoglycemia with an inability to increase the epinephrine secretion in insulininduced hypoglycemia. J. Pediat. **59**, 215 (1961).
Brunjes, Sh., Hodgman, J., Nowack, J., Johns, V.J.: Adrenal medullary function in idiopathic spontaneous hypoglycemia of infancy and childhood. Amer. J. Med. **34**, 168 (1963).
Brunt, P.W., McKusick, V.A.: Familial dysautonomia: a report of genetic and clinical studies with a review of the literature. Medicine **49**, 343 (1970).
Dancis, J., Smith, A.A.: Familial dysautonomia. New Engl. J. Med. **274**, 207 (1966).
Euler, U.S.v., Ikkos, D., Luft, R.: Adrenaline excretion during resting conditions and after insulin in adrenalectomized human subjects. Acta endocr. (Kbh.) **38**, 441 (1961).
Goldfien, A., Moore, R., Zileli, S., Havens, L.L., Boling, L., Thorn, G.W.: Plasma epinephrine and norepinephrine levels during insulin-induced hypoglycemia in man. J. clin. Endocr. **21**, 196 (1961).
Goodall, M.C., Gitlow, S.E., Alton, H.: Decreased noradrenaline (norepinephrine) synthesis in familial dysautonomia. J. clin. Invest. **50**, 2734 (1971).
Goodall, M.C., Haynes, B.W.: Adrenal medullary insufficiency in severe thermal burn. J. clin. Invest. **39**, 1927 (1960).
Hickler, R.B., Wells, R.E., Tyler, H.R., Hamlin, J.T.: Plasma catecholamine and electroencephalographic responses to acute postural change. Amer. J. Med. **26**, 410 (1959).
Kuchel, O., Cuche, J.L., Buu, N.T., Guthrie, G.P., Jr., Unger, T., Nowaczynski, W., Boucher, R, Genest, J.: Catecholamine excretion in "idiopathic" edema: decreased dopamine excretion, a pathogenic factor? J. Clin. Endocrinol. Metab. **44**, 639 (1977).
Levi-Montalcini, R.: Nerve-growth factor in familial dysautonomia. New Engl. J. Med. **295**, 671 (1976).
Luft, R., Euler, U.S.v.: Two cases of postural hypotension showing a deficiency in release of nor-epinephrine and epinephrine. J. clin. Invest. **32**, 1065 (1953).
Maier, C.: L-Dopa-Behandlung der idiopathischen orthostatischen Hypotonie (postural hypotension). Schweiz. med. Wschr. **102**, 1412 (1972).
Mark, G.: Die idiopathische orthostatische Hypotonie. Schweiz. med. Wschr. **99**, 1877 (1969).
Neville, A.M.: The adrenal medulla. In: Functional pathology of the human adrenal gland (T. Symington, ed.), p. 217. Edinburgh-London: E. and S. Livingstone 1969.
Rockson, S., Stone, R., van der Weyden, M., Kelley, W.N.: Lesch-Nyhan syndrome: Evidence for abnormal adrenergic function. Science **186**, 934 (1974).
Siggers, D.C., Rogers, J.G., Boyer, S.H., Margolet, L., Dorkin, H., Banerjee, S.P., Shooter, E.M.: Increased nerve-growth-factor β-chain cross-reacting material in familial dysautonomia. New Engl. J. Med. **295**, 629 (1976).
Slaton, P.E., Jr., Biglieri, E.G.: Reduced aldosterone excretion in patients with autonomic insufficiency. J. clin. Endocr. **27**, 37 (1967).
Smith, A.A., Taylor, T., Wortis, S.B.: Abnormal catecholamine metabolism in familial dysautonomia. New Engl. J. Med. **268**, 705 (1963).
Tietze, H.U., Zurbrügg, R.P., Zuppinger, K.A., Joss, E.E., Käser, H.: Occurrence of impaired cortisol regulation in children with hypoglycemia associated with adrenal medullary hyporesponsiveness. J. clin. Endocr. **34**, 948 (1972).
Tietze, H.U., Zurbrügg, R., Zuppinger, K., Käser, H.: Die Kortisolregulation bei kindlichen Hypoglykämien mit Nebennierenmark-Dysregulation. Schweiz. med. Wschr. **100**, 545 (1970).
Völlm, K., Schaub, F.: Zur sogenannten „Postural Hypotension". Lageabhängige Hypotonie bei idiopathischer Störung der neurovegetativen Kreislaufregulation. Schweiz. med. Wschr. **94**, 33 (1964).
Weinshilboum, R.M., Axelrod, J.: Reduced plasma dopamine-β-hydroxylase activity in familial dysautonomia. New Engl. J. Med. **285**, 938 (1971).

Ziegler, M.G., Lake, C.R., Kopin, I.J.: The sympathetic-nervous-system defect in primary orthostatic hypotension. New Engl. J. Med. **296**, 293 (1977).

Phäochromocytom

Übersichten

Crout, J.R.: Pheochromocytoma. Pharmacol. Rev. **18**, 651 (1966).

Greer, W.E.R., Robertson, Ch.W., Smithwick, R.H.: Pheochromocytoma. Diagnosis, operative experiences and clinical results. Amer. J. Surg. **107**, 192 (1964).

Hermann, H., Mornex, R.: Les phéochromocytomes. Etude clinique et physiopathologique des tumeurs humaines secrétants des catécholamines. Paris: Gauthier-Villars 1964.

Hillestad, L., Brodwall, E.: Pheochromocytoma. A review of clinical findings in 10 cases. Acta med. scand. **187**, 313 (1970).

Hume, D.M.: Phaechromocytomas in the adult and in the child. Amer. J. Surg. **99**, 458 (1960).

Hume, D.M.: Phaechromocytoma. In: Clinical endocrinology, vol. II, ed. by Astwood, and Cassidy. New York/London: Grune & Stratton 1968.

Manger, W.M., Gifford, R.W., jr.: Pheochromocytoma. New York-Heidelberg-Berlin: Springer, 1977.

Sack, H., Koll, J.F.: Das Phäochromocytom. Ergebn. inn. Med. Kinderheilk. **19**, 446 (1963).

Schwarz, K.: Das Phäochromocytom. Internist (Berl.) **5**, 22 (1964).

Ziegler, W.H.: Endokrinologische Untersuchungen bei arterieller Hypertonie. Suche nach Phäochromozytom. Schweiz. med. Wschr. **106**, 1148 (1976).

Ziegler, W.H., Langemann, H., Müller, P.B.: Vergleichende Untersuchungen an Tumorgewebe von Phaechromocytom und Carcinoid. Schweiz. med. Wschr. **97**, 1731 (1967).

Pathologische Anatomie

Brines, O.A., Jennings, E.R.: Paragangliomas. Review of subject and report of 5 original cases. Amer. J. Path. **24**, 1167 (1948).

Carney, J.A., Sizemore, G.W., Tyce, G.M.: Bilateral adrenal medullary hyperplasia in multiple endocrine neoplasia, type 2. The precursor of bilateral pheochromocytoma. Mayo Clin. Proc. **50**, 3 (1975).

Dietrich, A., Siegmund, H.: Die Nebennieren und das chromaffine System (Paraganglien, Carotisdrüse, Steißdrüse). In: F. Henke u. O. Lubarsch, Handbuch der speziellen pathologischen Anatomie, Bd. 8, S. 951. Berlin: Springer 1926.

Graham, J.B.: Pheochromocytoma and hypertension: An analysis of 207 cases. Int. Abstr. Surg. **92**, 105 (1951).

Karsner, H.T.: Tumors of the adrenal. In: Atlas of tumor pathology, Sect. VIII, Fasc. 29. Washington, D.C.: Armed Forces Inst. of Path. 1950.

Liebegott, G.: Studien zur Orthologie und Pathologie der Nebennieren. Beitr. path. Anat. **109**, 93 (1947).

Liebegott, G.: Die Pathologie der Nebennieren. Verh. dtsch. path. Ges. **36**, 21 (1952).

Pusterla, E., Hedinger, Chr.: Die Häufigkeit medullärer Schilddrüsenkarzinome bei ein- und doppelseitigen Phäochromozytomen. Schweiz. med. Wschr. **105**, 83 (1975).

Symington, Th.: Functional pathology of the human adrenal gland. Edinburgh-London: Livingston Ltd. 1969.

Zollinger, H.U.: Nierenveränderungen bei Phäochromocytom. Schweiz. med. Wschr. **89**, 841 (1959).

Klinik und Therapie der paroxysmalen und Dauerhypertonie

Baird, J.M., Cohen, H.: Pheochromocytoma: A case with hypotension, paroxysmal hypertension and urinary retention. Lancet **1954 II**, 270.

Bellas, J.E.: Nonsurgical pheochromocytomas. J. Amer. med. Ass. **185**, 601 (1963).

Brunjes, S., Johns, V.J., Jr., Crane, M.G.: Phaeochromocytoma. Postoperative shock and blood volume. New Engl. J. Med. **262**, 393 (1960).

Buchborn, E.: Klinische Pathophysiologie der Harnkonzentrierung. Schweiz. med. Wschr. **94**, 1273 (1964).

Crandell, D.L., Myers, R.T.: Phaeochromocytoma. Anesthetic and surgical considerations. J. Amer. med. Ass. **187**, 12 (1964).

Crout, J.R., Sjoerdsma, A.: Turnover and metabolism of catecholamines in patients with pheochromocytoma. J. clin. Invest. **43**, 94 (1964).

Drukker, W., Formeijne, P., Schoot, J.B. van der: Hyperplasia of the adrenal medulla. Brit. med. J. **1957 I**, 186.

Engelman, K., Horwitz, D., Jéquier, E., Sjoerdsma, A.: Biochemical and pharmacologic effects of α-methyltyrosine in man. J. clin. Invest. **47**, 577 (1968).

Engelman, K., Mueller, P.S., Sjoerdsma, A.: Elevated plasma free fatty acid concentrations in patients with pheochromocytoma. New Engl. J. Med. **270**, 865 (1964).

Engelman, K., Sjoerdsma, A.: Chronic medical therapy for pheochromocytoma. Ann. intern. Med. **61**, 229 (1964).

Fertig, H.A., Taylor, R.D., Corcoran, A.C., Page, I.H.: The renal manifestations of phaeochromocytoma. Report of a case. Ann. intern. Med. **35**, 1358 (1951).

Gifford, R.W., Jr., Kvale, W.F., Maher, F.T., Rorth, G.M., Pristerley, J.T.: Clinical features, diagnosis and treatment of pheochromocytoma: a review of 76 cases. Proc. Mayo Clin. **39**, 281 (1964).

Graham, J.B.: Pheochromocytoma and hypertension. An analysis of 207 cases. Int. Abstr. Surg. **92**, 105 (1951).

Hossli, G., Schaer, H., Frey, P., Ziegler, W.H.: Anaesthesieprobleme bei Phaeochromocytom-Operationen. In: Anaesthesiologie und Wiederbelebung, Bd. 56, S. 98. Berlin-Heidelberg-New York: Springer 1972.

Koll, J.F., Sack, H.: Besonderheiten des Kreislaufverhaltens bei Pheochromocytomen mit Dauerhochdruck. Münch. med. Wschr. **104**, 655 (1962).

Kvale, W.F., Roth, G.M., Manger, W.M., Priestley, J.T.: Pheochromocytoma. Circulation **14**, 622 (1956).

Labhart, A., Scheitlin, W.: Niere bei Endokrinopathien. In: Handbuch der inneren Medizin, hrsg. von Schwiegk, Bd. 8, 3. Teil, 5. Auflage. Berlin-Heidelberg-New York: Springer 1968.

Mathison, D.A., Waterhouse, C.A.: Cushing's syndrome with hypertensive crisis and mixed adrenal cortical adenoma-pheochromocytoma (corticomedullary adenoma). Amer. J. Med. **47**, 635 (1969).

Megevand, R., Schneiter, R.: Un cas de phéochromocytome extrasurrénalien droit à symptomatologie essentiellement digestive et douloureuse. Schweiz. med. Wschr. **13**, 498 (1963).

Montalbano, F.P., Baronofsky, I.D., Ball, H.: Hyperplasia of the adrenal medulla. A clinical entity. J. Amer. med. Ass. **182**, 164 (1962).

Rosenheim, M.L., Ross, E.J., Wrong, O.M., Hodson, C.J., Davies, D.R., Smith, J.F.: Unilateral renal ischemia due to compression of a renal artery by a pheochromocytoma. Amer. J. Med. **34**, 735 (1963).

Sack, H., Koll, J.F.: Das Phäochromocytom. Ergebn. inn. Med. Kinderheilk. **19**, 446 (1963).

Sierra-Callejas, J.L.: Katecholamin-aktive Myokarditis bei Phäochromozytom. Dtsch. med. Wschr. **99**, 2405 (1974).

Sjoerdsma, A., Engelman, K., Spector, S., Udenfriend, S.: Inhibition of catecholamine synthesis in man with alpha-methyltyrosine, an inhibitor of tyrosine hydroxylase. Lancet **1965 II**, 1092.

Smithwick, R.H., Greer, W.E., Robertson, C.W., Wilkins, R.W.: Phaeochromocytoma. New Engl. J. Med. **242**, 252 (1950).

Spergel, G., Bleicher, S.J., Ertel, N.H.: Carbohydrate and fat metabolism in patients with pheochromocytoma. New Engl. J. Med. **278**, 803 (1968).

Thomas, J.E., Rooke, D., Kvale, W.F.: The neurologists experience with pheochromocytoma. J. Amer. med. Ass. **197**, 754 (1966).
Vliet, P.D.Van, Burchell, H.B., Titus, J.L.: Focal myocarditis with pheochromocytoma. New Engl. J. Med. **274**, 1102 (1966).
Weidmann, P., Siegenthaler, W., Ziegler, W.H., Sulser, H., Endres, P., Werning, C.: Hypertension associated with tumors adjacent to renal arteries. Amer. J. Med. **47**, 528 (1969).
Wilber, J.F., Turtle, J.R., Crane, N.A.: Inhibition of insulin secretion by a phaeochromocytoma. Lancet **1966II**, 733.
Ziegler, W., Labhart, A., Frick, P.: Schockverhütung beim Phäochromocytom durch präoperative Behandlung mit einem α-Rezeptorenblocker. Bibl. cardiol. (Basel) **17**, 1 (1966).
Zollinger, H.U.: Nierenveränderungen bei Phäochromocytom. Schweiz. med. Wschr. **89**, 841 (1959).

Hypotonie

Kahn, M.T., Mullon, D.A.: Pheochromocytoma without hypertension. J. Amer. med. Ass. **188**, 74 (1964).
Loizeau, E.: A propos d'un cas de phéochromocytome avec hypotension artérielle. Schweiz. med. Wschr. **94**, 926 (1964).
Louis, W.J., Doyle, A.E., Hearth, W.C., Robinson, M.J.: Secretion of dopa in pheochromocytoma. Brit. med. J. **1972IV**, 325.
Page, L.B., Raker, J.W., Berberich, F.R.: Pheochromocytoma with predominant epinephrine secretion. Amer. J. Med. **47**, 648 (1969).
Richmond, J., Frazer, S.C., Millar, D.R.: Paroxysmal hypotension due to an adrenaline-secreting phaeochromocytoma. Lancet **1961II**, 904.

Maligne Phäochromocytome

Forsel, J., Malm, P.: Recurrent pheochromocytoma. Acta med. scand. **163**, 55 (1959).
Käser, H.: Catecholamine-producing neural tumors other than pheochromocytoma. Pharmacol. Rev. **18**, 659 (1966).
Käser, H., Türler, K., Burri, M.C.: Zum Katecholaminstoffwechsel im Gewebe maligner und benigner Tumoren des sympathischen Nervensystems. Schweiz. med. Wschr. **101**, 484 (1971).
Karlson, P., Sekeris, C.E., Herrlich, P.: Über neue Dopaminmetaboliten im Harn beim bösartigen Phäochromocytom. Dtsch. med. Wschr. **39**, 1873 (1963).
Palmieri, G., Ikkos, D., Luft, R.: Malignant phaeochromocytoma. Acta endocr. (Kbh.) **36**, 549 (1961).
Sheps, S.G., Kottke, B.A., Tyce, G.M., Flock, E.V.: Effect of methyldopa on the metabolism of catecholamines and tryptophan in metastatic pheochromocytoma. Amer. J. Cardiol. **14**, 641 (1964).

Besondere Formen und Kombinationen mit anderen Syndromen

Alvestrand, A., Bergström, J., Wehle, B.: Pheochromocytoma and renovascular hypertension. Acta Med. Scand. **202**, 231 (1977).
Cushman, P., Jr.: Familial endocrine tumors. Report of two unrelated kindred affected with pheochromocytomas, one also with multiple thyroid carcinomas. Amer. J. Med. **32**, 352 (1962).
Duke, W.M., Phillips, M.W., Donals, J.M., Boshell, B.R.: A norepinephrine-secreting glomic tissue tumor (Chemodectoma). J. Amer. med. Ass. **193**, 20 (1965).
Garnier, B., Gertsch, R.: Autonome Hyperreflexie und Katecholaminausscheidung beim Paraplegiker. Schweiz. med. Wschr. **4**, 124 (1964).
Glushien, A.S., Mansuy, M.M., Littman, D.S.: Pheochromocytoma. Its relationship to the neurocutaneous syndromes. Amer. J. Med. **14**, 318 (1953).
Gray, R.S., Gillon, J.: Normotensive phaeochromocytoma with hypercalcaemia: correction after adrenalectomy. Brit. med. J. **1976I**, 378.
Keynes, W.M., Till, A.S.: Medullary carcinoma of the thyroid gland. Quart. J. Med., N.S. **40**, 443 (1971).
Kukreja, S.C., Hargis, G.K., Rosenthal, I.M., Williams, G.A.: Pheochromocytoma causing excessive parathyroid hormone production and hypercalcemia. Ann. intern. Med. **79**, 838 (1973).
Leading article: Phaeochromocytoma and thyroid cancer. Brit. med. J. **1965II**, 549.
Levit, S.A., Sheps, S.G., Espinosa, R.E., Remine, W.H., Harrison, E.G., Jr.: Catecholamine-secreting paraganglioma of glomus-jugulare region resembling pheochromocytoma. New Engl. J. Med. **281**, 805 (1969).
Ljungberg, O., Cederquist, E., Studnitz, W.v.: Medullary thyroid carcinoma and phaeochromocytoma: a familial chromaffinomatosis. Brit. med. J. **1967I**, 279.
Mathys, S., Ziegler, W.H., Francke, C.: Bilaterales Phäochromozytom – medulläres Schilddrüsenkarzinom mit Cushing-Syndrom. Schweiz. med. Wschr. **102**, 798 (1972).
Mattle, W.P.: Das Paragangliom des Paraganglion jugulo-tympanicum. Zürich: Inaugural-Dissertation 1976.
Miller, S.S., Sizemore, G.W., Sheps, S.G., Tyce, G.M.: Parathyroid function in patients with pheochromocytoma. Ann. intern. Med. **82**, 372 (1975).
Nagant de Deuxchaisnes, C., Fanconi, A., Alberto, P., Rudler, J.C., Mach, R.S.: Phéochromocytomes extrasurrénaliens multiples avec «dystrophie d'Albright» et hémiangiomes cutanés. Schweiz. med. Wschr. **90**, 886 (1960).
Pusterla, E., Hedinger, Chr.: Die Häufigkeit medullärer Schilddrüsenkarzinome bei ein- und doppelseitigen Phäochromozytomen. Schweiz. med. Wschr. **105**, 83 (1975).
Rossier, A.B., Ziegler, W.H., Duchosal, P.S., Meylan, J.: Fonction sexuelle, dysréflexie autonome et catécholamines dans les lésions médullaires traumatiques. Schweiz. med. Wschr. **101**, 784 (1971).
Schlegel, G.G.: Neurofibromatose Recklinghausen und Phäochromocytom. Schweiz. med. Wschr. **90**, 31 (1960).
Sharp, W.V., Platt, R.L.: Familial pheochromocytoma: association with Hippel-Lindau's disease. Angiology **22**, 141 (1971).
Steiner, H.L., Goodman, A.D., Powers, S.R.: Study of a kindred with pheochromocytoma, medullary thyroid carcinoma, hyperparathyroidism and Cushing's disease: multiple endocrinopathia type 2. Medicine (Baltimore) **47**, 371 (1968).
Streit, W., Baumann, R.P.: Phäochromocytom-Ganglioneurom-Fibrosarkom. Schweiz. med. Wschr. **97**, 1152 (1967).
Tisherman, S.E., Gregg, F.J., Danowski, T.S.: Familial phaeochromocytoma. J. Amer. med. Ass. **182**, 152 (1962).
Vetter, H., Vetter, W., Warnholz, C., Bayer, J.M., Käser, H., Vielhaber, K., Krück, F.: Renin and aldosterone secretion in phaeochromocytoma. Amer. J. Med. **60**, 867 (1976).
Williams, E.D., Pollock, D.J.: Multiple neuromata with endocrine tumors, a syndrome allied to von Recklinghausen's disease. J. Path. Bact. **91**, 71 (1966).
Wilson, R.J., Craig, G.M., Mills, I.H.: Metabolic studies in a patient with pheochromocytoma associated with hypokalemia and hyperaldosteronism. J. Endocr. **56**, 69 (1973).

Diagnose

Engelman, K., Sjoerdsma, A.: A new test for phaeochromocytoma. Pressor responsiveness to Tyramine. J. Amer. med. Ass. **189**, 81 (1964).
Evans, Ch.H., Westfall, V., Atutz, N.O.: Astrocytoma mimicking the features of pheochromocytoma. New Engl. J. Med. **286**, 1397 (1972).
Feyrter, F.: Ein adrenolipoides Syndrom: Normologie und Pathologie des braunen Fettgewebes. Wien. klin. Wschr. **83**, 393 (1971).

Gabriel, R., Harrison, B.D.W.: Meningioma mimicking features of a pheochromocytoma. Brit. med. J. **1974II**, 312.

Gitlow, S.E., Mendlowitz, M., Khassis, S., Cohen, G., Stra, J.: The diagnosis of pheochromocytoma by determination of urinary 3-methoxy, 4-hydroxymandelic acid. J. clin. Invest. **39**, 211 (1960).

Jéquier, E.: Mesure biochimique de la fonction de la médullosurrénale et du système sympathique en clinique. Schweiz. med. Wschr. **100**, 532 (1970).

Käser, H.: Die Bedeutung der 3-Methoxy-4-Hydroxy-Mandelsäure (MHMS) für die Differentialdiagnostik neuraler Tumoren im Kindesalter. Schweiz. med. Wschr. **91**, 586 (1961).

Käser, H.: Die diagnostische Bedeutung der Bestimmung der Katechinamine und ihrer Metaboliten. Schweiz. med. Wschr. **96**, 258 (1966).

Käser, H.: Catecholamine-producing neural tumors other than pheochromocytoma. Pharmacol. Rev. **18**, 659 (1966).

Käser, H.: Biochemische Diagnostik des Phäochromozytoms, des Neuroblastoms und anderer neuro-ektodermaler Neoplasien. Helv. paediat. Acta, Suppl. 29, (1972).

Lawrence, A.M.: Glucagon provocative test for pheochromocytoma. Ann. intern. Med. **66**, 1091 (1967).

Lefebvre, P.J., Cession-Fossion, A., Luyckx, A.S.: Glucagon test for pheochromocytoma. Lancet **1966II**, 1366.

Leiphart, Ch.J., Nudelman, E.J.: Hibernoma masquerading as a pheochromocytoma: case report. Radiology **95**, 659 (1970).

Pisano, J.J., Crout, J.R., Abraham, D.: Determination of 3-methoxy-4-hydroxymandelic acid in urine. Clin. chim. Acta **7**, 285 (1962).

Rossi, P., Young, J.S., Panke, W.F.: Techniques, usefullness and hazards of arteriography of pheochromocytoma. J. Amer. med. Ass. **205**, 547 (1968).

Roth, G.M., Flock, E.V., Kvale, W.F., Waugh, J.M., Ogg, J.: Pharmacologic and chemical test as an aid in the diagnosis of pheochromocytoma. Circulation **21**, 769 (1960).

Sato, T.L., Sjoerdsma, A.: Urinary homovanillic acid in phaeochromocytoma. Brit. med. J. **1965II**, 1472.

Sheps, Sh.G., Maher, F.T.: Comparison of the histamine and tyramine tests in the diagnosis of pheochromocytoma. J. Amer. med. Ass. **195**, 265 (1966).

Sheps, Sh.G., Maher, F.T.: Histamin and glucagon tests in diagnosis of pheochromocytoma. J. Amer. med. Ass. **205**, 895 (1968).

Spengler, G.A., Käser, H., Riva, G.: Die Bestimmung von Metanephrin und Normetanephrin im Urin. Schweiz. med. Wschr. **48**, 1684 (1963).

Studnitz, W., Käser, H., Sjoerdsma, A.: Spectrum of catechol amine biochemistry in patients with neuroblastoma. New Engl. J. Med. **269**, 232 (1963).

Studnitz, W., von: Glukagontest und Phäochromozytomdiagnostik. Schweiz. med. Wschr. **100**, 1023 (1970).

Studnitz, W.von, Ljungberg, O.: Tyramine test and phaeochromocytoma. Acta med. scand. **182**, 341 (1967).

Sturm, A., Jr.: Erhöhtes Vorkommen, Bedeutung und Bestimmung der Vanillinsäure im Harn beim Phäochromoblastom. Dtsch. med. Wschr. **19**, 1000 (1963).

Swart, B.: Die röntgenologische Diagnose des Phaeochromocytoms. Dtsch. med. Wschr. **89**, 2335 (1964).

Vendsalu, A.: Studies on adrenaline and noradrenaline in human plasma. Acta physiol. scand. **49**, Suppl. 173 (1960).

Ziegler, W.: Die Bedeutung der Vanillin-Mandelsäure (VMS) für die Diagnostik des Phaeochromocytoms und für die Untersuchung des Katecholamin-Stoffwechsels. Helv. med. Acta **27**, 647 (1960).

IX. Testis

A. Labhart

Mit Beiträgen von
Chr. Hedinger, G. Kistler, J. Müller, A. Prader, R. Schoysman und M. Zachmann

A. Historische Daten

1677 Ham und v. Leuwenhoek entdecken die Spermatozoen.
1849 Berthold zeigt, daß der Kapaun nach Reimplantation der Testes sein Hahnengefieder wieder erhält, und beweist damit eine humorale Wirkung der Keimdrüsen.
1889 Brown-Séquard berichtet über verjüngende Wirkung von Testesextrakten im Selbstversuch und erweckt damit das Interesse für Endokrinologie.
1911 Pézard gelingt die Herstellung eines wirksamen Testesextraktes.
1931 Androsteron, die erste androgen wirksame kristalline Verbindung wird durch Butenandt aus dem männlichen Urin extrahiert und
1934 in ihrer chemischen Konstitution aufgeklärt.
1935 Laqueur isoliert das Testosteron aus Testesgewebe. Konstituationsaufklärung und Partialsynthese des Testosteron durch Ruzička und Wettstein und durch Butenandt.
1942 Klinefelter, Reifenstein und Albright beschreiben das nach dem ersten Autor benannte Syndrom.
1958 Ford, Jacobs und Lajtha erkennen, daß dem Syndrom eine Chromosomenanomalie zugrunde liegt.
1968 Bruchovsky und Wilson weisen den Umbau von Testosteron in das stärker androgen wirksame 5α-Dihydrotestosteron innerhalb der Endorganzelle nach und gleichzeitig finden Anderson und Liao im Zellkern der Prostata für das 5α-Dihydrotestosteron selektive Receptoren.

B. Embryologie und Normalanatomie

G. Kistler

a) Embryologie

Bei menschlichen Embryonen von 2,5 mm SSL befinden sich die *Urkeimzellen* – große Elemente mit blasigem, rundem Kern – noch im Epithel des Dottersackes, nahe der Abgangsstelle der Allantois. Im Verlaufe der Weiterentwicklung (Embryonen von ca. 8 mm SSL) wandern diese durch Pseudopodien amoeboid-beweglichen Zellen (Witschi, 1945) durch die Basalmembran des Darmepithels in das darunterliegende Mesenchym und weiter über das Mesenterium dorsale in das Mesenchym der Keimdrüsen-Anlage ein.

Die auch als *Keimleiste* bezeichnete *Gonaden-Anlage* wird bei menschlichen Embryonen von ca. 4 mm SSL als beidseitige Verdickung des Cölomepithels an der medialen Seite des Urnierenwulstes sichtbar. Das Epithel wird hier mehrschichtig; seine Zellen nehmen prismatische Form an und unterscheiden sich damit zunehmend von denjenigen des lateral anschließenden einschichtigen Oberflächenepithels des Urnierenwulstes. Die Keimleiste erstreckt sich zunächst vom 6. Thorakal- bis zum 2. Sacralsegment, bildet sich jedoch cranial und caudal bald wieder zurück. Eine Weiterentwicklung erfährt nur der Bereich auf Höhe der oberen drei Lumbalsegmente. Das verdickte Cölomepithel ist zunächst durch eine relativ dicke Basalmembran vom darunterliegenden Mesenchym getrennt, welches in diesem Entwicklungsstadium die Urkeimzellen bereits enthält. Unter Auflösung dieser Basalmembran sprossen Zellstränge des Cölomepithels in die Tiefe. Die Proliferation dieser Stränge, die den Kontakt mit dem Oberflächenepithel mit der Zeit verlieren, führt bei gleichzeitiger Vermehrung des Mesenchyms zur Bildung des *gonadalen Blastems*, das aus Urkeimzellen, mesenchymalen Elementen und Derivaten des Cölomepithels aufgebaut wird. Am Ende dieser Entwicklungsphase wird zwischen Cölomepithel und Blastem eine neue Basalmembran aufgebaut. Das Epithel enthält nun aber ebenfalls Urkeimzellen, die aus dem Mesenchym eingewandert sind. Es wird daher als *„Keimepithel"* bezeichnet. Sein Schicksal ist verschieden, je nachdem ob in der Weiterentwicklung ein Testis oder ein Ovar entstehen (Abb. 1).

Die für den embryonalen Testis charakteristischen *primären* Markstränge, in welche Urkeimzellen sowie somatische Elemente aufgenommen werden, entstehen direkt aus dem gonadalen Blastem,

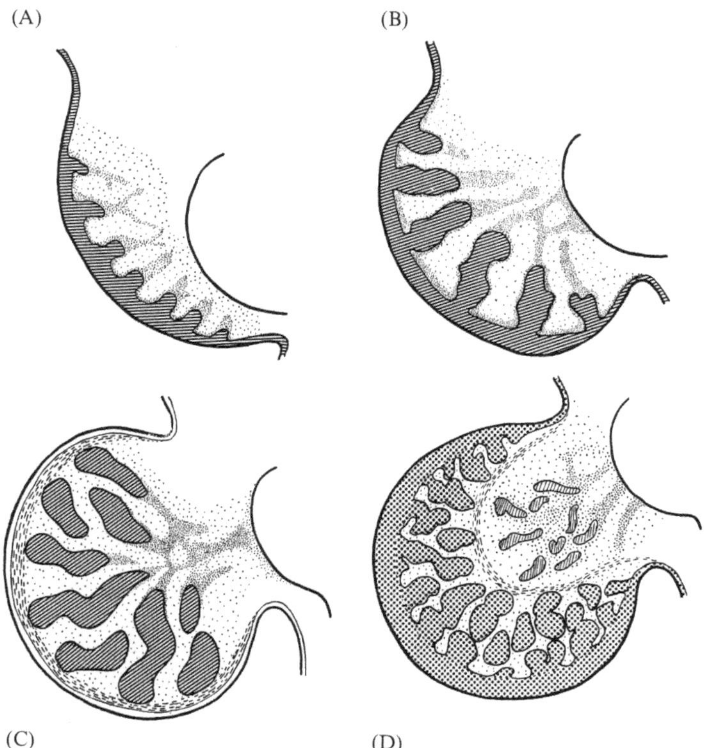

Abb. 1 A–D. Schematische Darstellung der Gonadenentwicklung. (A) Beginnende Vorsprossung der Keimstränge. (B) Indifferentes Stadium: Medulla besteht aus primären Keimsträngen, der Cortex entspricht dem in Abbildung schraffierten Keimepithel. (C) Anlage des Testis. Beachte die Anlage der Tunica albuginea (gestrichelt), die Hodenstränge und Oberflächenepithel trennt. (D) Anlage des Ovariums. Weiterausbau des Cortex mit Bildung sekundärer Keimstränge, rudimentäre Tunica albuginea (fein gestrichelt) zwischen Rinde und Mark. Im Mark das Rete ovarii. (Nach Burns, 1955)

ebenso wie die Stränge des in der Tiefe liegenden Rete testis. Unmittelbar unter dem Cölomepithel ordnet sich eine dünne Schicht von Bindegewebe parallel zur Oberfläche an. Diese verdickt sich im Verlaufe der Weiterentwicklung zur Tunica albuginea. Die weitere Differenzierung der Medullarstränge führt zur Bildung der Tubuli contorti. Die Urkeimzellen entwickeln sich über die verschiedenen Vorstufen zu Spermatocyten, während aus den somatischen Elementen die Sertoli-Stützzellen hervorgehen. Das mesenchymale, peritubuläre Gewebe liefert u.a. die interstitiellen Leydigschen Zellen.

Bei der Weiterentwicklung der Gonaden-Anlage zu einem Ovar bilden die degenerierenden, primären Markstränge das Rete ovarii, während das Urgeschlechtszellen enthaltende, oberflächliche Keimepithel eine erneute Proliferationsphase durchmacht, die zur Bildung (sekundärer) *corticaler* Stränge führt. Die in diesen Strängen enthaltenen Urgeschlechtszellen werden zu Eizellen. Aus den somatischen Strangelementen entwickeln sich u.a. die Follikelzellen. Eine rudimentäre Tunica albuginea trennt die sekundären Keimstränge vom Mark.

Nach Ausschaltung der Urgeschlechtszellen vor ihrer Einwanderung in die primitive Gonaden-Anlage (z.B. durch Bestrahlung) entwickeln sich sterile Keimdrüsen. Die Urgeschlechtszellen sind demzufolge weder für die Bildung der Keimleiste noch für die nachfolgende gewebliche Differenzierung der Keimdrüse erforderlich, d.h. *die typischen Strukturen von Testis und Ovar entwickeln sich auch in ihrer Abwesenheit.* Der Genitalapparat wird, morphologisch gesehen, primär bisexuell angelegt: außer den Keimdrüsen besitzt jeder Embryo Wolffsche und Müllersche Gänge.

Die Keimdrüsenprimordia bestehen im sexoneutralen Stadium aus Cortex und Medulla. Witschi (1950) macht wechselseitige stoffliche Einflüsse zwischen diesen beiden Organkomponenten für die Weiterentwicklung in der einen oder andern Richtung verantwortlich. Danach würde die Medulla einen Stoff produzieren, der bei gleichzeitiger Begünstigung ihrer eigenen Elemente die Entwicklung des Cortex hemmt. Daß eine Gonade tatsächlich imstande ist, die Differenzierung einer andern auf Distanz zu steuern und auch die Entwicklung der akzessorischen Geschlechtsorgane zu beeinflussen, ist schon seit längerer Zeit bekannt. Parabiose- und Transplantationsversuche haben ergeben, daß beim Säuger durchwegs die männliche Keimdrüse führend ist, während bei Vögeln das Ovar dominiert (Wolff, 1950).

Der fetale Testis hat eine sehr starke, stimulierende Wirkung auf die Ausbildung der primären männlichen Sexualmerkmale und eine hemmende Wirkung auf die Weiterentwicklung der Müllerschen Gänge. Nach Kastration am Versuchstier wird der genetisch männliche Fetus feminisiert. Es entwickeln sich Tuben, Uterushörner und Vagina, wobei der Differenzierungsgrad um so besser ist, je früher die Kastration durchgeführt wird. Die Müllerschen Gänge haben also nach der Kastration bei beiden Geschlechtern die gleichen Potenzen.

Beim menschlichen Fetus von etwa 60 mm SSL ragt der primitive Testis frei in die Bauchhöhle hinein und wird von Serosaepithel überzogen, unter welchem eine noch sehr locker gebaute Tunica albuginea folgt. Das Mesorchium verbindet den Testis mit dem Urnierenrudiment, welches die Lichtung des Wolffschen Ganges und lateral auch diejenige des in diesem Alter noch nicht zurückgebildeten Müllerschen Ganges umschließt. Das Organparenchym besteht aus Hodensträngen (den Vorläufern der Hodenkanälchen) sowie aus einem Interstitium, welches sich aus Bindegewebszellen mit spindelförmigen Kernen und aus großen polygonalen Leydigschen Zellen zusammensetzt. Die Hodenstränge enthalten nebst den Stützzellen die großen Spermatogonien.

b) Makroskopische Anatomie

Die im Scrotum liegenden Hoden besitzen einen Serosa-Überzug, das *Epiorchium*, das mit der *Tunica albuginea* verwachsen ist und auch als das *viscerale* Blatt der Tunica vaginalis propria bezeichnet wird. Das *parietale* Blatt bildet das *Periorchium* (Lamina parietalis tunicae vaginalis testis). Zwischen Epi- und Periorchium liegt das einen capillären Spalt bildende *Cavum serosum* testis. Die mediale Fläche des Hodens ist mit Ausnahme des oberen Poles von Serosa überzogen. Der hintere Rand wird vom Nebenhoden umfaßt, dessen Caput und Cauda mit dem Testis verwachsen sind. Vom unteren Pol aus fixiert das Ligamentum scrotale testis den Hoden mit dem Scrotum.

Hoden und Nebenhoden werden von zwei Arterienpaaren durchblutet. Die *A. testicularis* entspringt beidseits der Aorta auf der Höhe von L2, während die *A. deferentialis* ein Ast der A. vesicalis inferior ist. Die beiden Gefäße anastomosieren im Bereiche des Nebenhodenkopfes. Die Venen sammeln sich im *Plexus pampiniformis* des Samenstranges, der rechts in die Vena cava inferior, links in die Vena renalis mündet.

c) Histologie

Der mikroskopische Bau des Testis ist altersabhängig.

Der Testis eines 4jährigen Knaben (Abb. 2) besitzt eine bereits gut entwickelte, straffe Tunica albuginea, an die sich eine locker gebaute, reich vascularisierte Bindegewebsschicht anschließt. Das Hodenparenchym wird durch zarte Septula testis in einzelne Läppchen unterteilt, welche die Hodenkanälchen enthalten. Diese sind in einem lockeren, flüssigkeitsreichen Bindegewebe eingelagert, welchem in dieser Entwicklungsphase Leydigsche Zwischenzellen vollkommen fehlen.

Beim *Erwachsenen* besteht die vom Epiorchium überzogene Tunica albuginea aus einer dicken, straffen Bindegewebshülle, von welcher kollagene Fibrillenbündel und elastische Fasern radiär in das Innere des Hodens ziehen. Die Albuginea sichert dem Hoden den für die Samenbildung unentbehrlichen Binnendruck. Die *Lobuli testis* ruhen mit ihrer Basis der Tunica albuginea auf und ragen mit der Spitze in das Mediastinum testis hinein. Sie bestehen aus 2–4 *Tubuli contorti seminiferi*, die in einem äußerst zarten und flüssigkeitsreichen, auf lichtoptischen Schnitten meistens geschrumpften Bindegewebe eingebettet sind. Dieses enthält zahlreiche Blutgefäße sowie die Zwischenzellen (Abb. 3). Die Leydigschen Zwischenzellen stehen

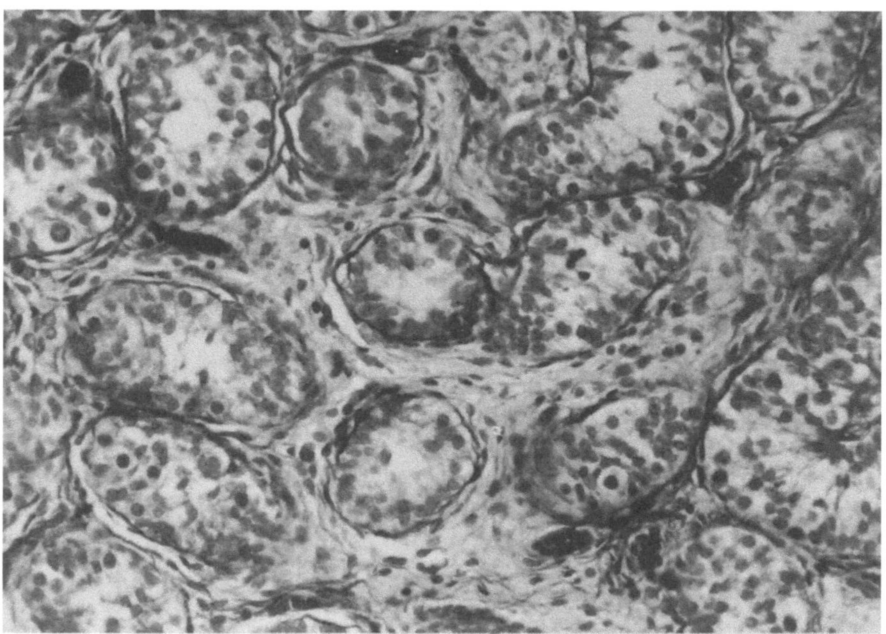

Abb. 2. Hoden eines 4jährigen Knaben. Im Interstitium zwischen den Samenkanälchen sind keine Leydigschen Zwischenzellen nachweisbar; das Zwischengewebe ist jedoch sehr gut vascularisiert

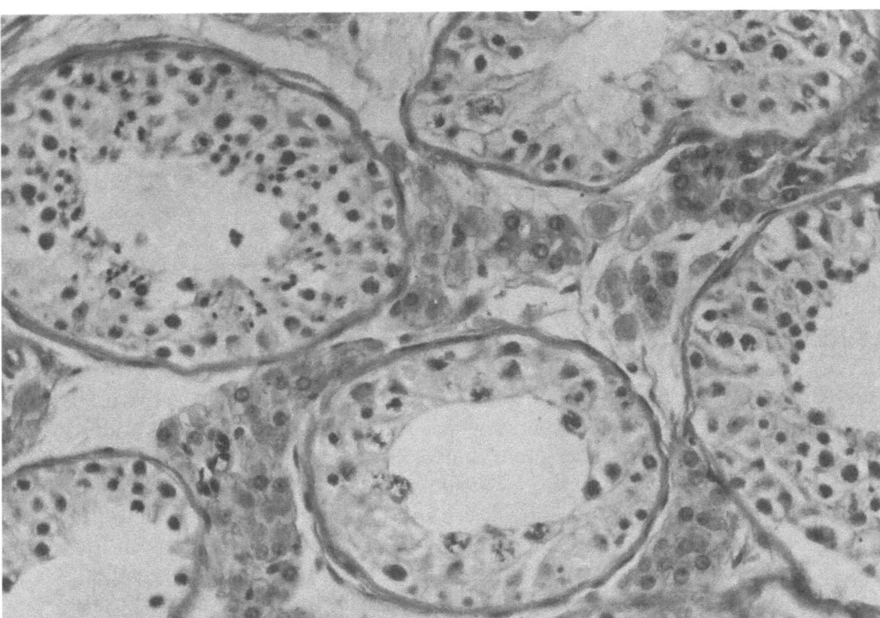

Abb. 3. Hoden eines Erwachsenen. Zahlreiche Zwischenzellen in charakteristischer, epithelialer Anordnung im Interstitium zwischen den Tubuli seminiferi. Die Zellstränge werden von Capillaren durchsetzt

in sehr enger Beziehung zum Capillarnetz. Sie besitzen einen oder mehrere exzentrisch gelegene runde Zellkerne mit großen Nucleolen. Ihr acidophiles, bald feinkörniges, bald wabiges Cytoplasma enthält von der Pubertät an Eiweißkristalle (Reinkesche Kristalle). Der morphologische Aspekt dieser Zellen ist u.a. auch von äußeren Faktoren abhängig. Bei guter Ernährung sind sie groß und reich an Granula, während sie bei Mangelzuständen kleiner werden. Ihre inkretorische Funktion ist heute gesichert (Synthese von Androgenen).

Elektronenmikroskopisch zeichnen sich die Zwischenzellen des Menschen durch einen ausgeprägten Pleomorphismus aus. In den epithelial angeordneten Zellkomplexen lassen sich unreife sowie dunkle und helle Zwischenzellen unterscheiden, wobei letztere die Hauptzellform bilden. Ihre Mitochondrien gehören dem tubulären Cristatypus an und sind ähnlich gebaut wie diejenigen in den Zellen der Nebennierenrinde (vgl. Kap. VII). Die Cristae in der elektronendichten mitochondrialen Matrix zeigen unterschiedliche Form und Größe. Das stark ausgeprägte endoplasmatische Reticulum weist in perinucleären Bezirken Ribosomen auf; seine peripher gelegene Hauptmasse ist jedoch granulafrei und von vesiculärer bis tubulärer Form. Variable Mengen von Lipidtropfen, osmiophilen Körnchen und Lipofuscin-Pigment gehören nebst einem gut ausgebildeten Golgi-Komplex und den Reinke-Kristallen zu den wichtigsten Bestandteilen der cytoplasmatischen Grundsubstanz. Die kristalloiden Einschlüsse sind in Form und Größe stark variabel. Ihre Untereinheiten sind in einem regelmäßigen, hexagonalen Netzmuster von ca. 20 nm Achsenlänge angeordnet.

Wenn auch die Funktion aller dieser Zellelemente in den einzelnen Schritten der Testosteronsynthese noch nicht ganz abgeklärt ist, weisen doch verschiedene Untersuchungen darauf hin, daß sowohl die Mitochondrien als auch das agranuläre endoplasmatische Reticulum die Hauptrolle bei der Synthese des Hormons spielen. Die zahlreichen, osmiophilen, membrangebundenen Körper im Cytoplasma der Zwischenzellen zeigen, ebenso wie ein Teil der Lipofuscin-Pigmentkomplexe, einen hohen Gehalt an saurer Phosphatase. Sie müssen daher in die Gruppe der Lysosomen eingereiht werden. Ihr reichliches Vorkommen dürfte die ausgeprägte metabolische Aktivität dieser Zellen widerspiegeln.

Die *Samenkanälchen*, die 40–50 mm lang werden, besitzen außen eine bindegewebige Tunica propria, deren innerste Schichten aus Gitterfasern aufgebaut sind. Das Epithel der Tubuli contorti besteht aus Stützzellen (Sertoli-Zellen) und den verschiedenen Reifungsstadien der Samenzellen. Die Sertoli-Zellen besitzen einen chromatinarmen Kern mit deutlichem Nucleolus, sitzen mit breiter Basis der Basalmembran auf und durchsetzen, sich lumenwärts mehr und mehr verjüngend, das ganze Samenepithel. Sie sind im Gegensatz zu den samenbildenden Zellen äußerst widerstandsfähig gegen ionisierende Strahlen und gewisse chemische Substanzen.

Als Spermatogonien bezeichnet man kleine runde Zellen, die einen chromatinreichen Kern besitzen und der Basalmembran direkt aufliegen. Sie entstehen aus den Urgeschlechtszellen, sind vermehrungsfähig und garantieren die Regeneration des Samenepithels. Nach einer Anzahl Teilungen beginnen sie heranzuwachsen und werden so zu den nicht mehr vermehrungsfähigen *Spermatocyten*, die an ihrer Größe und ihrem runden Zellkern leicht zu erkennen sind. Die *Präspermatiden* sind kleinere, runde Zellen, die im Anschluß an die erste Reifeteilung entstehen und sich ihrerseits rasch wieder in zwei Zellen, die Spermatiden, teilen. Aus jedem Spermatocyt gehen also vier Spermatiden hervor. Diese besitzen einen runden, dichten, exzentrisch gelegenen Kern, welcher der Zelle ein typisches Gepräge verleiht. Als Produkt der beiden Teilungen, die als Reifeteilungen oder Meiose bezeichnet werden, entstehen also vier Zellen mit einem auf die Hälfte reduzierten Chromosomenbestand. Über die *Spermiohistogenese* differenzieren sich die Spermatiden zu Spermien. Dieser Prozeß erfolgt ohne weitere Teilungen, jedoch in engstem Kontakt mit den Sertoli-Zellen, deren Fortsätze mit ihrem reich vacuolisierten Cytoplasma die jungen Samenzellen zwischen sich einbetten.

Die *Spermatogenese* umfaßt also drei Phasen, die Proliferation der Spermatogonien, die beiden Reifeteilungen und die Phase der Spermiohistogenese. Bei den Nagern spielen sich diese Entwicklungsprozesse in Cyclen ab, wobei in bestimmten Epithelabschnitten eines Tubulus alle Samenvorstufen die einzelnen Reifestadien gleichzeitig erreichen. Die Spermatogenese-Welle soll sich dabei von den zentralen Hodenpartien in Richtung Peripherie ausbreiten. Beim Menschen ist das histologische Bild der Spermienentwicklung eher verwirrend, doch scheint ein solcher Cyclus auch bei ihm zu existieren.

Die Histologie des menschlichen Testis wurde besonders durch STIEVE gefördert, und seine morphologischen Erkenntnisse sind zur Hauptsache auch heute noch gültig. Fortschritte wurden jedoch neuerdings mit der Elektronenmikroskopie erzielt, die ein besseres Verständnis des Mechanismus der Spermiogenese erlaubt, wie die Abb. 4 zeigt. Einen weiteren Fortschritt brachten die Studien von CLERMONT und LEBLOND mit der Erkennung und Klassifizierung der verschiedenen spermatogenetischen Phasen beim Menschen. Eine Schwierigkeit in der Beurteilung der Testeshistologie und Erkennung der verschiedenen Phasen im menschlichen Tubulus ist die variable Verteilung der verschiedenen Stadien in der Tubuluswand. Es ist noch ungewiß, ob sie sich spiralförmig folgen (FABBRINI) oder mosaikförmig angeordnet sind (HELLER).

Die reife, ca. 60 μ lange Samenzelle, an welcher Kopf, Hals, Mittelstück und Schwanz unterschieden werden, entsteht durch Abstoßen des Cytoplasma der Spermatide bis auf geringe Überreste. Über ihren Bau hat erst die elektronenmikroskopische Untersuchung vollständige Klarheit geschaffen (Abb. 5). Der Kopf des Spermiums ist abgeplattet, 4–5 μ lang, 2,5–3,5 μ breit, enthält den Zellkern und wird vorne von der Kopfkappe mit dem darin eingeschlossenen Acrosom bedeckt. Das *Acrosom* entwickelt sich aus dem Golgi-Apparat der Spermatide und enthält Fermente (u.a. Hyaluronidase), die bei der Befruchtung (Haftung an der

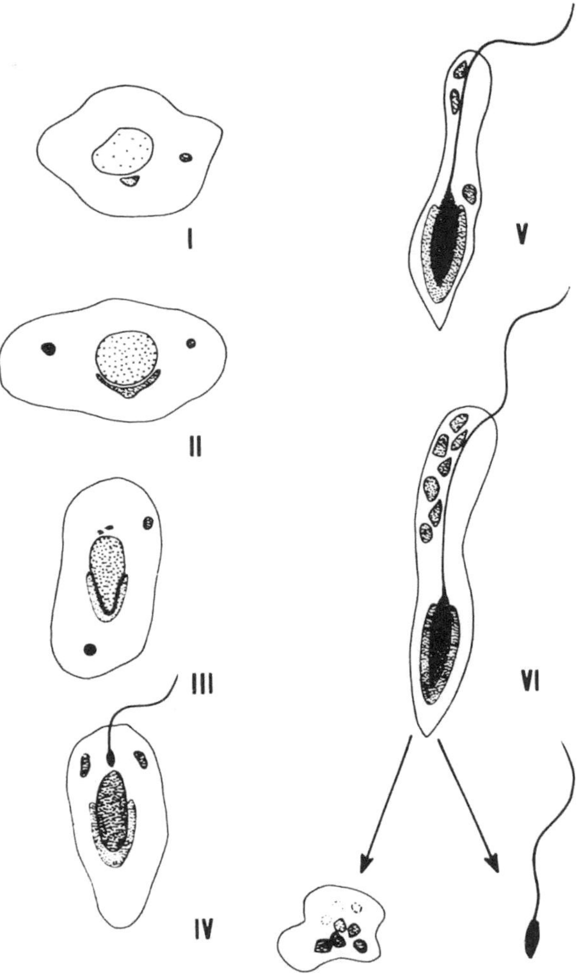

Abb. 4. Schematische Darstellung elektronenmikroskopischer Untersuchung der Spermatogenese

Zona pellucida, Durchwanderung und Eindringen in das Cytoplasma der Eizelle) von entscheidender Bedeutung sind. Bei der Bildung des Halses spielen zwei Centriolen eine Rolle; aus dem einen entwickelt sich das lange Bündel der Zentralfibrillen, die den inneren Kern des Mittelstückes und Schwanzes bilden. Der Achsenfaden erstreckt sich vom Hals bis zum Schwanzende und besteht, ähnlich wie bei Cilien, aus zwei Zentralfibrillen und einem Mantel aus neun Doppelfibrillen, die zu einem peripheren Ring vereinigt und durch feinste Körnchenketten mit den Zentralfibrillen verbunden sind. Im Bereiche des 5–7 μ langen und ca. 1 μ breiten *Mittelstückes* sind nochmals neun, erheblich dickere Fibrillen ausgebildet, die sich peripher an die genannten Doppelfibrillen anlegen und ihrerseits von einem Mantel aus Mitochondrien spiralig umhüllt werden. Am *Schwanz* können zwei Teile unterschieden werden: Der proximale Teil ist ca. 45 μ lang, 0,5 μ breit und besteht aus dem Achsenfaden und einer

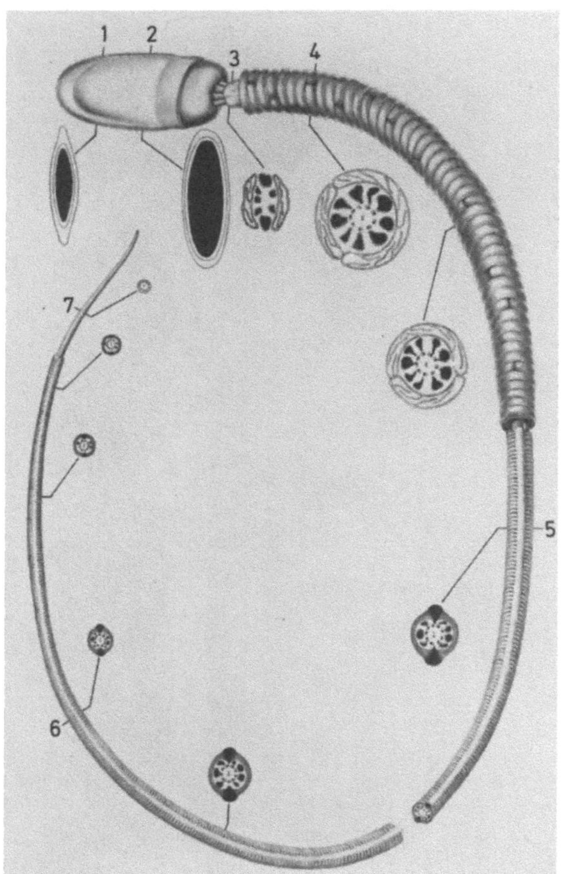

Abb. 5. Feinbau der menschlichen Samenzelle (schematisch) (Abb. mit freundlicher Genehmigung von Prof. D.W. FAWCETT, Boston). *1* Acrosomale Kappe, *2* Zellkern, *3* Spermienhals, *4* Mittelstück mit Mitochondrien, *5* proximaler Schwanzteil, *6* distaler Schwanzteil, *7* Schwanzende

fibrillären Scheide; der distale Teil ist ca. 5 μ lang und nur von der Zellmembran umhüllt. Die Fibrillen des Achsenfadens verlieren hier ihre charakteristische räumliche Anordnung.

Für die Beweglichkeit der Spermien ist die Contractilität der Fibrillen des Achsenfadens entscheidend; diese ist denjenigen von Myosinfäden vergleichbar. Energiespender sind die Mitochondrien des Mittelstückes.

C. Biochemie

J. MÜLLER

Der Hoden ist eine Drüse mit inkretorischer und sekretorischer Funktion. Die Leydig-Zellen des Interstitiums produzieren Androgene und Oestrogene; in den tubuli seminiferi entstehen die Spermatozoen. Neuerdings steht zur Diskussion, ob Sertoli-Zellen in geringer Menge Steroide bzw. „Inhibin" (s. S. 456) bilden.

1. Androgene

a) Die androgenen Hormone des Menschen

Androgen, d.h. das „Männer-erzeugende", ist ein biologischer Sammelbegriff für alle Stoffe, welche die Entwicklung der männlichen Geschlechtsmerk-

OH
O
Testosteron

OH
O
H
Dihydrotestosteron
(5α-Androstan-17β-ol-3-on)

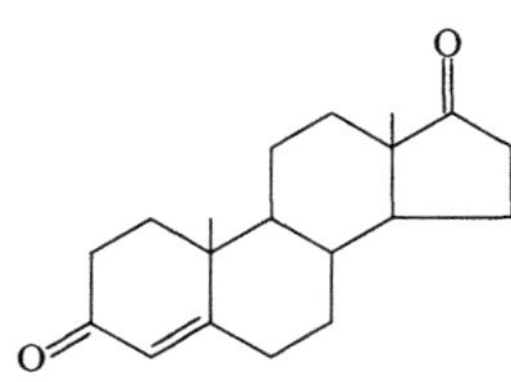

Androstendion
(Androst-4-en-3,17-dion)

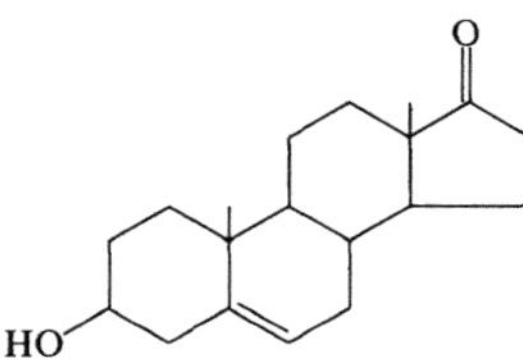

Dehydroepiandrosteron
(Androst-5-en-3β-ol-17-on)

O
HO
H
Androsteron

O
HO
H
Ätiocholanolon

Abb. 6. Die wichtigsten Androgene und Androgenmetaboliten beim Menschen

male fördern. Fast alle bekannten Androgene sind Steroide und leiten sich damit strukturell vom Cyclopentano-perhydro-phenanthren ab (über allgemeine Chemie der Steroide s.S. 289f.). Die natürlichen Androgene sind C_{19}-Steroide ohne Seitenkette an C-17, aber mit zwei angulären Methylgruppen. Die androgene Aktivität ist in der Regel an eine Doppelbindung (zwischen C-4 und C-5 oder zwischen C-5 und C-6) oder an eine trans-Verbindung der Ringe A und B (H in α-Stellung an C-5) gebunden. Die Art der Substitution an C-3 und C-17 entscheidet über den Grad der androgenen Wirksamkeit. Von den bisher bekannten menschlichen Androgenen zeigen Testosteron und Dihydrotestosteron die stärkste Aktivität sowohl im Tierversuch als auch beim Menschen selber. Testosteron ist sicher das wichtigste *zirkulierende* Androgen des Menschen. In seiner Wirkungsweise verhält es sich aber teilweise wie ein *Prähormon*. In den Zellkernen und im Cytoplasma einiger wichtiger Erfolgsorgane — Prostata, Samenblase, Haut — wird es enzymatisch zu Dihydrotestosteron reduziert, und es scheint, daß diese Umwandlung eine Voraussetzung für seine androgene Wirkung ist (BRUCHOVSKY, 1968; WILSON, 1969). Für das Dihydrotestosteron selektive Receptoren wurden in den Zellkernen der Prostata nachgewiesen (ANDERSON, 1968). Möglicherweise sind in anderen Erfolgsorganen, wie zum Beispiel im Hypothalamus, noch andere lokal gebildete Metaboliten wie Androstandiol oder Oestradiol für die Auslösung bestimmter Testosteron-Effekte (LH- und FSH-Suppression) verantwortlich (BAULIEU, 1973). In anderen Erfolgsorganen — Muskel, Niere — scheint die androgene Wirkung vom unveränderten Testosteron auszugehen, und eine Umwandlung zu Dihydrotestosteron findet dort nicht oder nur in einem geringen Ausmaß statt. Die von endokrinen Drüsen sezernierten Androgene Androstendion und Dehydroepiandrosteron scheinen reine Prähormone zu sein; ihre Wirkung ist von ihrer Umwandlung zu Testosteron oder Dihydrotestosteron in peripheren Organen abhängig. Die biologische Wirksamkeit von Androstendion, Dehydroepiandrosteron und Androsteron ist 5–20mal geringer als diejenige von Testosteron, während Epiandrosteron sehr wenig und Ätiocholanolon gar keine androgene Aktivität besitzen (DORFMAN, 1956). Im Gegensatz zu Testosteron senkt sein Metabolit Androsteron den Cholesterin-, Phospholipid- und Triglyceridspiegel des Blutes. Ätiocholanolon führt zu Fieber und Leukocytose, wenn es in freier Form intramuskulär appliziert wird. Eine gestörte Konjugation dieser Substanz spielt möglicherweise eine Rolle bei der Genese einer besonderen Form des periodischen Fiebers, des sog. „Ätiocholanolon-Fiebers" (BONDY, 1965; BODEL, 1968; DRIESSEN, 1968; GEORGE, 1969).

Wie aus Tabelle 1 hervorgeht, überwiegt mengenmäßig im peripheren Plasma bei Mann und

Tabelle 1. Normalwerte der wichtigsten Androgene des Menschen

	Konzentration im peripheren Plasma pro 100 ml	Blut-Produktionsrate („Sekretion") pro 24 Std
Männer (20–45 Jahre)		
Testosteron	0,28– 1,3 µg	7,2 mg
Dihydrotestosteron	30 – 84 ng	
Androstendion	60 –230 ng	2,7 mg
Dehydroepiandrosteron	0,13– 1,27 µg	8,2 mg
Sulfat	100 –250 µg	
Androsteron	60 –290 ng	
Ätiocholanolon	10 –270 ng	
Frauen (20–40 Jahre)		
Testosteron	4 – 70 ng	0,2 mg
Dihydrotestosteron	8 – 28 ng	
Androstendion	50 –330 ng	3,2 mg
Dehydroepiandrosteron	0,14– 1,25 µg	8,0 mg
Sulfat	100 –250 µg	
Androsteron	30 –110 ng	
Ätiocholanolon	30 – 90 ng	
Knaben (2–10 Jahre)		
Testosteron	3 – 60 ng	
Androstendion	10 –130 ng	
Mädchen (4–9 Jahre)		
Testosteron	3 – 19 ng	
Androstendion	20 –110 ng	

Frau *Dehydroepiandrosteron-Sulfat* die übrigen Androgene bei weitem. Diese Substanz wird bereits in konjugierter Form von der Nebenniere sezerniert (BAULIEU, 1965). Ihre funktionelle Bedeutung ist zur Zeit noch unbekannt. Sie ist nicht androgen aktiv, kommt aber wenigstens theoretisch als potentieller Vorläufer aktiver Androgene in Frage.

Die androgene Aktivität des Plasmas des Mannes ist fast ausschließlich durch den Gehalt an *Testosteron* bedingt. Im Plasma der normalen Frau ist das Testosteron etwa 20mal tiefer als beim Mann, Androstendion etwas höher und Dehydroepiandrosteron etwa gleich hoch, so daß diesen beiden schwächeren Androgenen relativ eine größere Bedeutung zukommt. Aus Konzentrationsunterschieden zwischen peripherem Plasma einerseits und Plasma aus V. spermatica, V. ovarica und V. adrenalis andererseits kann mit Sicherheit angenommen werden, daß alle drei Hormone in Hoden, Ovar und Nebennierenrinde gebildet werden können (HOLLANDER, 1958; HUDSON, 1967; GANDY, 1968). Da sie aber peripher ineinander umgewandelt werden können (s.u.), ist es sehr schwer, den Anteil der einzelnen Drüsen an der Androgenproduktion zu erfassen. Beim normalen Mann gelangen mindestens 90% des Plasmatestosterons als Testosteron ins Blut (HORTON, 1966). Bei kastrierten Männern ist das Plasmatestosteron etwa 7mal tiefer als bei normalen Männern (COPPAGE, 1965).

Wir können deshalb mit Sicherheit annehmen, daß beim gesunden Mann der Großteil des Testosterons direkt aus den Hoden stammt.

b) Biosynthese und Produktion

Die Biosynthese der Androgene und Oestrogene erfolgt im Hoden auf den gleichen Wegen wie in der Nebennierenrinde (s. Kap. VII, S. 292 und Abb. 4). Cholesterin, das auch im Hoden aus Acetyl-Coenzym A total synthetisiert wird, ist wahrscheinlich auch hier eine obligate Zwischenstufe. Ein möglicher Syntheseweg führt über Pregnenolon-Progesteron-17α-Hydroxyprogesteron zu Androstendion und Testosteron. Ein zweiter Weg führt über 17α-Hydroxypregnenolon zu Dehydroepiandrosteron und von da zu Androstendion. Zahlreiche in vitro- und in vivo-Versuche zeigen, daß in Gonaden und Nebenniere beide Aufbauwege möglich sind, und es konnte nie sicher bewiesen werden, daß der eine oder andere Weg von größerer Wichtigkeit ist. Allerdings scheint während des Fetallebens der 17α-Hydroxypregnenolon-Dehydroepiandrosteron-Weg zu überwiegen. Von sekundärer biologischer Bedeutung ist wahrscheinlich die Synthese von Dehydroepiandrosteron-Sulfat aus Cholesterin-Sulfat und dessen mögliche Umwandlung in aktive, freie Androgene.

Die Beurteilung der Sekretion von Androgenen aus Gonaden und Nebennieren durch Bestimmung ihrer Konzentration im Plasma und Urin wird dadurch erschwert, daß zirkulierende Androgene peripher ineinander umgewandelt werden können. So findet ein reversibler Umbau von Testosteron in Androstendion und von Dehydroepiandrosteron-Sulfat in Dehydroepiandrosteron statt, und Dehydroepiandrosteron seinerseits kann peripher zu Androstendion umgewandelt werden (VAN DE WIELE, 1963). Nach HORTON (1966) entstehen 60% des zirkulierenden Testosterons bei der Frau, aber weniger als 10% beim Mann aus zirkulierendem Androstendion. Umgekehrt stammen beim Mann 40% des Plasma-Androstendions aus zirkulierendem Testosteron. Welche Organe für diese Umwandlungen verantwortlich sind, ist zur Zeit noch ungewiß. Vor allem ist die Rolle der Leber dabei umstritten. Zwar können alle oben beschriebenen Reaktionen in der Leber stattfinden, aber in der Leber gebildetes Testosteron wird zum großen Teil gleich weiter und irreversibel metabolisiert und konjugiert. So wurde oral verabreichtes markiertes Androstendion zwar in guter Ausbeute in Testosteron umgewandelt, aber nur zu 2% als freies Testosteron in die periphere Zirkulation abgegeben (HORTON, 1966). Aus diesem Grunde sind bei der Frau sog. „Testosteron-Urin-Produktionsraten" (berechnet aus der spezifischen Aktivität von Testosteron-Glucuronid im 24-Std-Urin nach intravenöser Injektion einer Spurendosis von radioaktiv markiertem Testosteron) um ein Mehrfaches höher als sog. „Testosteron-Blut-Produktionsraten" (berechnet durch Multiplikation der Clearance von infundiertem markiertem Testosteron mit der Plasma-Testosteronkonzentration), während beim Mann der Unterschied nur unbedeutend ist.

c) Transport

Ähnlich wie die Glucocorticoide und die Schilddrüsenhormone zirkulieren auch Testosteron und Dihydrotestosteron zum großen Teil in reversibler, nicht-kovalenter Bindung an Plasmaeiweiße. Beim Mann sind im Plasma etwa 2%, bei der Frau etwa 1% des Testosterons in freier, dialysierbarer Form. Man nimmt an, daß nur das freie Hormon biologisch aktiv ist.

Drei verschiedene Plasmaproteine sind für die Bindung des Testosterons verantwortlich:

1. das Gonadenhormon-bindende Globulin („sex hormone-binding globulin" = SHBG, „17β-hydroxysteroid-binding globulin", „testosterone-binding globulin", „estradiol-binding globulin")

2. das Transcortin (cortisol-binding globulin = CBG) mit relativ geringer Affinität für Testosteron und fehlender Bindung von Dihydrotestosteron

3. das Albumin mit relativ höherer Bindungsaffinität zu den Androgenen als zu den Glucocorticoiden und unbeschränkter Bindungskapazität.

Von physiologischer und klinischer Bedeutung ist vor allem die Bindung an das Gonadenhormon-bindende Globulin. Dieses bindet relativ spezifisch, mit hoher Affinität und beschränkter Kapazität Dihydrotestosteron, Testosteron und mit etwas geringerer Affinität auch Oestradiol. Es handelt sich um ein β-Globulin, das 1966 erstmals von MERCIER durch Elektrophorese vom Transcortin getrennt werden konnte. Sein Molekulargewicht beträgt nach den einen Autoren 52000, nach anderen 95000 bis 125000 (Dimer ?). Seine Kon-

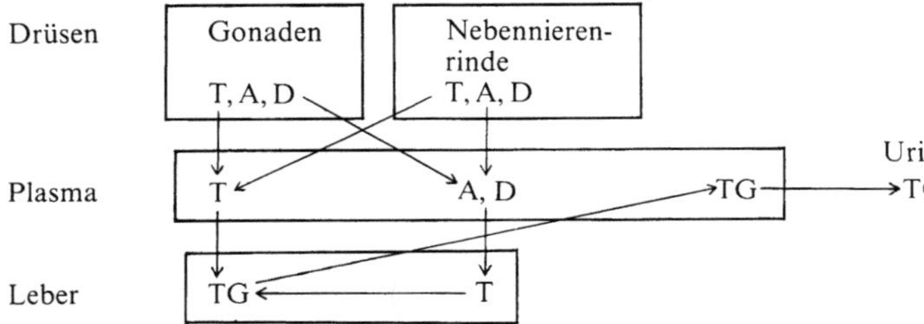

Abb. 7. Ursprung von Testosteron im Plasma und Urin. (Nach LIPSETT und KORENMAN, 1964). (T = Testosteron, TG = Testosteron-Glucuronid, A = Androstendion, D = Dehydroepiandrosteron)

zentration nimmt beim Mann im höheren Alter (nach 50) zu. Erniedrigte Konzentrationen wurden bei hirsuten Frauen mit normalem Totaltestosteron aber erhöhtem freien Testosteron im Plasma gefunden. Oestrogene führen zu einer markanten Zunahme, und zwar nicht erst bei hohen Dosen, wie sie in der Schwangerschaft produziert oder in Form von Ovulationshemmern verabreicht werden. Ein signifikanter Anstieg des Gonadenhormon-bindenden Globulins wurde zum Beispiel bei Männern beobachtet, die mit einer Tagesdosis von nur 20 µg Aethinyl-Oestradiol behandelt wurden. Nach BURKE und ANDERSON (1972) könnte es sich bei dieser Wirkung um einen physiologischen Oestrogen-Verstärkermechanismus handeln, da dabei der Quotient freies Oestrogen/freies Androgen zunimmt. Umgekehrt führen Androgene zu einer Verminderung des Trägerhormons und damit auch zu einer Verminderung des freien Oestrogen-/freien Androgen-Quotienten. Schilddrüsenhormone führen zu einer Erhöhung, Wuchshormon zu einer Erniedrigung der Plasmakonzentration des Gonadenhormon-bindenden Globulins. Vielleicht lassen sich dadurch gewisse klinische Zeichen eines Androgenmangels bei Hyperthyreose oder einer Androgenüberfunktion bei Myxödem oder Akromegalie erklären. Bei hypogonadotropem Hypogonadismus ist das Trägerprotein erhöht, so daß das freie Plasma-Testosteron besonders niedrig gefunden wird (GEISTHÖVEL, 1976).

d) Abbau und Ausscheidung

Im Blut kreisendes Testosteron wird sehr rasch abgebaut und konjugiert. Die Halbwertszeit der aus dem Plasma frei extrahierbaren Radioaktivität nach intravenöser Injektion von ^{14}C-Testosteron beträgt in der ersten Stunde durchschnittlich 11 min, später 100 min (SANDBERG, 1956). Nur geringste Mengen unverändertes Testosteron (weniger als 0,01% des produzierten Testosterons) werden im Urin ausgeschieden (CAMACHO, 1964). Etwa 1% des zirkulierenden Testosterons erscheint als Testosteron-Glucuronid, etwa 0,03% als Testosteron-Sulfat im Urin. Zum größten Teil wird also Testosteron umgebaut, bevor es konjugiert und ausgeschieden wird.

Da bisher etwa 60 verschiedene Substanzen bekannt sind, die aufgrund ihrer Struktur Metaboliten von Testosteron sein könnten (MOSEBACH, 1968), können wir nicht auf alle theoretisch möglichen Abbauwege des Testosterons eingehen. Quantitativ stehen folgende Schritte des Testosteron-Katabolismus im Vordergrund:

1. Isomerisation oder Dehydrogenierung der 17β-Hydroxygruppe.
2. α- oder β-Reduktion der Doppelbindung in Ring A.
3. α- oder β-Reduktion der 3-Ketogruppe.

Dazu kommen zahlreiche mögliche Hydroxylierungen an verschiedenen C-Atomen. Fast alle Metaboliten werden mit Schwefelsäure oder Glucuronsäure konjugiert. Die quantitativ wichtigsten Urinmetaboliten von Testosteron sind die konjugierten 17-Ketosteroide Androsteron, Ätiocholanolon und Epiandrosteron; etwa 40% des Testosterons verläßt in dieser Form den Organismus (WEST, 1951; SANDBERG, 1956; SLAUNWHITE, 1957). Wahrscheinlich spielt die Leber quantitativ eine entscheidende Rolle beim Testosteron-Katabolismus, aber Metabolismus und Konjugation sind auch in anderen Organen möglich.

Wegen der in Abschnitt *b* beschriebenen peripheren Umbaureaktionen der adrenalen und gonadalen Androgene ist es unmöglich, aus der Bestimmung einzelner 17-Ketosteroidfraktionen im Urin gültige Rückschlüsse auf Art und Ursprungsorgan der Androgensekretion beim Gesunden und Kranken zu gewinnen. Auch Testosteron-Glucuronid läßt sich nicht ausschließlich von zirkulierendem Testosteron ableiten, sondern kann von Androstendion abstammen (CAMACHO, 1964). Nur bei normalen Männern ist deshalb dieser Metabolit repräsentativ für die Testosteronsekretion durch die Hoden. Da aber der Anteil des produzierten Testosterons, der als Testosteron-Glucuronid im Urin ausgeschieden wird, zwischen 0,15 und 1,88% schwanken kann, gelten quantitativ auch hier sehr starke Einschränkungen.

2. Oestrogene

Der Mann scheidet mit durchschnittlich 10 µg in 24 Std im Urin etwas weniger Oestrogene aus als die Frau. Aus der spezifischen Aktivität von Oestradiol-Glucuronid und Oestron-Glucuronid im Sammelurin nach intravenöser Injektion von ^{3}H-Oestradiol ließ sich bei normalen jungen Männern eine tägliche Oestradiol-Produktion von durchschnittlich 70 µg berechnen (LIPSETT, 1966). Die sog. Blut-Produktionsraten (s. S. 454) betragen für Oestradiol 39 µg/Tag und für Oestron 165 µg/Tag (BAIRD, 1968). Die durchschnittlichen Plasmakonzentrationen sind 2 ng/100 ml für Oestradiol und 6 ng/100 ml für Oestron. Unter Behandlung mit HCG steigt die Oestradiol-Produktion auf das Doppelte bis 4fache des Ausgangswertes an. Nach Kastration sinkt die Oestrogen-Ausscheidung ab. Es kann deshalb mit großer Wahrscheinlichkeit angenommen werden, daß ein Großteil der Oestrogene des Mannes direkt oder indirekt aus den Hoden stammt. Bei einem Patienten mit testiculärer Feminisierung wurde in der Vena spermatica eine 10mal höhere Oestradiol-Konzentration gefunden als im peripheren Plasma (FRENCH, 1965). Die Oestradiolsekretion aus den Testes beträgt ca. 10 µg/ 24 Std und macht damit ca. $^{1}/_{4}$ der gesamten Oestradiolproduktion aus (KELCH, 1972). Der

Rest entsteht hauptsächlich durch periphere Umwandlung aus sezerniertem Testosteron und ein geringer Teil aus sezerniertem Oestron. Dagegen wird Oestron zu 80% direkt sezerniert, vermutlich zum großen Teil von den Hoden und zum kleinen Teil von der Nebennierenrinde.

D. Physiologie

1. Produktionsort der Testeshormone

Das Testosteron wird beim Manne von den Leydig-Zellen und in geringem Maße von der Nebennierenrinde produziert. Die periphere Testosteronproduktion durch Umwandlung von sezerniertem Androstendion und Dehydroepiandrosteron spielt bei der Frau und beim Knaben vor der Pubertät, nicht aber beim geschlechtsreifen Mann eine quantitativ wichtige Rolle (s.S. 453f.). Bei isolierter Schädigung des tubulären Apparates (bilateraler Kryptorchismus, Röntgenbestrahlung, Cytostatica) bleibt die Androgenproduktion der Testes erhalten. Leydig-Zelltumoren lassen die Androgen- und Oestrogenproduktion stark ansteigen. Unter Stimulation mit LH oder Choriongonadotropin (HCG) nimmt sowohl Zahl und Größe der Leydig-Zellen als auch die Testosteron- und Oestrogenproduktion zu. Die Leydig-Zellen sind fetal vorhanden, verschwinden einige Wochen vor der Geburt und treten in der Pubertät wieder auf, entsprechend verläuft die Ausscheidung der Testeshormone. Choriongonadotropin steigert gleichzeitig mit der Leydig-Zellhypertrophie die Oestrogenausscheidung, und zwar übertrifft der Anstieg der Oestrogene denjenigen des Testosterons, so daß es sich nicht nur um die Folge der Umwandlung von Testosteron in Oestrogene handeln kann. Neuerdings wird vermutet, daß auch Sertoli-Zellen Androgene produzieren (Lacy, 1970).

2. Hypophysäre Steuerung der testiculären Hormonsekretion

Die Testes gehören zu den drei von der Adenohypophyse gesteuerten endokrinen Drüsen. Die hypophysäre Steuerung der Gonaden ist beim Manne wie bei der Frau eine 2fache, und zwar sind die zwei gonadotropen Hormone FSH (follikelstimulierendes Hormon) und LH (luteinisierendes bzw. Leydig-Zell-stimulierendes Hormon, auch ICSH, interstitial cell stimulating hormone) bei beiden Geschlechtern sehr wahrscheinlich identisch. Während bei der Frau das FSH die Follikelhormon- und das LH die Corpus luteum-Bildung lenkt, werden beim Manne durch FSH Teile des tubulären Apparates, durch LH die Leydig-Zellen und nur indirekt auch Teile der Tubuli stimuliert. Dies wird aber erst bewiesen werden können, wenn wir über vollständig reine oder synthetische Gonadotropine verfügen. Neuerdings besteht eine Hypothese, daß das FSH nicht einheitlich sei, sondern je nach Rückwirkung der gonadalen Steroide als „Andro-FSH" „Neuter-FSH" oder „Gyno-FSH" im Blut erscheine und daß damit neben einer quantitativen auch eine qualitative Rückkopplung bestehe (Bogdanove, 1975). FSH und LH werden heute im Plasma radioimmunologisch bestimmt (s. Kap. X, S. 597ff.). Wie für alle von der Adenohypophyse gesteuerten Drüsen gilt auch für die Testes das Gesetz, daß das Hormon der sekundären, gesteuerten endokrinen Drüsen die Produktion des stimulierenden Hormons im Hypothalamus bzw. in der Hypophyse hemme (Rückkopplungsmechanismus vgl. Kap. I, S. 17f.). Die LH-Sekretion wird durch Androgene gehemmt, und die Testosteronproduktion geht auf 10% zurück (Lipsett, 1966). Die FSH-Sekretion jedoch wird durch Androgene nicht eindeutig gehemmt, und Oestrogene hemmen LH und FSH nur in unphysiologischen Dosen. Oestrogene können auch die Leydig-Zellen direkt beeinflussen, indem die Testosteronproduktion bei unveränderten Gonadotropinen abnimmt. Es muß daher ein zweites, vom tubulären Apparat produziertes Testeshormon, das „Inhibin", postuliert werden. Auch die klinische Beobachtung, daß die Gonadotropine bzw. das FSH nicht nur nach Kastration, sondern auch bei Schädigungen des tubulären Apparates, wie beim Klinefelter-Syndrom (Klinefelter, 1942; McCullagh, 1949), dem Del Castillo-Syndrom (Christiansen, 1975a), nach Cytostatica (Van Thiel, 1972), bei Oligospermie (Rosen, 1971; Bramble, 1975; Purvis, 1975; Hunter, 1974; Christiansen, 1975), in der Regel erhöht sind, legen diese Annahme nahe. Eine negative Korrelation zwischen der Zahl der Spermatogonien, nicht aber der Sertoli-Zellen wurde gefunden (De Kretser, 1974). Die vor 45 Jahren begründete Hypothese des tubulären „x-Hormones" oder „Inhibins" (McCullagh, 1935; Klinefelter, 1942) ist heute seit der Bestimmungsmöglichkeit des FSH wieder von höchster Aktualität, obwohl weder die Substanz hat isoliert werden können, noch der Bildungsort, Sertoli-Zellen, Keimzellen oder deren Vorstufen oder Abbauprodukte (Leonard, 1972; Van Thiel, 1972; Christiansen, 1975a), geklärt ist. Über erste Isolierungsversuche s. Chari (1978). Testesextrakte und insbesondere ein Extrakt von Eiweißnatur aus dem Rete Testis (RTF) hemmen selektiv das FSH (Baker, 1976). Die Sertoli-Zelle hat spezifische Receptoren sowohl für FSH als auch Testosteron, unter deren Einfluß ein intratesticuläres Androgen-bindendes Protein (ABP) gebildet und in das tubuläre Lumen sezerniert wird (Means, 1976).

Rhythmische Schwankungen der Konzentration von LHRH (Seyler, 1974), LH, weniger für FSH

(ALFORD, 1973; FRANCHIMONT, 1971; NAFTOLIN, 1972), Testosteron (DOERING, 1975) und verwandte Steroide (JUDD, 1973; ROWE, 1974) scheinen gesichert, unsicher ist jedoch, wieweit dem periodische Sekretionsphasen entsprechen, da die Leberclearance für Testosteron je nach Durchblutung bzw. Körperarbeit schwankt und eine Sekretionsrhythmik vortäuschen kann (LIPSETT, 1966). Während teils innerhalb von Stunden wechselnde Konzentrationen von LH und FSH gefunden werden (NAFTOLIN, 1972), finden andere einen Tages-Nachtrhythmus (FRANCHIMONT, 1971; JUDD, 1973).

Auch scheint die Ansprechbarkeit des Hypophysenvorderlappens auf LHRH (REBAR, 1973) und die der Leydig-Zellen auf LH zu schwanken. Dauerinfusionen mit LHRH, die eine zweigipflige LH-Ausschüttung zur Folge haben, weisen im Gegensatz zu FSH auf zwei pools von LH in der Hypophyse (BREMNER, 1974), die von der adaequaten Zufuhr von LHRH abhängig sind (BREMNER, 1977).

Das aus Schwangerenharn gewonnene und aus der Placenta stammende Choriongonadotropin (HCG, human chorionic gonadotropin) ist chemisch dem LH ähnlich (s.S. 481f.) und biologisch weitgehend in gleicher Weise wirksam, seine Halbwertszeit ist jedoch erheblich länger. Für Übersichten über Wirkungen von HCG, LH und FSH auf die Testes im Tierversuch s. EIK-NES (1964) und BUTT (1967) und beim Menschen SAXENA (1972).

Das LH spielt eine ähnliche zentrale Rolle in der Regulation der Androgen-Biosynthese und Sekretion des Testis wie ACTH in der Regulation der Glucocorticoid-Produktion der Nebennierenrinde. Wie ACTH stimuliert LH die Steroidhormon-Sekretion, indem es die Steroid-*Biosynthese* fördert. Der Angriffspunkt muß auf einer frühen Synthesestufe (vor Pregnenolon) liegen. Hauptsächlichster Angriffspunkt ist eine der Reaktionen, die zur Abspaltung der Cholesterin-Seitenkette führt. Daneben stimuliert es aber auch mit etwas Verzögerung den Einbau von radioaktivem Acetat in Androgene und damit die Steroidsynthese de novo. Wie für ACTH, so scheint auch für LH cyclisches 3′,5′-Adenosin-Monophosphat intracellulär die Wirkung auf die Steroidbiosynthese zu vermitteln. Im übrigen ist aber der genaue biochemische Wirkungsmechanismus umstritten, und es ist noch unklar, welche physiologische Bedeutung Veränderungen des Kohlenhydratstoffwechsels und der Eiweißsynthese haben, die in Testisschnitten in vitro unter Einwirkung von HCG beobachtet werden. Aktive Zentren im Gonadotropin-Molekül sind bisher unbekannt. Disulfid-Bindungen und die Kohlenhydrate der Glykoproteine scheinen wesentlich für die Aktivität (BUTT, 1967). Wie ACTH, so wirkt auch HCG nur an intakten Zellen und stimuliert die Androgenproduktion von Testishomogenaten nicht.

Über hypophysäre bzw. hormonale Steuerung der Spermatogenese s.S. 460.

Die Konzentration des gesamten Testosterons im Plasma bleibt zwischen dem 18. und 70. Lebensjahr unverändert, danach nimmt sie bei $^{1}/_{3}$ der Männer ab. Das freie Testosteron nimmt aber schon nach dem 50. Lebensjahr ab, LH und FSH steigen nach dem 40. Lebensjahr leicht, nach dem 70. stark an, das Hodenvolumen nimmt nach dem 60. Lebensjahr ab. Die Leydig-Zellfunktion beginnt zwischen dem 45. und 50. Lebensjahr nachzulassen und wird nach dem 70. Lebensjahr eingeschränkt (STEARNS, 1974; NIESCHLAG, 1973; PIRKE, 1975). Es handelt sich hierbei um Durchschnittswerte eines Kollektivs. Die Testosteronproduktion und die Fertilität können beim Manne bis ins hohe Alter erhalten bleiben.

3. Wirkungen des Testosterons

Die Gesamtwirkungen des Testosterons gehen hervor aus dem Unterschied zwischen Knaben und Mann. Das Testosteron fördert die Entwicklung des Genitale, der sekundären Geschlechtsmerkmale, des Larynx und der Muskulatur, es fördert Wachstum und Skeletreife und prägt die Psyche.

a) Wirkung auf das Genitale

Wachstum und Funktion von Penis, Epididymis, Samenblasen, Prostata, der Cowperschen und Littréschen Drüsen, Wachstum und Pigmentation des Scrotum sind vom Testosteron abhängig. Testosteron vermehrt über seine Einwirkung auf die Samenblasen bzw. die Prostata das Sperma und seinen Gehalt an Fructose, Citrat und saurer Phosphatase. Sowohl im Cytosol als auch im Kern der Rattenprostatazellen wurden Androgen-Receptoren nachgewiesen (FANG, 1969). In Prostata und Samenblasen wird Testosteron selektiv angereichert und vermehrt in 5α-Dihydrotestosteron umgewandelt (TEVETER, 1968; BRUCHOVSKY, 1968). Ob jedoch Dihydrotestosteron eine vorwiegend hyperplasiogene Wirkung ausübt, während sein Metabolit Androstan-3β,17β-diol die Sekretion fördert (BAULIEU, 1968; TAMM, 1971), bleibt zu überprüfen, ebenso der Befund einer 4–5mal höheren Konzentration von Dihydrotestosteron in der hypertrophen gegenüber der normalen Prostata (SIITERI, 1970).

Der Einfluß des Testosterons auf die Testes selbst ist komplex. Dem Testosteron kommt einerseits ein trophischer Einfluß auf die Tubuli zu. Die Tubuli entwickeln sich beim hypogonadotropen Hypogonadismus unter HMG allein nicht, sondern nur in Kombination mit HCG (s.S. 482) bzw. nach Vorbehandlung mit Testosteron. Die Atrophie der Tubuli und das Nachlassen der Spermatogenese nach Hypophysektomie können weitgehend, wenn auch nicht vollständig, durch Testosteronzufuhr verhütet werden. Die hormonale Regulation der Spermatogenese ist z.Z. nicht restlos geklärt (s.S. 460). Testosteron ist zumindest für normale Quantität der Spermatozoen und der Spermaflüssigkeit notwendig. Anderseits führen große Dosen von Testosteron beim normalen Manne zu einer reversiblen Atrophie der Testes und zu Azoospermie. Die Samenkanälchen werden kleiner. Die Spermiogenese geht zurück und sistiert schließlich vollkommen. Das Germinalepithel wird z.T. nekrotisch und verschmälert. Die Tunica proprioa verdickt sich, die Leydig-Zellen verschwinden. Nach Abbruch der Behandlung kommt es zu einer vollkommenen Wiederherstellung des Hodengewebes (Testeron-Rebound s.S. 495). Diese Wirkung hoher Testosterondosen beruht auf einer Hemmung der Hypophyse, denn sie läßt sich durch gleichzeitige Gonadotropinapplikation verhindern.

b) Wirkung auf die sekundären Geschlechtsmerkmale

Unter dem Einfluß des Testosterons nimmt die Haut an Dicke, Durchblutung und Pigmentbildungsvermögen zu. Vor allem aber sind ihre Anhangsorgane vom Testosteron abhängig. Die Pubesbehaarung nimmt nur unter Testosteroneinfluß die charakteristisch männliche, rhomboide, bis zum Nabel reichende Form an, während sie bei der Frau und beim Kastraten nach oben waagrecht begrenzt bleibt. Die Körperbehaarung kann sich unter Testosteroneinwirkung entwickeln, es bedarf aber dazu einer bestimmten, individuell sehr verschiedenen Empfindlichkeit der Endorgane. Bart- und Schnurrbartwuchs sind für die Männer der meisten Rassen die Regel. Die nordamerikanischen Indianer bleiben jedoch trotz normaler Testosteronproduktion kahl im Gesicht, bei mongolischen Rassen ist der Bartwuchs spärlich. Das Haupthaar weicht beim vollreifen Manne auf der Höhe der Testosteronwirkung an der Stirne beiderseits lateral zurück (Geheimratswinkel). Stirnglatze und Kopfglatze bilden sich nur unter Testosteronwirkung. Eunuchen bekommen nie eine Glatze. Kastration jedoch vermag eine Glatze nicht zur Rückbildung zu bringen. Die Sekretion der Talgdrüsen nimmt unter dem Einfluß des Testosterons zu, ihre quantitative Bestimmung bildet ein Maß für die Androgenproduktion (Strauss, 1963), ihre Überproduktion führt zu Acne. Die Tätigkeit der apokrinen Schweißdrüsen („Duftdrüsen") in den Achselhöhlen und der Genitalregion kommt in Gang. Der Larynx wächst unter der Einwirkung des Testosterons, und es kommt zur Ausbildung des Adamsapfels. Die Stimme wird gebrochen.

Das Testosteron fördert das Längen- und das periostale Wachstum der Knochen und gibt damit dem männlichen Skelet seine charakteristische Form. Die Schultern werden breit, das Becken eng und hoch. Die männliche Entwicklung der Muskulatur ist ebenfalls Testosteron-bedingt.

Bei der Frau und besonders dem Kind wirkt Testosteron „virilisierend", d.h. es bringt männliche Geschlechtsmerkmale zum Vorschein: Bart- und Schnurrbartwuchs, Körperbehaarung, Clitoriswachstum, Tieferwerden der Stimme, Stirnglatzenbildung, beim Kind verfrühte Skeletreife. Meist wird dabei die Libido gesteigert. Die minimale, zu eindeutigen Virilisationserscheinungen führende Dosis ist individuell sehr verschieden, durchschnittlich zeigen Frauen bei einer Dosis von 150–300 mg Testosteronpropionat i.m. je Monat Zeichen der Virilisation. Hypertrichose und Hirsutismus können jedoch entgegen weitverbreiteter Meinung schon im beträchtlich niedrigeren Dosen verschiedener Androgene und auch sog. „Anabolica" (s. Kap. XX) hervorgerufen werden.

c) Stoffwechselwirkungen

Testosteron fördert die Eiweiß-Synthese. Diese „anabole" Wirkung ist immer mit einer gewissen androgenen Wirksamkeit verbunden.

Es ist jedoch gelungen, künstliche Steroide herzustellen, die bei gleicher oder stärkerer anaboler Wirkung weniger virilisierend wirken als das Testosteron. Es bestehen große Alters- und Speciesunterschiede in der Empfindlichkeit auf die virilisierenden Eigenschaften der anabolen Steroide. So sind Kinder besonders empfindlich, und Tierversuche über virilisierende Wirkungen erlauben keinen direkten Schluß auf den Menschen.

Die anabole, die Eiweiß-Synthese fördernde Wirkung der Androgene läßt sich *in vivo* am Menschen und am Ganztier durch Bilanzen für Stickstoff, Elektrolyte, Phosphate und Schwefel erfassen, die unter dem Einfluß der anabol wirksamen Hormone in dem Verhältnis, in welchem sie im Protoplasma vorkommen, vermehrt retiniert werden. In die akzessorischen Sexualorgane, in Leber, Niere und Muskulatur wird vermehrt Eiweiß eingebaut. Auch hier bestehen innerhalb der Säugetiere große Speciesunterschiede hinsichtlich der einzelnen Gewebe, aber auch dasselbe Gewebe spricht in verschiedenen Körperteilen verschieden stark auf die anabole Wirkung an (Kochakian, 1963). Wie aus gleichzeitigen Bestimmungen der Ribonucleinsäuren hervorgeht, handelt es sich dabei teils um Hypertrophie und Hyperplasie, teils um reine Hypertrophie.

In vitro läßt sich die gesteigerte Eiweiß-Synthese durch Testosteron an Gewebsschnitten von Leber und Nieren zeigen. Vermehrter Einbau von markierten Aminosäuren ist besonders im Gewebe der Samenblasen, von Schwefel in das Knorpelgewebe nachweisbar.

Es sind jedoch nur erste Ansätze zum Verständnis des anabolen Wirkungsmechanismus vorhanden. Markiertes Testosteron wird rasch in den akzessorischen Sexualorganen, später in der Leber und Muskulatur angereichert. Die anabole Wirkung setzt jedoch erst ein, nachdem sich das markierte Testosteron mit dem endogenen Testosteron gleichmäßig vermengt hat. Möglicherweise handelt es sich um zwei Stufen im Eiweißaufbau, zunächst Enzymsynthese, später Proteinsynthese. Testosteron steigert verschiedene Enzymaktivitäten des Eiweiß-Stoffwechsels, so β-Glucuronidase, D-Aminosäurenoxydase, Arginase, Zymohexase, Phosphatasen. Die Glutaminsäure-Dehydrogenase, die eine Schlüsselstellung im Aminosäurenstoffwechsel einnimmt, wird durch Testosteron und andere Steroide, wahrscheinlich durch Änderung ihrer Tertiärstruktur, gehemmt. Der Zusammenhang der Änderung dieser Enzymaktivitäten mit der Wirkung auf die Eiweiß-Synthese ist noch ungeklärt. Schließlich konnte an Samenblasenschnitten infantiler Ratten gezeigt werden, daß Testosteron innerhalb der verschiedenen Stufen der Eiweiß-Synthese weder den Transport der Aminosäuren durch die Zellmembran noch deren Synthese fördert, sondern die Verbindung löslicher Ribonucleinsäure-Aminosäure-Komplexe zu mikrosomalem Ribonucleo-Proteinat, wobei es sich möglicherweise um die entfernte Folge einer ausgelösten Reaktionskette handelt (Wilson, 1962). Testosteron, in vivo appliziert, fördert die Kapazität von aus der Prostata isolierten Ribosomen, Aminosäuren in Eiweiß einzubauen. Diese Wirkung scheint über eine Vermehrung von Matritzen-RNS oder deren Bindung an die Ribosomen zu verlaufen (Williams-Ashman, 1963). Am ehesten erleichtert Testosteron auf noch wenig geklärte Weise die Bindung von RNS an die Ribosomen (Mann, 1964). Die RNS-Synthese in den Samenblasen wird gefördert, die wiederum auf das Wachstum einwirkt (Villee, 1968).

Wie für die meisten Hormonwirkungen sind die molekularbiologischen Grundlagen erst im Stadium der Hypothesen. Neueste Übersichten geben Mainwaring (1976) und Chan (1976).

Der Einfluß des Testosterons auf den Muskelstoffwechsel zeigt sich in einer Verminderung der Kreatin- und Vermehrung der Kreatininausscheidung. Unter Methyltestosteron p.o. ist durch überschießende Synthese sowohl die Kreatin- als auch besonders die Kreatininausscheidung vermehrt.

Das Gewicht besonders der akzessorischen Sexualorgane, von Leber, Herz und Nieren nimmt nach Kastration ab und unter dem Einfluß des Testosterons zu. Diese letztere, sog. „renotrophe“ Wirkung scheint von der allgemeinen anabolen Wirkung des Testosterons nicht verschieden zu sein. Beim gesunden Menschen wird die Nierendurchblutung durch Testosteron-Propionat gefördert. Die Tatsache, daß bei der akuten Niereninsuffizienz mit Oligurie und einzelnen Fällen von chronischer Niereninsuffizienz durch Testosteron oder anabole Steroide die Urämie vorübergehend aufgehalten werden kann, ist die Folge der anabolen Wirkung und des geringeren Anfalls von Eiweiß-Abbauprodukten und nicht eines renotrophen Effektes.

Bei der Ratte läßt sich durch Testosteron und andere anabol wirksame Steroide die Atrophie der Nebenniere nach ACTH-Ausfall verhüten (s.S. 302). Die Wirkungsweise ist ungeklärt.

Ob und wie das Testosteron den Kohlenhydratstoffwechsel beeinflußt, ist noch umstritten.

Das Testosteron hat, ebenso wie viele andere Steroidhormone, die Eigenschaft, Natrium und damit Wasser zu retinieren. Sie ist bedeutend schwächer als diejenige der Nebennierenrinden-Hormone, kann sich aber bei der Sexualhormontherapie älterer Patienten unangenehm im Auftreten von Ödemen bemerkbar machen.

Wirkung auf den Fettstoffwechsel. Der bekannten klinischen Tatsache, daß Eunuchen wenig anfällig für Coronarsklerose sind und diese bei Männern unter 40 Jahren 10–20mal häufiger vorkommt als bei Frauen gleichen Alters, entsprechen die experimentellen Erfahrungen, daß Oestrogene die experimentelle Atherosklerose hemmen und Androgene die Lipoproteine niedriger Dichte im Plasma erhöhen.

Wirkung auf das Blut. Beim Manne ist das Hämoglobin während der Zeit der vollen Geschlechtsreife durchschnittlich um 20% höher als bei der Frau und beim Eunuchen. Entsprechend verhalten sich Hämatokrit- und Erythrocytenwerte, während Leukocyten und Thrombocyten nicht unter dem Einfluß der Androgene stehen, mit Ausnahme der kurzlebigen Lymphocyten im Thymus und Knochenmark der Ratte, die unter hohen Testosterondosen zum großen Teil verschwinden (Frey, 1970).

Androgene in hoher Dosierung über lange Zeit fördern beim Menschen die normale oder gestörte Erythropoese und können selbst zu abnorm hohen Hämoglobin-Werten und Erythrocytenzahlen führen. Im Blut treten leicht hypochrome Makrocyten auf, im Mark kommt es zu erythroider Hyperplasie. Die Wirkung scheint eine zweifache zu sein, indem Androgene einerseits die Erythropoietinbildung fördern, andererseits Androgene oder deren Metaboliten auf die Stammzellen direkt einwirken und sie auf Erythropoietin ansprechbar machen (Shahidi, 1973).

Testosteron vermag bestimmte Wirkungen der Oestrogene zu neutralisieren. Dieser Antagonismus macht sich auch direkt am Erfolgsorgan, ohne Vermittlung der Hypophyse, geltend. Über den Einfluß der Androgene auf die Entwicklung, s. Kap. XIX.

d) Psychische Wirkungen

Eine psychische Wirkung kleiner Mengen Testosteron (z.B. 5 mg jeden zweiten Tag) bei endokrin gesunden Frauen und Männern ist nicht erwiesen.

Dagegen steigert hochdosierte Testosterontherapie (mehr als 500 mg je Monat), wie sie bei Mamma-Carcinom und bei Osteoporose verwendet wird, bei der endokrin gesunden reifen Frau in der Regel den Sexualtrieb, wobei eine individuelle quantitativ und qualitativ stark variierende Reaktion beobachtet wird. Meist wird die Triebsteigerung unnatürlich und krankhaft empfunden. Kurz dauernde Stimmungsverschiebungen, häufig im Sinne der Euphorie, können dabei auftreten (BLEULER, 1954).

Über die psychische Wirkung des Testosterons bei Hypogonadismus s.S. 464, über diejenige der Nebennieren-Androgene s.S. 312.

4. Spermaproduktion

Das Sperma, eine Suspension der Spermatozoen und anderer Elemente in der Spermaflüssigkeit, ist besonders von physiologischer und veterinärmedizinischer Seite aus morphologisch und biochemisch ausgiebig untersucht worden. Ursprung, Regulation der Bildung, Zweck und Aufgabe seiner Bestandteile wurden eingehend dargestellt (MANN, 1964).

a) Spermatozoen

Der celluläre Anteil des Spermas besteht fast ausschließlich aus Spermatozoen, einzelnen Zellen der Spermatogenese und wenigen Epithelien der Samenwege und deren Anhangdrüsen. Die Morphologie der Spermatozoen ist auf S. 451 f. u. S. 505f. besprochen. Die hormonale Regulation der Spermatozoenbildung und -Reifung ist heute noch nicht geklärt. FSH und Testosteron, bzw. eine normale LH-induzierte Leydig-Zell-Funktion, sind für die Produktion eines qualitativ und quantitativ vollwertigen Sperma notwendig.

Aus Einzelversuchen an hypophysektomierten Männern geht hervor, daß HMG bzw. FSH entweder für die Reifung von der Spermatidenstufe bis zum Spermatozoon (GEMZELL, 1964) oder aber für die gesamte Reifung von der Spermatogonie an notwendig ist (MACLEOD, 1966). Für eine auch quantitativ normale Produktion des Sperma ist Testosteron bzw. LH und normale Leydig-Zell-Funktion nötig. Die gesamte Spermatogenese kann aber in geringem Umfang auch ohne Testosteron vor sich gehen (JOHNSEN, 1967; MACLEOD, 1966). Blockierung des Testosterons durch Cyproteron führt zu Reifungshemmung auf der Stufe der Spermatiden (NEUMANN, 1968). Schließlich zeigen Untersuchungen an Testes-Gewebekulturen verschiedener Species, daß eine Differenzierung der Keimzellen bis zum späten Pachytän-Stadium der Meiose auch ohne Hormone möglich ist (STEINBERGER, 1967a), zur Vollendung der Reifung bedarf es in vivo applizierten FSH (STEINBERGER, 1967b).

Die Spermatozoen sind zu Eigenbewegungen fähige Zellen, die für die Bewegung notwendige Energie durch Fructolyse der Fructose des sie umgebenden Mediums produzieren. Die Glykolyse verläuft in der Regel anaerob, Luftzutritt hemmt den Substratverbrauch über den Pasteur-Effekt und damit Energieproduktion und Beweglichkeit der Spermatozoen. Daneben können Phospholipide bei aerobem Abbau eine weitere Energiequelle darstellen. Die Spermatozoen werden passiv in die Gangsysteme der Epididymis befördert, wo sie lagern und weiter reifen. Die Eigenbewegung tritt erst auf, wenn das sie umgebende Milieu oxydierbare Zucker oder O_2 liefert oder Prostata- und Samenblasensekrete spezifisch oder unspezifisch aktivierend wirken (MANN, 1964).

b) Spermaflüssigkeit

Die Spermaflüssigkeit macht beim Manne mit durchschnittlich 3,5 ml den Hauptteil des Spermavolumens aus, das je nach Species zwischen 1 (Widder) bis 250 ml (Eber) pro Ejaculat mit entsprechenden Konzentrationsunterschieden der Spermatozoen variiert (MANN, 1964). Sie wird in erster Linie von den Samenblasen und der Prostata produziert, der Beitrag der Cowperschen und Littréschen Drüsen und der Samenwege am Volumen ist gering. Die Samenflüssigkeit bildet das Vehikel für die Spermatozoen und stellt gleichzeitig ein Nährreservoir für diese dar.

Die Spermaflüssigkeit enthält Proteine, Peptone, Aminosäuren, Cholesterin, Milchsäure, Citronensäure, Brenztraubensäure, Inosit, Sorbit, die vorwiegend aus der Prostata stammen. Neben Na-, K-, Cl- und Phosphationen sind Ascorbinsäure und Glucose nur in Spuren vorhanden. Hingegen beträgt der Gehalt an Fructose, die von den Samenblasen aus Glucose über Sorbit produziert wird, 1000–4500 µg/100 ml. Die normale Quantität der Samenflüssigkeit und ihr Gehalt an Fructose und Citrat sind von der Testosteronwirkung abhängig (MANN, 1964; MACLEOD, 1966). Über andere organische und anorganische Bestandteile s. MANN (1964). Erwähnenswert ist der hohe Zinkgehalt. Das Polyamin Spermin stammt aus der Prostata, ergibt den charakteristischen Geruch und bildet im erkaltenden Sperma Kristalle. Die Prostaglandine E und F, ungesättigte Dihydroxymonoketo-Säuren, werden in der menschlichen Prostata und der Lunge gebildet, aktivieren die Kontraktion der glatten Muskulatur und haben antilipolytische Wirkung (s. Kap. XV). Ihre physiologische Bedeutung ist ungewiß. Außerdem finden sich in der Spermaflüssigkeit eine Reihe von proteolytischen und anderen Enzymen, so Fibrinolysin, Fibrinogenase, die für die Coagulation und die Verflüssigung des Spermas von Bedeutung sind, saure und alkalische Phosphatase sowie andere spezifische Phosphatasen (MANN, 1964). Die Hyaluronidase gehört zu den intracellulären Enzymen, deren Gehalt proportional der Spermienzahl zu sein scheint. Die Funktion dieser Enzymsysteme ist noch unbekannt. Es ist möglich, daß die Hyaluronidase für die Lösung und Durchdringung des Cervicalschleims von Bedeutung ist. Vielleicht spielt für die Fertilität eines Spermas die Spermienzahl durch den Gehalt der Spermatozoen an Hyaluronidase eine physiologische Rolle. Die Bedeutung der Spermaflüssigkeit für die Fertilität ist noch sehr wenig bekannt. Ringerlösung mit Glucose stellt für die Motilität der Spermatozoen ein ebenso günstiges Medium dar. Möglicherweise sind Puffersysteme in der Spermaflüssigkeit von Wichtigkeit.

Das Sperma gerinnt nach der Ejaculation zu einer zähflüssigen Masse mit sagoähnlichen Körnern und wird bei Luftzutritt in 10–30 min wieder verflüssigt. Obwohl es scheint, daß diese Verflüssigung mit der Aktivierung der Spermatozoenmotilität in Zusammenhang steht, ist deren Bedeutung nicht geklärt. Die Gerinnung erschwert das Abfließen des Sperma aus der Vagina. Vielleicht handelt es sich jedoch um eine nur phylogenetisch erklärbare Erscheinung.

Über „Kapazitation" der Spermatozoen im Uterus s.S. 490f.

E. Der männliche Hypogonadismus

1. Definition

Wir verstehen unter dem Begriff des männlichen Hypogonadismus alle Unterfunktionszustände der Testes, also sowohl die inkretorische als auch die sekretorische Insuffizienz. Hypogenitalismus bedeutet Unterentwicklung der äußeren Genitalorgane. Eunuchismus [von εὐνή (Bett) und ἔχειν (halten), εὐνοῦχος der „Betthüter"] bezeichnet gewöhnlich den Zustand der Kastration, während unter Eunuchoidismus die angeborene oder erworbene Insuffizienz der Keimdrüsen verstanden wird. Auch wir verwenden die Begriffe in diesem Sinne. Von anderen wird Eunuchismus für schwere, Eunuchoidismus für leichte Formen des Hypogonadismus gebraucht.

2. Allgemeine Symptomatologie des Androgenausfalles

Im klinischen Aspekt macht sich nur der Androgenausfall geltend, während die Störungen der Spermatogenese ohne Einfluß auf die Körpergestalt bleiben. Die Erscheinungsform hängt vor allem davon ab, ob die Androgenproduktion der Testes von Geburt an fehlt, die Pubertät gar nie auftritt, oder ob die Androgene erst nach erfolgter Pubertät ausfallen (s. Abb. 8). Das Vollbild des Eunuchismus bzw. Eunuchoidismus besteht beim Frühkastraten oder bei der kongenitalen Anorchie. Die eingehende Darstellung der Erscheinungsformen des Eunuchismus findet sich in der klassischen Literatur über die Kastraten (Pelikan, 1876; Koch, 1921; Wagenseil, 1953; Wolf, 1934; Pittard, 1934).

Der Körpergestalt des Frühkastraten fehlen die männlichen Geschlechtsmerkmale, aber auch die weiblichen Züge sind nicht ausgeprägt (Abb. 9). Sie hat damit einen kindlichen, neutralen Charakter. Der Penis bleibt auch beim erwachsenen Manne von kindlicher Größe, das Scrotum ist klein, glatt, kuppel- und nicht sackförmig, unpigmentiert, die Prostata ist nicht oder als haselnußgroßer Knoten fühlbar, die Samenblasen sind nicht palpabel.

Die Haut ist bis ins hohe Alter zart, dünn und von einer wächsernen Blässe, die z.T. auf verminderte Durchblutung zurückzuführen ist. Ohne

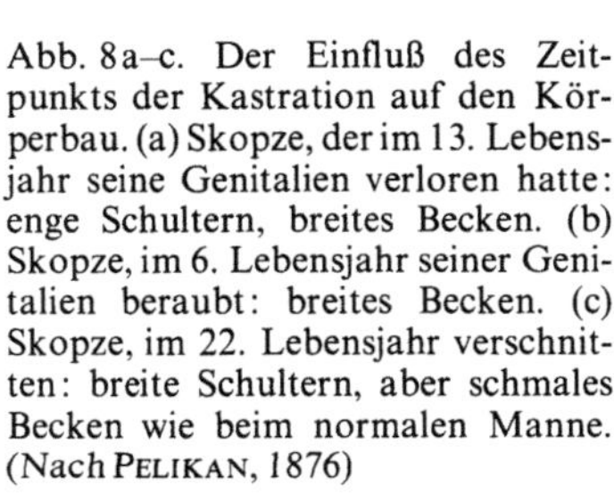
Abb. 8a–c. Der Einfluß des Zeitpunkts der Kastration auf den Körperbau. (a) Skopze, der im 13. Lebensjahr seine Genitalien verloren hatte: enge Schultern, breites Becken. (b) Skopze, im 6. Lebensjahr seiner Genitalien beraubt: breites Becken. (c) Skopze, im 22. Lebensjahr verschnitten: breite Schultern, aber schmales Becken wie beim normalen Manne. (Nach Pelikan, 1876)

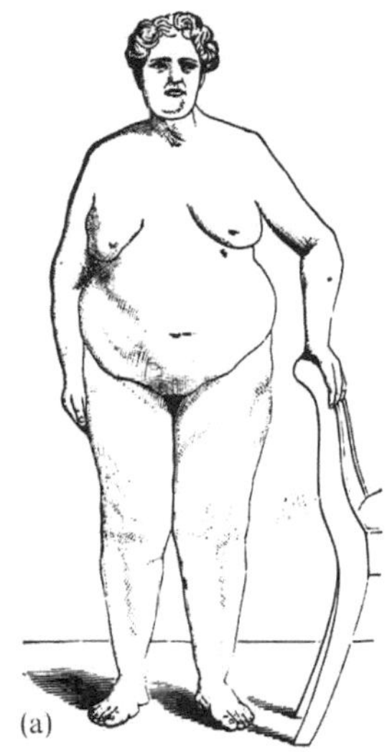

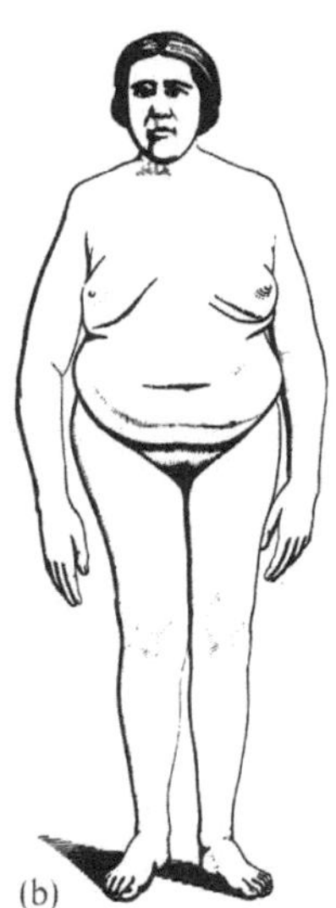

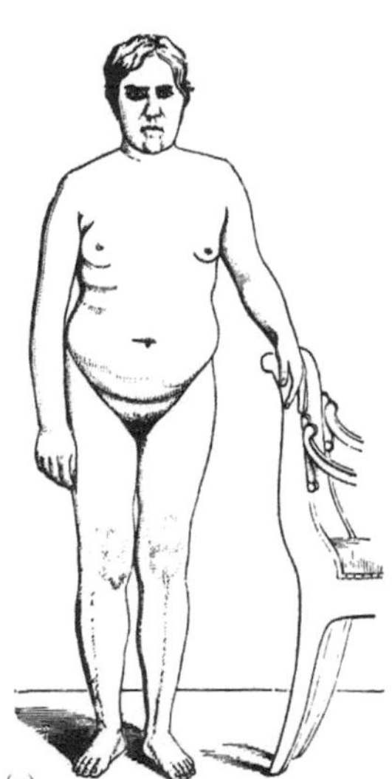

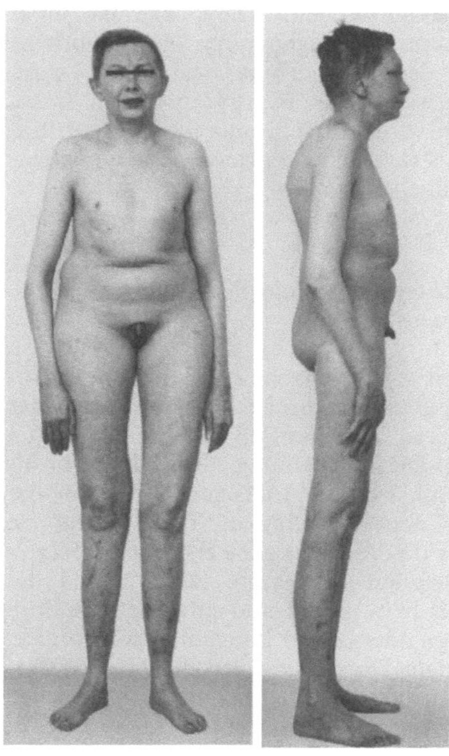

Abb. 9. 47jährig. Kongenitale Anorchie. Charakteristischer eunuchoider Körperbau. Oberlänge: Unterlänge: halbe Spannweite wie 73:103:93. Kleiner biakromialer, weiter bitrochanter Durchmesser. (Prof. A. SCHÜPBACH, Inselspital Bern)

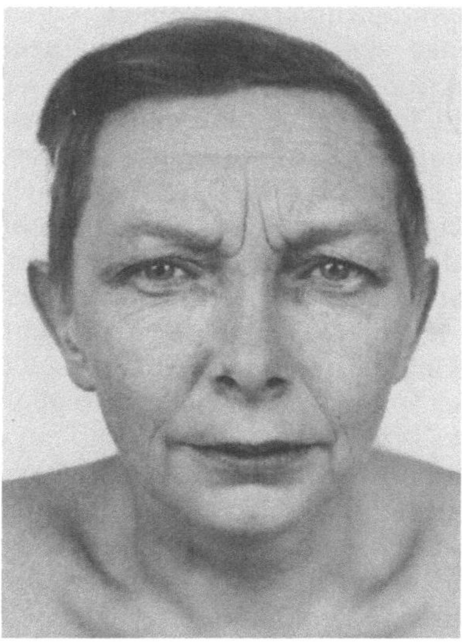

Abb. 10. 47jährig. Kongenitale Anorchie. Gesichtsausdruck bei hochgradigem Eunuchoidismus: vorstehende Backenknochen, Fettpolster über lateralem Augenlid. (Prof. A. SCHÜPBACH, Inselspital Bern)

Testosteron ist die normale männliche Pigmentbildung gestört. Ultraviolettstrahlung erzeugt beim Hypogonadalen wohl Rötung, nicht aber Bräunung. Diese kann sich aber nachträglich unter dem Einfluß von zugeführtem Testosteron einstellen. Im Alter wird die Haut des Eunuchen besonders faltenreich, und alte Eunuchen fallen durch ihr gleichsam zerknittertes Aussehen auf. Die Anhangsorgane der Haut bleiben unterentwickelt. Pubes- und Axillarbehaarung kann vollständig fehlen, meist kommt es jedoch unter dem Einfluß der Nebennierenandrogene zu spärlicher Pubesbehaarung vom femininen Typ. Die übrige Körperbehaarung fehlt oder bleibt im Lanugostadium. Bart- und Schnurrbartbehaarung können vollständig ausbleiben, oder es finden sich nur spärliche Lanugohaare an Wangen und Oberlippe. Im höheren Alter wird, wie bei der Frau, spärlicher Bartwuchs zuweilen sichtbar. Das Haupthaar hingegen ist reichlich, von feiner Beschaffenheit und weicht an der Stirne zu beiden Seiten nicht zurück. Eunuchen haben keine Glatze, eine Tatsache, die schon Aristoteles bekannt war. Der Larynx ist beim Kastraten kindlich klein, es fehlt ihm der „Adamsapfel", er ist nicht verknöchert. Deshalb bleibt die Stimme ungebrochen und bewahrt ihren kindlichen Charakter. Sie ist ein kindlicher Sopran, keine Frauenstimme. Im Alter kann sie tiefer werden.

Die Ansicht ist verbreitet, daß Kastration zur Fettsucht führe. Statistische Erhebungen ergeben aber, daß Kastraten und Hypogonadale durchschnittlich nicht schwerer sind als normale Männer. Allerdings bevorzugt der Fettansatz beim Eunuchen charakteristische Körperstellen, so den Unterbauch, die Hüften, Nates, den mons pubis. Charakteristisch sind kleine Fettpolster über dem lateralen Augenlid (BIEDL), die dem Eunuchen einen eigentümlich müden, schläfrigen Ausdruck verleihen (Abb. 10). Im übrigen macht sich leptosomer und pyknischer Habitus beim Eunuchen ebenso geltend wie beim Normalen. Es gibt einen mageren, hochgewachsenen Typus und einen fetten Typus von gedrungenem Körperbau (s.S. 471).

Knochenwachstum und Skeletreife werden durch Testosteron maßgebend beeinflußt. Dessen Ausfall führt daher einerseits zum eunuchoiden Körperbau, andererseits zu Strukturveränderungen des Knochens. Die Epiphysenfugen der langen Röhrenknochen schließen sich spät, das Wachstum kann damit bis zum 40. Lebensjahr fortschreiten. Epiphysenfugen des os ilium können sogar zeitlebens offen bleiben. Der verzögerte Epiphysenfugenschluß der langen Röhrenknochen führt zum eunuchoiden Hochwuchs. Unterlänge und halbe Spannweite überwiegen die Oberlänge, der Hypogonadale ist ein Stehriese und ein Sitzzwerg. Die durchschnittliche Körpergröße der Eunuchen liegt weniges über der Normalgröße entsprechender Bevölkerungsgruppen. Der eunuchoide Hochwuchs geht dem Grad der Testesinsuffizienz nicht parallel. Außer den überdimensionierten Extremitäten weisen auch Schädel und Becken Besonderheiten auf. Der Schädel ist in seinen drei Durchmessern kleiner, das Gesicht auf Orbitalhöhe breiter

Tabelle 2. Symptome des Hypogonadismus

Eunuchoider Körperbau Unterlänge und $^{1}/_{2}$ Spannweite > Oberlänge (s. Kap. XIX, S.)
Unterentwickelte, hypotone Muskulatur
Ungebrochene Stimme
Spärliche oder fehlende Schnauz-, Bart-, Körper- und Sexualbehaarung
Kindliches Genitale Kleiner Penis, Testes, Scrotum

(Abb. 10). Die vorspringenden Backenknochen geben den hypogonadalen Patienten eine Ähnlichkeit mit mongoloidem Typus, sie erinnern an Indianer- oder Eskimogesichter. Das Becken nimmt eine Zwischenform der engen männlichen und der ausladend breiten, weiblichen Form an. Der bitrochantere Durchmesser ist vergrößert, der biakromiale Durchmesser dagegen klein. Es fehlt damit die typisch männliche V-Form des Stammes (Abb. 9).

Ausfall des Testosterons mit seiner anabolen Stoffwechselwirkung kann zu Osteoporose führen. Zuweilen findet sich bei hypogonadalen Männern nach dem 40. Lebensjahr schwere Osteoporose mit Keil- und Fischwirbelbildung und Wirbelinfraktionen (Abb. 11). Der byzantinische Feldherr Narses soll nach Prokopius Eunuche gewesen sein und einen Buckel gehabt haben. Es werden jedoch nicht alle Eunuchen osteoporotisch. So wiesen nur zwei Drittel der chinesischen Eunuchen Kyphosen auf (WAGENSEIL, 1953). NOVAKOWSKI (1952) findet unter 26 Hypogonadalen die Osteoporose 10mal. Ebenso häufig wie Osteoporose scheint die Osteochondrose vorzukommen und sich besonders an der Wirbelsäule in Form von Schmorlschen Knötchen oder Keilwirbelbildungen im Sinne der Scheuermannschen Krankheit bemerkbar zu machen. Die mit dem Wirbelkörper noch unverschmolzenen Randleisten werden dabei abgesprengt, es kommt zur sog. „Apophysitis".

Die Bindegewebsschwäche beim männlichen Hypogonadismus führt zu Plattfüßen und X-Beinen (Abb. 9), die Gelenke sind locker, sie neigen zu Arthrose. Auf die Nachgiebigkeit der Venenwände gehen die bei Hypogonadalen häufigen Varicen und Hämorrhoiden zurück.

Die männliche Entwicklung der Muskulatur bleibt auch beim körperlich angestrengt arbeitenden Hypogonadalen aus. Die Störung im Muskelstoffwechsel gibt sich durch vermehrte Kreatin- und Kreatininurie zu erkennen.

Der herabgesetzte Eiweißstoffwechsel führt zu einem leicht verminderten Grundumsatz. Es handelt sich um einen Hypometabolismus ohne Hypothyreose, obwohl in einzelnen Fällen auch die Schilddrüsenfunktion herabgesetzt sein kann (s.S. 471). Die Kastration beeinflußt gewisse Blutbefunde: Hämoglobin, Hämatokrit und Erythrocyten sind um 10% vermindert, die osmotische Resistenz ist erniedrigt, die Blutsenkung beschleunigt.

Obwohl der Testosteron-Ausfall nach Kastration möglicherweise zu einem geringen Teil von der Nebennierenrinde kompensiert werden kann, sind die Gonadotropine eindeutig erhöht. Merkwürdigerweise steigt besonders das FSH an, so daß das Verhältnis von FSH:LH von 1 auf 3–4 zunimmt (KELLER, 1968; JOHNSEN, 1971).

Selten kann der primäre Testeshormonausfall, wenn er lange unbehandelt bleibt, zu einer Erweiterung der Sella führen (BOWER, 1968).

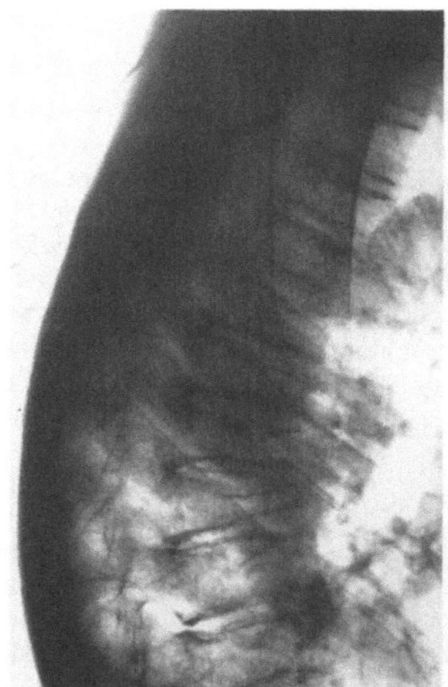

(a)

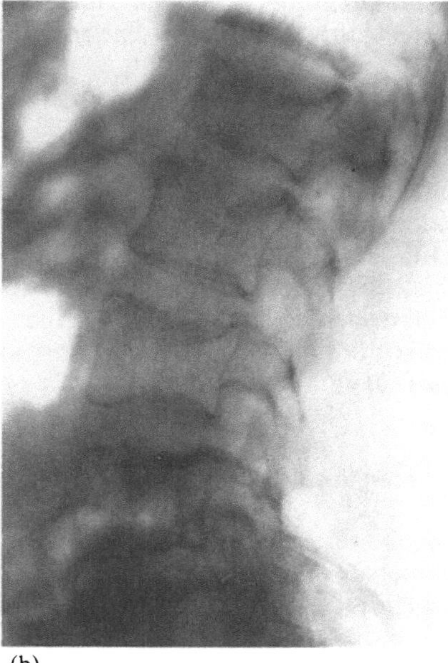

(b)

Abb. 11. (a) Schwerste Osteoporose mit Keilwirbelbildung der Brustwirbelsäule bei 55jährigem Patienten mit idiopathischem Eunuchoidismus. (b) Osteoporose mit Fischwirbelbildung bei 46jährigem Patienten mit kongenitaler Anorchie. (Prof. ZUPPINGER, Röntgeninstitut des Inselspitals, Bern)

Psyche: Der postpubertale Androgenausfall führt fast stets zu einem raschen Erlöschen von Potenz und Geschlechtstrieb. Manchmal wird der Trieb nur gedämpft oder geht im Laufe der Jahre zurück, selten (in 1%) bleibt er unverändert bestehen. Je früher die Kastration erfolgt, desto stärker ist ihre Auswirkung auf die Psyche. Vor allem wird die körperliche Triebhaftigkeit beeinflußt, während die psychische Sexualität als Liebesbedürfnis weiterbestehen kann.

Bei angeborenem bzw. präpubertalem Hypogonadismus besteht psychischer Infantilismus, Verkümmerung der Psychosexualität und Charakterreifung, weniger des Intellektes, mit häufigen Primitivreaktionen, Trotz-Angstreaktionen, Abhängigkeit von anderen. Es gibt daneben auch einen meist mit psychischem Infantilismus verbundenen körperlichen „konstitutionellen" Infantilismus, bei dem sich keine endokrinen Störungen erfassen lassen (BLEULER, 1964; LINDBERG, 1953).

Im übrigen zeigen sich die Symptome des endokrinen Psychosyndroms: Verstimmungen, Launenhaftigkeit, Passivität. Depressionen scheinen von der präoperativen Persönlichkeit und den sozialen Folgen der Kastration abzuhängen (BLEULER, 1955). Der Frühkastrat und der präpubertal hypogonadale Mann empfindet den Ausfall seiner Geschlechtsfunktion, für die bei ihm gar kein Bedürfnis besteht, nicht als Mangel. So wird der männliche Hypogonadismus öfters als Zufallsbefund entdeckt, als daß er einen Konsultationsgrund darstellt, und bei ALBRIGHT galt unter dem Stichwort „Forbes law" die Regel, daß, wenn ein Mann sich über mangelnde Geschlechtsfunktion beklagt, es sich nicht um eine echte endokrine Krankheit, sondern um eine funktionelle Störung handelt. Wenn der Frühkastrat auch unter dem Fehlen seiner Sexualität nicht leidet, so kann die hohe Stimme, das eunuchoide Aussehen zu sozialen Schwierigkeiten führen, die den Patienten die Hilfe des Arztes suchen läßt.

Im Gegensatz zum Frühkastraten weicht der Spätkastrat wenig in seiner Erscheinungsform vom Normalen ab. Wohl gehen Axillar- und Körperbehaarung und der Bartwuchs zurück. Die Pubes ändern sich selten, nur die Prostata nimmt regelmäßig an Größe ab. Je später die Kastration erfolgt, desto weniger machen sich körperliche Veränderungen geltend (Abb. 8). Über psychiatrische Indikation und Erfolge der Kastration s. bei BLEULER (1964).

3. Untersuchungsgang und Einteilung

Die oben geschilderte Symptomatologie ist allen Formen des Hypogonadismus in mehr oder minder ausgeprägter Weise gemein. Jedoch kann nur die differenzierende klinische Untersuchung zu einer ätiologischen und pathogenetischen Unterteilung

Tabelle 3. Untersuchungsgang beim männlichen Hypogonadismus

1. Inspektion und Palpation
Genitale:
Penislänge, -umfang (s. Kap. XIX), Hypospadie, Epispadie.
Testesgröße (s. Kap. XIX). Konsistenz, Dolenz.
Prostata- und Samenblasengröße.
Körperbau:
Größe, Gewicht, Unterlänge, Oberlänge, Spannweite, Konstitution, Fettpolster
Behaarung:
Pubes- und Axillarbehaarung, Schnauz- und Bartwuchs.
Körperbehaarung, Haupthaar
Haut:
Beschaffenheit, Pigmentation, Sekretion der Schweiß- und Talgdrüsen
Larynx:
Adamsapfel, Stimme, Tongrenzen

2. Röntgenuntersuchung des Skelets
Skeletreife:
Handaufnahme, Beckenaufnahme
Osteoporose:
Brust- und Lendenwirbelsäule seitlich
Hypophysengröße:
Sella turcica

3. Spermauntersuchung
Volumen, Viscosität, Fructosegehalt
Spermatozoenzahl, -motilität
Morphologische Differenzierung

4. Sexchromatin evtl. Karyogramm (s. Kap. XII)

5. Hormonbestimmungen
17-Ketosteroide
Plasma- evtl. Urintestosteron
Plasma-LH und -FSH

6. Testisbiopsie

7. Tests für extragonadale Hypophysenfunktionen (s.S. 121ff.)

8. LHRH-Test für Gonadotropinreserven der Hypophyse, Choriongonadotropin-Test für die Funktionsreserven der Leydig-Zellen (s.S. 507f.)

führen, die auch für die Therapie nicht ohne Bedeutung ist.

Die Tabelle 3 gibt eine Übersicht über einen vollständigen Untersuchungsgang. Die Punkte 1–3 jedoch, Inspektion und Palpation, die einfachen Röntgenuntersuchungen und die einfache Spermauntersuchung wird auch der Hausarzt durchführen können. Anhand dieser Untersuchungen allein ist es möglich, zu entscheiden, ob ein Hypogonadismus vorliegt. Zuweilen werden diese Untersuchungen schon die Zuteilung zu einer bestimmten Untergruppe vermuten lassen. Die differenzierende Diagnose kann jedoch nur mit Hilfe von Gonadotropinbestimmungen, Sexchromatinbestimmung und Testisbiopsie geführt werden. Das Plasma-Testosteron ist meist anhand der sekundären Geschlechtsmerkmale gut zu schätzen. Nur zur Differentialdiagnose gegenüber dem Panhypopituitarismus, wo die Werte extrem tief liegen, ist die Bestimmung der 17-Hydroxy- und der 17-Ketosteroide von Wichtigkeit. Die Urin-Testosteron-Glucuronid-Bestimmung, die nur wenige Prozente der Testosteronproduktion erfassen läßt, sagt weniger aus als das Plasma-Testosteron.

4. Die verschiedenen Formen des männlichen Hypogonadismus

Wir unterscheiden in Anlehnung an HOWARD (1950) zunächst die zwei Hauptgruppen der primären hypergonadotropen und der sekundären hypogonadotropen Testesinsuffizienz. Innerhalb der Hauptgruppen wird zwischen tubulärer, interstitieller und kombinierter Testesinsuffizienz unterschieden (Tabelle 4, Abb. 12). Der LHRH-Test erlaubt heute zudem die Abgrenzung einer hypothalamischen, tertiären von der hypophysären, sekundären Insuffizienz. Diese tertiäre Insuffizienz infolge Mangel an LHRH führt wahrscheinlich immer zu kombinierter, tubulärer und interstitieller Insuffizienz.

Tabelle 4. Einteilung des männlichen Hypogonadismus

I. Primäre Testesinsuffizienz (Hypergonadotroper Hypogonadismus)
- A. Tubuläre und interstitielle Insuffizienz
  1. Kastrations-Syndrom
     a) früh
     b) spät
  2. Connatale Anorchie
  3. Totale Atrophie
  4. Erbleiden und degenerative Syndrome
  5. Anti-Androgene („chemische Kastration“)
- B. Tubuläre Insuffizienz
  1. exogene Schädigung
     a) Entzündungen
     b) Wärme (Fieber, Rückenmarksverletzungen, bilateraler Kryptorchismus)
     c) α-, β-, γ-Strahlen
     d) Druck
     e) toxisch, Cytostatica
  2. Germinalaplasie (del Castillo-Syndrom), evtl. identisch mit 1.
  3. XXY-Trisomie, echtes, chromatin-positives Klinefelter-Syndrom und andere chromosomale Aberrationen
  4. Chromatin-negatives, „falsches“ Klinefelter-Syndrom, Reifenstein-Syndrom
- C. Interstitielle Insuffizienz
  1. Leydig-Zell Aplasie
  2. Androgen-Unterempfindlichkeit bei Sprue
  3. männliches Klimakterium

II. Sekundäre Testesinsuffizienz (Hypogonadotroper Hypogonadismus)
- A. Tubuläre und interstitielle Insuffizienz
  1. Isolierter Gonadotropinausfall:
     „Idiopathischer Eunuchoidismus mit tiefem FSH“
     Kallmann-Syndrom
     Verzögerte Pubertät
     Hypothalamische Schädigung
     Prolaktinüberproduktion
     Funktioneller Gonadotropinausfall bei Hunger, bei Kachexie, Myxödem
  2. Panhypopituitarismus, partielle Hypophyseninsuffizienz idiopathisch oder durch Hypophysenschädigung
  3. Adrenogenitales Syndrom
- B. Tubuläre Insuffizienz
  Hemmung des FSH durch Oestrogentherapie oder durch gestörten Abbau der Oestrogene bei Lebercirrhose
- C. Interstitielle Insuffizienz
  „Fertile Eunuchen“

Im Schema werden die Tubuli als vom FSH, die Leydig-Zellen als vom LH abhängig angenommen. Wahrscheinlich hat Testosteron einen lokalen Einfluß auf die Reifung der Spermien und damit ist indirekt auch LH an der Spermatogenese beteiligt.

Das Schema gründet sich im wesentlichen auf histologische Befunde und die Bestimmung der Plasma-Gonadotropine FSH und LH.

a) Primäre Testesinsuffizienz (hypergonadotroper Hypogonadismus)

Beim primären Hypogonadismus ist die Gonadotropinausscheidung biologisch bestimmt auf über 3 mg/RP_2/24 Std erhöht bei Normalwerten zwischen 0, 3–2 mg/24 Std, und zwar 4–20 IE FSH und 2–10 IE LH. Vom 2. internationalen Referenzpräparat für HPG (1964) entsprechen 1 mg 20–25 Mäuseeinheiten. Radioimmunologisch ist im Serum FSH auf >20 m IE/ml, LH zuweilen auf >20 m IE/ml erhöht. Im LHRH-Test erfolgt ein übermäßiger Anstieg (s.S. 507f.).

Langedauernder hypergonadotroper Hypogonadismus kann wahrscheinlich zu reaktiven, teilweise autonomen FSH-produzierenden Tumoren der Hypophyse führen, wobei die Differentialdiagnose zu genuinen Hypophysentumoren schwierig sein kann (FRIEND, 1976).

α) *Tubuläre und interstitielle Insuffizienz*

1. Kastration. Die Sitte der Kastration war im Altertum bei den Völkern des Orients weit verbreitet und ist erst seit Beginn dieses Jahrhunderts erloschen. Die Griechen lehnten das Eunuchenwesen ab, in Rom fand es erst zur Kaiserzeit unter orientalischem Einfluß Eingang. Die Kastration wurde ausgeführt, um harmlose Haremswächter zu gewinnen, um Kriegsgefangene gefügig zu machen, um die Sopranstimmen der Knaben zu bewahren und schließlich aus religiösen Gründen im Kybele-Kultus, bei den früheren Christen und seit der Mitte des 18. Jahrhunderts bei den Skopzen in Rußland unter Berufung auf Stellen aus dem neuen Testament (Matthäus 19, Lukas 23, 29). Obwohl landläufig gilt, daß der Verlust des männlichen Hormons zu einer Einbuße an Tatkraft und Aktivität führe, so sind Eunuchen zu den höchsten militärischen, politischen und religiösen Ehren gelangt (Narses, als Feldherr des Justinian, Posides im kaiserlichen Rom, der Kirchenvater Origenes).

Die Kastration führt, vor der Pubertät ausgeführt, zum Vollbild des Eunuchismus, und Prostata und Samenblasen atrophieren. Der Thymus ist hyperplastisch. Im Hypophysenvorderlappen finden sich charakteristische Veränderungen, indem die Zahl der basophilen Zellen und der großen

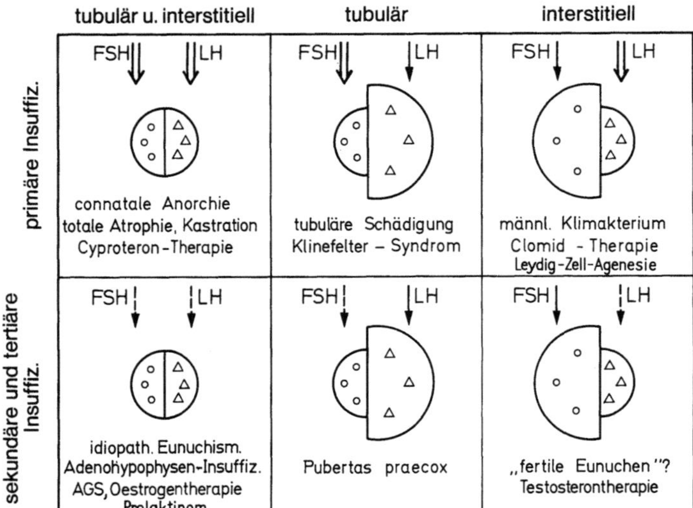

Abb. 12. Schema der primären und sekundären, tubulären und interstitiellen Testesinsuffizienz und der Gonadotropin-Testiskorrelationen

chromophoben Zellen vermehrt ist, und Vacuolen und Kolloid in den basophilen Zellen (sog. Kastrations- oder Siegelringzellen) auftreten. Gelegentlich kann es sogar zur Tumorbildung der Hypophyse mit Sellavergrößerung kommen (BOWER, 1968). Die 17-Ketosteroidausscheidung beträgt entsprechend dem von den Nebennierenrinden gebildeten Anteil durchschnittlich 7 mg/24 Std und läßt sich im Hemmtest mit 2 mg Dexamethason auf 0-Werte reduzieren.

Die Testosteron-Glucuronid-Ausscheidung im Urin nimmt nach Kastration ab, aber weniger als um 90%, so daß eine kompensatorische Vermehrung der adrenalen Testosteronproduktion erwogen wird (TAMM, 1966).

Die Gesamtgonadotropine sind erhöht. Heute noch unerklärt, überwiegt das FSH, so daß sich das Verhältnis FSH/LH von 1 auf 3–4 verschiebt (KELLER, 1968; JOHNSEN, 1971).

2. Die connatale (bilaterale) Anorchie. Bei leerem Scrotum und freiem Inguinalkanal ist die Diagnose zu vermuten, zu beweisen und vom bilateralen Kryptorchismus abzugrenzen ist sie nur auf operativem Wege. Der Samenstrang endet in der Regel blind in einem fibrösen Gewebe, das reichlich Gefäße, glatte Muskelfasern und gelegentlich Gangreste und Kalkmassen einschließt (GLENN, 1971). Weist der Körper männliche Geschlechtsmerkmale auf, so muß eine Hodenanlage bestanden haben, die embryonal wieder zugrunde gegangen ist. „Connatale Anorchie" scheint uns deshalb richtiger als „Testis-Aplasie". „Pränatale Kastration" sagt nicht mehr aus. Vollständiges Fehlen der Gonaden führt beim Fetus stets zu weiblichen Geschlechtsmerkmalen, unbekümmert um das chromosomale Geschlecht (s.S. 655).

Stimulation und Choriongonadotropin führt zu keinem Anstieg des Testosterons im Plasma oder im Urin. Eine persistierende, extraadrenale Testosteronproduktion, deren Herkunft unklar ist, wurde aber bei Patienten mit Anorchie beobachtet (KIRSCHNER, 1970).

3. Totale Atrophie. Die totale Atrophie ohne differenzierbare Zellen kann das Endstadium verschiedener pathologischer Prozesse wie Orchitis, Trauma und Behinderung der Blutzufuhr (insbesondere Hodentorsion, fehlerhafter Orchidopexie, Hernienoperationen) sein, oder aber bei positivem Sexchromatin eine extreme Form des Klinefelter-Syndroms darstellen. Meist bleibt die Ätiologie jedoch unbekannt.

Eine geringe Zahl funktionstüchtiger Leydig-Zellen scheint allerdings in den meisten Fällen noch vorhanden zu sein, da die Patienten mit Atrophie auf Choriongonadotropin meist mit einer leichten Vermehrung des Plasma-Testosterons reagieren.

4. Hypogonadismus bei Erbleiden und bei degenerativen Syndromen. Hier handelt es sich vorwiegend um primäre Schädigung der Testes, meist sind sekretorischer und hormonaler Anteil betroffen.

Myotonia atrophicans Steinert. In 80% dieser dominant autosomalen Erbkrankheit des Eiweißstoffwechsels werden die Testes mit fortschreitendem Alter atrophisch, während im früheren Erwachsenenalter 70% der Patienten fertil sind. Die Testisbiopsie zeigt vorwiegend eine Sklerosierung der Tubuli, histologisch gleicht das Bild damit etwas dem Befund des Klinefelter-Syndroms. Die Kanälchen sind aber gleichmäßiger atrophiert. Hypoplastische Kanälchen wie beim Klinefelter-Syndrom fehlen. Auch die Leydig-Zellwucherung ist bei der Myatonie gleichförmiger als beim Klinefelter-Syndrom. Vor allem aber ist das Sexchromatin negativ. Die Gonadotropin-Ausscheidung ist meist normal, auf LHRH steigt besonders das FSH an (BECKER, 1975), das Plasma-Testosteron ist nur selten erniedrigt, jedoch mit HCG nur ungenügend stimulierbar (LIPSETT, 1966). Androgenmangelsymptome, Gynäkomastie, eunuchoider Hochwuchs sind im Gegensatz zum echten Klinefelter-Syndrom selten.

Werner-Syndrom. Das recessiv geschlechtsgebundene Erbleiden tritt, sofern der fakultative Kleinwuchs nicht besteht, erst im fortgeschrittenen Erwachsenenalter in Erscheinung und besteht in vorzeitiger Glatzenbildung, Atrophie des subcutanen Fettgewebes und der Muskulatur, Sensibilitätsstörungen mit Hautulcera, Katarakt, Diabetes, Arteriosklerose und fakultativem primärem sekretorischem und inkretorischem Hypogonadismus. Charakteristisch ist die hohe krächzende Stimme, die nicht durch Hormonausfall zu erklären ist. Inkomplette Krankheitsbilder kommen vor.

Rothmund-Thomson-Syndrom, Poikiloderma congenitale. Poikilodermie, Alopecie, Kataraktbildung, Kleinwuchs mit kleinen Händen werden autosomal recessiv vererbt und gehen meist mit Hypogonadismus einher. Vorwiegend sind Frauen befallen. Es besteht meist Amenorrhoe mit niedriger Oestrogenausscheidung, jedoch normalem LH und FSH und normalem Ausfall des LHRH-Tests. Beim Mann besteht ein hypergonadotroper (LH und FSH) Hypogonadismus mit kleinen Testes bei normalem Plasma-Testosteron (WERDER, 1975). Die oft fehlende Pubes- und Axillarbehaarung ist wahrscheinlich hautbedingt.

Laurence-Moon-Biedl-Syndrom. Bei diesem nur teilweise familär gehäuften degenerativen Syndrom mit Fettsucht, Retinitis pigmentosa, Debilität, Poly- und Syndaktylie sind primärer, z.T. auch sekundärer Hypogonadismus ein fakultatives Symptom. Eine Variante mit Diabetes und Taubheit wurde von EDWARDS 1976 beschrieben.

Bloom-Syndrom. Dieses seltene, autosomal-recessiv vererbte Syndrom besteht aus Kleinwuchs, lichtempfindlichem teleangiektatischem Erythem, chromosomalen Aberrationen und anderen degenerativen Symptomen. Bei männlichen Patienten ist primärer Hypogonadismus vorwiegend tubulärer Natur häufig (KAULI, 1977).

Cystische Pankreasfibrose. Männer, die heute mit dieser Erbkrankheit das Erwachsenenalter erreichen, sind fast ausnahmslos steril. Meist fehlt das Vas deferens, die Epididymis ist mißgebildet. Oft sind die Testes kleiner, und das Germinalepithel ist vermindert (KAPLAN, 1968) (s.S. 473).

Zum hereditären primären Gonadismus gehört ferner das von WEINSTEIN (1969) beschriebene Syndrom, wobei klar erhöhte Gonadotropine, kleine Testes mit hyalinisierten Tubuli und reichlichen Leydig-Zellen gefunden werden und die Patienten blind und taub sind. Hyperurikämie und Hyperlipämie scheinen konstant vorzukommen. Das Plasma-Testosteron bewegt sich im unteren Normalbereich, und die sekundären Geschlechtsmerkmale sind normal ausgebildet. Mit dem Choriongonadotropin-Stimulationstest lassen sich jedoch die Leydig-Zellen nicht stimulieren.

Wahrscheinlich sind auch die von SOHVAL (1953) beschriebenen familiären Fälle von Hypogonadismus mit Gynäkomastie, Skeletmißbildungen, Diabetes und Debilität hier einzureihen. Histologisch sehen die tubulären Veränderungen denen bei Klinefelter-Syndrom ähnlich, es besteht tubuläre Fibrose und Germinalaplasie, die Leydig-Zellen sind teils gewuchert, teils spärlich.

Über andere Formen von mehr oder weniger ausgeprägtem primärem Hypogonadismus mit klinisch vorwiegendem Pseudohermaphroditismus masculinus (testiculäre Feminisierung; unvollständige testiculäre Virilisierung: Syndrom von Gilbert-Dreyfus; hereditäre, vulviforme, perineale Hypospadie) s. Kap. XII, S. 679.

β) Tubuläre Insuffizienz

1. Exogene Schädigung der Tubuli. Die Tubuli, besonders die Keimzellen, sind exogenen Noxen gegenüber empfindlicher als das Interstitium.

Es kommen alle Grade der tubulären Schädigung vor, vom isolierten Ausfall der Keimzellen bis zur vollständigen Fibrose der Samenkanälchen. Patienten mit tubulärer Insuffizienz sehen, da die Androgene ungestört wirken, mit Ausnahme der meist zu kleinen Testes, normal aus. Die Geschlechtsfunktion braucht bis auf die Sterilität nicht beeinträchtigt zu sein. Das Plasma-Testosteron ist normal bis wenig erniedrigt, die Gonadotropinausscheidung, und zwar besonders FSH, ist dagegen in der Regel erhöht.

Entzündungen. Allgemeininfektionen greifen relativ oft auf die Hoden über. Die ersten entzündlichen Reaktionen treten in der Regel im Zwischengewebe in Form von Ödem, Hyperämie und kleinen Herden von Entzündungszellen, evtl. mit Absceßbildung, auf. Die Tubuli werden aber frühzeitig ebenfalls befallen. Bei schweren Infektionen, wie Pocken, Abdominaltyphus und Mumps, können sich ausgedehnte Nekrosen entwickeln. Narbenfelder mit vollkommen fibrosierten Tubulusresten sind Folge derartiger Orchitiden.

Bei uns werden derartige Folgezustände am häufigsten bei Mumps, Parotitis epidemica beobachtet. Die Hoden brauchen nicht verkleinert zu sein. Einzelne oder alle Tubuli sind sklerosiert. Das Zwischengewebe ist von Narben durchsetzt, enthält aber meist noch gut erhaltene Leydig-Zellen, im Gegensatz zum Klinefelter-Syndrom, das abnorme Leydig-Zellen und ein weniger kollagenfaserreiches Zwischengewebe aufweist. Mumps führt bei einem Fünftel der Erwachsenen, beim Kind dagegen selten zu Orchitis. Nur in einem Sechstel der Orchitis-Fälle werden beide Testes ergriffen. In 40–60% der Orchitiden kommt es zur Atrophie. Hypogonadismus infolge von Mumpsorchitis kommt deshalb relativ selten vor. Da das Mumpsvirus den unreifen Hoden unbehelligt läßt, wurde versucht, bei Mumps im Erwachsenenalter mit Stilboestrol eine reversible Atrophie zu erzeugen. Kontrollserien ließen jedoch keine prophylaktische Wirksamkeit feststellen. Auch Cortison 300–200 mg bzw. Prednison 60–40 mg/d beeinflußt den Ablauf nicht, wie aus Kontrollen hervorgeht (KOCEN, 1961), wenn auch die schmerzhafte Phase abgekürzt wird. Nur Rekonvaleszenten-γ-Globulin hat eine gewisse prophylaktische Wirkung (KABAL, 1963). Andere Virusinfektionen, die selten zu Orchitis mit Atrophie führen, sind Varicellen, Dengue, Phlebotomus-Fieber, Mononucleosis infectiosa, Echo- und Coxsackie-B-Virus (CRAIGHEAD, 1962).

Die Häufigkeit der luischen Orchitis und der luischen Hodennarben ist früher sicher überschätzt worden. Die Hodensyphilis tritt in zwei Hauptformen, einer interstitiellen und intracanaliculären Orchitis und einer gummösen Entzündung auf. Während diese zu einer vollkommenen Destruktion des Hodengewebes führt, kann die diffuse Orchitis eine Hodenfibrose mit besonderem Befall der Tubuli zur Folge haben. Klinisch bedeutsam ist die Tatsache, daß derartige Orchitiden inapperzept verlaufen können.

Häufiger ist dagegen die sog. granulomatöse Orchitis, eine Orchitis unbekannter Ätiologie, die meist nur einen Hoden befällt und histologisch durch das Auftreten granulomartiger tuberkuloider Entzündungsherde charakterisiert ist. Beziehungen zur Malakoplakie werden vermutet (BÜNZLI, 1968).

Über Autoimmun-Orchitis, die den tubulären Apparat betrifft, s. MANCINI (1976).

Die tuberkulöse Orchitis ist herdförmig, befällt kaum den ganzen Testis und führt ohne Kastration kaum zu Ausfallerscheinungen.

10–20% der Leprakranken haben einen primären Hypogonadismus mit Gynäkomastie, wobei die Leprabacillen zuerst die Tubuli befallen (MORLEY, 1977).

Wärmeschädigung. Schädigende Einwirkung von Wärme wurde bei Pneumoniekranken gesehen. Experimentell ist nachgewiesen, daß künstliches Fieber die Spermienzahl junger Männer beträchtlich herabsetzt (STEINBERGER 1959), an Rattentestes wurden Schädigungen bei über 43 °C gesehen.

Die tubuläre Insuffizienz bei Rückenmarksverletzungen, bei der alle Grade der Keimzellschädigungen oft gleichzeitig mit Gynäkomastie gefunden werden, ist in ihrer Pathogenese noch nicht geklärt. Da meist gleichzeitig Störungen der vegetativen Innervation nachzuweisen sind, handelt es sich möglicherweise um eine Wärmeschädigung infolge Vasodilatation. Von anderer Seite wird die Störung der Gruppe II B (Tabelle 4) zugerechnet.

Die Schädigung beim bilateralen Kryptorchismus* wird ebenfalls auf den Einfluß der um 4 °C höheren intraabdominalen Temperatur zurückgeführt. Die Tubuli können dabei jeden Grad der Schädigung aufweisen, häufig bleiben die Leydig-Zellen verschont, oft ist aber ihr Ansprechen auf Choriongonadotropin sogar bei einseitigem Kryptorchismus etwas vermindert (vgl. S. 484). Kryptorche Hoden können Anlagestörungen des Keimepithels aufweisen.

Daß Oligospermie eine Folge des Tragens von Slips, enganliegenden Unterhosen sein kann, wird behauptet. Weite Beinkleider dürften höchstens zur Besserung beitragen.

Ionisierende Strahlen. α-, β- und γ-Strahlen können je nach Intensität und Dauer ihrer Einwirkungen zu allen Graden der Schädigung am tubulären Apparat führen. Typischerweise setzt die Schädigung bei Bestrahlung zuerst an den empfindlichsten Elementen, den Spermatogonien an, während die übrigen Entwicklungsstufen anfänglich noch erhalten bleiben, aber nicht mehr nachgeliefert werden. Die übliche Atrophie des Samenepithels dagegen trifft zuerst die höchst entwickelten Stufen. Auch Strahlenschäden nach Atombombenexplosionen und radioaktiver Exposition äußern sich in erster Linie in schweren Schädigungen bis vollkommenem Verlust des Keimepithels, wobei nach vereinzelten langfristigen Untersuchungen zu schließen, die Regenerationsfähigkeit, allerdings erst nach Jahren, auffallend groß zu sein scheint (HEMPELMANN, 1952).

Cytostatica können zu einer reversiblen vollständigen Azoospermie oder zu hochgradiger Oligospermie führen, die Testisbiopsie zeigt dabei entweder nur noch Sertoli-Zellen in den Tubuli oder vereinzelte Zellen der Spermatogenese (BOLLAG, 1954; VAN THIEL, 1972).

Druckschädigung durch Varicocele, Hydrocele führt zu reversibler Azoospermie. Möglicherweise spielt dabei auch die Temperaturerhöhung eine Rolle. Druckschädigung infolge Hämatom bei Geburtstrauma kann zu Dauerschaden führen (NOWAKOWSKI, 1955). Die Hodentorsion, für welche das Anhalten des Schmerzes bei Hochlagerung charakteristisch, aber zur Abgrenzung gegenüber Orchitis nicht verwertbar ist, kann zur Infarzierung des gesamten Hodengewebes führen. Sie wird oft als Orchitis verkannt und sollte unverzüglich chirurgisch behoben werden, wobei auch der zweite Hoden prophylaktisch zu fixieren ist (SCHÄRLI, 1971, STAUFFER, 1972, WILLIAMSON, 1977).

Hypoxämie. Die reversible Oligospermie infolge Aufenthaltes in extremem Höhenklima wird auf Hypoxämie zurückgeführt.

Fehlen des Keimepithels (Sertoli-cells-only-syndrome, Del Castillo-Syndrom). Patienten mit diesem Syndrom führt die Sterilität zum Arzt. Man findet eine vollständige Azoospermie bei im übrigen meist ungestörtem Körperbau und ungestörten Sexualfunktionen. FSH ist erhöht, jedoch weniger als nach Kastration, während LH normal bleibt

*Kryptorchismus kann auch durch Gonadotropinmangel bedingt sein und damit zur sekundären Testesinsuffizienz gehören.

(CHRISTIANSEN, 1975; RUDER, 1974). Es wird angenommen, daß das Keimepithel das „Inhibin" (s. S. 456) produziert, jedoch auch den Sertoli-Zellen eine Basalsekretion dieses Stoffes zukommt (CHRISTIANSEN, 1975). Die Testisbiopsie zeigt den typischen Befund verkleinerter Kanälchen mit voll ausgereiften Sertolizellen, aber ohne Zellen der Spermatogenese. Die Tunica propria der Kanälchen ist meist leicht verdickt. Die Leydig-Zellen sind intakt, höchstens relativ vermehrt.

Von DEL CASTILLO (1947) wurde eine embryonale Entwicklungsstörung, ein Ausbleiben der Einwanderung der Gonocyten in die Medulla angenommen. Gelegentlich beobachtete Wachstumsstörungen und Mißbildungen, wie sie beim Ullrich-Turner-Syndrom vorkommen, lassen Beziehungen zur Gonadendysgenesie vermuten. Daneben werden histologisch die gleichen Befunde als Folge von Schädigungen, Röntgenstrahlen, Expositionen von Atombombenexplosion (HEMPELMANN, 1952) sowie nach Behandlung mit Cytostatica wie Myleran (BOLLAG, 1954) angetroffen. Schließlich führen autoimmunologische Reaktionen (MANCINI, 1966) gegen Testisgewebe zu einem ähnlichen Bild (s. S. 489f.).

Beim sog. männlichen Ullrich-Turner-Syndrom, bei dem die Konstitutionsmerkmale, nicht aber die chromosomalen Aberrationen der Gonaden-Dysgenesie gefunden werden, besteht in der Regel eine Germinal-Hypoplasie oder -Aplasie. Kombination mit Hashimoto-Thyreoiditis wie bei der Gonadendysgenesie kommt vor (CHAVES-CARBALLO, 1967).

Es ist heute ungewiß, ob es sich bei der Germinalzell-Aplasie um ein einheitliches Syndrom handelt oder ob verschiedene Ursachen zum gleichen Zustandsbild führen können.

2. Klinefelter-Syndrom (echtes, chromatinpositives Klinefelter-Syndrom, XXY-Trisomie). Das 1942 innerhalb des Hypogonadismus von KLINEFELTER abgegrenzte Krankheitsbild hat 1956 durch den Nachweis des positiven Sexchromatins und 1958 durch die Feststellung einer XXY-Trisomie eine überraschende Klärung als chromosomale Aberration erfahren.

Das Klinefelter-Syndrom ist viel häufiger, als früher vor der Möglichkeit der Sexchromatinbestimmung vermutet wurde. Die Untersuchungen männlicher Neugeborener auf Sexchromatin ergeben eine Häufigkeit von mindestens 1:1000, möglicherweise sogar 1:400, unter einer Population mit verminderter Intelligenz wie Schulen für Minderbegabte findet sich eine Häufung von 1:42. Aus pathologisch-anatomischen Befunden eines gemischten Sektionsgutes ergibt sich eine Häufigkeit von 3,1:1000 (PASI, 1965).

Ätiologie und Pathogenese. Im Gegensatz zum normalen Mann mit 46 Chromosomen hat der Klinefelter-Patient mit einem doppelten X-Geschlechtschromosom 47 Chromosomen. Es wird angenommen, daß in der Regel die Störung bei der Mutter während der ersten Reifeteilung der Meiose durch Ausbleiben des Auseinanderweichens des Geschlechtschromosomes („non disjunction") erfolgt, so daß die Eizelle statt des haploiden Chromosomensatzes mit einem X-Chromosom deren zwei enthält. In einzelnen Fällen kommt das Klinefelter-Syndrom möglicherweise – wie Studien über die Rot-Grün-Blindheit, die im Y-Chromosom verankert ist, ergeben – dadurch zustande, daß die XXY-Trisomie durch die Verbindung eines normalen Eies mit einem XY-Sperma, welches durch nondisjunction beim Vater zustandekommt, erfolgt. Mosaik-Strukturen, d.h. Zellen mit XXY-Chromosomensatz neben solchen mit normalem oder XYY-Chromosomensatz, kommen beim Klinefelter-Syndrom vor, deren Häufigkeit ist heute nicht möglich anzugeben.

Wie beim Mongolismus, der anderen häufigen, auf non-disjunction beruhenden chromosomalen Aberration, ist das Durchschnittsalter der Mutter bei der Geburt der Klinefelter-Patienten signifikant höher. Es ist denkbar, daß die non-disjunction mit der Überalterung der mütterlichen Eier häufiger wird. Hingegen besteht keine Beziehung zum Alter des Vaters. Es besteht auch keine familiäre Häufung. Hingegen kommen unter den Geschwistern der Klinefelter-Patienten andere chromosomale Aberrationen sowie Mißbildungen verschiedener Art häufiger vor. Die Anwesenheit des Y-Chromosoms hat beim Säugetier die Entwicklung eines männlichen Phänotyps zur Folge: weshalb jedoch überzählige X-Chromosomen zu Abweichungen in der Entwicklung in den Testes, zur Degeneration des tubulären Apparates mit Verschwinden des Keimepithels, zu minderwertigen Leydig-Zellen sowie häufig zur Gynäkomastie führen, bleibt ungeklärt.

KLINEFELTERS ursprüngliche Hypothese eines zweiten in den Tubuli gebildeten Hodenhormones „X-Hormon oder Inhibin", das beim normalen Manne sowohl das FSH als auch die Mammaentwicklung hemmen sollte, ist heute wieder erneut aktuell (s. S. 456), wenn auch eine Hemmwirkung auf die Mammaentwicklung ganz unwahrscheinlich ist.

Nach der Pubertät ist FSH in der Regel, LH gelegentlich erhöht. Neben der Tubulus-Atrophie ist auch die Funktion der Leydig-Zellen gestört. Testosteron-Produktionsraten und Plasma-Testosteronbestimmungen (LIPSETT, 1966; GABRILOVE, 1970) zeigen, daß die Testosteronproduktion niedrig-normal oder vermindert, während das Plasma-Oestradiol normal oder vermindert ist. Ein Block der Testosteronsynthese besteht nicht, aber die abnormen Leydig-Zellen bedürfen einer vermehrten LH-Stimulation, um einen annähernd normalen Plasma-Testosteronspiegel zu erzeugen. LH wird je nach dem Testosteronspiegel normal oder erhöht gefunden (FRANCHIMONT, 1969; BECKER, 1965),

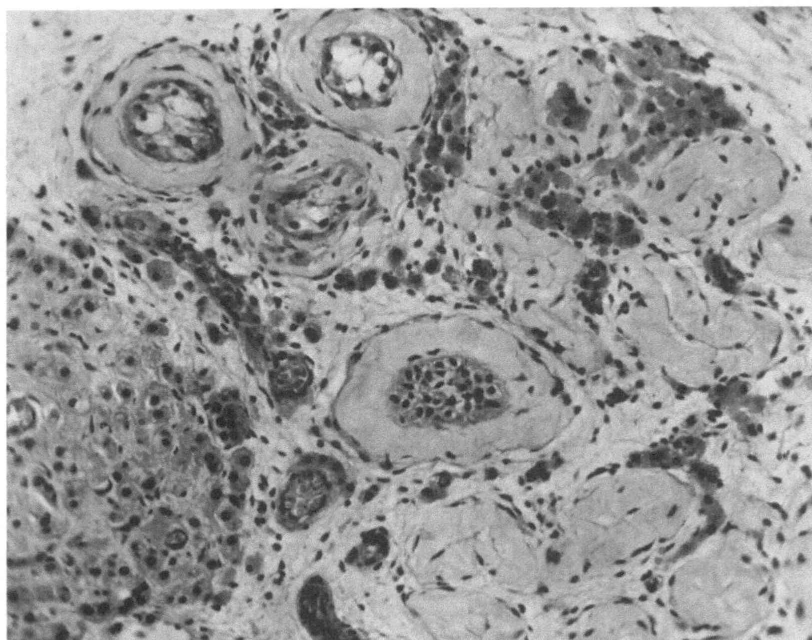

Abb. 13. MB 2996/53, 25jähriger Mann. Hoden bei Klinefelter-Syndrom. Schwere Tubulussklerose und herdförmige Leydig-Zellwucherung. HE-Färbung, 180:1

und die unter starker LH-Stimulation stehenden Leydig-Zellen lassen sich mit HCG nur wenig weiter stimulieren (SMALS, 1974). Ob die hyaline Degeneration der Tubuli eine Folge der gestörten Leydig-Zellfunktion (JOHNSEN, 1967) sei, steht zur Diskussion.

Klinisches Krankheitsbild. Vor der Pubertät kann das Klinefelter-Syndrom klinisch nur bei Intelligenzmangel vermutet werden. Die Diagnose ist jedoch jederzeit im Kindesalter durch einen positiven Sexchromatinbefund bzw. das Karyogramm zu stellen. Die Pubertät setzt verzögert ein, die Testes bleiben auffallend lang in der kleinkindlichen Größe von ca. $1-2\ cm^3$.

Histologisch zeigt allerdings die Testisbiopsie kurz vor der Pubertät ein Schwinden der Keimzellen sowie eine einsetzende Tubulussklerose (SIEBENMANN, 1958). Während der Pubertät nimmt die Testisgröße in der Regel etwas zu bis auf $4-6\ cm^3$, um später mit fortschreitender Tubulussklerose wieder abzunehmen.

Im Erwachsenenalter ist die Testisatrophie der einzige konstante klinische Befund. Die Hoden sind makroskopisch hochgradig verkleinert, ihre Schnittflächen intensiv braun gefärbt. Das histologische Bild ist durch eine unregelmäßige Tubulussklerose mit Untergang der Spermiogenese und eine relative Leydig-Zellvermehrung charakterisiert (Ab. 13). Die Samenkanälchen sind einerseits atrophisch, wobei alle Stadien der Atrophie bis zur vollkommenen Hyalinisierung der Tubuli mit totalem Epithelverlust gefunden werden. Anderseits lassen sich, besonders bei jüngeren Patienten, zwischen den atrophischen Kanälchen aber auch hypoplastische Tubuli und deren Reste nachweisen. Im Alter können die atrophischen Kanälchen vollkommen verschwinden, so daß schließlich nur noch Leydig-Zellnester zu sehen sind. Die Leydig-Zellen sind herdförmig stark gewuchert, was sich makroskopisch in der intensiven Braunverfärbung der Schnittfläche äußert. Recht typisch ist dabei die Vielgestalt der Leydig-Zellen. Sie können unreif und fibrocytenartig erscheinen. Meist sind sie allerdings stark gebläht und besitzen ein vacuolisiertes Cytoplasma. Auch die Kerne sind ganz verschieden groß. Bei Feulgen- oder Hämatoxylinfärbungen lassen sich darin unschwer die pathologischen Sexchromatin-Körper nachweisen. Die Gynäkomastie ist histologisch durch eine sehr starke Bindegewebsentwicklung gekennzeichnet, während die epitheliale Proliferation etwas in den Hintergrund tritt.

Körperbau und sekundäre Geschlechtsmerkmale können alle Zwischenstufen zwischen schwerstem Eunuchoidismus und vollkommen normalem, virilem Aussehen einnehmen (Abb. 13, 14). In der Regel findet man einen mäßigen Großwuchs mit deutlichem Überwiegen der Unterlänge über die Oberlänge und die halbe Spannweite. Großwuchs und Langbeinigkeit machen sich schon vor der Pubertät bemerkbar und sind deshalb nicht auf einen Androgenmangel zurückzuführen (SCHIBLER, 1974). Oft besteht ein Cubitus valgus und eine Klinodaktylie (ZUPPINGER, 1967). Die Pubes sind spärlich bis reichlich entwickelt, jedoch stets vom weiblichen horizontalen Typus. Der Bartwuchs ist meist spärlich, Glatzenbildung ist selten, kommt aber vor. Die Stimme ist männlich, weist aber eine etwas höhere Tonlage auf. Die Testes sind fast stets kleiner als $5\ cm^3$, von normaler, zuweilen

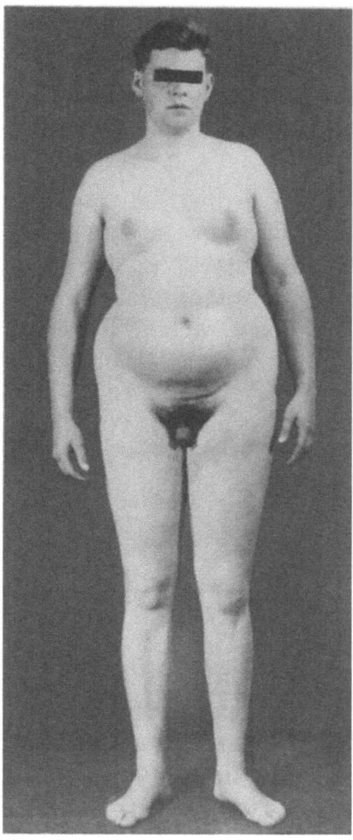

Abb. 14. 19jährig. Klinefelter-Syndrom, adipöser Typus mit ausgeprägter Gynäkomastie

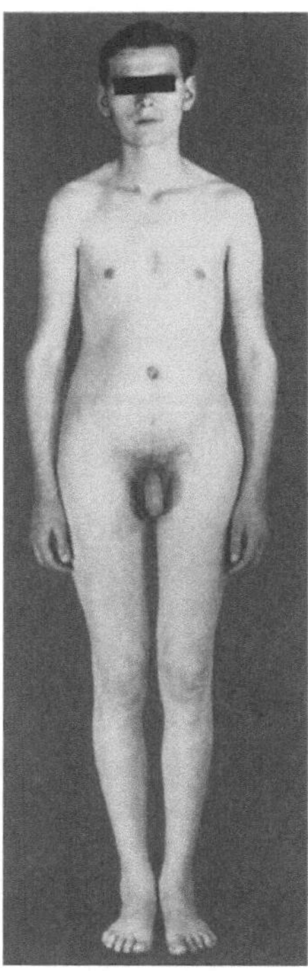

Abb. 15. 25jährig. Klinefelter-Syndrom, hagerer Typus, geringe Gynäkomastie

auch herabgesetzter Konsistenz. Die Prostata ist in ihrer Größe normal bis leicht verkleinert.

Zwei Drittel der Klinefelter-Patienten haben eine Gynäkomastie, die den Patienten den Arzt aufsuchen läßt. Die Entwicklung beginnt während oder bald nach der Pubertät mit einer Pigmentierung und Schwellung der Areolae, es wird dann auch derbes Drüsengewebe palpierbar, das von reichlichem Fettgewebe umgeben ist. Palpatorisch ist die Abgrenzung des Drüsen- vom Fettgewebe meist ohne weiteres möglich. Die Gynäkomastie kann alle Ausmaße von einem haselnußgroßen, nicht sicht-, sondern nur palpierbaren Drüsenkörper bis zur Größe der Brust einer jungen Frau annehmen.

Die Sexualfunktion des Klinefelter-Patienten ist zunächst normal, Erektionen und Ejaculationen sind ungestört, der Geschlechtsverkehr ist in der Regel im frühen Erwachsenenalter völlig normal. Fast ausnahmslos besteht Sterilität, über einen einzigen Fall von sehr wahrscheinlich fertilem Klinefelter-Patienten mit einer Spermienzahl von 200000/cm^3 und kirschgroßen Testes wurde berichtet (Warburg, 1963). Sehr früh jedoch, oft schon nach dem 35. Lebensjahr, machen sich Involutionserscheinungen, ausgehend von den offenbar minderwertigen Leydig-Zellen bemerkbar. Die Potenz pflegt nachzulassen. Der Ausfall der Androgene führt oft zu einer auffallend frühen Osteoporose. Mehrmals wurde eine Schilddrüsenunterfunktion wahrscheinlich primärer Natur, ohne klinische Erscheinungen beobachtet (Koller, 1955; Davis, 1963; Zuppinger, 1967). Diabetes scheint gehäuft vorzukommen, ebenso wie Hyperlipidämie und Adipositas (Zuppinger, 1967).

Die Mehrzahl der Klinefelter-Patienten sind leicht oligophren. Nur wenige Fälle sind schwer schwachsinnig, anderseits nicht viele durchschnittlich oder sogar überdurchschnittlich intelligent. Pathologische EEG-Befunde sind häufig. Neben der Intelligenzschwäche besteht eine gewisse psychische Infantilität und eine Häufung infantiler Triebabweichungen wie Exhibitionismus, Transvestitismus und Homosexualität. Die Sexualität ist allerdings oft nur mäßig ausgeprägt, geht nach der Pubertät im Laufe der Jahre zurück und verschwindet beim Erwachsenen oft ganz. Psychopathologisch zeigen die meisten Patienten ein endokrines Psychosyndrom mit einer vermehrten Reizbarkeit und Stimmungslabilität.

Möglicherweise besteht eine vermehrte Morbidität an Carcinom (Lubs, 1962) und an Diabetes mellitus (Nielsen, 1969). Für das Mamma-Carcinom ist dies gesichert, indem es bei Klinefelter-Patienten ca. 70mal häufiger vorkommt als bei normalen Männern und etwa gleich häufig wie bei der Frau (Jackson, 1965).

Neuerdings wird beobachtet, daß bei gewissen chromosomalen Aberrationen autoimmune Prozesse gehäuft vorkommen. Für das Klinefelter-

Syndrom ließ sich das ausschließen (FERGUSON, 1966; VALLOTON, 1967). Trotzdem kommt der systemische Lupus erythematodes bei Klinefelter-Patienten signifikant häufiger vor als bei Männern mit normaler chromosomaler Konstellation (ORTIZ, 1969; TSUNG, 1974), wobei die Beziehung zum überzähligen X-Chromosom und der Häufung bei der Frau (10mal häufiger) spekulativ bleibt (BURCH, 1976).

Laboratoriumsbefunde. Das Sexchromatin im Mundschleimhautabstrich und in der Haarwurzel ist positiv. Zwar werden etwas niedrigere Durchschnittszahlen gefunden als bei der Frau, jedoch besteht keine Überschneidung mit männlichen Werten. Die Sexchromatinbestimmung aus den Granulocytenkernen ist für die Diagnose des Klinefelter-Syndroms weniger geeignet, da die Trommelschlegelanhängsel häufiger als beim Manne, aber weniger häufig als bei der Frau zu finden sind. Die Ejaculatuntersuchung zeigt eine verminderte Spermamenge. Der Fructosegehalt ist normal. Es findet sich eine Azoospermie, nur ganz gelegentlich werden einzelne, in ihrer Bewegung gestörte Spermatozoen gefunden, und nur ein Fall von sehr wahrscheinlich fertilem Klinefelter ist bekannt (WARBURG, 1963).

Die 17-Ketosteroide können innerhalb weiter Grenzen schwanken. Sie sind meist normal oder mäßig erniedrigt. Pregnandiol und Pregnantriol sind ebenfalls vermindert (GIORGIO, 1963), während die Oestrogene vermehrt, normal oder vermindert gefunden werden. Die Oestrogenproduktionsraten wurden dagegen erhöht gefunden (GABRILOVE, 1970), was vermehrten Umbau von Androgenen zu Oestrogenen vermuten läßt (WANG, 1975). Der Pubertätsanstieg der Androgene erfolgt verzögert, der altersbedingte Abstieg beginnt bereits nach 30 Jahren.

Die verminderte oder normale Testosteronproduktion läßt sich mit Choriongonadotropin nur langfristig und unwesentlich steigern, was für eine beschränkte Reserve der Leydig-Zellen spricht (LIPSETT, 1965; PAULSEN, 1968). Die Gonadotropinausscheidung ist vom Zeitpunkt der Pubertät an erhöht und liegt in der Regel über 4 mg IRP in 24 Std. FSH ist fast stets vermehrt, das LH je nach dem Plasmatestosteronspiegel erhöht oder normal (FRANCHIMONT, 1969; BECKER, 1965; KELLER, 1968). Normale Gonadotropinwerte sind jedoch für einzelne Fälle von gesichertem Klinefelter-Syndrom beschrieben. Die Gonadotropinbestimmung erübrigt sich heute zu diagnostischen Zwecken bei positivem Sexchromatin. Die Testisbiopsie ist charakteristisch (s.S. 470) und wird in der Regel das echte, chromatin-positive Klinefelter-Syndrom von anderen primären tubulären Testisinsuffizienzen abtrennen lassen. Für diagnostische Zwecke ist sie nicht mehr notwendig.

Differentialdiagnose. Vom echten chromatinpositiven Klinefelter-Syndrom sind klinisch und histologisch ähnliche Formen mit negativem Sexchromatinbefund und verschiedener Ätiologie abzugrenzen (sog. „falsches“ Klinefelter-Syndrom) (s. unten). Ferner kann der Hypogonadismus bei Myotonia dystrophica Steinert in Differentialdiagnose stehen.

Mehrfache randständige Chromatinkörperchen können besonders in Verbindung mit schwerer Oligophrenie den Verdacht auf stärkere Störungen des Geschlechtschromosomensatzes wie XXXY, XXXXY oder XXYY erwecken, welche Diagnose sich nur durch ein vollständiges Karyogramm stellen läßt. Schließlich ist auch der seltene, echte Hermaphroditismus in Betracht zu ziehen, vor allem, wenn genitale Mißbildungen oder wenn auch nur eine Hypospadie besteht. Hier empfiehlt sich die Testisbiopsie.

Therapie. Die Gynäkomastie ist, wo sie stört, nur chirurgisch zu korrigieren. Aus der Hand eines mit dieser Operation vertrauten Chirurgen bleibt eine kleine, um den unteren Rand der Areola geführte, kaum sichtbare Narbe zurück. Wo sich Androgen-Ausfallserscheinungen bemerkbar machen, ist eine Substitutionstherapie mit Testosteron am Platz. 3wöchentliche i.m. Injektionen von 250 mg Testosteron-Estergemischen können eine nachlassende Potenz bessern, verhüten Stoffwechselstörungen wie Osteoporose und bringen mangelhafte sekundäre Geschlechtsmerkmale besser zur Entwicklung. Wenn eine Substitutionstherapie im frühen Erwachsenenalter zunächst entbehrlich ist, kann sie bei der frühen Involution in der vierten Dekade notwendig werden.

3. Hypogonadismus mit tubulärer Fibrose (sog. „falsches“ chromatinnegatives Klinefelter-Syndrom). Etwas weniger häufig wird primärer Hypogonadismus mit tubulärer Fibrose und negativem Sexchromatin gefunden. Disproportionierter Körperbau, eunuchoide Züge, Gynäkomastie können verschieden stark ausgeprägt sein. Histologisch unterscheidet sich der Testesbefund durch geringere Hyalinose, geringere Schädigung der Spermatogenese und diffuse statt herdförmige Leydig-Zell-Hyperplasie.

Die Ätiologie scheint verschieden zu sein. Familiäres Vorkommen wurde verschiedentlich beschrieben.

Hierzu gehört auch das von REIFENSTEIN (1947) und BOWEN (1965) beschriebene Syndrom von familiärer Hypospadie mit Hypogonadismus. Abgesehen von der Hypospadie besteht äußere Ähnlichkeit mit dem Klinefelter-Syndrom. Wie bei jenem ist der Eunuchoidismus bzw. die sekundären Geschlechtsmerkmale verschieden stark ausgeprägt. Auch Gynäkomastie kann ausgesprochen vorhanden sein oder aber fehlen. Hingegen bestehen durchwegs normale Chromosomenverhältnisse, auch das Y-Chromosom scheint normal zu sein. Die Testes sind weniger klein und histologisch finden sich nach der Pubertät atrophische, unvollständig hyalinisierte Tubuli mit teilsweise erhaltenen elastischen Fasern, vereinzelten Sertoli- und Germinalzellen bis zu den Spermatocyten. Die Leydig-Zellen sind morphologisch nicht verändert. Entsprechend besteht Azoospermie und Sterilität. LH und Androgene sind meist erhöht, gelegentlich normal. Die Vererbung ist entweder autosomal dominant mit Beschränkung auf das männliche Geschlecht, oder aber an das X-Chromosom gebunden und recessiv.

Neuerdings wird aufgrund zahlreicher Fälle von verschieden stark ausgeprägtem männlichem Pseudohermaphroditismus innerhalb einer Sippe angenommen, daß die von REIFENSTEIN, LUBS und ROSEWATER beschriebenen Syndrome variable Manifestationen des gleichen X-gebundenen recessiven Gen-Defektes sind, wobei nicht die Androgen-Synthese, sondern die Wirkung auf das Endorgan gestört ist (WILSON, 1974). Es findet sich normale 5α-Reductase-Aktivität in den Fibroblasten, die Dihydrotestosteron-Bindungskapazität wird fast stets normal gefunden, und das Syndrom zur partiellen Androgen-Insensitivität gezählt. (AMRHEIN, 1977). Damit gehört pathogenetisch das Syndrom zur interstitiellen Insuffizienz durch Endorgan-Resistenz und wird als inkomplette Form der testiculären Feminisierung betrachtet. Es ist zu unterscheiden (WILSON, 1977) von einer Störung des Umbaus von Androstendion in Testosteron (17β - Hydroxysteroid - Oxydoreduktase - Mangel) (KNORR, 1974).

Bei Mucoviscidose können neben den Mißbildungen der Samenwege (s.S. 467) die Testes verkleinert und die Spermatogenese gestört sein (KAPLAN, 1968).

Die von HELLER, NELSON und ROTH beschriebene Form der „Functional prepuberal castration in males" umfaßt Fälle von primärem Hypogonadismus verschiedener Ätiologie.

4. Die XYY-Trisomie. Dieses Syndrom, bei dem männliche Individuen ein überzähliges Y-Chromosom aufweisen, ist wahrscheinlich häufiger, als man bisher angenommen hat. Man schätzt heute, daß es bei einem von 250–1000 männlichen Neugeborenen vorkommt (PFEIFFER, 1969; SERGOVICH, 1969). Eigenartigerweise bestanden bei den anfänglich untersuchten Fällen neben Großwuchs auch Besonderheiten der Persönlichkeit mit Aggressivität und Neigung zu kriminellem Verhalten (JACOBS, 1965). Diese psychischen Veränderungen erwiesen sich jedoch in der Folge als nicht obligat. Bis jetzt sind etwa 140 Fälle dieses Syndroms bekannt geworden, davon 30 bei Kindern. Das konstanteste Symptom ist Großwuchs. Es scheint, daß eine Einteilung in 4 klinische Untergruppen möglich ist. Ein überzähliges Y-Chromosom kann vorkommen bei normalen, großgewachsenen Männern; bei großen und kriminell veranlagten Männern; bei großen Männern mit Hypogonadismus oder Mißbildungen der äußeren Genitale und bei großen Männern mit verschiedenen anderen Mißbildungen (HIENZ, 1969). Unter den Mißbildungen scheinen besonders radioulnare Synostosen häufig zu sein (CLEVELAND, 1969).

Hormonale Störungen bestehen bei diesen Patienten nicht: Testosteron in Plasma und Urin sind normal (ISMAIL, 1968; RUDD, 1968). Auch die Wachstumshormonkonzentrationen im Plasma (nüchtern und nach Glucosebelastung) sind normal, so daß eine Überproduktion von Wachstumshormon als Ursache des Großwuchses nicht in Betracht kommt (NIELSEN, 1969).

Die Chromosomen der Eltern und der Nachkommen der Patienten sind normal. Das Elternalter unterscheidet sich nicht von demjenigen in der Normalbevölkerung. Chromosomen-Mosaike kommen vor.

5. „Megatestes". Die „Megatestes", eine im Kindesalter beginnende benigne Vergrößerung beider Testes bis auf das Vierfache der Erwachsenengröße, lassen bei normaler endokriner Funktion degenerative Veränderungen der Tubuli in der Testisbiopsie erkennen (NISULA, 1974).

γ) Interstitielle Insuffizienz

1. Leydig-Zell-Agenesie. Ein Fall von männlichem Pseudohermaphroditismus (s. Kap. XII, S. 673) ist beschrieben mit weiblichem Aspekt ohne Brustentwicklung, weiblichem äußerem Genitale, Vagina, jedoch ohne Uterus, mit Leistenhoden, Epididymis und Vas deferens. Histologisch ließen sich keine Leydig-Zellen nachweisen, jedoch hyalinisierte Tubuli mit normalen Sertoli-Zellen und einigen unreifen Keimzellen. LH war hoch, FSH normal, hoch nach Kastration. Die Pathogenese des Syndromes ist noch nicht völlig geklärt, besonders die Entwicklung von Epididymis und Vas deferens (BERTHEZÈNE, 1976). Ein ähnliches Syndrom, beruhend auf LH-Rezeptorenmangel der Leydig-Zellen, ist bei der Ratte beschrieben (OHNO, 1976).

2. Reversible Androgen-Unterempfindlichkeit bei Sprue (Gluten-Enteropathie). Bei unbehandelter Sprue finden sich im Gegensatz zu anderen chronischen Enteropathien erhöhte Werte für Plasma-Testosteron und freies Testosteron sowie Plasma-LH, jedoch ist 5α-Dihydrotestosteron vermindert. Nach erfolgreicher diätetischer Eliminationsbehandlung werden alle Werte wieder normal. Entweder ist bei aktiver Sprue der Umbau von Testosteron zu Dihydrotestosteron gestört oder es handelt sich um eine allgemeine Störung des peripheren Testosteron-Abbaues (GREEN, 1977).

3. Männliches Klimakterium. Während die Menopause bei der Frau ausnahmslos eintritt, ist die

Diagnose des Klimakteriums beim Manne nur selten berechtigt. Sie muß strengen Kriterien genügen und darf nicht allein aufgrund des Alters und von subjektiven Symptomen gestellt werden. Bei der Frau versiegt die Sexualhormonproduktion abrupt, beim Manne erlischt dagegen die Funktion der Testes, wenn überhaupt, nur allmählich. Ja selbst beim über 90jährigen kann ein morphologisch völlig normales Hodengewebe gefunden werden (BÜRGI, 1959; DRY, 1967; NOWAKOWSKI, 1959). Beim Nachlassen der gonadalen Hormonproduktion versucht der Körper, durch vermehrte Stimulation mit gonadotropen Hormonen zunächst den Ausfall zu kompensieren. Während bei der Frau dieses kompensierte Stadium stets nur kurze Zeit besteht, ist beim Manne das kompensierte Stadium die Regel, und Ausfallserscheinungen sind selten nachweisbar. Das männliche Klimakterium befällt vorzugsweise Männer zwischen dem 45. und 60. Lebensjahr, soll aber bereits nach dem 25. Jahr vorkommen. Die klimakterischen Symptome beim Manne entsprechen den typischen Beschwerden bei der Frau: gesteigerte vegetative Labilität mit Wallungen, Schweißausbrüchen, Herzklopfen, präcordialen Schmerzen, Parästhesien und leichter Ermüdbarkeit, ferner Nervosität, Konzentrationsschwäche, Neigung zu Depressionen. Die hauptsächlichste Klage bildet aber das Nachlassen der Potenz und zuweilen auch der Libido. Alle diese Beschwerden können aber auch ohne hormonale Ausfälle als neurasthenischer Symptomenkomplex vorkommen. Das einzig sichere Kriterium ist ein eindeutiger Anstieg der Plasma-Gonadotropine, entsprechend den Befunden bei der Frau. Einfacher ist die Diagnose ex juvantibus: auf tägliche intramuskuläre Injektionen von 25 mg Testosteronpropionat während 2 Wochen gehen klimakterische Beschwerden zurück, sie treten wieder auf, wenn statt des Testosterons Placeboinjektionen gegeben werden. Die 17-Ketosteroide können normal oder wenig vermindert sein, ihre Bestimmung ist wenig aufschlußreich. Plasma-Testosteronbestimmungen sind zuverlässiger. Histologisch werden die Leydig-Zellen an Zahl vermindert gefunden und weisen degenerative Veränderungen auf. Die Tubuli sind, abgesehen von gelegentlicher peritubulärer Fibrose, nicht betroffen, nur selten ist die Spermatogenese reduziert (HELLER, 1944). Andere Autoren haben trotz erhöhter Gonadotropine keine histologischen Veränderungen beobachtet. Über Therapie s.S. 480 f.

b) Sekundäre und tertiäre Testesinsuffizienz (hypogonadotroper Hypogonadismus)

Die zweite Hauptgruppe, der sekundäre und tertiäre Hypogonadismus, ist gekennzeichnet durch verminderte oder fehlende Gonadotropine. Mit Hilfe des LHRH-Tests (s.S. 507 f.) läßt sich theoretisch innerhalb des hypogonadotropen Hypogonadismus eine hypothalamische, durch mangelnde LHRH-Sekretion bedingte Form von der hypophysären, durch mangelnde Bildung von LH und FSH, unterscheiden. Da aber der LHRH-Test nicht immer eindeutig ausfällt, die Hypophyse oft erst nach lange wiederholter Stimulation anspricht und verschiedene Grade der hypophysären Gonadotropinreserve vorkommen, werden hier beide Formen zusammen abgehandelt. Klinisch ist bei präpubertalem Beginn der eunuchoide Körperbau in der Regel besonders ausgeprägt.

α) *Tubuläre und interstitielle Insuffizienz*

*1. Hypogonadotroper Eunuchismus (*HELLER *u.* NELSON*), idiopathischer Eunuchismus mit tiefem* FSH (HOWARD), *isolierter Gonadotropinausfall.* Diese Krankheit beruht auf einem isolierten Ausfall der Gonadotropine und kommt sporadisch und familiär vor. Aufgrund einer Studie an 6 Sippen wird eine autosomal dominante Vererbung mit variabler Expressivität angenommen, wahrscheinlich durch eine einzige Genmutation bei pleiotroper Wirkung entstanden (SANTEN, 1973). Da Patienten mit Hypogonadismus allein und solche mit Anosmie oder Hyposmie in der gleichen Sippe vorkommen, wird heute angenommen, daß idiopathischer hypogonadotroper Hypogonadismus und das olfacto-genitale Syndrom (s.S. 475) ein einziges Erbleiden mit verschiedenen Manifestationen darstellen. Die Patienten unterscheiden sich äußerlich wenig vom Vollbild des primären Hypogonadismus (s.S. 482, Abb. 19a), außer daß gehäuft Mißbildungen, wie Hasenscharten, Taubheit, Kryptorchismus (SANTEN, 1973; BOYAR, 1973) vorkommen. Auch sind die Testes in Größe und Konsistenz nicht von denen bei primärem Hypogonadismus zu unterscheiden. Sie entsprechen den Knabenhoden vor der Pubertät mit einem Volumen von $1-5\,cm^3$. Kryptorchismus kommt gehäuft vor.

Das histologische Bild der Hodenbiopsie entspricht demjenigen eines Knabenhodens vor der Pubertät in verschiedenen Entwicklungsstufen. Bei ausgeprägten Formen bilden die Samenkanälchen vollkommen lumenlose Stränge, die ruhende Keimzellen und undifferenzierte Sertoli-Zellen einschließen (Abb. 20a, S. 483). Die Tunica propria ist nicht verdickt. Leydig-Zellen fehlen. In etwas fortgeschritteneren Entwicklungsstadien sind in den Kanälchen zahlreiche Spermatogonien, gelegentlich auch Spermatocyten und differenzierte Sertoli-Zellen erkennbar. Eine Leydig-Zellentwicklung fehlt aber auch hier. Die Tunica propria ist in der Regel verdickt. Eine derartige Verdickung kann, muß aber nicht Ausdruck einer Atrophie sein. Sie tritt auch in primär hypoplastischen Kanälchen auf und wird zudem bei verschiedenen Hormonbehandlungen gesehen. Dagegen erlaubt der Nachweis von elastischen Fasern in der Tunica propria gewisse Rückschlüsse auf den Zeitpunkt des Entwicklungsstillstandes, indem elastische Fasern erst mit der Pubertät auftreten. Sie können in vollkommen sklerosierten Tubuli allerdings wieder verschwinden.

Hormonale Befunde. Das Plasma-Testosteron ist erniedrigt, während Androstendion und Dehydroepiandrosteron normal sind (WEINSTEIN, 1974). Die Gonadotropinausscheidung ist nicht meßbar, d.h. <0,1 mg IRP/24 Std. Die Basalwerte für Plasma-LH sind erniedrigt, die Werte für FSH können sich mit Normalwerten überschneiden. Das erniedrigte Plasma-Testosteron wird außer bei bilateralem Kryptorchismus unter HCG-Behandlung normalisiert, fällt jedoch nach Absetzen der Therapie wieder auf die erniedrigten Werte vor der Behandlung ab (WEINSTEIN, 1974). Die Vermutung BARTTERS (1952), es lasse sich eine Gruppe von Patienten abgrenzen, bei welchen die durch HCG ausgelöste Testosteronproduktion spontan normal weitergeht, kann heute nicht mehr aufrechterhalten werden. Bei diesen Patienten handelte es sich offenbar um eine verzögerte Pubertät (s. Kap. XIX, S. 1003ff.).

Eine Wirkung von Clomiphen auch bei chronischer Applikation wurde bald vermißt (WEINSTEIN, 1974), bald gefunden, und es soll selbst Fertilität damit erreicht werden (HAMILTON, 1973).

Die Unterscheidung zwischen hypothalamisch und hypophysär bedingtem hypogonadotropem Hypogonadismus ist mit dem LHRH-Test bald eindeutig (JØRGENSEN, 1975), bald aber nicht mit Sicherheit zu treffen, da der fehlende Anstieg von LH und FSH sowohl einem Defekt der Hypophyse als auch deren verminderter Ansprechbarkeit nach lange dauerndem LHRH-Mangel entsprechen kann (YOSHIMOTO, 1975). Damit ist auch das Vorkommen einer isolierten Bildungsstörung von LH und FSH in der Hypophyse nicht über alle Zweifel gesichert. Nicht alle Patienten mit idiopathischem hypogonadotropem Hypogonadismus sprechen auf die einmalige i.v. Injektion oder Infusion von LHRH mit einem normalen Anstieg von LH und FSH an, während bei täglich wiederholten Infusionen bis zu einem Monat die meisten Patienten normale LH- und FSH-Werte erreichen. Die übrigen hypophysären Funktionen sind normal (ANTAKI, 1974), die Reserven an ACTH und Wuchshormon können zunächst vermindert sein, normalisieren sich aber nach Substitution des Hypogonadismus (ESPINER, 1973).

In *Differentialdiagnose* steht in erster Linie die verzögerte Pubertät. Sie ist klinisch vom hypogonadotropen Eunuchismus nicht abzugrenzen und dessen Diagnose ist daher vor dem 18. Lebensjahr nur mit dem LHRH-Test zu stellen (s.S. 507).

2. Hypogonadotroper Eunuchismus mit Anosmie (Kallmann-Syndrom, olfactogenitales Syndrom). Es ist ungewiß, ob die Kombination von Anosmie oder Hyposmie mit Eunuchoidismus ein besonderes Syndrom darstellt, oder ob bei gleichem Erbgang der idiopathische hypogonadotrope Hypogonadismus mit und ohne Anosmie oder Hyposmie vorkommt. Das Syndrom ist schon vor über 100 Jahren von MAESTRE DE SAN JUAN beschrieben, wurde aber erst von KALLMANN (1944), DE MORSIER (1954) und von NOWAKOWSKI (1961) hervorgehoben.

Neben dem hochgradigen Eunuchoidismus, wie er im vorangehenden Abschnitt beschrieben ist, fehlt den Patienten von Geburt an das Geruchsvermögen meist vollständig, zuweilen ist es nur vermindert. Aromatische Geruchsstoffe wie Kaffee, Anis, Asa foetida, werden nicht wahrgenommen, dagegen erkennen die Patienten die die sensiblen Trigeminusnervenendigungen in der Nasenschleimhaut reizenden Substanzen wie Salmiak.

Bei jedem Fall von Hypogonadismus ist nach dem Riechvermögen zu fragen. Dieser Störung wird von den Patienten keine Beachtung geschenkt, und sie erwähnen sie nicht spontan.

Pathologisch-anatomisch finden sich Agenesie oder Defekte des Olfactorius. Meist sind die vorderen Anteile des zentralen olfactorischen Systems, d.h. Bulbus, Tractus olfactorius und das Trigonum olfactorium, befallen, während die hinteren Anteile (Area perforata anterior, Area parolfactoria und Gyrus subcallosus) nicht betroffen sind. Atrophie der hypothalamischen Tuberkerne wurde einmal gefunden, einmal trotz Serienschnitten vermißt.

Bei den engen embryologischen Beziehungen zwischen Rachen- und Nasenschleimhaut, Hypophyse, Rhinencephalon und Hypothalamus (s.S. 23) ist die Entstehung beider Symptome, Anosmie und LHRH-Mangel, aufgrund einer Entwicklungsstörung verständlich. LHRH normalisiert Plasma-FSH und -LH. Die übrigen hypophysären Funktionen sind normal (ANTAKI, 1974). Das Sexchromatin ist negativ, das Karyogramm normal.

3. Prader-Labhart-Willi-Syndrom (Mehlsack-Zwerge, myatonischer Diabetes). Zum hypogonadotropen, wahrscheinlich hypothalamisch bedingten und daher tertiären Hypogonadismus gehört das Syndrom von Adipositas, Kleinwuchs, Kryptorchismus und Oligophrenie nach myatonieartigem Zustand im Neugeborenenalter (PRADER, 1956). Nach der myatonischen Phase im 1. Lebensjahr entwickelt sich eine oft geradezu monströse Adipositas bei Polyphagie und damit oft eine verminderte Glucosetoleranz oder ein Diabetes vom Erwachsenentyp im Pubertätsalter. Das Wachstum bleibt zurück, die Pubertät bleibt aus oder setzt nur unvollständig ein, die Patienten sind durchwegs oligophren, debil bis idiotisch. Zahlreiche degenerative Merkmale, wie Akromikrie, Mikrognathie, Strabismus, Klinodaktylie, Zahnanomalien,

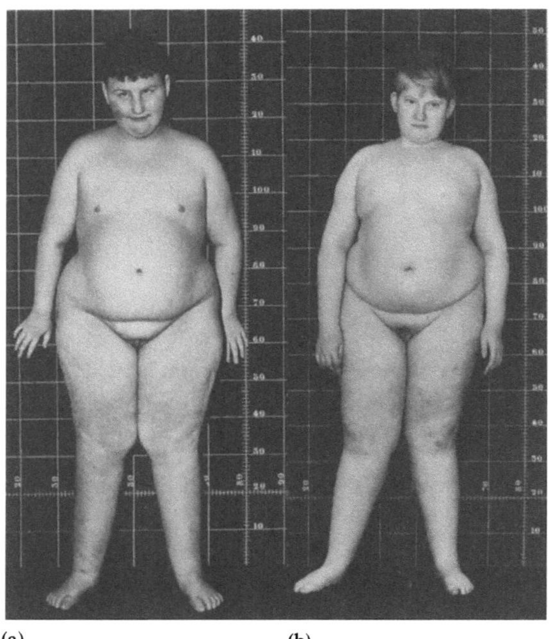

(a) (b)

Abb. 16a u. b. 2 Knaben mit Prader-Labhart-Willi-Syndrom. (a) 9jährig. Oligophrenie, hochgradige Adipositas (76 kg bei 143 cm Körpergröße), besonders im Bereiche des Abdomens, der Hüften und der Oberschenkel, X-Beine, Strabismus, Akromikrie, Hypogenitalismus. Auftreten eines Diabetes mellitus vom Erwachsenentyp im Alter von 11 Jahren. (b) 17jähriger Patient mit Oligophrenie, Akromikrie, subklinischem Diabetes, Skoliose, schlaffer Adipositas und Kleinwuchs (140,5 cm bei 67,5 kg), dessen zweieiiger Zwillingsbruder gleichzeitig 176 cm mißt, 54,5 kg wiegt, normal gebaut und normal intelligent ist sowie eine normale Glucosetoleranz aufweist (Ksp. Z)

Skoliose, Hüftgelenkanomalien, können mehr oder weniger stark ausgeprägt sein. Beim Knaben entsteht schon fetal ein Hypogenitalismus. Das Scrotum ist nie von der Haut des Dammes abgesetzt, es kann vollständig fehlen oder nur durch grobe Querfalten in der Haut mit einer medianen Raphe angedeutet sein. Im Erwachsenenalter sind die sekundären Geschlechtsmerkmale spärlich ausgebildet, Schnauz- und Bartwuchs fehlen, die Pubes sind vom weiblichen Typ, der Penis ist kleinkindlich.

Der Hypogonadismus ist außer dem klinischen Bild sowohl histologisch als auch hormonal erfaßbar. Testisbiopsien aus dem 3. und 5. Lebensjahr lassen Keimzellen vermissen, autoptisch wurde bei einem 28Jährigen Tubulussklerose mit fehlender Spermiogenese und lipidreichen Leydig-Zellen festgestellt, jedoch kann auch normale Spermatogenese vorkommen. Das Serum-Testosteron ist leicht vermindert oder an der unteren Grenze der Norm, ebenso FSH, während LH fast stets eindeutig vermindert ist. Mit Choriongonadotropin (HCG) läßt sich ein normaler bis subnormaler Anstieg des Serum-Testosterons erzielen, LHRH führt zu einem normalen (MORGNER, 1974) bis variablen (TOLIS, 1974) Anstieg von LH und FSH. Clomiphen vermag nur bei langdauernder Applikation LH und Testosteron zu normalisieren (HAMILTON, 1972). Es bestehen offenbar verschieden schwere Grade der Störung des hypothalamisch-hypophysären-testiculären Systems. Die übrigen hypophysären Funktionen sind einschließlich des Wuchshormones und des Prolactins alle normal.

Die neuerdings durchgeführten Tests auf Sekretionskapazität von Hypophyse und Testes machen einen isolierten LHRH-Mangel im Hypothalamus oder eine verzögerte Reifung des ganzen Systems wahrscheinlich (TOLIS, 1974). Für genetische oder chromosomale Faktoren in der Pathogenese dieses Syndroms fehlen bisher Hinweise (MÜHLE, 1974).

Andere, degenerative Leiden. Beim Laurence-Moon-Biedl Syndrom kann ein sekundärer Hypogonadismus vorliegen (s.S. 467).

Eine X-chromosomal recessiv oder auf das männliche Geschlecht beschränkte autosomal dominant vererbte Form von hypogonadotropem Hypogonadismus mit Gynäkomastie, verminderten Leydig-Zellen und Reifungsstörung der Spermien wurde von ROSEWATER (1965) beschrieben (s. auch S. 498).

Über andere, z.T. schwer klassifizierbare Formen von familiärem Hypogonadismus s. bei NOWAKOWSKI und LENZ (1961).

4. Hypogonadismus bei Unterernährung, bei Hypothyreose und bei Urämie. Eiweißarme Ernährung führt zu einem gemischt sekundären oder tertiären und primären Hypogonadismus durch Schädigung der Leydig-Zellen. Das Serum-Testosteron ist vermindert.LH kann erhöht, zuweilen auch erniedrigt sein, spricht aber regelmäßig auf LHRH an, FSH wird erhöht gefunden. Nach Wiederernährung erholt sich die Leydig-Zell-Funktion nicht vollständig (SMITH, 1975). Beim unterernährten Kalb tritt die Geschlechtsreife verzögert ein, die Testes enthalten weniger Testosteron, die Samenblasen produzieren weniger Fructose und Citrat, die Samenbildung ist weniger beeinträchtigt. Dies sind sehr wahrscheinlich Folgen mangelnder Gonadotropinsekretion. Jedoch sprechen die Samenblasen des unterernährten Tieres außerdem weniger auf Testosteron an (MANN, 1967). Langdauernde Hungerzustände können beim Menschen zu Atrophie von Tubuli und Interstitium führen (UEHLINGER, 1948). Das sowohl unter japanischer Kriegsgefangenschaft als in deutschen Konzentrationslagern beobachtete Syndrom von Hypogonadismus mit Gynäkomastie, das eigenartigerweise erst bei Wiederernährung nach langem Hungern auftrat, ist in seiner Pathogenese nicht geklärt (s.S. 498f.). Zinkmangel bei qualitativer Unterernährung kann zu Hypogonadismus führen (PRASAD, 1969).

Eine besondere Form von sekundärem Hypogonadismus verschiedener Schwere bei normal großen oder vergrößerten Testes mit vorwiegend tubulärer Insuffizienz wurden beim Myxödem beschrieben (De la Balze, 1962). Die Gonadotropin-produzierenden Zellen sollen durch die Hypertrophie der TSH-produzierenden Zellen verdrängt und geschädigt werden. Umgekehrt ist bei Hypothyreose aber auch eine durch „feed back-overlap" bedingte Überproduktion von Gonadotropinen möglich, die eine Pubertas praecox zur Folge hat (vgl. Kap. XIX, S. 1026).

In der Urämie unter Hämodialyse wird ein interstitieller und tubulärer Hypogonadismus beobachtet, der sich klinisch in Sterilität, Impotenz und Verlust der Libido äußert und auf einen gestörten Rückkopplungsmechanismus im Hypothalamus zurückgeführt wird, bei gleichzeitiger Schädigung des Testes. Plasma-LH und -FSH sind meist erhöht, Plasma-Testosteron erniedrigt. Die Spermatogenese ist besonders in den weiteren Stufen gestört. Clomiphen und LHRH läßt die Gonadotropine und das Testosteron ansteigen. Nach Transplantation bildet sich der Hypogonadismus zurück (Lim, 1975; Holdsworth, 1977). Ob Hyperprolactinämie – nicht selten besteht Gynäkomastie – eine Rolle spielt, ist nicht entschieden.

5. *Panhypopituitarismus, partielle Hypophyseninsuffizienz.* Die Befunde dieser Untergruppe, des Hypogonadismus bei Läsionen der Hypophyse, wie auch des hypophysären Zwergwuchses werden im Kapitel der Hypophyse abgehandelt (s.S. 88ff.). Der Hypogonadismus beim echten Babinski-Fröhlichschen Syndrom, die sog. „Dystrophia adiposo-genitalis" (s.S. 1019f.), gehört ebenfalls in diese Gruppe.

6. *Das adrenogenitale Syndrom* (s. auch S. 363ff.). Beim Manne führt das AGS ebenso wie bei der Frau zu Hypogonadismus. Scheinbar paradox gesellt sich zum *Hypergenitalismus*, d.h. der übermäßigen Entwicklung der Geschlechtsmerkmale, ein *Hypogonadismus*, eine Atrophie bzw. Hypoplasie beider Anteile der Keimdrüsen, die auf die Hemmung der Gonadotropine durch die Nebennierenrinden-Androgene und Oestrogene zurückzuführen ist (s.S. 369f.). Ektopisches Nebennierenrindengewebe in den Hoden kann dagegen wuchern und zu einer Vergrößerung des Hodens und damit zur Fehldiagnose eines primären Hodentumors führen (Hedinger, 1954).

Das histologische Bild der Testes gleicht weitgehend dem des hypogonadotropen Eunuchismus: Leydig-Zellen fehlen, die Tubuli haben ein geringes Lumen, nur Sertoli-Zellen und Spermatogonien sind nachzuweisen (Nowakowski, 1952). Bei Kindern mit adrenogenitalem Syndrom gleicht sich die Hodenentwicklung unter Behandlung dem Knochenalter an. Es kann damit zu einer echten testiculären Frühreife kommen.

7. *Oestrogentherapie.* Oestrogene hemmen die Gesamtgonadotropine, das Verhältnis von FSH zu LH ändert sich dabei nicht. Sie führen beim Manne zur Atrophie der Testes, zu Azoospermie, zu Androgen-Ausfallserscheinungen und zu Gynäkomastie. Oestrogentherapie, wie sie vor allem bei Erkrankungen der Prostata angewendet wird, führt meist zur Gynäkomastie. Die Empfindlichkeit des männlichen Brustdrüsenepithels auf Oestrogene ist jedoch individuell sehr verschieden. Die Ansprechbarkeit der Drüse kann durch Röntgenbestrahlung aufgehoben werden. Die Libido läßt nach, die Ejaculationen sistieren. Pubes- und Axillarbehaarung können sich zurückbilden, im übrigen ist die Erscheinung dieser Patienten entsprechend dem Zustand des Spätkastraten wenig verändert. Die Gonadotropin-Ausscheidung ist auch unter relativ geringer Oestrogendosierung nicht mehr nachweisbar. Das Plasma-Testosteron und auch die 17-Ketosteroide sind meist vermindert. Die Hoden werden kleiner. Ihr histologisches Bild gleicht demjenigen des Hypophysenausfalles (s. S. 483, Abb. 20a). Bei kurzdauernder Oestrogenbehandlung von Wo-

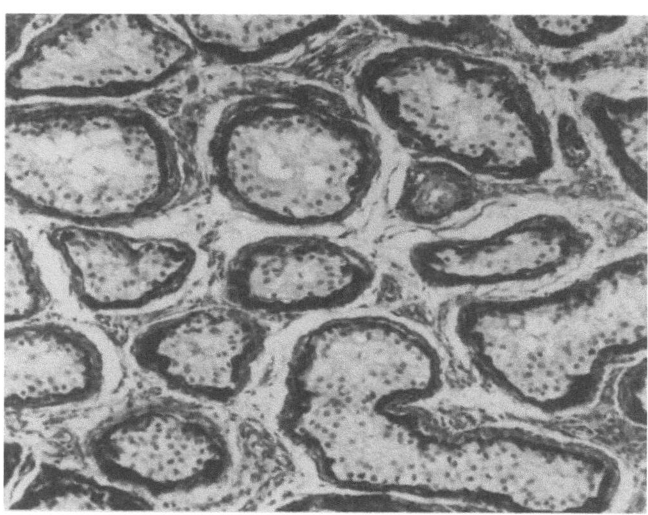

Abb. 17. MB 8819/55, 58jähriger Mann. Hodenatrophie bei Status nach Oestrogenbehandlung. Samenkanälchen atrophisch. Leydig-Zellen z.T. kaum mehr erkennbar. Van Gieson-Färbung 140:1

chen bis Monaten sind die Hodenschädigungen reversibel. Die Ursache der Leydig-Zellenatrophie ist der LH-Mangel.

Hypogonadismus bei Alkoholismus, bei Lebercirrhose und in seltenen Fällen bei Hepatitis ist in seiner Pathogenese nicht einheitlich und nicht völlig geklärt. Bei den meisten Patienten mit Lebercirrhose ist das gebundene und das freie Serum-Oestradiol erhöht und das gebundene und freie Serum-Testosteron erniedrigt, das Verhältnis von Oestradiol zu Testosteron erheblich gesteigert (CHOPRA, 1973; GALVÃO, 1973). Es werden vermehrt Androgene zu Oestrogenen umgebaut und diese in der Leber weniger inaktiviert, sie scheidet weniger Oestrogene aus (ADLERCREUTZ, 1974; BURGER, 1972). Bei anderen Patienten werden jedoch normale Sexualhormone gefunden (s. bei VAN THIEL, 1974). Die Feminisierung kann der Cirrhose vorangehen, und Impotenz, Sterilität, Testesatrophie, Gynäkomastie, fehlende Körperbehaarung werden sowohl bei normaler wie bei schwerst gestörter Leberfunktion gefunden. Der Alkoholabbau ergibt NADH, das die Testosteron-Biosynthese stören kann, und Alkohol interferiert mit der für die Spermatogenese wichtigen Vitamin A-Wirkung. Alkohol schädigt sowohl zentral als auch gonadal die Testorteronproduktion, auch unabhängig von Cirrhose (GORDON, 1976, VAN THIEL, 1976).

Zunächst scheinen die Testosteron-Biosynthese und die Spermatogenese direkt durch Alkohol gehemmt zu werden; später kommt es zu irreversiblen Schädigungen von Leber und Testes mit entsprechenden Störungen von Biosynthese und Ausscheidung der Sexualhormone (VAN THIEL, 1974; LITTMANN, 1975).

Schwere Hodenatrophien werden besonders auch bei Pigmentcirrhose als Teilsymptom einer Hämachromatose beobachtet. Der Hypogonadismus ist dabei vorwiegend hypogonadotrop (Hypophysenschädigung, Lebercirrhose mit vermindertem Oestrogenabbau), wobei allerdings ein direkter Zusammenhang zwischen Grad der Hodenatrophie und Intensität der Eiseneinlagerung im Hypophysenvorderlappen fehlt. Es besteht daneben offenbar auch eine primäre Schädigung der Testes durch Ablagerung von Fe-Salzen (GILBERT-DREYFUS, 1967).

8. Prolactin-Überproduktion (s. auch Kap. V, S. 106) führt beim Manne zu Libidoverlust, Impotenz Infertilität, leichtem Hypogonadismus (BOYAR, 1974; VOLPÉ, 1972) und selten zu Gynäkomastie oder sogar Galactorrhoe. Es gibt noch zu wenige Beobachtungen, um die Pathogenese mit Sicherheit zu klären. In ca. 50% sind die Gonadotropine vermindert, das LH mehr als das FSH, der LHRH-Test ergibt einen ungenügenden Anstieg (CHILD, 1975). Eine direkte hemmende Wirkung des Prolactins auf Leydig-Zellen und Tubuli ist nicht auszuschließen (CHILD, 1975; L'HERMITE, 1976). Ursachen können Prolactin-Sekretion-fördernde Medikamente sein (s. Kap. V, S. 105f.), vielleicht hypothalamische Störungen und vor allem das Prolactinom, das beim Manne gewöhnlich größer gefunden wird als das Mikroadenom der Frau, wahrscheinlich weil diese den Arzt wegen Amenorrhoe früher aufsucht als der Mann mit Libidoverlust als erstem Symptom. Über Therapie s. Kap. V, S. 105f., über Hyperprolactinämie bei Urämie S. 106.

β) Tubuläre Insuffizienz

Ob ein isolierter FSH-Ausfall beim Manne vorkommt, steht z.Z. nicht fest.

γ) Interstitielle Insuffizienz („Fertile Eunuchen")

Störungen der Hormonbildung bei normaler oder wenig gestörter Spermaproduktion als Folge von isoliertem LH-Ausfall liegt dem Syndrom der „fertilen Eunuchen" zugrunde (McCULLAGH, 1953). Es handelt sich um Individuen mit unterentwickelten männlichen Geschlechtsmerkmalen, fast stets normal großen Testes, normaler oder mäßig gestörter Spermatogenese, aber vollständigem Fehlen oder Hypoplasie der Leydig-Zellen. Das Spermavolumen ist bei normaler oder leicht verminderter Spermienzahl als Folge des Androgenmangels reduziert, es kann zur vollständigen Aspermie kommen. Die LH-Ausscheidung ist vermindert. In der Regel ist das Plasma-FSH normal, das Plasma-LH tiefnormal, vermindert oder fehlt vollständig, das Verhältnis FSH/LH stets erhöht (CHRISTIANSEN, 1972). Auf LHRH steigt LH prompt an, so daß eine hypothalamische Störung wahrscheinlich ist (HORNSTEIN, 1974; WILLIAMS, 1975; DEL POZO, 1975). Die 17-Ketosteroidausscheidung ist tiefnormal oder erniedrigt. Sowohl auf Choriongonadotropin als auf Testosteron entwickeln sich die sekundären Geschlechtsmerkmale. Das Syndrom ist möglicherweise eine weniger ausgeprägte Form von LHRH-Mangel als der hypogonadotrope Eunuchismus (SMALS, 1978).

5. Antiandrogene („chemische Kastration")

Für Übersichten s. NEUMANN (1974), GRÄF (1974) und HORN (1974).

Unter Antiandrogenen werden Substanzen verstanden, die kompetitiv über eine Blockierung der peripheren Receptoren androgene Wirkungen anderer Substanzen, insbesondere des Testosterons, aufheben.

Steroide, die androgene Wirkungen hemmen oder auslöschen, sind in großer Zahl geprüft worden (DORFMANN, 1968; NEUMANN, 1968, 1974). Theoretisch und klinisch von Interesse sind jedoch bis jetzt nur die Verbindungen Cyproteron und

Cyproteron-Acetat, wobei das erste selbst biologisch inaktiv ist, das zweite starke gestagene Wirkung hat und insbesondere die Komplexbildung des 5α-Dihydrotestosterons mit den intracellulären Receptoren hemmt (FANG, 1969). Cyproteron steigert beim Manne, nicht aber bei der Frau die Gonadotropinsekretion. Es kommt zu einer vorübergehenden Stimulation der Leydig-Zellen und Testosteron-Sekretion, bis die übermäßige Testosteronproduktion die antiandrogene Wirkung überspielt. Das Cyproteron-Acetat hingegen hemmt bei der Frau die Gonadotropine, während es sie beim Manne unbeeinflußt läßt. Die Leydig-Zellen werden vorübergehend gehemmt, die Spermatogenese jedoch zunehmend reduziert (NEUMANN, 1974; GRÄF, 1974). Therapeutisch findet daher nur Cyproteron-Acetat Verwendung.

Dem schwangeren Tier verabfolgt, beeinflußt das Cyproteron die Sexualdifferenzierung des Fetus irreversibel in dem Sinne, daß die normalerweise durch Androgene ausgeübten Hemmwirkungen aufgehoben, aber auch die Androgen-induzierten Bildungen hintangehalten werden. Die Gonadenbildung selbst wird nicht beeinflußt, jedoch werden die Wolffschen Gänge unterdrückt, die Müllerschen Gänge bleiben unbeeinflußt, soweit sie nicht von Androgen-unabhängigen Faktoren reguliert werden. Den männlichen Feten fehlen die Gonadukte, die Prostata, während eine Vagina, nicht aber der Uterus gebildet wird. Die äußeren Geschlechtsorgane bleiben weiblich, weil dazu keine Hormonwirkung notwendig ist. Bei der männlichen Ratte bilden sich Milchdrüsen wie beim Weibchen, die durch Oestrogen-Progesteron stimulierbar sind. Es wird somit beim Fetus das Bild der testiculären Feminisierung reproduziert (s. S. 675ff.), was für die Hypothese der peripheren Androgenresistenz als Ursache dieses hereditären Leidens spricht. Beim erwachsenen Manne wird auf chemischem Weg die Kastration oder das Syndrom des männlichen Klimakteriums nachgeahmt. Libido und Potenz werden 1–3 Wochen stark – doch reversibel – vermindert (OTT, 1968), die sekundären Geschlechtsmerkmale jedoch gehen beim Erwachsenen relativ wenig zurück. Die Spermatogenese wird nach 6–10 Wochen stark gestört, die Gonocyten reifen nur bis zu Spermatiden, während die Leydig-Zellen eher hypertrophieren. Nach Absetzen der Medikation scheinen sich wieder normale Verhältnisse einzustellen (OTT, 1968). Das Wachstum und die Funktion der von Androgenen abhängigen Drüsen, wie Prostata, Präputialdrüsen und vor allem der Talgdrüsen der Haut, werden gehemmt, die hypothalamisch-hypophysäre Gonadotropinhemmung wird aufgehoben, auch gegenüber exogenem Testosteron. Es treten Kastrationszellen in der Adenohypophyse auf (NEUMANN, 1967). Bei der hirsuten, amenorrhoischen Frau stellt sich der Hypothalamus wieder auf rhythmische Regulation der Ovarien ein, das Serum-LH nimmt signifikant zu (WALSH, 1972). Cyproteron-Acetat hemmt im Tierversuch die ACTH-Ausschüttung (NEUMANN, 1974); wie weit auch klinisch eine sekundäre Nebenniereninsuffizienz ins Gewicht fällt (GIRARD, 1976), bleibt zu überprüfen. Außerdem ist aber ein Eingreifen des Cyproterons als falscher Transmitter auch in den Auf- und Abbau des Testosterons anzunehmen. Änderungen im Anfall von Vorstufen und Metaboliten des Testosterons werden gefunden (APOSTOLAKIS, 1968; BREUER, 1968; Übersicht bei NEUMANN, 1974), die Testosteronausscheidung wird vermindert. Von Testosteron stimulierte Enzyme wie LDH und die saure Phosphatase nehmen ab. Als weitere zentrale Wirkung kann auch im Tierversuch einwandfrei eine Verminderung der Libido festgestellt werden.

Klinisch hat sich Cyproteron-Acetat bereits in der Psychiatrie bewährt bei übermäßigem Geschlechtstrieb, an dem die Patienten leiden oder der sie mit der Legalität in Konflikt geraten läßt.

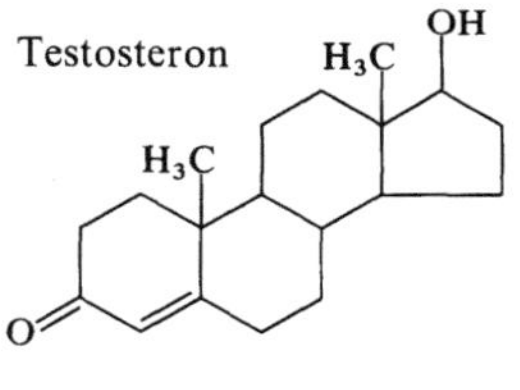

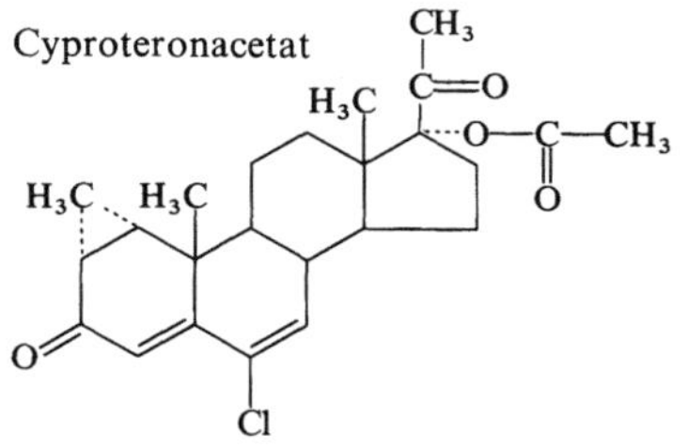

Testosteron

Cyproteronacetat

(1,2α-Methylen-6-chlor-$\Delta^{4,6}$-pregnadien-17α-ol-3,20-dion-17α-acetat)

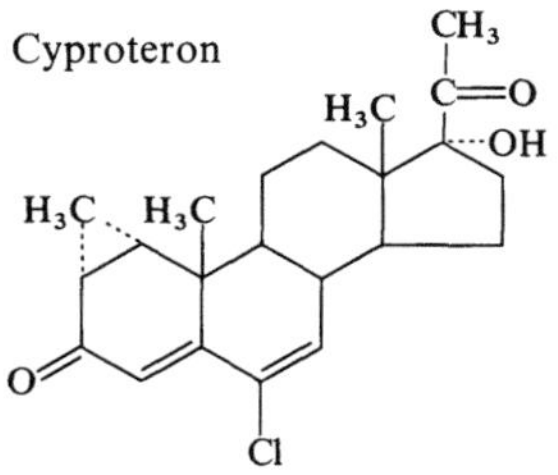

Cyproteron

(1,2α-Methylen-6-chlor-$\Delta^{4,6}$-pregnadien-17α-ol-3,20-dion)

Abb. 18. Formeln: Testosteron, Cyproteronacetat, Cyproteron

Die Vorteile gegenüber der Oestrogen-Therapie, welche über die Gonadotropinhemmung zur Testisatrophie und außerdem zur Gynäkomastie führt, liegen auf der Hand. Von weiteren möglichen klinischen Indikationen sind am Menschen bereits die Wirkung gegen die Acne und den Hirsutismus mit einem gewissen, auf die Dauer der Medikation beschränkten Erfolg erprobt worden, obwohl die Anwendung von Cyproteron bei Frauen im gebärfähigen Alter die Gefahr mit sich bringt, bei einer unbemerkten Schwangerschaft ein feminisiertes männliches Kind zu bekommen. Die Verwendung der sog. umgekehrten Sequenztherapie (100 mg Cyproteron-Acetat und 50 µg Aethinyloestradiol) führt allerdings gleichzeitig zur Ovulationshemmung (HAMMERSTEIN, 1969; IRVINE, 1974) (s. Kap. VII, S. 384). Geprüft wird die Anwendung bei gewissen Formen der Amenorrhoe, bei Pubertas praecox des Knaben sowie zur Verhinderung des vorzeitigen Epiphysenfugenschlusses beim kongenitalen adrenogenitalen Syndrom. Weitere Indikationen, wie Prostatahyperplasie und Prostata-Carcinom, sind ermutigend, befinden sich aber noch in Auswertung (GRÄF, 1974).

Die Dosierung beträgt je nach Indikation 50–100 mg täglich. Die Wirkung von 0,5 mg Testosteronpropionat auf die Talgdrüsen kann durch 1 mg Cyproteron gehemmt werden. Für andere Erfolgsorgane des Testosterons ist die Relation noch nicht bekannt. Da Cyproteron selbst biologisch unwirksam ist und toxische Wirkungen bisher nicht bekannt wurden, steht einer klinischen Prüfung bei allen diesen Patienten mit Ausnahme der Frauen im gebärfähigen Alter nichts entgegen. Soldactona, ein Aldosteron-Antagonist (DYMLING, 1972) und Danazol (SHERINS, 1971; POTTS, 1974) führen zu einer verminderten Testosteronsekretion aus den Testes. DIMP, ein nicht-steroidales Antiandrogen, blockiert die Wirkung von Testosteron und anderen Androgenen an ihren Endorganen (BORIS, 1973).

Über weitere Antiandrogene, wie Chlormadinone, Benorterone, Medroxyprogesteron-Acetat, Medrogeston, Amadinone u.a., s. Übersicht bei GRÄF (1974), über Flutamide bei KATCHEN (1975).

6. Differentialdiagnose und Synopsis des männlichen Hypogonadismus

In Differentialdiagnose zum männlichen Hypogonadismus steht in erster Linie der Panhypopituitarismus (s. S. 92ff.). Das klinische Bild weist zusätzlich zu den Zeichen des Eunuchoidismus hypothyreote Züge auf, die sich vor allem im Gesicht durch einen müden, gedunsenen Ausdruck bemerkbar machen (Kap. V, Abb. 3b). Die gleichzeitig vorhandene Nebennierenrinden-Insuffizienz tritt dagegen aspektmäßig, abgesehen von der Blässe der Haut wenig zutage, sie macht sich durch herabgesetzte Leistungsfähigkeit bemerkbar. Die Funktionsprüfungen der Schilddrüse und der Nebenniere werden die Hypophyseninsuffizienz vom Hypogonadismus sicher abtrennen lassen (s. S. 121).

Die konstitutionelle Abart, der „Pseudoeunuchismus", läßt sich gegenüber dem echten Hypogonadismus durch die normale Testesgröße und durch intakte Geschlechtsfunktion ohne Schwierigkeiten abgrenzen, obwohl das knabenhafte Gesicht, die kindliche Stimme, spärlicher Bartwuchs, spärliche Körper- und Axillarbehaarung zunächst an Eunuchismus denken lassen. Es muß dieser Konstitutionsanomalie eine ungenügende Ansprechbarkeit der Gewebe auf Testosteron zugrunde liegen.

Hingegen ist im jugendlichen Alter die Differentialdiagnose des hypogonadotropen Hypogonadismus gegenüber der verzögerten Pubertät schwierig, sie kann vor dem 18. Jahr zuweilen nur durch den LHRH-Test (s. S. 507) oder durch Therapieversuche möglich sein (Kap. XIX).

Laboratoriumsuntersuchungen können nützen: bei verzögerter Pubertät ist das Plasma-Testosteron schon vor dem Erscheinen der sekundären Geschlechtsmerkmale im Erwachsenen-Normalbereich und mit HCG oder LHRH normal stimulierbar.

Für die Differentialdiagnose der Untergruppen sind im allgemeinen Hormonbestimmungen und Testisbiopsie notwendig. Folgende Leitsätze ermöglichen zuweilen eine Einteilung, auch ohne diese Bestimmungen.

1. Störungen des tubulären Apparates führen zu Azoospermie und im allgemeinen zu verkleinerten Testes. Dagegen sind die männlichen Geschlechtsmerkmale bei isoliertem tubulärem Ausfall nicht beeinträchtigt.

2. Die Leydig-Zell-Insuffizienz hingegen läßt sich durch den Ausfall der sekundären Geschlechtsmerkmale (Schnauz-, Bartwuchs, Axillarbehaarung, Pubes, Prostata) erkennen, die Testes brauchen nicht verkleinert zu sein.

7. Therapie

(bezüglich der Altersindikation s. Kap. XIX)

Für die Therapie des männlichen Hypogonadismus bestehen grundsätzlich zwei Möglichkeiten: Substitution mit Androgenen oder Stimulation der Testesreifung mit Choriongonadotropin. Für die primäre Testesinsuffizienz kommt nur Substitution in Betracht. Dagegen besteht theoretisch für die sekundäre Testesinsuffizienz die Möglichkeit der Stimulation der Eigenproduktion von Testosteron durch Gonadotropine. FSH-enthaltende, aus dem Serum schwangerer Stuten gewonnene Präparate (pregnant mare serum, PMS) bilden Antikörper beim Menschen und sind unwirksam. Menschliches, aus Hypophysen gewonnenes Gonadotropin ist heute nur für die Forschung in beschränkten Mengen erhältlich.

Vorwiegend FSH enthaltende Präparate aus dem Urin von Frauen in der Menopause (human menopausal gonadotropin, HMG) sind zwar noch sehr kostspielig, jedoch schon kommerziell erhältlich (Pergonal, Humegon). Dagegen stehen in dem aus dem Harn schwangerer Frauen gewonnenen Choriongonadotropin (human chorionic gonadotropin, HCG) wirkungsvolle, ähnlich wie LH wirkende Präparate zur Verfügung. Das Choriongonadotropin eignet sich für zeitlich beschränkte Kuren, jedoch nicht für die Dauertherapie, die Substitution mit Testosteron ist auf die Dauer vorzuziehen. Das Indikationsgebiet des Choriongonadotropins beim männlichen Hypogonadismus beschränkt sich damit auf besonders geeignete Fälle von hypogonadotropem Eunuchismus und auf den Kryptorchismus (s.S. 483). Die Wiederherstellung der Spermatogenese und Fertilität mit HMG und HCG ist heute beim hypophysenlosen Manne grundsätzlich möglich (s.S. 495).

a) Substitution

Zur Substitutionstherapie werden vor allem das genuine Testeshormon Testosteron und seine Ester verwendet. Die Dosierung ist je nach dem Grade der Ausfallserscheinungen und nach dem individuellen Ansprechen zu bemessen. Plasma-Testosteronbestimmungen lassen erkennen, daß mit vollwertiger Substitution die Werte im Normalbereich erwachsener Männer liegen. Bei vollständigem Ausfall soll die initiale Therapie möglichst stark sein, täglich 25 mg oder 2–3mal wöchentlich 50 mg Testosteronpropionat intramuskulär. Die Wirkung dieser Therapie tritt rasch ein, sie kann sich schon nach Stunden bemerkbar machen. Nach einigen Tagen treten die ersten Erektionen auf. Pubes- und Axillarbehaarung beginnen nach 1–2 Wochen zu wachsen. Ein Umschlag der Stimme wird nach 3–6 Wochen bemerkt. Wie in der Pubertät kann es zu Acne im Gesicht und am Stamm kommen, eine leichte, oft schmerzhafte Gynäkomastie macht sich häufig wie in der Pubertät bemerkbar. Schnauz- und Bartwuchs tritt zuletzt in Erscheinung, erreicht jedoch in der Regel nicht das normale Ausmaß. Patienten mit präpuberalem Hypogonadismus müssen bei im übrigen vollem Behandlungserfolg sich kaum mehr als zweimal wöchentlich rasieren. Für die nicht völlige Normalisierung der sekundären Geschlechtsmerkmale (JOHNSEN, 1962) ist offenbar die nicht zeitgerechte Applikation verantwortlich.

Sind die Geschlechtsmerkmale nach 2 bis 4 Monaten voll entwickelt, so genügen 2–3mal wöchentlich 25 mg Testosteronpropionat zu deren Erhaltung. Von Vorteil ist die Verwendung von Depotpräparaten. Die subcutane Tabletten-Implantation von freiem Testosteron ist heute überholt.

Bequem ist heute die monatliche Injektion langsam löslicher Ester oder Estergemische wie Isobutyrat, Cyclopentylpropionat, Phenylpropionat, Valerianat, Undecylenat, Caprinoylacetat, Oenanthat. Zahlreiche Handelspräparate stellen Gemische von rasch und von protrahiert wirksamen Testosteronestern dar, die in öliger Lösung zu 250 mg (150–300 mg) monatlich intramuskulär appliziert die Symptome eines vollständigen Testesausfalles befriedigend zu kompensieren vermögen. Noch höhere Dauerdosierung ist nur bei anticanceröser Therapie, zur Erzielung anaboler Effekte oder zur Verhinderung übermäßigen Großwuchses (s. Kap. XIX, S. 1009) angezeigt. Überdosierung ist zu vermeiden, sie kann zu allzu häufigen Pollutionen, zu Priapismus und zu Polycythämie führen.

Da die Wirkung dieser Estergemische rasch einsetzt, können sie schon zu Beginn der Substitutionstherapie verwendet werden, sie sind dann höher zu dosieren, z.B. zweiwöchentlich 250–500 mg. Die Wirkung von Testosteron ist jedoch je nach dem Grundleiden verschieden stark, was bei der Dosierung zu berücksichtigen ist. Insbesondere ist die Ansprechbarkeit auf Testosteron bei Wuchshormonmangel eindeutig vermindert (ZACHMANN, 1970).

Für die Therapie des männlichen Klimakteriums dürften kleinere Dosen, z.B. 2mal wöchentlich 10–25 mg Testosteronpropionat intramuskulär oder 50 mg eines Depotpräparates alle 4 Wochen, genügen.

Die perorale Testosterontherapie hat neben dem Vorteil der Unabhängigkeit vom Arzt den Nachteil einer geringeren Wirkung, höherer Kosten und dem Risiko eines cholostatischen Ikterus. Für die perorale Applikation wird das Methylderivat des Testosterons, das über die Lymphbahnen unter Umgehung des Pfortaderkreislaufes in die Zirkulation gelangen soll, verwendet. Zur Substitution sind 25–150 mg täglich nötig. Peroral wirksamer ist das Fluoxymesteron, ein halogenisiertes Testosteronderivat, das in Dosen von 5–20 mg täglich eine genügende Substitution erlaubt, die jedoch der mit den Injektionspräparaten erzielten Wirkung nicht gleichkommt. Mesterolon (1α-Methyl-5α-androstan-17β-ol-3-on) kann peroral ohne das Risiko der Cholostase verwendet werden, da es keine Methylgruppe am Atom 17 trägt. Es wird nicht zu Oestrogenen umgewandelt. Klinische Prüfungen haben gezeigt, daß beim Menschen wie beim Tier die Gonadotropine nicht gehemmt werden und damit die Spermatogenese nicht beeinträchtigt wird (PETRY, 1968; LUDVIK, 1970). Schließlich kann auch freies Testosteron in Tabletten, 4mal täglich 50 mg, zu einem normalen Testosteronspiegel im Blut verhelfen (JOHNSEN, 1974), der Nachteil ist die viermal täglich notwendige Tabletteneinnahme. Ob sich Testosterone-Undecanoat, 60–90 mg/d p.o., als Dauersubstitution bewähren wird, bleibt zu überprüfen (HIRSCHHÄUSER, 1975; NIESCHLAG, 1975).

Auch dem Testosteron kommt, wie zahlreichen Steroiden, eine geringe natriumretinierende Wirkung zu. Bei hoher Dosierung können deshalb besonders bei alten Leuten Ödeme auftreten. Dem läßt sich durch kochsalzarme Diät vorbeugen. Bezüglich der Wirkung des Testosterons auf die Spermatogenese vgl. S. 460.

b) Stimulation der Hormonproduktion

Bei isoliertem Gonadotropinausfall ist der Versuch indiziert, die Testesreife und Hormonproduktion mit Choriongonadotropin (HCG) zu fördern. Die Substitution mit Testosteron hat zeitlebens zu erfolgen. Sie kann wohl den Ausfall der sekundären Geschlechtsmerkmale und die Stoffwechselstörungen sowie die Auswirkungen auf die Psyche beheben, aber die Patienten bleiben unfruchtbar. Mit HCG hingegen kann die Reifung der Testes in Gang gebracht werden, indem die Testes größer werden und die Leydig-Zellen sich entwickeln. Zur Erzielung einer Spermatogenese ist dann zusätzlich HMG notwendig. HCG hat hoch dosiert und über lange Zeit, mindestens 3 Monate, injiziert zu werden. Viele Versager sind auf eine ungenügende Dosierung zurückzuführen. Nach unserer Erfahrung wird mit 1–2mal wöchentlich 5000Einheiten eine gute Wirkung erreicht, andere empfehlen 300–2500 E täglich.

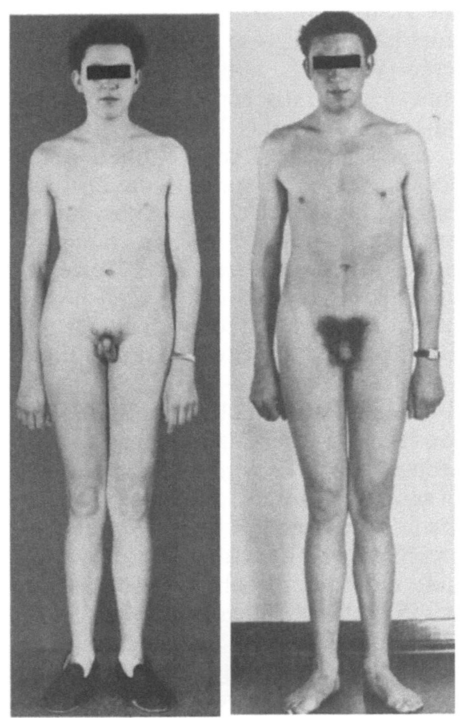

Abb. 19a u. b. 23jährig. Idiopathischer Eunuchoidismus. (a) Vor Behandlung. (b) 5 Monate danach, nach erster Kur mit Choriongonadotropin (120000 IE in 3 Monaten)

Bei Ansprechbarkeit der Testes kommt es unter dieser Therapie rasch, schon nach einer Woche zu den ersten Anzeichen einer einsetzenden Pubertät: die vollständige Entwicklung, die physiologischerweise 3–4 Jahre beansprucht, läuft innerhalb 3 Monaten ab (Abb. 19). Wie aus wiederholten Testesbiopsien während der Choriongonadotropin-Therapie hervorgeht, setzt zuerst ein rasches Wachstum der Leydig-Zellen ein, die hypertrophisch werden. Gleichzeitig kommt es zu Verdikkungen der tubulären Tunica propria, was jedoch nicht als Degenerationszeichen gedeutet werden darf, sondern einen Testosteroneffekt darstellt (Bartter, 1952). Die Sertoli-Zellen reifen, es bildet sich in den Tubuli ein Lumen, und die Zellen der Spermatogenese erscheinen (Abb. 20). Auch bei vollständiger Unreife der Tubuli vor der Behandlung kann nach 3 Monaten Therapie ein Sperma mit zahlreichen Spermatozoen erreicht werden. Das Plasma-Testosteron, die 17-Ketosteroide wie auch die Oestrogene steigen an und können rasch normale bis übernormale Werte erreichen.

Nach einer ersten Kur von 3–6 Monaten wird man eine Pause von 3–6 Monaten einschalten. Wie bei der Beschreibung des hypogonadotropen Eunuchismus ausgeführt, wird der Erfolg bei einem Teil der Patienten ein dauernder sein, wenn die Störung einzig auf einem Versagen des normalen Auslösungsmechanismus der Pubertät beruhte. Bei den anderen Patienten werden sich die sekundären Geschlechtsmerkmale allmählich im Verlaufe von 2–5 Monaten wieder zurückbilden. Es bleibt aber oft ein höherer Reifegrad zurück als vor der Behandlung. In diesen Fällen ist eine 2. und 3. HCG-Kur indiziert. Nach drei Kuren ist gewöhnlich der besterreichbare Reifegrad erzielt, und ein allfälliger wuchs (S. 96). Die Testosteronproduktion scheint Dauer-Substitutionstherapie mit Testosteron auszugleichen. Nach Bartter haben Fälle, die ein reiferes histologisches Bild aufweisen, gegenüber den vollständig unreifen Formen mehr Aussicht auf Dauererfolg.

Die HCG-Kur ist aufwendig für Patient und Arzt und läßt auch bei einem partiellen Dauererfolg in der Regel die Testosteron-Substitution zeitlebens nicht vermeiden, so daß oft vorgezogen wird, auch den sekundären Hypogonadismus zum vornherein mit Testosteron-Estern zu substituieren. Nur wenn, wenigstens für beschränkte Zeit, Fertilität erzielt werden soll, ist die Testosteronsubstitution zu unterlassen und HCG, später kombiniert mit HMG, zu verabfolgen (s. S. 495).

Auch LHRH kann therapeutisch verwendet werden und die Spermatogenese in Gang bringen. Es muß aber dauernd alle 8 Std s.c. in der Dosierung von 500 µg injiziert werden (Mortimer, 1974). Analoge könnten vielleicht bald diese Therapie vereinfachen.

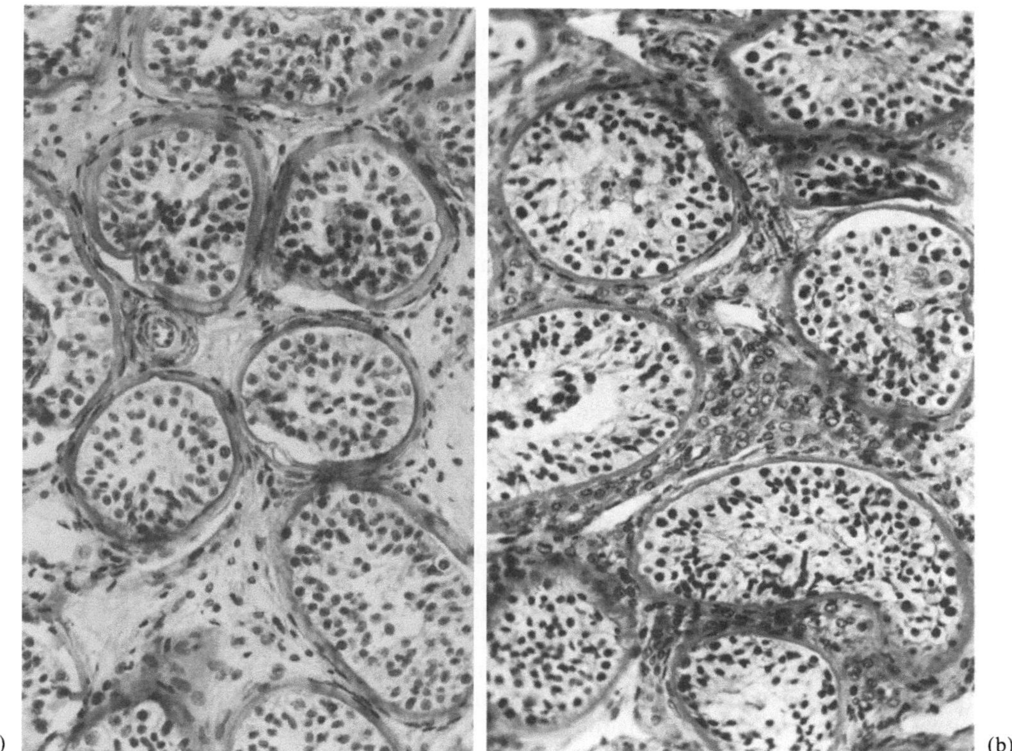

Abb. 20a u. b. MB 268/53 und 4837/53. 23jähriger Mann. Hoden bei hypogonadotropem Hypogonadismus. (a) Vor Behandlung. (b) Nach Gonadotropinbehandlung. Samenkanälchen etwas besser entwickelt. Tunica propria schmäler. Leydig-Zellen herdförmig gewuchert. HE-Färbung 180:1

F. Kryptorchismus (Retentio testis)

A. PRADER

Mit Beitrag von

CHR. HEDINGER

1. Definition und Häufigkeit

Im deutschsprachigen Bereich versteht man unter Kryptorchismus nur die abdominale Hodenretention. In diesem Kapitel ist jedoch wie im anglosächsischen Sprachgebrauch unter *Kryptorchismus* oder *Retentio testis* ganz allgemein der unvollständige Descensus der Hoden gemeint. Im Gegensatz dazu spricht man von einer *Ectopia testis*, wenn die Hoden an einer Stelle liegen, die sie normalerweise nie erreichen. Eine normale Varietät, die fälschlicherweise immer wieder als Kryptorchismus angesehen und behandelt wird, sind die zeitweise inguinal und zeitweise scrotal liegenden Hoden (*Wander-* oder *Pendelhoden*).

Der Descensus erfolgt normalerweise in der Fetalzeit und ist bei der Geburt meistens beendet. Die Faktoren, die den Descensus bewirken, sind nicht genau bekannt. Wahrscheinlich spielt das hypophysäre LH des Fetus, vielleicht auch das placentäre Choriongonadotropin (HCG) eine wesentliche Rolle, sei es direkt oder indirekt über die Stimulation der Androgenproduktion in den fetalen Leydig-Zellen.

Beim ausgetragenen Neugeborenen beträgt die Häufigkeit des Kryptorchismus 2–3% (SCORER, 1964; VILLUMSEN, 1966). Bei Frühgeborenen ist die Häufigkeit höher. In den ersten Lebenswochen und Monaten erfolgt häufig ein verspäteter Descensus, so daß im Schulalter die Häufigkeit nur etwa 0,8% beträgt. Höhere Häufigkeitsangaben beruhen auf schlechter Untersuchungstechnik (COUR-PALAIS, 1966). Entgegen früheren Annahmen scheint ein spontaner Descensus nur in den ersten Lebensmonaten und gelegentlich noch in der Pubertät, sonst aber nicht vorzukommen. Beim Erwachsenen schwanken die Häufigkeitsangaben zwischen 0,2 und 0,9%. In 10–20% aller Fälle ist der Kryptorchismus bilateral. Die Ektopie ist etwa 10mal seltener als die Retention.

2. Ätiologie

Als Ursache kommen eine endokrine Störung, ein anatomisches Hindernis und eine minderwertige Hodenanlage in Betracht. Gelegentlich scheint es sich auch um ein einfaches Erbmerkmal mit unregelmäßig dominanter Vererbung zu handeln (KLEIN, 1963).

Über die *endokrinen Ursachen* des Kryptorchismus weiß man nichts Sicheres. Interessant ist die Tatsache, daß bei manchen präpuberalen Jungen und jugendlichen Erwachsenen die Basiswerte von LH und die Spitzenwerte nach Stimulation mit LHRH erniedrigt sind (JOB, 1974; WERDER, 1976), so daß ein partieller LH-Mangel als Ursache vermutet werden könnte. Im gleichen Sinne spricht die Häufigkeit des Kryptorchismus bei isoliertem Gonadotropinmangel (S. 474), beim Kallmann-Syndrom (S. 475) und beim hypophysären Minderwuchs (S. 96). Die Testosteronproduktion scheint allerdings auch bei einem partiellen LH-Mangel kaum gestört, obwohl vor der Pubertät Testosteron im Plasma und im Urin im HCG-Test ungenügend ansteigt (CANLORBE, 1974).

Anatomische Hindernisse können sowohl zu einer Ektopie wie zu einem Kryptorchismus führen. Entweder ist der Inguinalkanal nicht genügend durchgängig oder die A. spermatica zu kurz, oder es besteht eine kongenitale Hernie (Persistenz des Processus vaginalis). Die Hernie hindert den Descensus oder führt zu Verwachsungen und damit zur Fixation des Hodens an falscher Stelle. Der Nachweis eines anatomischen Hindernisses als Ursache des Kryptorchismus ist in den meisten Fällen nur operativ möglich.

Möglicherweise sind manche nicht descendierte Hoden schon in ihrer Anlage minderwertig (dysplastische oder dysgenetische Hoden). Dafür spricht die Tatsache, daß bei einseitigem Kryptorchismus auch der scrotale Hoden oft in Größe und Histologie nicht normal ist und daß manche Dysmorphiesyndrome mit einem Kryptorchismus einhergehen (Prader-Labhart-Willi-Syndrom, S. 475f., Trisomie 13, Trisomie 18, Intersexsyndrome, S. 659ff.: Klinefelter-Syndrom, Syndrom der XX-Männer, asymmetrische gemischte Gonadendysgenesie, männliches Turner-Syndrom, Oviduktpersistenz).

3. Folgen des Kryptorchismus

Die Folgen des Kryptorchismus sind mehrfacher Art. Einmal ist der inguinal gelegene Hoden *traumatischen Schädigungen* mehr ausgesetzt als der scrotale Hoden. Außerdem sollen *Hodentorsionen* häufiger vorkommen. Bei den nicht selten auftretenden spontanen Schmerzen in der Gegend der retinierten Hoden ist immer auch an eine *incarcerierte Hernie* und an eine Hodentorsion zu denken. Im Erwachsenenalter, nicht aber im Kindesalter sind *maligne Tumoren* des retinierten Hodens häufiger (je nach Autor 10–50mal häufiger) als Tumoren des scrotalen Hodens. Allerdings scheint der retinierte Hoden auch nach der Verlegung ins Scrotum tumoranfälliger zu sein (GILBERT, 1941), so daß offenbar nicht die Retention, sondern die Hodendysplasie oder die Hodenatrophie als Ursache der erhöhten Tumorhäufigkeit anzusehen ist.

Von verschiedenen Autoren werden auch die *psychischen Komplikationen* des Kryptorchismus hervorgehoben. Zweifellos gibt es kryptorche Knaben und Männer, bei denen das Bewußtsein einer „mangelhaft entwickelten Männlichkeit" und der Spott der Kameraden zu nachteiligen psychischen Rückwirkungen führen.

Die weitaus bedeutsamste Folge des Kryptorchismus ist jedoch die *Hodenatrophie*. Sie ist wahrscheinlich darauf zurückzuführen, daß die Umgebungstemperatur des retinierten Hodens 1,5 bis 4° höher ist als im Scrotum. Während die Tubulusentwicklung und die Spermatogenese davon stark betroffen sind, leidet die Entwicklung der Leydig-Zellen und deren inkretorische Funktion nur wenig.

4. Pathologische Anatomie

Retinierte Hoden bleiben in der Regel in der Größenentwicklung zurück, sie sind beim Erwachsenen meist deutlich verkleinert. Ihr mikroskopisches Bild wird in erster Linie durch das Alter des Patienten bestimmt, während sichere Beziehungen zum Grad der Retention, d.h. zur Lokalisation des retinierten Hodens, fehlen. Unmittelbar nach der Geburt sind keine pathologischen Prozesse erkennbar, sofern es sich nicht um einen dysplastischen Hoden handelt. Bereits in den ersten Lebensmonaten und Jahren treten aber deutliche Veränderungen auf, die sich vor allem in einer stark reduzierten Spermatogonienzahl und einer meist eher diskreten Verminderung des Kanälchendurchmessers gegenüber normal gelagerten Hoden äußert. Schon in den ersten Lebensjahren werden daher nicht selten bereits fast ausschließlich spermatogonienfreie Kanälchen gefunden (SALLE, 1968). Soweit sich diese Frage heute bereits beantworten läßt, scheint es sich dabei in der Mehrzahl der Fälle um eine erworbene und nicht um eine angeborene Störung zu handeln (HEDINGER, 1971; REISERT, 1977). Mit Beginn der Pubertät werden alle diese Veränderungen nur noch deutlicher. Die Kanälchen entwickeln sich wohl weiter, bleiben aber kleiner als normal, ihre Tunica propria wird verdickt und hyalinisiert, die Sertoli-Zellen reifen, das Keimepithel fehlt meist aber bereits vollkommen oder geht zugrunde. Das histologische Bild des kryptorchen Hodens Erwachsener ist daher durch die Kombination einer unvollkommenen Tubulusentwicklung mit gleichzeitiger Atrophie bis zur vollkommenen Tubulussklerose charakterisiert. Die Leydig-Zellen sind dagegen meist gut erhalten, nicht selten sogar vermehrt und dicht mit Lipiden beladen, was der Hodenschnittfläche makro-

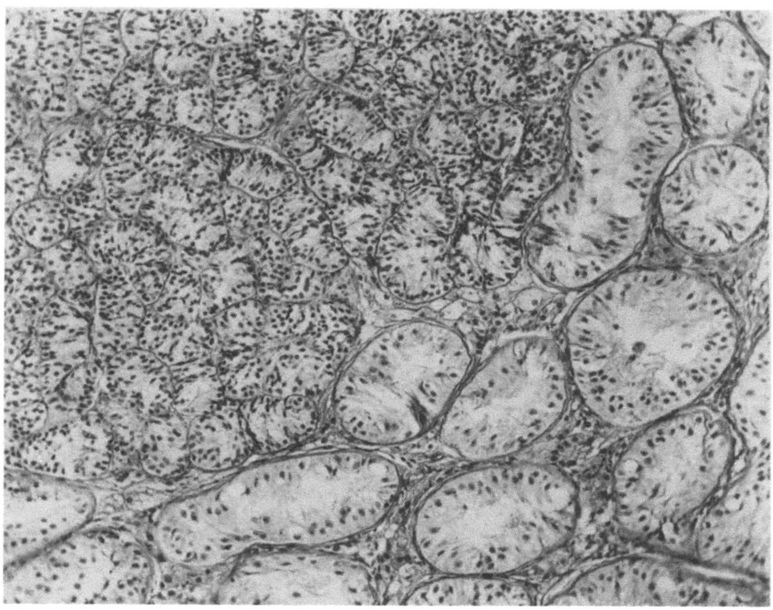

Abb. 21. MB 8853/51, 24jähriger Mann. Kryptorchismus mit umschriebener hypoplastischer Zone (linke obere Bildhälfte erinnert an tubuläres Adenom). Im restlichen Hodengewebe atrophische Kanälchen, die fast ausschließlich von Sertoli-Zellen ausgekleidet werden. Leydig-Zellen in kleinen Gruppen erkennbar. HE-Färbung 140:1

skopisch eine eigenartige goldgelbe Farbe verleiht. In fast der Hälfte der Fälle sind sog. hypoplastische Zonen erkennbar (Abb. 21), die sich aus Wucherungen eigenartiger kleiner Kanälchen aufbauen, die aber nur undifferenzierte Epithelien und keine Spermatogonien enthalten. Sie erinnern etwas an Adenome und können damit Veranlassung zu Verwechslungen mit dem ebenfalls vor allem in retinierten Hoden vorkommenden tubulären Pickschen Adenom geben. Auch Konkremente oder sog. Ringtubuli scheinen in retinierten Hoden etwas häufiger zu sein als in normal gelagerten Testes (Scheibli, 1968; Huber, 1968).

5. Inkretorische und sekretorische Funktion des kryptorchen Testis

Klinisch kann man zwischen primär hypoplastischen oder dysgenetischen und sekundär atrophischen Hoden meistens nicht unterscheiden. Bei beiden Formen sind die Hoden vor der Pubertät unauffällig und nach der Pubertät auffallend klein, und bei beiden ist die Spermatogenese genau gleich beeinträchtigt. Im Ejaculat findet man keine oder nur wenige reife Spermatozoen, und in der Regel besteht eine Sterilität. Beim bilateralen Kryptorchismus versteht man dies leicht. Überraschenderweise ergibt sich aber oft, allerdings nicht immer, der genau gleiche Befund auch beim einseitigen Kryptorchismus. Möglicherweise handelt es sich in diesen Fällen um eine bilaterale Hodendysplasie und nicht um eine Atrophie. Die Tatsache, daß man im Tierversuch nach intraabdominaler Verlagerung eines Hodens oft den gleichen Befund erheben kann (Weissbach, 1975) macht allerdings auch eine sekundäre Schädigung des scrotalen Hodens durch den retinierten Hoden möglich, wobei unbekannt ist wie eine solche Wirkung zustande kommen könnte. Die Berichte über eine kompensatorische Vergrößerung des scrotalen Hodens (Laron, 1969 u. 1975) bei erhöhten FSH- und LH-Werten betreffen vorwiegend Fälle von einseitiger Anorchie und nicht Fälle von einseitigem Kryptorchismus.

Im Gegensatz zur Spermatogenese ist die Androgenproduktion nicht oder nur wenig eingeschränkt. Die sekundären Geschlechtsmerkmale sind ordentlich bis gut ausgeprägt. Die 17-Ketosteroid- und Testosteron-Ausscheidung ist normal und läßt sich mit HCG stimulieren. Die Gonadotropinausscheidung ist als Folge der tubulären Insuffizienz meistens erhöht. Dies betrifft vor allem die FSH-Werte. Die LH-Werte sind teils erhöht, teils erniedrigt (Werder, 1976). Es besteht also ein primärer hypergonadotroper Hypogonadismus mit sekretorischer Insuffizienz bei knapp genügender inkretorischer Leistung (S. 46´). In vitro-Versuche lassen einen gewissen 3β-Hydroxylase-Mangel in der Biosynthese des Testosterons vermuten (Hamilton, 1970).

6. Untersuchungstechnik und Einteilung

Fälle, bei denen infolge einer mangelhaften *Untersuchungstechnik* ein Kryptorchismus fälschlicherweise diagnostiziert und unnötigerweise behandelt wird, sind überaus zahlreich. Eine sorgfältige und kunstgerechte Untersuchung ist deshalb von größter Bedeutung. Sie soll immer sowohl beim stehenden wie auch beim liegenden Patienten vorgenommen werden. Der Untersuchungsraum muß warm sein, da ein Kältereiz die Retraktion der Hoden fördert. Am besten untersucht man bimanuell, indem die eine Hand den Inguinalkanal und die zwischen Inguinalkanal und Scrotum liegende subcutane Tasche gegen die andere, vom Scrotum her palpierende Hand auspreßt. Findet man zuerst keine Hoden, so kann die Palpation gelegentlich doch noch gelingen, indem man den Patienten husten oder schreien läßt oder ihn im warmen Bad untersucht.

Der *Palpationsbefund* erlaubt eine gewisse diagnostische Abgrenzung und Einteilung der verschiedenen Kryptorchismusformen. Ganz primär ist zu unterscheiden, ob überhaupt Hoden palpiert werden können oder nicht.

Sind die Hoden bei sorgfältiger Untersuchung nicht aufzufinden, so liegen sie im Inguinalkanal (*canaliculäre inguinale Retention*), im retroperitonealen Raum (*abdominale Retention*), oder fehlen ganz (*Anorchie*). Die Anorchie (S. 466) ist daran zu erkennen, daß keine sekundären Geschlechtsmerkmale auftreten, daß sich die Testosteron-Produktion durch HCG nicht stimulieren läßt und daß man bei der operativen Exploration wohl den Ductus deferens, aber keine Hoden findet. Unter 748 Kindern, die auf der chirurgischen Abteilung des Kinderspitals Zürich wegen Kryptorchismus operiert wurden, ließ sich aufgrund des frei endigenden Ductus deferens in 6 Fällen eine bilaterale und in 9 Fällen eine einseitige Anorchie feststellen. Bei nicht palpablen Hoden ist auch an die verschiedenen Intersexformen mit männlichem äußerem Genitale (Kap. XII, S. 681ff.) zu denken. Die *Untersuchung des Sexchromatins* (S. 658f.) ist deshalb angezeigt. Ein chromatinpositiver Befund läßt an das Klinefelter-Syndrom, an das Syndrom der XX-Männer, an den echten Hermaphroditismus und an den Pseudohermaphroditismus femininus (adrenogenitales Syndrom und transplacentare Virilisierung) denken.

Palpierbare Hoden liegen praktisch immer subcutan. Inguinal palpierbare Hoden, die sich leicht ins Scrotum ziehen lassen, sind, wie schon erwähnt, als normale Varietät (*Wander-* oder *Pendelhoden*) und nicht als Kryptorchismus aufzufassen. Sehr häufig sind Hoden, die sich knapp ins Scrotum ziehen lassen, beim Loslassen aber sofort wieder zurückweichen (*retrahierte Hoden, Gleithoden*). Diese leichteste Form des Kryptorchismus hat eine gute Spontanprognose und spricht auf HCG meistens sofort an. Die übrigen in der Inguinalregion palpierbaren Hoden (*Leistenhoden, inguinale Retention*) sind weniger beweglich und lassen ein anatomisches Hindernis oder eine inguinale Ektopie nicht ausschließen. Die Ektopieformen (Ectopia femoralis, perinealis, penilis) lassen sich aus der abnormen Hodenlage leicht erkennen.

7. Therapie

Therapeutisch kommen nur zwei Möglichkeiten in Frage: die Behandlung mit HCG und die operative Orchidopexie. Während sich alle einig sind, daß der Pubertätsbeginn den spätesten Zeitpunkt für eine Behandlung darstellt, da sonst die Hodenatrophie unausbleiblich ist, gehen die Meinungen über den optimalen Zeitpunkt auseinander. Therapeutische Erfolgsberichte sind schwer zu beurteilen, da oft Gleithoden miterfaßt worden sind, die eine gute Spontanprognose haben. Die HCG-Therapie im Schulalter ist bei wirklichem Kryptorchismus in Bezug auf den Descensus in etwa einem Drittel der Fälle erfolgreich (BIERICH, 1976; RICHTER, 1976). Die dann der Operation zugeführten Fälle sind eine negative Auswahl. Auch wenn die Hodenlage korrigiert werden kann, bleibt die Mehrzahl der Fälle mit bilateralem Kryptorchismus und die Hälfte der Fälle mit unilateralem Kryptorchismus nach Operation im Schulalter steril (WERDER, 1976).

Die Beobachtung, daß die Spermatogonienzahl des kryptorchen Hoden erst im 2. oder 3. Lebensjahr absinkt (HEDINGER, 1971), hat zur Forderung nach einer Vorverlegung der Therapie ins 2. oder 3. Jahr geführt. Ob damit bessere funktionelle Resultate erzielt werden können ist allerdings noch ungewiß.

Wir empfehlen deshalb eine frühzeitige HCG-Behandlung vom 2. Jahr an, und dosieren so, daß vermehrte Erektionen und eine leichte Penisvergrößerung, aber keine Pubesbehaarung auftreten. Diese Nebenbefunde verschwinden nach der Behandlung wieder. Im 1.–5. Jahr geben wir 3 Injektionen zum 1000–1500 E im Laufe von 3–4 Wochen, im 5.–10. Jahr 3 Injektionen zu 1500–3000 E und bei älteren Kindern 3 Injektionen zu 3000–5000 E. Unter dieser Therapie steigt die Testosteronausscheidung im Urin deutlich an. Ein Fehlen der oben genannten klinischen Reaktion und des Testosteronanstieges ist beweisend für eine echte Anorchie. Der Descensus-Erfolg läßt sich im Einzelfall nicht voraussagen und hängt vermutlich von der nicht bekannten Ursache des Kryptorchismus ab. Bei Mißerfolg ist die chirurgische Therapie angezeigt. Von einer zweiten Kur mit HCG ist kaum etwas zu erwarten. Ähnliche Erfolge wie mit HCG wurden neuerdings auch durch die nasale Verabreichung von LHRH erreicht (ILLIG, 1977) doch ist die Beurteilung dieser Therapie vorläufig noch nicht möglich.

Im Gegensatz zur Gonadotropinbehandlung ist die *Orchidopexie* in bezug auf die Hodenlage fast immer erfolgreich. Bei anatomischen Hindernissen, incarcerierter Hernie, Hodentorsion und Ektopie stellt sie die einzige mögliche Therapie dar. Umgekehrt führt sie bei einer Hodendysplasie ebensowenig zu einem funktionellen Erfolg wie die Gonadotropinbehandlung. Im großen und ganzen ist der Eingriff bei geeigneter Methode als ungefährlich zu bezeichnen. Kann ein Hoden infolge zu kurzer Gefäße oder ungeeigneter operativer Methode jedoch nur unter Spannung ins Scrotum verlegt werden, so ist die nachfolgende Atrophie kaum zu vermeiden. In den ersten Lebensjahren ist die Gefahr einer operativen Hodenschädigung beträchtlich, so daß der Eingriff nur von erfahrenen Kinderchirurgen vorgenommen werden soll.

Zusammenfassend besteht beim heutigen Stand unsere Kenntnisse noch eine weitgehende Unsicherheit über die optimale Kryptorchismustherapie. Diese Unsicherheit beruht darauf, daß wir im Einzelfall nicht wissen, ob der Hoden schon anlagemäßig geschädigt ist oder erst durch die falsche Lage geschädigt wird und daß eine frühe Operation ihrerseits den Hoden schädigen kann.

Vorläufig kann man die folgenden *Behandlungsregeln für ein- und beidseitigen Kryptorchismus bei endokrin gesunden Knaben empfehlen.*

1. Zunächst ist die häufige Verwechslung von Wander- oder Pendelhoden mit wirklichem Kryptorchismus auszuschließen. Wanderhoden lassen sich im Gegensatz zu kryptorchen Hoden sehr leicht ganz ins Scrotum ziehen und bedürfen keiner Therapie.

2. Jeder Fall von klinisch diagnostizierbarer Hodenektopie (Lage außerhalb des normalen Descensusweges) und von Kryptorchismus mit manifester Hernie soll schon im Säuglings- oder Kleinkindesalter operiert werden.

3. Bei komplikationsloser Hodenretention ist ein Behandlungsversuch möglichst bald, d.h. schon im 2. oder 3. Jahr angezeigt.

4. Entschließt man sich zur Behandlung mit HCG so ist eine dreiwöchige Behandlungskur mit Injektionen zu 1000–5000 E in einer Gesamtdosis von 3000 bis 15000 E zu empfehlen (s.o.).

5. Entschließt man sich wegen Mißerfolg der Gonadotropinbehandlung oder wegen anatomischer Komplikation zur Operation, so ist eine schonende Orchidolyse und Funikolyse mit anschließender Orchidpexie durch Verankerung im Scrotum selbst (zwischen Tunica dartos und Scrotalhaut oder Durchziehen durchs Septum) am Platz. Die vorübergehende Fixation am Oberschenkel ergibt schlechte Resultate.

6. Gleithoden (retrahierte Hoden), die sich nur knapp ins Scrotum ziehen lassen und sofort wieder zurückweichen, sind eine relative Indikation zur Behandlung. Die Gonadotropinbehandlung ist fast immer erfolgreich.

7. Bei der inguinalen Hodenretention besteht eine schlechtere, aber immer noch eine recht gute Erfolgschance für die Gonadotropinbehandlung.

8. Können die Hoden nicht palpiert werden, so sind die therapeutischen Möglichkeiten begrenzt. Die Orchidopexie abdominaler Hoden gelingt oft leicht, gelegentlich aber nur unter großer Spannung der Gefäße mit nachfolgender Hodenatrophie. Ein vorangehender Gonadotropinversuch ist deshalb empfehlenswert, um so mehr, als schon ein Teilerfolg die Prognose der nachfolgenden Orchidopexie verbessert. Ein deutlicher Anstieg des Testosterons während dieser Behandlung bei negativem Sexchromatinbefund spricht für das Vorhandensein und ein Ausbleiben dieses Anstieges für das Fehlen der Hoden.

Die *Behandlung des Kryptorchismus im Erwachsenenalter* stellt ebenfalls ein schwieriges Problem dar. Eine normale Spermatogenese kann weder durch HCG noch durch die Orchidopexie erreicht werden. In diesem Alter ist außerdem die Gefahr der erhöhten Tumoranfälligkeit zu berücksichtigen. Manche Autoren empfehlen aus diesem Grund die Kastration, wobei der Ausfall der Leydig-Zell-Funktion in Kauf genommen und durch eine Testosteron-Substitutionstherapie kompensiert wird. Aus psychologischen Gründen empfiehlt sich meist das Einlegen von Testes-Prothesen in das leere Scrotum.

G. Infertilität

R. Schoysman und A. Labhart

Die männliche Infertilität ist heute nicht mehr ein Gebiet weniger Spezialisten, sondern verdient in der Medizin eine allgemeine Beachtung. Die *Andrologie* muß ihre Stellung durch umfassenden Ausbau von Infertilitätszentren und im Unterricht durch dessen Ausbau in der Gynäkologie erwerben.*

Es bestehen schätzungsweise 12% ungewollt infertile Ehen in Westeuropa. In 45% liegt die Ursache beim Manne, in 45% bei der Frau und in ungefähr 10% bei beiden Partnern.

Der Begriff der Andrologie ist noch nicht klar definiert. Für die einen bedeutet sie die gesamte Physiopathologie der männlichen Geschlechtsorgane, für die anderen beschränkt sie sich auf das Studium der männlichen Sterilität. Verschiedene Spezialitäten und Subspezialitäten befassen sich mit der Andrologie: Urologie, Endokrinologie innerhalb der inneren Medizin, Gynäkologie und selbst die Dermatologie, je nach der historischen Entwicklung der medizinischen Spezialitäten in den verschiedenen Ländern.

Oligospermie und Azoospermie sind nicht Diagnosen, sondern Symptome und selbst über die Normalwerte der Spermauntersuchung besteht noch nicht durchgehende Übereinstimmung. Eine einfache Definition, die weitgehend akzeptiert wird, ist für das normale Sperma die folgende: mindestens 40 Millionen Spermatozoen pro ml in einem Volumen von 3–6 ml, eine Motilität von

*Die Ansicht, die Andrologie müsse im Postgraduate-Unterricht der Gynäkologen gelehrt werden, wird nicht allgemein geteilt. Jedenfalls steht fest, daß zuerst der Gynäkologe mit dem Problem der Infertilität oder Subfertilität des Partners der Patientin, die ihn wegen Kinderwunsch konsultiert, konfrontiert wird.

über 50% nach weniger als 2 Std nach der Ejaculation, eine normale Viscosität und eine Morphologie mit mehr als 60% ovalen Formen. Auch bei einer einfachen Definition bringt in der Praxis die Interpretation Schwierigkeiten. Gerade in der Morphologie können Unterschiede von 30–40% bei der Beurteilung des gleichen Ausstriches durch zwei verschiedene Spezialisten sich ergeben. Die Bestimmung der Motilität bleibt sehr subjektiv, außer wenn sie durch komplizierte und aufwendige Apparaturen gemessen wird, über die nur wenige Laboratorien verfügen. Zusätzliche Schwierigkeiten bringt die Tatsache, daß erhebliche Unterschiede in der Qualität der Ejaculate bei ein und demselben Manne nach der gleichen Abstinenzzeit festgestellt werden können. Die Unterschiede gehen nicht auf psychologische Faktoren zurück, sondern sie sind weitgehend physiologisch und können zudem von Belastungen abhängen, denen der Mann unterliegt.

1. Ätiologie und Pathogenese

Einen Engpaß in der Erforschung der männlichen Infertilität bildete die Tatsache, daß sich das Interesse nur auf das Endprodukt des männlichen Genitalapparates, d.h. das Sperma, konzentrierte. Die zahlreichen Klassifikationen der männlichen Infertilität, Oligospermie, Oligoteratospermie 1. und 2. Grades, Hypospermie, Asthenospermie, Oligoasthenoteratospermie usw., haben keine therapeutischen Konsequenzen und bilden nur ein Hindernis für die Abklärung. Die pathophysiologische Betrachtungsweise der Andrologie sieht im Ejaculat das Endprodukt einer Folge von Prozessen, die im Diencephalon beginnen und über den Hypothalamus, den Hypophysenstiel, die Adenohypophyse, die Leydig-Zelle, die Tubuli seminiferi, die Epididymis und die akzessorischen Genitaldrüsen verlaufen. Auf jedem Niveau können Störungen auftreten. Ihre Ursachen können kongenital, genetisch, traumatisch, entzündlich oder gar psychologisch sein oder als eine Reaktion auf verschiedene Belastungen des Organismus zurückgehen. Die Qualität des Sperma hängt vom Ausmaß der Störungen an einem jeden dieser Bindeglieder ab. Wenn auch bestimmte Ursachen, wie die genetischen Veränderungen der Meiose, die zur Teratospermie führen, wichtiger als andere sind, so darf deshalb die Untersuchung der männlichen Infertilität nicht auf das Ejaculat beschränkt bleiben. Im folgenden seien die einzelnen Organe und ihre Funktionen – die Glieder der Kette – besprochen, die für die Spermaproduktion eine Rolle spielen.

a) Cerebrale Sexualzentren

Eine verminderte Fertilität kann das Großhirn durch den Streß, dem es übermäßig ausgesetzt ist, verursachen. Intellektuelle Überbeanspruchung, ungenügende Entspannung, Störungen des physiologischen Schlafes wirken ungünstig auf diesem Niveau, selbst wenn der Patient diesem chronischen Streß physisch noch gewachsen zu sein scheint. Die Diagnose ist im Gespräch bzw. der Anamnese zu stellen.

b) Hypothalamus

Über hypothalamisch bedingten Hypogonadismus s. Kap. II, S. 31 und S. 465.

c) Adenohypophyse

Über hypophysären bzw. sekundären Hypogonadismus s. Kap. V, S. 96 und S. 474.

Prolaktinüberproduktion mit oder ohne Hypophypentumor kann beim Manne mit oder ohne diskrete Zeichen des hypogonadotropen Hypogonadismus zu Oligo- oder Azoospermie führen. Die Therapie besteht in der Operation des Tumors oder Bromergokryptin (s. Kap. V, S. 106) (L'Hermite, 1976).

Hypothalamischer und hypophysärer Hypogonadismus sind sehr seltene Ursachen der männlichen Sterilität und lassen sich durch Gonadotropin-Therapie, evtl. auch mit LHRH beheben (S. 482).

d) Die Testes

Die Leydig-Zellen und die Tubuli seminiferi sind für die Fertilität bzw. deren Störungen von Wichtigkeit. Die Leydig-Zellen können entweder durch zahlenmäßige Verminderung oder aber durch Funktionsstörungen ungenügend Testosteron produzieren, das die Spermatogenese auslöst.

Über primäre und sekundäre Insuffizienz der Leydig-Zellen und ihrer Therapie s. S. 480ff.

Die Tubuli seminiferi stellen das komplexeste Bindeglied der diencephalo-testiculären Achse dar. Die Spermatogenese ist ein Vorgang mit noch vielen Unbekannten. Auch wenn die Aufeinanderfolge der verschiedenen Zellstadien heute bekannt ist, so bleibt die anatomische Entwicklung des Keimgewebes noch weitgehend unerforscht.

Die Entwicklung beginnt mit der Spermatogonie A, die sich langsam in die Spermatogonie B wandelt, dann in Spermatocyten 1. und 2. Ordnung und schließlich die Spermatide. Die Umwandlung der Spermatiden in Spermatozoen wird als Spermiogenese bezeichnet. Die gesamte Entwicklung von der Spermatogonie B bis zum Spermatozoon dauert 72 Tage.

Von besonderer Wichtigkeit in dieser Entwicklung ist die Meiose, da in dieser Phase die Reduktion der diploiden Zahl der Chromosomen in die haploide Zahl erfolgt und sich Anomalien bilden können, die die Spermatogenese definitiv blockieren oder in den reifen Spermatozoen sich als persistierende Teratospermie zu erkennen geben. Zuweilen findet sich im Testisgewebe ein Mosaik pathomorphologischer Befunde, das die Zuordnung der Entwicklungsstörung zu einem bestimmten Stadium oder einer bestimmten Ätiologie verunmöglicht. Besonders die Unterschiede im Keimepithel von einem Tubulus zum anderen und selbst im Lumen ein und desselben Tubulus erschweren die Interpretation der Testisbiopsie beträchtlich.

Das Tubulusgewebe kann durch *vasculäre* Veränderungen geschädigt sein. Bei Diabetes mellitus und bei Hypertonie sind die Arterien geschädigt, bei Varicocelen die Venen. Auch Schädigung der Arterien durch subendotheliale Ablagerungen in die Arterienwand noch unbekannter Ätiologie kommen vor. Die pathophysiologische Bedeutung der Varicocele ist noch ungeklärt, man weiß nicht, wie weit Gefäßveränderungen, Hypoxie oder Temperaturunterschiede die Spermatogenese ungünstig beeinflussen (s. S. 468) (Tulloch, 1955; Scott, 1962). Es besteht offenbar keine Beziehung zwischen dem Volumen der Varicocele und dem Ausmaß ihres Einflusses auf die Spermatogenese. Scrotale Thermographie und retrograde Phlebographie (Comhaire, 1974) lassen diese Art von Testesschädigung oft auch bei Frühformen erkennen. Die Therapie besteht in einer Korrektur der Varicocele durch hohe Ligatur der Vena spermatica (McLeod, 1967, Brown, 1967: zu Temperatur oder Hypoxie). Die Varicocele tritt praktisch immer links auf wegen kongenitalen Fehlens einer Venenklappe, die normalerweise unmittelbar vor der Einmündung der Vena spermatica in die Vena renalis liegt. Sie führt aus noch ungeklärten Gründen zu einer gestörten Spermatogenese in beiden Gonaden. Gegenwärtig ist die Behebung der Varicocele die dankbarste Therapie innerhalb der gesamten männlichen Sterilität. Ihre chirurgische Korrektur kann die Fertilität und Erzielung von Schwangerschaften in 50–40% wiederherstellen, ein Resultat, das durch keine andere andrologische Therapie erreicht wird.

Ähnliche Beobachtungen wurden bei Männern mit Hydrocelen gemacht, wenn diese sehr prall oder gar tumorhart sind.

Tubuläre Schädigungen können *genetisch* bedingt sein. Wie oben beschrieben, entstehen diese im Stadium der Meiose und haben eine Oligoteratospermie zur Folge. Die Diagnose dieser Mißbildungen mit irreversibler Sterilität kann nur durch die Testisbiopsie gestellt werden, da meistens der periphere Karyotypus selbst mit der Technik der Reihendarstellung normal ist. Bei vielen der Chromosomenanomalien sind nur ultramikroskopisch erfaßbare Schädigungen des Y-Chromosoms beschrieben worden, ihre Erfassung überschreitet jedoch eindeutig das Gebiet der Routineuntersuchungen. 15% der Oligoteratospermien haben eine nachweisbare genetische Grundlage. Eine besondere Anomalie der Meiose führt zum sog. „slow-meiosis syndrome".

Schließlich ist die bekannteste genetische Läsion der Spermatogenese diejenige des Klinefelter-Syndroms (s. S. 469).

Außer durch vasculäre und genetische Schädigungen können die Testes durch eine ungenügende Zahl der Tubuli seminiferi zu Sterilität führen. Entzündliche Prozesse (s.S. 467f.) haben eine irreversible Zerstörung eines Anteils der Tubuli zur Folge. Dasselbe gilt für traumatische Läsionen, die durch intratesticulären Druck von Hämatomen eine verschieden große Anzahl der Läppchen (s. S. 468) zerstören. In gewissen Fällen kann eine Orchitis oder ein Hämatom auch den gesamten Testis zugrunde richten.

Der *Kryptorchismus* führt schließlich trotz hormonaler oder chirurgischer Behandlung ebenfalls zum Verlust eines gewissen Prozentsatzes des Keimepithels. Dieser kann total sein, so daß nur noch Sertoli-Zellen im Lumen der Tubuli übrig bleiben (s. S. 483ff.).

Vielfach ist die Ursache der Testesschäden noch unbekannt. Patienten ohne eine besondere Anamnese können eine Azoospermie aufweisen mit Testes, die nur Sertoli-Zellen enthalten. Der Begriff „Sertoli cell-only syndrome" (s.S. 468f.) ist ungenau, da man bei genauer Durchsicht immer einige Zeichen spermatogenetischer Aktivität findet.

Spironolacton kann in hoher Dosierung durch Verdrängung des Testosterons an Androgen-Receptoren zu Oligospermie führen (Caminos-Torres, 1977). Über medikamentöse Oligospermie durch Hyperprolactinämie s. Kap. V, S. 80, u. S. 478.

Schließlich wurde in Hodenbiopsien bei einzelnen Oligospermien eine abnorme Steroidgenese nachgewiesen (Rodriguez, 1978).

Die Hauptgruppe der infertilen Männer weist jedoch keine klinisch oder im Laboratorium faßbaren Störungen des Sperma auf. Die *Sterilität bei Normospermie* (sog. „biologische Sterilität" oder „idiopathische Testisinsuffizienz") gibt uns bei der Unkenntnis der Ätiologie auch keine Möglichkeit einer Therapie. Trotzdem seien hier die in Erforschung begriffenen Hypothesen kurz angeführt.

α) Immunologische Ursachen, Inkompatibilität der AB0-Blutgruppen
(Behrman, 1960; Macher, 1964)
(s. Übersicht bei Mancini, 1976)

Bei Frauen der Blutgruppe 0 können u.a. im Cervixschleim natürliche, nicht erworbene Anti-A- und Anti-B-Antikörper (Agglutinine) gefunden werden. Es wird angenommen, daß Spermatozoen mit den Antigenen A und B von den Cervixschleim-Antikörpern immobilisiert werden, obwohl eine direkte Agglutination bisher nicht hat nachgewiesen werden können. Unter den A- und

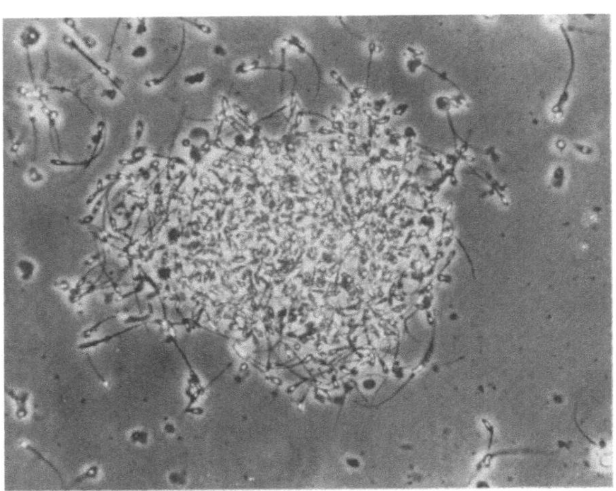

Abb. 22. Starke Spermagglutination im verflüssigten Sperma

B-Männern gibt es solche, die A- bzw. B-Substanz im Speichel und in der Spermaflüssigkeit ausscheiden, möglicherweise neutralisieren sie dabei das Anti-A bzw. Anti-B im Cervixschleim. Es ist möglich, daß diese immunologische A-B-0-Inkompatibilität eine Rolle in der verminderten Fertilität bei A-B-0-Ehepaaren spielt, indem sich unter „biologisch" sterilen Ehepaaren inkompatible Blutgruppen-Konstellationen häufiger finden als in einer Vergleichsgruppe. Therapeutische Maßnahmen zur Umgehung dieser Inkompatibilität (homologe intra-unterine, künstliche Insemination, Neutralisation der Cervixschleim-Antikörper) sind vorläufig spekulativ. Antikörper gegen Spermatozoen können aber auch erworben werden.

Spermaagglutination, Agglutination der Spermatozoen entweder durch das Plasma der Spermaflüssigkeit oder durch den Cervicalschleim (Hetero-Agglutination) verhindert das Eindringen in den weiblichen Genitaltrakt. Bei dieser Störung zeigt sich eine mäßige oder massive Verklumpung der Spermatozoen, sobald die Verflüssigung des Ejaculats vollständig stattgefunden hat. Trotz verschiedener Therapieversuche gibt es dagegen noch keine wirksame Behandlung. In der Spermaflüssigkeit und auch im Serum werden dabei hohe Spermatozoen-Agglutinin-Titer gefunden, was auf autoimmunologische Vorgänge weist (RÜMKE, 1965) (Abb. 22).

β) Nucleinsäure-Mangel der Spermatozoen

Durch Ultraviolett- oder Feulgen-Mikrospektrophotometrie lassen sich direkt im Spermatozoenkopf die Nucleinsäuren quantitativ bestimmen. In einzelnen Fällen von Sterilität bei Normospermie gelingt der Nachweis verminderten Nucleinsäuregehaltes der Spermienköpfe. Beziehungen zur Aborthäufung werden diskutiert (LEUCHTENBERGER, 1957; JOEL, 1962; MEYHÖFER, 1963).

Schließlich kann auch ein morphologisch, chemisch und immunologisch normal befundetes Sperma minderwertig sein.

γ) Kapazitation und Dekapazitation

Unter *Kapazitation* wird der Vorgang verstanden, der das Spermatozoon fähig macht, innerhalb des Uterus in die Eizelle, die Matrix des Cumulus oophorus und die Zona pellucida einzudringen (AUSTIN, 1970). Die Vorgänge von Kapazitation und Dekapazitation sind heute noch nicht restlos geklärt. Die Spermatozoen scheinen innerhalb der Samenwege mit einer Schutzschicht, dem Dekapazitationsfaktor, überzogen zu werden (CHANG, 1970), der sich erst innerhalb des Uterus in der Nähe des Eies ablöst und der heute weitgehend isoliert werden konnte (WILLIAMS, 1970). Während „kapazitierte" von nicht-kapazitierten Spermatozoen bisher weder im Licht- noch im Elektronenmikroskop unterschieden werden konnten, gelang neuerdings der Nachweis, daß bei den kapazitierten Spermatozoen in der Nähe des Eies offenbar unter einem humoralen Einfluß der Granulosazellen die äußere Membran des Spermakopfes zerfällt und das enzymhaltige Akrosom unter Bläschenbildung eine Fusion mit der Eizelle vollzieht, so daß das Sperma sich den Weg durch den Cumulus oophorus resp. die Zona pellucida in die Eizelle bahnen kann (BEDFORD, 1970). Kapazitation und Dekapazitation stehen unter dem Einfluß sowohl der Hormone des Mannes wie derjenigen der Frau. Oestrogene, LH und Choriongonadotropin scheinen die Kapazitation zu fördern, während Progesteron diese eher hemmt. Neuerdings bestehen indirekte Methoden wie die Tetracyclin-Inkubation, um die erste Phase der Kapazitation zu erfassen (DUKELOW, 1971). Kapazitation und Dekapazitation wurden bisher bei zahlreichen Säugetieren nachgewiesen, ihre Bedeutung beim Menschen ist umstritten.

δ) Syndrom der unbeweglichen Cilien

Ein angeborener Defekt im Aufbau und der Funktion der Cilien sowohl des Respirationstraktes als auch im Schwanzteil der Spermatozoen verhindert deren Motilität und ist ein Grund der Infertilität. Die Träger dieses Syndroms leiden an chronischer Bronchitis, bei 50% ist das Kartagener-Syndrom (Hypoplasie der Nasennebenhöhlen, Bronchiektasen und Situs inversus) vorhanden. Elektronenmikroskopisch lassen sich im Schwanzteil Abnormitäten an den neun Doppelfibrillen (s. S. 451) um die 2 Zentralfibrillen feststellen; so fehlen deren Dynein-Arme vollständig, die offensichtlich sowohl für die Beweglichkeit der Cilien wie der Spermatozoen notwendig sind (ELIASSON, 1977; FAWCETT, 1977).

e) Epididymis

Das von der Sertoli-Zelle freigesetzte Spermatozoon durchgeht zunächst eine intratesticuläre

Zone, welche wir noch ungenügend kennen. Es reift danach in der Epididymis. Die Epididymis ist nicht als ein einfacher Gang zu betrachten, sondern als ein Organ, das durch Sekretion die unreifen Spermatozoen des Testis mit extrem reduzierter Motilität und daher Infertilität in Spermatozoen umwandelt, die mit progressiver Beweglichkeit ejaculiert werden und befruchtungsfähig sind. Die besondere Lage der Epididymis, ihre extreme Verletzlichkeit und die Tatsache, daß sie aufsteigenden Infektionen aus dem Ductus deferens gegenüber anfällig ist, machen sie zu einem sehr verletzlichen Gebilde des männlichen Genitaltrakts. Die Infektionen können durch Gonokokken, Tuberkelbacillen oder unspezifische Erreger erfolgen. Während die tuberkulösen Läsionen ausnahmslos die Epididymis vollkommen verschließen, können andere Infektionen neben dem vollständigen Verschluß auch subtotale Obliterationen nach sich ziehen, die eine quantitative und qualitative Beeinträchtigung der Spermatozoen im Ejaculat bedingen. Beim Betrachten der freigelegten Epididymis können nicht selten diskrete Veränderungen beobachtet werden. Diese können vielfältig sein (bläuliche Gebiete oder braun-gelb gefärbte Flecken), aber nur vereinzelt läßt sich mit Sicherheit die Diagnose dieser Veränderungen stellen, da Punktion oder Biopsie der Epididymis zu diagnostischen Zwecken nicht gangbar ist. Die Abb. 23 und 24 zeigen das Beispiel eines inkompletten epididymalen Verschlusses. Schließlich kann die Epididymis auch Sitz von dystrophischen oder polymikrocystischen Läsionen sein. In den letzten Jahren werden jedoch die entzündlichen Schädigungen verhältnismäßig weniger gesehen als die kongenitalen Läsionen. Diese letzteren sind tatsächlich häufig, zuweilen einseitig, meist aber beidseitig und bestehen im allgemeinen in einer Agenesie des Wolffschen Ganges mit einzigem Erhaltenbleiben des Epididymiskopfes, während das übrige Organ, der Ductus deferens und die Samenblase vollkommen fehlen.

Bei Mucoviscidose (zystischer Fibrose) fehlen fast stets Vas deferens und Epididymis oder sie sind mißgebildet, so daß fast ausnahmslos Azoospermie besteht (KAPLAN, 1968; VALMAN, 1969) (vgl. S. 467, 479).

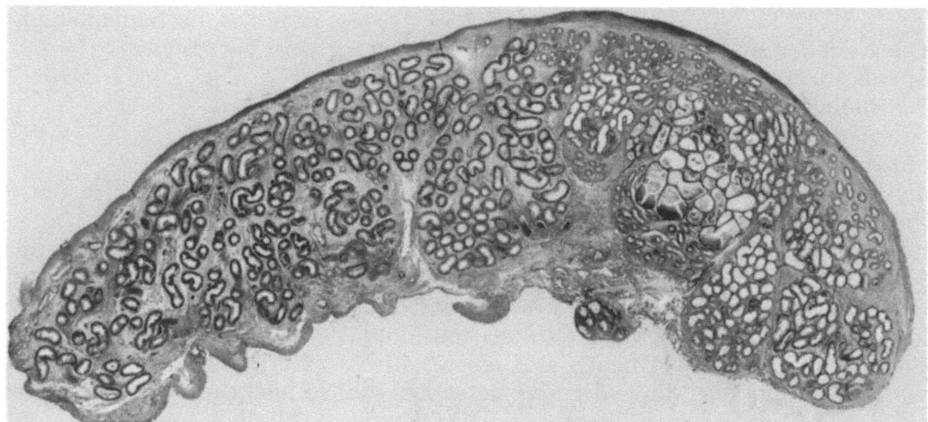

Abb. 23. Normale Epididymis

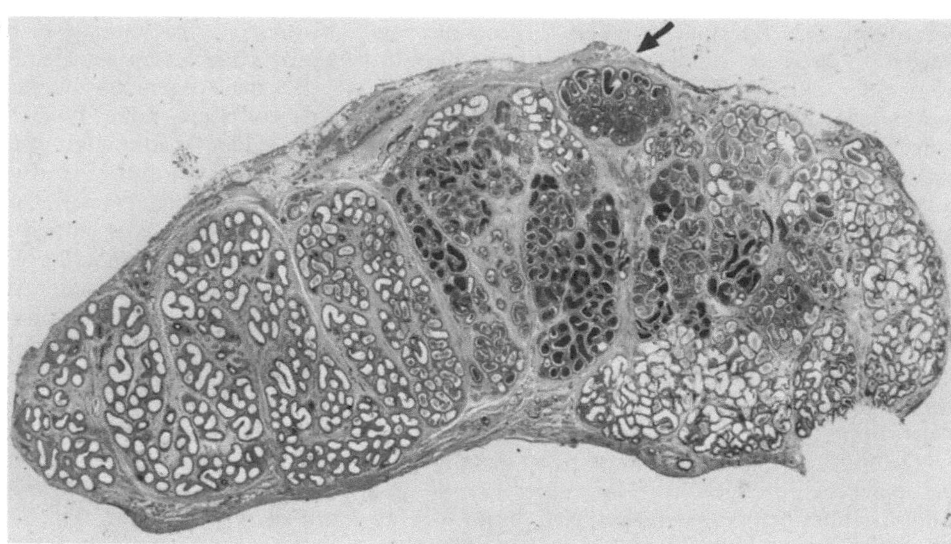

Abb. 24. Epididymis mit gestörter Durchgängigkeit. Das Gebiet unter dem Pfeil war bei der Inspektion gelblich

Die obliterierenden Schädigungen der Epididymis können durch Mikrochirurgie korrigiert werden, die den verschlossenen Teil im allgemeinen mit dem Epididymiskopf und dem Ductus deferens anastomosiert. Diese epididymo-deferentielle Anastomose ist eine heikle Operation. Wir verfügen gegenwärtig über eine Zahl von über 300 solcher Operationen. In 51% der 261 uns im Verlauf bekannten Operationsfälle konnte die Durchgängigkeit wieder hergestellt werden und hat zu 54 Schwangerschaften geführt bzw. in 17,4% der Fälle den Frauen der operierten Männer geholfen (SCHOYSMAN, 1977).

Es besteht immer noch allzu häufig die Meinung, daß die Spermatogenese bei Undurchgängigkeit der Epididymis gehemmt wird. Dies trifft offensichtlich nicht zu. Bei einer Gruppe von 15 Patienten, bei welchen der Verschluß entweder am Übergang von Testis zum Epididymiskopf, im Epididymiskopf oder im Epididymisschwanz lag, zeigte eine sorgfältige Untersuchung der Spermatogenese keine Unterschiede in der Anzahl der reifen Spermatozoen.

f) Die akzessorischen Drüsen

Die gesunden und in normaler Zahl vorhandenen Spermatozoen bleiben, nachdem sie den ganzen Nebenhoden und Ductus deferens durchwandert haben, einige Tage in der Ampulla deferens liegen, um darauf suspendiert in der Spermaflüssigkeit, die hauptsächlich aus den Samenblasen und der Prostata stammt, ejaculiert zu werden. Die Sekretion dieser Anhangsdrüsen spielt eine wichtige Rolle in der Fertilität des Mannes, denn ihr Fehlen führt zur Sterilität. Die Sekretion der Samenblasen löst die Motilität der Spermatozoen aus, teils durch Energiezufuhr mit der Fructose, aber ebenso durch die Verdünnung der Masse der Spermatozoen, die aus den Ductuli ejaculatorii austreten. Die Qualität der Samenblasensekretion ist daher wichtig für die Fertilität. Die Spermaflüssigkeit kann eine vermehrte Viscosität aufweisen, quantitativ vermindert oder chronisch infiziert sein, was man als männliche Adnexitis bezeichnet. Hyperviscosität oder Pyospermie verursachen nur bei beträchtlichem Ausmaß eine Sterilität.

Die beste Untersuchung der akzessorischen Drüsen und ihrer Veränderungen ergibt die Deferento-Vesiculographie. Die genaue Indikation ist noch umstritten, aber sicher besteht eine gute Indikation dafür bei geringem Spermavolumen und bei Aspermie ohne Veränderungen an der Epididymis. Eine Indikation bietet auch die Vermutung einer traumatischen Läsion des Vas deferens nach Hernienoperation.

Deferento-Vesiculographie wird unter allgemeiner Narkose durchgeführt. Nach einer 1 cm langen Incision über dem Vas deferens wird dieses sorgfältig freipräpariert und mit einem Iridektomie-Skalpell der Ophthalmologen longitudinal punktiert. Nach Einführen einer stumpfen Nadel in das Lumen werden 2 ml Pyodol injiziert. Diese Menge genügt normalerweise, um die Ampullen des Ductus deferens, die Samenblasen und die Ductus ejaculatorii darzustellen.

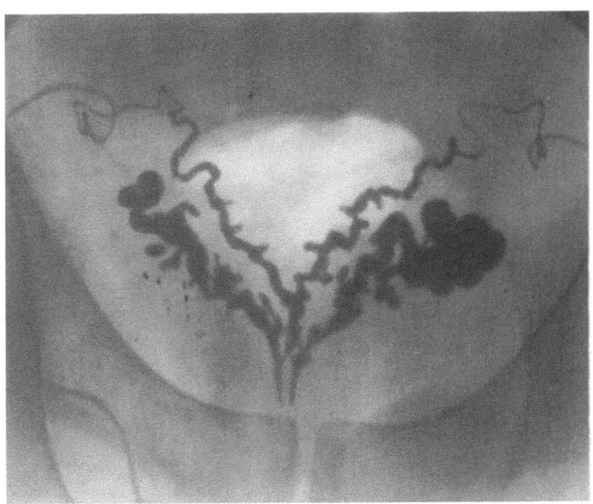

Abb. 25. Deferento-Vesiculographie mit normalem Befund

2. Diagnose

Auf folgendes ist in der Anamnese besonders zu achten:

Potenz, Häufigkeit des Geschlechtsverkehrs, Zahl der Geschwister, Zahl deren Kinder, frühere Krankheiten, insbesondere Mumps, Tuberkulose, Geschlechtskrankheiten, ungenügende Ernährung, Kryptorchismus bzw. Zeitpunkt des Descensus, Eintritt der Pubertät, Konsum von Genußmitteln (Alkohol und Tabak), psychische Spannungszustände, berufliche Überbeanspruchung, Hitzeexposition, Art der Kleidung, insbesondere ob enganliegende Unterhosen getragen werden.

Bei der Allgemeinuntersuchung ist nach Anzeichen für Hypo- oder Hyperthyreose, Diabetes mellitus, Gefäßkrankheiten, neurologischen Störungen zu suchen, und es sind vor allem die sekundären Geschlechtsmerkmale zu prüfen.

Das Wichtigste ist jedoch eine sorgfältige Untersuchung des männlichen Genitale. Hypospadie und andere anatomische Abnormitäten, die den normalen Ablauf des Coitus behindern, lassen sich rasch aufdecken. Besonders ist auf die Testesgröße zu achten, die am besten mit dem Orchidometer nach Kubikzentimeter-Inhalt gemessen wird (vgl. S. 1011 f.). Die Epididymis und das Vas deferens sind abzutasten, rectal die Prostata und die Samenblasen. Auf Varicocelen, offene Bruchpforten und auf die Möglichkeit, daß die Testes in den Inguinalkanal zurückgleiten, ist zu achten.

Tabelle 5. Untersuchungen beim Mann

A. Anamnese:

1. Allgemein: Venera, Tbc, Mumpsorchitis, Hodentorsion, mechanisches Trauma des Genitale, Operation am Genitale: Orchidopexie, Hydrocelen- oder Varicocelenoperation, Hernia inguinalis-Operation. Exogene Noxen: Alkohol, Nicotin, Wärme, Röntgenstrahlen.
2. Genital: Häufigkeit, Zeitpunkt und Technik der Kohabitationen, Ejaculatio praecox (Dauer der Kohabitatio), Möglichkeit der Impotenz.
3. Psychisch: Warum Kinderwunsch, Haltung gegenüber Ehefrau, berufliche Ziele und Interessen.

B. Status präsens:

1. Allgemein: Allgemeiner Gesundheitszustand, Blutdruck, Blutsenkungsreaktion, Blutstatus, serologische Luesreaktion, Urin (Eiweiß, Zucker, Sediment).
2. Genital: Kryptorchismus, Hypospadie, genitale Hypoplasie, Orchidometrie (Testesgröße), Varicocele, Hydrocele, Entzündungen.

C. Spermauntersuchung, Sims-Huhner-Test (s. Kap. X, S. 583): Quantität und Qualität.

Bei Vorliegen eines pathologischen Spermas:

D. 1. Endokrine Untersuchung: Gonadotropine, 17-Keto- und 17-Hydroxysteroide, Plasma- oder Urintestosteron, Thyroxin, Grundumsatz und Serumcholesterin.
2. Untersuchung des Prostatasekretes (Prostatamassage).
3. Hodenbiopsie, Prüfung der Durchgängigkeit der Samenwege (Durchspülung, Vesiculographie, Urethrographie).
4. Sexchromatin bzw. Chromosomenuntersuchung bei Abnormitäten der äußeren Genitalien, Unterentwicklung der sekundären Geschlechtsmerkmale, kleinen Testes mit Azoospermie.

Als erste und wichtigste Laboratoriumsuntersuchung hat darauf die Spermauntersuchung zu erfolgen. Über Methodik s. S. 504ff.

Das normale Sperma hat nach 3–5tägiger Karenz 40–250 Millionen/ml Spermien, mindestens 40% müssen gut beweglich sein und 60% normale Kopfformen haben (McLeod, 1965). Bei kürzerer Karenz nimmt die Spermienzahl ab, bei längerer geht die Motilität zurück. Während die Karenz von 3 Tagen für Männer mit normalen Spermienzahlen genügend ist, kann bei subfertilen Männern die Spermienzahl zwischen 3 und 10 Tagen um 20% ansteigen. Bei Spermienzahlen unter 40 Millionen/ml (Oligospermie), ist die Fertilität herabgesetzt, unter 20 Millionen/ml wenig wahrscheinlich. Der Verminderung der Spermatozoenzahl entspricht meist eine Beeinträchtigung der Motilität und Morphologie. Sterilität darf jedoch nur bei vollständigem Fehlen der Spermatozoen (Azoospermie) angenommen werden. Kommen ungünstige Verhältnisse bei der Frau dazu, so bedarf es für das Zustandekommen einer Schwangerschaft höherer Spermatozoenzahlen. Als *Aspermie* wird das Unvermögen, Spermaflüssigkeit zu ejaculieren, bezeichnet. Wir halten uns hier an die vom Komitee für männliche Infertilität 1959 in Amsterdam empfohlene Nomenklatur. Im deutschen Sprachbereich wird meist Azoospermie für das Fehlen von Spermatozoen bei vorhandenen Zellen der Spermiogenese, Aspermie für das Fehlen von beiden, und Aspermatismus für das Unvermögen, Spermaflüssigkeit zu produzieren, gebraucht. Andere Wortbildungen wie Kryptospermie, Astheno-Teratospermie sind entbehrlich und besser zu umschreiben. Nekrospermie bedeutet, daß die Spermien unbeweglich und nicht wieder belebbar sind. Bei Zahlen über 250 Millionen/ml soll die Fertilität auch vermindert sein.

Eine Bestimmung des Plasma-Prolaktins (s. S. 597f.) läßt eine Überproduktion als Ursache ausschließen.

Es steht nicht fest, wieweit biochemische Untersuchungen für die praktische Fertilitätsbeurteilung von Bedeutung sind. So ist der Gehalt des Spermas an Fructose (normal 1200 bis 4500 µg/ml) und an Citronensäure (normal 30 bis 420 mg/100 ml) abhängig von der Testosteronproduktion der Leydig-Zellen. Die Fructolyse (Fructoseverbrauch in 5 Std) und die Hyaluronidaseaktivität gehen der Zahl der beweglichen Spermien parallel.

Sowohl bei Hypogonadismus als auch bei der Azoospermie ist die Testesbiopsie zur genauen Diagnosestellung unumgänglich und ist zuweilen auch therapeutisch gerechtfertigt (Hedinger, 1971), obwohl nur ein geringer Prozentsatz der hypogonadalen Männer eine Aussicht auf Behebung der Sterilität hat.

Bei hochgradiger Oligospermie und normal großen Testes besteht die Möglichkeit einer partiellen Verlegung der Samenwege bzw. bei Azoospermie einer vollständigen Verlegung. Die Indikation zur Testisbiopsie steht immer noch zur Diskussion. Es ist wahr, daß sie meistens kaum je therapeutische Konsequenzen hat, aber unbestreitbar hat die Einführung der Testisbiopsie durch Charny den größten Fortschritt in der Erkenntnis andrologischer Störungen gebracht.

Was die Differentialdiagnose betrifft, so bietet die Testisbiopsie die Möglichkeit zur Erkenntnis meiotischer Anomalien und die Erkennung der häufigen Situation, wo Oligospermie auf Durchgangsschwierigkeiten auf Höhe der Epididymis zurückgeht. Schließlich erlaubt die Testisbiopsie Ehepaaren Jahre von Hoffnung und Enttäuschung zu ersparen, wenn die angezeigte Untersuchung eine klare Diagnose ergibt. Bei eindeutig verkleinerten Testes (weniger als 10 cm^3) — wenn die vorhandenen sekundären Geschlechtsmerkmale einen idiopathischen Eunuchismus ausschließen lassen — ist jedoch eine Fertilität zum vorneherein so gut wie ausgeschlossen, und man kann den Patienten die mühsamen Untersuchungen ersparen.

3. Therapie

Wir besitzen bis heute, außer beim hypogonadotropen Hypogonadismus, keine sicheren Mittel, die

Tabelle 6. Therapie der männlichen Sterilität

Ursache	Spermatozoenzahl	Testesgröße	Testisbiopsie	Therapie
1. Azoospermie, Oligospermie bei verlegten Samenwegen	0 oder stark vermindert	normal	normal	chirurgisch
2. Hypogonadismus	vermindert oder 0	verkleinert	pathologisch	in ausgewählten Fällen HCG und HMG
3. Oligospermie	vermindert	normal	normal oder leicht pathol.	keine
4. Unbekannt	normal	normal	normal	keine

Quantität und Qualität der Spermatozoen zu verbessern. Alle Berichte über Erfolge mit Hormonen und Vitaminen betreffen subfertile Patienten mit Spermienzahlen zwischen 20–40 Millionen/ml, wo Schwangerschaften auch ohne Behandlung möglich sind und Therapieerfolge vorgetäuscht werden können. Die Hoffnungen, mit HMG auch außerhalb der Hypophyseninsuffizienz Oligospermien zu bessern, haben sich nicht erfüllt (McLeod, 1967).

Über die Behandlung der Hyperprolaktinämie s.S. 478 u. Kap. V, S. 105f.

Bei ausgewähltem Patientengut mit Spermienzahlen unter 20 Millionen/ml, normalen LH/FSH-Werten und mit in der Hodenbiopsie nachgewiesenen Spermatogonien konnte in Zürich auch nach 3monatiger Behandlung mit HMG 500 IE jeden 2. Tag und HCG 5000 IE wöchentlich in keinem Fall eine Verbesserung der Spermaqualität erzielt werden. Andere Untersucher kamen zu ähnlichen Ergebnissen (Polishuk, 1967; Mroueh, 1967). Bei niedrigen Plasma-Testosteronwerten kann das Androgen Mesterolon, das im Gegensatz zu Testosteron LH nicht hemmt, 75–100 mg/d versucht werden. Gegen Motilitätsstörungen wird neuerdings Kallikrein, 600 KU/d p.o., empfohlen. Kontrollierte Studien bestehen jedoch nicht.

Azoospermie und hochgradige Oligospermie bei normal großen Testes kann auf Verlegung der Samenwege beruhen. Die Testesbiopsie läßt dabei einen normalen histologischen Befund oder nur eine leicht eingeschränkte Spermatogenese erkennen. Die Durchgängigkeit des Vas deferens wird am besten mit Durchspülen von lauwarmer physiologischer Kochsalzlösung geprüft.

Die Testesbiopsie kann bei normal großen Testes aber auch Bildungs- oder Reifestörungen wie „spermatogenic arrest", Hypospermatogenese oder Germinalaplasie zu erkennen geben. Bei allen drei Zuständen ist die Therapie aussichtslos.

Nur wiederholte Befunde von verminderter Spermatozoenzahl lassen die Diagnose der Oligospermie stellen. Vorübergehende Verminderung der Spermatozoenzahl ist nicht selten.

Es ist fraglich, ob der Rat zur Beschränkung des Geschlechtsverkehrs auf die fruchtbaren Tage der Frau nützlich ist. Wohl steigt die Spermienzahl bei längerer Abstinenz, die Motilität nimmt jedoch ab, und häufigerer Verkehr bringt bessere Chancen als seltener (McLeod, 1967). Im übrigen werden allgemeine Ratschläge gegeben, wie Entspannung, genügend Schlaf, Vermeiden von Übergewicht, körperliche Betätigung. Enganliegende Unterkleider erhöhen die Temperatur in den Testes und sollen ungünstig sein. Durch geeignete Lage der Frau post coitum (angezogene und gespreizte Oberschenkel) sind Spermaverluste zu vermeiden.

Homologe, künstliche Insemination, d.h. Insemination mit dem Sperma des Ehemannes, hat auch nach Anreicherung des Sperma durch Zentrifugation versagt. Während die homologe Insemination bei mechanischer Behinderung aussichtsreich ist, sind die Erfolge bei Oligospermie ausgeblieben.

Bei *Hypogonadismus* besteht nur im Falle eines hypogonadotropen Hypogonadismus eine Aussicht, durch Hormontherapie Fertilität zu erreichen. Mesterolon-Therapie kann versucht werden (s. oben).

Der sekundäre hypogonadotrope Hypogonadismus ist heute mit menschlichen Gonadotropinen behandelbar bis zur Herstellung bzw. Wiederherstellung normaler inkretorischer *und* exkretorischer Funktion des Hodens. Bis jetzt wurden allerdings nur einzelne gut untersuchte Fälle beschrieben.

Bei einem hypophysenoperierten Manne mit partieller Adenohypophyseninsuffizienz unter Cortison und Androgensubstitution, bei dem sich 2 Jahre nach der Operation Azoospermie mit Stehenbleiben der Spermatogenese auf der Stufe der Spermatiden eingestellt hatte, führte die Behandlung mit wöchentlich 5 mg menschlichem hypophysärem FSH während 13 Wochen zur Wiederherstellung der Normospermie von 61 Millionen/ml (Gemzell, 1964). Bei einem total hypophysektomierten Diabetiker, dessen Spermatozoenzahl von 480 Millionen in 3 Monaten auf 0 gesunken war und dessen Testisbiopsie nur Sertoli-Zellen und noch vereinzelte Spermatogonien erkennen ließ, zeigte sich nach 65 täglichen Injektionen von 5 mg HMG eine aktive Spermatogenese mit primären Spermatocyten und Spermatozoen (McLeod, 1966). Zur Verwendung gelangte ein damals wahrscheinlich noch weniger gereinigtes Präparat aus menschlichem Menopausenurin (Pergonal).

Bei angeborenem sekundärem Hypogonadismus (idiopathischem Eunuchismus) hatte HMG allein bei den unentwickelten Testes keinen Erfolg. Hingegen ließ sich nach einer 6monatigen Vorbehandlung mit HCG (3mal wöchentlich 2000 E), die zu einer normalen Entwicklung bis leichten Hypertrophie der Leydig-Zellen und zu Spermatogenese bis zu der Spermatidenstufe geführt hatte, durch zusätzliches HMG (3mal wöchentlich 12,5 E i.m. bei Weiterführung der HCG-Therapie) nach 8 Wochen wenigstens herdförmig eine vollständige Spermatogenese mit Anwesenheit von reifen Spermatozoen in der Testisbiopsie erzielen (LYTTON, 1966). Die vollständige Reifung der Spermatozoen dauert ca. 70 Tage. Androgene allein, bzw. normale Leydig-Zellfunktion, kann die Spermatogenese der früheren Stufen aufrechterhalten bzw. wiederherstellen, während es zum Abschluß der Reifung des FSH bedarf.

Bei 38 Patienten mit Azoospermie und niedrigen oder fehlenden Gonadotropinen konnte bei 12 Patienten, die vor der Therapie in der Testisbiopsie nur Sertoli-Zellen, Spermatogonien und einzelne Spermatocyten aufgewiesen hatten, normale Spermatozoen im Ejaculat nachgewiesen werden, 4mal kam es zur Schwangerschaft, während bei Fehlen von Spermatogonien in der Testisbiopsie kein Erfolg zu erzielen war (LUNENFELD, 1967). Es werden jeden 2. Tag 75 IE HMG* i.m. empfohlen, nur bei Ejaculatmengen unter 1,5 ml kombiniere man mit HCG 2500 IE i.m. jeden 2. Tag. Andere Autoren haben Erfolge mit der Dosierung: 2mal wöchentlich 1000 E HCG und 3mal wöchentlich 300 E HMG (BESSER, 1976). Die Kur hat 80–120 Tage zu dauern. Im übrigen steht heute weder die optimale Dosierung noch die Zuverlässigkeit der Erfolge fest.

Die sehr kostspielige kombinierte Substitutionstherapie mit HCG und HMG bei Hypophyseninsuffizienz oder hypogonadotropem Hypogonadismus ist nur gerechtfertigt, wenn es darum geht, bei einem Patienten wenigstens vorübergehend Fertilität zu erreichen. Ist einmal die Technik der tiefgekühlten Lagerung des menschlichen Spermas ausgebaut, so steigen die Chancen für Hypophysektomierte, Kinder zu zeugen.

Bis dahin empfehlen wir bei Hypophysektomie nach HCG-Vorbehandlung und Erreichen normaler sekundärer Geschlechtsmerkmale, normalen Plasmatestosterons oder wenigstens normaler 17-Ketosteroidausscheidung, die kombinierte Kur nach LUNENFELD: abwechselnd 2500 E HCG und 500 E HMG jeden Tag während mindestens 2 Monaten (Reifezeit der Spermatozoen), dann Fortführung der Therapie, bis das Ziel erreicht wird.

* 1 Ampulle Pergonal oder Humegon (enthaltend 75 IE FSH + 75 IE LH).

Steht die Fertilität nicht zur Diskussion, so genügt lebenslange Testosteronsubstitution.

Bei den übrigen Formen von Hypogonadismus kann die Hormontherapie zwar die Ausfallserscheinungen und Stoffwechselstörungen beheben, nicht aber die Sterilität. Weder bei oligospermischer noch bei normospermischer Infertilität ist die Verwendung von HCG, wahrscheinlich auch nicht von HMG gerechtfertigt. Tierisches Serumgonadotropin (PMS, pregnant mare serum) führt innerhalb von ca. zwei Monaten zu Antikörperbildung, die die FSH- und LH-Wirkung unterdrückt. Der Testosteronrebound, d.h. der Versuch, durch temporäre, mit hohen Dosen (150 mg wöchentlich) Testosteron erzielte Azoospermie die Oligospermie günstig zu beeinflussen, ist unnütz oder schädlich. Mitteilungen über die Anregung der Spermiogenese mit Clomiphen (JUNGCK, 1964; MELLINGER, 1966), das beim Manne das FSH auf das 3–4fache, das LH auf das 10fache ansteigen läßt, sind in Übereinstimmung mit den Zürcher Erfahrungen nicht überzeugend.

Von den zahlreichen übrigen therapeutischen Vorschlägen seien zwei noch erwähnt: Thyreoidea sicca 0,2 täglich gilt seit Jahrzehnten als Mittel gegen die Sterilität. Nachprüfungen zeigen jedoch nur bei Hypothyreosen einen Nutzen. Von den Vitaminen wurden besonders B_1, E und A empfohlen. Abgesehen davon, daß Avitaminosen beim Menschen selten sind, hat eine sorgfältige Studie keine Wirkung des Vitamins A auf die Oligospermie zu zeigen vermocht.

Es ist hier nicht der Ort, die Ethik und die psychologischen Probleme der *heterologen,* also außerehelichen Insemination, d.h. der Insemination mit dem Sperma eines nur dem Arzte, nicht aber dem Ehepaar bekannten Spenders zu diskutieren. Die rechtlichen Grundlagen sind vielfach noch ungeklärt, eine Übersicht über juristische Probleme in europäischen Ländern und den USA findet sich bei SCHELLEN (1957). In den Vereinigten Staaten und in den skandinavischen Ländern wird dieses Vorgehen auf breiter Basis akzeptiert und von angesehenen Kliniken ausgeführt. Von den Kirchen, in Deutschland vom Bundes-Ärztetag wird die heterologe künstliche Insemination abgelehnt. In der Schweiz herrscht Zurückhaltung vor.

So gering die Erfolge der Sterilitätsbehandlung heute auch sind, eine sorgfältige Abklärung und Überprüfung der therapeutischen Möglichkeiten ist zu fordern. Die vage Stellungnahme des Arztes, man könne ja doch nicht viel ausrichten, bringt den Patienten quälende Ungewißheit und treibt sie in die Hände ärztlicher und nicht ärztlicher Scharlatane. Auch mit der Feststellung, daß aufgrund einer erschöpfenden Untersuchung die Sterilität unbeeinflußbar ist, kann einem kinderlosen Ehepaar ein großer Dienst erwiesen werden. Die Eheleute können sich darauf einstellen und zur Frage der Adoption eines Kindes Stellung beziehen.

4. Induzierte reversible Sterilität

Induzierte reversible Sterilität beim Manne zur Geburtenregelung befindet sich noch im Stadium der Versuche. Auto-Immunisierung des Mannes mit Testisgewebe hemmt die Spermatogenese nur über wenige Wochen (MANCINI, 1965). Alkylierende, cytostatisch wirkende Substanzen wirken nicht selektiv genug auf die Spermatogenese. Hexamethylphosphoramid wird bei Insekten verwendet und führt zu sehr lange dauernder Sterilität, Hydrazin-Abkömmlinge wirken sehr langsam (JACKSON, 1966). Eingehend wurde die Wirkung eines Dinitropyrrols auf die verschiedenen Reifungsstadien geprüft und die späten Stadien als die empfindlichsten gefunden. Bei der Ratte erzeugt die intermittierende Applikation der Substanz eine reversible Sterilität (PATANELLI, 1964). Substanzen, die auf die verschiedenen Reifestadien des Spermatozoons einwirken, befinden sich im ersten Stadium der Erprobung (JACKSON, 1970).

Progesteron und andere natürlich vorkommende Steroidhormone können – bei Tieren nachgewiesen – die „Kapazitation“, eine letzte morphologisch nicht faßbare Reifungsstufe (CHANG, 1958, 1970; BEDFORD, 1970) der Spermatozoen, behindern und zu reversibler Sterilität führen (SEGAL, 1968). Progesteron wirkt über Beeinflussung der Uterusschleimhaut, die unter dessen Einfluß die Spermatozoen nicht fertil werden läßt (s. S. 490 und Kap. X, S. 557).

Über den gegenwärtigen Stand, die Schwierigkeiten und Aussichten s. DEKRETSER, 1974; SCHOYSMAN, 1976.

H. Impotenz, Satyrismus, Perversion

Unter Impotenz wird in der Regel die Impotentia coeundi verstanden, Impotentia generandi ist der Sterilität gleichzusetzen und wird besser durch dieses Wort ersetzt. Die Impotenz ist am häufigsten eine psychogene Störung, selten ist sie durch Gefäßkrankheiten, neurologisch oder endokrin bedingt. Impotenz kann eine Folge von Lipiodol-Arachnoiditis sein und ist ein Frühzeichen von Morbus Buerger. Antihypertensive Medikamente, vor allem Ganglienblocker wie Guanethidin, aber auch gewisse Psychopharmaka wie Phenothiazine können Impotenz verursachen.

Endokrin bedingte Impotenz kann bei allen Formen des Hypogonadismus mit Androgenmangel vorkommen. Eine erst seit kurzem bekannt gewordene Ursache ist die Prolaktin-Überproduktion durch Hypophysen-Adenom oder Medikamente (s.S. 478 u. Kap. V, S. 106).

Der hypogonadale Mann ist sich jedoch in der Regel seiner gestörten Funktion, für die er kein Bedürfnis hat, gar nicht bewußt. Aber auch ohne manifeste Ausfallserscheinungen ist die Impotenz eine häufige Klage bei vorgerücktem Alter. Über- und Unterfunktion der Schilddrüse, der Nebennierenrinde sind weitere Ursachen endokrin bedingter Impotenz. Bei länger dauerndem Diabetes mellitus ist Impotenz eine nicht seltene Spätkomplikation. Sie ist auf eine diabetische Neuropathie des autonomen Nervensystems zurückzuführen, eine Korrelation mit der Mikroangiopathie besteht nicht, und es gibt keine Therapie (FAERMAN, 1974), außer der noch im Versuchsstadium stehenden Implantation von Silikonprothesen in die Corpora cavernosa. Was die Gefäßchirurgie bei Verschlüssen großer oder kleiner Gefäße leisten kann, wird sich in den nächsten Jahren zeigen (VON NIEDERHÄUSERN, 1977). Aufgrund der Testosteronausscheidung wird versucht zwischen „konstitutioneller“ und „psychogener“ Impotenz auch bei klinisch gesunden Männern zu unterscheiden (COOPER, 1970).

Der die psychogene Impotenz verursachende Konflikt kann verborgen sein und sich auch bei Individuen ohne neurotische Züge vorfinden. Es ist oftmals erstaunlich, was sich mit einer vom gesunden Menschenverstand geleiteten psychischen Kurztherapie erreichen läßt. Obwohl zur Unterscheidung zwischen endokrin bedingter und psychogener Impotenz zur Diagnosis ex juvantibus eine kurze Testosteronkur von 1 bis 2 Wochen (täglich 25–50 mg) erlaubt ist, so kann die Stimulation der Libido während längerer Zeit ohne eine Lösung der Konfliktsituation von Schaden sein, indem der Trieb gesteigert wird, aber ohne Behebung der Hemmung sich nicht normal auswirken kann. Als Adjuvans ist das Testosteronpropionat zuweilen nützlich. Die Dosierung hat dabei hoch gewählt zu werden (25–50 mg 2–3mal wöchentlich oder 250 bis 500 mg Depot-Testosteron zweiwöchentlich intramuskulär).

LHRH, 300–500 µg täglich soll ohne Gonadotropin- oder Testosteronerhöhung durch direkte Wirkung auf cerebrale Zentren potenzsteigernd wirken (APARICIO, 1976; MORTIMER, 1974). Die Beobachtungen bleiben zu bestätigen.

Die Ejaculatio praecox ist psychisch verursacht und keine Endokrinopathie. Demzufolge steht die Psychotherapie im Vordergrund. Testosteronpropionat wird teils empfohlen, teils als kontraindiziert betrachtet. Zuweilen ist das einfache Mittel der coitalen Frequenzsteigerung oder einer Applikation von Lokalanaesthetica in Salbenform an die Glans von Nutzen. Eine Besserung durch Dämpfung der sexuellen Übererregbarkeit soll mit dem Gestagen Chlormadinonacetat (5–10 mg p.o./d) erreicht werden (KRAUSE, 1970).

Gegen übertriebenen oder perversen, sozial nicht tragbaren Geschlechtstrieb (Satyrismus, Perversion) wird außer der Kastration heute das Antiandrogen Cyproteron-Acetat in der Dosierung von 100–200 mg/d per os empfohlen, das die unangenehmen Nebenwirkungen der Gynäkomastie und der Testesatrophie gegenüber den Oestrogenen nicht hat (s.S. 478ff.) (LASCHET, 1968; OTT, 1968). Auch Medroxyprogesteronacetat (Depot-Provera) wird in der Dosierung von 300–400 mg i.m. alle 10 Tage empfohlen. Es senkt das Plasmatestosteron und damit Potenz, Ejaculationen und Libido (MONEY, 1972).

I. Gynäkomastie

Die Gynäkomastie, d.h. Vermehrung des Brustdrüsengewebes beim Manne, ist ein Symptom, das am häufigsten bei Hypogonadismus, aber auch bei anderen Endokrinopathien und nicht endokrinen Krankheiten vorkommt. Eine umfassende und kritische Monographie über die Gynäkomastie hat HALL (1959) verfaßt. In geringer Ausbildung ist sie häufig und soll bei 40% der Männer histologisch nachweisbar sein.

Die hormonale Regulation des Mammawachstums ist im Kapitel XI (s.S. 639ff.) besprochen. Außer Oestrogen, Progesteron, Prolactin (LTH) und Wuchshormon können unter besonderen Umständen auch das Testosteron (s.S. 498) sowie Nebennierenrinden-Hormone (Desoxycorticosteron, Nebennierenrinden-Totalextrakte), ja auch die den Steroiden verwandten Digitalis-Wirkstoffe das Mammawachstum fördern. Dabei ist die Möglichkeit des Umbaus der einzelnen Steroide und Substanzen innerhalb des Körpers zu beachten. Das Choriongonadotropin kann über die Stimulation der Oestrogenproduktion in den Testes zur Gynäkomastie führen. Auch nervöse Einflüsse haben einen Einfluß auf das Mammawachstum. Medikamente mit Hemmwirkung auf den Hypothalamus (Chlorpromazin, Reserpin) können wahrscheinlich durch Hemmung des PIF (s. Kap. II, S. 28) zur Prolactin-Ausschüttung und Gynäkomastie führen. Schließlich ist immer noch der Empfindlichkeit des Endorgans auf hormonale Einflüsse Rechnung zu tragen, ohne die die einseitige Gynäkomastie und auch die idiopathische Gynäkomastie nicht zu erklären sind. Auch die Beobachtung, daß die Gynäkomastie nicht bei allen mit der Herstellung von Oestrogenen beschäftigten und exponierten Fabrikarbeitern und nicht immer im gleichen Grade auftritt, spricht für eine entscheidende Rolle der Endorgan-Empfindlichkeit in der Pathogenese der Gynäkomastie. Nur bei $^{1}/_{3}$ der Patienten mit Gynäkomastie wird vermehrte Ausscheidung von Oestrogenen gefunden. Bei Pubertätsgynäkomastie scheint dem Wuchshormon die auslösende Rolle zuzukommen.

Pathologisch-anatomisch liegt der Gynäkomastie eine Wucherung von Ausführungsgängen und eine gleichzeitige Vermehrung des umgebenden Bindegewebes zugrunde. Die Ausführungsgänge sind nicht nur verlängert und verzweigt, sondern meist auch vermehrt. Eigentliche Drüsenläppchen entwickeln sich dagegen nur in seltenen Fällen, wie z.B. bei besonderen Hodentumoren. Die Epithelien der Ausführungsgänge sind häufig vielschichtig und können papillenartige Vorwölbungen bilden. Auch Korbzellwucherungen kommen vor. Oestrogenbehandlung führt zu einer besonders deutlichen Epithelproliferation. Die Epithelien weisen histologisch gelegentlich Zeichen von Sekretion auf. Auspreßbare Milch oder Colostrum werden dagegen nur ausnahmsweise gebildet. Nach dem die Ausführungsgänge umgebenden Bindegewebe lassen sich zwei Typen von Gynäkomastie unterscheiden. Bei der einen Form werden die Ausführungsgänge von Mänteln aus lockerem Bindegewebe umschlossen, auf das erst ein kollagenfaserreicher Anteil folgt. Bei der 2. Form sind die Ausführungsgänge ohne diese zwischengeschaltete lockere Zellage direkt in ein sehr faserreiches kollagenes Bindegewebe eingelagert. Es handelt sich bei diesen zwei Typen wahrscheinlich nur um verschiedene Entwicklungsstadien, indem der Typ mit den lockeren Bindegewebsmänteln der aktiveren, der Typ mit nur kollagenfaserreichem Bindegewebe der zur Ruhe kommenden Form entspricht. Eine klinische histologische Studie an 351 Fällen konnte diesen Ablauf bestätigen (BANNAYAN, 1972). Geringe entzündliche Infiltrate aus Lymphocyten, Plasmazellen, Histiocyten und gelegentlich auch Leukocyten sind fast regelmäßig nachweisbar.

Differentialdiagnostisch müssen die sog. Pseudogynäkomastien oder Lipomastien, die durch Hypertrophie des Fettgewebes zustande kommen, ferner entzündliche Prozesse und eigentliche Tumoren, die spontan oder nach Hormonbehandlung auftreten können, abgegrenzt werden. Für die Diagnose ist die Palpation unumgänglich, denn die Pseudogynäkomastie ist inspektorisch von der echten Gynäkomastie nicht immer zu unterscheiden. Die Palpation wird bei der echten Gynäkomastie stets einen derben Drüsenkörper zu erkennen geben, der alle Größen, von einem erbsengroßen Knoten bis zur Faustgröße, erreichen kann. Nach der Anamnese mit besonderem Augenmerk auf eingenommene Medikamente hat sich die Untersuchung besonders auf die Testes und die Hypophyse zu richten. Die Testes sind genau zu palpieren. Auch wenn kein Testestumor palpabel ist, empfiehlt sich eine einfache Schwangerschaftsreaktion im Urin, um ein choriales Carcinom auszuschließen sowie eine Prolactinbestimmung. Schließlich gehört zu jeder Untersuchung bei Gynäkomastie neben Sellaaufnahme die Untersuchung von Leber, Schilddrüse und eine Thoraxdurchleuchtung zum Ausschluß eines Bronchialcarcinoms.

1. Pubertätsgynäkomastie

Über Pubertätsgynäkomastie vgl. Kap. XIX, S. 1011f.

Tabelle 7. Vorkommen der Gynäkomastie. [Modifiziert nach BRONSTEIN (1950) u. HALL (1959)]

A. Physiologische Gynäkomastie (s. Kap. XIX)
 1. Neugeborenen-Gynäkomastie, Hexenbrust
 2. Pubertäts-Gynäkomastie, transitorische und persistierende Form

B. Gynäkomastie bei Endokrinopathien
 1. Hypogonadismus (Kastration, Klinefelter-Syndrom, Lebererkrankungen, Unterernährung, Involution)
 2. Testestumoren (s.S. 501)
 3. Feminisierende Nebennieren-Tumoren (S. 385)
 4. Hyperthyreose
 5. Adenohypophysentumoren: Akromegalie, chromophobes Adenom mit Prolactin-Überproduktion (s.S. 106)
 6. Hermaphroditismus

C. Gynäkomastie durch Medikamente
 1. Gonadotropine
 2. Oestrogene
 3. Testosteron (s. unten)
 4. Desoxycorticosteron, Nebennieren-Totalextrakt, Spironolacton
 5. Digitalis
 6. Isoniazid, alpha-methyl-Dopa, Amphetamin, Reserpin, Chlorpromazin, bestimmte Anti-Androgene
 7. Cannabis

D. Gynäkomastie bei nicht-endokrinen Krankheiten
 1. Lepra
 2. Leukämie
 3. Nervenkrankheiten (Verletzungen des Rückenmarks, der Intercostalnerven), Syringomyelie, Friedreichsche Ataxie
 4. Bronchuscarcinom
 5. Osteoarthropathie
 6. Urämie
 7. Chronische Hämodialyse

E. Familiär

F. Idiopathisch

2. Gynäkomastie bei Endokrinopathien

Die Gynäkomastie beim Hypogonadismus, wozu auch die Gynäkomastie nach Hunger und nach Involution zu zählen ist, und Gynäkomastie bei Testestumoren werden S. 501 besprochen, die Gynäkomastie bei den selten vorkommenden feminisierenden Nebennierenrindentumoren S. 385. Gynäkomastie wird gelegentlich bei Hyperthyreose gesehen, zuweilen erst bei Remission nach I^{131}-Therapie. Möglicherweise besteht hier eine Beziehung zur Gynäkomastie bei Wiederernährung nach Hunger. Wie weit Gynäkomastie bei Bronchuscarcinom – paraneoplastisch – und bei Osteoarthropathie den endokrinen Gynäkomastien zuzurechnen sei, ist für die bisher beschriebenen Fälle ungewiß. Auch die Gynäkomastie nach Hämodialyse kann wie die Wiederauffütterungsgynäkomastie hierher zu zählen sein. Das Prolaktinom (s. Kap. V, S. 106) kann, aber braucht nicht zu Gynäkomastie und selten zu Galaktorrhoe zu führen (MCKENNA, 1978).

3. Gynäkomastie durch Medikamente

Die Behandlung von Kryptorchismus und von hypogonadotropem Eunuchoidismus mit Choriongonadotropin kann zu vorübergehender Gynäkomastie führen. Die therapeutische Verwendung von Oestrogen bei Männern (Prostata-Carcinom, Satyrismus) führt fast regelmäßig zu Gynäkomastie. Sie läßt sich durch prophylaktische Röntgenbestrahlung verhindern. Testosteronpropionat, häufiger noch Methyltestosteron, können bei der Behandlung des primären Hypogonadismus zur Gynäkomastie führen. Umbau des Testosterons in Oestrogene innerhalb des Körpers wird als Ursache erwogen. Das Auftreten von Gynäkomastie nach Desoxycorticosteron, Digitalisglykosiden, Nebennierenrinden-Totalextrakt und Spironolacton (CAMINOS-TORRES, 1977) beruht auf Umbau der Steroide, während Isoniazid, α-methyl-Dopa, Amphetamin, und besonders Reserpin und Chlorpromazin (s.S. 26) über Hyperprolaktinämie wirken. Neuerdings wurde Gynäkomastie nach intensivem Marihuanakonsum beobachtet und auf Δ-9-Tetrahydrocannabinol zurückgeführt (HARMON, 1972; VITORIA, 1976).

4. Gynäkomastie bei nicht-endokrinen Krankheiten

Bei Lepra soll Gynäkomastie häufig und in schwerer Form vorkommen. Gleichzeitig führt jedoch die Krankheit zu Hypogonadismus, der ebenfalls als Ursache in Betracht fällt. Die Oestrogenausscheidung soll nicht vermehrt sein (MORLEY, 1977). Das Auftreten von Gynäkomastie wurde bei Paraplegikern als Folge traumatischer Verletzung des Rückenmarks beschrieben sowie nach Thorakoplastik mit Verletzung der Intercostalnerven, Gynäkomastie kommt ferner bei Bronchuscarcinom vor. Die Hälfte der Patienten mit Osteoarthropathie pneumique haben Gynäkomastie. Nach Vagotomie können sich dabei sowohl Trommelschlegelfinger als auch Gynäkomastie zurückbilden. Einzelberichte über Vorkommen bei anderen Erkrankungen (Colitis ulcerosa, Erythrodermie, Lymphogranulom) können das zufällige Zusammentreffen vorläufig nicht ausschließen. Merkwürdig ist das häufige Auftreten ($^1/_3$–$^1/_2$ der Fälle) von Gynäkomastie bei chronischer Hämodialyse. Sie wird als Auffütterungs-Gynäkomastie, wie im 2. Weltkrieg beobachtet, mit Wiedereinsetzen der Gonadotropinsekretion gedeutet und vermehrte Oestrogensekretion der Leydig-Zellen vermutet (FREEMAN, 1968; SCHMITT, 1968; SAWIN, 1973). Anderseits ist das Prolactin in der Urämie erhöht (LIM, 1977).

5. Familiäre Gynäkomastie

Über familiäres Vorkommen mit geschlechtsgebundenem rezessivem oder geschlechtsbeschränktem autosomal dominantem Erbgang, leichtem hypogonadotropem Hypogonadismus wurde berichtet (ROSEWATER, 1965), s.S. 476.

6. Therapie

Sind Ursachen bekannt, so sind sie zu beheben. Ist die Gynäkomastie auffallend oder schmerzhaft, so ist die chirurgische Entfernung indiziert. Diese sollte aber nicht vor 1–2 Jahren nach Ablauf der Pubertät, also nicht vor dem 18.–19. Jahr vorgenommen werden, da spontane Rückbildung in dieser Zeit noch möglich ist. Bei Schmerzhaftigkeit kann Testosteron in lokaler Anwendung nützlich sein. Eine Rückbildung der Gynäkomastie durch Testosterontherapie ist nicht zu erwarten, intensive Röntgentherapie ist des Versuches wert (HAURI, 1971). Bei Hyperprolaktinämie ist entweder das Prolactinom zu entfernen oder mit Bromergocryptin zu behandeln.

K. Überproduktion des FSH und Überfunktionssyndrome der Testes

Es scheint FSH-produzierende, chromophobe Tumoren der Hypophyse auch außerhalb des primären Hypogonadismus mit reaktiven Sellavergrößerungen, ohne klinische endokrine Symptome zu geben (FRIEND, 1976). Die Differentialdiagnose zu hyperplasiogenen Geschwülsten ist jedoch schwierig (s.S. 345).

Die Überproduktion von Testeshormonen wird mit wenigen Ausnahmen nur bei Tumoren beobachtet. Eine kompensatorische Hyperplasie des einen Testis bei Wegfall oder Unterentwicklung des anderen wird beobachtet (LARON, 1969). Die gesamte Testosteronsekretion bleibt dabei unverändert. Über in bezug auf das Alter übermäßige Testosteronsekretion s. Pubertas praecox Kap. XIX, S. 1024f.

1. Benigne, bilaterale Hypertrophie

Sogenannte Megatestes beruhen auf übermäßiger Entwicklung der Tubuli bei ungestörten hormonalen Verhältnissen (NISULA, 1974), s. auch S. 473.

2. Überfunktion der Leydig-Zellen

Ein Fall von Überfunktion der Leydig-Zellen mit vermehrtem Plasma-Testosteron und -Oestradiol und ausgeprägter Gynäkomastie ist beschrieben (GOLDFINE, 1971). Das Krankheitsbild wird auf ein gestörtes Rückkopplungssystem auf Sexualhormone zurückgeführt.

3. Hodentumoren

Hodentumoren machen ungefähr 0,5–1% der Malignome des Mannes aus. Sie können vom Hoden selbst oder seinen Hüllen und Anhangsgebilden sowie vom Samenstrang ausgehen (Tabelle 8). Während die eigentlichen Hodentumoren nicht selten endokrin aktiv sind, lassen die Tumoren von Nebenhoden, Hodenhüllen und Samenstrang eine endokrine Symptomatik vermissen. Wir beschränken deshalb unsere Ausführungen auf die eigentlichen Hodentumoren.

Tabelle 8. Klassierung der Geschwülste von Hoden, Nebenhoden und benachbarten Strukturen. (Nach PUGH, 1976)

1. Hodentumoren
- Seminome
- Teratome:
  - Teratome, differenzierte Formen (TD)
  - Maligne Teratome, intermediäre Form (MTI)
  - Maligne Teratome, undifferenzierte Form (MTU)
  - Maligne Teratome, trophoblastische Form (MTT)
- Kombinationstumoren:
  - Seminome und Teratome im gleichen Hoden
- Sertoli-Zelltumoren
- Zwischenzelltumoren
- sog. Dottersacktumoren („Yolk sac tumours“)
- Maligne Lymphome
- Metastasen
- Verschiedenartige und unklassierbare Tumoren

2. Tumoren von Nebenhoden, Hodenhüllen und Samenstrang
- Adenomatoidtumor
- Bindegewebs- und Muskelgeschwülste:
  - gutartig:
    - Fibrome, Leiomyome, Lipome etc.
  - bösartig:
    - embryonale Sarkome, Rhabdomyosarkome, Fibrosarkome, Leiomyosarkome etc.
- Metastasen
- Verschiedenartige und unklassierbare Tumoren

Was die Klassifizierung dieser Geschwülste, besonders der sog. Keimzelltumoren anbelangt, bestehen gewisse Differenzen zwischen den gebräuchlichsten amerikanischen (DIXON und MOORE, 1952; MOSTOFI und PRICE, 1973) und europäischen, vor allem britischen Nomenklaturen (COLLINS und PUGH, 1964; PUGH, 1976). Dagegen deckt sich die Nomenklatur der Weltgesundheitsorganisation (WHO) (MOSTOFI und SOBIN, 1977) praktisch mit derjenigen von MOSTOFI und PRICE (1973). Wir halten uns an die britische Einteilung, die vor allem bei den Teratomen die häufigsten Tumorkombinationen übersichtlich zusammenfaßt und zudem der Tumorentwicklung mit eventuellen Übergängen von einer Tumorart in die andere besser angepaßt ist als die amerikanische Klassifizierung (BÄR und HEDINGER, 1976). In Tabelle 9 sind die beiden Klassifizierungen einander gegenübergestellt.

Die relative Häufigkeit der einzelnen Hodentumoren ist aus Tabelle 10 ersichtlich, einer Zusammenstellung von 2739 Hodentumoren durch PUGH (1976). Seminome, Teratome und Kombinationsgeschwülste von Seminomen und Teratomen, alles fast ausnahmslos bösartige Tumoren, machen zusammen 85% der Hodengeschwülste aus. Aber auch die Restgruppe umfaßt vorwiegend bösartige

Tabelle 9. Keimzelltumoren des Hodens (britische und amerikanische Nomenklatur). (Nach HEDINGER, 1977)

GB (PUGH, 1976)	USA (MOSTOFI und PRICE, 1973)
Seminom, typisch	*Seminom*, typisch
	– anaplastisch
– spermatocytär	– spermatocytär
Teratom	
Teratom differenziert (TD)	*Teratom* reif
	– unreif
Malignes Teratom, intermediär (MTI)	*Teratocarcinom:* embryonales Carcinom + Teratom
Malignes Teratom, undifferenziert (MTU)	*Embryonales Carcinom, adult*
Malignes Teratom, trophoblastisch (MTT)	*Choriocarcinom*
„Sog. Dockersacktumoren", „yolk sac tumour"	*Embryonales Carcinom, infantil*
Kombinationstumoren: = Seminom und andere Keimzelltumoren	Seminom und andere Keimzelltumoren

Tabelle 10. Häufigkeit der wichtigsten Hodentumoren (nach PUGH, 1976) (total 2739 Tumoren)

Seminome	39,5%
Teratome	31,7%
Kombinationstumoren, Seminome und Teratome	13,5%
Andere Hodentumoren	6,7%
Maligne Lymphome	8,6%

Geschwülste. Gutartige Hodentumoren stellen die Ausnahme dar.

Ob auf eine Präcancerose aus dem Vorhandensein atypischer Spermatogonien in Testisbiopsien geschlossen werden kann, wie von NÜESCH 1977 gezeigt wurde, muß weiter überprüft werden (SCHOYSMAN, 1977).

a) Seminome

Seminome sind die häufigsten Hodengeschwülste. Sie betreffen besonders Männer zwischen 30 und 50 Jahren. Sie sind rechts etwas häufiger als links, sie sind ferner in retinierten Hoden häufiger als in normal descendierten. Ausnahmsweise befallen sie beide Hoden. Sie sind nicht selten mit einem Teratom kombiniert (s. Kombinationstumoren). Histologisch bauen sie sich aus wechselnd großen Nestern locker zusammengefügter Zellen auf, die von schmalen Septen unterteilt werden. In diese sind Gruppen lymphocytenartiger kleiner Rundzellen eingelagert. Die Tumorzellen selbst sind ziemlich groß und besitzen unscharf begrenzte, helle Cytoplasmasäume und eher große, rundliche Kerne. Die Tumorzellen erinnern damit an Germinalzellen, von denen sie auch abgeleitet werden. Je nach dem Differenzierungsgrad der Tumorzellen werden die viel häufigeren klassischen Seminome von den seltenen anaplastischen und spermatocytären Formen abgegrenzt. Riesenzellen sind auch in Seminomen nicht selten. Vor allem aber lösen derartige Geschwülste gelegentlich tuberkuloide Umgebungsreaktionen aus. Seminome metastasieren relativ spät, sind sehr strahlenempfindlich und haben eine relativ gute Prognose. Metastasen treten in der Regel zuerst in den paraaortal-abdominalen Lymphknoten auf.

Seminome können eine leichte Erhöhung der Gonadotropinwerte im Urin und Plasma auslösen, allerdings nicht so ausgeprägt wie Teratome. SYMINGTON und WALLACE (1964) fanden einen Anstieg von durchschnittlich 20 E HPG/Tag beim Gesunden auf 36 E HPG/Tag bei Seminompatienten, Werte, die nach der Operation vorübergehend noch zunahmen. Der Anstieg wird als Folge eines Ausfalles normalen Hodengewebes und damit einer ungenügenden Hypophysenhemmung interpretiert.

b) Teratome

Reine Teratome sind etwas weniger häufig als Seminome. Sie bevorzugen etwas jüngere Altersklassen als die Seminome, besonders Männer in der 3. Dekade. Auch Teratome sind rechts häufiger als links. Bilaterale Teratome sind sehr selten.

Teratome des Hodens sind fast ausnahmslos maligne, im Gegensatz zu entsprechenden Tumoren im Ovar. Auch scheinbar gutartige, reife Geschwülste des Hodens müssen deshalb histologisch sorgfältig nach undifferenzierten, malignen Abschnitten abgesucht werden. Auf 569 reine Taratome fanden PUGH und CAMERON (1976) nur 28 differenzierte, relativ gutartige Formen, was 4,9% entspricht.

Die Verteilung der verschiedenen Teratomformen ist in Tabelle 11 zusammengestellt. Da sich praktisch in fast allen malignen Hodenteratomen auch ganz undifferenzierte Abschnitte nachweisen lassen, klassieren COLLINS und PUGH (1964) und PUGH (1976) die Teratome nach ihren höchst differenzierten Bezirken, auch wenn diese nur ganz umschrieben sind. Bei differenzierten Teratomen (TD) dürfen nur dem Reifungsgrad des Geschwulstträgers entsprechend differenzierte Gewebe aller drei Keimblätter vorhanden sein. Derartige Tumoren kommen vor allem bei Kindern vor, wo sie als

Tabelle 11. Verteilung der verschiedenen Teratomformen bei 569 Teratomen. (Nach PUGH und CAMERON, 1976)

	Fälle	%
Differenzierte Teratome (TD)	28	4,9
Maligne Teratome:		
intermediäre Form (MTI)	312	54,8
undifferenzierte Form (MTU)	208	36,6
trophoblastische Form (MTT)	21	3,7
Total	569	100

gutartig zu betrachten sind. Bei Erwachsenen können aber selbst derart hochdifferenzierte Teratome Metastasen machen. In malignen Teratomen der Intermediärform (MTI) findet man neben differenzierten, weitgehend ausgereiften Abschnitten auch undifferenzierte, vorwiegend carcinomatöse Bezirke. Derartige Tumoren entsprechen den Teratocarcinomen der amerikanischen Nomenklatur. In malignen Teratomen vom undifferenzierten Typ (MTU) sind nur noch Carcinomstränge mit Drüsenschläuchen, Papillen und soliden Zellnestern zu sehen, Geschwülste, die von den Amerikanern als embryonale Carcinome bezeichnet werden. Ein trophoblastisches malignes Teratom (MTT) ist dann anzunehmen, wenn zottenähnliche Strukturen gefunden werden können. Syncytiale Riesenzellen allein genügen nicht für diese Diagnose, findet man doch isolierte Riesenzellen bei fast allen Formen maligner Teratome, ja selbst bei Seminomen.

Maligne Teratome haben eine wesentlich schlechtere Prognose als Seminome. Bei einem Sechstel der Serie von PUGH (1976) waren anläßlich der operativen Entfernung der Hodentumoren schon Metastasen vorhanden. In der Regel werden zuerst die paraaortalen und paracavalen Lymphknoten auf Höhe der Nieren befallen. Etwas über die Hälfte der 553 Teratompatienten der Zusammenstellung von PUGH (1976) starb innerhalb der ersten 3 Jahre nach der Operation, ein Drittel bereits im ersten Jahr.

Teratome sind im Gegensatz zu den Seminomen häufig hormonal aktiv. Sie bilden wie Placentargewebe in erster Linie Choriongonadotropin (HCG), ferner Oestrogene und Progesteron. Choriongonadotropin kann in so großen Mengen produziert werden, daß die immunologischen Schwangerschaftsreaktionen auch in Verdünnungen von 1:10 (Gravindex) oder für 20–40000 IE/l (Pregnosticon) positiv werden. HCG, Progesteron und Oestrogene bewirken gemeinsam eine Gynäkomastie und gleichzeitig Wesensveränderungen der Patienten mit Erwachen mütterlicher Instinkte. Pregnandiol wird als Abkömmling von Progesteron ausgeschieden. Die Oestrogenausscheidung ist vermehrt. Der Nachweis einer massiven Choriongonadotropinausscheidung im Urin bestätigt die Diagnose eines malignen Teratoms. Er ist auch für die Verlaufskontrolle bedeutsam. Außerdem wird in über der Hälfte der Teratome das α-1-Fetoprotein erhöht gefunden (KOHN, 1976). Es handelt sich dabei vor allem um Teratome, die sog. Dottersackanteile („yolk sac tumour") einschließen oder die sich ganz aus derartigen Formationen aufbauen (BURRI, 1977).

c) Kombinationstumoren (Teratome und Seminome)

Kombinationstumoren von Teratomen und Seminomen sind, wie Tabelle 8 zeigt, relativ häufig. Kombinationen sind mit allen Formen der Teratome möglich. Ihre Häufigkeitsverteilung entspricht ungefähr derjenigen reiner Teratome. Die Ursache dieser Tumorkombination ist vorläufig noch unklar. VON ALBERTINI (1943) spricht von reaktiven Seminomen bei Teratomen, eine Reaktion, die aber nicht einfach mit einer abnormen hormonalen Stimulation erklärt werden kann. Die Prognose derartiger Kombinationsgeschwülste ist etwas besser als diejenige reiner Teratome, aber schlechter als diejenige der Seminome. Die endokrine Aktivität entspricht derjenigen gleichartiger reiner Teratome.

d) Sertoli-Zelltumoren (Androblastome)

Sertoli-Zelltumoren gehören zu den noch am wenigsten klar abgegrenzten Hodentumoren. Sie sind beim Menschen sehr selten, weshalb größere Untersuchungsserien fehlen. Ihre histologischen Bilder weichen zudem von einem Tumor zum andern stark voneinander ab. Typische Sertoli-Zelltumoren sind relativ klein und scharf begrenzt. Mikroskopisch sind Zellstränge und drüsenartige Formationen zu sehen, deren Epithelien an Sertoli-Zellen erinnern. Derartige Tumoren kommen in normal gelagerten und retinierten Hoden vor. Sie machen nur ausnahmsweise Metastasen.

Neben diesen Tumoren mit mehr oder weniger typischen Sertoli-Formationen kommen aber auch Geschwülste vor, bei denen Wucherungen des Zwischengewebes stark hervortreten. DIXON und MOORE (1952) unterteilten deshalb diese Geschwülste, die sie gesamthaft nach TEILUM (1958) als Androblastome bezeichnen, in 3 Formen, nämlich diffuse Stromaformen, gemischte Stroma- und Drüsenformen und rein tubuläre Formen. Da die Kombination einer Wucherung von Drüsenschläuchen und Stromateilen recht typisch ist, sprechen MORRIS und SCULLY (1958) bei entsprechenden Geschwülsten im Ovar einfach von Sertoli-Leydig-Zelltumoren. Beim Menschen eine Seltenheit, stellen derartige Geschwülste beim Hund dagegen eine der häufigsten Tumorformen des Hodens dar.

Sertoli-Zelltumoren können endokrin aktiv sein und Oestrogene und Androgene bilden. Gynäkomastie kommt vor. COLLINS und SYMINGTON (1964) fanden in einem Falle erhöhte Gonadotropinwerte im Urin. Sie werfen aber selbst die Frage auf, ob es sich bei diesem Tumor evtl. nicht um einen Sertoli-Zelltumor, sondern um ein Teratom gehandelt haben könnte.

Von den eigentlichen Sertoli-Zelltumoren sind die tumorartigen Wucherungen hypoplastischer Kanälchen, die sog. *hypoplastischen Zonen,* mit all ihren Übergängen bis zum sog. *tubulären Adenom* (PICK), abzugrenzen. Einzelne hypoplastische Kanälchen findet man auch im normal entwickelten und descendierten Hoden, jedenfalls bei jüngeren Erwachsenen (HEDINGER, 1968). In retinierten Hoden bilden derartige Kanälchen jedoch ganze Felder, die sog. hypoplastischen Zonen, die besonders in Abdominalhoden im Rahmen des Syndroms der testiculären Feminisierung adenomartige Gestalt annehmen können. Derartige hypoplastische Zonen und sog. Adenome sollten aber, solange ihre eigentliche Tumornatur nicht erwiesen ist, nicht einfach den Sertoli-Zelltumoren gleichgesetzt werden.

Eine Besonderheit stellen ferner Tumoren dysgenetischer Gonaden dar, die sog. *Gonadoblastome* (Scully, 1953; Siebenmann, 1961) und ähnliche Geschwülste, wie man sie in den Gonadenleisten und im Hodengewebe der Gegenseite bei gemischter Hodendysgenesie (mixed testicular dysgenesis) im Rahmen eines Chromosomenmosaiks sehen kann (Salle, 1969) (s. auch Kap. XII, S. 669).

e) Zwischenzelltumoren

Auch diese Geschwülste kommen nur sehr selten vor. In größeren Statistiken machen sie ungefähr 1–2% der Hodentumoren aus. Insgesamt sind bisher in der Literatur etwas über 100 Fälle mitgeteilt worden. Dabei handelt es sich z.T. aber wahrscheinlich nicht um eigentliche Tumoren, sondern um Hyperplasien von Leydig-Zellen oder leydigzellartigem Nebennierenrindengewebe bei kongenitalem adrenogenitalem Syndrom. Das gilt besonders für die vereinzelten Beobachtungen von sog. „beidseitigen Leydig-Zelltumoren" und für die „einseitigen Tumoren" bei Kindern mit Pseudopubertas praecox, bei denen sich die klinischen Symptome nach der Orchidektomie nicht zurückbilden, sondern z.T. noch verstärken (Kap. VII, S. 366).

α) Eigentliche Leydig-Zelltumoren

Leydig-Zelltumoren sind in der Regel klein, höchstens walnuß- bis hühnereigroß und abgekapselt. Ihre Schnittfläche ist gelbbraun. Die Tumoren bauen sich aus Zellen auf, die weitgehend an Leydig-Zellen erinnern und neben Fettstoffen braunes Pigment und Kristalle einschließen können. Zellen und Kerne sind sehr vielgestaltig, was gelegentlich den Verdacht auf Malignität erweckt. Eindeutig maligne Leydig-Zelltumoren mit Metastasenbildung sind selten. Das histologische Bild unterscheidet sich dabei kaum von demjenigen gutartiger Tumoren.

Die Leydig-Zelle vermag sowohl Testosteron als auch Oestradiol zu produzieren (S. 456). Leydig-Zelltumoren können zu einer enormen Vermehrung der 17-Ketosteroidausscheidung führen. Mengen bis zu 1 g/Tag wurden gemessen. Die biologisch aktiven Steroide (Androgene) sind dagegen weniger stark erhöht. Immerhin werden bis 470 µg/Tag Testosteron-Glucuronid im Urin und 345 µg/Tag Testosteron-Sulfat, welch letzteres direkt aus dem Tumor stammen soll, gemessen. Die Testosteronproduktion wurde auf 50 mg/Tag bei einem Plasma-Testosteron von 1,9 µg/100 ml, die Dehydroepitestosteron-Sulfat-Produktion auf 2,27 g/Tag errechnet (Lipsett, 1966). Die Androgen-Überproduktion wird beim reifen Manne klinisch nicht manifest. Hingegen kommt es unter ihrem Einfluß im Kindesalter zu einer Pseudopubertas praecox mit disproportioniertem Kleinwuchs und extrem ausgeprägten männlichen Geschlechtsmerkmalen.

Auch Oestrogene können vermehrt bei Leydig-Zelltumoren ausgeschieden werden. Ihre vermehrte Produktion macht sich klinisch durch das Auftreten einer Gynäkomastie bemerkbar. Natürliche und synthetische Oestrogene können bei gewissen Mäusestämmen Leydig-Zelltumoren hervorrufen. Der Mechanismus dieses Vorganges ist unklar.

β) Nebennierenrindenartige Zwischenzelltumoren

Sie gleichen histologisch ganz Nebennierenrindengewebe und werden deshalb von einzelnen Autoren auf Wucherungen von ektopischen, im Hoden Neugeborener häufig nachweisbarer Nebennierenrinden-Teile zurückgeführt. Häufig wechselt auch das Bild im gleichen Tumor. Klinisch können derartige Geschwülste beim Kind zu Pseudopubertas praecox, beim Erwachsenen zu Gynäkomastie führen. Oestrogenbildung ist chemisch nachgewiesen. Bei kindlichen Fällen mit Pseudopubertas praecox ist immer ein kongenitales adrenogenitales Syndrom mit Hyperplasie von versprengtem Nebennierenrinden-Gewebe in Betracht zu ziehen. von Albertini faßt diese nebennierenrindenartigen Tumoren als großzellig-hypernephroide Spielform eigentlicher Leydig-Zellgeschwülste auf, da derartige hypernephroide Bilder häufig auch in Tumoren anderer endokriner Organe beobachtet werden können. Theilum betrachtet dagegen alle leydigzellähnlichen Tumoren sowie die Sertoli-Zelladenome und das sog. tubuläre Adenom nur als verschiedene Differenzierungsformen und Varianten einer einheitlichen und von einer gemeinsamen Stammzelle, dem Androblasten, ausgehenden Tumorart, die er als Androblastom bezeichnet.

Solange wir jedoch nicht über zahlreichere Einzelbeobachtungen verfügen und Histogenese und endokrine Aktivität dieser Tumoren nicht besser kennen, ist es empfehlenswert, derartige Geschwülste vorläufig noch nach rein morphologischen Kriterien zu klassieren. Eingehende hormonale Untersuchungen sind in allen Fällen vor der Tumorentfernung angezeigt. Möglicherweise gelingt es auch, durch Hormonbehandlungen die Natur dieser Geschwülste besser abzuklären. So kann vielleicht das Ansprechen auf gonadotropes Hormon (LH) oder ACTH bzw. eine Rückbildung unter Oestrogen, Cyproteron, Clomiphen oder Cortison über Hemmung des betreffenden adenotropen Hormons nähere Einblicke in die Tumorart vermitteln.

f) Sog. Dottersackgeschwülste („yolk sac tumour", „endodermal sinus tumour", „embryonal carcinoma, infantile type")

Früher wurden derartige Tumoren auch als Orchioblastome oder hellzellige Adenokarzinome des kindlichen Hodens bezeichnet. Tatsächlich findet man sie in reiner Form vor allem bei Kleinkindern. Sie kommen aber auch bei Erwachsenen vor, dann allerdings meist in Kombination mit Teratomen anderer Art (Woodtli, 1974). Die Tumoren bestehen aus netzförmigen und soliden Zellgruppen, Papillen und Drüsenschläuchen. Da das Tumorgewebe an Strukturen erinnert, die man in Teratomen von Erwachsenen sehen kann, wird die Geschwulst auch als juveniler Typ eines embryonalen Karzinoms interpretiert. Man vermutet aber eine Abstammung von Dottersackanteilen, deshalb die Bezeichnung „Yolk sac tumour". Tumoren mit derartigen Anteilen lösen in der Regel eine Erhöhung der α-1-Fetoproteine im Blute aus, im Gegensatz zu gewöhnlichen Teratomen und Choriokarzinomen (Burri, 1977). Die Dottersackgeschwülste sind maligne, haben beim Kinde aber eine bessere Prognose als entsprechend undifferenziert gebaute Teratome (Karly, 1968; Woodtli, 1974).

g) Maligne Lymphome

Wie in den meisten Organen kommen auch im Hoden maligne Lymphome vor. Primäre Formen sind allerdings selten. Immer müssen Metastasen oder primär generalisierte Formen in Betracht gezogen werden.

h) Metastasen

Die Häufigkeitsangaben von Tabelle 10 betreffen ausschließlich Operationsmaterial. Bei Autopsien sind Hodenmetastasen dagegen gar nicht so selten, besonders bei Leukämien und malignen Lymphomen. Aber auch andere Tumoren, z.B. kleinzellige Bronchuscarcinome, metastasieren gelegentlich in die Hoden. Endokrine Symptome sind aber kaum zu erwarten. da die maligne Grundkrankheit in der Regel bereits ganz im Vordergrund steht.

i) Therapie

Meist sind bei Entdeckung der malignen Primärtumoren schon Metastasen vorhanden, die radiologisch oder durch Hormonbestimmungen nachzuweisen sind. Das *Seminom* metastasiert zunächst lymphogen in die iliacalen und paraaortalen Lymphknoten, bevor es zur hämatogenen Aussaat kommt. Es ist sehr strahlensensibel und in der Regel genügt Semikastration mit regionärer Nachbestrahlung (Mayor, 1973), bei weiterer Ausbreitung Bestrahlung der Organmetastasen. Es lassen sich damit jahrelange Remissionen und nicht selten Heilungen erzielen.

Das *differenzierte Teratom* hat eine gute Prognose und benötigt nach der Semikastration keine weitere Behandlung (Mayor, 1973).

Die *malignen Teratome, intermediäre und undifferenzierte Form,* metastasieren lymphogen. Bei lymphographischer Lokalisation kann nach Tumorentfernung eine erweiterte, radikale Ausräumung des retroperitonealen Lymphsystems die Prognose wesentlich verbessern. Sie sind wenig strahlenempfindlich, Cytostatika können jedoch oft erstaunliche, palliative Remissionen erzielen.

Die *trophoblastischen Formen* metastasieren hämatogen, weder Radikaloperation noch Bestrahlung bessern die schlechte Prognose wesentlich (Mayor, 1973). Cytostatika können verschieden lange Remissionen bringen, wobei Besserung und Rezidiv am Titer des Choriongonadotropins im Urin zu erfassen ist. Die Wahl der Cytostatika-Kombinationen gehört in die Hände des internistischen Onkologen.

Die Fertilität blieb in einer Serie von 62 Patienten nach Semikastration und Nachbestrahlung in 15–20% erhalten (Meyer, 1977).

4. Ektopische Gonadotropinbildung

Wie in Kap. XVI, S. 970, ausgeführt, sind zum ektopischen Hypergonadotropismus nur Krankheitsbilder zu rechnen, bei welchen die Gonadotropine außerhalb der Hypophyse von trophoplastischem, teratomatösem Tumorgewebe und anderen Geschwülsten gebildet werden.

Solche Krankheitsbilder sind seit langem in Form von Gynäkomastie bei Lungentumoren und von Pubertas praecox bei Hepatomen bekannt und in über 60 Fällen beschrieben. Jedoch gelang erst kürzlich der Nachweis von Gonadotropinen in Hepatomen und Bronchus-Carcinomen, sowie vermehrt im Urin (Fusco, 1966) und von FSH und LH immunologisch und biologisch im Bronchus-Carcinom, Blut und Urin eines Falles (Faiman, 1967). Unter der Operation war FSH im arteriellen Zufluß niedriger als im venösen Abfluß des Tumors, was die Produktion im Tumor beweist. Die leicht vermehrten Oestrogene stammen bei der in Einzelfällen nachgewiesenen Leydig-Zell-Hyperplasie offenbar nicht aus dem Tumor, sondern aus den Hoden. Ebenso ist die Testosteronausscheidung vermehrt, evtl. auch ohne klinische Symptomatik. Die Mehrzahl der Patienten mit ektopischer Gonadotropinbildung haben gleichzeitig eine Osteoarthropathie (Huguenin, 1954). In einem Fall von Osteoarthropathie mit Gynäkomastie wurde vermehrtes STH nachgewiesen (Steiner, 1968). Bei ungeklärter Pathogenese ist ein Zusammenhang mit der Endokrinopathie gesichert, denn wie die Gynäkomastie, so bildete sich auch die Osteoarthropathie nach erfolgreicher Exstirpation des Tumors zurück (Faiman, 1967).

L. Untersuchungsmethoden

1. Klinische Zeichen

Anamnese und klinische Untersuchungen allein läßt immer schon entscheiden, ob ein Hypogonadismus vorliegt oder nicht, ist doch bei keinem anderen Hormon der Einfluß auf die Erscheinungsform so ausgesprochen wie beim männlichen Sexualhormon. Fertilität schließt den männlichen Hypogonadismus mit großer Wahrscheinlichkeit aus.

Man wird auf die Ausbildung der männlichen Geschlechtsmerkmale achten, auf die Art der Stimme, auf Bartwuchs, Pubes- und Axillarbehaarung, Skeletreife und Körperbau. Sind die Testes normal groß, d.h. >15 cm^3, so ist ein Hypogonadismus sehr unwahrscheinlich, auch wenn der Patient in der äußeren Erscheinung wenig männlich imponiert. Es ist zu beachten, daß die Testes erst mit dem Einsetzen der Pubertät wachsen und vorher kleinkindlich sind (vgl. Kap. XIX, S. 1012f., Abb. 22).

2. Die Spermauntersuchung

R. SCHOYSMAN

Im Gegensatz zur inkretorischen Testesfunktion läßt sich die Spermatogenese nur anhand der Spermauntersuchung beurteilen, wenn nicht Zeugungsfähigkeit normale Verhältnisse zum vornherein beweist. Bei eindeutig zu kleinen Testes ist die Spermatogenese fast stets hochgradig gestört oder gänzlich aufgehoben. Leichtere Grade der Infertilität sind jedoch nur durch die Spermauntersuchung zu erkennen.

In ihrer einfachsten Form läßt sich die Spermauntersuchung auch für den Hausarzt durchführen, während die eingehende morphologische und physikalisch-chemische Beurteilung Speziallaboratorien vorbehalten ist.

Die Spermauntersuchung gehört zu jeder Untersuchung auf Hypogonadismus und zu jeder Sterilitätsuntersuchung. Sie ist aus psychologischen Gründen erst im frühen Erwachsenenalter möglich.

Ausführung. Es ist wichtig, daß vor der Spermauntersuchung während 3–5 Tagen eine Abstinenz vom Geschlechtsverkehr eingehalten wird. Das Sperma hat durch Masturbation oder Coitus interruptus gewonnen zu werden und ist in einem trockenen, sauberen Glasgefäß aufzufangen. Condome sind zum Auffangen des zu untersuchenden Sperma ungeeignet, weil die im Gummi und dem Puder enthaltenen Substanzen die Spermatozoen schädigen. Die Untersuchung hat möglichst 30–60 min nach der Ejaculation bei vollständiger Verflüssigung zu erfolgen. In jedem Fall ist der Zeitpunkt der Gewinnung anzugeben, da für die Beurteilung der Beweglichkeit die Zeit seit der Ejaculation von Bedeutung ist. Auch aus an Speziallaboratorien versandtem Material ist eine Beurteilung der Fertilität noch möglich.

Makroskopische Untersuchungen. Zunächst hat das Volumen in Kubikzentimetern, das Aussehen, und durch Eintauchen einer Platinöse die Viscosität geprüft zu werden. Bei normaler Viscosität tropft das Sperma von der Öse, während pathologisches Sperma klebt und Fäden zieht.

Mikroskopische Untersuchung. Motilität: einige Tropfen des Sperma werden nach gutem Durchschütteln auf einen Objektträger gebracht und mit einem Deckglas zugedeckt, unter starker Vergrößerung und Einstellung auf die oberste Schicht wird die Beweglichkeit beurteilt. Es sollen die beweglichen und unbeweglichen Spermatozoen des einen Viertels des gesamten Gesichtsfeldes ausgezählt werden, um eine prozentuale Bewertung der Motilität zu erhalten. Der Grad der Motilität kann außerdem durch 1–4 Kreuze gekennzeichnet werden. Speziallaboratorien benützen zur Beurteilung der Beweglichkeit die sog. Wiederbelebungen mit besonderen Lösungen, die erst zwischen scheintoten Spermatozoen und echter Nekrospermie unterscheiden lassen sollen. Die Beurteilung der Motilität bleibt jedoch unbefriedigend, weil sie subjektiv ist. Genauer sind Messungen in Glascapillaren, die mit physiologischer Kochsalzlösung, Serum oder Cervicalschleim gefüllt werden. Am genauesten läßt sie sich durch den hochspezialisierten Laserstrahlapparat bestimmen, der mit den verschieden starken Refraktionen des Laserstrahls durch die sich bewegenden Köpfe der Spermatozoen arbeitet.

Spermatozoenzählung. Nach Durchschütteln wird das Sperma in eine Leukocytenpipette bis zur Marke 0,5 aufgezogen und darauf die Pipette mit Verdünnungslösung bis zur Marke 11 gefüllt. Als Verdünnungslösung verwendet HOTCHKISS 4%ige Natriumbicarbonatlösung mit 1% Phenolzusatz. Nach JOEL verwendet man mit Vorteil physiologische Kochsalzlösung mit 1%igem Zusatz von Ziehlschem Carbolfuchsin, das die Spermatozoen anfärbt und besser unterscheiden läßt. Nach 2minutigem Durchschütteln wird eine Erythrocyten-Zählkammer beschickt, und man zählt 5 große Quadrate mit 16 kleinen Quadraten, also insgesamt 80 kleine Quadrate. Die Zahl der in den 5 großen Quadraten gezählten Spermatozoen mit 1 Million multipliziert ergibt die Spermatozoenzahl je Kubikzentimeter. Der Durchschnittswert aus 2–3 Zählungen hat zu gelten.

Morphologie. Die Morphologie läßt sich ohne Färbung des Ausstriches nicht beurteilen und ist ebenso wie die Motilität unbefriedigend, weil sie von Labor zu Labor und Untersucher zu Untersucher variiert. Prozentuale Unterschiede bis zu 50% von normalen oder abnormen Zelltypen gehen hervor aus einer kollaborativen Studie von FREUND.

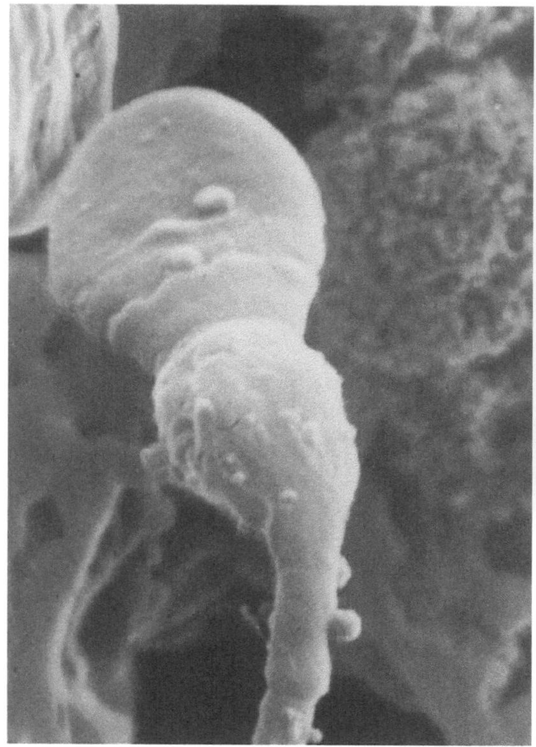
(a)

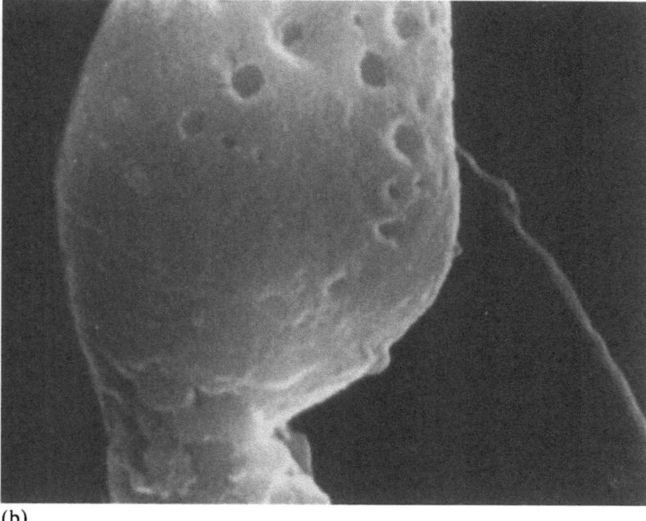
(b)

Abb. 26. (a) Raster-Elektronenmikroskopische Aufnahme von akrosomaler und Kern-Oberfläche eines normalen Spermatozoons. (b) Oberfläche mit „Mottenfraß", feststellbar an der gesamten Zellpopulation eines sterilen Mannes

Seit der Einteilung von HOTCHKISS und JOEL sind keine anderen befriedigenden Klassifikationen mehr erschienen. Neuerdings versucht MCLEOD durch besondere Beobachtung einer bestimmten Zellart, der spitz zulaufenden Zelle, die Beurteilungsmöglichkeiten zu verbessern. Das Vorkommen in großer Zahl dieser Zellen scheint ein Zeichen der Belastung des Testis zu sein und wurde oft bei Varicocelen beobachtet. Ein großer Nachteil der Morphologie ist die Tatsache, daß keine Korrelation besteht zwischen der Erscheinung einer bestimmten abnormen Zelle und einem ätiologischen Faktor.

Ferner ist die Definition des normalen Spermatozoons und die Grenzen der Variationen noch nicht festgelegt und darum variiert der prozentuale Anteil der „normalen" Zellen von einem Laboratorium zum anderen in großem Maße.

Im Raster-Elektronenmikroskop jedoch lassen sich Anomalien an sog. „normalen" Zellen feststellen, was mit der Lichtmikroskopie unmöglich ist (Abb. 26a, b).

Für die morphologische Beurteilung wird nach HOTCHKISS ein Ausstrichpräparat hergestellt, das in 95%igem Methylalkohol 5 min fixiert und dann mit Hämalaum-Eosin oder Spezialfärbungen gefärbt wird.

Andere Untersuchungen. In Speziallaboratorien werden zahlreiche andere Untersuchungen wie Bestimmungen des pH, Wiederbelebungsversuche, Resistenzprüfung, Bestimmung von Fructose, Citrat und verschiedener Enzymaktivitäten durchgeführt.

Deren klinische Bedeutung steht heute noch nicht fest. Es sei jedoch festgehalten, daß die Fertilität eines Sperma, das auch mit allen Untersuchungsmethoden als normal befundet wurde, schlußendlich unbewiesen ist.

Bewertung. Zur Beurteilung der Fertilität des Patienten ist das Volumen des Sperma, Zahl, Motilität und die Morphologie der Spermatozoen von Wichtigkeit.

Das Volumen beträgt normalerweise 2,5–3,5 cm^3. Abweichungen nach unten bis 0 und nach oben bis 10 oder 15 cm^3 kommen vor. Zu großes Volumen ist für die Fertilität ungünstig, weil die Konzentration der Spermatozoen sinkt. Als normale Spermatozoenzahl werden 40–120 Mill. je cm^3 angegeben. Bei Werten unter 40 Mill. ist die Fertilität vermindert, bei Werten unter 20 Mill. ist Fertilität sehr unwahrscheinlich. Es kann nicht genügend hervorgehoben werden, daß eine einmalige Bestimmung der Spermatozoenzahl in keiner Richtung beweisend ist. Auch bei gesunden Invididuen kann die Spermatozoenzahl innerhalb von Wochen um mehrere 100% schwanken. Erst wiederholte Bestimmungen, zum mindesten 3, erlauben eine Beurteilung der Fertilität.

Für eine normale Fertilität müssen mindestens 40% bewegliche Spermatozoen, 30–60 min nach der Ejaculation gezählt, gefordert werden.

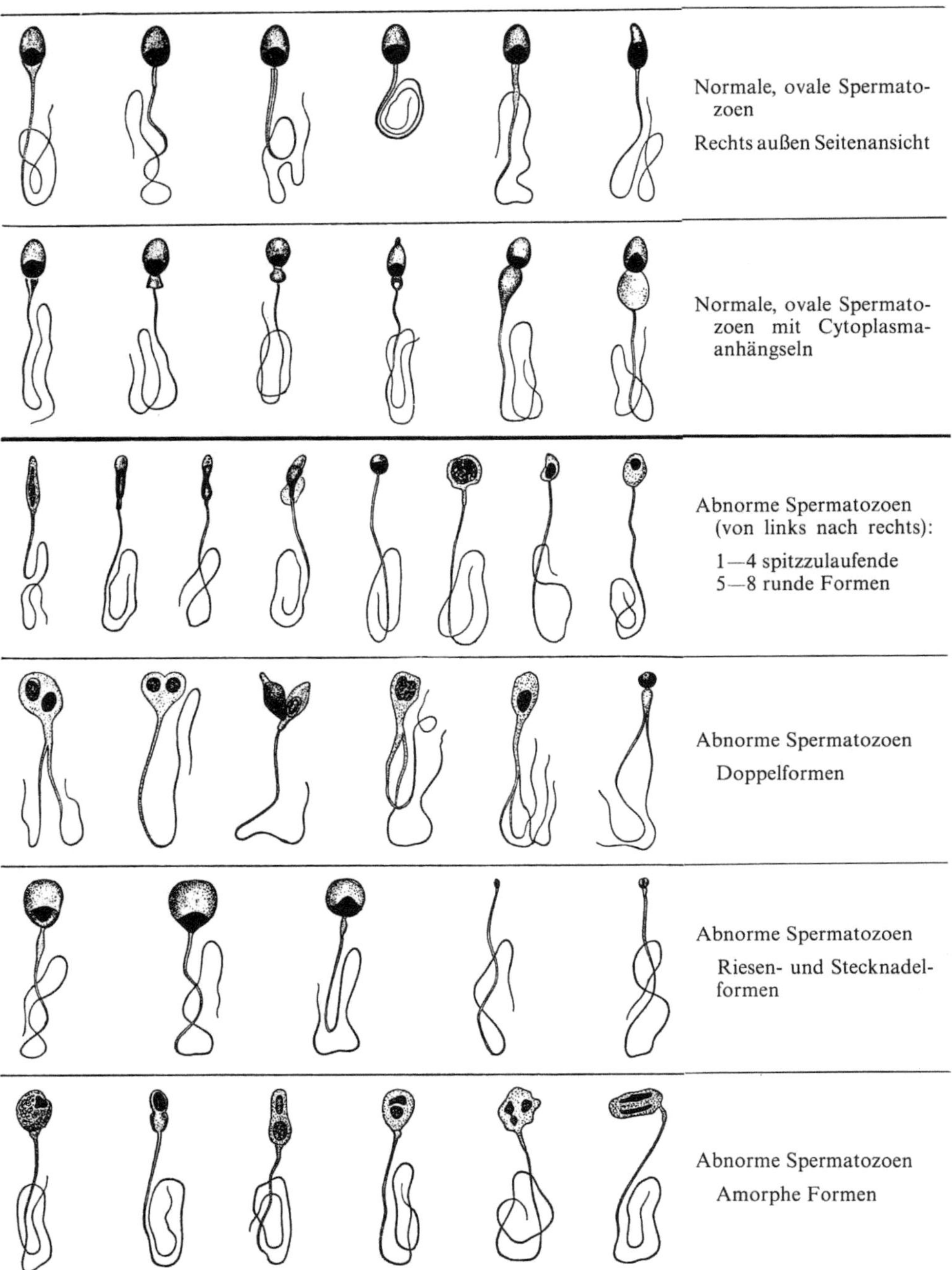

Abb. 27. Morphologie der Spermatozoen. (Nach R.S. HOTCHKISS, Infertility in Men, Springfield: Ch.C. Thomas 1952)

Ferner sollen mindestens 60% eine normale Morphologie aufweisen, und insgesamt dürfen nicht mehr als 2% andersartiger Zellen wie Leukocyten, Epithelien oder Zellen der Spermatogenese beigemengt sein.

3. Testisbiopsie

R. SCHOYSMAN

Indikation. Für die genaue Diagnosestellung beim männlichen Hypogonadismus ist die Hodenbiopsie unerläßlich (s. S. 465f.). Entgegen früheren Ansichten soll bei Vermutung von verlegten Samenwegen die Testisbiopsie nicht vorgängig, sondern zusammen mit der Rekanalisationsoperation erfolgen. Bei Oligospermie gibt die Testisbiopsie Hinweise auf die Prognose. Sie erlaubt jedenfalls den therapeutisch aussichtslosen Fällen kostspielige und nutzlose Therapieversuche zu ersparen (HEDINGER, 1971). Im Gegensatz zur Spermauntersuchung kann sie auch im Kindesalter durchgeführt werden.

Ausführung. Die Hodenbiopsie stellt einen kleinen chirurgischen Eingriff dar, der auch ambulant in der Sprechstunde durchführbar ist. Strenge Asepsis ist selbstverständlich Voraussetzung. Wir pflegen diesen kleinen Eingriff trotz der Einfachheit der Technik dem Chirurgen zu überlassen. Der Internist soll das Risiko der in seltenen Fällen auftretenden Nachblutungen nicht auf sich nehmen. Ängstlichen Patienten ist Spitaleintritt für 2 Tage zu empfehlen.

Wir führen in der Regel die Hodenbiopsie einseitig durch. Amerikanische Autoren fordern sicherheitshalber die beiderseitige Testisbiopsie, obwohl sich dabei selten Divergenzen ergeben.

Operationstechnik. Die Haut wird vom Nabel bis zur Mitte des Oberschenkels rasiert und desinfiziert. Das Scrotum wird so gefaßt, daß sich die Haut über dem zu untersuchenden Testis spannt. Der Hoden soll nicht gedreht sein und der Einschnitt über der ventralen Seite erfolgen. Lokalanaesthesie mit Leitungsanaesthesie des Funiculus auf Höhe der Austrittsstelle aus dem Anulus inguinalis externus gewährt völlige Schmerzfreiheit, während bei Lokalanaesthesie allein der Einschnitt in die Albuginea, die um das darunterliegende Testisgewebe nicht zu schädigen, nicht infiltriert werden darf, leicht schmerzhaft ist.

Nach Leitungs- und Lokalanaesthesie von Haut und Unterhautfettgewebe wird an der Scrotumbasis ein etwa 1,5 cm langer Hautschnitt in Längsrichtung ausgeführt. Die longitudinale Schnittführung an der Scrotalbasis stört in den nachfolgenden Tagen bedeutend weniger als der tiefer geführte Transversalschnitt. Die Scrotalhaut kann nun mit Hilfe eines selbsttragenden Augenretraktors gespreizt werden. Die Tunica vaginalis wird ebenfalls anaesthesiert. Nach einem Schnitt von 3–5 mm durch die Tunica albuginea quillt unter leichtem Druck auf den Testis das Testisgewebe hervor, und es kann mit Leichtigkeit ein reiskorngroßes Stück von $4 \times 3 \times 2$ mm mit dem Messer abgetragen werden. Es ist darauf zu achten, daß das zu untersuchende Excisat weder gequetscht, gezerrt, noch geschüttelt wird. Wir ziehen daher die Abtragung mit dem Skalpell der Scherenexcision vor. Das Excisat ist sofort in die Fixationsflüssigkeit zu bringen. Am besten nimmt man zwei Stücke, das eine für den Pathologen, nicht in Formol fixiert, und das andere für den Genetiker, um meiotische Anomalien zu untersuchen. Austrocknung verunmöglicht die Beurteilung. Wir pflegen die Tunica albuginea mit einer feinsten Zwirnnaht zuzunähen, um Sickerblutungen zu vermeiden, während die Tunica vaginalis zur Drainage etwaigen Reizsekretes offen gelassen wird. Andere Autoren raten von der Albugineanaht ab, da sie Schmerzen verursachen könne.

Die Scrotalhaut wird mit einer oder zwei Catgutnähten verschlossen. Kollodiumverband. Über dem Verband ist ein Suspensorium während einer Woche zu tragen. Nach Entfernung des Verbandes sind die Nähte resorbiert. Am Operationstag ist zu Hause Ruhe einzuhalten, am nächstfolgenden Tag bestehen kaum mehr Schmerzen.

Behandlung des Excisates. Für eine *histologische Untersuchung* genügen linsengroße Hodenexcisate von ungefähr 2 mm Durchmesser. Wir fixieren die Excisate unmittelbar nach Entnahme in einer wäßrigen Lösung von Formol, Sublimat und Eisessig, dem Stieveschen Gemisch von folgender Zusammensetzung:

Stievesche Lösung	
Gesättigte wäßrige Sublimatlösung	76 cm^3
Formol (40%)	20 cm^3
Eisessig	4 cm^3

Amerikanische Autoren empfehlen Zenkersche Lösung mit 5% Zusatz von Eisessig, Hellysche Flüssigkeit oder Bouinsche Lösung (ROULET, 1948). Uns hat sich das Stievesche Gemisch für Routineuntersuchungen bewährt. Wir verwenden es auch für die Fixation anderer kleiner Gewebeteile. Die Fixation erfolgt rasch und durchdringend und verhindert damit das Ausschwemmen von Zellen, vor allem aus den Samenkanälchen. Derartige Erscheinungen treten besonders bei Fixierung in üblicher 4% wäßriger Formalinlösung auf. Wir verwenden deshalb die gewöhnliche Formalinfixation nur bei Hodenteilchen, von denen Gefrierschnitte und Fettfärbungen hergestellt werden sollen. Da es sich in der Regel um nur sehr kleine Excisate handelt, empfiehlt es sich jedoch nicht, das Material noch zu unterteilen. Quetscheffekte können eine histologische Beurteilung vollkommen unmöglich machen. Die Hodenexcisate dürfen nicht unbeschränkt in der Fixierlösung liegenbleiben, da sie sonst viel zu hart werden. Sie müssen nach spätestens 24 Std in 70%igen Alkohol gelegt werden, in dem sie ohne Schaden etwas länger bleiben können und in dem sie deshalb auch mit Vorteil versandt werden. Wir betten die Hodenexcisate in Paraffin ein und stellen für Routineuntersuchungen Hämalaun-Eosin- und van Gieson-Färbungen her.

Bewertung. Die histologische Untersuchung ermöglicht eine zuverlässige Beurteilung des Entwicklungszustandes, allfälliger Rückbildungsprozesse, des Germinalepithels und der Leydig-Zellen. Dagegen ist es aufgrund der Histologie allein nicht immer möglich, primäre Hodenschädigungen von sekundären Veränderungen zu unterscheiden. Die bioptische Untersuchung muß daher durch die entsprechenden Hormonbestimmungen ergänzt werden. Obwohl Biopsien nur einen sehr kleinen Ausschnitt aus dem Gesamthoden vermitteln, sind die Untersuchungsergebnisse, wie bei den verschiedenen Hodenveränderungen gezeigt wurde, aufschlußreich (CLAVADETSCHER, 1970; HEDINGER, 1971).

4. LHRH-Test

M. ZACHMANN

Das 1971 isolierte und synthetisierte Dekapeptid LHRH (luteinizing hormone releasing hormone), auch LRF (luteinizing hormone releasing factor) oder Gonadoliberin genannt, hat sich in jüngster Zeit als diagnostisches Hilfsmittel zur Differenzierung zwischen hyper- und hypogonadotropem Hypogonadismus bewährt. Dies trifft vor allem auf die Untersuchung von Kindern und Adoleszenten zu, bei denen die klinische Untersuchung und die einmalige Bestimmung der Gonadotropine im Plasma oder Urin meist nicht genügen, um einen echten Hypogonadismus von der als Variante der Norm vorkommenden benignen Pubertas tarda (s. S. 1003ff.) zu unterscheiden. Der Test wird im Prinzip so durchgeführt, daß LH und FSH im Plasma vor und mehrmals nach Stimulation mit LHRH (i.v. oder i.m.) radioimmunologisch bestimmt wird. Verschiedene Varianten und Dosierungen sind vorgeschlagen worden. Als standardisiertes Testprocedere hat es sich bewährt, 25 µg LHRH pro Quadratmeter Körperoberfläche rasch i.v. zu injizieren und Blutproben vor, sowie 15, 20, 30, 60 und 120 min nach der Injektion zu entnehmen. Unerwünschte Nebenwirkungen werden dabei nicht beobachtet.

Allgemeingültige Normalwerte können nicht angegeben werden, da diese ja nach den verwendeten Referenzsubstanzen und radioimmunologischen Methoden beträchtlich variieren können. Werden LH LER 960 (1 mg = 4620 IU 2nd IRP) als Standard verwendet und FSH (1 mg = 3500 IU 2nd IRP), so erfolgt bei erwachsenen Männern ein LH-Anstieg von ca. 2 ± 1 auf ca. $7 \pm 1{,}5$ ng/ml nach 20–30 min. Der FSH-Anstieg ist etwas geringer (von ca. $3 \pm 1{,}5$ auf ca. 5 ± 2 ng/ml), wobei hier der zeitliche Verlauf und die quantitativen Veränderungen stärker variieren.

Eine verstärkte Reaktion (bei Patienten mit puberalem Knochenalter schon bei erhöhten Basalwerten) wird bei Anorchie und hypoplastischen, dysgenetischen oder atrophischen Testes gefunden, sowie bei einem Teil der Patienten mit Kryptorchismus (bilateral, primär-dysgenetische Testes). Eine fehlende oder verminderte Reaktion findet man bei Gonadotropinmangel (isoliert oder kombiniert mit anderen hypothalamischen oder hypophysären Ausfällen, s.S. 474, 29f.) oder kombiniert mit Anosmie (Kallmann-Syndrom, s.S. 475). Auch bei einem Teil der Kryptorchismus-Fälle werden niedrige Werte gefunden, bei denen ein Gonadotropinmangel bei primär intakten Hoden als Ursache angenommen werden muß.

Bei benigner Pubertätsverzögerung findet man normale Werte für das Knochenalter bzw. den Pubertätsstand, die jedoch für das chronologische Alter eher niedrig sein können.

Beim Klinefelter-Syndrom sind die Resultate vor oder zu Beginn der Pubertät normal, während später beim Erwachsenen hohe Basiswerte und ein verstärkter Anstieg festzustellen sind. In speziellen Fällen kann nur der Anstieg von LH („fertiler Eunuch") oder derjenige von FSH („tubulärer Hypogonadismus" bzw. chromatin-negatives Klinefelter-Syndrom) selektiv fehlen. Theoretisch wäre zu erwarten, daß der LHRH-Test (ähnlich wie der TRH-Test, s.S. 239f.) eine Differenzierung zwischen hypothalamischer und hypophysärer Störung erlaubt. Dies ist jedoch in der Praxis nicht der Fall, da in beiden Fällen die Reaktion vermindert ist. Eventuell erlaubt die Durchführung des Tests nach mehrtägiger Vorstimulation mit LHRH (i.m. oder als Nasenspray) eine Differenzierung. Die diesbezüglichen Erfahrungen sind jedoch noch ungenügend.

5. Steroid- und Gonadotropin-Bestimmungen

Über Steroidbestimmungen s. Kap. VII, S. 387ff., über LH- und FSH-Bestimmungen Kap. X, S. 597.

Literatur

Übersichten

Hellinga, G.: Clinical Andrology. London: Heinemann 1976.
Irvine, W.I. (ed.): Reproductive Endocrinology. Edinburgh-London: Livingstone 1970.
Johnson, A.D., Gomes, W.R., Vandemark, N.L. (eds.): The Testis, vol. I, II, III. New York-London: Academic Press 1970–1971.
Martini, L., Motta, M. (eds.): Androgens and Antiandrogens. New York: Raven Press 1977.
Troen, P., Nankin, H.R. (eds.): The Testis in Normal and Infertile Men. New York: Raven Press 1977.

Embryologie und Normalanatomie

Ånberg, Å.: The ultrastructure of the human spermatozoon. Acta obstet. gynec. scand. **36**, Suppl. 2 (1957).
Bloom, W., Fawcett, Don W.: A textbook of histology. 10th ed., p. 805. Philadelphia: Saunders 1975.
Burgos, M.H., Fawcett, D.W.: Studies on the fine structure of the mammalian testis. I. Differentation of the spermatids in the cat (Felis domestica). J. biophys. biochem. Cytol. **1**, 287 (1955).
Burns, R.K.: Urogenital system in analysis of development, hrsg. von B.H. Willier, P.A. Weiss und V. Hamburger. Philadelphia und London: W.B. Saunders & Co. 1955.
Calvin, H.I., Bedford, J.M.: Formation of disulphide bonds in the nucleus and accessory structures of mammalian spermatozoa during maturation in the epididymis. J. Reprod. Fertil. Suppl. **13**, 65 (1971).
Christensen, A.K.: The fine structure of testicular interstitial cells in guinea pigs. J. Cell Biol. **26**, 911 (1965).
Christensen, A.K., Fawcett, D.W.: The normal fine structure of opossum testicular interstitial cells. J. biophys. biochem. Cytol. **9**, 653 (1961).
Fawcett, D.W.: Spermtail structure in relation to the mechanism of movement. In: Spermatozoan mobility (D.W. Bishop, ed.), Washington, D.C., A.A.A.S. Publ. No 72, P. 147, 1962.
Gray, H.: Anatomy. (R. Warwick, P.L. Williams, eds.), 35th ed., p. 1336. Edinburgh: Longman 1973.
Hamilton, W.J., Boyd, J.D., Mossman, H.W.: Human embryology, prenatal development of form and function. 4th ed., p. 398. Cambridge: W. Heffer and Son 1972.
Heller, C.G., Clermont, J.: Kinetics of the germinal epithelium in man. Recent Progr. Hormone Res. **20**, 545 (1964).
Horstmann, E.: Elektronenmikroskopische Untersuchungen zur Spermiohistogenese beim Menschen. Z. Zellforsch. **54**, 68 (1961).
Jost, A.: Influence de la décapitation sur le développement du tractus génital et des surrénales de l'embryon du lapin. C.R. Soc. Biol. (Paris) **142**, 172 (1948).

Jost, A.: Sur le contrôle hormonal de la différenciation sexuelle du lapin. Arch. Anat. micr. Morph. exp. **39**, 577 (1950).

Jost, A., Chodkiewicz, M., Mauléon, P.: Intersexuality of the calf fetus produced by androgens. Comparison between the fetal hormone responsible for free-martinism and the adult testicular hormone. C.R. Acad. Sci. (Paris) **256**, 274 (1963).

Kretser, D.M.de: The fine structure of the testicular interstitial cells in men of normal androgenic status. Z. Zellforsch. **80**, 594 (1967).

Lillie, F.R.: The free-martin: A study of the action of sex hormones in the fetal life of cattle. J. exp. Zool. **23**, 371 (1917).

Moore, C.R.: On the role of sex hormones in sex differenciation in the oppossum (Didelphys virginiana). Physiol. Zool. **14**, 1 (1941).

Murakami, M.: Elektronenmikroskopische Untersuchungen am interstitiellen Gewebe des Rattenhodens, unter besonderer Berücksichtigung der Leydigschen Zwischenzellen. Z. Zellforsch. **72**, 139 (1966).

Ponse, K.: La différenciation du sexe et l'intersexualité chez les vertèbres. Lausanne: F. Rouges 1949.

Raynaud, A., Frilley, M.: Destruction des glandes génitales de l'embryon de souris par une irradiation au moyen des rayons X, à l'âge de 13 jours. Ann. Endocr. (Paris) **8**, 400 (1947).

Töndury, G.: Entwicklungsstörungen durch chemische Faktoren und Viren. Naturwissenschaften **42**, 312 (1955).

Töndury, G.: Embryologie im Dienste der Krankheitsforschung. Ergebnisse der medizinischen Grundlagenforschung. Stuttgart: Georg Thieme 1956.

Torrey, T.: Intraocular grafts of embryonic gonads of the rat. J. exp. Zool. **115**, 37 (1950).

Witschi, E.: Migration of the germ cells of human embryos from the yolk sack to the primitive gonadal folds. Contr. Embryol. Carneg. Instn. **32**, 67 (1945).

Witschi, E.: Génétique et physiologie de la différenciation du sexe. Arch. Anat. micr. Morph. exp. **39**, 215 (1950).

Witschi, E.: Embryogenesis of the adrenals and the reproductive glands. Rec. Progr. Horm. Res. **6**, 1 (1951).

Wolff, Et.: Le rôle de hormones embryonaires dans la différenciation sexuelle des oiseaux. Arch. Anat. micr. Morph. exp. **39**, 426 (1950).

Biochemie

Anderson, D.C.: Sex-hormone-binding globulin. Clin. Endocr. **3**, 69 (1974).

Anderson, R.M., Liao, S.: Selective retention of dihydrotestosterone by prostatic nuclei. Nature (Lond.) **219**, 277 (1968).

Baird, D.T., Horton, R., Longcope, C., Tait, J.F.: Steroid prehormones. Perspect. Biol. Med. **11**, 384 (1968).

Baird, D.T., Horton, R., Longcope, C., Tait, J.F.: Steroid dynamics under steady-state conditions. Rec. Progr. Horm. Res. **25**, 611 (1969).

Baulieu, E.E.: A 1972 survey of the mode of action of steroid hormones. In: Endocrinology (R.O. Scow, ed.). Excerpta Medica Int. Congr. Series **273**, 30 (1973).

Baulieu, E.E., Corpéchot, C., Dray, F., Emiliozzi, R., Lebeau, M.C., Mauvais-Jarvis, P., Robel, P.: An adrenal-secreted androgen: dehydroisoandrosterone sulfate. Its metabolism and a tentative generalization on the metabolism of other steroid conjugates. Rec. Progr. Horm. Res. **21**, 411 (1965).

Bodel, P.T., Dillard, M., Bondy, P.K.: The mechanism of steroid-induced fever. Ann. intern. Med. **69**, 875 (1968).

Bondy, P.K., Cohn, G.L., Gregory, P.G.: Etiocholanolone fever. Medicine (Baltimore) **44**, 249 (1965).

Bruchovsky, N., Wilson, J.D.: The conversion of testosterone to 5α-androstan-17β-ol-3-one by rat prostrate *in vivo* and *in vitro*. J. biol. Chem. **243**, 2012 (1968).

Burke, C.W., Anderson, D.C.: Sex-hormone-binding globulin is an oestrogen amplifier. Nature **240**, 38 (1972).

Camacho, A.M., Migeon, C.J.: Studies on the origin of testosterone in the urine of normal adult subjects and patients with various endocrine disorders. J. clin. Invest. **43**, 1083 (1964).

Coppage, W.S., Cooner, A.E.: Testosterone in human plasma. New Engl. J. Med. **273**, 902 (1965).

Daughaday, W.F., Mariz, I.K.: The binding of steroid hormones by plasma proteins. In: Biological activities of steroids in relation to cancer, ed. by G. Pincus and E.P. Vollmer, p. 61. New York: Academic Press 1960.

Diczfalusy, E., Lauritzen, Chr.: Oestrogene beim Menschen. Berlin-Göttingen-Heidelberg: Springer 1961.

Dorfman, R.I., Forchielli, E., Gut, M.: Androgen biosynthesis and related studies. Recent Progr. Hormone Res. **19**, 251 (1963).

Driessen, O., Voûte, P.A., Vermeulen, A.: A description of two brothers with permanently raised non esterified aetiocholanolone blood level. Acta endocr. (Kbh.) **57**, 177 (1968).

Eik-Nes, K.B. (ed.): The androgens of the testis. New York: Dekker 1970.

Fishman, L.M., Sarfaty, G.A., Wilson, H., Lipsett, M.B.: The role of the testis in oestrogen production. Ciba Coll. Endocr. **16**, 156 (1957).

French, F.S., Baggett, B., Wyck, J.J. van, Talbert, L.M., Hubbard, N.R., Johnston, F.R., Weaver, R.P., Forchielli, E., Rao, G.S., Sarda, I.R.: Testicular feminization: clinical and morphological studies. J. clin. Endocr. **25**, 661 (1965).

Geisthövel, W., Mühlen, A. von zur: Testosteronbindungskapazität, freie Plasmatestosteronfraktion und freie Plasmatestosteronkonzentration bei andrologischen Patienten. Dtsch. med. Wschr. **101**, 37 (1976).

George, J.M., Wolff, S.M., Diller, E., Bartter, F.C.: Recurrent fever of unknown etiology: Failure to demonstrate association between fever and plasma unconjugated etiocholanolone. J. clin. Invest. **48**, 558 (1969).

Hollander, N., Hollander, V.P.: The microdetermination of testosterone in human spermatic vein blood. J. clin. Endocr. **18**, 966 (1958).

Horton, R., Tait, J.F.: In vivo studies of steroid dynamics-androstenedione and testosterone. In: Androgens in normal and pathological conditions. Proc. 2 nd Symp. Steroid Hormones, ed. by A. Vermeulen and D. Exley, p. 199. Amsterdam: Excerpta medica Found. 1966.

Hudson, B., Coghlan, J.P., Dulmanis, A.: Testicular function in man. Ciba Coll. Endocr. **16**, 140 (1967).

Ito, T., Horton, R.: Dihydrotestosterone in human peripheral plasma. J. clin. Endocr. **31**, 362 (1970).

Johnson, A.D., Gomes, W.R., Vandemark, N.L.: The testis, vol. II. Biochemistry. London-New York: Academic Press 1970.

Kappas, A., Hellman, L., Fukustrima, D., Gallagher, T.F.: The thermogenic effect and metabolic fate of etiocholanolone in man. J. clin. Endocr. **18**, 1043 (1958).

Klein, E.: Das Testosteron. Die Struma. 13. Symp. der Dtsch. ges. f. Endokrinologie. Berlin-Heidelberg-New York: Springer 1968.

Lacy, D., Pettitt, A.J.: Sites of hormone production in the mammalian testis, and their significance in the control of male fertility. Brit. med. Bull. **26**, 87 (1970).

Lipsett, M.B., Korenman, S.G.: Androgen metabolism J. Amer. med. Ass. **190**, 757 (1964).

McKerns, K.W. (ed.): The gonads. Amsterdam: North Holland 1969.

Mercier, C.: Specificity of a plasma testosterone-binding globulin. Excerpta medica Found. (Amsterdam) internat. Congr. Series **111**, 269 (1966).

Mosebach, K.O.: Verteilung, Bindung und Metabolite von Testosteron im Säugetierorganismus. 13. Symp. Endokrinologie. Berlin-Heidelberg-New York: Springer 1968.

Neher, R.: Biosynthese des Testosterons. In: Das Testosteron. Die Struma. 13. Symp. der Dtsch. Ges. f. Endokrinologie. Berlin-Heidelberg-New York: Springer 1968.

Palmer, R.H., Glickman, P.B.: Steroid fever. Amer. J. Med. **31**, 167 (1961).

Sandberg, A.A., Slaunwhite, W.R.Jr.: Metabolism of 4-C^{14}-testosterone in human subjects. I. Distribution in bile, blood, feces and urine. J. clin. Invest. **35**, 1331 (1956).

Sjövall, K., Sjövall, J., Maddock, K., Horning, E.C.: Estimation of dehydro-epiandrosterone sulfate in human serum by gas-liquid chromatography. Analyt. Biochem. **14**, 337 (1966).

Slaunwhite, W.R.Jr., Sandberg, A.A.: Metabolism of 4-C^{14}-testosterone in human subjects. II. Isolation of metabolites from plasma. J. biol. Chem. (1957).

Tamm, J.: Testosterone. Proc. Work-shop Conf. Tremsbüttel. Stuttgart: Thieme 1967.

Tamm, J.: Der Testosteronstoffwechsel beim Menschen. Biosynthese des Testosterons. Dtsch. med. Wschr. **92**, 1983 (1967).

Tamm, J.: Der Testosteronstoffwechsel beim Menschen. Testosteron im Plasma und Testosteron-Produktionsraten. Dtsch. med. Wschr. **92**, 2037 (1967).

Tamm, J.: Der Testosteronstoffwechsel beim Menschen. Der periphere Stoffwechsel des Testosterons. Dtsch. med. Wschr. **92**, 2080 (1967).

Vermeulen, A.: Testosterone in plasma. Advanc. Biosciences **2**, 103 (1969).

Vermeulen, A., Verdonck, L.: Some studies on the biological significance of free testosterone. J. Steroid Biochem. **3**, 421 (1972).

Vida, J.A.: Androgens and anabolic agents. Chemistry and pharmacology. New York-London: Academic Press 1969.

Williams-Ashman, H.G.: Biochemical features of androgen action. Advanc. Biosciences **2**, 200 (1969).

Wilson, H., Kirschner, M.A., Korenman, S.G., Fishman, L.M., Sarfaty, G.A., Bardin, C.W.: Studies on Leydig cell physiology and pathology: secretion and metabolism of testosterone. Recent Progr. Hormone Res. **22**, 245 (1966).

Wilson, J.D., Walker, J.D.: The conversion of testosterone to 5α-androstan-17β-ol-3-one (dihydrotestosterone) by skin slices of man. J. clin. Invest. **48**, 371 (1969).

Physiologie

Übersichten

Eik-Nes, K.B., Hall, P.F.: Secretion of steroid hormones in vivo. Vitam. and Horm. **23**, 153 (1965).

Hamilton, D.W., Greep, R.O. (eds.). Handbook of Physiology, sect. 7, Endocrinology, vol. V, Male Reproductive System. Washington: Amer. Physiol. Soc. 1975.

Huseby, R.A., Dominguez, O.V., Samuels, L.T.: Function of normal and abnormal testicular interstitial cells in the mouse. Recent Progr. Hormone Res. **17**, 1 (1961).

Lacy, D., Pettitt, A.J.: Sites of hormone production in the mammalian testis, and their significance in the control of male fertility. Brit. med. Bull. **26**, 87 (1970).

Lipsett, M.B., Wilson, H., Kirschner, M.A., Korenman, S.G., Fishman, L.M., Sarfaty, G.A., Bardin, C.W.: Studies on Leydig cell physiology and pathology: Secretion and metabolism of testosterone. Recent Progr. Hormone Res. **22**, 245 (1966).

Maddock, W.O., Nelson, W.O.: The effect of chorionic gonadotropin in adult men: increased estrogen and 17-ketosteroid excretion, gynaecomastia, Leydig-cell stimulation and seminiferous tubule damage. J. clin. Endocr. **12**, 985 (1952).

Mainwaring, W.I.P.: Mechanism of Action of Androgens. Monographs on Endocrinology, vol. 10. Berlin-Heidelberg-New York: Springer 1977.

Mann, T.: Male sexhormone and its role in reproduction. Recent Progr. Hormone Res. **12**, 353 (1956).

Tamm, J.: Testosterone. Proc. Workshop-Conference, Tremsbüttel 1967. Stuttgart: Thieme 1968.

Williams-Ashman, H.G.: Metabolic effects of testicular androgens. In: Handbook of Physiology, sect. 7, Endocrinology, vol. V, The Male Reproductive System. Washington: Amer. Physiol. Soc. 1975.

Wilson, J.D.: Metabolism of testicular androgens. In: Handbook of Physiology, sect. 7, Endocrinology, vol. V, The Male Reproductive System. Washington: Amer. Physiol. Soc. 1975.

Hypophysäre Steuerung der Testosteronproduktion

Alford, F.P., Baker, H.W.G., Burger, H.G., De Kretser, D.M., Hudson, B., Johns, M.W., Masterton, J.P., Patel, Y.C., Rennie, G.C.: Temporal patterns of integrated plasma hormone levels during sleep and wakefulness. II. Follicle-stimulating hormone, luteinizing hormone, testosterone and estradiol. J. clin. Endocr. **37**, 848 (1973).

Baker, H.W.G., Bremner, W.J., Burger, H.G., De Kretser, D.M., Dulmanis, A., Eddie, L.W., Hudson, B., Koegh, E.J., Lee, V.W.K., Rennie, G.C.: Testicular control of follicle-stimulating hormone secretion. Rec. Progr. Horm. Res. **32**, 429 (1976).

Bell, E.T., Loraine, J.A.: Recent research on gonadotrophic hormones. Edinburgh-London: Livingstone 1967.

Börsch, G., Mauss, J., Richter, E., Bornmacher, K., Leyendekker, G., Nocke, W.: The role of testosterone in the feedback control of male FSH and LH secretion. Klin. Wschr. **53**, 237 (1975).

Bogdanove, E.M., Nolin, J.M., Campbell, G.T.: Qualitative and quantitative gonad-pituitary feedback. Rec. Progr. Horm. Res. **31**, 567 (1975).

Bramble, F.J., Houghton, A.L., Eccles, S.S., Murray, M.A.F., Jacobs, H.S.: Specific control of follicle stimulating hormone in the male: postulated site of action of inhibin. Clin. Endocr. **4**, 443 (1975).

Bremner, W.J., Fernando, N.N., Paulsen, C.A.: The effect of luteinizing hormone-releasing hormone in hypogonadotrophic eunuchoidism. Acta endocr. (Kbh.) **86**, 1 (1977).

Bremner, W.J., Paulsen, C.A.: Two pools of luteinizing hormone in the human pituitary: Evidence from constant administration of luteinizing hormone-releasing hormone. J. Clin. Endocrinol. Metab. **39**, 811 (1974).

Butt, W.R.: The chemistry of the gonadotrophins. Springfield/Ill.: Thomas 1967.

Chari, S., Duraiswami, S., Franchimont, P.: Isolation and characterization of inhibin from bull seminal plasma. Acta endocr. (Kbh.) **87**, 434 (1978).

Christiansen, P.: Studies on the relationship between spermatogenesis and urinary levels of follicle stimulating hormone and luteinizing hormone in oligospermic men. Acta endocr. (Kbh.) **78**, 192 (1975).

Davis, T.E., Lipsett, M.B., Korenmann, S.G.: Suppression of testosterone production by physiologic doses of 2α-methyl-dihydrotestosterone propionate. J. clin. Endocr. **25**, 476 (1965).

De Kretser, D.M., Burger, H.G., Hudson, B.: The relationship between germinal cells and serum FSH levels in males with infertility. J. clin. Endocr. **38**, 787 (1974).

Doering, C.H., Kraemer, H.C., Brodie, H.K.H., Hamburg, D.A.: A cycle of plasma testosterone in the human male. J. clin. Endocr. **40**, 492 (1975).

Eik-Nes, K.B.: Effects of gonadotrophins on secretion of steroids by the testis and ovary. Physiol. Rev. **44**, 609 (1964).

Eik-Nes, K.B.: Factors influencing the secretion of testosterone in the anaesthetized dog. Ciba Coll. Endocr. **16**, 120 (1967).

Fishman, L.M., Sarfaty, G.A., Wilson, H., Lipsett, M.B.: The role of the testis in oestrogen production. Ciba Coll. Endocr. **16**, 166 (1967).

Franchimont, P.: Radioimmuno assay of gonadotropins. Adv. Biosci. **1**, 19 (1969).

Franchimont, P.: Application of radioimmuno assay of gonadotrophins in clinical research. In: Irvine, W.I.: Reproductive Endocrinology. Edinburgh-London: Livingstone 1970.

Franchimont, P.: Sécrétion normale et pathologique de la somatotrophine et des gonadotrophines humaines. Paris: Masson & Cie 1971.

Franchimont, P., Chari, S., Hagelstein, M.T., Duraiswami, S.: Existence of a follicle-stimulating hormone inhibiting factor "inhibin" in bull seminal plasma. Nature **257**, 402 (1975).

Hall, P.F., Eik-Nes, K.B.: The action of gonadotropic hormones upon rabbit testis in vitro. Biochim. biophys. Acta (Amst.) **63**, 411 (1962).

Hudson, B., Coghlan, J.P., Dulmanis, A.: Testicular function in man. Ciba Coll. Endocr. **16**, 140 (1967).

Hunter, W.M., Edmond, P., Watson, G.S., McLean, N.: Plasma LH and FSH levels in subfertile men. J. clin. Endocr. **39**, 740 (1974).

Judd, H.L., Parker, D.C., Rakoff, J.S., Hopper, B.R., Yen, S.S.C.: Elucidation of mechanism(s) of the nocturnal rise of testosterone in men. J. clin. Endocr. **38**, 134 (1973).

Leonard, J.M., Leach, R.B., Couture, M., Paulsen, C.H.: Plasma and urinary follicle-stimulating hormone levels in oligospermia. J. clin. Endocr. **34**, 209 (1972).

McCullagh, E.P., Hruby, F.J.: Testis-pituitary interrelationship: relative inability of testosterone to reduce urinary gonadotropin in eunuchoid men. J. clin. Endocr. **9**, 113 (1949).

McCullagh, D., Roy, D., Walsh, E.L.: Experimental hypertrophy and atrophy of the prostate gland. Endocrinology **19**, 466 (1935).

Means, A.R., Fakunding, J.L., Huckins, C., Tindall, D.J., Vitale, R.: Follicle-stimulating hormone, the Sertoli cell, and spermatogenesis. Rec. Progr. Horm. Res. **32**, 477 (1976).

Naftolin, F., Yen, S.S.C., Tsai, C.C.: Rapid cycling of plasma gonadotrophins in normal men as demonstrated by frequent sampling. Nature (New Biol.) **236**, 92 (1972).

Nieschlag, E., Ley, H.K., Wiegelmann, W., Solbach, H.G., Krüskemper, H.L.: Lebensalter und endokrine Funktion der Testes des erwachsenen Mannes. Dtsch. med. Wschr. **98**, 1281 (1973).

Pirke, K.M., Doerr, P.: Age related changes in free plasma testosterone, dihydrotestosterone and oestradiol. Acta endocr. (Kbh.) **80**, 171 (1975).

Rebar, R., Yen, S.S.C., Van den Berg, G., Naftolin, F., Ehara, Y., Engblom, S., Ryan, K.J., Rivier, J., Amoss, M., Guillemin, R.: Gonadotrophin responses to synthetic LRF: Dose-response relationship in men. J. clin. Endocr. **36**, 10 (1973).

Rosen, S.W., Weintraub, B.D.: Monotropic increase of serum FSH correlated with low sperm count in young men with idiopathic oligospermia and aspermia. J. clin. Endocr. **32**, 410 (1971).

Rowe, P.H., Lincoln, G.A., Racey, P.A., Lehane, J., Stephenson, M.J.; Shenton, J.C., Glover, T.D.: Temporal variations of testosteron levels in the peripheral blood plasma of men. J. Endocr. **61**, 63 (1974).

Saunders, F.J.: Effects of steroids on pituitary gonadotropin and fertility. Rec. Progr. Horm. Res. **20**, 395 (1964).

Saxena, P.B., Beling, C.G., Gandy, H.M. (eds.): Gonadotrophins. New York: Wiley-Interscience 1972.

Seyler, L.E., Jr., Reichlin, S.: Feedback regulation of circulating LRF concentrations in men. J. clin. Endocr. **39**, 906 (1974).

Seyler, L.E., Jr., Reichlin, S.: Episodic secretion of luteinizing hormone-releasing factor (LRF) in the human. J. clin. Endocr. **39**, 471 (1974).

Slaunwhite, W.R., jr., Sandberg, A.A., Jackson, J.E., Staubitz, W.J.: Effects of estrogen and HCG on androgen synthesis of human testis. J. clin. Endocr. **22**, 992 (1962).

Stearns, E.L., MacDonnell, J.A., Kaufman, B.J., Padua, R., Lucman, T.S., Winter, J.S.D., Faiman, C.: Declining testicular function with age. Amer. J. Med. **57**, 761 (1974).

Steinberger, E., Steinberger, A.: Hormonal control of testicular function in mammals. In: Handbook of Physiology, sect. 7, Endocrinology, vol. IV, The Pituitary Gland and Its Neuroendocrine Control, part 2, p. 325. Washington: Amer. Physiol. Soc. 1974.

Van de Wiele, R.L., McDonald, P.C., Gurpide, E., Lieberman, S.: Studies on the secretion and intraconversion of the androgens. Rec. Progr. Horm. Res. **19**, 275 (1963).

Van Thiel, D.H., Sherins, R.J., Myers, G.H., jr., De Vita, V.T., Jr.: Evidence for a specific seminiferous tubular factor affecting follicle-stimulating hormone secretion in man. J. clin. Invest. **51**, 1009 (1972).

Wolstenholme, G.E.W., Knight, J.: Gonadotropins: physicochemical and immunological properties. Ciba Found. Study Group 22. London: Churchill 1965.

Wirkungen und Wirkungsweise des Testosterons

Arvill, A.: Effects of testosterone on the metabolism of the isolated levator ani muscle of the rat. Acta endocr. (Kbh.), Supp. **122**, 1 (1967).

Baulieu, E.E., Lasnitzki, I., Robel, P.: Metabolism of testosterone and action of metabolites on prostate glands grown in organ culture. Nature (Lond.) **219**, 1155 (1968).

Butenandt, A., Günther, H., Turba, F.: Zur primären Stoffwechselwirkung des Testosterons. Hoppe Seylers Z. physiol. Chem. **322**, 28 (1960).

Chan, L., O'Malley, B.W.: Mechanism of action of the sex steroid hormones. New Engl. J. Med. **294**, 1322, 1372, 1430 (1976).

Dorfman, R.I.: Mechanism of action of steroid hormones: Androgens. In: C.A. Villee and L.L. Engel, Mechanism of action of steroid hormones. Oxford: Pergamon Press 1961.

Eder, H.A.: The effects of sex hormones on serum lipids and lipoproteins. In: G. Pincus: Hormones and atherosclerosis. New York: Academic Press 1959.

Fang, S., Anderson, K.M., Liao, S.: Receptor proteins for androgens. On the role of specific proteins in selective retention of 17β-hydroxy-5α-androstan-3-one by rat ventral prostate in vivo and in vitro. J. biol. Chem. **244**, 6584 (1969).

Frey-Wettstein, M., Craddock, C.G.: Wirkung von Testosteron auf lymphatisches und hämatopoietisches System der Ratte. Schweiz. med. Wschr. **100**, 1984 (1970).

Kassenaar, A.A.H., Querido, A., Haak, A.: Effects of anabolic steroids on nucleic acid and protein metabolism. In: F. Gross, Protein metabolism. Berlin-Göttingen-Heidelberg: Springer 1962.

Kochakian, Ch.D.: The protein anabolic effect of steroid hormones. Vitam. and Horm. **4**, 255 (1946).

Kochakian, Ch.D.: Androgen regulation of nucleic acid and protein biosynthesis in the prostate. In: Biology of the prostate and related tissues. Nat. Cancer Inst. Monogr. **63**, 411 (1963).

Mainwaring, W.I.P.: Mechanism of Action of Androgens. Monographs on Endocrinology, vol. 10. Berlin-Heidelberg-New York: Springer 1976.

Mann, T.: The biochemistry of semen and of the male reproductive tract, 2nd ed. London: Methuen 1964.

Meier, C.J., Krähenbühl, Ch., Desaules, P.A.: Etude comparative des effets sexuels des androgènes naturels. Acta endocr. (Kbh.) **43**, 27 (1963).

Querido, A., Kassenaar, A.A.H.: Nitrogen-retaining steroids and their application in disease. Advanc. metabol. Disorders **2**, 79 (1965).

Rochefort, H., Baulieu, E.E.: Mécanisme d'action des androgènes dans la prostate et la vésicule séminale. In: Le testicule et l'hypogonadisme masculin. Paris: L'Expansion 1967.

Salmon, W.D., Bower, P.H., Thompson, E.Y.: Effect of protein anabolic steroids on sulfate incorporation by cartilage of male rats. J. Lab. clin. Med. **61**, 120 (1963).

Shahidi, N.T.: Androgens and erythropoiesis. New Engl. J. Med. **289**, 72 (1973).

Siiteri, P.K., Wilson, J.D.: Dihydrotestosterone (DHT) and benign prostatic hypertrophy (BPH) in man. 52. Meet. Endocr. Soc. (1970), Abstr. 78.

Strauss, J.S., Pochi, P.E.: The human sebaceous gland: Its regulation by steroidal hormones and its use as an end organ for assaying androgenicity in vivo. Recent Progr. Hormone Res. **19**, 385 (1963).

Tamm, J., Voigt, K.D.: Einige klinisch relevante Ergebnisse der neueren Androgenforschung. Schweiz. med. Wschr. **101**, 1078 (1971).

Teveter, K.J., Attramandal, A.: Selective uptake of radioactivity in rat ventral prostate following administration of testosterone-1,2-^{3}H. Methodological considerations. Acta endocr. (Kbh.) **59**, 218 (1968).

Vida, J.A.: Androgens and anabolic agents. Chemistry and pharmacology. New York-London: Academic Press 1969.

Villee, C., Fujii, T.: Effects of testosterone on RNA metabolism in prostate and seminal vesicle. In: Tamm, Testosterone. Stuttgart: Thieme 1968.

Williams-Ashman, H.G.: Incorporation of amino acids into protein by cell-free extracts of the prostate gland: effect of testicular hormones, and polyribonucleotides. Nat. Cancer Inst. Monogr. **12**, 281 (1963).

Wilson, J.D.: Regulation of protein synthesis by androgens and estrogens. In: F. Gross, Protein metabolism Berlin-Göttingen-Heidelberg: Springer 1962.

Yielding, K.L., Tomkins, G.M.: The regulation of enzyme structure and function by steroid hormones (Editorial). Studies on the interaction of steroid hormones with glutamic dehydrogenase. Amer. J. med. **33**, 1 (1962).

Bildung des Sperma

Gemzell, C., Kjessler, B.: Treatment of infertility after partial hypophysectomy with human pituitary gonadotrophins. Lancet **1964I**, 644.

Hall, P.F.: Endocrinology of the testis. In: The testis, ed. by Johnson, A.D., Gomes, W.R., Vandemark, N.L. London-New York: Academic Press 1970.

Hamilton, D.W.: Structure and function of the epithelium lining the ductuli efferentes, ductus epididymidis, and ductus deferens in the rat. In: Handbook of Physiology, sect. 7, Endocrinology, vol. V, The Male Reproductive System. Washington: Amer. Physiol. Soc. 1975.

Hohlweg, W.: Die Wirkung von Testosteron auf die Spermiogenese im Sinne eines Gewebshormons. In: Gewebs- und Neurohormone. Physiologie des Melanophorenhormons. 8. Symp. Dtsch. Ges. Endokr. Berlin-Göttingen-Heidelberg: Springer 1962.

Johnsen, S.G.: The mechanism involved in testicular degeneration in man. Acta endocr. (Kbh.), Suppl. **124**, 17 (1967).

Lanman, J.T.: Delays during reproduction and their effects on the embryo and fetus. I. Aging of sperm. New Engl. J. Med. **278**, 993 (1968).

MacLeod, J., Pazianos, A., Ray, B.: The restoration of human spermatogenesis and of the reproductive tract with urinary gonadotropins following hypophysectomy. Fertil. and Steril. **17**, 7 (1966).

Mann, T.: Biochemistry of semen and of the male reproductive tract. London: Methuen 1964.

Neumann, F., Elger, W., Steinbeck, H., Berwordt-Wallrabe, R. von: Antiandrogene. In: Testosteron-Struma. 13. Symp. Dtsch. Ges. Endokr. Berlin-Heidelberg-New York: Springer 1968.

Steinberger, A., Steinberger, E.: Factors affecting spermatogenesis in organ cultures of mammalian testes. J. Reprod. Fertil., Suppl. **2**, 117 (1967).

Steinberger, E., Ducke, H.G.E.: Hormonal control of spermatogenesis. J. Reprod. Fertil, Suppl. **2**, 75 (1967).

Männlicher Hypogonadismus

Übersichten zum Hypogonadismus

Albert, A., Underdahl, L.O., Greene, L.F., Lorenz, N.: Male hypogonadism. Proc. Mayo Clin. **28**, 409, 557, 698 (1953); **29**, 131, 317, 368 (1954); **30**, 31 (1955).

Clayton, B.E., Hutchinson, J.S.M., Hyde, R.D., London, D.R., Mills, I.H., Prunty, T.T.G.: A study of the classification of male hypogonadism with observations on the control of 17-oxosteroid precursors from the testes and adrenals. J. Endocr. **34**, 587 (1960).

Decourt, J., Gilbert-Dreyfus: Le testicule et l'hypogonadisme masculin. Actualités endocr. Paris: L'Expansion 1967.

Heller, C.G., Nelson, W.O.: Classification of male hypogonadism and a discussion of the pathologic physiology, diagnosis and treatment. J. clin. Endocr. **8**, 345 (1948).

Howard, R.P., Sniffen, R.C., Simmons, F.A., Albright, F.: Testicular deficiency: a clinical and pathological study. J. clin. Endocr. **10**, 121 (1950).

Johnsen, S.G.: Evaluation of gonadotropin analyses in male hypogonadism. Acta endocr. (Kbh.) **67**, 756 (1971).

Nowakowski, H.: Der Hypogonadismus im Knaben- und Mannesalter. Ergebn. inn. Med. Kinderheilk. **12**, 219 (1959).

Oberndorfer, A.: Die inneren männlichen Geschlechtsorgane. In: F. Henke u. O. Lubarsch, Handbuch der speziellen pathologischen Anatomie. Bd. 6, Teil 3, S. 427. Berlin: Springer 1931.

Prader, A.: Hypogonadismus beim Knaben. Schweiz. med. Wschr. **1955**, 737.

Rimoin, D.L., Borgaonkar, D.S., Asper, S.P., Jr., Blizzard, R.M.: Chromatin-negative hypogonadism in phenotypic men. Amer. J. Med. **44**, 225 (1968).

Tonutti, E., Weller, O., Schuchardt, E., Heinke, E.: Die männliche Keimdrüse. Struktur-Funktion-Klinik. Grundzüge der Andrologie. Stuttgart: Thieme 1960.

Die verschiedenen Formen des männlichen Hypogonadismus

Allgemeine Symptomatologie des Androgenausfalls. Kastration, Anorchie

Primäre Testesinsuffizienz

Abeyaratne, M.R., Aherne, W.A., Scott, J.E.S.: The vanishing testis. Lancet **1969II**, 822.

Bleuler, M.: Endokrinologische Psychiatrie. Stuttgart: Georg Thieme 1955.

Bleuler, M.: Endokrinologische Psychiatrie. In: Psychiatrie der Gegenwart, Bd. I/IB. Berlin-Göttingen-Heidelberg: Springer 1964.

Bower, B.F.: Pituitary enlargement secondary to untreated primary hypogonadism. Ann. intern. Med. **69**, 107 (1968).

Cawadias, A.P.: Male eunuchism, considered in the light of the historical method. Proc. roy. Soc. Med. **39**, 501 (1946).

Espiner, E.A., Donald, R.A.: Pituitary and gonadal function in hypogonadotrophic hypogonadism: Report of 3 cases. Acta endocr. (Kbh) **73**, 209 (1973).

Franchimont, P.: Sécrétion normale et pathologique de la somatotrophine et des gonadotrophines humaines. Paris: Masson & Cie 1971.

Friend, J.N., Judge, D.M., Sherman, B.M., Santen, R.J.: FSH-secreting pituitary adenomas: stimulation and suppression studies in two patients. J. Clin. Endocr. **43**, 650 (1976).

Gadermann, E.: Regressive Wirbelsäulenveränderungen bei doppelseitiger Hodenatrophie und Anorchie. Verh. dtsch. Ges. inn. Med. **58**, 400 (1952).

Glenn, J.F., McPherson, H.T.: Anorchism: Definition of a clinical entity. J. Urol. **105**, 265 (1971).

Hamilton, J.B.: The role of testicular secretions as indicated by the effects of castration in man and by studies of pathological conditions and the short life span associated with maleness. Rec. Progr. Horm. Res. **3**, 257 (1948).

Hamilton, J.B.: Effect of castration in adolescent and young adult males upon further changes in the proportions of bare and hairy scalp. J. clin. Endocr. **20**, 1309 (1960).

Hamilton, J.B., Bunch, L.D.: Serum inorganic phosphorus levels in eunuchism and in feeble-minded states. J. clin. Endocr. **18**, 180 (1958).

Hamilton, J.B., Bunch, L.D., Mestler, G.E., Imagawa, R.: Effect of orchiectomy upon chemical constituents of blood in young mature males, with special reference to serum P. J. clin. Endocr. **16**, 301 (1956).

Kelch, R.P., Jenner, M.R., Weinstein, R., Kaplan, S.L., Grumbach, M.M.: Estradiol and testosterone secretion by human, simian, and canine testes, in males with hypogonadism and in male pseudohermaphrodites with the feminizing testes syndrome. J. clin. Invest. **51**, 824 (1972).

Keller, P.J.: Hormonal studies in endocrine disease. Germ. med. Mth. **13**, 389 (1968).

Kirschner, M.A., Jacobs, J.B., Fraley, E.E.: Bilateral anorchia with persistent testosterone production. New Engl. J. Med. **282**, 240 (1970).

Koch, W.: Über die russisch-rumänische Kastraktensekte der Skopzen. Veröff. Kriegs- u. Konstit. path. **2**, H. 7 (1921).

Labhart, A., Courvoisier, B.: Osteoporose bei Eunuchismus. Helv. med. Acta **17**, 475 (1950).
Lange, J.: Die Folgen der Entmannung Erwachsener. Leipzig: Thieme 1934.
Lindberg, B.J.: Psycho-infantilism. Nord. Med. **49**, 838 (1953).
Lovisetto, P., Biarese, V., Trenta, N., Rizzi, G.: La maladie de Laurence-Moon-Bardet-Biedl. Ann. Endocr. (Paris) **35**, 547 (1974).
Lyon, R.P.: Torsion of the testicle in childhood. J. Amer. med. Ass. **178**, 702 (1961).
Males, J.L., Schneider, R.A.: Hypergonadotrophic hypogonadism with anosmia. Acta Endocrin. **71**, 6 (1972).
Nowakowski, H.: Hypogonadismus im Knaben- und Mannesalter. Ergebn. inn. Med. Kinderheilk. **12**, 219 (1959).
Pelikan, E.: Gerichtlich-medizinische Untersuchungen über das Skopzentum in Rußland: Übersetzt von Iwanoff. Giessen: Ricker 1876.
Pittard, E.: Les Skoptzy. Paris: Masson & Cie. 1934.
Tamm, J., Schmidt, H., Starcevic, Z., Klosterhalfen, H.: Urinary excretion of testosterone, 17-Ketosteroids and oestrogens in male patients following orchiectomy. In: Androgens. Excerpta medica Found. (Amsterdam) 1966.
Wagenseil, F.: Chinesische Eunuchen. Z. Morph. Anthrop. **32**, 415 (1953).
Wolf, Ch.: Die Kastration bei sexuellen Perversionen und Sittlichkeitsverbrechen des Mannes. Basel: Schwabe 1934.

Primärer Hypogonadismus bei Erbleiden und bei degenerativen Syndromen

Becker, H., Hofmann, N.: Endokrinologische und histomorphologische Untersuchungen zur Hodenatrophie bei Dystrophia myotonica. Dtsch. med. Wschr. **100**, 149 (1975).
Clarke, B.G., Shapiro, S., Monroe, R.G.: Myotonia atrophicans with testicular atrophy: urinary excretion of interstitial cell-stimulating (luteinizing) hormone, androgens and 17-ketosteroids. J. clin. Endocr. **16**, 1235 (1956).
Drucker, W., Blanc, W.A., Rowland, L.P., Grumbach, M.M., Christy, N.P.: The testis in myotonic muscular dystrophy: a clinical and pathologic study with a comparison with the Klinefelter-Syndrom. J. clin. Endocr. **23**, 59 (1963).
Edwards, J.A., Sethi, P.K., Scoma, A.J., Bannerman, R.M., Frohman, L.A.: A new familial syndrome characterized by pigmentary retinopathy, hypogonadism, mental retardation, nerve deafness and glucose intolerance. Amer. J. Med. **60**, 23 (1976).
Jacobson, W.E., Schultz, A.L., Anderson, J.: Endocrine studies on 8 patients with dystrophic myotonia. J. clin. Endocr. **15**, 801 (1955).
Kaplan, E., Shwachman, H., Perlmutter, A.D., Rule, A., Chaw, K.T., Holscaw, D.S.: Reproductive failure in males with cystic fibrosis. New Engl. J. Med. **279**, 65 (1968).
Kauli, R., Prager-Lewin, R., Kaufman, H., Laron, Z.: Gonadal function in Bloom's syndrome. Clin. Endocr. **6**, 285 (1977).
Kuhn, E.: Endokrinologische Untersuchungen bei myotonischer Dystrophie. I. Steroidhormonbildendes Endokrinium. Endokrinologie **41**, 153 (1961).
Lipsett, M.B., Wilson, H., Kirschner, M.A., Korenman, S.G., Fishman, L.M., Sarfaty, G.A., Bardin, C.W.: Studies on Leydig-cell physiology and pathology: secretion and metabolism of testosterone. Recent Progr. Hormone Res. **22**, 245 (1966).
Nowakowski, H., Lenz, W.: Genetic aspects in male hypogonadism. Recent Progr. Hormone Res. **17**, 53 (1961).
Reinfrank, R.F., Nichols, F.L.: Hypogonadotrophic hypogonadism in the Laurence-Moon-Syndrom. J. clin. Endocr. **24**, 48 (1964).
Sohval, A.R., Soffer, L.J.: Congenital familiar testicular deficiency. Amer. J. Med. **14**, 328 (1953).
Sohval, A.R., Soffer, L.J.: Congenital testicular deficiency. II. Defective Sertolicell differentiation in so called "obscure origin". J. clin. Endocr. **13**, 408 (1953).
Thannhauser, S.J.: Werner's Syndrome (progeria of the adult) and Rothmund's Syndrome: two types of closely related heredofamilial atrophic dermatoses with juvenile cataracts and endocrine features: a critical study with five new cases. Ann. intern. Med. **23**, 559 (1945).
Weinstein, L.R., Kliman, B., Scully, R.E.: Familial syndrome of primary testicular insufficiency with normal virilisation, blindness, deafness and metabolic abnormalities. New Engl. J. Med. **281**, 969 (1969).
Werder, E.A., Mürset, G., Illig, R., Prader, A.: Hypogonadism and parathyroid adenoma in congenital poikiloderma (Rothmund-Thomson syndrome). Clin. Endocr. **4**, 75 (1975).
Zachmann, M., Prader, A.: Funktionsprüfung der Leydig-Zellen bei Kindern und Jugendlichen. Die Wirkung einer einmaligen Injektion von Choriongonadotropin auf die Testosteronausscheidung. Schweiz. med. Wschr. **100**, 538 (1970).

Tubuläre Insuffizienz

Schädigung durch Entzündung

Buenzli, H.: Formen granulomatöser Orchitis. Virchows Arch. Abt. A Path. anat. **345**, 33 (1968).
Craighead, J.E., Mahoney, E.M., Craver, D.H., Naficy, K., Fremont-Smith, P.: Orchitis due to coxsackie virus group B, type 5. New Engl. J. Med. **267**, 498 (1962).
Cruickshank, B., Stuart-Smith, D.A.: Orchitis associated with sperm-agglutinating antibodies. Lancet **1959 I**, 708.
Kabal, E.A.: Uses of hyperimmune human gamma globulin. New Engl. J. Med. **269**, 247 (1963).
Kocen, R.S., Critchley, E.: Mumps epididymo-orchitis and its treatment with cortisone. Brit. med. J. **1961 II**, 20.
Mancini, R.E.: Immunologic Aspects of Testicular Function. Monographs on Endocrinology, Bd. 9. Berlin-Heidelberg-New York: Springer 1976.
Morley, J.E., Distiller, L.A., Sagel, J., Kok, S.H., Kay, G., Carr, P., Katz, M.: Hormonal changes associated with testicular atrophy and gynaecomastia in patients with leprosy. Clin. Endocr. **6**, 299 (1977).
Petersdorf, R.G., Bennett, I.L.: Treatment of mumps orchitis with adrenal hormones. Arch. intern. Med. **99**, 22 (1957).
Riggs, S., Sanford, J.P.: Viral orchitis. New Engl. J. Med. **266**, 990 (1962).
Roseman, B.D.: Mumps orchitis. Clin. Proc. Child. Hosp. (Wash.) **14**, 239 (1958).

Schädigung durch Wärme

Bors, E., Engle, E.T., Rosenquist, R.E., Holliger, V.H: Fertility in paraplegic males. J. clin. Endocr. **10**, 381 (1950).
Hanley, H.G., Harrison, R.G.: The nature and surgical treatment of varicocele. Brit. J. Surg. **50**, 64 (1962/63).
Steinberger, E., Dixon, W.J.: Some observations on the effect of heat on the testicular germinal epithelium. Fertil. and Steril. **10**, 578 (1959).
Zeitlin, A.B., Cottrell, Th. L., Lloyd, F.A.: Sexology of the paraplegic male. Fertil. and Steril. **8**, 337 (1957).

Schädigung durch Strahlen, Cytostatica, Medikamente

Bollag, W.: Cytostatica in der Schwangerschaft. Schweiz. med. Wschr. **84**, 393 (1954).
Caminos-Torres, R., Ma, L., Snyder, P.J.: Gynecomastia and semen abnormalities induced by spironolactone in normal men. J. Endocrinol. Metab. **45**, 255 (1977).
Coursey, E. de: Pathologic anatomy of lethal ionizing radiation: late developments. Amer. J. Path. **23**, 889 (1947).
Hempelmann, L.H., Lisco, H., Hoffman, J.G.: The acute radiation syndrome: a study of nine cases and a review of the problem. Ann. intern. Med. **36**, 279 (1952).
Leroy, G.U.: Medical sequelae of atomic bomb explosion. J. Amer. med. Ass. **134**, 1143 (1947).
Liebow, A.A., Warren, S.: Early effects of radiation. Amer. J. Path. **23**, 888 (1947).
MacLeod, J., Hotchkiss, R.S., Sitterson, B.W.: Male infertility after sterilization by nuclear radiation. J. Amer. med. Ass. **187**, 637 (1964).

Oakes. W.R., Lusbaugh, C.C.: Course of testicular injury following accidental exposure to nuclear radiations. Report of a case. Radiology **59**, 737 (1952).

Platt, W.R.: Effects of radioactive phosphorus (P 32) on normal tissues. Arch. Path. **43**, 1, (1947).

Schinz, H.R., Slotopolsky, B.: Der Röntgenhoden. Ergebn. med. Strahlenforsch. **1**, 443 (1925).

Van Thiel, D.H., Sherins, R.J., Myers, G.H., Jr., De Vita, V.T., Jr.: Evidence for a specific seminiferous tubular factor affecting follicle-stimulating hormone secretion in man. J. clin. Invest. **51**, 1009 (1972).

Warren, S.: Effects of radiation on normal tissue. VIII. Effects on the gonads. Arch. Path. **35**, 121 (1943).

Schädigung durch Druck, Torsion

Angell, J.C.: Torsion of the testicle. Lancet **1963I**, 19.

Lyon, R.P.: Torsion of the testicle in childhood. J. Amer. med. Ass. **178**, 702 (1961).

Nowakowski, H.: Bilateral testicular atrophy as a result of scrotal hematoma in the new born. Acta endocr. (Kbh.) **18**, 506 (1955).

Schärli, A.: Probleme der Hodentorison im Kindesalter. Schweiz. med. Wschr. **101**, 1096 (1971).

Stauffer, U.G.: Die Hodentorsion. Praxis **61**, 257 (1972).

Williamson, R.C.N.: Death in the scrotum: testicular torsion. New Engl. J. Med. **296**, 338 (1977).

Germinal-Aplasie

Bollag, W.: Cytostatica in der Schwangerschaft. Schweiz. med. Wschr. **1954**, 393.

Castillo, E.B. del., Trabucco, A., Balze, F.A. de la: Syndrome produced by absence of the germinal epithelium without impairment of the Sertoli or Leydig cells. J. clin. Endocr. **7**, 493 (1947).

Chaves-Carballo, E., Hayles, A.B.: Ullrich-Turner syndrome in the male: review of the literature and report of a case with lymphocytic (Hashimoto's) thyroidits. Proc. Mayo Clin. **41**, 843 (1967).

Christiansen, P.: Urinary gonadotrophins in the Sertoli-cell-only syndrome. Acta endocr. (Kbh.) **78**, 180 (1975a).

Ruder, H.J., Loriaux, D.L., Sherins, R.J., Lipsett, M.B.: Leydig cell function in men with disorders of spermatogenesis. J. clin. Endocr. **38**, 244 (1974).

Tritsch, H., Schwarz, G.: Germinalzell-Aplasie und Kleinwuchs. Dtsch. med. Wschr. **88**, 701 (1963).

Klinefelter-Syndrom

Becker, K.L., Albert, A.: Urinary excretion of follicle-stimulating and luteinizing hormones. J. clin. Endocr. **25**, 962 (1965).

Burch, P.R.J.: Systemic lupus erythematosus and Klinefelter's syndrome. Lancet **1976I**, 1021.

Davis, Th.E., Canfield, C.C.J., Herman, R.H., Goles, D.: Thyroid function in patients with aspermiogenesis and testicular tubular sclerosis. New Engl. J. Med. **268**, 178 (1963).

Decourt, J.: L'orchidodystrophie polygonosomique (syndrome de Klinefelter dit «vrai«). Sem. Hôp. Paris **38**, 1249 (1962).

Decourt, J., Jayle, M.F., Michard, J.P., Drosdowsky, M.: Etude de la fonction Leydigienne du testicule dans 12 cas de syndrome de Klinefelter. Ann. Endocr. (Paris) **22**, 974 (1961).

Ferguson-Smith, M.A., Anderson, J.R., Frøland, A., Gray, K.G.: Frequency of autoantibodies in patients with chromatin-positive Klinefelter's syndrome and their parents. Lancet **1966II**, 566.

Franchimont, P.: Radioimmunoassay of gonadotropines. Advanc. Biosciences **1**, 19 (1969).

Gabrilove, J.L., Nicolis, G.L., Hausknecht, R.U.: Urinary testosterone, oestrogen production rate and urinary oestrogen in chromatin positiv Klinefelter's syndrome. Acta endocr. (Kbh.) **63**, 499 (1970).

Gilbert-Dreyfus, Sebaoun, J., Malinsky, M.: Histoire naturelle de la maladie de Klinefelter. Rev. franç. Endocr. **5**, 465 (1964).

Giorgio, E.P., Sommerville, I.F.: Hormone assay in Klinefelter's syndrome. J. clin. Endocr. **23**, 197, 1963.

Jackson, A.W., Muldal, S., Ockey, C.H., O'Connor, P.J.: Carcinoma of male breast in association with the Klinefelter-syndrome. Brit. med. J. **1965I**, 223.

Johnsen, S.G.: The mechanisms involved in testicular degeneration in man. Advance of a theory of the pathogenesis in "idiopathic" hypospermatogenesis. Acta endocr. (Kbh.), Suppl. **124**, 17 (1967).

Keller, P.J.: Hormonal studies in endocrine disease. Germ. med. Mth. **13**, 389 (1968).

Klinefelter, H.F., Reifenstein, E.C., Albright, F.: Syndrome characterized by gynecomastia, spermatogenesis without A-Leydigism and increased excretion of follicle-stimulating hormone. J. clin. Endocr. **2**, 615 (1942).

Knorr, D., Mürset, G., Prader, A., Tolksdorf, M., Wiedemann, H.R.: Die Testosteronausscheidung beim chromatin positiven Klinefelter-Syndrom im Kindes- und Jugendalter. Acta endocr. (Kbh.) **56**, 65 (1967).

Koller, F., Siegenthaler, W.: Die Schilddrüsenfunktion beim Klinefelter-Syndrom. Schweiz. med. Wschr. **85**, 8 (1955).

Lenz, W., Nowakowski, H., Prader, A., Schirren, C.: Die Aetiologie des Klinefelter-Syndromes. Schweiz. med. Wschr. **89**, 727 (1959).

Lipsett, M.B., Davis, T.E., Wilson, H., Canfield, C.J.: Testosterone production in chromatine-positive Klinefelter's syndrome. J. clin. Endocr. **25**, 1027 (1965).

Lubs, H.A.: Testicular size in Klinefelters syndrome in men over 50. New Engl. J. Med. **267**, 326 (1962).

Nielsen, J., Johansen, K., Yde, H.: Frequency of diabetes mellitus in patients with Klinefelter's syndrome of different chromosome constitutions and the XYY-syndrome. Plasma insulin and growth hormone level after a glucose load. J. clin. Endocr. **29**, 1062 (1969).

Ortiz-Neu, C., LeRoy, E.C.: The coincidence of Klinefelter's syndrome and systemic lupus erythematosus. Arthritis and Rheumatism **12**, 241 (1969).

Overzier, C.: Das sog. echte Klinefelter-Syndrom. Internist (Berl.) **4**, 1 (1963).

Pasi, A.: Häufigkeit des echten Klinefelter-Syndroms bei Autopsien. Schweiz. med. Wschr. **95**, 1580 (1965).

Paulsen, A., Gordon, D.L., Carpenter, W., Gandy, H.M., Drucker, W.D.: Klinefelter's syndrome and its variants: a hormonal and chromosomal study. Recent Progr. Hormone Res. **24**, 321 (1968).

Prader, A.: Die Klinik der häufigsten chromosomalen Störungen. Helv. med. Acta **29**, 403 (1962).

Prader, A., Schneider, J., Züblin, W., Frances, J.M., Rüedi, K.: Die Häufigkeit des echten, chromatin-positiven Klinefelter-Syndroms und seine Beziehungen zum Schwachsinn. Schweiz. med. Wschr. **88**, 917 (1958).

Schibler, D., Brook, C.G.D., Kind, H.P., Zachmann, M., Prader, A.: Growth and body proportions in 54 boys and men with Klinefelter's syndrome. Helv. paediat. Acta **29**, 325 (1974).

Siebenmann, R., Prader, A.: Das echte Klinefelter-Syndrom vor der Pubertät. Schweiz. med. Wschr. **88**, 607 (1958).

Smals, A.G.H., Kloppenborg, P.W.C., Benraad, Th.J.: The effect of short and long-term human chorionic gonadotrophin (HCG) administration on plasma testosterone levels in Klinefelter's syndrome. Acta endocr. (Kbh.) **77**, 753 (1974).

Tanner, J.M., Prader, A., Habich, H., Ferguson-Smith, M.A.: Genes on the y-chromosome influencing rate of maturation in man. Lancet **1959II**, 141.

Tsung, S.H., Heckman, M.G.: Klinefelter syndrome, immunological disorders, and malignant neoplasm. Report of a case. Arch. Path. **98**, 351 (1974).

Vallotton, M.B., Forbes, A.P.: Autoimmunity in gonadal dysgenesis and Klinefelter's syndrome. Lancet **1967**, 648.

Wang, C., Baker, H.W.G., Burger, H.G., de Kretser, D.M., Hudson, B.: Hormonal studies in Klinefelter's syndrome. Clin. Endocr. **4**, 399 (1975).

Warburg, E.: A fertile patient with Klinefelter's syndrome. Acta endocr. (Kbh.) **43**, 12 (1963).

Zuppinger, K., Engel, E., Forbes, A.P., Mantooth, L., Claffey, J.: Klinefelter's syndrome, a clinical and cytogenetic study in twenty-four cases. Acta endocr. (Kbh.), Suppl. 113, ad vol. **54** (1967).

„Falsches", chromatin-negatives Klinefelter-Syndrom

Amrhein, J.A., Klingensmith, G.J., Walsh, P.C., McKusick, V.A., Migeon, C.J.: Partial androgen insensitivity. The Reifenstein syndrome revisited. New. Engl. J. Med. **297**, 350 (1977).

Bowen, P., Lee, C.S.N., Migeon, C.J., Kaplan, N.M., Whalley, T.J., McKusick, V.A., Reifenstein, E.C., Jr.: Hereditary male pseudohermaphroditism with hypogonadism, hypospadia and gynecomastia. Ann. intern. Med. **62**, 252 (1965).

Kaplan, E., Shwachman, H., Perlmutter, A.D., Rule, A., Khaw, K.-T., Holsclaw, D.S.: Reproductive failure in males with cystic fibrosis. New Engl. J. Med. **279**, 65 (1968).

Knorr, D., Bidlingmaier, F., Butenandt, O., Engelhardt, D.: 17-Hydroxysteroid-Oxydoreduktase-Mangel bei Pseudohermaphroditismus masculinus vom Typ des Reifenstein-Syndroms. Klin. Wschr. **52**, 537 (1974).

Reifenstein, E.C., Jr.: Hereditary familial hypogonadism (Abstract). Proc. Amer. Med. Clin. Res. **3**, 86 (1947).

Wilson, J.D., Harrod, M.J., Goldstein, J.L., Hemsell, D.L., MacDonald, P.C.: Familial incomplete male pseudohermaphroditism, Type 1. Evidence for androgen resistance and variable clinical manifestations in a family with the Reifenstein syndrome. New Engl. J. Med. **290**, 1097 (1974).

Wilson, J.D.: Roosters, Reifenstein's syndrome and hormone resistance. New Engl. J. Med. **297**, 386 (1977).

Die XYY-Trisomie

Cleveland, W.W., Arias, D., Smith, G.F.: Radioulnar synostosis, behavioral disturbance, and XYY chromosomes. J. Pediat. **74**, 103 (1969).

Hienz, H.A.: YY-Syndrome forms. Lancet **1969 I**, 155.

Ismail, A.A.A., Harkness, R.A., Kirkham, K.E., Loraine, J.A., Whatmore, P.B., Brittain, R.P.: Effect of abnormal sex chromosome complements on urinary testosterone levels. Lancet **1968 I**, 220.

Jacobs, P.A., Brunton, M., Melville, M.M., Brittain, R.P., McClemont, W.F.: Aggressive behavior, mental subnormality and the XYY male. Nature (Lond.) **208**, 1351 (1965).

Nielsen, J., Yde, H., Johansen, K.: Serum growth hormone level after oral glucose load, urinary excretion of pituitary gonadotrophin and 17-ketosteroids in XYY syndrome. Metabolism **18**, 993 (1969).

Parker, C.E., Melnyk, J., Fish, C.H.: The XYY syndrome. Amer. J. Med. **47**, 801 (1969).

Pfeiffer, R.A., Riemer, G., Schneller, W.: Probleme der XYY-Konstitution. Med. Welt (Stuttg.) **20**, 75 (1969).

Rudd, B.T., Galal, O.M., Casey, M.D.: Testosterone excretion rates in normal males and males with an XYY complement. J. med. Genet. **5**, 286 (1968).

Sergovich, F.R.: Chromosome aberrations in 2159 consecutive newborn babies. New Engl. J. Med. **280**, 851 (1969).

Leydig-Zell-Agenesie

Berthezène, F., Forest, M.G., Grimaud, J.A., Claustrat, B., Mornex, R.: Leydig-cell agenesis. A cause of male pseudohermaphroditism. New Engl. J. Med. **295**, 969 (1976).

Ohno, S.: Sexual differentiation and testosterone production. New Engl. J. Med. **295**, 1011 (1976).

Androgen-Unterempfindlichkeit

Green, J.R.B., Goble, H.L., Edwards, C.R.W., Dawson, A.M.: Reversible insensitivity to androgens in men with untreated gluten enteropathy. Lancet **I**, 280 (1977).

Männliches Klimakterium

Bürgi, H., Hedinger, Chr.: Histologische Hodenveränderungen im hohen Alter. Schweiz. med. Wschr. **89**, 1236 (1959).

Dry, J.: La fonction gonadique du vieillard. In: Le testicule et l'hypogonadisme masculin. Paris: L'expansion 1967.

Editorial: Is there a male climacteric? J. Amer. med. Ass. **155**, 1427 (1954).

Finkle, A.L., Moyers, T.G., Tobenkin, M.I.: Sexual potency in aging males 1. Frequency of coitus among clinic patients. J. Amer. med. Ass. **170**, 1391 (1959).

Nowakowski, H., Schmitt, H.: Die Hodenveränderungen beim alternden Mann und deren klinische Bedeutung. Schweiz. med. Wschr. **89**, 1204 (1959).

Spence, A.W.: The male climacteric, is it an entity? Brit. med. J. **1954 I**, 1355.

Sekundäre Testesinsuffizienz

Tubuläre und interstitielle Insuffizienz

Antaki, A., Somma, M., Wyman, H., Van Campenhout, J.: Hypothalamic-pituitary function in the olfacto-genital syndrome. J. clin. Endocr. **38**, 1083 (1974).

Bartter, F.C., Sniffen, R.C., Simmons, F.A., Albright, F., Howard, R.T.: Effects of chorionic gonadotropin (A.P.L.) in male eunuchoidism with low follicle stimulating hormone. J. clin. Endocr. **12**, 1532 (1952).

Biben, R.L., Gordon, G.S.: Familial hypogonadotropic eunuchoidism. J. clin. Endocr. **15**, 931 (1955).

Boyar, R.M., Finkelstein, J.W., Witkin, M., Kapen, S., Weitzman, E., Hellman, L.: Studies of endocrine function in „isolated" gonadotropin deficiency. J. clin. Endocr. **36**, 64 (1973).

Courvoisier, B., Martin, E.: Syndrome hypothalamique et tuberculose atypique. Schweiz. med. Wschr. **1955**, 512.

Decourt, J., Doumic, J.M.: Les retards pubertaires familiaux. Sem. Hôpt. Paris **34**, 2349 (1958).

Decourt, J., Gennes, J.L. de, Michard, J.P., Raymond, J.P.: L'eunuchoidisme hypogonadotrophique, étude clinique et biologique. In: Le testicule et l'hypogonadisme masculin. Paris: L'expansion 1967.

Geisthövel, W., v.z. Mühlen, A.: Testosteronbindungskapazität, freie Plasmatestosteronfraktion und freie Plasmatestosteronkonzentration bei andrologischen Patienten. Dtsch. med. Wschr. **101**, 37 (1976).

Hamilton, C.R., jr., Henkin, R.I., Weir, G., Kliman, B.: Olfactory status and response to clomiphene in male gonadotropin deficiency. Ann. intern. Med. **78**, 47 (1973).

Jørgensen, F.S., Kampmann, J., Micic, S., Roos, J., Johnsen, S.G.: LH and FSH in serum after intramuscular administration of LH/FSH-releasing hormone in normal and hypogonadal men. Acta endocr. (Kbh.) **78**, 1 (1975).

Nowakowski, H., Lenz, W.: Genetic aspects in male hypogonadism. Rec. Progr. Horm. Res. **17**, 53 (1961).

Sniffen, R.C., Howard, R.P., Simmons, F.A.: The testis. IV. Idiopathic eunuchoidism with low FSH, testicular changes secondary to estrogen therapy. Arch. Path. **58**, 464 (1954).

Volpé, R., Metzler, W.S., Johnston, M.W.: Familial hypogonadotrophic eunuchoidism with cerebellar ataxia. J. clin. Endocr. **23**, 107 (1963).

Weinstein, R.L., Reitz, R.E.: Pituitarytesticular responsiveness in male hypogonadotropic hypogonadism. J. clin. Invest. **53**, 408 (1974).

Yoshimoto, Y., Moridera, K., Imura, H.: Restoration of normal pituitary gonadotropin reserve by administration of luteinizing-hormone-releasing hormone in patients with hypogonadotropic hypogonadism. New Engl. J. Med. **292**, 242 (1975).

Hypogonadotroper Hypogonadismus mit Anosmie, olfacto-genitales Syndrom

Antaki, A., Somma, M., Wyman, H., Van Campenhout, J.: Hypothalamic-pituitary function in the olfacto-genital syndrome. J. clin. Endocr. **38**, 1083 (1974).

Bardin, C.W., Ross, G.T., Rifkind, A.B., Cargille, C.M., Lipsett, M.B.: Studies of the pituitary-Leydig cell axis in young men with hypogonadotropic hypogonadism and hyposmia: comparison with normal men, prepuberal boys, and hypopituitary patients. J. clin. Invest. **48**, 2046 (1969).
Kallmann, F.J., Schönfeld, W.A., Barrera, S.E.: The genetic aspects of primary eunuchoidism. Amer. J. ment. Defic. **48**, 203 (1944).
Males, J.L., Townsend, J.L., Schneider, R.A.: Hypogonadotropic hypogonadism with anosmia – Kallmann's syndrome. Arch. intern. Med. **131**, 501 (1973).
Morsier, G. De: Etudes sur les dysraphies crânio-encephaliques. I. Agénésie des lobes olfactifs et des commissures calleuses et antérieures. La dysplasie olfacto-génitale. Schweiz. Arch. Neurol. Psychiat. **74**, 309 (1954).
Morsier, G. De, Gauthier, G.: La dysplasie olfacto-génitale. Path. et Biol. **11**, 1267 (1963).
San Juan, A.M., De: Falta total de los nervios olfactorios con anosmia en un individuo en quien exista una atrofia congenita de los testiculos y miembro viril. Siglomedico (Madrid) p. 211 und 218 (1856).
Weidenreich, F.: Über partiellen Riechlappendefekt und Eunuchoidismus beim Menschen. Z. Morph. Antropol. **18**, 157 (1914).

Prader-Labhart-Willi-Syndrom

Dunn, H.G.: The Prader-Labhart-Willi' syndrome: review of the literature and report of 9 cases. Acta paediat. scand., Suppl. **186**, 1 + (1968).
Hamilton, C.R., Jr., Scully, R.E., Kliman, B.: Hypogonadotropinism in Prader-Willi syndrome. Amer. J. Med. **52**, 322 (1972).
Morgner, K.D., Geisthövel, W., Niedergerke, U., v.z. Mühlen, A.: Hypogonadismus infolge Mangels an Luteotropin-Releasing-Hormon (LHRH) bei Prader-Labhart-Willi-Syndrom. Dtsch. med. Wschr. **99**, 1196 (1974).
Mühle, B.: Hautleistenmuster bei Patienten mit Prader-Labhart-Willi-Syndrom. Zürich: Inaugural-Dissertation 1974.
Prader, A., Labhart, A., Willi, H.: Ein Syndrom von Adipositas, Kleinwuchs, Kryptorchismus und Oligphrenie nach myatonieartigem Zustand im Neugeborenenalter. Schweiz. med. Wschr. **86**, 1250 (1956).
Rosewater, S., Gwinup, G., Hamwi, G.J.: Familial gynecomastia. Ann. intern. Med. **63**, 377 (1965).
Santen, R.J., Paulsen, C.A.: Hypogonadotrophic eunuchoidism. I. Clinical study of mode of inheritance. J. clin. Endocr. **36**, 47 (1973).
Steiner, H.: Das Prader-Labhart-Willi-Syndrom. Eine morphologische Analyse. Virchows Arch. Abt. A Path. Anat. **345**, 205 (1968).
Tolis, G., Lewis, W., Verdy, M., Friesen, H.G., Solomon, S., Pagalis, G., Pavlatos, F., Fessas, Ph., Rochefort, J.G.: Anterior pituitary function in the Prader-Labhart-Willi (PLW) syndrome. J. clin. Endocr. **39**, 1061 (1974).
Vischer, D., Labhart, A., Prader, A., Ginsberg, J.: Das Prader-Labhart-Willi-Syndrom von Myatonie, Oligophrenie, Adipositas, Hypogenitalismus, Hypogonadismus, Diabetes mellitus. In: Handbuch des Diabetes mellitus (E.F. Pfeiffer, Hrsg.), Bd. II. München: Lehmann 1971.

Hypogonadismus bei Unterernährung, bei Hypothyreose und bei Urämie

Balze, F.A. De la, Arrillaga, F., Mancini, R.E., Janches, M., Davidson, O.W., Gurtman, A.I.: Male hypogonadism in hypothyroidism. J. clin. Endocr. **22**, 213 (1962).
Holdsworth, S., Atkins, R.C., de Kretser, D.M.: The pituitary-testicular axis in men with chronic renal failure. New Engl. J. Med. **296**, 1245 (1977).
Jacobs, E.C.: Effects of starvation on sex hormones in the male. J. clin. Endocr. **8**, 277 (1948).
Lederer, J., Roger, F., Bataille, J.P.: Le mécanisme de l'insuffisance génitale masculine dans l'hypothyroidie primaire. In: Le testicule et l'hypogonadisme masculin. Paris: l'Expansion 1967.
Lim, V.S., Fang, V.S.: Gonadal dysfunction in uremic men. A study of the hypothalamo-pituitary-testicular axis before and after renal transplantation. Amer. J. Med. **58**, 655 (1975).
Mann, T.: Appraisal of endocrine testicular activity by chemical analysis of semen and male accessory secretions. Ciba Coll. Endocr. **16**, 233 (1967).
Mann, T., Rowson, L.E.A., Short, R.V., Skinner, J.D.: The relationship between nutrition and androgenic activity in pubescent twin calves, and the effect of orchitis. J. Endocr. **38**, 455 (1967).
Prasad, A.S.: A century of research on the metabolic role of zinc. Amer. J. clin. Nutrit. **22**, 1215 (1969).
Smith, S.R., Chhetri, M.K., Johanson, A.J., Radfar, N., Migeon, C.J.: The pituitary-gonadal axis in men with protein-calorie malnutrition. J. clin. Endocr. **41**, 60 (1975).
Uehlinger, E.: Pathologische Anatomie der Hungerkrankheit und des Hungerödems. In: (Hottinger, Gsell, Uehlinger, Salzmann, Labhart: Hungerkrankheit, Hungerödem, Hungertuberkulose: Basel: Schwabe 1948.

Adrenogenitales Syndrom

Hedinger, Chr.: Beidseitige Hodentumoren und kongenitales adrenogenitales Syndrom. Schweiz. Z. Path. **17**, 743 (1954).
Nowakowski, H., Püschel, L.: Das isosexuelle adrenogenitale Syndrom mit Nebennierenrindenhyperplasie beim erwachsenen Mann. Acta endocr. (Kbh.) **11**, 320 (1952).

Oestrogentherapie

Child, D.F., Nader, S., Mashiter, K., Kjeld, M., Banks, L., Russel Fraser, T.: Prolactin studies in "functionless" pituitary tumours. Brit. med. J. **1**, 604 (1975).
Dunn, C.W.: Stilboestrol induced testicular degeneration in hypersexual males. J. clin. Endocr. **1**, 643 (1941).

Alkoholismus und Lebercirrhose

Adlercreutz, H.: Hepatic metabolism of estrogens in health and disease. New Engl. J. Med. **290**, 1081 (1974).
Baker, H.W.G., Burger, H.G., de Kretser, D.M., Dulmanis, A., Hudson, B., O'Connor, S., Paulsen, C.A., Purcell, N., Rennie, G.C., Seah, C.S., Taft, H.P., Wang, C.: A study of the endocrine manifestations of hepatic cirrhosis. Quart. J. Med., New Series, **XLV**, 145 (1976).
Bennett, H.S., Baggenstoss, A.H., Butt, H.R.: The testis, breast and prostate of men who die of cirrhosis of the liver. Amer. J. clin. Path. **20**, 814 (1950).
Chopra, I.J., Tulchinsky, D., Greenway, F.L.: Estrogen-androgen imbalance in hepatic cirrhosis. Ann. intern. Med. **79**, 198 (1973).
Galvao-Teles, A., Anderson, D.C., Burke, C.W., Marshall, J.C., Corker, C.S., Bown, R.L., Clark, M.L.: Biologically active androgens and oestradiol in men with chronic liver disease. Lancet **1973I**, 173.
Gerdes, H.: Alkohol und Endokrinium. Internist **19**, 89 (1978).
Gerdes, H., Littmann, K.-P. (eds.): Die hormonale Funktion von Nebennierenrinde und Testes bei Leberkrankheiten. Stuttgart: Thieme 1976.
Gilbert-Dreyfus, S., Sebaoun, J., Schaison, G., Dry, F.: Le testicule dans l'hémochromatose idiopathique. In: Le Testicule et l'Hypogonadisme Masculin. Paris: l'Expansion 1967.
Gordon, G.G., Altman, K., Southren, A.L., Rubin, E., Lieber, C.S.: Effect of alcohol (ethanol) administration on sex-hormone metabolism in normal men. New. Engl. J. Med. **295**, 793 (1976).
Hedinger, Chr.: Zur Pathologie der Hämochromatose. Hämochromatose als Syndrom. Helv. med. Acta **20** (Suppl), 32 (1953).
Littmann, K.-P.: Hypogonadismus und Androgenstoffwechsel bei Lebererkrankungen. Internist **17**, 142 (1976).

Littmann, K.-P., Gerdes, H., Martini, G.A.: Androgenstoffwechsel und Leydig-Zellfunktion bei akuten und chronischen Lebererkrankungen. Dtsch. med. Wschr. **100**, 1881 (1975).

Van Thiel, D.H., Lester, R.: Sex and alcohol. New Engl. J. Med. **291**, 251 (1974).

Van Thiel, D.H., Lester, R.: Sex and alcohol: a second peek. New Engl. J. Med. **295**, 835 (1976).

Hypogonadismus durch Prolactin-Überproduktion

Boyar, R.M., Hellman, L.: Syndrome of benign nodular adrenal hyperplasia associated with feminization and hyperprolactinemia. Ann. intern. Med. **80**, 389 (1974).

L'Hermite, M., Wagner, H., Boeckel, K., Wiegelman, W., Hirschhaeuser, C., Nieschlag, E.: Human prolactin in male infertility. In: Progr. Reprod. Physiol. vol. **1** S. 157. Basel: Karger 1976.

McKenna, T.J., Glick, A.D., Cobb, C.A., Jr., Jacobs, L.S.: Galactorrhoea and hypogonadism associated with a radiologically-inapparent prolactin-secreting pituitary tumour. Acta Endocr. (Kbh.) **87**, 225 (1978).

Volpé, R., Killinger, D., Bird, C., Clark, A.F., Friesen, H.: Idiopathic galactorrhea and mild hypogonadism in a young adult male. J. clin. Endocr. **35**, 684 (1972).

Interstitielle Insuffizienz, „fertile Eunuchen“

Albert, A.L., Underdahl, O., Greene, L.F., Lorenz, N.: Male hypogonadism. VII. The testis in partial gonadotropic failure during puberty (lack of LH) only). Proc. Mayo Clin. **30**, 31 (1955).

Christiansen, P.: Urinary gonadotrophins in nine fertile eunuchs. Acta endocr. (Kbh.) **71**, 454 (1972).

Del Pozo, E., Bolté, E., Very, M.: Suprasellar disturbance in the syndrome of fertile eunuchoidism: case report. Acta endocr. (Kbh.) **80**, 165 (1975).

Faiman, Ch., Hoffman, D.L., Ryan, R.J., Albert, A.: „Fertile eunuch“ syndrome: demonstration of isolated luteinizing hormone deficiency by a radioimmuno assay technique. Mayo Clin. Proc. **43**, 661 (1968).

Hornstein, O.P., Becker, H., Hofmann, N., Kleissl, H.P.: Pasqualini-Syndrom („fertiler Eunuchoidismus“). Klinische, histologische und hormonanalytische Befunde. Dtsch. med. Wschr. **99**, 1907 (1974).

McCullagh, E.P., Beck, J.C., Schaffenburg, C.A.: Syndrome of eunuchoidism with spermatogenesis, normal urinary FSH and low or normal ICSH („fertile eunuchs“). J. clin. Endocr. **13**, 489 (1953).

Smals, A.G.H., Kloppenborg, P.W.C., van Haelst, U.J.G., Lequin, R., Benraad, T.J.: Fertile eunuch syndrome versus classic hypogonadotrophic hypogonadism. Acta endocr. (Kbh.) **87**, 389 (1978).

Santen, R.J., Paulsen, C.A.: Hypogonadotropic eunuchoidism. I. Clinical study of the mode of inheritance. J. clin. Endocr. **36**, 47 (1973).

Williams, C., Wieland, R.G., Zorn, E.M., Hallberg, M.C.: Effect of synthetic gonadotropin-releasing hormone (GnRH) in a patient with the „fertile eunuch“ syndrome. J. clin. Endocr. **41**, 176 (1975).

Antiandrogene

Apostolakis, M., Tamm, J., Voigt, K.D.: The effects of HCG in cyproterone treated male subjects. In: Testosterone. Stuttgart: Thieme 1968.

Boris, A., Scott, J.W., DeMartino, L., Cox, D.C.: Endocrine profile of a nonsteroidal antiandrogen N-(3,5-Dimethyl-4-isoxazolylmethyl) Pthalimide (DIMP). Acta endocr. (Kbh.) **72**, 604 (1973).

Breuer, H., Hoffmann, W.: Effect of cyproterone on the biogenesis of testosterone and related compounds. In: Testosterone. Stuttgart: Thieme 1968.

Dorfman, R.I.: Antiandrogens. In: Testosterone. Stuttgart: Thieme 1968.

Dymling, J.-F., Nilsson, K.O., Hökfelt, B.: The effect of soldactona (canrenoatepotassium) on plasma testosterone and androstenedione and urinary 17-ketosteroids and 17-hydroxycorticosteroids. Acta endocr. (Kbh.) **70**, 104 (1972).

Fang, S., Anderson, K.M., Liao, S.: Receptor proteins for androgens. On the role of specific proteins in selective retention of 17β-hydroxy-5α-androstan-3-one by rat ventral prostate in vivo and in vitro. J. biol. Chem. **244**, 6584 (1969).

Girard, J.: Secondary andrenal insufficiency due to cyproterone acetate. (abstr.) J. endocrinol. **69**, 13P (1976).

Gräf, K.-J., Brotherton, J., Neumann, F.: Clinical use of antiandrogens. In: Androgens II und Antiandrogens. In: Handbuch der experimentellen Pharmakologie, Bd. XXXV/2. Berlin-Heidelberg-New York: Springer 1974.

Horn, H.J.: Administration of antiandrogens in hypersexuality and sexual deviations. In: Androgens II and Antiandrogens. In: Handbuch der experimentellen Pharmakologie, Bd. XXXV/2. Berlin-Heidelberg-New York: Springer 1974.

Irvine, W.J., Barnes, E.W., Hunter, W.M., Ismail, A.A.A.: Effect of cyproterone acetate on steroid levels and hirsutism in two female patients in a long-term study. J. Endocr. **61**, 32 (1974).

Katchen, B., Buxbaum, S.: Disposition of a new, nonsteroid antiandrogen, α, α, α-Trifluoro-2-methyl-4′-nitro-m-propionotoluidide (Flutamide), in men following a single oral 200 mg dose. J. clin. Endocr. **41**, 373 (1975).

Lerner, L.J.: Hormone antagonists: inhibitors of specific activities of estrogen and androgen. Rec. Progr. Horm. Res. **20**, 435 (1964).

Martini, L., Motta, M.: Androgens and antiandrogens. New York: Raven Press 1977.

Neumann, F., Bahner, F., Brotherton, J., Gräf, K.-J., Hasan, S.H., Horn, H.J., Hughes, A., Oertel, G.W., Steinbeck, H., Voss, H.E., Wagner, R.K.: Androgens II und Antiandrogens. In: Handbuch der experimentellen Pharmakologie, Bd. XXXV/2. Berlin-Heidelberg-New York: Springer 1974.

Neumann, F., Elger, W., Berswordt-Wallrabe, R. von: Intersexualität männlicher Foeten und Hemmung androgenabhängiger Funktionen bei erwachsenen Tieren durch Testosteronblocker. Dtsch. med. Wschr. **92**, 360 (1967).

Neumann, F., Steinbeck, H., Berswordt-Wallrabe, R. von: Antiandrogene. In: Testosteron-Struma. 13. Symp. dtsch. Ges. Endokr. Berlin-Heidelberg-New York: Springer 1968.

Ott, F., Hoffe, H.: Beeinflussung von Libido, Potenz und Hodenfunktion durch Antiandrogene. Schweiz. med. Wschr. **98**, 1812 (1968).

Sherins, R.J., Gandy, H.M., Thorslund, T.W., Paulsen, C.A.: Pituitary and testicular function studies. I. Experience with a new gonadal inhibitor, 17α-pregn-4-en-20-yno-(2,3-d) isoxazol-17-ol (danazol). J. clin. Endocr. **32**, 522 (1971).

Städtler, F., Horn, H.J.: Veränderungen an menschlichen Hoden während einer Antiandrogen-Behandlung. Histologische, morphologische und enzymhistochemische Untersuchungen an Hodenbiopsien. Dtsch. med. Wschr. **98**, 1013 (1973).

Voigt, K.D., Apostolakis, M., Klosterhalfen, H.: The influence of cyproterone treatment on the exretion of steroids in male patients. In: Testosterone. Stuttgart: Thieme 1968.

Walsh, P.C., Swerdloff, R.S., Odell, W.D.: Cyproterone: Effect on serum gonadotropins in the male. Endocrinology **90**, 1655 (1972).

Therapie
(s. auch S. 520f., Therapie der Sterilität)

Aakvaag, A., Vogt, J.H.: Plasma testosterone values in different forms of testosterone treatment. Acta endocr. (Kbh.) **60**, 537 (1969).

Bartter, F.C., Sniffen, R.C., Simmonds, F.A., Albright, F., Howard, R.T.: Effects of chorionic gonadotropin in male eunuchoidism with low follicle stimulating hormone. J. clin. Endocr. **12**, 1532 (1952).

Diczfalusy, E., Cassmer, O.: Urinary 17-ketosteroids following administration of long acting testosterone esters. J. clin. Endocr. **21**, 271 (1961).

Hirschhäuser, C., Hopkinson, C.R.N., Sturm, G., Coert, A.: Testosterone undecanoate: a new orally active androgen. Acta endocr. (Kbh.) **80**, 179 (1975).

Johnsen, S.G.: The management of male hypogonadism. Acta endocr. (Kbh.), Suppl. 66 zu Bd. **40** (1962).

Johnsen, S.G., Bennett, E.P., Jensen, V.G.: Therapeutic effectiveness of oral testosterone. Lancet **1974II**, 1473.

Kuppermann, H.S., Aronson, S.G., Gagliani, J., Parsonett, M., Roberts, M., Silver, P., Postiglione, R.: The value of various laboratory procedures in the comparative study of the duration of action of androgens. Acta endocr. (Kbh.) **16**, 101 (1954).

Ludvik, W.: Grundzüge moderner Androgenbehandlung. Urologe **9**, 41 (1970).

Mortimer, C.H., McNeilly, A.S., Fisher, R.A., Murray, M.A.F., Besser, G.M.: Gonadotrophin-releasing hormone therapy in hypogonadal males with hypothalamic or pituitary dysfunction. Brit. med. J. **6**, 617 (1974).

Nieschlag, E., Mauss, J., Coert, A., Kicovic, P.: Plasma androgen levels in men after oral administration of testosterone or testosterone undecanoate. Acta endocr. (Kbh.) **79**, 366 (1975).

Petry, R., Rausch-Stroomann, H.-G., Hienz, H.A., Senge, Th., Mauss, J.: Androgen treatment without inhibiting effect of hypophysis and male gonads. Acta endocr. (Kbh.) **59**, 497 (1968).

Petry, R., Rausch-Stroomann, J.G., Schmidt-Elmendorff, H.: Erfahrungen mit dem Androgen-Präparat Mesterolon. In: Das Testosteron — Die Struma. 13. Symp. dtsch. Ges. Endokr. Berlin-Heidelberg-New York: Springer 1968.

Reiss, M., Hillman, J., Davis, R.H.: Effect of prolonged treatment with human chorionic gonadotropin on the endogenous steroid hormone metabolism of physically and mentally retarded boys. J. clin. Endocr. **23**, 11 (1963).

Santen, R.J., Paulsen, C.A.: Hypogonadotropic eunuchoidism. II. Gonadal responsiveness to exogenous gonadotropins. J. clin. Endocr. **36**, 55 (1973b).

Zachmann, M., Prader, A.: Anabolic and androgenic effect of testosterone in sexually immature boys and its dependency on growth hormone. J. clin. Endocr. **30**, 85 (1970).

Kryptorchismus

Bierich, J.R., Rager, K., Ranke, M.B.: Maldescensus Testis. München-Wien-Baltimore: Urban & Schwarzenberg 1977.

Bramble, F.J., Eccles, S., Houghton, A.L., O'Shea, A., Jacobs, H.S.: Reproductive and endocrine function after surgical treatment of bilateral cryptorchidism. Lancet **1974II**, 311.

Campbell, H.E.: The incidence of malignant growth of undescended testes: Reply and evaluation. J. Urol. (Baltimore) **81**, 663 (1959).

Canlorbe, P., Borniche, P., Bader, J.-C., Vassal, J., Toublanc, J.E., Job, J.-C.: La cryptorchidie. Arch. Franç. Péd. **31**, 145 (1974).

Canlorbe, P., Toublanc, J.C., Job, J.-C., Scholler, R., Roger, M., Castanier, M., Leymarie, P.: La fonction endocrine du testicule chez l'enfant et l'adolescent. Taux de base avant et après gonadotrophine chorionique de la testosterone et des oestrogènes plasmatiques. Variations spontanées de la testosterone. Ann. Pediat. **21**, 13 (1974).

Charny, C.W., Wolgin, W.: Cryptorchism. New York: Paul B. Hoeber Inc. 1957.

Cour-Palais, I.J.: Spontaneous descent of the testicle. Lancet **1966I**, 1403.

Gilbert, J.B.: Studies in malignant testis tumors. Tumors developing after orchidopexy: Report of two cases and review of sixtythree. J. Urol. (Baltimore) **46**, 740 (1941).

Hadziselimovic, F.: Cryptorchidism. Ultrastructure of normal and cryptorchid testis development. Advanc. Anat. Embryol. Cell Biol. **53**, fasc. 3 (1977).

Hadziselimovic, F., Herzog, B., Seguchi, H.: Surgical correction of cryptorchism at 2 years: electron microscopic and morphometric investigations. J. Ped. Surg. **10**, 19 (1975).

Hamilton, W., Grant, J.C., Wilson, R.R.: In vitro enzymic activity of human undescended testes. In: Errors of phenylalanine thyroxine and testosterone metabolism, S. 105. Edinburgh and London: E. & S. Livingstone 1970.

Hecker, W.Ch., Hienz, H.A., Mengel, W.: Frühbehandlung des Maldescensus testis. Eine Konsequenz neuer bioptischer Untersuchungen. Dtsch. Med. Wschr. **97**, 1325 (1972).

Hedinger, Chr.: Über den Zeitpunkt frühest erkennbarer Hodenveränderungen beim Kryptorchismus des Kleinkindes. Verh. dtsch. Ges. Path. **55**, 172 (1971).

Hedinger, Chr.: The histopathology of the cryptorchid testis. In: Bierich, J.R., Rager, K., Ranke, M.B.: Maldescensus Testis. München-Wien-Baltimore: Urban & Schwarzenberg 1977.

Hösli, P.O.: Zum Kryptorchismus: Welches ist der optimale Zeitpunkt der Behandlung? Schweiz. med. Wschr. **101**, 1090 (1971).

Job, J.C., Garnier, P.E., Chaussain, J.L., Toublanc, J.E., Canlorbe, P.: Effect of synthetic luteinizing hormone — releasing hormone on the release of gonadotropins in hypophysogonadal disorders of children and adolescents. IV Undescended testis. J. Pediat. **84**, 371 (1974).

Klein, D., Ferrier, P., Ammann, F.: La génétique de l'ectopie testiculaire. Path. et Biol. **11**, 1214 (1963).

Laron, Z., Dickerman, Z., Prager-Lewin, R., Keret, R., Halabe, E.: Plasma LH and FSH response to LHRH in boys with compensatory testicular hypertrophy. J. Clin. Endocr. **40**, 977 (1975).

Laron, Z., Zilka, E.: Compensatory hypertrophy of testicle in unilateral cryptorchidism. J. clin. Endocr. **29**, 1409 (1969).

Lattimer, J.K., Smith, A.M., Dougherty, L.J., Beck, L.: The optimum time to operate for cryptorchidism. Pediatrics **53**, 96 (1974).

Lipshultz, L.I., Caminos-Torres, R., Greenspan, C.S., Snyder, P.J.: Testicular function after orchiopexy for unilaterally undescended testis. New Engl. J. Med. **295**, 15 (1976).

Ludwig, G., Potempa, J.: Der optimale Zeitpunkt der Behandlung des Kryptorchismus. Dtsch. med. Wschr. **100**, 680 (1975).

Reisert, I., Steinhardt, B., Flach, A., Tonutti, E.: Spermatogonienzahlen in descendierten und nicht descendierten praepuberalen Hoden. Mschr. Kinderheilk. **125**, 82 (1977).

Richter, W., Pröschold, M., Butenandt, O., Knorr, D.: Die Fertilität nach HCG-Behandlung des Maldescensus Testis. Klin. Wschr. **54**, 467 (1976).

Salle, B., Hedinger, Chr., Nicole, R.: Significance of testicular biopsies in cryptorchidism in children. Acta endocr. (Kbh.) **58**, 67 (1968).

Scorer, C.G.: The descent of the testis. Arch. Dis. Childh. **39**, 605 (1964).

Villumsen, A.L., Zachau-Christiansen, B.: Spontaneous alterations in position of the testes. Arch. Dis. Childh. **41**, 198 (1966).

Waaler, P.E.: Clinical and cytogenetic studies in undescended testes. Acta paediat. scand. **65**, 553 (1976).

Weissbach, L., Ibach, B.: Neue Aspekte zur Bedeutung und Behandlung von Hodendescensusstörungen. Klin. Pädiat. **187**, 289 (1975).

Werder, E.A., Illig, R., Torresani, T., Zachmann, M., Baumann, P., Ott, F., Prader, A.: Gonadal function in young adults after surgical treatment of cryptorchidism. Brit. Med. J. **1976II**, 1357.

Sterilität

Übersichten

Amelar, R.D.: Infertility in men. Diagnosis and treatment. Obstetrics and Gynecology Series. Philadelphia: Davis 1966.

Behrman, S.J., Kistner, R.W.: Progress in infertility. Boston: Little, Brown & Co. 1968.

Hafez, E.S.E. (ed.): Human Reproductive Medicine, vol. 1: Techniques of Human Andrology. North Holland (Amsterdam): Elsevier Biomedical Press 1977.

Hubinont, P.O., L'Hermite, M. (eds.): Progress in Reproductive Biology. Vol. 1 Sperm Action. Fifth International Seminar on Reproductive Physiology and Sexual Endocrinology Brussels 1975. Basel: Karger 1976.

Joel, Ch.A. (ed.): Fertility disturbances in men and women. Basel-München-New York: Karger 1971.

Kimmig, J., Steeno, O., Schirren, C.: Ergebnisse der modernen biochemischen Forschungen auf dem Gebiete der Andrologie. Internist (Berl.) **8**, 25 (1967).

Ludvik, W.: Andrologie. Eine Einführung. Stuttgart: Thieme 1976.

MacLeod, J., Gold, R.Z.: The male factor in fertility and infertility. IX. Semen quality in relation to accidents of pregnancy. Fertil. Steril. **8**, 36 (1957).

MacLeod, J., Gold, R.Z., MacLane, Ch.M.: Correlation of the male and female factors in human infertility. Fertil. Steril. **6**, 112 (1955).

MacLeod, J.: Human male infertility. Obstet. Gynec. Survey **26**, 335 (1971).

Mann, T.: Fructose and fructolysis in semen in relation to fertility. Lancet **1948 I**, 446.

Mann, T.: Male sex hormone and its role in reproduction. Rec. Progr. Horm. Res. **12**, 353 (1956).

Mann, T.: Biochemistry of semen and of the male reproductive tract. London: Methuen 1964.

Mann, T.: The science of reproduction. Nature (Lond.) **224**, 649 (1969).

Mann, T.: Trends in current research on the metabolism and storage of mammalian semen. Perspect. Biol. Med. **19**, 59 (1975).

MacLane, Ch.M.: Symposium on infertility. Clin. Obstet. Gynec. **8** (1965).

Schirren, C.: Fertilitätsstörungen beim Manne. Stuttgart: Enke 1961.

Schirren, C.: Neue Ergebnisse der Andrologie. Berlin-Heidelberg-New York: Springer 1965.

Schirren, C.: Klinik der Andrologie. Internist (Berl.) **8**, 2 (1967).

Schirren, C.: Praktische Andrologie. Berlin: Brüder Hartmann 1971.

Schoysman, R.: Morphology and classification. Sperm Action. Progr. Reprod. Biol., vol. **1**, p. 2. Basel: Karger 1976.

Steinberger, E., Root, A., Fischer, M., Smith, K.D.: The role of androgens in the initiation of spermatogenesis in man. J. clin. Endocr. **37**, 746 (1973).

Vasterling, H.W.: Praktische Spermatologie. Stuttgart: Thieme 1960.

Ätiologie und Pathogenese der Sterilität

Austin, C.R.: Sperm capacitation – biological significance in various species. Advanc. Biosciences **4**, 5 (1970).

Bedford, J.M.: Morphological aspects of sperm capacitation in mammals. Advanc. Biosciences **4**, 35 (1970).

Behrman, S.J., Büttner-Janusch, J., Heglar, R., Gerskowitz, H., Tew, W.L.: ABO (H) blood incompatibility as a cause of infertility: a new concept. Amer. J. Obstet. Gynec. **79**, 847 (1960).

Behrman, S.J., Nakayama, M.: Antitestis antibody: its inhibition of pregnancy. Fertil. and Steril. **16**, 37 (1965).

Caminos-Torres, R., Ma, L., Snyder, P.J.: Gynecomastia and semen abnormalities induced by spironolactone in normal men. J. Clin. Endocrinol. Metab. **45**, 255 (1977).

Chang, M.C.: Hormonal regulation of sperm capacitation. Advanc. Biosciences **4**, 13 (1970).

Charny, Ch.W.: Effect of varicocele on fertility results of varicocelectomy. Fertil. and Steril **13**, 47 (1962).

Comhaire, F., Vermeulen, A.: Varicocele sterility; cortisol and catecholamines. Fertil. Steril. **25**, 88 (1974).

De Kretser, D.M., Burger, H.G., Fortune, D., Hudson, B., Long, A., Paulsen, C.A., Taft, H.P.: Hormonal, histological and genetic studies on male infertility. J. clin. Endocr. **35**, 392 (1972).

Doepfner, R.: Die klinische Bedeutung der absoluten, der partiellen (einseitigen) und der relativen Polyspermie der männlichen Infertilität. Arch. klin. exp. Derm. **215**, 246 (1962).

Dukelow, W.R.: Bioassay technics related to sperm capacitation. Acta endocr. (Kbh.) **66**, 503 (1971).

Duncan, G.W., Ericsson, R.I., Zimbelman, R.G. (eds.): Capacitation of spermatozoa and endocrine control of spermatogenesis. J. Reprod. Fertil., Suppl. **2** (1967).

Edwards, R.G.: Immunology of conception and pregnancy. Brit. med. Bull. **26**, 72 (1970).

Eliasson, R., Lindholmer, C.: Effects of human seminal plasma on sperm survival and transport. Inserm **26**, 219 (1973).

Eliasson, R., Mossberg, B., Camner, P., Afzelius, B.A.: The immotile-cilia syndrome. A congenital ciliary abnormality as an etiologic factor in chronic airway infections and male sterility. New Engl. J. Med. **297**, 1 (1977).

Erb, H., Loosli, R., Schärer, K., Wenner, R.: L'influence des médicaments sur la fertilité masculine. Méd. Hyg. (Genève) **22**, 833 (1964).

Fairley, K.F., Barrie, J.U., Johnson, W.: Sterility and testicular atrophy related to cyclophosphamide therapy. Lancet **1972 I**, 568.

Fjällbrant, B.: Immunoagglutination of sperm in cases of sterility. Acta Obstet. Gynec. Scand. **44**, 474 (1965).

Fjällbrant, B.: Sperm antibodies and sterility in men. Acta Obstet. Gynec. Scand. **47**, Suppl. 4 (1968).

Friberg, J., Gnarpe, H.: Myocplasmas in semen from fertile and infertile men. Andrologia **6**, 45 (1974).

Guerrero, R., Rojas, O.I.: Spontaneous abortion and aging of human ova and spermatozoa. New Engl. J. Med. **293**, 573 (1975).

Gradl, T., Mettler, L., Schirren, C.: Determination of sperm-antibodies in sera of sterile women by affinity-chromatography (Affinity-chromatography of sperm-antibodies). Andrologia **7**, 99 (1975).

Hulten, M., Lindsten, J.: The behaviour of structural aberrations at male meiosis. Pfizer Med. Monogr. 5, p. 23. Edinburgh: University Press Edinburgh 1970.

Joel, C.A.: Zur Ätiologie des habituellen Abortes unter Berücksichtigung des männlichen Faktors. Gynaecologia (Basel) **154**, 257 (1962).

Johnson, S.G.: The mechanisms involved in testicular degeneration in man. Advance of a theory of the pathogenesis in "idiopathic" hypospermatogenesis. Acta endocr. (Kbh.), Suppl. 124, zu Bd. **56**, 17 (1967).

Katsh, S., Katsh, G.F.: Antigenicity of spermatozoa. Fertil. and Steril. **12**, 522 (1961).

Kiessling, W., Huhnstock, K.: Aspermatismus nach peroralen Gaben von Guanethidin. Klin. Wschr. **41**, 948 (1963).

Kjessler, B.: Karyotype, meiosis and spermatogenesis in a sample of men attending an infertility clinic. Basel, New York: Karger 1966.

Kjessler, B.: Genetic and chromosomal factors in male infertility. In: Endocrinology, Internat. Congr. Series 273 (R. Scow, ed.), p. 956. Amsterdam: Excerpta Medica 1973.

Kjessler, B.: Chromosomal constitution and male reproductive failure. In: Male Fertility and Sterility. Proceedings of the Serono Symposia (R.E. Mancini, L. Martini, eds.). vol. 5, p. 231. London-New York: Academic Press 1974.

Koulischer, L., Schoysman, R.: Chromosomes et stérilité masculine. Schweiz. med. Wschr. **103**, 1269 (1973).

Koulischer, L., Schoysman, R.: Chromosomes and human infertility. 1. Miotic and meiotic chromosome studies in 202 consecutive male patients. Clin. Genet. **5**, 116 (1974).

Koumans, J.: Male infertility caused by abnormal androgen production in the adrenal cortex. Andrologie **4**, 379 (1972).

Levene, H., Rosenfield, R.E.: AB0-Incompatibility. In: Progress in medical genetics, (A.G. Steinberg, ed.). New York: Grune & Stratton 1961.

Lindholmer, C.: The importance of seminal plasma for human sperm motility. Biol. Repr. **10**, 533 (1974).

Macher, E.: Die AB0-Inkompatibilität als fertilitätsdiagnostisches und therapeutisches Problem. Arch. klin. exp. Derm. **219**, 933 (1964).

MacLeod, J.: A testicular response during and following a severe allergic reaction. Fertil. Steril. **13**, 531 (1962).

MacLeod, J.: Further observations in the role of varicocele in human male infertility. Fertil. Steril. **20**, 545 (1969).

MacLeod, J., Gold, R.Z.: Semen quality and certain other factors in relation to ease of conceptions. Fertil. Steril. **4**, 10 (1953).

MacLeod, J., Gold, R.Z.: The male factor in fertility and infertility. IX. Semen quality in relation to accidents of pregnancy. Fertil. Steril. **8**, 36 (1957).

MacLeod, J., Gold, R.Z., MacLane, Ch.M.: Correlation of the male and female factors in human infertility. Fertil. Steril. **6**, 112 (1955).

Mancini, R.E.: Immunologic aspects of testicular function. Monographs on Endocrinology, Bd. 9. Berlin-Heidelberg-New York: Springer 1976.

Mancini, R.E., Andrada, J.A., Saraceni, D., Bachmann, A.E., Lavieri, J.C., Nemirovsky, M.: Immunological and testicular response in man sensitized with human testicular homogenate. J. clin. Endocr. **25**, 859 (1965).

Mann, T.: Effect of pharmacological agents on male sexual functions. J. Reprod. Fertil., Suppl. **4**, 101 (1968).

Mann, T.: Biochemistry of semen. In: Handbook of Physiology, sect. Endocrinology, chapt. 23. Washington: Amer. Physiol. Soc. 1975.

Mauss, J., Börsch, G., Bormacher, K., Richter, E., Leyendekker, G., Nocke, W.: Effect of long-term testosterone oenanthate administration on male reproductive function: Clinical evaluation, serum FSH, LH, testosterone, and seminal fluid analyses in normal men. Acta Endocr. (Kbh.) **78**, 373 (1975).

Meyhöfer, W.: Mikrospektrophotometrische Messungen des Nucleinsäuregehaltes von Spermien fertiler und infertiler Männer. Arch. klin. exp. Derm. **216**, 556 (1963).

Nakabajashi, N.T., Tyler, E.T., Tyler, A.: Immunologic aspects of human infertility. Fertil. Steril. **12**, 544 (1961).

Pikò, L.: Immunological phenomena in the reproductive process. In: Fertility and sterility. Proc. 5th world Congr. Amsterdam: Excerpta med. Foundation 1967.

Reame, N.E., Hafez, E.S.E.: Hereditary defects affecting fertility. New Engl. J. Med. **292**, 675 (1975).

Rodriguez-Rigau, L.J., Weiss, D.B., Smith, K.D., Steinberger, E.: Suggestion of abnormal testicular steroidogenesis in some oligospermic men. Acta endocr. (Kbh.) **87**, 400 (1978).

Rümke, P.: Autospermagglutinins: a cause of infertility in men. Ann. N.Y. Acad. Sci. **124**, 696 (1965).

Rümke, P.: Autoimmunität gegen Spermatozoen und Unfruchtbarkeit des Mannes. Andrologie **3**, 191 (1972).

Rümke, Ph.: Autoantikörperbildung gegen Spermatozoen infolge Extravasation von Spermatozoen ins Interstitium der Epididymis älterer Männer. Schweiz. med. Wschr. **101**, 1439 (1971).

Schoysman, R.: The secondary male sterility. Andrologie **2**, 71 (1970).

Schoysman, R.: Immunologie du testicule et des spermatozoides. Rapport 9e réunion des endocrinologues de langue française. Liège 1971.

Schoysman, R.: Spermatogenesis and sperm. transfer. Morphology and classification. In: Progr. Reprod. Physiol., vol. I Basel: Karger 1976.

Schoysman, R.: Pathology of the epididymis and its significance in sperm deficiency. 10th World Congress Infertility. Miami 1977.

Schoysman, R., Gattuccio, F.: Search for transit difficulties in the epididymis for differential diagnosis of oligospermia. Acta Europaea Fertilitatis, vol. 7, n. 1. Padova: Piccin Medical Books 1976.

Scott, L.S.: Varicocele ligation in subfertile men. In: Fertility and sterility. Proc. 5th world Congr., Westin and Wiqrist, eds. Amsterdam; Excerpta med. Foundation 1967.

Scott, L.S., Young, D.: Varicocele: a study of its effects on human spermatogenesis and of the results produced by spermatic vein ligation. Fertil. Steril. **13**, 325 (1962).

Sobbe, A., Haferkamp, O., Doepfner, R.: Serologische und immunbiologische Untersuchungen an Sperma und Seren von Männern steriler Ehen. Dtsch. med. Wschr. **91**, 1234 (1966).

Tea, N.T., Grenier, J., Scholler, R.: Steroid hormones in human semen. In: Progr. Reprod. Physiol., vol. I Basel: Karger 1976.

Voelter, D., Wurster, J., Aeikens, B., Schubert, G.E.: Untersuchungen zur Struktur und Funktion der Vena spermatica interna – Ein Beitrag zur Aetiologie der Varikozele. Andrologia **7**, 127 (1975).

Williams, W.L., Robertson, R.T., Dukelow, W.R.: Decapacitation factor and capacitation. Advanc. Biosci. **4**, 61 (1970).

Induzierte reversible Sterilität beim Mann

Chang, M.C.: Capacitation of rabbit spermatozoa in utero, with special reference to reproductive phases of female. Endocrinology **63**, 619 (1958).

De Kretser, D.M.: The regulation of male fertility, the state of the art and future possibilities. Contraception **9**, 561 (1974).

Jackson, H.: Antifertility compounds in the male and female. Springfield: C.C. Thomas 1966.

Jackson, H.: Antispermatogenic agents. Brit. med. Bull. **26**, 79 (1970).

Lacy, D., Pettitt, A.J.: Sites of hormone production in the mammalian testis, and their significance in the control of male fertility. Br. Med. Bull. **26**, 87 (1970).

Mancini, R.E., Andrada, J.A., Saraceni, D., Bachmann, A.E., Lavieri, J.C., Nemirovsky, M.: Immunological and testicular response in man sensitized with human testicular homogenate. J. clin. Endocr. **25**, 859 (1965).

Mann, T.: Effects of pharmacological agents on male sexual functions. J. Reprod. Fertil. Suppl. **4**, 101 (1968).

Neumann, F., Diallo, A., Hasan, S.H., Schenck, B., Traore, I.: The influence of pharmaceutical compounds on male fertility. Andrologia **8**, 203 (1976).

Patanelli, D.J., Nelson, W.O.: A quantitative study of inhibition and recovery of spermatogenesis. Rec. Progr. Horm. Res. **20**, 491 (1964).

Petry, R., Rausch-Stroomann, J.-G.: Gegenwärtiger Stand der Fertilitätshemmung beim Mann. Dtsch. med. Wschr. **95**, 855 (1970).

Pincus, G.: The control of fertility. New York and London: Academic Press 1965.

Potts, G.O., Beyler, A.L., Schane, H.P.: Pituitary gonadotropin inhibitory activity of danazol. Fertil. Steril. **25**, 367 (1974).

Schoysman, R.: Etat actuel de la contraception masculine. Schweiz. Med. Wschr. **10**, 329 (1976).

Segal, S.J.: Immunology and infertility. Fertil. Steril. **12**, 520 (1961).

Segal, S.J.: Research in fertility regulation. New Engl. J. med. **279**, 364 (1968).

Sherins, R.J., Gandy, H.M., Thorslund, T.W., Paulsen, C.A.: Pituitary and testicular function studies. I. Experience with a new gonadal inhibitor, 17α-pregn-4-en-20-yno-(2,3-d) isoxazol-17-ol (danazol). J. clin. Endocr. **32**, 522 (1971).

Sobbe, A., Haferkamp, O., Doepfner, R.: Serologische und immunohistologische Untersuchungen an Sperma und Seren von Männern steriler Ehen. Dtsch. med. Wschr. **91**, 1234 (1966).

Weil, A.J.: Antigens of the adnexal glands of the male genital tract. Fertil. Steril. **12**, 538 (1961).

Wyper, J.F.B.: Pregnancy after primary infertility investigation. Brit. med. J. **1962I**, 273.

Therapie

Bayle, H.: Stérilité masculine: résultats opératoires du traitement des azoospermies excrétoires. Statistique personnelle de 248 anastomoses épididymodéférentielles. Presse méd. **68**, 760 (1960).

Bayle, H.: Traitement des azoospermies excrétoires par l'anastomose épididymo-déférentielle latéro-latérale. Méd. Hyg. (Genève) **27**, 1365 (1969).

Blanchard, J.R.: Resultate von 837 Samenuntersuchungen und Diskussion von Therapieresultaten. Schweiz. med. Wschr. **97**, 163 (1967).

Boccabella, A.V.: Reorientation and restoration of spermatogenesis with testosterone propionate and other hormones after long-term post-hypophysectomy regression period. Endocrinology **72**, 787 (1963).

Brown, J.S., Dubin, L., Hotchkiss, R.S.: The varicocele as related to fertility. Fertil. Steril. **18**, 46 (1967).

Charny, Ch.W.: The use of androgens for human spermatogenesis. Fertil. Steril **10**, 557 (1959).

Davis, M.E.: Management of infertility. J. Amer. med. Ass. **201**, 1030 (1967).

De Kretser, D.M.: The management of the infertile male. In: Clinics in obstetrics and gynaecology, (I.D. Cooke, ed.), vol. I. London: Saunders 1974.

Farris, E.J., Murphy, D.P.: The characteristics of the 2 parts of the partitioned ejaculate and the advantages of its use for intrauterine insemination. Fertil. Steril. **11**, 465 (1960).

Fernando, N., Leonard, J.M., Paulsen, C.A.: The role of varicocele in male fertility. Andrologia **8**, 1 (1976).

Finegold, W.J.: Artificial insemination. Springfield/Ill.: Thomas 1964.

Gemzell, C., Kjessler, B.: Treatment of infertility after partial hypophysectomy with human pituitary gonadotrophins. Lancet **1964 I**, 644.

Getzoff, P.L.: Current perspective: surgical management of male infertility; Result of a survey. Fertil. Steril. **24**, 553 (1973).

Getzoff, P.L.: Surgical management of male infertility: results of a survey. Fertil. Steril. **24**, 553 (1974).

Giesen, D.: Die künstliche Insemination als ethisches und rechtliches Problem. Bielefeld: Giesking 1962.

Glatthaar, E.: Probleme der heterologen artifiziellen Insemination. Schweiz. med. Wschr. **101**, 489 (1971).

Guttmacher, A.F.: The role of artificial insemination in the treatment of sterility. Obstet. gynec. Surg. **15**, 767 (1960).

Hanley, H.G., Harrison, R.G.: The nature and surgical treatment of varicocele. Brit. J. Surg. **50**, 64 (1962/63).

Horne, H.W., jr.: Coital positioning in infertility. Fertil. Steril. **12**, 319 (1961).

Husslein, H., Eisenhut, L.: Die artifizielle Insemination. Wien. med. Wschr. **116**, 325 (1966).

Joel, C.A.: The spermiogenetic rebound phenomenon and its clinical significance. Fertil. Steril. **11**, 384 (1960).

Johnsen, S.G.: A study of human testicular function by the use of human menopausal gonadotrophin and of human chorionic gonadotrophin in male hypogonadatrophic eunuchoidism and infantilism. Acta endocr. (Kbh.) **53**, 315 (1966).

Jungck, E.C., Roy, S., Greenblatt, R.G., Mahesh, V.P.: Effect of Clomiphen citrate on spermatogenesis in the human. Fertil. Steril. **15**, 40 (1964).

Klosterhalfen, H.: Beziehungen zwischen Andrologie und Urologie. Internist (Berl.) **8**, 34 (1967).

Lunenfeld, B.: Gonadotrophin therapy. Studies in male subjects. In: E.T. Bell and J.A. Loraine: Recent research on gonadotrophic hormones. Edinburgh: Livingstone 1967.

Lunenfeld, B., Moor, A., Mani, M.: Treatment of male infertility. Fertil. Steril. **18**, 581 (1967).

MacLeod, J.: Seminal cytology in the presence of varicocele. Fertil. Steril. **16**, 735 (1965).

MacLeod, J.: Male infertility. Advances Obstet. and Gynec., vol. 1, Marcus, St.L. u. Marcus, C.C., eds. Baltimore Williams & Wilkins 1967.

MacLeod, J., Pazianos, A., Ray, B.: Restoration of human spermatogenesis by menopausal gonadotrophins. Lancet **1964 I**, 1196.

MacLeod, J., Pazianos, A., Ray, B.: The restoration of human spermatogenesis and of the reproductive tract with urinary gonadotropins following hypophysectomy. Fertil. Steril. **17**, 7 (1966).

Mancini, R.E., Seiguer, A.C., Loret, A.P.: Effect of gonadotropins on the recovery of spermatogenesis in hypophysectomized patients. J. clin. Endocr. **29**, 467 (1969).

Martin, F.I.R.: The stimulation and prolonged maintenance of spermatogenesis by human pituitary gonadotrophins in a patient with hypogonadotrophic hypogonadism. J. Endocr. **38**, 431 (1967).

Mastroianni, L., jr., Laberge, J.L., Rock, J.: Appraisal of the efficacy of artificial insemination with husband's sperm and evaluation of insemination technics. Fertil. Steril. **8**, 260 (1957).

Mauss, J., Mohnfeld, G., Boersch, G.: Synthetic LH-releasing factor and clomiphene stimulation in oligospermic males with normal FSH excretion. J. Repr. Fert. **40**, 171 (1974).

Mauss, J., Schach, H., Scheidt, J.: Andrologische Untersuchungen bei subfertilen Männern vor und nach Varicocelenoperation. Hautarzt **25**, 394 (1974).

Mellinger, R.C., Tompson, K.J.: The effect of Clomiphen citrate in male infertility. Fertil. and Steril. **17**, 94 (1966).

Mohsenian, M.: Surgical treatment of male sterility. Report on 1500 cases of epididymo-vasostomy. In: Fertil. and Steril. Proc. 7th World Congr. 1971, Japan, p. 214. Amsterdam: Excerpta Medica.

Mroueh, A., Lytton, B., Kase, N.: Effects of human chorionic gonadotropin and human menopausal gonadotropin (Pergonal) in males with oligospermia. J. clin. Endocr. **27**, 53 (1967).

Murphy, D.P., Torrano, E.F.: Male fertility in 3620 childless couples. Fertil. and Steril. **16**, 337 (1965).

O'Connor, C.J.: Mechanical aspects and surgical management of sterility in men. J. Amer. med. Ass. **153**, 532 (1953).

O'Leary, W.M., Frick, J.: The correlation of human male infertility with the presence of mycoplasma T-strains. Andrologia **7**, 309 (1975).

Perloff, W.H., Steinberger, E., Sherman, J.K.: Conception with human spermatozoa frozen by nitrogen vapor technique. Fertil. and Steril. **15**, 501 (1964).

Polishuk, W.Z., Palti, Z., Laufer, A.: Treatment of defective spermatogenesis with human gonadotropins. Fertil. Steril. **18**, 127 (1967).

Rosemberg, E., Paulsen, C.A.: The Human Testis. Adv. exp. Med. Biol. **10**, New York: Plenum Publ. 1970.

Rowley, M.J., Heller, C.G.: The testosterone rebound phenomenon in the treatment of male infertility. Fertil. Steril. **23**, 498 (1972).

Rubin, A.: The relationship of type of seminal deficiency to difficulty of conception based on experience in five hundred inseminations. Fertil. Steril. **12**, 581, 1962.

Russel, J.K.: Varicocele, age and fertility. Lancet **1957 II**, 222.

Schellen, A.M.C.M.: Artificial insemination in the human. Amsterdam: Elsevier 1957.

Schellen, T.C.M.: Results with mesterolone in the treatment of disturbances in spermatogenesis. Andrologie **2**, 1 (1970).

Schellen, T.M.C.M., Canton, M.: Varikozele und Subfertilität. Andrologia **6**, 333 (1974).

Schoysman, R., Schoysman-Deboeck, A.: Results of donor insemination with frozen semen. In: Progr. Reprod. Physiol., vol. I. Basel: Karger 1976.

Scott, L.S., Young, D.: Varicocele, a study of its effects on human spermatogenesis, and of the results produced by spermatic vein ligation. Fertil. Steril. **13**, 325 (1962).

Sherman, J.K.: Research on frozen human semen: past, present and future. Fertil. Steril. **15**, 485 (1965).

Shirai, M., Matsuda, S.: Evaluation of effects of synthetic luteinizing hormone releasing hormone (L.H.R.H.) loading in male sterility. Andrologia **6**, 225 (1974).

Staehler, W.: Die Indikation zu Refertilitätsoperationen. Dtsch. med. Wschr. **90**, 1180 (1965).

Steeno, O., Knops, J., Declerck, L., Adimoelja, A., Van de Voorde, H.: Prevention of fertility disorders by detection and treatment of varicocele at school and college age. Andrologia **8**, 47 (1976).

Wyss, H.I.: Diagnose und Therapie der männlichen Sterilität. Schweiz. med. Wschr. **97**, 1364 (1967).

Spermauntersuchung

Brotherton, J.: Sperm counting and sizing with a coulter counter. In: Progr. Reprod. Physiol., vol. I. Basel: Karger 1976.

Bunge, R.G.: Some observations on the male ejaculate. Fertil. Steril. **21**, 639 (1970).

Castenholz, A.: Photokymographische Registriermethode zur Darstellung und Analyse der Spermatozoenbewegungen. Andrologia **6**, 155 (1974).
De Kretser, D.M., Burger, H.G., Hudson, B.: Diagnostic aspects of male infertility. In: Proc. of Serono Symposion on Male Reproduction (R.E. Mancini, L. Martini, eds.). New York: Academic Press 1974.
Doepfner, R.: Die Bedeutung des Spermiogramms beim primären Hodenschaden unter Berücksichtigung des einseitig deszendierten Hodens. Arch. klin. exp. Derm. **219**, 884 (1964).
Eliasson, R.: Correlation between the sperm density, morphology and motility and the secretory function of the accessory, genital glands. Andrologie **2**, 165 (1970 b).
Eliasson, R.: Standards for investigation of human semen. Andrologie **3**, 49, 113 (1971).
Eliasson, R.: Analysis of semen. In: Progress in Infertility. Boston: Little, Brown 1975.
Engle, E.T., Southam, A.: Evaluation of the barren marriage. Minimal procedures. The American Society for the Study of Sterility. Springfield Mass. 1944.
Freund, M.: Standards for the rating of human sperm morphology. Int. J. Fertil. **11**, 97 (1966).
Hotchkiss, R.S.: Etiology and diagnosis in the treatment of infertility in men. Springfield/Ill.: Thomas 1952.
Ishii, N., Mitsukawa, S., Shirai, M.: Sperm motile efficiency. Andrologia **9**, 55 (1977).
MacLeod, J.: An analysis in human semen of a staining method for differentiating live and dead spermatozoa. Anat. Rec. **83**, 573 (1942).
MacLeod, J.: The semen examination. Clin. Obstet. Gynec. **8**, 115 (1965).
MacLeod, J., Gold, R.Z.: Spermatozoon countings in 1000 men of known fertility and in 1000 cases of infertile marriages. J. Urol. **66**, 436 (1951).
Mann, T.: Biochemistry of semen and of the male reproductive tract. London: Methuen 1964.
Mann, T.: Appraisal of endocrine testicular activity by chemical analysis of semen and male accessory secretions. Ciba. Coll. Endocr. **16**, 233 (1967).
Mann, T., Rottenberg, D.A.: The carbohydrate of human semen. J. Endocr. **34**, 257 (1966).
Mann, T.: Chemical analysis of semen as a diagnostic aid in reproductive failure. Proc. VI. World Congr. on Fertility Sterility, p. 251, The Israel Academy of Sciences and Humanities, Jerusalem 1970.
Schirren, C., Laudahn, G., Harmann, E., Heinze, I., Richter, E.: Untersuchungen zur Korrelation morphologischer und biochemischer Messgrößen im menschlichen Ejakulat bei verschiedenen andrologischen Diagnosen. Andrologia **7**, 117 (1975).
Schoysman, R.: Investigation of the infertile male. In: Genital Anomalies. Philadelphia: Saunders 1965.
Vasterling, H.W.: Praktische Spermatologie. Stuttgart: Thieme 1960.
Van Voorst, C., van Duijn, C., jr.: An improved microscopical method for determing the numbers of motile and non-motile spermatozoa. Andrologia **6**, 211 (1974).

Testisbiopsie

Charny, C.W.: Testicular biopsy. Its value in male sterility. J. Amer. med. Ass. **115**, 1429 (1940).
Charny, C.W., Meranze, D.R.: Testicular biopsy. Surg. Gynec. Obstet. **74**, 836 (1942).
Clavadetscher, P., Hedinger, Chr.: Wert von Hodenbiopsien bei Fertilitätsstörungen und adultem Hypogonadismus. Schweiz. med. Wschr. **100**, 732 (1970).
Engle, E.T.: Testis biopsy in infertility. J. Urol. (Baltimore) **57**, 789 (1947).
Hedinger, Chr.: Diagnostischer und prognostischer Wert der Hodenbiopsie. Schweiz. med. Wschr. **101**, 1084 (1971).
Hotchkiss, R.S.: Etiology and diagnosis in the treatment of infertility in men. Springfield: Ch.C. Thomas 1952.
Jordan, D.: Hodenhistologie bei Oliogospermie in Abhängigkeit zur Spermatozoenzahl. Stuttgart: Enke 1966.
Kaplan, E., Shwachman, H., Perlmutter, A.D., Rule, A., Khaw, K.-T., Holsclaw, D.S.: Reproductive failure in males with cystic fibrosis. New Engl. J. Med. **279**, 65 (1968).
Nelson, W.O.: Testicular morphology in eunuchoidal and infertile men. Fertil. and. Steril. **1**, 477 (1950).
Nelson, W.O.: Male infertility. In: Goldzieher, Endocrine treatment in general practice. New York: Springer 1953.
Nelson, W.O., Heller, C.G.: The testes in human hypogonadism. Recent Progr. Hormone Res. **3**, 197 (1948).
Payne, S., Sheels, R.F.: Testicular biopsy: which infertile patients are benefited. Fertil. and Steril. **6**, 43 (1955).
Roulet, F.: Methoden der pathologischen Histologie. Wien: Springer 1948.
Schuchardt, E.: Zur qualitativen Beurteilung menschlicher Hodenbiopsien. In: Nowakowski. Die Keimdrüsen des Mannes. Berlin-Göttingen-Heidelberg: Springer 1955.
Sniffen, R.C.: The testis. I. The normal testis. Arch. Path. **50**, 259 (1950).
Sniffen, R.C., Howard, R.P., Simmons, F.A.: The testis II. The abnormalities of spermatogenesis, atresia of the excretory ducts. Arch. Path. **50**, 258 (1950).
Sniffen, R.C., Howard, R.P., Simmons, F.A.: The testis. III. Absence of germ cells, sclerosing tubular degeneration, "male climacteric". Arch. Path. **51**, 293 (1951).
Tonutti, E., Weller, O., Schuchardt, E., Heinke, E.: Die männliche Keimdrüse. Stuttgart: Thieme 1960.
Valman, H.B., France, N.E.: The vas deferens in cystic fibrosis. Lancet **1969 II**, 567.

Impotenz, Satyrismus, Perversion

Aparicio, N.J., Schwarzstein, L., Turner, E.A., Turner, D., Mancini, R., Schally, A.V.: Treatment of idiopathic normogonadotropic oligoasthenospermia with synthetic luteinizing hormone-releasing hormone. Fertil. Steril. **27**, 5, 549 (1976).
Cooper, A.J., Ismail, A.A.A., Smith, C.G., Loraine, J.A.: Androgen function in "psychogenic" and constitutional types of impotence. Brit. med. J. **1970 II**, 17.
Dunn, C.W.: Stilboestrol induced testicular degeneration in hypersexual males. J. clin. Endocr. **1**, 643 (1941).
Faerman, I., Glocer, L., Fox, D., Jadzinsky, M.N., Rapaport, M.: Impotence and diabetes. Histological studies of the autonomic nervous fibers of the corpora cavernosa in impotent diabetic males. Diabetes **23**, 971 (1974).
Geboes, K., Steeno, O., de Moor, P.: Sexual impotence in man. Andrologia **7**, 217 (1975).
Krause, W.F.J.: Behandlung funktioneller Sexualstörungen (insbes. der Ejaculatio praecox). Erfahrungen mit Chlormadinonacetat. Münch. med. Wschr. **112**, 966 (1970).
Laschet, U., Laschet, L.: Die Behandlung der pathologisch gesteigerten und abartigen Sexualität des Mannes mit dem Antiandrogen Cyproteronacetat. In: Das Testosteron – Die Struma. 13. Symp. d. Dtsch. Ges. Endocr. Berlin-Heidelberg-New York: Springer 1968.
Money, J.: Therapeutic use of androgen-depleting hormone. Internat. Psychiat. Clin. **8**, 165 (1972).
Mortimer, C.H., McNeilly, A.S., Fisher, R.A., Murray, M.A.F., Besser, G.M.: Gonadotropin-releasing hormone therapy in hypogonadal males with hypothalamic or pituitary dysfunction. Brit.Med. J. **4**, 617 (1974).
Ott, F., Hoffe, H.: Beeinflussung von Libido, Potenz und Hodenfunktion durch Antiandrogene. Schweiz. med. Wschr. **98**, 1812 (1968).
Von Niederhäusern, W., Issaris, C.: Chirurgie de l'érection. Méd. Hyg. **35**, 3777 (1977).

Gynäkomastie

Bannayan, G.A., Hajdu, S.I.: Gynecomastia: clinicopathologic study of 351 cases. Amer. J. clin. Path. **57**, 431 (1972).

Becker, K.L., Winnacker, J.L., Matthews, M.J., Higgins, G.A.: Gynecomastia and hyperthyroidism. An endocrine and histological investigation. J. clin. Endocr. **28**, 277 (1968).
Caminos-Torres, R., Ma, L., Snyder, P.J.: Gynecomastia and semen abnormalities induced by spironolactone in normal men. J. Clin. Endocrinol. Metab. **45**, 255 (1977).
Caplan, R.M.: Gynecomastia from a non-estrogenic antiandrogen. J. clin. Endocr. **27**, 1348 (1967).
Decourt, J., Jayle, M.F., Massin, J.P.: Etude de 49 cas de gynécomasties apparemment isolées de l'adolescence. Sem. Hôp. Paris **38**, 1266 (1962).
Freeman, R.M., Lawton, R.L., Fearing, M.O.: Gynecomastia: an endocrinologic complication of hemodialysis. Ann. intern. Med. **62**, 67 (1968).
Hall, P.F.: Gynaecomastia. Sidney: Austral. med. publ. Co. 1959.
Harmon, J., Aliapoulios, M.A.: Gynecomastia in marihuana users. New Engl. J. Med. **287**, 936 (1972).
Harmon, J.W., Aliapoulios, M.A.: Marihuana-induced gynecomastia: clinical and laboratory experience. Surg. Forum **25**, 423 (1974).
Hauri, D., Zingg, E.: Mamillenbestrahlung bei Hormonbehandlung des Prostatakarzinoms. Schweiz. med. Wschr. **101**, 571 (1971).
Jull, J.W., Bonser, G.M., Dossett, J.A.: Hormone excretion studies of of males with gynecomastia. Brit. med. J. **1964 II**, 797.
Jull, J.W., Dossett, J.A.: Hormone excretion studies of gynecomastia of puberty Brit. med. J. **1964 II**, 795.
Lim, V., Kathpalia, S., Frohman, L.A.: Hyperprolactinemia in chronic renal failure: impaired responsiveness to suppression and stimulation. Kidney Int. **12**, 528 (1977).
Letterman, G., Schurter, M.: The surgical correction of gynecomastia. Amer. Surg. **35**, 322 (1969).
Ljungberg, T.: Hereditary gynecomastia. Acta med. scand. **168**, 371 (1960).
Molina, C., Aberkane, B.P.: Les gynécomasties des tuberculeux pulmonaires. Sem. Hôp. Paris **36**, 194 (1960).
Morley, J.E., Distiller, L.A., Sagel, J., Kok, S.H., Kay, G., Carr, P., Katz, M.: Hormonal changes associated with testicular atrophy and gynaecomastia in patients with leprosy. Clin. Endocr. **6**, 299 (1977).
Nydick, M., Bustos, J., Dale, J.H., Chester, P., Rawson, R.W.: Gynecomastia in adolescent boys. J. Amer. med. Ass. **178**, 449 (1961).
Peters, H.J., Sieber, W.K., Davis, N.: Familial gynecomastia associated with genital abnormalities: report of family. J. clin. Endocr. **15**, 182 (1955).
Picard, J.D.: Examen radiologique du sein chez l'homme. Ann. Radiol. **8**, 477 (1965).
Ritschel, E., Schultze-Jena, B.S.: Über das vermehrte Auftreten der Fibrosis mammae virilis (sog. Gynäkomastie) in der Nachkriegszeit. Frankfurt Z. Path. **61**, 476 (1949/50).
Rosewater, S., Gwinup, G., Hamwi, G.J.: Familial gynecomastia. Ann. intern. Med. **63**, 377 (1965).
Sawin, C.T., Longcope, C., Schmitt, G.W., Ryan, R.: Blood levels of gonadotropins and gonadal hormones in gynecomastia associated with chronic hemodialysis. J. clin. Endocr. **36**, 988 (1973).
Schmitt, G.W., Shehadeh, J., Savin, C.G.: Transient gynecomastia in chronic renal failure during chronic intermittent hemodialysis. Ann. intern. Med. **69**, 73 (1968).
Shuster, S., Brown, J.B.: Gynecomastia and urinary oestrogens in patients with generalised skin disease. Lancet **1962 II**, 1358.
Stokes, J.F.: Unexpected gynecomastia. Lancet **1962 II**, 911.
Vitoria, C.P.: Gynecomastia and marihuana. Rev. Ibér. Endocr. **137**, 441 (1976).
Wallach, E.E., Garcia, C.R.: Familial gynecomastia without hypogonadism: a report of three cases in one family. J. clin. Endocr. **22**, 1201 (1962).
Webster, J.P.: Mastectomy for gynecomastia through semicircular intraareolar incision. Ann. Surg. **124**, 557 (1946).
Williams, M.J.W.: Gynecomastia. Amer. J. Med. **34**, 103 (1963).
Winn, E.B., Le: Gynecomastia during digitalis therapy. New Engl. J. Med. **248**, 316 (1953).

Testishypertrophie und Testestumoren

Pathologische Anatomie

Albertini, A.,v.: Histologische Geschwulstdiagnostik. Stuttgart: Thieme 1955.
Albertini, A.,v.: Die Histogenese der Seminome. Schweiz. med. Wschr. **73**, 1091 (1943).
Bär, W., Hedinger, Chr.: Comparision of histologic types of primary testicular germ cell tumors with their metastases. Consequences for the WHO and the British nomenclature? Virchows Arch. Abt. A **370**, 41 (1976).
Brunner, K.W.: Prognose, Verlauf und Therapie der metastasierenden Hodentumoren. Schweiz. med. Wschr. **100**, 1359, 1376 (1970).
Burri, M., Hedinger, Chr., Grob, P.J.: Composante vitelline des tératomes et α-foetoprotéine sérique. Schweiz. med. Wschr. **107**, 405 (1977).
Collins, D.H., Pugh, R.C.B.: The pathology of testicular tumors. Brit. J. Urol. **36**, Suppl. to number 2 (1964).
Collins, D.H., Symington, R.: Sertoli-cell tumour. Brit. J. Urol. **36**, Suppl. to number 2, 52 (1964).
Dixon, F.J., Moore, R.A.: Tumors of the male sex organs. Atlas of tumor pathology, Section VIII, Fascicles 31 b und 32. Washington D.C.: A.F.I.P. 1952.
Dixon, F.J., Moore, R.A.: Testicular tumors. Cancer (Philad.) **6**, 427 (1953).
Federman, D.D.: Abnormal sexual development. Philadelphia-London: Saunders 1967.
Friend, J.N., Judge, D.M., Sherman, B.M., Santen, R.J.: FSH-secreting pituitary adenomas: stimulation and suppression studies in two patients. J. clin. Endocr. **43**, 650 (1976).
Goldfine, I., Rosenfield, R.L., Landau, R.L.: Hyperleydigism: a cause of severe puberal gynecomastia. J. clin. Endocr. **32**, 751 (1971).
Gumdmann, E., Vahlensiech, W.: Tumors of the male genital system. Rec. Results Cancer Res., vol. 60. Berlin-Heidelberg-New York: Springer 1977.
Hamburger, Chr.: On the nature of gonadotropin in cases of malignant tumors of the testis. Acta path. microbiol. scand. **18**, 457 (1941).
Hamburger, Chr., Godtfredsen, E.: Studies on the excretion of androgenic substances and gonadotropin in cases of malignant tumors of the testis, especially seminoma. Acta path. microbiol. scand. **18**, 485 (1941).
Hedinger, Chr.: Beidseitige Hodentumoren und kongenitales adrenogenitales Syndrom (Leydig-Zellen oder Nebennierenrindengewebe?). Schweiz. Z. Path. **17**, 743 (1954).
Hedinger, Chr.: Männliche Geschlechtsorgane. In: Lehrbuch der allgemeinen Pathologie und der pathologischen Anatomie (M. Eder, P. Gedigk, Hrsg.), 30. Aufl., S. 677. Berlin-Heidelberg-New York: Springer 1977.
Hedinger, Chr., Huber, R., Weber, E.: Frequency of so-called hypoplastic or dysgenetic zones in scrotal and otherwise normal human testes. Virchows Arch. path. Anat. **342**, 165 (1967).
Karly, M.: Orchioblastome ou adénocarcinome à cellules claires du testicule chez l'enfant. Helv. paediat. Acta **23**, 403 (1968).
Kohn, J., Orr, A.H., McElwan, T.J., Bentall, M., Peckham, M.J.: Serum-alpha$_1$-fetoprotein in patients with testicular tumours. Lancet **II**, 433 (1976).
Laron, Z., Zilka, E.: Compensatory hypertrophy of testicle in unilateral cryptorchidism. J. clin. Endocr. **29**, 1409 (1969).
Meyer, A., Greiner, R.: Fertilität semikastrierter und nachbestrahlter Hodentumorpatienten. Schweiz. med. Wschr. **107**, 1225 (1977).
Morris, J.M., Scully, R.E.: Endocrine pathology of the ovary. St. Louis: C.V. Mosby 1958.
Mostofi, F.K., Sobin, L.H.: Histological typing of testis tumours. International histological classification of tumours, No. 16, World Health Organization, Geneva 1977.

Mostofi, F.K., Price, E.B., jr.: Tumors of the male genital system. Fascicle 8. Atlas of tumors pathology, second series. Washington: Armed Forces Institute of Pathology 1973.
Nisula, B.C., Loriaux, D.L., Sherins, R.J., Kulin, H.E.: Benign bilateral testicular enlargement. J. clin. Endocr. **38**, 440 (1974).
Nüesch-Bachmann, I.H., Hedinger, Chr.: Atypische Spermatogonien als Präkanzerose. Schweiz. med. Wschr. **107**, 795 (1977).
Pugh, R.C.B.: Pathology of the testis. Oxford-London-Edinburgh-Melbourne: Blackwell 1976.
Pugh, R.C.B., Cameron, K.M.: Teratoma. In: Pathology of the testis (R.C.B. Pugh, ed.), p. 199. Oxford-London-Edinburgh-Melbourne: Blackwell 1976.
Salle, B., Hedinger, Chr.: Gonadal histology in children with male pseudohermaphroditism and mixed gonadal dysgenesis. Acta endocr. (Kbh.) **64**, 211 (1970).
Schoysman, R., van de Casseye, M.: Signification des spermatogonies atypiques décelées fortuitement dans des biopsies testiculaires: Signe de précancérose? Schweiz. med. Wschr. **107**, 793 (1977).
Schröder, R., Hedinger, Chr.: Paratestikuläre Tumoren. Schweiz. med. Wschr. **100**, 1281 (1970).
Scully, R.E.: Gonadoblastoma. A gonadal tumor related to the dysgerminoma (semioma) and capable of sexhormone production. Cancer (Philad.) **6**, 455 (1953).
Siebenmann, R.E.: Pseudohermaphroditismus masculinus mit Gonadoblastom – eine besondere Intersexform. Path. et Microbiol. (Basel) **24**, 233 (1961).
Snyder, P.J., Sterling, F.H.: Hypersecretion of LH and FSH by a pituitary adenoma. J. clin. Endocr. **42**, 544 (1976).
Symington, T., Wallace, N.: Hormone investigations in cases of testicular tumour. Brit. J. Urol. **36**, Suppl. to number 2, 103 (1964).
Teilum, G.: Arrhenoblastoma – androblastoma. Homologous ovarian and testicular tumors. II. Acta path. microbiol. scand. **23**, 252 (1946).
Teilum, G.: Estrogen-producing Sertoli-cell tumors (androblastoma tubulare lipoides) of the human testis and ovary. Homologous ovarian and testicular tumors. III. J. clin. Endocr. **9**, 301 (1949).
Teilum, G.: Classification of testicular and ovarian androblastoma and Sertoli-cell tumors. Cancer (Philad.) **11**, 769 (1958).
Teilum, G.: Special tumors of ovary and testis and related extragonadal lesions. Comparative pathology and histological identification. Copenhagen: Munksgaard 1971.
Wenz, W.: Gutartiger Hodentumor mit einseitiger Gynäkomastie und Hypertonie. Schweiz. med. Wschr. **83**, 677 (1953).
Woodtli, W., Hedinger, Chr.: Endodermal sinus tumor or orchioblastoma in children and adults. Virchows Arch. Abt. A **364**, 93 (1974).

Klinik und Therapie

Grant, J.K., Griffiths, K., Pierrepoint, C.G.: Steroid biosynthesis in abnormal testes. Ciba Coll. Endocr. **16**, 280 (1967).
Kohn, J., Orr, A.H., McElwain, T.J., Bentall, M., Pakham, M.J.: Serum α_1-fetoprotein in patients with testicular tumors. Lancet **1976 II**, 433.
Lipsett, M.J.: Metabolism of testosterone in metastatic interstitial cell carcinoma of the testis. J. clin. Invest. **45**, 1700 (1966).
Mayor, G., Zingg, E.J.: Urologische Operationen. Stuttgart: Thieme 1973.
Ryssel, H.J., Sonntag, R.W., Brunner, K.W.: Die internmedizinische Behandlung der Choriokarzinome und malignen Hodentumoren. Helv. med. Acta., Suppl. **47**, 112 (1967).
Wegienka, L.C., Kolb, F.O.: Hormonal studies of a benign interstitial cell tumor of the testis producing androstenedione and testosterone. Acta endocr. (Kbh.) **56**, 481 (1967).

Ektopische Gonadotropinbildung (s. auch Kap. XVI)

Bower, B.S., Gordan, G.S.: Hormonal effects of nonendocrine tumors. Ann. Rev. Med. **16**, 83 (1965).
Faiman, Ch., Colwell, J.A., Ryan, R.J., Hershman, J.H., Shields, T.W.: Gonadotropin secretion from a bronchogenic carcinoma. New Engl. J. Med. **277**, 1395 (1967).
Fusco, F.D., Rosen. S.W.: Gonadotropin-producing anaplastic large cell carcinomas of the lung. New Engl. J. Med. **275**, 507 (1966).
Huguenin, R., Fauvet, J., Piérart, A., Léobardy, E.J. de: Le syndrome "cancer bronchopulmonaire, periostite des os longs gynécomastie". Bull. Soc. Méd. Paris **70**, 986 (1954).
Steiner, H., Dahlbaeck, O., Waldenstroem, J.: Ectopic growth hormone production and osteoarthropathy in carcinoma of the bronchus. Lancet **1968 I**, 783.

Untersuchungsmethoden

Literatur über Spermauntersuchung und Testisbiopsie siehe unter Sterilität.

Die Untersuchungsmethoden für Testosteron und funktionelle Prüfungen der Leydigzellen sind in Kap. VII, S. 388, 392, die für Oestrogene Kap. X, S. 596f., Gonadotropine S. 597ff. abgehandelt, die Meßmethoden für Körperbau, Entwicklung, Testesgröße in Kap. XIX.

LHRH-Test

Illig, R., Pluznik, S., Werner, H., Prader, A.: The effect of synthetic LHRH on plasma LH and FSH in 92 children and adolescents with delayed, disturbed or deficient sexual maturation. Horm Metab. Res., Suppl. **5**, 156 (1974).
Job, J.-C., Garnier, P.E., Chaussain, J.L., Toublanc, J.E., Canlorbe, P.: Effect of synthetic luteinizing hormone-releasing hormone on the release of gonadotropins in hypophysogonadal disorders of children and adolescents. IV. Undescended testes. J. Pediat. **84**, 371 (1974).
Job, J.-C., Chaussain, J.L., Garnier, P.E.: Effect of synthetic luteinizing hormone releasing hormone on the release of gonadotropins in hypophysogonadal disorders of children and adolescents. VII. Constitutional delay of puberty in males. J. Pediat. **88**, 494 (1976).

X. Ovar

P.J. Keller

A. Historische Daten

1668 Stensen beschreibt das Ovar als eibildendes Organ.

1672 De Graaf beobachtet den Bläschenfollikel und den Gelbkörper im Ovar der Frau.

1778 Von Haller beschreibt die Umwandlung des Follikels in den Gelbkörper.

1827 Von Baer entdeckt das menschliche Ei.

1873 Kundrat und Engelmann beschreiben den endometrialen Cyclus.

1893 Régis zeigt die hormonale Wirksamkeit von Ovarialextrakten.

1905 Marshall und Jolly beweisen die Brunstwirkung von Ovarialextrakten beim kastrierten Tier.

1911 Fraenkel erkennt die zeitlichen Zusammenhänge zwischen Ovulation und Menstruation.

1921 Evans und Long weisen im Tierversuch erstmals eine gonadotrope Wirkung des Hypophysenvorderlappens nach.

1923 Allen und Doisy beschreiben den nach ihnen benannten Test zur Bestimmung von Oestrogenen.

1927 Aschheim und Zondek zeigen im Tierversuch die Abhängigkeit der Ovarialfunktion vom Hypophysenvorderlappen.

1928 Zondek und Aschheim weisen im Urin von menopausierten Frauen ein follikelstimulierendes Prinzip nach.

1929/30 Doisy und Butenandt isolieren Oestron in kristallisierter Form aus Urin schwangerer Frauen und klären die Struktur auf.

1932 Kaufmann entwickelt das nach ihm benannte Schema zum Aufbau eines menstruellen Cyclus.

1932 Hohlweg und Junkmann postulieren ein Sexualzentrum im Hypothalamus.

1934 Butenandt und Westphal klären die Struktur des Gelbkörperhormons Progesteron auf, Slotta, Ruschnig und Fels gelingt die Reindarstellung.

1938 Inhoffen und Hohlweg synthetisieren Aethinyloestradiol, das erste oral stark wirksame Oestrogen.

1940 Inhoffen gelingt die Teilsynthese von Oestradiol und Progesteron aus Cholesterin.

1954 Djerassi synthetisiert die 19-Nor-Steroide und begründet zusammen mit Hertz die moderne Gestagentherapie.

1955 Harris und Schally weisen die gonadotropinfreisetzende Wirkung von Hypothalamusextrakten im Tierversuch nach.

1958 Gemzell, Diczfalusy und Tillinger berichten über erfolgreiche Ovulationsinduktion bei der Frau mit menschlichen Hypophysenextrakten.

1960 Lunenfeld gelingt die Ovulationsinduktion am Menschen durch Menopausengonadotropine.

1961 Greenblatt beschreibt die ovulationsauslösenden Eigenschaften von Clomiphen.

1966/67 Odell, Midgley, Faiman etablieren radioimmunologische Bestimmungsverfahren für LH und FSH.

1971 Isolierung, Strukturaufklärung und Synthese von LH-RH durch Schally.

1976 Klinische Erprobung hochwirksamer LH-RH-Analoge.

B. Anatomie

a) Makroskopische Anatomie

Die Ovarien ändern in verschiedenen Lebensabschnitten ihre Lage, Größe, Form und Struktur. Beim Neugeborenen finden sie sich an der Hinterfläche des Uterus, oberhalb der Linea innominata, im Verlaufe der Kindheit wandern sie tiefer; sie liegen bereits zu Beginn der Pubertät der seitlichen Wand des kleinen Beckens an. Neben dem Größenwachstum kommt es im Verlaufe der Zeit auch zu einer Änderung der Farbe, das zunächst glatte, rosarote Ovar ist bei Beginn der sexuellen Reife von grauer Farbe, es weist kleine cystische Vorwölbungen auf, welche den Tertiärfollikeln entsprechen. Mit etwa 25 Jahren ist das Wachstum abgeschlossen, die weibliche Gonade mißt dann durchschnittlich $4 \times 2 \times 1$ cm und wiegt etwa 10 g. In der Postmenopause tritt eine Schrumpfung bis auf

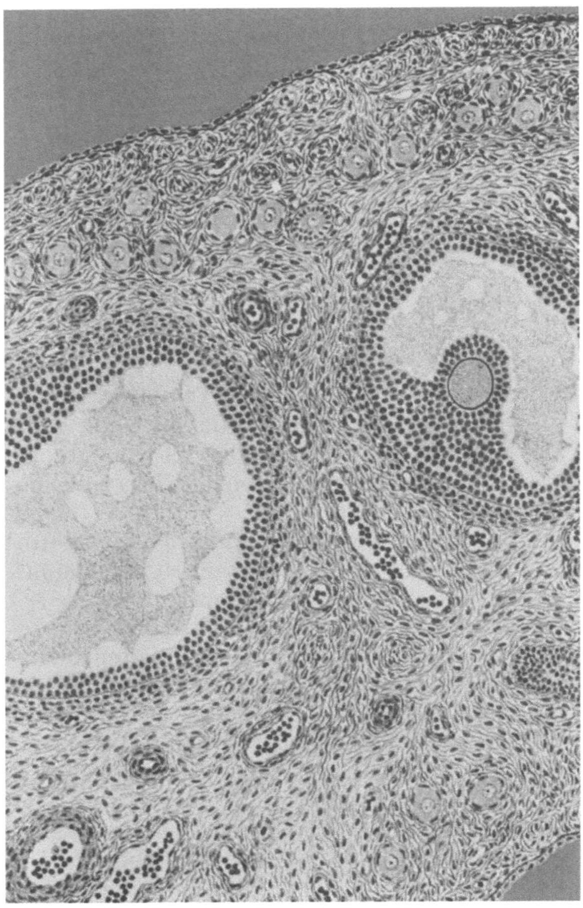

Abb. 1. Ausschnitt aus dem Ovar eines Mädchens in der Präpubertät. In der Corticalis sind zahlreiche Primordialfollikel zu erkennen sowie ein Primärfollikel im Entwicklungsstadium zum Sekundärfollikel; zwei Tertiärfollikel in verschiedenen Stadien erreichen die Sprungreife nicht

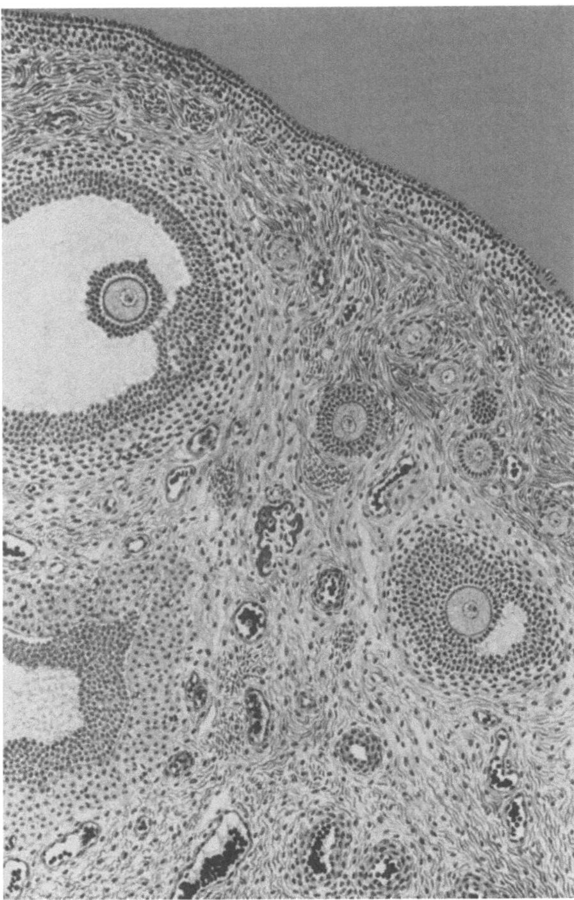

Abb. 2. Ausschnitt aus dem Ovar einer 19–20jährigen Frau. Neben Primordial-, Primär- und Sekundärfollikeln in der Corticalis sind ein beginnender Tertiärfollikel und ein Graafscher Follikel zu sehen. Daneben ist ein Corpus luteum und ein Corpus atreticum vorhanden

etwa $^1/_3$ der ursprünglichen Größe ein, die Oberfläche wird weißlich und weist zahlreiche narbige Einziehungen auf.

Nach vorn ist das Ovar durch das Mesovar mit dem Lig. latum verbunden, gegen den Uterus und gegen das Becken erfolgt die Fixation durch das Lig. ovarii proprium und das Lig. infundibulopelvicum (Lig. suspensorium ovarii). Die Oberfläche ist teilweise vom Peritoneum, teilweise vom Keimepithel überzogen, aus letzterem stammen die Mehrzahl der Ovarialtumoren.

Überzählige Ovarien, welche im Lig. latum, im Lig. infundibulo-pelvicum oder retroperitoneal liegen, sind außerordentlich selten. Etwas häufiger sind demgegenüber *akzessorische Ovarien,* die sich unmittelbar neben dem Ovar finden oder mit diesem in Verbindung stehen. Ein einseitiges Fehlen ist fast immer mit einer homolateralen Entwicklungsstörung der Tube und des Uterus verbunden. Die *Gonadenagenesie* (OVERZIER, 1961) ist ebenfalls ausgesprochen selten, dagegen finden sich gelegentlich streifenförmige Rudimente, die aus Stroma ohne Geschlechtszellen bestehen und als Gonadendysgenesie bezeichnet werden. Klinisch unterscheidet man dabei das Swyer-Syndrom oder die reine Gonadendysgenesie, die mit Normalwuchs einhergeht, und das Turner-Syndrom, bei dem sich gleichzeitig Kleinwuchs und Mißbildungen finden (vgl. Kap. XII, S. 661). Von diesen Bildern abzugrenzen ist die einfache *Ovarialhypoplasie,* wobei die kleinen, oft ebenfalls walzenförmigen Gonaden ein normales Ovarialstroma mit Primordialfollikeln aufweisen (STAEMMLER, 1964). Bei echtem Hermaphroditismus finden sich sowohl Ovarien wie Testes, entweder getrennt oder als Ovotestis.

Im Aufbau des Ovars unterscheidet man die gefäß- und nervenreiche *Medulla,* die dichte, zellreiche *Corticalis* und die derbe *Tunica albuginea* (Abb. 1–4). In der Medulla finden sich lediglich degenerierte, funktionslose Kanälchen des *Rete ovarii,* während die Corticalis die Eizellen enthalten, die in ihrer Gesamtheit das *Keimparenchym* bilden. Die Tunica albuginea besteht aus dichtgefügten

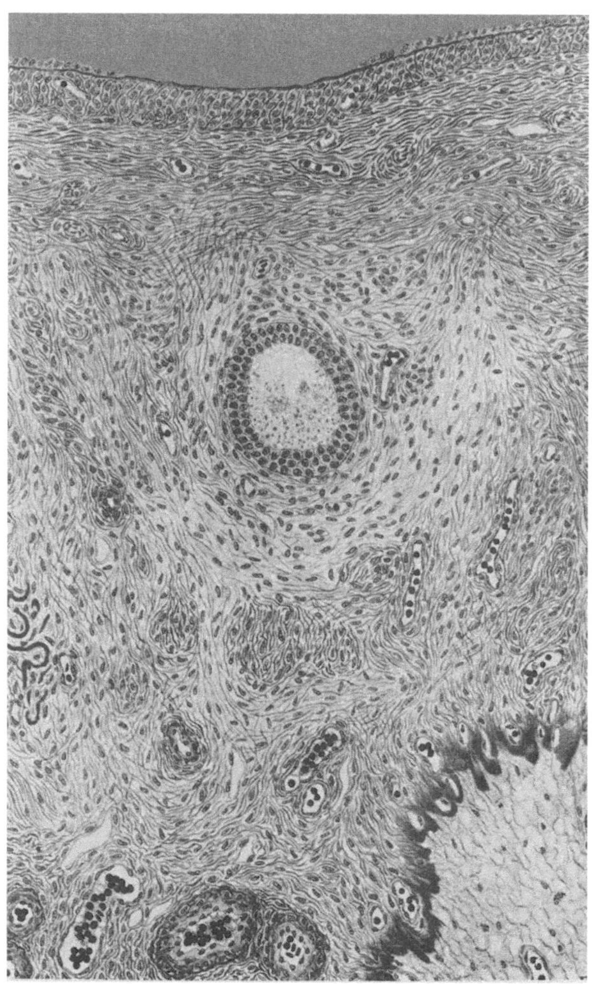

Abb. 3. Ausschnitt aus dem Ovar einer Frau in der Prämenopause. In der Rinde sind nur noch vereinzelte bzw. keine Primordialfollikel mehr erkennbar; ein Tertiärfollikel ist im Abbau begriffen (Kernpyknose, Eizerfall, tropfige Entmischung). Ein organisiertes Corpus luteum befindet sich im Stadium des Umbaus zum Corpus albicans

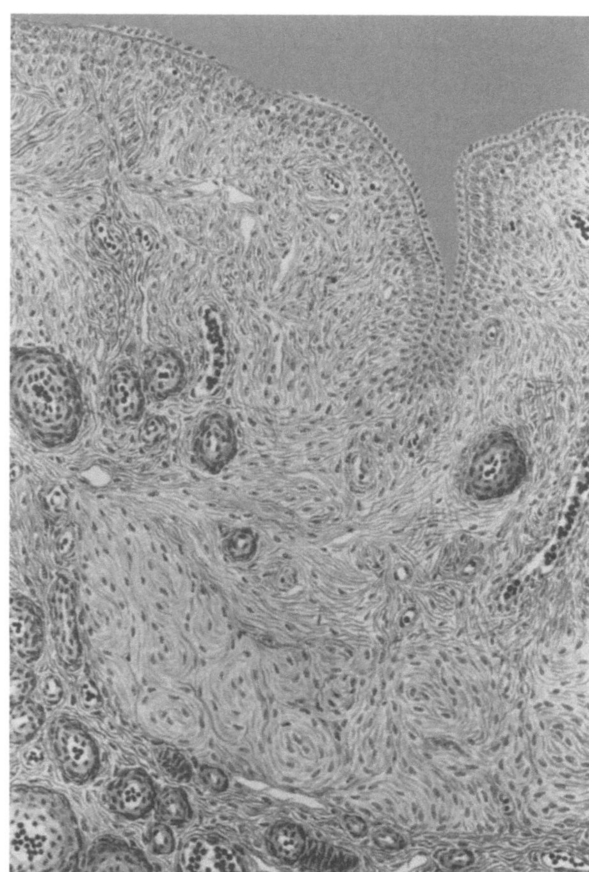

Abb. 4. Ausschnitt aus dem Ovar einer Greisin. Es sind keine Follikel mehr zu finden, im Inneren nur noch Corpora albicantia. Durch Intimawucherungen sind kleine und mittlere Arterien dickwandig, die Gefäßwände z.T. hyalin degeneriert

kollagenen Fasern, die in dem darunterliegenden Mesenchym verankert sind. Am ventralen Rand des Ovars, dem *Hilus ovarii*, treten Blut- und Lymphgefäße sowie Nerven ein. Die dort meist zu findenden *Hiluszellen* entsprechen wahrscheinlich auch funktionell den Leydigschen Zellen des Testis. Ihre Hypoplasie geht mit Virilisierung einher, möglicherweise produzieren sie Androgene (MERRILL, 1959).

Die Blutversorgung erfolgt über die *Arteria ovarica*, die Regulationsmechanismen sind komplex; während des Follikelwachstums werden beispielsweise spiralig gewundene arterielle Gefäße gestreckt, Sperrarterien und arteriovenöse Anastomosen geöffnet (WATZKA, 1957).

b) Embryologie und mikroskopische Anatomie

Die Keimzellen lassen sich bereits beim 4 Wochen alten menschlichen Embryo im Bereiche der Allantois erkennen. Sie wandern von dort durch amöboide, chemotaktisch geleitete Bewegungen über die *Keimbahn* in die Keimleiste ein, welche sich neben dem Mesonephros als Verdickung des Coelomepithels entwickelt. In der 8. Schwangerschaftswoche beginnt die sexuelle Differenzierung, das Ovar läßt sich dann erstmals vom Testis unterscheiden. Die eingewanderten *Oogonien* teilen sich mitotisch, so daß sich deren Zahl von einigen Hundert nach wenigen Wochen auf 5–6 Millionen steigert. In der 10. Schwangerschaftswoche scheint diese Periode abgeschlossen, es folgt die Kernreifung, wodurch die Oogonien bis zum Ende der 20. Schwangerschaftswochen in primäre *Oocyten* umgewandelt werden. Diese befinden sich zur Zeit der Geburt in der Prophase der ersten Reifeteilung, in der sie bis zur Pubertät verharren. Etwa ab der 20. Schwangerschaftswoche werden die primären Oocyten von einer einschichtigen Lage kubi-

Tabelle 1. Quantitative Verhältnisse im Follikelapparat der menschlichen Ovarien in Abhängigkeit vom Alter (BLOCK, 1952)

Altersgruppe (Jahre)	Anzahl der untersuchten Fälle	Durchschnittliche Zahl der Primordialfollikel in beiden Ovarien	Durchschnittliche Zahl der wachsenden Follikel (bis und mit 100 μ) in beiden Ovarien	Durchschnittliche Zahl der Graafschen Follikel in beiden Ovarien
6– 9	5	484000 (258000–755000)	15400 (7700–34600)	13– 97
12–16	5	382000 (85000–591000)	7300 (3000–11200)	231
18–24	7	155000 (39000–290000)	6800 (1000–17300)	27–136
25–31	11	59000 (8100–228000)	3500 (680–9200)	21–117
32–38	8	74000 (15000–208000)	6200 (1800–16500)	33–101
40–44	7	8300 (350–28000)	2600 (900–9400)	11– 81

In Klammer: Minimal- und Maximalzahl.

scher Zellen, den Follikel- oder Granulosazellen umgeben. Zusammen bilden sie den sog. *Primordialfollikel* (Abb. 5).

Die Ovarien des Neugeborenen enthalten nur noch etwa 600000 Primordialfollikel, der Rest ist durch Atresie zugrunde gegangen. Zur Zeit der Menarche beträgt diese Zahl noch etwa 400000, mit 35 Jahren noch etwa 80000, wobei sich allerdings nur 300–400 Eizellen während der Geschlechtsreife zum sprungreifen Follikel entwickeln (Tabelle 1). Zur Zeit der Menopause liegt diese Zahl unter 10000, wahrscheinlich zufolge vasculärer Veränderungen des Stromas bleibt indessen die Eireifung aus.

Unter dem Einfluß der Gonadotropine kommt es zum ovariellen Cyclus. Schon während der Fetalzeit und Kindheit, besonders aber in der Pubertät wachsen die Primordialfollikel zu Primär-, Sekundär- und Tertiärfollikeln heran. Der *Primordialfollikel* weist einen Durchmesser von 40–60 μ auf, er ist von einer Zellage kubischer Follikelzellen umgeben und enthält die 18–24 μ messende *primäre Oocyte* (Abb. 5). Durch das Wachstum der kubischen Follikelzellen zu cylindrische Zellen bei gleichzeitiger Vergrößerung der Oocyte entsteht der *Primärfollikel,* durch weitere Vermehrung und Vergrößerung der Follikelzellen der *Sekundärfollikel* (Abb. 6), der eine 3–4schichtige *Membrana*

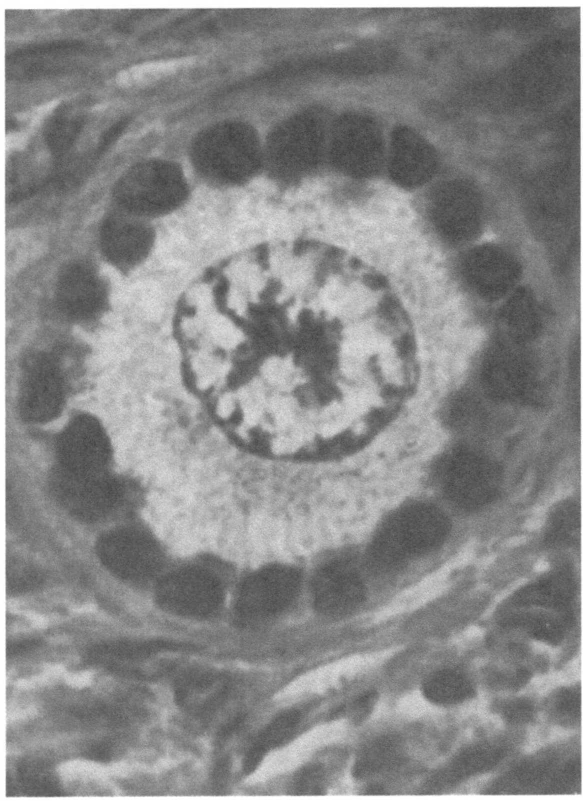

Abb. 5. Primordialfollikel (Mensch). (Nach SHETTLES, 1960)

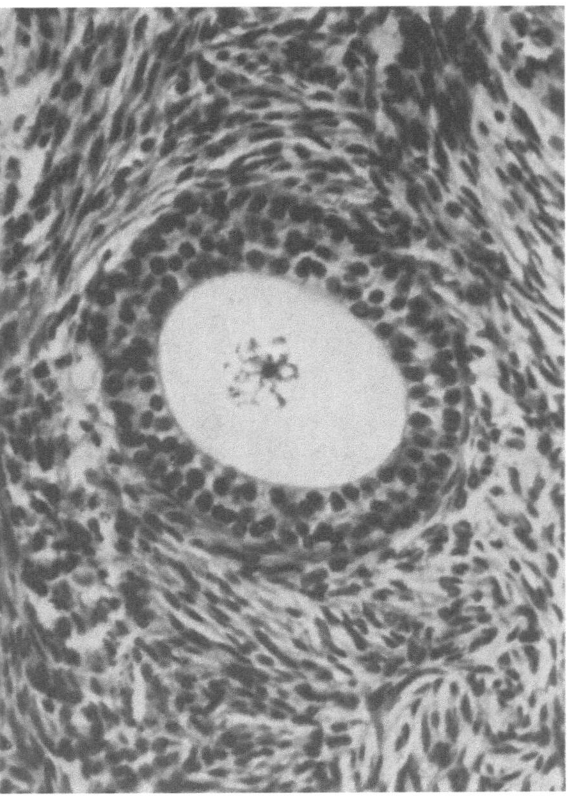

Abb. 6. Sekundärfollikel (Mensch). (Nach SHETTLES, 1960)

granulosa mit zahlreichen Mitosen aufweist. Seine Größe beträgt höchstens 0,3 mm, die Eizelle weist einen maximalen Durchmesser von 130 μ auf.

Der *Tertiärfollikel* (Bläschenfollikel) ist durch die Ausbildung eines Hohlraums gekennzeichnet, welcher den Liquor folliculi enthält. Es handelt sich dabei wahrscheinlich um eine aktive Sekretion der Granulosazellen, wofür auch die hohe Konzentration von Oestron und Oestradiol und später von Progesteron spricht. Die Membrana granulosa ist zu diesem Zeitpunkt 8–12 Zellagen breit, sie weist an einer Stelle eine Verdickung auf, den *Cumulus oophorus,* der die Eizelle enthält. Die Oocyte selbst ist von der etwa 5 μ dicken hyalinen *Zona pellucida* umgeben, die anschließenden Granulosazellen sind radiär angeordnet und bilden die *Corona radiata.* Dem Tertiärfollikel zugeordnet sind zwei Bindegewebestrukturen, die Theca interna und externa. Die *Theca interna* besteht aus zartem fibrillärem Bindegewebe mit reichlich Capillaren und marklosen Nervenfasern, daneben finden sich helle, polygonale, mit Fett beladene Thecaluteinzellen, die wahrscheinlich Steroide bilden können. Die *Theca externa* umgibt den Tertiärfollikel mit konzentrisch gelagerten kollagenen Faserzügen mit Blut und Lymphgefäßen.

Erst während der Geschlechtsreife wachsen einzelne Tertiärfollikel zu sprungreifen *Graafschen Follikeln* heran (Abb. 2), welche eine Größe von 16–24 mm aufweisen. Die Größenzunahme ist dabei unmittelbar vor der Ovulation stark beschleunigt, dies wahrscheinlich vor allem durch Zunahme der Follikelflüssigkeit, die durch Depolymerisation gleichzeitig dünnflüssiger wird (BLANDAU, 1966).

Die *Ovulation* selbst wird wahrscheinlich nicht durch einen intrafolliculären Druckanstieg allein bedingt, sondern es dürften zusätzlich enzymatische Prozesse eine Rolle spielen. Unmittelbar vor dem Eisprung werden die Granulosa- und Thecazellen verdünnt, der ganze Bezirk wird anämisch und wahrscheinlich durch Proteasen angedaut. Im Tierversuch ließ sich beobachten, daß die Ovulation nicht etwa explosionsartig, sondern schubweise und relativ langsam erfolgt (BLANDAU, 1955). Die Eizelle wird schließlich zusammen mit dem Cumulus oopherus ausgeschwemmt, und gelangt teils durch den Flimmerstrom, teils durch die Tubenperistaltik in die Ampulle, wo die Befruchtung erfolgen kann. In diesem Zeitraum läuft auch die zweite Reifeteilung ab.

Die Ovulation führt zu einer diskreten Blutung, die Rupturstelle wird sofort durch ein Koagulum verschlossen. Durch einen intensiven Wachstumsschub der Granulosa- und der Thecazellen, die reichlich Lipoide aufweisen, kommt es nach wenigen Tagen zur Ausbildung des *Corpus luteum* oder Gelbkörpers. Die Membrana granulosa wird vascularisiert, durch Einlagerung von Carotin kommt es zur typisch gelben Farbe. Nach 7 Tagen ist das Blütestadium erreicht, bei Ausbleiben der Befruchtung kommt es bereits nach 10 Tagen infolge Fehlens der luteotropen Wirkung von Choriongonadotropin zur rasch fortschreitenden Regression. Das Zentrum wird zunächst fibrös, später hyalin, schließlich entsteht das Corpus albicans, eine bindegewebige, narbige Einziehung.

Während der ganzen fertilen Periode wiederholen sich diese Vorgänge in cyclischen Abständen von durchschnittlich 28 Tagen. Nach der Menopause ist dies nur noch ausnahmsweise der Fall, man spricht dann von einer Nachreifung, im übrigen werden aber die noch vorhandenen Follikel innerhalb von maximal 4–5 Jahren atretisch (LAURITZEN, 1968).

C. Biochemie und Physiologie

1. Chemie der Ovarialhormone

Chemisch handelt es sich ausschließlich um Steroide, das Grundgerüst ist das Gonan, das aus 3 hydrierten Benzolringen (A, B, C) und einem Cyclopentanring (D) besteht und demzufolge als Cyclopentanoperhydrophenanthren bezeichnet werden kann. Einzelheiten der Nomenklatur finden sich auf S. 289.

Die wichtigsten im Ovar der Frau gebildeten Gestagene, Androgene und Oestrogene sind in Abb. 7 und Tabelle 2 dargestellt.

Die *Gestagene* sind C_{21}-Steroide, die wichtigsten Vertreter sind Progesteron, 17α-Hydroxyprogesteron und 20α,β-Hydroxyprogesteron. Die *Androgene* sind C_{19}-Steroide, es handelt sich vor allem um Dehydroepiandrosteron, Androstendion und Testosteron. Die *Oestrogene* schließlich besitzen lediglich 18 C-Atome, der A-Ring ist aromatisch. Die wichtigsten Vertreter sind Oestron, Oestradiol und Oestriol, daneben wurden allerdings eine ganze Reihe weiterer oestrogenaktiver Metaboliten gefunden, deren biologische Wirkung nicht genau bekannt ist.

Tabelle 2. Aus dem normalen Ovar der Frau isolierte Steroide. (RYAN, 1967)

Follikelflüssigkeit	Corpora lutea
Oestradiol	Progesteron
Oestron	20α-Hydroxypregn-4-en-3-one
Oestriol	17α-Hydroxyprogesteron
Androstendion	Androstendion
17α-Hydroxyprogesteron	Oestradiol
20α-Hydroxypregn-4-en-3-one	Oestron
Progesteron	

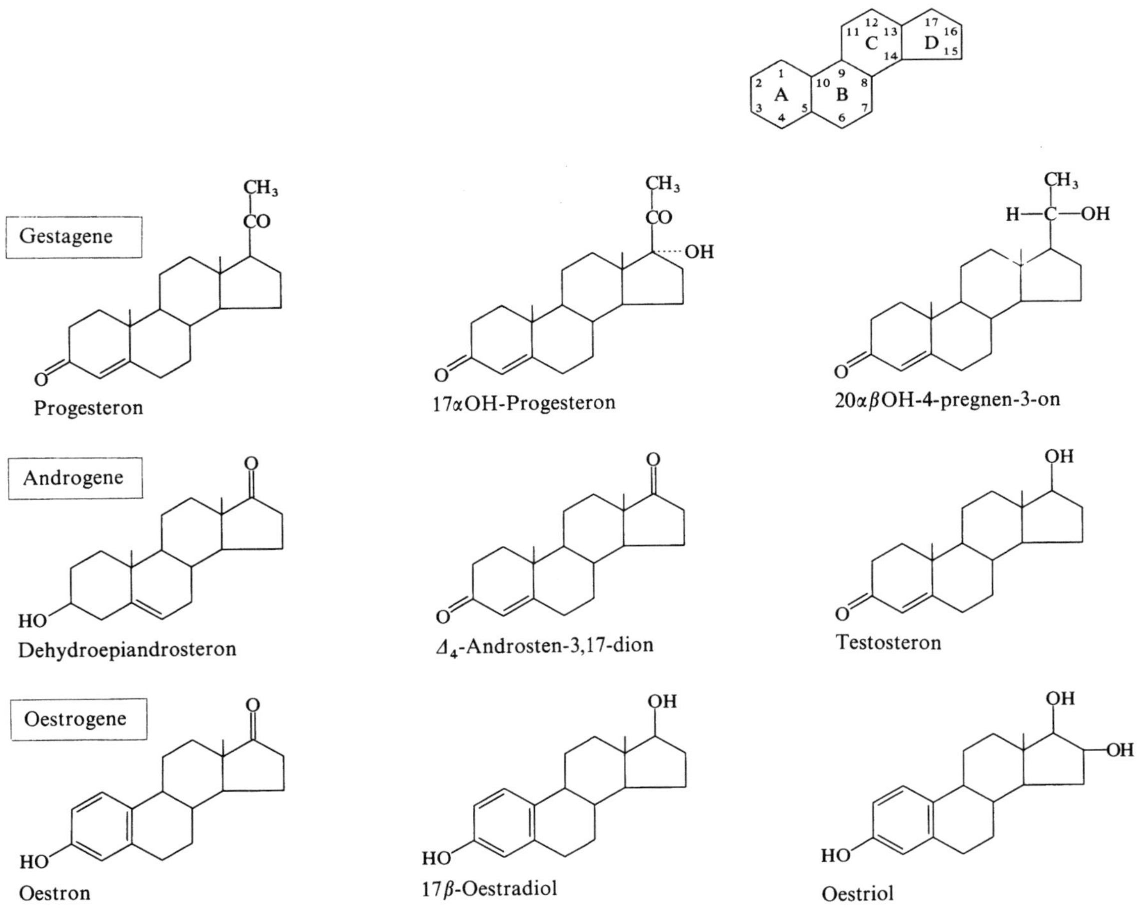

Gestagene

Progesteron

17αOH-Progesteron

20αβOH-4-pregnen-3-on

Androgene

Dehydroepiandrosteron

Δ_4-Androsten-3,17-dion

Testosteron

Oestrogene

Oestron

17β-Oestradiol

Oestriol

Abb. 7. Steroidhormone des Ovars

2. Biosynthese

Die Steroidbiosynthese im Ovar unterscheidet sich von derjenigen in der Nebennierenrinde und im Testis nicht in qualitativer, sondern nur in quantitativer Hinsicht. Oestrogene und Androgene werden dementsprechend in allen drei erwähnten Organen gebildet, Gestagene lediglich im Ovar und in der Nebennierenrinde. Die Verteilung der einzelnen Steroide hängt von der Spezifität des Enzymmusters und dessen Reaktionsfähigkeit auf die übergeordneten Kontrollmechanismen ab.

Die Biosynthese der Sexualsteroide im Ovar wurde durch zahlreiche Inkubationsversuche sowie durch Perfusion mit markierten Vorläufern untersucht. Bildungsorte sind nach unseren heutigen Kenntnissen der Follikel, das Corpus luteum, das Ovarialstroma und die Hiluszellen.

a) Biosynthese von Progesteron

Das Ausgangsmaterial für alle Sexualhormone ist die aktivierte Essigsäure, aus der durch Kondensation zunächst die Mevalonsäure gebildet wird. Mehrfache Phosphorylierungsprozesse führen zu einer ersten wichtigen C_{30}-Verbindung, dem Squalen. Über mehrere oxydative Intermediärprodukte entsteht daraus das Lanosterin und schließlich das Cholesterin, das den Steranring liefert. Nach Abspaltung von Isocapronsäure entsteht über weitere Zwischenstufen das biologisch inaktive Pregnenolon. Der Vorgang wird durch die 20- bzw. 22-Hydroxylase begünstigt, die ihrerseits unter dem Einfluß von LH stehen. Ohne Einwirkung der Gonadotropine ist demnach die Pregnenolonsynthese nicht möglich. Durch Oxydation am C_3-Atom durch die 3β-Hydroxy-Dehydrogenase und die Transferierung der Doppelbindung durch die $\Delta^{4,5}$-Isomerase entsteht das Progesteron, welches im Ovar in der Membrana granulosa im Corpus luteum und im Stroma nachgewiesen werden kann. In der Steroidbiosynthese nimmt es eine zentrale Stellung ein, indem daraus sowohl Androgene wie Oestrogene und Glucocorticoide gebildet werden können.

b) Biosynthese von Androgenen

Im Follikel erfolgt die Bildung von Dehydroepiandrosteron und Androstendion vorwiegend direkt

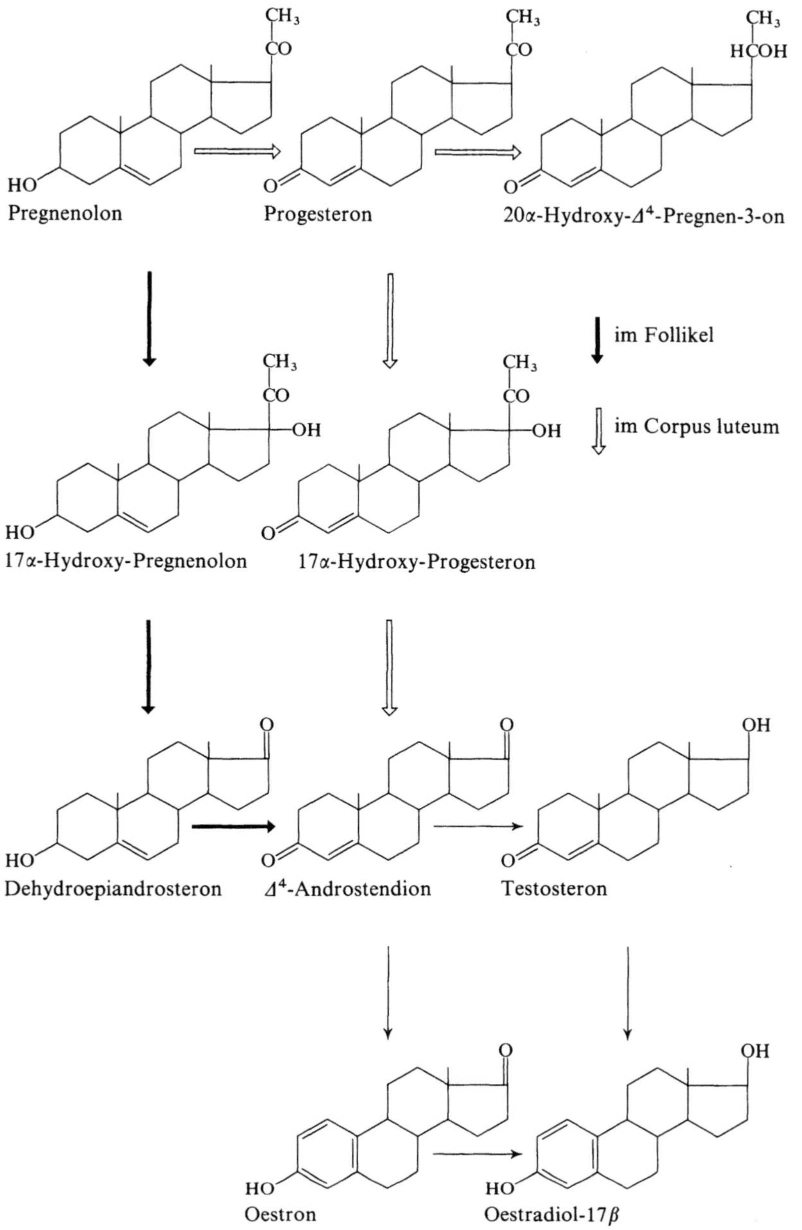

Pregnenolon → Progesteron → 20α-Hydroxy-Δ^4-Pregnen-3-on

17α-Hydroxy-Pregnenolon, 17α-Hydroxy-Progesteron

im Follikel

im Corpus luteum

Dehydroepiandrosteron → Δ^4-Androstendion → Testosteron

Oestron → Oestradiol-17β

Abb. 8. Biosynthese der Ovarialsteroide

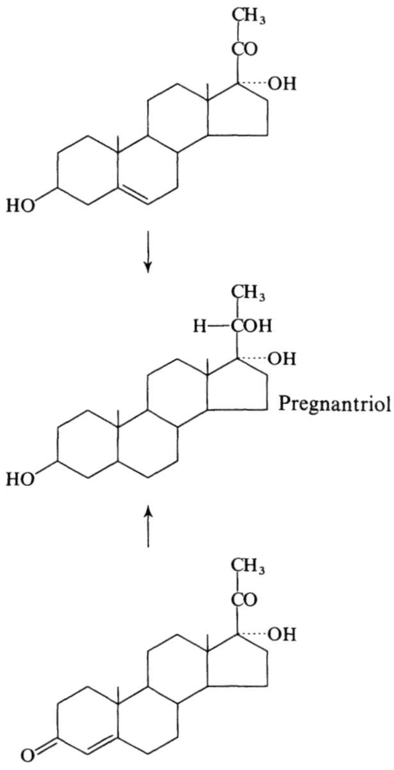

Pregnantriol

Abb. 9. Bildung von Pregnantriol

aus Pregnenolon über 17α-Hydroxypregnenolon, während im Corpus luteum der Weg über Progesteron und 17α-Hydroxyprogesteron überwiegt (Abb. 8). Das Androstendion, das selbst wenig aktiv ist, wird durch die 17β-Hydroxy-Dehydrogenase in das stärkst wirksame Androgen, das Testosteron umgewandelt. Das 17α-OH-Pregnenolon und das 17α-OH-Progesteron werden z.T. zu Pregnantriol metabolisiert (Abb. 9) und im Urin ausgeschieden.

c) Biosynthese der Oestrogene

Sowohl im Follikel als auch im Corpus luteum und im Ovarialstroma können Androgene in gleicher Weise wie im Testis, in der Nebennierenrinde, in der Placenta und in der Leber zu Oestrogenen umgewandelt werden. Als Zwischenstufen entstehen 19-Hydroxy- und 19-Oxy-Derivate, anschließend erfolgt die Aromatisierung des A-Rings, wobei vor allem Oestradiol und Oestron gebildet werden. Die Biosynthese von Oestriol erfolgt wahrscheinlich in erster Linie durch 16-Hydroxylierung dieser beiden Metabolite, daneben aber auch aus hydroxylierten Androgenen.

3. Produktion und Sekretion

Die Mengen der produzierten Sexualsteroide sind in verschiedenen Lebensabschnitten sehr unter-

Tabelle 3. Plasma-Steroide am 12. Cyclustag. (Nach MIKHAIL, 1967)

Steroid	Plasma (μg/100 ml)		
	V. cubitalis	V. ovarica	
		re	li[a]
Progesteron	0,149	0,393	1,550!
17α-Hydroxy-progesteron	< 2,000	< 2,000	4,437
20α-Hydroxy-4-pregnen-3-on	0,276	0,040	0,108
20β-Hydroxy-4-pregnen-3-on	0,011	0,015	0,024
Androstendion	0,683	8,520	8,852!
Testosteron	0,083	0,190	0,242
Dehydroepiandrosteron	1,861	3,956	4,236
Oestron	0,038	0,071	0,172
Oestradiol	0,125	0,359	1,760

[a] Ovar, das reifen Follikel enthält.

Tabelle 4. Plasma-Steroide bei beidseitiger Ovulation. (Nach MIKHAIL, 1967)

Steroid	Plasma (μg/100 ml)		
	V. cubitalis	V. ovarica	
		re	li
Progesteron	0,352	11,320	10,320
17α-Hydroxy-progesteron	< 2,000	2,668	3,175
20α-Hydroxy-4-pregnen-3-on	0,153	0,375	0,300
20β-Hydroxy-4-pregnen-3-on	0,008	0,012	0,015
Androstendion	0,578	3,472	2,884
Testosteron	0,159	0,233	0,219
Dehydroepiandrosteron	1,990	2,255	2,536
Oestron	0,235	0,119	0,086
Oestradiol	0,089	0,496	0,403

schiedlich, während der fertilen Periode sind sie außerdem vom menstruellen Cyclus abhängig. Wie eingehende Untersuchungen von MIKHAIL (1967) im Ovarialvenenblut ergaben, werden in der späteren Proliferationsphase vor allem Androstendion, aber auch andere androgene Metabolite, wie Dehydroepiandrosteron in reichlichen Mengen gebildet; daneben ist auch die Produktion von Progesteron und 17α-Hydroxyprogesteron bereits zu diesem Zeitpunkt beachtlich (Tabelle 3). Bei der Ovulation erreicht die Oestrogenbiosynthese ihr Maximum, vorherrschend ist vor allem das 17β-Oestradiol, gleichzeitig kommt es zu einem weiteren Anstieg, jetzt vor allem des Progesterons (Tabelle 4). In der Lutealphase erreicht dessen Produktion mit der Ausbildung des Corpus luteum wenige Tage später den Höhepunkt, während sich andere C_{21}-Steroide, vor allem das 17α-Hydroxyprogesteron, kaum verändern (Tabelle 5).

Tabelle 5. Plasma-Steroide am 3.–4. Tag nach der Ovulation. (Nach MIKHAIL, 1967)

Steroid	Plasma (μg/100 ml)		
	C. cubitalis	V. ovarica	
		li	re[a]
Progesteron	2,130	2,570	47,100
17α-Hydroxy-progesteron	< 2,000	< 2,000	4,050
20α-Hydroxy-4-pregnen-3-on	0,314	0,500	1,390
Androstendion	0,533	1,710	1,760
Dehydroepiandrosteron	1,638	2,080	1,680
Oestron	0,039	0,080	0,065
Oestradiol	0,058	0,193	0,418

[a] Ovar mit Corpus luteum.

Die *Oestrogenbildung* erfolgt in erster Linie in den Thecazellen des Follikels, in den Thecaluteinzellen des Corpus luteum und in den Thecaformationen des Stromas; die letzteren sind für kontinuierliche, cyclusunabhängige Sekretion der Basaloestrogene verantwortlich. Oestrogene werden daneben auch noch in der Zona retucularis der Nebennierenrinde gebildet.

Die *Sekretionsrate* im Ovar beträgt je nach Cyclusphase 15–340 μg täglich (ZANDER, 1959). Die geringste Freisetzung erfolgt zur Zeit der Menstruation, ein erstes Maximum wird in der Ovulationsphase erreicht, ein zweiter, etwas niedriger, jedoch breiterer Gipfel läßt sich in der Lutealphase beobachten (Abb. 10). Die Gesamtproduktion von Oestrogenen wurde im normalen Cyclus auf 4–8 mg geschätzt (BROWN, 1957).

Die Plasmaoestrogene die sich heute radioimmunologisch einfach bestimmen lassen, weisen analoge cyclische Schwankungen auf. In der Proliferationsphase finden sich Oestronwerte von 20–100 pg/ml und Oestradiolwerte von 80–300 pg/ml. Die Ovulationsmaxima betragen 200–300 bzw. 400–800 pg/ml, in der Lutealphase sinken die Spiegel wieder ab, ein Minimum wird wiederum während der Menstruationszeit erreicht (Abb. 11). Nach der Menopause werden alle diese Steroide nur noch in sehr reduzierter Menge gebildet, ähnlich wie beim Mann überschreiten die Oestronwerte 40 pg/ml und die Oestradiolwerte 100 pg/ml Serum nicht mehr.

Die Produktion der wichtigsten natürlichen *Gestagene,* des Progesterons, des 17α-Hydroxyprogesterons und des 20α,β-Hydroxyprogesterons findet vorwiegend in den Granulosaluteinzellen statt (SHORT, 1964). Die während eines Cyclus gebildete Progesteronmenge beträgt etwa 200 mg (Abb. 12), ein kleiner Anteil davon wird cyclusunabhängig von der Nebennierenrinde sezerniert. Die Plasmaspiegel betragen in der Proliferationsphase lediglich 0,2–1 ng/ml, bereits präovulatorisch kommt es als Spiegelbild der Biosynthese zu einem An-

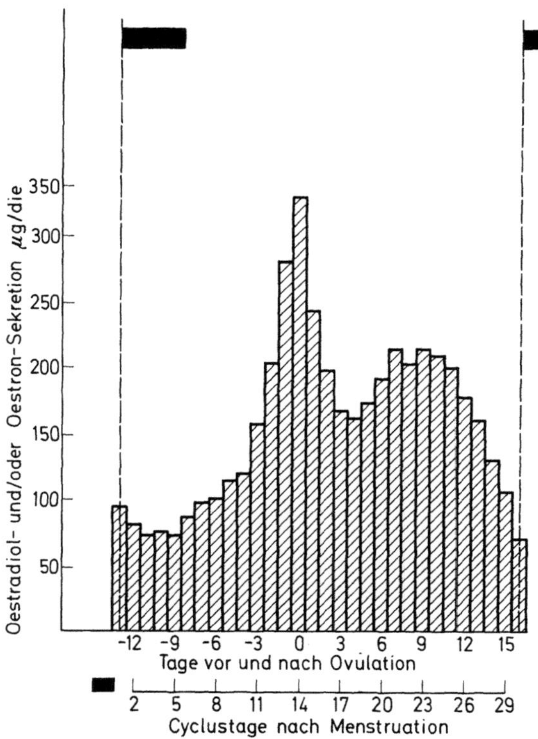

Abb. 10. Oestrogensekretion während eines ovulatorischen Cyclus, ausgedrückt als Oestradiol und/oder Oestron (BROWN, 1957). Sie wurde aufgrund der durchschnittlichen Oestrogenausscheidung von 11 normalen Cyclen berechnet

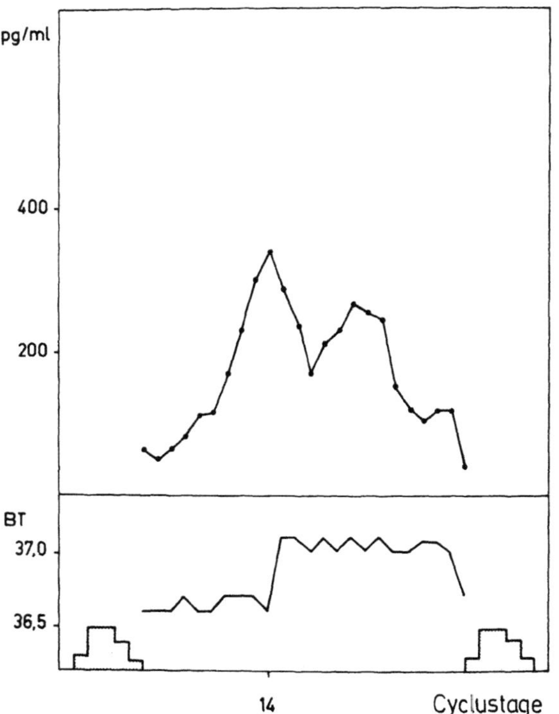

Abb. 11. Oestradiolwerte im Serum während eines normalen Cyclus

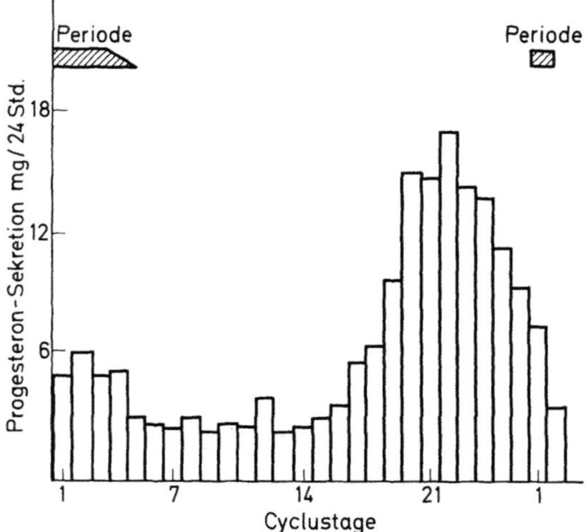

Abb. 12. Progesteronbildung während des normalen biphasischen Cyclus. (Nach CAREY, 1963)

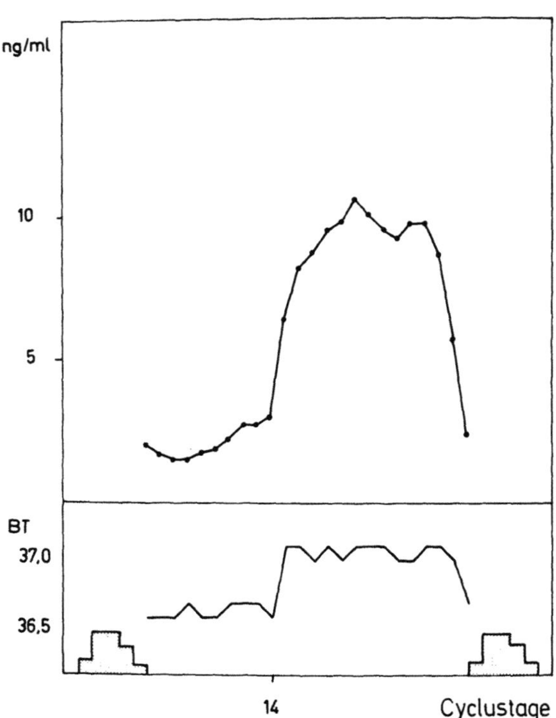

Abb. 13. Progesteronwerte im Serum während eines normalen Cyclus

stieg, während der Lutealphase wird zur Blütezeit des Gelbkörpers ein Maximum von 20–50 ng/ml erreicht (Abb. 13). Sobald die Funktion des Corpus luteum bei ausbleibender Schwangerschaft zusammenbricht, sinken diese Werte rasch ab und erreichen bereits zum Zeitpunkt der Menstruation wieder einen Tiefpunkt.

Die *ovariellen Androgene* werden vorwiegend in den Hiluszellen, in geringerem Maße auch in den

Thecazellen synthetisiert (RYAN, 1967). Im Plasma finden sich vor allem Androstendion, Dehydroepiandrosteron und Testosteron, die Normalwerte für dieses Steroidhormon betragen bei der Frau 0,01–0,08 µg/100 ml.

4. Stoffwechsel und Ausscheidung

Die *Oestrogene* haben eine zirkulatorische Halbwertszeit von nur 20–70 min (O'DONNELL, 1967). Der größte Teil der Aktivität gelangt demnach sehr rasch ins Gewebe, geringe Mengen werden dabei an den spezifischen Receptoren der oestrogensensiblen Organe gebunden, eine eigentliche Anreicherung in den Erfolgsorganen findet nicht statt.

Die Inaktivierung findet vor allem in Leber und Niere, entweder durch Konjugation oder durch Oxydation statt. Im Vordergrund steht die Veresterung mit Glucuronsäure, in geringerem Ausmaße auch mit Schwefelsäure; die Produkte sind wasserlöslich und können durch die Nieren ausgeschieden werden. Ein kleinerer Anteil wird durch Oxydation in der Leber in eine biologisch weniger aktive Form übergeführt und erscheint ebenfalls im Urin; gesamthaft dürften etwa 80% der gebildeten Oestrogene den Organismus auf renalem Wege verlassen. Ein Teil der konjugierten Oestrogene gelangt mit der Galle in den Darm und wird von dort im Sinne eines enterohepatischen Kreislaufs wieder resorbiert. Lediglich knapp 10% der Oestrogene werden mit den Faeces in freier Form ausgeschieden, noch geringer sind die Mengen, die über die Ausatmungsluft, den Schweiß und abschilfernde Epithelien eliminiert werden. Eine Speicherung im Fettgewebe findet keinesfalls im gleichen Maße wie beim Progesteron statt.

Die Oestrogenausscheidung im Urin beträgt bei der geschlechtsreifen Frau im 24-Std-Urin in Abhängigkeit vom Cyclus täglich zwischen 10 und 60 µg. Die entsprechenden Oestron-, Oestradiol- und Oestriolwerte bewegen sich zwischen 2 und 35, 1 und 15 bzw. 2 und 70 µg (Abb. 14). Der Quotient

$$\frac{\text{Oestriol}}{\text{Oestron} + \text{Oestradiol}}$$

beträgt dabei etwa 1. Analog zu den Vorgängen im Ovar und zu den Veränderungen im Plasmaspiegel findet sich auch im Urin ein Oestrogenminimum zur Zeit der Menstruation. Die höchste Konzentration wird unmittelbar vor der Ovulation gemessen, dann kommt es zu einem steilen Abfall, parallel zur Vascularisation des Gelbkörpers wird ein zweites breites Plateau erreicht; daraus resultiert die typisch zweigipflige Kurve.

Nach Erlöschen der vegetativen Ovarialfunktion sinken die Ausscheidungswerte der Gesamtoestrogene unter 5 µg/24 Std ab. Eine Verschiebung in der Beziehung der drei Hauptmetabolite Oestron, Oestradiol und Oestriol tritt dabei nicht ein.

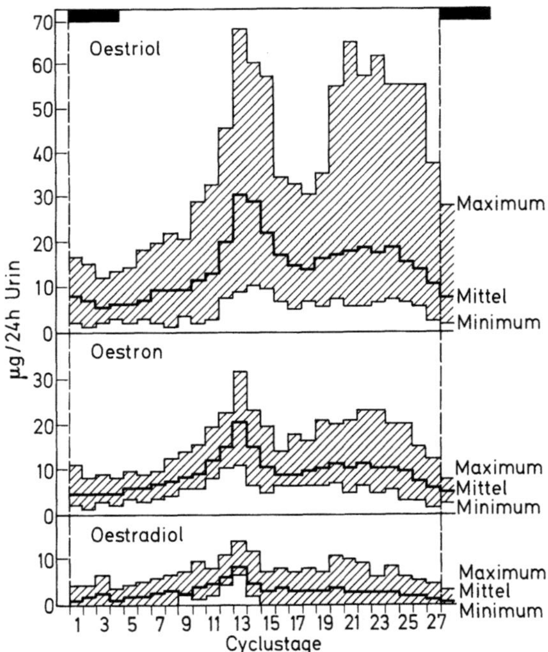

Abb. 14. Urin-Ausscheidung von Oestron, Oestradiol und Oestriol während des Cyclus (BROWN, 1959). Mittel, Minimum und Maximum im Verlauf des Cyclus bei 16 normal menstruierten Frauen im Alter von 18–41 Jahren

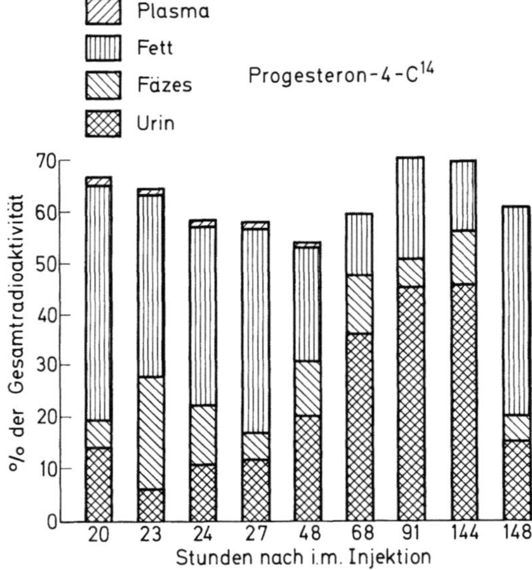

Abb. 15. Verteilung von markiertem Progesteron im Organismus. (Nach PLOTZ, 1960)

Auch *Progesteron* hat eine kurze zirkulatorische Halbwertszeit von lediglich 25–30 min (VAN DER MOLEN, 1967). Wie Versuche mit intramuskulär injiziertem C_{14} markiertem Progesteron ergeben haben, wird ein großer Anteil davon im Fettgewebe gespeichert (Abb. 15), während in den Erfolgsorganen ähnlich wie bei den Oestrogenen nur geringe Mengen aufgefunden werden können. Ein

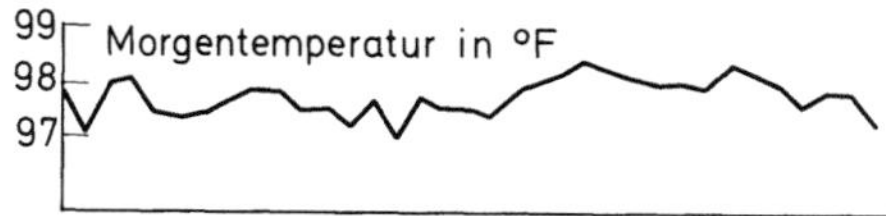

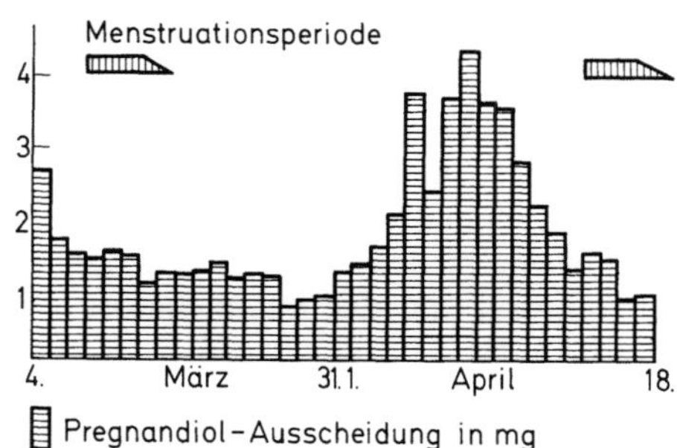

Abb. 16. Die Pregnandiolausscheidung und der Morgentemperaturverlauf während eines normalen Cyclus. (Nach KLOPPER, 1957)

beträchtlicher Teil des Progesterons wird in der Leber zu Pregnandiol, genauer zu Pregnan-3α, 20α-diol und Allopregnan-3α-, 20α-diol reduziert und wiederum als Glucuronidester hauptsächlich über die Nieren, in geringerem Maße auch durch den Darm ausgeschieden. Entsprechend der ovariellen Sekretion und der Plasmaspiegel von Progesteron ist auch die Pregnandiolausscheidung cyclisch (Abb. 16); die tiefsten Werte finden sich in der Proliferationsphase, sie betragen 1–2 mg/Tag und dürften vor allem das in der Nebennierenrinde gebildete Progesteron wiedergeben, nach der Ovulation erfolgt ein rascher Anstieg bis 5–8 mg täglich. Bei anovulatorischen Zuständen sowie in der Postmenopause bleiben die Pregnandiolausscheidungswerte dauernd tief. Ein geringerer Teil von Progesteron wird durch Hydroxylierung in C_{17} und C_{20} (Abb. 17) in 20α,β-Hydroxyprogesteron und in 17α-Hydroxyprogesteron umgewandelt. Das letztere stellt vorwiegend eine Zwischenstufe in der Androgen- und Oestrogenbiosynthese dar, lediglich ein kleiner Anteil wird als Pregnantriol ausgeschieden.

5. Biologische Wirkung

Die Ovarialhormone bestimmen wesentlich die Lebensabschnitte der Frau, sie bewirken die Ausbildung der sekundären Geschlechtsmerkmale und haben zudem eine Reihe von extragenitalen Effekten.

Oestrogene sind Stoffe, die am kastrierten weiblichen Nager die Zeichen der Brunst, den Oestrus hervorrufen. Sie regen in der Zelle die oxydative

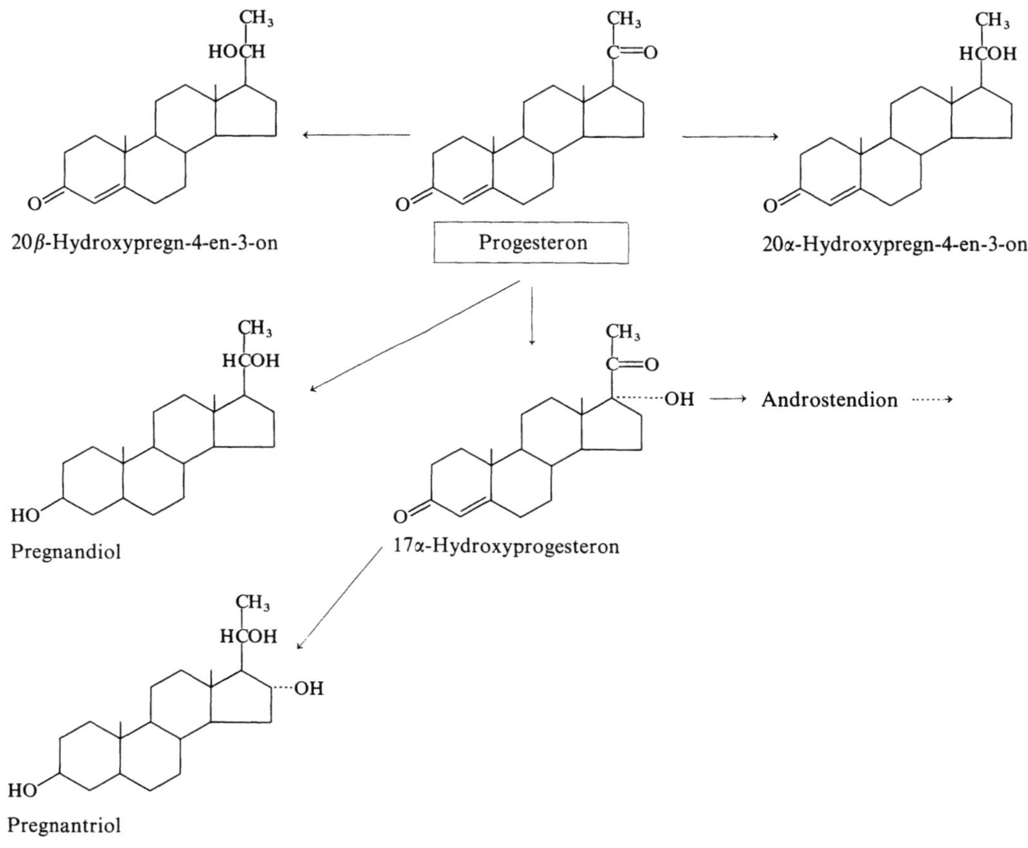

Abb. 17. Wege des Progesteronstoffwechsels

Phosphorylierung an, die Produktion von ATP, Proteinen, Ribonucleinsäure, Glykogen und Lipiden wird gesteigert, auch werden vermehrt Aminosäuren und Phosphate aufgenommen. Zufolge Freisetzung biogener Amine wie Acetylcholin, Histamin, Serotonin, sowie einer gesteigerten Zellpermeabilität und einer erhöhten Zelloxydation mit Bereitstellung von biologisch nutzbarer Energie in Form von ATP kommt es zu einer trophotrophen Wirkung am Erfolgsorgan, die zu Hypertrophie und Hyperplasie der entsprechenden Zellen führt. Neben der Beeinflussung des Protein-, Kohlenhydrat- und Lipidstoffwechsels bewirken die Oestrogene eine erhöhte Natrium- und Wasserretention im extracellulären Raum. Im weiteren üben sie wahrscheinlich eine permissive Wirkung für Gestagene aus, wodurch diese erst ihre Wirkung am Erfolgsorgan entfalten können.

Gestagene sind Stoffe, die der Erhaltung und Entwicklung der Schwangerschaft dienen. Sie wirken an den Erfolgsorganen ergotrop, indem sie die katabolen Zellprozesse fördern. In höherer Dosierung können sie an gleicher Stelle eine kompetitive Hemmung auf die Oestrogenwirkung ausüben.

a) Wirkung auf die reproduktiven Organe

Die wichtigsten biologischen Wirkungen der Sexualsteroide sind in Tabelle 6 zusammengestellt. Am äußeren Genitale, an der *Vulva* bewirken die Oestrogene eine vermehrte Vascularisierung und Durchblutung sowie einen erhöhten Turgor; sie fördern das Wachstum der Labia minora und regen die Sekretion der Bartholinischen und der Skeneschen Drüsen an. Die Ausbildung der Pubes wird nur in ihrem labialen Anteil durch Oestrogene gesteuert, im übrigen stehen sie wie auch die Entwicklung der Klitoris und der Labia maiora eher unter dem Einfluß der Androgene.

Die *Vagina* wird unter der Wirkung der Oestrogene elastischer und länger, besonders charakteristisch ist aber die Veränderung des Scheidenepithels, das diesbezüglich eine der empfindlichsten Strukturen ist und sogar das Endometrium übertrifft. Der Vaginalabstrich hat aus diesem Grund auch eine beträchtliche klinische Bedeutung zur Beurteilung der hormonalen Situation (s.S. 595).

Die wichtigsten Zusammenhänge zwischen hormonaler Aktivität und Aufbau des Scheidenepi-

Tabelle 6. Einige biologische Wirkungen von Oestrogenen und Gestagenen

	Oestrogene	Gestagene
Stoffwechsel	trophotrop-endophylaktisch: Durchblutung und Zellpermeabilität gesteigert; vermehrte Einlagerung von Aminosäuren, Kohlenhydraten, Lipiden und Phosphaten in die Zelle; Steigerung der Zelloxydation, vermehrte Bildung von ATP	ergotrop-dynamogen: Aktivierung der ATPase; vermehrte Freisetzung von Energie
	Natrium- und Wasserretention	vorübergehend vermehrte Natrium- und Wasserausscheidung
	Wachstum	Differenzierung
	Senkung der Temperatur	Erhöhung der Temperatur
Vagina	Vermehrung der Oberflächenzellen, Anstieg des Acidophilie- und Pyknose-Index; Glykogeneinlagerung	Massenabschilferung von Oberflächen- und Intermediärzellen („Crowding-Effect“)
	ph 3,8–4,5	pH 4,5–5,0
Cervix	Weiterstellung von Muttermund und Cervikalkanal Schleim: vermehrt (Kaskade), klar, vermindert viscös und vermehrt elastisch („spinnbar“), alkalisch (pH 7,5–8), für Spermien penetrierbar (Sims-Huhner-Test)	Engerstellung von Muttermund und Cervikalkanal Schleim: spärlich, viscös, trüb, für Spermien vermindert bzw. nicht penetrierbar
	Bildung von Farnblattkristallen, vermehrter Zuckergehalt (Doyle-Test)	Farnkrautphänomen negativ
Endometrium	Proliferation reichlich Mitosen in Drüsenepithelien und Stroma, Mehrreihigkeit der Drüsenepithelien, alkalische Phosphatase stark vermehrt	sekretorische Transformation: Sekretion der Drüsenepithelien, Entwicklung der Spiralarterien, Stromaödem und pseudodeciduale Umwandlung der Stromazellen (Gefäßscheiden) saure Phosphatase vermehrt Sauerstoffverbrauch gesteigert
Myometrium	Intensität und Frequenz der myometranen Aktivität erhöht, isometrische Spannung erhöht, ATP- und Actomyosin-Gehalt erhöht	Ruhigstellung („Progesteronblock“)
	Ansprechbarkeit auf Oxytocin erhöht vermehrte Durchblutung	Ansprechbarkeit auf Oxytocin herabgesetzt
Ovar	Wachstum; Sensibilisierung gegenüber Gonadotropinen	Verminderung der Empfindlichkeit gegenüber Gonodotropinen

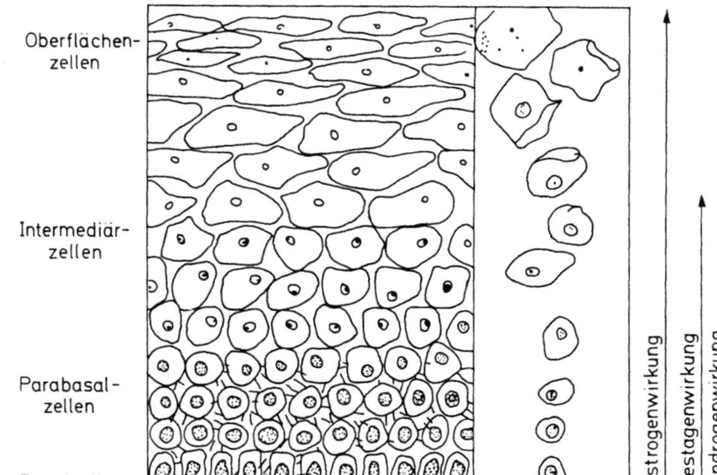

Abb. 18. Aufbau des Scheidenepithels bei der geschlechtsreifen Frau und korrespondierende, abgeschilferte Zellen. (Nach BOSCHANN, 1960)

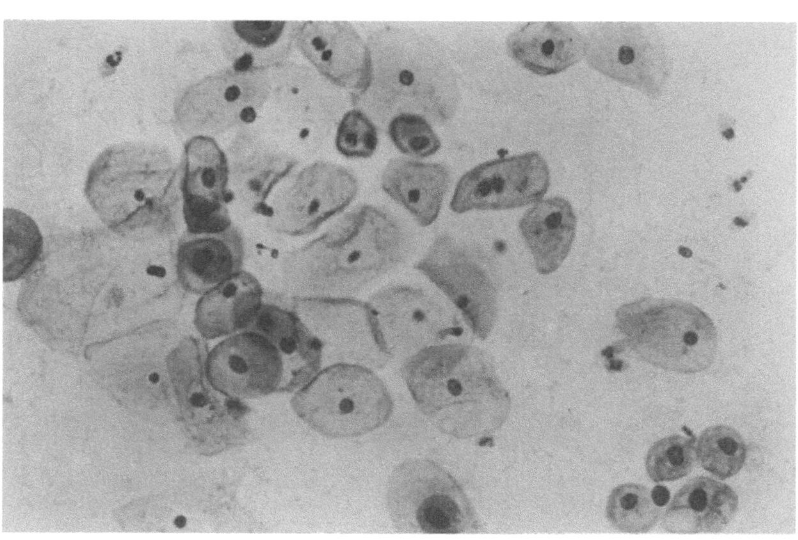

Abb. 19. Atrophischer Scheidenabstrich

thels sind in Abb. 18 dargestellt. Bei völligem Fehlen des Oestrogeneinflusses, wie es physiologischerweise vor der Menarche und in der Postmenopause der Fall ist, ferner auch bei vegetativer Ovarialinsuffizienz, ist der Vaginalabstrich atrophisch. Dabei überwiegen die *Parabasal- und Basalzellen,* welche klein und rund sind und im basophilen Plasma einen großen, chromatinreichen, vesiculären Kern enthalten (Abb. 19).

Unter der Einwirkung von Oestrogenen treten im kolpocytologischen Bild zunächst vereinzelt größere, ovoide *Intermediärzellen* auf, welche vom Stratum spinosum abstammen und einen vesiculären Kern und basophiles Plasma aufweisen. Bei weiter zunehmender Stimulation überwiegen dann die großflächigen, polygonalen *Oberflächenzellen,* die einen kleinen, strukturlosen Kern und ein transparentes, zunächst basophiles Plasma aufweisen. Bei maximalem Oestrogeneffekt werden die Kerne zunehmend pyknotisch, schließlich können sogar kernlose Schollen resultieren, außerdem wird das Plasma acidophil (Abb. 20). Der Einfluß von Progesteron nach der Ovulation wirkt sich am voll aufgebauten Vaginalepithel in einer Massenabschilferung der Oberflächen- und Intermediärzellen aus. Dadurch finden sich im Abstrich teilweise übereinanderliegende und verklumpte Oberflächen- und Intermediärzellen mit eingerollten Rändern, die vorwiegend basophil sind (Abb. 21).

Für die klinische Beurteilung der Oestrogenwirkung im Abstrich wird in erster Linie der Pyknoseindex berücksichtigt. Man versteht darunter den Prozentsatz der im cytologischen Abstrichbild vorhandenen Zellen mit pyknotischem Kern. Er beträgt zu Beginn des Cyclus 20–50%, steigt bis zum 10. Cyclustag auf 30–70% und erreicht schließlich zur Zeit der Ovulation bis 90%. Etwas weniger bedeutungsvoll ist der acidophile Index,

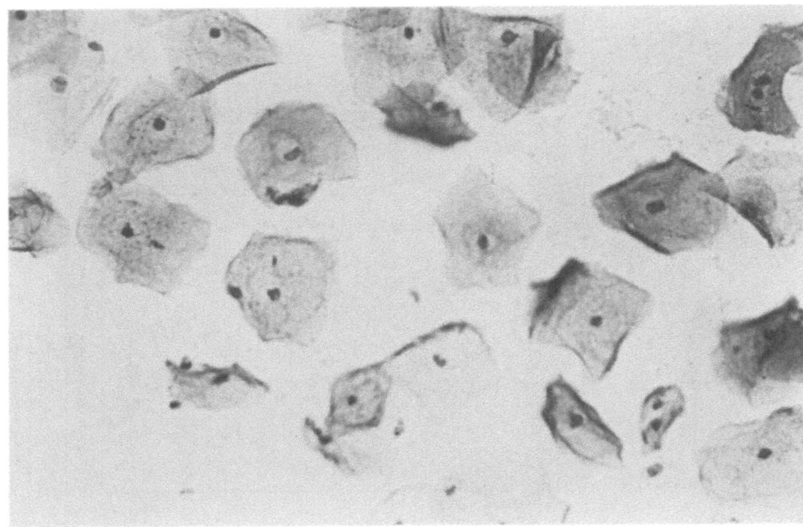

Abb. 20. Präovulatorischer Scheidenabstrich

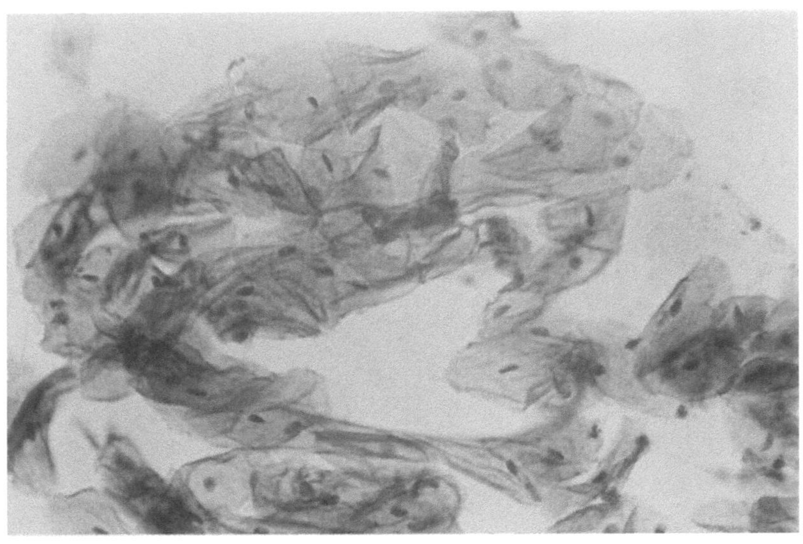

Abb. 21. Lutealer Scheidenabstrich

d.h. der Prozentsatz der acidophilen Zellen, welcher ebenfalls zur Zeit der Ovulation ein Maximum von 40–70% erreicht (Abb. 22).

Die weiblichen Sexualhormone sind auch für das *Scheidenmilieu* von grundlegender Bedeutung (Abb. 23). Unter ihrem Einfluß kommt es nicht nur zur Proliferation des Epithels, sondern auch zur Einlagerung von Glykogen. Bei der bakteriellen Cytolyse der desquamierten Zellen wird dasselbe enzymatisch in Hexosen zerlegt, diese wiederum werden durch die physiologischerweise in der Flora vorhandenen grampositiven Döderlein-Stäbchen zu Milchsäure vergärt. Auf diese Weise entsteht das saure Milieu mit einem pH von 3,8–4,5, welches weitgehend das Wachstum pathogener Keime verhindert, ausgenommen dasjenige der Trichomonaden. Der tiefste pH-Wert wird zur Zeit der Ovulation gefunden, er beträgt dann 3,8–4,0, in den übrigen Cyclusabschnitten kann er bis 5,0 ansteigen. Während der Menstruation tritt durch das Menstrualblut eine weitgehende Neutralisation ein, daraus resultiert ähnlich wie in der Menopause und vor der Pubertät eine erhöhte Infektionsanfälligkeit.

Am *Uterus* führen die Oestrogene im Verlaufe der Pubertät zu einer Größenzunahme von etwa 4 auf 8 cm Sondenlänge, wobei die beim infantilen Uterus längere Cervix im Wachstum zurückbleibt. Damit beträgt das Verhältnis von Corpus und Cervix bei der geschlechtsreifen Frau 2:1 (Abb. 24). Gleichzeitig steigt das Gewicht von etwa 10 auf 60 g an, die Vascularisation nimmt ebenfalls zu. In den Muskelzellen wird vermehrt ATP eingelagert, ferner wird das Actomyosin vermehrt, was zu einer gesteigerten Contractilität führt. Progesteron vermindert umgekehrt die Ansprechbarkeit auf Oxytocin durch Herabsetzung der intracellulären Kaliumkonzentration (CSAPO, 1956).

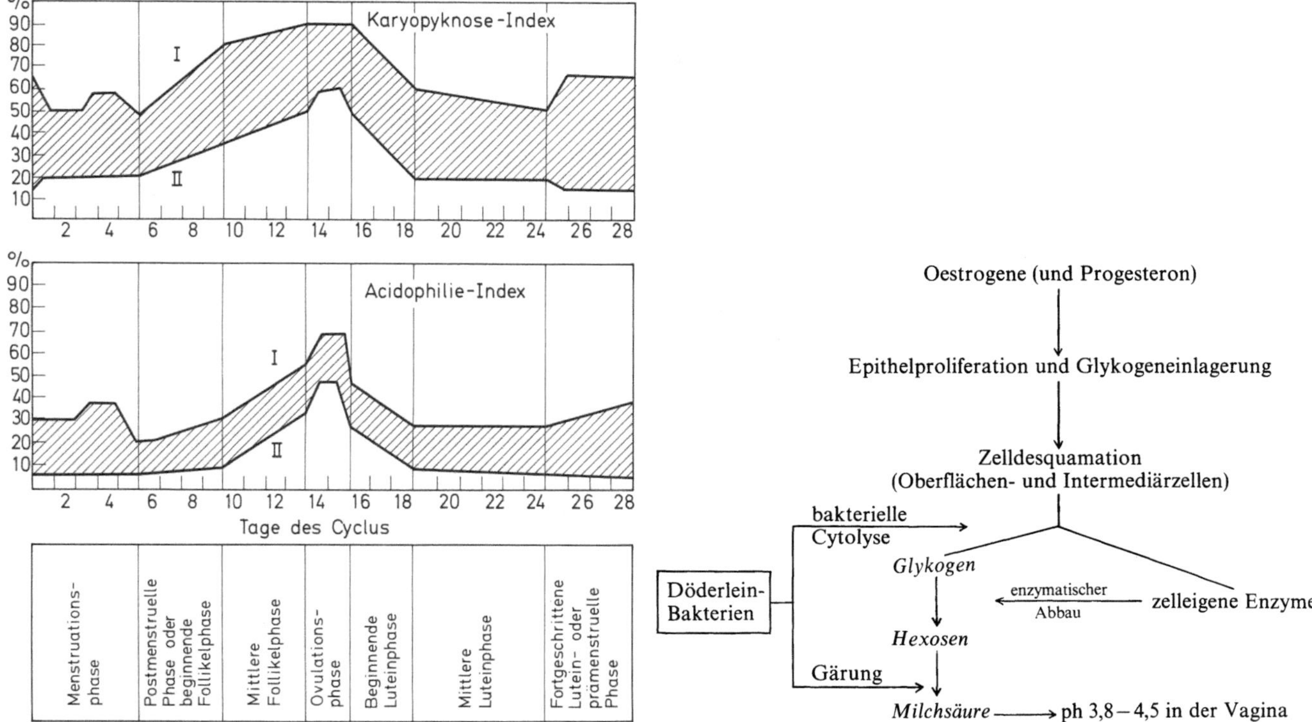

Abb. 22. Veränderungen des Pyknose- und Acidophilie-Index im Verlaufe des normalen 28tägigen Cyclus. Normaler Bereich: I = Maximum, II = Minimum. (Nach PUNDEL, 1952)

Abb. 23. Milchsäurebildung (Selbstreinigung) in der Vagina

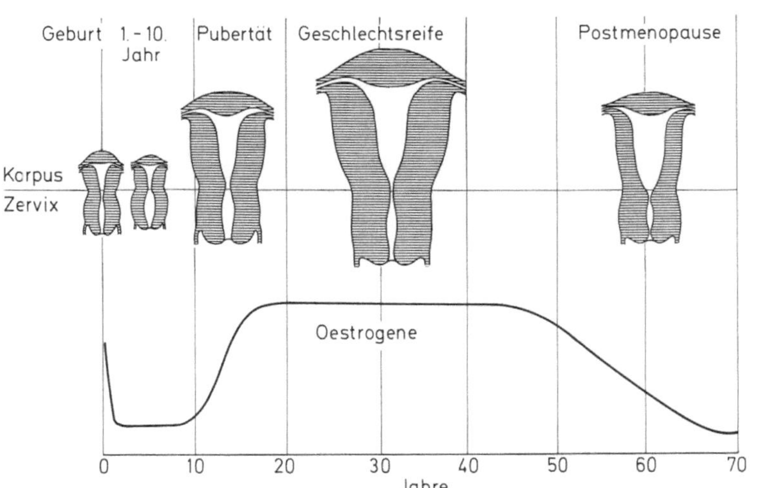

Abb. 24. Relative Uterusgröße, Korpus-Cervix-Verhältnis und Oestrogenausscheidung im Laufe des Lebens. (Nach PSCHYREMBEL, 1968)

Besonders charakteristisch für die hormonalen Einflüsse am Uterus sind die Veränderungen im Bereiche der Cervix (Abb. 25). In der frühen Proliferationsphase ist der äußere Muttermund eng gestellt (Abb. 26a), es findet sich nur wenig, alkalisch reagierender *Cervicalschleim*, der trübe, zäh und wenig spinnbar ist (s.S. 594). Mikroskopisch sind meistens reichlich Leukocyten vorhanden, das Arborisationsphänomen (s.S. 594) ist negativ, die Penetrationsfähigkeit für Spermien gering (s.S. 583). Mit steigendem Oestrogeneinfluß nimmt die Menge des Mucus zu, er wird zunehmend klarer und wäßriger. Zur Zeit der Ovulation, also unter maximalem Oestrogeneinfluß, ist der äußere Muttermund klaffend (Abb. 26b), es findet sich sehr reichlich ganz klarer, fadenziehender Cervicalschleim; die Spinnbarkeit beträgt 8–10 cm, unter dem Mikroskop finden sich kaum Leukocyten, dagegen ist der Farntest positiv, die postkoitale Spermienpenetration optimal. Unter zusätzlicher Einwirkung von Progesteron in der zweiten Cyclushälfte werden die geschilderten Vorgänge an der

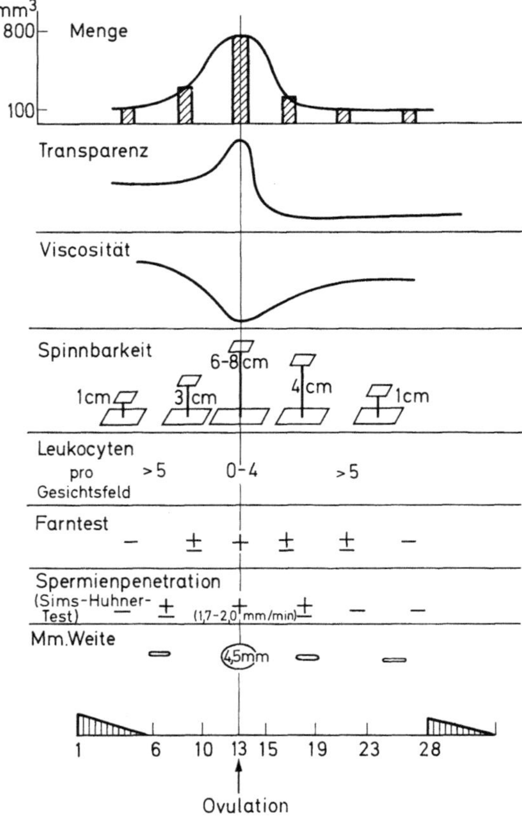

Abb. 25. Schematische Darstellung der cyclischen Veränderungen des Cervixfaktors

Cervix wieder rückgängig gemacht. Der äußere Muttermund und der Isthmus uteri sind wieder enger, die Menge des Cervicalschleims nimmt wesentlich ab, er wird trüb, gelblich, zäh und ist für Spermien kaum mehr durchgängig; dementsprechend nimmt auch die Spinnbarkeit ab, das Farnkrautphänomen ist spätestens 10 Tage nach der Ovulation nicht mehr nachweisbar.

Sämtliche beschriebene Veränderungen lassen sich auch experimentell erzielen. Einmalige Applikation von 25 mg Oestradiolbenzoat führt bei der kastrierten Frau zum Auftreten des Arborisationsphänomens, es kann durch gleichzeitige Injektion von 15 mg Progesteron verhindert werden (ZONDEK, 1954). Entsprechend lassen sich alle geschilderten Veränderungen für die klinische Beurteilung der hormonalen Situation verwenden (s.S. 594).

Auch die cyclischen Veränderungen am *Endometrium* stehen unter dem Einfluß der ovariellen Hormone. Histologisch und funktionell lassen sich drei Phasen unterscheiden, nämlich die Proliferations- oder Follikelphase, die Sekretions- oder Lutealphase und die Menstruations- oder Desquamationsphase (Abb. 27). Beim normalen, 28tägigen Cyclus dauert die menstruelle Phase vom 1.–4., die Proliferationsphase vom 5.–13. und die Sekretionsphase vom 14.–28. Cyclustag, die letztere ist dabei am konstantesten.

In der *Proliferationsphase* (Abb. 28) kommt es etwa ab 5. Cyclustag unter der Einwirkung der Oestrogene von der Basalis aus zur Neubildung der Funktionalis. Die uterine Wundfläche wird epithelialisiert, die ursprünglich spärlichen, engen und gestreckt verlaufenden Drüsenschläuche verzweigen sich, sie werden zunehmend weiter und weisen bereits präovulatorisch eine deutliche Schlängelung auf. In den Drüsenepithelien treten vermehrt Mitosen auf, was sich in einem erhöhten Desoxyribonucleinsäuregehalt äußert; auch die Ribonucleinsäure steigt als Ausdruck einer gesteigerten Proteinsynthese an, ebenfalls nimmt die alkalische Phosphatase stark zu. Die ursprünglich basalständigen Kerne treten infolge der vermehrten Kernteilung in unterschiedlicher Höhe auf und führen dadurch zu einer Pseudoschichtung des Drüsenepithels. Im zellreichen Stroma nehmen die Mitosen ebenfalls zu, daneben findet sich ein unterschiedlich ausgeprägtes Ödem. Zur Zeit der Ovulation beträgt die Dicke der Funktionalis durchschnittlich 3,5 mm.

In der zweiten Cyclusphase, der *Sekretionsphase*, wird das Endometrium durch den steigenden Ein-

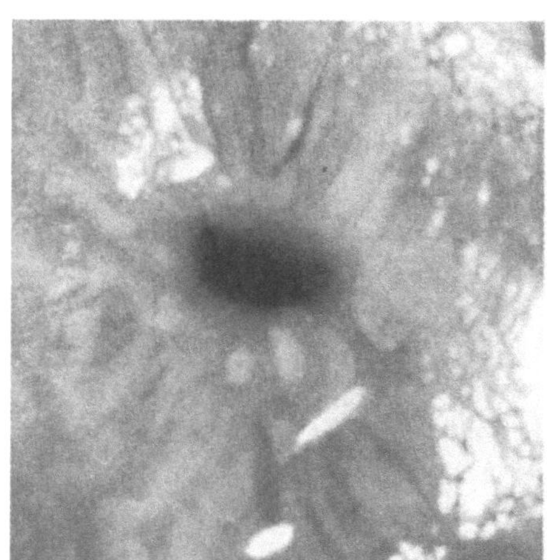

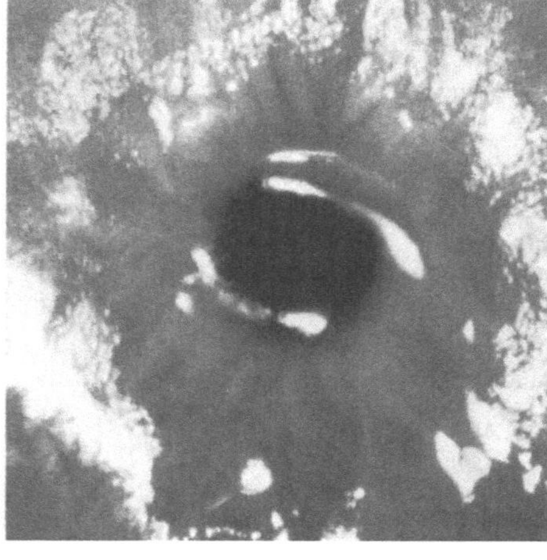

Abb. 26. (a) Äußerer Muttermund vor der Ovulation (4 Tage vor Temperaturtiefpunkt). (b) Äußerer Muttermund der gleichen Frau im gleichen Cyclus z.Z. der Ovulation (Tag des Temperaturtiefpunktes)

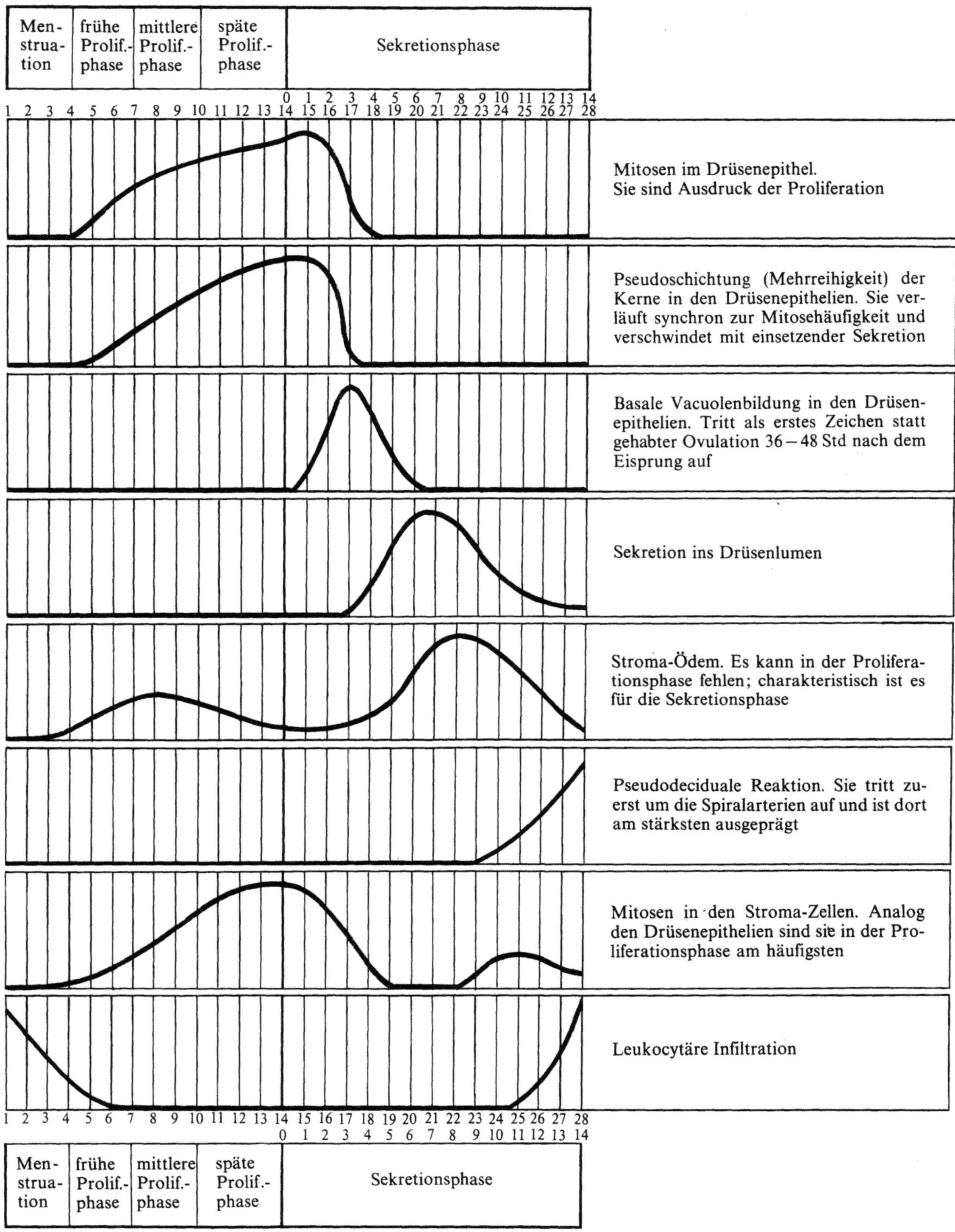

Abb. 27. Bestimmung des Zeitpunktes im endometrialen Cyclus. Ablauf charakteristischer morphologischer Zeichen am Endometrium während des Cyclus. (Nach NOYES, 1950)

fluß der durch das Corpus luteum sezernierten Gestagene sekretorisch transformiert (Abb. 29). Zunächst überwiegen Veränderungen an den Drüsenschläuchen; als erstes Zeichen bilden sich in den basalen Abschnitten der Drüsenepithelien Vacuolen aus, gleichzeitig erfolgen dort Schleim- und Glykogeneinlagerungen. Die Sekretion in die weiten Lumina nimmt zu, die Drüsenschläuche schlängeln sich, es entsteht dadurch histologisch der typisch sägeförmige Aspekt. Etwa 7 Tage nach

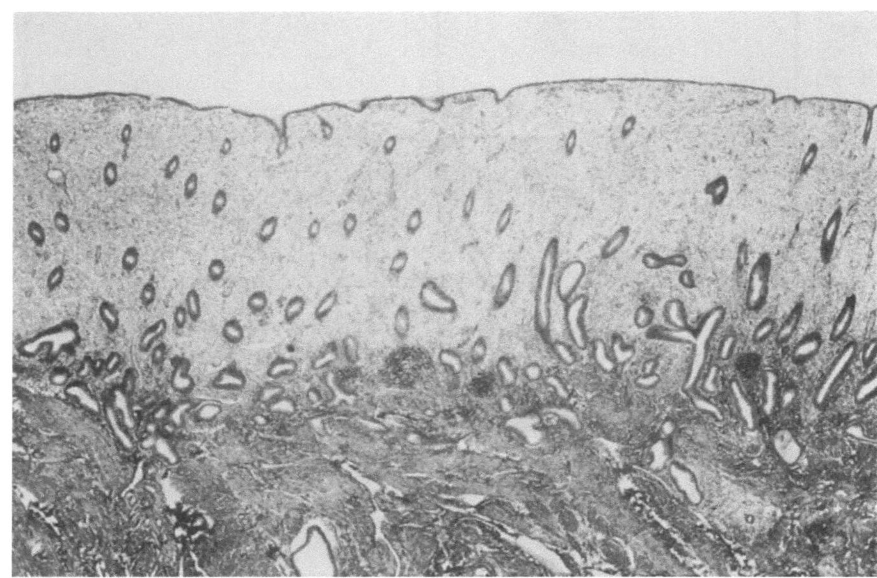

Abb. 28. Endometrium in der mittleren Proliferationsphase

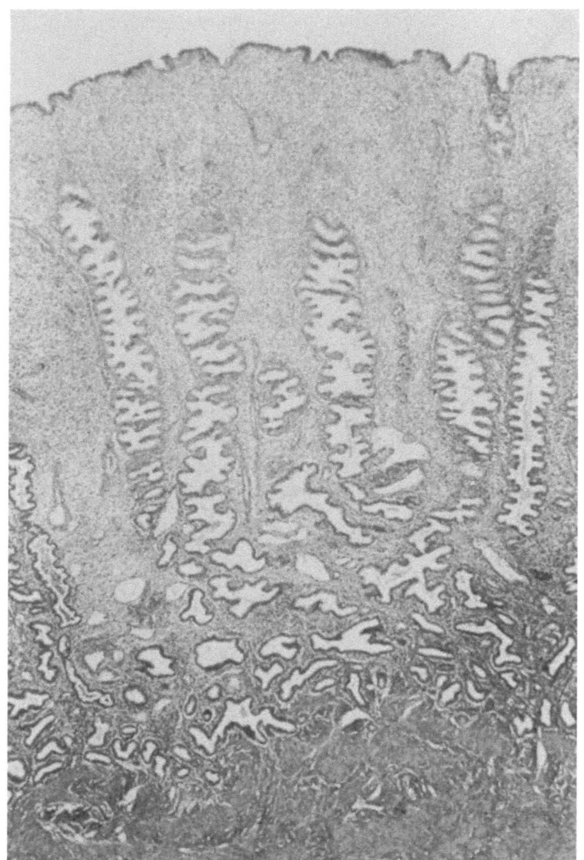

Abb. 29. Endometrium in der mittleren Sekretionsphase

der Ovulation tritt die für die zweite Hälfte der Lutealphase charakteristische Stromareaktion auf. Es bilden sich die nur bei Primaten beobachteten Spiralarterien aus, die einen subepithelialen Plexus formen, das Stroma wird durch interstitielle Wassereinlagerung ödematös und aufgelockert, die Stromazellen zeigen wiederum vermehrt Mitosen und wandeln sich durch Einlagerung von Glykogen und Lipiden dezidual um. Sie ordnen sich einerseits scheidenförmig um die Spiralgefäße, andererseits in den oberflächlichen Schichten der Funktionalis an, in der sich damit die Compacta von der tieferliegenden Spongiosa abgrenzen läßt. Biochemisch wird die alkalische durch eine saure Phosphatase und durch Dehydrogenasen ersetzt, gleichzeitig steigert das Progesteron den Sauerstoffverbrauch und die Aktivität der Adenosintriphosphatasen.

Gegen Ende der Lutealphase nimmt die hormonale Aktivität des Gelbkörpers rasch ab. Der dadurch eingeleitete Abfall der Oestrogen- und Progesteronspiegel führt zu regressiven Veränderungen in der Funktionalis, bereits einige Tage vor der Menstruation nehmen die lymphocytäre und später die leukocytäre Infiltration des Stromas zu, gleichzeitig erfolgt durch Entzug von Wasser eine Schrumpfung. Als Folge der Vasoconstriction einzelner Spiralarterien treten herdförmige Nekrosen in der Compacta auf, später kommt es durch Ruptur der anoxisch geschädigten Arteriolen zu Massenblutungen ins Gewebe, wobei die *Menstruationsphase* eingeleitet wird. Dabei werden die Zona compacta und der größte Teil der Zona spongiosa der Funktionalis abgestoßen. Das Menstrualblut ist als Folge der freigesetzten fibrinolytischen Enzyme ungerinnbar.

Die Bezeichnung Menstruation (Regel, Periode, Monatsblutung) umschreibt im allgemeinen eine Hormonentzugsblutung aus einem sekretorisch umgewandelten Endometrium. Klinisch läßt sie sich allerdings nicht von Blutungen bei anovulatorischen Cyclen unterscheiden, wie sie sich bei 4–8% der regelmäßig menstruierten Frauen finden (SIEGLER, 1951).

Die Cyclusdauer umfaßt den Zeitabschnitt vom ersten Tag der Menstruation bis und mit dem letzten Tag vor der neuen Regelblutung. Nach zahlreichen Untersuchungen beträgt sie zwischen 28,4 und 30,8 Tagen (AREY, 1939; HAMAN, 1942; VOLLMANN, 1956; MATSUMOTO, 1962). Das klassische Menstruationsintervall von 28 Tagen wird bei der erwachsenen Frau nur in 13–14% aller Cyclen gefunden, in der Adoleszenz gar nur in 6%. Die Cyclusdauer ändert sich im Laufe der Entwicklung, sie nimmt bis zum 44. Altersjahr ab, dann wieder zu (Abb. 30). Mehr als 90% aller erwachsenen Frauen haben ein Menstruationsintervall zwischen 21 und 35 Tagen (Abb. 31). Auch die individuellen Schwankungen sind recht erheblich, nur

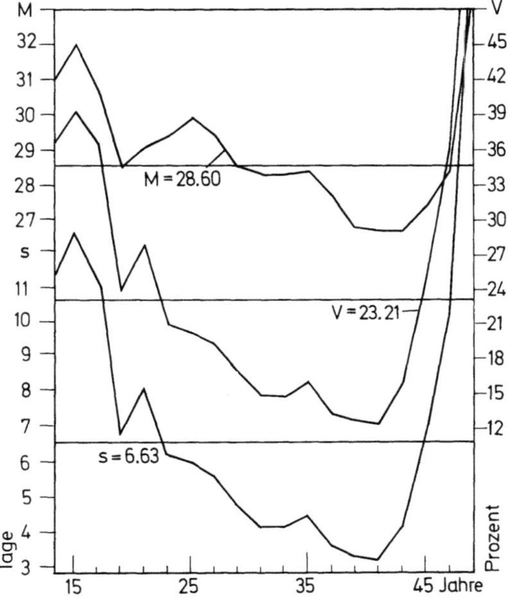

Abb. 30. Abhängigkeit der durchschnittlichen Cyclusdauer ($M = 28{,}60$ d), ihrer Variabilität ($V = 23{,}21$ d) und Standardabweichung ($s = 6{,}63$) vom Alter. (Nach VOLLMAN in HARTMAN, 1962)

1% aller Frauen weist innerhalb eines Jahres eine Differenz von maximal 2 Tagen auf, 20% hingegen eine solche von mehr als 7 Tagen (LATZ, 1935). Am instabilsten sind die Verhältnisse dabei in der Adoleszenz und im Klimakterium.

Die Dauer der Menstruation beträgt durchschnittlich 3–7 Tage, im Mittel 4,6 Tage (FLUHMANN, 1934; MATSUMOTO, 1962).

Der durchschnittliche Blutverlust erreicht bei der normal menstruierten Frau 25–50 ml, das Blutungsmaximum liegt meistens am 2. Tag. Er ist bei nulliparen Frauen geringer als bei multiparen und nimmt mit zunehmendem Alter ab. Die klinische Beurteilung der Blutungsstärke ist subjektiv, die Anzahl der verwendeten Binden oder Tampons beträgt durchschnittlich 10, sie gibt jedoch nur ein ungenaues Bild über das tatsächliche Ausmaß der Blutung.

b) Extragenitale Wirkungen

Die Oestrogene sind in erster Linie für die Ausbildung des weiblichen Habitus, die Fettverteilung, die Entwicklung der weiblichen Beckenform, sowie zusammen mit den adrenalen Androgenen für die weibliche Pubesbehaarung, die Pigmentierung der Mamillen, der kleinen Labien und der Linea alba verantwortlich. In der Brust regen sie das Wachstum der Brustwarze und der Drüsenschläuche an.

Über die vegetativen Zentren verändern die Oestrogene auch die vegetative Reaktionslage im Sinne einer verstärkten parasympathicotonen Beeinflussung. Sie beschleunigen den Schluß der Epiphysenfugen, führen zu einer Vermehrung der extracellulären interstitiellen Flüssigkeit und bewirken auch im Blut eine Vermehrung der Proteinanteile und des Wassergehalts. Im weitern erhöht sich das Transcortin, ebenso die Konzentration des eiweißgebundenen Jods (PBJ), während umgekehrt der Serumcholesterinspiegel gesenkt wird. Im ganzen herrscht eine leicht anabole Wirkung vor, auf cellulärer Ebene wird die oxydative

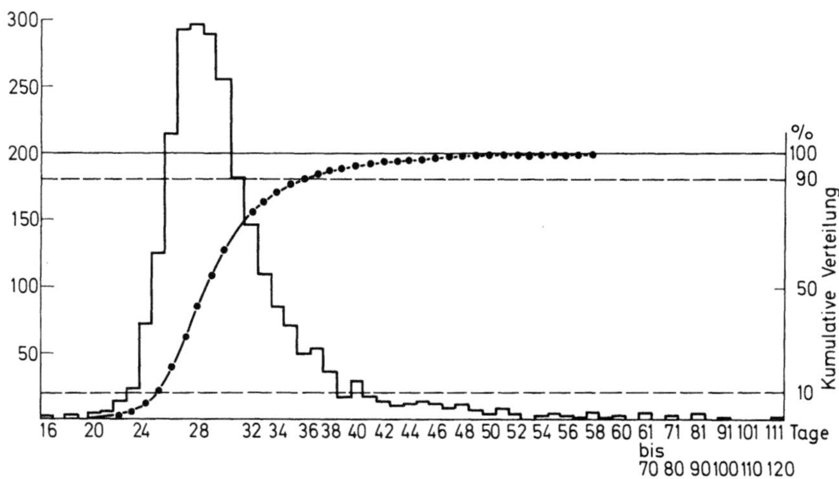

Abb. 31. Häufigkeits- und kumulative Verteilung der Cyclusdauer von 2500 ovulatorischen Cyclen bei 2500 Frauen im Alter von 20–30 Jahren (MATSUMOTO, 1962)

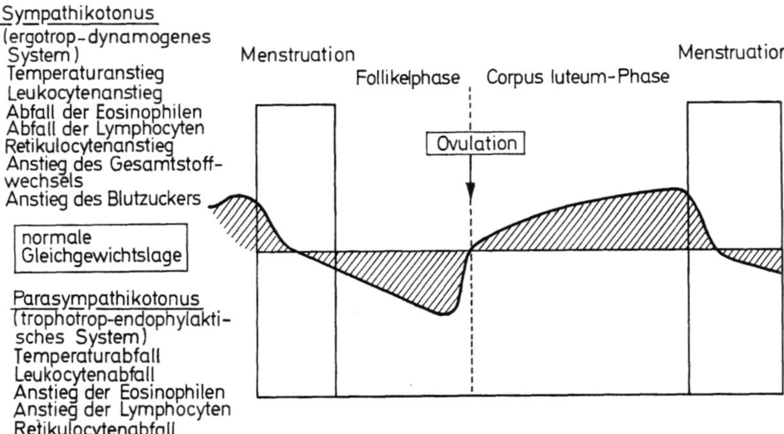

Abb. 32. Die Veränderungen der vegetativen Reaktionslage im biphasischen Cyclus

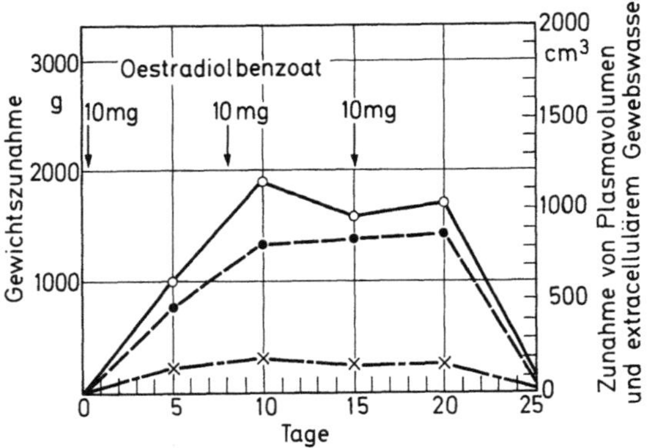

Abb. 33. Einfluß von Progesteron und Oestrogen auf die Basaltemperatur (nach ISRAEL, 1950). (a) Bei der kastrierten Frau bewirkt Progesteron einen Anstieg der Basaltemperatur, Oestrogene einen Abfall. (b) Dieselbe Dosis von Progesteron bewirkt einen ausgeprägteren Anstieg der Basaltemperatur, wenn vorher Oestrogene verabfolgt werden. *P* Progesteron, *E* Oestrogen

Phosphorylierung, die Bildung von ATP, die Aufnahme von Aminosäuren und Phosphaten und die Protein- und RNS-Synthese gesteigert (VILLEE, 1963). Oestrogene greifen schließlich auch an den hypothalamischen Regulationszentren an und sind damit indirekt an der Steuerung der Gonadotropinsekretion beteiligt (s.S. 549).

Gestagene zeigen in mancher Hinsicht umgekehrte Effekte, im ganzen sind sie eher katabol, die Reaktionslage wird vorwiegend symphaticoton beeinflußt (Abb. 32). Neben den Oestrogenen sind sie an der Ausbildung der Warzenhöfe beteiligt. Gestagene sind primär natriumdiuretisch, zusammen mit Oestrogenen wird jedoch deren wasserretinierende Wirkung verstärkt, was sich besonders prämenstruell bemerkbar macht. Dieser Effekt kommt möglicherweise durch eine vermehrte Aldosteronsekretion zustande (LAIDLAW, 1962). Ebenfalls im Gegensatz zu den Oestrogenen, die eher temperatursenkend wirken, sind Gestagene wahrscheinlich zentral thermogenetisch, so daß es im Verlaufe des Cyclus postovulatorisch zu einem Anstieg der Temperatur um 0,4–0,6° C kommt (Abb. 33). Die zentrale Wirkung von Progesteron ist geringer, eine Beeinflussung der Gonadotropinsekretion ist aber ebenfalls möglich.

6. Synthetische Sexualhormone

Die natürlichen Sexualsteroide sind für therapeutische Zwecke oft nicht geeignet. Zum Teil verlieren sie durch rasche Metabolisierung einen Teil ihrer Aktivität, besonders Progestagene sind zudem peroral nur sehr schwach wirksam. Aus diesen Gründen werden heute für Behandlungszwecke meist synthetische Sexualhormone verwendet.

a) Oestrogene

Das wohl wichtigste synthetische Oestrogen, das auch in allen Ovulationshemmern verwendet wird, ist zweifellos das 17α-Aethinyloestradiol; es ist peroral ungefähr 100mal wirksamer als natürliches Oestradiol. Wichtig ist auch sein 3-Methylester, das Mestranol. Oestrogene Wirkung haben ferner die nichtsteroidalen Stilbene, vor allem das Stilboestrol, bei geringerer Aktivität ferner das Dienoestrol und Hexoestrol. Ihre relativen Wirkungsstärken bei peroraler Verabfolgung, gemessen an der Entzugsblutung bei funktionell amenorrhoischen Frauen sind in Tabelle 7 dargestellt (BISHOP, 1951). Die Wirkungsdauer wird vor allem durch Veresterung stark verlängert, sie ist beispielsweise für Oestradiolbenzoat 3mal, für Oestradiolundecylenat 25mal länger als für natürliches Oestradiol (Tabelle 8). Dabei spielt allerdings die Applikationsform eine ausschlaggebende Rolle. Aethinyloestradiol und Mestranol eignen sich ebenso wie natürliche Oestrogene ausgezeichnet zur peroralen Applikation. Parenteral werden vor allem veresterte Oestrogene verabreicht, bewährt hat sich die intra-

Tabelle 7. Relative Wirkungsstärken peroral verabfolgter Oestrogene. (Entzugsblutung bei Amenorrhoe; BISHOP, 1951)

Stilboestrol	100
Stilboestrolsulfat	44
Dienoestrol	26
Hexoestrol	5
Oestron	5
Äthinyloestradiol	2562

Tabelle 8. Beispiele für die verschiedene Wirkungsdauer und Aufbaudosis von Esterverbindungen des Oestradiols. (Nach UFER, 1966)

Steroid	Einzeldosis mg	Wirkungsdauer in Tagen	Aufbaudosis mg
Oestradiol	10 ----→	2	40–60
Oestradiolbenzoat	5 ----→	6	25–35
Oestradiolvalerianat	10 ----→	10–14	20
Oestradiolundezylat	10 ----→	40–60	–

Tabelle 9. Antiovulatorische Wirksamkeit verschiedener Oestrogene. (Nach MARTINEZ-MANAUTOU, 1966)

Substanz	Dosis	Fälle	Cyclen	ovulatorische Cyclen
Äthinyl-Oestradiol	20 μg	10	20	2
Äthinyl-Oestradiol	50 μg	20	44	1[a]
Äthinyl-Oestradiol-3-Methyl-Äther	20 μg	10	20	2
Äthinyl-Oestradiol-3-Methyl-Äther	80 μg	18	60	1
Oestradiol	1 mg	4	11	5
Oestradiol	2 mg	10	18	7
Oestradiol	5 mg	10	24	3
Oestriol	5 mg	5	7	6
Premarin	1,25 mg	10	18	12
Premarin	3,75 mg	15	17	1
Stilboestrol	5 mg	6	12	1
Total		118	251	41

[a] Sekretorisches Endometrium bei einer Patientin im 12. Cyclus.

muskuläre Injektion. Dabei kommen einerseits ölige Lösungen, andererseits Mikrokristallsuspensionen in Betracht, die letzteren sind besonders langfristig wirksam. Auch die lokale Applikation von Oestrogenen an Vulva und Vagina kann von Bedeutung sein; verlassen ist dagegen die perlinguale, rectale, percutane und intravenöse Anwendung, ferner auch die früher gelegentlich verwendete subcutane Implantation von Kristallpreßlingen.

Die Hauptindikationen für eine Oestrogentherapie sind heute:

1. Die Förderung der Entwicklung der primären und sekundären Geschlechtsmerkmale bei vegetativer Ovarialinsuffizienz.
2. Die Behandlung gewisser Cyclusstörungen.
3. Die Ovulationshemmung im Rahmen der Antikonzeption.
4. Die Behebung klimakterischer Ausfallserscheinungen.
5. Die Verbesserung des Cervicalmucus bei Sterilität.

Die wichtigsten Nebenwirkungen einer Behandlung mit Oestrogenen sind Übelkeit, Schwellung und Spannen der Brüste, sowie bei unsachgemäßer Handhabung Blutungsstörungen durch Überstimulierung des Endometriums. Die Kontraindikationen sind in etwa die gleichen wie für Ovulationshemmer, im Vordergrund stehen wiederum thromboembolische Komplikationen (s.S. 560).

b) Gestagene

Peroral appliziertes Progesteron ist außerordentlich schwach wirksam, so daß für diesen Zweck die synthetischen Abkömmlinge des 19-Nortestosterons einerseits und des 17α-Acetoxyprogesterons andererseits wichtig geworden sind (s.S. 556). Von Bedeutung sind vor allem das Medroxyprogesteronacetat (Provera, Upjohn), das Norethisteron (Primolut N, Schering), das Lynestrenol (Orgametril, N.V. Organon), das Norgestrel (Schering), das Aethynodioldiacetat (Searle) und das Dydrogesteron (Duphaston, Philips-Duphar) Abb. 34). Für parenterale Verwendung hat sich ferner das 17α-Hydroxyprogesteron bewährt. Einige seiner sehr aktiven Derivate wie Megestrolacetat und Chlormadinonacetat sind heute teilweise zurückgezogen, da bei Beagle-Hündinnen adenomatöse Mammaveränderungen beobachtet wurden. Die relative Wirksamkeit ist bei peroraler Verabfolgung je nach Testverfahren sehr unterschiedlich. Zu den schwächsten Gestagenen gehören das Medroxyprogesteronacetat, das Norethisteron und das Dydrogesteron, zu den aktivsten Norgestrel und Aethynodioldiacetat.

Ist eine langdauernde Wirkung erwünscht, dann können neben Progesteron in öliger Lösung (Proluton, Schering) oder in Kristallsuspension vor allem 17α-Hydroxyprogesteroncapronat (Proluton-Depot, Schering) oder Medroxyprogesteronacetat (Depo-Provera, Upjohn) eingesetzt werden.

Die therapeutische Bedeutung der Gestagene liegt einmal in der sekretorischen Umwandlung der proliferierten Gebärmutterschleimhaut, dann im atrophisierenden Effekt auf intrauterines und ektopes Endometrium, im zentral unterschiedlich starken Hemmeffekt und schließlich in der schwangerschaftserhaltenden Wirkung. Die Hauptindikationen für eine Behandlung sind deshalb:

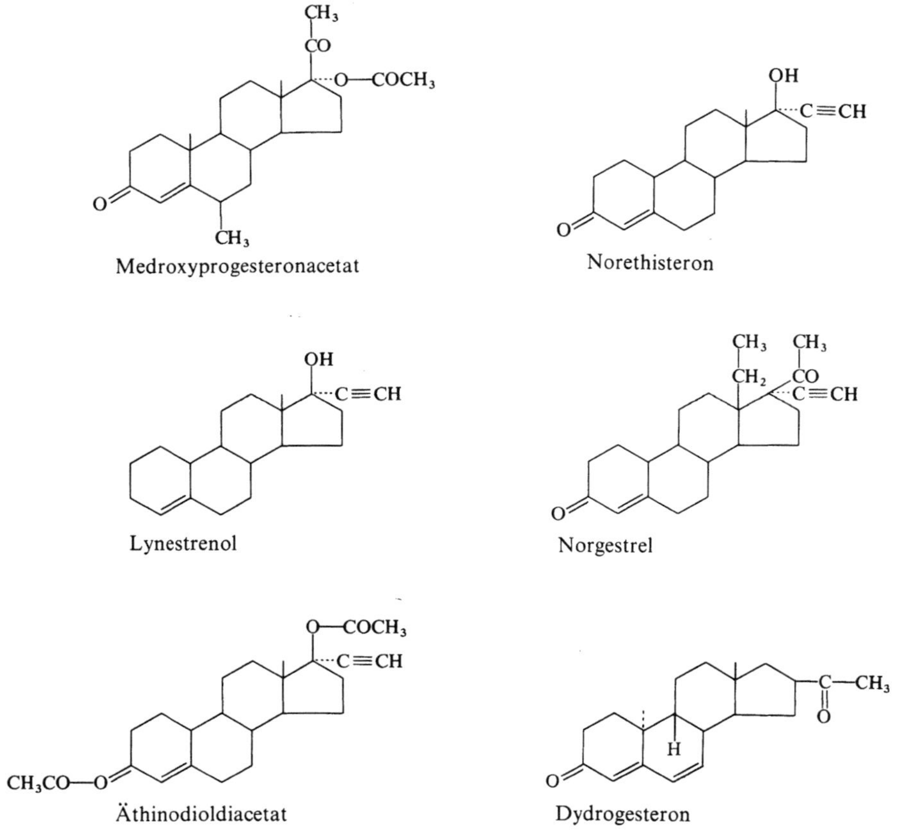

Medroxyprogesteronacetat

Norethisteron

Lynestrenol

Norgestrel

Äthinodioldiacetat

Dydrogesteron

Abb. 34. Strukturformeln wichtiger synthetischer Gestagene

1. Dysfunktionelle Blutungen und Amenorrhoe.
2. Kontrazeption.
3. Endometriose.
4. Drohender Abort.
5. Inoperable Corpus- und Mammacarcinome.

Nebenwirkungen sind selten, sie treten hinter denen der Oestrogene stark zurück. Auch die Kontraindikationen sind nicht von Bedeutung, am ehesten ist einerseits an die Blockierung auf hypothalamischer Ebene zu denken, andererseits haben viele der oben genannten Gestagene auf den weiblichen Feten einen schwach bis ausgeprägten virilisierenden Effekt. Aus diesem Grunde sollen in der Schwangerschaft nur Progesteron, Allylestrenol und 17α-Hydroxyprogesteroncapronat verwendet werden.

7. Bestimmungsmethoden

Oestrogene und Gestagene können biologisch, biochemisch, physikalisch, chemisch und immunologisch nachgewiesen werden. Zur Aktivitätsbestimmung eigenen sich vor allem Tierversuche, daneben muß die Wirkung aber auch am Menschen genau bekannt sein.

a) Oestrogene

Der empfindlichste Tierversuch der sich zur semiquantitativen Testierung eignet, ist der Allen-Doisy-Test (1923). Dabei wird die minimale Oestrogenmenge bestimmt, die bei kastrierten adulten weiblichen Mäusen oder Ratten das Schollenstadium am Vaginalepithel bewirkt. Das Verfahren diente früher zur Standardisierung, die dabei definierte internationale Einheit wurde 1950 aufgehoben, seither werden Gewichtseinheiten verwendet.

Beim Menschen wird in erster Linie die sog. Aufbaudosis geprüft, d.h. diejenige Oestrogenmenge, die zur vollen Proliferation des ruhenden Endometriums benötigt wird. Sie beträgt beispielsweise für Oestradiolbenzoat 25–30 mg verteilt auf 3–4 Wochen, für Aethinyloestradiol genügen 2 mg peroral während 3 Wochen. Wirkungsdauer und Wirkungsstärke von Oestrogenen lassen sich klinisch ferner anhand des Verschwindens und Wiederauftretens von Ausfallserscheinungen in der Postmenopause testen. Schließlich kann auch die ovulationshemmende Wirksamkeit als Vergleichsparameter dienen (Tabelle 17).

b) Gestagene

Klassisches Substrat für die Bestimmung der progestativen Wirkung ist das mit Oestrogenen vorbehandelte Endometrium von Nagetieren. Beim Allen-Corner-Test werden ovarektomierte adulte Kaninchen, beim Clauberg-Test (1930) juvenile weibliche Kaninchen verwendet. Zur Verbesserung der

Tabelle 10. Biologische Methoden zur Bestimmung der progestativen Aktivität

1929	Corner-Allen-Test	Adulte weibliche Kaninchen, die 18 Std nach der Paarung kastriert werden
1930	Clauberg-Test	Juvenile weibliche Kaninchen, die mit Oestrogen vorbehandelt sind
1934	McPhail-Test	Modifikation des Clauberg-Test
1939	McGinty-Test	Modifikation des McPhail-Test, indem die Testsubstanz intrauterin appliziert wird
1947	Hooker-Forbes-Test	Ovarektomierte Mäuse, bei denen die Testsubstanz direkt ins Lumen eines abgeschnürten Uterinsegments injiziert wird (Hypertrophie der Stromazellkerne im Endometrium)

Empfindlichkeit wurden zahlreiche Modifikationen entwickelt (Tabelle 10). Für sehr geringe Mengen eignet sich vor allem der Hooker-Forbes-Test (1947), wobei bereits 0,2 ng Progesteron genügen, um bei der Maus eine Hypertrophie der Stromazellen im Endometrium auszulösen.

Im Tierversuch gewonnene Resultate lassen sich nur unter Vorbehalt auf die Frau übertragen, um so wichtiger sind direkte Untersuchungen am Menschen. Die Wirkungsstärke eines Gestagens wird dabei vor allem anhand der Menstruationsverschiebung bei normalen Frauen, dem sog. „menses-delay-test" geprüft (GREENBLATT, 1958; SWYER, 1962). Von Bedeutung auch für die Therapie ist die Transformationsdosis, worunter man diejenige Menge eines Gestagens versteht, welche benötigt wird, um proliferiertes Endometrium sekretorisch vollständig zu transformieren (Tabelle 11). Schließlich kann die relative Wirkungsstärke auch aufgrund der zur Erzielung einer Entzugsblutung notwendigen Gestagendosis ermittelt werden

Tabelle 12. Relative Wirksamkeit von Progestinen, gemessen am Erzeugen einer Entzugsblutung als Index (bei Patienten mit adäquater endogener Oestrogenproduktion oder entsprechender Zufuhr). (Nach AYDAR, 1961)

Substanz	Dosis (mg/d während 5 d)	totale Dosis (mg)	Zeit bis zum Auftreten der Entzugsblutung (Std)
Progesteron	90 –100	450 –500	24–72
Medroxy-progesteron-acetat	2,5– 5	12,5– 25	24–72
Äthisteron	20 – 30	100 –150	24–72
Dimethisteron	10 – 15	50 – 75	24–72
Norethynodrel	2,5– 5	12,5– 25	24–72
Allyloestrenol	10 – 15	50 – 75	24–72

(Tabelle 12). Aus dem Intervall, der sog. „lag time", lassen sich außerdem Rückschlüsse auf die Wirkungsdauer ziehen.

D. Die Regulation der ovariellen Funktionen

1. Das hypothalamisch-hypophysäre System

Die Steuerung der weiblichen Sexualfunktionen erfolgt zentral. Die proprio- und exterozeptiven Reize werden in den hypothalamischen Kerngebieten in neurale und neurohumorale Impulse umgewandelt und auf neurovasculärem Wege an die Adenohypophyse weitergeleitet. Grundlegende Experimente für diese These wurden bereits im Jahre 1932 durch HOHLWEG vorgenommen und später durch zahlreiche weitere Forscher wie BARRACLOUGH, EVERETT, FLERKO, GUILLEMIN, HARRIS, JUTISZ, MCCANN, MARTINI und SCHALLY bestätigt.

Tabelle 11. Dosis verschiedener Gestagene, die zur Erzielung verschiedener Effekte nötig sind. (Nach NEVINNY-STICKEL, 1964)

Verbindung	Ovulations-hemmung	Minimaldosen (mg), die benötigt werden für:			
		Transformation des Endometriums	Menstruations-verschiebung	Blutungsstop bei funktioneller Blutung	Entzugs-blutung bei Amenorrhoe
6-Chloro-6-Dehydro-17α-Acetoxy-Progesteron	1–3	20	4[a]	4[a]	2
1,2α-Methylen-6-Chloro-6-Dehydro-17α-Acetoxyprogesteron	2–3	20	3[a]	3[a]	2
9α-Fluoro-11-Hydroxy-16-Methylen-17α-Acetoxyprogesteron	1–4	30	20[a]	4[a]	2
17α-Äthinyl-19-Nortestosteron-Acetat	4[a]	40	10	8	4
17α-Äthinyl-Oestrenol	5	150	10	–	–
17α-Hydroxy-19-Norprogesteron-17-Acetat	10[a]	100	25[a]	>20	20
17α-Allyloestrenol	25	250	30[a]	20	40

[a] Wenn Oestrogene zugefügt werden.

Die anatomischen Strukturen sind bereits an anderer Stelle (s. Kap. II, S. 23) im einzelnen dargestellt, es sollen hier nur einige wenige Aspekte herausgegriffen werden. Im vorderen Anteil des Hypothalamus befinden sich der Nucleus supraopticus und der Nucleus paraventricularis, in deren Ganglien die Neurohormone Vasopressin und Oxytocin gebildet werden. Die für die Gonadotroinsekretion maßgebenden Zentren liegen unmittelbar darunter. Untersuchungen bei Ratten haben ergeben, daß die Zonen zwischen Chiasma opticum, vorderer Kommissur und Nucleus paraventricularis vor allem mit der FSH-Sekretion in Verbindung stehen, während die suprachiasmatische und präoptische Region sowie die basalen Anteile des Nucleus paraventricularis, des Nucleus arcuatus und des Nucleus ventromedialis wahrscheinlich für die Steuerung der LH-Sekretion von Bedeutung sind. Am gleichen Versuchstier konnte BARRACLOUGH (1961) zeigen, daß möglicherweise die Kerngebiete im Bereiche des Nucleus arcuatus die LH-Freisetzung eher kontinuierlich, die suprachiasmatischen und präoptischen Zonen dagegen eher intermittierend stimulieren. Aufgrund dieser und weiterer Ergebnisse wurden auch beim Menschen zwei regulatorische Systeme postuliert, nämlich ein tonisches Primärzentrum und ein cyclisches Sekundärzentrum. Das erstere, das im Gebiet der Area periventricularis und der Eminentia mediana lokalisiert sein dürfte, wäre in erster Linie für die dauernde Stimulation der Bildung und Ausschüttung von FSH und LH und möglicherweise auch für die Hemmung von Prolactin (s. S. 28) verantwortlich. Das sekundäre System im rostralen Hypothalamus unterhalb des Nucleus paraventricularis dürfte bei der Frau dagegen vor allem die periodische Freisetzung von LH regulieren, wobei der Funktionszustand zweifellos durch propriozeptive und exterozeptive Reize beeinflußt wird. Die Axone aller dieser Kerne bilden in ihrer Gesamtheit den Tractus tubero-hypophyseus, dessen Nervenfasern im Gebiet der Eminentia mediana, dem vordersten Anteil des Tuber cinereum liegen. Dieses Gebiet weist reichlich Capillaren auf, daneben die sog. Herringschen Körperchen, erweiterte Axone, die im perivasculären Raum des hypophysären Pfortadersystems enden. Sie stellen das anatomische Substrat der hypothalamisch-hypophysären Überträgermechanismen dar.

Neben den beschriebenen Kerngebieten haben auch zahlreiche andere diencephale und mesencephale Strukturen Einfluß auf die zentrale Steuerung der vegetativen und generativen Funktion der Ovarien. Afferente Impulse werden über die Formatio reticularis dem limbischen System übermittelt, sowohl der Hippocampus, wie die Corpora mamillaria und der Nucleus amygdalae üben dabei wahrscheinlich vorwiegend eine Hemmwirkung aus. Psychische und vegetative Einflüsse scheinen ebenfalls in erster Linie über das limbische System zu wirken. Die intracerebrale Übertragung erfolgt neurohumoral, Überträgerstoffe sind vor allem Katecholamine, Noradrenalin, Serotonin und Dopamin.

Für eine eingehende Information sei auf die Übersichten von HARRIS (1955), GUILLEMIN (1967), MARTINI (1968), SCHALLY (1972) verwiesen.

2. Releasing-Hormone

Schon seit geraumer Zeit ist bekannt, daß Extrakte aus tierischen Hypothalami gonadotropinfreisetzende Aktivität besitzen (MCCANN, 1962; GUILLEMIN, 1964; SCHALLY, 1964; HARRIS, 1966). Ähnliche Aktivitäten konnten 1967 durch SCHALLY auch aus dem menschlichen Hypothalamus gewonnen werden, die größte Konzentration wurde dabei in der Eminentia mediana gefunden. 1971 gelang es wiederum SCHALLY und seiner Arbeitsgruppe das Steuerungsprinzip von FSH und LH mittels 12 aufeinanderfolgender Reinigungsschritte aus 165000 Schweinehypothalami zu isolieren. Noch im gleichen Jahr wurde durch die gleichen Forscher auch die Struktur aufgeklärt. Entgegen früheren Annahmen handelt es sich um ein niedrig molekulares Decapeptid mit einem Molekulargewicht von 1181 und der Aminosäuresequenz

pyro–GLU–HIS–TRP–SER–TYR–
GLY–LEU–ARG–PRO–GLY–NH2.

Fast gleichzeitig erfolgte auch die Synthese durch MATSUO (1971) und GEIGER (1971).

Nach dem Vorschlag von SCHALLY wurde das neue Prinzip nicht mehr als Releasing Factor (RF), sondern als Releasing Hormone (RH) bezeichnet. Die Nomenklatur ist bis heute uneinheitlich geblieben, als Synonyme sind vor allem die Abkürzungen LH-RH, LRH, GnRh und LRF üblich.

Zahlreiche Tierversuche haben gezeigt, daß synthetisches und natürliches LH-RH in identischer Weise vor allem LH, etwas weniger aber auch FSH freisetzt. Bis heute ist damit die Frage nicht restlos geklärt, ob natürlicherweise eines oder mehrere solcher Neurohormone für die Regulation der Gonadotropinsekretion verantwortlich sind. Umstritten ist ferner auch die Frage, ob LH-RH nicht nur die Ausschüttung, sondern auch die Synthese fördert, wofür allerdings eine Reihe von Tierversuchen sprechen (REDDING, 1971). Neben Releasing-Hormonen werden im Hypothalamus zweifellos auch Hemmfaktoren produziert. Die Verhältnisse bei den Gonadotropinen sind dabei nicht geklärt (WHITE, 1968), dagegen kann die Existenz eines prolactinhemmenden Faktors (PIF) nicht bezweifelt werden (s.S. 80).

Die Sekretion von LH-RH erfolgt durch die hypothalamischen Nervenendigungen in der Eminentia mediana. Es gelangt von dort über den Capillarplexus in das hypophysäre Pfortadersystem, wo es sich heute in erhöhter Konzentration nachweisen läßt. Periphere Sexualsteroide wirken modulierend, Oestradiol führt zu einer Verminderung der Freisetzung, Progesteron allein dagegen hat kaum einen Einfluß (ARIMURA, 1972). Der Wirkungsmechanismus von LH-RH bezüglich der Gonadotropinfreisetzung ist noch nicht in den Einzelheiten bekannt, nach Ansicht einiger Forscher ist cyclisches AMP als entscheidende Zwischenstufe involviert (JUTISZ, 1973).

Beim Menschen führt die Applikation von synthetischem LH-RH zunächst in erster Linie zu einer ausgeprägten LH-Freisetzung, vorausgesetzt allerdings, daß im Hypophysenvorderlappen entsprechende Aktivitäten bereits vorhanden sind. Klinisch wird dieser Effekt als LH-RH-Test für die funktionelle Prüfung der hypophysären Reserven verwendet (s.S. 598). Therapeutisch sind die Ergebnisse bisher nicht besonders ermutigend (ZARATE, 1972; KELLER, 1972, 1973; CZYGAN, 1973), was vor allem daran liegen dürfte, daß die induzierte FSH-Freisetzung bescheiden bleibt. Eine Ausnahme bildet höchstens die zeitliche Festlegung des Ovulationstermins bei voller Reife eines Follikels. Weitere Fortschritte sind jedoch von seiten neuentwickelter, potenter Analoge des LH-RH zu erwarten, welche sich durch eine etwas veränderte Aminosäuresequenz unterscheiden (Abb. 35). Ihre Wirkung ist sowohl bezüglich der LH-, wie vor allem auch der FSH-Freisetzung länger und kräftiger (Abb. 36). Bereits liegen auch vereinzelte Berichte über erfolgreiche Behandlung von anovulatorischen Sterilitätsfällen vor (FORSBACH, 1976).

Gn - RH

ANALOGE

D - Ser (TBU)^{6} - EA^{10} - LH - RH

D - Leu^{6} - Des - Gly^{10} - EA - LH - RH

D - Ala^{6} - Des - Gly^{10} - EA - LH - RH

Abb. 35. LH-RH-Analoge

3. Regulationsmechanismen

Die hypothalamischen Kerngebiete, der Hypophysenvorderlappen und die Ovarien stellen einen neurohumoralen Funktionskreis dar, der sich nach den Prinzipien der Kybernetik selbst reguliert (Abb. 37). Der Rückkoppelungsmechanismus wird auch als Feedback bezeichnet, er kann positiv oder negativ sein, je nachdem ob Stimulations- oder Hemmeffekte im Vordergrund stehen.

Das Ovar wirkt durch die von ihm produzierten Oestrogen- und Gestagensekretion auf die hypothalamischen Receptoren ein. Man bezeichnet dies als langen oder externen Feedback. Kleine Dosen

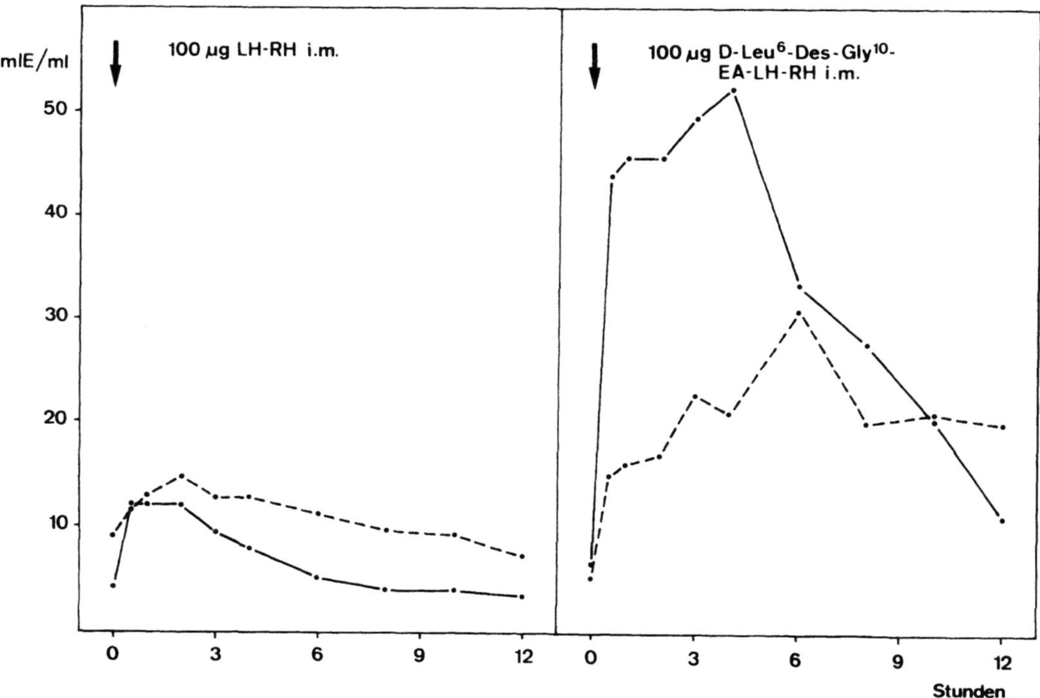

Abb. 36. LH- und FSH-Freisetzung nach intramuskulärer Applikation von LH-RH und von D-Leu^{6}-Des-Gly^{10}-EA-LH-RH

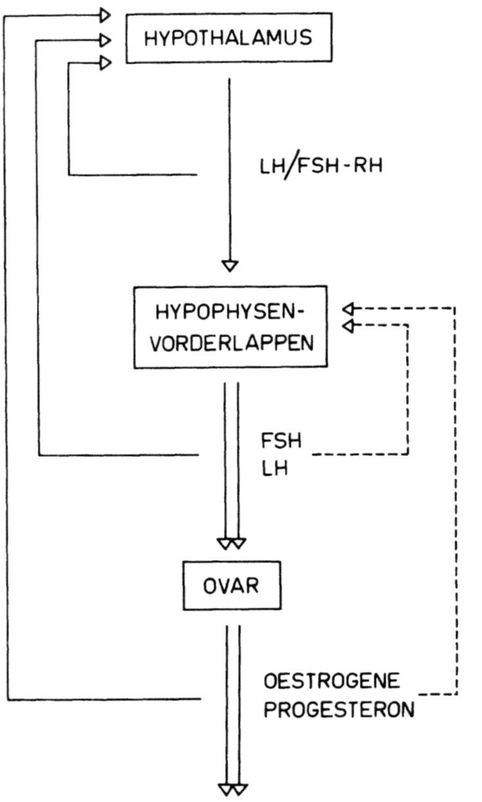

Abb. 37. Feedback-Mechanismen der hypothalamisch-hypophysär-ovariellen Achse

von Oestrogenen und wahrscheinlich auch von Gestagenen wirken dabei im Sinne des Hohlweg-Effekts zentral stimulierend, sie können deshalb therapeutisch zur Cyclusregulation, ausnahmsweise sogar zur Ovulationsinduktion verwendet werden (s.S. 572). Höhere Dosen von natürlichen und synthetischen Oestrogenen und Progestagenen, wie den Derivaten des 19-Nortestosterons und des 17-Acetoxyprogesterons, haben einen umgekehrten Effekt, sie blockieren die Freisetzung der Gonadotropine weitgehend. Therapeutisch wird dieser Effekt bei allen Ovulationshemmern verwendet, welche durch Unterdrückung der midcyclischen LH-Spitze den Eisprung verunmöglichen. Auch bei der Behandlung des klimakterischen Syndroms mit Oestrogenen findet eine weitgehende Hemmung der Gonadotropinsekretion statt.

Oestrogene und Gestagene können ohne Zweifel auch direkt auf den Hypophysenvorderlappen einwirken, ob dabei in erster Linie nur die Freisetzung oder auch die Produktion der Gonadotropine moduliert wird, ist noch unzureichend geklärt.

Als kurzer oder interner Feedback wird die Rückwirkung von FSH und LH selbst auf die hypothalamischen Kerngebiete verstanden (SZONTAGH, 1964; DAVID, 1966). Seine Existenz ist umstritten und die Bedeutung ist bis heute noch nicht restlos geklärt; dasselbe gilt auch für den postulierten ultrakurzen Feedback zwischen Releasing-Hormonen und Steuerungszentren.

Wie bereits besprochen, wird die Funktion des Hypothalamus auch durch Afferenzen vom Cortex, vom limbischen System und von der mesencephalen Formatio reticularis aus moduliert. Gewisse Drogen können ebenfalls einen Einfluß haben, so Morphin, Reserpin, Atropin, Pentobarbital und Chlorpromazin; sie sind vor allem hemmender Natur. Auch Clomid übt seine antioestrogenen Effekte teilweise über eine zentrale Hemmung aus (KELLER, 1968).

Die geschilderten Zusammenhänge erklären teilweise die Regulation des menstruellen Cyclus. Mit ROTHCHILD (1967) läßt sich dabei etwa folgende Arbeitshypothese annehmen: Bereits unmittelbar prämenstruell steigen die FSH-Werte an, es kommt dadurch zu einer fortschreitenden Reifung eines Follikels. Damit nimmt spätestens nach Schluß der Menstruation die Oestrogenproduktion zu, was wiederum die FSH-Freisetzung hemmt. Unmittelbar präovulatorisch fällt im Serum das 17β-Oestradiol ab, gleichzeitig beginnt aber das 17α-Hydroxyprogesteron anzusteigen. Das erste könnte zu einem negativen, das zweite zu einem positiven Feedback führen, beide Einflüsse sind möglicherweise für die Auslösung der unmittelbar nachfolgenden midcyclischen LH-Spitze verantwortlich, welche die Ovulation auslöst. Sie dürfte sich selbst sofort wieder hemmen, unterstützt durch die alsbald ansteigenden Progesteronspiegel. In der Sekretionsphase herrscht ein relatives Gleichgewicht zwischen LH und den durch das teilweise autonome Curpus luteum gebildeten Oestrogenen und Gestagenen. Das rasche Absinken dieser Steroide am Ende des Cyclus führt einerseits zur Menstruation, andererseits zu einer positiven zentralen Rückwirkung mit wiederum vermehrter Ausschüttung von FSH, womit eine neue Follikelreifungsphase eingeleitet wird.

Besonders die periovulatorischen Interaktionen zwischen Gonadotropinen und peripheren Steroiden sind teilweise noch nicht hinreichend geklärt. Eine Reihe von Untersuchungen haben ergeben, daß die individuellen Unterschiede beträchtlich sind (LEYENDECKER, 1972; TAYMOR, 1974), was bisher eine einheitliche Modellvorstellung verunmöglichte.

4. Die hypophysären Gonadotropine

Die direkte Steuerung der Ovarien erfolgt in der geschlechtsreifen Phase der Frau durch das *follikelstimulierende Hormon* (FSH) und das *luteinisierende Hormon* (LH), das früher auch als interstitialzellstimulierendes Hormon (ICSH) bezeichnet wurde. Während langer Zeit war die Existenz von zwei prinzipiell verschiedenen gonadotropen Aktivitäten umstritten; es ist dies heute durch teilweise

Charakterisierung der Untereinheiten, durch die verschiedenen immunologischen Eigenschaften und durch das unterschiedliche metabolische Verhalten eindeutig bewiesen. Als drittes Gonadotropin wird oft das Prolactin (s.S. 79) bezeichnet, das aber beim Menschen bei der ovariellen Steuerung von untergeordneter Bedeutung ist. So können bei hypophysektomierten Patientinnen mit FSH und LH allein biphasische Cyclen mit normaler Gelbkörperfunktion erzielt werden (GEMZELL, 1964). Ein isoliertes luteotropes Hormon (LTH) konnte beim Menschen bisher nicht nachgewiesen werden, dies ganz im Gegensatz zu den Verhältnissen bei Nagetieren.

a) Struktur

FSH und LH sind Glykoproteide. Das Molekulargewicht von FSH wird auf 35000 ± 1000 (RYAN, 1971) geschätzt. Während die Reindarstellung bisher nicht gelungen ist, sind potente Präparate mit Aktivitäten bis 14000 IE/mg verfügbar. Das Molekül setzt sich aus der den Gonadotropinen weitgehend gemeinsamen α-Untereinheit und der hormonspezifischen β-Untereinheit zusammen (Tabelle 13). Das wichtigste Kohlenhydrat scheint Mannose zu sein, von Bedeutung ist ferner die Sialinsäure, deren Abspaltung zu einem partiellen Verlust der biologischen, nicht aber der immunologischen Aktivität führt. Auch LH steht bisher nicht in absolut reiner Form zur Verfügung, potente Präparate können aber eine Aktivität bis zu 5200 IE/mg aufweisen (RATHNAM, 1970). Das Molekulargewicht dürfte etwa 16000 betragen, das Hormon liegt ebenfalls als Dimer mit einer α- und β-Untereinheit vor, die letztere ist wie bei FSH und HCG weitgehend spezifisch für die biologische Aktivität (Tabelle 13). Die Sequenz ist nicht restlos geklärt, entsprechende Formeln wurden aber vor allem für tierisches LH aufgestellt (WARD, 1972).

Tabelle 13. Zusammensetzung der Untereinheiten von FSH und LH. (Nach RATHNAM, 1972)

Aminosäure	FSH (g/100 g Protein)		LH (g/100 g Protein)	
	α	β	α	β
Lysin	5,6	6,5	5,3	3,9
Histidin	3,2	1,6	3,3	3,8
Arginin	4,0	3,0	5,3	8,0
Asparaginsäure	8,7	8,7	8,1	6,8
Threonin	6,3	7,0	7,2	5,6
Serin	5,1	4,2	5,4	5,3
Glutaminsäure	11,4	11,2	10,3	8,3
Prolin	7,4	10,3	8,2	14,7
Glycin	3,4	2,2	2,7	2,8
Alanin	4,8	4,6	3,6	4,1
Valin	5,9	5,8	7,6	7,9
Cystin	5,1	13,0	8,2	5,8
Methionin	6,4	1,3	2,2	2,1
Isoleucin	3,6	4,1	4,9	5,2
Leucin	4,8	5,1	5,0	6,4
Tyrosin	1,7	4,3	6,0	3,3
Phenylalanin	5,4	4,0	5,3	4,3

b) Produktion und Plasmagehalt

Die Bildung von FSH und LH erfolgt in der Adenohypophyse, immunohistologische Untersuchungen mit spezifischen Antiseren ergaben dabei in allen chromophilen Zellen positive Reaktionen, ausgenommen in den Gruppen, welche ACTH, TSH oder STH produzieren. Schon in der Fetalperiode vermag der Hypophysenvorderlappen Gonadotropine zu synthetisieren, für FSH ließ sich dies bereits in der 14. Woche (GITLIN, 1969), für LH in der 18. Woche (LEVINA, 1966) nachweisen. In der frühen Kindheit ist die Produktion gering, im Gegensatz zu früheren Meinungen jedoch eindeutig vorhanden. Während der Pubertät nimmt die Konzentration beider Gonadotropine allmählich zu, die höchsten Werte finden sich dabei in der Postmenopause, die tiefsten in der Schwangerschaft (Tabelle 14).

Die Produktionsrate von FSH beträgt nach Untersuchungen von COBLE (1969) bei jungen Frauen etwa 210 IE/24 Std, bei menopausierten Frauen 3088 IE/24 Std. Spätere Untersuchungen (PEPPERELL, 1973) kamen jedoch zu tieferen Schätzungen von lediglich etwa 30 IE täglich. Für LH betragen die entsprechenden Werte 1100 IE bzw. 3500 IE/24 Std, bei Einnahme von Ovulationshemmern soll sie auf knapp 600 IE/24 Std absinken (KOHLER, 1968).

Die geschilderten Verhältnisse spiegeln sich auch im Plasma wider. Am Ende des ersten Trimesters finden sich bei weiblichen Feten recht hohe FSH-Spiegel (KAPLAN, 1969). Es dient dies wahrscheinlich in erster Linie der Entwicklung der Gonaden, welche zu diesem Zeitpunkt bereits differenziert sind. Untersuchungen von FRANCHIMONT (1968) ergaben bei 30 Wochen alten Feten durchschnittliche FSH-Werte von 12,0 mIE/ml, die LH-Werte waren noch bedeutend höher, doch dürfte dies auf eine Kreuzreaktion mit zirkulierendem HCG zu-

Tabelle 14. LH-Gehalt von menschlichen Hypophysen. (Nach RYAN, 1962)

	Anzahl der verarbeiteten Hypophysen	LH pro[a] g Feuchtgewicht	LH pro[a] Hypophyse
Kinder bis 5 Jahre	4	0,37 (0,05–0,55)	0,034 (0,009–0,052)
Frauen (20–40 J.)	5	2,48 (0,24–5,14)	1,25 (0,16–2,21)
Frauen in der Prämenopause	2	3,70 (3,16–4,23)	1,92 (1,31–2,53)
Frauen in der Post-Menopause	4	7,64 (2,04–15,13)	3,45 (1,19–5,46)

[a] In mg NIH-LH-S_1. In Klammern sind die Extremwerte angegeben.

Tabelle 15. FSH-Werte im Serum von frühgeborenen und Termin-Kindern. (Nach Franchimont, 1968)

Alter	Kinder		Mutter mIE/ml Serum
	♀ mIE/ml Serum	♂ mIE/ml Serum	
30.–31. SSW	12,0 ± 1,75 (5)	–	0,28
32.–35. SSW	9,3 ± 1,60 (6)	3,1 ± 0,84 (7)	0,25
36.–39. SSW	8,0 ± 1,05 (4)	5,7 ± 0,57 (8)	0,18
Termin	5,3 ± 1,37 (7)	2,4 ± 0,46 (7)	
1jährig	1,2 ± 0,6 (14)	0,9 ± 0,5 (10)	

rückzuführen sein. Im weiteren Verlaufe der Schwangerschaft soll ein Abfall stattfinden (Tabelle 15), der sich nach der Geburt noch verstärkt.

Während der *Kindheit* lassen sich die Gonadotropine zwar immer nachweisen, die Werte sind jedoch wesentlich tiefer als in der fertilen Periode. Beim 1jährigen Mädchen wurden mittlere FSH-Werte von 1,2 mIE/ml gefunden (Franchimont, 1968), im Alter von 5–8 Jahren betragen sie 3–4,4, mit 9–10 Jahren 3–6,3, mit 11–12 Jahren 5,3–10,1 mIE/ml (Yen, 1970; Burr, 1970; Lee, 1970). Ähnliche Befunde ergaben sich auch für LH, die gleichen Autoren fanden bei den genannten Altersgruppen Mittelwerte von 1,9–8,7 bzw. 2,5–8,1 bzw. 6,6–9,1 mIE/ml.

In der *Pubertät* kommt es zu einer weiteren Steigerung der Gonadotropinsekretion. Nach Untersuchungen von *Sizonenko* (1970) betragen die durchschnittlichen FSH- und LH-Werte unmittelbar vor Beginn der Pubertät 3,7 resp. 6,8 mIE/ml (umgerechnet), im Stadium 4 der Pubertät nach Tanner (1962) aber bereits 8,4 resp. 10,7 mIE/ml (umgerechnet).

Im *menstruellen Cyclus* ist das Sekretionsmuster der Gonadotropine rhythmisch, wie zahlreiche biologische und radioimmunologische Untersuchungen ergeben haben. Unmittelbar postmenstruell finden sich noch relativ hohe FSH-Werte, sie sinken im Laufe der Proliferationsphase aus den früher besprochenen Gründen etwas ab. Periovulatorisch ist vor allem die ausgeprägte LH-Spitze eindrücklich, welche für die Ovulation verantwortlich sein dürfte. Die FSH-Werte steigen zu diesem Zeitpunkt ebenfalls an, jedoch in bedeutend geringerem Maße. Während der Sekretionsphase liegen sowohl die FSH- wie LH-Werte eher tiefer als in der Proliferationsphase, ausnahmsweise können die letzteren vorübergehend erhöht sein; es könnte dies Ausdruck einer ungenügenden Steroidproduktion des Gelbkörpers sein. Bereits prämenstruell kommt es zu einem erneuten Anstieg der FSH-Spiegel (Abb. 38).

Entsprechend diesem Sekretionsmuster lassen sich bei geschlechtsreifen Frauen Normalbereiche nur mit Schwierigkeiten definieren. Beide gonadotropen Aktivitäten bewegen sich dabei zwischen 2 und 25 mIE/ml, recht unterschiedlich sind auch

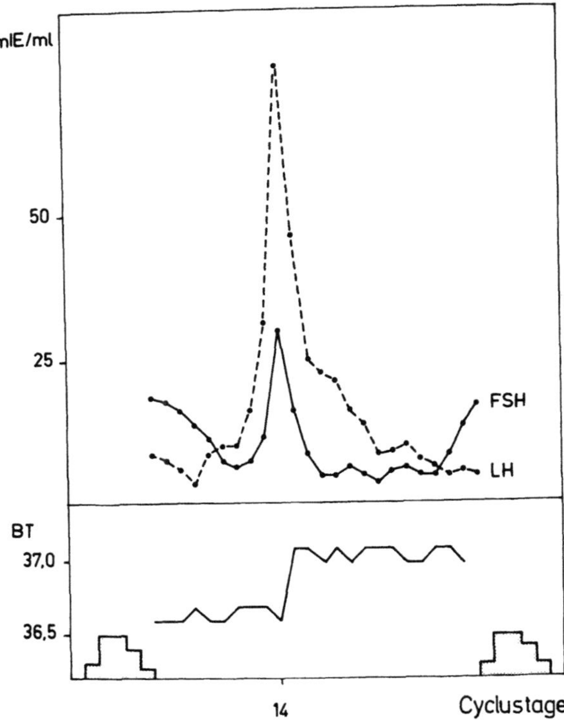

Abb. 38. FSH- und LH-Werte im Serum während eines normalen Cyclus

die Angaben für die midcyclischen Maxima. Sie bewegen sich für FSH zwischen 8,0 (Faiman, 1967) und 51,8 mIE/ml (Saxena, 1968), für LH zwischen 29,3 (Taymor, 1968) und 108,3 mIE/ml (Saxena, 1968). Die FSH/LH-Ratio beträgt midcyclisch 0,2–0,5, sonst 1–2.

Im *Klimakterium* kommt es als Reaktion auf den Ausfall zunächst der generativen, dann auch der vegetativen Ovarialfunktion zu einem raschen Anstieg der Gonadotropinsekretion, postmenopausal finden sich FSH-Werte von 25–200 mIE/ml und LH-Werte von 25–50 mIE/ml. Die FSH/LH-Ratio verschiebt sich somit zugunsten des FSH.

Die erhöhte gonadotrope Aktivität läßt sich bis ins hohe Alter nachweisen; 25 und mehr Jahre nach der Menopause kommt es zu einem allmählichen Absinken, jedoch nie in den Bereich der fertilen Lebensphase. Ähnliche Verhältnisse finden sich auch nach Kastration, nach einem kurzen Abfall (Monroe, 1972) kommt es wenige Tage später zu einem allmählichen Anstieg der Gonadotropine im Serum, postmenopausale Werte werden jedoch erst 20–40 Tage später erreicht (Ostergard, 1970; Wallach, 1970).

Die FSH- und vor allem die LH-Spiegel zeigen in allen Phasen des Lebens kurzfristige, periodische Schwankungen. Bei der geschlechtsreifen Frau sollen in der frühen Proliferations- und Lutealphase und zum Zeitpunkt der Ovulation alle 1–2 Std LH-Spitzen auftreten, sie sind offenbar während der mittleren und späten Lutealphase seltener und fehlen in der späten Proliferationsphase völlig. Die Amplitude beträgt midcyclisch 10–30 mIE/ml, in den übrigen Phasen lediglich 5–15 mIE/ml (MIDGLEY, 1971; YEN, 1972). Entsprechende Veränderungen finden sich auch nach der Menopause, die LH-Maxima und -Minima folgen sich dabei im Abstand von jeweils etwa einer Stunde (YEN, 1972).

c) Stoffwechsel und Ausscheidung

Die *metabolische Clearance* von FSH beträgt bei konstanter Infusion bei menstruierten Frauen $14{,}2 \pm 1{,}1$ ml/min, in der Postmenopause $12{,}6 \pm 1{,}1$ ml/min (COBLE, 1969). Die entsprechenden Werte bei jungen und menopausierten Frauen werden mit $24{,}4 \pm 1{,}8$ und $25{,}6 \pm 4{,}1$ ml/min angegeben (KOHLER, 1968). Erstaunlicherweise weicht dieses Verhalten sehr stark von dem des HCG ab, wo die metabolischen Clearancerate auf 1,9 ml/min geschätzt wird (RIZKALLAH, 1969).

Die Angaben über die zirkulatorische *Halbwertszeit* der Gonadotropine sind je nach Untersuchungstechnik unterschiedlich. Charakteristisch ist ein zunächst steiler, dann sich immer mehr verflachender Abfall. Für FSH beträgt die initiale Halbwertszeit nach PARLOW (1965) 3 Std, spätere radioimmunologische Bestimmungen bestätigten dies weitgehend. So fand COBLE (1969) nach Injektion von hochgereinigtem FSH eine multiexponentielle Kurve mit einem initialen Wert von ebenfalls 3 Std, YEN (1970) nach Hypophysektomie einen solchen von 3,9 Std, FRANCHIMONT (1971) nach intravenöser Injektion 130 ± 15 min und PEPPERELL (1973) unter gleichen Bedingungen ebenfalls 2,4–3 Std. Die zirkulatorische Halbwertszeit von LH ist demgegenüber bedeutend kürzer, PARLOW (1965) gibt initial 1 Std, KOHLER (1968) 30–60 min an, was auch von PEPPERELL (1973) bestätigt wurde. Nach Hypophysektomie fand YEN (1970) einen Initialwert von 21 min, der jedoch bereits nach 24 Std auf 235 min anstieg.

Abbau und Ausscheidung der Gonadotropine sind bis heute nicht restlos geklärt. Die *renale Clearance* von FSH wurde mit 0,58 ml/min, diejenige von LH mit 0,14 ml/min bestimmt (KELLER, 1966). Es ist dies weniger als 5% der entsprechenden metabolischen Clearancerate, so daß offensichtlich nur geringe Mengen im Urin in biologisch aktiver Form erscheinen. Damit muß angenommen werden, daß der Großteil der Gonadotropine durch bisher ungeklärte Stoffwechselvorgänge abgebaut wird. Die Ausscheidungsmuster im Urin entsprechen denjenigen im Serum (FUKUSHIMA, 1974; ROSEMBERG, 1975).

d) Biologische Wirkungen

Bei der Frau stimuliert das FSH in erster Linie die Reifung des Follikels und damit auch die Oestrogenbiosynthese in den Granulosa- und Thecazellen. LH ist zunächst für die Auslösung der Ovulation verantwortlich, unter seinem Einfluß erfolgt unmittelbar anschließend die Luteinisierung und damit die Bildung des Corpus luteum. Es hat beim Menschen daneben auch luteotrope Wirkung und steuert somit die Biosynthese von Progesteron während der normalen Sekretionsphase.

Die Wirkung der Gonadotropine in den steroidproduzierenden Zellen selbst ist noch nicht völlig geklärt. Versuche mit J^{125}-markiertem LH haben gezeigt, daß es durch spezifische Receptoren aufgenommen und zu einem Teil zurückbehalten wird. Pro Zelle sollen weniger als 10 Receptorstellen vorhanden sein; die Fraktionierung der subcellulären Strukturen hat ergeben, daß sie sich vor allem im Cytoplasma, Cytosol und in der Kernmembran lokalisieren (COULSON, 1972).

Wie neuere Untersuchungen ergeben haben (BUTCHER, 1968; NISWENDER, 1972), erfolgt die Stimulation der Steroidbiosynthese über cyclisches 3′, 5′-AMP, welches seinerseits aus ATP gebildet wird. Das hierzu notwendige Enzym, die membrangebundene Adenylcyclase, steht ebenfalls unter dem Einfluß von LH. Cyclisches AMP scheint vor allem für die Formation von Pregnenolon aus Cholesterin von Bedeutung, indem es über ein weiteres Protein dessen Eintritt in die Mitochondrien erleichtert (HALL, 1965). LH beeinflußt ferner auch andere Enzymsysteme, so etwa die Cholesterinesterase.

e) Nachweis

Die Bestimmung von FSH und LH erfolgt für klinische Fragestellungen heute vorzugsweise mit radioimmunologischen Methoden (s.S. 597). Immunochemische Verfahren haben lediglich semiquantitativen Charakter, sie sind heute nur noch von geringer Bedeutung.

Biologische Verfahren spielen vor allem für Forschungszwecke noch immer eine Rolle; ihr Hauptvorzug liegt in der Möglichkeit, den Effekt in vivo beobachten zu können. Die früher übliche Bestimmung der totalen gonadotropen Aktivität (TGA), wie sie vor allem am Uterus der infantilen Maus vorgenommen wurde, hat heute wegen fehlender Spezifität kaum mehr Bedeutung. FSH kann im Augmentationstest nach STEELMAN und POHLEY (1953) erfaßt werden, als Endpunkt dient das Ovargewicht HCG-stimulierter infantiler Ratten. LH läßt sich wahlweise entweder im Ventral-Prostata-Test (GREEP, 1941) oder im Ovarascorbinsäuredepletionstest nach PARLOW (1958, 1961) bestimmen. Im ersten Fall wird als Parameter das Gewicht des ventralen Anteils der Prostata hypophysektomierter Ratten, im zweiten Fall der Abfall der Ascorbinsäure im Ovar infantiler, pseudogravider Ratten verwendet. Alle drei Verfahren sind sehr zuverlässig, bedingen aber eine ziemlich aufwendige Extraktion der gonadotropen Aktivität; die Empfindlichkeit ist im Vergleich zu radioimmunologischen Systemen bescheiden.

Als Referenzpräparat für Gonadotropinbestimmungen dient auch heute noch vorzugsweise das 2. internationale Referenzpräparat für HMG, dessen immunologische und biologische Eigenschaften allerdings unterschiedlich sind, so daß radioimmunologisch, immunochemisch oder biologisch erhobene Resultate nicht direkt vergleichbar sind.

E. Die Ovulation

Zentrales Ereignis im normalen ovariellen Cyclus ist der Eisprung, wobei das befruchtungsfähige Ei über einen besonderen Auffangmechanismus in die Ampulle tubae gelangt. Willkürliche Auslösung und Hemmung bilden die Grundlage der heute weltweit geübten positiven und negativen Beeinflussung der menschlichen Reproduktion.

Die anatomischen, physiologischen und endokrinologischen Besonderheiten sind auf den Seiten 528 u. 532 dargestellt.

1. Nachweis der Ovulation

Der einzig sichere Beweis für eine eingetretene Ovulation ist die Schwangerschaft, dennoch muß die Beurteilung in der Regel anhand anderer, indirekter Kriterien erfolgen.

a) Basaltemperatur (s.S. 593)

Die Basaltemperaturkurve stellt eine relativ zuverlässige Methode dar; eine Ovulation darf angenommen werden, wenn ohne äußere Einwirkung ein mindestens 7 Tage dauernder Anstieg um 0,3–0,5° C stattfindet. Ausnahmsweise kann dies allerdings auch durch Luteinisierung eines Follikels bedingt sein, wie es gelegentlich nach Stimulationsbehandlung mit HCG beobachtet wird. Umgekehrt fehlt gelegentlich der thermogenetische Effekt des im Gelbkörper gebildeten Progesterons, trotz eingetretener Ovulation bleibt die Basaltemperatur tief. Solche Frauen weisen eine wohl zentral bedingte Temperaturresistenz gegenüber allen Gestagenen auf.

b) Progesteronbestimmung im Serum (s.S. 596)

Unmittelbar postovulatorisch kommt es zu einem sehr steilen Anstieg der Progesteronsekretion, die sich radioimmunologisch im Plasma leicht nachweisen läßt. Werte über 10 ng/ml sind mit wenigen Einschränkungen für den vorausgegangenen Eisprung beweisend; sie werden bei bloßer Luteinisierung von Thecazellen nur in Ausnahmefällen erreicht. Gelegentlich wird auch an Stelle von Progesteron die Pregnandiolausscheidung im Urin bestimmt, dabei sind Werte über 5 mg/24 Std für einen ovulatorischen Cyclus ebenfalls weitgehend beweisend.

c) Endometriumsbiopsie (s.S. 596)

Sehr zuverlässig läßt sich der ovulatorische Cyclus auch anhand der sekretorischen Umwandlung des Endometriums nachweisen. Da die Reifung der Gebärmutterschleimhaut unter der Einwirkung von Progesteron relativ regelmäßig und gleichartig erfolgt (Noyes, 1950, 1956), kann der geübte Untersucher anhand des histologischen Bildes ziemlich genau auf den Zeitpunkt der Ovulation schließen.

d) Vaginalcytologie (s.S. 595)

Durch Beurteilung serienmäßiger Vaginalabstriche lassen sich die einzelnen Cyclusphasen und damit auch der Eintritt der Ovulation ziemlich genau überprüfen. Die Bedeutung dieses Verfahrens ist indessen zurückgegangen, da der Aufwand beträchtlich ist und die Ergebnisse weniger spezifisch sind als bei anderen Methoden.

e) Prospektive Methoden

Die Voraussage der Ovulation stößt auch heute auf Schwierigkeiten. Durch kontinuierliche Beurteilung des Cervical-Scores (s.S. 594) läßt sich lediglich der ungefähre Zeitpunkt abschätzen. Die zuverlässigsten Resultate ergeben radioimmunologische Bestimmungen von LH (s.S. 597). Gelingt es, die midcyclische Spitze zu erfassen, dann darf mit großer Wahrscheinlichkeit auf eine innerhalb der nächsten 24 Std stattfindende Ovulation geschlossen werden. Die Methode kann praktisch nur bei regelmäßigen Cyclen verwendet werden, selbst dann sind aber mehrere Bestimmungen notwendig, was für die Patientin auch finanziell eine erhebliche Belastung bedeutet. Veränderungen des vaginalen Säuregrades sowie subjektive Empfindungen, wie etwa der Mittelschmerz, sind nicht sehr aussagekräftig.

2. Ovulationsauslösung

Die künstliche Ovulationsinduktion ist heute in der Behandlung von Sterilitätsfällen von großer Bedeutung.

a) Timing der Ovulation

Bei biphasischen Cyclen kann die zeitliche Festlegung des Eisprungs vor allem im Rahmen einer artefiziellen, homologen oder heterologen Insemination wichtig sein. Voraussetzung für einen Erfolg ist ein sprungreifer Graafscher Follikel, bei 28tägigem Intervall ist dies im allgemeinen am 12. oder 13. Cyclustag der Fall. Die Oestradiolwerte im Serum (s.S. 596) und der Cervical-Score (s.S. 594) erlauben eine ziemlich genaue Abschätzung.

Zur Auslösung der Ovulation können einmalig 10000 IE HCG intramuskulär injiziert werden, sie tritt dann meistens innerhalb von 24 Std ein, was sich anhand der Basaltemperaturkurve überprüfen läßt. Alternativ können auch im Abstand von 6–12 Std zwei intramuskuläre Injektionen von 500 µg LH-RH vorgenommen werden. Die Erfolgsraten der beiden Verfahren sind vergleichbar, das letztere hat allenfalls den Vorteil, die allerdings sehr seltene Überstimulation mit Sicherheit zu vermeiden.

b) Ovulationsinduktion bei anovulatorischen Zuständen

Nur in Ausnahmefällen, wenn die Follikelreifung völlig ungestört verläuft, können auch bei Amenorrhoen Ovulationen nach dem oben beschriebenen Verfahren ausgelöst werden. In solchen Fällen führen auch zentral schwach stimulierende Steroide (Retroid, Roche; Epimestrol, N.V. Organon) zum Erfolg (s.S. 572). Da die Ergebnisse statistisch nicht sehr ermutigend sind, muß im allgemeinen den spezifischen ovulationsinduzierenden Präparaten der Vorzug gegeben werden. Grundsätzlich kommen zwei Gruppen in Betracht, einerseits Stilbenderivate mit antioestrogener Wirkung, wie Clomid (Merrell) und Fertodur (Schering), andererseits Humangonadotropine, vor allem in Form des HMG, einem Extrakt aus Urin menopausierter Frauen. Möglicherweise wird dieses Spektrum bei entsprechender Erfahrung bald einmal auch durch Analoge von LH-RH erweitert.

Die Einzelheiten der Indikation, Überwachung und Durchführung solcher Behandlungen sind auf S. 584ff. dargestellt.

3. Ovulationshemmung

a) Allgemeines

Oestrogene und Gestagene führen in geeigneten Dosierungen über einen negativen Feedback zur Hemmung der cyclischen Gonadotropinfreisetzung. Damit wird die Ovulation unterdrückt, es kommt zu einer temporären Sterilisierung. Ein physiologisches Modell dafür ist die Schwangerschaft, während der die placentaren Steroidhormone die zentrale Steuerung und damit den ovariellen Cyclus weitgehend blockieren.

Erste experimentelle Ergebnisse zum Problem der hormonalen Antikonzeption wurden bereits 1921 durch Haberlandt beschrieben, welcher zeigen konnte, daß die Transplantation der Ovarien gravider Labortiere auf geschlechtsreife Weibchen derselben Species zu vorübergehender Sterilisierung führen. Weitere Untersucher konnten wenig später nachweisen, daß der Oestrus von Nagern durch Progesteron verhindert werden kann und diese Tiere dadurch temporär unfruchtbar sind. Am Menschen wies erstmals Bickenbach (1944) nach, daß durch tägliche Injektionen von 20 mg Progesteron Follikelreifung und Ovulation gehemmt werden. Ausgedehnte Studien über den Mechanismus der Ovulationshemmung durch Steroide wurden von Pincus (1953) durchgeführt, seine Arbeitsgruppe überprüfte in den folgenden Jahren auch die diesbezügliche Wirksamkeit einer großen Anzahl verschiedener Steroide bei der Frau. Dabei zeigte sich, daß peroral appliziertes Progesteron zur Unterdrückung der Ovulation ungeeignet ist, weil Tagesdosen von mindestens 300 mg benötigt werden. Demgegenüber hatten die 1954 durch Colton und durch Zaffaroni erstmals synthetisierten 19-Norsteroide auch peroral eine sehr starke zentrale Hemmwirkung, sie bildeten deshalb die Grundlage der ersten Ovulationshemmer. Bereits 1957 wurden präliminäre klinische Resultate durch Rice-Wray und durch Pincus veröffentlicht, sie gaben Anlaß zu einer intensiven, weltweit betriebenen Forschung auf dem Gebiet der hormonalen Empfängnisverhütung.

Unter der Vielzahl der untersuchten steroidalen Verbindungen haben sich bis heute vor allem die Derivate des 19-Nortestosterons und des 17α-Acetoxyprogesterons bewährt (Abb. 39).

Bei der erstgenannten Gruppe handelt es sich chemisch um Derivate des Testosterons, welche sich von diesem durch das Fehlen der Methylgruppe am C-19 unterscheiden. Die zur Kontrazeption verwendeten Nortestosteronderivate weisen zudem eine Aethinylgruppe am C-17 auf. Einerseits wird durch diese strukturelle Änderung ein starker ovulationshemmender Effekt erzielt, andererseits fehlen virilisierende Nebenwirkungen fast völlig. Verwendet werden heute im wesentlichen 6 Derivate, nämlich Norethisteron, Norethisteronacetat, Aethynodioldiacetat, Lynestrenol, Norethynodrel und Norgestrel (Abb. 39).

Von geringerer Bedeutung sind die Derivate des 17α-Acetoxyprogesterons, deren ovulastatischer Effekt durch Methylierung und Chlorierung am C-6 sowie durch Einführung der Doppelbindung C-5-6 wesentlich gesteigert werden konnte. Die wichtigsten Derivate sind Medroxyprogesteronacetat, Megestrolacetat und Chlormadinonacetat (Abb. 39). Die beiden letztgenannten Verbindungen werden heute trotz zahlreicher günstiger Eigenschaften nicht mehr verwendet, da sich bei Langzeitversuchen an Beagle-Hündinnen tumoröse Veränderungen der Brustdrüse zeigten. Der Beweis, daß sich derartige Befunde auf den Menschen übertragen lassen, steht allerdings aus.

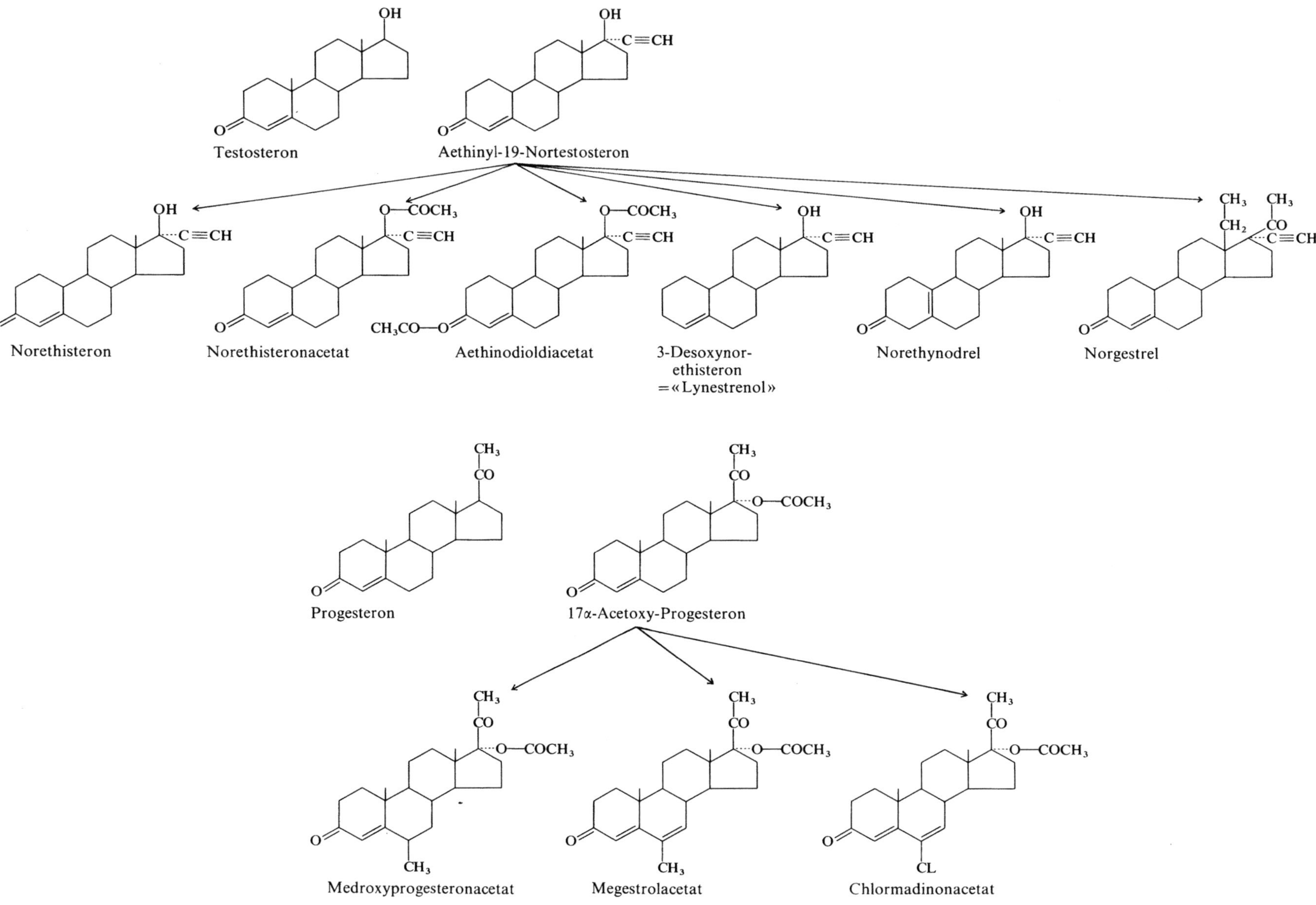

Abb. 39. 19-Nortestosteron- und 17-Acetoxyprogesteronderivate zur hormonalen Antikonzeption

Auch Oestrogene und Androgene sind in entsprechender Dosierung ovulationshemmend, ihre alleinige Verwendung hat jedoch bedeutende Nachteile. Neben subjektiven Nebenwirkungen führen Oestrogene bei längerdauernder Verabfolgung zur Hyperplasie des Endometriums und damit zu manchmal unregelmäßigen und langdauernden Abbruchblutungen. Androgene Steroide bewirken dagegen in kontrazeptiv verwendbaren Dosierungen bei Frauen eine Virilisierung.

b) Wirkungsmechanismus

Der Wirkungsmechanismus hormonaler Kontrazeptiva ist komplex. Im Vordergrund steht bei den meisten Applikationsformen die hypothalamisch-hypophysäre Hemmwirkung, welche in erster Linie die midcyclische LH-Spitze betrifft. Bei höheren Dosierungen wird daneben auch die FSH-Sekretion gebremst, damit ist neben der Ovulation auch die Follikelreifung beeinträchtigt. Auf ovarieller Ebene kommt es zu Veränderungen des Enzymsystems, wodurch die Ansprechbarkeit auf Gonadotropine herabgesetzt wird (LUNENFELD, 1963). Oestrogene und Gestagene bewirken ferner Veränderungen der Tubenmotilität, was möglicherweise mit dem Eitransport interferiert. Synthetische Progestagene haben schließlich eine atrophisierende Wirkung am Endometrium, sie beeinflussen das histologische Bild erheblich, so daß wahrscheinlich auch die Nidation gestört würde.

Weitere Veränderungen betreffen den Cervicalschleim. Sie gleichen denjenigen der Sekretionsphase (s.S. 539), wobei die Penetration und Aszension der Spermien stark erschwert ist.

c) Methoden

Im wesentlichen existieren heute 4 Prinzipien der hormonalen Kontrazeption, nämlich *Kombinations-, Sequential-, Depotpräparate* und *Minipillen* (Abb. 40).

Kombinierte orale Ovulationshemmer enthalten neben dem Progestagen peroral wirksame Oestrogene in einer Dosierung von 30–80 μg. Verwendet werden heute ausschließlich Aethinyloestradiol oder dessen 3-Methylester, das Mestranol. Es läßt sich dadurch einerseits die atrophisierende Wirkung der Progestagene auf das Endometrium herabsetzen, andererseits kann die Dosierung ohne Beeinträchtigung der Zuverlässigkeit verhältnismäßig niedrig gehalten werden. Die Einnahme erfolgt täglich meist vom 5. Cyclustag an über 20–22 Tage. 2–3 Tage nach dem Absetzen kommt es zu einer Abbruchblutung („lag time"), 1 Woche später wird wieder mit einer neuen Packung begonnen. Bei Verwendung von 21 Tabletten fällt dieser Zeitpunkt immer auf den gleichen Wochentag.

Bei der *Sequentialmethode* werden in der ersten Cyclushälfte lediglich Oestrogene verabfolgt, in der

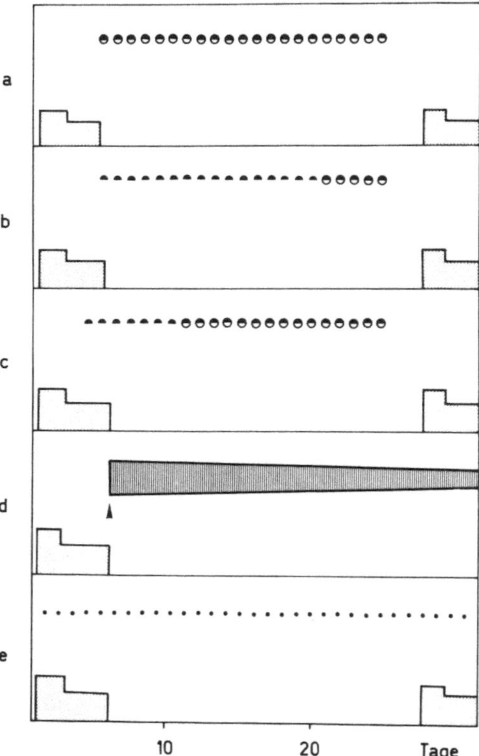

Abb. 40a–e. Möglichkeiten der hormonalen Antikonzeption: (a) Kombinierter Ovulationshemmer, (b) Sequentieller Ovulationshemmer, (c) „Normophasischer" Ovulationshemmer, (d) Depot-Präparat, (e) Minipille

zweiten Cyclushälfte dann wiederum eine Kombination von Oestrogenen und Gestagenen. Die ursprünglich eingeführten Präparate sind heute wegen mangelnder Sicherheit weitgehend verlassen. Verwendet werden dagegen weiterhin modifizierte Schemata, so etwa das normophasische Prinzip, bei dem die oestrogene Phase lediglich 7 Tage dauert. In anderen Fabrikaten wird das sequentielle Prinzip wohl aufrecht erhalten, bereits in der ersten Cyclusphase werden jedoch kleine Gestagenmengen zugesetzt. Die Einnahme erfolgt im übrigen gleich wie bei den kombinierten oralen Ovulationshemmern.

Die heute gebräuchlichen *Depotpräparate* enthalten keine Oestrogene, bewährt hat sich vor allem Metroxyprogesteronacetat, welches in einer Dosierung von 150 mg alle 3 Monate intramuskulär injiziert wird. Die zentrale Blockierung einerseits und der starke endometriale Effekt andererseits unterdrücken nicht nur die Ovulation, sondern auch die Menstruation.

Im Gegensatz zu diesen drei Formen sind die *Minipillen* nicht primär ovulationshemmend. Die übliche, ununterbrochene Einnahme geringer Mengen peroral wirksamer Progestagene führt vielmehr zur Alteration des Cervicalschleims, wie er bereits erwähnt wurde. Es entfällt damit zwar der Nachteil eingreifender Veränderungen im

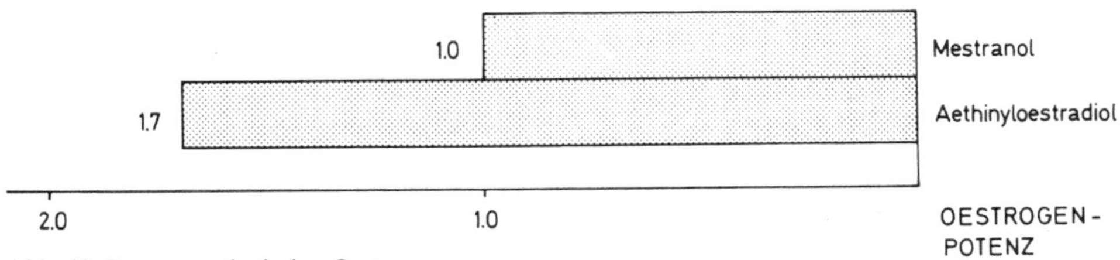

Abb. 41. Potenz synthetischer Oestrogene

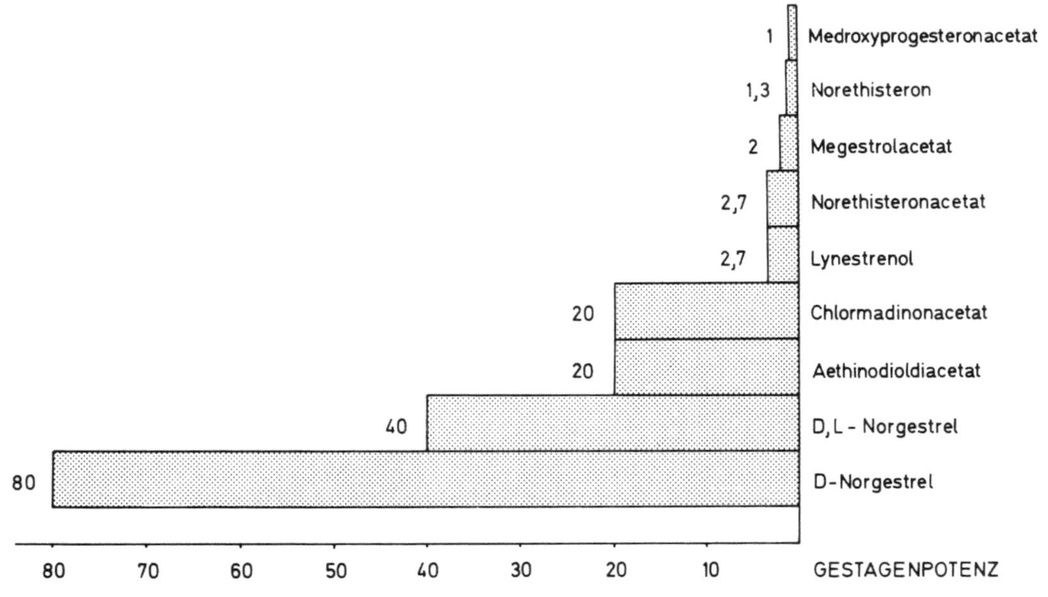

Abb. 42. Potenz synthetischer Gestagene

hypothalamischen-hypophysär-ovariellen Zusammenspiel, andererseits ist die Sicherheit bedeutend geringer, da der Effekt nur sehr kurzfristig anhält. Auch ohne Einnahmepausen treten die Menstruationen weiterhin mehr oder weniger regelmäßig, auf. Die Cycluskontrolle ist allerdings wesentlich schlechter als bei anderen hormonalen Kontrazeptiva, entsprechend sind besonders in den ersten Behandlungsmonaten Zwischenblutungen häufig.

Vor allem die oralen Ovulationshemmer unterscheiden sich in ihrer Zusammensetzung beträchtlich. Zur Klassifikation lassen sich die oestrogene und die gestagene Aktivität ermitteln; man versteht darunter die Dosierung pro Tablette oder Cyclus, multipliziert mit der oestrogenen oder gestagenen Potenz. Diese wiederum ist der Gradmesser für die relative biologische Wirksamkeit in verschiedenen Tests (s.S. 545). Für Oestrogene wird dabei als Bezugssteroid mit Wirkungsintensität 1 im allgemeinen Mestranol, für Progestagene Medroxyprogesteronacetat gewählt, daraus ergeben sich für die wichtigsten anderen Verbindungen die in Abb. 41 und 42 aufgeführten Werte.

Aufgrund solcher Berechnungen lassen sich heute oestrogenbetonte, ausgeglichene und gestagenbetonte Ovulationshemmer klassieren. Nach allerdings nicht unbestrittener Meinung sollte damit eine individuelle Anpassung des Präparates nach Konstitutionstyp (Tabelle 16) und Nebenwirkungen möglich sein (HEINEN, 1970; BALMER, 1972). Der ausgeprägt weibliche Typ müßte eher ein gestagenbetontes, der viril-schlanke Typ eher ein ausgeglichenes bis oestrogenbetontes Präparat erhalten. Eine Zusammenstellung der wichtigsten Handelspräparate findet sich in Tabelle 17. Für weitergehende Informationen sei auf die Speziallitertur verwiesen (HEINEN, 1970; KLESS-OCH, 1972; BALMER, 1972).

Tabelle 16. Klassifizierung des Konstitutionstyps

Klassifizierung	Menstruationstypus			Physischer Habitus	
	Dauer der Menses (Tage)	Dauer des Cyclus (Tage)	Blutverlust	Brüste	Verteilung von Fettgewebe und Haaren
oestrogen	>6	<27	+++	groß	sehr weiblich
ausgeglichen	4–6	27–29	++	mittel	normal
gestagen	<4	>29	+	klein	eher männlich

Tabelle 17. Zusammensetzung gebräuchlicher hormonaler Kontrazeptiva

	Zusammensetzung	mg/Tablette	Tabletten/Cyclus		Hormonale Aktivität Oe = Oestrogenbetont G = Gestagenbetont
Kombinationspräparate					
Anacyclin	Mestranol Lynestrenol	0,1 1,0	22		Oe
Anovlar	Äthinyloestradiol Norethisteronacetat	0,05 4,0	21		G
Etalontin	Äthinyloestradiol Norethisteronacetat	0,05 2,5	21		G
Eugynon	Äthinyloestradiol d,l-Norgestrel	0,05 0,5	21		G
Gynovlar	Äthinyloestradiol Norethisteronacetat	0,05 3,0	21		G
Lyndiol 2,5	Mestranol Lynestrenol	0,075 2,5	22		G
Microgynon 30	Äthinyloestradiol d-Norgestrel	0,03 0,15	21		G
Neogynon	Äthinyloestradiol d-Norgestrel	0,05 0,25	21		G
Noracyclin 22	Mestranol Lynestrenol	0,075 2,5	22		G
Orlest	Äthinyloestradiol Norethisteronacetat	0,05 1,0	21		Oe
Ortho-Novum 1/50	Mestranol Norethisteron	0,05 1,0	21		Oe
Ortho-Novum 1/80	Mestranol Norethisteron	0,08 1,0	21		Oe
Ovostat Ovoresta	Mestranol Lynestrenol	0,1 1,0	22		Oe
Ovulen (1 mg)	Mestranol Äthynodioldiacetat	0,1 1,0	21		G
Ovysmen 0,5/35	Äthinyloestradiol Norethisteron	0,035 0,5	21		Oe
Stediril	Äthinyloestradiol d,-l-Norgestrel	0,05 0,5	21		G
Stediril-d	Äthinyloestradiol d-Norgestrel	0,05 0,25	21		G
Yermonil	Äthinyloestradiol Lynestrenol	0,04 2,0	22		G
Sequentialpräparate					
Binordiol	Äthinyloestradiol d-Norgestrel Äthinyloestradiol d-Norgestrel	0,05 0,05 0,05 0,125	10 11	21	G
Ovanon	Mestranol Mestranol Lynestrenol	0,08 0,075 2,5	7 15	22	G
Sequilar	Äthinyloestradiol d-Norgestrel Äthinyloestradiol d-Norgestrel	0,05 0,05 0,05 0,125	10 11	21	G
Depotpräparate					
Depo-Provera	Medroxyprogesteronacetat	150	alle 3 Monate		G
Minipillen					
Exlutona	Lynestrenol	0,5	28		G
Microlut	d-Norgestrel	0,03	35		G
Micronovum	Norethisteron	0,35	35		G

Tabelle 18. Zuverlässigkeit antikonzeptioneller Methoden

Methode	Pearl-Index[a]
Keine Antikonzeption	85–115
Knaus-Ogino	5– 42
Coitus interruptus	3– 38
Kondom	2– 36
Diaphragma	4– 34
Vaginalspülung	31– 61
Spermicide	2– 20
C-Film	4– 16
Intrauterinpessare	1– 5
Hormonale Antikonzeption:	
Kombinationspräparate	0 – 2,7
Sequenzpräparate	1,4– 4,3
Depot-Gestagene	0 – 0,8
Minipille	0,2–12
Sterilisation	0 – 1

[a] Schwangerschaftsrate pro 100 Frauenjahre

$$= \frac{\text{Anzahl der Graviditäten}}{\text{Anzahl der Beobachtungsmonate}} \times 1200$$

d) Sicherheit

Die oralen Ovulationshemmer sind mit wenigen Ausnahmen im Vergleich zu anderen Methoden außerordentlich wirksam (Tabelle 18). Ein Gradmesser dafür ist der *Pearl-Index,* der sich nach der Formel

$$\frac{\text{Zahl der unerwünschten Schwangerschaften}}{\text{Zahl der Beobachtungsmonate}} \times 1200$$

berechnet und der Schwangerschaftsrate pro 100 Frauenjahre entspricht. Er beträgt ohne Antikonzeption 115, für die heute verwendeten oralen Ovulationshemmer liegt er zwischen 0 und 0,2. Dieses außerordentlich günstige Resultat dürfte durch die verschiedenen Angriffspunkte dieser Präparate bedingt sein. Höhere Versagerquoten haben die Minipillen, der Pearl-Index liegt dabei je nach Fabrikat zwischen 0,2 und 2,0.

Mitentscheidend ist die Zuverlässigkeit der Patientin; bei Minipillen, welche nicht zur Ovulationshemmung führen, kann bereits das einmalige Vergessen einer Tablette die Sicherheit in Frage stellen; bei Ovulationshemmern ist der Schutz im allgemeinen gewährleistet, wenn die vergessene Pille am folgenden Tag noch eingenommen wird. Bei Erbrechen, Durchfall sowie Gebrauch von Laxantien ist die Resorption nicht gewährleistet, auch dann kann es zu Versagern kommen.

e) Nebenwirkungen

Alle hormonalen Kontrazeptiva sind rezeptpflichtig, es sollen dadurch schwerwiegende Nebenwirkungen nach Möglichkeit vermieden werden. Vor Beginn einer Behandlung ist dementsprechend die Erhebung der Anamnese sowie eines genauen Allgemein- und Genitalstatus unerläßlich. Es müssen dabei vor allem auch die Brüste untersucht werden, ferner empfiehlt sich ein Cytotest nach Papanicolaou, wenn möglich auch die Vornahme der Kolposkopie. Bei längerdauernder Verwendung sollten möglichst alle 6–12 Monate gynäkologische Kontrollen durchgeführt werden.

Relative Kontraindikationen für die Verschreibung sind unter anderem längerdauernde Cyclusstörungen im Sinne der Oligo- und Amenorrhoe, ausgeprägte Varicosis, Hypertonie, Herzinsuffizienz, Asthma bronchiale, Migräne, Epilepsie, Adipositas, Diabetes mellitus, Otosklerose und Psychosen. Die absoluten Kontraindikationen umfassen neben der Schwangerschaft schwere Leberfunktionsstörungen, das Dubin-Johnson-Syndrom, das Rotor-Syndrom, vorangegangene oder bestehende thromboembolische Erkrankungen, bestehende oder behandelte Mamma- und Endometriumscarcinome sowie die Sichelzellanämie.

Von besonderer Bedeutung ist heute das Thromboserisiko, das nach neuesten Untersuchungen mit der Höhe der Oestrogendosis zu korrelieren scheint (INMAN, 1970). Präparate mit mehr als 50 µg Aethinyloestradiol würden dabei zu erhöhtem Risiko führen (Tabelle 19). Prospektive Studien, wie sie durch das Royal College of General Practitioners vorgenommen werden, scheinen diese These zu bestätigen. Bei den älteren Ovulationshemmern wurden Lungenembolien und Hirnvenenthrombosen 7–10mal häufiger beobachtet als bei unbehandelten Frauen (VESSEY, 1968; INMAN, 1968), jedoch immer noch seltener als in graviditate. Die individuelle Gefährdung bleibt äußerst gering, sie kann indessen zweifellos durch Ausschluß belasteter Patientinnen und durch weitere Herabsetzung der Oestrogendosierung noch mehr eingeschränkt werden.

Der Einfluß auf die Entstehung von Carcinomen der Reproduktionsorgane ist weiterhin unklar. Während sich der stimulierende Effekt synthetischer Oestrogene auf die Brustdrüse und das Endometrium nicht bestreiten läßt, liegt bis heute kein statistisch eindeutiger Beweis für einen Kausalzusammenhang vor. Bestehende Tumoren dieser Art

Tabelle 19. Thromboembolische Erkrankungen unter hormonalen Kontrazeptiva. (Nach INMAN, 1970)

	Fallzahl	Oestrogen (Äthinyloestradiol in µg)	
		50	100
Lungenembolien	234	1,0	2,5
Tödliche Lungenembolien	59	1,0	2,2
Oberflächliche Venenthrombosen der Beine	252	1,0	1,8
Tiefe Venenthrombosen der Beine	235	1,0	3,3
Summe	780	1,0	2,5

Tabelle 20. Häufige Nebenwirkungen bei Ovulationshemmern

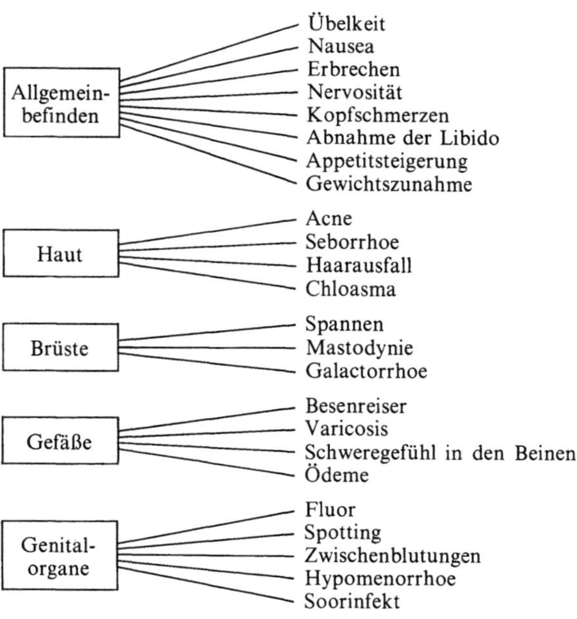

gehören aber selbstverständlich weiterhin zu den strikten Kontraindikationen.

Vorsicht ist in der Schwangerschaft geboten, einerseits wegen des virilisierenden Effektes der Nortestoidpräparate auf weibliche Feten, dann aber auch wegen einer möglicherweise erhöhten Mißbildungsrate.

Eine zwar nicht schwerwiegende, aber doch unangenehme Komplikation ist die „Post-pill-Amenorrhoe“ oder das „Oversuppression-Syndrom“, das vor allem nach stark gestagenbetonten Präparaten auftritt. Es sind häufig primär cycluslabile, eher wenig entwickelte Mädchen und Frauen betroffen. Die Prognose ist sowohl bezüglich Cyclus wie Fertilität günstig (KELLER, 1976), die Störung ist jedoch bei richtiger Indikationsstellung in vielen Fällen vermeidbar.

Im Gegensatz zu diesen seltenen, jedoch gravierenden Komplikationen sind leichtere Nebenwirkungen recht häufig. Eine Zusammenstellung der wichtigsten Beschwerden, die teilweise auf die Einnahme von Ovulationshemmern zurückzuführen sind, findet sich in Tabelle 20. Von Bedeutung sind dabei vor allem Zwischenblutungen und Spotting, Appetitzunahme, unreine Haut und fettes Haar, Nausea, Nervosität und Kopfschmerzen. Viele dieser Unverträglichkeitserscheinungen verringern sich bei längerdauernder Einnahme.

f) Weitere Formen der hormonalen Antikonzeption

Zu zahlreichen Diskussionen hat die sog. „Morning-after-Pill“ (MORRIS, 1966) geführt, die eher ein Abortivum als ein Kontrazeptivum darstellt. Es handelt sich um eine hochdosierte Oestrogenbehandlung, wobei innerhalb von 48 Std nach der Kohabitation 20–50 mg eines Stilboestrolderivates oder aber 5 mg Aethinyloestradiol über mehrere Tage verabfolgt werden. Wahrscheinlich wird auf diese Weise die Implantation verhindert, möglicherweise ist aber auch der Transport der Eizelle so beschleunigt, daß sie im Uterus noch nicht nidationsbereit ist. Die Nebenwirkungen sind beträchtlich, es kann zu starker Übelkeit und zu Erbrechen kommen, außerdem ist die Methode nicht absolut zuverlässig.

Weitere Präparate wie das „One-Pill-a-Month-Contraceptive“, welches ein oral langwirkendes Oestrogen enthält und die „Month-after-Pill“ (MORRIS, 1967), deren Wirkung auf Antimetaboliten wie 6-Mercaptopurin oder 5-Fluorouracil beruht, konnten sich aus verschiedenen Gründen nicht durchsetzen. Dagegen laufen weiterhin Versuche mit polymeren Kunststoffen, welche kleinste Progestagenmengen über sehr lange Zeit abgeben und so zu einem Dauereffekt führen. Klinisch verwendet wird dieses Prinzip bereits in Form von Intrauterinpessaren, die lokal Progesteron abgeben (Progestasert, Biograviplan). Versuche mit subcutan implantierten Silastikkapseln haben dagegen bisher noch nicht zu allgemein verwendbaren Systemen geführt.

F. Die Übergangsperioden der Frau

1. Pubertät und Menarche (s. auch Kap. XIX)

Das Leben der Frau unterteilt sich in verschiedene Entwicklungsabschnitte, nämlich Kindheit, Pubertät, Adoleszenz, Geschlechtsreife, Klimakterium und Senium (Abb. 43).

Die *Pubertät* beginnt definitionsgemäß mit dem Auftreten der Schambehaarung. Auch heute noch sind die auslösenden Faktoren, welche zur Reifung der hypothalamischen Zentren führen, nicht völlig geklärt. Eine ausführliche Darstellung des Problems findet sich in Kap. XIX. Unter zunehmender gonadotroper Stimulation kommt es zur *Oophorarche* und damit zur vermehrten Produktion von Oestrogenen. Diese wiederum fördern Wachstum und Ausbildung der primären und sekundären Geschlechtsmerkmale. Äußerlich fällt als erstes die *Thelarche*, die Entwicklung der puberalen Brust auf, an der zunächst auch das STH und die Androgene, später aber auch die Gestagene beteiligt sind. Vorwiegend unter dem Einfluß von Androgenen, die in erster Linie aus der rasch wachsenden Zona reticularis der Nebennierenrinde stammen, kommt es zur Entwicklung

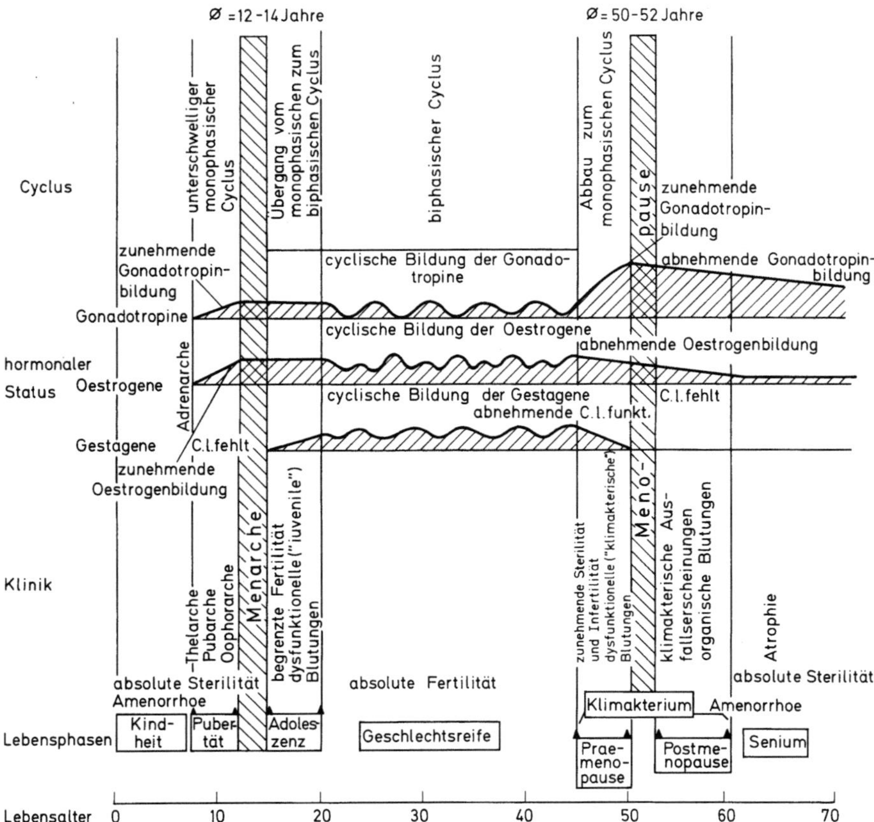

Abb. 43. Die Lebensphasen der Frau

der Pubes und etwas später auch der axillären Behaarung. Es wird dies als *Pubarche* bzw. *Adrenarche* bezeichnet.

Zentrales Ereignis in dieser Lebensphase ist die Menarche, die erste uterine Blutung als Ausdruck der einsetzenden cyclischen Ovarialfunktion; sie markiert den Beginn der Adoleszenz. In Europa und Nordamerika tritt sie heute bei über 95% der Mädchen zwischen dem 11. und 16. Lebensjahr ein; nach dem 18. Lebensjahr ist dies dagegen nur noch bei 0,3% aller Frauen spontan der Fall (GRIMM, 1948). Im Hinblick auf diese Definition spricht man von einer primären Amenorrhoe erst, wenn nach diesem Zeitpunkt noch keine Menstruation eingetreten ist. Umgekehrt wird der Begriff der Pubertas praecox nur verwendet, wenn die Menarche vor dem 8. Lebensjahr stattfindet.

Das Menarchealter ist in erster Linie genetisch determiniert, es stimmt deshalb bei Müttern, Töchtern und Schwestern weitgehend überein, bei eineiigen Zwillingen ist es praktisch identisch. Allerdings können auch Umweltsfaktoren entscheidend sein, es betrifft dies vor allem die sozialökonomischen Faktoren und die Ernährungsbedingungen. Bei Mädchen aus gehobenen Schichten tritt die Menarche im Durchschnitt um einige Monate früher ein, als bei solchen aus einfachen Verhältnissen (TANNER, 1962). Krankheiten und Streßsituationen können ebenfalls retardierend wirken. Klima und Rasse scheinen von untergeordneter Bedeutung, Mädchen vergleichbarer sozialer Klassen in Nigeria und in Alaska weisen das gleiche Menarchealter auf (LEVINE, 1953). Dagegen spricht allerdings die Beobachtung, daß schon im Altertum die Menarche bei der Germanin später als bei der Römerin eintrat, ein Unterschied der auch heute noch zwischen Nord- und Südeuropäerinnen besteht. Der Einfluß von Licht ist bei Menschen entgegen den Ergebnissen von Tierversuchen wohl eher hemmend, blinde Mädchen menstruieren früher (ZACHARIAS, 1964). Auch zeitbedingte Umwelteinflüsse, vor allem die Flut äußerer Reize unter großstädtischen Verhältnissen mögen einen Einfluß haben, entsprechend setzt die Pubertät früher ein als bei einer vergleichbaren Landbevölkerung.

Im Laufe der Zeit wies das durchschnittliche Menarchealter erhebliche Fluktuationen auf. Es betrug bei den Hindu vor 2500 Jahren etwa 12 Jahre, in Europa während des klassischen Altertums 14 Jahre, am Ende des 18. Jahrhunderts 18 Jahre; seither hat pro Dekade eine Acceleration um etwa 4 Monate stattgefunden (TANNER, 1962; PORTMANN, 1967) (Abb. 44). Der Zeitpunkt der Menarche läßt gewisse prognostische Rückschlüsse auf die spätere Sexualfunktion zu; tritt sie nach $14^1/_2$ Jahren auf, dann muß gehäuft mit Cycluslabilität, dysfunktionellen Blutungen und Sterilität gerechnet werden.

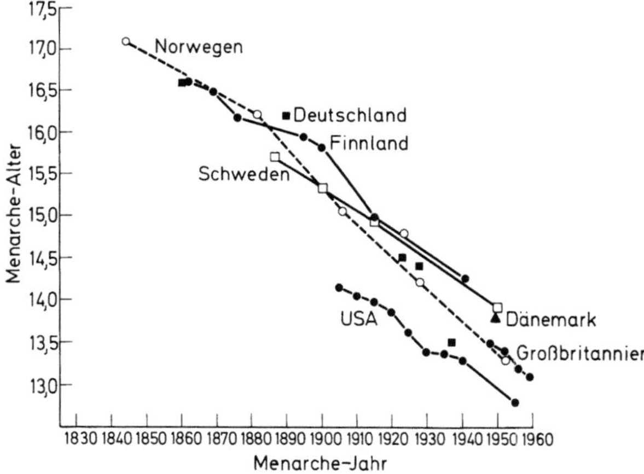

Abb. 44. Der säkulare Trend des Menarchealters zwischen 1830 und 1960. (Nach TANNER, 1962)

2. Klimakterium und Menopause

a) Physiologie

Die Definitionen dieser Begriffe werden unterschiedlich verwendet, empfehlenswert ist die Nomenklatur der FIGO (Féderation internationale de gynécologie et d'obstétrique). Man versteht danach unter der *Menopause* den Zeitpunkt der letzten Menstruation, unter dem Begriff *Klimakterium* die mehrere Jahre dauernde Übergangsperiode von der Zeit der vollen Geschlechtsreife in die Zeit des ovariellen Funktionsausfalls. Sinngemäß werden die Jahre vor der Menopause als *Prämenopause*, die Jahre danach bis zum Senium als Postmenopause bezeichnet. Unter *Frühmenopause* oder *Klimakterium praecox* versteht man das endgültige Ausbleiben der Menstruation vor dem 40. Lebensjahr, wie es je nach Statistik bei 1–8% der Frauen der Fall ist (GOECKE, 1959; KEETTEL, 1964). Von *Spätmenopause* oder *Klimakterium tarda* spricht man, wenn die Periodenblutungen erst nach vollendetem 54. Lebensjahr aufhören.

Die Gründe für den Eintritt der Menopause liegen nach unseren heutigen Kenntnissen im Ovar selbst. Ausschlaggebend ist nicht etwa das Fehlen von Primordialfollikeln, die auch im höheren Alter noch in kleiner Zahl vorhanden sind, sondern die verminderte Ansprechbarkeit auf die hypophysären Gonadotropine. Es dürfte dies vor allem durch sklerotische Veränderungen im ovariellen Gefäßsystem bedingt sein, die wesentlich früher auftreten als im übrigen Organismus. Die in der Folge erhöhten Gonadotropinspiegel beschleunigen möglicherweise diesen Prozeß, wie im Tierversuch gezeigt werden konnte (LAURITZEN, 1968). Die Größe des Ovars nimmt bereits vom 30. Lebensjahr ab, in der Postmenopause erfolgt eine zunehmende bindegewebige Schrumpfung, durch Verschwinden des Keimparenchyms verschmälert sich die Corticalis, die Hilusgefäße degenerieren. Schließlich weist das Organ einen gefurchten, weißlich-gelblichen Aspekt auf, das Gewicht kann bis auf $^1/_3$ desjenigen in der Geschlechtsreife zurückgehen.

Die hormonalen Verhältnisse zeigen im Verlaufe des Klimakteriums charakteristische Veränderungen. In der Prämenopause herrschen anovulatorische Cyclen vor, die oft zur Follikelpersistenz (s.S. 575) mit quantitativ zwar normaler, jedoch zeitlich verlängerter Oestrogensekretion führen. Bereits in dieser Zeit beginnen die Gonadotropinwerte allmählich anzusteigen. In der Altersgruppe von 40–45 Jahren kommt es zu einer deutlichen Abnahme der Oestrogenbildung, die Oestradiolwerte im Serum überschreiten 100–150 pg/ml nicht mehr, die Oestrogenausscheidung im Urin sinkt ebenfalls unter Werte von 10–20 µg/24 Std ab. Damit wird das Endometrium nicht mehr genügend stimuliert, die Blutungen bleiben aus. Die Ovarien sind in manchen Fällen durch Zufuhr hoher exogener Gonadotropinmengen noch während 1–3 Jahren nach der Menopause stimulierbar (PAULSEN, 1958; LAURITZEN, 1968). Dementsprechend kann es auch unter dem Einfluß der erhöhten endogenen Gonadotropinspiegel zu einer Nachreifung vereinzelter Follikel kommen, was gelegentlich noch einmal zu Blutungen führen kann; ganz ausnahmsweise werden auch Ovulationen und sogar Schwangerschaften beobachtet (SHARMAN, 1962).

In der Postmenopause besteht ein ausgeprägtes Oestrogendefizit, im Serum liegen die Oestradiolwerte unter 100 pg/ml, auch die Ausscheidung der Gesamtoestrogene im Urin sinkt unter 10 µg/24 Std ab. Der Hauptanteil, die sog. Residualoestrogene stammen dabei aus der Nebennierenrinde, aber auch das Ovarialstroma vermag noch während längerer Zeit eine basale Oestrogensekretion aufrechtzuhalten, daneben werden auch Androgene gebildet. Der Wegfall der hypothalamischen Bremsung führt zu einem raschen Anstieg der Gonadotropinausschüttung. Vor allem die FSH-Werte im Serum übersteigen in allen Fällen 25 mIE/ml, meistens bewegen sie sich jedoch zwischen 50 und 200 mIE/ml, die LH-Werte sind etwas weniger hoch. Erst im hohen Alter sinken sie wieder leicht ab, betragen aber immer noch ein Vielfaches derjenigen in der Geschlechtsreife; es wird aus diesem Grund auch von der ewigen Jugend der Hypophyse gesprochen.

Das Menopausenalter hat sich in den letzten 130 Jahren parallel zur Acceleration der Menarche dauernd nach oben vorschoben. Im Altertum und im Mittelalter lag es durchschnittlich bei etwa 40 Jahren, bis 1840 etwa bei 45 Jahren, seither wurde eine Beschleunigung um etwa 3 Jahren pro 100 Jahre beobachtet. 1940 trat die Menopause durchschnittlich mit 48 Jahren ein (BACKMANN, 1948), 1960 mit durchschnittlich 49,3 und bereits 1964 mit 51,4 Jahren (Abb. 45) (DOERING, 1959; DE WAARD, 1966; JASZMANN, 1973). Damit hat

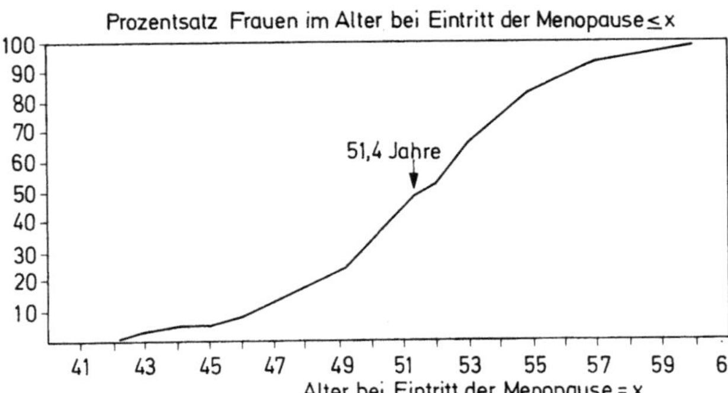

Abb. 45. Häufigkeitsverteilung der Lebensalter bei Eintritt der Menopause. (Nach JAZMANN, 1973)

Ursache für Blutungsstörungen in

	Praemenopause (5436 Fälle)	Postmenopause (18514 Fälle)
Carzinome	25 %	51,8 %
Polypen-Erosionen	15,3 %	20,1 %
Hyperplasie	26,1 %	3,2 %
Myome-Ov. Tumoren	12 %	3,3 %
Entzündl. Veränderungen	8,4 %	5,4 %
Gestörte Gravidität	6 %	
Verschiedenes	1,4 %	8,2 %
Ungeklärt	5,8 %	8 %

Abb. 47. Häufigkeit der verschiedenen Blutungsursachen im Klimakterium. (Nach GOECKE, 1959)

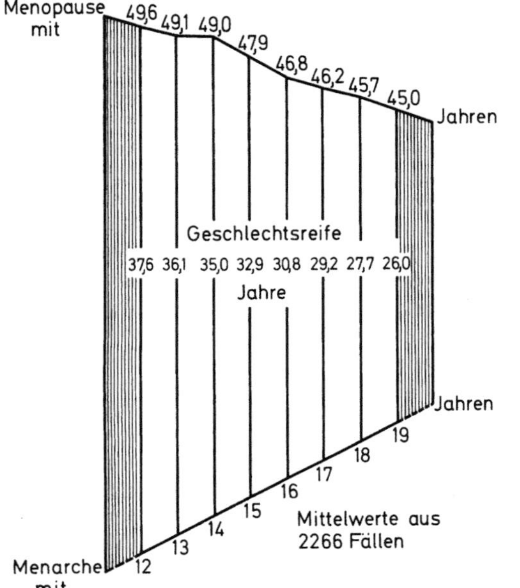

Abb. 46. Zeitliche Abhängigkeit der Menopause von der Menarche. (Nach GOECKE, 1959)

die Dauer der Geschlechtsreife der Frau im Laufe der letzten 100 Jahre eine Verlängerung erfahren. Auch im Einzelfall scheint dieser Trend Gültigkeit zu haben, indem bei früher Menarche in der Regel die Menopause spät zu erwarten ist (Abb. 46) und umgekehrt (BACKMANN, 1948; GOECKE, 1959).

Wie bei der Menarche spielen auch für den Zeitpunkt der Menopause Erbfaktoren eine wesentliche Rolle, die durchschnittliche Abweichung beträgt beispielsweise bei eineiigen Zwillingen lediglich 2 Monate, bei zweieiigen Zwillingen dagegen 19 Monate (GOECKE, 1959). Ebenso sind Umweltseinflüsse, Ernährungsfaktoren und Erkrankungen von Bedeutung.

b) Klinik

Wie die Pubertät ist auch das Klimakterium eine normale Übergangsperiode, in der aber dysfunktionelle Störungen einerseits und an sich physiologische Ausfallserscheinungen andererseits Krankheitswert bekommen können.

In der *Prämenopause* stehen Blutungsstörungen im Vordergrund, da sich meistens eine generative Ovarialinsuffizienz einstellt. Bei rund drei Viertel aller Frauen werden dysfunktionelle Rhythmus- oder Typusstörungen beobachtet (GOECKE, 1959), nur ein Viertel erreicht die Menopause problemlos. Besonders charakteristisch sind Dauerblutungen nach verlängertem Intervall bei glandulär-cystischer Hyperplasie als Folge der oft beobachteten Follikelpersistenz (s.S. 575). Immerhin sind in dieser Periode auch organisch bedingte Blutungen recht häufig, so daß in jedem Fall Carcinome der Cervix und des Corpus uteri ausgeschlossen werden müssen (Abb. 47).

In der *Postmenopause* genügt die Oestrogenproduktion nicht mehr, um endometriale Blutungen auszulösen; wenn solche eintreten, sind sie nur in den ersten zwei Jahren dysfunktioneller Art, später stehen vor allem organische Ursachen wie das Corpuscarcinom im Vordergrund (Abb. 47).

Die klinische Bedeutung dieses Lebensabschnitts liegt vor allem im klimakterischen Syndrom, welches einerseits durch den Oestrogenmangel, andererseits durch eine Reihe neurovegetativer und psychischer Störungen gekennzeichnet ist. Neuere Statistiken rechnen mit einer Incidenz von 85% (ISRAEL, 1967), dabei wurde im Verlaufe dieses Jahrhunderts eine deutliche Zunahme verzeichnet. Bei einem guten Viertel der betroffenen Frauen haben die Ausfallserscheinungen echten Krankheitswert (LAURITZEN, 1968, 1975) und bedürfen einer Behandlung.

Die Symptomatik umfaßt nervöse, zirkulatorische und allgemeine Symptome, wie sie auch nach Kastration beobachtet werden (Abb. 48). Leitsymptom sind die Hitzewallungen, die in der Regel von einem Schweißausbruch gefolgt werden, sie sind für das Klimakterium weitgehend pathognomonisch. Es handelt sich um sympathicotone Anfälle mit Hyperämie im Bereiche des cervicalen Sympathicus, vor allem also an Gesicht, Hals,

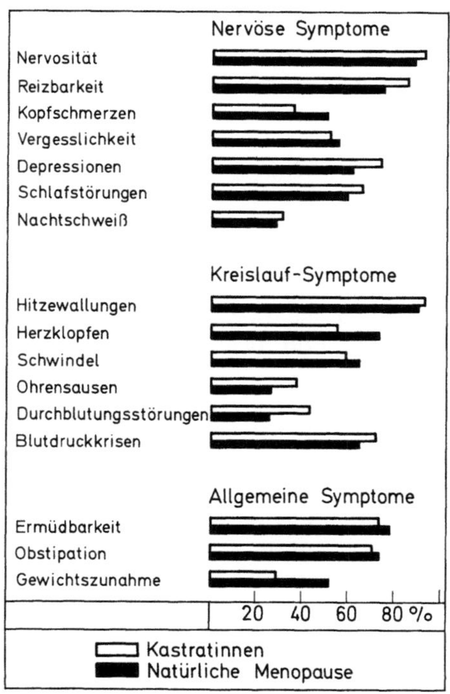

Abb. 48. Klimakterische Beschwerden. (Nach LAURITZEN, 1968)

Oberkörper und Händen. Gleichzeitig werden oft Blutdrucksteigerungen und Tachycardie beobachtet. Nervosität, Reizbarkeit, depressive Verstimmungen und Schlafstörungen sind ebenfalls sehr häufig, dabei dürften aber nicht nur Störungen der hypothalamisch-hypophysär-ovariellen Regelkreise, sondern psychogene Reaktionen auf die Änderung der Lebenssituation von Bedeutung sein. Neben der emotionellen Labilität bestehen oft unbewußte oder bewußte Ängste, etwa vor dem Verlust der weiblichen Reize, der sexuellen Anziehung, dem Selbständigwerden der Kinder und der Konkurrenz durch jüngere Kolleginnen am Arbeitsplatz.

Gewisse organisch bedingte Störungen treten nach der Menopause teils als Folge des Ausfall der Ovarialfunktion ebenfalls vermehrt auf. Dazu gehören genitale Erkrankungen wie die Craurosis und der Pruritus vulvae, die Colpitis senilis und die Urethrocystitis. An extragenitalen Erkrankungen stehen damit die Hypertonie, der Anstieg von Cholesterin und Lipoproteinen, die Coronarsklerose sowie die Osteoporose und Osteoarthrose in Beziehung (s. Kap. XIV). Auch das Auftreten einer Adipositas dürfte begünstigt werden, bei etwa einem Drittel aller Frauen wird nach der Menopause eine Gewichtszunahme beobachtet. Diese Tatsache hat sich in den gängigen Bezeichnungen „Matronenspeck" oder „Altweiberspeck" niedergeschlagen.

Die hormonale Abhängigkeit der in dieser Periode gehäuften Corpus-, Ovarial- und Mammacarcinome ist umstritten, eindeutige Zusammenhänge sind bisher nicht gesichert.

c) Therapie

Die generelle Substitutionsbehandlung mit Oestrogenen in der Postmenopause ist heute von besonderer Aktualität. Die Befürworter führen vor allem die zweifellos positiven prophylaktischen Effekte auf Kreislaufstörungen und Osteoporose ins Feld, umgekehrt wird aber immer mehr warnend auf die Gefahr einer endometrialen Dauerstimulierung hingewiesen, die möglicherweise das Auftreten des Endometriumcarcinoms begünstigt. Die Abklärung dieser Probleme wird noch viele Jahre beanspruchen, bis dahin empfiehlt sich die Einhaltung einer mittleren Linie.

Eine Substitutionsbehandlung ist zweifellos dann angezeigt, wenn die Ausfallerscheinungen für die Patientin echten Krankheitswert besitzen. Dabei sind gewisse Vorsichtsmaßnahmen zu beachten; die Dosierung soll nicht höher liegen als unbedingt notwendig, es sollen nach Möglichkeit natürliche oder konjugierte Oestrogene verwendet werden. Damit bleibt auch das Risiko einer iatrogenen Blutung gering, die wegen der damit verbundenen Notwendigkeit einer fraktionierten Curettage unangenehm ist. Diskutiert wird die cyclische Verabfolgung von Oestrogenen und Gestagenen, wodurch die endometriale Hyperplasie mit Sicherheit vermieden werden könnte. Eine solche Behandlung hat allerdings den Nachteil, auch im fortgeschrittenen Alter weiterhin Menstruationen aufrechtzuerhalten.

Absolute Kontraindikationen für eine Oestrogenbehandlung stellen lediglich Mamma- und Uteruscarcinome dar. Vorsicht ist ferner bei Mastopathia cystica, bei Hepatopathien und nach Thromboembolien geboten.

An Handelspräparaten haben sich einmal die konjugierten Oestrogene bewährt, so etwa das Premarin (Ayerst) in einer Dosierung von 0,625–1,25 mg/Tag jeweils während 3 Wochen mit einer anschließenden Pause von einer Woche. Auch Oestradiolvalerianat (Progynova, Schering) läßt sich in gleicher Weise in einer Dosierung von 1 mg/Tag verwenden. Ausgesprochen schwache Oestrogene, wie Oestriol und Oestriolsuccinat (Ovestin, N.V. Organon; Synapause, Ercopharm) lassen sich wegen der weitgehend fehlenden endometrialen Wirkung auch kontinuierlich verwenden, ohne Blutungen auszulösen; die durchschnittliche Dosierung beträgt bei peroraler Einnahme 1–2 mg täglich. In schwerwiegenden Fällen können vorübergehend auch intramuskulär injizierte Depotpräparate verwendet werden, so beispielsweise Femandren (Ciba) und Gynodian Depot (Schering), welche beide veresterte Oestrogene und Androgene enthalten. Die Erfolge sind unbestritten, bei langdauernder Applikation können aber diskrete Virilisierungserscheinungen auftreten.

Besonders wenn psychogene Symptome im Vordergrund stehen, können auch mit Sedativa beachtliche Resultate erzielt werden. In Betracht kommt Oxazepam (Seresta, Wyeth) in einer Dosierung von 2–4mal täglich 15 mg, aber auch mit Benzodiazepinen wie Librium, Valium und Lexotanil (Roche) lassen sich in individuell angepaßter Dosierung oft Besserungen erzielen. Es wurde deshalb versucht, kombinierte Präparate zu schaffen, wie etwa das Menrium (Roche), das sich für spezielle Fälle ebenfalls bewährt hat.

G. Pathologie der Ovarialfunktion

1. Amenorrhoe

Die Amenorrhoe läßt sich nach sehr verschiedenen Kriterien einteilen (Tabelle 21). Nach der Anamnese lassen sich zunächst die primäre und die sekundäre Amenorrhoe unterscheiden. Von einer *primären Amenorrhoe* wird gesprochen, wenn bis zum vollendeten 18. Lebensjahr keine spontanen Menstruationen eingetreten sind. Die Grenze ist sinnvoll, da die Menarche bei rund 95% aller Mädchen zwischen dem 10. und 16. Lebensjahr beobachtet wird (STAEMMLER, 1964; WELLENBACH, 1967), während sie nach dem vollendeten 18. Lebensjahr nur noch bei 0,3% spontan stattfindet. Der Begriff der *sekundären Amenorrhoe* wird verwendet, wenn die Blutung bei früher menstruierten Patientinnen länger als 3 Monate ausbleibt. Diese Grenze ist mehr oder weniger willkürlich, hat sich aber für klinische Zwecke bewährt.

Tabelle 21. Einteilung der Amenorrhoe

Primäre Amenorrhoe	Keine spontane Menstruation bis zum 18. Altersjahr
Sekundäre Amenorrhoe	Ausbleiben der Menstruation während mehr als 3 Monaten
Amenorrhoe I. Grades = generative Amenorrhoe	Normale Follikelreifung und Oestrogenproduktion, Ovulation und Corpus luteum fehlend
Amenorrhoe II. Grades = vegetative Amenorrhoe	Follikelreifung, Oestrogenbildung und Ovulation gestört
Hypogonadotrope Amenorrhoe	Hypothalamisch-hypophysäre Dysfunktion
Normogonadotrope Amenorrhoe	Zentrale Dysregulation oder uterine Störung
Hypergonadotrope Amenorrhoe	Ovarielles Versagen

Nach pathophysiologischen Gesichtspunkten wird die *generative* oder *Amenorrhoe I. Grades* von der *vegetativen* oder *Amenorrhoe II. Grades* unterschieden. Im erstgenannten Fall fehlt lediglich die generative Funktion des Ovars, d.h. die Ovulation und die Bildung des Corpus luteum; bei der schwerwiegenderen vegetativen Form ist auch die Follikelreifung beeinträchtigt, damit fällt die Oestrogenproduktion weitgehend aus.

Für prognostisch-therapeutische Zwecke hat sich eine Unterteilung nach den Hormonbefunden in eine *hypo-*, *normo-* und *hypergonadotrope Amenorrhoe* bewährt. Die hypogonadotrope Form, die mit tiefen FSH- und LH-Werten einhergeht, ist Ausdruck eines zentralen Versagens auf hypothalamischer oder hypophysärer Ebene. Die normogonadotrope Form ist durch normale basale FSH- und LH-Werte gekennzeichnet, sie ist entweder durch ein Fehlen der midcyclischen, ovulationsauslösenden LH-Spitze oder aber durch uterine Faktoren bedingt. Die prognostisch ungünstigste hypergonadotrope Form ist dagegen immer Ausdruck eines gonadalen Versagens.

Von der pathologischen Amenorrhoe ist schließlich die physiologische Amenorrhoe in Kindheit, Gravidität, Lactationsphase und Postmenopause zu unterscheiden.

Die Amenorrhoe ist an sich keine Krankheit, sondern lediglich ein Symptom. Die zugrundeliegenden Ursachen sind mannigfaltig, die Zusammenhänge oft komplex. Dennoch läßt sich eine einigermaßen systematische Darstellung am besten nach pathogenetischen Gesichtspunkten durchführen, wobei die einzelnen Störungen den verschiedenen endokrinen Ebenen, also dem Hypothalamus, der Hypophyse, dem Ovar und dem Uterus zugeordnet werden. Dabei sind selbstverständlich Überschneidungen und Zufälligkeiten nicht ganz zu vermeiden.

a) Primäre Amenorrhoe

Die wichtigsten Ursachen sind in Tabelle 22 zusammengefaßt, am häufigsten sind dabei ovarielle und uterine Faktoren.

Im Gegensatz zur sekundären Amenorrhoe sind psychogene Störungen selten. Neben eigentlichen Psychosen können reaktive Momente, wie Überforderung durch Schule und Elternhaus oder anerzogene Ablehnung der Sexualität eine Rolle spielen. Oft findet sich gleichzeitig eine Adipositas oder eine Anorexia mentalis. Die Mädchen sind in allen Fällen sowohl psychosexuell wie physisch infantil, hormonal sind tiefe Gonadotropin- und Oestrogenwerte charakteristisch.

Hypothalamisch-hypophysäre Funktionsstörungen stellen ebenfalls eher seltene Ursachen der primären Amenorrhoe dar. Die genaue Ätiologie ist dabei weitgehend unklar, möglicherweise handelt es sich um Reifungsstörungen der entsprechenden

Tabelle 22. Einteilung der primären Amenorrhoe nach lokalisatorischen und pathogenetischen Gesichtspunkten

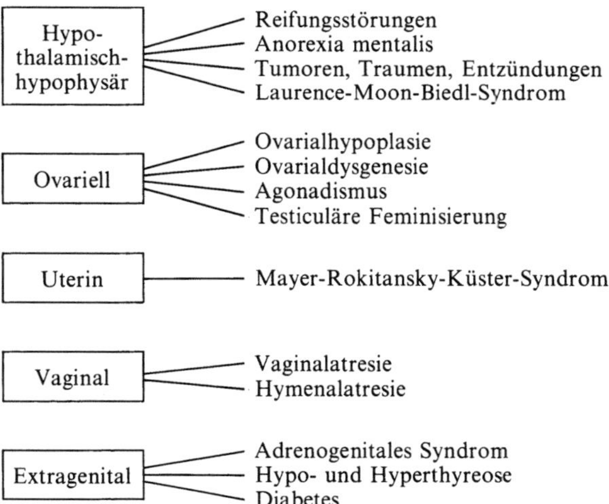

Hypothalamisch-hypophysär	Reifungsstörungen Anorexia mentalis Tumoren, Traumen, Entzündungen Laurence-Moon-Biedl-Syndrom
Ovariell	Ovarialhypoplasie Ovarialdysgenesie Agonadismus Testiculäre Feminisierung
Uterin	Mayer-Rokitansky-Küster-Syndrom
Vaginal	Vaginalatresie Hymenalatresie
Extragenital	Adrenogenitales Syndrom Hypo- und Hyperthyreose Diabetes

Kerngebiete, diskutiert werden auch pränatale Infekte, Zirkulationsstörungen und Aneurysmen, selten sind Adenome und Craniopharyngeome involviert. Auch dabei sind sowohl die Gonadotropine wie die Oestrogene sehr tief, die Entwicklung der sekundären Geschlechtsmerkmale bleibt weitgehend aus. Gelegentlich kommt es später doch noch zu einer Einregulierung, was zum klinischen Bild der Pubertas tarda führt.

Wie erwähnt sind gonadale Ursachen sehr viel wichtiger. Dabei ist zunächst an eine Gonadendysgenesie zu denken, eine angeborene Störung der Ovarialanlage infolge eines Defekts der Geschlechtschromosomen. Anstelle der Ovarien findet sich lediglich ein Gonadenrudiment (streak), in welchem die Keimzellen völlig fehlen. Das Bild wird als *Turner-Syndrom* bezeichnet; typisch ist neben der primären Amenorrhoe der Kleinwuchs sowie eine Reihe von Mißbildungen (S. Kap. XII, S. 661). Als *Swyer-Syndrom* wird die Gonadendysgenesie bezeichnet, wenn sie mit Normalwuchs einhergeht.

Sehr selten ist der Agonadismus, das Overzier-Syndrom. Das chromosomale Geschlecht ist männlich, die Gonaden sind nicht vorhanden, als innere Genitalien sind lediglich die früheren Müllerschen und Wolffschen Gänge angelegt; die Vagina fehlt, daß äußere Genitale ist dagegen weiblich entwickelt (Overzier, 1961).

Klinisch ebenfalls nicht ohne Bedeutung ist die Ovarhypoplasie, die ätiologisch eine uneinheitliche Gruppe darstellt. Es kann sich um eine primäre Hypogenesie handeln, dabei ist das Keimparenchym vermindert, auch bestehen wahrscheinlich ovarielle Enzymdefekte. Daneben läßt sich möglicherweise eine sekundäre Form abgrenzen, bei der das an sich reichlich vorhandene Keimparenchym mangelhaft entwickelt ist (Staemmler, 1964). Klinisch findet sich wiederum eine mangelhafte bis fehlende Entwicklung der äußeren Genitalorgane, der Brust und der Körperbehaarung (Abb. 49), bei etwa der Hälfte der Frauen werden auch Wachstumsstörungen im Sinne von Hoch- oder Kleinwuchs beobachtet.

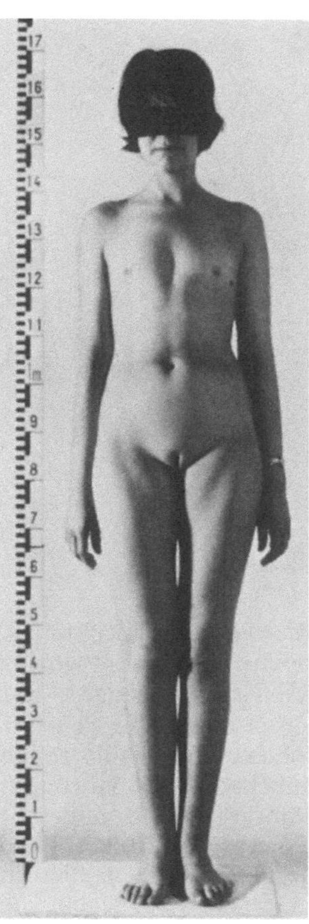

Abb. 49. Hypogonadismus und primäre Amenorrhoe bei Ovarialhypoplasie

Besonders charakteristisch sind bei allen ovariell bedingten Formen der primären Amenorrhoe die fast fehlende Oestrogenproduktion und die überschießende Gonadotropinausschüttung, die sich vor allem in stark erhöhten FSH-Werten äußert. Es handelt sich somit immer um einen *hypergonadotropen Hypogonadismus*, der bei primär hypoplastischen Ovarien auch als *präpuberale Menopause* bezeichnet wird.

Als besondere Form der primären Amenorrhoe muß in diesem Zusammenhang auch die testiculäre Feminisierung (hairless women) erwähnt werden, wie sie 1953 von Morris beschrieben wurde. Es ist dies eine Form der Intersexualität, eine ausführliche Beschreibung findet sich in Kap. XII (s.S. 675). Nur selten führt auch das Syndrom der polycystischen Ovarien zu einer primären Amenorrhoe (s.S. 575).

Auch uterine Faktoren spielen pathogenetisch eine wichtige Rolle. Fast ausnahmslos handelt es sich um Mißbildungen, besonders charakteristisch

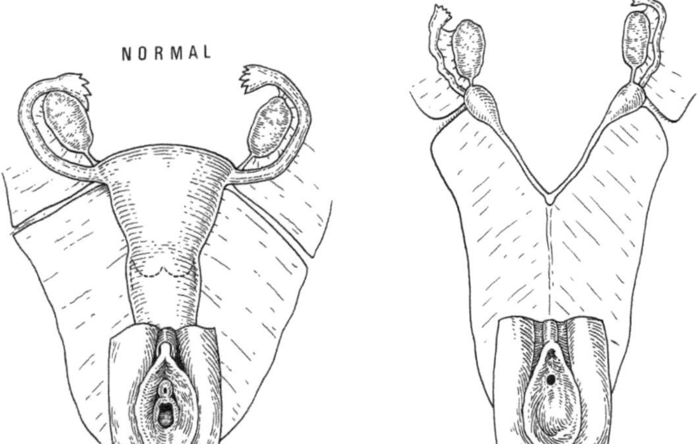

Abb. 50. Schema des Mayer-Rokitansky-Küster-Syndroms. Links normale Verhältnisse, rechts schematische Darstellung der Mißbildung: Vagina fehlt, Uterus zweigeteilt, in der Mitte nur strangförmig, nach lateral kolbenförmig, Ovarien stehen hoch. (Nach HAUSER, 1961)

ist das Mayer-Rokitansky-Küster-Syndrom, eine relativ häufige Entwicklungshemmung der distalen Müllerschen Gänge (Abb. 50). Pathologisch-anatomisch handelt es sich um einen Uterus bipartitus solidus cum vagina solida, die kausale Genese ist unbekannt. Die Störung tritt im Laufe des zweiten embryonalen Monats auf, das chromosomale Geschlecht ist weiblich. Die Ovarien sind weitgehend normal, sie stehen allerdings meist hoch. Der Uterus besteht aus einem soliden, zweigeteilten Muskelstrang, dessen Hörner gegen medial kommaförmig auslaufen und miteinander durch eine Peritonealduplikatur verbunden sind. Die Vagina fehlt, das äußere Genitale ist abgesehen von der Hymenalöffnung meist unauffällig. Da der ovarielle Cyclus und die Bildung der weiblichen Sexualhormone nicht gestört sind, erfolgt die Entwicklung der Mädchen völlig normal. Anlaß zum Arztbesuch ergibt meistens die primäre Amenorrhoe, gelegentlich auch die Unfähigkeit zu Kohabitationen, nur selten die primäre Sterilität. Die Diagnose läßt sich meist schon aus einer sorgfältigen gynäkologischen Exploration vermuten, die Hormonwerte sind normal, zur Sicherung empfiehlt sich eine Laparoskopie.

Sehr selten kann auch eine Tuberkulose des Endometriums zu einer primären Amenorrhoe führen. Im wesentlichen handelt es sich um eine Métrose de recéptivité (s.S. 570), der ovarielle Cyclus ist dabei völlig erhalten.

Gynatresien im vaginalen Bereich gehören ebenfalls zu den Raritäten, es kann sich dabei je nach Lokalisation um eine Cervixatresie, einen angeborenen Scheidenverschluß im cranialen Drittel oder um einen Hymen imperforatus handeln. Je nach dem entsteht ein Hämatokolpos bzw. eine Hämatometra und ein Hämatosalpinx. Dieser Zustand wird als *Kryptomenorrhoe* bzw. *falsche Amenorrhoe* bezeichnet. Charakteristisch sind monatlich wiederkehrende Krämpfe im Unterbauch bei gleichzeitigem Nachweis eines vaginalen, uterinen oder adnexiellen Tumors.

Auch extragenitale Endokrinopathien können durch Interferenz mit der hypothalamisch-hypophysär-ovariellen Regulation zu einer primären Amenorrhoe führen. In erster Linie zu erwähnen ist das adrenogenitale Syndrom in seiner angeborenen wie erworbenen Form, wobei allerdings meist nicht die Cyclusstörung, sondern die Virilisierung im Vordergrund steht. Auch das unbehandelte Cushing-Syndrom führt vor der Menarche zu einer primären Amenorrhoe. Dasselbe gilt für Hypo- und Hyperthyreosen sowie für den nicht eingestellten juvenialen Diabetes. Schließlich geht auch das Laurence-Moon-Biedl-Syndrom mit einer primären Amenorrhoe einher, diese schwere neurologische Erkrankung wird aber in erster Linie anhand seiner anderen Symptome wie Retinitis pigmentosa, Schwachsinn, Kleinwuchs und Adipositas gestellt.

b) Sekundäre Amenorrhoe

Die sekundäre Amenorrhoe ist im Gegensatz zur primären Amenorrhoe eine sehr häufige Störung im Leben der Frau. Bevor eine Endokrinopathie in Betracht gezogen wird, muß in der geschlechtsreifen Periode immer eine Gravidität ausgeschlossen werden, auch während der Lactationsphase ist das Ausbleiben von Menstruationen physiologisch.

Die wichtigsten pathogenetischen Faktoren sind in Tabelle 23 zusammengestellt. Im Gegensatz zur primären Amenorrhoe spielen psychogene oder emotionelle Einflüsse eine überragende Rolle; dazu gehören Spannungen in Ehe, Familie und Partnerbeziehung, sexuelle Schwierigkeiten, Angst vor einer Schwangerschaft, berufliche Probleme, Milieuwechsel und Schreckerlebnisse aller Arten. Besonders charakteristische Beispiele sind Amenorrhoen, welche bei jungen Mädchen anläßlich

Tabelle 23. Einteilung der sekundären Amenorrhoe nach lokalisatorischen und pathogenetischen Gesichtspunkten

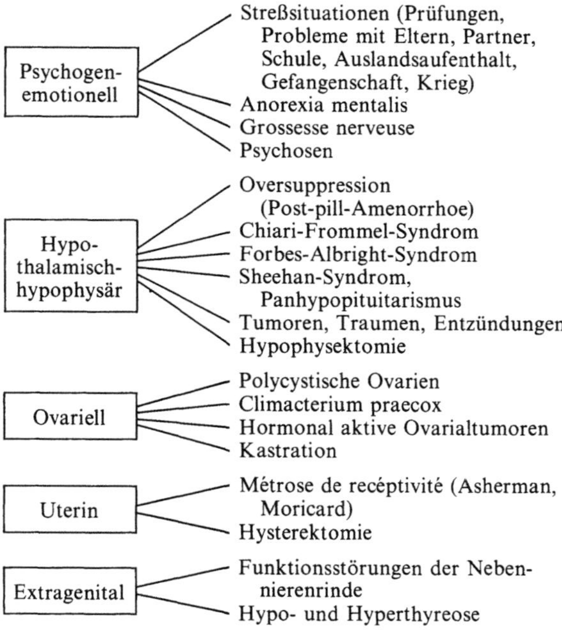

eines Auslandaufenthaltes auftreten, ferner die Notstands-, Lager- und Fluchtamenorrhoe, wie sie unter schwerer psychischer Belastung in Krieg und Gefangenschaft bei etwa 50% aller Frauen beobachtet wird. Konstitutionelle Faktoren spielen dabei zweifellos eine Rolle, cyclusstabile Frauen können auch unter schwersten Streßbedingungen normal menstruiert bleiben.

Extremformen der psychogen bedingten Amenorrhoe sind die Anorexia mentalis (LASEGUE, 1873; GULL, 1874) und die Grossesse nerveuse (MOULTON, 1942; FRIED, 1951); beide Formen sind Psychoneurosen. Die *Anorexia mentalis* ist durch eine Aversion gegen Nahrungsaufnahme gekennzeichnet, meistens handelt es sich um die Reaktion eines psychisch unreifen Mädchens gegen die oft dominierenden Eltern. Die Mangelernährung kann dabei bis zur Kachexie gehen, der Grundumsatz sinkt ab, bei schweren Fällen kommt es zu Hypoglykämie, Untertemperatur, Bradykardie und Hypokaliämie. Sekundär sind die Gonadotropinwerte mäßig bis stark erniedrigt, der ovarielle Cyclus und damit auch die Oestrogenbiosynthese werden weitgehend unterbunden, letztlich resultiert eine Atrophie der Genitalorgane und der sekundären Geschlechtsmerkmale. Bei der Grossesse nerveuse besteht übersteigerter Kinderwunsch oder pathologische Schwangerschaftsangst. Der Zustand ist durch die Ausbildung einer Reihe von unsicheren Schwangerschaftszeichen, wie Amenorrhoe, Übelkeit Erbrechen, Vergrößerung und Spannen der Brüste, Gewichtszunahme und Ausbildung von Striae gekennzeichnet. Die Gonadotropin- und Oestrogenproduktion bleibt normal, damit fehlt auch die Atrophie des Genitale.

Echte Psychosen, vor allem depressive Zustände gehen sehr oft mit sekundären Amenorrhoen einher.

Hypothalamisch-hypophysär bedingte sekundäre Amenorrhoen sind zwar seltener, spielen aber doch eine beträchtliche klinische Rolle. Funktionelle Störungen auf dieser Ebene dürften zunächst einmal bei zahlreichen Frauen mit primär bestehender Cycluslabilität von Bedeutung sein, sodann sind alle Formen der Oversuppression hierher zu rechnen. Dazu gehört die iatrogen bedingte Amenorrhoe nach Verabfolgung von Ovulationshemmern (Post-Pill-Amenorrhoe), welche durch fortgesetzte Blockierung der hypothalamischen Kerngebiete durch synthetische Oestrogene und Gestagene bedingt ist. Betroffen sind meistens Patientinnen mit vorbestehenden Cyclusunregelmäßigkeiten, welche konstitutionell eher dem gestagenandrogen betonten Typ zuzuordnen sind, von Bedeutung ist auch die Zusammensetzung des Präparates, riskant sind vor allem gestagenbetonte Ovulationshemmer und Depotpräparate (KUNZ, 1976).

Ein ähnliches Bild kann nach normalen Geburten beobachtet werden, indem auch während der Schwangerschaft durch die placentare Steroidproduktion eine starke zentrale Hemmung stattfindet. Bei allen Formen ist die basale Gonadotropinsekretion normal, es handelt sich im wesentlichen um eine generative Ovarialinsuffizienz mit normaler Oestrogenproduktion, aber ausbleibender Ovulation. Dementsprechend ist die Prognose günstig.

Etwas anders liegen die Verhältnisse bei zentral bedingten sekundären Amenorrhoen, die mit einer Erhöhung des Prolactinspiegels einhergehen. Das *Chiari-Frommel-Syndrom* (CHIARI, 1852; FROMMEL, 1882) ist eine postpartual auftretende Amenorrhoe, die von einer Galactorrhoe begleitet ist. Die Ätiologie ist nicht restlos geklärt, sicher kommt es durch eine organisch oder funktionell bedingte Hemmung des PIF (prolactin inhibiting factor, s.S. 80) zu einer vermehrten Prolactin-, jedoch verminderten Gonadotropinausschüttung. Damit entsteht sekundär eine Ovarialinsuffizienz, die schließlich auch zu einer Einschränkung der Oestrogenproduktion führen kann.

Ein ähnliches Krankheitsbild kann auch unabhängig von einer Schwangerschaft beobachtet werden. Es wird als *Forbes-Albright-Syndrom* (Ahumada-Argonz-Del Castillo-Syndrom, s. Kap. V, S. 105) bezeichnet. Leitsymptome sind wiederum die sekundäre Amenorrhoe mit Galactorrhoe, die hohen Prolactin- sowie die tiefen FSH-, LH- und Oestrogenwerte. Ätiologisch handelt es sich fast immer um ein chromophobes Hypophysenadenom, das jedoch oft nur in Mikroform vorliegt, so daß Druckerscheinungen auf die Sella turcica und auf das Chiasma opticum sehr oft fehlen. Das Hyperprolactinämie-Syndrom kann gelegentlich auch nach Einnahme von Reserpin, Chlorpromazin, Barbituraten und Morphin und anderen Pharmaka beobachtet werden.

Das ebenfalls postpartual auftretende *Sheehan-Syndrom* ist eine heute eher seltene Komplikation nach schweren Geburten, welche mit massivem Blutverlust einhergehen. Besondere Bedeutung haben dabei die Placenta praevia, die vorzeitige Lösung der normalsitzenden Placenta und die Uterusruptur. Infolge des Schockzustands kommt es durch Arteriolenspasmus und Mikrothrombosierung zu einer Ischämie des Hypophysenvorderlappens, wobei schließlich mehr oder weniger ausgedehnte Bezirke nekrotisch werden. In leichten Fällen resultiert dabei ein lediglich partieller Ausfall vor allem der gonadotropen Funktion, bei schwereren Formen sind alle Steuerungshormone betroffen. Im Wochenbett fällt zunächst das Fehlen der Milchsekretion, später das Ausbleiben der Menstruationen, dann auch der Verlust der Pubes- und Axillarbehaarung sowie der lateralen Anteile der Augenbrauen auf. Die Haut wird pigmentarm, alabasterfarben, die Brüste bilden sich zurück, der Uterus wird hypoplastisch, die Vagina eng. Sind auch die thyreotrope und adrenocorticotrope Steuerung betroffen, dann entsteht schließlich das schwerwiegende Bild des Panhypopituitarismus (s. Kap. V, S.88). Die FSH-, LH- und Prolactinwerte sind selbstverständlich sehr tief, ebenso die Oestrogene; sämtliche zentralen Funktionstests fallen negativ aus (s.S. 598).

Ovarielle Störungen spielen bei der Entstehung der sekundären Amenorrhoe eine eher untergeordnete Rolle. Gynäkologische Eingriffe mit beidseitiger Ovarektomie führen selbstverständlich im geschlechtsreifen Alter immer zu entsprechenden Ausfällen. Selten kann einmal auch eine Infektion zu einer Zerstörung des Ovarparenchyms führen, wie es vor allem nach Parotitis epidemica beobachtet wurde. Als ovariell bedingt kann auch die sekundäre Amenorrhoe bei endokrin aktiven Ovarialtumoren bezeichnet werden, ätiologisch kommen vor allem Androblastome, Hiluszelltumoren, Chorionepitheliome, nur selten Granulosazelltumoren (s.S. 589) in Betracht. Die Diagnose stellt sich bei den erstgenannten Tumoren aus der Virilisierung und den hohen Testosteronwerten.

Etwas größere klinische Bedeutung hat das *Climacterium praecox*, die vor dem 40. Altersjahr eintretende Menopause (s.S. 563). Die Ursache der dabei verfrüht auftretenden Ovarialinsuffizienz ist nicht restlos geklärt, am ehesten handelt es sich um eine vorzeitig eintretende Sklerose der kleinen und kleinsten Gefäße des Keimparenchyms. Selten mögen auch chromosomale Störungen involviert sein, wobei vor allem ein xxx-Chromosomensatz beschrieben wurde (Gordon, 1967). Äußere Veränderungen fehlen zunächst völlig, typisch sind aber neben der Amenorrhoe die klimakterischen Ausfallserscheinungen (s.S. 565). Gleichzeitig finden sich hohe FSH- und LH-Werte und ein zunehmendes Oestrogendefizit. Etwas willkürlich kann auch das Syndrom der polycystischen Ovarien den ovariellen Ursachen der sekundären Amenorrhoe zugeordnet werden. Da es sich um eine ätiologisch und pathogenetisch unklare, pluriglanduläre Störung handelt, drängt sich eine separate Darstellung auf (s.S. 575).

Uterine Faktoren spielen heute bei der sekundären Amenorrhoe wieder eine etwas größere Rolle. Die sog. *Métrose de recéptivité*, auch Asherman-Syndrom genannt, ist eine traumatisch bedingte Amenorrhoe (Asherman, 1948, 1957). Durch forcierte Curettagen, vor allem nach Aborten, kann das Stratum basale des Endometriums entfernt werden, seltener können auch manuelle Placentarlösungen dazu führen. Charakteristisch ist das Ausbleiben von Blutungen bei normalem ovariellen Cyclus und biphasischer Basaltemperaturkurve. Sämtliche Hormonwerte sind normal, die Diagnose erfolgt vorzugsweise durch einen Oestrogentest (s.S. 598). Ein ähnliches Bild kann auch nach langdauernder Verabfolgung gestagenbetonter Ovulationshemmer beobachtet werden, welche zu einer Atrophisierung des Endometriums führen. Sehr selten kann auch eine Endometritis tuberculosa eine Zerstörung der Schleimhaut mit partieller oder totaler Verklebung der Uteruswände bewirken.

Sekundäre Amenorrhoen nach postoperativen Verklebungen des Cervicalkanals, etwa nach Konisationen oder Portioamputationen sind selten, es handelt sich bei solchen sekundären Gynatresien um eine falsche Amenorrhoe; die Ursache wird wegen der rasch eintretenden Beschwerden meist bald entdeckt.

Auch die sekundäre Amenorrhoe kann im Rahmen anderer endokriner Syndrome auftreten; wie bei der primären Amenorrhoe ist dabei die postpuberale Form des adrenogenitalen Syndroms von einiger Bedeutung (s.S. 382). In leichten Fällen von Nebennierenrindenhyperplasie (borderline adrenal hyperplasia) kann lediglich der Cyclus gestört sein, meist findet sich aber auch ein Hirsutismus. Der Morbus Addison (s.S. 315) und das Cushing-Syndrom (s.S. 354) sind ebenso wie die Hypo- und Hyperthyreose sehr oft von einer sekundären Amenorrhoe begleitet, im Vordergrund stehen jedoch in allen diesen Fällen die Symptome des Hauptleidens.

c) Abklärung

Da Störungen des menstruellen Cyclus lediglich ein Symptom darstellen, ist vor jeder Behandlung eine sorgfältige Untersuchung notwendig. Bei der primären Amenorrhoe sollte schon aus psychologischen Gründen keinesfalls vor dem 16., besser erst nach dem 18. Lebensjahr abgeklärt werden, da später kaum mehr mit einer Normalisierung zu rechnen ist. Diese Richtlinie hat keine Gültigkeit, wenn die sexuelle Entwicklung nicht einmal angedeutet ist oder wenn Verdacht auf eine Gynatresie besteht. Etwas anders liegen die Verhältnisse bei sekundären Amenorrhoen, wo in der fertilen Phase immer auch eine Schwangerschaft ausgeschlossen werden muß. Sind dafür keine Anhaltspunkte vorhanden, so kann ebenfalls einige Monate zugewartet werden, dies vor allem wenn ganz offensichtlich emotionelle Probleme bestehen.

Besonders bei sekundären Amenorrhoen ist die *Anamnese* von großer Bedeutung. Zunächst einmal sind die früheren Cyclusverhältnisse wichtig, so der Zeitpunkt der Menarche, die Menstruationsintervalle und die Dauer und Stärke der Blutungen. Vorangehende Schwangerschaften, Geburten, Aborte, Interruptiones, Curettagen und gynäkologische Operationen sind ebenfalls wesentlich, ferner können Angaben über Veränderung der Stimmlage, der Behaarung und der Brüste weitere Hinweise geben. Hitzegefühle und Wallungen lassen immer an ein Climacterium praecox denken, Sehstörungen können Ausdruck eines raumfordernden Prozesses im Bereiche des Chiasma opticum sein. Von größter Wichtigkeit ist die Erkennung psychischer Probleme; daneben ist auch der Einnahme von Medikamenten, besonders von Ovulationshemmern Beachtung zu schenken.

Die *Allgemeinuntersuchung* spielt bei Amenorrhoe ebenfalls eine nicht zu unterschätzende Rolle. Bereits der Habitus der Patientin läßt Rückschlüsse auf die ovarielle Funktion zu; der ausgeprägte weibliche Hypogonadismus läßt sich prima vista diagnostizieren. Die Untersuchung der Brüste ist obligat; dabei muß vor allem auf eine Galactorrhoe geachtet werden. Wichtig ist ferner auch der Behaarungstyp.

Die *gynäkologische Exploration* umfaßt die Besichtigung und Palpation des Abdomens, die Inspektion der Vulva, die Spekulumuntersuchung der Vagina und die bimanuelle, rectovaginale Abtastung des Uterus und der Adnexe. Dabei ist unter anderem auf Operationsnarben zu achten, die Entwicklung des äußeren Genitale läßt eine längerdauernde Ovarialinsuffizienz ebenfalls leicht erkennen, während virilisierende Prozesse immer zu einer Klitorishypertrophie (s.S. 592) führen. Ein normaler Tastbefund schließt Entwicklungsmißbildungen weitgehend aus, von Bedeutung ist speziell die Erkennung einer Frühschwangerschaft sowie cystisch veränderte Ovarien.

Als wichtigstes diagnostisches Hilfsmittel in der Praxis hat sich der *Gestagentest* erwiesen (s.S. 598). Ein positiver Ausfall spricht für eine lediglich generative Form der Amenorrhoe, ein negatives Ergebnis verlangt nach Ausschluß einer Schwangerschaft eine eingehendere Abklärung. In erster Linie empfiehlt sich dabei die Vornahme einer *FSH- und LH-Bestimmung,* welche eine sichere Differenzierung von hypo-, normo- und hypergonadotropen Zuständen ermöglicht.

Ergeben sich trotz negativem Ausfall des Gestagentests normale Gonadotropinwerte, so ist in erster Linie an eine uterine Störung im Sinne der Métrose de recéptivité zu denken (s.S. 570). Die Diagnose wird durch einen ebenfalls negativen *Oestrogentest* erhärtet, allenfalls können zusätzliche Untersuchungsmethoden, wie die Endometriumsbiopsie oder die Hysteroskopie weiterhelfen. Handelt es sich um eine hypogonadotrope Störung, dann ist in erster Linie an ein zentrales Versagen, also eine hypothalamisch-hypophysär bedingte Amenorrhoe zu denken; neben der Anamnese erlaubt vor allem der *LH-RH-Test* genaue Aussagen über die vorhandenen hypophysären Reserven (s.S. 598). Stark erhöhte Gonadotropinwerte sind prognostisch weitaus am ungünstigsten, da nach wiederholter Untersuchung an einem gonadalen Versagen nicht zu zweifeln ist. Bei primärer Amenorrhoe empfiehlt sich in diesen Fällen die Bestimmung des *chromosomalen Kerngeschlechts,* allenfalls eine ganze Chromosomenanalyse, ferner zur direkten Beurteilung der Ovarien eine *Laparoskopie.* Bei sekundärer, hypergonadotroper Amenorrhoe ist in erster Linie an ein Climacterium praecox zu denken, weitere Untersuchungen erübrigen sich in den meisten Fällen.

Sind bei der klinischen Untersuchung Anzeichen anderer endokriner Störungen vorhanden, dann sind weitere Hormonanalysen nicht zu umgehen. Hirsute oder gar virilisierte Patientinnen müssen immer bezüglich eines androgenetischen Prozesses der Nebennierenrinde oder der Ovarien abgeklärt werden. Vorerst genügt dafür die Bestimmung des *Testosterons* sowie der Ausscheidung der *17-Ketosteroide.* Falls sich erhöhte Werte ergeben, sollte eine eingehende Untersuchung der adrenalen Funktionen (s. Kap. VII, S. 385) vorgenommen werden, bei Verdacht auf einen endokrin aktiven Tumor der Ovarien zusätzlich auch eine Laparoskopie. Bei jeder Amenorrhoe, bei welcher gleichzeitig eine Galactorrhoe besteht, muß ein Hypophysenadenom ausgeschlossen werden. Wichtig ist zunächst die Bestimmung von *Prolactin;* bei erhöhten Werten ist eine Tomographie der Sella zu empfehlen. Schließlich darf auch eine Hypo- oder Hyperthyreose nicht übersehen werden; für eine erste Beurteilung der Schilddrüsenfunktion reichen die T_3- und T_4-Werte aus (s. Kap. VI, S. 235).

d) Therapie

Am einfachsten ist die Behandlung leichter zentraler Funktionsstörungen, wie sie den meisten Fällen der *normogonadotropen Amenorrhoen* zugrundeliegen. In der Regel ist eine Therapie auch dann erwünscht, wenn die Störung eindeutig psychogener Natur ist.

Ovulationshemmer und potente Oestrogene und Gestagene wirken bekanntlich auf die hypothalamische Steuerung hemmend; sie sind deshalb für therapeutische Zwecke ungeeignet. In Betracht kommen in erster Linie zentral schwach stimulierende Progesteronderivate, welche in allen Fällen zu regelmäßigen Abbruchblutungen führen, gleichzeitig jedoch die funktionelle Störung positiv beeinflussen; sie sind allerdings nur bei weitgehend erhaltener endogener Oestrogenproduktion wirksam. Da die Ovulationsrate 20% kaum überschreitet, eignen sie sich außerdem nur für Frauen, die keinen unmittelbaren Kinderwunsch haben.

Besonders bewährt hat sich das Retrosteroid 1,6-Dehydro-6-Chlor-Retroprogesteron, das sich als Retroid (Roche) im Handel befindet (Abb. 61). Das Behandlungsschema ist auf S. 585 angegeben (Abb. 62). Besonders bei leicht hypoestrogenen Zuständen ist oft eine zusätzliche Zufuhr von Oestrogenen oft nicht zu umgehen. Dabei empfehlen sich vor allem natürliche Derivate, die im Gegensatz etwa zum Aethinyloestradiol zentral wiederum eher anregend, keinesfalls aber blockierend wirken. In Betracht kommt beispielsweise das sequentiell aufgebaute Cyclacur (Schering), bei welchem zunächst während 11 Tagen lediglich 2 mg Oestradiolvalerianat, dann während 10 Tagen 2 mg Oestradiolvalerianat kombiniert mit 0,5 mg Norgestrel eingenommen wird. Auch das 3phasisch aufgebaute Trisequens (Novo) eignet sich für solche Zwecke. Die Behandlung soll zunächst mindestens über 4–6 Monaten erfolgen, dann kann eine Pause eingeschaltet werden, welche zeigt, ob sich die Regulation eingespielt hat. Im ungünstigen Fall darf ohne Bedenken erneut für längere Zeit behandelt werden. Die Patientinnen sind selbstverständlich darauf aufmerksam zu machen, daß es sich nicht um ein antikonzeptionelles Präparat handelt, sondern daß im Sinne des Behandlungsziels auch ovulatorische Cyclen auftreten können.

Wesentlich schwieriger ist die Therapie des *hypogonadotropen Hypogonadismus*. Sofern die zentralen Funktionstests ergeben, daß kaum mit einer Normalisierung gerechnet werden kann, empfiehlt sich eine Substitutionsbehandlung mit Oestrogenen, am besten kombiniert mit einem Gestagen. Wichtigstes Ziel ist die Verhinderung der Atrophie der Genitalorgane. Die hypothalamisch-hypophysäre Funktion darf zunächst vernachlässigt werden, da bei späterem Kinderwunsch ohnehin eine aufwendige Substitutionstherapie mit Gonadotropinen nicht zu umgehen ist (s.S. 587). In leichteren Fällen können wiederum sequentielle Oestrogen-Gestagenpräparate versucht werden, allenfalls kommen auch oestrogenbetonte Ovulationshemmer in Betracht.

Bei fehlender ovarieller Ansprechbarkeit im Rahmen des *hypergonadotropen Hypogonadismus* ist lediglich eine symptomatische Substitutionstherapie mit Oestrogenen und Gestagenen möglich. Dazu können im Prinzip alle Präparate verwendet werden, da zentrale Rückwirkungen keine Rolle spielen. Wegen der Gefahr der oestrogenen Überstimulierung des Endometriums, welche zur glandulär-cystischen Hyperplasie und möglicherweise sogar zum Endometriumscarcinom führen kann, sollten natürliche oder konjugierte Oestrogene im Intervall verwendet oder aber durch Zusatz von Gestagenen regelmäßige Abbruchblutungen ausgelöst werden.

Für die erstgenannte Therapieform eignet sich Oestriol und Oestriolsuccinat, die Dosierung beträgt 1–2 mg täglich, am besten jeweils während 21 Tagen mit 7 Tagen Pause. Entsprechende Präparate finden sich als Ovestin (Organon) oder Synapause (Ercopharm) im Handel. Konjugierte Oestrogene sind vor allem in den Vereinigten Staaten beliebt, das verbreitetste Präparat ist das Premarin (Ayerst), welches in einer Tagesdosierung von 0,625–1,25 mg nach gleichem Schema verabreicht wird. Zur kombinierten Behandlung können oestrogenbetonte Ovulationshemmer und auch Cyclacur (Schering) versucht werden. Schließlich kommt auch ein modifiziertes Kaufmann-Schema in Betracht, so beispielsweise während 11 Tagen 3mal täglich 1 Tablette Progynon C, dann während 10 weiteren Tagen täglich 3×1 Tablette Primosiston (Schering).

Amenorrhoen mit erhöhtem Prolactinspiegel werden heute vorzugsweise mit Bromocriptin (Parlodel, Sandoz) angegangen; die mittlere Dosierung beträgt $3 \times 1{,}25$ mg/Tag, womit sich in vielen Fällen anovulatorische oder ovulatorische Cyclen erzielen lassen. Bei tomographisch nachweisbarem Hypophysenadenom ist meistens eine neurochirurgische Intervention erforderlich.

Uterin bedingte Amenorrhoen sind einer Behandlung nur teilweise zugänglich. Bei endometrialen Synechien und bei Cervixstenose genügt unter Umständen die vorsichtige Dilatation des Uteruscavum, gleichzeitig ist eine hochdosierte parenterale Oestrogen-Gestagentherapie angezeigt. Bei weitgehendem Fehlen von funktionstüchtigem Endometrium läßt sich in Einzelfällen die Transplantation von Schleimhaut diskutieren, die Erfolge sind aber bescheiden. *Gynatresien* wie das Mayer-Rokitansky-Küster-Syndrom (s.S. 568) sind in jedem Fall operativ anzugehen, wobei der Patientin durch eine Vaginalplastik mindestens zu einem normalen Sexualleben verholfen werden kann; die Amenorrhoe und die damit verbundene Sterilität lassen sich jedoch nicht beheben. Problemlos ist die Behandlung peripherer Verschlüsse, wie etwa der Hymenalatresie, wo eine einfache Incision genügt.

2. Dysfunktionelle Blutungen

Uterine Blutungen sind oft durch organische Veränderungen bedingt; davon abzugrenzen sind die dysfunktionellen Endometriumsblutungen, die als Folge einer primär oder sekundär gestörten Ovarialfunktion auftreten. Sie lassen sich in *Tempoanomalien,* also Störungen des Blutungsrhythmus, *Typusanomalien,* Störungen des Blutungscharakters und *acyclische Blutungen* unterteilen.

Dysfunktionelle Blutungen treten in jedem Lebensalter auf, sie sind jedoch in der Adoleszenz und vor allem im Klimakterium gehäuft. Es ist dies leicht verständlich, wenn man berücksichtigt, daß die luteale Funktion sich in diesen Lebensabschnitten entweder erst entwickelt oder bereits wieder insuffizient wird.

Rund 60% aller Blutungsstörungen sind dysfunktionell, die Diagnose darf aber erst gestellt werden, wenn organische, allenfalls neoplastische und entzündliche uterine Veränderungen sowie eine Gravidität ausgeschlossen sind. Die entsprechende Abklärung erfolgt in erster Linie durch eine fraktionierte Curettage, welche gleichzeitig in manchen Fällen auch bereits die Therapie darstellt.

a) Tempoanomalien (Abb. 51a)

Eine Verkürzung des Menstruationsintervalls wird als Polymenorrhoe, eine Verlängerung als Oligomenorrhoe bezeichnet. Da 95% aller Cyclen im Lebensalter von 20–40 Jahren 21–35 Tage dauern (Arey, 1939), spricht man von *Polymenorrhoe,* wenn die Cyclusdauer weniger als 21 Tage beträgt. Es sind dabei entweder die Proliferations- und die Lutealphase verkürzt, oder aber es handelt sich um anovulatorische Oestrogenabbruchblutungen. Die Polymenorrhoe ist besonders nach der Menarche und in der Prämenopause häufig, im Lebensabschnitt zwischen 20 und 40 Jahren tritt sie gelegentlich infolge starker psychischer oder körperlicher Belastung auf. Eine Verkürzung der Lutealphase auf weniger als 10 Tage führt auch bei ovulatorischem Verlauf zur funktionellen Sterilität. Die Blastocyste, welche sich um den 7. postovulatorischen Tag implantiert, produziert zu diesem Zeitpunkt noch zu wenig HCG, um die Regression des Corpus luteum verhindern zu können.

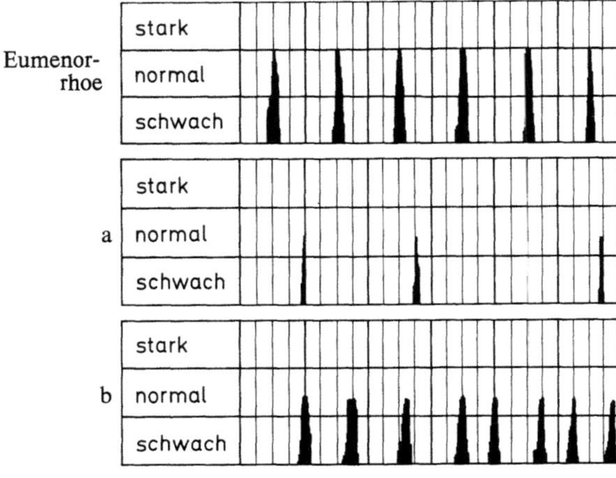

Abb. 51a. Dysfunktionelle Blutungen. Anomalien des Blutungsrhythmus (Tempoanomalien), *Oligomenorrhoe* = zu seltene Periodenblutung (Intervall > 35 Tage, < 90 Tage), *Polymenorrhoe* = zu häufige Periodenblutung (Intervall < 21 Tage)

Sofern nicht das Sterilitätsproblem im Vordergrund steht, ist eine Behandlung im allgemeinen überflüssig, es sei denn, daß sich die Patientin subjektiv stark gestört fühlt oder daß es bei stärkeren Menstruationen zur Anämisierung kommt. Die Regulierung gelingt mit den meisten Ovulationshemmern ohne Schwierigkeiten. Nur bei Kinderwunsch muß allenfalls eine Clomidtherapie vorgenommen werden (s.S. 585), wobei vor allem auf die Korrektur der meist verkürzten Lutealphase zu achten ist.

Unter *Oligomenorrhoe* versteht man nach der oben gegebenen Definition einen menstruellen Cyclus mit einer Dauer von mehr als 35 Tagen. Der Verlauf kann ebenfalls ovulatorisch oder anovulatorisch sein; im erstgenannten Fall ist die Proliferationsphase stark verlängert und die Ovulationen treten nur mit großer Verspätung ein. Die wesentlich häufigere anovulatorische Form ist wiederum durch Oestrogenabbruchblutungen bedingt, welche nur in größeren Abständen erfolgen.

Die Oligomenorrhoe ist meistens Ausdruck einer zentralen Dysfunktion; sie geht oft der sekundären Amenorrhoe voraus. Die Störung findet sich auch bei anderen Endokrinopathien sowie bei polycystischen Ovarien (s.S. 575).

Die Cyclusregulierung empfiehlt sich in manchen Fällen schon aus psychologischen Gründen; sie erfolgt nach den gleichen Richtlinien wie die Behandlung der normogonadotropen Amenorrhoe (s.S. 571). Ovulationshemmer sind im allgemeinen kontraindiziert, da sie die bestehende Funktionsschwäche zentral ungünstig beeinflussen. Bei gleichzeitiger Sterilität mit Kinderwunsch werden die besten Resultate mit Fertodur (Schering) oder Clomid (Merell) erzielt (s.S. 585).

b) Typusanomalien (Abb. 51b)

Während Tempoanomalien meist dysfunktioneller Natur sind, entstehen Typusanomalien hauptsächlich auf organischer Grundlage. Eine Ausnahme bildet die *Hypomenorrhoe,* eine schwache, kurzdauernde Schmierblutung, die häufig auf wenige Stunden oder 1–2 Tage verkürzt ist. Sie spiegelt wiederum in erster Linie eine zentrale Funktionsstörung; sie kann mit einer Oligomenorrhoe vergesellschaftet sein oder einer sekundären Amenorrhoe vorangehen. Uterine Faktoren müssen ebenfalls in Betracht gezogen werden; so kann sich eine partielle Métrose de receptivité in einer Hypomenorrhoe äußern. Auch der langdauernde Gebrauch gestagenbetonter Ovulationshemmer führt gelegentlich durch Atrophisierung des Endome-

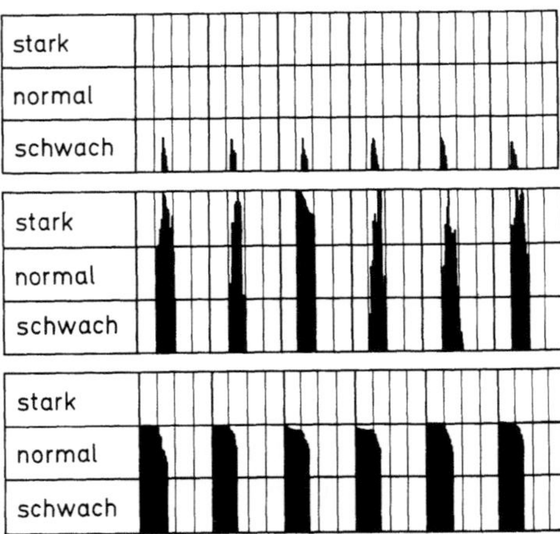

Abb. 51 b. Anomalien des Blutungs-Typus (Typusanomalien). *Hypomenorrhoe* = zu schwache Periodenblutung, *Hypermenorrhoe* = zu starke Periodenblutung von normaler Dauer, *Menorrhagie* = zu lang dauernde Periodenblutung (> 7 Tage, < 14 Tage)

triums dazu. Die Behandlung erübrigt sich, sofern nicht gleichzeitig ein Fertilitätsproblem besteht; in solchen Fällen muß in erster Linie die meist zentral bedingte Ovarialinsuffizienz behoben werden.

Die *Hypermenorrhoe* ist eine abnorm starke cyclische Blutung von höchstens 7 Tagen Dauer. Pathogenetisch liegen in über 90% der Fälle organische Veränderungen vor, wobei einerseits die Kontraktionsfähigkeit des Myometriums beeinträchtigt, andererseits die blutende Fläche vergrößert ist. Besonders oft werden intramurale oder submucöse Myome, Schleimhautpolypen des Uterus oder eine Adenomyosis uteri interna gefunden. Charakteristisch ist der Abgang von Blutkoagula, da bei starker Blutung relativer Mangel an fibrinolytischen Enzymen aus dem zerfallenden Endometrium herrscht. Bei wiederholtem Auftreten kommt es sekundär zu einer hypochromen Anämie.

Schon aus diagnostischen Gründen ist, ausgenommen in der Adoleszenz, eine fraktionierte Curettage angezeigt; sie hat gleichzeitig oft auch therapeutische Wirkung. Sofern eine Operation nicht in Frage kommt, kann die hormonale Behandlung versucht werden. Geeignet sind vor allem gestagenbetonte Ovulationshemmer, die zu einer mehr oder weniger ausgeprägten Hemmung der endometrialen Proliferation führen.

Der Begriff *Menorrhagie* umfaßt cyclische uterine Blutungen von mehr als 7, jedoch weniger als 14 Tagen Dauer, welche auch verstärkt sein können. Wird diese Grenze überschritten, so spricht man von einer Menometrorrhagie. Bei beiden Formen spielen meistens die gleichen organischen Ursachen eine Rolle wie bei der Hypermenorrhoe. Gelegentlich können allerdings Vor- oder Nachblutungen dysfunktioneller Art ebenfalls eine Menorrhagie vortäuschen. Die Behandlung entspricht derjenigen der Hypermenorrhoe.

c) Acyclische dysfunktionelle Blutungen (Abb. 51 c)

Außerhalb des Cyclus auftretende Blutungen werden als Metrorrhagien bezeichnet. Sie können dysfunktioneller Natur sein, häufiger sind jedoch organische Veränderungen.

Harmlos sind die Mittel- oder *Ovulationsblutungen,* die als direkte Folge des postovulatorischen Oestrogenabfalls bei rund 20% aller Frauen mit Mittelschmerz beobachtet werden (Diddle, 1948). Im Cervicalschleim fällt die Benzidinprobe zur Zeit der Ovulation sogar bei 94% positiv aus (Bromberg, 1956). Bei stärkerer Blutung kann eine Polymenorrhoe vorgetäuscht werden. Die Diagnose darf nur gestellt werden, wenn anhand der Basaltemperaturkurve und gegebenenfalls des Mittelschmerzes eine genaue zeitliche Übereinstimmung besteht. Durch Verabfolgung von 0,02 mg Aethinyloestradiol vom 10.–16. Cyclustag läßt sich die Blutung unterdrücken, andernfalls handelt es sich um eine andere Ursache.

Ebenfalls dysfunktioneller Natur sind *Vorblutungen,* wie sie bei verfrühtem Abfall der Oestrogen- und Progesteronproduktion beim insuffizienten Corpus luteum beobachtet werden. Die klinische Bedeutung ist gering, allerdings führt die mit dieser Störung verbundene ungenügende sekretorische Transformation des Endometriums oft zur Sterilität. Umgekehrt bewirkt eine verlangsamte Regression des Gelbkörpers manchmal eine verzö-

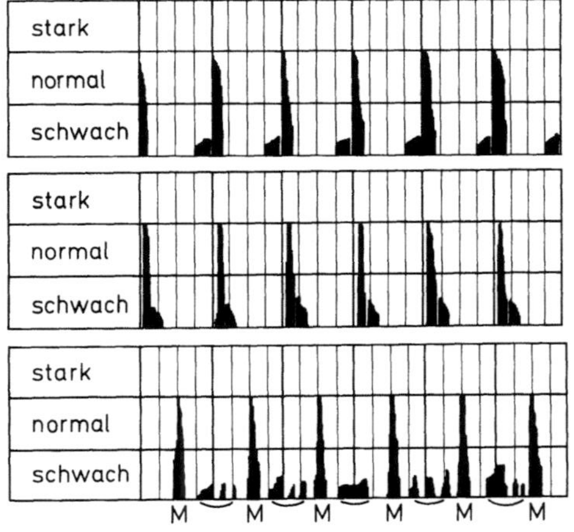

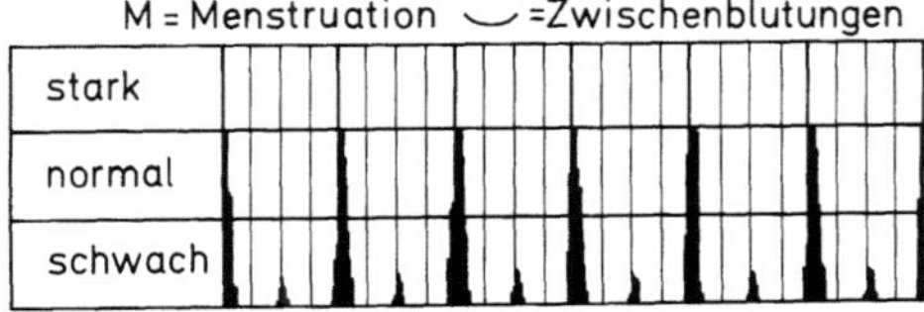

Abb. 51 c. Acyclische uterine Blutungen (Metrorrhagien) = außerhalb der Periodenblutung auftretende Blutung = Zusatzblutungen, *Vorblutung* = prämenstruelle Blutung. *Nachblutung* = postmenstruelle Blutung, *Zwischenblutung* = Metrorrhagie i.e.S., *Mittelblutung* = *Ovulationsblutung* = Blutung zur Zeit der Ovulation

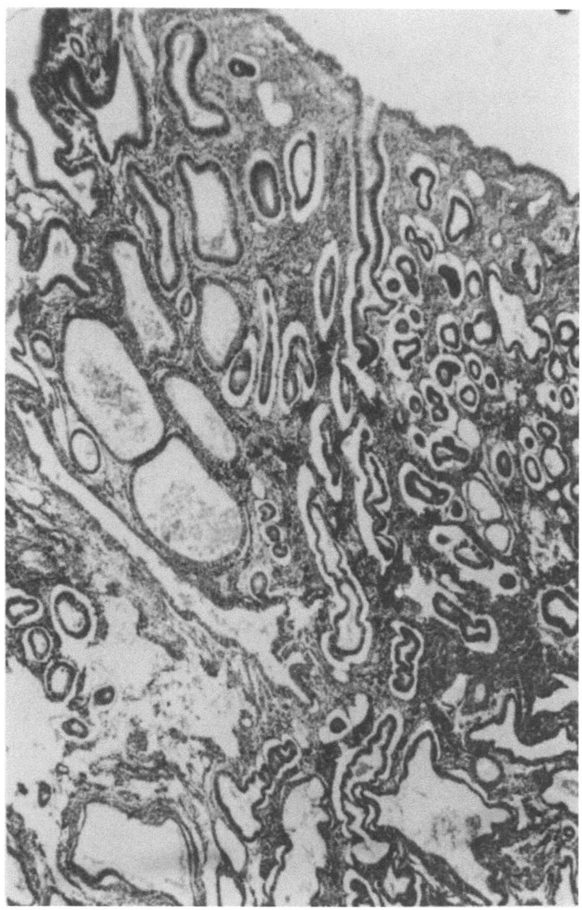

Abb. 52. Glandulär-cystische Hyperplasie

gerte Abstoßung des sekretorisch transformierten Endometriums, die klinisch als *Nachblutung* imponieren kann. Eine Behandlung ist in der Regel nicht nötig, allenfalls kommt die perorale Zufuhr von Gestagenen oder Oestrogen-Gestagen-Gemischen in Betracht, wodurch eine prompte Entzugsblutung gewährleistet wird. Bewährt hat sich dabei die Einnahme von 3 × 1 Tablette Primolut-Nor (Schering) oder von Primosiston (Schering) in gleicher Dosierung vom 21.–25. Cyclustag.

Eigentliche *Metrorrhagien* im Sinne von Dauer- und Schmierblutungen auf dysfunktioneller Basis finden sich vor allem bei Follikelpersistenz. Sie treten gehäuft in der Adoleszenz auf, man spricht dann von juvenilen Blutungen, ferner im Klimakterium. Zugrunde liegt immer eine generative Ovarialinsuffizienz mit verzögerter oder fehlender Ovulation. Die verlängerte Oestrogeneinwirkung auf das Endometrium führt zu verstärkter Proliferation; nach etwa 4wöchiger ununterbrochener Stimulation entsteht das Bild der *glandulär-cystischen Hyperplasie*; der histologische Aspekt gleicht einem Schweizer Käse (Abb. 52). Durch einen später eintretenden relativen Oestrogenmangel kommt es zu verbreiteten endometrialen Nekrosen und damit zu Durchbruchsblutungen. Die Bedeutung der glandulär-cystischen Hyperplasie für die spätere Entwicklung eines Endometriumscarcinoms ist immer noch umstritten; zweifellos existiert aber eine Entwicklungsreihe über die atypische adenomatöse Hyperplasie zum Carcinoma in situ. Schon aus diesem Grund ist eine fraktionierte Curettage absolut unerläßlich, welche zudem wenigstens vorübergehend zu einer Blutstillung führt. Eine Ausnahme darf höchstens bei jungen Virgines gemacht werden, wo ebenso wie bei funktionellen Rezidiven innerhalb von 6 Monaten nach einer fraktionierten Curettage eine hormonale Blutstillung versucht werden kann. Hierzu wird am besten ein oral wirksames Oestrogen-Gestagen-Präparat gegeben, beispielsweise Primosiston (Schering); die Dosierung beträgt am 1. Tag 5 Tabletten, am 2. Tag 2 × 2 Tabletten und vom 3.–9. Tag 3 × 1 Tablette, was einer Gesamtdosis von 0,3 mg Aethinyloestradiol und 60 mg Norethisteronacetat gleichkommt. Die Blutung steht innerhalb von 36–48 Std, 2–3 Tage nach Absetzen der Tabletten tritt eine Entzugsblutung aus dem sekretorisch umgewandelten Endometrium ein. Injektionsbehandlungen haben gegenüber diesem Verfahren den Nachteil, durch den langsamen Abfall der Hormonspiegel langdauernde Abbruchblutungen auszulösen.

Die Rezidivprophylaxe erfolgt bei unverdächtigem histologischem Befund am besten mit oralen Progestagenen, beispielsweise mit 10 mg Primolut-N (Schering) täglich vom 16.–25. Cyclustag, oder aber mit einem gestagenbetonten Ovulationshemmer wie Neogynon (Schering), Stediril (Wyeth) oder Ovulen 50 (Searle).

3. Das polycystische Ovar

1935 beschrieben STEIN und LEVENTHAL ein klinisches Syndrom, bestehend aus Sterilität, Amenorrhoe, Hirsutismus, Adipositas und vergrößerten cystischen Ovarien. Seither haben zahlreiche Autoren über teils gleichartige, teils jedoch lediglich ähnliche Krankheitsbilder berichtet, so daß heute unter dem Begriff des Stein-Leventhal-Syndroms ein sowohl klinisch wie pathogenetisch uneinheitliches Zustandsbild verstanden wird.

Die Häufigkeit von polycystischen Ovarien ist beträchtlich, sie beträgt nach Untersuchungen von VARA (1951) an 12160 unausgewählten gynäkologischen Laparotomien 1,4%. Andere Autoren geben sogar höhere Zahlen an, so beschrieb SOMMERS diesen Befund bei 3,5% von 740 aufeinanderfolgenden weiblichen Autopsien, McGOOGAN (1954) bei 4,6% seiner Sterilitätspatientinnen. Das Stein-Leventhal-Syndrom im engeren Sinn ist dagegen eher selten; STEIN selbst operierte innerhalb von 34 Jahren lediglich 108 Fälle, auch LEVENTHAL beobachtete in 29 Jahren nur 114 Frauen mit der vollen Symptomatik; es handelt sich demnach um eine

Tabelle 24. Symptomatologie von 1079 publizierten und bewiesenen Fällen mit polycystischen Ovarien (GOLDZIEHER, 1962)

Symptom	Häufigkeit (%)	
	Mittel	Bereich
Adipositas	41	16–49
Hirsutismus	69	17–83
Virilismus	21	0–28
Amenorrhoe	51	15–77
Sterilität	74	35–94
Dysfunkt. Blutungen	29	6–65
Dysmenorrhoe	23	–
Biphas. Basaltemperatur	15	12–40
Corpus luteum bei Laparotomie	22	0–71

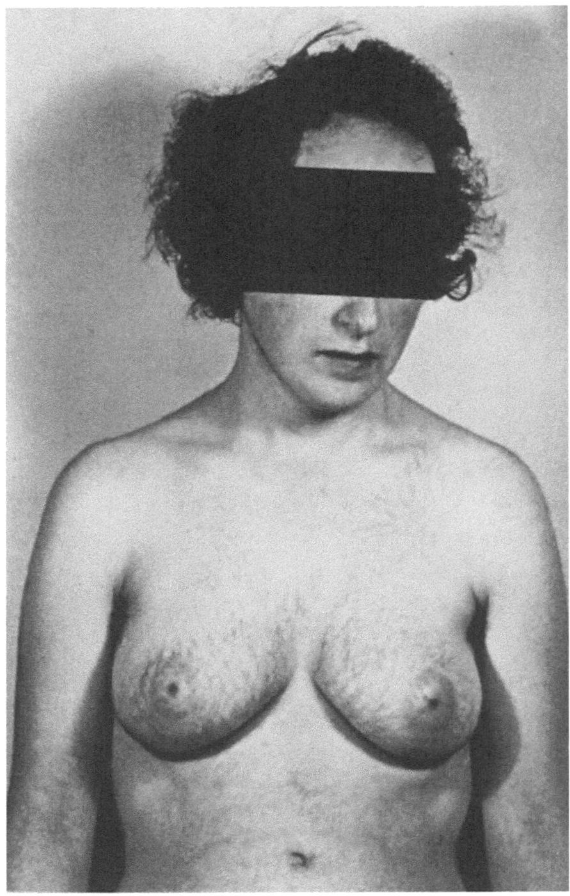

Abb. 53. Virilisierung bei Stein-Leventhal-Syndrom

relativ kleine Gruppe von Patientinnen aus einer bedeutend größeren Zahl von Frauen mit polycystisch veränderten Ovarien (GOLDZIEHER, 1967).

Die klinischen Befunde sind sehr unterschiedlich (Tabelle 24); am häufigsten ist die generative Ovarialinsuffizienz mit fehlender Ovulation. Eine Sterilität liegt bei drei Viertel aller Patientinnen vor; eine vorangegangene Schwangerschaft schließt demnach das Syndrom nicht aus. Bei etwa der Hälfte wird eine sekundäre Amenorrhoe beobachtet; andere Cyclusstörungen wie Oligomenorrhoe sind sogar noch häufiger; bei über einem Viertel aller Fälle werden auch dysfunktionelle Blutungen gefunden. Häufig ist ferner der Hirsutismus, der als wichtiges diagnostisches Leitsymptom bei rund 70% der Fälle auftritt (GREENBLATT, 1968); eine eigentliche Virilisierung ist hingegen wesentlich seltener (Abb. 53). Die übrigen klinischen Befunde, besonders die Entwicklung der Brüste, der Vagina und des Uterus, sind uncharakteristisch. Die Ovarien sind vergrößert, ihr Durchmesser beträgt mindestens 5–6 cm; sie können auch größer als der Uterus selbst sein (Abb. 54). Bei ausgeprägten Fällen ist die Kapsel verdickt, perlweiß, ferner ist die Vascularisierung vermehrt. Histologisch finden sich zahlreiche subcapsulär gelegene Follikelcysten mit einem Durchmesser von wenigen Millimetern bis über 1 cm (Abb. 55), sowie vermehrt atretische Follikel mit ausgeprägt vascularisierter Theca interna, deren Zellen luteinisiert sind und gehäuft Mitosen aufweisen. Die ebenfalls typische Fibrose der kollagen verdickten Kapsel wird nicht in allen Fällen gefunden. Nach Untersuchungen von GOLDZIEHER (1963) sind bei durchschnittlich 22% der polycystischen Ovarien Corpora lutea bzw. albicantia nachweisbar.

Ähnliche ovarielle Veränderungen können auch bei Überfunktion der Nebennierenrinde beobachtet werden, wenn es unter dem Einfluß einer vermehrten Androgenproduktion zu längerdauernden anovulatorischen Zuständen kommt. Die Ovarien sind dabei aber meistens nicht vergrößert, die Cysten sind spärlich, die Zahl der Primordialfollikel ist vermindert.

Das Syndrom der polycystischen Ovarien ist ätiologisch nicht restlos geklärt. Inkubationsversuche haben eine signifikant vermehrte Bildung von Androstendion ergeben (LANTHIER, 1960; GOLDZIEHER, 1960), das zusammen mit Androsteron auch im Blut der Vena ovarica nachgewiesen werden kann (MIGEON, 1960). Androstendion und Dehydroepiandrosteron sind auch in der Flüssigkeit der Follikelcysten erhöht, gleichzeitig fehlt das 17β-Oestradiol weitgehend (SHORT, 1961). Nach unseren heutigen Kenntnissen liegen der offensichtlich gestörten Steroidbiosynthese verschiedene Enzymdefekte zugrunde (Abb. 56). Zunächst einmal ist mit Sicherheit die Aktivität der 3β-OH-Dehydrogenase vermindert, welche der Umwandlung von Pregnenolon zu Progesteron dient. Damit verläuft die Biosynthese der Steroide im polycystischen Ovar hauptsächlich über 17α-Hydroxypregnenolon und Dehydroepiandrosteron, was einerseits zu einer vermehrten Bildung von Androstendion, andererseits zu einer vermehrten Ausscheidung von Δ_5-3β-Verbindungen wie Δ_5-Pregnendiol und Δ_5-Pregnentriol führt. Sodann ist auch die Aktivität der den Ring A aromatisierenden Enzyme vermindert, so daß es zu einer Anhäufung

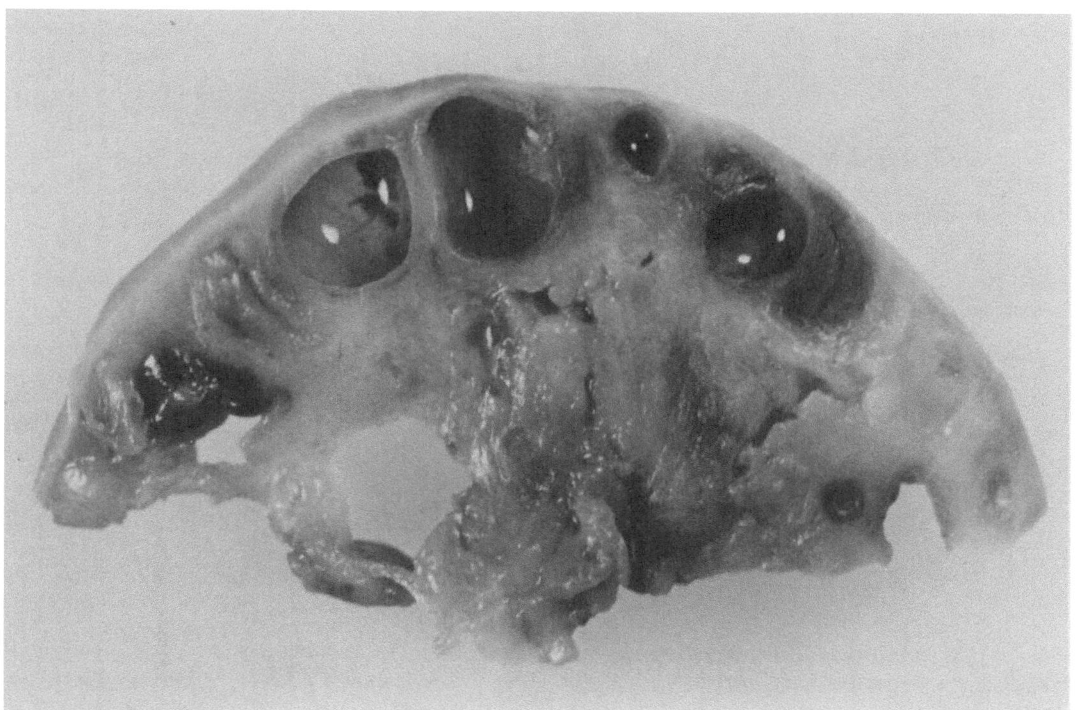

Abb. 54. Stein-Leventhal-Ovar

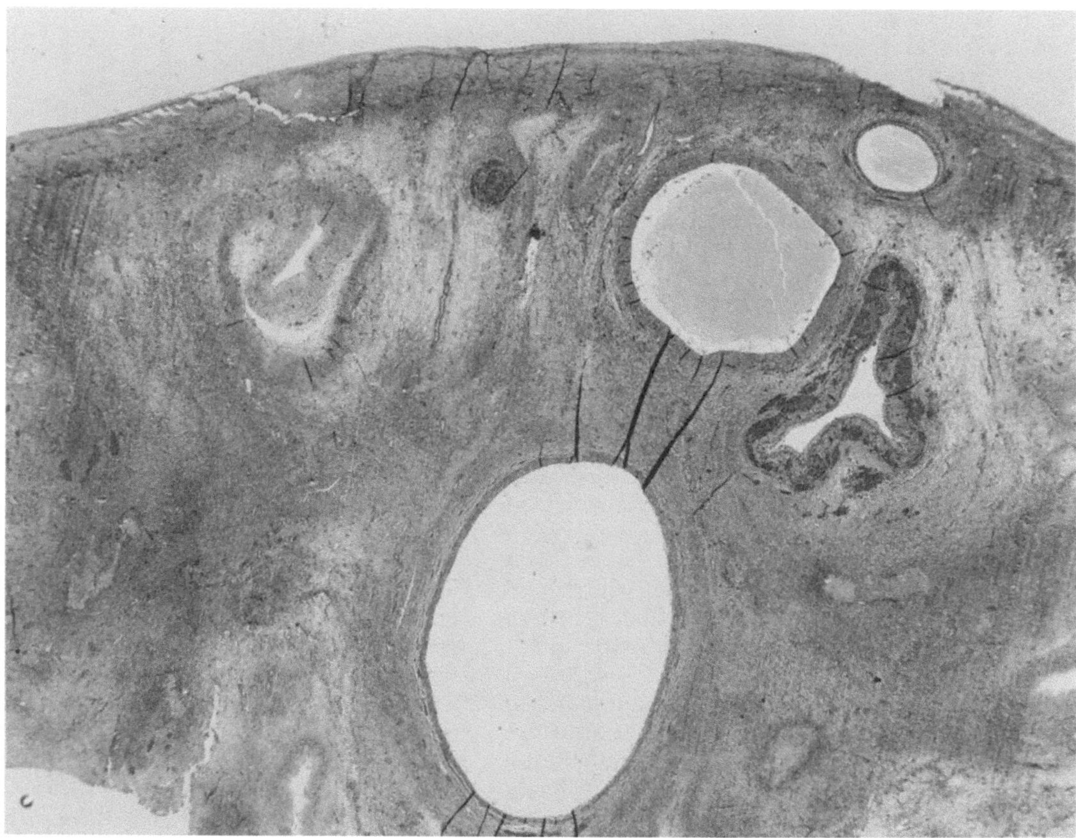

Abb. 55. Mikroskopisches Bild von Abb. 54

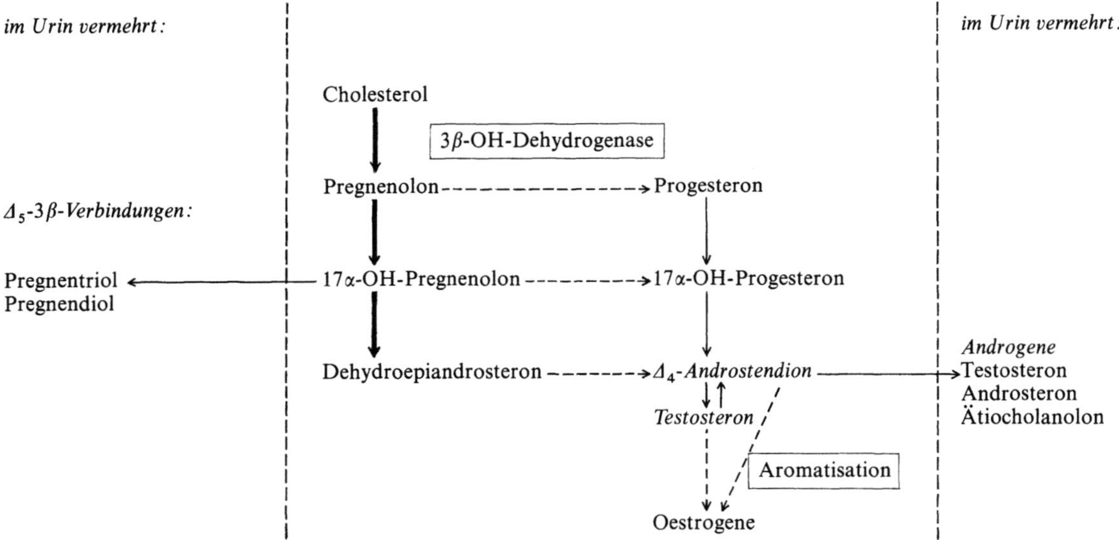

Abb. 56. Ausscheidung der 17-Ketosteroide und 17-Hydroxycorticoide im Urin bei Frauen mit polycystischen Ovarien

von Androstendion und Testosteron kommt. Gleichzeitig ist die Bildung von Oestrogenen mäßig eingeschränkt, die diesbezüglichen Ergebnisse sind aber umstritten.

Nach den Erstbeschreibern des Syndroms müßte gefordert werden, daß die Nebennierenrindenfunktion völlig normal ist. Demgegenüber haben zahlreiche Untersuchungen gezeigt, daß möglicherweise bei einem Teil der Fälle doch auch eine adrenale Überfunktion besteht, vor allem im Sinne der „borderline adrenal hyperplasia" (GOLD, 1958; ZENER, 1961). Hinweise dafür ergeben sich aus der manchmal erhöhten Ausscheidung der 17-Ketosteroide und der 17-Hydroxycorticoide, wie sie bei 23% der bioptisch verifizierten Fälle beobachtet wird (GOLDZIEHER, 1963). Auch dies könnte allerdings Folge der erhöhten Androgenproduktion durch die polycystischen Ovarien sein, um so mehr als in der Regel die Androsteron- und Aetiocholanolon-Fraktion relativ vermehrt ist.

Das Verhalten der Gonadotropine ist uneinheitlich, frühere Untersuchungen der Gesamtaktivität ergaben keine wesentlichen Abweichungen. In Übereinstimmung mit diesen Befunden sind auch die FSH-Werte normal, hingegen werden gelegentlich unregelmäßige LH-Spitzen beobachtet (INGERSOLL, 1959; TAYMOR, 1963). Ob die Störung der ovariellen Biosynthese primärer Natur ist oder die Ursache vielmehr in einer hypothalamisch bedingten Fehlsteuerung der LH-Freisetzung zu suchen ist, bleibt weiterhin umstritten.

Die Diagnose wird zunächst aus den anamnestischen und klinischen Untersuchungsbefunden gestellt. Wie bereits erwähnt, stehen die Anovulation, die Oligo-Amenorrhoe, die Sterilität, der Hirsutismus und die Adipositas im Vordergrund. Gelegentlich lassen sich die polycystischen Ovarien schon bei der bimanuellen Untersuchung erkennen, in manchen Fällen ist eine Laparoskopie erforderlich. Die Hormonbefunde sind oft uncharakteristisch, die Testosteronspiegel sind aber doch in den meisten Fällen deutlich erhöht; die Werte betragen bei normalen Frauen im Serum 0,010–0,080 μg/100 ml, bei solchen mit polycystischen Ovarien mit und ohne Hirsutismus durchschnittlich 0,135 bzw. 0,110 μg/100 ml (LLOYD, 1966). Dasselbe gilt verständlicherweise auch für Androstendion, die Oestrogenwerte liegen dagegen meist im unteren Normbereich. Die Nebennierenrindenfunktiontests erbringen wenig zusätzliche Information; der Dexamethason-Hemmtest führt nur bei etwa der Hälfte aller Patientinnen zu einer signifikanten Verminderung der Ausscheidung der 17-Ketosteroide, was ähnlich wie auch der gelegentlich beobachtete Wiederanstieg nach HCG-Stimulation (s.S. 397) ein Hinweis für die teilweise ovarielle Herkunft sein könnte.

Eine Behandlung ist vor allem bei Kinderwunsch angezeigt, auch Virilisierungserscheinungen können dazu zwingen. Bis in die neueste Zeit stand die bilaterale Keilresektion aus den polycystischen Ovarien im Vordergrund, wie sie zuerst von STEIN und LEVENTHAL (1935) empfohlen wurden. Es muß darauf geachtet werden, daß das verbleibende Restorgan höchstens noch die Größe eines normalen Ovars aufweist, Follikelcysten werden mit Vorteil gestichelt. Die Erfolge sind beachtlich; die besten Ergebnisse wurden von STEIN publiziert, der bei 95% der behandelten Fälle ovulatorische Cyclen und bei 85% der Fälle Schwangerschaften erzielte. Demgegenüber wird der Hirsutismus nur in Einzelfällen günstig beeinflußt. Der Wirkungsmechanismus der Keilresektion ist unklar; vermutlich wird die gestörte ovarielle Biosynthese quantitativ, nicht aber qualitativ verändert, wobei vor allem die Androgenproduktion abnimmt. Der kurative Effekt ist leider oft von vorübergehender Dauer, was allerdings von einigen Untersuchern bestritten wird (STEIN, 1967). Die Keilresektion eignet sich damit vor allem für Frauen mit Kinderwunsch, sofern weitere Sterilitätsfaktoren ausgeschlossen sind. Wenig Zweck hat der Eingriff, wenn in erster Linie der Hirsutismus behandelt werden soll.

Die medikamentöse Therapie hat in den letzten Jahren ebenfalls recht gute Erfolge gebracht. Bei Sterilität wird in erster Linie Clomid eingesetzt (s.S. 585), womit sich bei rund 75% aller Patientinnen ovulatorische Cyclen induzieren lassen (JOHNSON, 1966; KISTNER, 1967). Eine genaue Überwachung ist dabei allerdings unerläßlich. Auch Humangonadotropine bringen gute Erfolge (LUNENFELD, 1960; GEMZELL, 1965; JONES, 1965); wegen der Gefahr der Überstimulierung sollte diese Therapie jedoch nur bei Versagen anderer Behandlungsmöglichkeiten erwogen werden. Bei jungen Patientinnen ohne Kinderwunsch kommt auch die cyclische Verabfolgung oral wirksamer Oestrogene und Gestagene etwa in Form eines Ovulationshemmers in Betracht. Es wird dadurch die vermehrte Androgenproduktion gebremst, ohne daß es zu einem Oestrogendefizit kommt. Ist lediglich der Hirsutismus störend, dann bietet sich heute die Therapie mit Antiandrogenen (Cyproteronacetat) an. Am besten wird das gleiche Schema verwendet, wie für die Behandlung des idiopathischen Hirsutismus. Nach dem Vorschlag von HAMMERSTEIN (1969) werden vom 5.–14. Cyclustag täglich 100 mg Cyproteronacetat kombiniert mit 50 µg Aethinyloestradiol, vom 15.–25. Cyclustag dann lediglich noch 50 µg Aethinyloestradiol gegeben. Auf diese Weise ist der Depoteffekt des Cyproteronacetats hinreichend berücksichtigt, gleichzeitig wird eine Schwangerschaft verhindert, was im Hinblick auf die feminisierende Wirkung der Antiandrogene bei männlichen Feten von großer Wichtigkeit ist. Nach 9–12monatiger Behandlung darf mit Erfolgsraten von über 75% gerechnet werden, leider kommt es allerdings nach Beendigung der Therapie in manchen Fällen zu Rezidiven.

4. Das prämenstruelle Syndrom und die Dysmenorrhoe

a) Das prämenstruelle Syndrom

Das prämenstruelle Syndrom ist charakterisiert durch eine Reihe von psychischen und körperlichen Beschwerden, die periodisch jeweils gegen Ende der 2. Cyclushälfte auftreten (FRANK, 1931). Die wichtigsten psychischen Symptome sind nervöse Spannungen, Reizbarkeit, Stimmungslabilität, Aggressivität, Ruhelosigkeit, auch depressiv ängstliche Verstimmung, Unsicherheit und Müdigkeit (LAMB, 1953; BLEULER, 1954). Daneben können Partialtriebe gestört sein, abnormer Hunger oder Durst, Schlaflosigkeit und gesteigerte Libido sind dazu zu rechnen. Die gestörte psychische Gleichgewichtslage äußert sich auch in der erhöhten Kriminalität der Frau im Prämenstruum (DALTON, 1964) sowie in der Häufung von Selbstmorden und Unfällen (MCKINNON, 1956).

An körperlichen Symptomen werden in der Reihenfolge ihrer Häufigkeit Mastodynie (70%), Abdominalbeschwerden wie Völlegefühl, Meteorismus und Stauungszuständen im kleinen Becken (50%), Ödeme an Händen, Füßen und im Gesicht (45%) sowie gelegentlich migräneartige Kopfschmerzen (30%) beobachtet. Pathognomonisch ist vor allem die Wasserretention, welche manchmal mehrere Liter erreichen kann (THORN, 1948; BRUCE, 1962; ROGERS, 1963). Selten treten auch Allergieerscheinungen auf, wie Urticaria, Rhinitis vasomotorica und Asthma.

Die Pathogenese ist umstritten. Sicher spielen psychische Faktoren eine ausschlaggebende Rolle, das Syndrom findet sich gehäuft bei neurotischen, psycholabilen und psychopathischen Frauen (WILLIAMS, 1952; BLEULER, 1954; APPLEBY, 1960). Dabei handelt es sich nicht wie bei der Dysmenorrhoe um eine aktuelle Konfliktsituation, sondern um eine latente neurotische Haltung. Hormonale Faktoren lassen sich vermuten, da das Zustandsbild fast nur bei ovulatorischen Cyclen auftritt. Größere Untersuchungen haben gezeigt, daß die Oestrogen- und Progesteronwerte zwar nicht wesentlich verändert sind, daß aber möglicherweise die durch Progesteron verstärkte ergotrop-sympathicotone Reaktionslage eine Rolle spielt (KROGER, 1962; ARTNER, 1965). Die prämenstruelle Wasserretention dürfte durch einen sekundären Aldosteronismus bedingt sein, diesbezügliche Studien haben eine Erhöhung der Aldosteronspiegel und eine Verminderung der Natriumdiurese ergeben (CIMBERLE, 1961); auch erhöhte Vasopressinwerte wurden beschrieben (ZUSPAN, 1958). Sekundär können Stoffwechselstörungen in Form von Hypoproteinämien und Hypo- bzw. Hyperglykämien auftreten.

Die Angaben über die Häufigkeit des Syndroms sind unterschiedlich, je nach Klassierung und Krankengut. Nach Untersuchungen von EICHNER (1959) und ISRAEL (1967) tritt es bei rund drei Viertel aller Frauen auf, nur in wenigen Prozenten ist aber eine Behandlung notwendig. Sie kann einerseits in einer Psychotherapie bestehen, andererseits können Gestagene, beispielsweise 5 mg Primolut-Nor täglich vom 17.–26. Cyclustag sowie Diuretica versucht werden. Als einfache Maßnahme empfiehlt sich eine salzarme, proteinreiche Diät.

b) Die Dysmenorrhoe

Als Dysmenorrhoe werden andauernde oder intermittierende kolikartige Schmerzen im Unterbauch bezeichnet, die im Zusammenhang mit der Menstruation auftreten. Sie beginnen manchmal kurz vor, meist aber am Anfang der menstruellen Blutung und können mit Übelkeit und Erbrechen verbunden sein. Die Beschwerden halten oft nur wenige Stunden bis einen Tag an, seltener mehr als zwei Tage und nur ausnahmsweise während der ganzen Blutung. Nach der Anamnese läßt sich die *primäre Dysmenorrhoe*, die schon bei der Menarche oder kurz danach auftritt, von der *sekundären Dysmenorrhoe*, nach pathogenetischen Gesichtspunkten eine Dysmenorrhoe ohne und mit anatomischem Substrat, unterscheiden.

Die Ätiologie ist nicht einheitlich; bei der primären Dysmenorrhoe handelt es sich zumeist um funktionelle Störungen; bei über 90% der Fälle dürften psychische Faktoren entscheidend sein. Nach ROEMER (1969) soll es sich häufig um den Ausdruck einer Abwehr und eines demonstrativen, aggressiven Protests handeln. Verlust der häuslichen Geborgenheit, Abhängigkeit, Geschwisterrivalität, Ambivalenz zwischen dem unbewußten Wunsch, ein kleines Mädchen zu bleiben und dem bewußten Drang nach Erwachsensein, Angst vor der erwachenden Sexualität und Konflikte mit der eigenen Weiblichkeit können auslösende Momente darstellen. Gehäuft werden die Beschwerden bei kontaktarmen, leptosom-asthenischen Frauen gefunden, deren psychosexuelle Reifung retardiert ist.

Der genaue Mechanismus der Schmerzentstehung ist auch heute noch nicht geklärt. Da die Beschwerden fast ausschließlich bei ovulatorischen Cyclen auftreten, lassen sich endokrine Faktoren nicht ausschließen. Möglicherweise führt der prämenstruelle Abfall der Oestrogen- und Progesteronspiegel zu einer sympathicoton-adrenergischen Umstellung der Reaktionslage, wodurch die sensible Reizschwelle herabgesetzt wird. Auf diese Weise ließe sich die pathologische Schmerzverarbeitung teilweise erklären (HAMAN, 1944). Gleichzeitig soll auch die Ansprechbarkeit der glatten Muskulatur gesteigert sein, was zu vermehrten und verstärkten dysrhythmischen Kontraktionen führen könnte (WOODBURY, 1947; MILLER, 1953). Schließlich wird diskutiert, ob Vasoconstrictionen der uterinen Gefäße einen Ischämieschmerz auslösen könnten (WOODBURY, 1947; PRILL, 1962); auch diese Theorie ist spekulativ.

Seltener sind organische Veränderungen; sie sind vor allem bei sekundärer Dysmenorrhoe in Betracht zu ziehen. Am wichtigsten ist die Endometriose, welche gelegentlich zusätzlich zu einer Retroflexio fixata des Uterus führt. Der dabei entstehende Dauerschmerz wird wahrscheinlich durch die Kapselspannung hervorgerufen, bedingt durch die prämenstruelle Blutüberfüllung. Die mobile Retroflexio sowie Myome, Entzündungen und auch die Uterushypoplasie werden als Ursache überschätzt, oft fehlt ein Kausalzusammenhang gänzlich (KOENIG, 1959; JAMES, 1963; LUKAS, 1965). Unklar ist auch die Bedeutung der Dysmenorrhoea membranacea, ein Schmerzzustand, welcher bei der Ausstoßung des infolge einer Enzymstörung unvollständig zerfallenden Endometriums entstehen soll (GREENBLATT, 1954).

Die Angaben über die Häufigkeit der Dysmenorrhoe variieren erheblich, sie sind abhängig von der untersuchten Bevölkerungsgruppe und von der Bewertung der Symptome. Starke Schmerzen, die zu einem Arbeitsausfall führen, werden bei 3–15% der Patientinnen beobachtet, 10% der Schülerinnen höherer Schule fehlen wegen dysmenorrhoischen Beschwerden periodisch (GALLAGHER, 1960; DOSTER, 1961; GOLUB, 1963). Berechnungen von KISTNER (1964) haben ergeben, daß in den Vereinigten Staaten jährlich 140 Millionen Arbeitsstunden wegen Dysmenorrhoe verloren gehen, es handelt sich somit auch um ein wichtiges soziales Problem.

Einer direkten Behandlung ist nur die organisch bedingte Dysmenorrhoe zugänglich. Bei psychogen bedingten Formen steht die symptomatische Therapie im Vordergrund. Die Schmerzzustände können dabei mit Analgetica und Spasmolytica angegangen werden; unterstützend wirken psychohygienische Maßnahmen wie sportliche Betätigung, ausreichender Schlaf, Freizeit und Ferien und zweckmäßige Ernährung. Gelegentlich zeigt auch die kleine Psychotherapie Erfolge, nach einzelnen Autoren sogar in 50% aller Fälle (LUKAS, 1965). Gute Resultate erbringt eine mehrmonatige Behandlung mit Ovulationshemmern, welche praktisch immer zu einer schmerzarmen oder schmerzlosen Entzugsblutung führen; Rezidive sind allerdings häufig. Bewährt haben sich besonders bei jungen Patientinnen auch zentral schwach wirksame, die Ovulation nicht unterdrückende Gestagene, wie Duphaston (Philips-Duphar) und Retroid (Roche), welche peroral in Dosierungen von 10–20 mg bzw. 8–12 mg täglich vom 5.–25. Cyclustag eingenommen werden. In manchen Fällen führt eine durchgemachte Schwangerschaft und Geburt zum Verschwinden der Beschwerden; die Gründe für diesen therapeutischen Erfolg sind unklar. Nur in ganz gravierenden Fällen können operative Eingriffe im Sinne der einfachen oder erweiterten Sympathektomie erwogen werden (COTTE, 1937; HELD, 1943).

H. Sterilität

10–15% aller Ehen bleiben in Europa und in den USA gewollt oder ungewollt kinderlos. 1 Jahr nach der Verheiratung liegt diese Zahl noch bei fast 50%, nach 10jähriger Dauer sinkt sie unter 20% ab.

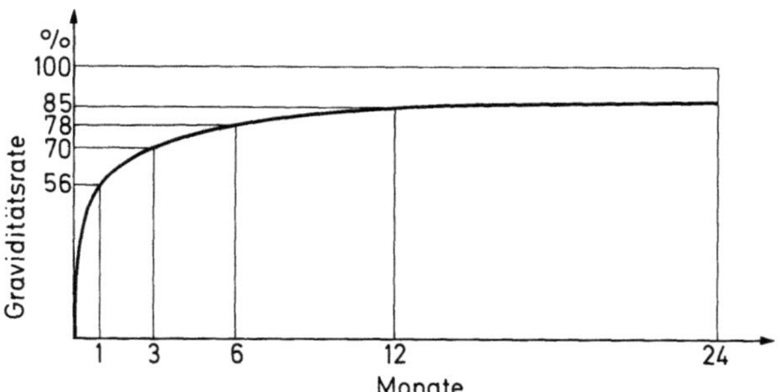

Abb. 57. Graviditätsrate in Abhängigkeit von der Dauer des regelmäßigen, ungeschützten Geschlechtsverkehrs. (Nach WHITELAW, 1960)

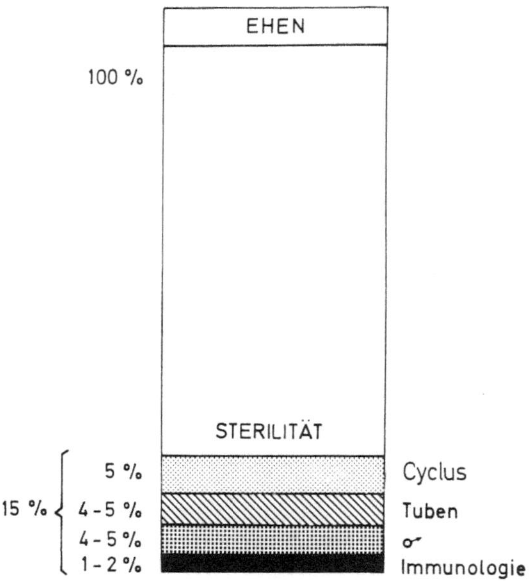

Abb. 58. Häufigkeit verschiedener Sterilitätsfaktoren

Eine Reihe von Untersuchungen haben ergeben, daß bei ungeschützten, regelmäßigen Kohabitationen in den ersten 3 Monaten etwa 70%, nach 6 Monaten 80–90% der Frauen gravid werden (Abb. 57). Nur 1 von 20 der verbleibenden Frauen konzipiert im 2. Ehejahr. Es ist aus diesen Gründen gerechtfertigt von Sterilität zu sprechen, wenn ein Jahr nach Aufnahme von regelmäßigem Geschlechtsverkehr ohne antikonzeptionelle Maßnahmen keine Schwangerschaft eingetreten ist. Eine *primäre Sterilität* liegt vor, wenn eine Frau nie eine Schwangerschaft durchgemacht hat, also auch keine Aborte und keine Extrauteringravidität. Von einer *sekundären Sterilität* spricht man, wenn nach einer Schwangerschaft bei wiederum regelmäßigem Kohabitationen und positivem Kinderwunsch innerhalb eines Jahres keine weitere Konzeption stattfindet. Der Begriff *Infertilität* umfaßt das Unvermögen, eine eingetretene Gravidität bis zur Lebensfähigkeit der Frucht auszutragen, sie kann ebenfalls primär oder sekundär sein. Folgen sich 3 oder mehr Schwangerschaften ohne Geburt eines lebensfähigen Kindes, so wird dies als habitueller Abort bezeichnet.

1. Ursachen

Die Sterilität ist lediglich ein Symptom, das durch ganz unterschiedliche Faktoren bedingt sein kann. In etwa 30% aller Fälle sind mehrere Probleme involviert, entsprechend wird die Sterilität als multifaktoriell bezeichnet.

Die wichtigsten Ursachen sind in Abb. 58 dargestellt. Am bedeutungsvollsten sind heute Cyclusstörungen aller Arten, wobei die Follikelreifung, die Ovulation und die Lutealphase betroffen sein können. Fast ebenso häufig sind Störungen der Tubendurchgängigkeit, etwas seltener immunologische Probleme der Kompatibilität zwischen Spermien und weiblichem Organismus. Schließlich spielt der männliche Sterilitätsfaktor eine nicht zu unterschätzende Rolle, 30–40% aller kinderlosen Ehen sind darauf zurückzuführen (s. Kap. IX).

a) Endokrine Sterilität

Weitaus am häufigsten ist die *Anovulation*, die klinisch meist mit Amenorrhoe oder Oligomenorrhoe einhergeht (s.S. 566), sich gelegentlich aber auch in anovulatorischen Cyclen äußert. Es handelt sich mit wenigen Ausnahmen um eine hypothalamisch-hypophysäre Fehlsteuerung (s.S. 568), wobei oft lediglich die Auslösung der Ovulation, in schwereren Fällen aber auch die Reifung der Eizelle und des Follikels gestört sind. Selten kann die Ursache auch im Ovar selbst liegen, so etwa bei Ovarialdysgenesie (s.S. 567), Ovarialhypoplasie (s.S. 567) und beim Climacterium praecox (s.S. 570).

Etwas weniger häufig, aber klinisch doch von großer Wichtigkeit ist die *Lutealinsuffizienz*, das Ungenügen der Sekretionsphase. Dabei können sowohl die Follikelreifung wie die Ovulation normal vonstatten gehen, die Umwandlung der Granulosa- und Thecazellen in ein funktionstüchtiges Corpus luteum erfolgt dagegen verzögert, auch kann seine Lebensdauer eingeschränkt sein. Nicht selten ist auch schon die erste Cyclushälfte, also die Proliferationsphase, gestört. Die Folge davon ist in jedem Fall eine ungenügende Transformation des proliferativen Endometriums, was schließlich die Nidation eines allfällig befruchteten Eies verunmöglicht.

Andere Endokrinopathien können ebenfalls zu Sterilität führen, es sei hier an das adrenogenitale Syndrom (s.S. 382), den Hyper- oder Hypothyreoidismus (s.S. 155, 180) oder den Diabetes erinnert (s.S. 770).

Ein besonderes Problem stellen die Abortiveier dar, welche nach einer normalen Befruchtung nicht lebensfähig sind. Untersuchungen von HERTIG (1956) haben gezeigt, daß rund 30% aller imprägnierten Ova zugrunde gehen, ohne daß die Frau etwas davon merkt.

b) Die mechanische Sterilität

Sowohl die vollständige wie die partielle Verlegung der Eileiter können eine Sterilität hervorrufen. Ursächlich sind Salpingitiden und Pelveoperitonitiden von Bedeutung, wie sie heute vor allem nach artefiziellen Aborten, seltener puerperal und nach Perityphlitis beobachtet werden. Die hauptsächlichsten Erreger sind dabei Escherichia coli, Strepto- und Staphylokokken. Etwas seltener sind tuberkulöse Infekte, deren Häufigkeit je nach Land und Region verschieden ist, dasselbe gilt auch für die Gonorrhoe, die jedoch im ganzen wieder wichtiger geworden ist. Besonders bei Frauen über 35 Jahren spielt die Endometriose als mechanische Sterilitätsursache eine wichtige Rolle.

Auch leichtere Veränderungen, wie peritubäre Adhäsionen können durch Störung des Eiauffangmechanismus zwischen Ovar und Fimbrientrichter zu Sterilität führen. Von Bedeutung sind zweifellos auch funktionelle Störungen der Tubenmotilität und damit des Eitransportes, sie sind jedoch diagnostisch schwer erfaßbar.

c) Immunologische Faktoren

Das Hauptinteresse der immunologisch bedingten Inkompatibilität konzentriert sich zur Zeit auf den Cervikalschleim, wo cytotoxisch wirkende Antikörper, welche sich heute im Serum nachweisen lassen, zur Immobilisierung der Spermien führen können. Wahrscheinlich sind aber auch bei anderen Formen der Sterilität und besonders der Infertilität immunologische Faktoren involviert; diesbezüglich dürfen in den nächsten Jahren neue Erkenntnisse erwartet werden.

d) Männliche Sterilität

Quantitative und qualitative Störungen der Spermiogenese sind häufig, Azoo- und Aspermien führen zu absoluter, Oligozoo-, Polyzoo- und Teratozoospermien zu relativer Zeugungsunfähigkeit (s.S. 493). Von der Impotentia generandi abzugrenzen ist die organisch oder psychisch bedingte Impotentia coeundi.

e) Andere Faktoren

Uterine Veränderungen können in Ausnahmefällen ebenfalls zu Sterilität führen, es sei hier vor allem die traumatische Amenorrhoe mit oder ohne uterine Synechien (s.S. 570) erwähnt. Die Endometritis tuberculosa kann zu ähnlichen Erscheinungen führen, auch sie ist selten. Uterine Mißbildungen, wie der Uterus bicornis und der Uterus unicornis, ebenso auch intramurale und submucöse Myome bewirken eher Infertilität. Ähnliches gilt auch für die zu oft diagnostizierte uterine Hypoplasie, die eher ein Gradmesser für eine ungenügende Ovarialfunktion als eine Sterilitätsursache ist. Dagegen ist eine Schwangerschaft beim Mayer-Rokitansky-Küster-Syndrom (s.S. 568) natürlich nicht möglich.

Vaginale Ursachen sind selten entscheidend, die Konzeption kann allenfalls bei starken kolpitischen Veränderungen erschwert sein. Entwicklungsmißbildungen führen dagegen in erster Linie zur Impotentia coeundi.

Auch psychische Faktoren dürfen nicht außer acht gelassen werden; trotz Kinderwunsch können zwischen den Partnern schwerwiegende sexuelle Probleme bestehen, die eine normale Fortpflanzung verunmöglichen.

2. Abklärung

Die Untersuchung des sterilen Ehepaares ist zeitaufwendig und kompliziert. Nur bei bester Zusammenarbeit zwischen den Partnern und dem Arzt lassen sich Erfolge erzielen.

Von Wichtigkeit ist die *Anamnese*, wobei vor allem nach durchgemachten venerischen Erkrankungen, nach Tuberkulose und nach anderen endokrinen Störungen gefragt werden muß. Der Zeitpunkt der Menarche und die Cyclusverhältnisse lassen Rückschlüsse auf die ovarielle Funktion zu, durchgemachte Aborte, Interruptiones, Adnexitiden und gynäkologische Operationen können auf mechanische Sterilitätsprobleme hinweisen. Die Eheverhältnisse sowie die Häufigkeit und Art von Kohabitationen geben Aufschluß über die psychische Verfassung.

Die *Allgemeinuntersuchung* soll in erster Linie den allgemeinen Habitus, die Entwicklung der Brüste, eine allfällig vorhandene Galactorrhoe, den Behaarungstyp und das Gewicht berücksichtigen. Gynäkologisch wird auf eine Hypoplasie des äußeren Genitale, der Vagina und des Uterus geachtet, auf Veränderungen an der Cervix, auf Lage, Form und Beweglichkeit des Uterus, sowie auf Resistenzen im Bereiche der Adnexregion.

Unter den eigentlichen Untersuchungsmethoden ist zunächst die Messung der *Basaltemperatur* oder Aufwachtemperatur (s.S. 593) von Bedeutung, indem damit sowohl die Ovulation wie die Lutealphase beurteilt werden können. Genauere Anhaltspunkte über die Follikelreifung lassen sich durch die Bestimmung der midcyclischen *Oestradiolwerte* gewinnen (s.S. 596). Alternativ kann auch aus dem *Cervicalscore* (s.S. 594) und aus der *Vaginalcytologie* (s.S. 595) auf die Ovarialfunktion geschlossen werden. Die Lutealphase kann einerseits durch Bestimmung von *Progesteron* (s.S. 596), andererseits durch die noch aussagekräftigere *Endometriumsbiopsie* (s.S. 596) überprüft werden.

Bei völligem Fehlen des Cyclus bringen der *Gestagentest* (s.S. 598) und die Bestimmung von *FSH* und *LH* im Serum (s.S. 597) wertvolle Aufschlüsse. Beide Methoden lassen mit Sicherheit die einfachen, normogonadotropen Funktionsstörungen erkennen und von den schwerwiegenderen hypo- und hypergonadotropen Zuständen abgrenzen (s.S. 566).

Weitere Hormonanalysen, wie die Bestimmung von Prolactin, Testosteron oder T_4, sind im Regelfall nur bei klinischen Symptomen notwendig (s.S. 571). Gleichermaßen erübrigen sich meistens auch aufwendige Funktionstests wie der Clomidtest (s.S. 598), der LRH-Test (s.S. 598) und die Nebennierenrindenfunktionstests (s.S. 385), welche nur bei spezieller Indikation angezeigt sind.

Die Abklärung der mechanischen Faktoren, speziell der *Tubendurchgängigkeit*, kann entweder mit der Pertubation, der Hysterosalpingographie oder der Laparoskopie erfolgen. Alle drei Methoden haben Vor- und Nachteile, teilweise ergänzen sie sich. Der optimale Zeitpunkt für die Untersuchung liegt zwischem dem 7. und 11. Cyclustag. Vorgängig ist immer eine genaue gynäkologische Untersuchung durchzuführen, allfällige chronische Entzündungsprozesse sind durch eine Senkungsreaktion und gegebenenfalls ein Blutbild auszuschließen. Während die Laparoskopie üblicherweise in Narkose vorgenommen wird, genügt für die beiden anderen Verfahren eine Prämedikation mit Spasmo-Cibalgin oder Valium.

Die *Pertubation* stellt den einfachsten Eingriff dar, sie wurde erstmals 1920 von RUBIN eingeführt. Nach Anlegen eines speziellen Portiadaptors aus Kunststoff wird unter gleichzeitiger volumetrischer und manometrischer Kontrolle, wie sie beispielsweise mit dem Apparat von FIKENTSCHER und SEMM (1969) möglich ist, CO_2 in die Uterushöhle insuffliert. Der Druck wird bei einer Durchflußgeschwindigkeit von 30 ml/min schrittweise auf maximal 200 mm Hg gesteigert. Normale Tuben sind bereits bei einem Druck von 40–90 mm Hg durchgängig, was sich einerseits in einem rhythmischen Abfall der aufgezeichneten Druckkurven, andererseits in Durchblasegeräuschen äußert. Durch beidseitige Auskultation läßt sich auch eine Seitenlokalisation der Durchgängigkeit bzw. des Verschlusses vornehmen. Das in das freie Abdomen gelangte Gas sammelt sich subdiaphragmal an, wo es mittels Durchleutung als Luftsichel nachgewiesen werden kann. Es verursacht im Sitzen den charakteristischen Schulterschmerz. Zum Ausschluß einer Pneumosalpinx soll nach dem Eingriff bimanuell untersucht werden.

Bei Spastizität der Tuben kommt es erst bei höherem Druck zu einem Durchfluß, bei beidseitigem Verschluß fehlt er auch unter maximalem Druck ganz. Ein einziger negativer Test ist allerdings nicht beweisend, da besonders der interstitielle Tubenabschnitt unter Oestrogeneinfluß auch auf funktioneller Basis verengert sein kann. Ein positives Ergebnis beweist andererseits nicht absolute Normalität, sowohl endometriotische Veränderungen wie peritubäre Adhäsionen lassen sich nicht sicher ausschließen.

Die *Hysterosalpingographie*, die röntgenologische Darstellung des inneren Genitale, ist aufwendiger, sie ist zudem mit dem Nachteil der Strahlenbelastung behaftet. Auf der anderen Seite ist die Aussagekraft eindeutig besser. Das flüssige Kontrastmittel wird durch ein spezielles Salpingographiebesteck in den Uterus eingespritzt; unter dem Bildwandler lassen sich das Einfließen in die Tuben und der Durchtritt durch die Fimbrientrichter genau beobachten, zusätzlich können die Form des Cavum uteri, die innere Kontur der Tuben, und die Verteilung des Kontrastmittels im Peritonealraum beurteilt werden (Abb. 59).

Die wertvollsten Aufschlüsse ergibt die endoskopische Besichtigung des inneren Genitale (FRANGENHEIM, 1959), die jedoch mit einem etwas höheren Aufwand behaftet ist und nur stationär vorgenommen werden soll. Es wird dafür ein Pneumoperitoneum angelegt, dann der Peritonalraum infraumbilical durch einen Troikar eröffnet und ein Laparoskop mit Kaltlichtquelle eingeführt. Neben dem Uterus lassen sich auch Einzelheiten der Ovarien und der Tuben beurteilen (Abb. 60), Adhäsionen werden mit Leichtigkeit erkannt. Zur Prüfung der Tubendurchgängigkeit wird retrograd von der Vagina aus Indicocarmin- oder Methylenblaulösung perfundiert und dann der Austritt aus den abdominalen Tubenostien beobachtet.

Alle drei Verfahren sind neben dem diagnostischen auch von therapeutischem Nutzen, indem bei 4–5% der Fälle nachher eine Schwangerschaft eintritt.

Immunologische Sterilitätsfaktoren lassen sich durch Bestimmung der Spermienantikörper und durch den *Sims-Huhner-Test* (SIMS, 1869; HUNTER, 1913) erfassen. Es wird hierzu 8–12 Std nach einer Kohabitation mit einer Pinzette Mucus aus dem äußeren Muttermund sowie aus dem unteren Anteil des Cervicalkanals entnommen, sofort auf einen Objektträger gebracht und abgedeckt. Bei 400facher Vergrößerung werden unter diesen Bedingungen pro Gesichtsfeld wenigstens 4 progressiv bewegliche Spermien gefunden. Voraussetzung ist allerdings ein optimaler Cervicalscore, der nur in Cyclusmitte erwartet werden darf. Ein negatives Testergebnis kann einerseits durch falsche Wahl des Zeitpunkts bedingt sein, auszuschließen sind ferner Infektionen des Cervicalschleims, Potenzstörungen, anatomische Defekte und ein qualitativ oder quantitativ ungenügendes Sperma. Erst in letzter Linie ist die prognostisch ungünstige Inkompatibilität zwischen Spermien und Cervicalschleim in Betracht zu ziehen.

Die Fertilität des männlichen Partners wird am besten durch ein *Spermiogramm* überprüft, nur bei

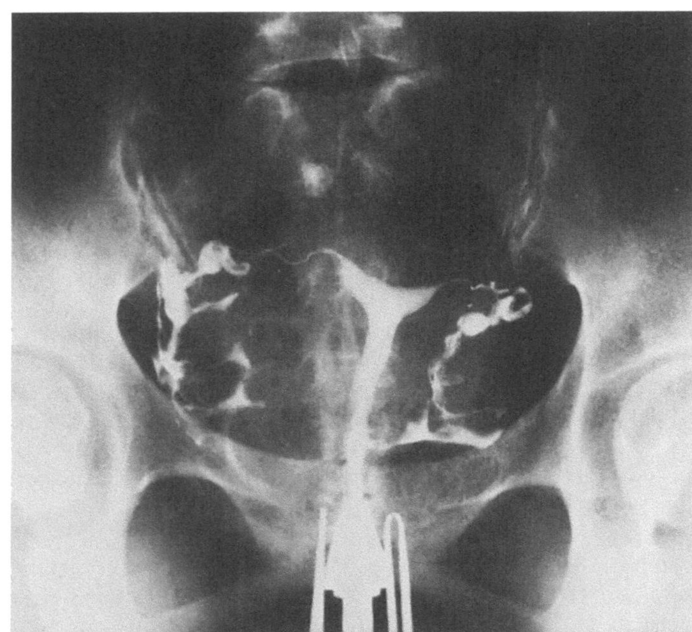

Abb. 59. Normales Hysterosalpingogramm mit beidseitiger Tubendurchgängigkeit

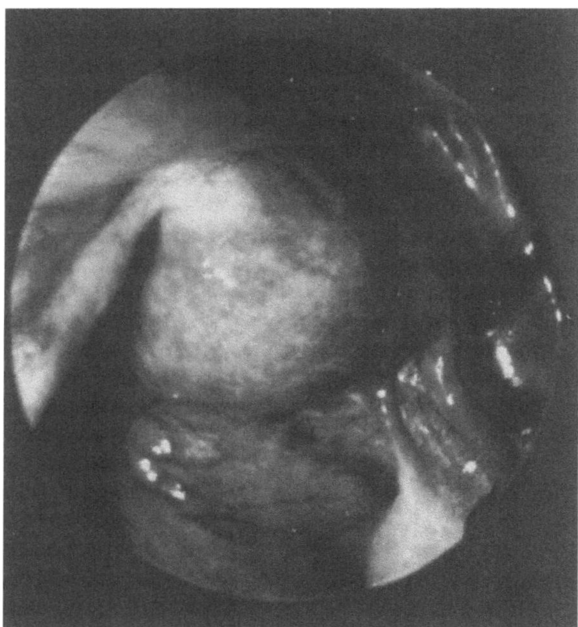

Abb. 60. Normaler Laparoskopiebefund: Uterus, Tuben und rechtes Ovar

Retroid (a)

Epimestrol (b)

Abb. 61 a u. b. Strukturformeln von Retroid (a) und Epimestrol (b)

sehr gutem Ergebnis darf auf eine weitergehende Untersuchung verzichtet werden (s. Kap. IX).

3. Behandlung der weiblichen Sterilität

Die Therapie *anovulatorischer Zustände* hat in den letzten 15 Jahren durch die Einführung zahlreicher neuer Präparate große Fortschritte gemacht.

Nur sehr schwache Ovulationsinduktoren sind die auch für die Behandlung der sekundären Amenorrhoe geeigneten Retrosteroide, beispielsweise *Retroid*, ferner das synthetische Oestrogen Epimestrol (Abb. 61). Das erstgenannte Präparat hat zentral eine leicht stimulierende Wirkung, bei normogonadotroper Oligo- und Amenorrhoe vermag es in rund 20% der Fälle Ovulationen auszulösen, besser sind die Ergebnisse bei anovulatorischen Cyclen (KELLER, 1971). Die perorale Dosierung beträgt im allgemeinen 4–12 mg über jeweils 10 Tage, vorzugsweise ab 16. Tag einer spontanen oder provozierten Blutung (Abb. 62). Die Ovulation tritt meistens in den ersten Behandlungstagen ein. Bemerkenswert ist der fehlende thermogenetische Effekt dieser Verbindung, was eine Kontrolle des Therapieerfolges anhand der Basaltemperatur erlaubt. *Epimestrol* ist die Kurzbezeichnung für 3-Methoxy-17-Epioestriol. Die Erfolgsraten liegen auch mit diesem Steroid bei Oligo- und Amenorrhoe zwischen 20 und 40% (SCHMIDT-EL-

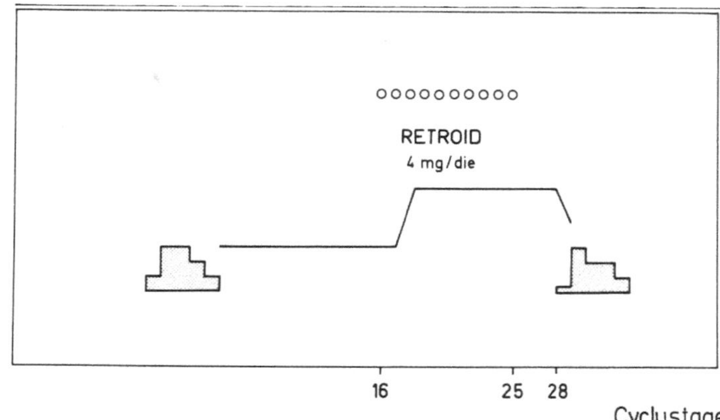

Abb. 62. Ovulationsinduktion mit Retroid

MENDORFF, 1968; KELLER, 1969). Die Dosierung beträgt 5–10 mg täglich über 10 Tage, die Ovulation tritt meistens gegen Ende oder erst nach Abschluß der Behandlung ein. Bei Amenorrhoe wird eine Blutung nur beobachtet, wenn ein Erfolg eingetreten ist, dies im Gegensatz zu den Retroprogesteronderivaten. Die Nebenwirkungen beider Präparate sind gering, die Erfolgsraten aber so tief, daß ihre Verwendung nur bei ausgewählten Sterilitätsfällen gerechtfertigt erscheint.

Spezifischer ist das mit Diaethylstilboestrol und Clomiphen nahe verwandte *Cyclofenil*, das Bis-(p-Acetoxyphenyl)-Cyclohexylidenmethan (Abb. 63). Im Gegensatz zum Clomiphen hat es peripher kaum antioestrogene Wirkung, dagegen stimuliert es die Ausschüttung der hypophysären Gonadotropine, vor allem des LH, wodurch die ovulationsauslösende Wirkung zustande kommt. Cyclofenil befindet sich als Fertodur (Schering) oder Sexovid (Ferrosan) im Handel. Die durchschnittliche Dosierung beträgt 3 × 200 mg/Tag peroral über jeweils 5 bis maximal 10 Tage ab 5. Tag einer spontanen oder durch Gestagene ausgelösten Blutung (Abb. 64). Die Ovulation tritt meistens 2–12 Tage nach Schluß der Applikation ein. Die Erfolge sind recht unterschiedlich, im Durchschnitt dürften etwa 30–50% der Patientinnen ansprechen, die Schwangerschaftsrate liegt aber mit Sicherheit unter 20%. Nebenwirkungen sind auch hier gering, gelegentlich wird über Hitzewallungen, Übelkeit und Unterbauchbeschwerden geklagt, Mehrlingsschwangerschaften sind kaum gehäuft.

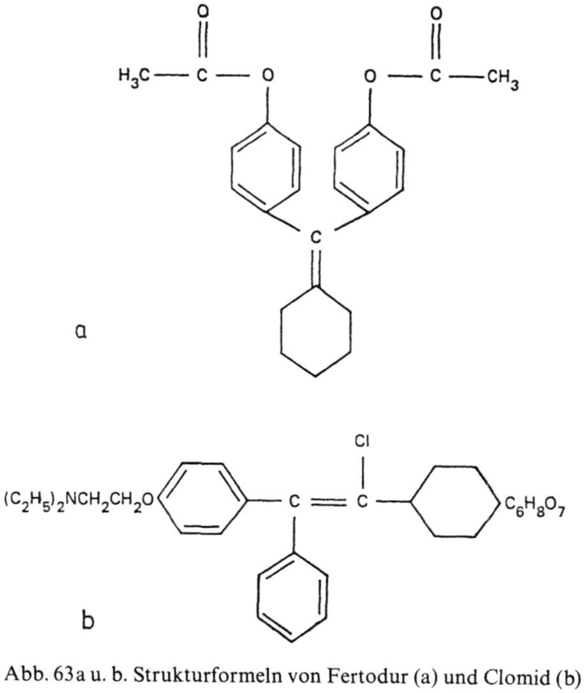

Abb. 63a u. b. Strukturformeln von Fertodur (a) und Clomid (b)

Das wohl bestuntersuchte Medikament zur Induktion von Ovulationen ist Clomiphen, ein nichtsteroidales Stilbenderivat mit stark antioestrogener Wirkung. Chemisch handelt es sich um 2-(p-Chloro - 1,2 - Diphenylvinyl - Phenoxy) - Triaethylamin (Abb. 63). Seine Wirkung beruht in erster Linie auf einer kompetitiven Blockierung der hypothalamischen Oestrogenreceptoren, es kommt damit zu einer Mehrausschüttung von LH und FSH, was nicht nur die Follikelreifung anregt, sondern auch Ovulationen auslöst. Neben diesem zentralen Effekt beeinflußt es wahrscheinlich auch das Ovar direkt.

Clomiphenzitrat ist heute als *Clomid* oder Dyneric (Merell) allgemein erhältlich. Das Präparat wird in einer Tagesdosierung von 50 mg über jeweils 5 Tage peroral verabreicht, vorzugsweise wiederum ab 5. Tag einer spontanen oder gestageninduzierten Blutung (Abb. 65). Bei Versagen kann die Dosis auf 100 und 150 mg täglich gesteigert werden, eine Verlängerung der Therapiedauer empfiehlt sich nicht. Die Ovulation tritt in der Regel 4–10 Tage nach Behandlungsbeginn ein. Die Erfolge sind recht gut, die Ovulationsrate beträgt nach Zusammenstellung der Weltgesundheitsorganisation 50–70%, die Schwangerschaftsrate aber nur 25–35%. Die Abortquote ist mit 20% recht hoch, Mehrlingsschwangerschaften werden durchschnittlich in 6% der Fälle beobachtet, also etwa 5mal häufiger als bei spontaner Gravidität. Die

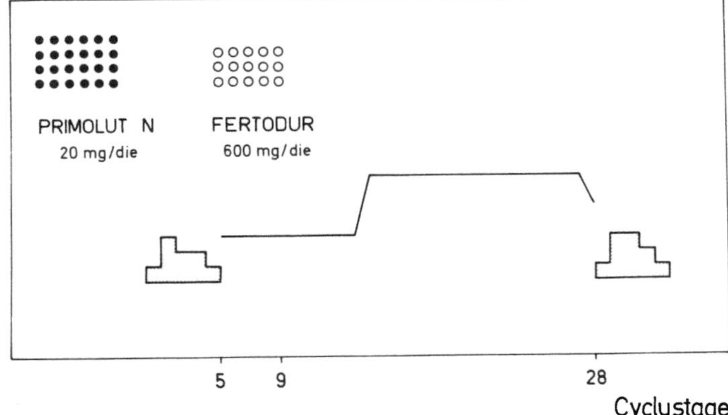

Abb. 64. Ovulationsinduktion mit Fertodur

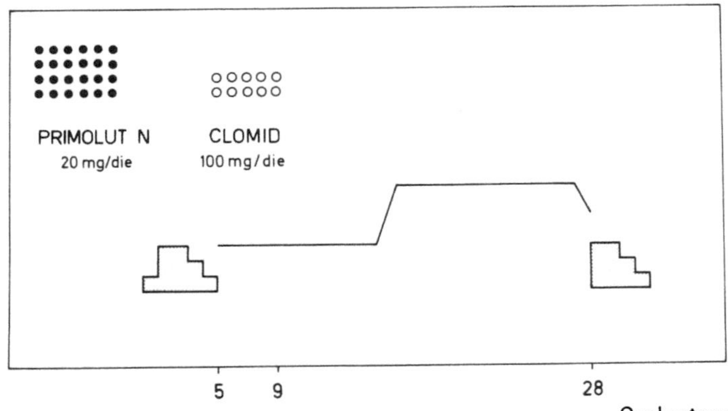

Abb. 65. Ovulationsinduktion mit Clomid

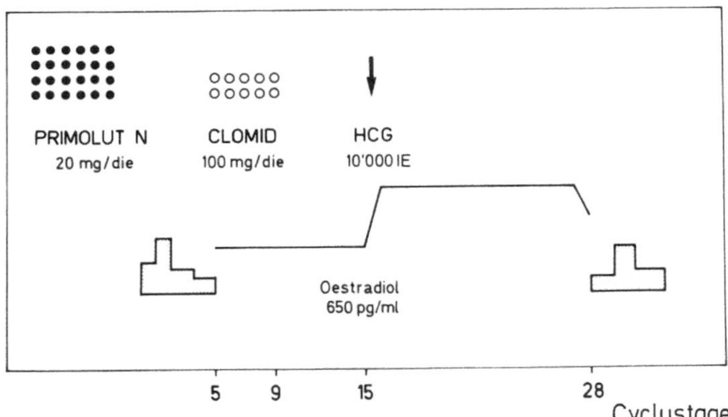

Abb. 66. Ovulationsinduktion mit Clomid und HCG

Nebenwirkungen sind etwas häufiger als bei den anderen Präparaten. Durch Überstimulation kann es zur Bildung von ein- oder doppelseitigen Ovarialcysten kommen, die sich nur durch sorgfältige gynäkologische Kontrolluntersuchungen vermeiden lassen. Daneben können selten Wallungen sowie leichtere Sehstörungen auftreten, welche jedoch reversibel sind.

Meistens wird durch Clomid eine ausreichende Follikelreifung erzielt, was sich im Serum durch midcyclische Oestradiolwerte von mindestens 400 pg/ml bestätigen läßt. Wenn es dennoch nicht zur Ovulation kommt, dann kann die offensichtlich unzureichende LH-Spitze durch intramuskuläre Applikation von 10000 IE HCG (Pregnyl, N.V. Organon; Primogonyl, Schering, Profasi, Serono) erzwungen werden (Abb. 66). Damit kann etwa 30% aller Clomidversager zum Erfolg verholfen werden.

Alle bisher genannten Präparate sind nur bei intakter hypothalamisch-hypophysärer Achse effektiv, da sie ihre Wirkung letztlich über eine vermehrte Gonadotropinsekretion ausüben. Bei hypogonadotropen Zuständen können deshalb Ovula-

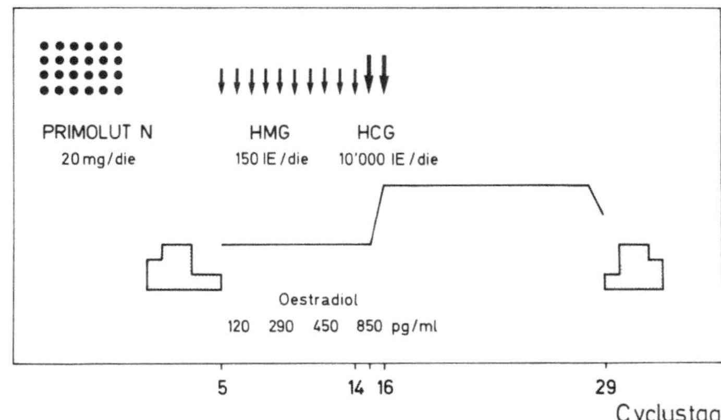

Abb. 67. Ovulationsinduktion mit HMG und HCG

tionen nur mit *Humangonadotropinen* ausgelöst werden. Die früher verwendeten tierische Gonadotropine, wie das aus dem Serum trächtiger Stuten gewonnene Serumgonadotropin PMS (Pregnant Mare Serum), führt kurzfristig zwar ebenfalls zu einer Stimulation des Follikels, der Effekt wird aber bald durch gegen dieses heterologe Proteohormon gerichtete Antikörperbildung zunichte gemacht. Aus menschlichen Hypophysen extrahierte Gonadotropine erwiesen sich zwar als sehr wirksam (GEMZELL, 1962), die Verfügbarkeit war aber so gering, daß eine allgemeine Verwendung nie zur Diskussion stand. Extrakte aus Menopausenurin, welcher reich an FSH ist, haben sich dagegen sehr gut eingeführt; die sog. Menopausen-gonadotropine (HMG, Human Menopausal Gonadotropin) sind heute als Pergonal (Serono), Humegon (N.V. Organon) und Homogonal (Leo) im Handel erhältlich, jedoch sehr kostspielig.

Die Standarddosierung beträgt 75–150 IE/Tag, das sind 1–2 Ampullen täglich über etwa 10 Tage, allenfalls wiederum ab 5. Tag der vorangehenden Blutung (Abb. 67). Im Gegensatz zu allen anderen Präparaten ist aber hier ein starres Schema verhängnisvoll. Zweck dieser Therapie ist die Umwandlung eines Sekundärfollikels in einen sprungreifen Graafschen Follikel. Zur Vermeidung von Überstimulationen ist eine manchmal tägliche gynäkologische Kontrolle der Adnexe notwendig; zur Optimierung der Dosierung muß der Reifungsprozeß des Follikels anhand der Oestradiolwerte im Serum überprüft werden. Die Ovulationsinduktion, die mit intramuskulären Injektionen von je 10000 IE HCG an 2–3 aufeinanderfolgenden Tagen vorgenommen wird, ist erst sinnvoll, wenn Werte zwischen 600–1000 pg/ml erreicht sind. Darunter darf bestenfalls mit einem Tertiärfollikel gerechnet werden, darüber besteht die Gefahr der Überstimulation, was einerseits zu unerwünschten Mehrlingsschwangerschaften, andererseits zu großen, gefährlichen Follikelcysten führen kann.

Unter optimalen Bedingungen sind die Erfolgsaussichten sehr gut. Je nach Auswahl der Fälle wird über Ovulationsraten von 80–100% und über Schwangerschaftsraten von über 50% berichtet; Schwangerschaften wurden sogar bei hypophysektomierten Patientinnen (BETTENDORF, 1964) und beim Sheehan-Syndrom (POLISHUK, 1965) beobachtet. Die Nebenwirkungen können bei unsachgemäßer Verwendung recht unangenehm sein; im Vordergrund steht das bereits erwähnte Überstimulationssyndrom, das auch zu Allgemeinsymptomen wie Unterbauchschmerzen, Nausea und selten Ascites und Hydrothorax führen kann. Die Behandlung solcher Zustände ist konservativ, eine Laparotomie soll nur bei rupturierten Cysten vorgenommen werden. Mehrlingsschwangerschaften werden bei richtiger Handhabung in höchstens 5–10% der Fälle beobachtet, die Abortrate liegt dagegen mit etwa 20% wiederum eher hoch. Unter Berücksichtigung der genannten Punkte gehört die HMG-Behandlung heute ausschließlich in die Hand des Spezialisten.

Die Behandlung der anovulatorischen Sterilität mit Releasing-Hormonen hat bisher wenig Erfolg gebracht. Einzelne positive Berichte vermögen nicht darüber hinwegzutäuschen, daß zahlreiche Schwierigkeiten vorläufig nicht behoben sind. Natürliches LH-RH (s.S. 548) setzt in erster Linie LH frei, die Wirkung beträgt bei allen Applikationsarten wenige Stunden, eine FSH-Ausschüttung erfolgt nur im geringen Maße. Auch die wiederholte Applikation sehr hoher Dosen ändert daran grundsätzlich nichts, Erfolge bleiben eher zufällig. Etwas mehr Erwartung dürfen in die neuerdings synthetisierten Analoge gesetzt werden, die eine wesentlich kräftigere und längerdauernde Wirkung haben (s.S. 549), doch sind auch damit vorläufig noch keine ausreichenden klinischen Erfahrungen vorhanden.

Beim Galactorrhoe-Amenorrhoe-Syndrom (s.S. 569), das mit Hyperprolactinämie einhergeht, sind die üblichen ovulationsauslösenden Präparate nicht indiziert. Dagegen lassen sich durch Prolactinhemmer wie *Bromocriptin* (Parlodel, Sandoz) recht schöne Erfolge erzielen und zwar sowohl bezüglich ovulatorischer Cyclen wie Schwangerschaften. Die durchschnittliche Dosierung beträgt

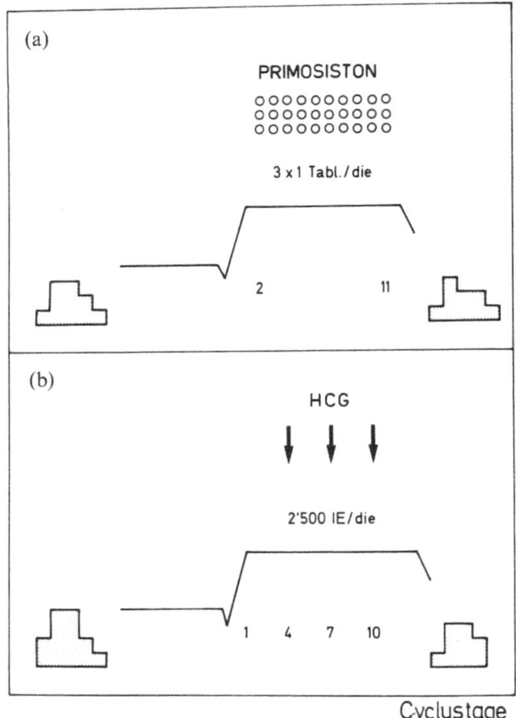

Abb. 68a u. b. Behandlung der Lutealinsuffizienz: Substitutionstherapie (a) und Stimulationstherapie (b)

3 × 1,25 mg täglich über längere Zeit, wobei sich die Prolactinwerte normalisieren sollten (s.S. 597). In der Gravidität ist das Präparat abzusetzen.

Die *Lutealinsuffizienz* kann auf zwei prinzipiell verschiedene Arten angegangen werden, einerseits durch Substitution der fehlenden Steroide, andererseits durch Stimulation des insuffizienten Corpus luteum. Die Substitutionsbehandlung wird am besten mit Oestrogen-Gestagengemischen vorgenommen, beispielsweise mit Primosiston (Schering) in einer Dosierung von täglich 3 × 1 Tablette während 10 Tagen, jeweils ab 1. oder 2. Tag der hyperthermen Phase (Abb. 68a). Die oft effektivere Stimulationstherapie wird mit Choriongonadotropin (HCG) durchgeführt; erfahrungsgemäß reichen dabei 3 Injektionen von 1500–2500 IE HCG am 4., 7. und 10. Tag nach Anstieg der Basaltemperatur aus, um den Gelbkörper zu einer adäquaten Steroidproduktion zu zwingen (Abb. 68b). Beide Therapieformen sind nur sinnvoll, wenn die Follikelreifung nicht gestört ist, andernfalls empfiehlt sich eine Vorbehandlung mit Clomid oder allenfalls sogar mit Humangonadotropinen. Der Entscheid dazu wird durch ungenügende periovulatorische Oestradiolwerte gegeben.

Die beste Kontrolle des Therapieerfolges ist die Schwangerschaft, die Aussichten sind hierzu recht günstig. Sofern die Sterilität nur durch eine Lutealinsuffizienz bedingt ist, kann mit Erfolgsraten von mindestens 60% gerechnet werden. Der Effekt der Stimulationstherapie kann auch gut anhand der Basaltemperaturkurve und der Progesteronwerte abgeschätzt werden, bei Substitution mit Sexualsteroiden sind diese beiden Methoden nicht verwendbar, es bleibt dann lediglich die Endometriumsbiopsie, die jedoch wegen der Gefährdung einer allfälligen Frühschwangerschaft nur mit Zurückhaltung zu verwenden ist.

Störungen der Tubenpassage lassen sich selbstverständlich nicht hormonal angehen, es bleiben hier lediglich chirurgische Verfahren. Die Resultate der herkömmlichen Sterilitätsoperationen sind bescheiden, auch nach den besten Statistiken werden höchstens 10–20% Erfolge erzielt. Günstig sind die Aussichten bei peritubären Adhäsionen, die manchmal mit Leichtigkeit durchtrennt werden können; eine blutarme Operationstechnik ist allerdings Vorbedingung, da sonst sofort wieder Verklebungen entstehen. Mikrochirurgische Verfahren, wie sie bereits von Ophthalmologen und Neurochirurgen seit längerer Zeit verwendet werden, mögen in naher Zukunft vielleicht doch zu etwas ermutigenderen Ergebnissen führen. Die heterologe Transplantationen von Tuben und die Implantation des Ovars in den Uterus gehören weiterhin in das Gebiet der reinen Spekulation.

Am schwierigsten gestaltet sich die Behandlung einer immunologisch bedingten Inkompatibilität. Bemühungen zur Desensibilisierung durch mehrmonatige Abstinenz oder Coitus condomatus, haben bisher wenig positive Ergebnisse gezeigt, ebenso steht die lokale Entfernung des immunologischen Substrats durch Cervicalcurettage im frühen Versuchsstadium. Am ehesten hat noch eine homologe Insemination mit Installation des Spermas in den Uterus Aussicht auf Erfolg, die Resultate entsprechen aber auch nicht den Erwartungen, wohl vor allem wegen des Fehlens der physiologischerweise im Cervicalschleim stattfindenden Kapazitation der Spermien.

Über die Behandlung der männlichen Sterilität s. Kap. IX.

I. Endokrin aktive Ovarialtumoren

Blastome aus verschiedenen ovariellen Geweben können endokrine Aktivität aufweisen; sie können Steroidhormone, Gonadotropine oder Thyroxin produzieren und damit zu charakteristischen klinischen Störungen führen (Tabelle 25). Eine histologische oder histogenetische Einteilung bereitet Schwierigkeiten, weil das Tumorgewebe oft erheblich entdifferenziert ist; aus diesem Grund bietet sich die Klassierung nach der klinischen Wirkung an (Tabelle 26).

Tabelle 25. Endokrine Syndrome und Ovarialpathologie. (Modifiziert nach MORRIS, 1958)

Hormonaler Status	Syndrom	Pathologisch-klinischer Befund	Ovar-Pathologie
Oestrogen-Überschuß (bzw. nur Oestrogen-Sekretion)	„Feminisierung"; Oestrinismus	Anovulation, Oligo-Amenorrhoe Meno-Metrorrhagie	
	1. Pseudopubertas praecox	1. Menarche und Entwicklung der sekundären Geschlechtsmerkmale vor dem 8. Altersjahr, anovulatorische Blutungen, beschleunigtes Skeletwachstum	Follikelcysten (Follikelpersistenz)
	2. Dysfunktionelle Blutungen	2. Durchbruchsblutungen bei anovulatorischen Cyclen; Hyperplasie oder glandulär-cystische Hyperplasie des Endometriums; Hypertrophie des Myometriums	Polycystische Ovarien Granulosa-Thecazell-Tumoren [ausnahmsweise Lipoidzell-Tumoren (folliculome lipidique Lecène)]
	3. Postmenopause-Blutungen	3. Hyperplasie oder glandulär-cystische Hyperplasie des Endometriums, „Cornification" des Scheidenepithels	Brenner-Tumoren ausnahmsweise: Cystadenome; Ovarialcarcinome
Androgen-Überschuß	a) Defeminisierung	a) Anovulation, Oligo-Amenorrhoe, Meno-Metrorrhagie; Atrophie der Brüste und Regression der sekundären Geschlechtsmerkmale, Atrophie von Endometrium, Myometrium und Scheidenepithel, Acne vulgaris	Polycystische Ovarien mit Hyperthecosis Arrhenoblastome Gynandroblastome Hiluszelltumoren Maskulinovoblastome (virilisierende Lipoidzelltumoren)
	b) Virilismus	b) Amenorrhoe, Hirsutismus, Clitorishypertrophie, Stirnglatze, „Adamsapfel" und Tieferwerden der Stimme, männlicher Habitus	Gonadoblastome ausnahmsweise: Pseudomucincystome, Brenner-Tumoren, primäre und sekundäre Ovarialcarcinome
Corticosteroid-Überschuß	Cushing-Syndrom mit oder ohne Virilismus	Stammfettsucht, Striae Polycythämie, Hypertonie, diabetische Stoffwechsellage, Osteoporose	Lipoidzelltumoren
Thyroxin-Überschuß	Hyperthyreose	Anovulation, Oligo-Amenorrhoe, Nervosität, Tachykardie, Exophthalmus, Hyperhidrosis, Muskelschwäche, gesteigerter Grundumsatz	Struma ovarii (Teratome)

Tabelle 26. Endokrin aktive Ovarialtumoren

1. Vorwiegend Oestrogene produzierende Tumoren (sog. „feminisierende" Tumoren) Granulosa-Thecazell-Tumoren (feminisierendes Mesenchynom nach NOVAK), Thecazelltumor = Fibroma thecacellulare xanthomatoides ovarii Loeffler-Priesel Folliculome lipidique (Lecène) = luteinisierter Granulosa-Thecazell-Tumor
2. Vorwiegend Androgene produzierende Tumoren (virilisierende Tumoren) a) Androblastome: Arrhenoblastome (Sertoli-Leydig-Zelltumoren) Hiluszelltumoren (reine Leydig-Zelltumoren) Virilisierender Lipoid-Zelltumor (Maskulinovoblastom; Nebennierenresttumor; hypernephroider Tumor) Gonadoblastome b) Mischtumoren: Gynandroblastome
3. Corticosteroide produzierende Tumoren
4. Choriongonadotropine produzierende Tumoren Chorionepitheliome
5. Thyroxin produzierende Tumoren Struma ovarii (Teratome)

1. Oestrogen-produzierende Tumoren

Der wichtigste hormonal aktive Ovarialtumor ist der Granulosazelltumor. Seine Häufigkeit beträgt je nach Statistik 2–7% aller Ovarialgeschwülste. Er tritt in jedem Lebensalter auf, vor der Pubertät wird er eher selten beobachtet (5%), in der Geschlechtsreife (55%) und in der Postmenopause (40%) ist er etwa gleich häufig. Er tritt meistens unilateral auf, seine Größe schwankt zwischen wenigen Millimetern und Mannskopfgröße (Abb. 69a). Die Schnittfläche ist homogen, weich, sie weist nekrotisch-hämarrhagische oder cystische Partien von teilweise pseudolobulärer Struktur auf (Abb. 69b), histologisch sind die Call-Exnerschen Körperchen typisch. Er ist fakultativ maligne, ausgesprochen strahlensensibel, charakteristisch sind die manchmal noch nach Jahrzehnten beobachteten Spätrezidive (MORRIS, 1958).

Selten sind die derben, soliden Thecazelltumoren, die vorwiegend im hohen Alter auftreten. Ihre Schnittfläche ist gelb, histologisch finden sich Bin-

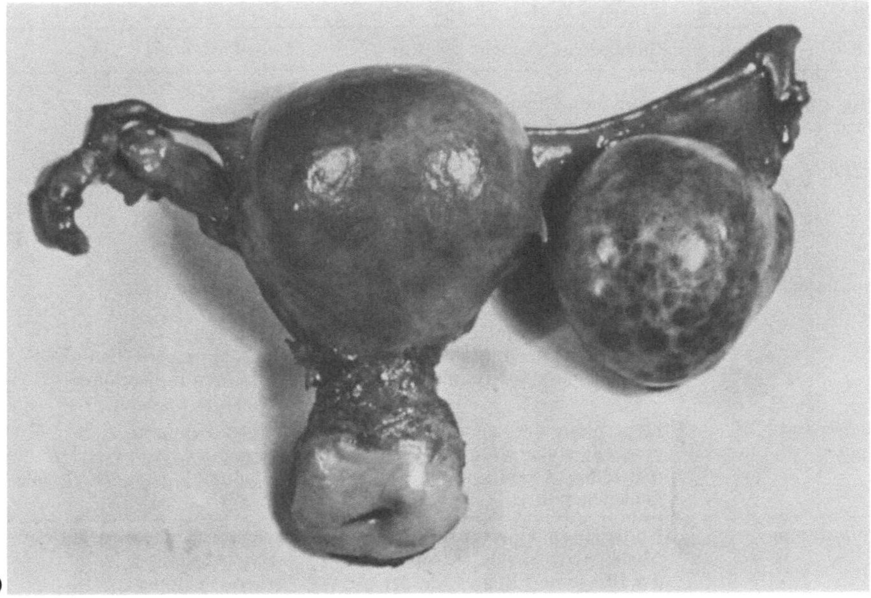

(a)

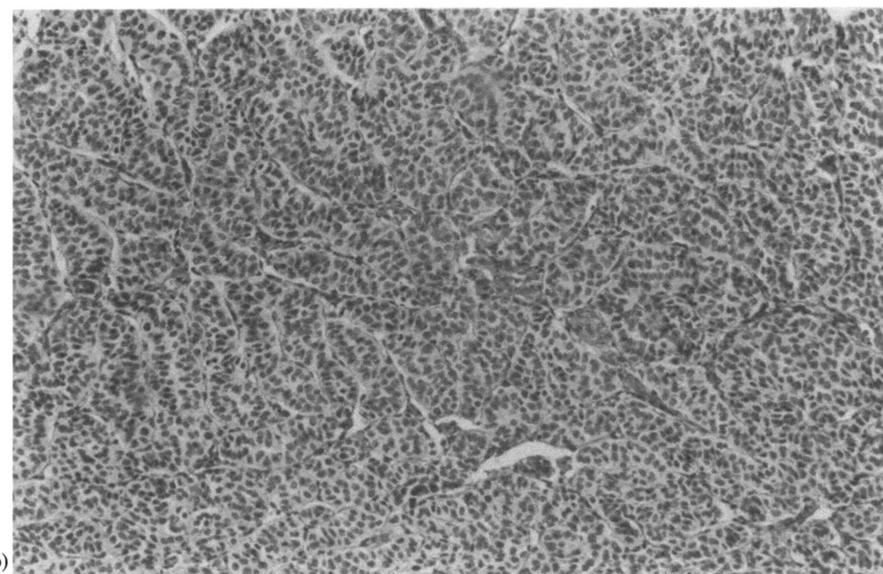

(b)

Abb. 69. (a) Linksseitiger Granulosazelltumor (a) mit pseudotubulärer Struktur (b). Rezidivierende Uterusblutung 18 Jahre nach der Menopause

degewebe und lipoidreiche Zellen, dazwischen hyaline, fibröse Plaques. Nur etwa 3% dieser Blastome sind maligne. Nicht selten finden sich beide Gewebe gemischt, daneben gibt es auch undifferenzierte sarkomähnliche Formen, deren Einteilung schwierig ist.

Granulosa- und Thecazelltumoren produzieren Oestrogene in unterschiedlicher, meist nicht exzessiver Menge, der andauernde Einfluß führt jedoch zu einem Oestrinismus. Beim Kind äußert sich dies in einer *Pseudopubertas praecox*, welche durch die frühzeitige Entwicklung des Genitale und der Brust, durch das Wachstum der Pubes, durch anovulatorische Blutungen sowie durch ein beschleunigstes Längenwachstum gekennzeichnet ist. In der geschlechtsreifen Periode kommt es als Folge der ununterbrochenen Stimulation des Endometriums durch Oestrogene ohne cyclischen Progesteroneinfluß zur *glandulär-cystischen Hyperplasie* (s.S. 575), die sich in unregelmäßigen Durchbruchsblutungen im Sinne von Meno-Metrorrhagien äußert. Auch in der Postmenopause treten ähnliche Veränderungen auf, im Vordergrund stehen wiederum Blutungen, daneben verschwinden gelegentlich die klimakterischen Ausfallserscheinungen.

Die Therapie besteht im allgemeinen in einer Hysterektomie mit Entfernung beider Adnexe, wobei besonders bei Infiltration der Umgebung eine Nachbestrahlung zu empfehlen ist. Nur bei sehr jungen Frauen mit Kinderwunsch und gut abgegrenztem Tumor darf man sich auf eine einseitige Ovarektomie beschränken. Rezidive reagieren gut auf Bestrahlung.

2. Androgen-produzierende Tumoren

Das häufigste unter diesen sonst sehr seltenen Ovarialgeschwülsten ist das *Arrhenoblastom*. Es handelt sich um einen meist einseitigen, teils soliden, teils cystischen Tumor, der häufiger vom rechten Ovar ausgeht und vor allem Patientinnen zwischen 15 und 30 Jahren betrifft. Die Malignität ist etwa gleich wie beim Granulosazelltumor, rund 22% entarten; Spätrezidive sind nicht allzu selten.

Das histologische Bild variiert stark, neben einer hochdifferenzierten tubulären wird eine intermediäre und eine undifferenzierte, sarkomähnliche Form abgegrenzt (Abb. 70a). Charakteristisch sind große eosinophile, lipoidhaltige Zwischenzellen, die morphologisch und funktionell den Leydigschen Zellen des Testis entsprechen dürften und wohl für die hormonale Aktivität verantwortlich sind. Alle anderen Androgen-produzierenden Tumoren sind sehr selten. Das *Gynandroblastom* ist ein Mischtumor eines Granulosazelltumors mit einem Arrhenoblastom, der teils Androgene teils Oestrogene bildet. Der *Hiluszelltumor* ist ein gutartiges, solides, gelbliches, gut abgegrenztes Blastom, das sich im Bereiche des Hilus des Ovars entwickelt und selten mehr als 5 cm im Durchmesser mißt. Er tritt hauptsächlich im Klimakterium und in der Postmenopause auf. *Virilisierende Lipoidzelltumoren* stellen eine heterogene Gruppe von Hiluszelltumoren, Thecomen oder Nebennierenrindenresttumoren dar. Sie sind meistens einseitig, gelb-braun, teils cystisch, teils solid, ihre Malignität entspricht etwa derjenigen der Granulosazelltumoren und des Arrhenoblastoms. Eine ausgesprochene Rarität ist auch das *Gonadoblastom*, ein Tumor, welcher sich aus unreifen Sertoli- und Leydig-Zellen zusammensetzt. Der Name leitet sich aus seiner histologischen Ähnlichkeit mit den embryonalen Gonaden ab. Ganz ausnahmsweise können auch andere Geschwülste des Ovars wie Pseudomucinkystome, Adenocarcinome, Brenner-Tumoren und Krukenberg-Tumoren mit Virilisierung einhergehen.

Die Androgenproduktion ist recht beträchtlich, im Tumorgewebe werden vor allem Testosteron, Androstendion und Androsteron in wechselnder Menge gefunden (Tabelle 27). Die Testosteronwerte im Plasma und Urin sind stark erhöht, sie entsprechen in den meisten Fällen denen des Mannes, Demgegenüber ist die Ausscheidung der 17-Ketosteroide in der Regel nur mäßig vermehrt, dies im Gegensatz zu Nebennierenrindentumoren.

Tabelle 27. Steroide in einem ca. 80 g schweren, rechtsseitigen Arrhenoblastom vom intermediären Typus bei einem 16jährigen Mädchen, das zur Defeminisierung und Virilismus führte; 17-Ketosteroid-Ausscheidung 32,6 mg/die (HELD, 1959)

	μg/kg Gewebe
Testosteron	37– 75
Δ_4-Androstendion	262–300
Androsteron	375
Progesteron	150–187
Corticosteroide	0
Oestrogene	0

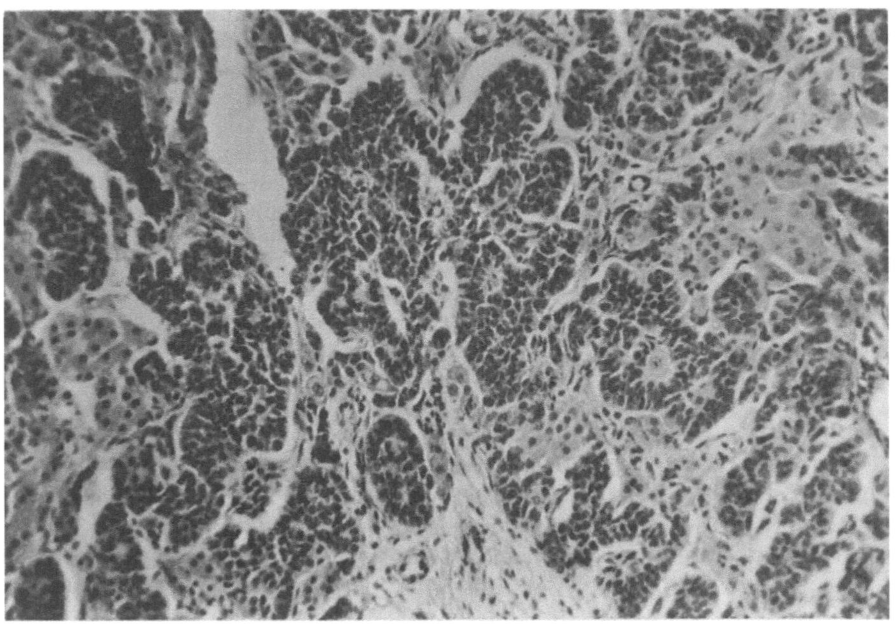

Abb. 70a–c. Arrhenoblastom vom Mischtyp (a) des rechten Ovars bei einem 16jährigen Mädchen mit Virilismus. Adamsapfel (b), Klitorishypertrophie (c)

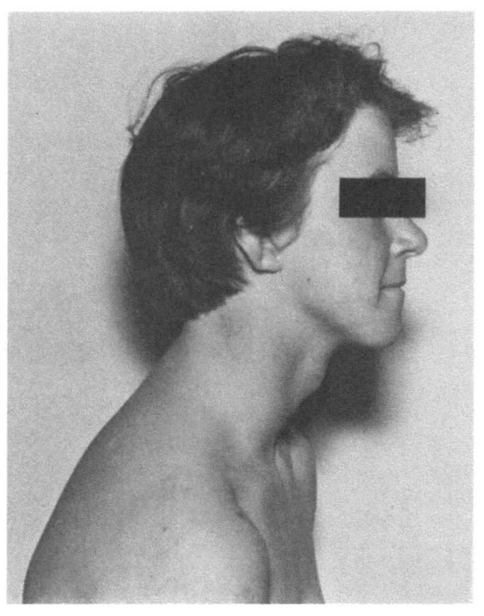

(b)

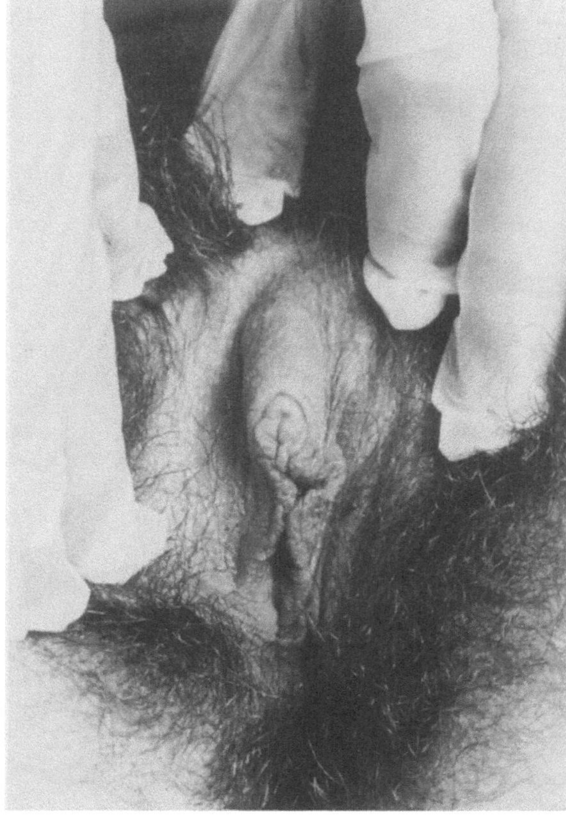

(c)

Abb. 70. Legende s.S. 591

Klinisch äußert sich das Bild durch eine *Defeminisierung* mit nachfolgender *Virilisierung* (Tabelle 25). Es tritt zunächst eine Oligo-Amenorrhoe ein, dann werden die Brüste, der Uterus und die Vagina atrophisch, die sekundären Geschlechtsmerkmale bilden sich zurück. Neben einem ausgeprägten Hirsutismus entsteht oft eine Stirnglatze, die Stimmlage wird tiefer, wobei sich ein Adamsapfel ausbilden kann (Abb. 70b). Der Körperbau nimmt allmählich männliche Formen an, die Klitoris wird hypertrophisch (Abb. 70c).

Differentialdiagnostisch muß zunächst einmal der idiopathische Hirsutismus abgegrenzt werden, der sich anamnestisch meist lange Zeit zurückverfolgen läßt, zudem sind sämtliche Hormonwerte im Plasma und im Urin normal. Etwas mehr Schwierigkeiten kann der Ausschluß einer Hyperplasie oder eines Tumors der Nebennierenrinde bereiten. Die Ausscheidung der 17-Ketosteroide ist in solchen Fällen allerdings meistens stärker erhöht, sie kann bis zu 100 mg/24 Std betragen, bei fraktionierter Bestimmung überwiegt außerdem das Dehydroepiandrosteron. Bei Androgen-produzierenden Ovarialtumoren ist umgekehrt vor allem die Ausscheidung von Androsteron und Aetiocholanolon relativ vermehrt, ebenfalls finden sich auch erhöhte Pregnantriolwerte im Urin. Eine weitere Differenzierung ist durch den Dexamethason-HCG-Test möglich, indem Corticoide beim Arrhenoblastom kaum zu einem Abfall der 17-Ketosteroide und des Testosterons führen, dagegen unter HCG ein nochmaliger Anstieg dieser Werte eintreten kann. Da der Tumor nur etwa in der Hälfte aller Fälle palpabel ist, nimmt auch die Laparoskopie eine wichtige Rolle in der Abklärung ein.

Die Behandlung besteht wie bei den Oestrogen-produzierenden Tumoren wenn immer möglich in einer beidseitigen Adnexektomie und Hysterektomie, in Ausnahmefällen kann bei jungen Frauen mit Kinderwunsch eine einseitige Ovarektomie verantwortet werden. Nach dem Eingriff erfolgt eine Refeminisierung, die tiefe Stimme und die Klitorishypertrophie können allerdings bestehen bleiben.

3. HCG-produzierende Tumoren

Choriongonadotropin wird fast ausschließlich durch *Chorionepitheliome* gebildet, die meist von einem uterinen Tumor, viel seltener auch primär von einem Teratoblastom oder vom Trophoblasten einer Ovarialgravidität ausgehen. Es handelt sich um eine ausgesprochen seltene, maligne Geschwulst mit schlechter Prognose.

Das in großen Mengen produzierte HCG stimuliert die ovarielle Oestrogenproduktion und führt

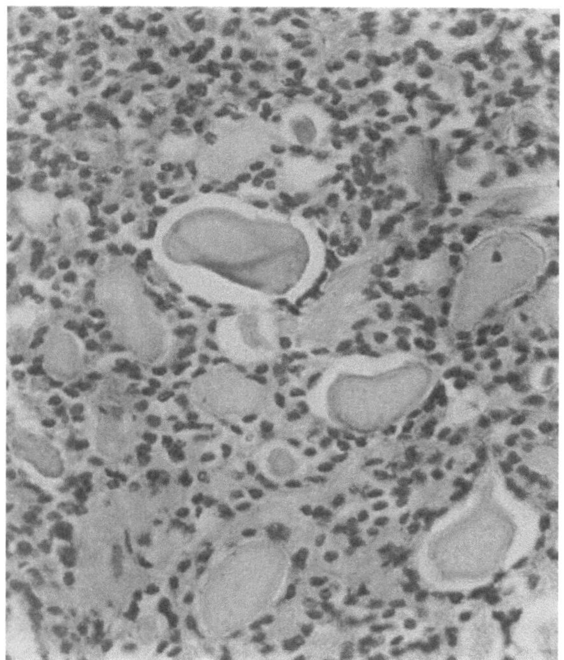

Abb. 71. Histologischer Aspekt der Struma ovarii

oft zu beidseitigen multiplen Luteincysten. Vor der Pubertät kann das Bild der Pubertas praecox entstehen, nachher stehen subjektiv Schwangerschaftszeichen sowie metrorrhagische Blutungen im Vordergrund; die immunologischen Schwangerschaftsteste sind positiv.

4. Thyroxin-produzierende Tumoren

Die sog. Struma ovarii stellt einen Spezialfall der Dermoidcysten dar, die öfters Schilddrüsengewebe enthalten. Histologisch findet sich in der Regel das Bild der Struma nodosa (Abb. 71). Der seltene Tumor kann bis Kindskopfgröße erreichen, er ist meist gutartig, kann jedoch maligne entarten. Nur ausnahmsweise tritt er doppelseitig auf. Klinisch lassen sich bei etwa 10% der Fälle Zeichen einer Thyreotoxikose nachweisen, die nach der Entfernung verschwinden.

K. Untersuchungsmethoden der Ovarialfunktion

1. Basaltemperaturkurve

Die Basal- oder Aufwachtemperatur stellt eine ausgezeichnete Methode zur Beurteilung der Ovulation und der Lutealphase dar. Die Messung erfolgt vorzugsweise rectal während 5 min, sie wird morgens unmittelbar nach dem Erwachen und möglichst immer um die gleiche Zeit vorgenommen. Die vorangehende Nachtruhe sollte mindestens 6 Std betragen. Mit Vorteil wird immer das gleiche Thermometer verwendet, spezielle Modelle wie das Cyclotestthermometer, verbessern die Ablesbarkeit durch eine gespreizte Skala. Die Einzelwerte werden in eine Temperaturkurve eingetragen, auf der auch Blutungen und Kohabitationen vermerkt werden (Abb. 72a).

Im normalen menstruellen Cyclus bewegt sich die Basaltemperatur in der Proliferationsphase meistens zwischen 36,3 und 36,8° C. Zur Zeit der Ovulation findet sich bei etwa einem Drittel der Frauen ein Temperaturtief, unmittelbar darauf erfolgt unter dem Einfluß des Progesterons ein Anstieg um durchschnittlich 0,4–0,6° C innerhalb von 1–2 Tagen. Während der ganzen Lutealphase liegen die Temperaturen im Mittel zwischen 36,9 und 37,4° C, die Dauer dieses hyperthermen Plateaus beträgt 12–14 Tage. Prämenstruell oder bereits bei Beginn der Blutung sinkt die Temperatur wieder ab. Das Konzeptionsoptimum findet sich im Zeitpunkt der Ovulation, also noch unmittelbar vor Anstieg der Basaltemperatur.

Die wichtigste Abweichung von dieser Normalkurve ist der *monophasische* Verlauf (Abb. 72b), der sich vor allem bei anovulatorischen Cyclen findet. In seltenen Fällen tritt trotz Eisprung kein Anstieg der Temperatur ein, weil Progesteron bei diesen Frauen am Temperaturzentrum keinen eindeutigen thermogenetischen Effekt auszuüben vermag. Umgekehrt kann in Ausnahmefällen eine biphasische Kurve auch ohne Ovulation beobachtet werden, es handelt sich dann wahrscheinlich um die Luteinisierung eines nicht-rupturierten Follikels.

Von besonderer Bedeutung ist der postovulatorische Anstieg der Basaltemperaturkurve, der manchmal nur *treppenförmig* innerhalb von 3–7 Tagen erfolgt (Abb. 72c). Es ist dies ein eindeutiges Zeichen für eine verlangsamte Ausbildung des Corpus luteum und eine damit verbundene unzureichende Progesteronsekretion. Die daraus resultierende Lutealinsuffizienz führt wegen ungenügender sekretorischer Transformation des Endometriums zu Sterilität. Auch eine Verkürzung des hyperthermen Plateaus auf weniger als 10 Tage, die durch eine verkürzte Lebensdauer des Gelbkörpers bedingt ist, führt zur gleichen Konsequenz (Abb. 72d).

Da die zweite Cyclushälfte sehr konstant ist und die hypertherme Phase im Normalfall 14 Tage nicht überschreitet, kann aus einer andauernd hohen Basaltemperaturkurve bereits nach 16–17 Tagen mit hoher Sicherheit auf eine Frühschwangerschaft geschlossen werden, dies noch lange bevor die immunologischen Schwangerschaftstests positiv werden (Abb. 72e).

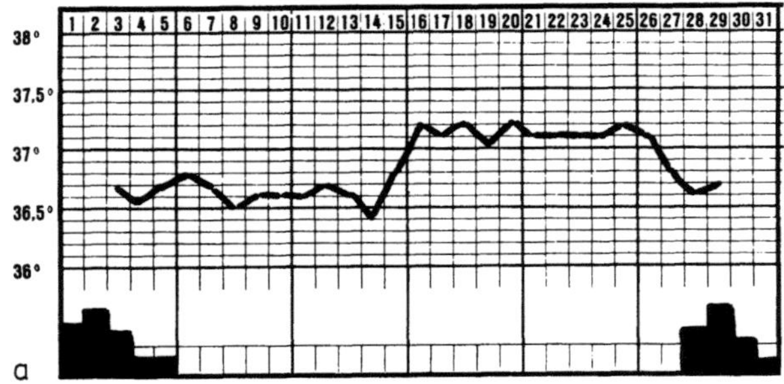

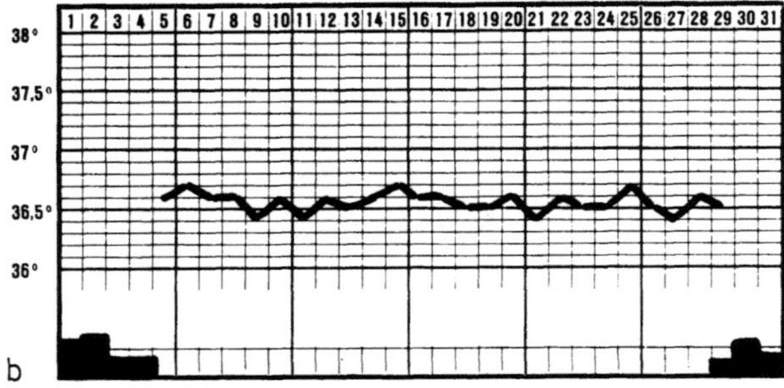

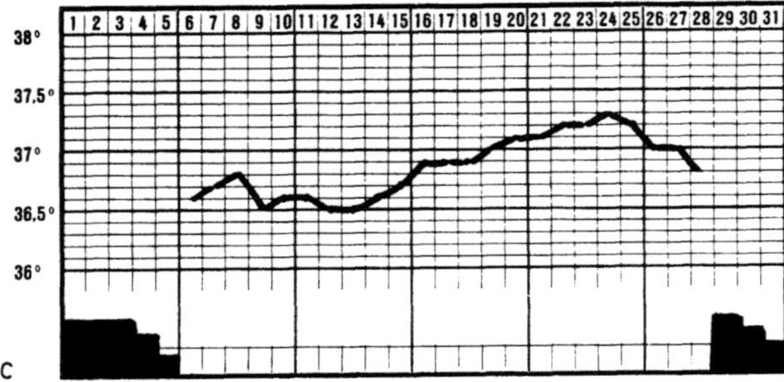

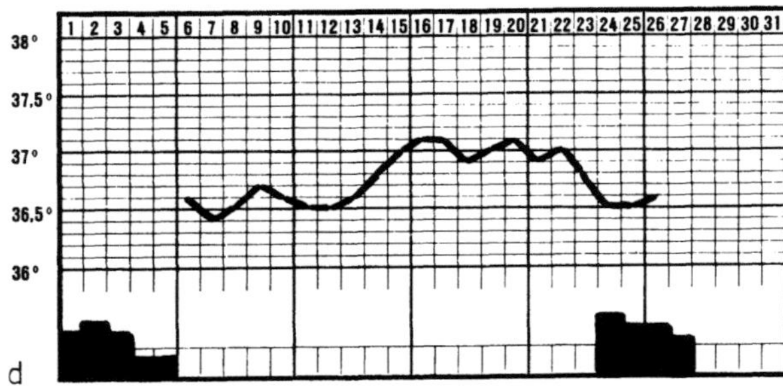

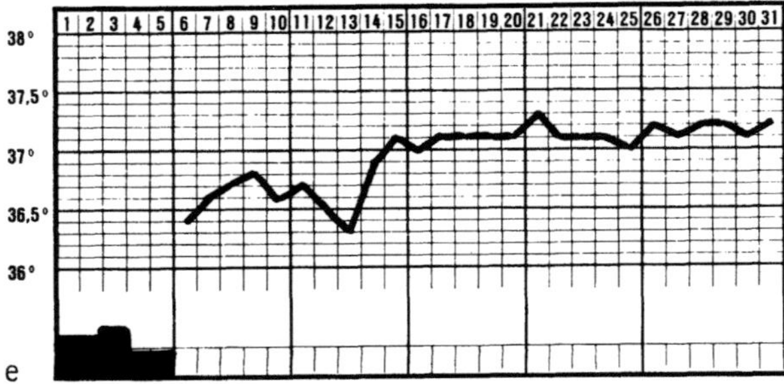

Abb. 72a–e. Basaltemperaturkurven. (a) Normaler Verlauf, (b) Anovulatorischer Cyclus, (c) Lutealinsuffizienz verlangsamter Anstieg), (d) Lutealinsuffizienz (verkürzte hypertherme Phase), (e) Frühschwangerschaft

2. Cervicalscore

Die Untersuchung des Cervicalschleims ermöglicht eine ziemlich genaue Beurteilung der Oestrogenaktivität ohne aufwendige Bestimmungsmethoden (s.S. 539).

Die Portio wird mit einem Speculum eingestellt, dabei wird zunächst der äußere Muttermund und die Menge des Cervicalschleims beurteilt (Abb. 26a, b). Es wird dann mit einer Pinzette etwas Schleim aus dem Cervicalkanal entnommen, durch Spreizen der Pinzettenblätter wird die *Spinnbarkeit*, d.h. die Länge des ausziehbaren Schleimfadens geprüft (Abb. 73). Schließlich wird der sog. *Farntest* durchgeführt, es wird dazu etwas Mucus auf einen sauberen, nur mit destilliertem Wasser gereinigten Objektträger gebracht und nach Eintrocknung bei etwa 100facher Vergrößerung betrachtet. Bei geringem Oestrogeneffekt findet sich keine oder höchstens eine angedeutete Struktur, bei sehr starker Oestrogenwirkung entsteht dagegen durch Auskristallisation des vorhandenen Kochsalzes ein eindrucksvolles, farnkrautähnliches Bild (Abb. 74). Man bezeichnet diese Erscheinung auch als Arborisationsphänomen. Weitere Veränderungen des Cervicalschleims betreffen die Viscosität, die Transparenz, sowie den Gehalt an Leukocyten (s.S. 539).

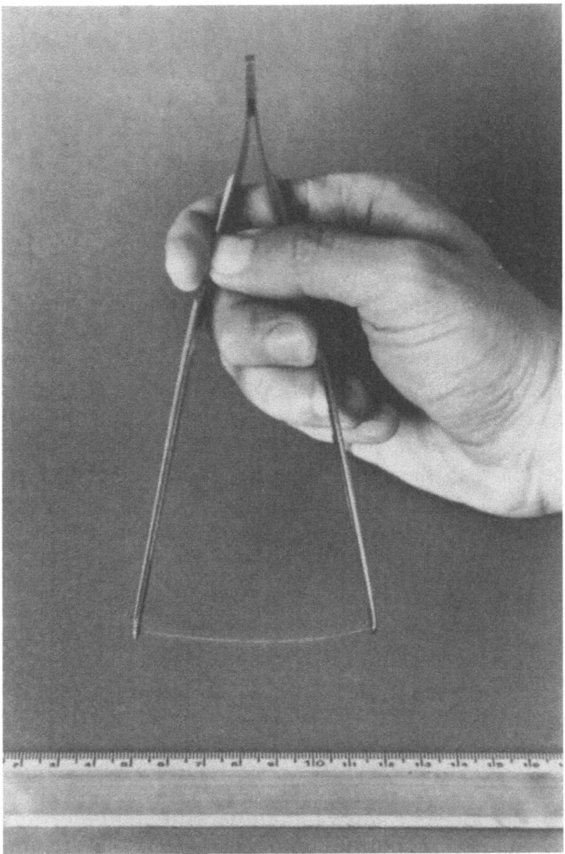

Abb. 73. Prüfung der Spinnbarkeit des Cervicalschleims

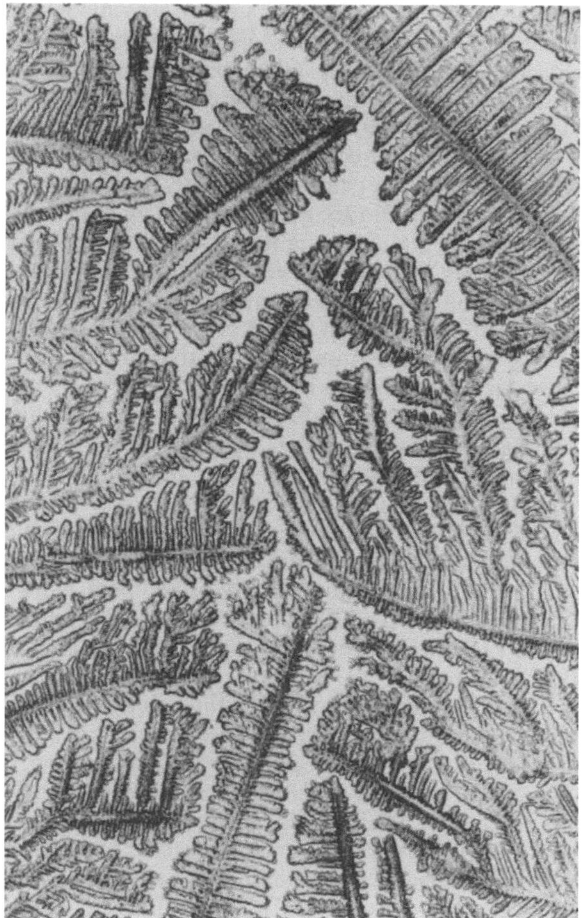

Abb. 74. Getrockneter Cervixschleim einer geschlechtsreifen Frau zur Zeit der Ovulation (Farnkrautphänomen)

Tabelle 28. Cervicalscore

	0	1	2	3
Menge	–	wenig	mäßig	viel
Spinnbarkeit (cm)	0	1–2	3–7	8–12
Farn	amorph	fein linear	partiell	vollständig
MM	geschlossen		teilweise offen	

Für klinische Zwecke hat es sich bewährt, die Oestrogenaktivität anhand des Cervicalscores abzuschätzen (Tabelle 28). Dabei wird lediglich die Menge, die Spinnbarkeit, der Farntest und der funktionelle Zustand des Muttermundes gradiert. Ein Wert von 0–3 ist gleichbedeutend mit einer fehlenden Oestrogenaktivität, 4–5 bedeutet schwache, 6–8 mäßige und 9–12 sehr gute Oestrogenwirkung, wie man sie vor allem zum Zeitpunkt der Ovulation findet. Fehlbeurteilungen kommen zustande bei lokalen Entzündungen und bei Einnahme von Antioestrogenen, ferner auch unter dem Einfluß von Progesteron, welches die beschriebenen Effekte weitgehend verhindert.

3. Vaginalcytologie

Der kolpocytologische Abstrich vermag ebenfalls wertvolle Anhaltspunkte über den ovariellen Funktionszustand zu geben. Es handelt sich um eine einfache und für praktische Zwecke ziemlich zuverlässige Methode.

Nach Einführung des Speculums wird mit einem trockenen Wattestäbchen vom seitlichen Scheidengewölbe etwas Material entnommen und entgegen der Streichrichtung sorgfältig auf einen trockenen, sauberen Objektträger abgerollt. Bei entsprechender Erfahrung kann die Beurteilung im Phasenkontrastmikroskop erfolgen, sonst wird das Präparat noch im feuchten Zustand während 30 min in Aether/Alkohol 90% aa fixiert und anschließend gefärbt (Tabelle 29).

Die grobe Beurteilung des Abstrichs ist einfach, sie erfolgt nach den auf S. 537 angegebenen Kriterien. Geachtet wird in erster Linie auf die Verteilung von Oberflächen-, Intermediär-, Parabasal- und Basalzellen, auf die Zahl der pyknotischen Kerne in den Oberflächenzellen, auf die acidophile und basophile Anfärbung, sowie auf allfällige Verklumpung und Einrollung der Ränder unter dem Einfluß von Progesteron (Abb. 19–21). Für praktische Zwecke beschränkt man sich oft auf die Angabe des Pyknoseindex, gelegentlich auch des acidophilen Index (s.S. 537). Bei der Auswertung ist zu berücksichtigen, daß sich Veränderungen im Hormonspiegel langsamer als etwa im Cervicalschleim niederschlagen. Die Methode eignet sich deshalb mehr zur Untersuchung der basalen Ovarialfunktion als etwa zur Festlegung des Ovulationszeitpunkts.

Für Spezialfragen der Hormoncytologie sei auf die Arbeiten von PAPANICOLAOU (1933, 1946);

Tabelle 29. Färbetechnik für Vaginalabstriche. (PAPANICOLAOU, 1942)

1. 80% Alkohol ($^1/_2$ min)	
2. 70% Alkohol ($^1/_2$ min)	
3. 50% Alkohol ($^1/_2$ min)	
4. Aq. dest. ($^1/_2$ min)	
5. Hämatoxylin (Harris) (3–6 min)	
6. Aq. dest. ($^1/_2$ min)	
7. 0,25% wäßrige Salzsäure (6 × eintauchen)	
8. Fließendes Wasser (6 min)	
9. Aq. dest. ($^1/_2$ min)	
10. 50% Alkohol ($^1/_2$ min)	
11. 70% Alkohol ($^1/_2$ min)	
12. 80% Alkohol ($^1/_2$ min)	
13. 95% Alkohol ($^1/_2$ min)	
14. Orange G6 ($1^1/_2$ min)	
15. 95% Alkohol ($^1/_2$ min)	getrennte Cuvetten
16. 95% Alkohol ($^1/_2$ min)	
17. EA 50 ($1^1/_2$ min)	
18. 95% Alkohol ($^1/_2$ min)	getrennte Cuvetten
19. 95% Alkohol ($^1/_2$ min)	
20. 95% Alkohol ($^1/_2$ min)	
21. Absoluter Alkohol ($^1/_2$ min)	
22. Xylol-Alkohol (aa) ($^1/_2$ min)	
23. Xylol ($^1/_2$ min)	

SHORR (1940); ROTH (1950); WIED (1953); SCHMITT (1953) sowie die cytologischen Lehrbücher von BOSCHANN (1960); KOOS (1961); DE NEEF (1967); PUNDEL (1952, 1957, 1966); SMOLKA (1965); ZINSER (1957) und STOLL (1968) verwiesen.

4. Endometriumsbiopsie

Bei Amenorrhoen sowie bei Verdacht auf Lutealinsuffizienz ist die Untersuchung des Endometriums von großer Bedeutung. Bei ausreichender Erfahrung und etwas Geschick kann sie mit einer Strichcurette ambulant und ohne Narkose vorgenommen werden, eine Dilatation des Cervicalkanals erübrigt sich dabei. Die benötigte Schleimhautlamelle wird am besten von der Vorder- oder von der Hinterwand des Corpus uteri entnommen, die Fixation erfolgt in absolutem Alkohol, für die histologische Beurteilung empfiehlt sich eine spezielle Glykogenfärbung.

5. Laparoskopie

Die Laparoskopie ermöglicht eine direkte Besichtigung der Ovarien; da es sich immerhin um einen intraperitonealen Eingriff handelt, sollte sie nur unter stationären Verhältnissen vorgenommen werden (s.S. 583).

In der endokrinen Diagnostik sind besonders wertvolle Aussagen möglich, wenn Verdacht auf ein ovarielles Versagen besteht, so etwa bei Ovarialhypoplasie bzw. -dysgenesie. Weitere Indikationen sind polycystische Ovarien (s.S. 575) und endokrin aktive Tumoren (s.S. 588). Die Laparoskopie ist auch bei der Abklärung mancher Sterilitätsfälle nicht mehr wegzudenken (s.S. 583). Umfassendere Angaben finden sich in der Spezialliteratur (FRANGENHEIM, 1971).

6. Oestrogenbestimmung

Für die Beurteilung der Ovarialfunktion empfiehlt sich am ehesten die radioimmunologische Bestimmung von Oestradiol; das Prinzip ist dasselbe, wie bei anderen Isotopenmethoden (s. Kap. XI, S. 645). Das zu untersuchende Plasma oder Serum wird zunächst mit Aethylaether extrahiert und dann in einem Wasserbad bei 37° C eingedampft. Sofern ein genügend spezifisches Antiserum zur Verfügung steht, darf für klinische Zwecke auf eine weitergehende Reinigung oder Fraktionierung verzichtet werden. Der Rückstand wird in Tris-Puffer aufgenommen, dann werden ^{3}H-markiertes 17-β-Oestradiol und Antiserum zugesetzt und während 2 Std bei 2–4° C inkubiert. In dieser Zeit erfolgt die kompetitive Bindung zwischen dem markierten bzw. zu bestimmenden Oestradiol einerseits und dem Antiserum andererseits. Die anschließende Auftrennung der freien und gebundenen Fraktion läßt sich beispielsweise mit einer Kohle-Dextran-Suspension, welche das freie Oestradiol adsorbiert, durchführen. Nach Zentrifugierung wird die Radioaktivität im Überstand in einem Flüssigkeitsscintillationszähler gemessen und aus dem Ergebnis die prozentuale Bindung berechnet. Die Hormonwerte lassen sich dann anhand einer gleichzeitig aufgestellten Standardkurve auf einfache Weise ermitteln. Die gesonderte Bestimmung von Oestron und Oestriol hat in der gynäkologischen Endokrinologie wenig Bedeutung erlangt, so daß ohne weiteres darauf verzichtet werden darf.

Die Gewinnung spezifischer Antiseren stößt auf erhebliche Schwierigkeiten, so daß heute die Verwendung kommerziell erhältlicher Bestecke (CEA-IRE-SORIN etc.) empfehlenswert ist. Die Resultate sind dabei innerhalb von 6 Std verfügbar, die Reproduzierbarkeit, Präzision und Spezifität sind ausgezeichnet, die Empfindlichkeit liegt unter 10 pg/ml. Für Einzelheiten muß auf die Spezialliteratur verwiesen werden (JAFFE, 1974; BREUER, 1975).

Chemische Verfahren zur Bestimmung der Totaloestrogene im Urin, wie die fluorometrische Methode nach ITTRICH (1958) oder die semiautomatische Modifikation nach BROWN (1968), haben immer noch eine gewisse Bedeutung, vor allem wenn kein Isotopenlabor zur Verfügung steht. Die Nachteile sind aber beträchtlich, der Arbeitsaufwand ist größer, die Resultate hinken zufolge der Urinsammlung immer etwa 24 Std hinter der aktuellen Situation nach.

Im normalen Cyclus finden sich in der Proliferations- und Lutealphase Werte von 100–300 pg/ml, periovulatorisch solche von 400–600 pg/ml. In der Postmenopause liegen sie zwischen 10 und 100 pg/ml. Die entsprechenden Ausscheidungswerte im Urin betragen im Cyclus 10–100 µg/24 Std, die Ovulationsmaxima bis 150 µg/24 Std; postmenopausal sinken sie teilweise deutlich unter 10 µg/24 Std ab (Tabelle 30).

Tiefe Oestrogenwerte sprechen für eine vegetative Ovarialinsuffizienz, welche durch ein primär gonadales oder ein primär zentrales Versagen bedingt sein kann (s.S. 566). Eine dauernd mäßig erhöhte Aktivität kann Ausdruck einer Follikelpersistenz sein (s.S. 575), daneben muß auch an einen Oestrogen-produzierenden Tumor, etwa im Sinne des Granulosa-Thecazelltumors gedacht werden (s.S. 589). Von besonderer Bedeutung ist die Oestrogenbestimmung in der Überwachung einer Stimulationstherapie mit Clomid und Humangonadotropinen (s.S. 585).

7. Progesteronbestimmung

Progesteron spielt vor allem in der Beurteilung der sekretorischen Phase bei Verdacht auf eine Luteal-

Tabelle 30. Gonadotropine-,Oestrogen- und Progesteronwerte bei der Frau

FSH (Serum)	RIA	Cyclus Postmenopause	2– 20 mIE/ml 50–200 mIE/ml
LH (Serum)	RIA	Cyclus Präovulatorisch Postmenopause	2– 20 mIE/ml 20–100 mIE/ml 10– 50 mIE/ml
Oestradiol (Serum)	RIA	Cyclus Präovulatorisch Postmenopause	100–300 pg/ml 300–800 pg/ml 10–100 pg/ml
Totaloestrogene (Urin)	fluorometrisch	Cyclus Präovulatorisch Postmenopause	10–100 µg/24 Std 50–150 µg/24 Std 2– 10 µg/24 Std
Progesteron	RIA	Proliferationsphase Lutealphase	0,5– 1 ng/ml 10 –40 ng/ml
Pregnandiol	spektrophotometrisch	Proliferationsphase Lutealphase	2 – 4 mg/24 Std 4,5– 7 mg/24 Std

insuffizienz eine erhebliche Rolle. Auch dieses Steroid wird vorzugsweise radioimmunologisch bestimmt, das Prinzip ist dasselbe wie bei der Oestradiolbestimmung. Die Methode ist zuverlässig, die Empfindlichkeit liegt unter 1 ng/ml, dagegen ist die Spezifität etwas geringer, indem ohne vorangehende Chromatographie ein kleiner Anteil des 17-γ-Hydroxyprogesterons miterfaßt wird. Dies bringt jedoch mindestens für klinische Fragestellungen kaum Nachteile. Aus den bereits früher genannten Gründen empfiehlt sich die Verwendung eines radioimmunologischen Besteckes, das alle benötigten Reagenzien enthält.

Die früher verbreitete Methodik der kompetitiven Proteinbindung ist heute wegen ihrer geringen Spezifität und den Problemen bei der Auftrennung weitgehend verlassen worden (JOHANSSON, 1970). Wenn keine Möglichkeit zu radioimmunologischen Arbeiten vorhanden ist, kann immer noch auf die Bestimmung des Hauptkataboliten von Progesteron, des Pregnandiols im Urin, zurückgegriffen werden. Das Prinzip dieser Methode ist in Kap. XI beschrieben.

Die Progesteronwerte liegen im normalen Cyclus in der Proliferationsphase unter 1 ng/ml, das luteale Maximum beträgt am 6.–10. postovulatorischen Tag 20–40 ng/ml (Tabelle 30). Die entsprechenden Pregnandiolwerte bewegen sich zwischen 0,5 und 2,5, bzw. 4,5 und 7 mg/24 Std. Die Interpretation darf selbstverständlich nur zusammen mit der Basaltemperaturkurve erfolgen, da sowohl in der frühen Lutealphase, wie auch prämenstruell tiefere Werte durchaus physiologisch sind (s. Abb. 13). Bei ausgeprägter Gelbkörperinsuffizienz erreichen die Maxima in der Regel 15 ng Progesteron/ml bzw. 5 mg Pregnandiol/24 Std nicht.

8. Gonadotropinbestimmung

Sowohl FSH wie LH werden heute ebenfalls vorzugsweise radioimmunologisch erfaßt. Im Unterschied zu den Steroiden wird hier ein mit I^{125} markiertes Hormon verwendet, außerdem erübrigt sich die Extraktion des Serums. Die Verwendung von Reagenzienzusammenstellungen, die neben dem markierten Hormon auch Antiserum, Puffer und Standard enthalten, ist für klinische Zwecke wiederum empfehlenswert, es werden damit zuverlässige, gut reproduzierbare Resultate erzielt. Alle übrigen Methoden, vor allem die recht aufwendigen, spezifischen Tierversuche (s.S. 553), sind heute außer für Forschungszwecke weitgehend verlassen. Immunochemische Verfahren (Luteonosticon, N.V. Organon etc.) sind ebenfalls unpräziser, störanfälliger und arbeitsintensiver.

Die Normalwerte betragen in der fertilen Periode sowohl für FSH wie für LH 2–20 mIE/ml, die midcyclische LH-Spitze kann jedoch bis 100 mIE/ml errechnen. In der Postmenopause erfolgt ein Anstieg des FSH auf 25–200 mIE/ml und des LH auf 25–100 mIE/ml (Tabelle 30). Hohe Gonadotropinwerte sprechen immer für ein ovarielles Versagen, wie es bei Ovarialhypoplasie und -dysgenesie, beim Climacterium praecox und nach Ovarektomie der Fall ist. Dabei ist der relative Anstieg des FSH meist stärker als derjenige des LH. Tiefe Gonadotropinwerte sind Ausdruck einer zentralen Funktionsstörung; die Ursache liegt entweder in den hypothalamischen Kerngebieten oder aber im Bereiche des Hypophysenvorderlappens, wie etwa beim Sheehan-Syndrom (s.S. 570) oder nach Hypophysektomie.

9. Prolactinbestimmung

Die Erkennung der Hyperprolactinämie spielt heute besonders für die Diagnostik der Galactorrhoe-Amenorrhoe-Syndroms eine wichtige Rolle (s.S. 569). Die Bestimmung von Prolactin erfolgt ebenfalls radioimmunologisch analog derjenigen der Gonadotropine (s. auch Kap. XI).

Die Normalwerte im Serum betragen 8–14 ng/ml, leicht erhöht sind sie einerseits bei Mikroadenomen des Hypophysenvorderlappens, andererseits nicht selten nach Einnahme von Ovulationshemmern, Benzodiazepinen und anderen zentral wirksamen Medikamenten. Exzessive Werte über 100 ng/ml sind praktisch beweisend für ein chromophobes Hypophysenadenom, sie bedürfen dringend einer genauen Abklärung durch Sellatomographie (s. auch S. 569).

10. Gestagentest

Der Gestagentest hat besonders zur Klassierung von amenorrhoischen Zuständen eine große praktische Bedeutung; das Verfahren ist zudem denkbar einfach. Es werden dazu verzugsweise peroral während mindestens 5 Tagen Gestagene verabfolgt; 2 bis 3 Tage nach Abschluß der Medikation erfolgt in den meisten Fällen eine mehr oder weniger kräftige Entzugsblutung. Ein mögliches Dosierungsschema ist in Abb. 75a aufgezeichnet.

Eine Abbruchblutung, d.h. ein positiver Gestagentest, beweist einerseits das Vorliegen von proliferativ aufgebautem Endometrium und schließt somit eine uterine Störung aus. Andererseits kann ein solches Resultat nur bei ausreichender Oestrogenproduktion und erhaltener vegetativer Ovarialfunktion zustandekommen, was wiederum eine normale FSH-Sekretion und damit eine intakte zentrale Steuerung voraussetzt. Ein negatives Resultat kann für ein starkes Oestrogendefizit im Rahmen eines hypo- oder hypergonadotropen Hypogonadismus sprechen, daneben müssen allerdings uterine Faktoren sowie das Vorliegen einer Schwangerschaft ausgeschlossen werden.

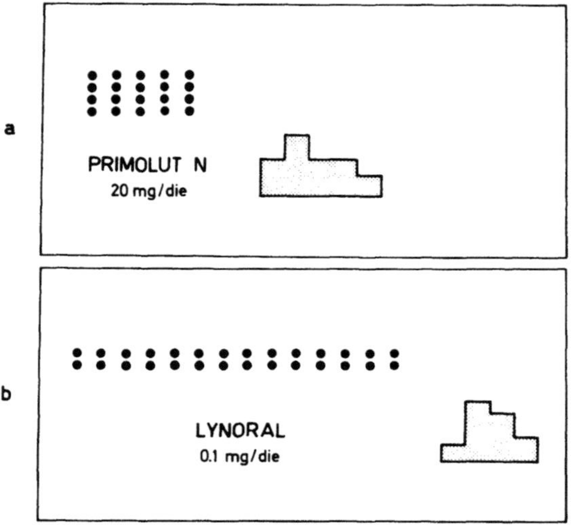

Abb. 75. (a) Gestagentest, (b) Oestrogentest

11. Oestrogentest

Bei negativem Gestagentest können zur weiteren Differenzierung der endometrialen Ansprechbarkeit Oestrogene über längere Zeit verabfolgt werden. In der Regel tritt dann einige Tage nach Absetzen der Medikation eine Entzugsblutung ein. Für die praktische Durchführung hat sich die Einnahme von 0,1 mg Lynoral über etwa 2 Wochen bewährt (Abb. 75b). Ein positives Resultat beweist das Vorhandensein von normalem Endometrium, ein Ausbleiben der Blutung spricht für eine uterine Ursache der Amenorrhoe, wobei allerdings wiederum eine Schwangerschaft nicht übersehen werden darf.

12. Gonadotropintest

Die ovarielle Ansprechbarkeit kann durch direkte Stimulation mit Humangonadotropinen (HMG) untersucht werden. Der Test hat jedoch kaum praktische Bedeutung, da der zeitliche und finanzielle Aufwand so groß ist, daß er sich nur im Rahmen einer gleichzeitig eingeleiteten Therapie rechtfertigen läßt.

13. Clomidtest

Clomiphen wirkt an den diencephalen Receptoren im Sinne einer kompetitiven Hemmung der Oestrogene, so daß es im Regelfall zu einer vermehrten Gonadotropinausschüttung kommt (s.S. 585). Zur Prüfung der hypothalamischen Ansprechbarkeit werden 100 mg Clomid an 5 aufeinanderfolgenden Tagen verabreicht, es wird dann mit Vorteil am 1., 3., 6. und 9. Tag FSH und LH bestimmt. Im Normalfall steigen beide Werte auf mindestens das Dreifache des Ausgangswertes an. Ist dies nicht der Fall, dann muß in erster Linie mit einer Störung im Bereiche der hypothalamisch-hypophysären Zentren gerechnet werden; der Test fällt allerdings auch bei ovariell bedingtem Oestrogendefizit negativ aus, da ja unter diesen Umständen auf der Ebene der zentralen Receptoren keine Antagonisierung stattfinden kann.

Durch gleichzeitige Messung der Oestrogenspiegel läßt sich auch die ovarielle Reaktion beurteilen, die Oestradiospiegel sollten mindestens das 2–3fache der Ausgangswerte erreichen.

14. LRH-Test

Releasing-Hormone eignen sich ausgezeichnet für die gezielte Abklärung der hypophysären Ansprechbarkeit und Reserven; zur Prüfung der gonadotropen Achse wird synthetisches LH-RH verwendet. Der Test kann auf sehr verschiedene Arten

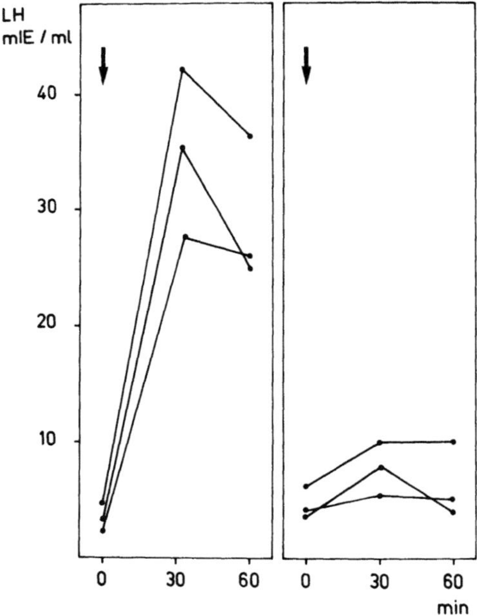

Abb. 76. LH-RH-Test (100 µg i.m.): Links positives, rechts negatives Ergebnis

durchgeführt werden; empfehlenswert ist die intramuskuläre Verabfolgung von 100 µg LH-RH, dabei werden unmittelbar vor, sowie 30 und 60 min nach der Injektion die LH-Spiegel bestimmt. Es hat dies gegenüber der intravenösen Applikation den Vorteil einer länger anhaltenden LH-Freisetzung, womit auf engmaschige und damit kostspielige Analysen verzichtet werden kann.

Die Interpretation der Ergebnisse ist sehr viel schwieriger, als im allgemeinen angenommen wird. Im Normalfall kommt es unter den angegebenen Bedingungen zu einem Anstieg der LH-Ausgangswerte um mindestens das Vierfache auf über 20 mIE/ml (Abb. 76). Bereits im normalen Cyclus ist die Reaktion zur Zeit der Ovulation bedeutend ausgeprägter als prä- oder postmenstruell; experimentell ließ sich auch zeigen, daß die Oestrogenspiegel sehr wesentlich für das Reaktionsmuster verantwortlich sind. Damit sind nur positive Ergebnisse eindeutig verwertbar; bei einem schlechten Resultat muß der Test wiederholt werden, bevor eine hypophysäre Insuffizienz diagnostiziert wird.

Literatur

Übersichten

Briggs, M.H., Briggs, M.: Biochemical contraception. London-New York-San Francisco: Academic Press 1976.

Cooke, D.: Clinics in Obstetrics and Gynaecology. The management of infertility. London-Philadelphia-Toronto: Saunders 1974.

Crosignani, P.G., James, V.H.T.: Recent progress in reproductive endocrinology. London-New York: Academic Press 1974.

Crosignani, P.G., Mishell, D.R.: Ovulation in the human. London-New York-San Francisco: Academic Press 1976.

Gold, J.J.: Gynecologic endocrinology. New York: Harper & Row 1975.

Kaiser, R.: Hormonale Behandlung von Zyklusstörungen. Stuttgart: Thieme 1975.

Keller, P.J.: Hormonale Störungen in der Gynäkologie. Berlin-Heidelberg-New York: Springer 1977.

Motta, M., Crosignani, P.G., Martini, L.: Hypothalamic hormones. Chemistry, physiology, pharmacology and clinical uses. London-New York: Academic Press 1975.

Pincus, G.: The control of fertility. New York-London: Academic Press 1965.

Rosemberg, E.: Gonadotropin therapy in female infertility. Amsterdam: Excerpta Medica 1973.

Saxena, B.B., Beling, C.G., Gandy, H.M.: Gonadotropins. New York: Wiley 1972.

Staemmler, H.-J.: Fibel der gynäkologischen Endokrinologie. Stuttgart: Thieme 1969.

Tausk, M.: Pharmakologie der Hormone. Stuttgart: Thieme 1970.

Ufer, J.: Hormontherapie in der Frauenheilkunde. Berlin: De Gruyter 1978.

Zander, J., Holzmann, K.: Störungen des menstruellen Zyklus und ihre Behandlung. In: Gynäkologie und Geburtshilfe (O. Käser, V., Friedberg, K.G. Ober, K. Thomsen, J. Zander), Bd. I. Stuttgart: Thieme 1969.

Historische Daten

Allen, E., Doisy, E.A.: Ovarian hormone: preliminary report on its localization, extraction and partial purification, and action in test animals. J. Amer. med. Ass. **81**, 819 (1923).

Aschheim, S., Zondek, B.: Hypophysenvorderlappenhormon und Ovarialhormon im Harn von Schwangeren. Klin. Wschr. **6**, 1322 (1927).

Baer v., C.E.: De ovi mammalium et hominis genesi. Epistola ad Academ. Imper. Petropol. Lipsiae 1827.

Butenandt, A.: Über Progynon, ein kristallisiertes weibliches Hormon. Naturwissenschaften **17**, 879 (1929).

Butenandt, A., Westphal, U.: Zur Isolierung und Charakterisierung des Corpus-luteum-Hormons. Ber. dtsch. chem. Ges. **67**, 1440 (1934).

Djerassi, C., Miramontes, L., Rosenkranz, G., Sondheimer, F.: Synthesis of 19-nor-17-alpha-ethinyltestosterone and 19-nor-17-alpha-methyltestosterone. J. Amer. chem. Soc. **76**, 4092 (1954).

Doisy, E.A., Veler, C.D., Thayer, S.A.: Folliculin from urine of pregnant women. Amer. J. Physiol. **90**, 329 (1929).

Evans, H.M., Long, J.A.: The effect of feeding the anterior lobe of the hypophysis on the oestrous cycle of the rat. Zit. Hamburger, C. In: Gonadotropins. Ciba Found. Study Group vol. 22, p. 3. London: Churchill 1965.

Faiman, C., Ryan, R.J.: Radioimmunoassay of human follicle stimulating hormone. J. clin. Endocr. **27**, 444 (1967).

Fränkel, L.: Das zeitliche Verhalten von Ovulation und Menstruation. Zbl. Gynäk. **35**, 1591 (1911).

Gemzell, C.A., Diczfalusy, E., Tillinger, K.E.: Clinical effect of human pituitary follicle-stimulating hormone (FSH). J. clin. Endocr. **18**, 1333 (1958).

Greenblatt, R.B., Barfield, W.E., Jungck, E.C., Roy, A.W.: Induction of ovulation with MRL 41. J. Amer. med. Ass. **178**, 101 (1961).

Harris, G.W.: The neural control of the pituitary gland. London: Arnold 1955.

Hertz, R., Tullner, W., Raffelt, E.: Progestational activity of orally administered 17-alpha-ethinyl-19-nortestosterone. Endocrinology **54**, 228 (1954).

Hohlweg, W., Junkmann, K.: Die hormonal-nervöse Regulierung der Funktion des Hypophysenvorderlappens. Klin. Wschr. **11**, 321 (1932).

Inhoffen, H.H.: Übergang von Sterinen in aromatische Verbindungen. Angew. Chem. **53**, 471 (1940).

Inhoffen, H.H., Hohlweg, W.: Neue per os-wirksame weibliche Keimdrüsenhormonderivate: 17-Aethinyl-oestradiol und Pregnen-in-on-3-ol-17. Naturwissenschaften **26**, 96 (1938).

Kaufmann, C.: Umwandlung der Uterusschleimhaut einer kastrierten Frau aus dem atrophischen Stadium in das der sekretorischen Funktion durch Ovarialhormone. Zbl. Gynäk. **56**, 2058 (1932).

Kundrat, H., Engelmann, G.J.: Untersuchungen über die Uterusschleimhaut. Wien. med. Jahrb. 136 (1873).

Lunenfeld, B., Menzi, A., Volet, B.: Clinical effects of human postmenopausal gonadotropin. I. Int. Congr. Endocrin., 1960.

Marshall, F.H.A., Jolly, W.A.: Contributions to the physiology of mammalian reproduction. Part I. — The oestrus cycle in the dog. Part II. — The ovary as an organ of internal secretion. Proc. roy. Soc. B **76**, 395 (1905).

Midgley, A.R., Jr.: Radioimmunoassay of human follicle stimulating hormone. J. clin. Endocr. **27**, 295 (1967).

Odell, W.D., Ross, G.T., Rayford, P.L.: Radioimmunoassay of luteinizing hormone. Metabolism **15**, 287 (1966).

Régis, E.: Cas de folie consécutive à une ovaro-salpingectomie. Nouv. Arch. Obstet. **8**, 556 (1893).

Schally, A.V., Arimura, A., Baba, Y., Nair, R.M.G., Matsuo, H., Redding, T.W., Debeljuk, L.: Isolation and properties of the FSH- and LH-releasing hormone. Biochem. biophys. Res. Comm. **43**, 393 (1971).

Slotta, W., Ruschnig, W., Fels, W.: Reindarstellung der Hormone aus dem Corpus luteum. Ber. dtsch. chem. Ges. **67**, 1270 (1934).

Zondek, B., Aschheim, S.: Das Hormon des Hypophysenvorderlappens. Darstellung, chemische Eigenschaften, biologische Wirkungen. Klin. Wschr. **18**, 831 (1928).

Anatomie

Bargmann, W.: Histologie und mikroskopische Anatomie des Menschen. Stuttgart: Thieme 1956.

Blandau, R.J.: The mechanism of ovulation. In: Ovulation, hrsg. von Greenblatt, R.B. Lippincott-Philadelphia-Toronto 1966.

Blandau, R.J.: Anatomy of ovulation. Clin. Obstet. Gynec. **10**, 347 (1967).

Blandau, R.J., Warrick, E., Rumery, R.E.: In vitro cultivation of fetal mouse ovaries. Fertil. and Steril. **16**, 705 (1965).

Block, E.: Quantitative morphological investigations of the follicular system in women. Variations at different ages. Acta anat. **14**, 108 (1952).

Greep, R.O.: Histology, Histochemistry and ultrastructure of adult ovary. In: The ovary, hrsg. von Grady, H.G., and D.E. Smith. Baltimore: Williams & Wilkins 1963.

Harrison, R.J.: The structure of the ovary. C. Mammals. In: The ovary, vol. I, hrsg. von S. Zuckerman. New York: Academic Press 1962.

Hisaw, F.L.: Development of the graafian follicle and ovulation. Physiol. Rev. **27**, 95 (1947).

Lauritzen, Ch.: Das Klimakterium. Med. Mitt. (Schering) **4**, 2 (1968).

Merrill, J.: Ovarian hilus cells. Amer. J. Obstet. Gynec. **78**, 1258 (1959).

Overzier, C.: Echter Agonadismus. In: Die Intersexualität, hrsg. von Overzier, C. Stuttgart: Thieme 1961.

Shettles, L.B.: Ovum humanum. München u. Berlin: Urban & Schwarzenberg 1960.

Staemmler, H.J.: Die gestörte Regelung der Ovarialfunktion. Berlin-Göttingen-Heidelberg: Springer 1964.

Valdes-Dapena, M.: Normal ovary of childhood. Ann. N.Y. Acad. Sci. **142**, 597 (1967).

Watzka, M.: Weibliche Genitalorgane. Das Ovarium. In: Handbuch der mikroskopischen Anatomie des Menschen, Bd. VII/3., hrsg. von Möllendorf, W.v. u. W. Bargmann. Berlin-Göttingen-Heidelberg: Springer 1957.

Zuckerman, S.: The number of oocytes in the mature ovary. Recent. Progr. Hormone Res. **6**, 63 (1951).

Biochemie und Physiologie

Albrechtsen, O.K.: The fibrinolytic activity of the human endometrium. Acta endocr. (Kbh.) **23**, 207 (1956).

Allen, E., Doisy, E.A.: An ovarian hormone: a preliminary report on its localization, extraction and partial purification and action in test animals. J. Amer. med. Ass. **81**, 819 (1923).

Arey, L.B.: The degree of normal menstrual irregularity. An analysis of 20.000 calendar records from 1500 individuals. Amer. J. Obstet. Gynec. **37**, 12 (1939).

Artner, J.: Die vegetative Steuerung des Zyklus. Arch. Gynäk. **185**, 85 (1954).

Artner, J.: Die rhythmischen Schwankungen im vegetativen System im Verlauf des Zyklus. Geburtsh. u. Frauenheilk. **14**, 677 (1954).

Artner, J.: Vegetative Ausgangslage und Zyklus. Arch. Gynäk. **192**, 379 (1959).

Aydar, C.K., Greenblatt, R.B.: Clinical observations on a new progestational agent „Allyl-estrenol". Acta endocr. (Kbh.) **38**, 419 (1961).

Baldwin, R.M., Whalley, P.J., Pritchard, J.A.: Measurement of menstrual blood loss. Amer. J. Obstet. Gynec. **81**, 739 (1961).

Barer, A.P., Fowler, W.M.: The blood loss during normal menstruation. Amer. J. Obstet. Gynec. **31**, 979 (1936).

Beller, F.K., Goebelsmann, U., Douglas, G.W., Johnson, A.: The fibrinolytic system during the menstrual cycle. Obstet. and Gynec. **23**, 12 (1964).

Beller, F.K., Matsi, M., Epstein, M.D.: Incoagulability of menstrual blood. Amer. J. Obstet. Gynec. **102**, 1121 (1968).

Boschann, H.W.: Praktische Zytologie. Berlin: W. de Gruyter 1960.

Brown, J.B.: The relationship between urinary oestrogens and oestrogens produced in the body. J. Endocr. **16**, 202 (1957).

Brown, J.B.: The metabolism of oestrogens and the measurement of the excretory products in the urine. J. Obstet. Gynaec. Brit. Emp. **66**, 795 (1959).

Brown, J.B., Matthew, G.D.: The application of urinary measurements to problems in gynecology. Recent Progr. Hormone Res. **18**, 337 (1962).

Buxton, C.L., Atkinson, Wm.B.: Hormonal factors involved in the regulation of basal body temperature during the menstrual cycle and pregnancy. J. clin. Endocr. **8**, 544 (1948).

Callantine, M.R.: Non steroidal estrogen antagonists. Clin. Obstet. Gynec. **10**, 74 (1967).

Campos Da Paz, A.: Studies on cristallization of cervical mucus and its relationship to cervical receptivity of spermatozoa. Transactions Internat. and 4th Amer. Congr. Obstet. Gynec. hrsg. von G.W. Kosmak. St. Louis: C.V. Mosby Co. 1954.

Cantarow, A., Rakoff, A.E., Paschkis, K.E., Hansen, L.P., Walking, A.A.: Excretion of exogenous and endogenous estrogen in bile of dogs and humans. Proc. Soc. exp. Biol. (N.Y.) **52**, 256 (1943).

Carey, H.M.: Progesterone. In: Modern trends in human reproductive physiology, vol. 1, p. 92. London: Butterworths 1963.

Clauberg, C.: Zur Physiologie und Pathologie der Sexualhormone, im besonderen des Hormons des Corpus luteum. I. Mitteilung. Der biologische Test für das Luteohormon (das spezifische Hormon des Corpus luteum) am infantilen Kaninchen. Zbl. Gynäk. **54**, 2757 (1930).

Cohen, M.R., Stein, J.F., Kaye, B.M.: Spinnbarkeit: A characteristic of cervical mucus. Fertil. and Steril. **3**, 20 (1952).

Corner, G.W., Allen, W.M.: Physiology of the corpus luteum. II. Production of a special uterine reaction (progestational proliferation) by extracts of corpus luteum. Amer. J. Physiol. **88**, 326 (1929).

Csapo, A.: The mechanism of effect of the ovarian steroids. Recent Progr. Hormone Res. **12**, 405 (1956).

Csapo, A.I., Pinto-Dantas, C.R.: The cyclic activity of the non-pregnant human uterus. Fertil. and Steril. **17**, 34 (1966).

Dalgaard, J.B.: The blood vessels of the human endometrium. Acta obstet. gynec. scand. **26**, 342 (1946).

Danforth, D.N., Bayer, P.K., Graff, S.: Fluctuations in weight, haematocrit and plasma protein with the menstrual cycle. Endocrinology **39**, 188 (1946).

Diczfalusy, E., Lauritzen, Ch.: Oestrogene beim Menschen. Berlin-Göttingen-Heidelberg: Springer 1961.

Döring, G.K.: Zahlen zur Physiologie des Zyklus. Fortschr. Med. **84**, 694 (1966).

Eckstein, P.: Ovarian physiology in the non-pregnant female. In: The ovary, vol. I, p. 311, hrsg. von S. Zuckerman. New York and London: Academic Press 1962.

Edgren, R.A., Jones, R.C., Peterson, D.L.: A biological classification of progestational agents. Fertil. and Steril. **18**, 239 (1967).

Elert, R.: Über den Mechanismus der thermogenetischen Wirkung des Progesterons. Geburtsh. u. Frauenheilk. **11**, 325 (1951).

Engle, E.T., Shelesnyak, M.C.: First menstruation and subsequent menstrual cycles of prepubertal girls. Hum. Biol. **6**, 431 (1934).

Ferin, J.: Relative duration of action of natural and synthetic estrogens administered parenterally in woman with estrogen defiency. J. clin. Endocrin. **12**, 28 (1952).

Fluhmann, C.F.: The length of the human menstrual cycle. Amer. J. Obstet. Gynec. **27**, 73 (1934).

Fotherby, K.: The ovarian production of a pregnanetriol precursor. J. Endocr. **25**, 19 (1962).

Friedberg, V.: Über die Oedementstehung in der Schwangerschaft. Geburtsh. u. Frauenheilk. **19**, 563 (1959).

Fuhrmann, K.: Untersuchungen über die fibrinolytische Aktivität des Endometriums. Zbl. Gynäk. **84**, 1457 (1962).

Göltner, E., Gailer, H.J.: Blutverlust bei der Menstruation. Zbl. Gynäk. **86**, 1177 (1964).

Greenblatt, R.B.: A new clinical test for the efficacy of progesterone compounds. Amer. J. Obstet. Gynec. **76**, 626 (1958).

Haman, J.O.: The length of the menstrual cycle. Amer. J. Obstet. Gynec. **43**, 870 (1942).

Hartman, C.G.: Science and the safe period. Baltimore: Williams & Wilkins 1962.

Hauser, G.A.: Die Rolle des neurovegetativen Nervensystems in der Geburtshilfe und Gynaekologie. Fortschr. Geburtsh. Gynäk. **10**, 160 (1960).

Hooker, C.W., Forbes, T.R.: A bio-assay for minute amounts of progesterone. Endocrinology **41**, 158 (1947).

Inhoffen, H.H., Hohlweg, W.: Neue per os wirksame weibliche Keimdrüsenhormonderivate: 17-Aethinyl-oestradiol und Pregnen-in-on-3-ol-17. Naturwissenschaften **26**, 96 (1938).

Israel, S.L., Schneller, O.: The thermogenetic property of progesterone. Fertil. and Steril. **1**, 53 (1950).

Junkmann, K.: Die Androgenbildung im Ovar. In: Moderne Entwicklungen auf dem Gestagengebiet, hrsg. von H. Nowakowski. Berlin-Göttingen-Heidelberg: Springer 1960.

Kaiser, I.H.: Newer concepts of menstruation. Amer. J. Obstet. Gynec. **56**, 1037 (1948).

Kaufmann, C.: Umwandlung der Uterusschleimhaut einer kastrierten Frau aus dem atrophischen Stadium in das der sekretorischen Funktion durch Ovarialhormone. Zbl. Gynäk. **56**, 2058 (1932).

Kaufmann, C., Zander, J.: Moderne Entwicklungen auf dem Gebiet der weiblichen Sexualhormone. Ciba-Symposium **7**, 146 (1959).

Kistner, R.W.: Therapeutic application of progestational compounds in gynecology. In: Advances in Obstet. Gynec., vol. I, p. 391, hrsg. von Marcus, St.L., C.C. Marcus. Baltimore: Williams & Wilkins 1967.

Klopper, A.I.: The excretion of pregnanediol during the normal mentrual cycle. J. Obstet. Gynaec. Brit. Emp. **64**, 504 (1957).

Laidlaw, J.C., Ruse, J.L., Gornall, A.: The influence of oestrogen and progesterone on aldosterone excretion. J. clin. Endocr. **22**, 161 (1962).

Lajos, L., Illei, G., Kecskés, L., Görcs, J., Mutscher, F., Kobor, J.: Hyperoestrogenism after the menopause. J. Obstet. Gynaec. Brit. Cwlth **70**, 1016 (1963).

Landau, R.L., Bergenstal, D.M., Lugibihl, K., Kascht, M.E.: The metabolic effects of progesterone in man. J. clin. Endocr. **15**, 1194 (1955).

Martinez-Manautou, J.: Antiovulatory activity of several synthetic and natural estrogens. In: Ovulation, hrsg. von Greenblatt, R.B. Philadelphia: Lippincott 1966.

Matsumoto, S., Nogami, Y., Ohkuri, S.: Statistical studies on menstruation. A criticism on the definition of normal menstruation. Gunma J. med. Sci. **11**, 294 (1962).

McSweeney, D.J., Sbarra, A.J.: A new cervical mucus test for hormonal appraisal. Amer. J. Obstet. Gynec. **88**, 705 (1964).

Mikhail, G.: Sex steroids in blood. Clin. Obstet. Gynec. **10**, 29 (1967).

Neil, J.D., Johansson, E.D.B., Datta, J.K., Knobil, E.: Relationship between the plasma levels of luteinizing hormone and progesterone during the normal menstrual cycle. J. clin. Endocr. **27**, 1167 (1967).

Nevinny-Stickel, J.: Inhibition of ovulation determined by estimation of pregnanediol excretion. Int. J. Fertil. **9**, 57 (1964).

Noyes, R.W., Hertig, A.T., Rock, J.: Dating of endometrial biopsy. Fertil. and Steril. **1**, 1 (1950).

O'Donnell, V.J., Preedy, J.R.K.: The oestrogens. In: Hormones in blood (C.H. Gray, H.L. Bacharach, eds.), vol. 2. London-New York: Academic Press 1967.

Oliver, M.F., Boyd, G.S.: Changes in the plasma lipids during the menstrual cycle. Clin. Sci. **12**, 217 (1953).

Papanicolaou, G.N.: The sexual cycle in the human female as revealed by vaginal smears. Amer. J. Anat. **52**, 519 (1933).

Phillips, L.L., Buttler, B.C., Taylor, H.C.: A study of cytofibrinokinase and fibrinolysin in extracts of tissue from human myometrium, endometrium, decidua and placenta. Amer. J. Obstet. Gynec. **71**, 342 (1956).

Plotz, E.J.: Die Anwendung radioaktiver Isotope in der Erforschung des Gestagenstoffwechsels in der Schwangerschaft. 6. Symposium der Deutschen Gesellsch. für Endokrinologie, S. 21. Berlin-Göttingen-Heidelberg: Springer 1960.

Price, D.C., Forsyth, E.M., Cohn, S.H., Cronkite, E.P.: The study of menstrual and other blood loss, and consequent iron deficiency, by Fe 59 whole body counting. Canad. med. Ass. J. **90**, 51 (1964).

Pschyrembel, W.: Praktische Gynäkologie, 4. Aufl. Berlin: W. de Gruyter 1968.

Pundel, J.P.: Les frottis vaginaux endocriniens. Paris: Masson 1952.

Rauscher, H.: Vergleichende Untersuchungen über das Verhalten des Vaginalabstrichs, der Zervixfunktion und der Basaltemperatur in zweiphasigen Zyklen. Geburtsh. u. Frauenheilk. **14**, 327 (1954).

Rice, B.F., Hammerstein, J., Savard, K.: Steroid hormone formation in the human ovary: II. Action of gonadotropins in vitro in the corpus luteum. J. clin. Endocr. **24**, 606 (1964).

Rice, B.F., Hammerstein, J., Savard, R.: Steroid hormone formation in the human ovary: III. Action of gonadotropins on testosterone synthesis by normal ovarian stromal tissue. Steroids **4**, 199 (1964).

Rice, B.F., Savard, K.: Steroid hormone formation in the human ovary: IV. Ovarian stromal compartment: Formation of radioactive steroids from acetate-1-14C and action of gonadotropins. J. clin. Endocr. **26**, 593 (1966).

Roland, M.: Progestagen therapy. Springfield (Ill.): Charles C. Thomas 1965.

Runnebaum, B., Molen, H. van der, Zander, J.: Steroids in human peripheral blood of the menstrual cycle. Steroids, Suppl. **2**, 189 (1965).

Ryan, K.J.: Synthesis of hormones in the ovary. In: The ovary, hrsg. von Grady, H.G. u. Smith, D.E., p. 69. Baltimore: Williams & Wilkins 1963.

Ryan, K.J.: Steroid metabolism in the human ovary. In: Advances in obstet. gynec., vol. I, hrsg. von Marcus, St.L., u. C.C. Marcus. Baltimore: Williams & Wilkins 1967.

Ryan, K.J., Petro, Z.: Steroid biosynthesis by human ovarian granulosa and theca cells. J. clin. Endocr. **26**, 46 (1966).

Ryan, K.J., Smith, O.W.: Biogenesis of steroid hormones in the human ovary. Recent Progr. Hormone Res. **21**, 367 (1965).

Rybo, G.: Clinical and experimental studies on menstrual blood loss. Menstrual blood loss in relation to parity and menstrual pattern. Acta obstet. gynec. scand. **45**, Suppl. 7 (1966).

Rydberg, E.: Observations on the crystallization of the cervical mucus. Acta obstet. gynec. scand **28**, 172 (1948).

Sandberg, A.A., Slaunwhite, W.R., Jr.: Studies on phenolic steroids in human subjects. II. The metabolic fate and he-

pato-biliari-enteric circulation of C_{14}-estrone and C_{14}-estradiol in women. J. clin. Invest. **36**, 1266 (1957).
Savard, K., Marsh, J.M., Rice, B.F.: Gonadotropins and ovarian steroido-genesis. Recent Progr. Hormone Res. **21**, 285 (1965).
Schmidt-Matthiesen, H.: Das normale menschliche Endometrium. Stuttgart: Thieme 1963.
Schreiner, W.E., Villee, C.A.: Oxidative phosphorylation in the human placenta. Amer. J. Obstet. Gynec. **91**, 961 (1965).
Short, R.U.: Ovarian steroid synthesis and secretion in vivo. Recent Progr. Hormone Res. **20**, 303 (1964).
Siegler, S., Siegler, A.M.: Evaluation of the basal body temperature. An analysis of 1012 basal body temperature recordings. Fertil. and Steril. **2**, 287 (1951).
Svendsen, R., Sörensen, B.: The plasma concentration of unconjugated estrone and 17β-estradiol during the normal menstrual cycle. Acta endocr. (Kbh.) **47**, 245 (1964).
Swyer, G.I.M., Little, V.: Clinical assessment of orally active progestagens. Proc. roy. Soc. Med. **55**, 861 (1962).
Ufer, J.: Hormontherapie in der Frauenheilkunde, 5. Aufl. Berlin: W. de Gruyter 1978.
Van der Molen, H.J., Aakvag, A.: Progesterone. In: Hormones in blood (C.H. Gray, H.L. Bacharach, eds.), vol. 2. London-New York: Academic Press 1967.
Viergiver, E., Pommerenke, W.T.: Viscosity of cervical mucus and its correlation with basal temperature. Amer. J. Obstet. Gynec. **51**, 192 (1946).
Villee, Cl.A.: The influence of oestrogens on uterine and placental enzymes. In: Modern trends in human reproductive physiology, vol. 1, hrsg. von Carey, H.M. London: Butterworths 1963.
Vollmann, R.: The degree of variability of the length of the menstrual cycle in correlation with age of women. Gynaecologia (Basel) **142**, 310 (1956).
Vorys, N., Ullery, J.C., Stevens, V.: The effects of sex steroids on gonadotropins. Amer. J. Obstet. Gynec. **93**, 641 (1965).
Weiss, G., Beller, F.K.: Fibrinolytic activity in the human uterus. Obstet. and Gynec. **31**, 581 (1968).
Wied, G.L.: Oestradiol-valerianat und Oestradiol-undecylenat: zwei neue protrahiert wirkende Oestrogene. Wirkungsvergleich mit Oestradiol-benzoat. Geburtsh. u. Frauenheilk. **14**, 45 (1954).
Woolever, C.A.: Daily plasma progesterone levels during menstrual cycle. Amer. J. Obstet. Gynec. **85**, 981 (1963).
Zander, J.: Progesterone in human blood and tissues. Nature (Lond.) **174**, 406 (1954).
Zander, J.: Steroids in the human ovary. J. biol. Chem. **232**, 117 (1958).
Zander, J.: Neuere Erkenntnisse über die natürlichen Gestagene im menschlichen Organismus. In: Moderne Entwicklungen auf dem Gestagengebiet, hrsg. von H. Nowakowski. Berlin-Göttingen-Heidelberg: Springer 1960.
Zander, J.: Der menstruelle Zyklus. In: Gynäkologie und Geburtshilfe, hrsg. von Käser, O., Bd. I, S. 250. Stuttgart: Thieme 1969.
Zander, J., Brendle, E., Münstermann, A.M. v., Diczfalusy, E., Martinsen, B., Tillinger, G.K.: Identification and estimation of oestradiol-17 and oestrone in human ovaries. Acta obstet. gynec. scand. **38**, 724 (1959).
Zander, J., Runnebaum, B.: Progesterone in human blood. In: Methods in hormone research, hrsg. von Dorfmann, R. New York: Academic Press 1967.
Zondek, B., Rozin, S.: Cervical mucus arborization: Its use in determining of corpus luteum function. Obstet. and Gynec. **3**, 463 (1954).

Die Regulation der ovariellen Funktionen

Arimura, A., Kastin, A.J., Schally, A.V.: Recent progress in the physiological and clinical studies with LH- and FSH-releasing hormone. In: Gonadotropins (B.B. Saxena, C.G. Beling, H.M. Gandy, eds.). New York: Wiley 1972.
Barraclough, C.A.: Production of anovulatory sterile rats by single injections of testosterone propionate. Endocrinology **68**, 62 (1961).
Barraclough, C.A., Leathem, J.H.: Infertility induced in mice by a single injection of testosterone propionate. Proc. Soc. exp. Biol. (N.Y.) **85**, 673 (1954).
Butcher, R.W., Sutherland, E.W.: The role of cyclic AMP in the steroidogenic actions of ACTH and LH. In: Protein and polypeptide hormones (M. Margoulies, ed.), part 1. Amsterdam: Excerpta Medica 1968.
Coble, Y.D., Kohler, P.O., Cargille, C.H., Ross, G.: Production rates and metabolic clearance rates of human follicle stimulating hormone in premenopausal and postmenopausal women. J. clin. Invest. **48**, 359 (1969).
Coulson, P., Liu, T.C., Morns, D., Gorski, J.: Interaction of LH with the ovary. In: Gonadotropins (B.B. Saxena, C.G. Beling, H.M. Gandy, eds.). New York: Wiley 1972.
Czygan, P.J.: Regulationsprinzipien der weiblichen Keimdrüsenfunktion. Fortschr. Geburtsh. Gynäk. **52** (1974).
David, M.A., Fraschini, F., Martini, L.: Control of LH secretion. Role of a "short" feed-back mechanism. Endocrinology **78**, 55 (1966).
Diepen, R.: Der Hypothalamus. In: Handbuch der mikroskopischen Anatomie des Menschen, Bd. IV/7, hrsg. von W. von Möllendorf u. W. Bargmann. Berlin-Göttingen-Heidelberg: Springer 1962.
Everett, J.W.: Functional corpora lutea maintained for months by autografts of rat hypophyses. Endocrinology **58**, 786 (1956).
Everett, J.W.: Central neural control of reproductive functions of the adeno-hypophyses. Physiol. Rev. **44**, 373 (1964).
Faiman, C., Ryan, R.J.: Serum follicle stimulating hormone and luteinising hormone concentrations during the menstrual cycle as determined by radioimmunoassays. J. clin. Endocr. **27**, 1711 (1967).
Fink, G., Nallar, R., Worthington, W.C., Jr.: Determinations of luteinizing hormone releasing factor (LRF) in hypophyseal portal blood. J. Physiol. (Lond.) **183**, 200 (1966).
Flerko, B.: Brain mechanism controlling gonadotropin secretion and their sexual differentiation. In: Symposium on reproduction, hrsg. von K. Lissak, p. 11, Budapest: Akadémiai Kiado 1967.
Flerko, B., Szentogathai, J.: Oestrogen sensitive nervous structures in the hypothalmus. Acta endocr. (Kbh.) **26**, 121 (1957).
Forsbach, G., Ayala, A., Zarate, A., Canales, E.S., Soria, J., Schally, A.V., Kastin, A.J., Coy, D.H., Coy, E.J.: Long-acting luteinizing hormone-releasing hormone (LH-RH) analogs in the treatment of female infertility. Arch. Invest. med. (Mex.) **7**, 43 (1976).
Franchimont, P.: Radioimmunoassay of gonadotrophic hormones. In: Margoulies, M.: Protein and polypeptide hormones, part 1. Amsterdam: Excerpta Medica 1968.
Franchimont, P.: Sécrétion normale et pathologique de la somatotrophine et des gonadotrophines humaines. Paris: Masson 1971.
Franchimont, P., Burger, H.: Human growth hormone and gonadotrophins in health and disease. Amsterdam-Oxford: North-Holland Publ. 1975.
Fukushima, M., Stevens, V.C., Gant, C.L., Vorys, N.: Urinary FSH and LH excretion during the normal menstrual cycle. J. clin. Endocr. **24**, 205 (1964).
Geiger, R., Koenig, W., Wissmann, H., Geiser, K., Enzmann, F.: Synthesis and characterisation of a decapeptide having LH-RH/FSH-RH activity. Biochem. biophys. Res. Comm. **45**, 767 (1971).
Gitlin, D., Baisucci, A.: Ontogenesis of immunoreactive growth hormone, follicle-stimulating hormone, thyroid stimulating hormone, luteinising hormone, chorionic prolactin and chorionic gonadotropin in the human conceptus. J. clin. Endocr. **32**, 571 (1969).
Greep, R.O., Dyke, H.B. van, Chow, B.F.: Use of anterior lobe of prostate gland in the assay of metakentrin. Soc. exp. Biol. (N.Y.) **46**, 644 (1941).
Guillemin, R.: Hypothalmic control of anterior pituitary study with tissue culture techniques. Fed. Proc. **14**, 211 (1955).
Guillemin, R.: Hypothalamic factors releasing pituitary hormones. Recent Progr. Hormone Res. **20**, 89 (1964).

Guillemin, R.: The adenohypophysis and its hypothalamic control. Ann. Rev. Physiol. **29**, 313 (1967).

Hall, P.F., Koritz, S.B.: Influence of interstitial cell stimulating hormone on the conversion of cholesterol to progesterone by bovine corpus luteum. Biochemistry **4**, 1037 (1965).

Harris, G.W.: Central control of the pituitary gland. London: Arnold 1958.

Harris, G.W.: The pituitary stalk and ovulation. In: Control of ovulation, hrsg. von Villee, C.A. New York: Pergamon Press 1961.

Harris, G.W.: The central nervous system and the endocrine glands. Triangel (De.) **6**, 242 (1964).

Harris, G.W., Jacobsohn, D.: Functional grafts of the anterior pituitary gland. Proc. roy. Soc. B **139**, 263 (1952).

Herlant, M.: Les cellules responsables de l'activité gonadotrope dans l'hypophyse humaine. In: Fonctions endocriniennes de l'ovaire (M.F. Jayle, ed.). Paris: Gauthiers-Villars 1966.

Hohlweg, W., Junkmann, K.: Die hormonalnervöse Regulierung der Funktion des Hypophysenvorderlappens. Klin. Wschr. **11**, 321 (1929).

Jutisz, M.: Données récentes sur les facteurs hypothalamiques LRF et FRF. In: Fonctions endocriniennes de l'ovaire, hrsg. von M.F. Jayle. Paris: Gauthier-Villars 1966.

Jutisz, M., Kerdelhue, B., Berault, A., Paloma de la Losa, M.: On the mechanism of action of hypothalamic gonadotropin releasing factors. In: Gonadotropins (B.B. Saxena, C.G. Beling, H.M. Gandy, eds.). New York: Wiley 1972.

Kaplan, S.L., Grumbach, M.M., Shepard, T.H.: Gonadotrophin in serum and pituitary of human fetuses and infants. Pediat. Res. **3**, 512 (1969).

Keller, P.J.: The renal clearance of follicle stimulating hormone and luteinising hormone in postmenopausal women. Acta endocr. (Kbh.), **53**, 225 (1966).

Keller, P.J., Naville, A.H., Wyss, H.I.: Studies on the mode of action of clomiphene. Fertil. Steril. **19**, 892 (1968).

Keller, P.J.: Hypophysäre Gonadotropine. Fortschr. Geburtsh. Gynäk., Bd. 44. Basel: Karger 1971.

Keller, P.J.: Induction of ovulation by synthetic LH-releasing factor in infertile women. Lancet **1972**, 570.

Keller, P.J.: Treatment of anovulation with synthetic luteinizing hormone-releasing hormone. Amer. J. Obstet. Gynec. **116**, 698 (1973).

Kjessler, B.: Treatment of infertility after partial hypophysectomie with human pituitary gonadotropins. Lancet **1964I**, 644.

Kohler, P.O., Ross, G.T., Odell, W.D.: Metabolic clearance and procution rates of human luteinising hormone in pre- and postmenopausal women. J. clin. Invest. **47**, 38 (1968).

Lee, P.A., Midgley, A.R., Jaffe, R.B.: Regulation of human gonadotropins. VI. Serum follicle stimulating hormone determinations in children. J. clin. Endocr. **31**, 248 (1970).

Levina, S., Ivanova, E.: Biological determination of follicle stimulating gonadotrophin in the embryonic pituitary and the placenta in man. Dokl. Akad. Nauk. SSSR **167**, 189 (1966).

Leyendecker, G., Wardlaw, S., Nocke, W.: Steroid-induced positive feed-back in the human female: New aspects on the control of ovulation. In: Gonadotropins (B.B. Saxena, C.G. Beling, H.M. Gandy, eds.). New York: Wiley 1972.

Martini, L., Mira, L., Pecile, A., Saito, S.: Neurohypophysial hormones and release of gonadotrophins. J. Endocr. **18**, 245 (1959).

Martini, L.: Neural control of anterior pituitary functions. Recent Progr. Hormone Res. **24**, 439 (1968).

Matsuo, H., Arimura, A., Nair, R.M.G., Schally, A.V.: The synthesis of porcine LH- and FSH-releasing hormone by the solid-phase method. Biochem. biophys. Res. Comm. **45**, 822 (1971).

McCann, S.M.: A hypothalamic luteinizing hormone-releasing factor. Amer. J. Physiol. **202**, 395 (1962).

McCann, S.M., Taleisnik, S., Friedman, H.M.: LH-releasing activity in hypothalamic extracts. Proc. Soc. exp. Biol. (N.Y.) **104**, 432 (1960).

Midgley, A.R., Jaffe, R.B.: Regulation of human gonadotrophins: X. Episodic fluctuations of LH during the menstrual cycle. J. clin. Endocr. **33**, 962 (1971).

Mittler, J.C., Meites, J.: In vitro stimulation of pituitary follicle-stimulating hormone release by hypothalamic extracts. Proc. Soc. exp. Biol. (N.Y.) **117**, 309 (1964).

Monroe, S.E., Jaffe, R.B., Midgley, A.R., Jr.: Regulation of human gonadotropins. XIII. Changes in serum gonadotropins in menstruating women in response to oophorectomy. J. clin. Endocr., **34**, 420 (1972).

Motta, M., Crosignani, P.G., Martini, L.: Hypothalamic hormones. Chemistry, physiology, pharmacology and clinical uses. London-New York: Academic Press 1975.

Niswender, G.D., Movon, K.M.J., Jaffe, R.B.: Regulation of the corpus luteum during the menstrual cycle and early pregnancy. Fertil. and Steril. **23**, 432 (1972).

Parlow, A.F.: Induction of ovulation with human gonadotropins. Rec. Progr. Horm. Res. **21**, 201 (1965).

Parlow, A.F.: A rapid bioassay method for LH and factors stimulating LH secretion. Fed. Proc. **17**, 402 (1958).

Parlow, A.F.: Bioassay of pituitary luteinizing hormone by depletion of ovarian ascorbic acid. In: Human pituitary gonadotropines (A. Albert, ed.), p. 300. Springfield/Ill.: Thomas 1961.

Pepperell, R.J., De Kretser, D.M., Burger, H.G.: Metabolic clearance and production rates of human luteinizing hormone. Proc. 16th annual Meet. Endocr. Soc. Austr. Abstr. **35** (1973).

Rathnam, P., Saxena, B.B.: Subunits of FSH from human pituitary glands. In: Gonadotropins (B.B. Saxena, C.G. Beling, H.M. Gandy, eds.). New York: Wiley 1972.

Redding, T.W., Schally, A.V., Locke, W.: Stimulation of luteinizing hormone (LH) synthesis by porcine LH-releasing hormone. Endocrinology **88**, 75 (1971).

Rizkallah, T., Gurpide, E., Vande Wiele, R.L.: Metabolism of HCG in man. J. clin. Endocr. **29**, 92 (1969).

Rosemberg, E.A., Keller, P.J.: Studies on the urinary excretion of follicle-stimulating and luteinizing hormone activity during the menstrual cycle. J. clin. Endocr. **25**, 1262 (1965).

Rothchild, J.: The central nervous system and disorders of ovulation in women. Amer. J. Obstet. Gynec. **98**, 719 (1967).

Ryan, R.J.: The luteinizing hormone content of human pituitary. I. Variations with sex and age. J. clin. Endocr. **22**, 300 (1962).

Saxena, B.B., Demura, H., Gandy, H.M., Peterson, R.E.: Radioimmunoassay of human follicle-stimulating and luteinising hormones in plasma. J. clin. Endocr. **28**, 519 (1968).

Schally, A.V., Arimura, A., Baba, A., Nair, R.M.G., Matsuo, H., Redding, T.W., Debeljuk, L.: Isolation and properties of the FSH- and LH-releasing hormone. Biochem. biophys. Res. Comm. **43**, 393 (1971).

Schally, A.V., Bowers, C.Y.: In vitro and in vivo stimulation of the release of luteinizing hormone. Endocrinology **75**, 312 (1964).

Schally, A.V., Müller, E.E., Akimura, A., Bowers, C.Y., Saito, T., Redding, T.W., Sawano, S., Pizzolato, P.: Releasing factors in human hypothalamic and neurohypophysial extracts. J. clin. Endocr. **27**, 755 (1967).

Schally, A.V., Kastin, A.J., Arimura, A.: The hypothalamus and reproduction. Amer. J. Obstet. Gynec. **114**, 423 (1972).

Sizonenko, P.C., Burr, I.M., Kaplan, S.L., Grumbach, M.M.: Hormonal changes in puberty. II. Correlation of serum luteinising hormone with stages of puberty and bone age in normal girls. Pediat. Res. **4**, 36 (1970).

Steelman, S.L., Pohley, F.M.: Assay of the follicle-stimulating hormone based on the augmentation with human chorionic gonadotropin. Endocrinology **53**, 604 (1953).

Szontagh, F.E., Uhlarik, S.: Possibility of a direct "internal" feed-back in the control of pituitary gonadotropin secretion. J. Endocr. **29**, 203 (1964).

Tanner, J.M.: Growth at adolescence, with a general consideration of the effects of hereditary and environmental factors upon growth and maturation from birth to maturity. In: Growth at adolescence. Oxford: Blackwell 1962.

Taymor, M.L., Thompson, I.K., Arfania, J., Kosasa, T.S.: Studies on gonadotropin-steroid relationships in the menstrual cycle. In: Recent progress in reproductive endocrino-

logy (P.G. Crosignani, V.H.T. James, eds.). London-New York: Academic Press 1974.
Wallach, E.E., Root, A.W., Garcia, C.R.: Serum gonadotrophin responses to estrogen and progestogen in recently castrated human females. J. clin. Endocr. **31**, 376 (1970).
Ward, D.N., Reichert, L.E., Jr., Liu, W.K., Nahm, H.S., Lamkin, W.M.: Comparative studies of ovine, bovine and human LH. In: Gonadotropins (B.B. Saxena, C.G. Beling, H.M. Gandy, eds.). New York: Wiley 1972.
White, W.F., Cohen, A.I., Rippel, R.H., Story, J.C.: Some hypothalamic polyamines that deplete pituitary follicle-stimulating hormone. Endocrinology **82**, 742 (1968).
Yen, S.S.C., Vicic, W.J.: Serum follicle-stimulating hormone levels in puberty. Amer. J. Obstet. Gynec. **106**, 134 (1970).
Yen, S.S.C., Tsai, C.C., Naftolin, F., Vandenberg, G., Ajabor, L.: Pulsatile patterns of gonadotropin release in subjects with and without ovarian function. J. clin. Endocr., **34**, 671 (1972).
Zarate, A., Canales, E.S., Schally, A.V., Ayale-Valdes, L., Kastin, A.J.: Successful induction of ovulation with synthetic luteinizing hormone releasing hormone in anovulatory infertility. Fertil. Steril. **23**, 672 (1972).

Die Ovulation

Balmer, J.A.: Individuelle Anwendung hormonaler Kontrazeptiva. Aktivitätsberechnung und Korrekturtendenzen bei Nebenwirkungen. Praxis **46**, 1406 (1972).
Beller, F.K., Vogler, H.: Die Bestimmung des Ovulationstermines bzw. der praeovulatorischen Phase unter besonderer Berücksichtigung der physikalischen Beschaffenheit des Cervixschleims. Z. Geburtsh. Gynäk. **158**, 58 (1962).
Bickenbach, W., Paulikovics, E.: Hemmung der Follikelreifung durch Progesteron. Zbl. Gynäk. **68**, 153 (1944).
Birnberg, C.H., Kurzrok, R., Laufer, A.: Simple test for determining ovulation time. J. Amer. med. Ass. **166**, 1174 (1958).
Briggs, M.H., Briggs, M.: Biochemical contraception. London-New York-San Francisco: Academic Press 1976.
Colton, F.B.: 13-methyl-17-ethinyl-17-hydroxy-1,2,3,4,6,7,8,9,-11,12,13,14,16,17-tetradecahydro-15H-cyclopentaphenanthren-3-one. US Patent 2, 725, 389 (1955).
Diczfalusy, E.: Mode of action of contraceptive drugs. Amer. J. Obstet. Gynec. **100**, 136 (1968).
Donayré, J., Pincus, G.: In: The control of fertility, hrsg. von Pincus, G., p. 208, Tab. 33. New York: Academic Press 1965.
Doyle, J.B., Ewers, F.J.: The fertility testor. J. Amer. med. Ass. **170**, 45 (1959).
Flowers, C.E., Vorys, N., Stevens, V., Miller, A.T., Jensen, L.: Effects of suppression of menstruation with ethynodiol diacetate upon the pituitary, ovary, and endometrium. Amer. J. Obstet. Gynec. **96**, 784 (1966).
Garcia, C.R.: Oral contraceptive. An appraisal and review. Amer. J. med. Sci. **253**, 718 (1967).
Garcia, C.R.: Oral contraception. Clin. Obstet. Gynec. **11**, 627 (1968).
Goldzieher, J.W., Becerra, C., Gual, C., Livingston, N.B., Magueo, M., Moses, L.E., Tietze, C.: New oral contraceptive. Sequential estrogen and progestin. Amer. J. Obstet. Gynec. **90**, 404 (1964).
Goldzieher, J.W., Moses, L.E., Ellis, L.T.: Study of norethindrone in contraception. J. Amer. med. Ass. **180**, 359 (1962).
Greenblatt, R.B.: One-pill-a-month contraceptive. Fertil. and Steril. **18**, 207 (1967).
Greenblatt, R.B.: Antiovulatory drugs and indications for their use. Med. Clin. N. Amer. **45**, 973 (1961).
Greenblatt, R.B.: Ovulation. Philadelphia: Lippincott 1966.
Haller, J.: Ovulationshemmung durch Hormone. Stuttgart: Thieme 1968.
Heinen, G.: Die differenzierte Anwendung von Kombinations- und Sequentialpräparaten in der hormonalen Ovulationshemmung. Prakt. Arzt **12**, 1159 (1970).
Hertz, R., Tullner, W., Raffelt, E.: Progestational activity of orally administered 17-ethinyl-19-nortestosterone. Endocrinology **54**, 228 (1954).
Inman, W.H.W., Vessey, M.P.: Investigation of deaths from pulmonary and cerebral thormbosis and embolism in women of childbearing age. Brit. med. J. **1968 II**, 193.
Inman, W.H.W., Vessey, M.P., Westerholm, B., Engelund, A.: Thromboembolic disease and the steroidal content of oral contraceptives. A Report to the committee on safety of drugs. Brit. med. J. **1970 II**, 203.
Keller, P.J.: Post pill amenorrhea. In: Mumford. J.P.: Oral contraception within the incomplate family. Amsterdam: Excerpta Medica 1976.
Kless-Och, M.: Berechnung der östrogenen und gestagenen Aktivität oraler hormonaler Kontrazeptiva samt tabellarischer Übersicht. Praxis **46**, 1418 (1972).
Knaus, K.: Die periodische Fruchtbarkeit und Unfruchtbarkeit des Weibes. In: Der Weg zur natürlichen Geburtenregelung, Ed. 2. Wien: Maudrich 1935.
Loraine, J.A., Bell, E.T., Harkness, R.A., Mears, E., Jackson, M.: Hormone excretion patterns during and after the long-term administration of oral contraceptives. Acta endocr. (Kbh.) **50**, 15 (1965).
Lunenfeld, B., Sulimovici, S., Rabau, E.: Mechanism of action of antiovulatory compounds. J. clin. Endocr. **23**, 391 (1963).
Martinez-Manautou, J., Rudel, H.W.: Low dose continuous progestogen therapy. 5th World Congress Fertility and Sterility, Stockholm 1966.
Mastroianni, L.: Ovulation. Clin. Obstet. Gynec. **10**, 345 (1967).
Matsumoto, S., Ito, T., Inoue, S.: Untersuchungen der ovulationshemmenden Wirkung von 19-Norsteroiden an laparatomierten Patientinnen. Geburtsh. u. Frauenheilk. **20**, 250 (1960).
Moricard, R., Ferin, J.: L'ovulation. Paris: Masson 1969.
Morris, J.: Studies on inhibition of implantation of the fertilized ovum. 5th World Congress Fertility and Sterility. Stockholm, 1966.
Morris, J. McL., Wagenen, G. van, Hurteau, G.D., Johnson, D.W., Carlsen, R.A.: Compounds interfering with ovum implantation and development. I. Alkaloids and antimetabolites. Fertil. and Steril. **18**, 7 (1967).
Noyes, R.W., Hertig, A.T., Rock, J.: Dating the endometrial biopsy. Fertil. and Steril. **1**, 3 (1950).
Pincus, G.: The control of fertility. New York: Academic Press 1965.
Pincus, G., Chang, M.C.: The effects of progesterone and related compounds on ovulation and early development in the rabbit. Acta physiol. lat.-amer. **3**, 177 (1953).
Rice-Wray, E.: Ovulation inhibition with longer acting injectable steroids. 6th Pan-American Congress of Endocrinology, Mexico City, 1965.
Rock, J., Garcia, C.R., Pincus, G.: Effects of certain 19-norsteroids on the normal human menstrual cycle. Science **124**, 891 (1956).
Rock, J., Garcia, C.R., Pincus, G.: Synthetic progestins in the normal human menstrual cycle. Recent Progr. Hormone Res. **13**, 323 (1957).
Royal College of General Practitioners: Oral contraception and thromboembolic disease; a report by the records unit and research advisory service of the Royal College of general practitioners. J. Coll. gen. Practit. **13**, 267 (1967); Brit. med. J. **1967 II**, 355.
Rudel, H.W., Martinez-Manautou, J., Magueo-Topete, M.: The role of progesteron in the hormonal control of fertility. Fertil. and Steril. **16**, 158 (1965).
Schreiner, W.E.: Wirkungen und Nebenwirkungen der Ovulostatika. Praxis **55**, 94 (1966).
Taymor, M.L., Planck, S., Yahia, C.: Ovulation inhibition with a long acting parenteral progestin-estrogen combination. Fertil. and Steril. **6**, 653 (1964).
Venning, G.R.: The influence of contraceptive practice upon maternal and child health. Metabolism **14**, 457 (1965).
Vessey, M.P., Doll, R.: Investigation of relation between use of oral contraceptives and thromboembolic disease. Brit. med. J. **1968 II**, 199.

Wallach, E.E.: Breast and reproductive system effects of oral contraceptives: Clin. Obstet. Gynec. **11**, 645 (1968).
Zaffaroni, A.: Steroids, LXIII. Synthesis of Δ^4-19-norpregnene and related 19-noradrenal hormones. J. Amer. chem. Soc. **76**, 6210 (1954).

Die Übergangsperioden der Frau

Backman, G.: Die beschleunigte Entwicklung der Jugend. Acta anat. (Basel) **4**, 421 (1948).
Banerjie, D., Mukherjee, S.P.: Menarche in Bengalee hindu girls. J. Indian med. Ass. **37**, 261 (1961).
Barrett, M.S.: An investigation of the menopause in one thousand women. Lancet **1933 I**, 106.
Benjamin, F.: Age of menarche and of the menopause in white south African women and certain factors influencing these times. S. Afr. med. J. **34**, 316 (1960).
Berkson, D.M., Stamler, J., Cohen, D.B.: Ovarian function and coronary atherosclerosis. Clin. Obstet. Gynec. **7**, 504 (1964).
Block, E.: Quantitative morphological investigations of the follicular system in women. Variations at different ages. Acta anat. (Basel) **14**, 108 (1952).
Brewer, J.I., Miller, W.H.: Postmenopausal uterine bleeding. Amer. J. Obstet. Gynec. **67**, 988 (1954).
Bulbrook, R.D., Greenwood, F.D.: The persistence of oestrogen production after endocrine ablation. Acta endocr. (Kbh.), Suppl. **31**, 324 (1957).
Daly, M.J.: Physical and psychological development of the adolescent female. Clin. Obstet. Gynec. **9**, 711 (1966).
Davis, M.E.: The physiology and management of the menopause. In: Advances in obstet. gynec., hrsg. von Marcus, St.L. u. Marcus, C.C. Baltimore: Williams & Wilkins 1967.
Döring, G.K.: Über Ovulationsstörungen als Sterilitätsursache. Med. Welt (Stuttg.) **1959**, 403.
Donovan, B.T., Werfften, J.J. van der, Bosch: Physiology of puberty. London: Arnold 1965.
Ellis, R.W.B.: Age of puberty in the tropics. Brit. med. J. **1950 I**, 85.
Frommer, D.J.: Changing age of menopause. Brit. med. J. **1964 II**, 349.
Furuhjelm, M.: Urinary excretion of hormones during the climacteric. Acta obstet. gynec. scand. **45**, 352 (1966).
Goecke, H.: Die Klinik des Klimakteriums. Arch. Gynäk. **193**, 33 (1959).
Goldfarb, A.F.: Puberty. Clin. Obstet. Gynec. **11**, 769 (1968).
Grimm, H.: Der gegenwärtige Verlauf der Pubertät bei der weiblichen Berufsjugend Mitteldeutschlands. Zbl. Gynäk. **70**, 8 (1948).
Hauser, G.A., Obiri, J.A., Valaer, M., Erb, H., Müller, Th., Remen, U., Vanäänen, P.: Der Einfluß des Menarchealters auf das Menopausealter. Gynaecologia (Basel) **152**, 279 (1961).
Hauser, G.A., Wenner, R.: Das Klimakterium der Frau. Ergebn. inn. Med. Kinderheilk. **16**, 125 (1961).
Henton, C.L.: Comparative study of the onset of menarche among Negro and white children. J. psychol. **46**, 65 (1958).
Israel, S.L.: Diagnosis and treatment of menstrual disorders and sterility. New York: Hoeber 1967.
Jaszmann, L.: Epidemiology of climacteric and postclimacteric complaints. Front. Horm. Res. **2**, 22 (1973).
Keettel, W.C., Bradbury, J.T.: Prematury ovarian failure, permanent and temporary. Amer. J. Obstet. Gynec. **89**, 83 (1964).
Kupperman, H.S., Wetchler, B.B., Meyer, H.G.: Contemporary therapy of the menopausal syndrome. J. Amer. med. Ass. **171**, 1627 (1959).
Lajos, L., Görcs, J., Illei, G., Kecskés, L., Mutschler, F., Glos, I.: Über den klimakterischen Hyperoestrogenismus. Z. Geburtsh. Gynäk. **159**, 308 (1963).
Lauritzen, Ch.: Das Klimakterium. Med. Mitteilungen (Schering) **29**, 2 (1968).
Lauritzen, C.: The management of the premenopausal and the postmenopausal patient. Front. Horm. Res. **2**, 2 (1973).
Lee, M.M.C., Chang, K.S.F., Chan, M.M.C.: Sexual maturation of chinese girls in Hong Kong. Pediatrics **32**, 389 (1963).
Levine, V.E.: Studies in physiological anthropology. III. The age of onset of menstruation of the Alaska Eskimos. Amer. J. phys. Anthrop., N.S. **11**, 252 (1953).
Lynda, L.E.: Gynecologic endocrinology of adolescence. Clin. Obstet. Gynec. **9**, 759 (1966).
Mattingley, R.F., Huang, W.Y.: Steroidogenesis of the menopausal and postmenopausal ovary. Amer. J. Obstet. Gynec. **103**, 679 (1969).
Menduke, H., Leib, J.G.: Statistics on the aging female in the United States. Clin. Obstet. Gynec. **10**, 445 (1967).
Papanicolaou, A.D., Loraine, J.A., Dove, G.A.: Endocrine function in postmenopausal women. J. Obstet. Gynaec. Brit. Cwlth **76**, 317 (1969).
Papanicolaou, A.D., Loraine, J.A., Dove, G.A., Loudon, N.B.: Hormone excretion patterns in perimenopausal women. J. Obstet. Gynaec. Brit. Cwlth **76**, 308 (1969).
Paulsen, C.A., Leach, R.B., Sandberg, H., Sheinfeld, S., Maddock, W.O.: Function of the postmenopausal ovary; comparison of urinary estrogen and gonadotropin excretion and response to administration of FSH in postmenopausal and ovariectomized women. J. Amer. Geriat. Soc. **6**, 803 (1958).
Peter, R.: Gynäkologie des Kindesalters. In: Klinik der Frauenheilkunde und Geburtshilfe, Bd. I, S. 161, hrsg. von H. Schwalm u. G. Doederlein. München u. Berlin: Urban & Schwarzenberg 1964.
Petri, E.: Untersuchungen zur Erbbedingtheit der Menarche. Z. Morph. Anthrop. **33**, 43 (1935).
Plotz, E.J., Friedlander, R.L.: Endocrinology in women over 65 years of age. Clin. Obstet. Gynec. **10**, 466 (1967).
Portmann, A.: Kritische Betrachtungen zum Thema „Akzeleration". Lit. Eild. „Roche" **35**, 1 (1967).
Prill, H.J.: Klimax praecox, Klimax tarda (ein statistischer Vergleich). Geburtsh. u. Frauenheilk. **26**, 883 (1966).
Reynolds, E.L., Schoen, G.: Growth patterns of identical triplets from 8 through 18 years. Child Develop. **18**, 130 (1947).
Schäffer, R.: Über Beginn, Dauer und Erlöschen der Menstruation. Mschr. Geburtsh. Gynäk. **23**, 169 (1906).
Sharman, A.: The menopause. In: The ovary, hrsg. von S. Zuckerman, vol. I, p. 539. New York u. London: Academic Press 1962.
Sohma, M.: Über die Histologie der Ovarialgefäße in den verschiedenen Lebensaltern mit besonderer Berücksichtigung der Menstruations- und Ovulationssklerose. Arch. Gynäk. **84**, 377 (1908).
Southam, A.L., Daugela, M.: Delayed menarche. In: The management of amenorrhea, hrsg. von J. Collins. Springfield (Ill.): C. Thomas 1966.
Stuart, H.C.: Normal growth and development during adolescence. New Engl. J. Med. **234**, 666, 693, 732 (1946).
Tanner, J.M.: Puberty. In: Advances in reproductive physiology, hrsg. von A. McLaren. London: Lagos Press and New York: Academic Press 1967.
Tanner, J.M.: Wachstum und Reifung des Menschen. Stuttgart: Thieme 1962.
Tanner, J.M.: Earlier maturation in man. Sci. Amer. **218**, 21 (1968).
Waard, F. de, Burgt, A.Th. van der: The age of menopause. Ned. T. Geneesk. **110**, 289 (1966).
Wagner, H.: Das Klimakterium der Frau. Stuttgart: Enke 1955.
Wellenbach, B.: Childhood gynecologic endocrinology. Ann. N.Y. Acad. Sci. **142**, 592 (1967).
Wenner, R., Hauser, G.A.: Neurovegetative Untersuchungen und Therapie-Ergebnisse bei klimakterischen Frauen. Arch. Gynäk. **193**, 58 (1959).
Wilkins, L.: The diagnosis and treatment of endocrine disorders in childhood and adolescence. Springfield (Ill.): Thomas 1965.
Zacharias, L., Wurtman, R.J.: Blindness: Its relation to age of menarche. Science **144**, 1154 (1964).

Pathologie der Ovarialfunktion

Amenorrhoe

Ahumada, J.C., Castillo, E.B. del: Amenorrhea-galactorrhea. Bol. Soc. obstet. ginec. B. Aires **11**, 64 (1932).

Argonz, J., Castillo, E.B. del: A syndrome characterized by estrogenic insufficiency, galactorrhoea, and decreased urinary gonadotropin. J. clin. Endocr. **13**, 79 (1953).

Asherman, J.G.: Amenorrhea traumatica. J. Obstet. Gynaec. Brit. Emp. **55**, 23 (1948).

Asherman, J.G.: Traumatic intrauterine adhesions and the effect on fertility. Int. J. Fertil. **2**, 49 (1957).

Bahner, F.: Die allgemeine Konstitution des weiblichen Organismus, ihre Entwicklung und ihre Störungen. In: Gynäkologie und Geburtshilfe, hrsg. von Käser, O., Bd. I, S. 134. Stuttgart: Thieme 1969.

Bercovici, B., Ehrenfeld, E.N.: Non puerperal galactorrhoea. J. Obstet. Gynaec. Brit. Cwlth **70**, 295 (1963).

Bickers, Wm.: Amenorrhea and oligomenorrhea. Amer. J. Obstet. Gynec. **56**, 893 (1948).

Biedl, A.: Geschwisterpaar mit adiposogenitaler Dystrophie. Dtsch. med. Wschr. **48**, 1630 (1922).

Biedl, A.: Über das Laurence-Syndrom. Med. Klin. **29**, 839 (1933).

Bleuler, M.: Endokrinologische Psychiatrie. Stuttgart: Thieme 1954.

Bliss, E.L., Brauch, C.H.: Anorexia nervosa. New York: Hoeber 1960.

Bricaire, H., Moreau, L., Elissade, B., Bouvier, J.M.: Amenorrhea-galactorrhea syndrome associated with pituitary chromophobe adenoma (the Argonz-del Castillo or Forbes-Albright syndrome). Ann. Endocr. (Paris) **19**, 719 (1958).

Canfield, M.C.J., Bates, R.W.: Non puerperal galactorrhoe. New Engl. J. Med. **273**, 897 (1965).

Chard, T.: The Chiari-Frommel syndrome: An experiment of nature. J. Obstet. Gynaec. Brit. Cwlth **71**, 624 (1964).

Chiari, J.: Anomalien der Größe. In: Klinik der Geburtshilfe und Gynäkologie, Kap. 16. Erlangen: Enke 1852.

Condrau, G.: Psychosomatik der Frauenheilkunde. Bern: Huber 1969.

Forbes, A.P., Henneman, P.H., Griswold, G.C., Albright, F.: Syndrome characterized by galactorrhea, and low urinary FSH: Comparison with acromegaly and normal lactation. J. clin. Endocr. **14**, 265 (1954).

Fried, P.H., Rakoff, A.E., Schopbach, R.R., Kaplan, A.J.: Pseudocyesis: A psychosomatic study in gynecology. J. Amer. med. Ass. **145**, 1329 (1951).

Frommel, R.: Über puerperale Atrophie des Uterus. Z. Geburtsh. Gynäk. **7**, 305 (1882).

Gordon, D.L., Paulsen, C.A.: Premature menopause in mosaicism. Amer. J. Obstet. Gynec. **97**, 85 (1967).

Gull, W.W.: Anorexia nervosa (Apepsia hysterica, Anorexia hysterica). Trans. clin. Soc. Lond. **1**, 22 (1874).

Gumpel, R.C.: Pituitary tumor, postpartum amenorrhea and galactorrhea with comment on Chiari-Frommel syndrome. N.Y. State J. Med. **60**, 3304 (1960).

Hauser, G.A.: Gonadendysgenesie. In: Die Intersexualität, hrsg. von Overzier, C., S. 304. Stuttgart: Thieme 1961.

Hauser, G.A., Schreiner, W.E.: Das Mayer-Rokitansky-Küster-Syndrom. Schweiz. med. Wschr. **91**, 381 (1961).

Hooper, J.H., Welch, V.C., Shackelford, R.T.: Abnormal lactation associated with tranquilizing drug therapy. J. Amer. med. Ass. **178**, 166 (1961).

Jacobs, P.A., Harnden, D.G., Buckton, K.E., Court Brown, W.M., King, M.J., McBride, J.A., McGregor, T.N., MacLean, N.: Cytogenetic studies in primary amenorrhoea. Lancet **1961 I**, 1183.

Jagiello, G.M., Rogers, J.: Amenorrhea and pituitary tumors. Fertil. and Steril. **11**, 559 (1960).

Jaszmann, L.: The Chiari-Frommel Syndrome. J. Obstet. Gynaec. Brit. Cwlth **70**, 120 (1963).

Keifer, W.S., Wortham, J.T., Zanartu, J., Hamblen, E.C.: The Laurence-Moon-Biedl syndrome: A confused symptom-complex. Amer. J. Obstet. Gynec. **60**, 72 (1950).

Keller, P.J.: Amenorrhoe. Schweiz. med. Wschr. **106**, 1154 (1976).

Kinch, R.A.H., Plunkett, E.R., Smout, M.S., Carr, D.H.: Primary ovarian failure: a clinico-pathological and cytogenetic study. Amer. J. Obstet. Gynec. **91**, 630 (1965).

Klein, J.J., Segel, R.L., Warner, R.R.: Galactorrhea due to imipramine (Tofranil). Report of a case. New Engl. J. Med. **271**, 510 (1964).

Kneer, M.: Amenorrhoe nach psychischem Trauma. Z. Geburtsh. Gynäk. **131**, 47 (1949).

Kumschik, H., Hauser, G.A.: Das diagnostische Vorgehen bei primärer Amenorrhoe. Schweiz. med. Wschr. **96**, 1055 (1966).

Kunz, J.: Amenorrhoe nach hormonaler Antikonzeption. Prophylaxe, Befunde und Therapie. Gynäk. Rdsch. **16**, 47 (1976).

Lasègue, E.C.: De l'anorexie hysterique. Arch. gén. Méd. **21**, 385 (1873).

Mayer, A.: Über Menstruationsstörungen im Arbeitsdienst. Geburtsh. u. Frauenheilk. **7/8**, 457 (1948).

Menzer-Benaron, D., Sabbath, J., Sturgis, S.H.: Amenorrhea. In: The gynecological patient, hrsg. von Sturgis, S.H. New York: Grune & Stratton 1962.

Morris, J.: The syndrome of testicular feminization in male pseudohermaphroditism. Amer. J. Obstet. Gynec. **65**, 1192 (1953).

Moulton, R.: The psychosomatic implications of pseudocyesis. Psychosom. Med. **4**, 376 (1942).

Nochimowski, J.: Die Ghettoamenorrhoe. Med. Klin. **41**, 347 (1946).

Overzier, C.: Echter Agonadismus. In: Die Intersexualität, hrsg. von Overzier, C., S. 348. Stuttgart: Thieme 1961.

Overzier, C.: Die Intersexualität. In: Gynäkologie und Geburtshilfe, hrsg. von Käser, O., Bd. I, S. 93. Stuttgart: Thieme 1969.

Philip, J., Sele, V., Trolle, D.: Primary amenorrhea: A study of 101 cases. Fertil and Steril. **16**, 795 (1965).

Rakoff, A.E.: Psychogenic factors in anovulatory women. I. Hormonal patterns in women with ovarian dysfunction of psychogenic origin. Fertil. and Steril. **13**, 1 (1962).

Schreiner, W.E.: Über eine hereditäre Form von Pseudohermaphroditismus masculinus („testikuläre Feminisierung"). Geburtsh. u. Frauenheilk. **19**, 1110 (1959).

Staemmler, H.J.: Klinik des hypoplastischen Ovarium. Arch. Gynäk. **198**, 377 (1963).

Staemmler, H.J.: Die gestörte Regelung der Ovarialfunktion. Berlin-Göttingen-Heidelberg-New York: Springer 1964.

Stroink, J.A.: Amenorrhea in war time. Gynaecologia (Basel) **124**, 160 (1947).

Thomä, H.: Anorexia nervosa. Stuttgart: Huber & Klett 1961.

Tietze, K.: Zur Genese und Prognose der Notstandsamenorrhoe. Zbl. Gynäk. **70**, 377 (1948).

Wellenbach, B.: Childhood gynecologic endocrinology. Ann. N.Y. Acad. Sci. **142**, 592 (1967).

Whiteacre, F.E., Barrera, B.: War amenorrhea: A clinical and laboratory study. J. Amer. med. Ass. **124**, 399 (1944).

Dysfunktionelle uterine Blutungen

Allen, W.M.: Functional uterine bleeding. Clin. Obstet. Gynec. **1**, 825 (1958).

Arey, L.B.: The degree of normal menstrual irregularity. An analysis of 20,000 calendar records from 1500 individuals. Amer. J. Obstet. Gynec. **37**, 12 (1939).

Bromberg, Y.M., Bercovici, B.: Occult intermenstrual bleeding about the time of ovulation. Fertil. and Steril. **7**, 71 (1956).

Dewhurst, D.J.: Gynaecological disorders of infants and children. London: Cassell 1963.

Israel, S.L.: Diagnosis and treatment of menstrual disorders and sterility, 5. Edit. New York: Hoeber 1967.

McClennan, C.E.: Current concepts of prolonged or irregular endometrial shedding. Amer. J. Obstet. Gynec. **64**, 988 (1952).

Moszkowski, E., Woodruff, J.D., Jones, G.E.S.: The inadequate luteal phase. Amer. J. Obstet. Gynec. **83**, 363 (1962).

Southam, A.L.: Dysfunctional uterine bleeding in adolescence. Clin. Obstet. Gynec. **3**, 241 (1960).

Southam, A.L., Richart, R.M.: The prognosis for adolescents with menstrual abnormalities. Amer. J. Obstet. Gynec. **94**, 637 (1966).

Sutherland, A.M.: Functional uterine haemorrhage in puberty and adolescence. Glasg. med. J. **34**, 496 (1953).

Zondek, B.: On the mechanism of uterine bleeding. Amer. J. Obstet. Gynec. **68**, 310 (1954).

Das polycystische Ovar

Axelrod, L.R., Goldzieher, J.W., Ross, S.D.: Concurrent 3β-hydroxysteroid dehydrogenase deficiency in adrenal and sclerocystic ovary. Acta endocr. (Kbh.) **48**, 392 (1965).

Barlow, J.J., Logan, C.M.: Estrogen metabolism in the polycystic ovary syndrome. Amer. J. Obstet. Gynec. **98**, 687 (1967).

Bartuska, D.G., Eskin, B.A., Smith, E.M., Dacou, C., Dratman, M.B.: Brain damage, hypertrichosis and polycystic ovaries. Amer. J. Obstet. Gynec. **99**, 387 (1967).

Benedict, P.H., Cohen, R.B., Cope, O., Scully, R.E.: Ovarian and adrenal morphology in cases of hirsutism or virilism and Stein-Leventhal syndrome. Fertil. and Steril. **13**, 380 (1962).

Butt, W.R., Crooke, A.C., Cunningham, F., Palmer, R.: The effect of dexamethasone on the excretion of oestriol and FSH in patients with Stein-Leventhal syndrome. J. Endocr. **26**, 303 (1963).

Byrd, J.R., Mahesh, V.B., Greenblatt, R.B.: Chromosomal studies in the Stein-Leventhal syndrome. J. clin. Endocr. **24**, 939 (1964).

Chamberlain, G., Wood, C.: Stein-Leventhal syndrome. Brit. med. J. **1964 I**, 96.

Dignam, W., Pion, R., Lamb, E., Simmer, H.: Plasma androgens in women. II. Patients with polycystic ovaries and hirsutism. Acta endocr. (Kbh.) **45**, 254 (1964).

Forchielli, E., Sorcini, G., Perloff, W.H., Jacobson, L.G., Nightingale, M.S., Brust, N., Dorfman, R.I.: Testosterone in human plasma. Analyt. Biochem. **5**, 416 (1963).

Gemzell, C.: Induction of ovulation with human gonadotropins. Recent Progr. Hormone Res. **21**, 179 (1965).

Gold, J.J., Frank, R.: The borderline adrenogenital syndrome: an intermediate entity. Amer. J. Obstet. Gynec. **75**, 1034 (1958).

Goldzieher, J.W.: Polycystic ovarian disease. In: Advances in Obstet. Gynec., vol. I, p. 354, hrsg. von Marcus, St.L., u. C.C. Marcus. Baltimore: Williams & Wilkins 1967.

Goldzieher, J.W., Axelrod, L.R.: Adrenal and ovarian steroidogenesis in the sclerocystic ovary syndrome. Acta endocr. (Kbh.), Suppl. **51**, 617 (1960).

Goldzieher, J.W., Axelrod, L.R.: The polycystic ovary. II. Urinary steroid excretion. J. clin. Endocr. **22**, 425 (1962).

Goldzieher, J.W., Axelrod, L.R.: Clinical and biochemical features of polycystic ovarian disease. Fertil. and Steril. **14**, 631 (1963).

Goldzieher, J.W., Green, J.A.: The polycystic ovary. I. Clinic and histological features. J. clin. Endocr. **22**, 325 (1962).

Goldzieher, J.W., Laitin, H.: Evaluation of the pituitary-adrenal axis in simple hirsutism. J. clin. Endocr. **20**, 967 (1960).

Green, J.A., Goldzieher, J.W.: The polycystic ovary. IV. Light and electron microscope studies. Amer. J. Obstet. Gynec. **91**, 173 (1965).

Greenblatt, R.B., Baldwin, K.R.: The polycystic ovary syndrome (Stein-Leventhal syndrome). J. clin. Endocr. **1**, 498 (1960).

Greenblatt, R.B., Coniff, R.F.: Hirsutism and the Stein-Leventhal syndrome. Fertil. and Steril. **19**, 661 (1968).

Hammerstein, J., Cupceancu, B.: Behandlung des Hirsutismus mit Cyproteronacetat. Dtsch. med. Wschr. **16**, 829 (1969).

Ingersoll, F.M., McArthur, J.W.: Longitudinal studies of gonadotropin excretion in the Stein-Leventhal syndrome. Amer. J. Obstet. Gynec. **77**, 795 (1959).

Jeffcoate, T.N.A.: The androgenic ovary, with special reference to the Stein-Leventhal syndrome. Amer. J. Obstet. Gynec. **88**, 143 (1964).

Johnson, J.E.: Outcome of pregnancies following clomiphen citrate therapy. 5th World Congress Fertility and Sterility, Stockholm, 1966.

Jones, G.E.S., Moraes-Ruehsen, M. de: Induction of ovulation with human gonadotropins and with clomiphen. Fertil. and Steril. **16**, 461 (1965).

Kistner, R.W.: Induction of ovulation with clomiphene citrate (Clomid). In: Progress in infertility, hrsg. von Behrman, S.J., R.W. Kistner. Boston: Little 1967.

Kistner, R.W., Smith, O.W.: Observations on the use of a nonsteroidal estrogen antagonist: MER-25. II. Effects in endometrial hyperplasia and Stein-Leventhal syndrome. Fertil. and Steril. **12**, 121 (1961).

Korenman, S.G., Kirschner, M.A., Lipsett, M.B.: Testosterone production in normal and virilized women and in women with the Stein-Leventhal syndrome or idiopathic hirsutism. J. clin. Endocr. **25**, 798 (1965).

Lanthier, A., Sandor, T.: In „vitro" production of androgenic steroids by human normal and „Stein-Leventhal type" ovarian slices. Preliminary report. Metabolism **9**, 861 (1960).

Leventhal, M.L.: The Stein-Leventhal syndrome. Amer. J. Obstet. Gynec. **76**, 825 (1958).

Leventhal, M.L.: Functional and morphologic studies of the ovaries and suprarenal glands in the Stein-Leventhal syndrome. Amer. J. Obstet. Gynec. **84**, 154 (1962).

Leventhal, M.L., Scommegna, A.: Multiglandular aspects of the Stein-Leventhal syndrome. Amer. J. Obstet. Gynec. **87**, 445 (1963).

Lloyd, C.W., Lobotsky, J., Segre, E.J., Kobayaski, T., Taymor, M.L., Batt, R.E.: Plasma testosterone and urinary 17-ketosteroids in women with hirsutism and polycystic ovaries. J. clin. Endocr. **26**, 314 (1966).

Lunenfeld, B., Manzi, A., Volet, B.: Clinical effects of human postmenopausal gonadotrophin. First internat. Congr. Endocrin. Copenhagen Abstr. **295**, 587 (1960).

Mahesh, V.B., Greenblatt, R.B.: Isolation of dehydroepiandrosterone and 17α-hydroxy-Δ5 pregnenolone from the polycystic ovaries of the Stein-Leventhal syndrome. J. clin. Endocr. **22**, 441 (1962).

Mahesh, V.B., Greenblatt, R.B.: Urinary steroid excretion patterns in hirsutism. II. Effect of ovarian stimulation with human pituitary FSH on urinary 17-ketosteroids. J. clin. Endocr. **24**, 1293 (1964).

Mahesh, V.B., Greenblatt, R.B., Aydar, C.K., Roy, S.: Secretion of androgens by the polycystic ovary and its significance. Fertil. and Steril. **13**, 513 (1962).

Mauvais-Jarvis, P., Baulieu, E.: Urinary 17-ketosteroid conjugates in hirsutism. J. clin. Invest. **41**, 1690 (1962).

McGoogan, L.S.: Sterility and ovarian pathology. Obstet. and Gynec. **3**, 254 (1954).

Migeon, C.J.: Androgens in human plasma. In: Hormones in human plasma, hrsg. von H.N. Antoniades, p. 297. Boston: Little, Brown 1960.

Morris, J. McL., Scully, R.E.: Endocrine pathology of the ovary. St. Louis: Mosby 1958.

Perloff, W.H., Jacobsohn, G.: Effect of HCG on urinary 17-ketosteroids in a patient with Stein-Leventhal syndrome before and after oophorectomy. J. clin. Endocr. **23**, 1177 (1963).

Plate, W.P.: The pathologic anatomy of the Stein-Leventhal syndrome. Fertil. and Steril. **9**, 545 (1958).

Prunty, F.T.G.: Hirsutism, virilism and apparent virilism and their gonadal relationship, part II. J. Endocr. **38**, 85, 203 (1967).

Rice, B.F., Hammerstein, J., Savard, K.: Steroid hormone formation in the human ovary. III. Action of gonadotropins on testosterone synthesis by normal ovarian stromal tissue. Steroids **4**, 199 (1964).

Ricks, Ph., Kiminetzky, H.A., Swerdlow, M.: Variable response to treatment of the polycystic ovary. Amer. J. Obstet Gynec. **97**, 64 (1967).

Ryan, K.J., Smith, O.W.: Biogenesis of steroid hormones in the human ovary. Recent Progr. Hormone Res. **21**, 367 (1965).

Savard, K., Marsh, J.M., Rice, B.F.: Gonadotropins and ovarian steroidogenesis. Recent Progr. Hormone Res. **21**, 285 (1965).

Scully, R.E.: Androgenic lesions of the ovary. In: The ovary, hrsg. von H.G. Grady, u. D.E. Smith, p. 143. Baltimore: Williams & Wilkins 1963.

Shearman, R.P., Cox, R.I.: The enigmatic polycystic ovary. Obstet. gynec. Surv. **21**, 1 (1966).

Shearman, R.P., Cox, R.I., Gannon, A.: Urinary pregnanetriolone in the diagnosis of Stein-Leventhal syndrome. Lancet **1961 I**, 260.

Short, R.V.: Steroids concentrations in the fluid from normal and polycystic (Stein-Leventhal) ovaries. In: Proc. 2. Int. Congr. Endocrin. London 1964 Excerpta med. Found., Amsterdam 1965.

Short, R.V., London, D.R.: Defective synthesis of ovarian steroids in the Stein-Leventhal syndrome. Brit. med. J. **1961 I**, 1724.

Smith, K.D., Steinberger, L., Perloff, W.H.: Polycystic ovarian disease. Amer. J. Obstet. Gynec. **93**, 994 (1965).

Sommers, S.C., Wadman, P.J.: Pathogenesis of polycystic ovaries. Amer. J. Obstet. Gynec. **72**, 160 (1956).

Stein, I.F.: Duration of fertility following ovarian wedge resection: Stein-Leventhal syndrome. West. J. Surg. **72**, 237 (1964).

Stein, I.F., Leventhal, M.L.: Amenorrhea associated with bilateral polycystic ovaries. Amer. J. Obstet. Gynec. **29**, 181 (1935).

Stern, M.I., Barwell, J.O.H.: The measurement of urinary pregn-5-ene-3β,17α,20α-triol with particular reference to the Stein-Leventhal syndrome. J. Endocr. **27**, 87 (1963).

Taymor, M.L., Barnard, R.: Luteinizing hormone excretion in the polycystic ovary syndrome. Fertil. and Steril. **13**, 501 (1962).

Taymor, M.L., Clark, B.J., Sturgis, S.H.: The polycystic ovary; a clinical and laboratory study. Amer. J. Obstet. Gynec. **86**, 188 (1963).

Wilson, H., Lipsett, M.B., Ryan, D.W.: Urinary excretion of Δ^5-pregnenetriol and other 3β-hydroxy-$\Delta 5$ steroids by subjects with and without endocrine disease. J. clin. Endocr. **21**, 1304 (1961).

Zander, J., Wiest, W.G., Ober, K.G.: Klinische, histologische und biochemische Beobachtungen bei polycystischen Ovarien mit gleichzeitiger adenomatöser, atypischer Hyperplasie des Endometriums. Umwandlung von Progesteron-4-C14 im Ovarialgewebe. Arch. Gynäk. **196**, 481 (1962).

Zener, F.B.: Adrenal androgenic hyperfunction and infertility. Fertil. and Steril. **12**, 25 (1961).

Das prämenstruelle Syndrom und die Dysmenorrhoe

Appleby, B.P.: A study of premenstruel tension in general practice. Brit. med. J. **1960 I**, 391.

Artner, J.: Das praemenstruelle Syndrom. Zbl. Gynäk. **87**, 145 (1965).

Barfield, W.E., Jungck, E.C., Greenblatt, R.B.: The premenstrual tension syndrome: A comprehensive approach to treatment with a progestin-diuretic-tranquilizer combination. Sth. med. J. (Bgham, Ala.) **55**, 1139 (1962).

Bleuler, M.: Endokrinologische Psychiatrie. Stuttgart: Thieme 1954.

Bruce, J., Russell, F.M.: Premenstrual tension: Study of weight changes and balances of water, sodium and potassium. Lancet **1962 II**, 267.

Cimberle, E.: Primi rilieri dell'aldosteronuria nella sindroma premestruale. Minerva ginec. **13**, 997 (1961).

Condrau, G.: Psychosomatik der Frauenheilkunde. Bern: Huber 1969.

Cotte, G.: Resection of presacral nerve in treatment of obstinate dysmenorrhea. Amer. J. Obstet. Gynec. **33**, 1034 (1937).

Dalton, K.: Similarity of symptomatology of premenstrual syndrome and toxaemia of pregnancy and their response to progesterone. Brit. med. J. **1954 II**, 1071.

Doster, M.E., McNiff, A.L., Laupe, J.M., Corliss, L.M.: A survey of menstrual function among 1668 secondary school girls and 720 women employees of the Denver public schools. Amer. J. publ. Hlth **51**, 1841 (1961).

Eichner, E.: Premenstrual tension syndrome and psychogenic dysmenorrhea. Ohio St. med. J. **55**, 953 (1959).

Fluhmann, C.F.: Dysmenorrhea. Clin. Obstet. Gynec. **6**, 718 (1963).

Frank, R.T.: The hormonal cause of premenstruel tension. Arch. Neurol. Psychiat. (Chic.) **26**, 1053 (1931).

Gallagher, J.R.: Medical care of the adolescent. New York: Appleton-Century-Crofts 1960.

Golub, L.J., Menduke, H., Lang, W.R.: One component of an exercice for dysmenorrhea. Obstet. and Gynec. **22**, 324 (1963).

Greenblatt, R.B., Hammond, D.O., Clark, S.L.: Membranous dysmenorrhea: studies on etiology and treatment. Amer. J. Obstet. Gynec. **68**, 835 (1954).

Greene, R., Dalton, K.: The premenstrual syndrome. Brit. med. J. **1953 I**, 1007.

Hauser, G.A., Marti, M., Wenner, R.: Das praemenstruelle Syndrom. Geburtsh. u. Frauenheilk. **19**, 299 (1959).

Heald, F.P., Jr., Masland, R.P., Jr., Sturgis, S.H., Gallagher, J.R.: Dysmenorrhea in adolescence. Pediatrics **20**, 121 (1957).

Held, E.: Die erweiterte hypogastrische Sympathektomie zur operativen Bekämpfung schwerer Dysmenorrhoen. Zbl. Gynäk. **67**, 245 (1943).

Israel, S.L.: Premenstrual tension. In: Menstrual disorders and sterility, hrsg. von Israel, S.L., p. 152. New York: Harper & Row 1967.

James, M.: Hysterography as an aid in some problems posed by dysmenorrhea: II. Anatomic and functional isthmic factors. Gynéc. et Obstét. **62**, 679 (1963).

Kistner, R.W.: Gynecology. Principles and practice. Year book medical publ., Chicago, 1964.

König, P.A.: Statistischer Beitrag zum Dysmenorrhoe-Problem. Arch. Gynäk. **192**, 174 (1959).

Kroger, W.S.: Psychosomatic obstetrics, gynecology and endocrinology. Springfield: Thomas 1962.

Lamb, W.M., Ulett, G.A., Masters, W.H., Robinson, D.W.: Premenstrual tension: EEG: Hormonal and psychiatric evaluation. Amer. J. Psychiat. **109**, 840 (1953).

Landau, R.L., Lugibihl, A.: Inhibition of the sodium retaining influence of aldosterone by progesterone. J. clin. Endocr. **18**, 1237 (1958).

Landau, R.L., Lugibihl, A.: The catabolic and natriuretic effects of progesterone in man. Recent Progr. Hormone Res. **17**, 249 (1961).

Lowe, C.R., Ferguson, R.C.: Incidence of dysmenorrhea. Brit. J. soc. Med. **5**, 193 (1951).

Lukas, K.H.: Die Dysmenorrhoe. Beilageheft zu Z. Geburtsh. Gynäk. **163**, 1 (1965).

McKinnon, P.C.B., McKinnon, J.L.: Hazards of menstrual cycle. Brit. med. J. **1956 I**, 555.

Menzer-Benaron, D., Morris, T.A., Sabbath, J., Sturgis, S.H.: Premenstrual tension. In: The gynecological patient, hrsg. von Sturgis, S.H. New York: Grune & Stratton 1963.

Michel-Wolfromm, H.: Gynécologie psychosomatique. Paris: Masson 1963.

Miller, N.F.S., Behrman, J.: Dysmenorrhea. Amer. J. Obstet. Gynec. **65**, 505 (1953).

Morton, J.H., Addison, H., Addison, R.G., Hunt, L., Sullivan, J.J.: A clinical study of premenstrual tension. Amer. J. Obstet. Gynec. **65**, 1182 (1953).

Prill, H.J.: Zur Frage der Ischaemie bei Dysmenorrhoe. Geburtsh. u. Frauenheilk. **22**, 1018 (1962).

Prill, H.J.: Psychosomatische Gynäkologie. München: Urban & Schwarzenberg 1964.

Rheingold, J.C.: The fear of being a woman. New York: Grune & Stratton 1964.

Rogers, J.: Endocrine and metabolic aspects of gynecology. Philadelphia: Saunders 1963.

Römer, H.: Gynäkologische Organneurosen. Stuttgart: Thieme 1953.

Römer, H.: Das Sexualleben der Frau und seine Störungen. In: Gynäkologie und Geburtshilfe, hrsg. von Käser, O., S. 487. Stuttgart: Thieme 1969.

Streeten, D.H.P.: The use of aldosterone antagonists in idiopathic edema. In: The clinical use of aldosterone antagonists, hrsg. von Bartter, F.C. Springfield: Thomas 1960.

Thorn, G.W.: Cyclical edema. Amer. J. Med. **23**, 507 (1957).

Thorn, G.W., Nelson, K.R., Thorn, D.W.: A study of the mechanism of edema associated with menstruation. Endocrinology **22**, 155 (1948).

Williams, E.Y., Weekes, L.R.: Premenstrual tension associated with psychotic episodes. J. nerv. ment. Dis. **116**, 321 (1952).

Woodbury, R.A., Torpin, R., Child, R., Watson, H., Jarboe, M.: Myoma trial physiology and its relation to pelvic pain. J. Amer. med. Ass. **314**, 1081 (1947).

Zuspan, F.P., Barnes, A.C., Dillhofer, J.R.: The urinary excretion of antidiuretic substances by the obstetric and gynecologic patient. Amer. J. Obstet. Gynec. **76**, 619 (1958).

Sterilität

Antoine, T.: Die Bedeutung des Cervixfaktors für die Sterilität. Arch. Gynäk. **189**, 245 (1957).

Balin, H.: Sterility: General considerations. In: Diagnosis and treatment of menstrual disorders and sterility, hrsg. von S.L. Israel, 5. Ausg. New York: Hoeber 1967.

Barns, T., Campbell, H., Snaith, L.: The failure of therapy in the management of infertility. J. Obstet. Gynaec. Brit. Emp. **60**, 670 (1953).

Behrman, S.J.: Agglutinins, antibodies and immune reactions. Clin. Obstet. Gynec. **8**, 91 (1965).

Bettendorf, G., Breckwoldt, M., Knoerr, K., Stegner, H.E.: Gravidität nach Hypophysektomie und Behandlung mit hypophysärem Humangonadotropin. Dtsch. med. Wschr. **89**, 1952 (1964).

Bettendorf, G., Insler, V.: Clinical application of human gonadotropins. Stuttgart: Thieme, 1970.

Bickenbach, W., Döring, G.K.: Die Sterilität der Frau, 3. Aufl. Stuttgart: Thieme 1967.

Buxton, C.L., Hermann, W.: Induction of ovulation in the human with human gonadotropins. Amer. J. Obstet. Gynec. **81**, 584 (1961).

Campos da Paz, A.: The cristallization test as a guide to the treatment of cervical hostility. Fertil. and Steril. **4**, 137 (1953).

Crooke, A.C.: Gonadotropin sensitivity test. Acta endocr. (Kbh.), Suppl. **100**, 109 (1965).

Diddle, H.F., Jack, R.W., Perse, R.L.: Fertility in women: The length of time to conceive. Amer. J. Obstet. Gynec. **54**, 57 (1947).

Döring, G.K.: Über die Behandlung der Sterilität bei Gelbkörperschwäche. Z. Geburtsh. Gynäk. (1960), Beilageheft, S. 95.

Döring, G.K.: Über die relative Häufigkeit des anovulatorischen Zyklus im Leben der Frau. Arch. Gynäk. **199**, 115 (1963).

Fikentscher, R., Semm, K.: Die apparativ gesteuerte Eileiterdurchblasung. Geburtsh. Frauenheilk. **24**, 541 (1964).

Frangenheim, H.: Die Laparoskopie und die Culdoskopie in der Gynäkologie. Stuttgart: Thieme 1971.

Gemzell, C.A.: Induction of ovulation with human pituitary gonadotropins. Fertil. Steril. **13**, 153 (1962).

Gemzell, C.A., Ross, P.: Pregnancy following treatment with human gonadotropins. Amer. J. Obstet. Gynec. **94**, 490 (1966).

Grant, A.: Cervical hostility; incidence, diagnosis and prognosis. Fertil. and Steril. **9**, 321 (1958).

Grant, A.: The diagnosis and treatment of endometriosis in young women. Int. J. Fertil. **9**, 503 (1964).

Grant, A., McBride, W.G., Noyes, J.M.: Luteal phase defects in sterility. Int. J. Fertil. **4**, 315 (1959).

Greenblatt, R.B.: Chemical induction of ovulation. Fertil. and Steril. **12**, 402 (1961).

Greenhill, J.P.: Present studies of plastic operations on the fallopian tubes. Amer. J. Obstet. Gynec. **72**, 516 (1956).

Guerrero, C.D.: Management of the infertile couple: 25 years experience. Fertil. and Steril. **15**, 534 (1964).

Hertig, A.T., Rock, J., Adams, E.: A description of 34 human ova within the first 17 days of development. Amer. J. Anat. **98**, 435 (1956).

Huhner, M.: Sterility in the male and female and its treatment. New York: Rebmann Co. 1913.

Husslein, H.: Zervixschleim und Sterilität. Zbl. Gynäk. **75**, 1574 (1953).

Israel, S.L.: Treatment of menstrual disorders and sterility. New York: Hoeber, P.B. 1967.

Jayle, M.F., Gueguen, J., Vallin, Y., Yeyrin-Forrer, F.: Exploration dynamique de la fonction lutéale. Presse méd. **64**, 1956 (1965).

Jones, G.S., Moraes-Ruehsen, M.D.: Induction of ovulation with human gonadotropins and clomiphen. Fertil. Steril. **16**, 461 (1965).

Katsh, S.: Immunologic aspects of infertility and conception control. In: Advances in Obstet. Gynec., hrsg. von Marcus, S.L. and Marcus, C.C. Baltimore: The Williams & Wilkins Comp. 1967.

Keller, P.J., Ruppen, M., Schreiner, W., Wyss, H.: Ovulationsinduktion mit Steroiden. Gynaecologia **168**, 425 (1969).

Keller, P.J.: Ovulationsauslösung bei Zyklusstörungen. Schweiz. Z. Gynäk. Geburtsh. **2**, 39 (1971).

Keller, P.J.: Ovulationsauslösung mit Clomiphen und Cyclofenil. In: Ovulation und Ovulationsauslösung (W. Obolensky, O. Käser, eds.). Bern-Stuttgart-Wien: Huber 1975.

Keller, P.J.: Ovulationsauslösung durch Gonadotropine. In: Ovulation und Ovulationsauslösung (W. Obolensky, O. Käser, eds.). Bern-Stuttgart-Wien: Huber 1975.

Keller, P.J.: Sterilität. Praxis **13**, 396 (1977).

Kelly, J.V., Rock, J.: Culdoscopy for diagnosis in infertility: Report of 492 cases. Amer. J. Obstet. Gynec. **72**, 523 (1956).

Kistner, R.W.: Infertility with endometriosis. Fertil. and Steril. **13**, 237 (1962).

Kistner, R.W.: Induction of ovulation with clomiphene citrate (Clomid). Obstet. gynec. Surv. **20**, 873 (1965).

Kistner, R.W.: Current status of the hormonal treatment of endometriosis. Clin. Obstet. Gynec. **9**, 271 (1966).

Lunenfeld, B.: Treatment of anovulation by human gonadotropins. J. int. Fed. Gynec. Obstet. **1**, 153 (1963).

Marcus, C.C., Marcus, St.L.: Advances in infertility. In: Advances in Obstet. Gynec., vol. I, p. 439, hrsg. von Marcus, St.L. u. C.C. Marcus. Baltimore: Williams & Wilkins 1967.

McCoy, J.B., Bradford, W.Z.: Surgical treatment of endometriosis with conservation of reproductive potential. Amer. J. Obstet. Gynec. **87**, 392 (1963).

Mroueh, A., Glass, R.H., Buxton, C.L.: Tubal plastic surgery. Fertil. and Steril. **18**, 80 (1967).

Palmer, R.: Les résultats du traitement chirurgical des obturations tubaires. Féd. Soc. Gynéc. Obstét. franç. **4**, 497 (1952).

Palmer, R.: La stérilité par insuffisance lutéale et son traitement par la gonadotropine chorionique. Ann. Obstet. Gynec. **75**, 951 (1953).

Palmer, R.: Les explorations fonctionelles gynécologiques dans la stérillité, l'avortement récidivant et les troubles menstruels. Paris: Masson 1963.

Parish, W.E., Ward, A.: Studies of cervical mucus and serum from infertile women. J. Obstet. Gynaec. Brit. Cwlth **75**, 1089 (1968).

Polishuk, W.Z., Palti, Z., Rabau, E., Lunenfeld, B., David, A.: Pregnancy in a case of Sheehan's syndrome following treatment with human gonadotropins. J. Obstet. Gynaec. Brit. Cwlth. **72**, 778 (1965).

Peretz, A., Sharf, M.: Culdoscopy in gynecologic diagnosis. Amer. J. Obstet. Gynec. **82**, 582 (1961).

Riva, H.L., Andreson, P.S., Rosiers, J.L. des, Breen, J.L.: Further experience with culdoscopy. J. Amer. med. Ass. **178**, 873 (1961).

Rocker, I.: The anatomy of the uterotubal junction area. Proc. roy. Soc. Med. **57**, 707 (1964).

Rosemberg, E.: Gonadotropin therapy in female infertility. Amsterdam: Excerpta Medica 1973.

Rosemberg, E., Nwe, T.T.: Induction of ovulation with human postmenopausal gonadotropin. Fertil. Steril. **19**, 197 (1968).
Roy, S.R., Greenblatt, R.B., Mahesh, V.B., Jungck, E.C.: Clomiphene citrate: Further observations on its use in induction of ovulation in the human and on its mode of action. Fertil. and Steril. **14**, 575 (1963).
Rubin, I.C.: The nonoperative determination of patency of fallopian tubes. J. Amer. med. Ass. **75**, 661 (1920).
Schildbach, H.R., Dahn, H.: Beobachtungen und Ergebnisse bei Hysterosalpingographien und Sterilitätsbehandlungen. Arch. Gynäk. **177**, 302 (1950).
Schmidt-Elmendorff, H., Kaiser, E., Gerteis, W.: Die ovulationsauslösenden Eigenschaften von ORG 817-2 (3-Methoxy-17-epi-Oestriol). 14. Symp. Dtsch. Ges. Endokrin. Berlin: Springer 1968.
Semm, K.: Prüfung der Tubendurchgängigkeit. In: Gynäkologie und Geburtshilfe, hrsg. von Käser, O., Bd. I, S. 857. Stuttgart: Thieme 1969.
Sharman, A.: Some lessons from 4000 uterotubal insufflations. Brit. med. J. **19541**, 239.
Siegler, M., Hellman, L.M.: Tubal plastic surgery. Fertil. and Steril. **7**, 170 (1956).
Sims, J.M.: On the microscope as an aid in the diagnosis and treatment of sterility. N.Y. med. J. **8**, 393 (1869).
Southam, A.: What to do with the normal infertile couple? Fertil. and Steril. **11**, 543 (1960).
Stallworthy, J.A., Bourne,, G.L.: Fertility and sterility. In: Recent advances in Obstet. Gynaec. London: J. & A. Churchill, Ltd. 1966.
Sweeney, W.J.: Pitfalls in present-day methods of evaluating tubal function. I. Tubal insufflation. Fertil. and Steril. **13**, 113 (1962).
Thomas, H.H.: Standards for infertility diagnosis. Fertil. and Steril. **17**, 779 (1966).
Tyler, E.T.: Office management of the infertil couple. New York-Toronto-London: McGraw-Hill 1961.
Vande Wiele, R.I., Turksey, R.N.: Treatment of anovulation with human menopausal and chorionic gonadotropin. J. clin. Endocr. **25**, 369 (1965).
Whitelaw, M.J.: Statistical evaluation of female fertility. Fertil. and Steril. **11**, 428 (1960).
Wiele, R.L. van de, Turksoy, R.N.: Treatment of amenorrhoa and of anovulation with human menopausal and chorionic gonadotropin. J. clin. Endocr. **25**, 369 (1965).
Williams, W.W.: Sterility. The diagnostic survey of the infertile couple. Springfield, Mass.: W.W. Williams 1964.

Endokrin-aktive Ovarialtumoren

Barzilai, G.: Atlas of ovarian tumors. New York: Grune & Stratton 1943.
Bauer, J., Karl, J.: Der chemische und kristalline Nachweis von androgenen und corticoiden Wirkstoffen aus Urin und Geschwulstgeweben bei virilisierendem Ovarialtumor. Z. ges. exp. Med. **118**, 425 (1952).
Bruk, J., Dancaster, C.P., Jackson, W.P.U.: Granulosa-cell tumours causing precocius puberty; oestrogen fractionations in two patients. Brit. med. J. **1960 2** 26.
Busby, T., Anderson, G.W.: Feminizing mesenchymomas of the ovary. Includes 107 cases of granulosa-, granulosa-theca-cell-, and theca-cell tumors. Amer. J. Obstet. Gynec. **68**, 1391 (1954).
Devis, R.: Zit. Mathet, P. in: Les tumeurs masculinisantes de l'ovaire. Paris Thèse, Libr. Arnette. Paris 1956.
Diddle, A.W.: Granulosa- and theca-cell ovarian tumors, prognosis. Cancer (Philad.) **5**, 215 (1952).
Dockerty, M.B., McCarty, W.C.: Arrhenoblastoma. Surg. Gynec. Obstet. **68**, 767 (1939).
Emig, O.R., Hertig, A.T., Rowe, F.J.: Gynandroblastoma of the ovary: Review and report of a case. Obstet. and Gynec. **13**, 135 (1959).
Flickinger, G.L., Murawec, T.: Free and conjugated estrogens of an ovarian cystadenoma and granulosa cell tumor. J. clin. Endocr. **25**, 1231 (1965).
Held, E., Schreiner, W.E.: Über einen Fall von Arrhenoblastom. Gynaecologia (Basel) **147**, 402 (1959).
Hodgson, J.E., Dockerty, M.B., Mussey, R.D.: Granulosa cell tumor of the ovary. A clinical and pathologic review of sixty-two cases. Surg. Gynec. Obst. **81**, 631 (1945).
Hughesdon, P.E., Fraser, I.T.: Arrhenoblastoma of ovary: Case report and histological review. Acta obstet. gynec. scand. **32**, Suppl. 4 (1953).
Javert, C.T., Finn, W.F.: Arrhenoblastoma; the incidence of malignancy and the relationship to pregnancy, to sterility, and to treatment. Cancer (Philad.) **4**, 60 (1951).
Jeffcoate, S.L., Prunty, F.T.G.: Steroid synthesis in vitro by a hilar cell tumor. Amer. J. Obstet. Gynec. **101**, 684 (1968).
Kase, N.: Steroid synthesis in abnormal ovaries. Part II. Granulosa cell tumor. Amer. J. Obstet. Gynec. **90**, 1262 (1964).
Kase, N., Conrad, S.H.: Steroid synthesis in abnormal ovaries. I. Arrhenoblastoma. Amer. J. Obstet. Gynec. **90**, 1251 (1964).
Kottmeier, H.L.: The classification and treatment of ovarian tumours. Acta obstet. gynec. scand. **31**, 313 (1952).
Marsh, J.M., Savard, K., Baggett, B., Wyk, J.J. van, Talbert, L.M.: Estrogen synthesis in a feminizing ovarian granulosa cell tumor. J. clin. Endocr. **22**, 1196 (1962).
Meixner, H.: Malignes Arrhenoblastom. Arch. Gynäk. **191**, 31 (1958).
Morris, J. McLean, Scully, R.E.: Endocrine pathology of the ovary. St. Louis: Mosby Comp. 1958.
Müller, J.H.: Seltener Fall von verkrebster Struma ovarii in einer Dermoidcyste. Gynaecologia (Basel) **121**, 330 (1946).
Müller, J.H.: Papillares großfollikuläres Schilddrüsenadenom Wegelin in einer Struma ovarii. Schweiz. med. Wschr. **91**, 357 (1961).
Nokes, J.M., Clairborne, H.A., Rheingold, W.N.: Thecoma with associated virilization. Amer. J. Obstet. Gynec. **78**, 722 (1959).
Novak, E.: Masculinizing tumors of the ovary (arrhenoblastoma, adrenal ovarian tumors). Amer. J. Obstet. Gynec. **36**, 840 (1938).
Novak, E.R., Long, J.H.: Arrhenoblastoma of the ovary; a review of the Ovarian Tumor Registry. Amer. J. Obstet. Gynec. **92**, 1082 (1965).
Novak, E.R., Mattingly, R.F.: Hilus cell tumor of the ovary. Obstet. and Gynec. **15**, 425 (1960).
Overzier, C., Hoffmann, K.: Tumoren mit heterosexueller Aktivität. In: Die Intersexualität, hrsg. von C. Overzier, S. 409. Stuttgart: Thieme 1961.
Pedowitz, P., Pomerance, W.: Adrenal-like tumors of the ovary. Review of the literature and report of two new cases. Obstet. and Gynec. **19**, 183 (1962).
Rüttner, J.R.: Zur Morphologie und Histogenese des Arrhenoblastoms unter Berücksichtigung der Hormonanalyse des Tumorgewebes. Schweiz. Z. Path. **20**, 59 (1957).
Saameli, K., Iklé, F.: Ein Beitrag zur Klinik der Granulosazelltumoren. Gynaecologia (Basel) **148**, 108 (1959).
Sailer, S.: Struma ovarii. A report of 2 cases. Amer. J. clin. Path. **13**, 271 (1943).
Scully, R.E.: Androgenic lesions of the ovary. In: The ovary, hrsg. von Grady, H.G., u. D.E. Smith, p. 143. Baltimore: The Williams & Wilkins Comp. 1963.
Sjöstedt, S., Wahlen, T.: Prognosis of granulosa cell tumors. Acta obstet. gynec. scand. **40**, (Suppl. 6), 1 (1961).
Smith, F.G.: Pathology and physiologie of struma ovarii. Arch. Surg. **53**, 603 (1946).
Sturley, R.F.: Teratomatous chorionepithelioma of the ovary. Critical review of literature with report of a new case. Minnesota Med. **25**, 629 (1942).
Thomas, C.Y., Fisher, E.R., Turnbull, R.B., Krieger, J.S.: Arrhenoblastoma of the ovary. Report of three cases. Ann. Surg. **135**, 543 (1952).

Untersuchungsmethoden der Ovarialfunktion

Boschann, H.W.: Praktische Zytologie. Berlin: de Gruyter, 1960.

Breuer, H., Nocke, W.: Hormonbestimmungen. In: Gynäkologie und Geburtshilfe (O. Käser, V. Friedberg, K.G. Ober, K. Thomsen, J. Zander, eds.), Bd. I. Stuttgart: Thieme 1969.

Breuer, H., Hamel, D., Krueskemper, H.L.: Methoden der Hormonbestimmung. Stuttgart: Thieme 1975.

Brown, J.B., MacLeod, S.C., MacNaughton, C., Smith, M.A., Smith, B.: A rapid method for measuring oestrogens in human urine using a semiautomatic extractor. J. Endocr. **42**, 5 (1968).

Cohen, M.R., Stein, J.F., Kaye, B.M.: Spinnbarkeit: A characteristic of cervical mucus. Fertil. Steril. **3**, 20 (1952).

De Neef, J.C.: Clinical endocrine cytology. New York: Hoeber 1967.

Frangenheim, H.: Die Laparoskopie und Kuldoskopie in der Gynäkologie. Stuttgart: Thieme 1971.

Ittrich, G.: Eine Methode für die klinische Routinebestimmung der Harnoestrogene. Zbl. Gynäk. **82**, 429 (1960).

Jaffe, B.M., Behrmann, H.R.: Methods of hormone radioimmunoassay. New York-London: Academic Press 1974.

Johansson, E.D.B.: A simplified procedure for the assay of progesterone. Acta endocr. (Kbh.). Suppl. **147**, 188 (1970).

Keller, P.J., Gerber, C.: Die immunochemische Bestimmung von luteinisierendem Hormon. Schweiz. med. Wschr. **100**, 1079 (1970).

Keller, P.J.: A pituitary function test with synthetic LH-releasing hormone. J. Obstet. Gynaec. Brit. Cwth. **80**, 71 (1973).

Keller, P.J.: Hormonale Störungen in der Gynäkologie: Diagnostik und Behandlung. Heidelberg-Berlin-New York: Springer 1977.

Koss, L.G.: Diagnostic cytology and its histopathological bases. Philadelphia: Lippincott 1961.

Papanicolaou, G.N.: The sexual cycle in the human female as revealed by vaginal smears. Amer. J. Anat. **52**, 519 (1933).

Papanicolaou, G.N.: General survey of a vaginal smear and its use in research and diagnosis. Amer. J. Obstet. Gynec. **51**, 316 (1946).

Paulsen, C.A.: Estrogen assays in clinical medicine. Seattle: Washington Press 1965.

Plotz, J.: Der Wert der Basaltemperatur für die Diagnose der Menstruationsstörungen. Arch. Gynäk. **177**, 521 (1950).

Pundel, J.P.: Les frottis vaginaux endocriniens. Paris: Masson 1952.

Pundel, J.P.: Acquisitions récentes en cytologie vaginale hormonale. Paris: Masson 1957.

Pundel, J.P.: Précis de colpocytologie hormonale. Paris: Masson 1966.

Roth, O.A.: Über die Bedeutung des Vaginalabstrichverfahrens (vaginal smear) nach Papanicolaou zur Zyklusdiagnose. Dtsch. med. Wschr. **75**, 1719 (1950).

Schmitt, A.: Eine Gradeinteilung für die funktionelle Zytodiagnostik in der Gynäkologie. Geburtsh. u. Frauenheilk. **13**, 593 (1953).

Shorr, E.: New technic for staining vaginal smears. Science **91**, 321 (1940).

Siegler, S., Siegler, A.M.: Evaluation of the basal body temperature. An analysis of 1012 basal body temperature recordings. Fertil. Steril. **2**, 287 (1951).

Smolka, H., Soost, H.J.: Grundriß und Atlas der gynäkologischen Zytodiagnostik. Stuttgart: Thieme, 1965.

Stoll, P., Jaeger, J., Dallenbach-Hellweg, G.: Gynäkologische Cytologie. Berlin-Heidelberg-New York: Springer 1968.

Tomokins, P.: Basal body temperature graphs as an index to ovulation. J. Obstet. Gynaec. Brit. Emp. **52**, 241 (1945).

Wied, G.L.: Technische und terminologische Hinweise zur zytologischen Hormondiagnostik aus dem Vaginalabstrich. Röntgen- und Lab.-Prax. **6**, 209 (1953).

Zinser, H.K.: Die Zytologie in der Gynäkologie. Jena: Fischer 1957.

XI. Die Schwangerschaft

P.J. KELLER

A. Historische Daten

1904 HALBAN weist auf die endokrine Funktion der Placenta hin.
1928 ASCHHEIM und ZONDEK entwickeln die erste brauchbare Schwangerschaftsreaktion.
1930 PHILIPP beweist die placentare Herkunft des Choriongonadotropins.
1929–34 Darstellung und Charakterisierung von Oestrogenen und Progesteron aus Schwangerenurin durch BUTENANDT, DOISY, MARIAN u.a.
1958–70 Eingehende Untersuchung der Steroidbiosynthese in der fetoplacentaren Einheit durch RYAN, DICZFALUSY, ZANDER und zahlreiche andere Forscher.
1960 Entwicklung eines immunologischen Schwangerschaftstests durch WIDE.
1962 JOSIMOVICH isoliert und charakterisiert das placentare Lactogen.
1965–73 Entwicklung von radioimmunologischen Methoden zur Bestimmung der wichtigsten placentaren Protein- und Steroidhormone durch BECK, MIDGLEY, SAXENA u.a.
1971–72 Isolierung des menschlichen Prolactins durch HWANG, LEWIS, JACOBS, FRIESEN u.a.
1974–75 Charakterisierung der HCG-Untereinheiten durch DONINI, CANFIELD, VAITUKAITIS, BAHL u.a.

B. Anatomie

1. Entwicklung und Aufbau der Placenta

Die in der Tube befruchtete Eizelle wandert innerhalb von etwa 3–4 Tagen in das Cavum uteri, wobei sie sich in der gleichen Zeit durch kontinuierliche Zellteilung in eine Blastocyste umwandelt, eine Hohlkugel, die aus dem Trophoblasten und dem Embryoblasten besteht; aus dem ersteren entwickelt sich die Placenta, aus dem letzteren der Embryo.

Nach etwa 6 Tagen implantiert sich die Blastocyste vermittels proteolytischer Fermente des Trophoblasten ins mütterliche, sekretorisch umgewandelte Endometrium. Bereits 10 Tage nach der Konzeption ist sie völlig von endometrialem Gewebe umgeben, das sich unter dem Einfluß von Progesteron weiter auflockert, vermehrt durchblutet wird und sich damit zur Decidua umwandelt.

Es erfolgt nun die Differenzierung des Trophoblasten in zwei Zellschichten, eine innere, die aus kubischen, gut abgegrenzten Zellen besteht und als Cytotrophoblast oder Langhanssche Schicht bezeichnet wird, und eine äußere, deren Zellgrenzen nicht erkennbar sind, den Syncytiotrophoblasten. Beide Schichten zeigen ein rasches Wachstum, wobei sich 11–13 Tage nach der Konjugation die Primordialzotten entwickeln, die innen vom Cytotrophoblasten, außen gegen die Decidua vom Syncytiotrophoblasten begrenzt sind. Die Primordialzotten eröffnen die mütterlichen Lacunen im decidual veränderten Endometrium, die sich so zu intervillösen, blutgefüllten Räumen umwandeln. Vom extraembryonalen Mesoderm aus werden die Zotten mit Stroma und Capillaren versorgt, die sich später an das embryonale Kreislaufsystem anschließen.

Zwischen dem 15. und 42. Tag nach der Konjugation erfolgt im Embryoblasten die Ausbildung der wichtigsten Organe; man bezeichnet diese Phase als Organogenese. Gleichzeitig entwickelt sich die definitive Placenta. Die dem Ulteruscavum zugewandten Zotten verkümmern; man nennt diesen Abschnitt Chorion laeve. Im Gegensatz dazu entwickeln sich die gegen die uteruswandständige Decidua basalis gerichteten Zotten kräftig weiter, es entsteht das Chorion frondosum und daraus die Placenta.

Die reife Placenta ist oval oder kreisförmig, der Durchmesser beträgt mit Mittel 15–20 cm, die Dicke 1,5–3 cm und das Gewicht mit der Nabelschnur 500–600 g. Nach der fetalen Seite, wo auch die Nabelschnur ansetzt, ist sie durch die aus dem Trophoblasten und Fibrinoid gebildete Chorionplatte, nach der uterinen Seite durch die ähnlich aufgebaute Basalplatte abgegrenzt. Zwischen diesen Schichten findet sich das Zottengewebe, das in Kotyledonen zusammengefaßt ist, sowie die vom mütterlichen Blut durchströmten intervillösen Räume (Abb. 1). Die Zotten selbst bestehen aus

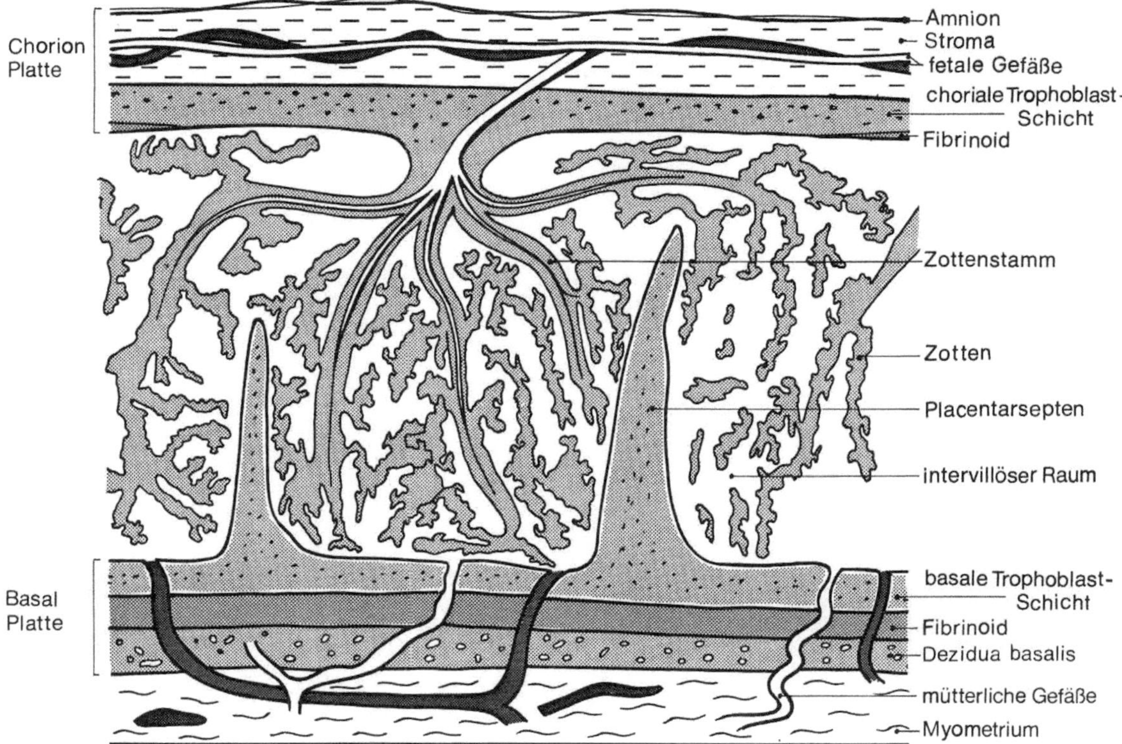

Abb. 1. Schematische Darstellung des Aufbaus der reifen Placenta

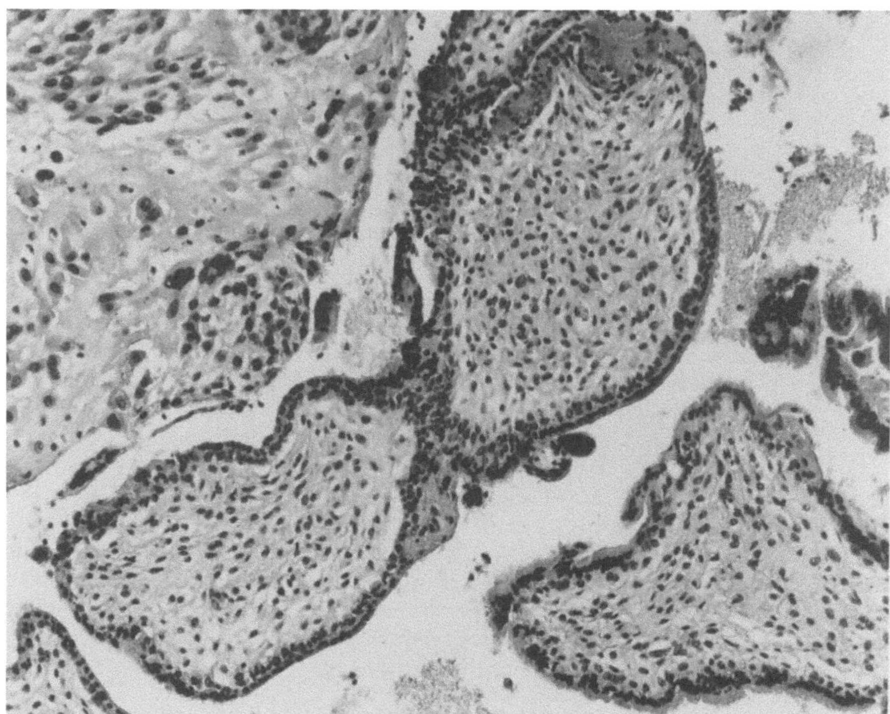

Abb. 2. Histologisches Bild der Chorionzotten in der Frühschwangerschaft (11. Schwangerschaftswoche). Zottenepithel zweischichtig, innen Cytotrophoblast (Langhanssche Schicht), außen Syncytiotrophoblast. (Vergr. 100fach)

bindegewebigem Stroma, in dem das fetale, villöse Capillarnetz verläuft, und sind durch Syncytio- und Cytotrophoblast begrenzt, wobei sich die letztere Zellschicht zwischen dem 3. und 5. Monat fast ganz zurückbildet (Abb. 2). Die gesamte Zottenoberfläche wird in der reifen Placenta auf etwa 15 m^2 geschätzt (WILKIN, 1965).

Das oxygenierte mütterliche Blut strömt durch die Spiralarterien der Decidua basalis in die intervillösen Räume, umspült dort die Zotten und ge-

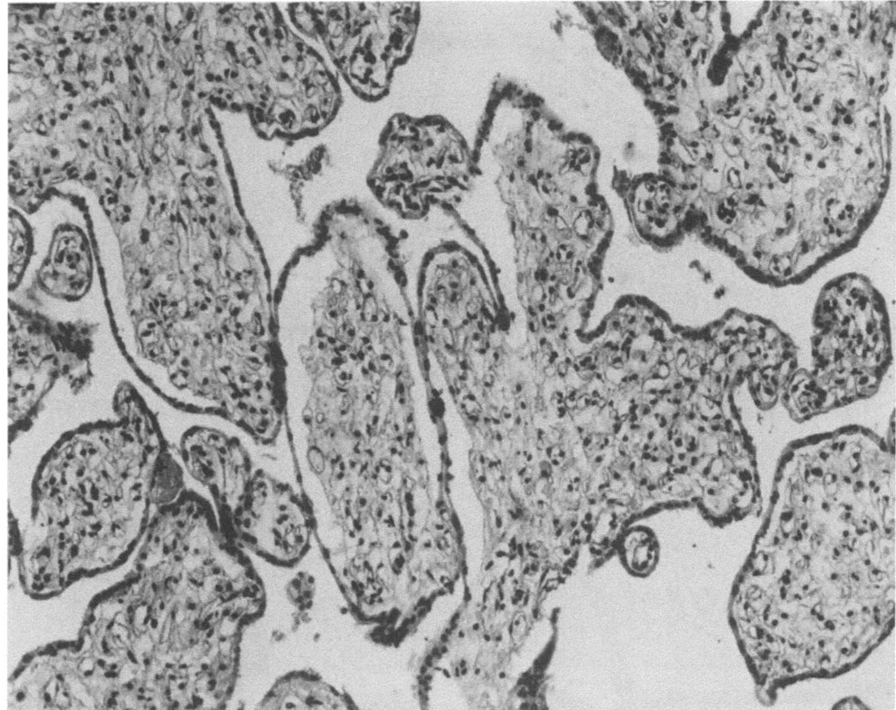

Abb. 3. Histologisches Bild der Chorionzotten im 3. Drittel der Schwangerschaft (39. Schwangerschaftswoche). Zottenepithel einschichtig, nur noch aus dem Syncytiotrophoblasten bestehend. (Vergr. 100fach)

langt dann durch die Venen der Basalplatte wieder in den Kreislauf zurück. Das fetale Blut fließt über zwei Nabelschnurarterien in die Stammgefäße der Kotyledonen und verteilt sich im Zottencapillarsystem, von wo es dann oxygeniert über die Nabelschnurvene wieder in den Feten zurückgelangt. Das Minutenvolumen der mütterlichen Durchströmung der intervillösen Räume beträgt am Termin 375 bis 500 ml (BARTELS, 1962; BROWNE, 1954), dasjenige der fetalen Zirkulation in der Nabelschnur 150–500 ml (GREENFIELD, 1951; ROMNEY, 1955).

Der feto-maternelle Stoffaustausch findet durch die syncytiocycapilläre Membran der Zotten statt. Da das Chorion direkt vom mütterlichen Blut umspült wird, handelt es sich um ein hämochoriales System. Die Einzelheiten des diaplacentaren Transportmechanismus sind nicht geklärt, zweifellos kommen aber neben unterschiedlich raschen Diffusionsvorgängen auch ein aktiver Transport und sogar der Durchtritt durch Lecks der Placentarmembran in Frage. Der Trophoblast ist außerdem in der Lage, eine große Zahl von anabolen und katabolen Funktionen selbst durchzuführen, so die Synthese von Fettsäuren, Proteinen und Nucleinsäuren. Die Zuordnung einzelner Stoffe zu bestimmten Gewebsstrukturen hat dabei durch histochemische Untersuchungen große Fortschritte gemacht.

Der durch die Nabelschnur mit der Placenta verbundene Fetus schwimmt völlig mobil im von den Eihäuten umschlossenen Fruchtwasser. Wie die Placenta bestehen auch diese aus fetalen und mütterlichen Abteilen, nämlich dem Amnion, dem Chorion und der Decidua.

Einzelheiten sind den geburtshilflichen Lehrbüchern zu entnehmen.

2. Spezifische Veränderungen anderer endokriner Drüsen

a) Hypophyse

Die Adenohypophyse zeigt während der Schwangerschaft eine mittlere Gewichtszunahme von etwa 100 mg. Histologisch fallen in erster Linie die in großer Zahl auftretenden, wahrscheinlich von den chromophoben γ-Zellen abstammenden, sich nur schwach anfärbenden, großkernigen Schwangerschaftszellen auf, deren Zahl bis zum Termin dauernd ansteigt. Ihre Funktion ist nicht restlos geklärt, Immunofluorescenzuntersuchungen lassen jedoch den Schluß zu, daß sie hauptsächlich der Produktion von Prolactin dienen (s.S. 80). Nach Beendigung der Schwangerschaft und Lactationsphase erfolgt eine weitgehende Rückbildung dieser Veränderungen.

b) Ovar

Die auffälligsten Veränderungen im Ovar betreffen den Gelbkörper, der sich nach der Implantation des befruchteten Eies nicht wie im menstruellen Cyclus zurückbildet (s.S. 529), sondern an Größe zunimmt und sich in das oft cystische Corpus luteum graviditatis umwandelt. Histologisch finden sich alle Zeichen einer Funktionssteigerung. Die Thecaluteinzellschicht verbreitert sich, in der Granulosazellschicht nimmt die Vascularisation zu. Die Zellen weisen eine vermehrte periphere Vacuolisierung auf und enthalten zunehmend Fetttröpfchen. Im dritten Schwangerschaftsmonat setzen degenerative Vorgänge ein; im weiteren Verlauf verschwindet die Thecaluteinzellschicht allmählich, in der Granulosazellschicht bilden sich die Gefäße zurück, und es erfolgt schließlich eine bindegewebige Organisation.

Während der ganzen Schwangerschaft unterbleibt die Follikelreifung infolge des Wegfalls der rhythmischen Steuerung durch die hypophysären Gonadotropine. Ein gewisses Follikelwachstum kann zwar manchmal beobachtet werden, es führt aber nie bis zur Sprungreife. Möglicherweise beruhen die gelegentlich in den ersten Monaten der Schwangerschaft auftretenden, leichten cyclischen Blutungen auf diesem Umstand.

c) Nebennierenrinde

Die Nebennierenrinde hypertrophiert im Verlaufe der Schwangerschaft, es kommt auch zu einer meßbaren Gewichtszunahme. In erster Linie verbreitert sich die Zona fasciculata (s.S. 288f) in den innern Abschnitten, wobei neben einer vermehrten Vascularisation auch eine Einlagerung von Lipoiden beobachtet werden kann.

d) Thyreoidea

Die Schilddrüse vergrößert sich während der Schwangerschaft ebenfalls beträchtlich, das Gewicht steigt von durchschnittlich 5 auf etwa 40 g an. Histologisch steht die starke Vergrößerung der Follikel und die Anreicherung von Kolloid im Vordergrund.

C. Biochemie der schwangerschafts- und lactationsregulierenden Hormone

1. Placentare Proteohormone

a) Chemie

Die Placenta produziert mindestens zwei, möglicherweise aber sogar mehrere hochmolekulare Eiweißhormone. Am besten untersucht ist das Choriongonadotropin (HCG, Human Chorionic Gonadotropin), das bereits in der Frühschwangerschaft in großen Mengen in der Placenta, im Blut und Urin vorzufinden ist. Die Gewinnung erfolgt generell durch mehr oder weniger aufwendige Extraktionsverfahren, da eine Synthese vorläufig noch nicht möglich ist. Im Vordergrund stehen ähnliche Methoden, wie sie auch zur Extraktion der hypophysären Gonadotropine Verwendung finden, so Alkohol- und Acetonpräcipitation sowie Adsorption an Kaolin, Permutit oder Benzoesäure. Durch zusätzliche Reinigung mittels Chromatographie auf Ionenaustauschern wie Decalso, Dowex 2 oder Sephadex und elektrophoretischer Präparation gelingt es, eine spezifische Aktivität von 10000 bis 20000 IE/mg zu erzielen (GOT, 1960; REISFELD, 1960; WILDE, 1965; VAN HELL, 1966). Die chemische Struktur des menschlichen Choriongonadotropins konnte in den letzten Jahren weitgehend geklärt werden. Es handelt sich um ein Glykoproteid, das aus zwei nicht kovalent gebundenen Untereinheiten α und β besteht. Das MG wurde mit 36000–40600 errechnet (BAHL, 1971), der Kohlenhydratanteil beträgt 30–33% und umfaßt vor allem Glucosamine, Galaktose, Mannose, Sialinsäure und Galaktosamine. Der isoelektrische Punkt liegt bei 2,95.

Die α-Untereinheit umfaßt 92 Aminosäuren, deren Sequenz weitgehend mit derjenigen der α-Untereinheit von FSH, LH und TSH identisch ist. Im Gegensatz dazu ist die β-Untereinheit recht verschieden von derjenigen anderer Proteohormone. Es sind insgesamt 147 Aminosäuren vorhanden, davon zeigen 115 eine ähnliche Sequenz wie diejenige von LH, die letzten 32 sind hingegen absolut spezifisch für HCG. Beide Untereinheiten sind biologisch inaktiv. In trockener Form ist HCG sehr stabil, durch Erhitzung verliert es seine biologische Aktivität; es kann ferner durch eine Reihe von Chemikalien zerstört werden, worunter speziell auch durch Harnstoff.

Ebenfalls von Bedeutung ist das 1962 von JOSIMOVICH isolierte, *placentare Lactogen (HPL, Human Placental Lactogen)*, für welches aufgrund seiner Eigenschaften auch andere Bezeichnungen vorgeschlagen wurden, so HCS (Human Chorionic Somatomammotropin). Die Gewinnung dieses Hormons erfolgt aus homogenisierter oder lyophilisierter Placenta (FLORINI, 1966). Chemisch und immunologisch ist HPL dem menschlichen Wachstumshormon nahe verwandt. Es handelt sich um ein hochmolekulares Polypeptid; die Zahl der Aminosäuren beträgt analog zum HGH 190, die Sequenz ist weitgehend geklärt (SHERWOOD, 1972). Das Molekulargewicht beträgt etwa 38000 (FLORINI, 1966; CATT, 1967).

Es wird angenommen, daß die Placenta auch ein Proteohormon mit thyreotroper Wirkung (HCT, Human Chorionic Thyrotropin) produziert, eine genaue Charakterisierung steht aber noch aus (HENNEN, 1969).

Möglicherweise wird auch Renin gebildet (s. Kap. XV).

b) Bildung

Die placentare Herkunft von HCG ist heute gesichert, wofür eine Reihe von Beweisen aufgezählt werden können. Am wichtigsten erscheint dabei das Fehlen wesentlicher gonadotroper Aktivität in der Hypophyse schwangerer Frauen (PHILIPP, 1930), der rasche Abfall der HCG-Titer nach Entfernung der Placenta und die Produktion dieses Hormons durch Placentargewebe in vitro (STEWART, 1948). Schwieriger zu entscheiden ist die Frage der cellulären Genese. Spezifische histochemische Untersuchungen mit fluorescierenden Antikörpern lassen aber den Schluß zu, daß HCG vor allem im Syncytiotrophoblasten gebildet wird, wiewohl auch in andern placentaren Strukturen eine gewisse Aktivität vorhanden ist (MIDGLEY, 1962; LEZNOFF, 1963).

Auch die placentare Genese von HPL kann nicht mehr bezweifelt werden, wie in vitro-Versuche gezeigt haben (SHERWOOD, 1972). Es verschwindet nach Entfernung der Placenta sehr rasch und läßt sich weder in der Hypophyse noch im Feten in nennenswerten Mengen nachweisen. Die Produktion erfolgt ebenfalls vorwiegend im Syncytiotrophoblasten, nicht im Cytotrophoblasten, wie histochemische Studien ergeben haben (SCIARRA, 1963).

Aussagen über andere, möglicherweise vorhandene placentare Proteine mit hormonalem Charakter erscheinen verfrüht.

c) Metabolismus

HCG wird von der Placenta in erster Linie ins mütterliche Blut abgegeben, gelangt aber in geringen Mengen auf nicht genau geklärtem Wege auch in den fetalen Kreislauf. Es läßt sich ferner im Fruchtwasser und in allen mütterlichen Geweben nachweisen. Die Hauptausscheidung erfolgt zweifelsohne mit dem Urin, wobei die mittlere renale Clearance 0,38–0,95 ml/min beträgt (JOHNSON, 1950; LORAINE, 1950). Ein geringer Teil erscheint auch in der Milch. Nach der Geburt fallen die HCG-Werte rasch ab (s.S. 639), wobei aber weniger als 10% der antepartal zirkulierenden Aktivität im Urin wiedergefunden werden (WILSON, 1949). Die Art der Inaktivierung ist ungeklärt, die Leber scheint dabei keine wesentliche Rolle zu spielen (LEEB, 1956). Ob postulierte Inhibitoren (SOFFER, 1961) einen Einfluß haben, erscheint recht fraglich.

HPL verhält sich metabolisch ähnlich wie HCG, die Hauptaktivität findet sich im mütterlichen Serum sowie im Retroplacentarblut. Im fetalen Kreislauf lassen sich höchstens Spuren nachweisen (KAPLAN, 1965), im Fruchtwasser beträgt die Konzentration etwa 10–20% derjenigen des maternellen Kreislaufs (KELLER, 1970). Mit Entfernung der Placenta verschwindet das Hormon außerordentlich rasch, die biologische Halbwertszeit liegt etwa bei 20 min (BECK, 1967). Im mütterlichen Urin sind nur geringe Mengen vorhanden, die renale Clearance beträgt 0,003–0,007 ml/min (KELLER, 1970). Der Inaktivierungsmodus ist damit ebenfalls ungeklärt.

2. Steroidhormone

a) Chemie

In der Placenta können eine große Zahl von C_{18}-, C_{19}- und C_{21}-Steroiden nachgewiesen werden. Unter den C_{18}-Steroiden sind die wichtigsten Vertreter wie im nichtschwangeren Zustand Oestron, Oestradiol und vor allem Oestriol, bei den C_{19}-Steroiden Androstendion und Dehydroepiandrosteron, bei den C_{21}-Steroiden Progesteron und Pregnenolon. Die wichtigsten Strukturformeln sind in Abb. 4 aufgeführt, weitere steroidchemische Einzelheiten sowie die Nomenklaturfragen sind auf S. 289f. abgehandelt.

b) Bildung

Die Bildung der placentaren Steroidhormone erfolgt wahrscheinlich vor allem im syncytialen Anteil des Zottenapparates. Sie ist recht kompliziert und läßt sich zunächst einmal durch Inkubationsversuche in vitro untersuchen. Es werden dabei Gewebsschnitte oder Placentahomogenate mit den vermuteten Vorläufern unter bestimmten Voraussetzungen inkubiert und dann die produzierten Metaboliten analysiert. Noch aussagekräftiger sind allerdings Perfusionsstudien, wobei das placentare Gefäßsystem in vitro oder in vivo mit dem interessierenden Ausgangsmaterial in einem geeigneten Medium durchströmt wird.

Zahlreiche Studien haben im wesentlichen gezeigt, daß die Placenta Oestron und Oestradiol vor allem durch Transformation von im mütterlichen oder fetalen Organismus, wahrscheinlich in der Nebennierenrinde gebildeten C_{19}-Steroiden, vorab Dehydroepiandrosteron (DHEA) bildet. Diese Vorläufer gelangen vorwiegend in sulfatkonjugierter Form in die Placenta, werden dort enzymatisch hydrolysiert und vermittels der 3β-Hydroxysteroiddehydrogenase und 4,5-Isomerase in Androstendion und 19-Hydroxyandrostendion umgebaut und dann aromatisiert (Schema 1). Wahrscheinlich kann auch der Fetus in geringem Umfang Androstendion zu Oestron und Oestradiol aromatisieren.

Da die Placenta keine oder nur geringe Mengen an 16α-Hydroxylase besitzt, ist die Bildung von Oestriol komplexer. Sie erfolgt einerseits vor allem aus wahrscheinlich in der kindlichen Leber hydroxyliertem 16α-OH-DHEA-Sulfat, das in der Placenta zunächst wieder hydrolysiert und dann vermittels der 3β-Steroiddehydrogenase, der 4,5-Isomerase, aromatisierender Enzyme und der 17β-Steroiddehydrogenase in Oestriol umgewandelt wird. Die Transformierung kann dabei sowohl über 16α-OH-Androstendion und 16-OH-Oestron erfolgen als langsamer auch über Androstentriol und 16α-OH-Testosteron (DELL'AQUA, 1967). Ein zweiter, ebenfalls über den Fetus führender Weg besteht

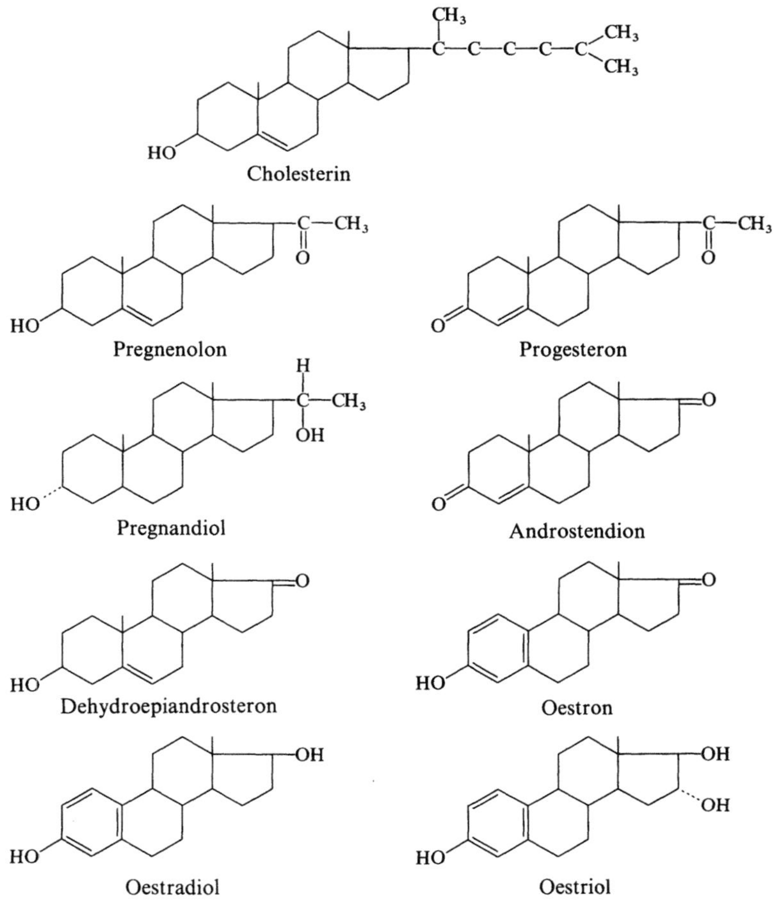

Cholesterin

Pregnenolon

Progesteron

Pregnandiol

Androstendion

Dehydroepiandrosteron

Oestron

Oestradiol

Oestriol

Abb. 4. Strukturformeln einiger wichtiger Steroide der fetoplacentaren Einheit

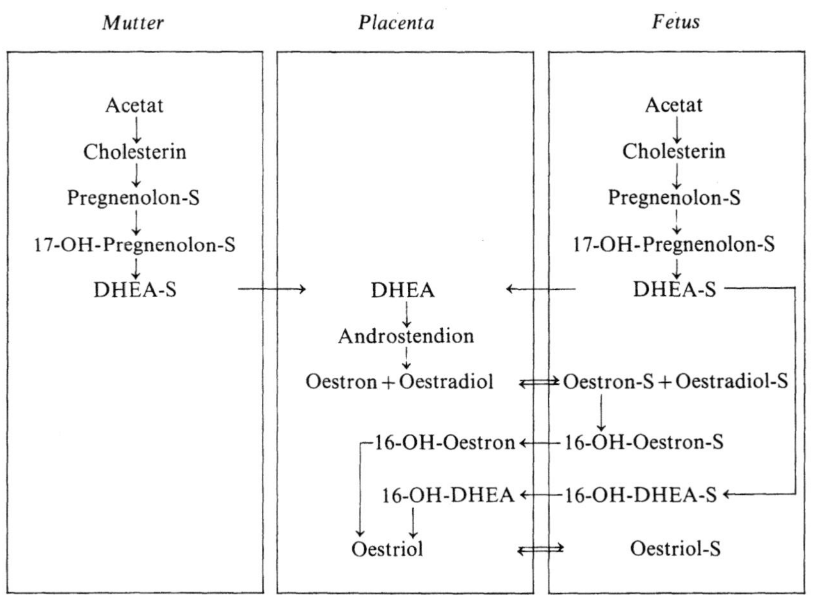

Schema 1. Grundzüge der Biosynthese der Oestrogene in der Placenta

darin, daß von der Placenta anfallendes Oestron zunächst sulfatiert und dann vermittels der 16-Hydroxylase zu 16-OH-Oestronsulfat umgebaut wird. Dieses gelangt dann wieder in die Placenta zurück und wird dort hydrolysiert und auf dem bereits beschriebenen Weg durch die 17β-Steroiddehydrogenase zu Oestriol transformiert.

Neben der Placenta ist wahrscheinlich auch der Fetus in der Lage, Oestron und Ostradiol aus dem aus Pregnenolon entstandenen DHEA zu bilden

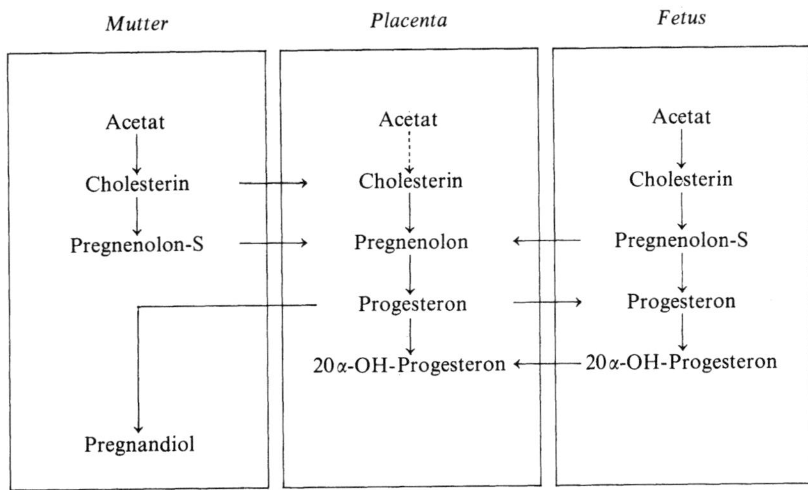

Schema 2. Grundzüge der Biosynthese von Progesteron in der Placenta

und darüber hinaus in geringem Maße auch direkt Oestriol zu synthetisieren.

Die Biosynthese von Progesteron (Schema 2) erfolgt in der Placenta im wesentlichen vermittels der 3β-Hydroxysteroiddehydrogenase aus Pregnenolon oder Pregenolonsulfat, das entweder als solches aus dem mütterlichen oder fetalen Kreislauf bezogen oder aus Cholesterin gleicher Herkunft aufgebaut wird. Eine Neusynthese von Cholesterin aus Acetat (ZANDER, 1966) dürfte in der Placenta keine wesentliche Rolle spielen. Durch entsprechende Hydroxylierungsvorgänge entstehen aus Progesteron in kleineren Mengen 20α-Hydroxyprogesteron sowie wahrscheinlich auch 6β-, 16α-, 17α- und 20β-Hydroxyprogesteron.

Der Fetus kann aus Acetat Cholesterin bilden und vermag dieses in der Nebennierenrinde auch in kleinen Mengen in Pregnenolon und Progesteron zu transformieren, wobei dieser Weg vermutlich eine geringe Rolle spielt. Die mütterliche Progesteronproduktion ist praktisch bedeutungslos; weder Kastration noch Adrenalektomie führen in der Schwangerschaft zu einem wesentlichen Abfall der Progesteronmetaboliten (DICZFALUSY, 1961; HAMMERSTEIN, 1965; HARKNESS, 1966).

Die in der Placenta gefundenen Androgene, wie Androstendion und Dehydroepiandrosteron, haben vor allem die bereits erwähnte metabolische Bedeutung als Oestrogenvorläufer. Die Produktion erfolgt wahrscheinlich vorwiegend in der fetalen oder mütterlichen Nebennierenrinde.

c) Metabolismus

Der Metabolismus der Steroidhormone in der Schwangerschaft ist ebenfalls äußerst komplex, da zahlreiche Systeme ineinanderspielen, so die Placenta, die Nebennierenrinde, die Gonaden und die Leber des Feten und das mütterliche Endocrinium. Die Transformation erfolgt durch ein umfangreiches Enzymsystem, das eine große Zahl verschiedener Hydroxylasen, Hydroxysteroiddehydrogenasen, Isomerasen, Desmolasen, Sulfatasen, Sulfurylasen sowie Glukuronidasen und Glukuronylasen umfaßt.

Alle Oestrogene werden von der Placenta im Laufe der Schwangerschaft in steigenden Mengen produziert. Oestron und Oestradiol werden ineinander übergeführt. Beide Steroide werden in das fetale Kompartiment abgegeben und dort sulfatiert. Sie gelangen z.T. in dieser Form wieder in die Placenta zurück, wo die Conjugate enzymatisch hydrolysiert werden. Wie bereits geschildert, kann durch den Feten auch eine 16-Hydroxylierung erfolgen, die der Placenta nachher die Transformation in Oestriol gestattet (s.S. 693). Im Fruchtwasser und Meconium finden sich nur geringe Mengen an Oestron und Oestradiol.

Oestriol wird in großen Mengen zwischen Placenta und fetalem Kreislauf ausgetauscht, es gelangt zusammen mit den beiden andern Oestrogenen auch in den mütterlichen Kreislauf, wo die Konzentration im Plasma allerdings wesentlich tiefer liegt als im Nabelschnurblut. Im fetalen Kreislauf findet es sich wie erwähnt vor allem als Sulfat, im mütterlichen Blut sowie auch im Fruchtwasser und Meconium überwiegend als Glukuronid oder Doppelconjugat (TOUCHSTONE, 1963).

Die Ausscheidung der Oestrogene im Urin erfolgt unterschiedlich. Die renale Clearance beträgt für Oestron 11,9, für Oestradiol 8,8 und für Oestriol 205 ml/min (BROWN, 1960, 1964). Möglicherweise werden Sulfate und freie Oestrogene nicht oder nur unwesentlich durch die Nierentubuli ausgeschieden, was die großen Unterschiede erklären könnte, da Oestron vor allem in freier Form, Oestradiol als Sulfoconjugat, Oestriol dagegen als Glucuronosid oder Doppelconjugat im Plasma vorliegt. Neben den genannten klassischen Oestrogenen lassen sich im Schwangerenurin mindestens 20 weitere oestrogene Metaboliten nachweisen, so 6α-Hydroxyoestron, 15α-Hydroxyoestron, -oestradiol und -oestriol, 15β-Hydroxyoestron und -oestradiol, 16α-, 16β- und 18-Hydroxyoestron, 16-Ketooestron und -oestradiol, 16-, 17- und 16,17-Epioestriol, 2-Methoxyoestron, -oestradiol und -oestriol und andere. Im fetalen Urin finden sich vor allem Oestriol, aber nur wenig Oestron und Oestradiol (DICZFALUSY, 1957).

Das ebenfalls in steigenden Mengen produzierte Progesteron wird zu ungefähr einem Drittel an den fetalen, zu zwei Dritteln an den mütterlichen Kreislauf abgegeben (ZANDER, 1959). Untersuchungen der Nabelschnurkonzentrationen von Progesteron und seiner Metabolite haben ergeben, daß in der Vene Progesteron, in der Arterie dagegen 20α-, 20β- und 17α-Hydroxyprogesteron überwiegen. Es läßt sich daraus schließen, daß das von der Placenta an den Feten abgegebene Progesteron wahrscheinlich in dessen Nebennierenrinde hydroxyliert wird und vor allem als 20α-Hydroxyprogesteron wieder in die Placenta zurückgelangt (ZANDER, 1961; LURIE, 1966). Inkubationsstudien haben ferner gezeigt, daß die fetale Nebennierenrinde in geringen Mengen aus Progesteron über 17α-Hydroxyprogesteron Androgene bilden kann und daß ferner durch Hydroxylierungsprozesse an C_6, C_{11}, C_{16}, C_{17}, C_{20} und C_{21} auch eine Corticoidsynthese möglich ist. Die Placenta dürfte dagegen Progesteron weder in Oestrogene noch in Androgene transformieren.

Das an den mütterlichen Kreislauf abgegebene Progesteron wird einerseits in großen Mengen im Fettgewebe angereichert (HASKINS, 1950; ZANDER, 1959), andererseits wahrscheinlich in der Leber vorwiegend zu Pregnandiol abgebaut und dort sowie auch in der Niere und im peripheren Gewebe glukuronidiert. Die Ausscheidung erfolgt einerseits im Urin, andererseits im Stuhl und in der Galle. Neben Pregnandiol können im Urin auch Progesteron, 15α-Hydroxyprogesteron, Pregnenolon, Pregnantriol und andere Derivate nachgewiesen werden. Die Konversionsrate von Progesteron zu Pregnandiol wird auf 6–30% geschätzt (KLOPPER, 1956; PEARLMAN, 1957).

Im Feten wird Progesteron in der Leber hauptsächlich zu Pregnandiol und in geringen Mengen zu Pregnenolon katabolisiert. Das wahrscheinlich ebenfalls in der Leber vorwiegend sulfatierte Pregnandiol geht entweder via Placenta in den mütterlichen Kreislauf über oder wird mit der Galle oder im fetalen Urin ausgeschieden und kann so im Fruchtwasser nachgewiesen werden (KLOPPER, 1959). Im Gegensatz zu den Verhältnissen beim Oestriol beeinflußt der Fetus die Progesteronproduktion der Placenta nicht, wie sich durch Ligatur der Nabelschnur zeigen ließ (CASSMER, 1959).

3. Prolactin

Prolactin (PRL) beansprucht während der Schwangerschaft vor allem in Zusammenhang mit

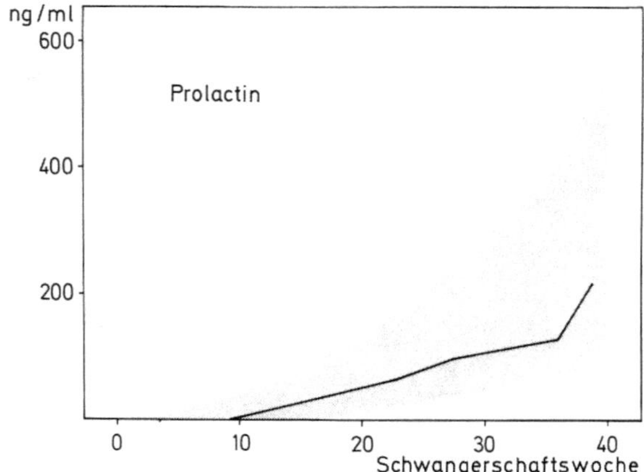

Abb. 5. Prolactinsekretion in der normalen Schwangerschaft. (Nach TYSON, 1972)

der Milchsekretion wesentliches Interesse. Über Chemie und Physiologie s. Kap. V, S. 79f.

Prolactin wird ab der 8. Schwangerschaftswoche in zunehmender Menge produziert. Die Plasmawerte betragen zu diesem Zeitpunkt im Mittel 10 ng/ml, sie erreichen am Termin nach einem kontinuierlichen Anstieg durchschnittlich 200 ng/ml (Abb. 5). Wenn nicht gestillt wird, sinken die Spiegel nach der Geburt innerhalb von 2–3 Wochen wieder auf die Ausgangswerte ab. Wie erwähnt ist die Prolactinkonzentration im Fruchtwasser sehr hoch, sie beträgt im ersten Trimester etwa 10000 ng/ml und sinkt bis zum Termin auf etwa 1000 ng/ml ab (FRIESEN, 1972), Werte die demnach sehr viel höher liegen als im Serum. Die Bedeutung dieses Befundes ist noch unklar.

4. Oxytocin

Oxytocin spielt sowohl bei der hormonalen Steuerung der Geburt (s.S. 637) als auch bei der Lactation (s.S. 640) eine ausschlaggebende Rolle. Es handelt sich um ein Oktapeptid mit einem Molekulargewicht von etwa 1000, das wahrscheinlich in den Ganglien des Nucleus supraopticus und Nucleus paraventricularis gebildet wird und von dort in die Neurohypophyse gelangt. Oxytocin bewirkt in erster Linie verstärkte Kontraktionen des Uterus sowie der myoepithelialen Zellen im Drüsenkörper der Brust. Der sehr rasche Abbau erfolgt z.T. durch eine Oxytocinase, die während der Schwangerschaft wahrscheinlich in der Placenta produziert wird. Nähere Einzelheiten sind auf S. 637ff. angeführt.

D. Die normale Schwangerschaft

1. Die Hormonproduktion der Placenta

Die Placenta hat zahlreiche Funktionen, wobei im Vordergrund zunächst einmal der Gas- und Ener-

Tabelle 1. Übersicht über die Hormone der Placenta

Hormon	Bildung in der Placenta	Hauptsächliche Wirkung
Choriongonadotropin (HCG)	bewiesen	luteotrop, Einfluß auf Steroidbiosynthese
Placentares Lactogen (HPL)	bewiesen	somatotrop, lactotrop, luteotrop, antiinsulinär, Einfluß auf Steroidbiosynthese
Choriales Thyrotropin	?	thyreotrop
Prolactin	?	lactotrop, somatotrop
Oestrogene	bewiesen	Vorbereitung des mütterlichen Organismus auf Geburt und Lactation, uterotrop
Gestagene	bewiesen	Vorbereitung des mütterlichen Organismus auf Geburt und Lactation, Ruhigstellung des Uterus
Androgene	partiell	intermediärmetabolische Bedeutung in der Steroidbiosynthese
Corticosteroide	?	mineralo- und glucocorticoid

gieaustausch zwischen dem mütterlichen und dem kindlichen Organismus steht. Daneben ist die Placenta aber ein sehr leistungsfähiges endokrines System, das von Beginn der Schwangerschaft an zahlreiche Steroid- und Proteohormone bildet. Sie steuert damit nicht nur die Schwangerschaft selbst, sondern ist auch maßgeblich an den spezifischen Veränderungen des mütterlichen Organismus in deren Verlauf beteiligt. Die Vielseitigkeit ist dabei erstaunlich. Die heute bekannten Proteohormone, die in der Placenta weitgehend autonom gebildet werden, üben luteotrope, mammotrope, somatotrope, antiinsulinäre und wahrscheinlich thyreotrope Effekte aus. Die Steroidbiosynthese leistet ebenfalls Außerordentliches, doch ist bei diesen Hormonen das fetoplacentare Zusammenspiel von großer Bedeutung.

Die wichtigsten gesicherten oder postulierten hormonalen Prinzipien der Placenta sind in Tabelle 1 zusammengestellt.

a) HCG

Die Produktions-, Sekretions- und Ausscheidungsverhältnisse von HCG in der normalen Schwangerschaft wurden durch zahlreiche Untersucher mit biologischen, immunologischen und radioimmunologischen Methoden überprüft, wobei die Ergebnisse in großen Zügen übereinstimmen. Die absoluten Werte lassen sich allerdings oft schwer vergleichen.

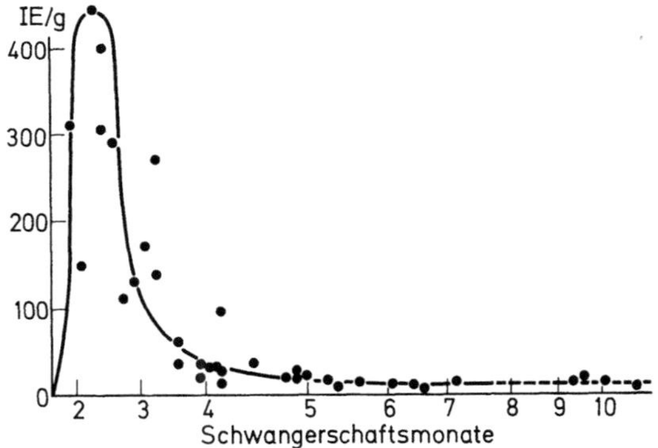

Abb. 6. HCG-Konzentration in der Placenta in der normalen Schwangerschaft (biologisch bestimmt). (Nach Diczfalusy, 1953)

Schon etwa 10 Tage nach der Konzeption beginnt der Trophoblast, HCG in zunächst geringen, dann aber rasch ansteigenden Mengen zu bilden. Nach etwa 10 Wochen wird indessen bereits ein mittlerer Spitzenwert von 450 IE pro g Placenta erreicht (Diczfalusy, 1953). Im 4. Monat sinken die Titer rasch unter 50 IE pro g ab und ändern sich dann im weiteren Verlauf der Gradivität nicht mehr wesentlich (Abb. 6).

Im Serum verhalten sich die HCG-Spiegel sehr ähnlich. Die Maximalwerte werden ebenfalls zwischen der 8. und 12. Woche erreicht, hierauf sinken sie ebenfalls wieder rasch ab. Beziehungen der Titerhöhe zum Geschlecht des Kindes, wie sie von Brody (1965) postuliert wurden, erscheinen äußerst fraglich.

Im Urin wird schon 22–24 Tage nach der Konzeption, beziehungsweise 36–38 Tage nach der letzten Menstruation der Spiegel von 1000 IE/l überschritten, womit die üblichen, empfindlicheren Schwangerschaftsreaktionen positiv ausfallen. Es folgt dann wie in der Placenta und im Serum ein steiler Anstieg der HCG-Ausscheidung, wobei in der 8.–12. Woche immunochemische Werte von 80000–240000 IE/l erreicht werden (Keller, 1966). In der 13.–17. Woche sinken die Titer ebenso rasch wieder ab und verbleiben während der restlichen Schwangerschaft in einem Bereich zwischen 5000 und 30000 IE/l (Abb. 7); in einzelnen Fällen kann allerdings sogar die Grenze von 1000 IE/l unterschritten werden, ohne daß eine faßbare Störung der fetoplacentaren Funktion vorliegen würde. Die frappante Übereinstimmung zwischen den placentären und urinären Verhältnissen geht aus Abb. 6 und 7 hervor.

Die Bedeutung der HCG-Produktion mit ihrem typischen Maximum im ersten Trimenon ist nicht restlos geklärt. Es wird angenommen, daß eine der möglichen Funktionen dieses Hormons in der Sti-

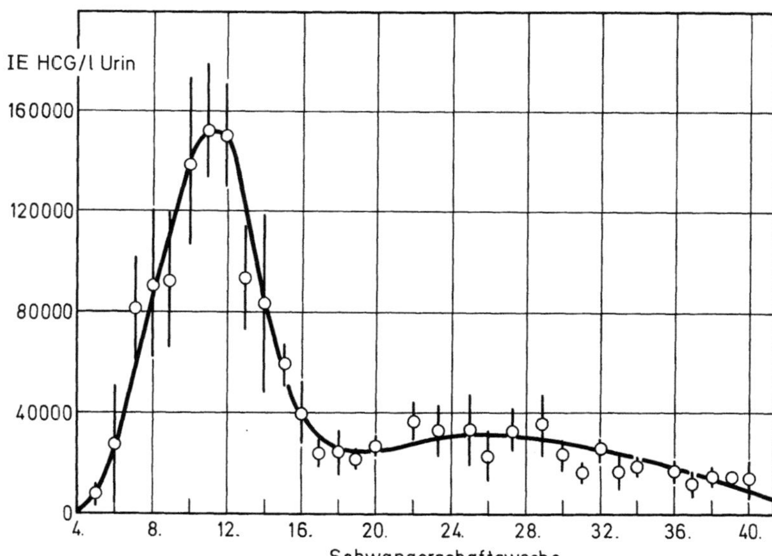

Abb. 7. HCG-Ausscheidung im Urin in der normalen Schwangerschaft, Mittelwerte und Standardabweichungen (immunochemisch bestimmt). (Nach KELLER, 1966)

mulation des Corpus luteum graviditatis besteht. Tatsächlich haben zahlreiche Untersuchungen ergeben, daß HCG einen ausgeprägten luteinisierenden und luteotropen Effekt hat und auch in der Lage ist, beim Menschen die Lutealphase zu verlängern. In vitro Versuche am menschlichen Corpus luteum haben zudem gezeigt, daß die Inkorporation von C_{14}-Acetat in Progesteron, 17-Hydroxyprogesteron, Oestradiol und Oestron unter HCG verstärkt wird (RICE, 1964). Im Tierversuch konnte ebenfalls eine stimulierende Wirkung auf die Biosynthese von Progesteron (MASON, 1962) und auf die Aktivität der Endopeptidasen (JUNG, 1962) nachgewiesen werden.

Die Wirkung auf die Placenta selbst ist ebenfalls nur wenig geklärt. Perfusionsstudien haben immerhin ergeben, daß HCG die Transformierung von 16-hydroxylierten C_{19}-Steroiden zu Oestriol stimuliert (TROEN, 1961, 1962; VARANGOT, 1962), womit der Einfluß auf die Steroidbiosynthese als gesichert gelten darf. Ob und inwieweit ein stimulierender Einfluß auch auf das fetale Endocrinium besteht, läßt sich heute noch nicht mit Sicherheit entscheiden. Es scheint aber, daß sowohl die Nebennierenrinde als auch die Testes und Ovarien beeinflußt werden können. Die HCG-Produktion ist weitgehend unabhängig von der fetalen Funktion; Nabelschnurligatur in utero vermindert die Titer nicht (CASSMER, 1959).

So schwierig wie die Frage nach dem Sinn der HCG-Produktion ist auch diejenige nach der Regulation zu beantworten. Die Existenz eines Rückkoppelungsmechanismus ähnlich demjenigen zwischen Sexualsteroiden und Ausschüttung der hypophysären Gonadotropine ist eher fraglich, obwohl verschiedene Autoren unter synthetischen Oestrogenen und Gestagenen ein diskretes Absinken der HCG-Titer zu beobachten glaubten. Positive und negative Einflüsse von Oestriol und Dehydroepiandrosteron wurden postuliert (LAURITZEN, 1966). Ob hohe Mengen von HCG seine Eigenproduktion hemmen, erscheint ebenfalls fraglich, immerhin wurde nach Injektion von HCG ein leichter Abfall beschrieben (DICZFALUSY, 1956). Präzise Bestimmungsmethoden dürften einige dieser Probleme in den nächsten Jahren lösen.

b) HPL

Das menschliche placentare Lactogen wird bereits $3^1/_2$ Wochen nach der Befruchtung im Trophoblasten nachweisbar, wobei die Konzentration während der ganzen Schwangerschaft mit 1–10 g pro 100 g Placenta weitgehend konstant ist (JOSIMOVICH, 1964). Die Plasmaspiegel steigen im Verlaufe der Schwangerschaft dagegen kontinuierlich an (Abb. 8). Der erste Nachweis gelingt im allgemeinen in der 6. bis 7. Woche, die mittleren Werte betragen in der 12. Woche 0,5, in der 24. Woche 2,5 μg/ml und erreichen jenseits der 35. Woche ein Plateau von etwa 6 μg/ml (KELLER, 1970). Im Urin wird nur sehr wenig HPL ausgeschieden. Die Tagesproduktion am Ende der Schwangerschaft wird auf 0,3–1 g geschätzt.

Die Funktion des placentaren Lactogens ist wiederum nicht einfach zu definieren. Die Tatsache, daß im fetalen Kreislauf höchstens Spuren dieses Hormons nachweisbar sind, lassen den Schluß zu, daß die Hauptwirkung wohl in der Placenta und im mütterlichen Organismus ausgeübt werden muß.

HPL hat zweifellos eine schwache somatotrope Wirkung, was sich auch im Tierversuch sowohl im Tibiatest wie in der Aufnahme von markiertem Sulfat im Rippenknorpel hypophysektomierter Ratten nachweisen läßt (KAPLAN, 1964). Bei Mäu-

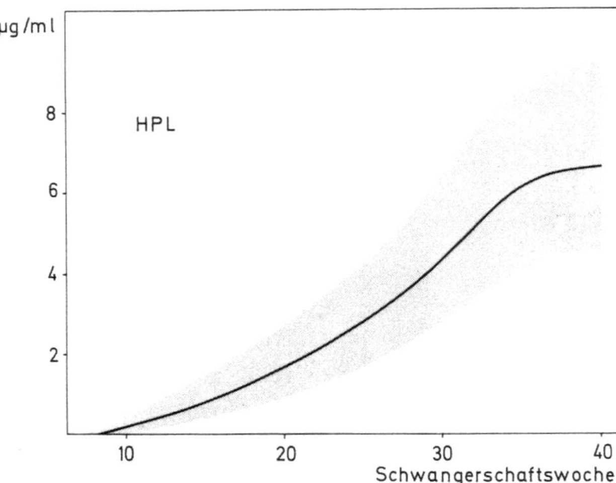

Abb. 8. HPL-Konzentration im Serum in der normalen Schwangerschaft, Mittelwert und 95% Normalbereich (radioimmunologisch bestimmt). (Nach KELLER, 1970)

sen und Ratten tritt auch ein allgemeiner Gewichtsanstieg ein (FRIESEN, 1965). Möglicherweise erklärt sich so auch das bei graviden Frauen nicht selten beobachtete Schwangerschaftsacromegaloid. Unter experimentellen Konditionen scheint die Stickstoffretention beim Menschen unter HPL wesentlich geringer als unter Wachstumshormon zu sein, dagegen tritt unter hohen Dosen ein Anstieg der freien Fettsäuren ein (GRUMBACH, 1966). Neben dem Fettstoffwechsel hat HPL auch auf den Zuckerstoffwechsel einen eindeutigen Einfluß in diabetogenem, antiinsulinärem Sinne. Möglicherweise läßt sich so die Verschlechterung latenter Diabetesfälle in graviditate erklären (s.S. 776f.). Die physiologische Bedeutung dieser Funktion könnte in einer Erhöhung des Glucoseangebotes an den schwangeren Organismus durch Mobilisierung freier Fettsäuren liegen (GRUMBACH, 1966).

Ähnlich dem menschlichen Wachstumshormon übt HPL auch einen prolactinähnlichen, mammotropen Effekt aus, der sich sowohl am Taubenkropfsack wie anhand der Milchsekretion schwangerer und pseudoschwangerer Kaninchen zeigen läßt. Die lactogene Wirkung findet sich überdies in Gewebekulturen von Milchdrüsen der Maus, wo unter anderem in Anwesenheit von Insulin und Cortisol die Caseinsynthese gefördert wird und gleichzeitig eine Zellvermehrung stattfindet (TURKINGTON, 1966). HPL wirkt dabei im Tierversuch sehr ähnlich wie Prolactin.

Eine weitere Eigenschaft dieses Hormons ist die luteotrope Wirkung, die im Tierversuch durch HCG synergistisch verstärkt werden kann (JOSIMOVICH, 1966). Über die diesbezüglichen Verhältnisse beim Menschen kann zur Zeit nichts ausgesagt werden.

Der Einfluß auf die Placenta selbst und deren Steroidbiosynthese ist noch umstritten, darf aber als wahrscheinlich betrachtet werden. Nachgewiesen wurde vor allem wiederum die Stimulierung der Umwandlung von 16-OH-Dehydroepiandrosteron in Oestriol (TOMINAGA, 1967).

c) Andere Proteohormone

Neben den beiden erwähnten, recht gut charakterisierten Proteohormonen der Placenta, wird möglicherweise auch ein choriales Thyrotropin (HCT, Human Chorionic Thyrotropin) produziert, das für die relativ hohe thyrotrope Aktivität von Schwangerenserum verantwortlich sein könnte (HENNEN, 1969).

Aufgrund der exzessiv hohen Prolactinwerte im Fruchtwasser, wird neuerdings auch eine choriale Bildung dieses Hormons in Erwägung gezogen (FRIESEN, 1972); schlüssige Beweise für diese These stehen aber noch aus.

Placentaextrakte enthalten auch eine adrenocorticotrope Aktivität (JAILER, 1950; NEHER, 1961), die aber wahrscheinlich eher aus der Adenohypophyse der Mutter als aus der Placenta selbst stammt.

Die Plasma-Reninkonzentration steigt in der frühen Schwangerschaft an und fällt bei der Entbindung (s. Kap. XV).

Ein weiterer Wirkstoff, der sich aus der Placenta, aber auch aus dem Uterus und den Ovarien extrahieren läßt, ist das Relaxin (HISAW, 1950; ZARROW, 1958), ein Polypeptid, dessen hormonaler Charakter jedoch recht zweifelhaft ist.

d) Oestrogene

Sowohl in der Placenta als auch im mütterlichen Blut und Urin nehmen die Oestrogenkonzentrationen im Verlaufe der Schwangerschaft rasch zu. In der Placenta sind die drei klassischen Oestrogene vorwiegend in freier Form vorhanden, die Angaben der Mengen schwanken, nach DICZFALUSY (1961) betragen sie am Ende der Schwangerschaft 37–64 µg Oestron, 3–142 µg Oestradiol und 125–287 µg Oestriol pro kg Frischgewicht, wobei das letztere demnach überwiegt. Ein wesentlich kleinerer Anteil liegt in konjugierter Form vor. Neben den erwähnten Oestrogenen konnten auch 16-Epioestriol, 17-Ketooestradiol und 6-Methoxyoestron aus der Placenta isoliert werden. Die Sekretionsrate für die Gesamtoestrogene wurde in der 10. Woche auf 1 mg, in der 20. Woche auf 20 mg und am Termin auf 40–100 mg geschätzt (BROWN, 1957).

Mehr bekannt ist über das Verhalten der Oestrogene im Blut. Nach der Konzeption entfällt als erstes der prämenstruelle Abfall, dann steigen die Werte kontinuierlich an, die Konzentration der nichtkonjugierten Steroide beträgt am Termin für Oestron 3–20 ng/ml, für Oestradiol 10–40 ng/ml und für Oestriol 5–20 ng/ml Plasma (MASSON,

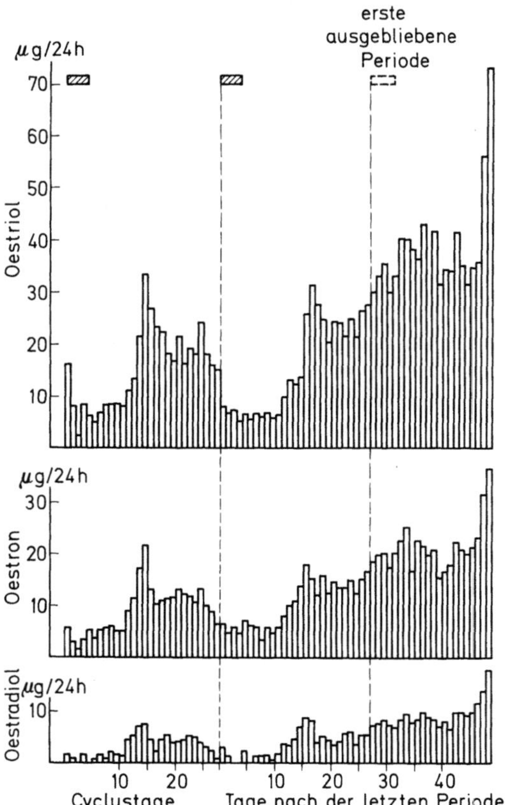

Abb. 9. Ausscheidung von Oestron, Oestradiol und Oestriol im Urin im Zyklus und nach Eintritt einer Konzeption. (Nach BROWN, 1956)

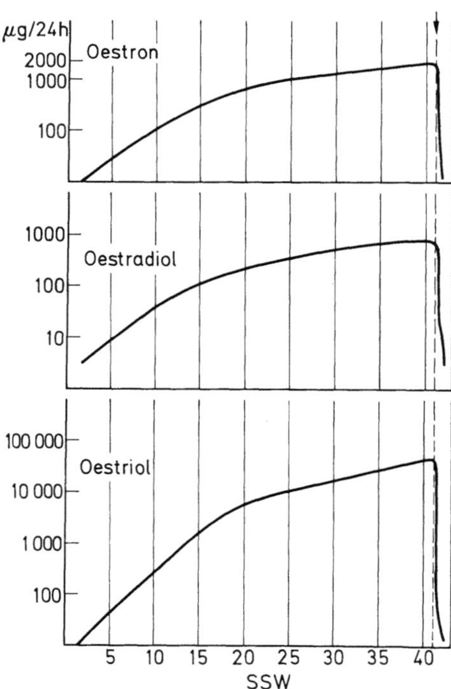

Abb. 10. Ausscheidung von Oestron, Oestradiol und Oestriol in einer normalen Schwangerschaft. (Nach Originalwerten von BROWN, 1956)

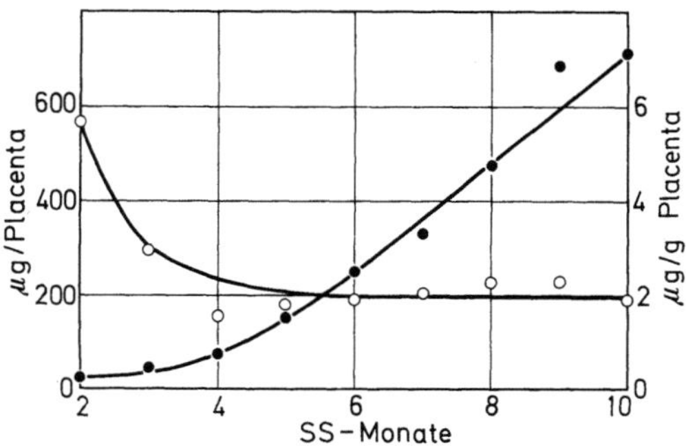

Abb. 11. Gesamtprogesteronmenge und Progesteronkonzentration pro g in der Placenta in der normalen Schwangerschaft; Mittelwerte von 80 Bestimmungen. (Nach ZANDER, 1956)

1973; LINDBERG, 1974; DAWOOD, 1974; KUENZIG, 1974; CLEARY, 1974). Im fetalen Blut liegen die Oestron- und Oestradiolwerte ähnlich, während das vorwiegend sulfokonjugierte Oestriol weit stärker überwiegt.

Von Wichtigkeit sind aus den später zu besprechenden diagnostischen Gründen die Ausscheidungsverhältnisse im Urin. Auch hier bleibt nach der Konzeption der prämenstruelle Abfall aus, und bereits 14 Tage nach der Konzeption werden die ovulatorischen Titer wieder erreicht (Abb. 9). Das Verhältnis

$$\frac{\text{Oestriol}}{\text{Oestron} + \text{Oestradiol}}$$

verschiebt sich von Beginn der Schwangerschaft bis zum Termin von etwa 1 bis auf 10, indem die Ausscheidung von Oestriol in diesem Zeitraum um das 1000fache, diejenige von Oestron und Oestradiol lediglich um das 100fache ansteigt (Abb. 10). Die Gründe hierfür liegen wie erwähnt wahrscheinlich im renalen Verhalten.

Die physiologische Bedeutung der enormen Oestrogenmengen in der Schwangerschaft ist nicht restlos geklärt. An erster Stelle dürften aber die wachstumsfördernden Effekte auf den Uterus durch Verstärkung der Proteinsynthese stehen. Es ist ferner bekannt, daß an der Zellmembran der Myometriumszelle Elektrolytverschiebungen und Veränderungen des Membranpotentials stattfinden, die für die Contractilität von Bedeutung ist. Auch in der Vorbereitung der Lactation spielen die Oestrogene eine wesentliche Rolle (s.S. 639).

e) Progesteron

Auch die Progesteronkonzentration in der Placenta nimmt im Laufe der Schwangerschaft zu. Sie beträgt am Termin im Mittel 1,9 mg/kg und ist damit geringer als in den früheren Stadien der Gravidität; die Gesamtmenge nimmt allerdings zu (Abb. 11). Die myometriale Konzentration steigt dagegen während der ganzen Schwangerschaft an. Die Sekretionsrate wird im ersten und zweiten Tri-

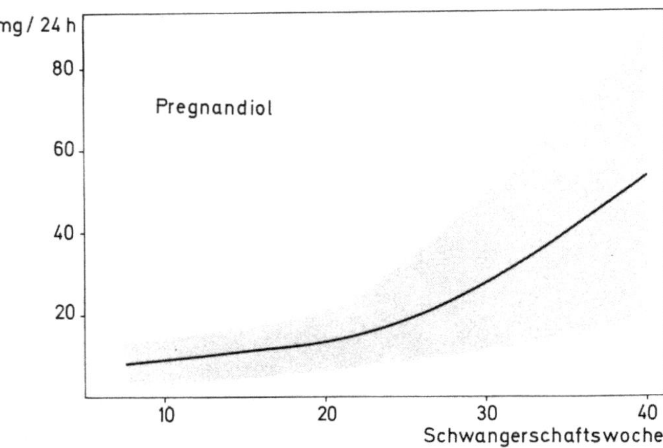

Abb. 12. Pregnandiolausscheidung im Urin in der normalen Schwangerschaft, Mittelwerte und 95% Normalbereich. (Nach KELLER, 1976)

menon auf 30–250 mg/24 h, im letzten Trimenon auf 190–840 mg/24 h geschätzt (SALOMON, 1962; TAUBERT, 1963; RYAN, 1966; ZANDER, 1967). Ein großer Teil des in den Kreislauf gelangenden Progesterons wird im Fettgewebe gespeichert.

Im mütterlichen Blut findet ebenfalls ein beachtlicher Anstieg des Progesteronspiegels statt. Im ersten Trimenon finden sich Werte zwischen 10 und 70 ng/ml, im zweiten zwischen 30 und 90 ng/ml und im letzten Trimenon schließlich solche von 50–200 ng/ml Plasma (AITKEN, 1958; SHORT, 1962; VAN DER MOLEN, 1963; LINDBERG, 1974; KELLER, 1976). Die höchsten Konzentrationen finden sich im Retroplacentarblut und in der Nabelschnurvene, während in der Nabelschnurarterie die in Stellung 20 und 17 hydroxylierten Progesteronmetaboliten mit schwächerer gestagener Wirkung überwiegen (s.S. 618).

Wie auch im nichtschwangeren Zustand ist das wichtigste Ausscheidungsprodukt von Progesteron das Pregnandiol in vorwiegend glucuronidierter Form (s.S. 619). Die Ausscheidungswerte desselben steigen von 4–8 mg/24 h zu Beginn der Schwangerschaft auf 20–80 mg/24 h am Termin an (Abb. 12).

Die physiologische Bedeutung des Progesterons und seiner Metaboliten ist beim Menschen ebenfalls noch nicht restlos geklärt. Aufgrund von Tierversuchen wurde angenommen, daß es in erster Linie der Schwangerschaftserhaltung im Sinne der Ruhigstellung des Uterus gegenüber neurohypophysären Einflüssen dient (s.S. 637). Zweifellos spielt es ferner zusammen mit den Oestrogenen bei der Vorbereitung des mütterlichen Organismus auf Geburt und Lactation eine ausschlaggebende Rolle (s.S. 639).

f) Androgene und Corticosteroide

Wie aus der Darstellung der Bildung und des Metabolismus der placentaren Steroide ersichtlich, spielen die Androgene als Intermediärprodukte bei der Biosynthese der Oestrogene eine Rolle; es handelt sich dabei in erster Linie um Dehydroepiandrosteron und Androstendion. Im Nabelschnurblut wurde auch Adrenosteron und 11β-Hydroxyandrostendion nachgewiesen (ZANDER, 1962).

Cortisol kann sowohl in der Placenta wie auch im Nabelschnurblut vorgefunden werden (NEHER, 1961). Zweifelsohne ist die fetale Nebennierenrinde in der Lage, bereits in der ersten Schwangerschaftshälfte aus Progesteron und möglicherweise auch aus Acetat Cortisol zu bilden, das in die Placenta und auch in den mütterlichen Kreislauf gelangt. Ein eindeutiger Beweis für eine direkte placentäre Biosynthese konnte dagegen bis heute nicht geliefert werden (DICZFALUSY, 1964). Auch für andere Corticosteroide konnte die Bildung in der Placenta selbst nicht gesichert werden, obwohl beispielsweise auch Aldosteron in geringen Mengen isoliert wurde (BERLINER, 1956).

2. Der feto-placento-maternelle Hormonaustausch

Das mütterliche und fetale Kompartiment bilden zusammen mit der Placenta eine endokrine Einheit, die insbesondere bezüglich der Steroidhormone nur als Ganzes verstanden werden kann (Schema 3).

Die Proteohormone der Mutter treten im allgemeinen nicht oder nur in geringen Mengen durch die Placentarmembran in den Feten über. TSH und ACTH dürften kaum in wirksamen Mengen in den fetalen Kreislauf gelangen (TOROK, 1951; KNOBIL, 1959), ebensowenig STH (GITLIN, 1965; LARON, 1966). HCG läßt sich zwar nachweisen, seine Konzentration liegt aber bedeutend tiefer als im mütterlichen Blut und Gewebe. HPL wird praktisch nur in der Placenta und im mütterlichen Organismus gefunden. Insulin scheint partiell die Placentarschranke zu passieren, die Konzentrationen im Nabelschnurblut sind aber bedeutend geringer als bei der Mutter (JOSIMOVICH, 1961).

Die Schilddrüsenhormone gelangen ebenfalls nur sehr langsam in das fetale Kompartiment (GRUMBACH, 1956), ebenso die Corticosteroide (MIGEON, 1956). Aus der klinischen Besserung bei Schwangeren mit Morbus Addison ist geschlossen worden, daß diese Steroide andrerseits auch vom Feten an die Mutter abgegeben werden können. Androgene treten zweifelsohne in stärkerem Maße in den fetalen Kreislauf über, wo sie zu Virilisierung weiblicher Früchte führen können (MÜRSET, 1970).

Wesentlich komplizierter sind die Verhältnisse für die übrigen Sexualsteroide, die in Abschnitt C ausführlich geschildet wurden. Sowohl Oestrogene wie Progesteron zirkulieren frei zwischen dem fetalen, placentaren und mütterlichen Kompartiment. Da die Placenta wohl zur selbständigen Pro-

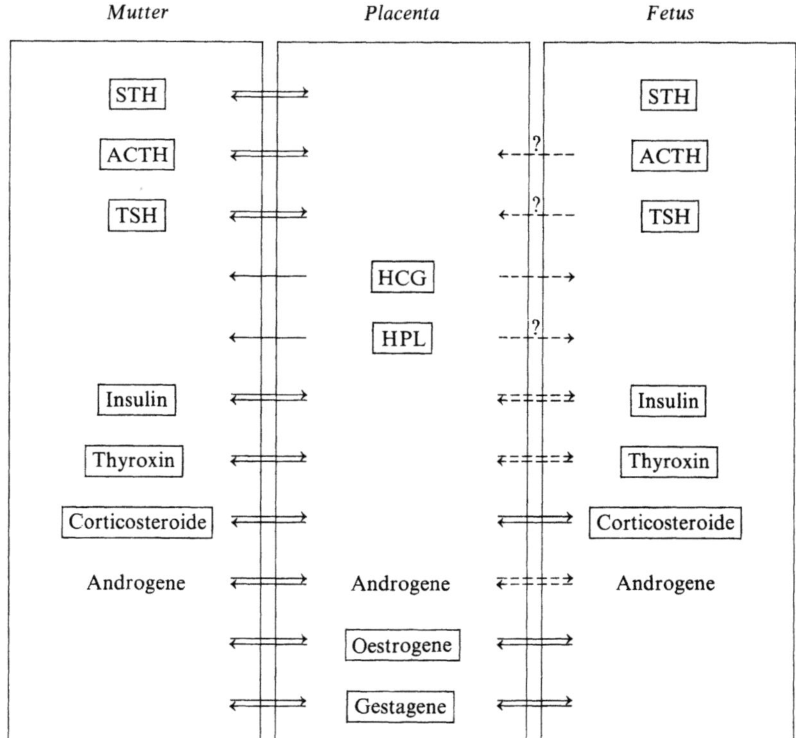

Schema 3. Vereinfachte Darstellung des feto-placento-maternellen Hormonaustausches

gesteronbildung, nicht aber zu einer wesentlichen de novo Produktion von Oestrogenen, insbesondere von Oestriol, im Stande ist, hat dieser Austausch in der Steroidbiosynthese erhebliche Bedeutung; es sei hier lediglich auf die Bereitstellung von Oestrogenvorläufern wie Dehydroepiandrosteron und auf die 16-Hydroxylierung im fetalen Kompartiment hingewiesen. Generell liegen die Steroide im mütterlichen System und beim Feten in konjugierter, in der Placenta vor allem in freier Form vor.

3. Die Funktion anderer endokriner Drüsen in der Schwangerschaft

a) Hypophyse

Die Gonadotropinproduktion der Adenohypophyse ist während der Schwangerschaft wahrscheinlich unter dem Einfluß der placentaren Steroide sehr gering (Philipp, 1930; Bettendorf, 1966). In neuerer Zeit ließ sich aber radioimmunologisch immerhin eine FSH-Aktivität im Serum nachweisen, so daß für eine endgültige Stellungnahme noch Zurückhaltung am Platze ist. Die Bildung von TSH, ACTH, STH und MSH dürfte im ganzen eher gesteigert sein, wofür auch die intensive Tätigkeit der Thyreoidea, die Vergrößerung der Nebennierenrinde und die gelegentlich beobachteten akromegalen Erscheinungen sprechen. Inwieweit die Bildung von Prolactin (s.S. 619) in der Schwangerschaft ansteigt, ist nicht genau bekannt; ebenso können auch keine endgültigen Angaben über die Funktion der Neurohypophyse und die Sekretion von Oxytocin und Vasopressin in der Schwangerschaft gemacht werden.

b) Ovar

Das Corpus luteum graviditatis ist in der Lage sowohl Oestrogene wie Progesteron aus Acetat zu synthetisieren. Die Progesteronkonzentration beträgt durchschnittlich 12 µg/g. Möglicherweise können die Luteinzellen auch androgen wirksame Hormone produzieren, bei Hyperplasie mag es in seltenen Fällen zu vorübergehenden Virilisierungserscheinungen kommen.

Die hormonale Funktion des Gelbkörpers dürfte für die Erhaltung der Frühschwangerschaft eine Rolle spielen. Beim Menschen ist der Trophoblast allerdings schon recht bald befähigt, selbst ausreichende Mengen an Progesteron zu synthetisieren. Bei gewissen Tierarten, wie bei Kühen, Kaninchen und Ratten, ist der Gelbkörper dagegen für die Erhaltung der Schwangerschaft unentbehrlich.

c) Nebennierenrinde

Die 17-Hydroxycorticosteroide steigen im Verlaufe der Schwangerschaft im Plasma an (Gemzell, 1953). Inwieweit dies nur einer verstärkten Funktion der mütterlichen Nebennierenrinde zuzuschreiben ist, kann nicht mit Bestimmtheit entschieden werden. Die bereits erwähnte klinische Besserung bei Erkrankung an Morbus Addison läßt aber die Vermutung zu, daß der Fetus, weniger wahrscheinlich die Placenta, namhaft an der Produktion von Corticosteroiden beteiligt sein könnte.

Auch die Cortisolspiegel steigen an, doch handelt es sich dabei wahrscheinlich vor allem um eine oestrogen-induzierte, vermehrte Bindung an ein Plasmaglobulin, das als Transcortin bezeichnet wird (Sandberg, 1959). Die biologische Halbwertszeit wird dadurch verlängert, die Gesamtmenge an Cortisol steigt an. Da transcortingebundenes Cortisol biologisch unwirksam zu sein scheint, kommt es normalerweise in der Schwangerschaft dennoch nicht zu klinischen Zeichen von Hypercorticismus. Bei Patientinnen mit Nebennierenrindeninsuffizienz ist kein Cortisol nachweisbar, so daß extraadrenale Quellen keine wesentliche Rolle zu spielen scheinen (Baulieu, 1957).

Die Aldosteronproduktion und -sekretion ist in der Schwangerschaft ebenfalls bis zehnmal höher (van de Wiele, 1960; Stark, 1963). Bei adrenalektomierten Frauen bleibt der Anstieg aus (Laidlaw, 1958); wieder darf deshalb angenommen werden, daß auch in diesem Falle die mütterliche Nebennierenrinde die hauptsächliche Produzentin ist.

Sowohl für die Konzeption wie für die Erhaltung der Schwangerschaft ist eine vollständige funktionstüchtige Nebennierenrinde nicht unbedingt erforderlich; auch bei klinisch manifester Unterfunktion kann eine Gravidität komplikationslos ausgetragen werden. Bei M. Addison oder nach Adrenalektomie verläuft die Schwangerschaft unter adäquater Substitution normal (s. Kap. VII, S. 323).

d) Thyreoidea

Die Thyroxinproduktion nimmt während der Schwangerschaft beträchtlich zu (Freedberg, 1957). Im Plasma steigt die Konzentration auch an, doch handelt es sich wie beim Cortisol in erster Linie um eine oestrogen-gesteuerte vermehrte Bindung von Thyroxin an Plasmaproteine.

Massive Über- und Unterfunktion der Schilddrüse spielt für die Schwangerschaft eine geringe Rolle, da meist Sterilität besteht.

4. Die hormonalen Wirkungen auf den mütterlichen Organismus

Die enorme Produktion an Sexualsteroiden und Proteohormonen durch die Placenta führt zu einer Reihe von Veränderungen im genitalen und extragenitalen Bereich, die teilweise der metabolischen Umstellung in der Schwangerschaft teilweise der Geburtsvorbereitung dienen.

a) Uterus

Der Uterus nimmt im Verlaufe der Schwangerschaft um das 12- bis 20fache an Gewicht zu, sein Innenvolumen steigt etwa um das 600- bis 800fache (Cretius, 1967). Die Größenzunahme beruht vor allem auf einer Hypertrophie der bereits vorhandenen Muskelzellen, deren Länge um etwa das 10fache ansteigt, weniger auch auf einer Hyperplasie, die eigentlich nur in der Frühschwangerschaft eine gewisse Rolle spielt. Im Tierversuch zeigte sich, daß Oestradiol praktisch nur einen hypertrophisierenden, Oestradiol und Progesteron zusammen auch einen hyperplastischen und Progesteron allein überhaupt keinen Effekt ausübt (Brody, 1961). Die hormonale Steuerung des Uteruswachstums scheint demnach ebenfalls komplex zu sein. In der Myometriumszelle kommt es zu einer Anreicherung von contractilen Proteinen; unter dem Einfluß der Oestrogene nehmen ferner die Energiedonatoren, so ATP, Kreatinphosphat und Glykogen, zu. Auch Verschiebungen im Ionengehalt, die teilweise für die Motilität des Uterus verantwortlich sind, müssen sehr wahrscheinlich steroidalen Einflüssen zugeschrieben werden (s.S. 623). Der myometrale Wassergehalt nimmt zu und führt zu einer stärkeren Durchsaftung des Gewebes.

Das Gefäßsystem des Uterus zeigt ebenfalls charakteristische Veränderungen; die Spiralarterien strecken und erweitern sich, daneben kommt es zu einer echten Vermehrung. Die Gefäßwände hypertrophieren. Die Durchblutung steigt von etwa 50 ml/min auf 500 bis 750 ml/min (Cretius, 1967).

Die Corpusmucosa wandelt sich vorwiegend unter dem Einfluß von Progesteron und synergistisch auch der Oestrogene vom sekretorischen Stadium in die eigentliche Decidua um, die sich rasch verdickt und in das oberflächliche Stratum compactum und das darunterliegende Stratum spongiosum differenziert. Es kommt damit zu einer weiteren Vergrößerung der Drüsen, die auch Zeichen verstärkter Sekretion aufweisen und das Zwischengewebe weitgehend verdrängen.

Unter den gleichen hormonalen Einflüssen verändert sich auch die Cervix; das Bindegewebe lokkert sich auf, die Gefäße nehmen an Zahl und Größe zu. Die Hyperämie im Venennetz äußert sich klinisch als Livor. Die Cervicaldrüsen wuchern in die Tiefe, verzweigen sich und dringen in das Bindegewebe vor. Sie sezernieren Schleim, der beim Eintrocknen im allgemeinen kein Arborisationsphänomen zeigt.

b) Vagina

Ähnlich wie bei der Cervix erfolgt auch in der Vagina eine Auflockerung des Gewebes; wodurch in erster Linie der später folgende Geburtsvorgang erleichtert wird. Weite, Länge und Dehnbarkeit nehmen zu, die Vascularisation verstärkt sich, die

Venen erweitern sich. Die Dicke des Vaginalepithels nimmt vorwiegend unter dem Einfluß der Oestrogene zu, verbreitert ist dabei speziell die Intermediärschicht. Die Zellabschilferung ist beschleunigt, das Scheidensekret vermehrt. Im Zellabstrich finden sich vor allem Intermediärzellen.

Vulva, Damm und Beckenboden zeigen ähnliche Auflockerungserscheinungen.

c) Brustdrüse

Die hormonale Vorbereitung der Milchdrüse für die Lactation ist in Abschnitt G abgehandelt.

d) Skelet

Alle Gelenke im Beckenbereich lockern sich im Verlauf der Schwangerschaft unter dem Einfluß der Sexualsteroide. Am ausgeprägtesten sind die Veränderungen in der Symphyse, die sich um einige Millimeter erweitert. Die Vorgänge dürften wieder in erster Linie der Geburtsvorbereitung dienen. Inwiefern andere Faktoren, beispielsweise das Relaxin (s.S. 622), daran beteiligt sind, ist derzeit noch unklar.

e) Haut

Die Haut zeigt in der Schwangerschaft ebenfalls eine Reihe von teilweise hormonal bedingten Veränderungen. 75% der Frauen weisen gegen Ende der Gravidität eine besonders im Bereich der Brüste, der Linea alba, der Vulva und Analregion verstärkte Pigmentation auf, die bei Dunkelhaarigen recht ausgeprägt sein kann. Öfters bilden sich auch im Gesicht gelbe bis braune Flecken, die als Chloasma bezeichnet werden. Neben der Wirkung der Oestrogene könnte es sich ursächlich auch um eine verstärkte Ausschüttung von melanophorenstimulierendem Hormon (MSH) aus der Adenohypophyse handeln. Nach ROTHMAN (1954) soll Progesteron dieses Hormon, möglicherweise aber auch direkt die Melanocyten, aktivieren.

Beim Zustandekommen der Striae gravidarum, wie sie wieder bei einem beträchtlichen Teil der schwangeren Frauen vor allem am Bauch, aber auch an den Brüsten und am Gesäß, beobachtet werden können, dürften neben den mechanischen Überdehnungsfaktoren und der konstitutionellen Veranlagung auch die Corticosteroide eine gewisse Rolle spielen.

Gefäßveränderungen sind recht häufig, besonders im Sinne von teleangiektatischen, spinnenartigen Gefäßzeichnungen an den Beinen, Oberarmen und gelegentlich im Gesicht. Es handelt sich dabei möglicherweise um oestrogene Einflüsse.

f) Gastrointestinaltrakt

Die Peristaltik ist oft bereits in der frühen Schwangerschaft vermindert; es besteht Neigung zu Obstipation. Neben der parasympathischen Umstellung dürfte Progesteron, das generell den Tonus glatter Muskulatur herabsetzt, von Bedeutung sein. Ähnliche Erscheinungen werden auch an der Gallenblase sowie an den Ureteren und am Nierenbecken beobachtet.

g) Wasserhaushalt

Oestrogene haben einen natrium- und wasserretinierenden Effekt und erhöhen auch die Gefäßpermeabilität. Wie bereits prämenstruell kommt es im Zusammenhang mit dem Progesteron zu einer verstärkten Gewebsauflockerung und zu einer Zunahme der extracellulären Flüssigkeit um etwa 2–4 Liter. Etwa zwei Drittel dieser Menge finden sich im interstitiellen Gewebsraum, dessen Wasserbindungsvermögen zunimmt. Als Folge davon besteht schon in der normalen Schwangerschaft eine erhöhte Oedembereitschaft.

h) Basaltemperatur

Die Basaltemperatur (s.S. 593) bleibt nach Eintritt einer Schwangerschaft zunächst über 3 bis 4 Monate unter dem Einfluß von Progesteron im hyperthermen Bereich. Nachher sinkt sie allmählich trotz steigender Progesteronproduktion aus nicht bekannten Gründen ab und bleibt bis zum Partus tief. Das Ausbleiben der Menstruation bei gleichzeitig hoch bleibender Aufwachtemperatur spricht im allgemeinen für eine Frühgravidität.

E. Die gestörte Schwangerschaft

1. Die Fehlgeburt

a) Begriffe

Als Fehlgeburt oder Abort bezeichnet man die vorzeitige Beendigung der Schwangerschaft in den ersten 22 Wochen. Der Fetus ist dabei im allgemeinen nicht lebensfähig. Ursächlich unterscheidet man den spontanen und den legal oder illegal provozierten Abort. Bei einer leichteren Blutung und noch geschlossenem Cervicalkanal spricht man von einem Abortus imminens, sobald sich derselbe eröffnet von einem Abortus incipiens, der gewöhnlich nicht mehr aufzuhalten ist. Im weiteren Verlauf kommt es entweder zur partiellen oder vollständigen Ausstoßung des Schwangerschaftsproduktes, zum Abortus incompletus beziehungsweise completus. In der Frühschwangerschaft erfolgt dieser Vorgang meist einzeitig, später zweizeitig wie bei der Geburt, indem zunächst der Fetus, dann erst die Placenta geboren wird. Gelegentlich wird die abgestorbene Frucht retiniert, es handelt sich dann um eine verhaltene Fehlgeburt oder eine missed abortion. Folgen sich mehr als zwei Aborte hintereinander, so bezeichnet man sie als habituell. Die Fehlgeburt kann besonders nach illegalen Eingriffen durch Fieber oder gar Keiminvasion ins Gewebe kompliziert sein; es resultiert dann ein febriler beziehungsweise septischer Abort.

b) Häufigkeit

Die Fehlgeburt, die gehäuft im 2. und 3. Schwangerschaftsmonat eintritt, stellt eine der wesentlichsten Schwangerschaftskomplikationen dar. Genaue statistische Angaben lassen sich nur sehr schwer machen, da die Zahl der klinisch nicht erfaßten Fälle unbekannt bleibt. Man rechnet im allgemeinen mit etwa 10% Spontanaborten, bezogen auf die Gesamtzahl der Schwangerschaften. Wesentlich mehr ins Gewicht fallend sind aber die illegalen Aborte, deren Zahl im Mittel je nach Land bis 4mal höher als die der Spontanaborte geschätzt wird. Die Frequenz der habituellen Aborte ist gering; es wird mit einem Fall auf 300–400 Geburten gerechnet (JAVERT, 1957; KÄSER, 1961).

c) Pathogenese

Pathogenetisch können Abortursachen von seiten der Mutter und solche von seiten des Eies unterschieden werden. Unter den ersteren spielen vorab Veränderungen des Fruchtträgers eine Rolle. So können Mißbildungen wie der Uterus bicornis, Lageanomalien, fixierte Retroflexio, Myome, Insuffizienz der Cervix oder genitale Hypoplasie für Aborte verantwortlich sein. Infektionskrankheiten der Mutter, schwere Allgemeinerkrankungen, Unfälle Intoxikationen und vor allem psychische Faktoren sind ebenfalls von Bedeutung.

Unter den Ursachen von seiten der Frucht spielen die Abortiveier eine besonders große Rolle; oft sind dabei Mißbildungen des Embryoblasten und Trophoblasten kombiniert. Nach HERTIG (1949, 1956) können von jungen, nicht implantierten Eiern 50% Mißbildungen aufweisen, auch nach der Implantation beträgt der Prozentsatz noch 35. Ätiologisch dürften Chromosomenaberrationen eine wesentliche Rolle spielen; in 20–25% der Frühaborte wurden solche Veränderungen nachgewiesen (KERR, 1966). Trisomien, X-Monosomien und Triploiden sind besonders häufig. Auch Spermaanomalien können wahrscheinlich eine gewisse Bedeutung haben. Nach JOEL (1962) sollen bei 5,8% der habituellen Aborte hochgradig pathologische Spermiogramme gefunden werden.

Die Rolle endokriner Faktoren ist derzeit noch schwierig abzuschätzen. Die meisten nachgewiesenen Veränderungen im Hormonmuster dürften sekundärer Natur und Ausdruck einer Schädigung von Tropho- und/oder Embryoblast sein, so auch das Absinken der HCG-, HPL-, Oestrogen- und Progesteronspiegel. Immerhin ist doch anzunehmen, daß eine mangelhafte Funktion des Corpus luteum graviditatis in der Frühschwangerschaft, eine ungenügende Vorbereitung des Uterus durch Sexualsteroide und die thyreoidale Aktivität bedeutungsvoll sein können.

d) Diagnostik

Die Diagnose des Abortes wird in erster Linie klinisch durchgeführt. Die hormonale Diagnostik kann aber doch zusätzlich von Wichtigkeit sein, da sie besonders bei unklaren Fällen eine gewisse Aussagekraft über den Zustand des Trophoblasten hat.

Am wichtigsten ist die Bestimmung des Choriongonadotropins im Plasma oder Urin. Der Abortus imminens ist dabei durch weitgehend unauffällige Titer gekennzeichnet, solange die Schwangerschaft intakt ist. Ein normaler Wert läßt deshalb eine günstige Prognosestellung zu. Ist bereits eine erhebliche Schädigung des Trophoblasten eingetreten, so resultiert ein massiver Abfall (Abb. 13). HCG-Werte unter 5 IE/ml Plasma oder 5000 IE/l Urin zur Zeit des physiologischen Ausscheidungsmaximums zwischen der 7. und 12. Schwangerschaftswoche lassen eine konservative Behandlung als aussichtslos erscheinen. Bei der missed abortion sind die gefundenen Titer im Vergleich zur Amenorrhoedauer ebenfalls außerordentlich tief; über-

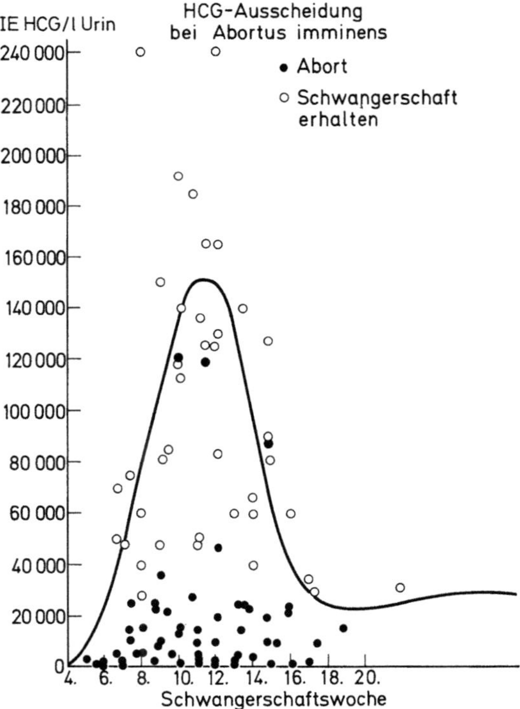

Abb. 13. HCG-Ausscheidung im Urin bei Abortus imminens mit günstigem und schlechtem Ausgang der Schwangerschaft (immunochemisch bestimmt). Die Kurve entspricht der mittleren Normalausscheidung (Nach KELLER, 1966)

lebendes placentares Gewebe kann aber noch während einiger Zeit zu positiven Schwangerschaftsreaktionen führen, dasselbe gilt sinngemäß auch für den Abortus incompletus. Nach sachgerechter Curettage sowie auch nach einer spontanen, vollständigen Ausstoßung des Eies ist hingegen mit handelsüblichen Schwangerschaftstests bereits nach wenigen Tagen kein HCG mehr nachweisbar.

Auch die Bestimmung von HPL eignet sich für die Diagnostik und Prognostik der gefährdeten Frühschwangerschaft, die Treffsicherheit ist recht gut. Da die Werte normalerweise kontinuierlich ansteigen, spielt die oft unsichere Schwangerschaftsdauer für die Beurteilung der Ergebnisse eine geringere Rolle.

Die Oestrogen- und Pregnandiolausscheidung sind bei Abortfällen ebenfalls erniedrigt; die praktische Bedeutung solcher Bestimmungen ist aber im Gegensatz zum 2. und 3. Trimester gering.

e) Behandlung

Hormonale Behandlungen des Abortes haben selbstverständlich nur bei noch intakter Gravidität einen Sinn, also beim Abortus imminens, sowie prophylaktisch bei habituellen Aborten und gelegentlich bei ausgesprochenen Risikoschwangerschaften oder bei operativen Eingriffen. Es werden zu diesem Zweck vor allem hochdosiert Gestagene, evtl. in Kombination mit Oestrogenen, verwendet, wobei man sich eine günstige Beeinflussung des Endometriums einerseits, eine Ruhigstellung des Myometriums (s.S. 624) und einen Wachstumseffekt auf den Uterus andererseits verspricht. Die Effektivität solcher Maßnahmen ist aber immer noch nicht über jeden Zweifel erhaben.

Die Behandlung kann selbstverständlich mit zahlreichen Präparaten durchgeführt werden. Immerhin muß darauf geachtet werden, daß keine Steroide mit intrauterin virilisierender Wirkung zur Anwendung gelangen. Oral kann vor allem Allyloestrenol (*Gestanon),* ein stark wirksames Gestagen, das placentotrope Wirkung haben soll, empfohlen werden. Beim Abortus imminens ist eine tägliche Dosierung von 15–30 mg in drei Gaben über etwa eine Woche notwendig, bei habituellen Aborten muß möglichst bald nach der ausgebliebenen Menstruation mit einer Dauerbehandlung von 5–10 mg pro Tag eingesetzt werden. Sie sollte mehrere Wochen über den kritischen, d.h. bisher zum Verlust der Schwangerschaft führenden Zeitpunkt fortgesetzt werden. Selbstverständlich kann auch Progesteron beispielsweise in Form von *Lutocyclin* in öliger Lösung oder als Kristallsuspension intramuskulär appliziert werden. Die tägliche Dosierung, die im letzteren Fall durch ein wöchentliches Depot ersetzt wird, soll beim Abortus imminens mindestens 25–100 mg betragen. Sehr bewährt hat sich im weitern die intramuskuläre Injektion von 250 mg 17α-Hydroxyprogesteronkapronat *(Proluton-Depot)* alle 2 oder 3 Tage sowie die Kombination desselben mit einem Oestrogen, z.B. Oestradiolvalerianat in Form von *Gravibinon.* Bei diesem Präparat soll beim Abortus imminens zunächst täglich 1 ml (250 mg 17α-Hydroxyprogesteroncapronat, 5 mg Oestradiolvalerianat) über etwa eine Woche verabfolgt werden. Später sowie bei habituellen Aborten genügen 2 ml pro Woche, wieder frühmöglichst und längere Zeit über die für den speziellen Fall kritische Periode hinaus.

Im Vordergrund aller Maßnahmen steht allerdings nicht die Hormontherapie, sondern die Schonung und strikte Bettruhe. Unterstützend können Spasmolytica verwendet werden. Bei habituellen Aborten sollten in der kritischen Zeit außerdem Kohabitationen, Reisen, große körperliche Anstrengungen und Vollbäder nach Möglichkeit vermieden werden. Bei Inkompetenz der Cervix kommen chirurgische Maßnahmen in Form der Cerclage in Frage. Der Erfolg einer Behandlung ist allgemein oft schwer abzuschätzen und hängt, wie bereits ausgeführt, wesentlich von den pathogenetischen Faktoren ab.

2. Ektopische Schwangerschaft

Bei der Extrauteringravidität findet die Nidation des befruchteten Eies außerhalb der Uterushöhle statt. Die häufigste Lokalisation ist der ampulläre oder isthmische Anteil der Tube. Pathogenetisch kommen Faltenbildungen nach spezifischen Ent-

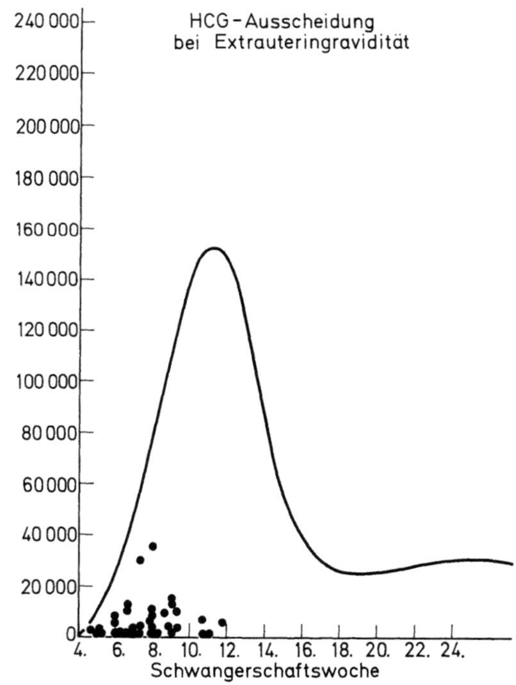

Abb. 14. HCG-Ausscheidung im Urin bei Extrauteringravidität (immunochemisch bestimmt). Die Kurve entspricht der mittleren Normalausscheidung. (Nach KELLER, 1966)

zündungen, Divertikel, Endometriosen sowie möglicherweise Störungen der Tubenmotilität in Frage. Man rechnet etwa mit einer Extrauteringravidität auf 100 Schwangerschaften (KISTNER, 1964).

Infolge Raummangel kommt es meist schon recht früh zu Entwicklungsstörungen und zur Ruptur der Fruchtkapsel nach innen oder außen. Im ersten Fall entsteht ein Tubarabort, im letzteren tritt eine bedeutend gefährlichere, oft lebensbedrohliche Tubarruptur ein.

Die Diagnose wird in erster Linie klinisch gestellt, die hormonalen Untersuchungen können aber gelegentlich wieder zur Klärung beitragen. Da nicht nur eine relativ kleine Placenta vorliegt, sondern im Moment der klinischen Symptome oft auch bereits eine Schädigung derselben besteht, ist insbesondere der HCG-Spiegel im Serum und im Urin meist erheblich erniedrigt (Abb. 14). Die herkömmlichen Schwangerschaftsreaktionen fallen deshalb öfters negativ aus.

Die Therapie ist chirurgisch.

3. Gestosen

a) Hyperemesis gravidarum

Bei diesem Krankheitsbild, das im 2.–4. Schwangerschaftsmonat beobachtet und deshalb auch als Frühgestose bezeichnet wird, steht das häufige, von der Tageszeit und Nahrungsaufnahme unabhängige Erbrechen im Vordergrund. In der Folge kann es zu Elektrolyt- und Stoffwechselstörungen mit Adynamie, Exsiccose, Gewichtsverlust und Kollapsneigung kommen. Die Ätiologie ist unklar. Sicher spielen psychische Faktoren eine Rolle.

Inwieweit endokrine Einflüsse mitbeteiligt sind, ist umstritten. Die HCG-Werte sind im allgemeinen mäßig erhöht. Da Hyperemesis auch bei Blasenmolen mit exzessiver HCG-Produktion gehäuft vorkommt, ist ein gewisser Zusammenhang denkbar. Die Corticosteroidproduktion und -ausscheidung sind herabgesetzt, die Nebennierenrinde ist aber auf ACTH voll ansprechbar (STAEMMLER, 1956). Man hat deshalb pathogenetisch auf eine zentralbedingte, relative Nebennierenrindeninsuffizienz geschlossen, doch kann bis heute noch nicht mit Sicherheit entschieden werden, welche dieser Veränderungen lediglich sekundärer Natur sind.

In der Behandlung stehen oft Milieuwechsel und psychische Entlastung, wie sie durch die Klinikeinweisung zustande kommen, im Vordergrund. Sedativa können unterstützend wirken. Die Verwendung von Antiemetica kann nützlich sein, doch ist prinzipiell während der Zeit der Organogenese eine gewisse Vorsicht geboten. Ganz wesentlich ist sodann die Behandlung der metabolischen Störung durch Infusion von reichlich Flüssigkeit, Kochsalz und Glucose. Später kommt eine aufbauende, leicht verdauliche Diät in Frage. Ob eine eingreifende hormonale Behandlung durch ACTH oder Corticosteroide sinnvoll ist, bleibt abzuwarten. Die Prognose ist bei konsequenter Therapie für den weiteren Verlauf der Schwangerschaft als günstig zu betrachten.

b) Spätgestose

Die Spätgestose, die auch als Schwangerschaftstoxikose oder EPH-Syndrom bezeichnet wird, stellt ein außerordentlich komplexes Krankheitsbild dar. Einzelheiten sind den geburtshilflichen Lehrbüchern zu entnehmen. Die klinischen Symptome umfassen in erster Linie Hypertonie, Proteinurie und Ödembildung. Falls eine der beiden erstgenannten Störungen bereits vor der 24. Schwangerschaftswoche bestanden hat, spricht man von Pfropfgestose. Die Häufigkeit der Erkrankung ist unterschiedlich, die Angaben schwanken je nach Einteilung und Region zwischen 3,6 und 24,3% (FRIEDBERG, 1967). Bei Primiparen, besonders bei sehr jungen und alten, bei Mehrlingsschwangerschaft und Blasenmole ist die Rate höher als dem Durchschnitt entsprechend. In schweren Fällen können die Erscheinungen in eine durch tonisch-klonische Krämpfe gekennzeichnete, für Mutter und Kind lebensbedrohliche Eklampsie übergehen.

Die Pathogenese ist immer noch umstritten. Diskutiert werden toxische, anaphylaktische, endokrine und metabolische Faktoren. Heute wird im allgemeinen angenommen, daß eine uteroplacentare Ischämie eine Rolle spielen dürfte. Aus Tierversuchen (OGDEN, 1940; BERGER, 1963) kann geschlossen werden, daß in der Folge von der Placenta ähnlich wie beim Goldblatt-Mechanismus der Niere blutdruckpressorische Stoffe ausgeschüttet werden. Es ist auch denkbar, daß auf diese Weise zunächst eine Constriction der Nierengefäße stattfindet, die über eine Angiotensinausschüttung ebenfalls blutdrucksteigernd wirken könnte. Eine endgültige Stellungnahme zu diesen schwierigen Fragen ist derzeit immer noch verfrüht.

Pathophysiologisch steht ein allgemeiner Arteriolenspasmus im Vordergrund, der zu einer Einschränkung der Zirkulation führt. Die Durchblutung von Uterus und Placenta kann wesentlich reduziert sein; die letztere weist oft zahlreiche Infarkte verschiedener Ausprägung auf. In der Niere finden sich Gefäßeinengungen und -verschlüsse im Bereich der Glomerula; das glomeruläre Filtrat kann stark reduziert sein, eine erhöhte Capillarpermeabilität für Plasmaproteine führt gleichzeitig zur Proteinurie. Die Ödembildung ist durch eine erhöhte Wasser- und Natriumretention im interstitiellen Raum bedingt, während das intravasale Flüssigkeitsvolumen vermindert ist.

Endokrinologisch finden sich sowohl in der Placenta (LORAINE, 1953) wie im Serum und Urin unterschiedlich diskret bis mäßig stark erhöhte HCG-Werte (LORAINE, 1950; VENNING, 1958; KEL-

LER, 1976). Bei schweren Fällen kann allerdings die renale Clearance dieses Hormons herabgesetzt sein. Die HPL-Spiegel im Plasma sind in leichten Fällen unauffällig, in schweren oft stark erniedrigt (KELLER, 1970; SPONA, 1971; LETCHWORTH, 1972).

Die Oestrogenwerte sind sowohl in der Placenta wie im Serum (RAY, 1963; RATANASAPA, 1967; KÜNZIG, 1973; LINDBERG, 1974) als auch im Urin in unterschiedlicher Weise erniedrigt. Bei leichten Spätgestosen ist die Oestriolausscheidung wenig vom Normalverhalten verschieden, bei gravierenden Fällen kann sie deutlich absinken, ohne daß aber eine eindeutige Korrelation zur Schwere der Gestose besteht.

Das placentare Progesteron soll nicht wesentlich erniedrigt sein (KUMAR, 1966), was allerdings nichts über seine Produktion aussagt. Im Plasma finden sich normale bis mäßig erniedrigte Werte (SIMMER, 1959; COYLE, 1962; LINDBERG, 1974; KELLER, 1976). Die Pregnandiolausscheidung ist bei leichten Fällen wenig auffällig, bei schweren Gestosen dagegen öfters deutlich herabgesetzt. Ob dabei auch die Einschränkung der renalen Clearance mitspielt, ist nicht eindeutig geklärt.

Die Aldosteronausscheidung soll signifikant erniedrigt sein, möglicherweise aber als Folge der Natriumretention. STARK (1963) gibt einen durchschnittlichen Wert von 25 µg/Tag gegenüber 80 µg/Tag bei gesunden Schwangeren am Ende der Gravidität an. Die Ausscheidungsverhältnisse der 17-Hydroxycorticosteroide sind variabel und lassen keine eindeutigen Schlußfolgerungen zu. Die Plasma-Reninkonzentration ist normal oder erniedrigt (s.Kap. XV).

Die Behandlung der Spätgestosen erfolgt in erster Linie diätetisch, bei schwereren Formen werden Antihypertensiva *(Serpasil, Nepresol)*, Sedativa (Magnesiumsulfat, Barbiturate, Phenothiacine) und Diuretica *(Hygroton, Lasix)* verabfolgt. Einzelheiten sind den geburtshilflichen Lehrbüchern zu entnehmen.

Die Prognose der schweren Gestosen ist besonders bezüglich der perinatalen Sterblichkeit ernst. Bei Eklampsie wird je nach Statistik mit einem Kinderverlust von 14–39% gerechnet (FRIEDBERG, 1967), die mütterliche Sterblichkeit wird im Mittel mit 4–6% angegeben (KYANK, 1963).

4. Mangelentwicklung

Bei intrauteriner Wachstumsretardierung in der zweiten Hälfte der Schwangerschaft sind sämtliche placentaren Proteo- und Steroidhormone als Ausdruck der chronischen Placentainsuffizienz erniedrigt. In ausgeprägten Fällen liegen besonders die Oestrogenwerte im Urin und Serum weit unterhalb der Norm (MASSON, 1973; LINDBERG, 1974; KUNZ, 1975); in etwas geringerem Ausmaß ist dies auch für HPL und Progesteron der Fall, lediglich die HCG-Sekretion und -Ausscheidung vermag in dieser Zeit der Schwangerschaft wenig auszusagen.

Zur Sicherung der klinischen Verdachtsdiagnose werden heute neben den genannten hormonalen Parametern auch die Cephalometrie und Thoracometrie mittels Ultraschall eingesetzt. Eine erfolgreiche Behandlung der zugrundeliegenden Placentadysfunktion existiert heute noch nicht; der versuchten Verbesserung der Durchblutung durch Liquemingaben sind enge Grenzen gesetzt. Im allgemeinen muß das Kind daher im frühstmöglichen Zeitpunkt durch Sectio caesarea entbunden werden.

5. Diabetes

Siehe Kap. XIII, S. 776.

6. Rhesus-Inkompatibilität

Die Rhesus-Immunisierung führt in erster Linie zu einer Schädigung des Kindes, die Placentarveränderungen dürften eher sekundärer Natur sein. Endokrinologische Probleme spielen eine geringe Rolle. Immerhin liegen die HCG-Werte im Plasma und Urin gelegentlich über dem Normbereich. Die HPL-Titer sind nach den bisherigen Erfahrungen wenig charakteristisch. Die Oestriolausscheidung ist erst bei schweren Formen eindeutig gesenkt, die Pregnandiolausscheidung in Übereinstimmung mit den obigen Feststellungen kaum verändert. Die Beurteilung des kindlichen Zustandes erfolgt dementsprechend weit besser durch die Spektralanalyse des Fruchtwassers bezüglich seines Gehaltes an Bilirubinoiden.

Bei der heute möglichen Behandlung schwerer Fälle durch intrauterine Transfusion kann die klinische Besserung durch einen Anstieg der Oestriolwerte im Urin belegt werden (MARONI, 1969).

7. Mehrlingsschwangerschaft

Die Mehrlingsschangerschaft resultiert in erster Linie in einer Vergrößerung der Placentamasse und des kindlichen Gesamtgewichts. Dementsprechend sind sowohl die HCG- wie die HPL-Produktion und -Ausscheidung mäßig stark gesteigert, ebenso finden sich erhöhte Oestriol- (SCHWERS, 1968) und Progesteronwerte (SHORT, 1959) im mütterlichen Plasma. Gleicherweise liegt auch die Ausscheidung von Oestriol im allgemeinen im oberen Normbereich, ebenso diejenige von Pregnandiol.

8. Übertragung

Die Überschreitung der Tragzeit um mehr als 10 Tage führt zu einem Anstieg der kindlichen Mortalität (MARTIUS, 1964). Vermehrte Infarzierung der Placenta und Störungen der fetalen Sauerstoffversorgung können beobachtet werden. Die Ursachen der Übertragung sind nicht klar, neben der individuellen Variation mögen aber auch endokrine Faktoren eine Rolle spielen, doch ist der ganze Fragenkomplex derzeit noch als spekulativ anzusehen (s.S. 637).

Nach ROSENKRANZ (1939) sollen der Oestrogen- und Progesterongehalt der übertragenen Placenta erniedrigt sein. Die Plasmawerte sind widersprüchlich, im Urin finden sich im ganzen unauffällige bis leicht erniedrigte Oestriol- und Pregnandiolwerte, ausgenommen bei bereits manifesterweise gefährdeter Schwangerschaft. Eine Differenzierung zwischen rein zeitlicher Übertragung und biologischer Überreife des Kindes scheint auf diese Weise nicht möglich zu sein (WYSS, 1970).

Die Überwachung der übertragenen Schwangerschaft erfolgt unter diesen Umständen derzeit besser mit physikalischen Methoden, wie Amnioskopie und Herztonregistrierung, als mit der hormonalen Diagnostik.

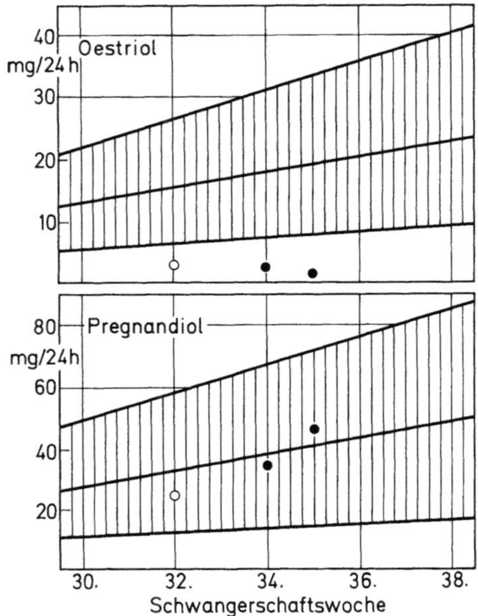

Abb. 15. Oestriol- und Pregnandiolausscheidung im Urin bei Anencephalie. Die schraffierten Zonen entsprechen dem 95%-Normalausscheidungsbereich. (Nach WYSS, 1970)

9. Kindliche Mißbildungen

Von besonderem endokrinologischem Interesse ist unter den Mißbildungen vor allem der Anencephalus. Die fetale Nebennierenrinde zeigt bei solchen Früchten eine ausgeprägte Hypoplasie. Nach einer anfänglich normalen Entwicklung erfolgt nach der 20. Schwangerschaftswoche eine Atrophie oder ein Wachstumsstillstand der fetalen Zone. Möglicherweise wird die erste Entwicklungsphase durch HCG gesteuert, nachher ist aber das beim anencephalen Fetus fehlende hypothalamo-hypophysäre System notwendig. Ob dabei eher fetales LH (BENISCHKE, 1956) oder ACTH (LANMAN, 1961) die ausschlaggebende Rolle spielt, ist umstritten.

Die hypo- bis atrophische Nebennierenrinde dieser Kinder ist nicht in der Lage, die für die placentare Oestriolsynthese notwendigen Vorläufer zu bilden (s.S. 616), die demnach alle vom mütterlichen Organismus bezogen werden müssen. Es erstaunt deshalb nicht, daß die Oestriolwerte meist außerordentlich niedrig sind. Im Gegensatz dazu ist die placentare Funktion selbst weitgehend intakt, die Progesteronproduktion und Pregnandiolausscheidung liegen deshalb im Normbereich, ebenso die HPL-Werte im Serum (Abb. 15). Manchmal kann die Diagnose bereits aus diesen Befunden vermutet werden.

Andere Mißbildungen haben meist keine eindeutigen hormonalen Verschiebungen zur Folge. Bei Mongolismus kann allerdings die Oestriolausscheidung gelegentlich reduziert sein (MICHIE, 1967; WYSS, 1970); ob dabei eine Hypoplasie der Nebennierenrinde mitspielt, ist nicht geklärt.

10. Hydramnion

Bei Hydramnion ist die placentare Funktion meist nicht gestört. Wesentliche hormonale Verschiebungen finden sich lediglich im Zusammenhang mit einer pathogenetisch zugrunde liegenden Anencephalie, einem Diabetes oder einer Mehrlingsschwangerschaft.

11. Intrauteriner Fruchttod

Bei intrauterinem Absterben des Kindes kann die Placenta noch während einiger Zeit ihre endokrine Funktion teilweise aufrechterhalten. Die Hormonwerte sinken deshalb im allgemeinen wesentlich langsamer ab als im Wochenbett. Die Oestriolausscheidung fällt zunächst innerhalb von etwa 3 Tagen auf Werte unter 2000 µg/24 Std ab, nachher bleibt sie während einiger Zeit fast konstant, indem die Placenta immer noch Oestrogenvorläufer in allerdings bescheidener Menge vom mütterlichen Organismus erhält, der wahrscheinlich auch die für die placentare Oestriolbildung notwendige 16-Hydroxylierung übernimmt.

Die Progesteronproduktion kann, ausgenommen natürlich bei primärer Schädigung der Placenta, noch über Tage bis Wochen fast normal sein. Demzufolge sinkt die Pregnandiolausscheidung im Urin ebenfalls sehr langsam ab. Ähnliches gilt auch für Produktion und Ausscheidung von HCG, weniger hingegen für HPL.

12. Blasenmole und Chorionepitheliom

a) Blasenmole

Die Blasenmole ist eine gutartige Fehlbildung der Placentarzotten, die in charakteristischer Weise aufgetrieben sind (Abb. 16). Ein Fetus fehlt meist völlig. Es handelt sich um eine seltene Komplikation; man rechnet mit einer durchschnittlichen Frequenz von 0,05–3,7% der Schwangerschaften (Hörmann, 1965). Die geographische Verteilung spielt eine ausschlaggebende Rolle, im fernen Osten beispielsweise sind Blasenmolen wesentlich häufiger als in Mitteleuropa.

Histologisch fällt die mehr oder weniger starke Proliferation des Syncytio- und vor allem des Cytotrophoblasten auf (Abb. 17). Das Stroma ist ödematös gequollen, aber zell- und gefäßarm. Die Veränderung betrifft meist die ganze Placenta, gelegentlich sind aber auch nur einzelne Partien ergriffen.

Die Entstehung der Blasenmolen ist umstritten; Anlagefehler der Zottengefäße (Hörmann, 1958) und frühzeitiger Ausfall der embryonalen Zirkulation, Infektionen u.a. werden diskutiert.

Klinisch macht sich die Blasenmole meist im 3.–4. Monat bemerkbar. Oft bestehen zunächst wäßrig-blutige Abgänge, seltener finden sich darin auch die Diagnose beweisende, wasserhelle Bläschen. Der Uterus ist wesentlich größer als der Amenorrhoedauer entsprechen würde, oft von teigig-weicher Konsistenz; im weiteren Verlauf fehlen Herztöne und Kindsteile.

Die Blasenmole ist hormonal aktiv, und zwar bildet sie vor allem Choriongonadotropin. Die HCG-Titer sind demnach sowohl in der Mole selbst als auch im Serum und Urin meist massiv erhöht (Abb. 18, S. 635). Zur Zeit des physiologischen Sekretions- und Ausscheidungsmaximums sind indessen die Unterschiede für die Diagnosestellung nicht ausreichend, dagegen sind Werte von 500–1000 IE HCG/ml Serum oder 200000–1000000 IE HCG/l Urin bei einer Schwangerschaftsdauer von mehr als vier Monaten praktisch beweisend. Niedere Resultate schließen eine Mole, besonders eine partielle, allerdings nicht aus.

Die Produktion und Sekretion von HPL ist demgegenüber im Vergleich zur normalen Schwangerschaft gleicher Dauer meist stark herabgesetzt. Das gegenläufige Verhalten dieser beiden Proteohormone kann die Diagnose stützen.

Die Blasenmole ist wahrscheinlich imstande, sowohl Oestrogene wie auch Progesteron in ähnlichem Umfang wie die normale Placenta zu bilden. Im Urin sind die Oestriolwerte aber infolge des Fehlens eines Feten und damit eines ausreichenden Angebotes an Oestrogenvorläufern an die Placenta stark erniedrigt (Frandsen, 1964). Die Pregnandiolausscheidung liegt im Normalbereich

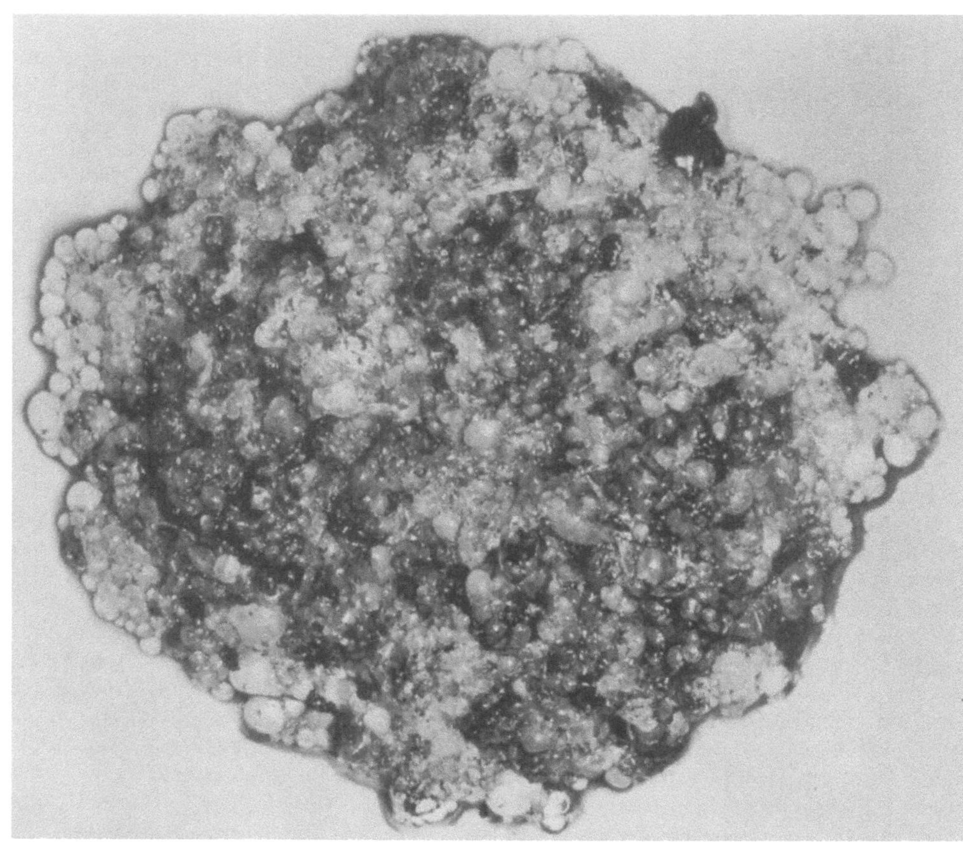

Abb. 16. Blasenmole nach der Ausstoßung

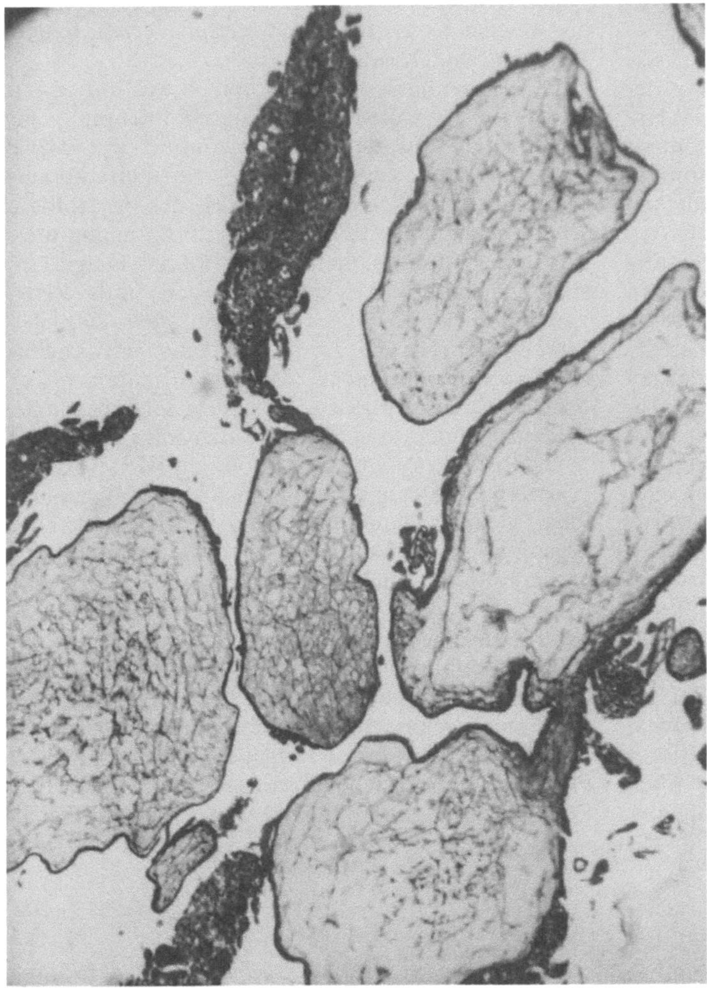

Abb. 17. Histologischer Aspekt einer Blasenmole. (Vergr. 100fach)

oder ist leicht gesenkt (STITCH, 1966; KAISER, 1953).

Wahrscheinlich als Folge der enormen HCG-Produktion kommt es in etwa 10% der Fälle zu teilweise sehr großen, beidseitigen Luteincysten, die ihrerseits Oestrogene und Progesteron produzieren. Sie bilden sich nach Entfernung der Mole spontan zurück.

Die Therapie besteht in der Ausräumung der Blasenmole, die sehr vorsichtig und sorgfältig erfolgen muß. Kurzfristige Nachkontrollen mit Durchführung einer Schwangerschaftsreaktion sind unbedingt erforderlich, soll nicht einmal eine Entartung in ein Chorionepitheliom übersehen werden. Bei kompletter Entfernung der Mole kann spätestens nach 2 Wochen mit einem negativen Ausfall gerechnet werden. Anderenfalls sind mindestens semiquantitative HCG-Bestimmungen (s.S. 644) notwendig; es muß dann gefordert werden, daß die Titer im weiteren Verlauf absinken; jeder Anstieg bedarf der sofortigen genauen Abklärung. Für die Dauer von etwa einem Jahr sollte eine erneute Schwangerschaft durch zweckentsprechende antikonzeptionelle Maßnahmen vermieden werden, da sonst eine Kontrolle äußerst erschwert ist.

b) Chorionepitheliom

Das Chorionepitheliom ist eine maligne Entartung des Chorionepithels, das klinisch sehr bösartig ist und sich sowohl lokal infiltrativ und destruierend ausbreitet als auch hämatogen in Lunge und Vagina metastasiert. Histologisch finden sich proliferierende, teilweise atypische Chorionepithelzellen vom Typus des Syncytio- und Cytotrophoblasten (Abb. 19, S. 636). Vom malignen Chorionepitheliom oder Choriocarcinom soll sich eine benignere Form, die Chorionepitheliose, abtrennen lassen (SCHOPPER, 1949), wobei die immerhin vorhandenen Metastasen nicht autonom sind. Die histologische Diagnose erfordert große Erfahrung.

Das Chorionepitheliom entsteht bei der Frau in je etwa 40% im Anschluß an eine Blasenmole oder einen Abort, in 20% an eine normale Schwangerschaft (NOVAK, 1954). Die Latenzzeit kann bis

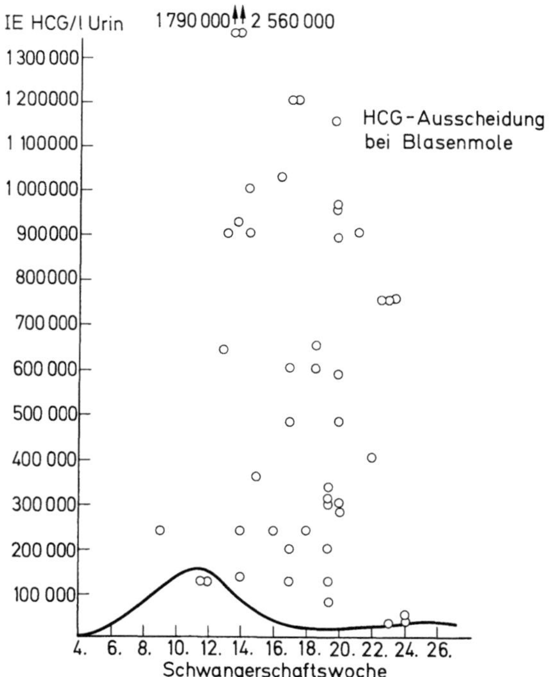

Abb. 18. HCG-Ausscheidung im Urin bei Blasenmolen (immunochemisch bestimmt). Die Kurve entspricht der mittleren Normalausscheidung. (Nach KELLER, 1966)

zu 10 Jahren betragen. Man rechnet mit einem Fall auf 8000–40000 Schwangerschaften; es bestehen indessen wiederum starke regionale Unterschiede. Wie die Blasenmole ist auch das Chorionepitheliom speziell im fernen Osten besonders häufig.

Die Hormonproduktion verhält sich ähnlich wie diejenige der Blasenmolen. Insbesondere die Bildung von HCG ist aber je nach Differenzierung des Tumors recht unterschiedlich; die Ausscheidungswerte im Urin bewegen sich gelegentlich an der unteren Grenze der Empfindlichkeit handelsüblicher Schwangerschaftstests, sie können allerdings auch mehr als 1000000 IE/l erreichen. Ähnliches gilt auch für die Werte im Serum. Wie bei Blasenmolen können ebenfalls Luteincysten beobachtet werden.

Je nach Typus ist das Chorionepitheliom wahrscheinlich auch in der Lage, Oestrogene und Progesteron zu produzieren. Die uneinheitlich erhöhte Ausscheidung von Sexualsteroiden könnte allerdings auch auf einer mehr oder weniger ausgeprägten Stimulierung der Ovarien durch HCG beruhen.

Die Behandlung ist Sache des onkologisch geschulten Gynäkologen bzw. Internisten. Neben der chirurgischen Therapie muß heute eine Cytostatica-Therapie durchgeführt werden, die Patientinnen selbst mit Metastasen zu heilen vermag. Die Kontrollen erfordern laufende Bestimmungen von HCG. Nach einer klinischen Heilung ist eine strenge Überwachung über mehrere Jahre unzugänglich, für die im wesentlichen die für die Blasenmole angeführten Kriterien Gültigkeit haben.

13. Die hormonale Überwachung der gefährdeten Schwangerschaft

Es werden nachfolgend kurz die Möglichkeiten und Indikationen der heute üblichen Hormonanalysen in der Überwachung der gefährdeten Schwangerschaft zusammengefaßt (Tabelle 2).

Die HCG-Bestimmung eignet sich vor allem für die Kontrolle der Trophoblastfunktion im ersten Drittel der Schwangerschaft. Drohende Fehlgeburten mit günstiger Prognose weisen normale oder nur wenig erniedrigte, solche mit schlechter Prognose im allgemeinen stark gesenkte HCG-Werte auf. Tiefe HCG-Titer sind auch charakteristisch für extrauterine Schwangerschaft. Blasenmole und Chorionepitheliom zeigen gegenüber der normalen Schwangerschaft meist mäßig bis exzessiv erhöhte Werte.

Die HPL-Bestimmung ergibt tiefe Werte bei Aborten mit bereits geschädigter Trophoblastfunktion, ferner bei schweren Spätgestosen und ganz besonders bei Blasenmolen. Es handelt sich wahrscheinlich um einen fast reinen placentaren Parameter.

Die Bestimmung von Oestriol in Plasma und Urin spiegelt sowohl die placentare wie die fetale Funktion wider und ist deshalb besonders geeignet

Tabelle 2. Diagnostische Bedeutung einzelner Hormonanalysen bei gestörter Schwangerschaft

	HCG	HPL	Oestriol	Progesteron, Pregnandiol
Fehlgeburt	+++	+	–	–
Extrauterin-gravidität	++	–	–	–
Blasenmole	+++	++	–	+
Frühgestose	–	–	–	–
Spätgestose	–	+++	+++	+
Mangel-entwicklung	–	+++	+++	+
Rhesus-inkompatibilität	–	–	+	–
Mehrlings-schwangerschaft	–	–	–	–
Übertragung	–	+	+	–
Kindliche Mißbildungen	–	++	+++	+
Hydramnion	–	–	+	+
Intrauteriner Fruchttod	–	++	+++	+
Diabetes	–	+	+++	+

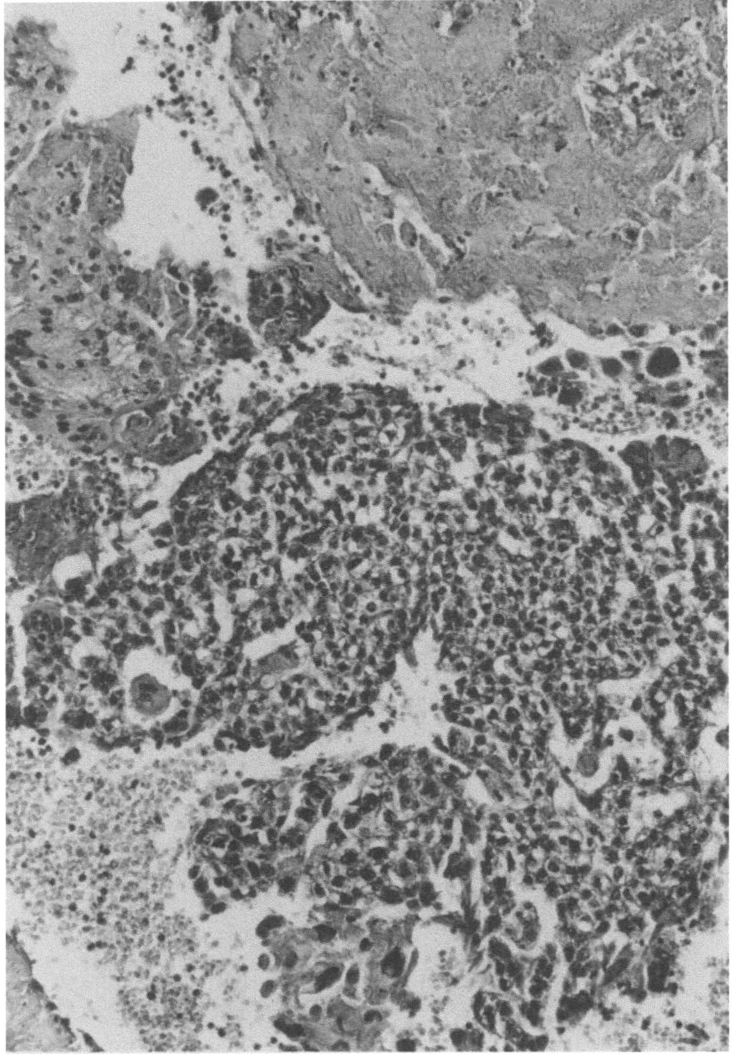

Abb. 19. Histologischer Aspekt des Chorionepithelioms. (Vergr. 100fach)

für die Früherkennung der kindlichen Gefährdung in der zweiten Hälfte der Gravidität. Erniedrigte Werte können sich bei Spätgestosen, Diabetes, Rhesus-Inkompatibilität, kindlichen Mißbildungen und Blasenmolen als Ausdruck der eingeschränkten fetalen Produktion von Oestrogenvorläufern finden. Da die individuellen Werte starke Streuungen aufweisen, müssen in gefährdeten Fällen regelmäßig Bestimmungen durchgeführt werden, um einen Abfall möglichst frühzeitig zu erkennen.

Die Progesteron- und Pregnandiolwerte repräsentieren wieder praktisch nur die placentare Funktion. Der Aussagewert ist im allgemeinen geringer als derjenige der Oestriolbestimmung, die Indikationsstellung ist etwa dieselbe. In einzelnen Fällen kann sich eine placentare Insuffizienz immerhin zunächst in einer Reduktion der Pregnandiolausscheidung äußern, andererseits kann aus der Diskrepanz zwischen normalen Pregnandiol- und tiefen Oestriolwerten bei lebendem Kind gelegentlich auf eine Anencephalie geschlossen werden.

Um den Nachteil der rein statischen Bestimmungsmethoden auszugleichen, wurden in neuester Zeit funktionelle Belastungstests der fetoplacentaren Einheit mit Oestrogenvorläufern, speziell mit Dehydroepiandrosteronsulfat (DHEA-S) vorgeschlagen (LAURITZEN, 1969; VAN DER CRABBEN, 1970). Bei intakter Funktion erfolgt nach intravenöser Applikation an die Mutter im fetalen Organismus die 16-Hydroxylierung, dann in der Placenta die Transformierung zu Oestriol, das bereits 2 Std später im Plasma und Urin in erhöhter Menge anfällt. Aus der zeitlichen Latenz und der Stärke des Anstiegs sollen wesentliche prognostische Rückschlüsse möglich sein. Nach unseren Erfahrungen können indessen keine bindenden Aussagen gemacht werden (KELLER, 1970).

Neben der hormonalen Diagnostik spielen heute die Amnioskopie, die kindliche Mikroblutuntersuchung, die apparative Herzfrequenzregistrierung, der Ultraschall und die Fruchtwasseranalyse eine überragende Rolle in der Überwachung der Risikoschwangerschaft.

F. Die hormonale Steuerung der Geburt

Die Ursachen des Geburtseintrittes sind seit jeher Gegenstand zahlreicher Spekulationen gewesen. Die spontane Aktivität des Myometriums wird nach unseren heutigen Kenntnissen durch vier direkte Faktoren beeinflußt, nämlich Uterusvolumen, Oxytocin, Progesteron und Oestrogene. Es muß deshalb angenommen werden, daß endokrine Faktoren auch im Mechanismus der Geburtsauslösung eine entscheidende Rolle spielen. Die Einzelheiten bleiben indessen besonders beim Menschen unklar, ein Gesamtkonzept hypothetisch (Abb. 20).

1. Steroidhormone

Der Einfluß der Oestrogene auf die myometrale Aktivität ist besonders widersprüchlich. Bei Ratten führt die Ovarektomie zu einer wesentlichen Beeinträchtigung oder Verunmöglichung der Geburt, Substitution mit Oestrogenen normalisiert die Verhältnisse dagegen wieder völlig (CSAPO, 1969). Oestrogenmangel würde demnach die Erregbarkeit und Ansprechbarkeit des Uterus herabsetzen. Hohe Dosen von Oestrogenen führen andererseits bei den gleichen Versuchstieren zu Frühgeburten

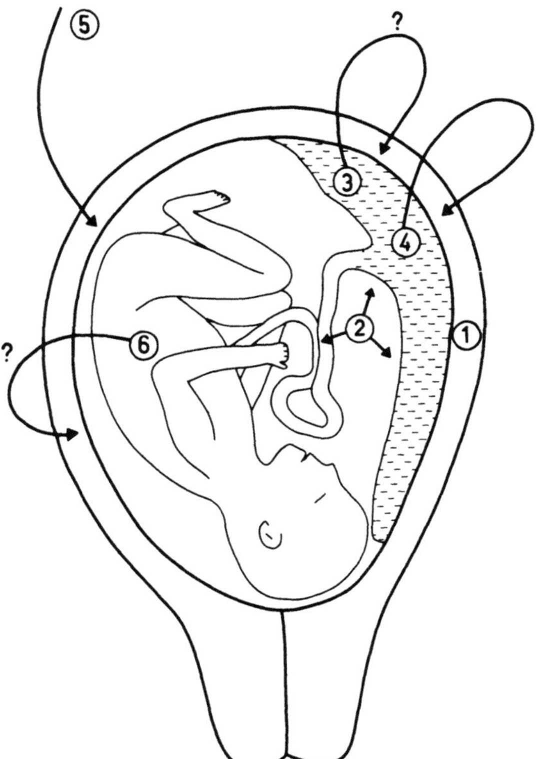

Abb. 20. Schematische Darstellung einiger Steuerungsfaktoren der Geburtsauslösung. *1* Zunahme der spontanen Myometriumsaktivität, *2* Innenvolumen des Uterus, *3* Oestrogene, *4* Progesteron, *5* Oxytocin, *6* Fetale Nebennierenrinde

(CSAPO, 1969); auch bei Kaninchen wird die nervöse Ansprechbarkeit heraufgesetzt (MARSHALL, 1969). Das Membranpotential am Erregungsapparat steigt dabei infolge Zunahme des intracellulären K^+ an.

Beim Menschen sind die Verhältnisse komplexer. Nach intrauterinem Fruchttod, der mit einem massiven Abfall der Oestrogenspiegel einhergeht, tritt die Geburt nach einem unterschiedlichen Intervall doch spontan ein, auch lassen sich Wehen ohne Oestrogensubstitution auslösen. Interessant sind die Befunde von TURNBULL (1967). Hohe Oestriol- und tiefe Oestronausscheidungswerte in der 34. Schwangerschaftswoche sollen mit starker und früher Wehentätigkeit einhergehen, tiefe Oestriol- und hohe Oestronausscheidungswerte fanden sich bei verlängerter Tragzeit. Die Oestrogene dürften demnach wohl einen gewissen, aber nicht unbedingt essentiellen Einfluß auf die Auslösung der Geburt haben.

Die Wirkung gestagener Hormone ist etwas besser bekannt. In zahlreichen Tierversuchen zeigte Progesteron eine Dämpfung der neuralen Erregbarkeit und der Ansprechbarkeit des Uterus auf Oxytocin. Beim Meerschweinchen scheint dies allerdings nicht der Fall zu sein (PORTER, 1969). Beim Menschen besteht der blockierende Effekt nicht nur in der Schwangerschaft, sondern auch bereits in der zweiten Hälfte des menstruellen Cyclus. Er beruht wahrscheinlich auf einer Verschiebung der Ionenverteilung in der myometralen Zelle von Ca^{++} zugunsten von Mg^{++} (COUTINHO, 1962).

Aufgrund dieser Befunde ist es naheliegend, dem Progesteronentzug einen wehenauslösenden Effekt zuzuschreiben. In der Tat konnte PULKKINEN (1969) bei legalen Aborten, die durch intraamniale Injektionen von hypertonischer Kochsalzlösung eingeleitet wurden, zeigen, daß vor dem Eintritt von Kontraktionen der Progesteronspiegel im Blut abfällt. Auch bei Spontanaborten wurden häufig niedere Werte gefunden. Demgegenüber steht allerdings der Beweis eines Progesteronabfalles vor Beginn der normalen Geburt aus. CSAPO (1969) nimmt an, daß möglicherweise während der ganzen Schwangerschaft ein Gleichgewicht zwischen der wehenfördernden Volumenzunahme des Uterus und dem dämpfenden Einfluß der ansteigenden Progesteronspiegel bestehen könnte. Die Geburt würde zeitgerecht oder verfrüht immer dann eintreten, wenn dieses Verhältnis über einen kritischen Wert ansteigt.

2. Oxytocin

Oxytocin ist zweifelsohne in der Lage, am menschlichen und tierischen Uterus Kontraktionen auszulösen. In isolierter Form stellt aber auch dieses Hormon nicht den alleinigen, geburtsauslösenden Faktor dar. Hierfür sprechen schon die klinischen

Tatsachen, daß während der normalen Gravidität mit physiologischen Dosen von Oxytocin die Geburt nicht in Gang gebracht werden kann und daß hypophysektomierte Frauen eine normale Wehentätigkeit zeigen können.

Unter der Geburt steigen die Oxytocintiter im Plasma an. Zu Beginn der Eröffnungsperiode sind sie mit 20–40 μE/ml allerdings nicht höher als im nichtschwangeren Zustand. Bei einer Muttermundsweite von etwa 5 cm werden rasch Spitzenwerte von 2–4000 μE/ml erreicht. Nach der Geburt erfolgt innerhalb von einer Stunde ein ebenso rascher Abfall (COUTINHO, 1962).

Oxytocin muß in erster Linie als Regulator der spontanen Uterusaktivität, nicht als eigentlicher Induktor aufgefaßt werden. Seine Wirkung hängt von der übrigen hormonalen Vorbereitung ab. Besonders gut läßt sich dies am Uterus der menopausierten Frau zeigen, der auf Oxytocin nur nach einer entsprechenden Vorbereitung mit Sexualsteroiden anspricht. Im Vordergrund steht wie oben erwähnt das Progesteron und sein Einfluß auf die intracellulären Ionenverhältnisse.

Der therapeutische Wert von Oxytocin bei der medikamentösen Geburtseinleitung und bei Wehenschwächen wird durch diese Feststellungen natürlich in keiner Weise eingeschränkt.

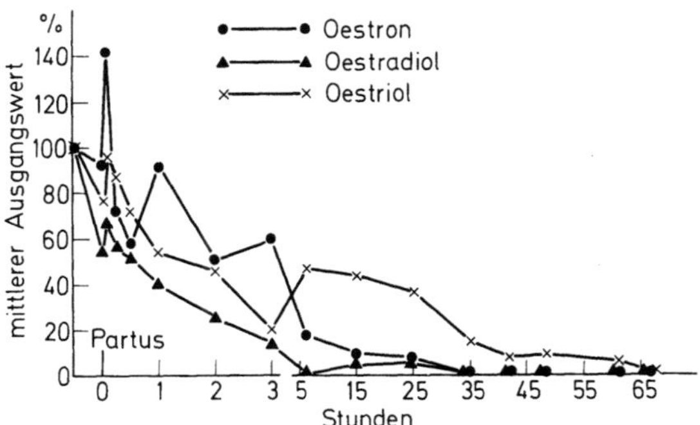

Abb. 21. Konzentration von Oestron, Oestradiol und Oestriol im peripheren Blut nach Ausstoßung der Placenta. (Nach ROY, 1963)

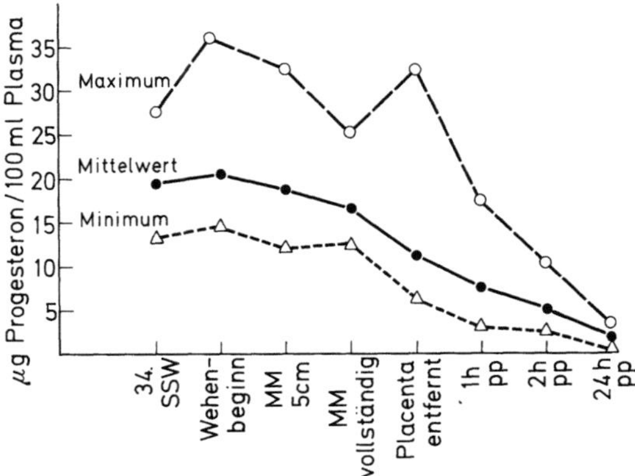

Abb. 22. Progesteronkonzentration im peripheren Blut nach Ausstoßung der Placenta (gaschromatographisch bestimmt). Mittelwerte und maximale Abweichung bei 13 Frauen. (Nach ZANDER, 1967)

3. Fetale Einflüsse

Aus Tierversuchen ist bekannt geworden, daß sich besonders bei Rindern und Schafen durch Corticosteroide gegen Ende der Schwangerschaft die Geburt einleiten läßt (JÖCHLE, 1969). Es ist deshalb denkbar, daß die fetale Nebennierenrinde eine gewisse Rolle in der Geburtsauslösung spielt. In der Tat führt extreme Hypoplasie derselben bei Kühen zu Übertragung. Der gleiche Effekt läßt sich durch Zerstörung der fetalen Hypophyse bei Schafen erzielen. Sofern nicht gleichzeitig eine Adrenalektomie durchgeführt wird, ist aber die Geburt durch intrafetale ACTH-Injektion in utero auslösbar (LIGGINS, 1967). Bei Ziegen besteht umgekehrt bei fetaler Nebennierenrindenhyperplasie Neigung zu habituellen Aborten.

Inwieweit sich diese Befunde auf den Menschen übertragen lassen, ist nicht bekannt. Immerhin besteht bei Anencephalie mit ausgesprochener adrenaler Hypoplasie bei fehlendem Hydramnion ebenfalls Tendenz zu Übertragung, während bei unerklärlichen Frühgeburten das Gewicht der fetalen Nebennierenrinde markant erhöht sein soll (TURNBULL, 1969).

G. Die postpartale Periode

1. Das Wochenbett

Mit der Ausstoßung der Placenta verliert der mütterliche Organismus die schwangerschaftsbeherrschende, endokrine Drüse. Sowohl die Steroide als auch die placentaren Proteohormone verschwinden sehr rasch aus Blut und Urin, sofern kein Placentargewebe im Uterus zurückgeblieben ist.

Die Oestrogenspiegel im Plasma sinken innerhalb von 1–2 Tagen um 90% ab (Abb. 21), am raschesten scheint dabei das Oestradiol zu verschwinden, das durchschnittlich schon nach 6 Std kaum mehr meßbar ist, während Oestron dazu 18–24 Std, Oestriol 42–60 Std benötigt (ROY, 1963). Auch im Urin sinken die Oestron- und Oestradiolwerte innerhalb von 2–3, diejenigen von Oestriol innerhalb von 7–8 Tagen in den außerhalb der Schwangerschaft üblichen Bereich ab.

Auch das Progesteron verschwindet innerhalb von Stunden aus dem mütterlichen Kreislauf (Abb. 22), was angesichts der extrem kurzen Halbwertszeit von nur etwa 5 min (SHORT, 1959) nicht erstaunt. Der Hauptmetabolit Pregnandiol zeigt im Urin in den ersten 4 postpartalen Tagen einen steilen, hernach einen etwas flacheren Abfall. Die nichtgraviden Normalwerte werden innerhalb von 6 Tagen erreicht.

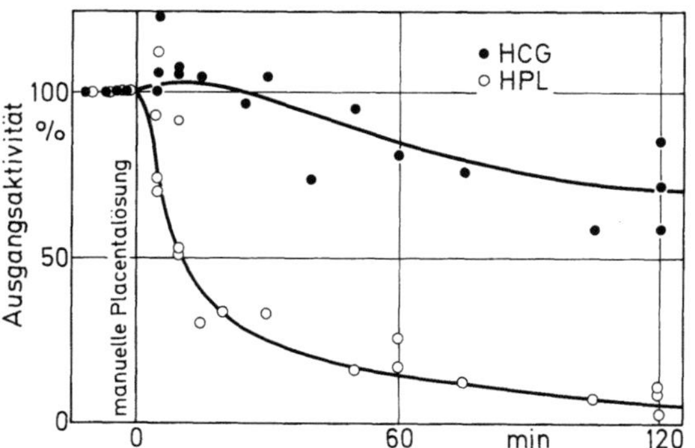

Abb. 23. HCG- und HPL-Konzentration im Serum von 4 Frauen nach manueller Entfernung der Placenta (radioimmunologisch bestimmt) (Nach KELLER, 1971)

Die beiden wichtigsten placentaren Proteohormone verhalten sich nach der Geburt unterschiedlich. HCG fällt im Plasma innerhalb von etwa 4 Std um 50% ab, kann aber in geringeren Mengen oft noch nach 10 Tagen nachgewiesen werden. Ähnliche Verhältnisse gelten auch für die Ausscheidungsverhältnisse im Urin, wo im allgemeinen bereits nach 1–2 Tagen die herkömmlichen Schwangerschaftsreaktionen negativ ausfallen, gelegentlich aber allerdings auch über Wochen noch positiv bleiben.

HPL verschwindet demgegenüber bedeutend rascher, wiewohl es praktisch nicht im Urin ausgeschieden wird und am Ende der Schwangerschaft sehr hohe Titer vorhanden sind. Bei vollständiger Entfernung der Placenta ist dieses Hormon bereits nach 3–4 Std kaum mehr nachweisbar (Abb. 23).

Parallel mit diesen raschen, endokrinen Umstellungen kommt es alsbald zu Involutionserscheinungen. Der Uterus gewinnt innerhalb von etwa 6 Wochen seine ursprüngliche Form und Größe zurück, wobei nach Abstoßung der Decidua innerhalb dieser Zeit auch das normale Endometrium regeneriert. Gleichermaßen bilden sich auch die schwangerschaftsbedingten Veränderungen der extragenitalen Organe rasch zurück.

2. Die Lactation

a) Anatomie und Physiologie

Die weibliche Brustdrüse besteht aus 15 bis 20 Lobi, die durch Bindegewebe voneinander getrennt sind und je einen Milchgang zur Mamille aufweisen, wo sie sich zum Sinus lactiferus erweitern. Die einzelnen Lobi setzen sich ihrerseits aus Lobuli, diese wiederum aus mit Cylinderepithel ausgekleideten Alveolen zusammen. Außer dem eigentlichen Drüsenkörper findet sich in der Mamma reichlich Fettgewebe sowie subareolär glatte Muskulatur, die für die Erektilität der Brustwarze eine Rolle spielt.

Bereits im ersten Drittel der Schwangerschaft nimmt die Brust an Größe zu, der Drüsenkörper wird konsistenter, die Zeichnung des subcutanen Venennetzes und die Pigmentation verstärken sich. Histologisch kommt es zu einer Vermehrung und Vergrößerung der Tubuli und der Alveolen, eine wesentliche Milchsekretion findet dabei nicht statt; immerhin wird etwas Colostrum gebildet.

Nach Beendigung der Geburt erfolgt in den ersten Tagen das sogenannte Einschießen der Milch. Die Brüste schwellen an und sind oft infolge einer kräftigen Hyperämie gespannt. Alle Alveolen und Ausführungsgänge sind dabei prall mit Milch gefüllt. Die normale Tagesproduktion beträgt eine Woche nach der Geburt im Mittel in beiden Drüsen zusammen etwa 250–350 g, kann aber später bis über 1000 g ansteigen.

Während des Abstillens kommt es gelegentlich zunächst zu einer oft schmerzhaften Stauung, bald aber setzen Involutionserscheinungen ein; zahlreiche Alveolen veröden, so daß am Schluß wieder annähernd das prägravide Bild erreicht wird.

b) Hormonale Steuerung

Die Lactation kann in vier ganz unterschiedlich gesteuerte Phasen eingeteilt werden, nämlich die Mammogenese, d.h. die vorbereitende Entwicklung der Brüste, die Lactogenese, d.h. die Auslösung der Milchsekretion nach der Geburt, die Galaktopoese, d.h. die Aufrechterhaltung der Lactation, und schließlich die eigentliche Milchejektion während des Stillaktes.

Die hormonale Vorbereitung der weiblichen Brustdrüse, die *Mammogenese*, beginnt bereits in der Pubertät. Unter dem Einfluß der Oestrogene und des Progesterons bilden sich die Alveolaranlagen aus, und die Milchgänge beginnen zu sprießen. Möglicherweise spielen in dieser Entwicklungsstufe auch das Prolactin und das STH eine gewisse Rolle. In der Gravidität führen die in steigenden Mengen produzierten Oestrogene vor allem zu einer Proliferation der Drüsengänge, das Progesteron zu einem weiteren Wachstum der Alveolen, deren Zahl laufend vermehrt wird. An der Entwicklung sind wahrscheinlich auch das HPL (s.S. 622), die Corticosteroide und die Schilddrüsenhormone beteiligt (Abb. 24a).

Die Auslösung der Lactation, die *Lactogenese*, ist ein sehr komplexer Vorgang (Abb. 24b). Kausal steht zunächst der Wegfall der hohen Oestrogen- und Progesteronaktivität nach Ausstoßung der Placenta im Vordergrund. Beide Hormone setzen wahrscheinlich während der Schwangerschaft die periphere Ansprechbarkeit der Alveolen auf lactogene Prinzipien herab und dürften daneben die Ausschüttung von Prolactin oder prolactinähnlicher Stoffe hemmen. Prolactin hat, wie aus zahlreichen Versuchen hervorgeht, zweifellos einen entscheidenden Einfluß auf die Lactogenese, der heute

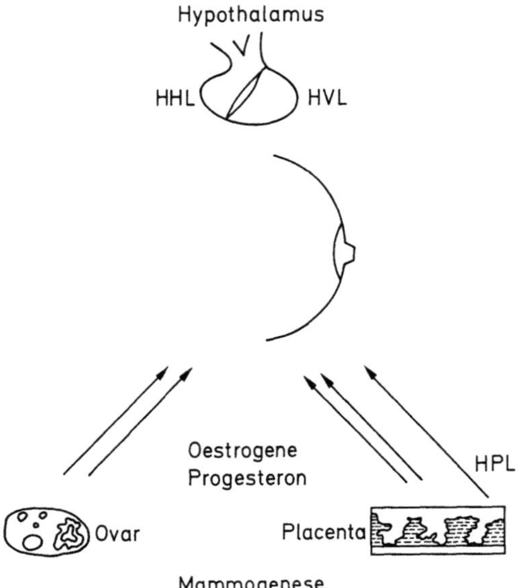

Abb. 24a. Die hormonale Steuerung der Mammogenese

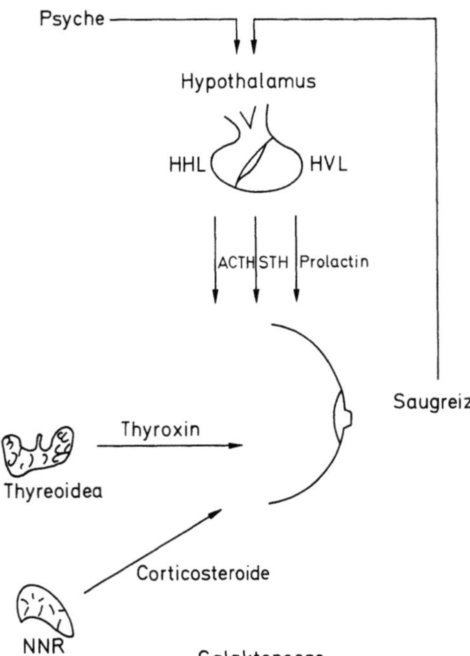

Abb. 24c. Die hormonale Steuerung der Galaktopoese

Die postpartale Periode

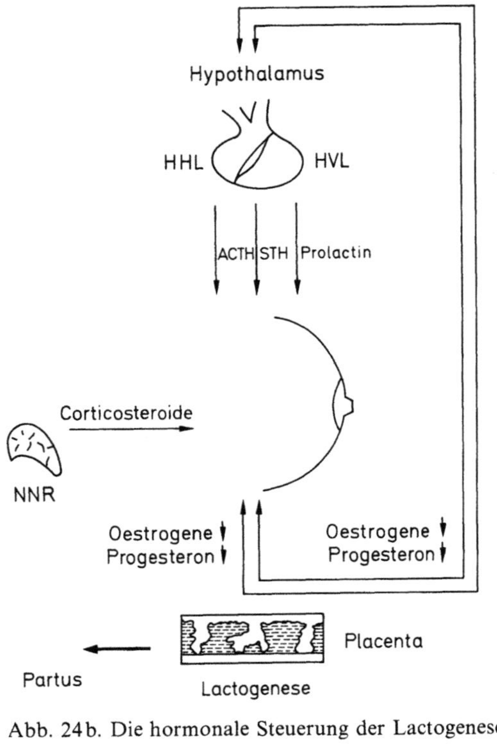

Abb. 24b. Die hormonale Steuerung der Lactogenese

gesichert ist. Prolactinhemmer, wie 2 α-Bromoergocryptin vermögen die Lactation völlig zu unterdrücken (ROLLAND, 1973; DEL POZO, 1973). In geringerem Maße hat auch das Wachstumshormon lactogene Eigenschaften, daneben haben auch das ACTH und die Corticosteroide einen allerdings nicht im einzelnen geklärten Einfluß. Das placentare Lactogen (s.S. 621) ist trotz seiner prolactinähnlichen Wirkung in dieser Phase wohl von untergeordneter Bedeutung, da es nach Ausstoßung der Placenta außerordentlich rasch abgebaut wird.

Die *Galaktopoese*, also die Aufrechterhaltung der Milchsekretion, ist wiederum von verschiedenen hormonalen Einflüssen abhängig, speziell vom Prolactin, dessen Plasmaspiegel in der ersten postpartalen Woche noch stark erhöht sind. Auch später, zumindest in den folgenden 2–3 Monaten, betragen die Werte mindestens das Doppelte des nichtgraviden Zustandes, wobei jeweils beim Stillakt innerhalb von 15–30 min ein Anstieg um das 10–20fache beobachtet wird (TYSON, 1972). Daneben spielen wiederum das STH und das TSH eine Rolle (Abb. 24c). Aus Tierversuchen kann ferner geschlossen werden, daß auch ACTH und die Corticosteroide essentiell sind (TALWALKER, 1961), wobei die letzteren wahrscheinlich auch die Bildung gewisser Enzyme der Milchdrüse stimulieren. Oestrogene und Progesteron dürften dagegen in dieser Phase kaum mehr von Bedeutung sein; ovarektomierte Frauen stillen normal. Parathormon und Insulin beeinflussen möglicherweise die Galaktopoese ebenfalls, sind aber nicht essentiell. Psychische Faktoren sowie der kontinuierliche Saugreiz, der wahrscheinlich auf neuralem Wege die Prolactinsekretion beeinflußt, sind von großer Wichtigkeit. Der Wegfall desselben führt sehr rasch zu einem Versiegen der Milchbildung.

Die eigentliche Milchejektion während des Stillens (Abb. 24d) steht in erster Linie unter dem Einfluß von Oxytocin, das durch den Saugreiz vermittels eines neurohumoralen Reflexbogens aus

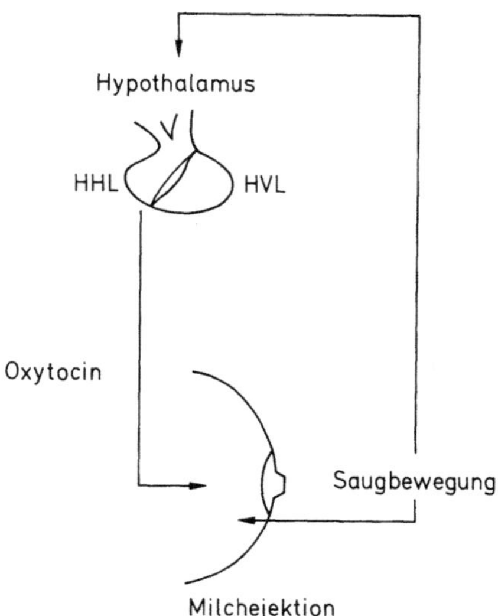

Abb. 24d. Die hormonale Steuerung der Milchejektion („milk let down")

der Neurohypophyse ausgeschüttet wird und zur Kontraktion der myoepithelialen Elemente der Brustdrüse führt („milk let down"-Effekt). Die notwendige intracanaliculäre Drucksteigerung wird im weiteren durch die Kau- und Saugbewegungen des Kindes direkt unterstützt. Ob Oxytocin auch einen zentralen Einfluß auf die Prolactinausschüttung ausübt, ist derzeit noch nicht genügend geklärt. Vasopressin dürfte in sehr abgeschwächter Form ähnliche Effekte wie Oxytocin haben.

c) Unterdrückung der Lactation

Wie bereits erwähnt, kann die Lactation heute, falls erforderlich, innerhalb von etwa 6 Std mit Bromoergocryptin (CB 154, Parlodel) unterdrückt werden; die mittlere Dosierung beträgt 2 × 5 mg täglich während 14 Tagen. Die Nebenwirkungen sind gering, Versager sind selten.

Alternativ läßt sich die Lactation, besonders vor Stillbeginn, auch mit hohen Dosen von Oestrogenen hemmen, gegebenenfalls in Kombination mit Gestagenen und Androgenen. Besonders einfach und wirksam ist dabei die Verabfolgung von Ablacton (Kombination von 5 mg Oestradiolbenzoat, 8 mg Oestradiolvalerianat, 20 mg Norethisteronacetat und 180 mg Testosteronoenanthat). Das Präparat wird am besten unmittelbar nach der Geburt gegeben, doch auch bei bereits stillenden Frauen reicht im allgemeinen eine Ampulle i.m. aus. Unterstützend wirken die Einschränkung der Trinkmenge, das Hochbinden der Brüste, kalte Umschläge sowie Laxantien und Salidiuretica.

d) Pathologie der Lactation

Mangelhafte oder fehlende Milchproduktion (Hypogalaktie, Agalaktie) kann sowohl durch anatomische wie funktionelle Faktoren bedingt sein, so eine Hypoplasie des Drüsenkörpers, Anomalien der Warzen, abgelaufene Mastitiden und Saugschwäche des Kindes. Unter den seltenen endokrinen Ursachen steht der postpartale Hypopituitarismus (s.S. 90) an erster Stelle.

Eine hormonale Behandlung ungenügender Milchproduktion hat bisher wenig Aussicht auf Erfolg, mit Ausnahme der eigentlichen Milchabgabestörungen. Bei Schwerergiebigkeit der Brust kann allenfalls Oxytocin, beispielsweise in Form von 4–5 IE Syntocinon-Spray intranasal kurz vor dem Stillakt nützlich sein. Für den gleichen Zweck stehen auch Linguetten zur Verfügung. Die Milch wird unter dem Einfluß des Oxytocins von den Alveolen in die größeren Ausführungsgänge gepreßt und damit die Entleerung gefördert. Die Milchmenge soll gleichzeitig ansteigen.

Eine weitere endokrin bedingte Störung der Milchsekretion ist deren Persistieren nach Abschluß des Stillens, wie es in Kombination mit Amenorrhoe und genitaler Hypoplasie als Chiari-Frommel-Syndrom (s.S. 569) gesehen wird.

Die häufigsten Komplikationen der Stillperiode, so die puerperalen Mastitiden, haben kein endokrinologisches Interesse.

3. Der menstruelle Cyclus

a) Physiologie

Mit dem Wegfall der exzessiven Steroidproduktion durch die Placenta nimmt die Adenohypophyse die normale Gonadotropinsekretion innerhalb von etwa 10 Tagen wieder auf (Keller, 1968). Der Zeitpunkt der ersten Menstruation ist allerdings recht variabel und hängt unter anderem von der Lactation ab. Nach Sherman (1956) menstruieren 91% der nichtstillenden, aber nur 33% der stillenden primiparen Frauen in den ersten 3 Monaten nach der Geburt, doch sind diese Blutungen, besonders wenn sie frühzeitig auftreten, oft anovulatorisch. In der genannten Untersuchung fand sich der früheste Zeitpunkt einer Ovulation bei der nichtstillenden Gruppe am 42. postpartalen Tag, bei den stillenden Frauen hingegen erst in der 31. Woche.

Die Ursachen der Lactationsamenorrhoe sind nicht völlig geklärt. Die basale Sekretion von FSH und LH unterscheidet sich nicht wesentlich von derjenigen im menstruellen Cyclus (Abb. 25). Am ehesten führt die erhöhte Prolactinsekretion zu einer peripheren Blockierung der Steroidbiosynthese im Ovar. Dafür sprechen die während des Wochenbetts und auch später stark reduzierten Oestrogenwerte (Brown, 1956), die auch unter sehr hoher Zufuhr exogener Gonadotropine kaum ansteigen (Zarate, 1972). Zusätzlich ist allerdings auch die hypophysäre Ansprechbarkeit auf gonadotrope Releasing-Hormone herabgesetzt.

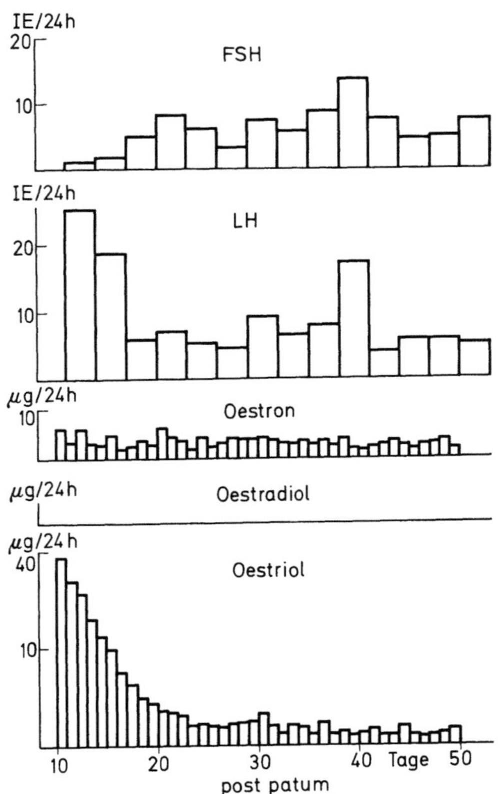

Abb. 25. Ausscheidung von FSH, LH und Oestrogenen im Urin während der Lactationsperiode. (Nach Originalwerten von KELLER, 1968, und BROWN, 1956)

Die Fertilität ist während der Lactationsphase zweifellos stark eingeschränkt, ein absoluter Konzeptionsschutz besteht indessen nicht, da doch einzelne Ovulationen auftreten können.

b) Pathologie

Die gonadotropen Funktionen des Hypophysenvorderlappens können gelegentlich postpartal während längerer Zeit reduziert sein, so daß das Bild einer sekundären, zumeist hypogonadotropen Amenorrhoe entsteht. Die Prognose ist dabei im ganzen günstig.

Eine wesentlich schwerere Komplikation stellt der postpartale Hypopituitarismus im Sinne des Sheehan-Syndroms (s. Kap. V, S. 90f.) dar. Es kommt dabei im Anschluß an durch schwere Blutungen oder Kollaps komplizierte Geburten zu ischämischen Nekrosen der Adenohypophyse. Die Symptomatik ist recht unterschiedlich, je nach Ausdehnung der Zerstörung. In typischen Fällen sind sowohl die gonadotrope als auch die thyreotrope und adrenocorticotrope Steuerung betroffen. Die erstere scheint indessen am empfindlichsten zu sein. Als Frühsymptome werden Agalaktie, genitale Hypoplasie, Amenorrhoe, Adynamie, Pigmentstörungen und Verlust der sekundären Geschlechtsbehaarung beobachtet. Einzelheiten bezüglich Spätsymptome, Diagnostik und Therapie finden sich auf S. 90ff.

H. Endokrinologische Untersuchungsmethoden in der Schwangerschaft

1. Schwangerschaftsreaktionen

Die Schwangerschaftsreaktionen zur Frühdiagnose der Gravidität beruhen heute fast ausnahmslos auf der qualitativen Erfassung von HCG. Eine gesonderte Besprechung drängt sich auf, da bei diesen Tests, die heute von jedem Arzt im Praxislabor durchgeführt werden können, die praktischen Erwägungen, die technische Einfachheit und Stabilität, die Zuverlässigkeit und vor allem der Zeitaufwand gegenüber den Erfordernissen für quantitative Bestimmungsmethoden im Vordergrund stehen.

a) Biologische Verfahren

Während vieler Jahre war man auf den Tierversuch angewiesen, wobei im Laufe der Zeit eine große Zahl verschiedener Reaktionen vorgeschlagen wurde. Bewährt hat sich vor allem die Aschheim-Zondek-Reaktion. Bei diesem Test wird der zu untersuchende Urin filtriert und in regelmäßigen Abständen infantilen Mäusen injiziert. Nach 4 Tagen entwickeln sich im günstigen Fall Follikel, die Hämorrhagien aufweisen und als sog. Blutpunkte imponieren, sowie Gelbkörper. Rascher ist die Rattenhyperämiereaktion (KUPPERMAN, 1943 u.a.). Der Urin wird den infantilen Tieren am besten intraperitoneal appliziert, wobei die Ovarien im günstigen Fall bereits nach wenigen Stunden eine deutlich sichtbare Hyperämie aufweisen. Auf einem ähnlichen Prinzip beruht auch die Friedmann-Reaktion am erwachsenen weiblichen Kaninchen. Der Urin wird dabei in eine Ohrvene gespritzt, worauf sich 48 Std später hämorrhagische Follikel und Gelbkörper entwickeln, falls genügend HCG vorhanden ist. Die Tiere können nach der Laparotomie für weitere Schwangerschaftsreaktionen verwendet werden. Schließlich kann auch die Spermatozoenausstoßung bei männlichen Amphibien als Schwangerschaftstest gebraucht werden, so in der Galli-Mainini-Reaktion an geschlechtsreifen Kröten oder Fröschen. Der Urin wird den Tieren in den dorsalen Lymphsack injiziert, dann werden in kurzen Abständen Urinproben aus der Kloake entnommen und mikroskopisch auf die im positiven Fall vorzufindenden Spermien untersucht.

Alle geschilderten Reaktionen weisen einen hohen Grad von Zuverlässigkeit auf, sind aber heute wegen des großen Zeitaufwandes und der Probleme der Tierhaltung weitgehend zugunsten der immunochemischen Schwangerschaftstests verlassen.

b) Immunologische Verfahren

Für praktische Zwecke kommen vor allem Agglutinationshemmtests in Frage, die im wesentlichen auf den Arbeiten von WIDE (1960) basieren. Es handelt sich dabei um eine immunochemische Reaktion zwischen HCG-beschichteten, tannierten Schafserythrocyten und einem spezifischen Antiserum gegen HCG. Die normalerweise eintretende Agglutination wird gehemmt, wenn dem System HCG, beispielsweise in Form von Schwangerenurin, zugesetzt wird, da dadurch das zur Verfügung stehende Antiserum gebunden wird (Schema 4). An Stelle der Erythrocyten können auch HCG-beschichtete Latexpartikel verwendet werden.

Der verbreitetste, kommerziell erhältliche Hämagglutinationshemmtest ist der *Pregnosticon-Test*

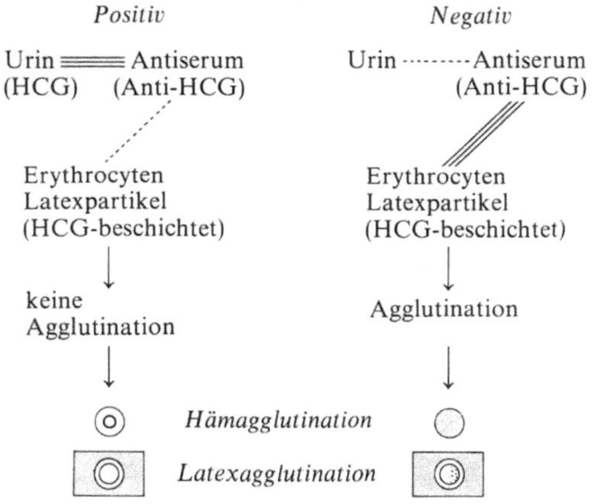

Schwangerschaft

Positiv	*Negativ*
Urin ═══ Antiserum (HCG) (Anti-HCG)	Urin ········ Antiserum (Anti-HCG)
Erythrocyten Latexpartikel (HCG-beschichtet)	Erythrocyten Latexpartikel (HCG-beschichtet)
↓	↓
keine Agglutination	Agglutination
↓	↓
◎ *Hämagglutination*	○
◎ *Latexagglutination*	◎

Schema 4. Prinzip der immunologischen Schwangerschaftsreaktionen

(N.V. *Organon*). Die Ampullen enthalten bei diesem Verfahren sowohl die HCG-beschichteten Erythrocyten als auch das Antiserum und Puffersubstanz in lyophylisierter Form. Zur Ausführung einer Schwangerschaftsreaktion wird eine Ampulle geöffnet, es werden 0,1 ml filtrierten Morgenurins und 0,4 ml destilliertes Wasser zugefügt, sodann wird sie nach kurzem Schütteln in ein Gestell mit Spiegel (Abb. 26) eingesetzt. Nach zweistündigem, erschütterungsfreiem Stehen wird das Resultat abgelesen. Eine Agglutinationshemmung, also ein positiver Testausfall, äußert sich in Form eines markanten, braunroten Sedimentationsrings am Boden der Ampulle, eine Agglutination, also ein negatives Resultat, als diffuser Erythrocytenteppich (Abb. 27). Die Empfindlichkeit beträgt etwa 1000 IE HCG/l, positive Ergebnisse können durchschnittlich 22–24 Tage nach der Konzeption erwartet werden. Die Treffsicherheit ist außerordentlich hoch, falsch positive Muster können indessen gelegentlich beobachtet werden, wenn Urin oder Glaswaren mit Detergentien oder Waschmitteln kontaminiert sind, ferner bei abnorm erhöhter Ausscheidung von luteinisierendem Hormon, das mit HCG kreuzreagiert, beispielsweise bei gewissen Endokrinopathien, im Präklimakterium oder in Cyclusmitte. Falsch negative Ergebnisse finden sich nur bei sehr tiefen HCG-Werten, so bei der Extrauteringravidität und bei der extremen Frühschwangerschaft.

Noch geringer ist der Zeitaufwand für die Latexagglutinationshemmtests wie *Gravindex (Ortho)* oder *Pregnosticon-Planotest* (N.W. *Organon*). Bei diesen Verfahren (Abb. 28) werden ein Tropfen Morgenurin und ein Tropfen Antiserum auf einen Objektträger mit aufgezeichnetem Ring gebracht und während 30 sec gemischt. Nach Zusatz eines Tropfens der Latexsuspension wird mit einem Plastikstäbchen auf Ringgröße ausgestrichen und durch Hin- und Herwiegen des Objektträgers wäh-

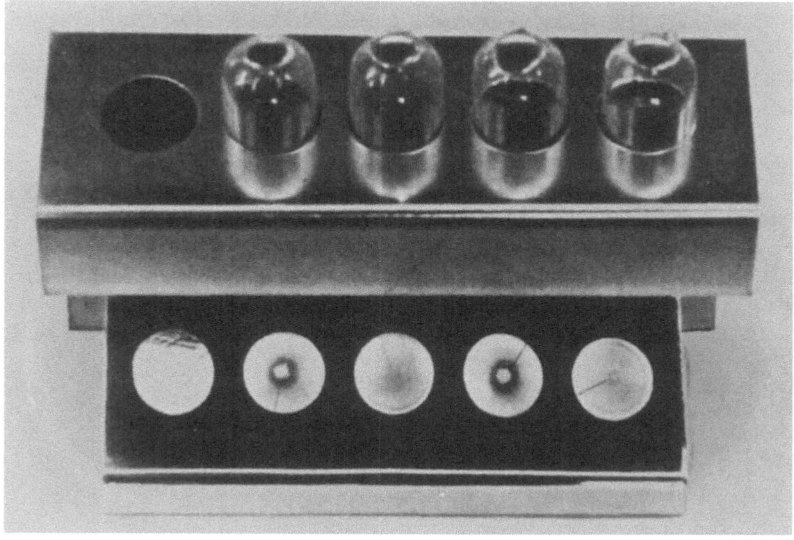

Abb. 26. Pregnosticon-Test. Gestell mit Spiegel und eingesetzten Ampullen

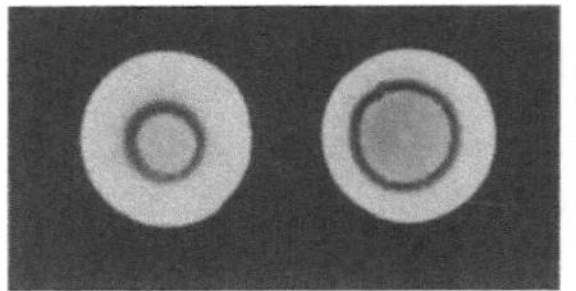
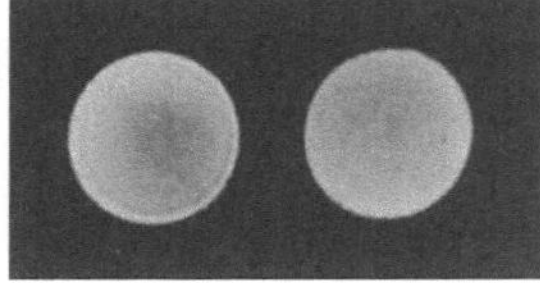

Abb. 27. Positiver (links) und negativer (rechts) Hämagglutinationstest (Pregnosticon)

rend 2 min gemischt. Im positiven Fall ergibt sich nach dieser Zeit eine Agglutinationshemmung, die Suspension bleibt hierbei milchig trüb, andernfalls tritt eine Agglutination der Latexpartikel ein (Abb. 29). Die Empfindlichkeit beträgt etwa 3000 IE HCG/l, positive Ergebnisse sind 24–26 Tage nach der Konzeption zu erwarten. Die Treffsicherheit ist ebenfalls sehr gut, ausgenommen bei sehr niedrigen HCG-Werten, wie bei der bereits erwähnten Extrauteringravidität.

2. Quantitative HCG-Bestimmung

a) Biologische Verfahren

Die quantitative Messung von HCG erfolgt vorzugsweise aufgrund primärer, von steroidalen Einflüssen unabhängigen Reaktionen. Am besten bewährt haben sich hierfür der Gewichtsanstieg der ganzen Prostata oder des ventralen Lappens (LORAINE, 1950; APOSTOLAKIS, 1958), der Samenblasen oder aller akzessorischer Geschlechtsdrüsen (DICZFALUSY, 1954) männlicher infantiler Ratten. Auch der Ascorbinsäuredepletionstest (PARLOW, 1958) liefert gute Resultate, während die andern außerordentlich zahlreichen vorgeschlagenen biologischen Verfahren entweder in Präzision, Spezifität oder Empfindlichkeit unterlegen sind. Es gilt dies auch für die semiquantitative Durchführung der klassischen Schwangerschaftsreaktionen mittels Verdünnungsreihen. Die Ergebnisse sollten ausnahmslos in IE angegeben werden, wobei hierfür 1939 ein erstes und 1954 das zweite internationale Standardpräparat etabliert wurde.

b) Immunologische Verfahren

Im Urin kann HCG semiquantitativ mit den beschriebenen Hämagglutinations- und Latexagglutinationshemmtests (s.S. 643) bestimmt werden, indem mit dem zu untersuchenden Urin eine entsprechende Verdünnungsreihe angelegt wird. Besonders gut bewährt sich dafür ein neuentwickelter Latex-Röhrchen-Test, der auf einem Thermoblock inkubiert werden kann (Abb. 30). Der gesuchte Titer wird aufgrund des Umschlagpunktes der letzten

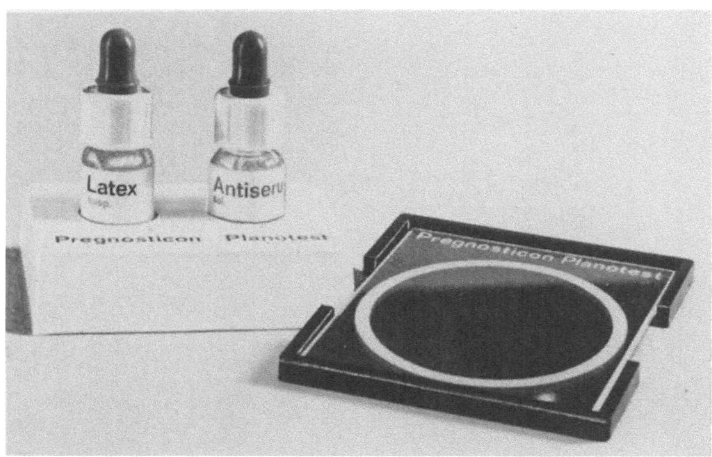

Abb. 28. Pregnosticon-Planotest. Objektträger, Fläschchen mit Latexsuspension und Antiserum

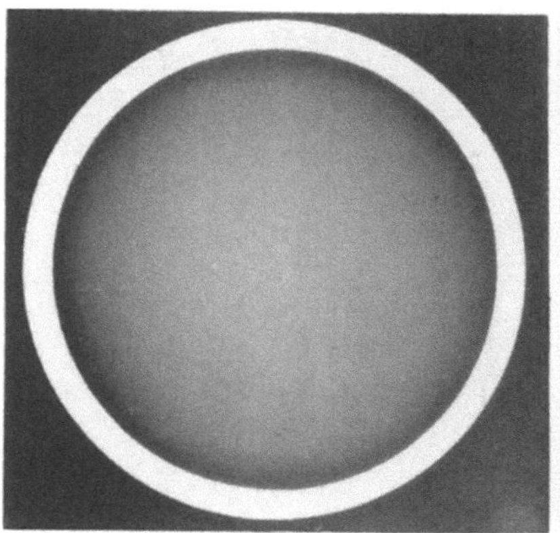
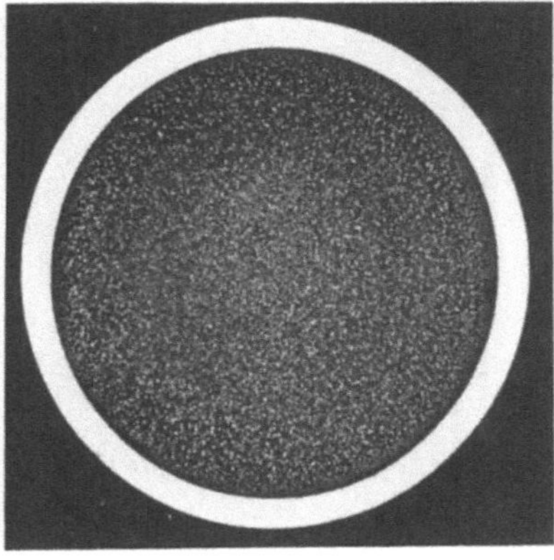

Abb. 29. Positiver (links) und negativer (rechts) Latexagglutinationstest (Pregnosticon-Planotest)

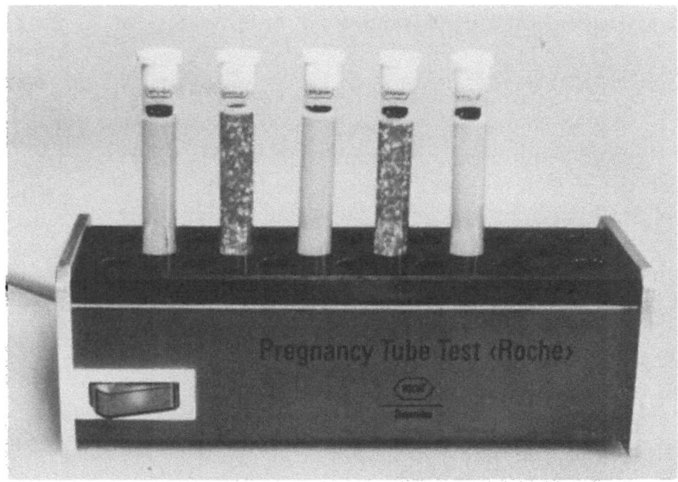

Abb. 30. Latex-Röhrchen-Test zur semiquantitativen HCG-Bestimmung

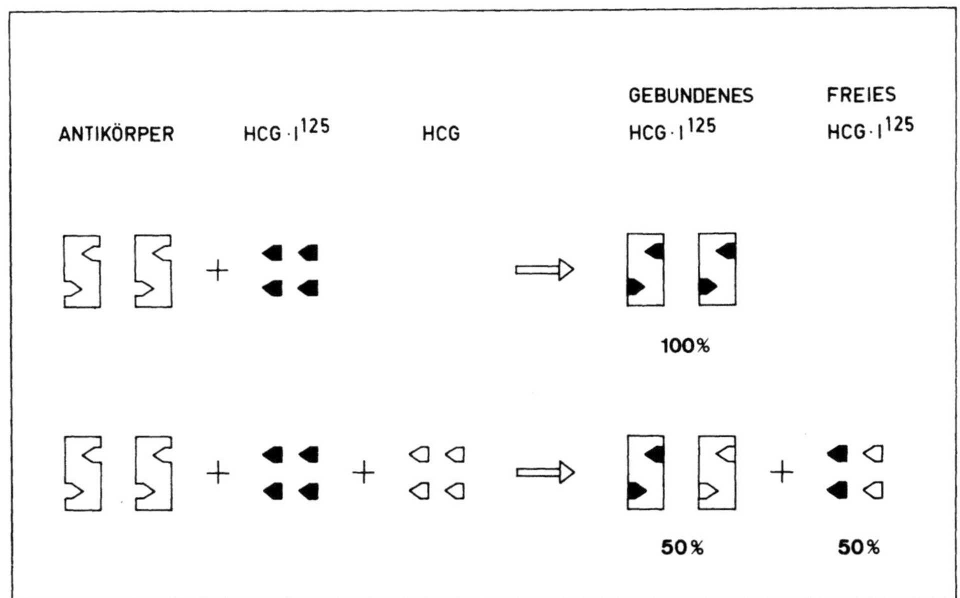

Schema 5. Prinzip der radioimmunologischen Bestimmung von Proteohormonen

noch positiven Verdünnung berechnet. Das Verfahren ist vor allem für klinische Fragestellungen, beispielsweise in der Diagnostik der Blasenmole, immer noch von erheblicher Bedeutung.

Im Serum wurde durch Brody (1960) eine Komplementbindungsreaktion ausgearbeitet, die indessen wenig praktisches Interesse erlangt hat.

Am elegantesten und zuverlässigsten läßt sich Choriongonadotropin mittels radioimmunologischer Verfahren bestimmen. Die Methodik beruht auf einer kompetitiven Bindung von J^{125} markiertem HCG und des im Serum vorhandenen, zu bestimmenden HCG an ein von Kaninchen oder Meerschweinchen gewonnenes spezifisches Antiserum. Nach einer Inkubationsperiode und Auftrennung der gebundenen von der freien Fraktion kann durch Messung der radioaktiven Impulse deren Verhältnis bestimmt werden. Ist der HCG-Titer gering, so wird bei einer bestimmten Einstellung des Systems viel markiertes HCG gebunden werden können, ist er dagegen hoch, so steht nurmehr wenig Antiserum zur Bindung des markierten Hormons zur Verfügung (Schema 5). Die Methodik, für welche heute Reagentiensätze im Handel erhältlich sind, weist eine sehr gute Empfindlichkeit und Reproduzierbarkeit auf. Die Spezifität ist dagegen nicht absolut, indem das Antiserum mit LH kreuzreagiert. In neuester Zeit wird deshalb versucht, nicht mehr HCG, sondern die β-Untereinheit zu erfassen (s.S. 615).

3. HPL-Bestimmungsmethoden

a) Biologische Verfahren

HPL läßt sich biologisch wegen seiner verschiedenartigen Wirkungen nicht einheitlich testen. In erster Linie kommt der Tibiatest in Frage, wie er für die Erfassung des nahe verwandten STH Verwendung findet. Theoretisch können ferner aufgrund der prolactinähnlichen und luteotropen Eigenschaften der klassische Taubenkropftest (s.S. 646) und der Deciduomtest in Erwägung gezogen werden, doch ist die Bedeutung solcher Verfahren für HPL gering.

b) Immunologische Verfahren

HPL kann im Prinzip in gleicher Weise erfaßt werden wie HCG, wobei sich vor allem die radiale Immunodiffusionstechnik bewährt hat. Die Methodik der Wahl ist indessen die radioimmunologische Bestimmung. Die Trennung der gebundenen und freien Fraktion erfolgt mit Vorteil mit einem Kohle-Dextran-System. Auch für dieses Verfahren werden heute vorzugsweise kommerzielle Reagentiensätze verwendet.

4. Oestrogenbestimmung

Oestrogene können im Prinzip biologisch (s.S. 546f.), chemisch und neuerdings immunologisch bestimmt werden. Für Forschungszwecke stehen heute eine Vielzahl präziser, zumeist aber recht aufwendiger und heikler Methoden zur Verfügung. Wir beschränken uns nachfolgend auf die in der Schwangerschaft praktisch wichtigen Bestimmungsmethoden im Urin.

Die Oestrogene können für klinische Routine als Gesamtoestrogene erfaßt werden, wobei sich vor allem die Methoden nach JAYLE (1959) und nach ITTRICH (1958) gewährt haben. Das erstgenannte Verfahren umfaßt eine enzymatische Hydrolyse, die Überführung der Oestrogene in ihre Methyläther sowie die colorimetrische Bestimmung mittels der Kober-Reaktion, während in der zweiten Methode die Kober-Chromogene mit p-Nitrophenol extrahiert und dann fluorimetrisch gemessen werden.

Sehr geeignet ist auch die Kurzmodifikation nach BROWN (1963, 1968), die unter Verwendung eines Extraktors halbautomatisiert werden kann. Der Urin wird einer Säurehydrolyse unterworfen, mit Äther und Natronlauge extrahiert und mit Dimethylsulfat inkubiert. Durch Oxydation mit $KMnO_4$ und Extraktion mit Benzol erfolgt eine weitere Reinigung, dann wird direkt die Koberreaktion mit Schwefelsäure und Hydrochinon durchgeführt und bei 465, 515 und 565 mμ colorimetriert. Das Verfahren erfordert keine besonderen Einrichtungen und ist bei höheren Oestrogenkonzentrationen sehr zuverlässig.

Sofern die entsprechenden apparativen Erfordernisse erfüllt sind, läßt sich Oestriol auch spezifisch, rasch und zuverlässig mittels Gaschromatographie erfassen. Schließlich kann dieser Metabolit heute auch auf radioimmunologischem Weg im Serum bestimmt werden, als Tracer wird dabei 3H-markiertes Oestriol eingesetzt. Der große Vorteil dieser Technik liegt im Wegfall der Sammelperiode, dagegen erschweren die Tagesschwankungen etwas die Interpretation eines Einzelwertes.

5. Progesteron- und Pregnandiolbestimmung

Neben den Oestrogenen beansprucht das Progesteron auch in der Schwangerschaft ein gewisses praktisches Interesse. Es kann seit einiger Zeit auf relativ einfache Weise durch kompetitive Proteinbindung oder durch radioimmunologische Verfahren, für die wiederum komplette Reagentiensätze erhältlich sind, bestimmt werden. Alternativ läßt sich auch der Hauptmetabolit, das Pregnandiol im Urin erfassen. Neben dünnschicht- und gaschromatographischen Verfahren hat sich für Routinezwecke vor allem die Methode nach KLOPPER (1958) bewährt. Sie umfaßt eine Säurehydrolyse mit HCl bei gleichzeitiger Toluolextraktion, Reinigung des Gesamtextraktes mit NaOH und $KMnO_4$, eine erste Chromatographie auf Aluminiumoxyd mit Äthanol und Benzol, eine Acetylierung und weitere Reinigung mit Natriumbicarbonat sowie eine zweite Chromatographie des Pregnandioldiacetats auf Aluminiumoxyd mit Benzol. Die Colorimetrie erfolgt bei 425 mμ, sie kann durch Gaschromatographie ersetzt werden. Das Verfahren ist sehr zuverlässig und spezifisch, wenn auch etwas zeitaufwendig.

6. DHEAS-Belastungstests

Bei diesem Verfahren (s.S. 636) wird Oestriol im Plasma oder Urin vor und nach der Belastung der fetoplacentaren Einheit mit Dehydroepiandrosteronsulfat, das der Mutter intravenös verabfolgt wird, bestimmt. Die Resultate sind widersprüchlich, so daß auf eine eingehende Darstellung verzichtet wird.

7. Prolactin-Bestimmung

Prolactin kann zunächst einmal biologisch bestimmt werden. Die verbreitetste Methode ist der Proliferationstest am Taubenkropfsack. Ursprünglich wurde das Material den Tieren i.m. verabfolgt, als Endpunkt diente der Gewichtsanstieg der beiden Kropfsäcke. Heute wird im allgemeinen der intradermalen Applikation wegen der wesentlich besseren Empfindlichkeit der Vorzug gegeben. Die proliferierte Zone kann gemessen, histologisch beurteilt oder excidiert und gewogen werden.

Eine andere Möglichkeit besteht in der Testung der lactogenen Wirkung auf die Brustdrüse des Kaninchens. Das Material wird hierfür intraductal in die Saugwarze appliziert. Sehr empfindlich ist die auf dem gleichen Prinzip beruhende Messung in vitro an Gewebeschnitten oder Gewebskulturen aus der Brustdrüse der Maus.

Für klinisch experimentelle Zwecke steht neuerdings die homologe radioimmunologische Bestimmung des menschlichen Prolactins im Vordergrund. Die Methodik ist zuverlässig und spezifisch, sie hat jedoch in der Schwangerschaft bisher wenig praktische Bedeutung erlangt.

Literatur

Anatomie

Bartels, H., Moll, W.: Physiology of gas exchange in the human placenta. Amer. J. Obstet. Gynec. **84**, 1714 (1962).

Browne, J.C., McClure: Utero-placental circulation. Cold Spr. Harb. Symp. quant. Biol.. **19**, 60 (1954).

Elert, R.: Hypophyse. In: Seitz, L., Amreich, A.I., Biologie und Pathologie des Weibes, Bd. 1, Teil 1, S. 473. München: Urban & Schwarzenberg 1953.

Greenfield, A.D.M., Shepperd, I.T., Whelan, R.F.: The rate of blood flow in the umbilical cord. Lancet **1951 II**, 422.

Nelson, W.W., Greene, R.R.: The human ovary in pregnancy. Int. Abstr. Surg. **97**, 1 (1953).

Romney, S.L., Duncan, E., Reid, M.D., Metcalf, J., Burwell, S.: Oxygen utilization by the human fetus in utero. Amer. J. Obstet. Gynec. **70**, 791 (1955).

Schreiner, W.E.: Die plazentaren Funktionen und ihre Störungen. Gynaecologia (Basel) **161**, 372 (1966).

Snoeck, J.: Le placenta humain. Paris: Masson 1958.

Strauss, F.: Bau und Funktion der menschlichen Plazenta. Fortschr. Geburtsh. Gynäk. **17**, 33 (1964).

Wilkin, P.: Pathologie du placenta. Paris: Masson 1965.

Chemie und Biochemie der schwangerschafts- und lactationsregulierenden Hormone

Placentare Proteohormone

Beck, P., Daughaday, W.: Human placental lactogen: Studies on its acute metabolic effects and disposition in normal man. J. clin. Invest. **46**, 103 (1967).

Bahl, O.P.: Studies on the primary structure of HCG and its relationship to other glycoprotein hormones. In: Saxena, B.B., Beling, C.G., Gandy, H.M., Gonadotropins, S. 200. New York: Wiley 1971.

Bahl, O.P.: Chemistry of HCG and its receptors. In: Ovulation in the human. Serono Symp., Freiburg 1975.

Blobel, R.: Über das Choriongonadotropin. Fortschr. Geburtsh. Gynäk. **40**, (1966).

Blobel, R., Uhlig, H., Schuhmacher, G.: Biochemical studies with human chorionic gonadotropin (HCG). Acta endocr. (Kbh.) **67**, 72 (1962).

Canfield, R.E., Morgan, F.S., Kammermans, S., Bell, J.J., Agosto, G.N.: Studies of human chorionic gonadotropin. Rec. Progr. Horm. Res. **27**, 121 (1971).

Catt, K., Muffat, B.: Fractionation of rat pituitary extract by starch gel electrophoresis and identification of growth hormone and prolactin. Endocrinology **76**, 678 (1965).

Donini, P., Donini, S.: Subunits of human chorionic gonadotrophin: immunological and biological studies. In: Crosignani, P.G., James, V.H.T., Recent progress in reproductive endocrinology, S. 361. London: Academic Press 1974.

Florini, J.R., Tonelli, G., Breuer, C.B., Coppola, J., Ringler, I., Bell, P.H.: Characterization and biological effects of purified placental protein (human). Endocrinology **79**, 692 (1966).

Forsyth, I.A.: Prolactin and placental lactogens. In: Gray, C.H., Bacharach, A.L., Hormones in blood, 2. ed., Bd. 1, S. 234. London and New York: Academic Press 1967.

Friesen, H.: Purification of a placental factor with immunological and chemical similarity to human growth hormone. Endocrinology **76**, 369 (1965).

Got, R.: Gonadotrophine choriale humaine. Isolement et caracterisation. Thèse de sciences, Soc. Saint-Quentinoise d'Imprimerie, Paris, 1959.

Got, R., Bourrillon, R.: Nouvelles données physiques sur la gonadotropine choriale humaine. Biochim. biophys. Acta (Amst.) **42**, 505 (1960).

Grumbach, M.M., Kaplan, S.L.: On the placental origin and purification of chorionic "growth hormone-prolactin" and its immunoassay in pregnancy. Trans. N.Y. Acad Sci. **27**, 167 (1964/65).

Grumbach, M.M., Kaplan, S.L.: In vivo and in vitro evidence of the synthesis and secretion of chorionic "growth hormone prolactin" by the human placenta: Its purification, immunoassay and distinction from human pituitary growth hormone. In: Proc. 2. Int. Congr. Endocrin., S. 691. Amsterdam: Excerpta Medica 1965.

Hell, H. van, Goverde, B.C., Schuurs, A.H.W.M., Jager, E. de, Matthijsen, R., Homan, J.A.H.: Purification, characterization and immunochemical properties of human chorionic gonadotropin. Nature (Lond.) **212**, 261 (1966).

Hennen, G., Pierce, J.G., Freychet, P.: Human chorionic thyrotropin: Further characterization and study of its secretion during pregnancy. J. clin. Endocr., **29**, 581 (1969).

Johnson, C.E., Albert, A., Wilson, R.B.: Renal and extrarenal disposal of chorionic gonadotropin in the immediate postpartum period. J. clin. Endocr. **10**, 371 (1950).

Josimovich, J.B., MacLaren, J.A.: Presence in the human placenta and term serum of a highly lactogenic substance immunologically related to pituitary growth hormone. Endocrinology **71**, 209 (1962).

Josimovich, J.B., Weiss, G., Hutchinson, D.L.: Sources and disposition of pituitary prolactin in maternal circulation, amniotic fluid, fetus and placenta in the pregnant rhesus monkey. Endocrinology **5**, 1364 (1974).

Kaplan, S.L., Grumbach, M.M.: Serum chorionic "growth hormone prolactin" and serum pituitary growth hormone in mother and fetus at term. J. clin. Endocr. **25**, 1370 (1965).

Keller, P.J., Gerber, C., Greub, H., Schreiner, W.E.: Studies on the metabolism of human placental lactogen in pregnancy. Horm. Metab. Res. **2**, 34 (1970).

Leeb, H., Schneider, W.: Probleme des Choriongonadotropinstoffwechsels bei der Ratte. Wien. klin. Wschr. 391 (1956).

Leznoff, A., Davis, B.A.: The cytological localization of human chorionic gonadotropin. Canad. J. Biochem. **41**, 2517 (1963).

Loraine, J.A.: The renal clearance of chorionic gonadotrophin in normal and pathological pregnancy. Quart. J. exp. Physiol. **36**, 11 (1950).

Loraine, J.A.: Human chorionic gonadotrophin. In: Gray, C.H., Bacharach, A.L., Hormones in blood, 2. ed., Bd. 1, S. 313. London and New York: Academic Press 1967.

Midgley, A.R., Jr., Pierce, G.B., Jr.: Immunohistochemical localization of human chorionic gonadotropin. J. exp. Med. **115**, 289 (1962).

Morgan, F.J., Kammerman, S., Canfield, R.E.: Studies on the structure and activity of HCG. In: Saxena, B.B., Beling, C.G., Gandy, H.M., Gonadotropins, S. 211, New York: Wiley 1971.

Nydick, M., Berry, R.J., Adell, W.D.: Molecular weight of human chorionic gonadotrophin as estimated by means of

radiation inactivation of biological activity. J. clin. Endocr. **24**, 1049 (1964).
Philipp, E.: Die Bildungsstätte des Hypophysenvorderlappenhormons in der Gravidität. Zbl. Gynäk. **54**, 450 (1930).
Pierce, G.B., Jr., Midgley, A.R., Jr.: The origin and function of human syncytiotrophoblast giant cells. Amer. J. Pathol. **43**, 153 (1963).
Reisfeld, R.A., Hertz, R.: Purification of chorionic gonadotrophin from the urine of patients with trophoblastic tumors. Biochim. biophys. Acta (Amst.) **43**, 540 (1960).
Sciarra, J.J., Kaplan, S.L., Grumbach, M.M.: Localization of anti-human growth hormone serum within the human placenta: Evidence for a human chorionic "growth hormone prolactin". Nature (Lond.) **199**, 1005 (1963).
Sherwood, L.M., Handwerger, S., McLaurin, W.D., Lanner, M.: The amino acid sequence of human placental lactogen. Nature New Biol. **233**, 59 (1971).
Sherwood, L.M., Handwerger, S., McLaurin, W.D.: The structure and function of human placental lactogen. In: Wolstenholme, G.E.W., Knight, J., Lactogenic hormones, S. 27. Edinburgh: Livingstone 1972.
Soffer, L.J., Salvaneschi, J.: A gonadotropin inhibiting substance in the urine of normal subjects. J. clin. Endocr. **22**, 532 (1962).
Stewart, H.L., Sana, M.E., Mongomery, T.L.: Hormone secretion by human placenta grown in tissue culture. J. clin. Endocr. **8**, 175 (1948).
Tyrey, L., Handwerger, S., Sherwood, L.M.: Human chorionic gonadotropin. In: Jaffe, B.M., Behrman, H.R., Methods of hormone radioimmunoassay, S. 427. New York: Academic Press 1974.
Vandalem, J.L., Pirens, G., Hennen, G.: Dosages spécifiques des hormones lutéinisante et gonadotrope chorionique. Ann. Endocr. **36**, 117 (1975).
Wilde, C.E., Bagshawe, K.D.: In: CIBA Found. Study Grp. 22, S. 46. London: Churchill 1965.
Wilson, R.B., Albert, A., Randall, L.M.: Quantitative studies on the production, destruction and elimination of chorionic gonadotrophin in normal pregnancy. Amer. J. Obstet. Gynec. **58**, 960 (1949).

Steroidhormone

Brown, H.C., Saffan, B.D., Howard, C.M., Preedy, J.R.K.: The renal clearance of endogenous estrogens in late pregnancy. J. clin. Invest. **43**, 295 (1964).
Brown, H.C., Saffan, B.D., Preedy, J.R.K.: Renal handling of estrogens in late pregnancy. J. clin. Invest. **39**, 975 (1960).
Cassmer, O.: Hormone production of the isolated human placenta. Acta endocr. (Kbh.), Suppl. **45** (1959).
Dell'Aqua, S., Mancuso, S., Wiqvist, N., Ruse, J.L., Salomon, S., Diczfalusy, E.: Studies on the aromatization of neutral steroids in pregnant women. 5. Metabolism of androst-5-ene-3β-, 16α-,17β-triol in the intact foetoplacental unit at midpregnancy. Acta endocr. (Kbh.) **55**, 389 (1967).
Dawood, M.Y., Ratnam, S.S.: Serum unconjugated estradiol-17β in normal pregnancy measured by radioimmunoassay. Obstet. Gynec. **44**, 194 (1974).
Diczfalusy, E.: Endocrine function of the fetoplacental unit. Fed. Proc. **23**, 791 (1964).
Diczfalusy, E., Borell, U.: Influence of oophorectomy on steroid excretion in early pregnancy. J. clin. Endocr. **21**, 1119 (1961).
Diczfalusy, E., Tillinger, K.G., Westman, A.: Studies on oestrogen metabolism in new-born boys. 1. Excretion of oestrone, oestradiol-17 and oestriol during the first few days of life. Acta endocr. (Kbh.) **26**, 303 (1957).
Dorfman, R.I., Unger, F.: Metabolism of steroid hormones. New York: Academic Press 1965.
Grumbach, M.M., Kaplan, S.L., Villee, D.B., Villee, C.A., Zander, J., Salomon, S., Bird, E.E., Wilson, R., Wiqvist, N., Ryan, R.J., Diczfalusy, E.: Endocrinology of the foetoplacental unit. In: Proc. 2. Int. Congr. Endocrin., S. 691. Amsterdam: Exc. Med. 1965.
Hammerstein, J., Nevinny-Stickel, J.: Verminderte Oestrogenausscheidung in der Schwangerschaft nach subtotaler Adrenalektomie. Acta endocr. (Kbh.) **48**, 375 (1965).
Harkness, R.A., Love, D.W.: Studies on the estimation of urinary pregnanetriol during pregnancy and childhood. Acta endocr. (Kbh.) **51**, 526 (1966).
Haskins, A.L., Jr.: Assay of circulating progesterone by ultraviolet spectroscopy. Proc. Soc. exp. Biol. (N.Y.) **73**, 439 (1950).
Klopper, A.J., Michie, E.A.: The excretion of urinary pregnanediol after the administration of progesterone. J. Endocr. **13**, 360 (1956).
Klopper, A.J., McNaughton, M.C.: The indentification of pregnanediol in liquor amnii, bile and faeces. J. Endocr. **18**, 319 (1959).
Luric, A.O., Villee, C.A., Reid, D.E.: The role of the fetus and placenta in maintenance of plasma progesterone. Amer. J. Obstet. Gynec. **96**, 671 (1966).
Munson, A.K., Yannone, M.E., Meuller, J.R.: The diurnal pattern of 17β-oestradiol in pregnancy. Acta endocr. (Kbh.) **69**, 410 (1972).
Townsley, J.D., Dubin, N.H., Grannis, G.F., Gartman, L.J., Crystle, C.D.: Circadian rhythm of serum and urinary estrogens in pregnancy. J. clin. Endocr. **36**, 289 (1973).
Pearlman, W.H.: (16-^{3}H) progesterone metabolism in advanced pregnancy and in oophorectomized-hysterectomized women. Biochem. J. **67**, 1 (1957).
Schwers, J.: Les oestrogènes. Bruxelles: Arscia 1964.
Touchstone, J.C., Greene, J.W., McElroy, R.C., Murawec, T.: Blood estriol conjugation during human pregnancy, Biochemistry **2**, 653 (1963).
Wyss, H.: Oestriol- und Pregnandiolausscheidung in der zweiten Schwangerschaftshälfte. Bern-Stuttgart-Wien: Huber 1970.
Zander, J.: Progesterone in human blood and tissues. Nature (Lond.) **174**, 406 (1954).
Zander, J.: Gestagens in human pregnancy. In: Lloyd, C.W., Recent progress in the endocrinology of reproduction, S. 255. New York: Academic Press 1959.
Zander, J.: Relationship between progesterone production in the human placenta and the fetus. In: Progesterone and the defence mechanism of pregnancy. CIBA Found. Study Grp. 9, S. 32. Boston: Little Brown 1961.
Zander, J.: Die Hormone der Plazenta. In: Käser, O., Friedberg, V., Ober, K.G., Thomsen, K., Zander, J.: Gynäkologie und Geburtshilfe, Bd. 2, S. 33, Stuttgart: Thieme 1967.
Zander, J., Kullander, S.: De novo synthesis of progesterone and 4-pregnene-3-one-20-ol in tissue cultures by human placenta and experimental ovarian tumors of rats. 2. Int. Congr. Horm. Steroids. Amsterdam: Exc. Med. 1966.

Prolactin

Apostolakis, M.: The extraction of prolactin from human pituitary glands. Acta endocr. (Kbh.) **49**, 1 (1965).
Boyar, R.M., Finkelstein, J.W., Kapen, S., Hellman, L.: Twenty-four hour prolactin (PRL) secretory patterns during pregnancy. J. clin. Endocr. **40**, 1117 (1975).
Forsyth, I.A.: Prolactin and placental lactogens. In: Gray, C.H., Bacharach, A.L., Hormones in blood, 2. ed., Bd. 1, S. 234. London and New York: Academic Press 1967.
Friesen, H., Belanger, C., Guyda, H., Hwang, P.: The synthesis and secretion of placental lactogen and pituitary prolactin. In: Wolstenholme, G.E.W., Knight, J., Lactogenic hormones, S. 83. Edinburgh: Livingstone 1972.
Li, C.H.: Recent knowledge of the chemistry of lactogenic hormones. In: Wolstenholme, G.E.W., Knight, J., Lactogenic hormones, S. 7. Edinburgh: Livingstone 1972.
Meites, J.: In: Martini, L., Ganong, W.F.: Neuroendocrinology, Bd. 1, S. 669. New York and London: Academic Press 1966.
Tyson, J.E., Hwang, P., Guyda, H., Friesen, H.G.: Studies of prolactin secretion in human pregnancy. Amer. J. Obstet. Gynec. **113**, 14 (1972).
Wolstenholme, G.E.W., Knight, J.: Lactogenic hormones. Edinburgh: Livingstone 1972.

Die normale Schwangerschaft

Aitken, E.H., Preedy, J.R.K., Eton, B., Short, R.V.: Oestrogen and progesterone levels in foetal and maternal plasma at parturition. Lancet **1958II**, 1096.

Baulieu, E.E., Vigan, M., de, Bricaire, H., Jayle, M.F.: Lack of plasma cortisol and urinary aldosterone in a pregnant woman with Addison's disease. J. clin. Endocr. **17**, 1478 (1957).

Berliner, D.L., Jones, J.E., Salhanick, H.A.: The isolation of adrenal-like steroids from the human placenta. J. biol. Chem. **223**, 1043 (1956).

Bettendorf, G., Apostolakis, M., Voigt, K.D.: Darstellung von Gonadotropinen aus menschlichen Hypophysen. Acta endocr. (Kbh.) **41**, 1 (1966).

Brody, S., Carlström, G.: Problems associated with the quantitative immunoassay of human chorionic gonadotropin. In: Wolstenholme, G.E.W., Knight, J., Gonadotropins. CIBA Found. Study Grp. 22, S. 70. London: Churchill 1965.

Brody, S., Wiqvist, N.: Ovarian hormones and uterine growth. Endocrinology **68**, 971 (1961).

Brown, J.B.: The relationship between urinary oestrogens and oestrogen production in the body. J. Endocr. **16**, 202 (1957).

Cassmer, O.: Hormone production of the isolated human placenta: Studies on the role oft the foetus in the endocrine functions of the placenta. Acta endocr. (Kbh.), Suppl. **45**, 32 (1959).

Cleary, R.E., Young, P.C.M.: Serum unconjugated estriol in normal and abnormal pregnancy. Amer. J. Obstet. Gynec. **1**, 18 (1974).

Cretius, K.: Veränderungen des mütterlichen Organismus. In: Käser, O., Friedberg, V., Ober, K.G., Thomsen, K., Zander, J., Gynäkologie und Geburtshilfe, Bd. 2, S. 139. Stuttgart: Thieme 1967.

Crosignani, P.G., James, V.H.T.: Recent progress in reproductive endocrinology. London: Academic Press 1974.

Diczfalusy, E.: Chorionic gonadotrophin and oestrogens in the human placenta. Acta endocr. (Kbh.), Suppl. **12** (1953).

Diczfalusy, E.: Das Verhalten von Choriongonadotropin und Oestrogenen in der menschlichen Plazenta. III. Symp. Dtsch. Ges. Endokrin., S. 147. Berlin-Göttingen-Heidelberg: Springer 1956.

Diczfalusy, E.: Endocrine factors in the human fetoplacental unit. Fed. Proc. **23**, 791 (1964).

Diczfalusy, E., Lauritzen, C.: Oestrogene beim Menschen. Berlin-Göttingen-Heidelberg: Springer 1961.

Freedberg, I.M., Hamolsky, M.W., Freedberg, A.S.: The thyroid gland in pregnancy. New Engl. J. Med. **256**, 505 (1957).

Friedberg, V.: Physiologische Veränderungen des Gesamtorganismus. In: Käser, O., Friedberg, V., Ober, K.G., Thomsen, K., Zander, J., Gynäkologie und Geburtshilfe, Bd. 2, S. 171. Stuttgart: Thieme 1967.

Friesen, H.: Purification of a placental factor with immunological and chemical similarity to human growth hormone. Endocrinology **76**, 369 (1965).

Gemzell, C.A.: Blood levels of 17-hydroxycorticosteroids in normal pregnancy. J. clin. Endocr. **13**, 898 (1953).

Gitlin, D., Kumato, J., Morales, C.: Metabolism and maternofetal transfer of human growth hormone in the pregnant woman at term. J. clin. Endocr. **25**, 1599 (1965).

Grumbach, M.M., Kaplan, S.L., Abrams, C.L., Bell, J.J., Conte, F.A.: Plasma free fatty acid response to the administration of chorionic "growth hormone prolactin". J. clin. Endocr. **26**, 478 (1966).

Grumbach, M.M., Werner, S.C.: Transfer of thyroid hormone across the human placenta at term. J. clin. Endocr. **16**, 1392 (1956).

Hennen, G., Pierce, J.G., Freychet, P.: Human chorionic thyrotropin: Further characterization and study of its secretion during pregnancy. J. clin. Endocr. **29**, 581 (1969).

Hisaw, F.L., Zarrow, M.X.: The physiology of relaxin. Vitam. and Horm. **8**, 151 (1950).

Jailer, J.W., Knowlton, A.I.: Stimulated adrenocortical activity during pregnancy in an addisonian patient. J. clin. Invest. **29**, 1430 (1950).

Josimovich, J.B., Atwood, B.L.: Human placental lactogen (HPL), a trophoblastic hormone synergizing with chorionic gonadotropin and potentiating the anabolic effects of pituitary growth hormone. Amer. J. Obstet. Gynec. **88**, 867 (1964).

Josimovich, J.B., Knobel, E.: Placental transfer of I^{131} insulin in the rhesus monkey. Amer. J. Physiol. **200**, 471 (1961).

Jung, G.: Proteolytische Enzyme des menschlichen Eierstocks. Geburtsh. u. Frauenheilk. **22**, 960 (1962).

Kaplan, S.L., Grumbach, M.M.: Studies of a human and simian placental hormone with growth hormone-like and prolactin-like activities. J. clin. Endocr. **24**, 80 (1964).

Keller, P.J.: Die normale und pathologische Schwangerschaft im Spiegel der Choriongonadotropinausscheidung. Gynaecologia (Basel) **163**, 159 (1966).

Keller, P.J., Greub, H., Gerber, C., Schreiner, W.E.: Die Proteohormone der menschlichen Plazenta. I. Radioimmunologische Bestimmung und Bedeutung des plazentaren Laktogens (HPL). Schweiz. Z. Gynäk. Geburtsh. **1**, 149 (1970)

Keller, P.J., Gerber, C., Greub, H.: Die Proteohormone der menschlichen Plazenta. II. Sekretion, Abbau und Ausscheidung von HPL und HCG. Schweiz. Z. Gynäk. Geburtsh. **2**, 99 (1971).

Knobil, E., Josimovich, J.B.: Placental transfer of thyreotropic hormone, thyroxine, triiodo-thyroxine and insulin in rat. Ann. N.Y. Acad. Sci. **75**, 895 (1959).

Laidlaw, J.C., Cohen, M., Cornall, A.G.: Studies on the origin of aldosterone during human pregnancy. J. clin. Endocr. **18**, 222 (1958).

Laron, Z., Pertzelan, A., Mannheimer, S., Goldman, J., Guttman, S.: Lack of placental transfer of human growth hormone. Acta endocr. (Kbh.) **53**, 687 (1966).

Lauritzen, C.: Das Choriongonadotropin. Gynäk. Rdsch. **3**, 1, 81, 161 (1966).

Mason, N.R., Marsh, I.M., Savard, K.: An action of gonadotropin in vivo. J. biol. Chem. **237**, 1801 (1962).

Migeon, C.J., Prystowsky, H., Grumbach, M.M., Byron, M.C.: Placental passage of 17-OH-steroids: Comparison of levels in maternal and fetal plasma and effect of ACTH and hydrocortisone administration. J. clin. Invest. **35**, 488 (1956).

Molen, H.J., van der: Determination of plasma progesterone during pregnancy. Clin. chim. Acta **8**, 943 (1963).

Mürset, G., Zachmann, M., Prader, A., Fischer, J., Labhart, A.: Male external genitalia of a girl caused by a virilizing adrenal tumour in the mother. Acta endocr. (Kbh.) **65**, 627 (1970).

Neher, R., Stark, G.: Nachweis von Corticosteroiden in menschlicher Plazenta und Isolierung von 16α-Hydroxytestosteron. Experientia (Basel) **17**, 510 (1961).

Philipp, E.: Die Bildungsstätte des Hypophysenvorderlappenhormons in der Gravidität. Zbl. Gynäk. **54**, 450 (1930).

Rice, B.F., Hammerstein, J., Savard, K.: Steroid hormone formation in the human ovary. II. Action of gonadotropin in vitro in the corpus luteum. J. clin. Endocr. **24**, 606 (1964).

Rothman, S.: Physiology and biochemistry of the skin. Chicago: Chicago Univ. Press 1954.

Ryan, K.: Hormones of the placenta. Amer. J. Obstet. Gynec. **84**, 1695 (1962).

Ryan, K.: Estrogens: Blood and placental levels and the factors, which control them. In: Proc. 2. Int. Congr. Endocrin., S. 727. Amsterdam: Exc. Med. 1965.

Salomon, S., Watanabe, M., Dominguez, O.V., Gray, M.J., Meeker, C.I., Sims, E.A.H.: Progesterone and aldosterone secretion rates in pregnancy. Exc. Med. Int. Congr. Ser. **51**, 267 (1962).

Sandberg, A.A., Slaunwhite, W.R.: Transcortin: a corticosteroid binding protein in plasma. II. Levels in various conditions and the effects of estrogens. J. clin. Invest. **38**, 1290 (1959).

Saxena, B.B., Beling, C.G., Gandy, H.M.: Gonadotropins. New York: Wiley 1971.

Schouwen, M.: Skin and pregnancy. In: ten Berge, B.S., Pregnancy. Springfield: Thomas 1964.

Shearman, R.P.: Some aspects of the urinary excretion of pregnanediol in pregnancy. J. Obstet. Gynaec. Brit. Cwlth **66**, 1 (1959).
Short, R.V., Eton, B.: Progesterone in blood. III. Progesterone in the peripheral blood of pregnant women. J. Endocr. **18**, 418 (1959).
Short, R.V., Levett, I.: The fluorimetric determination of progesterone in human plasma during pregnancy and the menstrual cycle. J. Endocr. **25**, 239 (1962).
Spellacy, W.N.: Immunoassay of human placental lactogen: Physiological studies in normal and abnormal pregnancy. In: Wolstenholme, G.E.W., Knight, J., Lactogenic hormones, S. 223. Edinburgh: Livingstone 1972.
Stark, G.: Aldosteron und Schwangerschaft. In: Aldosteron, S. 40. Berlin-Göttingen-Heidelberg: Springer 1963.
Taubert, H.D., Haskins, A.L.: Intravenous infusion of progesterone in human females: blood levels obtained and effect on labor. J. Obstet. Gynec. **22**, 405 (1963).
Tominaga, T., Troen, P.: Stimulation of aromatization in human placenta by human placental lactogen. J. clin. Invest. **46**, 1124 (1967).
Torok, I.: Die endokrinen Beziehungen der Anencephalie. Acta morph. Acad. Sci. hung. **1**, 237 (1951).
Troen, P.: Perfusion studies of the human placenta. II. Metabolism of C^{14}-17-β-estradiol with and without added human chorionic gonadotropin. J. clin. Endocr. **21**, 895 (1961).
Troen, P., Miguet, M., Alonso, C.: Sulfurylation of estriol by perfused human placentas: A preliminary report. Biological and clinical aspects of placental steroidogenesis. Int. Congr. Horm. Steroids, S. 63, Milan, 1962.
Turkington, R.W., Topper, Y.J.: Stimulation of casein synthesis and histological development of mammary gland by human placental lactogen in vitro. Endocrinology **79**, 175 (1966).
Varangot, J., Cedard, L., Yannotti, S.: The biosynthesis of estriol in vitro placental perfusion. Biol. and clinical aspects of placental steroidogenesis. Int. Congr. Horm. Steroids, S. 72, Milan, 1962.
Wide, L.: An immunological method for the assay of human chorionic gonadotrophin. Acta endocr. (Kbh.), Suppl. **70**, 41 (1962).
Wiele, R.L. van de, Gurpide, E., Kelly, W.G., Laragh, S., Lieberman, S.: The secretory rate of progesterone and aldosterone in normal and abnormal late pregnancy. Acta endocr. (Kbh.), Suppl. **51**, 35 (1960).
Zander, J.: Die Hormonbildung in der Plazenta und ihre Bedeutung für die Frucht. Arch. Gynäk. **198**, 113 (1962).
Zander, J.: Die bedrohte Schwangerschaft. Die Behandlung der bedrohten Schwangerschaft. Arch. Gynäk. **204**, 92 (1967).
Zander, J.: Die Hormone der Plazenta. In: Käser, O., Friedberg, V., Ober, K.G., Thomsen, K., Zander, J.: Gynäkologie und Geburtshilfe, Bd. 2, S. 33. Stuttgart: Thieme 1967.
Zarrow, M.X., Holmstrom, E.G., Salhanick, H.A.: The concentration of relaxin in the blood serum and other tissues of women during pregnancy. J. clin. Endocr. **15**, 22 (1958).

Die gestörte Schwangerschaft

Fehlgeburt

Fuchs, F., Stakemann, G.: Die Fehlgeburt. In: Käser, O., Friedberg, V., Ober, K.G., Thomsen, K., Zander, J., Gynäkologie und Geburtshilfe, Bd. 1, S. 733. Stuttgart: Thieme 1969.
Hertig, A.T., Rock, J.: A series of potentially abortive ova recovered from fertile women prior to the missed menstrual period. Amer. J. Obstet. Gynec. **58**, 968 (1949).
Hertig, A.T., Rock, J., Adams, E.C.: A description of 34 human ova within the first 17 days of development. Amer. J. Anat. **98**, 435 (1956).
Hofmann, D.: Die Fehlgeburt. München: Urban & Schwarzenberg 1967.
Javert, C.T.: Spontaneous and habitual abortion. New York-Toronto-London: Blakiston 1957.
Joel, C.A.: Zur Ätiologie des habituellen Abortes unter Berücksichtigung des männlichen Faktors. Gynaecologia (Basel) **154**, 257 (1962).
Käser, O.: Zur Ätiologie und Therapie der habituellen Aborte. Schweiz. med. Wschr. **91**, 352 (1961).
Keller, P.J.: Die normale und pathologische Schwangerschaft im Spiegel der Choriongonadotropinausscheidung. Gynaecologia (Basel) **163**, 159 (1966).
Kerr, M., Rashad, M.N.: Chromosome studies on spontaneous abortions. Amer. J. Obstet. Gynec. **94**, 322 (1966).
Kistner, R.W.: Gynecology. Chicago: Yearbook med. Publ. 1964.
Niven, P.A.R., Landon, J., Chard, T.: Placental lactogen levels as guide to outcome of threatened abortion. Brit. med. J. **1972 III**, 799.
Shettles, L.B.: The ovum in infertility, abortion and development anomaly. Fertil. and Steril. **7**, 561 (1956).
Ylikorkala, O., Jouppila, P.: Human placental lactogen (HPL) in serum in complicated early pregnancy. J. Obstet. Gynaec. Brit. Cwlth. **80**, 1040 (1973).

Blasenmole und Chorionepitheliom

Frandsen, A.V., Stakemann, G.: The excretion of hormones in cases of hydatiform mole and chorionepithelioma. Acta endocr. (Kbh.), Suppl. **90**, 81 (1964).
Hörmann, G.: Zur Systematik einer Pathologie der Placenta. Arch. Gynäk. **191**, 297 (1958).
Hörmann, G., Lemtis, H.: Die menschliche Plazenta. In: Schwalm, H., Döderlein, G., Klinik der Frauenheilkunde und Geburtshilfe, Bd. 3. München: Urban & Schwarzenberg 1965.
Kaiser, R.: Die diagnostische Verwertbarkeit von Pregnandiolbestimmungen in der Schwangerschaft. Geburtsh. u. Frauenheilk. **13**, 513 (1953).
Keller, P.J.: Die normale und pathologische Schwangerschaft im Spiegel der Choriongonadotropinausscheidung. Gynaecologia (Basel) **163**, 159 (1966).
Novak, E., Seah, C.S.: Benign trophoblastic lesions in Methieu chorinepithelioma registry. Amer. J. Obstet. Gynec. **68**, 376 (1954).
Schopper, W., Pliess, G.: Über Chorionepitheliosis. Ein Beitrag zur Genese, Diagnostik und Bewertung ektopischer chorionepithelialer Wucherungen. Virchows Arch. path. Anat. **317**, 347 (1949).
Scott, J.S.: Blasenmole und Chorionepitheliom. In: Käser, O., Friedberg, V., Ober, K.G., Thomsen, K., Zander, J., Gynäkologie und Geburtshilfe, Bd. 1, S. 761. Stuttgart: Thieme 1969.

Gestosen

Berger, M., Cavanagh, D.: Toxemia of pregnancy—The hypertensive effect of acute experimental placental ischemia. Amer. J. Obstet. Gynec. **87**, 293 (1963).
Coyle, M.G., Greig, M., Walter, J.: Blood progesterone and urinary pregnanediol and oestrogens in foetal death from severe pre-eclampsia. Lancet **1962 II**, 275.
Friedberg, V., Hochuli, E.: Schwangerschaftstoxikosen. In: Käser, O., Friedberg, V., Ober, K.G., Thomsen, K., Zander, J., Gynäkologie und Geburtshilfe, Bd. 2, S. 455. Stuttgart: Thieme 1967.
Keller, P.J., Gerber, C., Soltermann, R.: Die Proteohormone der menschlichen Plazenta. III. Die HPL-Aktivität im Schwangerenserum bei Hypertonie, Spätgestose und Präeklampsie. Schweiz. Z. Gynäk. Geburtsh. **2**, 109 (1971).
Keller, P.J.: Biochemical methods for monitoring risk pregnancies. Basel: Karger 1976.
Kuenzig, H.J., Geiger, W.: Radioimmunologic determination of plasma unconjugated estriol in normal and abnormal pregnancies with a specific antiserum to estriol. Arch. Gynäk. **216**, 387 (1974).

Kumar, D.: Tissue progesterone concentrations of placentas in pre-eclamptic patients. Amer. J. Obstet. Gynec. **95**, 594 (1966).

Kyank, H., Schubert, E., Gyoemyoessy, A.: Auswertung der Eklampsie-Sammelstatistik der Jahre 1957–1960 aus 72 deutschen Frauenkliniken. Geburtsh. u. Frauenheilk. **23**, 961 (1963).

Letchworth, A.T., Chard, T.: Placental lactogen levels as a screening test for fetal distress and neonatal asphyxia. Obstet. Gynec. **1**, 769 (1972).

Letchworth, A.T., Chard, T.: Human placental lactogen levels in pre-eclampsia. J. Obstet. Gynaec. Brit. Cwlth. **79**, 680 (1972).

Lindberg, B.S., Johansson, E.D.B., Nilsson, B.A.: Plasma levels of nonconjugated oestradiol-17β and oestriol in high-risk pregnancies. Acta Obstet. Gynec. Scand. Suppl. **32**, 37 (1974).

Loraine, J.A., Matthew, G.D.: Chorionic gonadotrophin in toxaemias of pregnancy. J. Obstet. **57**, 542 (1950).

Loraine, J.A., Matthew, G.D.: The placental concentration of chorionic gonadotrophin in normal and pathological pregnancy. J. Obstet. **60**, 641 (1953).

Ogden, E., Page, W.E.: Rise of blood pressure during ischemia of the gravid uterus. Proc. Soc. exp. Biol. (N.Y.) **43**, 49 (1940).

Roy, E.J., Harkness, R.A., Kerr, M.G.: Concentration of oestrogens in blood and urine of patients suffering from pre-eclampsia. J. Obstet. Gynaec. Brit. Cwlth. **70**, 597 (1963).

Simmer, H., Simmer, J.: Progesteron im peripheren Venenblut von Schwangeren mit Spätgestosen. Klin. Wschr. **37**, 971 (1959).

Spona, J., Janisch, H.: Serum placental lactogen (HPL) as index of placental function. Acta endocr. **68**, 401 (1971).

Staemmler, H.J.: Untersuchungen über die Regulation des Kortikosteroidhaushaltes in der Schwangerschaft und ihre Störungen. Z. Geburtsh. Gynäk. **145**, 288 (1956).

Stark, G.: Aldosteron und Schwangerschaft. In: Aldosteron. Berlin-Göttingen-Heidelberg: Springer 1963.

Venning, E.H.: Endocrine aspects of toxemia. In: Clinical obstetrics and gynecology, Bd. 1, Nr. 2. New York: Hoeber 1958.

Mangelentwicklung, Diabetes, Rhesusinkompatibilität, Mehrlingsschwangerschaft, Übertragung, kindliche Mißbildungen

Benirschke, K., Bloch, E., Hertig, A.T.: Concerning the function of the fetal zone of the human adrenal gland. Endocrinology **58**, 598 (1956).

Borth, R., Lunenfeld, B., Stamm, O., de Watteville, H.: Gonadotrophin and steroid excretion in a case of twin pregnancy. Acta obstet. gynec. scand. **38**, 417 (1959).

Keller, P.J., Baertschi, U., Bader, P., Gerber, C., Schmid, J., Soltermann, R., Kopper, E.: Biochemical detection of fetoplacental distress in risk pregnancies. Lancet **1971 II**, 729.

Keller, P.J., Gerber, C., Kopper, E.: Die Proteohormone der menschlichen Plazenta. IV. Die HPL-Aktivität im Serum bei Diabetes, Rhesusinkompatibilität, Übertragung, Blasenmole und anderen Schwangerschaftskomplikationen. Schweiz. Z. Gynäk. Geburtsh. **3**, 31 (1972).

Kubli, F., Spielmann, W.: Morbus haemolyticus-Antenatale Aspekte. In: Käser, O., Friedberg, V., Ober, K.G., Thomsen, K., Zander, J., Gynäkologie und Geburtshilfe, Bd. 2, S. 1051. Stuttgart: Thieme 1967.

Kunz, J., Keller, P.J.: Detection of fetal growth retardation by ultrasound and by biochemical methods. J. perin. Med., **4**, 85 (1976).

Lanman, J.D.: The adrenal gland in the human fetus. Pediatrics **27**, 140 (1961).

Lindberg, B.S., Nilsson, B.A., Johansson, E.D.B.: Plasma progesterone levels in normal and abnormal pregnancies. Acta Obstet. Gynec. Scand. **53**, 329 (1974).

Maroni, E., Schreiner, W.E.: Morbus haemolyticus neonatorum. Pränatale Diagnose, Prognose und intrauterine Transfusion an den schwer erkrankten Fetus. Med. Klin. **64**, 569 (1969).

Martius, H.: Unser Verhalten bei verlängerter Tragzeit. Dtsch. med. Wschr. **89**, 322 (1964).

Masson, G.M.: Plasma oestriol in retarded intrauterine fetal growth. Obstet. Gynaec. Brit. Cwlth. **80**, 423 (1973).

Michie, E.A.: Urinary oestriol excretion in pregnancies complicated by suspected retarded intrauterine growth, toxaemia or essential hypertension. J. Obstet. Gynaec. Brit. Cwlth. **74**, 896 (1967).

Rosenkranz, K.D.: Hormonbefunde an Plazenten bei Übertragung. Arch. Gynäk. **168**, 51 (1939).

Schwers, J.: Les oestrogènes au cours de la seconde moitié de la grossesse. Bruxelles: Arscia 1965.

Short, R.V., Eton, B.: Progesterone in blood. III. Progesterone in the peripheral blood of pregnant women. J. Endocr. **18**, 418 (1959).

Wyss, H.: Oestriol- und Pregnandiolausscheidung in der zweiten Schwangerschaftshälfte. Bern-Stuttgart-Wien: Huber 1970.

Die hormonale Steuerung der Geburt

Caroy, H.M.: Myometrial activity. In: Caroy, H.M., Modern trends in human reproductive physiology, S. 257. London: Butterworth 1963.

Coutinho, E.M.: Progesterone and ions. In: Martini, L., Percile, A., Hormonal steroids, S. 223. New York: Academic Press 1965.

Coutinho, M.E.: Hormone induced ionic regulation of labor. Proc. 2. Int. Congr. Endocrin. Int. Congr. Series 83, S. 742. Amsterdam: Exc. Med. Found. 1965.

Csapo, A.I.: Regulation of myometrial function. In: Wolstenholme, G.E.W., Knight, J., Progesterone, Its regulatory effect on the myometrium. CIBA Found. Study Grp. 34, S. 20. London: Churchill 1969.

Csapo, A.I., Wiest, W.G.: An examination of the quantitative relationship between progesterone and the maintenance of pregnancy. Endocrinology **85**, 735 (1969).

Jöchle, W., Brown, W., Hidalgo, M.A., Sickles, J.: Mechanism of parturition in cattle and swine: Effect of synthetic corticosteroids. Symp. Dtsch. Ges. Endokrin. **16** (1970) (im Druck).

Jung, H.: Ursache und Zeitpunkt des Geburtseintritts. In: Käser, O., Friedberg, V., Ober, K.G., Thomsen, K., Zander, J., Gynäkologie und Geburtshilfe, Bd. 2, S. 516. Stuttgart: Thieme 1967.

Marshall, J.M.: The effects of ovarium hormones on the uterine response to adrenergic nerve stimulation and to adrenergic amines. In: Wolstenholme, G.E.W., Knight, J., Progesterone: Its regulatory effect on the myometrium. CIBA Found. Study Grp. 34, S. 89. London: Churchill 1969.

Porter, D.G.: Progesterone and the guinea-pig myometrium. In: Wolstenholme, G.E.W., Knight, J., Progesterone: Its regulatory effect on the myometrium. CIBA Found. Study Grp. 34, S. 79. London: Churchill 1969.

Pulkkinen, M.O.: The significance of progesterone in myometrial regulation during mid-trimester human pregnancy. In: Wolstenholme, G.E.W., Knight, J., Progesterone: Its regulatory effect on the myometrium. CIBA Found Study Grp. 34, S. 133. London: Churchill 1969.

Turnbull, A.C., Anderson, A.B.M.: The influence of the foetus on myometrial contractility. In: Wolstenholme, G.E.W., Knight, J., Progesterone: Its regulatory effect on the myometrium. CIBA Found. Study Grp. 34, S. 106. London: Churchill 1969.

Turnbull, A.C., Anderson, A.B.M., Wilson, G.R.: Maternal urinary oestrogen excretion as evidence of a foetal role in determining gestation at labour. Lancet **1967 II**, 627.

Wolstenholme, G.E.W., Knight, J.: Progesterone: Its regulatory effect on the myometrium. CIBA Found. Study Grp. 34. London: Churchill 1969.

Die postpartale Periode

Brown, J.B.: Urinary excretion of oestrogens during pregnancy, lactation and the reestablishment of menstruation. Lancet **1956 I**, 704.
Brun del Re, R., del Pozo, E., de Gradi, P. et al.: Prolactin inhibition and suppression of puerperal lactation by Br-ergocryptine (CB 154): A comparison with estrogen. Obstet. Gynec. **41**, 884 (1973).
Del Pozo, E., Flueckiger, E.: Prolactin inhibition: experimental and clinical studies. In: Pasteels, J.L., Robyn, C., Human prolactin, S. 291. Amsterdam: Excerpta Medica 1973.
Keller, P.J.: Excretion of follicle-stimulating and luteinizing hormone during lactation. Acta endocr. (Kbh.) **57**, 529 (1968).
Rolland, R., Schiellekens, L.: A new approach to the inhibition of puerperal lactation. J. Obstet. Gynaec. Brit. Cwlth. **80**, 945 (1973).
Roy, E.J., Harkness, R.A., Kerr, M.G.: The concentration of oestrogens in maternal peripheral blood during and after labour. J. Obstet. Gynaec. Brit. Cwlth. **70**, 1034 (1963).
Sharmann, A.: Aspects of the reproductive physiology of the post-partum period. In: Bowes, K., Obstetrics and Gynecology. New York: Hoeber 1956.
Short, R.V., Eton, B.: Progesterone in blood. III. Progesterone in the peripheral blood of pregnant women. J. Endocr. **18**, 418 (1959).
Sulman, F.G.: Monographs on Endocrin., Bd. 3. Berlin-Heidelberg-New York: Springer 1970.
Talwalker, P.K., Meites, J.: Mammary lobulo-alveolar growth induced by anterior pituitary hormones in adreno-ovariectomized and adreno-ovariectomized hypophysectomized rats. Proc. Soc. exp. Biol. (N.Y.) **107**, 880 (1961).
Tyson, J.E., Hwang, P., Guyda, H., Friesen, H.G.: Studies of prolactin secretion in human pregnancy. Amer. J. Obstet. Gynec. **113**, 14 (1972).
Wenner, R.: Physiologische und pathologische Laktation. Arch. Gynäk. **204**, 171 (1967).
Whittlestone, W.G.: Physiologie of lactation. In: Carey, H.M., Modern trends in human reproductive physiology, S. 113. London: Butterworth 1963.
Zander, J.: Die Hormone der Plazenta. In: Käser, O., Friedberg, V., Ober, K.G., Thomsen, K., Zander, J., Gynäkologie und Geburtshilfe, Bd. 2, S. 33. Stuttgart: Thieme 1969.
Zarate, A., Canales, E., Soria, J., et al.: Ovarian refractoriness during lactation in women: Effect of gonadotropin stimulation. Amer. J. Obstet. Gynec. **112**, 1130 (1972).
Zilliacus, H.: Physiologie und Pathologie des Wochenbettes. In: Käser, O., Friedberg, V., Ober, K.G., Thomsen, K., Zander, J., Gynäkologie und Geburtshilfe, Bd. 2, S. 966. Stuttgart: Thieme 1969.
Zilliacus, H., Siemer, H.: Physiologie und Pathologie der Laktation. In: Käser, O., Friedberg, V., Ober, K.G., Thomsen, K., Zander, J., Gynäkologie und Geburtshilfe, Bd. 2, S. 998. Stuttgart: Thieme 1969.

Endokrinologische Untersuchungsmethoden in der Schwangerschaft

Apostolakis, M., Voigt, K.D.: Bioassay of various gonadotrophins. Acta endocr. (Kbh.) **28**, 54 (1958).
Apostolakis, M., Voigt, K.D.: Gonadotropine. Stuttgart: Thieme 1965.
Aschheim, S., Zondek, B.: Die Schwangerschaftdiagnose aus dem Harn (durch Hormonnachweis). Klin. Wschr. **7**, 8 (1928).
Beck, P., Parker, M.L., Daughaday, W.H.: Radioimmunologic measurement of human placental lactogen in plasma by a double-antibody method. J. Clin. Endocr. **25**, 1457 (1965).
Blobel, R.: Über das Choriongonadotropin. Fortschr. Geburtsh. Gynäk. **28** (1966).
Breuer, H., Hamel, D., Krueskemper, H.L.: Methoden der Hormonbestimmung. Stuttgart: Thieme 1974.
Brody, S., Carlström, G.: Estimation of human chorionic gonadotrophin in biological fluids by complement fixation. Lancet **1960 II**, 99.
Brown, J.B., Coyle, M.G.: Urinary excretion of oestriol during pregnancy. I. A shorted procedure. J. Obstet. Gynaec. Brit. Cwlth. **70**, 219 (1963).
Crabben, H. van der, Kaiser, E., Werner, C., Werners, P.H., Potthoff, S., Albrecht, S., Riess, H.J.: Hormonelle Belastung der fetoplazentaren Einheit zur Früherkennung der Plazentainsuffizienz. Symp. Dtsch. Ges. Endokrin. **16**, Abstr. 3 (1970).
Diczfalusy, E.: An improved method for the bioassay of chorionic gonadotrophin. Acta endocr. (Kbh.) **17**, 58 (1954).
Dorfman, R.I.: Methods in hormone research, 2. ed., Bd. 1. New York and London: Academic Press 1968.
Friedman, M.H., Lapham, M.E.: Simple, rapid procedure for laboratory diagnosis of early pregnancies. Amer. J. Obstet. Gynec. **21**, 405 (1931).
Galli-Mainin, C.: Pregnancy test with male batrachia. Endocrinology **43**, 349 (1948).
Goldstein, D.P., Pastorfide, G.B., Osathanondh, R., Kosasa, T.S.: A rapid solid-phase radioimmunoassay specific for human chorionic gonadotropin in gestational trophoblastic disease. Obstet. Gynec. **45**, 527 (1975).
Handwerger, S., Sherwood, L.M.: Human placental lactogen (HPL). In: Jaffe, B.M., Behrman, H.R., Methods of hormone radioimmunoassay, S. 417. New York: Academic Press 1974.
Ittrich, G.: Eine Methode für die klinische Routinebestimmung der Harnoestrogene. Zbl. Gynäk. **82**, 429 (1960).
Jaffe, B.M., Behrman, H.R.: Methods of hormone radioimmunoassay. New York: Academic Press 1974.
Jayle, M.F., Schaller, R., Jarrigo, P., Mitay, S.: Hydrolyse des phénolstéroides conjugués urinaires. Bull. Soc. Chim. biol. (Paris) **41**, 1593 (1959).
Keller, P.J., Schreiner, W.E.: Erste Erfahrungen mit der DHEA-S-Belastung zur foetoplazentaren Funktionsdiagnostik. Schweiz. Z. Geburtsh. Gynäk. **1**, 331 (1970).
Klopper, A.J.: Pregnanediol and pregnanetriol. In: Dorfman, R.I., Methods in hormone research. 2. ed., Bd. 1, S. 229. New York and London: Academic Press 1968.
Klopper, A.J., Michie, E.A., Brown, J.B.: A method for the determination of urinary pregnanediol. J. Endocr. **12**, 209 (1955).
Kosasa, T.S., Byer, W.B., Levesque, L.A., Goldstein, D.P., Taymor, M.L., Kouri, G.: Evaluation of radioimmunoassay kits for the betasubunit of HCG, FSH and hLH. Obstet. Gynec. **43**, 481 (1974).
Kosasa, T.S., Pion, R.J., Hale, R.W., Goldstein, D.P., Taymor, M.L., Levesque, L.A., Kobara, T.Y.: Rapid HCG-specific radioimmunoassay for menstrual aspiration. Obstet. Gynec. **45**, 567 (1975).
Kovacic, N.: The deciduoma assay. A method for measuring prolactin. J. Endocr. **28**, 45 (1963).
Kuppermann, H.S., Greenblatt, R.B., Noback, C.R.: Two and six-hour pregnancy test; preliminary report. J. clin. Endocr. **3**, 548 (1943).
Lauritzen, C.: Conversion of DHEA-sulfate to estrogens as a test of placental function. Horm. Met. Res. **1**, 96 (1969).
Letchworth, A.T., Boardman, R., Bristow, C., Landon, J., Chard, T.: A rapid radioimmunoassay for human chorionic somatomammotropin. J. Obstet. Gynaec. Brit. Cwlth. **78**, 535 (1971).
Loraine, J.A.: The estimation of chorionic gonadotrophin in the urine of pregnant women. J. Endocr. **6**, 319 (1950).
Loraine, J.A.: Human chorionic gonadotropin. In: Gray, C.H., Bacharach, A.L., Hormones in blood, 2. ed., Bd. 1, S. 313. London and New York: Academic Press 1967.
Odell, W.D., Abraham, G.A., Skowsky, W.R., Hescox, M.A., Fisher, D.A.: Production of antisera for radioimmunoassay. In: Odell, W.D., Daughaday, W.H., Principles of competitive protein binding assays, S. 57. Philadelphia: Lippincott 1971.

Oertel, G.W., Chemische Bestimmung von Steroiden im menschlichen Harn. Berlin-Göttingen-Heidelberg-New York: Springer 1964.

Parlow, A.F.: A rapid bioassay method for LH and factors stimulating LH secretion. Fed. Proc. **17**, 402 (1958).

Paulsen, C.A.: Estrogen assays in clinical medicine. Seattle: University of Washington Press 1965.

Preedy, J.R.: Estrogens. In: Dorfman, R.I., Methods in hormone research, Bd. 1, S. 1. New York and London: Academic Press 1968.

Saxena, B.N., Refetoff, S., Emerson, K., Selenkow, H.A.: A rapid radioimmunoassay for human placental lactogen. Amer. J. Obstet. Gynec. **101**, 874 (1968).

Vaitukaitis, J.L., Braunstein, G.D., Ross, G.T.: A radioimmunoassay which specifically measures human chorionic gonadotropin in the presence of human luteinizing hormone. Amer. J. Obstet. Gynec. **113**, 751 (1972).

Varma, K., Larraga, L., Selenkow, H.A.: Radioimmunoassay of serum human chorionic gonadotropin during normal pregnancy. Obstet. Gynec. **37**, 10 (1971).

Wide, L., Gemzell, C.A.: An immunological pregnancy test. Acta endocr. (Kbh.) **35**, 261 (1960).

XII. Störungen der Geschlechtsdifferenzierung (Intersexualität)

A. Prader

A. Definition und Terminologie

Unter *Intersexualität in engeren Sinne* versteht man das Vorliegen eines intersexuellen äußeren Genitale, d.h. eines Genitale, das weder eindeutig männlich noch eindeutig weiblich ist. Im weiteren Sinne gehören aber zur Intersexualität alle Störungen der pränatalen Geschlechtsdifferenzierung. Die fast unübersehbare Vielfalt abnormer Geschlechtsdifferenzierung läßt sich in drei große Gruppen einteilen:

1. *Abnorme Gonadenentwicklung.* Diese ist häufig die Folge eines abnormen Geschlechtschromosomensatzes und führt ihrerseits häufig zu einer abnormen Genitalentwicklung.

2. *Abnorme Genitalentwicklung bei eindeutigen Testes* und meistens normalem männlichen Chromosomensatz (Pseudohermaphroditismus masculinus).

3. *Abnorme Genitalentwicklung bei eindeutigen Ovarien* und normalem weiblichen Chromosomensatz (Pseudohermaphroditismus femininus).

Die traditionelle Einteilung der abnormen Geschlechtsdifferenzierung in echten Hermaphroditismus, Pseudohermaphroditismus masculinus und Pseudohermaphroditismus femininus erfaßt nicht das gesamte Spektrum dieser Einteilung. Der *echte Hermaphroditismus* mit Ovar- und Testesgewebe ist nur eine der vielen Formen der abnormen Gonadenentwicklung. Der Ausdruck *Pseudohermaphroditismus masculinus* (männliche Intersexualität, Androgynie) umschreibt dagegen in korrekter Weise die abnorme Genitalentwicklung bei normalen Testes, und der Ausdruck *Pseudohermaphroditismus femininus* (weibliche Intersexualität, Gynandrie) die abnorme Genitalentwicklung bei normalen Ovarien.

Schließlich kann man zur Intersexualität im weiteren Sinne auch die *erworbenen Intersexformen,* bei denen erst postnatal heterosexuelle Symptome auftreten, zählen. Dazu gehören beim weiblichen Geschlecht der Hirsutismus und die Virilisierung, beim männlichen Geschlecht die Gynäkomastie und die Feminisierung. Diese erworbenen Syndrome sind nicht in diesem Kapitel, sondern im Nebennieren-, Testes- und Ovarkapitel behandelt.

B. Embryologie

Die uns heute bekannten Wege und Etappen der normalen Geschlechtsdifferenzierung lassen sich in einem einfachen Schema zusammenfassen (Abb. 1). Die Geschlechtschromosomen (XX bei der Frau und XY beim Mann) entscheiden, ob sich die Gonaden männlich oder weiblich differenzieren. Dabei spielt das testisbestimmende Gen auf dem kurzen Arm des Y-Chromosoms eine Rolle. Es ist identisch oder benachbart mit dem Struktur- oder Regulationsgen, das das H-Y-Antigen bestimmt. Dieses ist ein Histocompatibilitätsantigen der Zelloberfläche, das sich auf allen Körperzellen nachweisen läßt (Wachtel, 1975). Die Gonaden ihrerseits steuern die pränatale Genitaldifferenzierung, die postnatale Entwicklung der sekundären Geschlechtsmerkmale und z.T. auch die psychosexuelle Entwicklung. Tierversuche haben in den letzten Jahren gezeigt, daß das Testosteron der fetalen oder neonatalen Hoden eine irreversible prägende Wirkung auf das Gehirn ausübt (Harris, 1965). Diese Prägung, bzw. das Fehlen dieser Prägung, bestimmt im Tierversuch das zukünftige Sexualverhalten, entscheidet ob die zukünftige Gonadotropinproduktion cyclisch weiblich oder kontinuierlich männlich ist und beeinflußt damit auch die Fertilität. Es ist noch nicht bekannt, ob dieser grundsätzlich wichtige Prägungsvorgang auch beim Menschen gültig ist. Die psychosexuelle Entwicklung des Menschen ist ein sehr komplexer Vorgang, der nicht nur von anato-

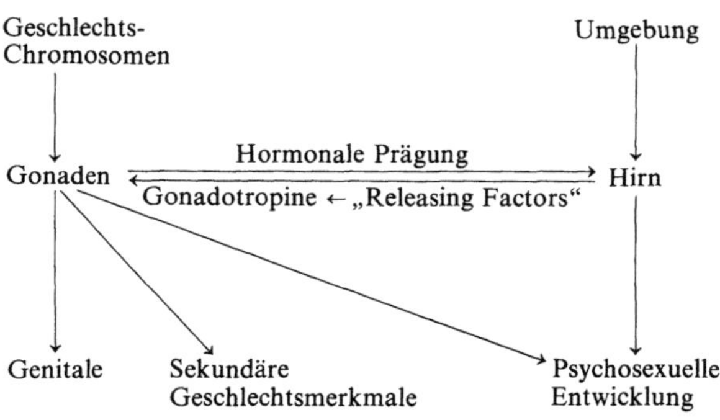

Abb. 1. Geschlechtsdifferenzierung

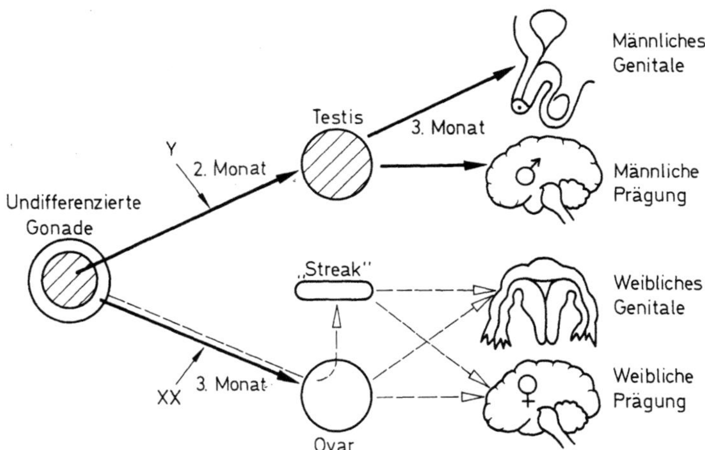

Abb. 2. Gonaden- und Genitaldifferenzierung

mischen und hormonalen Faktoren, sondern ebenso von den psychologisch wirksamen Umgebungseinflüssen mitbestimmt wird.

Die *Gonadendifferenzierung* (Abb. 2) erfolgt in den ersten Embryonalmonaten. Die noch undifferenzierten Gonaden bestehen aus Cortex und Medulla, deren Unterscheidung beim menschlichen Fetus allerdings fraglich ist (Jost, 1973). Beim Knaben differenziert sich die Medulla in der 6.–8. Woche zum Hoden. Diese Differenzierung setzt die Anwesenheit eines Y-Chromosomes voraus. In den seltenen Fällen von Hodendifferenzierung ohne Y-Chromosom (XX-Männer, S. 670, gewisse Formen von echtem Hermaphroditismus, S. 671) findet man jedoch regelmäßig das H-Y-Antigen, dessen Genlokus normalerweise auf dem Y-Chromosom liegt, unter Umständen aber auch auf ein anderes Chromosom transloziert sein kann (Wachtel, 1976). Die Differenzierung des Cortex zum Ovar erfolgt erst einige Wochen später und setzt die Anwesenheit von zwei X-Chromosomen ohne Y-Chromosom voraus. Vermutlich ist die normale Gonadendifferenzierung zusätzlich von der Anwesenheit primordialer Keimzellen abhängig. Es ist ungewiß, ob bei der normalen Gonadendifferenzierung antagonistische Induktoren in Cortex und Medulla eine Rolle spielen oder ob nur ein einziger Induktor genügt, dessen Anwesenheit die Hodendifferenzierung und dessen Fehlen die Ovardifferenzierung zur Folge hat.

Beim Menschen sind bisher keine hormonal bedingten Störungen der Gonadendifferenzierung bekannt, während man bei gewissen Rinderrassen, Schafen, Schweinen und Ziegen eine als Zwicke, „freemartin", bezeichnete Intersexform kennt, die möglicherweise hormonal bedingt ist (Short, 1970; Jost, 1977). Bei heterosexuellen Zwillingskälbern entwickelt sich der chromosomal männliche Zwilling in normaler Weise, während der chromosomal weibliche Zwilling eine intersexuelle Gonaden- und Genitalentwicklung durchläuft und später in Körperbau, Sexualinstinkt und Fertilität einem Frühkastraten gleicht. Vermutlich spielen bei der Entstehung dieser Intersexform die pränatalen Kreislaufanastomosen eine Rolle. Die Gonaden des weiblichen Zwillings sind H-Y-positiv. Diese Eigenschaft geht vermutlich auf transfundierte Zellen vom männlichen Zwilling zurück, wobei dem H-Y-Antigen die Rolle eines Hormones zukäme (Ohno, 1976).

Die *Genitaldifferenzierung* wird beim männlichen Geschlecht durch biochemische Faktoren des fetalen Hodens gesteuert, während beim weiblichen Geschlecht ähnliche Einflüsse von seiten des fetalen Ovars fehlen (Abb. 2). Die berühmten Tierexperimente von Jost und die klinischen Erfahrungen haben gezeigt, daß die Genitaldifferenzierung auch dann weiblich ist, wenn die fetalen Hoden ganz fehlen oder als undifferenzierte streaks (S. 662) vorliegen. *Zusammenfassend ist die männliche Genitalentwicklung ein induzierter aktiver Prozeß und die weibliche Genitalentwicklung weitgehend ein autonomer passiver Prozeß.*

In Abb. 3 ist die Genitaldifferenzierung schematisch dargestellt, und in Tabelle 1 sind die homologen Genitalstrukturen bei Mann und Frau angegeben. Am Ende des 2. Fetalmonates steht die Genitaldifferenzierung auf einer neutralen Stufe. Das innere Genitale besteht aus den Wolffschen und den Müllerschen Kanälen und das äußere Genitale aus dem Sinus urogenitalis und dem Genitalhökker. Im 3. Monat entwickeln sich beim Knaben aus dem Wolffschen Kanal der Ductus deferens, die Epididymis und die Samenblase, während sich der Müllersche Kanal zurückbildet. Beim Mädchen verschwindet der Wolffsche Kanal, während aus dem Müllerschen Kanal Uterus, Tube und obere Vagina entstehen. Die äußere Genitalentwicklung ist beim Knaben durch das Wachstum des Genitalhöckers zum Penis, durch die Fusion der Geschlechtsfalten zur penilen Urethra und durch die Fusion der Geschlechtswülste zum Scro-

Tabelle 1. Homologe Genitalstrukturen bei Mann und Frau

Männlich	Indifferentes Stadium	Weiblich
Testis Tubuli seminiferi Rete testis	Gonade Cortex Medulla	Ovar Cortex Rete ovarii
Epididymis Ductuli efferentes Appendix epididymidis	Epigenitalis (obere Gruppe von Urnierenkanälchen)	Epoopheron Appendix vesiculosa
Paradidymis Ductuli aberrantes	Paragenitalis (untere Gruppe von Urnierenkanälchen)	Parapheron
Ductus epididymidis Ductus deferens Glandula vesiculosa Ductus ejaculatorius	Wolffscher Gang	Gartnerscher Gang
Appendix testis Utriculus masculinus	Müllerscher Gang	Tuba uterina Uterus Vagina
Colliculus seminalis	Müllerscher Hügel	Hymen
Urethra (distal des Coll. seminalis) Prostata Glandulae bulbourethrales	Sinus urogenitalis	Vastibulum Glandulae paraurethrales Glandulae vestibulares maiores (BARTHOLINI)
Penis	Geschlechtshöcker	Clitoris
Scrotum Raphe scrotalis	Geschlechtswülste	Labia maiora Commissura posterior
Corpus cavernosum urethrae	Geschlechtsfalten	Labia minora

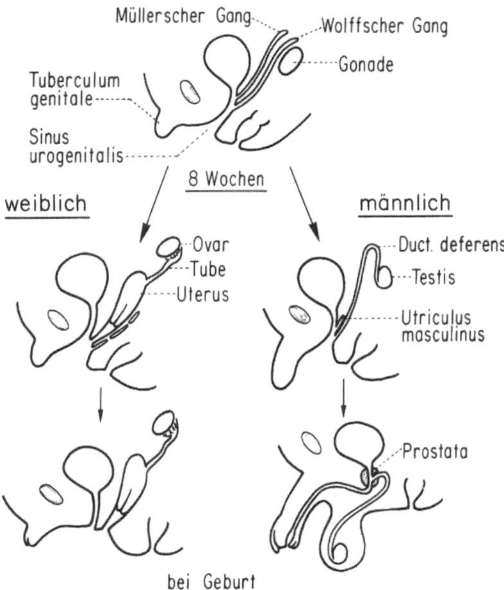

Abb. 3. Genitaldifferenzierung

tum gekennzeichnet. Beim Mädchen entstehen aus den Geschlechtsfalten die Labia minora und aus den Geschlechtswülsten die Labia majora.

Die *aktive Induktion der männlichen Genitaldifferenzierung* ist in Abb. 4 dargestellt. Unsere Kenntnisse beruhen zum größten Teil auf den tierexperimentellen Arbeiten von JOST, doch zeigt die klinische Erfahrung, daß sie mit großer Wahrscheinlichkeit auch beim Menschen zutreffen. Der fetale Hoden wirkt in dreifacher Weise auf die Genitalentwicklung. Er induziert die äußere Genitalentwicklung, stimuliert die Differenzierung des Wolffschen Kanals zum Vas deferens und unterdrückt die Differenzierung des Müllerschen Kanals zu Tube und Uterus.

Die Induktion der äußeren männlichen Genitalentwicklung ist ein androgener Hormoneffekt, der durch Testosteron nachgeahmt werden kann. Er beruht wahrscheinlich auf dem von den fetalen Leydig-Zellen produzierten Testosteron das zuerst am Wirkungsort in Dihydrotestosteron umgewandelt werden muß, um wirksam zu sein SIITERI, 1974). Die Entwicklung der Vasa deferentia aus den Wolffschen Kanälen erfolgt beim einseitigen Fehlen des Hodens sozusagen immer nur auf der Hodenseite und nie auf der Gegenseite und kann experimentell durch den direkten Kontakt mit einem Testosteronkristall, nicht aber durch eine Testosteroninjektion nachgeahmt werden. Es handelt sich offensichtlich um einen lokal wirksamen Faktor, vermutlich um das in der Nähe des Hodens besonders hoch konzentrierte Testosteron der fetalen Leydig-Zellen, wobei hier Testosteron

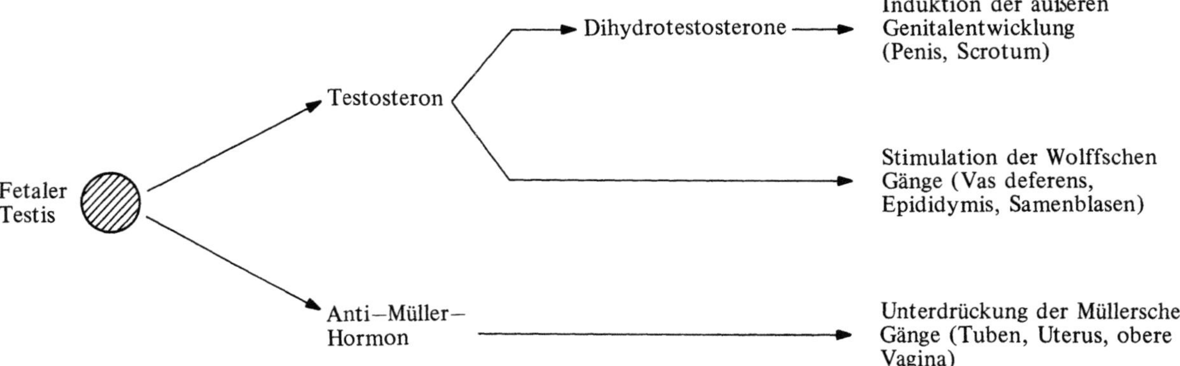

Abb. 4. Männliche Genitalentwicklung

direkt ohne Umwandlung in Dihydrotestosteron wirkt (SIITERI, 1974). Die Testosteronproduktion der fetalen Leydig-Zellen wird durch das placentare HCG und durch das LH der fetalen Hypophyse stimuliert. Die Unterdrückung der Tuben- und Uterusentwicklung aus den Müllerschen Gängen kann durch Testosteron nicht nachgeahmt werden. Sie beruht auf einem zweiten Hormon des fetalen Hodens, dem Anti-Müller-Hormon („Müllerian inhibiting hormone"), das wahrscheinlich ein Polypeptid ist und vermutlich in den Sertoli-Zellen produziert wird (JOSSO, 1975).

Zusammenfassend hat der fetale Hoden einerseits eine androgene Wirkung, die in niedriger Konzentration die äußere Genitalentwicklung und in hoher Konzentration die Entwicklung des Ductus deferens stimuliert und andererseits eine davon unabhängige Wirkung, die die Entwicklung von Uterus und Tuben unterdrückt. In der menschlichen Pathologie ist sowohl das Fehlen der androgenen Stimulation (S. 674) wie auch das Fehlen der Unterdrückung der Müllerschen Gänge (S. 673) bekannt. Die Folge einer solchen Störung ist die Entwicklung eines Pseudohermaphroditismus masculinus. Andererseits kennt man bei der weiblichen Genitaldifferenzierung abnorme androgene Einflüsse (S. 680), die zu einem Pseudohermaphrotitismus femininus führen.

C. Untersuchungsmethoden

Durch die Untersuchung sollen der Genitalbefund, die Chromosomen, die Gonadenverhältnisse und die Pathogenese der Störung geklärt werden, Die Untersuchung des inneren Genitale ist schwierig, die Chromosomenabklärung ist zeitraubend und die direkte Gonadenuntersuchung ist nur durch eine Biopsie möglich. Man wird deshalb versuchen, durch Beiziehung genetischer und anamnestischer Angaben, durch eine allgemeine körperliche Untersuchung und durch indirekte Methoden (Bestimmung des X-Chromatins und des Y-Chromatins, Hormonuntersuchungen, Testis- und Ovarproben) zu einer Lösung zu kommen, so daß die Laparoskopie oder gar die Probelaparotomie nur in seltenen Fällen notwendig ist.

Wertvolle Hilfe gibt schon die *Anamnese*. Man wird in der Familienanamnese nach ähnlichen Fällen fragen, wird sich nach dem Vorkommen einer primären Amenorrhoe bei Frauen erkundigen und wird vor allem auch herauszufinden versuchen, ob Geschwister an einem adrenogenitalen Syndrom leiden (Erbrechen im Säuglingsalter, somatische Entwicklungsbeschleunigung, Virilisierung). In der persönlichen Anamnese geht es darum, festzustellen, ob Genitalbesonderheiten schon bei der Geburt aufgefallen sind, wie die somatische Entwicklung in den ersten Lebensjahren verlaufen ist, wann und wie die sekundären Geschlechtsmerkmale aufgetreten sind, seit wann die Patientin menstruiert ist und ob schon Genital-, Hernien- oder intraabdominale Operationen vorgenommen worden sind. Wenn möglich wird man versuchen, sich auch ein Bild von der intellektuellen, psychischen und psychosexuellen Entwicklung zu verschaffen.

Die *allgemeine körperliche Untersuchung* muß vor allem die genauen Körpermaße, besondere Merkmale des Körperbaues, dysmorphe Zeichen, Mißbildungen und die Ausprägung der sekundären Geschlechtsmerkmale festhalten.

Eine genaue *psychopathologische Untersuchung* mit besonderer Berücksichtigung der Psychosexualität ist vor allem dann notwendig, wenn jenseits des 2. Jahres die Frage auftaucht, ob das bisher nach außen dokumentierte Geschlecht gewechselt werden soll.

Von größter Bedeutung ist der *äußere Genitalbefund*. Zwischen der rein weiblichen und rein männlichen äußeren Genitalentwicklung gibt es fließende Übergänge, die wir willkürlich in fünf Stadien (Abb. 5) eingeteilt haben (PRADER, 1954). Typus I (Abb. 5) zeigt eine Clitorisvergrößerung ohne andere Genitalveränderungen. Beim Typus II besteht neben der Clitorisvergrößerung ein weiter trichterförmiger Urogenitalsinus, in dessen Tiefe die Vaginal- und Urethraöffnung sichtbar sind.

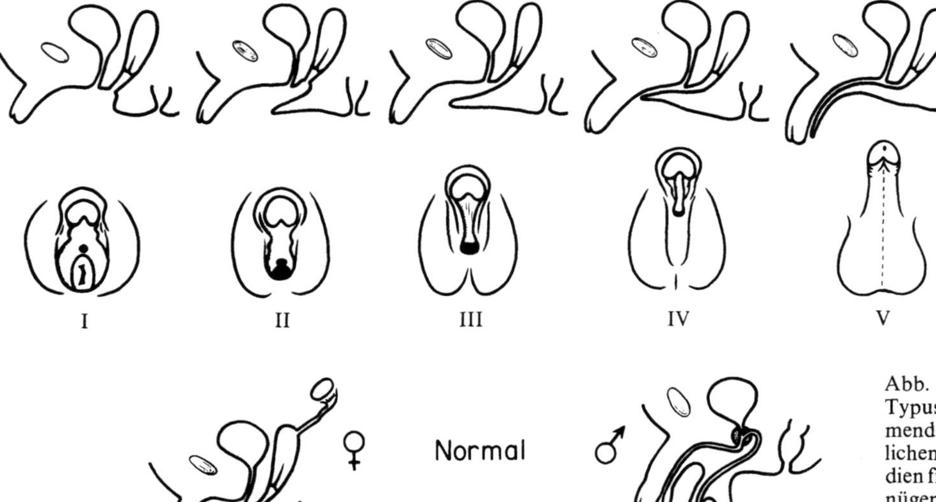

Abb. 5. Intersexuelles Genitale Typus I–V am Beispiel der zunehmenden Virilisierung des weiblichen Genitale. Die gleichen Stadien findet man auch bei der ungenügenden Masculinisierung des männlichen Genitale

Beim Typus III ist der Urogenitalsinus enger, aber immer noch trichterförmig. Beim Typus IV sieht man nur noch eine kleine Urogenitalöffnung an der Basis des Phallus. Beim Typus V (Abb. 24) findet sich die Urogenitalöffnung an der Spitze des Phallus wie bei normalen männlichen Verhältnissen. Die Hypospadia perinealis entspricht dem Typus IV, während die Hypospadia glandis und penis zwischen dem Typus IV und V liegt. Die verschiedenen Typen erklären sich aus einer quantitativ und qualitativ unterschiedlichen androgenen Stimulation. Sie lassen äußerlich nicht erkennen, ob die Geschlechtschromosomen und die Gonaden männlich, weiblich oder abnorm sind, und erlauben damit keine Diagnose der ursächlichen Störung. Die Einsicht, daß der äußere Genitalaspekt keine ursächliche Diagnose erlaubt, ist grundsätzlich wichtig. Beim Knaben entsprechen die Typen I–IV einer ungenügenden androgenen Stimulation. Beim Mädchen sind die Typen III–V nur möglich, wenn eine abnorme androgene Stimulation schon im 3. Monat vorhanden war. Eine ganz leichte oder eine spätere evtl. auch erst postnatale androgene Stimulation kann nur den Typus I zur Folge haben.

Die Abklärung des *inneren Genitalbefundes* ist schwieriger. Besteht nur eine einzige Urogenitalöffnung, so fragt es sich, ob in den dahinterliegenden Sinus urogenitalis eine Vagina mündet oder ob es sich um eine männliche Urethra mit einem typischen Colliculus seminalis handelt. In der Regel kann diese Frage durch Sondierung, Urethroskopie und Röntgenkontrastuntersuchung (Genitographie) geklärt werden. Besteht eine getrennte Urethra- und Vaginalöffnung, so kann die Tiefe der Vagina mit einer Sonde bestimmt werden. Die direkte Vaginaluntersuchung mit dem Urethroskop beim Kind und mit dem Speculum beim Erwachsenen, die rectale Palpation und unter Umständen die Laparoskopie lassen erkennen, ob ein Uterus vorliegt oder nicht.

Für die *Analyse der Geschlechtschromosomen* stehen die einfachen cytologischen Untersuchungen des X-Chromatins und des Y-Chromatins und die aufwendigere cytogenetische Karypotypuntersuchung zur Verfügung. Das *X-Chromatin* (Abb. 6) wird aus dem Mundabstrich (Innenseite der Wange mit Metallspatel abstreichen, auf Objektträger ausstreichen, sofort in 96–100%igem Alkohol fixieren, dann an der Luft trocknen lassen und einschicken) oder aus der Haarwurzel bestimmt. Die Zahl der

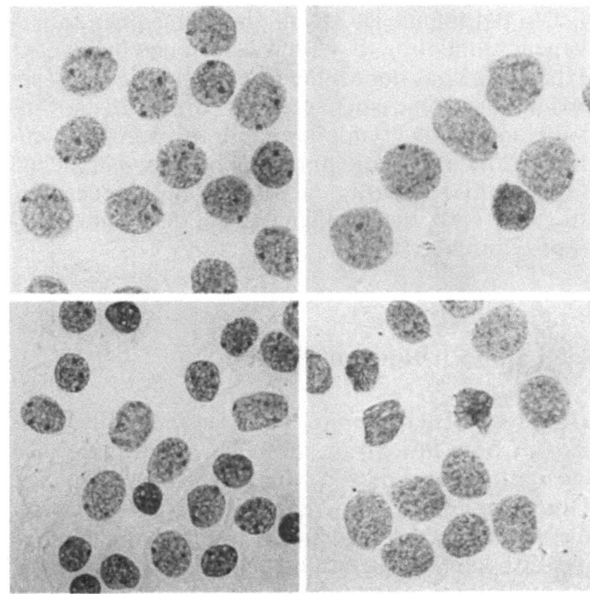

Abb. 6. Sexchromatin oder X-Chromatin in der Haarwurzel: Oben links chromatin-positiv bei normaler XX-Frau, oben rechts chromatin-negativ bei normalem XY-Mann, unten links doppeltes Sexchromatin bei XXX-Mädchen, unten rechts dreifaches Sexchromatin bei XXXXY-Knaben. (Aus SCHMID, 1967)

X-Chromosomen ist um 1 größer als die maximale Zahl der in den Zellkernen durch die Färbung sichtbar gewordenen Barrschen X-Chromatin-Körperchen. Dies beruht darauf, daß nur ein X-Chromosom genetisch aktiv ist und nur die genetisch inaktiven X-Chromosomen als X-Chromatin-Körperchen sichtbar sind. Das *Y-Chromatin* wird mit Hilfe einer Fluorescenzfärbung der Lymphocyten (dicker, luftgetrockneter Blutausstrich) oder ebenfalls im Mundabstrich bestimmt. Diese Untersuchung hat nur orientierenden Wert und kann bei gewissen Normvarianten des Y-Chromosoms zu Fehlschlüssen führen.

Bei einer abnormen Konstellation der Geschlechtschromosomen läßt sich in gewissen Fällen aus den X-chromosomalen Eigenschaften wie *Farbenblindheit* und *X g-Blutgruppe* des Patienten und der Familienmitglieder entscheiden, wie die Chromosomenstörung entstanden ist und ob sie auf eine Chromosomenstörung in der Oogenese der Mutter oder in der Spermiogenese des Vaters zurückzuführen ist (RACE u. SANGER, 1969).

Auch die Untersuchung der *Dermatoglyphen* kann bei Verdacht auf eine Störung der Geschlechtschromosomen von Interesse sein. Die Zahl der Hautleisten der Fingerkuppen ist umgekehrt proportional zur Zahl der Geschlechtschromosomen, d.h. erhöht bei XO, erniedrigt bei XXY und stark erniedrigt bei XXXXY usw. (PENROSE, 1968).

Zum *Nachweis von Testis- und Ovargewebe* gibt es neben der direkten Biopsie und dem Befund von Spermien im Ejaculat indirekte Methoden die z.T. auch eine Aussage über den Funktionszustand erlauben.

Bei Anwesenheit eines Y-Chromosoms (positive Y-Chromatinfärbung) ist anzunehmen, daß Hodengewebe vorhanden ist oder mindestens vorhanden war. Noch spezifischer ist der Nachweis des H-Y-Antigens (S. 654), der allerdings vorläufig nur wenigen Speziallaboratorien vorbehalten ist. Ein vorhandenes H-Y-Antigen weist auf Hodengewebe, auch wenn kein Y-Chromosom nachweisbar ist (s. XX-Männer, S. 670 und echter Hermaphroditismus, S. 671).

Funktionstüchtige Leydig-Zellen lassen sich nachweisen mit Hilfe des *HCG-Tests*. Während 1–5 Tagen wird täglich HCG i.m. verabreicht. Am 3.–5. Tag ist bei funktionstüchtigen Leydig-Zellen ein starker Anstieg des Testosterons in Plasma und Urin nachweisbar. Der Test ist nicht nur beim Erwachsenen, sondern auch schon beim Kind aussagekräftig, wobei die Resultate allerdings alters- resp. knochenalterabhängig sind. Ein fehlender Anstieg läßt folgende Möglichkeiten offen: Fehlen von Hodengewebe, funktionsloses dysgenetisches Hodengewebe, Testosteronsynthesedefekt, Gonadotropinmangel (d.h. Leydig-Zellen, die bisher nie stimuliert worden sind).

Die Nachweismethode für funktionstüchtiges Ovargewebe, der *HMG-Test*, ist vor allem im Kindesalter noch wenig erprobt: während 5 Tagen werden täglich 150 E HMG i.m. gespritzt und der Anstieg von Oestradiol im Plasma oder im Urin bestimmt.

Das Fehlen von funktionstüchtigem Gonadengewebe kann auch mit Hilfe des *LHRH-Tests* (S. 507) nachgewiesen werden. Bei fehlenden Gonaden und bei funktionsschwachen dysgenetischen Gonaden sind FSH und/oder LH im Plasma erhöht und steigen unter der Stimulation mit LHRH verstärkt an. Auch dieser Test ist schon im Kindesalter aussagekräftig. Die Resultate sind alters- resp. knochenalterabhängig.

Weitere Hormonuntersuchungen sind bei der Virilisierung am Platz. Die *17-Ketosteroidausscheidung* ist ein grobes Maß für die Androgenproduktion. Die spezifische Bestimmung der einzelnen Androgene, vor allem von *Testosteron* im Blut und Urin, ist aussagekräftiger. Bei Verdacht auf ein adrenogenitales Syndrom ist meistens die Bestimmung von *Pregnantriol* im Urin wegweisend (S. 373).

D. Übersicht und Einteilung

Eine wirklich befriedigende Einteilung der zahlreichen Störungen der pränatalen Geschlechtsdifferenzierung ist heute noch nicht möglich, da Ätiologie und Pathogenese der verschiedenen Formen nur teilweise bekannt sind. Die im folgenden gegebene Einteilung (Tabelle 2) beruht z.T. auf anatomischen und z.T. auf pathogenetischen Gesichtspunkten. Die abnorme Gonadenentwicklung ist auf S. 659, der Pseudohermaphroditismus masculinus auf S. 672 und der Pseudohermaphroditismus femininus auf S. 679 besprochen. An den gleichen Stellen wird auch auf die einzelnen Syndrome hingewiesen.

E. Abnorme Gonadenentwicklung

Die zusammenfassende Tabelle 2 gibt einen Überblick über die zahlreichen Formen von abnormer Gonadendifferenzierung. Es handelt sich bei allen Formen um einen hypergonadotropen primären Hypogonadismus (S.465ff.), der, von seltenen Ausnahmen abgesehen, mit einer therapeutisch nicht beeinflußbaren *Sterilität* einhergeht.

Wie erwähnt, sind diese Störungen häufig die Folge einer Geschlechtschromosomen-Anomalie. Die meisten dieser Syndrome sind deshalb, wie dies bei Chromosomenstörungen üblich ist, nicht

Tabelle 2. Störungen der pränatalen Geschlechtsdifferenzierung

A. Abnorme Gonadenentwicklung
Störungen der Geschlechtschromosomen häufig.
Die meisten Syndrome sind nicht hereditär.

1. Männliches äußeres Genitale
- Chromatin-positives Klinefelter-Syndrom: meistens XXY.
- Chromatin-negatives Klinefelter-Syndrom: XY, sehr heterogene Gruppe.
- Syndrom der XX-Männer.
- Männliches Turner-Syndrom: meistens XY, heterogene Gruppe.
- Syndrom der rudimentären Testes: XY, teils hereditär.
- Kongenitale Anorchie: XY.

2. Weibliches äußeres Genitale
- Turner-Syndrom (Gonadendysgenesie) mit bilateralen Streaks und Kleinwuchs: meistens XO, seltener XXqi, XO/XX und viele andere; gelegentlich Übergänge zu rudimentären Ovarien oder rudimentären Testes und zu asymmetrischer Gonadendygenesie.
- Reine Gonadendysgenesie mit bilateralen Streaks ohne Kleinwuchs: XX-Form autosomal recessiv vererbt, XY-Form über gesunde Frauen vererbt, gelegentlich Übergänge zu rudimentären Ovarien oder rudimentären Testes.

3. Intersexuelles äußeres Genitale
- Asymmetrische gemischte Gonadendysgenesie mit einem Streak und einem rudimentären Testis: meistens XO/XY, seltener XY oder XX/XY, gelegentlich Übergänge zum Turner-Syndrom, zur reinen XY-Gonadendysgenesie und zur Testisdysgenesie.
- Testisdysgenesie: XY (teils familiär), XO/XY
- Echter Hermaphroditismus: voll differenziertes Ovar- und Testisgewebe, meistens XX (teils hereditär), seltener XX/XY u.a.
- Agonadismus: keine Gonaden und kein inneres Genitale: XY. Hereditär?

B. Abnorme Genitalentwicklung bei normalen Hoden = Pseudohermaphroditismus masculinus
Meistens normaler männlicher XY-Karotyp.
Die meisten Syndrome sind hereditär.

1. Männliches äußeres Genitale
- Oviduct-Persistenz (Hernia uteri inguinalis): autosomal (?) recessive Vererbung.

2. Weibliches äußeres Genitale
- Testikuläre Feminisierung: X-chromosomale recessive Vererbung.
- Störungen der Testosteron-Synthese (s.u.).
- Leydig-Zellen-Agenesie
- Dysmorphie-Syndrome: camptomeler Minderwuchs.

3. Intersexuelles äußeres Genitale
Große und wenig geklärte Gruppe. Manche Fälle vor der Pubertät nicht klassierbar.

a) mit spezifischen endokrinen Befunden
- Pränataler LH-Mangel mit oder ohne FSH-Mangel
- Störungen der Testosteron-Synthese: autosomal (?) recessiv vererbte Enzymdefekte; in Hoden und Nebennieren: 20-Hydroxylase, 3β-Dehydrogenase, 17-Hydroxylase; nur in Hoden: 17,20-Desmolase, 17-Reduktase.
- Störungen des Testosteron-Stoffwechsels: 5α-Reduktasedefekt, autosomal recessiv vererbt, generalisiert oder lokalisiert (= Typ 2 des unvollständigen familiären Pseudohermaproditismus masculinus).
- Unvollständige testikuläre Feminisierung: X-chromosomal recessiv vererbt (= Typ 1 des unvollständigen familiären Pseudohermaphroditismus maskulinus).

b) nur mit klinisch-anatomischen Befunden
- Transplacentare Hemmung der fetalen Testisfunktion durch synthetische Gestagene?
- Hypospadie-Gynäkomastie-Syndrome von Lubs, Reifenstein, Gilbert-Dreyfus: X-chromosomal-recessiv (?) vererbt, Überlappung mit unvollständiger testikulärer Feminisierung.
- Pseudovaginale perineale Hypospadie: autosomal-recessiv vererbt, Überlappung mit 5α-Reduktasedefekt
- Testisdysgenesie: heterogene Gruppe, XY oder XY-Mosaik, teils vererbt, teils mit Uterus
- Dysmorphie-Syndrome und multiple Mißbildungen: Smith-Lemli-Opitz-Syndrom, Silver-Russell-Minderwuchs, Trisomie 13, partielle Deletion von Chromosom 4, Syndrom mit Niereninsuffizienz und Nephroblastom Wilms u.a.

C. Abnorme Genitalentwicklung bei normalen Ovarien = Pseudohermaphroditismus femininus.
Normaler weiblicher XX-Karyotypus.

Männliches oder intersexuelles äußeres Genitale
- Kongenitales adrenogenitales Syndrom: verschiedene autosomal recessiv vererbte Enzymdefekte: 3β-Dehydrogenase, 11β-Hydroxylase, 21-Hydroxylase.
- Transplacentare Virilisierung durch exogene Steroide: Androgene, synthetische Gestagene und Oestrogene (?) in der Schwangerschaft.
- Transplacentare Virilisierung durch androgene Ovar- und Nebennierenrinden-Tumoren der Mutter, ferner Schwangerschaftsluteome.
- Komplexe Urogenitalmißbildungen, Nierenagenesie.
- Idiopathische Clitorishypertrophie.

hereditär. Es darf aus diesem Zusammenhang aber nicht die umgekehrte Folgerung gezogen werden, daß jede Störung der Geschlechtschromosomen mit einer abnormen Gonadenentwicklung und Sterilität einhergehe. Das häufige XXX-Syndrom und das ebenfalls häufige XYY-Syndrom zeigen in der Regel eine normale Gonadenentwicklung und eine normale Fertilität.

Bei den *Patienten mit männlichem äußerem Genitale* ist das chromatin-positive *echte Klinefelter-Syndrom* (S. 469ff.) am häufigsten. In der Mehrzahl der Fälle beruht es auf einem XXY-Karyotypus. Ein ähnliches Bild bei normalem XY-Karyotypus wird auch als chromatin-negatives *Pseudo-Klinefelter-Syndrom* (S. 472) bezeichnet. Das *Syndrom der XX-Männer* (S. 670) ist in seiner Pathogenese von den verschiedenen Syndromen in dieser Gruppe am wenigsten verständlich. Das *männliche Turner-Syndrom* (S. 661) ist ein unscharf umschriebenes heterogenes Syndrom. Die *Anorchie* (S. 466) und das *Syndrom der präpuberalen Kastration* (S. 465), d.h. das Fehlen von Hoden bei sonst normalen Knaben, muß auf eine sekundäre Zerstörung der Hoden nach dem 3. Fetalmonat zurückgeführt werden, da sonst das äußere Genitale nicht männlich induziert worden wäre (S. 655).

Bei den *Patienten mit weiblichem äußerem Genitale* ist das *Turner-Syndrom* (S. 661) am häufigsten. Es ist durch die Kombination von rudimentären dysgenetischen Gonaden oder „streaks" mit Kleinwuchs und verschiedenen Dysmorphie-Merkmalen gekennzeichnet. Der Karyotypus ist klassischerweise XO, doch kommen zahlreiche andere Karyotypen vor. Bei der selteneren *reinen Gonadendysgenesie* (S.668) mit XY- oder XX-Karyotypus ist der anatomische und funktionelle Gonadenbefund genau gleich, doch fehlen der Minderwuchs und die Dysmorphie-Merkmale des Turner-Syndroms.

Eine abnorme Gonadenentwicklung bei *Patienten mit intersexuellem äußerem Genitale* sieht man vor allem bei der *gemischten oder asymmetrischen Gonadendysgenesie* (S.669) und beim *echten Hermaphroditismus* (S.671).

1. Turner-Syndrom (Gonadendysgenesie)

Bei diesem schon 1760 von MORGAGNI erstmals beschriebenen Syndrom handelt es sich um Individuen mit einem innerlich und äußerlich normalen weiblichen Genitale und funktionslosen rudimentären Gonaden (streaks). Neben den beiden obligaten Befunden des *Kleinwuchses* und des *Hypogonadismus* findet man häufig ein assoziiertes *Dysmorphie-Syndrom* mit Sphinx-Gesicht, Pterygium-Bildung am Hals, schildförmigem Thorax und anderen Merkmalen. Kleinwuchs, Dysmorphie-Syndrom und Hypogonadismus geben zusammen ein charakteristisches klinisches Bild. Das Dysmorphie-Syndrom alleine war früher auch als Status Bonnevie-Ullrich bekannt, doch wurde dieser Begriff klinisch so weit gespannt, daß er weniger zur Klärung als zur Verwirrung beitrug. Zusammen mit dem Hypogonadismus wurde das Syndrom später als Ovaragenesie oder Turner-Syndrom (TURNER, 1938) oder Ullrich-Turner-Syndrom bezeichnet. Da rudimentäre Gonaden vorhanden sind und da diese weder spezifische Ovar- noch Hodenelemente aufweisen, ist die Bezeichnung Ovaragenesie nicht zweckmäßig. Heute ist die Bezeichnung Turner-Syndrom oder Gonadendysgenesie üblich, obwohl der Begriff Gonadendysgenesie auch für die reine Gonadendysgenesie (S. 668), für das Syndrom der asymmetrischen gemischten Gonadendysgenesie (S. 669) und von einzelnen Autoren noch für weitere Syndrome wie z.B. das Klinefelter-Syndrom gebraucht wird.

a) Genetik, Chromosomenbefunde und Pathogenese

In den meisten Fällen fehlt ein X-Chromosom. Der *Karyotypus* ist deshalb *45,XO*. Das *Sexchromatin* ist dementsprechend *negativ*. Untersuchungen über die Xg-Blutgruppe bei den Patientinnen und den Eltern haben ergeben, daß das vorhandene X-Chromosom meistens mütterlicher Herkunft ist (RACE u. SANGER, 1961), d.h. daß eine normale X-haltige Eizelle durch ein Spermium ohne Geschlechtschromosom befruchtet worden ist oder daß ein väterliches X- oder Y-Chromosom nach der Befruchtung wieder verlorengegangen ist. Dazu paßt, daß das mittlere mütterliche Alter im Gegensatz zu gewissen anderen Chromosomenstörungen (Mongolismus, Klinefelter-Syndrom) nicht erhöht ist.

Neben dem klassischen XO-Karyotyp gibt es auch andere Karyotypen mit strukturellen Störungen des X-Chromosomes oder Mosaiken. Etwa ein Drittel aller Fälle von Turner-Syndrom gehört in diese Gruppe. Die Patienten dieser Gruppe sind fast ausnahmslos chromatin-positiv. Die häufigsten strukturellen Störungen sind das Iso-Chromosom (XXqi), das Fehlen des kurzen Armes (XXp-) und das Ring-Chromosom (XXr). Die häufigste Mosaikform ist der XO/XX-Karyotyp. Daneben gibt es komplizierte Mosaikformen, wobei aber meistens der eine Anteil XO ist. In den seltenen Fällen, bei denen der lange X-Arm fehlt (XXq-) findet man oft nur den Hypogonadismus ohne Kleinwuchs und ohne Dysmorphiemerkmale. Daraus wurde gefolgert, daß der Kleinwuchs auf das Fehlen des kurzen X-Armes zurückzuführen ist und daß für die normale Ovarentwicklung sowohl der kurze wie der lange X-Arm notwendig sind (FERGUSON-SMITH, 1965).

Ein intaktes Y-Chromosom findet sich beim klassischen Turner-Syndrom nie. In einzelnen Fällen wurde allerdings ein strukturell abnormes Y (XYqi) gefunden. Ferner sieht man gelegentlich bei einem XO/XY- oder XO/XYY-Mosaik (S. 669) ein Turner-ähnliches klinisches Syndrom.

Die *Entstehung der einzelnen Symptome* ist nur teilweise geklärt. Die Unvollständigkeit der zwei X-Chromosomen ist die Ursache der Gonadendysgenesie, die ihrerseits die ausnahmslos weibliche Genitalentwicklung (S. 655) und den Hypogonadismus erklärt. Die Dysmorphie-Merkmale und der Kleinwuchs sind nicht etwa Folgen des Hypogonadismus, da sie sonst nicht schon vor der Pubertät vorhanden wären. Alles spricht dafür, daß sie direkt auf das Fehlen der kurzen Arme eines X-Chromosomes (oder der langen Arme des Y-Chromosomes) zurückzuführen sind (FERGUSON-SMITH, 1961). Vermutlich gilt das gleiche für die Osteoporose-artige Knochendystrophie, die ebenfalls oft schon vor der Pubertät festgestellt werden kann.

Wie bei Chromosomenstörungen zu erwarten ist, sind *Geschwistererkrankungen sehr selten* (DICKSON, 1972). Eineiige Zwillinge mit Turner-Syndrom und das Vorkommen eines Turner-Syndroms bei einem Mädchen mit einem normalen eineiigen Bruder wurden mehrfach beobachtet (KARP, 1975).

b) Häufigkeit

Unter neugeborenen Mädchen findet sich das Turner-Syndrom in einer Häufigkeit von 1:2500 –

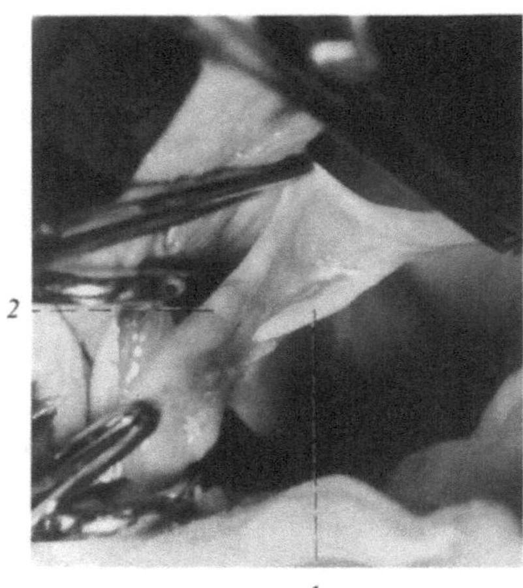

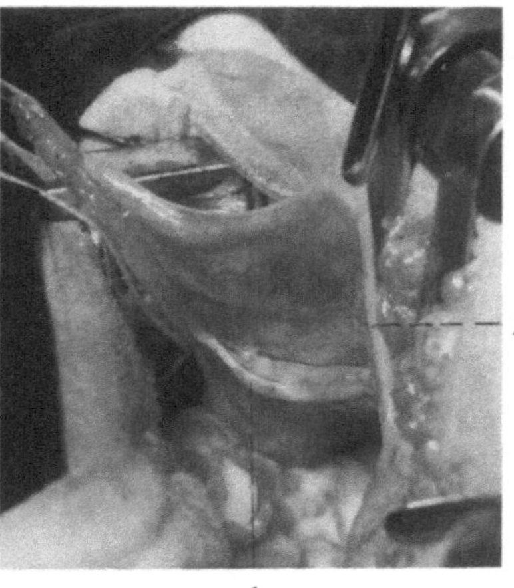

Abb. 7. Streak-Gonaden bei Turner-Syndrom (*1* Gonaden, *2* Tube). (Aus HAUSER, 1961)

3000 (TAYLOR, 1967; HAMERTON, 1975). Unter den Spontanaborten ist die Häufigkeit des XO-Turner-Syndroms sehr viel höher, nämlich 1 auf 13 (DHADIAL, 1970). Dies bedeutet, daß das XO-Turner-Syndrom beim Embryo sehr häufig ist und daß von allen betroffenen Feten 90% oder mehr pränatal absterben.

c) Pathologie

Die Gonaden sind kümmerliche strang- oder leistenförmige Gebilde von weißlicher Farbe und liegen an der normalen Stelle der Ovarien (Abb. 7). Die englische Bezeichnung „streaks“ ist auch im Deutschen geläufig. Bei Aborten mit dem XO-Karyotyp sieht man eine normale Ovardifferenzierung im 3. Monat mit primordialen Eiern und Prägranulosazellen wie beim XX-Karyotypus (SINGH, 1966). Später verschwinden diese Elemente und hinterlassen ein dem Ovarstroma gleichendes Bindegewebe, das einige rudimentäre Urnierenkanälchen und recht häufig auch Nester von epithelartigen Zellen (paraganglionäre Zellen, Hiluszellen, Zwischenzellen) einschließt. Diese Zellnester kommen sowohl bei chromatin-negativen wie auch bei chromatin-positiven Patientinnen vor. Eifollikel oder Tubuli seminiferi fehlen in den klassischen Fällen vollkommen. Die Häufigkeit von Ovarialtumoren ist nicht erhöht. Das innere Genitale ist normal ausgebildet, doch bleiben Uterus und Tuben auch beim Erwachsenen hypoplastisch. Die Nebennieren sind in der Regel unauffällig.

d) Klinik

Die Symptomatologie hängt vom Alter der Patientinnen und von der Ausprägung der Dysmorphie-Merkmale ab (Tabelle 3). Da diese oft viel früher und viel stärker auffallen als der Hypogonadismus, sollen diese in ihrer vollen Ausbildung zuerst beschrieben werden, obwohl sie im Gegensatz zum obligaten Hypogonadismus nur fakultativ sind.

Der *Kleinwuchs* ist gelegentlich schon bei der Geburt vorhanden. Häufiger sind die Kinder bei der Geburt aber normal groß und wachsen dann

Tabelle 3. Altersabhängigkeit der Turner-Symptome

Neugeborenen-periode	Kleinkindesalter	Adoleszenz	Erwachsenenalter
Kleinwuchs			
Sphinx-Gesicht, Pterygium colli, Fingeranomalien u.a. dysmorphe Merkmale			
Lymphödeme			
	Schildthorax, breite Schultern, vermehrte Naevi		
	Knochendystrophie → Osteoporose		
		Hypogonadismus	

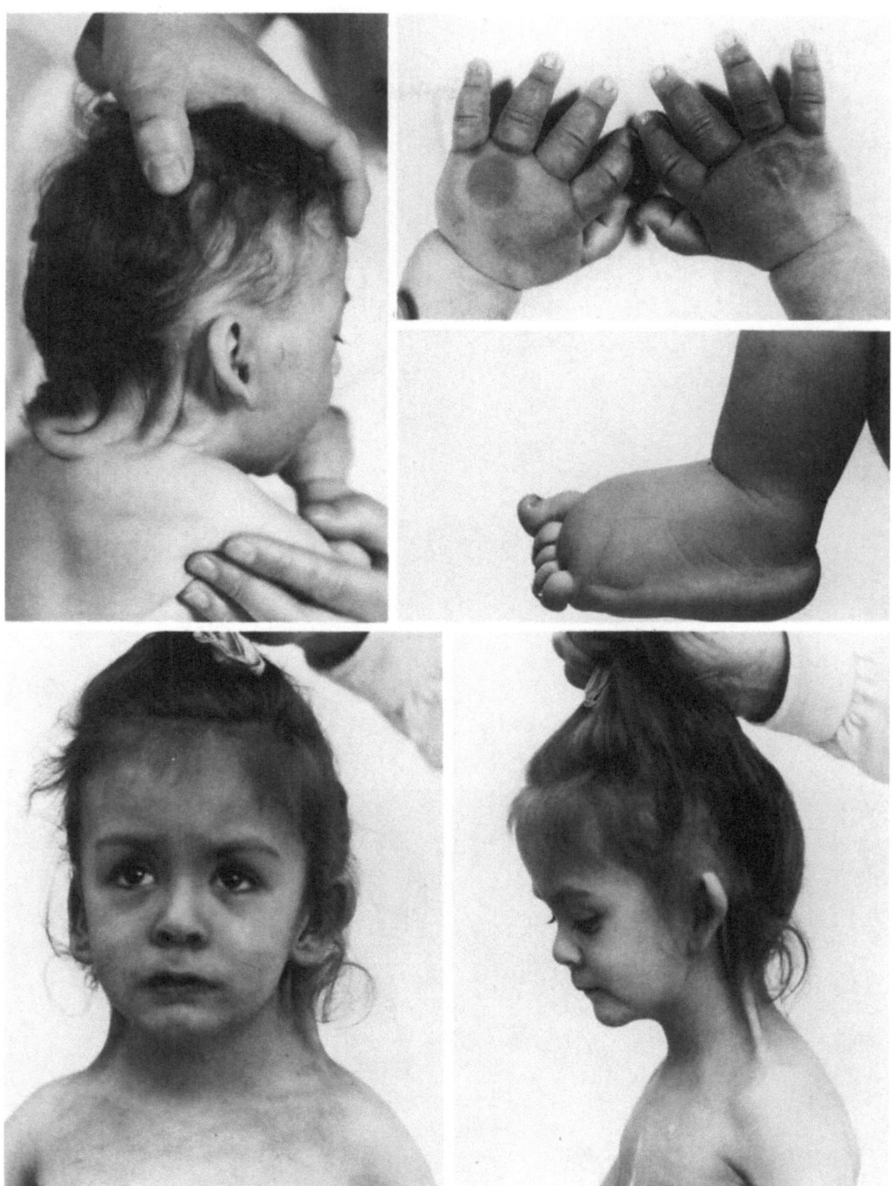

Abb. 8. Mädchen mit XO-Turner-Syndrom im Alter von 5 Monaten und von 2 Jahren. Beim Säugling sind die schlaffen Nackenfalten, die tief ansetzenden Ohren, die Lymphödeme der Hände und Füße und die kleinen tief eingebetteten Nägel typisch. Mit 2 Jahren typisches Sphinx-Gesicht mit tief ansetzenden Ohren und deutlichem Pterygium colli. (Aus PRADER, 1962)

einfach zu langsam, so daß der Wachstumsrückstand immer augenfälliger wird. Außerdem fehlt als Folge des Hypogonadismus der Wachstumsschub der Pubertät. Die Erwachsenengröße beträgt in der Regel 130–150 cm und ist wie bei Gesunden weitgehend von der Elterngröße abhängig (BROOK, 1974). Das Knochenalter ist im Kindesalter nur unbedeutend zurück. Beim jugendlichen Erwachsenen ist der Epiphysenschluß und damit auch der Wachstumsabschluß dagegen häufig um 3 bis 4 Jahre verspätet, ohne daß dadurch der Wachstumsrückstand aufgeholt würde.

Kopf, Gesicht und *Hals* zeigen eine Reihe von typischen Merkmalen, die ein *sphinxartiges Bild* ergeben (Abb. 8 und 9): Brachycephalus, antimongoloide Augenstellung, Epicanthus, kurze Nase, große tiefstehende und schlecht modellierte Ohren, Karpfenmund, schmaler hoher Gaumen, kurzer Kiefer (Mikrognathie), breiter und kurzer Hals, vom Ohransatz zur Schulter ziehendes *Pterygium colli* und tiefer breiter Haaransatz im Nacken. Ptosis, Akgenmuskelparesen, kleinere Augenmißbildungen und Glaukom sind relativ häufig. Das gleiche gilt für die chronische Otitis und Schwerhörigkeit.

Die Schultern sind häufig sehr breit. Der Thorax ist beim älteren Kind und beim Erwachsenen, oft auch schon früher, auffallend tief und breit und zeigt vorne eine flache Eindellung, so daß man von einem *schildförmigen Thorax* (Abb. 10 und 11)

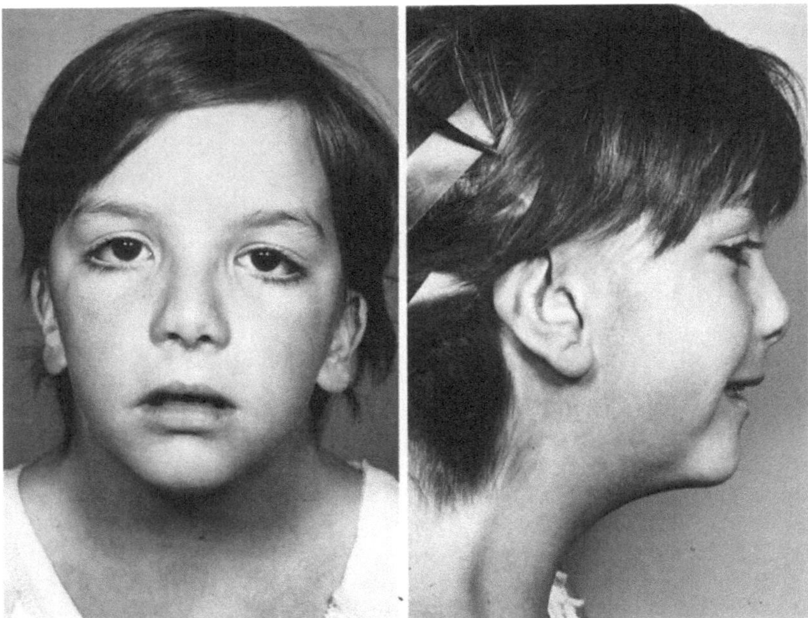

Abb. 9. Typische Gesichtszüge beim Turner-Syndrom: antimongoloide Augenstellung, kurze Nase, große und schlecht modellierte Ohren, kurzer Unterkiefer, breiter und kurzer Hals und Pterygium colli

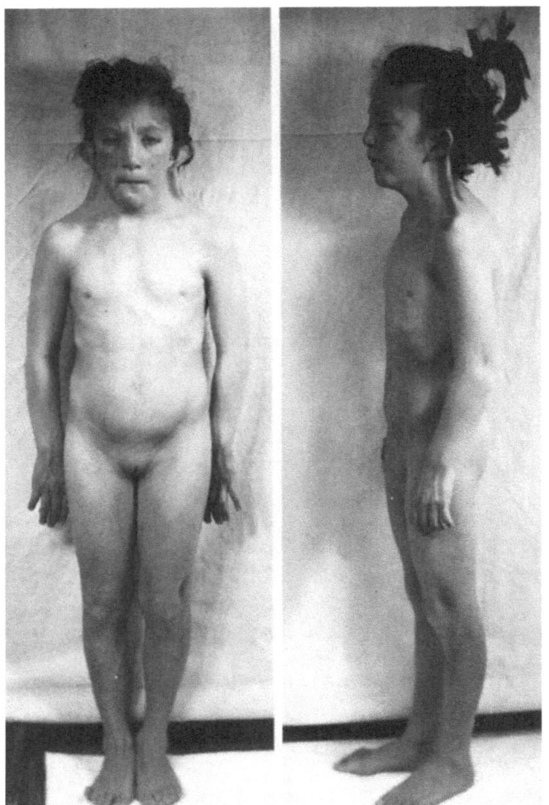

Abb. 10. 12jähriges Mädchen mit extremer Ausprägung des Kleinwuchses (116 cm) und der Dysmorphie-Merkmale (ältliches Sphinx-Gesicht, Pterygium) des Turner-Syndroms. (Aus Rossi, 1945)

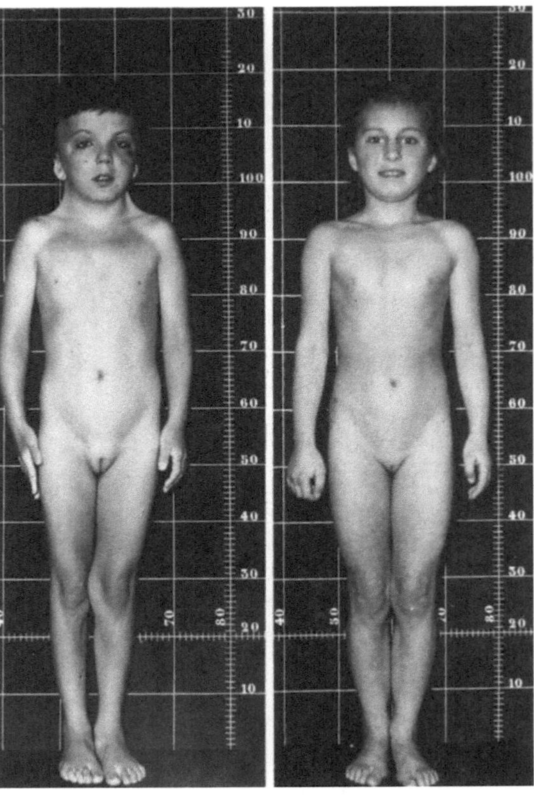

Abb. 11. Zwei kleinwüchsige Mädchen mit XO-Turner-Syndrom im Alter von 9 und 11 Jahren. Ausgesprochener Kleinwuchs bei beiden. Dysmorphie-Merkmale sehr deutlich beim einen (links) und fehlend beim anderen (rechts)

spricht. Der Brustumfang ist gegenüber der Körperlänge zu groß. Die Mamillen und Warzenhöfe sind häufig hypoplastisch und stehen meistens auffallend weit auseinander (Abb. 10).

Die *Extremitäten* zeigen ebenfalls typische Merkmale. Die Ellbogen stehen in leichter bis starker Valgus-Stellung (Cubitus valgus). Am Knie findet sich häufig eine exostoseartige Verstärkung des madianen Tibia condylus. Beim Säugling und Kleinkind fallen nicht selten diagnostisch wegweisende *Lymphödeme* an den Hand- und Fußrücken auf (Abb. 8). Diese verschwinden im Laufe einiger Jahre und sind beim älteren Kind nur noch ganz ausnahmsweise zu finden. An den Händen und Füßen sieht man gelegentlich eine Verkürzung einzelner Mittelhand- und Mittelfußknochen (Brachymetacarpie und Brachymetatarsie, vor allem Strahl IV) wie beim Pseudohypoparathyreoidismus. Die dorsalen Beugefalten der Finger und Zehen sind oft auffallend stark eingeschnitten und die Nägel oft klein und tief eingebettet. Kleinere Fingeranomalien wie partielle Syndaktylie, Klinodaktylie etc. sind ebenfalls häufig.

Auch die *Haut* zeigt außer dem Pterygium colli mehrere Besonderheiten. Beim Säugling ist die Nackenhaut auffallend schlaff und lose (cutis laxa) (Abb. 8) ähnlich wie bei der mongoloiden Idiotie (Down-Syndrom). Nach dem Säuglingsalter verschwindet diese Erscheinung. Im Kindes- und Erwachsenenalter sieht man bemerkenswert zahlreiche kleinere und größere *Naevi* am ganzen Körper (Abb. 12).

Radiologisch findet man eine *grobstränige Knochendystropie,* die oft schon aus einem einzigen Handröntgenbild die Diagnose vermuten läßt. Die Wirbelsäule zeigt oft schon sehr früh eine Kyphose mit Scheuermann-artigen Veränderungen, die später durch eine eigentliche Osteoporose noch verschlimmert werden.

Recht häufig sind auch *Mißbildungen des Herzens (Aortenisthmusstenose, Septumdefekt) und der Nieren (Hufeisenniere, Doppelureteren).* Daneben findet man aber auch nicht selten eine unerklärliche Hypertension ohne Vitium und ohne Nierenmißbildung. Von besonderem Interesse sind die Anomalien, die normalerweise beim weiblichen Geschlecht viel seltener vorkommen als beim männlichen Geschlecht. Dazu gehören die *Aortenisthmusstenose* und die X-chromosomal recessiv vererbte *Rot-Grün-Farbenblindheit,* die beide beim Turner-Syndrom bemerkenswert häufig sind.

Im Gegensatz zu den bisher geschilderten, in wechselnder Kombination und Ausprägung vorkommenden dysmorphen Merkmalen ist der *Hypogonadismus* ein fast obligater Befund. Naturgemäß wird er erst nach dem 12.–13. Jahr bemerkbar, wenn die erwartete Entwicklung der Brüste ausbleibt und die Menarche nie eintritt. Eine leichte Brustentwicklung und auch vereinzelte Menstruationen kommen allerdings gelegentlich vor. Aber auch dann bleibt das Genitale meistens infantil (Abb. 13), und im Vaginalabstrich findet sich keine oder fast keine Oestrogenwirkung. Im Gegensatz zu diesem vollständigen Mangel an oestrogenen Merkmalen fehlt die Pubes- und Axilarbehaarung nicht ganz, tritt aber verspätet auf und ist schwach ausgebildet. Man nimmt an, daß sie durch die Nebennierenrinden Androgene ausgelöst wird (s. Kap. XIX).

Als Folge des Hypogonadismus ist beim Adoleszenten und beim jugendlichen Erwachsenen der Epiphysenschluß etwas verzögert und damit die Wachstumsdauer etwas verlängert. Eine weitere Folge des Oestrogenmangels ist die beim Erwach-

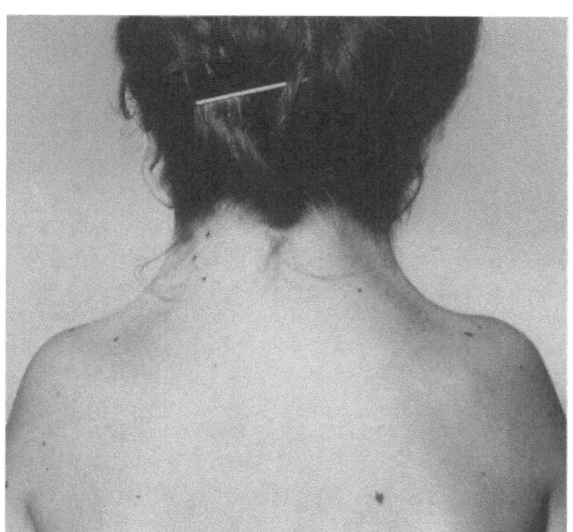

Abb. 12. Nacken eines 9jährigen Mädchens mit XO-Turner-Syndrom. Typisch sind der breite Hals, der tiefe Haaransatz, das Pterygium colli und die zahlreichen Naevi

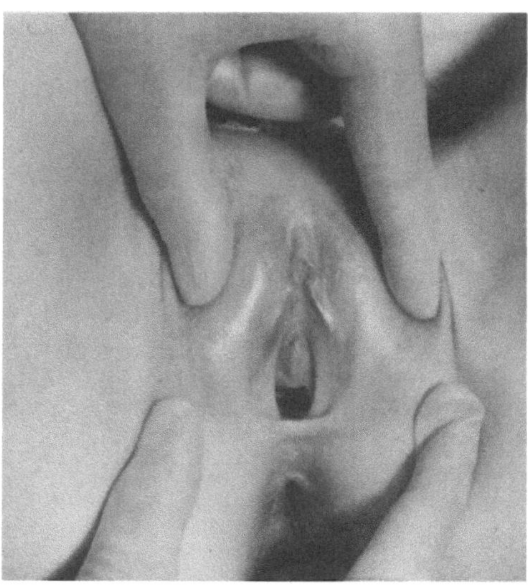

Abb. 13. Infantiles Genitale bei einer 19jährigen Patientin mit XO-Turner-Syndrom. (Aus HAUSER, 1961)

senen häufig vorhandene *Osteoporose,* die schon vorhandenen Veränderungen der Wirbelsäule ungünstig beeinflußt und oft zu Rückenschmerzen führt.

Bei erwachsenen Patienten wurde mehrfach ein gehäuftes Vorkommen von *Diabetes* und *lymphocytärer Thyreoiditis* beobachtet. Ebenso wurden ein gehäuftes Vorkommen von Thyreoidea-Antikörpern gefunden (VALLOTTON, 1967). Es wird deshalb diskutiert, ob das Turner-Syndrom oder die XO-Konstellation eine Prädisposition für die Bildung von Autoantikörpern mit sich bringt.

Die *Intelligenz* liegt in der Regel im Normalbereich. Wenn man sie mit der Intelligenz der übrigen Familienmitglieder vergleicht, ist sie jedoch oft leicht herabgesetzt. Verschiedene Untersucher fanden einen mittleren Intelligenzquotienten von 85 (ZÜBLIN, 1969) bis 101 (MONEY, 1966), wobei der Verbal-IQ in der Regel besser ist als der Handlungs-IQ. Die Patientinnen wirken meistens intelligenter als der IQ vermuten läßt, da sie sich sozial gut anpassen. Die *Psyche* ist in der Regel weiblich orientiert, zeigt aber ausgesprochen infantile Züge. Die Persönlichkeit ist wenig ausgeprägt, und es besteht ein Mangel an Initiative und Antrieb. Interessanterweise ist die räumliche Perzeption und Orientiertung oft deutlich beeinträchtigt.

Die *Lebenserwartung* ist nicht beeinträchtigt. Schon MORGAGNIS Patientin erreichte ein Alter von 66 Jahren.

Wie schon mehrfach erwähnt, findet man beim Turner-Syndrom eine *sehr starke Variabilität des klinischen Bildes.* Die Abhängigkeit vom Chromosomenbefund ist recht gering und diagnostisch kaum verwertbar. Immerhin lassen sich die folgenden groben *Beziehungen zwischen Karyotypus und klinischem Bild* festhalten (SCHMID, 1974; PALMER, 1976; SIMPSON, 1976):

Das klassische Bild findet sich vor allem beim XO-Karyotypus. Der Kleinwuchs ist obligat. Die Dysmorphie-Merkmale finden sich bei den meisten XO-Patienten in mehr oder weniger starker Ausprägung und fehlen nur ganz selten. Der Hypogonadismus ist ebenfalls obligat, doch sieht man vereinzelte Fälle mit leichter Brustentwicklung und mit unregelmäßigen Menstruationen. In diesen Fällen stellen die Gonaden nicht reine streaks, sondern eher hypoplastische Ovarien dar. Voll ausgebildete sekundäre Geschlechtsmarkmale und Fertilität sind eine Rarität, die bisher nur wenige Male beobachtet worden ist (BAHNER, 1960; REYES, 1976) und möglicherweise auf einem nicht nachgewiesenen Mosaik beruht. In einzelnen Fällen findet man eine leichte Clitorishypertrophie und eine stärkere Pubesbehaarung, wahrscheinlich als Folge einer stärkeren Androgen-Produktion durch vermehrte Hiluszellen im Ovar.

Bei den strukturellen Veränderungen des X-Chromosoms ist das klinische Bild ähnlich wie beim XO-Karyotyp. Bei den Mosaikfällen mit einer normalen XX-Linie ist die Situation anders. Hier können auch der Kleinwuchs und der Hypogonadismus fehlen, so daß alle *Übergänge zwischen dem klassischen Turner-Syndrom und der normalen weiblichen Entwicklung vorkommen.* Beim Fehlen des langen X-Armes (XXq-) fehlen Kleinwuchs und Dysmorphie-Markmale häufig, während der Hypogonadismus regelmäßig vorhanden ist.

Wenn man die XO/XY-Mosaikfälle mit rudimentären Testes (S. 669) und einigen klinischen Turner-Symptomen ebenfalls hierher zählt, so ergeben sich auch hier im klinischen Erscheinungsbild alle *Übergänge zwischen dem Turner-Syndrom und der normalen männlichen Entwicklung.*

e) Hormonbefunde

Wie aus dem klinischen Befund zu erwarten ist, findet man bei den älteren Mädchen und erwachsenen Patientinnen stark herabgesetzte *Oestrogene. FSH* und *LH* sind bei den XO-Patienten ähnlich stark erhöht wie nach Kastration. Dies gilt schon im Kindesalter, wenn man die altersgemäßen Normwerte berücksichtigt. Bei den Mosaikfällen mit einer normalen XX-Linie, bei denen auch klinisch der Hypogonadismus geringer ist, findet man oft nur leicht erhöhte oder normale Gonadotropine. Die *17-Ketosteroid-* und *Androgen*ausscheidung ist erniedrigt oder im unteren Normalbereich. Die Konzentration von *Wachstumshormon* und *Somatomedin* im Plasma ist normal.

f) Diagnose und Differentialdiagnose

Bei *Patientinnen über 15 Jahre,* die das voll ausgeprägte Syndrom aufweisen, ist die Diagnose leicht. Der Kleinwuchs, der typische äußere Aspekt, die primäre Amenorrhoe und der manifeste Hypogonadismus lassen sofort daran denken. Ist der Mundabstrich chromatin-negativ, so ist die Diagnose eines XO-Turner-Syndroms gesichert. Ist der Mundabstrich chromatin-positiv, so ist zur Sicherung der Diagnose eine Chromosomenuntersuchung notwendig. Die früher übliche Probelaparotomie mit Gonadenbiopsie läßt sich in den klassischen Fällen nicht mehr rechtfertigen.

Bei *jüngeren Patientinnen* ist die Diagnose schwieriger, da der Hypogonadismus noch nicht erkennbar ist. Diagnostische Schwierigkeiten können auch auftreten, wenn die Dysmorphie-Merkmale diskret sind oder ganz fehlen. In den folgenden Abschnitten soll die Differentialdiagnose des Kleinwuchses, der Dysmorphie-Merkmale und des Hypogonadismus getrennt behandelt werden.

Bei einem *kleinwüchsigen Mädchen* ist grundsätzlich immer an die Möglichkeit des Turner-Syndromes zu denken. Man wird nach diskreten Dysmorphie-Merkmalen fahnden und wird in jedem Fall das X-Chromatin untersuchen, so daß mindestens die häufigeren chromatin-negativen Fälle erfaßt werden. Die Kombination von Kleinwuchs und Hypogonadismus läßt auch an den *hypophysären Zwergwuchs* denken. Beim hypophysären Zwergwuchs fehlen die Dysmorphie-Merkmale, das Knochenalter ist meistens stärker zurück, und meistens finden sich andere Zeichen der Hypophyseninsuffizienz. Beim Turner-Syndrom sind die Gonadotropine hoch, und das Wachstumshormon im Plasma läßt sich in normaler Weise stimulieren. Beim hypophysären Minderwuchs sind die Gonadotropine normal oder erniedrigt, und das Wachstumshormon läßt sich nicht stimulieren.

Beim *Hypogonadismus* ist neben dem Turner-Syndrom auch an die *reine Gonadendysgenesie* und an den *isolierten Gonadotropin-Mangel* (idiopathischer Eunuchoidismus der Frau) zu denken. In beiden Fällen fehlen sowohl der Kleinwuchs wie auch die Dysmorphie-Merkmale des Turner-Syndromes.

Die *Dysmorphie-Merkmale* des Turner-Syndromes sind in ihrer klassischen Ausprägung überaus charakteristisch, so daß Erfahrene schon beim Säugling und beim Kleinkind die Diagnose vermutet. Oft sind sie allerdings so diskret, daß man sie suchen muß. Auch bei deutlicher Ausprägung kann der Unerfahrene sie mit anderen Dysmorphie-Syndromen und vor allem mit dem Pseudo-Turner-Syndrom (s.u.) verwechseln. Beim Vorliegen eines Turnerartigen Dysmorphie-Syndromes mit zusätzlichen Dysmorphie-Merkmalen ist das Turner-Syndrom unwahrscheinlich.

Das *Noonan-Syndrom* oder *Ullrich-Noonan-Syndrom,* auch *Pseudo-Turner-Syndrom* genannt, ist ein nicht sehr gut umschriebenes, wahrscheinlich heterogenes Syndrom mit Turner-artigen Dysmorphie-Merkmalen, jedoch ohne Chromosomenstörung und in der Regel auch ohne Hypogonadismus. Es kommt bei beiden Geschlechtern vor. Das *männliche Turner-Syndrom* (S. 668) kann im Grunde genommen auch dazu gezählt werden. Das Syndrom tritt gelegentlich familiär auf. Die Patienten sind meistens, aber nicht immer kleinwüchsig. Sie zeigen ein Turner-artiges Dysmorphie-Syndrom, das aber meistens in einzelnen Merkmalen doch davon abweicht. Die Intelligenz ist oft deutlich vermindert. Häufig besteht eine Ptosis und ein Vitium, meistens eine Pulmonalstenose oder ein Septumdefekt, im Gegensatz zum Turner-Syndrom jedoch nie eine Aortenisthmusstenose. In anderen Fällen findet man neben dem klassischen seitlichen Pterygium colli eine weitere Pterygium-Bildung in der vorderen Halspartie, in der Axilla, am Ellenbogen und in der Kniekehle. Solche Fälle von *Pterygium-Syndrom* im weitesten Sinne gehören ebenfalls nicht zum Turner-Syndrom. Auch bei der *Arthrogryposis* findet man neben den Gelenkversteifungen häufig Kleinwuchs und Turner-artige Dysmorphie-Merkmale. Bei all diesen Dysmorphie-Syndromen sind die Geschlechtschromosomen und die Gonadenfunktion normal.

g) Therapie

Während die Sterilität nicht beeinflußt werden kann, lassen sich durch eine geeignete Ersatztherapie mit weiblichen Geschlechtshormonen die fehlenden sekundären Geschlechtsmerkmale und die Menstruation jederzeit hervorrufen. In einzelnen Fällen kann man sich zwar ernsthaft fragen, ob eine solche Behandlung wirklich sinnvoll ist und ob die Patientin ohne Behandlung nicht glücklicher und unangefochtener durchs Leben kommen wird. Man wird dies im Einzelfall je nach innerer und äußerer Situation der Patientin sorgfältig abwägen und entscheiden müssen.

Die *Ersatztherapie* soll nicht vor dem normalen Zeitpunkt der Pubertät, also nicht vor dem 13.–14. Jahr begonnen werden. Da es sich um eine jahrzehntelange Dauertherapie handelt, wird man die peroralen Hormonpräparate vorziehen. Am einfachsten ist eine cyclische Oestrogenbehandlung: während 3 Wochen täglich 0,01–0,05 mg Äthinyloestradiol, dann 1 Woche Pause und wieder von vorne anfangen. Solange das Wachstum nicht abgeschlossen ist, sollte eine möglichst niedrige Dosis (0,01–0,02 mg) verwendet werden, da eine höhere Dosis unter Umständen das Wachstum beeinträchtigt. Idealer ist die kombinierte Ersatztherapie mit Oestrogenen und Gestagenen (S. 557ff.). Vielfach wird heute eines der sonst als Ovulationshemmer gebrauchten Sequenzpräparate (S. 557ff.) angewendet.

Unter dieser Behandlung entwickeln sich die Brustdrüsen, die Labia minora, die Vagina und der Uterus, wie in der normalen weiblichen Pubertät. Nicht selten bleibt die Brustentwicklung allerdings hinter diesem Ideal zurück. Die Mamillen werden oft etwas stärker pigmentiert. Die Menstruation erfolgt regelmäßig in der 4. Woche. Die vorher nur spärlich ausgeprägte Sexualbehaarung wird kräftiger. Als Ursache nimmt man an, daß die Oestrogene über die Hypophyse oder über eine Hemmung der 3β-Dehydrogenase in den Nebennieren zu einer vermehrten Androgen-Produktion der Nebennierenrinden führen. Aber auch die übrige Körperbehaarung nimmt etwas, allerdings nicht übermäßig, zu. Die 17-Ketosteroide im Urin steigen auf Normalwerte für die erwachsene Frau, und die erhöhten Gonadotropinwerte gehen zurück.

Sind die Epiphysen noch nicht geschlossen, so führt diese Therapie zu einer deutlichen, wenn auch meistens bescheidenen *Beschleunigung des Wachstums,* wobei allerdings für die endgültige Körpergröße nicht sicher etwas gewonnen wird. Gleichzeitig kann sie das Auftreten einer Osteoporose etwas hemmen und eine schon vorhandene Osteoporose günstig beeinflussen. Gewisse Autoren glauben das Wachstum besser fördern zu können, indem sie, solange die Epiphysen offenstehen, zusätzlich oder allein kleine Dosen von anabolen

Steroiden verabreichen. Leider gibt es keine Therapie, von der eine eindeutige Verbesserung des Wachstums und der zukünftigen Erwachsenengröße zu erwarten ist.

Die infantilen psychischen Merkmale und die schwache Sexualität verändern sich unter der Therapie deutlich. Die Patientinnen werden psychisch reifer und empfinden allmählich eine mehr oder weniger normale Sexualität, so daß eine Ehe auch in sexueller Beziehung glücklich sein kann. Bei einer behandelten Patientin besteht deshalb kein Grund gegen die Eheschließung, sofern beide Ehepartner über die Sterilität der Frau orientiert sind.

2. Männliches Turner-Syndrom

Gelegentlich sieht man männliche Individuen mit normalem männlichen Genitale, die durch Minderwuchs, gleiche Dysmorphie-Merkmale wie beim Turner-Syndrom, Hypogonadismus und Debilität auffallen (Abb. 14). Man spricht eher von männlichem Turner-Syndrom, wenn ein Hypogonadismus vorliegt, und eher von Pseudo-Turner- oder Noonan-Syndrom, wenn kein Hypogonadismus vorhanden ist. Wahrscheinlich handelt es sich um eine heterogene Gruppe. Im Vordergrund stehen die Dysmorphie-Merkmale mit Pterygium colli, Sphinx-Gesicht und Cubitus valgus. Gelegentlich kommt ein Herzfehler dazu. Die Intelligenz ist häufig mäßig beeinträchtigt. Die Pubertät ist wenig ausgeprägt, und die Hoden bleiben wegen mangelhafter Tubulusentwicklung klein. Beim gleichen Phänotypus findet man aber oft auch eine vollkommen normale Hodenentwicklung und eine normale Pubertätsentwicklung.

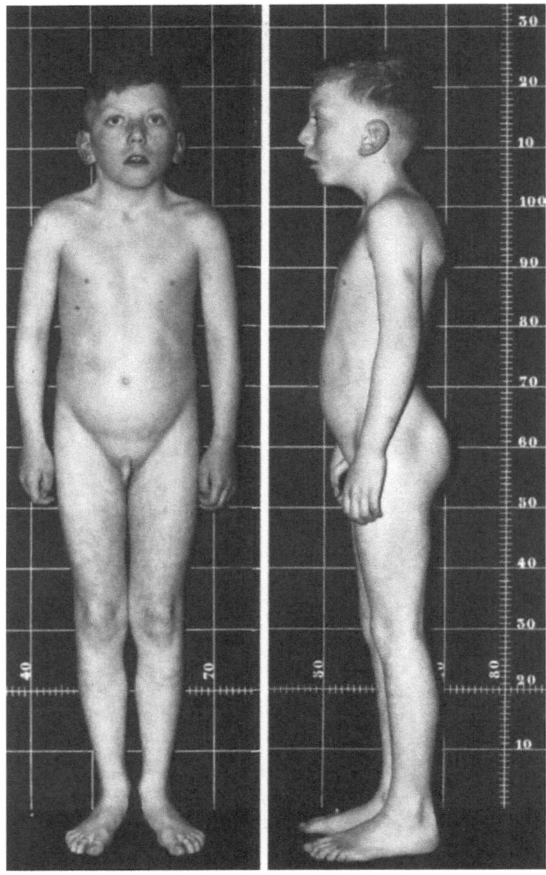

Abb. 14. 11jähriger Knabe mit männlichem Turner-Syndrom: Kleinwuchs, Sphinx-Gesicht, kurzer und breiter Hals, kleine Brustwarzen, bilateraler Kryptorchismus und leichter Schwachsinn

Die Chromosomenuntersuchung ergibt in der Regel einen XY-Karyotypus. Familiäre Fälle kommen vor. Gelegentlich wird auch ein XO/XY-Mosaik gefunden. Klassischerweise ist diesem Mosaik die gemischte Gonadendysgenesie mit einem intersexuellen äußeren Genitale zugeordnet. In den Extremfällen von XO/XY-Mosaik mit praktisch normaler männlicher Genitalbildung und deutlichen Dysmorphie-Merkmalen des Turner-Syndroms kann es eine Ermessensfrage werden, ob man von männlichem Turner-Syndrom oder von gemischter Gonadendysgenesie (S. 669) sprechen will.

3. Reine Gonadendysgenesie

Bei der reinen Gonadendysgenesie handelt es sich wie beim Turner-Syndrom um Individuen mit einem innerlich und äußerlich normalen weiblichen Genitale und funktionslosen rudimentären Gonaden (streaks). Im Gegensatz zum Turner-Syndrom findet man aber weder Kleinwuchs noch irgendwelche Dysmorphie-Merkmale.

Der *Karyotypus* ist XX oder XY. Die XY-Form wird auch Swyer-Syndrom genannt. Von beiden Formen sind je etwa 100 Fälle beschrieben (Simpson, 1976). Beide kommen familiär vor. Die chromatin-positive XX-Form wird wahrscheinlich autosomal-recessiv vererbt. Die chromatin-negative XY-Form scheint nur durch gesunde Frauen übertragen zu werden, so daß ein X-chromosomaler recessiver Erbgang wahrscheinlich ist. Auf jeden Fall handelt es sich um zwei verschiedene Genotypen. Ob die sporadischen Fälle ausschließlich zu diesen beiden Genotypen gehören oder auch andere Entstehungsursachen vorkommen, ist unbekannt. Das Fehlen der männlichen Genitaldifferenzierung bei der XY-Form versteht sich aus dem Fehlen von fetalen Hoden, die für die Induktion der männlichen Genitalentwicklung notwendig sind (S. 655).

Die *Gonaden* sind streaks, die gleich aussehen wie beim Turner-Syndrom (S. 661). Mikroskopisch bestehen sie meistens nur aus bindegewebigem Stroma. Gelegentlich findet man auch vereinzelte follikuläre Elemente oder Anhäufungen von Hiluszellen und bei der XY-Form auch gelegentlich rudimentäre Tubuli. Bei 20–30% aller beschriebenen

XY-Fälle wurden *maligne Gonadentumoren,* und zwar Gonadoblastome oder Dysgerminome, beobachtet (SIMPSON, 1976). Die „streaks" sollten deshalb bei allen XY-Fällen entfernt werden.

Klinisch fällt das Fehlen oder die nur minimale Entwicklung der sekundären Geschlechtsmerkmale auf. Die Körperproportionen sind oft eunuchoid. Bei der XY-Form findet man gelegentlich eine Clitorisvergrößerung. Die Oestrogen-Ausscheidung ist erniedrigt, während die Gonadotropine in Blut und Urin erhöht sind.

Differentialdiagnostisch ist an die asymmetrische gemischte Gonadendysgenesie zu denken. Bei einer chromatin-negativen, normal großen Patientin mit Clitorishypertrophie und rudimentären Testes kann sowohl eine reine Gonadendysgenesie mit XY-Karyotypus wie auch eine asymmetrische gemischte Gonadendysgenesie mit XY- oder XO/XY-Karyotypus vorliegen. Bei der letzteren findet man auf der einen Seite einen Hoden, der zu einer männlichen Pubertätsentwicklung führt. Die Tumorgefahr ist bei beiden Syndromen ähnlich.

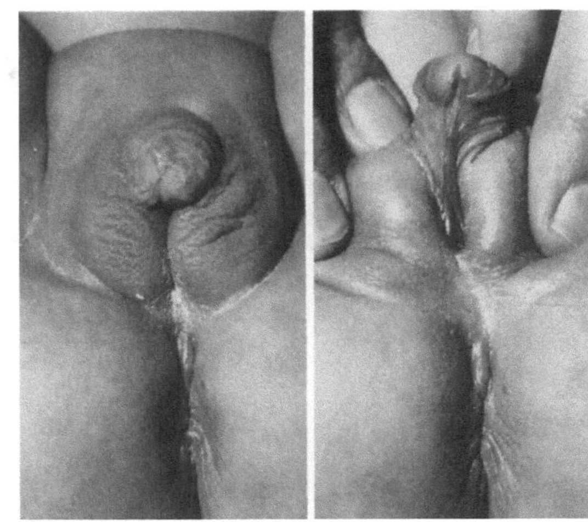

Abb. 15. Intersexuelles Genitale (Typus III) bei asymmetrischer gemischter Gonadendysgenesie mit XO/XY-Karyotypus

4. Asymmetrische gemischte Gonadendysgenesie

Es handelt sich bei diesem Syndrom um Individuen mit intersexuellen Genitale, mit einem Hoden auf der einen Seite und einer rudimentären Gonade (streak) auf der anderen Seite. Fakultativ finden sich Minderwuchs und Dysmorphie-Merkmale wie beim Turner-Syndrom. Bisher sind etwa 50 Fälle bekanntgeworden.

In den meisten Fällen liegt diesem Syndrom das *Geschlechtschromosomen-Mosaik XO/XY* zugrunde. Die XO-Linie erklärt die rudimentäre Gonade und die klinischen Turner-Elemente und XY-Linie die Hodenentwicklung und die wenigstens teilweise männliche Genitalentwicklung. Das XO/XY-Mosaik kommt wahrscheinlich durch einen Y-Verlust in einer der ersten Mitosen nach der Befruchtung zustande. Die Mehrzahl der Fälle mit XO/XY-Mosaik zeigen die asymmetrische gemischte Gonadendysgenesie. In einzelnen Fällen findet man aber auch beidseitig streak-Gonaden mit einem mehr oder weniger deutlichen Turner-Syndrom oder beidseitig Hoden mit intersexueller Genitalentwicklung, d.h. mit dem klinischen Bild des Pseudohermaphroditismus masculinus (S. 672).

Neben dem Mosaik XO/XY gibt es auch Fälle von asymmetrischer gemischter Gonadendysgenesie mit dem XY-Karyotypus, dem XX/XY-Mosaik und komplizierten Mosaikformen. Familiäre Fälle kommen nur bei der reinen XY-Form vor.

Klinisch steht das intersexuelle äußere Genitale im Vordergrund. Alle Stufen zwischen leichter Clitorishypertrophie bis zur leichten Hypospadie kommen vor (Abb. 15). Ein rein weibliches oder rein männliches äußeres Genitale ist extrem selten. Die übrige Körperentwicklung ist unauffällig oder zeigt wie beim Turner-Syndrom einen Minderwuchs und Turner-artige, meistens wenig ausgeprägte Dysmorphie-Merkmale wie Sphinx-Gesicht. Pterygium colli und Schildthorax. Die sekundären Geschlechtsmerkmale sind meistens männlich, jedoch of wenig ausgeprägt. Eine leichte Brustentwicklung kommt vor, jedoch keine Menstruation.

Der einseitige *Hoden* liegt meistens intraabdominal, gelegentlich aber auch inguinal oder scrotal. Seine Differenzierung variiert zwischen einem rudimentären und einem fast normalen Hoden. Auf der Gegenseite liegt eine rudimentäre *Gonade mit streak-Charakter* in Ovarstellung wie beim Turner-Syndrom. Gelegentlich findet man auch gar keine Gonade auf dieser Seite. Meistens ist ein rudimentärer Uterus vorhanden. Auf der Seite der rudimentären Gonade findet man regelmäßig eine Tube und auf der Hodenseite eine Tube oder einen Ductus deferens oder beides. Die ungenügende männliche Entwicklung des *äußeren Genitale* und die mangelhafte Unterdrückung der Müllerschen Derivate weisen auf die Insuffizienz des fetalen Hodens. Sowohl auf der Hodenseite wie auch auf der Streakseite ist die Entwicklung von *malignen Gonadentumoren* häufig. Bei 11 von 40 Fällen hat man ein Gonadoblastom oder Seminom gefunden (AARSKOG, 1970).

Diagnostisch ist immer dann an die asymmetrische gemischte Gonadendysgenesie zu denken, wenn das äußere Genitale intersexuell, das X-Chromatin negativ und nur eine oder keine Gonade im Scrotum oder in der Inguinalgegend palpiert werden kann. In dieser Situation ist die Chromosomenuntersuchung und die operative Exploration mit Gonadenbiopsie angezeigt. Findet man eine asymmetrische gemischte Gonadendysgenesie, so sollen sowohl der intraabdominale Hoden wie auch die streakförmige Gonade wegen der Tumorgefahr entfernt werden. Ist das äußere Genitale eher männlich, so wird man das Kind als Knaben aufziehen und die Genitalverhältnisse operativ korrigieren. Ist es eher weiblich, so wird man es als Mädchen deklarieren, das äußere Genitale entsprechend operativ korrigieren, vorhandenes Hodengewebe entfernen und im Pubertätsalter eine Ersatztherapie mit weiblichen Geschlechtshormonen einleiten.

5. Testisdysgenesie

Die Testisdysgenesie umfaßt eine heterogene Gruppe von Patienten mit XY-Karyotyp und dysgenetischen rudimentären Hoden, Die Bezeichnung Testisdysgenesie wird gelegentlich auch für das Klinefelter-Syndrom gebraucht, obwohl die Hoden, mindestens vor der Pubertät, nicht eigentlich dysgenetisch aussehen. Die hier gemeinten Patienten lassen sich in Bezug auf die prä- und postnatale Hodenfunktion in drei Gruppen einteilen:

1. Keine Hodenfunktion findet man bei der reinen XY-Gonadendysgenesie (Swyer-Syndrom, S. 668). Die Hoden sind „streaks" und stehen in Ovarstellung. Das innere und äußere Genitale ist weiblich. Die sekundären Geschlechtsmerkmale fehlen.

2. Eine herabgesetzte, pränatal aber zur männlichen Genitaldifferenzierung ausreichende Hodenfunktion findet man beim Syndrom der rudimentären Testes (BERGADA, 1962). Die Hoden sind extrem klein und zeigen histologisch unreife Tubuli mit unreifen Sertoli-Zellen und vereinzelten Spermatogonien. Das Zwischengewebe ist oft verbreitert und enthält vereinzelte Leydig-Zellen. Das äußere und innere Genitale ist männlich; es besteht jedoch ein Hypogenitalismus mit Mikropenis, Scrotalhypoplasie und Kryptorchismus.

3. Eine nicht seltene Zwischenform zeigt ein intersexuelles äußeres Genitale und ein teils mehr männliches, teils mehr weibliches inneres Genitale.

Bei allen drei Formen sind Geschwistererkrankungen beschrieben, so daß eine autosomal recessive oder X-chromosomal recessive Vererbung angenommen werden kann. Im HCG-Test steigt Testosteron in Plasma und Urin ungenügend an. Wie bei allen primären Hodenstörungen sind die Gonadotropine erhöht. Klinisch ähnliche Bilder sieht man aber auch bei einem LH-Mangel mit oder ohne FSH-Mangel. Möglicherweise ist in diesen Fällen ein pränataler LH-Mangel die Ursache der Störung.

6. Syndrom der XX-Männer

Etwa 50 Individuen mit sicheren Hoden und reinem XX-Geschlechtschromosomensatz sind beschrieben (DE LA CHAPELLE, 1972; LAURANCE, 1976). Sie zeigen eine normale männliche Geschlechtsdifferenzierung, einen normalen männlichen Körperbau, ein normales Wachstum, eine normale Erwachsenengröße mit normalen Körperproportionen und eine normale Intelligenz. Die letzteren Befunde stehen im Gegensatz zum klassischen Klinefelter-Syndrom. Die Hoden sind zu klein, aber nicht immer so klein wie beim Klinefelter-Syndrom. Ähnlich wie beim Klinefelter-Syndrom sind die sekundären Geschlechtsmerkmale oft wenig ausgeprägt. Oft besteht eine Gynäkomastie und recht häufig ein mangelhafter Descensus der Hoden. Dem entspricht eine etwas niedrige Androgen-Produktion und eine erhöhte Gonadotropin-Ausscheidung. Das histologische Bild der Testes gleicht teils demjenigen beim Klinefelter-Syndrom und teils demjenigen bei der Germinalzell-Aplasie.

Differentialdiagnostisch ist bei einem X-Chromatin-positiven, phänotypisch männlichen Individuum mit primärer Hodeninsuffizienz immer zuerst an das häufigere Klinefelter-Syndrom zu denken.

Die bisher untersuchten Patienten sind H-Y-positiv (WACHTEL, 1976). Damit ergeben sich verschiedene ursächliche Möglichkeiten, die nach den bisherigen klinischen Fallbeschreibungen wahrscheinlich alle vorkommen:

a) Ein Mosaik XX/XY oder XX/XXY, bei dem die Y-haltige Linie nicht oder nicht mehr oder nur schwach oder nur in einzelnen Geweben nachweisbar ist.

b) Genaustausch zwischen X und Y oder Translokation eines Stückes des kurzen Y-Armes auf das X-Chromosom (X^Y) während der Spermiogenese des Vaters (FERGUSON-SMITH, 1966). Da es nach der Lyon-Hypothese vom Zufall abhängig wäre, ob mehrheitlich das X oder das X^Y aktiv ist, könnten in dieser Situation entweder Ovarien (normale Frau) oder Hoden (XX-Mann) oder Ovarien *und* Hoden (echter Hermaphroditismus) entstehen.

c) Translokation eines Stückes des kurzen Y-Armes auf ein Autosom während der Spermiogenese des Vaters.

d) Autosomale Genmutation. Die ebenfalls H-Y-positive Sxr-Maus („sex reversal") entspricht in allen Eigenschaften einem XX-Mann, wobei die Störung autosomal dominant vererbt wird. Eine ähnliche, aber autosomal recessive Störung existiert bei der Ziege. Bei beiden finden sich neben phänotypisch männlichen XX-Tieren mit Hoden auch intersexuelle Tiere mit echtem Hermaphroditismus. Damit vergleichbar sind die klinischen Beobachtungen von mehreren XX-Männern in der gleichen Sippe (DE LA CHAPELLE, 1977), von XX-Männern und echtem XX-Hermaphroditismus in der gleichen Sippe (KASDAN, 1973) und von einem XX-Mann mit erhaltenen Derivaten der Müllerschen Gänge (DUCK, 1975).

7. Echter Hermaphroditismus

Man spricht von echtem Hermaphroditismus, wenn die Gonaden eindeutig differenziertes Testes- *und* Ovarialgewebe enthalten. Bis heute wurden über 300 Fälle beschrieben.

Über *Ätiologie* und *Pathogenese* weiß man sehr wenig. Die meisten Fälle sind chromatin-positiv. Gut die Hälfte zeigt einen normalen weiblichen XX-Chromosomensatz. Die bisher auf das Vorhandensein des H-Y-Antigens untersuchten XX-Fälle sind alle positiv (WACHTEL, 1976). Es lassen sich deshalb die gleichen Überlegungen anstellen wie beim Syndrom der XX-Männer. Geschwister mit echtem Hermaphroditismus bei XX-Karyotyp wurden mehrfach beobachtet, so daß eine autosomale Vererbung für gewisse Fälle wahrscheinlich ist.

Außer dem XX-Karyotyp kommen auch der XY-Karyotyp und verschiedene Mosaikformen vor. Bei den Mosaikformen ist das XX/XY-Mosaik am häufigsten. In einzelnen dieser Fälle hat man bei den Erythrocyten oder den Plasma-Proteinen zwei verschiedene Populationen (Chimären) nachgewiesen, so daß die Befruchtung einer zweikernigen Eizelle durch zwei verschiedene Spermien denkbar ist (BENIRSCHKE, 1972). Beim XX/XY-Karyotyp wird nicht immer ein echter Hermaphroditismus, sondern gelegentlich auch eine asymmetrische gemischte Gonadendysgenesie (S. 669) oder eine mehr oder weniger normale Hodenentwicklung ohne oder mit Hypospadie (Pseudohermaphroditismus masculinus, S. 672) gefunden (AARSKOG, 1970).

Das *äußere Genitale* hat praktisch immer einen intersexuellen Aspekt mit einem Häufigkeitsmaximum der Typen III und IV (Abb. 5 und 16, S. 658), so daß die Mehrzahl der Patienten als Knaben erzogen werden. Ein rein männliches oder ein rein weibliches äußeres Genitale ist äußerst selten.

Die *Gonaden* liegen abdominal, inguinal, labial oder scrotal. In einem Viertel der Fälle findet man beidseits Ovotestes (bilaterale Form), in einem weiteren Viertel auf der einen Seite ein Ovar und auf der anderen Seite einen Testis (laterale oder alternierende Form), bei den übrigen auf der einen Seite einen Ovotestis und auf der anderen Seite ein Ovar oder Testis (unilaterale Form). Testiculäres Gewebe wird signifikant häufiger auf der rechten Seite gefunden. Meistens ist es weniger differenziert als der ovarielle Anteil. Die Bildung von reifen Eizellen kommt relativ häufig vor, während die Bildung von reifen Spermatozoen selten ist. Vereinzelt wurden beim gleichen Individuum sowohl reife Follikel wie reife Spermatozoen beobachtet, so daß theoretisch eine Fertilität oder gar eine Selbstbefruchtung möglich wäre. Bisher ist jedoch kein Fall von sicherer Fortpflanzung bekanntgeworden.

Das *innere Genitale* zeigt meistens sowohl männliche wie auch weibliche Merkmale, wobei alle erdenklichen Kombinationen vorkommen können, Bei einer rein männlichen oder rein weiblichen Gonade haben die gleichseitigen Genitalwege in der Regel den gleichen Geschlechtscharakter wie die Gonade. Auf der Seite eines Ovotestis findet man jedoch meistens eine Tube. In den meisten Fällen ist ein rudimentärer oder voll entwickelter Uterus vorhanden. Inguinalhernien sind häufig.

Die *sekundären Geschlechtsmerkmale* (Abb. 17) treten zur normalen Zeit auf und sind bald mehr weiblich, bald mehr männlich, ohne daß der Verlauf aus den Gonaden- und Genitalverhältnissen vorausgesagt werden könnte. In den meisten Fällen ist die Brustentwicklung weiblich. Etwa die Hälfte der Patienten menstruiert. Psyche und Sexualität sind von Fall zu Fall verschieden.

Die *Diagnose* ist nicht leicht und wird wahrscheinlich häufig verpaßt. Man muß bei jedem intersexuellen äußeren Genitale daran denken. Dies

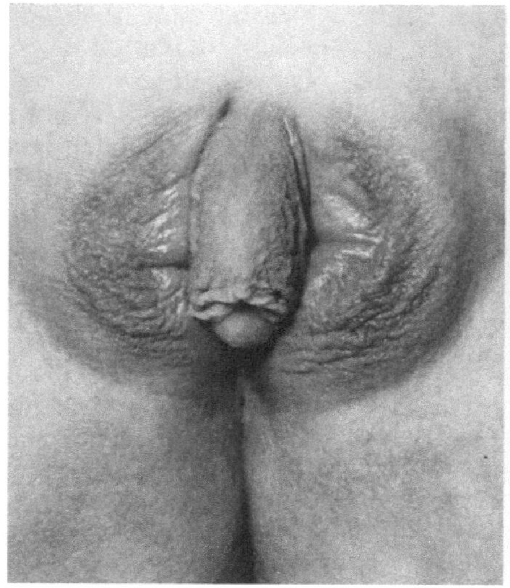

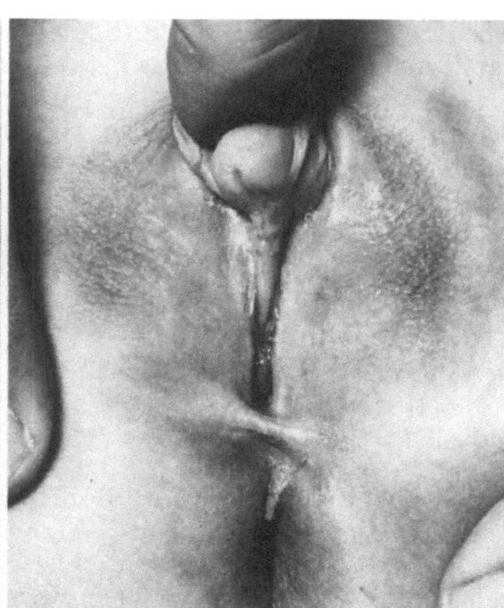

Abb. 16. Intersexuelles Genitale (Typus III) bei echtem Hermaphroditismus mit rechtsseitigem Testis und linksseitigem Ovar. (Aus PRADER, 1956)

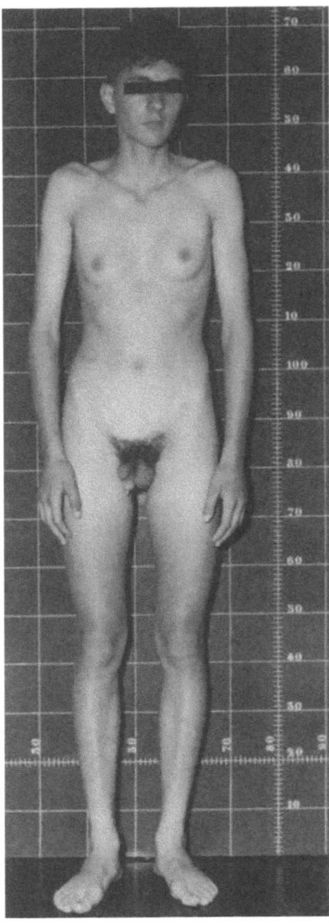

Abb. 17. 14jähriger Jüngling mit echtem Hermaphroditismus: Hypospadia scrotalis (trägt postoperativ einen Urethrakatheter), männlicher Körperbau, weibliche Brustentwicklung, beidseits Ovotestes (links scrotal und rechts inguinal)

gilt vor allem bei den chromatin-positiven Fällen, die man nach Ausschluß des adrenogenitalen Syndroms als nichtadrenalen Pseudohermaphroditismus femininus (S. 679) klassieren würde. Theoretisch sollte die Diagnose in jedem Alter möglich sein mit Hilfe des HCG-Tests zum Nachweis von Leydig-Zellen (S. 659) und des HMG-Tests zum Nachweis von Ovargewebe (S. 659), doch liegen damit noch kaum praktische Erfahrungen vor. Bewiesen werden kann die Diagnose nur durch die beidseitige Gonadenbiopsie. Da aber bei der Biopsie eines Ovotestis unter Umständen nur Ovar- oder nur Testisgewebe erfaßt wird, bietet auch die beidseitige Biopsie keine Sicherheit für die Erkennung eines echten Hermaphroditismus.

8. Agonadismus

Eine besondere Form der Intersexualität, die als Agonadismus bezeichnet wird (Overzier, 1956) findet sich bei gewissen XY-Individuen, die als Mädchen aufgewachsen sind (Wu, 1976; Penney, 1977). Bei diesen Patientinnen fehlen die Gonaden vollständig. Von den Wolffschen und Müllerschen Gängen finden sich keine oder nur rudimentäre Derivate. Das äußere Genitale ist weiblich oder leicht vermännlicht oder zeigt lediglich einen Bürzel, der einer etwas vergrößerten Klitoris gleicht, mit darunter mündender normaler Urethra. Bei den untersuchten Fällen war der Karyotyp jedesmal XY. Die Gonadotropine sind in der Regel erhöht. Bei einer Beobachtung waren Geschwister betroffen (Overzier, 1956). Ätiologie und Pathogenese sind unklar. Vermutlich handelt es sich nicht um eine einheitliche Störung. Bei intersexuellem äußeren Genitale ist anzunehmen, daß die Hoden beim Fetus angelegt, aber vor Beendigung der Genitaldifferenzierung zugrunde gegangen sind. Bei weiblichem äußeren Genitale liegt die Störung möglicherweise in einem viel früheren Zeitpunkt, d.h. noch vor der Entwicklung der Wolffschen und Müllerschen Gänge. Nach der Hypothese von Overzier fehlt die „Initialinduktion" der Gonadenanlagen auf die Entwicklung des genitalen Gangsystemes.

Um Mißverständnisse zu vermeiden, sei darauf hingewiesen, daß die Begriffe Agonadismus und Anorchie ganz verschieden gebraucht werden. Bei der Anorchie (S. 466) ist die Genitalentwicklung normal männlich.

F. Abnorme Genitalentwicklung bei eindeutigen Testes (Pseudohermaphroditismus masculinus)

Unter Pseudohermaphroditismus masculinus versteht man eine weibliche oder intersexuelle Genitalentwicklung bei Individuen mit eindeutigen Hoden und meist auch mit einem normalen männlichen XY-Karyotypus. Es handelt sich um eine sehr große Gruppe von verschiedenen Störungen, die in Tabelle 2 übersichtlich zusammengestellt ist.

Die *Pathogenese* dieser Störungen ist erst zum Teil bekannt. Abb. 18 zeigt nochmals die androgene Stimulation der Genitalentwicklung und die Oviduct-unterdrückende Wirkung des fetalen Hodens (Abb. 4). Wenn das Anti-Müller-Hormon (S. 657) des fetalen Hodens fehlt, so wird sich das Genitale männlich entwickeln, doch werden gleichzeitig auch Uterus und Tuben zur Entwicklung kommen, Dies ist das Syndrom der *hereditären Oviduct-Persistenz* (S. 673). Wenn die Peripherie auf den normalen androgenen Stimulus der fetalen Hoden nicht anspricht (Receptorenstörung), so wird sich das äußere Genitale weiblich entwickeln. Tuben und Uterus fehlen jedoch da das Anti-Müller-Hormon in normaler Weise zur Wirkung gelangte. Dies ist das Syndrom der *testiculären Feminisierung* (S. 675). Wenn die *Biosynthese des Testosterons* in den fetalen Hoden oder die Umwandlung von Testosteron in Dihydrotestosteron in der

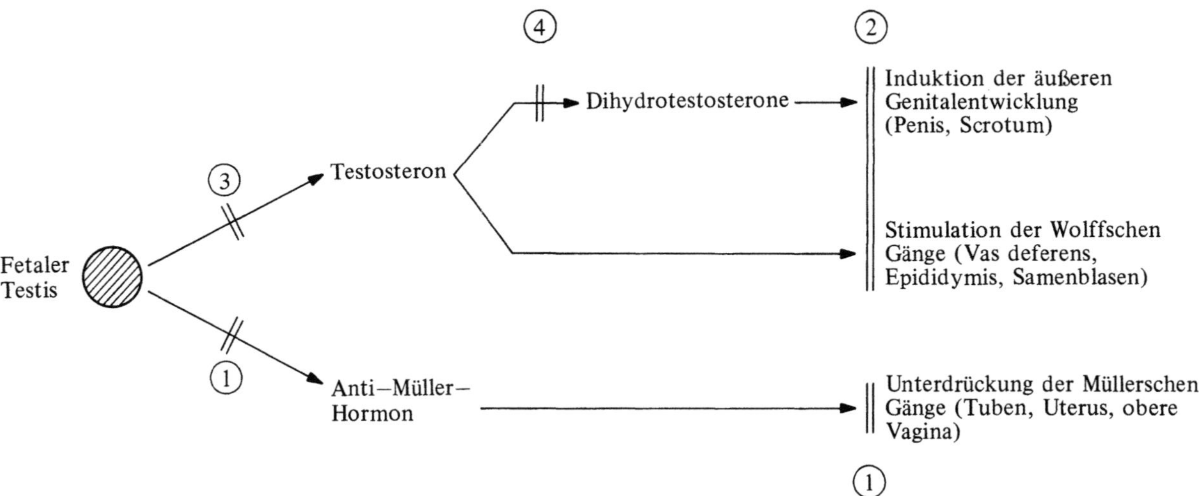

Abb. 18. Zur Pathogenese des Pseudohermaphroditismus masculinus. 1. Hereditäre Oviduktpersistenz, 2. testiculäre Feminisierung, 3. gestörte Testosteron-Biosynthese bei hereditären Enzymdefekten und bei exogenen Testosteron-Inhibitoren oder Antagonisten, 4. hereditärer 5α Reduktase-Defekt

Peripherie gestört ist, so wird sich das äußere Genitale je nach Ausmaß der Störung weiblich oder intersexuell und das innere Genitale mehr oder weniger normal entwickeln (S. 674). Das gleiche gilt, wenn die fetalen Leydig-Zellen durch das placentare HCG und das LH der fetalen Hypophyse *(pränataler LH-Mangel)* nicht genügend stimuliert werden. Bei der *Testisdysgenesie* (S. 670) fehlen beide für die Genitaldifferenzierung notwendigen Faktoren des fetalen Hodens, so daß die äußere und innere Genitalentwicklung abnorm ist. Neben diesen pathogenetisch verständlichen Störungen gibt es zahlreiche andere, deren Pathogenese vorläufig nicht bekannt ist.

Besonders verworren ist die Situation beim Pseudohermaphroditismus masculinus mit intersexuellem äußerem Genitale. Hier können zahlreiche Einzelfälle vor der Pubertät nicht befriedigend eingeordnet werden. Dies ist vor allem bei Neugeborenen und Kindern tragisch, da ohne klare Einordnung eine Prognose über die spätere Pubertätsentwicklung nicht möglich ist und damit die Entscheidung in welchem Geschlecht das Kind erzogen werden soll, erschwert ist. Die Einteilung in dieser Gruppe beruht vor allem auf dem Charakter der sekundären Geschlechtsmerkmale und auf dem Erbgang. Die *unvollständige testiculäre Feminisierung* mit geringer Vermännlichung der äußeren Genitalentwicklung und weiblichen sekundären Geschlechtsmerkmalen und die *ähnlichen Syndrome mit Hypospadie und Gynäkomastie* bei männlichen sekundären Geschlechtsmerkmalen (S. 678) werden wie die testiculäre Feminiesierung über gesunde Frauen (X-chromosomal recessiv?) vererbt, während die *hereditäre perineale Hypospadie* (S. 679) mit männlichen sekundären Geschlechtsmerkmalen autosomal recessiv vererbt wird. In manchen Fällen liegt eine *Testisdysgenesie* (S. 670) und in einzelnen Fällen auch eine *Geschlechtschromosomenstörung* (S. 659) vor.

Ein kürzlich beschriebenes Syndrom, die *Agenesie der Leydig-Zellen* (Berthezène, 1976) zeigt, daß unsere pathogenetischen Vorstellungen für die Erklärung mancher Formen von Pseudohermaphroditismus masculinus nicht genügen. Es handelte sich um ein XY-Individuum mit weiblichem äußerem und männlichem innerem Genitale, mit vorhandenen Testes, Epididymis und Ductus deferens, bei dem Plasma-Testosteron extrem niedrig war und die Testes keine Leydig-Zellen aufwiesen. Diese Konstellation läßt sich mit unseren heutigen Kenntnissen nicht einheitlich erklären.

Endlich findet sich ein Pseudohermaphroditismus masculinus mit intersexuellem äußerem Genitale oft auch im Rahmen von weiteren Mißbildungen oder als Teil eines Dysmorphie-Syndromes (Tabelle 2). Hier muß auf die einschlägigen pädiatrischen Lehrbücher verwiesen werden. Eine Sonderform des Pseudohermaphroditismus masculinus mit intersexuellem Genitale geht mit Niereninsuffizienz und Nephroblastom Wilms einher (Drash, 1970).

1. Oviduct-Persistenz

Das Syndrom wird auch als Pseudohermaphroditismus masculinus internus oder Hernia uteri inguinalis-Syndrom (Uterine hernia syndrome) bezeichnet. Es handelt sich im wesentlichen um ein Ausbleiben der embryonalen Unterdrückung der Müllerschen Gänge bei sonst normalen Männern. Offenbar fehlt das Anti-Müller-Hormon der fetalen Hoden (S. 657), oder die Müllerschen Gänge reagieren nicht darauf.

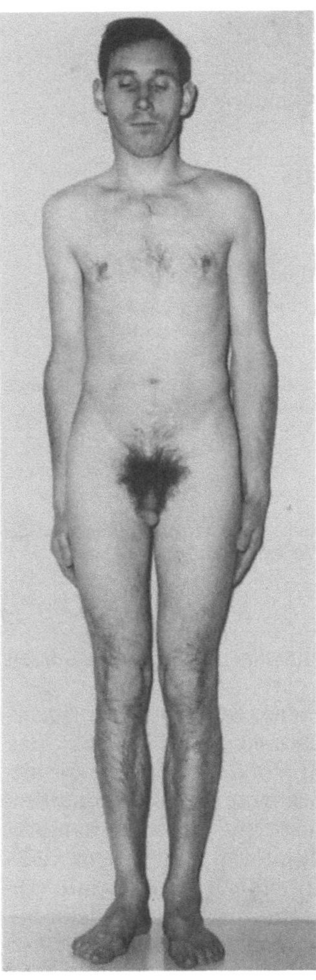

Abb. 19. 30jähriger unauffälliger Mann mit familiärer Oviduct Persistenz: Bilateraler Kryptorchismus, rechtsseitige Leistenhernie mit 18 Jahren operiert, enthielt Uterus mit Tuben und Hoden, mit 20 Jahren intraabdominaler Hodentumor (Seminom) operiert

Bei den bekanntgewordenen Fällen besteht meistens ein ein- oder beidseitiger Kryptorchismus und eine einseitige Leistenhernie. Bei der Operation findet man im Abdomen oder in der Hernie einen kleinen Uterus mit Tuben neben mehr oder weniger normalen Hoden und einem normalen oder hypoplastischen Ductus deferens. Die Patienten sind im übrigen unauffällig und zeigen eine normale männliche Entwicklung der primären und sekundären Geschlechtsmerkmale (Abb. 19). Die Hoden sind je nach Lage verschieden gut entwikkelt. Oft wird eine Atrophie angegeben, in einzelnen Fällen wurde aber auch eine normale Fertilität festgestellt. In mehreren Fällen entwickelte sich im intraabdominalen Hoden ein Tumor (in den Beschreibungen als Teratom oder Carcinom oder Seminom bezeichnet).

Die Diagnose kann nur bei Kryptorchismus- oder Hernien-Operation gestellt werden. Im ganzen sind etwa 100 Fälle bekannt. Brüder sind häufig betroffen, so daß ein geschlechtsbegrenzter autosomal recessiver Erbgang wahrscheinlich scheint (BROOK, 1973).

2. Störungen der Testosteron-Synthese

Es gibt eine Reihe von Steroidsynthese-Störungen, die sowohl die Synthese der Nebennierenrindensteroide als auch die Synthese des Testosterons in den Leydig-Zellen oder nur die letztere betreffen und wahrscheinlich alle autosomal (oder X-chromosomal) recessiv vererbt werden. Während bei einem Mädchen diese Störung keinen Einfluß auf die Genitaldifferenzierung hat, wird sich beim Knaben ein Mangel an Testosteron in der fetalen Periode als Pseudohermaphroditismus masculinus mit abnormem äußeren und normalem inneren Genitale auswirken. Als Folge der mangelhaften Testosteron-Synthese ist die Testosteron-Konzentration in Blut und Urin niedrig und mit Choriongonadotropin (HCG) nicht genügend stimulierbar.

Die bisher bekannten Enzymdefekte sind in Tabelle 2 aufgezählt und in Abb. 29 auf S. 363 in ihrer biochemischen Lokalisation dargestellt. Da die meisten Störungen im Nebennieren-Kapitel besprochen sind, genügt hier ein kurzer Hinweis.

Bei der *Lipoidhyperplasie der Nebennieren* (S. 326f.) besteht ein *20-Hydroxylasedefekt,* der die Überführung von Cholesterin in $\Delta 5$-Pregnenolon verunmöglicht. Das männliche Neugeborene hat deshalb eine Nebenniereninsuffizienz und ein weibliches oder intersexuelles äußeres Genitale (Abb. 20).

Bei dem *kongenitalen adrenogenitalen Syndrom* mit einem *3β-Dehydrogenasedefekt* (S. 375) ist die Überführung der 3-Hydroxy-$\Delta 5$-Steroide in die 3-Keto-$\Delta 4$-Steroide blockiert. Es können keine Glucocorticoide und kein Testosteron, dafür aber reichlich Dehydroepiandrosteron gebildet werden.

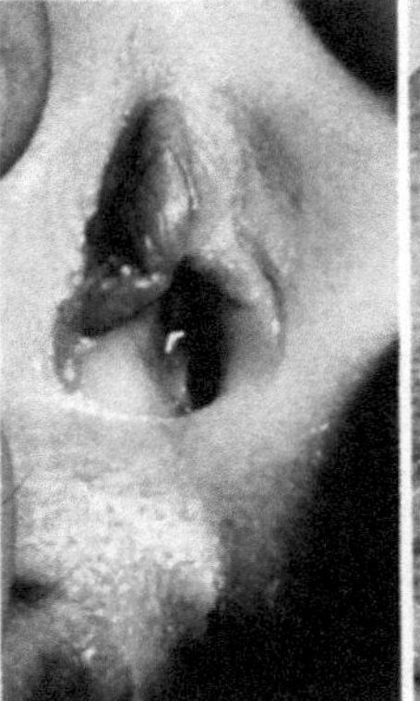
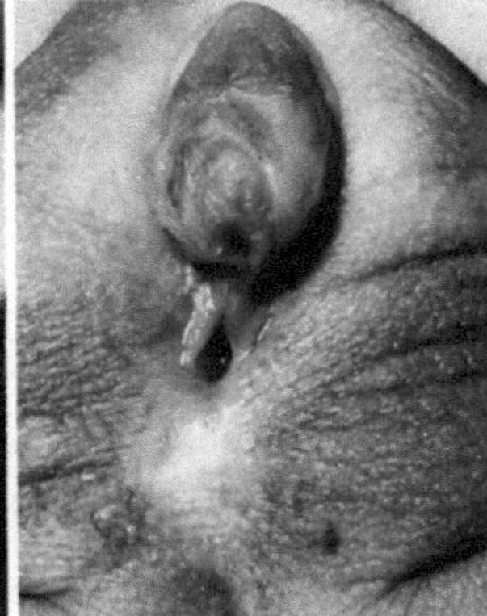

Abb. 20. Zwei männliche Säuglinge mit Testosteron-Synthese-Störungen. Links Genitaltypus I bei Lipoidhyperplasie der Nebennierenrinden, rechts Genitaltypus III bei adrenogenitalem Syndrom mit 3β-Dehydrogenase-Mangel

Das letztere hat eine mäßige androgene Wirkung. Beim neugeborenen Knaben ist eine Nebenniereninsuffizienz und ein weibliches oder intersexuelles äußeres Genitale die Folge (Abb. 20).

Der *17-Hydroxylasedefekt* (S. 343) blockiert die Synthese von Cortisol und die Synthese von Testosteron und allen anderen androgenen Steroiden. Beim Knaben ist die Folge wiederum ein weibliches oder intersexuelles äußeres Genitale (NEW, 1970).

Beim *17,20-Desmolase-Defekt* (ZACHMANN, 1971) ist die Umwandlung von 17-Hydroxyprogesteron in Androstendion und diejenige von 17-Hydroxypregnenolon in Dehydroepiandrosteron gestört. Die Folge ist ein Mangel an Androgenen und Oestrogenen. Die Glucocorticoidsynthese ist nicht beeinträchtigt. Die betroffenen männlichen Individuen haben ein intersexuelles äußeres Genitale und keine Pubertätsentwicklung. Weibliche Individuen mit dieser Störung sind bisher nicht bekannt geworden. Theoretisch müßten sie ebenfalls wegen des Fehlens der Pubertät auffallen.

Der *17-Reduktase-Defekt* (ZURBRÜGG, 1966; SAEZ, 1971) verhindert die Überführung von Androstendion in Testosteron und von Dehydroepiandrosteron in Androstendiol. Im Plasma sind Androstendion und Dehydroepiandrosteron sowie Oestrion erhöht. Testosteron ist herabgesetzt und Oestradiol variabel. Die betroffenen männlichen Individuen haben ein intersexuelles äußeres Genitale und werden teils als Knaben und teils als Mädchen angesehen. Die Pubertät ist eher männlich in bezug auf die Körperbehaarung und eher weiblich in bezug auf die Brustentwicklung. Weibliche Individuen mit dieser Störung sind bisher nicht beschrieben.

Vereinzelte Beobachtungen lassen daran denken, daß die *Verabreichung von Oestrogenen* und *synthetischen Gestagenen* (Äthinylnortestosteron) in der Frühschwangerschaft gelegentlich die Testosteronsynthese oder die androgene Genitalinduktion hemmen (AARSKOG, 1970) oder sogar teratogen wirken kann.

3. Störungen des Testosteron-Stoffwechsels

Auch bei normaler Testosteronsynthese kann die männliche Genitaldifferenzierung mangelhaft sein, wegen einer ungenügenden Umwandlung von Testosteron in Dihydrotestosteron in der peripheren Zelle als Folge eines 5α-Reduktase-Mangels (Block 4 in Abb. 18).

Das Paradebeispiel ist eine große dominikanische Sippe, die gründlich studiert worden ist (IMPERATO-MCGINLEY, 1974; PETERSON, 1977). Die betroffenen männlichen Individuen zeigen ein intersexuelles äußeres Genitale vom Typ II oder III bei normalem innerem Genitale. Die Testes liegen meistens inguinal. Die Pubertätsentwicklung ist männlich: Der Phallus wächst beträchtlich, die Sexualität entwickelt sich in normaler Weise, Stimmbruch tritt auf und die Muskulatur entwickelt sich stark. Die Körperbehaarung bleibt jedoch weiblich, es fehlen Gynäkomastie und Acne in der Pubertät, und die Prostata bleibt klein. In der Pubertät deszendieren die Hoden oft, und eine normale Spermiogenese ist möglich. Im Plasma der erwachsenen Patienten ist Testosteron mäßig erhöht und Dihydrotestosteron deutlich erniedrigt. Dem erhöhten Quotienten Testosteron/Dihydrotestosteron im Plasma entspricht ein erhöhter Quotient Aetiocholanolon/Androsteron im Urin. Dieser charakteristische Steroidbefund im Urin ist schon vor der Pubertät vorhanden. LH und FSH sind meistens leicht erhöht. Aus diesen Befunden kann auf einen Defekt der 5α-Reduktase, vermutlich in allen Geweben, geschlossen werden. Die von Dihydrotestosteron abhängige Entwicklung (männliche Differenzierung des äußeren Genitale, männliche Ausprägung der Körperbehaarung, Acne und Wachstum der Prostata) ist mangelhaft, während diejenige Entwicklung, die durch Testosteron direkt bewirkt werden kann (Peniswachstum, Stimmbruch, Libido, anabole Wirkung auf Muskulatur), normal verläuft. Die Vererbung ist autosomal recessiv. Gesunde Genträger zeigen einen intermediären Quotienten Aetiocholanolon/Androsteron im Urin. Betroffene weibliche Individuen sind klinisch unauffällig, doch sind die Steroidbefunde im Urin ebenso pathologisch wie bei den betroffenen männlichen Individuen.

Eine andere Form, vermutlich ein anderer Genotypus, ist in bezug auf die Genitaldifferenzierung genau gleich, doch findet sich der 5α-Reduktase-Defekt nur in der Genitalhaut, während der Quotient von Testosteron/Dihydrotestosteron im Plasma normal bleibt (WALSH, 1974). Für diese Form wurde die verwirrende Bezeichnung „männlicher Pseudohermaphroditismus Typus 2“ vorgeschlagen (WALSH, 1974).

4. Testiculäre Feminisierung

Die testiculäre Feminisierung ist eine schon lange bekannte scharf umschriebene Form des Pseudohermaphroditismus masculinus. Die Bezeichnung „testiculäre Feminisierung“ (MORRIS, 1953) ist in bezug auf die Pathogenese nicht unbedingt richtig, aber kurz und prägnant. Vorsichtiger und genauer wäre die Umschreibung: *„Hereditäre Intersexform bei äußerlich weiblichen, chromosomal und gonadal männlichen Individuen ohne Uterus und ohne Sexualbehaarung“.* Unter Betonung nur eines Symptoms hat WILKINS diese Patienten als „hairless women with testes“ bezeichnet. Die Häufigkeit wird auf 1:20000 bis 1:60000 geschätzt.

Obwohl die Patientinnen einen normalen männlichen XY-Karyotypus und Testes besitzen, sind

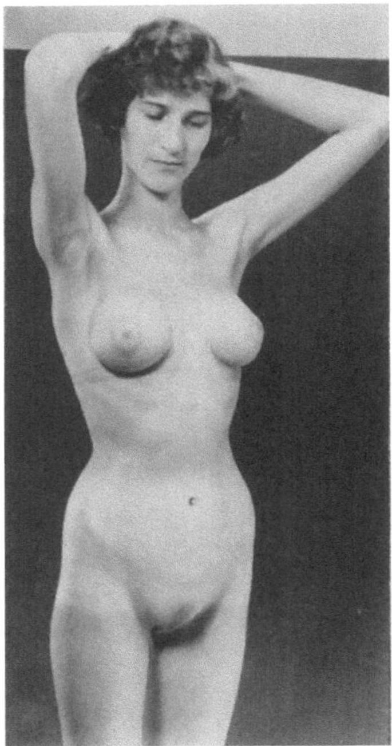

Abb. 21. 21jährige Frau mit testiculärer Feminisierung. Normale weibliche Brustentwicklung und fehlende Axillarbehaarung (Aus SCHREINER, 1959)

die äußeren Genitalmerkmale, die Brustentwicklung, die Stimme, der Körperbau und die Psyche vollkommen weiblich (Abb. 21), so daß weder die Patientin selbst noch deren Angehörige am Geschlecht der Patientin zweifeln. Häufig wird sogar auf die weibliche Schönheit und die gute Brustentwicklung dieser Patientinnen hingewiesen. Meistens sind sie groß und eher langbeinig. *Verdachtssymptome* sind die regelmäßig vorhandene primäre Amenorrhoe und Sterilität, das fast vollkommene Fehlen der Pubes- und Axillarbehaarung und das Vorkommen von inguinalen Schwellungen oder eindeutigen Inguinalhernien.

Die *primäre Amenorrhoe* und *Sterilität* lassen bei einer gründlichen gynäkologischen Untersuchung die Störung rasch erkennen. Das äußere Genitale ist normal oder hypoplastisch. Die Brustentwicklung ist normal. Auffallend sind die spärliche Pubesbehaarung, die zu kurze und blind endigende Vagina, das Fehlen des Uterus und oft auch der Adnexe. Bei der erwachsenen Patientin findet man im kleinen Becken oder in den Inguinalhernien oft kleinere, aber auch bis faustgroße Tumoren, bei denen es sich meistens um benigne tubuläre Adenome handelt. Der Vaginalabstrich zeigt eine normale oder eher geringfügige Oestrogenwirkung.

Die *Axillarbehaarung* fehlt im klassischen Fall ganz. Die *Pubesbehaarung* ist meistens vorhanden, aber sehr spärlich ausgebildet.

Inguinalhernien sind häufig vorhanden. Oft treten sie schon beim Säugling (Abb. 22), oft erst später auf. Sie bilden meistens eine nuß- bis zwetschgengroße Vorwölbung oberhalb der Labia maiora. Gelegentlich verursachen sie Schmerzen, meistens aber nur vage Beschwerden. Palpatorisch kann man meistens deutlich die Gonaden fühlen. Diese Hernien sind ein wichtiger, im Kindesalter oft der einzige äußere Hinweis auf die testiculäre Feminisierung.

Die *Hormonbefunde* im Plasma sind sehr charakteristisch. Testosteron und Oestradiol sind normal oder erhöht im Vergleich zum männlichen Normalbereich; LH ist erhöht und FSH normal.

Untersucht man bei einer *Laparoskopie* oder *Herniotomie* das innere Genitale, so ergibt sich folgender Befund: Der Uterus und die Tuben fehlen oder sind nur rudimentär angelegt. Die Tuben können mit der blind endigenden Vagina verbunden

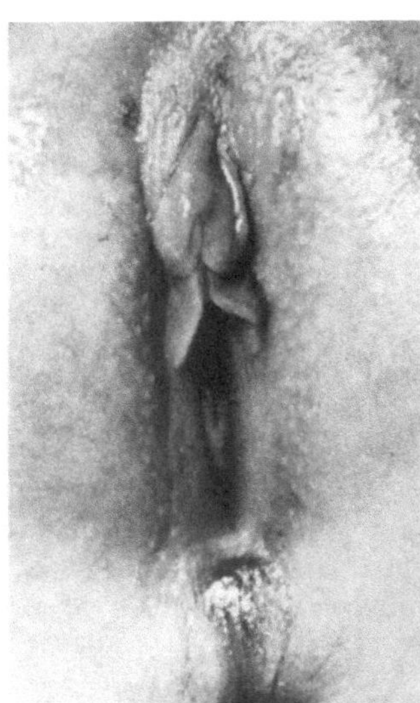
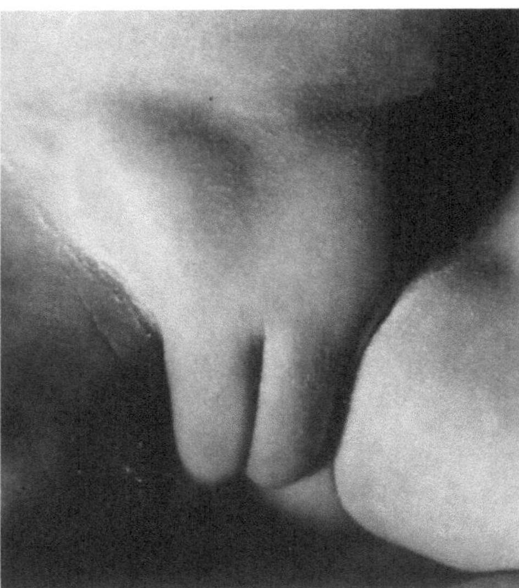
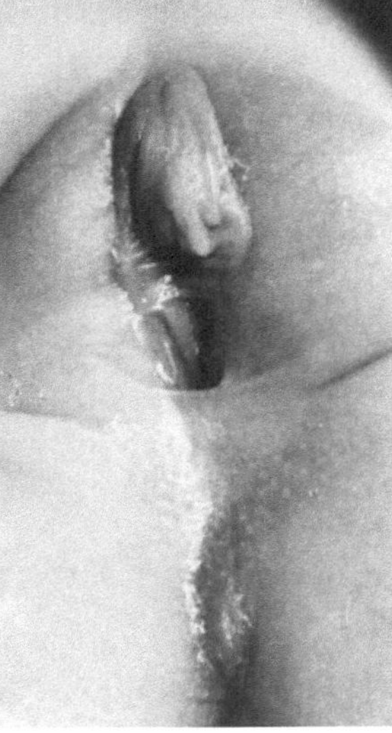

Abb. 22. Äußeres Genitale (links) und inguinale Hoden (Mitte) bei einem Säugling mit testiculärer Feminisierung. Rechts äußeres Genitale bei einem Säugling mit unvollständiger testiculärer Feminisierung

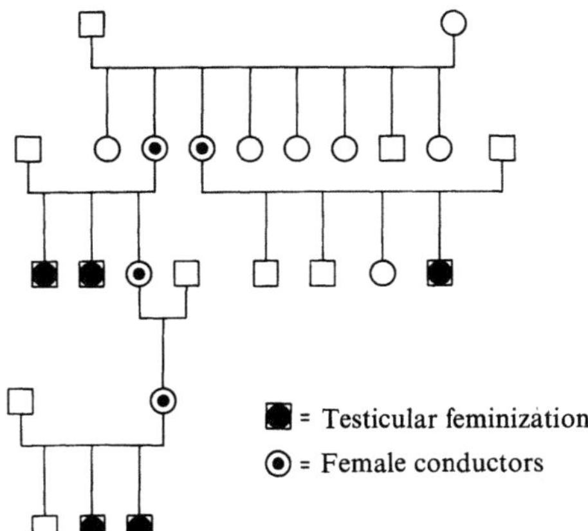

Abb. 23. Stammbaum bei testiculärer Feminisierung: Übertragung nur durch gesunde Frauen. (Aus PRADER, 1957)

sein. Statt einer Tube ist gelegentlich auch ein rudimentärer Samenstrang vorhanden. Die Gonaden liegen im Abdomen, im Inguinalkanal oder sehr häufig auch im Inguinalbruchsack.

Die *Hoden* sehen *histologisch* genau gleich aus wie die retinierten Hoden beim Kryptorchismus. Die Tubuli seminiferi sind meistens lumenlos und enthalten nur Sertoli-Zellen, selten auch unreife Elemente der Spermatogenese und ganz selten sogar reife Spermien. Leydig-Zellen sind beim Erwachsenen in normaler Zahl oder sogar vermehrt vorhanden. Beim Erwachsenen findet man sehr häufig kleine bis faustgroße tubuläre Adenome (Adenoma tubulare testis Pick, S. 501). Auch maligne Tumoren kommen vielleicht etwas gehäuft vor, sind aber bei weitem nicht so häufig wie bei der echten Gonadendysgenesie und der asymmetrischen gemischten Gonadendysgenesie. Die Nebennieren zeigen in der Regel keine Besonderheiten.

Die Störung ist *hereditär,* wird immer nur durch gesunde Frauen übertragen und trifft statistisch die Hälfte ihrer männlichen Nachkommen. Die Überträgerinnen haben oft ebenfalls eine auffallend spärliche Sexualbehaarung und angeblich auch häufig eine starke Verspätung der Pubertät. In den klassischen Stammbäumen (Abb. 23) sind Geschwister und Tanten mütterlicherseits betroffen, während die Überträgerinnen und einige weitere gesunde weibliche Familienmitglieder eine mangelhafte Sexualbehaarung aufweisen. Da sich die Patientinnen nicht fortpflanzen, läßt die Betrachtung solcher Stammbäume nicht entscheiden, ob ein X-chromosomaler geschlechtsgebundener recessiver Erbgang oder ein autosomaler dominanter Erbgang mit geschlechtsbegrenzter Wirkung vorliegt. In vitro-Untersuchungen von Fibroblasten und die Verhältnisse bei der bei Ratten und Mäusen vorkommenden testiculären Feminisierung sprechen für die X-chromosomale Vererbung.

Über die *Pathogenese* weiß man nur unvollständig Bescheid. Daran, daß die Hoden die weiblich gerichtete Pubertätsentwicklung verursachen, kann allerdings nicht gezweifelt werden. Insofern ist die Bezeichnung „testiculäre Feminisierung" auch berechtigt. Beweisend dafür ist die *Wirkung der Kastration.* Nach der operativen Entfernung der Gonaden treten nämlich bei der erwachsenen Patientin deutliche Ausfallerscheinungen auf. Die Brüste bilden sich zurück, die Vaginalschleimhaut wird atrophisch, die Patientin verspürt Wallungen, die Oestrogen- und Androgenausscheidung geht zurück, und die Gonadotropinausscheidung steigt an.

Alle bisherigen Untersuchungen weisen auf eine *periphere Testosteron- oder Androgenresistenz.* Die hohe Testosteronkonzentration im Plasma bei fehlender Virilisierung weist auf die periphere Resistenz der Zielorgane. Die hohen LH-Werte zeigen, daß auch der Hypothalamus dazu gehört, indem der normale negative Feedback-Mechanismus offenbar nicht spielt. Auch hohe Dosen von Testosteron bewirken keinerlei Virilisierung, also weder eine Clitorishypertrophie noch eine Stimmveränderung, und keine Zunahme der Sexualbehaarung, obwohl die Haarfollikel vorhanden sind. Ebenso fehlt eine anabole Stoffwechselwirkung, d.h. der übliche Abfall der Stickstoff-, Phosphor- und Citronensäureausscheidung im Urin bleibt aus. Es liegt deshalb nahe anzunehmen, daß schon beim Fetus eine Androgen-Resistenz besteht und deshalb die testosteronabhängige männliche Genitaldifferenzierung unterbleibt, während die testosteronunabhängige Unterdrückung der Müllerschen Gänge normal vor sich geht, so daß Uterus und Tuben ganz oder weitgehend fehlen (S. 656 u. 657).

Die *biochemische Natur der Androgen-Resistenz* ist erst teilweise geklärt. Testosteron ist nur wirksam, wenn es zuerst in der Zelle unter dem Einfluß der 5α-Reduktase zu Dihydrotestosteron reduziert wird (S. 656). Bei der testiculären Feminisierung findet man in der Haut einen 5α-Reduktase-Mangel. Da die 5α-Reduktase in der Haut androgenabhängig ist, ist ihr Mangel jedoch nicht die Ursache der testiculären Feminisierung, sondern Ausdruck der Androgenresistenz. Der Mangel an Dihydrotestosteron kann die Androgenresistenz schon deshalb nicht erklären, weil Dihydrotestosteron bei der testiculären Feminisierung im Gegensatz zum Gesunden ebenso wenig eine anabole Wirkung ausübt wie Testosteron (STRICKLAND, 1969). Interessanterweise findet man im Blut eine Erhöhung des testosteronbindenden Globulins (TeBG, S. 454). Auch dieser Befund ist nicht als Ursache, sondern als Folge der androgenen Resistenz zu deuten. Die eigentliche Ursache der peripheren Resistenz muß im intrazellulären Transport des Hormons und in seiner Enwirkung auf die Genregulation (S. 456) gesucht werden. Diese Vorgänge sind komplex und umfassen unter anderem die Bindung von Dihydrotestosteron an einen Cytosolreceptor, dessen Transport zum Nucleus und die Bindung von Dihydrotestosteron an einen Nucleusreceptor. An Hautbiopsien und Fibroblastenkulturen von Patientinnen konnte gezeigt werden, daß es zwei Formen von testiculärer Feminisierung gibt: bei der einen ist die Bindung von Dihydrotestosteron an die Receptoren herabgesetzt und bei den anderen normal. Die Untersuchung einer Mutter einer Patientin mit nachgewiesener Receptorstörung ergab sowohl defekte wie auch intakte Zellkloni (MEYER, 1975), womit die X-chromosomal recessive Vererbung bewiesen ist. Weitere Untersuchungen in dieser Richtung werden vermutlich die Natur und die Heterogenität des intracellulären Defektes weiter klären.

Das volle Syndrom ist so außerordentlich charakteristisch, daß die *Diagnose* ohne Gonadenbiopsie gestellt werden kann. Beim Erwachsenen stützt sie sich auf die folgenden Hauptbefunde: primäre Amenorrhoe, abnorm spärliche Sexualbehaarung, blind endigende kurze Vagina und negatives X-Chromatin bei einer normal großen Frau mit normaler Brustentwicklung. Noch leichter ist die Diagnose, wenn zusätzlich Hernien vorhanden sind und die gleiche Störung auch bei Verwandten auf der mütterlichen Seite gefunden wird. Bei Kindern sind eine Reihe von wichtigen Symptomen noch nicht vorhanden, so daß die Abklärung schwieriger ist. Aber auch hier ist die Gonadenbiopsie nicht notwendig. Man wird bei jedem Mädchen mit einer Inguinalhernie diese Diagnose in Betracht ziehen und vor der Operation das X-Chromatin und die Tiefe der Vagina bestimmen. *Differentialdiagnostisch* ist an die reine Gonadendysgenesie mit XY-Karyotypus zu denken (S. 668), bei der jedoch die sekundären Geschlechtsmerkmale gering ausgebildet sind und ein Uterus vorhanden ist. Fälle mit Clitorishyperthrophie gehören nicht zur reinen testiculären Feminisierung, sondern in eines der vielen Syndrome, die beim Pseudohermaphroditismus masculinus mit intersexuellem Genitale (Tabelle 2, ferner S. 678) besprochen sind. Die Unterscheidung ist vor allem im Kindesalter wichtig, da bei der testiculären Feminisierung mit Sicherheit eine weibliche Pubertätsentwicklung vorausgesagt werden kann, während bei den anderen Störungen eine eher männliche Pubertätsentwicklung möglich und oft fast sicher ist.

Eine *Therapie* gibt es nicht. Da Ovarien und Uterus fehlen, vermag keine Hormonbehandlung die Amenorrhoe und Sterilität zu beheben. Alles was man tun kann, ist die Orientierung der Patientin oder ihrer Angehörigen über den Genitalbefund, über die Prognose (Sterilität!) und über die Heredität. Bei Kindern ist zu betonen, daß trotz des Fehlens des Uterus eine normale weibliche Pubertätsentwicklung eintreten wird. Selbstverständlich wird man die Patientinnen als weibliche Individuen ansehen und in der Regel das gonadale und chromosomale Geschlecht nicht bekanntgeben. Der infolge Unkenntnis schon vorgekommene Irrtum, solche Kinder als Knaben zu deklarieren und deren Genitale operativ so gut als möglich zu vermännlichen, wirkt sich infolge der weiblichen Entwicklung der sekundären Geschlechtsmerkmale verhängnisvoll aus.

Ein wichtiges Problem ist die Frage, ob man im Hinblick auf die möglicherweise erhöhte Gefahr eines malignen Hodentumors die Hoden anläßlich der Herniotomie entfernen und den Hormonausfall später durch eine Oestrogendauertherapie ersetzen soll. Bei Kindern, bei denen diese Gefahr nicht besteht, ist es wohl richtig, die Hoden nicht zu entfernen, sondern in die Bauchhöhle zu verlagern und so eine spontane Entwicklung der weiblichen Pubertätsmerkmale zu ermöglichen. Später wird man bei der Operation von Hernien oder Gonadentumoren mit der Kastration und der nachfolgendenden Ersatztherapie mit weiblichen Sexualhormonen nicht zögern.

5. Unvollständige testiculäre Feminisierung und ähnliche Syndrome

Neben der klassischen testiculären Feminisierung gibt es ein Syndrom, das in bezug auf Hoden und innere Genitalentwicklung der testiculären Feminisierung gleicht, bei dem man aber eine Clitorishypertrophie mit Genitaltypus I–III (Abb. 5), eine weibliche Pubesbehaarung und eine mäßig gute weibliche Brustentwicklung findet. Die Vererbung erfolgt über gesunde Frauen wie bei der testiculären Feminisierung. Dieses Bild wird auch als Syndrom von LUBS bezeichnet.

Eine etwas bessere männliche Genitaldifferenzierung bei gleichem Erbgang sieht man bei den beiden folgenden Syndromen: Beim *Syndrom von* GILBERT-DREYFUS besteht eine scrotale Hypospadie (Genitaltypus IV) mit scrotalen Hoden, ein männlicher Körperbau, eine männliche Pubertät und eine Gynäkomastie. Das *Syndrom* von REIFENSTEIN, neuerdings auch als Typ 1 des unvollständigen familiären Pseudohermaphroditismus masculinus (WILSON, 1974) bezeichnet, ist durch Hypospadie und Gynäkomastie bei gesamthaft männlichem Erscheinungsbild mit eher kleinen Hoden und mäßiger Ausprägung der sekundären Geschlechtsmerkmale gekennzeichnet.

Bis vor kurzem fehlten Beweise für eine partielle Androgenresistenz. In einigen neueren Untersuchungen konnten aber Befunde erhoben werden, die daran nicht zweifeln lassen: erhöhte Testosteron- und LH-Werte im Blut sowie eine geringe anabole und LH-unterdrückende Wirkung von exogenem Testosteron.

Man kann die testiculäre Feminisierung und die hier besprochenen Syndrome als verschiene Stufen von mangelhafter Differenzierung des äußeren

Tabelle 4. Über gesunde Mutter vererbte Formen des Pseudohermaphroditismus masculinus mit verschieden starkem Mangel an androgener Genital-Differenzierung

	Uterus, Tuben	Ductus deferens	Äußeres Genitale (Abb. 5)	Sexual-behaarung	Brust-entwicklung	Körperbau
Weiblicher Phänotypus						
– Testiculäre Feminisierung	–	–	weiblich	–	++	weiblich
– Unvollständige testiculäre Feminisierung, Syndrom von Lubs	–	+	I–III	+	+	weiblich
Männlicher Phänotypus						
– Syndrom von Gilbert-Dreyfus	–	+	III–IV	+	+	männlich
– Syndrom von Reifenstein (Typ 1 des unvollständigen familiären Pseudohermaphroditismus masculinus)	–	+	IV–V	+	+	männlich

männlichen Genitale und verschieden starker Androgenresistenz auffassen (Federman, 1967). Die Skala geht von der testiculären Feminisierung mit vollkommenem Mangel an androgener Genitalinduktion bis zum normalen Mann mit vollkommen normaler Genitaldifferenzierung (Tabelle 4). Das Einheitliche bei diesen Syndromen ist der Erbgang über gesunde Mütter, die Tatsache, daß offenbar kein eigentlicher Androgen-Mangel, sondern nur ein Mangel an androgener Wirkung vorliegt, und daß die Androgen-unabhängige Unterdrückung der Müllerschen Gänge weitgehend normal ist. Ob es sich hier wirklich um voneinander klar abgrenzbare eigenständige Störungen oder nur um *ein* Syndrom mit interfamiliär verschiedener Ausprägung handelt ist jedoch offen.

6. Hereditäre perineale Hypospadie

Unter diesen Begriff (auch „pseudovaginale, perineoscrotale Hypospadie“) fällt eine Gruppe von Individuen mit intersexuellem äußerem Genitale ohne Uterus und Tuben und mit normaler männlicher Pubertätsentwicklung.

Der Genitalbefund kann stark variieren zwischen einem mehr weiblichen Aspekt mit vergrößerter Clitoris bei Genitaltypus II–III (Abb. 5) mit abdominalen Hoden und einem mehr männlichen Aspekt mit perinealer Hypospadie, d.h. mit einem intersexuellen Genitale vom Typus III–IV mit scrotalen oder abdominalen Hoden. Im ersten Falle wird das Individuum zunächst eher als Mädchen und im zweiten eher als Knabe erzogen werden.

Die Vererbung ist autosomal recessiv. Wenigstens spricht die Häufigkeit der Geschwistererkrankungen und der Blutsverwandtschaft der Eltern bei fehlender Beteiligung von mütterlichen Tanten in dieser Richtung. Bei einigen Fällen wurde ein 5α-Reduktase-Defekt (S. 675) nachgewiesen. Ob diese Ätiologie für alle Fälle gilt, ist nicht bekannt.

Die Unterscheidung zwischen der unvollständigen testiculären Feminisierung mit späterer weiblicher Pubertätsentwicklung und der hier besprochenen Form mit späterer männlicher Pubertätsentwicklung ist bei Jungen mit perinealer Hypospadie schwierig, sofern es nicht gelingt, eine Androgenresistenz oder einen 5α-Reduktase-Defekt nachzuweisen.

Die leichteren Formen von Hypospadie mit scrotalen oder kryptorchen Hoden sind oft ebenfalls familiär. Die spätere Pubertätsentwicklung ist praktisch immer männlich. Das operative und psychologische Vorgehen bietet deshalb keinerlei Schwierigkeiten.

G. Abnorme Genitalentwicklung bei eindeutigen Ovarien (Pseudohermaphroditismus femininus)

Unter Pseudohermaphroditismus femininus versteht man eine männliche oder intersexuelle Genitalentwicklung bei Individuen mit eindeutigen Ovarien und einem normalen weiblichen XX-Karyotypus. Die unter diese Definition fallenden Störungen sind in Tabelle 2 übersichtlich zusammengestellt.

Die häufigste Ursache dieser teilweisen bis vollständigen Vermännlichung des äußeren Genitale ist eine abnorme Androgen-Einwirkung auf die weibliche Genitaldifferenzierung (Abb. 24). Die fetalen Ovarien üben keine aktive Stimulierung auf die Genitalentwicklung aus. Ohne aktive androgene Stimulierung entwickelt sich das Genitale immer in weiblicher Richtung (S. 655). Eine abnorme Einwirkung durch endogene androgene Hormone der fetalen Nebennierenrinde findet man beim *kongenitalen adrenogenitalen Syndrom* (S. 363). Die abnorme Einwirkung von exogenen Hormonen kann als *transplacentare Virilisierung* bezeichnet werden (S. 680). Entweder sind es androgene oder gestagene Steroide, die der Mutter während der Schwangerschaft verabreicht wurden oder androgene Steroide aus endokrin aktiven Ovar- oder Nebennierenrinden-Tumoren der Mutter.

Der Grad der Vermännlichung des äußeren Genitale hängt vom Zeitpunkt und der Stärke der androgenen Einwirkungen ab. Interessanterweise ist die androgene Einwirkung aber nie so stark (oder nie so früh?), daß sich ein Ductus deferens entwickeln würde. Da die vom Hoden ausgeübte Oviduct-unterdrückende Wirkung nicht androgener Natur ist (S. 657), entwickeln sich Tuben und Uterus in normaler Weise. Es wird also nur die äußere Genitalentwicklung, nicht aber die innere Genitalentwicklung vermännlicht.

Neben diesen in ihrer Pathogenese verständlichen Formen des Pseudohermaphroditismus femininus gibt es Fälle *mit komplexeren Urogenitalmißbildungen,* deren Pathogenese unbekannt ist. Dazu gehören manche *Neugeborene mit Nierenagenesie.* Ferner wird eine besondere Form beschrieben, bei der eine sehr enge, zu Urinrückstauung führende doppelte, nämlich clitorale und vaginale Urethra gefunden wird.

Die überwiegende Mehrzahl aller Fälle von Pseudohermaphroditismus femininus läßt sich leicht in eine der genannten Formen einordnen. Gelegentlich kommen aber auch Fälle von idiopathischer Clitorishypertrophie oder idiopathischem Pseudohermaphroditismus femininus mit normaler weiblicher Pubertätsentwicklung vor, deren Ursache vorläufig nicht eruiert werden kann. Es wäre denkbar, daß androgene Einflüsse von der Placenta eine Rolle spielen könnten, doch ist darüber verläufig nichts bekannt.

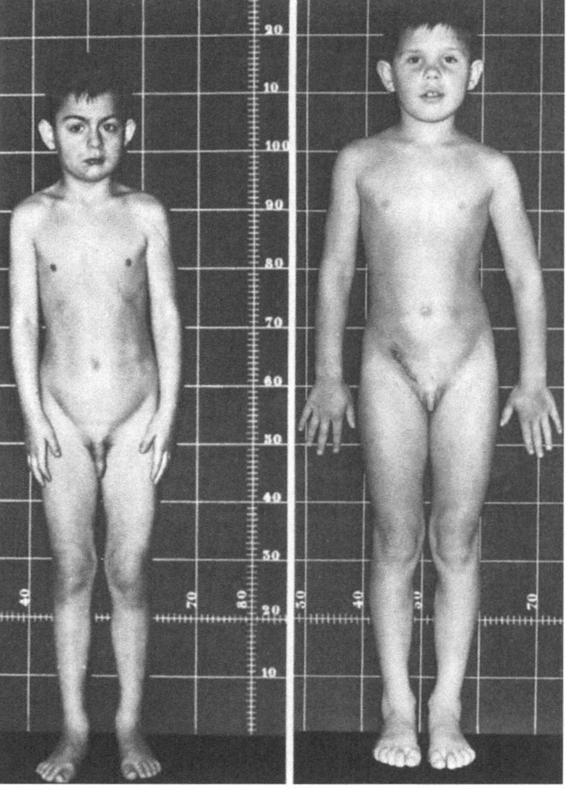

Abb. 24. Zwei Mädchen mit vollständig männlichem äußerem Genitale (Genitaltypus V) und scheinbarem bilateralem Kryptorchismus. Patientin links knapp 5jährig mit beginnender Pubesbehaarung bei kongenitalem adrenogenitalem Syndrom mit extremer Virilisierung. (Aus PRADER, 1958). Patientin rechts 7jährig mit normaler körperlicher Entwicklung und extremer transplacentarer Virilisierung als Folge eines androgenen Nebennierenrinden-Tumors der Mutter. (Aus MÜRSET, 1970)

Transplacentare Virilisierung

Wenn einer Frau während der Schwangerschaft *Testosteron* oder *Methyltestosteron* oder ein anderes *androgenes oder anaboles Steroid* verabreicht wird, so wird das äußere Genitale des neugeborenen Mädchens mehr oder weniger deutlich vermännlicht, auch wenn bei der Mutter keine Virilisierung zu erkennen ist. Das gleiche gilt für die *synthetischen Gestagene,* vor allem für Äthinylnortestosteron (Norethindron) und Äthinyltestosteron (Etisteron), die bei drohendem Abort gebraucht werden, und wahrscheinlich auch für das natürliche *Progesteron* und ferner auch für das beim Erwachsenen und Kind als Oestrogen wirkende *Diäthylstilboestrol.* Bei Verabreichung in größeren Dosen während der ersten 3 Schwangerschaftsmonate kann eine starke Vermännlichung des äußeren Genitale vom Typus IV–V (Abb. 5) resultieren, so daß das neugeborene Mädchen als Knabe mit Kryptorchismus angeschaut wird. Eine geringere oder spätere Behandlung hat nur eine Clitorishypertrophie zur Folge. Offenbar ist der Fetus vor und während der Genitaldifferenzierung im 3. Monat besonders empfindlich und zeigt auch eine androgene Reaktion auf Steroide, die bei der erwachsenen Frau nicht oder kaum androgen wirken. Das innere Genitale ist immer weiblich. Gelegentlich findet man beim Neugeborenen auch einen Vorsprung in der Knochenreifung. Das spätere Wachstum und die spätere Entwicklung verlaufen jedoch altersgemäß und normal weiblich.

In ähnlicher Weise wurde in einigen wenigen Fällen eine teilweise bis vollständige Vermännlichung des äußeren Genitale als *Folge eines androgenen Tumors der Mutter* gesehen. Meistens handelt es sich dabei um ein *Arrhenoblastom,* in einem Fall aber auch um einen *androgenen Nebennierenrindentumor* (Abb. 24). Die Befunde sind genau gleich wie nach Verabreichung von androgenen oder gestagenen Steroiden während der Schwangerschaft. Vermutlich ist die hormonale Auswirkung eines mütterlichen Tumors auf den Fetus deshalb so selten, weil ein virilisierender Tumor meistens zu Amenorrhoe und Sterilität führt. Vereinzelt wurde eine Virilisierung von Mutter und Kind auch beim transitorischen Schwangerschafts-Luteom gesehen.

H. Diagnose und Differentialdiagnose

1. Bei intersexuellem Genitalaspekt

Bei einem äußerlich intersexuellen Genitale erhebt sich das Problem der Geschlechtszuordnung meistens schon beim Neugeborenen, gelegentlich aber auch erst später. Um die tragische Ungewißheit rasch zu beenden und eine auf weite Sicht richtige Entscheidung treffen zu können, sollte die genaue Abklärung möglichst bald nach der Geburt erfolgen. Um die dazu notwendige Zeit zu gewinnen, empfiehlt es sich, zunächst einen neutralen Namen zu wählen, der für Knaben wie für Mädchen paßt, wie etwa René/Renée, Mario/Maria, Urs/Ursula.

Bei der *Genitaluntersuchung* muß man sich klar sein, daß sie zwar äußerst wichtig ist, aber für sich allein niemals eine genaue Diagnose erlaubt (S. 657).

Beim älteren Kind und beim Erwachsenen ist die Situation etwas einfacher, da eine Geschlechtsänderung nicht mehr in Frage kommt, sofern die psychosexuelle Orientierung nicht eindeutig dem bisher zugeordneten Geschlecht zuwider läuft. Für die Abklärung muß man sich die in Tabelle 2 angegebenen verschiedenen Möglichkeiten vor Augen halten. Zuerst wird man versuchen, mit Hilfe der Familienanamnese, der persönlichen Anamnese und einer genauen körperlichen Untersuchung zu einer Diagnose zu gelangen. Bei der körperlichen Untersuchung sind Körpergröße, Pubertätsmerkmale, genauer Genitalbefund und Dysmorphiemerkmale zu beachten. Oft hilft die Röntgenuntersuchung, d.h. die Bestimmung des Knochenalters und die Genitographie, weiter. Entscheidend wichtig ist die Bestimmung des X-Chromatins und des Karyotyps. Je nach Befunden werden ergänzende Hormonuntersuchungen notwendig sein: erhöhte 17-Ketosteroide im Urin und erhöhtes Testosteron im Blut weisen auf eine abnorm hohe Androgenproduktion, erhöhte Werte für LH und FSH auf eine primäre Gonadenstörung, ein Nichtansteigen von Testosteron im HCG-Test auf das Fehlen von funktionstüchtigen Leydig-Zellen.

Beim *Neugeborenen* ist die Abklärung wesentlich schwieriger. Auch hier muß man sich vor allem die in Tabelle 2 angegebenen verschiedenen Möglichkeiten vor Augen halten. Die Familienanamnese kann Hinweis auf ein hereditäres Syndrom geben. Die genaue Schwangerschaftsanamnese kann eine transplacentare Virilisierung vermuten lassen. Der klinische Zustand (Pigmentierung, Salzverlust-Syndrom) und die Ausscheidung der 17-Ketosteroide und des Pregnantriols lassen das adrenogenitale Syndrom erkennen. Das X-Chromatin und der Karyotypus engen die Diagnose weiterhin ein. Bei XY ist eine abnorme Gonadenentwicklung oder ein Pseudohermaphroditismus masculinus wahrscheinlich. Bei XX erlauben die bisher angeführten Untersuchungsbefunde meistens eine klare Diagnose, bis auf die Möglichkeit eines echten Hermaphroditismus.

Generell kann gesagt werden, daß mit den heutigen diagnostischen Möglichkeiten eine Laparotomie kaum je mehr notwendig ist. Eine Gonadenbiopsie ist beim Verdacht auf Testisdysgenesie und auf echten Hermaphroditismus angezeigt. Bei intraabdominalen Gonaden kann die Biopsie mit Hilfe der Laparoskopie durchgeführt werden.

2. Bei weiblichem Genitalaspekt

Neben dem klinischen Vollbild gibt es eine ganze Reihe von geringfügigen und mehr zufällig bemerkbaren klinischen Befunden bei äußerlich weiblichen Individuen, die auf die Möglichkeit einer Gonadenstörung oder eines Pseudohermaphroditismus masculinus hinweisen und mindestens die Bestimmung des X-Chromatins fordern. Obschon die Feststellung eines chromatin-negativen Befundes oder eines XY-Karyotypes nichts daran ändert, daß diese Individuen für das praktische Leben weiblich sind, hat sie ihre Bedeutung für die Prognose des Wachstums, der sekundären Geschlechtsmerkmale und der Fertilität und für die Beratung der Patienten und deren Angehörigen in bezug auf die Heredität.

Ein *Turner-Syndrom* muß in Betracht gezogen werden:

a) bei allen Mädchen mit unklarem Kleinwuchs,

b) bei allen Mädchen und Frauen mit Pterygium colli, Schildthorax oder anderen mit dem Turner-Syndrom assoziierten Dysmorphie-Merkmalen,

c) bei allen Mädchen und Frauen mit Pubesbehaarung, aber ohne Brustentwicklung,

d) bei allen Frauen mit primärer Amenorrhoe.

Bei den unter c) und d) erwähnten Befunden ist auch an die *reine Gonadendysgenesie* zu denken.

Eine *testiculäre Feminisierung* muß in Betracht gezogen werden:

a) bei allen Mädchen und Frauen mit Inguinalhernien, in denen die Gonaden zu fühlen sind,

b) bei allen Frauen mit primärer Amenorrhoe,

c) bei allen Frauen ohne Pubesbehaarung.

An eine *Störung der Testosteron-Synthese* ist zu denken bei jedem äußerlich weiblichen Säugling, der in den ersten Lebensmonaten Addisonartige Symptome (Pigmentierung, Anorexie, Erbrechen, Exsiccose usw.) zeigt.

3. Bei männlichem Genitalaspekt

Auch hier gibt es gewisse an und für sich wenig auffallende Befunde, die an eine Gonadenstörung oder an einen Pseudohermaphroditismus masculinus oder femininus denken lassen müssen und bei denen zur Abklärung mindestens das X-Chromatin bestimmt werden soll. Die praktischen Konsequenzen der genauen Diagnose sind zum großen Teil altersabhängig. Bei erwachsenen Individuen beschränken sie sich auf die Prognose (Sterilität) und eine eventuelle Testosteron-Ersatztherapie.

Ein *Klinefelter-Syndrom* muß in Betracht gezogen werden:

a) bei jeder Gynäkomastie,

b) bei zu kleinen Testes trotz vorhandenen sekundären Geschlechtsmerkmalen,

c) bei jeder männlichen Sterilität.

An eine *Anorchie* wird man denken:

a) bei nicht palpierbaren Hoden

b) beim Fehlen der Pubertät trotz eines Knochenalters von mehr als 13 Jahren.

Eine *Oviduct-Persistenz* ist in Betracht zu ziehen bei äußerlich normalen Männern mit Inguinalhernie und Kryptorchismus.

An eine *transplacentare Virilisierung* ist zu denken:

a) bei bilateralem Kryptorchismus,

b) bei weiblicher Pubertätsentwicklung trotz männlichem äußerem Genitale.

Der *bilaterale Kryptorchismus* ist immer verdächtig auf eine Störung der Gonaden- und/oder Genitaldifferenzierung und erfordert deshalb immer die Bestimmung des X-Chromatins. Man findet ihn regelmäßig bei der Anorchie und bei allen Formen des Pseudohermaphroditismus femininus und gehäuft beim Klinefelter-Syndrom, beim Syndrom der XX-Männer, beim männlichen Turner-Syndrom und bei der Oviduct-Persistenz, ferner natürlich bei allen Formen von intersexuellem äußerem Genitale.

I. Psychosexualität

Die Frage ob Psyche und Geschlechtstrieb bei der Intersexualität mehr dem genetischen Geschlecht und dem Gonadengeschlecht oder mehr dem Charakter des Genitale und der sekundären Geschlechtsmerkmale entsprechen, hat seit jeher alle Untersucher beschäftigt und ist für die ärztlichen Maßnahmen von größter Bedeutung.

Die Literatur enthält darüber zahlreiche und mannigfaltige Angaben, die nur schwer zu ordnen und noch schwerer auf einen Nenner zu bringen sind. Am einheitlichsten sind die Beobachtungen über die testiculäre Feminisierung, in denen sozusagen übereinstimmend vermerkt wird, daß diese genetisch männlichen Individuen mit Hoden nicht nur in allen körperlichen Merkmalen, sondern auch psychisch weiblich seien. Häufig führen sie eine harmonische Ehe, und oft wird über eine normale Libido berichtet. Solche und ähnliche Erfahrungen haben zur Ansicht geführt, daß die Psychosexualität von intersexuellen Individuen nur vom Charakter des äußeren Genitale und von Milieueinflüssen und weder von den Chromosomen noch von den Gonaden abhängig sei. Diese Auffassung mag für manche Patienten zutreffen, doch gibt es sicher auch Ausnahmen. Gefährlich wäre die Verallgemeinerung, daß auch beim Gesunden die Psychosexualität nur von exogenen Faktoren, also nur von der Erziehung und von der Umgebung, bestimmt sei. Von größter Bedeutung sind die Beobachtungen, daß die Psychosexualität zahlreicher Patienten mit Intersexualität nicht einfach als männlich oder weiblich bezeichnet werden kann, sondern daß sie häufig, ähnlich wie dies bei der Gonadendysgenesie und beim kongenitalen adrenogenitalen Syndrom besprochen wird, überhaupt schwach und wenig differenziert ist. Die Frage, ob der Geschlechtstrieb männlich oder weiblich gerichtet ist, ist also im Grunde genommen falsch gestellt. Diese Erkenntnis erklärt, warum derartige Patienten sich so oft in das Geschlecht, in das sie aufgrund ihres äußeren Genitale von der Umgebung hineingestellt wurden und an das sie selbst glauben, auch dann recht gut einpassen, wenn es dem genetischen und gonadalen Geschlecht widerspricht. Ganz anders ist es, wenn dieser natürliche Anpassungsprozeß durch einen von außen aufgezwungenen Geschlechtswechsel plötzlich gestört wird. Eine einigermaßen harmonische psychische Entwicklung ist kaum mehr möglich, und mit psychoreaktiven Störungen, die sonst bei Patienten mit Intersexualität selten sind, ist zu rechnen.

Die Intelligenz der Intersexe liegt innerhalb der normalen Spielbreite.

K. Therapie und Wahl des Geschlechts

Die Entscheidung über die bei intersexuellen Individuen zu treffenden Maßnahmen ist ungewöhnlich verantwortungsvoll. Sie stützt sich auf die gründliche somatische Abklärung, auf die im vergangenen Abschnitt dargestellten Erfahrungen über die Psychosexualität und bei Patienten jenseits des Säuglingsalters außerdem auf eine genaue psychopathologische Untersuchung. Zusammenfassend lassen sich dabei folgende Richtlinien aufstellen.

1. *Individuen mit rein weiblichem äußerem Genitale* (Turner-Syndrom, reine Gonadendysgenesie und testiculäre Feminisierung) werden, wie dies in Unkenntnis der Diagnose ohnehin geschieht, entsprechend dem Genitalgeschlecht erzogen. Der Zeitpunkt der Diagnose spielt also für die Wahl des Geschlechtes keine Rolle. Es wäre ein tragischer Irrtum, diese Individuen entsprechend ihrem chromosomalen Geschlecht erziehen zu wollen.

Am besten wird die Tatsache der Intersexualität überhaupt verschwiegen und nur die Pubertäts- und Sterilitätsprognose mitgeteilt. Bei der testiculären Feminisierung werden die sekundären Geschlechtsmerkmale ohnehin weiblichen Charakter aufweisen. Bei der reinen Gonadendysgenesie ist eine Ersatztherapie mit weiblichen Geschlechtshormonen notwendig.

2. Um einen späteren Wechsel des Geschlechtes mit seinen ungünstigen psychischen Auswirkungen möglichst zu vermeiden, sollte bei allen *Patienten mit intersexuellem äußerem Genitale,* aber auch bei den *weiblichen Patienten mit ganz männlichem äußerem Genitale* (schwere Form des adrenogenitalen Syndroms und der transplacentaren Virilisierung) *die Abklärung und die Entscheidung über das weitere Vorgehen in den ersten Lebensmonaten* erfolgen.

3. Gelingt diese *frühzeitige Abklärung, so empfehlen sich folgende Maßnahmen:*

a) Mädchen mit Pseudohermaphroditismus femininus und intersexuellem oder männlichem Genitale werden ihrem eigentlichen Geschlecht gemäß als Mädchen erzogen. Die sekundären Geschlechtsmerkmale werden sich beim adrenogenitalen Syndrom unter konsequenter Cortison-Therapie und bei den anderen Formen des Pseudohermaphroditismus femininus von selbst weiblich entwickeln. Das äußere Genitale soll im Laufe des 1. Lebensjahres chirurgisch korrigiert werden. Unter Umständen ist in der Adoleszenz eine zweite Operation notwendig, um normale Introitus- und Vagina-Verhältnisse zu schaffen.

b) *Knaben mit Pseudohermaphroditismus masculinus und intersexuellem Genitale* und alle *Individuen mit abnormen Gonaden und intersexuellem Genitale* werden in demjenigen Geschlecht erzogen, zu dem ihr äußeres Genitale am besten paßt. Diese Lösung drängt sich schon deshalb auf, weil ein fast weibliches Genitale chirurgisch nicht erfolgreich vermännlicht werden kann und weil diese Patienten, und nicht zuletzt auch ihre Eltern, um so weniger an ihrem Geschlecht irre werden, je besser ihr äußeres Genitale zum angenommenen Geschlecht paßt. Man wird das Genitale auf chirurgischem Wege so gut als möglich korrigieren, und die Gonaden, soweit sie nicht dem so gewählten Geschlecht entsprechen, entfernen. Diese zuerst drastisch anmutende Maßnahme ist für die Fertilität ohne Bedeutung, da diese Individuen ohnehin meistens steril sind. Sie gibt dafür die Gewißheit, daß später keine heterosexuelle Pubertät auftreten wird. Bei den so kastrierten Individuen ist später eine Hormonersatztherapie zur Sicherstellung einer normalen Pubertätsentwicklung und eventuell auch eine Vaginalplastik notwendig.

c) Um eine möglichst normale Geschlechtserziehung zu gewährleisten, müssen die Eltern von Anfang an die sichere Überzeugung haben, daß die getroffene Geschlechtsentscheidung richtig ist. Um jeden Zweifel zu beseitigen, sollen die chirurgischen Maßnahmen zur Normalisierung des äußeren Genitale so früh als möglich durchgeführt werden.

4. Erfolgt die *Abklärung erst später,* so stellt sich die Frage, ob unter Umständen die Geschlechtszuordnung noch geändert werden darf. Da die Geschlechtsidentifizierung des Individuums in den ersten Jahren erfolgt und spätestens im Kindergartenalter festgelegt ist und da eine unfreiwillige Änderung des Geschlechts im späteren Leben erfahrungsgemäß psychisch ungünstig wirkt, sollte *im allgemeinen nach dem 3. Jahr keine Geschlechtsänderung mehr* erfolgen. Auch wenn die frühere Entscheidung falsch war, ist es besser, das bisher eingeschlagene Geschlecht beizubehalten und die Situation so gut als möglich mit Hormonen, plastischen Operationen und unter Umständen auch Entfernung der Gonaden zu stützen. Dies heißt, daß z.B. ein als Knabe erzogenes Mädchen mit Pseudohermaphroditismus femininus auch weiterhin als Knabe angesehen und dementsprechend die Ovarien entfernt werden sollen, um eine weibliche Pubertätsrichtung zu verhindern. Eine Ausnahme von diesem Prinzip wird man immer dann zulassen, wenn eine starke Psychosexualität sich eindeutig dem bisherigen Geschlecht entgegengesetzt entwickelt. Solche Fälle sind aber selten. Um so erstaunlicher ist ein kürzlicher Bericht über Patienten mit 5α-Reduktase-Mangel in Santo Domingo, die in der Regel als Mädchen aufwachsen und in der Pubertät das Geschlecht wechseln (PETERSON, 1977).

5. Ein besonderes Problem ist die Frage: *Sollen abdominale Hoden wegen der höheren Malignomgefahr prophylaktisch exstirpiert werden?* Bei der reinen XY-Gonadendysgenesie und bei der asymmetrischen gemischten Gonadendysgenesie ist die Gefahr eines malignen Gonadoblastoms oder Dysgerminoms so groß, daß die Entfernung der streaks und des intraabdominalen Testis schon im Kindesalter gefordert werden muß. Bei der testiculären Feminisierung ist die Gefahr maligner Tumoren gering, so daß die Hoden besser belassen werden, da sie die Pubertätsentwicklung ermöglichen. Wenn später eine Hernienoperation oder die Operation eines benignen Hodentumors, die bei der testiculären Feminisierung viel häufiger sind als die malignen Tumoren, notwendig wird, so ist die Kastration um so eher gerechtfertigt, als diese Patientinnen ohnehin steril sind. Beim Pseudohermaphroditismus masculinus mit intersexuellem Genitale von eher männlichem Aspekt ist die Situation gleich wie beim Kryptorchismus. Wenn es nicht gelingt, die Hoden operativ ins Scrotum zu bringen, so ist die Exstirpation und die nachfolgende Testosteronersatztherapie angezeigt. Beim abdominalen Hoden würde eine spätere Tumorentwicklung wahrscheinlich nicht rechtzeitig erkannt, während dies beim scrotalen Hoden keine Schwierigkeiten bietet.

Literatur

Monographien und Übersichtsarbeiten

Dewhurst, C.J.: The aetiology and management of intersexuality. Clin. Endocr. **4**, 625 (1975).

Federman, D.D.: Abnormal sexual development: A genetic and endocrine approach to differential diagnosis. Philadelphia London: Saunders 1967.

Goldstein, J.L., Wilson, J.D.: Hereditary disorders of sexual development in man. In: Birth Defects (A.G. Motulsky, W. Lentz, eds.), p. 165. Amsterdam: Excerpta Medica 1974.

Jirásek, J.E.: Development of the genital system and male pseudohermaphroditism. Baltimore-London: Johns Hopkins Press 1971.

Jones, H.W., Scott, W.W.: Hermaphroditism, genital anomalies and related endocrine disorders. 2nd ed. Baltimore: Williams & Wilkins 1971.

Money, J., Ehrhardt, A.A.: Man and woman: Boy and girl. Baltimore-London: Johns Hopkins Press 1972.

Neugebauer, F.L. v.: Hermaphroditismus beim Menschen. Leipzig: Klinkhardt 1908.

Ombrédanne, L.: Les hermaphrodites et la chirurgie. Paris: Masson 1939.

Overzier, C.: Die Intersexualität. Stuttgart: Thieme 1961.

Overzier, C.: Intersexuality. New York: Academic Press 1963.

Rimoin, D.L., Schimke, R.N.: Genetic disorders of the endocrine glands. Saint Louis: Mosby 1971.

Simpson, J.L.: Disorders of sexual differentiation. Etiology and clinical delineation. New York-San Francisco-London: Academic Press 1976.

Wilkins, L.: The diagnosis and treatment of endocrine disorders in childhood and adolescence, 3rd ed. Springfield, Ill./USA: Thomas 1965.

Embryologie

Doerner, G.: Sexualhormonabhängige Gehirndifferenzierung und Sexualität. Wien-New York: Springer 1972.

Harris, G.W.: Hormonal differentiation of the developing central nervous system with respect to patterns of endocrine function. Phil. Trans. Roy. Soc. B **259**, 165 (1970).

Harris, G.W., Levine, S.: Sexual differentiation of the brain and its experimental control. J. Physiol. (Lond.) **181**, 379 (1965).

Josso, N.: L'hormone anti-müllerienne: une foeto-protéine? Arch. Franç. Péd. **32**, 109 (1975).

Josso, N., Picard, J.Y., Tran, D.: The anti-müllerian hormone. In: Morphogenesis and malformation of the genital system. (Birth Defects: Original Article Series, Vol. XIII, No. 2, p. 59.) The National Foundation 1977.

Jost, A.: Embryonic sexual differentiation (morphology, physiology, abnormalities). In: Hermaphroditism, genital anomalies and related endocrine disorders (H.W. Jones, W.W. Scott, eds.), 2nd ed., p. 16. Baltimore: Williams & Wilkins 1971.

Jost, A., Prépin, J., Vigier, B.: Hormones in the morphogenesis of the genital system. In: Morphogenesis and malformation of the genital system (Birth Defects: Original Article Series, Vol. XIII, No. 2, p. 85). The National Foundation 1977.

Jost, A., Vigier, B., Prépin, J., Perchellet, J.P.: Studies on sex differentiation in mammals. Rec. Prog. Horm. Res. **29**, 1 (1973).

Levine, S., Mullins, R.F., Jr.: Hormonal influences on brain organization in infant rats. Science **152**, 1585 (1966).

Neumann, F., Elger, W., Berswordt-Wallrabe, R. v.: Intersexualität männlicher Feten und Hemmung androgenabhängiger Funktionen bei erwachsenen Tieren durch Testosteronblocker. Dtsch. med. Wschr. **92**, 360 (1967).

Neumann, F., Elger, W., Steinbeck, H.: Antiandrogens and reproductive development. Phil. Trans. Roy. Soc. B **259**, 179 (1970).

Ohno, S., Christian, L.C., Wachtel, S.S., Koo, G.C.: Hormone-like role of H-Y antigen in bovine freemartin gonad. Nature **261**, 597 (1976).

Short, R.V.: The bovine freemartin: a new look at an old problem. Phil. Trans. Roy. Soc. B **259**, 141 (1970).

Short, R.V., Smith, J., Mann, T., Evans, E.P., Hallett, J., Fryer, A., Hamerton, J.L.: Cytogenetic and endocrine studies of a freemartin heifer and its bull co-twin. Cytogenetics **8**, 369 (1969).

Siiteri, P.K., Wilson, J.D.: Testosterone formation and metabolism during male sexual differentiation in the human embryo. J. clin. Endocr. **38**, 113 (1974).

Wachtel, S.S., Ohno, S., Koo, G.C., Boyse, E.A.: Possible role for H-Y antigen in the primary determination of sex. Nature **257**, 235 (1975).

Untersuchungsmethoden

de Kretser, D.M., Burger, H.G., Hudson, B., Keogh, E.J.: The HCG stimulation test in men with testicular disorders. Clin Endocr. **4**, 591 (1975).

Pearson, P.L., Borrow, M., Vosa, C.G.: Technique for identifying Y chromosomes in human interphase nuclei. Nature (Lond.) **226**, 78 (1970).

Penrose, L.S.: Medical significance of fingerprints and related phenomena. Brit. med. J. **1968 II**, 321.

Prader, A.: Der Genitalbefund beim Pseudohermaphroditismus femininus des kongenitalen adrenogenitalen Syndroms. Morphologie, Häufigkeit, Entwicklung und Vererbung der verschiedenen Genitalformen. Helv. paediat. Acta **9**, 231 (1954).

Race, R.R., Sanger, R.: Xg and sex-chromosome abnormalities. Brit. med. Bull. **25**, 99 (1969).

Rivarola, M.A., Bergada, C., Cullen, M.: HCG stimulation test in prepubertal boys with cryptorchidism, in bilateral anorchia and in male pseudohermaphroditism. J. clin. Endocr. **31**, 526 (1970).

Schmid, W.: Sex chromatin in hair roots. Cytogenetics **6**, 342 (1967).

Wachtel, S.S., Koo, G.C., Breg, W.R., Elias, S., Boyse, E.A., Miller, O.J.: Evolutionary conservation of H-Y ("male") antigen. Nature **254**, 270 (1975).

Zachmann, M.: The evaluation of testicular endocrine function before and in puberty. Acta endocr. **70**, Suppl. 164 (1972).

Turner-Syndrom

Alexander, D., Ehrhardt, A.A., Money, J.: Defective figure drawing, geometric and human, in Turner's syndrome. J. nerv. ment. Dis. **142**, 161 (1966).

Bahner, F., Schwarz, G., Hienz, H.A., Walter, K.: Turner-Syndrom mit voll ausgebildeten sekundären Geschlechtsmerkmalen und Fertilität. Acta endocr. (Kbh.) **35**, 397 (1960).

de Behar, B.R., Mendilaharzu, H., Rivarola, M.A., Bergada, C.: Gonadotropin secretion in prepubertal and pubertal primary hypogonadism: Response to LHRH. J. clin. Endocr. **41**, 1070 (1975).

Brook, C.G.D., Mürset, G., Zachmann, M., Prader, A.: Growth in children with 45, XO Turner's syndrome. Arch. Dis. Childh. **49**, 789 (1974).

Dhadial, R.K., Machin, A.M., Tait, S.M.: Chromosomal anomalies in spontaneously aborted human fetuses. Lancet **1970 II**, 20.

Dunlap, D.B., Aubry, R., Louro, J.M.: The occurrence of the 45, X Turner's syndrome in sisters. J. clin. Endocr. **34**, 491 (1972).

Ferguson-Smith, M.A.: Review article: Karyotype-phenotype correlations in gonadal dysgenesis and their bearing on the pathogenesis of malformations. J. med. Genet. **2**, 93 (1965).

Ferguson-Smith, M.A.: Phenotypic aspects of sex chromosome aberrations. In: Birth Defects: Original Article Series, vol. 5, 3 (1969).

Forbes, A.P., Engel, E.: The high incidence of diabetes mellitus in 41 patients with gonadal dysgenesis, and their close relatives. Metabolism **12**, 428 (1963).

Hamerton, J.L., Canning, N., Ray, M., Smith, S.: A cytogenetic survey of 14,069 newborn infants. Clin. Genetics **8**, 223 (1975).

Hauser, G.A.: Gonadendysgenesie. In: Overzier, C., Die Intersexualität, S. 304, Stuttgart: Thieme 1961.
Huang, K.E.: Pituitary response to synthetic luteinizing hormone-releasing hormone in patients with Turner's syndrome. J. clin. Endocr. **41**, 771 (1975).
Illig, R., Tolksdorf, M., Mürset, G., Prader, A.: LH and FSH response to synthetic LHRH in children and adolescents with Turner's and Klinefelter's syndrome. Helv. paed. Acta **30**, 221 (1975).
Job, J.C., Garnier, P.E., Chaussain, J.L., Scholler, R., Toublanc, J.E., Canlorbe, P.: Effect of synthetic luteinizing hormone-releasing hormone (LH-RH) on the release of gonadotropins in hypophyso-gonadal disorders of children and adolescents. V. Agonadism. J. clin. Endocr. **38**, 1109 (1974).
Karp, L., Bryant, J.I., Tagatz, G., Giblett, E., Fialkow, P.J.: The occurrence of gonadal dysgenesis in association with monozygotic twinning. J. Med. Genet. **12**, 70 (1975).
Kim, M.H., Hosseinian, A.H., Sacris, M.O., Dupon, C., Cleary, R.E.: Hormonal profile in patients with gonadal dysgenesis. Amer. J. Obstet. Gynec. **188**, 955 (1974).
Lindsten, J., Cerasi, E., Luft, R., Hultquist, G.: The occurrence of abnormal insulin and growth hormone (HGH) responses to sustained hyperglycaemia in a disease with sex chromosome aberrations (Turner's syndrome). Acta endocr. (Kbh.) **56**, 107 (1967).
Money, J., Alexander, D.: Turner's syndrome: Further demonstration of the presence of specific cognitional deficiencies. J. Med. Genet. **3**, 47 (1966).
Morishima, A., Grumbach, M.M.: The interrelationship of sex chromosome constitution and phenotype in the syndrome of gonadal dysgenesis and its variants. Ann. N.Y. Acad. Sci. **155**, 695 (1968).
Nora, J.J., Sinha, A.K.: Inheritance of the Turner phenotype. In: Birth Defects: Original Article Series, vol. 5, 29 (1969).
Palmer, C.G., Reichmann, A.: Chromosomal and clinical findings in 110 females with Turner syndrome. Hum. Genet. **35**, 35 (1976).
Pawlowitzki, I.H.: Chromosomenanomalien als Abortursache. Dtsch. med. Wschr. **91**, 1094 (1966).
Polani, P.E.: Turner phenotype with normal sex chromosomes. In: Birth Defects: Original Article Series, vol. 5, 24 (1969).
Prader, A.: Gonadendysgenesie und testikuläre Feminisierung. Schweiz. med. Wschr. **87**, 278 (1957).
Prader, A.: Die Klinik der häufigsten chromosomalen Störungen. Helv. med. Acta **29**, 403 (1962).
Race, R.R., Sanger, R.: Xg and sex-chromosome abnormalities. Brit. med. Bull. **25**, 99 (1969).
Reyes, F.I., Koh, K.S., Faiman, C.: Fertility in women with gonadal dysgenesis. Amer. J. Obstet. Gynec. **126**, 668 (1976).
Rossi, E.: Le tableau clinique du status Bonnevie Ullrich d'après les cas du Kinderspital de Zurich. Helv. paediat. Acta **1**, 134 (1945).
Roth, J.C., Kelch, R.P., Kaplan, S.L., Grumbach, M.M.: FSH and LH response to luteinizing hormone-releasing factor in prepubertal and pubertal children, adult males and patients with hypogonadotropic and hypergonadotropic hypogonadism. J. clin. Endocr. **35**, 926 (1972).
Saenger, P., Schwartz, E., Wiedemann, E., Levine, L.S., Tsai, M., New, M.I.: The interaction of growth hormone, somatomedin and oestrogen in patients with Turner's syndrome. Acta endocr. **81**, 9 (1976).
Schmid, W., Naef, E., Mürset, G., Prader, A.: Cytogenetic findings in 89 cases of Turner's syndrome with abnormal karyotypes. Humangenetik **24**, 93 (1974).
Simpson, J.L.: Disorders of sexual differentiation. Etiology and clinical delineation. New York-San Francisco-London: Academic Press 1976.
Singh, R.P., Carr, D.H.: The anatomy and histology of XO human embryos and fetuses. Anat. Rec. **155**, 369 (1966).
Sobrinho, L.G., Kase, N.G., Grunt, J.A.: Changes in adrenocortical function of patients with gonadal dysgenesis after treatment with estrogen. J. clin. Endocr. **33**, 110 (1971).
Suwa, S., Maesaka, H., Matsui, I.: Serum LH and FSH responses to synthetic LH-RH in normal infants, children and patients with Turner's syndrome. Pediatrics **54**, 470 (1974).
Taylor, A.I., Moores, E.C.: A sex chromatin survey of newborn children in two London hospitals. J. med. Genet. **4**, 258 (1967).
Vallotton, M.B., Forbes, A.P.: Autoimmunity in gonadal dysgenesis and Klinefelter's syndrome. Lancet **1967 I**, 648.
Züblin, W.: Chromosomale Aberrationen und Psyche. Bibl. psychiat. neurol. (Basel) No 140 (1969).

Noonan-Syndrom und männliches Turner-Syndrom

Baird, P.A., De Jong, B.P.: Noonan's syndrome (XX and XY Turner phenotype) in three generations of a family. J. Pediat. **80**, 110 (1972).
Collins, E., Turner, G.: The Noonan syndrome—a review of the clinical and genetic features of 27 cases. J. Pediat. **83**, 941 (1973).
Editorial: Turner's and Noonan's syndromes. Brit. med. J. **1974 I**, 470.
Ferrier, P.E., Ferrier, S.A.: Turner's phenotype in the male. Pediatrics **40**, 575 (1967).
Heller, R.H.: The Turner phenotype in the male. J. Pediat. **66**, 48 (1965).
Nora, J.J., Nora, A.H., Sinha, A.K., Spangler, R.D., Lubs, H.A.: The Ullrich-Noonan syndrome (Turner phenotype). Amer. J. Dis. Child. **127**, 48 (1974).
Reither, M., Schwanitz, G., Eschenbacher, H.L.: Das Noonan-Syndrom. Klin. Pädiat. **186**, 325 (1974).
Summitt, R.L.: Turner syndrome and Noonan's syndrome. J. Pediat. **74**, 155 (1969).

Reine Gonadendysgenesie

Amarose, A.P., Kyriazis, A.A., Dorus, E., Azizi, F.: Clinical, pathologic, and genetic findings in a case of 46, XY pure gonadal dysgenesis (Swyer's syndrome). I. Dysgerminoma and gonadoblastoma. Amer. J. Obstet. Gynec. **127**, 824 (1977).
Chemke, J., Carmichael, R., Stewart, J.M., Geer, R.H., Robinson, A.: Familial XY gonadal dysgenesis. J. Med. Genet. **7**, 105 (1970).
Dorus, E., Amarose, A.P., Koo, G.C., Wachtel, S.S.: Clinical, pathologic, and genetic findings in a case of 46, XY pure gonadal dysgenesis (Swyer's syndrome). II. Presence of H-Y antigen. Amer. J. Obstet. Gynec. **127**, 829 (1977).
Espiner, E.A., Veale, A.M.O., Sands, V.E., Fitzgerald, P.H.: Familial syndrome of streak gonads and normal male karyotype in five phenotypic females. New Engl. J. Med. **283**, 6 (1970).
Ferguson-Smith, M.A.: Abnormal gonadal differentiation in XY females and XX males. In: The endocrine system. (Birth Defects: Original Article Series. Vol. VII, No. 6), p. 204. The National Foundation 1971.
Ionescu, B., Maximilian, C.: Three sisters with gonadoblastoma. J. Med. Genet. **14**, 194 (1977).
Simpson, J.L.: Disorders of sexual differentiation. Etiology and clinical delineation. New York-San Francisco-London: Academic Press 1976.
Swyer, G.I.M.: Male pseudohermaphroditism: a hitherto undescribed form. Brit. med. J. **1955 II**, 709.

Asymmetrische gemischte Gonadendysgenesie

Aarskog, D.: Clinical and cytogenetic studies in hypospadias. Acta paediat. scand., Suppl. 203 (1970).
Bergada, C., Cleveland, W.W., Jones, H.W., Jr., Wilkins, L.: Gonadal histology in patients with male pseudohermaphroditism and atypical gonadal dysgenesis: relation to theories of sex differentiation. Acta endocr. (Kbh.) **40**, 493 (1962).
Davidoff, F., Federman, D.D.: Mixed gonadal dysgenesis. Pediatrics **52**, 725 (1973).
Nars, P.W.: Das XO/XY-Geschlechtschromosomenmosaik. Humangenetik **7**, 185 (1969).
Pfeiffer, R.A., Lambertz, B., Friederiszick, F.K., Distel, H., Pawlowitzki, J.H., Nicole, R., Ober, K.G., Ruckes, J.: Die nosologische Stellung des XO/XY-Mosaizismus. Arch. Gynäk. **206**, 369 (1968).

Salle, B., Hedinger, Chr.: Gonadal histology in children with male pseudohermaphroditism and mixed gonadal dysgenesis. Acta endocr. (Kbh.) **64**, 211 (1970).

Sohval, A.R.: Hermaphroditism with "atypical" or "mixed" gonadal dysgenesis. Amer. J. Med. **36**, 281 (1964).

Stolecke, H., Pfeiffer, R.A.: Formen der Intersexualität bei XO/XY-Mosaizismus. Mschr. Kinderheilk. **119**, 363 (1971).

Tulinius, H., Tryggvason, K., Hauksdottir, H.: 45,X/46,XY chromosome mosaic with features of the Russell-Silver syndrome: a case report with a review of the literature. Develop. Med. Child Neurol. **14**, 161 (1972).

Yoon, I.L., Amanti, J., Olszowy, D.R., Koh, D.H.: Mixed gonadal dysgenesis. Association with unilateral testis and XY chromosome complement. J. Amer. med. Ass. **235**, 524 (1976).

Testisdysgenesie

Bergada, C., Cleveland, W.W., Jones, H.W. Jr., Wilkins, L.: Variants of embryonic testicular dysgenesis: Bilateral anorchia and the syndrome of rudimentary testes. Acta endocr. **40**, 521 (1962).

Boczkowski, K., Teter, J.: Familial male pseudohermaphroditism. Acta endocr. **49**, 497 (1965).

Najjar, S.S., Takla, R.J., Nassar, V.H.: The syndrome of rudimentary testes: Occurrence in five siblings. J. Pediat. **84**, 119 (1974).

Syndrom der XX-Männer

Chapelle, A. de la: Analytical review: Nature and origin of males with XX sex chromosomes. Amer. J. Hum. Genet. **24**, 71 (1972).

Chapelle, A. de la, Schroeder, J., Murros, J., Tallqvist, G.: Two XX males in one family and additional observations bearing on the etiology of XX males. Clin. Genet. **11**, 91 (1977).

Duck, S.C., Sekhon, G.S., Wilbois, R., Pagliara, A.S., Weldon, V.V.: Pseudohermaphroditism with testes and a 46,XX karyotype. J. Pediat. **87**, 58 (1975).

Ferguson-Smith, M.A.: X-Y chromosomal interchange in the aetiology of true hermaphroditism and of XX Klinefelter's syndrome. Lancet **1966 II**, 475.

Kasdan, R., Nankin, H.R., Troen, P., Wald, N., Pan, S., Yanaihara, T.: Paternal transmission of maleness in XX human beings. New Engl. J. Med. **288**, 539 (1973).

Laurance, B.M., Darby, C.W., Vanderschueren-Lodeweyckx, M.: Two XX males diagnosed in childhood. Endocrine, renal, and laboratory findings. Arch. Dis. Childh. **51**, 144 (1976).

Wachtel, S.S., Koo, G.C., Breg, W.R., Thaler, H.T., Dillard, G.M., Rosenthal, I.M., Dosik, H., Gerald, P.S., Saenger, P., New, M., Lieber, E., Miller, O.J.: Serologic detection of a Y-linked gene in XX males and XX true hermaphrodites. New Engl. J. Med. **295**, 750 (1976).

Echter Hermaphroditismus

Aarskog, D.: Clinical and cytogenetic studies in hypospadias. Acta paediat. scand., Suppl. 203 (1970).

Armendares, S., Salamanca, F., Cantú, J.M., Del Castillo, V., Nava, S., Dominguez-de-la-Piedra, E., Cortes-Gallegos, V., Gallegos, A., Cervantes, C., Parra, A.: Familial true hermaphrodism in three siblings. Humangenetik **29**, 99 (1975).

Benirschke, K., Naftolin, F., Gittes, R., Khudr, G., Yen, S.S.C., Allen, F.H. Jr.: True hermaphroditism and chimerism. Amer. J. Obstet. Gynec. **113**, 449 (1972).

Butler, L.J., Snodgrass, G.J.A.I., France, N.E., Russell, A., Swain, V.A.J.: True hermaphroditism or gonadal intersexuality. Arch. Dis. Childh. **44**, 666 (1969).

Josso, N., de Grouchy, J., Auvert, J., Nezelof, C., Jayle, M.F., Moullec, J., Frezal, J., de Casaubon, A., Lamy, M.: True hermaphroditism with XX/XY mosaicism, probably due to double fertilization of the ovum. J. clin. Endocr. **25**, 114 (1965).

Niekerk, van W.A.: True hermaphroditism. An analytic review with a report of 3 new cases. Amer. J. Obstet. Gynec. **126**, 890 (1976).

Pfeiffer, R.A.: True hermaphroditism. Helv. paed. Acta **29**, Suppl. **34**, 99 (1974).

Prader, A., Siebenmann, R.E., Bettex, M.: Ein Fall von echtem Hermaphroditismus bei einem Kleinkind. Helv. paediat. Acta **11**, 423 (1956).

Rosenberg, H.S., Clayton, G.W., Hsu, T.C.: Familial true hermaphrodism. J. clin. Endocr. **23**, 203 (1963).

Wachtel, S.S., Koo, G.C., Breg, W.R., Thaler, H.T., Dillard, G.M., Rosenthal, I.M., Dosik, H., Gerald, P.S., Saenger, P., New, M., Lieber, E., Miller, O.J.: Serologic detection of a Y-linked gene in XX males and XX true hermaphrodites. New Engl. J. Med. **295**, 750 (1976).

Agonadismus

Overzier, C., Linden, H.: Echter Agonadismus (Anorchismus) bei Geschwistern. Gynaecologia (Basel) **142**, 215 (1956).

Penney, L.L., Betz, G.: Agonadism. Case report and review. Amer. J. Obstet. Gynec. **127**, 299 (1977).

Wu, R.H., Boyar, R.M., Knight, R., Hellman, L., Finkelstein, J.W.: Endocrine studies in a phenotypic girl with XY gonadal agenesis. J. clin. Endocr. **43**, 506 (1976).

Oviduct-Persistenz

Brook, C.G.D., Wagner, H., Zachmann, M., Prader, A., Armendares, S., Frenk, S., Aleman, P., Najjar, S.S., Slim, M.S., Genton, N., Bozic, C.: Familial occurrence of persistent Müllerian structures in otherwise normal males. Brit. med. J. **1973 I**, 771.

Pseudohermaphroditismus masculinus: Allgemeines

Berthezene, F., Forest, M.G., Grimaud, J.A., Claustrat, B., Mornex, R.: Leydig-cell agenesis. A cause of male pseudohermaphroditism. New Engl. J. Med. **295**, 969 (1976).

Drash, A., Sherman, F., Hartmann, W.H., Blizzard, R.M.: A syndrome of pseudohermaphroditism, Wilms' tumor, hypertension, and degenerative renal disease. J. Pediat. **76**, 585 (1970).

Imperato-McGilney, J., Peterson, R.E.: Male pseudohermaphroditism: The complexities of male phenotypic development. Amer. J. Med. **61**, 251 (1976).

Park, I.J., Aimakhu, V.E., Jones, H.W.: An etiologic and pathogenetic classification of male hermaphroditism. Amer. J. Obstet. Gynec. **123**, 505 (1975).

Prader, A.: Male pseudohermaphroditism. Helv. paed. Acta **29**, Suppl. 34, 79 (1974).

Prader, A., Illig, R., Zachmann, M.: Prenatal LH-deficiency as possible cause of male pseudohermaphroditism, hypospadias, hypogenitalism and cryptorchidism. Ped. Res. **10**, 893 (1976).

Testosteron-Synthesestörungen

Aarskog, D.: Clinical and cytogenetic studies in hypospadias. Acta paediat. scand., Suppl. 203 (1970).

Bongiovanni, A.M.: Unusual steroid pattern in congenital adrenal hyperplasia: deficiency of 3β-hydroxy dehydrogenase. J. clin. Endocr. **21**, 860 (1961).

Bricaire, H., Luton, J.P., Laudat, P., Legrand, J.C., Turpin, G., Corvol, P., Lemmer, M.: A new pseudohermaphroditism associated with hypertension due to a block of 17α-hydroxylation. J. clin. Endocr. **35**, 67 (1972).

Camacho, A.M., Kowarski, A., Migeon, C.J., Brough, A.J.: Congenital adrenal hyperplasia due to a deficiency of one of the enzymes involved in the biosynthesis of pregnenolone. J. clin. Endocr. **28**, 153 (1968).

Gardner, L.I., Assemany, S.R., Neu, R.L.: 46, XY female: Antiandrogenic effect of oral contraceptive? Lancet **1970 II**, 667.

Givens, J.R., Wiser, W.L., Summitt, R.L., Kerber, I.J., Andersen, R.N., Pittaway, D.E., Fish, S.A.: Familial male pseudohermaphroditism without gynecomastia due to deficient testicular 17-ketosteroid reductase activity. New Engl. J. Med. **291**, 938 (1974).

Goebelsmann, U., Zachmann, M., Davajan, V., Israel, R., Mestman, J.H., Mishell, D.R.: Male pseudohermaphroditism consistent with 17,20-desmolase deficiency. Gynec. Invest. **7**, 138 (1976).

Janerich, D.T., Dugan, J.M., Standfast, S.J., Strite, L.: Congenital heart disease and prenatal exposure to exogenous sex hormones. Brit. med. J. **1977 I**, 1058.

Knorr, D., Bidlingmaier, F., Butenandt, O., Engelhardt, D.: 17β-Hydroxysteroid-Oxydoreduktase-Mangel bei Pseudohermaphroditismus maskulinus vom Typ des Reifenstein-Syndroms. Klin. Wschr. **52**, 537 (1974).

New, M.: Male pseudohermaphroditism due to 17α-hydroxylase deficiency. J. clin. Invest. **49**, 1930 (1970).

Nora, J.J., Nora, A.H.: Can the pill cause birth defects? New Engl. J. Med. **291**, 731 (1974).

Pittaway, D.E., Andersen, R.N., Givens, J.R.: Deficient 17β-hydroxysteroid oxidoreductase activity in testes from a male pseudohermaphrodite. J. clin. Endocr. **43**, 457 (1976).

Prader, A., Siebenmann, R.E.: Nebenniereninsuffizienz bei kongenitaler Lipoidhyperplasie der Nebennieren. Helv. paediat. Acta **12**, 569 (1957).

Saez, J.M., de Peretti, E., Morera, A.M., David, M., Bertrand, J.: Familial male pseudohermaphroditism with gynecomastia due to a testicular 17-ketosteroid reductase defect. J. clin. Endocr. **32**, 604 (1971).

Saez, J.M., Morera, A.M., de Peretti, E., Bertrand, J.: Further in vivo studies in male pseudohermaphroditism with gynecomastia due to a testicular 17-ketosteroid reductase defect (compared to a case of testicular feminization). J. clin. Endocr. **34**, 598 (1972).

Tourniaire, J., Audi-Parera, L., Loras, B., Blum, J., Castelnovo, P., Forest, M.G.: Male pseudohermaphroditism with hypertension due to a 17α-hydroxylation deficiency. Clin. Endocr. **5**, 53 (1976).

Zachmann, M., Völlmin, J.A., Hamilton, W., Prader, A.: Steroid 17,20-desmolase deficiency: A new case of male pseudohermaphroditism. Clin. Endocr. **1**, 369 (1972).

Zurbrügg, R.P.: Inborn errors in testosterone biosynthesis with special reference to 17-oxosteroid reductase deficiency (1–6). Helv. paed. Acta **29**, Suppl. 34, 63 (1974).

Zurbrügg, R., Neher, R.: Steroidchemische Untersuchungen bei testiculärer Feminisierung. Ann. paediat. (Basel) **206**, 213 (1966).

Testosteron-Stoffwechselstörungen

Imperato-McGinley, J., Guerrero, L., Gautier, T., Peterson, R.E.: Steroid 5α-reductase deficiency in man: an inherited form of male pseudohermaphroditism. Science **186**, 1213 (1974).

Peterson, R.E., Imperato-McGinley, J., Gautier, T., Sturla, E.: Male pseudohermaphroditism due to steroid 5α-reductase deficiency. Amer. J. Med. **62**, 170 (1977).

Walsh, P.C., Madden, J.D., Harrod, M.J., Goldstein, J.L., MacDonald, P.C., Wilson, J.D.: Familial incomplete male pseudohermaphroditism, type 2. Decreased dihydrotestosterone formation in pseudovaginal perineoscrotal hypospadias. New Engl. J. Med. **291**, 944 (1974).

Testiculäre Feminisierung

Boczkowski, K.: Genetical studies in testicular feminization syndrome. J. med. Genet. **5**, 181 (1968).

Bullock, L.P., Bardin, C.W.: Androgen receptors in testicular feminization. J. clin. Endocr. **35**, 935 (1972).

Faiman, C., Winter, J.S.D.: The control of gonadotropin secretion in complete testicular feminization. J. clin. Endocr. **39**, 631 (1974).

Goldstein, J.L., Wilson, J.D.: Studies on the pathogenesis of the pseudohermaphroditism in the mouse with testicular feminization. J. clin. Invest. **51**, 1647 (1972).

Griffin, J.E., Punyashthiti, K., Wilson, J.D.: Dihydrotestosterone binding by cultured human fibroblasts. Comparison of cells from control subjects and from patients with hereditary male pseudohermaphroditism due to androgen resistance. J. clin. Invest. **57**, 1342 (1976).

Judd, H.L., Hamilton, C.R., Barlow, J.J., Yen, S.S.C., Kliman, B.: Androgen and gonadotropin dynamics in testicular feminization syndrome. J. clin. Endocr. **34**, 229 (1972).

Kaufman, M., Straisfeld, C., Pinsky, L.: Specific 5α-dihydrotestosterone binding in labial skin fibroblasts cultured from patients with male pseudohermaphroditism. Clin. Genet. **9**, 567 (1976).

Kutten, F., Mauvais-Jarvis, P.: Testosterone 5α-reduction in the skin of normal subjects and of patients with abnormal sex development. Acta endocr. **79**, 164 (1975).

Meyer, W.J., III, Migeon, B.R., Migeon, C.J.: Locus on human X chromosome for dihydrotestosterone receptor and androgen insensitivity. Proc. Nat. Acad. Sci. (Wash.) **72**, 1469 (1975).

Morris, J.M.: The syndrome of testicular feminization in male pseudohermaphrodites. Amer. J. Obstet. Gynec. **65**, 1192 (1953).

Polani, P.E.: Hormonal and clinical aspects of hermaphroditism and the testicular feminizing syndrome in man. Phil. Trans. Roy. Soc. Lond. B. **259**, 187 (1970).

Schreiner, W.E.: Über eine hereditäre Form von Pseudohermaphroditismus masculinus („testikuläre Feminisierung“). Geburtsh. u. Frauenheilk. **19**, 1110 (1959).

Strickland, A.L., French, F.S.: Absence of response to dihydrotestosterone in the syndrome of testicular feminization. J. clin. Endocr. **29**, 1284 (1969).

Tremblay, R.R., Kowarski, A., Park, I.J., Migeon, C.J.: Blood preoduction rate of dihydrotestosterone in the syndrome of male pseudohermaphroditism with testicular feminization. J. clin. Endocr. **35**, 101 (1972).

Zachmann, M., Zagalak, M., Völlmin, J.A., Gitzelmann, R.P., Prader, A.: Influence of testosterone on urinary ^{15}N-balance in normal subjects and patients with testicular feminization. Clin. Chim. Acta **77**, 147 (1977).

Partielle testiculäre Feminisierung

Federman, D.D.: Abnormal sexual development. A genetic and endocrine approach to differential diagnosis. Philadelphia London: Saunders 1967.

Gilbert-Dreyfus, S., Sebaoun, C.A., Belaisch, J.: Etude d'un cas familial d'androgynoidisme avec hypospadias grave, gynécomastie et hyperoestrogénie. Ann. Endocr. (Paris) **18**, 93 (1957).

Keenan, B.S., Kirkland, J.L., Kirkland, R.T., Clayton, G.W.: Male pseudohermaphroditism with partial androgen insensivity. Pediatrics **59**, 224 (1977).

Lubs, H.A., Vilar, O., Bergenstal, D.M.: Familial male pseudohermaphrodism with labial testes and partial feminization: Endocrine studies and genetic aspects. J. clin. Endocr. **19**, 1110 (1959).

Madden, J.D., Walsh, P.C., Mac Donald, P.C., Wilson, J.D.: Clinical and endocrinologic characterization of a patient with the syndrome of incomplete testicular feminization. J. clin. Endocr. **41**, 751 (1975).

Perez-Palacios, G., Ortiz, S., Lopez-Amor, E., Morato, T., Febres, F., Lisker, R., Scaglia, H.: Familial incomplete virilization due to partial end organ insensitivity to androgens. J. clin. Endocr. **41**, 946 (1975).

Reifenstein, E.C., Jr.: Hereditary familial hypogonadism (abstract). Proc. Amer. Fed. Clin. Res. **3**, 86 (1947).

Rosenfield, R.L., Lawrence, A.M., Liao, S., Landau, R.L.: Androgens and androgen responsiveness in the feminizing testis syndrome. Comparison of complete and "incomplete" forms. J. clin. Endocr. **32**, 625 (1971).

Teter, J., Boczkowski, K.: Testicular feminization with and without clitoral enlargement. Amer. J. Obstet. Gynec. **94**, 813 (1966).

Wilson, J.D., Harrod, M.J., Goldstein, J.L., Hemsell, D.L., MacDonald, P.C.: Familial incomplete male pseudohermaphroditism, type 1. Evidence for androgen resistance and variable clinical manifestations in a family with the Reifenstein syndrome. New Engl. J. Med. **290**, 1097 (1974).

Hereditäre perineale Hypospadie

Opitz, J.M., Simpson, J.L., Sarto, G.E., Summitt, R.L., New, M., German, J.: Pseudovaginal perineoscrotal hypospadias. Clin. Genet. **3**, 1 (1971).

Pseudohermaphroditismus femininus

Bierich, J.R.: Female pseudohermaphroditism. Helv. paed. Acta **29**, Suppl. 34, 87 (1974).

Carpentier, P.J., Potter, E.L.: Nuclear sex and genital malformation in 48 cases of renal agenesis, with especial reference to nonspecific female pseudohermaphroditism. Amer. J. Obstet. Gynec. **78**, 235 (1959).

Haneberg, B., Aarskog, D., Glück, E.: Case Report. Female pseudohermaphroditism associated with multiple congenital malformations. Acta paediat. scand. **61**, 223 (1972).

Howard, F., Hinman, F.: Female pseudohermaphroditism with supplementary phallic urethra: report of two cases. J. Urol. (Baltimore) **65**, 439 (1951).

Park, I.J., Jones, H.W., Melhem, R.E.: Nonadrenal familial female hermaphroditism. Amer. J. Obstet. Gynec. **112**, 930 (1972).

Schlegel, R.J., Aspillage, M.J., Neu, R.L., Carneiroleao, J., Gardner, L.I.: An XX sex chromosome complement in an infant having male-type external genitals, renal agenesis, and other anomalies. J. Pediat. **69**, 812 (1966).

Transplacentare Virilisierung

Grumbach, M.M., Ducharme, J.R., Moloshok, R.E.: On the fetal masculinizing action of certain oral progestins. J. clin. Endocr. **19**, 1369 (1959).

Haymond, M.W., Weldon, V.V.: Female pseudohermaphroditism secondary to a maternal virilizing Tumor. Case report and review of the literature. J. Pediat. **82**, 682 (1973).

Mürset, G., Zachmann, M., Prader, A., Fischer, J., Labhart, A.: Male external genitalia of a girl caused by a virilizing adrenal tumour in the mother. Acta endocr. (Kbh.) **65**, 627 (1970).

Overzier, C.: Induzierter Pseudohermaphroditismus. In: Overzier, C., Die Intersexualität, S. 394. Stuttgart: Thieme 1961.

Wilkins, L., Jones, H.W., Holman, G.H., Stempfel, R.S.: Masculinization of the female fetus associated with administration of oral and intramuscular progestins during gestation: Non-adrenal female pseudohermaphrodism. J. clin. Endocr. **18**, 559 (1958).

Wolff, E., Glasser, M., Gordon, G.G., Olivo, J., Southren, A.L.: Virilizing luteoma of pregnancy. Report of a case with measurements of testosterone and testosterone binding in plasma. Amer. J. Med. **54**, 229 (1973).

Psychosexualität und Wahl des Geschlechtes

Dewhurst, C.J., Gordon, R.R.: Change of sex. Lancet **1963 II**, 1213.

Money, J.: Psychologic evaluation of the child with intersex problems. Pediatrics **36**, 51 (1965).

Money, J., Ehrhardt, A.A.: Man and woman: Boy and girl. Baltimore-London: Johns Hopkins Press 1972.

Peterson, R.E., Imperato-McGinley, J., Gautier, T., Sturla, E.: Male pseudohermaphroditism due to steroid 5α-reductase deficiency. Amer. J. Med. **62**, 170 (1977)

Stoller, R.J.: Sex and gender. I. The development of masculinity and femininity. New York: Jason Aronson 1968.

Teter, J., Boczkowski, K.: Errors in management and assignment of sex in patients with abnormal sexual differentiation. Amer. J. Obstet. Gynec. **93**, 1084 (1965).

Züblin, W.: Chromosomale Aberrationen und Psyche. Bibl. psychiat. neurol. (Basel) No 140 (1969).

XIII. Das Pankreas

J.PH. ASSAL und E.R. FROESCH

Mit Beiträgen von
G. KISTLER und CH. HEDINGER

A. Historisches

J.PH. ASSAL und E.R. FROESCH

Etwa 1500 v.Chr. Papyrus Ebers. Ägypten. Beschreibung abnormer Polyurie, möglicherweise Zuckerkrankheit.

6. Jahrhundert v. Chr. Inder unterscheiden die asthenische und sthenische Form der Zuckerkrankheit. In der Ayur Veda von Susruta wird die Krankheit „Madhumeha" oder „Honig-Urin" genannt.

Einige Jahrhunderte v. Chr. Chinesen erkennen den süßen Geschmack des Urins.

30 v.–50 n. Chr. AULUS CORNELIUS CELSUS beschreibt einen Zustand, in welchem viel Harn ausgeschieden wird.

30–90 n. Chr. ARETAEUS von Cappadocien gibt die gleiche Beschreibung wie CELSUS und nennt den Zustand Diabetes.

131–201 n. Chr. GALEN beschreibt Diabetes als eine Schwäche der Nieren.

860–932 RHAZES, ein arabischer Arzt, bespricht die Behandlung der Zuckerkrankheit.

980–1027 AVICENNA glaubt, die Leber sei bei Diabetes besonders gestört, und beobachtet die Beziehungen zwischen Diabetes, Furunkulose und Impotenz.

1621–75 THOMAS WILLIS, in Oxford, unterscheidet Diabetes mellitus von Diabetes insipidus und zeigt, daß beim ersteren der Zucker im Urin vermehrt ist.

1682 JOHANN CONRAD BRUNNER entfernt einem Hunde die Bauchspeicheldrüse, um festzustellen, ob dieses Organ lebenswichtig sei; dabei bemerkt er beim Versuchstier die Entwicklung von Polydipsie und Polyurie.

1774 ROBERT WYATT vermutet eine zuckerähnliche Substanz in Blut und Urin. Er gewinnt diese durch Verdampfung aus dem Harn.

1776 DOBSON weist einen vergärbaren Zucker im Harn und den süßen Geschmack des Blutes von Zuckerkranken nach.

1788 THOMAS CAWLEY vermutet einen Zusammenhang zwischen Diabetes und Pankreasveränderung.

1796 ROLLO empfiehlt knappe Ernährung in der Behandlung der Zuckerkrankheit und beschreibt den Acetongeruch.

1815 CHEVREUL identifiziert den Zucker bei Diabetes als Glucose.

1806–86 BOUCHARDAT benutzt Gärprobe, das Polarimeter und Kupfersalzlösungen für Zuckerbestimmungen. Er ersetzt die Kohlenhydrate durch Fett und Alkohol, er erfindet das Glutenbrot, er betont den Wert grüner Gemüse, calorisch armer Ernährung und von viel Bewegung. Fastentage und der Gebrauch von Alkali werden von ihm eingeführt.

1848 HERMANN VON FEHLING beschreibt die später nach ihm benannte Harnprobe.

1849 CLAUDE BERNARD entdeckt Glykogen in der Leber und den „Zuckerstich". Er macht bereits quantitative Zuckerbestimmungen im Blut.

1869 PAUL LANGERHANS entdeckt die Inselzellen des Pankreas.

1882 CHAUFFARD und HANOT bezeichnen die Kombination von Pigmentcirrhose und Diabetes als Diabète bronzé.

1889 v. RECKLINGHAUSEN charakterisiert die 2 Pigmente des Bronzediabetes und führt die Bezeichnung Hämochromatose ein.

1889 O. MINKOWSKI und J. VON MERING entdecken zufälligerweise, daß totale Pankreatektomie bei geeignetem Versuchstier Diabetes erzeugt.

1891 GIULIO VASSALE unterbindet die Ausführungsgänge der Bauchspeicheldrüse, was zur Zerstörung des acinösen Gewebes, nicht aber der Inselzellen führt.

1892 O. MINKOWSKI bringt durch subcutane Implantation des excidierten Pankreas die Zuckerkrankheit vorübergehend zum Verschwinden.

1893 LAGUESSE vermutet, daß die Inselzellen Hormon bilden.

1895 v. NOORDEN entwickelt die Technik der Diätbehandlung, betont die Zuckerbildung aus Eiweiß und führt Hafertage ein.

1898–1962 E.P. JOSLIN verbessert unermüdlich die Behandlung der Zuckerkrankheit.

1906 NAUNYN studiert den Stoffwechsel bei Diabetes besonders in der diabetischen Acidose; er betont das familiäre Auftreten der Krankheit und den Wert knapper Ernährung in der Prophylaxe und der Behandlung der Stoffwechselstörung.

1908 ZUELZER gewinnt einen alkoholischen Extrakt aus Pankreas, der nach Injektion einen – vielleicht hypoglykämischen – Schock hervorruft, so daß die Versuche abgebrochen werden.

1909 DE MEYER gibt dem vorerst noch hypothetischen Hormon der Inselzellen den Namen Insulin.

1913 F.M. ALLEN ist berühmt für seine Hungerkuren. Er hat zudem durch Experimente die Kenntnisse des Kohlenhydratstoffwechsels bereichert.

1918 C.K. WATANABE erzeugt beim Tier durch Guanidin-Injektion Hypoglykämie.

1921 publiziert N.C. PAULESCO über einen Blutzukker senkenden Extrakt aus Hunde- und Rinderpankreas, „Pancréine", den er schon während des 1. Weltkrieges gefunden hatte.

1921 FREDERICK G. BANTING und CHARLES H. BEST entdecken das Insulin.
F.C. MANN und T.B. MAGATH zeigen, daß Hepatektomie von Hypoglykämie gefolgt ist.

1924 B.A. HOUSSAY und MAGENTA bemerken, daß Hypophysektomie die Insulinempfindlichkeit steigert.

1924 SEAL HARRIS vermutet Hyperinsulinismus als Ursache spontaner Hypoglykämie.

1926 E. FRANK, M. NOTHMANN und A. WAGNER führen Diguanidine in die Diabetestherapie ein, die aber 1940 wieder verlassen werden.

1927 WILDER, ALLAN, POWER und ROBERTSON veröffentlichen den ersten Fall von organischem Hyperinsulinismus.

1929 E. HESSE und G. TAUBMANN finden die blutzuckersenkende Eigenschaft von Biguaniden.

1929 HOWLAND, CAMPBELL, MALTBY und ROBINSON entfernen einen Inselzelltumor und heilen zum ersten Mal einen Fall von Hyperinsulinismus.

1936 H.C. HAGEDORN liefert das erste gute Verzögerungs-Insulin.

1937 F.G. YOUNG entdeckt den metahypophysären Diabetes.
H.R. JACOBS beobachtet die Alloxan-Hyperglykämie.

1942 GUEST weist auf Hypokaliämie im Verlaufe der Behandlung des Coma diabeticum hin.

1942 M. JANBON bemerkt die den Blutzucker senkende Wirkung eines für die Behandlung des Typhus abdominalis vorgeschlagenen Sulfonamids.

1943 DUNN, SHEEHAN und MCLETCHIE entdecken den Alloxan-Diabetes.

1944 A. LOUBATIÈRES klärt die hypoglykämische Wirkung gewisser Sulfonamide weitgehend ab.

1955 H. FRANKE und J. FUCHS beobachten bei einem anderen Sulfonamid Hypoglykämie und schlagen die therapeutische Anwendung bei Diabetikern vor.

1955 F. SANGER entdeckt die Strukturformel des Insulinmoleküls.

1957 in S.A. BERSON und R.S. YALOW messen den Insulingehalt des Plasmas mit radioimmunologischer Methode.

1964 H. ZAHN in Deutschland und unabhängig von ihm P.G. KATSOYANNIS in USA und

1965 NIN CHING-I in China gelingt die Synthese des Insulinmoleküls.

1967 D.F. STEINER klärt die Biosynthese des Insulins und entdeckt das Proinsulin.

1970 SCHLICHTKRULL führt reine Insuline in die Behandlung des D.M. ein

1977 Aufklärung der Struktur (HUMBEL u. RINDERKNECHT) und der Funktion (FROESCH u. ZAPF) der insulinähnlichen Peptidhormone NSILA-I und -II (IGF-I u. -II.)

–1978 Vergebliche Versuche der optimalen Einstellung des Diabetikers mit Pankreas- u. Inselzelltransplantation bzw. künstlichem Pankreas.

B. Embryologie und Normalanatomie

G. KISTLER

a) Embryologie

Die Langerhansschen Inseln des Pankreas sind rundliche, seltener längliche Epithelkomplexe, die sich im histologischen Schnittpräparat als hell gefärbte Bezirke sehr deutlich vom dunklen exokrinen Parenchym abheben. Sie liegen in der Regel in zentralen Abschnitten von Drüsenläppchen, seltener im interlobulären Bindegewebe; ihre Zahl ist in den Schwanzabschnitten der Bauchspeicheldrüse am größten. Untersuchungen haben ergeben, daß die endokrine Funktion des Pankreas der exokrinen vorauseilt und schon im 2. Monat der embryonalen Entwicklung spezifisch granulierte Zellen nachzuweisen sind. Der Anteil des Inselsystems am Pankreas ist beim Fetus größer als beim geborenen Menschen, bei welchem die ca. 1000000 Inseln nur 1–2% der gesamten Pankreasmasse einnehmen. Die für den Erwachsenen typische Form der Inseln bildet sich erst im Verlaufe des ersten Lebensjahres aus.

Nach der klassischen Auffassung entstehen die Langerhansschen Inseln aus Epithelzellen der Ausführungsgänge und der Acini des exokrinen Teiles der Pankreasanlage. Sie sind demzufolge *entoder-*

malen Ursprungs. Bereits bei menschlichen Embryonen von 18 mm SSL werden im Epithelverband der Drüsenschläuche einzelne Zellen sichtbar, die sich mit Silbersalzen schwärzen lassen und als *A-Zellen* bezeichnet werden. Durch fortlaufende Teilungen liefern sie Zellgruppen, die unter Streckung solide Knospen bilden, aus welchen die Inseln des fetalen und frühkindlichen Pankreas entstehen. Diese entsprechen aber, wenn Topik, Verteilung und Relation zwischen den einzelnen Zelltypen berücksichtigt werden, noch keineswegs den Inseln beim Erwachsenen. FERNER (1952) spricht von Mantelinseln; sie bestehen aus einem geschlossenen zentralen Zellhaufen, der histologisch einem Insulin-produzierenden *B-Zellen*-Komplex entspricht und schalenartig von A-Zellen (Glucagon-Bildner) umgeben wird. Zwischen diesen beiden Schichten erscheint später die sog. *Transformationszone*, aufgebaut aus Zellen ohne Granula, die durch progressiven Körnchenverlust aus A-Zellen hervorgehen und sich fortschreitend in B-Zellen umwandeln sollen. Damit vergrößert sich der Inselkern durch Apposition neuer B-Zellen, und es entsteht nach und nach der endgültige Inseltypus.

Eine grundsätzlich von diesem Konzept abweichende Auffassung wird von der Arbeitsgruppe um PEARSE (1971, 1972, 1973) vertreten. Nach diesen Untersuchern sind die endokrinen Zellen der Langerhansschen Inseln Abkömmlinge einer Population, die sich in einer sehr frühen Phase der Embryonal-Entwicklung von der *Neuralleiste* trennte und in das entodermale Epithel des Vorderdarmes einwanderte. Ein Teil dieser sog. APUD-Zellen („amine-precursor-uptake and decarboxylation cells") soll dabei im Epithel des Vorderdarmes verbleiben und sich zu den verschiedenen, gastrointestinale Hormone synthetisierenden endokrinen Zellen entwickeln. Ein anderer Teil dieser *neuroektodermalen* Zellen würde in die vom Darmepithel aussprossende Pankreas-Anlage aufgenommen und sich schließlich zu den innersekretorischen Zellen der Langerhansschen Inseln differenzieren.

b) Makroskopische Anatomie

Das 10–15 cm lange, im Mittel ca. 100 g schwere Pankreas breitet sich an der Rückwand des Abdomens, hinter dem Magen, vom Duodenum bis zur Milz aus. Für eine eingehende Beschreibung seines Einbaues in das Retroperitonaeum und seine topographischen Beziehungen zu den verschiedenen Nachbar-Organen sei auf entsprechende Lehrbücher verwiesen.

Die *Arterien* des exokrinen Pankreas, deren Äste auch die Langerhansschen Inseln durchbluten, stammen von der A. splenica und den Aa. pancreatico-duodenales ab. Die aus dem Pankreas abführenden Venen münden in die Vena portae, die Milzvene und in die obere Mesenterialvene. Das innersekretorische Pankreas besitzt offenbar keine Lymphgefäße. Blind beginnende Lymphcapillaren finden sich jedoch um die den Inseln benachbarten Acini des exokrinen Pankreas. Sie münden in größere Äste, die den Venen folgen und in die pankreaticosplenischen Lymphknoten münden. Andere Lymphgefäße versorgen Lymphknoten entlang den pankreatico-duodenalen Gefäßen sowie prä-aortale Knoten im Bereiche der oberen Mesenterialgefäße.

Die das Pankreas über den Milz-Plexus versorgenden *Nerven* sind Äste des N. vagus und der Nervi splanchnici. Die Langerhansschen Inseln sind reichlich innerviert und weisen auch vereinzelte Ganglienzellen auf. Ein Teil der Nervenfasern endet in den Gefäßwänden (Vasomotoren), andere jedoch verzweigen sich direkt an den innersekretorischen Zellen (sog. neuro-insularer Komplex).

c) Histologie

Die im Pankreas regellos verstreuten, in den caudalen Abschnitten jedoch vermehrt vorkommenden Langerhansschen Inseln weisen Durchmesser von ca. 20–300 µm auf und sind z.T. von bloßem Auge sichtbar. Von den umliegenden Acini der exokrinen Drüse werden sie durch reticuläre Fasern abgegrenzt, die eine unvollständige bindegewebige Kapsel bilden und der entlang Arteriolen bzw. Capillaren auch in das Innere der Inseln vordringen. Hier bilden diese Fasern mit ihren Fibroblasten das dreidimensionale Stroma, in dessen Maschen die endokrinen Zellen liegen. Die von einem ausgedehnten Capillarnetz umgebenen, epithelialen, hormonbildenden Zellen sind in unregelmäßigen Strängen angeordnet. Sie färben sich im routinemäßigen histologischen Schnitt hell an und unterscheiden sich damit auffällig vom exokrinen Pankreasgewebe. Mit Spezialfärbungen lassen sich in den Inseln mindestens 3 Zelltypen unterscheiden (A-, B- und D-Zellen).

Systematische elektronenmikroskopische Untersuchungen an fetalen und adulten menschlichen Pankreas-Inseln haben in den letzten Jahren die Zahl der innersekretorischen Zell-Typen auf mindestens 7 ansteigen lassen. Im folgenden sollen nur die drei Haupt-Typen näher beschrieben werden. Die seltenerweise in den Inseln noch nachzuweisenden vier weiteren Typen werden der Vollständigkeit halber kurz erwähnt. Ihre Bedeutung für die innersekretorische Aktivität des Pankreas ist nach wie vor unklar.

Die im menschlichen Pankreas regellos in den Inseln verstreuten polygonalen *A-Zellen* (α-Zellen), die das Hormon *Glucagon* synthetisieren, machen ca. 10% der gesamten Zellpopulation aus. Sie färben sich in der Mallory-Azan-Färbung intensiv rot-orange an, sind jedoch aldehyd-fuchsin-negativ. Elektronenmikroskopisch sind im Cytoplasma dieser Zellen zahlreiche elektronendichte Granula

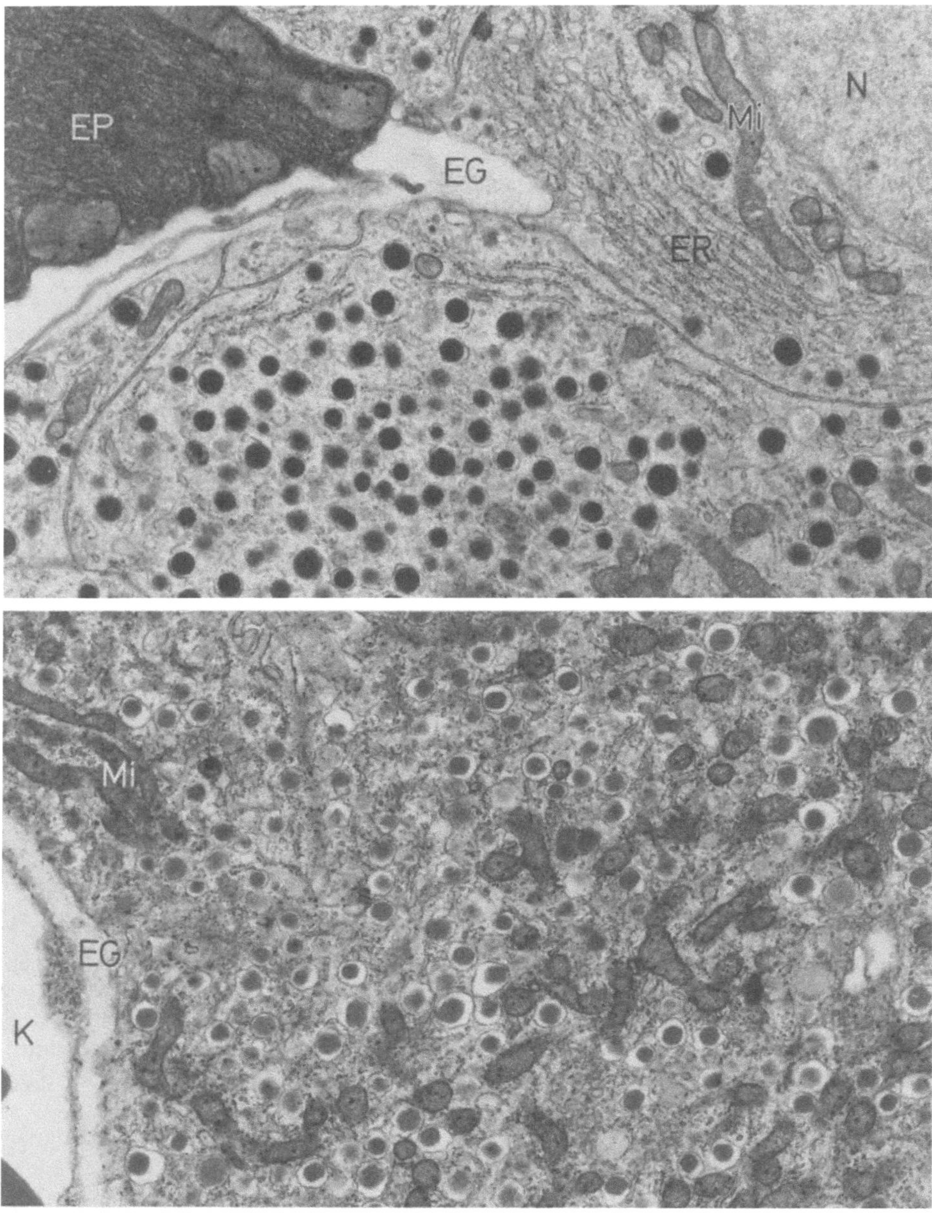

Abb. 1. Die α-Granula der glucagonproduzierenden A-Zellen sind elektronendicht und von einem schmalen Randsaum umgeben (oberes Bild). Im Gegensatz dazu zeichnen sich die β-Granula der insulinsynthetisierenden B-Zellen durch einen breiteren Halo aus (unteres Bild). Beide Granula-Formen sind membranumschlossen und regellos in der cytoplasmatischen Grundsubstanz verteilt. *EP* exokrines Pankreas, *K* Capillare, *N* Kern, *ER* endoplasmatisches Reticulum, *Mi* Mitochondrien, *EG* extracellulärer Grundsubstanzraum mit Fibroblastenfortsätzen und kollagenen Fibrillen. 12600 ×

mit einem mittleren Durchmesser von ca. 250 nm nachzuweisen. Zwischen dem Inhalt des einzelnen Granulums und seiner Membran ist meistens ein schmaler, elektronenheller „Halo" festzustellen. Das Chromatin im Kern der A-Zelle ist normalerweise homogen verteilt und die Zahl stäbchenförmiger Mitochondrien im Cytoplasma erscheint geringer zu sein als in den B-Zellen.

Die *B-Zellen* (β-Zellen) machen etwa 80% der Inselzellen aus und bilden das Hormon *Insulin.* Sie färben sich in der Mallory-Azan-Färbung hellgelb an und sind aldehyd-fuchsin-positiv. Ihre Hormon-Granula weisen beim Menschen einen mittleren Durchmesser von ca. 300 nm auf. Der Inhalt des einzelnen Granulums ist häufig kristalloid und in der Regel durch einen breiteren Halo von der Hüllmembran getrennt. Im Kern der B-Zellen verteilt sich das Hetero-Chromatin in Form feinerer und gröberer Schollen.

Die *D-Zellen* (δ-Zellen), die ungefähr 10% der Gesamtzell-Population der Inseln ausmachen und das Hormon *Somatostatin* produzieren, weisen lange Zellfortsätze auf und färben sich in der Mallory-Azan-Färbung bläulich an. Ihre Granula mit einem mittleren Durchmesser von ca. 260 nm zeigen im Vergleich zu den A- und B-Zellen eine deutlich geringere Osmiophilie und sind in den capillarnahen Abschnitten des Cytoplasmas häufiger. Die Granula-Membran liegt zudem dem Inhalt eng an. Dem Somatostatin wird eine hemmende Rolle auf die Ausschüttung der Hormone Insulin und Glucagon zugeschrieben.

Zu den weiteren, in den Langerhansschen Inseln nur selten vorkommenden, in den Epithelien der Ausführungsgänge des exokrinen Pankreas jedoch regelmäßig nachzuweisenden innersekretorischen Zellen gehören folgende Typen: *F-Zellen* mit Granula von 120 nm bzw. 190 nm mittlerem Durchmesser, die „pancreatic polypeptide" bilden; *EC-Zellen* (=enterochromaffine Zellen), die 5-Hydroxytryptamin produzieren; *VIP-Zellen* ($=D_1$-Zellen), deren Granula von ca. 130 nm mittlerem Durchmesser „vaso-active intestinal peptide" enthalten und schließlich *P-Zellen* unbekannten (evtl. neurosekretorischen) Inhaltes.

Die Langerhansschen Inseln besitzen eine ausgezeichnete Blutgefäßversorgung. Ihre Arterien sind Äste von Interlobulärarterien des Pankreas. Die Aa. interlobulares verlaufen in enger Nachbarschaft mit den Ausführungsgängen des exokrinen Drüsengewebes und besitzen mehrere Zweige, von welchen ein Teil die exokrinen periacinären Capillarnetze speist. Andere Äste dringen direkt in die Langerhansschen Inseln ein und lösen sich zu einem Capillarknäuel auf. In der Regel besitzt jede Insel eine eigene Arteriole, die sich – ähnlich wie ein Vas afferens in der Niere – beim Eintritt in die Insel sofort in mehrere Capillaren aufteilt. Die letzteren bilden einen dichten, glomerulumartigen Knäuel, in welchem die gewundenen Capillaren mehrfach miteinander anastomosieren. Mehrere Vasa efferentia verlassen die Inseln an ihrer Oberfläche und verbinden sich mit dem capillären Maschenwerk der umgebenden Acini.

Auch die Innervation der Langerhansschen Inseln bildet immer wieder Gegenstand von Untersuchungen. Marklose Nervenfasern, die mit kolbigen Verdickungen an die Oberfläche der inkretorischen Zellen herantreten, weisen bei verschiedenen Tierspecies deutlich verschiedene synaptische Bläschen auf, je nachdem sie an A- oder B-Zellen enden. Aufgrund morphologischer Kriterien nimmt WATARI (1968) beim Hunde für die A-Zellen eine cholinerge, für die B-Zellen eine adrenerge Innervation an.

C. Pathologische Anatomie

Probleme des exokrinen Prankreas werden nur insofern behandelt, als sie auch das Inselsystem betreffen. Die Inseln, obschon morphologisch sehr eng mit dem exkretorischen Pankreas verbunden, können selbst bei schwersten Erkrankungen des exkretorischen Anteiles unbeteiligt bleiben. Zerstörende Pankreasprozesse ziehen allerdings häufig auch die Inseln in Mitleidenschaft. Das Inselsystem weist aber eine relativ große Reserve auf. Wie bei den übrigen endokrinen Organen müssen in der Regel neun Zehntel des Inselgewebes zerstört sein, um Ausfallssymptome zu verursachen.

1. Diabetes mellitus

Die morphologischen Befunde bei Diabetes mellitus sind, was das Inselsystem anbelangt, nicht einheitlich, da sie von Form und Dauer des Diabetes abhängig sind. Beim *juvenilen Diabetes* kann man in akuten Phasen eine lymphocytäre Infiltration der Inseln und ihrer Umgebung, die sog. Insulinitis beobachten. Die B-Zellen sind infolge der gesteigerten Beanspruchung entgranuliert. Ihr Cytoplasma ist hydropisch alteriert, eine Veränderung, die auf einer Einlagerung von Glykogen beruht. Bei längerer Krankheitsdauer kommt es schließlich zur B-Zellatrophie. Das Verhältnis der einzelnen Inselzellen verschiebt sich von den normalerweise überwiegenden B-Zellen zugunsten der A-Zellen. Die Inseln fibrosieren und verschwinden schließlich vollkommen. Inselhyalinosen wie beim adulten Diabetes kommen bei der juvenilen Form kaum vor.

Beim *adulten Diabetes* ist das Pankreas nicht selten infolge der allgemeinen Adipositas und damit der Fettgewebsdurchsetzung des Pankreas selbst vergrößert. Das Inselgewebe ist geringer betroffen als beim juvenilen Diabetiker. Die B-Zellen sind zahlenmäßig weniger reduziert, sie sind auch weniger entgranuliert und kaum hydropisch geschwollen. Insulitiden gehören nicht zum Bild der adulten Form des Diabetes, hingegen findet man häufig eine Inselhyalinose, d.h. eine Ablagerung von Amyloid zwischen die Inselzellen (Abb. 2).

Schließlich verdienen noch die *Inselveränderungen bei Neugeborenen diabetischer Mütter* besondere Beachtung. Hier kommt es gelegentlich zu eigentlichen Inselhyperplasien, die Inseln sind vergrößert und vermehrt. Bemerkenswert sind ferner entzündliche Infiltrate, die vor allem aus Eosinophilen zusammengesetzt sind (FREYTAG, 1973).

Was die Komplikationen des Diabetes mellitus an Gefäßen und anderen Organen anbelangt, sei auf die entsprechenden klinischen Kapitel verwiesen.

2. Überfunktionssyndrome des Inselapparates

Überfunktionssyndrome können auf Hyperplasien, Adenomen, Adenomatosen oder Carcinomen

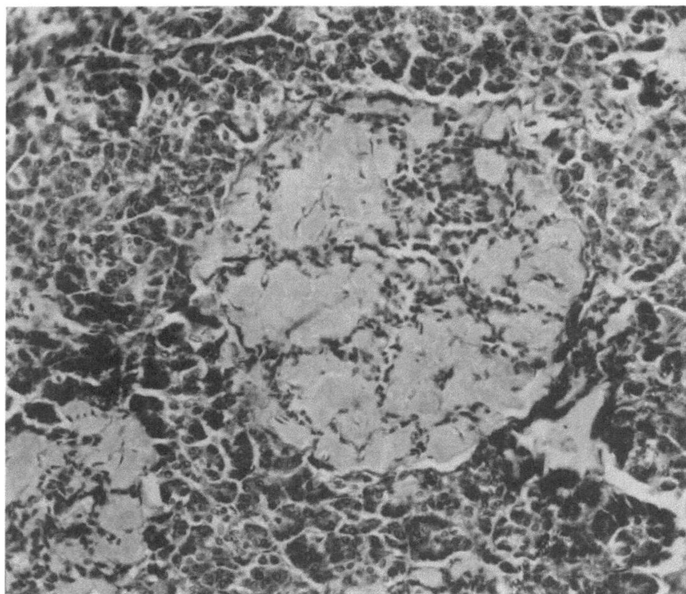

Abb. 2. Hyalinose der Langerhansschen Inseln. Färbung: Hämatoxylin-Eosin. Maßstab 120:1

der Inselzellen beruhen. Die morphologische Abgrenzung der Adenome von den Carcinomen ist nicht einfach, da metastasierende Tumoren sehr hochdifferenziert und regelmäßig gebaut sein können und da anderseits gutartige Geschwülste häufig eine ausgesprochene Polymorphie der Zellen und vor allem der Kerne aufweisen, Ausdruck einer besonderen funktionellen Beanspruchung oder Erschöpfung der entsprechenden Zellsysteme. Häufig kann die Malignität nur an den Metastasen erkannt werden. Von diagnostischer Bedeutung für den Kliniker ist der große Gefäßreichtum zahlreicher Inseltumoren, die dadurch angiographisch erfaßbar werden. Ferner muß an die Möglichkeit gedacht werden, daß derartige Tumoren gelegentlich Amyloid einlagern, das sekundär verkalkt, wodurch derartige Geschwülste bei Röntgenuntersuchungen ebenfalls sichtbar werden können.

Die morphologischen Grundlagen der wesentlichsten Überfunktionssyndrome der Pankreasinseln sind in Tabelle 1 zusammengefaßt.

Der *Hyperinsulinismus* beruht in der Mehrzahl der Fälle auf einem Adenom, in ungefähr 80% aller Fälle auf einem isolierten Tumor, in ungefähr 10% auf multiplen Adenomen oder einer eigentlichen Inseladenomatose. Nur in ungefähr 10% der Fälle liegen maligne Geschwülste vor. Bemerkenswert ist ferner, daß ektopische Tumoren, d.h. außerhalb des Pankreas liegende Insulinome, kaum vorkommen. Eine Inselhyperplasie als Ursache des Hyperinsulinismus sieht man praktisch nur bei Kleinkindern (HEITZ u. Mitarb., 1977).

Auch bei Geschwülsten mit *Glucagonüberproduktion* scheint es sich vorwiegend um Adenome zu handeln. Carcinome kommen aber vor. Die Tumoren leiten sich im Gegensatz zu den Insulinomen nicht von den B-Zellen, sondern von den A-Zellen ab.

Beim *Zollinger-Ellison Syndrom* (s. Kap. XV, S. 921 f.), d.h. bei *Geschwülsten mit Gastrinproduktion*, stehen maligne Tumoren dagegen im Vordergrund. Es ist bisher nicht gelungen, in den normalen Pankreasinseln gastrinbildende Zellen, h.d. G-Zellen, nachzuweisen (GEPTS, 1977). Die Gastrinaktivität von Inselgeschwülsten des Pankreas stellt damit eine paraneoplastische Aktivität dar. Wie bei anderen paraneoplastischen Syndromen handelt es sich auch hier vorwiegend um maligne Geschwülste.

Die für das *Verner-Morrison Syndrom* (s. Kap. XV, S. 924f.) verantwortliche Zelle ist immer noch nicht ganz eindeutig identifiziert. In letzter Zeit

Tabelle 1. Wichtigste Überfunktionssyndrome des Pankreas-Inselsystems. (Nach HEDINGER, 1974 u. 1977)

Syndrom	Zelltyp	Hormone	Hyperplasie	Adenomatose	Adenom	Carcinom
Hyperinsulinismus	B	Insulin	+ bei Kindern	10%	80%	10%
Glucagonüberproduktion	A	Glucagon	(+)		++	+
Zollinger-Ellison	G	Gastrin	10%		30%	60%
Verner-Morrison „WDHA“	D_1 F?	VIP, GIP, HPP, Secretin?	~10%		30%	60%
Carcinoid	argentaff. Zelle	5-HT (+Polypeptide)	(+)			~100%

Tabelle 2. Hormonkombinationen bei Inselzellgeschwülsten des Pankreas. (Nach Woodtli u. Hedinger, 1977)

Haupthormon	Zusätzliche Hormone
Insulin	+ Gastrin + Glucagon + Serotonin + HPP + ACTH + Glucagon + ACTH
Glucagon	+ Insulin + HPP
Gastrin	+ Insulin + Glucagon + Serotonin + HPP + ACTH + Insulin + Glucagon + Insulin + Glucagon + ACTH + Glucagon + ACTH/MSH + Antidiuretisches Hormon
Serotonin	+ ACTH
VIP	+ GIP + HPP + Glucagon + Prostaglandin + Serotonin + Sekretin + Glucagon + Calcitonin

wurde vor allem an die D_1-Zelle gedacht, andere Untersucher vermuten eine zusätzliche F-Zelle. Auch das Hormon ist nicht eindeutig identifiziert, d.h. es werden verschiedenste Polypeptide für die Auslösung des Syndroms verantwortlich gemacht (Capella, 1977; Gepts, 1977; Heitz, 1977).

Schließlich kommen im Pankreas auch eigentliche *Carcinoide* vor, d.h. *Geschwülste der enterochromaffinen Zellen,* wie man sie typischerweise im Dünndarm, ganz besonders im Ileum findet.

Viele dieser Pankreastumoren weisen eine *kombinierte endokrine Aktivität* auf. Über derartige Hormonkombinationen orientiert Tabelle 2. In der Regel setzen sich Geschwülste mit kombinierter Hormonaktivität aus verschiedenen Zellarten zusammen. Auch hier sei, was die Komplikationen derartiger Tumoren betrifft, auf die entsprechenden klinischen Kapitel (Kap. XV, XVI) verweisen.

D. Inselzellaparat, Stoffwechsel und Pathophysiologie des Diabetes mellitus

E.R. Froesch und J.Ph. Assal

1. Energiehaushalt und Intermediärstoffwechsel

Der Diabetes mellitus ist die häufigste endokrine Krankheit. Im Gegensatz zu den meisten anderen endokrinen Über- und Unterfunktionssyndromen wird der Diabetes zu Recht oder Unrecht zu den angeborenen Stoffwechselkrankheiten, den „inborn errors of metabolism“ von Garrod (Stanbury, 1977) gezählt. Aber auch unter diesen Krankheiten nimmt der Diabetes mellitus eine Sonderstellung ein, da die Kohlenhydratstoffwechselstörung, die Glucoseintoleranz, nach der die Krankheit bezeichnet ist, meistens nicht angeboren ist, sondern erst im Laufe des Lebens in Erscheinung tritt. Der Insulinmangel wird früher oder später im Laufe des Lebens manifest. Es ist heute wahrscheinlich, daß der Insulinausfall nicht durch ein einziges Gen bedingt wird und daß exogene Faktoren die Manifestation des Diabetes mellitus beschleunigen können. Das Verständnis des Diabetes mellitus als Krankheit und deren zweckmäßige Therapie sind nicht möglich ohne elementare Kenntnisse der wesentlichen Stoffwechselvorgänge.

Jede lebende Zelle hat einen basalen Energiebedarf, d.h. sie benötigt Brennstoff und Sauerstoff und gewinnt bei der Oxydation unter Erhaltung der Temperaturkonstanz die notwendige Energie für die ständig im Organismus ablaufenden synthetischen Prozesse sowie für allfällige spezifische Leistungen. Bei poikilothermen Tieren variiert der basale Grundumsatz je nach Außentemperatur. Dies ist die Folge der Temperaturabhängigkeit der Enzymreaktionen. Alle Enzymreaktionen haben ein Temperaturoptimum und laufen bei niedrigen Temperaturen i.allg. langsam ab. Bei tiefen Temperaturen verlangsamen sich Abbau und Synthese der Ribonucleinsäure und Desoxyribonucleinsäure und dementsprechend auch die Eiweiß- und Enzymsynthese der Zelle, so daß der basale Energiebedarf sinkt. Beim Warmblüter wird umgekehrt die Körpertemperatur konstant erhalten. Bei niedriger Außentemperatur nimmt die Wärmestrahlung und damit die Wärmeproduktion und der Energiebedarf zu.

Die durch Oxydation der Brennstoffe gewonnene Energie wird nicht nur in Wärme umgesetzt, sondern auch in Form energiereicher Cofermente gespeichert. Diese Energiereserven stehen den Zellen dann für biosynthetische Prozesse oder für einen kurzfristig stark ansteigenden Energieverbrauch zur Verfügung, z.B. für die Muskelkontraktion.

Das wichtigste energiereiche Coferment, das bei der oxydativen Phosphorylierung entsteht, ist die Adenosintriphosphorsäure (ATP). ATP überträgt energiereiches Phosphat auf die Glucose, mit Hilfe der Hexokinase oder Glucokinase, wodurch die Glucose zu einer energiereichen Verbindung, zu Glucose-6-Phosphat umgewandelt wird. Glucose-6-Phosphat ist viel reaktionsfähiger als Glucose.

Zum ATP gesellt sich im Muskel als wichtiges energiereiches Coferment das Kreatinphosphat. Kreatinphosphat überträgt bei Muskelarbeit energiereiches Phosphat auf Adenosindiphosphat, und das so entstandene ATP liefert dann die Energie für die Muskelkontraktion. Das freigesetzte Kreatin wird entweder zu Kreatinin abgebaut und im Urin ausgeschieden oder in der Erholungsphase mit ATP wieder zu Kreatinphosphat phosphoryliert.

Dem Glucose-6-Phosphat stehen verschiedene Stoffwechselwege offen. Bei hohem Substratangebot wird es nach Umwandlung in Glucose-1-Phosphat vom insulinempfindlichen Enzym Glykogen-Synthetase zu Glykogen umgewandelt und gespeichert (LARNER, 1964; LELOIR, 1964). Die Speicherung von Glykogen in den Geweben (vor allem Leber und Muskulatur) ist im Gegensatz zur Fettspeicherung im Fettgewebe beschränkt.

Die Glykogenreserven des Menschen von 200 bis maximal 400 g (800–1600 Calorien) decken den Energiebedarf höchstens für einen Tag.

Die Umwandlung von Glucose zu Fett ist ein komplizierter Vorgang. Glucose-6-Phosphat durchläuft die Glykolyse bis zum Pyruvat und wird dann auf oxydativem Weg zu Acetyl-CoA decarboxyliert. Nun kondensieren 2 Moleküle Acetyl-CoA zu Acetoacetyl-CoA (mitochondriale Fettsäuresynthese), oder aber Acetyl-CoA fixiert CO_2 unter Bildung von Malonyl-CoA (cytoplasmatische Fettsäuresynthese) (LYNEN, 1967). Durch weitere Kondensationen mit Acetyl-CoA werden die Ketten verlängert und mit Triphosphopyridinnucleotid (NADPH) zu Fettsäuren reduziert. Diese werden dann mit α-Glycerophosphat zu Phosphatidsäure und schließlich zu Triglyceriden verestert und in dieser Form gespeichert. Das für die reduktive Synthese von Fettsäuren benötigte NADPH wird vorwiegend im Pentose-Phosphat-Weg gebildet. Die Aktivität der Fettsäuresynthese entspricht der Aktivität des Pentose-Phosphat-Weges, aus dem das reduzierende Potential, das NADPH, bezogen wird.

Der Energiespeicherung in Form von Glykogen und Triglyceriden steht die Energiegewinnung durch Oxydation der gespeicherten Betriebsstoffe gegenüber.

Bei der anaeroben Glykolyse entstehen aus 1 Molekül Glucose und 2 Molekülen ATP 2 Moleküle Milchsäure und 4 Moleküle ATP. Bei dieser Umwandlung, in Abwesenheit von Sauerstoff, werden pro Molekül Glucose 2 Moleküle ATP gewonnen. Damit wird aber nur ein ganz kleiner Teil der total verfügbaren Energie des Glucosemoleküls frei. Bei der vollständigen Oxydation von Glucose bzw. 2 Pyruvatmolekülen zu CO_2 und H_2O im Citronensäure-Cyclus werden weitere 30 ADP-Moleküle zu ATP phosphoryliert. Die Oxydation von Substraten ist gekoppelt an die Bildung von ATP als Energiespeicher. Pro Sauerstoffatom, das bei der Oxydation aufgebraucht wird, werden 3 ATP Moleküle gebildet. Durch diese Koppelung der Oxydation von Substraten an die Bildung von ATP als Energiespeicher wird die biologische Oxydation zu einer Verbrennungsmaschine mit hohem Wirkungsgrad. Ca. 40–50% der bei der biologischen Verbrennung von Glucose und Fettsäuren im Krebs-Cyclus freiwerdenden Energie werden nicht einfach als Wärme abgegeben, sondern für synthetische Zwecke oder kinetische Arbeit verwendet.

a) Regulation des Energiehaushaltes

Der Energiebedarf des Muskels richtet sich nicht nach dem Substratangebot, sondern er wird vorwiegend bestimmt von der zu leistenden Arbeit. Die Aufnahme von Substrat und Sauerstoff aus dem Blut hängt deshalb von der geleisteten Arbeit ab und ist nur in der Speicherungsphase teilweise hormonal gesteuert. Bei akuter Muskelarbeit wird ATP verbraucht und durch solches ersetzt, das bei der Glykogenolyse entsteht. Bei Dauerleistungen bezieht die Muskulatur ihre Energie aus der Glucose und den freien Fettsäuren im Blut.

Damit kommen wir bereits zu der komplexen Frage der Regulation der Aufnahme von Betriebsstoffen durch die verschiedenen Gewebe. Diese richtet sich 1. nach dem Bedarf des Gewebes an Betriebsstoffen für die Deckung seines Energiebedarfs, 2. nach dem Angebot von Betriebsstoffen.

Der lokale Bedarf eines bestimmten Gewebes an Substrat kann nicht durch Hormone gesteuert werden, die wahllos auf alle Gewebe wirken. Der arbeitende Muskel z.B. muß selbst befähigt sein, seinen erhöhten Energiebedarf während der Arbeit zu decken (SANDERS, 1964). Es muß infolgedessen zwei prinzipiell verschiedene Regulationen der Glucoseaufnahme des Muskels geben. Die eine wird von außen durch ein Hormon, das Insulin, gesteuert und setzt am Glucosetransport an, die andere wird intracellulär gesteuert durch Enthemmung oder Stimulation gewisser Enzymreaktionen.

b) Regulation der Glykolyse im Muskel (vgl. Abb. 3)

Die Glykolyse wird durch 3 Prozesse gesteuert:

1. Durch den Transport der Glucose durch die Zellmembran.

2. Durch die Aktivität zweier Schlüsselenzyme, die irreversible Reaktionen ausführen, welche durch ihre Endprodukte gehemmt werden, die Hexokinase und die Phosphofructokinase (HELMREICH, 1964):

1. Glucose + ATP $\xrightarrow[Mg^{++}]{\text{Hexokinase}}$ Glucose-6-Phosphat + ADP

2. Fructose-6-Phosphat + ATP $\xrightarrow[Mg^{++}]{\text{Phosphofructokinase}}$ Fructose-1,6-Diphosphat + ADP

3. Durch die Aktivität der Phosphorylase, welche die terminalen Glucosemoleküle der Glyko-

genketten abspaltet und mit anorganischem Phosphor zu Glucose-1-Phosphat phosphoryliert (ILLINGWORTH, 1964).

Die Phosphorylase liegt in einer inaktiven (b) und einer aktiven (a) Form vor (KREBS, 1964). Die Phosphorylase-Kinase führt die b-Form der Phosphorylase in die a-Form über. K^{+}-, Ca^{++}-Ionen und cyclicsches 3',5'-Adenosinmonophosphat katalysieren diesen Vorgang. Es ist bis heute jedoch noch ungeklärt, wie die elektrische Reizung und die Kontraktion der Muskelfaser die Phosphorylase aktiviert und damit Glykogen für die anaerobe Glykolyse verfügbar macht (DANFORTH, 1965; HELMREICH, 1965; BUEDING, 1965).

Die Anhäufung von Fructose-1,6-Diphosphat führt rückwirkend zu einem Anstieg der Konzentration des Glucose-6-Phosphats und damit zu einer Hemmung der Glucose-Phosphorylierung. Anorganisches Phosphat scheint dieser Hemmung entgegenzuwirken, so daß die Glykolyse wieder in Gang kommt. Es ist anzunehmen, daß die Muskelarbeit unter anderem über eine Erhöhung der Konzentrationen von anorganischem Phosphat in der Zelle die Glykolyse in Gang bringt. Bei der Muskelkontraktion liefert ATP die Energie und wird zu ADP und anorganischem Phosphat umgewandelt. Der Anstieg des anorganischen Phosphats würde demnach die Substrathemmung der Phosphofructokinase aufheben und die Glykolyse wieder in Gang bringen (UYEDA, 1965).

Die Glucoseaufnahme des Muskels wird durch die gleichzeitige Aufnahme anderer Substrate gehemmt, so vor allem durch Fettsäuren, Ketokörper und Brenztraubensäure (OPIE, 1963; RANDLE, 1964; WILLIAMSON, 1965). Zwei Mechanismen werden vor allem diskutiert: Der Quotient Acetyl-Coenzym A/Coenzym A steigt bei hohem Angebot von Fettsäuren oder Ketosäuren an. Dadurch kommt es zu einer Hemmung der Pyruvatdehydrogenase, welche Pyruvat in aktivierte Essigsäure umwandelt. Außerdem steigt die Citratkonzentration an, welche die Phosphofructokinase hemmt.

Die Diskussion der verschiedenen Faktoren, welche die Glucoseverwertung des Muskels nicht direkt über den Membran-Transport, sondern über den Intermediärstoffwechsel beeinflussen, ist noch in vollem Gange. Eine detaillierte Diskussion erübrigt sich, da wir heute noch nicht wissen, ob ein Überangebot an Substanzen, welche die Glucoseaufnahme des Muskels hemmen, wie z.B. der Fettsäuren, ursächlich mit der Entwicklung der Glucoseintoleranz zusammenhängt (vgl. Abb. 3).

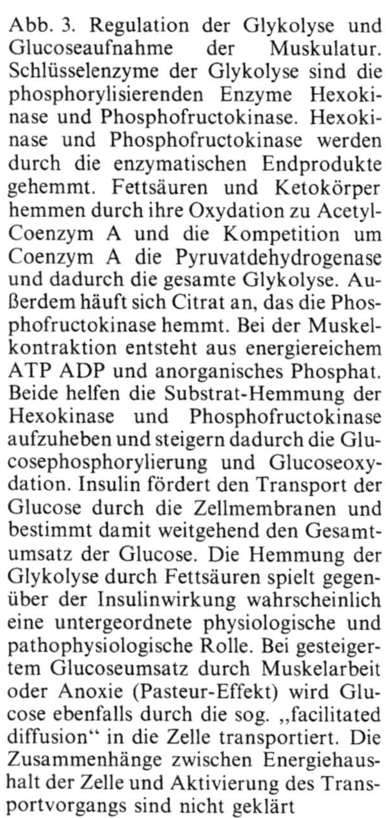

Abb. 3. Regulation der Glykolyse und Glucoseaufnahme der Muskulatur. Schlüsselenzyme der Glykolyse sind die phosphorylisierenden Enzyme Hexokinase und Phosphofructokinase. Hexokinase und Phosphofructokinase werden durch die enzymatischen Endprodukte gehemmt. Fettsäuren und Ketokörper hemmen durch ihre Oxydation zu Acetyl-Coenzym A und die Kompetition um Coenzym A die Pyruvatdehydrogenase und dadurch die gesamte Glykolyse. Außerdem häuft sich Citrat an, das die Phosphofructokinase hemmt. Bei der Muskelkontraktion entsteht aus energiereichem ATP ADP und anorganisches Phosphat. Beide helfen die Substrat-Hemmung der Hexokinase und Phosphofructokinase aufzuheben und steigern dadurch die Glucosephosphorylierung und Glucoseoxydation. Insulin fördert den Transport der Glucose durch die Zellmembranen und bestimmt damit weitgehend den Gesamtumsatz der Glucose. Die Hemmung der Glykolyse durch Fettsäuren spielt gegenüber der Insulinwirkung wahrscheinlich eine untergeordnete physiologische und pathophysiologische Rolle. Bei gesteigertem Glucoseumsatz durch Muskelarbeit oder Anoxie (Pasteur-Effekt) wird Glucose ebenfalls durch die sog. „facilitated diffusion" in die Zelle transportiert. Die Zusammenhänge zwischen Energiehaushalt der Zelle und Aktivierung des Transportvorgangs sind nicht geklärt

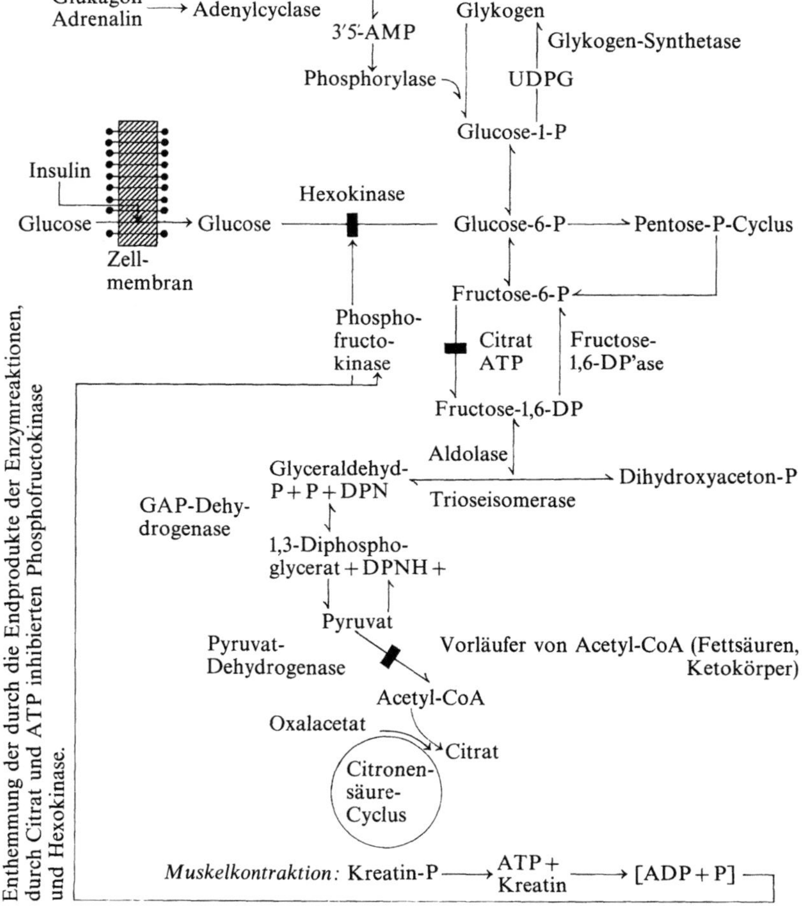

c) Die freien Fettsäuren
als Energielieferant des Muskels

Die Glucose liefert, wie man heute weiß, nur einen geringen Teil der vom ruhenden und arbeitenden Muskel benötigten Energie. Die hauptsächlichen Energiequellen sind die freien Fettsäuren, die vom Fettgewebe durch Hydrolyse der gespeicherten Triglyceride (Lipolyse) in das Blut abgegeben werden. Sowohl Glucose- wie Fettsäureoxydation des Muskels steigen während der Arbeit an (INGLE, 1955; HAVEL, 1963). Der Anteil der Glucose am Stoffwechsel des arbeitenden Muskels wird nur auf 10–15%, derjenige der freien Fettsäuren auf 70–90% geschätzt (PAUL, 1967).

2. Der Glucose-Stoffwechsel der Leber

Glykogenolyse, Gluconeogenese
und deren Regulation (vgl. Abb. 4)

Der Calorientagesbedarf des ruhenden Menschen liegt bei ca. 25 Calorien pro Kilogramm Sollgewicht. Ca. die Hälfte der Gesamtcalorien werden bei normaler Ernährung durchschnittlich durch Kohlenhydrate gedeckt. Dieses Verhältnis ändert sich nun aber grundlegend während des Fastens. Der Organismus stellt nun um auf Verbrennung seiner Fettreserven, während die Kohlenhydratreserven, die maximal etwa 150 g in der Leber und ebensoviel in der gesamten Muskulatur betragen, bald aufgebraucht sind. Nun beträgt der Anteil der Glucoseverbrennung nur noch ca. 10% des gesamten Energieumsatzes, der Rest wird vom Fett gedeckt. Da die Glykogenreserven nach ca. 24 Std aufgebraucht sind, muß die Glucose von der Leber hergestellt werden. Die Leber, die proximalen Tubuli der Niere und Teile der Dünndarmschleimhaut verfügen über ein Enzym, die Glucose-6-Phosphatase, welche Glucose aus Glucose-6-Phosphat freisetzen und sie ans Blut abgeben kann.

Der Grundumsatz des Gehirns beträgt ca. 400 Calorien täglich, so daß im Fasten fast die gesamte neugebildete Glucose vom Hirn aufgebraucht wird, während alle anderen Zellen fast ausschließlich Fettsäuren verbrennen.

Die akute Freisetzung von Glucose aus der Leber, z.B. zur Kompensation von Hypoglykämien, erfolgt durch die Glykogenolyse. Adrenalin und Glucagon steigern die Glykogenolyse durch die Aktivierung der Phosphorylase. Die Aktivierung der Phosphorylase erfolgt wie im Muskel über den sog. „second messenger". Das cyclische 3',5'-Adenosinmonophosphat stimuliert die Phosphorylasekinase, welche die Phosphorylase b zur Phosphorylase a umwandelt (SUTHERLAND, 1965). Diese nun ist verantwortlich für die Abspaltung der randständigen Glucosereste des Glykogens und deren Umwandlung in Glucose-1-Phosphat. Die Aktivierung der Phosphorylase scheint die eigentlich physiologische Wirkung des Glucagons zu sein. Während Glucagon in sehr kleinen physiologischen Dosen die Glykogenolyse stimuliert, braucht es dafür pharmakologische Adrenalindosen.

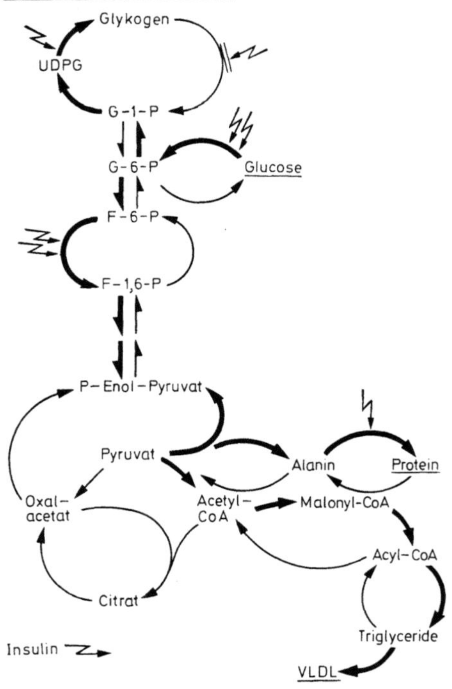

Abb. 4a. Stoffwechsel der Leber nach Nahrungsaufnahme unter dem Einfluß von Insulin. Gesteigerter Substratfluß →. „Direkte" Insulinwirkung, Enzymaktivierung. Insulinwirkung via Enzyminduktion. Unter dem Einfluß von Insulin wird die Glykogensynthetase aktiviert und die Phosphorylase a in die b-Form umgewandelt. Damit wird das Gleichgewicht zwischen Glykogen und G-1-P zugunsten des ersteren verschoben und Glykogen gespeichert. Als Substrat dient Glucose, welche in der Leber von der Glucokinase phosphoryliert wird. Die Synthese von Glucokinase scheint von Insulin induziert zu werden. Eiweißsynthese und Fettsynthese werden durch Insulin ebenfalls gesteigert.

Dieser akuten Blutzucker-Regulation durch die Glykogenolyse steht die Gluconeogenese gegenüber, die verantwortlich ist für den Nachschub von Glucose während des Fastens. Die hauptsächlichsten Vorläufer der auf gluconeogenetischem Weg gebildeten Glucose sind bestimmte Aminosäuren und das Glycerin. Eine besonders wichtige Rolle in der Gluconeogenese spielt das Alanin, das mehr als 30% der vom Muskel abgegebenen Aminosäuren ausmacht (FELIG, 1975). Dieser und andere Autoren sprechen vom Glucose-Alanin-Cyclus, bei dem Brenztraubensäure, die im Muskel aus Glucose entsteht, dort zu Alanin transaminiert, in das Blut abgegeben und von der Leber wieder zu Glu-

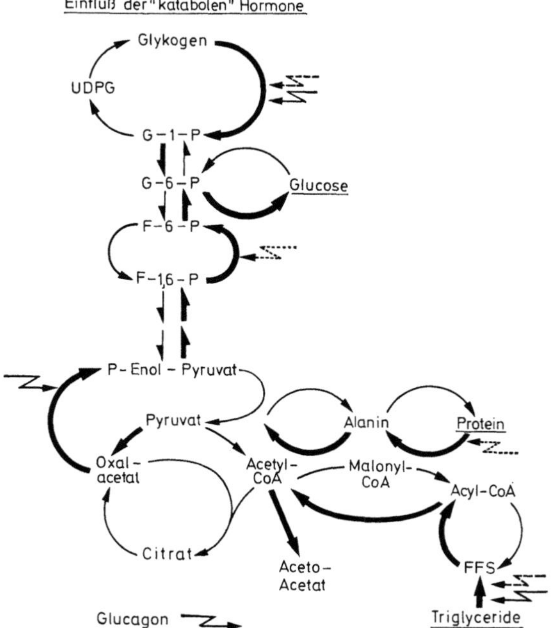

Abb. 4b. Stoffwechsel der Leber während des Fastens, Einfluß der „katabolen" Hormone. Glucagon. Adrenalin. Cortisol. Cortisol fördert im ganzen Körper, im besonderen im Muskel, den Abbau von Eiweiß. Aus dem Muskel wird vor allem Alanin freigesetzt, das von der Leber zu Glucose umgewandelt wird. Glucagon und Adrenalin stimulieren die Phosphorylase (b zu a) und Glucagon fördert die Umwandlung von Pyruvat zu Phosphoenolpyruvat

cose umgewandelt wird. Dieser Cyclus in Richtung Glucosebildung in der Leber wird von Glukagon gefördert und von Insulin gehemmt, wie auch aus neuen Untersuchungen mit Somatostatin hervorgeht (GERICH, 1974). Aminosäuren werden zu Pyruvat oder zu Intermediärprodukten des Citronensäurecyclus des- oder transaminiert, und können zu Glykogen und Glucose aufgebaut werden. Das bei der Lipolyse aus dem Fettgewebe freigesetzte Glycerin ist der zweitwichtigste Lieferant der gluconeogenetisch gebildeten Glucose. Während des vollständigen Fastens werden bei einem Calorienbedarf von 2500 Calorien deren 2000 ungefähr durch Fettsäuren bestritten (210 g). Da diese vorwiegend aus Triglyceriden freigesetzt werden, wird gleichzeitig ca. 26 g Glycerin frei, welches nun zu Glucose aufgebaut wird. Der Rest der Glucose, ca. 75 g, stammt, wie schon erwähnt, aus den Aminosäuren, deren Stickstoff im Urin erscheint (10 g entsprechen ca. 63 g Eiweiß). Bei längerem Fasten steigt die Ketokörperkonzentration im Blut an, und das Hirn verbrennt vermehrt Ketokörper, so daß Körpereiweiß gespart wird.

Die Regulation der Gluconeogenese ist äußerst komplex und wird von Hormonen und Substraten gesteuert (EXTON, 1972). So scheint es, daß das Glucagon zuerst die Glykogenolyse in Gang bringt, später aber auch zu vermehrter Gluconeogenese führt (EXTON, 1966). Ein Anstieg der Fettsäurekonzentration führt ebenfalls zu vermehrter Gluconeogenese (STRUCK, 1965). Arbeiten von LARDY und seiner Gruppe lassen das in Abb. 4 aufgezeichnete Schema des Intermediärstoffwechsels der Leber und der wichtigsten Schaltstellen aufstellen (LARDY, 1965).

3. Chemie, Synthese, Biosynthese, Sekretion und Wirkungen des Insulins

a) Chemie und Synthese

Die Extraktion von Insulin aus dem Pankreas gelang BANTING und BEST 1922. Damit begann die Chemie des Insulins. Sie führte über die Reindarstellung durch ABEL (1926) zur Ermittlung der Strukturformel durch SANGER (1955) und zur Synthese (MEIENHOFER, 1963; KATSOYANNIS, 1964; ZAHN, 1967; Institute of Biochemistry, Academia Sinica, 1966).

Menschliches Insulin ist ein Eiweiß mit einem Molekulargewicht von 5734. Der isoelektrische Punkt liegt bei pH 5,6. Es besteht aus zwei Polypeptid-Ketten, der A- und B-Kette, die durch zwei Disulfidbrücken miteinander verbunden sind. In der A-Kette mit 21 Aminosäuren liegt eine weitere Disulfidbrücke. Die B-Kette setzt sich aus 30 Aminosäuren zusammen. Kleine Veränderungen der Struktur scheinen die Raumstruktur des Insulins so zu verändern, daß es seine Wirkung verliert. Durch Aufspaltung der Disulfidbrücken, Zerstörung der Imidazolreste der beiden Histidin-Moleküle und Abspaltung der C-terminalen acht Aminosäuren der B-Kette verliert Insulin seine Wirksamkeit. Interessant ist auch die Beobachtung, daß die Abspaltung des C-terminalen Threonins allein die Aktivität des Insulin nicht verändert, wohl aber, wenn gleichzeitig der endständige Rest der A-Kette, ein Asparagin, mitentfernt wird.

Die Gruppe von HODGKIN (1972) hat mittels Röntgenstrukturanalyse das biologisch aktive Zentrum und die für die Bindung an die Membranrezeptoren verantwortlichen Sequenzen im Insulinmolekül gefunden.

Die Insuline von Mensch, Rind, Schwein und Schaf unterscheiden sich in wenigen Aminosäuren beider Ketten. Im Insulin des Meerschweinchens sind, verglichen mit dem menschlichen Insulin, 14 Aminosäuren ausgewechselt (Abb. 5).

Die chemische Synthese der A- und B-Kette mit konventionellen Methoden der Peptidsynthese und mit der Synthese an festen Trägern (solid state synthesis) von MERRIEFIELD (1967) scheint keine besonderen Probleme mehr zu bieten. RITTEL u.

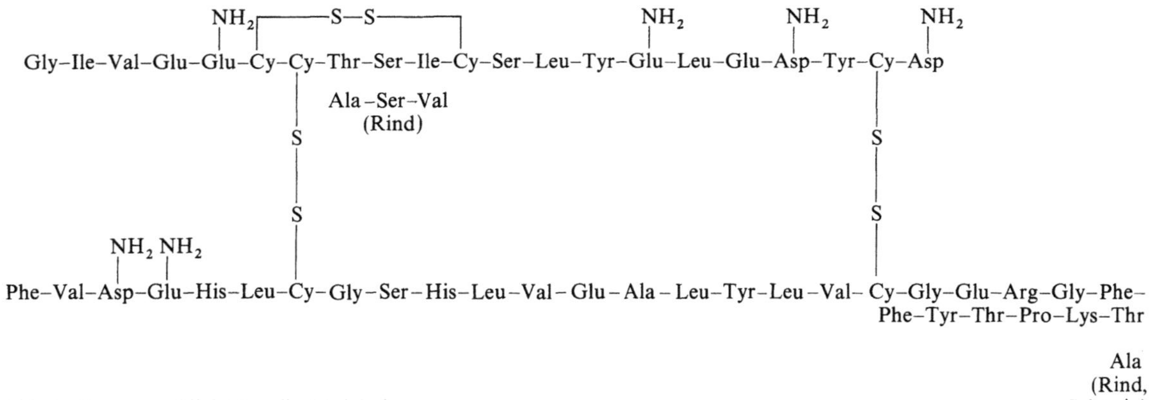

```
        NH2┌─────S—S──────┐           NH2       NH2        NH2
         |  |               |            |          |          |
Gly–Ile–Val–Glu–Glu–Cy–Cy–Thr–Ser–Ile–Cy–Ser–Leu–Tyr–Glu–Leu–Glu–Asp–Tyr–Cy–Asp
                    |   Ala-Ser-Val                                     |
                    S     (Rind)                                        S
                    |                                                   |
                    S                                                   S
   NH2 NH2          |                                                   |
    |   |           |                                                   |
Phe–Val–Asp–Glu–His–Leu–Cy–Gly–Ser–His–Leu–Val–Glu–Ala–Leu–Tyr–Leu–Val–Cy–Gly–Glu–Arg–Gly–Phe–
                                                              Phe–Tyr–Thr–Pro–Lys–Thr

                                                                                  Ala
                                                                                (Rind,
                                                                               Schwein)
```

Abb. 5. Das menschliche Insulin-Molekül

Mitarb. (1974) haben ein neues Verfahren entwikkelt, mit dem die Disulfidbrücken der beiden Ketten gezielt, richtig verknüpft und damit die Ausbeute von synthetischem Insulin wesentlich erhöht werden kann; dennoch scheint die therapeutische Anwendung synthetischen Insulins noch in weiter Ferne zu liegen.

b) Insulin-Biosynthese

Die Biosynthese des Insulins erfolgt an den Ribosomen der B-Inselzellen über einkettige Vorläufer des Insulin, das Präproinsulin und das Proinsulin (Steiner, 1967 u. 1976). Im Proinsulin sind A- und B-Kette des Insulins durch die C-Kette miteinander verbunden. Die Struktur dieser C-Kette variiert von Species zu Species viel erheblicher als die der A- und B-Kette (Steiner, 1972; Humbel, 1972). Der Grund dafür liegt darin, daß die C-Kette mit der biologischen Aktivität des Insulins nichts zu tun hat und Gen-Mutationen, die die C-Kette betreffen, keinen wesentlichen Einfluß auf die Erhaltung der Art ausüben.

Auf dem Wege zur Speicherung des Insulins in den B-Zellgranula wird die C-Kette durch Trypsinähnliche Proteasen abgespalten. Kleine Mengen Proinsulin werden dauernd in das Blut sezerniert und sind auch im Urin nachweisbar. Proinsulin anderer Species sind starke Antigene und führen beim Menschen zu Bildung von Antikörpern, die eine starke Kreuzreaktion mit Insulin aufweisen. Die beim Menschen durch Insulininjektionen erzeugten Antikörper reagieren ebenfalls mit Proinsulin, und es ist deshalb sehr schwierig, vollständig spezifische Antikörper gegen Insulin bzw. Proinsulin herzustellen. Es ist heute gesichert, daß die Antikörperbildung gegen Insulin unter anderem durch eine Verunreinigung mit Proinsulin hervorgerufen wird. Reines Rinder- und besonders das reine Schweineinsulin sind schlechte Antigene und rufen beim Menschen kaum eine Antikörperbildung hervor.

Proinsulin ist in verschiedenen biologischen Testsystemen sehr verschieden aktiv. Im allgemeinen scheint die Aktivität von Proinsulin ca. 2% derjenigen des Insulins zu betragen. In vivo hängt die Aktivität von Proinsulin von der Geschwindigkeit der Umwandlung in aktivere Moleküle und der Halbwertszeit des Proinsulins ab.

Die Insulin-Biosynthese ist nicht mit der Insulinsekretion gleichzusetzen. Über die Regulation der Insulin-Biosynthese ist nichts bekannt. Wahrscheinlich besitzt die Inselzelle selbst die Information, Insulin neu herzustellen, wenn Insulin sezerniert wird und der Insulingehalt der Zelle abnimmt.

c) Insulinsekretion

α) *Physiologische Regulationsmechanismen*

Die insulinhaltigen Granula sind entlang der Mikrotubuli angeordnet. Wenn sich diese zusammenziehen, werden Granula aus der B-Zelle ausgestoßen. Dieser aktive Sekretionsmechanismus ist ionenempfindlich. Wie bei der Muskelkontraktion spielen auch hier Calcium-Ionen eine entscheidende Rolle. Das mikrotubuläre mikrofilamentöse Netz und damit auch die Insulinsekretion werden durch Colchicin und Vincristin lahmgelegt. Der Sekretionsvorgang schien noch bis vor wenigen Jahren einfach durch die Höhe des Blutzuckers gesteuert zu sein. Inzwischen ist eine große Zahl von Substanzen bekanntgeworden, welche die Insulinsekretion ebenfalls fördern, andere, die sie hemmen. Seit den Untersuchungen von Conard (1955) über die Glucose-Assimilation schien festzustehen, daß die Insulinsekretion durch perorale Verabreichung von Glucose stärker gesteigert wird als nach intravenöser Verabreichung. Samols (1965) und andere Autoren (Ketterer, 1967) haben festgestellt, daß Glucagon die Insulinsekretion stimuliert, bevor der Blutzucker ansteigt. Nach einer peroralen Glucosegabe scheint zuerst Glucagon sezerniert zu werden und erst nachher Insulin (SAMOLS, 1965). Ob Sekretin noch vor das Glucagon geschaltet ist, ist noch ungewiß. Jedenfalls bewirkt Sekretin, i.v. verabreicht, ebenfalls eine Ausschüttung von Insulin (DUPRE, 1966). Einige Autoren sprechen gar von einer Kette gastrointestinaler Wirkstoffe (Pankreozymin, Gastrin, Sekretin, Glucagon), die die Insulinsekretion in Gang bringen (UNGER, 1967). Ihre physiologische Bedeutung ist indessen fragwürdig, denn nach Entfernung von Magen und Dünndarm bleiben die Glucosehomeostase und die Insulinsekretion unverändert.

Noch unklar ist die Bedeutung der Beziehung der verschiedenen Zellen innerhalb der Inseln für die Insulinsekretion. Glucagon i.v. fördert die Insulinsekretion. Ob Glucagon als Gewebehormon dieselbe Wirkung hat, ist nicht gesichert. In den D-Zellen wird Somatostatin gebildet. Dieses hemmt sowohl die Glucagon- wie auch die Insulinsekretion. Die physiologische Bedeutung des Somatostatins als humoraler Faktor und als Gewebehormon für die Insulinsekretion ist nicht geklärt.

Als Stimulatoren der Insulinsekretion scheinen neben der Glucose die Aminosäuren eine physiologische Rolle zu spielen. Vom Leucin ist schon lange bekannt, daß es die Insulinsekretion stimuliert und Hypoglykämien auslösen kann. Eine Mischung von Aminosäuren — der Stärke ihrer Wirkung nach absteigend: Arginin, Lysin, Leucin, Phenylalinin, Valin und Methionin — stimuliert die Insulinsekretion (FAJANS, 1967). Aber nur Leucin bewirkt eine Hypoglykämie. Glucose und Arginin potenzieren sich in ihrer Wirkung auf die B-Zellen. Die Wirkung der Aminosäuren ist phylogenetisch von Interesse. Gewisse Fische und andere Tiere leben von Protein und Fett allein. Bei diesen Tieren scheint Insulin vor allem auf den Aminosäuren-Transport in die Zellen zu wirken und die Eiweißsynthese zu stimulieren und anderseits die Insulinsekretion von der Konzentration der Aminosäuren bestimmt zu werden.

Das Ausmaß der Insulinsekretion auf einen Glucosestimulus hängt von der Innervation der B-Zelle ab. Der Vagotonus fördert, der Sympathicotonus hemmt die Insulinsekretion. Ebenso hemmen Adrenalin und Noradrenalin die Insulinsekretion via α-Receptoren (PORTE, 1967).

β) Pharmakologische Beeinflussung der Insulinsekretion

Die Stimulation der α-Receptoren der B-Inselzellen durch Adrenalin und Noradrenalin führt zu einer Blockierung der Insulinsekretion, welche unter dem Einfluß von α-Receptorenblockern wie Regitin und Dibenzylin wieder aufgehoben wird. Anderseits hemmen β-Receptorenblocker wie Propranolol die Insulinsekretion.

Adrenalin und Noradrenalin in pharmakologischen Konzentrationen verhindern eine adäquate Insulinausschüttung auf Glucose. Dies ist der Hauptgrund der Glucoseintoleranz beim Phäochromocytom. Hypokaliämie kann ebenfalls zu einer Sekretionsstarre der Inselzellen führen, und die verminderte Glucosetoleranz bei Patienten mit Aldosteronismus wird auf die Hypokaliämie zurückgeführt (GRODSKY, 1966). Auch andere Ionen beeinflussen die Insulinsekretion.

Die diabetogene Wirkung von Diazoxid (FAJANS, 1966; GRABER, 1966) ist unter anderem auf eine Hemmung der Insulinsekretion zurückzuführen. Der klassische, experimentell verwendete Hemmstoff der Insulinsekretion ohne anderweitige Einflüsse auf den Stoffwechsel ist die Mannoheptulose (SIMON, 1966). Die ursprüngliche Beobachtung von LOUBATIERES aus den Jahren 1942–1945 (LOUBATIERES, 1957), daß Sulfonylharnstoffe hypoglykämisierend wirken, indem sie die B-Inselzellen zu vermehrter Sekretion anregen, hat allen Kritiken standgehalten. Messungen des immunoreaktiven Insulins im Blut vor und nach Gabe von Sulfonylharnstoffen zeigen, daß bereits nach Sekunden die Insulinsekretion gefördert wird (SAMOLS, 1965). Sulfonylharnstoffe stimulieren die Insulinsekretion auf eine prinzipiell andere Art als Glucose. Mannoheptulose unterdrückt die Wirkung der Glucose, jedoch nicht diejenige der Sulfonylharnstoffe.

Pentosen und Pentitole fördern die Insulinsekretion. Es wird angenommen, daß diese Zucker in den Pentose-Phosphate-Weg der B-Inselzellen eingeschleust werden und die für die Insulinsekretion notwendige Energie liefern (HIRATA, 1968).

Beim Stoffwechselgesunden ist die Stimulation der B-Inselzellen durch Sulfonylharnstoffe von kurzer, beim Diabetiker und beim Patienten mit B-Inselzelladenom von längerer Dauer. Alle andern blutzuckersenkenden Pharmaka (Biguanide, Synthalin, Salicylsäure) wirken nicht via B-Inselzelle.

d) Inaktivierung des Insulins im Organismus

Es wird gelegentlich die Behauptung aufgestellt, daß Hormone während ihrer Einwirkung auf den Receptor zerstört werden. Dies trifft beim Insulin höchstens teilweise zu. Intaktes Fettgewebe als eines der hauptsächlichen Endorgane der Insulinwirkung inaktiviert Insulin kaum, jedenfalls sehr langsam. Auch der intakte Muskel inaktiviert Insulin nur sehr langsam.

Die biologische Halbwertszeit des Insulins ist sehr kurz, bei der Ratte um 3 min. Diese kurze Halbwertszeit erklärt auch, weshalb s.c., i.m. oder langsam in der Infusion verabreichtes Insulin viel länger wirkt, als eine einmalige intravenöse Dosis. Insulin wird hauptsächlich in der Leber durch die Insulin-Glutathion-Transhydrogenase in A- und

B-Ketten aufgespalten (TOMIZAWA, 1962). Dieses Enzym ist auch in der Niere vorhanden, welche zur raschen Inaktivierung des Insulins beiträgt. Kleine Mengen Insulin werden in der Galle ausgeschieden.

Insulin wird durch die Glomerula filtriert und fast vollständig rückresorbiert. Immerhin werden ca. 1% der sezernierten Insulinmenge bei Störungen der tubulären Funktion unverändert im Urin ausgeschieden (CHAMBERLAIN, 1967).

Die biologische Halbwertszeit des Insulins ist bei Menschen, insbesondere bei Diabetikern, die während längerer Zeit mit Insulin behandelt wurden, verlängert. Die im Blut dieser Menschen vorhandenen Insulinantikörper fixieren Insulin, so daß es der Spaltung durch die Insulin-spaltenden Enzyme entgeht. Das Insulin kann dann eine protrahierte Wirkung haben, da es, an den Antikörper gebunden, nicht abgebaut wird und allmählich aus der Antikörper-Bindung freigesetzt wird.

e) Insulin im Blut

Insulin bildet in neutraler Lösung Polymere. Es wird angenommen, daß Insulin im Blut auch als Dimer zirkuliert. Bisher wurde keine spezifische Trägersubstanz des Insulins gefunden, obschon die α_2-Mikroglobuline während einiger Zeit als solche aufgefaßt wurden. Endogenes Insulin im Blut reagiert mit Insulin-Antikörpern, die durch Injektion von kristallinem, pankreatischem Insulin beim Meerschweinchen erzeugt wurden.

Insulin im Blut kann biologisch mit Fettgewebe in vitro gemessen werden. Das immunoreaktive Insulin im Serum entspricht der mit Antikörpern hemmbaren Insulinaktivität am Fettgewebe (FROESCH, 1967). Die Normalwerte bei der nüchternen, normalgewichtigen Versuchsperson liegen zwischen 5 und 25 µE Insulin/ml Serum, im Durchschnitt um 15 µE/ml. Das immunoreaktive Insulin steigt nach einer einmaligen intravenösen Glucoseinjektion sehr rasch an und erreicht nach 2–5 min ein Maximum von 100 µE/ml und fällt 30–60 min nach der Glucosegabe auf den Ausgangswert ab (SAMOLS, 1965). Die Insulinämie und deren Anstieg auf Glucose scheint unter anderem vom Körpergewicht und vom Alter abzuhängen. Übergewichtige Patienten mit normaler Glucosetoleranz zeigen häufig einen übermäßigen Anstieg des Insulins nach Verabreichung von Glucose (KARAM, 1963).

f) Biologisch „insulinähnliche" Stoffe im Serum

Serum enthält Proteine, die die Glucoseaufnahme der Muskulatur und des Fettgewebes in vitro erhöhen und z.T. auch von Glucose unabhängige Insulinwirkungen simulieren. Dazu gehört die „nicht hemmbare" Insulinaktivität des Serums (FROESCH, 1967). Sie wurde so genannt, weil sie sich durch Antikörper gegen Insulin nicht hemmen läßt und sich in immunologischer Hinsicht anders verhält als Insulin. Serum enthält ca. 200 µE/ml nicht hemmbare IA gegenüber 20 µE/ml hemmbarer IA, die ja weitgehend dem immunoreaktiven Insulin entspricht.

Ein kleines Peptid, NSILA-S mit einem Molekulargewicht von ca. 7000, ist aus Serum extrahiert, gereinigt und strukturell aufgeklärt worden (RINDERKNECHT u. HUMBEL, 1976). Das einkettige Molekül mit nicht hemmbarer Insulinaktivität enthält 3 Disulfidbrücken und Aminosäuresequenzen, die der Insulin-B- und -A-Kette sehr ähnlich sind. Es hat alle Wirkungen des Insulins auf das Fettgewebe und scheint, verglichen mit Insulin, die Glucoseaufnahme des Muskels mehr zu stimulieren als die des Fettgewebes (FROESCH, 1966; OELZ, 1970). NSILA zirkuliert im Blut zur Hauptsache in einer an ein spezifisches Trägereiweiß gebundener Form (ZAPF, 1975). NSILA-S hat wachstumsfördernde Wirkung und ist ein „sulfation factor" bzw. Somatomedin (FROESCH, 1975). Wachstumshormon, Insulin und Ernährung stimulieren die Synthese von NSILA-S, welches physiologisch die Gewebe anabol beeinflußt, die auf Insulin nicht ansprechen (Fibroblasten, glatte Muskulatur, Knorpel, Knochen).

g) Die Wirkung des Insulins auf den Glucosetransport

Die Membranen der meisten Zellen sind für Glucose undurchlässig. Eine ungehinderte Diffusion von Glucose erfolgt nur in die Zellen, die freie Glucose enthalten (z.B. Erythrocyten, Leberparenchymzellen, Neurone). Die Glucose wird durch ein Trägersystem, das keine Energie benötigt, in die Zelle transportiert (facilitated diffusion) (LEFEVRE, 1972). Dieser Mechanismus der „facilitated diffusion' ist prinzipiell verschieden von der Glucoseresorption im Darm und der Glucoserückresorption in der Niere. Diese Glucosepumpen benötigen im Gegensatz zum Prozeß der „facilitated diffusion" Energie und sind an ATP'asen gekoppelt, welche durch Abspaltung des energiereichen Phosphates die für den Transport gegen einen Gradienten notwendige Energie liefern (CRANE, 1960; LEFEVRE, 1972).

In den beiden wichtigsten insulinempfindlichen Geweben, Muskel und Fettgewebe, ist der Transport der Glucose der limitierende Schritt des gesamten Glucoseverbrauchs (MORGAN, 1961; FROESCH, 1962; CROFFORD, 1965). Dies ist durchaus sinnvoll, denn dieser Transport kann durch Insulin schlagartig beschleunigt werden. In der Zelle stehen Enzyme im Überschuß bereit, die die Glucose phosphorylieren und je nach Bedarf als Glykogen oder Fett speichern.

Daß die erstmals von LEVIN und GOLDSTEIN (1955) formulierte These der Wirkung des Insulins auf den Glucosetransport in die Zelle im Prinzip richtig ist, steht heute außer Zweifel. Die Wirkung des Insulins auf den Glucosetransport setzt unverzüglich ein, wenn Insulin mit der intakten Zelle in Kontakt tritt, und hört sofort auf, wenn Insulin durch Anti-Insulin-Serum neutralisiert wird (FROESCH, 1963). Der unter dem Einfluß von Insulin stehende Glucosetransport-Mechanismus gehorcht den Gesetzen der „facilitated diffusion", d.h. er ist energieunabhängig, erfolgt nicht gegen einen Konzentrationsgradienten, ist jedoch substrat- bzw. stereospezifisch. Insulin beschleunigt den Transport der Glucose in die Fettgewebezelle in vitro bereits in Konzentrationen von 1 bis 10 μE/ml, also bei Insulinkonzentrationen, die bei fastenden Menschen im Serum gefunden werden. Wird der Glucosetransport des Fettgewebes und des Muskels in vitro durch Insulin maximal beschleunigt, so kann die Glucose-Phosphorylierung in der Zelle limitierend für den Gesamtumsatz werden, und Glucose findet sich nun intracellulär in freier Form (MORGAN, 1961; FROESCH, 1963). Es ist nicht anzunehmen, daß dies auch unter physiologischen Verhältnissen beim Menschen je der Fall ist. Insulin wird vor allem nach Einnahme von Stärke oder Glucose in das Blut abgegeben und sorgt dafür, daß die in Ruhe in das Blut gelangende Glucose in den Geweben gespeichert wird. Die Glucose soll nicht verbrannt, sondern vielmehr gespeichert werden. Die Regulation der Glucoseaufnahme durch das Insulin ist derjenigen durch die Muskelarbeit entgegengesetzt. Im ersten Fall wird sie bestimmt durch ein Überangebot an Glucose, die gespeichert werden soll, im zweiten Fall durch einen erhöhten Energiebedarf der Zelle. In anderen Zellen mit konstantem Glucoseverbrauch, wie z.B. den Hirnzellen und Erythrocyten, ist der Glucosetransport unabhängig von Insulin.

h) Wirkungsweise des Insulins

Die meisten Zellen haben auf ihren Zellmembranen sog. Membranreceptoren, mit denen Insulin eine reversible Bindung eingeht. Durch diese spezifische Interaktion von Insulin mit seinen Gewebereceptoren kommt es zu irgendwelchen Veränderungen an und in der Zellmembran, welche durch eine Kaskade von im Detail noch nicht bekannten Reaktionen die meßbaren „Insulinwirkungen" auslösen (s. Kap. 1, S. 5ff.).

i) Insulinwirkungen auf Glykogenstoffwechsel und Lipolyse (vgl. Abb. 6)

So wenig wir heute an der Richtigkeit der Transporttheorie zweifeln können, so sicher ist es auch, daß die Glucose-Transportwirkung nicht die einzige Wirkung des Insulins ist. Insulin fördert den Transport der Aminosäuren in die Muskel- und Fettzelle und den Einbau in das Eiweiß (CARRUTHERS, 1962; KRAHL, 1964; MANCHESTER, 1965; SCHARFF, 1965). Die Kaliumaufnahme der Zelle wird in Anwesenheit von Insulin gesteigert. Besonders wichtig für die Betrachtung des Diabetes mellitus ist die antilipolytische Wirkung des Insulins. Am Rattenfettgewebe in vitro hemmt Insulin die Abgabe von Glycerin und freien Fettsäuren ganz unabhängig davon, ob Glucose im Medium vorhanden ist oder nicht (FROESCH, 1965). Es ist anzunehmen, daß die Triglycerid-Lipase, welche die Lipolysegeschwindigkeit bestimmt, durch Insulin gehemmt wird. Zusätzlich scheint Insulin den

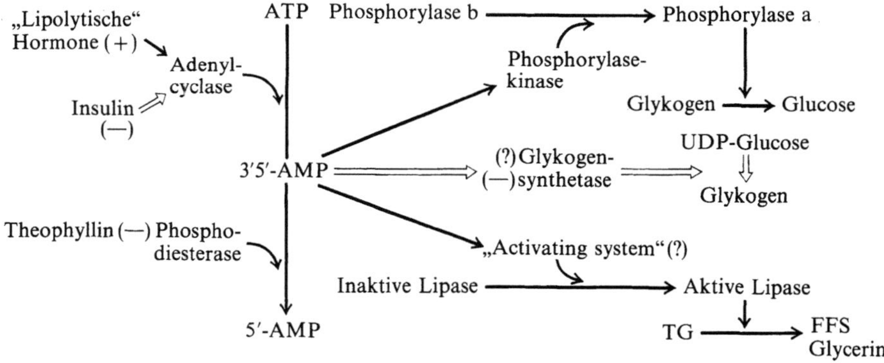

Abb. 6. Die Wirkung von Insulin auf Lipolyse- und Glykogen-Stoffwechsel. Sie ist teilweise unabhängig von Glucose im Medium und tritt ebenso rasch auf wie die Wirkung auf den Glucosetransport. Die Konzentration von cyclischem 3′,5′-AMP in der Fettgewebezelle fällt unter dem Einfluß von Insulin ab und steigt unter lipolytischer Stimulation mit Glucagon, Nebennierenmark-Hormonen und ACTH an. Diese Hormone scheinen die Bildung von 3′,5′-AMP über eine Aktivitätsänderung der Adenyl-Cyclase zu beeinflussen. Diese ist in der Membran lokalisiert und gibt 3′,5′-AMP, den sog. „second messenger" in die Zelle ab, wo dieses dann die Lipase und Phosphorylase aktiviert und die Glykogen-Synthetase möglicherweise hemmt. Die kausalen Verhältnisse zwischen 3′,5′-AMP und Aktivierung von Enzymen sind allerdings noch nicht restlos abgeklärt. 3′,5′-AMP ist unwirksam im Homogenat und auf gereinigte Enzyme, und es wird schwierig sein zu beweisen, daß die Aktivierung dieser Enzyme durch einen Anstieg der Konzentration von 3′,5′-AMP bedingt ist und nicht einfach parallel dazu verläuft (s. auch Kap. 1)

Glykogenstoffwechsel zu beeinflussen. Insulin hemmt die Phosphorylase und aktiviert die Glykogen-Synthetase in einer Weise, daß bei Fehlen von Glucose im Medium das Glykogen weniger rasch abgebaut wird und in seiner Anwesenheit rascher aufgebaut wird (JUNGAS, 1966). Es ist dabei interessant, daß es sich um 3 Enzyme handelt, die wahrscheinlich intracellulär an ihr nicht gelöstes Substrat gebunden vorliegen. Diese Annahme hat zur Spekulation geführt, daß Insulin, das selbst nicht in die Zelle eindringt, einen Wirkstoff aus der Membran in die Zelle freisetzen könnte, welcher dann seinerseits die Aktivität dieser in der Zelle an Strukturen gebundenen Enzyme beeinflussen könnte. BUTCHER (1966) hat festgestellt, daß Insulin die Adenylcyclase hemmt, welche ATP in cyclische 3',5'-AMP, den sog. „second messenger", umwandelt. Das cyclische 3',5'-AMP fördert ganz allgemein alle Prozesse, welche Energie zur Verfügung stellen, d.h. die Lipase und die Phosphorylase. Durch cyclisches 3',5'-AMP werden zuerst Proteinkinasen aktiviert, die dann ihrerseits die entsprechenden Enzyme aktivieren. Eine Hemmung der Bildung des cyclischen 3',5'-AMP würde im Gegensatz dazu die Speicherung von Glykogen und Fett fördern. Insulin fördert die Erhaltung der Glykogen- und Fettdepots also auch dadurch, daß es die Konzentration von cyclischem 3',5'-AMP und damit die Aktivität der Triglyceridlipase und Phosphorylase erniedrigt. Diese Zusammenhänge sind in Abb. 6 dargestellt (vgl. Kap. 1, S. 10).

k) Wirkung des Insulins auf die Eiweißsynthese (vgl. Abb. 7)

Gewebe von Diabetikern sind gekennzeichnet durch einen teilweisen Verlust einzelner Enzymaktivitäten. Die Hexokinase- und Glucokinase-Aktivität sind vermindert (SOLS, 1965). Im Fettgewebe ist die Aktivität der Lipoprotein-Lipase herabgesetzt, in der Muskulatur des diabetischen Tieres ist die Aktivität dieses Enzymes allerdings erhöht (HOLLENBERG, 1965). Diese erniedrigten Enzymaktivitäten lassen sich durch Vorbehandlung des diabetischen Tieres mit Insulin in 12–24 Std wieder normalisieren. Es ist heute noch nicht sicher, ob Insulin die Enzymsynthese über eine direkte Wirkung auf DNS oder RNS anregt oder sekundär über seine Wirkung auf den Intermedärstoffwechsel.

Es wird angenommen, daß Insulin die Translation der Eiweißsynthese am stabilen RNS-Molekül akut verändere und ein spezifisches Eiweiß gebildet werde (WOOL, 1966). Dieses spezifische Eiweiß würde dann zu einer Modulation der Translation anderer stabiler messenger RNS-Moleküle führen und so in einer Kettenreaktion die Synthese vieler Enzyme ermöglichen.

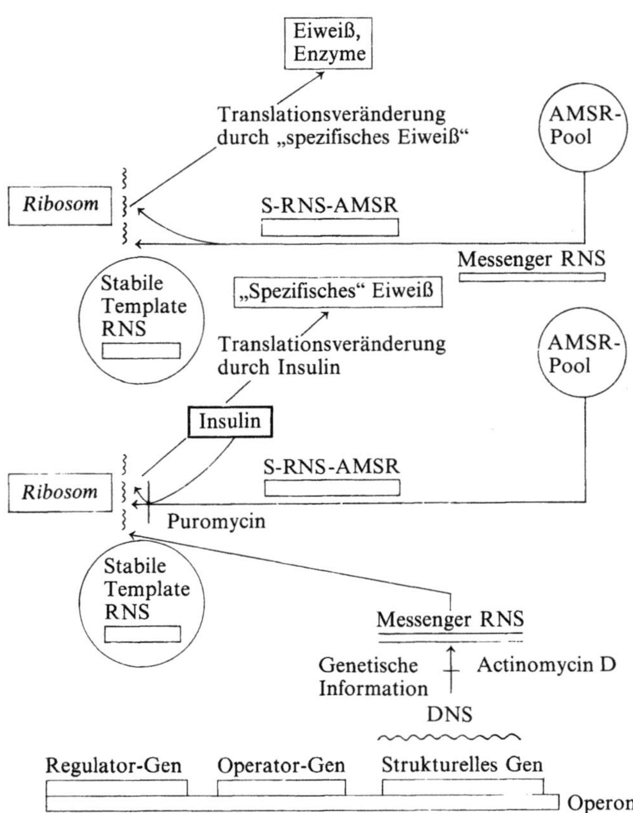

Abb. 7. Insulinwirkung auf die Eiweißsynthese. Insulin ist mit wenigen Ausnahmen nur an der intakten Zelle wirksam. Es fördert ganz allgemein die Synthese der Enzyme, die für die Speicherung von Glucose als Glykogen und Fett entscheidend sind (u.a. Glucokinase, Glykogen-Synthetase, Glucose-6-Phosphat-Dehydrogenase, Pyruvatkinase, Citrat-Cleavage-Enzyme, Acetat-Thiokinase) und hemmt die Bildung der Enzyme in der Leber, die die Gluconeogenese bestimmen (Glucose-6-Phosphatase, Fructose-1,6-Diphosphatase, Phosphoenolpyruvat-Carboxykinase, Pyruvat-Carboxylase). Es ist indessen bis heute nicht gelungen, mit Sicherheit nachzuweisen, daß Insulin die Enzymsynthese direkt beeinflußt, und es gibt gute Hinweise dafür, daß einige Auswirkungen auf Enzyme Folgen der primären Insulinwirkung auf die Zellmembran (Glucosetransport, Adenylcyclase) sind. Um so interessanter und bedeutender ist die Arbeit von WOOL, der zum erstenmal eine eindeutige Wirkung von Insulin auf Zellbestandteile, die Ribosomen, gezeigt hat. Nach WOOL (1965, 1967) verändert Insulin die Übersetzung der genetischen Information in die Eiweißsynthese am Ribosom innerhalb kurzer Zeit. Da Actinomycin D diese Wirkung von Insulin nicht beeinflußt, wohl aber Puromycin und Cycloheximid, scheint Insulin nicht auf die Transscription, d.h. die Übertragung der genetischen Information von der DNS auf die RNS, sondern auf die Eiweißsynthese am Ribosom selbst zu wirken. Nach WOOL würde Insulin die Synthese eines „spezifischen" Eiweißes anregen, das seinerseits in einer Kettenreaktion die Synthese weiterer Eiweißmoleküle und Enzyme bewirken könnte. Diese Interpretation der Insulinwirkung auf isolierte Ribosomen ist allerdings noch spekulativ. (Nach WOOL, I., 1972)

l) Die Insulinwirkung auf die Leber

Die Leber ist das zentrale Organ für die Blutzuckerhomeostase. Insulin wirkt nicht auf den Glucosetransport in die Leberzelle, sondern über andere Mechanismen. Insulin hemmt die Bildung von cyclischem 3′,5′-AMP, die Phosphorylase und damit die Glykogenolyse und auch die Gluconeogenese und Harnstoffbildung. (MADISON, 1965; JAKOB, 1975). Insulin induziert die Glucokinase und aktiviert die Glykogensynthetase, zwei für die Glykogenspeicherung essentielle Enzyme. Der Mechanismus der hepatischen Insulinwirkung ist nicht geklärt. Da sie durch Stoffe, welche die Eiweißsynthese blockieren, gehemmt wird, darf angenommen werden, daß das Insulin die Synthese und Neubildung von Enzymen fördert und auf diese Weise den Stoffwechsel der Leber beeinflußt (SOLS, 1965). Anderseits hemmt Insulin die Biosynthese der für die Gluconeogenese entscheidenden Enzyme (WEBER, 1965). Die Leberzelle verfügt über spezifische Membranreceptoren für Insulin. Insulin übt seine Wirkung auf den Leberstoffwechsel über diese reversible Interaktion mit seinem Membranreceptor aus (vgl. Kap. 1, S. 10).

4. Insulinmangel beim Diabetiker am Modell der akuten diabetischen Stoffwechselentgleisung

a) Folgen des absoluten Insulinmangels (vgl. Abb. 8)

Die akute diabetische Stoffwechselentgleisung ist die direkte Folge des totalen oder fast totalen Insulinausfalles. Das Coma diabeticum beim Menschen kann tierexperimentell durch chemische Ausschaltung der B-Inselzellen mit Alloxan und Streptozotocin, durch die totale Pankreatektomie, durch die Hemmung der Insulinsekretion mit Mannoheptulose und durch die Blockierung des zirkulierenden Insulins durch Anti-Insulin-Serum genau nachgeahmt werden. 48 Std nach Beginn der Infusion mit genügenden Dosen von Anti-Insulin-Serum sterben die Tiere in der diabetischen Ketose (ANDERSON, 1963). Die tierexperimentell erzeugte Hyperglykämie und Ketose sind reversibel, wenn rechtzeitig Insulin in genügender Dosierung verabreicht wird.

Die bereits wenige Minuten nach der Ausschaltung des Insulins auftretende Hyperglykämie ist die Folge des sofort stillstehenden Transports von Glucose in die Zellen der Muskulatur und des Fettgewebes. So verlängert sich die Halbwertszeit von Glucose von normalerweise 20–30 min bei der Ratte unmittelbar nach der Injektion von Anti-Insulin-Serum auf das Doppelte oder Dreifache. Erst nach einiger Zeit trägt die Leber durch Steigerung der Gluconeogenese ihrerseits zur Hyperglykämie bei.

Als Substrat des Zellstoffwechsels dienen nun nicht mehr die Glucose, sondern die freien Fettsäuren. Diese stammen ausschließlich aus dem Fettgewebe. Lipasen setzen Fettsäuren aus den Depottriglyceriden frei. Ein Teil wird wiederverestert. Die Abgabe freier Fettsäuren durch das Fettgewebe wird von der intracellulären Wiederveresterung mit α-Glyzerophosphat, das aus Glucose entsteht, und von der Aktivität der Lipasen bestimmt (VAUGHAN, 1965). Fällt Insulin aus, so steht der Zelle keine Glucose mehr für die Wiederveresterung der freiwerdenden Fettsäuren zur Verfügung, und diese treten in das Blut aus. Es ist bisher noch ungewiß, wie wichtig die direkte Hemmung der Lipolyse des Fettgewebes durch Insulin und deren Deblockierung für die quantitative Freisetzung von Fettsäuren ist. Sie dürfte besonders dann von

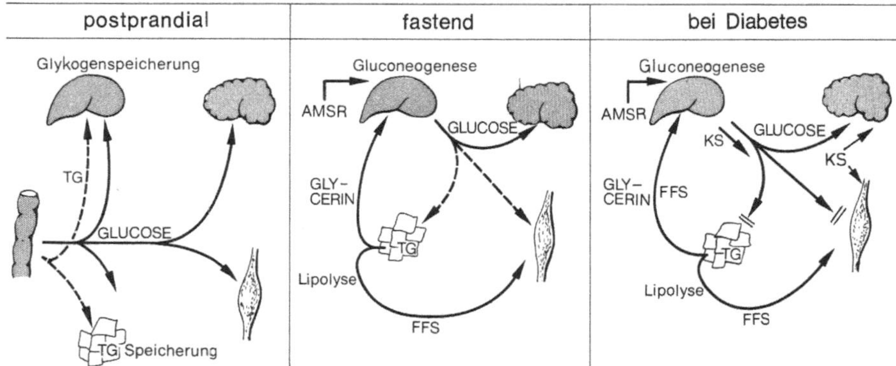

Abb. 8. Schematische Darstellung des Stoffwechsels der wichtigsten Betriebsstoffe der postabsorptiven, fastenden und akut diabetischen Organismus. Für die Speicherung von Glucose als Glykogen und Fett sowie für die Aufnahme und Speicherung von Fett im Fettgewebe ist Insulin unerläßlich. Insulin beschleunigt den Glucosetransport in die Zelle und erhöht die Aktivität der Lipoprotein-Lipase, welche es der Zelle ermöglicht, Chylomikronen zu hydrolysieren, die abgespaltenen Fettsäuren aufzunehmen, mit Glycerophosphat zu verestern und als Triglyceride (TG) zu speichern. Die freien Fettsäuren, die vom Fettgewebe abgegeben werden, sind die hauptsächlichen Betriebsstoffe des fastenden und diabetischen Organismus. Die massive Freisetzung der Fettsäuren aus dem Fettgewebe des diabetischen Organismus ist dadurch bedingt, daß es der Zelle an Glucose zur Wiederveresterung derselben mangelt und daß die Lipolyse gesteigert ist. Ein Teil der von der Leber aufgenommenen Fettsäuren wird zu Ketokörpern (KS) oxydiert, die dann schließlich den Organismus überschwemmen. AMSR = Aminosäuren. [Aus FROESCH, BÜHLMANN, ROSSIER in: Verh. dtsch. Ges. inn. Med., 72. Kongreß, 199 (1966)]

nicht zu unterschätzender Bedeutung sein, wenn die Aktivität der lipolytischen Enzyme gesteigert ist. Die Lipolyse ist nicht nur dann aktiv, wenn Insulin fehlt und lipolytische Hormone wie Adrenalin vermehrt zirkulieren. Die Lipolyse ist auch bei nach längerer Fastenzeit wieder gefütterten Tieren sehr aktiv und wird in diesem Zustande von Insulin ganz besonders stark gehemmt (FROESCH, 1965).

Der Organismus stellt bei Insulinmangel von der Oxydation von Glucose auf die Verbrennung von Fett und besonders von freien Fettsäuren um. Das Fettgewebe ist das einzige Organ, dessen Fähigkeit, potentielle Energie in Form von Neutralfett zu speichern, unbeschränkt ist. Es liefert nun fast die gesamte Energie für alle andern Organe. Nur gerade das Hirn verbrennt weiterhin Glucose.

Während die Abgabe freier Fettsäuren durch das Fettgewebe während des Fastens den Bedarf der Muskulatur nur wenig überschreitet, überbordet sie bei vollständigem Insulinmangel und richtet sich nicht mehr nach dem Bedarf.

b) Ketokörperbildung und Ketose

Ketokörper werden ausschließlich in der Leber aus Acetyl-CoA in dem von LYNEN (1958) beschriebenen Cyclus gebildet. Acetyl-CoA fällt bei der β-Oxydation der Fettsäuren in der Leber an. Während bei der Glykolyse mit jedem Molekül Acetyl-CoA auch ein Molekül Oxalacetat und daraus Citrat für den Krebs-Cyclus entstehen kann, trifft dies beim Abbau der Fettsäuren nicht zu. Es kommt zu einer Anhäufung von Acetyl-CoA und einer vermehrten Bildung von Ketokörpern. Diese ist keineswegs typisch für den Diabetes mellitus. Jede Überschwemmung der Leber mit freien Fettsäuren führt zu erhöhter Ketokörperbildung. Auch die nicht-diabetische Leber extrahiert einen großen Teil der Fettsäuren aus dem Blut und oxydiert sie zu Ketokörpern. Die Ketokörperbildung ist zum größten Teil eine Funktion der Fettsäurekonzentration im Blut (AYDIN, 1963). Ketokörper werden wie Fettsäuren von der Muskulatur oxydiert. Im diabetischen Koma können die Ketokörper zum Hauptenergielieferanten der Muskulatur werden. Neuerdings weiß man, daß auch das Hirn beim Diabetes und nach längerem Fasten Ketokörper in größerer Menge zu oxydieren vermag, wobei allerdings Glucose die normale Funktion des Hirns weiterhin gewährleistet.

Die Ketosäuren werden je nach dem pH des Urins z.T. undissoziiert als freie Säuren, zum anderen Teil als Natrium- und Kalium-Salz ausgeschieden. Auf diese Weise kommt es zu einem Natrium- und Kalium-Verlust, der sich oft erst während der Rehydrierung offenbart, da der Wasserverlust den Kationenverlust überwiegt und anfänglich maskiert.

c) Ursachen der Hyperosmolarität und der Dehydrierung (vgl. Abb. 9)

Der Insulinmangel ist, wie auf der Übersicht (Abb. 9) schematisch dargestellt, letztlich die Ursache der Wasser- und Elektrolythaushaltstörung

Übersicht

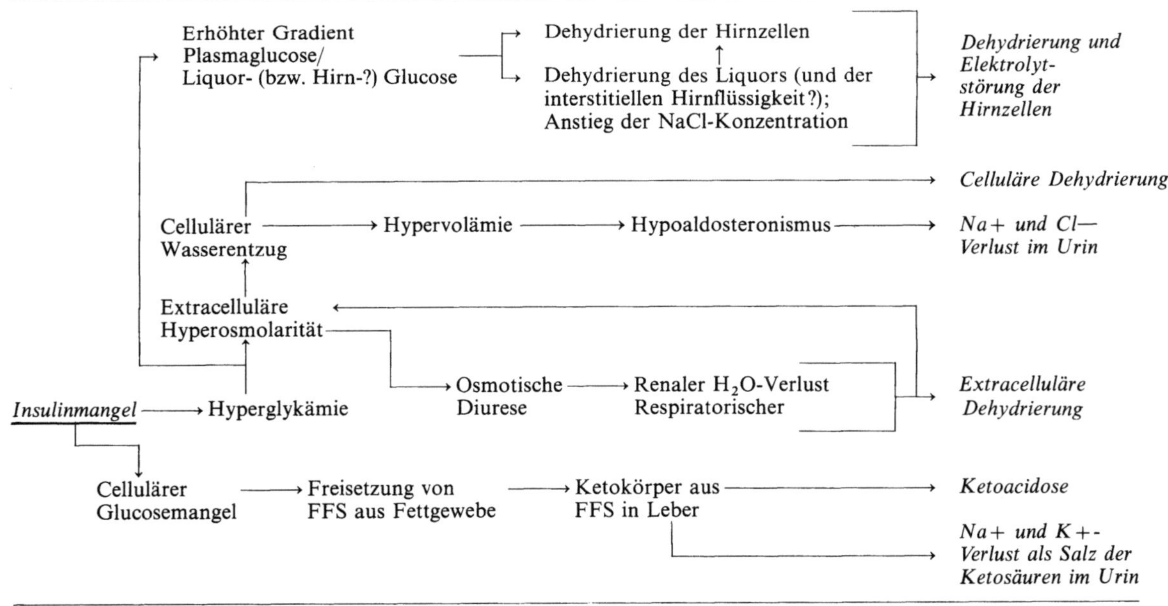

Abb. 9. Ursachen der Hyperosmolarität, Dehydrierung und Acidose. [Aus FROESCH, BÜHLMANN, ROSSIER in: Verh. dtsch. Ges. inn. Med., 72. Kongreß, 199 (1966)]

beim Coma diabeticum. Die erste Phase der diabetischen Dekompensation beginnt mit einem Blutzuckeranstieg. Damit steigt die Serumosmolarität, und zu deren Ausgleich fließt Wasser aus der Zelle in den extracellulären Raum. Es kommt zu einer vorübergehenden Hypervolämie, welche zuerst zu einem Absinken der Aldosteronsekretion und dadurch zu einem Natriumchlorid-Verlust durch die Nieren führt. Diese sich in der ersten Phase der diabetischen Dekompensation abspielenden Regulationsmechanismen werden aber später, in der zweiten Phase, durch einen viel wichtigeren Mechanismus überspielt. Die Nierentubuli können maximal 350 mg Glucose pro min rückresorbieren. Wird mehr Glucose durch die Glomerula filtriert, so geht diese im Urin verloren. Anderseits ist das Konzentrationsvermögen der Nieren beschränkt und beträgt maximal 1400 mosm/l. Bei einem Blutzucker von 700 mg-% und einer glomerulären Filtration von 125 ml/min werden pro min 540 mg Glucose oder 3 mosm ausgeschieden. Allein für die Ausscheidung dieser Glucosemenge benötigt die Niere 2,14 ml Wasser/min oder 128 ml/Std. Dazu kommt noch, daß das Konzentrationsvermögen der Niere während der osmotischen Diurese eingeschränkt ist und selten 600–800 mosm/l übersteigt. Sobald nun dieser enorme Wasserverlust aus irgendeinem Grunde durch Trinken nicht ausgeglichen werden kann, kommt es zu einem Wasserdefizit, einer sog. hypertonen Dehydrierung. Dieses renale Wasserdefizit wird durch den respiratorischen Wasserverlust bei der Kussmaulschen Atmung und die Magenatonie (Flüssigkeitsstase) noch verstärkt.

Die Hyperosmolarität des Serums, die primär durch Hyperglykämie und den Wasserverlust zustande kommt, nimmt nun zu, sobald wegen des kreislaufbedingten Nierenversagens die Endprodukte des cellulären Katabolismus nicht mehr ausgeschieden werden und sich im Blut anhäufen. Wie wir bereits oben erwähnt haben, versucht der Organismus die Hyperosmolarität des Serums dadurch zu korrigieren, daß Wasser aus den Zellen in das Interstitium und das Blut fließt. Mit Ausnahme der Erythrocyten und der Leberzellen enthalten die meisten Zellen des Körpers keine freie Glucose. Die intracelluläre Osmolarität dieser Zellen wird durch den Blutzuckeranstieg primär nicht betroffen, sondern erst sekundär durch die celluläre Wasserabgabe an das Blut.

d) Auswirkungen von Ketoacidose, Hyperosmolarität und Dehydrierung auf den Stoffwechsel des Gehirns

Welches sind nun die Ursachen der Hirnstoffwechselstörung, des Komas, bei der diabetischen Entgleisung? In der diabetischen Ketose besteht ein ausgesprochenes Kaliumdefizit. Intracelluläres Kalium wird durch Natrium und Wasserstoffionen ersetzt. Wir würden also im Coma diabeticum auch eine intracelluläre Acidose erwarten. Anderseits wissen wir, daß ein massiver Anstieg des CO_2 eine Narkose auslöst. Der CO_2-Gehalt und die CO_2-Spannung im Plasma sind nun allerdings bei der metabolischen Acidose infolge der Hyperventilation besonders tief. Worin könnte nun diese andere für das Koma direkt verantwortliche Hirnstoffwechselstörung bestehen? Ist die celluläre Dehydrierung dafür verantwortlich? Der Zuckerspiegel im Liquor cerebrospinalis ist beim Diabetiker viel tiefer als der Blutzucker, so daß es zu einem osmotischen Gefälle zwischen Blut und Liquor kommt, das durch einen Wasserverlust des Liquor cerebrospinalis und einen dadurch bedingten Anstieg der Natriumchloridkonzentration vorübergehend ausgeglichen wird (FROESCH, 1967). Der Quotient Blutzucker zu Liquorzucker beträgt in unserem Patientenmaterial im Durchschnitt ungefähr 1,9. Der Quotient ist kleiner bei tiefer Blutzuckerkonzentration und steigt über zwei an bei Blutzuckerwerten über 1000 mg-%. Der Vergleich zwischen Blutchemismus und Liquorchemismus zeigt, daß trotz normalen Serumnatriums das Liquornatrium beim Coma diabeticum immer mehr oder weniger stark erhöht ist. Dürfen wir nun daraus schließen, daß die Hirnzelle von einer Flüssigkeit umspült wird, deren Natriumgehalt desto höher ist, je höher das Glucosegefälle von Blut zu Liquor ist? Nein. Während der Liquor cerebrospinalis vom Ependym des Plexus chorioideus gebildet und dort z.T. auch rückresorbiert wird, wissen wir wenig und nichts Sicheres über die interstitielle Hirnflüssigkeit und ihre Bildung. Das Interstitium, das bis zu 30% des Hirngewichts ausmachen soll, ist im Elektronenmikroskop nicht zu lokalisieren (TSCHIRGI, 1960). Die Capillaren sind von den Fortsätzen der Astrocyten dicht umgeben, und es wird heute von einzelnen Autoren angenommen, daß die sog. Bluthirnschranke von diesen Astrocytenfortsätzen selbst gebildet wird. Sicher kann die Bildung des Liquor cerebrospinalis nicht gleichgesetzt werden mit der Bildung der interstitiellen Hirnflüssigkeit. Der Liquor cerebrospinalis wird denn auch nur zwei- bis viermal täglich erneuert, ein Umsatz, der die normale Versorgung des Gehirns mit Sauerstoff und Glucose nicht gewährleisten könnte. Was wissen wir über die Bluthirnschranke in bezug auf Glucose? Nach TSCHIRGI (1960) ist der Glucosegehalt des Hirns im Durchschnittt25–40% tiefer als der Blutzucker und verändert sich parallel zum Blutzucker.

Bei einer Erhöhung des Blutzuckers auf 800 und 1600 mg-% steigt der Zuckergehalt der Hirnflüssigkeit aber nicht über 300 mg-% an. Die Verhältnisse sind infolgedessen nicht genau gleich wie die im Liquor cerebrospinalis. Sie weisen aber in die gleiche Richtung, d.h. auf eine enorme Dehydrierung der Hirnzellen, wenn der Blutzucker stark ansteigt.

Tabelle 3. Blut- und Liquor-Chemismus beim Coma diabeticum vor und 6 bzw. 24 Std nach Beginn der Therapie

	Vorwiegend ketoacidotisches Coma diabeticum					
	vor Therapie		6 Std nach Therapie		24 Std nach Therapie	
	Blut ($n=8$)	Liquor ($n=8$)	Blut ($n=7$)	Liquor ($n=7$)	Blut ($n=4$)	Liquor ($n=4$)
Na (mVal/l)	135,8	156,0	138,8	147,0	140,5	151,0
Cl (mVal/l)	95,8	134,7	101,1	123,5	96,0	116,7
Glucose (mVal/l)	845	518	337	377	318	226
Osmolalität (mOsmol/kg)	360	339	332	310	321	315
pH	7,05	7,10	7,35	7,20	7,42	7,31
Säurerest (mVal/l) berechnet	30,4	17,0	15,8	15,6	11,5	13,8
	Vorwiegend hyperosmolares Coma diabeticum					
	Blut ($n=5$)	Liquor ($n=5$)	Blut ($n=4$)	Liquor ($n=4$)		
Na (mVal/l)	137,2	170,8	149,7	160,6		
Cl (mVal/l)	97,0	150,6	101,7	126,0		
Glucose (mVal/l)	1764	802	734	715		
Osmolalität (mOsmol/kg)	453	441	418	416		
pH	7,19	7,23	7,37	7,28		
Säurerest (mVal/l) berechnet	21,4	8,0	18,8	19,4		

Rossier hat bereits 1932 beobachtet, daß die Hyperventilation die Acidose des Blutes überdauert und gelegentlich zu einer Alkalose führt. Eine Erklärung für diese Tatsache finden wir in neueren Untersuchungen, die zeigen, daß das pH des Liquors dem Blut-pH während der Behandlung nachhinkt, weil die organischen Säuren die Blut-Liquorschranke nur langsam passieren. Das tiefe pH des Liquors regt das Atemzentrum auch dann noch an, wenn das Blut-pH bereits wieder normalisiert ist (vgl. Tabelle 3).

Sehr tiefe 2,3-DPG-Konzentrationen sind in den Erythrocyten von Patienten im ketoacidotischen Koma gemessen worden. Wegen dem tiefen pH ist die Affinität der Erythrocyten zum Sauerstoff trotzdem nicht erhöht, und die Sauerstoffabgabe an die Gewebe normal. Erst während der Normalisierung des pH und verzögertem Anstieg der 2,3-DPG-Konzentration könnte letztere den Stoffwechsel des Gehirns und anderer Organe beeinträchtigen. Da K^+ und PO_4^- als intracelluläre Ionen während der Entwicklung der Ketoacidose im Urin verloren gehen, und wegen des Zusammenhangs mit der Konzentration von 2,3-DPG in den roten Blutkörperchen, wird heute vorgeschlagen, anstelle von KCl Kaliumphosphat therapeutisch einzusetzen (Bellingham, 1970).

5. Diagnose, Differentialdiagnose und Prognose des Coma diabeticum

a) Diagnose und Differentialdiagnose

Die diabetische Stoffwechselentgleisung führt nach ein bis mehreren Tagen zum Coma diabeticum. Heute wird der Ausdruck Coma diabeticum für mehr oder weniger schwere diabetische Stoffwechselentgleisungen mit oder ohne neurologische Symptome verwendet.

Die Diagnose des Coma diabeticum ist im typischen Fall sehr einfach. Bei den meisten Patienten ist der Diabetes mellitus von früher bekannt, und es geht eigentlich nur um die Abgrenzung zwischen hyper- und hypoglykämischem Koma. Die rote, trockene Haut, das langsame Verstreichen der emporgehobenen Hautfalte, die weichen Augenbulbi, der flache schnelle Puls, die Kussmaulsche Atmung und schließlich der Acetongeruch sind sichere Zeichen des klassischen Coma diabeticum. Neben dem positiven Harnzucker und der Acetonurie muß ein erhöhter Blutzucker für die Diagnose gefordert werden. Dies ist heute mit der Clinistix-Probe am Krankenbett unmittelbar möglich, denn es kommt vor, daß bei sehr tiefen Blutzucker im hypoglykämischen Koma Ketokörper gebildet werden, die ein echtes Coma diabeticum vor allem dann vortäuschen können, wenn von einer früheren hyperglykämischen Phase her noch Zucker im Harn vorhanden ist.

Diagnostische Schwierigkeiten kann das noch wenig bekannte *hyperosmolare, nicht-acidotische* Coma diabeticum bieten (Rossier, 1961). Oft ist es die erste Manifestation des Diabetes mellitus, und nicht immer geht dem Koma eine Periode der Polyurie und Polydipsie voraus, besonders dann nicht, wenn bei den meist alten Patienten die Nierenfunktion bereits eingeschränkt ist. Außerdem fehlt die Kussmaulsche Atmung und der Acetongeruch. Oft sinkt der Blutdruck schon in frühen Stadien des hyperosmolaren Komas ab.

b) Prognose des Coma diabeticum

Die Letalität des Coma diabeticum beträgt im Durchschnitt ca. 10%. Bei diesen Berechnungen und Vergleichen zwischen verschiedenen medizinischen Zentren ist die Definition des Coma diabeticum äußerst wichtig. Dies wird aus dem gut dokumentierten Beispiel von Frankfurt deutlich (PFEIFFER, 1960). Dort wurden von 1945–1959 83 Fälle von Coma diabeticum aufgenommen, wovon 16 am Koma selbst und weitere 16 an anderen Ursachen starben. Zur gleichen Zeit starb kein einziger der 215 Diabetiker, die im Praecoma diabeticum eingewiesen wurden. Diese Zahlen zeigen deutlich, wie überaus wichtig es ist, daß die Behandlung der akuten diabetischen Stoffwechselentgleisung möglichst frühzeitig einsetzt und wie sich die Prognose mit der Dauer der Bewußtlosigkeit rasch verschlechtert. Bei den oben angeführten 16 Patienten, die am und im Coma diabeticum starben, dauerte die Bewußtlosigkeit vor Behandlungsbeginn bei 14 Patienten länger als 10 Std, und am längsten bei den Patienten, bei denen das Vorliegen eines Diabetes mellitus nicht bekannt war. Bei alten Patienten ist die Prognose vor allem wegen der prekären Kreislaufverhältnisse ungünstig. Je länger der Diabetes mellitus vorbestand, desto schlechter ist im Durchschnitt die Prognose.

Prognostisch ungünstig sind außerdem alle schweren Grund- und Begleitkrankheiten wie Herzinfarkt, Arteriosklerose, Gangrän, Urämie und Infektionen. Dagegen scheint die Höhe des Blutzuckers für die Prognose irrelevant zu sein. Mehrere prognostisch ungünstige Faktoren kommen nicht selten beim hyperosmolaren Coma diabeticum zusammen. Meistens handelt es sich um ältere Patienten mit vorbestehenden Herz- und Kreislaufkrankheiten. Bei vielen besteht ferner von Anfang an oder entwickelt sich im Laufe der Therapie ein Kreislaufversagen, das therapieresistent sein kann.

Die Dauer der Stoffwechselentgleisung ist oft schwer abzuschätzen. KELLER (1975) weist darauf hin, daß der letale Ausgang des Coma diabeticum mit der Höhe des Serum-Harnstoffs bzw. Kreatinins korreliert. Die Schwere und vor allem die Dauer der Dehydrierung führt früher oder später zur prärenalen Azotämie. Die ungenügende Nierendurchblutung, die sich in erhöhtem Serum-Kreatinin äußert, spiegelt allgemein eine Verschlechterung der zirkulatorischen Verhältnisse wider, so daß die Prognose ungünstig wird.

6. Therapie des ketoacidotischen Coma diabeticum

a) Einfache Prinzipien der Koma-Behandlung

1. *Flüssigkeitszufuhr*: Behebung der Exsikkose und der hypertonen Dehydrierung.

2. *Insulin in der Dauertropfinfusion*: Senkung von Blutzucker, Osmolarität, freien Fettsäuren, Ketokörpern und Acidose.

3. *Na^+-Zufuhr zur Hälfte als Bicarbonat:* Ausgleich von Natriumverlust und Acidose.

4. *K^+-Zufuhr während 1.–6. Std*: Ausgleich des Kaliumverlustes und der Kaliumverschiebung in die Zellen.

Coma diabeticum-Infusionslösung:
$^1/_3$ physiologische NaCl-Lösung
$^1/_3$ physiologische Na-Bicarbonatlösung ($^1/_6$ molar, 14 g/l),
$^1/_3$ H_2O

Bei unkompliziertem Koma:
1. Std: 1 Liter mit 20–50 E Altinsulin,
2.– 4. Std: 1 Liter mit 20–50 E Altinsulin,
5.–12. Std: 1–2 Liter mit 20–50 E Altinsulin,
13.–24. Std: 1–2 Liter, Altinsulin nach Bedarf

Kaliumersatz: 20–40 mÄq/Std (1,5–3 g KCl oder 2–4 g eines Gemisches von KH_2PO_4 und K_2HPO_4 im Verhältnis von 1:4,5).

Glucose: Coma diabeticum-Infusionslösung durch 5%ige Glucose ersetzen, wenn Blutzucker sich der 300-mg-%-Grenze nähert.

b) Flüssigkeitsmenge (vgl. Tabelle 4)

Wie wir im Kapitel über die Ursache der Dehydrierung festgestellt haben, übertrifft das Defizit an Wasser dasjenige an Natrium, und es liegt i. allg. eine hypertone Dehydrierung vor. Dementsprechend sollte eine hypotone Lösung für die Rehydrierung verwendet werden. Es hat sich indessen gezeigt, daß sich die Resultate der Therapie mit isotonen und hypotonen Lösungen ungefähr die Waage halten. Hingegen sind hypertone Lösungen streng kontraindiziert.

Das Flüssigkeitsdefizit beim Coma diabeticum beläuft sich auf etwa 4–8 Liter (durchschnittlich etwa 10% des Körpergewichts), die ersetzt werden müssen. Die Geschwindigkeit der Flüssigkeitszufuhr hat sich nach verschiedenen Gesichtspunkten zu richten. Bei jungen, kreislaufgesunden Diabetikern können bis zu 6–8 Liter/24 Std infundiert werden. Bei älteren Patienten ist wegen der Gefahr der Kreislaufüberlastung und des Lungenödems Vorsicht geboten, und es sollen ihnen i. allg. nicht mehr als 4 Liter/24 Std infundiert werden. In der Regel können relativ früh, d.h. nach Erlangen des

Tabelle 4. Wasser- und Elektrolytdefizit beim Coma diabeticum nach Angaben verschiedener Autoren

	JOSLIN (1959)	MACH (1953)	DEROT (1961)	BUTLER (1950)
Wasser (ml)	6866	4000–5000	5000–8500	7000
Na (mval)	351	350– 700	350– 700	350
K (mval)	493	400– 600	350– 420	420
Ca (mval)	252	–	–	–
Mg (mval)	56	–	14	56
Cl (mval)	430	250– 600	350	280
Phosphat (mval)	344	–	–	280

Bewußtseins und sobald die Gefahr der Aspiration vorbei ist, kaliumreiche Bouillon- und Fruchtsäfte peroral verabreicht werden. Eine gewisse Vorsicht ist jedoch geboten, weil Patienten im Coma diabeticum eine Magenatonie haben können, die Flüssigkeit im Magen liegen bleibt oder erbrochen wird. Man beginnt deshalb vorsichtig mit kleinen Flüssigkeitsmengen peroral. Bei der Bemessung der Infusionsmengen ist auf die Urinausscheidung zu achten. Im allgemeinen deuten kleine Urinmengen darauf hin, daß die Rehydrierung ungenügend ist.

c) Die Zusammensetzung der Infusionslösung

Ein Hauptprinzip bei der Wahl der Infusionslösung besteht darin, daß die Lösung jederzeit gebrauchsfertig bereitstehen soll, damit keine Zeit bis zum Behandlungsbeginn verlorengeht. Deshalb empfahl JOSLIN (1959) sofort physiologische Kochsalzlösung zu verabreichen, obschon diese Lösung isoton und nicht, wie theoretisch richtiger, hypoton ist.

Denselben Vorteil der unbeschränkten Haltbarkeit hat die aus ein Drittel physiologischer Kochsalzlösung, physiologischer Natriumbicarbonatlösung und Wasser bestehende Lösung (ROSSIER, 1960). Diese Lösung ist hypoton und enthält etwa 210 mosm/l. Das Verhältnis von Natrium zu Chlorid beträgt 2:1 und der Bicarbonatgehalt 55 mÄq/l. Ähnlich zusammengesetzt ist die kommerziell erhältliche Coma diabeticum-Lösung Hausmann. Das früher oft an Stelle des Natriumbicarbonats verwendete Natriumlactat hat seinen Platz in der Therapie des Coma diabeticum verloren, seitdem die relativ häufige spontane Milchsäureacidose bei diesen Patienten bekannt wurde (HUCKABEE, 1961). Der Organismus soll nicht mit organischen Anionen überschwemmt werden, deren Verwertung nicht garantiert ist.

d) Volumentherapie

Im Verlaufe der Koma-Behandlung kommt es oft zu einem Blutdruckabfall. Dieser muß vermieden werden durch die Überwachung des zentralen Venendrucks und die rechtzeitige Verabreichung von Plasma. Die Hypovolämie während der Flüssigkeitstherapie erklärt sich aus dem Absinken des Blutzuckers und der Osmolarität. Es entsteht ein osmotischer Gradient zwischen Blut und interstitieller Flüssigkeit einerseits und den Zellen anderseits, so daß die Zellen Wasser aufnehmen. In dieser Situation soll sofort genügend Plasma (300 ml bis 900 ml) verabreicht werden. Meistens lassen sich damit der zentrale Venendruck und der Blutdruck normalisieren.

e) Die Insulinbehandlung mit Dauertropfinfusion (vgl. Therapie-Schema)

Die Behandlung mit Insulin hat gleich wie die Flüssigkeitszufuhr sofort nach der Diagnosestellung einzusetzen. Die folgenden pathologischen und physiopathologischen Grundsätze sind für die Praxis der Insulintherapie zu berücksichtigen:

Die biologische Halbwertszeit des Insulins beträgt beim Menschen etwa 10 min. Werden 200 E Insulin auf einmal intravenös injiziert, so werden dementsprechend in den ersten 10 min bereits 100 E von der Leber abgebaut, und nach etwa 1 Std zirkulieren nur noch etwa 12 E im Blut. Der größte Teil des Insulins wird von der Leber abgefangen und abgebaut, ohne daß es in der Peripherie zur Wirkung kommt. Große Dosen Insulin i.v. sind deshalb nicht zweckmäßig. Anders ist die sehr seltene Situation bei Diabetikern mit extrem hohen Insulinantikörpertitern im Blut, die eine Insulinresistenz verursachen. Das an den Insulinantikörper gebundene, unwirksame Insulin zirkuliert viel länger im Blut als das freie Insulin. Bei solchen Patienten muß daher der zirkulierende Antikörper zuerst einmal abgesättigt werden, bevor Insulin wieder zur Wirkung gelangen kann. In diesem Fall sind einmalige Injektionen hoher Insulindosen zur Sättigung des Antikörpers durchaus angezeigt.

Eine Depotwirkung der Insulinapplikation wird durch die subcutane oder intramuskuläre Injektion erreicht. Die Unbekannte bei dieser Form der Insulintherapie ist die Resorptionsgeschwindigkeit, die wegen der besonderen Kreislaufverhältnisse beim Coma diabeticum verändert sein kann. Wir wissen deshalb in keinem Zeitpunkt der Behandlung mit Insulin subcutan genau, wieviel Insulin vom Organismus bereits inaktiviert wurde, wieviel im Blut zirkuliert und wieviel noch im Depot subcutan oder intramuskulär vorhanden ist. Die logisch richtige Behandlung mit Insulin in der Infusion wurde früher nicht angewendet, da nichts über die Haltbarkeit des Insulins in neutralen und leicht alkalischen Lösungen bekannt war. VOELLM (1960) in unserem Labor ist der Frage der Haltbarkeit des Insulins nachgegangen und konnte feststellen, daß Insulin nichts von seiner Aktivität verliert, wenn es in physiologischer Natriumbicarbonatlösung bei 37° C während längerer Zeit aufbewahrt wird. SUESS (1975) hat die Insulinverluste am Infusionsbesteck genau gemessen — sie können für alle praktischen Zwecke vernachlässigt werden. Wir haben denn auch bisher keine Mißerfolge der Insulindauertropftherapie gesehen. Die früher mitgeteilten günstigen Resultate wurden vollauf bestätigt. Die Dosierung des Insulins ist auf diese Weise viel einfacher als bei subcutaner Injektion. Es besteht auch nicht die Gefahr einer Hypoglykämie, da kein Insulindepot gesetzt wird und die Wirkung des intravenös infundierten Insulins das Ende der Infusion höchstens eine halbe bis eine Stunde überdauert. Zwar sind wir von der Einfachheit und den praktischen Vorteilen der Insulindauertropftherapie überzeugt, doch wissen wir nicht, ob sich die Prognose des Coma diabeticum dadurch wesentlich gebessert hat. Der Blutdruckabfall mit irreversiblem Kreislaufversagen trotz massiver Volumentherapie und bei normalem Blutchemismus bleibt ein Rätsel. Man muß annehmen, daß bei diesen Patienten eine irreversible Schädigung der Gefäßwände verhindert, daß Plasmavolumen und Blutdruck sich normalisieren.

f) Die Insulindosierung

Der Grundsatz, daß zuviel Insulin im Anfang der Behandlung des Coma diabeticum nur nützen und nichts schaden kann, ist sicher richtig. Es hat sich aber an unserem Krankengut gezeigt, daß 100 E Insulin während der 1. Stunde nach Therapiebeginn und weitere 100 E in den 3 folgenden Stunden intravenös infundiert, bereits optimale Wirkungen auf den Stoffwechsel ausüben, die bei noch höherer Insulindosierung kaum überboten werden können. Insulinresistente Diabetiker mit hohen Antikörpertitern machen hier sehr wahrscheinlich eine Ausnahme und erfordern wesentlich mehr Insulin. Root (1959) empfiehlt, die Insulindosis nach der Höhe des Blutzuckers zu richten. Es scheint uns allerdings fraglich, ob der Blutzucker wirklich ein Maß des Schweregrades des Coma diabeticum ist. Wir sind daher der Ansicht, daß die im Therapie-Schema aufgeführten Insulinmengen für die meisten Fälle ausreichend sind und die für eine optimale Stoffwechselwirkung notwendigen Insulinmengen weit überschreiten.

Insulin wird so lange intravenös verabreicht, wie die Dauertropfinfuison beibehalten wird. Sobald die Patienten das Bewußtsein erlangen, mehr oder weniger rehydriert sind und die Flüssigkeit per os nehmen können, wird auf subcutane Insulinapplikation umgestellt.

In England werden zur Zeit über sehr gute Resultate der Komabehandlung mit sehr niedrigen Dosen, 6–10 E/Std in der Dauertropfinfusion berichtet (Page, 1974). Tatsächlich scheinen viele entgleiste Diabetiker sehr gut anzusprechen auf diese Therapie, was u.a. auch dafür spricht, daß die diabetische Stoffwechselentgleisung nicht zu einer schweren Insulinresistenz führt. Wir betrachten dieses Vorgehen jedoch noch als eine „experimentelle Therapie", die nur unter besonders intensiver klinischer Kontrolle verwendet werden sollte, und empfehlen weiterhin die auf S. 709 angegebenen Richtlinien der Insulindosierung.

g) Die Kaliumersatztherapie (vgl. Therapieschema und Tabelle 4)

Patienten im Coma diabeticum sind in einer stark negativen Kaliumbilanz, die sich nur ausnahmsweise in einer tiefen Kaliumkonzentration im Serum widerspiegelt. Das Kaliumdefizit ist vorab ein celluläres und kann bis 600 mÄq. betragen (s. Tabelle 4). Der Serumkaliumspiegel kann beim Coma diabeticum erniedrigt aber auch leicht erhöht sein. Deshalb soll zu Beginn der Therapie kein Kalium intravenös verabreicht werden. Sobald die Zellen unter dem Einfluß von Insulin wieder vermehrt Glucose aufnehmen und diese als Glykogen speichern, reichern sie sich auch wieder mit Kalium an, so daß nun die Gefahr der Hypokaliämie droht. Sobald der Blutzucker rascher zu sinken beginnt, muß den Patienten Kalium verabreicht werden. Dies ist meistens bereits 2 Std nach Therapiebeginn der Fall. Nur ein kleiner Teil des cellulären Kaliumdefizits kann und muß mit intravenösen Kaliumgaben ausgeglichen werden, da die meisten Patienten spätestens 12 Std nach Therapiebeginn Kalium wieder per os zu sich nehmen können.

Die allgemeine Regel, daß pro Stunde nicht mehr als 40 mÄq Kalium (3 g KCl) infundiert werden sollen, hat nur beschränkte Gültigkeit bei der Therapie des Coma diabeticum. Größere Kaliummengen haben schon vielen Patienten das Leben gerettet. Wegen des mit dem Kaliumverlust einhergehenden Phosphatverlustes und des tiefen 2,3-DPG-Spiegels in den Erythrocyten (Verschiebung der Sauerstoffdissoziationskurve nach links), wird neuerdings auch empfohlen, Kalium als Kaliumphosphat zuzuführen.

h) Die Therapie mit Kohlenhydraten

Glucose steht beim Coma hyperglycaemicum dem Organismus definitionsgemäß im Überschuß zur Verfügung. Der Insulinmangel ist also allein dafür verantwortlich, daß die Zellen keinen Nutzen daraus ziehen können. Glucoseverabreichung am Anfang der Komatherapie ist deshalb falsch, da damit einerseits die Hyperosmolarität, eine der hauptsächlichen Ursachen der Hirnfunktionsstörung, verstärkt wird und anderseits der Glucosespiegel im Blut nicht mehr als Indikator des Erfolges der Insulintherapie dienen kann.

In unserem Therapieschema hat sich die Regel bewährt, daß die Drittelslösung durch 5%ige Glucose ersetzt werden soll, sobald sich der Blutzucker der 300 mg-%-Grenze nähert. Andere Kohlenhydrate bzw. Polyalkohole wie Fruktose bzw. Sorbit und Xylit haben keinen Platz in der Therapie der diabetischen Stoffwechselentgleisung. Diese Substanzen werden von der Leber normalerweise rasch in Glucose umgewandelt. Bei relativer Ischämie, bedingt durch prekäre Kreislaufverhältnisse, besteht die Gefahr, daß diese Glucoseersatzsubstanzen zu Milchsäure umgewandelt werden und zur Milchsäureacidose führen. Die Milchsäureacidose ist ohnehin eine relativ häufige und gefürchtete Komplikation der Ketoacidose und sollte durch therapeutische Maßnahmen vermieden und nicht provoziert werden.

i) Zur Pathophysiologie des hyperosmolaren Coma diabeticum

Gewisse Patienten mit einem rein hyperosmolaren Koma kommen bereits in wenigen Tagen wieder ohne exogenes Insulin aus. Ihre eigenen Insulinreserven sind dann wieder ausreichend für einen kompensierten Stoffwechsel. Wir müssen annehmen, daß beim hyperosmolaren Koma der Fettgewebestoffwechsel wegen noch genügenden Insulinkonzentrationen im Serum nicht schwer dekompensiert und damit die Ketogenese nicht in Gang kommt. Sehr hohe Blutzuckerwerte über 1200 mg-% sind oft der Ausdruck eines prärenalen Nierenversagens, das sich auch in einer Erhöhung des Serum-Kreatinins äußert. Sobald Glucose nicht mehr durch die Nieren ausgeschieden wird, kommt es bei jeder diabetischen Stoffwechselentgleisung zu einem akuten Anstieg des Blutzuckers.

k) Die Behandlung des hyperosmolaren Coma diabeticum

Beim hyperosmolaren Koma stehen im Vordergrund:

1. Schwere hypertone Dehydrierung.
2. Drohendes Kreislaufversagen.

Die ersten therapeutischen Maßnahmen leiten sich davon ab:

1. 0,45%ige NaCl-Lösung ($^1/_2$ isoton), 1–2 l/Std.
2. Volumentherapie mit Plasma bei Abfall des zentralen Venendrucks bzw. Blutdrucks.
3. 10–50 E Insulin/Std in der Infusionslösung, falls der Blutzucker 2 Std nach Beginn der Infusion nicht deutlich abgesunken ist (nach 2–4 l Infusionslösung).
4. Kalium, Meistens nicht mehr als 40 mÄq/Std.
5. Prophylaktische Heparinbehandlung mit 5000 E s.c. alle 8 Std.

Beim hyperosmolaren Koma ist Vorsicht mit Insulin geboten. Ein allzu rasches Absinken des Blutzuckers führt zu starken osmotischen Gradienten und diese zu Hypovolämie und Blutdruckabfall und Wasseraufnahme durch die Zellen. Diese scheint indessen nicht, wie früher befürchtet und oft diskutiert, zu Hirnschwellung und Hirnödem zu führen. Trotzdem können sich plötzliche osmotische Änderungen ungünstig auswirken, und wir versuchen deshalb, sie durch eine vorsichtige Therapie möglichst zu vermeiden.

7. Pathogenese und Ätiologie des Diabetes mellitus

a) Vererbung des Diabetes mellitus (s.S. 719)

Aus folgenden Gründen ist die Vererbung des Diabetes mellitus nach wie vor nicht geklärt:

1. gibt es keinen Nachweis des diabetischen Genotyps. Nur der Phenotyp mit Hyperglykämie und Glucosurie kann als Diabetes mellitus erkannt werden;
2. gibt es Formen des Diabetes mellitus, die nicht als vererbt angesehen werden müssen (Pankreatitis, Haemochromatose, Lebercirrhose);
3. wird auch der Phenotyp des Diabetes mellitus von verschiedenen Klinikern und Forschern verschieden definiert.

Wir wollen uns hier bei der Besprechung der Vererbung des Diabetes mellitus an zwei kürzlich erschienenen Arbeiten orientieren, die diese Schwierigkeiten klar herausstellen. Die Häufigkeit des Diabetes mellitus bei Kindern eines diabetischen Ehepaares wurde bislang mit 3–8% angegeben. Tattersall und Fajans haben 199 Kinder diabetischer Ehepaare genauer untersucht und schätzen, daß 36% mit 60 Jahren einen manifesten Diabetes mellitus haben werden und weitere 24% (insgesamt also 60%) eine pathologische Glucosebelastung. Bei 6 Familien waren alle Kinder diabetisch, in 21 Familien wechselten diabetische mit nicht-diabetischen Nachkommen ab, und in 10 Familien blieben alle Nachkommen nicht-diabetisch. Nur 2% der Nachkommen hatten einen jugendlichen Diabetes und mußten mit Insulin behandelt werden. Die Resultate dieser Studie sind vereinbar mit einer multifaktoriellen Vererbung des Diabetes mellitus. Außerdem weist diese Studie darauf hin, daß „maturity onset" und „juvenile diabetes" nicht gehäuft in den gleichen Familien vorkommen.

Dieselben Autoren untersuchten eine Anzahl jugendlicher Diabetiker und fanden, daß nur 11% einen diabetischen Vater oder eine diabetische Mutter hatten, nur bei 6% Diabetes über 3 Generationen nachweisbar war, und nur 11% der Geschwister ebenfalls an Diabetes erkrankt waren. Bei einer zweiten Gruppe von seltenen jugendlichen Diabetikern, bei denen sich die Krankheit eher wie ein „maturity onset diabetes" manifestierte, war die familiäre Häufung wesentlich größer. 85% hatten einen diabetischen Vater oder eine diabetische Mutter, bei 46% konnte Diabetes über 3 Generationen hinaus nachgewiesen werden, und 53% der Geschwister hatten einen latenten Diabetes mellitus.

Eine multifaktorielle Vererbung des Diabetes mellitus scheint damit gesichert. Beim spontan diabetischen Chinesenhamster haben elegante Studien ebenfalls eine multifaktorielle (4 Gene) Vererbung ergeben. Nach Neel (1962) wirken sich diese diabetogenen Gene auf das Leben unter kärglichen Bedingungen günstig aus auf die Überlebenschance und führen nur in unserer westlichen Welt zum Diabetes mellitus und werden damit zu ungünstigen Erbfaktoren. Diese Hypothese würde zwanglos die „Diabetes-Explosion" in Naturvölkern erklären, die in die westliche Welt verpflanzt werden.

Es ist nicht bekannt, welche Gene am Diabetes mellitus beteiligt sind. Wahrscheinlich ist 1 Gen an der Insulinbiosynthese oder -sekretion, das andere am Appetit- oder Sättigungszentrum im Hypothalamus beteiligt, denn allen Formen des Diabetes mellitus ist eine verzögerte Insulinsekretion gemeinsam, und die meisten Altersdiabetiker sind übergewichtig.

Beim jugendlichen, nicht aber beim Erwachsenen-Diabetes, sind die Histokompatibilitätskonstellationen HLA-B8 und B_W15 gehäuft. Diese Gene liegen nahe bei denen, die die Antwort des Organismus auf gewisse Infekte bestimmen. In der Tat werden heute Virusinfekte mit dem Auftreten des Diabetes beim Jugendlichen in Verbindung gebracht. Die pathologische Reaktion der B-Inselzellen auf die Virusinfektion kann zu einer Autoimmunkrankheit, zur „Insulitits" und schließlich zum Untergang der B-Inselzellen führen. Zu dieser Ätiologie paßt auch die Häufung anderer Autoimmunkrankheiten (M. Addison, perniziöse Anämie u.a.) bei Diabetes. Allerdings scheint diese Häufung von Autoimmunkrankheiten nicht auf den juvenilen Diabetes beschränkt zu sein (Ortved Andersen, 1976).

b) Erschöpfung der B-Inselzellen

Es ist kaum je gelungen, die Insulinsekretion beim Tier und beim Menschen durch vermehrte Nahrungsaufnahme wirklich zu „erschöpfen". Eine Glucoseintoleranz wird vorübergehend erreicht, mittels pharmakologischer Dosen von Glucocorticoiden (Cushing-Syndrom). Beim Phaeochromocytom ist die Hyperglykämie z.T. durch eine direkte Hemmung der Insulinsekretion durch die Katecholamine bedingt, und bei beiden Zuständen ist die pathologische Glucosetoleranz sofort reversibel, wenn die Noxe beseitigt wird. Nur bei der Akromegalie resultiert oft ein nicht reversibler, permanenter Diabetes mellitus, dessen Genese indessen nicht geklärt ist. Auf der anderen Seite wissen wir, daß die meisten Altersdiabetiker übergewichtig sind und daß ihre B-Inselzellen wieder beinahe normal funktionieren und eine mehr oder weniger normale Glucosehomeostase garantieren, wenn der Inselzellapparat durch Einhalten einer Diät und Gewichtsreduktion entlastet wird. Beide, im ersten Augenblick gegensätzlich erscheinenden Befunde lassen sich durch eine genetisch fixierte Störung des Insulinsekretionsmechanismus beim Erwachsenendiabetes erklären. Normale Inselzellen sind nicht „erschöpfbar", die genetisch defekten Inselzellen des Erwachsenendiabetikers indessen schon.

c) Insulin im Blut des Diabetikers

Wrenshall und Best (1956) haben das Pankreas verstorbener Diabetiker extrahiert. Sie haben beim jugendlichen Diabetiker weniger oder gar kein Insulin und beim Altersdiabetiker eine deutliche Abnahme des Insulingehalts mit der Dauer des Diabetes mellitus gefunden.

Das immunoreaktive Insulin im Serum des jugendlichen Diabetikers ist vermindert, und der Anstieg nach Glucose bleibt aus (Samols, 1965). Beim Altersdiabetiker sind die Nüchtern-Werte des Serrm-Insulins oft noch normal, aber der Anstieg nach Verabreichung von Glucose bleibt aus, oder er ist vermindert und verzögert (Seltzer, 1967).

Übergewichtige Patienten im Stadium des latenten Diabetes zeigen oft eine ganz besondere Reaktion: Der Insulinanstieg nach Glucose erfolgt verzögert (Sekretionsstarre), geht dann aber gelegentlich nach 2–3 Std, wenn der Blutzucker stark ansteigt, über die Norm hinaus und führt selten zwischen 3–4 Std nach Glucoseeinnahme zur Hypoglykämie (Yalow u. Berson, 1960; Karam, 1963; Seltzer, 1967). Diese unbestrittenen Befunde wurden oft mißdeutet und haben zum irreführenden Schlagwort „Hyperinsulinismus bei Diabetes mellitus" geführt und manchen Forscher veranlaßt, mit besonderem Eifer nach Insulin-Antagonisten zu suchen.

Nach unserer Ansicht ist eine solche verzögerte und überschießende Reaktion der Inselzellen durchaus vereinbar mit einer relativen, aber noch nicht totalen Dekompensation des genetisch minderwertigen Inselzellapparates. Wenn Insulin nicht rechtzeitig ausgeschüttet wird, kommt es sehr rasch zu massiven Hyperglykämien, die die Inselzellen zu vermehrter Insulinsekretion anregen. Beim Diabetiker sind die Insulinreserven erschöpft und werden nur langsam nachgeliefert. Die Tatsache, daß später überschießende Reaktionen zu Hypoglykämien führen können, ist mit dieser Anschauung durchaus vereinbar, denn eine noch so kurz dauernde Hyperglykämie wegen Insulinmangel benötigt nachher Extra-Insulin zur Wiederherstellung der Glucose-Homeostase.

d) Insulinantagonisten und -inhibitoren

α) Endokrine Faktoren

Seit den tierexperimentellen Versuchen von Houssay (1932, 1936) wissen wir, daß Hormone der Hypophyse und der Nebennieren als Gegenspieler des Insulins wirken. Adrenalin und Noradrenalin hemmen die Insulinsekretion, fördern die Glykogenolyse und Glucoseabgabe der Leber und stimulieren die Lipolyse. Die durch Katecholamine hervorgerufene Glucoseintoleranz ist momentan reversibel.

Cortisol fördert die Gluconeogenese in der Leber z.T. direkt, z.T. via Porteinkatabolismus und einen vermehrten Aminosäureneinstrom in die Leber. Auch die durch Cortisol hervorgerufene Glucoseintoleranz ist reversibel.

Die Wirkung des Wachstumshormones ist komplex. Die Förderung der Lipolyse erklärt die irreversible Schädigung des Inselzellapparates nicht.

Mit allen diesen Hormonen ist es gelungen, tierexperimentell Diabetes zu erzeugen, z.T. allerdings erst, wenn der Inselzellapparat vorgängig chirurgisch oder chemisch geschädigt wurde. Die Häufigkeit des Diabetes mellitus beträgt bei der Akromegalie, dem Phäochromocytom und dem Cushing-Syndrom ca. 20% und entspricht damit der errechneten Genhäufigkeit. Beim manifesten Diabetes mellitus sind Wachstumshormon und Glucagonkonzentration im Serum erhöht und lassen sich nur schwer normalisieren. Vor allem UNGER hat darauf hingewiesen, daß der Insulinmangel nur im Zusammenwirken mit einem Glucagonüberschuß zu Hyperglykämie, Ketose und schwerer diabetischer Entgleisung führt.

β) Andere humorale Faktoren

Es ist zwar sehr viel über humorale anti-insulinäre Faktoren geschrieben worden, allein, kein einziger war reproduzierbar. Insulinantagonisten beim Jugendlichen sind sehr unwahrscheinlich, weil das prädiabetische jugendliche Individuum mindestens so insulinempfindlich ist wie das stoffwechselgesunde. Die relative Insulinresistenz des Altersdiabetikers ist durch das Übergewicht erklärbar.

e) Insulinresistenz der Gewebe bei dekompensiertem Diabetes und bei Obesitas

Insulinantagonisten scheinen demnach in der Pathogenese des Diabetes mellitus keine Rolle zu spielen. Hingegen ist eine Geweberesistenz gegen Insulin nach längerer Insulinkarenz bewiesen. So verliert die Leber bereits nach kurzem Insulinmangel die Fähigkeit, als Glucosehomeostat die Glucoseabgabe an das Blut zu drosseln, wenn Insulin erneut verabreicht wird. Insulin induziert in der Leberzelle gewisse Enzyme des Glucosestoffwechsels (unter anderem Glucokinase). Reagiert der diabetische Organismus nicht oder schlecht auf Insulin, so bedeutet dies, daß die Leber weiterhin Glucose in erhöhter Menge freisetzt oder daß die peripheren Gewebe nicht genügend Glucose aufnehmen. Wir wissen, daß der Glucoseumsatz beim Steroiddiabetes erhöht ist: Die peripheren Gewebe assimilieren mehr Glucose als beim Stoffwechselgesunden, aber die Leber produziert relativ noch mehr Glucose, so daß trotz erhöhtem peripherem Glucoseumsatzes eine Hyperglykämie resultieren kann.

Erst nach längerdauernder Insulinkarenz verlieren Muskulatur und Fettgewebe die Fähigkeit, Glucose aufzunehmen und auf Insulin anzusprechen. Hier liegen aufschlußreiche tierexperimentelle Untersuchungen und auch Untersuchungsergebnisse beim Menschen vor. Die arteriovenöse Glucosedifferenz ist beim dekompensierten Diabetiker stark vermindert und läßt sich nicht akut mit Insulin normalisieren (ZIERLER, 1964; BUTTERFIELD, 1965). Wird Insulin über längere Zeit verabreicht, so unterscheiden sich die Gewebe des Diabetikers nicht mehr von denen des Stoffwechselgesunden. Wir dürfen daraus schließen, daß die Insulinresistenz der Gewebe des Diabetikers die Folge und nicht die Ursache des Insulinmangels ist.

Mit der Methode der arteriovenösen Katheterisierung ist auch der Stoffwechsel des Adipösen mit normaler Glucosetoleranz untersucht worden. Es hat sich gezeigt, daß die Muskulatur des Adipösen weniger Glucose aufnimmt und weniger gut auf Insulin anspricht als die des Stoffwechselgesunden (RABINOWITZ, 1962). Der Adipöse ist also in einem gewissen Sinn auch insulinresistent. In diesem Zusammenhang sei daran erinnert, daß die Insulinwerte im Blut des Adipösen sowohl nüchtern wie nach Glucosebelastung meist höher sind als beim Stoffwechselgesunden (KARAM, 1963). Beide Stoffwechseldefekte – verminderte Insulinempfindlichkeit und erhöhte Insulinwerte – normalisieren sich, sobald der Adipöse durch Einhalten einer Diät und vermehrte körperliche Betätigung sein Normalgewicht erreicht hat. Diese Tatsachen können vorläufig nicht erklärt werden.

f) Der Diabetes mellitus als Autoimmunkrankheit

Autoimmunmechanismen sind an der Pathogenese verschiedener endokriner Krankheiten beteiligt (u.a. Struma Hashimoto, Myxödem, M. Basedow, Nebennierenrindeninsuffizienz). Der Diabetes mellitus tritt gehäuft zusammen mit Nebennierenrindeninsuffizienz und Myxödem auf.

Ungefähr 30% der Neugeborenen diabetischer Mütter zeigen eosinophile Infiltrate und viele jugendliche Diabetiker lymphocytäre Infiltrate des Inselgewebes innerhalb der ersten Wochen des Ausbruchs der Zuckerkrankheit (VON MEYENBURG, 1940; LE COMPTE, 1958). In Analogie zur „Strumitis Hashimoto" wurden diese Infiltrate als „Insulitis" bezeichnet. Verschiedenen Autoren gelang es in den letzten Jahren bei jugendlichen Diabetikern gegen Inselzellen gerichtete Antikörper nachzuweisen (LENDRUM, 1975; MACLAREN, 1975).

Ein weiterer Hinweis auf eine Autoimmungenese liefert die Häufung der HLA-B8- und B_W15-Disposition beim jugendlichen Diabetiker und die Häufung des Ausbruchs der Krankheit nach gewissen Virusinfekten (COCKSACKIE). Es ist denkbar, daß diese Virusinfekte zu einer Autoimmun-Insulitis und damit zur Zerstörung der B-Inselzellen führen. Mehr als einige spärliche Hinweise auf eine Autoimmungenese des Diabetes mellitus beim Jugendlichen haben wir bis heute jedoch nicht; beim

Erwachsenendiabetes fehlen sie vollständig (ORTVED ANDERSEN, 1976).

g) Manifestationsfaktoren

Ernährung, Obesitas und Muskelarbeit. Die Genhäufigkeit des Diabetes mellitus ist bei verschiedenen Völkern und ethnischen Gruppen sehr unterschiedlich. Die Diabeteshäufigkeit hängt ganz wesentlich von den Umweltsbedingungen ab. Dies wird einem besonders bei der Betrachtung der verschiedenen Völkergruppen Südafrikas bewußt. Bei den indischen Einwanderern war der Diabetes mellitus eher selten, solange sie in der Heimat dem Proletariat angehörten, die Ernährung spärlich war und körperliche Arbeit geleistet wurde. Mit dem Aufstieg in den Mittelstand als Händler wurde die Ernährung reichlicher, und die Arbeit auf dem Felde wurde mit jener hinter dem Schreibtisch vertauscht. Mit dem Wohlstand und der durchschnittlichen Obesitas kam es zu einer regelrechten Diabetes-Explosion, und heute sind bis zu 40% der indischen Bevölkerung gewisser Gegenden Südafrikas Diabetiker (CAMPBELL, 1963). Ähnliches wird von den nach Israel zurückgewanderten jemenitischen Juden berichtet (COHEN, 1963), von gewissen nordamerikanischen Indianerstämmen (WEST, 1965) und von Malaysia.

In Europa ist die Abnahme des Diabetes mellitus während Kriegen und die Zunahme während Friedens- und Wohlstandsperioden wohlbekannt, nur sind die Zahlen viel weniger eindrucksvoll.

Durchaus vergleichbar mit dem Menschen sind die Sandratten (Psamomys obesus), bei denen sich beim Wechsel von spärlicher Kost und freier Bewegung in der Sandwüste auf beschränkte Bewegung im Käfig und Laboratoriumskost ein schwerer Diabetes entwickelt (HACKEL, 1967).

Die Häufigkeit der diabetischen Erbanlagen bei gewissen Völkergruppen haben NEEL (1962) den interessanten Begriff des „thrifty genotype" prägen lassen. NEEL nimmt an, daß die Chance des Überlebens für potentielle Diabetiker günstig war, als Zeiten des Überschusses mit Hungersnöten abwechselten, und daß sich diabetogene Gene deshalb so gut in die Neuzeit hinübergerettet haben. Das 20. Jahrhundert der westlichen Zivilisation mit den Maschinen, dem Überschuß und der zunehmenden Automatisation brachte den Umschwung.

Es ist müßig, darüber zu spekulieren, ob Zucker oder Fett die Noxe ist und den Ausbruch des Diabetes mellitus beim Adipösen bedingt. Es ist die Überernährung schlechthin, denn Fett wird i. allg. nicht ohne Zucker gegessen und Zucker nicht ohne Fett. Jedenfalls kann nicht der zunehmende Zukkerkonsum allein für die Adipositas und die Häufung des Diabetes mellitus verantwortlich gemacht werden. So gelingt es z.B. Patienten mit hereditärer Fructoseintoleranz ohne Schwierigkeiten, stark übergewichtig zu werden, obschon sie keine Mono- oder Disaccharide zu sich nehmen und sich von Stärke, Fett und Eiweiß allein, bei vorwiegend sitzender Tätigkeit, ernähren.

Die Remissionen des Diabetes mellitus bei Einschränkung der Calorien und bei vermehrter Muskelarbeit sind eindrücklich und mit das Schönste, was ein Arzt erleben kann. Sie beweisen auch, daß die reversible Überforderung des primär minderwertigen Inselzellapparates für den Ausbruch der Stoffwechselentgleisung eine wesentliche Rolle spielt.

8. Die Pathogenese des diabetischen Spätsyndroms

a) Die Atheromatose der großen Gefäße

Der atheromatöse Befall der großen Gefäße (Coronarien, Arterien der Extremitäten usw.) ist beim Diabetes mellitus viel häufiger als beim Stoffwechselgesunden. Histologisch handelt es sich um unspezifische Läsionen, die man auch bei Nichtdiabetikern antrifft, nur treten diese beim Diabetiker bereits gehäuft in jüngeren Jahren auf. Es ist noch nicht sicher, ob sie als Folge der diabetischen Stoffwechselstörung aufzufassen sind, z.B. treten Herzinfarkte häufiger bei Menschen auf, deren Diabetes vor dem Infarktereignis nicht manifest war, als bei Menschen, die zeitlebens stoffwechselgesund bleiben (CLAWSON, 1949). Die Prognose des Herzinfarktes ist beim Diabetiker schlechter als beim Stoffwechselgesunden (SIEVERS, 1961; PARTAMIAN, 1965). Unsere Unwissenheit um die Genese der Atheromatose trifft in hohem Maße auch auf die Atheromatose beim Diabetes mellitus zu.

b) Die diabetische Mikroangiopathie

Die für den Diabetes mellitus spezifische Läsion der Glomerula wurde 1936 von KIMMELSTIEL und WILSON beschrieben. Die Autoren bezeichneten die hyalinen Kugeln in den Glomerula als intercapilläre Glomerulosklerose. Später wurde neben der nodulären Form der diabetischen Glomerulosklerose die diffuse Verdickung der Basalmembran als viel häufigere Begleiterscheinung des Diabetes mellitus beschrieben. Die Basalmembran ist herdförmig oder diffus verdickt bis zum Zehnfachen der Norm. Die Verdickung der Basalmembran erklärt wahrscheinlich die verminderte glomeruläre Filtration. Beim nephrotischen Syndrom verschiedener Genese sind wie beim Diabetes mellitus die Fußfortsätze der Epithelzellen verändert. Einige Autoren sind der Ansicht, daß die diabetische Läsion mit einer Verdickung der peripheren Basalmembran des Glomerulums beginnt (SABOUR, 1962; BLOODWORTH, 1963; AZÉRAD, 1964; MACDONALD, 1964), während andere die primäre Läsion in die mesangiale Region lokalisieren (MÉRIEL, 1962; CAMERINI-DAVALOS, 1963).

Mit einer Verdickung der Basalmembran scheint auch die diabetische Retinopathie zu beginnen. Während eine Verdickung der Basalmembran des Glomerulums bei frisch entdeckten jugendlichen Diabetikern wieder angezweifelt wird, glaubt SIPPERSTEIN (1968) eine solche regelmäßig in der Muskulatur nachweisen zu können. Dagegen sprechen die Befunde von SÄVE-SÖDERBERGH (1966) und WILLIAMSON (1973), wonach eine gute Korrelation zwischen Dauer des Diabetes und Verdickung der Basalmembranen bestehen soll. Die durch experimentell erzeugten Diabetes hervorgerufenen glomerulären Veränderungen bei der Ratte bilden sich nach Inselzelltransplantation während der normoglykämischen Phase wieder zurück (MAUER, 1975).

Die Streitfrage, ob die Verdickung der Basalmembran und damit die diabetische Mikroangiopathie die Folge der Stoffwechselstörung oder aber eine davon unabhängige Parallelerkrankung ist, kann heute nicht definitiv beantwortet werden. Selbst die acharnierten Anhänger der Theorie, daß es sich um voneinander unabhängige Phänomene handelt, anerkennen, daß eine schwere Mikroangiopathie vor Ausbruch der Glucosestoffwechselstörung äußerst selten ist. Ähnliche Läsionen der Glomerula wie beim Menschen wurden übrigens auch beim experimentellen Diabetes des Tieres bei genügend langer Beobachtungszeit gefunden (MAUER, 1975).

Bei langdauerndem Diabetes ist eine Mikroangiopathie in den meisten Organen zu finden, vor allem auch im Pankreas selbst, im Magen-Darm-Trakt, Muskel und auch im Hirn (FUNK, 1966; ANGERVALL, 1966; RESKE-NIELSEN, 1966; FORSHAM, 1976).

Die Veränderungen der Basalmembran könnten in Analogie zur vermehrten Bildung von Hb A_1C beim Diabetiker durch eine Anlagerung von Glucose an Struktureiweiße der Basalmembran erklärt werden (SPIRO, 1973; WINTERHALTER, 1977). Mehrere Stoffwechselveränderungen, die auf die Hyperglykämie zurückzuführen sind, sind in den letzten Jahren faßbar geworden. Das Endothel der kleinen und großen Gefäße enthält die beiden Enzyme Sorbit-Dehydrogenase und Aldosereductase. Wenn der Blutzucker über 100 mg-% ansteigt, reduziert das erste dieser Enzyme Glucose zu Sorbit, das sich in der Zelle anhäuft und zu einem Anstieg der Osmolalität, zu einer cellulären Wasseraufnahme und einer relativ hypoxämischen Stoffwechsellage in der Zelle führt. Gefäße produzieren Fructose proportional zur Glucosekonzentration im Medium und setzen diese ins Medium frei. Es ist denkbar, daß die osmotischen Schwankungen in der Zelle und die häufigen hypoxämischen Zustände, welche als direkte Folge der Hyperglykämie angesehen werden müssen, mit der Pathogenese der Mikro- und Makroangiopathie in Zusammenhang stehen. Nach WINEGRAD (1966) wäre es möglich, daß beim Diabetiker mehr Glucose als normal den Glucuronsäure-Abbauweg durchläuft. Die Basalmembran des Glomerulums enthält Kohlenhydrate in 2 Formen. Glucose und Galactose kommen an Collagen gebunden vor, außerdem in Form von Sialofucohexosaminglycan. Möglicherweise ist die Synthese dieser kohlenhydrathaltigen Bestandteile der Basalmembran von der Aktivität des Glucuronsäure-Abbauweges abhängig und beim Diabetiker erhöht.

Ob Wachstumshormon bei der Entwicklung des diabetischen Spätsyndroms eine Rolle spielt, steht heute zwar noch zur Debatte, wird aber immer unwahrscheinlicher. LUNDBAEK u. Mitarb. (1975), Hauptverfechter einer pathogenen Rolle des Wachstumshormons, hat in einer kürzlich erschienenen Arbeit eindeutig gezeigt, daß die Wachstumshormonwerte im Blute des Altersdiabetikers über 24 Std gemessen, sich nicht unterscheiden von denjenigen einer gleichgewichtigen, nicht-diabetischen Kontrollgruppe. Dieselben Autoren hatten eindeutig erhöhte Wachstumshormonwerte bei jugendlichen Diabetikern beschrieben und auch einen knapp signifikant günstigen Effekt der Hypophysektomie auf die Retinopathie festgestellt. Es scheint nunmehr gesichert, daß dem Wachstumshormon keine wesentliche Rolle in der Entstehung des diabetischen Spätsyndroms zukommt und Diabetiker nicht einer unnötigen, schweren Operation, der totalen Hypophysektomie unterzogen werden sollten.

c) Diabetische Neuropathie (s.S. 769)

Wie die diabetische Vasculopathie, so kann auch die diabetische Neuropathie pathogenetisch noch nicht erklärt werden. Sie manifestiert sich in einer derart komplexen und vielfältigen Form, daß ein einfacher, einheitlicher Entstehungsmechanismus gar nicht denkbar ist. WINEGRAD u. Mitarb. (1972), sowie GABBAY (1973) haben auch im Nervengewebe erhöhte Sorbitwerte bei Diabetikern festgestellt. Außerdem scheiden Diabetiker vermehrt Myoinositol im Urin aus und dessen Gehalt im Nervengewebe ist erniedrigt, wie auch bei der urämischen Neuropathie. Auch die diabetische Neuropathie ist eine metabolische Folge der Stoffwechselentgleisung, nur kennen wir die einzelnen Schritte im Detail noch nicht.

9. Epidemiologie und Häufigkeit des Diabetes

Der Wert epidemiologischer Studien über den Diabetes wird durch 2 Faktoren geschmälert: 1. gibt es keine einheitliche Definition dieser Stoffwechselkrankheit und 2. fehlen bei „leichtem" Diabetes klinische Zeichen. Aus diesem Grunde wird nur

Tabelle 5. Diabeteshäufigkeit je nach verwendeten Kriterien[a]

BZ-Kriterien für die Diagnose Diabetes	A 2 Std postprandial > 120 mg%	B 2 Std postprandial > 140 mg%	C Gipfelwert > 180 mg%	D Gipfelwert > 180 mg% + > 120 mg% 2 Std pp.
Diabeteshäufigkeit (% der getesteten Bevölkerung)	16%	7%	36%	21%
Häufung bei Anwendung der strengeren Kriterien (B = 1)	2,3 ×	1	5,1 ×	1,7 ×

[a] Bevölkerung von Bedford (GB), Männer und Frauen über 20 Jahren. Capilläre Plasmaglucose. (Nach JARRET, 1975).

jeder zweite Diabetes diagnostiziert, wenn er nach der Pubertät auftritt. Die Normalwerte des Glucosetoleranztests sind mehr oder weniger arbiträr festgelegt worden. Als normal gilt in der Regel der Mittelwert ± 2 Standarddeviationen. Daraus folgt, daß 95% aller Blutzuckerwerte einer Gruppe arbiträr als normal bezeichnet werden. Je nachdem, wie die Normalwerte festgelegt werden, ändert sich auch die Häufigkeit des Diabetes. So variiert die Diabetesfrequenz in der Bedford-Studie um das Fünffache, je nach Art der für die Diagnose verwendeten Kriterien (JARRET, 1975) (Tabelle 5).

Die Schätzung der Häufigkeit des Diabetes ist bestenfalls eine Approximation. 1–5% aller Menschen werden als Diabetiker bezeichnet. 50% von ihnen bleiben undiagnostiziert.

Die Bezeichnung Diabetes-Häufigkeit beinhaltet zwei Begriffe: 1. das Diabetes-Vorkommen in einer bestimmten Population zu einem gegebenen Zeitpunkt („frequency") und 2. der Diabetes-Befall, d.h. die Entdeckung neuer Fälle während einer bestimmten Zeitperiode („incidence"), welche die Dynamik dieser Krankheit widerspiegelt. Beide Größen beeinflussen sich gegenseitig.

Die Diabeteshäufigkeit wird von endogenen, exogenen, und iatrogenen Faktoren (2) beeinflußt (Tabelle 6). Diese Faktoren wirken nicht immer unabhängig voneinander, z.B. ist die Adipositas fast immer die Folge der Lebensgewohnheiten (exogener Manifestationsfaktor). Die Adipositas kann die diabetische Prädisposition (endogener Faktor) zum Vorschein bringen. In diesem Spannungsfeld hängt die Diagnose Diabetes von der medizinischen Infrastruktur ab (iatrogener Faktor).

Tabelle 6. Wichtigste Faktoren, welche die Diabeteshäufigkeit bestimmen

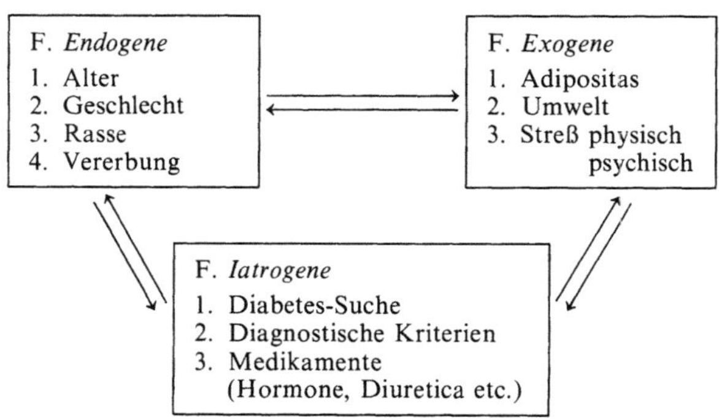

a) Endogene Faktoren

α) *Alter* (Tabelle 6)

Bei beiden Geschlechtern nimmt der Diabetes mit dem Alter zu. Bei mehr als 80% aller Diabetiker wird die Krankheit nach 40 Jahren diagnostiziert. Der Diabetes-Befall ist nach den 40er Jahren fünfmal häufiger als vorher. Während der Diabetes vor dem 15. Lebensjahr selten ist (1 diabetisches Kind auf 2000), erreicht er im 5. Dezennium einen scharfen Gipfel mit ca. 10% der gesamten Population (OSTANDER, 1976), und bleibt dann bis zum 8. Dezennium ungefähr konstant, um nachher sogar eher etwas abzunehmen.

Tabelle 7 zeigt die Verteilung des Diabetes bei verschiedenen Altersgruppen innerhalb einer Population von 2800 Diabetikern in den USA (McDONALD, 1968). Diese Studie von McDONALD ist mehr oder weniger repräsentativ.

β) *Geschlecht*

Vor dem 40. Lebensjahr ist die Diabeteshäufigkeit bei beiden Geschlechtern identisch. Nach dem 40. Lebensjahr ist sie bei der Frau ungefähr um 20% höher als beim Mann. Diese Häufung bei der Frau ist nicht geklärt, könnte aber mit der

Tabelle 7

Alter	Diabeteshäufigkeit (McDONALD, USA, 1968) A Im Vergleich zur gesamten Bevölkerung (100%)	 B Im Vergleich zu allen Diabetikern (100%) von dieser Bevölkerung
< 25 Jahre	0.2%	5%
25–44	0.8%	13%
45–64	3.0%	42%
65–74	6.5%	26%
> 75	5.8%	14%
Gesamtbevölkerung	1.5%	100%

größeren Frequenz der Adipositas (10–20% mehr als bei Männern) zu tun haben.

γ) Rasse

Der Diabetes ist in verschiedenen ethnischen Bevölkerungsgruppen verschieden häufig. Er ist bei den Eskimos in Grönland selten. SAGILD (1966) fand *einen* gesicherten Diabetes auf 4500 getestete Personen. Als anderes Extrem seien die Pima-Indianer in den USA erwähnt, wo die Diabeteshäufigkeit 40% betragen soll (SIEVERS, 1966). Die Juden scheinen zweimal häufiger an Diabetes zu erkranken als alle anderen Völker im Westen (USA, England etc.). Allerdings gibt es auch innerhalb der jüdischen Bevölkerung große Unterschiede. So sind die Juden aus Mittel- und Osteuropa (Aschkenasim) häufiger diabetisch als die Juden aus Süd- und Osteuropa (Sephardim). Diese rassischen Unterschiede sind auch sehr schön dokumentiert in der Studie von DALES u. Mitarb. (1974). In einem Kollektiv von 104000 Personen, bei denen 1 Std nach Gabe von 75 g Glucose der Blutzucker gemessen wurde, war dieser bei den Schwarzen um 12% niedriger als bei den Weißen und den Orientalen des gleichen Landes.

δ) Die Vererbung

Der Diabetes kommt in gewissen Familien gehäuft vor: Er ist in der Familie eines Diabetikers zwei- bis fünfmal häufiger als in der Familie eines Stoffwechselgesunden. Diese familiäre Häufung weist auf genetische Faktoren, obschon auch exogene Faktoren daran beteiligt sein können. Um die Milieufaktoren und die genetischen Faktoren auseinanderzuhalten, wurde die Diabeteshäufigkeit bei 1eiigen und 2eiigen Zwillingen gemessen. Die meisten Zwillinge lebten nicht im gleichen Milieu. Diese Studien ergaben eine 2–3mal häufigere Konkordanz bei 1eiigen Zwillingen (45–100%) als bei 2eiigen Zwillingen (3–37%). Damit war die Bedeutung der Vererbung klar aufgedeckt. Wir wissen allerdings noch nicht, was eigentlich vererbt wird, und wie der Diabetes zustande kommt. In bezug auf den Vererbungsmodus gibt es viele Hypothesen (ZONANA, 1976): einfache, recessiv-autosomale Vererbung, dominante Vererbung, dominante Vererbung mit unterschiedlicher Penetranz, multigenetische Vererbung.

Die Uneinigkeit in bezug auf die Vererbung des Diabetes mellitus läßt sich durch verschiedene Teilfaktoren erklären: 1. basieren alle diese genetischen Studien auf dem Phenotypus anstatt auf dem Genotypus, welcher es erlauben würde, die genetische Prädisposition zu erfassen; 2. blieb bei den meisten Studien über die Vererbung des Diabetes mellitus die Art des Diabetes unberücksichtigt. Es hat sich indessen gezeigt, daß der Vererbungsmodus verschieden ist, je nachdem ob ein Diabetiker Insulin benötigt oder nicht.

ε) Insulinabhängiger Diabetes: HLA-Antigene und virale Infektionen

Beim insulinbedürftigen Diabetiker erklärt die hereditäre Komponente allein die Krankheit nicht, weil ja nur 50% 1eiige Zwillinge konkordant diabetisch sind (TATTERSALL, 1972). Zudem unterscheidet sich der insulinabhängige jugendliche Diabetes genetisch vom Erwachsenen-Diabetes. So finden sich z.B. beim jugendlichen insulinabhängigen Diabetes Zellmembran-Antigene des HLA-Systems, welche dem 6. Chromosom zuzuordnen sind, stark gehäuft im Vergleich zur restlichen Bevölkerung incl. Erwachsenen-Diabetes (NELSON u. Mitarb., 1975; MORRISS u. Mitarb., 1976; SCHERNTHANER, 1976; CUDWORTH u. Mitarb., 1976). Es handelt sich um die Antigene HLA-B8 und B_W15. Im Gegensatz dazu ist das Antigen HLA-B7 weniger häufig als in der übrigen Bevölkerung. Die Rolle dieser Zelloberflächenantigene ist nicht bekannt. Vielleicht erhöhen sie die Empfindlichkeit der B-Zellen des Pankreas auf virale Infektionen. Gewisse Virusinfektionen (Mumps, Coxsackie B4, congenitale Rubeolen) (MAUGH, 1975) scheinen dem Ausbruch eines Diabetes mellitus oft voranzugehen. Frisch entdeckte jugendliche Diabetiker haben oft hohe Antikörpertiter gegen Viruskrankheiten. Zudem verläuft der Diabetes-Befall parallel zu gewissen Viruskrankheiten. Nur frisch entdeckte jugendliche Diabetiker haben hohe JgG-Antikörpertiter gegen B-Zellen (LENDRUM, 1975), so daß eine Autoimmunkrankheit der B-Zellen denkbar ist.

Es scheint, als ob der insulinbedürftige jugendliche Diabetiker nicht nur wegen seiner genetischen Prädisposition allein, sondern wegen einer sich auf diese Prädisposition aufpfropfenden exogenen Krankheit (vielleicht viraler Natur) an Diabetes mellitus erkrankt.

ζ) Insulinunabhängiger Diabetes: Vererbung, Adipositas und Alter

Vererbungsfaktoren scheinen beim nicht-insulinbedürftigen, nicht-ketotischen Erwachsenen-Diabetes eine wichtigere Rolle zu spielen als beim insulinbedürftigen, jugendlichen Diabetes (TATTERSALL u. PYKE, 1972). Dies beweist die 100%ige Konkordanz des Diabetes bei 1eiigen Zwillingen mit nach dem 45. Lebensjahr diagnostiziertem, nicht-insulinbedürftigen Diabetes (NELSON, 1976). Während sich Vererbung und Manifestationsfaktoren beim insulinabhängigen Diabetes gleich welchen Alters nicht unterscheiden, können beim insulinunabhängigen Diabetes 2 verschiedene Formen der genetischen Übertragung unterschieden werden, je nachdem ob der Diabetes beim Jugendlichen oder beim Erwachsenen auftritt (Tabelle 8). Der seltene, nicht-insulinbedürftige jugendliche Diabetes (MODY: Maturity Onset Diabetes of Young People, FAJANS, 1976) tritt mit einer sol-

Tabelle 8. Hypothesen betreffend Vererbung der verschiedenen Formen des Diabetes

		Insulinabhängiger Diabetes		Nicht-insulinabhängiger Diabetes	
		beim Jugendlichen	beim Erwachsenen	beim Jugendlichen (MODY)[a] 3	beim Erwachsenen
Konstanz der genetischen Übertragung (Konstanz bei eineiigen Zwillingen)		+ ~50%	+ ~50%	+ + + ?	+ + ~100%
Wahrscheinlicher Vererbungsmodus		poligenetisch multifaktoriell	poligenetisch multifaktoriell	dominant?	poligenetisch multifaktoriell
Möglicher auslösender Faktor		Virusinfektion	Virusinfektion	wahrscheinlich keiner	Adipositas Alter
Antigene	HLA-B_8, BW_{15}, DW_3, DW_4	↑	↑	$=\Delta^1$	$=\Delta^2$
	HLA-B_7, DRW_2 DW_2	↓[4]	↓[4]	?	$=\Delta^4$
Antikörper	antiviral	+ +	+ +	?	–
	Anti-B-Zelle	+ +	+ +	?	–

[a] MODY: Maturity Onset Diabetes of Young People (TATTERSALL and FAJANS, 1975)
$=\Delta$: Frequenz identisch wie beim Stoffwechselgesunden; ? = nicht bekannt; 1. NELSON (1976); 2. CUDWORTH (1976); 3. FAJANS (1976); 4. LUDWIG (1976).

chen Familienhäufung auf, daß eine dominante Vererbung wahrscheinlich ist. Bei 85% dieses Diabetestyps ist ein Elternteil ebenfalls Diabetiker. Beim insulinpflichtigen jugendlichen Diabetiker hingegen findet sich nur bei 11% ein diabetischer Elternteil. Beim MODY sind keine exogenen Faktoren bekannt, auch keine Virusinfektionen, was ihn ebenfalls vom insulinpflichtigen jugendlichen Diabetiker unterscheidet.

Beim insulinunabhängigen Altersdiabetes sind „auslösende" Faktoren, das Alter und die Adipositas, besonders wichtig. Die Korrelation zwischen Obesitas und Diabetes-Befall ist hoch signifikant (s.S. 218). Bei Menschen mit mehr als 25% Übergewicht ist der Diabetes dreimal häufiger als bei normalgewichtigen Personen. Bei 50% Übergewicht ist die Wahrscheinlichkeit eines Diabetes etwa 12mal größer (US Public Health Survey 1959–1961).

Es ist nicht sicher, ob die Adipositas nur beim genetisch Prädisponierten zum Diabetes führt. SIMS u. Mitarb. (1973) haben freiweillige normale Versuchspersonen gemästet. Am Anfang des Experiments waren alle normalgewichtig und hatten eine normale Glucosetoleranz. Die Hyperalimentation führte zu einem Übergewicht von 120% des Idealgewichts. Zu diesem Zeitpunkt hatten die meisten Individuen gewisse Störungen des Glucose- und Fettstoffwechsels. Bei Übergewicht ist Insulin weniger wirksam, und die Insulinkonzentration ist im Blut nüchtern und nach Mahlzeiten erhöht. Dieser Hyperinsulinismus ist eindeutig die Folge und nicht die Ursache der Adipositas (ASSIMACOPOULOS u. JEANRENAUD, 1976). Zudem ist bei den Adipösen die Dynamik der Insulinsekretion gestört. Die Insulinsekretion ist oft verzögert, die Insulinwerte bleiben 3–4 Std nach der Glucoseeinnahme erhöht und erklären die Tendenz zu Hypoglykämien und reaktiver Hyperphagie.

η) Genetische Beratung

Mit Ausnahme des nicht-insulinpflichtigen jugendlichen Diabetes (MODY) bei dem der Vererbungsmodus wahrscheinlich dominant ist, wissen wir zu wenig über die Vererbung, als daß wir uns mit Gewißheit über die Wahrscheinlichkeit auslassen könnten, mit der Kinder von Diabetikern ebenfalls an Diabetes erkranken werden. Dies, weil die genetische Übertragung der Krankheit nicht klar ist und weil wir die auslösenden Faktoren nicht kontrollieren können. Im Falle des jugendlichen Diabetes sind dies Viruskrankheiten, im Falle des Erwachsenen-Diabetes vor allem das Alter und Übergewicht.

Die Diabetesvererbung auf die Kinder bleibt in jedem Falle ein Schreckgespenst für alle Ehepaare, von denen eines oder gar beide einen Diabetes haben. Der behandelnde Arzt ist deshalb zu einer vernünftigen und doch sachlichen Information verpflichtet. Leider kommt es immer wieder vor, daß Diabetiker falsch informiert werden, indem der Diabetes als eine recessive Krankheit deklariert wird, und daß alle Kinder diabetisch werden, wenn beide Eltern Diabetiker sind. Die Studie der Joslin Klinik (BALLY, 1977) hat eindeutig gezeigt, daß dies falsch ist: die Kinder von 206 diabetischen Eltern wurden untersucht. Das mittlere Alter dieser Kinder von altersdiabetischen Eltern war 38 Jahre. Nur gerade 7% dieser Kinder waren zu diesem Zeitpunkt Diabetiker (1% insulinbedürftig, 6% insulinunabhängig). Obschon also der Diabetes 7mal gehäuft ist bei Kindern eines diabetischen Ehepaares, so bleibt der Diabetes-Befall immer noch relativ klein. Er ist noch kleiner, wenn nur 1 Elternteil einen Diabetes hat. Wenn ein Diabetes sich bei einem solchen Kind entwickeln wird, dann in 80% der Fälle erst nach dem 30. Lebensjahr. Wenn wir also vom prospektiven Diabetes-Befall der Kinder von Diabetikern sprechen, so meinen wir nicht kindlichen Diabetes. Dies ist sehr wichtig, weil viele diabetische Elternpaare zu Unrecht glauben, daß ihre Kinder im Kindesalter diabetisch werden.

b) Exogene Faktoren

α) Die Umwelt

Soziologische, kulturelle und zivilisatorische Gegebenheiten beeinflussen das Entstehen des Diabetes ganz wesentlich. Der Diabetes-Befall wird gefördert durch die mechanisierte Zivilisation mit sitzender Lebensgewohnheit, die permanente Überernährung und den larvierten Streß. Diese Beziehungen werden augenfällig, wenn ganze ethnische Gruppen und Völker ihre Umgebung wechseln. So gab es bei den jemenitischen jüdischen Nomaden eine Diabetesexplosion, als sie nach Israel zogen und seßhaft wurden. Genauso ging es den Zulus in Afrika, als sie in die Städte einwanderten, und den Pima-Indianern, als sie in gewissen Reservaten in USA angesiedelt und seßhaft wurden. Bei allen diesen Beispielen standen folgende kausale Faktoren im Vordergrund: generell vermehrte Nahrungsaufnahme, Alkohol und Saccharose, verminderte körperliche Aktivität, permanenter psychischer Streß.

β) Streß

Der Streß ist eine Adaptationsreaktion des Organismus auf eine aggressive Umgebung. Diese Adaptationsreaktion des Organismus wird vom endokrinen- und Nervensystem kontrolliert. Fast alle Hormone machen mit, außer Insulin. Das Insulin mit seinen anabolen Effekten (Proteinsynthese, Glykogenese, Lipogenese) wirkt der Freisetzung energetischer Substrate während akutem Energiebedarf, der durch einen Streß hervorgerufen wird, entgegen. Alle sog. Streßhormone widersetzen sich der Wirkung des Insulins. Die antiinsulinäre Wirkung der Hormone interferiert mit der Insulinwirkung auf verschiedenen Ebenen (Abb. 10). Wenn der Stoffwechselgesunde während einem Streß nicht hyperglykämisch wird, ist das auf die kompensatorische Wirkung und die vermehrte Sekretion von Insulin zurückzuführen. Während unter normalen Bedingungen die Insulinsekretion pro Tag 30–50 Einheiten beträgt, kann sie unter extremen Streßbedingungen (Polytraumatismus, Verbrennungen) bis auf 500 Einheiten pro Tag ansteigen. Im folgenden sind verschiedene Streßformen angeführt, welche einen vorbestehenden Diabetes verschlechtern, einen latenten Diabetes in ein manifestes Stadium versetzen und beim Stoffwechselgesunden die Insulinproduktion zum Zwecke der Erhaltung der Normoglykämie erhöhen.

Physischer Streß: Trauma, Frakturen, schwere körperliche Anstrengung, Infektionen, Fieber, Operationen etc.

Psychischer Streß: Angst, Examina, familiäre oder professionelle Konfliktsituationen, Trauer etc. Die Beobachtungen während des 2. Weltkrieges haben allerdings gezeigt, daß trotz extremem psychischem Streß sich der Diabetes-Befall signifikant verminderte, offenbar wegen der „vernünftigen" Ernährung. Der psychische Streß scheint sich nur dann diabetogen auszuwirken, wenn gleichzeitig andere Faktoren mitwirken, wie körperliche Inaktivität, Adipositas, Hyperalimentation und genetische Prädisposition.

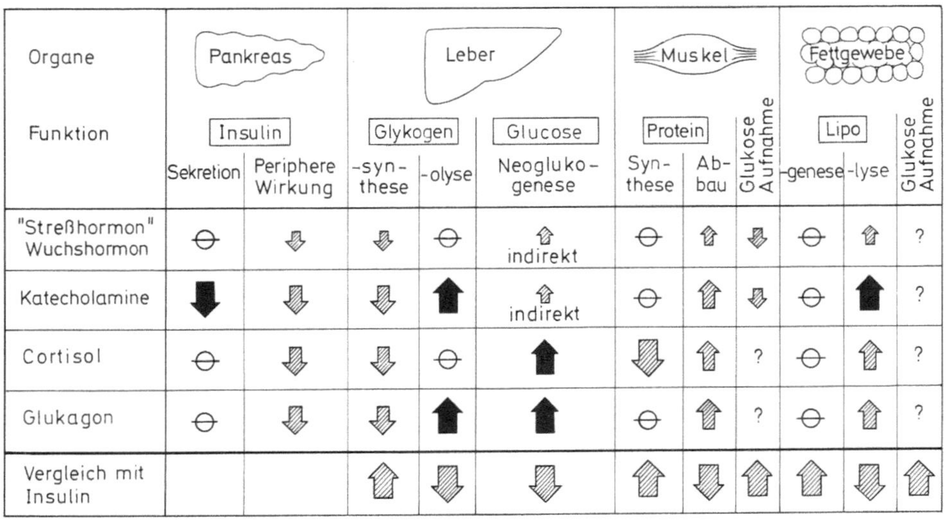

Organe	Pankreas		Leber			Muskel			Fettgewebe		
Funktion	Insulin		Glykogen		Glucose	Protein			Lipo		
	Sekretion	Periphere Wirkung	-synthese	-olyse	Neoglukogenese	Synthese	Abbau	Glukose Aufnahme	-genese	-lyse	Glukose Aufnahme
"Streßhormon" Wuchshormon	⊖	⇩	⇩	⊖	⇧ indirekt	⊖	⇧	⇩	⊖	⇧	?
Katecholamine	⬇	⇩	⇩	⬆	⇧ indirekt	⊖	⇧	⇩	⊖	⬆	?
Cortisol	⊖	⇩	⇩	⊖	⬆	⇩	⇧	?	⊖	⇧	?
Glukagon	⊖	⇩	⇩	⬆	⬆	⊖	⇧	?	⊖	⇧	?
Vergleich mit Insulin			⇧	⇩	⇩	⇧	⇩	⇧	⇧	⇩	⇧

Abb. 10. „Streßhormone" und ihre anti-insulinäre Wirkungen

Endokrine Streßsituation: Schwangerschaft, Hypercortizismus, Akromegalie, Phäochromocytom, Hyperthyreose.

c) Iatrogene Faktoren

α) Qualität der Suche nach Diabetes

Da selbst in Ländern mit hohem medizinischem Standard nur die Hälfte der Diabetiker als solche erkannt sind, hängt die Diabeteshäufigkeit weitgehend von der diagnostischen Aggressivität ab. Eine Diabetes-Suchaktion, die sich diagnostisch auf die Glucosurie beschränkt, ist viel weniger wirkungsvoll, als eine solche, bei der die Blutglucose eine oder zwei Stunden postprandial gemessen wird. Eine steigende Diabeteshäufigkeit kann auch auf eine Verbesserung der Diagnostik zurückzuführen sein.

β) Diagnostische Kriterien

Die fehlende Übereinstimmung in bezug auf die diagnostischen Kriterien erklärt, weshalb die Häufigkeit des Diabetes von einer zur anderen Studie so verschieden angegeben wird. Die in Tabelle 15 gezeigten Daten illustrieren, wie sehr die Häufigkeit des Diabetes eine Funktion der diagnostischen Kriterien ist. Je tiefer die Blutzuckergrenze angesetzt wird, desto weniger wird die Diagnose spezifisch für den Diabetes sein. Je höher die Blutzukkerlimite angesetzt sind, desto mehr fragliche Diabetiker werden der Gruppe der Stoffwechselgesunden zugeordnet.

γ) Medikamentöse Faktoren

Die Verwendung gewisser Medikamente läßt den Diabetes-Befall stark ansteigen. Vor allem die Glucocorticoide sind diabetogen, aber auch die weiblichen Geschlechtshormone, insbesondere die Oestrogene und die Anticonceptiva. Diuretica, insbesondere Thiacide, sind ebenfalls diabetogen. Sie wirken zum Teil über eine Kaliumverarmung, die zur Insulinsekretionsstarre führt. Die β-Blocker vermindern in vitro die Insulinsekretion. In der Praxis ist die diabetogene Wirkung der β-Blocker allerdings sehr schwach, weil sie gleichzeitig die hyperglykämische und lipolytische Wirkung der Katecholamine vermindern. Diese antidiabetischen Effekte kompensieren gewissermaßen den erstgenannten diabetogenen Effekt.

10. Einteilung der Diabetes-Stadien

Die vielen für die verschiedenen Diabetes-Stadien verwendeten Bezeichnungen sind für den Allgemeinpraktiker und den Diabetologen selbst verwirrend. Diese Verwirrung ist darauf zurückzuführen, daß pathogenetische Konzepte für die Definierung der verschiedenen Stadien fehlen. Die häufige Nomenklatur nimmt Rücksicht auf Behandlungsart, Erscheinungsform des Diabetes, Art der Dekompensation, Labilität der Stoffwechsellage und schließlich auf die Symptomatologie (Tabelle 9).

Bevor es zum vollständigen Insulinmangel kommt, durchschreitet der Diabetiker mehrere Stadien der Stoffwechselentgleisung.

a) Potentieller Diabetes oder Prädiabetes

Auch dieser Begriff ist nicht ganz klar. Gemeint sind jene Individuen, die noch keinen Diabetes haben, deren Chance einen zu bekommen aber besonders groß ist. Es handelt sich um 1eiige Zwillinge von Diabetikern, Kinder deren beide Eltern diabetisch sind, Kinder mit einem diabetischen Elternteil und familiärer Belastung des anderen, und schließlich nicht-diabetische Frauen, die Kinder über 4,5 kg Geburtsgewicht lebend oder tot geboren haben. Der Begriff Prädiabetes gewann an Bedeutung, als SIPERSTEIN (1968) eine Verdickung der Basalmembran der Capillaren bei prädiabetischen Individuen mit normaler Glucosetoleranz aber schwerer Diabetesbelastung in der Familie nachwies. Die Diagnose Diabetes mellitus kann in Gegenwart eines normalen Blutzuckertagesprofils oder einer normalen Glucosebelastung nicht gestellt werden.

Die Bezeichnung potentieller Diabetes oder Prädiabetes sollte wenn möglich vermieden werden, 1. weil der Diabetes-Befall bei den obengenannten Individuen viel geringer ist als früher angenommen (z.B. nur 7% bei Kindern eines diabetischen Elternpaares) (BALLY, 1977) und 2. weil gemäß neuen klinischen und biochemischen Untersuchungen die Hyperglykämie und die anderen diabetischen Stoffwechselstörungen für die Verdickung der Basalmembran und damit für die Spätkomplikationen verantwortlich sind.

Merke: Für die Engländer (British Diabetes Association, FITZGERALD, 1964) bedeutet der Terminus technicus „Prediabetes" etwas anderes: die normoglykämische Periode, welche auf eine vorübergehende diabetische Stoffwechselentgleisung folgen kann. Engländer bezeichnen also eine nichtdiabetische Frau, welche während einer Schwangerschaft einen Diabetes hatte und dann in die Remission kam, als Prädiabetikerin.

b) Latenter, chemischer oder subklinischer Diabetes

Diese drei Synonyma werden für eine Form von Diabetes verwendet, bei der der Blutzucker nur während der Glucosebelastung auf zu hohe Werte ansteigt. Der Nüchternblutzucker ist normal, ebenso die postprandialen Blutzuckerwerte (allerdings häufig an der oberen Grenze der Norm).

Tabelle 9. Klassifikation der verschiedenen Diabetesformen

	Diabetestypus (Dm)		
Insulin-Behandlungsart		Nicht-insulinbedürftig	insulinbedürftig
Patienten (nach Häufigkeit)		Erwachsenen-Dm	jugendlicher Dm
Konstitution (nach Häufigkeit)		adipöser Dm	magerer Dm
Metabolische Tendenz während Entgleisungen		hyperglykämisch – nicht-ketotischer Dm	zur Ketoacidose neigender Dm
Tägliche BZ-Schwankungen		stabiler Dm	labiler Dm
Symptomatologie (Polyurie, Polydipsie)	asymptomatischer Dm		symptomatischer oder klinischer Dm
Blutzucker	chemischer latenter subklinischer Dm } *	klinischer Dm	klinischer Dm
nüchtern	normal	N → +	+ → +++
post-prandial	normal	++ → +++	++ → +++
Glucosebelastung	anormal	+++ (unnötig)	+++ (unnötig)

Metabolische Korrelationen und Häufigkeit der Komplikationen

Stoffwechselentgleisung			Schweregrad
Komplikationen			
– *kurzfristig*			
Hypoglykämien	∅	± → ∅	+ → +++
Ketoacidose	∅	∅ → ∅	++ → +++
– langfristig	±	+++	+++
			Zeit →

* Synonyma.

Der subklinische Diabetes wird deshalb mit der Glucosebelastung diagnostiziert. Dieser Test muß deshalb bei Verdacht auf Diabetes durchgeführt werden.

Merke: Der chemische Diabetes beim Menschen ist nicht zu verwechseln mit dem experimentellen Diabetes bei Tieren, welcher durch eine chemische Substanz wie Alloxan oder Streptozotozin erzeugt wird.

c) Asymptomatischer Diabetes

Dieser Begriff wird für Diabetiker verwendet, welche keine Beschwerden haben, bei denen aber die postprandialen Blutzuckerwerte oder der Nüchternblutzucker pathologisch sind.

d) Klinischer oder manifester Diabetes

Jeder behandlungsbedürftige Diabetiker gehört zu dieser Gruppe. Die Hyperglykämie ist konstant, zuerst postprandial, später auch nüchtern. *Eine Glucosebelastung erübrigt sich für die Diagnose.* Die Patienten haben oft Polyurie und Polydipsie. Im Laufe der Zeit kann der Diabetes „schwerer" und insulinbedürftig werden. Dieser Übergang kann beim Kind sehr rasch innerhalb Wochen erfolgen oder viele Jahre in Anspruch nehmen, wie bei gewissen Erwachsenen-Diabetikern. Obschon bei der Mehrzahl der Diabetiker die Stoffwechsellage sich mit der Zeit eher verschlimmert, kann auch das Gegenteil der Fall sein. So kann ein Diabetiker nach Gewichtsabnahme normoglykämisch werden, ein frisch entdeckter insulinbehandelter Diabetiker vorübergehend eine Remission durchlaufen und insulinunabhängig werden (s.S. 781).

e) Nicht-insulinabhängiger Diabetes

Dies ist die häufigste Form des Diabetes (ca. 65% der gesamten diabetischen Population). Der betroffene Patient ist meistens erwachsen und adipös, daher die Bezeichnung „Erwachsenen-Diabetes" oder „adipöser Diabetes". Diese Diabetiker werden in erster Linie mit einer Reduktionsdiät behandelt. Diese Diabetes-Form gibt es auch – allerdings viel seltener – beim Kind: *Maturity Onset Diabetes of Young People* (s.S. 722). Diese Form des Diabetes ist eindeutig verschieden vom insulinbedürftigen Diabetes beim Kind. Diese Kinder (MODY) werden nur ganz selten insulinbedürftig.

f) Insulinabhängiger Diabetes

Diese Diabetesform findet sich vor allem beim Jugendlichen, daher die Bezeichnung juveniler Diabetes. Viele erwachsene Diabetiker mit dem juvenilen Typ benötigen aber ebenfalls eine Insulintherapie. Bei dieser Diabetesform entwickelt sich rasch eine Ketose wegen Insulinmangel, daher die Bezeichnung „Diabetes vom ketotischen Typus". Vor der Insulinära (Abb. 2) und im Gegensatz zum „diabète gras" wurde der insulinbedürftige Diabetes auch als „diabète maigre" bezeichnet. Für die Behandlung des insulinbedürftigen Diabetikers braucht es von seiten des Patienten sehr viel Vorsicht und Disziplin. Von diesem Gesichtspunkt aus ist der insulinbedürftige Diabetes ein „schwerer" Diabetes. Die Komplikationen sind jedoch nicht häufiger als beim Erwachsenen-Diabetes, der mit Diät allein oder mit Diät zusammen mit oralen Antidiabetica eingestellt ist. Der insulinbehandelte Diabetiker hat oft starke Schwankungen des Blutzuckers. Wenn die Blutzuckerschwankungen trotz Diät und Insulin weiterbestehen, spricht man vom „labilen" Diabetes.

11. Diagnose und Differentialdiagnose

Mit Ausnahme der schweren Stoffwechselstörung mit Polyurie und Polydipsie ist der Beweis eines Diabetes schwierig. Die Diagnose des Diabetes beruht immer noch auf dem Nachweis der Hyperglykämie. Der Blutzucker wird nicht nur durch das Insulin beeinflußt, und die Hyperglykämie allein sagt noch nicht viel aus über die Ursache der Stoffwechselentgleisung. Dieser Punkt ist bei der Diagnose des Diabetes besonders zu berücksichtigen. In vielen Situationen hat nämlich die Hyperglykämie überhaupt nichts zu tun mit einem genetischen Diabetes. Ein „falscher" Diabetes kann bei Lähmungen, Hyperalimentation, längerem Fasten, physischem und psychischem Streß und bei der Verabreichung gewisser Medikamente vorkommen. Es gilt auch die Methode der Blutzuckerbestimmung genau zu beachten. In Ermangelung besserer Kriterien ruht die Diagnose des Diabetes mellitus immer noch auf 1. der Hyperglykämie und 2. dem Beweis, daß die Hyperglykämie keine andere Ursache hat.

Mikrovasculäre Komplikationen können bei der Diagnose helfen. Die Basalmembran kann bereits wenige Jahre nach der Manifestation des Diabetes verdickt sein. Erst nach 10 bis 15 Jahren wird die Mikroangiopathie klinisch relevant und erfaßbar. Am spezifischsten für den Diabetes ist die Retinopathie mit Gefäßneubildung, während Mikroaneurysmen auch bei anderen Krankheiten selten gefunden werden. Die Glomerulosklerose ist eine histologische Diagnose. Was die Neuropathie anbelangt, so kann die diabetische Ätiologie nur durch Ausschluß anderer Ursachen mit Sicherheit bestimmt werden.

a) Wann soll ein Diabetes gesucht werden?

Die Diagnose des Diabetes ist einfach bei Polyurie, Polydipsie, Müdigkeit und Gewichtsverlust. Eine Glucosurie über 2 g-% mit Acetonurie ist praktisch pathognomonisch. Hingegen muß ein Diabetes gesucht werden bei einer suggestiven Anamnese, bei gewissen diskreten Symptomen und Befunden bei der klinischen Untersuchung. Eines oder mehrere der in Tabelle 10 in der Spalte Anamnese und Klinik beschriebenen Elemente veranlassen die gezielte Suche nach einem Diabetes. In der Mehrzahl der Fälle klagen die Patienten weder über Polyurie noch Polydipsie. Ihr Diabetes ist also beinahe noch asymptomatisch.

b) Glucosebestimmung im Blut und im Urin

Der Blutzucker ist in der Capillare und in der Vene verschieden und im Vollblut tiefer als im Plasma. Außerdem ist die Blutzuckerbestimmungsmethode zu beachten. Mißverständnisse bei der Interpretation von Grenzwerten sind häufig darauf zurückzuführen, daß der Arzt diese methodischen Gegebenheiten nicht kennt oder nicht berücksichtigt.

α) Venöser versus capillärer Blutzucker

Die capilläre Blutzuckermessung ist einfach und praktisch. Zwei Faktoren beschränken ihren Wert: 1. sind viele Standardisierungen der Blutzuckerkurve mit venösem Blut ausgeführt worden (besonders in USA); 2. ist die arteriovenöse Glucose-Differenz während der Glucosebelastung nicht konstant. Der arterielle bzw. capilläre Blutzucker ist während der Blutzuckerbelastung um 20–40 mg-% höher als der venöse Blutzucker (Tabelle 11; BONVIN, 1977). Das Insulin ist für die arteriovenöse Blutzuckerdifferenz verantwortlich. Nüchtern und 4 Std nach dem Essen sind capillärer und venöser Blutzucker wieder ungefähr gleich. Die arteriovenöse Differenz 1 und 2 Std nach oraler Glucosebelastung ist von Individuum zu Individuum und bei derselben Person von Test zu Test verschieden, so daß kein allgemein gültiger Korrekturfaktor eingeführt werden kann.

β) Blutzucker versus Plasmazucker

Aus technischen Gründen der Automatisierung wird die Glucose heute vorwiegend im Plasma gemessen. Die Plasmaglucose ist etwas höher als der Blutzucker, weil sich die Glucose in den Erythrocyten nur in der wäßrigen Phase verteilt. Bei einer Konzentration von 1 mg Glucose pro 1 ml Wasser erhält man im Blut folgende Glucosewerte:

	Wasser konzentration	Glucose mg/100 ml
Plasma	93%	93
Vollblut (Hämatokrit 50%)	83%	83
rote Blutkörperchen	73%	73

Tabelle 10. Diabetes-Suche bei Fehlen von Polyurie, Polydipsie und Gewichtsverlust

Sparte	Anamnese	Klinik
Vererbung	Familienanamnese	
Habitus	Übergewicht, Gewichtsverlust	Adipositas, Gewichtsverlust
Allgemein-zustand	Müdigkeit, vorzeitiges Altern, Depression, Amnesie	Asthenie, Depression, Gedächtnisschwäche
Nahrungs-zufuhr	Polyphagie Postprandiale Hypoglykämie	Postprandiale Müdigkeit, Schwitzen, Zittern, Müdigkeit 2 bis 3 Std nach dem Essen
Schwangerschaft	*Mutter*: Hydramnion, Schwangerschaftstoxikose, wiederholte Aborte, Schwangerschaftsdiabetes *Kind*: Tod in utero, Tod kurz nach der Geburt, Geburtsgewicht über 4 kg, Hypoglykämie in der neonatalen Periode, hyaline Membranen	
Haut	Pruritus, Infektionen, Nekrobiose	Vulvitis, Balanitis, Intertrigo, Acne, Absceß Nekrobiose
Herz-Kreislauf-System	Angor, Claudicatio: vorzeitige Arteriosklerose, Herzinfarkt Arterielle Hypertonie	*Arteriosklerose:* cerebral: Schwindel, Schwund des Frischgedächtnis, Bewußtseinsverlust Myokard: Angina pectoris untere Extremitäten: Claudicatio, Gangrän, arterielle Hypertonie
Auge	Plötzliche Störung des Visus, vorzeitiger Cataract, Glaukom	Refraktionsanomalien Mikroaneurismen, Gefäßneubildung und Retinablutungen Cataract Glaukom
Motorische Funktion	Schwierigkeiten bei Ausstrecken der Hände, Arthrose des Sprunggelenks, Myasthenie	Dupuytrensche Kontraktur, Arthropathie von Charcot, Myasthenie
Nervensystem	Sensibilitätsverlust der unteren Extremitäten Myasthenie (vor allem proximal) Orthostatischer Schwindel Impotenz, Frigidität	Unbemerkte Ulcera mit Infektionen (Mal perforans) Verminderte Oberflächen- und Tiefensensibilität, Amyotrophie (v.a. Quadriceps und Interossei) Orthostatische Hypotonie Fehlende Erektion, Frigidität
Stoffwechsel-störungen	Eruptive Xanthome, Xanthome der Sehnen, Gicht	Hyperlipidämie (Xanthome) Hyperuricämie, Gicht

Tabelle 11. Unterschied zwischen capillärem und venösem Blutzucker während der oralen Glucosebelastung. (Nach BONVIN, 1977)

Zeit	0	30′	60′	120′	180	240′
Capillärer Blutzucker % über dem venösen Blutzucker	*+3%*	*+22%*	*+28%*	*+28%*	*+16%*	*+5%*
1 SD	±2	±4	±5	±5	±4	±3

Diese Differenzen sind konstant und erlauben folgende Korrektionsfaktoren: Die Plasmaglucose ist ungefähr 10% höher als die Glucose im Vollblut. Umrechnungsfaktor: Glucose im Vollblut = Plasmaglucose × 0,9 bzw. Plasmaglucose = Glucose im Vollblut × 1,1.

c) Methoden der Blutzuckerbestimmung

Der Blutzucker variiert je nach Methode der Messung. Der tiefste und „richtigste" Blutzuckerwert wird enzymatisch gemessen (Hexokinase, Glucose-Oxydase). Mit einer Methode, die auf dem Reduktionsvermögen der Glucose basiert, werden etwas höhere Werte gemessen (+5 mg-% mit der Methode von SOMOGY-NELSON, +10 mg-% mit der Methode mit Ferricyanid). Mit den enzymatischen Methoden wird nur die Glucose gemessen, deshalb die Bezeichnung „wahre" Glucose. Mit den Reduktionsmethoden werden auch andere reduzierende Zucker mitgemessen (Fructose, Galactose), welche aber unter normalen Umständen nur sehr wenig ausmachen (Tabelle 12).

Semiquantitative Papierstreifen-Methoden (Dextrostix, Haemo-Glucotest). Diese Methoden sind

Tabelle 12. Blutzuckerbestimmungsmethoden

Bestimmungsmethode	Chemisches, Reagenz	Blutzuckeränderung gegenüber der „wahren Glucose“	Qualität der Methode
1. Reduktionsmethode	Farbstoff	+5 mg-%	Sehr gute Methode, mit der nur „Zucker“ gemessen werden.
Somogyi-Nelson	Kupfer		
Hoffmann-Autoanalysator	Ferricyanid	+10 mg-%	Falsch hohe Werte bei: Haemolyse, Ikterus, Urämie. Bei diesen Zuständen Somogyi-Nelson- oder enzymatische Methode anwenden.
O'toluidin	Orthotoluidin	Ähnlich wie „wahre Glucose“	Gute Methode
2. Enzymatische Methode	Enzym	„Wahre Glucose“	Absolut spezifische Methode, die die tiefsten Blutzuckerwerte ergibt.
Glucose-Oxydase Hexokinase	Glucose-Oxydase Hexokinase		

semiquantitativ, bei Notfällen jedoch sehr nützlich (hypoglykämisches Koma). Mit Hilfe eines optischen Meßgeräts (Eyetone, Reflomat) wird eine ausgezeichnete Präzision erreicht bis zu Blutzukkerwerten im Bereich von 200 mg-%. Nur große Vorsicht, Präzision und der tägliche Umgang mit diesen Geräten garantieren eine große Reproduzierbarkeit. Deshalb sind sie auch nicht geeignet für diagnotische Zwecke.

Der Blutzucker wird meistens noch in mg-% angegeben. Die Umrechnung von mg-% in mmol/l:

Glucose: MG 180

$$\text{Blutzucker: mmol/l} = \frac{\text{Blutzucker in mg-\%}}{18}$$

$$\text{Blutzucker: mg-\%} = \text{Blutzucker mmol/l} \times 18.$$

Es wäre wünschenswert, wenn in Zukunft wie bei den meisten anderen blutchemischen Bestimmungen auch der Blutzucker in mmol/l angegeben würde. Im klinischen Bereich hat sich allerdings die Angabe des Blutzuckers in mmol/l noch nicht durchgesetzt.

d) Glucosurie

Die Glucosurie kann mit zwei prinzipiell verschiedenen Testen gemessen werden.

α) Reduktionsproben (Benedict, Clinitest)

Diese Reaktionen basieren auf der Oxydation von Kupfersulfat durch die Glucose. Sie sind nicht glucosespezifisch, sondern erfassen auch Galactose, Fructose und Lactose. Wenn reduzierende Substanzen im Urin in größeren Mengen vorhanden sind (Ascorbinsäure, Chloral, Penicillin, Streptomycin, Salycilsäure), können diese Proben falsch positive Resultate ergeben.

β) Enzymatische Tests: Glucose-Oxydase (Diastix, S-Glucotest, Tes-Tape)

Diesen Tests liegt die Oxydation von Glucose durch die Glucoseoxydase unter Bildung von Gluconsäure und H_2O_2 zugrunde. H_2O_2 oxydiert seinerseits einen Farbstoff. Die Glucose-Oxydase-Methode ist mehr oder weniger spezifisch für Glucose. Wenn größere Mengen reduzierender Substanzen im Urin vorhanden sind, wie z.B. Ascorbinsäure, kann die Reaktion *falsch negativ* ausfallen.

γ) Die Nierenschwelle

Die Nierenschwelle bezeichnet den Blutzuckerwert, von dem an Glucose im Urin ausgeschieden wird. Die Ausscheidung von Glucose im Urin hängt von drei Faktoren ab: 1. von der Glucosekonzentration im Primärharn bzw. im arteriellen Blut, 2. von der glomerulären Filtration, bzw. Menge Primärharn, und 3. von der tubulären Glucoserückresorptions-Kapazität. Glucose erscheint im Urin, wenn die glomeruläre Glucosefiltration die tubuläre Glucoserückresorptions-Kapazität überschreitet. Bei normaler Nierenfunktion beträgt die Nierenschwelle ungefähr 170–190 mg-%. Kinder haben eine eher niedrige Nierenschwelle (160–170 mg-%). In der zweiten Hälfte der Schwangerschaft ist die glomeruläre Filtration erhöht. Damit sinkt die Nierenschwelle manchmal bis auf 100 mg-%. Bei schwangeren Diabetikerinnen ist Vorsicht geboten, weil eine Glucosurie auch bei Normoglykämie weiterbestehen kann. Die Nierenschwelle steigt mit dem Alter an. Sie beträgt bei 50jährigen ca. 190 mg-% und steigt bei 65jährigen bis auf 220 mg-% an (Mohnike, 1967). Mit 80 Jahren kann die Nierenschwelle bis auf 250 mg-% ansteigen. Wahrscheinlich ist die Verminderung

Tabelle 13. Urinzuckerbestimmung: Bedeutung der verschiedenen Urinportionen nach Zeiten für die Einstellung des Diabetes

Diabetesform	Urinsammlung	Zeit der Urinsammlung	Ordentliche Einstellung[a]	NB
Insulinunabhängig	Ersturinportion	2 Std post-prandial	Wenn > $^3/_4$ aller Proben negativ sind (2 Proben/Tag)	Falsch tiefe Glucosewerte im Urin wegen erhöhter Nierenschwelle
	24-Std-Urin	→	Wenn < 5% der eingenommenen KH im Urin ausgeschieden werden pro 24 Std	
Insulinabhängig	2. Urinportion frischer Urin	– *nüchtern* – *vor dem Essen*	Wenn > 60% der Urinproben glucosefrei sind oder nur Spuren enthalten (3 Proben/Tag)	Bester Test für den labilen Diabetes. Hier zählt die Anzahl glucosefreier Proben mehr als die Quantität der ausgeschiedenen Glucose
	24-Std-Urin	→	Wenn < 10% der eingenommenen KH im Urin ausgeschieden werden pro 24 Std	Bei sehr labilem Diabetes nicht gut brauchbar, da eine relativ gute Einstellung mit beträchtlicher Glucosurie einhergehen kann
	Fraktionierte Urinproben über 24 Std	*4 Proben:* 1. Frühstück – Mittagessen 2. Mittagessen – Nachtessen 3. Nachtessen – Schlafen 4. Schlafen – Frühstück		Nützlich um herauszufinden, zu welcher Tageszeit der Diabetes besser eingestellt werden muß

[a] Nur bei normaler Nierenschwelle.

der glomerulären Filtration dafür verantwortlich. Beim älteren Diabetiker kann ein relativ hoher Blutzucker ohne Glucosurie einhergehen. Bei diesen Patienten fehlen Polyurie und Polydipsie trotz Stoffwechselentgleisung.

δ) Die renale Glucosurie

Von einer renalen Glucosurie sprechen wir, wenn bei eindeutig normalen Blutzuckerwerten Glucose im Urin ausgeschieden wird. Bei der renalen Glucosurie ist die tubuläre Rückresorption der Glucose gestört. Ein allgemein anerkannter Zusammenhang zwischen renaler Glucosurie und Diabetes mellitus besteht nicht.

In welchen Urinportionen und wann soll die Glucose bestimmt werden? Drei Methoden sind sinnvoll. Alle drei orientieren uns über die Stoffwechselkontrolle während verschiedener Zeitintervalle (Tabelle 13).

ε) Frischurin oder Zweiturin-Portion

Es handelt sich um $^1/_2$-Std-Portionen nach vollständiger Entleerung der Blase. Die Glucosurie spiegelt den Blutzucker während dieser halben Stunde wider. Die Urinzucker-Messung $^1/_2$ Std vor dem Frühstück ist besonders beim insulinspritzenden Diabetiker nützlich. Das Resultat zeigt, ob das verabreichte Insulin bis am Morgen wirkt.

ζ) Fraktionierte Urinportionen

Es handelt sich um Sammlungen während mehrerer Stunden. Die Glucosurie spiegelt den mittleren Blutzucker während der ganzen Periode wider. Die Nierenschwelle kann auf diese Art und Weise nicht ermittelt werden. Dies wird oft vergessen und stiftet Verwirrung bezüglich der Nierenschwelle. Die Glucosurie im 2-Std-Urin nach dem Essen gibt beim nicht-insulinabhängigen Diabetiker einen guten Einblick in die Qualität der Stoffwechselkontrolle.

η) Der 24-Std-Urin

Zur Einstellung eines insulinabhängigen Diabetes eignen sich vier Urinportionen: 1. Frühstück bis Mittagessen, 2. Mittagessen bis Abendessen, 3. Abendessen bis Schlafen, 4. Schlafen bis Frühstück. So läßt sich feststellen, wann Glucose ausgeschieden wird. Danach wird Typ und Dosis des Insulinpräparates adaptiert.

Die Kenntnis der *Glucosurie pro 24 Std* ist immer nützlich. Vorsicht bei der Interpretation ist in zwei Situationen angezeigt: bei niedriger Nierenschwelle (Kinder, Schwangerschaft) und bei sehr labilen Diabetikern, bei welchen hyperglykämische Phasen kurzfristig zu massiver Glucosurie führen, obschon der Diabetes sonst relativ gut eingestellt ist. In Tabelle 13 sind verschiedene Arten der Urinsammlung festgehalten, nach ihrer Eignung für die Einstellung verschiedener Diabetiker.

ϑ) *Acetonurie* (Acetest, Keturtest)

Nitroprussidnatrium reagiert mit Acetessigsäure unter Bildung von Amino-Essigsäure und einer charakteristischen violetten Färbung. Nitroprussidnatrium reagiert nicht mit β-Hydroxybuttersäure und nur schwach mit Aceton. Bei gleichzeitig bestehender Milchsäureacidose kann der Acetest falsch negativ ausfallen. Wegen der Verschiebung des Quotienten NADH/NAD zugunsten von NADH wird auch der Quotient zwischen Acetoacetat und β-OH-butyrat zugunsten des letzteren verschoben (MARLISS, 1970).

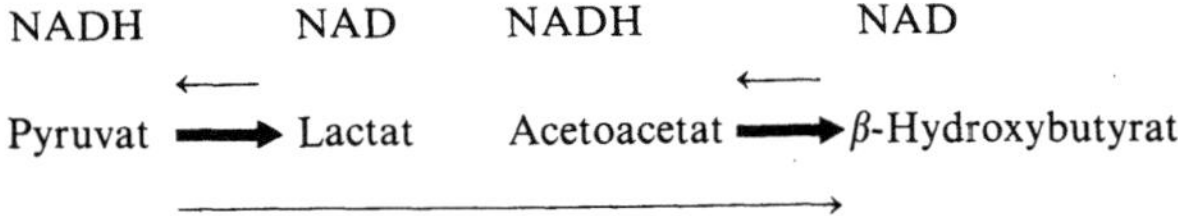

Bei allen Fällen mit einem stark positiven Acetest im Urin müssen auch Ketokörper im Blutplasma gesucht werden. Nur bei der diabetischen Ketoacidose findet sich ein + + + Acetest (Tabelle 14).

e) Der orale Glucosetoleranztest

Es gibt verschiedene Methoden, die Glucosetoleranz des Organismus zu testen: die orale Glucosebelastung, die intravenöse Glucosebelastung und den Glucosecortisontoleranztest.

Der Wert der oralen Glucosebelastung für die Diagnose des Diabetes mellitus muß vorsichtig beurteilt werden. Viele gesunde Individuen sind fälschlicherweise wegen dieses Testes als Diabetiker abgestempelt worden. Es gibt viele Gründe für eine falsch positive Bewertung. Ein einzelner pathologischer Wert darf unabhängig von den anderen Werten nie als definitiv diagnostisch für den Diabetes gewertet werden. Wie aus Tabelle 15 ersichtlich ist, sollte die Diagnose Diabetes nur dann gestellt werden, wenn mindestens drei Blutzucker-

Tabelle 14. Acetonurie und Acetonämie in verschiedenen Stoffwechselsituationen

Stoffwechselsituation	Ketokörper	
	Urin	Plasma
Diabetes mellitus:		
Gute Einstellung	0	0
Entgleisung:		
1a. Mittelschwer	+ +, + + + (1/2–2%)	0 oder Spuren
1b. Schwer	+ + + (>2%)	0 oder Spuren
1c. „Hyperosmolares Koma“	+ + + (>2%)	0 oder Spuren
2a. „Ketoacidose“	+ + + !	+ + + !
2b. Ketoacidose plus Milchsäureacidose	+ +, + + +	+ → + +
Kein Diabetes:		
Milchsäureacidose	0 oder Spuren	0
Fasten	0 → + + +	0 oder Spuren
Fieber	0 → + +	0 oder Spuren
Urämie	0 → + +	0 oder Spuren

Tabelle 15. Orale Glucosebelastung

	FAJANS und CONN (1)		American Diabetes Association (2)		US Public Health Service (WILKERSON) (3)		
Dosis	1,75 g/kg Idealgewicht		40 g/m²		100 g		
Obere Grenzwerte der Plasmaglucose	mg/100 ml	mmol/Liter	mg/100 ml	mmol/Liter	mg/100 ml	mmol/Liter	Werte
0 min	–	–	115	6,4	130	7,2	1
60 min	185	10,3	185	10,3	195	10,8	1/2
90 min	160	8,9	165	9,2	–	–	–
120 min	140	7,8	140	7,8	140	7,7	1/2
180 min	–		–	–	130	7,2	1
Diagnose eines Diabetes wenn:	alle 3 Werte höher sind		die Nüchternglucose oder 3 Werte höher sind		2 Werte höher liegen		

– = keine Vergleichswerte. (1) Ann. N.Y. Acad. Sci. *82*, 208 (1959). (2) Diabetes *18*, 299 (1969). (3) J. Chron. Dis. *13*, 6 (1961).

werte über der Norm liegen. Ein zweiter Grund besteht in der ungenügenden Vorbereitung des Patienten auf diesen Test. Schließlich ist in vielen klinischen Situationen der Blutzucker hoch, läßt aber nicht auf einen genetischen Diabetes schließen.

α) Indikationen für die orale Glucosebelastung

Es gibt zwei wichtige Voraussetzungen für die Bewertung der oralen Glucosebelastung. Die sog. Normalwerte, die heute als Referenz dienen (FAJANS u. CONN, 1959; WILKERSON & US Public Health Service, 1961; Amer. Diabetes Association, 1969) wurden nicht unter „Normalbedingungen" erhalten. Diese Glucosetoleranzteste wurden bei jungen gesunden Erwachsenen unter 40 Jahren ambulant durchgeführt. Erwiesenermaßen spielen jedoch Alter, körperliche Aktivität, Gesundheitszustand und viele andere Faktoren (Medikamente) eine wichtige Rolle für die Glucosetoleranz (Tabelle 16). Im weiteren dürfen orale Glucosebelastungen bei Patienten, die bereits eindeutig diabetische Blutzuckerwerte im Tagesprofil zeigen, nicht durchgeführt werden. Bei einem Individuum mit erhöhtem Nüchternblutzucker ist es sinnlos, eine Glucosetoleranz durchzuführen, weil ja der erhöhte Nüchternblutzucker bereits ein sicheres und fortgeschrittenes Zeichen der diabetischen Stoffwechselstörung ist. Die Indikation der Glucosebelastung ist daher beschränkt. Sie erlaubt die Diagnose eines chemischen Diabetes bei Personen mit einem normalen Blutzuckertagesprofil, bei denen aber ein subklinischer Diabetes vermutet wird (Tabelle 10).

β) „Hyperglykämische" Faktoren, Kontraindikationen gegen die orale Glucosebelastung

Gewisse exogene Faktoren verschlechtern die Glucosetoleranz. Die nachstehenden Faktoren sind Kontraindikationen gegen die Durchführung einer Glucosebelastung. Nach Ausschluß dieser Faktoren sollte sich beim Stoffwechselgesunden die Glucosetoleranz wieder normalisieren.

γ) Diätetische Faktoren

Eine Reduktionsdiät, insbesondere eine Reduktionsdiät mit Einschränkung der Kohlenhydrate kann auch beim Stoffwechselgesunden die Glucosetoleranz verschlechtern. Eine pathologische Glucosetoleranz kommt bei Personen vor, die aus lauter Angst, es könnte bei ihnen ein Diabetes diagnostiziert werden, weniger Kohlenhydrate zu sich nahmen. Bei Stoffwechselgesunden verbessert eine Kohlenhydrat-reiche Diät die Glucosetoleranz. Vor der Durchführung der Glucosetoleranz sollten deshalb während drei Tagen 200–300 g Kohlenhydrate täglich verabreicht werden.

Übermäßiger Tee- und Kaffeekonsum am Tage vor der Glukosetoleranz kann die Werte verfälschen.

δ) Körperliche Aktivität

Körperliche Inaktivität, insbesondere vollständige Immobilisierung vermindern die Kohlenhydrattoleranz. Der Glucosetoleranztest ist deshalb bei akut Kranken kontraindiziert, und sollte im Prinzip nur bei ambulanten Patienten durchgeführt werden.

ε) Intercurrente Krankheiten und Traumata

Jeder schwere physische Streß (intercurrente akute Krankheiten, schwere Traumata) vermindert die Glucosetoleranz. Ein gutes Beispiel dafür ist der Herzinfarkt. DATEY u. Mitarb. (1967) haben folgendes gezeigt: 65% aller Individuen mit akutem Herzinfarkt hatten eine pathologische Glucosetoleranz. Ein Monat später hatten nach den gleichen Kriterien beurteilt nur noch 30% aller Patienten eine pathologische Glucosetoleranz. Chirurgische Interventionen, Frakturen, Verbrennungen führen ebenfalls zu einer verminderten Kohlenhydrattoleranz. Man kann nie lange genug warten nach einer solchen Krankheit (1–2 Monate nach Heilung) bevor eine wirklich repräsentative Glucosetoleranzkurve erwartet werden kann.

ζ) Psychischer Streß

Ein Glucosetoleranztest sollte bei einem Patienten, der vor kurzem einen schweren Schock erlitten hat, nicht durchgeführt werden.

Tabelle 16. Altersbedingte Erhöhung des Blutzuckers (mg/100 ml)

Mittelwert = $\bar{x}$	148	161	171	180	186	190	193	177
+SD ($\bar{x}$+2 DS)[b]	41 *230*	43 *250*	45 *260*	47 *275*	50 *285*	53 *300*	52 *300*	49 *275*
Zahl	1198	5622	8693	10032	8166	4575	1403	39689
Alter	15–19	20–29	30–39	40–49	50–59	60–69	70–79	15–79

[a] Venöse Plasmaglucose 1 Std nach 75 g Glucose per os (Autoanalysator Ferricyanid, 39689 Amerikaner).
[b] ($\bar{x}$+2 DS) = Statistische Definition der oberen Normgrenze. Die Werte wurden auf die nächsten 5 mg auf- oder abgerundet.

η) Endokrine Überfunktionen

Die meisten endokrinen Überfunktionssyndrome gehen mit einer pathologischen Glucosetoleranz einher, am häufigsten die Akromegalie, das Phäochromocytom, der Hypercortizismus und die Thyreotoxikose. Wegen der insulinantagonistischen Wirkung dieser Hormone (Abb. 10) kann die Glucosetoleranzkurve erst nach Heilung der Grundkrankheit beurteilt werden. Es hat sich allerdings herausgestellt, daß viele Patienten, die während der Krankheit eine eindeutig pathologische Glucosetoleranz aufwiesen, später einen „echten" Diabetes entwickeln werden. Solche Patienten sind nach Ausheilung der endokrinen Krankheit weiter zu überwachen.

ϑ) Schwangerschaft und orale Contraceptiva

Bei der Schwangerschaft kommen besonders nach dem 2. Trimester antiinsulinäre Hormone der Placenta zum Zuge. Der Schwangerschafts-Diabetes verschwindet in der Regel nach der Geburt, kommt aber wieder zum Vorschein bei den folgenden Schwangerschaften. In der Folge entwickelt eine signifikante Anzahl dieser Frauen einen Diabetes. Im ersten Schwangerschafts-Trimester verbessert sich in der Regel die Glucosetoleranz bei Diabetikerinnen. Gelegentlich normalisieren sich der Nüchternblutzucker und sogar die Glucosetoleranz. In den späteren Phasen der Schwangerschaft kommt der Diabetes wieder zum Vorschein.

Orale Contraceptiva können ebenfalls zu einer Verschlechterung der Glucosetoleranz führen. Bei solchen Patientinnen ist ein Diabetes gesichert, wenn der Glucosetoleranztest einen Monat nach Absetzen der Medikamente noch immer pathologisch ist.

ι) Medikamentöse Verminderung der Glucosetoleranz

Solche Medikamente sollten spätestens drei Tage vor der Glucosebelastung abgesetzt werden (Steroide, Diuretica der Thiacidgruppe).

κ) Medikamentöse Verbesserung der Glucosetoleranz

Wenn man bei einem mit Sulfonylharnstoffen behandelten Individuum an der Diagnose Diabetes mellitus zweifelt, so müssen diese mindestens drei Tage vor der Durchführung des Glucosetoleranztestes abgesetzt werden (bei Chlorpropramid eine Woche). Wenn sich die gleiche Frage bei einem insulinbehandelten Diabetiker stellt, ist der Glucosetoleranztest am ersten Tage nach Absetzen des Insulins durchzuführen. Der Blutzucker muß genau überwacht, und Insulin wieder verabreicht werden, sobald die Hyperglykämie gesichert ist. Monoaminooxydasehemmer und β-Blocker können die Glucosetoleranz beeinflussen. Sie sollten für die korrekte Durchführung des Tests ebenfalls abgesetzt werden.

λ) Die Durchführung des oralen Glucosetoleranztestes

Die Vorbereitung des Patienten und die Kontraindikationen sind weiter oben erwähnt. Die Glucosemenge ist leider nicht einheitlich. Sie schwankt zwischen 50 und 100 g für Patienten über 50 kg. Die amerikanische Diabetesgesellschaft empfiehlt 40 g Glucose pro m^2 Körperoberfläche. Diese Dosis entspricht ungefähr 1 g Glucose pro kg Körpergewicht. In Amerika wird häufig 100 g Glucose verwendet. Diese hohe Glucosedosis wird nicht immer gut vertragen und die osmotische Wirkung der Glucose kann Nausea und selten auch Durchfälle auslösen. Solche Reaktionen lassen sich jedoch vermeiden, wenn man folgende Vorsichtsmaßnahmen einhält: 1) Glucosekonzentration unter 25%; 2) kalte Temperatur der Lösung (5–6° C); 3) Geschmackskorrektur mit Zitronensaft. Die Lösung muß innerhalb 5 min getrunken werden. Der Test dauert 3 Std. Er kann auf 5 Std verlängert werden, falls reaktive hypoglykämische Reaktionen zur Diskussion stehen. Der Blutzucker wird nüchtern, $^1/_2$ Std, 1 Std, 2 Std und 3 Std nach Beginn der Glucoseeinnahme bestimmt. Wie auf Tabelle 15 ersichtlich, gibt es keinen „offiziellen" 30-min-Blutzuckerwert. Die Blutentnahmen erfolgen venös. Während dem Test sitzt oder liegt der Patient ruhig. Er ißt nichts, trinkt weder Tee noch Kaffee und raucht nicht.

μ) Beurteilung der oralen Glucosebelastung (Tabelle 15)

Der Blutzucker darf nur unter Berücksichtigung der Methodik interpretiert werden; venös oder capillär, Vollblut oder Plasma, Blutzuckerbestimmungsmethode (s. oben). Die Kriterien der Blutzuckerbeurteilung beruhen auf rein statistischen Grundlagen und haben *keinen* absoluten physiologischen oder biochemischen Stellenwert. Die oberen Normgrenzen wurden arbiträr festgesetzt aus Mittelwert + 2 Standarddeviationen (× + 2 DS). Aus rein statistischen Gründen müssen deshalb 2,5% der Bevölkerung diabetische Werte haben. Die Interpretation wird noch dadurch erschwert, daß die als Referenz dienenden Gruppen untersuchter Personen relativ klein waren (einige 100 im Maximum) und meistens junge, „gesunde" und familiär nicht mit Diabetes belastete Personen ausgewählt wurden (SIPERSTEIN, 1975). Diese Blutzuckerwerte nach oraler Glucosebelastung haben auch Geltung als „postprandiale Blutzucker". Es ist unnütz und schädlich für den Patienten, orale Glucosebelastungen zu erdulden, wenn schon der Nüchternblutzucker erhöht ist, oder postprandiale Blutzuckerwerte pathologisch sind. Hingegen ist die orale Glucosebelastung *der diagnostische Test* für den chemischen Diabetes. In der Frühphase des Diabetes sind Remissionen möglich. Deshalb wechseln beim gleichen Individuum normale Glucosebelastungskurven mit pathologischen ab (McDonald, 1971). Die Diagnose des Diabetes mellitus wird nur gestellt, wenn mindestens drei Blutzuckerwerte pathologisch sind (Tabelle 13). Gewisse Autoren empfehlen die Blutzuckerwerte nüchtern 1, 2 und 3 Std nach der Glucoseeinnahme zusammenzuzählen. Wenn die Summe 600 mg-% (venöse Plasmaglucose) überschreitet, wird die Diagnose Diabetes gestellt. Der Nüchternblutzucker ist ein ausgezeichnetes diagnostisches Kriterium. Allerdings ist der erhöhte Nüchternblutzucker ein relativ spätes Zeichen in der Evolution des Diabetes. Normale Nüchternblutzuckerwerte schließen einen Diabetes nicht aus.

ν) Einfluß des Alters auf die Glucosetoleranz

In mehreren Studien wurde eine eindeutige Verminderung der Glucosetoleranz mit dem Alter und zwar schon ab 20 Jahren gezeigt. Die Studie von Dales u. Mitarb. (1974) illustriert dies bei 40000 Individuen. Die Blutzuckerwerte bewegen sich in der gleichen Größenordnung wie bei Unger (1957) und Hayner (1965). Verwendet man die klassischen Kriterien (mittlerer Blutzucker einer Population + 2 DS) als obere Limite der Norm, so erhält man erstaunlich hohe Werte. Die Verminderung der Glucosetoleranz im Alter hat wahrscheinlich zwei Ursachen: 1. verminderte körperliche Aktivität, 2. relative Verminderung der Muskelmasse bei Vermehrung des Fettgewebes. Besonders bei alten Leuten ist es wichtig, daß sie vor dem Test genügend Kohlehydrate zu sich nehmen. Während sich der Nüchternblutzucker im Alter nicht verändert, steigt der postprandiale Blutzucker 1 und 2 Std nach dem Essen um ca. 10 mg pro 10 Jahre an (Andres, 1971). Bis zum Alter von 40 dürfen die Referenzwerte in Tabelle 15 verwendet werden. Oberhalb 40 Jahren kann das Normogramm von Andres (1971) für den postprandialen Blutzucker von 2 Std benützt werden (Abb. 11).

f) Der intravenöse Glucosetoleranztest (Abb. 12)

Die Vorbereitung des Patienten und die Kontraindikationen sind dieselben wie bei der oralen Glucosebelastung. Der intravenöse Test ist vor allem bei Patienten mit einer Magen-Darm-Funktionsstörung indiziert: Gastrektomie, Malabsorption etc. Der intravenöse Glucosetoleranztest ist für die Diagnose des Diabetes mellitus viel weniger geeignet als die orale Glucosebelastung, weil die intravenöse Verabreichung nicht physiologisch ist, indem sie die gastrointestinalen Faktoren, welche für die Insulinsekretion wichtig sind, nicht mitberücksichtigt.

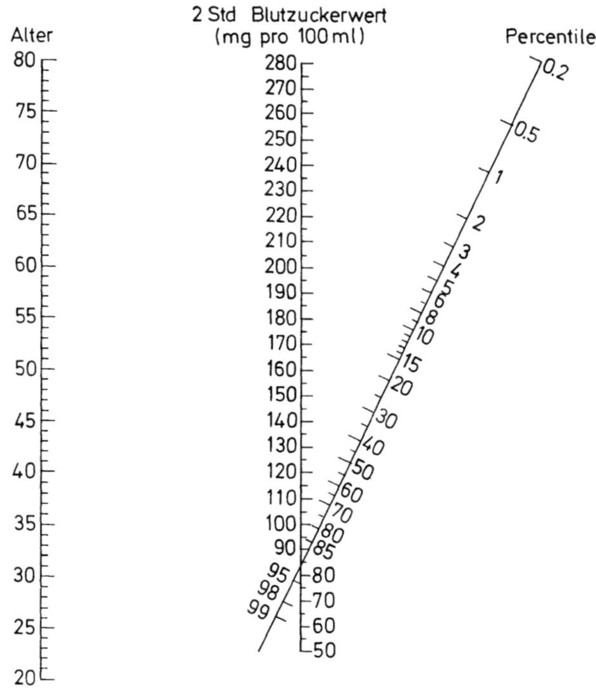

Abb. 11. Normogramm der Blutzuckerverteilung 2 Std nach oraler Belastung mit 100 g Glucose aufgeschlüsselt nach dem Alter. [Nach Andres, R.; Med. Clin. N. Amer. **55**, 835–846, (1971).] Die Verteilung in Percentilen erlaubt den Vergleich des Individuums mit seiner Altersgruppe. Ein Blutzucker entsprechend der 5% Percentile bedeutet, daß 95% aller Altersgenossen einen tieferen Blutzucker haben

Altersgruppe	Bedeutung der Percentile		
	Diabetes	Diabetes-Verdacht	Normal
40–49	0–4	5–8	9 oder mehr
50–59	0–5	6–10	11 oder mehr
60–69	0–6	7–12	13 oder mehr
70 und mehr	0–7	8–14	15 oder mehr

Die i.v. Glucosebelastung ist jedoch „praktisch". Sie ist nach 1 bis 2 Std beendet, und als Resultat erhält man einen einzigen Wert, nämlich den Glucoseassimilationskoeffizienten KG, welcher den prozentualen Abfall des Blutzuckers während einer Minute bezeichnet.

α) Ausführung der intravenösen Glucosebelastung

0,5 g Glucose pro kg Körpergewicht werden intravenös innerhalb von 5 min als 40%ige Lösung injiziert. Die venösen Blutentnahmen erfolgen 0, 5, 10, 20, 30, 45 und 60 (selten 90 und 120) min nach der Injektion.

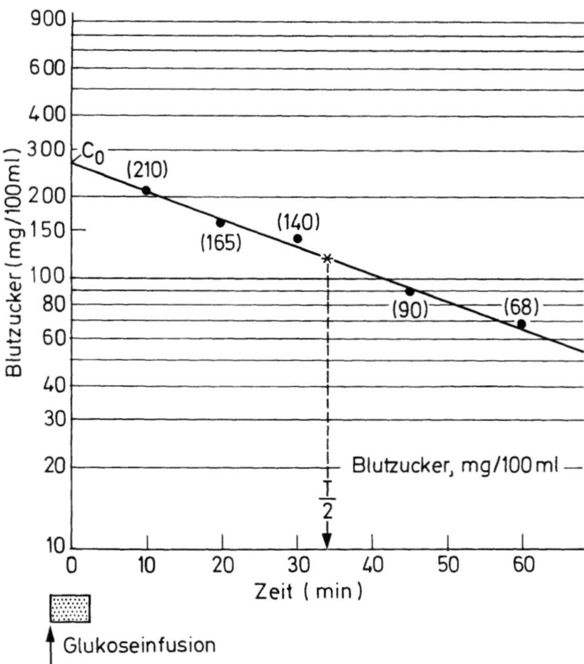

Abb. 12. Intravenöse Glucosebelastung. 1. Blutzucker semilogarithmisch auftragen. 2. Eine Gerade durch die BZ-Werte legen. 3. C_0 extrapolieren (266 mg-%). 4. C_0 durch 2 teilen $= \frac{C}{2} =$ 133 mg-%. 5. $\frac{C}{2}$ aufzeichnen, dann $\frac{T}{2}$ bestimmen = 34 min. Berechnung von $K = \frac{0{,}693}{34\,\text{min}} \times 100 = \frac{69{,}3}{34\,\text{min}} = 2{,}04\%$ pro Minute = BZ-Abfall in % pro Minute

β) Interpretation

Für die Bestimmung des KG ist der 60-min-Wert ausschlaggebend. Abb. 12 zeigt, wie der KG berechnet wird. LUNDBAEK (1962) nimmt Werte des KG über 1,1 als normal an, solche unter 0,95 als eindeutig diabetisch und Werte zwischen 0,95 bis 1,1 als suspekt. Der KG nimmt mit dem Alter ab, um 0,11 pro 10 Jahre. Der Mittelwert bei nichtdiabetischen Individuen schwankt zwischen 1,5 und 2.

g) Glucosecortisontoleranztest

FAJANS und CONN (1954) haben eine orale Glucosebelastung beschrieben, welche durch die Vorbehandlung mit Cortison künstlich in den pathologischen Bereich geschoben wird. Dieser Test hat sich in der Praxis nicht bewährt und bleibt ein Forschungsinstrument.

h) Der intravenöse Tolbutamidtest

Der Tolbutamidtest wurde 1958 von UNGER und MADISON beschrieben. Er basiert auf der blutzuckersenkenden Wirkung des Tolbutamids, welches die B-Zellen zur Insulinsekretion stimuliert. Der

Tabelle 17. I.v. und oraler Tolbutamidtest. (Blutzucker in % des Nüchternblutzuckers)

	0′	20′	30′
1 g Tolbutamid i.v.			
normal	100%	< 75%	
grenzwertig	100%	75–85%	< 75%
diabetisch	100%	> 85%	> 75%
2 g Tolbutamid p.o.			
normal	100%	< 80%	< 70%
diabetisch	100%	> 80%	> 75%

Blutzucker sinkt beim Diabetiker weniger stark ab als beim Normalen. Auch für diesen Test muß der Patient gemäß den obigen Kriterien vorbereitet werden, und die Kontraindikationen sind zu berücksichtigen. Für die Diagnose des Diabetes mellitus ist der intravenöse Tolbutamidtest weniger empfindlich als der orale Glucosetoleranztest (Tabelle 17).

E. Die Therapie des Diabetes mellitus

J. PH. ASSAL und E.R. FROESCH

Eine ausgeglichene Stoffwechsellage läßt sich nur durch den gleichzeitigen Einsatz verschiedener therapeutischer Mittel erreichen: die Diät, Medikamente (Insulin, orale Antidiabetica), körperliche Aktivität und vor allem eine gründliche Instruktion. Einzeln sind diese therapeutischen Maßnahmen unwirksam. Sogar dem besten Diabetologen gelingt es nicht, einen Diabetiker mit Insulin allein einzustellen, wenn der Patient seine Diät nicht einhält und nichts von seiner Krankheit versteht.

Entscheidend für die gute Einstellung ist die Diät. In Wirklichkeit stoßen wir hier auf besondere praktische Schwierigkeiten, weil nur ein kleiner Teil der Diabetiker die Diät konstant einhält. Insulin hat das Leben von Millionen Diabetikern gerettet. Wegen seiner ausgeprägten Stoffwechselwirkung ist Insulin schwierig und mit Vorsicht zu handhaben, und der Diabetiker muß darüber genau Bescheid wissen.

Nachdem die zuerst mit viel Enthusiasmus begrüßten oralen Antidiabetica nun bereits seit 25 Jahren verwendet werden, stellen sich heute viele therapeutische und ethische Probleme. Diese Medikamente schützen den Patienten nicht vor kardiovasculären Komplikationen und haben leider zu einer Vernachlässigung der Diätinstruktion von seiten der Ärzte und damit zu Diätfehlern des Patienten geführt. Die Indikationsstellung für orale Antidiabetica ist in den letzten Jahren eingeschränkt und präzisiert worden.

Auch das Problem der täglichen körperlichen Aktivität muß heutzutage neu überdacht werden, da eine solche am Arbeitsplatz oft kaum mehr möglich ist.

Trotz der vielen Verbesserungen der Instruktions- und Behandlungsmöglichkeiten des Diabetes bleiben Arbeitsunterbrüche und Hospitalisationen bei dieser Krankheit gehäuft. Immerhin hat LEONA MILLER (1972) aus Los Angeles feststellen können, daß ihre bestinstruierten Patienten nicht häufiger hospitalisiert wurden als Nichtdiabetiker und auch am Arbeitsplatz nicht häufiger ausfielen.

Entscheidend für die Kontrolle des Diabetes ist das Können des Arztes und das Verständnis und Wollen des Patienten. Beide sind voneinander abhängig. Eine gute Kontrolle läßt sich nur erreichen, wenn der Arzt bereit ist, seine Patienten zu führen und ihr Wissen bezüglich Diabetesdiät, Medikamente und körperliche Aktivität regelmäßig zu überprüfen.

Tabelle 18. Nüchtern-Blutzucker bei Diabetikern, Mittelwerte, SD und Variationskoeffizient (4–12 Werte pro Patient). BG = mg/100 ml

	Anzahl Patienten	Mittelwert ± SD	Variationskoeffizient SD = % des Mittelwertes
I. Stoffwechselgesunde	22	72 ± 2	3%
		*	*
II. Diabetiker			
A. mit Diät allein	22	119 ± 29	19%
		*	NS
B. mit oralen Antidiabetica	11	163 ± 23	23%
		NS	*
C. Insulinbehandlung	22	164 ± 84	51%

* $p < 0.001$. I Vs II B & II C.

1. Beurteilung der diabetischen Stoffwechsellage

Obwohl die diabetische Stoffwechselstörung den Kohlenhydrat-, Fett- und Eiweißstoffwechsel betrifft, berücksichtigen wir zur Hauptsache den Glucosestoffwechsel als metabolischen Parameter der Insulinwirkung. Die Bestimmung des Blut- und Urinzuckers gehört zu den einfachsten und raschesten Labormethoden. Die Therapie richtet sich deshalb nach der Information, welche die Blut- und Urinzuckerbestimmungen liefern. Die Interpretation dieser Werte ist allerdings häufig erschwert durch die Labilität der Stoffwechsellage und die Nierenschwelle für Glucose.

a) Blutzucker

Die dem Diabetes inhärente Labilität des Blutzuckers (im Gegensatz zur therapieinduzierten Labilität) ist bei den verschiedenen Diabetesformen unterschiedlich (Tabelle 18). Bei nicht insulinbedürftigen Diabetikern schwankt der Blutzucker zum gleichen Zeitpunkt von Tag zu Tag um weniger als 20%. Beim insulinbehandelten Diabetiker betragen diese Schwankungen bis zu 50%. Dieser Unterschied ist wichtig, denn punktförmige Blutzuckerbestimmungen sagen um so weniger aus über die Stoffwechsellage, je labiler der Diabetiker ist. Unsere Richtlinien bezüglich Blutzucker richten sich nach dem Alter des Patienten. Bei älteren Personen sind wir diesbezüglich großzügiger.

Diät mit oder ohne orale Antidiabetica

Bei Patienten, die mit *Diät allein oder Diät mit oralen Andidiabetica* eingestellt sind, hat der Blutzucker *2 Std nach dem Essen* den größten Aussagewert. Er sollte 140 mg-% nicht übersteigen (venöse Plasmaglucose). Der Nüchternblutzucker sollte in der Regel 110 mg-% nicht übersteigen. Bei insulinbehandelten Diabetikern sind der Nüchternblutzucker und der Blutzucker vor dem Nachtessen besonders wichtig. Der Nüchternblutzucker sollte sich dem Normbereich annähern (100 mg-%). Beim *insulinbehandelten Patienten* ist der Nüchternblutzucker relativ konstant (Tabelle 18) und eignet sich zur Überprüfung der Stoffwechseleinstellung sehr gut. Der Nüchternblutzucker ist auch am einfachsten einzustellen, weil während der Nacht keine körperliche Arbeit geleistet, keine Nahrung aufgenommen wird und seelische Spannungen wegfallen. Schließlich bedeutet ein normaler Nüchternblutzucker, daß während einem Drittel des Tages, d.h. während den Nachtstunden, der Blutzucker im Bereich der Norm war. Der Blutzucker *vor dem Nachtessen* ist ebenfalls wichtig. Er ist zu diesem Zeitpunkt oft relativ tief, da sich die Wirkungen des Depotinsulins und der körperlichen Aktivität superponieren. Der Blutzucker sollte zu dieser Zeit zwischen 90 und 130 mg-% betragen. Es ist sehr nützlich, das Blutzuckerprofil an ein und demselben Tage zu bestimmen. Beim labilen Diabetiker sind Blutzuckerwerte im Verlaufe des Morgens meistens hoch, während der Nüchternblutzucker und der Blutzucker um 17 Uhr in einem günstigeren Bereich liegen. Man muß sich deshalb davor hüten, hohen Blutzuckerwerten um 10 und 11 Uhr zu viel Gewicht beizumessen in bezug auf die Stoffwechselkontrolle des labilen Diabetikers. Der Versuch, die Hyperglykämie zu diesem Zeitpunkt zu normalisieren, scheitert oft an Hypoglykämien während des Nachmittags.

b) Glucosurie (s.S. 726)

Für die Interpretation der Glucosurie müssen zwei Elemente berücksichtigt werden: die Nierenschwelle und die Labilität des Diabetes.

Sehr labile Diabetiker benötigen oft zwei Insulininjektionen am Tage (Abb. 18). Bei solchen Patienten kommen extreme Blutzuckerschwankungen vor. Dementsprechend findet sich häufig eine massive Glucosurie 1–2 Std nach den Mahlzeiten. Bei solchen Patienten sollten die vor dem Essen gelösten Urinportionen glucosefrei sein. Bei Diabetikern vom Erwachsenentyp, die mit Diät allein oder zusammen mit oralen Antidiabetica behandelt werden, sollte der Urin 2 Std nach dem Essen auf Glucose geprüft werden (Tabelle 13).

α) 24-Std-Ausscheidung von Glucose

Die Bestimmung der Glucose im 24-Std-Urin kann nützlich sein, muß aber mit Vorsicht bewertet werden, weil insbesondere beim labilen Diabetiker große Zuckermengen im Urin innerhalb kurzer Zeit ausgeschieden werden können, derweil der Blutzucker zu allen anderen Tageszeiten fast normal sein kann. Bei normaler Nierenschwelle sollte weniger als 10% der eingenommenen Kohlenhydratmenge im 24-Std-Urin verlorengehen. Bei sehr labilen Diabetikern müssen Werte bis zu 15% der eingenommenen Kohlenhydratmenge noch toleriert werden, vorausgesetzt, daß der am Morgen nüchtern gelöste Urin zuckerfrei ist. Letzteres beweist, daß die Einstellung während der Nacht gut ist (Tabelle 11, p. 726).

β) Urinportionen (morgens bis mittags, mittags bis abends, Abend bis Schlafenszeit, Schlafenszeit bis Aufstehen)

Die Bestimmung der Glucose in diesen Urinportionen gibt uns wichtige Hinweise darauf, zu welchem Zeitpunkt die Stoffwechselregulation gebessert werden sollte.

γ) Erst- und Zweiturin-Portionen

(Zweiturinportion = frischer Urin eine halbe Stunde nach der ersten Urinprobe)

Solche Proben sind bei den meisten Diabetikern nützlich, besonders bei sehr labilen Diabetikern. Patienten, welche diese Probe dreimal täglich ausführen, sind gut eingestellt, wenn zwei von drei Proben zuckerfrei sind.

c) Das Wohlbefinden des Diabetikers

Das Wohlbefinden des Diabetikers wird leider allzuoft als Kriterium einer guten Einstellung gewertet. Wohlbefinden pendelt sich immer in dem Stoffwechselzustand ein, in welchem man sich seit einiger Zeit befindet. Unwohlsein stellt sich ein, wenn man sich aus diesem Gleichgewicht begibt. Schlecht eingestellte Diabetiker fühlen sich deshalb manchmal schlecht während der Verbesserung der Stoffwechsellage, und gut eingestellte Diabetiker fühlen sich dann schlecht, wenn der Blutzucker steigt. Wohlbefinden kann also nur bei gut eingestellten Diabetikern als Kriterium einer guten Kontrolle gewertet werden, bei schlecht eingestellten hingegen nicht.

d) Die Stoffwechselkontrolle der Zukunft

Seit Beginn der 70er Jahre ist die Diabetologie in eine neue Ära eingetreten: Eine sich ständig mehrende Anzahl von Arbeiten zeigt eindeutig, daß eine gute Blutzuckereinstellung das Auftreten der Mikroangiopathie und damit der Spätkomplikationen hinauszögern oder gar verhindern kann. Die Bedeutung der Hyperglykämie für die Pathogenese dieser Spätkomplikationen und die Unmöglichkeit, mit den zur Zeit zur Verfügung stehenden Mitteln den Diabetes optimal einzustellen, haben dazu geführt, daß die Richtung der Forschung und Entwicklung immer mehr das „künstliche Pankreas" einerseits und die Transplantation von B-Inselzellen anvisierte. Eine ausgezeichnete Übersicht über dieses Problem stammt von Maugh (1975). Sowohl das künstliche Pankreas wie die Pankreastransplantation und die Transplantation von B-Inselzellen haben experimentell sehr gute Resultate ergeben, obwohl bei der Pankreastransplantation immunologische Probleme die Zeitdauer dieser Versuche limitierten. Ein Diabetiker lebte während zwei Jahren mit einem Pankreastransplantat ohne Zufuhr von exogenem Insulin. Mauer (1975) heilte diabetische Ratten mit implantierten B-Inselzellen. Bei diesen Tieren ließ sich die Mikroangiopathie vermeiden. Verschiedene Gruppen, u.a. Albisser und Liebel in Toronto und Pfeifer in Ulm haben Diabetiker mit dem künstlichen Pankreas ideal eingestellt. Der Blutzucker wird alle 90 sec gemessen und mit Hilfe eines Computers die richtige Insulin- und Glucosedosis verabreicht, so daß eine Normoglykämie besteht. Solche Versuche sind naturgemäß wegen thrombotischen Komplikationen im Zusammenhang mit den Kathetern zeitlich beschränkt. Bessman in Los Angeles und Soeldner in Boston studieren zur Zeit die Möglichkeit, Glucosefühler in Form von Mikroelektroden zu implantieren. Solche Glucosefühler haben bis zu 100 und mehr Tage lang ihre Funktion ausgeübt. Eine miniaturisierte Pumpe für die Insulinapplikation ist von Bessman konstruiert worden. Damit gelingt es, kleinste Menge von Insulin richtig dosiert zu verabreichen. Die Resultate dieser Versuche lassen, allerdings noch in weiter Ferne, erhoffen einen „konstanten", im physiologischen Bereich schwankenden Blutzucker zu erreichen.

Tabelle 19. Durchschnitts- und Idealgewicht Erwachsener

Größe (in Schuhen) cm	Durchschnittsgewicht[a] in Kilogramm (in Hauskleidern)								Idealgewicht[b] in Kilogramm (in Hauskleidern), 25 Jahre und älter		
	15–16 Jahre	17–19 Jahre	20–24 Jahre	25–29 Jahre	30–39 Jahre	40–49 Jahre	50–59 Jahre	60–69 Jahre	leichter Knochenbau	mittelschwerer Knochenbau	schwerer Knochenbau
Männer											
153	44,9	51,7	55,7	58,4	59,7	61,1	62,0	60,7			
154	45,6	52,1	56,2	58,9	60,3	61,6	62,5	61,2			
155	46,3	52,6	56,7	59,5	60,8	62,2	63,1	61,7			
156	47,2	53,2	57,2	60,0	61,3	62,7	63,6	62,2			
157	48,1	53,7	57,8	60,5	61,9	63,2	64,1	62,8	50,5–54,2	53,3–58,2	56,9–63,7
158	49,0	54,3	58,4	61,2	62,5	63,9	64,7	63,3	51,1–54,7	53,8–58,9	57,4–64,2
159	49,9	55,1	59,1	61,9	63,2	64,6	65,2	63,9	51,6–55,2	54,3–59,6	58,0–64,8
160	50,8	55,8	59,9	62,6	63,9	65,3	65,8	64,4	52,2–55,8	54,9–60,3	58,5–65,3
161	51,7	56,5	60,6	63,1	64,7	66,0	66,5	65,1	52,7–56,3	55,4–60,9	59,0–66,0
162	52,6	57,2	61,3	63,7	65,4	66,7	67,2	65,8	53,2–56,9	55,9–61,4	59,6–66,7
163	53,5	58,0	61,9	64,2	66,1	67,5	67,9	66,6	53,8–57,4	56,5–61,9	60,1–67,5
164	54,4	58,7	62,5	64,8	66,8	68,2	68,6	67,3	54,3–57,9	57,0–62,5	60,7–68,2
165	55,3	59,4	63,0	65,3	67,5	68,9	69,4	68,0	54,9–58,5	57,6–63,0	61,2–68,9
166	56,1	60,1	63,5	66,0	68,2	69,6	70,0	68,7	55,4–59,2	58,1–63,7	61,7–69,6
167	57,0	60,8	64,1	66,7	68,9	70,3	70,8	69,4	55,9–59,9	58,6–64,4	62,3–70,3
168	57,9	61,6	64,6	67,3	69,7	71,1	71,5	70,2	56,5–60,6	59,2–65,1	62,9–71,1
169	58,8	62,2	65,1	67,9	70,4	72,0	72,4	71,1	57,2–61,3	59,9–65,8	63,6–72,0
170	59,7	62,9	65,7	68,4	71,1	72,9	73,3	72,0	57,9–62,0	60,7–66,6	64,3–72,9
171	60,6	63,6	66,4	69,1	71,8	73,6	74,1	72,7	58,6–62,7	61,4–67,4	65,1–73,8
172	61,5	64,3	67,1	69,8	72,5	74,3	74,8	73,4	59,4–63,4	62,1–68,3	66,0–74,7
173	62,4	65,1	67,8	70,5	73,2	75,0	75,5	74,2	60,1–64,2	62,8–69,1	66,9–75,5
174	63,3	65,8	68,5	71,2	73,9	75,8	76,2	75,1	60,8–64,9	63,5–69,9	67,6–76,2
175	64,2	66,5	69,2	71,9	74,7	76,5	76,9	76,0	61,5–65,6	64,2–70,6	68,3–76,9
176	64,9	67,2	69,9	72,6	75,5	77,3	77,8	76,9	62,2–66,4	64,9–71,3	69,0–77,6
177	65,7	67,9	70,6	73,4	76,4	78,2	78,7	77,8	62,9–67,3	65,7–72,0	69,7–78,4
178	66,4	68,6	71,4	74,1	77,3	79,1	79,6	78,7	63,6–68,2	66,4–72,8	70,4–79,1
179	67,1	69,3	72,1	74,8	78,0	79,8	80,5	79,5	64,4–68,9	67,1–73,6	71,2–80,0
180	67,8	70,1	72,8	75,5	78,7	80,5	81,3	80,4	65,1–69,6	67,8–74,5	71,9–80,9
181	68,5	70,9	73,6	76,3	79,5	81,3	82,2	81,3	65,8–70,3	68,5–75,4	72,7–81,8
182	69,2	71,8	74,5	77,2	80,4	82,2	83,1	82,2	66,5–71,0	69,2–76,3	73,6–82,7
183	70,0	72,7	75,4	78,1	81,3	83,1	84,0	83,1	67,2–71,8	69,9–77,2	74,5–83,6
184	70,9	73,4	76,1	79,0	82,0	83,8	84,7	84,0	67,9–72,5	70,7–78,1	75,2–84,5
185	71,7	74,1	76,8	79,9	82,7	84,5	85,4	84,9	68,6–73,2	71,4–79,0	75,9–85,4
186	72,6	74,8	77,5	80,8	83,5	85,3	86,2	85,8	69,4–74,0	72,1–79,9	76,7–86,2
187	73,5	75,5	78,2	81,7	84,4	86,2	87,1	86,7	70,1–74,9	72,8–80,8	77,6–87,1
188	74,4	76,2	79,0	82,6	85,3	87,1	88,0	87,6	70,8–75,8	73,5–81,7	78,5–88,0
189	75,3	76,9	79,7	83,3	86,2	88,0	88,9	88,5	71,5–76,5	74,4–82,6	79,4–88,9
190	76,2	77,7	80,4	84,0	87,1	88,9	89,8	89,4	72,2–77,2	75,3–83,5	80,3–89,8
191	77,1	78,4	81,0	84,7	88,1	89,9	90,8	90,3	72,9–77,9	76,2–84,4	81,1–90,7
192	78,0	79,1	81,5	85,4	89,2	91,0	91,9	91,4	73,6–78,6	77,1–85,3	81,8–91,6
193	—	79,8	82,1	86,2	90,2	92,0	92,9	92,5	74,4–79,3	78,0–86,1	82,5–92,5
194	—	80,5	82,6	86,9	91,3	93,1	94,0	93,6	75,1–80,1	78,9–87,0	83,2–93,4
195	—	81,2	83,2	87,6	92,4	94,2	95,1	94,6	75,8–80,8	79,8–87,9	84,0–94,3

[a] Nach Society of Actuaries (Hrsg.), Build and Blood Pressure Study, Bd. 1, Chicago (1959), p. 16. Auf metrische Maße umgerechnet.
[b] Nach Metropolitan Life Insurance Company, Statistical Bulletin, Bd. 40 (1959). Auf metrische Maße umgerechnet. Idealgewicht: Gewicht mit der höchsten Lebenserwartung. (Aus Geigy-Tabellen).

2. Die Diät

Die Diät ist die Grundlage jeder Diabetestherapie. Die Diabetesdiät soll dem Diabetiker ermöglichen, trotz der Insulinsekretionsstörung die Nahrung zu assimilieren. Während die normale Versuchsperson keine Calorien ungenützt verliert, wegen der fast unbeschränkten Möglichkeit, Insulin zu sezernieren, kann der Diabetiker die aufgenommenen Calorien nicht vollständig speichern und verliert häufig eine große Calorienzahl als Glucose im Urin.

Das unter Ärzten sehr verbreitete *Zauberwort der Diabetes-Standarddiät sollte verschwinden.* In der Tat ist die Diät eines übergewichtigen erwachsenen Diabetikers total verschieden von der Diät eines insulinbedürftigen jugendlichen Diabetikers. Beim erwachsenen Diabetiker soll die Diät nicht nur die Hyperglykämie korrigieren, sondern vor allem zu einer Normalisierung des Gewichts und

Tabelle 19 (Fortsetzung)

Größe (in Schuhen) cm	Durchschnittsgewicht[a] in Kilogramm (in Hauskleidern)								Idealgewicht[b] in Kilogramm (in Hauskleidern), 25 Jahre und älter		
	15–16 Jahre	17–19 Jahre	20–24 Jahre	25–29 Jahre	30–39 Jahre	40–49 Jahre	50–59 Jahre	60–69 Jahre	leichter Knochenbau	mittel-schwerer Knochenbau	schwerer Knochenbau
Frauen											
148	44,4	45,3	46,6	48,9	52,4	55,6	56,9	57,8	42,0–44,8	43,8–48,9	47,4–54,3
149	44,9	45,8	47,2	49,4	52,8	55,9	57,3	58,2	42,3–45,4	44,1–49,4	47,8–54,9
150	45,4	46,3	47,7	50,0	53,1	56,3	57,7	58,6	42,7–45,9	44,5–50,0	48,2–55,4
151	46,0	46,9	48,2	50,5	53,7	56,9	58,2	58,9	43,0–46,4	45,1–50,5	48,7–55,9
152	46,5	47,4	48,8	51,0	54,2	57,4	58,8	59,3	43,4–47,0	45,6–51,0	49,2–56,5
153	47,1	48,1	49,4	51,6	54,8	57,9	59,3	59,8	43,9–47,5	46,1–51,6	49,8–57,0
154	47,9	48,8	50,1	52,1	55,3	58,5	59,8	60,3	44,4–48,0	46,7–52,1	50,3–57,6
155	48,6	49,5	50,8	52,6	55,8	59,0	60,4	60,8	44,9–48,6	47,2–52,6	50,8–58,1
156	49,3	50,2	51,3	53,2	56,3	59,5	60,9	61,3	45,4–49,1	47,7–53,2	51,3–58,6
157	50,0	50,9	51,9	53,7	56,9	60,0	61,4	61,9	46,0–49,6	48,2–53,7	51,9–59,1
158	50,6	51,5	52,4	54,3	57,4	60,6	62,1	62,5	46,5–50,2	48,8–54,3	52,4–59,7
159	51,1	52,1	53,0	54,8	58,0	61,1	62,8	63,2	47,1–50,7	49,3–54,8	53,0–60,2
160	51,7	52,6	53,5	55,3	58,5	61,7	63,5	63,9	47,6–51,2	49,9–55,3	53,5–60,8
161	52,2	53,3	54,0	55,9	59,0	62,4	64,2	64,7	48,2–51,8	50,4–56,0	54,0–61,5
162	52,8	54,0	54,6	56,5	59,6	63,1	64,9	65,4	48,7–52,3	51,0–56,8	54,6–62,2
163	53,4	54,8	55,2	57,0	60,1	63,8	65,7	66,1	49,2–52,9	51,5–57,5	55,2–62,9
164	54,1	55,5	55,9	57,7	60,7	64,3	66,4	66,8	49,8–53,4	52,0–58,2	55,9–63,7
165	54,8	56,2	56,6	58,5	61,2	64,8	67,1	67,5	50,3–53,9	52,6–58,9	56,7–64,4
166	55,5	56,7	57,3	59,2	61,9	65,5	67,8	68,2	50,8–54,6	53,3–59,8	57,3–65,1
167	56,2	57,3	58,1	59,9	62,6	66,2	68,5	68,9	51,4–55,3	54,0–60,7	58,1–65,8
168	56,9	57,8	58,7	60,5	63,2	66,9	69,2	69,7	52,0–56,0	54,7–61,5	58,8–66,5
169	57,4	58,3	59,2	61,1	63,8	67,6	69,9	70,4	52,7–56,8	55,4–62,2	59,5–67,2
170	58,0	58,9	59,8	61,6	64,3	68,4	70,6	71,1	53,4–57,5	56,1–62,9	60,2–67,9
171	58,6	59,6	60,5	62,3	65,0	69,1	71,3	71,8	54,1–58,2	56,8–63,6	60,9–68,6
172	59,4	60,3	61,2	63,0	65,7	69,8	72,1	72,5	54,8–58,9	57,5–64,3	61,6–69,3
173	60,1	61,0	61,9	63,7	66,4	70,5	72,8	73,2	55,5–59,6	58,3–65,1	62,3–70,1
174	60,8	61,7	62,6	64,4	67,1	71,2	73,5	73,9	56,3–60,3	59,0–65,8	63,1–70,8
175	61,5	62,4	63,3	65,1	67,9	71,9	74,2	74,7	57,0–61,0	59,7–66,5	63,8–71,5
176	62,2	63,1	64,0	65,8	68,6	72,8	75,1	75,4	57,7–61,9	60,4–67,2	64,5–72,3
177	62,9	63,8	64,7	66,6	69,3	73,7	75,9	76,1	58,4–62,8	61,1–67,8	65,2–73,2
178	63,6	64,6	65,5	67,3	70,0	74,6	76,8	76,8	59,1–63,6	61,8–68,6	65,9–74,1
179	—	65,5	66,4	68,2	70,9	75,5	77,7	—	59,8–64,4	62,5–69,3	66,6–75,0
180	—	66,4	67,3	69,1	71,8	76,4	78,6	—	60,5–65,1	63,3–70,1	67,3–75,9
181	—	67,3	68,2	70,0	72,7	77,2	79,6	—	61,3–65,8	64,0–70,8	68,1–76,8
182	—	68,2	69,1	70,9	73,6	78,1	80,7	—	62,0–66,5	64,7–71,5	68,8–77,7
183	—	69,1	70,0	71,8	74,5	79,0	81,0	—	62,7–67,2	65,4–72,2	69,5–78,6
184	—	70,0	70,9	72,7	75,4	79,9	82,9	—	63,4–67,9	66,1–72,9	70,2–79,5
185	—	70,9	71,8	73,6	76,3	80,8	83,9	—	64,1–68,6	66,8–73,6	70,9–80,4

der Hyperlipidämie führen, während beim Kind Diät und Insulintherapie ein normales Wachstum ermöglichen sollen.

a) Verteilung von Kohlenhydraten, Fett und Eiweiß

Vor 1921, also vor der Entdeckung des Insulins, war die Diabetesdiät arm an Kohlenhydraten und reich an Fett. Viele Diabetiker erhielten 50–60 g Kohlenhydrate pro Tag, d.h. häufig weniger als 10% des gesamten Calorienbedarfs. Die Diät enthielt oft mehr als 200 g Fett, d.h. ca. 80% des Calorienbedarfs. Die Tendenz geht heute in der entgegengesetzten Richtung: die Diät enthält relativ viel Kohlenhydrate (45–55%) und entsprechend wenig Fett (ungefähr 35%). Es hat sich gezeigt, daß sich die Kohlenhydrattoleranz wesentlich bessert, wenn Fett reduziert wird. Zudem ist eine Diät mit vielen Kohlenhydraten wahrscheinlich einfacher zu befolgen und auf die Dauer auch weniger schädlich, insbesondere weil die Diabetiker ohnehin zur Atherosklerose neigen. Folgende Verteilung der Hauptnahrungsmittel scheint optimal: 50% der Calorien als Kohlenhydrate, 35% als Fette, 15% als Eiweiß.

b) Calorienbedarf

Hauptziel der Diabetesdiät ist die Erhaltung oder Erreichung des Idealgewichtes. Der basale Calorienbedarf bei vollständiger Bettruhe läßt sich aufgrund des Idealgewichtes des Patienten berechnen (Tabelle 19): Basaler Calorienbedarf = kg Idealgewicht × 25 Calorien. Für den effektiven Calorienbedarf spielt die körperliche Aktivität eine wesentliche Rolle, und die zusätzlichen Calorien errechnen sich in Prozent des basalen Calorienbedarfs wie folgt: sitzende Tätigkeit (Büro) +20%, schwere Arbeit (Bau-, Waldarbeiter, Spitzensportler etc.) +80%–100% (selten mehr). Für eine Reduktion des Körpergewichts haben sich 600–1200-Calorien-Diäten mit relativ geringem KH-Gehalt bewährt.

Die Gesamtcalorienzufuhr hat einen eindeutigen Einfluß auf die Kohlenhydrattoleranz des Diabetikers. Bei hoher Calorienzufuhr ist die Glucosetoleranz vermindert. Umgekehrt bessert sich die Kohlenhydrattoleranz, wenn eine Reduktionsdiät verabreicht wird.

c) Diät für insulinunabhängige Diabetiker

75–80% aller Diabetiker sind mehr oder weniger übergewichtig. Die wichtigste therapeutische Maßnahme bei diesen Patienten ist die *Reduktionsdiät:* Sie erlaubt eine Gewichtsabnahme. Schon nach Verlust einiger weniger Kilogramme verbessert sich in der Regel die Glucosetoleranz signifikant, und häufig tritt der Diabetes in eine echte Remission ein. Im Spital zeigt sich, daß mehr als 70% aller Diabetiker, die mit oralen Antidiabetica behandelt werden, mit einer Reduktionsdiät allein ebenso gut eingestellt werden könnten. Die Reduktionsdiät betrifft keineswegs nur die Kohlenhydrate. Auch das *Fett* (9 Calorien/g) und der *Alkohol* (7 Calorien/g) sind stark reduziert. Beim Eiweiß ist auf minimalen Fettgehalt zu achten (mageres Fleisch 10%, Wurstwaren bis zu 50% des Gewichts). Die Kohlenhydrate machen ca. 30–40% der Calorien aus. Während Diätfehlern verschlechtert sich die Kohlenhydrattoleranz beim erwachsenen Diabetiker sehr rasch. So wie die Kontrolle der Glucosurie für die Beurteilung der Stoffwechsellage unerläßlich ist, so wichtig ist die regelmäßige Gewichtskontrolle zur Überprüfung der Gesamtcalorieneinnahme des Diabetikers.

d) Diät für insulinbehandelte Diabetiker

Der insulinbedürftige Diabetiker verdankt sein Überleben der anabolen Wirkung des Insulins Diese lebenserhaltende Wirkung des exogen zugeführten Insulins kommt zustande, obschon das Insulin nicht auf dem physiologischen Wege in die Pfortader gelangt. Bei der stoffwechselgesunden Person richtet sich die Insulinsekretion nach der Nahrungszufuhr. Diese Regulation besteht beim insulinbehandelten Patienten *nicht.* Die Beziehung zwischen Nahrungszufuhr und Insulin ist gerade umgekehrt: *Die Nahrungsaufnahme muß sich nach Art und Menge des zugeführten Insulins* richten. Weil die Insulindosis von Tag zu Tag fix ist, bedeutet dies 1. daß die Nahrungsaufnahme von Tag zu Tag mehr oder weniger identisch sein muß und 2. daß diese Nahrungsaufnahme nach einem bestimmten Zeitplan zu erfolgen hat. Oder hart ausgedrückt: *täglich die gleiche Menge Nahrung zur gleichen Zeit.* Dieses Gesetz ist der Schlüssel zur Behandlung des insulinbedürftigen Diabetikers. Die Verabreichung eines mittellang wirkenden Insulins vermag die großen Mahlzeiten nicht ganz abzufangen, weshalb die Menge Kohlenhydrate pro Mahlzeit nicht allzu groß sein darf. Auf der anderen Seite wirkt Depotinsulin zwischen den Mahlzeiten relativ zu stark, so daß dann die Gefahr von Hypoglykämien besteht. Diese Tatsache beweisen die Notwendigkeit *kleiner Mahlzeiten* zwischen den großen Hauptmahlzeiten: 15–20 g Kohlenhydrate um 10 Uhr vormittags, zwischen 16 und 17 Uhr und vor dem Schlafengehen. Diese Zwischenmahlzeiten werden bei der Berechnung des Calorienbedarfs berücksichtigt. Sie sind gleichsam eine *pharmakologische Notwendigkeit*, die darauf zurückzuführen ist, daß das Insulin nicht zeitgerecht verabreicht werden kann und der Insulinspiegel zwischen den Mahlzeiten relativ zu hoch ist. Eine der häufigsten Ursachen von Hypoglykämien beim insulinbehandelten Diabetiker ist das Auslassen der Zwischenmahlzeiten.

Mehr als $^3/_4$ der diabetischen Entgleisungen sind auf Diätfehler zurückzuführen, sei es, daß die Quantität der Kohlenhydrate oder der Gesamtcalorien von Tag zu Tag zu stark wechselt, oder daß die Verteilung der Mahlzeiten während des Tages schlecht ist.

e) Cholesterinarme („vorsichtige“) Diät

Beim Diabetiker ist die Arteriosklerose der Arterien mittlereren Kalibers stark gehäuft. Die Kontrolle der Fettbilanz (Cholesterin und Triglyceride) ist deshalb wichtig. Sie muß schon zu Beginn der Behandlung des Diabetes mitberücksichtigt werden. Drei therapeutische Maßnahmen sind für die Kontrolle der Blutfette entscheidend: 1. gute Einstellung des Diabetes, 2. Reduktion des Gewichtes, wenn möglich auf das Idealgewicht, 3. Quantität und Art der Fettzufuhr. Die Verwendung lipidsenkender Pharmaka soll erst dann in Erwägung gezogen werden, wenn diese drei Maßnahmen erfolglos geblieben sind.

Patienten mit cholesterinarmer und dafür mit ungesättigten Fettsäuren angereicherter Diät haben signifikant niedrigere Blutlipidwerte, als Individuen, die eine Diät mit viel Fett, Cholesterin und gesättigten Fettsäuren zu sich nehmen. Die Blutfette des Diabetikers werden ebenfalls durch die Art der Fette in der Nahrung beeinflußt, ganz abgesehen von der Qualität der Diabeteseinstellung. Die Fettmenge sollte in der Diabetesdiät 30–35% der Gesamtcalorienmenge nicht überschreiten, die Cholesterinzufuhr $^1/_2$ g pro Tag nicht übersteigen, und das Verhältnis ungesättigter zu gesättigten Fettsäuren ungefähr 1 betragen. Dieses Verhältnis wird erreicht, wenn je die Hälfte des

Tabelle 20. Fettsäuregehalt der Nahrungsmittel (in % pro 100 g)

Nahrungsmittel	ungesättigte	gesättigte	Verhältnis
Sonnenblumenöl	64	11	5,8
Sonnenblumenmargarine	51	17	3,0
Haselnüsse, Mandeln, Nüsse	37	16	2,3
Erdnußöl	31	19	1,6
Erdnußmargarine	31	19	1,6
Fische: Forelle	40	29	1,4
Lachs	31	28	1,1
Eier	4	3	1,3
Olivenöl	7	10	0,7
Huhn	22	34	0,6
Rind- und Kalbfleisch	10	46	0,2
Innereien (Leber, Nieren)	5	34	0,15
Butter, Milch, Käse	3	61	0,05

Tabelle 21. Cholesteringehalt verschiedener Nahrungsmittel (in mg pro 100 g)

Hirn	3000	Bratwurst	100
Ei (60 g)	300	Fleisch (Rind, Schwein)	80
Butter	280	Fleisch (Huhn, Kalb)	75
Leber	250	Milch	10
Crevetten	140	Öl, Margarine, Nüsse, Haselnüsse	0
Käse (Emmentaler)	100		

Fettes pflanzlichen bzw. tierischen Ursprungs ist. Um dieses Verhältnis von 1 zu erreichen, werden Milchprodukte zugunsten von Öl und Margarine eingeschränkt (Tabelle 20). Um das Cholesterin tief zu halten, sind nur wenig Eier und Butter erlaubt (Nahrungsmittel oben in Tabelle 21).

f) Nahrungsmittel für den Diabetiker

Diese Nahrungsmittel seien erwähnt, obschon wir *ihre Verwendung nicht befürworten.* Der Diabetiker soll im Prinzip alle zur Verfügung stehenden Nahrungsmittel genießen können. Diese sog. Diabetiker-Nahrungsmittel sind vor allem deshalb ungünstig, weil wegen des verminderten Kohlenhydratgehalts der Lipidgehalt hoch ist, die Diabetiker mehr davon essen und damit die Gesamtcalorienzufuhr so groß wird, daß die Kohlenhydrattoleranz abnimmt. Die sog. Zuckeraustauschstoffe Fructose, Sorbit und Xylit sind süß, werden aber vom Organismus auch zu Glucose umgewandelt. Xylit und Sorbit führen in größeren Mengen zu Diarrhoe. In jedem Fall müssen diese Zuckeraustauschstoffe als Kohlenhydrate in der Diät mit einberechnet werden. Süßstoffe ohne calorischen Wert (Saccharin, Cyclamat) haben nur den Nachteil, daß sie die Gewöhnung des Genusses von Süßem erhalten. Im übrigen dürfen sie aber bedenkenlos verwendet werden.

g) Alkohol

Ein Glas nicht-süßen Weines bei Tisch ist gestattet. Vorsicht mit Alkohol ist aus vier Gründen geboten:

Der hohe Caloriengehalt (7 Calorien/g Alkohol, 700–1000 Calorien pro Liter Wein).

Die Gefahr der Hypoglykämie, besonders beim insulinbehandelten Diabetiker, da Alkohol die Gluconeogenese hemmt. Vor allem der Diabetiker mit einem Zweispritzen-Rhythmus muß sich bei Alkoholkonsum am Abend vor nächtlichen Hypoglykämien in acht nehmen.

Antabus-ähnliche Symptome bei Diabetikern, welche gewisse Sulfonylharnstoffe (vor allem Chlorpropamid) einnehmen.

Anstieg der Triglyceride im Blut.

h) Die Verschreibung und Instruktion einer Diabetesdiät

Das Wie und Warum des Versagens: Wenn wir die Probleme aufzählen, mit denen wir beim Verschreiben einer Diabetesdiät konfrontiert sind, machen wir mutatis mutandis der Art und Weise der Verschreibung der Diabetesdiät auch den Prozeß (West, 1973; Truswell, 1975). Nach diesen Autoren befolgen nur 10–15% aller Diabetiker ihre Diät genau, 20–50% haben damit aufgehört oder haben sie überhaupt nie befolgt. Gemäß einer anderen Studie haben nur 13% aller Diabetiker, denen die Diät genau vorgeschrieben und erklärt wurde, diese überhaupt verstanden. Dieser Prozentsatz betrug 25%, wenn eine Diätschwester anstelle des Arztes instruierte. Die Gründe dieses Mißerfolges sind zahlreich. Die wichtigsten sind in der Zusammenfassung in Tabelle 22 aufgezählt.

Tabelle 22. Gründe für das Versagen der Diätverordnung

Arzt
- Zeitmangel.
- Mangel an praktisch-diätetischen Kenntnissen.
- Mangelnde Kenntnisse des diätetischen Ziels.
- Fehlende Überzeugung betreffend Wirksamkeit der Diät für die Diabeteseinstellung.
- Fehlende regelmäßige (alle 3 Monate) Überprüfung des Diät-Verständnisses des Patienten und seiner praktischen Kenntnisse.
- Zu hohe Anforderungen an den Patienten.
- Mangelhafte Zusammenarbeit mit den Diätassistentinnen.

Diätassistentinnen
- Zu unpraktische und zeitraubende Erklärungen.
- Auslassen praktischer Übungen (Buffet mit Auswahlmöglichkeit nach Werte-System).
- Fehlende regelmäßige Überprüfung des Diät-Verständnisses des Patienten und seiner praktischen Kenntnisse.
- Fehlende Besprechung der Diätprobleme und der Bedeutung der verschiedenen individuellen diätetischen Faktoren mit dem Arzt.
- Verbote statt positive Diätberatung.

Patient
- Fehlende Überzeugung betreffend Bedeutung und Wirksamkeit der Diät als Behandlungs-Prinzip. Glaube an die oralen Antidiabetica.
- Diätinstruktion ohne genügende Berücksichtigung der ökonomischen, sozialen, ethischen und beruflichen Situation des Patienten.
- Unter- oder Überschätzung des Verständnisses des Patienten.
- Fehlende Instruktion und Aufklärung der Familie und Umgebung des Patienten.
- Fehlende regelmäßige Überprüfung der verschriebenen Diät.

α) Unterschiede in den Nahrungsmitteln

„Gleiche“ Nahrungsmittel sind nicht identisch. Der Kohlenhydratgehalt eines Nahrungsmittels ist nicht konstant. SOMOGYI (1970, 1974) hat gezeigt, daß am gleichen Tag gepflückte Früchte in ihrem Kohlenhydratgehalt bis zu 50% schwanken (Äpfel, Birnen, Aprikosen, Pfirsische, Trauben). Der Unterschied bei den Orangen, Grapefruits und Mandarinen war geringer. Bei den Gemüsen variierte die Konzentration der Kohlenhydrate um das Dreifache, je nach Jahreszeit. Die höchsten Kohlenhydratkonzentrationen wurden am Ende des Winters gefunden, weil das Gemüse während der Aufbewahrung an Wasser verloren hatte.

β) Geschwindigkeit der Resorption

Sie ist ebenfalls zu berücksichtigen: je schneller sie erfolgt, desto rascher steigt der Glucosespiegel im Blut an (Abb. 13 u. 14). Stärkehaltige Nahrungsmittel sind deshalb solchen, die vor allem Mono- und Disaccharide enthalten, vorzuziehen. Auf der anderen Seite kann auch die Art, wie ein und dasselbe Nahrungsmittel genommen wird, entscheidend sein. Die Resorption erfolgt immer ra-

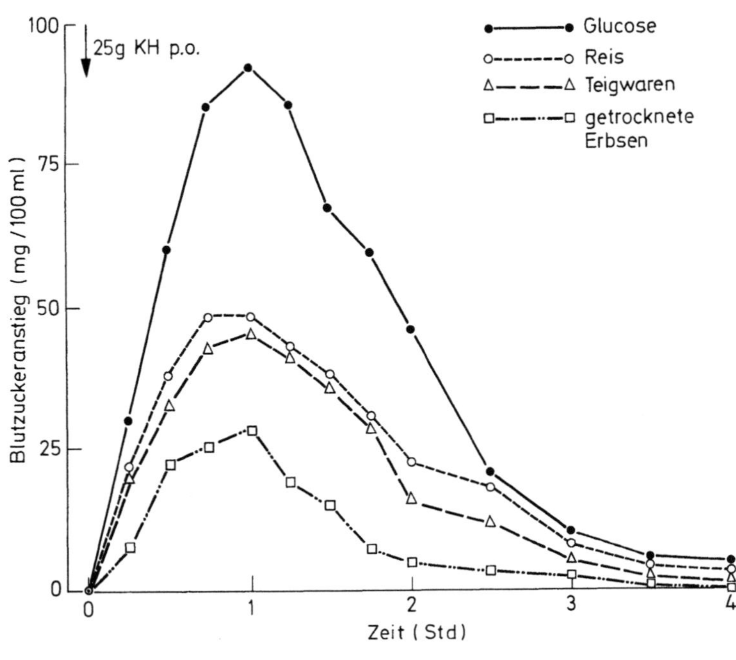

Abb. 13. BZ-Anstieg nach der Einnahme verschiedener Kohlenhydrate (Nach OTTO u. Mitarb., 1971)

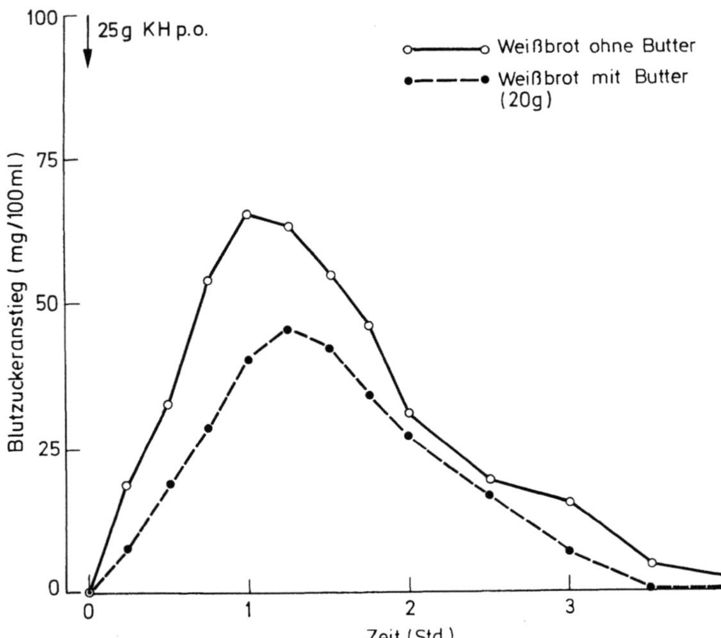

Abb. 14. BZ-Anstieg nach der Einnahme von Brot mit und ohne Fett. (Nach OTTO u. Mitarb., 1971)

scher, wenn das Nahrungsmittel allein eingenommen wird als wenn es mit anderen Nahrungsmitteln, z.B. mit Fetten oder mit Fasern zusammen gegessen wird (OTTO, 1971).

γ) *Kohlenhydratwerte*

Zwei verschiedene Methoden gestatten es, eine Diät präzis einzuhalten: Die erste besteht darin, *Nahrungsmittel* von bekannter Zusammensetzung genau *zu wägen*. Die zweite, einfacher und praktischer, beruht darauf, daß Nahrungsmittel mit gleichem Glucosegehalt in ein *Wertesystem* eingeteilt werden. Auch Eiweiß und Fett werden mit Vorteil in Form von Werten verordnet. Die Wahl der Nahrungsmittel-Äquivalente wurde mehr oder weniger *arbiträr* getroffen. Sie variiert leider von einem Land zum anderen (Tabelle 23). In Tabelle 24 sind die Kohlenhydrate zusammengestellt nach Brotwerten (BW = 10 g Glucose), wie sie in der Schweiz und nach Broteinheit (BE = 12 g Glucose), wie sie in Deutschland und Österreich verwendet werden.

δ) *Diätetische Schulung*

Es ist für einen Patienten unmöglich, sich eine Diabetesdiät konkret vorzustellen, wenn er eine Diätschwester nur ein- bis zweimal am Anfang der Instruktion sieht oder gar wenn ihm die Diät nur theoretisch erklärt wird, wie es leider heute noch häufig der Fall ist. Eine praktische Diätschulung unter Aufsicht der Diätschwester und idealerweise auch des Arztes hat die besten Aussichten auf einen Dauererfolg. Diese Art der Schulung sollte in allen Diabetologie-Zentren systematisch angewandt werden, und zwar in Form eines Buffets, von dem

Tabelle 23. KH-Äquivalente in verschiedenen Ländern

		Glucose (g)
Deutschland	Broteinheit (BE)	12
Österreich	Glucose-Äquivalente: Obst, Gemüse, Milch sind eingeteilt in BE zu 12 g Glucose	
Brit. Diabetes-Gesellschaft,	KH-Einheiten für Brot, Obst, Gemüse und Milch	10
Deutschschweiz	Brotwert (BW)	10
	Obst-, Gemüse- und Milchwert	10
Welschschweiz	Broteinheit [a]	25
	Obsteinheit [a]	15
	Gemüseeinheit [a]	10
	Milcheinheit [a]	10
USA (Am. Diabetes- und Diät-Gesell.)	Broteinheit [a]	15
	Obsteinheit [a]	10
	Gemüseeinheit [a]	7
	Milcheinheit [a]	12

[a] Diese verschiedenen Äquivalente entsprechen der Glucosemenge einer gebräuchlichen Portion

Tabelle 24. Broteinheit und Brotwert. Nahrungsmittel-Äquivalent-Tabelle. (Auszug aus CONSTAM, G.R.: Nahrungsmitteltabellen für Zuckerkranke)

a) Getreide und deren Produkte, Kartoffeln, Reis, kohlenhydratreiche Hülsenfrüchte

1 Broteinheit (12 g Glucose) entspricht		1 Brotwert (10g Glucose) entspricht
15 g	Biskuits, ohne Zuckerzusatz	12 g
21 g	Brötchen	16 g
21 g	Erbsen, gelbe, Erbsmehl	16 g
15 g	Gerste, Körner	12 g
12 g	Gerstenmehl	10 g
27 g	Grahambrot	20 g
15 g	Grieß aus Weizen oder Mais	12 g
18 g	Hafer, Flocken, Grütze, Mehl	15 g
18 g	Hirse	15 g
60 g	Kartoffeln, frisch, roh oder gekocht	50 g
40 g	Kartoffeln, gebraten	35 g
15 g	Kartoffeln, gedörrt	12 g
40 g	Kastanien, frisch, mit Schalen	35 g
35 g	Kastanien, ohne Schalen	30 g
15 g	Knäckebrot D (Roland)	12 g
25 g	Knäckebrot Z (Roland)	20 g
20 g	Linsen, roh	16 g
60 g	Linsen, gekocht	50 g
18 g	Mais, Körner, gelb	15 g
12 g	Maismehl	10 g
12 g	Reis, geschält, oder Reismehl	10 g
25 g	Roggenbrot	20 g
25 g	Schwarzbrot	20 g
40 g	Sojamehl, entölt	35 g
12 g	Suppeneinlagen aus Teigwaren	10 g
12 g	Teigwaren	10 g
25 g	Vollkornbrot	20 g
21 g	Weißbrot	16 g
16 g	Zwieback, ungezuckert, eifrei	13 g

b) Gemüse

1 Broteinheit entspricht		1 Gemüsewert entspricht
*	Blaukraut, gekocht	*
*	Blumenkohl	*
200 g	Bohnen, grüne, junge, frisch, roh	175 g
25 g	Bohnen, grüne, junge, frisch, gedörrt	20 g
170 g	Bohnen, Schoten mit großen Kernen	140 g
*	Brunnenkresse	*
*	Chicorée	*
*	Champignons	*
*	Endivien	*
85 g	Erbsen, grüne, frische, roh, ohne Schoten	70 g
120 g	Erbsen, grüne, frische, gekocht	100 g
150 g	Fenchel, roh	125 g
*	Gurken	*
240 g	Kabis, roh	200 g
100 g	Karotten, roh	80 g
150 g	Karotten, gekocht	125 g
70 g	Kefen, Kiefelerbsen, roh	60 g
80 g	Kefen, Kiefelerbsen, gekocht	70 g
240 g	Kohl, roh	200 g
210 g	Kohlrabi, roh	175 g
*	Kresse	*
200 g	Lauch, roh	175 g
180 g	Löwenzahn	150 g
*	Mangold, Blätter	*

Tabelle 24 (Forts.)
b) Gemüse

1 Broteinheit entspricht		1 Gemüsewert entspricht
*	Nüßlisalat (Feldsalat)	*
240 g	Paprikaschoten, roh	200 g
*	Pilze	*
240 g	Radieschen	200 g
150 g	Rettich	120 g
*	Rhabarber	*
170 g	Rosenkohl	140 g
170 g	Rüben, gelbe, große, Mohrrüben	140 g
180 g	Rüben, rote, gekocht	150 g
120 g	Runkelrüben	100 g
*	Salat, grüner	*
*	Sauerkraut, gekocht	*
120 g	Schwarzwurzeln, roh	100 g
240 g	Sellerieknollen, roh	200 g
*	Spargel	*
*	Spinat	*
240 g	Stielmangold	200 g
240 g	Tomaten	200 g
*	Wirsing, gekocht	*
130 g	Zwiebeln, roh	110 g

c) Obst (Früchte und Beeren)

1 Broteinheit entspricht		1 Obstwert entspricht
100 g	Apfel, frisch	80 g
22 g	Apfel, gedörrt	18 g
120 g	Apfelsinen (Orangen), mit Schale	100 g
120 g	Aprikosen, frisch, mit Steinen	100 g
18 g	Aprikosen, gedörrt	15 g
90 g	Bananen, frische, mit Schale	70 g
75 g	Birnen, frische	60 g
150 g	Brombeeren	125 g
150 g	Erdbeeren, Garten-	125 g
240 g	Erdbeeren, Wald-	200 g
260 g	Grapefruit, mit Schale	220 g
240 g	Heidelbeeren	200 g
170 g	Himbeeren	140 g
200 g	Johannisbeeren, rote	170 g
75 g	Kirschen, süße, mit Steinen	60 g
200 g	Mandarinen, mit Schale	170 g
200 g	Melonen, mit Schale	170 g
120 g	Orangen, mit Schale	100 g
260 g	Pampelmuse (Grapefruit), mit Schale	220 g
120 g	Pfirsiche, mit Steinen	100 g
110 g	Pflaumen, mit Steinen	90 g
300 g	Zitronen, mit Schale	250 g
90 g	Zwetschgen, mit Steinen	75 g

d) Fett- und eiweißarme Milchprodukte

1 Broteinheit entspricht		1 Milchwert entspricht
300 g	Buttermilch	2,5 dl
200 g	Joghurt	1,6 dl
400 g	Kefir	3,3 dl
250 g	Magermilch	2 dl
250 g	Molken	2 dl
300 g	Sauermilch	2,5 dl
250 g	Vollmilch	2 dl

der Patient für sich jeweils die Mahlzeit nach Vorschrift aussuchen kann (Abb. 15). Diese Art der Diätschulung ist sehr anschaulich.

ε) Schlußfolgerungen

Die diätetische Schulung des Diabetikers ist das Sinequanon der Behandlung dieser Krankheit. Leider ist dieser Grundsatz bei Ärzten und Diabetikern noch immer nicht genügend verankert: Er wird z.T. von den Ärzten vernachlässigt, weil die praktische Bedeutung nicht erkannt oder unterschätzt wird. Zudem braucht es viel Zeit, Energie und Können. Die Unterschiede im Kohlenhydratgehalt und der Resorption verschiedener Nahrungsmittel werden zu wenig berücksichtigt, ebenso die Schwierigkeiten für den Patienten, eine Diät zu akzeptieren, welche seine Eß- und Lebensgewohnheiten doch sehr stark verändert, und dies für viele Jahre. Für Arzt, Schwester und Diätassistentin ist die Diätverordnung indessen eine Gegebenheit, um die sie sich nicht drücken können. Überzeugung, wiederholte Instruktion und Kontrolle der diätetischen Kenntnisse, ein auf die Praxis ausgerichteter Unterricht und eine enge Zusammenarbeit zwischen den Mitgliedern der Pflege-Equipe und den Patienten können diese Schwierigkeiten aus dem Wege räumen.

3. Orale Antidiabetica

1956 gab es zwei verschiedene Gruppen oraler Antidiabetica, die Sulfonylharnstoffe und die Biguanide. Die hypoglykämische Wirkung des Carbutamids, eines Sulfonylharnstoffs, war von LOUBATIERES in Frankreich 1942 entdeckt worden, als er dessen bakteriostatische Eigenschaften untersuchte. Der erste erfolgreiche Sulfonylharnstoff war das Tolbutamid, welches 1956 in Deutschland in das Medikamenten-Arsenal aufgenommen wurde. Seither sind sehr viele Sulfonylharnstoffe synthetisiert worden, und einige davon haben den Weg in die Apotheke geschafft. Alle Sulfonylharnstoffe haben den gleichen Wirkungsmechanismus. Sie unterscheiden sich nur durch verschiedene Wirkungsdauer und verschiedene Wirksamkeit. Die oralen Antidiabetica haben sowohl dem Arzt wie vor allem auch dem Patienten die Einstellung und Behandlung des Diabetes mellitus einigermaßen erleichert. Es ist wahrscheinlich, daß diese Medikamente mitverantwortlich sind dafür, daß schwere Entgleisungen der diabetischen Stoffwechsellage heute viel seltener vorkommen. Ein Beweis, daß diese Medikamente die Prognose der diabetischen Spätkomplikationen verbessert, fehlt jedoch bis heute (UGDP-Studie, 1970).

a) Sulfonylharnstoffe

α) Wirkungsweise

Von der chemischen Struktur her ist allen Sulfonylharnstoffen ein Benzolring, eine Sulfonylgruppe

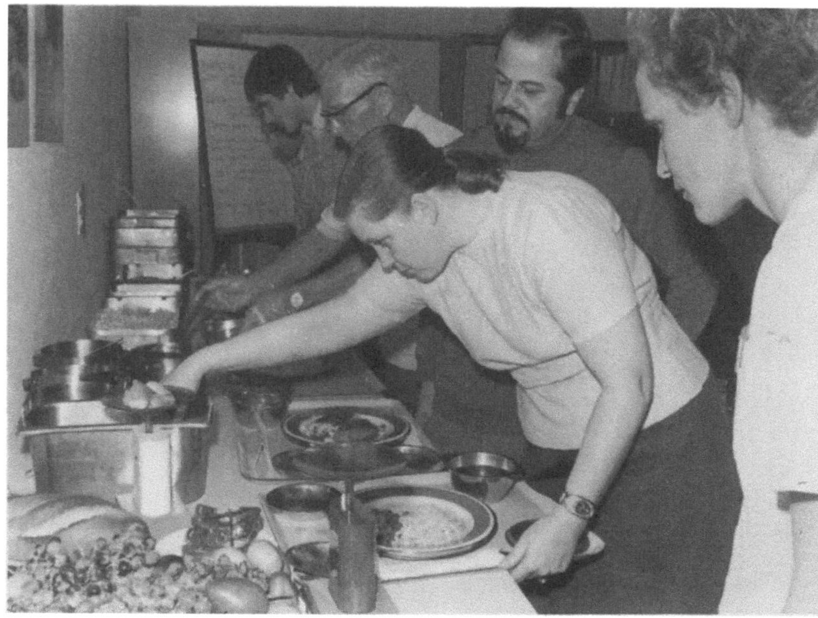

Abb. 15. Buffet für Diabetikerschulung

und ein Harnstoffrest gemeinsam (Abb. 16). Sie unterscheiden sich durch verschiedene Seitengruppen. Diese verändern die Wirkungsweise nicht, sondern bestimmen die Wirkungsdauer und die Wirksamkeit der Medikamente. Sulfonylharnstoffe sensibilisieren die Inselzellen auf Glucose. Voraussetzung für die Wirkung der Sulfonylharnstoffe sind funktionstüchtige B-Zellen. Die insulinotrope Wirkung der Sulfonylharnstoffe in vivo und in vitro ist stärker, wenn gleichzeitig Glucose im Medium oder in der Perfusionsflüssigkeit vorhanden ist. Die genaue Wirkungsweise der Sulfonylharnstoffe auf die Inselzellen ist noch nicht bekannt. Sie scheinen nicht primär auf die Biosynthese des Insulins, sondern vielmehr auf die Sekretion desselben zu wirken. Die Hoffnungen, daß sich unter dem Einfluß der Sulfonylharnstoffe neue funktionstüchtige Inseln bilden, wie dies im Tier experimentell z.T. beobachtet wurde, hat sich klinisch leider nicht bestätigt.

Sulfonylharnstoffe

R_1 – C_6H_4–SO_2–NH–CO–NH – R_2

R_1		R_2
CH_3 –	Tolbutamid	–CH_2–CH_2–CH_2–CH_3
Cl, OCH_3-Phenyl–CO–NH–CH_2–CH_2 –	Glibenclamid	–Cyclohexyl
Cl –	Chlorpropamid	– CH_2–CH_2–CH_3

Biguanide

R – N — C(=NH) — NH — C(=NH) — NH_2

R	
–$(CH_3)_2$	Metformin

▭ Blutzuckersenkende Wirkungsgruppe

Abb. 16. Struktur einiger Sulfonylharnstoffe und Biguanide

β) *Wirkungsdauer* (Tabelle 25)

Gemäß der Wirkungsdauer können die Sulfonylharnstoffe in drei Gruppen unterteilt werden: 1. Die Sulfonylharnstoffe mit *kurzer Wirkungszeit* (T/2: 3–8 Std) werden von der Leber abgebaut und die nicht-aktiven Abbauprodukte rasch eliminiert (Halbwertszeit: wenige Minuten). Diese kurze Wirkungszeit macht es nötig, diese Mittel zwei- bis dreimal täglich zu verabreichen. Pharmakologisch sind diese Sulfonylharnstoffe mit kurzer Wirkungszeit in zwei Untergruppen zu unterteilen, je nach der Dosierung: 1) Dosierung in Gramm-Quantitäten: Tolbutamid, 2) Dosierung in Milligramm-Quantitäten: Glipizid, Glibenclamid, Glibornurid.

2. Sulfonylharnstoffe mit *mittlerer Wirkungszeit* (T/2: ungefähr 16 Std). Diese Sulfonylharnstoffe werden ebenfalls von der Leber metabolisiert, die Metaboliten sind jedoch aktiv. Es handelt sich um das Tolazamid und Acetohexamid.

3. Sulfonylharnstoffe mit *langer Wirkungszeit* (T/2: ungefähr 35 Std). Der klassische Sulfonylharnstoff mit langer Halbwertszeit ist das Chlorpropamid, welches vom Körper praktisch nicht ab-

Tabelle 25. Einige orale Antidiabetica

Generischer Name	Handelsname	Dosis mittlere/Tag	Dosis maximale/Tag	Halbwertszeit in Std Nierenfunktion normal	Halbwertszeit in Std Nierenfunktion Anurie
Sulfonylharnstoffe					
Tolbutamid	Rastinon (Hoechst) Artosin (Boehringer) Tolbet (Novo) Orinase (Upjohn)	0,5–2,0 g	3 g	3–5	48
Glipizid	Glibenese (Pfizer) Minidiab	15 mg	30 mg	3–5	unverändert[a]
Glybenclamid	Daonil (Hoechst) Euglucon (Boehringer)	5–10 mg	20 mg	8	unverändert[a]
Tolazamid	Tolinase (Upjohn)	100–250 mg	1 000 mg	8–10	?
Azetohexamid	Dimelor (Lilly)	250–1 000 mg	1 500 mg	16	31
Chlorpropamid	Diabinese (Pfizer)	100– 500 mg	500 mg	35	200
Biguanide					
Metformin	Glucophage-Forte (Aron)	850–1 700 mg	3 g	6–12	

[a] Trotz unveränderter $T\frac{1}{2}$ besteht Hypoglykämiegefahr!

gebaut wird. Chlorpropamid wird besonders stark von Plasmaproteinen gebunden und unverändert als Chlorpropamid durch die Nieren ausgeschieden. Wegen der langen Halbwertszeit genügt eine einmalige Dosis pro Tag.

γ) Nebenwirkungen

Nebenwirkungen der Sulfonylharnstoffe sind selten. Exantheme und gastrointestinale Störungen sind kaum häufiger als nach der Einnahme von Placebo-Tabletten. Agranulocytosen sind zwar vorgekommen, aber äußerst selten, und auch Hepatotoxicität wurde selten beobachtet. Gewisse Nebenerscheinungen muß man sich indessen merken:

Antabus-Effekt. Nach Einnahme von Alkohol kann es wie nach Antabus zu Flush, Tachykardie und Kopfschmerzen kommen. Diese Antabus-Nebenerscheinung ist am häufigsten mit Chlorpropamid und berechtigt zur Umstellung des Patienten auf einen anderen Sulfonylharnstoff.

Verstärkung der Wirkung des antidiuretischen Hormons. Diese Nebenwirkung ist nur beim Chlorpropamid von klinischer Bedeutung (Moses, 1974). Chlorpropamid scheint die Wirkung des ADH auf den distalen Tubulus und die Sammelrohre zu verstärken. Aus diesem Grunde wird Chlorpropamid auch gelegentlich beim echten Diabetes insipidus verwendet. Diese Nebenwirkung des Chlorpropamids kann zur Wasserintoxikation führen mit Verwirrungszuständen und Hyponatriämie. Chlorpropamid muß abgesetzt und die Wasserzufuhr eingeschränkt werden.

δ) Pharmakologische Interaktionen
Verstärkung der Wirkung der Sulfonylharnstoffe

Die Wirkung der Sulfonylharnstoffe wird verstärkt durch Medikamente, welche die Ausscheidung derselben vermindern oder deren Bindung an Plasmaproteine kompetitiv verhindern. Solche medikamentöse Interferenzen beobachtet man bei Dicumarol-Präparaten, Phenylbutazon, Salicylaten und Probenezid. Müssen solche Medikamente verabreicht werden, so ist zu bedenken, daß die Dosis der Sulfonylharnstoffe evtl. reduziert werden muß. Andere Medikamente wiederum interferieren mit der Gegenregulation gegen die Hypoglykämie, indem sie die Wirkung des Glucagons und des Adrenalins bzw. Noradrenalins blockieren. Hier handelt es sich vor allem um die β-Receptorenblocker und die Hemmer der Monoaminooxydase. Die antibakteriellen Sulfonamide potenzieren die Wirkung der Sulfonylharnstoffe nicht signifikant.

Hyperglykämische Wirkungen. Gewisse Medikamente, vor allem die Thiacide, haben eine diabetogene Wirkung. Phenylhydantoin und Chlorpromazin vermindern die Insulinsekretion.

ε) Hypoglykämien

Hypoglykämien sind meistens die Folge einer Überdosierung von Sulfonylharnstoffen oder einer Nieren- oder Leberinsuffizienz. Hypoglykämien sind deshalb nicht eigentliche Nebenwirkungen der Sulfonylharnstoffe. Hypoglykämien sind selten, dann aber oft schwer und langdauernd. Eine einzige Glucosegabe vermag die Hypoglykämie meistens nicht definitiv zu korrigieren. Ein Diabetiker mit sulfonylharnstoffinduzierter Hypoglykämie muß während 24–36 Std überwacht und manchmal dauernd mit Glucose infundiert werden. In diesem Zusammenhang sei daran erinnert, daß die Glucosezufuhr die Hypoglykämie sekundär verstärken kann, da sie zu einer Freisetzung von Insulin führt, die besonders ausgeprägt ist, weil das Pankreas durch den Sulfonylharnstoff sensibilisiert auf Glucose ist. Andere Gründe für eine Hypoglykämie durch Sulfonylharnstoffe sind die falsche Indikation bei Nichtdiabetikern, die Nieren- und Leberinsuffizienz, die Interaktion mit anderen Medikamenten oder eine allfällige Nebennierenrinden- oder Hypophyseninsuffizienz.

b) Biguanide

Die hypoglykämische Wirkung von Guanidinen ist seit 1918 bekannt. Wegen ihrer ausgeprägten Toxicität sind sie bis 1950 klinisch nicht verwendet worden. Zu diesem Zeitpunkt wurden die viel weniger toxischen Biguanide synthetisiert.

α) Wirkungsweise

Trotz vieler Arbeiten ist die Wirkungsweise dieser Substanzen nicht sicher bekannt. Etwas steht fest: Die hypoglykämische Wirkung der Biguanide ist unabhängig vom Insulin. Die Wirkungsweise der Biguanide scheint multifaktoriell zu sein:

1. sie vermindern und verlangsamen die Resorption von Glucose im Darm,
2. sie vermindern die Gluconeogenese in der Leber,
3. sie erhöhen den anaeroben Glucosestoffwechsel in peripheren Geweben, und
4. sie vermindern den Appetit.

β) Wirkungsdauer

Die Wirkungsdauer der Biguanide ist kurz, und die Halbwertszeit beträgt 3–4 Std. Deshalb werden heute Retard-Biguanide häufiger verwendet. Mit der Retard-Form erreicht man höhere Blutspiegel.

γ) Nebenwirkungen

Leichte Nausea und Unlustgefühl sind häufig. Bei übergewichtigen Diabetikern ist diese (Neben-) Wirkung erwünscht; bei höherer Dosierung sind Nausea und Diarrhoe häufig. Die gefürchteste Nebenwirkung ist die Milchsäureacidose (Wise, 1976). Die Milchsäureacidose ist auf die Erhöhung der anearoben Glykolyse und die Hemmung der Gluconeogenese zurückzuführen. Die Dunkelziffer der Todesfälle in der Lactatacidose durch Biguanide dürfte recht hoch sein. Sie scheint aber nur zusammen mit prädisponierenden Faktoren vorzukommen: Störungen der Leberfunktion, Niereninsuffizienz, hypovolämischer oder kardiogener Schock, schwere Alkoholintoxikation (Assan, 1976)

δ) UGDP-Studie

Wirkungen der oralen Antidiabetica auf die kardiovasculären Spätkomplikationen (UGDP-Studie): 1962 organisierte das National Institute of Health eine Langzeitstudie in verschiedenen Zentren der USA, um die Wirksamkeit der oralen Antidiabetica auf die Diabetes-Kontrolle und auf die Häufigkeit mikrovasculärer Komplikationen und Neuropathie zu erforschen. Zu einer unerwarteten Wende kam es, als man feststellte, daß es in den mit Tolbutamid und Phenformin behandelten Gruppen mehr kardiovasculäre Todesfälle gab, als bei allen anderen Gruppen. Diese Feststellung gab zu großen Diskussionen Anlaß (UGDP, 1970, 1975; Prout, 1975) (Tabelle 26).

Die UGDP-Studie ist vielfach kritisiert worden (Feinstein, 1976; Werkoe, 1976). Die Patientengruppe mit Sulfonylharnstoffbehandlung hatte einen leicht höheren Blutdruck und Cholesterinspiegel. Der Zigarettenkonsum blieb als Risikofaktor unberücksichtigt. Nur gerade 4 von insgesamt 11 Zentren, in denen die Studie durchgeführt wurde, verzeichneten eine Vermehrung der kardiovasculären Todesfälle in der Sulfonylharnstoffgruppe. Andere Gruppen in Europa, wie z.B. Hadden (1972) und Soler (1974) haben bei Sulfonylharnstoff-behandelten Patienten eine Häufung der Herzinfarkte und des Kammerflimmerns beobachtet. Im Gegensatz dazu war in einer Studie von Keen und Jarrett (1974) die Häufigkeit der kardiovasculären Todesfälle in der Placebo-Gruppe größer als in der Sulfonylharnstoffgruppe. Gemäß einer Statistik der WHO (World Health News, 1971) scheint die Sterblichkeit bei den Diabetikern seit Ende der 50er Jahre zugenommen zu haben. Diese Tendenz scheint für alle westlichen Länder zuzutreffen. Für diejenigen, die an die UGDP-Studie glauben, ist es verlockend, diese größere Morbidität mit der Einführung der Sulfonylharnstoffe zu erklären. Uns scheint es allerdings wahrscheinlicher, daß veränderte Eßgewohnheiten, der allgemeine Wohl-

Tabelle 26. Resultate der UGDP-Studie betreffend der Mortalität

Behandlung	Patienten	Todesfälle	
		Total	kardiovasculäre Ursachen
Tolbutamid	204	30	26
Phenformin	204	31	26
Insulin			
feste Dosis	210	20	13
veränderliche Dosis	204	18	12
Placebo	205	21	10

stand und die Verminderung der körperlichen Aktivität dafür verantwortlich sind. Auch die Bedeutung einer verbesserten epidemiologischen und statistischen Erfassung ist nicht auszuschließen. LEVEY hat 1974 experimentell gezeigt, daß Tolbutamid und andere Sulfonylharnstoffe den Spiegel von cyclischem AMP im Myokardium anhebt. Auf diese Weise ließe sich die positiv inotrope Wirkung der Sulfonylharnstoffe erklären und evtl. auch allfällige Rhythmusstörungen. Es ist also keineswegs gesichert, daß die Sulfonylharnstoffe das kardiovasculäre Risiko erhöhen. Auf der anderen Seite haben die Sulfonylharnstoffe die Langzeitprognose in bezug auf kardiovasculäre, renale und neurologische Komplikationen sowie in bezug auf die Erblindung nicht gebessert. Die UGDP-Studie hat uns Ärzten immerhin eine Sicherheit gebracht, nämlich die, daß die Diät für den Diabetiker absolut notwendig ist und daß eine vernünftige Diabetesdiät nicht durch Sulfonylharnstoffe zu ersetzen ist.

ε) *Verwendung der oralen Antidiabetica in der Klinik*

Bevor wir mit einer Behandlung mit oralen Antidiabetica beginnen oder sie fortsetzen, müssen wir uns die Gegenindikationen vor Augen führen, wie sie in Tabelle 27 zusammengestellt sind. Das Ziel der Diabetesbehandlung besteht im Erreichen der Normoglykämie, nüchtern wie auch nach den Mahlzeiten, sowie einer Normalisierung der Blutlipide, insbesondere der Triglyceride. Vor Behandlung mit Sulfonylharnstoffen ist immer ein Versuch einer Verbesserung der Stoffwechsellage mit Diät allein indiziert. Wird mit der Diät allein keine genügend gute Stoffwechseleinstellung erreicht, soll man zusätzlich Sulfonylharnstoffe geben. Wenn auch in 2 bis 3 Wochen kein Erfolg erreicht wird bei einem Patienten, der nicht mehr übergewichtig ist, so muß Insulin verabreicht werden.

ξ) *Übergewichtige Diabetiker*

Die erste therapeutische Maßnahme besteht in der Instruktion einer Reduktionsdiät. Damit diese eine reelle Chance haben kann, muß sie genau erklärt und durch den Arzt und die Diätassistentin regelmäßig, wenn möglich wöchentlich, überwacht werden. Wenn trotz Gewichtsabnahme und Einhalten dieser Diät die Hyperglykämie nach 3–6 Monaten weiterbesteht, so ist eine zusätzliche Therapie mit einem oralen Antidiabeticum indiziert. In diesem Fall scheinen die Biguanide von Vorteil zu sein, weil sie den Insulinspiegel, der bei übergewichtigen Diabetikern ja ohnehin schon hoch ist, nicht noch weiter anheben. Wenn damit nach 6 Monaten die Nüchternblutzuckerwerte nicht unter 150 mg-% sinken, ist Insulin indiziert, wobei vor allem darauf zu achten ist, daß der Patient nun nicht wieder an Gewicht zunimmt.

Tabelle 27. Orale Behandlung: Gegenindikationen

- Pat. mit Acetonurie oder mit *abgelaufenen* ketoacidotischen Episoden.
- Nichtbefolgung der Diabetesdiät.
- Versagen eines Sulfonylharnstoffes, unter dem früher eine gute Einstellung erreicht wurde. Die Erfolgschancen mit einem anderen SU zum Ziel zu gelangen, sind gering.
- Akute diabetische Komplikationen: Hyperosmolarität, Ketoacidose.
- Schwere chronische Komplikationen: Augen, Nieren, Nervensystem.
- Coronarinsuffizienz, Herzinfarkt, Herzinsuffizienz, Herzrhythmusstörung.
- Nieren- und Leberinsuffizienz.
- Hypoglykämische Episoden während Behandlung mit SU.
- Schwangerschaft.

η) *Normalgewichtige, nicht auf Diät allein reagierende Diabetiker*

Ein Versuch mit einem kurzwirkenden Sulfonylharnstoff (z.B. Tolbutamid, Glipizid) ist indiziert, wobei man mit der Dosis bis an die obere Toleranzgrenze gehen kann. Wenn die Hyperglykämie mit dieser Behandlung nicht wesentlich gebessert wird, kann man Sulfonylharnstoffe mit längerer Wirkungsdauer versuchen. Nach Ansicht vieler Kliniker besteht die wirksamste Behandlung solcher Patienten in der Gabe von Chlorpropamid (500 mg/Tag) mit 2–3 Tabletten eines Biguanids in Retard-Form. Erreicht man nach 15 Tagen mit dieser Kombination keine wesentliche Besserung des Blutzuckers, muß Insulin verabreicht werden.

Sulfonylharnstoffe sollen während der *Schwangerschaft* nicht verabreicht werden.

Zu einer Zeit, wo der europäische Markt mit 8 Sulfonylharnstoffen (ca. 30 Markennamen), gegenüber 4 in USA, überschwemmt wird, ist es wichtig, daß jeder Arzt zwei oder maximal drei Präparate gut kennt und zu handhaben versteht. Wenn ein Diabetiker nicht gut einstellbar ist mit einem Sulfonylharnstoff, sind die Chancen sehr klein, daß ein anderer besser wirken wird.

ϑ) *Niereninsuffizienz — Leberfunktionsstörung*

Auch bei leichter Niereninsuffizienz sollen Sulfonylharnstoffe nicht verwendet werden wegen dem Risiko schwerer und langdauernder Hypoglykämien (s. Tabelle 25: Halbwertszeit im Falle von Anurie, FABRE, 1976). Ganz besonders das Chlorpropamid ist zu vermeiden, wenn die glomeruläre Filtration unter 60 ml/min fällt, weil diese Substanz ja unverändert von den Nieren in den Harn ausgeschieden wird. Selbst bei Sulfonylharnstoffen mit kurzer Halbwertszeit (Glipizid, Glybenclamid) ist im Falle von Niereninsuffizienz Vorsicht am Platz, weil in der Niere Gluconeogenese und Insulinabbau vermindert sind und damit die Gefahr der Hypoglykämie erhöht ist. Weil die meisten Sulfonylharnstoffe in der Leber zu nicht-aktiven Metaboliten umgewandelt werden, kann eine *Leberfunktionsstörung* eine Überdosierung von Sulfonylharnstoffen und damit schwere Hypoglykämien verursachen.

Ganz besondere Vorsicht ist geboten mit Biguaniden, welche sofort abgesetzt werden müssen bei Nierenerkrankungen. Die Gefahr besteht im Gegensatz zu den Sulfonylharnstoffen nicht in der Hypoglykämie, sondern in der Milchsäureacidose (ASSAN, 1976). Sowohl Nieren- wie Leberinsuffizienz verbieten die Verwendung von Sulfonylharnstoffen und Biguaniden.

4. Insulinbehandlung

Exogenes Insulin ist zwar gleich wirksam wie endognes Insulin, die „pharmakologische Verpackung" ist jedoch noch nicht perfekt. Wenn das Pankreas mit der endogenen Insulinsekretion die Speicherung der Nahrung nicht mehr gewährleistet, geht ein wichtiger Teil der Calorien als Glucose im Urin verloren. Im Extremfall werden so viele freie Fettsäuren aus dem Fettgewebe mobilisiert, daß es zur schwersten Komplikation des totalen Insulinmangels kommt, zur diabetischen Ketoacidose. Bereits ein Jahr nach der Entdeckung des Insulins 1921 durch BANTING und BEST wurde Insulin in der Klinik verwendet und ein erstaunlicher Erfolg erzielt in der Korrektur der metabolischen Acidose beim entgleisten Diabetes. Dies ist in Abbildung 17 illustriert. Bei diesem auf den Tod kranken Kinde haben sich Muskulatur und Fettgewebe nach zweimonatiger Behandlung mit Insulin vollständig erholt. Dieses „Wunder" darf uns jedoch nicht vergessen lassen, daß die Insulinbehandlung pharmakologisch und physiologisch noch nicht perfekt ist. Beim Stoffwechselgesunden wird die Insulinsekretion durch die Nahrungseinnahme geregelt. Anderseits wird die Konzentration der Nährstoffe im Blut: Glucose, Aminosäuren und Fettsäuren, durch das Insulin reguliert. Beim insulinbehandelten Diabetiker ist die Situation jedoch genau umgekehrt. Die hypoglykämische Wirkung einer bestimmten exogen zugeführten Insulinmenge muß mit der Nahrungsaufnahme mehr oder weniger ausgeglichen werden. Die Insulinbehandlung erfordert deshalb eine ausreichende Kenntnis der Diät und muß auf den Zeitplan der Nahrungsaufnahme Rücksicht nehmen.

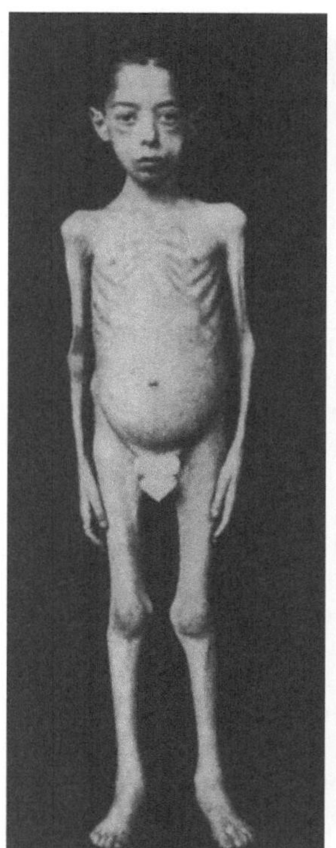
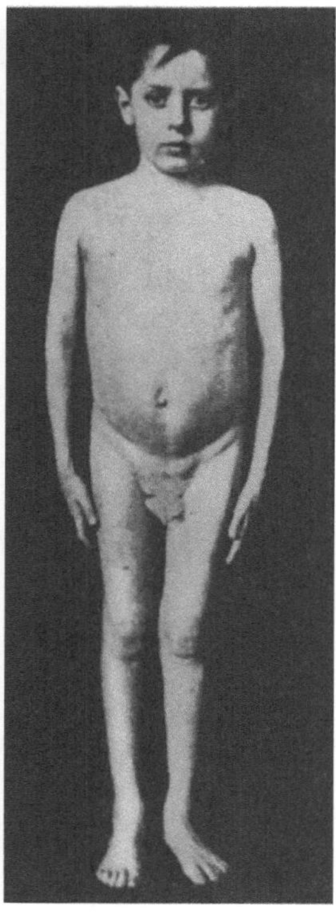

Abb. 17. Kachexie bei kindlichem Diabetes vor und nach Beginn der Insulinbehandlung

a) Behandlungsziele und Überwachung der Behandlung

Welche Diabetiker sollen der Insulinbehandlung zugeführt werden? Vor allem jene, die neben der Hyperglykämie auch eine Ketonämie aufweisen. Mit wenigen Ausnahmen ist Insulin indiziert bei folgenden Zuständen: bei allen jungen Diabetikern, bei denen die Krankheit vor dem 20. Lebensjahr begonnen hat, bei der schwangeren Diabetikerin, beim normalgewichtigen Erwachsenendiabetes, der sich plötzlich manifestiert (Polyurie, Polydipsie, Gewichtsverlust) und der auf Diät allein oder Diät mit oralen Antidiabetica nicht genügend anspricht.

Die Beurteilung der Stoffwechselkontrolle ist schwierig. Selbst bei einer optimalen Behandlung hat der Diabetiker die Tendenz, während und nach den Mahlzeiten zu wenig Insulin zu bekommen, dafür aber zwischen den Mahlzeiten zu viel Insulin im Blut zu haben und dann hypoglykämisch zu werden. Eine wirklich physiologische Substitutionstherapie mit Insulin ist mit den heute zur Verfügung stehenden Insulinpräparaten praktisch unmöglich. Wir zielen deshalb auf einen möglichst normalen Nüchternblutzucker hin. Der Nüchternblutzucker ist relativ konstant und am einfachsten zu kontrollieren, weil 6–8 Std Bettruhe vorangehen, während denen die Stoffwechsellage-verändernden Einflüsse (körperliche Aktivität, Nahrungsaufnahme, nervöse Spannungen) relativ konstant sind. Überdies müssen Hypoglykämien vor den Mahlzeiten unbedingt vermieden werden. Wenn die Glucosurie im 24-Std-Urin 5–10% der eingenommenen Kohlenhydrate nicht übersteigt, ist die Kontrolle des Diabetes gut.

b) Art des verwendeten Insulins (Tabelle 28)

Alle Insulinpräparate haben im Prinzip dieselben biologischen Wirkungen. Sie unterscheiden sich

Tabelle 28. Typus und Wirkungsdauer der verschiedenen Insulinpräparate

Typ des Insulins	Maximale Wirkung (Std nach Injektion) ±	Wirkungsdauer (Std) ±	Prinzip der Wirkungsverzögerung
Rasche Wirkung			
Krystallin = klar „alt" = löslich	2–3	5–6	—
Semi-Lente (trübe)	3–5	10[a]–14	Zink
Intermediäre Wirkung			
Globin	4–6	10[a]–14	Globin
NPH	3–12	14[a]–24	Protamin
Lente	8–12	14[a]–24	Zink
Depot	8–12	14[a]–24	Surfen
Lange Wirkung			
Protamin Zink	16–24	28[a]–36	Protamin
Ultralente	16–24	28[a]–36	Zink

[a] Exogenes Insulin wirkt um so kürzer, je weniger endogenes Insulin mobilisiert werden kann.

voneinander nur durch die Geschwindigkeit des Wirkungseintrittes und die Dauer der Wirkung. Arzt und Patient müssen diese kennen, weil die pharmakologischen Charakteristika des Insulinpräparates den Zeitplan der Mahlzeiten bestimmen und die Insulinwirkung im richtigen Zeitpunkt durch Nahrungseinnahme aufgefangen werden muß. Alle zur Verfügung stehenden Insulinpräparate stammen vom Rind oder vom Schwein. Ein Rinderpankreas liefert ca. 400–800 Einheiten Insulin (15–30 mg). Definitionsgemäß entspricht 1 mg reines Insulin 24 Insulineinheiten.

Während den ersten 15 Jahren der Insulinbehandlung von 1921–1936 gab es nur das *wasserlösliche Insulin,* das während 4–6 Std wirkt. Zu dieser Zeit waren 3–5 Insulininjektionen pro Tag notwendig. Als erstes Depot-Insulin entwickelte HAGEDORN 1936 das *Protamin-Zink-Insulin* (PZI), das bis zu 36 Std lang wirkt. Protamin fällt zusammen mit Insulin in einem zinkhaltigen Puffer aus. Dieser Niederschlag ist wenig löslich, so daß die Absorption von Insulin langsam erfolgt, was die lange Wirkung dieses Insulinpräparates erklärt. Wegen des langsamen Wirkungseintritts mußte wasserlösliches Insulin häufig mit dem PZI zusammen verabreicht werden, und zwar in einer zweiten Spritze, da diese beiden Insulinpräparate sich nicht mischen lassen. Die Hauptwirkung des PZI trat während der Nacht ein, so daß es zu nächtlichen Hypoglykämien kam. Mit Hilfe eines anderen Eiweißes, des *Globins,* gelang 1937 die Herstellung eines anderen Depot-Insulinpräparates. Wegen seiner mittleren Wirkungsdauer mußte Globin-Insulin meistens zweimal täglich verabreicht werden. Ein Durchbruch gelang HAGEDORN 1951 mit dem NPH-Insulin, weil es bis 24 Std lang wirkt und in der *gleichen* Spritze gemischt werden kann mit wasserlöslichem, rasch wirkendem Insulin. 1956 kam *Lente-Insulin* auf den Markt, bestehend aus zwei verschiedenen Kristallen von Zink-Insulin: lang wirkende Insulinkristalle (Ultra-Lente) und rascher wirkende Insulinkristalle (Semi-Lente) (HALLAS-MØLLER, 1956). Diese Insulinpräparate hatten zwei Vorteile: erstens eine größere Reinheit, weil sie kein Fremdeiweiß mehr enthielten (Protamin, Globin), und zweitens die Mischbarkeit der beiden kristallinen Insuline nach Maß, je nach erwünschter Wirkungsdauer. Das *Lente-Insulin* ist eine Mischung von 30% Semi-Lente und 70% Ultra-Lente. Dieses Insulinpräparat hat sich in der Praxis besonders bewährt. Die Wirkungsdauer des Lente-Insulins stimmt mit derjenigen des NPH überein. Für einen noch rascheren Wirkungseintritt kann dem Lente-Insulin wasserlösliches Insulin beigemischt werden.

MC-Insulin (SCHLICHTKRULL, 1972)

Alle oben erwähnten Insuline sind ungefähr zu 92% rein. Die übrigen 8% bestehen aus Proinsulin, dem C-Peptid und kovalent gebundenen Dimeren des Insulins sowie anderen großen Molekülen, die aus dem exokrinen Pankreas stammen (ca. 2%). Die Insulin-Dimere haben eine relativ ausgeprägte insulinähnliche Aktivität, das Proinsulin eine geringere, beide sind jedoch sehr antigen. Dank zusätzlicher chromatographischer Reinigungsverfahren gelang es 1970, die Insulinpräparate besser zu reinigen, und es entstand das sog. *Single-Peak-Insulin* (ca. 99% rein) und das fast 100% reine single-Component-Insulin (MC = monocomponent, RI = rare immunogen). Die wenig immunogenen (MC, RI) Insuline enthalten weder Proinsulin noch C-Peptid noch Insulin-Dimere. Sie sind praktisch nicht mehr antigen. Reine tierische Insuline unterscheiden sich nur in einem (Schwein) bzw. drei Aminosäuren (Rind) vom menschlichen Insulin (Tabelle 29). Von allen jetzt erhältlichen Insulinen

Tabelle 29. Verschiedenheiten der Primärstruktur des Insulins beim Menschen, Schwein und Rind

Species	A-Kette		B-Kette
	Position 8	Position 10	Position 30
Mensch	Threonin	Isoleucin	Threonin
Schwein	Threonin	Isoleucin	Alanin
Rind	Alanin	Valin	Alanin

Tabelle 30. Zeitpunkt der Gefährdung durch Hypoglykämien je nach Insulinpräparat

Insulintyp	Zeitpunkt der Injektion	Zeitpunkt der Gefährdung durch Hypoglykämien
Rasch wirkend (löslich, klar)	vor dem Frühstück vor dem Abendessen	am späten Vormittag am späten Abend
Semilente	vor dem Frühstück	am späten Vormittag bis Mitte Nachmittag
NPH, Lente, Surfen, Globin	– vor dem Frühstück – vor dem Schlafengehen (22–24 Uhr)	am späten Nachmittag bis zum Schlafengehen 3 Uhr morgens bis zum Frühstück
Protamin-Zink, Ultralente	beim Frühstück	während der Nacht bis zum Frühstück

ist das wenig immunogene Insulin des Schweines am wenigsten antigen (FANKHAUSER, 1973 Abb. 18). Folgendes sind die Indikationen für die Verwendung der wenig immunogenen Insuline:

1. Frisch entdeckte insulinbedürftige Diabetiker
2. Intermittierende Insulintherapie: Operation, physischer und psychischer Streß oder Schwangerschaft
3. Hautallergie gegen Insulin
4. Insulinresistenz
5. Lipoatrophie.

Bei Diabetikern, die schon lange mit konventionellen Insulinpräparaten behandelt wurden, haben diese wenig immunogenen Insuline keinen Vorteil, da der Antikörpertiter nach Umstellung nicht signifikant abfällt.

c) Technik der Insulinbehandlung

Die Insulinbehandlung kann nur dann wirksam sein, wenn der Arzt die Pharmakologie des Insulinpräparates genau kennt (Tabelle 28 und 30) und die absolut notwendigen diätetischen Maßnahmen trifft. Jede Insulinbehandlung erfordert kleine Mahlzeiten zwischen den Hauptmahlzeiten, damit der relative Hyperinsulinismus zwischen den Hauptmahlzeiten korrigiert werden kann. Weiter muß der Arzt Bescheid wissen über die Form, Dauer und Entwicklungstendenz des Diabetes, um die entsprechende Insulinart richtig wählen zu können (Abb. 19).

d) Progredienz der B-Inselzell-Insuffizienz (Abb. 19)

Die Tatsache, daß ein Patient mit Insulin behandelt werden muß, bedeutet nicht, daß er keine endogenen Insulinreserven mehr hat. Die endogene Insulinreserve kann beim insulinbehandelten Diabetiker heute mit der Messung des C-Peptides bestimmt werden (BLOCK, 1973). Die Restfunktion der B-Zellen ist geradezu bestimmend für die Stabilität der Stoffwechseleinstellung. Beim totalen Darniederliegen der Insulinsekretion (Abb. 19, Situation 3 und 4) ist der Diabetes sehr labil, und ein mittellang wirksames Insulin (Lente, NPH), welches, vorher in einer einmaligen Injektion verabreicht, eine gute Stoffwechseleinstellung garantierte, genügt nun nur noch für 12–16 Std, so daß eine zweite Insulininjektion am Abend notwendig wird. Die Geschwindigkeit der Progression zum totalen Diabetes ist von Patient zu Patient sehr unterschiedlich. Sie hängt von verschiedenen Faktoren ab: 1. vom Alter, in dem sich der Diabetes manifestierte, 2. von der Dauer des Diabetes und 3. von interkurrenten Manifestationsepisoden (physischer Streß, schwere Krankheiten, psychische Schwierigkeiten), welche alle zur totalen Erschöpfung der B-Inselzellen beitragen. Beim Kleinkind stellt sich der totale Diabetes, welcher zwei Insulininjektionen notwendig macht, in wenigen Monaten ein. Im Gegensatz dazu kann der erwachsene insulinabhängige Diabetiker häufig während vieler Jahre mit einer einzigen Injektion zufriedenstellend eingestellt werden.

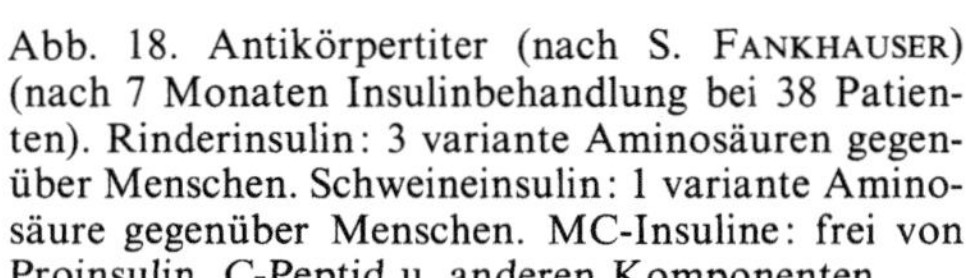

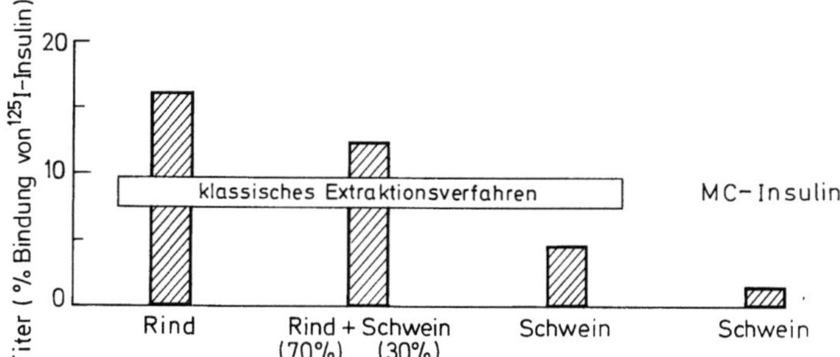

Abb. 18. Antikörpertiter (nach S. FANKHAUSER) (nach 7 Monaten Insulinbehandlung bei 38 Patienten). Rinderinsulin: 3 variante Aminosäuren gegenüber Menschen. Schweineinsulin: 1 variante Aminosäure gegenüber Menschen. MC-Insuline: frei von Proinsulin, C-Peptid u. anderen Komponenten

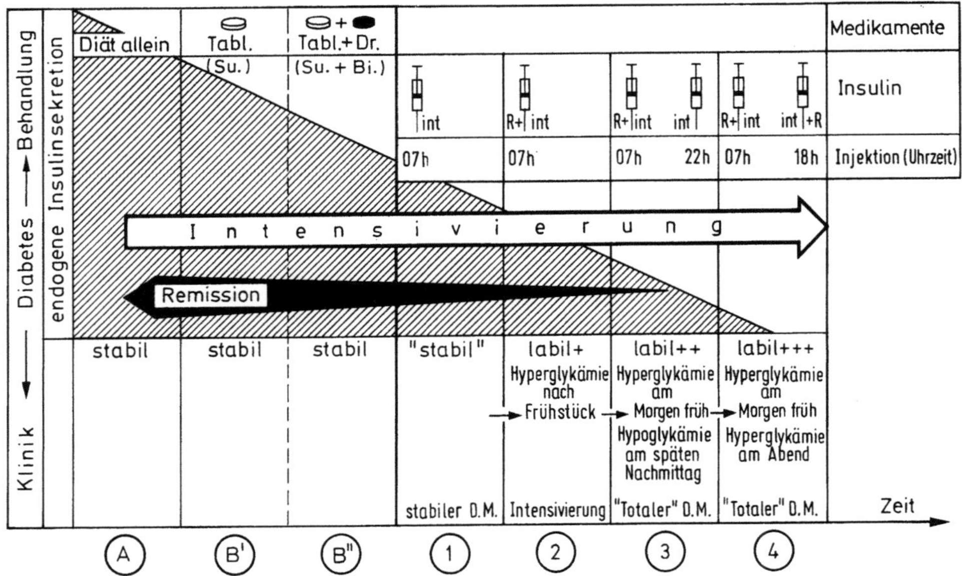

Abb. 19. Diabetesstadien vom stabilen *(A)* zum labilen „totalen" *(4)* Diabetes und ihre therapeutischen Konsequenzen.

e) Indikationen für die Insulintherapie

Die Indikation zur Insulintherapie ist in folgenden klinischen Situationen gegeben:

Notfälle:

– massive Glucosurie und Ketonurie
– interkurrente Erkrankung beim Diabetiker mit schwerer Entgleisung
– größerer chirurgischer Eingriff (s.S. 755).

Nicht notfallmäßig:

– Polyurie, Polydipsie, leichte Ketonurie
– Gewichtsverlust
– Asthenie
– Hyperlipidämie
– diabetische Komplikationen.

Diese nicht notfallmäßige Verordnung von Insulin erfolgt nur, wenn die Diättherapie zusammen mit oralen Antidiabetica nicht zum Ziele führt. In Notfällen wird wasserlösliches Insulin in mehreren Dosen täglich verordnet, bis die Ketose verschwindet (s. auch Behandlung des ketoacidotischen und hyperosmolaren Koma, S. 709).

Wenn kein Notfall vorliegt, kann die Insulinbehandlung mit einem Depot-Insulinpräparat begonnen werden (Lente, NPH). Die Anfangsdosis wird bei einem Erwachsenen zwischen 10 und 16 Einheiten Lente betragen. Diese Dosis wird täglich um ca. 4 Einheiten erhöht, bis der Nüchternblutzucker normalisiert ist, ein Zeichen dafür, daß das Depot-Insulin tatsächlich 24 Std lang wirkt. Bei diesem Vorgehen muß besonders auf den Blutzucker und auf den Urinzucker am späten Nachmittag geachtet werden. Wenn diese sich normalisieren, bevor der Nüchternblutzucker herunterkommt, ist in der Regel eine zweite Insulininjektion am Abend angezeigt (Lente, NPH).

f) Indikationen
für den Zweispritzenrhythmus

1. Hypoglykämien am Nachmittag, bei Hyperglykämie nüchtern am nächsten Morgen.
2. Vorbeugung gegen Hypoglykämien (Herzinfarkt, Epilepsie).
3. Intensive körperliche Aktivität, welche den Insulinbedarf am Tag reduziert, nicht aber in jedem Falle während der Nacht.
4. Sehr labiler Diabetes mit extremen Blutzuckerschwankungen bei geringsten Provokationen.
5. Kinder.

Man beobachtet häufig, daß der Blutzucker um 17 Uhr abends tief ist, am nächsten Morgen nüchtern aber wieder erhöht (Abb. 19, Situationen 3 und 4). Unter diesen Bedingungen ist es nicht mehr möglich, die Depot-Insulindosis am Morgen zu erhöhen, wegen Gefahr der Hypoglykämie am späten Nachmittag. Die Hyperglykämie am nächsten Morgen ist auf die endokrine Gegenregulation und den Insulinmangel zurückzuführen. Diese mißliche Situation läßt sich beheben, indem die Morgendosis des Depot-Insulins vermindert, dafür aber eine zweite kleinere Dosis eines Depot-Insulins vor dem Schlafengehen verabreicht wird, zusammen mit einer Zwischenmahlzeit um 22 Uhr. Oft beträgt die Insulindosis am Morgen $^{2}/_{3}$, diejenige am Abend $^{1}/_{3}$ der gesamten Dosis.

Die *morgendliche Insulindosis* richtet sich nach dem Blutzucker oder dem *Urinzucker im vor dem*

Nachtessen gelösten Frischurin. Die Abend*dosis* richtet sich nach dem Nüchtern*blutzucker oder der Glucosurie im morgendlichen Frischurin.*

g) Praktische Ratschläge für die Insulininjektion

Der Patient wird instruiert, die Injektionsstelle des Insulins täglich zu wechseln, um Lipodystrophien und Lipome zu verhindern und um die Insulinresorption aus dem Gewebe möglichst optimal und von Tag zu Tag gleichmäßig zu erhalten. Die am häufigsten verwendeten Injektionsstellen sind Oberschenkel, Abdomen, Arme, Rücken und Glutealregion. Es gibt drei verschiedene Insulinkonzentrationen, 40 und 80 E pro cm^3. In den USA haben Insulinpräparate mit 100 E pro cm^3 die 40er und 80er Präparate mit eindeutigem Erfolg verdrängt. Spritzen mit zwei Graduierungen, welche die gleichzeitige Verwendung von 40 und 80 E/ml Insulinpräparaten gestatten, sind zu verbieten. Sie haben immer wieder zu schwerwiegenden Fehlern geführt. Heute ist der Gebrauch von Plastikspritzen zu empfehlen. Zahlreiche Diabetologen tolerieren den wiederholten Gebrauch derselben Spritze bis zu einer Woche. Infektionen an den Injektionsstellen haben sich anscheinend durch diese Technik nicht gehäuft. Mindestens ein Familienmitglied jedes Diabetikers sollte Insulin injizieren können. Zudem soll jeder Diabetiker im Besitze einer Karte sein, auf der steht, daß er Diabetiker ist, und auf der auch die Insulindosis und die Art des Insulins angegeben ist.

h) Komplikationen der Insulinbehandlung

Wenn auch die Insulinbehandlung eine erstaunliche Korrektur der diabetischen Stoffwechsellage erlaubt, so muß man sich bewußt sein, daß die Dosis für eine optimale Wirkung sehr nahe bei der liegt, die zu Hypoglykämien führt. Nur wenige Medikamente haben eine so geringe Sicherheitsmarge. Deshalb sind *Hypoglykämien* relativ häufig und oft auch schwierig zu vermeiden. Da 400–800 Insulininjektionen pro Jahr nötig sind, kann es auch zu Läsionen der Subcutis, zur *Lipodystrophie* kommen. Die früher häufig, wenn auch vorübergehend auftretenden Hautallergien sind auf die Antikörperproduktion gegen die injizierten Fremdeiweiße zurückzuführen und heute selten geworden. Eine echte Insulinresistenz wegen hohem Titer zirkulierender Antikörper wird seit der Verwendung reiner Insuline kaum mehr beobachtet.

α) Ursachen der Hypoglykämie

Die Hypoglykämie ist bei weitem die häufigste Komplikation der Insulinbehandlung. Eine möglichst perfekte Blutzuckerkontrolle ist nach dem heutigen Stand des Wissens die beste Prophylaxe gegen das diabetische Spätsyndrom. Leider sind wegen den oben erwähnten pharmakologischen Gegebenheiten aller Insulinpräparate Normoglykämie und Hypoglykämie nahe beieinander. Die Gefahr der Hypoglykämie kann vermindert werden, wenn Arzt und Patient die wichtigsten ursächlichen Faktoren kennen:

Jede Hypoglykämie ist die Resultante von zu viel Insulin und/oder zu wenig Glucosezufuhr im richtigen Zeitpunkt.

Zu viel Insulin (absolut oder relativ):
– zu hohe Insulindosis; Unkenntnis der Zeitdauer der Insulinwirkung (Tabelle 30); unregelmäßige oder zu schnelle Resorption von Insulin aus der Subcutis (kommt am häufigsten vor, wenn die Insulininjektion an einer neuen Stelle erfolgt, während vorher der Patient vor allem in lipodystrophische oder lipohypertrophe Stellen injizierte); fehlende Korrektur der Insulindosis nach unten, nachdem eine interkurrente Krankheit ausgeheilt ist oder nachdem eine ausgezeichnete Diabeteseinstellung längere Zeit andauerte; besondere sportliche oder anderweitige körperliche Leistung; Insuffizienz einer endokrinen Drüse (Hypophyse, Nebennierenrinde); Niereninsuffizienz; schwere Leberinsuffizienz; Schwangerschaft während des ersten Trimesters.

Ungenügende Kohlenhydratzufuhr (absolut oder relativ):
– Mahlzeiten zu spät nach der Insulininjektion eingenommen; Vergessen der Zwischenmahlzeiten; sportliche, körperliche Leistung, die nicht durch eine adäquate Zufuhr von zusätzlichen Kohlenhydraten ausgeglichen wird; hypoglykämische Wirkung des Alkohols (vermindert vor allem die nächtliche Gluconeogenese). Durch Alkohol induzierte nächtliche Hypoglykämien sind häufig bei Diabetikern mit Zweispritzen-Rhythmus.

β) Symptomatologie und Klinik der Hypoglykämie

Die *Symptomatologie der Hypoglykämie* kann von Patient zu Patient sehr verschieden sein. Sogar bei ein und demselben Patienten können von Mal zu Mal ganz verschiedene Symptome vorkommen. Gewisse Patienten verspüren die Hypoglykämie kaum oder gar nicht: z.B. kleine Kinder, welche die Verbindung zwischen Symptomatologie und Hypoglykämie noch nicht herstellen können, dann auch Diabetiker, die seit langer Zeit ihren Diabetes und als Komplikation eine Neuropathie des vegetativen Nervensystems haben, schwangere Frauen im ersten Trimester und schließlich Diabetiker, die mit β-Blockern behandelt werden.

γ) Leichte Hypoglykämien

Leichte Hypoglykämien sind sehr häufig. Eines oder mehrere der folgenden Symptome werden vom Patienten bemerkt: Hungergefühl, komisches Gefühl im Magen, Müdigkeit, Zittern, kalter Schweiß, bleiches Gesicht, Herzklopfen, Kribbeln und Stechen um die Lippen, Ameisenlaufen, plötzliche depressive Verstimmung, plötzliche körperliche Erschöpfung. Solche Hypoglykämien werden mit 10–15 g Glucose (Fruchtsaft, Würfelzucker etc.) behandelt.

δ) Mittelschwere bis schwere Hypoglykämien

Bei solchen leichten Hypoglykämien denkt und verhält sich der Patient meistens normal, so daß die Umgebung nichts davon merkt. Zu ähnlichen Symptomen kommt es auch bei akuten massiven Abfällen des Blutzuckers von sehr hohen auf normale Werte, auch wenn keine eigentliche Hypoglykämie resultiert. Diese „falschen" Hypoglykämien sind bei sehr labilen Diabetikern häufig. Beispiel: Abfall des Blutzuckers von 400 auf 150 mg-% innerhalb einer Stunde. Wenn leichte Hypoglykämien nicht sofort behandelt werden, können sie sich verstärken und zusätzlich zu den obigen Symptomen amnestische und affektive Störungen dazukommen. Gelegentlich kommt es zu Doppelsehen. Wegen der Bewußtseinsstörungen realisiert der Patient die Hypoglykämie nicht mehr und refüsiert häufig die Einnahme von Glucose. In solchen Fällen sind 20 bis 30 g Glucose notwendig. Wenn der Patient dies verwehrt, kann eine Injektion Glucagon die Situation retten.

ε) Hypoglykämisches Koma

Das *hypoglykämische Koma* geht einher mit Bewußtseinsverlust, Rigidität, Krämpfen, Tachykardie, tiefer schnarchender Atmung und bleicher Gesichtsfarbe. Differentialdiagnostisch muß man an einen generalisierten epileptischen Anfall denken. Die Differentialdiagnose gegenüber dem echten hyperglykämischen Koma ist in der Regel nicht schwierig, weil der Patient im hypoglykämischen Koma nicht den Eindruck erweckt, seit mehreren Tagen krank zu sein. Typischerweise überrascht das hypoglykämische Koma Diabetiker während voller Aktivität, was oft aus den äußeren Umständen bereits ersichtlich ist (Arbeitsgewand, Stadtanzug etc.). Bei Bewußtlosigkeit während mehrerer Stunden kann ein gewisser Stupor die Hypoglykämie mehrere Tage überdauern. Die Aspirationsgefahr ist groß. Die Behandlung der Wahl besteht in der sofortigen intravenösen Injektion von 20 g Glucose (50 ml 40%ige Glucose), deren Wirkung unmittelbar eintritt und falls nicht verfügbar mit einer Injektion von 1 mg Glucagon s.c., das nach 10 bis 15 min zu wirken beginnt. Sobald der Patient erwacht, muß ihm Glucose peroral verabreicht werden. Wenn er nicht erwacht, muß Glucose infundiert und der Blutzucker zwischen 150 und 200 mg-% eingestellt werden.

Der Organismus verfügt über eine Reihe von Mechanismen, mit denen er einen hypoglykämischen Zwischenfall korrigieren kann: Im Zentrum der Gegenregulation steht die Leber mit der Glykogenolyse und Gluconeogenese, welche beide durch das Glucagon und die Katecholamine stimuliert werden. Beim Nichtdiabetiker hört die Leber nach Korrektur der Hypoglykämie rasch auf, Glucose zu produzieren, weil bei leichter Hyperglykämie die Insulinsekretion wieder einsetzt.

ζ) Der Somogyi-Effekt

Der sog. *Somogyi-Effekt* (SOMOGYI, 1959) beruht auf derselben Gegenregulation, die jedoch beim Diabetiker nach vorgehender hypoglykämischer Phase zur überschießenden Hyperglykämie führt. Der Unterschied zwischen Diabetiker und Nichtdiabetiker besteht darin, daß beim Diabetiker die Glucoseproduktion nicht aufhört, weil die B-Zellen auf die resultierende Hyperglykämie nicht mit einer adäquaten Insulinsekretion reagieren. Der Somogyi-Effekt kommt am häufigsten bei insulinbehandelten Diabetikern vor, die jegliche endogene Insulinsekretion eingebüßt haben. Charakteristische Situation: eine Hypoglykämie führt zu einer 24 bis 36 Std dauernden Hyperglykämie, worauf der Arzt die Insulindosis erhöht. Das Resultat dieser Reaktion führt am nächsten Tag zu einer erneuten Hypoglykämie, diese wiederum zur überschießenden Gegenregulation. So entsteht ein Circulus vitiosus zwischen Hypoglykämie, Hyperglykämie und Überreaktion des Arztes, der die Insulindosis erhöht anstatt abbaut. Wenn ein Somogyi-Effekt noch nicht bewiesen, sondern nur vermutet wird, soll die Insulindosis als erstes gesenkt, und damit das ursächliche Element, die Hypoglykämie, ausgeschaltet werden. Diese Diabetiker finden sich oft in der mit dem Zweispritzen-Rhythmus behandelten Gruppe.

i) Lipodystrophien

Lipodystrophien finden sich nur beim insulinspritzenden Diabetiker. Beides, Hypertrophie und Atrophie des subcutanen Fettgewebes kommen vor. Extreme Lipodystrophien sind selten, leichtere Formen kommen jedoch bei 25% aller insulinspritzenden Diabetiker vor. Man findet sie nur bei regelmäßiger Untersuchung der Injektionsstellen. Die *Lipoatrophie* (Abb. 20) imponiert als runde Delle in der Haut mit klaren Grenzen, wie wenn das subcutane Fettgewebe herausgestanzt worden wäre. Die Ursache dieser Komplikation ist nicht bekannt. Unreinheiten in den Insulinpräparaten scheinen ursächlich damit etwas zu tun zu haben, denn seit der Einführung der reinen Insuline sind Lipoatrophien sehr selten geworden (TEUSCHER, 1975). Zur Behandlung sollen wenig immunogene Insuline in die atrophische Zone injiziert werden,

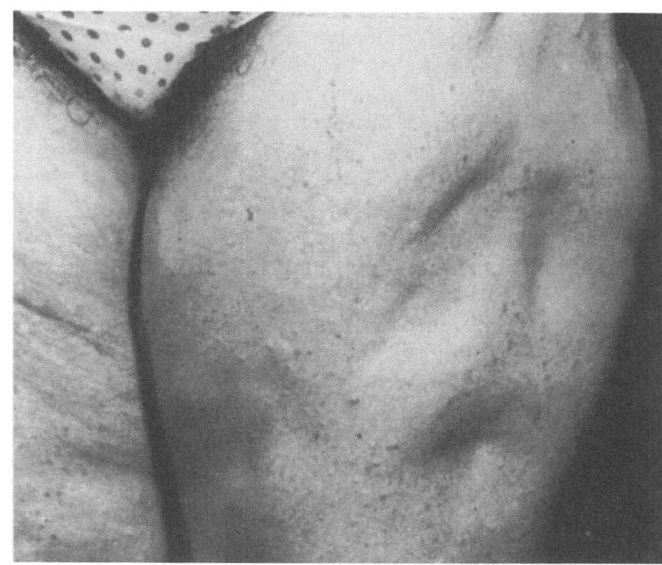

Abb. 20. Klassische Lipodystrophie an der Insulininjektionsstelle

worauf sich die Subcutis nach 12–24 Monaten normalisieren sollte. Der Muskel unter der lipoatrophischen Zone ist normal. Für den Patienten ist die Lipoatrophie deshalb ein rein ästhetisches Problem. Die *Hypertrophie* des Fettgewebes, die insulininduzierten Lipome, finden sich ebenfalls an der Insulininjektionsstelle. Sie wird manchmal mit einer muskulären Hypertrophie verwechselt. Sie ist meistens bedingt durch falsche Spritzentechnik, insbesondere Insulininjektion am gleichen Ort, weil die Injektion ins Lipom überhaupt nicht schmerzhaft ist. Die Insulininjektion in diese Lipome verzögert die Resorption des Insulins und ist häufig Ursache für den sog. schwer einstellbaren Diabetes. Wenn der Diabetiker dazu übergeht, sich die gleiche Insulindosis in das normale Unterhautfettgewebe zu injizieren, können Hypoglykämien auftreten. Für die Behandlung dieser Spritzenlipome genügt es, den Patienten darüber aufzuklären, daß er nicht mehr in diese Lipome Insulin injizieren soll.

k) Insulin-Antikörper (s.S. 747)

Heterologe Insuline sind aus zwei Gründen antigen: 1. ist die Primärstruktur von derjenigen des menschlichen Insulins geringgradig verschieden (Tabelle 29) und 2. enthalten die Insulinpräparate Proinsulin, dimeres Insulin und das C-Peptid. In Abbildung 19 sind die Verschiedenheiten der Antigenicität von Insulinpräparaten nach Ursprung und Reinigung dargestellt.

l) Allergische Reaktionen

α) Lokale Reaktionen am Ort der Injektion

Solche Reaktionen sind nicht selten. Einige Minuten bis Stunden nach der Insulininjektion stellt sich ein geringes Brennen und eine lokale Rötung mit einem Durchmesser von 1–3 cm ein, oft auch ohne Beschwerden. Je nach Autor beträgt die Häufigkeit zwischen 1 und 56% aller Patienten. Sie ist sicher viel weniger häufig, wenn wenig immunogene Insuline verwendet werden. Diese Hautreaktionen haben nichts zu tun mit den zirkulierenden Antikörpern der Klasse IgG und IgM. Trotz der lokalen Hautreaktionen sollen die Insulininjektionen weitergeführt werden, weil bei mehr als 95% aller Patienten diese Reaktionen spontan vorbeigehen. In allen Fällen ist die Verwendung von wenig immunogenen Insulinen angezeigt. Bei sehr schweren lokalen Hautreaktionen können Antihistaminica per os gegeben werden oder kleine Dosen Hydrocortison (2 mg) zusammen mit dem Insulin injiziert werden. Solche Maßnahmen sind jedoch nicht bei mehr als 1 von 10000 insulinspritzenden Diabetikern notwendig.

β) Generalisierte Reaktionen

Bevor ein Patient desensibilisiert wird, muß man sich Gewißheit darüber verschaffen, ob er wirklich auf Insulin angewiesen ist. Für die Desensibilisierung beginnt man mit der Injektion von wenig immunogenen Insulinen in einer Dosis von einer Millieinheit. Diese Konzentration wird durch Verdünnung mit 0,9%iger NACl-Lösung hergestellt. Die Insulindosis wird stündlich verdoppelt. Sobald sich eine lokale allergische Reaktion zeigt, geht man auf die vorhergehende Konzentration zurück. Sobald sich keine Reaktion mehr ergibt, verdoppelt man die Dosis für die nächste Injektion wieder. Bei generalisierten schweren Reaktionen müssen Steroide oder Adrenalin gegeben werden.

m) Insulinresistenz und ihre Behandlung

Man spricht von Insulinresistenz ganz arbiträr dann, wenn ein Patient mehr als 200 Einheiten

Insulin pro Tag während mehr als zwei Tagen benötigt und er nicht ketoacidotisch ist (SOELDNER, 1971). Diese echte Insulinresistenz ist selten und betrifft höchstens einen bis zwei von 5.000 insulinbehandelten Diabetikern. Patienten mit echter Insulinresistenz haben sehr hohe Titer von Insulinantikörpern der IgG- und IgM-Klasse. Eine sekundäre, nicht antikörperbedingte Insulinresistenz findet sich selten bei folgenden Krankheiten: 1. Infektionen, 2. endokrine Überfunktionen (Akromegalie, Cushing, Thyreotoxikose), 3. lipoatrophischer Diabetes, 4. Leukämien. Die Dauer der Insulinresistenz kann nicht vorausgesagt werden, weshalb es oft zu schweren hypoglykämischen Episoden am Ende der Insulinresistenz kommt. Man kann immer einen Versuch machen, das Insulin wegzulassen, weil man gelegentlich beobachtet, daß der Diabetes sich dabei nicht verschlechtert. Insulindosen bis zu 100000 Einheiten pro Tag sind beschrieben worden. Die $T^1/_2$ des Insulins ist stark verlängert wegen der Bindung an die Antikörper. In jedem Fall soll das am wenigsten antigene Insulin verwendet werden, das MC- oder RI-Insulin des Schweines. Steroide (Dexamethason, 1 mg 4mal täglich) können nützlich sein. Bei den sekundären Formen der Insulinresistenz muß die Ursache beseitigt werden.

5. Körperliche Aktivität und Sport

Die körperliche Aktivität und der Sport sind ein integraler Bestandteil der Diabetesbehandlung. In der heutigen Zeit der Mechanisierung bleibt dieser therapeutische Aspekt von Arzt und Patient nur zu häufig unberücksichtigt. Körperliche Aktivität und Sport soll nicht nur am Wochenende, sondern täglich geleistet werden.

Die *Vorteile der körperlichen Aktivität* sind vielfältig:
Verbesserung der Glucosetoleranz; kardiovasculäre Leistungssteigerung (Herzzeitvolumen, Kollateralkreislauf); Gewichtsreduktion beim Adipösen; subjektives Wohlbefinden.

Die *Verbesserung der Glucosetoleranz* erklärt sich durch vier Mechanismen: 1. Vergrößerung der Muskelmasse, 2. Verkleinerung des Fettpolsters, 3. erhöhte Sensibilität des Muskels auf Insulin und 4. erhöhte insulinunabhängige Glucoseaufnahme des Muskels während körperlicher Arbeit. WAHREN (1971) hat beim Menschen zeigen können, daß die Glucoseaufnahme im Muskel während und eine Stunde nach Arbeit um das 20- bis 35fache ansteigt, obschon zu diesem Zeitpunkt die Konzentration des zirkulierenden Insulins erniedrigt war.

Wirkungen auf die endokrinen Drüsen. Körperliche Arbeit ist gleichbedeutend mit einem Streß, der das endokrine System anregt. Während der körperlichen Aktivität steigen Glucagon, Wachstumshormon, Katecholamine und Cortisol um ein Mehrfaches über den Ausgangswert an (SUNDSFJORD, 1975; NEWMARK, 1976). Alle diese Hormone haben etwas gemeinsam: Sie fördern die Lipolyse und führen damit zu einer Erhöhung der Konzentration der freien Fettsäuren und des Glycerins im Blut. Die Erhaltung der Normoglykämie beim Stoffwechselgesunden während schwerer körperlicher Aktivität wird durch die massive Produktion von Glucose via Gluconeogenese in der Leber erklärt, welche durch eine Erhöhung des Glucagonspiegels stimuliert wird. Diese Neubildung von Glucose in der Leber kompensiert die vermehrte Verbrennung von Glucose in der Muskulatur und verhindert damit Hypoglykämien. Beim nicht-insulinbedürftigen Diabetiker sind diese Regulationsmechanismen intakt, und körperliche Aktivität führt deshalb nicht zu Hypoglykämien. Beim insulinspritzenden Diabetiker ist indessen die Situation vollständig verschieden, da das exogen zugeführte Insulin weiterwirkt, auch dann, wenn der Muskel an und für sich schon vermehrt Glucose verbrennt. Durch die relativ zu hohen Insulinspiegel wird die Freisetzung der Fettsäuren aus dem Fettgewebe und die hepatische Gluconeogenese gebremst, mit zwei möglichen Konsequenzen: 1. Hypoglykämie, 2. Mangel an Substrat (freie Fettsäuren oder Glucose) für die Muskulatur. In dieser Situation muß der Diabetiker die körperliche Aktivität sofort unterbrechen und Nahrung zu sich nehmen.

Erschwerung der Stoffwechselregulation beim Diabetiker durch körperliche Aktivität. Der Trainingszustand spielt eine wesentliche Rolle. Die Verbesserung des Glucosestoffwechsels ist in einem gewissen Sinne paradox: Sie ist vor allem auf eine erhöhte Sensitivität des Muskels auf Insulin zurückzuführen, welches die katabole lipolytische, ja diabetogene Wirkung der anderen Hormone, deren Konzentration während der körperlichen Aktivität ansteigt, wettmacht. Beim untrainierten Stoffwechselgesunden ist der Anstieg der Konzentration dieser Hormone während akuter körperlicher Belastung besonders ausgeprägt (Cortisol, Glucagon, Steroide, Katecholamine) (NEWMARK, 1976). Dies erklärt, weshalb körperliche Aktivität beim *nichttrainierten Diabetiker* zu einer *Entgleisung* führen kann. Die positive Wirkung der körperlichen Aktivität wird durch einen übermäßigen Anstieg dieser katabolen Hormone überspielt. Deshalb ist die tägliche, vernünftige körperliche Aktivität, der tägliche Sport viel wichtiger als eine „Sport-Explosion" am Wochenende.

Körperliche Aktivität beim ketoacidotischen Diabetiker. Es bestehen viele Beobachtungen, wonach ein insulinspritzender, schlecht eingestellter, schon leicht ketotischer Diabetiker durch intensive körperliche Aktivität in die Ketoacidose gelangen kann. Die Ketoacidose führt wiederum zu einer Erhöhung des Wachstumshormons, des Glucagons und des Cortisols (ASSAN, 1969). Die körperliche

Tabelle 31. Körperliche Aktivität: Ratschläge für den Diabetiker

1. *Regelmäßige tägliche körperliche Aktivität*
   - Lift, Rolltreppen und Wagen möglichst meiden.
   - 15 min von zu Hause zum Arbeitsort zu Fuß gehen. Wenn möglich Fahrrad benutzen. Für ältere Leute wird ein Home-trainer-Fahrrad empfohlen.
   - Hausarbeiten „von Hand" erledigen (Autowaschen, Rasenmähen).
   - Körperliche Überanstrengung für den Nichttrainierten meiden („zuviel" am Wochenende, Wagenstoßen, Schneeschaufeln etc.)
2. *Körperliche Aktivität vor allem nach dem Essen*
   - Siesta und Fernsehen nach dem Essen meiden. Eher vor dem Essen abhalten.
   - Auf Hypoglykämien achten (insulinbehandelter Diabetiker!) besonders bei ungewohnter körperlicher Anstrengung vor dem Essen.
3. *Den Hypoglykämien vorbeugen*
   - Für alle insulinbehandelten Diabetiker ist die Einnahme von KH vor der körperlichen Anstrengung zu empfehlen.
   - 15 bis 30 g KH pro Stunde körperlicher Aktivität.
   - Ein plötzlicher körperlicher Erschöpfungszustand kann auf eine Hypoglykämie zurückzuführen sein. Bei Zuckerfreiem Urin nach körperlicher Anstrengung sollen vor dem Ausruhen 10–15 g KH eingenommen werden.

Aktivität kann also die Wirkung der Ketose durch eine Erhöhung der gleichen Hormone verstärken.

Verschreibung der körperlichen Aktivität. Jeder Arzt, der Diabetiker behandelt, muß seinen Patienten die theoretische Bedeutung des Sports und der körperlichen Aktivität erklären und mit ihnen im Detail die praktischen Modalitäten besprechen. Tabelle 31 gibt eine Zusammenfassung der wichtigsten Punkte. Bei Diabetikern mit Gefäßverkalkungen der unteren Extremitäten, die sich nicht regelmäßig körperlich betätigen können, ist ein Belastungs-EKG ratsam.

6. Unterrichtung des Diabetikers

Insulin und Antibiotica haben die Mortalität des Diabetes in der Ketoacidose und durch Infektionen stark vermindert. Trotz diesen großen therapeutischen Fortschritten hat der Diabetes heute aber immer noch eine hohe Morbidität. In den USA werden Diabetiker 5mal länger und 5mal häufiger hospitalisiert als der Rest der Bevölkerung. Arbeitsunterbrüche sind beim Diabetiker dreimal länger als beim Nichtdiabetiker (Tabelle 32). Leona MILLER (1972) vom Los Angeles County Hospital fällt das Verdienst zu, der Ärzteschaft die Bedeutung einer neuen Form der Diabetes-Behandlung überzeugend vordemonstriert zu haben: den *Unterricht des diabetischen Patienten.* Zwei Jahre nach Inbetriebnahme ihres Diabeteszentrums konnte Leona MILLER beweisen, daß Diabetiker, die eine globale Instruktion über ihre Krankheit erhalten hatten, nicht mehr häufiger und länger hospitalisiert wurden als Nichtdiabetiker. Durch diese Verminderung der Hospitalisationsdauer wurden im Jahre 1971 in diesem Spital 2 Millionen Dollar gespart. Ein Teil dieser Verminderung ist auf den Tag und Nacht zur Verfügung stehenden telephonischen Auskunftsdienst zurückzuführen. Auch das Fernbleiben von der Arbeit war bei den Diabetikern, die im Diabeteszentrum unterrichtet wurden, nicht mehr häufiger (Tabelle 32).

Tabelle 32. Anzahl Spitaltage pro Jahr (USA). Nach L. MILLER, 1972)

Nicht-Diabetiker	1,1
Diabetiker	5,4
Los Angeles County Hospital:	
Nichtinstruierte Diabetiker	5,6
Instruierte Diabetiker	1,74
Fernbleiben von der Arbeit (USA) (Tage pro Jahr)	
Nicht-Diabetiker	5,7
Nichtinstruierte Diabetiker	15,4
Instruierte Diabetiker	8

Die Erziehung des Diabetikers ist eine ärztliche Maßnahme, hinter der mehr Enthusiasmus, Wissen, Können und Energie steckt als hinter den meisten therapeutischen Bemühungen. Der Unterricht des Diabetikers muß *global* und *systematisch* sein. Je weniger ein Individuum von einem Gebiet weiß, desto mehr muß ihm das Problem in seiner Ganzheit erklärt werden, damit er auch die Details verstehen lernt. Dieses allgemeine Gesetz läßt sich sehr gut auf den Diabetes anwenden. Wenn man z.B. wünscht, daß die Urintests regelmäßig durchgeführt und vom Patienten richtig interpretiert werden, so setzen wir voraus, daß der Diabetiker die Pathophysiologie seiner Krankheit und die Bedeutung der Nierenschwelle kennt und daß er aus den Resultaten seiner Urintests die richtigen Schlüsse in bezug auf die Selbstbehandlung ziehen kann. Wie der Arzt kann auch der Patient die Resultate der Urintests nur innerhalb seines Gesamtwissens über den Diabetes interpretieren und die richtigen Schlüsse ziehen. *Fragmentarische Information* des Diabetikers ist deshalb zu *vermeiden.* Aus dem Zusammenhang gerissene Fragmente werden übrigens auch sehr rasch wieder vergessen. Für einen optimalen therapeutischen Effekt benötigt man ca. 15–20 Unterrichtsstunden, je $^1/_3$ für die theoretischen Probleme, die Praxis (Urintests, Insulininjektion, Fußpflege etc.) und die Diät. Nach Ansicht vieler Patienten sind kurze Repetitionskurse nach dem Instruktionsprogramm für die Verankerung der Grundkenntnisse sehr nützlich. Die zu behandelnden Gebiete sind in Tabelle 33 aufgeführt. Sicher kann der Arzt allein nicht den gesamten Unterricht erteilen. Er braucht dazu die Hilfe der Schwestern und Diätassistentinnen, mit denen er in enger Zusammenarbeit unterrichtet. Eine Aufteilung zwischen paramedizini-

Tabelle 33. Checkliste für den Diabetesunterricht

Name ....
Manifestationsalter d. D.M. ....
Art der Behandlung:
Diät: .... kcal .... g KH/Medikamente ....

NB: Datum der ersten Diätinstruktion und der Repetition notieren

1. *Diabetes*
   a) Definition
   b) Diagnostik
   c) Häufigkeit
   d) Insulinabhängiger Diabetes
   e) Nicht-insulinabhängiger Diabetes
2. *Ätiologie*
   a) Vererbung
   b) Manifestations-Faktor
   c) Obesitas
   d) Pankreas
3. *Behandlung*
   a) Ziele
      - kurzfristige
      - langfristige
   b) Diät
      - Ziel beim insulinbehandelten Diabetiker
      - Ziel beim nicht-insulinbehandelten Diabetiker
      - Kenntnisse der KH-, Fett- und Eiweiß-Werte
      - Zwischenmahlzeiten
   c) Orale Anti-Diabetica
      - Sulfonyl-Harnstoffe
      - Biguanide
   d) Insulin
      - Wirkungsweise
      - verschiedene Formen
        rasch wirkend
        langsam wirkend
      - Mischungen
      - Dosisanpassung
      - Spritzentechnik
      - Zwischenmahlzeiten
   e) Körperliche Aktivität
      - Bedeutung der körperlichen Aktivität
      - geeignete Stunde
      - Vorbeugemaßnahmen gegen Hypoglykämien
4. *Beurteilung der Stoffwechsellage*
   a) Blutzucker
   b) Glucosurie
      - 1. - gelöster Urin
      - 2. - gelöster Urin
      - fraktionierte Urinsammlung
      - 24-Std-Urin
   c) Azetonurie
5. *Verhalten bei Krankheit*
6. *Akute Komplikationen*
   A. *Hypoglykämien*
      a) Ursachen
      b) Symptome
      c) Behandlung
         - KH - Glucose
         - Glucagon
      d) Vorbeugende Maßnahmen
   B. *Langdauernde Hyperglykämien*
      a) Ursache
      b) Symptome und Gefahr der Dehydrierung
      c) Behandlung
      d) Vorbeugende Maßnahmen
   C. *Keto-Acidose*
      a) Ursachen
      b) Symptome und Diagnostik (Aceton)
      c) Behandlung
      d) Vorbeugende Maßnahmen
7. *Chronische Komplikationen*
   a) Augen (Valsalva)
   b) Nieren (Katheterisierung)
   c) Nerven
   d) Impotenz, Frigidität
   e) Füße: Arterio-, Neuropathie
   f) Arterien: Risikofaktoren: Rauchen, Adipositas, körperliche Inaktivität, Hyperlipidämien, Hypertonie
8. *Praktischer Unterricht*
   a) Insulininjektion
      - Dosis
      - Mischungen
      - Injektion
      - Materialpflege
   b) Kontrolltests
      - Glucose:
        Clinitest
        Diastix, S-Glucotest, Testape
        Dextrostix
      - Aceton:
        Acetest, Keturtest
   c) Diät: Umgang mit dem Wertesystem
9. *Fußpflege*
10. *Leben mit Diabetes, Akzeptieren einer chronischen Krankheit*
11. *Instruktion und Aufklärung der Familie und der unmittelbaren Umgebung des Patienten*
12. *Berufliche und soziale Probleme*

schem Personal und Ärzten, welche nur die Behandlung übernehmen, jedoch nicht unterrichten, hat sehr schlechte Auswirkungen auf das Resultat des gesamten Unterrichts. Der Patient schwankt dann zwischen Therapeut und Ausbilder hin und her und hat so den Eindruck, daß das Wissen um seine Krankheit nicht integraler Bestandteil der Behandlung ist.

Was ist von einem systematischen Unterricht zu erwarten? Es ist schwierig zu beweisen, daß die Qualität der Diabeteseinstellung sich dank diesem Unterricht verbessert. Fest steht, daß die akuten Komplikationen, wie Hypoglykämie, Ketoacidose, hyperosmolares Koma und Läsionen an den Beinen, durch diesen Unterricht sehr wirksam vermieden werden können. Ein Erfolg in bezug auf die Prävention der Spätkomplikationen ist schwierig zu beweisen. Es ist zu hoffen, daß ein guter Unterricht invalidisierende Komplikationen beim Diabetes hinausschieben oder gar verhindern läßt (Beispiel: eine gut durchgeführte Fußhygiene verhindert die schlimmsten Folgen der Arteriopathie und der Neuropathie). Schließlich sei darauf hingewiesen, daß ein gut instruierter Diabetiker einen therapeutisch viel präziseren und wirksameren Dialog mit seinem Arzt halten wird.

7. Behandlung des Diabetes während chirurgischer Interventionen

Jede chirurgische Intervention geht beim Diabetiker mit größeren Risiken einher als beim Stoffwechselgesunden. Die diabetische Stoffwechsellage hat die Tendenz, sich wegen dem Streß der Operation und der Anaesthesie zu verschlechtern. Hyperglykämie, Dehydrierung und manchmal sogar Ketose sind einige Tage vor und nach der Operation nicht selten. Dazu gesellen sich iatrogene Faktoren, die den Diabetes komplizieren können: Hypoglykämie und Hypokaliämie wegen forcierter Insulinbehandlung, massive Hyperglykämie wegen zu großzügiger intravenöser Glucosezufuhr. Das erhöhte vasculäre Risiko muß mit einkalkuliert werden (Herz, Niere, Cerebrum).

Wahl des idealen Zeitpunkts der chirurgischen Intervention. Der Diabetiker muß mindestens 2–3 Tage vor der Operation hospitalisiert werden, damit die Art des Diabetes, die Labilität und die Antwort auf therapeutische Maßnahmen mit einiger Präzision beurteilt werden können. Außer in Notfallsituationen wird eine möglichst gute Stoffwechselregulation vor der Operation schwere Hyper- und Hypoglykämien, Elektrolytstörungen und eine Dehydrierung vermeiden lassen.

Die Narkose. Die Lokalanaesthesie mit oder ohne Adrenalin hat wenig ungünstige Wirkung auf die Stoffwechsellage des Diabetes. Dasselbe trifft für die meisten Narkotica zu (Thiopental, Lachgas, Cyclopropan). Im Gegensatz dazu führen Äther- und Chloroformnarkose zu einer starken Glykogenolyse und Hyperglykämie. Die Hyperglykämie während der Anaesthesie ist meistens auf die Grundkrankheit und die Angst des Patienten und weniger auf die Narkotica zurückzuführen.

a) Kontrolle am Operationstag

α) Blutzucker

Vier Blutzucker, deren Resultate *spätestens* 20 min nach der Blutentnahme gemeldet werden müssen, sollen abgenommen werden: eine Stunde vor, eine halbe Stunde, zwei bis drei und zehn Stunden nach der Operation. Mit einem solchen Blutzuckerprofil kann die Stoffwechsellage unter Kontrolle gehalten werden.

β) Glucosurie

Auch die Bestimmung der Glucosurie kann nützlich sein, obschon am Operationstag mehrheitlich auf den Blutzucker abgestellt wird. Eine Katheterisierung zum Zwecke Urin zu bekommen, ist beim Diabetiker strikt kontraindiziert. Es sei in diesem Zusammenhang auch auf die häufig erhöhte Nierenschwelle beim Diabetiker hingewiesen. Auf der anderen Seite sagt ein glucosefreier Urin nichts darüber aus, ob der Patient normo- oder hypoglykämisch ist.

γ) Acetonurie

Acetonurie zusammen mit der Glucosurie sind Zeichen der Dekompensation des Diabetes, die eine sofortige Erhöhung der Insulindosis erfordern. Eine Acetonurie ohne Glucosurie ist meistens das Zeichen einer Fastenketose, welche am besten mit einer mehrstündigen Glucose-Infusion behandelt wird (5–10 g/Std).

b) Behandlung des operierten Diabetikers

Es ist unmöglich, die Behandlung des operierten Diabetikers zu „standardisieren". Die individuellen Variationen sind zu groß. Ein mit Diät allein eingestellter Diabetiker benötigt vielleicht Insulin, ein anderer insulinspritzender Diabetiker braucht eventuell weniger Insulin, obschon man angenommen hätte, daß er während der Operation mehr Insulin brauchen würde. Die Therapie in großen Linien ist in Tabelle 34 zusammengefaßt. Der mit *Diät allein eingestellte Diabetiker* entgleist in der Regel während einer Operation nicht. Bei großen chirurgischen Eingriffen (Thorax, Abdomen) wird

Tabelle 34. Diabetes-Behandlung während chirurgischen Eingriffen

Diabetes-Typ gemäß Behandlung vor der Op.	Kleine chirurgische Eingriffe	Große chirurgische Eingriffe
I. Diät allein	*Diät allein*	*Glucose i.v.*[a] *allein* oder mit Insulin in der Infusion, 1 E pro 5 bis 10 g Glucose
II. Sulfonylharnstoffe	*Sulfonylharnstoffe p.o.* + Glucose i.v.[a] oder *Insulin* in der Infusion, 1 E pro 5 bis 10 g Glucose	*Glucose i.v.* und *Insulin* in der Infusion, 1 E pro 2,5 bis 5 g Glucose
III. Insulin[b]	Glucose i.v.[a] und Insulin s.c. je 50% der üblichen Morgendosis prä-op. und post-op.	Glucose i.v. und Insulin in der Infusion, beide in der üblichen Tagesdosis

[a] Ca. 150–200 g Glucose/24 Std. Ohne Insulin kann kaum mehr als 200 g/24 Std verabreicht werden.
[b] Die „übliche Morgendosis Insulin" gilt nur für gut eingestellte Diabetiker. Wasserlösliche, wenig immunogene Insuline für die Infusionslösung: Actrapid (Novo), Insulin Neutral (Leo).

eine Infusion mit 150–200 g Glucose während 24 Std verabreicht und auf diese Art und Weise ein Fastenketose vermieden. Führt diese Glucosezufuhr zur Hyperglykämie, wird nicht-antigenes Insulin in der Infusionslösung verabreicht (Tabelle 34). Bei einem *mit oralen Antidiabetica eingestellten Diabetiker* kann man in der Regel die oralen Antidiabetica am Tage der Operation weglassen und sie bereits am ersten postoperativen Tag wieder verabreichen. Bei schweren Operationen braucht auch dieser Patient intravenös Glucose und bei Verschlechterung der Stoffwechsellage vorübergehend Insulin in der Infusionslösung (Tabelle 34).

c) Insulinbedürftiger Diabetes

Der Zeitpunkt der chirurgischen Intervention, die Verteilung der Insulindosen und die Menge der infundierten Glucose sind wichtig für die Stoffwechselregulation. Weil die Stoffwechselregulation des Diabetes in 24-Std-Tranchen erfolgt, ist es zweckmäßig, diesen Rhythmus auch bei Operationen beizubehalten. Man sollte deshalb Operationen möglichst um 7 oder 8 Uhr früh beginnen. Beim gut eingestellten Diabetiker gibt man die Hälfte der sonst verwendeten Insulindosis vor der Operation und die andere Hälfte eine Stunde nach Ende der Operation. Ein Patient, der 10 Einheiten Actrapid und 40 Einheiten Lente spritzt, wird dementsprechend vor der Operation 5 Einheiten Actrapid und 20 Einheiten Lente und eine Glucoseinfusion von 8 g/Std bekommen. Nach der Intervention wird die andere Hälfte injiziert. Aufgrund der Blutzuckerresultate ist es einfach, mit kleinen Insulin- und Glucosedosen die Stoffwechsellage zu korrigieren. Bei schweren chirurgischen Eingriffen wird die Insulin-Tagesdosis in der Infusion verabreicht, zusammen mit der vom Patienten normalerweise konsumierten KH-Menge als Glucose in der Infusion (Tabelle 34).

Die intravenöse Verabreichung von Insulin steht heute mehr denn je zur Diskussion. Insulin haftet an Glas und Plastik, und man hat früher gemeint, daß dadurch quantitativ ins Gewicht fallende Verluste am Infusionsbesteck von Insulin entstehen könnten. Quantitative Messungen (Froesch, 1975) haben jedoch gezeigt, daß im schlechtesten Fall 10% des Insulins durch Adsorption an der Flasche und am Schlauch verloren gehen. Wasserlösliches Insulin kann heute also ohne Bedenken in der Infusionsflasche verabreicht werden. Damit werden konstante Insulinspiegel im Blut erreicht. Ein insulinspritzender Diabetiker, der 40 Einheiten benötigt und 180 g Kohlenhydrate pro 24 Std einnimmt, kann demnach während 24 Std am Operationstag mit 180 g Glucose und 40 Einheiten Insulin in der Flasche behandelt werden. Für einen Patienten, der früher kein Insulin erhielt, sind ungefähr 14–26 Einheiten Insulin pro 100 g Glucose am Operationstag ohne Risiko.

d) Ketoacidose und Chirurgie

Zum Glück ist dieses äußerst schwerwiegende Zusammentreffen selten. Falls notfallmäßig eine Operation angeordnet werden muß, so soll in jedem Fall versucht werden, die Operation 10 Std hinauszuschieben, bis der Stoffwechsel wieder einigermaßen im Geleise ist. Eine aggressive Therapie tut not: Infusionen mit Elektrolyten und Insulin, Kaliumchlorid und Natriumbicarbonat erlauben eine Korrektur der Dehydrierung, der Acidose, der Hyperglykämie und der Elektrolytstörung. Von allen diesen Störungen ist die Hyperglykämie die am wenigsten schwerwiegende. In diesem Zusammenhang muß daran erinnert werden, daß die Ketoacidose sich als akutes Abdomen manifestieren kann (Pseudoappendicitis) und daß ein chirurgischer Eingriff in dieser Situation fatal enden kann. Von allen diesen Maßnahmen ist die häufige Kontrolle des Patienten durch einen erfahrenen Diabetologen die wichtigste.

8. Komplikationen beim Diabetes

Die Einstellung der meisten Diabetiker ist mit den heute zur Verfügung stehenden Methoden einfacher geworden. Um so schlimmer steht es um die diabetischen Komplikationen, die alarmierend zugenommen haben und häufig der Therapie trotzen. Die *akuten Komplikationen* (Hypoglykämie, hyperosmolare und ketoacidotische Entgleisung) können heute ohne weiteres vermieden werden, dank der guten Instruktion der Patienten und der präventiven Maßnahmen. Dasselbe trifft nicht im gleichen Maße zu für die *Spätkomplikationen* (Retinopathie, Nephropathie, Neuropathie, Arteriosklerose), welche durch Blindheit, Niereninsuffizienz oder Gangrän und Amputation zur Invalidität führen können. Wir werden im folgenden von den Spätkomplikationen sprechen.

Sind Spätkomplikationen eine Folge der Stoffwechselstörung oder Teil des diabetischen Syndroms? Im ersten Fall müßten sich die Spätkomplikationen durch die Korrektur der biochemischen Störungen vermeiden lassen. Viele klinische Beobachtungen stützen diese Hypothese. Es fehlt jedoch ein absoluter Beweis, daß die Spätkomplikationen direkt mit der Stoffwechseleinstellung korrelieren, vor allem deshalb, weil es mit den heute zur Verfügung stehenden therapeutischen Möglichkeiten immer noch nicht gelingt, den Blutzucker und die Blutlipide immer im physiologischen Bereich zu halten (Knowles, 1970; Siperstein, 1977).

In den letzten Jahren konnte im Tierexperiment gezeigt werden, daß eine Normalisierung der Hyperglykämie durch Insulintherapie oder noch besser durch Inselzelltransplantation die Mikroangiopathie von diabetischen Tieren zum Stillstand oder sogar zum Verschwinden gebracht hat (MAURER, 1974; CROFFORD, 1975). Biochemisch wurde gezeigt, daß die Hyperglykämie beteiligt ist an der Schädigung der Basalmembran und daß der wegen der Hyperglykämie gestörte Stoffwechsel des Myoinositols die Nerven schädigt (SPIRO, 1973; WINEGRAD, 1975). Drei unabhängige Gruppen von Autoren haben in den letzten Jahren gezeigt, daß während der ersten Jahre der Insulinbehandlung die Basalmembranen beim Diabetiker nicht verdickt sind (KILO, 1972; ØSTERBY, 1972; JACKSON, 1975). Aufgrund dieser wichtigen biochemischen und klinischen Beobachtungen hat die American Diabetes Association (CAHILL, 1976) sich klar dahin geäußert, daß die Hyperglykämie als solche bei der Entwicklung der diabetischen Mikroangiopathie eine wichtige Rolle spiele. Sie empfiehlt deshalb eine strikte Kontrolle des Diabetes, insbesondere bei Kindern, Jugendlichen und Diabetikern mit anderen Risikofaktoren.

Die andere Auffassung über die Komplikationen, die sensu stricto dann nicht mehr als Komplikationen bezeichnet werden sollten, ist die, daß die Mikroangiopathie sich unabhängig von der Glucosestoffwechselstörung entwickelt. Diese Ansicht stützt sich vor allem auf einzelne klinische Beobachtungen bei gut eingestellten Diabetikern, die trotzdem eine Retinopathie und Nephropathie entwickeln. Diese Hypothese stützt sich vor allem aber auf die Untersuchung von SIPERSTEIN (1968), der bei prädiabetischen Patienten eine verdickte Basalmembran der Capillaren im Bereiche der Muskulatur beobachtete. Diese Untersuchungen von SIPERSTEIN sind aber von anderen Autoren nie bestätigt, ganz im Gegenteil, widerlegt worden (WILLIAMSON, 1973).

Nach der Betrachtungsweise der Pathogenese des diabetischen Spätsyndroms richtet sich auch die therapeutische Haltung des Arztes dem Diabetiker gegenüber. Deshalb ist die definitive Klärung dieses komplexen Problems auch so enorm wichtig. Ärzte, die sich die Mühe nicht nehmen, Diabetiker zu instruieren und zu führen, stützen sich auf die Sipersteinsche Theorie, um ihr Gewissen zu beruhigen. In diesem Zusammenhang sei an die Deklaration der Amerikanischen Diabetes-Assoziation erinnert, die eindeutig Stellung bezogen hat und sich für eine möglichst optimale Einstellung des Stoffwechsels einsetzt, weil die Hyperglykämie zum diabetischen Spätsyndrom führt (CAHILL, 1976).

a) Komplikationen und Invalidität

Zwanzig Jahre nach Manifestation des Diabetes besteht bei ca. 80% aller Diabetiker eine diskrete Mikroangiopathie (Glomerulosklerose, Mikroaneurysmen der Retina). Nur bei einem Drittel dieser Patienten sind Symptome einer Niereninsuffizienz oder der Retinopathie klinisch vorhanden (Abb. 21). 7–8% der Diabetiker haben eine Visusstörung. Von allen Patienten mit peripherer Neuropathie und Hypaesthesie an den unteren Extremitäten leiden ca. 10% an schweren Läsionen in Bereich der Planta pedis (Mal perforans, Infektionen), welche eine chirurgische Intervention und selten eine Amputation nötig machen. Die Atheromatose der mittleren und großen Arterien ist zwar nicht spezifisch für den Diabetes, entwickelt sich aber früher oder später bei fast allen Diabetikern. 80% der plötzlichen Todesfälle beim Diabetiker sind auf einen Herzinfarkt zurückzuführen.

Wenn die diabetischen Spätkomplikationen invalidisierenden Charakter annehmen, ist oft ein diabetesfremder auslösender Faktor schuld, sehr häufig die Vernachlässigung der wichtigsten Verhaltensregeln. Einige Ursachen: Visusverlust in Folge einer akuten Retinablutung nach einem Valsalva-Versuch, Niereninsuffizienz wegen einem durch Katheterisierung ausgelösten Infekt, Ampu-

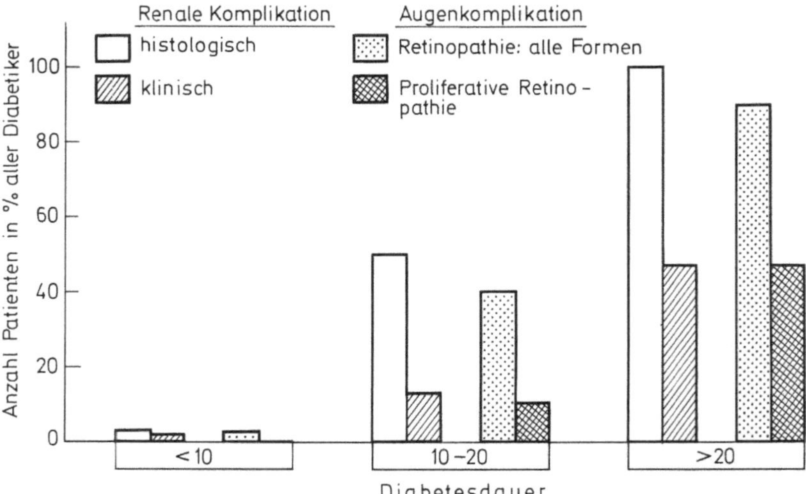

Abb. 21. Diabetische Spätkomplikationen an Nieren und Augen. (Nach WHITE, 1072 Pat., und BELL, 1400 Pat.)

tation wegen Vernachlässigung der wichtigsten Regeln der Fußpflege. Die korrekte und wiederholte Unterrichtung des Diabetikers nimmt eine entscheidende Bedeutung ein, damit diese auslösenden Faktoren, so unwichtig sie auf den ersten Blick erscheinen mögen, konsequent eliminiert werden können.

b) Das Auge des Diabetikers

α) Epidemiologie

Die ophthalmologischen Komplikationen haben einen hohen Stellenwert. Während nach 20 Jahren bei 80% aller Diabetiker eine leichte Retinopathie gefunden wird, klagt jeder zweite Diabetiker über Visusstörungen. Der Diabetes führt zu verschiedenen Augenkomplikationen: am häufigsten ist die Retina betroffen, dann die Linse (Katarakt), die vordere Augenkammer (Glaukom), die Nerven der Augenmuskeln (Lähmung) und schließlich die Iris (Rubeosis). Von allen diesen Komplikationen ist die Retinopathie bei weitem die wichtigste und therapeutisch schwierigste.

Die *Retinopathie* ist eine der wichtigsten Manifestationen der generalisierten diabetischen Mikroangiopathie. Sie entwickelt sich oft zusammen mit der Glomerulosklerose. Epidemiologische Studien an verschiedenen Zentren ergaben sehr verschiedene Zahlen. Dies erklärt sich aus der Unsicherheit über Zeitpunkt der Manifestation des Diabetes und Häufigkeit der spontanen Remission der Retinopathie (30%). Die Zahlen von BRADLEY (1971) werden allgemein als repräsentativ akzeptiert. Beim jugendlichen Diabetiker ist die Retinopathie eine Funktion der Dauer des Diabetes, allerdings ohne strikte Gesetzmäßigkeit. Nach 10, 20 und 30 Jahren Diabetesdauer beträgt der Prozentsatz zwischen 10–15, 80–90 und schließlich 85–95%. Die schwerste und invalidisierende Form ist die *proliferative Retinopathie*. In diesen 3 Gruppen von Patienten, die bereits eine Retinopathie haben, sind in 10, 25 und 50% schon proliferative Veränderungen erkennbar (Abb. 21).

β) Erblindung

In den USA ist der Diabetes die vierthäufigste Ursache der Erblindung, nur noch übertroffen von Maculadegeneration, Katarakt und Glaukom. Bei den 40–60jährigen steht der Diabetes an erster Stelle. Bei nicht-proliferativer Retinitis beträgt die Häufigkeit der Erblindung 5 Jahre nach dem Auftreten der Retinopathie 3%. Bei der proliferativen Retinitis ist sie viel häufiger und beträgt 10% pro Jahr, d.h. ungefähr 50% in 5 Jahren. Allerdings riskieren von allen Diabetikern mit Retinopathie nur 7–9% blind zu werden. Frauen scheinen schwerer betroffen zu sein als Männer.

γ) Katarakt

Der *Katarakt* ist bei männlichen Diabetikern ca. 5mal, bei weiblichen Diabetikern 9mal häufiger als in der übrigen Bevölkerung. Nach 20 Jahren Diabetesdauer haben 20–30% der Diabetiker einen Katarakt.

δ) Das Glaukom ist bei Diabetikern 3mal häufiger als bei Stoffwechselgesunden. Ungefähr 10% aller Glaukompatienten haben einen Diabetes. Das Glaukom ist wesentlich häufiger bei Patienten mit proliferativer Retinopathie als bei Diabetikern ohne Retinopathie (BURDITT, 1968).

ε) Retinopathie

Die *Pathogenese der Retinopathie* ist nicht bekannt. Der gemeinsame Nenner der meisten Läsionen der Retina scheint ein Verlust der muralen Zellen der Capillaren (Pericyten) und eine chronische Anoxie der Retina zu sein. Die Verminderung der Pericyten könnte zu einer vermehrten capillären Permeabilität (Exsudat) führen und dadurch die Bildung von Deformationen bzw. Mikroaneurysmen fördern. Der Verschluß gewisser deformierter Capillaren führt zu einer lokalen Anoxie, diese wiederum zur Revascularisierung (YANOFF, 1972). In Tabelle 35 sind Evolution der Retinopathie, die verschiedenen Phasen, die Reversibilität und die klinischen Implikationen beschrieben.

ζ) Mikroaneurysmen

Dabei handelt es sich um lokale Dilatationen der Capillarwände. Mit der Zeit scheinen die Mikroaneurysmen durch Akkumulation von PAS-positivem Material zu verstopfen. Sie verschwinden dann, und neue Mikroaneurysmen erscheinen. Mikroaneurysmen sind nicht absolut pathognomonisch für den Diabetes. Man findet sie auch bei

Tabelle 35. Klassifikation der diabetischen Retinopathie und klinisches Korrela. (Nach BURDITT u.Mitarb., 1968)

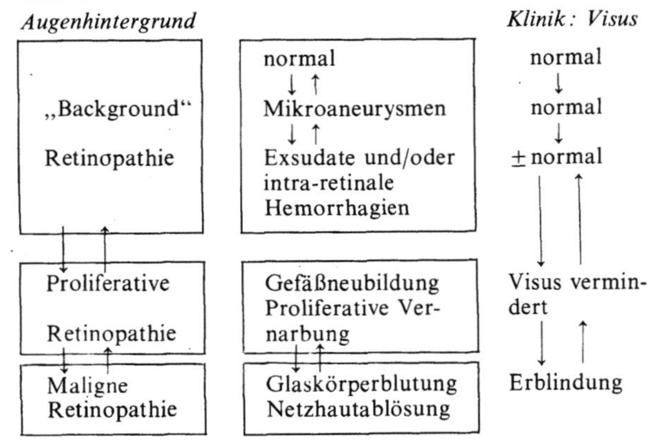

Glaukom, beim Verschluß der Zentralvene, selten bei der Hypertonie und bei der Makroglobulinämie. Die *Exsudate* sind die Folge einer erhöhten Capillarpermeabilität. In einer ersten Phase werden diese Exsudate rasch resorbiert durch die Capillaren, und sie sind deshalb bei der Augenspiegelung nicht sichtbar. Wenn aber die Resorptionskapazität überschritten wird, dann sieht man sie im Augenhintergrund (harte Exsudate).

η) Blutungen in der Retina

Sie sind in der Regel klein (Flohstich). Sie haben eine gute Prognose und werden innerhalb von 1–3 Monaten resorbiert. Die große Gefahr für massive Hämorrhagien droht von *neugebildeten Gefäßen.* Sie sind pathognomonisch für die bösartige proliferative Retinophatie. Diese Gefäße sind zerbrechlich und bilden sich an der Oberfläche der Retina. Fibrinstränge, die nach Hämorrhagien zurückbleiben, führen häufig zur *Netzhautablösung. Hämorrhagien in den Glaskörper* haben eine sehr schlechte Prognose für den Visus. Sie werden nur sehr langsam resorbiert (6 Monate bis 2 Jahre).

ϑ) Vorübergehende Visustörungen infolge Refraktionsanomalie

Sie werden vor allem bei Neueinstellung des Diabetes beobachtet, sowohl bei der Besserung als auch bei der Verschlechterung des Diabetes, und kommen vor allem beim insulinbehandelten Diabetiker vor. Myope wie hyperope Phasen gehen spontan vorüber. Sie sind auf Veränderungen des osmotischen Gradienten zwischen Linse und Vorderkammer zurückzuführen. Weil diese Visusstörungen nicht länger als einige Wochen dauern, ist die Verschreibung von Brillen nicht indiziert.

ι) Präventive Maßnahmen gegen Retinopathie und Katarakt

Die Möglichkeit einer Prävention dieser Augenkomplikationen muß vorsichtig beurteilt werden, weil ihre genauen Ursachen nicht bekannt sind. Klinische Studien beim Menschen und experimentelle Arbeiten beim Tier lassen es allerdings als wahrscheinlich erscheinen, daß diese Komplikationen Folgeerscheinungen der diabetischen Stoffwechselstörung sind. Obschon bei einzelnen Patienten schwere Retinopathien beobachtet werden, trotz guter Einstellung, zeigt die Statistik, daß *eine gute Stoffwechseleinstellung über lange Zeit* die Ausbildung der Retinopathie und des Kataraktes hinauszögert oder sogar verhindert. Neuere epidemiologische Studien zeigen, daß rauchende Diabetiker ein größeres Retinopathierisiko haben als nichtrauchende (PAETKEN, 1977). Auf alle Fälle muß jährlich bei jedem Diabetiker die Retina bei dilatierten Pupillen genau inspiziert werden, bei bestehenden Retinopathien alle 6 Monate.

κ) Prävention der Retinablutungen

Die Wand der neugebildeten Gefäße in der Retina ist sehr zerbrechlich. Ungeschützt von Pericyten rupturiert sie leicht und ist deshalb sehr empfindlich auf Schwankungen des Blutdrucks. Bei jedem Patienten mit einer proliferativen Retinitis muß ein allfällig vorhandener hoher Blutdruck normalisiert werden, wobei vor allem auf normale *diastolische* Werte zu achten ist. Dieser soll 95 mm Hg nicht übersteigen. Jedes Valsalva-Manöver ist zu vermeiden. Starke körperliche Leistungen, Gymnastik und Tieflagern des Kopfes sind verboten, die Obstipation zu behandeln, und Husten durch geeignete Medikamente zu verhindern. Vor einer Antikoagulation wird nur dann gewarnt, wenn vor kurzem eine Blutung aus neugebildeten Gefäßen stattgefunden hat.

λ) Behandlung der Retinopathie

Es gibt keine wirklich gesicherte *medizinische Therapie* der Retinopathie. Viele Pharmaka sind vorgeschlagen worden: Vitamine, Rutin, Fructose, Lipidsenker, Antikoagulantien, Steroide, Salicylat und Testosteron. In gewissen Studien wurde gezeigt, daß Rutin die capilläre Durchlässigkeit der Retinagefäße herabsetzt. Bei Hyperlipidämie und lipidhaltigen Exsudaten in der Retina wirkt Clofibrat günstig. Hingegen hat keine medikamentöse Behandlung bis jetzt irgend einen Einfluß auf die Retinopathie und die Neubildung von Gefäßen gehabt. Eine gute Einstellung des Blutzuckers und des Stoffwechsels im allgemeinen, sowie Kontrolle der Hypertonie sind wahrscheinlich immer noch das Beste, was wir einem Diabetiker mit Mikroangiopathie bieten können (JOB, 1975).

μ) Chirurgische Behandlung der Retinopathie

Mit der *Photokoagulation* versucht man vor allem, Hämorrhagien aus Mikroaneurysmen zu verhindern und das Maculaödem zu behandeln. Gute Übersichten über diese Behandlung stammen von KOHNER und DOLLERY (1975) und MORSE (1976).

Die *Xenon-Lampe* setzt Koagulationen auf der Retina von einem Durchmesser zwischen 1 und 2 mm, so daß sie im Bereiche der Macula und der Papille nicht eingesetzt werden kann. Im Gegensatz dazu hat das Strahlenbündel der *Laserlampe* nur einen Durchmesser von 50 μ und führt zu viel kleineren Defekten. Vor einer solchen Therapie müssen die Mikroaneurysmen der Retina mittels einer Fluorescenz-Angiographie genau lokalisiert werden. Es gibt zwei Therapiemöglichkeiten. Erstens können die neugebildeten Gefäße mit hohem Blutungsrisiko selektiv koaguliert werden. Der Erfolg der Photokoagulation (Verminderung des Blutungsrisikos) bei dieser bestimmten Indikation ist eindeutig erwiesen (Multicentric Group Study, G.B., 1975; Diabetic Retinopathy Study, 1976). Die andere Indikation zur Photokoagulation ist mehr kausal: Man versucht damit den Sauerstoffverbrauch der Retina zu vermindern, indem man im gesunden peripheren Territorium verschiedene Läsionen setzt, so daß der Visus nicht tangiert wird. 200–400 solcher Mikrokauterisationen mit dem Laser sind notwendig. Mit dieser Behandlung hofft man die durch die Anoxie hervorgerufene Neubildung von Gefäßen zu vermindern. Der Behandlungserfolg dieser präventiven Maßnahme ist heute noch nicht abzuschätzen. Bei massiven Glaskörperblutungen hat sich in jüngster Zeit eine neue chirurgische Methode, die Vitrektomie, als nützlich erwiesen. In bis zu 50% der Fälle konnte die drohende Erblindung verhindert und der vor der Blutung bestehende Visus wieder hergestellt werden (Shafer, 1976).

v) Hypophysektomie

Poulsen hat 1953 bei einer Patientin eine Besserung der Retinopathie nach der spontanen Entwicklung einer Hypophyseninsuffizienz beobachtet. Darauf wurden Hypophysektomien in verschiedenen Diabeteszentren durchgeführt mit dem Ziel, die proliferative Retinopathie zu verbessern. Im ganzen gesehen sind die Resultate jedoch enttäuschend. Obschon gewisse Autoren eine Besserung der Retinopathie unmittelbar nach der Hypophysektomie beobachteten, ist die Evolution der Retinopathie auf lange Sicht sowie die Progression der Glomerulosklerose nicht gebessert worden. Zudem kommt es beim hypophysektomierten Diabetiker häufig zu schwersten Hypoglykämien, weil der Patient sehr insulinempfindlich ist, die Hypoglykämie nicht mehr verspürt und seine endokrine Gegenregulation darniederliegt. Schwere Hypoglykämien waren häufige Todesursachen bei hypophysektomierten Diabetikern. Auch eine erhöhte psychische Labilität zählt zu den unerwünschten Folgen der Hypophysektomie. Die Photokoagulation hat die Hypophysektomie ersetzt.

c) Die Niere beim Diabetes

Die Nierenbeteiligung beim Diabetiker ist ein Teil der generalisierten Angiopathie. Je nach Autor variiert die *Häufigkeit der Nierenbeteiligung*, jedoch besteht Übereinstimmung darüber, daß die Nierenkrankheiten des Diabetikers mit der Dauer des Diabetes zunehmen (Abb. 22). Zwanzig Jahre nach Manifestation des Diabetes hat Bell bei fast allen Diabetikern histologische Nierenläsionen gefunden, aber nur bei 50% aller Patienten mit histologischen Nierenveränderungen ist die Nierenfunktion gestört. Die Häufigkeit der histologischen Nierenveränderungen ist in der gleichen Größenordnung wie die der Retinopathie. Eine Verminderung des

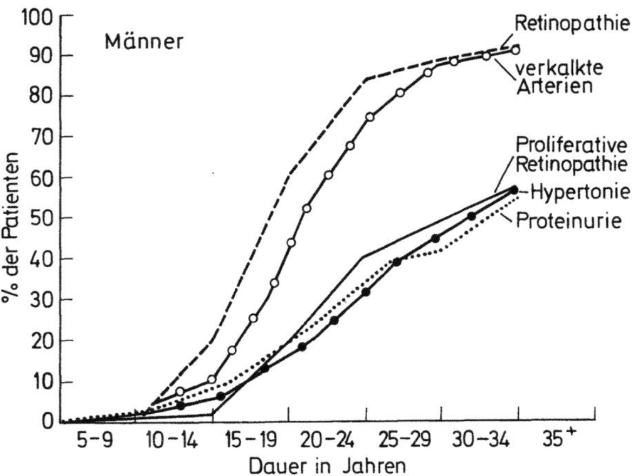

Abb. 22. Vasculäre Läsionen

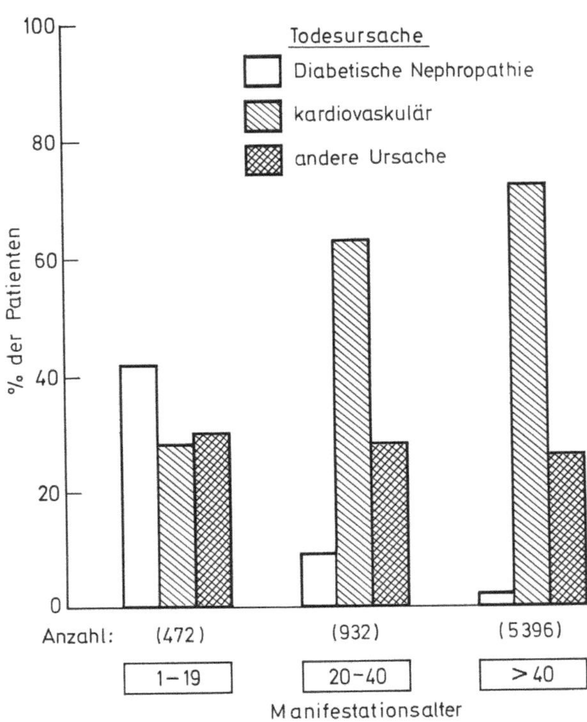

Abb. 23. Todesursache in Abhängigkeit des Manifestationsalters des D.M. (Nach der Joslin Klinik und der Metropolitan Lebensversicherung.) 6800 Todesfälle bei Diabetikern in den Jahren von 1956–1964

Visus findet sich auch nur bei ungefähr der Hälfte aller Diabetiker mit Retinopathie nach zwanzig Jahren (Abb. 21), also ungefähr gleich häufig wie klinische Manifestationen der Niereninsuffizienz.

Was die *Prognose* anbetrifft, sind 40% aller Todesfälle bei Diabetikern, bei denen die Krankheit vor dem 20. Lebensjahr begann, auf die diabetische Nephropathie zurückzuführen. Wurde jedoch der Diabetes zwischen dem 20. und 40. Lebensjahr manifest, so ist die Niereninsuffizienz als Todesursache 5mal seltener, während die kardiovasculären Todesfälle etwa verdoppelt sind (Abb. 23). Die

Prognose quo ad vitam wird düster, sobald sich eine Niereninsuffizienz einstellt. Nach GOLDSTEIN (1974) und KUSSMANN (1976) beträgt die Überlebenszeit bei Diabetikern mit Proteinurie ohne erhöhten Harnstoff zwischen 5 und 13 Jahren. Bei Kreatininwerten zwischen 2 und 5 mg% betrug die Überlebensdauer zwischen 3 und 6 Jahren, bei Werten über 5 mg-% war nach einem Jahr kein Patient mehr am Leben (vor der Ära der Dialyse und Transplantation für Diabetiker).

Die Lage des Diabetikers mit Nephropathie hat sich seit der Einführung der Dialyse und vor allem der Nierentransplantation gebessert. Während von den dialysierten Diabetikern nur einer von zwei ein Jahr nach Beginn der Dialyse noch lebt (SHAPIRO, 1974), sind die Resultate der Nierentransplantation wesentlich besser. Mehr als die Hälfte der Patienten überlebten die Transplantation länger als 5 Jahre (SIMMONS, 1976).

Die für den Diabetes typische *anatomisch-pathologische Läsion* ist die *Glomerulosklerose*. Sie zeichnet sich durch eine Verdickung der Basalmembran und des Mesangiums der Capillaren der Glomerula aus. Das dort abgelagerte Material besteht aus PAS-positiven Glykoproteinen. Spezifisch für den Diabetes ist nur die *noduläre* Form der Glomerulosklerose, welche 1936 von KIMMELSTIEL und WILSON beschrieben wurde. Die diffuse Glomerulosklerose ist zwar viel häufiger, findet sich aber nicht nur beim Diabetiker. Das nephrotische Syndrom ist häufiger bei der diffusen Glomerulosklerose als bei der nodulären Form. Die *Arteriolosklerose* ist beim Diabetiker häufig, und klassisch ist der Befall fast aller Arteriolen. BELL stellte bei 80% aller Diabetiker über 50 Jahre eine generalisierte Arteriolosklerose fest. Es sei darauf hingewiesen, daß die nichtdiabetische Arteriolosklerose, wie sie vor allem bei der Hypertonie vorkommt, nur die afferenten Arteriolen der Glomerula befällt. Beim Diabetes sind hingegen *afferente und efferente* Arteriolen befallen.

α) Akute und chronische Pyelonephritis

Sie ist beim Diabetiker gehäuft, besonders bei vorbestehenden Arteriolo- oder Glomerulosklerose. In einer Studie der Joslin Clinic (BALODIMOS, 1971) zeigten 30 40% der Diabetiker bei der Autopsie Zeichen einer chronischen Pyelonephritis. Die Papillennekrose kommt durch Ischämie einer Papille zustande und wird häufig ausgelöst durch eine Pyelonephritis. Auch die *Papillennekrose* ist nicht spezifisch für den Diabetes, kommt aber gehäuft vor bei der Arteriolosklerose. Bei der Autopsie findet man bei 5–10% der Diabetiker Zeichen einer Papillennekrose.

β) Neurogene Blase (Abb. 24)

Sie gehört zur diabetischen Neuropathie. Die atonische diabetische Blase ist die Folge eines Ausfalls des autonomen Nervensystems, geht mit Restharn einher und begünstigt chronische Infektionen.

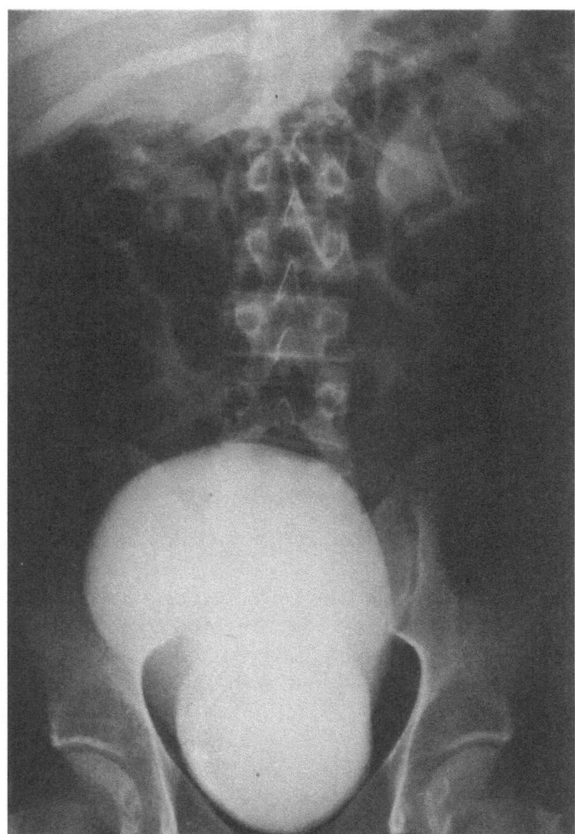

Abb. 24. Die neurogene Blase

Die *Pneumaturie* wird radiologisch dignostiziert. Ein Luftspiegel findet sich in der Blase bei massiver Glucosurie und gleichzeitiger Coli-Infektion. Diese seltene Komplikation, die übrigens ohne klinische Symptome einhergeht, läßt sich durch die Behandlung des Harnwegsinfekts und die Einstellung des Diabetes erfolgreich behandeln.

γ) Diabetische Nephropathie

Klassisch, aber nicht beweisend für die *diabetische Nephropathie* sind folgende Befunde: Ödeme, Proteinurie, Azotämie und Hypertonie. Wenn gleichzeitig eine Retinopathie besteht, ist die Diagnose wahrscheinlich. Es gibt allerdings kein klinisches Merkmal und auch keinen Laborwert der pathognomonisch für die diabetische Ätiologie der Nephropathie ist. Die Diagnose diabetische Nephropathie darf deshalb nur gestellt werden, wenn alle anderen Ursachen eines nephrotischen Syndroms und der Azotämie ausgeschlossen sind. Da sich die Nephropathie meistens mehr oder weniger parallel zur Retinopathie entwickelt, ist die diabetische Nephropathie selten bei negativem Augenhintergrundsbefund. Die Diagnose der diabetischen Glomerulosklerose „Kimmelstiel-Wilson" wird histologisch und nicht klinisch gestellt.

Klassischerweise beginnt die diabetische Nephropathie mit einer intermittierenden *Proteinurie*, die schließlich konstant und immer stärker wird. Diese Phase kann mehrere Jahre dauern. Eine Eiweißausscheidung von weniger als 100 mg pro 24 Std darf noch als normal gelten. Hypoproteinämie und Ödeme kommen erst vor, wenn mehr als 2–3 g Eiweiß pro Tag verloren gehen. Mit der Erhöhung des Harnstoffs beginnt das terminale Stadium der diabetischen Nephropathie. Von hier an geht die Entwicklung meistens rasch, und sie wird beschleunigt durch Infektionen, prärenale Faktoren und Hypertonie.

δ) Behandlung der Nephropathie

Da wir die Ätiologie der Glomerulosklerose nicht genau kennen, können wir auch keine kausale Behandlung vorschlagen. Es scheint aber, daß die Hyperglykämie und die anderen diabetischen Stoffwechselstörungen eine Rolle spielen bei der Verdickung der Basalmembran, wie dies von Spiro 1973 und Mauer 1974 im Tierversuch gezeigt wurde.

Die Niereninsuffizienz wird gefördert durch interkurrente Harnwegsinfekte, Hypertonie und durch die diabetische Stoffwechselentgleisung, welche via Dehydrierung zur prärenalen Azotämie führt.

ε) Harnwegsinfektionen

Obwohl die Häufigkeit der Harnwegsinfekte wenig mit Zahlen belegt ist, werden sie beim Diabetiker deutlich häufiger gefunden. Dies betrifft vor allem Patienten mit konstanter Glucosurie, ein guter Nährboden für Bakterien. Das Terrain für Harnwegsinfektionen ist um so besser, je mehr das Nierenparenchym durch Arteriolo- und Glomerulosklerose geschädigt ist. Umgekehrt sieht man häufig eine Verschlechterung der Niereninsuffizienz als Folge einer Harnwegsinfektion.

Am häufigsten findet man E. coli, Proteus und Aerobacter. Die Wahl des Antibioticums richtet sich nach dem Resultat der Resistenzprüfung. Diabetiker dürfen *nicht katheterisiert* werden. Der Katheter ist durch suprapubische Blasenpunktion zu ersetzen, welche einfach und ohne Gefahr durchgeführt werden kann und die zudem nie zu einer Harnwegsinfektion führt. Beim Mann muß zudem die Prostatahypertrophie immer gesucht und bei Vorliegen von Harnwegsinfektionen auch behandelt werden. Bei der Frau ist die Ursache einer Harnwegsinfektion oft die Katheterisierung (leider immer noch durchgeführt während Geburten). Die Kürze der Urethra erleichtert den Aufstieg der Bakterien u.a. auch während des Geschlechtsverkehrs. Fehlstellungen der Urethra müssen ebenfalls ausgeschlossen werden (Cystocele). Kommen Infektionen gehäuft vor, müssen neurogene Blase und Restharn gesucht werden, zuerst durch eine intravenöse Urographie und anschließend, wenn nötig, durch eine suprapubische Cystonometrie. Schließlich ist es unumgänglich, den Diabetes so einzustellen, daß der Urin womöglich keinen Zucker enthält. Zu diesem Zweck muß man selbst übergewichtige Diabetiker vorübergehend mit Insulin behandeln.

ζ) Dialyse

Ein Drittel aller neuer Kandidaten für die chronische Dialyse sind Diabetiker. In den meisten Dialysezentren wird die Indikation wegen der Häufigkeit von Komplikationen jedoch mit großer Reserve gestellt. In der Diabetiker-Gruppe von Shapiro finden sich: 90% Hypertonie, 25% Kardiopathie, 76% pathologisches EKG, 100% Retinopathie, 25% Blindheit, 80% Neuropathie, 80% orthostatische Hypotonie, 50% neurogene Blase. Es wird fast nur die chronische Hämodialyse verwendet. Der vasculäre Zugang führt zu technischen Problemen wegen der fortgeschrittenen Mediacalcinose (Abb. 25).

Die *Stoffwechseleinstellung des Diabetes* während der Hämodialyse stellt keine speziellen Probleme, außer vielleicht der Gefahr der Hypoglykämie am Ende der Dialyse. Dieser Gefahr kann auf verschiedene Weise begegnet werden, z.B. durch die Verwendung von 120 mg-%iger Glucose im Dialysebad und eines Zweispritzenrhythmus mit Lente oder NPH. Der Blutzucker sollte zu Beginn der Dialyse möglichst tief sein, so daß dann während der Dialyse nur wenig Insulin benötigt wird. Wasserlösliches Insulin soll, wenn möglich, bei Niereninsuffizienz nicht verwendet werden. Zwischenmahlzeiten mit 20 g Kohlenhydraten werden mit Vorteil 2 Std und eine leichte Mahlzeit 4–5 Std nach Beginn der Dialyse gegeben. Die Insulindosen müssen während der Dialyse nicht verändert werden, weil das Insulin ja nicht durch den Dialysenschlauch verloren geht.

Komplikationen während der Dialyse. Retinablutungen sind gehäuft, und die Gefahr der Erblindung ist nicht zu vernachlässigen. Hypotensive Krisen bei Diabetikern mit einer Neuropathie des autonomen Nervensystems können hartnäckig sein. Bei oligurischen Patienten führen die Blutzuckerschwankungen zu Volumenveränderungen. Die Letalität der Dialyse ist beim Diabetiker wegen des erhöhten kardiovasculären Risikos relativ groß. Je nach Autor variiert die Zahl der Patienten, die im ersten Jahr der Dialyse sterben, zwischen 25 und 75%. Nach Shapiro standen folgende Todesursachen im Vordergrund: 56% Herzinfarkte und andere vasculäre Ursachen, 22% Verzicht auf weitere Dialyse wegen Verschlechterung des Allgemeinzustandes, 11% Infektionen und 11% wegen anderer Ursachen.

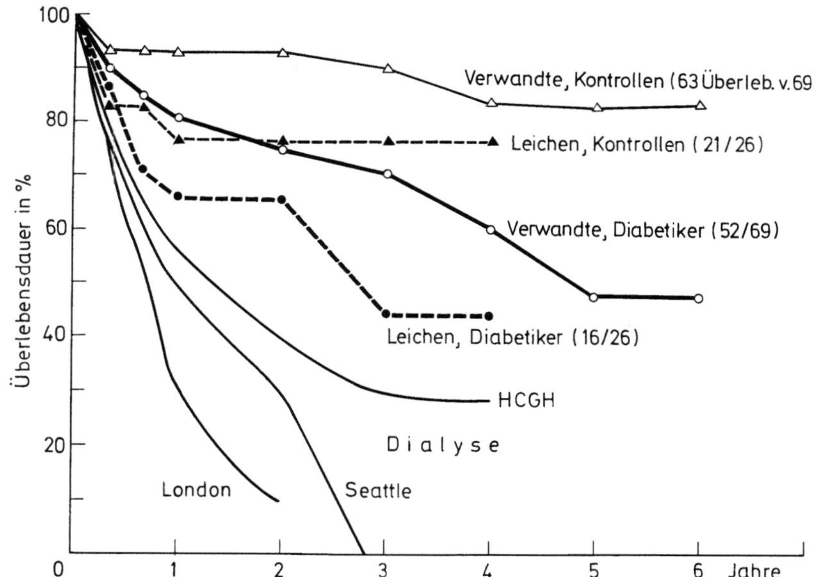

Abb. 25. Kumulative Überlebensrate von 95 nierentransplantierten Diabetikern und 95 Kontrollen. Die Resultate von 3 großen Dialyse-Zentren wurden berücksichtigt (London, Seattle und Minneapolis, Hennepin County General Hospital)

η) *Nierentransplantation*

Beim Diabetiker bietet die *Nierentransplantation* wesentlich mehr als die Hämodialyse. Von 95 transplantierten Diabetikern lebten nach 2 Jahren noch 63%, verglichen mit 74% Nichtdiabetikern (NAJARIAN, 1976). Die Transplantation mit Leichennieren gibt schlechtere Resultate. Die Überlebenschance für 5 Jahre beträgt 30% gegenüber 50% bei Spendernieren (Abb. 26).

Kardiovasculäre Komplikationen sind bei transplantierten Diabetikern 5mal seltener als bei dialysierten Patienten, 9% gegenüber 46% nach SHAPIRO (1974). Urologische Komplikationen im Anschluß an die Operation sind zehnfach häufiger als bei Nichtdiabetikern. Sie sind vor allem auf Nekrosen der Ureteren der transplantierten Niere und auf wiederholte Harnwegsinfektionen zurückzuführen, insbesondere bei Patienten mit neurogener Blase. Gewisse Formen der *Neuropathie* zeigen nach der Transplantation eine Besserungstendenz, so vor allem die Myopathie und die diabetische Enteropathie. Die neurogene Blase bessert sich in der Regel nicht. Die Retinopathie zeigt eine Stabilisierungstendenz, während sie sich bei der Dialyse eher rascher fortentwickelt.

Zu welchem Zeitpunkt soll man eine Dialyse oder eine Nierentransplantation in Betracht ziehen? Die heutige Tendenz geht dahin, das Programm beim Diabetiker frühzeitig zu planen: Die Transplantation bereits im Zeitpunkt, in dem das Kreatinin 5 mg% überschreitet, erlaubt oft, den Visus, der sonst rasch abnehmen würde, zu stabilisieren. Häufig besteht in diesem Stadium auch noch keine neurogene Blase, ein prognostisch günstiges Zeichen.

d) Kardiovasculäre Komplikationen

α) *Epidemiologie*

Epidemiologisch ist die Sklerose der Arterien mittleren Kalibers die wichtigste Morbiditäts- und Mortalitätsursache des Diabetes. Prädilektionsstellen sind: Herz (Coronarien), untere Extremitäten (Arteriae femorales, popliteae und tibiales), Hirn (Polygon von Wyllis, vordere und mittlere Cerebralarterien). Die Arteriosklerose ist verantwortlich für 50% aller Todesfälle der Gesamtbevölkerung Westeuropas und Nordamerikas. Die *Häufigkeit* beim Diabetiker beträgt 80% und ist gleich hoch beim Erwachsenendiabetes wie beim juvenilen Diabetes. Wenn auch die Niereninsuffizienz beim jugendlichen Diabetes die Haupttodesursache ist, so sterben doch relativ viele jugendliche Diabetiker an einem Herzinfarkt oder an einem cerebralen Insult. Wegen der frühzeitigen und schweren Arteriosklerose entspricht das effektive biologische Alter des Diabetikers nicht seinem chronologischen Alter. Das *funtkionelle biologische Alter* muß in Betracht gezogen werden bei allen therapeutischen Entscheidungen. Die Arteriosklerose des Erwachsenendiabetes manifestiert sich klinisch eher früher als die anderen Komplikationen (Retinopathie, Nephropathie, Neuropathie) (Abb. 22), WHITE, 1971). Dies erklärt auch, weshalb der Gesundheitszustand eines Diabetikers sich innert kurzer Zeit und global verschlechtert.

β) *Pathologie*

Pathologisch-anatomisch sind zwei verschiedene arterielle Läsionen beim Diabetes gehäuft. Die *atheromatösen Plaques* der Intima (Abb. 27) und

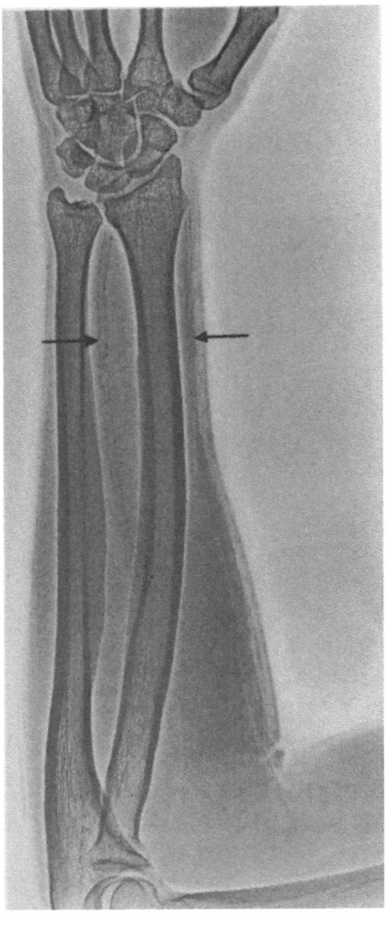

Abb. 26. Mediasklerose Mönckeberg

die Medianekrose bzw. *Mediacalcinose* (MÖNCKEBERG) (Abb. 26). Diese Veränderungen an den Arterien entstehen beim Diabetiker schneller und haben eine größere Ausdehnung, unterscheiden sich histologisch und chemisch jedoch nicht von ähnlichen Veränderungen bei Nichtdiabetikern. In der Regel braucht es mehrere Jahrzehnte, bis eine reversible Lipideinlagerung sich zu einer *atheromatösen Plaque* in oder unter der Intima entwickelt, die Intima- und die glatten Muskelzellen degenerieren, sich Fibrinablagerungen bilden, und *neue Capillaren* unter der atheromatösen Plaque entstehen. Wenn einmal eine schwere Atherosklerose vorhanden ist, sind präventive Maßnahmen zum großen Teil illusorisch, denn diese müssen 20–30 Jahre früher beginnen, zu einem Zeitpunkt, da die Läsionen noch reversibel sind. Man soll deshalb bei Beginn der Manifestation des Diabetes darüber wachen, daß die verschiedenen Faktoren, welche die Atherosklerose begünstigen, möglichst ausgeschaltet oder wenigstens vermindert werden.

γ) Risikofaktoren

Die Ätiologie der Atheromatose ist im Detail nicht bekannt. Aufgrund vieler epidemiologischer Studien konnten gewisse Korrelationen gefunden werden zwischen der Häufigkeit kardiovasculärer Veränderungen und den sog. Risikofaktoren. Mindestens 10 verschiedene Faktoren scheinen die Atherosklerose zu begünstigen. Es handelt sich um ein ganzes Mosaik genetischer, rassischer und sozialer Elemente (Art der Ernährung, körperliche Aktivität, Nicotin) sowie chronischer Krankheiten wie

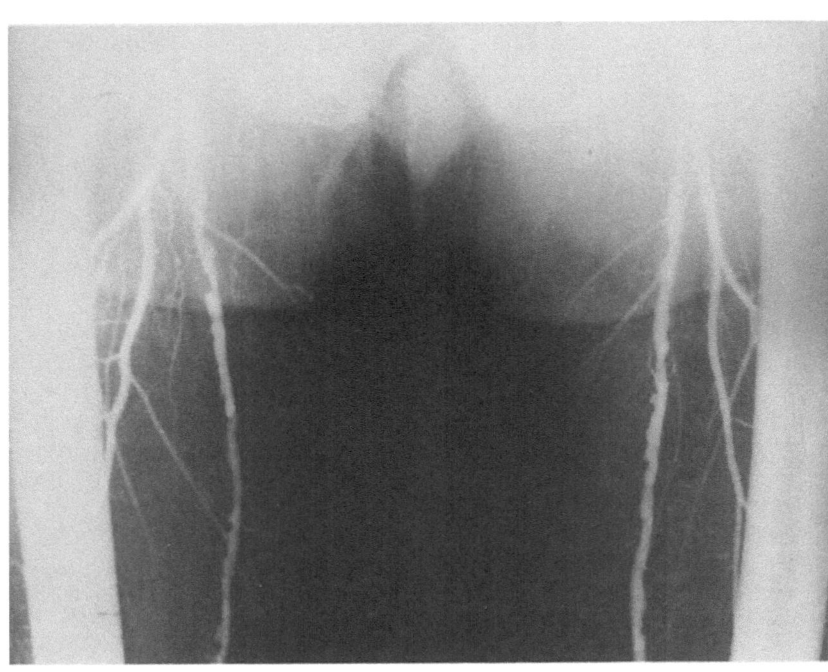

Abb. 27. Diffuse arteriosklerotische Veränderungen der Arteria femoralis

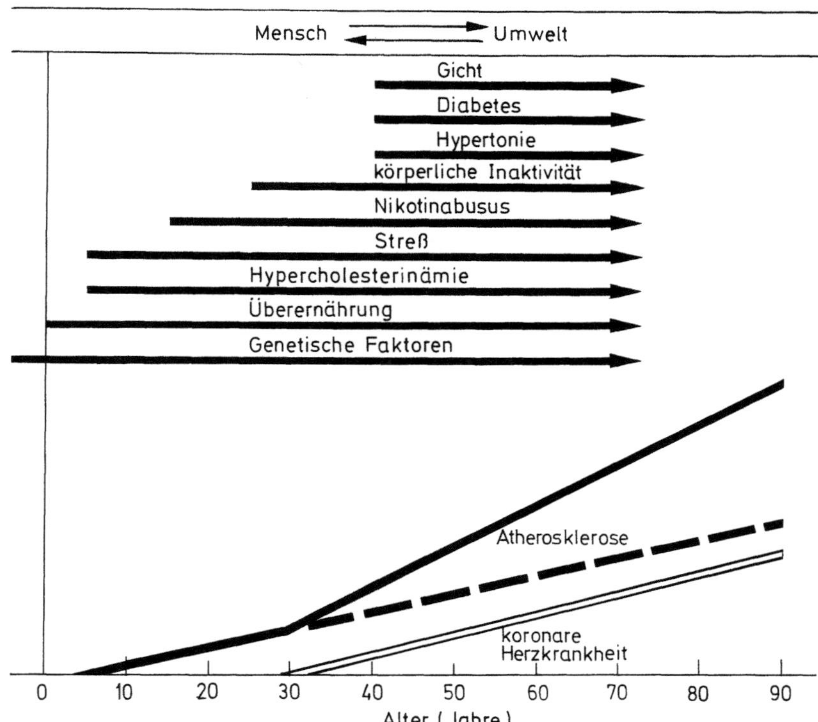

Abb. 28. Atherosklerose und koronare Herzkrankheit: Risikofaktoren nach Alter

Hypertonie, Gicht, Adipositas und schließlich Diabetes. Diese verschiedenen Faktoren sind in Abb. 28 von FEJFAR (1971) zusammengestellt. Einzeln ist jeder dieser Faktoren relativ wenig atherogen, doch nur selten kommt ein Faktor allein vor. Gefahr droht, wenn mehrere dieser Risikofaktoren zusammenkommen. Beim Adipösen kumulieren sich Nahrungsaufnahme, körperliche Inaktivität, Hyperlipidämie und Diabetes. Beim Diabetiker sind Adipositas, Hyperlipidämie und Hypertonie gehäuft. Die atherogene Resultante von zwei oder mehreren Risikofaktoren kann nicht durch Addition ermittelt werden. Sie errechnet sich vielmehr durch Multiplikation der einzelnen Faktoren. In der amerikanischen Studie des National Pooling Project zeigte sich z.B., daß die Mortalität bei Hypertonikern, die zusätzlich Zigaretten rauchten, viermal häufiger war. Die schlimmsten Risikofaktoren sind die Zigarette, die Hypertonie und die Hyperlipidämie (WERKOE, 1976).

Das *Tabakverbot* ist beim Diabetiker eine äußerst wichtige kardiovasculäre Präventivmaßnahme, welche leider von vielen Diabetologen vernachlässigt wird. Auch die allfällig vorhandene Hyperlipidämie sollte möglichst rasch korrigiert werden. Die *Hypertriglyceridämie* kann auf einem Insulinmangel beruhen (in diesem Falle tut eine bessere Einstellung mit Insulin not), aber auch durch zu viel Insulin bedingt sein, wie z.B. bei den Adipösen. Beim Adipösen ist die wichtigste Maßnahme die Korrektur des Gewichts. Die Präbetalipoproteinämie geht auch mit einer gewissen *Hypercholesterinämie* einher, die meistens gut anspricht auf eine Reduktionsdiät und Gewichtsabnahme. Bei schlanken Diabetikern sind oft nur das Cholesterin und die β-Lipoproteine erhöht. Eine Tendenz zur Hypercholesterinämie ist bei gut eingestellten diabetischen Kindern beobachtet worden. Eine cholesterinarme Diät, reich an ungesättigten Fettsäuren, kann die Hypercholesterinämie korrigieren. Aber selbst bei einer solchen Diät haben diabetische Kinder oft ein gegenüber der Norm leicht erhöhtes Blut-Cholesterin (Abb. 29, KAUFMANN, 1975). Erst nach guter Einstellung des Diabetes und Instruktion einer vernüftigen Diät sollen lipidsenkende Medikamente eingesetzt werden, ganz besonders bei proliferativer Retinopathie, Niereninsuffizienz oder Coronarsklerose. Der Behandlung der *Hypertonie* muß spezielle Aufmerksamkeit gewidmet werden. Diuretica können den Stoffwechsel von erwachsenen, nicht-insulinspritzenden Diabetikern verschlechtern. Beim insulinspritzenden Diabetiker ist dies nicht der Fall. Eines der besten blutdrucksenkenden Mittel beim Diabetiker ist das L-α-methyl-dopa (Aldomet), welches in der Regel nicht zu orthostatischer Hypotonie und auch zu keiner Verminderung der glomerulären Filtration führt. β-Blocker können auch nützlich sein, obwohl Vorsicht geboten ist wegen der Hypoglykämie, deren Symptome verschleiert werden.

δ) Das Herz des Diabetikers

Beim Diabetiker sind anginöse Schmerzen häufig weniger ausgeprägt als beim Stoffwechselgesun-

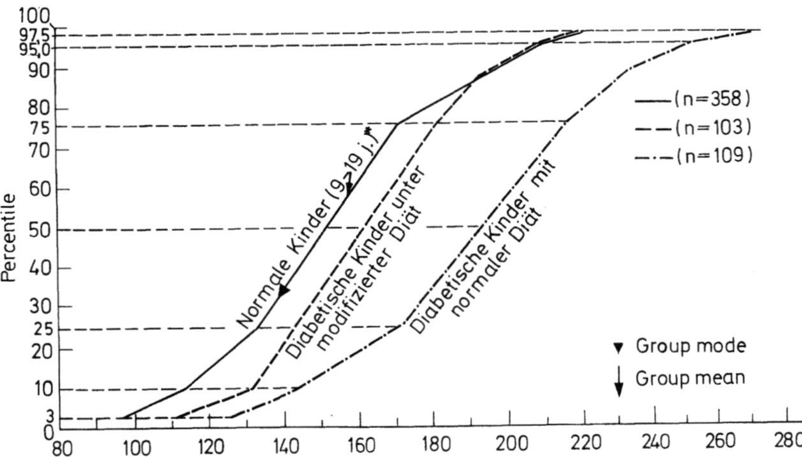

Abb. 29. Serum-Cholesterin

* Friedman u. Goldberg, 1973.

den. Bradley (1962) hat beobachtet, daß 42% aller Diabetiker mit Herzinfarkt nur mäßige Schmerzen hatten, während bei Stoffwechselgesunden nur in 6% aller Fälle der Infarkt unbemerkt und ohne Schmerzen ablief. Wenn ein Diabetiker plötzlich herzinsuffizient wird (akutes Lungenödem), Arrhythmien, Nausea, Erbrechen und eine akute Stoffwechselentgleisung zeigt, so muß man an einen *stillen Infarkt* denken. Die Letalität während der zwei Monate nach einem Infarkt schwankt zwischen 30 und 47% (Partamian, 1965). Damit ist die Mortalität etwa doppelt so hoch wie beim Stoffwechselgesunden, wo sie zwischen 15 und 30% beträgt. Nach einem zweiten Infarkt stirbt jeder zweite Diabetiker innerhalb der folgenden zwei Moante. Harrower hat 1976 gezeigt, daß die Mortalität bei schlecht eingestellten Diabetikern nach Herzinfarkt erhöht ist. Auf der anderen Seite fand er keinen Unterschied zwischen Stoffwechselgesunden und gut eingestellten Diabetikern nach einem Infarkt. Fünf Jahre nach dem Infarkt lebten noch 50% Diabetiker gegenüber 65% Stoffwechselgesunden (Bradley, 1971).

Die *diabetische Frau* hat *vor der Menopause* ungefähr eine gleich hohe Infarkthäufigkeit wie der stoffwechselgesunde Mann. Während die stoffwechselgesunde Frau vor der Menopause vor dem Infarkt geschützt erscheint, ist dies bei der diabetischen Frau also nicht der Fall.

Die Glucosetoleranz ist bei 45–60% aller Patienten mit einem Herzinfarkt, bei denen vorher kein Diabetes bekannt war, pathologisch. Es scheint allerdings, daß diese Zahlen zu hoch sind, denn wenn man die gleichen Patienten zwei Wochen später wieder untersucht, haben nur noch 10–15% von ihnen eine eindeutig pathologische Glucosebelastungskurve. Die Chirurgie der Coronarien hat beim Diabetiker keine große Bedeutung, weil die atheromatösen Läsionen ausgedehnt und distal sind. Die Behandlung des Myokardinfarkts beim Diabetiker benötigt spezielles Fingerspitzengefühl: Insbesondere müssen Hypoglykämien, welche wegen der Adrenalinausschüttung zu Arrhythmien führen und einen neuen Infarkt auslösen können, absolut vermieden werden. In der akuten Infarktphase soll der Blutzucker zwischen 150 und 200 mg % gehalten werden.

Cerebrale Insulte sind beim Diabetiker 2–3mal häufiger als beim Stoffwechselgesunden. Weil die Läsionen so ausgedehnt und peripher sind, haben chirurgische Eingriffe wenig Sinn. Beim cerebralsklerotischen Diabetiker müssen Hypoglykämien auf jeden Fall vermieden werden, weil sie selbst zu Insulten führen können (Hemiplegie, Ictus etc.).

Die *Sklerose der Armarterien* ist meist ohne Konsequenzen, außer wenn man einen arteriovenösen Shunt für die Hämodialyse anlegen muß (Abb. 26).

ε) *Antikoagulation*

Die Indikationen für eine *Antikoagulation* sind nicht so weit gefaßt wie beim Nichtdiabetiker. Hämorrhagien in den Gefäßwänden, welche auf eine Ruptur der Vasa vasorum, die ebenfalls von einer Mikroangiopathie befallen sind, zurückzuführen sind, sind häufig und erklären Gefäßobstruktionen. Der Diabetiker mit proliferativer Retinopathie soll nur bei einer absoluten Indikation antikoaguliert werden (z.B. Lungenembolie, tiefe Venenthrombose).

ζ) *Der arteriopathische Fuß*
(s. auch neuropathischer Fuß, S. 772)

Die diabetischen Veränderungen am Fuß verursachen Hospitalisationen, die so lange dauern, wie diejenige tuberkulöser Patienten vor der Ära der Antibiotica. Während eine Prävention der Arteriopathie und Neuropathie der unteren Extremitäten schwierig ist, ist es möglich, invalidisierende Faktoren, wie Trauma und Infektion, auszuschalten.

Mehr als die Hälfte aller Operationen beim Diabetiker betreffen die unteren Extremitäten. Wunden an den Füßen sind je zu einem Drittel bedingt durch die Arteriopathie, die Neuropathie und eine Mischung zwischen diesen beiden.

Die vasculären Störungen beim Diabetes sind einerseits das Resultat der Verdickung der Basalmembran im Bereiche der Capillaren und Arteriolen und anderseits der Atheromatose der mittleren und großen Arterien. Die Angiopathie der Capillaren und die Arteriolosklerose sind nur selten die Hauptursache ischämischer Störungen. In der Regel kommt es nur bei Befall der mittleren und der großen Arterien zur Ischämie (z.B. Arteriae iliacae, femorales, popliteae und tibiales). Deshalb sind beim jugendlichen Diabetiker mit Retinopathie und Glomerulosklerose periphere ischämische Läsionen selten, außer es besteht gleichzeitig eine Atheromatose der mittleren Arterien. Der Befall der kleinen *und* großen Gefäße erklärt, weshalb Läsionen beim Diabetiker viel schwerer verlaufen. Beim Arteriosklerotiker ohne Diabetes sind in der Regel die Capillaren nicht betroffen. Amputationen wegen Nekrosen sind beim Diabetiker dreimal häufiger als beim Nichtdiabetiker (PRATT, 1965).

Das *klassische Symptom* der arteriellen Insuffizienz ist die *Claudicatio intermittens.* Da die Schmerzsensibilität des Diabetikers häufig vermindert ist, äußert sich bei ihm die arterielle Insuffizienz oft als plötzliche Müdigkeit oder Ameisenlaufen in den Beinen während einer Anstrengung. Die *Pulse sind vermindert oder abwesend* (Arteria femoralis, poplitea, dorsalis pedis und tibialis posterior), die *Füße kalt*, es bestehen *trophische Störungen* (feine, glänzige, brüchige Haut, Haarverlust, Hyperonychie) und die *venöse Füllungszeit ist verlängert* (über 20 sec).

Gewisse *technische Hilfsmittel* erlauben es, die Schwere der arteriellen Insuffizienz quantitativ zu erfassen und sie zu lokalisieren. Trotzdem behält die klinische Untersuchung die größte Bedeutung, weil nur sie uns informiert über die *globalen* Zirkulationsverhältnisse. Jedes dieser technischen Hilfsmittel hat gewisse Vorteile, aber auch seine Grenzen.

Mit der *Oscillographie* läßt sich die Amplitude des Pulses erfassen. Sie hilft uns vor allem, das Fortschreiten der arteriellen Insuffizienz longitudinal zu verfolgen, sagt aber nichts aus über den Kollateralkreislauf. Mit der *Ultraschallmethode von Doppler* kann der systolische Druck am Sprunggelenk (Arteriae tibiales) gemessen werden. Normalerweise übertrifft der systolische Druck dort den systolischen Druck am Oberarm um 10 mm Hg. Wenn der Druck am Fuß unter 40 mm Hg sinkt, besteht eine akute Gefahr der Gangrän des Fußes. Die *Isotopenuntersuchung* gefährdet den Patienten weniger als die Arteriographie. Während die *Arteriographie* hilft, die Stenosen zu lokalisieren, sagt das Szintigramm mehr aus über die Perfusion des Fußes im Bereiche der Arteriolen und Capillaren. Die Arteriographie ist besonders beim Diabetiker nicht gefahrlos. Kontrastmittel haben eine osmotische Wirkung auf das Endothel der Gefäße und können besonders vorbestehende Läsionen kleiner Gefäße beim Diabetiker verschlimmern. So kann die Arteriographie Thrombosen auslösen. Kontrastmittel kann auch aus den Gefäßen austreten und das bereits hypoxämische Gewebe schädigen. Die potentielle Gefahr der Arteriographie besteht also in einer Verschlechterung der Ischämie und Erweiterung der Gangrän. Diese Komplikationen sind wesentlich häufiger beim Diabetiker als beim nicht-diabetischen Arteriosklerotiker.

Indikationen für die Arteriographie sind: 1. Ruheschmerz, welcher auf konservative Maßnahmen nicht anspricht. 2. periphere Läsionen, die nicht ausheilen wollen, 3. Möglichkeit der Amputation weiter distal, 4. progressive Claudicatio intermittens.

Die Prognose für ein gutes chirurgisches Resultat wird durch folgende Faktoren begünstigt: 1. lokalisierte Gefäßobstruktion mit guter distaler Vascularisation, 2. keine diffuse generalisierte Arterio- und Arteriolosklerose und 3. guter Kollateralkreislauf.

Therapie der ischämischen Läsionen: Schwere Ischämie und sogar beginnende Nekrose reagieren oft gut auf konservative medizinische Behandlung:

1. Strikte Bettruhe während der akuten Phase und Druckentlastung der Fersenregion (Talonières aus Schaffell und Kleiekissen, so daß der Fuß nicht auf der Ferse ruht),
2. trockene Verbände, kein Leukoplast,
3. gute Stoffwechseleinstellung: wenn nötig, vorübergehend Insulin.
4. Bei einer Superinfektion:
   Antibiotica per os oder i.v. Am häufigsten handelt es sich um Staphylokokken (Antibioticum der Wahl: Oxacillin oder Methycillin),
   Drainage der Infektion (soll ambulant nicht durchgeführt werden),
   trockene Verbände und lokale Desinfektion (keine Salben!).
5. Allgemeine Maßnahmen:
   vollständiges Rauchverbot
   Digitalisierung
   Antikoagulation (s. auch unter „Retinopathie")
   Obstipation vermeiden
   Kontrolle der Thrombocytenadhäsivität
6. Rehabilitation:
   Übungen von BUERGER
   Aufnahme der Gehübungen in kurzen Intervallen abwechselnd mit Liegen.

Merke: Vasodilatatorische Medikamente sind im allgeminen *wenig* wirksam bei Diabetikern. Behandlung der Wunden mit speziellen Salben (Placentarextrakte, Salben auf Grundlage der Peroxydase, lokale Vasodilatatoren etc.), den sog. Wundersubstanzen, verbessert weder die Heilungstendenz noch die Prognose, die vielmehr von den obengenannten Maßnahmen bestimmt wird.

Die Hauptindikationen für die *chirurgische Behandlung* sind a) eine Infektion, welche rasch fortschreitet und von einer Sepsis begleitet wird, b) eine akute arterielle Obstruktion. Bei allen anderen Formen soll expectativ und konservativ behandelt werden. Ambulant sollen keine, auch keine kleinen chirurgischen Eingriffe ausgeführt werden. Die chirurgischen Möglichkeiten bestehen in lokaler Drainage, Debridement der Wundränder oder Amputation bei rasch fortschreitender Grangrän, schwersten Schmerzen und nicht kontrollierbarer Infektion.

Die Verbesserung der Durchblutung mittels *Gefäßchirurgie* (s. Arteriographie) hat bei vielen Fällen eine vollständige Heilung peripherer Läsionen ermöglicht, oder haben eine mehr distale Amputation erlaubt. Von 104 femoralen Bypassen, welche 1969 von WHEELOCK durchgeführt wurden, waren 96% nach einem Jahr, 91% nach zwei Jahren, 83% nach drei und 72% nach fünf Jahren immer noch offen. Die chirurgische Indikation zum Bypass war vor allem wegen Gangrän oder schwersten Ruheschmerzen gestellt worden. Dank der Gefäßchirurgie mußte nur bei 26% der Patienten eine Amputation vorgenommen werden, und bei 30% der Diabetiker heilten die Nekrosen aus.

Die *lumbale Sympathektomie* liefert beim Diabetiker nur mittelmäßige Resultate. Die lumbale Sympathektomie ist bei Neuropathie des vegetativen Nervensystems kontraindiziert (orthostatische Hypotonie, Impotenz, neurogene Blase etc.), weil bei dieser Art der diabetischen Komplikationen bereits eine nicht-chirurgische Sympathektomie durch die Degeneration der Nerven des Sympathicus stattgefunden hat. (Zur Prävention der Fußläsionen s.S. 773.)

e) Die diabetische Neuropathie

Komplikationen von seiten des Nervensystems sind beim Diabetiker ungefähr gleich häufig wie die Retinopathie und Nephropathie. Alle drei entwickeln sich mehr oder weniger parallel und nehmen stark zu in der zweiten Dekade nach der Manifestation des Diabetes (Abb. 22).

α) Pathogenese

Die Läsionen des Nervensystems beim Diabetiker sind polymorph in bezug auf Pathogenese und klinische Symptomatologie. Die meisten neuropathischen Veränderungen entwickeln sich langsam und sind irreversibel: Verlust der Sensibilität und Tiefensensibilität an den Füßen, orthostatische Hypotonie, neurogene Blase, Impotenz. Andere Läsionen treten plötzlich auf: Augenmuskellähmungen (III. und VI. Hirnnerv), Facialisparese und radiculäres Schmerzsyndrom. Die Prognose dieser akuten Störungen ist günstig. Sie heilen meistens innerhalb eines Jahres vollständig aus. Die akut auftretenden Nervenlähmungen und das Schmerzsyndrom dürfte vasculär durch segmentäre Infarzierung des Axons bedingt sein. Im Falle der langsam und stumm auftretenden Veränderungen, die eine schlechte Prognose haben, scheint die diabetische Stoffwechsellage ursächlich im Spiel zu sein.

Pathologisch-anatomisch und elektrophysiologisch ist eine Veränderung der Schwannschen Zellen mit Zonen segmentärer Demyelinisierung und einer Verminderung der Nervenleitgeschwindigkeit typisch. Die Hyperglykämie scheint ursächlich an diesen Läsionen mitbeteiligt zu sein. Das Nervengewebe ist insulinunempfindlich, so daß die Konzentration der Glucose in den Nerven zunimmt, je höher der Blutzucker ist. Die Schwannschen Zellen nehmen Wasser auf, sie sind deshalb geschwollen, hypoxisch und enthalten weniger Myoinositol (GREEN, 1975; WINEGRAD, 1976). Die Sorbit-Konzentration intracellulär ist erhöht. Sorbit entsteht direkt aus Glucose durch Einwirkung der Aldosereduktase und wird weiter zu Fructose verarbeitet, welche die Zelle wieder verlassen kann. Die celluläre Überhydrierung ist nicht allein erklärbar durch den Anstieg der Sorbit- und Fructosekonzentration. Obschon die Neuropathie in der Regel irreversibel ist, gibt es Fälle, bei denen eine Regression durch Korrektur der Hyperglykämie beschrieben wurde. Eine Remyelinisierung der Axone ist beobachtet worden. Solch günstige Entwicklungen trifft man bei Diabetikern, bei denen der Diabetes nur während kurzer Zeit schwer entgleiste.

Im Rahmen der generalisierten Mikroangiopathie sind auch die *Vasa nervorum* befallen. Der Verschluß der Vasa nervorum erklärt die plötzlich auftretenden neurologischen Ausfälle. Eine Rekanalisierung dieser Gefäße würde auch die gute Prognose dieser Affektion erklären.

β) Klinik, Differentialdiagnose und Behandlung

Die *Klinik* der diabetischen Neuropathie ist polymorph. Sie variiert je nach Art der Läsion und betroffenem Organ. Die *Diagnose* kann nur *per exclusionem* gestellt werden, weil es ein für die diabetische Neuropathie typisches klinisches oder biologisches Zeichen nicht gibt. In Tabelle 36 ist die Differentialdiagnose der verschiedenen Läsionen rekapituliert. Abb. 30 zeigt eine Klassifizierung der diabetischen Neuropathie gemäß anatomischen Ausfällen.

Gewisse klinische Zeichen benötigen eine Präzisierung:

Verlust der Oberflächensensibilität: Sie ist besonders häufig an den unteren und etwas weniger häu-

Tabelle 36. Diabetische Neuropathie

Name	Häufigkeit	Lokalisation	Ursache	Betroffene Organe	Klinik	Komplikationen	Behandlung/Prognose	Diff.-Diagnose
Polyneuritis	+ + + + 50–70%	Nervenendigung (Abb. 30, A)	metabolisch	*Füße* Beine Hände	- *Sensibilität*↓ bis *Anaesthesie* „Symmetrisch sockenförmig" - Areflexie - Pallesthesie↓ - *musc. Atrophie* (distal) - *spontane, intens., nächtl. Schmerzen*	- *Mal. perforans* - decubitus - Verbrennungen - Infektionen - Osteolyse	- *Vorbeugen* (Fußpflege) - gute Diabeteseinstellung - Vitamine: E, B 1, B 12 - Analgetica *Prognose:* Sensibilität: düster Schmerz: gut	*Medikamente:* n-Furantoin, INH, Hydantoin etc. *Toxine:* Alkohol, Blei, Insekticide *Stoffwechselstörungen:* Nieren- und Leberinsuffizienz Paraneoplastisches Syndrom *Hypovitaminosen:* B 1, B 12 *Infektionskrankheiten:* Neurosyphilis
Autonomes Nervensystem	+ + + 30–50%	sympath. Ganglien (Abb. 30, B)	?	*Arteriole*	orthost. Hypotension	Schwindel bis Bewußtseinsverlust bis cerebraler Insult	- langsam aufstehen (Sitzen – Stehen) - elast. Strümpfe - Salzzulage *Prognose:* düster	Hypotensive Medikamente, varicöser Symptomenkomplex NNR-Insuffizienz
				Genitale	Erektion↓, Impotenz (erhaltene oder erhöhte Libido) Frigidität	Depression, Eheprobleme - retrogr. Ejaculation	- keine spez. Behandlung (wie Androgen) - Ehepaar: Ursache erklären *Prognose:* schlecht	Psychogene Impotenz (häufig) Organische Impotenz Leriche-Syndrom
				Blase	*Neurogene Blase* seltene, dafür reichliche Entleerung	- Harnwegsinfekt - Hydronephrose - Niereninsuffizienz	- Häufige Miktion und Blasenentleerung mit Bauchmassage - Prostatahypertrophie suchen und behandeln - Antibiotica - Chirurgie *Prognose:* düster	Prostatahypertrophie Mißbildung im Bereiche von Ureter und Blase
				Magen	*Magenatonie* Schweregefühl, Erbrechen nichtverdauter Nahrung	- Erbrechen - Hypoglykämie	- häufige kl. Mahlzeiten - in re. Seitenlage schlafen - Diabeteseinstellung *Prognose:* düster	Hiatushernie Pylorusstenose Sklerodermie
				Darm	Period. plötzliche Diarrhoe v.a. nachts		Med. gegen Diarrhoe Tetracycline *Prognose:* gut	Malabsorption Maldigestion bakterielle Genese
Mononeuropathie	+ +	Hirnnerven (III, VI, VII) oder N. spinalis (Abb. 30, C)	vascul.	*Auge:* III, VI *Gesicht:* VII *Glieder:* N. spinalis	Strabismus mit Diplopie, plötzl. einseitige Kopfschmerzen Facialparese Isolierte motorische und sensible Ausfälle		keine kausale *Prognose:* gut Erholung in 1 bis 6 Monaten	Cerebraler Insult Hirntumor Myasthenia gravis Kompression von Muskeln Facialis-Parese (idiopathisch) Discopathie etc.
Diabetische Amyothropie	+ + Zunehmend mit Dauer und Alter	Nervenendigungen an den Muskeln (Abb. 30, D)	?	Oberschenkel-, Beckenmuskulatur, selten Schultergürtel	*starke Schmerzen,* *Myasthenie* *Muskelatrophie* (proximale Muskeln)	Depressive Verstimmung, Abmagerung, Schlaflosigkeit	*Analgetische Physiotherapie* Antidepressiva, *gute Diabeteseinstellung* *Prognose:* gut; Erholung in 1–9 Monaten	Endokrinopathien, Coxarthrose, Gonarthrose Karzinom
Radiculopathie	+	Sensible Phasern des Hinterhorns (Abb. 30, E)	vascul.	überall	↓Sensibilität bis Anaesthesie in einem Dermatom	Verbrennungen, unbemerkter Dekubitus	Vorbeugen der Komplikationen Hautläsionen *Prognose:* gut	Kompression von außen

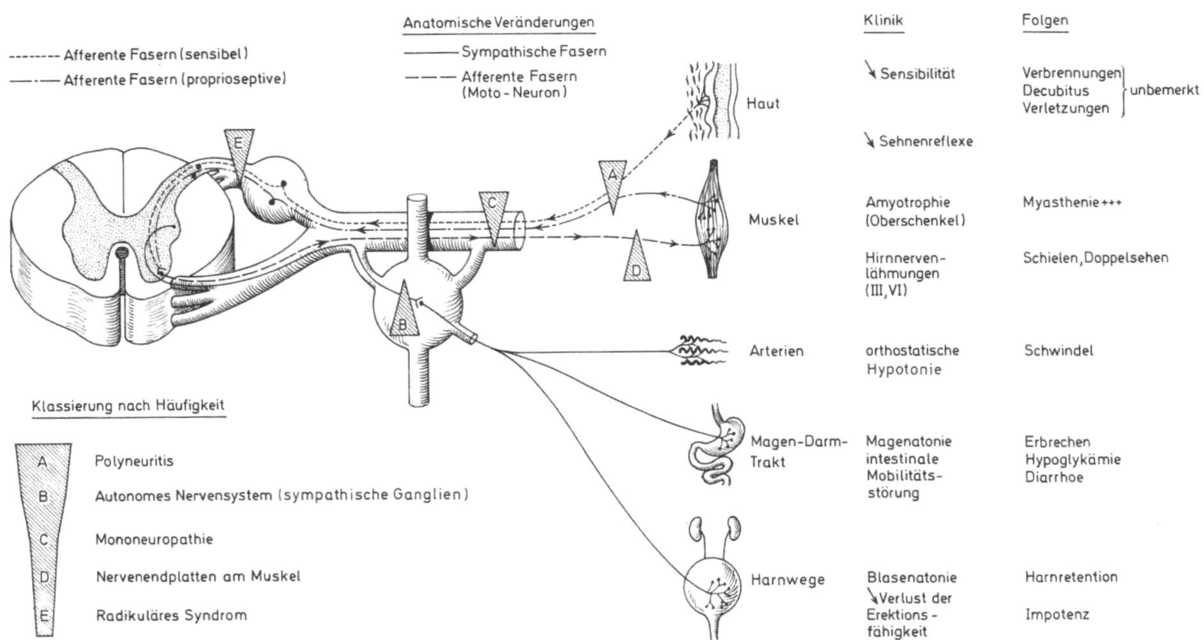

Abb. 30. Diabetische Neuropathien (geändert ASAL, nach LOCKE, 1964)

fig an den oberen Extremitäten. Sie kann als Frühzeichen der *diabetischen Polyneuritis* gewertet werden. Die Diagnose wird häufig zu spät gestellt, dann nämlich, wenn der Perceptionsverlust bereits zu Verbrennungen, Infektionen und zum Mal perforans geführt hat (s. S. 772). Der Sensibilitätsverlust erfolgt langsam, er ist irreversibel und führt zur totalen Unempfindlichkeit der Haut. Die einzige Therapiemöglichkeit besteht in der *Prävention* lokaler Traumata.

Schmerzen sind in zwei Situationen vorhanden: bei der *diabetischen Amyotrophie*, wo sie sehr intensiv, manchmal unerträglich stark sind. Schlaflosigkeit, depressive Verstimmung und Gewichtsabnahme gehören dazu. Die Prognose ist gut, weil die diabetische Amyotrophie sich in der Regel innerhalb eines Jahres zurückbildet. Die Behandlung ist symptomatisch: Schmerzmittel, Schlafmittel und Antidepressiva. Eine Verbesserung der diabetischen Stoffwechsellage ist wichtig, auch eine Umstellung auf Insulin kann erfolgreich sein. Physikalische Therapie und körperliche Aktivität sind zur Heilung ebenfalls unerläßlich.

Die *periphere Neuropathie* kann mit *lanzinierenden Schmerzen* in den Beinen, *Brennen an den Fußsohlen*, vor allem nachts, beginnen. Auch diese Störungen lassen sich nur symptomatisch behandeln.

Es gibt zwei verschiedene Arten von *Muskelatrophie:*

1. Die *distale muskuläre Atrophie* (Musculi interossei der Hände und Füße, Abb. 31), begleitet oft die diabetische Neuropathie. Die Patienten klagen kaum über diese Störung. 2. die *proximale muskuläre Atrophie* (Muskulatur an Oberschenkel und Becken, Abb. 32) gehört zur diabetischen Amyotrophie. Diese Form der Muskelatrophie kann invalidisierend sein und es dem Kranken verunmöglichen, sich ohne Hilfe der Arme zu erheben. Diese Muskelatrophie wird am besten durch eine langdauernde Physiotherapie und eine gute Einstellung des Diabetes behandelt. Muskelrelaxantien wie Diazepam (Valium) sind zu vermeiden.

Die *orthostatische Hypotonie* ist die Folge eines Befalls der sympathischen Ganglien. Patienten können ihretwegen invalide werden. Behandlungserfolge sind enttäuschend. Einfache Behandlungsversuche geben oft die besten Resultate: Liegen tagsüber vermeiden, nachts Kopfende des Bettes hochstellen, Varicensocken tragen (cave Kompression der Arterien), Vermeiden hypotensiver Medikamente wie z.B. Guanethidin. Die Antwort auf vasoconstrictorische Pharmaka und Mineralocorticoide ist in der Regel schlecht. Bei der Retinopathie ist wegen der Gefahr des Ödems der Retina die Verabreichung von Mineralocorticoiden (Florinef) kontraindiziert.

Sexuelle Probleme, insbesondere *Impotenz* (ohne Libidoverlust) und *Frigidität*, sind häufiger beim Mann und der Frau mit Diabetes als bei Stoffwechselgesunden. Bei Stoffwechselgesunden ist in 90% der Fälle eine Impotenz auf psychische Faktoren zurückzuführen. Beim Diabetiker ist im Gegensatz dazu eine neurogene Impotenz häufiger als eine psychogene. Der Befall des autonomen Nervensystems verunmöglicht die vasculäre Voraussetzung für die Erektion. Die neurogene Impotenz ist häufig (88%) bei Diabetikern mit Neuropathie, seltener (12%) bei Diabetikern ohne Neuro-

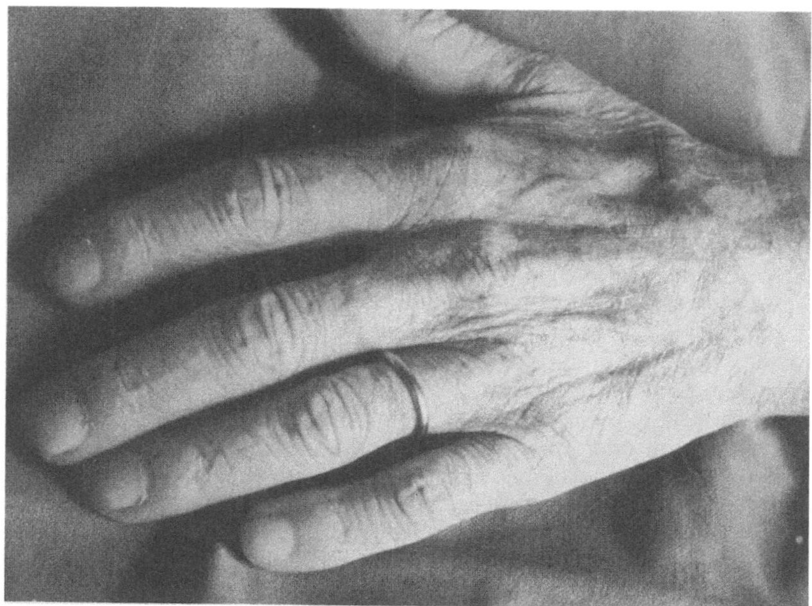

Abb. 31. Thenaratrophie bei Diabetes

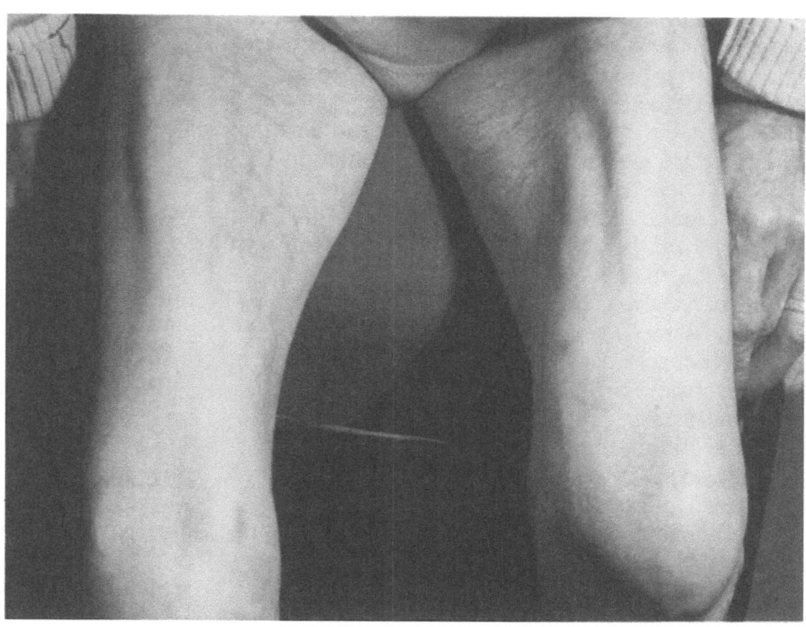

Abb. 32. Proximale Muskelatrophie bei Diabetes

pathie (Ellenberg, 1971). Die neurogene Impotenz beim Diabetiker entwickelt sich über Jahre, wobei die Libido erhalten bleibt. Der Testosteronspiegel ist bei diesen Diabetikern *normal* (Kolodny, 1974). Testosterongaben sind kontraindiziert, weil sie nur die Libido steigern ohne zur Potenz zu führen. Da die Innervation des Penis und der Blase gemeinsam sind, muß bei der Impotenz auch auf eine neurogene Blase geachtet werden. Die Prognose der psychogenen Impotenz ist relativ gut, diejenige der organischen neurogenen Impotenz jedoch sehr schlecht. Das Wichtigste ist eine Aussprache mit dem Ehepaar, wobei die sexuelle Dysfunktion erklärt wird. Penisprothesen haben in letzter Zeit zu guten Resultaten geführt (Brit. med. J., 1977).

Das bei schweren Arteriosklerotikern vorkommende *Leriche-Syndrom* zeichnet sich durch eine arterielle Insuffizienz im Bereiche des kleinen Beckens und durch Impotenz aus. Sie wird auch als „Claudicatio intermittens des dritten Beines" bezeichnet.

Die *retrograde Ejaculation* kann Ursache einer Sterilität sein. Sie wird durch eine Neuropathie des Sphincter internus der Blase bedingt, der sich während der Ejaculation nicht mehr kontrahiert.

Die Spermien werden in diesem Moment in die Blase anstatt in den Ureter entleert (ELLENBERG, 1966).

γ) Der neuropathische Fuß

Die Polyneuropathie der unteren Extremitäten ist die häufigste Form der diabetischen neurologischen Spätkomplikation (Tabelle 36). Diese periphere Neuropathie beginnt langsam und schreitet meist irreversibel weiter. Diese Form der Neuropathie ist oft stumm und wird deshalb zu spät diagnostiziert. Die Sensibilität verschwindet langsam und führt zur Unempfindlichkeit des Fußes. Deshalb wird die Diagnose oft erst bei Komplikationen, wie Ulceration oder Infektionen am Fuß, gestellt. Das polyneuritische diabetische Schmerzsyndrom und der Sensibilitätsverlust gehen oft Hand in Hand (Zeichen und Symptome s. Tabelle 36).

Entwicklung der neuropathischen Ulcera: Der neuropathische Fuß hat wegen des Schmerzverlustes seinen natürlichen Schutz verloren und verschiedene Stellen am Fuß sind nun überbelastet. Hyperkeratose und Hornhautschwielen an Orten vermehrter Belastung sind die Folge. Die Hornhaut hypertrophiert, verhärtet sich und wirkt wie ein Fremdkörper. Nicht selten bildet sich eine Blase oder ein *Ulcus* unter der Schwiele, das sich infiziert. Das ganze Geschehen ist schmerzlos, so daß das Ulcus nicht bemerkt wird und weiter in das subcutane Fettgewebe fortschreitet bis zum *Mal perforans*, bei dem Sehnen und Knochen nackt daliegen (Abb. 33).

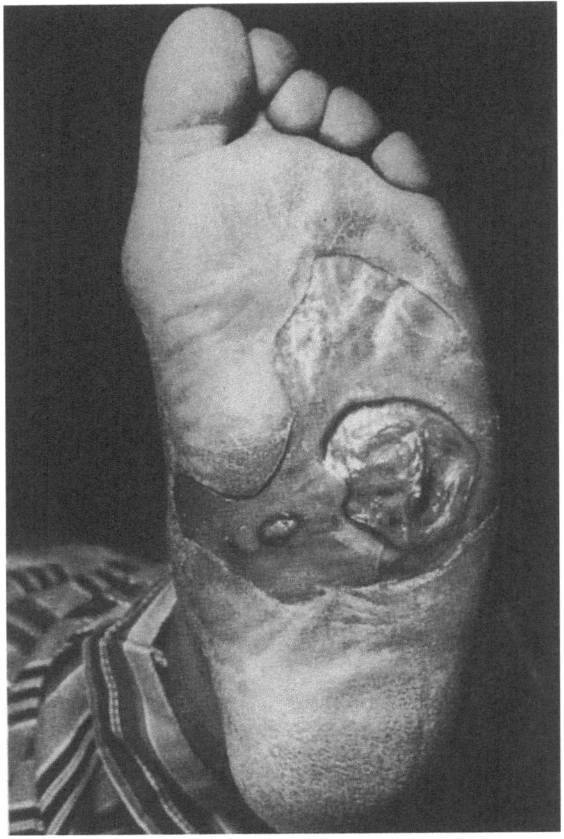

Abb. 33. Ulceration bei neuropathischem „diabetischem" Fuß

Zur Behandlung der neuropathischen Ulcera des Fußes gehören folgende allgemine Maßnahmen:

– Mechanische Reizung muß vermieden werden, eine absolute Vorbedingung für die Heilung eines neuropathischen Ulcus (Bettruhe, Krücken, orthopädische Entlastung).

– Regelmässige ambulante Überwachung auch nach der Heilung.

– Aufklärung des Patienten in bezug auf die präventiven Möglichkeiten gegen diese Läsionen.

Die Hornhautschwiele entsteht an den Stellen, wo der Fuß auf der Sohle reibt. Die Schuhe müssen deshalb genau kontrolliert werden. Die Kruste muß sodann von einer gelernten Pedicure entfernt werden. Der Arzt muß mit der Pedicure Kontakt aufnehmen und ihr die Gefahren erklären, die der Sensibilitätsverlust des Fußes des Patienten mit sich bringt.

Kleine Ulcera heilen nur, wenn man die Schwielen entfernt und die anderen Ursachen eliminiert. Fußbäder sind wegen der Gefahr der Maceration nicht empfehlenswert. Bettruhe beschleunigt die Heilung. *Große, tiefe Ulcera* entstehen meistens aus kleinen Ulcera durch den Druck von innen durch einen Knochen, der von einer Osteomyelitis befallen sein kann. Solche Ulcera sind in der Regel infiziert. Sie werden mit Antibiotica per os oder intravenös (Methycillin oder Oxacillin), Bettruhe, chirurgischer Drainage, evtl. Exstirpation des auf das Ulcus drückenden Knochens behandelt.

Die Osteoarthropathie von Charcot oder Neuroarthropathie (Abb. 33) kommt nur bei einem von 200 Diabetikern mit schwerer peripherer Neuropathie, also selten vor. Knochenläsionen entstehen wegen der fehlenden Schmerzempfindung, so daß die Patienten pathologische Bewegungen ausführen. Diese dauernden Mikrotraumata führen schließlich zur Osteoarthropathie (SINHA, 1972). Der betroffene Fuß ist kurz, verbreitert, außenrotiert und die Planta pedis platt. Krusten und Ulcerationen sind an der Planta pedis oft vorhanden. In der aktiven Phase ist der Fuß gerötet, warm und geschwollen. Dagegen finden sich weder Gicht, infektiöse Arthritis, Syphilis noch Tuberkulose. Häufig werden Diabetiker mit einer Charcotschen Arthropathie mit einer dieser Diagnose eingewiesen.

Das *Röntgenbild* zeigt osteolytische Läsionen (ausgelutschte Metatarsi, wie Schleckstengel) mit Destruktionen im Bereich der Gelenke, pathologischen Frakturen, periostaler Reaktion und Osteophyten. Im terminalen Stadium sind alle Teile des Gelenks verknöchert und unbeweglich (Abb. 34). *Entlastung* und *Bettruhe* bis zu 6 Monaten sind

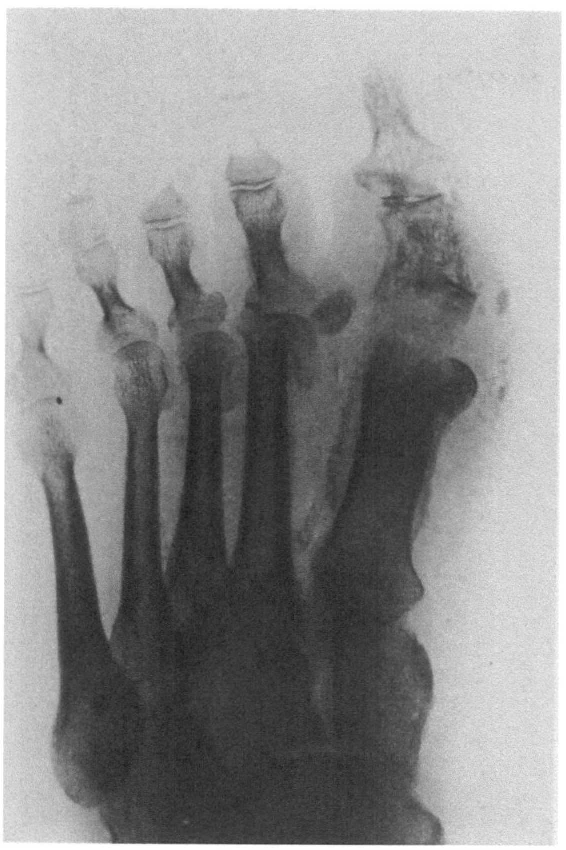

Abb. 34. Knochenveränderungen (Osteolyse, Exartikulation) bei „diabetischem" Fuß

in der akuten Phase angezeigt. Bei ambulanter Behandlung wird das betroffene Gelenk entlastet mit Überbelastung des anderen Beines, so daß befürchtet werden muß, daß dieses überbelastete andere Bein denselben Traumata ausgesetzt ist. Bei der Rehabilitation ist darauf zu achten, daß die Druckstellen am Fuß durch Stützung der Planta pedis entlastet werden. Fußprophylaxe muß jedem Patienten immer wieder neu instruiert werden.

Präventive Maßnahmen gegen Fußläsionen: Fast allen Amputationen liegt eine unnötige Läsion zugrunde, die in der Regel entweder vermieden oder rechtzeitig hätte behandelt werden können. Die Zehen werden nekrotisch, sobald der systolische Blutdruck lokal unter 40 mm Hg fällt. Wenn geringe Hautläsionen vorbestehen (incarzerierter Nagel, infizierte Schwiele, Mykose etc.) oder eine Erhöhung der Hauttemperatur (elektrisches Kissen, Bettflasche), kann sich eine Nekrose schon bei höheren Blutdruckwerten ausbilden. Die möglichen präventiven hygienischen Maßnahmen müssen mit jedem Diabetiker, der eine Arteriopathie oder eine Neuropathie hat, bei jeder Konsultation besprochen werden.

Die Füße müssen *täglich* mit einer weichen Seife *gewaschen* werden. Im Falle einer Neuropathie muß die Temperatur des Wassers mit dem Thermometer gemessen werden. Darauf sollten die Füße und insbesondere die Zehen *sorgfältig getrocknet* werden, wenn nötig, mit dem Föhn (auf kalt gestellt!). Die *tägliche Inspektion* der Füße ist besonders bei der Neuropathie wichtig, wenn nötig mit einem Spiegel, damit die Planta pedis eingesehen werden kann. *Trockene Haut* ist mit einer feinen Creme vom Typ Nivea zu behandeln. Die *Hyperkeratose* kann mit einem Schwammstein behandelt werden. Längere Fußbäder sind zu vermeiden, weil sie zu einer Erweichung der gesunden anstatt der hyperkeratotischen Haut führen. Dadurch können die Bakterien in die Haut eindringen und die Infektionsgefahr steigt. Bei Hühneraugen ist deren Ursache zu suchen, insbesondere mechanische Druckstellen durch die Schuhe. Schere, Messer und Rasiermesser sind verboten. Die Nägel sind *nicht* kurz zu schneiden, damit sie die Zehenspitzen schützen können. Sie werden nicht geschnitten, sondern gefeilt. Strümpfe und Socken sind täglich zu wechseln, Falten und elastische Binden sind zu vermeiden. Die Schuhe müssen genügend groß gewählt werden, die Sohle soll aus Leder bestehen. Sicherheitshalber sind die Schuhe zweimal wöchentlich zu wechseln, damit die Druckstellen nicht immer dieselben sind.

Bei der Neuropathie muß der Arzt mit der *Pedicure* Kontakt aufnehmen, weil diese wissen muß, daß der Patient einen Sensibilitätsverlust an seinen Füßen hat.

f) Hautveränderungen beim Diabetes mellitus

Gewisse Hautläsionen sind *pathognomonisch* für den Diabetes: die *Necrobiosis lipoidica* und die *diabetische Dermopathie* (shin spots). Diese Hautläsionen sind unabhängig von der Art der Behandlung und von der Stoffwechseleinstellung. Andere Hautveränderungen wie die Lipodystrophien kommen nur an den Insulininjektionsstellen vor (s. S. 750). Schließlich kommen gewisse Läsionen oft bei *schlecht eingestelltem Diabetes* vor: Hautinfektionen mit pyogenen Erregern, Pilzen und Soor. Eruptive Xanthome werden bei schlechter Einstellung und Hyperlipidämie beobachtet. Subjektiv steht beim Diabetiker der Pruritus der Haut, vor allem im Bereiche des Genitale, im Vordergrund.

Pruritus ist fast immer ein Zeichen einer schlechten Einstellung des Diabetes. Bei der Frau kann der Pruritus der Vulva unerträglich werden, besonders wenn eine Superinfektion mit Moniliasis besteht. Die Ursache des Pruritus ist nicht bekannt. Eine rasche Stoffwechseleinstellung läßt den Pruritus jedoch ebenso rasch verschwinden.

Bei der *Necrobiosis lipoidica* (Abb. 35 und 36) handelt es sich um eine atrophische Dermitis, meist im Bereiche des Schienbeins, seltener an anderen Stellen wie Abdomen, Thorax, Arme etc. Die Läsionen treten einzeln, häufiger aber in Mehrzahl

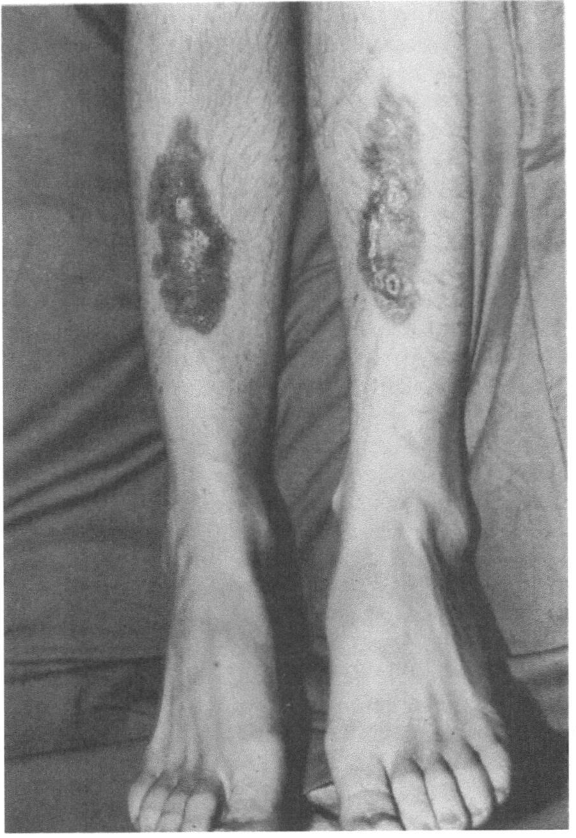

Abb. 35. Necrobiosis lipoidica

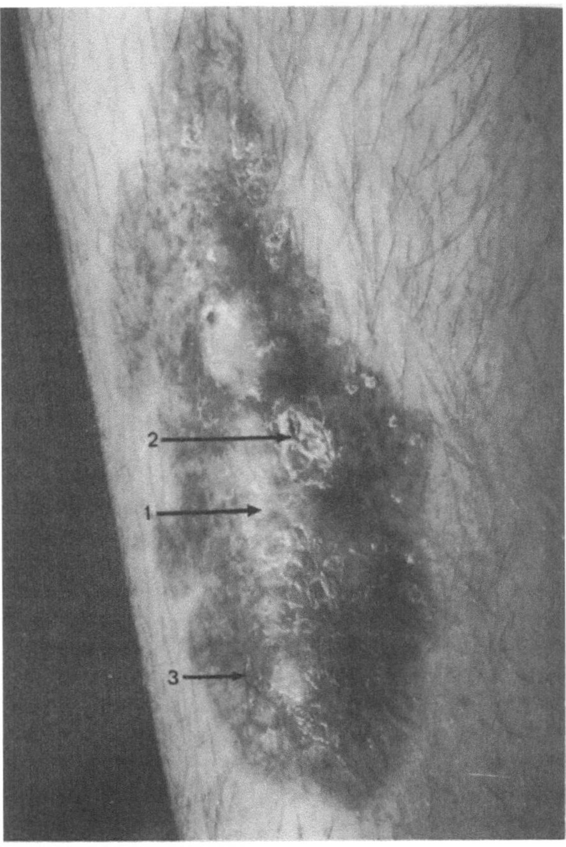

Abb. 36. Necrobiosis lipoidica

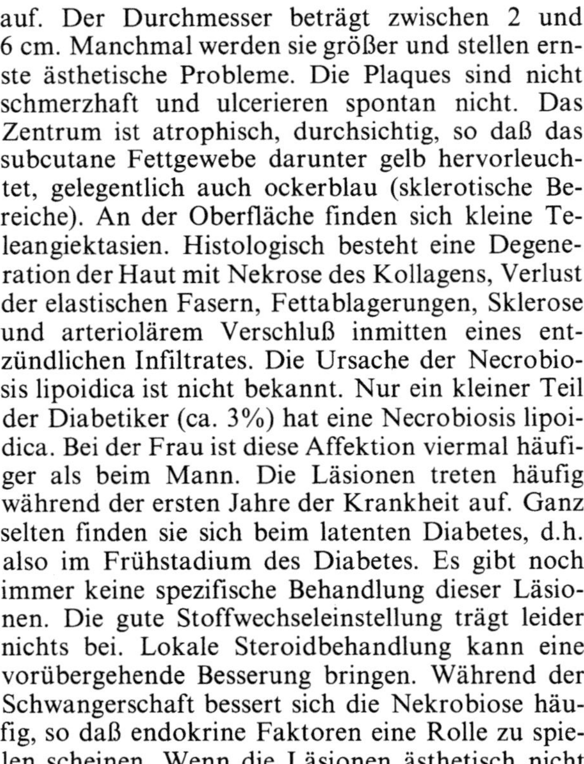

auf. Der Durchmesser beträgt zwischen 2 und 6 cm. Manchmal werden sie größer und stellen ernste ästhetische Probleme. Die Plaques sind nicht schmerzhaft und ulcerieren spontan nicht. Das Zentrum ist atrophisch, durchsichtig, so daß das subcutane Fettgewebe darunter gelb hervorleuchtet, gelegentlich auch ockerblau (sklerotische Bereiche). An der Oberfläche finden sich kleine Teleangiektasien. Histologisch besteht eine Degeneration der Haut mit Nekrose des Kollagens, Verlust der elastischen Fasern, Fettablagerungen, Sklerose und arteriolärem Verschluß inmitten eines entzündlichen Infiltrates. Die Ursache der Necrobiosis lipoidica ist nicht bekannt. Nur ein kleiner Teil der Diabetiker (ca. 3%) hat eine Necrobiosis lipoidica. Bei der Frau ist diese Affektion viermal häufiger als beim Mann. Die Läsionen treten häufig während der ersten Jahre der Krankheit auf. Ganz selten finden sie sich beim latenten Diabetes, d.h. also im Frühstadium des Diabetes. Es gibt noch immer keine spezifische Behandlung dieser Läsionen. Die gute Stoffwechseleinstellung trägt leider nichts bei. Lokale Steroidbehandlung kann eine vorübergehende Besserung bringen. Während der Schwangerschaft bessert sich die Nekrobiose häufig, so daß endokrine Faktoren eine Rolle zu spielen scheinen. Wenn die Läsionen ästhetisch nicht mehr tragbar sind für den Patienten, kann eine Hauttransplantation in Betracht gezogen werden, obschon auch auf transplantierter Haut wieder eine Necrobiosis lipoidica entstehen kann.

Die *diabetische Dermopathie* (shin spots, brown spots) kommt bei 15–20% aller Diabetiker vor. Der Mann ist öfters befallen als die Frau. Die Läsionen zeichnen sich ebenfalls durch eine zentrale Hautatrophie aus, die allerdings etwas weniger ausgeprägt ist als bei der Nekrobiose, weil die kollagenen Fasern weniger degeneriert sind. Diese Läsionen bleiben klein (5–15 mm im Durchmesser) und kommen in verschiedener Zahl auf dem Schienbein vor. Die Hauteffloreszenzen sind braun pigmentiert, weshalb sie von den Anglosachsen als „brown spots“ bezeichnet werden. Nach der Angabe vieler Patienten entwickeln sich diese Läsionen nach lokalen Traumata. Es ist noch nicht sicher, ob die lokale Steroidtherapie von Nutzen ist.

Eruptive Xanthome sind Lipidanhäufungen im Gewebe. Sie kommen beim dekompensierten Diabetiker mit schwerer Hypertriglyceridämie vor. Makroskopisch sind es kleine Papeln mit einem Durchmesser von 5 mm, rosarot, mit Prädilektionsstellen an den lateralen Flächen der Arme, Beine, Ellbogen und Knien. Diese Papeln sind von einer roten, entzündeten Zone umgeben. Histologisch findet man Riesen- und Schaumzellen, d.h. Phagocyten, die voller Lipide sind. Fast immer ist bei akutem Auftreten von Xanthomen das Serum opalescent, und bei der Augenhintergrundsuntersuchung finden sich weiche Exsudate und manchmal auch eine „Lipaemia retinalis". Die Xanthome reagieren gut auf die Einstellung des Diabetes, gelegentlich in Kombination mit lipidsenkenden Medikamenten.

Oft wird der *Zahnstatus* bei der klinischen Untersuchung vernachlässigt. Epidemiologische Studien haben gezeigt, daß Diabetiker zwei- bis dreimal häufiger von Paradontose befallen sind als Stoffwechselgesunde und daß bei ihnen die Produktion von Speichel vermindert ist. Recht häufig ist eine Infektion im Bereich der Mundhöhle die Hauptursache einer Stoffwechselentgleisung.

Es gibt keine für den Diabetes spezifische Affektion der Zähne. Ausmaß und Schwere der Läsionen stehen häufig in Zusammenhang mit der Dauer des Diabetes, der Qualität der Diabeteskontrolle und mit mikrovasculären Komplikationen. Gewisse Läsionen scheinen beim Diabetes gehäuft zu sein. Sie betreffen vor allem das Zahnfleisch, die alveolo-dentären Ligamente und den parodontalen Knochen. Die Paradontose geht einher mit einer Gingivitis, Plaques de tartre, mit Ablösung des Zahnfleisches, Superinfektion und schließlich Befall der alveolo-dentären Ligamente und Knochenresorption. Klinisch kommt es zu entzündetem, blutendem Zahnfleisch, einer alveolären Pyorrhoe in den Zahnfleischtaschen und schließlich zu Zahnverlust wegen dem Befall der Ligamente und des Knochens.

Pathogenetisch spielen verschiedene Mechanismen eine Rolle: 1. geringe Speichelproduktion, 2. Erhöhung der Glucosekonzentration im Speichel, welche das Wachstum von Bakterien fördert, 3. Mikroangiopathie im Bereiche des Zahnfleisches, der Ligamente und des Knochens, so daß die Durchblutung schlecht ist und 4. Verminderung der Bildung von Fibroblasten und Odontoblasten, so daß es zu Gewebeverlust kommt.

Für die Prävention ist eine enge Zusammenarbeit zwischen Arzt und Zahnarzt unerläßlich, ebenso die Gingivabehandlung bei einem Zahnhygieniker alle 6 Monate.

Bei größeren Eingriffen ist eine gute Einstellung des Diabetes vor der Zahnbehandlung angezeigt. Lokalanaesthesien können ohne weiteres durchgeführt werden, der gut eingestellte Diabetes entgleist nicht. Bei schweren Infektionen ist eine Abschirmung mit Antibiotica angezeigt. Häufig bessert sich die Stoffwechsellage beim Diabetiker nach Sanierung der Zähne.

g) Infektionen

Bei guter Stoffwechselkontrolle sind Infektionen beim Diabetiker nicht gehäuft. Hingegen begünstigt die schlechte Diabeteskontrolle Infektionen. Andererseits verschlechtern Infektionen die Diabeteseinstellung wegen erhöhter Ausschüttung der diabetogenen Hormone als Folge des Streß (Rayfield, 1973). Es kommt also zu einem Circulus vitiosus, welcher nur durch Antibiotica unterbrochen werden kann. Es ist auch verständlich, daß während Infektionen der Bedarf an Insulin steigt.

Neue Studien zeigen, daß der Insulinmangel zu einer verminderten antimikrobiellen Aktivität der Granulocyten führt, und daß Chemotaxis, Phagocytose und bactericide Eigenschaften der Granulocyten vermindert sind (Mowat, 1971; Stossel, 1974; Tan, 1975). Diese Granulocytenfunktionen sind von der ATP-Bildung durch die anaerobe Glykolyse abhängig. Es scheint, daß dieser Stoffwechselweg von Insulin begünstigt wird. Bei Insulinmangel ist die ATP-Produktion und die antimikrobielle Aktivität der Granulocyten vermindert. Dieser Defekt ist durch Insulin reversibel. Beim dekompensierten Diabetiker ist auch die immunologische Abwehr subnormal (Bates, 1941). Für die Lymphocytenfunktion scheinen normale Insulinkonzentrationen nötig zu sein (Strom, 1975).

Haut und Schleimhäute: Staphylokokken und Candida sind die häufigsten Erreger von Schleimhaut- und Hautinfektionen bei schlecht eingestellten Diabetikern. Intertrigo, Furunkulose und Vaginitis können häufig *nur* ausgeheilt werden, wenn der Diabetes gut eingestellt wird.

Infektionen an den unteren Extremitäten sind oft das Resultat von Verletzungen, welche wegen dem Sensibilitätsverlust nicht bemerkt werden. Meist sind verschiedene Erreger gleichzeitig im Spiel (E. Coli, Pseudomonas, Proteus, Staphylokokken; Lonie, 1976).

Urininfekte sind oft Folge der Katheterisierungen. Diese Urininfekte werden beim Diabetiker gerne chronisch, besonders wegen der neurogenen Blase, dem Restharn und auch wegen dem arteriosklerotischen Nierenbefall. Chronische Pyelonephritis bei Glomerulosklerose kann zur Papillennekrose führen. Gramnegative Stäbchen, meistens E. coli, sind an diesen Infektionen beteiligt. Nierenrindenabscesse sind beim Diabetiker selten. Sie sind meistens auf Staphylokokken zurückzuführen und gehen mit einer Bacteriämie oder Sepsis einher.

Die *Cholecystitis* ist eine schwere Krankheit für den Diabetiker. Der Insulinbedarf steigt stark an. Die Cholecystitis verursacht nicht selten ein Coma diabeticum, dessen Prognose sehr schlecht ist. Eine sofortige intravenöse antibiotische Therapie und eine gute Stoffwechseleinstellung wirken lebensrettend. Sobald die akute Episode vorbei ist, soll die Gallenblase entfernt werden. Gallensteine und eine vésicule exclue beim Diabetiker sind Indikationen zur Cholecystektomie.

Der *diabetische Pseudo-Gasbrand* kommt häufig an den unteren Extremitäten vor, vor allem an den Füßen. Im Röntgenbild finden sich Luft entlang den Knochen, Sehnenscheiden, selten Gasblasen in den Muskeln. Es handelt sich nicht um Gasbrand, sondern um Aerobacter oder Colibacillen, welche normalerweise im Darm vorkommen. Mit Antibiotica und guter Einstellung des Diabetes ist die Prognose dieser Infektion gut.

Die Gefahr der *Tuberkulose* ist dank Tuberkulostatica und guter Stoffwechselkontrolle wesentlich reduziert worden. Nur noch ca. 0,3% der Diabetiker sterben an der Tuberkulose, etwa 20mal weniger als in den 50er Jahren. Die Tuberkulose ist beim Diabetiker etwas häufiger als bei Stoffwechselgesunden. Der genaue Grund ist nicht bekannt. MAHMOUD hat 1976 gezeigt, daß beim diabetischen Tier die Granulombildung vermindert ist und durch Insulinbehandlung normalisiert wird. Diese Beobachtung bestätigt die Rolle des Insulins bei den cellulären Abwehrmechanismen des Organismus.

9. Die Schwangerschaft

Das Risiko der Schwangerschaft bei der Diabetikerin ist sowohl für die Mutter wie für das Kind auf ein Minimum reduziert worden, dank der engen Zusammenarbeit zwischen Patientin, Diabetologen, Geburtshelfer und Neonatologen während der ganzen Dauer der Schwangerschaft bis nach der Geburt.

a) Prognose der Schwangerschaft

Bei gut eingestellten Diabetikerinnen ohne Komplikationen sind spontane Aborte nicht häufiger als bei nicht-diabetischen Frauen (10%). 90% der Kinder von Diabetikerinnen überleben die perinatale Phase gegenüber 98% bei stoffwechselgesunden Müttern (YOUNGER, 1975). Die Komplikationen der Schwangerschaft bei der Mutter wie beim Kind sind von der Einstellung des Diabetes und der Gewichtszunahme der Mutter abhängig. Je besser die Einstellung desto größer die Chance eines guten Ausganges der Schwangerschaft. Es bleibt aber zu berücksichtigen, daß unabhängig von der Güte der Einstellung des Diabetes, die Dauer des Diabetes und vor allem vorbestehende Komplikationen die Prognose für das Kind sehr stark ändern (Tabelle 37 und 38).

Tabelle 37. Oraler Glucosetoleranztest mit 100 g (venöser Blutzucker). (Nach P. WHITE)

Stunde	1. Trimester[a]	Punkte[c]	2. und 3. Trimester[b]	Punkte[c]
nüchtern	110	1	90	1
1	170	1/2	165	1/2
2	120	1/2	145	1/2
3	110	1	125	1

[a] US Public Health Service.
[b] Nach O'SULLIVAN (1964).
[c] Wenn der Blutzucker über dem erwähnten Wert liegt, so ergibt dies 1/2 oder einen Punkt. Die Punkte werden zusammengezählt: 2 Punkte = Diabetes, 1 Punkt = Diabetesverdacht.

Schwangerschaft und Kohlenhydrattoleranz. Die Schwangerschaft mit den begleitenden endokrinen Veränderungen, die vor allem auf die Placenta zurückzuführen sind, ist gleichbedeutend mit einem Streß für die B-Inselzellen. Die Erhöhung der Oestrogene, des Progesterons, der Corticosteroide und der Hormone aus der Placenta bewirken eine periphere Resistenz gegenüber dem Insulin mit einer verstärkten Tendenz zur Glykolyse, Gluconeogenese und Lipolyse. Durch diese Stoffwechselveränderungen wird die Ernährung des Fetus gesichert. Bei der stoffwechselgesunden Frau erlaubt nur eine vermehrte Insulinsekretion während der Schwangerschaft eine normale Regulation des Blutzuckers. Die Schwangerschaft überführt den chemischen Diabetes in einen symptomatischen Diabetes und verschlechtert einen bereits bekannten Diabetes indem eine Insulinbehandlung notwendig wird oder die Insulindosis neu adaptiert werden muß. Diese relative Insulinresistenz dauert aber nur während der Schwangerschaft an. Unmit-

Tabelle 38. Klassifikation des Diabetes der Schwangeren (P. WHITE)

Klasse	Diabetes			Komplikationen				
	Manifestationsalter		Dauer (Jahre)	Retinopathie		Arterielle Calcifikationen		Nephropathie
						peripher	kleines Becken	
A	gestationeller Diabetes			0		0	0	0
B	>20		<10	0		0	0	0
C	10–20	*oder*	10–20	0		0	0	0
D	<10	*oder*	>20 *oder*	+	*oder*	+	0	0
E		variabel		+		+	+	
F		variabel		+		+	+	++
R		variabel		++[a]		+	+	+

[a] Proliferative Retinopathie oder Glaskörperblutung.

telbar nach Ausstoßung der Placenta verschwindet diese Insulinresistenz. Sie erscheint übrigens erst nach dem dritten Monat, wenn die Oestrogene und das Progesteron im Blut ansteigen. Während der ersten drei Monate beobachtet man häufig eine vermehrte Insulinsensitivität, so daß in diesem Zeitpunkt vor allem auf die Hypoglykämie geachtet werden muß.

b) Diagnose des Diabetes während der Schwangerschaft

Bei welchen Frauen soll man einen Glucosetoleranztest durchführen? Ein Diabetes soll bei Frauen gesucht werden, welche 1. eine Glucosurie aufweisen oder postprandiale Hypoglykämien haben, 2. ein Kind geboren haben das über 4 kg schwer war, 3. eine diabetische Familienanamnese haben und 4. eine belastende obstetrische Anamnese haben: Aborte, Schwangerschaftstoxikose Hydramnion, Todgeburten oder Kinder, die kurz nach der Geburt gestorben sind.

α) Subklinischer Diabetes vor der Schwangerschaft

Bei diesen Patienten findet man oft im ersten Trimester eine *normale* Glucosetoleranzkurve, weil sie dann sehr Insulin-empfindlich sind. Vom zweiten Trimester an muß das Auftreten des Diabetes überwacht werden.

β) Normale Blutzuckerwerte während der Schwangerschaft (Tabelle 37)

Welche Blutzuckerwerte werden toleriert? Während dem ersten Trimester die klassischen Werte des oralen Glucosetoleranztests, im zweiten und dritten Trimester leicht erniedrigte Nüchternblutzuckerwerte wegen der Verwertung von Glucose durch den Fetus, und leicht erhöhte Werte 2–3 Std nach dem Essen wegen der peripheren „Insulinresistenz" (WHITE, 1971).

γ) Glucosurie während der Schwangerschaft

Wegen der erhöhten glomerulären Filtration findet sich häufig eine verminderte Nierenschwelle für Glucose. Eine Glucosurie bei der schwangeren Frau ist nicht gleichbedeutend mit einem Diabetes mellitus. Auf der anderen Seite ist die Glucosurie für die Einstellung der diabetischen Schwangeren schwer zu bewerten, vor allem in der zweiten Hälfte der Schwangerschaft, und in diesem Zeitpunkt muß häufig der Blutzuckerwert bestimmt werden, wenn die Qualität der Einstellung wirklich richtig eingeschätzt werden soll.

c) Klassifikation von P. WHITE (Tabelle 38, 40; Abb. 37)

Die Klassifikation von P. WHITE ist wichtig, weil die Prognose der Schwangerschaft und die Entwicklung des Fetus von der Dauer des Diabetes und vor allem vom Grad der diabetischen Komplikationen abhängig sind. Der gestationelle Diabetes (Klasse A) ist per definitionem erst während der Schwangerschaft entdeckt worden und verläuft asymptomatisch. Nach der Geburt muß sich die Glucosetoleranz wieder normalisieren. Bei 7% dieser Frauen tritt ein manifester Diabetes innerhalb von 6 Monaten auf, bei 40% innerhalb von fünf Jahren.

d) Einfluß des Diabetes auf den Verlauf der Schwangerschaft

Der Diabetes beieinflußt die Komplikationen der Schwangerschaft und die Prognose des Fetus. Die-

Tabelle 39. Kalorienbedarf für normales Wachstum von gut eingestellten diabetischen Kindern

Alter (Jahre)	Knaben		Mädchen	
	mittlerer[a] Kalorienbedarf pro Tag	Mittelwert[a] pro kg pro Tag	mittlerer[a] Calorienbedarf pro Tag	Mittelwert[a] pro kg pro Tag
2	1250	95,0	1150	95,0
3	1350	75.0	1250	75.0
4	1500	75.0	1350	75,0
5	1650	75,0	1450	70,0
6	1800	70,0	1600	70,0
7	1850	70,0	1800	70,0
8	2050	70,0	1900	70,0
9	2100	65,0	2000	65,0
10	2300	65,0	2050	65,0
11	2400	60,0	2150	60,0
12	2450	60,0	2250	55,0
13	2600	55,0	2250	50,0
14	2750	55,0	2200	45,0
15	2950	50,0	2000	40,0
16	3050	50,0	1800	35,0
17	3000	45,0	1600	30,0
18	3000	45,0	1500	27,5

[a] Diese Werte sind nur eine Annäherung. Der Kalorienbedarf wurde auf 50 bzw. 2.5 auf- oder abgerundet.

Tabelle 40. Mütterliches und kindliches Risiko während der Schwangerschaft der Diabetikerin

	Risiken			
	mütterlicherseits		fetal + perinatale Todesfälle	gesamthafte Risiken
	bezüglich Schwangerschaft[a]	Diabetes[b]		
Keine Komplikationen (Klasse A, B, C)	+ + +	±	+	±
Komplikationen (Klasse D, R, E, F)	+ +	+ + +	+ + +	+ + +

[a] Gewichtszunahme, Hydramnion, Toxikose.
[b] Retinopathie, Nephropathie, Neuropathie.

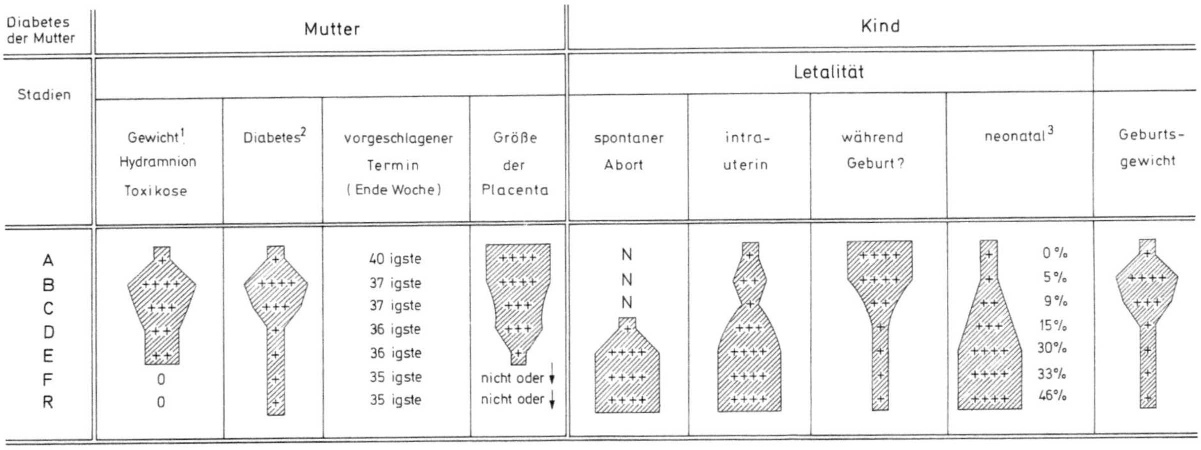

Diabetes der Mutter	Mutter				Kind				
Stadien					Letalität				
	Gewicht[1] Hydramnion Toxikose	Diabetes[2]	vorgeschlagener Termin (Ende Woche)	Größe der Placenta	spontaner Abort	intra-uterin	während Geburt?	neonatal[3]	Geburts-gewicht
A			40 igste		N			0 %	
B			37 igste		N			5 %	
C			37 igste		N			9 %	
D			36 igste					15 %	
E			36 igste					30 %	
F	0		35 igste	nicht oder ↓				33 %	
R	0		35 igste	nicht oder ↓				46 %	

Abb. 37. Verlauf der Schwangerschaft und Prognose des Foetus nach Diabetes-Stadium (nach P. WHITE). [1] Gewichtszunahme und/od. Hydramnion und/oder Toxikose. [2] Verschlechterung des Diabetes. [3] Tod des Neugeborenen in % der Geburten der Kinder diabetischer Mütter

ser Einfluß ist abhängig von der Dauer des Diabetes und der Art der Komplikationen (Tabelle 38, 40). Aus unbekannten Gründen ist das Hydramnion bei diabetischen Frauen gehäuft, ebenso eine übermäßige Gewichtszunahme und die Schwangerschaftstoxikose. Alle drei treten vor allem gehäuft auf bei Diabetikerinnen ohne Komplikationen, (Klasse A, B, C), während sie weniger häufig sind bei Diabetikerinnen mit Komplikationen (Klasse D, E, F, R). Diese scheinbare Verbesserung in diesen letzteren Klassen ist auf eine chronische Placentainsuffizienz zurückzuführen. Die Placenta sind relativ klein, verkalkt und sie erklären das verminderte Geburtsgewicht der Kinder sowie eine Häufung der Totgeburten. In den Klassen B und C ist eine Erhöhung der Insulindosis ein indirekter Beweis des guten Funktionierens der Placenta, welche Hormone produziert und zur „Insulinresistenz" führt.

e) Einfluß der Schwangerschaft auf die diabetischen Komplikationen

Die Schwangerschaft kann die Entwicklung mikrovasculärer Komplikationen (Retinopathie) und das Risiko von Harnwegsinfektionen erhöhen. *Retinopathie*: Sie kann sich rasch verschlechtern, vor allem während der zweiten Hälfte der Schwangerschaft. Sie wird sich wieder verbessern nach der Geburt oder nach der Interruptio. Die Permeabilität der Capillaren ist erhöht und die Bildung neuer Gefäße stimuliert. Eine monatliche ophthalmologische Kontrolle ist bei Patientinnen ohne Retinopathie angezeigt, eine wöchentliche Kontrolle bei solchen mit vorbestehenden Läsionen. Eine Voraussage, wie sich die Retinopathie während der Schwangerschaft entwickeln wird, ist im einzelnen nicht möglich. Die Ursache der häufig beobachteten Verschlechterung ist nicht bekannt, das humane Placenta-Lactogen und die Erhöhung des Wachstumshormons werden mit dieser Verschlechterung in Verbindung gebracht. Die neugebildeten Gefäße sind von allen Läsionen die gefährlichsten, weil sie gerne bluten. Bei maligner proliferativer Retinopathie ist eine Interruptio angezeigt, und zwar mittels Kaiserschnitt, weil damit die Gefahr von Blutungen herabgesetzt wird. *Harnwegsinfekte* sind während der Schwangerschaft noch häufiger als sonst schon bei Diabetikerinnen. Da die Nierenschwelle herabgesetzt ist, besteht oft eine Glucosurie, trotz guter Einstellung, und damit die Gefahr von Harnwegsinfekten. Die Katheterisierung der schwangeren Diabetikerin ist auch während der Geburt strikt untersagt. Das Urinsediment soll bei der wöchentlichen Kontrolle immer untersucht werden.

f) Kontraindikation gegen die Schwangerschaft bei der Diabetikerin

Der Arzt muß mit jeder Diabetikerin das Problem der Schwangerschaft besprechen, bevor sie schwanger ist! Er muß auch eine Stadien-Einteilung vornehmen, um das Risiko einer Schwangerschaft ermessen zu können. Dies vor allem durch eine genaue Untersuchung der makro- und mikrozirkulatorischen Verhältnisse und der Nierenfunktion. In den Klassen E, F und R ist das Risiko für die Mutter und das Kind zu groß. Ebenso in der Klasse D, wenn eine proliferative Retinopathie vorhanden ist (Tabelle 38, 40; Abb. 37).

g) Charakteristika des Diabetes während der Schwangerschaft

1. Trimester: Verminderung des Insulinbedarfs wegen erhöhter Insulinsensitivität. Häufige Hypoglykämien, welche von der schwangeren Diabetikerin nicht immer bemerkt werden.

2. Trimester: Erhöhung des Insulinbedarfs und Seltenerwerden der Hypoglykämien. Verminderung der Nierenschwelle mit Glucosurie bereits bei Blutzuckerwerten um 150 mg-%. Erhöhte Tendenz zur Ketoacidose, welche eine hohe fetale Mortalität zur Folge hat (bis zu 95%). Die Ketoacidose kann sehr schwer sein bei relativ niederen Blutzuckerwerten. Hohe Insulindosen sind für die Korrektur der Ketoacidose während der Schwangerschaft notwendig.

3. Trimester: Die „Insulinresistenz" nimmt zu, und entsprechend höhere Dosen Insulin müssen verabreicht werden. Häufig ist es notwendig, auf einen Zwei-Spritzen-Rhythmus überzugehen. Wegen der tiefen Nierenschwelle sagt nur der Blutzuckerwert noch etwas aus über die Qualität der Stoffwechselkontrolle. Es besteht eine Tendenz zu leichter Ketonurie vor allem nüchtern, wahrscheinlich wegen dem Glucoseverbrauch durch den Fetus. Gleichzeitig besteht die Gefahr der Progredienz der Komplikationen, vor allem der Retinopathie.

Geburt: Der Insulinbedarf sinkt 1. wegen der körperlichen Anstrengung und 2. weil die endokrine Funktion der Placenta wegfällt.

Postpartale Phase (während ein bis sechs Tagen nach der Geburt): Der Insulinbedarf fällt häufig unter die Hälfte des Insulinbedarfs vor der Schwangerschaft.

h) Behandlung des Diabetes während der Schwangerschaft

Das Ziel ist eine optimale Blutzuckereinstellung, eine möglichst frühe Erfassung der Komplikationen und eine Beschränkung der Gewichtszunahme von höchstens 10 kg sowie eine normale Entwicklung des Fetus. Günstig wirken sich dabei wöchentliche Kontrollen durch den Internisten, zusammen mit dem Geburtshelfer, aus. Diese wöchentlichen Kontrollen sind von größter Wichtigkeit für den Erfolg der Schwangerschaft. Der Insulinbedarf variiert von Woche zu Woche, die Gewichtszunahme kann plötzlich überborden, eine Placentainsuffizienz kann plötzlich auftreten und die diabetische Retinopathie sich plötzlich verschlechtern.

Die wöchentliche klinische Untersuchung umfaßt Gewichtskontrolle, Kontrolle des Urin-Test-Heftchens, Augenhintergrund bei Retinopathie und Blutdruck. Blutuntersuchung: Nüchternblutzucker. Urin: Glucosurie, Aceton, Sediment und wenn nötig, Urinkultur. Die Nierenschwelle kann mit einem frischgelösten Urin bestimmt werden. Die Kontrolle von seiten des Geburtshelfers umfaßt die Bestimmung der Größe des Fetus mittels Ultraschall und die Hormonbestimmungen.

Die Diät entspricht der früher eingenommenen Diät; wenn nötig ist der Eiweißanteil auf 100 g zu erhöhen, die Gesamtcalorienzahl beträgt ca. 30 Calorien pro kg ideales Körpergewicht. Im dritten Trimester werden 50 g Kohlenhydrate zugelegt, ein Teil davon um 22 Uhr, damit die Tendenz zur Fastenketose am Morgen kleiner ist. Sobald eine Wasserretention oder ein Hydramnion auftritt, ist eine Einschränkung der Salzzufuhr angezeigt.

Die Insulindosis soll wöchentlich überprüft werden. Im 1. Semester muß die Insulindosis häufig verringert, im 2. und 3. Semester jedoch wieder erhöht werden, wobei ein 2-Spritzen-Rhythmus nötig ist, wenn der Nüchternblutzucker am Morgen 150 mg-% übersteigt, und eine Tendenz zur Hypoglykämie am Nachmittag besteht. Orale Antidiabetica sind nicht indiziert, zu Beginn der Schwangerschaft wegen der Gefahr von Hypoglykämien und kindlichen Mißbildungen, am Ende der Schwangerschaft wegen der Gefahr der Hypoglykämien beim Kinde nach der Geburt. Falls eine noch nicht insulinspritzende Diabetikerin insulinbedürftig wird, so sollen wenig immunogene Insuline verwendet werden. Am Ende der Schwangerschaft besteht eine Tendenz zu plötzlicher übermäßiger Gewichtszunahme. In dieser Situation sind eine salzarme Diät und eventuell Diuretica indiziert. Im übrigen sind salzarme Diät und Diuretica nur aufgrund einer exakten Natriumbilanz zu verwenden (LINDHEIMER, 1973).

i) Behandlung der Schwangeren während der Geburt

Die große Gefahr für die Mutter ist die Hypoglykämie kurz nach der Geburt, wegen der Kraftanstrengung, und weil die anti-insulinären Hormone der Placenta wegfallen. Am Tage *der Geburt* wird deshalb die Insulindosis um 30–40% des Vortags vermindert. Die Patientinnen benötigen mindestens 200 g Glucose pro 24 Std, wenn nötig mit einer Infusion von 5 oder 10%iger Glucose. Wegen der Hypoglykämiegefahr kurz nach der Ausstoßung der Placenta soll $^1/_2$ Std und 2 Std nach der Geburt der Blutzucker bestimmt werden. Die Insulindosis bis zum 4.–5. Tag nach der Geburt beträgt etwa die Hälfte der Insulindosis vor der Schwangerschaft. Circa eine Woche nach der Geburt muß die Insulindosis jeweils wieder auf die frühere Dosis vor der Schwangerschaft erhöht werden.

10. Das Kind der diabetischen Mutter

Klassischerweise ist das Neugeborene einer diabetischen Mutter übergewichtig (big baby), rundlich und rosig und gleicht einem Rubensengelchen. Trotz der Größe sind die Kinder relativ unreif und neigen zu hyalinen Membranen. Nach der Geburt neigen sie zu Hypoglykämien mit Blutzuckerwerten unter 30 mg-%. Die Säuglingssterblichkeit bei Kindern diabetischer Mütter beträgt 10–20% gegenüber 3% bei stoffwechselgesunden Müttern

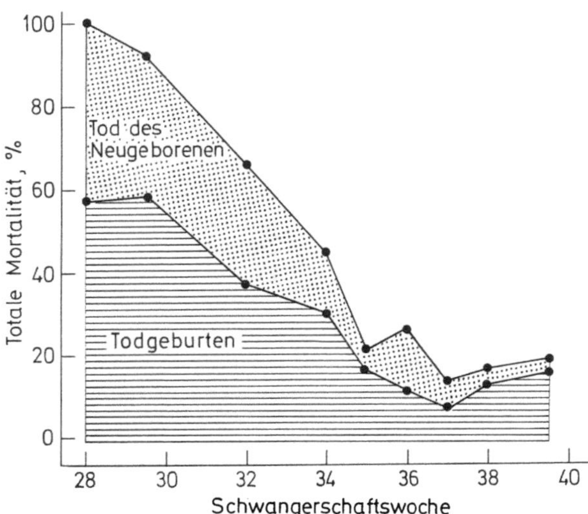

Abb. 38. Totgeburten und Säuglingssterblichkeit bei schwangeren Diabetikerinnen von der 28.–40. Schwangerschaftswoche

(Tabelle 38, oben). Mißbildungen sind 3mal häufiger.

Insulin geht nicht durch die Barriere der Placenta von der Mutter auf das Kind über. Die Kinder haben jedoch einen Hyperinsulininsmus. Dieser fetale Hyperinsulinismus ist offenbar eine Reaktion auf den erhöhten Glucosespiegel im mütterlichen Blut, denn für die Glucose besteht keine placentare Barriere. Man stellt sich vor, daß der erhöhte Blutzuckerspiegel zusammen mit dem fetalen Hyperinsulinismus für das hohe Geburtsgewicht und die Visceromegalie verantwortlich ist. Wenn bei der Geburt der Glucosenachschub von der Mutter plötzlich aufhört, führt der fetale Hyperinsulinismus zur reaktiven Hypoglykämie und zur Senkung der freien Fettsäuren. Damit fehlen dem Neugeborenen die wichtigsten Brennstoffe. Bei Neugeborenen diabetischer Mütter wird die Hypoglykämie schlecht korrigiert. In den ersten 24–48 Std nach der Geburt steigt die Sekretion von Glucagon und Adrenalin nur zögernd an, so daß Gluconeogenese und Lipolyse nur langsam in Gang kommen (Chez, 1970; Light, 1972; Senior, 1973; Pildes, 1975). Die mangelnde Reife der Kinder diabetischer Mütter scheint in Zusammenhang zu stehen mit der Placentarinsuffizienz. Durch die richtige Wahl des Zeitpunkts der Einleitung der Geburt ist es gelungen, die fetale- und Säuglingssterblichkeit zu senken (Abb. 38).

Die Geburt soll immer im Spital mit neonatologischer Abteilung stattfinden. Der Pädiater muß bei der Geburt anwesend sein. Die Wahl des Zeitpunkts der Geburtseinleitung ist Funktion folgender Faktoren: 1. Klasse des Diabetes der Mutter, 2. Beurteilung der fetoplacentaren Verhältnisse: Integrität der Placenta, gemessen am Oestriol-Spiegel im Blut, Reife des Fetus, gemessen am Kreatinin in der Amnionflüssigkeit, Reife der Lungen des Fetus, gemessen am Verhältnis Lecithin – Sphingomyelin in der Amnionflüssigkeit, Belastbarkeit des Kindes durch die Geburt, gemessen am Oxytozintest.

Während der Geburt ist bei der Mutter ist die Hypoglykämie absolut zu vermeiden, weil sie auch beim Fetus eine Hypoglykämie auslöst. Aber auch die Hyperglykämie muß vermieden werden, weil sie sekundär und reaktiv beim Fetus ebenfalls eine Hypoglykämie auslöst, sobald die Nabelschnur durchtrennt wird.

In der neonatalen Phase soll der Blutzucker beim Kinde stündlich mindestens 6 Std lang gemessen werden. Wenn eine Hypoglykämie unter 30 mg-% auftritt, werden 10–20 ml 25%ige Glucose mit einer Geschwindigkeit von 1 ml pro Minute infundiert und die Infusion mit 10%iger Glucose fortgesetzt. Wegen der Gefahr reaktiver Hypoglykämien darf die Infusion nicht brüsk abgesetzt werden. Die Ernährung kann ab 6. Std beginnen. Je schlechter die Mutter während dem letzten Teil der Schwangerschaft eingestellt war, desto größer ist die Gefahr der Hypoglykämie beim Neugeborenen.

Respiratorische Insuffizienz wegen hyalinen Membranen erfordert die übliche Behandlung.

Der Diabetes-Befall bei Kindern diabetischer Mütter vor dem 30. Lebensjahr ist sehr gering, wenn von seiten des Vaters kein Diabetes bekannt ist. Sie variiert je nach Statistik zwischen 1,4 und 7,7%. In der körperlichen und geistigen Entwicklung unterscheiden sich Kinder diabetischer Mütter nicht von Kindern nicht-diabetischer Mütter.

11. Diabetes im Kindesalter

a) Häufigkeit

Diabetes ist eine im Kindesalter selten auftretende Krankheit. Bis zum 15. Lebensjahr ist ungefähr eines von 2500 Kindern befallen. Dies entspricht 5% aller Diabetiker. Der Diabetes tritt nicht in allen Altersstufen mit gleicher Häufigkeit auf. Am häufigsten wird die Diagnose in der Pubertät gestellt. Ein zweiter Häufigkeitsgipfel findet sich zu Beginn des Schulalters zwischen 5 und 7 Jahren. In den ersten zwei Lebensjahren wird Diabetes äußerst selten diagnostiziert. Unter den verschiedenen ätiologischen Faktoren (s. S. 713) spielen die zur Adoleszenz führenden hormonalen Veränderungen und gewisse virale Infektionen (mögliche Häufung zu Beginn des Schulalters) eine Rolle. Sie können dazu beitragen, daß es auf dem Hintergrund einer vererbten Veranlagung (s. S. 718) zur Manifestation der Krankheit kommt. Selbst wenn diese erbliche Belastung eine gewisse Rolle spielt, ist doch zu bemerken, daß zur Zeit der Diagnose nur eines von 5 Kindern eine für Diabetes positive Familienanamnese hat. 20 Jahre später hingegen findet sich in zwei Dritteln der Fälle eine positive Familienanamnese.

b) Klinische Erscheinungsformen

Zur Ketoacidose neigender Diabetes. Diese Erscheinungsform ist klassisch für das Kindesalter. Die Krankheit tritt abrupt in wenigen Wochen auf. Die typischen Symptome sind eine Folge der osmotischen Diurese: Polydipsie, Polyurie (erneutes Bettnässen) und mit Gewichtsverlust einhergehende Polyphagie. Häufig findet sich eine ausgeprägte Asthenie. Der Insulinmangel ist ausgeprägt, und es kommt zur diabetischen Ketoacidose.

Maturity Onset Diabetes of Young People (MODY) (s. auch S. 719). TATTERSALL und FAJANS (1975) haben den Begriff des MODY für jugendliche Diabetiker geprägt, deren Krankheit vor dem 25. Lebensjahr diagnostiziert wurde und deren erhöhter Nüchternblutzucker während 2 oder mehr Jahren mit Diät allein normalisiert wurde. Diese seltene Erscheinungsform des Diabetes beim Jugendlichen steht dem nicht zur Ketoacidose neigenden Erwachsenendiabetes nahe. Wegen den spärlichen oder gar fehlenden Symptomen wird die Diagnose spät gestellt und es geht ihr ein langes Stadium des latenten Diabetes voraus. Wenn auch die Mehrzahl der Fälle von MODY mit Diät alleine oder Diät und oralen Antidiabetica behandelt wird, sind doch Fälle bekannt, die nach mehreren Jahren zur Korrektur der Hyperglykämie einer Insulintherapie bedürfen.

c) Behandlung

Diabetes im Kindesalter bedeutet Insulinbedürftigkeit, Neigung zu Ketose, Labilität und hypoglykämische Reaktionen. Insulinbedürftigkeit ist nicht gleichzusetzen mit totalem endogenem Insulinmangel (Abb. 18). Je ausgeprägter der endogene Insulinmangel ist, desto labiler wird der Diabetes. Die *Insulinbehandlung* (s. S. 745) wird meistens mit zwei täglichen Injektionen eines intermediär wirkenden Insulins (NPH, Lente) durchgeführt. Häufig werden $^{2}/_{3}$ der Tagesdosis am Morgen und $^{1}/_{3}$ am Abend gespritzt. Die Morgendosis muß so gewählt werden, daß die Blutzuckerkontrolle zwar optimal ist, daß auf der anderen Seite aber Hypoglykämien am späten Morgen und Nachmittag vermieden werden können. Die Abenddosis dient dazu, die in den frühen Morgenstunden anlaufende Gluconeogenese zu bremsen.

Während der Pubertät tendiert der Insulinbedarf nach oben. Die Dosis hängt weiter davon ab, wie schnell und wie wirksam die Insulintherapie nach der Diagnose der Krankheit einsetzte. Je schneller und je effektiver dies geschah, desto geringer ist in der Folge die Insulindosis und desto stabiler der Diabetes.

d) Remission

Während der Remission ist der Stoffwechsel beinahe wieder normal. Am häufigsten ist sie bei übergewichtigen Erwachsenendiabetikern nach Gewichtsreduktion. Falls es nicht wieder zu einer Gewichtszunahme kommt, kann die Remission viele Jahre dauern. Eine Remission kann auch bei insulinbedürftigen Diabetikern eintreten, vor allem wenn die Diagnose rasch gestellt wurde und die Patienten sofort gut eingestellt wurden. BRUSH (1944) gab neu diagnostizierten, jugendlichen Diabetikern hohe Insulindosen und fand fast bei allen eine Remission. Nach PRISCILLA WHITE (1971) beträgt die Zeit zwischen Beginn der Insulinbehandlung und Remission im Durchschnitt ungefähr drei Monate, die durchschnittliche Dauer der Remission 15 Monate. In dieser Zeit soll Insulin nicht abgesetzt, sondern auf ein Minimum von 0,1 E/kg/Tag gesenkt werden. Zur Zeit der Diagnose hat die Mehrzahl der diabetischen Kinder eine Ketoacidose und eine stark verminderte oder gar ganz darniederliegende endogene Insulinsekretion. Während der Remission verbessert sich die Insulinsekretion merklich. Oft liegen die Werte nur wenig unter der unteren Normgrenze (PARK, 1974). Es ist wichtig, beim diabetischen Kinde alles zu unternehmen, um eine Remission einzuleiten. Die gute Stoffwechsellage während dieser Zeit bedeutet für Kind und Eltern, daß eine gute Kontrolle möglich ist, und wirkt damit beruhigend.

e) Ernährung, Gewicht und Wachstum

Die *Ernährung* des diabetischen Kindes unterscheidet sich in der Aufteilung in die verschiedenen Nährstoffe nicht von derjenigen des nicht-diabetischen Kindes (Tab. 39). 45–50% der Calorien werden in Form von Kohlenhydraten zugeführt, 20% in Form von Eiweiß und der Rest als Fett. Aus 2 Gründen spricht man trotzdem von einer Diät: erstens muß die Nahrungszufuhr von Tag zu Tag konstant bleiben, und zweitens müssen 2–3 Std nach jeder Hauptmahlzeit und vor körperlicher Aktivität Zwischenmahlzeiten eingenommen werden, die 15–20 g Kohlenhydrat enthalten. Die Zusammensetzung der Nahrungsfette soll mithelfen, die Serumlipide in normalen Grenzen zu halten (s. S. 737 und Tabelle 20).

Das *Gewicht* des diabetischen Kindes wird regelmäßig gemessen. Zu Beginn der Krankheit wird der Gewichtsverlust durch die Insulintherapie und reichlich Calorien rasch korrigiert. Gegen Ende der Pubertät besteht vor allem bei Mädchen eine starke Neigung zu Übergewicht die durch eine Drosselung der Calorienzufuhr und der Insulindosis rechtzeitig vermieden werden kann. Für ein physiologisches *Wachstum* ist Insulin unerläßlich. Das 1946 von MAURIAC beschriebene Syndrom (Wachstumsverzögerung, Hyperlipidämie und

Fettleber) fand sich nur bei schlecht und mit zuwenig Insulin eingestellten Kindern. Während Wachstumsschüben im Alter von 10 (Mädchen) und 12 Jahren (Knaben) steigt der Insulinbedarf rasch an und fällt nach der Pubertät wieder.

f) Psychologische Probleme diabetischer Kinder und ihrer Eltern (s. auch S. 737)

Die Eltern des Kleinkindes werden die Krankheit viel schlimmer erleben als das Kind selbst. Das emotionelle Verhalten des Kindes ist oft ein Spiegelbild desjenigen der Eltern. Diese verhalten sich unter der Last der Verantwortung oft wie wenn sie selbst Diabetes hätten. Diese fürsorgende Haltung der Eltern ermöglicht während der ersten Jahre der Krankheit eine gute Zusammenarbeit mit dem Kind, wird während der Pubertät jedoch oft zu einer Belastung. Der Unabhängigkeitsdrang und der Wunsch, sich mit Gleichaltrigen zu identifizieren, verunmöglichen oft eine gute Kontrolle der Krankheit. Die Zeit des Selbständigwerdens des jungen Menschen ist auch für die Eltern schwierig. Die Beziehung zu ihrem Kind muß neue Inhalte bekommen. Um das diabetische Kind in seinem Bemühen um Disziplin zu ermutigen und zu unterstützen soll die Einstellung der Eltern dem Kinde gegenüber flexibel, Vertrauen erweckend und aufbauend sein. Bei einem Kind mit häufigen Stoffwechselentgleisungen muß die Beziehung zwischen Kind und Eltern unter die Lupe genommen werden. Die Haltung der Eltern erstarrt hie und da in extremen Positionen: Überängstlichkeit, zu große Toleranz, Perfektionismus oder Gleichgültigkeit. *Überängstliche Eltern* schüchtern ihr Kind ein, drängen es in eine rein passive Rolle. Der Ablösungsprozeß von den Eltern in der Pubertät erfolgt dann um so abrupter und dramatischer. Die Autorität der Eltern und der Diabetes werden gemeinsam negiert. *Allzu tolerante Eltern* werden von ihren Kindern als schwach empfunden. Sie tendieren dazu, ihre Eltern und die Krankheit zu manipulieren. Solche Patienten sind auf der anderen Seite eher in der Lage, ihre Krankheit selbst zu „managen". *Perfektionistischen Eltern* gelingt oft eine sehr gute Kontrolle der Krankheit. Bei Entgleisungen der Stoffwechsellage entwickeln solche Kinder oft Schuldgefühle. Die Kinder perfektionistischer Eltern lernen schnell zu schummeln und testen zum Beispiel Wasser an Stelle von Urin. Auch in dieser Gruppe finden sich immer wieder Fälle, die ihre Krankheit von der Pubertät an völlig negieren. *Gleichgültige Eltern* sind für das diabetische Kind am gefährlichsten. Jedes Kind, insbesondere das chronisch kranke, muß zu einer gewissen Grunddisziplin erzogen werden. Kinder gleichgültiger Eltern sind oft depressiv. Nicht selten geraten solche Kinder in ketoacidotische Stoffwechselentgleisungen in der (unbewußten) Absicht, damit in ein Spital eingewiesen zu werden, wo ihnen dann die nötige Aufmerksamkeit geschenkt wird.

Eine der wichtigen Aufgaben des behandelnden Arztes ist es, diese wichtigen Beziehungen zwischen Kind und Eltern in richtige Bahnen zu lenken.

12. Psychologische Aspekte des Diabetes

Dadurch, daß man mit dem Diabetes leben und die Behandlung immer wieder überdenken muß, und durch die Labilität und die drohende Gefahr von Komplikationen, wird der Diabetes zu einer schweren psychischen Belastung für den Patienten. Somit wird der Diabetes zum Prototyp der somatopsychischen Krankheiten, denn die dauernde Umstellung und Adaptation betrifft sowohl den Körper wie die Psyche. Die enge Beziehung zwischen Körper und Psyche wird durch folgendes Beispiel illustriert: Man beobachtet häufig einen psychasthenischen Zustand oder sogar schwere Depressionen, wenn der Diabetes schlecht eingestellt ist; anderseits spielt jeder affektive Streß und jede psychische Spannung eine wesentliche Rolle bei der Entgleisung des Kranken (Groen, 1973).

Die Bedeutung der Krankheit für die Psyche des Diabetikers ist erst Ende der 60iger Jahre gebührend beachtet worden, also etwa 50 Jahre nach der Entdeckung des Insulins. Diese neue Orientierung ist auf die globale multidisziplinäre Betrachtungsweise des Diabetes zurückzuführen. Unter den vielen wichtigen Faktoren, die für die Einstellung des Diabetes eine Rolle spielen, stehen der Affekt des Patienten sowie die dynamische Bewältigung der Krankheit als wichtige therapeutische Elemente im Vordergrund. Es hat lange gedauert, bis die Ärzte realisiert haben, wie schwierig es auch für einen gut eingestellten Diabetiker ist, seine chronische Krankheit zu akzeptieren. Für das Erlernen des Lebens mit dem Diabetes ist eine enge Zusammenarbeit zwischen Ärzten, Krankenschwestern, Diätschwestern und Sozialarbeitern Voraussetzung.

Von der Ablehnung bis zum Akzeptieren der Krankheit: Die Diagnose Diabetes wird häufig als emotioneller Schock empfunden, vor allem von denjenigen Patienten, die Insulin spritzen müssen, und denjenigen, die diätetische Restriktionen nicht akzeptieren wollen. Die ablehnende Haltung wird verstärkt durch die Tatsache, daß die Krankheit unheilbar ist, und die Behandlung deshalb das ganze Leben lang dauern wird. Welch schweres Schicksal! Weshalb ich und nicht ein anderer? Die Familie erleichtert die Sache oft nicht. Mitleid und übermäßige Protektion isolieren den Diabetiker in der Familie und der Umgebung überhaupt und lassen ihn seine Krankheit vermehrt spüren. Oft versteckt er vor seinen Kameraden seine Krankheit und ißt gleiches wie die anderen, oder er verhält sich gemäß den Instruktionen und kommt dadurch im täglichen Leben in Schwierigkeiten. Durch beide Haltungen isoliert sich der Diabetiker. Dazu trägt die Umgebung wesentlich bei, welche nur sehr ungenaue Kenntnisse über den Diabetes hat. Der Diabetes hat in dieser Hinsicht den Nachteil, daß man von der Krankheit eben nichts sieht, wie z.B. beim Arthritiker.

Noch viel zu häufig bestehen die ersten Schritte der Diabetesbehandlung in einem Verbieten anstatt einem Führen des Diabetikers, so daß die soziale Isolierung von Anfang an gefördert wird. Der revoltierende, resignierte und isolierte Diabetiker läßt sich schlecht behandeln. Der erste Schritt bei solchen Menschen besteht im Versuch, den Patienten von der Revolte und der Resignation zum Akzeptieren der Krankheit zu führen. Die Resignation ist ein falsches Akzeptieren. Der resignierte Diabetiker erduldet sein unglückliches Schicksal passiv. Das Akzeptieren der Krankheit führt dagegen zu einer positiven und dynamischen Geisteshaltung, dazu, daß der Patient seine Krankheit in seine eigenen Hände nimmt und damit sein Schicksal positiv mitbestimmen will. Für diese Geisteshaltung benötigt der Diabetiker oft viele Jahre. Sie ist selten permanent vorhanden, sondern wechselt ab mit Episoden der Verneinung und Revolte. Drei Faktoren scheinen bestimmend zu sein für das Akzeptieren des Diabetes: 1. eine möglichst globale Information über die Krankheit, 2. die Gruppentherapie und 3. die permanente Information und Instruktion des Patienten durch den Arzt.

Das Verständnis der Krankheit und ihrer Behandlung hilft dem Patienten, die Krankheit zu akzeptieren, und sich entsprechend zu verhalten. Je besser man den Feind kennt, desto weniger Angst hat man vor ihm. Unter dieser Perspektive betrachtet, ist das Verständnis der Krankheit ein ganz wichtiger Faktor in der affektiven Verarbeitung des „Lebens mit der Krankheit". Der gut instruierte Diabetiker relativiert die Verbote, die durch die Behandlung gegeben sind (Diät, Stundenplan, Urinteste, Spritzen etc.). Er ist nicht mehr das Opfer der Verbote, weil er ja weiß, für was sie gut sind. Der Vereinsamung des Patienten kommt man mit der Gruppentherapie von Diabetikern entgegen, im Rahmen der Diabetesgesellschaften oder beim Gruppenunterricht von Diabetikern. Diabetiker müssen unter sich persönliche Probleme besprechen können. Die Probleme des Diabetikers sind nämlich sehr wenig transparent. Jedem Diabetiker scheint, der andere habe mit seiner Krankheit keine Probleme. Durch Gruppendiskussionen wird dieser falsche Eindruck berichtigt. Diese Gruppendiskussionen müssen durch eine neutrale Person geleitet werden, welche die Probleme des Diabetes sehr gut kennt und schwierige Situationen während diesen Diskussionen meistern kann. Weil sich durch die Evolution der Krankheit die Nöte des Diabetikers immer wieder verändern, muß die Möglichkeit einer guten Information dauernd vorhanden sein (Diabetes-Centren, Diabetes Journale etc.).

Insulin rettet das Leben. Das psychosoziale Gleichgewicht erhält die Lebensqualität des Diabetikers, welche vom Grad des Akzeptierens der Krankheit abhängt. Die Führung des Diabetikers ist die wichtigste Aufgabe des Diabetologen und seines Teams.

Gibt es eine besondere Persönlichkeit des Diabetikers? Im Gegensatz zur Hämophylie, wo die Gefahren von außen kommen, stammen die Gefahren beim Diabetiker von innen (APPELBOOM, 1975). Die relative Introvertiertheit vieler Diabetiker kann dadurch erklärt werden, daß der Patient sich dauernd mit sich selbst beschäftigt. In der Tat scheint es, daß es einfacher ist, introvertierte Diabetiker gut einzustellen als extrovertierte. Letztere fühlen sich jedoch glücklicher, haben aber eine leichte Tendenz, ihre Krankheit zu negieren. Die Tendenz zur Depression ist die Folge verschiedener Faktoren: Einsamkeit, Nicht-Verstandenwerden von der Umgebung, Minderwertigkeitsgefühle, Probleme am Arbeitsplatz und Diabetes-Komplikationen. Die Information der Familie, der Umgebung und des Publikums ganz allgemein spielt eine entscheidende Rolle im Kampf gegen diese depressive Verstimmung des Diabetikers, eine viel wichtigere als die antidepressiven Medikamente. Die Tendenz des Diabetikers, seine Pläne kurzfristig zu machen, ist darauf zurückzuführen, daß er weiß, daß Komplikationen sein Leben verkürzen können. Auch hier spielt der Arzt eine ganz wichtige Rolle als Psychologe, indem er versuchen muß, dem Patienten zu helfen, seine Zukunft positiv zu sehen. Der berufliche Erfolg ist bei vielen Diabetikern außerordentlich groß, weil sie diszipliniert sind, und sich von ihrem geregelten Leben nicht abbringen lassen.

13. Spezielle Diabetesformen

a) Diabetes infolge einer globalen Schädigung des Pankreas

Die Insulinreserve des endokrinen Pankreas ist so groß, daß ein Diabetes sich erst nach Verlust von 90–95% des Pankreas entwickelt.

Mikroangiopathie bei sekundärem Diabetes. Retinopathie und Glomerulosklerose treten auch bei den verschiedenen Formen des sekundären Diabetes (Pankreatektomie, Haemochromatose usw.) auf (BECKER, 1960; DYMOCK u. Mitarb., 1972)

Pankreatektomie. Beim total pankreatektomierten Patienten ist der Diabetes sehr labil, mit hohen Blutzuckerspitzen und häufigen Hypoglykämien. Der Insulinbedarf beträgt oft nur ein Drittel der Dosis, die ein Insulinabhängiger nicht-pankreatektomierter Patient gleichen Gewichts benötigt. Blutzuckerwerte in der Größenordnung von 400 mg-%

können nach der Injektion von 2 bis 6 Einheiten Alt-Insulin innert 2 Std auf hypoglykämische Werte absinken.

Hypoglykämie und Ketoacidose folgen sich rasch. Diese Beobachtung scheint die Rolle des Glucagons in der Genese der diabetischen Acido-Ketose in den Hintergrund zu drängen (Barnes u. Mitarb., 1977).

Die *exokrine* Pankreasinsuffizienz interferiert mit der Einstellung des Diabetes. Trotz Substitution mit Pankreasenzymen werden die Zwischenmahlzeiten von 10, 15 und 22 Uhr oft schlecht verdaut, und es kommt zur Labilität des Diabetes und zu Hypoglykämien.

Pankreatitis. Die akute Pankreatitis ist eine schwere Krankheit, bei der fast alle Patienten während der akuten Phase vorübergehend eine abnormale Glucosetoleranz aufweisen. Nur bei 2 bis 3% der Patienten verschwindet der Diabetes nicht spontan.

Bei der chronischen Pankreatitis ist die Diabeteshäufigkeit höher. Sie variiert stark, je nachdem ob im Pankreas Calcifikationen vorhanden sind: 45% mit, gegenüber 14% ohne Verkalkungen.

Hämochromatose. Bei dieser Krankheit ist die Eisenablagerung übermäßig, wegen einer pathologisch gesteigerten intestinalen Eisenabsorption. Das Serumeisen und die Sättigung des Transferrins sind erhöht. Das Eisen lagert sich in Form der Haemosiderose ab, vor allem in Leber, Pankreas und Haut.

Bis zum Auftreten von organischen Läsionen der Leber (Cirrhose), des Pankreas (Diabetes), der Haut (Pigmentation), der Hoden (Unterfunktion der Androgensekretion mit Impotenz) und des Herzens (Herzinsuffizienz) vergehen Jahre. Eisendepots in den Langerhansschen Inseln führen zum Diabetes, währenddem der exokrine Pankreas wenig betroffen ist. Mehr als 60% aller Hämochromatosepatienten haben einen Diabetes.

Die Hämochromatose ist ungefähr zehnmal häufiger beim Mann als bei der Frau, die durch die menstruelle Blutung geschützt ist. Der Diabetes bei Hämochromatose bedarf oft hoher Insulindosen. Aderlässe zur Behandlung der Grundkrankheit müssen weitergeführt werden.

Dymock (1972) hat eine bemerkenswerte Studie über die Komplikationen des Diabetes bei der Hämochromatose durchgeführt. In seinem Kollektiv von 115 Patienten fand er praktisch alle Formen von Angiopathien und Neuropathien.

b) Diabetes infolge einer endokrinen Überfunktion

Akromegalie. Ungefähr 25% aller Akromegalen haben einen symptomatischen Diabetes. Weitere 25% haben eine pathologische Glucosetoleranz. Der Diabetes ist im allgemeinen stabil und spricht schlecht an auf Diät allein. Sulfonylharnstoffe oder Insulin sind notwendig. Die Korrektur des erhöhten Wachstumshormon-Spiegels führt nur bei ca. 50% der Patienten zum Verschwinden des Diabetes. Bei den Akromegalen sind die Werte des zirkulierenden Insulins höher als beim Gesunden; sie sind bis zu einem gewissen Grade insulinresistent.

Mikroangiopathische Komplikationen sind ungefähr gleich häufig wie beim primären Diabetes. Die Retinopathie ist bei diabetischen Akromegalen nicht stärker ausgeprägt als bei den idiopathischen Diabetikern, was die Rolle des Wachstumhormons als begünstigenden Faktor für die Retinopathie in Frage stellt.

Steroiddiabetes. Beim Cushing-Syndrom ist die Häufigkeit der pathologischen Glucosetoleranz und des symptomatischen Diabetes gleich wie bei der Akromegalie, nämlich je 25%. Die Glucocorticoide fördern die hepatische Gluconeogenese u.a. durch einen vermehrten Abbau des Eiweißes. Der nicht-diabetische Mensch kompensiert die Steroidwirkung durch vermehrte Insulinsekretion nüchtern und nach Glucose. Der Steroiddiabetes ist im allgemeinen „stabil", und spricht schlecht an auf Diät allein. Beim Abbruch einer Steroidbehandlung muß der insulinabhängige Diabetiker sich vor Hypoglykämien in acht nehmen.

Phäochromocytom. Die Erhöhung der Katecholamine beim Phäochromocytom führt fast immer zu einer pathologischen Glucosetoleranz, selten zu einem „leichten" Diabetes. Die Katecholamine verhindern die Freisetzung des Insulins in dem sie die α-adrenergischen Receptoren stimulieren. Dieser Diabetes ist in der Regel reversibel.

Glukagonom. Ungefähr 60% der Karzinome der Pankreasinseln sind von einer hormonalen Hypersekretion begleitet. Nach Häufigkeit geordnet kommen Insulin und Gastrin zuerst, viel seltener sind Glucagon (McGavra, 1966; Freedberg, 1975) und Somatostatin. Ein Glucagon sezernierendes Pankreasneoplasma (mit oder ohne Lebermetastasen) ist von Diabetes, Gewichtsverlust und einer Hautaffektion in Form einer chronischen exzematoiden Dermatitis, wie auch einem bullösen Erythem, begleitet. Die Diagnose wird durch die Dosierung des Serumglucagons gestellt. Eine Vermutungdiagnose kann dadurch erfolgen, daß nach Administration von Glukagon sich die Hyperglykämie nicht verschlechtert, wohingegen die Glykämie bei den andern Formen endokriner Pankreastumoren unter Glukagon ansteigt. Die genauen Ursachen der Hautläsionen sind nicht bekannt. Die Differentialdiagnose schließt unter anderem die Pellagra ein. Es ist interressant, daß die Werte der Serumaminosäuren beim Glucagonom tief sind, wie sie es beim Gesunden sind, dem Glucagon infundiert wird. Hautläsionen, denjenigen des Glukagonoms ähnlich, können bei Krankheiten mit Aminosäurenverlusten gesehen werden, zum Beispiel bei der Hartnupschen Krankheit.

Die Behandlung besteht in der Tumorablation. Die Streptozotozinbehandlung hat sich ebenfalls wirksam erwiesen. Die Zellen zeigen sich auch auf diese Substanz, die als B-zytotoxisch bekannt ist, empfindlich.

Somatostatinom. Somatostatin, zuerst aus dem Hypothalamus isoliert, wurde später im Gastrointestinaltrakt und im endokrinen Pankreas entdeckt. Mit Hilfe von Immunofluoreszenstudien konnte dieses Peptid in den D-Zellen der Pankreasinseln lokalisiert werden. Obwohl dieses Hormon auf die Sekretion von Insulin, Glucagon und Wachstumshormon einen inhibitierenden Effekt ausübt, ist seine genaue physiologische Rolle nicht gänzlich geklärt. Die von GANDA et al. (1977) beschriebene Patientin wies klinisch einen Diabetes und einen Tumor des endokrinen Pankreas auf. Die Basalwerte des Insulins, des Glucagons und des Gastrins waren niedrig. Die Somatostatinwerte hingegen waren stark erhöht. Ein Arginin-Stimulationstest bewirkte keinen Anstieg von Insulin und Glucagon. Das Vorhandensein eines Diabetes ist wahrscheinlich auf die relativ gesehen stärkere Inhibition des Insulins gegenüber dem Glucagon und dem Wachstumshormon zurückzuführen. Ein Absenken der Blutspiegel dieser beiden Hormone dürfte also antidiabetisch wirken indem die Sensibilität gegenüber Insulin erhöht wird. Es ist jedoch der stärkere Mangel an Insulin, der zum Diabetes führen soll. UNGER (1977) hat die verschiedenen Einflüsse des Somatostatins auf den Diabetes in einer Übersicht dargestellt.

Lipoatrophischer Diabetes. Diese seltene Diabetesform wurde 1946 von LAWRENCE beschrieben. Es handelt sich um ein Krankheitsbild mit hereditärer Häufung, das bei der Geburt oder während der Kindheit auftritt. Der lipoatrophische Diabetes ist charakterisiert durch a) ein beinahe totales Verschwinden des subcutanen Fettgewebes und der Fettreserven im Organismus; b) einen nicht-ketotischen, insulinresistenten Diabetes; c) eine massive Hyperlipämie mit Hepatomegalie und subcutanen Xanthomen; d) eine Erhöhung des Grundumsatzes, obwohl der Patient euthyroit ist.

Klinisch imponiert die stark entwickelte Muskulatur, die hohe Statur und der dicke Bauch (Hepato-Splenomegalie). Der Diabetes ist insulinresistent: es sind oft mehrere Hundert Insulineinheiten nötig. Andererseits findet sich keine Ketose. Die Hyperlipidämie ist ausgeprägt. Die Lipide zirkulieren im Blut und lagern sich in der Leber (Steatose), der Haut (Xanthome) und in den Gefäßen ab (Arteriosclerosis praecox). Die Lebersteatose ist ausgeprägt und führt nach mehreren Jahren zu einer oft letal verlaufenden Cirrhose. Die Pathogenese ist unklar. OSEID (1977) hat eine stark verminderte Affinität der Insulinreceptoren zum Insulin nachgewiesen.

Die Behandlungserfolge mit einer gezielten Reduktion der Nahrungsmittelfette, hohen Insulindosen und Steroiden sind nicht überzeugend.

d) Syndrom von PRADER-LABHART-WILLI

Diabetes beim Syndrom von PRADER-LABHART-WILLI, *myatonischer Diabetes („Mehlsack-Zwerge")* ist gekennzeichnet durch Fettsucht, Akromikrie, Hypogonadismus und Myatonie, die in den ersten Lebensjahren erscheinen. Rückstand in der geistigen und körperlichen Entwicklung sowie Störungen des Kohlenhydratstoffwechsels wurden 1956 bei 9 Kindern von PRADER beschrieben. Klinisch stehen beim Neugeborenen die Myatonie, später die Fettsucht, Oligophrenie, bei Knaben der Hypogonadismus im Vordergrund. Die erstere ist schon vor der Geburt auffällig, indem die Kindsbewegungen fehlen oder besonders schwach sind. Die Muskel-Hypotonie nimmt nach der Geburt etwas ab, so daß die Kinder vom zweiten Lebensjahr an gehen können. Die Fettsucht entwickelt sich gewöhnlich während des ersten Lebensjahres, wobei besonders der Bauch befallen wird. Bei kurzem Hals, der Akromikrie, kurzen X-Beinen, der Blässe der Haut, erinnert das Aussehen an einen Mehlsack. Der Hypogonadismus – kleine oder fehlende oder ektopische Hoden – bei rudimentärem Scrotum führt zu einer verzögerten und unvollständigen Pubertät.

In den ersten Lebensjahren besteht eine Überempfindlichkeit auf exogenes Insulin, später eine Herabsetzung der Kohlenhydrattoleranz und schließlich ein Diabetes, der sich im Gegensatz zur gewöhnlichen Zuckerkrankheit bei Kindern durch Fehlen der Ketose und durch gutes Ansprechen auf Diättherapie und Sulfonylharnstoff-Derivate auszeichnet. Auch hier wird ein schwerer Diabetes durch Reduktion des oft enormen Übergewichtes erheblich gebessert. Das Syndrom scheint – bis auf den Diabetes – das genaue Spiegelbild der Lipoatrophie zu sein.

Die Natur der Störung ist unbekannt, familiäres Auftreten läßt an eine Erbkrankheit denken, das höhere Alter der Mütter bei der Geburt der Patienten an Chromosomenanomalie.

F. Pathophysiologie und Klinik der Hypoglykämien

E.R. FROESCH

1. Definition

Von einer Hypoglykämie sprechen wir i. allg. bei einem Blutzucker unter 50 mg%. Der wahre Blutzucker beträgt nüchtern, gemessen mit einer spezifischen enzymatischen Blutzuckerbestimmungsmethode, zwischen 70 und 100 mg%. Während längeren Fastens fällt der Blutzucker unter 70 mg% ab, i. allg. aber nicht unter 50 mg%. Die Symptomatologie der leichten Hypoglykämie ist unspezifisch und von der einer neurovegetativen Dystonie nicht zu unterscheiden. Es ist deshalb unzulässig von Symptomen wie Schwitzen, Zittern, Herzklopfen, Schwindel u.a. auf eine Hypoglykämie zu schließen. Die Diagnose wird gestellt auf Grund eines oder besser mehrerer Blutzuckerwerte unter 50 mg%.

2. Symptome der Hypoglykämie

Die Symptomatik der Hypoglykämie ist fast ausschließlich eine cerebrale, da das Hirn auf Glucose allein, andere Gewebe aber nicht auf Zucker als Betriebsstoff angewiesen sind. Die gelegentlich bei Hypoglykämien beschriebenen Herzinfarkte sind nicht auf den Zuckermangel an und für sich, sondern auf die endokrine Gegenregulation mit einem Anstieg der Blutkatecholamine zurückzuführen. Verschiedene Hirnzentren scheinen verschieden empfindlich auf eine Hypoglykämie zu reagieren. Die Annahme, daß die Hirnzentren in der Hypoglykämie stets in umgekehrter Reihenfolge ihrer phylogenetischen Entstehung ausfallen, hat sich nicht bestätigt. Die bizarre Symptomatik der Hypoglykämie spricht gegen eine solche strikte Reihenfolge der Empfindlichkeit der verschiedenen Hirnzentren. Dennoch stimmt ganz allgemein als Regel, daß zuerst die Funktion des Cortex ausfällt, während z.B. das Atemzentrum noch lange nach vollständigem Erlöschen der Funktion der Hirnrinde weiterfunktioniert.

Das klinische Bild der Hypoglykämie hängt ab von der Geschwindigkeit des Blutzuckerabfalls. Die Zeichen der Katecholaminausschüttung sind bei sich rasch ausbildender Hypoglykämie oft viel deutlicher als bei einer sich langsam entwickelnden Hypoglykämie. Diese Adrenalinsymptome bestehen in kaltem Schweiß, Zittern, Unsicherheit, Übelkeit und gelegentlich Hungergefühl, Herzklopfen und Blässe der Haut. Das cerebrale Bild ist vielfältig und wiederum abhängig von der Art und Weise des Blutzuckerabfalls. An neurologischen Symptomen treten oft Koordinationsstörungen, Ataxie, sensible und motorische Ausfälle und Doppelbilder auf. Halbseitenlähmungen wurden beobachtet. Offenbar fallen schlecht durchblutete Gehirnanteile früher aus. Häufig beginnt die Hypoglykämie mit einer Apathie, einer Bewußtseinstrübung, die schließlich im Koma endet mit retrograder Amnesie. Aber auch das Bild des akuten exogenen Reaktionstypus mit Erregtheit, Trunkenheit, Wutanfällen oder aber inadequatem Verhalten und Entfremdung, so daß die Diagnose Schizophrenie gestellt wird, kommen nicht selten vor. Hypoglykämien können jede Art epileptiformer Anfälle auslösen, so daß viele Patienten mit organischen u.a. Formen der Hypoglykämie auf dem Umweg über den Psychiater zum Internisten gelangen. Die Prognose des kurzdauernden hypoglykämischen Komas ist gut, und es bleibt kein definitiver Schaden zurück. Dauert das Koma 1/2 Std, 1 Std oder länger, so wird die Prognose kritisch. Die Patienten erwachen in der Regel nicht mehr prompt auf eine Normalisierung des Glucosespiegels im Blut. Ein Patient darf aber niemals aufgegeben werden, wenn er nicht sofort oder innerhalb von 1 Std nach Behebung der Hypoglykämie aus dem Koma erwacht. Es sind Fälle von langdauerndem Koma bekannt, bei denen sich eine vollständige Remission der cerebralen Funktion nach 24, 48 Std oder sogar nach noch längerer Zeit einstellte. Wenn Patienten nach Glucoseinjektion erwachen, später aber wieder bewußtlos werden, so ist der Blutzucker wegen verlängerter Insulinwirkung wahrscheinlich wieder auf hypoglykämische Werte gefallen, so daß Glucose als Dauertropfinfusion verabreicht werden muß.

Das sog. verlängerte Coma hypoglycaemicum ist eine äußerst gefährliche Komplikation der einfachen Hypoglykämie. Von verlängertem Koma spricht man, wenn das Bewußtsein nicht innerhalb von Minuten nach Normalisierung des Blutzuckers erlangt wird. Je länger die Hypoglykämie dauerte, desto größer ist die Gefahr, daß der cerebrale Ausfall nicht sofort oder überhaupt nicht mehr reversibel ist. Außerdem neigen Patienten mit Panhypopituitarismus und Nebenniereninsuffizienz zum verlängerten hypoglykämischen Koma. Da solche Patienten oft sehr gut auf Glucocorticoid-Therapie ansprechen, wurde Prednison in das Therapieschema des verlängerten hypoglykämischen Komas aufgenommen. Die Prognose ist i.allg. schlecht, aber nicht desperat. Immer wieder erwachen fast schon aufgegebene Patienten nach mehrtägigem hypoglykämischen Koma und erholen sich vollständig oder annähernd vollständig.

3. Therapie

Da die Prognose des hypoglykämischen Komas von Minuten abhängt, soll sofort Glucose in genügenden Mengen verabreicht werden und nicht zuerst auf die Laborresultate gewartet werden. Oft genügt für die Behebung der Hypoglykämie eine einmalige Injektion von 20 g Glucose intravenös. Wenn der Patient nicht sofort erwacht, muß eine Glucose-Dauertropfinfusion verabreicht werden unter stündlicher Kontrolle des Blutzuckers, evtl. in Kombination mit einer Injektion von Glucagon, 1–2 mg intramuskulär oder intravenös. Einziges Kriterium einer zulänglichen Therapie ist bei solchen Patienten ein Blutzucker, der zwischen 150 und 300 mg% eingestellt werden soll.

Therapie des hypoglykämischen Komas

1. 20–30 g Glucose (50–75 ml 40%ige Glucose) i.v.
2.* Dauertropfinfusion mit 5%iger Glucose, so daß der Blutzucker zwischen 150 und 300 mg% eingestellt ist.

3. Kristallines Glucagon, 1–2 mg alle 2 Std, i.m. oder in der Dauertropfinfusion.

4. 30 mg wasserlösliches Prednison (Soludacortin, usw.) alle 6 Std i.m. oder in der Dauertropfinfusion.

* *Cave!* Hypoglykämien bei Panhypopituitarismus und Nebenniereninsuffizienz müssen mit physiologischer Kochsalzlösung, die der Glucose zugesetzt wird, behandelt werden. Mit Glucose in Wasser kommt es zu schweren Wasserintoxikationen und Hyponatriämien.

4. Allgemeine Pathophysiologie der Hypoglykämien (Tabelle 41)

Jeder Hypoglykämie liegt ein Mißverhältnis zwischen exogener Glucosezufuhr und endogener Glucosebildung einerseits und Glucoseverbrauch andererseits zugrunde. Das Resultat einer verminderten Gluconeogenese ist fast in jedem Falle eine Hypoglykämie, während ein gesteigerter peripherer Glucoseverbrauch von der Leber oft lange kompensiert wird. Je nachdem, ob die Hypoglykämie im nüchternen Zustand, nach Nahrungsaufnahme oder nach Einwirkung eines bestimmten Agens auftritt, spricht man von Nüchternhypoglykämien oder von reaktiven Hypoglykämien (s. Tabelle 41).

Tabelle 41. Pathophysiologische Einteilung der Hypoglykämie

Fasten-Hypoglykämie	Reaktive Hypoglykämie
Mit Hyperinsulinismus	*Mit Hyperinsulinismus*
a) Organischer Hyperinsulinismus, B-Inselzelladenom oder -carcinom	a) Familiäre Leucin-induzierte Hypoglykämie
b) Extrapankreatische Tumoren mit Hyperinsulinismus (?) (paraneoplastisches Syndrom)	b) Reaktive Hypoglykämien bei vegetativer Dystonie und nach Gastrektomie (Hyperinsulinismus fraglich)
Ohne Hyperinsulinismus	c) Diabetes mellitus (meist Stadium des Prä- oder chemischen Diabetes)
a) Hypoglykämie bei extrapankreatischen Tumoren	d) Iatrogene Hypoglykämie: Insulin, Sulfonylharnstoff
b) Hypoglykämie bei angeborenen Störungen der hepatischen Glucose-Bildung, insbesondere Glykogenose Typ I, weniger ausgeprägt Typ III und VI	*Ohne Hyperinsulinismus*
	a) Hereditäre Fruktose-Intoleranz
c) Hereditärer Fruktose-1,6-Diphosphatase-Mangel	b) Hereditärer Fruktose-1,6-Diphosphatase-Mangel.
d) Endokrin bedingte Hypoglykämie bei Fehlen der Insulinantagonisten, Panhypopituitarismus, M. Addison	c) Galaktosämie
	d) Alkohol-Hypoglykämie
	e) Hypoglycin (Blighia sapida)
e) Idiopathische kindliche Hypoglykämien (McQuarrie-Zetterstroem)	
f) Akute gelbe Leberdystrophie verschiedener Genese, terminal	

a) Reaktive Hypoglykämieformen

Die reaktiven Hypoglykämien berühren die Differentialdiagnose des organischen Hyperinsulinismus kaum. *Leucin* stimuliert die normalen B-Zellen des Inselzellapparates, insbesondere aber das B-Inselzelladenom (Floyd, 1964; Floyd, 1966). Diese Aminosäure führt bei solchen Patienten mehr oder weniger regelmäßig zur Hypoglykämie. Patienten mit *familiärer Leucinüberempfindlichkeit* (Cochrane, 1956) reagieren auf Leucin ebenfalls mit einer übermäßigen Insulinausschüttung (Yalow, 1960). Solche Kinder zeigen aber oft auch eine geringfügige Tendenz zu Nüchternhypoglykämien (Cochrane, 1956). Die Wirkungsweise des Leucins ist unbekannt, ebenso das biochemische Substrat der Fehlleistung der Inselzellen bei der Leucin-Hypoglykämie. Es handelt sich offenbar um ein qualitativ normales, quantitativ aber überschießendes Ansprechen des Inselzellapparates auf einen physiologischen Stimulus.

Bei der *reaktiven Hypoglykämie*, die durch Glucoseeinnahme induziert wird, unterscheiden wir zwei prinzipiell verschiedene Typen. Die nicht diabetische, reaktive Hypoglykämie ist klinisch charakterisiert durch Schwächegefühl, Schwindel, Zittern, Hunger, Nervosität, Nausea, Kopfschmerzen und andere unspezifische Symptome 2–4 Std nach dem Frühstück, seltener nach dem Mittag- und Nachtessen. Die Symptome dauern 10–30 min lang und verschwinden spontan. Viele dieser Patienten sind emotionell labil. Obschon der Blutzucker nur selten Werte unter 60 mg% erreicht, sprechen diese Patienten oft prompt auf Glucosegaben an. Viele reagieren gut auf eine kohlenhydratarme, eiweißreiche Diät, die in häufigen und kleinen Mahlzeiten verabreicht werden soll. Die Pathogenese der reaktiven Hypoglykämie ist sicher nicht einheitlich. Da der Glucosestoffwechsel bei den meisten Patienten nicht meßbar gestört ist, nimmt man heute an, daß nervöse, neurovegetative und psychische Faktoren eine maßgebende Rolle spielen. Ein Therapieversuch mit Psychopharmaka ist in jedem Fall indiziert. Eine kritische und vollständige Sichtung des Problems der reaktiven Hypoglykämie findet sich im Buch von Marks und Rose (1965, S. 136–154).

Die Symptome der reaktiven Hypoglykämie 1–2 Std nach dem Essen bei gastrektomierten Patienten lassen sich meistens nicht, wie früher angenommen, auf tiefe Blutzuckerwerte oder einen besonders raschen Blutzuckerabfall zurückführen (Stalker, 1959; Smith, 1953). Auch hier scheinen Persönlichkeitsveränderungen ausschlaggebend zu sein.

Die andere Art der *reaktiven Hypoglykämie* kommt beim Diabetiker vor. Sie ist in unserer Erfahrung selten und tritt meist bei übergewichtigen Diabetikern im Stadium des Prädiabetes oder des chemischen Diabetes auf (SELTZER, 1956). Der Blutzucker steigt langsam an, bleibt länger als normal erhöht, löst eine verzögerte und verlängerte Insulinausschüttung aus (PERLEY, 1967; BADDADE, 1967), die 3–6 Std nach Einnahme der Glucose selten zu leichten Hypoglykämien führen kann, die aber nie bedrohlich werden und spontan vorübergehen.

Bei der *hereditären Fructoseintoleranz* fehlt die Fructose-1-Phosphat-Aldolase in der Leber. Nach Fructoseeinnahme häuft sich Fructose-1-Phosphat in der Leber an. Dieses blockiert Glykogenolyse sowie Gluconeogenese, so daß der Glucosenachschub durch die Leber versagt. Die Hypoglykämien sind schwer und können bei massiver Fructosebelastung stundenlang dauern. Das Plasmainsulin ist nicht erhöht und fällt während der Hypoglykämie ab. Patienten mit HFI entwickeln eine sehr starke Abneigung gegen süße Speisen, da sie nach Fructose-Einnahme erbrechen müssen. Damit schützen sie sich selbst vor ihrer Krankheit (FROESCH, 1978). Auch Patienten mit Fructose-1,6-Diphosphatase-Mangel werden nach Einnahme oder Infusion von Fructose hypoglykämisch. Diese Patienten phosphorylieren Fructose normal, können Fructose-1,6-Diphosphat jedoch nicht in Fructose-6-Phosphat bzw. Glucose umwandeln. Die sich anhäufenden Fructose-Ester bei erniedrigtem intracellulärem anorganischem Phosphat führen zu einer Blockierung der Phosphorylase und damit zur akuten Hypoglykämie. Im Gegensatz zur HFI erbrechen diese Patienten nicht nach Einnahme von Fructose, so daß sie sich nicht vor der Noxe schützen.

Die durch Galaktose bei der Galaktosämie hervorgerufene Hypoglykämie ist leichter Natur und macht meist keine Symptome. Hier häuft sich Galaktose-1-Phosphat in der Leberzelle an, das die hepatische Glucoseabgabe ebenfalls, aber offenbar in geringerem Ausmaße als Fructose-1-Phosphat hemmt (ISSELBACHER, 1966).

Sulfonylharnstoffe stimulieren die Insulinsekretion und können gelegentlich auch bei normaler Dosierung durch individuelle Störungen des Abbaus in der Leber, bei Niereninsuffizienz und bei gleichzeitiger Verabreichung anderer Medikamente (s. S. 742) schwere, ja sogar tödliche Hypoglykämien auslösen (s. S. 742), MARKS und ROSE, 1965). Biguanide, deren Wirkungsweise noch nicht geklärt ist, sind viel weniger wirksam, und hypoglykämische Zwischenfälle sind nicht bekannt. Salicylsäure selbst ist wenig blutzuckersenkend, kann aber die Wirkung von Insulin oder Sulfonylharnstoffen verstärken. Hypoglycin, das in Jamaica mit der Frucht Blighia sapida eingenommen wird, und seine Metaboliten (kurzkettige, ungesättigte Fettsäuren mit endständiger Vinylgruppe) werden von den Geweben aufgenommen und mit CoA gekoppelt. Diese Fettsäuren werden selbst nicht oxydiert und blockieren die Oxydation der endogenen Fettsäuren. Damit wird Glucose zur hauptsächlichen Energiequelle. Außerdem wird die Gluconeogenese gebremst, und es kommt zur Hypoglykämie (JELIFFE, 1954; CORREDOR, 1967). Die Reaktion auf Alkohol ist je nach Ernährungszustand verschieden. Alkohol kann in großen Mengen beim fastenden Menschen die Gluconeogenese hemmen und hypoglykämsich wirken (FREINKEL, 1965; ARKY, 1966).

b) Nüchternhypoglykämien

Unter Nüchternhypoglykämie verstehen wir einen Blutzuckerabfall, der nicht im Zusammenhang steht mit der Nahrungsaufnahme, sondern beim nüchternen oder arbeitenden Patienten eintritt, wenn keine Glucose im Darm aufgenommen wird. Über Nacht fällt der Blutzucker in der Regel nicht unter 70 mg-% ab. Bei mehrtägigem Fasten kann er weiter absinken bis auf 60 mg-%. Werte darunter sind beim Stoffwechselgesunden selten und verdächtig auf eine endokrine Stoffwechselstörung. Erst terminal bei vollständiger Nahrungskarenz und schwerer Kachexie kann es auch beim sonst Stoffwechselgesunden zu einem Darniederliegen der Gluconeogenese und zur Hypoglykämie kommen.

Sehr starke körperliche Anstrengungen führen vorübergehend zu einem Blutzuckerabfall, der rasch kompensiert wird und höchstens zu subjektiven Symptomen der Hypoglykämie wie Leeregefühl und Schwäche führt.

Beim Ausfall der endokrinen Gegenspieler des Insulins kommt es nicht selten zu Hypoglykämien, die beim *Panhypopituitarismus* zum Tode führen können (s. S. 94). Bei Ausfall des Wachstumshormons und der Nebennierenrinde führt länger dauerndes Fasten regelmäßig zur Hypoglykämie. Die Hypoglykämie ist seltener und weniger ausgeprägt beim *Morbus Addison*, bei dem die Funktion der Hypophyse intakt ist (s. S. 318).

Interessanterweise führt der Ausfall des Nebennierenmarks nach totaler Adrenalektomie bei Substitution mit Cortison nie zur Hypoglykämie. Kleine Mengen Adrenalin werden nach Adrenalektomie in den sympathischen Ganglien gebildet. Der durch die Hypoglykämie hervorgerufene Anstieg des Adrenalins ist bei diesen Patienten stark vermindert und verzögert (v. EULER, 1961). Der Wiederanstieg des Blutzuckers erfolgt leicht verzögert. Adrenalin spielt bei der Korrektur der Hypoglykämie sicher eine gewisse Rolle. Außerdem ist Adrenalin der physiologische Stimulus der Lipolyse des Fettgewebes und stimuliert über die Freisetzung von Fettsäuren aus diesem Gewebe die Gluconeogenese. Die freien Fettsäuren werden in der Leber zu Acetyl-CoA abgebaut. Der Quotient Acetyl-CoA/CoA verschiebt sich zugunsten des ersteren. Dadurch wird Pyruvat vermehrt zu Oxalacetat anstatt zu Acetyl-CoA umgewandelt und steht für die Glucoseneubildung zur Verfügung (s. S. 699). BRODBERGER und ZETTERSTRÖM (1961) nehmen bei den von ihnen beschriebenen Spontanhypoglykämien bei Kindern eine fehlende Adrenalinausschüttung als Ursache der Krankheit an. Wahrscheinlich kann aber kein bestimmter Hormonmangel für alle Fälle von „idiopathischer kindlicher Hypoglykämie“ (MCQUARRIE, 1954) verantwortlich gemacht werden. Die Symptome beginnen meistens früh nach der Geburt und verlieren sich spätestens mit der Pubertät. Ephedrin, kleine Dosen von Glucocorticoiden und Diazoxid können therapeutisch eingesetzt werden. Von diesen Medikamenten ist Diazoxid sicher das wirkungsvollste, hat aber auch einige Nebenwirkungen (MARKS und ROSE, 1965). Die kindliche Anfälligkeit beim adrenogenitalen Syndrom wird auf S. 371 besprochen.

Die Hypoglykämie ist oft Leitsymptom der *Glykogenose des Typus I* und gelegentlich vorhanden bei Typ III und VI. Bei Typ I, einer autosommal recessiv vererbten Krankheit fehlt die Glucose-6-Phosphatase in der Leber, d.h. das Enzym, welches den letzten Schritt in der Glucoseproduktion durch die Leber besorgt, die Hydrolyse des Glucose-6-Phosphats. Solche Patienten entwickeln sich geistig mehr oder weniger normal, wenn häufige kleine Mahlzeiten gegeben und damit Hypoglykämien schwereren Grades vermieden werden (FIELD, 1966).

Die Glykogenosen führen durch einen Enzymdefekt der Glykogenspaltung oder der Glucose-6-Phosphatase zur Hypoglykämie. Vor einigen Jahren ist eine Krankheit beschrieben worden, bei der die Glykogenolyse und die hepatische Glucoseabgabe normal ablaufen, jedoch ein Enzymdefekt der Gluconeogenese den Glucosenachschub durch die Leber verunmöglicht. Es handelt sich um die Fructose-1,6-Diphosphatase-Mangel-Krankheit von BAKER und WINEGRAD (1970). Kinder mit diesem Enzymdefekt können 12–16 Std lang ohne Nahrung bleiben, bis das Leberglykogen aufgebraucht ist. Danach werden sie schwer hypoglykämisch. Außerdem leiden sie noch an einer fructoseinduzierten Hepatomegalie und Hypoglykämie, deren Genese ähnlich derjenigen bei der hereditären Fructose-Intoleranz sein dürfte. Kinder mit Fructose-1,6-Diphosphatase-Mangel können nur so lange fasten, als Glykogen in der Leber abgebaut werden kann. 16 Std nach der letzten Mahlzeit muß spätestens die Gluconeogenese einsetzen, die bei diesen Kindern nicht zur Glucosebildung führen kann. Nüchternhypoglykämien werden durch Fieber, Infektionen, körperliche Arbeit (erhöhter Glucoseverbrauch und vermehrter Anfall von Glycerin und Aminosäuren in der Leber, die als Fructose-Ester die Phosphorylase hemmen können) vorzeitig ausgelöst. Neben der Hypoglykämie steht die Milchsäureacidose im Vordergrund. Milchsäure kann nicht in Glucose umgewandelt werden und Substrate der Gluconeogenese (Glycerin, Aminosäuren, Fructose, Xylit u.a.) führen zu einem massiven Anstieg der Milchsäurekonzentration.

Diese obenerwähnten Krankheiten bieten mit Ausnahme der leucinüberempfindlichen und idiopathischen kindlichen Hypoglykämie keine differentialdiagnostischen Schwierigkeiten gegenüber dem organischen Hyperinsulinismus. Schwerer abzugrenzen davon sind die meist *großen, extrapankreatischen Tumoren*, die selten mit Hypoglykämien einhergehen können. Obschon diese Tumoren kein Insulin produzieren, zählt man sie zu den paraneoplastischen Syndromen. Die Differentialdiagnose zwischen organischem Hyperinsulinismus bei B-Inselzelladenom und extrapankreatischer Tumorhypoglykämie gelingt mit der Insulinbestimmung im Serum allein nicht, da auch beim Inselzelladenom normale Insulinwerte im Blut vorkommen. Oft sind jedoch diese extrapankreatischen Tumoren so groß, daß sie nicht übersehen und nicht mit Inselzelladenomen verwechselt werden können. Zwei Drittel der Tumoren sind mesenchymalen Ursprungs, meist Fibrosarkome, und liegen im retroperitonealen Raum oder im Thorax bzw. Mediastinum (PAPAIOANNOU, 1966). Leberzellcarcinome kommen an 2. Stelle. Sie führen zu fulminanten und schwersten Hypoglykämien, die oft rasch zum Tode führen. Die Prognose der Hepatome mit Hypoglykämien ist deshalb sehr schlecht. Im Gegensatz dazu sind die mesenchymalen Tumoren zwar meistens maligne, aber oft nur langsam wachsend. Lange Remissionen und sogar Heilungen nach Operation bzw. Bestrahlung solcher Tumoren sind beschrieben. Carcinome des Magen-Darmtraktes, Bronchus- und Nebennierencarcinome führen ebenfalls selten zu Hypoglykämien.

Die Pathogenese der Tumorhypoglykämie ist noch nicht gesichert (UNGER, 1966; FROESCH, 1968). Neuerdings wird von einer amerikanischen Gruppe über einzelne Patienten berichtet, bei denen die „nonsuppressible insulin-like activity“ im Blut erhöht war. Wir haben Seren von 9 Patienten untersucht und normale Werte erhalten. Solange nur das totale bzw. eiweißgebundene NSILA gemessen werden kann, dürfen solche Befunde nicht überwertet werden. Einerseits ist der Glucoseverbrauch der Tumoren gesteigert. Andererseits ist die hepatische Glucoseabgabe an das Blut teilweise oder vollständig blockiert trotz anderweitig normalen Leberfunktionen und normalem Glykogengehalt der Leber (FROESCH, 1963; JAKOB, 1967). Pharmakologische Dosen von Glucagon führen zu einer prompten Glykogenolyse und zu einem Blutzuckeranstieg, während Glucose spontan nicht oder nur ungenügend mobilisiert werden kann. Des weiteren ist die Lipolyse, d.h. die Freisetzung von Fettsäuren aus dem Fettgewebe partiell oder total blockiert, so daß die freien Fettsäuren während der Hypoglykämie nicht ansteigen und die Gewebe ihren Energiebedarf weiterhin mit Glucose decken müssen, was zu schwersten Hypoglykämien führen kann (FROESCH, 1963; JAKOB, 1967). Während beim Normalen während des Fastens nur noch ca. 20% des gesamten Calorienbedarfs durch Glucose gedeckt werden, bleibt die Glucose das hauptsächliche Substrat bei Patienten mit Tumorhypoglykämien, auch bei sehr tiefem Blutzucker. Bei 2 Patienten mit Tumorhypoglykämie wurde der Anteil der Glucose am gesamten Energiestoffwechsel während der schwersten Hypoglykämie mit 40–60% stark erhöht gefunden (FROESCH, 1963; JAKOB, 1967). Der Zusammenhang zwischen der Blockierung der hepatischen Glucoseabgabe und der Lipolyse bei Patienten mit Tumorhypoglykämie ist noch nicht geklärt. SILVERSTEIN, WAKIM und BAHN (1965) fanden eine erhöhte Tryptophanausscheidung im Urin von Patienten mit Tumorhypoglykämie. L-Tryptophan führt zu einer Inaktivierung der Phosphoenolpyruvatcarboxykinase in der Leber und damit zu einer Blockierung der Gluconeogenese (RAY, 1966). Andererseits wird L-Tryptophan im Organismus z.T. zu Nicotinsäure abgebaut, welches die Lipolyse des Fettgewebes hemmt. Damit ließen sich also beide Stoffwechselabnormalitäten, die fehlende hepatische Glucoseproduktion wie auch die Lipolysehemmung erklären. Diese Hypothese ist experimentell aber noch nicht bewiesen.

Die Behandlung dieser Patienten besteht in regelmäßiger Glucosezufuhr. Der Glucosebedarf kann bis auf 600, ja sogar 800 g pro Tag ansteigen, so daß stündlich 20–30 g Glucose verabreicht werden müssen. Solche Patienten müssen nachts regelmäßig geweckt und ernährt werden, da sie sonst in schwerste hypoglykämische Zustände geraten, in denen sie sterben können. Die Tumoren sollen, wenn immer möglich, radikal entfernt und nachbestrahlt werden, obschon sie nicht besonders strahlenempfindlich sind. Die Operation lohnt sich auch, wenn die radikale Entfernung des Tumors nicht möglich ist, da die Reduktion der Tumormasse nicht selten zu einer Verbesserung der Stoffwechsellage führt und Hypoglykämien ganz ausfallen oder weniger häufig und weniger schwer sind. Eine Dauertherapie mit Glucocorticoiden oder mit Glucagon hat sich nicht bewährt. Diazoxid scheint die Stoffwechsellage nicht günstig zu beeinflussen.

5. Der organische Hyperinsulinismus, das B-Inselzell-Adenom

Die Diagnose des *organischen Hyperinsulinismus* kann eine der schwierigsten auf dem gesamten Gebiete der Endokrinologie sein. Oft treten hypoglykämische Bewußtseinsstörungen während Jahren nur sporadisch 1 bis 3mal pro Jahr auf, so daß die Patienten den Arzt gar nicht aufsuchen, oder dieser eine weitere Abklärung nicht für notwendig erachtet. Die Hypoglykämien treten meistens langsam ohne Adrenalinsymptome auf, so daß eine Warnung des Patienten ausbleibt und dieser schwersten hypoglykämischen Komata ausgeliefert ist. Etwa die Hälfte der Patienten mit organischem Hyperinsulinismus werden zuerst zum Psychiater oder Neurologen geschickt und erst dann zum Internisten. Die Fehldiagnose einer Psychose oder einer Epilepsie ist auch heute noch recht häufig. Für eine möglichst rasche Abklärung auf Hyperinsulinismus ist folgende diagnostische Reihenfolge zweckmäßig (MARKS, 1968).

1. Glucosebelastung mit 50 oder 100 g Glucose peroral mit zusätzlichem 4-Std-Blutzuckerwert, um reaktive Hypoglykämien des Diabetikers zu erfassen (s. S. 713). Diese muß am Anfang der Abklärung erfolgen, da die Glucosebelastung nach dem Fastenversuch ohnehin nicht mehr normal ausfällt. Die Glucosebelastung fällt paradoxerweise bei etwa 50% der Patienten mit organischem Hyperinsulinismus diabetisch aus (MARKS, 1961). Die Insulinwerte im Nüchtern-Plasma sind bei etwa der Hälfte der Patienten erhöht und steigen nach Glucose normal, übermäßig, nicht selten aber auch weniger als normal an (SAMOLS, 1963; LUNDBAEK, 1966). Der diagnostische Wert der Glucosebelastung ist somit klein. Sie sollte aber trotzdem an den Beginn der Abklärung des organischen Hyperinsulinismus gestellt werden.

2. Tolbutamidtest mit 1 g intravenös. Dieser Test sollte nur bei Nüchternblutzuckerwerten über 50 mg% ausgeführt werden. Bei B-Inselzell-Adenomen fällt der Blutzucker innerhalb von 30–60 min auf unter 30 mg% ab, und im Gegensatz zu der normalen Versuchsperson steigt der Blutzucker nicht spontan oder erst nach längerer Zeit wieder auf normale Werte an (FAJANS, 1961). Bei diesem Test soll eine Kanüle oder noch besser eine Dauertropfinfusion mit physiologischer Kochsalzlösung intravenös gelegt werden, die jederzeit für Glucose- und Glucagonapplikation i.v. zur Verfügung steht. Die Insulinwerte müssen nach 0,5 und 10 min gemessen werden und steigen beim Inselzell-Adenom meistens über 200μE/ml an.

3. Der 72-Std-Hungerversuch. Wenn der Tolbutamidtest negativ ausfällt und keine hypoglykämischen Symptome auftreten, kann ein Hungerversuch direkt angeschlossen werden. Beim Inselzelladenom kommt es in mehr als zwei Drittel der Fälle zwischen 12 und 36 Std nach Beginn des Fastens zu hypoglykämischen Anfällen. Zum sicheren Ausschluß eines organischen Hyperinsulinismus muß dieser Test aber 72 Std lang durchgehalten werden. Vorsichtsmaßnahmen: Überwachung auch nachts. Wenn hypoglykämische Symptome auftreten, soll

der Blutzucker bestimmt und bei einem Wert unter 40 mg% der Versuch abgebrochen werden.

4. Der Glucagontest. Seitdem bekannt wurde, daß Glucagon die Insulinsekretion stark stimuliert (s. S. 701 f.), haben MARKS und SAMOLS (1967) diesen Test für die Diagnose des Hyperinsulinismus entwickelt. Die Insulinsekretion wird beim B-Inselzell-Adenom durch Glucagon stärker als normal stimuliert (MARKS, 1968). Diese Autoren halten den Glucagontest für einen der besten Tests in der Diagnostik des organischen Hyperinsulinismus.

Wie bereits ausgeführt, kann mit der Insulinbestimmungsmethode in etwa zwei Drittel der Patienten die Diagnose auf organischen Hyperinsulinismus gestellt werden. Da die Insulinwerte im Blut häufig großen Schwankungen unterworfen sind, müssen mindestens 3–5 Nüchterninsulinwerte bestimmt werden, damit ein Hyperinsulinismus mit einer gewissen Wahrscheinlichkeit ausgeschlossen oder bestätigt werden kann. Die Insulinbestimmung im Nüchternserum ist aber bis heute nur ein Hilfsmittel in der Diagnostik des Hyperinsulinismus geblieben, da die Insulinwerte im Blut häufig nur relativ erhöht sind, d.h. nur dann, wenn man sie in Beziehung setzt zum erniedrigten Blutzucker. Da wir indessen keine Möglichkeit haben, tiefe Blutzuckerwerte mit anderen Mitteln als mit Insulin zu erzeugen, ist es schwierig, diese Korrelation für tiefe Blutzuckerwerte bei Stoffwechselgesunden überhaupt aufzustellen.

Schwierigkeiten besonderer Art bietet die Diagnose des B-Zell-Adenoms bei Diabetikern. 1960 wurden von MOSS und RHOADES 23 solche Fälle aus der Literatur zusammengetragen. In 16 dieser 23 Fälle wurde die Diagnose erst bei der Autopsie gestellt. Im allgemeinen nimmt der Insulinbedarf ab. Neben schweren hypoglykämischen Zuständen können reaktive Hyperglykämien mit Ketose auftreten. Da solche Patienten von der vorangehenden Insulintherapie bereits Insulin-Antikörper im Blut haben, ist der Nachweis einer erhöhten Insulinkonzentration im Plasma diagnostisch nicht verwertbar. Zumindest theoretisch sollte der Hungerversuch auch beim Diabetiker mit B-Zell-Adenom allmählich zur Hypoglykämie führen und die Diagnose gestatten.

a) Vorkommen, Häufigkeit und Lokalisation der B-Inselzell-Adenome (MARKS u. ROSE, 1965)

B-Inselzell-Adenome treten bei Frauen und Männern gleich häufig auf. Das Alter zwischen 20 und 50 Jahren ist bevorzugt. Aber auch Kinder werden betroffen. In einem Fall soll das Adenom bei der Geburt vorhanden gewesen sein. Wahrscheinlich treten diese Adenome nur im Rahmen der endokrinen Adenomatose (s. Kap. XVIII) familiär gehäuft auf.

Der Durchmesser der meisten Adenome beträgt zwischen 1 und 2 cm. Aber auch kleinere Adenome können Hypoglykämien verursachen. Die B-Zell-Adenome verteilen sich gleichmäßig auf das ganze Pankreas. Tumoren, die an der Oberfläche des Pankreas liegen, sind durch ihre braune, blaue oder blau-schwarze Farbe von Lymphknoten zu unterscheiden.

Multiple benigne aktive Inselzelladenome sind extrem selten. Hingegen sind B-Zell-Adenome vielleicht in 5% aller Fälle ektopisch gelegen. Sie kommen mit abnehmender Häufigkeit im Duodenum, Magen, Jejunum, Meckelschem Divertikel, Ileum und extrem selten in Gallenblase, abführenden Gallenwegen, Mesenterium, Omentum, Colon transversum und anderen Strukturen in der Gegend des Pankreas vor.

Multiple Adenome sind selten. Sie sind kaum größer als normale Inseln, erreichen aber gelegentlich einen Durchmesser von 1–3 cm. Es handelt sich nicht um eine Hyperplasie der Inseln (früher als Polynesie bezeichnet), sondern um echte multiple Neoplasien. Vielleicht sind die meisten dieser Fälle der endokrinen Adenomatose zuzuordnen.

10–20% aller insulinsezernierenden Pankreastumoren sind maligne. Sichere histologische Kriterien für Malignität gibt es nicht. Metastasen beweisen die Malignität. Der Verlauf ist sehr verschieden. Die Hypoglykämie ist beim Carcinom oft das erste Symptom. Der Verlauf mit rasch zunehmender Schwere der Hypoglykämie spricht für ein Carcinom. Der Krankheitsverlauf kann aber auch sehr langsam sein und sich nicht von demjenigen beim Inselzelladenom unterscheiden. Gelegentlich treten Anorexie und Tumorkachexie lange vor der Hypoglykämie auf.

b) Die Pathophysiologie der Hypoglykämie beim aktiven B-Inselzell-Adenom

Der Hyperinsulinismus führt durch eine vor allem während des Fastens erhöhte Glucoseassimilation und eine gehemmte Glucoseproduktion durch die Leber zur Hypoglykämie. Wie weiter oben bereits angeführt, ist die Glucosebelastung und der Glucoseassimilations-Koeffizient beim organischen Hyperinsulinismus aber nicht selten im diabetischen Bereich (MARKS, 1961). Wie muß man sich bei diesen Patienten den Hypoglykämie-Mechanismus vorstellen? Offenbar liegt bei solchen Patienten wiederum ein Mißverhältnis zwischen Glucoseneubildung in der Leber einerseits und Glucoseverbrauch in den peripheren Geweben andererseits zugrunde. Bei Patienten mit B-Inselzell-Adenom und diabetischer Glucosetoleranz ist das Seruminsulin meist nicht erhöht, und oft fehlt das Ansprechen des Adenoms auf Glucose. Die gegenüber der Norm verminderte Glucoseassimilation ist demnach auf niedrigere Insulinspiegel zurückzuführen. Die Insulinsekretion ist nicht geregelt, jedoch immer leicht erhöht. Bei längerem Fasten kommt es zur Hypoglykämie, weil der Plasma-Insulinspiegel mäßig erhöht bleibt und die Glucoseabgabe der Leber konstant hemmt. Nicht selten drückt sich das Mißverhältnis zwischen Glucoseproduktion und Glucoseverbrauch in einem neuen Blutzuckergleichgewicht um 40 mg-% aus, das während mehrerer Stunden erhalten bleibt, bevor es zu einem weiteren Absinken des Blutzuckers und zum hypoglykämischen Koma kommt.

Eine relative Insulinresistenz der peripheren Gewebe wurde beim Hyperinsulinismus auch schon diskutiert. Ohne Zweifel finden sich diabetische Glucoseassimilations-Koeffizienten bei Patienten mit organischem Hyperinsulinismus und stark erhöhten Insulinwerten im Blut. Ob hier humorale Insulinantagonisten oder eine echte Geweberesistenz (verminderte Anzahl von Insulinreceptoren) gegen Insulin vorliegen, kann heute nicht mit Sicherheit gesagt werden.

c) Die Therapie des B-Inselzell-Adenoms

Ist die Diagnose eines organischen Hyperinsulinismus gestellt, so soll ein Versuch unternommen werden, das Inselzelladenom zu lokalisieren. Eine Cöliakographie erlaubt in 10–20% der Fälle die Lokalisation des Tumors in der Bauchspeicheldrüse. In der Regel stellen sich Adenome mit einem Durchmesser von über 1–2 cm in der Cöliakographie dar. Kleinere Adenome können nicht dargestellt werden. Scintigraphische Methoden der Tumordarstellung im Pankreas haben für Inselzelladenome bis heute zu keinem Erfolg geführt, doch gibt die Entwicklung der Computer-Tomographie zu neuen Hoffnungen Anlaß. Die internistische Diagnose eines B-Inselzell-Adenoms ist für den Chirurgen absolut verbindlich, d.h. der Chirurg muß das Inselzelladenom in der Bauchspeicheldrüse durch deren sorgfältige Präparation finden. Leider sind ca. 5% der Inselzelladenome ektopisch und damit außerhalb der Bauchspeicheldrüse gelegen, so daß sie vom Chirurgen meist nicht gefunden werden. Früher wurde bei negativer Exploration im Bereiche der Bauchspeicheldrüse eine $^4/_5$-Resektion ausgeführt. Dieses Vorgehen ist heute nicht mehr zu empfehlen. Wenn das Adenom nicht lokalisiert werden kann, soll keine Resektion der Bauchspeicheldrüse erfolgen, denn es ist nicht ausgeschlossen, daß zu einem späteren Zeitpunkt das inzwischen größer gewordene Adenom gefunden wird (STEINKE, 1968). Außerdem ist eine $^4/_5$-Resektion der Bauspeicheldrüse mit recht großen Risiken verbunden. Eine Operation nach WHIPPLE mit totaler Pankreatektomie und Resektion eines Teils des Dünndarms darf nicht mehr ausgeführt werden, da solche Patienten nachher invalid sind.

6. Die symptomatische medikamentöse Therapie des organischen Hyperinsulinismus

Es gibt heute noch keine ideale medikamentöse Therapie des organischen Hyperinsulinismus. Die Chirurgie steht unangefochten an erster Stelle. Nur wenn sie versagt, d.h. wenn das Inselzelladenom nicht gefunden wird oder inoperabel ist, soll eine medikamentöse Therapie eingeleitet werden. Das Mittel der Wahl ist das Diazoxid (FAJANS, 1966). Es erhöht in einer Dosierung von 150–300 mg pro Tag den Blutzucker durchschnittlich um 10 mg%. Damit können Symptome der Hypoglykämie um Stunden hinausgezögert werden, so daß die Patienten beschwerdefrei bleiben. Unangenehme Nebenwirkungen des Diazoxids sind Natriumretention, Herzklopfen und erhöhter Blutdruck. Diese Symptome werden vermieden durch gleichzeitige Gabe von hyperglykämisch wirkenden Saliuretica in relativ hoher Dosierung. Andere Nebenwirkungen des Diazoxids sind allerdings unvermeidbar. Wohl die schwerstwiegende ist die Entwicklung einer Lanugobehaarung am ganzen Körper, die sich regelmäßig bei Kindern und Frauen einstellt und äußerst unangenehm empfunden wird. Gastrointestinale Symptome können, müssen aber nicht auftreten und führen meist nicht zum Absetzen der Diazoxid-Medikation. Unter Diazoxid nimmt der Appetit dieser Patienten meistens ab. Die regelmäßige Glucosezufuhr wird unnötig und die anfänglich übergewichtigen Patienten nehmen ab.

Glucagon erhöht den Blutzucker nur vorübergehend und ist deshalb für die Dauertherapie des organischen Hyperinsulinismus wenig geeignet. Auch die Therapie mit Glucocorticoiden, die die Glucoseneubildung der Leber stimulieren, hat sich nicht bewährt.

G. Glucagon: Das zweite Pankreashormon

E.R. FROESCH

MCLEOD (1922) fiel auf, daß intravenöse Verabreichung gewisser Insulinpräparate initial einen Anstieg des Blutzuckers bewirkt. MURLIN (1923) trennte einen hyperglykämisierenden Wirkstoff von Insulinpräpraten ab und nannte ihn Glucagon, da er Glucose aus der Leber mobilisiert.

Glucagon wurde später aus Insulinpräparaten und Pankreasextrakten angereichert. STAUB, SINN und BEHRENS gelang 1953 die Kristallisation des Glucagons und BROMER (1956) die Strukturaufklärung . Glucagon ist nach dem ACTH und Insulin das dritte Peptidhormon, das synthetisch in der Retorte hergestellt wurde.

1. Chemie des Glucagons

Die Bauchspeicheldrüse enthält nur etwa 5 bis 10 mg Glucagon pro kg Feuchtgewicht oder ca. den 20.–10. Teil des Gehaltes an Insulin (SAMOLS, 1966). Glucagon ist bei pH 4–9 nur schwer löslich. Das sind wahrscheinlich die hauptsächlichsten Gründe des langen Verzuges in der Reindarstellung dieses Hormons. Interessant ist ferner die Tatsache, daß auch mehrfach rekristallisiertes Glucagon immer noch kleine Mengen Insulin enthält, das sich mit den üblichen eiweißchemischen Methoden nicht abtrennen läßt.

Glucagon besteht aus einer Kette von 29 Aminosäuren ohne Disulfidbrücke. Der isoelektrische Punkt liegt zwischen pH 7,5 und 8. Glucagon ist bei pH 3–4 löslich und gut haltbar.

2. Physiologie des Glucagons

a) Bildungsort

Glucagon wird in den A-Zellen in den peripheren Abschnitten der Inseln der Bauchspeicheldrüse gebildet. Die Ligatur des Ductus pancreaticus und Atrophie des exokrinen Gewebes führt nicht zum Verlust der A-Zellen. Nach Zerstörung der B-Inselzellen durch Alloxan ist noch immer Glucagon aus der Bauchspeicheldrüse extrahierbar (PINCUS, 1950). Beim Hund ist der Processus uncinatus frei von A-Zellen. In diesem Teil der Bauchspeicheldrüse ist auch kein Glucagon vorhanden (BENCOSME, 1956). Eine dem Glucagon ähnliche Substanz kann auch aus dem Magen-Darm-Trakt gewonnen werden. Intestinales Glucagon ist immunochemisch und biologisch verwandt, aber nicht identisch mit pankreatischem Glucagon (UNGER, 1968). Argyrophile Zellen im Darm, die den A-Zellen der Bauchspeicheldrüse ähnlich sehen, werden als Produktionsstätten des intestinalen Glucagons vermutet. Darmglucagon scheint ein größeres Molekulargewicht als pankreatisches Glucagon zu haben (UNGER, 1968). Es reagiert mit Antikörpern der meisten Tiere, die mit pankreatischem Glucagon immunisiert wurden. Es gibt aber bereits Antikörper, die beide Glucagonarten auseinanderhalten können und nur mit dem einen oder dem anderen reagieren. Mindestens beim Hund wird „pankreatisches“ Glucagon auch von A-Zellen im Fundus und Corpus des Magens gebildet.

b) Stoffwechsel

Die Existenz zweier oder mehrerer verschiedener glucagonähnlicher Substanzen im Serum stellt die meisten früheren Befunde in Frage, die unter der Annahme eines einzigen, pankreatischen Hormons gesammelt und entsprechend interpretiert wurden. Die Glucagonkonzentration im peripheren Blut soll, mit den neuesten immunochemischen Methoden gemessen, zwischen 0,5 und 6 mμg/ml Serum betragen (WEINGES, 1968). Glucagon wirkt in einer Konzentration von 1,0 mμg/ml bereits glykogenolytisch auf die Leber (SOKAL, 1966). Die im Blut gefundenen und auf die Leber wirksamen Konzentrationen dieses Hormons stimmen also mehr oder weniger überein.

Glucagon wirkt nur kurze Zeit auf die in vitro perfundierte Leber. Wahrscheinlich wird es von der Leber rasch abgebaut und inaktiviert. Es scheint eine kurze, noch nicht genau bekannte Halbwertzeit zu haben. Nach intravenöser Injektion von Glucagon steigt der Blutzucker während ca. 20–30 min an und fällt nachher wieder ab. Die Wirkungsdauer ist wahrscheinlich ähnlich derjenigen des Insulins.

Glucagon hat drei wesentliche Angriffspunkte im Organismus. Der wichtigste ist die Stimulation der Glykogenolyse in der Leber. Durch Glucagon wird die inaktive Phosphorylase b in die aktive Phosphorylase a übergeführt, so daß Glykogen rasch abgebaut und als Glucose von der Leber in das Blut abgegeben wird (SUTHERLAND, 1951; SUTHERLAND, 1965). Es scheint, daß das pankreatische Glucagon der eigentliche physiologische Gegenspieler des Insulins ist (FOA, 1968). Beim Blutzuckerabfall steigt pankreatisches Glucagon im Pankreasvenenblut und im peripheren Blut an und bewirkt dadurch einen Wiederanstieg des Blutzukkers auf normale Werte (UNGER, 1968). Nach SOKAL (1966) ist Glucagon in dieser Beziehung viel wirksamer als Adrenalin und Noradrenalin, die über den gleichen Wirkungsmechanismus wie Glucagon ebenfalls glykogenolytisch wirken. Außer der Glykogenolyse fördert Glucagon auch die Glucoseproduktion via Gluconeogenese (s. Abb. 699). Ob die lipolytische Wirkung des Glucagons auch in vivo zum Tragen kommt, ist noch nicht gesichert.

Glucagon ist ein wichtiger Teil der anti-insulinären endokrinen Gegenspieler der Insulins. Glucagon sorgt insbesondere für die Bereitstellung von Glucose für das Gehirn, die Katecholamine vor allem für die Bereitstellung von freien Fettsäuren als Substrat für die Muskulatur.

Der Wirkungsmechanismus des Glucagons an Fettgewebe, Leber und Inselzellen scheint derselbe zu sein. Der Wirkungsmechanismus der Katecholamine und des Glucagons wurde vor allem von SUTHERLAND (1965) eingehend untersucht. Demnach fördert Glucagon durch eine Aktivierung der Adenylcyclase die Bildung von cyclischem 3′,5′-AMP aus ATP. Das cyclische AMP verwandelt nun die inaktive Phosphorylase b oder die inaktive Lipase in die aktive Form des Enzyms durch die Phosphorylierung von Serinresten im Enzymprotein. Für diese Phosphorylierung sind Kinasen verantwortlich.

3. Die Glucagonüberproduktion

Eine Glucagonüberproduktion wurde gelegentlich für das Zustandekommen des Diabetes mellitus verantwortlich gemacht (WEINGES, 1968). Ein Überwiegen der A- gegenüber den B-Zellen im Pankreas des Diabetikers sprach vor allem dafür (FERNER, 1953). Experimentell gelang es aber nur ausnahmsweise, einen permanenten Diabetes mellitus mit hohen Dosen Glucagon zu erzeugen. Die Glucagonwerte im Blut des Diabetikers sind im großen und ganzen normal, ein weiterer Hinweis gegen eine pathogenetische Bedeutung des Glucagons beim Diabetes mellitus (WEINGES, 1968). Von UNGER stammt die Hypothese, daß der Diabetes mellitus eine „bihormonale Krankheit“ sei (UNGER u. ORCI, 1976). Gemeint ist ein Insulinmangel und Glucagonüberschuß, die zusammen für die diabetische Stoffwechselentgleisung verantwortlich sind. Bei kurzfristigem Insulinentzug ist die diabetische Entgleisung tatsächlich weniger ausgeprägt, wenn die Glucagonsekretion gleichzeitig mit Somatostatin blockiert wird. Bei längerdauernder Insulinkarenz scheint die Hyperglucagonämie weniger wichtig zu sein für die Stoffwechselentgleisung.

Während der essentielle Diabetes mellitus mit einer primären Glucagonüberproduktion sehr wahrscheinlich nichts zu tun hat, gibt es doch einige Beschreibungen von Pankreastumoren, die mit Hyperglykämie und Glucosurie einhergehen (UNGER, 1964; MCGAVRAN, 1966; YOSHINAGA, 1966) (s. S. 784). Es handelt sich meist um diffus wachsende A-Inselzell-Tumoren mit massiver Destruktion des Pankreas und Metastasen in der Leber („Glucagonom“). Den Beweis, daß diese Tumoren tatsächlich Glucagon sezernieren und verantwortlich sind für die diabetische Stoffwechsellage, bringt nur die Bestimmung des Glucagons im Serum und wenn möglich die Bestimmung des Glucagongehaltes des Tumors. In den wenigen beschriebenen Fällen war der Blutzucker außerordentlich großen Schwankungen unterworfen, wobei keine Ketose auftrat. Außerdem waren die Fälle durch ein Nichtansprechen auf intravenöse Glucagonapplikation gekennzeichnet. Klinisch stehen bei Glucagonom-Patienten mit Diabetes folgende Merkmale im Vordergrund: Gewichtsverlust, ausgeprägt labile Stoffwechsellage, Glossitis. Ein seltsames, cyclisch verlaufendes Exanthem wurde mehrfach beschrieben. Vor allem am Abdomen und perianal traten Efflorescenzen auf mit zentraler Blase, die aufbrechen, nässen und nach der Abheilung einen Pigmentfleck hinterlassen.

4. Das Glucagonmangelsyndrom

Die Pankreatektomie führt zum Diabetes und nicht zur Hyperglykämie. Es gibt keine Methode, weder chirurgisch noch chemisch, die A-Zellen selektiv auszuschalten. Kobaltchlorid, Phenolrot und Syntalin A sind nur teilweise wirksam, Bei gewissen Vogelarten sind A-Zellen enthaltende Inseln von B-Zellen enthaltenden Inseln getrennt. Bei diesen Tieren gelingt es gelegentlich, durch vollständige Entfernung der die A-Zellen enthaltenden Inseln eine letale Hypoglykämie zu erzeugen. Es wird angenommen, daß diese Hypoglykämie auf den Glucagonmangel zurückzuführen sei (FOA, 1968). Ein Beweis, daß gewisse Formen der kindlichen Spontanhypoglykämie auf einen Glucagonmangel zurückzuführen sind, gibt es bis heute nicht.

Literatur

Embryologie und Normalanatomie

Bloom, W., Fawcett, Don W.: A textbook of histology. 10th ed., p. 726. Philadelphia: Saunders 1975.

Ferner, H.: Das Inselsystem des Pankreas. Stuttgart: Thieme 1952.

Gray, H.: Anatomy. 35th ed. (R. Warwick, P.L. Williams, eds.), p. 1299. Edinburgh: Longman 1973.

Hamilton, W.J., Boyd, J.D., Mossman, H.W.: Human embryology. Prenatal development of form and function. 4th ed. (W.J. Hamilton, H.W. Mossman, eds.), p. 349. Cambridge: Heffer 1972.

Kurosumi, K., Fujita, H.: Functional morphology of endocrine glands, p. 261. Stuttgart: Thieme 1975.

Pearse, A.G.E., Polak, J.M.: Neural crest origin of the endocrine polypeptide (APUD) cells of the gastrointestinal tract and pancreas. Gut **12**, 783 (1971).

Pearse, A.G.E., Polak, J.M., Bussolati, G.: The neural crest origin of gastrointestinal and pancreatic endocrine polypeptide cells and their distinction by sequential immunofluorescence. Folia Histochem. Cytochem. **10**, 115 (1972).

Pearse, A.G.E., Polak, J.M., Heath, C.M.: Development, differentiation and derivation of the endocrine polypeptide cells of the mouse pancreas. Diabetologica **9**, 120 (1973).

Turner, C.D., Bagnara, J.T.: General endocrinology. 6th ed., p. 258. Philadelphia: Saunders 1976.

Watari, N.: Fine structure of the nervous elements in the pancreas of some vertebrates. Z. Zellforsch. **85**, 291 (1968).

Pathologische Anatomie

Brolin, S.E., Hellmann, B., Knutson, H. (Hrsg.): The structure and metabolism of the pancreatic islets. London: Pergamon Press 1964.

Cameron, M.P., O'Connor, M. (Hrsg.): The aetiology of diabetes mellitus and its complications. Ciba Foundation Coll. on Endocrinology, vol. 15, London: Churchill 1964.

Capella, C., Solcia, E., Frigerio, B., Buffa, R., Usellini, L.: The endocrine cells of the pancreas and related tumours. Ultrastructural study and classification. Virchows Arch. Abt. A, 1977, im Druck..

Cohen, A.S.: Amyloidosis. New Engl. I. Med. **277**, 522, 574, 628 (1967).

Diezel, P.B., Willert, H.G.: Morphologie und Histochemie der harten und weichen Exsudate der Retina bei Diabetes mellitus und essentieller Hypertonie. Klin. Mbl. Augenheilk. **139**, 475 (1961).

Fisher, E.R., Perez-Stable, E., Amidi, M., Sarver, M.E., Danowski, Th.S.: Ultrastructural renal changes in juvenile diabetics. J. Amer. med. Ass. **202**, 291 (1967).

Funk, H.U.: Veränderungen an Pankreaskapillaren bei Diabetikern. Diabetologia **1**, 228 (1965).

Gepts, W.: Contribution à l'étude morphologique des ilôts de Langerhans au cours du diabète. Ann. Soc. roy. Sci. méd. nat. Brux. **10**, 5 (1957).

Gepts, W.: Pathologic anatomy of the pancreas in juvenile diabetes mellitus. Diabetes **14**, 619 (1965).

Gepts, W.: Endokrines Zellsystem des Pankreas. Verh. dtsch. Ges. Path. **61**, 55 (1977).

Hedinger, Chr.: Zur Pathologie der Haemochromatose als Syndrom. Helv. med. Acta **20**, Suppl. XXXII, 28 (1953).

Hedinger, Chr.: Origin and Morphology of Islet Cell Tumors with Single or Multiple Hormone Production, p. 728. Proceedings 8th Congress International Diabetes Federation, Brussels 1973, Amsterdam: Excerpta Medica 1974.

Hedinger, Chr.: Inselapparat des Pankreas. In: Spezielle Pathologie (F. Büchner, E. Grundmann, Hrsg.), Bd. II, 6. Aufl. München-Berlin-Wien: Urban und Schwarzenberg 1977.

Heitz, Ph.: Endokrines System des Magendarmtraktes und der Respirationsorgane. Verh. dtsch. Ges. Path. **61**, 24 (1977).

Heitz, Ph.U., Klöppel, G., Häcki, W.H., Polak, J.M., Pearse, A.G.E.: Nesidioblastosis: The pathological basis of persistent hyperinsulinemic hypoglycemia in infants. Morphological and quantitative analysis of seven cases based on specific immunostaining and electron microscopy. Diabetes 1977, im Druck.

Hellerström, C.: Effects of steroid diabetes on the pancreatic islets of guinea pigs with special reference to the A_1-Cells. Acta Soc. Med. upsalien. **68**, 1 (1963).

Hellman, B., Hellerström, C.: Histology and histophysiology of the islets of Langerhans in man. In: Pfeiffer, E.F. (Hrsg.). Diabetes mellitus, Bd. 1, S. 89. München: J.F. Lehmann 1968.

Kimmelstiel, P., Osawa, G., Beres, I.: Glomerular basement membranes in diabetics. Amer. J. clin. Path. **45**, 21 (1966).

Larsson, O.: Studies of small vessels in patients with diabetes. Acta med. scand., Suppl. **480** (1967).

Lazarus, S.S., Volk, B.W.: The pancreas in human and experimental diabetes. New York-London: Grune & Stratton 1962.

Mitschke, H.: Funktionelle Pathomorphologie des gastrointestinalen endokrinen Zellsystems. Veröffentlichungen aus der Pathologie, Bd. 104. Stuttgart-New York: Fischer 1977.

Pometta, D., Orci, L., Ruffener, C., Curchod, B.: Etude au microscope électronique des membranes basales des capillaires sanguins musculaires de sujets prédiabétiques, diabétiques et non diabétiques. im Druck..

Ritchie, S., Waugh, D.: The pathology of Armanni-Ebstein diabetic nephropathy. Amer. J. Path. **33**, 1035 (1957).

Seifert, G.: Pathologische Morphologie der Langerhansschen Inseln, besonders beim Diabetes mellitus des Menschen. Verh. dtsch. Path. Ges. **42**, 50 (1958).

Sellyei, M., Walton, E.: Über Vorkommen und Erscheinungsformen des Kernglykogens in Leberzellen. Zbl. allg. Path. path. Anat. **112**, 1 (1969).

Siebenmann, R., Steiner, H., Uehlinger, E.: In: Handbuch der allgemeinen Pathologie, Bd. VIII/1. Berlin-Heidelberg-New York: Springer, im Druck.

Siperstein, M.D., Unger, R.H., Madison, L.L.: Studies on the muscle capillary basement membranes in normal subjects, diabetic and prediabetic patients. J. clin. Invest. **47**, 1973 (1968).

Steiner, H.: Quantitative und qualitative Zellveränderungen im Hypophysenvorderlappen bei Diabetes mellitus. Virchows Arch. path. Anat. **339**, 171 (1965).

Warren, S., LeCompte, Ph.M., Legg, M.A.: The pathology of diabetes mellitus. Philadelphia: Lea & Febiger 1966.

Wattenwyl, N. von: Neuere Differenzierungsmethoden der Langerhansschen Inseln Path. et Microbiol. (Basel) **27**, 144 (1964).

Woodtli, W., Hedinger, Chr.: Die Inselzelltumoren des Pankreas im Rahmen des APUD-Systems. Schweiz. med. Wschr. **107**, 681 (1977).

Woodtli, W., Hedinger, Chr.: Inselzelltumoren des Pankreas und ihre Syndrome. I. Insulinome, organischer Hyperinsulinismus. Schweiz. med. Wschr. **107**, 685 (1977).

Stoffwechsel und Pathophysiologie des Diabetes mellitus

Übersichten und Bücher

Cerasi, E., Luft, R. (eds.): Pathogenesis of diabetes mellitus, Nobel Symposium 13, p. 11. Stockholm: Almquist and Wiksell 1970.

Chance, B., Estabrook, R.W., Williamson, J.R. (eds.): Control of energy metabolism. New York-London: Academic Press 1965.

Ellenberg, M., Rifkin, H.: Diabetes mellitus: theory and practice. New York: McGraw-Hill 1970.

Exton, J.H., Park, C.R.: The stimulation of gluconeogenesis from lactate by epinephrine, glucagon and cyclic 3'-5'-adenylate in the perfused rat liver. Pharmacol. Rev. **18**, 181 (1966).

Fajans, S.S., Floyd, J.C. jr., Knopf, R.F., Conn, J.W.: Effect of amino acids and proteins on insulin secretion in man. Recent Progr. Hormone Res. **23**, 617 (1967).

Felig, Ph.: Amino acid metabolism in man. Ann. Rev. Biochem. **44**, 933 (1975).

Frehner, H.U., Froesch, E.R.: Diabetes-Fibel, 3. Aufl. Stuttgart: Thieme 1972.

Froesch, E.R., Buehlmann, A., Rossier, P.H.: Das Coma diabeticum in heutiger Sicht. 72. Kongreß. Verh. dtsch. Ges. inn. Med. **72**, 199 (1967).

Froesch, E.R., Buergi, H., Mueller, W.A., Humbel, R.E., Jakob, A., Labhart, A.: Nonsuppressible insulin-like activity in human serum: purification, physicochemical and biological properties and its relation to total serum ILA. Recent Progr. Hormone Res. **23**, 565 (1967).

Groenberg, A., Larsson, T., Jung, J.: Diabetes in Sweden. A clinico-statistical, epidemiological and genetic study of hospital patients and death certificates. Acta med. scand., Suppl. **477** (1968).

Katsoyannis, P.G.: Synthetic insulin. Recent Progr. Hormone Res. **23**, 505 (1967).

Lambert, A.E.: The regulation of insulin secretion. Rev. Physiol. Biochem. Pharmacol. **75**, 97 (1976).

LeFebvre, P.G.: Transport of carbohydrates by animal cells. In: Metabolic Pathways, 3rd ed., vol. 6, Metabolic Transport (L.E. Hokin, ed.), p. 385. New York: Academic Press 1972.

Lynen: F.: Mechanism and biological regulation of fatty acid synthesis. Progr. biochem. Pharmacol. **3**, 1 (1967).

Malaisse, W.J., Pirart, J. (eds.): Diabetes, Proc. of the 8th Congress of the International Diabetes Federation. Amsterdam: Excerpta Medica 1974.

Mehnert, H., Schoeffling, K.: Diabetologie in Klinik und Praxis. Stuttgart: Thieme 1974.

Ortved Andersen, O., Deckert, T., Nerup, J.: Immunological aspects of diabetes mellitus. Acta Endocr., Suppl. **205** (1967).

Petrides, P., Weiss, L., Loeffler, G., Wieland, O.H.: Diabetes mellitus. München: Urban und Schwarzenberg 1976.

Renold, A.E., Cahill, G.F. (eds.): Handbook of Physiology, section 5, Adipose Tissue. Washington D.C.: Amer. Physiol. Soc. 1965.

Renold, A.E., Cahill, G.F. jr.: Diabetes mellitus. In: The Metabolic Basis of Inherited Disease (J.B. Stanbury, J.B. Wyngaarden, D.S. Fredrickson, eds.), p. 83. New York: McGraw Hill 1972.

Renold, A.E., Cahill, G.F. jr., Gerritsen, G.C. (eds.): Second brook lodge workshop on spontaneous diabetes in laboratory animals. Diabetologia **6**, 153 (1970).

Renold, A.E., Dulin, W.E. (eds.): Handbook of Physiology, section 5, Adipose Tissue. Washington D.C.: Amer. Physiol. Soc. 1965.

Ruderman, N.B.: Muscle amino acid metabolism and gluconeogenesis. In: Metabolic Pathways, 3d ed., vol. 6, Metabolic Transport (L.E. Hokin, ed.), p. 385. New York: Academic Press 1972.

Steiner, D.S., Freinkel, N. (eds.): Handbook of physiology, section 7, vol. 1. Endocrine pancreas. Washington D.C.: Amer. Physiol. Soc. 1972.

Wieland, O.: Ketogenesis and its regulation. In: Levine, R., Luft, R. (Hrsg.), Advances in Metabolic Disorders. vol. 3, 1, 1968.

1. Energiehaushalt und Intermediär-Stoffwechsel

Bueding, E., Buelbring, E.: Some biochemical properties of intestinal smooth muscle in relation to the physiological action of epinephrine. In: Control of Energy Metabolism (R.W. Chance, R.W. Estabrook, J.R. Williamson, eds.) p. 313. New York-London: Academic Press 1965.

Crane, R.K.: Intestinal absorption of sugars. Physiol. Rev. **40**, 789 (1960).

Danforth, W.H.: Activation of glycolytic pathway in muscle. In: Control of Energy Metabolism (B. Chance, R.W. Estabrook, J.R. Williamson, eds.), p. 287. New York-London: Academic Press 1965.

Froesch, E.R., Ginsberg, J.L.: Fructose metabolism of adipose tissue. I. Comparison of fructose and glucose metabolism in epididymal adipose tissue of normal rats. J. biol. Chem. **237**, 11 (1962).

Havel, R.J., Maimark, A., Borchgrvink, C.F.: Turnover rate and oxidation of free fatty acids of blood plasma in man during exercise: studies during continuous infusion of palmitate-1-C^{14}. J. clin. Invest **42**, 1054 (1963).

Helmreich, E., Danforth, W.H., Karpatkin, S., Cori, C.F.: The response of the glycolytic system of anaerobic frog sartorius muscle to electrical stimulation. In: Control of Energy Metabolism (B. Chance. R.W. Estabrook, J.R. Williamson, eds.), p. 299. New York-London: Academic Press 1965.

Helmreich, E., Karpatkin, S., Cori, C.F.: Regulation of glycolysis in skeletal muscle. In: Control of Glycogen Metabolism (W.J. Whelan, M.P. Cameron, eds.), p. 107. London: Ciba Foundation Symposium 1964.

Illingworth, B., Brown, D.H., Cori, C.F.: The influence of phosphorylase on the structure of glycogen. In: Control of Glycogen Metabolism (W.J. Whelan, M.P. Cameron, eds.), p. 107. London: Ciba Foundation Symposium 1964.

Ingle, D.J., Morley, E.H., Stetten, D. jr.: Metabolism of glucose in resting and working rats. Amer. J. Physiol. **182**, 263 (1955).

Krebs, E.G., Gonsalez, C., Posner, J.B., Love, D.S., Bratvold, G.E., Fischer, E.H.: Interconversion reactions of muscle phosphorylase b and a. In: Control of Glycogen Metabolism (W.J. Whelan, M.P. Cameron, eds.), p. 200. London: Ciba Foundation Symposium 1964.

Larner, J., Rosell-Pereiz, M., Friedman, D.L., Craig, J.W.: Insulin and the control of UDPG-α-Glucan Transglucosylase activity. In: Control of Glycogen Metabolism (W.J. Whelan, M.P. Cameron, eds.), p. 273. London: Ciba Foundation Symposium 1964.

Leloir, L.F.: Role of uridine diphosphate glucose in the synthesis of glycogen. In: Control of Glycogen Metabolism (W.J. Whelan, M.P. Cameron, eds.), p. 273. London: Ciba Foundation Symposium 1964.

Lynen, F.: Mechanism and biological regulation of fatty acid synthesis. Progr. biochem. Pharmacol. **3**, 1 (1967).

Opie, L.H., Evans, J.R., Shipp, J.C.: Effect of fasting on glucose and palmitate metabolism of perfused rat heart. Amer. J. Physiol. **205**, 1203 (1963).

Paul, P., Issekutz, B. jr.: Role of extramusuclar energy sources in the metabolism of perfused rat heart. Amer. J. Physiol. **205**, 1203 (1963).

Randle, P.J., Newsholme, E.A., Garland, P.B.: Regulation of glucose uptake by muscle. 8. Effects of fatty acids, ketone bodies and pyruvate, and diabetes and starvation on uptake and metabolic fate of glucose in rat heart and diaphragm muscle. Biochem. J. **93**, 652 (1964).

Sanders, C.A., Levinson, G.E., Abelmann, W.H., Freinkel, N.: Effect of exercise on the peripheral utilization of glucose in man. New Engl. J. Med. **271**, 220 (1964).

Uyeda, K., Racker, E.: Coordinated stimulation of Hexokinase and phosphofructokinase by phosphate in a reconstituted system of glycolysis. In: Control of Energy Metabolism (B. Chance, R.W. Estabrook, J.R. Williamson, eds.), p. 127. New York-London: Academic Press 1965.

Williamson, J.R.: Glycolytic control mechanisms. I. Inhibition of glycolysis by acetate and pyruvate in the isolated, perfused rat heart. J. biol. Chem. **240**, 2308 (1965).

2. Der Glucose-Stoffwechsel der Leber

Botz, C.K., Leibel, B.S., Zingg, W., Gander, R.E., Albisser, A.M.: Comparison of peripheral and portal routes of insulin infusion by a computer-controlled insulin infusion system (artificial endocrine pancreas). Diabetes **25**, 691 (1976).

Chiasson, J.L., Cook, J., Lilienquist, J.E., Lacy, W.W.: Glucagon stimulation of gluconeogenesis from alanine in the intract dose. Amer. J. Physiol. **227**, 19 (1974).

Exton, J.H., Park, C.R.: The stimulation of gluconeogenesis from lactate by epinephrine, glucagon and cyclic 3′-5′-adenylate in the perfused rat liver. Pharmacol. Rev. **18**, 181 (1966).

Exton, J.H., Park, C.R.: Interaction of insulin and glucagon in the control of liver metabolism. In: Handbook of Physiology, section 7, vol. 1, Endocrine Pancreas (D.F. Steiner, N. Freinkel, eds.), p. 437. Washington D.C.: Amer. Physiol. Soc. 1972.

Jakob, A., Diem, S.: Activation of glycogenolysis in perfused rat livers by glucagon and metabolic inhibitors. Biochim. Biophys. Acta **362**, 469 (1974).

Lardy, H.A., Foster, D.O., Young, J.W., Shrago, E., Ray, P.D.: Hormonal control of enzymes participating in gluconeogenesis and lipogenesis. J. cell. comp. Physiol., Suppl. 1, **66**, 39 (1965).

Struck, E., Ashmore, J., Wieland, O.: Stimulierung der Gluconeogenese durch langkettige Fettsäuren und Glucagon. Biochem. Z. **343**, 107 (1965).

Sutherland, E.W., Øve, I., Butcher, R.W.: The action of epinephrine and the role of the adenyl cyclase system in hormone action. Recent Progr. Hormone Res. **21**, 623 (1965).

Wahren, J., Felig, P., Cerasi, E., Luft, R.: Splanchnic and peripheral glucose and amino acid metabolism in diabetes mellitus. J. clin. Invest. **51**, 1870 (1972).

3. Chemie, Synthese und Wirkungen des Insulins

Abel, J.J.: Cristaline insulin. Washington: Proc. nat. Acad. Sci. (Wash.) **12**, 132 (1926).

Banting, F.G., Best, C.H.: The internal secretion of the pancreas. J. Lab. Clin. Med. **7**, 251 (1922).

Butcher, R.W., Sneyd, J.G.T., Park, C.R., Sutherland, E.W., Jr.: Effect of insulin on adenosine-3′-5′-monophosphate in the rat epididymal fat pad. J. biol. Chem. **241**, 1652 (1966).

Cahill, G.F. jr., Ashmore, J., Earle, A.S., Zottu, S.: Glucose penetration into the liver. Amer. J. Physiol. **192**, 491 (1966).

Carruthers, B.M., Winegrad, A.I.: Effects of insulin on amino acid and ribonucleic acid metabolism in rat adipose tissue. Amer. J. Physiol. **202**, 605 (1962).

Cerasi, E., Luft, R.: Insulin response to glucose loading in acromegaly. Lancet **1964 II**, 769.

Chamberlain, M.J., Stimmler, L.: The renal handling of insulin. J. clin. Invest. **46**, 911 (1967).

Chan, S.J., Keim, P., Steiner, D.F.: Cell-free synthesis of rat preproinsulin: characterization and partial amino acid sequence determination. Proc. nat. Acad. Sci. (Wash.) **73**, 1964 (1976).

Chideckel, E.W., Palmer, J., Koerker, D.J., Ensinck, J., Davidson, M.B., Goodner, Ch.J.: Somatostatin blockade of acute and chronic stimuli of the endocrine pancreas and the consequence of this blockade on glucose homeostasis. J. clin. Invest. **55**, 754 (1975).

Conard, V.: Mesure de l'assimilation du glucose: bases théoriques et applications cliniques. Acta gastro-ent. belg. **18**, 655 (1955).

Crofford, O.B., Renold, A.E.: Glucose uptake by incubated rat epididymal adipose tissue: characteristics of the glucose transport system and action of insulin. J. biol. Chem. **240**, 3237 (1965).

Dupre, R., Rojas, L., White, J.J., Unger, R.H., Beck, J.C.: Effects of secretion on insulin and glucagon in portal and peripheral blood in man. Lancet **1966 II**, 26.

Fajans, S.S., Floyd, J.C., Knopf, R.F., Rull, J., Guntsche, E.M., Conn, J.W.: Benzothiadiazine suppression of insulin release from normal and abnormal islet tissue in man. J. clin. Invest. **45**, 481 (1966).

Froesch, E.R., Buergi, H., Bally, P., Labhart, A.: Insulin inhibition of spontaneous adipose tissue lipolysis and effects upon fructose and glucose metabolism. Molec. Pharmacol. **1**, 280 (1965).

Froesch, E.R., Ramseier, E.B., Bally, P., Labhart, A.: Antibody suppressible and nonsuppressible insulin-like activities in human serum and their physiologic significance. J. clin. Invest. **42**, 1816 (1963).

Froesch, E.R., Mueller, W.A., Buergi, H., Waldvogel, M., Labhart, A.: Non-suppressible insulin-like activity of human serum. II. Biological properties of plasma extracts with nonsuppressible insulin-like activity. Biochim. biophys. Acta **121**, 360 (1966).

Froesch, E.R., Schlumpf, U., Heimann, R., Eigenmann, E., Zapf, J.: NSILA-S, physiological and pharmacological significance as an insulin-like hormone and as a growthpromoting hormone. In: Advances in Metabolic Disorders (R. Luft, K. Hall, eds.), vol. 8, p. 237. Academic Press 1975.

Graber, A.L., Porte, D., Jr., Williams, R.H.: Clinical use of diazoxide and mechanism for its hyperglycemic effects. Diabetes **15**, 143 (1966).

Grodsky, G.M., Bennett, L.L.: Effect of glucose pulse, glucagon and the cations Ca^{++}, Mg^{++} and K^{+} on insulin secretion in vitro. J. clin. Invest. **45**, 1018 (1966).

Hirata, Y., Fryisawa, M., Sato, H., Asano, T., Katsuki, S.: Effects of intravenous injection of xylitol on blood sugar, blood pyruvic acid and plasma insulin levels in the dog. Z. ges. exp. Med. **145**, 111 (1968).

Hodgkin, D.C., Mercola, D.: The secondary and tertiary structure of insulin. In: Handbook of Physiology, section 7, vol. 1, Endocrine Pancreas (D.F. Steiner, N. Freinkel, eds.), p. 139. Washington: Amer. Physiol. Soc. 1965.

Hollenberg, C.H.: Adipose tissue lipase II. In: Handbook of Physiology, section, 5, Adipose Tissue, (A.E. Renold, G.F. Cahill, jr., eds.), p. 301. Washington D.C.: Amer. Physiol. Soc. 1965.

Humbel, R.E., Bosshard, H.R., Zahn, H.: Chemistry of insulin. In: Handbook of Physiology, section 7, volume 1, Endocrine Pancreas (D.F. Steiner, N. Freinkel, eds.), p. 111. Washington D.C.: Amer. Physiol. Soc. 1972.

Institute of Biochemistry, Academia Sinica, Institute of organic Chemistry. Academia Sinica and Department of Chemistry, Peking University: The total synthesis of crystalline insulin. Kexue Tongbao **17**, 241 (1966).

Jungas, R.O.: Role of cyclic 3′, 5′-AMP in the response of adipose tissue to insulin. Proc. nat. Acad. Sci. (Wash.) **56**, 757 (1966).

Karam, J.H., Grodsky, G.M., Forsham, P.H.: Excessive insulin response to glucose in obese subjects as measured by immunochemical assay. Diabetes **12**, 197 (1963).

Katsoyannis, P.G., Fukuda, K., Tometsko, A., Suzuki, K., Tilak, M.: Insulin peptides. X. The synthesis of the B chain of insulin and its combination with natural or synthetic A chain to generate insulin activity. J. Amer. chem. Soc. **86**, 930 (1964).

Ketterer, H., Eisentraut, A.M., Unger, R.H.: Effect upon insulin secretion of physiologic doses of glucagon administered via the portal vein. Diabetes **16**, 283 (1967).

Krahl, M.E.: Stimulation of peptide synthesis in adipose tissue by insulin without glucose. Amer. J. Physiol. **206**, 618 (1964).

Leblanc, H., Anderson, J.R., Sigel, M.B., Yen, S.S.C.: Inhibitory action of somatostatin on pancreatic α and β cell function. J. clin. Endocr. **40**, 568 (1975).

Levine, R., Goldstein, M.S.: On the mechanism of action of insulin. Recent Progr. Hormone Res. **11**, 343 (1955).

Loubatières, A.: The hypoglycemic sulfonamides: history and development of the problem from 1942 to 1945. Ann. Acad. Sci. **71**, 4 (1957).

Madison, L.L.: The role of insulin in controlling carbohydrate metabolism in the liver. In: On the Nature and Treatment of Diabetes (B.S. Leibel, G.A. Wrenshall, eds.), p. 129. Amsterdam-New York-London-Milano-Tokyo-Buenos Aires: Excerpta Medica 1965.

Malaisse, W.J., Malaisse-Lagoe, F., Mayhew, D.: A possible role of the adenylcyclase system in insulin secretion. J. clin. Invest. **46**, 1724 (1967).

Manchester, K.L.: Insulin and protein metabolism in muscle. In: On the Nature and Treatment of Diabetes (B.S. Leibel, G.A. Wrenshall, eds.), p. 101. Amsterdam-New York-London-Milano-Tokyo-Buenos Aires: Excerpta Medica 1965.

Mayhew, D.A., Wright, P.H., Ashmore, J.: Regulation of insulin secretion. Pharmacol. Rev. **21**, 183 (1969).

Meienhofer, J., Schnabel, E., Bremer, H., Brinkhoff, O., Zabel, R., Sroka, W., Klostermeyer, H., Brandenburg, D., Okuda, T., Zahn, H.: Synthese der Insulinketten und ihre Kombination zu insulinaktiven Präparaten. Z. Naturforsch. **18**b, 1120 (1963).

Merrifield, R.B.: New approaches to the chemical synthesis of peptides. Recent Progr. Hormone Res. **1967**, 451.

Morgan, H.E., Henderson, M.J., Regen, D.M., Park, C.R.: Regulation of glucose uptake in muscle. I. The effects of insulin and anoxia on glucose transport and phosphorylation in the isolated perfused heart of normal rats. J. biol. Chem. **236**, 253 (1961).

Morgan, H.E., Regen, D.M., Park, C.R.: Identification of a mobile carrier-mediated sugar transport system in muscle. J. biol. Chem. **239**, 369 (1964).

Oelz, O., Jakob, A., Froesch, E.R.: Nonsuppressible insulin-like activity (NSILA) of human serum. V. Hypoglycemia and preferential metabolic stimulation of muscle by NSILA-S. Europ. J. clin. Invest. **1**, 48 (1970).

Orci, C.: A portrait of the pancreatic B-cell. The Minkowski award lecture 1973. Diabetologia **10**, 163 (1974).

Park, C.R., Morgan, H.E., Henderson, M.J., Regen, D.M., Cadenas, E., Post, R.L.: The regulation of glucose uptake in muscle as studied in the perfused rat heart. Recent Progr. Hormone Res. **17**, 493 (1961).

Porte, D. jr.: Beta adrenergic stimulation of insulin release in man. Diabetes **16**, 150 (1967).

Porte, D. jr., Graber, A., Kuzuya, T., Williams, R.H.: The effect of epinephrine on immunoreactive insulin levels in man. Clin. Invest. **45**, 228 (1966).

Porte, D. jr., Pupo, A.A.: Insulin responses to glucose: Evidence for a two pool system in man. J. clin. Invest. **48**, 2309 (1969).

Renold, A.E.: Insulin biosynthesis and secretion. A still unsettled topic. New Engl. J. Med. **282**, 173 (1970).

Rinderknecht, E., Humbel, R.E.: Amino-terminal sequences of two polypeptides from human serum with nonsuppressible insulin-like and cell growth promoting activities: evidence for structural homology with insulin B chain. Proc. Natl. Acad. Sci. **73**, 4379, 1976.

Samols, E.: Immunochemical aspects of insulin. In: On the Nature and Treatment of Diabetes (B.S. Leibel, G.A. Wrenshall, eds.), p. 247. Amsterdam-New York-London-Milano-Tokyo-Buenos Aires: Excerpta Medica 1965.

Sanger, F., Thompson, E.O.P., Kital, R.: The amide groups of insulin. Biochem. J. **59**, 509 (1955).

Scharff, R., Wool, I.G.: Accumulation of amino acids in muscle of perfused rat heart. Effect of insulin in the presence of puromycin. Biochem. J. **97**, 272 (1965).

Sieber, P., Kamber, B., Hartmann, A., Joehl, A., Riniker, B., Rittel, W.: Totalsynthese von Humaninsulin unter gezielter Bildung der Disulfidbrücken. Helv. Chim. Acta **57**, 2617 1974.

Simon, E., Kraiger, P.F.: The blockade of insulin secretion by mannoheptulose. Israel J. med. Sci. **2**, 785 (1966).

Sols, A.: Regulation of liver glucokinase and muscle hexokinase. In: On the Nature and Treatment of Diabetes (B.S. Leibel, G.A. Wrenshall, eds.), p. 118. Amsterdam-New York-London-Milano-Tokyo-Buenos Aires: Excerpta Medica 1965.
Steiner, D.F., Clark, J.L., Nolan, C., Rubenstein, A.H., Margoliash, E., Aten, B., Oyer, P.E.: Proinsulin and the biosynthesis of insulin. Recent Progr. Hormone Res. **25**, 207 (1969).
Steiner, D.F., Kemmler, W., Clark, J.L., Oyer, P.E., Rubenstein, A.H.: The biosynthesis of insulin. In: Handbook of Physiology, section 7, volume 1, Endocrine Pancreas (D.F. Steiner, N. Freinkel, eds.), p. 175, Washington D.C.: Amer. Physiol. Soc. 1972.
Steiner, D.F., Oyer, P.E.: The biosynthesis of insulin and a probable precursor of insulin by a human islet cell adenoma. Washington: Proc. nat. Acad. Sci. (Wash.) **57**, 473 (1967).
Tomizawa, H.H.: Properties of glutathion insulin transhydrogenase from beef liver. J. biol. Chem. **237**, 3393 (1962).
Unger, R.H., Ketterer, H., Dupre, J., Eisentraut, A.M.: The effects of secretin, pancreozymin and gastrin on insulin and glucagon secretion in anaesthetized dogs. J. clin. Invest. **46**, 630 (1967).
Weber, G., Singhal, R.L., Skrivasta, S.K.: Insulin: Suppressor of biosynthesis of hepatic gluconeogenic enzymes. Washington: Proc. nat. Acad. Sci. (Wash.) **53**, 96 (1965).
Wool, I.G., Castles, J.J., Leader, D., Pand, D., Fox, A.: In: Handbook of Physiology, section 7, vol. 1. Endocrine Pancreas (D.F. Steiner, N. Freinkel, eds.), p. 385. Washington D.C.: Amer. Physiol. Soc. 1972.
Vale, W., Brazeau, P., Rivier, C., Brown, M., Boss, B., Rivier, J., Burgus, R., Ling, N., Guillemin, R.: Somatostatin. Recent Progr. Hormone Res. **31**, 365 (1975).
Zahn, H.: Struktur und Synthese von Insulin. Verh. dtsch. Ges. inn. Med. **72**, 800 (1967).
Zapf, J., Waldvogel, M., Froesch, E.R.: Binding of nonsuppressible insulin-like activity to human serum. Evidence for a carrier protein. Arch. Biochem. Biophys. **168**, 638 (1975).
Lynen, F., Henning, U., Bublitz, C., Soerbo, B., Kroeplinrueff, L.: Der chemische Mechanismus der Acetessigsäurebildung in der Leber. Biochem. Z. **330**, 269 (1958).
Page, M. McB., Alberti, K.G.M.M., Greenwood, R., Gumaa, K.A., Hockaday, T.D.R., Lowy, C., Nabarro, J.D.N., Pyke, D.A., Soenksen, P.H., Watkins, P.J., West, T.E.T.: Treatment of diabetic coma with continuous low-dose infusion of insulin. Brit. med. J. **1974II**, 687.
Pfeiffer, E.F.: Genesis, diagnosis and treatment of diabetic coma. Internist **1**, 319 (1960).
Root, H.F.: Diabetic acidosis and coma. In: Joslin, E.P., Root, H.F., White, P., Marble, A., The Treatment of Diabetes mellitus, 10th ed., p. 360. Philadelphia: Lea & Febinger 1959.
Rossier, P.H.: Etudes sur l'équilibre acide-base du sang (H. Vaillant Carmanne, ed.) p. 97. Liège: Imp. de l'Académie 1932.
Rossier, P.H., Froesch, E.R., Voellm, K., Labhart, A.: Fortschritte der Kenntnis der diabetischen Acidose und ihre Konsequenzen für die Therapie. Schweiz. med. Wschr. **90**, 952 (1960).
Rossier, P.H., Reutter, F., Frick, P.: Das hyperosmolare nicht azidotische Koma bei Diabetes mellitus. Dtsch. med. Wschr. **86**, 2145 (1961).
Suess, V., Froesch, E.R.: Zur Therapie des Coma diabeticum: Quantitative Bedeutung des Insulinverlusts am Infusionsbesteck. Schweiz. med. Wschr. **105**, 1315 (1975).
Tschurgi, R.D.: Chemical environment of the central nervous system. In: Handbook of Physiology (J. Field, H.W. Mason, V.E. Hall, eds.), section 1, vol. 3, p. 1865. Washington: Amer. Physiol. Soc. 1960.
Vaughan, M., Steinberg, D.: Glyceride biosynthesis, glyceride breakdown and glycogen breakdown in adipose tissue: mechanisms and regulation. In: Handbook of Physiology, section 5, Adipose Tissue (A.E. Renold, G.F. Cahill jr., eds.), p. 239. Washington D.C.: Amer. Physiol. Soc. 1965.
Voellm, K.: Über die Haltbarkeit von Insulin in physiologischer Natriumbicarbonatlösung Schweiz. med. Wschr. **90**, 1080 (1960).

4. Die akute diabetische Stoffwechselentgleisung und das Coma diabeticum

Anderson, J.W., Kilbourn, K.J., Robinson, J., Wright, P.H.: Diabetic acidosis in rats treated with anti-insulin serum. Clin. Sci. **24**, 417 (1963).
Aydin, A., Sokal, J.E.: Uptake of plasma free fatty acids by the isolated rat liver: effect of glucagon. Amer. J. Physiol. **205**, 667 (1963).
Bellingham, A.J., Detter, J.C., Lenfant, C.: The role of hemoglobin affinity and red cell 2,3-DPG in the management of diabetic ketoacidosis. Trans. Ass. Amer. Phys. **83**, 113 (1970).
Butler, A.M.: Medical progress: diabetic coma. New Engl. J. Med. **243**, 648 (1950).
Froesch, E.R.: Fructose metabolism in adipose tissue from normal and diabetic rats. In: Handbook of Physiology, section 5, Adipose Tissue (A.E. Renold, G.F. Cahill, jr., eds.), p. 281. Washington D.C.: Amer. Physiol. Soc. 1965.
Froesch, E.R.., Buehlmann, A., Rossier, P.H.: Das Coma diabeditcum in heutiger Sicht. Verh. dtsch. Ges. inn. Med. **72**, 199 (1967).
Huckabee, W.E.: Abnormal resting blood lactate. I. The significance of hyperlactatemia in hospitalized patients. Amer. J. Med. **30**, 833 (1961).
Joslin, E.P., Root, H.F., White, P., Marble, A.: The Treatment of Diabetes mellitus, 10th ed., p. 461. Philadelphia: Lea & Febiger 1959.
Keller, U., Berger, W., Ritz, R., Truog, P.: Course and prognosis of 86 episodes of diabetic coma. A five year experience with a uniform schedule of treatment. Diabetologia **11**, 93 (1975).
Kornacker, M.S., Loewenstein, J.M.: Citrate and conversion of carbohydrate into fat. Biochem. J. **95**, 832 (1965).

Pathogenese und Ätiologie des Diabetes mellitus

Angervall, L., Saeve-Soederbergh, J.: Microangiopathy in the digestive tract in subjects with diabetes of early onset and long duration. Diabetologia **2**, 117 (1966).
Azerad, E., Lubetzki, J., Morard, J.C., Samarcq, P.: Etude en microscopie optique et électronique de 56 fragments de reins diabétiques prélevés par ponctionbiopsies: fréquence et précocité des altérations glomérulaires. Le Raincy **12**, 163 (1964).
Bloodworth, J.M.B. jr.: Diabetic microangiopathy. Diabetes **12**, 99 (1963).
Butler, L.: The inheritance of diabetes in the chinese hamster. Diabetologia **3**, 124 (1967).
Butterfield, W.J.H., Wichelow, M.J.: Peripheral glucose metabolism in control subjects and diabetic patients during glucose, glucose-insulin and insulin-sensitivity tests. Diabetologia **1**, 43 (1965).
Camerini-Davalos, R.A., Caulfield, J.B., Rees, S.B., Lozano-Castaneda, O., Naldjians, S., Marble, A.: Preliminary observations on subjects with prediabetes. Diabetes **12**, 508 (1963).
Campbell, G.D.: Diabetes in Asians and Africans in and around Durban. S. Afr. med. J. **37**, 1195 (1963).
Clawson, B.J., Bell, E.T.: Incidence of fatal coronary disease in non-diabetic and in diabetic persons. Arch. Path. **48**, 105 (1949).
Cohen, A.M.: Fats and carbohydrates as factors in atherosclerosis and diabetes in Yemenite Jews. Amer. Heart J. **65**, 291 (1963).
Cooke, A.M., Fitzgerald, M.G., Malins, J.M., Pyke, D.A.: Diabetes in children of diabetic couples. Brit. med. J. **1966II**, 674.

Cudworth, A.G., Woodrow, J.C.: HL-A system and diabetes mellitus. Diabetes **24**, 345 (1975).

De Hertogh, R., Vanderheyden, I., De Gasparo, M.: Glucose tolerance in Saharan nomad population—the Broyas, from he Toubon ethnic group. Diabetes **24**, 983 (1975).

Doniach, I.: Postmortem histology of islets of Langerhans in juvenile diabetes mellitus. Postgrad. Med. J., Suppl. 3, **50**, 544 (1974).

Froesch, E.R.: Essential fructosuria and hereditary fructose intolerance. In: The Metabolic Basis of Inherited Disease (J.B. Stanbury, J.W. Wyngaarden, D.S. Fredrickson, eds.), p. 131. New York: McGraw Hill 1972.

Fujita, Y., Herron, A.L., Seltzer, H.S.: Confirmation of impaired early insulin response to glycemic stimulus in nonobese mild diabetics. Diabetes **24**, 17 (1975).

Funk, H.U.: Veränderungen an Pankreaskapillaren bei Diabetikern. Diabetologia **1**, 228 (1966).

Gabbay, K.H.: The sorbitol pathway and the complications of diabetes. New Engl. J. Med. **288**, 831 (1973).

Gerich, J.E., Lorenzi, M., Schneider, U., Karam, J.H., Riner, J., Guillemin, R., Forsham, P.H.: Effects of somatostatin on plasma glucose and glucagon levels in human diabetes mellitus. Pathophysiologic and therapeutic implications. New Engl. J. Med. **291**, 544 (1974).

Gerritsen, G.D., Dulin, W.E.: Characterization of diabetes in the Chines hamster. Diabetologia **3**, 74 (1967).

Groenberg, A., Larsson, T., Jung, J.: Diabetes in Sweden. A clinico-pathological epidemiological and genetic study of hospital patients and death certificates. Acta med. scand., Suppl. **477** (1968).

Hackel, D.B., Mikat, E., Lebovitz, H.E., Schmidt-Nielsen, K., Horton, E.S., Kinney, T.D.: The sand rat (psammomys obesus) as an experimental animal in studies of diabetes mellitus. Diabetologia **3**, 130 (1967).

Hellman, B.: Studies in obese-hyperglycemic mice. Ann. Acad. Sci. **131**, 541 (1965).

Houssay, B.A., Biasotti, O.A., Rietti, O.D.: Diabetogenic action of anterior lobe extract. C.R. Soc. Biol. **111**, 479 (1932).

Houssay, B.A., Long, C.N.H., Lukens, F.D.E.: The effects of hypophysectomy and adrenalectomy upon diabetes. Trans Ass. Amer. Physic. **51**, 123 (1936).

Karam, J.H., Grodsky, G.M., Forsham, P.H.: Excessive insulin response to glucose in obese subjects as measured by immunochemical assay. Diabetes **12**, 197 (1963).

Kimmelstiel, P., Wilson, C.: Intercapillary lesions in the glomeruli of the kidney. Amer. J. Path. **12**, 83 (1936).

Kjeldsen, H., Hansen, A.P., Lundbaek, K.: Twentyfour-hour serum growth hormone levels in maturity onset diabetics. Diabetes **24**, 977 (1975).

Lecompte, P.A.: „Insulitis“ in early juvenile diabetes. Arch. Path. **66**, 450 (1958).

Lendrum, R., Walker, G., Gamble, D.R.: Islet-cell antibodies in juvenile diabetes mellitus of recent onset. Lancet **1975I**, 880.

Ludvigsson, J., Saefwenberg, J., Heding, L.G.: HLA-types, c-peptides and insulin antibodies in juvenile diabetes. Diabetologia **13**, 13 (1977).

Macdonald, M.K., Ireland, J.T.: The glomerular lesion in idiopathic and secondary diabetes. Ciba Found. Coll. Endocr. **15**, 301 (1964).

Maclaren, N.K., Huang, S.W.: Antibody to cultured human insulinoma cells in insulin-dependent diabetes. Lancet **1975I**, 997.

Mauer, S.M., Steffes, M.W., Sutherland, D.F.R., Najarian, J.S., Michael, A.F., Brown, D.M.: Studies of the rate of regression of the gloerular lesions in diabetic rats treated with pancreatic islet transplantation. Diabetes **24**, 280 (1975).

Meriel, P., Darnand, Ch., Dengard, Y., Moreau, G., Suc, J.M., Putois, J., Combes, P.F.: La glomérulose diabétique: étude ultra-structurale. Press méd. **70**, 667 (1962).

Meyenburg, H. von: Über „Insulinitis“ bei Diabetes. Schweiz. med. Wschr. **21**, 554 (1940).

Morrison, A.D., Clements, R.S. jr., Winegrad, A.I.: Effects of elevated glucose concentrations on the metabolism of the aortic wall. J. clin. Invest. **51**, 3114 (1972).

Muir, H.: The biochemistry of bloodvessels. Ciba Found. Coll. Endocr. **15**, 282 (1964).

Neel, J.V.: Diabetes mellitus: a „thrifty“ genotype rendered detrimental by progress. Amer. J. hum. Genet. **14**, 353 (1962).

Neel, J.V.: Proc. Sixth Congress of the Internat. Diabetes Fed. (J. Oestman, ed.). Amsterdam: Excerpta Medica 1969.

Nerup, J., Binder, Chr.: Thyroid, gastric and adrenal autoimmunity in diabetes mellitus. Acta Endocr. **72**, 279 (1973).

Nerup, J., Platz, P., Ortved Andersen, O., Christy, M., Lyngsøe, J., Poulsen, J.E., Ryder, L.P., Staub Nielsen, L., Thomson, M., Sveigaard, A.: HLA-antigens and diabetes mellitus. Lancet **1974II**, 864.

Partamian, J.O., Bradley, R.F.: Myokardinfarkt bei 258 Diabetikern unmittelbare Mortalität und 5-Jahres-Überlebensrate. New Engl. J. Med. **273**, 455 (1965).

Pictet, R., Orci, C., Gouet, A.E., Rouiller, Ch., Renold, A.E.: Ultrastructural studies of the hyperplastic islets of Langerhans of spiny mice (Acomys Cahirinus) before and during the development of hyperglycemia. Diabetologia **3**, 188 (1967).

Porte, D. jr., Graber, A., Kuzuya, T., Williams, R.H.: The effect of epinephrine on immunoreactive insulin levels in man. J. clin. Invest. **45**, 228 (1966).

Rabinowitz, D.: Role of free fatty acids in forearm metabolism in man, quantitated by use of insulin. J. clin. Invest **41**, 2191 (1962).

Rabinowitz, D., Zierler, K.L.: Forearm metabolism in obesity and its response to intraarterial insulin. Characterization of insulin resistance and evidence for adaptive hyperinsulinism. J. clin. Invest. **41**, 2173 (1962).

Renold, A.E., Chang, A.Y., Mueller, W.A. (eds.): Third brook lodge workshop on spontaneous diabetes in laboratory animals. Diabetologia **10**, 493 (1974).

Reske-Nielsen, E.K., Lundbaek, K., Rafaelson, O.J.: Pathologic changes in the central and peripheral nervous system of young long-term diabetics. Diabetologia **1**, 233 (1966).

Sabour, M.S., Macdonald, M.K., Robson, J.S.: An electron microscopic study of the human kidney in young diabetic patients with normal renal function. Diabetes **11**, 291 (1962).

Saeve-Soederbergh, J., Angervall, L., Fagerberg, S.V.: Microangiopathy in young diabetic men. A light microscopic biopsy study of skin with clinical application. Diabetologia **2**, 331 (1966).

Seltzer, H.S., Allen, E.W., Herron, A.L. jr., Brennan, M.T.: Insulin secretion in response to glycemic stimulus: relation of delayed initial release to carbohydrate intolerance in mild diabetes. J. clin. Invest. **46**, 323 (1967).

Sievers, J., Blomquist, G., Bioerk, G.: Studies in myocardial infarction in Malmö 1935 to 1954. VI. Some clinical data with particular reference to diabetes, menopause and heart rupture. Acta med. scand. **169**, 95 (1961).

Steinberg, A.G.: Genetics and diabetes. In: On the Nature and Treatment of Diabetes (B.S. Leibel, G.A. Wrenshall, eds.), p. 601. Amsterdam-New York-London-Milano-Tokyo-Buenos Aires: Excerpta Medica 1965.

Tattersall, R.B., Fajans, S.S.: A difference between the inheritance of classical juvenile-onset and maturity-onset type diabetes of young people. Diabetes **24**, 44 (1975).

Tattersall, R.B., Fajans, S.S.: Prevalance of diabetes and glucose intolerance in 199 offsprings of thirty-seven conjugal diabetic parents. Diabetes **24**, 452 (1975).

West, K.M., Kalbfleisch, J.M., Stein, J.H.: International epidemiology of diabetes. 5th Congr. int. Diab. Fed. Amsterdam: Excerpta Medica 1965.

West, K.M., Kalbfleisch, J.M.: Influence of nutritional factors on prevalence of diabetes. Diabetes **20**, 99 (1971).

Williamson, J.R., Vogler, N.J., Kilo, C.: Early capillary basement membrane changes in subjects with diabetes mellitus. In: Vascular and Neurological Changes in Early Diabetes (Camerini-Davalos, H.S. Cole, eds.), p. 363. New York: Academic Press 1973.

Wrenshall, G.A., Best, C.H.: Extractable insulin of pancreas and effectiveness of oral hypoglycaemic sulfonylurease in treatment of diabetes in man-comparison. Canad. med. Ass. J. **74**, 968 (1956).

Yalow, R.S., Berson, S.A.: Plasma insulin concentration in nondiabetic and early diabetic subjects: determinations by a new sensitive immuno-assay technique. Diabetes **9**, 254 (1960).

Zierler, K.O., Rabinowitz, D.: Roles of insulin and growth hormone, based on studies of forearm metabolism in man. Medicine **42**, 385 (1974).

Epidemiologie und Häufigkeit

Assimacopoulos-Jeannet, F., Jeanrenaud, B.: The hormonal and metabolic basis of experimental obesity. In: Clinics in Endocrinology and Metabolism (M.J. Albrink, ed.), vol. 5, p. 137, 1976.

Bally, C., Soeldner, J.S., Smith, T.M., Ganda, O.P., Gleason, R.E.: Influence of type of parental diabetes and ascertainment upon prevalence of clinical diabetes and frequency of abnormal OGTT. Offspring of Two-Diabetic Parents. Diabetes, im Druck.

Cudworth, A.G.: Type I Diabetes Mellitus. Diabetologia **14**, 281 (1978).

Dales, L.G., Siegelaub, A.B., Feldman, R., Friedman, G.D., Seltzer, C.C., Collen, M.F.: Racial differences in serum and urine glucose after glucose challenge. Diabetes **23**, 327 (1974).

Fisher and Vavra: US Public Health Service. Household Survey. 1959–1961. Publ. Hlth. Publ. no. 1168.

Jarrett, R.J., Keen, H.: Epidemiology of diabetes. "Diabetes Mellitus" 4th ed., p. 41. New York Amer. Diabet. Ass. 1975.

Ludwig, H., Schernthaner, G., Mayr, W.R.: Is HLA-B7 a marker associated with a protective gene in juvenile onset diabetes mellitus? New Engl. J. Med. **294**, 1066 (1976).

Marks, H.H., Krall, L.P., White, P.: Epidemiology and detection of diabetes. In: Joslin's Diabetes Mellitus, 11th ed., p. 10. Philadelphia Lea & Febiger (1971).

Maugh, T.: Diabetes: Epidemiology suggests a viral connection. Science **188**, 347 (1975).

Morriss, P.J., Vaughan, H., Irvine, W.J.: HLA and pancreatic islet cell antibodies in diabetes. Lancet **1976 II**, 652.

Nelson, P.G., Pyke, D.A.: Genetic diabetes not linked to the HLA locus. Brit. med. J. **1976 I**, 196.

Nelson, P.G., Pyke, D.A., Cudworth, A.G.: Histocompatibility antigens in diabetic identical twins. Lancet **1975 II**, 193.

Ostrander, L.D., Lamphiear, D.E., Block, W.D.: Diabetes among men in a general population. Arch. Int. Med. **136**, 415 (1976).

Sagild, U.: Epidemiological studies in Greenland. Acta med. scand. **179**, 29 (1966).

Schernthaner, G., Ludwig, H., Mayr, W.R., Willronseder, .: Genetic factors on insulin antibodies in juvenile onset diabetes. New Engl. J. Med. **295**, 622 (1976).

Sievers, M.L.: Disease patterns among Southwestern Indian. Publ. Health Rep. **81**, 1075 (1966).

Sims, E.A.H., Danforth, E.M., Horton, E.S., Bray, G.A., Glennon, J.A., Salans, L.B.: Endocrine and metabolic effects of experimental obesity in man. Recent Progr. Hormone Res. **29**, 457 (1973).

Tattersall, R.B., Fajans, S.S.: A difference between the inheritance of classical juvenile-onset and maturity-onset type diabetes of young people. Diabetes **24**, 44 (1975).

Tattersall, R.B., Pyke, D.A.: Diabetes in identical twins. Lancet **1972 I**, 1120.

Zonana, J., Rimoin, D.L.: Inheritance of diabetes mellitus. New Engl. J. Med. **295**, 603 (1976).

Diagnose und Differentialdiagnose

Ackerman, J.P., Fajans, S.S., Conn, J.W.: The development of diabetes mellitus in patients with nondiabetic glycosuria. Clin. Res. **6**, 251 (1958).

Andres, R.: Aging and diabetes. Med. Clin. N. Amer. **55**, 835 (1971).

Bonvin, J.L.: Epreuves d'hyperglycémies provoguée par voie orale. Variations des glycémies capillaires et veineuses et de l'insulinémie chez des sujets normaux. Méd. & Hyg. **1977**, 1414.

Boshell, B.R.: Tolbutamide tolerance test in Diabetes Mellitus: Diagnosis and Treatment, vol. 2, p. 55. New York: Amer. Diabet. Ass. 1967.

Conn, J.W., Fajans, S.S.: The prediabetic state: a concept of dynamic resistance to a genetic diabetogenic influence. Amer. J. Med. **31**, 839 (1961).

Dales, L.G., Siegelaub, A.B., Feldman, R., Friedman, G.D., Seltzer, C.C., Collen, M.F.: Racial differences in serum and urine glucose after glucose challenge. Diabetes **23**, 327 (1974).

Datey, K.K., Nauda, N.C.: Hyperglycemia after acute myocardial infarction: Its relation to diabetes mellitus. New Engl. J. Med. **276**, 262 (1967).

Fajans, S.S., Conn, J.W.: An approach to the prediction of diabetes mellitus by modification of the glucose tolerance test with cortisone. Diabetes **3**, 296 (1954).

Fitzgerald, M.G., Keen, H.: Diagnostic classification of diabetes. Lancet **1964 I**, 1325.

Hayner, N.S., Kjelsberg, M.O., Epstein, F.H., Francis, T.: Carbohydrate Tolerance and diabetes in a total community. Tecumseh, Michigan. I. Effects of age, sex and test conditions on one hour glucose tolerance in adults. Diabetes **14**, 413 (1965).

Lundbaeck, K.: Intravenous glucose tolerance as a tool in definition and diagnosis of diabetes mellitus. Brit. med. J. **1962 I**, 1507.

McDonald, G.W., O'Sullivan, J.B.: Screening for diabetes mellitus. In: Diabetes Mellitus, Diagnosis and Treatment, vol. III, p. 95. New York: Amer. Diabet. Ass. 1971.

Mohnike, G.: Diabetes mellitus. In: Handbuch der praktischen Geriatrie, Bd. 2, S. 507. Stuttgart: Enke 1967.

Seltzer, H.S.: Diagnosis of Diabetes in Diabetes mellitus: Theory and Practice (M. Ellenberg, H. Rifkin, ed.), p. 467. New York: Mc Graw-Hill 1970.

Siperstein, M.D.: The Glucose Tolerance Test: A Pitfall in the diagnosis of Diabetes Mellitus. In: Advance in Internal Medicine (G.H. Stollerman, ed.), p. 297. Chicago: Year Book 1975.

Unger, R.H.: The standard two-hour oral glucose tolerance test in the diagnosis of diabetes mellitus in subjects without fasting hyperglycemia. Ann. Intern. Med. **47**, 1138 (1957).

Unger, R.H., Madison, L.L.: Comparison of response to intravenously administered sodium tolbutamide in mild diabetic and non diabetic subjects. J. clin. Invest. **37**, 627 (1958).

Diabetestherapie

Hausen, A.P.: Abnormal serum growth hormone response to exercice in maturity-onset diabetics. Diabetes **22**, 619 (1973).

Maugh, T.H. II: Diabetes therapy: Can new techniques halt complications? Science **190**, 1281 (1975).

Miller, L.V., Goldstein, J.: More efficient care of diabetic patients in a county-hospital setting. N. Engl. J. Med. **286**, 1388 (1972).

Newmark, S.R., Himathongkam, T., Martin, R.P., Cooper, K.H., Rose, L.: Adrenocortical response to marathon running. J. clin. Endocr. **42**, 393 (1976).

Pfeiffer, E.F., Beischer, W., Thum, Ch., Clemens, A.H.: Le pancréas endocrine artificiel en clinique et en recherche. In: Journées de Diabétologie, Flammarion, Médecine Science p. 279, 1976.

Soeldner, J.S., Chang, K.W., Hiebert, J., Aisemberg, S.: In vitro and in vivo experience with a miniature glucose sensor. Diabetes **22**, Suppl. 294 (1973).

Sundsfjord, J.A., Strōme, S.B., Aakvaag, A.: Plasma aldosterone, plasma renin activity and cortisol during exercices. Metabolic Adaptation to Prolonged Physical Exercice. Proc.

of the 2nd int. Symposium on Biochemistry of Exercise. Magglingen. Switz., 1973 (H. Howald, J.R. Poortmans, eds.), p. 308. Basel: Birkhauser 1975.
Wahren, J., Felig, Ph., Ahlborg, G., Jorfeldt, L.: Glucose metabolism during leg exercise in man. J. Clin. Invest. **50**, 2715, (1971).

Diättherapie

Anderson, J.W., Herman, R.H.: Effects of carbohydrate restriction on glucose tolerance of normal men and reactive hypoglycemic patients. Amer. J. Clin. Nutr. **28**, 748 (1975).
Dako, D.Y., Trautner, K., Somogyi, J.C.: Der Glucose-Fructose- und Saccharosegehalt verschiedener Früchte. Schweiz. med. Wschr. **100**, 897 (1970).
Somogyi, J.C., Trautner, K.: Der Glucose-Fructose- und Saccharosegehalt verschiedener Gemüsearten. Schweiz. med. Wschr. **104**, 177 (1974).
Truswell, A.S., Thomas, B.J., Brown, A.: Survey of dietary policy and management in British diabetic clinics. Brit. med. J. **1975IV**, 7.
West, K.M.: Diet therapy of diabetes: an analysis of failure. Ann. Int. Med. **79**, 425 (1973).

Behandlung mit Sulfonylharnstoff-Derivaten und Biguaniden

Assan, R.: Les hypoglycémiants oraux. G. Med. France **83**, 529 (1976).
Clarke, B.F., Campbell, J.W.: Long-term comparative trial of glibenclamide and chlorpropamide in diet-failed, maturity-onset diabetics. Lancet **1975I**, 246.
Feinstein, A.R.: The persistent clinical failures and fallacies of the UGDP study. Clin. Pharm. and Ther. **19**, 78 (1976).
Hadden, D.R., Montgomery, D.A.D., Weaver, J.A.: Myocardial infarction in maturity-onset diabetics. Lancet **1972I**, 335.
Keen, H., Jarrett, R.J., Fuller, J.H.: Tolbutamide and arterial disease in borderline diabetics. In: Diabetes, proceedings of the Eighth Congress of the International Diabetes Federation, Brussels, 1973, p. 588. Amsterdam: Excerpta Medica 1974.
Levey, G.S., Lasseter, K.C., Palmer, R.F.: Sulfonylureas and the heart. Ann. Rev. Med. **25**, 69 (1974).
Loubatières, A.: Physiologie et pharmacodynamie de certains dérivés sulfamidés hypoglycémiants. Contribution à l'étude de substances synthétiques à tropisme endocrinien. Thèse Doct. Sci. Nat. Montpellier, no 86, Causse, Graille et Castelnau, Ed. 1946.
Moses, A.M., Miller, M.: Drug-Induced Dilutional Hyponatremia. N. Engl. J. Med. **291**, 1234 (1974).
Prout, T.E.: A progress report on the University Group Diabetes Program. Int. J. Clin. Pharmacol. **12**, 244 (1975).
Shew, S.T.W., Bressler, R.: Clinical Pharmacology of oral antidiabetic Agents. New Engl. J. Med. **296**, 493, 787 (1977).
University Group Diabetes Program: A study of the effects of hypoglycemic agents on vascular complications in patients with adult-onset diabetes. Part I: Design, methods and baseline characteristics. Part II: Mortality results. Diabetes **19** (Suppl. 2), 747 (1970).
University Group Diabetes Program: A study on the effects of hypoglycemic agents on vascular complications in patients with adult-onset diabetics. V. Evaluation of phenformin therapy. Diabetes **24** (Suppl. 1), 117 (1975).
Werkö, L.: Risk factors and coronary heart disease-facts or fancy? Amer. Heart J. **91**, 87 (1976).
Wise, R.H., Chapman, M., Thomas, D.W.: Phenformin and lactic acidosis. Brit. med. J. **1976I**, 70.
World Health News: Israel J. Med. Sci. **7**, 1209 (1971).

Insulin-Behandlung

Banting, F.G., Best, C.H.: The internal secretion of the pancreas. J. Lab. Clin. Med. **7**, 251 (1922).
Best, Ch.: Insulin. Diabetes **1**, 257 (1952).
Fankhauser, S., Michl, J.: Zwei Jahre Erfahrungen mit Monocomponent-Insulin bei Diabetikern. In 3. Int. Donau-Symposium über Diabetes Mellitus, S. 43. Wien: Maudrich 1973.
Hagedorn, H.C., Jensen, B.N.: Protamine insulinate. J. Amer. med. Ass. **106**, 177 (1936).
Siperstein, M.D., Foster, D.W., Knowles, H.C.: Control of Blood Glucose and Vascular disease. Editorial. New Engl. J. Med. **296**, 1060 (1977).
Soeldner, J.S.: Insulin Resistance in Joslin's Diabetes Mellitus, p. 124. Philadelphia: Lea & Febiger 1971.
Teuscher, A.: Der Platz der „Monokomponent"-Insuline in der Therapie des Diabetes Mellitus. Schweiz. med. Wschr. **105**, 485 (1975).

Chirurgische Eingriffe

Süess, V., Froesch, E.R.: Zur Therapie des Coma diabeticum: Quantitative Bedeutung des Insulinverlusts am Infusionsbesteck. Schweiz. med. Wschr. **105**, 1315 (1975).

Spät- und andere Komplikationen des D.M.

Folgeerscheinungen des Diabetes

Cahill, G.F., Etzwiler, D.D., Freinkel, N.: "Control" and Diabetes. New Engl. J. Med. **294**, 1004 (1976).
Crofford, O.: Reports to Congress of the National Commission on Diabetes (DHEW Publication No (NIH) 76-1018). Washington D.C., Government Printing Office, 1975.
Jackson, R., Guthrie, R., Esterly, J.: Muscle capillary basement membrane changes in normal and diabetic children. Diabetes **24**, Suppl. 2, 400 (1975).
Koenig, R.J., Peterson, C.M., Jones, R.L., Sandek, C., Lehrman, M., Cerami, A.: Correlation of glucose regulation and hemoglobin A_{1c} in Diabetes Mellitus. New Engl. J. Med. **295**, 417 (1976).
Knowles, H.C.: Control of diabetes and the progression of vascular disease. In: Diabetes Mellitus: Theory and Practice (M. Ellenberg, H. Rifkin, eds.), p. 666. New York: McGraw-Hill 1971.
Siperstein, M.D., Unger, R.H., Madison, L.L.: Studies of muscle capillary basement membranes in normal subjects, diabetic and prediabetic patients. J. Clin. Invest. **47**, 1973 (1968).
Spiro, R.G.: Biochemistry of the renal glomerular basement membrane and its alterations in diabetes mellitus. New Engl. J. Med. **288**, 1337 (1973).

Augenveränderungen

Bradley, R.F., Ramos, E.: The eyes and diabetes in Joslin's Diabetes Mellitus, p. 478. Philadelphia: Lea & Febiger 1971.
Burditt, A.F., Caird, F.J., Draper, G.J.: The natural history of diabetic retinopathy. Quart. J. Med. (N.S.) **37**, 303 (1968).
Diabetic Retinopathy Study Research Group: Preliminary report on effects of photocoagulation therapy. Amer. J. Ophthal. **81**, 383 (1976).
Job, D., Eschwege, E.: Effect of multiple daily insulin injections on the course of diabetic retinopathy. Diabetes **24**, Suppl. 2, 396 (1975).
Kohner, E.M., Dollery, H.: Diabetic retinopathy in Complications of Diabetes, p. 61. London: Arnold 1975.
Morse, P.H., Duncan, T.G.: Ophtalmologic Management of Diabetic Retinopathy. New Engl. J. Med. **295**, 87 (1976).
Poulsen, J.E.: Houssay phenomenon in man, recovery from retinopathy in a case of diabetes with Simmonds' Disease. Diabetes **2**, 7 (1953).
Shafer, D.: Vitrectomy (Editorial). New Engl. J. Med. **295**, 836 (1976).
Yanoff, M.: Histopathogenesis of diabetic retinopathy. Acta Diabet. Lat. **9**, 527 (1972).

Störungen der Nieren und Harnwege

Balodimos, M.C.: Diabetic Nephropathy in Joslin's Diabetes Mellitus, p. 536. Philadelphia: Lea & Febiger 1971.

Bell, E.T.: Renal vascular disease in diabetes mellitus. Diabetes **2**, 376 (1953).

Goldstein, H.: The problem of end-stage diabetic nephropathy. Kidney Internat. **6**, Suppl. 1, 21 (1974).

Kimmelstiel, P., Wilson, C.: Intercapillary lesions in the glomeruli of the kidney. Amer. J. Path. **12**, 83 (1936).

Kjellstrand, C.M., Shideman, J.R., Simmons, R.L., Buselmeier, T.J., von Hartitsch, B., Goetz, F., Najarian, J.S.: Renal transplantation in insulin-dependent diabetic patients. In: Kidney Internat. **6**, Suppl. 5, 15 (1974).

Kussman, M.J., Goldstein, H.H., Gleason, R.E.: The clinical course of diabetic nephropathy. J. Amer. med. Ass. **236**, 1861 (1976).

Shapiro, F.L., Leonard, A., Comty, C.M.: Chronic Dyalisis in diabetic patients. Kidney Internat. **6**, Suppl. 1, 8 (1974).

Simmons, R.R., Merino, G.E., Tersigni, R., Kjellstrand, C.M., Najarian, J.S.: Renal transplantation in diabetic patients. In: Séminaires d'Uro-Néphrologie, p. 189. Paris: Masson 1976.

White, P., Graham, Ch.: The child with diabetes. In: Joslin's Diabetes Mellitus, p. 339. Philadelphia: Lea & Febiger 1971.

Störungen der Kreislauforgane

Bradley, R.F.: Cardio-vascular disease in Joslin's Diabetes Mellitus, p. 451. Philadelphia: Lea & Febiger 1971.

Bradley, R.F., Schonfeld, A.: Diminished pain in diabetic patients with acute myocardial infarction. Geriatrics **17**, 322 (1962).

Fejfar, Z.: Les maladies cardio-vasculaires: Bref aperçu des activités de l'OMS. Chronique OMS **25**, 378 (1971).

Harrower, A.D., Clarke, B.F.: Experience of coronary care in diabetes. Brit. med. J. **1976I**, 126.

Kaufmann, R.L., Assal, J.Ph., Soeldner, J.S., Wilmshurst, E.G., Lemaire, J.R., Gleason, R.E., White, P.: Plasma lipid levels in diabetic children. Diabetes **24**, 672 (1975).

Partamian, J.O., Bradley, R.F.: Acute myocardial infarction in 258 cases of diabetes: Immediate mortality and five years survival. New Engl. J. Med. **273**, 455 (1965).

White, P., Graham, Ch.: The child with Diabetes in Joslin's Diabetes Mellitus, p. 350. Philadelphia: Lea & Febiger 1971.

Störungen des Nervensystems und der Geschlechtsorgane

Ellenberg, M.: Impotence in Diabetes. The neurologic Factor. Ann. Int. Med. **75**, 213 (1971).

Ellenberg, M., Weber, H.: Retrograde ejaculation in diabetic neuropathy. Ann. Int. Med. **65**, 1237 (1966).

Greene, D.A., De Jesus, P.V., Winegrad, A.J.: Effects of insulin and dietary myoinositol on impaired peripheral motor nerve conduction velocity in acute streptozotocin diabetes. J. Clin. Invest. **55**, 1326 (1975).

Locke, S.: The peripheral nervous system in diabetes mellitus. Diabetes **13**, 307 (1964).

Winegrad, A.J., Greene, D.A.: Diabetic polyneuropathy: the importance of insulin deficiency. Hyperglycemia and alterations in myoinositol metabolism in its pathogenis. New Engl. J. Med. **295**, 1416 (1976).

Der diabetische Fuß

Pratt, T.C.: Gangrene and infection in the diabetic. Med. Clin. N. Amer. **49** 987 (1965).

Sinha, S., Choodappa, S., Kozak, G.P.: Neuro-arthropathy (Charcot joints) in diabetes mellitus. Medicine **51**, 191 (1972).

Wheelock, F.C., Filtzer, H.S.: Femoral graffs in diabetics. Resulting conservative amputations. Arch. Surg. **99**, 776 (1969).

Hautveränderungen

Binkley, G.W.: Dermopathy in the diabetic syndrome. Arch. Derm. **92**, 625 (1965).

Infektionen

Mahmoud, A.A., Cheever, A.W., Warren, K.S.: Streptozotocin-induced diabetes mellitus and the host parasite relation in murine schistosomiasis mansoni. J. Infec. Dis. **28**, 325 (1976).

Mowat, A.G., Baum, J.: Chemotaxis of polymorphonuclear leukocytes from patients with diabetes mellitus. New Engl. J. Med. **284**, 621 (1971).

Rayfield, E.J., Curnow, R.T., George, D.T., Beisel, W.R.: Impaired carbohydrate metabolism during a mild viral illness. New Engl. J. Med. **289**, 618 (1973).

Stossel, T.P.: Phagocytosis. New Engl. J. Med. **290**, 717, 774, 833 (1974).

Tan, J.S., Anderson, J.L., Watanakunakorn, Ch., Phair, J.P.: Neutrophil dysfunction in diabetes mellitus. J. Lab. clin. Med. **85**, 26 (1975).

Schwangerschaft und das diabetische Kind

Schwangerschaft

Gillmer, M.D., Beard, R.W., Brooke, F.M., Oakley, N.W.: Carbohydrate metabolism in pregnancy. Brit. med. J. **1975III**, 399.

Kahn, C.B., White, P., Younger, D.: Laboratory assessment of diabetic pregnancy. Diabetes **21**, 31 (1972).

Lindheimer, M.D., Katz, A.J.: Sodium and diurectics in pregnancy. New Engl. J. Med. **288**, 891 (1973).

O'Sullivan, J.B., Mahan, C.M.: Criteria for the oral glucose tolerance test during pregnancy. Diabetes **13**, 278 (1964).

White, P.: Pregnancy and diabetes. In: Joslin's Diabetes Mellitus, p. 581. Philadelphia: Lea & Febiger 1971.

Younger, D.: Management of diabetes and pregnancy in Diabetes Mellitus. Amer. Diabet. Ass. **1975**, 135.

Das Kind der diabetischen Mutter

Chez, R., Mintz, H., Horger, E.O.: Factors affecting the response to insulin in the normal subhuman pregnant primate. J. Clin. Invest. **49**, 1517 (1970).

Light, J.J., Keenan, W.J., Sutherland, J.M.: Maternal intravenous glucose administration as a cause of hypoglycemia in the infant of the diabetic mother. Amer. J. Obstet. Gynec. **113**, 345 (1972).

Miller, M.: Diabetic pregnancy and foetal survival in a large metropolitan area. In: On the Nature and Treatment of Diabetes (B.S. Leibel, G.A. Wrenshall, eds.), p. 714. Amsterdam: Excerpta Medica 1965.

Pildes, R.: Infants of diabetic mothers. New Engl. J. Med. **1975**, 902.

Senior, B.: Neonatal hypoglycemia. New Engl. J. Med. **1973**, 790.

Psychologische Aspekte

Appelboom-Fondu, J.: Comparative study of psychological aspects in diabetics and hemophilic children. (Abstract: in 3rd International Beilinson Symposium on the Balance of Diabetes in Juveniles Tel-Aviv, 1975).

Groen, J.J.: The psychosomatic aspect of diabetes mellitus. Méd. Psychosomat. **5**, 11 (1973).

Das Kind mit einem Diabetes

Brush, J.M.: Initial statilisation of the diabetic child. Amer. J. Dis. Child. **67**, 429 (1944).

Jackson, R.L., Onofris, J., Waiches, H., Guthrie, R.A.: The honeymoon period: partial remission of juvenile diabetes mellitus. Diabetes **20** (Suppl. 1), 361 (1971).

Mauriac, P.: Hépatomégalie, nanisme, obésité dans le diabète infantile. Pathogénie du syndrome. Presse Méd. **54**, 826 (1946).

Park, B.N., Soeldner, J.S., Gleason, R.E.: Diabetes in remission. Insulin secretory dynamics. Diabetes **23**, 616 (1974).

Spezielle Formen des Diabetes

Barnes, A.J., Bloom, S.R., Alberti, K.G.: Ketoacidosis in Pancreatectomized Man. New Engl. J. Med. **296**, 1250 (1977).

Becker, D., Miller, M.: Presence of Diabetic Glomerulosclerosis in Patients with Hemochromatosis. New Engl. J. Med. **263**, 367 (1960).

Dymock, J.W., Cassar, J., Pyke, D.A., Oakley, W.G., Williams, R.: Observations on the Pathogenesis, complications and treatment of diabetes in 115 cases of haemochromatosis. Amer. J. Med. **52**, 203 (1972).

Freedberg, J.: Case record: Islet cell carcinoma of Pancreas, α-cell type. Glucagonoma. New Engl. J. Med. **292**, 1117 (1975).

Ganda, O.P., Weir, G.C., Soeldner, S., Legg, M., Chick, W.L.: "Somatostatinoma": a somatostati containing tumor of the endocrine pancreas. New Engl. J. Med. **296**, 963 (1977).

Lawrence, R.D.: Lipodystrophy and hepatomegaly with diabetes, lipemia and other metabolic disturbances: a case throwing new light on the action of insulin. Lancet **1946 I**, 724.

Mc Gavran, M.H., Unger, R.H., Recant, L., Polk, H.C., Kilo, Ch., Levin, M.E.: A Glucagon-Secreting Alpha-Cell carcinoma of the Pancreas. New Engl. J. Med. **274**, 1408 (1966).

Oseid, S., Beck-Nielsen, H., Pedersen, O., Sovik, O.: Decreased binding of insulin to its receptor in patients with congenital generalized lipodystrophy. New Engl. J. Med. **296**, 245 (1977).

Robertson, R.P., Porte, D.: Adrenergic Modulation of Basal Insulin Secretion in Man. Diabetes **22**, 1 (1973).

Pathophysiologie und Klinik der Hypoglykämien

Übersichtsarbeiten

Boshell, B.R.: Treatment of hypoglycemia. Mod. Treatm. **3**, 329 (1966).

Conn, J.W., Seltzer, H.S.: Spontaneous hypoglycemia. Amer. J. Med. **19**, 460 (1955).

Cornblath, M.: Hypoglycemia. In: Carbohydrate Metabolism and its Disorders (H. Dickens, R.J. Randle, W.J. Whelan, eds.), vol. 2, p. 51. London-New York: Academic Press 1968.

Edis, A.J., McIlrath, D.C., Van Heerden, J.A., Fulton, R.E., Sheedy II, P.F., Service, F.J., Dale, A.J.D.: Insulinomacurrent diagnosis and surgical management. Curr. Probl. Surg. **23**, 3 (1976).

McQuarrie, I.: Idiopathic spontaneously occurring hypoglycemia in infants. Amer. J. Dis. Child **87**, 399 (1954).

Marks, V., Rose, F.C.: Hypoglycemia. Oxford: Blackwell 1965.

Oberdisse, K. (Hrsg.): Tagung der Deutschen Endokrinologen-Gesellschaft. Berlin-Heidelberg-New York: Springer 1968.

Service, F.J., Dale, A.J.D., Elveback, L.R., Jiang, N.S.: Insulinoma. Clinical and diagnostic features of 60 consecutive cases. Mayo Clin. Proc. **51**, 417 (1976).

Skillern, P.G., Rynearsen, E.H.: Medical aspects of hypoglycemia. J. clin. Endocr. **13**, 587 (1953).

Stanbury, J.B., Wyngaarden, J.B., Fredrickson, D.S. (Hrsg.): The metobalic basis of inherited disease. New York: McGraw-Hill 1976.

Die wichtigsten Formen der Hypoglykämie

Arky, R.A., Freinkel, N.: Alcohol hypoglycemia. V. Alcohol infusion to test gluconeogenesis in starvation, with special reference to obesity. New Engl. J. Med. **274**, 426 (1966).

Bagdade, J.D., Bierman, E.L., Porte, D., Jr.: The significance of basal insulin levels in the evaluation of the insulin response to glucose in diabetic and nondiabetic subjects. J. clin. Invest. **46**, 1549 (1967).

Baker, L., Winegrad, A.I.: Fasting hypoglycemia and metabolic acidosis associated with deficiency of hepatic fructose-1,6-diphosphate activity. Lancet **1970 II**, 13.

Broberger, O., Zetterstroem, R.: Hypoglycemia with an inability to increase the epinephrine secretion in insulin-induced hypoglycemia. J. Pediat. **59**, 215 (1961).

Broder, L.E., Carter, S.K.: Pancreatic islet cell carcinoma. I Clinical features of 52 patients. Ann. Int. Med. **79**, 101 (1973).

Broder, L.E., Carter, S.K.: Pancreatic islet cell carcinoma. II Results of therapy with streptozotocin in 52 patients. Ann. Int. Med. **79**, 108 (1973).

Cochrane, W.A., Payne, W.W., Simpkiss, M.J., Woolf, L.I.: Familial hypoglycemia precipitated by amino acids. J. clin. Invest. **35**, 411 (1956).

Corredor, C., Brendel, K., Bressler, R.: Studies on the mechanism of the hypoglycemic action of 4-Pentenoic acid. Proc. nat. Acad. Sci. (Wash.) **58**, 2299 (1967).

Euler, U.S., von, Ikkos, D., Luft, R.: Adrenaline excretion during resting conditions and after insulin in adrenalectomized human subjects. Acta endocr. (Kbh.) **38**, 441 (1961).

Fajans, S.S., Floyd, J.C., Jr., Knopf, R.F., Rull, J., Guentsche, E.M., Conn, J.W.: Benzothiadiazine suppression of insulin release from normal and abnormal islet tissue in man. J. clin. Invest. **45**, 481 (1966).

Fajans, S.S., Schneider, J.M., Schteingart, D.E., Conn, J.W.: The diagnostic value of sodium tolbutamide in hypoglycemic states. J. clin. Endocr. **21**, 371 (1961).

Field, R.A.: Glycogen deposition diseases. In: The Metabolic Basis of Inherited Disease (J.B. Stanbury, J.B. Wyngaarden, D.S. Fredrickson, eds.), p. 141. New York: Mc Graw-Hill 1976.

Floyd, J.C., Jr., Fajans, S.S., Conn, J.W., Knopf, R.F., Rull, J.: Stimulation of insulin secretion by amino acids. J. clin. Invest. **45**, 1487 (1966).

Floyd, J.C., Jr., Knopf, R., Conn, J.W.: Plasma insulin in organic hyperinsulinism: comparative effects of tolbutamide, leucine and glucose. J. clin. Endocr. **24**, 747 (1964).

Freinkel, N., Cohen, A.K., Arky, R.A., Foster, A.E.: Alcohol hypoglycemia: II. A postulated mechanism of action based on experiments with rat liver slices. J. clin. Endocr. **25**, 76 (1965).

Froesch, E.R.: Essential fructosuria and hereditary fructose intolerance. In: The Metabolic Basis of Inherited Disease (J.B. Stanbury, J.B. Wyngaarden, D.S. Fredrickson, eds.). New York: McGraw-Hill 1978.

Froesch, E.R., Buergi, H., Ziegler, W., Bally, P., Labhart, A.: Zur Pathogenese der tumorbedingten Hypoglykämie ohne Hyperinsulinismus. Schweiz. med. Wschr. **36**, 1250 (1963).

Froesch, E.R., Jakob, A., Labhart, A.: Hypoglykämie bei extrapankreatischen Tumoren. In: Symposium der Deutschen Gesellschaft für Endokrinologie, S. 132. Berlin-Heidelberg-New York: Springer 1968.

Isselbacher, K.J.: Galactosemia. In: The Metabolic Basis of Inherited Disease (J.B. Stanbury, J.B. Wyngaarden, D.S. Fredrickson, eds.). New York: McGraw-Hill 1976.

Jakob, A., Meyer, U.A., Flury, R., Ziegler, W.H., Labhart, A., Froesch, E.R.: The pathogenesis of tumour hypoglycemia: Blocks of hepatic glucose release and of adipose tissue lipolysis. Diabetologia **3**, 506 (1967).

Jeliffe, D.B., Stuart, K.: Acute toxic hypoglycemia in the vomiting sickness of Jamaica. Brit. med. J. **1954 I**, 75.

Lundbaek, K., Lyngsøe, J., Madsen, B., Yde, H., Ørskov, H.: The diagnosis of insuloma. Acta med. scand. **181**, 269 (1967).

McQuarrie, I.: Idiopathic spontaneously occuring hypoglycemia in infants. Amer. J. Dis. Child. **87**, 399 (1954).
Marks, V., Marrack, D.: Glucose assimilation in hyperinsulinism. A critical evaluation of the intravenous glucose tolerance test. Clin. Sci. **23**, 103 (1962).
Marks, V., Rose, F.C.: Hypoglycemia, p. 136. Oxford: Blackwell 1965.
Megyesi, K., Kahn, C.R., Roth, J., Gorden, P.: Hypoglycemia in association with extrapancreatic tumours: demonstration of elevated plasma NSILA-S by a new radio receptor assay. J. clin. Endocr. **38**, 931 (1974).
Moss, N.H., Rhoades, J.E.: Hyperinsulinism and islet cell tumours of the pancreas. In: Surgical Diseases of the Pancreas (J.M. Howard, G.L. Jordan, eds.), p. 321. London: Pitman 1960.
Papaioannou, A.N.: Tumors other than insulinomas associated with hypoglycemia. Surg. Gynec. Obstet. **123**, 1093 (1966).
Perley, M.J., Kipnis, D.M.: Plasma insulin responses to oral and intravenous glucose. Studies in normal and diabetic subjects. J. clin. Invest. **46**, 1954 (1967).
Permutt, M.A.: Postprandial hypoglycemia. Diabetes **25**, 719 (1976).
Ray, P.D., Foster, D.O., Lardy, H.A.: Paths of carbon in gluconeogenesis at the level of phosphoenolpyruvate formation. J. biol. Chem. **241**, 3904 (1966).
Samols, E., Marks, V.: Insulin assay in insulinomas. Brit. med. J. **1963I**, 507.
Schein, P.S., Kahn, R., Gorden, P., Wells, S., de Vita, V.T.: Streptozotocin for malignant insulinomas and carcinoid tumour. Arch. Intern. Med. **132**, 555 (1973).
Seltzer, H.S., Fajans, S.S., Conn, J.W.: Spontaneous hypoglycemia as an early manifestation of diabetes mellitus. Diabetes **5**, 437 (1956).
Silbert, C.K., Rossini, A.A., Ghazvinian, S., Widrich, W.C., Marks, L.J., Sawin, C.T.: Tumour hypoglycemia: deficient splandmic glucose output and deficient glucagon secretion. Diabetes **25**, 202 (1976).
Silverstein, M.N., Wakim, K.G., Bahn, R.C.: Further observations on the role of tryptophan and its metabolites in hypoglycemia associated with neoplasia. Clin. Res. Proc. **13**, 334 (1965).
Smith, W.H., Fraser, R., Staynes, K., Willcox, J.M.: The causes of postprandial attacks of palpitation and weakness after gastric operations. Quart. J. Med. **22**, 381 (1953).
Sokal, J.R.: Glucagon—an essential hormone. Amer. J. Med. **41**, 331 (1966).
Stalker, M., Lewis, R.C., Sutherland, W.H., Bogoch, A.: Carbohydrate metabolism in patients after partial gastrectomy. Canad. med. Ass. J. **80**, 779 (1955).
Tanaka, K.: Jamaican Vomiting Sickness. Biochemical investigation of 2 cases. New Engl. J. Med. **295**, 461 (1976).
Unger, R.H.: The riddle of tumour hypoglycemia. Amer. J. Med. **40**, 325 (1966).
Yalow, R.S., Berson, S.A.: Immunoassay of endogenous plasma insulin in man. J. clin. Invest. **39**, 1157 (1960).

Glucagon

Übersichten und Bücher

Foa, P.P.: Glucagon. In: Ergebnisse der Physiologie, biologischen Chemie und experimentellen Pharmakologie, Bd. 60, S. 141. Berlin-Heidelberg-New York: Springer 1968.
Kracht, J.: Nebenschilddrüse und endokrine Regulationen des Calciumstoffwechsels. Spontanhypoglykämie. Glukagon. 14. Symp. Dtsch. Ges. Endokr. Berlin-Heidelberg-New York: Springer 1968.
Lefebvre, P.: Le glucagon, seconde hormone pancréatique. Bruxelles: Editions Arscia S.A. 1967.
Weinges, K.F.: Glucagon. In: Biochemie und Klinik (G. Weitzel, N. Zoellner, Hrsg.). Stuttgart: Thieme 1968.

Chemie, Vorkommen und Stoffwechselwirkungen

Bencosme, S.A., Frei, J.: Relation of glucagon to A-cells of the pancreas. Proc. Soc. exp. Biol. (N.Y.) **91**, 589 (1956).
Birge, S.J., Avioli, L.V.: Glukagon-induced hypoglycemia in man. J. clin. Endocr. **29**, 213 (1969).
Bromer, W.W., Sinn, L.G., Staub, A., Behrens, O.K.: The amino acid sequence of glucagon. J. Amer. chem. Soc. **78**, 3858 (1956).
Gibbs, C.B.F., Root, E.W., Jr., Murlin, J.R.: The glucogenic substance in extracts of pancreas and other tissues. Quart. J. exp. Physiol. **13** (Suppl.), 128 (1923).
Kimball, C.P., Murlin, J.R.: Aqueous extracts of pancreas. III. Some precipitation reactions of insulin. J. biol. Chem. **58**, 337 (1923).
Kracht, J.: Nebenschilddrüse und endokrine Regulationen des Calciumstoffwechsels. Spontanhypoglykämie. Glukagon. 14. Symp. Dtsch. Ges. Endokr. Berlin-Heidelberg-New York: Springer 1968.
Lightman, S.L., Bloom, S.R.: Cure of insulin-dependent diabetes mellitus by removal of glucagonoma. Brit. med. J. **1974I**, 367.
Mallinson, C.N., Bloom, S.R., Warin, A.P., Salmon, P.R., Cox, B.: Glucagonomasyndrome. Lancet **1974II**, 1.
McLeod, J.J.R.: The source of insulin: a study of the effect produced on blood sugar by extracts of the pancreas and principal islets of fishes. J. Metab. Res. **2**, 149 (1922).
Murlin, J.R., Clough, H.D., Gibbs, C.B.F., Stokes, A.M.: Aqueous extracts of the pancreas. I. Influence on the carbohydrate metabolism of depancreatized animals. J. biol. Chem. **56**, 253 (1923).
Samols, E., Marri, G., Marks, V.: Promotion of insulin secretion by glucagon. Lancet **1965II**, 415.
Samols, E., Marri, G., Marks, V.: Stimulation of glucagon secretion by oral glucose. Lancet **1965II**, 1257.
Samols, E., Tyler, J., Megyesi, C., Marks, V.: Immunochemical glucagon in human pancreas, gut and plasma. Lancet **1966II**, 727.
Sokal, J.E.: Effect of glucagon on gluconeogenesis by the isolated perfused rat liver. Endocrinology **78**, 538 (1966).
Staub, A., Sinn, L., Behrens, O.K.: Purification and crystallization of hyperglycemic-glycogenolytic factor (HGF) Science **117**, 628 (1953).
Sutherland, E.W., Cori, C.F.: Effect of hyperglycemic-glycogenolytic factor and epinephrine on liver phosphorylase. J. biol. Chem. **188**, 531 (1951).
Sutherland, E.W., Øye, I., Butcher, R.W.: The action of epinephrine and the role of the adenyl cyclase system in hormone action. Recent Progr. Hormone Res. **21**, 623 (1965).
Unger, R.H.: Alpha- and Beta-cell interrelationships in health and disease. Metabolism **23**, 581 (1974).
Unger, R.H., Ohneda, A., Valverde, I., Eisentant, A.M., Exton, J.: Characterization of the response of circulating glucagon-like immunoreactivity to intraduodenal and intravenous administration of glucose. J. clin. Invest. **47**, 48 (1968).
Unger, R.H., Orci, L.: Physiology and pathophysiology of glucagon. Physiol. reviews **56**, 778 (1976).
Vecchio, D., Luyckx, A., Zahnd, G.R., Renold, A.E.: Insulin release induced by glucagon in organ cultures of fetal rat pancreas. Metabolism **15**, 577 (1966).

Nachtrag bei der Korrektur

Bates, G., Weiss, C.: Delayed development of antibody to staphylococcus toxin in diabetic children. Amer. J. Dis. Child. **62**, 346 (1941).
Editorial: Prosthesis for impotence. Brit. Med. J. **1**, 404 (1977).
Louie, T.J., Bartlett, J.C., Tally, F.P., Gorbach, S.L.: Aerobic and anaerobic bacteria in diabetic foot ulcers. Ann. Int. Med. **85**, 461 (1976).
Paetkan, M.E., Boyol, T.A.S., Winship, B. et al.: Cigarette smoking and diabetic retinopathy. Diabetes **26**, 46 (1977).
Strom, T.B., Bear, R.A., Carpenter, C.B.: Insulin-induced augmentation of lymphocyto-mediated cytotoxicity. Science **187**, 1206 (1975).

XIV. Parathyreoidea

Parathormon, Calcitonin und die D-Vitamine

J.A. FISCHER und U. BINSWANGER

Mit Beiträgen von
B. COURVOISIER und M. WERNLY

A. Geschichtliches

M. WERNLY und J.A. FISCHER

Als erster hat SANDSTRÖM 1880 die Parathyreoideae des Menschen beschrieben. 1895 ergänzte KOHN die Angaben SANDSTRÖMS und erkannte erstmals die völlige Unabhängigkeit dieses Organs von der Schilddrüse. 1896 zeigten VASSALE und GENERALI, daß nach Entfernung aller 4 Parathyreoideae beim Hund schwere Tetanie eintrat. 1906 vermutete ERDHEIM Beziehungen der Parathyreoideae zum Stoffwechsel der Mineralsubstanzen. Der Nachweis der nach Parathyreoidektomie eintretenden Tetanie und Hypocalcämie gelang 1908 MCCALLUM und VÖGTLIN.

ASKANAZY fand 1903 bei der Autopsie eines Falles von Skeleterkrankung ein Parathyreoidea-Adenom und vermutete Zusammenhänge mit dem Skeletleiden. Diese Beschreibung entspricht dem ersten Fall von primärem Hyperparathyreoidismus. Die Heilung eines analogen klinischen Falles durch die Exstirpation eines Parathyreoidea-Adenoms gelang 1926 dem Wiener Chirurgen MANDL.

In den Jahren zwischen ASKANAZYS Entdeckung und MANDLS Pioniertat beschrieb ERDHEIM in Wien bei der Osteomalacie des Menschen (1907) und bei der spontanen Rachitis der Ratte (1914) eine als kompensatorisch interpretierte Hyperplasie mehrerer oder aller Parathyreoideae. Dies war der erste Nachweis eines sekundären Hyperparathyreoidismus.

Die biochemischen und diagnostischen Grundlagen des primären Hyperparathyreoidismus wurden 1934–1948 durch ALBRIGHT in Boston geschaffen. Aus seinen Arbeiten ging erstmals hervor, daß der primäre Hyperparathyreoidismus eine häufige endokrine Krankheit ist mit der Nephrolithiasis als Hauptsymptom.

1925 haben COLLIP und – unabhängig von ihm – HANSON das Parathormon sowie dessen Hypercalcämie erzeugende Eigenschaft entdeckt. Die Isolierung und Reindarstellung des bovinen Parathormons gelang 1959 RASMUSSEN und CRAIG und gleichzeitig AURBACH. Die Strukturaufklärung durch BREWER und RONAN sowie durch NIALL und POTTS 1970 ergab eine einzige Polypeptidkette von 84 Aminosäuren. Die Struktur der aminoterminalen Hälfte des menschlichen Parathormons wurde von den gleichen Gruppen 1972 bekanntgegeben. 1963 führte BERSON eine radioimmunologische Bestimmungsmethode für die Messung der Parathormonkonzentration im Serum ein, welche später entscheidend zur Aufklärung der Pathogenese und Diagnose von Störungen der Nebenschilddrüsen beigetragen hat.

1961 entdeckte COPP ein hypocalcämisch wirkendes, hormonales Prinzip, das Calcitonin, welches beim Säuger in der Regel aus der Schilddrüse stammt (HIRSCH, 1963). Bei Vögeln und Reptilien wird es im ultimobranchialen Körper gebildet. Die Strukturaufklärung und die Synthese des humanen Calcitonins gelang 1968 der Gruppe von NEHER und RITTEL in Basel. Die physiologische Bedeutung des Calcitonins, beim Menschen wenigstens, ist nach wie vor unbekannt. Die radioimmunologische Bestimmung der Calcitoninkonzentration im Serum hat hingegen entscheidend zur Diagnose des medullären Carcinoms der Schilddrüse beigetragen.

Die am längsten bekannte Störung des Calciumstoffwechsels ist die Rachitis. 1920 entdeckte MELLANBY eine fettlösliche Substanz, welche die Rachitis heilen konnte. 1931 kam es zur Strukturaufklärung des Vitamin D, eines Steroidhormons durch ASKEW. Dieses wurde seither zur Behandlung von Vitamin-D-Mangelzuständen oder bei einer Resistenz auf Vitamin D, sowie beim Hypoparathyreoidismus therapeutisch verwendet. 1969 gelang ein entscheidender Durchbruch auf dem Gebiet des Vitamin D, indem DELUCA und PONCHON zeigen konnten, daß das Cholecalciferol (Vitamin D_3) in der Leber in das 25-Hydroxycholecalciferol verwandelt wird, und schließlich kam es 1972 zur Entdeckung des biologisch weitaus aktivsten 1,25-Dihydroxycholecalciferol durch KODICEK, DELUCA und NORMAN. Etwa gleichzeitig wurden die D-Vitamine als Hormone eingereiht, da die Bildung des biologisch aktiven Endprodukts durch Veränderungen der Calcium- und Phosphat- und der Parathormonkonzentration im Serum reguliert wird. Die direkte Bestimmung der Konzentration des 1,25-Dihydroxycholecalciferols im Serum wurde kürzlich durch HAUSSLER eingeführt.

B. Biochemie und Physiologie des Calcium- und des Phosphatstoffwechsels

J.A. FISCHER

1. Der Stoffwechsel des Calciums

Das Calcium im Organismus ist Hauptbestandteil des Knochens *und* Regulator von elektrischen und biochemischen Vorgängen. Seine Konzentration wird beim Menschen im Plasma in engen Grenzen gehalten, die Konzentration des ionisierten Calciums ändert, soweit bekannt, wenig im Laufe der phylogenetischen Entwicklung der Wirbeltiere. Die Regulation von Enzymreaktionen, die Fortleitung von elektrischen Erregungen im Nervensystem, die Muskelkontraktion, die Lactation, die Magensaftsekretion und die Konzentrierungsfähigkeit der Nieren hängen von der Konzentration des ionisierten Calciums im Plasma ab. Calcium ist nötig für die Blutgerinnung. Dem Calcium kommt in der Endokrinologie eine allgemeine Bedeutung zu, da es sowohl bei der Sekretion von Hormonen als auch bei der Übertragung der Hormonwirkung maßgeblich beteiligt ist (DOUGLAS, 1968; RASMUSSEN, 1970, 1975).

Vermutlich sterben Patienten mit einer Erhöhung des Gesamtcalciums im Plasma über 18–20 mg-% oder einer Erniedrigung von unter 4 mg-% an Herzversagen. Bei einer Hypercalcämie kommt es zum Tod mit kontrahiertem Ventrikel, früher wurde sogar das Eintreten der Kontraktur als Maß für die Konzentration des ionisierten Calciums in einer unbekannten Lösung genommen. Am Muskel gibt es mindestens vier Angriffspunkte: der zuführende Nerv, die Nervenendplatte, die Membran der Myofibrillen und das Actomyosin; hinzu kommen die mehr biochemischen Angriffspunkte bei zahlreichen Enzymreaktionen. Welcher Vorgang die Herzaktion bei einer Hypercalcämie zum Stillstand bringt ist unbekannt. Bei einer chronischen Hypercalcämie sterben die Patienten in der Regel an Nierenversagen. In diesem Kapitel werden lediglich Zusammenhänge mit Fehlregulationen und Calciumstoffwechselstörungen erwähnt und die elementaren Lebensvorgänge, für die das Calcium wesentliches Spurenelement ist, beiseite gelassen. Für seine Funktion im Knochen sei auf S. 813 verwiesen.

a) Verteilung

Mehr als 99% des Körpercalciums befinden sich im Skelet und in den Zähnen (s.S. 813). Der Rest verteilt sich auf die extracelluläre und intracelluläre Flüssigkeit.

Serum. Die Calciumkonzentration wird am leichtesten im Serum bestimmt, und die Bestimmung hat die wichtigste klinische Bedeutung. Die

Tabelle 1. Die Regulation der Serumcalciumkonzentration

Calciumsteigernde Faktoren
Parathormon
Vitamin D (Überempfindlichkeit bei der Sarkoidose)
Calcium
Thyroxin
Wachstumshormon
Vitamin A
Paraneoplasie (parathormonähnliche Substanzen)
Knochenmetastasen (in erster Linie osteolytisch)
Prostaglandin
Calciumsenkende Faktoren
Calcitonin
Cortisol
Phosphat
Vitamin-D-Mangel (Resistenz?)
Paraneoplasie (?)
Knochenmetastasen (in erster Linie osteoplastisch)
Glucagon

Konzentration des Calciums beträgt im Serum zwischen 8,3 und 10,2 mg/100 ml je nach Meßmethode und Präzisierung des normalen Streubereichs. Bei Verwendung der gleichen Methode überschreiten die Schwankungen bei normalen Kontrollpersonen ±5% nicht, die Schwankungen beim gleichen Individuum sind, falls die Calciumkonzentration zur gleichen Tageszeit bestimmt wird, ±1%. Die Konzentration wird in erster Linie durch das Parathormon und durch das Calcitonin in den oben erwähnten engen Grenzen gehalten (Tabelle 1). Neben dem Parathormon führen Vitamin D und Thyroxin zu einem Anstieg, neben dem Calcitonin, Cortisol, Glucagon zu einem Abfall der Serumcalciumkonzentration.

Ein Parathormonmangel kann bei einem verspäteten Wiederanstieg der Serumcalciumkonzentration nach Infusion von EDTA, welches das ionisierte Calcium bindet, vermutet werden. Der Wiederanstieg der Serumcalciumkonzentration wird beschleunigt durch Zufuhr von Wachstumshormon, vermutlich über eine Steigerung der Calciummobilisation aus dem Knochen (GERSHBERG, 1967).

Ein Mangel an Calcitonin, das die Calciumkonzentration im Serum senkt, tritt bei thyreoidektomierten Patienten auf. Diese Patienten zeigen eine verspätete Rückkehr der Calciumkonzentration zur Norm nach intravenöser Zufuhr von Calcium (MAZZUOLI, 1966). Neben dem Calcitonin senkt das Cortisol die Serumcalciumkonzentration; eine Ausnahme bildet dabei die erhöhte Calciumkonzentration im Plasma bei Hyperparathyreoidismus und bei ausgedehnten Knochenmetastasen. Auf diesem Unterschied beruht eine Möglichkeit der Differenzierung einer Hypercalcämie beim Hyperparathyreoidismus oder anderer Pathogenese (DENT, 1962) (s. S. 897).

Eine normale Serumcalciumkonzentration wird nur erreicht bei einer minimalen Zufuhr von Vitamin D und/oder Calcium und einer maximalen

Zufuhr von Phosphat. Eine Erhöhung des Phosphats im Serum geht mit einer Senkung der Serumcalciumkonzentration einher. Für die feine Regulation der Serumcalciumkonzentration wird in erster Linie das Parathormon benötigt, dessen Sekretion ins Plasma von der Konzentration des ionisierten Calciums abhängt (s.S. 828). Die Bestimmung des ionisierten Calciums wird mit einer spezifischen Elektrode vorgenommen (MOORE, 1970). Für die praktische klinische Bedeutung genügt die Messung der totalen Calciumkonzentration. Die Konzentration des diffusiblen Calciums ist abhängig von pH und von Komplexbildnern wie Phosphat, Citrat und andern organischen Anionen und deshalb Schwankungen unterworfen, die nicht immer erkennbar sind. Umgekehrt führen Schwankungen der Serumeiweißkonzentration zu Hyper- oder Hypocalcämien bei unveränderter Konzentration des ionisierten Calciums. Am extremsten zeigt sich dies beim Huhn, dessen Serumcalcium bis auf 30 mg-% ansteigen kann bei einem ionisierten Calcium von etwa 6 mg-%.

Das Calcium ist im Serum verteilt in 60,5% diffusibles (46,9% ionisiert und 13,6% als Komplex an Bicarbonat, Phosphat und Citrat gebunden) sowie 39,5% eiweißgebundenes Calcium (MOORE, 1970) (Abb. 1). Ähnliche Resultate finden sich bei WALSER (1961).

Differentialdiagnose der Hypo- und der Hypercalcämie s. S. 861, 898, 892.

Die Calciumkonzentration beträgt in der *extracellulären Flüssigkeit* 7 mg-%, im *Liquor cerebrospinalis* 4,5–6 mg-%. Diese Werte entsprechen ungefähr der Konzentration des ionisierten Calciums, da das an Plasmaeiweiße gebundene Calcium nicht frei diffundieren kann.

Die *intracelluläre* Calciumkonzentration ist nur ungenau bestimmbar. Die Konzentration des ionisierten Calciums im Cytoplasma beträgt 10^{-6} bis 10^{-7} M gegenüber 10^{-3} M in der extracellulären Flüssigkeit. In Anbetracht des großen Konzentrationsgefälles zwischen der extracellulären Flüssigkeit und dem Cytoplasma bestehen differenzierte Regulationsmechanismen zur Speicherung des Calciums in intracellulären Partikeln einerseits und Entfernung von überflüssigem Calcium in die extracelluläre Flüssigkeit andererseits (BORLE, 1973). Intracellulär wird das Calcium in Mitochondrien, Mikrosomen und Zellkernen gespeichert. Bei der inhomogenen Verteilung in der Zelle dürfen keine absoluten Konzentrationen angegeben werden für die intracelluläre Flüssigkeit, um so mehr als Volumen, pH, Eiweiß, Anionenkonzentration der einzelnen Räume nicht genau gemessen werden können und ein Bezugspunkt fehlt. In der Regel werden die Konzentrationen auf den Stickstoffgehalt oder auf den Nucleinsäuregehalt der Zelle oder der subcellulären Partikel bezogen. Es besteht zudem eine inhomogene Verteilung in den einzelnen Organen und man kann lediglich festhalten, daß ein Einblick in die komplexen Verteilungsräume im Organismus schwierig ist. Einfacher ist die Messung der Calcium-Konzentration in den Erythrocyten, die nur geringe Mengen enthalten (10^{-5} M) (HARRISON, 1968). Die Myokardfunktion läßt sich teilweise im EKG mit der QT-Dauer beurteilen, die sich umgekehrt proportional zur Serumcalcium-Konzentration verhält.

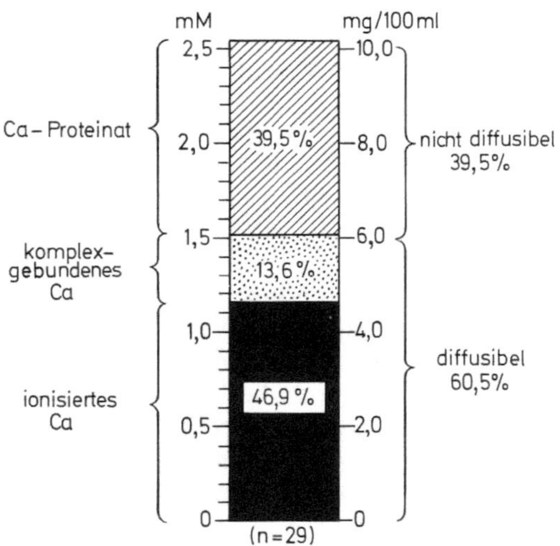

Abb. 1. Die Komponenten des gesamten Serumcalciums, wie sie sich aus der Ultrafiltration von 29 Normalseren ergeben. Die angegebenen Zahlen entsprechen den Mittelwerten der Gruppe. (Nach MOORE, 1970)

Eine Hypercalcämie und eine rasche Zufuhr von hohen Phosphatmengen können zu einer Nephrocalzinose und zu einer Verkalkung von Organen und Gefäßen führen. Die Verkalkungen treten vorzugsweise im alkalischen Bereich auf, in der Niere und selten in der Magenschleimhaut. Ferner kommt es zu Verkalkungen in Nekrosegebieten und möglicherweise aus dem gleichen Grund bei der Tetrachlorkohlenstoffvergiftung in der Leber. Eine Verkalkung der basalen Ganglien zeigt sich beim Hypoparathyreoidismus. Die Ursache der Myositis ossificans ist unbekannt. Für eine vollständige Aufzählung s. DANOWSKI (1962).

b) Bilanz

Das Calcium wird im Dünndarm aufgenommen und im Darm, Urin und im Schweiß ausgeschieden. Es verläßt den Körper zudem durch den placentaren Kreislauf und in die Muttermilch (Abb. 2). Die Bestimmung der Calciumbilanz ist ungenau und zeitraubend, da sich ein Gleichgewicht zwischen den einzelnen Räumen des Knochens bei veränderter Zufuhr erst innerhalb von Wochen bis Monaten einstellen kann.

α) Calciumzufuhr

Die täglich benötigte Calciummenge beträgt etwa 0,5 g beim Erwachsenen, 1,0 g beim wachsenden

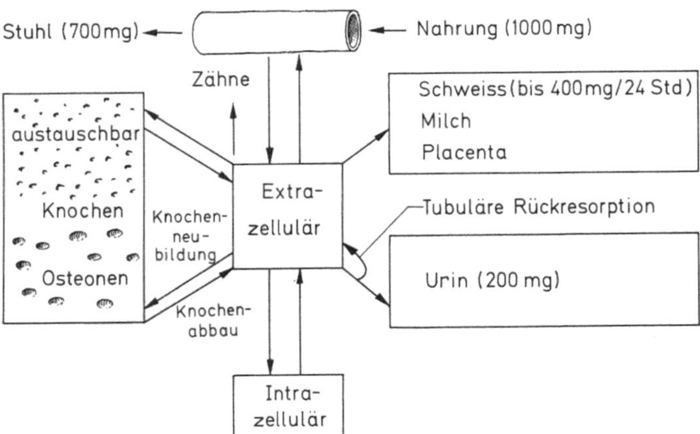

Abb. 2. Calciumstoffwechsel. Die Darstellung des austauschbaren Calciums und der Osteonen entspricht dem autoradiographischen Bild (s.S. 815)

Menschen und bei der schwangeren Frau und mindestens 1,5 g bei der stillenden Frau. In westeuropäischen Ländern und in Nordamerika beträgt die Zufuhr etwa 0,5 bis 1,5 g im Tag. Sie dürfte eher etwas unter dem verlangten Minimum sein, besonders im Alter und während der Schwangerschaft, in England und in gewissen Entwicklungsländern.

Bei einer erhöhten Calciumzufuhr durch die Nahrung nimmt der Anteil des im Dünndarm resorbierten Calciums entsprechend der Sättigung der Darmschleimhaut ständig ab. Die maximale Aufnahme dürfte mit einer Zufuhr von 3–5 g/24 Std erreicht sein und 1–1,5 g/24 Std betragen (NORDIN, 1968).

Calciumabsorption. Die Calciumabsorption beschränkt sich vor allem auf den oberen Dünndarm, das Duodenum und das Jejunum. Zur Messung der Calciumabsorption stehen Methoden zur Verfügung, die mehr von wissenschaftlichem Interesse sind. Die einfachste, aber ungenaue Methode beschränkt sich auf den Vergleich zwischen Calciumaufnahme und Calciumausscheidung im Darm. Die Calciumaufnahme ist gut bestimmbar, soweit man sich über den Calciumgehalt des Trinkwassers Rechenschaft gibt. Die Messung der Calciumausscheidung im Stuhl ist zeitraubend und muß in Bilanzperioden von 3–7 Tagen durchgeführt werden. Dem Patienten wird kontinuierlich Chrom peroral verabreicht und die Calciumausscheidung auf den Chromgehalt im Stuhl bezogen (HARGREAVES, 1965). Bei einer täglichen Zufuhr von 1 g oder 15 mg/kg Körpergewicht beträgt die Ausscheidung etwa 700 mg oder 11 mg/kg Körpergewicht (Abb. 2). Der Meßfehler kann im Einzelfall bis zu 1000 mg/24 Std betragen und die Messungen müssen zeitweise in 4 Tage-Perioden während über 100 Tagen fortgesetzt werden (ISAKSSON, 1967a). Die Methode ist nicht geeignet, Unterschiede in der Körperbilanz in der Größenordnung von 50–100 mg/24 Std zu erfassen.

Die Calciumabsorption wird einfacher bestimmt mit radioaktivem ^{47}Calcium. Nach peroraler Aufnahme von 5–20 μC^{47}Calcium (Halbwertszeit 4,7 Tage) wird der Anstieg der Konzentration entweder in Plasma gemessen oder die Retention mit Hilfe eines Ganzkörperzählers oder eines Szintigraphen über einzelnen Abschnitten des Skeletes, wie dem Radius festgestellt (AVIOLI, 1965; CAMERON, 1963: LUTWAK, 1965; SODE, 1968). Diese Methode ist gut reproduzierbar. Bei der Messung der spezifischen Aktivität im Plasma besteht der Nachteil, daß die Sekretion durch den Darm, die Calciumausscheidung im Urin, das Plasmavolumen und die Abwanderungsgeschwindigkeit des Calciums aus dem Plasma vor allem bei pathologischen Fällen nicht berücksichtigt werden; bei der Ganzkörperzählung und der Szintigraphie wird eine homogene Verteilung im Skelet angenommen. Diesen Nachteilen kann begegnet werden mit der Verwendung von radioaktivem ^{47}Calcium zusammen mit dem längerlebigen ^{45}Calcium. Nach gleichzeitiger Verabreichung von je einem Isotop peroral und intravenös wird das Verhältnis der Ausscheidung von beiden Isotopen 24 Std später im Urin bestimmt und der Anteil des im Dünndarm resorbierten Calciums berechnet. Bei der Messung von ^{47}Calcium muß der rasche Zerfall und die Ansammlung des weniger energiereichen ^{47}Scandium berücksichtigt und entsprechend abgeschirmt werden (DE GRAZIA, 1965).

Der Transportmechanismus des Calciums durch die Darmschleimhaut wird im Abschnitt über das Vitamin D besprochen (s.S. 843). Im Darm führt ein Calciummangel zu vermehrter Magnesiumabsorption und ein Magnesiummangel zu vermehrter Calciumabsorption (ALCOCK, 1962). Es ist noch unklar, ob gemeinsame Transportwege für Calcium und Magnesium durch die Darmschleimhaut bestehen. Magnesiumzufuhr fördert zudem von sich aus die Calciumabsorption im Darm und führt zu einer vermehrten Calcium- und Magnesiumretention im Knochen (CLARK, 1967, 1968). Ein extremer Magnesiummangel führt zu Hypocalcämie und verminderter Parathormonsekretion (MCMANUS, 1969; ANAST, 1972). Die intestinale Calciumabsorption und die Calciumfreisetzung aus dem

Knochen hängen zudem von einer minimalen Magnesiumkonzentration ab.

Vermehrte Calciumabsorption. Vitamin D, Parathormon und Wachstumshormon begünstigen die Calciumabsorption. Die Calciumabsorption wird zudem gefördert im sauren pH, bei Vermehrung des ionisierten Calciums, durch Milchzucker, eiweißreiche Ernährung mit Vermehrung der basischen Aminosäuren, während der Schwangerschaft, während des Wachstums, bei calciumarmer Ernährung und durch Phosphatmangel. Die Calciumabsorption ist vermehrt bei der Sarkoidose, möglicherweise aufgrund einer erhöhten Empfindlichkeit auf das Vitamin D.

Die Wirkung von Vitamin D und von Parathormon tritt erst innert Stunden ein, während eine Hemmung der Calciumabsorption durch intravenöse Calciuminfusion innert Minuten gemessen werden kann (BIRGE, 1969).

Verminderte Calciumabsorption. Die Calciumabsorption wird vermindert durch Nebennierenrindensteroide, Thyroxin, bei Vitamin-D-Mangel, bei der Rachitis, bei der intestinalen Malabsorption mit Steatorrhoe infolge Verminderung der Vitamin-D-Resorption und der Calciumabsorption, da Fettsäuren unlösliche Seifen mit Calcium bilden, bei der Hyperthyreose, beim Hypoparathyreoidismus, durch Verabreichung von Alkali, Oxalat, Phytat oder Phosphat. Bei entzündlichen Prozessen im Bereich des Darms kann die Calciumabsorption nach Verabreichung von Cortisol durch eine Beeinflussung der Grundkrankheit verbessert werden.

β) Ausscheidung

Das Calcium wird durch den Darm, den Urin, den Schweiß und mit der Muttermilch ausgeschieden (Abb. 2).

Darm. Die tägliche Ausscheidung im Darm beträgt 150–450 mg oder 2–6 mg/kg Körpergewicht und entspricht etwa der Calciumausscheidung im Urin.

Die Calciumsekretion in den Stuhl wird nach intravenöser Injektion von ^{47}Calcium gemessen. In der Annahme, daß die spezifische Aktivität (^{47}Calcium/^{40}Calcium) des ausgeschiedenen Calciums im Urin und im Stuhl gleich ist, wird aus der Ausscheidung von ^{47}Calcium und ^{40}Calcium im Urin und des radioaktiven ^{47}Calciums im Stuhl auf die Ausscheidung des totalen Calciums im Stuhl geschlossen (LAZOR, 1963).

Niere. Die Calciumausscheidung im Urin ist abhängig von der Konzentration des ultrafiltrablen (etwa 60% des Gesamtcalciums) im Glomerulumfiltrat und von der tubulären Calciumrückresorption. Die Calciumausscheidung wird begünstigt durch eine erhöhte Zufuhr in der Nahrung, eine vermehrte Absorption im Darm wie bei der Sarkoidose, einen vermehrten Knochenabbau wie beim Hyperparathyreoidismus, bei der Hyperthyreose und bei der Acidose und eine verminderte Rückresorption in den proximalen Tubuli wie beim Morbus Cushing oder bei der Therapie mit Nebennierenrindensteroiden.

Das Calcium wird durch die Glomerula filtriert und zu 99% tubulär rückresorbiert. Kleine Unterschiede im ultrafiltrablen Calcium können deshalb zu starken Schwankungen im Urincalcium führen, ohne daß die Konzentration des totalen Calciums im Serum merkbar verändert wird. Die Ausscheidungsschwelle durch die Nieren liegt – eine normale Nierenfunktion vorausgesetzt – bei einer Serumcalciumkonzentration von etwa 8 mg-%. Bei einem Abfall der Serumcalciumkonzentration unter 8 mg-% wird beinahe alles Calcium rückresorbiert und weniger als 30 mg/24 Std ausgeschieden. Die tägliche Ausscheidung beträgt 150–450 mg bei normaler Ernährung oder 2–6 mg/kg Körpergewicht. Bei einer calciumfreien Diät liegt die Ausscheidung unter 200 mg/24 Std. Die maximale Ausscheidung im Urin ist etwa 1 g/24 Std. Bei einem Überschreiten dieser Konzentration wird das Calcium als Nierensteine oder im Gewebe ausgefällt, bis die glomeruläre Filtration derart eingeschränkt ist, daß das Calcium nicht mehr ausgeschieden werden kann. In diesen Fällen ist nicht immer zu entscheiden, ob ursprünglich ein primärer Hyperparathyreoidismus vorgelegen hat oder ob alles Folgen sind eines sekundären Hyperparathyreoidismus, ausgelöst durch die Hypocalcämie bei Azotämie.

Da die Calciumclearance die Kreatininclearance nie überschreitet, kann eine Sekretion von Calcium in die Tubuli weder bewiesen noch sicher ausgeschlossen werden. Die tubuläre Rückresorption wird wie die Resorption im Dünndarm durch das Parathormon gefördert und durch das Cortisol gehemmt (LAAKE, 1960).

Vermutlich werden Calcium, Magnesium und Natrium durch einen gemeinsamen, im Detail nicht bekannten Mechanismus in den Nierentubuli rückresorbiert. Infusionen mit Calcium führen zu einer gesteigerten Magnesiumausscheidung (COBURN, 1967). Magnesium führt zu einer vermehrten Calciumausscheidung in den Urin, die z.T. durch eine gesteigerte Calciumabsorption im Darm bedingt sein dürfte (CLARK, 1968).

Mit Hilfe der Mikropunktion wurde die Rückresorption von Calcium und von Natrium im gleichen Bereich des proximalen Tubulus festgestellt (DUARTE, 1967). Die Calcium- und die Magnesiumrückresorption wird durch eine erhöhte Natriumzufuhr mit einer Erweiterung des extracellulären Raums gehemmt und damit die Ausscheidung im Urin gesteigert, während umgekehrt bei einer Verkleinerung des extracellulären Raums durch Thiazide die Calciumausscheidung vermindert wird. Thiazide werden deshalb bei der idiopathischen Hypercalciurie verwendet (YENDT, 1966).

Furosemid und Ethakrinsäure führen im Gegensatz zu den Thiaziden (trotz diuretischer Wirkung) zu einer Steigerung der Calciumausscheidung in den Urin, vermutlich über eine Verminderung der Rückresorption in den distalen Tubuli (DIRKS, 1973). Desoxycorticosteroide, wie das 9α-Fluorohydrocortison führen nur bei gleichzeitiger Natriumzufuhr zu einer Erweiterung des extracellulären Raums und nur dann zu einer Steigerung der Ausscheidung von Calcium und Magnesium in den Urin (MASSRY, 1968; SUKI, 1968).

Beim Hyperparathyreoidismus ist die tubuläre Calciumrückresorption maximal gesteigert. Eine zusätzliche Belastung des Transportsystems in den Nierentubuli durch eine Infusion von Natriumchlorid führt beim Hyperparathyreoidismus im Gegensatz zu Kontrollpersonen zu einer Steigerung der Calciumausscheidung (AXELROD, 1966). Umgekehrt bewirkt eine natriumarme Ernährung bei der idiopathischen Hypercalciurie eine Vermehrung der tubulären Calciumrückresorption (EDWARDS, 1965).

Die Calciumausscheidung wird ferner im Urin gefördert durch Komplexbildung mit Citrat, bei Phosphatmangel, durch eine Acidose bei einer osmotischen Diurese und durch Kohlenhydrate. Kohlenhydrate bewirken bei Calciumoxalatsteinträgern und ihren Verwandten einen stärkeren Anstieg der Calciumausscheidung und der Calciumkonzentration im Urin als bei Kontrollpersonen (LEMANN, 1969).

Eine *Hypercalciurie* kann zu Nephrocalcinose und zu Nephrolithiasis führen, wobei Calcium nicht den einzigen Faktor für die Erkrankung darstellt. Die Steinbildung wird begünstigt durch ein alkalisches pH, wie es in der Regel beim Hyperparathyreoidismus, beim Morbus Cushing, beim primären Hyperaldosteronismus und bei Harnweginfekten gefunden wird. Am häufigsten finden sich Nierensteine beim Hyperparathyreoidismus, bei der idiopathischen Hypercalciurie, beim Morbus Paget, beim Morbus Cushing und bei der Inaktivitätsosteoporose, die möglicherweise auch bei der Schwerelosigkeit der Astronauten gefunden wird.

Calcium und Phosphat befinden sich im Urin in einer übersättigten Lösung, so daß Schutzsubstanzen angenommen werden müssen, welche eine Ausfällung und eine Nierensteinbildung verhindert. Phosphonate, die sich von Pyrophosphaten dadurch unterscheiden, daß sie durch die renale Pyrophosphatase nicht abgebaut werden, verhindern eine Nephrocalcinose (FLEISCH, 1968). Eine dieser Substanzen ist ferner ein noch wenig gereinigtes Peptid (HOWARD, 1968).

Eine Hypercalciurie führt zu einer Wasserdiurese mit einer verminderten Wasserrückresorption und zu einer Vermehrung der Natriumausscheidung im Urin. Als Grund wird eine Hemmung der Wasserrückresorption in der aufsteigenden Henleschen Schlinge angenommen (SUKI, 1969). Bei einer selektiven Perfusion der proximalen und der distalen Tubuli der Ratte mit Calcium wird die Wasserrückresorption in den distalen Tubuli gehemmt. Diese werden beim Hund bei einer Hypercalciurie selektiv morphologisch verändert; eine Vasopressinresistenz würde dadurch erklärt (LASSITER, 1965; EPSTEIN, 1959).

Eine *Hypocalciurie* entsteht in erster Linie bei einer Verminderung der Calciumkonzentration im Serum und bei einer verminderten Zufuhr aus dem Darm bei Malabsorption oder bei peroraler Verabreichung von Phytaten und von Phosphat. Thiazide und eine natriumarme Ernährung führen zu einer Vermehrung der tubulären Calciumrückresorption. Diese werden deshalb zur Behandlung der idiopathischen Hypercalciurie verwendet (YENDT, 1966).

Schweiß. Je nach Temperatur und Feuchtigkeit der Luft kann die Ausscheidung zwischen 20 und 365 mg/24 Std schwanken, im Durchschnitt beträgt sie 120 mg/24 Std (ISAKSSON, 1967b). Die Schweißausscheidung wird am Arm bestimmt und auf die Kaliumausscheidung bezogen, die ihrerseits durch Messung des austauschbaren Kaliums und der Kaliumbilanz für die ganze Körperoberfläche berechnet wird. Nach CARR (1973) beträgt der ^{47}Calcium-Verlust durch die Haut nur 1–2% der injizierten Menge oder 7–15 mg/Tag. Die Calciumkonzentration variiert je nach Autor zwischen 2 und 300 mg/l. Zwischen 2 und 14 mg/l verhält sie sich umgekehrt proportional zur Schweißsekretion (VELLAR, 1968).

Fetus. Die Calciumausscheidung durch die Placenta entspricht dem Calciumgehalt des Fetus, der bei einer Geburt am Termin etwa 30 g Calcium und 22 g Phosphor enthält. Bei einem Calciumgehalt des Erwachsenen von 1200 g entsprechen 30 g 2,5% Verlust während der Schwangerschaft, der zu einem Teil durch verstärkte Calciumresorption im Darm kompensiert wird. Im letzten Viertel werden etwa 250 mg Calcium pro Tag in den Fetus eingebaut (HYTTEN, 1964).

Lactation. Die Calciumausscheidung in der Milch beträgt etwa 50–70 g und mehr bei einer verlängerten Lactation, pro Tag etwa 500 mg. Dementsprechend empfiehlt die Weltgesundheitsorganisation (WHO) (1962) eine tägliche Calciumzufuhr von 1200–1500 mg während des 4.–9. Monats der Gravidität und von 1200 bis 2000 mg während der Lactation.

Zusammenfassung: Aus den Ausführungen geht hervor, daß die Messung der Calciumbilanz ungenau und zeitraubend ist, vor allem wegen der schlecht bestimmbaren Ausscheidung an Calcium im Stuhl und im Schweiß. Ferner kann es Wochen bis Monate dauern, bis sich ein neues Gleichgewicht zwischen den verschiedenen Räumen des Knochens bei veränderter Zufuhr einstellt. Die Calciumabsorption kann mit Isotopen bestimmt werden, sie erlaubt aber nur Vergleiche zwischen einzelnen Patientengruppen mit vermehrter, verminderter oder normaler Calciumabsorption durch den Darm. Die wichtigste Bestimmung ist die Messung der Calciumkonzentration im Serum.

2. Der Stoffwechsel des Phosphats

Phosphat und Calcium sind die Hauptbestandteile des Knochenminerals. Das Phosphat befindet sich in der intracellulären Flüssigkeit in größeren Konzentrationen als das Calcium. Dort ist das Phosphat ein wichtiges Anion und Bestandteil der Nucleinsäuren und von energiereichen Verbindungen wie dem Adenosintriphosphat. Phosphat ist ein Regulator der oxydativen Phosphorylierung und ein Puffer in der Zelle, im Plasma und im Urin.

a) Verteilung

Etwa 80% des Phosphats befinden sich im Knochen und in den Zähnen. Der Rest verteilt sich auf die intra- und extracelluläre Flüssigkeit, davon befindet sich etwa die Hälfte in der Muskulatur.

Serum. Im Gegensatz zur Calciumkonzentration im Plasma, die in engen und während des ganzen Lebens in gleichen Grenzen gehalten wird, ist die Phosphatkonzentration im Serum abhängig vom Alter. Die anorganische Phosphorkonzentration beträgt 2,5–4,5 mg/100 ml, in der Jugend 4,0–7,0 mg/100 ml. 88% des anorganischen Phosphats im Plasma sind ultrafiltrabel (WALSER, 1961). Das Phosphat ist im Plasma und im Urin Puffersubstanz, wobei die gesamte Pufferkapazität im Blut allerdings nur 5,5% beträgt (ELLISON, 1958).

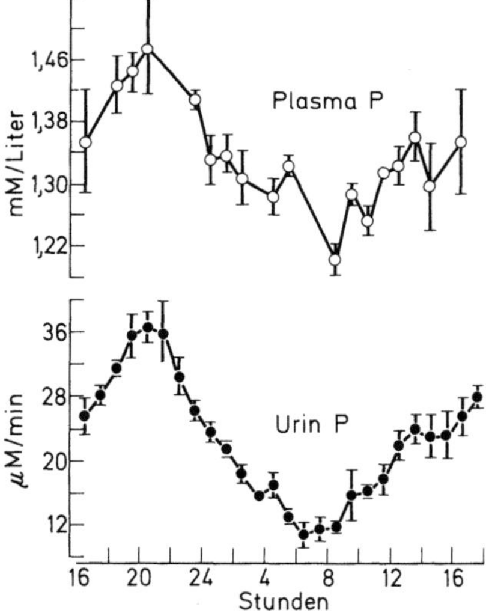

Abb. 3. Schwankungen des Serumphosphats und der Phosphatausscheidung in den Urin bei drei normalen Kontrollpersonen. (Nach STANBURY, 1958)

Zusätzlich zum anorganischen Phosphat befinden sich etwa 1 mg/100 ml Phosphor in der Form von Phosphatestern und 8 mg/100 ml als lipidgebundenes Phosphat. Die totale Phosphorkonzentration im Plasma beträgt etwa 12,5 mg/100 ml.

Die Konzentration von anorganischem Phosphat im Plasma unterliegt ausgeprägten Tag- und Nachtschwankungen und hängt von der zugeführten Nahrung ab (Abb. 3) (STANBURY, 1958). Das Serumphosphat ist am tiefsten am Vormittag, am höchsten am Abend. Dieser Rhythmus wird durch das Parathormon nicht beeinflußt. Nach Entfernung der Nebennieren oder der Hypophyse fehlt der normale Tag- und Nachtrhythmus der Phosphatkonzentration im Serum und der Phosphatausscheidung im Urin. Die Schwankungen verhalten sich im Serum und im Urin parallel und können deshalb nicht auf eine Beeinflussung der tubulären Phosphatausscheidung zurückgeführt werden. Möglicherweise besteht ein Zusammenhang zwischen den tageszeitlichen Schwankungen des Cortisol- und des Phosphatspiegels im Serum (GOLDSMITH, 1965). Die Phosphatkonzentration wird beim nüchternen Patienten am Vormittag bestimmt. Serumeiweiß und Erythrocyten müssen innerhalb von 2 Std nach erfolgter Blutentnahme getrennt werden, damit das organische Phosphat im Serum nicht mitgemessen wird.

Die Phosphatkonzentration im Plasma wird beeinflußt durch die Zufuhr von Phosphat durch den Darm, durch den Ein- und Ausbau von Phosphat in den Knochen und die intracelluläre Flüssigkeit und von der Ausscheidung durch die Nieren. Vitamin D, Parathormon, Thyroxin und eine Acidose beschleunigen den Knochenbau und damit die Freisetzung von Calcium und von Phosphat ins Plasma. Das Wachstumshormon fördert die Phosphatrückresorption in den Nierentubuli und führt zu einer erhöhten Serumphosphatkonzentration während des Wachstums und bei der Akromegalie (CORVILAIN, 1964). Parathormon und Calcitonin senken die Serumphosphatkonzentration über eine verstärkte Ausscheidung durch die Nieren, das Calcitonin zudem über eine Hemmung der Knochenresorption und das Insulin und die Glucose über eine Begünstigung der Phosphataufnahme in die intracelluläre Flüssigkeit. Aus noch ungeklärten Gründen ist die Serumphosphatkonzentration bei der gramnegativen Sepsis erniedrigt (RIEDLER und SCHEITLIN, 1969).

Die Konzentration von anorganischem Phosphat in der *extracellulären Flüssigkeit* entspricht der Konzentration im Serum.

Im *Liquor cerebrospinalis* beträgt sie zwischen 1 und 2 mg/100 ml. Beim Hypoparathyreoidismus ist sie entsprechend vermehrt.

In der *intracellulären Flüssigkeit* befindet sich der größte Teil des Phosphats in organischer Form. Das Phosphat ist Bestandteil der Nukleinsäuren, von energiereichen Verbindungen wie dem Adenosintriphosphat (ATP), den Hexosephosphaten und dem Kreatinphosphat. Unter dem Einfluß von Parathormonen wird Phosphat durch intracelluläre Membranen wie die Mitochondrienmembran vermehrt transportiert. Am gleichen Ort ist das Phosphat ein Regulator der ATP-Synthese und von energiereichen Verbindungen, die im Zusammenhang mit der oxydativen Phosphorylierung und der Atmungskette den Ionentransport durch die Mitochondrienmembranen ermöglichen ATP ist ein wichtiger Energiespender für die Muskelkontraktion, für die Synthese von Zellbestandteilen und die Sekretion von Drüsen. Phosphat in organischer Verbindung nimmt eine zentrale Stellung im Organismus ein.

Ein Phosphatmangel führt zu Muskelschwäche, Nausea und zur Anorexie (LOTZ, 1968).

Im Urin bildet das Phosphat neben dem Bicarbonat und dem Ammoniak das wichtigste Puffersystem für die Ausscheidung von Wasserstoffionen. Bei einem pH von 4,8 wird das Phosphat in erster Linie als $H_2PO_4^-$, bei einem pH von 7,8 als HPO_4^{--} ausgeschieden.

b) Bilanz

Das Phosphat gelangt vom Darm ins Plasma und von dort in den Knochen und in die intracelluläre Flüssigkeit. Etwa 80% werden im Urin und im Schweiß ausgeschieden. Ein Teil wird vermutlich in den Darm ausgeschieden.

α) Phosphatzufuhr

Der tägliche Bedarf von Phosphat liegt in der gleichen Größenordnung wie der Calciumbedarf und beträgt etwa 1 g (berechnet als Phosphor). Phosphat wird nur in der Form von organischen Verbindungen oder als Phosphat aufgenommen, Phosphor als Element ist toxisch.

Absorption. Die Regulation der Absorption von Phosphat im Darm ist nicht genau bekannt. Vermutlich wird das Phosphat durch passive Diffusion aufgenommen. Vitamin D, Parathormon und Wachstumshormon beschleunigen die Absorption von Calcium und damit von Phosphat; sie haben vermutlich keinen direkten Einfluß auf die Absorption von Phosphat.

Verstärkte Absorption. Bei calciumarmer Diät, bei Zufuhr von Fett und von Kationen und in einem sauren pH-Bereich.

Verminderte Absorption. Bei verminderter Calciumresorption oder einem Überwiegen von Kationen, die mit dem Phosphat irreversible Verbindungen eingehen wie Alkali, Calcium, Strontium, Magnesium und Aluminium. Aluminiumhydroxydgel wird zur Verminderung der Phosphatabsorption bei Niereninsuffizienz therapeutisch verwendet. Organische Phosphatverbindungen wie Phytate können nicht hydrolisiert und demzufolge nicht absorbiert werden.

β) Ausscheidung

Die Ausscheidung von Phosphat erfolgt im Urin, Stuhl und im Schweiß.

Ferner werden etwa 22 g Phosphor während der Schwangerschaft in den Fetus eingebaut; der Verlust in der Muttermilch beträgt während einer durchschnittlichen Stillperiode etwa 40 g.

Niere. Die Ausscheidung von Phosphat unterliegt wie die Plasmakonzentration einem ausgeprägten Tag- und Nachtrhythmus, der auch bei fehlendem Parathormon zur Geltung kommt. Die Messung der Phosphatclearance muß deshalb immer zur gleichen Tageszeit oder am besten über 24 Std erfolgen (STANBURY, 1958) (Abb. 3). Die theoretisch genaueste Bestimmung der Phosphatausscheidung erhält man mit der Messung der maximalen tubulären Rückresorption (T_{mP}) bei wechselnder Phosphatzufuhr durch intravenöse Infusionen. Diese Untersuchung wird durch die Tatsache kompliziert, daß Phosphatinfusionen eine Hypocalcämie und damit eine erhöhte Freisetzung von Parathormon mit einer Verminderung des T_{mP} bewirken (REISS, 1970; FISCHER, 1973). Ferner kann ein Kaliumverlust herbeigeführt werden, der ebenfalls eine Verminderung des T_{mP} zur Folge hat (STANBURY, 1958). Die Phosphatausscheidung wird in erster Linie als tubuläre Rückresorption (TRP), als Phosphatexkretionsindex (PEI) oder als maximale tubuläre Phosphatrückresorption bestimmt (NORDIN, 1965). Phosphat wird durch die Glomeruli filtriert und in den Tubuli zu 85–95%, bei hoher Phosphatzufuhr durch Infusion bis zu nur 38% selbst beim Hypoparathyreoidismus, rückresorbiert (FAIRHURST, 1963). Das Verhältnis der Phosphatclearance zur Kreatininclearance ergibt die tubuläre Phosphatrückresorption. Bei einer erhöhten Phosphatkonzentration im Plasma und damit in den Nierentubuli wird erwartungsgemäß eine maximale Steigerung der Rückresorption erreicht. Die Berechnung des Phosphatexkretionsindex beruht deshalb darauf, daß die tubuläre Phosphatausscheidung in Abhängigkeit von der Plasmakonzentration des Phosphats beurteilt wird. Die maximale tubuläre Phosphatrückresorption kann direkt gemessen oder einfacher in einem Nomogramm abgelesen werden (BIJOVET, 1969). Für die Diagnose des primären Hyperparathyreoidismus ist die Phosphatausscheidung, gemessen mit allen erwähnten Parametern, wenig geeignet, da eine ausgesprochene Überlappung zu normalen Kontrollpersonen besteht (BINSWANGER, 1975) (s. S. 893f.).

In den proximalen Nierentubuli besteht wahrscheinlich ein gemeinsamer Transportmechanismus für Glucose und für Phosphat; unter dem Einfluß von Parathormon wird vermehrt Glucose rückresorbiert. Eine Vermehrung der maximalen Glucoserückresorption (Tm) wird deshalb bei der Differentialdiagnose einer Hypercalcämie als ein

Zeichen für einen Hyperparathyreoidismus gewertet (TRANSBOL, 1967).

Neben der Rückresorption in den proximalen Nierentubuli wird Phosphat in den distalen Tubuli bei Amphibien, bei Vögeln und bei hochdosierter Phosphatzufuhr auch bei Menschen und Ratten vermehrt sezerniert (WEBSTER, 1967; BOUDRY, 1975). Die Phosphatclearance übersteigt dabei die glomeruläre Clearance; die Sekretion von Phosphat in das Tubuluslumen konnte mit Mikropunktions- und Mikroperfusionsmethoden bestätigt werden.

Die Ausscheidung von Phosphat im Urin hängt von der Zufuhr durch die Nahrung, von der Plasmakonzentration und von Faktoren, welche die tubuläre Rückresorption oder Sekretion beeinflussen.

Die renale Phosphatausscheidung wird *vermehrt* durch das Parathormon, durch Calciumzufuhr auch nach Parathyreoidektomie, durch Cortisol, Oestrogene, Thyroxin, erhöhte Eiweißzufuhr, Hypokaliämie, Hypomagnesiämie, Acidose und durch Bicarbonatzufuhr, sowie durch eine Vergrößerung des extracellulären Raumes und durch Diuretica wie die Ethakrinsäure und Furosemid (SUKI, 1969; DUARTE, 1974). Die Ausscheidung von Phosphat im Urin ist in der Regel beim primären Hyperparathyreoidismus erhöht, sofern die Nierenfunktion nicht wesentlich eingeschränkt ist; sie kann beim sekundären Hyperparathyreoidismus, bei der Rachitis und bei der Osteomalazie, bei der Hyperthyreose, bei der Acidose (intensive Muskeltätigkeit, Diabetes), bei Hunger und bei großer Zufuhr von Phosphat, bei der Gicht, bei der akuten Inaktivitätsosteoporose, bei vorwiegend osteolytischen Knochenmetastasen, vor allem nach Behandlung mit Oestrogenen, bei der Vitamin D-Intoxikation, bei der Sarkoidose, bei Tubulopathien (renal tubuläre Acidose, Pyelonephritis) und bei der Vitamin D-resistenten Rachitis erhöht sein.

Bei einer Urämie kommt es zur renalen Osteopathie, die grundsätzlich mit einer Verminderung der Serumcalciumkonzentration einhergeht. Die Phosphatausscheidung ist erst bei stark eingeschränkter glomerulären Filtration vermindert, da die tubuläre Phosphatrückresorption als Folge des sekundären Hyperparathyreoidismus bei der Hypocalcämie ebenfalls vermindert ist (FALLS, 1966). Angiotensin vermindert die Ausscheidung von Phosphat, Natrium, Chlorid, Calcium und Magensium vermutlich über eine Hemmung der Nierendurchblutung (BRODEHL, 1966).

Die Ausscheidung von Phosphat wird *vermindert* durch Wachstumshormon, Insulin und Hydrocortisol. Sie ist demzufolge vermindert im Wachstum und beim Hyperinsulinismus. Ferner ist sie vermindert bei Schwangerschaft, Lactation, Vitamin-D-Mangel und intestinaler Malabsorption bei einer Einschränkung der Nierenfunktion, beim Hypoparathyreoidismus, nach Parathyreoidektomie, beim Morbus Addison und bei vorwiegend osteoplastischen Knochenmetastasen.

Im Urin wird ein Teil des Phosphats in der Form von Pyrophosphaten ausgeschieden, die vermutlich aus dem Knochen stammen (s.S. 847). Die Phosphatausscheidung ist beim Hyperparathyreoidismus gleichzeitig wie die Pyrosphosphatausscheidung und die Ausscheidung von Hydroxyprolinen erhöht (AVIOLI, 1966).

Schweiß. Die Phosphatausscheidung wurde bis jetzt im Schweiß nicht direkt bestimmt. Die Calcium- und die Stickstoffausscheidung wird im Schweiß bestimmt und die Phosphatausscheidung unter der Annahme berechnet, daß sich das Verhältnis zwischen Phosphat- und Calcium- bzw. Stickstoffausscheidung nicht von der Gesamtkörperbilanz unterscheidet. Die Ausscheidung im Schweiß beträgt im Durchschnitt 125 mg/Tag (ISAKSSON, 1967).

Darm. Die Menge des in den Darm, vermutlich zusammen mit dem Calcium, sezernierten Phosphats ist nicht bekannt.

3. Der Stoffwechsel des Knochens

a) Struktur und Biochemie des Knochens

Der Knochen besteht aus Zellen, der organischen Knochenmatrix (zur Hauptsache Kollagen, Mucopolysaccharide) und dem Knochenmineral (zur Hauptsache Calcium und Phosphat).

Bei der Knochenbildung kommt es vorerst zur Synthese der Knochenmatrix, in die hinein Calciumphosphat abgelagert wird, aus dem sich *Hydroxyapatit* bildet. Die Knochensubstanz setzt sich aus einem anorganischen Mineralanteil (etwa 70%) und der organischen Knochenmatrix (etwa 30%) zusammen.

Makroskopisch setzt sich der Knochen aus *spongiösen* und *kompakten* Teilen zusammen. Die Spongiosa besteht aus Trabekeln. Der kompakte Knochen ist lamellär gebaut. Er befindet sich in den subperiostalen Teilen des Skeletes und in den Diaphysen der langen Röhrenknochen. Für den Aufbau des kompakten Knochens ist die Gliederung in *Osteone* charakteristisch. Diese sind histologisch, trophisch und mechanisch definierte Einheiten. Sie setzen sich zusammen aus einem engen Haverschen Kanal mit Osteoblasten oder indifferenten Zellen, Arterien, Capillaren, Venen und Nervenfasern, um den schalenförmig die Knochensubstanz angelagert ist. Zwischen diesen Schalen befinden sich die Osteocyten. Für die detaillierte Beschreibung der Anatomie des Knochens sei auf die entsprechende Literatur verwiesen.

α) Knochenzellen

Der Knochen ist von der extracellulären Flüssigkeit wahrscheinlich durch eine celluläre Membran getrennt. Einen Hinweis, daß die Knochensubstanz von einer Membran umgeben ist, gibt die Beobachtung von NEUMAN (1969), der im sog. Knochenwasser 6mal mehr Kalium als in der extracellulären Flüssigkeit gefunden hat. Die Ernährung und der Flüssigkeitsaustausch wird durch Zellen bewerkstelligt, welche die Knochenneubildung und den Knochenabbau steuern.

Undifferenzierte Mesenchymzellen entwickeln sich zu Osteoblasten, aus denen ihrerseits die Osteocyten hervorgehen. Diese Reihenfolge konnte mit Hilfe von tritiummarkiertem Thymidin autoradiographisch festgehalten werden. Es geht daraus hervor, daß der Einbau von Thymidin in die Desoxyribonucleinsäure und die Zellteilung in undifferenzierten Mesenchymzellen stattfindet, aus denen sich Osteoblasten und Osteocyten einerseits und Osteoclasten andererseits entwickeln. Eine Umwandlung von Osteoclasten in Osteoblasten wird von RASMUSSEN und BORDIER (1974) diskutiert.

Die *Oesteoblasten* kommen nur in wachsenden Osteonen vor. Sie sind für die Knochenneubildung verantwortlich. Das Cytoplasma der Osteoblasten ist reich an Ribonucleinsäuren, die die Proteinsynthese steuern und an histochemisch nachweisbaren Enzymen wie die alkalische und die saure Phosphatase. Die Osteoblasten sezernieren die organische *Knochenmatrix* und haben dafür einen gut entwickelten Golgiapparat zur Verfügung (YOUNG, 1964).

Ausdruck einer verstärkten Osteoblastentätigkeit ist die Vermehrung der Konzentration der *alkalischen Phosphatase* im Plasma. Eine Erhöhung der alkalischen Phosphatase geht parallel mit einer Vermehrung der isotopenkinetisch meßbaren Accretion (s.S. 821). Es besteht bei der gleichen Patientengruppe keine gute Korrelation zur Knochenresorption (KLEIN, 1964).

Eine elektrophoretische Trennung der alkalischen Phosphatasen aus Placenta, Leukocyten und Dünndarm ist möglich. Die Trennung der wichtigsten Fraktionen aus der Leber und den Osteoblasten ist zur Zeit mit Hitzeinaktivierung nur unbefriedigend durchführbar (POSEN, 1967). Die alkalische Phosphatase des Knochens wird im Gegensatz zur Leberphosphatase durch Hitze inaktiviert. Während der Schwangerschaft ist die hitzestabile alkalische Serumphosphatase leicht erhöht.

Bei einer normalen Leberfunktion ist die alkalische Phosphatase in der Regel ein Maßstab einer erhöhten Osteoblastentätigkeit. Ein familiär auftretender Mangel an alkalischer Phosphatase (die *Hypophosphatasie*) führt zu einer gestörten Knochenneubildung und zu einer starken Vermehrung des Osteoids. Dieser Mangel deutet darauf hin, daß die alkalische Phosphatase wesentlicher Bestandteil der Knochenneubildung ist (BARTTER, 1966). Die *Hyperphosphatasie* oder familiäre Osteoektasie geht einher mit einer starken Vermehrung der Osteoblasten und der Knochenneubildung, die mit Tetracyclinmarkierung nachgewiesen werden kann (THOMPSON, 1969). Die Mineralisation des Knochens ist dabei ungenügend. Die reifen Osteone sind gegenüber unreifen Osteonen anstelle der Osteoblasten mit indifferenten Zellen *(„endosteal lining cells")* ausgekleidet.

Zwischen den Lamellen des kompakten Knochens befinden sich die *Osteocyten,* die mit Hilfe von langen Fortsätzen durch enge Kanälchen untereinander verbunden sind. Wie in den Osteoblasten sind in den Osteocyten histochemisch alkalische Phosphatase und zahlreiche Hydrolasen nachgewiesen worden, hingegen keine saure Phosphatase. Im wesentlichen unterscheidet sich der Osteocyt nicht vom Osteoblasten, aus dem er hervorgeht (VAES, 1967). Die Osteocyten steuern die Knochenneubildung und den Knochenabbau (BÉLANGER, 1969). Demgegenüber beeinflussen plurinucleäre *Osteoclasten* nur den Knochenabbau (s.S. 816).

β) Knochenmatrix

Die Knochenmatrix besteht zu 80–95% aus Kollagen, einem Eiweiß, das als Aminosäuren vor allem Glycin (etwa 30%), Prolin (12%) und Hydroxyprolin (10%) enthält. Die Kollagensynthese wird eingeleitet durch die Osteoblasten. Freie Aminosäuren werden von den Osteoblasten aufgenommen und an die Ribosomen angelagert und dort zu Protokollagen-Polypeptiden synthetisiert. Erst dann wird das bereits in Protokollagen eingebaute Prolin in Hydroxyprolin hydroxyliert. Diese Reaktion verlangt die Anwesenheit von Ascorbinsäure. Das Tropokollagen wird in die extracelluläre Flüssigkeit sezerniert und dort vorerst in „neutralsalzlösliche" und später in „unlösliche" durch ein Netzwerk untereinander verbundene Kollagenfibrillen umgebaut (PROCKOP, 1967) (Abb. 4). Das Kollagen setzt sich aus drei langgezogenen helixartigen Polypeptidketten zusammen mit einem Molekulargewicht von über 350000. Autoradiographisch nachgewiesene Aminosäuren wie das Glycin und das Prolin sind Hauptbestandteile des Kollagens. Prolin wird selektiv vorerst innert 30 min in die Osteoblasten eingebaut und erscheint von dort innert 4 Std im Osteoid und später in der mineralisierten Knochenmatrix (CARNIERO, 1959). Neben dem Kollagen bilden 1–2% der Knochenmatrix die *Knochengrundsubstanz,* die sich vor allem aus Mucopolysacchariden wie dem Chondroitinsulfat zusammensetzt.

Wahrscheinlich bestimmt die Matrixmasse die Ausdehnung des Skeletes und die Orientierung der Knochenkristalle.

γ) Knochenmineral

Das Knochenmineral setzt sich zur Hauptsache aus Calcium und Phosphat zusammen in der Form

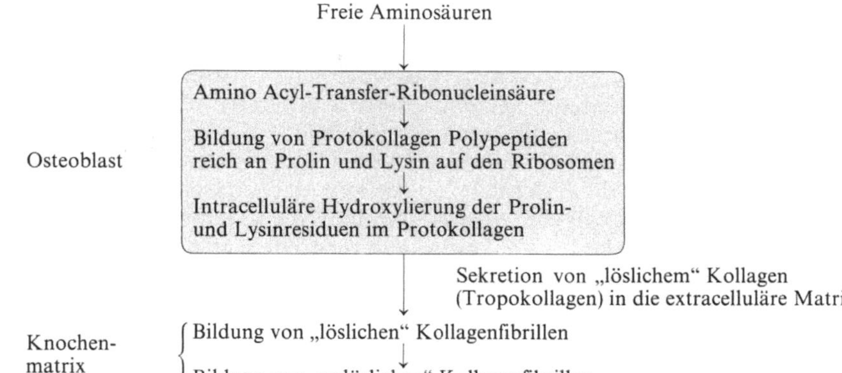

Abb. 4. Kollagenbiosynthese im Osteoblast und in der Knochenmatrix. (Nach PROCKOP, 1967)

von amorphen Calciumphosphatsalzen und von Hydroxyappatit. An der Übergangszone von amorphem Calciumphosphat im Osteoid zum Apatit wird gleichzeitig mit der Apatitbildung Tetracyclin eingelagert. Die Fläche der mit Tetracyclin markierten Oberfläche gibt ein Maß für die Mineralisierungsgeschwindigkeit des Skeletes und damit der Knochenneubildung (s.S. 817f). Ferner enthält der Knochen gegenüber dem Apatitgehalt geringe Mengen Carbonat (6%), Nitrat (1%), Natrium (0,7%), Magnesium (0,7%) und Fluor (Spuren) (NEUMANN, 1958). Die Apatitkristalle messen etwa 50–100 × 200–250 × 450–500 Å und entsprechen in der Röntgen- und in der Infrarotspektroskopie dem synthetischen Hydroxyapatit. Die Verbindung zwischen Phosphat und Seitenkette des Kollagenmoleküls scheint für den Beginn der Nukleation von Apatit wichtig zu sein (GLIMCHER, 1962). Die Ausfällung von Calcium und Phosphat in das Netz der Kollagenfibrillen ist im Detail nicht sicher bekannt. Normalerweise wird Calciumphosphat auf das Kollagen des Knochens und der Zähne ausgefällt und nur unter pathologischen Bedingungen makroskopisch sichtbar in Organen wie Leber und Milz, in den Gefäßen oder in der Skeletmuskulatur abgelagert. Der Grund ist noch weitgehend unbekannt. FLEISCH (1970) vermutet, daß Pyrophosphat dabei eine Rolle spielt. Pyrophosphat verhindert in vitro die Ausfällung von Calciumphosphat an Apatitkristallen (FLEISCH, 1961). Pyrophosphat wurde im Plasma und im Knochen nachgewiesen; bei seiner Verabreichung in vivo werden Verkalkungen der Haut und der Aorta verhindert (FLEISCH, 1966a; SCHIBLER, 1968; CARTIERT, 1959). Alkalische Phosphatasen sind in den meisten Geweben und vor allem im Knochen auch Pyrophosphatasen (RUSSELL, 1968). Möglicherweise begünstigt die Pyrophosphatase im Knochen einen beschleunigten Abbau der Hemmkörper der Verkalkung, der Pyrophosphate. Dabei kommt es zu einer Ausfällung von Calcium und von Phosphat (FLEISCH, 1968).

Voraussetzung für eine gute Verknöcherung des Skeletes ist eine normale Serumcalcium- und/oder Phosphatkonzentration. NEUMAN (1958) zeigt in vitro, daß sich Calcium und Phosphat im Serum in einer gegenüber dem Hydroxyapatit übersättigten Lösung befinden und deshalb eine Ausfällung begünstigt wird. Bei einer Verminderung wird die Verkalkung verschlechtert; umgekehrt kann ein Abfall der Calciumkonzentration in der extracellulären Flüssigkeit bei einer vermehrten Knochenneubildung, z.B. bei mit Vitamin D behandelten rachitischen Kindern beobachtet werden, bei denen das Skelet plötzlich vermehrt mineralisiert wird. Täglich werden etwa 500 mg Calcium aus der extracellulären Flüssigkeit in den Knochen neu eingebaut und entsprechend etwa gleichviel alter Knochen durch Knochenresorption zerstört. Daneben wird Calcium ständig ausgetauscht zwischen dem Apatit der Oberfläche und der extracellulären Flüssigkeit. Diese beiden Austauschvorgänge können mit Radium autoradiographisch getrennt während über 30 Jahren beobachtet werden. Radioaktives ^{226}Radium und ^{90}Strontium, das beim Zerfall der Atombomben freigesetzt wird, sind dann zu einem großen Teil irreversibel an den Knochen gebunden (ROWLAND, 1960). Die „hot spots" sind deutlich sichtbar und entsprechen Knochenanbauflächen, die zur Zeit der Aufnahme der Isotope durch den Körper gebildet wurden. Gleichzeitig verteilt sich radioaktives Calcium diffus als austauschbares Calcium an der ganzen Oberfläche des Knochenminerals. Das diffus verteilte Calcium wird vermutlich zu einem großen Teil unabhängig vom Knochenstoffwechsel ausgetauscht. Bei diesem Vorgang bleibt die Summe der Calciumionen in der extracellulären Flüssigkeit und im Knochen konstant. Etwa 50% des Radium ist nach 20–30 Jahren diffus verteilt (MARSHALL, 1959; ROWLAND, 1960). Mit zunehmendem Alter des Skelets wird mehr Wasser verdrängt durch die Apatitkristalle, so daß der fertiggebildete Knochen nur noch 3–5% Wasser enthält.

b) Anbau und Abbau des Knochens

Für die am Knochen wirksamen Hormone und für das Vitamin D sind zur Zeit nur *celluläre* Angriffspunkte bekannt, die ihrerseits die Knochenneubildung und den Knochenabbau steuern.

Gleichzeitg und an verschiedenen Stellen des Knochens geht die Knochenneubildung und die Resorption vor sich. Unter *Knochenumbau* versteht man die Summe von beiden Vorgängen. Häufig sind beide Vorgänge gesteigert oder vermindert. Diese werden hormonell gesteuert und verlangen die Anwesenheit von Vitamin A und D, Ascorbinsäure und eine genügende Eiweißzufuhr (s.S. 845ff. und Tabelle 3).

Knochenneubildung. Der Knochenneubildung geht beim Embryo entweder eine Bildung von Knorpel voraus (enchondral) oder der Knochen wird direkt aus Bindegewebe gebildet (membranös). Während des ganzen Lebens findet ein fortschreitender Knochenumbau statt. Die Knochenneubildung wird durch Osteoblasten und Osteocyten gesteuert und beschränkt sich vor allem auf die Synthese der Knochenmatrix und den Einbau des Knochenminerals. Diese werden im Zusammenhang mit der Struktur und der Biochemie des Knochens besprochen (s.S. 813ff.).

Knochenresorption. Die Knochenresorption wird durch die Osteoclasten und zu einem Teil durch die Osteocyten gesteuert, die ihrerseits Substanzen freisetzen, die die Knochenmatrix auflösen und Calcium und Phosphat freisetzen. Damit wird das Calcium × Phosphatprodukt erhöht. Das Calcium stammt entweder aus altem Knochen, der durch celluläre Resorption zerstört wird oder aus dem austauschbaren Calciumraum in erster Linie aus nicht voll mineralisierten Osteonen. Bei einem Abfall des Calcium × Phosphatprodukts im Plasma wird sofort Calcium aus dem austauschbaren Teil des Knochens freigesetzt (ROSENBAUM, 1964). Erst später kommt die Knochenresorption in Gang und Apatitkristalle werden durch Osteoclasten und Osteocyten unter dem Einfluß des Parathormons aufgelöst und Calcium wird in erster Linie aus dem alten, nicht austauschbaren Teil des Knochens freigesetzt.

Der rasche Einbau und der Ausbau von Calcium im Knochen wird möglicherweise durch *Osteocyten* reguliert. Die Fortsätze der Osteocyten sind gegenüber dem Knochen durch eine Schicht von amorphen Calciumphosphat abgegrenzt (BAUD, 1968). Ein Hof um die Osteocyten herum deutet auf einen vermehrten Knochenabbbau und damit eine erhöhte Calciumfreisetzung (BÉLANGER, 1969) (s. S. 831 f.). Die plurinucleären *Osteoclasten* werden unter dem Einfluß von Parathormon erst innert Stunden bis Tagen gebildet und bewirken eine Auflösung der Mineralsubstanz des Knochens, welche KÖLLIKER bereits 1873 anschaulich beschrieben hat. Bei den histochemisch nachweisbaren Enzymen überwiegt die saure Phosphatase, die beim Hyperparathyreoidismus selten auch im Plasma erhöht ist. Es stellt sich dabei prinzipiell die Frage, ob die Osteoclasten lediglich Abräumzellen sind oder ob sie die Knochenauflösung einleiten und steuern. Histologisch und elektronenmikroskopisch (HANCOX, 1963) und in Knochenzellkulturen in vitro (GAILLARD, 1961) konnte die Annahme von KÖLLIKER bestätigt werden, daß die Bildung der Osteoclasten der Knochenauflösung vorausgeht. Die Osteoclasten lösen in erster Linie den Knochen auf und phagocytieren das Knochenmineral zum mindesten nur vorübergehend. Dies geht aus autoradiographischen Versuchen mit Plutonium hervor, das sukzessive an der Knochenoberfläche und im Cytoplasma der Osteoclasten beobachtet werden kann (ARNOLD, 1957). Die Osteoclasten haben einen Bürstensaum und elektronenmikroskopisch nachweisbar zahlreiche Vacuolen und Bläschen (GONZALES, 1961). In den Mitochondrien befinden sich dunkle Körner, die vermutlich Calciumphosphatkristallen entsprechen (PEACHEY, 1964).

Die Auflösung des Apatits wird begünstigt durch eine Senkung des pH, durch Chelatbildung und durch Austausch von Calciumionen mit Kationen wie Natrium. Bei der Ansäuerung müßte das pH lokal unter 6,8 gesenkt werden, ein Abfall, der bis jetzt nicht nachgewiesen werden konnte. Die Calciumbilanz wird deutlich negativer, wenn das pH im arteriellen Blut gesenkt wird, dennoch ist nicht bewiesen, ob ein vermehrter Knochenabbau und/oder eine vermehrte Calciumausscheidung durch die Nieren die primäre Ursache der negativen Calciumbilanz ist (LEHMANN, 1966; REIDENBERG, 1966). Der beste Chelatbildner, das Citrat, kommt im Knochen und im Plasma nur in ungenügender Konzentration vor; für einen Ionenaustausch, der eine signifikante Auflösung der Knochenoberfläche bewirken könnte, fehlen bis jetzt die Unterlagen.

Möglicherweise spielt auch hier Pyrophosphat eine Rolle. Diese Substanz hat die Eigenschaft, nicht nur die Bildung, sondern auch die Auflösung von Apatitkristallen zu hemmen. Da Phyrophosphat normalerweise im Knochen anwesend ist, könnte diese Eigenschaft auch in vivo von Bedeutung sein. Bei der Knochenresorption müßte nach dieser Auffassung die die Kristalle überziehende Schicht, das Pyrosphosphat, zerstört werden (FLEISCH, 1966b, 1968) (s.S. 847).

Ähnlich wie das Knochenmineral kann auch die Knochenmatrix entweder durch Säuren- oder Ionenaustausch aufgelöst — hier fehlen wiederum stichhaltige Resultate — oder sehr viel eher durch Enzyme, die in den Osteoclasten oder Osteocyten gebildet werden, abgebaut werden. Parathormon fördert den enzymatischen Abbau des Kollagens, wobei unbewiesen bleibt, ob es sich dabei um einen primären Angriffspunkt handelt (VAES, 1967).

Die Knochenresorption wird vor allem gefördert durch Parathormon, Thyroxin, Vitamin A, D und Heparin und gehemmt durch Calcitonin.

c) Methoden zur Beurteilung des Knochenstoffwechsels

Die Knochenneubildung und der Knochenabbau können histologisch (morphometrisch), radiologisch, durch Messung der Konzentration von Calcium, Phosphat, Citrat, der alkalischen und der sauren Phosphatase im Plasma und der Hydroxyprolinausscheidung in den Urin, ferner isotopenkinetisch und durch physikalische und chemische Analysen des Knochens beurteilt werden. Es wird auf die entsprechenden Abschnitte über die Klinik der Knochenstoffwechselstörungen verwiesen (s. Index). Es soll hier lediglich eine Auswahl der Methoden beschrieben werden, die sich noch im Experimentalstadium befinden, aber wesentlich zum Verständnis der Knochenstoffwechselstörungen beigetragen haben.

α) Morphometrie des Knochens

Die Messung der Knochenneubildung und des Knochenabbaus kann histologisch, autoptisch und bioptisch erfaßt werden. Es wird hier nur auf die bioptischen Befunde eingegangen, die mit den Autopsiebefunden übereinstimmen. Die heute angewandte bioptische Technik besteht in der Entnahme eines zusammenhängenden Cylinders aus dem Beckenkamm oder aus einer Rippe. Besonders einfach ist die Entnahme eines Knochencylinders aus dem Beckenkamm, sie kann ambulant durchgeführt werden. Sie eignet sich zudem zur Beurteilung des Verlaufs einer Knochenstoffwechselstörung, da sie mehrmals durchgeführt werden kann. Ein geeignetes Instrumentarium wurde durch BURCKHARDT (1966) entwickelt. Es versteht sich von selbst, daß zur exakten morphometrischen Beurteilung von Knochenbiopsien eine genügende Zahl von normalen Vergleichsfällen aus allen Altersklassen Voraussetzung ist.

Eine massive Vermehrung von Osteoid als Ausdruck einer verminderten Mineralisation des Skeletes zeigt sich bereits in unentkalkten Knochenschnitten. Für eine differenzierte Beurteilung von Knochenbiopsien müssen unentkalkte Schnitte quantitativ morphometrisch ausgemessen werden (FROST, 1963; MERZ und SCHENK, 1970; JOWSEY, 1966) (Abb. 5,6).

Die *Knochenneubildung* wird entweder mikroradiographisch oder mit Hilfe einer Tetracyclinmarkierung ausgewertet. Beide Methoden geben ähnliche Resultate. Die Mikroradiographie beruht darauf, daß der Knochenschnitt mit Röntgenstrahlen photographiert wird und die strahlendichten (verkalkter Knochen) von den strahlendurchlässigen (Osteoidbezirke) auf einer Mikrophotographie unterschieden werden (JOWSEY, 1966) (Abb. 5). Die Mikroradiographie gibt ein Maß für die mit Osteoid bedeckte Oberfläche; sie sagt nichts darüber aus, ob eine Zunahme von Osteoid durch eine Vermehrung der Knochenneubildung oder durch eine verminderte Mineralisation des Skelets bedingt ist.

Im Gegensatz zur Mikroradiographie erlaubt die Tetracyclinmarkierung des Skelets diese Aussage in vermehrtem Maß. Tetracycline werden nur im metabolisch aktiven Knochen an der Übergangszone vom Osteoid zum Apatit eingebaut und von dort in den verkalkten Knochen transportiert (FROST, 1963; MÜLLER und SCHENK, 1966). Dem Patienten wird 1 g Tetracyclin (4 × 250 mg) über 24 Std 4–6 und evtl. schon 10–30 Tage vor Entnahme einer Knochenbiopsie verabreicht. Bei Entnahme der Knochenbiopsie kann in den Rippen

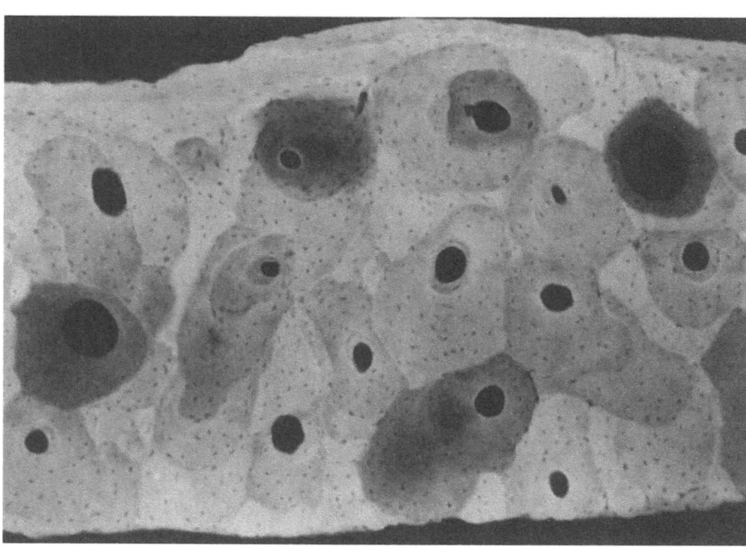

Abb. 5. Unentkalkter Knochenschliff einer Rippencorticalis. 80:1. Mikroradiographie. Strahlendurchlässige wenig mineralisierte junge und strahlendichte alte Teile des Skelets (SCHENK, 1969a)

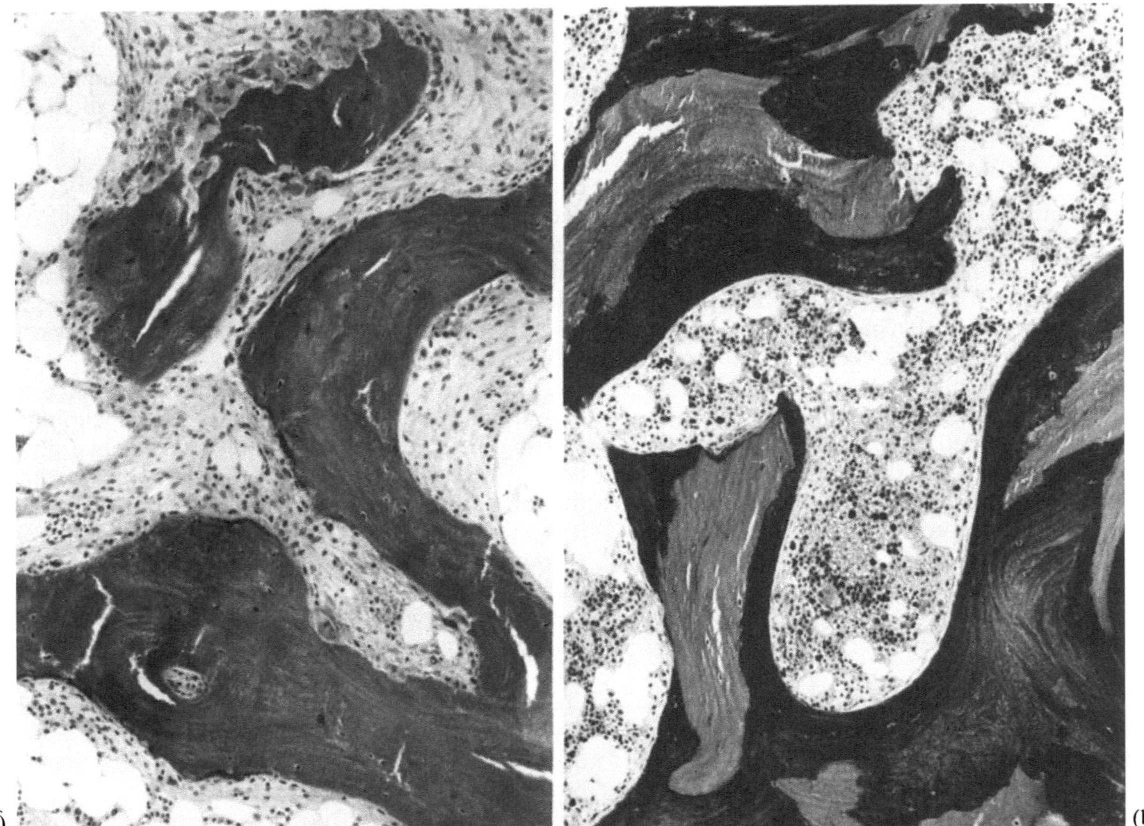

Abb. 6a u. b. Unentkalkte Knochenschnitte aus Beckenkammbohrbiopsien, 5 μ, Goldener Färbung, 110:1. (a) Primärer Hyperparathyreoidismus mit Fibroosteoclasie (♀ 52jährig). (b) Osteomalacie bei intestinaler Malabsorption (idiopathische Sprue) (♂ 57jährig). Das rot gefärbte Osteoid erscheint dunkelgrau (gleiche Vergrößerung) (SCHENK, 1969b)

die Verschiebung der Tetracyclinmarke von der Knochenoberfläche in den verkalkten Knochen gemessen werden und das Volumen des neugebildeten Knochens als Anbauvolumen pro Volumen Knochen pro Jahr berechnet werden. Am Beckenkamm wird mit Hilfe der Tetracyclinmarkierung zwischen aktiven, tetracyclinmarkierten und ruhenden, nicht markierten Osteoidsäumen unterschieden. Im weiteren gibt die Zahl der Osteoblasten pro Osteoidoberfläche eine Möglichkeit zur Beurteilung der Knochenneubildung (MERZ, 1970).

Der *Knochenabbau* wird durch Messung der Resorptionsoberfläche beurteilt. Dabei wird unterschieden zwischen Howshipschen Lacunen mit und ohne Osteoclasten. Das momentan beste Maß für die Aktivität der osteoclastischen Resorption gibt der Osteoclastenindex, die Messung der Anzahl Osteoclasten $\times 100$ pro mm^2 Knochenoberfläche in der Spongiosa des Beckenkamms. Der Osteoclastenindex beträgt nach SCHENK (1969) $2{,}6 \pm 1{,}1$ bei über 100 Kontrollpersonen zwischen 20 und 80 Jahren. Beim Hyperparathyreoidismus ist der Osteoclastenindex normal oder erhöht. Die Fibroosteoclasie ist in etwa 10–20% der Fälle so ausgeprägt, daß sie auch rein qualitativ erfaßt werden kann (Abb. 6a). Diese Patienten zeigen in der Regel auch radiologisch sichtbare subperiostale Resorptionszonen in den Phalangen der Finger (s.S. 871). Umgekehrt gibt es sichere Fälle mit primärem Hyperparathyreoidismus mit normaler Osteoclastenzahl, bei denen ein Überwiegen der Gegenregulation durch das Calcitonin möglich erscheint (BINSWANGER, 1968a).

Unabhängig von Knochenneubildung und Knochenabbau wird die *Spongiosadichte* als prozentualer Anteil im Knochentrabekel in einer Schnittfläche gemessen, diese gibt ein Maß für den Grad einer *Osteoporose*. Die Osteoporose wird als Substanzverlust des Knochens definiert (FROST, 1963; MERZ, 1969) (Abb. 7). Über die verschiedenen Pathogenesen der Osteoporosen s. S. 822ff.

Es seien lediglich die Hyperthyreose und der M. Cushing als Beispiele herausgegriffen, da diese den Wert der morphometrischen Beurteilung der Histologie des Knochens besonders eindrücklich zeigten. Beiden gemeinsam ist ein Substanzverlust des Knochens, d.h. eine Osteoporose. Die Hyperthyreose hat einen verstärkten Umbau mit vermehrter Knochenneubildung zur Folge. Als Ausdruck davon kann die Osteoidmasse wie bei der Osteomalacie vermehrt sein. Der größte Teil des

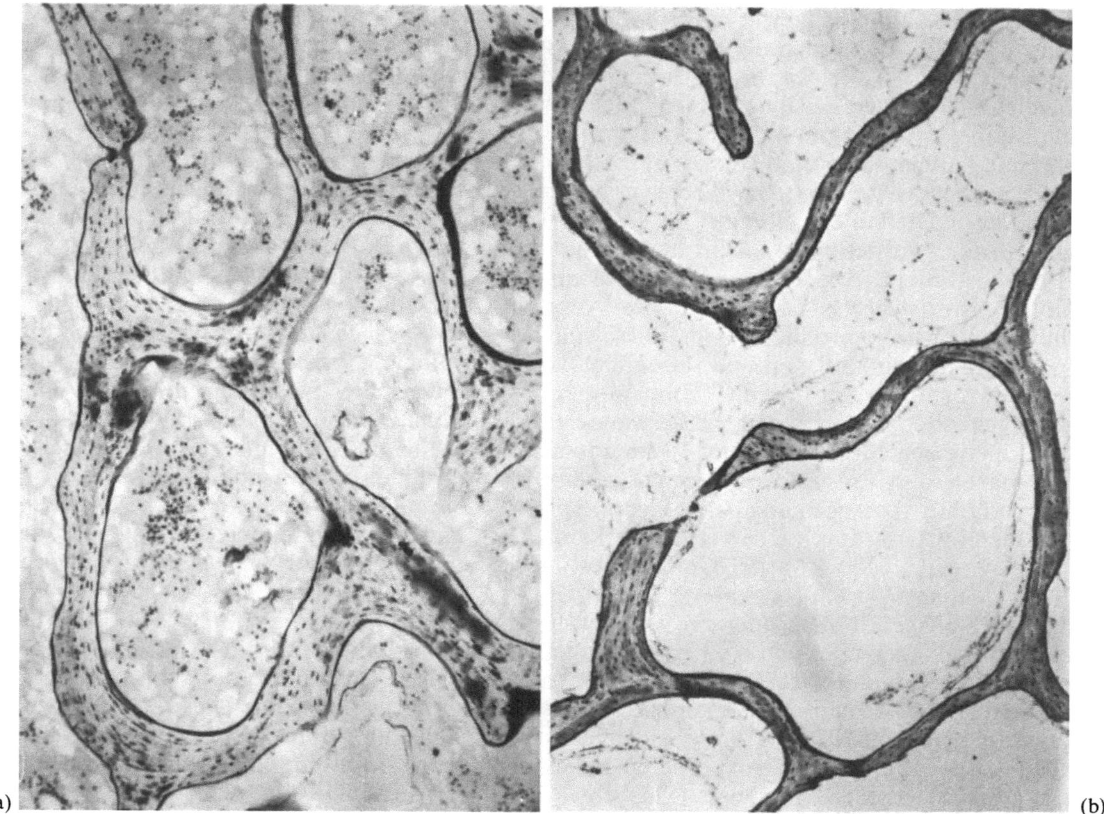

Abb. 7a u. b. Unentkalkte Knochenschliffe aus dem Beckenkamm nach Metacrylateinbettung. Färbung mit basischem Fuchsin 45:1. (a) Normale Spongiosa (♂ 43jährig). (b) Osteoporose mit verminderter Spongiosadichte (♂ 75jährig) (gleiche Vergrößerung) (SCHENK, 1969b)

Osteoids speichert Tetracyclin und ist damit im Gegensatz zur Osteomalacie oder zur Rachitis metabolisch aktiv. Es handelt sich um eine vermehrte Knochenneubildung, nicht um eine Mineralisationsstörung wie bei der Rachitis. Der Knochenabbau ist ebenfalls vermehrt und übersteigt die Knochenneubildung. Das Endresultat ist eine Osteoporose und ein Verlust an Knochenmasse. Im Gegensatz dazu steht der Morbus Cushing oder die iatrogene Cortisonmedikation, die einen verlangsamten Knochenumbau zur Folge hat. Das Osteoid ist vermindert und nur kleine Teile sind mit Tetracyclin markiert; auch hier überwiegt der Knochenabbau. Das Endresultat ist klinisch und radiologisch sehr ähnlich, obwohl die Pathogenese der beiden Formen der Osteoporose grundlegend verschieden ist.

β) Knochenzellkulturen

Die Synthese der Knochenmatrix und mögliche Angriffspunkte von Hormonen können an *in vitro* gezüchteten Knochenzellen beobachtet werden (PROCKOP, 1967). In der Regel werden embryonale Knochensplitter aus der Schädelkalotte oder aus der Metaphyse der langen Röhrenknochen verwendet, ferner auch Knochenbiopsien von Patienten mit Hyperparathyreoidismus mit Normalfällen verglichen (FLANAGAN, 1965).

Trijodthyronin bewirkt *in vitro* eine Förderung der Aminosäurenaufnahme in embryonale Knorpelzellen (ADAMSOHN, 1967). Morphometrische und kinetische Resultate deuten darauf hin, daß vor allem die Knochenresorption und weniger die Knochenneubildung gefördert werden. Undifferenzierte Knochenzellen können Funktionen von Osteoblasten, Osteocyten oder von Osteoclasten imitieren. Die Resultate von Stoffwechseluntersuchungen haben deshalb nur bedingt Gültigkeit für die Zustände *in vivo*.

γ) Kinetische Untersuchungen am Knochen

Unter kinetischen Untersuchungen verstehen wir in diesem Abschnitt die Messung der Bewegung von Isotopen und von Strontium, die in erster Linie im Knochen ausgetauscht und in diesen eingebaut werden (BAUER, 1961; AUBERT, 1960; EISENBERG, 1961; HEANEY, 1958, 1964; PROCKOP, 1967). Der diagnostische Wert der kinetischen Untersuchungen steht noch offen. Sie sind für das Verständnis der Pathophysiologie des Skelets vor allem im Zusammenhang mit anderen Methoden wertvoll. Zur Untersuchung des Kollagenstoffwechsels wird ^{14}C-markiertes Hydroxyprolin verwendet; der Mineralaustausch im Knochen wird mit radioaktivem Calcium und Strontium und ferner mit kaltem Strontium, da es nur in Spuren im Knochen vorkommt, im Knochen gemessen.

Kollagen. Die Untersuchungen mit ^{14}C-markiertem Prolin wurden vor allem durch PROCKOP (1967) gefördert. Ausdruck eines beschleunigten Kollagenstoffwechsels ist die erhöhte Ausscheidung von Hydroxyprolin im Urin. Diese sind Abbauprodukte von Kollagen und setzen eine vorangehende Synthese voraus, da Prolin erst in den Kollagenketten in Hydroxyprolin verwandelt wird. Mit kinetischen Methoden unter Verwendung von ^{14}C-markiertem Prolin kann gezeigt werden, ob eine erhöhte Ausscheidung von Hydroxyprolinpeptiden im Urin durch eine vermehrte Kollagensynthese, einen Block beim Umbau des „löslichen" Kollagen (s.S. 814, Abb. 4) in die „unlöslichen" Kollagenfibrillen oder ein vermehrter Abbau von Kollagen oder von Hydroxyprolin in CO_2 und Harnstoff bedingt ist (PROCKOP, 1967): In den meisten Fällen wie beim Wachstum, bei der Hyperthyreose und beim Hyperparathyreoidismus ist der Grund der erhöhten Hydroxyprolinausscheidung ein gesteigerter Kollagenabbau („lösliches" und „unlösliches" Kollagen), beim Wachstum und nach Verabreichung von Wachstumshormonen die zusätzliche Vermehrung der Kollagensynthese, beim Lathyrismus und beim Marfan-Syndrom eine Einbaustörung in die Knochenmatrix mit einer Verlangsamung des Umbaus von „löslichem" in „unlösliches" Kollagen. Cortisol vermindert die Hydroxyprolinausscheidung, indem vor allem die Kollagensynthese gehemmt wird.

Zusätzliche histologische und kinetische Untersuchungen mit radioaktivem Calcium erlauben, die Möglichkeiten für eine erhöhte Hydroxyprolinausscheidung einzuschränken. Bei der Hyperthyreose und beim Hyperparathyreoidismus steht ein erhöhter Knochenabbau im Vordergrund. Postoperativ ist die Hydroxyprolinausscheidung beim Hyperparathyreoidismus als Ausdruck des verminderten Knochenabbaus vermindert, obwohl gleichzeitig die alkalische Phosphatase bei einer kompensatorisch vermehrten Knochenneubildung ansteigt (MCDONALD, 1965). Bei einer Untersuchung von Patienten mit verschiedenartigen Störungen des Knochenstoffwechsels besteht eine bessere Korrelation zur mit isotopenkinetisch bestimmten Knochenresorption als zur Knochenaccretion (KLEIN, 1964) (s. unten). Die Klinik der Hydroxyprolinausscheidung im Urin wird auf S. 896 besprochen.

Knochenmineral. Bei den meisten Methoden wird einmalig radioaktives Calcium oder Strontium oder kaltes Strontium intravenös injiziert und anschließend der Abfall im Plasma und die Ausscheidung im Urin und im Stuhl gemessen (Abb. 8). Calcium und Strontium verhalten sich am Skelet ähnlich, die Besprechung beschränkt sich deshalb auf die Erwähnung von Calcium. Dieses kommt in etwa 48 Std mit der extracellulären Flüssigkeit und dem Raum des leicht austauschbaren Calciums (abgekürzt *Calciumraum*) ins Gleichgewicht. Gleichzeitig bewirkt der Ersatz des leicht austauschbaren Calciumisotopen im Knochen durch neu herbeigeführtes stabiles Calcium und seine Ausscheidung durch Urin, Stuhl, Schweiß einen ständigen Abfall der Konzentration des Isotops im Plasma. Die ausgeschiedenen Mengen können im Stuhl und im Urin gemessen werden und die Differenz zur injizierten Menge gibt ein Maß für den Einbau in den Knochen. Ein Teil der Austauschvorgänge bezieht sich auf metabolisch aktive, wachsende Osteone und ist dort für die Dauer der Untersuchung irreversibel. Gleichzeitig findet ein Austausch an der Knochenoberfläche statt, der auch bei isolierten Hydroxyapatitkristallen *in vitro* vorgefunden wird (PAX, 1967). Nach vermutlich einigen Tagen bis Wochen wird ein Teil des eingebauten Calciums durch Knochenresorption wieder freigesetzt. Die *Retention* wird nach Subtraktion der Ausscheidung der Isotope im Urin und im Stuhl erhalten. Eine genauere Messung erhält man im Gesamtkörperzähler. Dort sind die Resultate im Vergleich etwas niedriger (NORDIN, 1965), da

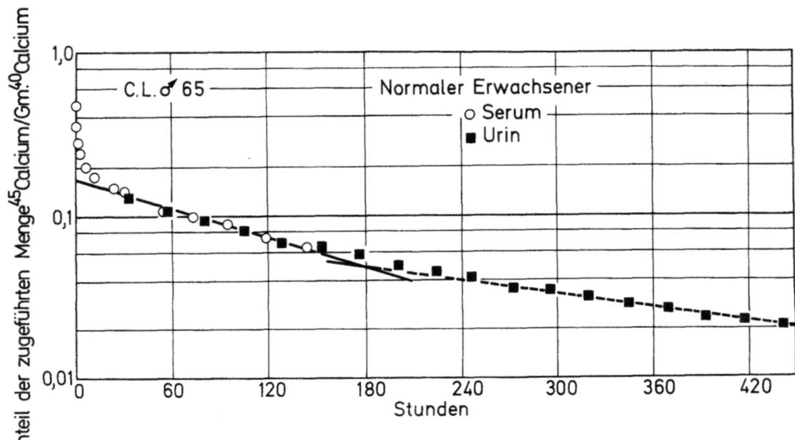

Abb. 8. Abfall der Konzentration von radioaktivem ^{45}Calcium im Plasma nach einmaliger intravenöser Injektion bei einer Normalperson. (Nach HEANEY, 1958)

bei der Messung der Excreta die Ausscheidung im Schweiß nicht mitberücksichtigt wird. Nach ein- oder mehrmaliger intravenöser Injektion von radioaktivem ^{47}Calcium oder ^{85}Strontium kann die Retention über Wochen und Monate im Ganzkörperzähler verfolgt werden. Im Vergleich zur klassischen Calciumbilanz (s. S. 807ff.), die eine ähnliche Aussagekraft hat wie die Messung der Calciumretention, gibt der Kurvenverlauf im Ganzkörperzähler zudem Auskunft über die Geschwindigkeit des Einbaus und Ausbaus von Calcium im Skelet, sofern die heute üblichen Modellvorstellungen auch nur annähernd der Wirklichkeit entsprechen. Die Methode ist noch im Experimentalstadium.

Der *Calciumraum* gibt das theoretische Verteilungsvolumen des Calciums zum Zeitpunkt der Einspritzung an. Er wird berechnet aus dem Verhältnis der injizierten Menge des Isotops (R_i) und der theoretischen Plasmakonzentration z.Z. Null (Rs_0). Diese Größen werden erhalten aus der Rückwärtsextrapolation des Abfalls der Retention und der Plasmakonzentration zwischen 2–3 und 6–7 Tagen auf den Zeitpunkt Null. Der Calciumraum setzt sich zusammen aus extracellulärer Flüssigkeit und raschen Austauschvorgängen am Knochen. Die Bedeutung ist umstritten. Der Calciumraum ist vor allem vergrößert während des Wachstums. Bei der Ratte hat die Calciumzufuhr keinen Einfluß auf die Größe des Calciumraums (BRONNER, 1965). Er dient zur Bestimmung des Umsatzes und der Accretion* im Skelet.

$$E=\frac{R_i}{Rs_0} \qquad (1)$$

E = Calciumraum
R_i = Menge des injizierten Isotops
Rs_0 = Konzentration des Isotops im Plasma z.Z. Null
$T/2$ = Halbwertszeit für radioaktives Calcium im Plasma nach intravenöser Injektion zwischen 2–3 und 6–7 Tagen
U = Calciumumsatz
Ca_U = Ausscheidung von Calcium im Urin
Ca_F = Ausscheidung von Calcium im Stuhl
R = Resorption
B = Calciumbilanz

Der *Umsatz (U)* des Calciums zwischen Calciumraum und Knochen wird aus der Abfallgeschwindigkeit des Calciums im Plasma oder im Urin multipliziert mit dem Calciumraum berechnet. $T/2$ ist die Halbwertszeit für radioaktives Calcium im Plasma nach intravenöser Injektion zwischen 2–3 und 6–7 Tagen. 0,693 ist eine experimentell bestimmte Konstante.

$$U=\frac{0{,}693}{T/2}\,E. \qquad (2)$$

* Anstelle von Zuwachs wird das Fremdwort Accretion, weil genau definiert, verwendet.

Die *Accretion* oder Deposition *(A)* wird aus der Differenz zwischen dem Umsatz und der Ausscheidung im Stuhl *(C_F)* und im Urin *(Ca_U)* berechnet.

$$A=U-Ca_U-Ca_F. \qquad (3)$$

Dabei wird angenommen, daß die metabolisch regulierte Freisetzung des radioaktiven Calciums frühestens nach 8–10 Tagen einsetzt, da sonst die Accretion lediglich ein Maß für die Retention des Calciums im Knochen wäre. Umsatz und Accretion sind während des Wachstums, bei der Hyperthyreose, bei der Akromegalie und beim Morbus Paget erhöht und beim Morbus Cushing erniedrigt. Eine Vermehrung der Accretion und eine Erhöhung der Konzentration der alkalischen Phosphatase im Plasma gehen parallel als Ausdruck einer gesteigerten Knochenneubildung (KLEIN, 1964).

Ferner kann die *Resorption (R)* aus der Differenz von Accretion und der Calcium*bilanz* (*B*) (Differenz der Calciumaufnahme und Calciumausscheidung) berechnet werden.

$$R=A-B. \qquad (4)$$

Es besteht eine gute Korrelation zwischen der in dieser Weise bestimmten Accretion und der alkalischen Phosphatase einerseits und andererseits zwischen Knochenresorption und Hydroxyprolinausscheidung in den Urin (KLEIN, 1964). Calciumzufuhr verlangsamt die Knochenresorption bei der Ratte vermutlich über eine Hemmung der Parathormonfreisetzung (BRONNER, 1965).

Diese Größen stehen in einem gewissen Verhältnis zur histologisch nachweisbaren Knochenneubildung. Es besteht keine strikte Proportionalität zwischen Accretion und tetracyclinmarkierten Osteoidsäumen oder mikroradiographisch gemessener Knochenneubildung (LEE, 1965; RIGGS, 1967). Die Beziehung ist beim jungen Hund besser als beim erwachsenen Hund, da während des Wachstums ein großer Teil des zugeführten Calciums über metabolisch aktive Osteone in den Knochen eingebaut wird, beim Erwachsenen hingegen die Bedeutung des Austausches zwischen Isotop und Knochenoberfläche in den Vordergrund rückt. Bei der Osteomalacie sind die Resultate widersprüchlich: Mit Tetracyclinmarkierung wird in Knochenbiopsien eine langsame Knochenneubildung gefunden, während der mit Strontium gemessene Umsatz und der Calciumraum bis zweimal vergrößert sind (FROST, 1963; FRASER, 1960). Die tetracyclinmarkierten Osteoidsäume entsprechen den metabolisch aktiven Osteonen, die neu gebildet werden. Autoradiographisch sind die Osteone als schwarze Punkte, „hot spots", sichtbar, im Gegensatz zum diffus verteilten radioaktiven Calcium (MARSHALL, 1959). Diese diffusen Austauschvorgänge werden histologisch mit Tetracyclinmarkierung nicht erfaßt. Diese Vorgänge dürften vor allem beim Erwachsenen eine Bedeutung haben für die rasche Regulation des Serumcalciumspiegels und damit der Calciumhomeostase. Die histologischen und die kinetischen Untersuchungen ergänzen sich damit gegenseitig. Ein Hauptnachteil der kinetischen Untersuchungen besteht darin, daß die Modellvorstellungen, von denen hier nur die einfachsten Beispiele erwähnt wurden, meist grobe Vereinfachungen sind und nicht ohne weiteres auf pathologische Zustände übertragen werden können. Umgekehrt erlaubt die bioptische Untersuchung nur die Beobachtung an einem kleinen Knochenstück, das nur bedingt repräsentativ für das Gesamtskelet zu sein braucht mit rein morphologischen Kriterien, die nicht ohne weiteres auf die funktionellen Begriffe wie Knochenneubildung oder Knochenabbau übertragen werden können.

δ) Physikalische Untersuchung

Die Bruchfestigkeit und der Prozentsatz der Deformation bei Bruch sind abhängig vom Aschegehalt pro Knochenvolumen. Dieser wird mit fortgeschrittenem Alter kleiner, hingegen bleibt die Qualität des Knochenminerals zwischen 26 und 86 Jahren unverändert (BELL, 1967).

ε) Röntgendensitometrie

Neben der visuellen Beurteilung von Form, Struktur und Schattendichte des Knochens wird die Knochendichte mit Hilfe von streng standardisierten Bedingungen in bezug auf Intensität der Röntgenstrahlen, Geometrie und Filmeigenschaften gemessen. Die Dichte des Knochens wird am Wirbel, an der Hand oder am Fuß bestimmt und eine Aussage über den Hydroxyapatitgehalt des Knochens gewonnen. Als Vergleichsobjekt wird eine Aluminium- oder Hydroxyapatittreppe mit steigender Dichte beigelegt. Ein relatives Hindernis für die Beurteilung der Knochendichte bedeutet die Dicke der Weichteile (KROKOWSKI, 1966).

Die auf CAMERON (1962) zurückgehende Methode zur Messung der Knochendichte mit Photonenabsorption unter Verwendung von ^{125}Jod oder ^{241}Americium hat sich am besten bewährt, wenn auch hier die Reproduzierbarkeit der Messung am Knochenphantom (1–2%) bei weitem nicht *in vivo* bei variablen Meßstellen und Geometrie gefunden wird (JOHNSTON, 1968; HAHN, 1974). Die Messungen beschränken sich in erster Linie auf den Radius, die Wirbelsäule ist nicht zugänglich.

Die Knochenmasse wird ferner beurteilt mit der Messung der Kompaktadichte in den Handknochen und der visuell geschätzten Knochendichte (GARN, 1967; BERNSTEIN, 1966).

Die radiologisch erfaßbaren strukturellen Veränderungen werden im klinischen Teil besprochen (s. Index).

ζ) Analytische Methoden

Die Bestimmung des Aschegehaltes oder des Knochengewichtes pro Knochenvolumen gibt ein gewisses Maß für die Beurteilung einer Osteoporose (ARNOLD, 1964; TROTTER, 1960).

Der Calciumgehalt und der Phosphatgehalt können wie in der intracellulären Flüssigkeit auf das Trocken- oder Feuchtgewicht oder auf Stickstoff bzw. Nucleinsäuregehalt bezogen werden (s.S. 807) Dabei macht sich vor allem störend bemerkbar, daß ein sicherer Bezugspunkt fehlt. Der Stickstoffgehalt gibt ein Maß für die Zellaktivität und für die Ausdehnung der Knochenmatrix. Der Nucleinsäuregehalt bezieht sich auf die Zellzahl und die Teilungsfähigkeit der Zellen. Das Trockengewicht wiederum nimmt keinen Bezug auf die Knochenmatrix, die für die Beurteilung der metabolischen Aktivität des Skeletes wichtig ist.

Die Qualität des Apatits kann nach Veraschung mit Hilfe von Röntgendiffraktionsspektren und der Infrarotabsorptionsspektrophotometrie beurteilt werden. Dabei stellt sich heraus, daß sich das Knochenmineral zur Hauptsache aus Hydroxyapatit und aus amorphem Calciumphosphat zusammensetzt, in Spuren finden sich Pyrophosphate (POSNER, 1967).

4. Störungen des Knochenstoffwechsels

Unter Knochenstoffwechselstörungen wird der *generalisierte* Befall des Skeletes verstanden im Gegensatz zu den *lokalen* Störungen bei einer Fraktur, einer Sudeckschen Atrophie oder bei der Osteomyelitis. Im Gegensatz zum lokalen Befall ist bei Stoffwechselstörungen das ganze Skelet beteiligt. Dennoch macht sich *klinisch* der Befall oft nur in einzelnen Skeletabschnitten bemerkbar, die mechanisch besonders stark belastet werden.

In diesem Abschnitt werden alimentäre und hormonelle (mit Ausnahme von Parathormon und Calcitonin) Einflüsse und die Einwirkungen des Alters und der Inaktivität auf den Knochen im Überblick besprochen, für die detaillierte Beschreibung wird auf die einzelnen Kapitel verwiesen (s. Index).

a) Alimentäre Einflüsse

α) Calcium

Eine calciumarme Ernährung kann vor allem bei wachsenden und unterernährten Individuen und im Alter Ursache einer Osteoporose sein. Bei ungenügender Calciumzufuhr kommt es vermutlich zu einer vermehrten Freisetzung von Parathormon und einem gesteigerten Knochenabbau. Eine calciumarme Ernährung führt beim Menschen zu einer gesteigerten Calciumabsorption im Darm, einer Vermehrung des isotopenkinetisch gemessenen Knochenabbaus und zu einer Vermehrung der Calcium- und der Hydroxyprolinausscheidung in den Urin, die durch eine vermehrte Freisetzung von Parathormon erklärt werden können (PHANG, 1968; SMITH, 1964). Umgekehrt führt eine erhöhte Calciumzufuhr in einzelnen Fällen zu einer positiven Calciumbilanz mit einer Verminderung der isotopenkinetisch gemessenen Knochenresorption und der Accretion und möglicherweise Hemmung der Parathormonfreisetzung (SCHWARTZ, 1965). Die radiologisch gemessene Compactadichte an den Handknochen unter calciumarmer (unter 300 mg/Tag) und calciumreicher (über 1500 mg/Tag) Ernährung unterscheidet sich hingegen bei vergleichbaren Bevölkerungen in Nord- und Zentralamerika nicht (GARN, 1967).

Bei erwachsenen Katzen führt eine calciumarme Ernährung zu einer Osteoporose, die durch Calciumzufuhr oder Parathyreoidektomie verhindert werden kann (JOWSEY, 1968a). Bei Ratten bewirkt eine erhöhte Calciumzufuhr eine Hemmung der isotopenkinetisch gemessenen Knochenresorption und vermutlich der Parathormonfreisetzung, ohne daß die Serumcalciumkonzentration verändert wird (BRONNER, 1965).

Die Calciumabsorption durch den Darm kann bei der idiopathischen Osteoporose der Jugendlichen und im Alter vermindert sein (DENT, 1965; SPENCER, 1964). Calciuminfusionen führen in Fällen mit mikroradiographisch sichtbarem gesteigerten Knochenabbau und verminderter Knochenneubildung zu einer Normalisierung dieser Befunde, möglicherweise über eine Hemmung der Parathormonsekretion (PAK, 1969). Eine Therapie mit Vitamin D und/oder Calcium führt in diesen Fällen zu einer Besserung des Knochenbefundes, ohne etwas über die Pathogenese der Osteoporose auszusagen.

β) Vitamin-D-Mangel, Vitamin-D-Stoffwechselstörung und Phosphat

Unabhängig von Vitamin-D-Mangel, einer Vitamin-D-Stoffwechselstörung (s.u.) oder einem Phosphatmangel zeichnet sich die Osteomalacie durch eine Vermehrung von Osteoid bei einer Verkalkungsstörung der Knochenmatrix aus, verbunden mit Pseudofrakturen oder Looserschen Umbauzonen (Abb. 6b). Im Osteoid ist amorphes Calciumphosphat eingelagert, das nur verlangsamt in Apatit verwandelt wird (POSNER, 1967). Eine Vermehrung von Osteoid allein ist nicht beweisend für einen Vitamin-D-Mangel. Sie kann ebenfalls Ausdruck einer verstärkten Knochenbildung sein wie bei der Hyperthyreose oder bei der Hyperphosphatasie. Bei beiden ist die Kollagensynthese vermutlich normal oder gesteigert. Die Tetracyclinspeicherung oder Osteoidsäume gibt ein Maß für die Geschwindigkeit der *Mineralisation* von amorphem Calciumphosphat in Apatit. Die Osteoidmasse kann quantitativ nur im unentkalten Knochenschnitt beurteilt werden. Dicke Osteoidsäume, die nur spärlich Tetracyclin speichern und von wenigen Osteoblasten besetzt sind, sprechen für eine verlangsamte Mineralisation, wie sie bei einem Vitamin-D-Mangel gefunden wird (MÜLLER, 1966; BAYLINK, 1970a; FISCHER, 1970). Umgekehrt sprechen Osteoidsäume, die von zahlreichen Osteoblasten besetzt sind und entlang ihrer Demarkationslinie Tetracyclin speichern, für eine beschleunigte Mineralisation. Die Knochenneubildung, gemessen mit der Tetracyclinspeicherung der Osteoidsäume, ist im Durchschnitt bei der Osteomalacie auf die Hälfte verlangsamt (RAMSER, 1966).

Die Pathogenese der Osteomalacie kann bis auf den Vitamin-D-Mangel bei der kindlichen Rachitis und beim seltenen isoliert auftretenden nutritiven Vitamin-D-Mangel (DENT, 1969) nicht auf einen einzigen Nenner gebracht werden; die verschiedenen Formen der Osteomalacie werden deshalb gesondert besprochen. Die Osteomalacie entsteht bei Vitamin-D-Mangel beim Kind (Rachitis), bei der Steatorrhoe, nach Gastrektomie, bei einem Phosphatmangel in der Nahrung oder bei einem Phosphatverlust durch die Nieren. Der sog. Vitamin-D-Resistenz liegen verschiedenartige Stoffwechselstörungen zugrunde. Bei der Pseudo-Vitamin-D-Mangel-Rachitis (PRADER, 1961) und bei eingeschränkter glomerulärer Filtration wird zu wenig 1,25 Dihydroxycholecalciferol gebildet (BRICKMAN, 1972; BRUMBAUGH, 1974; FRASER, 1973), während beim Phosphatdiabetes eine tubuläre Transportstörung vermutet wird (GLORIEUX, 1972) (s.u.). Eine seltene pathogenetisch unklare Form der Osteomalacie zeigt sich „paraneoplastisch" bei Tumoren (SALASSA, 1970; POLLACK, 1973).

Bei der kindlichen *Rachitis* steht der Vitamin-D-Mangel im Vordergrund. Die Serumcalciumkonzentration ist meistens normal oder erniedrigt, die Parathormonkonzentration erhöht, die Phosphatkonzentration ist tief und die Phosphatausscheidung im Urin wahrscheinlich als Folge eines sekundären Hyperparathyreoidismus erhöht. Die alkalische Phosphatase ist im Plasma vor und unmittelbar nach Vitamin-D-Behandlung erhöht. Vermutlich ist sie ein Zeichen einer verstärkten Osteoblastentätigkeit.

Ein Vitamin-D-Mangel führt bei calciumarmer Ernährung bei wachsenden Ratten zu einer Osteoporose. Eine Osteoidvermehrung tritt erst auf, wenn die Tiere zusätzlich noch phosphatarm ernährt werden (STEENBOCK, 1955). Bei der *Malabsorption* mit *Steatorrhoe* kann eine Osteoporose der Osteomalacie vorausgehen und mit Vitamin D erfolgreich behandelt werden (GARNER, 1966; MUNCK, 1963; FISCHER, 1970). Die Steatorrhoe verhindert eine normale Absorption des fettlöslichen Vitamin D und unabhängig davon wird die Phosphatabsorption durch den Dünndarm vermindert, da ein Teil der Phosphate in Form von Fetten dem Organismus zugeführt wird. Ferner ist die Proteinabsorption vermindert, die für die Synthese der Knochenmatrix von Bedeutung ist.

Nach *Gastrektomie* hatten nur 6 von 1228 Patienten eine Osteomalacie, die nach Therapie mit Vitamin D eine Besserung zeigte (MORGAN, 1965). Bei einem Teil, vor allem der älteren Patienten, ist die radiologisch am Os metacarpale gemessene Knochendichte vermindert (MORGAN, 1966).

Bei einer *Azotämie* steht die Verminderung der Calciumkonzentration im Plasma zu Beginn im Vordergrund. Die Osteoidoberfläche ist in der Regel bei der Hypocalcämie vermehrt. Die Speicherung von Tetracyclin ist als Ausdruck einer Calcifizierungsstörung und einer verlangsamten Mineralisation vermindert (BINSWANGER, 1971). Bei einer Inkubation von Knochensplittern kommt es bei einer gewissen Konzentration von Calcium und von Phosphat zu einer Anlagerung von Calciumphosphat. Durch einen Zusatz von Plasma von urämischen Patienten wird diese Calcifizierung beeinträchtigt (YENDT, 1955). Möglicherweise verhindert die Acidose bei der Urämie zusätzlich die Mineralisation des Skelets. Bei unveränderter Konzentration von Calcium und Phosphat im Plasma führt Bicarbonat zu einer Verminderung der Calciumausscheidung in den Stuhl und in den Urin (LITZOW, 1967). Die Phosphatkonzentration im Plasma ist infolge der eingeschränkten glomerulären Filtration erhöht. Mit zunehmender Dauer der Azotämie und der Einschränkung der glomerulären Filtration von Phosphat verschwindet die Osteoidvermehrung. Phosphat wird vermehrt in den Knochen eingebaut (STANBURY, 1966).

Als Folge der Hypocalcämie kommt es zu einem sekundären Hyperparathyreoidismus (s.S. 884ff.).

Die Osteomalacie, verbunden mit einer Verbreiterung der Osteoidsäume zeigt sich neben dem Vitamin-D-Mangel bei *phosphatarmer Ernährung* oder einem *Phosphatverlust durch die Nieren*. Beim Menschen wird eine massive Osteoidvermehrung bei Phosphatmangel durch Bindung des Phosphats an Aluminiumhydroxydgel im Darm und bei der Ratte durch phosphatarme Ernährung hervorgerufen (LOTZ, 1968; LUDWIG, 1967; COLEMAN, 1950). Der familiär oder sporadisch auftretende Phosphatdiabetes oder Vitamin-D-resistente Rachitis wird durch einen renalen Phosphatverlust hervorgerufen.

Calciumzufuhr führt erwartungsgemäß nicht zu einer Besserung der Osteomalacie. Bei Phosphatmangel kann das Calcium nicht in den Knochen eingebaut werden, die Knochenneubildung ist verlangsamt, gemessen an einer Verminderung der isotopenkinetisch nachgewiesenen Calciumdeposition, an einer Verminderung der alkalischen Phosphatase im Plasma und der Ausscheidung von Hydroxyprolinen im Urin (LAFFERTY, 1964; NAGENT DE DEUXCHAISNES, 1967).

Bei einer Behandlung mit *Phosphat* allein schon wird die Calcium- und Phosphatresorption im Darm und die Mineralisierung verbessert, verbunden mit einem Anstieg der ^{47}Calcium-gemessenen Deposition, einer Verminderung der Calciumkonzentration im Plasma und der Calciumausscheidung im Urin und einem Anstieg der alkalischen Phosphatase im Plasma als Ausdruck einer vermehrten Knochenneubildung (NAGENT DE DEUXCHAISNES, 1967). Gleichzeitig kommt es zu einer Hypocalcämie und einem Anstieg der Hydroxyprolinausscheidung im Urin, verursacht durch einen sekundären Hyperparathyreoidismus (ARNAUD, 1971).

γ) Fluor

Bei über 45jährigen Frauen, mehr als bei Männern, kommt es in North Dakota unter ähnlichen Umweltbedingungen bei hoher Fluorkonzentration im Trinkwasser zu einer signifikant höheren Knochendichte und zu einer kleineren Zahl von Kompressionsfrakturen der Wirbel (BERNSTEIN, 1968). Fluoride hemmen oder beschleunigen den Knochenabbau entsprechend der verwendeten Dosis (FACCINI, 1967; BAYLINK, 1970). Bei der Ratte mit Inaktivitätsosteoporose kommt es dabei zu einer Zunahme des Calciumsgehalts des Knochens und einer Abnahme des Serumcalciums als Ausdruck eines verminderten Knochenabbaus und möglicherweise Förderung der Knochenneubildung (GEDOLIO, 1968). Bei der wachsenden Ratte wird eine Mineralisationsstörung und ein gesteigerter Knochenabbau beschrieben (BAYLINK, 1970). Beim Menschen tritt vorerst eine Osteosklerose mit Vermehrung der Osteoidbildung auf, das mit einer Latenzzeit von einigen Monaten in Apatit verwandelt wird (JOWSEY, 1968b). Diese verzögerte Verkalkung kann durch eine Hemmung der Knochenmatrixbildung und der Kollagensynthese durch Fluor *in vitro* erklärt werden (PECK, 1965). Die Calciumbilanz wird erst nach 2–3 Monaten positiv, möglicherweise in Zusammenhang mit der verzögert auftretenden Verkalkung der Knochenmatrix (RICH, 1964).

Eine chronische Fluorintoxikation führt zu einer Osteosklerose und erhöhter Fragilität des Knochens.

δ) Protein

Die Proteinzufuhr beeinflußt die Kollagensynthese und damit die Ausdehnung der Knochenmatrix. Die Malabsorption verursacht neben der Osteoporose eine Osteomalacie (s.S. 823).

b) Lebensalter

Die senile Osteoporose ist der physiologische Verlust an Knochenmasse im Alter. Die Osteoporose zeichnet sich aus durch eine Verminderung der morphometrisch gemessenen Spongiosadichte (s.S. 818), eine Reduktion der Corticalisdicke und eine Erweiterung der Haversschen Räume in der Compacta (Abb. 7b). Die radiologisch gemessene Knochendichte und der Aschegehalt oder das Knochengewicht pro Knochenvolumen sind vermindert (ARNOLD, 1964; TROTTER, 1960). Mit dem Beginn der fünften Dekade nimmt die radiologisch gemessene Compactadicke an den Mittelhandknochen langsam ab. Ein eindeutiger Zusammenhang mit der Menarche und der Menopause läßt sich bei der Frau nicht feststellen, um so weniger als sich der Mineralverlust mit 40 Jahren etwa gleichzeitig in Zentralamerika (Menopause mit 40 Jahren) und Nordamerika (Menopause mit 50 Jahren) bemerkbar macht (GARN, 1967). Die senile Osteoporose ist bei der Frau viermal häufiger als beim Mann (WHEDON, 1968). Die maximale Knochenmasse am Ende des Wachstums ist selten bekannt, und es läßt sich deshalb vor allem im Einzelfall wenig aussagen über die Wirkung der Menopause auf die Verminderung der Knochenmasse. Die senile Osteoporose tritt unabhängig vom Zeitpunkt der Menopause auf und gleichzeitig beim Mann und bei der Frau. Die senile Osteoporose kann nicht getrennt von den alimentären Formen der Osteoporose besprochen werden, da diese sowohl in ihrer Pathogenese als auch in der Therapie diskutiert werden. Ein Therapieerfolg, wie er vor allem bei der Behandlung mit Fluor gefunden wird, sagt nichts aus über die Pathogenese der senilen Osteoporose. Das gleiche gilt für die Wirkung von Calcium, der Oestrogene und der Androgene, die in einzelnen Fällen den Knochenabbau hemmen, ohne eine radiologisch sichtbare Besserung der Osteoporose herbeizuführen.

Bei der klinisch und radiologisch sichtbaren senilen Osteoporose wird in der Regel eine verminderte Knochenneubildung festgestellt, die Zahl der neugebildeten Osteone pro Jahr ist bei diesen Patienten vermindert (VILLANUEVA, 1966). Die Trennung in zwei Gruppen von Patienten mit verminderter oder kompensatorisch vermehrter Osteoblastenzahl und vermutlich Knochenneubildung zeichnet sich ab (MERZ, 1970). Möglicherweise besteht ein Zusammenhang zur Inaktivitätsosteoporose, da der Muskelzug die kompensatorische Knochenneubildung begünstigt.

Neben der verminderten Knochenneubildung kann bei der senilen Osteoporose eine altersbedingte Vermehrung des Knochenabbaus gegenüber der Knochenneubildung histologisch morphometrisch und isotopenkinetisch gemessen werden (FROST, 1963; HEANEY, 1965). Es bestehen am Knochen vermutlich nur quantitative Unterschiede zum Hyperparathyreoidismus. Ein Calciummangel begünstigt einen gesteigerten Knochenabbau möglicherweise über einen sekundären Hyperparathyreoidismus.

Es gibt keine einheitliche Pathogenese der senilen Osteoporose.

c) Inaktivität und Schwerkraft

Im Vordergrund steht nach einem Ausfall der Muskelkontraktion eine Beeinträchtigung der Knochenneubildung und eine Zunahme des Knochenabbaus mit Hypercalciurie, Nephrolithiasis und bei der akuten Osteoporose in seltenen Fällen mit einer Zunahme des Serumcalciums. Während der Nacht ist die Hydroxyprolinausscheidung höher als tagsüber als Ausdruck eines gesteigerten Knochenabbaus bei Bettruhe (MAUTALEN, 1970). Das Gewicht des linken Psoasmuskels und des dritten Lendenwirbels sind unabhängig vom Körpergewicht und der Körperlänge proportional zueinander gesteigert (DOYLE, 1970). Ein gesteigerter Muskeltonus führt möglicherweise, gesteuert durch lokale elektrische Spannungsänderungen an den Biegungsstellen des Knochens, zu einer vermehrten Knochenneubildung (BASSETT, 1966). Bewegung ist dementsprechend die beste Therapie der meisten Formen der generalisierten Osteoporose. Ein vermehrter Knochenabbau kann kompensatorisch zu einer Knochenneubildung führen, ein Prozeß, der am besten durch Bewegung und physikalische Therapie noch unterstützt wird. Ein eindrückliches Beispiel einer Inaktivitätsosteoporose zeigt sich bei den Astronauten, bei denen zusätzlich die Wirkung der Schwerkraft fehlt (LUTWAK, 1969).

Bei der Ratte wird eine Inaktivitätsosteoporose durch Thyreoidektomie oder Parathyreoidektomie verhindert (BURCKHART, 1967).

d) Cortisol

Beim Morbus Cushing und bei der iatrogenen Behandlung mit Cortisol ist der Knochenumbau verlangsamt. Die Osteoporose und das verminderte Längenwachstum von Kindern werden in erster Linie bedingt durch eine verminderte Knochenneubildung. Die Osteoidmasse ist bei der verminderten Knochenneubildung verkleinert, nur kleine Teile speichern Tetracyclin und die Mineralisierung des Skelets geht verzögert vor sich. Die Ausscheidung von Hydroxyprolin in den Urin ist als Ausdruck der verlangsamten Kollagensynthese vermindert (HARTMANN, 1966). Die Aufnahme von radioaktivem ^{45}Calcium in den Knochen *in vivo* und die Freisetzung aus Knochenzellkulturen sind verzögert (CLARK, 1959; STERN, 1969). Beim Morbus Addison und nach Entfernung der Nebennieren bei der Ratte, kommt es umgekehrt zu einer Hypercalcämie mit gesteigertem Knochenabbau, die durch Thyreoidektomie verhindert werden (JOWSEY, 1968c).

In vitro kommt es zu einer Verlangsamung der Polysaccharidsynthese und des Knorpelwachstums (BARRETT, 1966). Die Aufnahme von ^{14}C-markiertem Uridin in die Ribonucleinsäure und die Aufnahme von ^{14}C-markiertem Prolin in das Kollagen wird in isolierten Knochenzellen durch Cortisol verlangsamt. Wahrscheinlich hemmt das Cortisol in erster Linie die Kollagen- und Mucopolysaccharidsynthese, möglicherweise über einen Angriffspunkt an der durch die Desoxyribonucleinsäure gesteuerten Ribonucleinsäuresynthese (PECK, 1967).

Durch eine Hemmung der Proteinsynthese wird vermindert Knochengrundsubstanz gebildet und es kommt dadurch zur Osteoporose. Eine Beeinflussung des Knochenabbaus durch das Cortisol ist nicht sicher bekannt. *In vitro* wird die Freisetzung von ^{45}Calcium aus dem Knochen und der Kollagenabbau nicht beeinflußt. Eine Verminderung der Knochenresorption kann mit isotopenkinetischen und mit morphometrischen Untersuchungen nur schlecht erfaßt werden. Hypercalcämische Patienten mit multiplem Myelom, die mit Prednison behandelt werden, zeigten eine Verminderung des vorher vergrößerten Calciumraums, der Accretion und der Resorption (BENTZEL, 1964).

Die Osteoporose ist beim Morbus Cushing und bei der iatrogenen Verwendung von Nebennierenrindensteroiden in erster Linie bedingt durch eine Hemmung der Knochenneubildung mit einer verlangsamten Synthese der Knochenmatrix. Neben der Verlangsamung des Knochenumbaus bewirkt das Cortisol zudem eine verminderte Calciumabsorption im Darm und eine Hypercalciurie, die alle zur negativen Calciumbilanz beitragen können (KIMBERG, 1969).

e) Sexualhormone

Die Oestrogene und die Androgene hemmen in erster Linie den Knochenabbau und sie werden deshalb zur Behandlung der senilen Osteoporose verwendet. Die Kastration bewirkt beim Menschen einen leichten Anstieg des Serumcalciums, der Calciumausscheidung im Urin, die durch einen verstärkten Knochenabbau erklärt werden können (SZYMENDERA, 1967). Die morphometrisch gemessene Knochenbildung und der Knochenabbau sowie auch die Hydroxyprolinausscheidung in den Urin sind unter dem Einfluß von Oestrogenen vermindert (FROST, 1963; KATZ, 1968).

Isotopenkinetische Untersuchungen und mikroradiographische Befunde an Knochenbiopsien zeigen, daß die Knochenresorption durch Oestrogene und Androgene vermindert wird (GORDAN, 1963; RIGGS, 1969). Im besten Fall kommt es dabei zu einer temporären verstärkten Retention von Calcium und von Phosphat. Bei einer länger dauernden Therapie wird die isotopenkinetisch gemessene Accretion gehemmt. Die Oestrogene hemmen zusätzlich das Wachstum des Epiphysenknorpels und das Längenwachstum des Knochens in Maus, Ratte und Kaninchen (SIMMONS, 1966; BERNBER, 1968). Die Calciumbilanz wird nicht beeinflußt (LAFFERTY, 1964; EISENBERG, 1966).

Die Tatsache, daß Oestrogene und Androgene eine fragliche Hemmung des Knochenabbaus bei der Behandlung der senilen Osteoporose zeigen, sagt nichts aus über ihre Pathogenese. Viel eher handelt es sich bei der Osteoporose in der Menopause um eine senile Osteoporose mit verschiedenem Verlauf beim Mann und bei der Frau. Die Wirkungsweise der Oestrogene und der Androgene gleicht derjenigen der Nebennierenrindensteroide. Der Knochenabbau wird verlangsamt. Die Oestrogene und die Androgene hemmen in erster Linie den Knochenabbau und vermögen in einzelnen Fällen eine Osteoporose aufzuhalten, währenddem die Nebennierenrindensteroide die Knochenneubildung hemmen und primär zu einer Osteoporose führen.

f) Thyroxin

Thyroxin bewirkt einen gesteigerten Knochenumbau. Die Knochenneubildung und der Knochenabbau sind vermehrt, wobei der Knochenabbau die Knochenneubildung übertrifft; Folge davon ist eine Verminderung der Knochenmasse, d.h. eine Osteoporose. Die Knochenneubildung ist gesteigert und als Ausdruck davon kommt es gelegentlich zu bereits qualitativ sichtbarer Vermehrung der Osteoidmasse. Im Gegensatz zur Rachitis und zur Osteomalacie sind die Osteoidsäume dünn, sie speichern entlang der Demarkationslinie Tetracyclin und lassen damit keine Mineralisationsstörung erkennen. Die Mineralisierung des Skelets ist bei der Osteomalacie verzögert, bei der Hyperthyreose sind Matrixproduktion und Mineralisation wie im Wachstum und bei der Akromegalie gesteigert (FROST, 1963). Die isotopenkinetisch gemessene Accretion und die Zahl der Osteoclasten sind bei der Hyperthyreose vermehrt, bei der Hypothyreose im unteren Bereich der Norm (BELL, 1967a; FROST, 1963). Es besteht eine gute Korrelation zwischen Hydroxyprolinausscheidung im Urin und der Konzentration des eiweißgebundenen Jods im Plasma (KIVIRIKKO, 1965). Der gesteigerte Umbau von Kollagen zeigt sich im Skelet und in der Haut, deshalb die dünne Haut der Patienten mit Hyperthyreose. Die vermehrte Ausscheidung von Hydroxyprolin und von Calcium im Urin und die Vermehrung der Osteoclasten sowie die selten auftretende Hypercalcämie sind Ausdruck eines gesteigerten Knochenabbaus. Eine Hemmung der Freisetzung von Parathormon durch eine leichte Hypercalcämie (BOUILLON, 1974) erklärt die Hemmung der Calciumabsorption im Darm, die zudem bei der beschleunigten Passage der Nahrung durch den Dünndarm vermindert wird und die Hemmung der Calciumrückresorption in den Nierentubuli. Die Hypercalciurie tritt deshalb bei der Hyperthyreose sehr viel häufiger auf als die Hypercalcämie.

Thyreoidektomie verhindert bei der Ratte das Auftreten einer Inaktivitätsosteoporose (s.S. 825).

g) Unklare Ursachen

Bei der *Osteogenesis imperfecta* zeigt sich neben einer verminderten Verkalkung der Knochenmatrix eine starke Vermehrung der Osteocyten, verbunden mit einem gesteigerten Knochenabbau (Robichon, 1968).

Bei der *Osteopetrosis* ist der Knochenabbau vermindert und die Calciumabsorption im Darm sowie die Calciumretention im Skelet gesteigert.

h) Wachstumshormon

Das Wachstumshormon fördert die Knochenneubildung in erster Linie über eine Steigerung der Teilungsfähigkeit der Osteoblasten. In Knorpelzellkulturen kommt es unter dem Einfluß des Wuchshormons nach einer Latenzzeit von 48 Std zu einem gesteigerten Einbau von tritiummarkiertem Thymidin in die Desoxyribonucleinsäuren und später zu einer Vermehrung der Zellteilung (Daughaday, 1966). Die Vermehrung der Osteoblasten bewirkt bei der Akromegalie eine vermehrte Neubildung von Osteonen (Frost, 1963). Bei einer Akromegalie kann es zu einem vermehrten Knochenabbau mit einer leichten Erhöhung des Serumcalciums und einer negativen Calciumbilanz ohne klinisch sichtbare Osteoporose kommen (Bell, 1967b; Nadarajah, 1968). Als Ausdruck einer verminderten Phosphatausscheidung durch die Nieren kommt es zu einem Anstieg des Serumphosphats (Corvilain, 1964).

5. Regulation des Calcium- und des Phosphatstoffwechsels

Das Parathormon ist der wichtigste Regulator der Calciumkonzentration im Serum. Ein Anstieg der Serumcalciumkonzentration wird ermöglicht durch eine vermehrte intestinale Calciumabsorption und tubuläre Rückresorption. Es wird zusätzlich Vitamin D benötigt, damit die volle Wirkung des Parathormons auf die Calciummobilisation aus dem Knochen zur Geltung kommen kann. Als Gegenregulator der Calciumkonzentration im Plasma dient das calciumsenkende Hormon Calcitonin.

Das Skeletwachstum und der Umbau des Knochens werden ferner gesteuert durch das Wachstumshormon, das Thyroxin, das Cortisol und die Sexualhormone (s. Index, S. 822ff.).

a) Das Parathormon

α) *Normale Anatomie und Histologie der Nebenschilddrüsen*

Das Parathormon wird bei allen bekannten Tierarten in den Nebenschilddrüsen gebildet. Normalerweise zeigen sich beim Menschen vier Nebenschilddrüsen. In 50 von 450 Autopsien hat Wernly (1946) mehr als vier Nebenschilddrüsen festgestellt. Die oberen Parathyreoideae stammen von der vierten, die unteren von der dritten Kiementasche ab. Zahlreiche Lagevarianten im Bereich des Halses sind möglich, während sich Nebenschilddrüsentumoren nur sehr selten im Mediastinum nachweisen ließen. Es findet sich dann gelegentlich ein als rückläufig in die Gegend der Schilddrüse verlagerter Gefäßstiel, weshalb die Lokalisation eines Adenoms mit Katheterisierung der Nebenschilddrüsenvenen und Bestimmung der Parathormonkonzentration fälschlicherweise auf den Hals hindeutet (Doppman, 1975). Der Chirurg kann den Gefäßstiel als Wegweiser benützen, der ihn von der Halsregion an die richtige Stellung des Retrosternalraumes hinführt.

Die wichtigsten Zellen für die Hormonproduktion sind die Hauptzellen, welche elektronenmikroskopisch eingehend untersucht worden sind (Capen, 1971; Roth, 1971). Gegenüber anderen endokrinen Drüsen sind Sekretgranula eher selten nachweisbar, eine Exocytose dieser Granula wurde nur vereinzelt beschrieben. Bei einer Hypercalcämie und einer Hemmung der Parathormonsekretion kommt es zu einer Atrophie der Hauptzellen; vereinzelte Zellen zeigen eine Vermehrung der Sekretgranula, die vermutlich die Zelle nicht verlassen können und von Lysosomen, die eine Zerstörung dieser Granula und des Parathormons herbeiführen (Shannon, 1974). Bei einer Hypocalcämie und Steigerung der Parathormonsekretion überwiegen Ribosomen als Ausdruck der vermehrten Proteinsynthese, Sekretgranula sind hingegen selten anzutreffen (Capen, 1971). Diese Unterschiede sind eher qualitativer Art, und es fehlen bis jetzt quantitativ-morphometrische elektronenmikroskopische Untersuchungen der Nebenschilddrüsen.

In den Nebenschilddrüsen des Menschen wird zwischen Hauptzellen, wasserhellen und oxyphilen Zellen unterschieden. Die wasserhellen Zellen gehen vermutlich aus Hauptzellen hervor (Roth, 1970). Normale Epithelkörperchen zeigen Sekretzellen (Hauptzellen und wasserhelle Zellen), inaktive oxyphile Zellen, Bindegewebe- und Fettzellen, während hyperaktive Nebenschilddrüsen fast ausschließlich aus Sekretzellen bestehen. Beim primären Hyperparathyreoidismus ist eine Unterscheidung zwischen einem Hauptzellenadenom, einem pluriglandulären Befall und einer diffusen Hyperplasie der Hauptzellen in Grenzfällen nicht möglich, während eine Hyperplasie der wasserhellen Zellen in der Regel alle Drüsen befällt (Roth,

1971). Das Carcinom der Nebenschilddrüsen zeichnet sich aus durch vermehrte Mitosen, Gefäßeinbrüche, vor allem aber durch den eindeutigen Nachweis von Metastasen (BEAHRS, 1963; SCHANTZ, 1973).

β) Struktur und Regulation der Sekretion und Abbau des Parathormons

In der Klinik findet neben dem hochgereinigten Parathormon (PTH) der Nebenschilddrüsenextrakt (PTE) der Firma Lilly Verwendung mit einer Aktivität von etwa 100 E (USPU der amerikanischen Pharmakopoe)/ml oder 10 E/mg Trockengewicht. Demgegenüber beträgt die Aktivität des hochgereinigten PTH 2000–3000 E/mg Trockengewicht. PTH wurde 1959 mit Gegenstromverteilung isoliert (RASMUSSEN und CRAIG; AURBACH) und später seine Reindarstellung vervollkommnet (RASMUSSEN, 1962, 1964b; AURBACH, 1967). Die Struktur des bovinen PTH wurde 1970 aufgeklärt (Abb. 9) (BREWER; NIALL). Das PTH besteht aus einer einzigen Polypeptidkette mit einem Molekulargewicht von etwa 9500 und besitzt 84 Aminosäuren, wobei amino-terminale Teile der Kette noch weitgehend biologisch aktiv sind (RASMUSSEN, 1962; KEUTMANN, 1972; MURRAY, 1975) POTTS (1971) hat die ersten 34 Aminosäuren synthetisiert, und das Produkt ist ähnlich biologisch aktiv wie das intakte bovine PTH-(1–84) (TREGEAR, 1973). Die minimal biologisch aktive Kettenlänge liegt bei Position 2 bis Position 26. Die Fähigkeit zur Antikörperbildung bleibt nach Oxydation eines Methionins des bovinen PTH-(1–84) oder nach Behandlung mit Cyanogen-Bromid erhalten, während gleichzeitig die biologische Aktivität vernichtet wird (POTTS, 1965). Die Struktur des porcinen Hormons unterscheidet sich in 7 Aminosäuren vom bovinen PTH.

Die Sequenz der 34 amino-terminalen Aminosäuren des humanen PTH wurde durch BREWER und ARNAUD (1972) aufgeklärt (Abb. 10) und die Synthese dieser biologisch aktiven Kette durchgeführt (ANDREATTA, 1973). Die Struktur unterscheidet sich vom bovinen PTH in der Kette 1–34 in 5 Aminosäuren (BREWER, 1974). NIALL (1974) hat eine Struktur des humanen PTH-(1–34) bekanntgegeben, die sich in 3 Aminosäuren gegenüber der Struktur von BREWER (1972) unterscheidet. Die Gründe für die Unterschiede sind nicht klar.

Das Parathormon wird in den Nebenschilddrüsen über mehrere biosynthetische Vorstufen gebildet. PraeProPTH entspricht vermutlich der ersten Vorstufe (HABENER, 1977). PraeProPTH wird in ProPTH umgewandelt, aus dem wiederum das PTH-(1-84) entsteht (COHN, 1972; JACOBS, 1974). Größermolekulare Formen als das PTH-(1–84) wurden zudem im Inkubationsmedium von Zell-

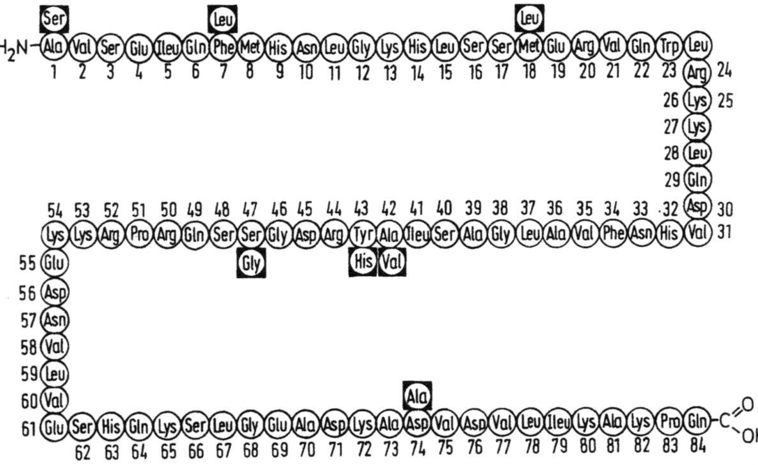

Abb. 9. Vergleich der Aminosäurensequenz des bo vinen und des porcinen Parathormons (1–84). (Nacl BREWER, 1974)

Humanes Parathormon

H2N-Ser Val Ser Glu Ile Gln Leu Met His Asn Leu Gly Lys His Leu Asn Ser Met Glu Arg Val Gln Trp Leu Arg Lys Lys Lys Gln Leu Val His Asn Phe-R

1 5 10 15 20 25 30 34

Bovines Parathormon

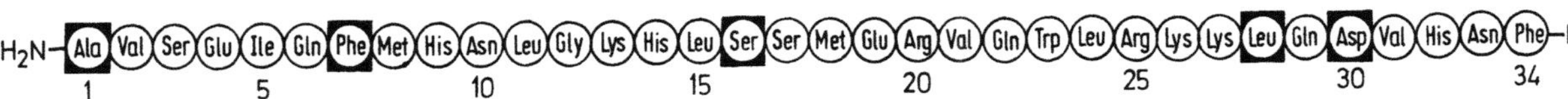

Abb. 10. Sequenz der NH_2-terminalen Aminosäuren 1–34 des humanen und des bovinen Parathormons. (Nach BREWER, 1974)

kulturen mit Nebenschilddrüsen nachgewiesen (Martin, 1973). Benson (1974) weist eine größermolekulare Form als das PTH-(1–84) in der Zirkulation von Patienten mit ektopischem Hyperparathyreoidismus nach.

Parathormon führt immer gleichzeitig zu einer Vermehrung der Calciummobilisation aus dem Knochen und damit zu einem Calciumanstieg im Plasma und zur Förderung der Phosphatausscheidung durch die Nieren und dadurch zu einem Abfall der Phosphatkonzentration im Plasma.

Die Wirksamkeit des Parathormons wird *biologisch* geprüft durch seine Wirkung auf die Calciummobilisation aus dem Knochen (Munson, 1961) und die Phosphatausscheidung durch die Nieren. Die häufigst gebrauchte Prüfung der Calciummobilisation erfolgt an der parathyreoidektomierten Ratte, wobei der Anstieg der Calciumkonzentration nach Injektion eines Extraktes mit unbekannter Aktivität gemessen wird. Empfindlicher ist die Bestimmung der Adenylcyclaseaktivität von Nierenextrakten (Marcus, 1969) (s.S. 837). Der Anstieg der Serumcalciumkonzentration und die phosphaturische Wirkung können auch am Menschen geprüft werden. Es sei lediglich darauf hingewiesen, daß der Extrakt vorsichtshalber zuerst subcutan und über die Konjunktiven injiziert wird, damit ein allerdings nur selten auftretender anaphylaktischer Schock vermieden werden kann. Bei intravenöser Injektion von 200 E PTE treten in der Regel keine subjektiven Beschwerden auf; bei einer Infusion von 1000 E PTE über 12 Std findet man gelegentlich Frösteln, kurzdauernde Fieberschübe und Kopfschmerzen, die in gewissen Fällen zum Abbruch der Infusion geführt haben, ohne daß in einem einzigen Fall schwerwiegende Komplikationen aufgetreten sind. Der unreine PTE wird nicht zu therapeutischen Zwecken verwendet, da es nach kurzer Zeit zur Bildung von Antikörpern kommt (Melick, 1967).

Die *Bestimmung der Parathormonkonzentration* erfolgt im Plasma, im Urin und im Organextrakt von Nebenschilddrüsen oder paraneoplastischen Tumoren wie vor allem im Bronchuscarcinom und im Hypernephrom (Goldberg, 1964; Sherwood, 1967). Für die Bestimmung der Hormonaktivität in Organen und im Urin sind die biologischen Methoden empfindlich genug. Ein ungereinigter Extrakt aus dem Urin von Patienten mit Hyperparathyreoidismus bewirkt einen Calciumanstieg im Plasma von parathyreoidektomierten Ratten (Eliel, 1965). Die *Parathormonkonzentration im Serum* kann nur immunologisch, nicht chemisch oder biologisch bestimmt werden. Die Messung erfolgt mit dem Radioimmunoassay nach Berson u. Yalow (1966). Zur Herstellung von Antikörpern wird Parathormon des Rindes oder des Schweines verwendet mit allerdings nur beschränkter Kreuzungsreaktion mit menschlichem Parathormon (Berson, 1966; Reiss, 1968; Arnaud, 1971). Fischer und Dietrich (1974) haben Antikörper gegen humanes PTH erzeugt, dessen immunochemische Eigenschaften untersucht und ein klinisch brauchbares Radioimmunoassaysystem eingeführt.

Die *Parathormonkonzentration im Serum* variiert umgekehrt proportional zur Serumcalcium- und Magnesiumkonzentration sowie zur Calcitoninkonzentration (Sherwood, 1966; Arnaud, 1970) (Abb. 11, 12). Im akuten Versuch wird nur ver-

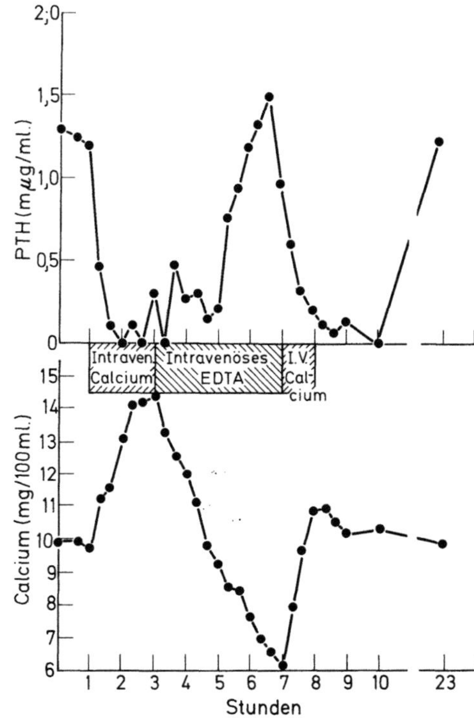

Abb. 11. Calcium und Parathormon im Plasma nach einer Infusion von Calciumchlorid (196,4 mÄq/Std) und Na_2EDTA (115 mÄq/Std). (Nach Sherwood, 1966)

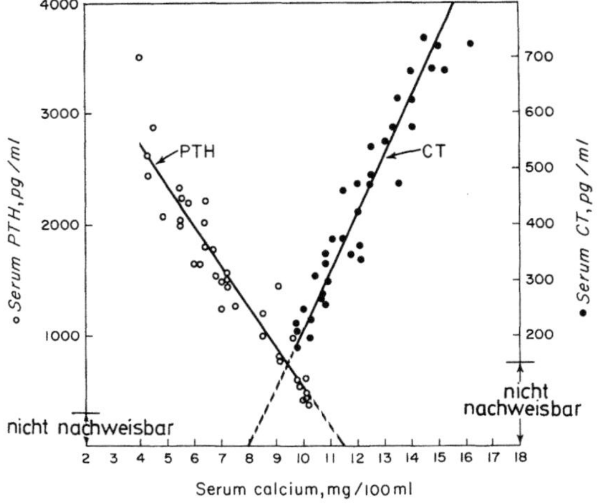

Abb. 12. Calcitonin- und Parathormonkonzentration des Schweines, radioimmunologisch bestimmt, bezogen auf das Serumcalcium: r für Parathormon (PTH): $-0{,}942$, für Calcitonin (CT): $+0{,}964$; p für beide $<0{,}001$ (Arnaud, 1970)

mehrt Parathormon freigesetzt, bis zu einem Abfall des Plasmacalciums von 1,2 mg/100 ml, was darauf hindeutet, daß die homeostatische Regulation der Plasmacalciumkonzentration vor allem in der Nähe des normalen Streubereichs präzis eingehalten wird. Ein Abfall des Plasmacalciums bewirkt eine erhöhte Freisetzung von Parathormon innerhalb von Sekunden (Blum, 1974). Bei einer Erweiterung des extracellulären Raumes mit Kochsalzinfusionen kommt es zu einer Hypocalcämie mit einer vermehrten Freisetzung von Parathormon als Folge (Shaw, 1974). Eine Perfusion der Nebenschilddrüse der Ziege mit calciumreichem Blut hat, ähnlich wie ein Anstieg der Serumcalciumkonzentration unter dem Einfluß von Parathormon, eine Hemmung der Sekretion zur Folge (Care, 1966).

Bei normalen Kontrollpersonen verhält sich die Parathormonkonzentration im Serum umgekehrt proportional zur Calciumkonzentration, die deshalb bei pathologischen Zuständen bei der Beurteilung von Grenzfällen immer mit berücksichtigt werden muß (Abb. 13) (Arnaud, 1971). Nur Reiss (1968a) findet eine totale Diskriminierung der Hormonkonzentration zwischen Kontrollpersonen und Patienten mit primärem Hyperparathyreoidismus (Abb. 14). Bei allen übrigen Radioimmunoassaysystemen besteht eine gewisse Überlappung der Hormonkonzentrationen bei Patienten mit primärem Hyperparathyreoidismus und bei normalen Kontrollfällen. Bei Kontrollpersonen variiert das Serumcalcium mit der Absorption-Flammenspektrophotometrie, gemessen zwischen 8,9 und 10,2 mg/100 ml. Bei einem Anstieg des Serumcalciums von 8,9 auf 10,2 mg/100 ml fällt die Parathormonkonzentration auf weniger als die Hälfte ab, da eine Hemmung der Sekretion eintritt. Falls diese Hemmung wegfällt, kann auch bei normalem Parathormon im Serum von einem primären Hyperparathyreoidismus gesprochen werden, falls das Serumcalcium eindeutig, wenn auch nur leicht, erhöht ist. Die erhöhte Parathormonkonzentration kann in der Regel beim primären Hyperparathyreoidismus durch Calciuminfusionen gehemmt werden, so daß auch bei Tumoren der Nebenschilddrüsen nicht von einer autonomen Sekretion gesprochen werden kann (Reiss, 1969; Murray, 1972). Die Parathormonkonzentration liegt bei einer Hypocalcämie mit normaler Nierenfunktion (z.B. intestinale Malabsorption, Pseudohypoparathyreoidismus) in der gleichen Größenordnung wie beim primären Hyperparathyreoidismus. Bei einer chronischen Einschränkung der Nierenfunktion sind die Werte höher, da ein großer Teil des Parathormons normalerweise in der Niere abgebaut wird (Melick, 1969; Goldsmith, 1973). Eine Verminderung oder eine Vermehrung des Parathormons im Plasma wird in der Klinik zudem mit indirekten Methoden geschätzt. Die Beurteilung eines Hyperparathyreoidismus stützt sich auf die Summe der biologischen Angriffspunkte, wobei der Messung der Parathormon- und der Calciumkonzentration im Plasma eine überragende Bedeutung zukommt (s.S. 890ff.).

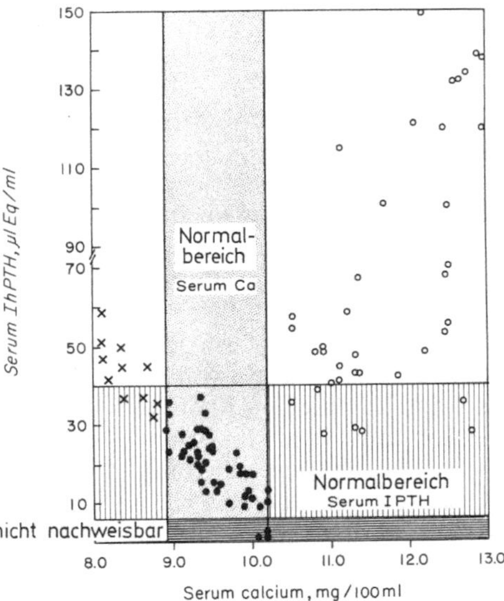

Abb. 13. Parathormonkonzentration (IhPTH), radioimmunologisch gemessen und bezogen auf das Serumcalcium: normale Kontrollpersonen (●), hypocalcämische Patienten (×), Patienten mit chirurgisch verifiziertem Hyperparathyreoidismus (○) (Arnaud, 1971)

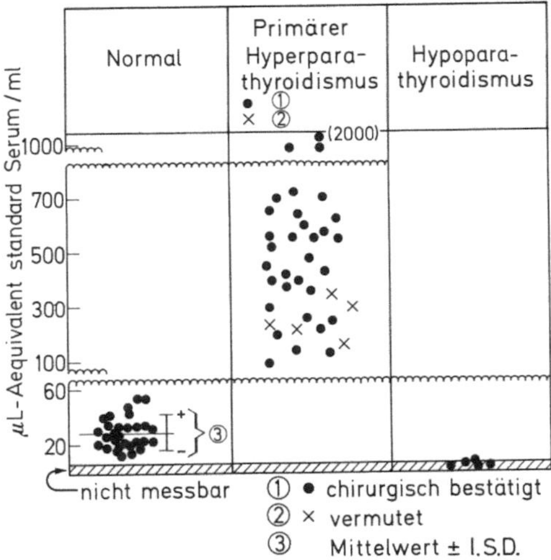

Abb. 14. Die Konzentration von Parathormon im Serum im Normalfall und bei Patienten mit Hypo- und mit Hyperparathyreoidismus. (Nach Reiss, 1968a)

In Nebenschilddrüsenzellen *in vitro* kommt es bei einer Verminderung der Calcium- oder der Magnesiumkonzentration im Inkubationsmedium zu einer erhöhten Freisetzung von Parathormon, zu einer Steigerung der Aminosäureaufnahme, der Nucleinsäure- und der Proteinsynthese und zu einer Ausschleusung von Sekretgranula. Eine erhöhte Calciumkonzentration führt zu einer Hemmung dieser Vorgänge (RAISZ, 1969; SHERWOOD, 1970; OLDHAM, 1971).

Neben einer Senkung des Serumcalciums ist das Adrenalin ein zusätzlicher Stimulator der Parathormonsekretion (FISCHER, 1973b; KUKREJA, 1975). Die Stimulation der Parathormonfreisetzung unter dem Einfluß von Isoproterenol und die Hemmung durch Propranolol deutet darauf hin, daß in den Nebenschilddrüsen β-adrenerge Receptoren für die Regulation der Parathormonsekretion wichtig sind. Katecholamine und Dibutyryl-cyclisches Adenosin-3′,5′-Monophosphat stimulieren die Parathormonsekretion *in vitro* (ABE, 1972; WILLIAMS, 1973). Die Menge des freigesetzten Parathormons im Inkubationsmedium von Nebenschilddrüsen *in vitro* geht parallel zur Freisetzung von cyclischem Adenosin Monophosphat (cAMP); ferner wird die Adenylcyclase-Aktivität in Nebenschilddrüsen-Homogenaten durch Calcium gehemmt (DUFRESNE, 1972; MATSUZAKI, 1972). Diese Befunde deuten darauf hin, daß das cAMP ein Überträger der Information vom Receptor zur Hormonsekretion ist.

Ein Anstieg der Phosphatkonzentration im Plasma allein hat hingegen keinen direkten Einfluß, es sei denn, er führe über eine gleichzeitige Senkung der Serumcalciumkonzentration zu einer erhöhten Freisetzung von Parathormon (SHERWOOD, 1968; FISCHER, 1973a).

CHERTOW (1975) hat gezeigt, daß 1,25-Dihydroxycholecalciferol (1,25-DHCC) *in vivo* (bei der Ratte) und *in vitro* die Parathormonsekretion hemmt. Ferner deutet der Nachweis eines Calcium-bindenden Proteins in Nebenschilddrüsenzellen, sowie das Auftreten einer normocalcämischen Form des Hyperparathyreoidismus bei Vitamin-D-Mangel und bei chronischer Niereninsuffizienz darauf hin, daß ein Vitamin-D-Mangel oder ein Mangel an 1,25-DHCC eine direkte stimulierende und eine Behandlung mit Vitamin D eine hemmende Wirkung auf die Parathormonsekretion ausüben kann (OLDHAM, 1974a; 1974b; FISCHER, 1973c).

Ein Anstieg der Magnesium- führt ähnlich wie ein Anstieg der Calciumkonzentration im Plasma zu einer Hemmung der Freisetzung von Parathormon (CARE, 1966; BUCKLE, 1968). Ratten, die ohne Magnesium ernährt werden, entwickeln einen Hyperparathyreoidismus mit Hypercalcämie, die durch Parathyreoidektomie verhindert wird (GITELMAN, 1968). Ein extremer Magnesiummangel (Serummagnesium < 1 mg/100 ml) führt hingegen zu einem relativen Hypoparathyreoidismus mit Hypocalcämie und normaler oder nicht meßbarer Parathormonkonzentration im Serum (ANAST, 1972). Eine minimale Magnesiumkonzentration im Serum scheint nötig zu sein für eine normale Freisetzung von Parathormon.

Calcitonin, Cortisol und Vitamin A können eine direkte Stimulation der Parathormonsekretion herbeiführen (FISCHER, 1971; FUCIK, 1975).

Der *Abbau* von Parathormon geht in der Zirkulation außerordentlich rasch vor sich. Das Parathormon wird zu einem großen Teil als das PTH-(1–84) sezerniert (HABENER, 1971). Das Parathormon wird innert Minuten abgebaut in mehrere PTH-Fragmente, die ihrerseits verschieden schnell aus der Zirkulation verschwinden (CANTERBURY, 1972; SILVERMAN, 1973; SINGER, 1975; HUNZIKER, 1977). Amino-terminale Fragmente sind biologisch aktiv, während carboxy-terminale Fragmente biologisch inaktiv zu sein scheinen (CANTERBURY, 1973). Die wichtigste immunoreaktive zirkulierende Form des Parathormons ist ein carboxy-terminales Fragment mit einem Molekulargewicht von etwa 7000, das vermutlich biologisch inaktiv ist (HABENER, 1971; ARNAUD, 1974; FISCHER, 1974). ARNAUD (1974) und FISCHER (1974) konnten nachweisen, daß Radioimmunoassaysysteme, welche dieses carboxy-terminale Fragment erkennen, geeignet sind für die klinische Diagnostik des primären Hyperparathyreoidismus, da eine gute Diskrimination der Hormonkonzentrationen besteht zwischen Patienten mit Hyperparathyreoidismus und normalen Kontrollpersonen. Umgekehrt sind Systeme, welche amino-terminale Teile des Parathormons erkennen, geeigneter zur Untersuchung der Regulation der Sekretion. Dies konnte mit Calciuminfusionen allerdings bei Patienten mit chronischer Niereninsuffizienz gezeigt werden, bei denen lediglich mit Systemen mit amino-terminaler Spezifität eine Suppression der Parathormonkonzentration im Plasma erkennbar ist (GOLDSMITH, 1973). Je nach der antigenetischen Spezifität der verwendeten Radioimmunoassaysysteme werden Halbwertszeiten des Parathormons—(1-84) und seiner Fragmente in der Zirkulation zwischen 4 min und mehreren Stunden nachgewiesen (BERSON, 1968; SEGRE, 1974).

γ) *Angriffspunkte des Parathormons*

Die wichtigsten Angriffspunkte sind der Knochen, die Nieren und der Dünndarm.

Knochen. Parathormon bewirkt einen Anstieg der Calciumkonzentration im Plasma. Dieser wird in erster Linie durch eine vermehrte Calciummobilisation aus dem Knochen und einen damit verbundenen Knochenabbau herbeigeführt. Dabei kommt es zu einer vermehrten Osteoclasten- und vermutlich Osteocytentätigkeit. Für die langdauernde quantitativ wichtige Wirkung des Parathormons auf den Knochenabbau sind vermutlich die Osteoclasten verantwortlich, für die Regulation der Serumcalciumkonzentration ist neben der Förderung der Calciumrückresorption durch die Nieren und der Calciumabsorption im Darm die antagonistische Wirkung von Parathormon und Calcitonin an den Osteocyten entscheidend (RASMUSSEN, 1967b). Die Bedeutung der Parathormonwirkung auf die Osteocyten wird ferner durch die Tatsache hervorgehoben, daß die Osteoclasten durch ^{239}Plutonium oder Paraaminosalicylsäure gehemmt werden können, ohne daß die Calciummobilisation aus dem Knochen unter dem Einfluß von Parathormon merklich gestört wird (DOTY, 1965). Parathormon fördert die Calciumfreisetzung um die Osteocyten herum, die nach Parathormoneinwirkung von einem Hof umgeben werden (BÉLANGER, 1968; FEINBLATT, 1970). Die Zerstörung der Knochenmatrix rund um die Osteocyten herum durch eine Gelatinase kann auf einer Filmoberfläche photographisch festgehalten werden.

Parathormon bewirkt eine histochemisch nachweisbare Vermehrung der alkalischen Phosphatase in den Osteocyten (BÉLANGER, 1963). Die alkalische Phosphatase ist vermutlich eine Pyrophosphatase, die bewirkt, daß Pyrophosphate vermehrt abgebaut werden, was die Kristallauflösung fördern würde (FLEISCH, 1970) (s.S. 847).

Ein Hauptangriffspunkt des Parathormons liegt in der Förderung der Knochenauflösung durch die Osteoclasten. Seit der Beobachtung von BARNICOT (1948), der nach Implantation von Nebenschilddrüsengewebe über dem Knochen in loco Fibroosteoclasten nachweisen konnte, besteht kein Zweifel, daß Parathormon direkt am Knochen angreift und zu einem gesteigerten Knochenabbau führt. In ähnlicher Weise wurde eine direkte Wirkung von Parathormon *in vitro* in Knochenzellkulturen festgestellt: eine Vermehrung der Osteoclasten, eine Vermehrung und eine erhöhte Freisetzung der sauren Phosphatase in und aus den Osteoclasten und eine erhöhte Freisetzung von radioaktivem ^{45}Calcium sowie von Hydroxyprolinen als Ausdruck des gleichzeitigen Mineral- und Kollagenabbaus (GAILLARD, 1961; RAISZ, 1965b; SUSI, 1966). Calcium wird dabei in erster Linie aus älteren Teilen des Knochens mobilisiert. Die erwähnte erhöhte Calciumfreisetzung kann nur dann nachgewiesen werden, wenn der Knochen des Versuchstieres 3 Wochen vor Verabreichung des Parathormons mit radioaktivem ^{45}Calcium markiert wird. Bei einer gleichzeitigen Injektion von Parathormon und von ^{45}Calcium wird das radioaktive Calcium nicht aus den neu gebildeten Teilen des Skelets mobilisiert (TALMAGE, 1965). Eine plötzliche Senkung der Serumcalciumkonzentration führt unabhängig vom Parathormon zu einer sofort einsetzenden Calciumfreisetzung aus dem Knochen, die sich bei parathyreoidektomierten Ratten und bei normalen Kontrolltieren nicht wesentlich unterscheidet. Dieser plötzliche Austritt von Calcium aus dem Knochen steht nicht unter der Regulation des Parathormons (ROSENBAUM, 1964). Ein ähnlicher Vorgang zeigt sich auch unmittelbar nach einer Injektion von Parathormon, indem die Phosphatkonzentration im Plasma gesenkt und gleichzeitig vermehrt Calcium freigesetzt wird, bevor die Neudifferenzierung von Osteoclasten oder Osteocyten in Gang kommt.

Bei der Parathormonwirkung am Knochen steht eine Vermehrung der Osteoclasten, der vermehrte Zellteilungen und eine Zellneudifferenzierung vorausgeht, im Vordergrund. Ein vermehrter Einbau von Thymidin in Knochenzellkulturen deutet auf eine Synthese von Desoxyribonucleinsäuren und damit verbunden auf häufigere Zellteilungen hin (YOUNG, 1964). Diese Wirkung ist typisch für Parathormon und kann durch calciumreiche Peritonealflüssigkeit bei parathyreoidektomierten Ratten nicht hervorgerufen werden. Hingegen kann eine Stimulierung des ^{3}H-Cytidin-Einbaus in die Ribonucleinsäure durch Parathormon oder calciumreiche Peritoneal-Flüssigkeit gefördert werden (PARK, 1968). Die verstärkte Freisetzung von Calcium aus Knochenzellkulturen und die Bildung von Osteoclasten wird durch Actinomycin-D, das in erster Linie die durch Desoxyribonucleinsäure gesteuerte Proteinsynthese über eine Hemmung der Messenger-Nucleinsäure bremst, *in vitro* verhindert (s. Kap. I) (RAISZ, 1965b; GAILLARD, 1965a). Die unter dem Einfluß von Parathormon vor sich gehende Calciummobilisation aus dem Knochen wird auch *in vivo* bei mit Actinomycin D-behandelten Tieren weitgehend verhindert (Abb. 15) (RASMUSSEN, 1964a) (s.S. 835).

Einen weiteren Hinweis für einen cellulären Angriffspunkt von Parathormon geben die Versuche von TENENHOUSE (1966), der Ascitestumorzellen zusammen mit radioaktivem ^{45}Calcium markierten Knochensplittern inkubierte und dabei eine erhöhte Freisetzung von ^{45}Calcium nachwies. Wurden die mit Parathormon inkubierten Zellen abzentrifugiert, konnte in der Inkubationsflüssigkeit ein Faktor isoliert werden, der in seinen chemischen Eigenschaften vom Parathormon verschieden ist. Dieser Faktor führt zu einer Freisetzung von Calcium aus Knochensplittern, während Parathormon ohne die Anwesenheit von Zellen keinen Einfluß ausübt. Unter dem Einfluß von Parathormon wird in den Osteocyten vermehrt alkalische Phosphatase gebildet. Möglicherweise handelt es sich um die oben erwähnte alkalische Phosphatase, die als Pyrophosphatase den Abbau der Schutzschicht aus Pyrophosphaten rund um die Osteocyten beschleunigt und dadurch den Knochenabbau fördert (s.S. 847). Die Zusammenhänge sind allerdings noch hypothetisch. Dennoch scheint die Tatsache gesichert, daß das Parathormon einen cellulären Angriffspunkt besitzt und daß Zellen (Osteoclasten oder Osteocyten) vermutlich durch Freisetzung von Enzymen den Knochenabbau fördern. Für diese Auffassung sprechen auch die Resultate von VAES (1967), der in Knochenzellkulturen unter dem Einfluß von Parathormon eine vermehrte Freisetzung von sauren Hydrolasen wie der Beta-Glucuronidase und der Hyaluronidase aus Lysosomen in Knochenzellkulturen nachwies, die in erster Linie Mucopolysaccharide auflösen. Diese Hydrolasen haben ein pH-Optimum im sauren Bereich. Als Ausdruck ihrer erhöhten Freisetzung ist die Konzentration der sauren Phosphatase in vereinzelten Fällen mit Hyperparathyreoidismus im Plasma erhöht und kann durch Calcitonin *in vivo* und *in vitro* vermindert werden (DOTY, 1968; HEERSCHE, 1969). Vermutlich geht eine Synthese von Hydrolasen der Parathormonwirkung voraus, da bei mit Parathormon behandelten Knochenzellkulturen gleichzeitig mit der Vermehrung der Osteoclasten die erhöhte Freisetzung erst nach 5 Std gemessen werden kann. Actinomycin-D, das die Proteinsynthese hemmt, verhindert auch die erhöhte Freisetzung von sauren Hydrolasen. Die Wirkung ist ähnlich der Auflösung von Knorpel durch das Vitamin A oder der Phagocytose der Leukocyten. Im Gegensatz zum Parathormon kann nur die Wirkung von Vitamin A in isolierten Lysosomen gezeigt werden (FELL, 1962). Die durch das Vitamin A *in vitro* hervorgerufene verstärkte Freisetzung von proteolytischen Lysosomenenzymen wird durch Hydrocortisol in einer Dosis gehemmt, die auf die Vermehrung der Osteoclasten und den Mineralverlust aus dem Knochen keinen Einfluß hat. Umgekehrt hat das Calcitonin *in vitro* trotz Hemmung der Calciumfreisetzung und der Fibroosteoclasten keinen Einfluß auf die Freisetzung von Lysosomenenzymen (REYNOLDS, 1968). Es besteht unter diesen Umständen keine Beziehung zwischen der Wirkung auf die Knochenresorption und auf Lysozymenenzymen. Die vermehrte Freisetzung von Hydrolasen ist nicht sicher durch einen direkten Angriffspunkt von Parathormon an den Lysosomen zu verstehen.

Die Bedeutung dieser Resultate ist zudem noch umstritten, da in den Lysosomen keine Kollagenase nachgewiesen wurde und Kollagen der Hauptbestandteil der Knochenmatrix ist (s.S. 814). Der Nachweis eines kollagenolytischen Faktors, der durch Parathormon aktiviert wird, ist in Knochenzellkulturen gelungen. Der celluläre Ursprung des Faktors ist unbekannt (WALKER, 1964; SAKAMOTO, 1975).

Parathormon führt neben der Freisetzung von Calcium aus dem Knochen zu einer Auflösung der Knochenmatrix. Ausdruck einer Auflösung der Knochengrundsubstanz ist die erhöhte Ausscheidung von *Hydroxyprolin* in den Urin. Diese ist beim Hyperparathyreoidismus eher durch eine erhöhte Knochenresorption als durch eine gesteigerte Kollagensynthese bedingt. Die Ausscheidung von Hydroxyprolinen geht nach Parathyreoidektomie schlagartig zurück, obwohl postoperativ eine vermehrte Knochenneubildung und eine erhöhte alkalische Phosphatase im Plasma gefunden werden (McDONALD, 1965). Eine Calciuminfusion, die die Parathormonsekretion bremst und die Calcitoninfreisetzung fördert, führt zu einer Hemmung sowohl der Knochenresorption als auch der Ausscheidung der Hydroxyproline im Urin (KEISER, 1964).

Die Auflösung von Apatit in Calcium und in Phosphat wird durch Zerstörung einer Schutzschicht aus Pyrophosphaten vermutlich durch eine Pyrophosphatase gefördert (FLEISCH, 1966) (s.S. 847). NEUMAN (1958) nahm ferner an, daß eine Vermehrung von Wasserstoffionen, wie sie bei der erhöhten Freisetzung von Milchsäure unter dem Einfluß von Parathormon gefunden wird, die Mineralauflösung fördern könnte. Acetozolamid (Diamox), das die Carboanhydrase und damit eine Ansäuerung hemmt, verhindert eine durch Parathormon ausgelöste verstärkte Calciummobilisation beim Huhn (SIEGMUND, 1965). Eine deutliche Herabsetzung des pH unter 6,8 wurde bis jetzt in loco an der Knochenoberfläche nicht nachgewiesen. Der Inhalt der Lysosomen ist sauer und könnte neben der Auflösung der Knochengrundsubstanz durch Hydrolasen eine Auflösung des Apatits herbeiführen.

Parathormon und Vitamin D führen zusammen mit einer Erhöhung der Serumcalciumkonzentration zu einem Anstieg der Citratkonzentration im Plasma. Die Aconitase wird durch Calcium gehemmt und möglicherweise, ist Citratvermehrung lediglich eine Folge der Hypercalcämie (s.u.). Die Vermehrung von Citrat, weniger von Lactat, die als Chelatbildner des Calciums den Knochen auflösen würden, ist eine attraktive Hypothese, die aber fallengelassen werden muß, da die Citratkonzentration im Knochen in keiner Weise genügt, um eine vermehrte Calciummobilisation hervorzurufen. Selbst wenn Knochenzellkulturen von mit Parathormon behandelten Tieren *in vitro* in einer Konzentration von 1,5 mMol/l Citrat inkubiert werden, die weit höher ist als die Konzentration *in vivo* in Knochenzellen, wird immer noch mehr Calcium unter dem Einfluß von Parathormon freigesetzt als bei Kontrolltieren (VAES, 1967). Ferner kann ein Anstieg der Serumcalciumkonzentration unter dem Einfluß von Vitamin D bei mit Cortisol behandelten Ratten auch ohne gleichzeitigen Anstieg der Citratbildung beobachtet werden (HARRISON, 1957).

Eine Vermehrung von Citrat und von Lactat im Plasma *in vivo* und in Knochenzellkulturen *in vitro* deutet lediglich darauf hin, daß vermehrt Glucose abgebaut wird und dabei Lactat, Citrat und CO_2 freigesetzt werden. Die Citratvermehrung könnte eine sekundäre Folge der vermehrten Calciumaufnahme durch die Osteoclasten sein, wodurch die Aconitase und damit der Citratabbau gehemmt wird (VAES, 1967; COHN, 1965). Nebenschilddrüsenextrakt hemmt die Isocitratdehydrogenase *in vitro* in Knochenzellkulturen, so daß ein Zusammenhang mit einer Hemmung der Oxydation von Diphosphopyridinnucleotiden und Triphosphopyridinnucleotiden als Angriffspunkt des

Parathormons diskutiert wurde, obwohl Calciumwirkung und Parathormonwirkung nicht unterschieden werden können (HEKKELMAN, 1963; HERRMANN-ERLEE, 1966). Vermehrter Sauerstoffverbrauch wird in isolierten Mitochondrien beobachtet, die mit Parathormon und einem oxydierbaren Substrat inkubiert werden (RASMUSSEN, 1966).

In Knochenbiopsien vom Beckenkamm von Patienten mit operativ verifiziertem primärem Hyperparathyreoidismus wies RIGGS (1965) mit Hilfe der Mikroradiographie in allen Fällen eine vermehrte Knochenresorption nach, während BINSWANGER (1968) nur in der Hälfte der Fälle eine mäßige Vermehrung der Osteoclasten pro Trabekeloberfläche zeigen konnte. Demgegenüber bleibt die Zahl der Osteoclasten bei Normalpersonen während des ganzen Lebens konstant (s.S. 818). Es ist möglich, daß bei einem Teil der Patienten mit Hyperparathyreoidismus ohne Vermehrung der Fibroosteoclasten die Gegenregulation durch das Calcitonin die Osteoclasten zum Verschwinden bringt (s.S. 818).

Parathormon bewirkt über einen gesteigerten Knochenabbau eine Osteoporose. Die Knochendichte in den Phalangen nimmt dementsprechend nach Parathyreoidektomie wieder zu (FORLAND, 1968).

Die Knochenneubildung kann beim Hyperparathyreoidismus gesteigert oder vermindert sein. Bei einem Teil der Patienten könnte ein vermehrter Knochenabbau, ähnlich wie bei der Inaktivitätsosteoporose, kompensatorisch über Biegungskräfte am Knochen zu einer vermehrten Knochenneubildung führen (BASSETT, 1966).

WHITEHEAD (1959) findet eine verminderte Aufnahme von radioaktiven ^{32}Phosphat in den Knochen von mit PTE-behandelten Ratten und folgert, daß die Knochenneubildung dadurch gebremst wird. Bei Knochenzellkulturen *in vitro* fällt die kompensatorische Neubildung weg, deshalb erscheint hier eine hemmende Wirkung des Parathormons auf die Knochenneubildung wahrscheinlicher. Die Osteoblasten verschwinden in mit Parathormon behandelten Knochenzellkulturen innert 3–4 Tagen (GAILLARD, 1961). Eine morphologische Zelldifferenzierung ist in Zellkulturen schwierig. Ausdruck einer möglicherweise verminderten Osteoblastentätigkeit ist die Hemmung der Prolin- und der Glycinaufnahme in die Osteoblasten und in die Knochenmatrix und der Kollagensynthese (GAILLARD, 1965b; YOUNG, 1964; OWEN, 1968; FLANAGAN, 1969). Diese Wirkung ist nicht sicher auf das Parathormon zurückzuführen, da auch eine Inkubation in einem calciumreichen Medium eine Hemmung der Kollagensynthese hervorruft (PARK, 1968). Bei Knochenzellkulturen von Patienten mit Hyperparathyreoidismus ohne radiologisch sichtbare Knochenbeteiligung und mit normaler Hydroxyprolinausscheidung im Urin ist die Prolinaufnahme in das Kollagen vermindert, bei Fällen mit radiologisch sichtbarer Skeletbeteiligung und erhöhter Hydroxyprolinausscheidung im Urin ist sie als Ausdruck einer gesteigerten kompensatorischen Knochenneubildung vermehrt. Der Sauerstoffverbrauch ist immer erhöht (FLANAGAN, 1965).

Eine eindeutige direkte Wirkung des Parathormons auf die Knochenneubildung kann nicht nachgewiesen werden.

Nieren. In den Nieren bewirkt das Parathormon, im Gegensatz zur Beschleunigung der Calciummobilisation aus dem Knochen, die innert Stunden eintritt, innert Minuten eine vermehrte Ausscheidung von Phosphat, die unabhängig von einer Änderung der glomerulären Filtration erfolgt. Eine Injektion von Parathormon in eine Nierenarterie hat die gleiche Wirkung (PULLMAN, 1960). Neben einer Hemmung der Phosphatrückresorption kommt es möglicherweise zu einer verstärkten Sekretion in das Lumen der proximalen und distalen Tubuli, da in einzelnen Fällen die Phosphatclearance die Kreatininclearance übersteigt (WEBSTER, 1967). Stopflow-Experimente beim Hund und Mikropunktionsversuche und Injektionen von ^{32}P in einzelne Tubulusabschnitte der Ratte deuten auf eine Hemmung der Phosphatrückresorption in den proximalen Tubuli hin (LAMBERT, 1963; BRUNETTE, 1973; BOUDRY, 1975). Nierenzellen und Mitochondrien nehmen *in vitro* unter dem Einfluß von Parathormon vermehrt radioaktives Phosphat auf (RASMUSSEN, 1966; EGAWA, 1964). Diese Resultate können als Hemmung der Phosphatrückresorption in den proximalen Tubuli oder als Förderung der Phosphatausscheidung in den distalen Tubuli interpretiert werden. Die Frage des oder der tubulären Angriffspunkte des Parathormons bleibt damit noch offen.

Ferner kommt es unter Parathormon zu einer vermehrten tubulären Rückresorption von Calcium und von Magnesium (RASMUSSEN, 1963a; MACINTYRE, 1963; MASSRY, 1969). Diese wird in der Regel überboten vom erhöhten glomerulären Calcium- und Magnesiumangebot, da Calcium und Magnesium durch den gesteigerten Knochenabbau vermehrt freigesetzt werden. Bei parathyreoidektomierten Patienten bewirkt PTE anfänglich eine verminderte, nach 1–4 Tagen eine gesteigerte Ausscheidung von Calcium und Magnesium (GILL, 1967). Die Hypercalciurie und die gleichzeitige vermehrte Ausscheidung von Bicarbonat und die dadurch bedingte Alkalisierung des Urins können zu Nephrocalcinose und zu Nierensteinbildung führen.

Die erhöhte tubuläre Rückresorption von Glucose, die unter dem Einfluß von Parathormon eintritt, wurde in vereinzelten Fällen bei der Abklärung einer Hypercalcämie diagnostisch verwendet (HALVER, 1967). Außerdem werden Kalium, Natrium, Chlorid, Citrat, Sulfat, Bicarbonat, Wasser und Aminosäuren vermehrt ausgeschieden. Wasserstoffionen und Ammoniak vermehrt rückresorbiert, wobei sich nicht immer abgrenzen läßt, ob es sich um primäre Wirkungen des Parathormons handelt oder ob der Störung sekundäre Tubulusschäden infolge Hypercalcämie zugrunde liegen. Dies gilt vor allem für die Hyposthenurie bei Hypercalcämie, die sowohl durch eine Störung des Gegenstromsystems bei einer Verminderung des Natriumsgehalts im Nierenmark und/oder eine Vasopressinresistenz am distalen Tubulus, als auch durch eine direkte Wirkung von Parathormon auf die Nierentubuli hervorgerufen werden kann (EPSTEIN, 1959; FOURMAN, 1963). BECK (1974) vermutet als Grund der Vasopressinresistenz bei der Hypercalcämie eine verminderte Bildung von cyclischem 3',5'-AMP.

Darm. Parathormon fördert die Resorption von Calcium, Magnesium und Phosphat durch die Dünndarmschleimhaut. Diese Wirkung kann *in vivo* und *in vitro*, letztere bei Verwendung von isolierten Darmzotten, gezeigt werden. Bei parathyreoidektomierten Ratten ist die Aufnahme von ^{45}Calcium deutlich verzögert (RASMUSSEN, 1963a; WINTER, 1970). Diese Wirkungen sind möglicherweise indirekt und können dann auf eine vermehrte Bildung von 1,25-Dihydroxycholecalciferol in den Nieren zurückgeführt werden (s.S. 842f.).

In etwa 10% der Fälle mit Hyperparathyreoidismus kommt es zu Geschwürsbildung im Magen und im Duodenum. Diese Häufigkeit entspricht etwa der Zahl der Patienten mit Geschwürsbildung in der allgemeinen Bevölkerung (DONALDSON, 1975). Die Ulcera sind bei der familiär auftretenden polyglandulären Adenomatose Typ I mit Gastrinom besonders häufig (ZOLLINGER, 1955; SCHMID, 1961; CRAVEN, 1962; ISENBERG, 1973) (s. Kap. XVIII, S. 982f.). Etwa 20% der Patienten mit Gastrinom zeigen einen Hyperparathyreoidismus. Bei einem Teil der Patienten mit primärem Hyperparathyreoidismus und Zollinger-Ellison-Syndrom kommt es zu einer Normalisierung der erhöhten Gastrinkonzentration und als Folge davon zu einer Heilung der Ulcera allein schon nach Parathyreoidektomie (DENT, 1972; MCGUIGAN, 1974). In einem besonders gut belegten, aber nicht allgemein gültigen Fall konnte die Säuresekretion des Magens auch nach Parathyreoidektomie unverändert durch Calciumzufuhr gesteigert werden. Umgekehrt geht eine chronische Erhöhung des Serumcalciums nicht immer mit einer vermehrten Magensaftsekretion einher (MURPHY, 1966). Perorale Calciumzufuhr und Calciuminfusionen mit einer akuten Erhöhung des Serumcalciums bewirken eine vermehrte Freisetzung von Gastrin und von Magensäure, so daß eine direkte Einwirkung von Parathormon unwahrscheinlich erscheint (BARRERAS, 1967, 1970; TRUDEAU, 1969; LEVANT, 1973). Dabei kommt es zu einer ausgeprägteren Gastrinsekretion bei Patienten mit Ulcus duodeni als bei Normalfällen und zu einer massiven Stimulierung beim Zollinger-Ellison-Syndrom. Die Säurefreisetzung während Calciuminfusionen ist in der Regel bei Patienten mit Ulcera höher als bei normalen Kontrollfällen (REEDER, 1974). Nach Ausschluß eines Gastrinoms ist es allerdings nicht sicher, ob der primäre Hyperparathyreoidismus ein prädisponierender Faktor ist für das Auftreten von Ulcera (CHRISTIANSEN, 1974).

δ) *Wirkungsweise*

Die Wirkungsweise von Parathormon verläuft in verschiedenen zeitlichen Phasen über eine Reihe von örtlichen Angriffspunkten. Die gesteigerte Phosphatausscheidung und die Vermehrung der Calciumrückresorption in den Nierentubuli setzen rasch ein und sind Gen- und Vitamin D-unabhängig. Vermutlich handelt es sich um eine Hemmung oder Förderung von Transportmechanismen. Der unter dem Einfluß des Parathormons eintretende erhöhte Knochenabbau mit einer vermehrten Freisetzung von Calcium aus dem Knochen und einer vermehrten Ausscheidung von Hydroxyprolin in den Urin entwickelt sich innert Stunden und hängt zu einem großen Teil von Proteinsynthesen ab, da er in Gegenwart von Actinomycin D (Abb. 15) (s.S. 832) nur unwesentlich gesteigert wird (RASMUSSEN, 1964a). Die Wirkung von Parathormon auf den Knochen setzt zudem weitgehend die Gegenwart von Vitamin D voraus (RASMUSSEN, 1963b) (Abb. 16).

Die Freisetzung von Calcium aus isolierten Dünndarmzotten wird unter dem Einfluß des Parathormons nur in der Gegenwart von Vitamin D beschleunigt (RASMUSSEN, 1963a). Nebenschilddrüsenextrakt führt zu einer vermehrten Synthese von Ribonucleinsäuren in der Darmschleimhaut (HAMILTON, 1968). Unabhängig von Parathormon und von Vitamin D führt eine erhöhte Zufuhr von Milchzucker zu einer vermehrten Calciumresorption durch den Darm. Bei mit Milchzucker oder mit Calcium vorbehandelten Tieren bewirkt Parathormon auch ohne Vitamin D einen Anstieg des

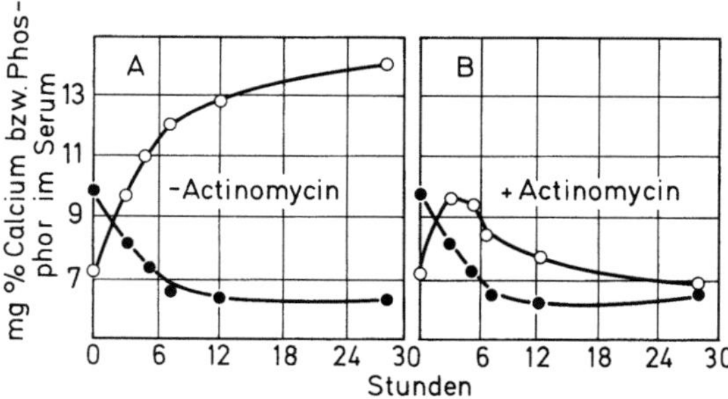

Abb. 15. Die Veränderungen der Calcium- (Kreise) und der Phosphatkonzentration (Punkte) im Serum nach Injektion von 200 µg Parathormon in parathyreoidektomierten Ratten. Links ohne Actinomycin D, rechts mit 1 µg/g Körpergewicht Actinomycin D behandelte Ratten 2 Std vor der Injektion von Parathormon. (Nach RASMUSSEN, 1964a)

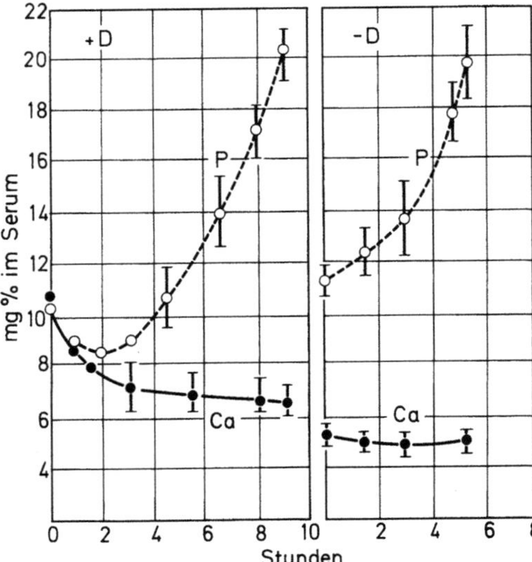

Abb. 16. Die Veränderungen der Calcium- und der Phosphatkonzentration im Serum nach Parathyreoidektomie mit Elektrokauterisierung bei mit Vitamin D und wenig Calcium (links) und bei ohne Vitamin D und mit normalen Mengen von Calcium ernährten Ratten (rechts). Der Abfall des Serumphosphats in den ersten 2 Std nach Parathyreoidektomie bei mit Vitamin D ernährten Ratten ist signifikant gegenüber dem Ursprungswert ($p < 0,01$). Der initiale Abfall der Phosphatkonzentration zeigt sich nicht bei thyreoparathyreoidektomierten Tieren und der Abfall der Calciumkonzentration ist weniger ausgeprägt beim Fehlen der Schilddrüse und von Calcitonin. (Nach RASMUSSEN, 1963b; persönliche Mitteilung)

Tabelle 2. Ähnlichkeiten zwischen der Wirkung des Parathormons auf die Nierentubuli und auf Mitochondrien

	Ausscheidung durch Nierentubuli *in vivo*		Aufnahme durch Mitochondrien *in vitro*	
	Förderung	Hemmung	Förderung	Hemmung
PO_4	+		+	
SO_4	+		+	
K	+		+	
H		+		+
Ca		+	+	+(beschleunigte Ausscheidung)
Mg		+	+	
H_2O	+		+	

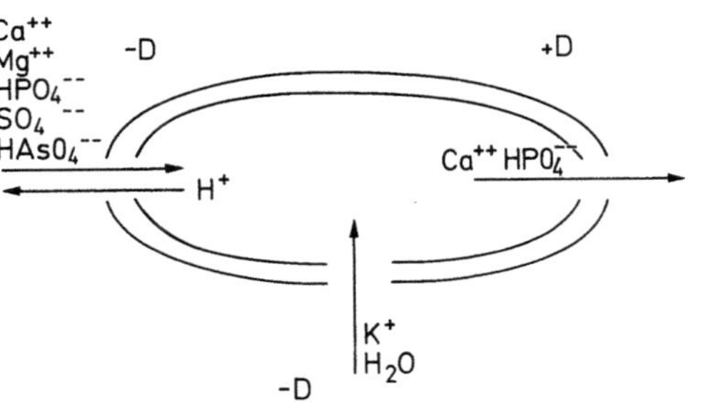

Abb. 17. Schematische Darstellung der Wirkung des Parathormons auf Mitochondrien. +D heißt: Vitamin D wird benötigt. −D: Vitamin D wird nicht benötigt. Detaillierte Beschreibung s. im Text. (Nach RASMUSSEN, 1963a, 1967)

Serum-Calciums *in vivo* und eine vermehrte Calciumfreisetzung aus Knochenzellkulturen *in vitro* (AU, 1967).

Beim Menschen bedeutet ein Nichtansprechen auf exogene Zufuhr von Parathormon bei der extremen Malabsorption nicht eindeutig einen Vitamin-D-Mangel oder ein Nichtansprechen des Skelets. Die zugeführten Hormonmengen sind möglicherweise zu klein gegenüber der stark erhöhten endogenen Parathormonkonzentration im Serum beim sekundären Hyperparathyreoidismus. In der Regel konnte selbst bei diesen Fällen eine Vermehrung der Osteoclasten in Knochenbiopsien nachgewiesen werden (FISCHER, 1970). Das bei Hypocalcämie und Vitamin-D-Mangel vermehrte Osteoid ist höchstens ein relatives, sicher kein absolutes Hindernis für die Wirkung der Osteoclasten auf den Knochen.

Die *Mitochondrienmembran* bildet einen subcellulären Angriffspunkt von Parathormon. Die isolierten Mitochondrien von Leber und Nieren sind für die Aufklärung der Wirkungsweise des Parathormons geeignet. Es besteht ein enger Zusammenhang zwischen oxydativer Phosphorylierung und hormonbedingtem Ionentransport in die Mitochondrien. Die Nierentubuli scheiden *in vivo* vermehrt Phosphat, Sulfat, Kalium und Wasser aus und vermindert Wasserstoffionen. Gewissermaßen wie am Modell wird die Aufnahme von Phosphat, Sulfat, Kalium, Wasser in die Mitochondrien gefördert und die Wasserstoffionenaufnahme gebremst (Tabelle 2, Abb. 17). Diese Wirkungen treten, ähnlich wie *in vivo* in den Nierentubuli, auch bei Fehlen von Vitamin D zutage. Dabei muß ein Teil der Wirkungen am Nierentubulus vermutlich auf die Hypercalcämie und auf makroskopisch nicht immer erkennbare Nephrocalcinose zurückgeführt werden. Trotzdem ist die Analogie in der Wirkung am Nierentubulus und an den Mitochondrien eindrücklich. Der *Magnesiumkonzentration* kommt wahrscheinlich eine Schlüsselstellung zu als Aktivator der oxydativen Phosphorylierung. Magnesium wird unter dem Einfluß von Parathormon verstärkt in die Mitochondrien aufgenommen. Calcium wird unter dem Einfluß von Parathormon und/oder von Vitamin D verfrüht aus den Mitochondrien ausgeschieden. Diese verfrühte Ausscheidung wird, ähnlich wie die Calciummobilisation aus dem Knochen, nur bei Ratten nachgewiesen, die mit Vitamin D vorbehandelt sind (Abb. 18). Diese Beispiele sollen lediglich illustrieren, daß die Mitochondrien für das experimentelle Studium der Wirkungsweise des Parathormons gebraucht werden können. Die detaillierte Beschreibung der möglichen Angriffspunkte des Parathormons an der Atmungskette findet sich bei RASMUSSEN (1966, 1967a) und bei FISCHER (1966).

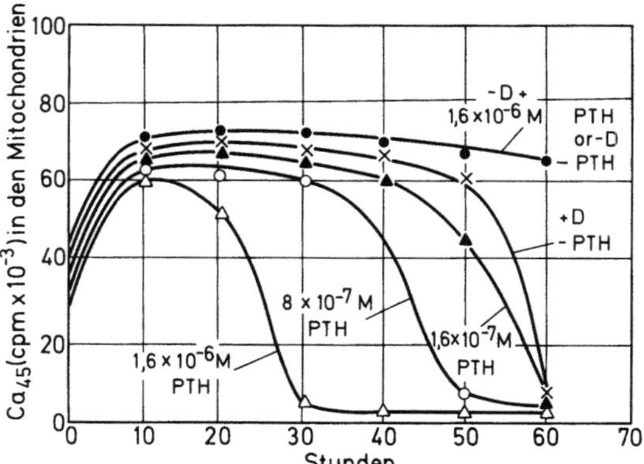

Abb. 18. Die Beeinflussung der Ausscheidung von radioaktivem Calcium[45] aus Mitochondrien in vitro durch Parathormon und Vitamin D. (Nach DELUCA, 1962)

Durch spezifische Bindungsversuche mit ^{125}I markierten bovinen PTH-(1-34) und -(1-84) hat DIBELLA (1974) gezeigt, daß diese Bindung möglicherweise das erste Zeichen einer biologischen Wirkung ist. Die verwendeten Hormonmengen zur kompetitiven Hemmung der Bindung von ^{125}I-bPTH-(1-34) und -(1-84) sind unphysiologisch hoch, jedoch in einer ähnlichen Größenordnung als zur Stimulation einer Nierenadenylcyclase *in vitro* nötig sind. Diese bildet damit einen weiteren möglichen Angriffspunkt des Parathormons. Nach Injektion von Parathormon kommt es zu einer vermehrten Ausscheidung von zyklischem 3',5'-AMP (cAMP), noch bevor die Phosphatdiurese einsetzt (Abb. 19) (CHASE, 1968). Das cAMP stammt aus den Nieren, was mit Markierungsversuchen belegt werden konnte. Eine ähnliche Steigerung der Ausscheidung von cAMP und von Phosphat wurde nur noch mit Vasopressin in hoher Dosierung erzielt; Parathormon aktiviert

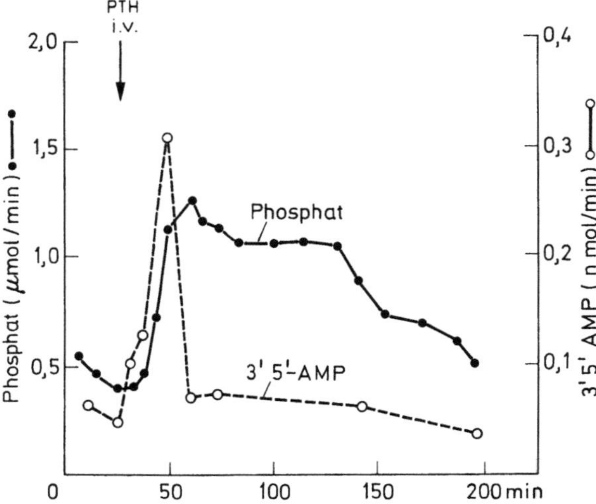

Abb. 19. Sukzessive Stimulation der 3,'5'-AMP- und Phosphatausscheidung im Urin durch i.v. Injektion von Parathormon. (Nach POTTS, 1971)

in vitro eine Adenylcyclase aus der Nierenrinde, Vasopressin hingegen aus dem Nierenmark (CHASE, 1968). Die Aktivität der Adenylcyclase wird zudem im Knochen *in vitro* unter dem Einfluß von Parathormon gefördert (CHASE, 1970). Mit einer Infusion von cyclischem Dibutyryl-Adenosin 3',5'-AMP in die Ratte oder von cAMP in die Nierenarterie des Hundes können die meisten Wirkungen von Parathormon imitiert werden. Es kommt zu einem Anstieg der Serumcalciumkonzentration und der Hydroxyprolinausscheidung im Urin, der durch Calcitonin gehemmt wird, sowie zu einer gesteigerten renalen Phosphatausscheidung (RASMUSSEN, 1968; RUSSELL, 1968). Es geht daraus hervor, daß das cyclische Adenosinmonophosphat als Effektor der Parathormonwirkung in Frage kommt. Bei Patienten mit Pseudohypoparathyreoidismus und erhöhter Parathormonkonzentration im Serum wird die cAMP-Ausscheidung im Urin durch Infusion von Parathormon im Gegensatz zu Patienten mit Parathormonmangel nicht erhöht, so daß ein Adenylcyclasemangel als Grund der tubulären Resistenz auf Parathormon postuliert wird (LEE, 1968; CHASE, 1969) (s. Tabelle 4 u. S. 899).

In isolierten Nierentubuli steigert Parathormon die Bildung von cAMP und die Gluconeogenese. cAMP wird ohne Calcium in der Inkubationsflüssigkeit gebildet. Die Wirkung auf die Gluconeogenese verlangt Calcium (NAGATA, 1970). Parathormon fördert ferner die Calciumaufnahme in isolierten Nierenzellen (BORLE, 1970). Die intracelluläre Calciumkonzentration hat eine zentrale Bedeutung für die Übertragung der Parathormonwirkung (RASMUSSEN, 1970).

In den Nieren und für die rasch einsetzende Wirkung am Knochen ist der primäre Angriffspunkt des Parathormons eher eine Membran mit den damit verbundenen Stoffwechselvorgängen (Mitochondrien, Atmungskette, Adenylcyclase), am Knochen kommt wahrscheinlich die Steuerung durch Desoxyribonucleinsäuren hinzu, welche Protein- und Enzymsynthese und als Folge davon die Knochenauflösung begünstigen. Der genaue Mechanismus der Parathormonwirkung ist jedoch nicht bekannt.

b) Das Calcitonin

Das Calcitonin (CT) ist ein Polypeptidhormon, welches die Konzentration von Calcium und von Phosphat im Serum senkt. Calcitonin wurde 1961 von COPP (1962) erstmals beschrieben. 1963 von HIRSCH in der Schilddrüse nachgewiesen und *Thyreocalcitonin* genannt. Thyreocalcitonin und Calcitonin sind identisch. Bei den meisten Säugetierarten und beim Menschen ist das CT in erster Linie ein Schilddrüsenhormon. Als calciumsenkendes Hormon ist das CT der wichtigste Gegenregulator zum Parathormon.

α) Vorkommen, Isolierung, Sekretion, Abbau des Calcitonins

Herkunftsort sind parafollikuläre oder C-Zellen (PEARSE, 1966), die zum ersten Mal vermutlich von BABER (1877) erwähnt wurden, denen aber bis vor kurzem keine physiologische Bedeutung zugewiesen wurde. Diese Zellen binden selektiv Antikörper auf CT (BUSSOLATI, 1967). Sie gleichen histochemisch den Inselzellen des Pankreas und den Zellen der Adenohypophyse (PEARSE, 1966). C-Zellen befinden sich in sämtlichen Halsorganen, in der Schilddrüse, im ultimobranchialen Körper, in den Nebenschilddrüsen, im Thymus oder frei im Hals (CARVALHEIRA, 1968). Beim Schwein wurde CT aus dem Nebennierenmark extrahiert (KAPLAN, 1970), beim Haifisch (*Squalus suckleyi*) und beim Huhn aus dem ultimobranchialen Körper; beim Huhn befindet sich ein kleinerer Teil in der Schilddrüse, währenddem bei der Taube Calcitonin zu gleichen Teilen aus der Schilddrüse und aus dem ultimobranchialen Körper isoliert wurde. Bei der getrennten Durchströmung von Schilddrüse und Nebenschilddrüse der Ziege mit calciumreichem Blut konnte gezeigt werden, daß das calciumsenkende CT aus der Schilddrüse stammt (FOSTER, 1964). Bei allen bekannten Säugetierarten mit Ausnahme des Ameisenfressers stammt ein Teil des Calcitonins aus der Schilddrüse (COPP, 1968; MACINTYRE, 1967). Beim Menschen wurde CT neben der Schilddrüse im Thymus und in den Nebenschilddrüsen nachgewiesen (GALANTE, 1968).

Struktur und Synthese des Schweine-CT ergeben eine einzige Polypeptidkette mit 32 Aminosäuren (RITTEL, 1968; GUTTMANN, 1968). Struktur und Synthese von CT aus dem medullären Schilddrüsencarcinom des Menschen zeigen ebenfalls 32 Aminosäuren, hingegen unterscheidet sich die Struktur grundsätzlich; 18 Aminosäuren sind beim menschlichen CT verschieden gegenüber dem Schweine-CT (Abb. 20) (NEHER, 1968; SIEBER, 1968). Die Struktur des CT aus der normalen Schilddrüse ist noch nicht bekannt. Im biologischen Assay bei der Ratte verhält sich das menschliche CT aus der normalen Schilddrüse, aus dem medullären Schilddrüsencarcinom und das Schweine-CT annähernd gleich. Demgegenüber ist das aus dem Salm extrahierte CT biologisch sehr viel aktiver (KEUTMANN, 1970). Für die Wirksamkeit am Menschen s.S. 840f.

Die Wirksamkeit von CT wird mit dem Serumcalciumabfall *biologisch* bei der Ratte oder bei der Maus geprüft. Wachsende Tiere mit einem gesteigerten Knochenumbau sind empfindlicher auf CT als ausgewachsene Tiere; eine phosphatreiche Ernährung begünstigt die calciumsenkende Wirkung (HIRSCH, 1968).

Die Bestimmung der *CT-Konzentration* im Plasma erfolgt ausschließlich radioimmunologisch (CLARK, 1969a; DIETRICH, 1975). Als Antigen wird synthetisches Calcitonin-M verwendet, welches der Struktur des CT aus dem medullären Carcinom der Schilddrüse entspricht. Patienten mit medullärem Carcinom zeigen oft eine stark erhöhte CT-Konzentration im Plasma, während das CT im Plasma von normalen Kontrollpersonen nicht sicher bestimmt werden kann.

Die *Regulation der CT-Konzentration* im Serum durch die Schilddrüse gleicht der Regulation der Parathormonkonzentration. Unabhängig von Hypophyse (bei der üblichen Hormonsubstitution) und Zentralnervensystem und Nebenschilddrüsen bewirkt eine isolierte Durchströmung der Schilddrüse mit calcium- oder magnesiumreichem Blut eine Erhöhung der CT-Konzentration im venösen Blut der Schilddrüse und einen Abfall der Calciumkonzentration im Serum (FOSTER, 1964; CARE, 1968). Ein Anstieg des Serumcalciums führt zu einer Vermehrung der immunologisch nachweisbaren CT-Konzentration im Plasma (LEE, 1969; ARNAUD, 1970) (Abb. 12). In den parafollikulären Zellen des Hundes kommt es dabei zu einer Vergrößerung der Kerne, zu einer Freisetzung von Granula und zu einer Veränderung histochemisch nachweisbarer Enzymkonzentrationen (PEARSE, 1966; HACHMEISTER, 1967; CAMERON, 1968). Eine isolierte Durchströmung der Nebenschilddrüsen mit EDTA unter Bindung des Calciums bewirkt im Gegenteil einen Anstieg der Parathormonkonzentration im venösen Blut der Nebenschilddrüsen (CARE, 1966). Neben einer erhöhten Calciumkonzentration führen Gastrin, Glucagon, Adrenalin (β-adrenerge Wirkung) und cyclisches Adenosinmonophosphat *in vivo* und *in vitro* zu einer gestei-

Mensch H-*Cys*-Gly-Asn-Leu-Ser-Thr-Cys-Met-Leu-Gly-Thr-Tyr-Thr-Gln-Asp-Phe-
1 2 3 4 5 6 7 8 9 10 11 12 13 14 15 16

Schwein H-**Cys**-Ser-**Asn-Leu-Ser-Thr-Cys**-Val-**Leu**-Ser-Ala-**Tyr**-Trp-Arg-Asn-Leu-

Mensch -Asn-Lys-Phe-His-Thr-Phe-Pro-Gln-Thr-Ala-Ile-Gly-Val-Gly-Ala-Pro-NH_2
17 18 19 20 21 22 23 24 25 26 27 28 29 30 31 32

Schwein -**Asn**-Asn-**Phe-His**-Arg-**Phe**-Ser-Gly-Met-Gly-Phe-**Gly**-Pro-Glu-Thr-**Pro**-NH_2

Abb. 20. Struktureller Vergleich von menschlichem Calcitonin-M (medulläres Schilddrüsencarcinom) und Schweine-α-Calcitonin. Von 32 Aminosäuren nehmen nur 14 (fett gedruckt) eine identische Position ein, während 18 durch andere Aminosäuren ersetzt sind. Die ersten 7 Aminosäuren haben eine ähnliche Struktur und der C-Terminus ist gleich. (Nach NEHER, 1968)

gerten Calcitoninfreisetzung (AVIOLI, 1969; CARE, 1969, 1970; BELL, 1970; COOPER, 1971). Im Zusammenhang mit der peroralen Calciumaufnahme wird vermehrt CT freigesetzt und der Organismus geschützt vor einer Hypercalcämie (SIZEMORE, 1972).

Die *Abbau*geschwindigkeit des CT im Plasma liegt in der gleichen Größenordnung wie Parathormon zwischen 4 und 12 min (T/2) (LEE, 1969). Die Halbwertszeit des Salmcalcitonins ist gegenüber dem menschlichen CT im Hund länger, was die größere biologische Wirksamkeit des Salmcalcitonins zu einem Teil beim Menschen erklärt (HABENER, 1971).

Die CT-Konzentration in der Schilddrüse wird bei einer Hypocalcämie vermehrt, bei einer Hypercalcämie leicht vermindert. Wahrscheinlich bewirkt eine Hypocalcämie eine Hemmung der CT-Freisetzung aus der Schilddrüse, ohne daß die Synthese wesentlich beeinflußt wird. Eine Hypocalcämie bewirkt bei der Ratte eine Aufstauung von CT in der Schilddrüse, das nicht freigesetzt werden kann (GITTES, 1968).

Thyreoidektomie allein bewirkt keine Hypercalcämie. Bei thyreoidektomierten Patienten kommt es nicht zu einem Abfall der biologisch gemessenen CT-Konzentration im Plasma, da CT noch in anderen Organen synthetisiert wird (GUDMUNDSSON, 1969; KAPLAN, 1970). Die Schilddrüse schützt Ratten vor einer durch letale Mengen von Parathormon hervorgerufenen Hypercalcämie und Nephrocalcinose (RASMUSSEN, 1967). Perorale Calciumzufuhr führt nur bei thyreoidektomierten Ratten zu einem temporären Calciumanstieg (GRAY, 1969). Parathyreoidektomierte Ratten haben tiefere Calciumkonzentrationen im Serum als Ratten, denen Nebenschilddrüsen und Schilddrüse entfernt wurden. Diese Resultate geben bei der Ratte den Beweis, daß CT im Serum auch als Regulator von tiefen Calciumkonzentrationen wirksam ist (TALMAGE, 1965).

Im Gegensatz zur Situation bei der parathyreoidektomierten Ratte führt eine sechsstündige Perfusion der intakten Ratte mit CT zu einer Vermehrung der Fibroosteoclasten, vermutlich als Folge eines sekundären Hyperparathyreoidismus bei Hypocalcämie (EVANSON, 1967). Die gleiche Situation zeigt sich *in vitro* bei Knochenzellkulturen, indem Parathormon und CT vorerst die Calciumfreisetzung hemmen und später sogar fördern (FRIEDMAN, 1968). Die Wirkung des CT ist im Gegensatz zum Parathormon rasch erschöpft, selbst wenn weiterhin CT verabreicht wird. Vermutlich wird das CT für die Regulation von raschen Veränderungen der Serumcalciumkonzentration benötigt, währenddem das Parathormon zur Aufrechterhaltung einer normalen Calciumkonzentration im Serum ständig benötigt wird.

Das Wachstumshormon fördert die calciumsenkende Wirkung des CT, wachsende Ratten zeigen gleichfalls eine stärkere Wirkung: Hypophysektomie hemmt die Wirkung von CT (COPP, 1968). Wahrscheinlich handelt es sich dabei um eine stärkere Ansprechbarkeit des Skelets auf CT unter dem Einfluß des Wachstumshormons. Wie beim Parathormon hat die Hypophyse keinen direkten Einfluß auf die Freisetzung des CT aus der Schilddrüse. In die gleiche Richtung deutet die Beobachtung von MILHAUD (1965), der bei der Ratte 2 Wochen nach der Hypophysektomie eine kaum mehr meßbare ^{131}Jod-Aufnahme in die Schilddrüse vorfand, hingegen keine Änderung der CT-Konzentration.

β) Angriffspunkte des Calcitonins

Knochen. Der wichtigste Angriffspunkt ist die Hemmung der Knochenresorption. Eine mehrfache Injektion von CT während 4 Wochen in parathyreoidektomierten, mit calciumreicher Kost ernährten Ratten vermindert die Zahl der Fibroosteoclasten; die Knochenbälkchen werden dicker, mit einer entsprechenden Verdichtung der Knochenstruktur im Röntgenbild (FOSTER, 1966a). Bei einer Durchströmung der isolierten Tibia mit CT kommt es zu einer vermehrten Calciumretention im Knochen (PARSONS, 1968). Der Austritt von ^{85}Strontium und von Hydroxyprolin aus dem Knochen und die Ausscheidung im Urin wird bei mit CT behandelten Ratten herabgesetzt (KOHLER, 1966; KLEIN, 1968; MARTIN, 1966; RASMUSSEN, 1967).

Die Hemmung der Knochenresorption kann *in vitro* besonders gut an mit Nebenschilddrüsenextrakt vorbehandelten Knochenzellkulturen gezeigt werden, wo es zu einer dosisabhängigen Hemmung des meßbaren Knochenmineralverlustes und der Freisetzung von radioaktivem ^{45}Calcium kommt (ALIAPOULIOS, 1966; FRIEDMAN, 1968). Calcitonin und Parathormon beeinflussen die Knochenresorption über *celluläre* Angriffspunkte. Die Hemmung der Freisetzung von ^{45}Calcium aus Knochenzellkulturen durch CT oder die Förderung durch Parathormon wird durch Hitzeinaktivierung verunmöglicht (RAISZ, 1967).

Bei der Perfusion von Ratten mit Parathormon entstehen Lacunen um die Osteocyten im Sinne einer erhöhten Knochenresorption, deren Entstehung durch die gleichzeitige Infusion von CT verhindert wird (RASMUSSEN, 1967). Die Osteocyten rücken damit in den Vordergrund des Interesses für einen möglichen gemeinsamen Angriffspunkt von CT und von Parathormon am Knochen (s.S. 832).

Im Vordergrund steht die Hemmung der Knochenresorption durch das CT. Eine sichere Förderung oder Hemmung der Knochenneubildung kann nicht bewiesen werden. Eine Hemmung der Knochenresorption allein schon bewirkt eine vermehrte Retention von Calcium im Knochen, die zu einer Hyperosteose führen kann. Die Hemmung der Knochenresorption verhindert den Austritt von Calcium ins Plasma mit einer Senkung der Calciumkonzentration als Folge.

Nieren. CT verstärkt beim Menschen, direkt auch bei Patienten mit Hypoparathyreoidismus die Ausscheidung von Phosphat, ohne daß die glomeruläre Filtration verändert wird (ARDAILLOU, 1967; HAAS, 1971). Eine Injektion von CT in hoher Konzentration in die Nierenarterie des Hundes führt nicht zu einer erhöhten Phosphatausscheidung in den Urin (CLARK, 1969b). Im Gegensatz zum Parathormon, das zu einer andauernden Steigerung der Phosphatdiurese führt, ist diese beim CT nur temporär und kann bei parathyreoidektomierten Ratten, deren Serumcalcium durch EGTA gesenkt wird, ebenfalls gezeigt werden (RASMUSSEN, 1967). Die Senkung des Phosphats und des Calciums im Plasma wird in nephrektomierten und eviscerierten Tieren nachgewiesen, was die Hemmung der Knochenresorption als Angriffspunkt für das CT hervorhebt (GUDMUNDSON, 1966). Bei parathyreoidektomierten Ratten mit eingeschränkter Knochenresorption und Hypocalcämie kann das CT das Serumcalcium nicht weiter senken, hingegen kommt es dennoch zu einem Abfall des erhöhten Serumphosphats, der in diesem Fall durch Nephrektomie verhindert wird (ROBINSON, 1967). Calcitonin kann ferner zu einer gesteigerten Ausscheidung von Calcium und Natrium führen (BIJOVET, 1971; ARDAILLOU, 1975).

Neben den *primären* Wirkungen des CT auf den *Knochen* und auf die *Nieren* gibt es Wirkungen, die eher eine sekundäre Folge des verminderten Serumcalciums sind, wie ein Abfall der Calciumkonzentration im Herzmuskel und in den Nieren (GUDMUNDSSON, 1966; KENNY, 1965). Eine gleiche Verminderung der intracellulären Calciumkonzentration wird bei der Hypocalcämie nach Parathyreoidektomie beschrieben, wo im Gegenteil eine Verminderung der CT-Konzentration im Serum vorausgesetzt werden muß (WALLACH, 1966). Die Calciumabsorption in isolierten Dünndarmschlingen wird durch das CT nicht beeinflußt (ROBINSON, 1968).

γ) Calcitonin beim Menschen

Für die Struktur und Synthese des CT aus dem medullären Schilddrüsencarcinom des Menschen s.S. 838. Calcitonin wird pharmakologisch beim Menschen verwendet bei der Behandlung des Morbus Paget und der fibrösen Dysplasie soweit diese in einem metabolisch aktiven Stadium sind (erhöhte alkalische Phosphatase im Serum und Hydroxyprolinausscheidung im Urin). CT bewirkt bei einem gesteigerten Knochenumbau (Morbus Paget) und weniger sicher bei einer Hypercalcämie eine rasch eintretende Senkung der Calcium- und der Phosphatkonzentration im Plasma (FOSTER,

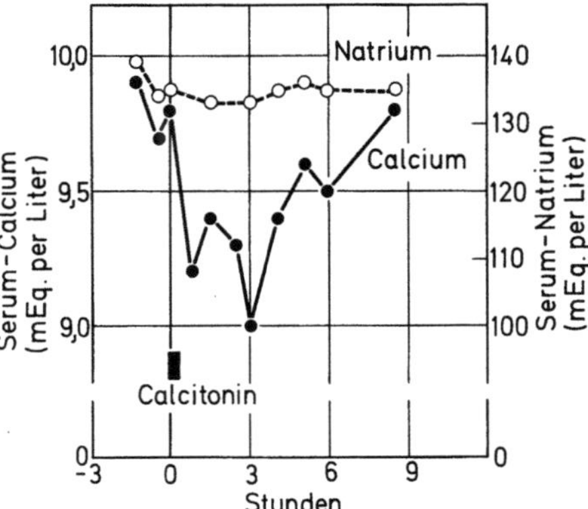

Abb. 21. Konzentration von Calcium und Natrium im Serum nach Injektion von 1 MRCE. Calcitonin bei Hypercalcämie infolge Skeletmetastasen. (Nach FOSTER, 1966b)

1966b; BIJOVET, 1968). Eine intravenöse Injektion von einer M.R.C. (Medical Research Council)-Einheit CT hatte bereits eine signifikante calciumsenkende Wirkung im Plasma eines Patienten mit Hypercalcämie zur Folge (Abb. 21) (FOSTER, 1966b). Bei normalen Kontrollpersonen ist die renale Calcium-, Magnesium-, Natrium- und Phosphatausscheidung gesteigert, ohne daß die Serumcalciumkonzentration beeinflußt wird (SINGER, 1969). Neuerdings wird CT zur Hemmung der Säuresekretion im Magen verwendet (HESCH, 1971; BIEBERDORF, 1974).

Ein isolierter Mangel an CT, wie man ihn bei euthyreoten mit ^{131}jodradioresezierten oder thyreoidektomierten Patienten sieht, führt wie im Tierversuch nicht zu einer Hypercalcämie. Ein Mangel an CT kann bei diesen Patienten mit Calciuminfusionen vermutet werden, bei denen die Hälfte des infundierten Calciums nach 200 min aus dem Plasma verschwindet, gegenüber 48 min bei Kontrollpersonen (WILLIAMS, 1966; MAZZUOLI, 1966).

Bei den meisten Fällen mit medullärem Schilddrüsencarcinom (s. Kap. VI, S. 230f.) wird eine stark erhöhte Konzentration von CT in der Schilddrüse und im Plasma nachgewiesen. Das medulläre Schilddrüsencarcinom kann einen autosomal dominanten Erbgang zeigen; es handelt sich um ein semimalignes Carcinom mit relativ guter Prognose. Deshalb kommt der Untersuchung von Familienangehörigen und Bestimmung der CT-Konzentration im Serum eine wichtige Bedeutung zu (JACKSON, 1973). Die Hälfte einer Familie kann betroffen sein, und die chirurgische Resektion auch von Metastasen bildet die Therapie der Wahl. Als zusätzliche Komplikationen kommen in 5–10% der Fälle ein Phäochromocytom vor (s. Kap. XVIII, S. 984f.). Es zeigen sich zudem Neurinome der Schleimhaut, ein Marfan-artiger Aspekt, Myopathie und Pigmentationen, die den Patienten den Aspekt von Giacometti-Skulpturen geben können. Ein Morbus Cushing mit ektopischer ACTH-Bildung kann sich ebenfalls einstellen (KEYNES, 1971). Ein Hyperparathyreoidismus im Rahmen eines pluriglandulären Syndroms oder als Folge einer direkten oder indirekten Stimulation der PTH-Sekretion ist eine relativ häufige Komplikation (FISCHER, 1971; s.S. 984). Das Serumcalcium ist trotz der hohen CT-Konzentrationen nur dann erniedrigt, wenn die Patienten zusätzlich an Durchfall leiden, so daß eine intestinale Malabsorption diskutiert werden muß (TASHJIAN, 1968; CUNLIFFE, 1968).

Eine erhöhte CT-Konzentration im Serum findet sich ferner bei einzelnen Patienten mit Mamma-Carcinom, Bronchus-Carcinom, bei Niereninsuffizienz und bei gewissen Patienten mit Zollinger-Ellison-Syndrom (COOMBES, 1974; HEYNEN, 1974; SIZEMORE, 1973; DAMBACHER, 1977).

Die *physiologische Bedeutung* von CT bleibt umstritten. Thyreoidektomie bewirkt keine Änderung der Serumcalciumkonzentration. Durch Entfernung des ultimobronchialen Körpers des Huhns unmittelbar nach dem Eisprung wird die Gewichts-Zunahme und das radiologische Aussehen des Skelets nicht beeinflußt (BROWN, 1968). Hingegen bleibt das Serumcalcium nach Calciuminfusionen länger erhöht; die Schilddrüse schützt Ratten vor letalen Folgen, hervorgerufen durch Parathormon (WILLIAMS, 1966; RASMUSSEN, 1967). Calcitonin-freie Tiere konnten nicht eindeutig erzeugt werden. Zur Zeit sind keine sicheren histologischen oder radiologischen Skeletveränderungen bei CT-Mangel bekannt.

c) Die D-Vitamine

Die D-Vitamine nehmen eine Zwischenstellung zwischen Vitaminen und Hormonen ein. Definitionsgemäß sind Parathormon und Calcitonin *Hormone* mit einer kurzen Halbwertszeit (Minuten), die entsprechend der Calciumkonzentration im Serum synthetisiert und/oder in die Zirkulation freigesetzt werden, währenddem das Ergocalciferol (Vitamin D_2) oder das Cholecalciferol (Vitamin D_3), zu einem Teil wenigstens, als *Vitamine* zugeführt werden müssen und dementsprechend im Organismus gespeichert werden. Vitamin D_3 wird in der Haut unter dem Einfluß der ultravioletten Bestrahlung aus dem 7-Dehydrocholesterol gebildet; das Vitamin D_3 wird seinerseits in der Leber in das 25-Hydroxycholecalciferol (25-HCC) und das 25-HCC in der Niere in das biologisch aktivste 1,25-Dihydroxycholecalciferol (1,25-DHCC) verwandelt. Die Regulation der Nierenhydroxylase geschieht durch Änderungen der Calcium-, Phosphat- und vermutlich der Parathormonkonzentration im Serum, und die metabolisch aktiven D-Vitamine erfüllen deshalb die Bedingungen für *Steroidhormone*, die im Organismus unter dem Einfluß von zahlreichen Regulatoren gebildet werden. Das biologisch aktivste 1,25-DHCC hat eine biologische Halbwertszeit im Bereich von Stunden und wird dementsprechend auch von diesem Standpunkt aus als Hormon verstanden.

Das Vitamin D hat zwei wesentliche Angriffspunkte, den Dünndarm und den Knochen. Über eine verstärkte Resorption von Calcium im Darm und eine gesteigerte Calciummobilisation aus dem Knochen wird eine Hypocalcämie jeder Pathogenese durch Zufuhr von Vitamin D normalisiert.

α) Der Stoffwechsel der D-Vitamine

Die D-Vitamine sind Steroide, die als Ergocalciferol (Vitamin D_2), als Cholecalciferol (Vitamin D_3) oder als Dihydrotachysterol (Calcamin, AT-10) in der Klinik Verwendung finden. Ergocalciferol, Cholecalciferol und Dihydrotachysterol unterscheiden sich nicht wesentlich in ihren physiologischen Eigenschaften, lediglich durch Unterschiede ihrer qualitativ gleichartigen biologischen Aktivität, und finden deshalb in verschiedener Dosierung Verwendung. Dihydrotachysterol hat eine kürzere Halbwertszeit als das Calciferol (HARRISON, 1967). Es erübrigt sich, auf die einzelnen Präparate einzugehen; sofern nicht anders erwähnt, werden die Eigenschaften des Vitamin D_3 besprochen. Das Cholecalciferol (Vitamin D_3) wird in der Haut unter dem Einfluß ultravioletter Bestrahlung aus dem 7-Dehydrocholesterol gebildet, welches seinerseits aus dem Cholesterol in der Leber synthetisiert werden kann (Abb. 22). Das Vitamin D_3 wird zudem im Dünndarm absorbiert und in der Leber in das 1,5mal aktivere 25-HCC verwandelt (PONCHON, 1969). Der Wirkungseintritt ist im Dünndarm und im Knochen gegenüber dem Vitamin D_3 verfrüht, da das Vitamin D_3 zuerst in 25-HCC transformiert werden muß (BLUNT, 1968). Das 25-HCC wird ausschließlich in den Nieren in das biologisch aktivste 1,25-DHCC umgewandelt, dessen Wirkungseintritt am Darm etwa 30 min beträgt gegenüber mehreren Stunden beim 25-HCC (FRASER u. KODICEK, 1970; TOFFOLON, 1975). DELUCA und seine Gruppe haben die Struktur des 25-HCC und des 1,25-DHCC aufgeklärt und die Steroide synthetisiert (Literatur zusammengefaßt bei HOLICK u. DELUCA, 1974).

Vitamin D_3 wird im Dünndarm absorbiert; die minimal benötigte Menge, um das Serumcalcium bei einer ohne Vitamin D ernährten wachsenden Ratte zu normalisieren, liegt unter 1 USP (amerikanische Pharmakopoe)-Einheit. Beim Menschen ist diese Menge nicht bekannt, sie dürfte etwa 10 Einheiten pro Tag betragen. Vitamin D wird vor allem bei der Malabsorption auch parenteral zugeführt. Als fettlösliches Vitamin wird es beim Fehlen von Galle, beim Gallenwegsverschluß oder bei der Steatorrhoe schlecht absorbiert (AVIOLI, 1967). 7-Dehydrocholesterol wird durch ultraviolettes Licht in der Haut in aktives Vitamin D_3 umgewandelt. Aus diesem Grund benötigen Patienten mit

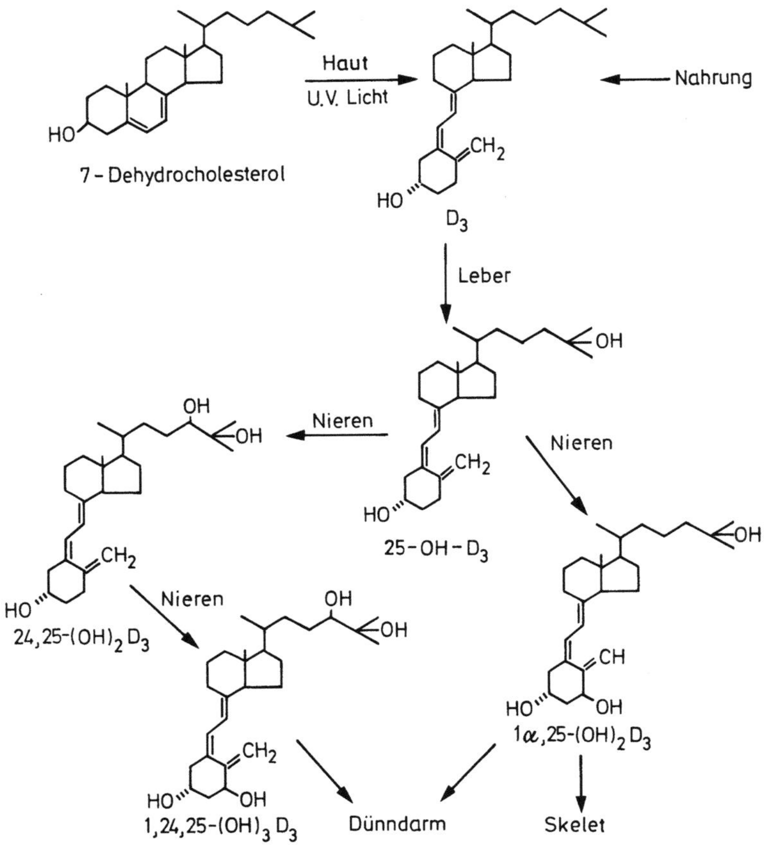

Abb. 22. Der Stoffwechsel der D-Vitamine. Vitamin D_3 ist die wichtigste metabolische Vorstufe und kann als Prohormon aufgefaßt werden. (Nach HOLICK u. DELUCA, 1974)

Hypocalcämie, wie beim Hypoparathyreoidismus, geringere Vitamin-D_3-Mengen im Sommer als im Winter. In der Leber und in der Haut wird das Vitamin D_3 über Monate gespeichert, und es besteht deshalb bei der Behandlung die Gefahr der Kumulierung und Intoxikation mit Hypercalcämie. Nephrolithiasis und einer generalisierten Ausfällung von Calcium in Gefäßen und Organen. Patienten mit Sarkoidose zeigen zudem eine erhöhte Empfindlichkeit auf Vitamin D_3. Kleine Mengen zugeführtes Vitamin D_3, die bei Normalpersonen wirkungslos sind, führen bei der Sarkoidose zu einer Hypercalcämie (TAYLOR, 1963; BELL, 1964). Der Stoffwechseldefekt ist bei der Sarkoidose nicht bekannt.

Das Vitamin D_3 wird in der Leber in das 25-HCC umgewandelt. Die Regulation der 25-Hydroxylase in der Leber ist beim Menschen nicht bekannt. Bei der Ratte kommt es bei Vitamin D_3-Zufuhr zu einer Hemmung der Hydroxylaseaktivität, während das Dihydrotachysterol die Aktivität nicht beeinflußt (BHATTACHARYYA, 1973). Die Konzentration des 25-HCC wird in der Zirkulation mit einem Bindungsassay (kompetitives Assay unter Verwendung eines Bindungsproteins aus dem Serum oder aus Nierenextrakten der Ratte) gemessen (HADDAD, 1971; BAYARD, 1972; BELSEY, 1974). Die 25-HCC Konzentration ist bei der Rachitis und bei der intestinalen Malabsorption als Ausdruck einer verminderten Vitamin D_3-Zufuhr und bei der primär biliären Cirrhose vermutlich infolge eines 25-Hydroxylasemangels vermindert. Bei Patienten, die mit Antikonvulsiva (Phenobarbital oder Diphenylhydantoin) behandelt werden, ist die Umwandlung von Vitamin D_3 in das 25-HCC gestört und die Konzentration leicht erniedrigt (HAHN, 1975; BAUD, 1974). Die 25-HCC Konzentration ist im Sommer höher als im Winter, bei Bademeistern, die eine intensive Sonnenbestrahlung erdulden, ist sie besonders hoch (HADDAD, 1971; STAMP, 1974). Die Konzentration ist massiv erhöht bei der Vitamin D-Intoxikation.

Das 1,25-DHCC wird ausschließlich in der Niere gebildet. Es handelt sich um das biologisch wirksamste Vitamin-D-Steroid. Die Konzentration wird im Plasma gemessen, und sie ist bei einer chronischen Einschränkung der Nierenfunktion als Ausdruck eines Hydroxylasemangels erniedrigt (BRUMBAUGH, 1974a). NICOLAYSEN hat bereits 1943 gezeigt, daß bei calciumarmer Ernährung mit normaler Vitamin-D-Zufuhr vermehrt Calcium resorbiert wird. Der Grund liegt in einer gesteigerten Bildung von 1,25-DHCC bei Calcium- und bei Phosphatmangel (BOYLE, 1971; TANAKA, 1973). Die Stimulierung bei Calciummangel ist nur möglich, wenn Parathormon normal sezerniert wird, währenddem die Stimulation bei Phosphatmangel die Gegenwart von Parathormon nicht voraussetzt.

Bei einer Hypocalcämie kommt es zu einer parallel vermehrten Bildung von Parathormon und von 1,25-DHCC, und beide Hormone führen zu einer gesteigerten Calciumfreisetzung in die extracelluläre Flüssigkeit. Umgekehrt wird die Bildung von 24,25-DHCC eines biologisch weniger aktiven Vitamin-D-Metaboliten bei hoher Calcium- und Phosphatkonzentration stimuliert (TANAKA, 1973; HOLICK, 1976). Ein Vitamin-D_3-Mangel und das Parathormon stimulieren die Bildung von 1,25-DHCC sowie die 25-Hydroxycholecalciferol-1-Hydroxylaseaktivität in den Nieren (GARABEDIAN, 1972; FRASER, 1973; HENRY, 1974). Parathormon steigert zudem die Bildung von 1,25-DHCC in den Nierentubuli von Hühnern *in vitro* und das Calcitonin hemmt den gleichen Vorgang; den Änderungen von Calcium und Phosphat kommt für die Steuerung der Bildung von 1,25-DHCC eine zentrale Bedeutung zu (RASMUSSEN, 1972; BIKLE, 1975).

Dementsprechend müssen bei der chronischen Niereninsuffizienz und bei nephrektomierten und dialysierten Patienten mg-Quantitäten Vitamin D_3 verabreicht werden zu einer Normalisierung des Serumcalciums, während bereits Mikrogramm-Quantitäten 1,25-DHCC zu einer Hypercalcämie führen können (BRICKMAN, 1972). Eine ähnliche Situation besteht bei der Pseudo-Vitamin-D-Mangelrachitis (PRADER, 1961), bei der ein isolierter Mangel der 25-Hydroxycholecalciferol-l-Hydroxylaseaktivität in den Nieren und beim Hypoparathyreoidismus, wo eine Hemmung Enzymaktivität bei hohem Serumphosphat vermutet werden (FRASER, 1973; KOOH, 1975).

β) Die Angriffspunkte der D-Vitamine

Die wichtigsten Angriffspunkte sind der Dünndarm und das Skelet, ferner die Nieren, deren quantitativer Beitrag noch umstritten ist. In erster Linie kommt es zu einer vermehrten Freisetzung von Calcium in die extracelluläre Flüssigkeit. Der Wirkungseintritt des 1,25-DHCC beträgt weniger als 1 Std, während er bei den „Prohormonen", dem 25-HCC und dem Vitamin D_3, Stunden beträgt (TOFFOLON, 1975). Etwa gleichzeitig kommt es im Dünndarm zur vermehrten Bildung eines Calcium-bindenden Proteins und zur Stimulation einer Calcium-abhängigen Adenosintriphosphatase-Aktivität.

Darm. Das 1,25-DHCC steigert die intestinale Calciumabsorption in Mengen, die etwa 75mal kleiner als die des Vitamin D_3 und etwa 50mal kleiner sind als die des 25-HCC (TSAI, 1972). Der Wirkungseintritt bei Vitamin D_3 liegt bei 36–48, beim 25-HCC bei 20–30 und beim 1,25-DHCC bei 1–10 Std (TOFFOLON, 1975; TSAI, 1972). Tritium-markiertes 1,25-DHCC wird in der Dünndarmmucosa, in den Zellkernen und vermutlich auch im Cytoplasma gespeichert (CHEN, 1973; TSAI, 1973). Die Bindung von Tritium-markiertem 1,25-DHCC an eine Cytosol-Chromatinfraktion der Dünndarmmucosa wurde von BRUMBAUGH (1974b) dazu verwendet, ein kompetitives Assay zu entwickeln, zur Messung der 1,25-DHCC Konzentration im Plasma.

Die meisten experimentellen Resultate über den Calciumtransport im Dünndarm wurden mit Vitamin D_3 erhalten, das parenteral verabreicht und in 1,25-DHCC umgewandelt wird. Eine direkte Wirkung des Vitamin D_3 und des 25-HCC auf die Dünndarmmucosa kann nicht ausgeschlossen werden, da diese metabolischen Vorstufen in hohen Mengen *in vitro* die Calciumaufnahme und die Bildung des Calcium-bindenden Proteins stimulieren (CORRADINO, 1973). Bei Verwendung von Vitamin D_3 in physiologischer Konzentration werden in erster Linie Calcium und Phosphat im Dünndarm verstärkt aufgenommen. Die Wirkung von Parathormon tritt demgegenüber in den Hintergrund. Die Vitamin D_3-abhängige Calciumabsorption ist im Duodenum größer als im Jejunum, die Phosphatabsorption größer im Jejunum gegenüber dem Duodenum (KOWARSKI, 1969; WALLING, 1974). Im Duodenum findet sich entsprechend dem vermehrten Calciumtransport mehr 1,25-DHCC als im Jejunum. Calcium wird für den Vitamin-D_3-abhängigen Phosphattransport benötigt (HARRISON, 1961). Die verstärkte Calciumabsorption im Dünndarm unter dem Einfluß von Vitamin D_3, das parenteral appliziert wird, kann *in vitro* an isolierten Darmstücken gezeigt werden. Sie kommt stärker zum Ausdruck, wenn Darmstücke mit Sauerstoff inkubiert werden (SCHACHTER, 1961). Calcium wird selbst in einer Stickstoffatmosphäre, bei Unterkühlung der Darmstücke und Verwendung von Cyanid oder 2,4-Dinitrophenol, die den oxydativen Stoffwechsel hemmen, unter dem Einfluß von Vitamin D_3 verstärkt absorbiert (HARRISON, 1965). Ein Teil der Vitamin-D_3-Wirkung beruht auf einer Permeabilitätssteigerung im Dünndarm, Calcium wird unter dem Einfluß von Vitamin D_3 zudem noch aktiv in Abhängigkeit vom oxydativen Stoffwechsel absorbiert. Der Calciumtransport *in vitro* ist Phosphat-unabhängig (SCHACHTER, 1966; WASSERMANN, 1968a; WALLING, 1969; MARTIN, 1969).

Dem verzögerten Wirkungseintritt von 1,25-DHCC auf die Calciumresorption im Darm geht der Nachweis von Tritium-markiertem 1,25-DHCC über dem Chromatin der Dünndarmzellen und eine verstärkte Synthese von Ribonucleinsäuren voraus, die durch Actinomycin D gehemmt wird (TSAI, 1973). Actinomycin D ist ein ziemlich spezifischer Hemmstoff, der unter dem Einfluß der unter Desoxyribonucleinsäuren stehenden Messenger-Ribonucleinsäure und damit der Proteinsynthese steht. Etwa gleichzeitig mit dieser gesteigerten Calciumresorption im Darm kommt es zu einer vermehrten Synthese eines Calcium-bindenden Proteins und einer Aktivitätssteigerung einer Calcium-abhängigen Adenosintriphosphatase (WASSERMANN, 1968b; KOWARSKI, 1973). Die Notwendigkeit des Calcium-bindenden Proteins und der Calcium-abhängigen Adenosintriphosphatase für den Calciumtransport könnte nur dann bewiesen werden, wenn diese selektiv ausgeschaltet werden könnten.

Das Cortisol hemmt den 1,25-DHCC und damit auch den Vitamin-D_3-abhängigen Calciumtransport in der Dünndarmschleimhaut (FAVUS, 1973). Kürzlich ist es CARRÉ und RASMUSSEN (1974) gelungen, zu zeigen, daß Prednisolon keinen Einfluß hat auf die Umwandlung von 25-HCC in das 1,25-DHCC, hingegen die Bildung eines polaren Metaboliten von 1,25-DHCC fördert, welcher biologisch inaktiv ist.

Knochen. Vitamin D_3 führt zu einer verbesserten Mineralisierung des Skeletes und zu einer Steigerung der Calciummobilisation aus dem Knochen. Eine direkte Wirkung auf die Knochenneubildung wurde bis jetzt nicht nachgewiesen. Es scheint eher, daß vermehrt Calcium und Phosphat aus dem Knochen mobilisiert und in die unverkalkte Knochengrundsubstanz eingebaut werden (TANAKA, 1974). Bei einem Vitamin-D_3-Mangel oder bei einer gestörten Bildung von 1,25-DHCC kommt es zu einer Osteoidvermehrung und zu einer Osteoporose mit Pseudofrakturen oder Looserschen Umbauzonen (GARNER, 1966).

Vitamin D_3 bewirkt als Zeichen einer verstärkten Knochenresorption eine Vermehrung von Osteoclasten und eine Bildung von demineralisierter Knochengrundsubstanz rund um die Osteocyten herum (GOLDHABER, 1965; BÉLANGER, 1965; BAYLINK, 1973). In Knochensplittern *in vitro* bewirkt das 1,25-DHCC eine verstärkte Calciumfreisetzung, das 25-HCC ist 100mal weniger aktiv und das Vitamin D_3 inaktiv (RAISZ, 1972). Die Befunde sind mit der Situation *in vivo* vergleichbar, wo das 1,25-DHCC auch bei nephrektomierten Tieren voll wirksam ist, währenddem 25-HCC und Vitamin D_3 ebenfalls wirksam sind, aber nur in sehr viel höherer Dosierung.

Bei der Osteomalacie besteht ein Widerspruch zwischen den mit Strontium bestimmten kinetischen Größen und dem histologischen Befund am Knochen (s. S. 820f.). Der Knochenumbau und der Calciumraum sind erhöht, währenddem die mit Tetracyclin in Knochenbiopsien gemessene Knochenneubildung deutlich verlangsamt ist (FRASER, 1960; FROST, 1963). Die isotopenkinetisch gemessene Accretion oder Deposition von Calcium und von Phosphat wird durch eine Behandlung mit Vitamin D noch erhöht (BAUER, 1956; HARRIS, 1965). Vitamin D_3 führt bei der Ratte zu einem vermehrten Einbau von radioaktivem ^{45}Calcium und ^{32}Phosphat in den Knochen (CARLSSON, 1952). Vitamin D_3 steigert bei der Ratte das Wachstum, im besonderen das Skeletwachstum; der Umbau des Epiphysenknorpels in verkalkten Apatit wird als biologisches Maß für die Vitamin D-Aktivität einer unbekannten Lösung genommen.

Nach Verabreichung von Vitamin D bei Patienten mit chronischer Azotämie und nach Gastrektomie kommt es zur Speicherung von Tetracyclin und zur Verkalkung von Osteoid in den Osteoidsäumen als Ausdruck einer beschleunigten Umwandlung von amorphem Calciumphosphat in Apatit (BINSWANGER, 1971; BORDIER, 1968). Vitamin D bewirkt zudem einen vermehrten Einbau von Phospholipiden in den Knochen, der histochemisch an der Übergangszone von Osteoid zum Apatit nachgewiesen werden kann (CRUESS, 1967; IRVING, 1959).

Vitamin D_3 führt ferner zu einem verstärkten *Knochenabbau* mit einem Anstieg der Serumcalciumkonzentration auch bei fehlender Calciumzufuhr in der Nahrung. Diesem geht eine erhöhte Freisetzung von Citrat voraus, die dahin interpretiert wurde, daß Citrat im Plasma Calcium bindet und damit zu einer verstärkten Calciummobilisation führe (CARLSSON, 1954). Der Citratanstieg im Plasma ist nicht obligat, da es bei mit Cortisol behandelten Ratten ebenfalls zu einer verstärkten Freisetzung von Calcium kommt, ohne daß sich die Citratkonzentration im Plasma verändert (HARRISON, 1957). Es ist durchaus möglich, daß durch die erhöhte Calciumfreisetzung die Aconitase gehemmt und der Citratabbau sekundär verlangsamt wird (s.S. 833).

Der erhöhte Knochenabbau unter dem Einfluß von Vitamin D_3 und von Parathormon wird wie die verstärkte Calciumabsorption im Dünndarm durch Actinomycin D gehemmt und steht wahrscheinlich unter der Regulation der Desoxyribonucleinsäure im Gen (HARRISON, 1966). Parathormon und Vitamin D beschleunigen synergistisch die Knochenresorption. Parathormon führt nur in der Gegenwart von Vitamin D zu einer Steigerung der Knochenresorption, während Vitamin D bei der Ratte nur zusammen mit Parathormon zu einer erhöhten Freisetzung von Hydroxyprolin in den Urin führt. In pharmakologischer Dosierung führen Vitamin D und Parathormon allein schon zu einer Vermehrung des Knochenabbaus (RASMUSSEN, 1963; PECHET, 1967).

Vitamin D fördert den Knochenabbau und setzt Calcium und Phosphat ins Plasma frei; gleichzeitig wird die Mineralisierung des Skelets verbessert. Die Frage bleibt offen, ob der Knochen sekundär bei einem erhöhten Calcium- und Phosphatangebot vermehrt mineralisiert wird oder ob Vitamin D einen direkten Angriffspunkt auf die Knochenneubildung hat. In diesem Sinn spricht die Tatsache, daß eine Hypocalcämie allein, wie sie beim Hypoparathyreoidismus gefunden wird, im Gegensatz zum Vitamin-D-Mangel nicht mit einer wesentlichen Osteoidvermehrung einhergeht. Es bestehen Hinweise, daß das Vitamin D und/oder Phosphat direkt die Mineralisierung des Skelets begünstigt.

Nieren. Die Bedeutung der Wirkung von Vitamin D_3 in physiologischer Konzentration auf die Nierentubuli ist nicht bekannt. Bei einer Behandlung einer Rachitis oder einer Osteomalacie mit Vitamin D kommt es zu einer Verminderung der Phosphatausscheidung (HARRISON, 1941), da die Freisetzung von Parathormon durch einen Anstieg der Serumcalciumkonzentration gehemmt wird. Bei fehlendem Parathormon führt das 1,25-DHCC zu einer Verminderung der Phosphatclearance (PUSCHETT, 1972). Dennoch kommt dem Parathormon eine gewisse Bedeutung zu, da eine Verminderung der Phosphatausscheidung im Urin nur dann eindeutig sichtbar ist, wenn bei parathyreoidektomierten Tieren exogenes Parathormon zugeführt wird (POPOVTZER, 1974). Ferner kommt es zu einer leichten Steigerung der Calcium- und der Natriumrückresorption in den Nierentubuli (PUSCHETT, 1972).

Beim Menschen führt eine Vitamin-D-Intoxikation zu Hypercalciurie und in schweren Fällen zu Hypercalcämie, Nephrocalcinose, Nephrolithiasis und einer Verkalkung von Organen, der Gefäße und der Muskulatur. Die erhöhte Calciumausscheidung unter dem Einfluß von Vitamin D ist die Folge des Anstiegs der Calciumabsorption durch den Darm, des Knochenabbaus und des Anstiegs der Serumcalciumkonzentration.

Ferner wird eine Vermehrung der Magnesiumausscheidung bei einem gleichzeitigen Abfall der Magnesiumkonzentration im Plasma bei der Ratte beobachtet, im Gegensatz zur Wirkung von Parathormon, das die Magnesiumausscheidung hemmt (LIFSHITZ, 1967).

Mitochondrien. Vitamin D_3 fördert wie das Parathormon die Freisetzung von Calcium aus Leber- und Nierenmitochondrien (ENGSTROM, 1964) (s.S. 836f.). Vitamin D_3 fördert zudem die Calciumaufnahme. Diese Wirkung wird ähnlich der Situation *in vivo* durch Cortisol gehemmt (KIMBERG, 1969).

6. Knochen, Calcium und Phosphat
(Zusammenhänge und Zusammenfassung)

Zwischen dem Calcium im Knochen und in der extracellulären Flüssigkeit besteht ein ständiger Austausch. Ein Teil des Calciums wird einerseits nach physikalisch-chemischen Gesetzen ausgetauscht, der Rest wird cellulär gesteuert in den Knochen eingebaut oder in die extracelluläre Flüssigkeit freigesetzt. Ein Teil des Knochenminerals wird während Jahren und Jahrzehnten nicht mit der extracellulären Flüssigkeit ausgetauscht. Normalerweise ist die Knochenneubildung gleich dem Knochenabbau. Die Serumcalciumkonzentration wird zur Aufrechterhaltung von lebenswichtigen Vorgängen in der intracellulären Flüssigkeit mit Parathormon, Calcitonin und den D-Vitaminen in engen Grenzen gehalten und die Knochenneubildung und der Knochenabbau durch die homeostatischen Bedürfnisse des Plasmas für Calcium beeinflußt.

Eine erhöhte Serumcalciumkonzentration wird in erster Linie durch eine Freisetzung von Calcium aus dem Knochen herbeigeführt, bei einem Abfall der Calciumkonzentration wird der Knochenabbau gehemmt und/oder es wird vermehrt Calcium in den Knochen eingebaut. Bei einem langsamen Knochenumbau werden die Änderungen der Calciumkonzentration im Plasma vor allem durch Änderungen der Calciumresorption im Dünndarm und der Rückresorption von Calcium in den Nierentubuli gesteuert.

a) Der Knochen

Die *Regulation* der Serumcalciumkonzentration geht ohne Rücksicht auf die *Knochenmasse* vor sich. Da die Calciumreserven im Knochen unbeschränkt sind, macht sich ein Mangel (Osteoporose) oder eine vermehrte Retention von Calcium (Hyperostose) erst nach Monaten und Jahren klinisch und radiologisch bemerkbar. Die wichtigsten Angriffspunkte für die Regulation der Knochenmasse sind die Kollagensynthese, die Mineralisierung der Knochenmatrix und der Knochenabbau.

Vitamin D wird benötigt für das Knochenwachstum, für die Mineralisierung des Skelets und weitgehend für die Calciumfreisetzung aus dem Knochen unter dem Einfluß von Parathormon. In hohen Konzentrationen beschleunigt das Vitamin D den Knochenabbau. Für die Knochenmatrixbildung müssen in erster Linie Aminosäuren zugeführt werden, für die Mineralisierung des Skelets Calcium und Phosphat. Eine calciumarme Ernährung oder eine verminderte Calciumabsorption durch den Darm führen bei der wachsenden Ratte und bei Patienten mit Malabsorption zu einer Osteoporose, ein Phosphat- und ein Vitamin-D-Mangel zu einer verzögerten Mineralisation des Skelets mit einer Vermehrung des Osteoids (s.S. 823).

Das Skeletwachstum und der Umbau des Skelets werden neben dem Parathormon, dem Calcitonin und dem Vitamin D durch das Thyroxin, durch die Nebennierenrindensteroide, die Sexualhormone und das Wachstumshormon beeinflußt. Thyroxin fördert, die Nebennierenrindensteroide hemmen den Knochenumbau, bei beiden überwiegt der Knochenabbau gegenüber der Knochenneubildung mit einer Osteoporose als Folge. Die Oestrogene hemmen den Knochenabbau, die Knochenneubildung wird meistens weniger gehemmt als der Knochenabbau. Sie können deshalb im besten Fall die Zunahme einer Osteoporose verhindern. Das Wachstumshormon steigert das Längenwachstum der Knochen über eine Aktivierung der Osteoblastentätigkeit und den Knochenabbau. Eine Erhöhung der Calciumkonzentration im Plasma deutet in erster Linie auf einen vermehrten Knochenabbau.

Die Hydroxyprolinausscheidung im Urin geht parallel zur Knochenneubildung und zum Knochenabbau. In den meisten Fällen ist eine Erhöhung der Hydroxyprolinausscheidung in den Urin Zeichen eines vermehrten Knochenabbaus. Verminderte und normale Werte können beim Erwachsenen nur am gleichen Individuum verglichen werden.

Wenn immer möglich wird an einer Normalisierung der Calciumkonzentration im Plasma festgehalten und Calcium aus dem Knochen freigesetzt, sogar wenn das Skelet der physikalischen Belastung nicht mehr gewachsen ist und Knochenschmerzen oder Frakturen auftreten.

b) Die Löslichkeit von Calcium und Phosphat im Plasma und im Knochen

Zwischen der Knochenoberfläche und der extracellulären Flüssigkeit besteht normalerweise ein ständiger Austausch von Calcium, wobei das totale Calcium in beiden Räumen unverändert bleibt. Bei einem Abfall des Calciums im Serum werden der Knochenabbau, die Calciumabsorption im Darm und die Rückresorption von Calcium durch die Nieren gesteigert und den neuen Umständen angepaßt. Bei einer Hypercalcämie werden der Knochenabbau und die Calciumabsorption im Darm gehemmt und die Calciumausscheidung im Urin gesteigert. Die kompensatorischen Vorgänge am austauschbaren, durch physikalisch-chemische Prozesse gesteuerten Teil des Knochens, an den Nierentubuli und im Darm sind rasch einsetzend, aber auch rasch erschöpft. Eine länger dauernde Hypocalcämie oder Hypercalcämie wird durch humoral gesteuerte *celluläre* Vorgänge am Knochen kompensiert. Bei einem Fehlen von Parathormon und von Calcitonin bei thyreoparathyreoidektomierten Patienten stellt sich die Calciumkonzentration im Plasma zwischen 4 und 7 mg/100 ml ein mit einem gleichzeitigen Anstieg des Serumphosphats. Fehlen einzig die Nebenschilddrüsen, ist die Konzentration bei der Ratte gegenüber dem Fehlen von Schilddrüsen und Nebenschilddrüsen etwas tiefer, was trotz Hypocalcämie auf eine minimale Freisetzung von Calcitonin schließen läßt. Bei einem Abfall des Serumcalciums unter 6 mg/100 ml im Plasma ist der Austausch zwischen Knochen und Plasma hauptsächlich ein physikalisch-chemischer Prozeß; eine Normalisierung des Serumcalciums auf 10 mg/100 ml setzt eine *metabolische* Steuerung voraus, wie sie durch das Parathormon und die D-Vitamine gewährleistet wird (McLean, 1961).

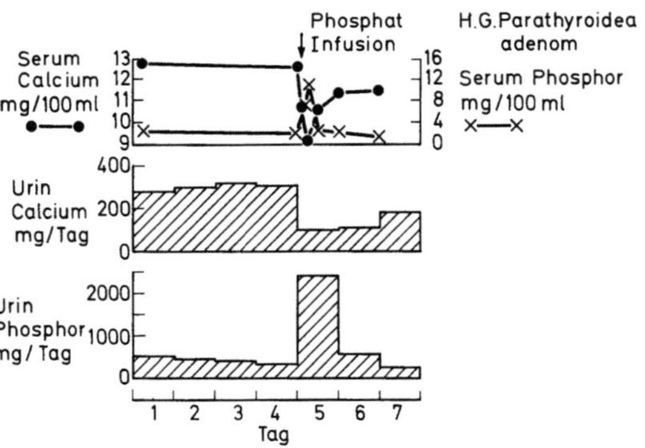

Abb. 23. Schwankungen des Serumcalciums, des Serumphosphats und der Calcium- und Phosphatausscheidung im Urin nach einer Infusion von 3,065 g Phosphor innerhalb von 6 Std bei einem Patienten mit Hyperparathyreoidismus. (Nach Kistler, 1966)

Ein Anstieg der Calciumkonzentration führt zu einer Hemmung der Parathormonfreisetzung mit einem Abfall des Serumcalciums als Folge. Ein Anstieg der Phosphatkonzentration im Plasma führt zu einem gleichzeitigen Abfall der Calciumkonzentration und z.T. über eine gesteigerte Parathormonfreisetzung zu einer verstärkten renalen Phosphatausscheidung. Bei lebensbedrohlichen Hypercalcämien werden Phosphatinfusionen zur Senkung der Calciumkonzentration im Plasma verwendet (Abb. 23) (Herbert, 1966; Kistler, 1966). Diese Senkung wird auch bei parathyreoidektomierten Patienten nachgewiesen. Bei konstanter Parathormonzufuhr in parathyreoidektomierten Ratten wird die Ausscheidung von Hydroxyprolin in den Urin und die histologisch sichtbare Osteolyse um die Osteocyten durch Phosphatzufuhr nicht verändert und deshalb in erster Linie eine verbesserte Mineralisation angenommen (Feinblatt, 1970). Das Calcium wird weder in den Urin noch in den Darm ausgeschieden, sondern im Knochen und in der intracellulären Flüssigkeit retiniert oder nach kinetischen Versuchen mit Strontium vorübergehend sequestriert (Eisenberg, 1969). In einzelnen Fällen führen Phosphatinfusionen zur Ausfällung von Calciumphosphat an der Infusionsstelle, an Arterienwänden, in der Leber oder im Myokard. Die Phosphatinfusionen erfordern besonders bei eingeschränkter Nierenfunktion Vorsicht, da sie zu einer Hypocalcämie und zu Organverkalkungen führen können. Phosphatmangel führt zu Osteomalacie und zu Hypercalciurie; Phosphatzufuhr zu einer vermehrten Retention von Calcium im Knochen (Lotz, 1968; Ludwig, 1967; Goldsmith, 1967; Nagent de Deuxchaisnes, 1967).

Unabhängig davon wird die Calciumfreisetzung aus Knochenkulturen und damit der Knochenabbau durch eine Erhöhung der Phosphatkonzentration im Inkubationsmedium gehemmt (Raisz, 1969). Ähnliche Befunde zeigen sich bei parathy-

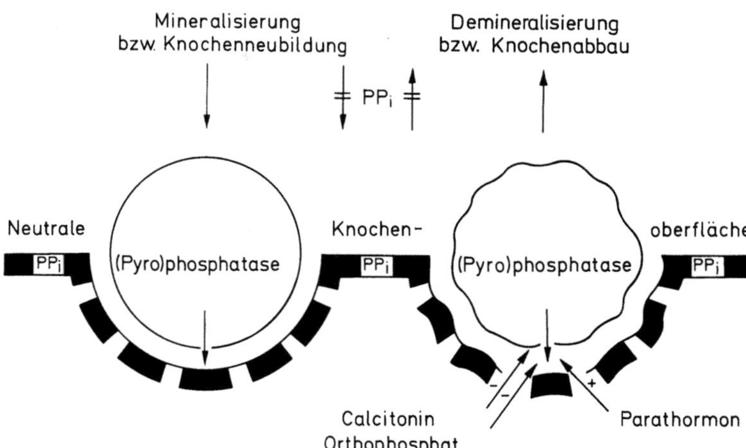

Abb. 24. Pyrophosphat, Pyrophosphatasen und Serumcalciumregulation (s. Text). (Nach FLEISCH, 1970)

reoidektomierten Ratten *in vivo*, bei denen eine hohe Phosphatzufuhr den Knochenabbau hemmt (BINSWANGER, 1971). Ein extremer Phosphatmangel verunmöglicht den Calciumabfall nach Parathyreoidektomie (COBURN, 1970).

Phosphat führt möglicherweise wie das Calcitonin zu einer Hemmung der alkalischen Phosphatase oder Pyrophosphatase und damit über eine verminderte Zerstörung von Pyrophosphaten zu einer Hemmung der Auflösung des Knochenminerals und der Knochenresorption (Abb. 24) (FERNLEY, 1968; FLEISCH, 1970).

Eine vermehrte Calciumzufuhr führt auch bei thyreoparathyreoidektomierten Patienten zu einer Senkung des Serumphosphats und es werden Calcium und Phosphat durch die Nieren vermehrt ausgeschieden (EISENBERG, 1968). Eine Infusion von Calcium in die Nierenarterie des Hundes führt zu einer verstärkten Rückresorption von Phosphat; eine massive Calciumzufuhr, vor allem aber, wenn noch zusätzlich Vitamin D verabreicht wird, führt zur Ausfällung von Calciumphosphat in erster Linie im retikuloendothelialen System in Leber und Milz sowie in den Nieren mit einer Einschränkung der glomerulären Filtration als Folge (LAVENDER, 1963; BINSWANGER, 1966). Das Endresultat: Organverkalkungen können bei Zufuhr von Phosphat und/oder Calcium auftreten, vor allem aber bei einer eingeschränkten Nierenfunktion. Begünstigt wird diese Ausfällung im alkalischen Bereich in den Nierentubuli und selten in der Magenschleimhaut.

Bei einem Anstieg des Löslichkeitsprodukts von Calcium × Phosphat kommt es zu einer Ausfällung von Calciumphosphat unter *in vitro*-Bedingungen, die der Situation im Plasma entsprechen. Bei einer Senkung der Serumcalciumkonzentration durch Phosphatinfusion wird das Calcium weder im Stuhl noch im Urin ausgeschieden; das maximale Löslichkeitsprodukt *in vitro* entspricht in diesem Fall der Situation *in vivo* (HERBERT, 1966). Ein Überschreiten des Löslichkeitsprodukts von Calcium × Phosphat bringt das Gleichgewicht zu Gunsten einer Calciumphosphatablagerung im Knochen und/oder einer Hemmung des Knochenabbaus, während eine Senkung des Calcium × Phosphatprodukts zu einer Freisetzung von Calcium und Phosphat aus dem Knochen führt. Der Mechanismus der Senkung der Calciumkonzentration durch Phosphatzufuhr und der Senkung der Phosphatkonzentration durch Calciumzufuhr ist vermutlich z.T. ein physikalisch-chemischer Vorgang, da er durch Thyreoparathyreoidektomie nicht wesentlich beeinflußt wird. Physikalisch-chemische Prozesse regulieren fortlaufend die Serumcalciumkonzentration im Plasma, während die metabolischen und die endokrinen Regulationsmöglichkeiten je nach Ausmaß der nötigen Kompensation innert Minuten bis Tagen in Gang kommen, aber auch weniger rasch erschöpft sind.

Parathormon steigert die Calciumkonzentration und führt zu einer gleichzeitigen Senkung der Phosphatkonzentration im Plasma über eine verstärkte Phosphatausscheidung in den Urin. Eine Einschränkung der Nierenfunktion bewirkt meistens einen Anstieg des Phosphats und eine Senkung des Calciums im Plasma. Dabei kann es selbst bei normalem Calcium × Phosphatprodukt aus bekannten (Acidose, 1,25-Dihydroxycholecalciferol-Mangel) und unbekannten Gründen zu einer Osteoidvermehrung kommen. Bei einem deutlichen Anstieg des Calcium × Phosphatprodukts kommt es zur Ausfällung von Calciumphosphat in der Niere und in schweren Fällen in Organen. Calcitonin senkt das Calcium × Phosphatprodukt über eine Hemmung der Knochenresorption und eine Förderung der Phosphatausscheidung in den Urin. Eine ausgeprägte Senkung zeigt sich bei Vitamin-D-Mangel und bei der intestinalen Malabsorption; die Resorption von Calcium und von Phosphat ist vermindert. Die Hypocalcämie führt zu einem sekundären Hyperparathyreoidismus und dadurch zu einer zusätzlichen Senkung der Phosphatkonzentration im Plasma. Wachstumshormon steigert das Calcium × Phosphatprodukt; es ist beim Kind und bei der Akromegalie erhöht.

c) Die Regulation der Serumcalciumkonzentration

Vitamin D und Calcitonin werden schon beim Fisch nachgewiesen, während Parathormon erst auf der nächsthöheren Entwicklungsstufe bei den Amphibien erscheint (COPP, 1970). Das Meerwasser enthält durchschnittlich 10 mMol Calcium gegenüber einer Calciumkonzentration im Plasma von 2,5 mMol. Aus dieser Gegenüberstellung wird ersichtlich, daß Parathormon zur Mobilisierung von Calcium aus dem Skelet im Meer nicht benötigt wird, während bei den Amphibien, die das Wasserleben verlassen, Calcium im Knochen gespeichert und unter dem Einfluß von Parathormon zur Aufrechterhaltung einer normalen Serumcalciumkonzentration freigesetzt werden muß. Bei den höheren Wirbeltieren spielt das Parathormon eine dominierende Rolle für die Aufrechterhaltung der Calciumkonzentration im Plasma, während Vitamin D für die Mineralisierung des Skelets benötigt wird und das Calcitonin keine sichere physiologische Bedeutung hat.

Obwohl sich nur ein kleiner Teil des Calciums im Plasma befindet, wird dieser bei wechselnder Zufuhr und Ausscheidung und ohne Rücksicht auf die Knochenmasse in engen Grenzen gehalten. Ein Anstieg der Serumcalciumkonzentration zeigt sich bei einer Beschleunigung des Knochenabbaus durch Parathormon oder Thyroxin, ein Abfall bei einer Hemmung der Knochenresorption durch Calcitonin. Eine Hypocalcämie kann zudem nach Behandlungsbeginn einer kindlichen Rachitis mit Vitamin D oder kurz nach Injektion von Parathormon ein Zeichen für einen gesteigerten Calciumeinbau in das Skelet sein (PARSONS, 1971) (Tabelle 3).

Die Bedeutung des Glucagons als calciumsenkendes Hormon ist noch umstritten. Glucagon führt über eine gesteigerte Calcitoninfreisetzung zu einer Senkung der Calcium- und der Phosphatkonzentration im Plasma (AVIOLI, 1969). Ferner hemmt das Glucagon den Knochenabbau *in vitro* und führt bei thyreoidektomierten Ratten zu einer Hypocalcämie (STERN, 1970). Es hemmt damit wie das Calcitonin den Knochenabbau. Vitamin D führt bei einer Hypocalcämie jeder Pathogenese zu einer Normalisierung der Calciumkonzentration im Plasma. Die feine, physiologische Regulation der Serumcalciumkonzentration wird durch das calciumsteigernde Parathormon gewährleistet. Die Wirkung von Parathormon gleicht *qualitativ* der Vitamin-D-Wirkung. Die Calciumabsorption durch den Darm wird in erster Linie durch das Vitamin D gefördert, während die Calciumfreisetzung aus dem Knochen und die tubuläre Calciumrückresorption vor allem durch das Parathormon gesteigert werden.

Ein Anstieg des Serumcalciums (hervorgerufen durch Calcium, Parathormon oder Vitamin D) bewirkt eine Hemmung der Phosphatrückresorption in den Nierentubuli. Parathormon fördert von sich aus die Calciumrückresorption und hemmt damit schon möglicherweise die Phosphatrückresorption in den Nierentubuli. Calcitonin fördert trotz Hypocalcämie die renale Phosphatausscheidung. Erst bei einer Hypercalcämie oder bei einer Calciuminfusion in die Nierenarterie des Hundes wird die Phosphatausscheidung möglicherweise durch eine Einschränkung der glomerulären Filtration gehemmt (LAVENDER, 1963; EISENBERG, 1968). Parathormon ist von dominierender Bedeutung für die Regulation der Serumcalciumkonzentration. Parathormonmangel nach Parathyreoidektomie führt zu einer Hypocalcämie, währenddem eine Thyreoidektomie und Calcitoninmangel keinen Anstieg der Serumcalciumkonzentration bewirken.

Tabelle 3. Serumcalciumregulation und Knochen (s. Text)

	Röntgen Knochendichte	Morphometrie		Serumcalcium	Hydroxyprolinausscheidung im Urin
		Knochen-neubildung	Knochen-abbau		
Parathormon	→ bis ↓	↓ in vitro ↑ in vivo	↑	↑	↑
Calcitonin	→ bis ↑	?	↓	↓	↓
Wachstumshormon	↓ bis ↑	↑	↑	→ bis ↑	↑
Thyroxin	↓	(↑)	↑	→ bis ↑	↑
Cortisol	↓	↓	(↓)	→ bis ↓	↓
Oestrogene	→	(↓)	↓	→	↓
Vitamin D	↑	↑	↑	↓ bis ↑	↑
Senile Osteoporose	↓	↓ bis ↑	→ bis ↑	→	→
Calcium	→	→	↓ (PTH ↓)	→ bis ↑	↓
Phosphat	→ bis ↑	↑	↓	↓	→

Neben physikalisch-chemischen Austauschprozessen am Knochen wird die *Regulation der Calciumkonzentration* im Plasma durch die Calciumabsorption im Dünndarm, die Calciumrückresorption in den Nierentubuli und den Einbau und Ausbau rund um die Osteocyten und durch die Bildung von Osteoclasten reguliert. Parathormon bewirkt einen Anstieg der Serumcalciumkonzentration über eine gesteigerte Calciumabsorption im Darm, eine vermehrte Rückresorption durch die Nierentubuli und einen Anstieg der Serumcalciumkonzentration als Folge des Abfalls der Phosphatkonzentration im Plasma bei einer gesteigerten Phosphatdiurese. Der Einbau und Ausbau von Calcium aus dem Knochen wird möglicherweise durch die Osteocyten reguliert, wobei ein Hof um die Osteocyten für einen vermehrten Knochenabbau und damit eine Calciumfreisetzung charakteristisch ist. Die Osteocyten dienen vor allem dazu, Calcium unter dem Einfluß von Parathormon aus dem Knochen freizusetzen oder von Calcitonin einzubauen (RASMUSSEN, 1967). Sie sind damit möglicherweise zum Teil für die Regulation des Calciumspiegels im Plasma verantwortlich. Vermutlich entspricht die alkalische Phosphatase in den Osteocyten der Pyrophosphatase, die den Abbau von Pyrophosphaten fördert. Pyrophosphate schützen den Apatit vor Auflösung (FLEISCH, 1966). Parathormon bewirkt eine histochemisch nachweisbare Vermehrung der alkalischen Phosphatase in den Osteocyten, die wahrscheinlich der Pyrophosphatase entspricht. Mit einer allerdings noch hypothetischen Stimulierung der Pyrophosphatase unter dem Einfluß von Parathormon könnte ein vermehrter Abbau von Pyrophosphaten im Knochen rund um die Osteocyten postuliert werden, der eine Auflösung des Knochens begünstigt. Calcitonin würde im Gegenteil die Pyrophosphatase hemmen. Die erhöhte Konzentration von Pyrophosphaten würde damit die Auflösung des Knochens verhindern und der Hof um die Osteocyten verschwinden (RASMUSSEN, 1967; FLEISCH, 1970) (Abb. 24).

Die calciumsenkende Wirkung des Calcitonins ist vor allem sichtbar bei einer gesteigerten Knochenresorption und Calciummobilisation aus dem Knochen. Calcitonin und Parathormon wirken unabhängig voneinander, Calcitonin bei parathyreoidektomierten Tieren, Parathormon bei thyreoidektomierten Tieren (GUDMUNDSON, 1966). Calcitonin bewirkt einen raschen Abfall der Calciumkonzentration im Serum ($t_{\frac{1}{2}} < 30$ min), Parathyreoidektomie einen langsamen Abfall ($t_{\frac{1}{2}} > 2$ Std), wobei die Konzentration des Parathormons und des Calcitonins im Serum innerhalb Minuten schon auf die Hälfte abfällt. Actinomycin D, ein Hemmstoff der Messenger Ribonucleinsäure und damit der Proteinsynthese, beeinträchtigt die Calciumfreisetzung aus dem Knochen unter dem Einfluß von Parathormon und von Vitamin D. Für die volle Entfaltung der Wirkung des Parathormons wird die Anwesenheit von Vitamin D vorausgesetzt. Im Gegensatz dazu haben Vitamin D und Actinomycin D keinen Einfluß auf die calciumsenkende Wirkung des Calcitonins und die Steigerung der Phosphatausscheidung durch die Nieren durch das Parathormon (TASHJIAN, 1965; ARNAUD, 1966; DELUCA, 1968). Diese Wirkungen erfolgen ohne vorhergehende Proteinsynthese und sind dementsprechend rasch (innert Minuten) einsetzend, aber auch rasch erschöpft. Die Vermehrung der Osteoclasten unter dem Einfluß des Parathormons braucht Zeit (Stunden) und setzt eine Proteinsynthese voraus. Sind Proteinsynthese und Calciumfreisetzung ingang gekommen, greifen sie auf die unbeschränkten Calciumreserven zurück. Die *Aufrechterhaltung* einer Serumcalciumkonzentration um 10 mg-% verlangt eine ständige Freisetzung von Parathormon und eine Zufuhr von Vitamin D.

C. Der Hypoparathyreoidismus

1. Ätiologie und Pathogenese (s. Tabelle 4)

J.A. FISCHER und B. COURVOISIER

a) Der postoperative Hypoparathyreoidismus

Die häufigste Ursache des Hypoparathyreoidismus ist die Schädigung einer oder mehrerer Parathyreoideae bei Schilddrüsen- oder Kehlkopfoperationen. Bei Strumektomie kommt er auch bei einwandfreier Technik je nach Statistik in 1–4% vor. Schäden erfolgen entweder durch versehentliche Entfernung einer oder mehrerer Drüsen, aber auch durch die Unterbindung eines arteriellen Gefäßes.

Gefährdet sind die Parathyreoideae namentlich bei der Exstirpation großer Strumaknoten, einesteils ihrer Kleinheit, anderteils aber auch ihrer oft atypischen Lage wegen. Der postoperative Hypoparathyreoidismus wird beim weiblichen Geschlecht wesentlich häufiger beobachtet als beim männlichen. Man vermutet einen Zusammenhang mit den häufigeren Strumaoperationen bei der Frau (Hyperthyreose bei der Frau häufiger als beim Mann) oder aber mit der erhöhten Beanspruchung der Parathyreoideae während der Schwankungen der Oestrogenproduktion im Cyclus und in der Schwangerschaft.

b) Hypoparathyreoidismus nach Radiojodtherapie

Die Möglichkeit einer solchen Schädigung wird erwogen und sowohl klinisch als auch experimentell geprüft. Sie ist wenig wahrscheinlich. Ein abschließendes Ergebnis steht jedoch noch aus (TOWNSEND, 1961).

Tabelle 4. Übersicht über die klinischen und biochemischen Befunde bei den verschiedenen Formen des Hypoparathyreoidismus

Klinik							Labor			
							Serum			Urin cAMP nach Stimulation mit Parathormon
							Calcium	Phosphat	Parathormon	
Postoperativer Hypoparathyreoidismus		Tetanie Katarakt cerebrale Verkalkungen		Dystrophie: Haut Behaarung Nägel	Moniliasis		↓	↑	↓	↑
Idiopathischer Hypoparathyreoidismus		wie oben	Dystrophie: Zähne Skelet	wie oben	wie oben	[M. Addison Perniciosa u.a.]	↓	↑	↓	↑
Pseudohypoparathyreoidismus	Kleinwuchs, Brachydaktylie, subcutane Verkalkungen	wie oben	wie oben	wie oben	wie oben		↓, →	↑, →	↑	→[a] ↑[b]
Pseudo-Pseudohypoparathyreoidismus mit brachymetacarpalem Kleinwuchs	wie oben						→	→	→	↑

[a] Typ I. [b] Typ II (s.S. 853).

c) Reaktiver Hypoparathyreoidismus nach Exstirpation eines Parathyreoidea-Adenoms

Das Parathyreoidea-Adenom führt über die Hypercalcämie zur Ruhigstellung und Atrophie der übrigen Parathyreoideae. Wird das Adenom entfernt, so kann, aber muß nicht, eine vorübergehende Hypocalcämie auftreten. Entweder vermögen die atrophischen Parathyreoideae nicht genügend Hormon zu liefern, oder es setzt eine Recalcifizierung des Skelets ein. Die Tatsache, daß die postoperative Hypocalcämie fast ausschließlich beim primären Hyperparathyreoidismus mit Skeletbeteiligung und praktisch nie bei fehlender Skeletaffektion beobachtet wird, spricht für eine Calcium- und Phosphataviditàt des Skeletes und damit für eine „Recalcifikationstetanie". Dazu paßt, daß hier in der Regel der Serumphosphatspiegel nicht erhöht, sondern erniedrigt gefunden wird.

d) Neonatale Hypocalcämie und transitorischer, kongenitaler Hypoparathyreoidismus

Die Parathormonkonzentration im Serum ist bei der Geburt im Nabelschnurvenenblut tief oder nicht meßbar, während gleichzeitig eine leichte Hypercalcämie besteht (David, 1974). Während den ersten 48 Std kommt es zu einem Abfall der Serumcalciumkonzentration, während gleichzeitig die Parathormonkonzentration immer noch tief ist. Später steigen die Konzentrationen von Parathormon und von Calcium parallel an. Die Hormonkonzentrationen sind besonders tief bei Frühgeburten, bei einer Asphyxie während der Geburt und bei Kindern von diabetischen Müttern. Die Serumphosphatkonzentration ist in der Regel normal (Rösli, 1973; David, 1974; Tsang, 1975).

Bei der seltenen, erst in der 2. Lebenswoche auftretenden Hypocalcämie, die verbunden ist mit einer Hyperphosphatämie wird ein transitorischer Hypoparathyreoidismus vermutet (Fanconi, 1967). Die Phosphatzufuhr in der Kuhmilch scheint keinen wesentlichen Einfluß auf das Auftreten dieser späten Hypocalcämie zu haben. Eine bekannte Pathogenese eines transitorischen Hypoparathyreoidismus sieht man bei einem primären Hyperparathyreoidismus der Mutter (Monteleone, 1975). In vereinzelten Fällen wurde die Diagnose bei der Mutter erst aufgrund der Erkrankung des Neugeborenen gestellt. Im Gegensatz zur kongenitalen Hypocalcämie sind klinische Symptome wie Tetanie und Konvulsionen bei der spät auftretenden, transitorischen Hypocalcämie häufig.

e) Idiopathischer Hypoparathyreoidismus

Diese Bezeichnung umfaßt ein chronisch-hypocalcämisches Syndrom mit vermutlich Parathormonmangel als Ursache und den folgenden klinischen Kriterien:

1. Biochemisches Syndrom Hypocalcämie, Hyperphosphatämie (Hypocalciurie);

2. Tetanie (latent oder manifest);

3. Dystrophien (fakultativ): Katarakt, cerebrale Verkalkung, Schmelzhypoplasie und Bildungsanomalien des Gebisses, osteoartikuläres Syndrom, Dystrophien der Haut und der Hautanhangsgebilde (vgl. S. 857ff.);

4. kein chirurgischer Eingriff in der Parathyreoidearegion in der Anamnese;

5. keine andere Ursache der Hypocalcämie, namentlich keine D-Hypovitaminose, keine Vitamin-D-Stoffwechselstörung, keine intestinale Malabsorption und keine Niereninsuffizienz.

Der idiopathische Hypoparathyreoidismus ist ein seltenes Leiden; in der Literatur sind ungefähr 200 Fälle beschrieben; ein Unterschied in der Häufigkeit bei beiden Geschlechtern besteht nicht. Die ersten Symptome beginnen meist in der Jugend oder in der Adoleszenz; bis zur Diagnosestellung können viele Jahre vergehen.

Gelegentlich ist der idiopathische Hypoparathyreoidismus verbunden mit Autoimmun-Endokrinopathien, wie dem gleichzeitigen Vorkommen mit Morbus Addison und Perniciosa. Dieses Syndrom wird im Kap. XVIII (Pluriglanduläre Syndrome) eingehender behandelt (s.S. 985ff.). Es wird dort namentlich über die Koexistenz des idiopathischen Hypoparathyreoidismus mit der primären Nebennierenrindeninsuffizienz und der Hashimotoschen Thyreoiditis mit Hypothyreose berichtet, ferner über die Untersuchungen von BLIZZARD (1966), der bei einem Teil dieser Fälle Antikörper gegen Parathyreoideagewebe nachweisen konnte. Idiopathischer Hypoparathyreoidismus und Moniliase kommen familiär vor (SUTERLIN, 1943). Häufiger wurde die perniziöse Anämie in Verbindung mit idiopathischem Hypoparathyreoidismus beobachtet; wobei mehrmals überdies ein Morbus Addison bestand und Antikörper gegen den „intrinsic factor" und Nebennierenrindengewebe nachgewiesen werden konnte. Die perniziöse Anämie beginnt in der Regel spät im Verlaufe des idiopathischen Hypoparathyreoidismus. Selten ist außerdem auch ein idiopathischer Hypoparathyreoidismus in Verbindung mit Gicht beobachtet worden (DUBIN, 1956).

f) Pseudohypoparathyreoidismus

Mit der Bezeichnung Pseudohypoparathyreoidismus hat ALBRIGHT (1942) eine Krankheit benannt, welche eine erhöhte Parathormonkonzentration im Serum zeigt und neben den fünf erwähnten Kriterien des idiopathischen Hypoparathyreoidismus (s. oben) die folgenden vier weiteren Kriterien in den meisten Fällen umfaßt:

6. Besonderer Habitus, namentlich Kleinwuchs und rundes Gesicht;

7. Brachydaktylie;

8. subcutane Verkalkungen;

9. keine Beeinflussung der Ausscheidung des zyklischen AMP im Urin und der Phosphaturie nach intravenöser Injektion von Parathyreoideaextrakt (CHASE, 1969; Ellsworth-Howard-Test).

ALBRIGHT (1942) hat angenommen, daß das letztgenannte Kriterium auf einer primär renalen Parathormonresistenz der Niere beruhe. Dieser Annahme entsprechend stellte er die Hypothese auf, der Pseudohypoparathyreoidismus sei nicht als Ausdruck einer hormonalen Insuffizienz zu betrachten, sondern vielmehr als die Folge einer Nichtansprechbarkeit der Receptororgane auf Parathormon. Eine Bestätigung dieser Auffassung fand er im Befund der Parathyreoideabiopsie bei drei Fällen, welche einmal normales Parathyreoideagewebe und zweimal Zeichen der Parathyreoideahyperplasie zeigten. Eine eingehend Beschreibung stammt von MARTIN (1940).

Der Pseudohypoparathyreoidismus ist, wie der idiopathische Hypoparathyreoidismus, ein seltenes Leiden (wenig mehr als 100 Fälle in der Literatur). Er findet sich beim weiblichen Geschlecht häufiger als beim männlichen. Der Beginn geht meist auf die Jugend oder die Adoleszenz zurück, oft wird die Diagnose aber erst viel später gestellt. Die klinische Symptomatologie stimmt in den Grundzügen mit derjenigen des idiopathischen Hypoparathyreoidismus völlig überein. Es kommen hier jedoch bei den meisten Fällen eine Reihe konstitutioneller Anomalien und subcutane Verkalkungen hinzu. Meist fällt der Kranke schon aspektmäßig durch seine kleine und untersetzte Gestalt auf, wobei dieser Kleinwuchs proportioniert sein kann oder durch besonders kurze Extremitäten auffällt; die Hände sind breit und kurz. Das Gesicht ist rund und weist grobe, wenig ausdrucksvolle Züge auf (Abb. 25). Leichte Adipositas wird selten beobachtet, Oligophrenie ist häufig. Das Skelet der Hände und Füße ist dysproportioniert, die Phalangen sind infolge enchondraler Wachstumsstörung verkürzt, besonders auffällig das Metacarpale und Metatarsale 1,4 und 5. Das übrige Skelet weist die gleichen osteoartikulären Veränderungen auf wie der idiopathische Hypoparathyreoidismus (STEINBACH, 1966). Die Weichteilverkalkungen können gelegentlich als kleine, harte, verschiebliche und indolente subcutane Knoten palpiert werden, meist werden sie aber erst auf dem Röntgenbild entdeckt. Sie finden sich hauptsächlich an den Extremitäten, paraartikulär subcutan, intratendinös oder intramuskulär. Häufig wird beim Pseudohypoparathyreoidismus eine primäre *Hypothyreose* zurück, mit mehr als normaler Freisetzung im Serum von thyreotropem Hormon (WERDER, 1975), selten auch eine sekundäre Hypothyreose (ZISMAN, 1969).

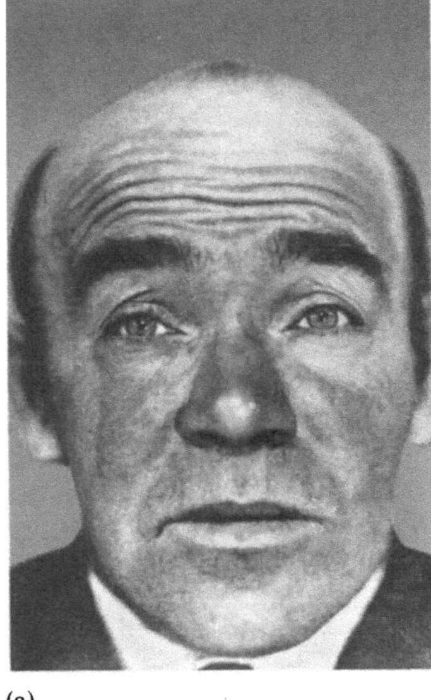
(a)

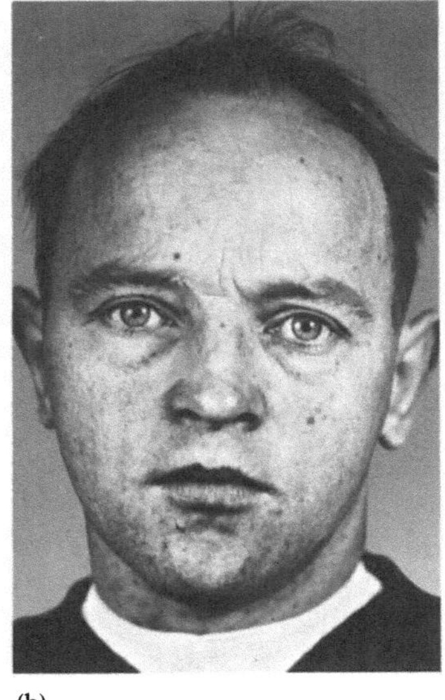
(b)

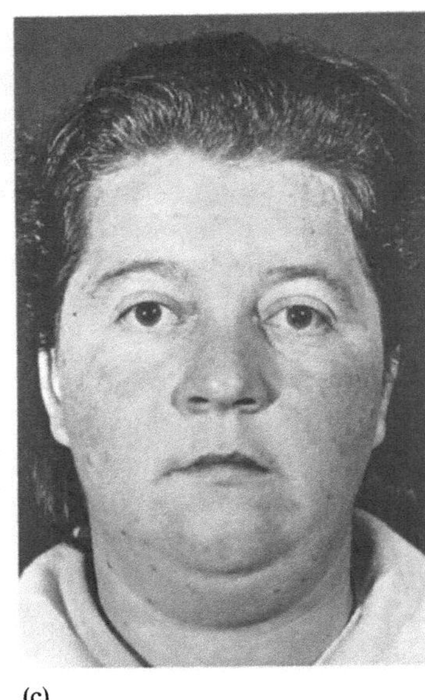
(c)

Abb. 25a–c. 3 Patienten mit für *Pseudo-Hypoparathyreoidismus* charakteristischem Rundgesicht mit undifferenzierten Gesichtszügen. [(a): aus MARTIN, 1940; (b): aus SCHÜPBACH, 1949; (c): Zürcher Fall einer 33jährigen debilen Patientin]

Seit den Beobachtungen von ALBRIGHT wurden zahlreiche Theorien vorgeschlagen, um die biochemischen Veränderungen des Pseudohypoparathyreoidismus zu erklären. Die Resistenz gegenüber einer Zufuhr von Parathormon wird allgemein auf ein Nichtansprechen der Endorgane (Niere und besonders Skelet) auf dieses Hormon zurückgeführt. AURBACH (1969) hat eine interessante Hypothese aufgestellt: die biologische Wirkung des Parathormons ist bedingt durch Freisetzung von cyclischem 3',5'-Adenosinmonophosphat (cyclisches AMP), die durch direkte spezifische hormonale Stimulation des Enzyms Adenylcyclase im Knochen und in der Niere erfolgt. Parathormon führt zu einer erheblichen Vermehrung der Urinausscheidung von cyclischem AMP beim Normalen und bei Patienten mit Parathormonmangel im Serum (postoperativer und idiopathischer Hypoparathyreoidismus), jedoch nicht bei Patienten mit Pseudohypoparathyreoidismus. Der fehlende Anstieg der Hydroxyprolinausscheidung im Urin beim Pseudohypoparathyreoidismus nach Parathormonzufuhr deutet auf ein Nichtansprechen des Skelets hin (McDONALD, 1972). Diese Beobachtungen legten nahe, daß die Stoffwechselstörung des Pseudohypoparathyreoidismus auf einen genetisch bedingten Mangel einer spezifischen Adenylcyclase im Knochen- und Nierengewebe zurückgeht. Wenn Nichtansprechbarkeit die Hauptursache des Syndroms wäre, so müßte die Konzentration des zirkulierenden Parathormons erhöht sein. Der Nachweis einer Parathyreoidea-Hyperplasie (FRAME, 1962; MARTIN, 1964) würde mit dieser Hypothese übereinstimmen. Die Konzentration des immunoreaktiven Parathormons im Serum ist bei den meisten Patienten mit Pseudohypoparathyreoidismus erhöht (Abb. 26) (LEE, 1968; CHASE, 1969; FANCONI, 1976). In unserer Erfahrung besteht eine gute Diskriminierung zwischen Patienten mit idiopathischem Hypoparathyreoidismus und nicht nachweisbarem oder erniedrigtem Parathor-

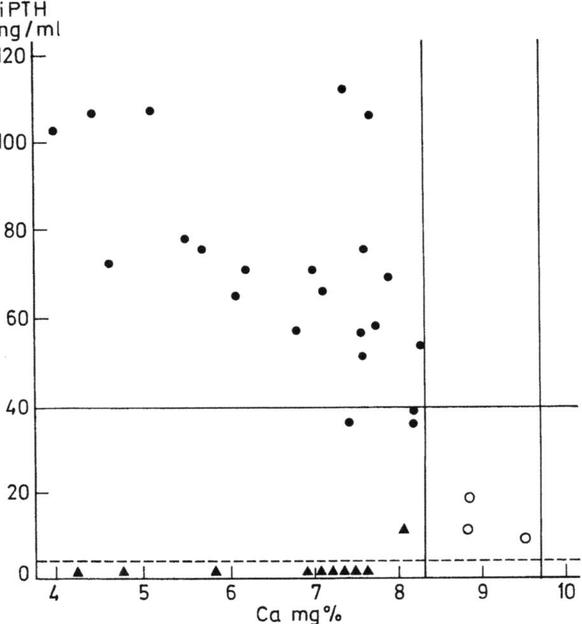

Abb. 26. Beziehung zwischen Calciumkonzentration [EGTA-titrierbares Calcium (Ca)] und Parathormonkonzentration (iPTH) im Serum ([^{131}I] bovines PTH- (1–84), anti-porzines PTH- (TCA) (GPIM, verdünnt 1:100000) und Inkubationsmedium von Gewebekulturen mit humanen Nebenschilddrüsentumoren als Standard (C-72) bei Patienten mit Pseudohypoparathyreoidismus (●), Pseudopseudohypoparathyreoidismus (○) und idiopathischem Hypoparathyreoidismus (▲). Die horizontalen und senkrechten Linien umschreiben den normalen Streubereich und die gestrichelte Linie die Empfindlichkeitsgrenze des Radioimmunoassays. (Nach FANCONI, 1976)

mon im Serum und von Patienten mit Pseudohypoparathyreoidismus mit normaler und erhöhter Parathormonkonzentration. Die biologische Wirkung hingegen des endogenen, zirkulierenden Parathormons wurde bis jetzt nicht untersucht (WERDER, 1978) (Abb. 26).

Klinisch basierte die Hypothese, welche beim Pseudohypoparathyreoidismus eine Nichtansprechbarkeit der Organreceptoren auf Parathormon annimmt, ursprünglich auf dem Ellsworth-Howard-Test (vgl. S. 899f.). In diesem Test wird die Reaktion der renalen Phosphatausscheidung auf die intravenöse Injektion eines Parathyreoideaextraktes untersucht. Bei postoperativem Hypoparathyreoidismus ergibt der Test in der Regel einen starken Anstieg der an sich herabgesetzten Phosphaturie. Ein ebensolches Verhalten stellte nun ALBRIGHT (1942) beim idiopathischen Hypoparathyreoidismus fest, mit Ausnahme einiger weniger Fälle, deren renale Phosphatausscheidung auf die Parathormoninjektion kaum oder nur stark vermindert reagierte. Diese besonderen Fälle hat ALBRIGHT (1942) zu einer eigenen Krankheitsgruppe zusammengefaßt und mit der Bezeichnung Pseudohypoparathyreoidismus versehen. In den letzten Jahren wurden diese Versuche mit verbesserter Technik wiederholt und mit gereinigtem bovinem Parathormon-(1–84) ähnliche Resultate erzielt (PECHET, 1961; CHASE, 1969).

Als bester Test zur Diskriminierung von Patienten mit postoperativem und idopathischem Hypoparathyreoidismus einerseits und von Patienten mit Pseudohypoparathyreoidismus andererseits hat sich die Wirkung des Parathormons auf die Ausscheidung des cyclischen AMP (cAMP) erwiesen (s.S. 899). Bei Patienten mit Parathormonmangel (postoperativer und idiopathischer Hypoparathyreoidismus), kommt es zu einer Stimulation der cAMP-Ausscheidung, während beim Pseudohypoparathyreoidismus eine nur unwesentliche oder keine Steigerung festgestellt wird. Im Anschluß an die Stimulierung des cyclischen AMP kommt es in der Regel beim Hypoparathyreoidismus mit Parathormonmangel zu einer gesteigerten Phosphatausscheidung im Urin. Die neueren Methoden der Phosphatbestimmung (tubuläre Phosphatrückresorption und Phosphatschwelle) haben dazu wenig beigetragen (s.S. 893f.). Eine Ausnahme bildet der Pseudohypoparathyreoidismus Typ II, bei dem das cyclische AMP im Urin ansteigt und während einer Hypocalcämie wenigstens keine phosphaturische Wirkung eintritt (DREZNER, 1973). Diese kann erst sichtbar werden, wenn die Serumcalciumkonzentration durch Calciumfusion normalisiert wird (RODRIGUEZ, 1974).

Beim Pseudohypoparathyreoidismus ist die phosphaturische Wirkung, ähnlich wie bei Normalfällen, sehr variabel. Sie ist nicht spezifisch für das Parathormon, da auch Veränderungen des Plasmavolumens und der Serumcalciumkonzentration sowie das Calcitonin die Phosphatausscheidung beeinflussen können (s.S. 812f.). Vor allem im Zustand der Hypocalcämie und hoher endogener Parathormonkonzentration im Serum kommt es nicht zu einem Anstieg der Phosphatausscheidung im Urin unter dem Einfluß von Parathormon. Wenn bei einem Teil von diesen Patienten die Konzentration des Calciums, Parathormons und Phosphats im Serum durch Zufuhr von Vitamin D oder intravenösem Calcium normalisiert wird, zeigen diese eine normale Stimulation der Phosphatausscheidung durch exogen zugeführtes Parathormon (SUH, 1970; KIND, 1973; RODRIGUEZ, 1974; STÖGMANN, 1975).

Es sind Fälle von Pseudohypoparathyreoidismus mit histologisch nachgewiesener Fibroosteoklasie und vermutlich normalem Ansprechen des Parathormons auf das Skelet beschrieben worden (KOLB, 1962; BELL, 1963; FRAME, 1972; BIRKENHÄGER, 1973). Der Anstieg der Serumcalciumkonzentration unter dem Einfluß von exogen zugeführtem Parathormon ist eine spezifischere Wirkung des Parathormons als die Stimulation der Phosphatausscheidung im Urin. Während der Hypocalcämie besteht in der Regel die erwartete Resistenz des Parathormons, während bei einem Teil der Patienten mit Pseudohypoparathyreoidismus im Zustand der Normocalcämie und normalem endogenem Parathormon ein Anstieg der Serumcalciumkonzentration gefunden wird, der sich von Normalfällen nicht unterscheiden läßt. Bei Patienten mit Hypoparathyreoidismus nach Thyreoidektomie oder mit idiopathischem Hypoparathyreoidismus führt exogen zugeführtes Parathormon auch bei Hypocalcämie zu einem Anstieg der Serumcalciumkonzentration.

Unabhängig davon, ob die Konzentration des Calciums, Parathormons und Phosphats im Serum normal ist oder nicht, kann die Ausscheidung von cyclischem AMP bei Patienten mit Pseudohypoparathyreoidismus Typ I durch exogen zugeführtes Parathormon nicht beeinflußt werden, während sie beim idiopathischen und bei Hypoparathyreoidismus nach Thyreoidektomie regelmäßig deutlich stimuliert wird. Dieser Test erlaubt eine gute Diskriminierung der beiden Patientengruppen. Die Interpretation hingegen ist zur Zeit schwierig, da eine normale phosphaturische Wirkung des Parathormons gesehen werden kann, obwohl gleichzeitig die Ausscheidung von cyclischem AMP im Urin beim Pseudohypoparathyreoidismus unbeeinflußt bleibt. Umgekehrt kommt es beim Pseudohypoparathyreoidismus Typ II unter dem Einfluß von Parathormon zu einem normalen Anstieg des cAMP ohne nachfolgende phosphaturische Wirkung, wenn gleichzeitig eine Hypocalcämie besteht und die endogene PTH-Konzentration erhöht ist. Bei einer Normalisierung der Serumcalciumkonzentration tritt die phosphaturische Wirkung ein (DREZNER, 1973; RODRIGUEZ, 1974). Ferner ist ein Fall mit Pseudohypoparathyreoidismus beschrieben, bei dem die Adenylcyclase in einem autoptisch entnommenen Nierenextrakt *in vitro* ein normales Ansprechen auf Parathormon zeigte (MARCUS, 1971).

Die Parathormonkonzentration ist im Zustand der Hypocalcämie beim idiopathischen Hypoparathyreoidismus erniedrigt oder Parathormon nicht nachweisbar. Bei Patienten mit Pseudohypoparathyreoidismus ist die Parathormonkonzentration als Folge der Hypocalcämie hingegen normal oder erhöht, und es besteht ein sekundärer Hyperparathyreoidismus ähnlich wie er beim Vitamin-D-Mangel gefunden wird (Abb. 26). Während der Hypocalcämie besteht die erwartete Resistenz auf exogenes Parathormon wie sie von ALBRIGHT beschrieben worden ist. Eine ähnliche Resistenz auf Zufuhr von Parathormon hat BECKER (1964) beim primären Hyperparathyreoidismus mit hoher Parathormonkonzentration im Serum festgestellt. Es besteht damit die Möglichkeit, daß bei Patienten mit Pseudohypoparathyreoidismus im Zustand der Hypocalcämie und erhöhter Parathormonkonzentration im Serum ein biologisch inaktives Parathormon den Zutritt zum Receptor dem exogen zugeführten Parathormon verunmöglicht und damit die scheinbare Parathormonresistenz erklärt ist (STÖGMANN u. FISCHER, 1975). Die Möglichkeit eines immunologisch nachweisbaren, biologisch wenig aktiven Parathormons wurde von NUSYNOWITZ (1973) diskutiert.

Andere Hypothesen wurden ebenfalls vorgetragen. Der Nachweis einer sehr hohen Calcitonin-Konzentration in der Schilddrüse der Patienten mit Pseudohypoparathyreoidismus (50–100fache Erhöhung gegenüber Normalen) (ALIAPOULIOS, 1966; TASHJIAN, 1966) ließ darüber spekulieren, daß die Hypocalcämie auf einer übermäßigen Sekretion von Calcitonin beruht. Die Calcitonin-Konzentration ist nur in der Schilddrüse, nicht jedoch im peripheren Blut dieser Fälle von Pseudohypoparathyreoidismus erhöht gefunden worden. Eine Erhöhung der Calcitonin-Konzentration in der Schilddrüse entspricht nicht notwendigerweise einer Vermehrung der Sekretion, sondern kann im Gegenteil auch die Folge einer verminderten Sekretion sein; die Unwirksamkeit der totalen Thyreoidektomie auf den Plasmacalcium-Spiegel dieser Patienten widerspricht dem Gedanken eines Hypercalcitonismus thyreoidealen Ursprunges als Ursache dieses Syndroms (SUH, 1969).

Zusammengefaßt liegen beim idiopathischen Hypoparathyreoidismus und Pseudohypoparathyreoidismus teils sehr verschiedenartige Symptome vor. Die biochemische Trias Hypocalcämie, Hyperphosphatämie und Hypocalciurie ist der regelmäßigste Befund. Er wird nur vermißt bei Fällen mit ausschließlich konstitutionellen Anomalien (Pseudo-Pseudohypoparathyreoidismus nach ALBRIGHT, 1952). Konstitutionelle Anomalien (brachymetacarpaler Kleinwuchs usw.) findet sich bei einem Teil der Fälle mit Pseudohypoparathyreoidismus familiär gehäuft. Dem idiopathischen Hypoparathyreoidismus liegt ein Parathormonmangel zugrunde, während die wichtigsten Fragen der Pathogenese des Pseudohypoparathyreoidismus heute ebenso wenig gelöst sind, wie damals, als ALBRIGHT den Krankheitsbegriff schuf. Vor allem steht immer noch nicht fest, ob eine Störung der Parathyreoideafunktion (pathologisches Hormon, ungenügende Parathormonsekretion) vorliegt, oder ob eine Hypocalcämie und Hyperphosphatämie unbekannter Genese mit sekundärem Hyperparathyreoidismus erwogen werden muß. Solange diese Frage nicht abgeklärt ist, bleibt jede Benennung unbefriedigend. Unpräjudiziert spricht man am besten von Pseudohypoparathyreoidismus bis die Pathogenese besser bekannt ist.

2. Symptomatologie

B. COURVOISIER und J.A. FISCHER

a) Tetanie

Sie ist die am besten bekannte und wichtigste Manifestation der Hypocalcämie der Parathyreoidea-insuffizienz. Klinisch umfaßt sie ein Syndrom der neuromuskulären Übererregbarkeit, von dem wir drei verschiedene, teils isoliert, teils aber auch bei ein und demselben Individuum gleichzeitig vorkommende Unterformen unterscheiden: 1. den tetanischen Anfall, 2. die tetanischen Äquivalente und 3. die latente Tetanie.

b) Der tetanische Anfall

Er ist ein Anfall gemischt sensorisch-motorischer Erregung mit einem spezifischen topographischen und chronologischen Ablauf. Der Anfall kann spontan auftreten oder durch einen mechanischen, akustischen oder psychischen Reiz oder aber auch durch Hyperventilation ausgelöst werden. Beim Kind wird er öfters im Anschluß an einen febrilen Infekt beobachtet. Der Beginn kann plötzlich und unvermittelt sein, in der Regel kündigt sich das Ereignis jedoch durch eine Art „Aura“ an, deren häufigste Zeichen Angst, allgemeines Unwohlsein, Muskelschmerz, Parästhesien im Gesicht und in den Gliedern und vasomotorische Störungen sind. Die Dauer der Aura ist individuell sehr verschieden. Im eigentlichen Anfall kommt es zur tonischen Kontraktion einzelner Muskelgruppen. Besonders häufig und zuerst betroffen sind in der Regel die Daumen der Hand, die in forcierter Adduktionsstellung stehen, und die Finger, die gegeneinander gepreßt werden und sich in den Metakarpophalangealgelenken beugen und in den distalen Gelenken strecken (Geburtshelferhand). Die Hand kann aber auch in totaler Flexion verharren (geschlossene Faust), was insbesondere beim

Kinde vorkommt. In der großen Krise dehnt sich der Spasmus von der Hand auf die Arme aus, die sich in Adduktion und mit gebeugten Ellenbogen an den Körper legen; die Beine verharren in vollständiger Extension mit Varusstellung und Beugung des Fußes und der Zehen. Im Gesicht kontrahiert sich häufig Oberlippe mit Herabhängen der Mundwinkel (Karpfenmund). Ein beim Kind von PRADER beschriebenes häufiges Symptom ist das Unvermögen, die Zähne zu zeigen. Gelegentlich wird auch Strabismus beobachtet. Die Muskelkrämpfe sind meist äußerst schmerzhaft. Sie sind von Angstzuständen und Parästhesien begleitet.

Das autonome Nervensystem kann an der Krise mitbeteiligt sein, was sich z.B. in einem Laryngospasmus — besonders gefährlich beim Säugling und Kleinkind — in einem Spasmus der Bronchien, der Kardia und des Blasensphincters äußern kann. In ähnlicher Weise können die Gefäße von der tetanischen Krise erfaßt werden: Raynaud-Syndrom, Migräne, Angina pectoris usw. Die autonomen und die vasculären Erscheinungen der Tetanie können das klinische Bild völlig beherrschen (viscerale, vasculäre Tetanie), wobei sich oft schwierige diagnostische Probleme ergeben. Allgemeine Konvulsionen und Bewußtseinsverlust sind beim Kinde häufig.

Die Krise dauert einige Sekunden, Stunden oder Tage, wobei die akuten Erscheinungen durch mehr oder weniger lange Remissionen unterbrochen werden. Wenn sie zu Ende geht, verschwinden die Symptome in umgekehrter Reihenfolge wie sie aufgetreten sind: die Peripherie wird zuletzt von den Spasmen befreit.

c) Tetanische Äquivalente, der epileptische Anfall

Hierher gehören an sich schon die erwähnten visceralen und vasculären Formen der Tetanie, wenn sie isoliert auftreten. Mit mehr Berechtigung sprechen wir aber von einem tetanischen Äquivalent beim epileptischen Anfall im Rahmen der Tetanie. Er kann als alleiniges Symptom einer Parathyreoideainsuffizienz auftreten oder gemischt mit anderen tetanischen Manifestationen. In seiner Erscheinung unterscheidet er sich durch nichts von der essentiellen Epilepsie, weder klinisch noch im Elektroencephalogramm. Eine ausschließlich unter dem Bilde der Epilepsie verlaufende Tetanie wird häufiger beim Hypoparathyreoidismus als bei Hypocalcämien anderer Ätiologie (D-Hypovitaminose, Malabsorption) beobachtet. Die Aura und die Sphincterinsuffizienz können vorhanden sein oder fehlen. Gelegentlich folgen dem Anfall diskrete Erscheinungen der latenten Tetanie. Es sind in der Literatur Krankheitsfälle beschrieben, die während Jahren wie eine klassische Epilepsie verliefen und behandelt wurden, bis schließlich zufällig oder durch das Hinzutreten anderer tetanischer Symptome die Diagnose des Hypoparathyreoidismus gestellt werden konnte. Hieraus ergibt sich die Notwendigkeit der routinemäßigen Calciumbestimmung bei jeder Epilepsie.

d) Die latente Tetanie

Latente Tetanie bedeutet Anfallsbereitschaft, die durch diagnostische Maßnahmen einen partiellen oder vollen Anfall zu provozieren erlaubt. Dieser Zustand der latenten Tetanie umfaßt eine Reihe neurovegetativer und neuropsychiatrischer Symptome. Sie sind von einem Individuum zum anderen sehr variabel und werden nicht nur beim Hypoparathyreoidismus, sondern auch bei den anderen Formen der Tetanie angetroffen. Für die Erkennung einer latenten Tetanie sind eine große Reihe diagnostischer Verfahren angegeben worden, von denen hier nur die wichtigsten aufgeführt sind.

α) Chvosteksches Zeichen

Das Beklopfen des N. facialis unmittelbar vor dem äußeren Gehörgang (Facialisstamm) führt bei latenter Tetanie zu einer Zuckung am Mundwinkel, am Nasenflügel und im Bereich des Orbicularis oculi. Ähnliche Zuckungen können auch durch Perkussionsschlag unterhalb des Jochbogens in der Mitte zwischen Mundwinkel und Ohr ausgelöst werden. Für die Diagnose einer Tetanie ist ausschließlich das gleichzeitige Zucken aller drei Muskeln nach Beklopfen des Facialisstammes zu verwerten (CHVOSTEK, I). Zuckungen, die nur von der Region unterhalb des Jochbogens oder sonst von der Wangenregion aus auslösbar sind oder die nach Beklopfen des Facialisstammes nur in einer oder zwei Muskelgruppen auftreten (CHVOSTEK, II und III, von verschiedenen Autoren verschieden definiert), kommen auch beim Gesunden vor. Sie sind daher von geringem diagnostischem Wert und nur mit Vorsicht zu gebrauchen. Gelegentlich können sie aber bei gesicherter Tetaniediagnose zur Abschätzung des Krankheitsverlaufes nützlich sein, z.B. zur Beurteilung einer therapeutischen Wirkung. Gelegentlich kann das Chvosteksche Facialisphänomen bei diagnostisch sichergestellten Fällen von Hypoparathyreoidismus mit stark erniedrigtem Serumcalcium nicht ausgelöst werden.

β) Trousseausches Zeichen

Der Oberarm wird mit einer Blutdruckmanschette während 3 min bei einem Druck umschnürt, der über dem systolischen Blutdruck liegt. Bei Tetanikern tritt hierbei in der Regel ein typischer Karpalspasmus auf. Gelegentlich fällt dieses Zeichen aber auch bei sicher erwiesener Tetanie negativ aus. In anderen Fällen kann der Krampf schon durch einen Manschettendruck, der weit unter dem systolischen Blutdruck liegt, oder durch einfachen Druck auf den Nervenstamm im Sulcus bicipitalis medialis ausgelöst werden. Schließlich kommt es auch vor, daß der Krampf erst nach Lösung der Manschette zu beobachten ist.

e) Verlauf der Tetanie

Der Verlauf weist zahlreiche individuelle Varianten auf. Dabei kann der tetanische Anfall einmalig sein, oder er kann sich in mehr oder weniger regelmäßigen Abständen wiederholen. Außerhalb des Anfalls weist der Kranke in der Regel die subjektiven und objektiven Zeichen der neuromuskulären Übererregbarkeit auf, die man als latente Tetanie bezeichnet. In einzelnen Krankheitsfällen bleibt die Tetanie dauernd latent, ohne je einen echten Anfall zu verursachen.

f) Pathologie, Physiologie und Pathogenese der Tetanie

Die Pathogenese der Tetanie ist trotz zahlreicher Untersuchungen bis heute nicht geklärt. Sogar der eigentliche Ursprungsort des tetanischen Phänomens bleibt umstritten. Die eingehende Symptomanalyse läßt darauf schließen, daß eine nervöse Übererregbarkeit besteht, welche ebenso sehr die cerebralen Zentren wie auch das Rückenmark, den peripheren Nerven und die Muskulatur betrifft (s.S. 806). Es steht heute fest, daß die Hypocalcämie, insbesondere die Herabsetzung der Calciumionenkonzentration, nicht nur beim Hypoparathyreoidismus, sondern noch bei einer Reihe anderer Affektionen beobachtet wird. Diese Fragen werden im Kapitel der Differentialdiagnose besprochen werden (s.S. 898). Hier soll hervorgehoben sein, daß die Tetanie ein Syndrom ist, das sehr verschiedene Ursachen haben kann. Tetanie ist somit *nicht* der Parathyreoideainsuffizienz gleichzusetzen. Die Tetanie ist nur eine ihrer Manifestationen. Die Gewohnheit, eine Krankheit nach ihrem Hauptsymptom zu bezeichnen (Tetanie = Parathyreoideainsuffizienz, usw.) sollte vermieden werden.

Wenn Tetanie auch außerhalb der Parathyreoideainsuffizienz vorkommt, so ist es doch wichtig zu wissen, daß das Syndrom der nervösen Übererregbarkeit bei Parathyreoideainsuffizienz am stärksten ausgeprägt ist. Dies kommt in der Heftigkeit der hier beobachteten tetanischen Anfälle, ferner im epileptischen Anfall (der bei Hypocalcämien infolge D-Hypovitaminose oder Malabsorption nicht beobachtet wird) sowie in der Vielfältigkeit der neurologischen und psychopathologischen Erscheinungen und schließlich in der überaus langen, über Jahrzehnte sich erstreckenden Dauer der latenten Tetanie zum Ausdruck.

g) Psychische Veränderungen

Diese finden sich bei chronischer Hypocalcämie viel häufiger, als früher vermutet wurde. Sie werden jedoch in der Regel verkannt, namentlich dort, wo sie unbestimmten Charakter aufweisen und ohne andere tetanische Symptome verlaufen. Es sollte daher bei unklaren psychischen Störungen häufiger als bisher an die Diagnose des Hypoparathyreoidismus gedacht werden, indem man nach Erscheinungen der latenten Tetanie sucht und Serumcalcium sowie Serumphosphor bestimmt.

Beim Kind führt der nicht behandelte Hypoparathyreoidismus und andere Hypocalcämien (behandelte Rachitis, Malabsorption, Urämie) häufig zum tetanischen Krampfanfall (Spasmophilie), doch können anderseits tetanische Symptome zuweilen völlig fehlen. Es finden sich dann mehr unbestimmte neurologische und psychische Symptome, unter denen allgemeines Unwohlsein, Photophobie und Blepharospasmus am häufigsten erwähnt werden. Vielfach weisen solche Kinder aber auch geistige Entwicklungsverzögerungen und Störungen des emotionellen Gleichgewichtes auf wie Reizbarkeit und mangelhafte Konzentrationsfähigkeit in der Schule. Sämtliche Symptome verschwinden sehr rasch nach therapeutischer Korrektur der Hypocalcämie. Die hohe Verantwortung des Arztes bei der frühen Erkennung derartiger Fälle liegt auf der Hand. Sie ist ohne weiteres dem Problem der Frühdiagnose der kindlichen Hypothyreose mit psychischer Entwicklungsstörung an die Seite zu stellen.

Beim Hypoparathyreoidismus des Erwachsenen, namentlich demjenigen älterer Personen, fehlen der tetanische Anfall und die Symptome der latenten Tetanie häufiger als beim Kind. Solche Kranke fallen durch ihre übermäßige Affektlabilität, durch Ängstlichkeit, Reizbarkeit und Unausgeglichenheit auf, wobei die allgemeine Stimmung stets einen depressiven Einschlag besitzt. Sehr häufig wird auch über chronischen Kopfschmerz geklagt. Dies sind die Erscheinungen des im Abschnitt Hyperparathyreoidismus (s.S. 877f.) noch näher zu besprechenden endokrinen Psychosyndroms (M. Bleuler). Seltener werden bei schweren Tetanien auch die Erscheinungen des akuten exogenen Reaktionstypus (Bonhöffer) beobachtet, in der Literatur wird über „neuropathische Krisen" berichtet. Wie für alle bei endokrinen Erkrankungen vorkommenden psychopathologischen Störungen gilt, so sind diese auch hier durchaus unspezifisch und ohne besondere für Hypoparathyreoidismus charakteristische Merkmale. Im Gegensatz zur früheren Ansicht, daß psychische Störungen vorwiegend beim idiopathischen Hypoparathyreoidismus und Pseudohypoparathyreoidismus vorkommen, haben die letzten Jahre gezeigt, daß sie häufiger als vermutet in diskreter Form auch nach Strumektomie, gelegentlich mit Übergang in akut psychotische Krisen, eintreten können.

h) Neurologische Veränderungen

In der Regel ist der neurologische Status bei Parathyreoideainsuffizienz normal, doch kennt man

Fälle mit Hirnödem, intracranieller Drucksteigerung, Stauungspapille und halbseitigen Herdsymptomen, die einen Hirntumor vortäuschen können. Kopfschmerz ohne neurologischen Befund ist sehr häufig. Daneben sind beim Hypoparathyreoidismus extrapyramidale Symptome mit Parkinsonismus beschrieben worden. Solche Störungen werden gelegentlich durch Phenothiazinpräparate (namentlich Prochlorperazin) verstärkt oder neu hervorgerufen. Leichte Erscheinungen eines Parkinsonismus können schon nach peroraler Therapie eintreten, sehr schwere neurodysleptische (dystonische) Anfälle dagegen ereignen sich nach intramuskulärer Injektion (beispielsweise 10 mg Prochlorperazin). Der Anfall beginnt mit schmerzhafter Steifigkeit im Nacken, Parästhesien, fasciculären Muskelzuckungen, Schwitzen und Tachykardie, bald gesellen sich aber tonische Muskelkrämpfe in Nacken, Kiefer, Zunge, Extremitäten und auch Blickkrämpfe und Laryngospasmus hinzu, daneben finden sich eine Reihe „typisch tetanischer" Erscheinungen wie Geburtshelferhand, Karpalspasmen, Trousseausches und Chvosteksches Phänomen. Dieses Anfallsbild weist sehr große Ähnlichkeit mit dem tetanischen Anfall auf, unterscheidet sich von diesem aber dadurch, daß es auf eine regelrecht durchgeführte Therapie mit Calcium und Magnesium nicht oder jedenfalls nicht sofort reagiert, durch die intravenöse Gabe eines Barbiturates aber unverzüglich unterbrochen wird. Über mögliche Beziehungen zu den cerebralen Verkalkungen vgl. den nachfolgenden Abschnitt.

i) Cerebrale Verkalkungen

Röntgenaufnahmen des Schädels zeigen oft symmetrische, kleine und unregelmäßig verteilte Verkalkungsherde in den Stammganglien, besonders im Putamen und Nucleus caudatus. Diese Verkalkungen unterscheiden sich von denjenigen des Plexus chorioideus dadurch, daß sie weiter nach frontal ins Gehirn reichen, während diejenigen des Plexus chorioideus auf die Gegend des Knies des lateralen Ventrikels beschränkt sind. Ihre Lokalisation kann durch stereoradiographische Aufnahmen bedeutend präziser erfolgen. Wenn sie sehr stark ausgeprägt sind, bilden sie opake Streifen oder Flecken. Kleine Verkalkungsherde finden sich gelegentlich auch in der Kleinhirnregion oder in den tiefen Regionen der Hirnrinde. Diese cerebralen Dystrophien, von denen man gegen 40 Einzelbeobachtungen kennt, werden ganz vorwiegend beim idiopathischen Hypoparathyreoidismus und Pseudohypoparathyreoidismus angetroffen, seltener jedoch auch bei chronischer Parathyreoideainsuffizienz nach Strumektomie. Sie sind für Hypoparathyreoidismus nicht spezifisch und werden außerdem bei verschiedenen kongenitalen Erkrankungen des Nervensystems, u.a. bei der mongoloiden Idiotie und bei einer familiären Form der Oligophrenie beobachtet. Schließlich stellen sie einen Teil der für endemischen Kretinismus charakteristischen Hirnläsionen dar. Histologisch handelt es sich um vorwiegend perivasculär lokalisierte hyaline Massen mit sekundärer Ablagerung von Calcium- und Eisensalzen („Pseudokalkkonkremente"). Diese Veränderungen sind somit etwas ganz anderes als die bei primärem Hyperparathyreoidismus und Hypercalcämie anderer Ätiologie in anderer Lokalisation vorkommenden Kalkmetastasen. Eine Auswirkung dieser dystrophischen Verkalkungen auf die Hirnfunktion ist nicht gesichert. Immerhin wurde vermutet, daß die ausgesprochen heftige Reaktion gewisser Hypoparathyreoidismuspatienten auf Phenothiazinpräparate (Parkinsonismus, neurodysleptischer Anfall, s. oben) auf einer irreversiblen, daher der Calciumtherapie nicht zugänglichen Schädigung der extrapyramidalen Zentren beruhen könnte.

k) Katarakt und andere Augenveränderungen

Die Katarakt ist die am besten bekannte dystrophische Manifestation des Hypoparathyreoidismus. Sie stellt eine direkte Folgeerscheinung der chronischen Hypocalcämie dar und wird sowohl beim Pseudohypoparathyreoidismus als auch bei der idiopathischen und postoperativen Form des Leidens beobachtet, seltener bei chronischen Hypocalcämien anderer Ätiologie. Man kann sie beim Kind wie beim Erwachsenen antreffen. Häufig stellt sie den Schlüssel zur Diagnose des Hypoparathyreoidismus dar, namentlich in der Altersgruppe, bei der die banale Katarakt noch nicht vorzukommen pflegt. Im Frühstadium kann sie von anderen Kataraktformen ohne weiteres unterschieden werden mit Ausnahme derjenigen der dystrophischen Myotonie. Sie tritt stets bilateral auf und liegt beim Erwachsenen in der vorderen und hinteren Rindenschicht der Linse, beim Kind wird jedoch gelegentlich auch zentrale und zonuläre Katarakt (Schichtstar) beobachtet. In fortgeschrittenen Stadien werden die Linsentrübungen diffus, und auch der Linsenkern wird befallen, so daß eine Abgrenzung gegen andere Kataraktformen, namentlich gegen die senile Katarakt, nicht mehr möglich ist. Sie kann sich sehr verschieden rasch entwickeln. Es sind Fälle von doppelseitiger tetanischer Katarakt beschrieben, die in wenigen Monaten zur Erblindung führten. In anderen Fällen bleiben geringfügige Veränderungen über Jahre nahezu konstant. Die einmal ausgebildete Katarakt kann durch geeignete Therapie zum Stillstand, nie aber zur Heilung gebracht werden. Mitunter wird sogar ein weiteres Fortschreiten des Prozesses trotz sachgemäßer Therapie beobachtet. Die Untersuchung auf Katarakt muß in jedem Falle von Hypocalcämie frühzeitig und durch den Spezialisten erfolgen, um zu vermeiden, daß die tetanische Katarakt erst aus der Visusabnahme erkannt wird. Für die wirksame prophylaktische Therapie ist es dann aber zu spät.

Die Pathogenese der Katarakt ist bis heute nicht befriedigend geklärt.

Seltene Augensymptome des idiopathischen Hypoparathyreoidismus sind die Stauungspapille, Hornhauttrübungen, Strabismus, Diplopie, Lidptose, Conjunctivitis, Blepharitis usw. (POHJOLA, 1962).

l) Trophische Störungen der Haut, Nägel und Haare

Sie finden sich vorwiegend beim Pseudohypoparathyreoidismus und beim idiopathischen Hypoparathyreoidismus, sind jedoch auch bei jahrelang unbehandeltem postoperativem Hypoparathyreoidismus beobachtet worden.

Haare. Büschelweiser Haarausfall bis zur völligen Alopecie oder spärlicher Haarwuchs sind beim Hypoparathyreoidismus nicht selten. Neben dem Haupthaar können auch das gesamte Körperhaar sowie die Augenbrauen und Wimpern ausfallen. Tetanische Krankheitsschübe werden gelegentlich durch akuten Haarausfall eingeleitet.

Haut. Sie ist beim Hypoparathyreoidismus trokken, rissig und schuppend. Ekzeme können nach Behebung der Hypocalcämie in kurzer Zeit heilen.

Nägel. Sie weisen Querrillen auf und sind brüchig. Am Nagelfalz sind sie oft unregelmäßig überhäutet, und die Verhornung ist hier gestört. Der Nagel kann in der Folge abgestoßen werden und wächst meist nur noch unvollkommen nach.

Moniliasis. Auffällig häufig tritt beim idiopathischen Hypoparathyreoidismus eine Infektion mit *Monilia albicans* ein. In erster Linie sind dabei die Nägel und die Mundwinkel befallen, in schwereren Fällen breitet sich aber der Infekt über das ganze Integument aus und verschont dabei auch die Mundhöhle und den Magen-Darmtrakt nicht. Die Veränderungen der Haare, der Haut und der Nägel werden in der Regel durch eine adäquate Therapie des Hypoparathyreoidismus wieder beseitigt. Die Moniliainfektion der Nägel jedoch widersteht dieser Behandlung.

m) Zahnschäden

Tritt der Hypoparathyreoidismus schon im Wachstumsalter auf, so können Veränderungen des Zahnschmelzes eintreten. Aspektmäßig lassen die fertigen Zähne hierbei quere Rillen mit Schmelzhypoplasie oder Schmelzdefekt erkennen, wobei jede Rille einem tetanischen Schub entspricht, der im Zeitpunkt der Entwicklung gerade dieser Zahnpartie abgelaufen ist. Neben dem Schmelzdefekt kann aber auch die gesamte Zahnbildung und ihr Wachstum gestört sein. Die Pulpa ist abnorm weit, die Zahnwurzel verkürzt und von konischer Gestalt, der Zahndurchbruch ist verzögert oder bleibt aus, und schließlich finden sich gelegentlich im Kieferknochen eingeschlossene Zahnstummel, die eine eigentliche formale Differenzierung überhaupt vermissen lassen. Die Corticalis der Zahnalveolen (Lamina dura) kann verdickt sein, dies im Gegensatz zu ihrem Verschwinden bei primärem Hyperparathyreoidismus.

Wie bei der Katarakt hat auch hier als Ursache der Schmelzdefekte die Hypocalcämie zu gelten, da solcher Schmelz u.a. auch bei hypocalcämisch-rachitischen Kindern gefunden wird. Es bleibt jedoch offen, ob die anderen Bildungs- und Wachstumsstörungen der Zähne eine Folge der Parathyreoideainsuffizienz oder Mißbildungen sind.

n) Knochen- und Gelenkveränderungen

Bei einem Drittel der Fälle von idiopathischem Hypoparathyreoidismus und Pseudohypoparathyreoidismus, sehr selten außerdem bei postoperativem Hypoparathyreoidismus (MARTIN, 1966), kann eine Hyperostose des Skeletes beobachtet werden, im Gegensatz zu der Knochenatrophie des Hyperparathyreoidismus. Lokalisation und Ausdehnung sind sehr unterschiedlich: die Hyperostose kann ausschließlich an den langen Röhrenknochen, an den Kieferknochen und am Schädel (allgemeine Verdickung der Kalotte) vorhanden sein, sie kann sich jedoch auch auf das ganze Skelet incl. Extremitäten, Wirbelsäule und Becken ausdehnen. Es handelt sich in der Regel um eine Periostose, seltener um eine totale Hyperostose (Periostose + Endostose). Röntgenologisch erscheint das Skelet abnorm dicht, das Periost ist durch Knochenapposition verdickt. Gesamthaft sind diese Skeletveränderungen nie sehr ausgeprägt, und sie neigen nicht zur raschen Progredienz. Es finden sich daher auch nie Zustände der Übermineralisation wie bei der „Marmorknochenkrankheit". Histologisch findet man eine Verdickung der Corticalis und der Spongiosabälkchen ohne Zeichen erhöhter Aktivität, häufig sogar mit verminderter Osteoclastenzahl.

In gewissen Fällen sind die Knochenveränderungen durch die Kombination von periostaler Hypertrophie und endostaler „Pseudoatrophie" ausgezeichnet, wobei die Spongiosabälkchen an Zahl vermindert, im Durchmesser jedoch verdickt sind. Schließlich wird sogar über einzelne Fälle von idiopathischem Hypoparathyreoidismus („Hypertrophische Atrophie") mit Knochenatrophie (Osteoporose, Osteomalazie) berichtet. Ferner sind Fälle mit Pseudohypoparathyreoidismus und gleichzeitiger Ostitis fibrosa mit verstärkter subperiostaler

Resorption beobachtet worden (Kolb, 1962; Bell, 1963; Fanconi, 1964) (s.S. 853).

Beim Hypoparathyreoidismus werden häufig gleichzeitig oder unabhängig von der Osteopathie mehr oder weniger schmerzhafte Gelenkveränderungen beobachtet. Sie treten multipel an Wirbelsäule, Ileosacral- und Hüftgelenken auf, verlaufen ohne entzündliche Erscheinungen und haben oft ausgedehnte Osteophytbildung mit Verkalkungen der Kapsel, Sehnen und umgebenden Weichteile zur Folge. Die Veränderungen der Ileosacralgelenke unterscheiden sich von denjenigen des Morbus Bechterew durch die starke Entwicklung der paraartikulären Hyperostose.

o) Biochemische Veränderungen und Laboratoriumsbefunde

Die Parathormonkonzentration ist beim Pseudohypoparathyreoidismus während der Hypocalcämie im Sinne eines sekundären Hyperparathyreoidismus erhöht und beim idiopathischen oder beim postoperativen Hypoparathyreoidismus entsprechend der Erniedrigung der Serumcalciumkonzentration erniedrigt oder das Hormon ist in der Zirkulation nicht nachweisbar (Werder, 1978). Bei exogener Zufuhr von Parathormon wird die Ausscheidung von cyclischem Adenosin-3′,5′-Monophosphat (cAMP) im Urin bei Hypoparathyreoidismus mit Parathormonmangel deutlich stimuliert und beim Pseudohypoparathyreoidismus nicht wesentlich beeinflußt (Chase, 1969). Neben der Hypocalcämie und der Hyperphosphatämie sind die Bestimmung der Parathormonkonzentration und der cAMP-Ausscheidung im Urin unter dem Einfluß von exogen zugeführtem Parathormon die diagnostisch wichtigsten Laboratoriumsbefunde (s.S. 852f., Tabelle 4).

Das klassiche humorale Syndrom des Hypoparathyreoidismus wird durch die Trias der Hypocalcämie, Hyperphosphatämie und Hypocalciurie dargestellt. Die Hypocalcämie ist die konstanteste und wichtigste Veränderung, welche nahezu ausschließlich für die klinische und morphologische Symptomatologie verantwortlich ist. Der Serumcalciumspiegel sinkt selten unter 6 mg-% ab. Das Serumphosphat ist beim Erwachsenen über 5 mg-%, beim Kind über 7 mg-% erhöht. Schließlich ist die 24-Std-Calciurie im Zusammenhang mit der Erniedrigung des Serumcalciums in der Regel auf 10–50 mg vermindert, und zwar weitgehend unabhängig von der Diät. Die 24-Std-Phosphaturie anderseits kann innerhalb weiter Grenzen schwanken und ist für die Diagnose nicht verwertbar. Die alkalische Serumphosphatase ist stets normal, was wichtig ist für die Abgrenzung gegenüber der rachitischen und Malabsorptionshypocalcämie, die meist mit erhöhter Phosphatase einhergeht. Vereinzelt wurde bei idiopathischem Hypoparathyreoidismus Hyperurikämie festgestellt.

EKG. Ein QT-Segment mit langgestrecktem isoelektrischem ST und sehr kurzer T-Welle ist charakteristisch für jede Form der Hypocalcämie.

EEG. Es ist bei chronischem Hypoparathyreoidismus häufig verändert. Die geläufigste Abweichung wird durch gruppenweise oder isoliert auftretende lange Wellen (2–5 pro sec) mit vereinzelt eingestreuten spikes dargestellt. Während des tetanischen Anfalles können Krampfpotentiale, oft mit umschriebener Lokalisation, aufgezeichnet werden. Alle Veränderungen werden durch Hyperventilation verstärkt und durch Behebung der Hypocalcämie rückgängig gemacht. Wir haben gesehen, daß der epileptische Anfall ein Tetaniesymptom sein kann, das weder klinisch noch im EEG von der banalen Epilepsie abzugrenzen ist.

Liquor cerebrospinalis: von seltenen Drucksteigerungen abgesehen, ist er normal.

p) Krankheitsbeginn und Verlauf

Die klinischen Erscheinungen des Hypoparathyreoidismus sind vielfältig.

Der postoperative Hypoparathyreoidismus setzt meist schon in den ersten 24–48 Std nach dem chirurgischen Eingriff (Strumektomie oder Exstirpation eines Parathyreoideaadenoms) ein und beginnt in der Regel mit einem typischen tetanischen Anfall. Meist besteht schon eine deutliche Hypocalcämie. Unbehandelt folgt nun eine latente Tetanie mit eingestreuten kleinen oder größeren tetanischen Anfällen, die nach wenigen Wochen spontan wieder verschwindet, falls nur eine Ischämie der Parathyreoideae oder eine relative Parathyreoideainsuffizienz nach Exstirpation eines Parathyreoideaadenoms vorlag. Bei schwerem Schaden der Parathyreoideae bleibt die latente Tetanie definitiv. So gut man das Symptomenbild der chronischen postoperativen Parathyreoideainsuffizienz kennt, so wenig bekannt ist der ab und zu eintretende epileptische Anfall als deren einziges Symptom. Anderseits haben Untersuchungen der letzten Jahre an einer großen Zahl von Strumektomierten ergeben, daß viel häufiger als erwartet eine latente oder partielle Parathyreoideainsuffizienz ohne Tetanie, dafür aber mit einer Fülle mehr oder weniger schwerwiegender funktioneller und psychischer Einzelsymptome nachgewiesen werden kann. Diese Krankheitsbilder werden häufig verkannt.

Der idiopathische Hypoparathyreoidismus und der Pseudohypoparathyreoidismus sind ausgesprochen chronische Krankheiten. Sie werden selten schon beim Neugeborenen oder Kleinkind diagnostiziert. Meist erscheinen die ersten Symptome im Laufe des zweiten Lebensjahrzehnts. Tetanische Krampfanfälle fehlen beim kindlichen Hypoparathyreoidismus praktisch nie, sie können sogar tödlich verlaufen. Krankheitsformen mit dem epileptischen Anfall als einzigem klinischem Symptom sind gerade hier besonders häufig. Wenn die Kinder am Leben bleiben, weisen sie in der Regel schwere Störungen der geistigen und körperlichen Entwicklung auf.

Auch beim Erwachsenen verlaufen der idiopathische Hypoparathyreoidismus und der Pseudohypoparathyreoidismus nicht selten symptomarm und unauffällig. Die Tetanie kann latent bleiben, ohne je zu einem Anfall zu führen, ungeachtet einer mitunter sehr tiefen Calcämie. Dies beruht wahrscheinlich auf einer relativen Adaptation der neuromuskulären Receptoren gegenüber der chronischen Hypocalcämie. Es sind somit mehr die psychischen (endokrines Psychosyndrom) und dystrophischen (Katarakt und osteoartikuläres Syndrom) Störungen, welche hier im Vordergrund stehen. Bei jedem Fall eines neu diagnostizierten Erwachsenen-Hypoparathyreoidismus stellt sich die Frage des Krankheitsbeginns. Vom Auftreten der ersten Symptome bis zur Diagnose können viele Jahre vergehen. Nicht selten wird die Diagnose erst im Erwachsenenalter gestellt, wobei dann die Anamnese ergibt, daß die ersten Symptome bis weit in die Kindheit zurückreichen. Der Zahnstatus erlaubt vor allem eine relativ genaue Datierung des Krankheitsbeginnes. Daneben gibt es aber auch Fälle von idiopathischem Hypoparathyreoidismus und Pseudohypoparathyreoidismus, die erst im Erwachsenenalter eingesetzt haben dürften. Sie zeigen keine anamnestischen Frühsymptome. Nach Autopsiebefunden zu schließen, beginnt die überwiegende Mehrzahl der Fälle vor dem 16. Lebensjahr, die Häufigkeit nimmt im 2. und 3. Lebensjahrzehnt ab, um im 4. Jahrzehnt noch einmal leicht anzusteigen.

Im hohen Alter kann die Diagnose noch schwieriger sein. Die fortgeschrittene hypocalcämische Katarakt ist von einer senilen Katarakt nicht mehr zu unterscheiden. Psychische Störungen können der Senilität zugeschrieben werden. Wenige Fälle von idiopathischem Hypoparathyreoidismus und Pseudohypoparathyreoidismus wurden erst zwischen 60 und 79 Jahren entdeckt.

Die Vielfalt des Verlaufs ist wichtig zu kennen. Die klinischen Symptome und biochemischen Befunde können in langfristigen Perioden schwanken. Gelegentlich sinkt die Calcämie im Frühjahr im Anschluß an die sonnenarmen Monate des Winters auf ein Jahresminimum ab, was auf eine relative D-Hypovitaminose hinweist (S. 841 f.).

3. Diagnose

In Tabelle 4 sind die biochemischen und klinischen Veränderungen des Hypoparathyreoidismus zusammengestellt. Die Diagnose liegt beim hypocalcämisch-tetanischen Anfall im Anschluß an einen chirurgischen Eingriff an der Schilddrüse oder den Parathyreoideae auf der Hand. Sonst kann die klinische Diagnose bei der Vielfalt der subjektiven und objektiven Symptome, der unterschiedlichen Schwere der hormonalen Insuffizienz, deren Schwankungen, der verschiedenen Krankheitsdauer sowie schließlich der individuell sehr variablen Empfindlichkeit der Receptoren auf die Hypocalcämie schwierig sein. Wir haben gesehen, daß das Alter für die Symptomatologie eine bedeutende Rolle spielt, namentlich für die neurologischen Veränderungen, daß demzufolge das klinische Bild beim Kind recht verschieden von demjenigen des Erwachsenen ist.

Eine diagnostische Schwierigkeit besonderer Art kann sich ergeben, wenn zu einem bestehenden Hypoparathyreoidismus eine Hyperthyreose hinzutritt. Die Hyperthyreose bewirkt einen Anstieg der Calciumausscheidung im Urin, ein erniedrigter Calciumspiegel kann normalisiert werden. Es besteht somit die Möglichkeit, daß ein Hypoparathyreoidismus durch das Hinzutreten einer Hyperthyreose sowohl klinisch als auch blutchemisch verdeckt wird. Die Kenntnis dieser Tatsache ist besonders wichtig für die Therapiewahl bei Rezidiv eines operierten Struma Basedow.

Schwieriger als die Abklärung verdächtiger Fälle ist deren mehr oder weniger intuitive Erfassung im gemischten Krankengut einer ärztlichen Sprechstunde oder des Krankenhauses. Die Allgemeinerscheinungen eines Hypoparathyreoidismus können so vieldeutig und irreführend sein, daß die Diagnose oft während Jahren nicht gestellt wird. Das Symptomenbild dieser Kranken kann eine Angina pectoris oder andere mehr vasomotorische Kreislaufstörungen, ferner die verschiedensten gastro-intestinalen Erkrankungen vortäuschen, es kann einer Psychoneurose, ja sogar einer Psychose ähnlich sein. Der Arzt sollte daher bei allen unklaren Kreislaufbeschwerden, bei vorwiegend spastisch bedingten Störungen des Magen-Darmtraktes, bei unklaren Kopfschmerzen, bei Neurosen und Psychosen, bei jedem Fall von Laryngospasmus oder Epilepsie die Möglichkeit eines Hypoparathyreoidismus zum mindesten erwägen. Besonders ist aber der Verdacht bei jedem Patienten am Platz, der eine Schilddrüsenoperation durchgemacht hat. Gelegentlich wird der Augenarzt durch den Nachweis einer tetanischen Katarakt als erster auf die Diagnose des Hypoparathyreoidismus aufmerksam.

Die Laboratoriumsuntersuchungen und die funktionellen Tests sind auf S. 898 ff. besprochen. Der Hypocalcämie kommt eine überragende Bedeutung zu.

4. Differentialdiagnose

Differentialdiagnostische Schwierigkeiten können sich bei jedem einzelnen Körpersymptom ergeben, so bei der Katarakt, den cerebralen Verkalkungen, den Veränderungen der Haut, der Nägel und der Haare, den Zahnveränderungen und dem osteoartikulären Syndrom. Doch ist hier vor allem das Kardinalsymptom der Hypocalcämie zu diskutieren, das oft differentialdiagnostische Probleme zu lösen aufgibt, ferner das Verhalten der alkalischen Phophatase sowie schließlich die Gesamtheit der neurologischen Symptome.

a) Differentialdiagnose der Hypocalcämie

Für die Differentialdiagnose zum idiopathischen und zum Pseudohypoparathyreoidismus s.S. 850ff.

Die Hypocalcämie (Tabelle 12) ist eines der biochemischen Symptome der *D-Hypovitaminose*, und zwar sowohl der alimentären, als auch der auf Malabsorption beruhenden Form. Sie wird stets von einer Hypocalciurie begleitet (wie beim Hypoparathyreoidismus), ferner von Hypophosphatämie (im Gegensatz zum Hypoparathyreoidismus mit Hyperphosphatämie), einer Erhöhung der Parathormonkonzentration im Serum und von einer rachitisch-osteomalacischen Osteopathie mit erhöhter alkalischer Serumphosphatase (im Gegensatz zur normalen alkalischen Serumphosphatase beim Hypoparathyreoidismus). Die erhöhte Parathormonkonzentration im Serum, die Hypophosphatämie und die erhöhte alkalische Serumphosphatase stellen das wichtigste differentialdiagnostische Kriterium der D-Hypovitaminose-Hypocalcämie gegenüber der auf Parathyreoideainsuffizienz beruhenden Hypocalcämie dar.

Die Hypocalcämie kann auch *renalen Ursprung* haben. Bei unbehandelten tubulären Nephropathien sind die Calcium- und Parathormonkonzentration im Serum in der Regel normal, obwohl infolge einer Hypophosphatämie und Hyperphosphaturie eine rachitisch-osteomalacische Osteopathie (Vitamin-D-resistente Rachitis) im Vordergrund steht. Die glomeruläre, azotämische Niereninsuffizienz kann bei sehr langer Krankheitsdauer Hyperphosphatämie und Hypocalcämie sowie Hypocalciurie und eine gemischte Osteopathie (Osteomalacie und Ostitis fibrosa) zur Folge haben. Bei diesen letzten Fällen steht jedoch die Störung des Calcium- und des Phosphatstoffwechsels gegenüber den Symptomen der Niereninsuffizienz meist im Hintergrund. Tetanische Symptome werden beim Vorhandensein einer Hypocalcämie infolge gleichzeitiger Existenz einer Acidose fast immer vermißt (vgl. hierzu auch den Abschnitt: Der sekundäre Hyperparathyreoidismus S. 884ff.).

Hypocalcämien völlig anderer Genese werden ferner bei der akuten Pancreatitis und bei gewissen Formen metastatischer Skeletcarcinomatose beobachtet [Myelom, chronische Leukosen, Prostata-, Mamma- und Bronchialcarcinom (HALL, 1966)]. In beiden Fällen dürfte wohl eine Verwechslung mit einer Hypocalcämie infolge Parathyreoideainsuffizienz kaum je zu befürchten sein.

b) Differentialdiagnose des neurologischen Syndroms

Wir haben gesehen, daß das klinische Bild des Hypoparathyreoidismus von der Tetanie beherrscht wird, daß aber die Tetanie mit all ihren Erscheinungen der neuromuskulären Übererregbarkeit noch bei zahlreichen anderen pathologischen Zuständen beobachtet wird. In erster Linie ist zwischen den hypocalcämischen und den normocalcämischen Tetanien zu unterscheiden. Die häufigsten Ursachen der Hypocalcämie sind soeben besprochen worden. Tetanie kann bei all diesen Zuständen beobachtet werden, ohne allerdings obligatorisch zu sein, regelmäßig wird sie jedoch bei hypocalcämischen Nephropathien mit gleichzeitiger Acidose vermißt.

Normocalcämische Tetanie wird unter verschiedenartigen Bedingungen beobachtet, welche keine Beziehungen zum Calcium- und Phosphatstoffwechsel und der Parathyreoideafunktion aufweisen und bei denen auch die dystrophischen Veränderungen des Hypoparathyreoidismus fehlen. Die häufigste Ursache der normocalcämischen Tetanie ist die respiratorische Alkalose, wie sie nach Hyperventilation, nach langdauerndem Erbrechen und nach peroraler oder parenteraler Zufuhr alkalischer Salze, namentlich von Bicarbonat, ferner beim primären Aldosteronismus (s.S. 335ff.) beobachtet wird. Calcium, Phosphor und alkalische Phosphatase im Serum und Calcium im Urin sind hier normal. Die Hyperventilationstetanie wird vorwiegend beim weiblichen Geschlecht angetroffen und kann sich durch den akuten Tetanieanfall sowie durch weniger charakteristische chronische Störungen, wie psychische Verstimmung, Parästhesien, ferner durch vegetativ-zirkulatorische Störungen (Angina pectoris, Extrasystolie, Tachykardien), manifestieren. Sowohl der Anfall wie auch der chronische Zustand sind durch das Leitmotiv der Angst charakterisiert. Die Ursache der Angst ist psychisch, die Angst wird durch die körperlichen Tetaniesymptome aufrecht erhalten. Der Anfall sowie die diagnostisch oft irreführenden Dauersymptome können durch Hyperventilation provoziert werden. Die tetanischen Symptome verschwinden, wenn die Abatmung der Kohlensäure durch Zuhalten von Mund und Nase, durch Atmen in einen Papiersack oder Kohlensäurebeatmung unterbrochen wird.

Die Tetanie wird ausgelöst durch eine Herabsetzung der Konzentration des ionisierten Calciums. Ob zusätzlich die Alkalose die Tetanie bei gleichbleibendem ionisiertem Calcium fördert, ist umstritten.

Im Weltkrieg 1914–1918 erstmals beschrieben und bis heute immer wieder gelegentlich aufgeführt wird die sog. idiopathische Tetanie (nicht zu verwechseln mit idiopathischem Hypoparathyreoidismus). Definitionsgemäß handelt es sich dabei um ein Krankheitsbild mit den Symptomen der latenten und der manifesten Tetanie bei normocalcämischen Individuen in schlechter sozialer Stellung, Nach heutiger Auffassung sind diese Fälle teils den hypocalcämischen bei D-Hypovitaminose, teils den alkalotischen Tetanien zuzurechnen.

Im weiteren wird eine Tetanie indirekt durch einen Anstieg des Serumphosphorspiegels über eine Senkung des ionisierten Calciums im Serum hervorgerufen und durch eine Senkung des Serummagnesiumspiegels.

Hyperphosphatämie — vom Antagonismus zwischen Serumcalcium und Serumphosphor abgesehen — ist nicht tetaniefördernd.

Magnesiummangel. Beim Menschen wurde eine Senkung des Serummagnesiumspiegels bei primärem Hyperparathyreoidismus nach Resektion eines Adenoms der Nebenschilddrüsen, vor allem nach einem Hyperparathyreoidismus mit ausgeprägter Knochenbeteiligung und besonders bei gleichzeitigem Erbrechen beobachtet. Ferner findet sich ein Magnesiummangel nach Infusion großer Quantitäten magnesiumfreier Flüssigkeit, beim chronischen Alkoholismus, bei der Lebercirrhose, bei der Malabsorption, bei massiver diuretischer Therapie mit Thiaziden, bei der tubulären Acidose, bei Niereninsuffizienz und beim primären Hyperaldosteronismus. In der Regel unterscheidet sich die Symptomatik des Magnesiummangels von der Tetanie bei Hypocalcämie. Ein extremer Magnesiummangel äußert sich vor allem bei Kindern in Tremor, athetotisch-choreiformen Bewegungen, Muskelschwäche, Muskelkrämpfen, Schwindel, Reizbarkeit. Gefährlich und selten mit tödlichem Ausgang sind grand-mal-ähnliche Konvulsionen. Bei einer schweren Hypomagnesiämie (Serum-Magnesium < 1 mg/100 ml) besteht praktisch immer eine mehr oder weniger ausgeprägte Hypocalcämie als Ausdruck eines Hypoparathyreoidismus (Anast, 1972). Die Parathormonkonzentration im Serum ist normal oder erniedrigt. Bei einer Normalisierung der Serum-Magnesium-Konzentration durch intravenöse Zufuhr von Magnesiumchlorid kommt es zu einem paradoxen Anstieg der Parathormonkonzentration, paradox deshalb, da im Normalfall die Parathormonsekretion durch Magnesiumzufuhr gehemmt wird, sowie zu einer Normalisierung der Serumcalciumkonzentration zusammen mit der Normalisierung des Serummagnesiums. Über die Behandlung des Magnesiummangels s.S. 883.

c) Differentialdiagnose der Epilepsie

Wir haben oben gesehen, daß der große epileptische Anfall und gelegentlich auch eine petit-mal-Epilepsie das führende Symptom eines idiopathischen oder Pseudohypoparathyreoidismus und selten eines postoperativen Hypoparathyreoidismus sein können. Die Symptomatologie dieser Epilepsie deckt sich vollständig mit derjenigen der genuinen Epilepsie. Auch das EEG erlaubt eine differentialdiagnostische Abgrenzung nicht. Einzig der therapeutische Test gibt verbindlichen Aufschluß. Die antikonvulsive Therapie, wie sie bei der genuinen Epilepsie anfallsverhütend wirkt, bleibt bei der Hypoparathyreoidismus-Epilepsie ohne jeden Effekt. Eine Behandlung anderseits, welche die Hypocalcämie korrigiert, heilt die Hypoparathyreoidismus-Epilepsie sowohl klinisch, wie sie auch den elektroencephalographischen Befund normalisiert. Wenn solche Beobachtungen auch selten sind, so sind sie doch von großem praktischem Wert. Man sollte bei jedem Epileptiker nach den klinischen Symptomen der latenten Tetanie suchen und den Serumcalciumspiegel bestimmen. Besonders in Epileptikeranstalten müßte ein solches Vorgehen zur Routineuntersuchung gehören. Das gleiche gilt für die geistigen Entwicklungsstörungen, Rückständigkeit und charakterlichen Veränderungen bei Kindern, für Krankheitsbilder mit unklaren psychischen Störungen sowie für das Parkinsonsyndrom beim Erwachsenen.

5. Therapie

B. Courvoisier und J.A. Fischer

a) Allgemeines

Die Therapie der Parathyreoideainsuffizienz umfaßt 3 Medikamentenarten:

1. Die Calciumsalze für intravenöse oder perorale Anwendung;
2. das Parathormon;
3. die Steroide Vitamin D_3, 1,25-Dihydroxycholecalciferol und Dihydrotachysterol.

Parathormon kann in der heute verfügbaren Form therapeutisch nicht verwendet werden. Der im Handel erhältliche Extrakt regt die Bildung von Antikörpern an und führt nach einer gewissen Zeit zur „Hormonresistenz“. Antikörper gegen Rinderparathormon sind im Blute verschiedentlich nachgewiesen worden (Melick, 1967).

Vitamin D existiert in 2 verschiedenen Typen. Der eine, Vitamin D_2, ist vegetabilischen, der andere, Vitamin D_3, animalischen Ursprungs.

Vitamin D_2 oder Calciferol leitet sich vom Ergosterol ab, das im Mutterkorn und in der Bierhefe enthalten ist. Durch eine photochemische Reaktion wird es unter Einwirkung des ultravioletten Lichtes zu Vitamin D_2 umgewandelt.

Vitamin D_3 oder Cholecalciferol ist das natürliche Vitamin D animalischen Ursprungs. Es ist vom 7-Dehydrocholesterol abgeleitet (s.S. 841f.). Beim Menschen wird endogenes Vitamin D_3 in der Haut unter der Wirkung des ultravioletten Lichtes synthetisiert. Exogenes Vitamin D_3, das vorwiegend in gewissen Fischtranölen sowie in viel kleinerer Menge auch in der Milch, der Butter und im Eigelb enthalten ist, wird mit der Nahrung aufgenommen. Seit einigen Jahren wird therapeutisch synthetisches Vitamin D_3, das mit dem natürlichen identisch ist, ausgedehnt verwendet.

Das Vitamin D_3 wird in der Leber in das 25-Hydroxycholecalciferol verwandelt, welches seinerseits in der Niere in das 1,25-Dihydroxycholecalciferol (1,25-DHCC) hydroxyliert wird. Kürzlich sind die ersten Patienten mit Hypoparathyreoidismus mit 1,25-DHCC behandelt worden, welches in einer wesentlich geringeren Dosis als das Vitamin D_3 oder das 25-Hydroxycholecalciferol wirksam ist. Es wird vermutet, daß die Hydroxylierung des 25-Hydroxycholecalciferol in Anbetracht der Hyperphosphatämie beeinträchtigt ist und deshalb eine Vitamin-D-Resistenz vorliegt (KOOH, 1975) (s.S. 843).

Dihydrotachysterol entsteht bei der Bestrahlung des Ergosterols und wird als AT 10 (antitetanischer Faktor 10) oder als Calcamin mit 0,1% bzw. 0,2% Dihydrotachysterol zur Behandlung der Hypocalcämie verwendet.

Chemisch reine D-Vitamine sind jedoch für die Therapie hypocalcämischer Zustände ebenso geeignet wie Dihydrotachysterol. JESSERER hat die beiden Vitamine mit dem Dihydrotachysterol verglichen und nur pharmakologische Unterschiede praktisch unbedeutender Art festgestellt: In wäßriger Lösung sind alle 3 Substanzen intravenös und intramuskulär gleich wirksam. In öliger Lösung wird intramuskulär nur Vitamin D verabreicht. Bei oraler Darreichung andererseits ist Dihydrotachysterol wirksamer als Vitamin D. Für die Behandlung hypocalcämischer Zustände sind alle Präparate anwendbar. Wichtig ist, zu wissen, daß die Reaktion des einzelnen Individuums auf Vitamin D und Dihydrotachysterol individuell verschieden ist und oft beim gleichen Individuum zu verschiedener Zeit variiert. Die richtige Dosis ist somit im gegebenen Fall sorgfältig zu ermitteln. Nachfolgend sind die gebräuchlichen Präparate in Milliliter, Tropfen, Einheiten und Milligramm tabellatisch zusammengestellt (Tabelle 5).

b) Therapie des tetanischen Anfalls

Der Tetanieanfall wird am häufigsten beim postoperativen Hypoparathyreoidismus beobachtet, und zwar tritt der erste Anfall meist schon einige Stunden nach der Strumektomie oder der Exstirpation eines Parathyreoidea-Adenoms ein. Tetanische Anfälle werden aber auch beim idiopathischen Hypoparathyreoidismus und beim Pseudohypoparathyreoidismus gesehen. Die Behandlung besteht in der intravenösen Injektion eines Calciumsalzes: am besten werden 10 ml einer 10%igen Lösung von Calcium gluconolactobionat, die 90 mg Calcium enthalten, langsam intravenös injiziert. Vor der Injektion ist Blut für die Bestimmung des Serumcalciums und Serumphosphates zu entnehmen. Das Ergebnis dieser Bestimmung ist nicht abzuwarten, da die Calciumtherapie harmlos ist und auch bei normocalcämischer Tetanie keinen Schaden stiftet. Wenn der Patient auf die erste Injektion nicht genügend oder nur vorübergehend reagiert, so ist diese in den folgenden Stunden 1–2mal pro Stunde zu wiederholen, bis das Resultat der Serumcalciumbestimmung bekannt wird. Es ist zu betonen, daß die intravenöse Calciuminjektion nur während kurzer Zeit wirkt infolge rascher Fixation des Calciums im Skelet und rascher Ausscheidung durch die Nieren, daher ist evtl. eine Dauertropfinfusion mit Calcium zu applizieren. Sobald die Diagnose der hypocalcämischen Tetanie sichersteht, wird die Behandlung je nach dem Grade der Hypocalcämie durch ein serumcalciumsteigerndes Steroid ergänzt, wobei die intravenöse Gabe des kristallisierten Vitamins D_3 in wäßriger Lösung am raschesten wirkt. Je nach dem Serumcalciumwert, der oft sehr tief liegt (6 mg-% und sogar tiefer), werden 4–6 Ampullen = 30–45 mg (1 Ampulle enthält 7,5 mg = 300000 Einheiten) gegeben, deren volle Wirksamkeit allerdings trotz intravenöser Darreichungsform erst nach 3–4 Tagen erwartet werden darf. In der Zwischenzeit ist die Behandlung mit Calciuminjektionen bzw. Infusionen ohne Unterbrechung fortzusetzen. Wiederholte Serumcalciumbestimmungen sind zur adäquaten Dosierung notwendig. Nützlich kann in diesem Stadium auch ein Barbiturat-Sedativum sein. Phenothiazinpräparate jeder Art sind anderseits zu vermeiden, da sie, wie wir weiter oben (S. 857) gesehen haben, gelegentlich vorkommende extrapyramidale Erscheinungen des Hypoparathyreoidismus verstärken oder neu hervorrufen können bis zum schweren neurodysleptischen Anfall. Wenn tetanische Symptome trotz fortgesetzter Cal-

Tabelle 5. Die gebräuchlichen hypercalcämisch wirkenden Steroide

Crist. Cholecalciferol, Vitamin D_3					
wasserlöslich, hochkonzentriert	Ampulle	à 1 ml,	i.v.	300000 I.E.	7,5 mg
ölig, hochkonzentriert	Kapseln	à 1,5 ml,	p.o.	300000 I.I.	7,5 mg
konzentriert	Tabletten		p.o.	100000 I.E.	2,5 mg
glycero-alkohol. Lösung	Tropfen 45	= 1 ml,	p.o.	4500 I.E.	0,11 mg
Crist. Dihydrotachysterol					
0,1%ige Lösung (AT 10)	Tropfen 30	= 1 ml,	p.o.		1 mg
0,2%ige Lösung (Calcamin)	Tropfen 15	= 0,5 ml,	p.o.		1 mg

ciumtherapie und trotz hoher Dosen Vitamin D, ev. sogar nach Normalisierung des Serumcalciumspiegels nicht verschwinden, dann ist an die Möglichkeit einer Hypomagnesiämie zu denken. Besonders bei postoperativem Hypoparathyreoidismus nach Exstirpation eines Parathyreoidea-Adenoms, aber auch bei anderen hypocalcämischen Tetanieformen scheint dies gelegentlich vorzukommen. Es ist dann nach vorgängiger Bestimmung des Serummagnesiumspiegels sofort mit einer Magnesiumsubstitution oder einer Magnesiumtherapie zu beginnen, wie sie im Kapitel über den postoperativen Verlauf und die postoperative Therapie des primären Hyperparathyreoidismus beschrieben wird (S. 883). Im allgemeinen normalisiert sich die Hypocalcämie 3–8 Tage nach der intravenösen Vitamin-D-Injektion. Wenn dies nicht der Fall ist, dann muß neuerdings 7,5 mg Vitamin D_3 intravenös injiziert werden und wenn nach einigen Wochen immer neue Vitamin-D-Gaben notwendig sind, dann wird eine Dauertherapie nach den im folgenden Abschnitt zu besprechenden Angaben notwendig sein. Nicht selten normalisiert sich aber der Serumcalciumspiegel bei postoperativem Hypoparathyreoidismus nach wenigen Wochen, selten erst nach Monaten, doch noch spontan durch kompensatorische Hyperplasie der intakt gebliebenen Parathyreoideae. Der Kranke kann dann als geheilt betrachtet werden, sofern weitere Kontrollbestimmungen des Serumcalciums alle 3–6 Monate während 2 Jahren günstige Resultate ergeben.

c) Therapie der chronischen Parathyreoideainsuffizienz

Vitamin D und Dihydrotachysterol per os sind hier die Medikamente der Wahl. Das wichtigste und einzige Ziel der Therapie ist die Normalisierung des Serumcalciumspiegels auf einem Wert zwischen 9 und 10 mg-% und die Vermeidung einer Hypercalciurie. In der Regel tritt eine Hypercalciurie (Calciumausscheidung >300 mg/24 Std) auf, bevor es zur Hypercalcämie kommt und ist damit ein empfindliches Zeichen für eine Vitamin-D-Intoxikation. Zur Vermeidung einer Vitamin-D-Intoxikation mit einer Hypercalcämie und Einschränkung der Nierenfunktion als Folge, wird angestrebt, die Serumcalciumkonzentration im unteren Bereich der Norm zu halten. Die Gefahren der Hypercalcämie und Hypercalciurie (Nephrolithiasis, Nephrocalcinose usw. s.S. 874 ff.) und der Hypocalcämie (Tetanie, neurologische Veränderungen, Katarakt und andere Dystrophien, s.S. 854 ff.) werden einläßlich besprochen. Der Serumcalciumspiegel kann spontane Schwankungen aufweisen, die sich über mehrere Monate erstrekken mit unvorhersehbarem Anstieg zur Norm oder Abfall auf einen tiefen Stand.

Der Hypoparathyreoidismus kann somit, von den Fällen flüchtiger postoperativer Parathyreoideainsuffizienz mit nachfolgender Spontanheilung abgesehen, nie als geheilt betrachtet werden. Er ist lebenslänglich behandlungsbedürftig, wobei der Serumcalciumspiegel regelmäßig kontrolliert, und wenn nötig, mit Vitamin D oder vergleichbaren Steroiden normalisiert werden muß. Eine feste Tagesdosis kann der zahlreichen individuellen und zeitlichen Schwankungen wegen nicht angegeben werden, sie muß laufend aus den Kontrollwerten des Serumcalciums ermittelt werden. Die Calcämie und die 24-Std-Calciurie sind im Anfang 1–2mal pro Monat, später im Abstand von 3–6 Monaten zu bestimmen. Für die Schwankungen der Dosierung beim einzelnen Fall ist zu berücksichtigen, daß während der sonnenreichen Sommer- und Herbstmonate die notwendige Dosis niedriger ist als im Winter und Frühjahr, ferner wird der Vitamin-D-Bedarf durch Mobilisation erhöht, durch Immobilisation herabgesetzt, durch Hypothyreose erhöht und durch Hyperthreose herabgesetzt. *Die Behandlung ist zu unterbrechen, wenn das Serumcalcium 11,0 mg-% und die 24-Std-Calciurie 300 mg übersteigt.*

Da Vitamin D und Dihydrotachysterol kumulierende Wirkung besitzen, wobei der maximale Effekt der Einzelgabe zwischen dem 3. und 7. Tag erreicht wird, kann die Behandlung sowohl kontinuierlich, als auch intermittierend durchgeführt werden. Bei täglicher Verabreichung beträgt die durchschnittliche Dosierung 2–8 Tropfen 0,2%iger crist. Dihydrotachysterol (Calcamin) oder 4–16 Tropfen 0,1%ige Lösung (AT 10). Bei intermittierender Behandlung wäre für Calcium bzw. AT 10 als mittlere Dosis etwa die folgende Verordnung zu wählen: 1–2mal pro Woche 15–30 Tropfen Calcamin, bzw. 30–60 AT 10 per os (1–2 mg), für Vitamin D anderseits 1–2mal pro Monat 7,5–30 mg (300000–1200000 E). Dihydrotachysterol ist pro mg ca. 3mal stärker wirksam als Calciferol (Harrison, 1967). Der mittlere Bedarf an Vitamin D_2 bei postoperativem Hypoparathyreoidismus beträgt 2 mg pro Tag (Ireland, 1968).

Die Diät soll bei chronischem Hypoparathyreoidismus reich an Calcium sein. Die Unterhaltungsdosis des Vitamins D und des Dihydrotachysterols kann durch die regelmäßige Zufuhr eines Calciumpräparates (0,5–1,0 g Calcium pro Tag) vermindert werden. Der postoperative Hypoparathyreoidismus ist gelegentlich mit Hypothyreose verbunden. Da das Schilddrüsenhormon calciummobilisierend wirkt, d.h. einen erniedrigten Serumcalciumspiegel erhöht und die Urincalciumausscheidung vermehrt, ist eine entsprechende Ersatztherapie der Schilddrüseninsuffizienz sehr angezeigt. In seltenen Fällen ist bei postoperativem Hypoparathyreoidismus ein refraktäres Verhalten auf Vitamin D und Dihydrotachysterol festgestellt worden. Bei einer derartigen Beobachtung wurde die Vitamin-D-Resistenz nach dem Eintreten einer Schwangerschaft wieder durchbrochen. In einem anderen Fall konnte durch die Zufuhr von 2mal 25 mg Cortisol pro Tag per os die früher vorhandene normale Ansprechbarkeit auf Vitamin D wieder hergestellt werden.

D. Der primäre Hyperparathyreoidismus

U. BINSWANGER und M. WERNLY

1. Definition

Als primärer Hyperparathyreoidismus wird der Zustand vermehrter Sekretion von Parathormon bezeichnet, ohne daß ein physiologischer Sekretionsstimulus erkennbar ist. Morphologisch liegt ein solitäres Adenom, multiple Adenome, allenfalls im Rahmen einer endokrinen Polyadenomatose, die primäre Hyperplasie aller Nebenschilddrüsen oder ein Nebenschilddrüsencarcinom vor. Die Ätiologie ist nicht bekannt.

2. Vorkommen und Häufigkeit

Vorkommen: Im Erwachsenenalter ist der auf Parathyreoidea-Adenom beruhende primäre Hyperparathyreoidismus bei der Frau mindestens 2mal so häufig wie beim Mann. Vor der Pubertät und beim Parathyreoidea-Carcinom existiert dieser Unterschied nicht. Auch steht es noch nicht fest, ob die Bevorzugung des weiblichen Geschlechts für die Fälle von primärer Hyperplasie aller 4 Drüsen ebenfalls gilt oder nicht. Im Kindesalter ist der primäre Hyperparathyreoidismus selten, auf die Altersgruppe von 20–40 Jahren entfallen ca. 30% und auf diejenigen von 40–60 Jahren ca. 50% der gesamten Zahl. Die Manifestation nach der Menopause ist ein häufiges Ereignis.

Häufigkeit: Während früher der primäre Hyperparathyreoidismus als extrem seltene Krankheit betrachtet wurde, hat insbesondere die Zunahme routinemäßig durchgeführter Calciumbestimmungen zur häufigeren Diagnosestellung geführt. Zur Früherfassung der Hyperparathyreoidismus-Fälle hat die Erkenntnis beigetragen, daß 5% aller Nephrolithiasiskranken an Hyperparathyreoidismus leiden. Die wirkliche Häufigkeit des primären Hyperparathyreoidismus geht aus routinemäßigen Serumcalciumbestimmungen an einem nicht ausgewählten Beobachtungsgut hervor. So fand BOONSTRA unter 26000 Spitalpatienten 31 chirurgisch bewiesene Hyperparathyreoidismus-Fälle (klinisch 8mal Nephrolithiasis, 13mal gastro-intestinale Symptome, 17mal Müdigkeit bis zur Erschöpfung, 3mal psychische Depression, kein Fall von Skeletbeteiligung). Auf 850 Spitalpatienten entfallen somit 1 klinisch nicht erkannter Fall von primärem Hyperparathyreoidismus, entsprechend einer Häufigkeit von 1,2‰. Es ist dabei allerdings zu bedenken, daß sich diese Prozentzahl der Häufigkeit auf Spitalpatienten mit irgendwelchen mehr oder weniger deutlichen Krankheitssymptomen bezieht und nicht auf eine gesunde Durchschnittsbevölkerung.

3. Pathologische Anatomie und Histologie

a) Häufigkeit der verschiedenen pathologisch-anatomischen Befunde beim primären Hyperparathyreoidismus

Diese geht aus Tabelle 6 hervor. Die Unterschiede von der einen zur anderen Statistik beruhen zum Teil auf der verschiedenartigen Beurteilung histologischer Befunde durch verschiedene Autoren.

b) Solitäre und multiple Adenome

Solitäre Adenome unterscheiden sich von multiplen Adenomen weder makroskopisch noch mikroskopisch. Im Gegensatz zu der normalen Drüse, welche oft deutlich gelben Fettglanz auf-

Tabelle 6. Prozentuale Häufigkeit der verschiedenen Parathyreoidea-Befunde bei primärem Hyperparathyreoidismus

	Mayo Clinic Rochester (BLACK) bis Dezember 1959	Mass. Gen. Hosp. Boston (ROTH) bis August 1959	Armed Forces Institute Washington (ROTH) bis August 1959	Karolinska Syukhuset Stockholm (HELLSTRÖM) bis 1960
Solitäre Adenome	89,1%	79,0%	83,1%	84,8%
Multiple Adenome	2,9%	4,7%	2,8%	2,2%
Mult. Par.-Adenome bei endokr. Adenomatose / Primäre Hyperplasie der Hauptzellen	2,6%	6,7%	5,6%	2,9%
Primäre Hyperplasie der wasserhellen Zellen	4,9%	6,0%	2,8%	9,4%
Carcinome	0,5%	3,6%	5,7%	0,7%
Anzahl Fälle	385	352	142	138

weist, sind Adenome etwas dunkler, von rotbrauner bis leicht gelblicher Farbe. Gegenüber dem Schilddrüsengewebe erscheint die Parathyreoidea heller, von weniger reinem Rot. Als sehr charakteristisch wird von Anatomen und Chirurgen die Konsistenz der Adenome bezeichnet, die zarter als diejenige des Schilddrüsengewebes oder der Lymphknoten, andererseits aber deutlich fester als diejenige von Fettläppchen und Thymusgewebe ist. Jedes Parathyreoidea-Adenom besitzt eine klar erkennbare Kapsel, die nur ganz ausnahmsweise von 1 oder 2 pseudopodienartigen Parenchymfortsätzen durchbrochen wird. Von einer gewissen Größe an weisen die meisten Adenome einen gut erkennbaren Gefäßstiel auf, der bei mediastinaler Lage des Adenoms für die Orientierung des Chirurgen große Bedeutung hat. Mit der Möglichkeit einer intrathyreoidalen Lage von Parathyreoidea-Adenomen muß nicht selten gerechnet werden.

Im histologischen Präparat weisen Parathyreoidea-Adenoma, welche nur einen Teil des Drüsenparenchyms einnehmen, kugelig ovaloide Form auf. Das umgebende Fettgewebe ist komprimiert.

Die Adenoma des primären Hyperparathyreoidismus sind aus kleinen Hauptzellen, großen Hauptzellen, wasserhellen Zellen jeder Größe, oder aus atypischen, oxyphilen Zellen, die meist größer und heller sind als die gewöhnlichen oxyphilen Zellen, aufgebaut. In der Regel finden sich jedoch in einem einzelnen Adenom nicht nur eine, sondern mehrere Zellarten zugleich. Die eine Zellart herrscht dabei meist vor. Die Parenchymzellen funktionierender Adenome sind den analogen Zellen normaler oder auch sekundär hyperplastischer Drüsen ähnlich. Sie unterscheiden sich von den Normalzellen durch folgende Eigenschaften: Neigung zu syncytialer Anordnung der Zellverbände; Kerne von weit überdurchschnittlicher Größe; Riesenkerne mit bizarrer Form (Abb. 27); sehr zahlreiche Amitosen (50 Kerne und mehr auf engstem syncytialen Raum). Echte und atypische Mitosen finden sich hier, im Gegensatz zum Parathyreoidea-Carcinom, nie.

Paraythreoidea-Adenome zeigen sehr häufig Erscheinungen sekundärer Degeneration. Es finden sich hypoxämische Nekrosen, Blutungen und Einschmelzungsherde mit cystischer Erweichung. Es ist sogar mit subtotaler oder totaler Nekrose von Adenomen zu rechnen, wobei klinisch Selbstheilung des Hyperparathyreoidismus eintreten kann. Entsprechende klinische Beobachtungen, die auch mit typischer „postoperativer" hypocalcämischer Tetanie verlaufen können, liegen vor (HOWARD, 1953; JOHNSTON, 1961).

Als Lipoadenom wurden Parathyreoidea-Adenome mit dem klinischen Bild des primären Hyperparathyreoidismus beschrieben, bei denen sich zwischen locker angeordneten Hauptzellsträngen ein überaus reichliches, ödematös-bindegewebiges Stroma mit sehr zahlreichen Fettzellen fand (OBER, 1958; ABUL-HAJ, 1962). Es gibt funktionslose Adenome, zu denen in erster Linie die rein oxyphilen Adenome älterer Personen gehören. Sie sind von den funktionierenden oxyphilen Adenomen des primären Hyperparathyreoidismus zu unterscheiden, die vorwiegend oder ausschließlich aus atypischen oxyphilen Zellen bestehen. Durch elektronenmikroskopische Untersuchungen ist bestätigt worden, daß die Zellorganellen bei der ersten Adenomart auf Inaktivität schließen lassen. Rein

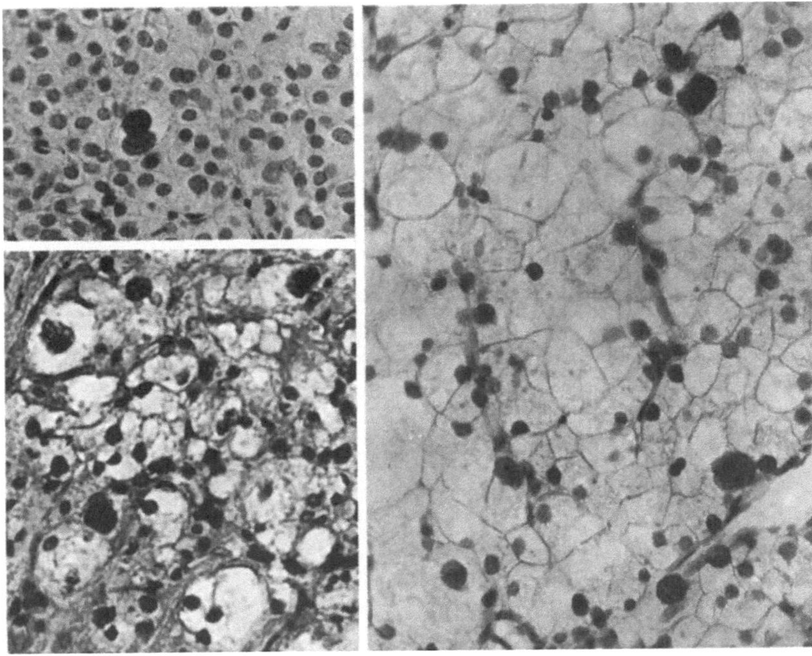

Abb. 27. Primärer Hyperparathyreoidismus. Kernatypien in drei benignen Adenomen. 300:1 (WERNLY, 1946)

histologisch kann die Unterscheidung schwierig sein.

c) Parathyreoidea-Adenome und Hyperplasie bei endokriner Adenomatose

Multiple Parathyreoidea-Adenome im Rahmen des Syndroms der endokrinen Adenomatose (Adenome der Parathyreoidea, der Adenohypophyse, des Inselzellapparates, der Nebennierenrinde und des Nebennierenmarks s. Kap. XVIII, S. 982f.) mit primärem Hyperparathyreoidismus finden sich in 5% der Fälle. Die Adenome der Parathyreoidea treten immer multipel auf, wobei mehrere Parathyreoideae und die einzelne Drüse mehrere kleine Adenome aufweisen. In der Literatur wird ein Teil der hierher gehörenden Fälle unter der Bezeichnung „primäre Hauptzellhyperplasie" beschrieben. Familiär gehäuftes Auftreten ist ein Wesensmerkmal der endokrinen Adenomatose (s. auch Kap. XVIII, S. 983).

Die Parathyreoideae sind gesamthaft meist vergrößert. ROTH (1971) gibt als Gesamtgewicht der 4 Drüsen 1–25 g an, wobei die oberen Drüsen in der Regel größer sind als die unteren. Mediastinale Lage einer unteren Drüse wurde mehrfach beobachtet. Die Farbe ist rötlich-braun und nicht schokoladenbraun wie bei der primären Hyperplasie wasserheller Zellen. Auf dem Schnitt läßt sich oft schon makroskopisch ein kleinknotiger Aufbau erkennen. Histologisch besteht entweder ein solitäres Hauptzelladenom oder eine mikroadenomatöse Hyperplasie der Hauptzellen. Seltener finden sich auch Felder mit kleinen oder solche mit großen wasserhellen Zellen. Riesenkerne und Amitosen sind bei der mikroadenomatösen Hyperplasie seltener als beim solitären Adenom. Ein riemenförmiger Streifen normalen Parathyreoidea-Gewebes wurde nie beobachtet, Fettzellen finden sich gelegentlich in einzelnen Bezirken eingestreut. Das hier beschriebene Bild zeigt große Ähnlichkeit mit demjenigen der mikroadenomatösen Hyperplasie des sekundären Hyperparathyreoidismus (s.S. 884f.).

Für die chirurgische Therapie ergeben sich folgende Konsequenzen: Bei jedem Fall von primärem Hyperparathyreoidismus sollte sehr sorgfältig nach allen 4 Drüsen gesucht werden. Bei einer diffusen Hyperplasie wären in der Regel 3 total zu exstirpieren und von der kleinsten ein minimales Stück von ca. 30–50 mg zurückzulassen. Vorsichtshalber, so empfiehlt BLACK (1961), müßte man die zurückgelassene Parathyreoidea mit einem schwarzen Seidenfaden markieren, damit, im Falle des nicht so seltenen Rezidivs, die zurückgelassene Drüse leicht wieder aufgefunden werden kann.

Die Morphologie der primären Hauptzellenhyperplasie stimmt weitgehend mit derjenigen des Syndroms der endokrinen Adenomatose überein. Der Großteil primärer Hauptzellenhyperplasie bzw. multiple Parathyreoidea-Adenome wurde im Rahmen des Syndroms der endokrinen Adenomatose beobachtet und beschrieben. Bei einem kleineren Teil dagegen fanden sich lediglich multiple Adenome aller 4 Parathyreoideae ohne klinisch oder morphologisch erkennbaren Hinweis für eine Beteiligung der Hypophyse, des Inselzellapparates oder der Nebennieren. Auffallenderweise wird nun gerade in diesen Fällen – wie beim Syndrom der endokrinen Adenomatose – familiär gehäuftes Vorkommen ebenfalls sehr oft erwähnt (14mal unter 30 Fällen nach CUTLER, 1964). Familiäre Häufung stellt aber das charakteristische Wesensmerkmal des Syndroms der endokrinen Adenomatose dar, weshalb es angezeigt ist, isolierte multiple Parathyreoidea-Adenomatose dem Formenkreis des Syndroms der endokrinen Adenomatose zuzuzählen.

d) Die primäre Hyperplasie der wasserhellen Zellen

Sie wird auf 20 Fälle von primärem Hyperparathyreoidismus einmal beobachtet und ist meist durch eine starke Volumenzunahme aller 4 Drüsen ausgezeichnet. Als Totalgewicht aller 4 Drüsen fanden BLACK (1961) 760 mg bis 132 g, ROTH (1971) 3–60 g. Im Gegensatz zum Verhalten der normalen Parathyreoideae sind die oberen Drüsen meist größer als die unteren. Die Farbe ist oft auffallend schokoladenbraun. Histologisch bestehen stets alle 4 Drüsen aus großen, wasserhellen Zellen (Abb. 28). Hauptzellen, kleine wasserhelle oder oxyphile Zellen lassen sich auch bei aufmerksamem Durchsuchen der Präparate nur selten finden, ein riemenförmiger Streifen normalen Parathyreoideagewebes wie beim Adenom findet sich nie. Praktisch wichtig ist die Abgrenzung dieses charakteristischen Bildes gegenüber der sekundären Hyperplasie bei chronischer Nephritis oder Osteomalacie. Über deren Histologie s.S. 884f.

e) Das Parathyreoidea-Carcinom

Der Parathyreoidea-Tumor zeigt die Eigenschaften der lokalen Malignität mit infiltrativem Wachstum in die Umgebung, namentlich in die Adenomkapsel, in die Schilddrüse, die großen Gefäße, die Muskeln und den Oesophagus. Metastasen sind häufig und werden in den lokalen Lymphknoten, in Lunge, Leber und Milz gefunden. Beim chirurgischen Eingriff fällt die starke Adhärenz des Tumors mit seiner Umgebung auf, was ganz im Gegensatz zum Verhalten der benignen Adenome steht. Weniger eindeutig ist der histologische Befund. In den meisten Fällen (v. ALBERTINI, 1955) lassen sich typische und atypische Mitosen erkennen. Das einzige für alle Fälle geltende Maligni-

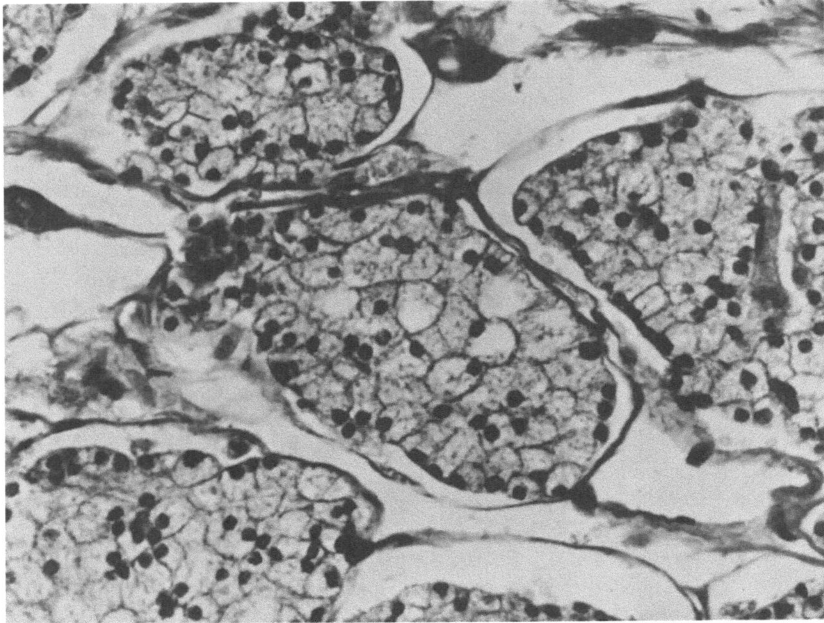

Abb. 28. Primäre Hyperplasie wasserheller Zellen bei primärem Hyperparathyreoidismus. 300:1 (UEHLINGER, 1955)

tätskriterium ist die Existenz endokrin aktiver Metastasen und das Tumorrezidiv nach chirurgischer Exstirpation.

Der klinische Verlauf des Parathyreoidea-Carcinoms ist typisch. Der Exstirpation des Carcinoms folgt in der Regel ein Verschwinden der Krankheitssymptome. Nach einiger Zeit kommt es aber zum klinischen und blutchemischen Rezidiv, und gleichzeitig kann die Ausbildung eines lokalen Rezidivtumors beobachtet werden. Die Radikaloperation bringt unter Umständen ein zweites Mal völliges Verschwinden der Symptome. Doch auch dieses dauert nur Monate, gelegentlich Jahre. Schließlich erscheint das terminale Rezidiv mit dem vollen klinischen und blutchemischen Hyperparathyreoidismus-Bild. Der Tod folgt auf dem Wege der renalen Komplikation (Nephrocalcinose, Hypertonie, Niereninsuffizienz) oder einer interkurrenten Erkrankung. Bei der Autopsie finden sich funktionstüchtige Metastasen des Parathyreoidea-Carcinoms in einem der erwähnten Metastasenorgane. Parathyreoidea-Carcinome und deren Metastasen sind röntgenstrahlenresistent.

4. Pathophysiologie

Beim primären Hyperparathyreoidismus ist das Verhältnis zwischen calciumabhängiger Sekretionssteuerung und Hormonsekretion auf zu hohem Niveau eingestellt. Im Vergleich zum Gesunden wird bei entsprechender Serumcalciumkonzentrationen ein zu hoher Hormonspiegel im Serum gemessen. Die Parathormonsekretion kann durch Absenken des erhöhten Serumcalciumspiegels stimuliert werden (MURRAY, 1972; BINSWANGER, 1974) oder die Hormonausschüttung durch Anheben der Calciumkonzentration vermindert werden (MURRAY, 1972). Eine Sekretionsautonomie besteht somit nicht. Das immunoreaktive Parathormon ist bei primärem Hyperparathyreoidismus stets deutlich, bei paraneoplastischem Syndrom meist nur wenig erhöht (s.S. 894f., Abb. 43).

Folge des erhöhten Hormonspiegels im Serum sind:

- die Aktivierung der Osteoclasten und Osteocyten, welche Knochen resorbieren und Calcium freisetzen. Das Ansprechen des Knochens auf Parathormon wird durch zahlreiche Faktoren, wie Vitamin D, Phosphat u.a. modifiziert.
- Steigerung der tubulären Calciumrückresorption, was bei geringer Belastung des Einzelnephrons mit filtriertem Calcium den Serumcalciumspiegel anhebt. Bei großer Calciummenge wird die stimulierte Rückresorption ungenügend, es kommt zur Hypercalciurie.
- Die enterale Calciumabsorption wird gesteigert.

5. Klinisches Krankheitsbild und Symptomatologie (s. Tabelle 7)

a) Erscheinungsformen und Verlauf

Das klinische Bild des primären Hyperparathyreoidismus ist überaus vielfältig. Neben der klassischen Form mit der von Recklinghausenschen Skeleterkrankung gibt es eine Form mit vorwiegend oder ausschließlich renaler Symptomatologie, eine andere Form mit Magengeschwür, Pankreatitis, Gicht, Pseudogicht und Bandkeratitis, ferner eine solche, die keine Organveränderungen, sondern le-

Tabelle 7

Klinische Hinweise
Nierenkolik, calciumhaltiges Konkrement
Polyurie, Polydipsie
Kreuz- und Gliederschmerzen
Thorakale Kyphose, Stauchungsfalten am Rumpf
Spontanfrakturen
Trommelschlegelfinger
Ober- oder Unterkiefertumor (Epulis)
Anorexie, Meteorismus, schubartiger Oberbauchschmerz oder Dyspepsie
Therapiefraktäres Ulcus ventriculi oder duodeni
Erbrechen nach Milch-Alkali-Therapie
Rezidivierende Pankreatitis
Cholelithiasis
Asthenie, muskuläre Adynamie
Müdigkeit, Unwohlsein, Kopfschmerz
Depression, Reizbarkeit, Aggressivität
Verwirrung, Halluzinationen
Somnolenz, Apathie, Koma mit Hyperpyrexie
Bandkeratitis, subconjunctivale Verkalkungen
Gicht, Hyperuricämie, Pseudogicht
Neugeborenen-Tetanie (bei Hyperparathyreoidismus der Mutter)

Röntgenologische Hinweise
Generalisierte Skelet-Demineralisation
Sogenannte Osteoporose
Spongiosierung der Corticalis
Subperiostale Resorption der Phalangen
Acro-Osteolyse (Finger, Acromio-Claviculargelenk)
Knochencysten
Epulis
Mattglaserscheinung des Schädels, granuläre Atrophie
Nephrolithiasis
Nephrocalcinose

Laboratoriumshinweise
Hypercalcämie
Hohe Parathormonkonzentration im Serum
Hypophosphatämie
Erhöhung der alkalischen Phosphatase
Hypercalciurie (24-Std-Urin)
Isosthenurie
Im EKG Verkürzung der QT-Distanz

Laboratoriumsuntersuchungen s.S. 890ff.

diglich funktionelle, klinische Symptome erkennen läßt (Hypercalcämiesyndrom) und schließlich eine letzte Form, die möglicherweise nur Hypercalcämie und keine klinischen Symptome aufweist (chemischer Hyperparathyreoidismus). Daneben kommen selten Parathyreoidea-Adenome vor, die zufällig bei einer Kropfoperation entdeckt werden, morphologisch alle Kriterien eines funktionierenden Adenoms besitzen, hierbei aber keine klinischen Symptome und auch keine Hypercalcämie verursachen.

Der Verlauf ist in den meisten Fällen exquisit chronisch, ganz ausnahmsweise jedoch kurz und perakut, in anderen Fällen sind akute Phasen einer chronischen Verlaufsform aufgepfropft (akuter Hyperparathyreoidismus). Spontanheilung des primären Hyperparathyreoidismus infolge Spontannekrose des zugrundeliegenden Parathyreoidea-Adenoms ist beschrieben worden (s.S. 866). Die Häufigkeit dieser Selbstheilung ist jedoch nicht bekannt.

b) Skeletveränderungen (Ostitis fibrosa cystica generalisata von Recklinghausen)

Während bei den ersten einwandfrei identifizierten Fällen von primärem Hyperparathyreoidismus das Skeletleiden ganz im Vordergrund stand, werden heute Skeletveränderungen als ein im Rahmen des ganzen Symptomenkomplexes eher seltenes Vorkommnis betrachtet. Rein klinisch besteht ein sehr deutlicher, ossärer, primärer Hyperparathyreoidismus in etwa 15% aller Hyperparathyreoidismus-Fälle (Keating, 1961; Hellström, 1961; Rasmussen, 1962). Wesentlich höher liegt allerdings dieser Prozentsatz, wenn feinere Methoden der Skeletuntersuchung verwendet werden. So läßt sich ein verstärkter Knochenumbau durch systematische Röntgenuntersuchungen in 20–30% der Fälle nachweisen (Steinbach, 1961), mit Hilfe der Knochenbiopsie nach Tetracyclin-Markierung in 80% (van der Sluys Veer, 1964), mit quantitativer Mikroradiographie in 96% (Jowsey, 1966) und mit biochemischen Methoden durch radioaktives Calcium (Bauer, 1955) oder stabiles Strontium (Harrison, 1959) sogar in 100% der Fälle.

Klinisch ossäre Formen des primären Hyperparathyreoidismus können scheinbar isoliert auftreten, viel häufiger aber werden sie in Verbindung mit anderen Hyperparathyreoidismus-Symptomen gefunden. Am häufigsten ist die Kombination mit der an sich häufigen Nephrolithiasis.

α) Klinische Symptome der Skeleterkrankung

Der Beginn des Skeletleidens ist in der Regel durch unbestimmte, nach längerer Anstrengung auftretende Rücken-, Kreuz-, Hüft- und Gliederschmerzen gekennzeichnet. Im Laufe der Monate kommt es zu Deformationen. Die häufigste ist die dorsale Kyphose oder Kyphoskoliose mit gleichzeitig sich ausbildender Hühnerbrust. Sehr bezeichnend ist ferner die Verkürzung und Verbreiterung des Halses, wobei der Kragen zu eng wird, ferner die Verkürzung des Rumpfes mit Verlust der physiologischen Lumballordose und Ausbildung von Stauchungsfalten quer zum Rumpf. Solche Individuen zeigen im Verhältnis zum Rumpf viel zu lange Arme (Abb. 29). Das Verhältnis halbe Spannweite:Oberlänge:Unterlänge ist nicht mehr 1:1:1. Sehr typisch ist auch eine Verkürzung und Auftreibung der Fingerendglieder, die stark an Trommelschlegelfinger erinnert. Im Gegensatz zum echten Trommelschlegelfinger, der auf Weichteilhypertrophie beruht, liegt hier die Ursache in einer Weichteilstauchung infolge Acro-Osteolyse (s. Röntgenbefund Abb. 30). Eine leichte Auftreibung von Skeletteilen kommt ferner gelegentlich durch Kno-

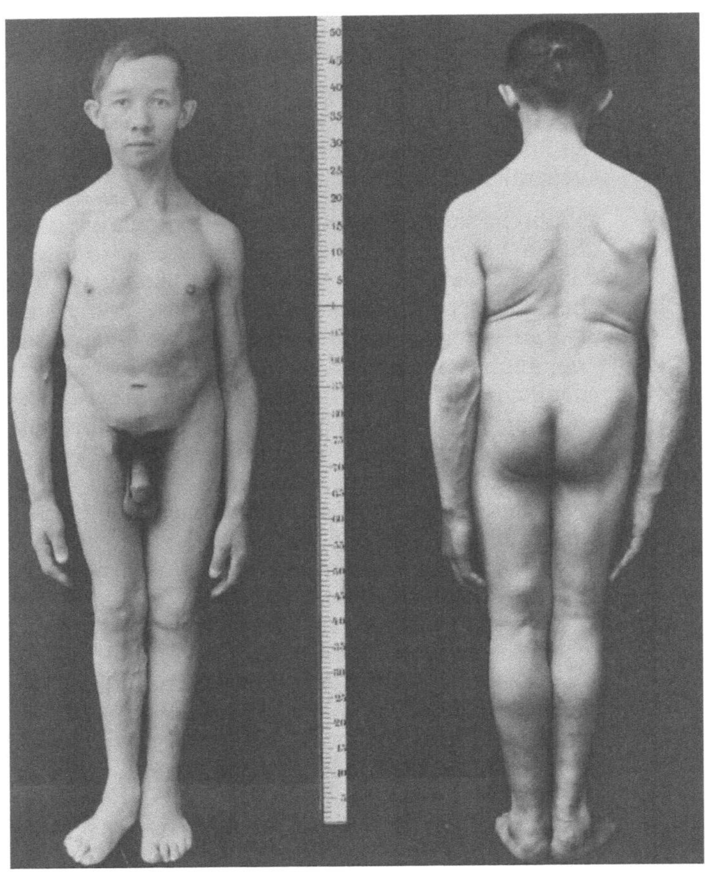

Abb. 29. Kyphoskoliose, Rumpfverkürzung, Stauchungsfalten der Haut bei primärem Hyperparathyreoidismus. Die Hände reichen fast auf Kniehöhe (WERNLY, 1942)

chencysten und Osteoclastome (s. Röntgenbefund S. 872) zustande. Als umschriebener Tumor ohne weiteres nachweisbar können Osteoclastome an den Kieferknochen werden, wo man sie Epulis nennt. Zwar beruht nur ein Teil dieser Epuliden auf Hyperparathyreoidismus, trotzdem sollte aber bei jeder Epulis sehr genau auf Hyperparathyreoidismus untersucht werden. Bisweilen werden Epuliden während Jahren verkannt und als Riesenzelltumoren chirurgisch oder durch Röntgenstrahlen behandelt, während hierbei das Grundleiden weiter fortschreitet, unter Umständen bis zur irreversiblen Nephrocalcinose (HELLSTRÖM, 1967; WELTI, 1963). Die Erkrankung der Kieferknochen kann in seltenen Fällen zu einer plötzlichen Auflockerung und anschließend zu einem serienweisen Verlust völlig gesunder Zähne führen. Ausnahmsweise kann das Skeletleiden mit einer Spontanfraktur am Ort einer Knochencyste oder eines Osteoclastoms oder auch außerhalb eines solchen Herdes beginnen. Die Heilungstendenz ist an sich gut. Wenn jedoch die Frakturlinie eine dünnwandige Cyste durchsetzt, so kann die Konsolidierung eventuell erst nach der Entfernung des Parathyreoidea-Adenoms eintreten. Neben dem Frakturschmerz tritt in fortgeschrittenen Stadien der Krankheit auch eine diffuse Dolenz der Knochen auf.

β) Röntgenuntersuchungen des Skelets

Es findet sich eine degenerative Atrophie des Skelets, kompliziert durch lokal auftretende Osteoclastome. Die Corticalis erscheint allgemein verdünnt und aufgelockert bis völlig durchlöchert und zerfressen (spongiosiert); die Spongiosa ist unscharf, watteartig und kontrastarm gezeichnet. Das Röntgenbild der Lendenwirbelsäule zeigt die typisch bikonkave Fischwirbelform, die Brustwirbelkörper sind keilförmig deformiert. Knochenfrakturen sind häufig, Knochenverbiegungen seltener zu beobachten.

Neben den Zeichen der schweren generalisierten Knochenatrophie kennen wir eine Reihe spezifischer Hyperparathyreoidismus-Symptome: die subperiostale Resorption, die periostale Knochenneubildung, die Acro-Osteolyse, die Knochencyste, das Osteoclastom und die „Mattglas-Erscheinung" oder granulierte Atrophie im Bereiche der Schädelkalotte. Sie fehlt bei der Altersosteoporose und ist deshalb wichtiges differentialdiagnostisches Zeichen bei diffuser Knochenatrophie (UEHLINGER, 1955). Gelegentlich sind sogenannte Zeichen des primären Hyperparathyreoidismus auch bei der renalen Ostitis mit sekundärem Hyperparathyreoidismus nachzuweisen (s.S. 886ff.).

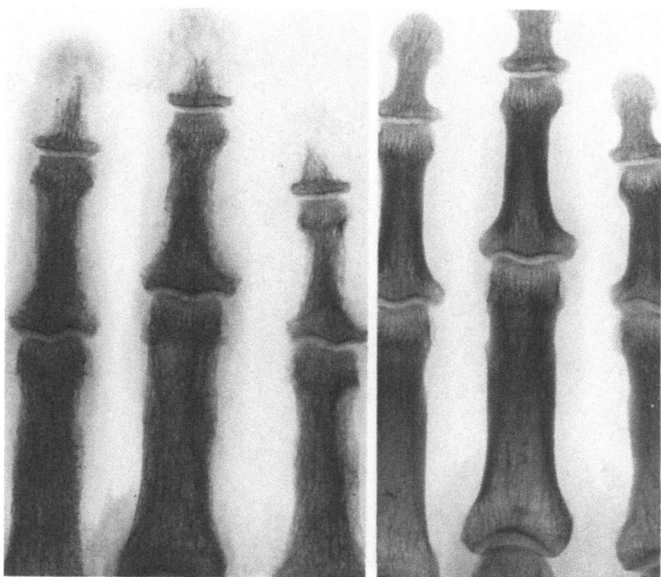

Abb. 30. Subperiostale Resorption und Acro-Osteolyse an den Fingerphalangen bei primärem Hyperparathyreoidismus. Heilung nach Exstirpation eines Parathyreoidea-Adenoms. (Aus: WERNLY, 1940)

Röntgenuntersuchung: Die subperiosteale Resorption.
Am eindrücklichsten ist die Corticalis-Atrophie an der Mittelphalange des Mittelfingers zu erkennen (Abb. 30). An vielen Stellen ist der äußere Umriß des Knochens nicht mehr zu erkennen, so daß scheinbar die Spongiosa randbildend wird; man spricht von einer Spongiosierung der Corticalis. An anderen Stellen kann die unmittelbar unter dem Periost gelegene Corticalis teils noch vorhanden, teils aber auf längere Strecken völlig resorbiert sein. Wir nennen diese besonders typischen, bandförmig schmalen, über mehrere Millimeter parallel zur äußeren Knochenkontur verlaufenden Defekte subperiostale Resorption. Subperiostale Resorption ist auch an der Corticalis der Zahnalveolen zu erkennen und wird dort „Verlust der Lamina dura" genannt. Dieses früher stark propagierte Lamina dura-Symptom hat sich aber als unzuverlässig erwiesen, da es viel zu sehr vom Zustand des äußeren Gebisses (Paradentose) anhängig ist. Ein mehr oder weniger deutliches Verschwinden oder eine Auflockerung der Corticalis kann auch an den knöchernen Wandungen der Nasennebenhöhlen (Abb. 34), ferner an der äußeren Begrenzung der Scham- und Sitzbeinäste nachgewiesen werden.

Röntgenuntersuchung: Die Acro-Osteolyse.
Sie entspricht einer sehr stark ausgeprägten Corticalisresorption verschiedener endständiger Knochenpartien. Am radikalsten ist sie an den Endphalangen der Finger ausgeprägt. Es kann hier zur völligen Auflösung jeder zusammenhängenden Knochenstruktur kommen, wobei man im Röntgenbild nur noch vereinzelte, im Weichteilschatten zerstreute Spongiosaspuren erkennt. Die Veränderung führt zu der bereits erwähnten trommelschlegelartigen Stauchung und Deformation der Endglieder. Acro-Osteolyse findet sich gelegentlich auch am oberen Ende der Fibula und der Tibia, an der Beckensymphyse, an den Sacroiliacalgelenken und in überaus prägnanter Form am Acromio-Claviculargelenk. Die artikulären Enden der Clavicula und des Acromion erscheinen hier wie aufgelöst und angefressen, mit feinen, sägezahnartigen Konturen (Abb. 31). Das Symptom besitzt besonders hohen diagnostischen Wert, weil es ohne jeden klinischen Verdacht gelegentlich auf einer ganz konventionellen Thoraxaufnahme entdeckt werden kann.

Röntgenuntersuchung: Knochencysten und Osteoclastome (Ostitis cystica).
Sie sind, wenn auch kein obligates, so doch im Falle des positiven Nachweises sehr wertvolles diagnostisches Kriterium. Da röntgenologisch zwischen Osteoclastomen und echten Cysten nicht unterschieden werden kann, werden häufig beide Gebilde gemeinsam unter dem Begriff Knochencysten zusammengefaßt. Knochencysten finden sich in der Epiphysenfugenregion der langen Röhrenknochen und sind daselbst in der Corticalis oder zentral gelegen. Lieblingslokalisationen sind die Schulter-, Ellenbogen-, distale Radiusend-, Schenkelkopf-, Trochanter- und Knieregion. Osteoclastome werden zudem auch in den Kieferknochen als Epulis, in der Diaphysencorticalis der langen Röhrenknochen, in den Rippen und in den Phalangen gefunden. Echte, mit flüssigem Inhalt gefüllte Cysten, die auf größeren oder kleinen Traumen mit Markblutung beruhen, lassen sich im Röntgenbild nicht mit Sicherheit von Osteoclastomen unterscheiden. Beide Gebilde erscheinen als scharf abgesetzte, rundlich oder polycyclisch begrenzte, ein- oder vielkammerige Aussparungen in der Knochenstruktur. Am Ort der Knochencyste oder

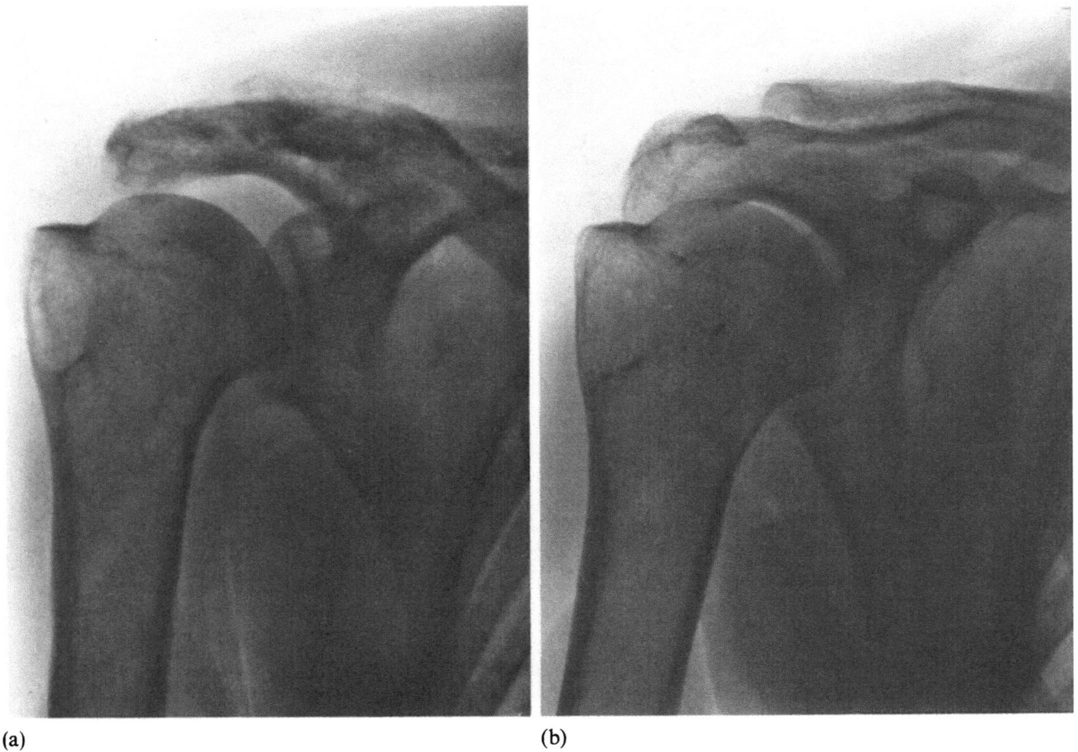

Abb. 31. (a) Acro-Osteolyse des Acromio-Claviculargelenkes bei primärem Hyperparathyreoidismus. (b) Heilung nach Exstirpation eines Parathyreoidea-Adenoms

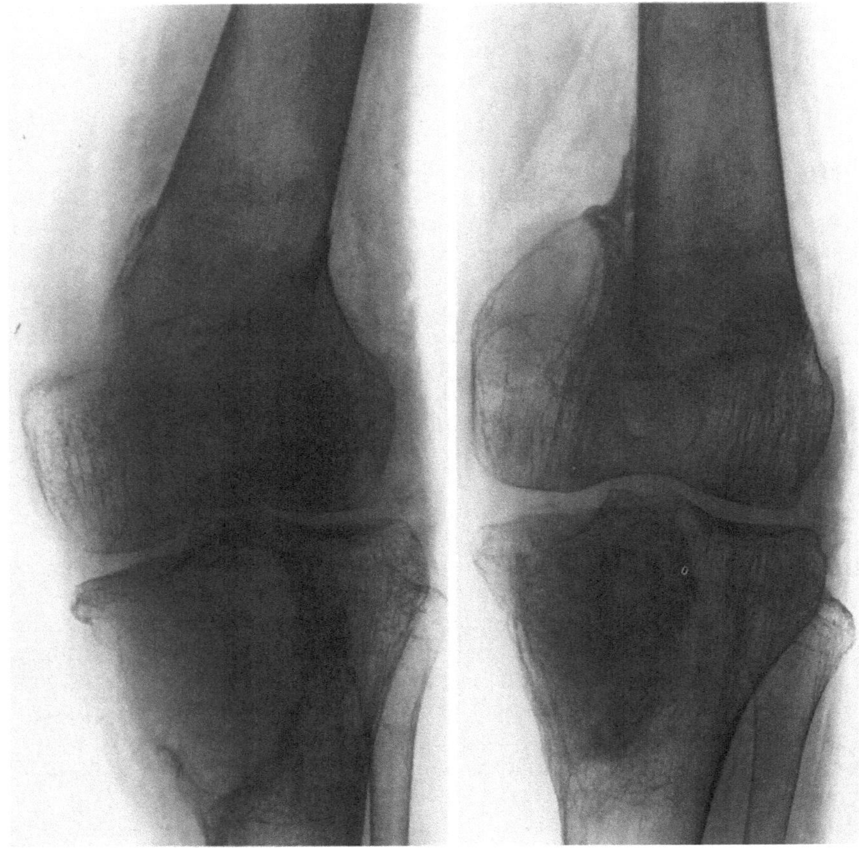

Abb. 32. Knochencyste, Cystenfraktur des distalen Femurendes; Osteoclastom des proximalen Tibiaendes. Heilung der Cyste, Eburnisation des Osteoclastomes nach Exstirpation eines Parathyreoidea-Adenoms

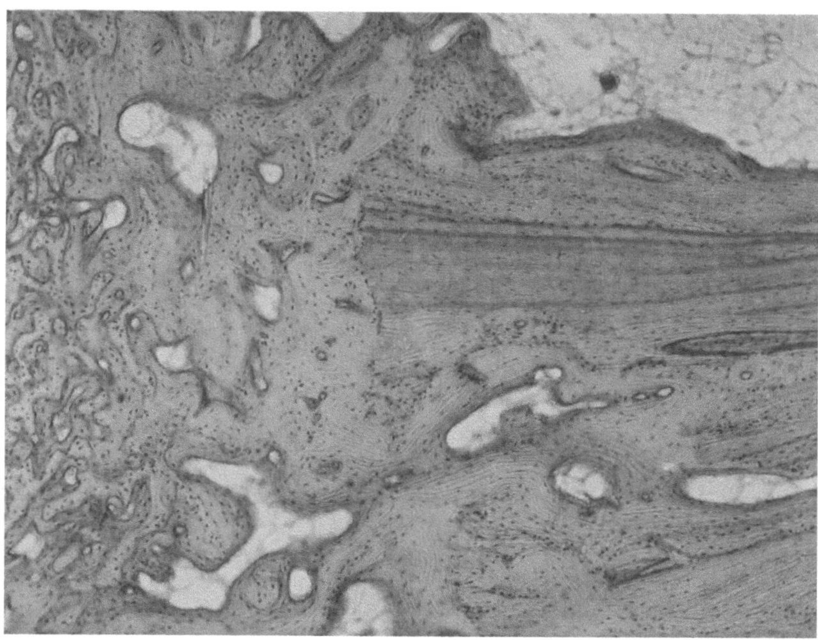

Abb. 33. Heilung einer Knochencyste bei primärem Hyperparathyreoidismus nach Exstirpation eines Parathyreoidea-Adenoms. Cystenrand in Bildmitte, rechts alte Lamellen, links unregelmäßige, reparatorische Knochenneubildung (WERNLY, 1946)

des Osteoclastomes kann eine tumorartige Vordrängung der Corticalis nachweisbar sein. Heilungsstadien, die spontan im Laufe des Leidens oder nach chirurgischer Entfernung des funktionierenden Parathyreoidea-Adenoms beobachtet werden, zeigen beim Osteoclastom meist das Bild der opaken Eburnisation (Abb. 32, 33), währenddem sich bei den echten Cysten nur eine etwas schärfere Darstellung des Cystenrandes ergibt. Osteoclastome wie Cysten können während des aktiven Stadiums der Erkrankung in der allgemein flauen Zeichnung des Knochengewebes untergehen und unbemerkt bleiben, später aber nach Entfernung des Parathyreoidea-Adenoms sehr deutlich zu erkennen sein.

Röntgenuntersuchung: Mattglas-Erscheinung des Schädeldaches.
Das mattglasartige Aussehen (ground-glass-appearance) des Schädeldaches beruht auf der Compacta-Resorption. Das Röntgenbild zeigt dabei ein fein granulär gesprenkeltes Bild, in weit fortgeschrittenen Fällen eine grobe, wie mottenzerfressene Durchlöcherung der Spongiosa mit nahezu vollkommenem Schwund der inneren und äußeren Corticalis (Abb. 34). Nicht selten erscheint die Kalotte als Ganzes verdickt mit Andeutung von Osteosklerose. Diese Sklerosierung des Schädeldaches findet sich zwar vorwiegend im Heilungsstadium der Affektion nach Entfernung des Parathyreoidea-Adenoms, sie wird aber auch bei chronisch progredienten Fällen von aktivem Hyperparathyreoidismus beobachtet. Im aktiven wie im Heilungsstadium kann das Bild der Schädeldachsklerose zu Verwechslungen mit Morbus Paget Anlaß geben. Die Unterscheidung ist möglich, wenn berücksichtigt wird, daß beim Morbus Paget neben der fleckigen Resorption auch Herde von fleckiger Verdichtung zu beobachten sind (LIÈVRE, 1959).

Röntgenuntersuchung: Osteosklerose.
Sie kann, wie soeben für das Schädeldach erwähnt, auch einmal an ausgedehnteren Skeletpartien (AITKEN, 1964), namentlich am Becken beobachtet werden und kann dann differentialdiagnostisch gegenüber einem Morbus Paget sehr schwer abzugrenzen sein. Allgemeine Osteosklerose, namentlich die sog. Bandsklerose der Wirbelkörper, wird häufiger beim sekundären als beim primären Hyperparathyreoidismus beobachtet (s.S. 888).

γ) *Histopathologie der Skeletveränderungen*

Im Vordergrund steht die Aktivierung der Knochenresorption durch ein- und mehrkernige Osteoclasten im Bereiche des gesamten Endostes. Außerdem findet Knochenresorption um die Osteocyten im inneren der Knochentrabekel statt. Die Resorptionslakunen werden rasch durch abnormes Faserosteoid, welches teils unverkalkt liegen bleibt, aufgefüllt. Nach und nach kommt es somit zu einem Ersatz von regulärem lamellärem Knochen durch abnormen Faserknochen. Bei größerer Aktivität des Knochenumbaues finden sich neben vorwiegend mehrkernigen großen Osteoclasten an den Trabekeloberflächen solche, die dissezierend die Bälkchensubstanz durchschneiden. Gleichzeitig tritt eine zunehmende Fibrosierung des Markraumes auf, ausgehend von der Oberfläche der Knochentrabekel: man spricht von dissezierender Fibrosteoclasie (Abb. 35). Als Ausdruck großer Aktivität finden sich hochkubische Osteo-

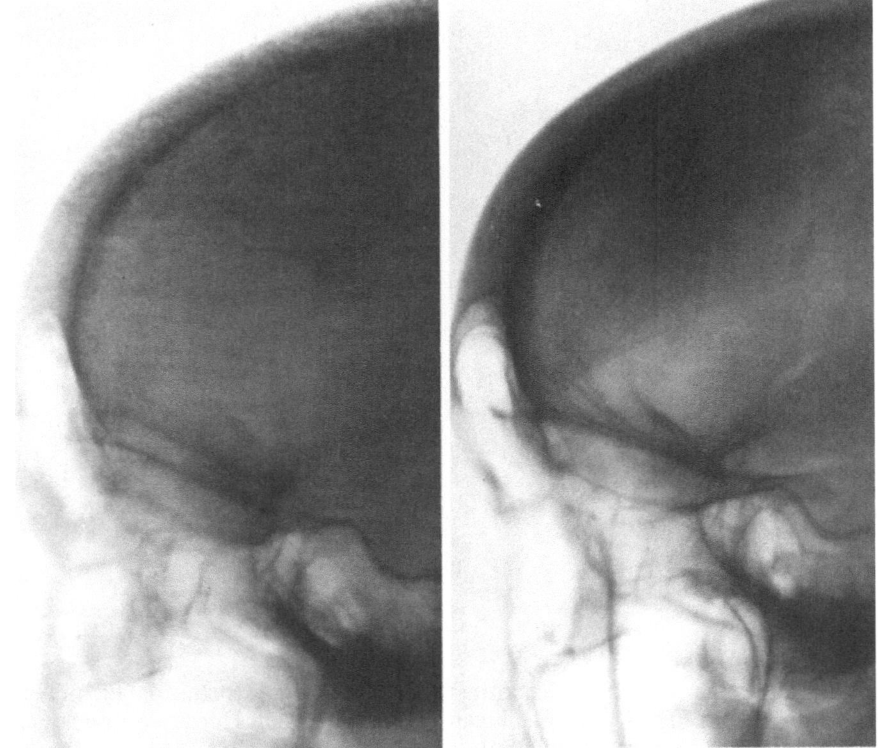

Abb. 34. Mattglasaspekt des Schädeldaches, Corticalisschwund der Nebenhöhlensepten bei primärem Hyperparathyreoidismus. Heilung nach Exstirpation eines Parathyreoidea-Adenoms. (Aus: WERNLY, 1942)

blasten mit großen Nucleolen, teils in mehrschichtigen Reihen. Die fortschreitende Knochenresorption durch die Osteoclasten führt zu einem Aspekt, der mit demjenigen von Emmentalerkäse verglichen wurde. Bei totaler Auflösung des Knochens und Ersatz durch fibröses Gewebe mit Osteoclasten entsteht das Osteoclastom. Eine echte osteomalacische Komponente, d.h. das Vorliegen von nicht-verkalktem lamellärem Osteoid, ist selten. Die Verkalkungsstörung des Faserosteoids ist ungeklärt.

c) Nephrolithiasis

Sie ist mit großem Abstand das häufigste klinische Symptom des primären Hyperparathyreoidismus.

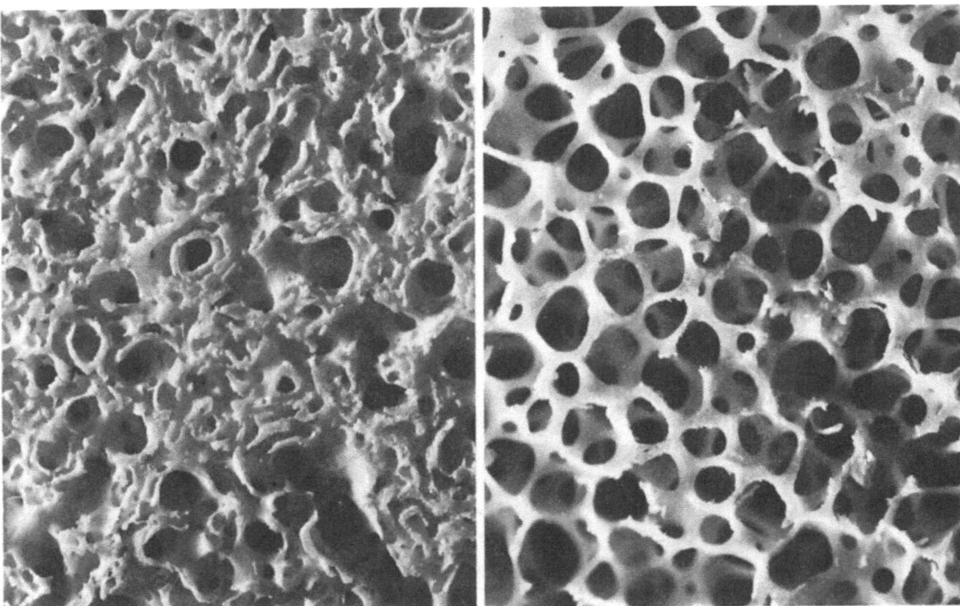

Abb. 35. Links: dissezierende Resorption bei primärem Hyperparathyreoidismus. Lupenaufnahme eines Wirbelquerschnittes (Macerations-Präparat: E. UEHLINGER). Rechts: normaler Wirbelkörper

Nephrolithiasis in irgendeiner Form findet sich bei ca. 75% aller Hyperparathyreoidismus-Fälle, wobei die Angaben der Literatur je nach der Herkunft des Krankengutes (internistisch, urologisch, psychiatrisch, ambulant, stationär) untereinander stark differieren. KEATING (1961) gibt für 380 Fälle der Mayo-Clinic eine Häufigkeit von gesamthaft 76,8% an, wobei solitäre Nierensteine mit 14,7%, multiple Nierensteine einer Niere mit 28,2% und beidseitige Nierensteine mit 33,9% figurieren. In sehr zahlreichen Fällen ist die Nephrolithiasis das einzige Hyperparathyreoidismus-Symptom. Daneben kommt aber Nephrolithiasis auch in jeder beliebigen Kombination mit anderen Erscheinungen des Hypercalcämie-Syndroms und der Skeletaffektion vor.

Eine Frage ganz anderer Art ist es, wie viele Fälle von primärem Hyperparathyreoidismus in einem nicht ausgewählten Nephrolithiasis-Material enthalten sind. Auch hier lauten die Angaben der Literatur außerordentlich verschieden. Im allgemeinen nehmen die Autoren 5% als minimale Zahl an, bei Fällen von rezidivierender Nephrolithiasis sogar 12%, während die von MCGEOWN (1961) in Belfast (Irland) angegebene Zahl von 18% andernorts nicht bestätigt wurde.

Jede einzelne Nierenkolik kann Frühsymptom eines primären Hyperparathyreoidismus sein. Die zweite Nierenkolik oder andere klinische Symptome der Affektion können um Jahre später nachfolgen. Zuweilen wiederholen sich allerdings Nierenkoliken in sehr kurzem Abstand. Die Nierensteine des primären Hyperparathyreoidismus bestehen aus Calciumoxalat oder Calciumphosphat. Bei gleichzeitig vorhandener Harninfektion, die im Frühstadium allerdings eher selten beobachtet wird, können Konkremente aus phosphorsaurer Ammoniakmagnesia beobachtet werden. Uratsteine werden selten gleichzeitig oder abwechslungsweise mit calciumhaltigen Steinen gefunden (HOWARD, 1954). Die Größe der Nierensteine schwankt vom Ausgußstein über multiple Kelchsteine zum Solitärstein bis hinab zum einfachen Grieß.

Der Ausgang der Nephrolithiasis ist individuell sehr verschieden. Patienten mit jahrzehntelanger Vorgeschichte zeigen unter Umständen im Augenblick der Parathyreoidea-Operation noch keinerlei Zeichen der Nierenschädigung. In anderen Fällen dagegen verläuft das Leiden a priori in Richtung einer beidseitigen, infizierten Steinniere mit Übergang in Steinpyonephrose. Nach erfolgreicher Parathyreoidea-Operation ist die Prognose des Steinleidens allgemein gut. Oft werden zahlreiche Nierensteine im Laufe der Jahre ausgeschieden. Lithotomien sollten, falls notwendig, prinzipiell erst nach der Parathyreoidea-Operation ausgeführt werden.

d) Nephrocalcinose

Sie ist wesentlich seltener (7,1%, Mayo-Klinik) als die Nephrolithiasis, dabei aber prognostisch viel ernsthafter zu bewerten. Klinisch wird die Nephrocalcinose durch den Röntgennachweis vereinzelt zerstreuter oder zahlreicher sehr dicht nebeneinanderliegender Kalkstippchen im Nierenschatten, vorwiegend in den Nierenpyramiden diagnostiziert

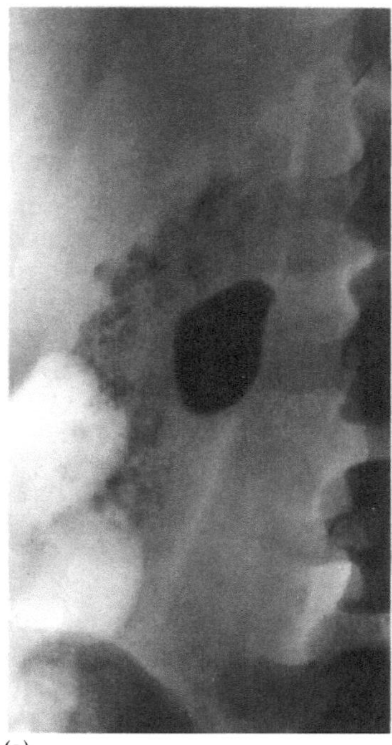
(a)

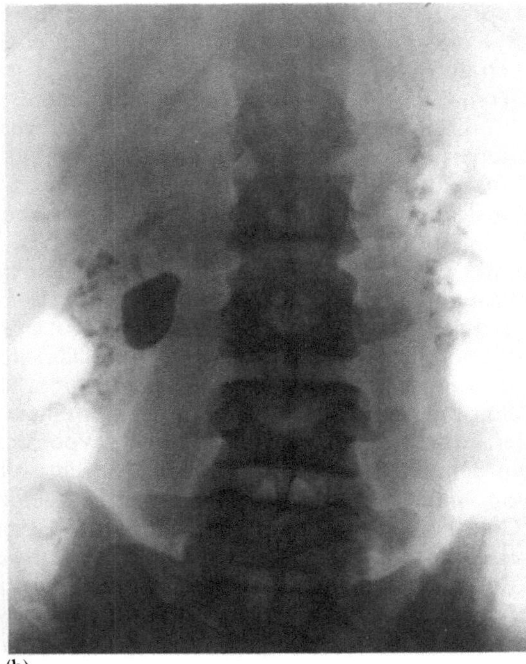
(b)

Abb. 36a u. b. Nephrocalcinose und Nephrolithiasis bei primärem Hyperparathyreoidismus

(Abb. 36). Der Vergleich von intra vitam hergestellten Röntgenbildern mit solchen des isolierten Organs zeigt allerdings, daß eine Nephrocalcinose schon weit fortgeschritten sein muß, damit sie in einer Abdomen-Leeraufnahme oder im Tomogramm erkannt werden kann. Für die Diagnose bedeutet dies, daß der Röntgennachweis stets schon ein Spätstadium der Affektion anzeigt. Das Unvermögen, den Urin zu konzentrieren, bleibt bisweilen auch nach der Exstirpation des Parathyreoideaadenoms bestehen, besonders bei Nephrocalcinose. Spät diagnostizierte Hyperparathyreoidismus-Fälle können trotz erfolgreicher Parathyreoidektomie in der Urämie enden.

e) Das Magengeschwür

Etwa 10% der Patienten mit primärem Hyperparathyreoidismus erkranken an einem Magen- oder Duodenalulcus. Besonders häufig ist das Zusammentreffen bei der polyglandulären Adenomatose Typ I nach Zollinger-Ellison. Nach der Parathyreoidektomie wird oftmals Heilung der Ulcera beobachtet. Zur Pathogenese und Literatur s.S. 835.

f) Pankreatitis und Cholelithiasis

Pankreatitis wird bei primärem Hyperparathyreoidismus häufiger beobachtet als bei nicht ausgewählten, gesunden Individuen. KEATING findet sie am Beobachtungsgut der Mayo-Clinic unter 380 Fällen 10mal (2,6%), neuere Untersucher gelangen jedoch zu viel höheren Zahlen (MIXTER, 1962, 7%; KYLE, 1962, 12%; LUDWIG, 1966, 19%), was darauf beruhen mag, daß hier auch nach leichteren Formen der Pankreatitis sehr sorgfältig gesucht wurde. Die Pankreatitis des primären Hyperparathyreoidismus kann in allen ihren Erscheinungsformen auftreten; akut rezidivierend, subakut rezidivierend, chronisch mit Oberbauchschmerz oder chronisch ohne Schmerz mit Nausea, Erbrechen, Diabetes und Steatorrhoe. Im Laufe der akuten Pankreatitis kommt es nahezu regelmäßig zu Hypocalcämie und Hypophosphatämie, welche am 1.–2. Tag einsetzen und am 4.–7. Tag den Tiefpunkt erreichen. Als Ursache wurde eine Hyperglucagonämie (DONOWITZ, 1975) oder als Folge davon, eine Hypercalcitoninämie (AVIOLI, 1969) angenommen. Weder Glucagon- noch Calcitonininfusion in physiologischer Konzentration verursacht indessen eine Hypocalcämie. Bei einem Teil der Patienten mit Pancreatitis und Hypocalcämie wurden tiefe oder nicht meßbare Konzentrationen von immunoreaktivem Parathormon gemessen (CONDON, 1975) was auf eine inadäquate Hormonsekretion durch die Nebenschilddrüsen hinweisen könnte. Diagnostisch ist die postpankreatitische Hypocalcämie insofern wichtig, als sie die Hypercalcämie eines primären Hyperparathyreoidismus zu maskieren vermag. Da nun bei der oben genannten Häufigkeit jede Pankreatitis auf primären Hyperparathyreoidismus verdächtig sein muß, sollte das Serumcalcium bei solchen Fällen nicht nur während der akuten Phase, sondern auch 1–3 Monate später mehrmals bestimmt werden. Cholelithiasis ist bei primärem Hyperparathyreoidismus gehäuft: FUNK (1974) fand bei 27% Gallensteine, was signifikant über der Normalincidenz von 15% liegt. Die Genese der Gallensteine ist nicht bekannt. Sie dürften in gewissen Fällen mit dem Auftreten einer Pancreatitis verknüpft sein.

g) Bandkeratitis, conjunctivale Kalkniederschläge

Oberflächliche, in der Bowmanschen Membran der Cornea gelegene Kalkniederschläge werden bei Hypercalcämien jeder Art, somit auch beim primären Hyperparathyreoidismus, gelegentlich beobachtet. In der Regel finden sie sich nur im lateralen Lidspaltenbereich in Form unscharf begrenzter, fleckig grauer Trübungen, die meist sichelartig dem Rand der Cornea entlang angeordnet sind. Vom Arcus senilis ist die Veränderung durch die viel oberflächlichere Lokalisation zu unterscheiden. Initialstadien sind nur mit der Spaltlampe zu erkennen. Gelegentlich sind auch an der Conjunctiva im Lidspaltenbereich subepithelial oberflächlich lokalisierte, rundliche, glasartig kristallklare Partikel zu erkennen, die aus Calciumniederschlägen bestehen. Fast regelmäßig findet sich in der Umgebung der Partikel eine Rötung der Conjunctiva und der Patient klagt über ein Gefühl der conjunctivalen Reizung.

Eine sehr intensive, morphologisch identische Bandkeratitis, die bandartig wie ein Milchglas die ganze Lidspalte durchzieht, findet sich gelegentlich auch ohne Hypercalcämie als dystrophische Verkalkung bei intraoculären Entzündungen verschiedenster Art.

h) Hyperuricämie und Gicht

Sie werden beim primären Hyperparathyreoidismus häufiger beobachtet als beim Durchschnitt der Bevölkerung (Hyperuricämie bei ca. 50–60%, Gicht je nach Autor 5–25% aller Hyperparathyreoidismus-Fälle). Es ist möglich, daß zur Störung der Harnsäureausscheidung eine Beziehung besteht, sind doch bei Hypercalcämie und Sarkoidose und beim Pseudohypoparathyreoidismus mit Verkalkung der Weichteile Hyperuricämien beobachtet worden (SCOTT, 1964).

Für die Differentialdiagnose ist zu berücksichtigen, daß Gelenkveränderungen nicht als Gegenargument gegen einen primären Hyperparathyreoidismus verwertet werden dürfen, da Gichtanfälle und chronische Gelenkgicht bei einer gewissen Zahl von Hyperparathyreoidismusfällen durchaus zu erwarten sind. Andererseits hat aber die systematische Untersuchung jedes Hyperuricämie- und

Gichtfalles auf primären Hyperparathyreoidismus bis jetzt eher enttäuscht, indem beispielsweise SCOTT 1964 unter 100 Gichtfällen keinen einzigen Hyperparathyreoidismusfall neu entdecken konnte.

i) Pseudogicht (artikuläre Chondrocalcinose)

Wie die Gicht, so wird auch die Pseudogicht beim primären Hyperparathyreoidismus häufiger beobachtet als beim Durchschnitt der Bevölkerung (bei 2,5–7,5% aller Hyperparathyreoidismusfälle, MCCARTY, 1965). Die klinisch eher seltene Affektion weist in ihrer akuten Verlaufsform große Ähnlichkeit mit dem monoartikulären Gichtanfall auf, doch ist hier nicht das Großzehengrundgelenk, sondern das Kniegelenk am häufigsten befallen und Colchicin wirkt therapeutisch nicht. Neben der akuten gibt es auch eine mehr chronische, polyartikuläre Verlaufsform der Affektion. Im akuten Schub enthält das Gelenkpunktat zahlreiche, kleinste Calciumpyrophosphatkristalle, deren Nachweis für die Diagnose nahezu beweisend ist (MCCARTY). Die gleichen Kristalle sind als diffuse oder herdförmige Niederschläge auch in den Gelenkknorpeln (AITKEN, 1964), in Bändern, Sehnen und in den Menisci nachweisbar, wo sie röntgenologisch als feine punktförmige Schleier, Bänder und Linien erscheinen. Pseudogicht findet sich nicht nur bei primärem Hyperparathyreoidismus gehäuft, sondern auch bei Diabetes mellitus (40–60%), Hyperuricämie (35%) und klassischer Gicht (4%). Aus dieser klinischen Tatsache muß geschlossen werden, daß die Calciumkristallniederschläge nur zu einem Teil der Hypercalcämie des primären Hyperparathyreoidismus ihre Entstehung verdanken (MCCARTY).

k) Das Hypercalcämie-Syndrom

Unter dieser Bezeichnung wird eine Reihe von Krankheitssymptomen zusammengefaßt, die als direkte Folge einer Hypercalcämie auftreten, die ferner keine tiefgreifenden morphologischen Veränderungen setzen und die nach therapeutischer Beseitigung der Hypercalcämie meist rasch wieder verschwinden. Die Erscheinungen des Hypercalcämie-Syndroms sind für den primären Hyperparathyreoidismus nicht spezifisch, da sie bei Hypercalcämien anderer Ätiologie ebenfalls zu beobachten sind. Die klinischen Symptome sind: psychische und neurologische Veränderungen, Polydipsie, Polyurie, Inappetenz, Meteorismus, Erbrechen, Obstipation, Muskelschwäche und Bradykardie. Nach allgemeiner Übereinkunft gehören Skelet- und Nierenveränderungen, Ulcus ventriculi, Gicht, Pseudogicht und Pankreatitis nicht zum Hypercalcämie-Syndrom. Hypercalcämie-Symptome gesellen sich beim primären Hyperparathyreoidismus in den meisten Fällen zu den klassischen Symptomen der Krankheit, d.h. zu den Skelet- und Nierenveränderungen, hinzu. Doch finden sie sich auch völlig isoliert, nach einer Schätzung von KEYNES (1965) bei 15% aller Fälle. Leichte Hypercalcämie-Symptome werden im Augenblick des Krankseins von vielen Hyperparathyreoidismus-Patienten nicht registriert. Erst wenn nach erfolgreicher chirurgischer Therapie wieder normale Verhältnisse eingetreten sind, bemerken sie nachträglich das Verschwinden zahlreicher Einzelsymptome gegenüber dem voroperativen Zustand.

α) Psychische und neurologische Veränderungen

Die Beschreibungen der Literatur beschränken sich hier vielfach auf die Wiedergabe kasuistischer Beobachtungen oder auf eine summarische Aufzählung einzelner Symptome wie etwa Depression, Apathie, Agitation, halluzinatorische Phänomene und Paranoia.

BLEULER (1954) hat erstmals versucht, in der Vielfalt psychischer Veränderungen bei endokrinen Krankheiten eine gewisse Ordnung zu erkennen. Er fand hierbei zunächst, daß psychische Veränderungen bei nahezu jeder endokrinen Affektion auftreten können. Im weiteren stellte er fest, daß diese psychischen Veränderungen einander gesamthaft außerordentlich ähnlich sind, ganz unabhängig von dem zugrunde liegenden endokrinen Leiden. Nach ihrem psychopathologischen Bild gliedert er sie in zwei gut umschriebene Erscheinungsformen. Die erste, chronische Form ist von der Art des sog. hirnlokalen Psychosyndroms. BLEULER spricht von einem *endokrinen Psychosyndrom*. Es existieren wesentliche Hinweise dafür, daß die hier beobachteten psychischen Veränderungen auf umschriebenen Stoffwechselstörungen des Gehirns beruhen (wesensähnliche psychische Bilder nach psychochirurgischen Eingriffen, lokalisierten cerebralen Entzündungen und bei hereditären Systemdegenerationen, ferner experimentelle Untersuchungen über die lokale Wirkung von Hormonen an verschiedenen Stellen des Gehirns). Das klinische Bild wird einesteils durch Veränderungen der Stimmung, andernteils aber durch solche der Antriebshaftigkeit und von Einzeltrieben geprägt. Die zweite, viel seltener beobachtete Form endokrin psychischer Störung beruht auf einer diffusen Hirnschädigung und ihre Psychopathologie gehört in den Rahmen des *akuten, exogenen Reaktionstypus* (BONHÖFFER). Klinisch äußert sie sich in Zuständen von mehr oder weniger rasch einsetzender Benommenheit oder Somnolenz mit Übergang in Präkoma und Koma, oder dann in Zuständen von Erregung oder Verwirrung mit aufgewühlten Emotionen, Halluzinationen, Traum- und Wahnerlebnissen.

Beim primären Hyperparathyreoidismus sind vor allem die Veränderungen des *endokrinen Psy-*

chosyndroms zu beobachten. Ihre Häufigkeit ist sehr schwer abzuschätzen. Petersen (1969), ein Schüler Bleulers, findet an Hand eines psychiatrisch sehr eingehend explorierten Beobachtungsgutes von 54 Fällen bedeutende Störungen bei einem Drittel, leichte psychische Auffälligkeiten im Bereiche der Norm bei einem weiteren Drittel und keine Abweichung von der Norm bei einem letzten Drittel seiner Hyperparathyreoidismusfälle. Im allgemeinen werden schwere Veränderungen vorwiegend bei stark erhöhtem Serum-Calciumspiegel (Petersen, 1969) beobachtet. Die Patienten erscheinen nicht als eigentlich krank sondern vielmehr als mitgenommen, angeschlagen, eigenartig oder kindisch. Ihre Verstimmungen und Triebänderungen können chronisch sein, sie können aber in sehr charakteristischer Weise auch ganz unvermittelt auftreten, um nach beliebiger Zeit ebenso unvermittelt wieder zu verschwinden. Die Stimmung ist euphorisch, gelegentlich reizbar und gehässig, weitaus am häufigsten jedoch depressiv. Der Kranke sieht seine Lebenstüchtigkeit dahinschwinden, verliert jeden Antrieb, gibt den Kampf um die Existenz auf und äußert den Wunsch zu sterben. Von hier beginnend finden sich alle Übergänge bis zur schweren Depression. Daneben wird häufig über leichtere Beschwerden wie Müdigkeit, Kopfschmerz und benommenen Kopf geklagt. In anderen Fällen stehen übertriebene Empfindlichkeit und Reizbarkeit im Vordergrund. All diese psychischen Abweichungen verschwinden meist wenige Wochen bis 6 Monate nach Exstirpation des Parathyreoidea-Adenoms. Veränderungen von Einzeltrieben sind in bezug auf Hunger, Durst und Aggressivität beim primären Hyperparathyreoidismus relativ häufig. Doch muß anderseits auch mit einem renalen Mechanismus der Polyurie und Polydipsie gerechnet werden (s.u.). Die Inappetenz kann ebensosehr als Triebstörung wie als Folge von Meteorismus und Obstipation betrachtet werden, die beim primären Hyperparathyreoidismus ebenfalls sehr häufig sind. Gesamthaft sind somit im Rahmen des endokrinen Psychosyndroms die Störungen der Gemütslage viel eindeutiger als diejenigen der Einzeltriebe.

Was nun den *akuten, exogenen Reaktionstypus* (Bonhöffer) anbetrifft, der in der Regel erst bei einem Serum-Calciumwert von mehr als 16 mg-% auftritt, so hat schon Kind (1959), ein Schüler Bleulers, bei primärem Hyperparathyreoidismus mehrere sehr typische Fälle beschrieben. Seine Haupterscheinungen sind Störungen des Gedächtnisses, Bewußtseinstrübungen, Benommenheit, Desorientierung und eigentliche Verwirrungszustände. Auf organischer Verwirrung und Desorientierung beruhen wohl die meisten Beschreibungen der Literatur, welche fälschlich von Paranoia und Schizophrenie sprechen. Auch diese psychischen Veränderungen, obschon sie nach allgemeiner Erfahrung auf schwerer, allgemeiner Hirnschädigung beruhen, können nach Beseitigung der Hypercalcämie rasch wieder verschwinden.

Neben den psychischen Störungen werden bei primärem Hyperparathyreoidisumus auch neurologische Veränderungen festgestellt, vor allem *Kopfschmerz, Muskelschwäche sowie sensible und motorische Störungen peripherer Nerven.* Der als häufig bezeichnete Kopfschmerz hängt nicht mit einer evtl. gleichzeitig vorhandenen Hypertonie zusammen, spricht auf alltägliche Antineuralgica nicht an, hört aber nach Exstirpation des Parathyreoidea-Adenoms meist sehr rasch auf. Die Muskelschwäche hält sich im Rahmen einer allgemeinen Schlaffheit, Asthenie und erhöhten Ermüdbarkeit bei körperlicher Anstrengung. Ausnahmsweise erreicht sie jedoch viel schwerere Grade, so daß der Gebrauch der Extremitäten, vor allem die Gehfähigkeit, stark beeinträchtigt sind. Die Sehnenreflexe werden als normal oder leicht abgeschwächt aufgeführt, selten findet sich diffuse Muskelatrophie. Gerster (1969/70) beschreibt neuralgische Schmerzen, Störungen der Tiefensensibilität, der Leitungsgeschwindigkeit peripherer Nerven und des Elektromyogrammes. Bei allen diesen Fällen, die meist durch hochgradige Hypercalcämie ausgezeichnet sind, führt die Exstirpation des Parathyreoidea-Adenoms im Laufe von Tagen oder Wochen zur völligen Wiederherstellung.

Von Interesse ist die bei Hypercalcämie, u.a. auch bei primärem Hyperparathyreoidismus beobachtete *Erhöhung des Gesamteiweißgehaltes des Liquor cerebrospinalis.* Als Ursache werden neben dem primären Hyperparathyreoidismus die folgenden pathologischen Zustände genannt: Carcinom ohne Hirnmetastasen, Vitamin D-Intoxikation, Milch-Alkali-Syndrom (Edwards, 1959; Krawitt, 1965). Die Zahl der Beobachtungen ist gering und die Liquorveränderungen scheinen nicht in jedem Fall von Hypercalcämie vorhanden zu sein.

β) Polyurie, Polydipsie

Leichte Polyurie und Polydipsie werden beim primären Hyperparathyreoidismus häufig beobachtet, sie erreichen aber selten einen so hohen Grad, daß der Patient über ausgesprochenen Durst klagt. Wenn Durst besteht, ist er quälender als die meisten anderen Formen des Durstes. Er hält Tag und Nacht an, der Kranke lehnt Milch, Tee und Limonade ab, er verlangt nach reinem, kaltem Wasser. Aber keine Trinkmenge vermag den Durst zu löschen, das Gefühl des Unbehagens hält an. Im Gegensatz hierzu wird der Durst bei Diabetes insipidus durch eine genügende Flüssigkeitszufuhr gestillt. Die Polyurie beim Hypercalcämie-Syndrom kann 10 Liter erreichen und zu Verwechslung mit Diabetes insipidus Anlaß geben, die Polyurie ist jedoch Vasopressin-resistent.

Die verminderte Konzentrierung des Urines durch die Niere beruht auf einer Störung der Vasopressin-abhängigen Produktion von cyclischem AMP in den Tubuli durch die Hypercalcämie (BECK, 1974).

γ) Anorexie, Meteorismus, Erbrechen, Obstipation

Meteorismus und Obstipation sind in diskreter Form beim primären Hyperparathyreoidismus fast immer vorhanden. Auch Inappetenz und Brechreiz wird von diesen Patienten oft erwähnt. In der Anamnese finden sich relativ häufig unmotivierte, periodisch wiederkehrende Brechanfälle. Auch Oberbauch- und allgemeine Leibschmerzen werden häufig erwähnt, und zwar auch ohne Ulcus oder Pankreatitis (S. 876). Die Magen-Darm-Symptomatologie hängt mit der Herabsetzung der neuromuskulären Erregbarkeit zusammen und stellt damit eine direkte Folge der Hypercalcämie dar.

δ) Kreislaufsymptome

In erster Linie ist hier die in vielen Fällen beobachtete Bradykardie zu erwähnen, ferner der elektrokardiographische Befund. Allerdings wird das typische Hypercalcämie-EKG mit Verkürzung der QT-Strecke weniger häufig angetroffen als der gegenteilige Befund der QT-Verlängerung bei Hypocalcämie und die Diagnose der Hypercalcämie aus dem EKG allein ist selten möglich. Von praktischer Bedeutung ist die Tatsache, daß eine erhöhte Calciumionenkonzentration im extracellulären Raum die Digitaliswirkung fördert. Bei Hyperparathyreoidismus-Patienten mit Hypercalcämie ist deshalb gewisse Vorsicht gegenüber Digitalis am Platz.

l) Der akute Hyperparathyreoidismus

Im Verlaufe jedes Hyperparathyreoidismus kann es plötzlich, aus scheinbar unersichtlichem Grund, zu einer sehr gefährlichen, akuten Exacerbation des Leidens kommen, die mit der experimentellen Parathormonvergiftung weitgehend übereinstimmt und akuter Hyperparathyreoidismus, Parathormonvergiftung oder „parathyroid crisis" genannt wird. Der im Anfang entscheidende biochemische Befund ist die exzessive Hypercalcämie, im weiteren Verlauf kommt zur Hypercalcämie die hochgradige Hyperphosphatämie hinzu. Der akute Hyperparathyreoidismus kann sich bei Fällen von vorbestehendem, primärem Hyperparathyreoidismus schleichend oder ziemlich unvermittelt auf das chronische Krankheitsbild aufpfropfen, oder aber er tritt ohne prämonitorische Symptome gleichsam aus heiterem Himmel auf. Das schwere Krankheitsbild setzt in der Regel dann ein, wenn der Calciumspiegel den 17 mg-%-Wert überschreitet, die höchsten beobachteten Zahlen bewegen sich um 20 mg-%. Meist bestehen unmittelbar vor der Krise Polyurie oder Erbrechen oder beides zusammen. Im akuten Zustand werden eine hochgradige, allgemeine Exsiccose mit Bluteindickung, Kreislaufkollaps, Niereninsuffizienz, Hyperpyrexie, Verwirrung, Halluzinationen, Somnolenz und Koma beobachtet. Als Folge der Niereninsuffizienz entwickelt sich eine Hyperphosphatämie. Die gleichzeitige Übersättigung des Serums an Calcium und Phosphat im Zustand schwerer Exsiccose führt zu Kalkablagerungen in nahezu allen Organen, namentlich in der Niere, den Lungen, der Magenschleimhaut, den Arterien, dem periartikulären Gewebe, in Conjunctiva, Cornea, Trommelfell, Herz- und Skeletmuskulatur, Parotis, Pankreas, Schilddrüse und Leber. Als weiterer Befund sind gelegentliche Thrombosen in den verschiedensten Gefäßbezirken zu erwähnen, häufig findet sich eine solche beidseits in den Venae arcuatae und interlobulares der Nieren (STAMPL, 1963). Hämolyse und parenchymatöser Ikterus sind beschrieben, intravasale Gerinnung wird diskutiert.

Als Ursache des akuten Hyperparathyreoidismus wurde eine akute Steigerung der Parathormonausschüttung postuliert. In diesem Sinne sprechen die Identität des klinischen Bildes mit demjenigen der experimentellen Parathormonvergiftung, ferner die Beobachtung, daß wiederholte, unsanfte Palpation eines Parathyreoidea-Adenoms zum akuten Hyperparathyreoidismus führen kann. In den letzten Jahren ist es jedoch offenbar geworden, daß der Parathormonexzeß nicht die einzige, wahrscheinlich nicht einmal die wichtigste Ursache des akuten Hyperparathyreoidismus ist. Viel häufiger dürfte es zur akuten Hypercalcämie dann kommen, wenn bei vorbestehendem, bekannten oder unbekanntem primärem Hyperparathyreoidismus ein zweiter, die Hypercalcämie begünstigender pathogenetischer Mechanismus hinzutritt. Ein solcher besteht beispielsweise in Vitamin-D-Zufuhr.

Vitamin D begünstigt die Wirkung von Parathormon am Knochen. Eine Exacerbation kann durch folgende Faktoren ausgelöst werden: durch die postoperative Inaktivität, die ebenfalls Calciummobilisierung bewirkt (vgl. die Warnung BLACKS [1961], bei primärem Hyperparathyreoidismus keinen chirurgischen Eingriff auszuführen, bevor der Hyperparathyreoidismus geheilt sei), durch perorale, hoch dosierte Calciumzufuhr (COLLIP, 1926), durch Thiazide, durch Milch-Alkali-Therapie (vgl. deren ungünstige Wirkung bei primärem Hyperparathyreoidismus mit Ulcus ventriculi) sowie durch alle anderen Faktoren, die als mögliche Ursache einer Hypercalcämie in Tabelle 1 zusammengefaßt sind.

Die Therapie des akuten Hyperparathyreoidismus wird auf S. 884 besprochen.

6. Differentialdiagnose

a) Differentialdiagnose der Skeleterkrankung

Der Röntgenbefund der voll ausgebildeten Ostitis fibrosa cystica generalisata des primären Hyperparathyreoidismus ist an sich so typisch, daß er kaum mit einer anderen Skeletaffektion verwechselt werden kann. Bei leichten Formen und Initialstadien dagegen kann die Abgrenzung gegenüber anderen metabolischen Skeleterkrankungen schwieriger sein. Namentlich betrifft dies die renale Osteopathie infolge eines sekundären Hyperparathyreoidismus, in geringerem Maß auch die Osteomalacie und die Osteoporose sowie andere, nicht-generalisierte Skeletaffektionen.

α) Die Ostitis fibrosa cystica generalisata des sekundären Hyperparathyreoidismus

Sie wird vor allem bei chronisch urämischen Nierenerkrankungen, bei chronischer Hämodialysebehandlung, bei der Malabsorption, bei der kindlichen Rachitis und vereinzelt bei Pseudo-hypoparathyreoidismus beobachtet. Über ihre Pathogenese wird später berichtet (s.S. 885). Die Differentialdiagnose basiert auf dem blutchemischen Befund und auf dem Nachweis des Grundleidens.

β) Rachitis und Osteomalacie

Diese beiden ebenfalls generalisierten Skeletkrankheiten sind durch die nahezu pathognomische Loosersche Umbauzone ausgezeichnet. Subperiostale Resorption wird selten bei der chronischen Hypocalcämie beobachtet. Acro-Osteolyse, Knochencysten und Osteoclastome finden sich praktisch nie. Aufgrund dieser Merkmale kann in zahlreichen Fällen schon aus dem Röntgenbild allein eine zuverlässige Diagnose gestellt werden. Schwieriger kann die Abgrenzung gegenüber der renalen Osteopathie und der Malabsorption sein, welche eine gemischt osteofibrotisch-osteomalacische Erkrankung ist (vgl. S. 886ff.). Diagnostisch sind für Osteomalacie der bioptische Knochenbefund sowie die Hypocalcämie, Hypophosphatämie und die Erhöhung der Serumphosphatase entscheidend.

γ) Osteoporose

Auch bei dieser generalisierten Skeletkrankheit läßt der Röntgenbefund allein schon eine Abgrenzung gegenüber dem primären Hyperparathyreoidismus zu: bevorzugte Lokalisation am Stammskelet, wobei der Schädel ausgespart wird (UEHLINGER), geringfügiges Ergriffensein der langen Röhrenknochen, Fehlen der subperiostalen Resorption (im Gegenteil: gut erhaltene und scharf gezeichnete Corticalis), Fehlen von Knochencysten und Osteoclastomen. Beim primären Hyperparathyreoidismus ist die Altersgruppe von 40–60 Jahren am stärksten betroffen, eine Altersverteilung, welche sich mit der postmenopausischen Osteoporose, 5–8 Jahre nach der Menopause auftretend, deckt. Die senile Osteoporose des männlichen Geschlechts tritt im 7. oder 8. Jahrzehnt, die idiopathische Osteoporose des männlichen Geschlechts im 3. und 4. Jahrzehnt auf. Die Hauptsymptome der Osteoporose sind der lumbosacrale Knochenschmerz sowie die Spontanfraktur typischer Lokalisation (Wirbelkörper, Schenkelhals, distales Radius- und proximales Humerusende).

Der blutchemische Befund ist bei Osteoporose in bezug auf Calcium, Phosphat und alkalische Phosphatase normal.

δ) Ostitis deformans (PAGET) und polyostische, fibröse Dysplasie (JAFFE-LICHTENSTEIN)

sind monostische oder polyostische, nie aber generalisierte Skeleterkrankungen. Die pseudocystischen Veränderungen des Morbus Jaffe-Lichtenstein können isoliert auftreten, wenn sie aber in der Mehrzahl vorhanden sind, dann ist ihre Anordnung im Gegensatz zu den Cysten des primären Hyperparathyreoidismus oft halbseitig, segmental oder strahlenförmig. Beim Morbus Paget mit positivem Beckenbefund ist, wiederum im Gegensatz zum primären Hyperparathyreoidismus und zum Morbus Jaffe-Lichtenstein, das Sacrum praktisch immer ergriffen. Die Schwierigkeiten der Abgrenzung eines Paget-Schädels gegenüber der osteosklerotischen Form eines primären Hyperparathyreoidismus wurden auf S. 873 bereits erwähnt. Die alkalische Phosphatase ist bei aktiver Krankheit erhöht (vgl. S. 896).

ε) Multiples Myelom (KAHLER)

Die diffus infiltrierende Form dieses Leidens kann eine generalisierte, metabolische Knochenatrophie vortäuschen, der osteolytische Myelomherd anderseits bietet Anlaß zu Verwechslungen mit einer Knochencyste oder einem Osteoclastom. Zunächst ist bei jeder Skeletaffektion in fortgeschrittenem Alter die Möglichkeit eines Myeloms prinzipiell mitzuerwägen. Bei jeder unklaren Skeletaffektion sind neben dem erkrankten Skeletteil Routineröntgenaufnahmen von Schädel, Thorax, Lenden- und Brustwirbelsäule, Becken und einer Hand anzufertigen. Klinisch stumme Lokalisationen können hierbei zum Vorschein kommen, z.B. osteolytische Herde des Schädels beim multiplen Myelom. Bei Verdacht auf mutliples Myelom entscheidet der hämatologische und der Serumeiweißbefund bzw. die Elektrophorese. Serumcalcium ist oft erhöht, selten erniedrigt; Serumphosphat ist normal, selten erhöht, ganz ausnahmsweise erniedrigt; alkalische Phosphatase in der Regel normal.

ζ) Metastatische Skeletcarcinomatose

Sie wird vor allem beim Prostata-, Mamma-, Schilddrüsen-, Nieren- und Bronchialcarcinom, auch bei Carcinomen des Magen-Darm-Traktes beobachtet. Bei diffusem Wachstum entsteht das Bild der Osteoporose. Für das Prostatacarcinom ist die bevorzugte Lokalisation am Becken sehr charakteristisch. Im übrigen werden die gut durchbluteten Anteile des Stamm-Skeletes mit Vorliebe befallen.

η) Solitäre Knochencysten und Riesenzelltumoren des Knochens

sind umschriebene Skeleterkrankungen mit stets normalem Verhalten der biochemischen Befunde. Eine Verwechslung, wie sie bei der Epulis vorkommt, läßt sich bei Berücksichtigung des normalen biochemischen Befundes vermeiden.

b) Differentialdiagnose der Nephrocalcinose

Im histologischen Präparat finden sich in den Nierenpyramiden recht häufig diskrete Kalkablagerungen. Sie sind klinisch ohne Bedeutung und im Röntgenbild nicht zu erkennen. Die voll ausgebildete Nephrocalcinose dagegen ist schon auf der Röntgenleeraufnahme des Abdomens, besser noch auf dem Tomogramm zu erkennen (Abb. 36, S. 875f.). Neben dem primären Hyperparathyreoidismus kann auch die Vitamin D-Intoxikation, die tubuläre Acidose und jede Form der Hypercalcämie zu schwerer Nephrocalcinose führen. Zur röntgenologischen Verwechslung mit Nephrocalcinose können Thorotrast-Depots nach einer um viele Jahre zurückliegenden retrograden Pyelographie mit dem heute nicht mehr verwendeten Kontrastmittel Anlaß geben.

c) Differentialdiagnose der Hypercalcämie und Hypercalciurie

(Sie werden auf der Seite 892f. dargestellt.)

7. Prognose

Die Prognose des primären Hyperparathyreoidismus wird durch die Einschränkung der Nierenfunktion bestimmt. Gerade aus diesem Grunde wird heute immer mehr die frühe Diagnose und die frühe Therapie des Leidens verlangt. Es fragt sich jedoch, ob das düstere Bild der in Urämie endigenden Nephrocalcinose oder doppelseitigen Steinpyonephrose wirklich für die Mehrzahl der Hyperparathyreoidismusfälle Geltung hat oder nur für einen kleinen Teil. Persönlich neigen wir eher zu der zweiten, günstigeren Version der Langzeitprognose (s.S. 875f.). Die Statistik besagt, daß der primäre Hyperparathyreoidismus ein relativ häufiges Leiden sei (5% aller Nierensteinfälle nach Melick (1958), 1,2‰ aller Spitalpatienten nach Boonstra (1960), vgl. S. 865). Nur ein kleiner Teil dieser Hyperparathyreoidismusfälle wird diagnostiziert, chirurgisch behandelt und geheilt. Wenn unerkannte Fälle an Nephrolithiasis oder Nephrocalcinose zugrunde gingen, dann müßten solche Krankheitsbilder klinisch oder autoptisch häufiger zu beobachten sein. Wir schließen daraus, daß ein über Jahre sich erstreckender günstiger Verlauf oder sogar die durch Spontannekrose oder aus anderen, unbekannten Gründen erfolgende Spontanheilung des primären Hyperparathyreoidismus häufiger sein mag als bisher angenommen wurde.

8. Therapie

Als Therapie des primären Hyperparathyreoidismus kommt bis heute beinahe ausschließlich die chirurgische Exstirpation des Parathyreoidea-Adenoms in Frage (internistische Therapie der Hypercalcämie, s.S. 884). Die Röntgenbestrahlung von Parathyreoidea-Adenomen ist unwirksam. Bei hohem Serumcalcium ist dieses vor der Operation medikamentös nach Möglichkeit zu senken.

Die chirurgische Exstirpation eines Parathyreoidea-Adenoms ist technisch außerordentlich schwierig. Albright (1948) hat die Ansicht geäußert, daß der wichtigste Schritt zur erfolgreichen Therapie eines Hyperparathyreoidismus die Wahl des richtigen Chirurgen sei. Gefährlich sei es vor allem, wenn ein schlecht vorbereiteter Chirurg „zunächst einmal nachsehen" wolle. Denn entweder sei die Exstirpation des Parathyreoidea-Adenoms sehr leicht: dann werde naturgemäß auch der wenig Geübte den Eingriff erfolgreich beenden; oder aber das Auffinden des Adenoms sei außerordentlich schwierig: dann würde der nicht geübte Chirurg ohne jede Aussicht auf Erfolg eine große Anzahl narbiger Verwachsungen setzen und hierdurch einen zweiten Eingriff von vornherein schwer belasten. Wie überall in der Chirurgie, so seien auch hier die Erfolge erst gut, wenn der Chirurg eine Erfahrung von 50 Fällen habe.

Diese sehr pointierte Formulierung Albrights umreißt mit scharfen Worten ein heikles Problem. Für große chirurgische Zentren mag sie durchaus berechtigt und geeignet sein, für kleinere Verhältnisse muß jedoch ein Kompromiß gefunden werden. Ganz allgemein dürfte es sich empfehlen, Parathyreoidea-Operationen einigen wenigen Chirurgen zu überlassen, die Gelegenheit zu häufigen Operationen haben. Unter allen Umständen muß aber der Operateur, auch dann, wenn er einmal nicht Spezialist ist, die entsprechenden Arbeiten der Literatur studieren. Genannt seien hier die Veröffentlichungen von Churchill (1934) und Cope

(1941), vor allen anderen aber die außerordentlich einläßliche und kritische monographische Darstellung BLACKS (1961).

Was die chirurgische Technik betrifft, so seien hier nur wenige, prinzipiell wichtige Punkte berührt, die wir vorwiegend der Darstellung BLACKS entnehmen. Die Möglichkeiten und Grenzen einer präoperativen Adenom-Lokalisation werden auf S. 895f. besprochen. Der Chirurg muß vor der Operation von der Richtigkeit der Diagnose überzeugt sein. Er muß für den Eingriff genügend Zeit zur Verfügung haben, denn das Parathyreoidea-Adenom kann nach wenigen Minuten im Operationsfeld erscheinen, oder aber es bedarf zu seiner Auffindung einer stundenlangen mühevollen Präparation. Wenn ein Adenom nicht auffindbar war, dann muß der Chirurg die Intaktheit des Operationsfeldes während der ersten Operation dazu benützen, um die Lage der normalen Parathyreoideae genau zu ermitteln, zu notieren und nach Möglichkeit durch Biopsie zu sichern. Die Parathyreoidea-Biopsie ist mit äußerster Vorsicht und Schonung auszuführen. Die Anwesenheit eines in der Parathyreoidea-Histologie geübten Pathologen während des ganzen Eingriffes ist daher unerläßlich. Dabei ist zu bedenken, daß in Grenzfällen Adenome von einer diffusen Hyperplasie histologisch nicht sicher unterschieden werden können. Die obere Parathyreoidea ist an folgenden Stellen zu suchen: an der Rückfläche der Schildddrüse, im oberen hinteren Mediastinum zwischen Trachea und Oesophagus, in den Bindegewebsscheiden der großen Gefäße; die untere Parathyreoidea am oder hinter dem unteren Pol der Schilddrüse, im oberen hinteren Mediastinum oder im vorderen Mediastinum. Besonders wichtig ist es, nötigenfalls den Zugang zum unteren Schilddrüsenpol durch Ligatur der V. thyreoidea inferior oder ima freizupräparieren. Wenn das Parathyreoidea-Adenom in einiger Entfernung von der Schilddrüse liegt, dann ist fast regelmäßig ein relativ deutlicher Gefäßstiel vorhanden, der von der A. thyreoidea inf. ausgeht und von dort aus als Wegweiser zum Parathyreoidea-Adenom führt. Eine Ausnahme bilden lediglich einzelne Adenome des vorderen Mediastinums, die in einer primär abnorm gelegenen Parathyreoidea entstanden sind. Im letzten Falle liegt ein nach oben verlaufender Gefäßstiel nicht vor. Die Größe des zu erwartenden Parathyreoidea-Adenoms kann nur mit Vorbehalt vorausgesagt werden. Statistisch läßt sich zwar zeigen, daß eine gewisse Parallelität zwischen dem Grade der Hypercalcämie und dem Gewicht des Adenoms besteht. Auch ist das Adenom in Fällen von Hyperparathyreoidismus mit Skeleterkrankung meist deutlich größer als bei den rein renalen Formen des Leidens. Die Streuung beider Gesetzmäßigkeiten ist jedoch zu groß, als daß der Chirurg sich während der Operation von ihnen leiten lassen könnte. Parathyreoidea-Adenome können unter Umständen sehr klein sein, z.B. nur 100–250 mg. BLACK (1961) weist darauf hin, daß die Kleinheit der Adenome dem Chirurgen größere Schwierigkeiten bereite als deren abnorme Lokalisation. Bezüglich der abnormen Lage ist BLACK optimistischer als andere Chirurgen. Er mußte unter mehr als 200 Parathyreoidea-Adenomen der Mayo-Clinic nur deren drei durch Sternumspaltung im vorderen Mediastinum aufsuchen.

Ist die Lage von drei oder vier normalen Parathyreoideae sichergestellt und ein Adenom wurde noch nicht gefunden, dann muß die intrathyreoidale Lokalisation des Adenoms erwogen werden. Am häufigsten ist ein solches im unteren Pol eines Schilddrüsenlappens eingeschlossen und hier an einer leichten Auftreibung des Schilddrüsenkörpers zu erkennen. Beim geringsten Verdacht ist daher die Exploration der Halsorgane durch eine partielle Schilddrüsenresektion zu beenden. MAYOR (1965) empfiehlt sogar die negativ verlaufene Exploration der Halsorgane unter allen Umständen mit der subtotalen Schilddrüsenresektion zu beenden, wobei lediglich der obere Teil des medianen Lobus pyramidalis zurückgelassen wird. Die Revision des vorderen Mediastinums wird prinzipiell erst in zweiter Sitzung ausgeführt und zwar nicht früher als 3 Monate nach dem ersten Eingriff. In der Wartezeit erweist es sich, ob der Hyperparathyreoidismus persistiert oder ob er durch unbewußte Entfernung oder vasculäre Abschnürung eines Parathyreoidea-Adenoms geheilt worden ist. Je nachdem kehren die Abweichungen des Calcium- und Phosphorhaushaltes zur Norm zurück oder nicht. Die Exploration des vorderen Mediastinums wird durch eine Spaltung des Sternums vom Manubrium bis zum Xyphoid oder durch transversale Eröffnung des Thorax im 4. Intercostalraum mit transversaler Spaltung des Sternums eingeleitet. Wird bei der sorgfältigen Präparation der ganzen Region ein Adenom nicht aufgefunden, dann muß der Thymus reseziert werden. Es folgt dann als Schlußakt die Freipräparierung des Aortenbogens und seiner Äste, der Pulmonalis, der linken Vena anonyma und der Oberfläche des Perikards.

Ein besonderes Verfahren ist für die Fälle von primärer Hyperplasie der wasserhellen Zellen erforderlich. Der Chirurg erkennt diesen Zustand sehr rasch dadurch, daß alle vier Drüsen vergrößert sind. In anderen Fällen kann aber auch eine einzelne Drüse alle anderen an Größe übertreffen, so daß ein solitäres Adenom vorgetäuscht wird. Die Diagnose darf nur mit Hilfe des histologischen Befundes gestellt werden, der in allen 4 Drüsen das gleiche, charakteristische Bild aufweisen muß (s. S. 867). Ist die Diagnose gesichert, dann muß alles Parathyreoidea-Gewebe radikal entfernt werden bis auf ein kleines gut ernährtes Gewebestück von 30–200 mg. Die Forderung des gut ernährten Gewebestückes scheint nicht immer leicht erfüllbar zu sein. So beobachtete BLACK (1961) bei 15 eigenen Fällen mehrmals postoperative Tetanie.

Das Problem der Rezidivgefahr bei multiplen Parathyreoidea-Adenomen (primäre Hyperplasie der Hauptzellen) wurde schon oben besprochen. Auch hier sollte nicht mehr als ein gut ernährtes Gewebestück von 30–200 mg zurückgelassen werden. Wegen der Rezidivgefahr mit der Möglichkeit einer später evtl. notwendig werdenden zweiten Operation empfiehlt BLACK, die zurückgelassene Parathyreoidea mit einem schwarzen Faden zu markieren.

Schwierig zu beantworten ist die Frage, was mit Krankheitsfällen zu geschehen hat, bei denen die Exploration der Halsorgane und evtl. auch die Mediastinotomie erfolglos verlaufen sind oder bei denen der Hyperparathyreoidismus nach der Exstirpation eines Parathyreoidea-Adenomes persistiert.

Grundsätzlich sollte ein Chirurg mit großer Erfahrung in der Parathyreoidea-Chirurgie für einen zweiten Eingriff beigezogen werden. Es sei in diesem Zusammenhang nur an den klassischen Fall des Captain Martell erinnert, bei dem ein im vorderen Mediastinum gelegenes Parathyreoidea-Adenom erst bei der 7. Operation durch CHURCHILL entfernt werden konnte (COPE, 1966).

Welche Therapie ist aber in der Zwischenzeit bis zum zweiten Eingriff durchzuführen? Entsprechend der Wichtigkeit renaler Komplikationen und der Gefährlichkeit des akuten, exzessiv hypercalcämischen Hyperparathyreoidismus steht die Prophylaxe dieser beiden Störungen im Vordergrund. Als erste und wichtigste Maßnahme ist für beide Fälle die Zufuhr sehr großer Flüssigkeitsmengen anzustreben. Am besten geschieht dies durch die Verteilung der Flüssigkeitszufuhr auf 24 Std, beispielsweise durch die Einnahme von 600–1 000 ml irgend eines Getränkes ungefähr alle 6 Std, davon einmal durch Wecken in der Nacht. Außerdem ist Meidung von Milch- und Milchprodukten sowie genügend Bewegung wichtig. Bei Gefahr der exzessiven Hypercalcämie ist die stets bereitgestellte Phosphatinfusion unverzüglich zu beginnen (s.S. 884).

Für Patienten, bei denen die Operation kontraindiziert ist (schlechter AZ bei geringer Hypercalcämie), die einen chirurgischen Eingriff verweigern oder durch einen solchen nicht geheilt worden sind, kommt als internistische Therapie die perorale Phosphatgabe in Frage. Es wird dadurch die Hypercalcämie beeinflußt und die Vermeidung von Steinbildung bezweckt, was über eine vermehrte Ausscheidung von Pyro-Phosphat im Urin gelingt. Bei menopausierten Patienten führt eine Erhaltungsdosis eines Oestrogenpräparates zur Verlangsamung des Knochenumbaues und dadurch zu einem tieferen Serumcalciumspiegel. Subcutane Injektionen von Calcitonin führen nur vorübergehend zu einer geringen Besserung der Hypercalcämie.

9. Nachbehandlung (postoperativer Verlauf)

Als erste Folgen der gelungenen Adenomexstirpation sind in der Regel die postoperative Oligurie und das sofortige Verschwinden des Calciums, des Magnesiums, namentlich aber auch des Phosphors aus dem Urin (GOLDSMITH, 1966) zu bemerken. Im Laufe von 2–3 Tagen kehren dann auch die Werte des Serumcalciums und des Serumphosphors wieder zur Norm zurück. Nicht selten bedarf aber die Normalisierung der Hypophosphatämie viel längerer Zeit, sie kann Wochen und Monate auf sich warten lassen, sie kann sogar ausbleiben, ohne daß dies im Sinne einer unvollständigen Heilung bewertet werden darf. Ist der Eingriff nicht erfolgreich gewesen, dann fällt die Normalisierung des Serumcalciums und der anderen metabolischen Veränderungen aus oder sie bleibt nur partiell.

Nach erfolgreicher Adenomexstirpation kommt es bei einzelnen Fällen zu postoperativer Tetanie. Der Hyperparathyreoidismus ohne Skeletbeteiligung wird hiervon nur selten und leicht betroffen. Bei den Formen mit ausgedehnter Skeletsymptomatologie und erhöhter Serumphosphatase können sich schwerste Tetanien von wochenlanger Dauer entwickeln. Die Genese der beiden Tetanieformen ist nicht die gleiche. Die milde, flüchtige Form des extraossären Hyperparathyreoidismus beruht auf echter Parathyreoidea-Insuffizienz infolge Atrophie der nicht adenomatösen, im Organismus zurückgebliebenen Drüsen. Die schwere, postoperative Tetanie des ossären Hyperparathyreoidismus dagegen beruht zusätzlich auf der überstürzten Recalcifikation des Skeletes.

Die Therapie der schweren postoperativen Tetanie darf nicht erst nach Einsetzen des vollen Tetaniesyndroms beginnen. Bei Kranken mit hoher Serum-Phosphatase muß nach der Operation auf die Tetanie gleichsam gewartet werden. Der Serum-Calciumwert ist evtl. schon am ersten Tag mehrmals zu bestimmen. Es folgt dann die i.v. Calcium- und die i.v. Vitamin D-Therapie wie auf S. 862ff. beschrieben. Sobald die Ernährung per os möglich wird, erhält der Kranke täglich eine Substitution von 3–5 g Calcium lacticum oder Calcium gluconicum sowie 50–100 mg Magnesium oxydatum per os. Später wird die Calciumgabe auf 1–1,5 g reduziert und Magnesium oxydatum unverändert beibehalten. Bei sehr starkem Absinken des Serum-Magnesiums bis auf 0,8 mÄq/Liter oder weniger kann ohne weiteres bis 2 mÄq/kg Körpergewicht Magnesium in 4 Std oder bis 4 mÄq/kg Körpergewicht im Tag infundiert werden. Diese Dosis läßt sich nachher auf 0,25–0,5 mÄq/kg Körpergewicht im Tag reduzieren (MACINTYRE, 1963, 1967) oder es kann zu der bewährten i.m. Magnesiumsulfatinjektion, 0,5–2,0 ml der 50%igen Lösung, geschritten werden. Eine prophylaktische Anwendung des i.v. Vitamin-D-Stoßes bei Fällen mit hoher Phosphatase unmittelbar nach der Operation ist gefährlich. Auch der geübte Parathyreoidea-Chirurg kann beim Vorhandensein mehrerer Parathyreoidea-Adenome einmal nur eines auffinden, wobei die metabolischen Veränderungen des primären Hyperparathyreoidismus persistieren. Eine einmalige, hohe Vitamin-D-Dosis könnte hierbei durchaus einen akuten Hyperparathyreoidismus auslösen. Nach Abklingen der ersten stürmischen Erscheinungen wird, wenn die Tendenz zu Hypocalcämie persistiert, Vitamin D (1,25–2,5 mg = 50000–100000 E per os täglich) oder Dihydrotachysterol (AT10 8–10 Tr per os täglich) gegeben. Die Recalcifikation des Skeletes kann mehrere Monate in Anspruch nehmen. So lange ist eine kombinierte Therapie mit Calcium- und Magnesiumsalzen per os und mit Vitamin D fortzuführen.

Die Knochenschmerzen verschwinden nach erfolgreicher Operation in der Regel sehr rasch, oft schon nach Stunden; die Recalcifikation des Skeletes jedoch benötigt mehrere Monate. In dieser Zeit besteht noch erhöhte Frakturbereitschaft.

Relativ gefährlich ist eine Recurrensparese gleichzeitig mit einer postoperativen Tetanie. Eine i.v. Calciumspritze hat daher stets bereitzuliegen. Mit der Tracheotomie ist im Zweifelsfall nicht zu lange zuzuwarten.

Über die selten postoperativ auftretende Psychose vom akuten, exogenen Reaktionstyp wurde oben berichtet (s.S. 877f.).

10. Therapie des akuten Hyperparathyreoidismus

Beim Erscheinen der ersten Anzeichen einer akut hypercalcämischen Krise (vgl. S. 877) muß sofort für genügende Flüssigkeitszufuhr gesorgt werden. Daneben ist die alimentäre Zufuhr von Calcium (Milch- und Milchprodukte) und Vitamin D, ferner jede Therapie mit Thiazid zu vermeiden. Der Förderung der Calciumausscheidung durch Diuretica wie Furosemid oder Ethacrynsäure steht nichts im Wege, solange der Patient genügend hydritiert ist. Bei schwerem hypercalcämischem Zustand sollte Phosphat als Infusion verabreicht werden, wobei nach Angaben von GOLDSMITH ein Natrium- und Kaliumphosphatpuffer mit einem pH von 7,4 (0,081 Mol Na_2HPO_4 + 0,019 Mol KH_2PO_4 in einem Liter Aq. dest.) bei normaler Nierenfunktion innert 6–8 Std verabreicht wird. Schon während der Infusion beginnt das Serum-Calcium abzufallen und ist unter Umständen schon am ersten Tag wieder im Normalbereich. Die Infusion kann nach 24 Std wiederholt werden, spätestens aber, sobald das Serum-Calcium wieder ansteigt. Die Wirkungsdauer des so verabreichten Phosphors ist variabel. In weniger akuten Situationen kann die gleiche calciumsenkende Wirkung mit peroral appliziertem Phosphat erreicht werden. WILSON und YENDT (1963) empfehlen das folgende Gemisch zu peroralen Therapie: 2,1 g $NaH_2PO_4 \cdot H_2O$ + 30,0 g $Na_2HPO_4 \cdot 12H_2O$ in einem Liter calciumfreien Wassers; 100 ml der Lösung = 300 mg Phosphor; Tagesdosis 300–600 ml = 0,9–1,8 g Phosphor, auf 4 Einzelgaben verteilt. In letzter Zeit sind gegen die Phosphatinfusion, gewisse Einwände erhoben worden (BREUER, 1967; SHACKNEY, 1967). Dabei stehen einer großen Zahl günstiger Erfahrungen (KISTLER, 1967) einige Todesfälle während oder nach der Infusion gegenüber, deren Ursache nicht völlig geklärt ist. Sie mahnen uns daran, bei Niereninsuffizienz vorsichtig zu sein, die Infusion auf 500–250 ml zu reduzieren und langsamer zu geben, ferner in kurzen Abständen Serum-Calcium, -Phosphor und -Harnstoff zu kontrollieren. Vorsicht scheint auch bei der Hypercalcämie des multiplen Myeloms am Platz zu sein, da hier meist von vornherein eine Niereninsuffizienz infolge Myelomnephropathie besteht. Gesamthaft scheint aber doch die Phosphatinfusion, wenn vorschriftsmäßig verabfolgt, die gegenwärtig beste Behandlung der akuten Hypercalcämie zu sein. Ein günstiger calciumsenkender Effekt wurde auch mit Natriumsulfationen beobachtet, wobei jedoch sehr große, den Kreislauf gefährdende Natriumsulfatmengen verabreicht werden müssen (isotonische Lösung mit 116,7 g Natriumsulfat in 3 l Wasser innert 9 Std nach CHAKMAKIJAN, 1966). Auch die Hämodialyse oder besonders die Peritonealdialyse vermögen das Serum-Calcium zu senken, belasten jedoch den Patienten erheblich und sind nur kurz wirksam. Versuche mit Calcitonin ergaben nur eine teilweise Senkung von Hypercalcämien verschiedener Genese (HAAS, 1967). Mithramycin (im Handel als Mithracin Pfizer) ist ein cytotoxisches Antibioticum, welches in kleiner Dosis (15 µg/kg KG, Kurzinfusion) den Knochenumbau stark bremst. Es ist bei Kontrolle der Leberenzyme eine nützliche Bereicherung der internistischen Therapie der akuten Hypercalcämie. Wenn die Diagnose des primären Hyperparathyreodismus gesichert ist, dann sollte man nach Rehydrierung und Senkung des Serumcalciums keine Zeit verlieren und sofort operieren.

E. Der sekundäre Hyperparathyreoidismus

U. BINSWANGER, J.A. FISCHER und M. WERNLY

1. Definition

Der sekundäre Hyperparathyreoidismus ist gekennzeichnet durch gesteigerte Parathormonsekretion als Resultat einer adäquaten Antwort auf einen Sekretionsstimulus. Im Falle der Niereninsuffizienz überlagert sich der gesteigerten Sekretion ein verminderter Hormonkatabolismus.

2. Pathologische Anatomie und Histologie

Die allgemeine, auf alle 4 Drüsen sich erstreckende Parathyreoidea-Hyperplasie des sekundären Hyperparathyreoidismus wird ihrer besonderen Ätiologie wegen im Gegensatz zur primären Hyperplasie der wasserhellen Zellen und zur primären Hauptzellenhyperplasie (s.S. 867) *sekundäre* Parathyreoidea-Hyperplasie genannt. Histologisch wird zwischen einer diffusen und einer mikroadenomatösen Form unterschieden.

Die *diffuse* Hyperplasie wird durch eine gleichmäßige, kompakte Vergrößerung aller 4 Drüsen dargestellt, wobei nahezu alle Parenchymzellen zu großen Hauptzellen oder zu kleinen, wasserhellen Zellen umgewandelt sind (Abb. 37). Fettzellen sind nur vereinzelt vorhanden, die Architektur ist kompakt und homogen. Das Gewicht kann von einer Drüse zur anderen außerordentlich stark variieren.

Die *mikroadenomatöse* Hyperplasie beruht auf einer herdförmigen Proliferation kleiner bis mittelgroßer Hauptzellen. Große Hauptzellen und wasserhelle Zellen finden sich nur vereinzelt. In allen Sektoren der Drüse treten multiple Proliferationszentren auf, die zu Mikroadenomen verschiedenster Größe anwachsen, wobei die ursprünglichen Drüsenläppchen zu schmalen Zellstreifen komprimiert werden. Die mikroadenomatösen Partien sind von Fettzellen frei, in den ursprünglichen Läppchen können solche vorhanden sein. Auch hier variiert das Gewicht von einer Drüse zur andern sehr stark. Das Gesamtgewicht erreicht bei der mikroadenomatösen Form höhere Werte als bei der diffusen.

Eine ätiologische oder funktionelle Differenzierung der beiden Hyperplasieformen ist bis heute nicht möglich. Die Schwierigkeiten der Abgrenzung der sekundären mikroadenomatösen gegenüber der primären Hauptzellenhyperplasie wurden bereits erwähnt.

3. Vorkommen

Parathyreoidea-Hyperplasie wird in erster Linie und mit großer Regelmäßigkeit bei allen chronischen Nierenerkrankungen und bei jeder Form der Osteomalacie beobachtet. Sie ist außerdem Merkmal gewisser Fälle von Pseudohypoparathyreoidismus (s.S. 852).

4. Ätiologie

In der Mehrzahl der Fälle wird der sekundäre Hyperparathyreoidismus durch eine während Monaten und Jahren andauernde Hypocalcämie bei chronisch urämischen Nierenleiden und bei der Osteomalacie ausgelöst. Experimentell ist die Bedeutung der Hypocalcämie für die Stimulation der Parathyreoideae erwiesen. So haben Durchströmungsversuche des Thyreoidea-Parathyreoideapräparates mit extrakorporeller Zirkulation (Copp, 1962) gezeigt, daß hypocalcämisches Durchströmungsblut (EDTA-Hypocalcämie) zur Ausschüttung von Parathormon führt, wobei das abfließende Blut hypercalcämisch wirkt (Copp) und radioimmunologisch erhöhte Parathormonkonzentration (Care, 1966) aufweist. Berson und Yalow (1966) zeigten ebenfalls beim Menschen radioimmunologisch den Anstieg des Parathormonspiegels im Blut nach artifizieller EDTA-Hypocalcämie.

Es bestehen Hinweise, daß das Vitamin D resp. seine Metabolite für den Transport von Calcium in die Nebenschilddrüsen notwendig sein könnten (Fischer, 1969, 1973b) (s.S. 831). Ein Mangel an Vitamin D könnte demnach für eine normocalcämische Form des sekundären Hyperparathyreoidismus verantwortlich sein. Dieser Mechanismus ist speziell bei Malabsorption und Niereninsuffizienz ohne eindeutige Hypocalcämie zu vermuten.

Ein direkter Einfluß der Serumphosphatkonzentration auf die Parathormonsekretion ist nicht nachgewiesen. Ein Anstieg des anorganischen Serumphosphats verursacht indessen ein Absinken des ionisierten Calciums und auf diesem Weg vermehrte Parathormonsekretion (Fischer, 1973a).

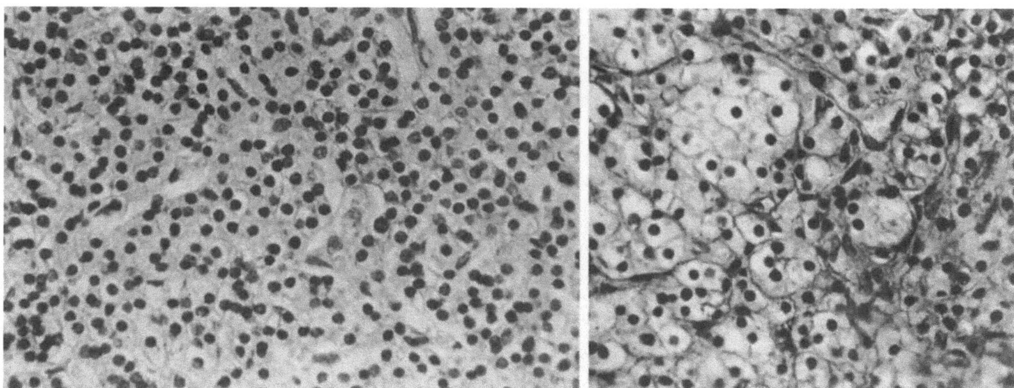

Abb. 37. Sekundäre Hyperplasie wasserheller Zellen bei sekundärem Hyperparathyreoidismus. Links bei chronischer Nephritis, rechts bei Osteomalacie. 300:1 (Wernly, 1946)

5. Pathophysiologie

Der auf Osteomalacie beruhende sekundäre Hyperparathyreoidismus erklärt sich durch das Vorliegen einer Hypocalcämie oder den Mangel an Vitamin D resp. seinen Metaboliten. Es findet sich hier praktisch regelmäßig eine hohe Konzentration von immunoreaktivem Parathormon im Serum (Abb. 38) und eine Parathyreoidea-Hyperplasie (WERNLY, 1946; FANCONI, 1974). Je nach dem Grad des sekundären Hyperparathyreoidismus bewirkt die erhöhte Parathormonausschüttung ins Blut eine mehr oder weniger vollständige Korrektur der Hypocalcämie. Gleichzeitig verursacht sie auch die für die meisten Osteomalacieformen charakteristische Hypophosphatämie. Möglicherweise sind aber der Wirkung des Parathormons bei Osteomalacie, die eine stark verminderte Vitamin-D-Konzentration des Blutes und der Gewebe aufweist, durch Wegfall der permissiven Wirkung des Vitamin D (vgl. S. 835f.) gewisse Grenzen gesetzt. Bei extremem Vitamin-D-Mangel greift das Parathormon an den Nieren, aber nicht mehr am Knochen an (ARNAUD, 1966). Die erhöhte Parathormonkonzentration kommt in den meisten Fällen in der bekannten, spezifischen Knochengewebsveränderung der fibrösen Ostitis zum Ausdruck (TORRIANI, 1924; BALL, 1960; FISCHER, 1968), die sich zu den Veränderungen der Osteomalacie hinzugesellt.

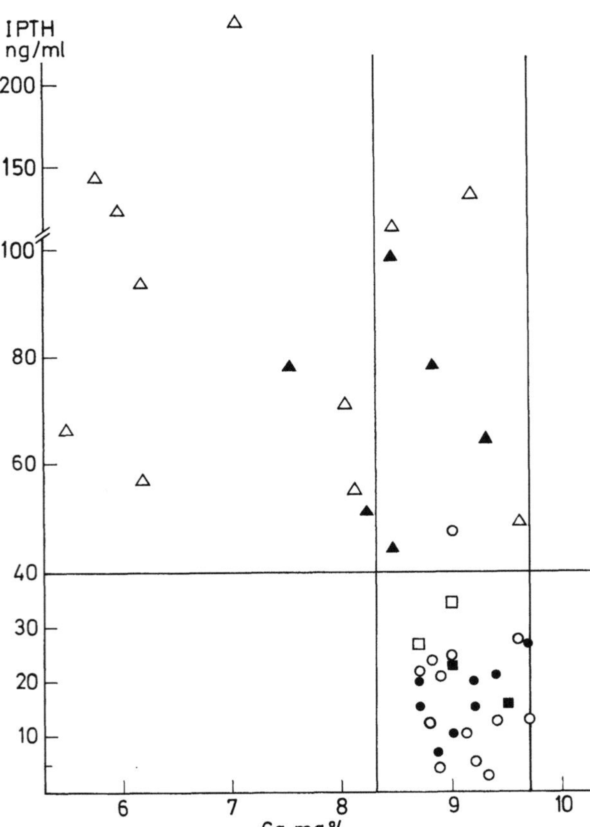

Abb. 38. Beziehung zwischen Calciumkonzentration [EGTA-titrierbares Calcium (Ca)] und Parathormonkonzentration (IPTH) im Serum ([^{131}I] bovines PTH-(1–84), anti-porzines PTH-(TCA) (GPl M, verdünnt 1:100000) und Inkubationsmedium von Gewebekulturen mit humanen Nebenschilddrüsentumoren als Standard (C-72) bei kindlicher Vitamin-D-Mangelrachitis (△), Pseudovitamin D-Mangelrachitis (▲), hypophosphatämische Vitamin-D-resistente Rachitis (X-linked) vor (○) und während (●) Behandlung mit Vitamin D, sporadisch auftretende hypophosphatämische Vitamin-D-resistente Osteomalacie vor (□) und während Behandlung mit Vitamin D (■). Die horizontalen und senkrechten Linien bezeichnen den normalen Streubereich. (Nach FANCONI, 1974)

Der sekundäre renale Hyperparathyreoidismus zeigt eine vielfältige Ätiologie (Abb. 39, BINSWANGER, 1975): als Frühsymptom der Calciumstoffwechselstörung ist die Abnahme der enteralen Calciumabsorption bekannt. Sie steht bei fortgeschrittenem Nierenleiden in Zusammenhang mit der Störung des Vitamin-D-Stoffwechsels, indem der renal erzeugte, hoch wirksame Metabolit 1,25-Dihydroxycholecalciferol nicht in genügender Menge produziert wird. Die geringe Calciumaufnahme in den Körper wird kompensiert durch Abnahme der Calciurie, wobei als Mediator die Parathormonkonzentration im Blut ansteigt. Die Retention anorganischer Phosphate, welche bei Abnahme der glomerulären Filtration auf ca. $^1/_4$ der Norm einsetzt, führt zum Absinken des ionisierten Calciums und damit zur weiteren Stimulierung der Nebenschilddrüsen. Die Wirkung des Parathormons am Knochen wird durch hohe Phosphatkonzentration vermindert, die noch stattfindende Produktion von 1,25-Dehydroxycholecalciferol in der Niere weiter gebremst. Der Metabolismus des sezernierten Parathormons durch die Niere ist bei erkranktem Organ vermindert, was zu hohen Hormonspiegeln im Serum beiträgt (HRUSKA, 1975). Histopathologisch summieren sich am Knochen die Befunde der Fibroosteoclasie mit denjenigen der Ostemalacie, letztere ist in erster Linie als Ausdruck der Störung des Vitamin-D-Metabolismus zu verstehen. Neben der Knochenerkrankung steht der Pruritus und metastatische Kalkablagerung in den Conjunctiven mit dem sekundären Hyperparathyreoidismus und einem hohen Calcium-Phosphat-Produkt in Zusammenhang.

Bei der vererbten oder sporadischen hypophosphatämischen Vitamin-D-resistenten Rachitis sind Calcium und Parathormonkonzentration normal (ARNAUD, 1971; FANCONI, 1974) (Abb. 39).

6. Klinisches Krankheitsbild und Röntgenbefund

Der sekundäre Hyperparathyreoidismus führt nur in seltenen Fällen zu klinisch erkennbaren Skeletsymptomen, am ehesten noch bei der auf chronischer Urämie beruhenden Form. Das häufigste klinische Symptom besteht in Gliederschmerzen, bei Jugendlichen gesellen sich Deformationen hinzu

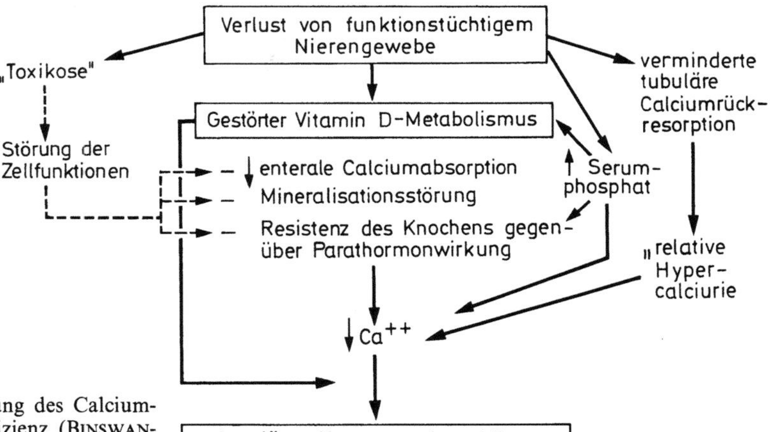

Abb. 39. Pathogenetische Faktoren der Störung des Calcium- und Phosphatmetabolismus bei Niereninsuffizienz (BINSWANGER, 1975)

(Genu varum et valgum, Pectus carinatum mit Rosenkranz, Kyphoskoliose, Epiphysiolyse des Schenkelhalskopfes), Kinder bleiben im Wachstum zurück (renaler Zwergwuchs, „renal rickets"). Selten führt ausgeprägte Osteopathie zu hochgradigen Knochenschmerzen mit Gehbehinderung und ausnahmsweiser Invalidität. Bei vorwiegend osteomalacischer Osteopathie schwereren Grades werden gelegentlich Tetanie sowie Muskelschwäche im Bereich des Deltoides, Supraspinatus und Ileopsoas beobachtet, die mit dem charakteristischen Watschelgang einhergehen kann. Vitamin D heilt die osteomalacische Myopathie in einer oft eindrücklichen Weise (STANBURY, 1962).

Der Röntgenbefund des Skelets stellt ein Gemisch aus den Veränderungen der Ostitis fibrosa cystica generalisata und denjenigen der Osteomalacie dar, wobei die eine oder die andere Komponente vorherrschen kann. Die Ostitis fibrosa manifestiert sich vor allem als subperiostale Resorption (Abb. 40). Sie ist von der subperiostalen Resorption des primären Hyperparathyreoidismus nicht

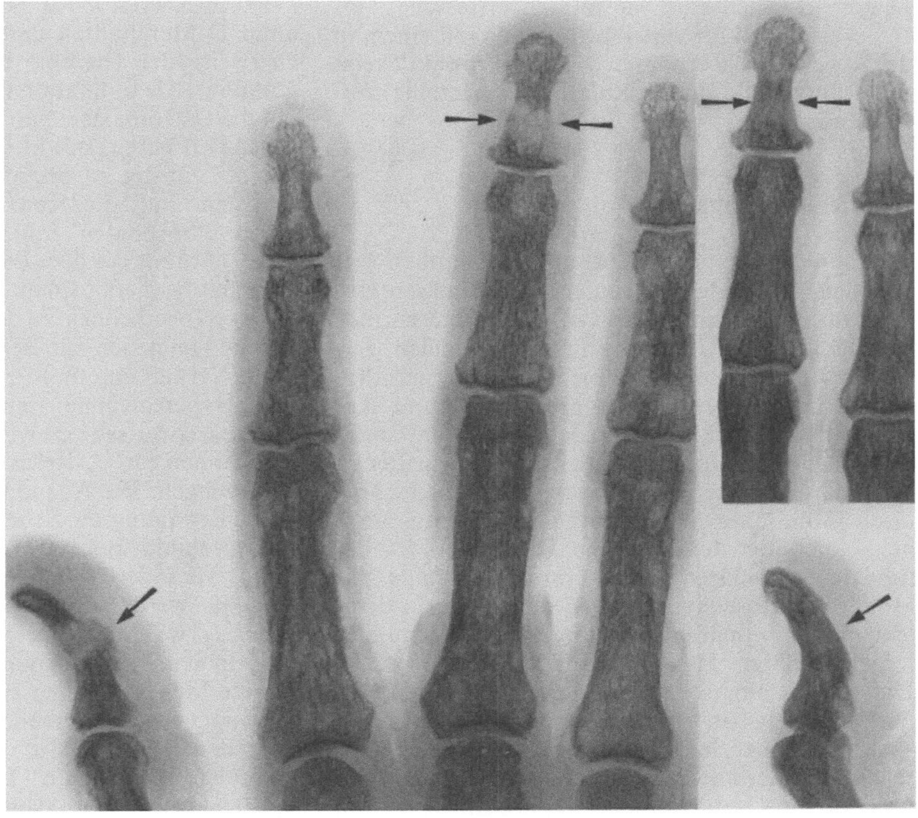

Abb. 40. Corticalisatrophie, Spongiosierung, subperiostale Knochenresorption, Acro-Osteolyse und Umbauzonen bei Osteomalacie und sekundärem Hyperparathyreoidismus

zu unterscheiden (s.S. 871). Auch die Acro-Osteolyse sowie die granuläre Atrophie des Schädeldaches stimmen mit dem Befund des primären Hyperparathyreoidismus völlig überein. Sogar Knochencysten sowie die Epulis wurden in seltenen Fällen renaler Ostitis gesehen. Die herdförmige Osteosklerose wird beim sekundären Hyperparathyreoidismus häufiger angetroffen als beim primären Hyperparathyreoidismus (s.S. 870ff.). Als besonders charakteristisch gilt die Bandsklerose der Wirbelkörper, eine bandförmige Verdichtung der Spongiosa entlang der oberen und unteren Deckplatte namentlich der Lendenwirbelregion. Jedes Skleroseband grenzt hierbei einesteils an eine helle Bandscheibe, andernteils an eine helle zentrale Wirbelkörperpartie, wobei sich eine zebraähnliche Querstreifung ergibt (Turnerleibchenbild, rugger jersey spine). Dort wo die Osteomalacie im Vordergrund steht, finden sich typische Looser'sche Umbauzonen mit jeder bei der klassischen Osteomalacie möglichen Lokalisation, ferner Knochenverbiegungen, z.B. die kartenherzförmige Deformation des Beckens. Bei jugendlichen Individuen und bei Kindern werden Veränderungen der Epiphysenlinie beobachtet, welche mit denjenigen der nutritiven Rachitis völlig übereinstimmen können. In einzelnen Fällen gesellt sich zu dieser rachitischen Metaphyse noch eine Acro-Osteolyse des metaphysären Diaphysenendes hinzu, was den Diaphysenenden eine wie mottenzerfressene, aufgelockerte Struktur verleiht. In Fällen mit einem in der Regel über 70 erhöhten „Ca × P-Produkt" zeigt das Röntgenbild periartikuläre und arterielle Verkalkungen.

7. Differentialdiagnose

Obschon der Beginn eines primären wesentlich verschieden ist von demjenigen eines sekundären Hyperparathyreoidismus, kann in weit fortgeschrittenen Fällen die Unterscheidung der beiden Zustände schwierig sein. Der primäre Hyperparathyreoidismus mit Nephrocalcinose, Urämie und Skeletbeteiligung ist klinisch, biochemisch und sogar pathologisch-anatomisch einem fortgeschrittenen sekundären Hyperparathyreoidismus infolge chronisch urämischer Nephropathie oft überaus ähnlich. Auch der histologische Parathyreoidea-Befund des sekundären Hyperparathyreoidismus (mikroadenomatöse Hyperplasie, S. 885) gleicht demjenigen des primären Hyperparathyreoidismus infolge primärer Hauptzellenhyperplasie (S. 867). Daß der histologische Skeletbefund in beiden Fällen der gleiche ist, wurde erwähnt.

Es seien hier lediglich einige klinische Unterscheidungsmerkmale angeführt, die im einzelnen Fall nützlich sein können. Nephrolithiasis ist in der Anamnese eines primären Hyperparathyreoidismus sehr häufig, in derjenigen eines sekundären Hyperparathyreoidismus dagegen kaum je anzutreffen. Chronisch urämische Niereninsuffizienz ist, wenn vorhanden, beim primären Hyperparathyreoidismus fast immer mit schwerer Nephrocalcinose verbunden, beim sekundären Hyperparathyreoidismus infolge chronisch urämischer Nephropathie dagegen ist Nephrocalcinose selten. Wenn das Leiden bis in die Jugendjahre zurückreicht, dann ist der sekundäre Hyperparathyreoidismus in der Regel mit rachitischen Deformationen verbunden, die in den seltenen Fällen von primärem Hyperparathyreoidismus des Jugendalters fehlen.

8. Therapie

Die spezielle Therapie des sekundären Hyperparathyreoidismus bei chronisch-urämischen Nierenleiden gliedert sich nach prophylaktischer Behandlung (z.B. während Dialysebehandlung) sowie nach Behandlung von klinischen Skeletsymptomen, Tetanie, Myopathie oder metastatischen Gewebeverkalkungen. Im Sinne der Prophylaxe ist auf genügende Calciumzufuhr zu achten (1 g, z.B. als Gluconat), was bei Diätvorschriften im Rahmen der Niereninsuffizienz bisweilen nicht beachtet wird. Vitamin D muß infolge gestörter Metabolisierung in pharmakologischen Dosen (z.B. 300000 E 2 × wöchentlich) unter peinlicher Kontrolle der Serumcalciumkonzentration verabreicht werden (VERBERCKMOES, 1975). Die Verfügbarkeit von Vitamin D-Metaboliten und -Analogen wird möglicherweise die Therapie einfacher und wirksamer gestalten. Als Indikation für Vitamin D-Gaben gelten die Osteomalacie und allenfalls die Myopathie, welche oft bereits mit kleinen Dosen (10000 E/Tag per os) günstig zu beeinflussen ist. Vorgängig ist in jedem Fall die Konzentration von anorganischen Phosphaten mittels Aluminiumhydroxid, $^1/_4$–$^1/_2$ Stunde *vor* dem Essen eingenommen, durch Bindung von Phosphat im Magen-Darm-Trakt, in den Normbereich zu senken. Die gleiche Maßnahme bietet sich zur Bekämpfung von metastatischer Verkalkung und Pruritus an. Das Auftreten von Hypercalcämie (tertiärer Hyperparathyreoidismus) sowie sehr schweren Knochenveränderungen können zur $^7/_8$-Resektion der Nebenschilddrüsen zwingen. Bei Adenom der Nebenschilddrüsen ist in Erwägung zu ziehen, daß auch die übrigen Nebenschilddrüsen hyperplastisch und/oder adenomatös verändert sein können. Bei der kindlichen Rachitis werden 5000 bis 10000 E Vitamin D_3 pro Tag während drei Wochen verabreicht. Bei intestinaler Malabsorption werden in der Regel höhere Mengen (bis zu 300000 E pro Woche i.m.) benötigt. Bei der Pseudovitamin-D-Mangelrachitis erzielte FRASER (1973) mit 1,25 mg (= 50000 E) Vitamin D_3 pro Tag und mit 0,4–0,9 mg 25-Hydroxycholecalciferol pro Tag eine ähnliche Heilung der Rachitis wie mit 1,0 µg 1,25-Dihydroxycholecalciferol täglich und nimmt deshalb an, daß eine verminderte Aktivität der Vitamin D-Hydroxylase in den Nieren pathogenetisch für die Pseudo-Vitamin-D-Mangelrachitis verantwortlich ist.

9. Normocalcämischer sekundärer Hyperparathyreoidismus

Werden Patienten mit Steatorrhoe und massiver Hypocalcämie kurzdauernd mit Vitamin D behandelt, normalisiert sich das Calcium im Serum innert Tagen. Der Hyperparathyreoidismus persistiert, obwohl der Stimulus der Senkung des Serumcalciums fehlt, was durch hohe Konzentration des immunoreaktiven Parathormons, einen hohen Phosphatexkretionsindex, vermehrte Hydroxyprolinausscheidung im Urin und Vermehrung der Fibroosteoclasten in Knochenbiopsien belegt werden kann (Tabelle 8). Ein Patient war während mindestens 9 Monaten normocalcämisch, bis er an einer Encephalomalacie ad exitum kam. Er zeigte bei der Autopsie eine generalisierte Fibroosteoclasie sowie eine Hyperplasie der Parathyreoideae. Ein anderer Patient zeigte klinische Zeichen eines Hyperparathyreoidismus, nachdem er während über $1\,{}^{1}/_{2}$ Jahren normocalcämisch war.

Diese Form, von Fischer (1969) als normocalcämischer, sekundärer Hyperparathyreoidismus bezeichnet, ist vermutlich eine besondere Art des sekundären Hyperparathyreoidismus mit verändertem Rückkoppelungsmechanismus in den Parathyreoideae.

Befunde bei der Vitamin-D-Mangelrachitis des Kindes (Fischer, 1973b) lassen vermuten, daß für den Calciumtransport in die Nebenschilddrüsen Vitamin D benötigt wird; fehlt dieses, so tritt bereits bei Normocalcämie eine Stimulation der Parathyreoideae ein.

Am ehesten entspricht der normocalcämische sekundäre Hyperparathyreoidismus der Rachitis des Kindes. In der Regel ist die Phosphatkonzentration im Serum erniedrigt. Dennoch bestehen Ähnlichkeiten, sieht man doch bei der Rachitis oft eine Vermehrung der Osteoclasten, obwohl die Calciumkonzentration im Serum selten erniedrigt ist.

Tabelle 8. Zur Diagnose des normocalcämischen sekundären Hyperparathyreoidismus (CaS = Serum-Calcium, PEI = Phosphatexkretionsindex)

<table>
<tr><th>Hyperparathyreoidismus</th><th>CaS</th><th>OH-Proline im Urin</th><th>Fibroosteoclasten</th><th>PEI</th><th>PTH</th></tr>
<tr><td>Primärer</td><td>↑</td><td>↑(→)</td><td>↑(→)</td><td>↑(→)</td><td>↑</td></tr>
<tr><td>Sekundärer</td><td>↓</td><td rowspan="2">↑(→)</td><td rowspan="2">↓(→)</td><td rowspan="2">↑(→)</td><td rowspan="2">↑</td></tr>
<tr><td>sek. normocalcämischer</td><td>→</td></tr>
<tr><td>Tertiärer</td><td>↑</td><td>↑(→)</td><td>↑(→)</td><td>↑(→)</td><td>↑</td></tr>
</table>

Zusammengefaßt handelt es sich um eine Form des Hyperparathyreoidismus, bei der die Hypocalcämie als üblicher Stimulus einer vermehrten Parathormonfreisetzung und die Hypercalcämie als Ausdruck einer Autonomisierung der Parathyreoideae fehlen und dennoch bei verminderter Calciumabsorption im Darm und erhöhter Abwanderungsgeschwindigkeit des Calciums einerseits in das Skelet anderseits bei gleichbleibender Calciummobilisation aus dem Skelet eine vermehrte Sekretion von Parathormon nachgewiesen werden kann.

10. Tertiärer Hyperparathyreoidismus

entwickelt sich auf dem Boden eines sekundären Hyperparathyreoidismus. Es ist beizufügen, daß zwischen dem Krankheitsbild des hochgradigen, sekundären Hyperparathyreoidismus, bei dem Stanbury und andere die subtotale Parathyreoideaektomie durchgeführt haben, und dem tertiären Hyperparathyreoidismus, bei dem Davies (1956) als erster ein Parathyreoidea-Adenom entfernen ließ, keine scharfe Trennung durchgeführt werden kann. In beiden Fällen entwickelt sich bei sekundärer Hyperplasie der Nebenschilddrüsen eine Hypercalcämie, wobei einmal starke Hyperplasie aller Epithelkörperchen, einmal Transformation einer Drüse in ein Adenom gefunden wird. Es bestehen fließende Übergänge zwischen dem normocalcämischen, sekundären Hyperparathyreoidismus und dem tertiären Hyperparathyreoidismus (s. oben). Der tertiäre Hyperparathyreoidismus kann vom primären nur durch die Vorgeschichte eines sekundären Hyperparathyreoidismus unterschieden werden. Häufig tritt er nach Nierentransplantation zutage (Herdmann, 1965; McIntosh, 1966).

Die Therapie des tertiären Hyperparathyreoidismus sollte sich a priori auf die Exstirpation des Parathyreoidea-Adenoms oder von ${}^{7}/_{8}$ der hyperplastisch befallenen Parathyreoideae ausdehnen (Wilson, 1965).

F. Laboratoriumsuntersuchungen bei Erkrankungen der Parathyreoidea

U. Binswanger und J.A. Fischer

Die wichtigsten Untersuchungen zur Erfassung der Funktion der Nebenschilddrüsen sind die Bestimmung der Konzentration von Calcium und Parathormon im Serum. Die Beurteilung der Calciumausscheidung im Urin dient der Abgrenzung der idiopathischen Hypercalciurie. Die Ausscheidung von cyclischem Adenosinmonophosphat im Urin nach Parathormoninfusion ermöglicht die Unterscheidung verschiedener Formen des Hypoparathyreoidismus. Untersuchungen der Calciumbilanz sind zeitraubend und nur von wissenschaftlichem Interesse (s.S. 807ff.). Eine differenzierte histologische Beurteilung des Skeletes an Hand von Knochenbiopsien mit quantitativ-morphometrischen Methoden sowie kinetische Untersuchungen der Austauschvorgänge mit radioaktivem Calcium oder stabilem Strontium sind als Stützen einer Diagnose wertvoll, allein jedoch nicht beweisend (s.S. 817ff.). Für die auf CAMERON (1962) zurückgehende Methode zur Messung des Mineralgehaltes mit Photonenabsorption unter Verwendung von radioaktivem Jod oder Americium gilt dieselbe Aussage (s.S. 822). In diesem Abschnitt werden vor allem klinisch wichtige Untersuchungen erwähnt, wobei einer möglichst präzisen Bestimmung der Calciumkonzentration im Serum als Screening-Methode eine besondere Bedeutung zukommt und die direkte Messung der Parathormonkonzentration im Serum, vor allem bei Grenzfällen, in dafür spezialisierten Laboratorien beigezogen werden soll.

1. Diagnostik des primären und ektopischen Hyperparathyreoidismus

a) Die Calciumkonzentration im Serum

α) Allgemeines

Das Gesamtcalcium im Serum setzt sich aus einem proteingebundenen (Bindung vorwiegend an Albumin), einem komplexgebundenen (Verbindung mit Citrat, Sulfat, Phosphat, Lactat u.a.) und dem biologisch aktiven ionisierten Anteil zusammen. Komplexgebundenes und ionisiertes Calcium werden zusammen als ultrafiltrierbares Calcium bezeichnet. Über die prozentualen Beiträge zum Gesamtcalcium orientiert Abb. 1 (MOORE, 1971) (s.S. 806f.). Meßtechnisch wird das Gesamtcalcium vollständig und exakt mittels Atomabsorptionsspektrophotometrie erfaßt. Praktisch identische Resultate ergibt das titrimetrische Verfahren mit EGTA bei Verwendung von Calcein als Indikator, während Titration mit EDTA tiefere Werte zeigt. Zur Bestimmung des ultrafiltrierbaren Calciums wird unter anaeroben Bedingungen, zur Konstanterhaltung des pH der Probe, ein proteinfreies Ultrafiltrat des Serums hergestellt und darin die Calciumkonzentration gemessen. Die Calciumionenkonzentration wird mit einer calciumionenspezifischen Elektrode im Vollblut oder Serum wiederum unter anaeroben, pH-konstanten Verhältnissen gemessen. Sowohl die komplexgebundene Calciumfraktion wie auch das ionisierte Calcium werden durch pH-Verschiebungen verändert. Die freien Calciumionen werden bei Alkalose vermehrt, bei Acidose vermindert an Albumin gebunden.

β) Die Gesamtcalciumkonzentration

Sie ist eine der feinst regulierten Serumbestandteile. Die mittlere Konzentration beträgt 9–9,5 mg/100 ml (KEATING, 1969; ELVEBACK, 1970; DE TORRENTÉ, 1975). Bei Männern finden sich leicht höhere Werte als bei Frauen: der Mittelwert von 500 Untersuchungen betrug 9,23 und 9,04 mg/100 ml (DE TORRENTÉ, 1975). Eine amerikanische Arbeit weist auf die Abnahme des Serumcalciums mit zunehmendem Alter beim Mann, nicht aber bei der Frau hin: der Mittelwert der Altersklasse von 20 Jahren sinkt von 9,6 mg/100 ml auf 9,3 mg/100 ml der 70jährigen (KEATING, 1969). Werden 40jährige Frauen und Männer verglichen, so werden identische Serumcalciumkonzentrationen beobachtet.

Bei Festlegung des sog. Normbereichs ist zu beachten, daß bei mathematisch statistischer Bearbeitung von Befunden bei einem Kollektiv gesunder Probanden der Bereich von Mittelwert ± 2 Standardabweichungen der tatsächlichen Verteilung nicht völlig gerecht wird. Infolge nicht-perfekter Normalverteilung nach GAUSS (ELVEBACK, 1970) können falsch negative Befunde eine Abnormität der Aktivität der Nebenschilddrüsen verkennen lassen. Für die Festlegung der Normalwerte ist die Untersuchung einer gesunden Population zu fordern; Verwendung von „normalen" Laborresultaten zu diesem Zweck ist nicht zu empfehlen (ELVEBACK, 1970). Eine Tagesvariation für die Serumcalciumkonzentration ist nicht bekannt (WILLS, 1970), jahreszeitliche Schwankungen sind nicht beschrieben. Bei Positionsänderung des Probanden vom Liegen zum Stehen steigt die Serumcalciumkonzentration parallel der Erhöhung der Gesamteiweiße resp. der Albumine an (HUSDAN, 1973). Venöse Stase, z.B. bei der Blutentnahme, haben denselben Effekt (HUSDAN, 1974): Korrekturverfahren für unterschiedliche Gesamteiweißkonzentration einzelner Proben sind angegeben worden (DENT, 1962; PARFITT, 1969). Während der Schwangerschaft sind die Gesamtcalciumwerte erniedrigt, bedingt durch tiefe Serumalbuminkonzentrationen (KERR, 1962). In der unmittelbaren postpartalen Periode sinkt die Gesamtcalciumkonzentration von etwa 11 mg/100 ml auf 9 mg/100 ml ab, um sich dann um 9,5 mg/100 ml einzupendeln; der Abfall des totalen Serumcalciums geht parallel zur Abnahme des ultrafiltrierbaren (BERGMANN, 1971) und genauer des ionisierten Calciums (DAVID, 1974).

Die klinische Bedeutung des ultrafiltrierbaren Calciums (komplexgebundenes und ionisiertes Calcium) tritt gegenüber dem ionisierten Calcium zurück und wird deshalb nicht im Detail beschrieben (PASCHEN, 1975). Beim primären Hyperparathyreoidismus, bedingt durch Adenom oder primäre Hyperplasie der Nebenschilddrüsen, ist nach unserer Erfahrung die Konzentration des Gesamtcal-

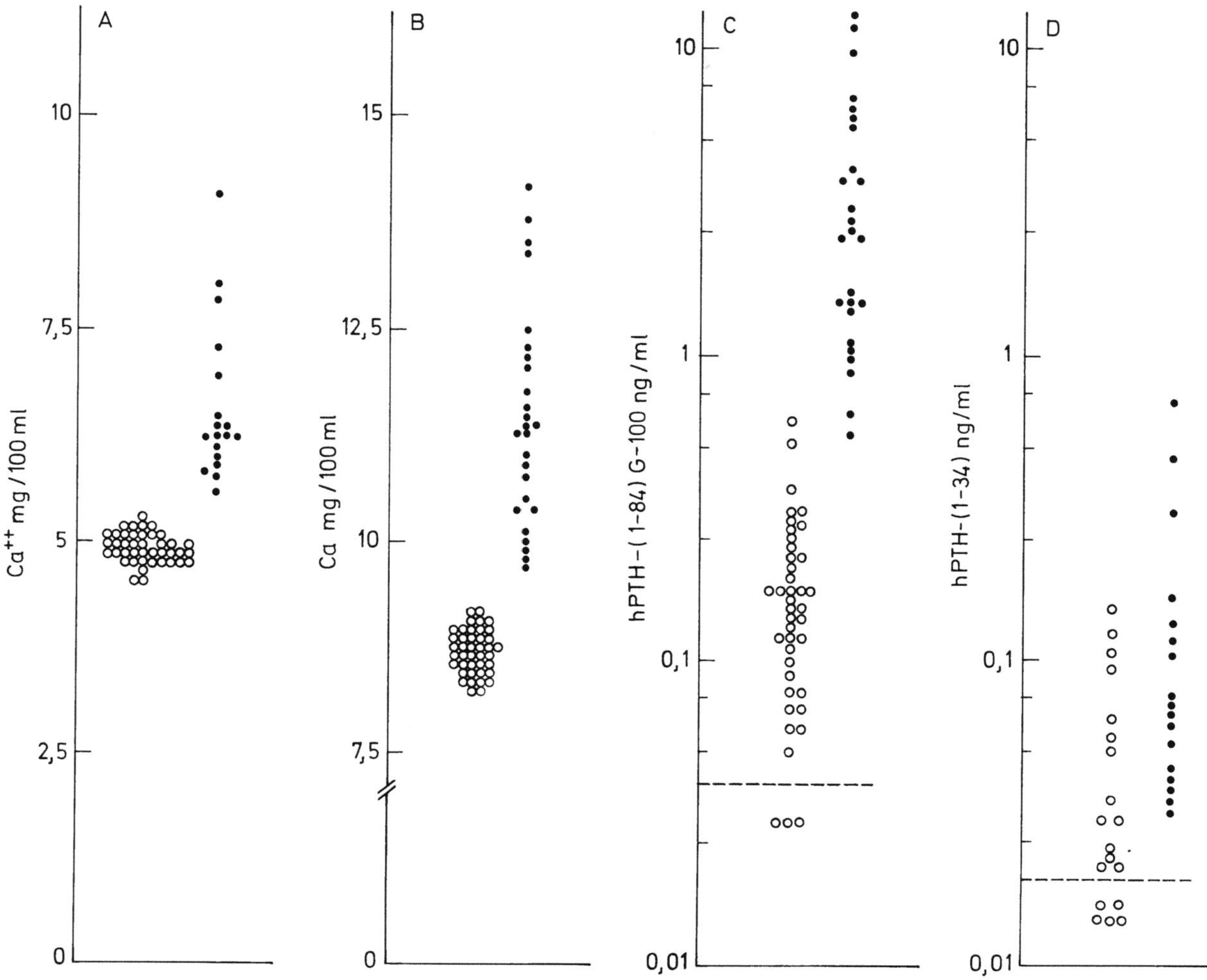

Abb. 41. Bestimmung der Calciumkonzentration (ionisiert und total) und der Parathormonkonzentration im Serum bei Kontrollpersonen (○) und bei Patienten mit primärem Hyperparathyreoidismus (●). (A) Ionisiertes Calcium (Ca^{++}). (B) EGTA-titrierbares Calcium (Ca). (C) [^{131}I] bovines PTH-(1–84), anti-humanes PTH-(TCA) (hPTH) (Ziege 3, Tag 253, verdünnt 1:1500) und hPTH-(1–84) als Standard. (D) [^{131}I] hPTH-(1–34), anti-hPTH-(1–34) (Ziege 11, Tag 116, verdünnt 1:200000) und hPTH-(1–34) als Standard. Die gestrichelten Linien zeigen die Empfindlichkeitsgrenzen der Radioimmunoassays. (Nach Fischer, 1974)

ciums stets höher als der Streubereich der Werte gesunder Probanden (Abb. 41). Wir gehen mit Keating (1969) einig, daß alle Patienten mit primärem Hyperparathyreoidismus eine Hypercalcämie zeigen und bei Berichten über Normocalcämie bei Hyperparathyreoidismus zunächst ein Laborfehler auszuschließen ist. Nach einer Studie von 101 Fällen fanden sich 3 mit wiederholten Serumcalciumbefunden zwischen 10 und 10,5 mg/100 ml, wobei als obere Grenze des Normbereiches 10,5 mg/100 ml erwähnt werden (Dunegan, 1974). Bei eingehender Untersuchung von 59 Patienten einer anderen Serie wird auf die mögliche Fluktuation der Serumcalciumwerte von stark erhöht bis nur leicht erhöht hingewiesen; bei einer oberen Grenze des Normbereiches bei 10,5 mg/100 ml finden sich 4 Fälle mit Serumcalciumwerten zwischen 10 und 10,5 mg/100 ml (Malette, 1974). Der sog. „normocalcämische" Hyperparathyreoidismus kommt in seltenen Fällen bei Patienten mit Nierensteinen, nicht aber bei Ostitis fibrosa oder bei Fehlen beider Symptome vor (Wills, 1969).

Explorationen der Nebenschilddrüse bei Normocalcämie zeigen in der Regel normale intraoperative Verhältnisse (George, 1965).

γ) Die Konzentration des ionisierten Calciums im Serum

Sie ist die entscheidende Größe für die Regulation der Sekretion von Parathormon (Fischer, 1973). Die Normalwerte betragen 4,1–4,7 mg/100 ml, sie gelten für Serum und Vollblut (eigene Befunde). In der Literatur werden, teilweise durch unterschiedliche Standards bedingt, Mittelwerte zwischen 4 und 5 mg/100 ml mitgeteilt (Studer, 1972). Schwankungen während des Tages und jahreszeitliche Variationen sind nicht bekannt. Bei Immobilisation kann das ionisierte Calcium wenig über die obere Grenze des normalen Streubereiches ansteigen (HEATH, 1972). Es besteht eine enge Korrelation zwischen Serumcalcium und ionisiertem Calcium: nach WILLS (1971) beträgt der Korrelationskoeffizient 0,92 auch für hypercalcämische Seren von Patienten mit primärem Hyperparathyreoidismus. Das ultrafiltrierbare ist mit dem ionisierten Calcium ebenfalls korreliert ($r = 0{,}93$).

Nach eigenen Erfahrungen zeigt die Bestimmung des ionisierten Calciums außer der Erhärtung des Befundes der Bestimmung des Gesamtcalciums mittels andersartiger Methodik keine sicheren Vorteile im Hinblick auf die Diagnose einer Hypercalcämie bei primärem Hyperparathyreoidismus. Grenzwerte lassen sich etwas besser klassifizieren. Bei Dysproteinämien (LINDGÄRDE, 1973) oder Störungen des Säure-Basen-Haushaltes ist die Aussage des ionisierten Calciums von Bedeutung. Es bestehen Hinweise, daß Fluktuationen von Werten des ionisierten Calciums bei primärem Hyperparathyreoidismus seltener in den Normbereich fallen als jene für das Gesamtcalcium (LOW, 1973).

δ) *Differentialdiagnose der Hypercalcämie*

Eine Liste von Krankheiten, welche mit einer Hypercalcämie einhergehen, vermittelt Tabelle 9.

Ein Malignom als Ursache einer Hypercalcämie ist bei fortgeschrittenem Alter und Vorliegen unspezifischer Zeichen (Anämie, Senkungsbeschleunigung, Gewichtsverlust) zu vermuten. Es sei indessen vermerkt, daß dieselben Symptome im Rahmen eines Hypercalcämiesyndromes bei primärem Hyperparathyreoidismus beobachtet werden können. Bei paraneoplastischem Hyperparathyreoidismus (Produktion parathormonähnlicher Substanzen durch den Tumor) fehlen röntgenologische Skeletveränderungen fast immer. Metastasenbedingte Hypercalcämie ist in der Regel mit normalen bis hohen Konzentrationen von anorganischem Phosphat vergesellschaftet. Sarkoidoseverdacht ergibt sich aus dem Lungenröntgenbild, allenfalls durch den Röntgenbefund einer Ostitis cystoides Jüngling. Die Vitamin-D-Intoxikation und das Milch-Alkali-Syndrom lassen sich aus anamnestischen Angaben vermuten. Das Vorliegen einer Vitamin-D-Intoxikation läßt sich zudem durch direkte Messung der Vitamin-D- oder der 25-Hydroxycholecalciferolkonzentration im Serum erhärten (s.S. 842). Hyperthyreose und Nebennierenrindeninsuffizienz sind aus den klinischen Zeichen abzuleiten.

Tabelle 9. Differentialdiagnose der Hypercalcämie

Primärer Hyperparathyreoidismus		
Carcinom	mit Skeletmetastasen ohne Skeletmetastasen (Produktion PTH-ähnlicher Substanzen, Prostaglandine)	Niere Bronchus Magen Mamma Schilddrüse Leber
Multiples Myelom		
Sarkoidose		
Vitamin-D-Intoxikation		
Milch-Alkali-Syndrom		
Hyperthyreose		
Nebenniereninsuffizienz		
Akute Inaktivitätsosteoporose (selten)		

b) Die Calciumausscheidung im Urin

Die ultrafiltrierbare Calciumfraktion des Serums (ionisiertes + komplexgebundenes Calcium) werden quantitativ in den Primärharn filtriert. Über 98% dieser Calciummenge, pro Tag ca. 9,8 g, werden tubulär rückresorbiert. Die proximale Calciumrückresorption wird durch Parathormon, aber auch durch Thiazide gefördert. Ein Hypercalcämiesyndrom kann, unter Thiazidbehandlung auftretend, erstes Zeichen für einen primären Hyperparathyreoidismus sein. Aus der Tatsache, daß das Parathormon einerseits über die Hypercalcämie zu einer Erhöhung der Calciummenge im Primärharn beiträgt, andererseits aber die tubuläre Rückresorption steigert, ist abzuleiten, daß je nach Überwiegen der einen dieser zwei Wirkungen das Calcium im Endurin ansteigt oder auch normale Mengen ausgeschieden werden. Die Calciurie oder an ihrer Stelle das Verhältnis aus Calciumkonzentration dividiert durch Kreatininkonzentration in einer Urinprobe wird damit zu einem wenig aussagekraftigen Parameter bei der Diagnose des primären Hyperparathyreoidismus. Eine gute Diskriminierung zwischen Euparathyreoidismus und Hyperparathyreoidismus zeigt indessen die Menge tubulär rückresorbierten Calciums (KLÖTI, 1975). Es bestehen Hinweise, daß außer der Parathormonkonzentration die Serumcalciumkonzentration selbst die tubuläre Rückresorption steuert (eigene Befunde). Die Differentialdiagnose von Erkrankungen mit Hypercalciurie (♂ > 250 mg/Tag, ♀ > 200 mg unter Normalkost) *ohne* Hypercalcämie ist in Tabelle 10 zusammengestellt.

Per exclusionem wird die idiopathische Hypercalciurie diagnostiziert, welche vor allem bei jungen Männern mit rezidivierender Lithiase vorkommt. Die Unterscheidung in absorptiv intestinal, resorptiv ossär und durch einen renalen Calciumverlust bedingte Formen erscheint sinnvoll. Während sich die intestinale Hyperabsorption vorwiegend im 24-Std-Urin feststellen läßt, verursacht die resorptive und renale Form einen hohen Ca/

Tabelle 10. Ursachen einer Hypercalciurie bei Normocalcämie

Exzessive Calciumzufuhr
Tubuläre Acidose
Hyperthyreose
Morbus Paget
Immobilisation

Kreatininindex in der Morgennüchternprobe von Urin.

Eine tubuläre Acidose kann bei systemischer Acidose und gleichzeitigem Urin-pH über 6 (ohne Harnwegsinfekt) diagnostiziert werden. Subklinische Fälle können mittels Säurebelastung (Ammoniumchlorid 0,1 g/kg Körpergewicht während 3 Tagen, pH Abfall unter 5,5) nachgewiesen werden. Eine Hypercalciurie ist bei der Hyperthyreose häufiger als eine Hypercalcämie. Die exzessive Calciumzufuhr wird durch die Diätanamnese belegt. Der Morbus Paget wird aufgrund von Knochenschmerzen und/oder erhöhter alkalischer Phosphatase im Serum und durch das Röntgenbild und die histologische Untersuchung des Knochens bestätigt. Immobilisation verursacht vermehrten Knochenabbau, wie er auch bei der Osteoporose der Raumfahrer als Folge des Wegfallens der Schwerkraft beobachtet wird.

c) Anorganisches Phosphat im Serum und Phosphatausscheidung im Urin

Die Messung der Konzentration von anorganischem Phosphat erfolgt nach der Methode von FISKE und SUBBAROW (1925) unter Verwendung von Phosphormolybdat. Die Normalwerte der Phosphorkonzentration liegen zwischen 3,5–4,5 mg/100 ml. Neuerdings wird auch Malachitgrün als Farbindikator angewandt, eine Me-

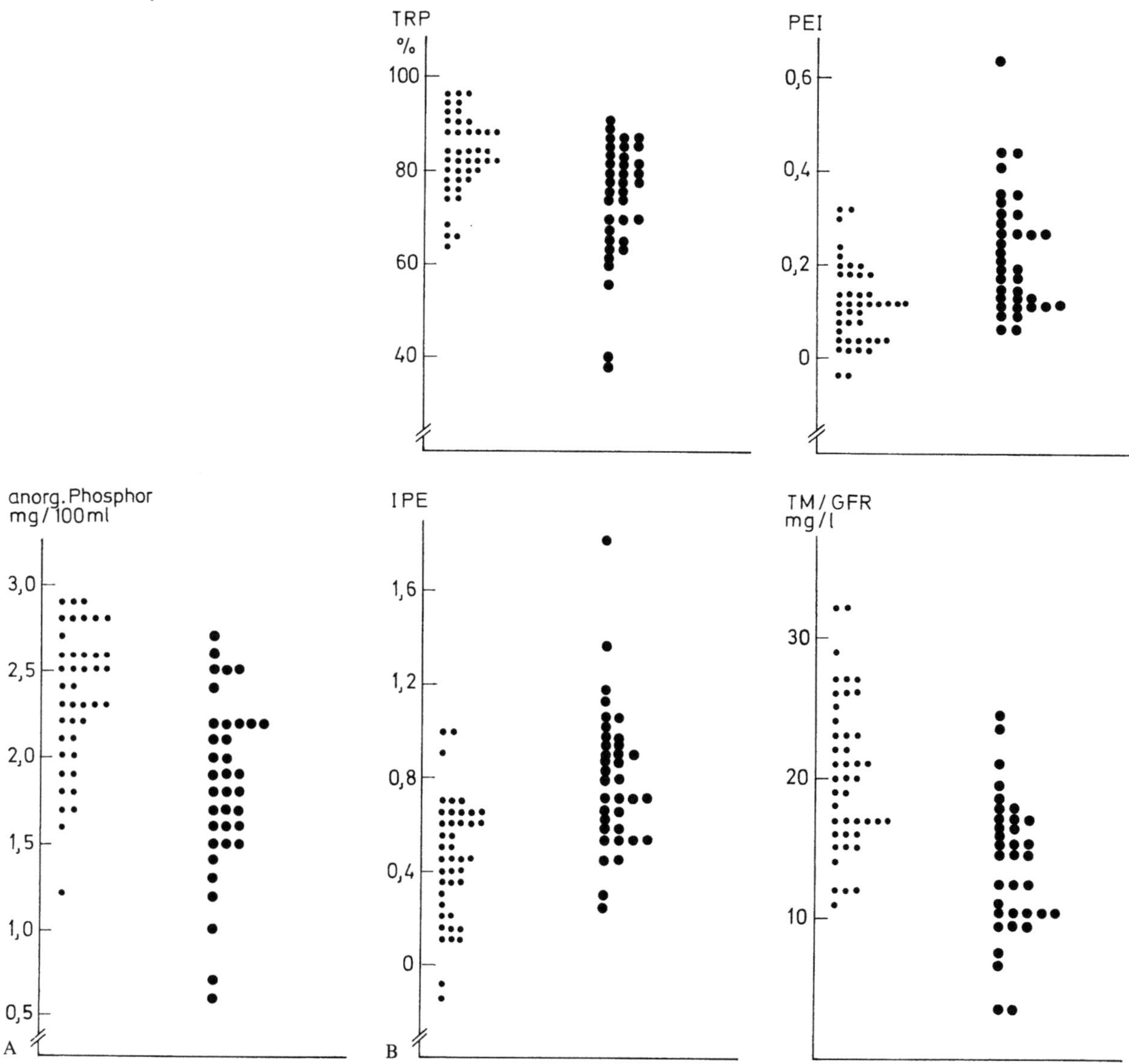

Abb. 42. Bestimmung des anorganischen Phosphats im Serum und der Phosphatausscheidung im Urin bei normalen Kontrollpersonen (·) und bei Patienten mit primärem Hyperparathyreoidismus (●). (A) Anorganische Phosphorkonzentration im Serum. (B) Tubuläre Phosphatrückresorption (TRP), Phosphatexkretionsindices nach NORDIN (PEI, IPE), max. tubuläre Transportkapazität für Phosphat, kalkuliert nach BIJVOET (TM/GFR). (nach BINSWANGER und FISCHER, 1975).

thode, welche die Enteiweißung unnötig macht (ITAYA, 1966); es werden Werte zwischen 1,5–2,5 mg/100 ml bei gesunden Probanden gefunden. Bei Kindern beträgt die Serumphosphorkonzentration (FISKE u. SUBBAROW, 1925) je nach Alter 4–6 mg/100 ml. Der Mittelwert der Serumphosphorkonzentration einer Normalpopulation fällt mit zunehmendem Alter ab; KEATING (1969) fand einen Abfall von 3,4 mg/100 ml bei 20jährigen auf 3,0 mg/100 ml bei 70 Jahren. Die Phosphatkonzentration ist weniger genau einreguliert als die Calciumkonzentration; der Blutspiegel wird in erster Linie durch die renale Ausscheidung eingestellt.

Parathormon hemmt die tubuläre Phosphatrückresorption, bewirkt damit eine Phosphaturie und eine Tendenz zur Hypophosphatämie. Letztere ist lediglich ein Zusatzindiz bei der Diagnose eines primären Hyperparathyreoidismus, da die Überlappung mit Normalbefunden breit ist (Abb. 42). Eine klinisch nützliche Größe ist der Quotient aus Chloridkonzentration/Phosphatkonzentration.

Hyperchlorämische Acidose infolge parathormonbedingtem Bicarbonatverlust im Urin und Hypophosphatämie tragen beide dazu bei, primär hyperparathyreote von normalen sowie auch von ektopisch hyperparathyreoten Probanden zu unterscheiden (REEVES, 1975). Dasselbe gilt für die verschiedenen tubulären Phosphatrückresorptionsparameter (Abb. 42). (Übersicht bei MORGAN, 1973): die prozentuale Rückresorption filtrierten Phosphates (TRP: 85–95%) stellt die Einzelbelastung des Nephrons nicht in Rechnung. Nordin hat daher den Phosphatexkretionsindex eingeführt (PEI: $-0{,}09$ bis $+0{,}09$), welcher die Abweichung der prozentualen Rückresorption von der Norm bei einem gegebenen Phosphatspiegel im Blut beschreibt. Eine weitere Verbesserung bedeutet die Errechnung der Phosphatexkretion pro 100 ml Glomerulumfiltrat (GF), der „Index of Phosphorus Excretion" (NORDIN: 0–0,5 mg/100 ml GF). Schließlich gibt BIJVOET ein Nomogramm, aus welchem die maximale Transportkapazität Tm_p anhand der Serumphosphorkonzentration und des Quotienten aus Phosphorkonzentration durch Kreatininkonzentration in einer Morgennüchternprobe von Urin bei guter Hydrierung des Patienten abgelesen werden kann. Es ist zu beachten, daß das Nomogramm aus Befunden abgeleitet wurde, welche durch echte Messungen des Tm_p unter Phosphatinfusionen erhalten wurden. Da aber eine Infusion von Phosphat zu einem Absinken des ionisierten Calciums und damit zu einem sekundären Hyperparathyreoidismus führt, sind diese Messungen nicht bei einem Normalkollektiv, sondern bei erhöhter Aktivität der Nebenschilddrüse erhalten worden. Trotz diesem theoretischen Einwand scheinen IPE und errechnetes Tm_p etwas besser geeignet zu sein, Hinweise auf das Vorliegen eines primären Hyperparathyreoidismus zu erbringen, als TRP und PEI. Sie stellen, wie die Serumphosphatkonzentration, nichts weiter dar als relativ schwache Bausteine zur Diagnose eines Hyperparathyreoidismus.

d) Die Parathormonkonzentration im Serum*

Die erste klinisch brauchbare Untersuchungsmethode zur Messung der Parathormonsekretion (PTH) im Serum wurde von BERSON und YALOW (1966) eingeführt. Die Diagnose eines primären Hyperparathyreoidismus wurde damals in erster Linie beim Vorliegen von hohen PTH-Konzentrationen gestellt. Ein wichtiger Nachteil der Methode bestand in einer deutlichen Überlappung der Hormonkonzentrationen bei Kontrollpersonen und Patienten mit primärem Hyperparathyreoidismus. Eine teilweise Überlappung der Parathormonkonzentration im Serum ist bis heute ein Problem geblieben. Einzig REISS (1968) zeigte eine totale Diskriminierung der Hormonkonzentration bei normalen Kontrollpersonen und bei Patienten mit primärem Hyperparathyreoidismus (Abb. 14). In der Regel zeigen Radioimmunoassaysysteme, die vor allem Determinanten in carboxyterminalen Teilen des Parathormons-(1-84) erkennen, eine gute Diskriminierung zwischen den beiden Gruppen und Systeme mit amino-terminaler Spezifität eine deutlichere Überlappung (SILVERMAN, 1973; ARNAUD, 1974; FISCHER, 1974). Die meisten Befunde werden mit kreuzreagierenden Radioimmunoassaysystemen erhoben, wobei in der Regel das bovine oder das porzine PTH als Antigen benutzt wurde. Eine praktisch totale Überlappung konnte mit einem homologen PTH-(1-34)-System gezeigt werden, während Antikörper gegen humanes Parathormon, die vor allem Determinanten in carboxy-terminalen Teilen des Moleküls erkennen, eine gute Diskriminierung zeigten (Abb. 41) (FISCHER, 1974). Dieses Beispiel zeigt die extremen Unterschiede zwischen einem diagnostisch brauchbaren und einem wertlosen Radioimmunoassaysystem zur Feststellung einer erhöhten Parathormonkonzentration. Bei den meisten Patienten mit primärem Hyperparathyreoidismus ist die Parathormonkonzentration, gemessen mit den heute verwendeten Systemen, erhöht (ARNAUD, 1971). Da die Serumcalciumkonzentration beim primären Hyperparathyreoidismus nach unserer Erfahrung immer, wenn auch bei einem Teil der Patienten nur leicht erhöht ist, wird die Parathormonkonzentration zur Serumcalciumkonzentration in Beziehung gebracht. Falls der Hypercalcämie nicht ein Hyperparathyreoidismus zugrunde liegt, ist die Parathormonsekretion unterdrückt

* Die Bestimmung der Parathormonkonzentration im Serum und im Plasma gibt nach unserer Erfahrung vergleichbare Werte, soweit das frisch entnommene Blut nicht länger als 1 Std bei Raumtemperatur steht und das gewonnene Serum oder Plasma bei $-20°$ C aufbewahrt wird.

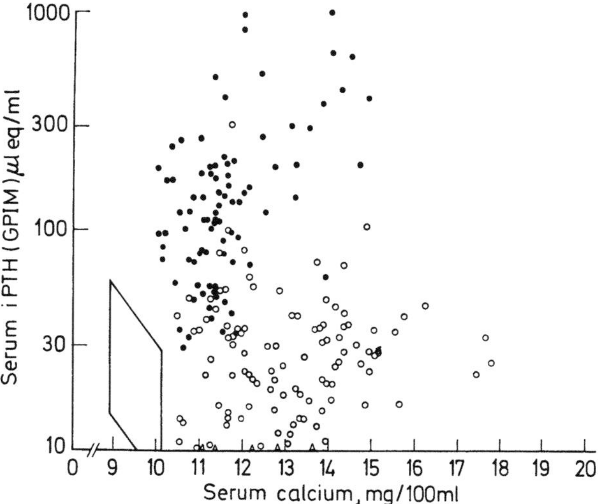

Abb. 43. Beziehungen zwischen Parathormon- und Calciumkonzentration im Serum von Patienten mit primärem Hyperparathyreoidismus (●) und malignen Tumoren mit Hypercalcämie (○). PTH nicht nachweisbar (△). ^{131}I-bovines PTH-(1–84), anti-porzines PTH-(TCA) (GP 1M) und Plasma eines Patienten mit Hyperparathyreoidismus als Standard. Die eingerahmte Fläche zeigt den normalen Streubereich (s. Abb. 13). [Nach ARNAUD (1971) und BENSON (1974a)]

und das zirkulierende Parathormon im normalen Streubereich oder nicht nachweisbar, obschon gleichzeitig die Serumcalciumkonzentration erhöht ist. Bei diesen Fällen besteht ein gewisser Verdacht auf das Vorliegen einer Tumorhypercalcämie (Abb. 43) (BENSON, 1974a). Die Parathormonkonzentration ist im Mittel bei der Tumorhypercalcämie, unabhängig davon ob Knochenmetastasen erkennbar sind oder nicht, gleich tief und in der Regel niedriger als beim primären Hyperparathyreoidismus. In gewissen Fällen mit Tumorhypercalcämie hat BENSON (1974b) eine Parathormonform nachgewiesen mit einem größeren Molekulargewicht als das Parathormon-(1-84) und dabei vermutet, daß die bei einem großen Teil der Patienten mit Tumorhypercalcämie eindeutig nachweisbaren, aber niedrigen Hormonkonzentrationen durch ein alteriertes, immunologisch wenig aktives Parathormon im Sinne eines *ektopischen Hyperparathyreoidismus* bedingt sind. Diagnostisch ist es wichtig, festzuhalten, daß die Parathormonkonzentration im Serum beim primären Hyperparathyreoidismus in der Regel erhöht ist oder im oberen Normbereich liegt, während sie bei der Tumorhypercalcämie mit normaler Funktion der Nebenschilddrüsen normal oder nicht nachweisbar ist. Diese relativ gute Diskriminierung zwischen primärem Hyperparathyreoidismus und Tumorhypercalcämie hängt von den besonderen Eigenschaften der verwendeten Antikörper ab, die in unserem Fall in erster Linie COOH-terminale Teile des PTH-(1-84) erkennen. Die Koincidenz von Tumoren und primärem Hyperparathyreoidismus wurde kürzlich anhand zweier Fälle mit Hypercalcämie und hoher Parathormonkonzentration mit Scrotumcarcinom und malignem Lymphom beschrieben, bei denen ein zusätzlicher primärer Hyperparathyreoidismus erfolgreich durch Entfernung von Nebenschilddrüsentumoren behandelt werden konnte (FISCHER, 1976).

e) Lokalisationsdiagnostik von Nebenschilddrüsentumoren

Von den Methoden zur präoperativen Lokalisation von Nebenschilddrüsentumoren hat sich die Bestimmung der Parathormonkonzentration im venösen Abflußgebiet der Nebenschilddrüsen am besten bewährt und in gewissen Fällen eine selektive Arteriographie (EISENBERG, 1974). Eine Venographie ohne gleichzeitige Hormonbestimmung ist sinnlos. Die Untersuchung der Anreicherung von radioaktivem ^{75}Se-Methionin hat sich in der Praxis nicht bewährt.

Das Ziel der Methoden besteht darin, abnormes Nebenschilddrüsengewebe zu lokalisieren und wenn möglich festzustellen, ob eine diffuse Hyperplasie der Nebenschilddrüsen oder ein Adenom vorliegt und ferner, ob ein aberrierender Nebenschilddrüsentumor mit einer Lokalisation, z.B. im Mediastinum, durch den Chirurgen erwartet werden muß. Die Methoden verlangen eine enge Zusammenarbeit zwischen Radiologen, Chirurgen und dem für die Parathormonbestimmung zuständigen Labor und gelangen deshalb nur in wenigen Zentren erfolgreich zur Anwendung. Die Resultate haben die Erfolgschancen des dafür spezialisierten Nebenschilddrüsenchirurgen nicht wesentlich verbessert. Falls die Methode nach erfolgloser Exploration eines Patienten mit Hyperparathyreoidismus zur Anwendung gelangt, sind die Resultate nur schwierig interpretierbar, da die Gefäßverläufe infolge von Verwachsungen nicht genau definiert werden können. Die richtige Lokalisation von Nebenschilddrüsentumoren ist in einzelnen Fällen von Reexplorationen dennoch gelungen (BILEZIKIAN, 1973; EISENBERG, 1974). Die Methode ist in gewissen Fällen ebenfalls geeignet zur Unterscheidung von einseitigen (in der Regel einzelnes Adenom) oder beidseitigen (multiple Adenome oder Hyperplasie) Tumoren. Bei Lagevarianten der Nebenschilddrüsentumoren, z.B. im Mediastinum, hat sich die Methode selten bewährt, da in der Regel der venöse Abfluß rückläufig in den Bereich der Schilddrüse über einen verlagerten Gefäß-Stiel verläuft (DOPPMAN, 1975). Hingegen konnte ein Adenom erfolgreich lokalisiert werden bei je einem Patienten mit Leukämie und Leiomyosarkom, bei denen eine Tumorhypercalcämie zur Differentialdiagnose stand (HEATH, 1974). Auf keinen Fall sollte die Methode dazu verwendet werden, die Diagnose eines Hyperparathyreoidismus zu stellen, da bei normalen Kontrollpersonen im Bereich des venösen Abflusses der Nebenschilddrüsen ebenfalls erhöhte Hormonkonzentrationen gefunden werden können (SHIMKIN, 1973). Es scheint, daß die Arteriographie der Nebenschilddrüsen, vor allem bei gleichzeitiger Untersuchung der Hormonkonzentration im venösen Abflußgebiet, bei gewissen Fällen erfolgversprechend ist (BILEZIKIAN, 1973; BISMUTH, 1975; EFSEN, 1975).

f) Die Konzentration der D-Vitamine im Serum

Falls differentialdiagnostisch eine Vitamin D-Intoxikation zur Diskussion steht, kann die Konzentration von Ergocalciferol (Vitamin D_3) und von 25-Hydroxycholecalciferol direkt bestimmt werden (HADDAD, 1971; BELSEY, 1974).

g) Die alkalische Phosphatase im Serum und die Hydroxyprolinausscheidung im Urin

Beide Untersuchungen dienen zur Erfassung des Knochenumbaus, der bei einem Hyperparathyreoidismus gesteigert sein kann. Die alkalische Phosphatase gibt ein Maß für die Osteoblastentätigkeit, soweit Lebererkrankungen und ein Abflußhindernis im Bereich der Gallenwege ausgeschlossen sind. Der empfindlichste Test für die Beurteilung der Leberfunktion ist die Bromsulfaleinretention. Eine organspezifische Trennung der alkalischen Phosphatase im Serum ist zur Zeit nur unbefriedigend durchführbar (s.S. 814).

Eine erhöhte Ausscheidung der Hydroxyproline im Urin gibt ein direktes Maß für einen gesteigerten Umbau, wobei der Knochenabbau im Vordergrund steht (s.S. 820). Der Untersuchung muß während drei Tagen eine kollagenarme Diät (Tabelle 11) vorausgehen. Falls dies nicht möglich ist, beschränkt man sich auf das Weglassen von Fleisch und Gelatine. Ferner muß der Urin zur Vermeidung von bakteriellem Wachstum mit Thymol überschichtet werden. Die Ausscheidung beträgt maximal 40 mg/24 Std; sie ist hingegen höher während dem Wachstum (40–60 mg/24 Std) (KOCHER, 1966; HORWITH, 1966; PROCKOP, 1967).

Die Konzentration der alkalischen Phosphatase im Serum und die Hydroxyprolinausscheidung im Urin sind bei primärem Hyperparathyreoidismus mit ausgedehnter Skeletbeteiligung, sowie während dem Wachstum, bei der Heilung von Knochenfrakturen, bei Knochentumoren und Metastasen, bei der Skeletbeteiligung, beim multiplen Myelom, beim metabolisch aktiven Morbus Paget und fibröser Dysplasie erhöht. Ferner sind sie erhöht bei der Osteomalacie, bei der Rachitis und bei der renalen Osteopathie mit Vitamin-D- oder 1,25-Dihydroxycholecalciferol-Mangel und sekundärem Hyperparathyreoidismus (s.u.).

Tabelle 11. Hydroxyprolinarme Diät. Die Gewichtsangaben beziehen sich auf die ungekochten Speisen. Es darf mit Öl oder vegetabilischem Fett gekocht werden

Frühstück:	
Brot, halbweiß	100 g
Butter	20 g
Confiture	30 g
Mittagessen:	
Fleisch (Rind, Kalb)	100 g
Gemüse	
Frische Tomaten	100 g
oder Gurken	100 g
oder Spargeln in Büchse	100 g
oder Kopfsalat	50 g
Kartoffeln	150 g
Früchte	
Äpfel	150 g
oder Bananen	100 g
oder Melone	150 g
oder frische Pfirsiche	100 g
oder Pfirsiche in Büchse	100 g
oder Aprikosen in Büchse	100 g
Nachtessen:	
Eier	1 Stück
Teigwaren	100 g
Butter	20 g
Früchte	
wie beim Mittagessen	
Getränke:	
Erlaubt: schwarzer Kaffee, Tee (Zucker nach Belieben)	
Verboten: Milch, Wein, Bier, Mineralwasser	
Zutaten:	
Erlaubt: Salz, Pfeffer, Gewürze	
Verboten: geriebener Käse, Fleischextrakt, *Gelatine*	

Diese Diät enthält ungefähr: 1500 Calorien, 50 g Eiweiß, 2 g Kollagen = 250 mg Hydroxyprolin.

h) Funktionsproben

Die meisten Funktionsproben sind, seitdem die direkte Bestimmung der Parathormonkonzentration im Serum möglich wurde, mehr von historischem Interesse. Sie erlauben vor allem bei Grenzfällen keine gute Diskriminierung zwischen Patienten mit primärem Hyperparathyreoidismus und normalen Kontrollpersonen. Dies gilt vor allem für den auf KYLE (1953) zurückgehenden und von HAAS (1963) verfeinerten Calciuminfusionstest, der die scheinbare Autonomie der Nebenschilddrüsenfunktion erfassen soll (s.S. 868). Der Test beruht darauf, daß nach Calciuminfusionen die Phosphatausscheidung im Urin beim primären Hyperparathyreoidismus, im Gegensatz zu normalen Kontrollpersonen, nicht gehemmt werden soll. Dieser Test ist vor allem bei Grenzfällen mit nur leichter Hypercalcämie nicht immer diagnostisch verwertbar und bei schwerer Hypercalcämie zudem noch gefährlich.

Das scheinbare Nichtansprechen der Phosphatausscheidung im Urin nach exogener Zufuhr eines

Nebenschilddrüsenextraktes (BECKER, 1964) erlaubt, ähnlich wie der Calciuminfusionstest nach KYLE, keine gute Diskriminierung von Patienten mit primärem Hyperparathyreoidismus und nur leicht erhöhter Serumcalciumkonzentration von normalen Kontrollpersonen und gelangt deshalb nur noch selten zur Anwendung.

Etwas häufiger noch wird der Cortison-Test nach DENT (1956) verwendet, der darauf beruht, daß eine Hypercalcämie beim primären Hyperparathyreoidismus, jedoch auch bei zahlreichen Fällen mit Skeletmetastasierung nicht gesenkt werden kann, dies im Gegensatz zur Vitamin-D-Intoxikation und zur Sarkoidose. Der Test setzt eine deutliche Hypercalcämie voraus und ferner eine Behandlung mit Cortison (150 mg/Tag) oder Prednison (30 mg/Tag) während 10 Tagen. Der Test sollte heute nicht mehr durchgeführt werden, da er den Kliniker daran hindert, eine Hypercalcämie mit noch anderen Mitteln (Flüssigkeitszufuhr, Diuretica, Phosphat) zu behandeln. Bei Grenzfällen mit nur leichter Hypercalcämie ist er wie die übrigen erwähnten Funktionsproben diagnostisch wertlos.

i) Zusammenfassung

Bei der Diagnose des primären Hyperparathyreoidismus muß zwischen Methoden und Funktionsproben unterschieden werden, mit guter und schlechter Diskriminierung gegenüber anderen Skeleterkrankungen und normalen Kontrollpersonen. Als Screening hat sich eine präzise Bestimmung der Konzentration des totalen Calciums im Serum am besten bewährt. In unserer Erfahrung ist das Serumcalcium beim primären Hyperparathyreoidismus immer, wenn auch manchmal nur leicht erhöht. Die Bestimmung der Konzentration des ionisierten Calciums ist nur in wenigen Fällen dem totalen Calcium überlegen und kann zum Beispiel bei massiver Erhöhung der Serumproteine normal sein, bei gleichzeitiger Erhöhung des totalen Calciums im Serum. Die Messung der Calciumausscheidung im Urin bei Normocalcämie ist vor allem für die Abgrenzung der idiopathischen Hypercalciurie wertvoll. Die Phosphatkonzentration im Serum und die Phosphatausscheidung im Urin (Phosphatclearance, tubuläre Phosphatrückresorption [PEI, IPE, Tm_p/GFR]) ist bei 30–50% der Fälle mit primärem Hyperparathyreoidismus normal und deshalb nur von begrenztem Wert für die Diagnose eines primären Hyperparathyreoidismus. Neben der Messung der Calciumkonzentration kommt der direkten Bestimmung der Parathormonkonzentration im Serum eine wichtige Bedeutung zu. Falls die verwendeten Antikörper in erster Linie spezifisch sind für carboxy-terminale Teile des Parathormons-(1-84), besteht eine ziemlich gute Diskriminierung zwischen Patienten mit primärem Hyperparathyreoidismus und normalen Kontrollfällen. Unter diesen Voraussetzungen ist die Hormonkonzentration bei etwa 90% der Patienten mit primärem Hyperparathyreoidismus erhöht. Falls die Parathormonkonzentration im oberen Bereich der Norm liegt, bei gleichzeitiger Hypercalcämie, ist das Vorliegen eines primären Hyperparathyreoidismus möglich, in der Regel kann dann ein ektopischer Hyperparathyreoidismus nicht ohne weiteres ausgeschlossen werden. Die häufigsten Formen sind das Bronchuscarcinom und das Hypernephrom. Falls die Hormonkonzentration normal oder nicht nachweisbar ist, ist das Vorliegen eines operationswürdigen primären Hyperparathyreoidismus äußerst unwahrscheinlich und eine Tumorhypercalcämie zumindest möglich. Von den Methoden zur Lokalisation eines Nebenschilddrüsentumors hat sich nur die Messung der Hormonkonzentration im venösen Abflußgebiet bewährt, ergänzt in einzelnen Fällen durch eine selektive Arteriographie. Diese sehr aufwendige Methode wird in der Regel erst nach einer erfolglosen Exploration der Nebenschilddrüsenregion durch den Chirurgen durchgeführt und hat dann eine relativ niedrige Trefferwahrscheinlichkeit, da infolge von Verwachsungen der normale Gefäßverlauf nur schlecht beurteilt werden kann. Die Messung der alkalischen Phosphatase im Serum und der Hydroxyprolinausscheidung im Urin hat diagnostisch keine Bedeutung, sie gibt hingegen Aufschluß über die Ausdehnung des Skeletbefalls. Eine radiologisch sichtbare subperiostale Errosion und Aufsplitterung der Corticalis in den Phalangen ist ein ziemlich typisches Zeichen für das Vorliegen eines Hyperparathyreoidismus. Differentialdiagnostisch kann bei einer Vitamin-D-Intoxikation die direkte Messung der Vitamin-D- und/oder der 25-Hydroxycholecalciferolkonzentration herangezogen werden.

Von den Funktionsproben (Calciuminfusionstest nach KYLE, exogene Zufuhr von Parathormon nach BECKER, Cortisontest nach DENT) hat sich zur Diagnose eines primären Hyperparathyreoidismus mit nur leichter Hypercalcämie keine bewährt. Bei schwerer Hypercalcämie sind die erwähnten Funktionsproben zudem nicht ungefährlich, und sie hindern den Kliniker daran, frühzeitig sinnvollere Methoden zur Behandlung der Hypercalcämie einzuleiten.

2. Diagnostik des sekundären Hyperparathyreoidismus

Der wichtigste Stimulator der Parathormonsekretion und damit die häufigste Ursache eines sekundären Hyperparathyreoidismus ist eine Hypocalcämie. Diese zeigt sich beim Vitamin-D-Mangel (kindliche Rachitis, Osteomalacie bei intestinaler Malabsorption und selten nutritiv beim Erwachsenen) und beim 1,25-Dihydroxycholecalciferol-Mangel (früher Vitamin-D-Resistenz) (Niereninsuffizienz, Pseudo-Vitamin-D-Mangelrachitis, Hy-

Tabelle 12. Differentialdiagnose der Hypocalcämie

Vitamin D-Mangel: Rachitis des Kindes, Osteomalacie (intestinale Malabsorption, nutritiv)
1,25-Diyhdroxycholecalciferol-Mangel: Niereninsuffizienz, Pseudo-Vitamin D-Mangelrachitis, Hypoparathyreoidismus
Parathormonmangel: Nach Thyreoidektomie, idiopathisch, Magnesiummangel
Parathormonresistenz: Mangel an D-Vitaminen, Magnesiummangel, Pseudohypoparathyreoidismus
Abnormes Parathormon (?): Pseudohypoparathyreoidismus
Akute Pankreatitis
Skeletcarcinomatose (SCHWARZ, 1962; HALL, 1966)

poparathyreoidismus) (Tabelle 12) (Abb. 26, 38) (FOURNIER, 1971; FANCONI, 1974). Beim Vitamin-D- und beim 1,25-Dihydroxycholecalciferol-Mangel (1,25-DHCC) kann ein sekundärer Hyperparathyreoidismus bereits bei Normocalcämie auftreten. Es scheint deshalb wahrscheinlich, daß ein Mangel an D-Vitaminen bereits genügt, um eine vermehrte Parathormonsekretion hervorzurufen; andererseits konnte gezeigt werden, daß das Vitamin D direkt die Parathormonsekretion, ohne Veränderungen des Serumcalciums, hemmen kann (FISCHER, 1973). Eine weitere Ursache eines sekundären Hyperparathyreoidismus ist der Pseudohypoparathyreoidismus (s.S. 851 ff.).

Aus den Betrachtungen geht hervor, daß die Konzentration des Serumcalciums normal oder vermindert sein kann. Das Serumphosphat ist beim Mangel an D-Vitaminen ebenfalls normal oder erniedrigt, während es beim Hypoparathyreoidismus normal oder erhöht ist. Die Parathormonkonzentration im Serum ist als Ausdruck eines sekundären Hyperparathyreoidismus beinahe immer erhöht. Falls die Parathormonkonzentration im Serum normal, tiefnormal oder nicht nachweisbar ist, bei einer eindeutigen Hypocalcämie, ist ein Hypoparathyreoidismus mit Parathormonmangel (idiopathisch, nach Thyreoidektomie, Magnesiummangel) wahrscheinlich (Abb. 26). Die Phosphatausscheidung im Urin (Phosphatclearance, TRP, PEI, IPE, Tm/GFR) ist beim sekundären Hyperparathyreoidismus normal oder gesteigert, wobei auch hier, ähnlich wie beim primären Hyperparathyreoidismus, nur eine schlechte Diskriminierung besteht zwischen Patienten mit Hyperparathyreoidismus und normalen Kontrollpersonen (s.S. 893f.). Die Konzentration der alkalischen Phosphatase im Serum und die Ausscheidung des Hydroxyprolins im Urin sind entsprechend dem sekundären Hyperparathyreoidismus und möglicherweise dem Mangel an D-Vitaminen gesteigert. Beide Parameter erlauben das Ausmaß des Knochenumbaus zu erfassen.

Direkte Messungen der Konzentration des Ergocalciferol (Vitamin D_3) und/oder des 25-Hydroxycholecalciferols (s.S. 896) sollten in der Zukunft erlauben, quantitativ einen Mangel der entsprechenden D-Vitamine zu erfassen. Die direkte Messung der Konzentration von 1,25-DHCC ist vorläufig von rein wissenschaftlichem Interesse (BRUMBAUGH, 1974). Es sind keine brauchbaren Funktionsproben bekannt zur Beurteilung eines sekundären Hyperparathyreoidismus.

3. Diagnostik des Hypoparathyreoidismus

a) Laboruntersuchungen

Die klassische Konstellation beim Hypoparathyreoidismus (idiopathisch und nach Thyreoidektomie) und beim Pseudohypoparathyreoidismus ist eine Hypocalcämie (Tabelle 12), verbunden mit einer Hyperphosphatämie. Die Serumphosphatkonzentration kann allerdings im normalen Streubereich liegen, so daß die Diskriminierung zwischen Patienten mit Hypoparathyreoidismus und normalen Kontrollpersonen nicht besonders gut ist. Die verschiedenen Parameter zur Beurteilung der Phosphatausscheidung (s.S. 893f.) erlauben, ähnlich wie beim Hyperparathyreoidismus, keine gute Abgrenzung gegenüber normalen Kontrollpersonen.

Die Parathormonkonzentration im Serum gibt, vor allem im Zustand der Hypocalcämie, darüber Auskunft, ob ein Parathormonmangel oder ein sekundärer Hyperparathyreoidismus vorliegt. Bei der Hypocalcämie nach Thyreoidektomie besteht erwartungsgemäß ein Parathormonmangel, und das zirkulierende PTH ist nicht nachweisbar oder im unteren Bereich der Norm. Ähnliche Befunde zeigen sich beim idiopathischen Hypoparathyreoidismus. Erwartungsgemäß müßte bei einer Hypocalcämie die PTH-Konzentration im Serum erhöht sein oder zumindest, bei nur leichter Hypocalcämie, sich im oberen Bereich der Norm befinden. Diese Konstellation zeigt sich beim Pseudohypoparathyreoidismus, der sich, bei dieser Untersuchung wenigstens, von einem gewöhnlichen sekundären Hyperparathyreoidismus nicht unterscheiden läßt. Falls die Patienten mit Hypoparathyreoidismus unbehandelt sind und eine Hypocalcämie besteht, ist die Diskriminierung zwischen dem idiopathischen und dem thyreopriven Hypoparathyreoidismus einerseits und dem Pseudohypoparathyreoidismus andererseits ausgezeichnet (Abb. 26). Die Ergebnisse können nicht von allen Autoren bestätigt werden und hängen zusammen mit der Empfindlichkeit des verwendeten Radioimmunoassaysystems und den besonderen Eigenschaften der verwendeten Antikörper, die in unserem Fall in erster Linie spezifisch sind für carboxyterminale Anteile des PTH-(1-84) (FISCHER, 1976; WERDER, 1978). Die Frage, ob beim Pseudohypoparathyreoidismus ein biologisch wenig aktives Hormon gebildet wird oder ob eine Resistenz an den Hormonreceptoren besteht, ist bis heute nicht gelöst (s.S. 851 ff.).

Erwartungsgemäß ist der Knochenumbau beim Parathormonmangel (thyreopriver und idiopathischer Hypoparathyreoidismus) vermindert, und dementsprechend sind die alkalische Phosphatase im Serum und die Hydroxyprolinausscheidung im Urin normal. Beim Pseudohypoparathyreoidismus ist die alkalische Phosphatase im Serum normal oder leicht erhöht. Die erhöhte alkalische Phosphatase im Serum steht im Zusammenhang mit der bei gewissen Fällen sichtbaren Fibroosteoclasie, deren Ursache ein sekundärer Hyperparathyreoidismus ist (COHEN, 1969; MCDONALD, 1972; MILGRAM, 1974).

Eine besondere, aber seltene Form des Hypoparathyreoidismus ist der extreme Magnesiummangel (Mg < 1 mg/100 ml) (s.S. 831).

b) Funktionsproben

Die Unterscheidung des Pseudohypoparathyreoidismus vom idiopathischen oder thyreopriven Hypoparathyreoidismus geht auf ALBRIGHT (1942) zurück, der zeigen konnte, daß bei Patienten mit vermutlich einem Parathormonmangel exogenes Parathormon zu einer Phosphaturie führte, während beim Pseudohypoparathyreoidismus die erwartete Phosphaturie ausblieb (Ellworth-Howard-Test, 1934). In der Folge haben CHASE und AURBACH (1969) festgestellt, daß die Ausscheidung des cyclischen Adenosinmonophosphats (cAMP) unter dem Einfluß von i.v. injiziertem Parathormon bei Patienten mit Pseudoparathyreoidismus ausblieb oder geringgradig ist, und postuliert, daß der Grund ein Defekt an den Receptoren des PTH verkörpert. Neuerdings konnte hingegen gezeigt werden, daß exogene Parathormonzufuhr in erster Linie im Zustand der Hypocalcämie biologisch wirkungslos ist, während nach Normalisierung des Serumcalciums durch Behandlung mit Vitamin D oder mit Calciuminfusionen eine normale Stimulation der Phosphatausscheidung im Urin und ein normaler Anstieg der Serumcalciumkonzentration festgestellt werden konnte (SUH, 1970; KIND, 1973; STÖGMANN, 1975). Damit hat der klassische Ellworth-Howard-Test seine Bedeutung für die Differentialdiagnose zwischen einem Hypoparathyreoidismus mit Parathormonmangel und einem Pseudohypoparathyreoidismus eingebüßt. Er wird ersetzt durch die Parathormonstimulation der cAMP-Ausscheidung nach CHASE und AURBACH (1969).

Von 09.00–09.15 wurden 300 USP-Einheiten Parathormon (Lilly) infundiert und die Ausscheidung von cAMP in Urinportionen zwischen 08.00–09.00, 09.00–09.30, 09.30–10.00, 10.00–11.00, 11.00–12.00 gemessen. Falls ein deutlicher maximaler Anstieg des cAMP (>20 nmol/min) gefunden wird, kann ein Pseudoparathyreoidismus vom Typ I (DREZNER, 1973) ausgeschlossen werden. Bei einem nur geringgradigen (<20 nmol/min) oder fehlendem Anstieg des cAMP im Urin liegt ein Pseudohypoparathyreoidismus vor. Der gleichzeitige reversible Anstieg der Phosphatausscheidung im Urin kann diagnostisch nicht verwertet werden, da keine eindeutige Diskriminierung zwischen Patienten mit Parathormonmangel und Pseudohypoparathyreoidismus besteht. In seltenen Fällen von Pseudohypoparathyreoidismus (Typ II) kommt es zu einem Anstieg der Ausscheidung des zyklischen AMP im Urin bei fehlendem Anstieg der Phosphatausscheidung (DREZNER, 1973). Falls es nicht zu einem Anstieg der cAMP-Ausscheidung im Urin kommt, muß der Parathormonextrakt an einer normalen Kontrollperson auf seine biologische Wirksamkeit hin getestet werden. Zur Vermeidung allergischer Reaktionen auf den Extrakt sollte beim Probanden vor der Durchführung des Tests eine 10fach verdünnte intracutane Injektion von 0,1 ml vorgenommen werden.

Tests zur Bestimmung der sog. Parathyreoideareserve, wie der Calciumentzugstest mit Natriumphytat (JONES, 1963) und die Erzeugung einer Hypocalcämie mit EDTA und Messung des Abfalls der Serumcalciumkonzentration, werden heute nicht mehr durchgeführt, da sie keine sichere Diagnose des sog. partiellen Hypoparathyreoidismus erlauben. Falls zusätzlich noch die Parathormonkonzentration im Serum gemessen wird, kann die Diagnose eines Hypoparathyreoidismus etwas leichter gestellt werden (BURCKHARDT, 1975). Für die praktische Routine ist dieser EDTA-Test insofern unnötig, als er beim Pseudohypoparathyreoidismus nicht verwertet werden kann, und es beim Hypoparathyreoidismus genügt, die basalen Hormonkonzentrationen in Beziehung zur Serumcalciumkonzentration zu bringen. Ferner kann die EDTA-Infusion schmerzhaft sein, so daß MURRAY (1972) gleichzeitig Lidocain infundiert. Es sind im übrigen Todesfälle beschrieben worden, aufgrund falscher Dosierung des intravenös verabreichten EDTA.

c) Zusammenfassung

Die Diagnose eines Hypoparathyreoidismus stützt sich auf das gleichzeitige Vorkommen einer Hypocalcämie und einer Hyperphosphatämie. Die Hyperphosphatämie ist nicht ein obligates Symptom. Beim Parathormonmangel (Hypoparathyreoidismus nach Thyreoidektomie oder idiopathischer Hypoparathyreoidismus) ist die Parathormonkonzentration im Zustand der Hypocalcämie in der Regel im unteren Bereich der Norm oder nicht nachweisbar. Umgekehrt ist sie beim Pseudohypoparathyreoidismus erhöht, so daß dieser, vom Standpunkt des Parathormons im Serum aus, als sekundärer Hyperparathyreoidismus verstanden werden kann. In der Regel kommt es bei einem Parathormonmangel bei exogener Parathormonzufuhr zu einem Anstieg der cAMP-Ausscheidung im Urin, während dieser nur geringgradig ist oder ausbleibt beim Pseudohypoparathyreoidismus. Diese Feststellungen gelten für die überwiegende Mehrheit der Patienten mit Hypoparathyreoidismus. In der Literatur sind einige wenige Fälle beschrieben mit normaler oder erhöhter Parathormonkonzentration im Serum und normalem Ansprechen der cAMP-Ausscheidung im Urin nach exogener Parathormonzufuhr (Pseudohypoparathyreoidismus Typ II: DREZNER, 1973; NUSYNOWITZ, 1973; RODRIGUEZ, 1974).

Literatur

Übersichtsarbeiten

Albright, F., Reifenstein, E.C., Jr.: The parathyroid glands and metabolic bone disease. Baltimore: Williams & Wilkins 1948.

Arnaud, C.D., Forscher, B.K. (eds.): F. Raymond Keating jr., Memorial Symposium-Hyperparathyroidism, 1970. Amer. J. Med. **50**, 557 (1971).

Arnaud, C.D., Forscher, B.K. (eds.): Third F. Raymond Keating jr., Memorial Symposium – Parathyroid Hormone, Calcitonin and Vitamin D: Clinical Considerations. Amer. J. Med. **56**, 743; **57**, 1 (1974).

Aurbach, G.D., Heath, D.A.: Parathyroid hormone and calcitonin regulation of renal function. Kidney int. **6**, 331 (1974).

Borle, A.B.: Calcium and phosphate metabolism. Ann. Rev. Physiol. **36**, 361 (1974).

Connor, C.L., Bronner, F. (eds.): Mineral metabolism, an advanced treatise. New York: Academic Press 1964, 1969.

Fischer, J.A., Blum, J.W., Hunziker, W., Binswanger, U.: Regulation of circulating parathyroid hormone levels: Normal physiology and consequences in disorders of mineral metabolism. Klin. Wschr. **53**, 939 (1975).

Foster, G.V.: Calcitonin (Thyrocalcitonin). New Engl. J. Med. **279**, 349 (1968).

Fourman, P., Royer, P.: Calcium metabolism and the bone, 2nd ed. Oxford: Blackwell 1968.

Frame, B., Parfitt, A.N., Duncan, H. (eds.): Clinical aspects of metabolic bone disease. Amsterdam: Excerpta Medica 1973.

Frost, H.M. (ed.): Bone biodynamics. Boston: Little, Brown 1964.

Gaillard, P.J., Talmage, R.V., Budy, A.M. (eds.): The parathyroid glands. Chicago: University of Chicago Press 1965.

Harris, W.H., Heaney, R.P.: Skeletal renewal and metabolic bone disease. New Engl. J. Med. **280**, 193, 247, 303 (1969).

Hirsch, P.F., Munson, P.L.: Thyrocalcitonin. Physiol. Rev. **49**, 548 (1969).

Neuman, W.F., Neuman, M.W.: The chemical dynamics of bone mineral. Chicago: University of Chicago Press 1958.

Nicolaysen, R., Eeg-Larsen, N., Malm, O.J.: Physiology of calcium metabolism. Physiol. Rev. **33**, 424 (1953).

Prockop, D.J., Kivirikko, K.I.: Relationship of hydroxyproline excretion to collagen metabolism. Ann. intern. Med. **66**, 1243 (1967).

Rasmussen, H. (ed.): Parathyroid hormone, thyrocalcitonin and related drugs. In: International encyclopedia of pharmacology and therapeutics, sect. 51, vol. I. Oxford: Pergamon Press 1970.

Rasmussen, H., Bordier, P.: The physiological and cellular basis of metabolic bone disease. Baltimore: Williams & Wilkins 1974.

Talmage, R.V., Bélanger, L.F. (eds.): Parathyroid hormone and thyrocalcitonin (Calcitonin). Amsterdam: Excerpta Medica 1968.

Talmage, R.V., Munson, P.L. (eds.): Calcium, parathyroid hormone and the calcitonins. Amsterdam Excerpta Medica 1972.

Talmage, R.V., Owen, M., Parsons, J.A. (eds.): Calcium-regulating hormones. Amsterdam: Excerpta Medica 1975.

Taylor, S. (ed.): Calcitonin 1967: Symposium on thyrocalcitonin and the C cells. London: Heinemann 1968.

Taylor, S. (ed.): Calcitonin 1969: Proceedings of the 2nd international symposium. London: Heinemann 1970.

Vaes, G.: La résorption osseuse et l'hormone parathyroidienne. Bruxelles: Visscher 1967.

Geschichtliches

Albright, F., Reifenstein, E.C., jr.: The parathyrroid glands and metabolic bone disease, Baltimore: Williams & Wilkins 1948.

Cope, O.: The story of hyperparathyroidism at the Massachusetts General Hospital. New Engl. J. Med. **274**, 1174 (1966).

Literatur vor 1957 siehe Wernly, M. In: Labhart, Klinik der Inneren Sekretion, S. 939. Berlin-Göttingen-Heidelberg: Springer 1957.

Biochemie und Physiologie des Calcium- und des Phosphatstoffwechsels

Der Stoffwechsel des Calciums

Alcock, N., MacIntryre, I.: Inter-relation of calcium and magnesium absorption. Clin. Sci. **22**, 185 (1962).

Anast, C.S., Mohs, J.M., Kaplan, S.L., Burns, T.B.: Evidence for parathyroid failure in magnesium deficiency. Science **177**, 606 (1972).

Avioli, L.V., McDonald, J.E., Singer, R.A., Henneman, P.H.: A new oral isotopic test of calcium absorption. J. clin. Invest. **44**, 128 (1965).

Axelrod, D.R.: Sodium chloride induced calciuria in hyperparathyroidism. J. clin. Endocr. **26**, 207 (1966).

Birge, S.J., Peck, W.A., Berman, M., Whedon, G.D.: Study of calcium absorption in man. J. clin. Invest. **48**, 1705 (1969).

Borle, A.B.: Calcium metabolism at the cellular level. Fed. Proc. **32**, 1944 (1973).

Cameron, J.R., Sorenson, J.: Measurement of bone mineral in vivo. Science **142**, 230 (1963).

Carr, T.E.F., Harrison, G.E., Nolan, J.: Daily loss of calcium and sodium from the skin of two healthy men. J. Physiol. **235**, 9 (1973).

Clark, I.: Effect of magnesium ions on calcium and phosphorus metabolism. Amer. J. Physiol. **214**, 348 (1968).

Clark, I., Bélanger, L.: The effects of dietary magnesium on calcium, phosphate and skeletal metabolism. Calc. Tiss. Res. **1**, 204 (1967).

Coburn, J.W., Massry, S.G., Chapman, L.W., Kleeman, C.R.: Effects of sodium or calcium infusions on renal magnesium excretion with normal and reduced filtered load. Clin. Res. **15**, 354 (1967).

Danowski, T.S.: Clinical endocrinology, vol. III. Calcium, phosphorus, parathyroids and bone. Baltimore: Williams & Wilkins 1962.

De Grazia, J.A., Janovich, P., Fellows, H., Rich, C.: A double isotope method for the measurement of intestinal absorption of calcium in man. J. Lab. clin. Med. **66**, 822 (1965).

Dent, C.E.: Some problems of hyperparathyroidism. Brit. med. J. **1962 II**, 1419.

Dirks, J.H.: In: Coe, F.L., Canterbury, J.M., Sirpo, J.J., Reiss, E.: Evidence for secondary hyperparathyroidism in idiopathic hypercalciuria. J. clin. Invest. **52**, 134 (1973).

Douglas, W.W.: Stimulus-secretion coupling: The concept and clues from chromaffin and other cells. Brit. J. Pharmacol. **34**, 451 (1968).

Duarte, C.G., Watson, J.F.: Calcium reabsorption in proximal tubule of the dog nephron. Amer. J. Physiol. **212**, 1355 (1967).

Edwards, N.A., Hodgkinson, A.: Studies of renal functions in patients with idiopathic hypercalciuria. Clin. Sci. **29**, 327 (1965).

Epstein, F.H., Beck, D., Carone, F.A., Levitin, H., Manitius, A.: Changes in renal concentrating ability produced by parathyroid extract. J. clin. Invest. **38**, 1214 (1959).
Fleisch, H., Russel, R.G.G., Bisaz, S., Casey, P.A., Mühlbauer, R.C.: The influence of pyrophosphate analogues (diphosphonates) on the precipitation and dissolution of calcium phosphate in vitro and in vivo. Calc. Tiss. Res. **2**, Suppl. 10 (1968).
Gershberg, H., Hecht, A., Zeneida, J.: Growth hormone and blood calcium homeostasis. J. clin. Endocr. **27**, 1492 (1967).
Hargreaves, T., Rose, G.A.: The reproducibility of the balance method in man as applied to calcium and phosphorus. Clin. Sci. **28**, 573 (1965).
Harrison, D.G., Long, C.: The calcium content of human erythrocytes. J. Physiol. (Lond.) **199**, 367 (1968).
Howard, J.E.: Reflections on calcium habits in man. Canad. med. Ass. J. **99**, 41 (1968).
Hytten, F.E., Leitch, I.: The physiology of human pregnancy. Oxford: Blackwell 1964.
Isaksson, B., Lindholm, B., Sjörgren, B.: II. Dermal calcium losses. Metabolism **16**, 303 (1967b).
Isaksson, B., Sjörgren, B.: A critical evaluation of the calcium balance technic. 1. Variation in fecal output. Metabolism **16**, 295 (1967a).
Laake, H.: The action of corticosteroids on the renal reabsorption of calcium. Acta endocr. (Kbh.) **34**, 60 (1960).
Lassiter, W.W., Frick, A., Rumrich, G., Ullrich, K.S.: Influence of ionic calcium on the water permeability of proximal and distal tubules in the rat kidney. Pflügers Arch. ges. Physiol. **285**, 90 (1965).
Lazor, M.Z., Rosenberg, L., Carbone, P.: Studies of calcium metabolism in multiple myeloma with ^{47}calcium and metabolic balance techniques. J. clin. Invest. **42**, 1238 (1963).
Lemann, J., Jr., Piering, W.F., Lennon, E.J.: Possible role of carbohydrate induced calciuria in calcium oxalate kidney stone formation. New Engl. J. Med. **280**, 232 (1969).
Lutwak, L.: Absorption of calcium in man. Calcified tissues, 1965, p. 198. Berlin-Heidelberg-New York: Springer 1965
MacManus, J., Heaton, F.W.: The effect of magnesium deficiency on calcium homeostasis in the rat. Clin. Sci. **36**, 297 (1969).
Massry, S.G., Coburn, J.W., Chapman, L.W., Kleeman, C.R.: The effect of long-term desoxycorticosterone acetate administration on the renal excretion of calcium and magnesium. J. Lab. clin. Med. **71**, 212 (1968).
Mazzuoli, G.F., Terrenato, L., Coen, G.: Calcium homeostasis in hypothyroidism and hypoparathyroidism evaluated by means of calcium infusion. 4th European Symposium on calcified tissues, p. 71. Amsterdam: Excerpta Medica 1966.
Moore, E.W.: Ionized calcium in normal serum, ultrafiltrates, and whole blood determined by ion-exchange electrodes. J. clin. Invest. **49**, 318 (1970).
Nordin, B.E.C.: Measurement and meaning of calcium absorption. Gastroenterology **54**, 294 (1968).
Rasmussen, H.: Cell communication, calcium ion, and cycling adenosine monophosphate. Science **170**, 404 (1970).
Rasmussen, H., Jensen, P., Lake, W., Friedmann, N., Goodman, D.B.T.: Cyclic nucleotides and cellular calcium metabolism. Advanc. Nucl. Res. **5**, 375 (1975).
Sode, J., Sabol, J., Serom, E., Canary, J.: Correlative study of ^{47}Ca absorption in man. J. clin. Invest. **47**, 92a (1968).
Suki, W.N., Eknoyan, G., Rector, F.C., Jr., Seldin, D.W.: The renal dilating and concentrating mechanism in hypercalcemia. Nephron **6**, 50 (1969).
Suki, W.N., Schwettmann, R.S., Rector, F.C., Jr., Seldin, D.W.: Effect of chronic mineralocorticoid administration on calcium excretion in the rat. Amer. J. Physiol. **215**, 71 (1968).
Vellar, O.D., Askevold, R.: Studies on sweat loss of nutrients. Scand. J. clin. Lab. Invest. **22**, 65 (1968).
Walser, M.: Ion association. VI. Interactions between calcium, magnesium, inorganic phosphate, citrate and protein in normal human plasma. J. clin. Invest. **40**, 723 (1961).
WHO: Technical Report, p. 230 (1962).
Yendt, E.R., Gagné, R.J.A., Cohanim, M.: The effects of thiazides in idiopathic hypercalciuria. Amer. J. med. Sci. **251**, 449 (1966).

Der Stoffwechsel des Phosphats

Avioli, L.V., McDonald, J.E., Henneman, P.H., Lee, S.W.: The relationship of parathyroid activity to pyrophosphate excretion. J. clin. Invest. **45**, 1093 (1966).
Bijovet, O.L.M., Morgan, D.B., Fourman, P.: The assessment of phosphate reabsorption. Clin. chim. Acta **26**, 15 (1969).
Binswanger, U., Fischer, J.A.: nicht publiziert (1975).
Boudry, J.-F., Throehler, U., Touabi, M., Fleisch, H., Bonjour, J.-P.: Secretion of inorganic phosphate in the rat nephron. Clin. Sci. **48**, 475 (1975).
Brodehl, J., Gellissen, K.: Der Einfluß des Angiotensin II auf die tubuläre Phosphatrückresorption beim Menschen. Klin. Wschr. **44**, 1171 (1966).
Corvilain, J., Abramow, M.: Effect of growth hormone on tubular transport of phosphate in normal and parathyroidectomised dogs. J. clin. Invest. **43**, 1608 (1964).
Duarte, C.G.: Effects of ethacrynic acid and furosemide on urinary phosphate in the dog. Clin. Sci. **46**, 671 (1974).
Ellison, E., Straumfjord, J.V., Hummel, J.P.: Buffer capacities of human blood and plasma. Clin. Chem. **4**, 452 (1958).
Falls, W.F., Jr., Carter, N.W., Rector, F.C., Jr., Seldin, D.W.: The mechanism of impaired phosphate reabsorption in chronic renal failure. Clin. Res. **14**, 74 (1966).
Fairhurst, B.J.: Urinary phosphate excretion in hypoparathyroidism. Lancet **1963 I**, 302.
Fischer, J.A., Binswanger, U., Blum, J.: The acute parathyroid hormone response to changes in ionized calcium during phosphate infusions in the cow. Europ. J. clin. Invest. **3**, 151 (1973).
Goldsmith, R.S., Siemson, A.W., Mason, A.D., Jr., Fortland, M.: Primary role of plasma hydrocortisone concentration in the regulation of the normal forenoon pattern of urinary phosphate excretion. J. clin. Endocr. **25**, 1649 (1965).
Isaksson, B., Ahlsson, L.: A critical evaluation of the calcium balance technic. III. The theoretical phosphorus balance. Metabolism. **16**, 314 (1967).
Lotz, M., Zisman, E., Bartter, F.C.: Evidence for a phosphorus-depletion syndrome in man. New Engl. J. Med. **278**, 409 (1968).
Nordin, B.E.C., Smith, D.A.: Diagnostic procedures in disorders of calcium metabolism. London: Churchill 1965.
Reiss, E., Canterbury, J.M., Bercovitz, M.A., Kaplan, E.L.: The role of phosphate in the secretion of parathyroid hormone in man. J. clin. Invest. **49**, 2146 (1970).
Riedler, G.F., Scheitlin, W.A.: Hypophosphataemia in septicemia: Higher incidence in gram-negative than in gram-positive infections. Brit. med. J. **1969 I**, 753.
Stanbury, S.W.: Some aspects of disdordered renal tubular function. Adv. intern. Med. **9**, 231 (1958).
Suki, W.N., Martinez-Maldonado, M., Rouse, D., Terry, A.: Effect of expansion of extracellular fluid volume on renal phosphate handling. J. clin. Invest. **48**, 1888 (1969).
Transbol, I., Halver, B.: Relation of renal glycosuria and parathyroid function in hypercalcemic sarcoidosis J. clin. Endocr. **27**, 1193 (1967).
Walser, M.: Ion association. VI. Interactions between calcium, magnesium, inorganic phosphate, citrate and protein in normal human plasma. J. clin. Invest. **40**, 723 (1961).
Webster, G.D., Mann, J.B., Hills, A.G.: The effect of phosphate infusion upon phosphate clearance in man: Evidence for tubular secretion. Metabolism **16**, 797 (1967).

Der Stoffwechsel des Knochens

Adamson, L.F., Ingbar, S.H.: Selective alteration by triiodothyronine of amino acid transport in embryonic bone. Endocrinology **81**, 1362 (1967).
Arnold, J.S., Dynamics of metabolic bone disease, eds. Pearson, O.H., Joplin, G.F., Oxford 1964.

Arnold, J.S., Jee, W.S.S.: Bone growth and osteoclastic activity of plutonium. Amer. J. Anat. **101**, 367 (1957).
Aubert, J.P., Milhaud, G.: Méthode de mesure des principales voies du métabolisme calcique chez l'homme. Biochim. biophys. Acta (Amst.) **39**, 122 (1960).
Bartter, F.C.: Hypophosphatasia, The metabolic basis of inherited disease, 2nd ed., eds. Stanbury, J.B., Wyngarden, J.B., Fredrickson, D.S. New York: McGraw Hill 1966.
Baud, C.A.: Structure et fonctions des ostéocytes dans les conditions normales et sous l'influence de l'extrait parathyroidien. Schweiz. med. Wschr. **98**, 717 (1968).
Bauer, G.C., Carlsson, A., Lindquist, B.: Metabolism and homeostasic function of bone. Mineral metabolism, vol. IB, p. 609, eds. Comar, C., Brunner, F. New York: Academic Press 1961.
Bélanger, L.F.: Osteocytic osteolysis Calc. Tiss. Res. **4**, 1 (1969).
Bell, G.H., Dunbar, O., Beck, J.S., Gibb, A.: Variations in strength of vertebrae with age and their relation to osteoporosis. Calc. Tiss. Res. **1**, 75 (1967).
Bernstein, D.S., Sadowski, N., Hegsted, D.M., Guri, C.D., Store, F.J.: Prevalence of osteoporosis in high- and low-fluoride areas in North Dakota. J. Amer. med. Ass. **198**, 499 (1966).
Binswanger, U., Fischer, J.A., Merz, W., Schenk, R., Mayer, G., Uehlinger, E.: Thyrocalcitonin und primärer Hyperparathyreoidismus. Analyse knochenbioptischer Befunde. 14. Symposium Endokrinologie (1968a).
Bronner, F., Aubert, J.P.: Bone metabolism and regulation of the blood calcium level in rats. Amer. J. Physiol. **209**, 887 (1965).
Burckhardt, R.: Technische Verbesserungen und Anwendungsbereich der Histobiopsie von Knochenmark und Knochen. Klin. Wschr. **44**, 326 (1966).
Cameron, J.R., Grant, R.: An improved technic for the measurement of bone mineral content in vivo. Radiology **78**, 117 (1962).
Carniero, J., Leblond, C.P.: Role of osteoblasts and odentoblasts in secreting collagen of bone and dentin, as shown by radioautography in mice given tritium labeled glycerine. Exp. Cell Res. **18**, 291 (1959).
Cartiert, P.: La minéralisation du cartilage ossifiable. VIII. Les pyrophosphates du tissu osseux. Bull. Soc. Chim. biol. (Paris) **41**, 573 (1959).
Eisenberg, E., Gordan, G.S.: Skeletal dynamics in man measured by nonradioactive strontium. J. clin. Invest. **40**, 1809 (1961).
Flanagan, B., Nichols, E., Jr.: Metabolic studies of human bone in vitro. II. Changes in hyperparathyroidism. J. clin. Invest. **44**, 1795 (1965).
Fleisch, H., Maerki, J., Russell, R.G.G.: Effect of pyrophosphate on dissolution of hydroxyapatite and its possible importance in calcium homeostasis. Proc. Soc. exp. Biol. (N.Y.) **122**, 317 (1966a).
Fleisch, H., Neumann, W.F.: Mechanisms of calcification: role of collagen, polyphosphates and phosphatase. Amer. J. Physiol. **200**, 1296 (1961).
Fleisch, H., Russell, R.G.G.: Pyrophosphate, polyphosphates and calcium homeostasis. In: Encyclopedia of pharmacology (H. Rasmussen, ed.). New York: Pergamon Press 1970.
Fleisch, H., Russell, R.G.G., Straumann, F.: Effect of pyrophosphate on hydroxyopatite and its implications in calcium homeostasis. Nature (Lond.) **212**, 901 (1966b).
Fraser, R., Harrison, M., Ibbertson, K.: The rate of calcium turnover in bone. Quart. J. Med., N.S. **29**, 85 (1960).
Frost, H.M.: Bone remodelling dynamics. Springfield: Ch. C. Thomas 1963.
Gaillard, P.J.: Parathyroid and bone in tissue culture. In: The parathyroids (Greep, R.O., Talmage, R.V., eds.). Springfield: Ch. C. Thomas 1961.
Garn, S.M., Rohmann, G.G., Wagner, B.: Bone loss as a general phenomenon in man. Fed. Proc. **26**, 1729 (1967).
Glimcher, M.J., Crane, S.M.: The nature of inorganic phosphate binding. In: Radioisotope and bone (Lacroix, P., Budy, A.M., eds.). Oxford: Blackwell 1962.
Gonzales, F., Karnovsky, M.J.: Electron microscopy of osteoclasts in healing fractures of rat bone. J. biophys. biochem. Cytol. **9**, 299 (1961).
Hahn, T.J., Boisseau, V.C., Avioli, L.V.: Defect of chronic corticosteroid administration on diaphyseal and metaphyseal bone mass. J. clin. Endocr. **39**, 274 (1974).
Hancox, N.M., Boothroyd, B.: Structure-function relationship in osteoclasts. In: Mechanisms of hard tissue destruction (Sognnaes, R.F., ed.). Washington: Amer. Ass. Adv. Sci. 1963.
Heaney, R.P., Bauer, G.C.H., Bronner, F., Dymling, J.F., Lafferty, F.W., Nordin, B.E.C., Rich, C.: A normal reference standard for radiocalcium turnover and excretion in humans. J. Lab. clin. Med. **64**, 21 (1964).
Heaney, R.P., Whedon, G.D.: Radiocalcium studies of bone formation rate in human metabolic bone disease. J. clin. Endocr. **18**, 1246 (1958).
Johnston, C.C., Jr., Smith, D.M., Yu, P.-A., Deiss, W.P., Jr.: In vivo measurements of bone mass in radius. Metabolism **17**, 1140 (1968).
Jowsey, J.: Quantitative microradiography. Amer. J. Med. **40**, 485 (1966).
Klein, L., Lafferty, F.W., Pearson, O.H., Curtiss, P.H., Jr.: Correlation of urinary hydroxyproline, serum alkaline phosphatase and skeletal calcium turnover. Metabolism **13**, 272 (1964).
Kölliker, A.: Die normale Resorption des Knochengewebes und ihre Bedeutung für die Entstehung der typischen Knochenformen. Leipzig: Vogel 1873.
Krokowski, E.: Möglichkeiten zur Bestimmung des Skelett-Calciumgehaltes in der Klinik. Dtsch. med. Wschr. **91**, 60 (1966).
Lee, W.R., Marshall, J.H., Sissons, H.A.: Calcium accretion and bone formation in dogs. An experimental comparison between the results of ^{45}calcium kinetic analysis and tertacycline labeling. J. Bone Jt. Surg. B **47**, 157 (1965).
Lemann, J. Jr., Litzow, J.R., Lennon, E.J.: The effects of chronic acid loads in normal man: Further evidence for the participation of bone mineral in the defense against chronic metabolic acidosis. J. clin. Invest. **45**, 1608 (1966).
Marshall, J.H., Rowland, R.E., Jowsey, J.: Microscopic metabolism of calcium in bone. V. The paradox of diflfuse activity and long term exchange. Radiat. Res. **10**, 258 (1959).
McDonald, J.E., Mamolo, N., Henneman, P.H.: Urinary hydroxyproline as an index of bone resorption. Clin. Res. **13**, 329 (1965).
Merz, W.A., Schenk, R.K.: A quantitative histological study on bone formation in human cancellous bone. Acta anat. (Basel), **76**, 1 (1970).
Merz, W.A., Schenk, R.K.: Quantitative structural analysis of human cancellous bone. Acta anat. (Basel), **74**, 140 (1969).
Müller, J., Schenk, R.: Knochenstruktur und Knochenumbau. Med. Mitt. (Melsungen) **40**, 45 (1966).
Neuman, W.F.: The milieu interieur of bone: Claude Bernard revisited. Fed. Proc. **28**, 1846 (1969).
Neuman, W.F., Neuman, M.W.: The chemical dynamics of bone mineral. Chicago. University of Chicago Press 1958.
Nordin, B.E.C., Smith, D.A.: Diagnostic Procedures in disorders of calcium metabolism. London: Churchill 1965.
Pak, C.Y.C., Bartter, F.C.: Ionic interaction with bone mineral. Evidence for an isoionic calcium exchange with hydroxypatite. Biochim. biophys. Acta (Amst.) **141**, 401 (1967).
Peachey, L.D.: Electron microscopic observations on the accumulation of divalent cations in intramitochondrial granula. J. Cell Biol. **20**, 95 (1964).
Posen, S.: Alkaline phosphatase. Ann. intern. Med. **67**, 183 (1967).
Posner, A.S.: Relationship between diet and bone mineral ultrastructure. Fed. Proc. **26**, 1717 (1967).
Prockop, D.J., Kivirikko, K.J.: Relationship of hydroxyproline excretion in urine to collagen metabolism. Ann. intern. Med. **66**, 1243 (1967).
Rasmussen, H., Bordier, T.: The physiological and cellular basis of metabolic bone disease. Baltimore: Williams & Wilkins 1974.

Reidenberg, M.M., Haag, B.L., Channick, B.J., Shuman, C.R., Wilson, T.G.G.: The response of bone to metabolic acidosis in man. Metabolism **15**, 236 (1966).
Riggs, B.L., Bassingthwaight, J.B., Jowsey, J.: ^{45}Calcium distribution in dog bone determined by a new method of autoradiographic analysis by computer. Clin. Res. **15**, 430 (1967).
Rosenbaum, J.L., Ramirez, O., Samuels, S., Brest, A.N., Moyer, J.H.: Effect of sudden blood calcium depletion on phosphorus excretion. Endocrinology **74**, 266 (1964).
Rowland, R.E.: Radioisotopes in the skeleton: Late observations in the distribution of radium in the human skeleton. Minneapolis: Univ. of Minnessota Press 1960.
Russell, R.G.G., Casey, P., Bisaz, S., Fleisch, H.: Further studies on the role of pyrophosphate in mineralized tissues and on the function of phosphatases. Proc. 5th Europ. Symp. Calc. Tiss., Bordeaux (1968).
Schenk, R.K., Merz, W.A., Mueller, J.: A quantitative histological study on bone resorption in human cancellous bone. Acta anat. (Basel) **74**, 44 (1969a).
Schenk, R.K.: Abbildungen (1969b)
Schibler, D., Russell, R.G.G., Fleisch, H.: The inhibition by condensed phosphates of aortic calcification induced by vitamin D_3 in rats. Clin. Sci. **35**, 363 (1968).
Thompson, R.C., Jr., Gaull, G.E., Horwitz, S.J., Schenk, R.K.: Hereditary hyperphosphatasia. Amer. J. Med. **47**, 209 (1969).
Trotter, M., Broman, G.E., Peterson, R.R.: Densities of bones of white and negro skeletons. J. Bone Jt Surg. A **42**, 50 (1960).
Vaes, G.: La résorption osseuse et l'hormone parathyroidienne. Bruxelles: Visscher 1967.
Young, R.W.: Spezialisation of bone cells. In: Bone biodynamics (Frost, H.M., ed.). Boston: Little, Brown 1964.

Störungen des Knochenstoffwechsels

Arnaud, C., Glorieux, F., Scriver, C.R.: Serum parathyroid hormone in X-linked hypophosphatemia. Science **173**, 845 (1971).
Arnold, J.S.: Dynamic studies of metabolic bone disease, eds. Pearson, O.H., Joplin, G.F. Oxford 1964.
Barrett, A.J., Sledge, C.B., Dingle, J.T.: Effect of cortisol on synthesis of chondroitinsulfate by embryonic cartilage. Nature (Lond.) **211**, 83 (1966).
Bassett, C.A.L.: Electro-mechanical factors regulating bone architecture. In: Calcified tissues 1965, p. 78, eds. Fleisch, H., Blackwood, H.J.J., Owen, M. Berlin-Heidelberg-New York: Springer 1966.
Baylink, D., Stauffer, M., Wergedal, J., Rich, C.: Formation, mineralization, and resorption in vitamin-D deficient rikkets. J. clin. Invest. **49**, 1122 (1970a).
Baylink, D., Wergedahl, J., Stauffer, M., Rich, C.: Effects of fluoride on bone formation, mineralization, and bone resorption in the rat. In: Fluoride in medicine, p. 37. Bern: Huber 1970.
Bell, N.H.: Dynamics of bone metabolism. Ann. Rev. Med. **18**, 299 (1967a).
Bell, N.H.: Studies of ^{47}Ca metabolism in acromegaly. J. clin. Endocr. **27**, 178 (1967b).
Bentzel, D.J., Carbone, P.P., Rosenberg, L.: The effect of prednisone on calcium metabolism and ^{47}Calcium kinetics in patients with multiple myeloma and hypercalcemia. J. clin. Invest. **43**, 2132 (1964).
Bernstein, D.S., Sadowsky, N., Hegsted, D.M., Guri, C.D., Store, F.J.: Prevalence of osteoporosis in high- and low-fluoride areas in North Dakota. J. Amer. med. Ass. **198**, 499 (1968).
Bernber, E.: Epiphyseal growth zones in oestradiol treated rabbits. Acta endocr. (Kbh.) **57**, 69 (1968).
Binswanger, U., Fischer, J., Schenk, R., Merz, W.: Osteopathie bei chronischer Niereninsuffizienz. Dtsch. med. Wschr. **96**, 1914 (1971).
Bouillon, R., de Moor, P.: Parathyroid function in patients with hyperthyroidism and hypothyroidism. J. clin. Endocr. **38**, 999 (1974).
Brickman, A.S., Coburn, J.W., Norman, A.W.: Action of 1,25-Dihydroxycholecalciferol, a potent, kidney-produced metabolite of vitamin D_3 in uremic man. New Engl. J. Med. **287**, 891 (1972).
Bronner, F., Aubert, J.P.: Bone metabolism and regulation of the blood calcium levels in rats. Amer. J. Physiol. **209**, 887 (1965).
Brumbaugh, P.F., Haussler, T.H., Bressler, R., Haussler, M.R.: Radioreceptor assay for 1α,25-dihydroxyvitamin D_3. Science **183**, 1089 (1974).
Burckhardt, J.M., Jowsey, J.: Parathyroid and thyroid hormones in the development of immobilisation osteoporosis. Endocrinology **81**, 1053 (1967).
Clark, I., Geoffrey, R.F., Bowers, W.: Effects of adrenal cortical steroids on calcium metabolism. Endocrinology **64**, 849 (1959).
Coleman, R.D., Becks, H., Kohl, F., Vau, N., Copp, D.H.: Skeletal changes in severe phosphorus deficiency in the rat. Arch. Path. **50**, 209 (1950).
Corvilain, J., Abramow, M.: Effect of growth hormone on tubular transport of phosphate in normal and parathyroidectomised dogs. J. clin. Invest. **43**, 1608 (1964).
Daughday, W.H., Reeder, C.: Synchronous activation of DNA synthesis in hypophysectomized rat cartilage by growth hormone. J. Lab. clin. Med. **68**, 357 (1966).
Dent, C.E., Friedman, M.: Idiopathic juvenile osteoporosis. Quart. J. Med., N.S. **34**, 177 (1965).
Dent, C.E., Smith, R.: Nutritional osteomalacia. Quart. J. Med. **38**, 195 (1969).
Doyle, F., Brown, J., Lachance, C.: Relation between bone mass and muscle weight. Lancet **1970I**, 391.
Eisenberg, E.: Effect of androgens, oestrogens and corticoid on strontium kinetics in man. J. clin. Endocr. **26**, 566 (1966).
Faccini, J.M.: Inhibition of bone resorption in the rabbit by fluoride. Nature (Lond.) **214**, 1269 (1967).
Fischer, J.A., Binswanger, U., Schenk, R.K., Merz, W.: Histological observations on bone in intestinal malabsorption and vitamin D deficiency. Horm. Metab. Res. **2**, 110 (1970).
Fraser, D., Kooh, S.W., Kind, H.P., Holick, M.F., Tanaka, Y., DeLuca, H.F.: Pathogenesis of hereditary vitamin-D-dependent rickets. New Engl. J. Med. **289**, 817 (1973).
Frost, H.M.: Bone remodelling dynamics. Springfield: Ch. C. Thomas 1963.
Garn, S.M., Rohmann, C.G., Wagner, B.: Bone loss as a general phenomenon in man. Fed. Proc. **26**, 1729 (1967).
Garner, A., Ball, J.: Quantitative observations on mineralised and unmineralised bone in chronic renal azotaemia and intestinal malabsorption syndrome. J. Path. Bact. **91**, 545 (1966).
Gedolio, I., Schwartz, A., Sela, J., Gazenfield, E.: Effects of fluoride on disuse atrophy of bone in rats. Proc. Soc. exp. Biol. (N.Y.) **122**, 657 (1966).
Glorieux, F., Scriver, C.R.: Loss of a parathyroid hormone-sensitive component of phosphate transport in X-linked hypophosphatemia. Science **175**, 997 (1972).
Gordan, G.S., Eisenberg, E.: The effect of oestrogens and corticoid on skeletal kinetics in man. Proc. roy. Soc. Med. **56**, 1027 (1963).
Hartmann, F.: Die Hydroxyprolinausscheidung im Urin von Normalpersonen und Patienten mit rheumatischen Erkrankungen. Klin. Wschr. **44**, 1053 (1966).
Heaney, R.P.: A unified concept of osteoporosis. Amer. J. Med. **39**, 877 (1965).
Jowsey, J., Raisz, L.G.: Experimental osteoporosis and parathyroid activity. Endocrinology **82**, 384 (1968a).
Jowsey, J., Schenk, R.K., Reutter, F.W.: Some results of fluoride on bone tissue in osteoporosis. J. clin. Endocr. **28**, 869 (1968b).
Jowsey, J., Simons, G.W.: Normocalcemia in relation to cortisone secretion. Nature (Lond.) **217**, 1277 (1968c).
Katz, F.H., Kappas, A.: Influence of estradiol and estriol on urinary excretion of hydroxyproline in man. J. Lab. clin. Med. **71**, 65 (1968).
Kimberg, D.V.: Effects of vitamin D and steroid hormones on the active transport of calcium by the intestine. New Engl. J. Med. **280**, 1396 (1969).

Kivirikko, K.I., Laitinen, O., Lamberg, B.A.: Value of urine and serum hydroxyproline in the diagnosis of thyroid disease. J. clin. Endocr. **25**, 1347 (1965).
Lafferty, F.W., Spencer, G.E., Jr., Pearson, O.H.: Effects of androgens, estrogens on bone formation and resorption in osteoporosis. Amer. J. Med. **36**, 514 (1964).
Litzow, J.R., Leemann, J., Jr., Lennon, E.J.: The effect of treatment of acidosis on calcium balance in patients with chronic azotemic renal disease. J. clin. Invest. **46**, 280 (1967).
Lotz, M., Zisman, E., Bartter, F.C.: Evidence for a phosphorus-depletion syndrome in man. New Engl. J. Med. **278**, 409 (1968).
Ludwig, G.D., Kyle, G.C., Blanco, M. de: „Tertiary" hyperparathyroidism induced by osteomalacia resulting from phosphorus depletion. Amer. J. Med. **43**, 136 (1967).
Lutwak, L., Whedon, G.D., Lachance, P.A., Reid, J.M., Lipscomb, H.S.: Mineral, electrolyte and nitrogen balance studies of the Gemini-VII fourteen-day orbital space flight. J. clin. Endocr. **29**, 1140 (1969).
Mautalen, C.A.: Circadian rhythm of urinary total and free hydroxyproline excretion and its relation to creatinine excretion. J. Lab. clin. Med. **75**, 11 (1970).
Merz, W.A., Schenk, R.K.: A quantitative histological study on bone formation in human cancellous bone. Acta anat. (Basel), **76**, 1 (1970).
Morgan, D.B., Paterson, C.R., Woods, C.G., Pulvertaft, C.N., Fourman, P.: Search for osteomalacia in 1228 patients after gestrectomy and after operations on the stomach. Lancet **1965 II**, 1085.
Morgan, D.B., Pulvertaft, C.N., Fourman, P.: Effects of age on the loss of bone after gastric surgery. Lancet **1966 II**, 772.
Müller, J., Schenk, R.: Knochenstruktur und Knochenumbau. Med. Mitt. (Melsungen) **40**, 45 (1966).
Munck, O.: Osteoporosis and malabsorption of calcium. Successful treatment with large dosis of vitamin D in a 24 year old woman with too little calcified bone without osteoid tissue. Acta orthop. scan. **33**, 407 (1963).
Nadarajah, A., Hartog, M., Redfern, B., Thalassinos, N., Wright, A.D., Joplin, G.F., Fraser, T.R.: Calcium metabolism in acromegaly. Brit. med. J. **1968 II**, 797.
Nagent de Deuxchaines, C., Krane, S.M.: The treatment of adult phosphate diabetes and Fanconi syndrome with neutral sodium phosphate. Amer. J. Med. **43**, 508 (1967).
Pak, C.Y.C., Zisman, E., Evens, R., Jowsey, J., Delea, C.S, Bartter, F.C.: The treatment of osteoporosis with calcium infusion. Amer. J. Med. **47**, 7 (1969).
Peck, W.A., Brandt, J., Miller, I.: Hydrocortisone induced inhibition of protein synthesis and uridine incorporation in isolated bone cells. Proc. nat. Acad. Sci. (Wash.) **57**, 1599 (1967).
Peck, W.A., Zipkin, I., Whedon, G.D.: Fluoride inhibition of bone collagen synthesis. Clin. Res. **13**, 330 (1965).
Phang, M.J.: Multicompartemental analysis: Calcium metabolism. Ann. intern. Med. **68**, 435 (1968).
Pollack, J.A., Schiller, A.L., Crawford, J.D.: Rickets and myopathy cured by removal of a nonossifying fibroma of bone. Pediatrics **52**, 364 (1973).
Posner, A.S.: Relationship between diet and bone mineral ultrastructure. Fed. Proc. **26**, 1717 (1967).
Prader, A., Illig, R., Heierli, E.: Eine besondere Form der primären Vitamin-D-resistenten Rachitis mit Hypokalzämie und autosomal-dominantem Erbgang: Die hereditäre Pseudo-Mangelrachitis. Helv. paediat. Acta **16**, 452 (1961).
Ramser, J.R., Frost, H.M., Frame, B., Arnstein, A.R., Smith, R.: Tetracycline-based studies of bone dynamics in rib of six cases of osteomalacia. Clin. Orthop. **46**, 219 (1966).
Rich, C., Ensinck, J., Ivanovich, P.: The effects of sodium fluoride on calcium metabolism of subjects with metabolic bone diseases. J. clin. Invest. **43**, 545 (1964).
Riggs, B.L., Jowsey, J., Kelly, P.J., Jones, J.D., Maher, F.T.: Effect of sec hormones on bone in primary osteoporosis. J. clin. Invest. **48**, 1065 (1969).
Robichon, J., Germain, J.P.: Pathogenesis of osteogenesis imperfecta. Canad. med. Ass. J. **20**, 975 (1968).
Salassa, R.N., Jowsey, J., Arnaud, C.D.: Hypophosphatemic osteomalacia associated with „nonendocrine" tumors. New Engl. J. Med. **283**, 65 (1970).
Schwartz, E., Panarillo, V.A., Saeli, J.: Radioactive calcium kinetics during high calcium intake in osteoporosis. J. clin. Invest. **44**, 1547 (1965).
Simmons, D.J.: Collagen formation and enchondral ossification in oestrogen treated mice. Proc. Soc. exp. Biol. (N.Y.) **121**, 1165 (1966).
Smith, D.A., Nordin, B.E.C.: The relation between calcium balance and hydroxyproline excretion in osteoporosis. Proc. roy. Soc. Med. **57**, 868 (1964).
Spencer, H., Menczel, J., Lewin, J., Samachson, J.: Absorption of calcium in osteoporosis. Amer. J. Med. **37**, 223 (1964).
Stanbury, S.W., Lumb, G.A., Parathyroid function in chronic renal failure. Quart. J. Med. **35**, 1 (1966).
Steenbock, H., Herting, D.C.: Vitamin D and growth. J. Nutr. **57**, 449 (1955).
Stern, P.H.: Inhibition by steroids of parathyroid hormone induced Ca^{45} release from embryonic rat bone in vitro. J. Pharmacol. exp. Ther. **168**, 211 (1969).
Szymendera, J., Madajewics, S.: Calcium metabolism after castration. Lancet **1967 II**, 1081.
Trotter, M., Broman, G.E., Peterson, R.R.: Densities of bones of white and negro skeltons. J. Bone Jt Surg. A **42**, 50 (1960).
Villanueva, A., Frost, H., Ilnicki, L., Frame, B., Smith, R., Arnstein, R.: Cortical bone dynamics measured by means of tetracycline labeling in 21 cases of osteoporosis. J. Lab. clin. Med. **68**, 599 (1966).
Whedon, D.G., Osteoporosis. In: Clinical endocrinology, vol. 2, p. 349 (Astwood, E.B., Cassidy, C.E., eds.). New York: Grune & Stratton 1968.
Yendt, E.R., Connor, T.B., Howard, J.E.: Studies on the mode of action of citrate therapy in rickets. Bull Johns Hopk. Hosp. **96**, 101 (1955).

Regulation des Calcium- und des Phosphatstoffwechsels

Das Parathormon

Abe, M., Sherwood, L.M.: Regulation of parathyroid hormone secretion by adenyl cyclase. Biochem. Biophys. Res. Commun. **48**, 396 (1972).
Anast, C.S., Mohs, J.M., Kaplan, S.L., Burns, T.W.: Evidence for parathyroid failure in magnesium deficiency. Science **177**, 606 (1972).
Andreatta, R.H., Hartmann, A., Jöhl, A., Kamber, B., Maier, R., Riniker, B., Rittel, W., Sieber, P.: Synthese der Sequenz 1–34 von menschlichem Parathormon. Helv. chim. Acta **56**, 470 (1973).
Arnaud, C.D., Goldsmith, R.S., Bordier, P.J., Sizemore, G.W.: Influence of immunoheterogeneity of circulating parathyroid hormone on results of radioimmunoassays of serum in man. Amer. J. Med. **56**, 785 (1974).
Arnaud, C.D., Tsao, H.S., Littledike, D.: Radioimmunoassay of human parathyroid hormone in serum. J. clin. Invest., **50**, 21 (1971).
Arnaud, C.D., Littledike, E.T., Tsao, H.S.: Calcium homeostasis and the simultaneous measurement od calcitonin and parathyroid hormone in the pig. In: Calcitonin 1969 (Taylor, S., ed.), pp. 95, London: W. Heinemann 1970.
Au, W.Y., Raisz, L.G.: Restoration of parathyroid responsivness in vitamin-D deficient rats by parenteral calcium or dietary lactose. J. clin. Invest. **46**, 1572 (1967).
Aurbach, G.D.: Isolation of parathyroid hormone after extraction with phenol. J. biol. Chem. **234**, 3179 (1959).
Aurbach, G.D., Potts, J.T., Jr.: Parathyroid hormone. Amer. J. Med. **42**, 1 (1967).
Barnicot, N.A.: Local action of parathyroid and other tissues on bone in intracerebral grafts. J. Anat. (Lond.) **82**, 233 (1948).

Barreras, R.F.: Acid secretion after calcium carbonate in patients with duodenal ulcer. New Engl. J. Med. **282**, 1402 (1970).

Barreras, R.F., Donaldson, R.M., Jr.: Calcium in gastric hypersecretion, parathyroid adenoma and peptic ulcer. New Engl. J. Med. **276**, 1122 (1967).

Bassett, C.A.L.: Electro-mechanical factors regulating bone architecture. In: Calcified tissues 1965 (Fleisch, H., Blackwood, H.J.J., Owen, M., eds.), p. 78. Berlin-Heidelberg-New York: Springer 1966.

Beahrs, O.H., Peter Angelos, S., Woolner, L.B.: Carcinoma of the parathyroid gland. Surg. Clin. N. Amer. **43**, 1123 (1963).

Beck, N., Singh, H., Reed, S.W., Murdaugh, H.V., Davis, B.B.: Pathogenic role of cyclic AMP in the impairment of urinary concentrating ability in acute hypercalcemia. J. clin. Invest. **54**, 1049 (1974).

Bélanger, L.F., Migicowsky, B.B.: Histochemical evidence of proteolysis in bone: The influence of parathormone. J. Histochem. Cytochem. **11**, 374 (1963).

Bélanger, L.F., Rasmussen, H.: Inhibition of osteocytic osteolysis by calcitonin and some anti-growth factors. In: Parathyroid hormone and thyrocalcitonin (calcitonin), p. 156. Amsterdam: Excerpta Medica 1968.

Berson, S.A., Yalow, R.S.: Parathyroid hormone in plasma in adenomatous hyperparathyroidism, uremia and brochgenic carcinoma. Science **154**, 907 (1966).

Berson, S.A., Yalow, R.S.: Immunochemical heterogeneity of parathyroid hormone in plasma. J. clin. Endocr. **28**, 1037 (1968).

Binswanger, U., Fischer, J.A., Merz, W., Sc R., Mayor, G., Uehlinger, E.: Thyrocalcitonin und primärer Hyperparathyreoidismus. Analyse knochenbioptischer Befunde. 14. Symposium Endokrinologie, 1968, S. 95.

Blum, J.W., Fischer, J.A., Schwörer, D., Hunziker, W., Binswanger, U.: Acute parathyroid hormone response: Sensitivity, relationship to hypocalcemia, and rapidity. Endocrinology **95**, 753 (1974).

Borle, A.B.: Kinetic analyses of calcium movements in cell cultures. III. Effect of calcium and parathyroid hormone in kidney cells. J. gen. Physiol. **55**, 163 (1970).

Boudry, J.-F., Troehler, U., Touabi, N., Fleisch, H., Bonjour, J.-P.: Secretion of inorganic phosphate in the rat nephron. Clin. Sci. **48**, 475 (1975).

Brewer, H.B., jr., Fairwell, T., Rittel, W., Littledike, T., Arnaud, C.D.: Recent studies on the chemistry of human, bovine, and porcine parathyroid hormones. Amer. J. Med. **56**, 759 (1974).

Brewer, H.B., jr., Fairwell, T., Ronan, R., Sizemore, G.W., Arnaud, C.D.: Human parathyroid hormone: amino-acid sequence of the amino-terminal residues 1–34. Proc. nat. Acad. Sci. (Wash.) **69**, 3583 (1972).

Brewer, H.B. jr., Ronan, R.: Bovine parathyroid hormone: amino acid sequence. Proc. nat. Acad. Sci. (Wash.) **67**, 1862 (1970).

Brunette, M.B., Taleb, L., Carriere, S.: Effect of parathyroid hormone on phosphate reabsorption along the nephron of the rat. Amer. J. Physiol. **225**, 1076 (1973).

Buckle, R.M., Care, A.D., Cooper, C.W., Gitelman, H.J.: The influence of plasma magnesium concentration on parathyroid hormone secretion. J. Endocr. **42**, 529 (1968).

Canterbury, J.M., Levey, G.S., Reiss, E.: Activation of renal cortical adenylate cyclase by circulating immunoreactive parathyroid hormone fragments. J. clin. Invest. **52**, 524 (1973).

Canterbury, J.M., Reiss, E.: Multiple immunoreactive molecular forms of parathyroid hormone in human serum. Proc. Soc. exp. Biol. (N.Y.) **140**, 1393 (1972).

Capen, C.C.: Fine structural alterations of parathyroid glands in response to experimental and spontaneous changes of calcium in extracellular fluids. Amer. J. Med. **50**, 598 (1971).

Care, A.D., Sherwood, L.M., Potts, J.T., Jr., Aurbach, G.D.: Perfusion of the isolated parathyroid gland of the goat and sheep. Nature (Lond.) **209**, 55 (1966).

Chase, L.R., Aurbach, G.D.: Renal adenyl cyclase: Anatomically separate sides for parathyroid hormone and vasopressin. Science **159**, 545 (1968).

Chase, L.R., Aurbach, G.D.: The effect of parathyroid hormone on the concentration of adenosine 3′,5′-monophosphate in skeletal tissue in vitro. J. biol. Chem. **245**, 1520 (1970).

Chase, L.R., Melson, G.L., Aurbach, G.D.: Pseudohypoparathyroidism: Defective excretion of 3′,5′-AMP in response to parathyroid hormone. J. Clin. Invest. **48**, 1832 (1969b).

Chertow, B.S., Baylink, D.J., Wergedal, J.E., Sou, M.H.H., Norman, A.W.: Decrease in Serum immunoreactive parathyroid hormone in rats and in parathyroid hormone secretion in vitro by 1,25-dihydroxycholecalciferol. J. clin. Invest. **56**, 668 (1975).

Christiansen, J.: Primary hyperparathyroidism and peptic ulcer disease. Scand. J. Gastroenterol. **9**, 111 (1974).

Cohn, D.V., MacGregor, E.R., Chu, L.L.H., Kimmel, J.R., Hamilton, J.W.: Calcemic fraction-A: Biosynthetic peptide precursor of parathyroid hormone. Proc. Natl. Acad. Sci. U.S.A. **69**, 1521 (1972).

Cohn, D.V., Griffith, F.D.: The influence of parathyroid extract on oxydative and decarboxylative pathways in bone. In: The parathyroid glands, eds. Gaillard, P.J., Talmage, R.V., Budy, A.M., p. 231. Chicago: Univ. of Chicago Press 1965.

Craven, D.E., Goodman, A.D., Carter, J.H.: Familial multiple endocrine adenomatosis: multiple endocrine neoplasia, type I. Arch. Intern. Med. **129** 567 (1972).

Dent, R.I., James, J.H., Wang, C.-A., Deftos, L.J., Talamo, R., Fischer, J.A.: Hyperparathyroidism: Gastric acid secretion and gastrin. Ann. Surg. **176**, 360 (1972).

DiBella, F.P., Dousa, T.P., Miller, S.S., Arnaud, C.D.: Parathyroid hormone receptors of renal cortex: Specific binding of biologically active ^{125}I-labeled hormone and relationship to adenylate cyclase activation. Proc. nat. Acad. Sci. (Wash.) **71**, 723 (1974).

Donaldson, R.M., jr.: Factors complicating observed associations between peptic ulcer and other diseases. Gastroenterology **68**, 1608 (1975).

Doppman, J.L., Malette, L.E., Marx, S.J., Monchik, J.M., Broadus, A., Spiegel, A.M., Beazley, R., Aurbach, G.D.: The localization of abnormal mediastinal parathyroid glands. Radiology **115**, 31 (1975).

Doty, S.B., Schofield, B.H., Robinson, R.A.: The electronmicroscopic identification of acid phosphatase in bone cells following parathyroid extract or thyrocalcitonin administration. In: Parathyroid hormone and thyrocalcitonin (calcitonin), p. 169. Amsterdam: Excerpta Medica 1968.

Doty, S.B., Yates, C.W., Lotz, W.E., Kiseclesk, W., Talmage, R.V.: Effect of short term alpha irradiation on parathyroid activity and osteoclast numbers. Proc. Soc. exp. Biol. (N.Y.) **119**, 77 (1965).

Dufresne, L.R., Gitelman, H.J.: A possible role of adenyl cyclase in the regulation of parathyroid activity by calcium. In: Calcium, Parathyroid hormone and the Calcitonins (R.V. Talmagne, P.L. Munson, eds.), p. 202. Amsterdam: Excerpta Medica Foundation 1972.

Egawa, J., Neuman, W.F.: Effect of parathyroid extract in the metabolism of radioactive phosphate in kidney. Endocrinology **74**, 90 (1964).

Eliel, L.P., Chanes, R., Hawrylko, J.: Urinary excretion of parathyroid hormone in man. J. clin. Endocr. **25**, 445 (1965).

Epstein, F.H., Beck, D., Carone, F.A., Levitin, H., Manitius, A.: Changes in renal concentrating ability produced by parathyroid extract. J. clin. Invest. **38**, 1214 (1959).

Feinblatt, J., Bélanger, L.F., Rasmussen, H.: Effect of phosphate infusion on bone metabolism and parathyroid hormone action. Amer. J. Physiol. **218**, 1624 (1970).

Fell, H.B., Dingle, J.T., Webb, M.: Studies on the mode of action of excess vitamin A. 4. The specificity of the effect on embryonic chick-limb cartilage in culture and in isolated rat liver lysosomes. Biochem. J. **83**, 63 (1962).

Fischer, J.A.: Die Wirkungsweise des Parathormons. Schweiz. med. Wschr. **96**, 273, 321 (1966).

Fischer, J.A., Schenk, R.K., Merz, W.: Histological observations in bone in intestinal malabsorption and vitamin D deficiency. Horm. Metab. Res. **2**, 110 (1970).

Fischer, J.A., Binswanger, U., Blum, J.: The acute parathyroid hormone response to changes in ionized calcium during phosphate infusions in the cow. Europ. J. clin. Invest. **3**, 151 (1973a).

Fischer, J.A., Binswanger, U., Dietrich, F.M.: Human parathyroid hormone: immunological characterization of antibodies against a glandular extract and the synthetic aminoterminal fragments 1-12 and 1-34 and their use in the determination of immunoreactive hormone in human sera. J. clin. Invest. **54**, 1382 (1974).

Fischer, J.A., Binswanger, U., Fanconi, A., Illig, R., Baerlocher, K., Prader, A.: Serum parathyroid hormone concentrations in vitamin D deficiency rickets of infancy: Effects of intravenous calcium and vitamin D. Horm. metab. Res. **5**, 381 (1973c).

Fischer, J.A., Blum, J.W., Binswanger, U.: Acute parathyroid hormone response to epinephrine in vivo. J. clin. Invest. **52**, 2434 (1973b).

Fischer, J.A., Oldham, S.B., Sizemore, G.W., Arnaud, C.D.: Calcitonin stimulation of parathyroid hormone secretion *in vitro*. Horm. Metab. Res. **3**, 223 (1971).

Flanagan, B., Nichols, E., Jr.: Metabolic studies of human bone in vitro: II. Changes in hyperparathyroidism. J. clin. Invest. **44**, 1795 (1965).

Flanagan, B., Nichols, G., Jr.: Bone matrix turnover and balance in vitro. I. The effects of parathyroid hormone and thyrocalcitonin. J. clin. Invest. **48**, 595 (1969).

Fleisch, H., Maerki, J., Russell, R.G.G.: Effect of pyrophosphate on dissolution of hydroxyapatite and its possible importance in calcium homeostasis. Proc. Soc. exp. Biol. (N.Y.) **122**, 317 (1966).

Fleisch, H., Russell, R.G.G.: Pyrophosphate, polyphosphates and calcium homeostasis. In: Encyclopedia of pharmacology (H. Rasmussen, ed.). New York: Pergamon Press 1970.

Forland, M., Strendjard, N.M., Paloyan, E., Cox, A.: Bone density studies in primary hyperparathyroidism. Arch. intern. Med. **122**, 236 (1968).

Fourman, P.: Parathyroids and tubular fundtion. Mem. Soc. Endocr. **13**, 133 (1963).

Fucik, R.F., Kureja, S.C., Hargis, G.K., Bowser, E.N., Henderson, W.J., Williams, G.A.: Effect of glucocorticoids on function of the parathyroid gland in man. J. Clin. Endocrinol. Metab. **40**, 152 (1975).

Gaillard, P.J.: Parathyroid and bone in tissue culture. In: The parathyroids (Greep, R.O., Talmage, R.V., eds.). Springfield: Ch.C. Thomas 1961.

Gaillard, P.J.: Protein metabolism and the effect of parathyroid hormone on bone. Tex. Rep. Biol. Med. **23**, Suppl. 1, 254 (1965a).

Gaillard, P.J.: Observations on the effect of parathyroid products on explanted mouse limb-bone rudiments. In: The parathyroid glands (Gaillard, P.J., Talmage, R.V., Budy, A.M., eds.), p. 145. Chicago: The Univ. of Chicago Press 1965b.

Gill, J.R., Jr., Bell, N.H., Bartter, F.C.: Effect of parathyroid extract on magnesium excretion in man. J. appl. Physiol. **22**, 136 (1967).

Gitelman, H.J., Kukuli, S., Welt, L.G.: The influence of the parathyroid glands on the hypercalcemia of experimental magnesium depletion in the rat. J. clin. Invest. **47**, 118 (1968).

Goldberg, M.F., Tashjian, A.H., Order, S.E., Dammin, G.J.: Renal adenocarcinoma containing a parathyroid hormone-like substance and associated with marked hypercalcemia. Amer. J. Med. **36**, 805 (1964).

Goldsmith, R.S., Furszyfer, J., Johnson, W.J., Fournier, A., Sizemore, G.W., Arnaud, C.D.: Etiology of hyperparathyroidism and bone disease during chronic hemodialysis. III. Evaluation of parathyroid suppressibility. J. clin. Invest. **52**, 173 (1973).

Habener, J.F., Kemper, B.W., Rich, A., Potts, J.T., jr.: Biosynthesis of parathyroid hormone. Rec. Progr. Horm. Res. **33**, 249 (1977).

Habener, J.F., Powell, D., Murray, T.M., Mayer, G.P., Potts, J.T., Jr.: Parathyroid hormone: secretion and metabolism in vivo. Proc. nat. Acad. Sci. (Wash.) **68**, 2986 (1971).

Halver, B.: The tubular transport of glucose as a measure of parathyroid function. Acta med. scand. **181**, 209 (1967).

Hamilton, J.W., Delut, A.C., Cohn, D.V.: The effect of parathyroid hormone in vivo on the labeling of the nuclear ribonucleic acid from the intestinal mucosa and liver of vitamin D deficient and normal chicks. Biochim. biophys. Acta (Amst.) **155**, 311 (1968).

Harrison, H.C., Harrison, H.E., Park, E.A.: Vitamin D and citrate metabolism. Proc. Soc. exp. Biol. (N.Y.) **96**, 768 (1957).

Heersche, J.N.M.: Metabolism of bone in tissue culture: the effect of parathyroid hormone and thyrocalcitonin on the process of bone demineralisation. Proc. kon. ned. Akad. Wet. **C72**, in press (1969).

Hekelman, J.W.: Bone metabolism and the action of parathyroid extract. Thesis. Leiden (1963).

Herrmann-Erlee, M.P.M.: The in vitro effect of parathyroid extract on the amount of NADP in embryonic mouse calvaria. Biochem. biophys. Res. Commun. **23**, 1 (1966).

Hunziker, W.H., Blum, J.W., Fischer, J.A.: Plasma kinetics of exogenous bovine parathyroid hormone in calves. Pflügers Arch. **371**, 185 (1977).

Isenberg, J.I., Walsh, J.H., Grossman, M.I.: Zollinger-Ellison syndrome. Gastroenterology **65**, 140 (1973).

Jacobs, J.W., Kemper, B., Niall, H.D., Habener, J.F., Potts, J.T., jr.: Structural analysis of human proparathyroid hormone by a new microsequencing approach. Nature, London **249**, 155 (1974).

Keiser, H.R., Gill, J.R., Sjoerdsma, A., Bartter, F.C.: Relation between urinary hydroxyproline and parathyroid function. J. clin. Invest. **43**, 1073 (1964).

Keutmann, H.T., Dawson, B.F., Aurbach, G.D., Potts, J.T., Jr.: A biologically active amino-terminal fragment of bovine parathyroid hormone prepared by dilute acid hydrolysis. Biochemistry **11**, 1973 (1972).

Kukreja, S.C., Hargis, G.K., Bowser, E.N., Henderson, W.J., Fisherman, E.W., Williams, G.A.: Role of adrenergic stimuli in parathyroid hormone secretion in man. J. clin. Endocr. **40**, 478 (1975).

Lambert, P.P., Corvilain, J.: Site of action of parathyroid hormone and role of growth hormone in phosphate excretion. Mem. Soc. Endocr. **13**, 139 (1963).

Lee, J.B., Tashjian, A.H., jr., Streeto, J.M., Frantz, A.G.: Familial pseudohypoparathyroidism. New Engl. J. Med. **279**, 1179 (1968).

Levant, J.A., Walsh, J.H., Isenberg, J.I.: Stimulation of gastric secretion and gastrin release by single oral doses of calcium carbonate in man. New Engl. J. Med. **289**, 555 (1973).

MacIntyre, I., Boss, S., Troughton, V.A.: Parathyroid hormone and magnesium homeostasis. Nature (Lond.) **198**, 1058 (1963).

Marcus, R., Aurbach, G.D.: Bioassay of parathyroid hormone *in vitro* with a stable preparation of adenyl cyclase from rat kidney. Endocrinology **85**, 801 (1969).

Martin, T.J., Greenberg, P.B., Michelangeli, V.: Synthesis of human parathyroid hormone by cultured cells: Evidence for release of prohormone by some adenomata. Clin. Sci. **44**, 1 (1973).

Massry, S.G., Coburn, J.W., Kleeman, C.R.: Renal handling of magnesium in the dog. Amer. J. Physiol. **216**, 1460 (1969).

Matsuzaki, S., Dumont, J.E.: Effect of calcium ion on horse parathyroid gland adenyl cyclase. Biochim. biophys. Acta **284**, 227 (1972).

McDonald, J.E., Mamola, N., Henneman, P.H.: Urinary hydroxyproline as an index of bone resorption. Clin. Res. **13**, 329 (1965).

McGuigan, J.E., Colwell, J.A., Franklin, J.: Effect of parathyroidectomy on hypercalcemic hypersecretory peptic ulcer disease. Gastroenterology **66**, 269 (1974).

Melick, R.A., Gill, J.R., jr., Berson, S.A., Yalow, R.S., Bartter, F.C., Potts, J.T., jr., Aurbach, G.D.: Antibodies and clinical resistance to parathyroid hormone. New Engl. J. Med. **276**, 144 (1967).

Melick, R.A., Martin, T.J.: Parathyroid hormone metabolism in man: effect of nephrectomy. Clin. Sci. **37**, 667 (1969).
Munson, P.L.: Biological assay of parathyroid hormone. In: The Parathyroids, Greep, R.O., Talmage, R.V., eds., pp. 94, C.C. Thomas, Springfield (1961).
Murphy, D.L.: Hypercalcemia and gastric secretion in man. J. appl. Physiol. **21**, 1607 (1966).
Murray, T.M., Muzaffar, S.A., Parsons, J.A., Keutmann, H.T.: A biologically active hormonal fragment isolated from bovine parathyroid glands (BPTH-1-65). Biochemistry **14**, 2705 (1975).
Murray, T.M., Peacock, M., Powell, D., Monchik, J.M., Potts, J.T., Jr.: Non-autonomy of hormone secretion in primary hyperparathyroidism. Clin. Endocr. **1**, 235 (1972).
Nagata, N., Rasmussen, H.: Parathyroid hormone, 3'5'-AMP, Ca^{++}, and renal gluconeogenesis. Proc. nat. Acad. Sci. (Wash.) **65**, 368 (1970).
Neuman, W.F., Neuman, M.W.: The chemical dynamics of bone mineral. Chicago: Univ. of Chicago Press 1958.
Niall, H.D., Keutmann, H., Sauer, R., Hogan, M., Dawson, B., Aurbach, G., Potts, J., Jr.: The amino acid sequence of bovine parathyroid hormone. Hoppe-Seylers. Z. Physiol. Chem. **351**, 1586 (1970).
Niall, H.D., Sauer, R.T., Jacobs, J.W., Keutmann, H.T., Segre, G.V., O'Riordan, J.L.H., Aurbach, G.D., Potts, J.T., Jr.: The amino-acid sequence of the amino-terminal 37 residues of human parathyroid hormone. Proc. nat. Adad. Sci. (Wash.) **71**, 384 (1974).
Oldham, S.B., Fischer, J.A., Capen, C., Arnaud, C.D.: Dynamics of parathyroid hormone secretion *in vitro*. Amer. J. Med. **50**, 650 (1971).
Oldham, S.B., Fischer, J.A., Shen, L.H., Arnaud, C.D.: Isolation and properties of a calcium-binding protein from porcine parathyroid glands. Biochemistry **13**, 4790 (1974b).
Oldham, S.B., Arnaud, C.D., Jowsey, J.: The influence of vitamin D on the parathyroid. In: Endocrinology 1973 (S. Taylor, ed.), p. 261. London: Heinemann 1974a.
Owen, M., Bingham, P.J.: The effect of parathyroid extract on RNA synthesis in osteogenic cells in vivo. In: Parathyroid hormone and thyrocalcitonin (calcitonin), p. 216. Amsterdam: Excerpta Medica 1968.
Park, H.Z., Talmage, R.V.: Comparison of the effects of calcium and endogenous parathyroid hormone on RNA synthesis in rat bone. In: Parathyroid hormone and thyrocalcitonin (calcitonin), p. 203. Amsterdam: Excerpta Medica 1968.
Potts, J.T., Jr., Aurbach, G.D., Sherwood, L.M., Sandoval, A.: Structural basis of biological and immunological activity of parathyroid hormone. Proc. nat. Acad. Sci. (Wash.) **54**, 1743 (1965).
Potts, J.T., Jr., Tregear, G.W., Keutmann, H.T., Niall, H.D., Sauer, R., Deftos, L.J., Dawson, B.F., Hogan, M.L., Aurbach, G.D.: Synthesis of a biologically active N-terminal tetratriacontapeptide of parathyroid hormone. Proc. nat. Acad. Sci. (Wash.) **68**, 63 (1971).
Pullman, T.N., Lavender, A.R., Aho, J., Rasmussen, H.: Direct renal action of a purified parathyroid extract. Endocrinology **67**, 570 (1960).
Raisz, L.G: Bone resorption in tissue culture. Factors influencing the response to parathyroid hormone. J. clin. Invest. **44**, 103 (1965b).
Raisz, L.G.: Parathyroid gland metabolism. Arch. intern. Med. **124**, 389 (1969).
Rasmussen, H., Craig, L.C.: The parathyroid polyptides. Recent Progr. Hormone Res. **18**, 269 (1962).
Rasmussen, H.: Mitochondrial ion transport: mechanism and physiological significance. Fed. Proc. **25**, 903 (1966).
Rasmussen, H., Arnaud, C., Hawker, C.: Actinomycin D and the response to parathyroid hormone. Science **144**, 1019 (1964a).
Rasmussen, H., Craig, L.C.: Purification of parathyroid hormone by use of countercurrent distribution. J. Amer. chem. Soc. **81**, 5003 (1959).
Rasmussen, H., DeLuca, H.F.: Calcium homeostasis. Ergebn. Physiol. **53**, 108 (1963a).
Rasmussen, H., DeLuca, H.F., Arnaud, C., Hawker, C., Stedingk, M.: The relationship between vitamin D and parathyroid hormone. J. clin. Invest. **42**, 1940 (1963b).
Rasmussen, H., Feinblatt, J., Nagata, N., Pechet, M.: Effect of ions upon bone cell function. Fed. Proc. **29**, 1190 (1970).
Rasmussen, H., Pechet, M., Fast, D.: Effect of dibutyryl cyclic adenosine 3',5'-monophosphate, theophylline, and other nucleoticles upon calcium and phosphate metabolism. J. clin. Invest. **47**, 1843 (1968).
Rasmussen, H., Shirasu, H., Ogata, E., Hawker, C.: Parathyroid hormone and mitochondrial metabolism. J. biol. Chem. **242**, 4669 (1967a).
Rasmussen, H., Sze, Y.L., Young, R.: Further studies on the isolation and characterisation of parathyroid hormone. J. biol. Chem. **239**, 2852 (1964b).
Rasmussen, H., Tenenhouse, A.: Thyrocalcitonin, osteoporosis and osteolysis. Amer. J. Med. **43**, 711 (1967b).
Reeder, P.T., Becker, H.D., Thompson, J.C.: Effect of intravenously administered calcium on serum gastrin and gastric secretion in man. Surg. Gynec. Obstet. **138**, 847 (1974).
Reiss, E., Canterbury, J.M.: A radioimmunoassay for parathyroid hormone in man. Proc. Soc. exp. Biol. (N.Y.) **128**, 501 (1968a).
Reiss, E., Canterbury, J.M.: Application of radioimmunoassay to differentiation of adenoma and hyperplasia and to preoperative localization of hyperfunctioning parathyroid glands. New Engl. J. Med. **280**, 1381 (1969).
Reynolds, J.J.: Inhibition of calcitonin of bone resorption induced in vitro by Vitamin A. Proc. roy. Soc. B**170**, 61 (1968).
Rosenbaum, J.L., Ramirez, O., Samuels, S., Brest, A.N., Moyer, J.H.: Effect of sudden blood calcium depletion on phosphorus excretion. Endocrinology **74**, 266 (1964).
Roth, S.I.: The ultrastructure of primary water-clear cell hyperplasia of the parathyroid glands. Amer. J. Path. **61**, 233 (1970).
Roth, S.I.: Recent advances in parathyroid gland pathology. Amer. J. Med. **50**, 612 (1971).
Russell, R.G.G., Casey, P.A., Fleisch, H.: Stimulation of phosphate excretion by renal arterial infusion of 3'5'-AMP (cyclic AMP). – A possible mechanism of action of parathyroid hormone. Calc. Tiss. Res. **2**, Suppl. 54 (1968).
Sakamoto, S., Sakamoto, N., Goldhaber, P., Glimcher, M.: Collagenase and bone resorption: isolation of collegenase from culture medium containing serum after stimulation of bone resorption by additon of parathyroid hormone extract. Biochem. Biophys. Res. Commun. **63**, 172 (1975).
Schmid, J.R., Labhart, A., Rossier, P.H.: Relationship of multiple endocrine adenomas to the syndrome of ulcerogenic islet cell adenomas (Zollinger-Ellison). Amer. J. Med. **31**, 343 (1961).
Schantz, A., Castleman, B.: Parathyroid carcinoma: A study of 70 cases. Cancer **31**, 1994 (1973).
Segre, G.V., Niall, H.D., Habener, J.F., Potts, J.T., Jr.: Metabolism of parathyroid hormone. Physiologic and clinical significance. Amer. J. Med. **56**, 774 (1974).
Shannon, W.A., Roth, S.I.: An ultrastructural study of acid phosphatase activity in normal, adenomatous and hyperplastic (chief cell type) human parathyroid glands. Amer. J. Pathol. **77**, 493 (1974).
Shaw, J.W., Oldham, S.B., Bethune, J.E., Fichmann, M.P.: Parathyroid hormone mediated rise in urinary cyclic AMP during acute extra-cellular fluid expansion nutriuresis in man. J. clin. Endocr. **39**, 311 (1974).
Sherwood, L.M., Herrman, I., Basset, C.W.: Parathyroid hormone secretion in vitro: regulation by calcium and magnesium ions. Nature **225**, 1056 (1970).
Sherwood, L.M., Mayer, G.P., Ramberg, C.F., Jr., Kronfeld, D.S., Aurbach, G.D., Potts, J.T., Jr.: Regulation of parathyroid hormone secretion. Endocrinology **83**, 1043 (1968a).
Sherwood, L.M., O'Riordan, J.L.H., Aurbach, G.D., Potts, J.T., Jr.: Production of parathyroid hormone by nonparathyroid tumors. J. clin. Endocr. **27**, 140 (1967).

Sherwood, L.M., Potts, J.T., Jr., Care, A.D., Mayer, G.P., Aurbach, G.D.: Evaluation by radioimmunoassay of factors controlling the secretion of parathyroid hormone. Nature (Lond.) **209**, 52 (1966).
Siegmund, P., Bauditz, W.: Die Wirkung von Azetazolamid (Diamox) auf den Anstieg der Plasma Calciumwerte nach Parathormon. Naunyn-Schmiedebergs Arch. exp. Path. Pharmak. **251**, 288 (1965).
Silverman, R., Yalow, R.S.: Heterogeneity of parathyroid hormone. Clinical and physiologic implications. J. clin. Invest. **52**, 1958 (1973).
Singer, F.R., Segre, G.V., Habener, J.F., Potts, J.T., Jr.: Peripheral metabolism of bovine parathyroid hormone in the dog. Metabolism **24**, 139 (1975).
Susi, F.R., Goldhaber, P., Jennings, J.M.: Histochemical and biochemical study of acid phosphatase in resorbing bone in culture. Amer. J. Physiol. **211**, 959 (1966).
Talmage, R.V., Doty, S.B., Cooper, C.W., Yates, C., Neuenschwander, J.: Cytological and biochemical changes resulting from fluctuations in endogenous parathyroid hormone levels. In: The parathyroid glands (Gaillard, P.J., Talmage, R.V., Budy, A.M., eds.), p. 107. Chicago: Univ. of Chicago Press 1965.
Tenenhouse, A., Meier, R., Rasmussen, H.: Parathyroid hormone and bone mobilisation in vitro. J. biol. Chem. **241**, 1314 (1966).
Tregear, G.W., Van Rietschoten, J., Greene, E., Keutmann, H.T., Niall, H.D., Reit, B., Parsons, J.A., Potts, J.T., Jr.: Bovine parathyroid hormone: Minimum chain length of synthetic peptide required for biological activity. Endocrinology **93**, 1349 (1973).
Trudeau, W.L., McGuigan, J.E.: Effects of calcium on serum gastric levels in the Zollinger-Ellison syndrome. New Engl. J. Med. **281**, 862 (1969).
Vaes, G.: La résorption osseuse et l'hormone parathyroidienne. Bruxelles: Visscher 1967.
Walker, D.G., Lapiere, C.M., Gross, J.: A collagenolytic factor in rat bone promoted by parathyroid extract. Biochem. biophys. Res. Commun. **15**, 397 (1964).
Webster, G.D., Mann, J.B., Hills, A.G.: The effect of phosphate infusions upon renal phosphate clearance in man. Evidence for tubular phosphate secretion. Metabolism **16**, 797 (1967).
Wernly, M., Berjis-Chamsi, C.: Les parathyroides humaines. Basel: Schwabe 1946.
Whitehead, R.G., Werdmann, S.M.: The effect of parathormone on the uptake of ^{32}P into adenosine triphosphate and bone salt in kittens. Biochem. J. **71**, 312 (1959).
Williams, G.A., Hargis, G.K., Bowser, E.N., Henderson, W.J., Martinez, N.J.: Evidence for a role of adenosine 3',5'-monophosphate in parathyroid hormone release. Endocrinology **92**, 687 (1973).
Winter, M., Morava, E., Simon, G., Sós, J.: The role of the parathyroid glands in the absorption of calcium from the small intestine. J. Endocr. **47**, 65 (1970).
Young, R.W.: Specialisation of bone cells. Bone biodynamics (H.M. Frost, ed.). Boston: Little, Brown 1964.
Zollinger, R.M., Ellison, E.H.: Primary peptic ulcerations of the jejunum associated with islet cell tumors of the pancreas. Ann. Surg. **142**, 709 (1955).

Das Calcitonin

Aliapoulios, M.A., Goldhaber, F., Munson, P.L.: Thyrocalcitonin inhibition of bone resorption induced by parathyroid hormone in tissue culture. Science **151**, 330 (1966).
Ardaillou, R.: Kidney and calcitonin. Nephron **15**, 250 (1975).
Ardaillou, R., Vuagnat, P., Milhaud, G., Richet, G.: Effets de la thyrocalcitonine sur l'excretion rénale des phosphates, du calcium et des ions H^+ chez l'homme. Nephron **4**, 298 (1967).
Arnaud, C.D., Tsao, H.S., Littledike, T.: Calcium homeostasis, parathyroid hormone, and calcitonin. Proc. Mayo Clin. **45**, 125 (1970).
Avioli, L.V., Birge, S.J., Scott, S., Shieber, W.: The role of the thyroid gland during glucagon-induced hypocalcemia in the dog. Amer. J. Physiol. **216**, 939 (1969).
Bell, N.H.: Effects of glucagon, dibutyryl cyclic 3',5'-adenosine monophosphate, and theophylline on calcitonin secretion in vitro. J. clin. Invest. **49**, 1368 (1970).
Biebersdorf, F.A., Gray, T.K., Walsh, J.H., Fordtran, J.S.: Effect of calcitonin on meal-stimulated gastric acid secretion and serum gastrin concentration. Gastroenterology **66**, 343 (1974).
Bijovet, O.L.M., Sluys Veer, J. van der, De Vries, H.R.: Natriuretric effect of calcitonin in man. New Engl. J. Med. **284**, 681 (1971).
Bijovet, O.L.M., Sluys Veer, J. van der, Jansen, A.P.: Effects of calcitonin on patients with Paget's disease, thyrotoxicosis, or hypercalcemia. Lancet **1968 I**, 876.
Brown, O.M., Dent, P.B., Perey, D.: Role of calcitonin in early bone formation. J. Lab. clin. Med. **72**, 860 (1968).
Bussolatti, G., Pearse, A.G.E.: Immunofluorescent localisation of calcitonin in the "C" cells of pig and dog. J. Endocr. **37**, 205 (1967).
Cameron, D.A.: Fine structure and function in thyroid "C" cells and parathyroid cells. In: Parathyroid hormone and thyrocalcitonin (calcitonin), p. 437. Amsterdam: Excerpta Medica 1968.
Care, A.D., Bates, R.F.M., Gitelman, H.J.: The role of glucagon in the release of thyrocalcitonin. J. Endocr. **43**, (1969).
Care, A.D., Bates, R.S.L., Gitelman, H.J.: A possible role for the adenyl cyclase system in calcitonin release. J. Endocr. **48**, 1 (1970).
Care, A.D., Cooper, C.W., Duncan, T., Orimo, H.: A study of thyrocalcitonin secretion by direct measurements of in vivo secretion rates in pigs. Endocrinology **83**, 161 (1968).
Care, A.D., Sherwood, L.M., Potts, J.T., Jr., Aurbach, G.D.: Perfusion of isolated paranthyroid gland of the goat and sheep. Nature (Lond.) **209**, 55 (1966).
Carvalheira, A.F., Pearse, A.G.E.: Cytochemical evidence for the ultimobranchial origin of the "C" cells in rodent thyroid. In: Calcitonin, p. 122. London: Heinemann 1968.
Clark, J.D., Kenny, A.D.: Hog thyrocalcitonin in the dog: urinary calcium, phosphorus, magnesium, and sodium responses. Endocrinology **84**, 1199 (1969b).
Clark, M.B., Boyd, G.W., Byfield, P.G.H., Foster, G.V.: A radioimmunoassay for human calcitonin-M. Lancet **1969a II**, 74.
Coombes, R.C., Greenberg, P.D., Hillyard, C., MacIntyre, I.: Plasma immunoreactive calcitonin in patients with non-thyroid tumors. Lancet **1974 I**, 1080.
Cooper, C.W., Schwesinger, W.H., Mahgoub, A.N., Ontjes, D.A.: Thyrocalcitonin: Stimulation of secretion by petagastrin. Science **172**, 1238 (1971).
Copp. D.H., Cameron, E.C., Cheney, B.A., Davidson, A.G.F., Henze, K.G.: Evidence for calcitonin. — A new hormone from the parathyroid that lowers blood calcium. Endocrinology **70**, 638 (1962).
Dambacher, M.A., Hunziker, W., Fischer, J.A.: Die Bedeutung des Plasma Calcitonins für die klinische Diagnose. Dtsch. Med. Wschr., **102**, 1191 (1977).
Copp, D.H., Kuczerpa, A.V.: Effect of age and growth on the response to thyrocalcitonin in the rat. In: Les tissues calcifiés, p. 167. Paris: Soc. d'Ed. d'Einseignement sup. (1968).
Cunliffe, W.J., Black, M.M., Hall, R., Johnston, J.D.A., Hudgson, P., Shuster, S., Gudmundsson, T.V., Joplin, G.F., Williams, E.D., Woodhouse, N.J.Y., Galante, L., MacIntyre, I.: A calcitonin-secreting thyroid carcinoma. Lancet **1968 II**, 63.
Dietrich, F.M., Hunziker, W., Fischer, J.A.: Synthetic human calcitonin: Analysis of antibodies obtained from various animals species and determination of immunoreactive hormone in human sera. Acta endocr. (Kbh.) **80**, 465 (1975).
Evanson, J.M., Garner, A., Holmes, A.M., Lumb, G.A., Stanbury, S.W.: Interrelations between thyrocalcitonin and parathyroid hormone in rats. Clin. Sci. **32**, 271 (1967).

Fischer, J.A., Oldham, S.B., Sizemore, G.W., Arnaud, C.D.: Calcitonin stimulation of parathyroid hormone secretion in vitro. Horm. metab. Res. **3**, 223 (1971).

Foster, G.V., Baghdiantz, A., Kumar, M.A., Slack, E., Soliman, H.A., MacIntyre, I.: Thyroid origin of calcitonin. Nature (Lond.) **202**, 1303 (1964).

Foster, G.V., Doyle, F.H., Bordier, P., Matrajt, H.: Effect of thyrocalcitonin on bone. Lancet **1966 II**, 1428 (a).

Foster, G.V., Joplin, G.F., MacIntyre, I., Melvin, K.E.M., Slack, E.: Effect of thyrocalcitonin in man. Lancet **1966 I**, 107 (b).

Friedman, J., Au, W.Y.W., Raisz, L.G.: Responses of fetal bone to thyrocalcitonin in tissue culture. Endocrinology **82**, 149 (1968).

Galante, L., Gudmundsson, T.V., Matthews, E.T., Tse, A., Williams, E.D., Woodhouse, N.J.Y., MacIntyre, I.: Thymic and parathyroid origin of calcitonin in man. Lancet **1968 II**, 537.

Gittes, R.F., Toverud, S.U., Cooper, C.W.: Effects of hypercalcemia on the thyrocalcitonin content of rat thyroid glands. Endocrinology **82**, 83 (1968).

Gray, T.K., Munson, P.L.: Thyrocalcitonin: evidence for physiological function. Science **166**, 512 (1969).

Gudmundsson, T.V., MacIntyre, I., Soliman, H.A.: The insolation of thyrocalcitonin and a study of its effects in the rat. Proc. roy. Soc. B. **164**, 460 (1966).

Guttmann, St., Pless, J., Sandrin, E., Jaquenod, P.-A., Possent, H., Willems, H.Ü.: Synthese des Thyreocalcitonins. Helv. chim. Acta **51**, 1155 (1968).

Haas, H.G., Dambacher, M.A., Guncaga, J., Lauffenburger, C.: Renal effects of calcitonin and parathyroid extract in man. Studiesinhypoparathyroidism. J. clin. Invest. **50**, 2689 (1971).

Habener, J.F., Singer, F.R., Deftos, L.J., Neer, R.M., Potts, J.C., Jr.: Explanation for unusual potency of salmon calcitonin. Nature New Biol. **232**, 91 (1971).

Hachmeister, U., Bönicke, J., Lenke, M., Kracht, J.: Die C-Zellen der Rattenschilddrüse bei Hyper- und Hypocalcämie. 13. Symp. Endokrinologie. Berlin-Heidelberg-New York: Springer 1967.

Hesch, R.D., Hüfner, N., Hasenjäger, B., Creutzfeldt, W.: Inhibition of gastric secretion by calcitonin in man. Horm. metab. Res. **3**, 140 (1971).

Heynen, G., Franchimont, P.: Human calcitonin radioimmunoassay in normal and pathological conditions. Europ. J. clin. Invest. **4**, 213 (1974).

Hirsch, P.F.: Enhancement of hypocalcemic activity of thyrocalcitonin by inorganic phosphate. In: Calcitonin 1967, p. 11. London: Heinemann 1968.

Hirsch, P.F., Gauthier, G.F., Munson, P.L.: Thyroid hypocalcemic principle and recurrent laryngeal nerve injury as factors affecting the response to parathyroidectomy in rats. Endocrinology **73**, 244 (1963).

Jackson, C.E., Tashjian, A.H., Jr., Block, N.A.: Detection of medullary thyroid cancer by calcitonin assay in families. Ann. int. med. **78**, 845 (1973).

Kaplan, E.L., Arnaud, C.D., Hill, B.J., Peskin, G.W.: Adrenal medullary calcitonin-like factor: a key to multiple endocrine neoplasia, type 2? Surgery **68**, 146 (1970).

Kenny, A.D., Heiskell, C.A.: Effect of crude thyrocalcitonin on calcium and phosphorus metabolism in rats. Proc. Soc. exp. Biol. (NY) **120**, 269 (1965).

Keynes, W.N., Till, A.S.: Medullary carcinoma of the thyroid gland. Quart. J. med. (NS) **40**, 443 (1971).

Keutmann, H., Parsons, J.A., Potts, J.T., Jr., Schlueter, R.J.: Isolation and chemical properties of two calcitonins from salmon ultimobranchial glands. J. biol. Chem. **245**, 1491 (1970).

Klein, D.C., Talmage, R.V.: Thyrocalcitonin suppression of hydroxyproline release from bone. Proc. Soc. exp. Biol. (N.Y.) **127**, 95 (1968).

Kohler, H.F., Pechet, M.M.: The inhibition of bone resorption by thyrocalcitonin. J. clin. Invest. **45**, 1033 (1966).

Lee, M.R., Deftos, L.J., Potts, J.T., Jr.: Control of secretion of thyrocalcitonin in the rabbit as evaluated by immunoassay. Endocrinology **84**, 36 (1969).

MacIntyre, I.: Calcitonin: A general review. Calc. Tiss. Res. **1**, 173 (1967).

Martin, T.J., Robinson, C.J., MacIntyre, I.: The mode of action of thyrocalcitonin. Lancet **1966 I**, 900.

Mazzuoli, G.F., Terrenato, L., Coen, G.: Calcium homeostasis in hypothyroidism and hypoparathyroidism evaluated by means of calcium infusion. 4th European Symposium on calcified tissues, p. 71. Amsterdam: Excerpta Medica 1966.

Milhaud, G., Moukhtar, M.S.: Hypophysectomie et thyrocalcitonine. C.R. Acad. Sci. (Paris) **260**, 3179 (1965).

Neher, R., Riniker, B., Rittel, W., Zuber, H.: Menschliches Calcitonin. Struktur von Calcitonin M und D. Helv. chim. Acta **51**, 1900 (1968).

Parsons, J.A., Robinson, C.J.: The effect of thyrocalcitonin on isolated perfused bone. In: Calcitonin 1967, p. 256. London: Heinemann 1968.

Pearse, A.G.E.: The cytochemistry of the thyroid C cells and their relationship to calcitonin. Proc. roy. Soc. B **164**, 478 (1966).

Raisz, L.G., Au, W.Y., Friedman, J., Niemann, I.: Thyrocalcitonin and bone resorption. Amer. J. Med. **43**, 684 (1967).

Rasmussen, H., Anast. C., Arnaud, C.: Thyrocalcitonin, EGTA, and urinary electrolyte excretion. J. clin. Invest. **46**, 746 (1967).

Rittel, W., Brugger, M., Kamber, B., Riniker, B., Sieber, P.: Die Synthese des α-Thyreocalcitonins. Helv. chim. Acta **51**, 924 (1968).

Robinson, C.J., Martin, T.J., Matthews, E.W., MacIntyre, I.: Mode of action of thyrocalcitonin. J. Endocr. **39**, 71 (1967).

Robinson, C.J., Matthews, E.W., MacIntyre, I.: The effect of parathyroid hormone and thyrocalcitonin on the intestinal absorption ob calcium and magnesium. In: Les tissues calcifiés, p. 279. Paris: Soc. d'Ed. d'Einseignement sup. (1968).

Sieber, P., Brugger, M., Kamber, B., Riniker, B., Rittel, W.: Menschliches Calcitonin. Die Synthese von Calcitonin M. Helv. chim. Acta **51**, 2057 (1968).

Singer, F.R., Woodhouse, N.J.Y., Parkinson, D.K., Joplin, D.F.: Some acute effects of administered porcine calcitonin in man. Clin. Sci. **37**, 181 (1969).

Sizemore, G.W., Go, V.L.W., Kaplan, E.L., Sanzenbacher, L.J., Holtermuller, K.H., Arnaud, C.D.: Relations of calcitonin and gastrin in the Zollinger-Ellison syndrome and medullary carcinoma of the thyroid. New Engl. J. med. **288**, 641 (1973).

Sizemore, G.W., Leffler, J., Fischer, J., Oldham, S., Goldsmith, R., Arnaud, C.: Physiological aspects of human calcitonin secretion. Clin. Res. **20**, 441 (1972) (abstr.).

Talmage, R.V., Neuenschwander, J., Kraintz, L.: Evidence for the existence of thyrocalcitonin in the rat. Endocrinology **76**, 107 (1965).

Tashjian, A.H., Jr., Melvin, K.E.W.: Medullary carcinoma of the thyroid gland. New Engl. J. Med. **279**, 279 (1968).

Wallach, S., Bellavia, J.V., Schorr, J.: Tissue distribution of electrolytes, ^{47}Ca and ^{28}Mg in experimental hyper- and hypoparathyroidism. Endocrinology **78**, 16 (1966).

Williams, G.A., Hatgis, G.K., Galloway, W.B., Henderson, W.J.: Evidence for thyrocalcitonin in man. Proc. Soc. exp. Biol. (N.Y.) **122**, 1273 (1966).

Die D-Vitamine

Avioli, L.V., Lee, S.W., MacDonald, J.E., Lund, J., DeLuca, H.F.: Metabolism of vitamin D_3-^{3}H in human subjects. J. Clin. Invest. **46**, 933 (1967).

Baud, L., Paunier, L., Preece, N.A., O'Riordan, J.L.H., Sizonenko, P.C., Tchicaloff, M.: Concentration plasmatique de 25-hydroxycholécalciferol et traitement anticonvulsivant. Schweiz. med. Wschr. **104**, 1908 (1974).

Bauer, G.C.H., Carlsson, A., Lindquist, B.: Bone salt metabolism in human rickets studied with radioactive phosphorus. Metabolism **5**, 573 (1956).

Bayard, F., Bec, P., Louvet, J.P.: Measurement of plasma 25-hydroxychoolecalciferol in man. Europ. J. clin. Invest. **2**, 195 (1972).

Bayllink, D., Sipe, J., Wergedal, J., Whittemore, O.J.: Vitamin D-enhanced osteocytic and osteoclastic bone resorption. Amer. J. Physiol. **224**, 1345 (1973).

Bélanger, L.F.: Osteolysis: an outlook on its mechanism and its causation. In: The parathyroid glands, p. 137. Chicago: Univ. of Chicago Press 1965.

Bell, N.H., Gill, J.R., Jr., Bartter, F.C.: On the abnormal calcium absorption in sarcoidosis. Amer. J. Med. **36**, 500 (1964).

Belsey, R.E., DeLuca, H.F., Potts, J.T., Jr.: A rapid assay for 25-OH-vitamin D_3 without preparative chromatography. J. clin. Endocr. **38**, 1046 (1974).

Bhattacharyya, M.H., DeLuca, H.F.: Comparative Studies on the 25-hydroxylation of vitamin D_3 and dihydrotachysterol$_3$. J. Biol. Chem. **248**, 2974 (1973).

Bikle, D.D., Rasmussen, H.: The ionic control of 1,25-dihydroxy-vitamin D_3 production in isolated chick renal tubules. J. clin. Invest. **55**, 292 (1975).

Binswanger, U., Fischer, J.A., Schenk, R., Merz, W.: Osteopathie bei chronischer Niereninsuffizienz. Dtsch. med. Wschr. **96**, 1914 (1971).

Blunt, J.W., Tanaka, Y., DeLuca, H.F.: The biological activity of 25-hydroxycholecalciferol, a metabolite of vitamin D_3. Proc. nat. Acad. Sci. (Wash.) **61**, 1503 (1968).

Bordier, P., Matrajt, H., Hioco, D., Hepner, G.W., Thompson, G.E., Booth, C.C.: Subclinical vitamin D deficiency following gastrectomy. Lancet **1968 I**, 437.

Boyle, I.T., Gray, R.W., DeLuca, H.F.: Regulation by calcium of *in vivo* synthesis of 1,25-dihydroxycholecalciferol and 1,25-dihydroxycholecalciferol. Proc. nat. Acad. Sci. (Wash.) **68**, 2131 (1971).

Brickman, A.S., Coburn, J.W., Norman, A.W.: Action of 1,25-dihydroxycholecalciferol, a potent, kidney-produced metabolite of vitamin D_3, in uremic man. New Engl. J. Med. **287**, 891 (1972).

Brumbaugh, P.F., Haussler, D.A., Bressler, R., Haussler, M.R.: Radioreceptor assay for 1α25-dihydroxyvitamin D_3. Science **183**, 1089 (1974a).

Brumbaugh, P.F., Haussler, W.H., Bursac, K.M., Haussler, M.R.: Filter assay for 1α25-dihydroxyvitamin D_3. Utilization of the hormone's target tissue chromatin receptor. Biochemistry **13**, 4091 (1974b).

Carlsson, A.: Tracer experiments on the effects of vitamin D on skeletal metabolism of calcium and phosphorus. Acta physiol. scand. **26**, 212 (1952).

Carlsson, A., Hollunger, E., Lindquist, M., Magnusson, T.: The effect of vitamin D on the citric acid metabolism. Acta physiol. scand. **31**, 317 (1954).

Carré, N., Ayigbedé, O., Miravet, L., Rasmussen, H.: The effect of prednisolone upon the metabolism and action of 25-hydroxy- and 1,25-dihydroxyvitamin D_3. Proc. nat. Acad. Sci. (Wash.) **71**, 9296 (1974).

Chen, T.C., DeLuca, H.F.: Receptors of 1,25-dihydrocholecalciferol in rat intestine. J. biol. Chem. **248**, 4890 (1973).

Corradino, R.A.: Embryonic chick intestine in organ culture: response to vitamin D_3 and its metabolites. Science **179**, 402 (1973).

Cruess, R.L., Clark, J.: Effect of hypervitaminosis D upon the phospholipids of metaphyseal and diaphyseal bone. Proc. Soc. exp. Biol. (N.Y.) **126**, 8 (1967).

DeLuca, H.F.: The functional metabolism of vitamin D. In: Calcium, parathyroid hormone and the calcitonins. Talmage, R.V., Munson, P.L. (eds.), p. 221. Amsterdam: Excerpta Medica 1973.

Engstrom, G.W., DeLuca, H.F.: Vitamin D-stimulated release of calcium from mitochondria. Biochemistry **3**, 203 (1964).

Favus, M.J., Walling, M.W., Kimberg, D.V.: Effects of 1,25-dihydroxycholecalciferol on intestinal calcium transport in cortisone-treated rats. J. clin. Invest. **52**, 1680 (1973).

Fraser, R., Harrison, M., Ibbertson, K.: The rate of calcium turnover in bone. Quart. J. Med. N.S. **29**, 85 (1960).

Fraser, R., Kodicek, E.: Unique biosynthesis by kidney of a biologically active vitamin D metabolite. Nature **228**, 764 (1970).

Fraser, D.R., Kodicek, E.: Regulation of 25-hydroxycholecalciferol-l hydroxylase activity in kidney by parathyroid hormone. Nature (New Biol.) **241**, 163 (1973).

Fraser, D., Kooh, S.W., Kind, H.P., Holick, M.F., Tanaka, J., DeLuca, H.F.: Pathogenesis of hereditary vitamin-D dependent rickets. New Engl. J. Med. **269**, 817 (1973).

Frost, H.M.: Bone remodelling dynamics. Springfield: Ch.C. Thomas 1963.

Garabedian, M., Holick, M.F., DeLuca, H.F., Boyle, I.T.: Control of 25-hydroxycholecalciferol metabolism by parathyroid glands. Proc. nat. Acad. Sci. (Wash.) **6**, 1673 (1972).

Garner, A., Ball, J.: Quantitative observations on mineralised and unmineralised bone in chronic renal azotaemia and intestinal malabsorption syndrome. J. Path. Bact. **91**, 545 (1966).

Goldhaber, P.: Bone-resorption factors, cofactors, and giant vacuole osteoclasts in tissue culture. The parathyroid glands (Gaillard, P.J., Talmage, R.V., Budy, A.M., eds.), p. 153. Chicago: University of Chicago Press 1965.

Haddad, J.G., Chyu, K.J.: Competitive protein-binding radioassay for 25-hydroxycholecalciferol. J. clin. Endocr. **33**, 992 (1971).

Hahn, T.J., Hendin, B.A., Schart, C.R., Boisseau, V.C., Haddad, J.G., Jr.: Serum 25-hydroxycholecalciferol levels and bone mass in children on chronic anticonvulsant therapy. New Engl. J. Med. **292**, 550 (1975).

Harris, F., Hoffenberg, R., Black, E.: Calcium kinetics in vitamin D deficiency rickets. I. Plasma kinetic studies after intraveneous and oral ^{47}Ca. Metabolism **14**, 1101 (1965).

Harrison, H.C., Harrison, H.E., Bark, E.A.: Vitamin D and citrate metabolism. Proc. Soc. Exp. Biol. (N.Y.) **96**, 768 (1957).

Harrison, H.E., Harrison, H.C.: Renal excretion of inorganic phosphate in relation to the action of vitamin D and parathyroid hormone. J. clin. Invest. **20**, 47 (1941).

Harrison, H.E., Harrison, H.C.: Intestinal transport of phosphate: action of vitamin D, calcium and potassium. Amer. J. Physiol. **201**, 1007 (1961).

Harrison, H.E., Harrison, H.C.: Vitamin D and permeability of intestinal mucosa to calcium. Amer. J. Physiol. **208**, 370 (1965).

Harrison, H.E., Harrison, H.C.: Actinomycin D inhibition of intestinal transport of calcium and of vitamin D action. Proc. Soc. exp. Biol. (N.Y.) **121** 312 (1966).

Harrison, H.E., Harrison, H.C.: Comparison between crystalline dihydrotachysterol and calciferol in patients requiring pharmacologic vitamin D therapy. New Engl. J. Med. **276**, 894 (1967).

Henry, H.L., Midgett, R.J., Norman, A.W.: Regulation of 25-hydroxyvitamin D_3-l-hydroxylase in vivo. J. biol. Chem. **249**, 7584 (1974).

Holick, M.F., Baxter, L.A., Schraufvogel, P.K., Tavela, T.E., DeLuca, H.F.: Metabolism and biological activity of 24,25-dihydroxyvitamin D_3 in the chick. J. biol. Chem. **251**, 397 (1976).

Holick, M.F., DeLuca, H.F.: Vitamin D metabolism. Ann. Rev. Med. **25**, 349 (1974).

Irving, J.R.: A histological stain for newly calcified tissues. Nature (Lond.) **181**, 704 (1959).

Kimberg, D.V.: Effects of vitamin D and steroid hormones on the active transport of calcium by the intestine. New. Engl. J. Med. **280**, 1396 (1969).

Kooh, S.W., Fraser, D., DeLuca, H.F., Holick, M.F., Belsey, R.E., Clark, M.B., Murray, T.M.: Treatment of hypoparathyroidism and pseudohypoparathyroidism with metabolites of vitamin D: evidence for impaired conversion of 25-hydroxyvitamin D to 1α,25-dihydroxy-vitamin D. New Engl. J. Med. **293**, 840 (1975).

Kowarski, S., Schachter, D.: Effects of vitamin D on phosphate transport and incorporation into mucosal constituents of rat intestinal mucosa. J. biol. Chem. **244**, 211 (1969).

Kowarski, S., Schachter, D.: Vitamin D and adenosine triphosphatase dependent on divalent cations in rat intestinal mucosa. J. clin. Invest. **52**, 7265 (1973).

Lifshitz, F., Harrison, H.C., Harrison, H.E.: Effects of vitamin D on magnesium metabolism in rats. Endocrinology **81**, 849 (1967).
Martin, D.L., DeLuca, H.F.: Calcium transport and the role of vitamin D. Arch. biochem. Biophys. **134**, 139 (1969).
Nicolaysen, R.: The absorption of calcium. Acta physiol. scand. **6**, 201 (1943).
Pechet, M.M., Bobadilla, E., Carroll, E.L., Hesse, R.H.: Regulation of bone resorption and formation. Amer. J. Med. **43**, 696 (1967).
Ponchon, G., DeLuca, H.F.: The role of the liver in the metabolism of vitamin D. J. clin. Invest. **48**, 1273 (1969).
Popovtzer, M.M., Robinett, J.B., DeLuca, H.F., Holick, M.F.: The acute effect of 25-hydroxycholecalciferol on renal handling of phosphorus. J. clin. Invest. **53**, 913 (1974).
Prader, A., Illig, R., Heierli, E.: Eine besondere Form der primären Vitamin D resistenten Rachitis mit Hypocalcaemie und autosomal dominantem Erbgang: Die hereditäre Pseudo-Mangelrachitis. Helv. Paediat. Acta **16**, 452 (1961).
Puschett, J.B., Fernandez, P.C., Boyle, J.T., Gray, R.W., Omdahl, J.L., DeLuca, H.F.: The acute renal tubular effects of 1,25-dihydroxycholecalciferol. Proc. Soc. exp. Biol. Med. **141**, 379 (1972).
Raisz, L.G., Trummel, C.L., Holick, M.F.: DeLuca, H.F.: 1,25-dihydroxycholeacalciferol: a potent stimulator of bone resorption in tissue culture. Science **175**, 768 (1972).
Rasmussen, H., DeLuca, H.F., Arnaud, C., Hawker, C., Stedingk, M.: The relationship betwen vitamin D and parathyroid hormone. J. clin. Invest. **42**, 1940 (1963).
Rasmussen, H., Wong, M., Bikle, D., Goodman, D.B.P.: Hormonal control of the renal conversion of 25-hydroxycholecalciferol, in 1,25-dihydroxycholecalciferol. J. clin. Invest. **51**, 2502 (1972).
Schachter, D., Kimberg, D.V., Schenker, H.: Active transport of calcium by intestine: action and bioassay of vitamin D. Amer. J. Physiol. **200**, 1263 (1961).
Schachter, D., Kowarski, S., Finkelstein, J.D., Wong, M.R.: Tissue concentration differences during active transport of calcium by intestine. Amer. J. Physiol. **211**, 1131 (1966).
Stamp, T.C.B., Round, J.M.: Seasonal changes in human plasma levels of 25-hydroxyvitamin D. Nature **247**, 563 (1974).
Tanaka, Y., DeLuca, H.F.: The control of 25-hydroxy-vitamin D metabolism by inorganic phosphorus. Arch. Biochem. Biophys. **154**, 566 (1973).
Tanaka, Y., DeLuca, H.F.: Role of 1,25-dihydroxyvitamin D_3 in maintaining serum phosphorus and curing rickets. Proc. nat. Acad. Sci. (Wash.) **71**, 1040 (1974).
Taylor, R.L., Lynch, H.J., Jr., Wysor, W.E., Jr.: Seasonal influence of sunlight on the hypercalcemia of sarcoidosis. Amer. J. Med. **34**, 221 (1963).
Toffolon, E.P., Pechet, M.P., Isselbacher, K.: Demonstration of the rapid action of pure crystalline 1α-hydroxy vitamin D_3 and 1α,25-dihydroxy vitamin D_3 on intestinal calcium uptake. Proc. nat. Acad. Sci. (Wash.) **72**, 229 (1975).
Tsai, H.C., Norman, A.W.: Studies on the mode of action of calciferol. VI: Effect of 1,25-dihydroxy-vitamin D_3 on RNA synstesis in the intestinal mucosa. Biochem. biophys. Res. Commun. **54**, 622 (1973).
Tsai, H.C., Wong, R.G., Norman, A.W.: Studies on calciferol metabolism. IV. Subcellular localization of 1,25-dihydroxy-vitamin D_3 in intestinal mucosa and correlation with increased calcium transport. J. biol. Chem. **247**, 5511 (1972).
Walling, M.W., Favus, M.J., Kimberg, D.V.: Effects of 25-hydroxy-vitamin D_3 on rat duodenum, jejunum, and ileum. J. biol. Chem. **249**, 1156 (1974).
Walling, M.W., Rothman, S.S.: Phosphate-independent, carrier-mediated active transport of calcium by rat intestine. Amer. J. Physiol. **217**, 1144 (1969).
Wassermann, R.H.: Calcium transport by the intestine: a model and comment on vitamin D action. Calc. Tiss. Res. **2**, 301 (1968a).
Wassermann, R.H., Taylor, A.N.: Vitamin D-dependent calcium-binding protein. J. biol. Chem. **243**, 3987 (1968b).

Knochen, Calcium und Phosphat

Arnaud, C., Rasmussen, H., Anast, C.: Further studies on the interrelationship between parathyroid hormone and vitamin D. J. clin. Invest. **45**, 1955 (1966).
Avioli, L.V., Birge, S.J., Scott, S., Shieber, W.: The role of the thyroid gland during glucagon-induced hypocalcemia in the dog. Amer. J. Physiol. **216**, 939 (1969).
Binswanger, U., Feist, E., Rich, C.: Bone resorption without parathyroid hormone: Influence of a low phosphorus diet. Z. ges. exp. Med. **156**, 61 (1971).
Binswanger, U., Uehlinger, E.: Zur Regulation der Serumcalciumspiegel bei chronischer Pyelonephritis. Dtsch. Arch. klin. Med. **213**, 48 (1966).
Coburn, J.W., Massry, S.G.: Changes in serum and urinary calcium during phosphate depletion: studies on mechanism. J. clin. Invest. **49**, 1073 (1970).
Copp, D.H.: Endocrine regulation of calcium metabolism. Ann. Rev. Physiol. **32**, 61 (1970).
DeLuca, H.F., Morii, H., Melancon, M.J., Jr.: The interaction of vitamin D, parathyroid hormone and thyrocalcitonin. In: Parathyroid hormone and thyrocalcitonin (calcitonin), p. 448, Amsterdam: Excerpta Medica 1968.
Eisenberg, E.: Renal effects of parathyroid hormone. In: Parathyroid hormone and thyrocalcitonin (calcitonin), p. 465. Amsterdam: Excerpta Medica 1968.
Eisenberg, E.: Effect of intravenous phosphate on serum strontium and calcium. New Engl. J. Med. **282**, 289 (1969).
Feinblatt, J., Bélanger, L.F., Rasmussen, H.: Effect of phosphate infusion on bone metabolism and parathyroid hormone action. Amer. J. Physiol. **218**, 1624 (1970).
Fernley, H.N., Bisaz, S.: Studies on alkaline phosphatases: phosphorylation of calf intestinal alkaline phosphatase by ^{32}P-labeled pyrophosphate. Biochem. J. **107**, 279 (1968).
Fleisch, H., Russell, R.G.G.: Pyrophosphate, polyphosphates and phosphatase. Encyclopedia of pharmacology (H. Rasmussen, ed.). New York: Pergamon Press 1970.
Fleisch, H., Russell, R.G.G., Straumann, F.: Effect of pyrophosphate on hydroxyapatite and its implications in calcium homeostasis. Nature (Lond.) **212**, 901 (1966).
Goldsmith, R.S., Woodhouse, C.F., Ingbar, S.H., Segal, D.: Effect of phosphate supplements in patients with fractures. Lancet **1967 I**, 687.
Gudmundson, T.V., MacIntyre, I., Soliman, H.A.: The isolation of thyrocalcitonin and a study of its effects in the rat. Proc. roy, Soc. B **164**, 460 (1966).
Herbert, L.A., Lemon, J., Jr., Peterson, J.R., Lemon, E.J.: Studies of the mechanism by which phosphate infusion lowers serum calcium concentration. J. clin. Invest. **45**, 1886 (1966).
Kistler, H.J.: Treatment of hypercalcemia with inorganic phosphate. Helv. med. Acta **33**, 447 (1966).
Lavender, A.R., Pullman, T.N.: Changes in inorganic phosphate excretion induced by renal arterial infusion of calcium. Amer. J. Physiol. **203**, 1025 (1963).
Lotz, M., Zisman, E., Bartter, F.C.: Phosphorus depletion syndrome in man. New Engl. J. Med. **278**, 409 (1968).
Ludwig, G.D., Kyle, G.C., Blanco, M. De: Tertiary hyperparathyroidism induced by osteomalacia resulting from phosphorus depletion. Amer. J. Med. **43**, 136 (1967).
McLean, F.C., Christ, M.C.: Bone, an introduction to the physiology of skeletal tissue. Chigago Press 1961.
Nagent de Deuxchaisnes, C., Crane, S.M.: The treatment of adult phosphate diabetes and Fanconi syndrome with neutral sodium phosphate. Amer. J. Med. **43**, 508 (1967).
Parsons, J.A., Robinson, C.J.: Calcium shift into bone causing transient hypocalcemia after injection of parathyroid hormone. Nature **230**, 581 (1971).
Raisz, L.G., Niemann, I.: Effect of phosphate, calcium and magnesium on bone resorption and hormonal responses in tissue culture. Endocrinology **85**, 446 (1969).
Rasmussen, H., Tenenhouse, A.: Thyrocalcitonin, osteoporosis and osteolysis. Amer. J. Med. **43**, 711 (1967).

Der Hypoparathyreoidismus

Ätiologie und Pathogenese

Aliapoulios, M.A., Voelkel, E.F., Munson, P.L.: Assay of human thyroid glands for thyrocalcitonin activity. J. clin. Endocr. **26**, 897 (1966).

Albright, F., Burnett, Ch.H., Smith, P.H., Parson, W.: Pseudohypoparathyroidism—an example of "Seabright-Bantam Syndrome". Endocrinology **30**, 922 (1942).

Albright, F., Forbes, A., Henneman, P.: Pseudo-pseudohypoparathyroidism. Trans. Ass. Amer. Phycns **65**, 337 (1952).

Albright, F., Burnett, Ch.H., Smith, P.H., Parson, W.: Pseudohypoparathyroidism—an example of "Seabright-Bantam syndrome". Endocrinology **30**, 922 (1942).

Aurbach, G.D., Potts, J.T., Chase, L.R., Melson, G.L.: Polypeptides hormones and calcium metabolism. Ann. intern. Med. **70**, 1243 (1969).

Becker, K.L., Purnell, W.C., Jones, J.D.: Tubular reabsorption of phosphate in primary hyperparathyroidism before and after administration of parathyroid hormone. J. Clin. Endocr. **24**, 347 (1964).

Bell, N.H., Gerard, E.S., Bartter, F.C.: Pseudohypoparathyroidism with osteitis fibrosa cystica and impaired absorption of calcium. J. clin. Endocr. **23**, 759 (1963).

Birkenhäger, J.C., Seldenrath, H.J., Hackeng, W.H.L., Schellekens, A.P.M., van der Veer, A.L.J., Roelfsema, F.: Calcium and phosphorus metabolism, parathyroid hormone, calcitonin and bone histology in pseudohypoparathyroidism. Europ. J. Clin. Invest. **3**, 27 (1973).

Blizzard, R.M., Chee, D., Davis, W.: The incidence of parathyroid and other antibodies in the sera of patients with idiopathic hypoparathyroidism. Clin. exp. Immunol. **1/2**, 119 (1966).

Chase, L.R., Melson, G.L., Aurbach, G.D.: Pseudohypoparathyroidism: Defective excretion of 3′,5′-AMP in response to parathyroid hormone. J. clin. Invest. **48**, 1832 (1969).

David, L., Anast, C.S.: Calcium metabolism in newborn infants. J. clin. Invest. **54**, 287 (1974).

Drezner, M., Nelson, F.A., Lebovitz, H.E.: Pseudohypoparathyroidism type II: A possible defect in the reception of the cyclic AMP signal. New Engl. J. Med. **289**, 1056 (1973).

Dubin, A.: Hyperuricemia in hypoparathyroidism. Metabolism **5**, 703 (1956).

Fanconi, A., Fischer, J.A.: Parathyroid hormone in hereditary disease of mineral metabolism. In: Inborn errors of calcium and bone metabolism, Bickel, H., Stern, J., eds. pp. 52, MTP Press, Lancaster (1976).

Fanconi, A., Prader, A.: Transient congenital idiopathic hypoparathyroidism. Helv. paediat. Acta **22**, 342 (1967).

Frame, B., Hanson, C.A., Frost, H.M., Block, M., Arnstein, A.R.: Renal resistance to parathyroid hormone with osteoitis fibrosa. "Pseudohypoparathyroidism". Amer. J. Med. **52**, 311 (1972).

Frame, B., Fruchtman, M., Smith, R.W.: Chronic hypocalcemia in a patient with parathyroid clear-cell hyperplasia. New Engl. J. Med. **267**, 1112 (1962).

Kind, H.P., Parkinson, D.K., Suh, S.M., Fraser, D., Kooh, S.W.: Parathyroid hormone response and effects of vitamin D in hypoparathyroidism and pseudohypoparathyroidism. The Endocrine Society, presented at the 55th Annual Meeting, Chicago, 1973, A-164 (abstr.).

Kolb, F.O., Steinbach, H.L.: Pseudohypoparathyroidism with secondary hyperparathyroidism and osteitis fibrosa. J. Clin. Endocr. **22**, 59 (1962).

Lee, J.B., Tashjian, A.H., Jr., Streeto, J.M., Frantz, A.G.: Familial pseudohypoparathyroidism: Role of parathyroid hormone and thyro-calcitonin. New Engl. J. Med. **229**, 1179 (1968).

MacDonald, K.M.: Responsiveness of bone to parathyroid extract in siblings with pseudohypoparathyroidism. Metabolism **21**, 521 (1972).

Marcus, R., Wilber, J.F., Aurbach, G.D.: Parathyroid hormone-sensitive adenyl cyclase from the renal cortex of a patient with pseudohypoparathyroidism. J. Clin. Endocr. **33**, 537 (1971).

Martin, E.: Persönliche Mitteilung (1964).

Martin, E., Bourdillon, J.: Un cas de tétanie idiopathique chronique. Echec thérapeutique de la greffe d'un adénome parathyroïdien. Rev. méd. Suisse rom. **14**, 1166 (1940).

Monteleone, J.A., Lee, J.B., Tashjian, A.H., Jr., Cantor, H.E.: Transient nenatal hypocalcemia, hypomagnesemia, and high serum parathyroid hormone with maternal hyperparathyroidism. Ann. Intern. Med. 82, **670** (1975).

Nusynowitz, N.L., Klein, N.H.: Pseudoidiopathic hypoparathyroidism. Hypoparathyroidism with ineffective parathyroid hormone. Amer. J. Med. **55**, 677 (1973).

Pechet, M.M., Rasmussen, H., Carroll, E.Z., Cramer, I.: Studies with purified bovine parathormone. Effects in normal hypoparathyroid and pseudohypoparathyroid subjects. J. clin. Invest. **40**, 1070 (1961).

Rodriguez, H.J., Villareal, H., Jr., Klahr, S., Slatopolsky, E.: Pseudohypoparathyroidism type II. The restoration of normal renal responsiveness to parathyroid hormone by calcium administration. J. clin. Endocr. **39**, 696 (1974).

Rösli, A., Fanconi, A.: Neonatal hypocalcemia. Helv. paediat. Acta **28**, 443 (1973).

Schüpbach, A., Courvoisier, B.: Existe-t-il un pseudohypoparathyroïdisme? Schweiz. med. Wschr. **79**, 887 (1949).

Steinbach, H.L., Young, D.A.: The roentgen appearence of pseudohypoparathyroidism and pseudo-pseudohypoparathyroidism. Amer. J. Roentgenol. **97**, 49 (1966).

Stögmann, W., Fischer, J.A.: Pseudohypoparathyroidism: Disappearance of the resistance to parathyroid extract during treatment with vitamin D. Amer. J. Med. **59**, 140 (1975).

Suh, S.M., Fraser, D., Kooh, S.W.: Pseudohypoparathyroidism: Responsiveness to parathyroid extract induced by vitamin D therapy. J. clin. Endocr. **30**, 609 (1970).

Suh, S.M., Kooh, S.W., Chan, A.M., Fraser, D., Tashjian, A.R.: Pseudohypoparathyroidism: No improvement following total thyroidectomy. J. clin. Endocr. **29**, 429 (1969).

Suterlin, A., Albright, F., McCune, D.J.: Five cases (three in Siblings) of idiopathic hypoparathyroidism associated with moniliasis. J. clin. Endocr. **3**, 625 (1943).

Tashjian, A.H., Jr., Frantz, A.G., Lee, J.B.: Pseudohypoparathyroidism. Assay of parathyroid hormone and thyrocalcitonin. Proc. nat. Acad. Sci. (Wash.) **56**, 1138 (1966).

Townsend, J.D.: Hypoparathyroidism following radioactive iodine therapy for intractable angina pectoris. Ann. intern. Med. **55**, 662 (1961).

Tsang, R.C., Chen, I.-W., Friedman, M.A., Gigger, M., Steichen, J., Koffler, H., Fenton, L., Brown, D., Pramanik, A., Keenan, W., Strub, R., Joyce, T.: Parathyroid function in infants of diabetic mothers. J. Pediat. **86**, 399 (1975).

Werder, E.A., Fischer, J.A., Illig, R., Bernasconi, S., Fanconi, A., Prader, A.: Pseudohypoparathyroidism and idiopathic hypoparathyroidism: Relationship between serum calcium and parathyroid hormone levels and the urinary cyclic adenosine-3′,5′-monophosphate response to parathyroid extract. J. Clin. Endocrinol. Metab., im Druck (1978).

Werder, E.A., Illig, R., Bernasconi, S., Kind, H., Prader, A., Fischer, J.A., Fanconi, A.: Excessive thyrotropin response to thyrotropin-releasing hormone in pseudohypoparathyroidism. Pediat. Res. **9**, 12 (1975).

Zisman, E., Lotz, M., Jenkins, M.E., Bartter, C.: Studies in pseudohypoparathyroidism. Two new cases with a probably selective deficiency of thyrotropin. Amer. J. Med. **46**, 464 (1969).

Symptomatologie

Tetanie

Alajouanine, Th., Contamin, F., Cathala, H.P.: Le syndrome tétanie. Paris: Baillère éd. 1958.

Bakwin, H.: Pathogenesis of tetany of the newborn. Amer. J. Dis. Child. **54**, 1211 (1937).

Fanconi, G.: Die Nebenschilddrüsen. In: Handbuch der inneren Medizin, Bd. VII/1. Berlin-Göttingen-Heidelberg: Springer 1955.

Forbes, G.B.: Clinical features of idiopathic hypoparathyroidism in children. Ann. N.Y. Acad. Sci. **64**, 432 (1956).

Haas, H.G.: Tetanie bei Störungen des Calcium- und Magnesiumstoffwechsels. Schweiz. med. Wschr. **95**, 742 (1965).

Hadorn, W.: Tetanieprobleme. Helv. med. Acta **13**, 251 (1946).

Prader, A.: Persönl. Mitteilung.

Quandt, J., Ponsold, W.: Nebenschilddrüseninsuffizienz und tetanisches Syndrom. Jena: G. Fischer 1959.

Stucki, P.: Parathyreoprive Tetanie. Praxis **17**, 1 (1949).

Neurologische Veränderungen

Alajouanine, Th., Contamin, F.: Crises à type d'épilepsie tonique sous corticale avec dépôts calcaires intracérébraux et insuffisance parathyroïdienne. Ann. Méd. **55**, 321 (1954).

Berezin, S.W., Stein, J.D.: Idiopathic hypoparathyroidism. Case simulating epilepsy and brain tumor. J. Pediat. **33**, 346 (1948).

Colarizi, A., Rezza, E.: Tetania cronica da ipoparatiroidismo idiopatico con manifestazioni epilettiche. Acta paediat. lat. (Parma) **9**, 1 (1956).

Contamin, F., Nicolle, M.H.: Les encéphalopathies hypocalcémiques. I. Aspects symptomatiques. II. Aspects pronostiques et thérapeutiques. Problèmes pratiques et théoriques. Presse méd. **72**, 2917, 3029 (1964).

Gotta, H., Odoriz, J.B.: The electroencephalogram in hypoparathyroidism with tetany and epilepsy. J. clin. Endocr. **8**, 674 (1948).

Greene, J.A., Swanson, L.W.: Psychosis in hypoparathyroidism with report of five cases. Ann. intern. Med. **14**, 1233 (1941).

Hansted, C., Brandt, S.: Electroencephalographic changes in siblings with hypocalcemia due to hypoparathyroidism. Electroenceph. clin. Neurophysiol. **5**, 101 (1953).

Hoskins, R.G.: The parathyroids and psychosis. J. clin. Endocr. **2**, 611 (1942).

MacIntyre, I.: Magnesium metabolism. Advanc. intern. Med. **13**, 143 (1967).

Mortell, E.J.: Idiopathic hypoparathyroidism and mental deterioration. J. clin. Endocr. **6**, 266 (1946).

Odoriz, J.B., Del Castillo, E.B., Maupedi, J.F., De La Balze, F.A.: Parathyroid insufficiency and the human electroencephalogram. J. clin. Endocr. **4**, 493 (1944).

Robinson, K.C., Kallberg, M.H., Crowley, M.F.: Idiopathic hypoparathyroidism presenting a dementia. Brit. med. J. **1954 II**, 1203.

Scarlett, E.P., Houghtling, W.J.: Psychosis in hypoparathyroidism. Canad. med. Ass. J. **50**, 351 (1944).

Schaaf, M., Payne, C.A.: Dystonic reactions to prochlorperazin in hypoparathyroidism. New Engl. J. Med. **275**, 991 (1966).

Simpson, J.A.: The neurologic manifestations of idiopathic hypoparathyroidism. Brain **75**, 76 (1952).

Winer, N.J.: Hypoparathyroidism of probable encephalopathic origin. J. clin. Endocr. **5**, 86 (1945).

Yim, B.J.B., Jaenike, J.R.: Idiopathic hypoparathyroidism presenting as a psychosis and complicated by chlorpromacine jaundice. Amer. J. Med. **25**, 478 (1958).

Cerebrale Verkalkungen

Bielschowsky, M.: Kalkonkremente im Zentralnervensystem. In: Handbuch der Neurologie (Bumke, O., Foerster, O., Hrsg.), Bd. I., S. 199. Berlin: Springer 1935.

Cambier, J.: La maladie de Fahr: calcification intracérébrale non artério-scléreuse et ses rapports avec la tétanie. Presse méd. **60**, 765 (1952).

Camp, J.D.: Symmetrical calcification of the cerebral basal ganglia. Its roentgenologic significance in the diagnosis of parathyroid insufficiency. Radiology **49**, 568 (1947).

Eaton, L.Mck., Haines, S.F.: Parathyroid insufficiency with symmetrical cerebral calcification. Report of three cases in one of which the patient was treated with dihydrotachysterol. J. Amer. med. Ass. **113**, 749 (1939).

Lotmar, P.: Histopathologische Befunde in Gehirnen von endemischem Kretinismus, Thyreoaplasie und Cachexia thyreopriva. Z. ges. Neurol. Psychiat. **146**, 1 (1933).

Medill, E.V.: Bilateral symmetrical calcifications of basal ganglia associated with parathyroid insufficiency. Brit. J. Radiol. **24**, 685 (1151).

Ostertag, B.: Die an bestimmte Lokalisation gebundenen Konkremente des Zentralnervensystems und ihre Beziehung zur Verkalkung intracerebraler Gefäße bei gewissen endokrinen Erkrankungen. Virchows Arch. path. Anat. **275**, 828 (1930).

Palubinskas, A.J., Davies, J.: Calcification of the basal ganglia of the brain. Amer. J. Roentgenol. **82**, 806 (1959).

Pick, A.: Weiterer Beitrag zur Pathologie der Tetanie nebst einer Bemerkung zur Chemie verkalkter Hirngefäße. Zbl. ges. Neurol. Psychiat. **22**, 754 (1903).

Schaaf, M., Payne, C.A.: Dystonic ractions to prochlorperazin in hypoparathyroidism. New Engl. J. Med. **275**, 991 (1966).

Schnabel: Zur Ätiologie und Histogenese der Verkalkung der kleinen Hirngefäße. Zbl. allg. Path. path. Anat. **33**, 226 (1923).

Siglin, J., Eaton, L., Camp, J., Haines, S.: Symmetric calcification which followed postoperative parathyroid insufficiency. J. clin. Endocr. **7**, 433 (1947).

Weinmann, W.: Zur Kenntnis der Verkalkung intracerebraler Gefäße. Z. ges. Neurol. Psychiat. **76**, 533 (1922).

Katarakt und andere Augenveränderungen

Barr, D.P., MacBryde, C.M., Sanders, T.E.: Tetany with pressure I.C. elevated and papilledema. Results of dihydrotachysterol. Trans. Ass. Amer. Phycns. **53**, 227 (1938).

Clark, J.H.: The effect of parathyroid hormone on the permeability of the lens capsule to calcium. Amer. J. Physiol. **126**, 136 (1939).

Collins-Williams, C.: Idiopathic hypoparathyroidism with papilledema in a boy of 6 years of age: report of a case associated with moniliasis and celiac syndrome and brief review of the literature. Pediatrics **5**, 998 (1950).

Pohjola, S.: Ocular manifestations of idiopathic hypoparathyroidism. Acta ophthal. (Kbh.) **40**, 255 (1962).

Rhyne, J.L., Carriker, F.R.: Idiopathic hypoparathyroidism and bilateral congenital glaucoma in the neonatal period. Pediatrics **18**, 448 (1956).

Trophische Störungen der Haut, Nägel, Haare, Moniliase

Collins-Williams, C.: Idiopathic hypoparathyroidism with papilledema in a boy of 6 years of age: report of a case associated with moniliasis and celiac syndrome and brief review of the literature. Pediatrics **5**, 998 (1950).

Dent, C.E., Garretts, M.: Skin changes in hypocalcaemia. Lancet **1960 I**, 142.

Learner, N.: Ectodermal disorders in chronic hypoparathyroidism. J. clin. Endocr. **3**, 261 (1943).

McLean, F.G.: Chronic idiopathic hypoparathyroidism associated with moniliasis. Arch. Dis. Childh. **29**, 419 (1954).

Stickler, G.B., Peyla, T.L., Dower, J.C., Logan, G.B.: Moniliasis, steatorrhea, diabetes mellitus, cirrhosis, gallstones and hypoparathyroidism in a 10-year-old boy. Clin. Pediat. (Phila.) **4**, 276 (1965).

Sutphin, A., Albright, F., McCune, D.J.: Five cases (three in Siblings) of idiopathic hypoparathyroidism associated with moniliasis. J. clin. Endocr. **3**, 625 (1943).

Zahnveränderungen

Albright, F., Strock, M.S.: The association of acalcification of dentine with hypoparathyroidism in rats and the cure of same with parathormone with some correlated observations in man. J. clin. Invest. **12**, 974 (1933).

Erdheim, J.: Zur Kenntnis der parathyreopriven Dentinveränderungen. Frankfurt. Z. Path. **7**, 238 (1911).

Hansted, Ch., Holst, G.: Changes in dental tissue in hypoparathyroidism. Acta odont. scand. **10**, 71 (1952).

Lovestedt, S.A.: The dental picture of spontaneous parathyroid insufficiency. Oral Surg. **3**, 396 (1950).

Nally, J.N., Courvoisier, B.: Etude des anomalies dentaires dans les syndromes d'insuffisance parathyroïdienne. Rev. mens. Suisse odont. **63**, 764 (1953).
Schour, I., Massler, M.: Studies in tooth development: the growth pattern of human teeth. J. Amer. dent. Ass. **27**, 11 (1940).

Knochen- und Gelenkveränderungen

Albright, F.: Hypoparathyroidism as a cause of osteomalacia. J. clin. Endocr. **16**, 419 (1956)
Bell, N.H., Gerard, E.S., Bartter, F.C.: Pseudohypoparathyroidism with osteitis fibrosa cystica and impaired absorption of calcium. J. clin. Endocr. **23**, 759 (1963).
Bücher, B.: Osteoarthropathia parathyreopriva scleroticans. Röntgenpraxis **17**, 252 (1948).
Courvoisier, B., Berthoud, E., Zahnd, G., Grandjean, A.: Données actuelles sur la physiologie et la pathologie clinique des parathyroïdes. Helv. med. Acta **26**, Suppl. 38 au no. 5 (1959).
Fanconi, A., Heinrich, H.G., Prader, A.: Klinischer und biochemischer Hypoparathyreoidismus mit radiologischem Hyperparathyreoidismus. Helv. paediat. Acta **19**, 181 (1964).
Ibberstson, H.K., Fraser, R.: Idiopathic hypoparathyroidism with thin bones. Proc. roy. Soc. Med. **51**, 202 (1958).
Kolb, F.O., Steinbach, H.L.: Pseudohypoparathyroidism with secondary hyperparathyroidism and osteitis fibrosa. J. clin. Endocr. **22**, 59 (1962).
Martin, E.: Persönliche Mitteilung (1966).
Molinoff, S.: Les modifications du squelette dans l'hypoparathyroïdisme. Thèse Genève. Médecine et Hygiène, éd. Genève (1957).
Reynolds, T.B., Jacobson, G., Edmondson, H.A., Martin, H.E., Nelson, C.H.: Pseudohypoparathyroidism: report of a case showing bony demineralization. J. clin. Endocr. **52**, 560 (1952).
Shulman, J.L., Ratner, H.: Idiopathic hypoparathyroidism with bony demineralization and cardiac decompensation. Pediatrics **16**, 848 (1955).

Biochemische Veränderungen und Laboratoriumsbefunde

Chase, L.R., Melson, G.L., Aurbach, G.D.: Pseudohypoparathyroidism: Defective excretion of 3'-5'-AMP in response to parathyroid hormone. J. Clin. Invest. **48**, 1832 (1969).
Werder, E.A., Fischer, J.A., Illig, R., Bernasconi, S., Fanconi, A., Prader, A.: Pseudohypoparathyroidism and idiopathic hypoparathyroidism: Relationship between serum calcium and parathyroid hormone levels and the urinary cyclic adenosine-3',5'-monophosphate response to parathyroid extract. J. Clin. Endocrinol. Metab., im Druck (1978).

Differentialdiagnose

Anast, C.S., Mohs, J.M., Kaplan, S.L., Burns, T.W.: Evidence for parathyroid failure in magnesium deficiency. Science **177**, 606 (1972)

Therapie des Hypoparathyreoidismus

Beidleman, B.: Treatment of chronic hypoparathyroidism with probenecid. Metabolism **7**, 690 (1958).
Despopoulos, A.: Probenecid in hypoparathyroidism: absence of phosphaturic response. J. clin. Endocr. **18**, 769 (1958).
Graham, W.P., Gordan, G.S., Loken, H.F., Blum, A., Halden, A.: Effect of pregnancy and of the menstrual cycle on hypoparathyroidism. J. clin. Endocr. **24**, 512 (1964).
Harrison, H.E., Lifschitz, F., Blizzard, R.M.: Comparison between crystalline dihydrotachysterol and calciferol in patients requiring pharmacologic vitamin D therapy. New Engl. J. Med. **276**, 894 (1967).
Ireland, A.W., Clubb, J.S., Neale, F.C., Posen, S., Reeve, T.S.: The calciferol requirements of patients with surgical hypoparathyroidism. Ann. intern. Med. **69**, 81 (1968).
Kooh, S.W., Fraser, D., DeLuca, H.F., Holick, M.F., Belsey, R.E., Clark, M.B., Murray, T.M.: Treatment of hypoparathyroidism and pseudohypoparathyroidism with metabolites of vitamin D: Evidence for impaired conversion of 25-hydroxy-vitamin D to 1α,25-dihydroxyvitamin D. New Engl. J. Med. **293**, 840 (1975).
Melick, R.A., Gill, J.R., Berson, S.A., Yalow, R.S., Bartter, F.C., Potts, J.T., Aurbach, G.D.: Antibodies and clinical resistance to parathyroid hormone. New Engl. J. Med. **276**, 144 (1967).
Pascale, L., Dubin, A., Hoffman, W.S.: Influence of benemid in urinary excretion of phosphate in hypoparathyroidism. Metabolism **3**, 462 (1954).

Der primäre Hyperparathyreoidismus

Allgemeines, Pathologie, Anatomie

Abul-Haj, S.K., Conklin, H., Hewitt, W.S.: A functioning lipoadenoma of the parathyroid gland. Report of a unique case. New Engl. J. Med. **266**, 121 (1962).
Albertini, A.: Histologische Geschwulstdiagnostik. Stuttgart: Thieme 1955.
Binswanger, U., Fischer, J.A.: Response of immunoreactive parathyroid hormone to intravenous infusion of phosphate in primary hyperparathyroidism. Klin. Wschr. **52**, 30 (1974).
Black, B.M.: The pathology and surgery of the parathyroid glands. In: The Parathyroids (R.O. Greep, R.V. Talmage, eds.). Springfield/Ill.: Thomas 1961.
Boonstra, C.E., Jackson, C.E.: Clinical value of routine serum calcium analysis. J. Lab. clin. Med. **56**, 794 (1960).
Cutler, R.E., Reiss, E., Ackerman, L.V.: Familial hyperparathyroidism. A kindred involving 11 cases, with a discussion of primary chief-cell hyperplasia. New Engl. J. Med. **270**, 859 (1964).
Hellström, J.: Primärer Hyperparathyreoidismus. Triangle (Engl.) **5**, 171 (1961).
Howard, J.E., Follis, R.H., Yendt, E.R., Connor, T.B.: Hyperparathyroidism. Case report illustrating spontaneous remission due to necrosis of adenoma, and a study of the incidence of necrosis in parathyroid adenomas. J. clin. Endocr. **13**, 997 (1953).
Johnston, C.C., Schnute, R.B.: A case of primary hyperparathyroidism with spontaneous remission following infarction of the adenoma with development of hypocalcemic tetany. J. clin. Endocr. **21**, 196 (1961).
Murray, T.M., Peacock, M., Powell, D., Monchik, J.M., and Potts, Jr. J.T.: Non-autonomy of hormone secretion in primary hyperparathyroidism. Clin. Endocr. **1**, 235 (1972).
Ober, W.B., Kaiser, C.A.: Hamartoma of the parathyroid. Cancer (Philad.) **11**, 601 (1958).
Roth, S.I.: Pathology of the parathyroids in hyperparathyroidism. Arch. Path. **73**, 495 (1962).
Roth, S.I.: Recent advances in parathyroid gland pathology. Amer. J. Med. **50**, 612 (1971).
Uehlinger, E.: D-Avitaminose und renale Osteomalacie. Schweiz. med. Wschr. **85**, 521 (1955).
Wernly, M., Berdjis-Chamsi, Ch.: Les parathyroides humaines. Constribution à l'étude des hyperplasies et des adénomes. Basel: Schwabe 1946.

Klinik, Diagnose, Differentialdiagnose, Therapie

Aitken, R.E., Kerr, J.L., Lloyd, H.M.: Primary hyperparathyroidism with osteosclerosis and calcification in articular cartilage. Amer. J. Med. **37**, 813 (1964).
Albright, F., Reifenstein, E.C.: The parathyroid glands and metabolic bone disease. Baltimore: Williams &Wilkins 1948.

Avioli, L.V., Birge, S.J., Scott, S.: Role of the thyroid glands during glucagon-induced hypocalcaemia in the dog. Amer. J. Physiol. **216**, 939 (1969).

Barreras, R.F., Donaldson, R.M.: Role of calcium in gastric hypersecretion, parathyroid adenoma and peptic ulcer. New Engl. J. Med. **276**, 1122 (1967).

Bauer, G.C.H., Carlsson, A., Lindquist, R.: A comparative study on the metabolism of Sr 90 and Ca 45. Acta physiol. scand. **35**, 56 (1955).

Beck, N., Singh, H., Reed, S.W., Murdaugh, H.W., Davis, B.B.: Pathogenetic Role of cyclic AMP in the impairment of urinary concentration ability in acute hypercalcaemia. J. Clin. Invest. **54**, 1049 (1974).

Black, B.M.: The pathology and surgery of the parathyroid gland. In: (R.O. Greep, R.V. Talmage, eds.) Springfield/Ill.: Thomas 1961.

Bleuler, E.: Endokrinologische Psychiatrie. Stuttgart: Thieme 1954.

Boonstra, C.E., Jackson, C.E.: Clinical value of routine serum calcium analysis. J. Lab. clin. Med. **56**, 794 (1960).

Breuer, R.I., Lebauer, J.: Caution in the use of phosphates in treatment of severe hypercalcemia. J. clin. Endocr. **27**, 695 (1967).

Chakmakjian, Z.H., Bethune, J.E.: Sodium sulfate treatment of hypercalcemia. New Engl. J. Med. **275**, 862 (1966).

Churchill, E.D., Cope, O.: Parathyroid tumors associated with hyperparathyroidism: 11 cases treated by operation. Surg. Gynec. Obstet. **58**, 255 (1934).

Condon, J.R., Ives, D., Knight, J.J.: The aetiology of hypocalcemia in acute pancreatitis. Brit. J. Surg. **62**, 115 (1975).

Collip, J.B.: The parathyroid glands. Medicine (Baltimore) **5**, 1 (1926).

Cope, O.: Surgery of hyperparathyroidism: the occurrence of parathyroids in the anterior mediastinum and the division of the operation into two stages. Ann. Surg. **114**, 706 (1941).

Donovitz, M., Hendler, T., Spiro, H.M.: Glucagon secretion in acute and chronic pancreatitis. Ann. Intern. Med. **83**, 778 (1975).

Edwards, G.A., Daum, S.M.: Increased spinal fluid protein in hyperparathyroidism and other hypercalcemic states. Arch. intern. Med. **104**, 29 (1959).

Frame, B., Haubrich, W.S.: Peptic ulcer and hyperparathyroidism: survey of 300 ulcer patients. Arch. intern. Med. **105**, 536 (1960).

Funk, Ch., Amann, R., Binswanger, U., Mayor, G., Bihrer, R., Clavadetscher, P., Fumagalli, I., Leemann, A., Seiler, P., Stuby, K.: Cholelithiasis beim primären Hyperparathyreoidismus. Schweiz. med. Wschr. **104**, 1060 (1974).

Goldsmith, R.S., Ingbar, S.H.: Inorganic phosphate treatment of hypercalcemia of diverse etiologies. New Engl. J. Med. **274**, 1 (1966).

Hellström, J.: Primärer Hyperparathyreoidismus. Triangle (Engl.) **5**, 171 (1961).

Howard, J.E.: Clinical and laboratory research concerning mechanism of formation and control of calculous disease by the kidney. J. Urol. (Baltimore) **72**, 999 (1954).

Jowsey, J.: Quantitative microradiography. Amer. J. Med. **40**, 485 (1966).

Keating, F.R. jr.: Diagnosis of primary hyperparathyroidism. J. Amer. med. Ass. **178**, 547 (1961).

Keynes, M.: The clinical diagnosis of primary hyperparathyroidism. Geriatrics **20**, 65 (1965).

Kind, H.: Psychische Störungen bei Hyperparathyreoidismus. Arch. Psychiat. Nervenkr. **200**, 1 (1959).

Kistler, H.J.: Treatment of hypercalcemia with inorganic phosphate. Helv. med. Acta **33**, 447 (1967).

Krawitt, E.L., Bloomer, H.A.: Increased cerebrospinal fluid protein secondary to hypercalcemia of the milk-alkali-syndrome. New Engl. J. Med. **273**, 154 (1965).

Kyle, L.H.: Cited by Mixter (1962).

Lièvre, J.A.: La maladie osseuse de Paget. Praxis **56**, 1252 (1967).

Ludwig, G.D., Chaykin, L.: Pancreatitis associated with primary hyperparathyroidism. Med. Clin. N. Amer. **50**, 1403 (1966).

Mayor, G.: Nierensteine und Hyperparathyreoidismus. Urol. int. (Basel) **13**, 294 (1962).

Mayor, G.: Indications opératoires, traitement chirurgical et traitment postopératoire. Urol. int. (Basel) **19**, 131 (1965).

MacIntyre, I., Boss, S., Troughton, V.A.: Parathyroid hormone and magnesium homeostasis. Nature (Lond.) **198**, 1058 (1963).

McCarty, D.J.: Pseudogout; articular chondrocalcinosis. Calcium pyrophosphate crystal deposition disease. In: Arthritis and allied conditions (J.L. Hollander, ed.), p. 947. Philadelphia: Lea & Febiger 1966.

McGeown, M.G.: Effect of parathyroidectomy on the incidence of renal calculi. Lancet **1961 I**, 586.

Melick, R.A., Henneman, P.H.: Clinical and labaratory studies of 207 consecutive patients in a kidney-stone clinic. New Engl. J. Med. **259**, 307 (1958).

Mixter, C.G., Keynes, W.M., Cope, O.: Further experience with pancreatitis as a diagnostic clue to hyperparathyroidism. New Engl. J. Med. **266**, 265 (1962).

Petersen, P.: Psychiatric disorders in primary hyperparathyroidism. J. clin. Endocr. **28**, 1491 (1969).

Rasmussen, H., Reifenstein, E.C. jr.: In: Textbook of Endocrinology (R.H. Williams, ed.). Philadelphia: Saunders 1962.

Scott, J.T., Dixon, A.St.J., Bywaters, E.G.L.: Association of hyperuricaemia and gout with hyperparathyroidism. Brit. med. J. **1964 I**, 1070.

Shackney, S., Hasson, J.: Precipitous fall in serum calcium, hypotension and acute renal failure after intravenous phosphate therapy for hypercalcemia. Report of 2 cases. Ann. intern. Med. **66**, 906 (1967).

Sluys Veer, J. van der, Smeenk, D., Heul, R.O. van der: Tetracycline labelling of bone in hyperparathyroidism. In: Bone and tooth (H.J.J. Blackwood, ed.), Proc. Europ. Sympos., p. 85. Oxford: Pergamon Press 1964.

Stampl, B.: Die beidseitige Nierenvenenthrombose bei akutem Hyperparathyroidismus. Frankfurt. Z. Path. **72**, 320 (1963).

Steinbach, H.L., Gordan, G.S., Eisenberg, E., Crane, J.T., Silverman, S., Goldman, L.: Primary hyperparathyroidism: a correlation of roentgen, clinical, and pathologic features. Amer. J. Roentgenol. **86**, 329 (1961).

Welti, H.: A propos de deux observations de localisation maxillaire de l'ostéose parathyroidienne. Bull. schweiz. Akad. med. Wiss. **18**, 285 (1963).

Wernly, M.: Hyperparathyreoidismus und Niereninsuffizienz. Beitrag zur Kenntnis der Nephrocalcinose. Z. klin. Med. **140**, 226 (1942).

Wernly, M., Berdjis-Chamsi, Ch.: Les parathyroides humaines. Constribution à l'étude des hyperplasies et des adénomes. Basel: Schwabe 1946.

Wilson, D.R., Yendt, E.R.: Treatment of the adult Fanconi syndrome with oral phosphate supplements and alkali: report of two cases with nephrolithiasis. Amer. J. Med. **35**, 487 (1963).

Sekundärer Hyperparathyreoidismus

Arnaud, C., Glorieux, F., Scriver, C.R.: Serum parathyroid hormone in X-linked hypophosphataemia. Science **173**, 845 (1971).

Arnaud, C., Rasmussen, H., Anast, C.: Further studies on the interrelationship between parathyroid hormone and vitamin D. J. clin. Invest. **45**, 1955 (1966).

Ball, J.: Diseases of bone. In: Recent Advances in Pathology. (C.V. Harrison, ed.), p. 293. London: J. & A. Churchill 1960.

Berson, S.A., Yalow, R.S.: Parathyroid hormone in plasma in adenomatous hyperparathyroidism, uremia and bronchogenic carcinoma. Science **154**, 907 (1966).

Binswanger, U.: Die renale Osteopathie. Schweiz. med. Wschr. **105**, 1683 (1975).

Care, A.D., Sherwood, L.M., Potts, J.T., Aurbach, G.D.: Perfusion of the isolated parathyroid gland of the goat and sheep. Nature (Lond.) **209**, 55 (1966)).

Copp, D.H., Cameron, E.C., Cheney, B.A., Davidson, A.G.F., Henze, K.: Evidence for calcitonin. – A new hormone from the parathyroid that lowers blood calcium. Endocrinology **70**, 638 (1962).
Fischer, J.A., Binswanger, U., Blam, J.W.: The acute parathyroid hormone response to changes in ionized calcium during phosphate infusions in the cow. Europ. J. Clin. Invest. **3**, 151 (1973a).
Fanconi, A., Fischer, J.A., Prader, A.: Serum parathyroid hormone concentrations in hypophosphataemic vitamin D resistant rickets. Helv. paediat. Acta **29**, 187 (1974).
Fischer, J.A., Binswanger, U., Fanconi, A., Illig, R., Baerlocher, K. and Prader, A.: Serum parathyroid hormone concentrations in vitamin D deficiency rickerts of infancy: effects of intravenous calcium and vitamin D. Horm. Metab. Res. **5**, 381 (1973b).
Fischer, J.A., Binswanger, U., Schenk, R., Merz, W., Kistler, H.J.: Normocalcemic secondary hyperparathyroidism and malabsorption. Helv. med. Acta **35**, 30 (1969).
Fraser, D., Kooh, S.W., Kind, H.P., Holick, M.F., Tanaka, Y., DeLuca, F.H.: Pathogenesis of hereditary vitamin-D dependent rickets. An inborn error of vitamin D metabolism involving defective conversion of 25-hydroxyvitamin D to 1,25-dihydroxy-vitamin D. New. Engl. J. Med. **289**, 817 (1973).
Hruska, K.A., Kopelman, R., Rutherford, W.E., Klahr, S., Slatopolsky, E.: Metabolism of immunoreactive parathyroid hormone in the dog. J. clin. Invest. **56**, 39 (1975).
Stanbury, S.W.: Bony complications of renal disease. In: Renal Disease (D.A.K. Black, ed.). Oxford: Blackwell 1962.
Torriani, Ph.: Le role de l'endoste dans les cachexies et dans l'ostéomalacie sénile. Diss. Med. Genève, 1924.
Verberckmoes, R., Buillon, R., Krempien, B.: Disappearance of vascular calcifications during treatment of renal osteodystrophy. Ann. intern. Med. **82**, 529 (1975).
Wernly, M., Berdjis-Chamsi, Ch.: Les parathyroides humaines. Basel: Schwabe 1946.

Tertiärer Hyperparathyreoidismus

Davies, D.R., Dent, C.E., Willcox, A.: Hyperparathyroidism and steatorrhoea. Brit. med. J. **1956II**, 1133.
Herdmann, R.C., Michael, A.F., Vernier, R.L., Kelly, W.D., Good, R.A.: Renal function and phosphate excretion after human renal homotransplantation. Lancet **1956I**, 121.
McIntosh, D.A., Peterson, E.W., McPhaul, J.J.: Anatomy of parathyroid function after renal homotransplantation. Ann. intern. Med. **65**, 900 (1966).
Wilson, R.E., Bernstein, D.S., Murray, J.E., Moore, F.D.: Effects of parathyroidectomy and kidney transplantation on renal osteodystrophy. Amer. J. Surg. **110**, 384 (1965).

Laboratoriumsuntersuchungen und Funktionsproben bei Erkrankungen der Parathyroideae

Übersichtsarbeiten

Cameron, J.R., Grant, R.: An improved technic for the measurement of bone mineral content in vivo. Radiology **78**, 117 (1962).
Courvoisier, B., Jeanrenaud, B., Jenny, M.: Diagnostic clinique des affections parathyroïdiennes. Docum. Geigy Acta clin. **2**, 83 (1963).
Fischer, J.A., Blum, J.W., Hunziker, W., Binswanger, U.: Regulation of circulating parathyroid hormone levels: normal physiology and consequences in disorders of mineral metabolism. Klin. Wschr. **53**, 939 (1975).
Nordin, B.E.C., Smith, D.A.: Diagnostic procedures in disorders of calcium metabolism. London: J. & A. Churchill 1965.

Diagnostik des primären und ektopischen Hyperparathyreoidismus

Das Calcium

Bergmann, L., Isaksson, B.: Plasma calcium fractions in normal subjects from birth to adult ages. Acta paediat. scand. **60**, 630 (1971).
David, L., Anast, C.S.: Calcium metabolism in newborn infants. J. Clin. Invest. **49**, 318 (1970).
Dent. C.E.: Some problems of hyperparathyroidism. Brit. Med. J. **1962II**, 1419.
Dunegan, L.J., Watson, Ch.G., Kaufman, S.S., Palotta, J., Steichen, F.M.: Primary hyperparathyroidism. Amer. J. Surg. **128**, 471 (1974).
Elveback, L.R., Guillier, C.L., Keating, F.R.: Health, normality, and the ghost of Gauss. J. Amer. med. Ass. **211**, No. 1, 69 (1970).
Fischer, J.A., Binswanger, U., Blum, J.W.: The acute parathyroid hormone response to changes in ionized calcium during phosphate infusions in the cow. Europ. J. clin. Invest. **3**, 151 (1973).
George, J.M., Rabson, A.A., Ketcham, A., Bartter, F.C.: Calcareous renal disease und hyperparathyroidism. Quart. J. Med. **34**, 291 (1965).
Heath Hunter, Earll, J.M., Schaaf, M., Piechocki, J.T., Li, T.-K.: Serum ionized calcium during bed rest in fracture patients and normal men. Metabolism. **21**, No. 7, 633 (1972).
Husdan, H., Rapoport, A., Locke, S.: Influence of posture on the serum concentration of calcium. Metabolism **22**, No. 2, 787 (1973).
Husdan, H., Rapoport, A., Locke, S., Orepoulos, D.: Effect of venous occlusion of the arm on the concentration of calcium in serum, and methods for its compensation. Clin. Chem. **20/5**, 529 (1974).
Keating, F.R., Jones, J.D. jr., Elveback, L.R.: Distribution of serum calcium and phosphorus values in unselected ambulatory patients. J. Lab. Clin. Med. **74**, No. 3, 507 (1969).
Kerr, C., Loken, H.F., Glendening, M.B., Gordan, G.S., Page, E.W.: Calcium and phosphorus dynamics in pregnancy. Amer. J. Obst. Gynec. **83**, No. 1, 2 (1962).
Klöti, J., Binswanger, U.: Die renale Calciumausscheidung bei primärem Hyperparathyreoidismus und idiopathischer Hypercalciurie. Klin. Wschr. **53**, 307 (1975).
Lindgärde, E., Zettervall, O.: Serum ionized calcium in a normal pupulation studied with a calcium ion-selective electrode. Israel J. med. Sci. **7**, 510 (1971).
Low, J.C., Schaaf, M., Earll, J.M., Piechocki, J.T., Li, T.-K.: Ionic calcium determination in primary hyperparathyroidism. J. Amer. med. Ass. **223**, No. 2, 152 (1973).
Malette, L.E., Bilezikian, J.P., Heath, D.A., Aurbach G.D.: Primary hyperparathyroidism: Clinical and biochemical features. Medicine **53**, 127 (1974).
Moore, E.W.: Ionized calcium in normal serum, ultrafiltrates, and whole blood determined by ion-exchange electrodes. J. Clin. Invest. **49**, 318 (1970).
Parfitt, A.M.: Chlorothiazide-induced hypercalcemia in juvenile osteopororis and hyperparathyroidism. New Engl. J. Med. **281**, 55 (1969).
Paschen, K.: Die Bestimmung des Calcium und seiner Fraktionen im Serum. Stuttgart: Thieme Copythek. 1976.
Studer, O., Knob, M., Binswanger, U.: Kalziumionenkonzentration im Serum. Schweiz. med. Wschr. **102**, 305 (1972).
de Torrenté, A., Scherrer, J.R.: Study of the distribution of plasma calcium in 500 patients with mental disturbances. Helv. med. Acta **37**, 31 (1975).
Wills, M.R., Pak, Ch.Y.C., Hammond, W.G., Bartter, F.C.: Normocalcemic primary hyperparathyroidism. Amer. J. Med. **47**, 384 (1969).
Wills, M.R.: The effect of diurnal variation on total plasma calcium concentration in normal subjects. J. clin. Path. **23**, 772 (1970).
Wills, M.R., Lewin, M.R.: Plasma calcium fractions and the protein-binding of calcium in normal subjects and in pa-

tients with hypercalcemia and hypocalcemia. J. clin. Path. **24**, 856 (1971).

Phosphat

Fiske, C.H., Subbarow, Y.: Colorimetric determination of phosphorus. J. Biol. Chem. **66**, 275 (1925).
Itaya, K., Ui, M.: A new method for the colorimetric determination of inorganic phosphate. Clin. Chim. Acta **14**, 361 (1966).
Keating, F.R., Jones, J.D. jr., Elveback, L.R.: Distribution of serum calcium and phosphorus values in unselected ambulatory patients. J. Lab. Clin. Med. **74**, No. 3, 507 (1969).
Morgan, D.B.: Calcium and phosphate and the bone. Progr. Surg. **10**, 26 (1972).
Reeves, C.D., Palmer, F., Bacchus, H., Longerbeam, J.K.: Differential diagnosis of hypercalcemia by the chloride/phosphate ratio. Amer. J. Surg. **130**, 166 (1975).

Die Parathormonkonzentration im Serum

Arnaud, C.D., Goldsmith, R.S., Bordier, P.J., Sizemore, G.W.: Influence of immunoheterogeneity of circulating parathyroid hormone on results of radioimmunoassays of serum in man. Amer. J. Med. **56**, 785 (1974).
Arnaud, C.D., Tsao, H.S., Littledike, T.: Radioimmunoassay of human parathyroid hormone in serum. J. clin. Invest. **50**, 21 (1971).
Benson, R.C. jr., Riggs, B.L., Pickard, W.N., Arnaud, C.D.: Radioimmunoassay of parathyroid hormone in hypercalcaemic patients with malignant disease. Amer. J. Med. **56**, 821 (1974).
Benson, R.C. jr., Riggs, B.L., Pickard, W.N., Arnaud, C.D.: Immunoreactive forms of circulating parathyroid hormone in primary and ectopic hyperparathyroidism. J. clin. Invest. **54**, 175 (1974).
Berson, S.A., Yalow, R.S.: Parathyroid hormone in the plasma in adenomatous hyperparathyroidism, uremia, and bronchogenic carcinoma. Science **154**, 907 (1966).
Fischer, J.A., Binswanger, U., Dietrich, F.M.: Human parathyroid hormone: Immunological characterization of antibodies against a glandular extract and the synthetic aminoterminal fragments 1–12 and 1–34 and the use in the determination of immunoreactive hormone in human sera. J. clin. Invest. **54**, 1382 (1974).
Fischer, J.A., Hunziker, W., Binswanger, U., Dambacher, M.A., Dietrich, F.M.: Circulating immunoreactive parathyroid hormone in man as evaluated by different radioimmunoassay systems. In: Renal metabolism in relation to renal function (U. Schmidt, U.D. Dubach, eds.), p. 249. Bern: Huber 1976.
Reiss, E., Canterbury, J.M.: A radioimmunoassay for parathyroid hormone in man. Proc. Soc. exp. Biol. (N.Y.) **128**, 501 (1968).
Silverman, R., Yalow, R.S.: Heterogeneity of parathyroid hormone. Clinical and physiologic implications. J. clin. Invest. **52**, 1958 (1973).

Lokalisationsdiagnostik von Nebenschilddrüsentumoren

Bilezikian, J.P., Doppman, J.L., Shimkin, P.M., Powell, D., Wells, S.A., Heath, D.A., Ketcham, A.S., Monchik, J., Malette, L.E., Potts, J.T. jr.: Aurbach, G.D.: Preoperative localisation of abnormal parathyroid tissue. Amer. J. Med. **55**, 505 (1973).
Bismuth, V., Fendler, J.P., Grellet, J., Bléry, M., Gaux, J.C.: Le diagnostique artériographique des adénomes parathyroidiens. J. Radiol. Electrol. **56**, 235 (1975).
Doppman, J.L., Mallette, L.E., Marx, S.J., Monchick, J.M., Broadus, A., Spiegel, A.M., Beazley, R., Aurbach, G.D.: The localisation of abnormal mediastinal parathyroid glands. Radiology **115**, 31 (1975).
Efsen, F., Bruun, E., Lockwood, K., Hasner, E.: Arteriographic exposition of the parathyroid. Pr. J. Surg. **62**, 96 (1975).
Eisenberg, H., Pallotta, J., Sherwood, L.M.: Selective arteriography, venography and venous hormone assay in diagnosis and localisation of parathyroid lesions. Amer. J. Med. **56**, 810 (1974).
Heath, D.A., Shimkin, P.M., Wolfe, D.R.: The preoperative diagnosis of primary hyperparathyroidism by selected venous catherization of neck veins in patients with known malignant disease. J. clin. Endocr. **38**, 618 (1974).
Shimkin, P.M., Powell, D.: Parathyroid hormone levels in thyroid-vein blood of patients without abnormalities of calcium metabolism. Ann. intern. Med. **78**, 714 (1973).

Die Konzentration der D-Vitamine im Serum

Belsey, R.E., DeLuca, H.F., Potts, J.T. jr.: A rapid assay for 25-OH-vitamin D_3 without preparative chromatography. J. clin. Endocr. **38**, 1046 (1974).
Haddad, J.G., Thyu, K.J.: Competitive protein-binding radioassay for 25-hydroxycholecalciferol. J. clin. Endocr. **33**, 992 (1971).

Hydroxyprolinausscheidung im Urin

Horwith, M., Buchanan, J.R., Gudmundsson, S.T., Mautalen, C.A.: Primary hyperparathyroidism. Evaluation of diagnostic acids: calcium infusion, phosphorus deprivation and hydroxyprolinuria. J. clin. Endocr. **26**, 885 (1966).
Kocher, P.: Etude de l'hydroxyprolinurie dans les ostéopathies. Path. Biol. **14**, 1020 (1966).
Prockop, D.J., Kivirikko, K.I.: Relationship of hydroxyproline excretion in urine to collagen metabolism. Ann. intern. Med. **66**, 1243 (1967).
Smiley, J.D., Ziff, M.: Urinary hydroxyproline excretion. Physiol. Rev. **44**, 30 (1964).

Funktionsproben

Becker, K.L., Purnell, D.C., Jones, J.D.: Tubular reabsorption of phosphate in primary hyperparathyroidism before and after administration of parathyroid hormone. J. clin. Endocr. **24**, 347 (1964).
Dent, C.E.: Cortisone test for hyperparathyroidism. Brit. med. J. **1956I**, 230.
Haas, H.G., Canary, J.J., Kyle, L.H., Mintz, D.H.: Calcium infusion in the detection of bone disease in parathyroid disorders. Acta endocr. (Kbh.) **43**, 170 (1963).
Kyle, L.H., Erdman, L.A., Schaaf, M.: Investigation of a calcium infusion technic in the study of metabolic bone disease. Amer. J. Med. **14**, 754 (1953).

Diagnostik des sekundären Hyperparathyreoidismus

Brumbaugh, P.F., Haussler, D.H., Bressler, R., Haussler, M.R.: Radioreceptor assay for 1α25-dihydroxyvitamin D_3. Science **183**, 1089 (1974).
Fanconi, A., Fischer, J.A., Prader, A.: Serum parathyroid hormone concentrations in hypophosphatemic vitamin D resistant tickets. Helv. paediat. Acta **29**, 187 (1974).
Fischer, J.A., Binswanger, U., Fanconi, A., Illig, R., Baerlocher, K., Prader, A.: Serum parathyroid hormone concentrations in vitamin D deficiency rickets of infancy: effects of intravenous calcium and vitamin D. Horm. metab. Res. **5**, 381 (1973).
Fournier, A.E., Arnaud, C.D., Johnson, W.J., Taylor, W.F., Goldsmith, R.S.: Etiology of hyperparathyroidism and bone disease during chronic hemodialysis. II. Factors affecting serum immunoreactive parathyroid hormone. J. clin. Invest. **50**, 599 (1971).
Hall, T.C., Griffiths, C.T., Petranek, J.R.: Hypocalcemia—an unusual metabolic complication of breast cancer. New. Engl. J. Med. **275**, 1474 (1966).

Schwarz, G., Meiser, J.: Veränderungen des Calcium-Phosphat-Stoffwechsels bei einem Fall von osteoplastischen Metastasen mit Hypocalciämie. Schweiz. Med. Wschr. **92**, 1004 (1962).

Diagnostik des Hypoparathyreoidismus

Laboruntersuchungen

Cohen, R.D., Vince, F.P.: Pseudohypoparathyroidism with raised plasma alkaline phosphatase. Arch. Dis. Childh. **44**, 96 (1969).

Fischer, J.A., Binswanger, U., Blum, J.W., Dambacher, M.A., Dietrich, F.M., Fanconi, A., Hunziker, W.: The physiological and clinical significance of parathyroid hormone measurements. *In:* Calcium et maladies endociniennes (D. Hioco, ed.), p. 47, Editions Sandoz, Paris (1976).

McDonald, K.M.: Responsiveness of bone to parathyroid extract in siblings with pseudohypoparathyroidism. Metabolism **21**, 521 (1972).

Milgram, J.W., Engh, C.A., Hamilton, C.R. jr., Kammer, G.M.: Renal resistance to parathyroid hormone with hyperphosphatemic osteomalacia and osteitis fibrosa. J. Bone Jt. Surg. **56A**, 1493 (1974).

Funktionsproben

Albright, F., Burnett, C.H., Smith, P.H., Parson, W.: Pseudohypoparathyroidism, an example of "Sebright-Bantam Syndrome". Endocrinology **30**, 922 (1942).

Burckhardt, P., Boillat, A.M., Ruedi, B., Felber, J.-P., Courvoisier, B.: La résponse parathyroïdienne à l'EDTA: influence de l'immune-hétérogénéité de l'hormone parathyroïdienne. Schweiz. med. Wschr. **105**, 1692 (1975).

Chase, L.R., Melson, G.L., Aurbach, G.D.: Pseudohypoparathyroidism: defective excretion of 3'5'-AMP in response to parathyroid hormone. J. clin. Invest. **48**, 1832 (1969).

Drezner, M., Nelson, F.A., Lebovitz, H.E.: Pseudohypoparathyroidism type II: a possible defect in the reception of the cyclic AMP signal. New Engl. J. Med. **289**, 1059 (1973).

Ellsworth, R., Howard, J.E.: Studies on the physiology of the parathyroid glands. VII. Some responses of normal human kidneys and blood to intravenous parathyroid extract. Bull. Johns Hopkins Hosp. **55**, 296 (1934).

Jones, K.H., Fourman, P.: Edetic acid test of parathyroid insufficiency.. Lancet **1963II**, 119.

Kind, H.P., Parkinson, D.K., Suh, S.M., Fraser, D., Kooh, S.W.: Parathyroid hormone response and effects of vitamin D in hypoparathyroidism and pseudohypoparathyroidism (abstract). The Endocrine Society, 55th Annual Meeting, Chicago, 1973, A-164.

Murray, T.M., Peacock, M., Powell, D., Monchik, J.M., Potts, J.T. jr.: Nonautonomy of hormone secretion in primary hyperparathyroidism. Clin. Endocr. **1**, 235 (1972).

Stögmann, W., Fischer, J.A.: Pseudohypoparathyroidism: disappearance of the resistance to parathyroid extract during treatment with vitamin D. Amer. J. Med. **59**, 140 (1975).

Suh, S.M., Fraser, D., Kooh, S.W.: Pseudohypoparathyroidism: responsiveness to parathyroid extract induced by vitamin D therapy. J. clin. Endocr. **30**, 609 (1970).

Zusammenfassung

Drezner, M., Nelson, F.A., Lebovitz, H.E.: Pseudohypoparathyroidism type II: a possible defect in the reception of the cyclic AMP signal. New Engl. J. Med. **289**, 1059 (1973).

Nusynowitz, M.L., Klein, M.H.: Pseudoidiopathic hypoparathyroidism. Hypoparathyroidism with ineffective parathyroid hormone. Amer. J. Med. **55**, 677 (1973).

Rodriguez, H.J., Villareal, H. jr., Klahr, S., Slatopolsky, E.: Pseudohypoparathyroidism type II. Restoration of normal renal responsiveness to parathyroid hormone by calcium administration. J. Endocr. **39**, 693 (1974).

Nachtrag bei der Korrektur

Werder, E.A., Fischer, J.A., Bernasconi, S., Kind, H., Prader, A.: Pseudohypoparathyroidism and idiopathic hypoparathyroidism: Relationship between serum calcium and parathyroid hormone levels and the urinary cyclic adenosine-3',5'-monophosphate response to parathyroid extract. J. Clin. Endocr. Metab. (1978) (im Druck).

XV. Gewebehormone

A. Labhart

Mit Beiträgen von
Chr. Hedinger, J. Müller und O. Oelz

A. Definition

(s. auch Kap. I, S. 1)

Körpereigene, organische Wirkstoffe, die nicht in Drüsen, sondern in einzelnen, entweder in umschriebenen Organgeweben oder aber im ganzen Körper zerstreut liegenden Zellen gebildet werden, bezeichnet man als Gewebehormone (Feldberg, 1955). Sie können ihre Endorgane entweder wie die gastrointestinalen Hormone auf dem Blutwege, oder aber in ihrer unmittelbaren Umgebung durch Diffusion erreichen (Lokalhormone) (Gaddum, 1955). Schließlich wirken einige Gewebehormone als Neurotransmittoren. Der Begriff der Zellhormone jedoch für Stoffe, die innerhalb der Zelle Stoffwechselvorgänge regulieren, ist heute noch ungenügend geklärt und wird besser umschrieben.

Als pathologische Gewebehormone sind die die paraneoplastischen Syndrome auslösenden, in malignen Tumoren ektopisch gebildeten Hormone zu betrachten (s. Kap. XVII).

Auch die Neurohormone gehören definitionsgemäß zu Gewebehormonen. Seit dem immunozytochemischen Nachweis einerseits zahlreicher gastrointestinaler Hormone im Gehirn, vorwiegend im Hypothalamus, und andererseits der Erkenntnis einer direkten Wirkung von Hormonen auf Rezeptoren im Gehirn hat die Neuroendokrinologie eine ungeahnte Entwicklung erfahren, deren Grenzen zur Zeit nicht absehbar sind und die onto- und phylogenetische Aspekte eröffnet. Nachdem um die Jahrhundertwende das Konzept der zirkulierenden Hormone die Pavlovsche Theorie der neuralen Stoffwechselsteuerung in den Hintergrund hat treten lassen, scheinen nun beide Systeme eng ineinander verflochten zusammenzuwirken (Bloom, 1978). Die im Gehirn nachgewiesenen gastrointestinalen Hormone haben sehr kurze Halbwertszeiten und wirken wahrscheinlich im Gehirn, z.T. auch im Magen-Darmtrakt nur lokal. Das Forschungsgebiet der gastrointestinalen und der Neurohormone steht zur Zeit in dermaßen rascher Entwicklung, daß eine Übersicht, wie die hier versuchte, notwendigerweise unvollständig und rasch überholt sein wird.

Folgende Peptide wurden bisher sowohl im Magen-Darmtrakt als auch im Gehirn nachgewiesen: Substanz P, Somatostatin, VIP, Encephalin, Bombesin, Neurotensin, Cholecystokinin, Gastrin. Serotonin ist schon lange als Hormon des enterochromaffinen Systemes und gleichzeitig als Überträgersubstanz im Gehirn bekannt.

Die Neurohormone werden in den Organkapiteln II Hypothalamus, VIII Nebennierenmark, das Somatostatin im Kapitel XIII Pankreas und die vorwiegend im Gastrointestinaltrakt gebildeten Hormone in diesem Kapitel abgehandelt.

Ausfallserscheinungen bzw. Unterfunktionssyndrome kommen nicht vor. Hingegen sind drei gut umschriebene Überfunktionssyndrome von Gewebehormonen bekannt, die im folgenden besprochen werden.

Nach der chemischen Natur lassen sich die Gewebehormone in folgende Gruppen unterteilen:

Polypeptide

1. *Gastrointestinale Hormone*
   a) Gastrine,
   b) Secretin,
   c) Cholecystokinin-Pankreozymin,
   d) VIP (vasodilator intestinal peptide),
   e) GIP (gastric inhibitory peptide),
   f) Motilin,
   g) Neurotensin,
   h) Substanz P,
   i) Intestinales Glucagon (Enteroglucagon),
   k) Pankreatisches Polypeptid,
   l) Enkephaline,
   m) Somatostatin
2. *Kinine*
   a) Bradykinin,
   b) Kallidin,
   c) Methionyl-Kallidin.
3. Angiotensin II, Angiotensin III.
4. VEM, VDM.
5. Cärulein und andere gastrointestinal wirksame Hormone.

Glykoproteine

Erythropoietin.

Amine

Serotonin (5-Hydroxytryptamin),

Melatonin (s. Kap. IV, S. 68),
Dopamin (s. Kap. VIII, S. 425).

Fettsäuren
Prostaglandine.

Über andere, noch ungesicherte Gewebehormone, besonders mit Hemmwirkung auf die Magensekretion (Enterogastrone), s. bei CROXATTO (1960).

B. Polypeptide

1. Gastrointestinale Hormone

Motorik und Sekretion des Verdauungsapparates werden einerseits durch nervöse Einflüsse, andererseits durch die mechanische, chemische und physikalisch-chemische Einwirkung des Speisebreies auf die Magen-Darm-Schleimhaut reguliert. Die Signalübermittlung von den Receptoren der Magen- und Darmwand auf die an der Verdauung beteiligten Drüsen erfolgt zum großen Teil über die gastrointestinalen Hormone, die von Zellen der Magendarm-Mucosa gemeinsamer Abstammung (Apud-Zellen, PEARSE, 1971) gebildet werden, auf dem Blutwege ihre Endorgane erreichen und alle Polypeptidcharakter haben.

Unter den bisher vermuteten und bekannten gastrointestinal wirksamen Hormonen sind heute das Gastrin, das Secretin, das VIP, das Motilin, die Enkephaline, das Somatostatin und das Cärulein in ihrer Konstitution aufgeklärt und synthetisiert, von Cholecystokinin-Pankreozymin (CCK-PZ), GIP und dem pankreatischen Polypeptid ist die Konstitution bekannt. Der Begriff der Enterogastrone wird für die Gruppe der Gewebehormone gebraucht, die die Magensekretion hemmen. Zur Zeit werden immer neue Substanzen mit Wirkungen auf den Magen-Darm-Trakt aus Darmschleimhaut extrahiert (Bombesin, Neurotensin s. Übersichten GROSSMAN, 1974, 1977; BLOOM, 1978); ob ihnen physiologische Bedeutung zukommt, ist ungewiß. Über die Konzentration der einzelnen gastrointestinalen Hormone in den verschiedenen Darmabschnitten s. BLOOM (1978).

Über intestinales Glucagon und Somatostatin s. Kap. XIII, S. 793, 701.

a) Gastrine

Chemie: Gastrin, von EDKINS (1905) vermutet und von KOMAROV (1938) nachgewiesen, wurde von GREGORY u. Mitarb. rein dargestellt und 1964 als Heptadecapeptid synthetisiert. Seither sind mindestens fünf radioimmunologisch nicht unterscheidbare, jedoch durch Stärkegel-Chromatographie auftrennbare verschiedene Gastrine in menschlichem Blut und Gewebe nachgewiesen worden, die heute am besten nach der Zahl der Aminosäurereste, aus denen sie zusammengesetzt sind, bezeichnet werden. 1. Das „little" oder G-17-Gastrin (Molekulargewicht von ca. 2100, Halbwertszeit von 3 min). 2. Das „big" oder G-34-Gastrin (Molekulargewicht von ca. 7000, Halbwertszeit von 9 min). 3. Das „mini" oder G-13-Gastrin. 4. Schließlich zirkulieren im Blut die biologisch nicht sicher aktiven Verbindungen „big-big"-Gastrin mit einer Halbwertszeit von 9 min und 5. das Component I von REHFELD, welches mit Trypsin in G-17-Gastrin umgewandelt werden kann. Die Verbindungen können frei oder aber am Tyrosinrest mit Schwefelsäure verbunden sein und erhalten je nachdem die Zusatzbezeichnung I oder II.

Bei allen diesen Verbindungen ist der wirksame „Kern" das C-terminale Tetrapeptid Trp-Met-Asp-Phe-NH_2, das die volle qualitative, quantitativ jedoch geringere Wirkung besitzt. Zu diagnostischen Zwecken wurde das Pentapeptid Pentagastrin hergestellt, das am C-terminalen Ende des Tetrapeptids β-Alanin enthält und mit Butyloxycarbonyl blockiert ist. Es übt in der Dosierung von 6 µg/kg Körpergewicht subcutan oder 6 µg/kg als Dauerinfusion einen maximalen Reiz zur Prüfung der Salzsäuresekretion des Magens aus und hat praktisch keine Nebenwirkungen gegenüber dem Histamin (Multicentre pilot study, 1967). Speciesunterschiede bestehen nur in geringfügigen Varianten einzelner Aminosäuren in Stellung 5 oder 6.

Die mittlere Nüchternkonzentration der Gastrine im Blut beim Menschen beträgt je nach Laboratorium 20–100 pg/ml (WALSH, 1975). Die großen Differenzen beruhen auf technischen Schwierigkeiten der radioimmunologischen Methodik. Im allgemeinen kann für mittlere Altersstufen ein Wert von über 200 pg/ml als pathologisch betrachtet werden. Zur Diagnose eines Gastrinoms sind jedoch Stimulationstests zu fordern. Es gibt keine Tages- und Nachtschwankungen, jedoch sind die Normalwerte altersabhängig. Bei über Sechzigjährigen können sie 200–300 pg/ml und bei über Achtzigjährigen 500 pg/ml betragen (SÄUBERLI, 1974).

Von den bisher bekannten Gastrinen ist auf molare Blutkonzentrationen bezogen G-17 am stärksten wirksam, aber postprandial oder bei Gastrinom findet sich vorwiegend G-34 I und II.

Die radioimmunologische Bestimmung stellt daher nur eine grobe Schätzung der biologischen Aktivität der Gastrine dar (WALSH, 1975; Editorial, 1975). Die biologische Methode läßt jedoch nur Konzentrationen im Nanogramm-Bereich unterscheiden (HALTER, 1971).

Der *Abbau* erfolgt vorwiegend in den Nieren, wo entsprechende Enzyme nachgewiesen werden konnten. Nephrektomierte Patienten oder Patienten mit schweren Nierenkrankheiten haben deshalb hohes Gastrin. Auch andere Organe wie der Dünndarm scheinen am Abbau beteiligt zu sein. Die Leber inaktiviert Gastrin G-17 kaum, obwohl es auf dem portalen Wege in die Leber gelangt. Hingegen werden kürzere aktive Gastrinfragmente, wie auch das Pentagastrin, in der Leber inaktiviert, sie werden teils unverändert, teils desaminiert durch die Galle ausgeschieden.

Bildungsort: Immunhistologisch und elektronenmikroskopisch kann nachgewiesen werden, daß das Gastrin in den G-Zellen gebildet wird, die sich vorwiegend im Antrum des Magens, aber auch im proximalen Duodenum befinden. Die an der Mucosa befindliche Oberfläche besitzt Mikrovilli, die wahrscheinlich Receptoren für Stimulation und Hemmung enthalten.

Ob das normale Pankreas gastrinproduzierende Zellen enthält, ist umstritten, jedenfalls trägt normalerweise das Pankreas zur Gastrinproduktion nicht nennenswert bei.

Die Ausschüttung von Gastrin erfolgt auf mechanische, chemische und neurale Weise. Der wichtigste physiologische Stimulus für die Gastrinsekretion ist das Essen, wobei unabhängig von der Art der Mahlzeit meist ein Anstieg von über 100% der Basalwerte registriert wird. Peptide und Aminosäuren scheinen spezifisch auf die Receptoren zu wirken. Obwohl Vagusreizung, sowohl durch direkte Einwirkung auf die Parietalzellen und auf die G-Zellen, die Magensäuresekretion stimuliert, ist die Rolle der cholinergischen Stimulation beim Menschen im Gegensatz zum Hund noch ungeklärt (WALSH, 1975). Denn beim Menschen hemmt die Vagotomie die Ausschüttung von Gastrin auf den Insulin-Hypoglykämie-Reiz nicht wie beim Hund (STADIL, 1974). Gastrin wird ferner ausgeschüttet durch Calcium und durch Adrenalin, Reizen, denen wahrscheinlich keine physiologische Bedeutung zukommt.

Die Ausschüttung von Gastrin wird gehemmt durch sauren Mageninhalt, was einer einfachen negativen Rückkopplung entspricht. Ein pH von 1,0 wirkt maximal, aber schon bei einem pH von 2,5 werden die Reize um 80% beim Menschen vermindert. Säure und Alkali wirken nicht auf die ruhende, nicht-stimulierte G-Zelle, sondern hemmen bzw. enthemmen die Wirkung der genannten Stimulantien. Langedauernder Magensäuremangel kann jedoch zu einem erhöhten Nüchtern-Serumgastrin und zur Hyperplasie der G-Zellen führen. Ferner hemmen fünf Hormone sowohl die Ausschüttung von Gastrin aus den G-Zellen als auch dessen Wirkung auf die Parietalzellen. Es sind dies Secretin, Glucagon, VIP und GIP sowie Calcitonin. Wahrscheinlich sind dies unphysiologische Wirkungen (WALSH, 1975).

Die Wirkungen der Gastrine bestehen in erster Linie in einer Stimulation der Parietalzellen des Magenfundus zur Säuresekretion. Diese besitzen offensichtlich drei Arten von Receptoren, solche für Gastrin, Acetylcholin und Histamin. Offenbar sind cholinergische und Histaminreize nötig für die Säuresekretion. Die Rolle des Gastrins ist bis heute nicht sicher geklärt, da noch keine spezifischen Hemmkörper für die Gastrinreceptoren bekannt sind. Gastrin spielt auch bei der cholinergischen Aktivierung der Parietalzellen eine Rolle. Beim Menschen, im Gegensatz zu Hund und Katze, vermindert die Antrektomie die maximale Stimulierung durch Gastrin und Histamin. Daneben stimuliert Gastrin die Pepsin-Sekretion und fördert die Durchblutung der Magenmucosa. Es hat auch einen trophischen Effekt auf die Schleimhaut, indem es beim Gastrinom zu deren Hyperplasie kommt, eine Wirkung, die über die Synthese von DNS und RNS sowie Eiweißbildung verläuft. Umgekehrt gibt es Hinweise, daß der Ausfall des Gastrins zu einer Atrophie der Magenschleimhaut führt.

Ob die stimulierenden Wirkungen auf glatte Muskulatur, insbesondere auf den unteren Oesophagussphinkter, physiologisch eine Rolle spielt, ist umstritten (FRANK, 1973). Ebenso hemmen nur extreme Dosen den Sphincter pylori, den ileozökalen Sphinkter und den Sphinkter Oddi. Auch ist ungewiß, welche Bedeutung der Stimulation von Wasser und Elektrolytsekretion im Magen, im Pankreas, der Leber, im Dünndarm und den Brunnerschen Drüsen zukommt. Im Dünndarm wurde auch eine Hemmung der Wasser-, Elektrolyt- und Glucoseabsorption festgestellt. Schließlich wurde eine Wirkung auf die Ausschüttung von Insulin und von Calcitonin mit ungewisser physiologischer Bedeutung festgestellt.

Es sei hier darauf hingewiesen, daß andere im Tierreich vorkommende Polypeptide mit gleichem C-terminalem Pentapeptid wie Cärulein (s.S. 933) auf die Magensäuresekretion noch stärker wirken als Gastrin.

„Antigastrin" (2-Phenyl-2-(2-pyridyl)-thicetamid) scheint ein kompetitiver Antagonist des Gastrins zu sein (BEDI, 1967; OTTENJANN, 1968). Die H_2-Receptoren-Antagonisten hemmen auch die Gastrin-Wirkung (SOLL, 1978).

α) Das Zollinger-Ellison-Syndrom

Das von ZOLLINGER und ELLISON (1955) beschriebene Syndrom umfaßt die Trias:

1. Schwere, therapierefraktäre Ulcuskrankheit, manchmal mit multiplen (10%), zuweilen atypisch lokalisierten (25%) Ulcera und häufigen Komplikationen.
2. Massive Hypersekretion und Hyperacidität des Magensaftes.
3. Nicht-B-Inselzelltumoren des Pankreas, meist multipel vorkommend, zuweilen ektopisch gelegen und oft (60%) von maligner Natur.

Als 4. Symptom sind wäßrige Durchfälle oder Steatorrhoe zu nennen.

Das Zollinger-Ellison-Syndrom (ZES) ist das Überfunktionssyndrom des Gewebehormons Gastrin. Davon abzutrennen ist das zuweilen auf gleicher genetischer Grundlage bestehende Syndrom des Inselzell-Tumors mit Durchfällen ohne Hyperacidität (s.S. 924f.).

1. Häufigkeit und Vorkommen. Bis 1974 sind 700 Fälle beschrieben worden. Die Häufigkeit ist schwierig zu schätzen, da seither Einzelfälle kaum mehr bekanntgegeben werden. Schätzungsweise sind 10% der ungewöhnlichen, schweren Ulcusleiden auf ZES zurückzuführen (ZOLLINGER, 1968). Das Syndrom kommt bei Männern etwas häufiger (♂:♀=3:2) und in jedem Lebensalter vor. Bevorzugt werden die 4., 5. und 6. Dekade. Rund ein Viertel der ZES-Fälle sind mit dem Syndrom der endokrinen Adenomatose Typ I (s. Kap. XVIII, S. 982ff.) verbunden, von welchem das ZES einen Teil darstellt. Das Zusammentreffen von Nicht-B-Inselzelladenomen mit Ulcus pepticum in einem unausgewählten Autopsiematerial ist häufiger als die Koinzidenz der Wahrscheinlichkeit nach erfolgen müßte (v. PLANTA, 1957). Seitdem bekannt ist, daß multiple oder atypische Ulcera nur in rund einem Drittel des ZES vorkommen, sollte jede therapieresistente nicht in typischen Episoden ablaufende Ulcuskrankheit sowie unerklärbare Durchfälle auf ZES untersucht werden (HALLENBECK, 1968).

2. Pathologische Anatomie und Histologie. Die Tumoren können alle Größen von nur mikroskopisch sichtbaren Knötchen bis zu einem Durchmesser von 8 cm aufweisen. In über der Hälfte der Fälle sind sie multipel und enthalten meist hohe Gastrinkonzentrationen. Sie sind gleichmäßig über das ganze Pankreas verteilt, können aber auch ektopisch (25%) in der Duodenalschleimhaut oder im Magenantrum vorkommen. Schließlich kann das Syndrom auch durch eine Adenomatose bzw. Hyperplasie von Nicht-B-Inselzellen hervorgerufen werden (10%). Histologisch handelt es sich um Nicht-B-Zellen.

In über 50% finden sich Zeichen der Malignität, und Metastasierung in die Umgebung, besonders die Lymphknoten und die Leber, ist nicht selten (Abb. 1). Die Anordnung der Zellen kann retikulär, trabeculär oder acinärcanaliculär sein, wobei Ähnlichkeit mit Pankreas-Gangzellen gefunden wird (CREUTZFELDT, 1973). Die Unterscheidung zweier verschiedener Typen I und II von ZES, eines mit sehr hohem Serum-Gastrin und G-Zell-Hyperplasie im Antrum und eines mit Inselzelltumor (POLAK, 1972; Editorial, 1973), wurde aufgegeben zugunsten der Bezeichnung „Antral-gastrin-Zell-Hyperplasie“ (GANGULI, 1974). Es ist noch ungewiß, ob es sich um ein besonderes Krankheitsbild handelt oder eine besonders ausgeprägte Form des Ulcus duodeni. ZES mit G-Zelltumoren im Antrum wurden beschrieben (ROYSTON, 1972; LARSSON, 1973). Hyperplasie der Pankreas-Inseln soll bei den meisten ZES nachweisbar sein (CREUTZFELDT, 1975).

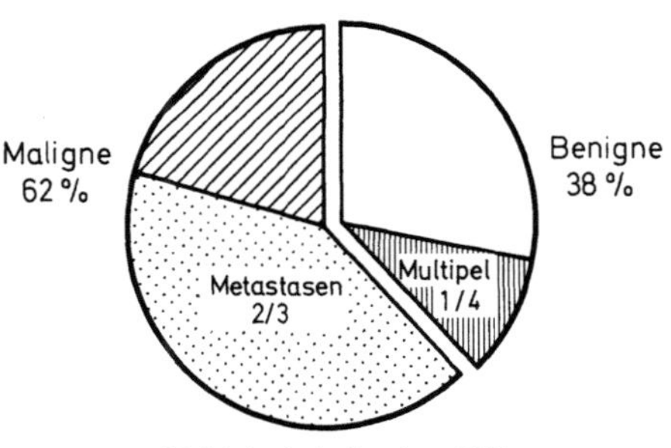

Abb. 1. Ulcerogene Tumoren des Pankreas. Häufigkeit der malignen, metastasierenden und multiplen Formen. (Nach ZOLLINGER, 1964)

Im Magen besteht eine Hyperplasie der Belegzellen (MIEHER, 1962), die sich auch auf das Antrum ausbreiten und praktisch im ganzen Magen vorkommen, wahrscheinlich eine Folge der chronischen Gastrinstimulation. In den verbreiterten hyperplastischen Falten der Magenmucosa sind hyperplastische Drüsenschläuche nachweisbar, ein Bild, das an das Ménétrier-Syndrom erinnert, aber von diesem, das häufig mit Hyposekretion einhergeht, unterschieden werden kann.

3. Klinik. Neun Zehntel der Fälle werden beherrscht vom Bilde der Ulcuskrankheit, der Rest leidet unter Durchfällen. Bei akutem Verlauf stehen die Ulcera mit Komplikationen im Vordergrund. Die Krankheit kann aber auch mit jahrelangen Durchfällen und Gewichtsverlust beginnen, bevor Ulcera sich bemerkbar machen (20%).

Am häufigsten (65%) liegt das Ulcus in den ersten zwei Dritteln des Duodenums, in einem Viertel unterhalb des Treitzschen Ligaments. Die Schmerzen sind heftig, oft ununterbrochen und lassen auf Antacida nicht nach. Das Ulcus pepticum jejuni ist charakteristisch für ZES. Ulcus ventriculi folgt in der Häufigkeit mit 20% und gelegentlich werden Ulcera des Oesophagus gefunden. In 12–15% sind die Ulcera multipel. Alle Komplikationen der Ulcuskrankheit, massive Blutung, Perforation oder Obstruktion sind häufig (Abb. 2). Nach konventioneller Ulcuschirurgie kommt es regelmäßig zu Recidivulcera. Obwohl die Symptomatik des Ulcusleidens bei ZES besonders ausgeprägt ist, unterscheidet sie sich prinzipiell nicht von derjenigen gewöhnlicher Ulcera peptica.

Die Durchfälle beim ZES (40%) sind auf Hypersekretion und Hyperacidität zurückzuführen und entstehen durch Reizung des Dünndarms durch die große Menge sauren Magensaftes. Auf kontinuierliches Absaugen des Magensaftes sistieren sie, auch vermag der aspirierte, neutralisierte und dann intraduodenal verabfolgte Magensaft die Durch-

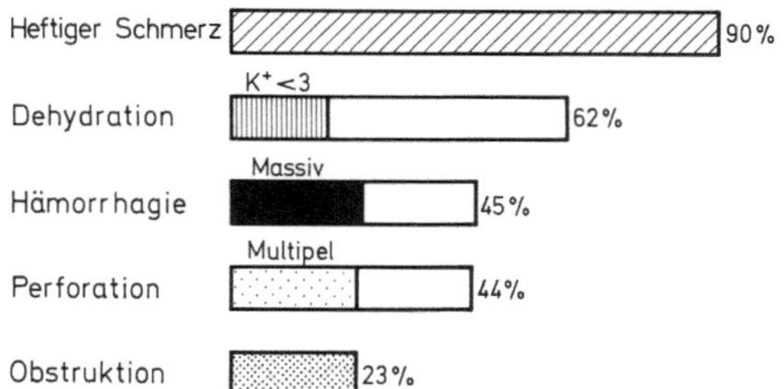

Abb. 2. Symptome und Komplikationen des Zollinger-Ellison-Syndroms. (Nach ZOLLINGER, 1964)

fälle nicht mehr auszulösen. Die Durchfälle sind wäßrig, von einem Volumen von 5–10 Litern/24 Std und refraktär auf Opiate. Sie führen zu schwerer Dehydratation und vor allem zur Hypokaliämie mit ihren schweren oder sogar letalen Folgen.

Auch die Steatorrhoe ist auf die hyperacide Hypersekretion und Inaktivierung der Pankreaslipase, auf Präcipitation der Gallensäuren-Salze und Unfähigkeit der Mucosa, Chylomikronen zu bilden, zurückzuführen. Die fäkale Fettausscheidung kann 30 und mehr Gramm betragen, zuweilen steht das Vollbild des Malabsorptionssyndroms im Vordergrund.

Die Inselzell-Tumoren selbst führen kaum je zur klinischen Symptomatik. Auch bei Malignität ist das Wachstum langsam und der Verlauf relativ gutartig.

4. Diagnostik. Die Diagnose des ZES bedingt heute den Nachweis der Hypergastrinämie. Bei Nüchternwerten von über 500 pg/ml ist die Diagnose mit entsprechender Symptomatik einfach. Werden Basalwerte im Überschneidungsbereich (150–300 pg/ml) gefunden, wie sie Ulcus duodeni-Patienten, Patienten mit Hypacidität oder Perniciosa und alte Leute aufweisen, so sind wiederholte Nüchternwerte und Stimulationstests zu fordern, denn das Gastrinom kann Gastrin offensichtlich auch stoßweise freisetzen. Der Nachweis einer vom Vagus und Histamin wenig oder unabhängigen, stark gesteigerten Basalsekretion gibt nur die Indikation zur aufwendigen hormonalen Abklärung. Zuverlässiger als die 12 Std-Bestimmung, die bei ZES mehr als 2 Liter mit mehr als 100 mÄq beträgt und bei welcher nie sicher die gesamte Sekretion erfaßt werden kann, ist die Untersuchung der 1 Std-Basalsekretion, die ein Volumen von mehr als 200 ml und ein HCl von mehr als 15 mÄq/Std ergeben muß. Wertvoll kann auch der Vergleich der Basalsekretion mit derjenigen nach maximalem Histamintest (Kay-Test) sein, wobei das Verhältnis größer als 0,6 betragen muß. Die Stimulationstests lassen in der Regel eine eindeutige Diagnose des ZES stellen.

Beim *Calcium-Infusionstest* steigt einerseits die Säuresekretion bis auf maximale Werte beim ZES an, während beim Ulcus duodeni der Anstieg die maximal mögliche Säuresekretion lange nicht erreicht (PASSARO, 1970). Wichtiger noch ist die Bestimmung der Gastrinwerte, die unter einer dreistündigen Infusion von 4 mg Calciumgluconat/kg/Std um das Vier- bis Fünffache eines Gesunden oder eines Ulcuskranken ansteigen (SÄUBERLI, 1974).

Spezifischer ist der *Secretin-Infusionstest* (ISENBERG, 1972; SCHRUMPF, 1973). Secretin senkt bei Normalpersonen und Ulcus duodeni-Patienten die Gastrinkonzentration im Blut, erhöht es jedoch bei ZES-Patienten um ein Vielfaches. Auf eine Einheit pro kg Secretin (Karolinska Research Institute) folgt ein rascher Anstieg des Serumgastrins mit einem Gipfel nach 5 oder 10 min. Etwas aufwendiger, aber noch zuverlässiger ist die Kombination der Stimulation durch ein Testmahl mit anschließendem Secretin-Infusionstest (SÄUBERLI, 1974). Während 8 Std wird in 40minütigen Abständen das Gastrin im Serum bestimmt. Nach 40 min wird das Testmahl gegeben und 1 1/2 Std danach eine Secretin-Infusion (1 IE/kg Körpergewicht i.v.).

Während bei Normalpersonen und bei Ulcus duodeni-Patienten auf das Testmahl ein Anstieg des Gastrins erfolgt, der auf Secretin wieder abfällt, zeigt der ZES-Patient keinen Anstieg auf das Testmahl, jedoch einen starken, 4–5fachen Anstieg auf Secretin.

Der *Glucagon-Stimulationstest*, bei welchem nach 1 mg Glucagon i.v. das Gastrin bei Ulcus duodeni-Patienten und Normalpersonen nicht beeinflußt wird, bei ZES-Patienten jedoch ansteigt, soll weniger zuverlässig als der Secretin-Test sein (CREUTZFELDT, 1975).

Die radiologische Untersuchung des Magen-Darm-Traktes hat demgegenüber beim ZES geringere Bedeutung. Sie läßt folgende charakteristische Befunde erheben:

1. Stark vermehrtes Nüchternsekret, vor allem im Magen, Duodenum und proximalen Jejunum.
2. Zuweilen multiple Ulcerationen, teils atypisch gelegen (Duodenum distal des Bulbus 19%, proximales Jejunum 23%, mehrere Ulcera 10%).
3. Stark hypertrophische Magenfalten, Ödem im Duodenum und Jejunum.
4. Megaduodenum.
5. Hypomotilität des Magens und Duodenums bei Hypermotilität des Dünndarms (AMBERG, 1964).

Zuweilen gelingt die angiographische Darstellung der Tumoren mit selektiver Pankreasarteriographie (CLEMETT, 1967).

5. Therapie. Obwohl einzelne Fälle durch Exstirpation eines solitären Nicht-B-Inselzelltumors geheilt worden sind, genügt bei der häufigen Multiplizität, Malignität und Ektopie der Tumoren in der Regel die Entfernung der sicht- und palpierbaren Pankreastumoren nicht. Übersehene Tumoren oder Metastasen führen zu Rezidiven.

Auch die Kombination der Tumorexstirpation mit einer konventionellen Ulcusoperation ist sinnlos, da bei ZES die Belegzellen im ganzen Magen vorkommen und auch ein Magenstumpf unter der Einwirkung des Gastrins zur Hypersekretion und damit zu Rezidiven führen wird. Wird bei einer Pankreasexploration ein einziger Tumor gefunden, so kann dieser exstirpiert werden. Ergibt die vor und nach Exstirpation vorgenommene peroperative Bestimmung der Basalsekretion einen Rückgang der Hypersekretion und ist die Biopsie der benachbarten Lymphknoten negativ, so ist es gerechtfertigt, die Operation abzuschließen und zuzuwarten. Bei multiplen Pankreastumoren oder einem Rezidiv kommt als einzig sichere Maßnahme nur die totale Gastrektomie in Frage, die ZOLLINGER seit 1958 empfiehlt. Nach totaler Gastrektomie können Rückbildungen der Gastrinome, ja sogar, operativ nachgeprüft, ein vollständiges Verschwinden des Gastrinoms nachgewiesen werden (FRIESEN, 1967). Diese Erscheinung wird dadurch zu erklären versucht, daß nach Behebung der Hyperacidität die Gastrinom-stimulierende Sekretion des Secretins nachläßt. In der Regel jedoch steigt das Gastrin nach Gastrektomie weiter an. Es hat ohne sein Endorgan keine Bedeutung, und seine Bestimmung dient nur zur Beurteilung der Entwicklung der Metastasen.

Chemotherapie lohnt sich bei Metastasen nicht, und Streptozotocin wirkt beim Gastrinom kaum.

Ob GIP (s.S. 926), kompetitive Antagonisten wie 2-Phenyl-2-(2-pyridyl)-thiocetamid („Antigastrin") (BEDI, 1967) oder Gastrin-Antikörper (MCGUIGAN, 1968) für die Therapie verwendet werden können, bleibt abzuwarten (OTTENJANN, 1968). Jedoch bietet die Anwendung des H_2-Receptorenblockers Cimetidin eine echte Alternative zur totalen Gastrektomie. Unter der Dosis von 1-1,4 g/Tag heilen die Ulcera ab, und die Patienten sind unter beständiger Cimetidin-Therapie bis jetzt über Monate, z.T. über ein Jahr beschwerdefrei (DURLAND, 1978).

6. Ätiologie und Pathogenese. Das ZES soll eine Symptomengruppe der endokrinen Adenomatose, einer autosomal dominanten Erbkrankheit mit hoher Penetranz, unterschiedlicher Expressivität und Pleiotropie, sein. Nur in einem Viertel der ZES besteht gleichzeitig eine endokrine Adenomatose, jedoch ist diese häufig unter den Geschwistern, Vorfahren und Nachkommen bei Patienten mit ZES zu finden (s. Kap. XVIII, S. 982ff.). Es wird angenommen, das Hyperparathyreoidismus nur im Rahmen der endokrinen Adenomatose, Typ I, zu Ulcus pepticum führt (CHRISTIANSEN, 1974).

Es liegt dem ZES eine ektopische Gastrinbildung zugrunde, da normalerweise die Antrum- und in geringem Maße die Duodenalmucosa Gastrin produziert. Ob daneben in kleinen Mengen die δ-Zellen der Pankreasinseln Gastrin produzieren können (GREIDER, 1971), ist umstritten (WALSH, 1975).

Im übrigen wird Gastrinüberproduktion beobachtet nach den heute verlassenen Magenoperationen, bei welchen das Antrum vom übrigen Magen abgetrennt, aber am Pylorus belassen wird (Billroth II-Modifikation nach FINSTERER). Die Gastrinproduktion des Antrums kann nicht mehr durch Kontakt mit saurem Mageninhalt gehemmt werden. Die Folge sind eine maximale Sekretion des Restmagens, Hyperacidität und Anastomosenulcera. Hohe Gastrinwerte finden sich ferner bei Obstruktion des Magenausganges durch Dehnung des Antrums. Erhöhtes Gastrin wird bei Niereninsuffizienz mit einem Kreatinin von über 3 mg/100 ml gefunden, doch ohne Beziehung zur basalen Magensäuresekretion. Möglicherweise handelt es sich dabei um Artefakte (DENT, 1972). Schließlich wird Hypergastrinämie auch bei Patienten mit erheblichem Ausfall von Dünndarm gefunden.

Die Beziehungen zwischen Gastrin und dem Ulcus duodeni sind noch nicht geklärt. Vergleichsstudien über Nüchternwerte von Gastrin bei Patienten mit Ulcus duodeni und Kontrollpersonen ergaben keine signifikanten Unterschiede, doch scheinen Ulcus duodeni-Patienten stärker und länger auf eine Probemahlzeit mit Gastrinausschüttung zu reagieren. Vielleicht produzieren diese Patienten mehr besonders wirksames Gastrin G-17.

Vagotomie führt zu mäßiger Zunahme der Basalsekretion von Gastrin, jedoch ohne Zunahme der Magensäuresekretion. Nach Entfernung des Antrums sinkt die basale Gastrinsekretion mäßig beim Menschen, mehr nach Billroth II als nach Billroth I.

β) Hypergastrinämie ohne Magenhypersekretion

Bei atrophischer Gastritis und insbesondere bei der perniziösen Anämie finden sich in ungefähr drei Viertel der Fälle erhöhte Nüchtern-Serumgastrin-Konzentrationen, die auf intragastrische Instillation von Salzsäure sich senken lassen. Erhöhte Werte können sich auch beim Carcinom des Magenfundus finden, das mit Hypacidität einhergeht. Im Tumor wird kein Gastrin gefunden. Erhöhte Nüchterngastrin-Serumwerte wurden auch bei Patienten mit Phäochromocytom gefunden, Adrenalin führt zur Ausschüttung von Gastrin (STADIL, 1973). Niere und Dünndarm bauen Gastrin ab. Nach Nephrektomie und nach Dünndarmresektion finden sich erhöhte Werte hauptsächlich für das Gastrin G 34.

γ) Das Syndrom der wäßrigen Diarrhoen mit Hypokaliämie bei Nicht-B-Inselzelltumoren (WDHA-wäßrige *D*urchfälle, *H*ypokaliämie, *A*chylie-Syndrom, Verner-Morrison-Syndrom, pankreatogene Cholera)

Eine Abart der endokrin aktiven Nicht-B-Inselzell-Adenome produziert kein Gastrin, jedoch offenbar eine Substanz, die den Darm zu besonders kaliumreicher Hypersekretion anregt und die Magensekretion gleichzeitig hemmt (MARKS, 1967). Als diese Substanz wurden die gastrointestinalen Hormone Secretin, VIP, GIP erwogen, die alle die Magensäuresekretion hemmen und entweder die Absorption von Wasser und Elektrolyten im Dünndarm hemmen oder deren Sekretion fördern. Aber auch Calcitonin, Glucagon und verschiedene Prostaglandine haben entsprechende Wirkungen. Zur Zeit scheint VIP am wahrscheinlichsten die gesuchte Noxe zu sein, denn in einer Serie von 28 Fällen dieses Syndroms hatten alle stark erhöhte Werte von VIP im Plasma, im Gewebe oder in beidem, die nach erfolgreicher Behandlung abfielen (SAID, 1975). Neuerdings wird das Pankreatische Polypeptid als Noxe erwogen (LARSSON, 1976). Schwierig bleibt die Deutung von Fällen mit Tumoren, besonders Carcinomen, die verschiedene Hormone enthalten, und es ist nicht ausgeschlossen, daß mehrere, vielleicht noch unbekannte Hormone beteiligt sind (SOERGEL, 1974). Nach Exstirpation dieser Tumoren sistieren die Durchfälle, die Magensäuresekretion setzt wieder ein. Voraussetzung zur Diagnose ist der Ausschluß einer HCl-Hypersekretion, meist besteht Hypo-, selten Achlorhydrie. Auch dieses Syndrom hat die gleiche genetische Grundlage wie die endokrine Adenomatose, Typ I, mit Apud-Zellproliferation. In etwa der Hälfte der Fälle wird das Syndrom verursacht durch Nicht-B-Zelltumoren des Pankreas, wovon wiederum ca. 50% maligne sind. In je einem Fünftel finden sich entweder Hyperplasie der Inselzellen oder aber Bronchus-Carcinome. Schließlich werden je ein Fall von einem Phäochromocytom (LOEHRY, 1975) und einem Ganglioneuroblastom beschrieben, nach deren Entfernung die Symptomatik verschwand.

1. Klinik. Meist abrupt beginnen massive wäßrige, auf die übliche Therapie refraktäre Durchfälle von 10–12 Litern Volumen mit bis zu 20 Entleerungen pro 24 Std, die besonders kalium- und bicarbonatreich sind und zu Hypokaliämie mit metabolischer Acidose sowie Dehydratation, Azotämie und Schock führen. Ferner wurden Hyperglykämie, Hypercalcämie, Hypotonie und Anfälle von Flush wie beim Carcinoid-Syndrom beschrieben.

2. Therapie. Erhebliche Besserungen der Durchfälle können bei einem Teil mit Prednison, 15–20 mg täglich, erzielt werden. (Hemmung einer Kinin-Aktivierung? s.S. 929.) Eindrückliche Erfolge wurden mit intraarteriellem Streptozotocin erzielt (KAHN, 1975; GAGEL, 1976). Die kausale Therapie besteht nur in der vollständigen Tumorexstirpation und im Gegensatz zum ZES ist die Gastrektomie nutzlos.

b) Secretin

Secretin ist das erste nachgewiesene gastrointestinale Hormon, und für Secretin haben 1902 BAYLISS und STARLING den Begriff des Hormons geschaffen. Es wurde rein dargestellt (JORPES, 1962) und ist von MUTT 1967 synthetisiert worden. Es ist ein einkettiges Polypeptid von 27 Aminosäuren. Seine Struktur ist auffallend derjenigen des Glucagons (s.S. 792) ähnlich, mit dem es in 14 Aminosäurenresten übereinstimmt. Secretin stimuliert das Pankreas und das Gallengangssystem zur Sekretion von Wasser und Bicarbonat und hemmt die Sekretion von Gastrin im Magen und dessen Peristaltik, stimuliert aber die Pepsinsekretion. Ferner führt es zur Ausschüttung von Insulin (s.S. 701). Es hat lipolytische Wirkung und einen Einfluß auf die Niere und den Kreislauf. Secretin wird in der Schleimhaut des oberen Dünndarmes gebildet und auf chemische Reize [Säure, Peptone, Aminosäuren, Fettsäuren (MEYER, 1972)] ausgeschüttet. Die klinische Bedeutung beschränkt sich gegenwärtig auf den Pankreasfunktionstest (DREILING, 1962).

c) Cholecystokinin-Pankreozymin (CCK-PZ)

1928 extrahierten IVY und OLDBERG Cholecystokinin aus der Mucosa des oberen Dünndarmes. 1953 zeigten HARPER und RAPER, daß ein Extrakt der gleichen Mucosa die Sekretion von Amylase, Trypsinogen und Lipase im Pankreas stimuliert. Sie nannten dieses gastrointestinale Hormon Pankreozymin. Es setzt die Enzyme der Acini frei und fördert deren Synthese (MORISSET, 1971). 1967 zeigte MUTT, daß Cholecystokinin und Pankreozymin identisch sind und isolierte das CCK-PZ aus Schweinedarm. Es besteht aus 33 Aminosäureresten mit einem Molekulargewicht von 3900. Die C-terminalen 8 Aminosäurenreste des Schweine-CCK-PZ sind denjenigen des Gastrins ähnlich.

Neben den Wirkungen auf das Pankreas führt CCK-PZ zu einer Kontraktion und Entleerung der Gallenblase sowie zu einer Erschlaffung des Sphincter Oddi. Es hemmt die Magensekretion wahrscheinlich kompetitiv zum Gastrin (BROOKS, 1970). Es wird in der Darmschleimhaut freigesetzt bei Kontakt mit Fetten, Peptonen oder verdünnter Salzsäure.

Ein wenig gereinigtes Präparat wird zur radiologischen und klinischen Funktionsdiagnostik der Gallenblase sowie in der Gallenwegschirurgie verwendet (JORPES, 1968).

d) VIP, Vasodilatierendes Intestinales Polypeptid

Aus Schweinedünndarm gelang SAID und MUTT 1970 die Extraktion eines Polypeptids mit 18 Aminosäureresten und nunmehr auch bekannter Sequenz (MUTT, 1974) und Synthese (BODANSZKY, 1974). Im Gegensatz zu den anderen gastrointestinalen Hormonen wird es im gesamten gastrointestinalen Trakt gebildet (BLOOM, 1973).

VIP stimuliert stark die intestinale Sekretion von Wasser und Elektrolyten (SCHEMBALIM, 1974), stimuliert die Adenylcyclase und die Produktion von cyclischem AMP in der Dünndarmschleimhaut (SCHWARTZ, 1974), hemmt die Säuresekretion des Magens (SCHORR, 1974) und führt zu Hyperglykämie durch Aktivierung der Glykogenolyse in der Leber (KERINS, 1973). Es erweitert die peripheren Blutgefäße (SAID, 1970) und erhöht das Serumcalcium (MAKHLOUF, 1974).

VIP wird in der Leber inaktiviert und hat deshalb wahrscheinlich keinen Einfluß auf den peripheren Kreislauf. Seine physiologische Funktion besteht wahrscheinlich in der Regulation der Blutzirkulation im Magen-Darm-Gebiet.

e) GIP, Gastric Inhibitory Polypeptide

Bei der Reinigung roher CCK-PZ-Präparate stießen BROWN u. Mitarb. auf eine Nebenfraktion mit Enterogastron-Aktivität, d.h. Hemmung der Magensäuresekretion. Weitgehend gereinigtes CCK-PZ besitzt diese Eigenschaft nicht mehr. Diese Nebenfraktion konnte durch BROWN und DRYBURGH 1971 gereinigt und in der Aminosäuresequenz aufgeklärt werden. Sie enthält 43 Aminosäurereste und ein Molekulargewicht von 5105. Sie wurde „gastric inhibitory polypeptide" (GIP) bezeichnet. 15 der ersten 26 Aminosäurereste finden sich in derselben Stellung wie im Schweine-Glucagon und 9 der ersten 26 in derselben Stellung wie im Schweine-Secretin (BROWN, 1975).

GIP hemmt die Säuresekretion des Magens, die Peristaltik des Magens und die Pepsin-Sekretion. Es kann die Sekretion des Jejunums und des Ileums stimulieren (BARBEZAT, 1971), hat aber keine Wirkung auf Pankreas- und Gallesekretion oder die Sekretion der Brunnerschen Drüsen.

Mit Immunofluorescenz konnte nachgewiesen werden, daß GIP in den kleine Granula enthaltenden D1-Zellen des Duodenums und Jejunums gebildet wird (POLAK, 1973). Radioimmunologisch beträgt die Nüchternkonzentration für GIP beim Menschen ca. 250 pg/ml. Nach Einnahme einer gemischten Mahlzeit steigt das GIP im Mittel auf 1200 pg/ml und bleibt für 3 Std erhöht. Die Ausschüttung von GIP erfolgt durch Kontakt der Mucosa mit den Substanzen Glucose und Fett. Hingegen bringt Ansäuerung des Duodenums keine Ausschüttung von GIP, so daß GIP bei dem Säurerückkopplungsmechanismus für Gastrin keine Rolle spielt. Aus dem zeitlichen Ablauf der Ausschüttung von GIP wird erwogen, daß die radioimmunologische Bestimmung möglicherweise zwei Komponenten des GIP umfaßt, von welchen die eine durch Glucose, die andere durch Fett zur Ausschüttung gelangt. Wieweit auch eine glucagonotrope und insulinotrope Wirkung mit negativer Rückkopplung (BROWN, 1975) einen Faktor der Blutzucker-Homöostase darstellt, ist zur Zeit noch ungewiß (FALKO, 1975; BROWN, 1975).

f) Motilin

BROWN u. Mitarb. (1971) isolierten aus einer Nebenfraktion bei der Reinigung des Secretins ein Polypeptid, das die Motilität des Magenantrums fördert und die Pepsinausschüttung stimuliert. Das Polypeptid wurde gereinigt, es besteht aus 22 Aminosäureresten mit einem Molekulargewicht von 2700 (SCHUBERT, 1974) und wurde synthetisiert (WÜNSCH, 1973). Die Zusammensetzung der Aminosäurereste ist völlig verschieden von der der anderen gastrointestinalen Hormone (BROWN, 1972). Es kann radioimmunologisch im Serum bestimmt werden (DRYBURGH, 1975).

g) Neurotensin

Ein aus dem Hypothalamus und aus dem Darm isoliertes und synthetisiertes Tridekapeptid (CARRAWAY, 1975a, b; 1976) hat Kinin-Charakter, wirkt blutdrucksenkend, führt teils zur Kontraktion, teils zur Erschlaffung glatter Muskulatur, zu erhöhter Gefäßpermeabilität und hat stimulierende Wirkungen auf Nebennierenrinde und Gonaden. Es findet sich in den N-Zellen vorwiegend des distalen Ileums. Die Befunde bedürfen noch weiterer Bestätigung.

h) Substanz P

VON EULER und GADDUM beschrieben 1931 eine Substanz von wahrscheinlich Peptidstruktur in Extrakten aus Gehirn und Darm, die schon in kleinsten Mengen glattmuskelstimulierend und blutdrucksenkend wirkte.

Heute ist die Sequenz dieser Substanz P bekannt. Sie ist ein einkettiges Hendecapolypeptid, das inzwischen auch synthetisiert wurde (CHANG, 1971; TREGEAR, 1971).

Substanz P findet sich im Intestinaltrakt in den enterochromaffinen Zellen und Nervenplexus-Zellen im Nervensystem des Menschen und aller untersuchten Wirbeltiere (HAEFELY, 1962; LEMBECK, 1962; ZETLER, 1963), in der Substantia nigra, in Hypothalamus und Epiphyse und in der grauen Substanz der dorsalen Wurzeln des Rückenmarks sowie in kleinen Konzentrationen im Plasma und in vielen anderen Organen und hat im ZNS wahrscheinlich Überträgerfunktionen (HÖKFELT, 1975). Sie setzt Histamin aus den Mastzellen frei.

Substanz P bringt die meisten Organe mit glatter Muskulatur zur Kontraktion, senkt den Blutdruck durch periphere Vasodilatation (PERNOW, 1953) und wirkt stark sialogen. Auf Grund des streng lokalisierten Vorkommens von Substanz P im Zentralnervensystem und gewissen Wirkungen im Nervensystem wurde eine Rolle des Polypeptids als Transmittersubstanz an zentralen Synapsen postuliert (LEMBECK, 1962; ZETLER, 1963). Heute läßt sich im Gehirn eine kräftige Modulatorwirkung nachweisen, indem Substanz P ähnlich den Endorphinen (s. Kap. II, S. 29) die Reizschwelle des Schmerzes herabsetzt, im Rückenmark als sensorischer Neurotransmitter wirkt, indem sie Schmerzreize aus der Peripherie über die spinalen Neurone weiterleitet. Die physiologische Bedeutung steht jedoch noch immer nicht endgültig fest (Editorial, 1976; EULER, Nobel Symposium 37, 1977; CUELLO, 1976). Im Carcinoid wird Substanz P reichlich gefunden (s.S. 936). Als wahrscheinlichste physiologische Wirkung kommt eine Förderung der Darmperistaltik in Frage. Die neuerdings geäußerte Vermutung, Substanz P und Neurotensin seien ein- und dieselbe Substanz, bleibt zu überprüfen.

i) Intestinales Glucagon (Enteroglucagon)

Es scheint heute wahrscheinlich, daß zwischen dem Glucagon der A-Inselzellen und dem aus der Duodenalschleimhaut extrahierbaren unterschieden werden muß (s.Kap. XIII, S. 793).

k) Pankreatisches Polypeptid

Ein Polypeptid aus 36 Aminosäureresten, das die basale Magensäuresekretion neben anderen Wirkungen stimuliert, wird immunocytochemisch in besonderen Zellen in der Peripherie der Pankreasinseln nachgewiesen (GEPTS, 1978). Es wurde aus dem Pankreas von Vögeln, Säugern extrahiert und in menschlichen Inselzelltumoren gefunden (CHANCE, 1975; POLAK, 1976). Seine Plasmakonzentration beträgt durchschnittlich 50 pg/ml, sie nimmt mit dem Alter zu. Eiweiß- und Fe-Einnahme sowie Hypoglykämie läßt sie rasch ansteigen (FLOYD, 1978). Obwohl bei gewissen Tierarten seine Konzentration mit dem Fettstoffwechsel zusammenhängt, bleibt seine physiologische Wirkung unbekannt. Ob es am WDHA-Syndrom (s.S. 924f.) beteiligt ist, wird diskutiert (LARSSON, 1976). Übersichten finden sich bei EULER (1977) und (BLOOM (1978).

l) Enkephaline

Über Enkephaline und Endorphin siehe Kapitel II, S. 29. Im Gegensatz zu Endorphinen haben Enkephaline auch eine Wirkung im gastrointestinalen Trakt.

Metenkephalin erzeugt über Histaminausschüttung eine vermehrte Sekretion von Säure und Pepsin im Magen, steigert die Durchblutung und vermehrt die Magenkontraktionen (KONTUREK, 1978), die Sekretion von Wasser, Bicarbonat und Enzymen des Pankreas und verhindern die Freisetzung von Secretin.

m) Somatostatin

Über Somatostatin siehe Kapitel II, S. 28, und Kapitel XIII, S. 701. Neben dem Einfluß des Somatostatins auf die Sekretion der intestinalen Peptide hat es eine hemmende Wirkung auf die Magen- und Pankreassekretion (RAPTIS, 1978; VALE, 1975 (s.S. 969).

2. Kinine

Neuere Übersichten finden sich bei ERDÖS (1966), MELMON (1967), WERLE (1967), KELLERMEYER (1968) und COLMAN (1974).

Die Kinine, 1937 von WERLE als die Kontraktion glatter Muskelfasern auslösende, vom Speichel aktivierte Substanzen im Plasma beobachtet, wurden 1956 von ROCHA E SILVA isoliert und 1963 von BOISSONNAS synthetisiert. Der Begriff der Kinine wird heute auf die folgenden drei biologisch aktiven Polypeptide von 9 bis 11 Aminosäureresten angewandt (Abb. 3). a) *Bradykinin oder Kinin 9; b) Kallidin (Lysyl-Bradykinin, Kinin 10); c) Methionyl-Lysyl-Bradykinin (Methionyl-Kallidin, Kinin 11)*. Über 70 Analoga wurden synthetisiert und auf ihre Wirkung geprüft, so daß die für die Wirkung maßgeblichen Aminosäurereste bekannt sind.

Die Kinine sind die stärksten bekannten Vasodilatatoren, die für ihre Wirkung weder α- noch β-Receptoren brauchen. Sie erzeugen Schmerz, lösen

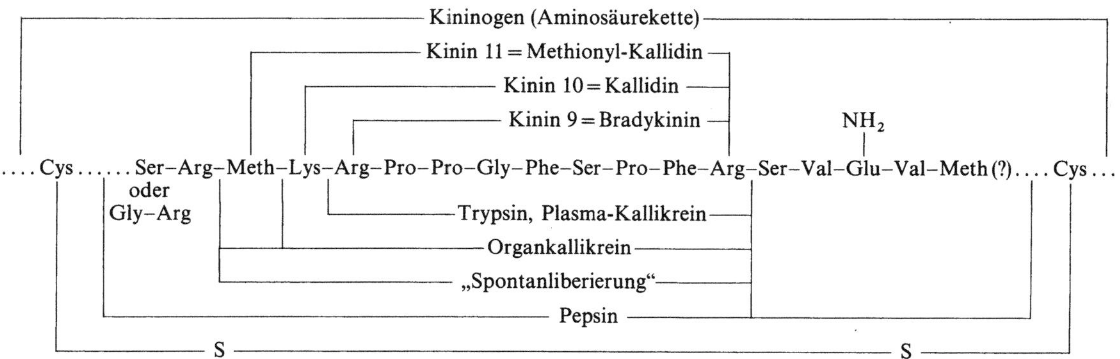

Abb. 3. Bau von Kininogenen und Kininen, die von den verschiedenen Enzymen freigesetzt werden. (Nach WERLE, 1967)

die Kontraktion der glatten Muskelfasern aus (Bronchospasmus, erhöhter Tonus und Motilität des Gastrointestinaltraktes). Sie steigern die Capillarpermeabilität, eine Wirkung, die durch Prostaglandine noch potenziert wird (s.S. 943), und fördern die Leukocytenmigration.

Die Kinine werden aus Kininogen, species-spezifischen, in der Leber hergestellten Proteinen – heute werden Kininogen I und II und ein hochmolekulares Polymer unterschieden – freigesetzt durch die Kallikreine, eine Gruppe von Enzymen, die im Plasma, den Granulocyten und verschiedenen Drüsen (Speichel-, Tränen-, Schweißdrüsen, Niere, Pankreas, Darm) vorkommen. Die Aktivierung des Plasma-Kallikreins (inaktives Kallikrein, Präkallikrein oder Fletcher factor) kann durch verschiedene physikalisch-chemische Einflüsse erfolgen, meist ist dazu die Gegenwart des auch für die Blutgerinnung notwendigen Hagemann-Faktors Voraussetzung. Aber auch Trypsin bzw. Duodenalschleimhaut können Kallikrein aktivieren bzw. Kallikreinogen in Kallikrein überführen. Kallikrein-Inaktivatoren scheinen normalerweise im Plasma auch vorhanden zu sein. Das aus Rinderlunge hergestellte Polypeptid Trasylol inaktiviert vorwiegend Kallikrein, aber auch Chymotrypsin und Plasminogen. Außer Kallikrein können in schwächerem Maße auch Trypsin und Plasmin Kinine freisetzen. Wieweit die β- und γ-Globuline PF (Permeabilitäts-Faktoren) mit Kallikrein identisch sind oder dieses aktivieren, ist noch unbestimmt (Erdös, 1966). – Schlangengifte, bakterielle Enzyme, Pepsin können Kinine mobilisieren. Die aktiven Kinine haben eine außerordentlich kurze Halbwertszeit, sie werden innerhalb von Sekunden durch Plasma-Granulocyten- und Nieren-Kininasen am C-terminalen Ende inaktiviert, so daß normalerweise ihre Konzentration im Plasma unter 2,5 ng/ml liegt.

Trasylol, ein Kallikrein- und Trypsin-Blocker, kann Kininbildung hemmen. Kininase im menschlichen Plasma wird durch Adrenalin gefördert. Chymotrypsin inaktiviert Bradykinin. Carboxypeptidase-B hemmt das exogen zugeführte Bradykinin. Gehemmt werden Plasma-Kininasen durch EDTA, ε-Aminocapronsäure inaktiviert die Carboxypeptidasen (Lit. bei Kellermeyer, 1968).

Die physiologische Bedeutung der Kinine ist noch ungewiß. Sie können eine Rolle spielen bei der Umstellung des fetalen auf den neonatalen Kreislauf, ferner regulieren sie wahrscheinlich den Blutdurchfluß in den arbeitenden Drüsen und Muskeln. Gehirn-, Coronar-Hautdurchblutung werden durch Kinine gesteigert, in der Niere nehmen einerseits Durchblutung und Diurese, Natrium-Kaliumausscheidung und Frei-Wasser-Clearance zu, anderseits sollen Kinine Vasopressin zur Ausschüttung bringen können. Es bestehen gegenseitige Beziehungen zu den Katecholaminen, welche von den Kininen ebenso wie Histamin freigesetzt werden, welches wiederum Katecholamine mobilisiert.

Die Aktivierung des Kininsystems steht einerseits mit der Blutgerinnung und Fibrinolyse in enger Beziehung, indem sich Kallikrein- und Plasminbildung gegenseitig über verschiedene Faktoren fördern. Es erscheint dies physiologisch sinnvoll, indem nach Thrombosebildung Bradykinin die Gefäße erweitert, Plasmin das Fibrin abbaut (Colman, 1974). Andererseits schützen verschiedene Proteine, die z.T. an der Gerinnung beteiligt sind, den Organismus vor übermäßiger Bradykinin-Wirkung. Auch ist das Kinin-System an immunologischen Vorgängen beteiligt, bei welchen Kinine freigesetzt werden.

Pathophysiologisch werden wesentliche Merkmale der Entzündung (Rubor, Calor, Tumor, Dolor) durch ihre Wirkung erklärt, sie sind im Endo-

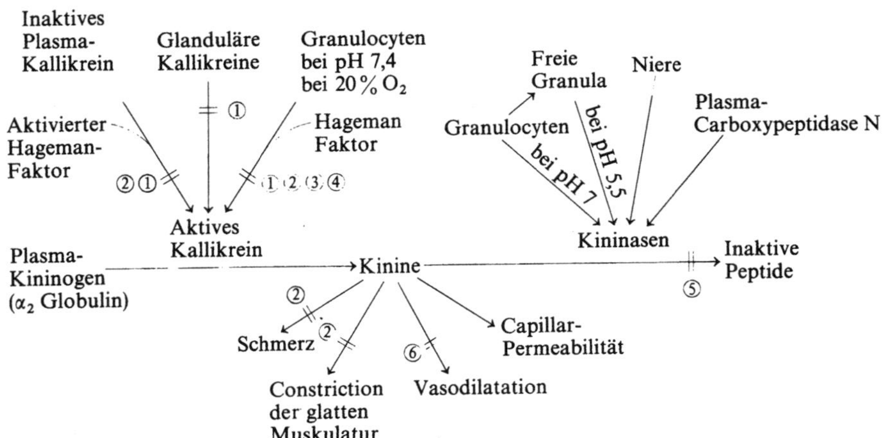

Abb. 4. Gegenseitige Einwirkungen im Kallikrein-Kinin-Kininase-System. Die verschiedenen Quellen des Kallikreins, die Beteiligung des Hagemann-Faktors, die Quelle der Kinasen sowie die Angriffspunkte von Pharmaka in der Synthese, dem Abbau und der Wirkung der Kinine. (Aus Melmon, 1967.) 1 Glucocorticoide, 2 Salicylate, 3 Colchicin, 4 Hypoxie, Cyanide, EDTA, 5 EDTA, ε-Aminocapronsäure, 6 Phenothiazine. = Blockierung

toxinschock und am Quincke-Ödem beteiligt und sind für den Flush des Carcinoidsyndroms (s.S. 939ff.) verantwortlich. Beim Quincke- oder hereditären angioneurotischen Ödem fehlt eine Hemmsubstanz des Plasmakallikreins sowie Complement C1, bei der gram-negativen Sepsis nehmen Kallikrein-Inhibitoren ab; der Schmerz beim Herzinfarkt hängt wahrscheinlich mit einer Aktivierung des Kinin-Systems zusammen, da die Kininogenkonzentration abnimmt. Transfusionsreaktionen können auf Aktivierung des Kinin-Systems zurückgehen und beim Dumping-Syndrom spielt Bradykinin eine wichtige Rolle, Kallikrein wird im Darm freigesetzt und Plasmakallikrein aktiviert (COLMAN, 1974).

Ferner spielen die Kinine wahrscheinlich oder möglicherweise eine Rolle in der Pankreatitis, Arthritis, bei Fremdkörper-Granulomen, Transfusions-Zwischenfällen, Verbrennungen und im Schock (Lit. bei KELLERMEYER, 1968).

Salicylsäure und Glucocorticoide interferieren an verschiedenen Stellen der Kininaktivierung, was einen Teil ihrer entzündungshemmenden Wirkung erklärt. Über Beziehungen zu den Prostaglandinen s.S. 954.

3. Renin-Angiotensin

J. MÜLLER

a) Allgemeines

Renin ist ein Enzym, welches aus Nierengewebe extrahiert werden kann. Es spaltet aus einem Plasmaeiweiß, dem *Renin-Substrat* (Angiotensinogen), das Dekapeptid *Angiotensin I* ab, welches seinerseits durch eine Peptidase, das *converting enzyme*, in das aktive Oktapeptid *Angiotensin II* umgewandelt wird. Angiotensin II wird durch verschiedene Peptidasen, die unter dem Kollektivnamen „*Angiotensinasen*" bekannt sind, in meist inaktive Peptidfragmente gespalten.

Eines davon, das Heptapeptid Des-Asp^1-Angiotensin II („Angiotensin III") stimuliert die Aldosteron-Sekretion ebenso aktiv wie das Oktapeptid, hat aber eine wesentlich schwächere Wirkung auf den Blutdruck.

Während das Renin ausschließlich oder vorwiegend in der Niere gebildet wird, können die anderen Reaktionen des Angiotensin-Stoffwechsels sowohl im Blut als auch in der Niere und anderen Organen stattfinden. Wo aber im Gesamtorganismus das Angiotensin II hauptsächlich gebildet oder abgebaut wird, läßt sich nur schwer ermessen. Wir nehmen an, daß sich Veränderungen der Plasma-Angiotensin II-Konzentration vorwiegend auf Veränderungen der Renin-Sekretion zurückführen lassen, während die übrigen Komponenten des Systems meistens im Überschuß vorhanden sind. Es gibt aber Anhaltspunkte dafür, daß auch die Konzentration des Renin-Substrates im Plasma einer physiologischen Regulation untersteht. Dagegen ist es ungewiß, ob auch die Umwandlung von Angiotensin I und der Abbau von Angiotensin II variabel sind.

Obwohl auch Angiotensin I und Des-Asp^1-Angiotensin II biologische Aktivitäten aufweisen, wird allgemein das Angiotensin II als das physiologisch wichtigste Produkt und damit als das eigentliche Hormon des Renin-Angiotensin-Systems betrachtet.

b) Biochemie

α) Renin

Die genaue Struktur ist z.Z. noch unbekannt. Aus Untersuchungen mit Gelfiltrations-Chromatographie und Ultrazentrifugation kann angenommen werden, daß das Molekulargewicht von Renin zwischen 40000 und 50000 liegt. Renin ist ein thermolabiles Protein mit einem isoelektrischen Punkt zwischen pH 6,5 und 7,5.

Aus Versuchen mit künstlichen Substraten kann geschlossen werden, daß Renin die Peptidbindung zwischen zwei Leucin-Gruppen spaltet. Die Geschwindigkeit, mit der gereinigtes Renin aus einem standardisierten Substrat Angiotensin freisetzt, ist über einen großen Bereich linear von der Renin-Konzentration abhängig und bleibt über längere Zeitdauer konstant. Renin wirkt auch im elektrolytfreien Medium.

Injektion von artfremdem Renin führt zur Bildung von inaktivierenden Antikörpern. Auch durch Acetylierung inaktiviertes Renin bleibt antigen aktiv. Erstaunlicherweise scheint aus den Versuchen von DEODHAR (1964) hervorzugehen, daß es möglich ist, in einem Tier durch Behandlung mit artfremdem Renin inaktivierende Antikörper gegen das körpereigene Renin zu erzeugen.

β) Renin-Substrat

Im Plasma wird Renin-Substrat in der α_2-Globulin-Fraktion gefunden. SKEGGS (1963) konnte aus Schweineplasma drei Proteinfraktionen isolieren, von denen sich durch Inkubation mit Schweine-Renin angiotensinähnliche Peptide abspalten ließen. Drei dieser Proteinfraktionen ließen sich weitgehend rein darstellen. Es handelte sich um Glykoproteine mit einem Molekulargewicht von etwa 57000 und mit beinahe identischer Aminosäurenzusammensetzung. Das wichtigste Produktionsorgan des zirkulierenden Renin-Substrates ist die Leber.

Tierversuche von CARRETERO und GROSS (1967) zeigten, daß die Renin-Substrat-Konzentration im Plasma nicht allein vom Verbrauch abhängig ist, sondern möglicherweise einer physiologischen Regulation untersteht. Einseitige oder beidseitige

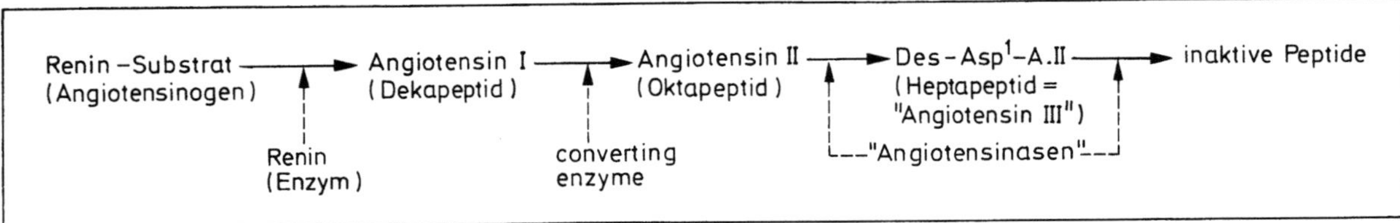

Abb. 5. Die Komponenten des Renin-Angiotensin-Systems

Nephrektomie, experimentelle renale Hypertonie, Behandlung mit Mineralocorticoiden oder übermäßige Kochsalzzufuhr führten zu erhöhten Renin-Substrat-Konzentrationen. Dagegen wurden tiefe Substratspiegel gefunden nach Adrenalektomie und bei natriumfreier Diät. Beim Menschen ist die Plasma-Reninsubstrat-Konzentration während der Schwangerschaft erhöht (GOULD, 1966), bei der Ratte erniedrigt (CARRETERO, 1967). Von klinischer Bedeutung sind möglicherweise die erhöhten Renin-Substratspiegel im Plasma von Frauen, bei denen unter Behandlung mit Ovulationshemmern Hypertonie und Hyperaldosteronismus auftraten (LARAGH, 1967).

γ) Angiotensin I, II und III

Struktur:

Angiotensin I
H_2N-Asp-Arg-Val-Tyr-Ile-His-Pro-Phe-His-Leu-COOH

Angiotensin II
H_2N-Asp-Arg-Val-Tyr-Ile-His-Pro-Phe-COOH

synthetisches β-Angiotensinamid II
H_2N-βAsp(NH_2)-Arg-Val-Tyr-Val-His-Pro-Phe-COOH

Angiotensin III
H_2N-Arg-Val-Tyr-Ile-His-Pro-Phe-COOH.

Wahrscheinlich hat natürliches Angiotensin II eine spiralförmige Struktur. Die Aminosäurenzusammensetzung des menschlichen Angiotensins ist mit derjenigen des Schweine- und des Pferde-Angiotensins identisch. Rinder-Angiotensin II (5-Valin) ist beim Menschen etwa gleich wirksam. Therapeutisch wird meistens synthetisches β-Angiotensinamid II verwendet, dessen verlängerte Wirkung möglicherweise auf erhöhter Resistenz gegen Angiotensinasen beruht.

Am isolierten glatten Muskel hat Angiotensin I eine etwa 10–20fach schwächere Aktivität als Angiotensin II. Dagegen ist es nicht sicher, ob Angiotensin I selber blutdrucksteigernd wirkt.

Das Heptapeptid Des-Asp[1]-Angiotensin II hat nur eine geringe blutdrucksteigernde Aktivität, stimuliert aber die Aldosteron-Produktion ebenso stark wie Angiotensin II. Ob die Umwandlung des Oktapeptides in das Heptapeptid deshalb von physiologischer Bedeutung ist, kann noch nicht beurteilt werden. Die von einigen Autoren vorgeschlagene Bezeichnung „Angiotensin III" für das Heptapeptid hat sich noch nicht allgemein durchgesetzt.

Eine Übersicht über die agonistische und antagonistische Aktivität von mehr als 200 Strukturanalogen von Angiotensin II findet sich bei KHOSHLA (1974). Experimentell und auch klinisch-diagnostisch ist in den letzten Jahren vor allem die Substanz Sarkosin[1]-Alanin[8]-Angiotensin II (Saralasin) als pharmakologischer kompetitiver Angiotensin-Inhibitor verwendet worden; die Substanz zeichnet sich durch eine geringe agonistische Aktivität und eine lange biologische Halbwertszeit aus.

δ) Converting Enzyme

Die chemische Natur dieses Faktors ist gänzlich unbekannt. Für die Umwandlung von Angiotensin I in Angiotensin II im Plasma sind Chlor-Ionen notwendig. Die Untersuchungen von NG und VANE (1967) lassen darauf schließen, daß im intakten Tier die Umwandlung nicht diffus im Blut stattfindet, sondern vor allem während der Durchströmung der Lungen.

ε) Angiotensinasen

Unter diesen Sammelbegriff gehören mehrere bekannte proteolytische Enzyme wie Trypsin, Chymotrypsin, Leucin-Aminopeptidase, Carboxypeptidase, Pepsin und zahlreiche unbekannte Enzyme aus Geweben und Erythrocyten. Die Angiotensinase-Aktivität des menschlichen Plasmas ist sehr hoch. Sie genügt aber nicht, um die kurze Halbwertszeit der blutdrucksteigernden Wirkung von Angiotensin II zu erklären, so daß der Abbau wahrscheinlich teilweise extravasal in Organen wie Leber, Niere, Milz oder Muskulatur stattfindet.

Im Plasma wird Angiotensinase-Aktivität vor allem in der α_1-Globulin-Fraktion gefunden. Es handelt sich dabei zu 60% um Aminopeptidase-Aktivität. Ein eindeutiger Anstieg der Plasma-Angiotensinase-Aktivität wurde von verschiedenen Autoren bei akuten und chronischen Leberkrankheiten gefunden (BIRON, 1967). Plasma-Angiotensinasen sind nur in Gegenwart von Calcium-Ionen aktiv und können durch EDTA inaktiviert werden.

c) Physiologie

α) Die Herkunft des Renins

Renin stammt beim Säugetier zum größten Teil aus den Nieren und kann diese auf dem Blut-, Lymph- oder Urin-Weg verlassen. Reninähnliche Substanzen wurden aus Placenta, Uterus, Hirn und Submandibulärdrüsen isoliert, aber es läßt sich z.Z. noch nicht feststellen, ob diese Substanzen mit renalem Renin identisch sind.

Daß Renin vorwiegend aus dem vasculären Pol der Glomeruli stammt, ist unumstritten. Dagegen gehen die Meinungen darüber auseinander, ob die juxtaglomerulären Epitheloidzellen der afferenten Arteriolen oder die benachbarten Macula densa-Zellen des abführenden Tubulus das Renin produzieren. Ein direkter stichhaltiger Beweis für die eine oder die andere Theorie fehlt z.Z. noch. In sehr vielen experimentellen Situationen gehen Granulierungen der juxtaglomerulären Zellen parallel mit dem Reningehalt der Niere, und es wird von verschiedenen Autoren angenommen, daß diese Granula Produktion oder Speicherung von Renin repräsentieren. Normalerweise wird Renin nur im äußeren Drittel der Nierenrinde produziert. Bei Stenosierung der Nierenarterie wird aber Renin auch zunehmend in den tieferen Schichten gefunden.

β) Die Regulation der Renin-Produktion und -Sekretion

Es besteht z.Z. keine Möglichkeit, die Renin-Produktion im intakten Tier zu messen. Unsere heutigen Kenntnisse über die Regulation der Renin-Sekretion beruhen auf Bestimmung der Renin-Konzentration im Plasma oder im Nierengewebe. Da sich in den meisten chronischen Experimenten der Reningehalt der Nieren in gleicher Richtung verändert wie der Renin-Spiegel im Plasma, wird angenommen, daß Produktion und Sekretion den gleichen Regulationsmechanismen unterstehen.

1. Receptoren und Übermittler. Die Produktion und Sekretion von Renin wird durch renale und extrarenale Faktoren beeinflußt. Für die renale Regulation werden z.Z. zwei Theorien diskutiert, die vorwiegend auf morphologischen Beobachtungen beruhen und die beide von der Annahme ausgehen, daß die Receptoren für die Renin-Regulation entweder identisch sind mit den reninproduzierenden Zellen oder in unmittelbarer Nähe von diesen liegen.

Baroreceptoren-Theorie. Nach dieser Theorie regulieren vor allem Druckveränderungen die Renin-Produktion. Die Receptoren liegen in der Wand der afferenten Glomerulus-Arteriole und registrieren Veränderungen des arteriellen Blutdrucks, des Gefäßtonus oder des interstitiellen Nierendrucks.

Macula densa-Theorie. Nach Ansicht anderer Autoren sind es vorwiegend Veränderungen der Urinzusammensetzung im distalen Tubulus, die zu Veränderungen der Renin-Produktion führen. Die Macula densa-Zellen wären nach dieser Theorie eine Art von Chemoreceptoren, welche Veränderungen im Natrium-Durchfluß registrieren könnten.

Neurale Regulation. Es ist sicher, daß die Renin-Produktion durch das sympathische Nervensystem beeinflußt wird; aber wir wissen nicht, ob es sich dabei um direkte Stimulation der reninproduzierenden Zellen handelt oder um indirekte Verstärkung der Reizsignale zu den beiden postulierten intrarenalen Receptoren. Der juxtaglomeruläre Apparat ist reichlich mit marklosen Nervenfasern versorgt. Denervierung der Niere führt zu einem Abfall ihres Renin-Gehaltes. Infusion von Katecholaminen, Tyramin oder Dimethylphenylpiperazin in die Nierenarterien führen zu einer erhöhten Renin-Sekretion. Die sympathische Stimulation der Renin-Sekretion erfolgt vorwiegend über β-adrenergische Receptoren. β-Blocker wie Propranolol hemmen die Renin-Sekretion.

Humorale Regulation. Angiotensin übt eine negative Rückkopplung auf die Renin-Produktion aus. Diese Hemmung der Renin-Produktion ist unabhängig vom Aldosteron-Spiegel im Plasma oder vom Blutdruck in der Nierenarterie. Infusion von Aldosteron in die Nierenarterie eines Tieres, das im Natrium-Defizit ist, vermag dagegen die

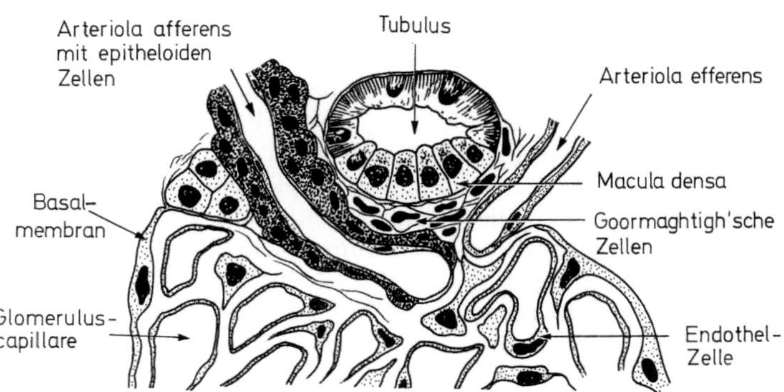

Abb. 6. Schematische Darstellung des juxtaglomerulären Apparates und seiner Teilstrukturen. (Aus WOLFF, 1964)

Renin-Sekretion nicht zu hemmen. Das antidiuretische Hormon übt eine direkte suppressive Wirkung auf die Renin-Sekretion aus. Ebenfalls beeinflussen Kaliumionen den juxtaglomerulären Apparat. Hypokaliämie führt zu einer Stimulation, Hyperkaliämie zu einer Unterdrückung der Renin-Sekretion.

2. Variationen der Renin-Sekretion unter physiologischen und pathologischen Bedingungen.

Biologische Rhythmen. Bei normalen Menschen besteht ein Tagesrhythmus der Renin-Konzentration im Plasma, der unabhängig von Körperlage und Nahrungsaufnahme ist. Beim Liegenden wurden die höchsten Werte zwischen 2 und 8 Uhr, die tiefsten Werte zwischen 12 und 18 Uhr gefunden (GORDON, 1966).

Orthostase führt zu einem steilen Anstieg der Renin-Konzentration im Plasma, aber der Anstieg ist größer am Vormittag als am Nachmittag. Durch Bandagieren der unteren Körperhälfte läßt sich der Anstieg des Renins unterdrücken.

Bei normalen Frauen steigt die Renin-Konzentration im Plasma während der Lutealphase etwas an.

Natrium-Gleichgewicht. Akutes oder chronisches Natriumdefizit durch natriumarme Diät, Salidiuretica, tubulären Natriumverlust, Morbus Addison oder Adrenalektomie führen zu einer starken Erhöhung des Renin-Spiegels im Plasma, übermäßige perorale oder parenterale Natriumzufuhr oder Verabreichung von Mineralocorticoiden zu Verminderung der Renin-Konzentration.

Veränderungen des zirkulierenden Blutvolumens. Hämorrhagie oder Hypotonie jeder Genese führen zur erhöhten Renin-Sekretion. Wahrscheinlich führt auch eine Verminderung des zirkulierenden Blutvolumens zur vermehrten Renin-Produktion bei Durst und bei ödematösen Erkrankungen (Lebercirrhose, Nephrose). Bei der unbehandelten Herzinsuffizienz werden nur selten erhöhte Renin-Konzentrationen gefunden.

Hypertonie. Normale oder erniedrigte Renin-Werte werden bei benigner essentieller Hypertonie gefunden. Bei renaler oder maligner Hypertonie ist die Plasmareninkonzentration oft, aber nicht immer, erhöht. Es besteht keine Korrelation zwischen Hypertonie und Renin-Konzentration; dagegen besteht eine umgekehrte Korrelation zwischen Natrium- und Reninkonzentration im Plasma. Es ist aber nicht sicher, ob tiefe Plasmanatrium-Konzentrationen, die bei gewissen Patienten mit renaler Hypertonie gefunden werden, Ursache oder Wirkung ihres erhöhten Renin-Spiegels sind.

Schwangerschaft. Die Plasma-Reninkonzentration steigt schon während der frühen Schwangerschaft an, bleibt auf erhöhten Werten bis zur Entbindung, und fällt nachher rasch wieder auf normale Werte zurück. Möglicherweise stammt das Renin teilweise aus der Placenta. Normale oder erniedrigte Reninwerte werden bei der Präeklampsie beobachtet.

γ) Physiologische und pharmakologische Wirkungen von Angiotensin II

1. Wirkungen auf den Kreislauf. Blutgefäße. Angiotensin II hat eine ausgesprochen vasoconstrictive Wirkung vor allem auf die präcapillären Gefäße, während es die postcapillären Gefäße und Venen nur schwach konstringiert. Es wirkt am stärksten auf die Gefäße der Haut, des Splanchnicusgebietes und der Nieren und führt hier zu einer akuten Verminderung der Durchblutung. Bedeutend weniger stark ist die Wirkung auf die Gefäße der Skeletmuskulatur, auf Hirn- und Coronargefäße und auf den Lungenkreislauf.

Herz. In vitro hat Angiotensin eine positiv inotrope Wirkung auf den Herzmuskel (KOCH-WESER, 1964). Es ist aber sehr fraglich, ob es auch in vivo diese Wirkung ausübt.

Blutdruck. Angiotensin II ist eine der stärksten blutdrucksteigernden Substanzen. Pro Mol ist es 40mal stärker als Noradrenalin. Bereits in einer Dosierung von 2 ng/kg/min kann es zu einem deutlichen Anstieg des Blutdrucks führen. Nach i.v. Injektion von Angiotensin erreicht der Blutdruck nach 1 min ein Maximum, um sich nach 5 min wieder zu normalisieren, ohne daß es zu einem sekundären Abfall kommt. Da die blutdrucksteigernde Wirkung von Angiotensin erhalten bleibt nach Adrenalektomie, Sympathektomie, Chordotomie sowie unter Behandlung mit Atropin, Ganglienblockern und adrenergischen Blockern, wird angenommen, daß es direkt auf die Gefäßmuskulatur wirkt. Dennoch kann eine Sympathicus-Stimulation zur Blutdrucksteigerung beitragen.

Nebennierenmark. Angiotensin wirkt direkt auf die chromaffinen Zellen und führt zu einer Ausschüttung der Katecholamine.

2. Wirkungen auf die Nieren. Angiotensin hemmt akut die Nierendurchblutung und vermindert damit die glomeruläre Filtration. In der Folge kommt es zu einem Abfall der Wasser- und Elektrolytausscheidung. Diese antidiuretische Wirkung wird vor allem beim Menschen und beim Hund beobachtet. Andererseits hemmt aber Angiotensin die Natriumrückresorption im distalen Tubulus und führt damit zu Natrium- und Wasserdiurese. Diese diuretische Wirkung wird vor allem beim Kaninchen und bei der Ratte beobachtet. Sie tritt aber auch beim Menschen in bestimmten Situationen auf. So führen gewisse Formen der renalen Hypertonie zu Natriumverlust. Verabreichung von Angiotensin bei einem Patienten mit Lebercirrhose und Ascites führt zu einer starken Salz- und Wasserdiurese.

3. Wirkung auf die Nebennierenrinde. Angiotensin stimuliert in kleinen Dosen spezifisch die Biosynthese und Sekretion von Aldosteron. In vielen Fällen von sog. sekundärem Aldosteronismus kann die erhöhte Aldosteronsekretion direkt auf eine erhöhte Reninproduktion zurückgeführt werden. Veränderungen der Aldosteron-Sekretion bei Veränderungen im Natrium-Gleichgewicht werden wenigstens teilweise durch das Renin-Angiotensin-System reguliert.

4. *Wirkungen auf die glatte Muskulatur.* Angiotensin führt nicht nur zu Kontraktionen der glatten Muskulatur in der Gefäßwand, sondern hat eine ähnliche Wirkung auf die glatte Muskulatur von Darm, Uterus, Gallenblase, Samenblase und Ureteren. Diese Wirkungen werden aber wenigstens teilweise durch das vegetative Nervensystem übermittelt. So kann z.B. die Wirkung von Angiotensin auf das Meerschweinchen-Ileum durch Atropin partiell unterdrückt werden.

5. *Wirkungen auf das Zentralnervensystem.* Wird Angiotensin II in die Vertebralarterien infundiert, so hat es eine größere blutdruckstimulierende Wirkung als bei systemischer Verabreichung. Wahrscheinlich ist die Area postrema in der Medulla oblongata für diese Wirkung verantwortlich.

Bei gewissen Versuchstieren stimuliert Angiotensin II die Freisetzung von antidiuretischem Hormon und das Durstgefühl.

Über klinische Überfunktions- und Unterfunktionssyndrome des Renin-Angiotensin-Systems s. unter Mineralocorticoide, Kap. VII, S. 335f.

4. VEM und VDM (Vasoexzitor- und Vasodepressor-Substanzen)

Ob die vasoaktiven Substanzen VEM und VDM, die 1945 von Shorr, Mazur und Baez bei ihren Studien über den experimentellen Schock gefunden wurden, unter den Begriff der Gewebehormone fallen, wird z.Z. verschieden beurteilt und erst entschieden werden können, wenn die physiologische Bedeutung dieser Substanzen endgültig feststeht.

VDM wird von der Leber, der Milz und der Skeletmuskulatur gebildet, VEM von der Niere. Das in der Leber gebildete VDM wurde als das Fe-haltige Eiweiß-Ferritin identifiziert. Seine blutdrucksenkende Wirkung ist an seine reduzierte Sulfhydryl-ferro-Form gebunden, während es im oxydierten Zustand die Wirksamkeit verliert. Diese ist damit von der vorherrschenden O_2-Spannung abhängig. Außerdem sind auf seine Aktivität Nebennierenrindenhormone, die Eiweißaufnahme und Ascorbinsäure von Einfluß. Ferritin senkt die Reaktivität der Capillaren vorwiegend des Splanchnicusgebietes auf Adrenalin. Es soll außerdem antidiuretisch über die Ausschüttung von Vasopressin wirken und hat eine Funktion in der Speicherung und Freisetzung des Eisens. Das VDM muskulären Ursprungs sowie das blutdrucksteigernde VEM sind in ihrer Natur noch weitgehend unbekannt.

5. Cärulein und andere gastrointestinal wirksame Hormone

Erspamer und seiner Gruppe gelang es, aus der Haut verschiedener Froscharten ein Deca-Peptid und ein Nona-Peptid zu extrahieren und deren Sequenz aufzuklären, die sie Cärulein und Phyllocärulein nannten. Bei Phyllocärulein fehlt der Aminosäurerest Asp an der dritten Stelle. Es besteht eine auffallende Ähnlichkeit zwischen den Cäruleinen, dem C-terminalen Ende des Schweine-Cholecystokinin-Pankreozymins und demjenigen des Gastrins. Dementsprechend sind auch die pharmakologischen Wirkungen ähnlich. Es ist deshalb möglich, daß Cholecystokinin-Pankreozymin ein Trägerpeptid darstellt, von welchem Hepta- oder Octapeptide abgespalten und freigesetzt werden, wenn für den Verdauungsprozeß Gallenfluß, Pankreassaft und die Peristaltik notwendig sind. Cärulein ist mindestens 3mal so stark wirksam als CCK-PZ in seiner Wirkung auf die Gallenblase. In Dosen von 5–30 ng/kg i.v. wird es für Cholecystographie gebraucht. Wie CCK-PZ hat es eine erschlaffende Wirkung auf den Sphincter Oddi. Beim Menschen hemmt Cärulein die Motilität des Duodenums und stimuliert diejenige des Jejunums, des Colons und ihren Tonus. Ferner wird im Pankreas die Sekretion der Enzyme und des Bicarbonats stimuliert. Im endokrinen Pankreas erfolgt eine Ausschüttung von Insulin.

In der Leber wird der Gallenfluß gefördert. Stärker als Gastrin fördert es die Säuresekretion des Magens, kann die Gastrinwirkung jedoch wahrscheinlich auf kompetitivem Wege hemmen.

Die hypotone Wirkung auf das Kreislaufsystem variiert sehr von Species zu Species.

Beim Menschen sind als unangenehme Nebenwirkungen Hitzegefühl im Gesicht mit Schwitzen, Abdominalbeschwerden und Nausea von kurzer Dauer beobachtet worden.

Über *Urogastron* (=epidermal growth factor), *Bulbogastrone*, die die Magensekretion hemmen (Andersson, 1974), *Chymodenin*, ein Polypeptid, das besonders die Chymotrypsinogensekretion des Pankreas stimuliert (Adelson, 1971), und *Bombesin*, ein Tetradecapeptid aus Amphibienhaut, das die Sekretion von Gastrin und Cholecystokinin-Pankreozymin stimuliert (Erspamer, 1972) und inzwischen sowohl im Antrum und Duodenum (Polak, 1976) wie im Gehirn nachgewiesen wurde (Bloom, 1978). s. Übersichten mit Literatur in Thompson (1975), Bloom (1978) und Gregory, 1978 (S. 134).

Das Hendecapeptid *Eledoisin*, gewonnen aus den Speicheldrüsen von Cephalopoden und Physalaemin, isoliert aus der Haut von Amphibien, hat eine ähnliche Konstitution und ähnliche Wirkungen wie Substanz P.

C. Glykoproteine: Erythropoietin

1906 haben CARNOT und DEFLANDRE beobachtet, daß Serum anämischer Kaninchen die Erythrocytenbildung beim Normaltier fördert. Erst seit 27 Jahren wird dieser nun Erythropoietin genannte Stoff intensiv bearbeitet.

Erythropoietin ist ein Glykoproteid, wahrscheinlich ein α_2-Globulin mit einem Molekulargewicht von 28000–36000, das je 7–8% Hexosen, Hexosamin und Sialinsäure enthält. Trotz 50000facher Anreicherung, vorwiegend mit Hilfe von Ionenaustausch-Chromatographie aus Serum anämischer Schafe sowie Urin schwer anämischer Patienten ist aus hochgereinigter Substanz die Aminosäurenzusammensetzung, nicht aber deren Sequenz bekannt geworden (ESPADA, 1977).

Trotz schwachen antigenen Eigenschaften läßt sich Anti-Erythropoietin bilden, das Erythropoietin in vivo und in vitro hemmt. Die Antigen-Antikörper-Reaktionen sind nicht species-spezifisch (SCHOOLEY, 1962). Obwohl diskutiert wurde, daß die Niere nur ein Enzym, das Erythrogenin, bilde, das ein im Blut zirkulierendes Erythropoitinogen zu Erythropoietin umwandle, scheint heute festzustehen, daß das Erythropoietin in Zellen der Niere gebildet und von dort ausgeschüttet wird. Fluorescein-markierte Antikörper binden sich in der Nierenrinde an die Glomerula oder den juxtaglomerulären Apparat (ERSLEV, 1971).

Der adäquate Reiz zur Erythropoietinbildung oder -ausschüttung ist eine zum Bedarf ungenügende O_2-Versorgung. Es läßt daher Hypoxie, aber auch Anämie den Plasmagehalt ansteigen, während bei Übertransfusion oder Rückkehr auf Meereshöhe nach Höhenadaptationen der Erythropoietinspiegel sinkt. Der Fühler für die Hypoxämie und Auslöser der Erythropoietin-Synthese scheint in der gleichen Zelle zu liegen, obwohl dafür verschiedene andere Organe wie Hypothalamus und das Glomus caroticum in Betracht gezogen wurden. Die Tagesproduktion, nach der Urinausscheidung gemessen, wird auf 4,0 E (WHO-Standard B) mit Variationen zwischen 1,2 bis 9,5 E geschätzt (ADAMSON, 1966), die Halbwertszeit soll 75 min betragen.

Hypophysen-, Schilddrüsen- und Nebennierenrindenhormone, besonders aber Androgene (SHAHIDI, 1973) (s. Kap. IX, S. 459), scheinen Erythropoietinbildung zu fördern.

Erythropietin wirkt auf die Stammzellen des Knochenmarkes und stimuliert deren Differenzierung zu Erythroblasten. Die weiteren Stufen der Erythropoiese verlaufen unabhängig von Erythropoietin. Kobaltionen steigern die Erythropoietinbildung. Nach Nephrektomie, nicht aber bei Urämie durch Ureterenligatur sinkt Erythropoietin im Blut und ist durch Kobalt nicht mehr stimulierbar. Erythropoietin wird größtenteils im Nierengewebe, und zwar wahrscheinlich im juxtaglomerulären Apparat gebildet, ein kleiner Anteil entsteht auch extrarenal.

Bei aplastischen Anämien, weniger bei Perniciosa und Hämolyse, findet sich ein Anstieg des Erythropoietins im Plasma. Im Urin wird Erythropoietin in schwächerer Konzentration ausgeschieden.

Der Nachweis des Erythropoietins erfolgt durch Messung des Fe^{59}-Einbaues in die Erythrocyten bei der übertransfundierten Maus vor und nach Applikation des zu untersuchenden Serums. Über neue immunologische und radioimmunologische Bestimmungsmethoden, die Basalwerte im menschlichen Blut erfassen lassen, s. bei GORDON (1973).

Nierentumoren, die zur Polyglobulie führen, enthalten und produzieren vermehrt Erythropoietin. Auch in der Flüssigkeit von Nierencysten, Cysten der Cystennieren, Hydronephrosen, die zu Polycythämie führen können, wird Erythropoietin angereichert (ROSSE, 1963), wahrscheinlich durch partielle Ischämie von Nierengewebe (ADAMSON, 1968). Trotz intensivster Bemühungen ist es bis heute noch nicht gelungen, therapeutisch brauchbare Mengen Erythropoietin aus den Nieren zu extrahieren. In der Niere findet sich auch ein Inaktivator von Lipidcharakter, der sich irreversibel an das Erythropoietin bindet, und Serum schützt das Erythropoietin vor diesem Inhibitor. Man nimmt heute an, daß Erythropoietin in den Nierenzellen in labiler Form enthalten ist und durch Austritt in die Blutbahn durch das Serum vor dem Inaktivator geschützt wird. Bei Extraktion aus Nierenhomogenaten wird das Erythropoietin durch den Lipidinhibitor inaktiviert (ERSLEV, 1975). Eine umfangreiche Übersicht findet sich bei FISHER (1977).

D. Amine

Serotonin (5-Hydroxytryptamin, Enteramin)

Serotonin wird in den enterochromaffinen oder argentaffinen Zellen des Magen-Darmtraktes sowie im Zentralnervensystem gebildet. Mastzellen von Ratten und Mäusen bilden ebenfalls Serotonin, nicht aber die Mastzellen des Menschen. Serotonin wirkt wahrscheinlich einerseits als Lokalhormon („Parakrinie"), anderseits kann es Fernwirkungen auf dem Blutwege ausüben, wobei es vorwiegend

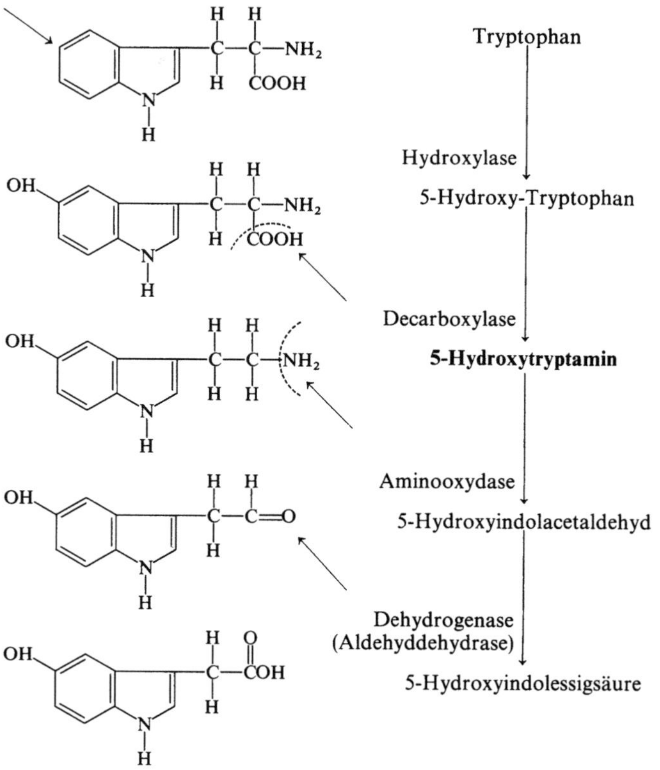

Tryptophan
Hydroxylase ↓
5-Hydroxy-Tryptophan
Decarboxylase ↓
5-Hydroxytryptamin
Aminooxydase ↓
5-Hydroxyindolacetaldehyd
Dehydrogenase (Aldehyddehydrase) ↓
5-Hydroxyindolessigsäure

Abb. 7. Auf- und Abbau des 5-Hydroxytryptamins (Serotonins). (Nach CERLETTI, 1958)

von den Thrombocyten transportiert wird. Die Blutplättchen können Serotonin aus dem Plasma um mehr als das 1000fache anreichern, wobei die Aufnahmefähigkeit an einen intakten Energiestoffwechsel mit normalem ATP-Gehalt gebunden ist. Der Reichtum der Milz an Serotonin geht wahrscheinlich auf die Häufung der Thrombocyten zurück. Im Zentralnervensystem ist es besonders der Hypothalamus, der reichlich Serotonin und Katecholamine enthält, andererseits die Epiphyse, die gleichzeitig das Serotonin-Derivat Melatonin bildet (s.S. 68 f.).

a) Biochemie

Die Biosynthese des Serotonins aus dem Tryptophan erfolgt auf ähnlichen Wegen wie diejenige der Katecholamine aus dem Phenylalanin. Zum Teil sind die gleichen Enzyme daran beteiligt, die Dopa-Decarboxylase decarboxyliert auch das Hydroxytryptophan zu Hydroxytryptamin. Als erster Schritt erfolgt die 5-Hydroxylierung durch eine Tryptophan-Hydroxylase. Normalerweise wird ca. 1% des mit der Nahrung aufgenommenen Tryptophans zu Serotonin verarbeitet. Beim Carcinoidsyndrom kann dieser Anteil auf 60% ansteigen.

Der Abbau erfolgt in erster Linie durch die Einwirkung der Mono-Aminooxydase, die das Serotonin zu 5-Hydroxyindolacetaldehyd überführt. Die Monoaminooxydase ist am Abbau einer ganzen Reihe anderer Amine mitbeteiligt, bevorzugt jedoch das Serotonin. Vom Aldehyd wird durch eine Aldehyd-Dehydrase 5-Hydroxyindolessigsäure hergestellt und in der Niere ausgeschieden. Die einzelnen Stufen des Aufbaus und des Abbaus können durch Enzyminhibitoren gehemmt werden, was jedoch nur von theoretischem Interesse ist und sich therapeutisch nicht verwenden läßt (s. Tabelle 1).

b) Physiologie

So weit die pharmakologische Serotonin-Forschung fortgeschritten ist — 1966 erschien ein Handbuch von 724 Seiten über das Hydroxytryptamin —, so wenig kennt man noch immer die Physiologie des Serotonins. Reserpin und ähnliche Verbindungen setzen das Serotonin aus dem Gehirn und den Thrombocyten frei, jedoch in nur geringem Maße aus den enterochromaffinen Zellen des Magendarmtraktes. Über den physiologischen Ausschüttungsmechanismus ist kaum etwas bekannt. Adrenalin und Noradrenalin können Serotonin freisetzen. Eine wahrscheinlich physiologische Wirkung des Serotonins ist die Steigerung der Darmmotilität bzw. die Senkung der Reizschwelle für mechanische Einwirkung auf den Meissnerschen Plexus zur Auslösung der Peristaltikwellen.

Ob Serotonin in der Blutgerinnung eine Rolle spielt, bei welcher es durch Thrombocytenzerfall in großen Mengen frei wird, ist ungewiß. Entspei-

Tabelle 1. Hemmstoffe des Aufbaues und Abbaues, Freisetzer und Antagonisten des Serotonins. (Nach LEMBECK, 1962)

Hemmstoffe	Enzyme		Freisetzer	Antagonisten
		Tryptophan		
		↓		
		Hydroxytryptophan		
α-Methyl-DOPA, Phenylessigsäure	Decarboxylase	→↓		
		Hydroxytryptamin (Serotonin)	Reserpin u.a.	LSD, Deseril, Medamin u.a.
Iproniacid, Niamid u.a.	Monoaminooxydase	→↓		
		Hydroxyindolessigsäure		

cherung an Serotonin durch große Reserpinmengen hat keine verlängerte Blutungszeit zur Folge. Möglicherweise spielt bei der Lungenembolie das durch Plättchenzerfall freiwerdende Serotonin bei Drucksteigerung im kleinen Kreislauf eine Rolle. Serotonin wirkt nur in unphysiologisch hohen Dosen antidiuretisch, wahrscheinlich durch Vasopressin-Ausschüttung, da es bei Diabetes insipidus-Patienten wirkungslos ist (REBER, 1956). Die Nierendurchblutung wird in physiologischen Dosen nicht beeinflußt.

Wenig ist über die physiologische Bedeutung des Gehirnserotonins bekannt. Es scheint eine Rolle in der Übermittlung zentralnervöser Signale auf die Neurohormone des Hypothalamus zu spielen. Ferner wirkt es als Neurotransmitter auf die Epiphyse (s. Kap. IV, S. 68), ist eine Vorstufe des Melatonins und an der Schlaf-Wach-Regulation beteiligt. Entspeicherung, sei es durch Reserpin oder durch Parachlorophenylalanin führt zu Depressionen, Schlaflosigkeit und Halluzinationen. Die Schlaflosigkeit läßt sich im Tierversuch durch Zufuhr von 5-Hydroxytryptophan beheben (LONVET, 1967). Der Serotoninspiegel im Gehirn variiert im Verlaufe des Tages und der Nacht, so daß von „*Somnotonin*" gesprochen wurde (KOELLA, 1970). Das Halluzinogen Lysergsäure-Diäthylamid (LSD) ist an verschiedenen peripheren Organen ein Serotonin-Antagonist, daß seine zentralnervösen Wirkungen jedoch auf der Serotoninhemmung beruhen, ist bis jetzt nicht bewiesen. Iproniacid, ein Mono-Amino-Oxydase-Hemmer, führt zu einer Anreicherung des Serotonins im Gehirn und wurde von Pharmakologen als Psychoenergeticum bezeichnet. Es hemmt jedoch ebenso den Abbau der Katecholamine wie denjenigen des Serotonins.

c) Das Carcinoidsyndrom

Obwohl heute die Pathogenese des Carcinoidsyndroms als alleinige Folge der Überproduktion von Serotonin in Frage gestellt ist (s.S. 935), wird bei diesem Syndrom fast ausnahmslos vermehrt Serotonin und Substanz P (s.S. 926) gebildet. Zumindest für einzelne Symptome ist als Ursache eine Serotonin-Überproduktion wahrscheinlich. Das Carcinoidsyndrom soll deshalb wie bisher als Überfunktionssyndrom des Gewebehormons Serotonin abgehandelt werden.

α) Pathologische Anatomie

Formen des Carcinoidsyndroms. Es lassen sich im wesentlichen folgende Hauptgruppen unterscheiden (HEDINGER):

Tabelle 2. Die Formen des Carcinoidsyndroms

	Tumor	Klinische Symptome	Biochemie
1. typisches Carcinoid-syndrom	Carcinoid	typisch	typisch
2. atypisches Carcinoid-syndrom	a) Carcinoid	atypisch	atypisch
	b) kein Carcinoid	typisch	typisch

Von diesen beiden Hauptgruppen müssen ferner die sog. falschen Carcinoidsyndrome abgegrenzt werden, d.h. Symptomenkomplexe, die ein Carcinoidsyndrom nur imitieren.

Carcinoide. Die Mehrzahl dieser Geschwülste sitzt im Verdauungstrakt, vor allem im Dünndarm und in der Appendix, seltener im Magen, im Dickdarm oder in Meckelschen Divertikeln. Carcinoide treten aber auch an anderen Orten auf, z.B. im Bronchialbaum oder in Teratomen von Ovarien oder Hoden. Die Carcinoide des Verdauungstraktes werden von den argentaffinen oder enterochromaffinen Zellen abgeleitet, die durch ihre Argentaffinität charakterisiert sind, d.h. die Fähigkeit, Silbersalze auch ohne Zusatz eines Reduktionsmittels zu metallischem Silber in Form körniger, schwarzer Niederschläge im Cytoplasma dieser Zellen zu reduzieren. Ein Teil der Tumoren ist jedoch nur argyrophil, d.h. die Granula schwärzen sich mit Silbersalzen nur bei Zusatz eines Reduktionsmittels. Da die Argentaffinität sehr labil ist und z.B. in der Regel bereits innert 2 Std nach dem Tode verschwindet, sind negative Befunde mit größter Vorsicht zu verwerten. Eigenartigerweise geht die Häufigkeit der Carcinoide in verschiedenen Darmabschnitten der Dichte der argentaffinen Zellen entsprechender Darmteile beim Normalen nicht parallel.

Die Primärtumoren des Verdauungstraktes sind in der Regel klein, knapp kirschgroß, gelegentlich multipel. Die Metastasen sitzen vor allem in regionären mesenterialen Lymphknoten und in der Leber, können aber auch entferntere Gebiete befallen. Ein ausgeprägtes Carcinoidsyndrom tritt in der Regel erst dann auf, wenn wenigstens Lebermetastasen vorhanden sind, wobei Ausdehnung und Masse der Metastasen für die Intensität des Carcinoidsyndroms von Bedeutung zu sein scheinen. Carcinoide außerhalb des Portalsystems, z.B. Carcinoide in Teratomen von Ovar oder Hoden, können dagegen auch ohne Metastasen bereits zu einem voll ausgebildeten Carcinoidsyndrom führen. Bronchialcarcinoide scheinen dagegen meist erst über Lebermetastasen ein ausgeprägtes Carcinoidsyndrom auszulösen. Ausnahmsweise sind allerdings auch ohne Metastasen linksseitige Herzveränderungen beobachtet worden. Magencarcinoide sollen vor allem zu atypischen Syndromen führen. Skeletmetastasen scheinen dabei recht typisch zu sein.

Andere Geschwülste mit Carcinoidsyndrom. Bei den selteneren Formen von Carcinoidsyndrom ohne typische Carcinoide handelt es sich überwiegend um anaplastische, vorwiegend kleinzellige Bronchialcarcinome. Aber auch medulläre Schilddrüsencarcinome mit Amyloidstroma, Pankreasinselzelltumoren und andere Geschwülste der Zellen der APUD-Reihe können Symptome eines Carcinoidsyndroms verursachen.

Herzveränderungen. Unter den Sekundärsymptomen sind die Herzveränderungen pathologisch-anatomisch am eindrücklichsten. Metastasierende

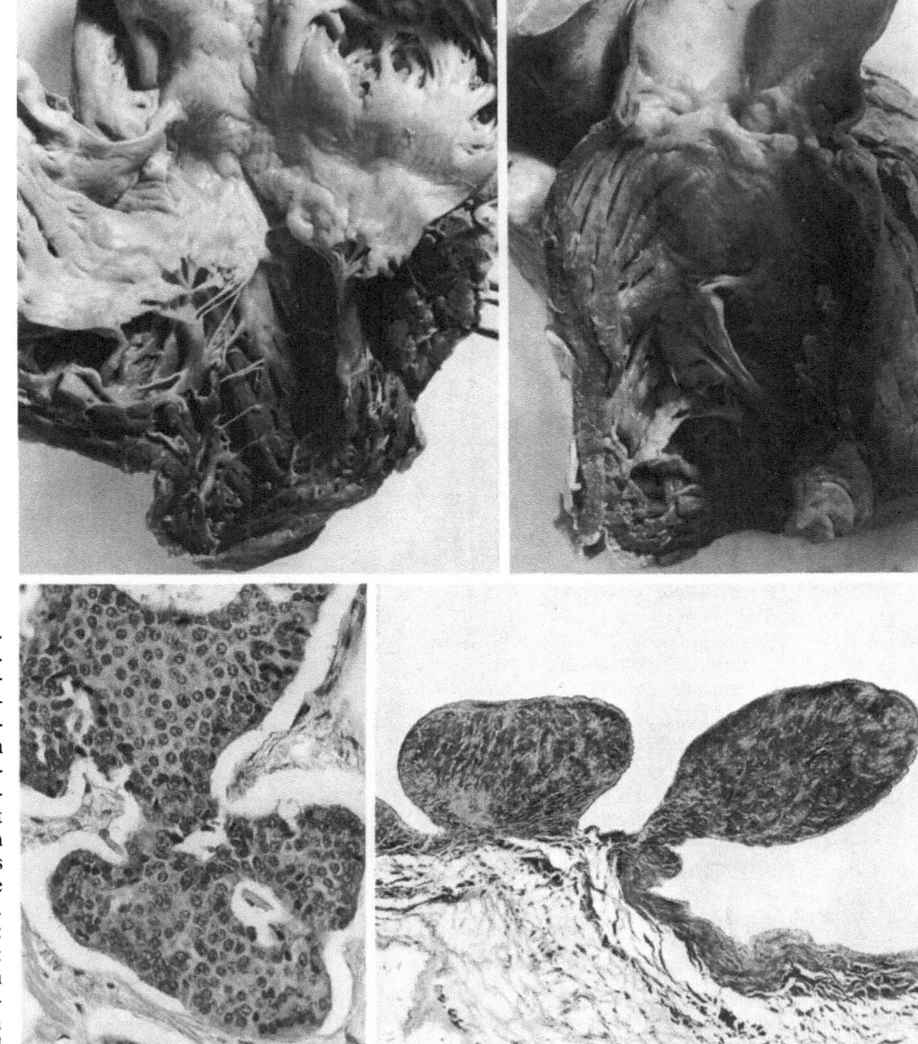

Abb. 8. Carcinoid-Syndrom. S 1597/53, 76jähriger Mann. Oben links: Chronische fibrosierende Endokarditis der Tricuspidalklappen und Endokardschwielen im rechten Vorhof. Oben rechts: Chronische fibrosierende Endokarditis der Pulmonalklappen mit Pulmonalstenose. Unten links: Histologisches Bild des Carcinoides (Lebermetastase des Dünndarmcarcinoides). H-E 250:1. Unten rechts: S 726/56, 65jähriger Mann: Polypöse Endokardschwielen im Bereiche des rechten Vorhofes bei metastasierendem Dünndarmcarcinoid. H-E 25:1

Dünndarmcarcinoide, Tricuspidalklappen- und Pulmonalklappenveränderungen mit Pulmonalstenose bilden morphologisch eine typische Trias (ISLER, HEDINGER, 1953). Auch Carcinoide ohne Metastasen können, wie bereits betont, mit Herzveränderungen einhergehen. Schwere Prozesse am Endokard finden sich vor allem aber bei den metastasierenden Tumoren. Die Endokardveränderungen bestehen in einer eigenartigen, zuckergußähnlichen Verdickung der Tricuspidal- und Pulmonalklappen mit Übergreifen auf die umliegenden Endokardabschnitte von rechtem Vorhof, rechter Kammer und Pulmonalarterie mit Pulmonalstenose (Abb. 8). Die Verdickung besteht aus einem ziemlich zellreichen und vascularisierten Gewebe mit basophiler und metachromatischer Grundsubstanz, das dem Endokard aufliegt und vor allem die Endokardbuchten an Klappen und zwischen den Trabekeln ausfüllt. Vereinzelt können auch die linksseitigen Klappen beteiligt sein, besonders bei einem Shunt zwischen rechten und linken Herzhöhlen, z.B. bei einem offenen Foramen ovale.

Gefäßveränderungen. An den im Flushbereich liegenden Hautbezirken findet man histologisch eine hochgradige Erweiterung der subepidermalen Capillaren — von SCHOLTE als Angioma teleangiectaticum, von PARKES-WEBER als Steiner-Voerner-Syndrom bezeichnet — mit ödematöser Lockerung und eigenartiger Basophilie des umliegenden Bindegewebes. Nach Entfernung des Tumors sind diese Veränderungen in der Regel rückbildungsfähig.

Übrige Befunde. Neben dem Flush und seinen Folgen können an der Haut *pellagraartige* Zustände auftreten, die nach Entfernung der Geschwulst oder bei Behandlung mit Niacin verschwinden. In einzelnen Fällen ist eine eigenartige *Verdickung des Beckenbindegewebes* mit schwartenartiger Einmauerung von Blase und Rectum beobachtet worden. Wesentliche entzündliche Infiltrate fehlen. Möglicherweise liegt eine den Herzveränderungen entsprechende Fibrose infolge Anhäufung bindegewebeaktiver Stoffe im Becken vor, die durch das im Abdominalraum metastasierende Carcinoid ausgeschieden werden (HEDINGER, 1954).

β) *Vorkommen und Häufigkeit*

Asymptomatische Carcinoide sind relativ häufig. So findet man z.B. in ungefähr 0,65% aller Autopsien kleine Carcinoide des Verdauungstraktes. In operativ entfernten Appendices können Carcinoide in ungefähr 0,2–0,5% der Fälle nachgewiesen werden. Klassische Carcinoidsyndrome sind dagegen relativ selten. WALDENSTRÖM (1962) beobachtete in Malmö 6 Fälle in einer Zeitspanne von 10 Jahren bei einer Bevölkerung von ungefähr 200000 Personen. In der gleichen Periode kamen 3 Phäochromocytome und nur ein aktives Insulom vor.

	Symptom	wie oft	%→
Haut	Flush	129	93,5
	Dauercyanose	25	18,1
	Teleangiektasien	35	25,2
	Pellagra-artige Dermatose	9	6,5
Respirationstrakt	Asthma	26	18,9
Magendarmtrakt	Diarrhoen	107	77,5
	Kolikartige Bauchschmerzen	70	50,7
	Ileus oder Subileus	21	15,2
Herz	Rechtsseitige Endokardfibrose (autoptisch) oder durch Herzkatheter gesichertes Klappenvitium	55	39,9
	Linksseitige Endokardfibrose (nur autoptisch nachgewiesen)	18	13,1
Wasserhaushalt	Oligurie oder Ödeme (ohne Anhalt für Herzerkrankung)	26	18,9
Gelenke	Gelenkbeschwerden, „Arthritis“	10	7,3
Tumor	Palpabler Lebertumor	86	62,4
Körpergewicht	Gewichtsverluste	65	47,1

Abb. 9. Art und Häufigkeit der Krankheitserscheinungen beim typischen Carcinoidsyndrom, ermittelt bei 138 Krankheitsfällen. (Nach KÄHLER, 1967)

Tabelle 3. Lokalisation und Häufigkeit der Carcinoide

Lokalisation	Häufigkeit %	Argentaffinität	
		Carcinoid	normale Schleimhaut
Bronchialbaum	1	selten	(+)
Magen	3	selten	++++
Pankreas	selten	häufig	(+)
Duodenum	2[a]	fast immer	+++++
Jejunum, Ileum	33[a]	fast immer	++
Meckelsches Divertikel	1	häufig	++
Appendix	46	häufig	++
Colon	2	nicht immer	+
Rectum	1	selten	+++
Gallengänge	0,2	selten	+
Hamartome	selten	variabel	
Teratome	selten	variabel	

[a] Craniocaudale Zunahme der Häufigkeit.

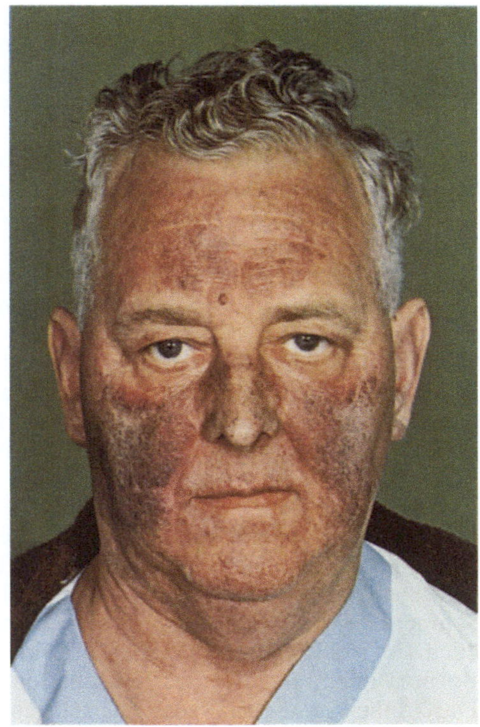

Abb. 10. 63jähriger Patient, Dünndarmcarcinoid mit Lebermetastasen. Über Jahrzehnte Neigung zu Durchfällen und allmählich sich entwickelnde Rötung und Dauercyanose des Gesichtes

Atypische Carcinoidsyndrome mit andersartigen Tumoren als Carcinoiden oder Carcinoide im Rahmen einer endokrinen Adenomatose sind selten. Eine Übersicht der relativen Häufigkeit verschiedener Lokalisationen der Carcinoide findet sich in Tabelle 3.

Aus einer größeren Statistik von MOERTEL (1961) geht ein Überwiegen der Männer im Verhältnis von etwa 2:1 hervor. Die Patienten sind meist zwischen 50 und 60 Jahre alt, doch wurde das Syndrom auch bei Patienten höheren Alters oder bei Jugendlichen gefunden.

γ) Klinik

Das Krankheitsbild wird von den folgenden 4 Gruppen von Kardinalsymptomen beherrscht:
1. Hautsymptome: Flush, Dauercyanose, Teleangiektasien.
2. Gastrointestinale Symptome: Koliken, Diarrhoe, Obstruktion.
3. Respirationssymptome: Asthma bronchiale, Tachypnoe, Hyperpnoe.
4. Kardiopathie: Pulmonalstenose, Tricuspidalinsuffizienz, Rechtsinsuffizienz.

Die Häufigkeit der Haupt- und Nebensymptome geht aus der Abb. 9 hervor.

Das Leiden beginnt schleichend und der Verlauf zieht sich über Jahre, sogar Jahrzehnte hin, da die Tumoren trotz Metastasierung relativ gutartig sind und langsam wachsen. Durchschnittlich beträgt aber die Krankheitsdauer 2–4 Jahre, und auf die Dauer ist die Prognose mit wenigen geheilten Ausnahmen infaust.

1. Hautsymptome. Das charakteristischste und bei typischem Ablauf pathognomonische Symptom ist der Flush: eine anfallsweise auftretende großfleckige oder flächenhafte Rötung vorwiegend des Gesichtes, die in Cyanose umschlägt und mit der Empfindung von Hitze einhergeht. Anfallsdauer und Häufigkeit können sehr verschieden sein. In der Regel dauern die Anfälle wenige Minuten, sie können bis zu Stunden anhalten. Anfänglich treten sie einmal monatlich oder wöchentlich auf, später können sie mehrmals täglich in Erscheinung treten. Spontan tritt der Flush jederzeit, besonders häufig aber beim Erwachen auf. Er kann aber auch ausgelöst werden durch körperliche Anstrengung, psychische Erregung, Nahrungsaufnahme und insbesondere Alkohol sowie durch mechanischen Druck auf den Tumor bzw. die Metastasen. Neben der unangenehmen Hitzesensation leiden die Patienten unter Kopfdruck, zuweilen an Übelkeit und Erbrechen. Sie können ein Brennen der befallenen Hautpartien empfinden, Juckreiz ist selten. Der Flush verläuft in 3 Stadien. Zuerst erweitern sich die präcapillären Arteriolen, Wangen und Nase werden ziegelrot und die Rötung dehnt sich auf Hals, Brust und evtl. Extremitäten aus. Die Conjunctiven sind injiziert. Danach wird die Haut purpurrot. Gleichzeitig erscheint eine ödematöse Schwellung, besonders der Lippen und Lider. Augensymptome sind conjunctivale Injektion, Tränenfluß, Verengerung der Netzhautarterien mit nachfolgenden Pigmentverschiebungen (WONG, 1967). Die Haut ist überwärmt. Beim Abklingen entsteht eine fleckige Cyanose, wobei die Arteriolen verengt, die Capillaren weit sind. Die Haut ist dabei kalt. Das Herzminutenvolumen ist erst vermindert, dann vermehrt. Es kommt zur Tachykardie mit leicht erhöhtem diastolischem und systolischem Blutdruck, schließlich zur Hypotonie und evtl. Kollaps.

Abgesehen von anfallsweisem Flush kann es zur bleibenden Rötung des Gesichtes und schließlich zur lokal bedingten Dauercyanose des Gesichtes durch Hämostase in den erweiterten Capillaren kommen. Charakteristisch sind an Wangen und Nasen die Teleangiektasien, die nach Entfernung des Tumors sich wieder zurückbilden können. Schließlich machen sich an der Haut pellagraähnliche Veränderungen bemerkbar, gelbbraune Pigmentationen im Gesicht und am Rücken, Hyperkeratose verbunden mit Stomatitis, Glossitis und Vulvitis.

2. Gastrointestinale Symptome. Sie sind ein Frühzeichen und bestehen in unregelmäßig auftretenden wäßrigen Diarrhoen einerseits, kolikartigen Schmerzanfällen anderseits, die zusammen, aber auch für sich alleine vorkommen können. Laute Borborygmen sind charakteristisch. Koliken und Durchfälle können entweder nur gelegentlich oder aber häufiger bis zu 20mal täglich auftreten. Der Stuhl kann unverdaute Speisen enthalten und röntgenologisch zeigt sich eine außerordentlich beschleunigte Motorik. Gelegentlich kommt es zur Steatorrhoe.

Obstruktion, Subileus und Ileus sind durch den Primärtumor oder die Metastasen bedingt.

Schließlich soll sich häufig, in über der Hälfte der Fälle, ein Tumor in der Leber palpieren lassen.

Durchfälle und Koliken können gleichzeitig mit dem Flush, aber auch unabhängig von diesem auftreten.

3. Respirationssymptome. In der Regel geht mit dem Flush eine Tachy- und Hyperpnoe einher, die meist auch von einem Bronchospasmus mit typischem Asthma bronchiale begleitet ist. Gelegentlich können asthmatische Symptome der typischen Carcinoidsymptomatik vorangehen. Das Asthma kann von leicht stridoröser Atmung bis zum schwersten Anfall mit Erstickung führen.

4. Kardiopathie. Die Endokardfibrose betrifft ganz überwiegend das rechte Herz, Veränderungen im linken Herzen wurden nur autoptisch gefunden und in der Regel nur bei intrakardialen Kurzschlüssen. Die Herzveränderungen sind ein Spätsymptom, sie sind in der Regel irreversibel. Selten ist mit dem Endokard auch das Perikard in geringem Ausmaß von der Fibrose befallen. Die Hälfte der Patienten mit Herzbeteiligung sterben an der Herzinsuffizienz. Klinisch sind im Vordergrund die valvuläre Pulmonalstenose, gelegentlich kombiniert mit einer leichten Pulmonalinsuffizienz, mit den entsprechenden typischen Auskultationsbefunden, Herzkatheterwerten, der Rechtsüberlastung und dem Rechtsschaden im EKG. Radiologisch kann ein vorspringender Pulmonalisbogen nachweisbar sein. Der rechte Ventrikel wird erst vergrößert, wenn es zur Insuffizienz kommt. Die Tricuspidalinsuffizienz tritt in der Regel erst in Erscheinung, wenn die Pulmonalstenose zu Druckbelastung führt. Es kommt dann noch die Volumenbelastung des Pendelblutes hinzu, so daß das rechte Herz bald insuffizient wird und versagt. Die Tricuspidalinsuffizienz läßt sich am Venen- und Leberpuls erkennen.

5. Übrige Symptome. Störungen im Wasserhaushalt, Oligurie, Ödeme, gelegentlich auch Ascites und Pleuraergüsse sind weniger häufige Symptome, sie kommen auch ohne Herzinsuffizienz vor. Ihre Entstehung ist nicht sicher geklärt, (s.S. 941). Serotonin soll den Venendruck und die Capillarpermeabilität erhöhen.

Arthralgien der kleinen und großen Gelenke, gelegentlich mit leichten entzündlichen Zeichen beschrieben, dürften nicht einer echten Arthritis entsprechen. Duodenalulcera sollen gehäuft vorkommen. Zwei Fälle von Carcinoid-Syndrom mit Induratio penis plastica (M. Peyronie) wurden beschrieben (Bivens, 1973). Myopathie kommt vor und kann experimentell erzeugt werden. Sie bildet sich ebenso wie die Durchfälle auf Cyproheptadin zurück (Berry, 1974).

Serotonin scheint reversibel die Insulinausschüttung zu hemmen und die Glucosetoleranz zu vermindern, was bei zehn Patienten mit aktivem Carcinoid beobachtet worden ist (Feldman, 1975). Bronchial-Carcinoide mit Hypoglykämie und erhöhtem immunoreaktivem Insulin im Serum und im Tumor gehören zur endokrinen Adenomatose Typ I (Shames, 1968).

6. Psyche. Kritische Untersuchungen an Patienten mit dem Carcinoidsyndrom haben keine psychopathologischen Erscheinungen, die mit dem 5-Hydroxytryptamin in direkte Beziehung gesetzt werden können, ergeben. Sowohl akutes als chronisches Überangebot von Serotonin hat keine unmittelbare Auswirkung zur Folge (Schneider, 1958; Kind, 1957).

Neben dem leicht diagnostizierbaren Vollbild können einzelne Organsymptome völlig im Vordergrund stehen, so daß eine Tumorform, eine enterale Form, eine kardiovasculäre und eine pulmonale Form unterschieden werden können (Hedinger, 1962).

δ) Pathogenese

Nicht jedes Carcinoid, auch nicht jedes mit Lebermetastasen führt zu einem Carcinoidsyndrom. Umgekehrt kann in seltenen Fällen das Vollbild des Syndroms auch ohne das morphologische Korrelat des Carcinoidtumors gefunden werden.

Die Carcinoide sind Tumoren der enterochromaffinen oder argentaffinen Zellen der APUD-Reihe, welche das Gewebehormon Serotonin bilden. Die Tumoren enthalten bei hoher Dopa-Decarboxylase und niedriger Aminooxydase-Aktivität (ZIEGLER, 1967) verhältnismäßig große Mengen Serotonin, so daß der Serotonin-Pool beim Carcinoidpatienten auf mehrere Gramm berechnet werden konnte. Der Serotoninblutspiegel ist fast ausnahmslos erhöht, das Abbauprodukt des Serotonins, die 5-Hydroxyindolessigsäure wird im Urin vermehrt ausgeschieden. Da das Serotonin sowohl Darmwirkungen hat als die Capillaren erweitert, Ödeme erzeugt und Bronchospasmen hervorruft, glaubt man im Carcinoidsyndrom das Überfunktionssyndrom des Serotonins zu erkennen. Dafür spricht auch, daß Druck auf den Tumor oder die Metastasen einen Anfall auslösen kann. Anderseits fand man, daß im Flush das Serotonin im Blut nicht ansteigt und Serotonininjektionen wohl gewisse Gefäßreaktionen, jedoch kaum je einen typischen Flush auszulösen vermögen. Auch ist trotz aller Bemühungen nicht gelungen, durch chronische Serotoninapplikation im Tierversuch die dem Carcinoidsyndrom entsprechenden Herzveränderungen hervorzurufen. Wahrscheinlich ist die Serotonin-Überproduktion höchstens für die Durchfälle verantwortlich.

Die Tumormetastasen der Leber enthalten im Gegensatz zum gesunden Lebergewebe beträchtliche Mengen Kallikreinogen, bzw. Kallikrein, das Enzym, das aus dem Kininogen des Plasma die Kinine, insbesondere das Kallidin oder Lysyl-Bradykinin freisetzt. Eine Aminopeptidase wandelt dieses zu Bradykinin. Bradykinin löst nun beim Gesunden wie beim Carcinoidpatienten den typischen Flush aus. Gleichzeitig ruft es Bronchospasmen und Darmkontraktionen hervor. Im Flush ist in der Regel, jedoch nicht immer, die Bradykininkonzentration in der V. hepatica erhöht.

Auch mit den Katecholaminen, Adrenalin oder Noradrenalin läßt sich ein typischer Flush auslösen. Die Carcinoidtumoren bzw. ihre Metastasen setzen unter dem Einfluß von Katecholaminen Kallikrein frei, das zu einem Anstieg des Bradykinins im Blut führt. Anderseits kann Serotonin Katecholamine freisetzen, diese aber auch Serotonin. Wahrscheinlich sind am Flush, der Diarrhoe und dem Asthma alle drei Stoffe in ihrer gegenseitigen Beeinflussung beteiligt. Ex juvantibus kann geschlossen werden, daß die Durchfälle vorwiegend durch Serotonin bedingt sind, da der Serotonin-Antagonist Methysergid nur diese zum Sistieren bringt. Mit den Glucocorticoiden gelingt es, den Flush zu coupieren, es ist bekannt, daß Glucocorticoide die Kallikreinaktivierung hemmen (s.S. 929). Die Pathogenese der Kardiopathie ist bis heute nicht geklärt. Es liegt auf der Hand, daß sie durch einen im Blut der V. cava, nur selten der V. pulmonalis enthaltenen Stoff hervorgerufen wird. Sowohl für das Serotonin als auch das Bradykinin wird im allgemeinen angenommen, daß diese in der A. pulmonalis höher konzentriert sind als in der V. pulmonalis. Jedoch kommen Veränderungen des linken Herzens auch ohne Lungencarcinoide oder Metastasen und ohne Rechts-Links-Shunt vor. Bradykinin steigert die Endothelpermeabilität. Die Vermutung, daß Bradykinin, Serotonin oder ähnliche Stoffe die Endokardveränderungen verursachen, bleibt zu beweisen. Die Herzveränderungen stehen in keiner Beziehung zur Dauer der Krankheit oder der Größe der Lebermetastasen (ROBERTS, 1964).

Sowohl die Ödembereitschaft als auch die Oligurie gehen möglicherweise auf Serotonin zurück. Die Arthralgien sind pathogenetisch ungeklärt. Die pellagraähnlichen Hauterscheinungen und Pigmentierungen sind wahrscheinlich Folge eines Nicotinsäureamidmangels, der möglicherweise durch das Abfangen des Nahrungstryptophans durch die Carcinoidtumoren bedingt ist, so daß bei ungenügender Ernährung der Grundstoff Tryptophan für eine adäquate Versorgung nicht ausreicht.

ε) *Laboratoriumsdiagnostik*

Die Routine-Laboratoriumsuntersuchungen wie Senkung, Blutbild, Urinuntersuchung ergeben in der Regel normale Werte. Gelegentlich findet sich eine Thrombocytose. In etwa einem Viertel der Fälle findet sich eine Hypoproteinämie.

Die Diagnose wird gesichert durch den Nachweis einer eindeutig erhöhten 5-Hydroxyindolessigsäure im 24-Std-Urin, die nach geeigneten Extraktions- und Reinigungsverfahren colorimetrisch bestimmt wird (UDENFRIEND, 1955). Die qualitativen und semiquantitativen Urintests sind unzuverlässig. Voraussetzung ist vorgängig der 24-Std-Urinsammlung das Absetzen möglichst aller Medikamente, besonders der Phenothiazine, sowie Elimination der stark serotoninhaltigen Früchte wie Bananen, Walnüsse und Ananas aus der Nahrung.

Als Normalwerte werden 2–8 mg angegeben. Sicher pathologische Werte liegen über 15 mg/24 Std. Bei Carcinoidsyndrom werden Werte von 50–300 mg/24 Std gefunden. Ein eindeutig erhöhter Wert ist beweisend für das Carcinoidsyndrom. Normalwerte schließen jedoch das Carcinoid nicht aus. Die Ausschüttung von Serotonin kann intermittierend erfolgen und damit die Menge von 5-Hydroxyindolessigsäure im Urin von Tag zu Tag variieren. Bei klinischem Verdacht und Normalwerten ist der Provokationstest mit Reserpin indiziert, der bei positivem Ausfall beweisend ist, bei negativem Ausfall aber ein Carcinoid nicht ausschließt. Es werden 2–5 mg Reserpin i.m. injiziert und im 24 Std-Urin während 2–3 Tagen die 5-Hydroxyindolessigsäure bestimmt. Auch hier ist ein Anstieg der Ausscheidung auf über 15 mg zu fordern. Beim Gesunden erfolgen geringe Anstiege. Ist der Test in dieser Dosierung negativ und wurde das Reserpin gut ertragen, so kann der Test mit 5–10 mg Reserpin wiederholt werden (LANGEMANN, 1957; KÄHLER, 1967).

Ein nützlicher klinischer Test ist der Versuch der Auslösung eines Flushs durch i.v. Injektion von 1–10 µg Adrenalin.

ζ) Differentialdiagnose

Der Carcinoidflush steht in Differentialdiagnose vor allem der Wallungen in der Menopause, die aber nicht so ausgeprägt sind und nicht mit Cyanose und den unangenehmen Begleiterscheinungen einhergehen. Die Lid- und Mundschwellungen können an Quinckesches Ödem denken lassen. Der Histaminflush bei Mastocytose bzw. Urticaria pigmentosa ist hellrot, hält länger an und hinterläßt Pigmentationen. Schließlich kann die emotionelle Rubeosis vegetativ labiler junger Menschen gelegentlich in Differentialdiagnose fallen.

Gehen die Durchfälle ohne Flush einher, so steht die ganze Differentialdiagnose der anfallsweisen Diarrhoe, besonders der endokrin bedingten Diarrhoe in Erwägung. Gegenüber dem Asthma bronchiale geht der Bronchospasmus des Carcinoidsyndroms stets mit Tachypnoe und Hyperpnoe einher. Die Carcinoidkardiopathie ist ein Spätsymptom, und erworbene Pulmonalstenose im späteren Lebensalter besonders in Kombination mit der Tricuspidalinsuffizienz sind fast pathognomonisch.

η) Therapie (KABAKOW, 1959; MENGEL, 1965; KÄHLER, 1967)

Wenn das Carcinoidsyndrom in Erscheinung tritt, liegen praktisch immer schon Metastasen vor, mit Ausnahme der seltenen Gonadalcarcinoide. Eine operative Heilung ist deshalb nur in einigen wenigen vereinzelten Fällen möglich gewesen. Die chirurgische Intervention ist dennoch indiziert als vitale Indikation bei Darmobstruktionen und als palliative Maßnahme bei dem protrahierten Verlauf des Leidens. Es lohnt sich die Entfernung einzelner größerer Metastasen, zuweilen sogar die Hemihepatektomie. Der Eingriff kann den Patienten wieder auf Jahre Beschwerdefreiheit bringen. Allerdings sind Carcinoidpatienten während der Operation besonders gefährdet, und Erleichterung der Beschwerden läßt sich auch medikamentös erzielen. Die Indikation zu einer Palliativoperation ist daher sehr genau abzuwägen.

Das Carcinoid ist wenig strahlenempfindlich und Röntgenbestrahlungen fallen außer Betracht. Cytostatica wie Cyclophosphamid können subjektive Besserung, objektiv Verkleinerung der Metastasen und Rückgang der 5-Hydroxyindolessigsäureausscheidung erzielen lassen. Eine lokale Leberperfusion mit 5-Fluorouracil kann gelegentlich erwogen werden. Dagegen scheint das bisher als für die B-Inselzellen spezifisch betrachtete Streptozotocin auch auf andere Zellen der APUD-Reihe zu wirken und kann erhebliche Palliativ-Erfolge bringen (GAGEL, 1976). Auch mit Adriamycin sind Erfolge erzielt worden.

Der Flush wird am besten durch Prednison 20–40 mg/24 Std beeinflußt, das die Kallikreinaktivierung und damit die Bradykininbildung hemmt. Symptomatisch wirken auch die α-Receptorenblocker Phentolamin (Regitin) und Phenoxybenzamin (Dibenzylin), Decarboxylaseblocker wie α-methyl-Dopa haben versagt. Der Kallikreininhibitor Trasylol verhindert den Flush nur während der Dauertropfinfusion. Reserpin ist nicht verwendbar, da es die enteralen Speicher des Serotonins nicht entleert. Hingegen kann Chlorpromazin Flush, Durchfälle, Leibschmerzen und Bronchospasmen erheblich bessern oder zum Verschwinden bringen. Neben der sedativen Wirkung ist Chlorpromazin ein Bradykinin-Antagonist. Nur die Durchfälle sprechen auf den Serotonin-Antagonisten Methysergid an. Theoretisch interessant ist die Verwendung von Parachlorophenylalanin, das kompetitiv die Hydroxylierung von Tryptophan zu 5-Hydroxytryptophan hemmt. Die Durchfälle lassen sich bei einer Applikation von mehreren Gramm täglich bessern, jedoch hat die Entleerung der Serotoninspeicher im Zentralnervensystem Nebenwirkungen wie Depressionen und Halluzinationen zur Folge (ENGELMANN, 1967).

θ) Atypisches Carcinoidsyndrom

Es gibt einerseits Carcinoide mit nicht ganz typischer Histologie und meist auch Lokalisation, die eine atypische klinische Symptomatik und atypische Biochemie aufweisen. Andererseits können Nicht-Carcinoidgeschwülste mit einer typischen klinischen Carcinoidsymptomatik und Biochemie einhergehen (HEDINGER, 1962; MOERTEL, 1965).

Die ersten gehen mit einem hellrot fleckigen, of sehr ausgedehnten Flush einher und bilden neben Serotonin auch 5-Hydroxytryptophan und vor allem Histamin, das sowohl im Blut als auch im Urin vermehrt nachgewiesen werden kann. Als Lokalisation werden dabei besonders Magen und Bronchien (WALDENSTRÖM, 1962; MELMON, 1965) genannt.

Außerhalb des Carcinoids können Carcinome von Magen, Leber, Gallenwegen und Pankreas das typische Carcinoidsyndrom hervorrufen, wobei sich meist vermehrte Serotoninbildung und vermehrte 5-Hydroxyindolessigsäureausscheidung nachweisen lassen.

Andererseits können Ovarcarcinoide reversible Herzveränderungen verursachen, ohne daß dabei Flushs vorkommen, ein weiterer Hinweis, daß letztere nicht direkt durch Serotonin bedingt sind (CHATTERJEE, 1968).

Schließlich bestehen Übergänge zum paraneoplastischen Syndrom, indem verschiedene Tumoren, besonders aber kleinzellige Bronchuscarcinome sowohl das Carcinoidsyndrom, aber auch gleichzeitig andere endokrine Überfunktionssyndrome (SIEGENTHALER, 1965) wie das Cushing-Syndrom (HARRISON, 1957) hervorrufen können. Zudem kann das Carcinoid-Syndrom im Rahmen der endokrinen Adenomatose Typ I auch mit dem Zollinger-Ellison-Syndrom vorkommen (WILLIAMS, 1962; SCHMID, 1964).

E. Das Prostaglandin-Thromboxan-System

O. OELZ

1. Einleitung

Prostaglandine, Thromboxane und Prostacyclin werden enzymatisch in den meisten Zellen des Organismus aus Arachidonsäure, einer langkettigen, hochungesättigten Fettsäure, gebildet. Die Menge und das Verhältnis der synthetisierten Wirkstoffe ist von Zelle zu Zelle verschieden und bedingt zum Teil die Spezifität der resultierenden biologischen Effekte. Die Abkömmlinge der Arachidonsäure wirken als lokale Hormone auf benachbarte Zellen und Gewebe und beeinflussen so verschiedenartige Vorgänge wie Kontraktion und Relaxierung glatter Muskeln, Sekretion von Elektrolyten und Hormonen, Aktivierung von Osteoclasten und Entzündungszellen, Thrombocytenaggregation, Sensibilisierung schmerzleitender Nervenfasern und Auslösung von Fieber. Dadurch hat das Prostaglandin-Thromboxan-System eine physiologische Rolle bei der Regulation der Organdurchblutung, der Blutstillung, der Aufrechterhaltung der cellulären Integrität des Magen-Darm-Traktes, der Nierenfunktion und der Reproduktion. Die Prostaglandine und Thromboxane vermitteln oder modifizieren mehrere Reaktionen im Entzündungsgeschehen. Pharmakologische Blockierung oder endogene Dysfunktion des Systems führt zu Störungen der Feinregulation physiologischer Prozesse, die meist nicht katastrophal sind, da die Blockade selten vollständig ist, oft Agonisten und Antagonisten ausgeschaltet werden und schließlich Prostaglandin-unabhängige Mediatoren den Funktionsausfall kompensieren. Manchmal resultieren jedoch schwere, potentiell letale Veränderungen.

2. Nomenklatur

Die chemische Grundstruktur der Prostaglandine, die hypothetische Prostansäure, enthält 20 Kohlenstoffatome, welche von der COOH-Gruppe ausgehend fortlaufend numeriert werden (Abb. 11). Die natürlich vorkommenden primären Prostaglandine D, E und F, die sich durch verschiedenen Gehalt und Position von Keto- und Hydroxylgruppen am Cyclopentanring unterscheiden, enthalten eine Hydroxylgruppe am Kohlenstoff C_{15} sowie eine trans-Doppelbindung zwischen C_{13} und C_{14}. Die cyclischen Endoperoxide tragen am Ring eine cyclische Sauerstoffgruppe. Prostaglandin G_2 enthält in der C_{15}-Position eine Hydroperoxigruppe. Die Anzahl der Doppelbindungen in den aliphatischen Seitenketten wird als Zahl nach der Buchstabenbezeichnung angegeben. Prostaglandin E_1 hat nur die trans-Doppelbindung zwischen C_{13} und C_{14}, während Prostaglandin E_2 zusätzlich eine cis-Doppelbindung zwischen C_5 und C_6 enthält. Bei Prostaglandin F bedeutet die Bezeichnung α, daß sich die Hydroxylgruppe am Kohlenstoff C_9, wie auch die übrigen Hydroxylgruppen, in der α-Position befinden, d.h. räumlich auf der gleichen Seite der durch den Cyclopentanring gebildeten Ebene wie die Seitenkette mit der Säurefunktion. Die α-Stellung wird mit durchbrochener Bindung symbolisiert. Die β-ständigen Substituenten stehen auf der räumlich entgegengesetzten Seite, was als keilförmige Bindung gezeichnet wird. Das Prostacyclinmolekül enthält eine cyclische Ätherkonfiguration zwischen C_9 und C_6. In Thromboxanen ersetzt ein Oxanring den Pentanring. Anstelle der komplizierten chemischen Bezeichnungen (11α, 15α-Dihydroxy-9-oco-5-cis-13-trans-prostadiensäure für Prostaglandin E_2 oder 8-[1-hydroxy-3-oxopropyl]-9, 12L-dihydroxy-5, 10-heptadecadiensäure für

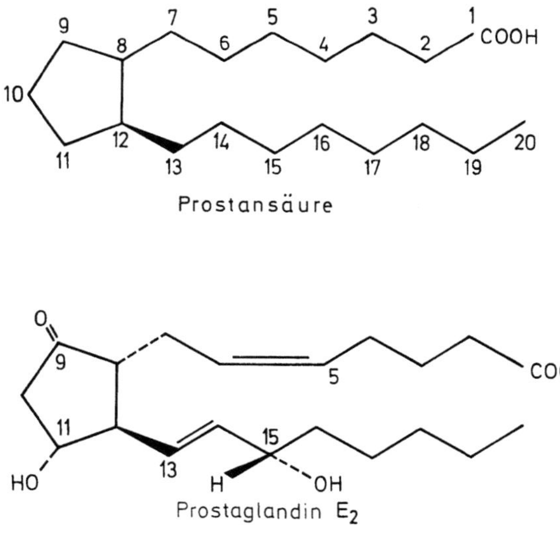

Abb. 11. Struktur der hypothetischen Prostansäure und von PGE_2

Thromboxane B_2) werden die Kurzbezeichnungen PGE_2, PGD_2, $PGF_{2\alpha}$, PGG_2, PGH_2, TxA_2, TxB_2, Prostacyclin (auch PGI_2) und 6-Keto-$PGF_{1\alpha}$ verwendet.

3. Geschichtliches

1930 KURZROCK und LIEB beschreiben die stimulierende Wirkung menschlicher Samenflüssigkeit auf die Uterusmuskulatur.

1933–1935 GOLDBLATT und VON EULER finden unabhängig voneinander im Samen eine vasoaktive Substanz. In der irrigen Ansicht, der neue Stoff werde in der Prostata gebildet, nennt ihn VON EULER Prostaglandin.

1960–1962 BERGSTRÖM u. Mitarb. klären die Struktur der primären Prostaglandine auf.

1965–1972 SAMUELSSON u. Mitarb. erforschen den Metabolismus der primären Prostaglandine.

1971 VANE entdeckt, daß Aspirin und ähnliche nicht-steroidartige antiinflammatorische Pharmaka die Prostaglandin-Biosynthese hemmen.

1973 HAMBERG und SAMUELSSON sowie NUGTEREN und HAZELHOF isolieren die cyclischen Endoperoxide PGG_2 und PGH_2.

1975 HAMBERG, SVENSSON und SAMUELSSON charakterisieren Thromboxane A_2 und B_2.

1975 MALMSTEN u. Mitarb. beschreiben einen hämostatischen Defekt als Folge eines thrombocytären Prostaglandin-Synthetase-Mangels.

1975 SEYBERTH u. Mitarb. demonstrieren eine erhöhte PGE-Produktion als Ursache gewisser Formen der Tumorhypercalcämie.

1976 Die Arbeitsgruppe von VANE beschreibt Prostacyclin (PGI_2).

Tabelle 3. Stimulatoren der Prostaglandin-Biosynthese

Agens	Gewebe
Noradrenalin	ZNS, Niere
Adrenalin	ZNS, Thrombocyten, Niere, Milz, Leber
Dopamin	ZNS
TSH	Schilddrüse
ACTH	Nebennierenrinde
LH	Ovar
Angiotensin	Nierenmark, Milz, Leber, Herz, Endothel und glatte Muskulatur der Arterien, perisplenales Fettgewebe
Bradykinin	Niere, Herz, transformierte Fibroblasten
Kallikrein	Niere
Thrombin	Thrombocyten, transformierte Fibroblasten
Collagen	Thrombocyten
ADP, ATP	Niere, Milz, Herz, Leber, Lunge, Thrombocyten, perisplenales Fettgewebe
Ionophore	Niere, Thrombocyten, Trachea
cyclisches AMP	Schilddrüse, tranformierte Fibroblasten
Stimulation des Sympathicus	Niere, Milz
Mechanische Stimulation und Trauma	ubiquitär
Minderperfusion, Ischämie	Niere, Herz
Hyperosmolarität	Niere, Magen, Uterus
Antigen-Antikörper-Reaktion (RCS-RF)	Lunge
Bakterielle Pyrogene	ZNS
Schock (hämorrhagisch, Endotoxin)	Lunge, Herz, Niere
Arachidonsäure	ubiquitär

4. Biosynthese und Metabolismus

Mit Ausnahme der Samenflüssigkeit werden Prostaglandine im Körper nicht gespeichert. Die biologischen Effekte des Prostaglandin-Thromboxan-Systems werden durch Neusynthese hochaktiver, z.T. sehr labiler Moleküle sowie durch deren raschen Abbau in inaktive Metaboliten determiniert. Die biologisch wichtigste Vorstufe der Prostaglandine ist Arachidonsäure, eine essentielle Fettsäure mit 20 Kohlenstoffatomen und 4 Doppelbindungen (Abb. 12). Arachidonsäure findet sich in Geweben und Plasma in veresterter Form hauptsächlich in den Phospholipiden. Neben Arachidonsäure enthalten die Phospholipide auch geringe Mengen von Dihomo-γ-linolensäure, der Vorstufe der monoenoischen Prostaglandine (PGE_1, $PGF_{1\alpha}$, PGD_1, TxA_1). Der limitierende Schritt in der Prostaglandin-Biosynthese ist die Verfügbarkeit von freier Arachidonsäure. Stimulatoren (Tabelle 3) aktivieren auf noch nicht ganz geklärte Weise Phospholipasen, welche Arachidonsäure aus Phospholipiden abspalten. Der in fast allen Geweben mit Ausnahme der Erythrocyten nachweisbare Enzymkomplex Prostaglandin-Synthetase (Fettsäuren-Cyclo-Oxygenase) konvertiert Arachidonsäure in das cyclische Endoperoxid PGG_2 (HAMBERG, 1973; NUGTEREN, 1973). Diese Reaktion entspricht einer Funktion erster Ordnung (LANDS, 1976). PGG_2 und PGH_2 sind biologisch hochaktiv und induzieren zum Beispiel die Aggregation der Thrombocyten sowie die Kontraktion von glatter Gefäß- und Bronchialmuskulatur. Die Halbwertszeit von PGG_2 und PGH_2 in wäßrigem Medium beträgt 5 min, in vivo erfolgt die weitere Transformation noch schneller und hängt vom jeweiligen Ge-

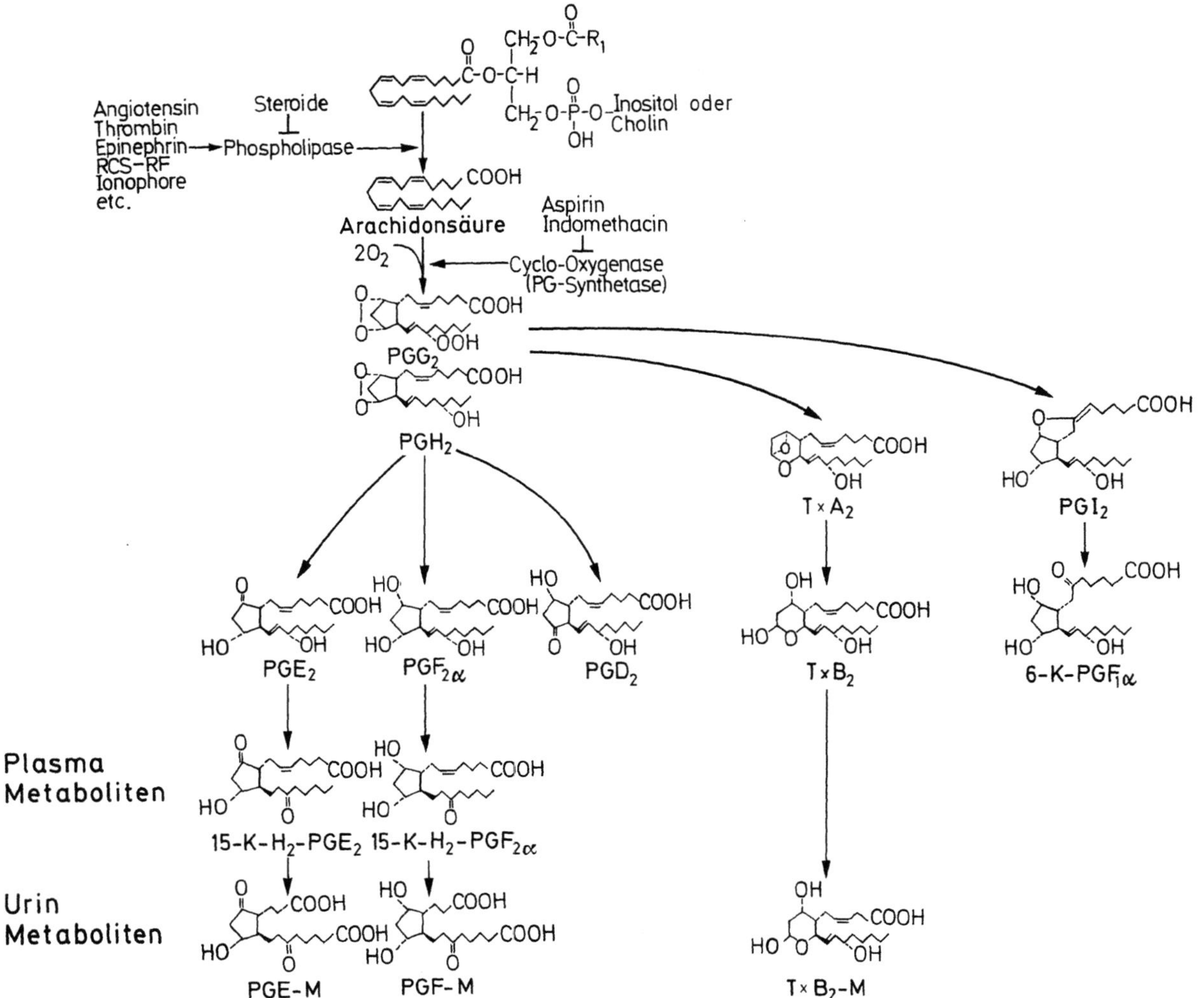

Abb. 12. Vereinfachtes Schema von Prostaglandin-Thromboxan-Biosynthese und -Abbau. Arachidonsäure wird durch stimulierte Phospholipasen aus der β-Stellung von Phospholipiden freigesetzt und durch die Cyclo-Oxygenase (Prostaglandin-Synthetase) in die cyclischen Endoperoxide (PGG_2, PGH_2) transformiert. Diese werden enzymatisch in Thromboxane A_2 (TxA_2) und Prostacyclin (PGI_2) sowie enzymatisch und chemisch in primäre Prostaglandine (PGE_2, $PGF_{2\alpha}$, PGD_2) umgewandelt. TxA_2 und PGI_2 inaktivieren sich spontan unter Wasseraufnahme zu TxB_2 und 6-Keto-$PGF_{1\alpha}$ (6-K-$PGF_{1\alpha}$). PGE_2 und $PGF_{2\alpha}$ werden enzymatisch zu den Plasma-Metaboliten (15-K-H_2-PGE_2, 15-K-H_2-$PGF_{2\alpha}$) und weiter zu Metaboliten im Urin (PGE-M, PGF-M)abgebaut. Der Hauptmetabolit von TxB_2 im Urin ist Dinor-TxB_2 (TxB_2-M). Die Abbauwege von PGD_2 und 6-Keto-$PGF_{1\alpha}$ sind noch nicht bekannt

webe ab. In Plasma, Nierenmark, Fettgewebe, Haut, Samenblase und Teilen des Magen-Darm-Trakts werden durch teils enzymatische, teils chemische Isomerisation PGE_2 und PGD_2 sowie durch Reduktion $PGF_{2\alpha}$ gebildet. Bei saurem pH (unter 3,4) wird PGE_2 in vitro zu PGA_2 dehydrogeniert, was jedoch unter physiologischen Bedingungen nicht vorkommt. In Lunge, Gehirn, Milz und Thrombocyten wird der Großteil der Endoperoxide durch ein weiteres mikrosomales Enzym zu Thromboxane A_2 (TxA_2) transformiert (Hamberg, 1975). TxA_2 wirkt qualitativ ähnlich, aber viel stärker wie PGG_2 und PGH_2 auf Thrombocyten und glatte Muskulatur. Es wird unter Wasseraufnahme mit einer Halbwertszeit von 32 sec zu TxB_2 *inaktiviert*.

Im Gefäßendothel werden Endoperoxide enzymatisch Prostacyclin (PGI_2) konvertiert (Moncada, 1976; Johnson, 1976). Dieser Syntheseweg findet sich auch in Lunge, Uterus, Entzündungsgebieten, Magenfundus und Samenblase. Da Prostacyclin die Plättchenaggregation hemmt und die glatte Muskulatur gewisser Arterien relaxiert, wirkt es als Antagonist von PGG_2, PGH_2 und TxB_2. Es wird zu 6-Keto-$PGF_{1\alpha}$ inaktiviert.

Die Abkömmlinge der Arachidonsäure sind lokale Hormone, die auf einen gegebenen Stimulus gebildet werden und am oder nahe zu ihrem Bildungsort ihre biologischen Wirkungen ausüben. Eine systemische Überflutung mit diesen Wirkstoffen hätte unmittelbare katastrophale Folgen, wie disseminierte Thrombocytenaggregation und

Schock. Daher bestehen zumindest 3 Mechanismen für deren Abbau und Inaktivierung:

1. Inaktivierung am Wirkungsort: TxA_2 wird spontan unter Aufnahme von Wasser inaktiviert. Prostacyclin wird gleichfalls, wenn auch langsamer, unter Wasseraufnahme inaktiviert. PGG_2 und PGH_2 werden enzymatisch und chemisch zu den zumindest in manchen Systemen weniger aktiven primären Prostaglandinen metabolisiert.

2. Inaktivierung von primären Prostaglandinen im Wirkungsorgan: PGE_2, $PGF_{2\alpha}$ und PGD_2 sind in wäßrigen Lösungen stabil. Die Inaktivierung erfolgt hauptsächlich durch enzymatische Oxydation der Hydroxylgruppe in der C_{15}-Stellung und nachfolgende Reduktion der Doppelbindung zwischen C_{13} und C_{14}. Die 15-Keto-13, 14-Dihydrometaboliten von PGE_2 und $PGF_{2\alpha}$ besitzen keine signifikante biologische Aktivität und lassen sich unter normalen Umständen mit spezifischen Methoden in geringen Mengen (20–50 pg/ml) im Plasma nachweisen. Der weitere Abbau erfolgt durch β-Oxydation der Säurekette und terminale Oxydation (ω-Oxydation) des Ketons. Diese Endprodukte werden als Hauptmetaboliten von PGE_2 und $PGF_{2\alpha}$ im Urin ausgeschieden. Daneben finden sich eine Reihe anderer Metaboliten (SAMUELSSON, 1971). Der Hauptmetabolit von TxB_2 im Urin wird durch einmalige β-Oxydation der Säurekette gebildet (ROBERTS, 1977). Die abbauenden Enzyme finden sich in großer Menge in Nierenrinde, Leber, Lunge, Magen-Darm-Trakt und Placenta.

3. Sekundärabbau in Lunge und Leber: Infolge ihres Reichtums an metabolisierenden Enzymen bilden diese beiden Organe einen wirkungsvollen „Filter" für Prostaglandine und Thromboxane, die lokalen Abbaumechanismen entwischen konnten. Die Lunge allein inaktiviert unter Bedingungen einer pharmakologisch induzierten Prostaglandin-Überflutung 95–98% einer gegebenen Dosis während einer Passage (PIPER, 1970).

Der Ganzorganismus ist somit vor systemischen Effekten von Arachidonsäure-Abkömmlingen wirkungsvoll geschützt, und die theoretische (errechnete) Konzentration von PGE_2 im Blut beträgt deshalb nur 2 pg/ml (SAMUELSSON, 1973). Mit spezifischen Methoden werden daher keine oder allenfalls nur sehr geringe Mengen zirkulierender Prostaglandine im peripheren Blut gefunden, die sich durch thrombocytäre Produktion während der Blutentnahme erklären lassen. Es ist daher meist sinnlos, Blutspiegel von Prostaglandinen oder Thromboxanen zu messen. Die zahlreichen Angaben in der Literatur über höhere Spiegel zirkulierender Prostaglandine im peripheren Kreislauf beruhen auf unspezifischen Meßmethoden und artifizieller Generation von Prostaglandinen während der Probenentnahme und Aufarbeitung. Die Bestimmung von Metaboliten der Prostaglandine und Thromboxane erlaubt hingegen Rückschlüsse auf das Ausmaß der Biosynthese dieser Substanzen, da deren Spiegel nicht durch Thrombocytenkontamination beeinflußt werden.

5. Wirkungsspektrum

Das beinahe unübersehbare Gebiet der pharmakologischen Prostaglandin-Wirkungen soll hier nur kurz gestreift werden. Die biologischen Effekte der verschiedenen Arachidonsäure-Abkömmlinge zeigen eine ausgeprägte Struktur-Wirkungsbeziehung und können zwischen verschiedenen Species variieren. Es werden deswegen nur Effekte beschrieben, die für die Physiologie und Pathophysiologie des Menschen relevant sein könnten. Da die monoenoischen Prostaglandine (PGE_1, PGD_1, $PGF_{1\alpha}$) beim Menschen nur in Spuren vorkommen, werden sie im allgemeinen nicht erwähnt. Eine kurze Zusammenstellung der pharmakologischen Prostaglandin-Wirkungen in vitro und in vivo ist in den Tabellen 4 und 5 gegeben.

Tabelle 4. Wirkungen der Prostaglandine und Thromboxane in vitro

I. Glatte Muskelfasern	
Gefäße:	Kontraktion (TxA_2, PGG_2, PGH_2) Relaxierung (Prostacyclin)
Magen-Darm-Trakt:	Kontraktion der longitudinalen Fasern (PGE_2) Relaxierung der zirkulären Fasern (PGE_2)
Bronchien:	Kontraktion (TxA_2, PGG_2, PGH_2, PGD_2, $PGF_{2\alpha}$) Relaxierung ($PGE_{2\alpha}$)
Uterus:	Kontraktion (PGE_2, $PGF_{2\alpha}$)
II. Sekretions- und Transportprozesse	
Magensaft:	Inhibition (PGE_2)
Renin:	Stimulation (PGG_2, PGH_2)
Hormone:	Stimulation von Gonadotropinen, Steroiden, Insulin, Thyroxin (PGE_1, PGE_2)
Wasser:	Antagonisierung der Wirkung von ADH (PGE_1, PGE_2)
III. Metabolische Prozesse	
Osteoclasten-aktivität:	Stimulation (PGE_2, PGG_2, PGH_2) Inhibition (PGD_2)
Lipolyse:	Inhibition (PGE_1, PGE_2)
IV. Thrombocyten	
	Stimulation von ADP-Sekretion und Aggregation (TxA_2, PGG_2, PGH_2) Hemmung von ADP-Sekretion und Aggregation (PGD_2, Prostacyclin)
V. Varia	
	Chemotaktische Wirkung auf Granulocyten (TxB_2) Hemmung der Lymphokinsekretion (PGE_1, PGE_2) Verminderung von Zellwachstum (PGE_1, PGE_2) Steigerung der osmotischen Resistenz von Erythrocyten (PGE_1, PGE_2)

Tabelle 5. Wirkungen der Prostaglandine in vivo

I.	Kreislauf	
	Blutdrucksenkung (PGE_2, $PGF_{2\alpha}$, PGD_2, PGA_2)	
	Regionaler Blutfluß:	
	Niere:	Steigerung (PGE_2, PGD_2)
	Magenmucosa:	Steigerung (PGE_2)
	Leber:	Steigerung (PGE_2, PGD_2)
	Lunge:	Verminderung (PGG_2, PGH_2, TxB_2, PGE_2)
	Ductus arteriosus:	Dilatation (PGE_2)
	Placenta:	Steigerung (PGE_2)
II.	Verdauungstrakt	
	Motilität:	Steigerung (PGE_2, $PGF_{2\alpha}$)
	Sekretion:	Hemmung (PGE_2)
III.	Bronchien	
	Dilatation (PGE_2)	
	Constriction (PGD_2, $PGF_{2\alpha}$)	
	Sekretionshemmung (PGE_2)	
IV.	Reproduktion	
	Abort und Wehenverstärkung (PGE_2, $PGF_{2\alpha}$)	
	Luteolyse ($PGF_{2\alpha}$)	
V.	Nierenfunktion	
	Erhöhung von Natrium, Kalium und Wasserausscheidung (PGE_2, PGD_2)	
	Reduktion (PGG_2, PGH_2)	
VI.	Hormonsekretion (Steigerung)	
	Renin (PGG_2, PGH_2, PGE_2)	
	Erythropoietin (PGE_2, $PGF_{2\alpha}$)	
VII.	ZNS	
	Stimulation des Wärmezentrums (PGE_2, TxA_2?)	
	Sedierung (PGE_2, $PGF_{2\alpha}$)	
	Sensibilisierung schmerzleitender Fasern (PGE_2, PGG_2?)	

a) Wirkungen auf die glatte Muskulatur

α) Gefäß- und Kreislaufsystem

TxA_2 ist der stärkste bekannte Constrictor von arterieller glatter Gefäßmuskulatur in vitro. Es ist auf molarer Basis 100mal wirkungsvoller als Angiotensin (Ellis, 1976; Needleman, 1976). PGG_2 und PGH_2 bewirken vergleichsweise viel schwächere Kontraktionen und verursachen manchmal wegen ihrer Konversion zu Prostacyclin Relaxierung (Moncada, 1976). Prostacyclin relaxiert die Mesenterialarterien des Kaninchens und die Coronararterien von Mensch und Rind (Needleman, 1977). $PGF_{2\alpha}$ hat in manchen Systemen vasoconstrictorische Effekte (Kadowitz, 1975), während PGE_2, PGD_2, TxB_2 und 6-Keto-$PGF_{1\alpha}$ wenig Einfluß auf den Tonus großer Arterien haben.

Die Wirkungen von Arachidonsäure-Abkömmlingen in vivo sind komplex. Infusion von Endoperoxiden verursacht im allgemeinen Vasoconstriction und Reduktion des lokalen Blutflusses. PGE_2 und PGD_2 bewirken meist Dilatation der Resistenzgefäße und damit einer Steigerung des lokalen Blutflusses. PGE_2 dilatiert den offenen Ductus arteriosus, kontrahiert aber die Umbilicalarterie. Infusion von $PGF_{2\alpha}$ führt zu Drucksteigerung und Durchblutungsverminderung im pulmonalen Kreislauf. PGE_1 erhöht bei intraarterieller Infusion die Durchblutung des betreffenden Stromgebietes beim Menschen und wird deshalb als intraarterielles Medikament zur Behandlung von peripheren Blutungsstörungen getestet (Olson, 1976).

β) Verdauungstrakt

Die longitudinale Muskulatur des Magen-Darm-Traktes wird durch PGE_2, PGE_1 und in schwächerem Maße durch $PGF_{2\alpha}$ und PGD_2 kontrahiert (Robert, 1976). Die zirkuläre Muskulatur wird durch PGE_2 relaxiert und durch $PGF_{2\alpha}$ geringgradig kontrahiert. In vivo verkürzen PGE, $PGF_{2\alpha}$ und verschiedene Analoge die Passagezeit in Dünn- und Dickdarm. Dies führt bei therapeutischer Anwendung zu Nausea, Erbrechen, Diarrhoe, Krämpfen und Gallenrückfluß.

γ) Respirationstrakt

PGE_2 und PGE_1 relaxieren die Tracheal- und Bronchialmuskulatur in vitro und in vivo und antagonisieren die konstringierenden Effekte von Acetylcholin, Histamin, Barium und Dihydroergotamine. Inhalation von PGE_2 oder PGE_1 bewirkt eine dosisabhängige Bronchodilatation bei der Mehrzahl der Patienten mit Asthma bronchiale (Smith, 1976). Im Gegensatz zu PGE verursachen (in der Reihenfolge ihrer relativen Wirksamkeit) TxA_2, PGG_2, PGH_2, PGD_2, $PGF_{2\alpha}$ und 6-Keto-$PGF_{1\alpha}$ eine Kontraktion der glatten Muskulatur des Respirationstraktes (Hamberg, 1974; Rosenthale, 1976; Dawson, 1976). Inhalation von $PGF_{2\alpha}$ bewirkt eine dosisabhängige Bronchoconstriction bei gesunden Menschen und bei Asthmatikern, wobei die letzteren 10–10000mal empfindlicher sind als Normalpersonen (Smith, 1976).

δ) Uterus

PGE_2 und $PGF_{2\alpha}$ kontrahieren den nichtschwangeren menschlichen Uterus, wobei die contraktile Wirkung vor der Menstruation am stärksten ist (Kirton, 1976). Prostaglandine gehören zu den potentesten Stimulatoren des schwangeren Uterus von Primaten und Mensch. PGE_2 wirkt dabei 10fach stärker als $PGF_{2\alpha}$. Die Wirksamkeit dieser Prostaglandine erhöht sich um einen Faktor von 10 durch Einführung einer Methylgruppe am Kohlenstoffatom C_{15}. PGE_2, $PGF_{2\alpha}$ und ihre methylierten Derivate bewirken prompte und dosisabhängige Kontraktionen mit scharfem Anstieg im Tonus und superponierten rhythmischen Kontraktionen.

Durch intravenöse Infusion dieser Prostaglandine lassen sich permanente wehenähnliche Kontraktionen mit Tonus zwischen den Kontraktionen erzielen.

b) Sekretionsprozesse

Magen-, Pankreas- und Dünndarmsekretion. PGE_2 inhibiert die basale und die durch Nahrungszufuhr, Histamin oder Pentagastrin stimulierte Magensaftsekretion von Versuchstieren und Mensch (ROBERT, 1976). PGE_2 ist nur bei parenteraler Gabe wirksam, während die methylierten Analoge auch oral voll aktiv sind. Prostaglandine verhindern die Entwicklung von experimentell induzierten Ulcera beim Versuchstier. Orale Gabe von PGE_2-Analogen fördert die Heilung von Magenulcera beim Menschen (KARIM, 1976). PGE_1 und PGE_2 stimulieren ferner Sekretion von Mucus, Wasser und Elektrolyten in das Dünndarmlumen und verursachen dadurch wäßrige Diarrhoe.

c) Renale Effekte

Infusion von Arachidonsäure, PGE_2 und PGD_2 in die Arteria renalis führt zu einem dosisabhängigen Anstieg der Nierendurchblutung, wobei hauptsächlich die Durchblutung der juxtamedullären Nephronen erhöht wird (ZINS, 1975; CHANG, 1975; OELZ, 1976). Gleichzeitig wird die Diurese, Natriurese, Kaliurese und die Clearance von freiem Wasser gesteigert. Die glomeruläre Filtrationsrate wird nicht wesentlich beeinflußt. $PGF_{2\alpha}$ ist inaktiv. Infusion von PGE_1, Arachidonsäure oder Endoperoxiden führt zu einem Anstieg der Plasma-Renin-Aktivität bei Hund, Kaninchen und Ratte (WERNING, 1971; LARSSON, 1974; GERBER, 1977). Arachidonsäure und Endoperoxide stimulieren die Reninsekretion aus isoliertem Nierenrindengewebe in vitro, während PGE_2 inaktiv ist (WEBER, 1976). PGE_2 stimuliert ferner die Erythropoietin-Produktion in der isoliert perfundierten Hundeniere und bewirkt erhöhten Eiseneinbau in die Erythrocyten der Maus in vivo (GROSS, 1976).

d) Nervensystem

Prostaglandine beeinflussen die Neurotransmittorfunktion im sympathischen Nervensystem. Während PGE_2, PGG_2, PGH_2 und höhere Konzentrationen von PGD_2 die Noradrenalinfreisetzung aus adrenergen Nervenendigungen hemmen und die Wirksamkeit von Noradrenalin im Endorgan reduzieren, bewirkt $PGF_{2\alpha}$ das Gegenteil (HEDQVIST, 1976).

Zahlreiche stimulierende oder inhibierende Effekte von Prostaglandinen auf das zentrale Nervensystem sind beschrieben worden (WOLFE, 1975). PGE wirkt im allgemeinen sedierend, besonders bei intraventriculärer Injektion. Parenterale Applikation des Methylesters von 15(S)-15-Methyl PGE_2 reduziert experimentell induzierte, epileptiforme Aktivität (QUESNEY, 1976). Intraventriculäre Injektion von PGE erzeugt Fieber (MILTON, 1976). PGE intradermal oder intraarticulär injiziert oder mit den mucösen Membranen des Auges oder Respirationstraktes in Kontakt gebracht, erzeugt Schmerz bzw. Reizung (FERREIRA, 1974; MONCADA, 1974). PGE potenziert die schmerzerzeugenden Effekte von Bradykinin und Histamin.

e) Endokrines System

Prostaglandine in pharmakologischen Dosen beeinflussen die Sekretion mehrerer Hormone. Intravenöse oder intrahypophysäre Injektion von PGE_2 oder PGE_1 stimuliert die Freisetzung von Gonadotropinen (HARMS, 1974). Intraventriculäre Injektionen von PGE führt zu einem Anstieg von LH-RF in der peripheren Zirkulation (OJEDA, 1975). PGE_2 und PGE_1 stimulieren die Steroidproduktion in der Nebennierenrinde in vitro (SARUTA, 1972), die durch Glucose stimulierte Insulinsekretion isolierter Pankreasinseln (JOHNSON, 1973), die Thyroxin-Sekretion in vitro und in vivo (MASHITER, 1974) sowie die Progesteron-Sekretion im isolierten Ovar. Die benötigten Konzentrationen von PGE liegen über den physiologischen Konzentrationen. Im Gegensatz zum stimulierenden Effekt auf das Corpus luteum in vitro bewirkt Verabreichung von $PGF_{2\alpha}$ in vivo ein promptes Versiegen der Progesteronsekretion und Regression des Corpus luteum. $PGF_{2\alpha}$ wirkt luteolytisch bei den meisten Säugetieren und führt so zum Abort in der Frühschwangerschaft, welche mehr von der lutealen als von der placentaren Progesteronproduktion abhängig ist (HORTON, 1976). Beim Menschen wirkt $PGF_{2\alpha}$ nicht luteolytisch und bewirkt bei Aborteinleitung in der Frühschwangerschaft keinen Abfall von Progesteron (LABHSETWAR, 1974; GOLDBERG, 1975).

f) Stoffwechseleffekte

PGE_2 und PGE_1 inhibieren die basale und die durch Hormone stimulierte Lipolyse des Fettgewebes in vitro. Im Gegensatz führt parenterale Verabreichung von PGE_1 bei Versuchstier und Mensch zu einem leichten Anstieg der freien Fettsäuren, welcher wahrscheinlich durch reflektorische Stimulation des Sympathicus und damit Aktivierung der Lipolyse bedingt ist. PGE hat ferner am isolierten Fettgewebe insulinähnliche Effekte auf den Glucosetransport.

PGE_2 stimuliert die Osteoclastentätigkeit und damit die Knochenresorption in vitro (KLEIN, 1970). PGE_2 wirkt auf diesen Prozeß gleich stark wie Parathormon. PGG_2 und PGH_2 aktivieren die Osteoclasten gleichfalls, während PGD_2 die Effekte von PGE_2 antagonisiert. Infusion von PGE_2

verändert das Serum-Calcium meist nicht wesentlich, da wahrscheinlich Calcitonin als gegenregulierendes Hormon freigesetzt wird. Bei thyreoid-parathyreoidektomierten Ratten verursacht die Infusion von PGE_2 Hypercalcämie.

g) Thrombocyten

PGG_2, PGH_2 und TxA_2 induzieren die Sekretion des in den „dense granules" der Thrombocyten gespeicherten ADP, ATP, Serotonin und Calcium (Release Reaction) und bewirken dadurch sowie auch direkt die Aggregation der Thrombocyten (HAMBERG, 1975). TxA_2 ist 5–10mal wirksamer als PGG_2. Prostacyclin inhibiert die Aggregation und wirkt als Antagonist von PGG_2, PGH_2 und TxA_2 (MONCADA, 1976). PGD_2 wirkt gleich, wenn auch schwächer als Prostacyclin, während PGE_2, $PGF_{2\alpha}$ und TxB_2 inaktiv sind (OELZ, 1977).

6. Wirkungsmechanismus

a) Wirkungsort in Beziehung zum Syntheseort

Prostaglandine und Thromboxane werden als Antwort auf einen hormonalen, nervösen, chemischen oder mechanischen Reiz intracellulär neu gebildet. Sie können theoretisch an 3 verschiedenen Orten in Beziehung zu ihrem Syntheseort wirken: a) in der Zelle, in der sie gebildet werden im Sinne eines Second Messengers; b) in benachbarten Zellen, Geweben oder Organen als lokale Hormone; und schließlich c) in entfernten Organen im Sinne von klassischen Hormonen.

α) Prostaglandine als intracelluläre Messenger und lokale Hormone

Daß intracelluläre Prostaglandine biochemische Prozesse wie Ionenverschiebungen und Enzymaktivitäten in der Ursprungszelle beeinflussen, ist möglich, aber nicht schlüssig bewiesen (SILVER, 1975). Intrathrombocytär synthetisiertes PGG_2, PGH_2 und TxA_2 könnte z.B. durch Calciumverschiebung direkt den contractil-sekretorischen Prozeß der „Release Reaction" auslösen. Der Hauptanteil der cyclischen Endoperoxide und TxA_2 gelangt jedoch ins umgebende Plasma, löst Aggregation und ADP-Sekretion benachbarter Thrombocyten aus und wirkt somit als lokales Hormon. Gleichzeitig beeinflußt thrombocytäres TxA_2 ein weiteres benachbartes Gewebe, es kontrahiert die glatte Arterienmuskulatur. Dies vermindert den lokalen Blutfluß und fördert damit die Blutstillung. Solche Interaktionen mit benachbarten Zellen sind wahrscheinlich der Hauptwirkungsmechanismus des Prostaglandin-Thromboxan-Systems. Über Pfortadersysteme und andere Verbindungen können Prostaglandine benachbarte Organe beeinflussen: $PGF_{2\alpha}$, ein luteolytisches Hormon beim Schaf, wird zu Beginn des Oestrus in die Uterusvene sezerniert, gelangt, da diese unter der Ovararterie verläuft, mittels venös-arteriellem Gegenstromprinzip in die Ovararterie und verursacht Abfall der Progesteronsektrion und Luteolyse (MCCRAKKEN, 1972).

β) Prostaglandine als zirkulierende Hormone?

Als Folge der bereits beschriebenen schnellen Inaktivierung aller biologisch aktiven Abkömmlinge der Arachidonsäure gelangen diese nicht in signifikanten Mengen in den großen Kreislauf, und Prostaglandine sind deshalb keine zirkulierenden Hormone. Der chemische und enzymatische Abbau ist so wirkungsvoll, daß auch unter Bedingungen extrem gesteigerter PGE_2-Produktion, wie sie beim VX_2-Tumor tragenden Kaninchen bestehen, PGE_2 im Plasma nicht ansteigt, obwohl gleichzeitig der Spiegel von 15-Keto-13, 14-dihydro-PGE_2, dem Metabolit von PGE_2, im Plasma 100–300fach erhöht ist (SEYBERTH, 1977). Es ist deshalb im allgemeinen sinnlos, den Plasmaspiegel von Prostaglandinen oder Thromboxanen zu messen.

Da PGA im Kreislauf nur langsam inaktiviert wird, ausgeprägte blutdrucksenkende Wirkung hat und mit radioimmunologischen Methoden im Plasma nachweisbar war, wurde eine Rolle von PGA als zirkulierendes, antihypertensives Hormon aus der Niere postuliert (LEE, 1976). Es hat sich jedoch bei Verwendung spezifischer Meßmethoden gezeigt, daß PGA weder in der Niere gebildet wird noch im Plasma nachweisbar ist (HAMBERG, 1969; FRÖLICH, 1976; LARSSON, 1976; GREEN, 1976). PGA wird nicht im Organismus, sondern bei der Probenaufarbeitung artefaktuell generiert.

b) Wirkungsmechanismus

Die Spezifität der Wirkung eines Arachidonsäure-Abkömmlings in einem bestimmten Erfolgsorgan wird durch das Vorhandensein spezifischer Receptoren für das betreffende Molekül sowie durch biochemische Reaktionen, die der Hormon-Receptor-Interaktion folgen und die für den Effekt des Hormons auf die spezifische Erfolgszelle charakteristisch sind, gewährleistet. Dadurch können die Prostaglandine und Thromboxane so ungleiche Prozesse wie Kontraktion, Sekretion, Transport und metabolische Prozesse in verschiedener, manchmal antagonistischer, aber für die bestimmte Prostaglandin-Erfolgsorgan-Interaktion charakteristischer Weise beeinflussen. Spezifische Receptoren für PGE ließen sich bisher in Fettzellen, Magen, Thyreoidea, Uterus, Leber, Corpus luteum, Thrombocyten und glatter Gefäßmuskulatur nachweisen (SAMUELSSON, 1975). Die Interaktion zwischen Prostaglandin und Receptor führt zu Änderungen der Adenyl- und Guanylcyclaseaktivität,

Ionenverschiebungen und Beeinflussung weiterer Enzyme, was einzeln oder im Zusammenwirken die funktionelle Reaktion der Zelle bestimmt.

In der Schilddrüse, der Nebennierenrinde und im Corpus luteum erhöhen PGE_1 und PGE_2 die Adenylcyclaseaktivität und stimulieren dadurch die Sekretion der entsprechenden Hormone in analoger Weise wie die trophischen Hormone TSH, ACTH und LH (SAMUELSSON, 1975). Prostaglandine sind jedoch nicht von essentieller Bedeutung für die Wirkung dieser Hormone, da Prostaglandin-Synthese-Inhibitoren die durch TSH, ACTH und LH stimulierte Sekretion von Thyroxin, Corticosteroiden bzw. Progesteron nicht beeinflussen. Cyclisches AMP scheint ferner bei den Effekten bestimmter Prostaglandine auf die Magensaftsekretion, die Knochenresorption, die Hemmung der Thrombocytenaggregation und bei weiteren Prozessen eine Mittlerrolle zu spielen.

In anderen Geweben verursachen Prostaglandine in hohen Dosen Änderungen im Spiegel von cyclischem AMP, die jedoch nicht mit den biologischen Wirkungen korrelieren. Dasselbe gilt für die Beeinflussung der Guanylcyclase durch Prostaglandine. Es bestehen demnach zahlreiche Einflüsse des Prostaglandin-Thromboxan-Systems auf die cyclischen Nucleotide, von denen manche die Kriterien einer Ursache-Wirkungsbeziehung zwischen Hormon, cyclischem AMP und biologischem Effekt erfüllen. In anderen Fällen ist diese Beziehung unspezifisch oder existiert gar nicht. In solchen Systemen könnten Prostaglandine als Ionophore wirken oder auch intracelluläre Enzymaktivitäten direkt beeinflussen (REED, 1977; JOHNSON, 1973).

7. Pharmakologische Beeinflussung des Prostaglandin-Thromboxan-Systems

a) Inhibition

VANE u. Mitarb. berichteten 1971, daß Aspirin und andere nicht-steroidartige, entzündungshemmende Pharmaka die Prostaglandin-Synthese unterdrükken. Daß dies auch beim Menschen der Fall ist, wurde 1972 von HAMBERG gezeigt. Als Wirkungsmechanismus wurde im folgenden eine Hemmung der Fettsäuren-Cyclo-Oxygenase (Prostaglandin-Synthetase) gefunden (FLOWER, 1974). Der inhibierende Effekt der verschiedenen Aspirin-ähnlichen Substanzen auf die Prostaglandin-Synthese korreliert mehr oder weniger mit deren antiinflammatorischen, antiphlogistischen und antipyretischen Effekten.

Zahlreiche weitere Substanzen wie Gold- und Silbersalze, Analoge von essentiellen Fettsäuren und neu synthetisierte spezifische Inhibitoren blokkieren ebenfalls die Fettsäuren-Cyclo-Oxygenase. Glucocorticosteroide inhibieren die Prostaglandin-Biosynthese in Zellkulturen rheumatoider Synovia und transformierter Fibroblasten sowie in der perfundierten Lunge von sensibilisierten Meerschweinchen durch eine Hemmung der Abspaltung von Arachidonsäure aus Phospholipiden (KANTROWITZ, 1975; HONG, 1976; GRYGLEWSKI, 1976; NIJKAMP, 1976). Die inhibierende Wirkung der verschiedenen antiinflammatorisch wirksamen Steroide korreliert mehr oder weniger mit der antiinflammatorischen Aktivität in vivo. Die Bedeutung dieses Mechanismus für die Wirkungsweise der Steroide ist noch nicht abgeklärt.

b) Stimulation

Einführung von Methylgruppen am Kohlenstoff C_{15} oder C_{16}, Dehydrierung der Doppelbindung zwischen C_{13} und C_{14}, chemische Modifikationen am Cyclopentanring oder andere Veränderungen der molekularen Struktur ergeben Prostaglandin-Analoge mit unterschiedlichem biologischem Wirkungsspektrum und oft verlängerter biologischer Halbwertszeit, da diese Analoge schlechte Substrate für die abbauenden Enzyme sind. Einige dieser Analoge sind zur Aborteinleitung und Ulcusbehandlung bereits in klinischer Verwendung bzw. Prüfung. Durch orale Substitution mit Arachidonsäure oder Dihomo-γ-linolensäure lassen sich die Gewebslipide mit Prostaglandin-Vorstufen anreichern, was zu einer Steigerung der Prostaglandin-Biosynthese führt (SEYBERTH, 1975; OELZ, 1976). Dies könnte bei gewissen Erkrankungen wie Aspirin-empfindlichem Asthma, peptischem Ulcus, peripheren Durchblutungsstörungen sowie bei gefährderter Durchblutung der juxtamedullären Nephronen therapeutisch wünschenswerte Effekte haben.

8. Physiologische und pathophysiologische Funktionen

a) Kreislaufsystem

Das Prostaglandin-Thromboxane-System beeinflußt den Tonus sowie die Reaktivität der glatten Gefäßmuskulatur auf zirkulierende vasopressorische Substanzen. Dadurch wird es neben Faktoren wie Sauerstoffsättigung, pH, Osmolarität, Natriumbilanz und Tonus des autonomen Nervensystems zu einem wichtigen Regulator des lokalen Blutflusses. Da manche Komponenten des Systems auf die Gefäßmuskulatur antagonistisch wirken, bestimmt die Resultierende aus der Wirkung von vasodilatierenden (PGE_2 und Prostacyclin) und vasoconstringierenden Substanzen (TxA_2, PGG_2, PGH_2, $PGF_{2\alpha}$) den Gefäßtonus (NEEDLEMAN, 1977). In der Mikrozirkulation und in den meisten großen Gefäßen bewirkt Stimulation der Prostaglandin-Biosynthese eine Vasodilatation, in der pulmonalen Zirkulation und möglicherweise in der

Arteria umbilicalis eine Vasoconstriction. Prostaglandine vermitteln z.T. die vasodilatierende Wirkung von Bradykinin im Herzen und der Niere sowie von Pentagastrin im Magen (NEEDLEMAN, 1975; GERKENS, 1977). Von besonderer Bedeutung ist die endogene Prostaglandin-Produktion bei der Autoregulation des Blutflusses, wenn durch Faktoren wie Hypovolämie und Schock der Sympathicus stimuliert und Vasopressoren vermehrt freigesetzt werden oder wenn die Durchblutung eines Gebietes mechanisch beeinträchtigt ist. Die Pressorsubstanzen bewirken dann eine aus ökonomischen Gründen notwendige Durchblutungseinschränkung der Haut und Muskulatur. Vitale Organe haben im Gegensatz zur Peripherie eine hohe Kapazität vasodilatierende Prostaglandine zu synthetisieren, wodurch sie die Wirkung der Pressoren antagonisieren (DATA, 1976; MCGIFF, 1976; MESSINA, 1976). Katecholamine und Angiotensin induzieren selbst die Prostaglandin-Synthese und limitieren dadurch ihre eigene Wirkung (HEDQVIST, 1976).

Prostacyclin, PGE_2 und $PGF_{2\alpha}$ werden während der Spätphase der Schwangerschaft in großen Mengen von Uterus und Placenta gebildet. Sie scheinen die optimale utero-placentale Durchblutung in Ruhe zu regulieren (VENUTO, 1975) und die vasoconstringierenden Effekte von Angiotensin II und anderen Vasopressoren zu antagonisieren, da Angiotensin II den uterinen Blutfluß über eine Steigerung der PGE_2-Synthese erhöht (SPEROFF, 1975). PGE_2 und Prostacyclin sind ferner von kritischer Bedeutung für die Offenhaltung des Ductus arteriosus während der Schwangerschaft. Beim schwangeren Schaf führt Behandlung mit Prostaglandin-Synthese-Inhibitoren zu einem Verschluß des Ductus arteriosus in utero (SHARPE, 1974; COCEANI, 1975). Bei Frühgeborenen mit „respiratory distress syndrome" und offenem Ductus bewirken Indomethacin oder Aspirin einen Verschluß des Ductus (FRIEDMAN, 1976; HEIMAN, 1976). Andererseits wird der Tonus der menschlichen Umbilicalarterie in vitro durch Indomethacin verringert (STRANDBERG, 1975). Dieses arterielle Gewebe produziert große Mengen von TxA_2 (TUVEMO, 1976). Da zur Zeit der Geburt der Sauerstoffdruck in dieser Arterie ansteigt, ist es möglich, daß dies die TxA_2-Synthese und als Folge die Kontraktion dieses Gefäßes einleitet. Das Prostaglandin-Thromboxane-System beeinflußt unter gewissen Bedingungen auch die Coronar-, Pulmonal-, Cerebral-, Leber-, Skeletmuskel- und Hautdurchblutung. Die physiologische Bedeutung dieser Befunde ist ungewiß (ALEXANDER, 1975; NEEDLEMAN, 1975; OGLETREE, 1976; KILBOM, 1976; WEIR, 1976; PICKARD, 1977).

b) Thrombocyten

Physiologische Stimulatoren der Aggregation wie Kollagenfasern, ADP, Adrenalin und Thrombin stimulieren die thrombocytäre Produktion von PGG_2, PGH_2 und TxA_2 und dadurch Aggregation und ADP-Sekretion (HAMBERG, 1975; SAMUELSSON, 1975).

Ein zweifacher negativer Rückkoppelungsmechanismus limitiert die unkontrollierte Ausbreitung der Aggregation über den lokalen Prozeß hinaus. PGG_2 und PGH_2 werden im Gefäßendothel in Prostacyclin, im Plasma in PGD_2 transformiert (MONCADA, 1976; OELZ, 1977). Prostacyclin und PGD_2 stimulieren die thrombocytäre Adenylcyclase, wodurch die Plättchen unempfindlich für die Wirkung aggregationsfördernder Substanzen werden.

c) Reproduktion

α) Männliche Fertilität

Die menschliche Samenflüssigkeit enthält eine extrem hohe Konzentration von Prostaglandinen. Neben PGE_1, PGE_2, PGE_3, $PGF_{1\alpha}$, $PGF_{2\alpha}$ und $PGF_{3\alpha}$ finden sich Abbauprodukte wie PGA und PGB und ferner Prostaglandine mit einer Hydroxylgruppe am Kohlenstoff 19 (TAYLOR, 1974; JONSSON, 1975). Obwohl noch nicht nachgewiesen, ist anzunehmen, daß auch PGD und 6-Keto-$PGF_{1\alpha}$ im Samen vorkommen. Die Bedeutung der Prostaglandine im Samen ist unbekannt. Es ist möglich, daß die Spermienmotilität sowie die Spermienpenetration durch den Cervicalschleim durch Prostaglandine beeinflußt wird (ESKIN, 1973). Die Tatsache, daß bei 40% der Männer mit idiopathischer Sterilität der Prostaglandinspiegel im Samen signifikant niedriger ist als bei Männern mit kürzlich dokumentierter Fertilität, läßt eine Rolle der Samenprostaglandine bei der Fertilität vermuten (BYGDEMAN, 1970).

β) Gonadotropin-Sekretion

PGE simuliert LH-Sekretion bei verschiedenen Species in vitro und in vivo, während $PGF_{2\alpha}$ nur in vivo aktiv ist (GOLDBERG, 1975). Die Freisetzung in vivo scheint über die Sekretion von LH-Releasing-Hormone stimuliert zu werden, da Antiseren gegen LH-Releasing-Hormone den Prostaglandin-Effekt auf die LH-Sekretion blockieren (LINDNER, 1974). Hohe Dosen von Prostaglandin-Synthese-Inhibitoren senken die Plasma-Konzentration von LH bei der Ratte (OJEDA, 1975). Die physiologische Bedeutung dieser Befunde ist zur Zeit noch nicht erwiesen.

γ) Ovulation

Eine Mittlerrolle $PGF_{2\alpha}$ bei der Ovulation ist bei mehreren Species wahrscheinlich, aber nicht schlüssig bewiesen. Der ovarielle Gehalt an $PGF_{2\alpha}$ steigt kurz vor der Ovulation bei Kaninchen, Ratten, Schweinen und Rhesusaffen an. Indomethacin-Behandlung blockiert beim Kaninchen die durch LH stimulierte ovarielle Prostaglandin-Synthese und die Ovulation. Beim Menschen bestehen bisher keine Hinweise für eine Rolle von $PGF_{2\alpha}$ bei der Ovulation (GOLDBERG, 1975).

δ) Luteolyse

$PGF_{2\alpha}$ wirkt bei zahlreichen Species luteolytisch und beendet Schwangerschaft oder Pseudoschwangerschaft (HORTON, 1976). Es wird in der Tierzüchtung zur Synchronisation des Oestrus in Herden von Nutztieren verwendet. $PGF_{2\alpha}$ ist ein physiologisches luteolytisches Hormon beim Schaf (McCRACKEN, 1972). Beim Menschen wirkt es hingegen nicht luteolytisch und hat keine Rolle bei der Luteolyse (GOLDBERG, 1975).

ε) Schwangerschaft und Weheneinleitung

Eine Korrelation zwischen dem Beginn der Wehen beim Menschen und einer erhöhten Prostaglandinproduktion konnte mit spezifischen Methoden nachgewiesen werden. Die Ausscheidung des Hauptmetaboliten von $PGF_{2\alpha}$ im Urin steigt in der 30.–40. Schwangerschaftswoche auf das 2–5fache der Ausscheidung bei nichtschwangeren Frauen an und zeigt einen weiteren steilen Anstieg unmittelbar vor Einsetzen der Wehen (WIQVIST, 1975). Die Konzentration des Hauptmetaboliten von $PGF_{2\alpha}$ im Plasma ist während der letzten 6 Schwangerschaftswochen geringgradig erhöht. Während der aktiven Wehen steigen diese Werte auf das 10–30fache an, das Maximum findet man unmittelbar vor der Geburt, während eine Stunde nach der Geburt die Konzentration um 20–75% abfällt. Der Plasmaspiegel dieses Metaboliten läßt sich mit dem Ausmaß der cervicalen Dilatation korrelieren. Dies beweist eine erhöhte Biosynthese und Sekretion von $PGF_{2\alpha}$ in die systemische Zirkulation während der Wehentätigkeit. Die Konzentration von $PGF_{2\alpha}$ in der Amnionflüssigkeit, die während der Gravidität kaum meßbar ist, steigt bei Einsetzen der Wehentätigkeit steil an. Der stärkste Beweis für eine Mittlerrolle von $PGF_{2\alpha}$ bei der Uteruskontraktion ist der geburtsverzögernde Effekt von Prostaglandin-Synthese-Inhibitoren. Indomethacin-Behandlung verlängert die Schwangerschaft bei der Ratte und verhindert das Einsetzen der Wehen beim Rhesusaffen. Eine retrospektive Studie über die Dauer der Schwangerschaft und der Wehen bei Patientinnen mir rheumatischen Erkrankungen zeigte eine signifikante Verlängerung der Schwangerschaft und der Wehen bei jenen Frauen, die chronisch mit großen Mengen Aspirin behandelt waren, gegenüber Frauen, die keine Prostaglandin-Synthese-Inhibitoren erhalten hatten (LEWIS, 1973). Indomethacin wird bei Versagen von gebräuchlichen Methoden zur Behandlung von verfrühter Wehentätigkeit eingesetzt. Es wirkt oft günstig, wobei manche Frauen dramatisch, andere weniger überzeugend ansprechen (WIQVIST, 1975). Die möglichen Gefahren dieser Behandlung für den Fetus, wie Verschluß des Ductus arteriosus und Beeinträchtigung der Nierendurchblutung, sind zur Zeit nicht bekannt.

ζ) Dysmenorrhoe

Eine gesteigerte uterine Biosynthese von $PGF_{2\alpha}$, welche einen erhöhten Tonus der glatten Muskulatur des Uterus bedingt, läßt sich bei manchen Fällen von Dysmenorrhoe nachweisen (KARIM, 1975; LUNDSTRÖM, 1976). Solche Patientinnen mit erhöhten Plasmaspiegeln des Hauptmetaboliten von $PGF_{2\alpha}$ während der Menstruation sprechen auf Indomethacin-Behandlung mit einer Normalisierung des uterinen Tonus und einer weitgehenden Reduktion der Beschwerden an.

d) Nierenfunktion und Blutdruckregulation

Infusion von PGE_2, PGD_2 oder Arachidonsäure in die Nierenarterie bewirkt eine Natriurese, Kaliurese und erhöhte Wasserausscheidung (ZINS, 1975; CHANG, 1975; OELZ, 1976). Ob die gesteigerte Elektrolytausscheidung nur Folge der erhöhten Nierendurchblutung ist oder auch durch eine direkte Hemmung der tubulären Natriumrückresorption verursacht wird, ist umstritten. Bei experimenteller Erhöhung des Plasmavolumens beim Hund verursachen nämlich Prostaglandin-Synthese-Inhibitoren eine Steigerung der Natriumexkretion (ANDERSON, 1976). Andererseits führt Indomethacin-Behandlung beim Menschen normalerweise zu einer leichten Natriumretention. Die Wirkungen der renalen Prostaglandine auf Nierendurchblutung und tubuläre Natriumrückresorption können also zur Zeit nicht sicher voneinander getrennt werden. PGE_2 hemmt die Wirkung von ADH in den Sammelrohren und wirkt möglicherweise als ein physiologischer Antagonist von ADH. Beim hypophysektomierten Hund mit induzierter Wasserdiurese potenzieren Indomethacin oder Meclofenamat den Effekt von Vasopressin auf die Wasserausscheidung (ANDERSON, 1975). Ratten mit hereditärem Diabetes insipidus haben eine stark erniedrigte renale PGE_2-Synthese, welche durch ADH-Behandlung stimuliert wird (WALKER, 1977). Beim Menschen läßt sich die Clearance von freiem Wasser durch Indomethacin-Behandlung einschränken (FRÖLICH, 1977).

Arachidonsäure und Endoperoxide stimulieren die Renin-Sekretion in vitro und in vivo (LARSSON, 1974; WEBER, 1976). Indomethacin senkt die Plasma-Renin-Aktivität und das Plasma-Aldosteron beim gesunden Menschen und beim Hypertoniker (FRÖLICH, 1976). Die erhöhte Plasma-Renin-

Aktivität von Patienten mit Bartter-Syndrom wird durch Behandlung mit Indomethacin normalisiert (GILL, 1976). Diese Befunde zeigen, daß die renalen Prostaglandine die Renin-Sekretion direkt stimulieren. Die Stimulation erfolgt durch corticale Prostaglandine, da auch bei Unterbrechung des tubulären Transportes von Wirkstoffen vom Mark zur Rinde die Renin-Sekretion durch renale Ischämie oder Arachidonsäure stimuliert werden kann (DATA, 1976).

Eine Rolle der Prostaglandine bei der Hypertonie wird diskutiert, schlüssige Beweise sind bisher nicht erbracht worden. Daß PGA, das postulierte, zirkulierende antihypertensive Hormon, artefaktuell generiert wird und keine physiologische Bedeutung hat, wurde besprochen. Eine pathologische Über- oder Unterproduktion von Prostaglandinen wurde bis heute bei keiner Hypertonieform demonstriert. Blockierung der Prostaglandin-Synthese verändert den Blutdruck des gesunden Menschen im allgemeinen nicht (VANE, 1975). In pathologischen Situationen wie renovasculärer Hypertonie könnten Prostaglandine jedoch einen Schutzeffekt auf die Nierenfunktion ausüben und damit die Entwicklung von Urämie und maligner Hypertonie hintanhalten (ROMERO, 1977).

e) Magen-Darm-Trakt

Prostaglandine haben eine physiologische Rolle bei der Aufrechterhaltung der zellulären Integrität des Epitheliums im Magen und Duodenum. Nach Hemmung der Prostaglandin-Synthese ist die Durchblutung der Mucosa reduziert und die Säureproduktion gesteigert, was schließlich zur Zerstörung der Mucosa und zur Ulcusbildung führt (ROBERT, 1976). Wie beim Ausfall einer endokrinen Drüse lassen sich die Folgen des Hormonausfalls durch Hormonsubstitution kompensieren. Orale Gabe von PGE-Analogen an Indomethacin-behandelte Ratten wirkt „cytoprotektiv" und verhindert die Entwicklung von Ulcerationen (ROBERT, 1976).

f) Knochenresorption

PGE_2 wird vom Knochengewebe gebildet und stimuliert die Knochenresorption über eine Erhöhung der Osteoclastenaktivität. Die physiologische Bedeutung dieses Befundes ist nicht bekannt.

g) Zellwachstum

PGE und Analoge verlangsamen das Wachstum von malignen Zellen in Gewebskulturen sowie von Melanomen in vivo. Indomethacin oder Hydrocortison vermindern die höchstaktive PGE-Synthese dieser Zellen und stimulieren die Zellreplikationsrate (SANTORO, 1976). Die Kapazität menschlicher Mammacarzinome, PGE zu synthetisieren, beeinflußt möglicherweise die Metastasierung des Tumors in das Skelet. Bei Patientinnen mit hoher PGE-Bildung im Tumor traten häufiger und früher ossäre Metastasen auf als bei Frauen mit niedriger PGE-Produktion im carcinomatösen Gewebe (BENNETT, 1976). Möglicherweise erlaubt die osteoclastische Wirkung von PGE_2 Zellen mit hoher PGE_2-Synthese eine leichtere Ansiedlung und Ausbreitung im Knochen.

h) Lipolyse, Insulinsekretion

Ob Prostaglandine eine physiologische Rolle bei der Hemmung der Lipolyse haben, ist nicht klar. Berichte, daß Inhibitoren der Prostaglandin-Biosynthese die basale und hormonstimulierte Lipolyse in Fettzellen hemmen (ILLIANO, 1971), wurden von anderen Autoren nicht bestätigt (FAIN, 1973). Ob Prostaglandine die Insulinsekretion und die Glucosetoleranz in vivo beeinflussen, ist gleichfalls nicht bekannt.

i) Zentrales und peripheres Nervensystem

PGE_2, $PGF_{2\alpha}$ und Thromboxane werden im Gehirn gebildet und finden sich auch im Liquor cerebrospinalis (WOLFE, 1975, 1976). Bei exogener Zufuhr beeinflussen PGE_2 und $PGF_{2\alpha}$ Verhalten, Nahrungsaufnahme sowie kardioregulatorische und motorische Funktionen. Ob dies von physiologischer Bedeutung ist, ist unbekannt. Die Mittlerrolle von cerebralen Prostaglandinen bei der Pathogenese des durch bakterielle Pyrogene ausgelösten Fiebers ist hingegen gesichert (MILTON, 1976). Endogene Prostaglandine sensibilisieren die sensorischen Nervenendigungen für die schmerzerzeugenden Effekte von Bradykinin und Serotonin in Entzündungsgebieten (FERREIRA, 1974; MONCADA, 1974). Darauf beruht die analgetische Wirkung der Aspirin-ähnlichen Substanzen. PGE, welches bei Stimulation sympathischer Nervenfasern freigesetzt wird, moduliert die Neurotransmission durch direkten Antagonismus zum Neurotransmittor im Erfolgsorgan sowie durch Inhibition der Noradrenalinfreisetzung aus den Nervenendigungen (BRODY, 1974; HEDQVIST, 1976).

k) Entzündung

Zahlreiche Befunde demonstrieren eine zentrale Rolle des Prostaglandin-Thromboxan-Systems bei entzündlichen Reaktionen. PGE_2, $PGF_{2\alpha}$, TxB_2 und 6-Keto-$PGF_{1\alpha}$ lassen sich in experimentell induzierten entzündlichen Exsudaten nachweisen (FERREIRA, 1974; CHANG, 1976). PGE_2 und andere Arachidonsäure-Abkömmlinge finden sich in Gelenksflüssigkeiten bei rheumatischer Polyarthritis, im Zellkulturmedium rheumatoider Synoviazellen (ROBINSON, 1975), im Kammerwasser bei Uveitis (EAKINS, 1974), in Exsudaten bei Dermatitiden sowie in der Epidermis bei Psoriasis (Hammarström, 1975). Bei anaphylaktischen Reaktionen bildet die Lunge „rabbit aorta contracting substance" (Piper, 1969), die PGG_2, PGH_2, TxA_2 und Prostacyclin enthält (Hamberg, 1976; Dawson, 1976). Granulocyten, Lymphocyten und Makrophagen bilden bei Stimulation PGE_2, PGD_2 und TxB_2 (Zurier, 1976; Higgs, 1976).

Die vermehrt gebildeten Wirkstoffe sensibilisieren die sensorischen Nervenendigungen für Schmerzreize, wodurch eine unter normalen Umständen schmerzlose mechanische oder chemische Reizung Schmerz erzeugt. Die vasodilatierenden Komponenten des Systems tragen durch Gefäßmuskelrelaxierung zum „Pooling" des Blutes und damit zur Erythembildung bei. Sie potenzieren die permeabilitätssteigernden Effekte von Bradykinin, Histamin und Serotonin, was die Ödembildung fördert. TxB_2 und unter gewissen Umständen PGE_2 und $PGF_{2\alpha}$ fördern celluläre Infiltration durch chemotaktische und motilitätssteigernde Wirkung auf Entzündungszellen (Boot, 1976; Diaz Perez, 1976). Pyrogene bewirken Fieber durch Prostaglandinbildung im Gehirn (Miilton, 1976).

Die analgetische, antipyretische und antiinflammatorische Wirkung der Prostaglandin-Synthese-Inhibitoren demonstriert ebenfalls die Funktion des Prostaglandin-Thromboxan-Systems in der Frühphase der Entzündung. Viel weniger gut dokumentiert ist eine solche Rolle in der Spätphase, für die postuliert wird, daß das System die proliferativen und resorptiven Prozesse beeinflußt, welche Wundheilung und Granulombildung bewirken (Gryglewski, 1975).

9. Klinische Syndrome

Bei den meisten Krankheitszuständen, in denen das Prostaglandin-Thromboxan-System eine pathogenetische Rolle hat, vermittelt es Effekte als Folge einer primären Noxe, die die Prostaglandin-Synthese stimuliert. Bei einigen wenigen Syndromen aber ist ein Defekt oder eine Fehlregulation im Prostaglandin-Thromboxan-System selbst nachgewiesen worden. Wie bei anderen Hormonen sind einerseits Störungen der Synthese als Folge eines Enzymdefektes oder wegen Substratmangel möglich, welche zu Mangelerscheinungen führen. Beispiele sind der Fettsäuren-Cyclo-Oxygenase (Prostaglandin-Synthetase)-Mangel in den Thrombocyten (Malmsten, 1975) und der Mangel an essentiellen Fettsäuren. Bei Verlust der Kontrollmechanismen für die Biosynthese andererseits erfolgt eine potentiell schädliche, gesteigerte Hormon (= Prostaglandin oder Thromboxan)-Produktion, wie bei bestimmten Formen der Tumor-Hypercalcämie. Eine Mittlerrolle oder Dysfunktion des Prostaglandin-Thromboxan-Systems wird gegenwärtig bei zahlreichen pathophysiologischen Prozessen postuliert, die zur Zeit erhältlichen Daten erlauben solche Schlußfolgerungen bei einigen Krankheitszuständen.

a) Entzündliche und allergische Erkrankungen

Wie besprochen, beeinflussen und teilweise vermitteln Prostaglandine und Thromboxane zahlreiche Reaktionen im Entzündungsgeschehen. Einige Besonderheiten bei bestimmten Syndromen sollen kurz erwähnt werden. Der progressive Verlust der Zahnalveolen bei der Paradentose wird neben anderen Faktoren möglicherweise durch PGE verursacht, welches von Entzündungszellen im infiltrierten Gewebe gebildet wird und die Knochenresorption stimuliert. Ähnliche Mechanismen scheinen für die Knochenzerstörung bei chronischer Polyarthritis verantwortlich zu sein. Der osteolytische Effekt von Zellkulturmedium rheumatoider Synovia korreliert mit der PGE_2-Konzentration in diesen Kulturen. PGE_2 könnte zusammen mit Kollagenase und weiteren Wirkstoffen zur Zerstörung von juxtaartikulärem Knochengewebe und zur Entwicklung der Deformierungen der chronischen Polyarthritis beitragen.

Wegen der ausgeprägten Wirkung verschiedener Prostaglandine und TxA_2 auf die Bronchialmuskulatur und die Bronchialsekretion wird eine Rolle bei verschiedenen Asthmaformen diskutiert. Asthmatiker reagieren auf Inhalation von $PGF_{2\alpha}$ 10–10000mal empfindlicher mit Bronchoconstriction als normale Versuchspersonen (Smith, 1976). Der Spiegel des Metaboliten von $PGF_{2\alpha}$ im Plasma von Patienten mit Typ I allergischem Asthma steigt bei Asthmaattacken signifikant an (Svanborg, 1976). Indomethacin-Vorbehandlung verhindert zwar diesen Anstieg, beeinflußt die klinischen Parameter des Asthmaanfalls aber nicht. Die Bedeutung dieser erhöhten Produktion von $PGF_{2\alpha}$ ist somit unklar. Dem entspricht auch die klinische Erfahrung, daß Aspirin-ähnliche Substanzen im allgemeinen in der Asthmatherapie nutzlos sind. Gewisse Asthmatiker reagieren hingegen auf Aspirin und Indomethacin mit Bronchospasmus, der manchmal von anderen allergischen Erscheinungen wie Rhinorrhoe und angioneurotischem Ödem begleitet ist. Bei diesen Patienten lassen sich Asthmaanfälle auch mit anderen Prostaglandin-Synthese-Inhibitoren provozieren, und der asthmaerzeugende Effekt der Inhibitoren korreliert mit deren Wirksamkeit auf die Prostaglandin-Synthetase (Szczeklik, 1975). Blockierung der Prostaglandin-Biosynthese scheint daher diese Asthmaanfälle auszulösen. Da unter den in der Lunge gebildeten Prostaglandinen nur PGE_2 bronchorelaxierend wirkt, ist es möglich, daß PGE_2 bei diesen Patienten eine dominierende Rolle bei der Offenhaltung der Bronchien und der Antagonisierung von Histamin-Effekten spielt.

b) Kardiovasculäre Erkrankungen

Die mögliche Rolle der Prostaglandine bei der Blutdruckregulation wurde erwähnt. TxA_2, welches von aggregierenden Plättchen freigesetzt wird, könnte Gefäßspasmen verursachen, wie sie bei Angina pectoris vom Prinzmetal-Typ und bei variabler Angina vorkommen (ELLIS, 1976), und auch beim Vasospasmus, der häufig Subarachnoidalblutungen begleitet, eine Rolle spielen. Da hyperosmolare Lösungen die Produktion vasodilatierender Prostaglandine im Darm stimulieren, ist eine Rolle der Prostaglandine beim Dumping-Syndrom möglich (KNAPP, 1977).

c) Thrombocytenfunktion

MALMSTEN u. Mitarb. beschrieben 1975 einen Patienten mit milder hämorrhagischer Diathese als Folge eines thrombocytären Fettsäuren-Cyclo-Oxygenase-Mangels. Die Störung ist vergleichbar mit dem durch Aspirin verursachten Defekt und ist charakterisiert durch verlängerte Blutungszeit bei normaler Plättchenzahl, normale Gerinnungsparameter, gestörte Plättchenaggregation sowie fehlende Thromboxan-Synthese in den Plättchen.

Bei gewissen Erkrankungen mit vermehrter Thromboseneigung wie Hyperlipidämie Typ II, Diabetes mellitus, Status nach Myokardinfarkt und rezidivierender Thrombophlebitis findet sich eine erhöhte Aggregationstendenz der Thrombocyten. Es ist denkbar, daß bei solchen Krankheiten Störungen im Prostaglandin-Thromboxan-System der Plättchen bestehen, die zu erhöhter Thrombosetendenz disponieren.

d) Bartter-Syndrom

Neben den bekannten Störungen beim Bartter-Syndrom, nämlich renalem Kalium- und Natriumverlust, Hypokaliämie, metabolischer Alkalose, erhöhter Plasma-Renin-Aktivität mit Hyperplasie des juxtaglomerulären Apparates, erhöhter Aldosteronproduktion sowie vermindertem Ansprechen des Blutdrucks auf Angiotensin II und Noradrenalin (s. Kap. VII, S. 342f.), besteht auch eine gesteigerte renale Produktion von PGE_2 (GILL, 1976). Wie erwähnt, stimulieren renale Prostaglandine die Renin-Produktion und können direkt oder indirekt die Natrium- und Kaliumausscheidung beeinflussen. PGE_2 antagonisiert die vasopressorischen Effekte von Angiotensin II und Noradrenalin. Behandlung mit Prostaglandin-Synthese-Inhibitoren unterdrückt die renale Prostaglandin-Überproduktion beim Bartter-Syndrom und normalisiert Plasma-Renin-Aktivität und Aldosteronexkretion

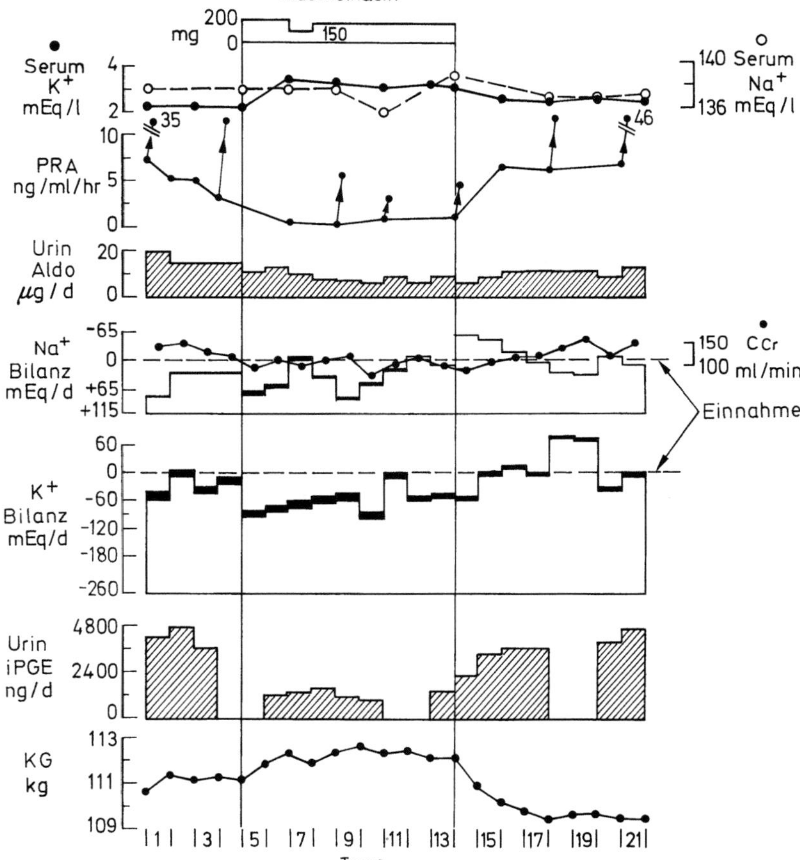

Abb. 13. Einfluß der Behandlung mit Indomethacin auf Serum-Kalium (K^+) und Natrium (Na^+), Plasma-Renin-Aktivität (PRA), Aldosteron im Urin (Urin Aldo), Creatinin-Clearance (CCr), Natrium- und Kalium-Bilanz, PGE_2 im Urin (iPGE) und Körpergewicht (KG) bei einem Patienten mit Bartter-Syndrom. Indomethacin führte zu sofortigem Abfall von Creatinin-Clearance, Natrium- und Kalium-Ausscheidung. Der Abfall von Aldosteron erfolgte langsamer. Die Pfeile bei der Plasma-Renin-Aktivität bedeuten, daß diese Werte nach 3stündiger aufrechter Position gemessen wurden. (Aus GILL, 1976, mit Genehmigung des Autors und des Verlags)

(GILL, 1976). Das Ansprechen des Blutdrucks auf Angiotensin II-Infusion wird ebenfalls normalisiert (FICHMANN, 1976). Gleichfalls werden Natrium- und Kaliumbilanz anfangs positiv, können bei längerer Therapie bei manchen Patienten aber wieder negativ werden. Das Serum-Kalium steigt unter Indomethacin-Gabe an, erreicht aber nicht immer normale Werte und fällt bei fortgesetzter Behandlung evtl. etwas ab, besonders dann, wenn die Kochsalzzufuhr nicht eingeschränkt wird. Es ist möglich, daß ein primärer tubulärer Defekt zu Natrium- und Kaliumverlust führt, welcher auf ungeklärte Weise die renale Prostaglandin-Synthese stimuliert, wodurch über Renin-Aldosteron-Stimulation der Kaliumverlust weiter gefördert wird. Die Therapie besteht in kosalzarmer Ernährung, Gabe von Kaliumsalz sowie Spironolacton oder Triamteren. Wenn bei Ausschöpfung dieser Maßnahmen schwere Hypokaliämie sowie signifikante Störungen und Beschwerden weiterhin bestehen, ist ein Therapieversuch mit Indomethacin (1,4–2,8 mg/kg) gerechtfertigt, um so mehr, als schwere Hypokaliämie die Entwicklung einer Niereninsuffizienz fördern kann. Wegen der geringen Anzahl der bis jetzt behandelten und beschriebenen Fälle und der praktischen Unkenntnis über die Langzeiterfolge ist diese Therapie ein experimentelles Vorgehen. Der Nachteil der bekannten Nebenwirkungen von Indomethacin auf Magen-Darm-Trakt, zentrales Nervensystem, hämatopoetisches System und Thrombocytenfunktion muß gegen die evtl. erreichbaren Vorteile abgewogen werden.

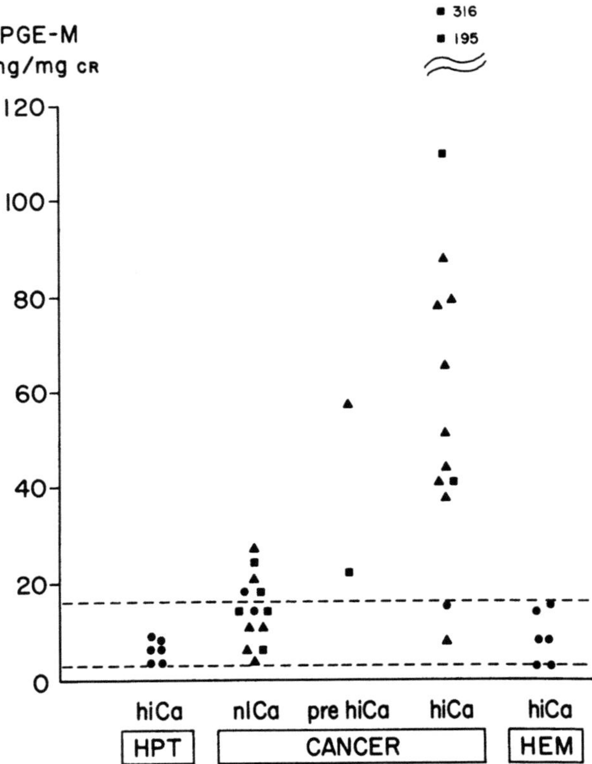

Abb. 14: Ausscheidung des Hauptmetaboliten von PGE im Urin bei Patienten mit primärem Hyperparathyreoidismus (hiCa HPT), in normocalcämischen (nlCa) prä-hypercalcämischen (pre hiCa) und hypercalcämischen (hiCa) Krebspatienten und bei Patienten mit Hypercalcämie und verschiedenen hämatologischen Neoplasien (hiCa HEM). Die Fläche zwischen den durchbrochenen Linien repräsentiert die Normalwerte. ▲: Metastasen, ■: Knochenmetastasen (Aus SEYBERTH, 1975; mit Erlaubnis des Autors und des Verlags)

e) Tumor-Hypercalcämie

Hypercalcämie ist eine häufige Komplikation solider maligner Tumoren und wurde ursprünglich als eine Folge von Knochenresorption durch osteolytische Metastasen betrachtet. Knochenmetastasen verursachen jedoch häufig keine Erhöhung des Serum-Calciums. In zahlreichen Fällen besteht andererseits eine Hypercalcämie, ohne daß eine Metastasierung ins Skelet erfolgt ist. Dieses Syndrom ist ebenfalls eine Folge gesteigerter Knochenresorption und wird durch humorale Mediatoren verursacht, die entweder vom Tumor selbst oder als Folge eines vom Tumor sezernierten Wirkstoffs gebildet werden. Tumor-Hypercalcämie ohne Nachweis von Knochenmetastasen wird gelegentlich bei Carcinomen des Verdauungstraktes, der Niere und besonders häufig der Lunge gefunden. BENDER und HANSEN (1974) fanden bei 200 Patienten mit Bronchuscarcinom eine Hypercalcämie in 12,5% der Fälle, wovon bei mehr als der Hälfte keine Skeletmetastasierung bestand. Oft handelt es sich histologisch um epidermoidzellige oder großzellig anaplastische Tumoren. Manche dieser Tumoren enthalten oder sezernieren Material, das sich immunologisch wie Parathormon verhält. Häufiger und bei Verwendung von Antiseren, die sowohl mit dem amino- als auch dem carboxylterminalen Teil des Parathormons reagieren, ist aber immunoreaktives Parathormon weder im Tumor noch in der Zirkulation nachweisbar (TASHJIAN, 1974). Bei manchen Tiermodellen der Tumor-Hypercalcämie läßt sich eine sehr hohe PGE_2-Synthese im Tumor nachweisen sowie das erhöhte Serum-Calcium durch Behandlung mit Indomethacin normalisieren (TASHJIAN, 1974; SEYBERTH, 1977).

Neuere Arbeiten demonstrieren die kausale Rolle einer erhöhten PGE-Produktion bei gewissen Tumor-Hypercalcämien beim Mensch (SEYBERTH, 1975; 1976). Die Ausscheidung des Hauptmetaboliten von PGE im Urin (PGE-M) ist bei vielen männlichen Patienten mit Hypercalcämie bei Carcinom (hauptsächlich epidermoidzelliges Bronchuscarcinom) erhöht (Abb. 14). Immunoreaktives Parathormon ist bei Patienten mit erhöhter PGE-M-Ausscheidung nicht nachweisbar. Aspirin- oder Indomethacin-Behandlung normalisiert die PGE-M-Ausscheidung, und das Serum-Calcium fällt innerhalb von 24 Std nach Einsetzen der Therapie ab, die volle Wirkung wird in 3–5 Tagen erreicht (Abb. 15). Während sich bei Patienten ohne Skelet-

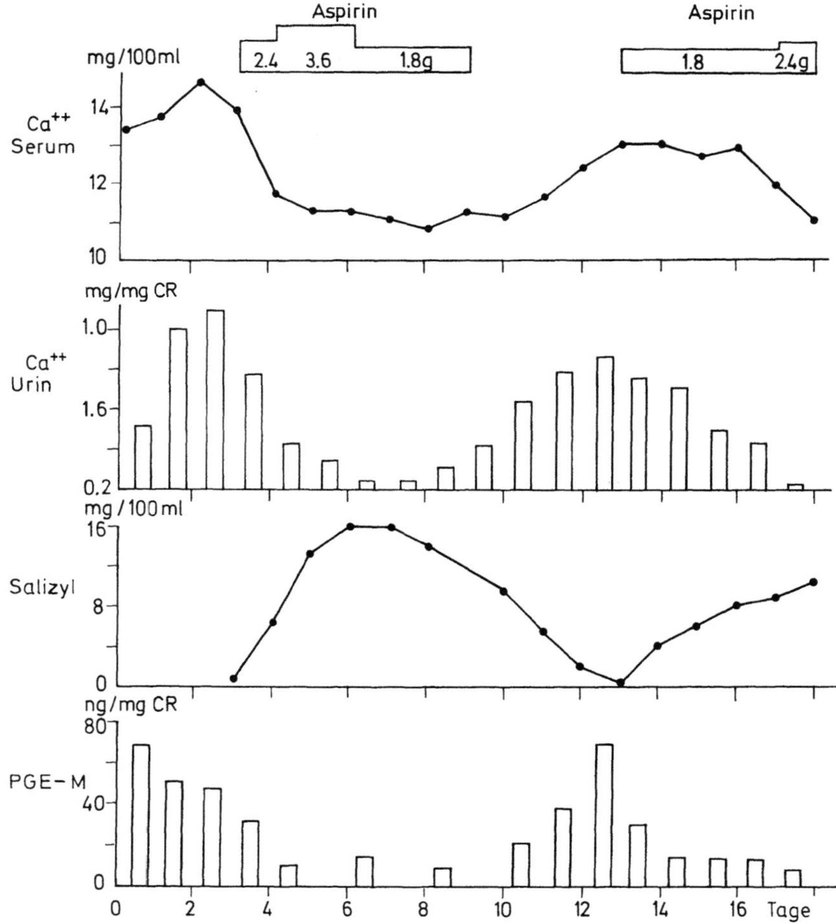

Abb. 15. Wirkung von Aspirin auf Serum-Calcium, Calcium-Ausscheidung im Urin, Serum-Salicylatspiegel und Ausscheidung des Hauptmetaboliten von PGE im Urin bei einem 50jährigen Patienten mit epidermoidzelligem Carcinom des Pankreas. Der Patient hatte keine Skeletmetastasen. (Aus SEYBERTH, 1975; mit Erlaubnis des Autors und des Verlags)

metastasen das Serum-Calcium gänzlich normalisieren läßt, ist dies bei erfolgter Knochenmetastasierung meist nicht möglich.

Die Hypercalcämie von Carcinompatienten mit normaler PGE-M-Ausscheidung sowie von Patienten mit hämatologischen Neoplasien oder Hyperparathyreoidismus wird durch Behandlung mit Prostaglandin-Synthese-Inhibitoren nicht beeinflußt. Ebenso scheinen diese Medikamente die Hypercalcämie beim Mammacarcinom kaum zu beeinflussen, bei der meist Skeletmetastasierung vorliegt und die Ausscheidung von PGE-M nicht erhöht zu sein scheint (SEYBERTH, unpublizierte Resultate).

Patienten mit soliden Tumoren und Hypercalcämie lassen sich somit in 3 Gruppen einteilen:

1. Patienten mit erhöhter PGE-M-Ausscheidung ohne Knochenmetastasen. Die Hypercalcämie ist humoral durch ein Prostaglandin, möglicherweise PGE, bedingt und läßt sich durch Aspirin oder Indomethacin normalisieren.

2. Patienten mit erhöhter PGE-M-Ausscheidung und Knochenmetastasen. Die Hypercalcämie ist Folge eines humoralen Faktors (PGE) sowie direkter Osteolyse durch die Tumorzellen (GALASKO, 1976). Aspirin oder Indomethacin senken das Serum-Calcium, normalisieren es aber nicht.

3. Patienten mit normaler PGE-M-Ausscheidung. Die Hypercalcämie ist nicht durch das Prostaglandin-System bedingt, Behandlung mit Prostaglandin-Synthese-Inhibitoren hat keinen Einfluß auf das Serum-Calcium.

Da die Bestimmung des PGE-M zur Zeit nur in einigen hochspezialisierten Forschungslaboratorien durchgeführt wird, kann die Auswahl von Patienten, bei denen ein Therapieversuch mit Prostaglandin-Synthese-Inhibitoren Erfolgsaussichten hat, nur nach klinischen Kriterien erfolgen. Ein solcher Versuch ist gerechtfertigt bei Patienten mit epidermoidzelligen, adenoiden oder undifferenzierten Carcinomen, wenn keine Knochenmetastasierung vorliegt und wenn die gebräuchlichen Behandlungsmethoden wie Flüssigkeitszufuhr, Diuretica, Steroide und Mithramycin nicht ausreichen oder nicht anwendbar sind. Wenn solche Patienten auf die Behandlung mit Aspirin (2–4 g/d) oder Indomethacin (100–200 mg/d) ansprechen, tritt oft eine erstaunliche Besserung des Allgemeinzustandes ein. Bei Patienten mit Knochenmetastasen kann eine solche Therapie evtl. als Zusatz zu den etablierten Behandlungsmethoden verwendet werden. Wie wirksam Indomethacin und Aspirin auf das Serum-Calcium bei Langzeittherapie sind, ist noch nicht bekannt. Indomethacin fördert in Kulturen maligner Zellen die Zellreplikation (SANTORO, 1976). Es ist daher theoretisch möglich, daß endogene Prostaglandine das Tumorwachstum hemmen und die Behandlung mit diesen Medikamenten trotz vorteilhafter Wirkung auf das Serum-Calcium das Fortschreiten der Grundkrankheit begünstigt.

f) Syndrom des Mangels an essentiellen Fettsäuren

Im Gegensatz zu gewissen Wirbellosen ist der Organismus der Wirbeltiere nicht fähig, essentielle Fettsäuren (Linolensäure, Arachidonsäure) zu synthetisieren (ALFIN-SLATER, 1968). Bei total fettfreier Ernährung bildet die Leber hochungesättigte Fettsäuren aus Oelsäure, die sich jedoch durch Lokalisation der Doppelbindungen von den essentiellen Fettsäuren unterscheiden, deren Rolle nicht übernehmen und nicht als Prostaglandin-Vorstufen dienen können. Beträgt der Quotient von 5,8,11-eicosa-trien-Säure, der unter diesen Umständen gebildeten, normalerweise nicht vorkommenden Fettsäure, zu Arachidonsäure im Plasma über 0,4, so besteht biochemisch Mangel an essentiellen Fettsäuren. Für die klinischen Erscheinungen ist neben der Störung von Membranfunktionen der Mangel an Prostaglandinen verantwortlich. Beim erwachsenen Menschen und beim Kind entwickelt sich dieses Syndrom bei totaler parenteraler fettfreier Ernährung (RIELLA, 1975; WENE, 1975). Die Patienten leiden unter trockenen, schuppenden Hautveränderungen, Infektionsanfälligkeit und Blutungsneigung bei gestörter Plättchenaggregation (FRIEDMAN, 1977). Die Ausscheidung des Hauptmetaboliten von PGE im Urin ist stark erniedrigt. Die Störungen sprechen prompt auf Zufuhr von essentiellen Fettsäuren an.

g) Gastrointestinale Erkrankungen

Die Bedeutung des Prostaglandin-Systems bei mehreren gastrointestinalen Erkrankungen wird diskutiert, ist aber nicht bewiesen (ROBERT, 1975).

Berichte, daß Prostaglandine die Effekte von Choleratoxin vermitteln und daß Prostaglandin-Synthese-Inhibitoren deshalb nützlich für die Behandlung der Cholera sein könnten (JAKOB, 1972; FINCH, 1972), wurden von anderen Autoren nicht bestätigt (HUDSON, 1975; BEDWANI, 1975). Dasselbe gilt für die Diarrhoe beim medullären Carcinom der Schilddrüse. Obwohl frühere Arbeiten über eine erhöhte Prostaglandin-Sekretion bei diesem Krankheitsbild berichten (WILLIAMS, 1968; BENNET, 1974), konnte dies nicht bestätigt werden (unpublizierte Resultate). Indomethacin hat meist keinen signifikanten Effekt auf die Diarrhoe bei diesen Erkrankungen.

10. Therapeutische Anwendung von Prostaglandinen

Die Inhibitoren der Prostaglandin-Biosynthese gehören seit vielen Jahren zu den weltweit am meisten verwendeten Medikamenten. So werden z.B. in den USA täglich über 100 Millionen Aspirin-Tabletten konsumiert. Direkte Antagonisten der Prostaglandinwirkungen sind hingegen bisher nicht von klinischer Bedeutung und wirken zu unspezifisch. Im Gegensatz zur offenbar in zahlreichen Situationen wünschenswerten Blockierung der Prostaglandine ist die Nützlichkeit von Prostaglandinen zur Erzielung spezifischer therapeutischer Effekte erst bei wenigen Indikationen demonstriert worden. Die systemische Verabreichung von PGE_2 und $PGF_{2\alpha}$ führt zu Nebenwirkungen wie Schmerzen, Nausea, Erbrechen und Blutdruckveränderungen und ist wegen der raschen biologischen Inaktivierung oft wirkungslos. Die chemisch modifizierten Prostaglandin-Derivate bieten zahlreiche Vorteile, da sie langsamer inaktiviert werden, z.T. selektiv bestimmte Prozesse beeinflussen und oft lokal appliziert werden können.

Prostaglandine scheinen zum Abbruch der Schwangerschaft im ersten Trimester bedeutende Vorteile gegenüber den gebräuchlichen Methoden wie Curettage zu haben. Die intrauterine Gabe von $PGF_{2\alpha}$, 15-Methylester $PGF_{2\alpha}$-Methylester oder 15-Methylester PGE_2-Methylester führt bei über 95% der Patientinnen zum Abort (KARIM, 1975; BRENNER, 1975). Die Nebenwirkungen sind gering, die Methode ist jedoch praktisch gleich aufwendig wie eine Curettage. 15(S) 15-Methyl-$PGF_{2\alpha}$-Methylester kann auch als vaginales Suppositorium verabreicht werden und induziert Blutungen und Abort in 97% der Fälle von Frühschwangerschaft in den ersten 3–7 Wochen nach der letzten Menstruation (BIGDEMAN, 1976). Später im ersten Trimester nimmt die Wirksamkeit progressiv ab. In der 10.–12. Schwangerschaftswoche werden $PGF_{2\alpha}$ und Analoge zur präoperativen Dilatation des Cervix verwendet, was das Auftreten von Komplikationen wie Blutung und Uterusperforation reduziert.

Vaginale, intramuskuläre, extraamniotische und intraamniotische Gabe von PGE_2, $PGF_{2\alpha}$ und deren Methylestern wurde in zahlreichen Studien erfolgreich zum Schwangerschaftsabbruch im 2. Trimester verwendet (KARIM, 1975; BRENNER, 1975; GUTKNECHT, 1975; BYGDEMAN, 1976; CZAPO, 1976; CHAUDRY, 1976). Die chemischen Analoge von PGE_2 und $PGF_{2\alpha}$ sind auch hier wirkungsvoller und verursachen weniger Nebenwirkungen als die primären Prostaglandine, sind jedoch für den allgemeinen klinischen Gebrauch noch nicht zugelassen.

Intravenöse Applikation von $PGF_{2\alpha}$ oder PGE_2 verursacht gleich wirkungsvoll wie Oxytocin Einsetzen von Wehen am Ende der Schwangerschaft. Diese Behandlung kann jedoch zum uterinen Hypertonus führen. Orales PGE_2 scheint gleich wirksam zu sein und verursacht weniger Hypertonus (NOAH, 1976; NELSON, 1976). Ob diese Behandlung auch den Tonus der Gefäßmuskulatur des Fetus beeinflußt, scheint aber noch nicht hinreichend abgeklärt zu sein.

Orale Gabe von stabilen PGE_2-Analogen vermindert Volume, Säurekonzentration und Säuremenge der spontanen sowie der durch Pentagastrin und Histamin stimulierten Magensaftsekretion (ROBERT, 1975, 1976). In hohen Dosen reduzieren diese Analoge Magen- und Dünndarmmotilität. Vielversprechende Studien demonstrieren einen positiven Einfluß oraler Gabe von PGE_2-Analogen auf die Heilung von Magenulcera (KARIM, 1976). Falls diese Ergebnisse bestätigt werden und falls Nebenwirkungen wie Diarrhoe unbedeutend oder zumindest tolerabel sind, werden diese Wirkstoffe bei der Behandlung der Ulcuskrankheit von großem Nutzen sein.

PGE_2 relaxiert die glatte Muskulatur des Ductus arteriosus und bewirkt beim neugeborenen Schaf eine Offenhaltung des Ductus. Dieser Effekt ist bei der präoperativen Behandlung von Neugeborenen mit angeborenen Herzmißbildungen nützlich, wenn die pulmonale Durchblutung vom Bestehen des Ductus abhängig ist. Bei Kindern mit Pulmonalatresie, kritischer Pulmonalstenose oder hochgradig hypoplastischem rechtem Ventrikel bewirkt Infusion von PGE_2 oder PGE_1 einen sofortigen und andauernden Anstieg der arteriellen Sauerstoffsättigung (OLLEY, 1976; NEUTZE, 1977). Dies erlaubt notfallmäßige Behandlung solcher cyanotischer Neugeborener und optimale präoperative Vorbereitung.

Intraarterielle Infusion von PGE_1 ist zur Behandlung von schweren Durchblutungsstörungen der unteren Extremität verwendet worden (OLSSON, 1976). In dieser unkontrollierten Studie war eine deutliche Schmerzabnahme und Tendenz zur Ulcusheilung feststellbar. Es bleibt abzuwarten, ob kontrollierte Studien einen Vorteil der intraarteriellen Infusion von PGE_1 gegenüber der Infusion des Lösungsmittels allein zeigen werden. Wegen des antiaggregatorischen Effektes von PGE_1 wird es bei der Herstellung von Thrombocytenkonzentraten verwendet, wodurch Lebensdauer und Funktionsfähigkeit der Plättchen erhöht wird (ALLEN, 1974). PGE_2 und Analoge mit ähnlicher Wirkung sind zur Behandlung von Asthma bronchiale und Status asthmaticus in Form von Aerosolen verwendet worden. Ein Nachteil ist die irritierende Wirkung auf die Mucosa des Respirationstraktes (SMITH, 1976). Es ist zu hoffen, daß Analoge mit selektiver bronchodilatierender Wirkung gefunden werden.

Literatur

Übersichten

Bloom, S.R. (ed.): Gut Hormones. Edinburgh, London, New York: Churchill Livingstone 1978.

Bloom, S.R., Polak, J.M.: Gut hormone overview. In: Bloom, S.R. (ed.), Gut Hormones, Edinburgh, London, New York: Churchill Livingstone 1978

Chey, W.Y., Brooks, F.P. (eds.): Endocrinology of the Gut. Thorofare, N.J.: Slack 1974.

Creutzfeldt, W.: Die klinische Bedeutung der gastrointestinalen Hormone. Verh. dtsch. Ges. inn. Med. **80**, 330 (1974).

Croxatto, H., Barnafi, L.: Hormone and hormonelike activity of active polypeptides. Recent Progr. Hormone Res. **16**, 263 (1960).

Demling, L. (ed.): Gastrointestinal Hormones. Stuttgart: Thieme 1972.

Dirscherl, W.: Hormonbegriff. In: Fermente, Hormone, Vitamine, 3. Aufl., Bd. II, Hormone (R. Ammon, W. Dirscherl, Hrsg.). Stuttgart: Thieme 1960.

Erspamer, V.: Pharmacologically active substances of mammalian origin. Ann. Rev. Pharmacol. **1**, 175 (1961).

Feurle, G.E.: Fortschritte auf dem Gebiet der gastrointestinalen Hormone. Internist **17**, 129 (1976).

Fujita, T. (ed.): Gastro-Entero-Pancreatic Endocrine System. A cellbiological approach. Stuttgart: Thieme 1973.

Gaddum, J.H.: Polypeptides which stimulate plain muscle. Edinburgh: Livingstone 1955.

Grossman, M.I.: The gastrointestinal hormones: an overview. In: Proc. of the V. Internat. Congr. of Endocrinol. Hamburg, vol. 2: Endocrinology (V.H.T. James, ed.). Amsterdam-Oxford: Excerpta Medica 1977.

Grossman, M.I.: Candidate hormones of the gut. Gastroenterology **67**, 730 (1974).

Holtz, P.: Gewebshormone. In: Fermente, Hormone, Vitamine, 3. Aufl., Bd. II, Hormone (R. Ammon, W. Dirscherl, Hrsg.). Stuttgart: Thieme 1960.

Holtz, P.: Gewebs- und Neurohormone. In: 8. Symp. Dtsch. Ges. Endocr. Berlin-Göttingen-Heidelberg: Springer 1962.

Jorpes, J.E., Mutt, V. (eds.): Secretin, Cholecystokinin-Pancreozymin and Gastrin. Handbook of Experimental Pharmacology, vol. 34. Berlin-Heidelberg-New York: Springer 1973.

Mutt, V., Jorpes, J.E.: Contemporary developments in the biochemistry of gastrointestinal hormones. Recent Progr. Hormone Res. **23**, 483 (1967).

Pearse, A.G.E.: Cell migration and the alimentary system: Endocrine contributions of the neural crest to the gut and its derivatives. Digestion **8**, 372 (1973).

Pearse, A.G.E., Polak, J.M.: Neural crest origin of the endocrine polypeptide (APUD) cells of the gastrointestinal tract and pancreas. Gut **12**, 783 (1971).

Raptis, S.: Enterohormone und endokrines Pankreas. In: Gastroenterologie und Stoffwechsel (H. Bartelheimer, H.A. Kühn, V. Becker, F. Stelzner, Hrsg.), Bd. 5. Stuttgart: Thieme 1974.

Rayford, P.L., Miller, T.A., Thompson, J.C.: Secretin, Cholecystokinin and newer gastrointestinal hormones. New Engl. J. Med. **294**, 1093, 1157 (1976).

Thompson, J.C. (ed.): Gastrointestinal Hormones; a symposium. Austin: University of Texas Press 1975.

Gastrine

Arnold, R., Creutzfeldt, C., Track, N.S., Creutzfeldt, W.: Gastrin und Duodenalulcus. Verh. dtsch. Ges. inn. Med. **80**, 368 (1974).

Bedi, B.S., Gillespie, G., Gillespie, I.E.: Effects of a specific gastrin antagonist on gastric acid secretion in pouch dogs. Lancet **1967 I**, 1240.

Black, J.W., Duncan, W.A.M., Durrant, C.J., Ganellin, C.R., Parson, E.M.: Definition and antagonism of histamine H_2-receptors. Nature (Lond.) **236**, 385 (1972).

Broder, L.E., Carter, S.K.: Pancreatic islet cell carcinoma. II. Results of therapy with Streptozotocin in 52 patients. Ann. Intern. Med. **79**, 108 (1973).

Castell, D.O., Harris, L.D.: Hormonal control of gastroesophageal sphincter strength. New Engl. J. Med. **282**, 866 (1970).

Code, Ch.F.: Histamine and gastric secretion: a later look, 1955–1965. Fed. Proc. **24**, 1311 (1965).

Cohen, S.: Hypogastrinemia and sphincter incompetence. New Engl. J. Med. **289**, 215 (1973).

Debas, H.T., Csendes, A., Walsh, J.H., Grossman, M.I.: Release of antral gastrin. In: Endocrinology of the Gut (W.Y. Chey, F.P. Brooks, eds.), p. 222. Thorofare, N.J.: Slack 1974.

Debas, H.T., Walsh, J.H., Grossman, M.I.: Pure human minigastrin: secretory potency and disappearance rate. Gut **15**, 686 (1974).

Editorial: Gastrin heterogeneity. Brit. med. J. **1975 I**, 112.

Ellison, E.H., Wilson, S.D.: The Zollinger-Ellison-syndrome: Reappraisal and evaluation of 260 registered cases. Ann. Surg. **160**, 512 (1964).

Frank, S.A., Walker, C.O., Fordtran, J.S.: The effect of continuous pentagastrin (PG) infusion on lower esophageal sphincter pressure (LES). Gastroenterology **64**, 728 (1973).

Ganguli, P.C., Cullen, D.R., Irvine, W.J.: Radioimmunoassay of plasma gastrin in pernicious anemia, achlorhydria without pernicious anemia, hypochlorhydria, and in controls. Lancet **1971 I**, 155.

Goyal, R.K., McGuigan, J.E.: Is gastrin a major determinant of basal lower esophageal sphincter pressure? A double-blind controlled study using high titer gastrin antiserum. J. clin. Invest. **57**, 291 (1976).

Gregory, R.A.: Gastrin – The natural history of a peptide hormone. Harvey lectures, series 64, p. 121. New York-London: Academic Press 1970.

Gregory, R.A., Tracy, H.J.: Isolation of two „big gastrins" from Zollinger-Ellison tumors tissue. Lancet **1972 II**, 797.

Grossman, M.I.: Gastrin. Berkeley and Los Angeles: University of California Press 1966.

Grossman, M.I.: Neural and hormonal stimulation of gastric secretion of acid. In: Handbook of Physiology, Sect. 6, Vol. II, Alimentary Canal, Chapt. 47, p. 835. Washington: Amer. Physiol. Soc. 1967.

Haemmerli, U.P.: Pathophysiologie des Antrums. Schweiz. med. Wschr. **98**, 242 (1968).

Hakanson, R., Liedberg, G.: Evidence against histamine as final chemostimulator of gastric acid secretion. Amer. J. Physiol. **221**, 641 (1971).

Halter, F., Funk, H.U.: Der Pentagastrintest als klinischer Routinetest zur Bestimmung der Magensäuresekretion. Schweiz. med. Wschr. **98**, 1149 (1968).

Halter, F., Kohler, B., Smith, G.M.: A sensitive gastrin bioassay. Helv. med. Acta, Suppl. **50**, 113 (1971).

Hansky, J., Royle, J.P., Soveny, C., Korman, M.G.: Relationship of immunoreactivity to biological activity of gastrin. Gastroenterology **64**, 739 (1973).

Hughes, W.S., Brooks, F.P., Cohn, H.O.: Serum gastrin levels in primary hypogammaglobulinemia and pernicious anemia. Studies in adults. J. clin. Invest. **77**, 746 (1972).

Kenner, G.W., Sheppard, R.C.: Gastrins of various species. In: Frontiers in Gastrointestinal Hormone Research (S. Andersson, ed.). Stockholm: Almqvist & Wiksell 1973.

Korman, M.G., Laver, M.C., Hansky, J.: Hypergastrinemia in chronic renal failure. Brit. med. J. **1972 I**, 209.

McGuigan, J.E.: Immunochemical studies with synthetic human gastrin. Gastroenterology **54**, 1005 (1968).

McGuigan, J.E.: Gastrin. Vitam. Hormones **32**, 47 (1974).

McGuigan, J.E., Trudeau, W.L.: Immunochemical measurement of elevated levels of gastrin in the serum of patients with pancreatic tumors of the Zollinger-Ellison variety. New Engl. J. Med. **278**, 1308 (1968).

McGuigan, J.E., Trudeau, W.L.: Serum gastrin levels before and after vagotomy and pyloroplasty or vagotomy and antrectomy. New Engl. J. Med. **286**, 184 (1972).

Multicentre pilot study: Pentagastrin as a stimulant of maximal gastric acid response in man. Lancet **1967 I**, 291.

Ottenjann, R.: Antigastrine und Gastrin-Antikörper. Dtsch. med. Wschr. **93**, 1773 (1968).

Säuberli, H., Largiadèr, F., Vetter, W.: Das Magenantrumhormon Gastrin. I. Teil: Physiologie und radioimmunologische Bestimmung. Schweiz. med. Wschr. **104**, 709 (1974).

Säuberli, H., Largiadèr, F., Vetter, W.: Das Magenantrumhormon Gastrin. II. Teil: Die praktische Bedeutung der Gastrinbestimmung bei verschiedenen Krankheiten. Schweiz. med. Wschr. **104**, 745 (1974).

Seelig, H.P.: Gastrin. Inaktivierung und Abbau. Stuttgart: Thieme 1972.

Soergel, K.H.: Wirkungen gastrointestinaler Hormone auf Motilität und Resorption des Magen-Darm-Traktes. Verh. dtsch. Ges. inn. Med. **80**, 385 (1974).

Stadil, F.: Gastrin and insulin hypoglycemia. Scand. J. Gastroenterol. **9**, Suppl. 23, 1 (1974).

Stadil, F., Rehfeld, J.F.: Release of gastrin by epinephrine in man. Gastroenterol. **65**, 210 (1973).

Track, N.S., Arnold, R., Creutzfeldt, C., Creutzfeldt, W.: The different forms of immunoreactive gastrin in blood and tissue. Verh. dtsch. Ges. inn. Med. **80**, 361 (1974).

Trudeau, W.L., McGuigan, J.E.: Effects of calcium on serum gastrin levels in the Zollinger-Ellison syndrome. New Engl. J. Med. **281**, 862 (1969).

Trudeau, W.L., McGuigan, J.E.: Relations between serum gastrin levels and rates of gastric hydrochloric acid secretion. New Engl. J. Med. **284**, 408 (1971).

Walsh, J.H., Debas, H.T., Grossman, M.I.: Pure natural human big gastrin: biological activity and half life in dog. Gastroenterology **64**, 873 (1973).

Walsh, J.H., Debas, H.T., Grossman, M.I.: Pure human big gastrin: immunochemical properties, disappearance half time, and acid-stimulating action in dogs. J. clin. Invest. **54**, 477 (1974).

Walsh, J.H., Grossman, M.I.: Circulating gastrin in peptic ulcer disease. Mt. Sinai J. Med. **40**, 374 (1973).

Walsh, J.H., Grossman, M.I.: Gastrin. New Engl. J. Med. **292**, 1324, 1371 (1975).

Walsh, J.H., Isenberg, J.I., Ansfield, J., Maxwell, V.: Clearance and acid-stimulating action of human big and little gastrins in duodenal ulcer subjects. J. clin. Invest. **57**, 1125 (1976).

Yalow, R.S., Berson, S.A.: Further studies on the nature of immunoreactive gastrin in human plasma. Gastroenterology **60**, 203 (1971).

Yalow, R.S., Wu, N.: Additional studies on the nature of big big gastrin. Gastroenterology **65**, 19 (1973).

Zollinger-Ellison-Syndrom

Amberg, J.R., Ellison, E.H., Wilson, S.D., Zboralske, F.F.: Roentgenographic observations in the Zollinger-Ellison syndrome. J. Amer. med. Ass. **190**, 185 (1964).

Arnold, R., Fuchs, K., Siewert, R., Peiper, H.-J., Creutzfeldt, W.: Zur Morphologie, Klinik, Diagnostik und Therapie des Zollinger-Ellison-Syndroms. Beobachtungen an acht Patienten. Dtsch. med. Wschr. **99**, 607 (1974).

Bretholz, A., Steiner, H.: Les insulomes. Intérêt d'un diagnostic histologique précis. Virchows Arch. Abt. A Path. Anat. **359**, 49 (1973).

Cavallero, C., Solcia, E., Sampietro, R.: Cytology of islet tumours and hyperplasia associated with the Zollinger-Ellison syndrome. Gut **8**, 172 (1967).

Christiansen, J.: Primary hyperparathyroidism and peptic ulcer disease. Scan. J. Gastroenterol. **9**, 111 (1974).

Clemett, A.R., Park, W.M.: Arteriographic demonstration of pancreatic tumor in the Zollinger-Ellison syndrome. Radiology **88**, 32 (1967).

Creutzfeldt, W., Arnold, R., Creutzfeldt, C., Denticke, U., Frerichs, H., Track, N.S.: Biochemical and morphological

investigations of 30 human insulinomas. Diabetologia **9**, 217 (1973).
Creutzfeldt, W., Arnold, R., Creutzfeldt, C., Track, N.S.: Pathomorphologic, biochemical and diagnostic aspects of gastrinomas (Zollinger-Ellison-syndrome). Hum. Path. **6**, 47 (1975).
Demling, L., Ottenjahn, R.: Non-insulin producing tumors of the pancreas. Modern aspects on Zollinger-Ellison syndrome and gastrin. Stuttgart: Thieme 1969.
Dent, R.I., James, J.H., Wang, C., Deftos, L.J., Talamo, R., Fischer, J.E.: Hyperparathyroidism: gastric acid secretion and gastrin. Ann. Surg. **176**, 360 (1972).
Durland, W.L., Mills, J.G.: Histamine, H2, H2-receptor blockade and treatment of duodenal ulcer. In: Bloom, S.R. (ed.), Gut Hormones. Edinburgh, London, New York: Churchill Livingstone 1978.
Editorial: Zollinger-Ellison syndrome revisited. Brit. med. J. **1973 I**, 2.
Friesen, S.R.: Effect of total gastrectomy on the Zollinger-Ellison tumor: observations by second-look procedures. Surgery **62**, 609 (1967).
Gagel, R.F., Costanza, M.E., De Lellis, R.A., Norton, R.A., Bloom, S.R., Miller, H.H., Ucci, A., Nathanson, L.: Streptozotocin-treated Verner-Morrison-syndrome. Arch. Intern. Med. **136**, 1429 (1976).
Ganguli, P.C., Polak, J.M., Pearse, A.G.E., Elder, J.B.: Antral-gastrin-cell hyperplasia in peptic-ulcer disease. Lancet **1974 I**, 583.
Greider, M.H., McGuigan, J.E.: Cellular localization of gastrin in the human pancreas. Diabetes **20**, 389 (1971).
Hallenbeck, G.A.: The Zollinger-Ellison syndrome. Gastroenterology **54**, 426 (1968).
Isenberg, J.I., Walsh, J.H., Grossman, M.I.: Zollinger-Ellison syndrome. Gastroenterology **65**, 140 (1973).
Isenberg, J.I., Walsh, J.H., Passaro, E. jr., Moore, E.W., Grossman, M.I.: Unusual effect of secretin on serum gastrin, serum calcium and gastric acid secretion in a patient with suspected Zollinger-Ellison syndrome. Gastroenterology **62**, 626 (1972).
Keel, H.J., Roth, J.L.A.: Nicht Insulin produzierende Inselzelltumoren. Schweiz. med. Wschr. **42**, 1399 (1967).
Larsson, L.I., Ljungberg, O., Sundler, F., Hakanson, R., Svensson, S.O., Rehfeld, J., Stadil, F., Holst, J.: Antro-pyloric gastrinoma associated with pancreatic nesidioblastosis and proliferation of islets. Virchows Arch. (Pathol. Anat.) **360**, 305 (1973).
Marks, I.N., Bank, S., Louw, J.H.: Islet cell tumor of the pancreas with reversible watery diarrhea and achlorhydria. Gastroenterology **52**, 695 (1967).
McGuigan, J.E., Trudeau, W.L.: Immunochemical measurement of elevated levels of gastrin in the serum of patients with pancreatic tumors of the Zollinger-Ellison variety. New Engl. J. Med. **278**, 1308 (1968).
Mieher, W.C. jr., Hartsock, R.J., Geokas, M.C., Ballard, H.S., Frame, B.: Peptic ulcer as a manifestation of familial polyendocrine disease. Report of 2 cases occuring in sisters, with a preliminary report of 8 other family members. J. Amer. med. Ass. **179**, 854 (1962).
Osborne, M.P., Brown, M.E., Le Compte, P.M.: Ulcerogenic non-beta-cell pancreatic islet carcinoma. Amer. J. Surg. **100**, 48 (1960).
Passaro, E. jr., Basso, N., Sanchez, R.E., Gordon, H.E.: Newer studies in the Zollinger-Ellison syndrome. Amer. J. Surg. **120**, 138 (1970).
Passaro, E. jr., Basso, N., Walsh, J.H.: Calcium challenge in the Zollinger-Ellison syndrome. Surgery **72**, 60 (1972).
Perrier, C.V.: The Zollinger-Ellison syndrome, its place in the pathophysiology of gastric acid secretion and of its hormonal regulation. Ergebn. inn. Med. Kinderheilk. **23**, 89 (1965).
Planta, F. von: Nicht-insulinproduzierende Inselzellgeschwulst des Pancreas und Ulcus pepticum (Zollinger-Ellison-Syndrom). Schweiz. med. Wschr. **41**, 1272 (1957).
Polak, J.M., Stagg, B., Pearse, A.G.E.: Two types of Zollinger-Ellison syndrome: immunofluorescent, cytochemical and ultrastructural studies of the antral and pancreatic gastrin cells in different clinical states. Gut **13**, 501 (1972).
Royston, C.M.S., Brew, D.St.J., Garnham, J.R., Stagg, B.H., Polak, J.: The Zollinger-Ellison syndrome due to an infiltrating tumour of the stomach. Gut **13**, 638 (1972).
Säuberli, H., Largiadèr, F., Vetter, W.: Das Magenantrumhormon Gastrin. I. Teil: Physiologie und radioimmunologische Bestimmung. Schweiz. med. Wschr. **104**, 709 (1974).
Säuberli, H., Largiadèr, F., Vetter, W.: Das Magenantrumhormon Gastrin. II. Teil: die praktische Bedeutung der Gastrinbestimmung bei verschiedenen Krankheiten. Schweiz. med. Wschr. **104**, 745 (1974).
Schrumpf, E., Petersen, H., Berstad, A., Myren, J., Rosenlund, B.: The effect of secretin on plasma gastrin in the Zollinger-Ellison syndrome. Scand. J. Gastroenterol. **8**, 145 (1973).
Thompson, J.C., Reeder, D.D., Villar, H.V., Fender, H.R.: Natural history and experience with diagnosis and treatment of the Zollinger-Ellison syndrome. Surg. Gynec. Obstet. **140**, 721 (1975).
Walsh, J.H., Grossman, M.I.: Gastrin. New Engl. J. Med. **292**, 1324, 1377 (1975).
Winship, D.H., Ellison, E.H.: Variability of gastric secretion in patients with and without the Zollinger-Ellison syndrome. Lancet **1967 I**, 1128.
Zollinger, R.M., Craig, Th.V.: Endocrine tumors and peptic ulcer. Amer. J. Med. **29**, 761 (1960).
Zollinger, R.M., Ellison, E.H.: Primary peptic ulcerations of the jejunum associated with islet cell tumors of the pancreas. Ann. Surg. **142**, 709 (1960).
Zollinger, R.M., Moore, F.T.: Zollinger-Ellison syndrome comes of age. J. Amer. med. Ass. **204**, 361 (1968).

Secretin

Dreiling, D.A.: The measurement of pancreatic secretory function. In: Exocrine pancreas. Ciba Foundation, p. 225. London: Churchill 1962.
Grossman, M.I.: The physiology of secretin. Vitam. and Horm. **16**, 179 (1958).
Isenberg, J.I., Brickman, A.S., Moore, E.W.: The effect of secretin on serum calcium in man. J. Clin. Endocr. **37**, 30 (1973).
Jorpes, J.E.: Memorial lecture—isolation and chemistry of secretin and cholecystokinin. Gastroenterology **55**, 158 (1968).
Meyer, J.H., Grossman, M.I.: Release of secretin and cholecystokinin. In: Gastrointestinal Hormones (L. Demling, ed.), p. 43. Stuttgart: Thieme 1972.

Cholecystokinin-Pankreozymin

Brooks, A.M., Agosti, A., Bertaccini, G., Grossman, M.I.: Inhibition of gastric acid secretion in man by peptide analogues of cholecystokinin. New Engl. J. Med. **282**, 535 (1970).
Harper, A.A., Raper, H.S.: Pancreozymin, stimulant of secretion of pancreatic enzymes in extracts of small intestine. J. Physiol. (Lond.) **102**, 115 (1943).
Hokin, L.E., Hokin, M.R.: Actions of pancreozymin in pancreas slices and role of phospholipids in enzyme secretion. J. Physiol. (Lond.) **132**, 442 (1956).
Itoh, Z.: Cholecystokinin deficiency syndrome—A new concept for GEP endocrinopathies. In: Gastro-Entero-Pancreatic Endocrine System (T. Fujita, ed.). Stuttgart: Thieme 1974.
Jorpes, J.E.: Memorial lecture—isolation and chemistry of secretin and cholecystokinin. Gastroenterology **55**, 157 (1968).
Meyer, J.H., Grossman, M.I.: Release of secretin and cholecystokinin. In: Gastrointestinal Hormones (L. Demling, ed.), p. 43. Stuttgart: Thieme 1972.
Morisset, J.A., Webster, P.D.: In vitro and in vivo effects of Urecholine and cyclic AMP on rat pancreas. Amer. J. Physiol. **220**, 202 (1971).

VIP

Bloom, S.R., Bryant, M.G.: The distribution of Vasoactive Intestinal Peptide (VIP) in the primate gastrointestinal tract

and characterization of VIP from human tumors. Gut **14**, 823 (1973).
Bodanszky, M., Klausner, Y.S., Lin, C.Y., Mutt, V., Said, S.I.: Synthesis of the vasoactive intestinal peptide (VIP). J. Amer. Chem. Soc. **96**, 4973 (1974).
Kerins, C., Said, S.: Hyperglycemic and glycogenolytic effects of vasoactive intestinal polypeptide. Proc. Soc. Exp. Biol. Med. **142**, 1014 (1973).
Makhlouf, G.M., Said, S.I., Yau, W.M.: Interplay of vasoactive intestinal peptide (VIP) and synthetic VIP fragments with secretin and octapeptide of cholecystokinin (octa-CCK) on pancreatic and biliary secretion. Gastroenterology **66**, 737 (1974).
Mutt, V., Said, S.I.: Structure of the porcine vasoactive intestinal octacosapeptide. The amino-acid sequence. Use of kallikrein in its determination. Eur. J. Biochem. **42**, 581 (1974).
Ottenjann, R.: Ein neues Dünndarmhormon. Dtsch. med. Wschr. **96**, 838 (1971).
Said, S.I., Mutt, V.: Potent peripheral and splanchnic vasodilator peptide from normal gut. Nature **225**, 863 (1970).
Said, S.I., Mutt, V.: Polypeptide with broad biological activity: isolation from small intestine. Science **169**, 1217 (1970).
Schebalim, R., Said, S.I., Makhlouf, G.M.: Interplay of glucagon, vasoactive intestinal peptide (VIP) and synthetic fragments of VIP in intestinal secretion. Clin. Res. **22**, 368 (1974).
Schorr, B.A., Said, S.I., Makhlouf, G.M.: Inhibition of gastric-secretion by synthetic vasointestinal peptide (VIP). Clin. Res. **22**, 23 (1974).
Schwartz, C.J., Kimberg, D.V., Sheerin, H.E., Field, M., Said, S.I.: Vasoactive intestinal peptide stimulation of adenylate cyclase and active electrolyte secretion in intestinal mucosa. J. Clin. Invest. **54**, 536 (1974).

WDHA-Syndrom

Barbezat, G.O., Grossman, M.I.: Cholera-like diarrhoea induced by glucagon plus gastrin. Lancet **1971 I**, 1025.
Bloom, S.R., Polak, J.M., Pearse, A.G.E.: Vasoactive intestinal peptide and watery-diarrhoea syndrome. Lancet **1973 II**, 16.
Brown, Ch.H., Crile, G.: Pancreatic adenoma with intractable diarrhea, hypokalemia and hypercalcemia. J. Amer. med. Ass. **190**, 30 (1964).
Burkhardt, A.: Das Verner-Morrison-Syndrom. Klinik und pathologische Anatomie. Klin. Wschr. **54**, 1 (1976).
Elias, E., Bloom, S.R., Welbourn, R.B., Kozio, M., Polak, J.M., Pearse, A.G.E., Booth, C.C., Brown, J.C.: Pancreatic cholera due to production of gastric inhibitory polypeptide. Lancet **1972 II**, 791.
Espiner, E.A., Beaven, D.W.: Non specific islet cell tumor of the pancreas with diarrhoea. Quart. J. Med. (N.S.) **31**, 447 (1962).
Gagel, R.F., Costanza, M.E., DeLellis, R.A., Norton, R.A., Bloom, S.R., Miller, H.H., Ucci, A., Nathanson, L.: Streptozocin-treated Verner-Morrison syndrome. Arch. Intern. Med. **136**, 1429 (1976).
Greider, M.H., Rosai, J., McGuigan, J.E.: The human pancreatic islet cells and their tumors. II. Ulcerogenic and diarrheogenic tumors. Cancer **33**, 1423 (1974).
Kahn, C.R., Levy, A.G., Gardner, J.D., Miller, J.V., Gorden, P., Schein, P.S.: Pancreatic cholera: beneficial effects of treatment with streptozotocin. New Engl. J. Med. **292**, 941 (1975).
Larsson, L.-I., Schwartz, T., Lundqvist, G., Chance, R.E., Sundler, F., Rehfeld, J.F., Grimelius, L., Fahrenkrug, J., Schaffalitzky de Muckadell, O., Moon, N.: Occurrence of human pancreatic polypeptide in pancreatic endocrine tumors. Possible Implication in the watery diarrhea syndrome. Amer. J. Path. **85**, 675 (1976).
Loehry, C.A., Kingham, J.G.C., Whorwell, P.J.: Watery diarrhea and hypokalemia associated with pheochromocytoma. Postgrad. Med. J. **51**, 416 (1975).
Matsumoto, K.K., Peter, J.B., Schultze, R.G., Hakim, A.A., Franck, P.T.: Watery diarrhea and hypokalemia associated with pancreatic islet cell adenoma. Gastroenterology **50**, 231 (1966).
Said, S.I.: Vasoactive intestinal polypeptide: elevated plasma and tissue levels in the watery-diarrhea syndrome due to pancreatic and other tumors. Clin. Res. **23**, 440 (Abstract) (1975).
Said, S.I., Faloona, G.R., Harvey, S., Deon, H., Ford, W.T.: Elevated plasma and tissue levels of vasoactive intestinal polypeptide in the watery-diarrhea syndrome due to pancreatic, bronchogenic and other tumors. New Engl. J. Med. **293**, 155 (1975).
Schein, P.S., DeLellis, R.A., Kahn, C.R., Gorden, P., Kraft, A.R.: Islet cell tumors: current concepts and management. Ann. Intern. Med. **79**, 239 (1973).
Schmitt, M.G. jr., Soergel, K.H., Hensley, G.T., Chey, W.Y.: Watery diarrhea associated with pancreatic islet cell carcinoma. Gastroenterology **69**, 206 (1975).
Verner, J.V., Morrison, A.B.: Islet cell tumor and a syndrome of refractory watery diarrhea and hypokalemia. Amer. J. Med. **25**, 456 (1958).
Verner, J.V., Morrison, A.B.: Endocrine pancreatic islet disease with diarrhea. Arch. Intern. Med. **133**, 492 (1974).

GIP

Brown, J.C., Cleator, I.G.M., Dryburgh, J.R., Peterson, R.A., Schubert, H.: The physiology and pathophysiology of gastric inhibitory polypeptide (GIP) and motilin. Verh. dtsch. Ges. inn. Med. **80**, 377 (1974).
Brown, J.C., Dryburgh, J.R.: A gastric inhibitory polypeptide. II. The complete amino acid sequence. Canad. J. Biochem. **49**, 867 (1971).
Brown, J.C., Dryburgh, J.R., Ross, S.A., Dupré, J.: Identification and actions of gastric inhibitory polypeptide. Recent Progr. Hormone Res. **31**, 487 (1975).
Falko, J.M., Crockett, S.E., Cataland, S., Mazzaferri, E.L.: Gastric inhibitory polypeptide (GIP) stimulated by fat ingestion in man. J. Clin. Endocr. **41**, 260 (1975).
Kuzio, M., Dryburgh, J.R., Malloy, K.M., Brown, J.C.: Radioimmunoassay for gastric inhibitory polypeptide. Gastroenterology **66**, 357 (1974).
Pederson, R.A., Brown, J.C.: Inhibition of histamine-, pentagastrin-, and insulinstimulated canine gastric secretion by pure "gastric inhibitory polypeptide". Gastroenterology **62**, 393 (1972).
Pederson, R.A., Schubert, H.E., Brown, J.C.: Gastric inhibitory polypeptide. Its physiologic release and insulinotropic action in the dog. Diabetes **24**, 1050 (1975).
Polak, J.M., Bloom, S.R., Kuzio, M., Brown, J.C., Pearse, A.G.E.: Cellular localization of gastric inhibitory polypeptide in the duodenum and jejunum. Gut **14**, 284 (1973).

Motilin

Brown, J.C., Cleator, I.G.M., Dryburgh, J.R., Peterson, R.A., Schubert, H.: The physiology and pathophysiology of gastric inhibitory polypeptide (GIP) and motilin. Verh. dtsch. Ges. inn. Med. **80**, 377 (1974).
Brown, J.C., Cook, M.A., Dryburgh, J.R.: Motilin, a gastric motor activity-stimulating polypeptide: final purification, amino acid composition, and C-terminal residues. Gastroenterology **62**, 401 (1972).
Brown, J.C., Mutt, V., Dryburgh, J.R.: The further purification of motilin, a gastric motor activity-stimulating polypeptide from the mucosa of the small intestine of hogs. Canad. J. Physiol. **49**, 399 (1971).
Dryburgh, J.R., Brown, J.C.: Radioimmunoassay for motilin. Gastroenterology **68**, 1169 (1975).
Schubert, H., Brown, J.C.: Correction to the amino acid sequence of porcine motilin. Canad. J. Biochem. **52**, 7 (1974).
Wünsch, E., Brown, J.C., Deimer, K.-H., Drees, F., Jaeger, E., Musiol, J., Scharf, R., Stocker, H., Thamm, P., Wendlberger, G.: Zur Synthese von Norleucin-13-Motilin (vorläufige Mitteilung). Z. Naturforsch. **28c**, 235 (1973).

Neurotensin

Carraway, R.E., Kitabgi, P., Leeman, S.E.: The isolation and characterization of immunoreactive neurotensin (NT) from bovine intestinal tissue. (Abstract 435). V. International Congress of Endocrinology Hamburg, July 18–24, 1976. Abstracts of Short Communications and Poster Presentations. Giessen: Brühlsche Universitätsdruckerei.

Carraway, R.E., Leeman, S.E.: The amino acid sequence of a hypothalamic peptide, neurotensin. J. Biol. Chem. **250**, 1907 (1975).

Carraway, R., Leeman, S.E.: The synthesis of neurotensin. J. Biol. Chem. **250**, 1912 (1975).

Substanz P

Baile, C.A., Meinardi, H.: Action of substance P on the central nervous system of a goat. Brit. J. Pharmacol. **30**, 302 (1967).

Chang, M.M., Leeman, S.E., Niall, H.D.: Amino-acid sequence of substance P. Nature New Biol. **232**, 86 (1971).

Cuello, A.C., Polak, J.M., Pearse, A.G.E.: Substance P: a naturally occurring transmitter in human spinal cord. Lancet **1976 II**, 1054.

Euler, U.S. von, Gaddum, J.H.: An unidentified depressor substance in certain tissue extracts. J. Physiol. (Lond.) **72**, 74 (1931).

Euler, U.S., Pernow, B.: Substance P. Nobel Symposion 37. New York: Raven 1977

Haefely, W., Hürlimann, A.: Substance P, a highly active naturally occurring polypeptide. Experientia (Basel) **18**, 297 (1962).

Hökfelt, T., Kellerth, J.O., Nilsson, G., Pernow, B.: Substance P: Localisation in the central nervous system and in some primary sensory neurons. Science **190**, 889 (1975).

Leeman, S., Mroz, E.A.: Substance P. Life Sci. **15**, 2033 (1974).

Lembeck, F., Zetler, G.: Substance P, a polypeptide of possible physiological significance, especially within the nervous system. Int. Rev. Neurobiol. **4**, 159 (1962).

Meinardi, H., Craig, L.C.: Studies of substance P. In: Hypotensive Peptides (E.G. Erdös, N. Back, F. Sicuteri, A.F. Wiede, eds.), p. 594. Berlin-Heidelberg-New York: Springer 1966.

Pernow, B.: Studies on substance P. Purification, occurrence and biological actions. Acta physiol. scand. **29**, Suppl. 105, 1 (1953).

Studer, R.O., Trzeciak, H., Lergier, W.: Isolierung und Aminosäuresequenz von Substanz P aus Pferdedarm. Helv. chim. Acta **56**, 860 (1973).

Tregear, G.W., Niall, H.D., Potts, J.T. jr., Leeman, S.E., Chang, M.M.: Synthesis of substance P. Nature New Biol. **232**, 87 (1971).

Vogler, K., Haefely, W., Hürlimann, A., Studer, R.O., Lergier, W., Strässle, R., Berneis, K.H.: A new purification procedure and biological properties of substance P. Ann. N.Y. Acad. Sci. **104**, 378 (1963).

Zetler, G.: Substanz P. Naunyn-Schmidebergs Arch. Pharmak. exp. Path. **245**, 263 (1963).

Intestinales Glucagon (Enteroglucagon)

Literatur siehe Kapitel XIII

Pankreatisches Polypeptid

Adrian, T.E., Bloom, S.R., Besterman, H.S., Barnes, A.J., Cooke, T.J.C., Russell, R.C.G., Fabre, R.G.: Mechanism of pancreatic polypeptide release in man. Lancet **1**, 161 (1977).

Bloom, S.R. (ed.): Gut Hormones, Edinburgh, London, New York: Churchill Livingstone 1978.

Chance, R.D., Lin, T.M., Johnson, M.G., Moon, N.E., Evans, D.C., Jones, W.E., Koffenberger, I.R.: Studies on a newly recognized pancreatic hormone with gastrointestinal activities. Endocrinology **96** Suppl. 183, Abstract 1975.

Floyd, J.C., Jr., Fajans, S.S., Pek, S.P.: Physiologic regulation of plasma levels of PP in man. In: Bloom, S.R. (ed.): Gut Hormones. Edinburgh, London, New York: Churchill Livingstone 1978.

Gepts, W., Batens, D., DeMey, J.P.: The PP cell. In: Bloom, S.R. (ed.): Gut Hormones. Edinburgh, London, New York: Churchill Livingstone 1978.

Polak, J.M., Bloom, S.R., Adrian, T.E., Heitz, Ph., Bryant, M.G., Pearse, A.G.E.: Pancreatic polypeptide in insulinomas, gastrinomas, vipomas and glucagonomas. Lancet **1**, 328 (1976).

Enkephalin

Literatur siehe Kap. II, S. 33

Wirkung auf das gastrointestinale System

Konturek, S.J., Pawlik, W., Tasler, J., Thor, P., Waluś, K., Król, R. Jaworek, J., Schally, A.V.: Effects of enkephalin on the gastrointestinal tract. In: Bloom, S.R. (ed.), Gut Hormones. Edinburgh, London, New York: Churchill Livingstone 1978.

Polak, J.M., Sullivan, S.N., Bochan, A.M.J., Bloom, S.R., Facer, P., Hudson, D., Pearse, A.G.E.: Endorphines. In: Bloom, S.R. (ed.), Gut Hormones. Edinburgh, London, New York: Churchill Livingstone 1978.

Somatostatin

Literatur über Somatostatin siehe S. 969 und Kap. XIII, S. 701

Über seine Wirkung auf das gastrointestinale System

Raptis, S., Flegel, W., Peiffer, E.F.: Effects of somatostatin on gut and pancreas. In': Bloom, S.R. (ed.), Gut Hormones. Edinburgh, London, New York: Churchill Livingstone 1978.

Cärulein und andere gastrointestinal wirksame Peptide

Adelson, J.W.: Un nouveau polypeptide extrait du duodenum porcin, possédant une activité chez le rat (Abstract). Biol. Gastroenterol. (Paris) **4**, 355 (1971).

Anastasi, A., Erspamer, V., Endean, R.: Isolation and structure of caerulein, an active decapeptide from the skin of Hyla caerulea. Experientia (Basel) **23**, 699 (1967).

Andersson, S.: Bulbogastrone. In: Endocrinology of the Gut (W.Y. Chey, F.P. Brooks, eds.). Thorofare, N.J.: Slack 1974.

Bernardi, L., Bosisio, G., Castiglione, R. de, Goffredo, O.: Synthesis of caerulein. Experientia (Basel) **23**, 700 (1967).

Erspamer, V.: Progress report: Caerulein. Gut **11**, 79 (1970).

Erspamer, V., Bertaccini, G., Caro, G. de, Endean, R., Impicciatore, M.: Pharmacological actions of caerulein. Experientia (Basel) **23**, 702 (1967).

Erspamer, V., Falconieri Erspamer, G., Inselvini, M., Negri, L.: Occurrence of bombesin and alytesin in extracts of the skin of three European discoglossid frogs and pharmacological actions of bombesin on extravascular smooth muscle. Brit. J. Pharmacol. **45**, 333 (1972).

Melchiorri, P.: Bombesin and bombesin-like peptides of amphibian skin. In: Bloom, S.R. (ed.), Gut Hormones. Edinburgh, London, New York: Churchill Livingstone 1978.

Polak, J.M., Hobbs, S., Bloom, S.R., Solcia, E., Pearse, A.G.E.: Distribution of a bombesin-like peptide in human gastrointestinal tract. Lancet **1976 I**, 1109.

Selected summaries: Caerulein. Gastroenterology **54**, 988 (1968).

Kinine

Colman, R.W.: Formation of human plasma kinin. New Engl. J. Med. **291**, 509 (1974).

Erdös, E.G.: Hypotensive peptides: Bradykinin, Kallidin and Eledoisin. In: Acvances in Pharmacology, vol. 4. New York-London: Academic Press 1966.

Erdös, E.G.: Bradykinin, Kallidin and Kallikrein. In: Handbuch der experimentellen Pharmakologie, Bd. XXV. Berlin-Heidelberg-New York: Springer 1970.

Erdös, E.G., Back, N., Sicuteri, F., Wilde, A.F. (eds.): Hypotensive peptides. Berlin-Heidelberg-New York: Springer 1966.

Kellermeyer, R.W., Graham, R.C. jr.: Kinins—possible physiologic and pathologic roles in man. New Engl. J. Med. **279**, 754, 859 (1968).

Melmon, K.L., Cline, M.J.: Kinins. Amer. J. Med. **43**, 153 (1967).

Schachter, M.: Polypeptides which affects smooth muscles and blood vessels. Oxford: Pergamon Press 1960.

Schachter, M.: Kinins—a group of active peptides. Ann. Rev. Pharmacol. **4**, 281 (1964).

Schachter, H.: Symposium "Vasoactive peptides". Fed. Proc. **27**, 49 (1968).

Schachter, M.: Kallikreins and Kinins. Physiol. Rev. **49**, 509 (1969).

Sicuteri, F., DelBianco, P.L., Fanciullaci, M.: Kinins in the pathogenesis of cardiogenic shock and pain. Advanc. Exp. Med. Biol. **9**, 315 (1970).

Stürmer, E.: Plasmakinine. Schweiz. med. Wschr. **96**, 1667 (1966).

Werle, E.: Plasmakinine. Dtsch. med. Wschr. **92**, 1573 (1967).

Wong, P.Y., Talamo, R.C., Babior, B.M., Raymond, G.G., Colman, R.W.: Kallikrein-kinin system in postgastrectomy dumping syndrome. Ann. Intern. Med. **80**, 577 (1974).

Renin-Angiotensin

Übersichten

Brown, J.J., Davies, D.L., Lever, A.F., Robertson, J.I.S.: Renin and angiotensin. A survey of some aspects. Postgrad. med. J. **42**, 153 (1966).

Davis, J.O., Freeman, R.H.: Mechanisms regulating renin release. Physiol. Rev. **56**, 1 (1976).

Gross, F., Brunner, H., Ziegler, M.: Renin-angiotensin system, aldosterone, and sodium balance. Recent Progr. Hormone Res. **21**, 119 (1965).

Oparil, S., Haber, E.: The renin-angiotensin system. New Engl. J. Med. **291**, 389, 446 (1974).

Page, I.H., Bumpus, F.M. (eds.): Angiotensin. Handbuch exp. Pharmakol., Bd. 37. Berlin-Heidelberg-New York: Springer 1974.

Peart, W.S.: The functions for renin and angiotensin. Recent Progr. Hormone Res. **21**, 73 (1965).

Peart, W.S.: The renin-angiotensin system. Pharmacol. Rev. **17**, 144 (1965).

Regoli, D., Park, W.K., Rioux, F.: Pharmacology of angiotensin. Pharmacol. Rev. **26**, 69 (1974).

Biochemie

Biron, P.: Les angiotensinases du plasma humain. Rev. canad. Biol. **26**, 43 (1967)

Brown, J.J., Davies, D.L., Lever, A.F., Robertson, J.I.S., Tree, M.: The estimation of renin in human plasma. Biochem. J. **93**, 594 (1964).

Carretero, O., Gross, F.: Renin substrate in plasma under various experimental conditions in the rat. Amer. J. Physiol. **213**, 695 (1967).

Deodhar, S.D., Haas, E., Goldblatt, H.: Production of antirenin to homologous renin and its effect on experimental renal hypertension. J. exp. Med. **119**, 425 (1964).

Ganten, D., Minnich, J.L., Granger, P., Hayduk, K., Brecht, H.M., Barbeau, A., Boucher, R., Genest, J.: Angiotensin-forming enzyme in brain tissue. Science **173**, 64 (1971).

Goodfriend, T.L., Peach, M.J.: Angiotensin III: (des-aspartic acid[1])-angiotensin II. Evidence and speculation for its role as an important agonist in the renin-angiotensin system. Circulat. Res. **Suppl. I, 36, 37,** 1 (1975).

Gould, A.B., Skeggs, L.T., Kahn, J.R.: Measurement of renin and substrate concentrations in human serum. Lab. Invest. **15**, 1802 (1966).

Haas, E., Goldblatt, H., Gipson, E.C.: Extraction, purification, and acetylation of human renin and the production of antirenin to human renin. Arch. Biochem. **110**, 534 (1965).

Khosla, M.C., Smeby, R.R., Bumpus, F.M.: Structure-activity relationship in angiotensin II analogs. In: Angiotensin (I.H. Page, F.M. Bumpus, eds.), p. 126. Berlin-Heidelberg-New York: Springer 1974.

Laragh, J.H., Sealey, J.E., Ledingham, J.G.G., Newton, M.A.: Oral contraceptives. Renin, aldosterone and high blood pressure. J. Amer. med. Ass. **201**, 918 (1967).

Ng, K.K.F., Vane, J.R.: Conversion of angiotensin I to angiotensin II. Nature (Lond.) **216**, 762 (1967).

Page, I.H., Bumpus, F.M.: Angiotensin—a renal hormone. Recent Progr. Hormone Res. **18**, 167 (1962).

Skeggs, L.T., Lentz, K.E., Gould, A.B., Hochstrasser, H., Kahn, J.R.: Biochemistry and kinetics of the renin-angiotensin system. Fed. Proc. **26**, 42 (1967).

Skeggs, L.T., Lentz, K.E., Hochstrasser, H., Kahn, J.R.: The purification and partial characterization of several forms of hog renin substrate. J. exp. Med. **118**, 73 (1963).

Physiologie

Brown, J.J., Lever, A.F., Robertson, J.I.S.: Renin and angiotensin in health and disease. Schweiz. med. Wschr. **97**, 1635, 1679 (1967).

Bühler, F.R., Laragh, J.D., Baer, L., Vaughan, E.D. jr., Brunner, H.R.: Propranolol inhibition of renin secretion. A specific approach to diagnosis and treatment of renin-dependent hypertensive diseases. New Engl. J. Med. **287**, 1209 (1972).

Davis, J.O., Freeman, R.H., Johnson, J.A., Spielman, W.S.: Agents which block the action of the renin-angiotensin system. Circulat. Res. **34**, 279 (1974).

Gordon, R.D., Wolfe, L.K., Island, D.P., Liddle, G.W.: A diurnal rhythm in plasma renin activity in man. J. clin. Invest. **45**, 1587 (1966).

Gross, F.: The regulation of aldosterone secretion by the renin-angiotensin system under various conditions. Acta endocr. (Kbh.), Suppl. **124**, 41 (1967).

Klaus, D.: Regulation der Reninsekretion. Dtsch. med. Wschr. **92**, 2126 (1967).

Koch-Weser, J.: Myocardial actions of angiotensin. Circulat. Res. **14**, 337 (1964).

Schneider, E.G., Lynch, R.E., Willis, L.R., Knox, F.G.: The effect of potassium infusion on proximal sodium reabsorption and renin release in the dog. Kidney int. **2**, 197 (1972).

Sealey, J.E., Clark, I., Bull, M.B., Laragh, J.A.: Potassium balance and the control of renin secretion. J. clin. Invest. **49**, 2119 (1970).

Shade, R.E., Davis, J.O., Johnson, J.A., Gotshall, R.W., Spielman, W.S.: Mechanism of action of angiotensin II and antidiuretic hormone on renin secretion. Amer. J. Physiol. **224**, 926 (1973).

Starke, K.: Beziehungen zwischen dem Renin-Angiotensin-System und dem vegetativen Nervensystem. Klin. Wschr. **50**, 1069 (1972).

Vander, A.J.: Control of renin release. Physiol. Rev. **47**, 359 (1967).

VEM und VDM

Shorr, E., Mazur, A., Baez, S.: Chemical and biological properties of the hepatorenal factors VEM and VDM (Ferritin). Recent Progr. Hormone Res. **11**, 453 (1955).

Serotonin

Cerletti, A.: Biochemie, Physiologie und Pharmakologie des 5-Hydroxytryptamins (Serotonin, Enteramin). Helv. med. Acta **25**, 331 (1958).

Erspamer, V.: 5-Hydroxytryptamine and related indolealkylamines. In: Handbuch exp. Pharmakol., Bd. XIX. Berlin-Heidelberg-New York: Springer 1966.

Feyrter, F.: Über die peripheren endokrinen (parakrinen) Drüsen des Menschen. Wien: Maudrich 1953.

Franchimont, P., Delwaide, P.J.: Action vasculaire de la serotonine chez l'homme. Rev. franc. Etud. clin. biol. **11**, 876 (1966).

Hedinger, Chr., Veraguth, F.: Magengeschwüre bei Ratten unter Behandlung mit 5-Hydroxytryptamin. Schweiz. med. Wschr. **87**, 1175 (1957).

Koella, W.P.: Serotonin oder Somnotonin? Schweiz. med. Wschr. **100**, 357 (1970).

Leading article: Serotonin, mental state and behaviour. New Engl. J. Med. **277**, 1146 (1967).

Lembeck, F.: Physiologie und Pharmakologie des Serotonins. In: Gewebs- und Neurohormone — Physiologie des Melanophorenhormons. 8. Symp. Dtsch. Ges. Endokr. Berlin-Göttingen-Heidelberg: Springer 1962.

Reber, K., Labhart, A.: Untersuchungen über die Beeinflussung der Diurese durch 5-Hydroxytryptamin bei Diabetes-insipidus-Patienten. Schweiz. med. Wschr. **86**, 1261 (1956).

Sokoloff, B.: Carcinoid and serotonin. Recent results in cancer research, vol. 15. Berlin-Heidelberg-New York: Springer 1968.

Udenfriend, W., Shore, P.A., Bogdanski, C.F., Brodie, B.B.: Biochemical, physiological and pharmacological aspects of serotonin. Recent Progr. Hormone Res. **13**, 1 (1957).

Carcinoidsyndrom

Adamson, A.R., Grahame-Smith, D.G., Bogomoletz, V., Maw, D.S.J., Rothnie, N.G.: Malignant argentaffinoma with a carcinoid syndrome and hypoglycaemia. Brit. med. J. **1971 III**, 93.

Bayer, O., Kolmar, D., Donkas, Chr.: Zur Genese der Herzklappenveränderungen beim Karzinoidsyndrom. Ein Fall von Ovarialkarzinom mit Tricuspidal- und Pulmonalvitium ohne Serotoningradient an der Lungenstrombahn. Dtsch. med. Wschr. **91**, 1217 (1966).

Berry, E.M., Maunder, C., Wilson, M.: Carcinoid myopathy and treatment with cyproheptadine (Periactin). Gut **15**, 34 (1974).

Biörck, G., Axen, O., Thorson, A.: Unusual cyanosis in a boy with congenital pulmonary stenosis and tricuspid insufficiency. Fatal outcome after angiocardiography. Amer. Heart J. **44**, 143 (1952).

Bivens, C.H., Marecek, R.L., Feldman, J.M.: Peyronie's disease—a presenting complaint of the carcinoid syndrome. New Engl. J. Med. **289**, 844 (1973).

Cassidy, M.A.: Abdominal carcinomatosis with probable adrenal involvement. Proc. roy. Soc. Med. **24**, 139 (1930/31).

Chatterjee, K., Heather, J.C.: Carcinoid heart disease from primary ovarian carcinoid tumors. Amer. J. Med. **45**, 643 (1968).

Davis, Z., Moertel, C.G., McIlrath, D.C.: The malignant carcinoid syndrome. Surg. Gynec. Obstet. **137**, 637 (1973).

Editorial: Humoral basis of carcinoid flush. Lancet **1966 II**, 1013.

Engelman, K., Lovenberg, W., Sjoerdsma, A.: Inhibition of serotonin synthesis by para-chlorphenylalanine in patients with the carcinoid syndrome. New Engl. J. Med. **277**, 1103 (1967).

Feldman, J.M., Plonk, J.W., Bivens, C.H., Lebovitz, H.E.: Glucose intolerance in the carcinoid syndrome. Diabetes **24**, 664 (1975).

Feldman, J.M., Quickel, K.E., Marecek, R.L., Lebovitz, H.E.: Streptozotocin treatment of metastatic carcinoid tumors. South Med. J. **65**, 1325 (1972).

Gagel, R.F., Costanza, M.E., DeLellis, R.A., Norton, R.A., Bloom, S.R., Miller, H.H., Ucci, A., Nathanson, L.: Streptozotocin-treated Verner-Morrison syndrome. Arch. Intern. Med. **136**, 1429 (1976).

Göschke, H.: Pathophysiologie und medikamentöse Beeinflussung des Karzinoidsyndroms. Schweiz. med. Wschr. **97**, 1548 (1967).

Grahame-Smith, D.G.: The Carcinoid Syndrome. London: Heinemann 1972.

Harrison, M.T., Montgomery, D.A.D., Ramsey, A.S., Robertson, J.H., Welbourn, R.B.: Cushing's syndrome with carcinoma of the bronchus and with features suggesting carcinoid tumor. Lancet **1957 I**, 23.

Hedinger, Chr.: Karzinoidsyndrom und Serotonin. Helv. med. Acta **25**, 351 (1958).

Hedinger, Chr.: Die Pathologie des Karzinoidsyndroms und seiner Grenzgebiete. In: Gewebe- und Neurohormone — Physiologie des Melanophorenhormones. 8. Symp. Dtsch. Ges. Endokr. Berlin-Göttingen-Heidelberg: Springer 1962.

Hedinger, Chr., Gloor, R.: Metastasierende Dünndarmkarzinoide. Tricuspidalklappenveränderungen und Pulmonalstenose — ein neues Syndrom. Schweiz. med. Wschr. **84**, 942 (1954).

Isler, P., Hedinger, Chr.: Metastasierendes Dünndarmkarzinoid mit schweren, vorwiegend das rechte Herz betreffenden Klappenfehlern und Pulmonalstenose — ein eigenartiger Symptomenkomplex? Schweiz. med. Wschr. **83**, 4 (1953).

Kabakow, B., Weinstein, I.B., Ross, G., Tresser, M.: A clinical and metabolic study of metastatic carcinoid. Amer. J. Med. **26**, 636 (1959).

Kähler, H.J.: Das Karzinoid. Berlin-Heidelberg-New York: Springer 1967.

Kind, H., Schneider, H.: Serotonin (5-Oxytryptamin) und psychopathologische Erscheinungen. Psychiatrische Befunde beim Dünndarm-Karzinoid. Dtsch. med. Wschr. **82**, 1731 (1957).

Kowlessar, O.D., Law, D.H., Sleisenger, M.H.: Malabsorption syndrome associated with metastatic carcinoid tumor. Amer. J. Med. **27**, 673 (1959).

Langemann, H., Goerre, J.: Über das Verhalten der Hydroxyindolessigsäure-Ausscheidung im Urin nach Reserpin beim Menschen. Schweiz. med. Wschr. **87**, 607 (1957).

Lembeck, F.: Biochemie und Pharmakologie der Carcinoide. Verh. dtsch. Ges. inn. Med. **68**, 194 (1962).

Mason, D.T., Melmon, K.L.: New understanding of the mechanism of the carcinoid flush. Ann. intern. Med. **65**, 1334 (1966).

Melmon, K.L., Sjoerdsma, A., Mason, D.T.: Distinctive clinical and therapeutic aspects of the syndrome associated with bronchial carcinoid tumors. Amer. J. Med. **39**, 568 (1965).

Mengel, C.E.: Therapy of the malignant carcinoid syndrome. Ann. intern. Med. **62**, 587 (1965).

Mengel, Ch.E., Lotito, C.A.: A new anti-serotonin in the carcinoid syndrome. Arch. intern. Med. **121**, 507 (1968).

Moertel, Ch.G., Beahrs, O.H., Woolner, L.B., Tyce, G.M.: Malignant carcinoid syndrome associated with noncarcinoid tumors. New Engl. J. Med. **273**, 244 (1965).

Oates, J.A., Pettinger, W.A., Doctor, R.B.: Evidence for the release of bradykinin in carcinoid syndrome. J. clin. Invest. **45**, 173 (1966).

Peart, W.S.: Carcinoid tumors. Acta med. scand. Suppl. **445**, 371 (1966).

Pollard, A., Grainger, R.G., Fleming, O., Meachim, G.: An unusual case of metastasising bronchial adenoma associated with the carcinoid syndrome. Lancet **1962 II**, 1084.

Roberts, W.C., Sjoerdsma, A.: The cardiac disease associated with the carcinoid syndrome (carcinoid heart disease). Amer. J. Med. **36**, 5 (1964).

Schmid, M., Wenzl, H., Uehlinger, E.: B-Inselzelladenom des Pankreas mit Hypoglykämie, kombiniert mit multiplen Karzinoidtumoren des Ileum. Schweiz. med. Wschr. **93**, 444 (1963).

Erythropoietin

Adamson, J.W., Alexanian, R., Martinez, C., Finch, C.A.: Erythropoietin excretion in normal man. Blood **28**, 354 (1966).

Adamson, J.W., Eschbach, J., Finch, C.A.: The kidney and erythropoiesis. Amer. J. Med. **44**, 725 (1968).
Adamson, J.W., Finch, C.A.: Erythropoiétine et Erythropoièse (Editorial). Nouv. Rev. franç. Hémat. **7**, 157 (1967).
Erslev, A.J.: The search for erythropoietin. New Engl. J. Med. **284**, 849 (1971).
Erslev, A.J.: Renal biogenesis of erythropoietin. Amer. J. Med. **58**, 25 (1975).
Espada, J.: Chemistry and purification of erythropoietin. In: Fisher, J.W. (ed.), Kidney Hormones, II. Erythropoietin. London, New York, San Francisco: Academic Press 1977.
Fisher, J.W.: Kidney Hormones. London-New York: Academic Press 1971.
Fisher, J.W. (ed.): Kidney Hormones. Vol. II Erythropoietin. London, New York, San Francisco: Academic Press 1977.
Giger, K.: Sekundäre Polyglobulie bei Nierentumoren. Schweiz. med. Wschr. **97**, 1067 (1967).
Gordon, A.S.: Erythropoietin. Vitam. Horm. **31**, 105 (1973).
Gurney, C.W.: Erythropoietin. Advanc. Metab. Dis. **3**, 279 (1968).
Kubanek, B.: Erythropoietin: The hematologist's hormone. Horm. Metab. Res. **1**, 151 (1969).
Penington, D.G.: The relation of erythropoietin to polycythemia, Proc. roy. Soc. Med. **59**, 1091 (1967).
Remmele, W.: Die humorale Steuerung der Erythropoiese. Berlin-Göttingen-Heidelberg: Springer 1963.
Schooley, S.C., Garcia, S.F.: Immunologic studies on the mechanism of action of erythropoietin. Proc. Soc. exp. Biol. (N.Y.) **110**, 636 (1962).
Schulz, E.: Die klinische Bedeutung des Erythropoietins. Internist (Berl.) **12**, 210 (1971).
Shahidi, N.T.: Androgens and erythropoiesis. New Engl. J. Med. **289**, 72 (1973).

Das Prostaglandin-Thromboxan-System

Übersichten

Anderson, R.J., Berl, T., McDonald, K.M., Schrier, R.W.: Prostaglandins: Effects on blood pressure, renal blood flow, sodium and potassium excretion. Kidney Int. **10**, 205 (1976).
Brenner, W.E.: The current status of prostaglandins as abortifacients. Amer. J. Obstet. Gynec. **123**, 306 (1975).
Chaudry, S.L., Burr Hunt, W., Wortman, J.: Pregnancy termination in midtrimester – refiew of major methods. Population Reports F **65** (1976).
Dunn, M.J., Hood, V.L.: Prostaglandins and the kidney. Amer. J. Physiol. **233**, F 169 (1977).
Flower, R.J.: Drugs which inhibit prostaglandin biosynthesis. Pharmacol. Rev. **26**, 33 (1974).
Goldberg, V.J., Ramwell, P.W.: Role of prostaglandins in reproduction. Physiol. Rev. **55**, 325 (1975).
Hyman, A.L., Spannhake, E.W., Kadowitz, P.J.: Prostaglandins and the lung. Amer. Rev. Resp. Dis. **117**, 111 (1978).
Kadowitz, P.J., Joiner, P.D., Hyman, A.L.: Physiological and pharmacological roles of prostaglandins. Ann. Rev. Pharmacol. **15**, 285 (1975).
Karim, S.M.M.: Prostaglandins and reproduction. In: Proceedings of the 6th International Congress of Pharmacology (J. Tuomisto, M.K. Paasonen, eds.), vol. 5, p. 3. Helsinki 1975.
Labhsetwar, A.P.: Prostaglandins and the reproductive cycle. Fed. Proc. **33**, 61 (1974).
Losert, W.: Biologie der Prostaglandine unter besonderer Berücksichtigung therapeutischer Aspekte. Arzneimittel-Forsch. (Drug Res) **25**, 135 (1975).
Mathé, A.A., Hedqvist, P., Strandberg, K., Leslie, C.A.: Aspects of prostaglandin function in the lung. New Engl. J. Med. **296**, 850, 910 (1977).
Robert, A.: The role of prostaglandins in the etiology and treatment of gastrointestinal diseases. In: Proc. 6th Internat. Congr. Pharmacol. (J. Tuomisto, M.K. Paasonen, eds.), p. 161. Helsinki, 1975.
Samuelsson, B., Granström, E., Green, K., Hamberg, M.: Metabolism of prostaglandins. Ann. N.Y. Acad. Sci. **180**, 138 (1971).
Samuelsson, B., Granström, E., Green, K., Hamberg, M., Hammarström, S.: Prostaglandins. Ann. Rev. Biochem. **44**, 669 (1975).
Wolfe, L.S.: Possible roles of prostaglandins in the nervous system. Advanc. Neurochem. **1**, 1 (1975).
Zins, G.R.: Renal prostaglandins. Amer. J.Med. **58**, 14 (1975).

Alexander, R.W., Kent, K.M., Pisano, J.J., Keiser, H.R., Cooper, T.: Regulation of postocclusive hyperemia by endogenously synthesized prostaglandins in the dog heart. J. Clin. Invest. **55**, 1174 (1975).
Alfin-Slater, R.B., Aftergood, L.: Essential fatty acids reinvestigated. Physiol. Rev. **48**, 758 (1968).
Allen, J.E., Valeri, C.R.: Prostaglandins in hematology. Arch. Intern. Med. **133**, 86 (1974).
Anderson, R.J., Berl, T., McDonald, K.M., Schrier, R.W.: Evidence for an in vivo antagonism between vasopressin and prostaglandin in the mammalian kidney. J. Clin. Invest. **56**, 420 (1975).
Bedwani, J.R., Okpako, D.T.: Effects of crude and pure cholera toxin on prostaglandin release from rabbit ileum. Prostaglandins **10**, 117 (1975).
Bender, R.A., Hansen, H.: Hypercalcemia in bronchogenic carcinoma. Ann. Intern. Med. **80**, 205 (1974).
Bennet, A., Charlier, E.M., McDonald, A.M., Simpson, J.S., Stamford, J.F.: Bone destruction by breast tumors. Prostaglandins **11**, 461 (1976).
Bennet, A., Gradidge, C.F., Stamford, J.F.: Prostaglandins, nutmeg and diarrhea. New Engl. J. Med. **289**, 110 (1974).
Boot, J.R., Dawson, W., Kitchen, E.A.: The chemotactic activity of thromboxane B_2: a possible role in inflammation. J. Physiol. **257**, 47P (1976).
Bygdeman, M., Borell, U., Leader, A., Lundström, V., Martin, J.N. jr., Eneroth, P., Green, K.: Induction of first and second trimester abortion by the vaginal administration of 15-methyl-$PGF_{2\alpha}$ methyl ester. In: Advances in Prostaglandin and Thromboxane Research (B. Samuelsson, R. Paoletti, eds.), p. 693. New York: Raven Press 1976.
Bygdeman, M., Fredricsson, B., Svanborg, K., Samuelsson, B.: The relation between fertility and prostaglandin content of seminal fluid in man. Fertil. Steril. **21**, 622 (1970).
Chang, L.C.T., Splawinski, J.A., Oates, J.A., Nies, A.S.: Enhanced renal prostaglandin production in the dog. II. Effects on intrarenal hemodynamics. Circulat. Res. **36**, 204 (1975).
Coceani, F., Olley, P.M., Bodach, E.: Lamb ductus arteriosus: effect of prostaglandin synthesis inhibitors on the muscle tone and the response to prostaglandin E_2. Prostaglandins **9**, 299 (1975).
Data, J.L., Chang, L.C.T., Nies, A.S.: Alteration of canine renal vascular response to hemorrhage by inhibitors of prostaglandin synthesis. Amer. J. Physiol. **230**, 940 (1976).
Data, J.L., Crump, W.J., Hollifield, J.W., Frölich, J.C., Nies, A.S.: Prostaglandins: a role in baroreceptor control of renin release. Clin. Res. **24**, 397 A (1976).
Dawson, W., Boot, J.R., Cockerill, A.F., Mallen, D.N.B., Osborne, D.J.: Release of novel prostaglandins and thromboxanes after immunological challenge of guinea pig lung Nature **262**, 699 (1976).
Diaz-Perez, J.L., Goldyne, M.E., Winkelman, R.K.: Prostaglandins and chemotaxis: Enhancement of polymorphonuclear leucocyte chemotaxis by prostaglandin $F_{2\alpha}$. J. Invest. Dermatol. **66**, 149 (1976).
Eakins, K.E.: Prostaglandins and prostaglandin synthetase inhibitors: actions in ocular disease. In: Prostaglandin Synthetase Inhibitors (H.J. Robinson, J.R. Vane, eds.), p. 343. New York: Raven Press 1974.
Ellis, E.F., Oelz, O., Roberts, L.J.II, Payne, N.A., Sweetmann, B.J., Nies, A.S., Oates, J.A.: Coronary arterial smooth muscle contraction by substance released from platelets: Evidence for thromboxane A_2. Science **193**, 1135 (1976).

Eskin, B.A., Azarbal, S., Sepic, R., Slate, W.G.: In vitro response of the spermatozoa-cervical mucus system treated with prostaglandin $F_{2\alpha}$. Obstet. Gynec. **41**, 436 (1973).

Fain, J.N., Psychoyos, S., Czernik, A.J., Frost, S., Cash, W.D.: Indomethacin lipolysis and cyclic AMP accumulation in white fat cells. Endocrinology **93**, 632 (1973).

Ferreira, S.H., Moncada, S., Vane, J.R.: Prostaglandins and signs and symptoms of inflammation. In: Prostaglandin Synthetase Inhibitors (H.J. Robinson, J.R. Vane, eds.), p. 175. New York: Raven Press 1974.

Fichman, M.P., Telfer, N., Zia, P., Speckart, P., Golub, M., Rude, R.: Role of prostaglandins in the pathogenesis of Bartter's syndrome. Amer. J. Med. **60**, 785 (1976).

Finch, A., Katz, R.: Prevention of cholera-induced intestinal secretion in the cat by aspirin. Nature **238**, 273 (1972).

Friedman, W.F., Hirschklau, M.J., Printz, M.P., Pitlick, P.T., Kirkpatrick, S.E.: Pharmacologic closure of patent ductus arteriosus in the premature infant. New Engl. J. Med. **295**, 526 (1976).

Friedman, Z., Lamberth, E.L., Stahlman, M.T., Oates, J.A.: Platelet dysfunction in neonate with essential fatty-acid deficiency. J. Pediat. **90**, 439 (1977).

Frölich, J.C., Hollifield, J.W., Dormois, J.C., Frölich, B.L., Seyberth, H., Michelakis, A.M., Oates, J.A.: Suppression of plasma renin activity by indomethacin in man. Circulat. Res. **39**, 447 (1976).

Frölich, J.C., Kokko, J.P., Edwards, B.G., Fulcher, S.: Effect of inhibition of cyclooxygenase on water metabolism in man. Clin. Res. **25**, 432 A (1977).

Frölich, J.C., Williams, W.M., Sweetman, B.J., Smigel, M., Carr, K., Hollifield, J.W., Fleisher, S., Nies, A.S., Frisk-Holmberg, M., Oates, J.A.: Analysis of renal prostaglandin synthesis by competitive protein binding assay and gas-chromatography-mass spectrometry. In: Advances in Prostaglandin and Thromboxane Research (B. Samuelsson, R. Paoletti eds.), p. 65. New York: Raven Press 1976.

Galasko, C.S.B.: Mechanism of bone destruction in the development of skeletal metastases. Nature **263**, 507 (1976).

Gerber, J.G., Ellis, E.F., Nies, A.S.: The effect of endoperoxide analogue on renal function and hemodynamics. Fed. Proc. **36**, 402 (1977).

Gerkens, J.F., Flexner, C., Oates, J.A., Shand, D.G.: Prostaglandin and histamin inudvement in the gastric vasodilator action of pentagastrin. J. Pharm. Exp. Ther. **201**, 421 (1977).

Gill, J.R. jr., Frölich, J.C., Bowden, R.E., Taylor, A.D., Keiser, H.R., Seyberth, H.W., Oates, J.A., Bartter, F.C.: Bartter's syndrome: a disorder characterized by high urinary prostaglandins and a dependence of hyperreninemia on prostaglandin synthesis. Amer. J. Med. **61**, 43 (1976).

Green, K., Steffenrud, S.: Method for quantiative analysis of PGA_2 from plasma using deuterated carrier and gas-liquid chromatography-mass-spectrometry. Anal. Bioch. **76**, 606 (1976).

Gross, D.M., Brookins, J., Fink, G.D., Fisher, J.W.: Effects of prostaglandins A_2, E_2 and $F_{2\alpha}$ on erythropoietin production. J. Pharmacol. Exp. Ther. **198**, 489 (1976).

Gryglewski, R.J.: Prostaglandins and prostaglandin synthesis inhibitors in etiology and treatment of inflammation. In: Proc. 6th Internat. Congr. Pharmacol. (J. Tuomisto, M.K. Paasonen, eds.), vol. 5, p. 151, Helsinki 1975.

Gryglewski, R.J.: Steroid hormones, anti-inflammatory steroids and prostaglandins. Pharm. Res. Comm. **8**, 337 (1976).

Hamberg, M.: Biosynthesis of prostaglandins in the renal medulla of the rabbit. FEBS Letters **5**, 127 (1969).

Hamberg, M.: Inhibition of prostaglandin synthesis in man. Biochim. Biophys. Res. Comm. **49**, 720 (1972).

Hamberg, M., Hedqvist, P., Strandberg, K., Svensson, J., Samuelsson, B.: Prostaglandin endoperoxides. IV. Effects on smooth muscle. Life Sciences **16**, 451 (1974).

Hamberg, M., Samuelsson, B.: Detection and isolation of an endoperoxide intermediate in prostaglandin biosynthesis. Proc. Nat. Acad. Sci. (Wash.) **70**, 899 (1973).

Hamberg, M., Svensson, J., Hedqvist, P., Strandberg, K., Samuelsson, B.: Involvement of endoperoxides and thromboxanes in anaphylactic reactions. In: Advances in Prostaglandin and Thromboxane Research (B. Samuelsson, R. Paoletti, eds.), p. 495. New York: Raven Press 1976.

Hamberg, M., Sevensson, J., Samuelsson, B.: Thromboxanes: a new group of biologically active compounds derived from prostaglandin endoperoxides. Proc. Nat. Acad. Sci. (Wash.) **72**, 2994 (1975).

Hammarström, S., Hamberg, M., Samuelsson, B., Duell, E.A., Stawiski, M., Voorhees, J.J.: Increased concentration of nonesterified arachidonic acid, 12 L-hydroxy-5,8,10,14-eicosatetraenoic acid, prostaglandin E_2, , and prostaglandin $F_{2\alpha}$ in epidermis of psoriasis. Proc. Nat. Acad. Sci. (Wash.) **72**, 5130 (1975).

Harms, P.G., Ojeda, S.R., McCann, S.M.: Prostaglandin-induced release of pituitary gonadotropins: central nervous system and pituitary sites of action. Endocrinology **94**, 1459 (1974).

Hedqvist, P.: Prostaglandin action on transmitter release at adrenergic neuroeffector junctions. In: Advances in Prostaglandin and Thromboxane Research (B. Samuelsson, R. Paoletti, eds.), p. 357. New York: Raven Press 1976.

Heymann, M.A., Rudolpfh, A.M., Silverman, N.H.: Closure of the ductus arteriosus in premature infants by inhibition of prostaglandin synthesis. New Engl. J. Med. **295**, 530 (1976).

Higgs, G.A., Bunting, S., Moncada, S., Vane, J.R.: Polymorphonuclear leucocytes produce thromboxane A_2-like activity during phagozytosis. Prostaglandins **12**, 749 (1976).

Hong, S.L., Levine, L.: Inhibition of arachidonic acid release from cells as the biochemical action of anti-inflammatory corticosteroids. Proc. Nat. Acad. Sci. (Wash.) **73**, 1730 (1976).

Horton, E.W., Poyser, N.L.: Uterine luteolytic hormone: a physiological role for prostaglandin $F_{2\alpha}$. Physiol. Rev. **56**, 595 (1976).

Hudson, N., Hindi, S.E., Wilson, D.E., Poppe, L.: Prostaglandin E in cholera toxin-induced intestinal secretion. Dig. Dis. **20**, 1035 (1975).

Illiano, G., Cuatrecasas, P.: Endogenous prostaglandins modulate lipolytic respones in adipose tissue. Nature (New Biol.) **234**, 72 (1971).

Jacoby, H.J., Marshall, C.H.: Antagonism of cholera enterotoxin by antiinflammatory agents in the rat. Nature **235**, 163 (1972).

Johnson, D.G., Fujimoto, W.Y., Williams, R.H.: Enhanced release of insulin by prostaglandins in isolated pancreatic islets. Diabetes **22**, 658 (1973).

Johnson, M., Ramwell, P.W.: Prostaglandin modification of membrane bound enzyme activity: a possible mechanism of action? Prostaglandins **3**, 703 (1973).

Johnson, R.A., Morton, D.R., Kinner, J.H., Gorman, R.R., McGuire, J.C., Sun, F.F., Whittaker, N., Bunting, S., Salmon, J., Moncada, S., Vane, J.R.: The chemical structure of prostaglandin X (prostacyclin). Prostaglandins **12**, 915 (1976).

Kantrowitz, F., Robinson, D.R., McGuire, M.B., Levine, L.: Corticosteroids inhibit prostaglandin production by rheumatoid synovia. Nature **258**, 737 (1975).

Karim, S.M.M., Fung, W.P.: Effects of some naturally occurring prostaglandins and synthetic analogues on gastric secretion and ulcer healing in man. In: Advances in Prostaglandin and Thromboxane Research (B. Samuelsson, R. Paoletti, R., eds.), p. 529. New York: Raven Press 1976.

Kilbom, A., Wennmalm, A.: Endogenous prostaglandins as local regulators of blood flow in man: Effect of indomethacin on reactive and functional hyperemia. J. Physiol. **257**, 109 (1976).

Kirton, K.T., Kimball, F.A., Porteus, S.E.: Reproductive physiology: prostaglandin associated events. In: Advances in Prostaglandin and Thromboxane Research (B. Samuelsson, R. Paoletti, eds.), p. 621. New York: Raven Press 1976.

Klein, D.C., Raisz, L.G.: Prostaglandins: Stimulation of bone resorption in tissue culture. Endocrinology **86**, 1436 (1970).

Knapp, H.R., Oelz, O., Oates, J.A.: Effects of hyperosmolarity on prostaglandin release by the rat stomach in vitro. Fed. Proc. **61**, 1020 (1977).

Lands, W.E.M., Cook, H.W., Rome, H.L.: Prostaglandin biosynthesis: Consequence of oxygenase mechanism upon in vitro assays of drug effectiveness. In: Advances in Prostaglandin and Thromboxane Research (B. Samuelsson, R. Paoletti, eds.), vol. 1, p. 7. New York: Raven Press 1976.

Larsson, C., Änggard, E.: Mass spectrometric determination of prostaglandin E_2, $F_{2\alpha}$ and A_2 in the cortex and medulla of the rabbit kidney. J. Pharm. Pharmacol. **28**, 326 (1976).

Larsson, C., Weber, P., Änggard, E.: Arachidonic acid increases and indomethacin decreases plasma renin activity in the rabbit. Europ. J. Pharmacol. **28**, 391 (1974).

Lee, J.B., Patak, R.V., Mookerjee, B.K.: Renal prostaglandins and the regulation of blood pressure and sodium and water hemostasis. Amer. J. Med. **60**, 798 (1976).

Lewis, R.B., Schulman, J.D.: Influence of acetylsalicylic acid, an inhibitor of prostaglandin synthesis on the duration of human gestation and labour. Lancet **1973 II**, 1159.

Lindner, H.R., Zor, U., Bauminger, S., Tsafriri, A., Lamprecht, S., Koch, J., Antebi, S., Schwartz, A.: The use of prostaglandin synthesis inhibitors in analyzing the role of prostaglandins in reproductive physiology. In: Prostaglandin Synthesis Inhibitors (H.J. Robinson, J.R. Vane, eds.), p. 271. New York: Raven Press 1974.

Lundström, V., Green, K., Wiqvist, N.: Prostaglandins, indomethacin and dysmenorrhea. Prostaglandins **11**, 893 (1976).

Malmsten, C., Hamberg, M., Svensson, J., Samuelsson, B.: Physiological role of an endoperoxide in human platelets: hemostatic defect due to platelet cyclooxygenase deficiency. Proc. Nat. Acad. Sci. (Wash.) **72**, 1446 (1975).

Mashiter, K., Field, J.B.: Prostaglandins and the thyroid gland. Fed. Proc. **33**, 78 (1974).

Messina, E.J., Weiner, R., Kaley, Y.: Prostaglandins and local circulatory control. Fed. Proc. **35**, 2367 (1976).

Milton, A.S.: Modern views on the pathogenesis of fever and the mode of action of antipyretic drugs. J. Pharm. Pharmacol. **28**, 393 (1976).

Moncada, S., Ferreira, S.H., Vane, J.R.: Sensitization of pain receptors of dog knee joint by prostaglandins. In: Prostaglandin Synthetase Inhibitors (H.J. Robinson, J.R. Vane, eds.), p. 189. New York: Raven Press 1974.

Moncada, S., Gryglewski, R., Bunting, S., Vane, J.R.: An enzyme isolated from arteries transforms prostaglandin endoperoxides to an unstable substance that inhibits platelet aggregation. Nature **263**, 663 (1976).

McCracken, J.A., Carlson, J.C., Glew, M.E., Goding, J.R., Baird, D.T., Green, K., Samuelsson, B.: Prostaglandin $F_{2\alpha}$ identified as a luteolytic hormone in sheep. Nature (New Biol.) **238**, 129 (1972).

McGiff, J.C., Malik, K.U., Terragno, N.A.: Prostaglandins as determinants of vascular reactivity. Fed. Proc. **35**, 2382 (1976).

Needleman, P., Kulkarni, P.S., Raz, A.: Coronary tone modulation: formation and actions of prostaglandins, endoperoxides, and thromboxanes. Science **195**, 409 (1977).

Needleman, P., Marshall, G.R., Sobel, B.E.: Hormone interactions in the isolated rabbit heart. Circulat. Res. **37**, 802 (1975).

Needleman, P., Minkes, M., Amiram, R.: Thromboxanes: selective biosynthesis and distinct biological properties. Science **193**, 163 (1976).

Nelson, G.H., Bryans, C.J., Jr.: A comparison of oral prostaglandin E_2 and intravenous oxytocin for induction of labor in normal and high risk pregnancies. Amer. J. Obstet. Gynec. **126**, 549 (1976).

Neutze, J.M., Starling, M.B., Elliott, R.B., Barratt-Boyes, B.G.: Palliation of cyanotic congenital heart disease in infancy with E-type prostaglandins. Circulation **55**, 238 (1977).

Nijkamp, F.P., Flower, R.J., Moncada, S., Vane, J.R.: Partial purification of rabbit aorta contracting substance-releasing factor and inhibition of its activity by antiinflammatory steroids. Nature **263**, 479 (1976).

Noah, M.L.: The induction of labor with orally administered prostaglandin E_2. In: Advances in Prostaglandin and Thromboxane Research (B. Samuelsson, R. Paoletti, eds.), p. 1007. New York: Raven Press 1976.

Nugteren, D.H., Hazelhof, E.: Isolation and properties of intermediates in prostaglandin biosynthesis. Biochim. Biophys. Acta **326**, 448 (1973).

Oelz, O., Knapp, H.., Roberts, L.J., Oelz, R., Sweetman, B.J., Oates, J.A., Reed, P.W.: Calcium dependent stimulation of thromboxane and prostaglandin biosynthesis by ionophores. In: Advances in Prostaglandin and Thromboxane Research (C. Galli et al., eds.), p. 147. New York: Raven Press 1978.

Oelz, O., Oelz, R., Knapp, H.R., Sweetman, B.J., Oates, J.A.: Biosynthesis of prostaglandin D_2. 1. Formation of prostaglandin D_2 by human platelets. Prostaglandins 13, 225 (1977).

Oelz, O., Seyberth, H.W., Knapp, H.R. jr., Sweetman, B.J., Oates, J.A.: Effects of feeding ethyl-dihomo-γ-linolenate on prostaglandin biosynthesis and platelet aggregation in the rabbit. Biochim. Biophys. Acta **431**, 268 (1976).

Oelz, O., Sweetman, B.J., Oates, J.A., Nies, A.S., Data, J.L.: Prostaglandin D_2, another renal prostaglandin. Pharmacologist **18**, 163 (1976).

Ogletree, M.L., Lefer, A.M.: Influence of nonsteroidal antiinflammatory agents on myocardial ischemia in the cat. J. Pharm. Exp. Ther. **197**, 582 (1976).

Ojeda, S.R., Harms, P.G., McCann, S.M.: Effect of inhibitors of prostaglandin synthesis on gonadotropin release in the rat. Endocrinology **97**, 843 (1975).

Ojeda, S.R., Wheaton, J.E., McCann, S.M.: Prostaglandin E_2-induced release of luteinizing-hormone releasing factor (LRF). Neuroendocrinology **17**, 283 (1975).

Olley, P.M., Coceani, F., Bodach, E.: E-type prostaglandins: a new emergency therapy for certain cyanotic congenital heart malformations. Circulation **53**, 728 (1976).

Olsson, A.G., Carlson, L.A.: Clinical, hemodynamic and metabolic effects of intraarterial infusions of prostaglandin E, in patients with peripheral vascular disease. In: Advances in Prostaglandin and Thromboxane Research (B. Samuelsson, R. Paoletti, eds.), p. 429. New York: Raven Press 1976.

Pickard, J.D., MacDonell, L.A., Mackenzie, E.T., Harper, A.M.: Response of the cerebral circulation in baboons to changing perfusion pressure after indomethacin. Circulat. Res. **40**, 198 (1977).

Piper, P.J., Vane, J.R.: Release of additional factors in anaphylaxis and its antagonism by anti-inflammatory drugs. Nature **223**, 29 (1969).

Piper, P.J., Vane, J.R.: Wyllie, J.H.: Inactivation of prostaglandins by the lung. Nature **225**, 600 (1970).

Quesney, L.F., Gloor, P., Wolfe, L.S., Jozsef, S.: Effect of $PGF_{2\alpha}$ and 15(S)-15-methyl-PGE_2 methyl ester on feline generalized penicillin epilepsy. In: Advances in Prostaglandin and Thromboxane Research (B. Samuelsson, R. Paoletti, eds.), p. 387. New York: Raven Press 1976.

Reed, P.W.: Calcium ionophore activity of prostaglandin endoperoxides and stabilized analogues of PGH_2. Fed. Proc. **36**, 673 (1977).

Riella, M.C., Broviac, J.W., Wells, M., Scribner, B.H.: Essentiel fatty acid deficiency in human adults during total parenteral nutrition. Ann. Intern. Med. **83**, 786 (1975).

Robert, A.: Antisecretory, antiulcer, cytoprotective and diarrheogenic properties of prostaglandins. In: Advances in Prostaglandin and Thromboxane Research (B. Samuelsson, R. Paoletti, eds.), p. 507. New York: Raven Press 1976.

Roberts, L.J., Sweetman, B.J., Morgan, J.L., Payne, N.A., Oates, J.A.: Identification of the major urinary metabolite of thromboxane B_2 in the monkey. Prostaglandins **13**,631 (1977).

Robinson, D.R., Tashjian, A.H. jr., Levine, L.: Prostaglandin-stimulated bone resorption by rheumatoid synovia. J. Clin. Invest. **56**, 1181 (1975).

Romero, J.C., Strong, C.G.: The effect of indomethacin blockade of prostaglandin synthesis on blood pressure of normal rabbits and rabbigs with renovascular hypertension. Circulat. Res. **40**, 35 (1977).

Rosenthale, M.E., Dervinis, A., Strike, D.: Actions of prostaglandins on the respiratory tract of animals. In: Advances in Prostaglandin and Thromboxane Research (B. Samuelsson, R. Paoletti, eds.), p. 477. New York: Raven Press. 1976.

Samuelsson, B.: Quantitative aspects of prostaglandin synthesis in man. Advanc. Biosci. **9**, 7 (1973).

Santoro, M.G., Philipott, G.W., Jaffe, B.M.: Inhibition of tumor growth in vivo and in vitro by prostaglandin E. Nature **263**, 777 (1976).

Saruta, T., Kaplan, N.M.: Adrenocortical steroidogenesis: the effect of prostaglandins. J. Clin. Invest. **51**, 2246 (1972).

Seyberth, H.W., Hubbard, W.C., Oelz, O., Sweetman, B.J., Watson, J.T., Oates, J.A.: Prostaglandin mediated hypercalcemia in the VX_2 carcinoma bearing rabbit. Prostaglandins **13**, 319 (1977).

Seyberth, H.W., Oelz, O., Kennedy, T., Sweetman, B.J., Danon, A., Frölich, J.C., Heimberg, M., Oates, J.A.: Increased arachidonate in lipids following its administration to man: effects on prostaglandin biosynthesis. Clin. Pharmacol. Ther. **18**, 521 (1975).

Seyberth, H.W., Segre, G.V., Hamet, P., Sweetman, B.J., Potts, J.T., Oates, J.A.: Characterization of the group of hypercalcemic cancer patients who respond to treatment with prostaglandin synthesis inhibitors. Trans. Ass. Amer. Phys. **89**, 92 (1976).

Seyberth, H.W., Segre, G.V., Morgan, J.L., Sweetman, B.J., Potts, J.T., Oates, J.A.: Prostaglandins as mediators of hypercalcemia associated with certain types of cancer. New Engl. J. Med. **293**, 1278 (1975).

Sharpe, G.L., Thalme, B., Larsson, S.K.: Studies on closure of the ductus arteriosus. XI. Ductal closure in utero by a prostaglandin synthetase inhibitor. Prostaglandins **8**, 363 (1974).

Silver, M.S., Smith, J.B.: Prostaglandins as intracellular messengers. Life Sciences **16**, 1635 (1975).

Smith, A.P., Cuthbert, M.F.: The response of normal and asthmatic subjects to prostaglandins E_2 and $F_{2\alpha}$ by different routes, and their significance in asthma. In: Advances in Prostaglandin and Thromboxane Research (B. Samuelsson, R. Paoletti, eds.), p. 449. New York: Raven Press 1976.

Speroff, L.: An autoregulatory role for prostaglandins in placental hemodynamics: Their possible influence on blood pressure in pregnancy. J. Reprod. Med. **15**, 181 (1975).

Strandberg, K., Tuvemo, T.: Reduction of the tone of the isolated human umbilical artery by indomethacin, eicosa-5,8,11,14-tetraynoic acid and polyphloretin phosphate. Acta physiol. Scand. **94**, 319 (1975).

Svanborg, N., Hedqvist, P., Green, K.: Aspects of prostaglandin action in asthma. In: Advances in Prostaglandin and Thromboxane Research (B. Samuelsson, R. Paoletti, eds.), p. 439. New York: Raven Press 1976.

Szczeklik, A., Gryglewski, R.J., Czerniawska-Mysik, G.: Relationship of inhibition of prostaglandin biosynthesis by analgesics to asthma attacks in aspirin-sensitive patients. Brit. Med. J. **1975 I**, 67.

Tashjian, A.M. jr.: Tumor humors and the hypercalcemias of cancer. New Engl. J. Med. **290**, 905 (1974).

Tuvemo, T., Strandberg, K., Hamberg, M., Samuelsson, B.: Formation and action of prostaglandin endoperoxides in the isolated human umbilical artery. Acta physiol. Scand. **96**, 145 (1976).

Vane, J.R.: Inhibition of prostaglandin synthesis as a mechanism of action of aspirin-like drugs. Nature **231**, 232 (1971).

Vane, J.R., McGiff, J.C.: Possible contributions of endogenous prostaglandins to the control of blood pressure. Circulat. Res. **36**, Suppl. 1, 68 (1975).

Venuto, R.C., O'Dorisio, T., Stein, J.H., Ferris, T.F.: Uterine prostaglandin E secretion and uterine blood flow in the pregnant rabbit. J. Clin. Invest. **55**, 193 (1975).

Walker, L., Whorton, R., France, R., Smigel, M., Frölich, J.C.: Antidiuretic hormone increases renal prostaglandin E_2 production in rats (Brattleboro) with hereditary hypothalamic diabetes insipidus. Fed. Proc. **61**, 402 (1977).

Weber, P.C., Larsson, C., Änggard, E., Hamberg, M., Corey, E.J., Nicolaou, K.C., Samuelsson, B.: Stimulation of renin release from rabbit renal cortex by arachidonic acid and prostaglandin endoperoxides. Circulat. Res. **39**, 868 (1976).

Weir, E.K., McMurtry, J.F., Tucker, A., Reeves, J.T., Grover, R.F.: Prostaglandin synthetase inhibitors do not decrease hypoxic pulmonary vasoconstriction. J. Appl. Physiol. **41**, 718 (1976).

Wene, J.D., Connor, W.E., DenBesten, L.: The development of essential fatty acid deficiency in healthy man fed fat-free diets intravenously and orally. J. Clin. Invest. **56**, 127 (1975).

Werning, C., Vetter, W., Weidmann, P., Schweikert, H.U., Siegenthaler, W.: Effect of prostaglandin E_1 on renin in the dog. Amer. J. Physiol. **220**, 852 (1971).

Williams, E.D., Karim, S.M.M., Sandler, M.: Prostaglandin secretion by medullary carcinoma of the thyroid. Lancet **1968 I**, 22.

Wiqvist, N., Bygdeman, M., Green, K., Lundström, V.: Endogenous prostaglandins and the initiation of labour. Acta Obstet. gynec. scand., Suppl. **37**, 7 (1975).

Wolfe, L.S., Rostworowski, K., Marion, J.: Endogenous formation of the endoperoxide metabolite, thromboxane B_2, by brain tissue. Biochem. Biophys. Res. Commun. **70**, 907 (1976).

Zurier, R.B.: Prostaglandin release from human polymorphonuclear leukocytes. In: Advances in Prostaglandin and Thromboxane Research (B. Samuelsson, R. Paoletti, eds.), p. 815. New York: Raven Press 1976.

Nachtrag bei der Korrektur:

Gregory, H., Bower, J.M., Willshire, I.R.: Urogastrone and epidermal growth factor. In: Kastrup, K.W., Nielsen, J.H. (eds.), FEBS Federation of European Biochemical Societies, 11th Meeting Copenhagen 1977, vol. **48**, Colloquium B3, p. 75. Oxford-New York-Toronto-Sidney-Paris-Frankfurt: Pergamon Press 1978.

Larsson, L.-I.: Corticotropin-like peptides in central nerves and in endocrine cells of gut and pancreas. Lancet **1977 II**, 1321

Vale, W., Brazeau, P., Rivier, C., Brown, M., Boss, B., Rivier, J., Burgus, R., Ling, N., Guillemin, R.: Somatostatin. Recent Progr. Hormone Res. **31**, 365 (1975).

XVI. Endokrine Überfunktionssyndrome bei ektopischer Hormonbildung (Paraneoplastische Syndrome)

A. LABHART

A. Definition

Als ektopische Hormonbildung wird die Produktion normaler und veränderter Hormone in mit wenigen Ausnahmen malignen Geschwülsten von Geweben bezeichnet, die normalerweise keine oder andersartige Hormone bilden. Die Bezeichnung „ektopische Hormonbildung" ist dem Begriff der Paraneoplasie vorzuziehen, weil z.T. unter paraneoplastischen Syndromen sowohl hormonale als auch nicht-hormonale Fernwirkungen maligner Tumoren wie Neuropathie, Myopathie, Angiopathie, Blutkrankheiten und Dermatosen verstanden werden.

Es sind bis heute 18–20 Überfunktionssyndrome auf der Grundlage ektopischer Hormonbildung bekannt. In 11 Syndromen werden ektopisch sonst von endokrinen Drüsen gebildete Eiweiß- und Polypeptidhormone durch Tumoren von Geweben ektodermalen (Neuralleiste) oder entodermalen Ursprungs produziert, 6 Syndrome beruhen auf Überproduktion von Gewebehormonen, von welchen drei Eiweiß-, eine Aminstruktur aufweist und eine von Fettsäuren abstammt. Es muß auffallen, daß ektopische Steroidbildung nur vereinzelt als Aldosteronüberproduktion, besonders in Ovarialtumoren, bekannt geworden ist (TODESCO, 1973) (Tabelle 1, ergänzt nach LIPSETT, 1964).

Beziehungen zwischen malignen Tumoren und endokrinen Krankheitsbildern sind seit der Erstbeschreibung eines offensichtlichen Cushing-Syndroms bei Bronchuscarcinom durch BROWN (1928) bekannt. Daß die malignen Tumoren Hormone produzieren, wurde wahrscheinlich seit der Beobachtung, daß die Endokrinopathie nach der Tumorexstirpation verschwindet und mit dem Wiederauftreten von Metastasen wieder erscheint. 1961 gelang LIDDLE sowie CHRISTY (1961) und HOLUB (1961), ACTH in Tumoren und im Plasma bei Patienten mit paraneoplastischem Cushing-Syndrom nachzuweisen. Die Identität des ektopisch gebildeten und des hypophysären ACTH ist heute weitgehend gesichert, indem sich beide chemisch, physikalisch, biologisch und immunologisch, soweit heute erfaßbar, gleich verhalten. Seither ist der Nachweis von Vasopressin, Parathormon-ähnlichem Polypeptid, FSH und LH, TSH, STH, Prolactin, Enteroglucagon, Erythropoietin, Serotonin, Gastrin und Prostaglandin gelungen. Sehr verschiedene Hormon-Kombinationen können durch ein und denselben Tumor produziert werden (O'NEAL, 1968; REES, 1974), und dasselbe Hormon kann von verschiedenen Tumoren gebildet sein. Ob alle diese ektopisch gebildeten Hormone che-

Tabelle 1. Überfunktionssyndrome ektopisch gebildeter Hormone

Syndrom	Hormonnachweis	
	Im Blut	Im Tumor
Glanduläre Polypeptidhormone		
Cushing-Syndrom	ACTH ↗	ACTH, α-MSH, β-MSH, β-Lipotropin, CRF
Hypercalcämie-Syndrom	Parathormon ↗ Prostaglandin ↗	Parathormon
Schwartz-Bartter-Syndrom	Vasopressin ↗	Vasopressin, Oxytocin Neurophysin
Hyperthyreose	TSH ↗	TSH
Akromegalie Osteoarthropathie	STH ↗	STH GHRH?
Pubertas praecox Gynäkomastie	FSH ↗, LH ↗	FSH, LH
Gynäkomastie	HPL, hCG	HPL, hCG
Hypoglykamie	Insulin ↗ (IRI)	Insulin (IRI)
Galactorrhoe, Amenorrhoe	Prolactin ↗	Prolactin
ohne klinische Symptome	Calcitonin ↗ hCG ↗	Calcitonin hCG
Gewebehormone		
Erythrocytose	Erythropoietin ↗	Erythropoietin
Carcinoid bei Bronchus-Ca	Serotonin ↗ ? Bradykinin ↗	Serotonin? Bradykinin
Zollinger-Ellison-Syndrom	Gastrin ↗	Gastrin
Hypotonie	Prostaglandin A ↗	Prostaglandin
gastrointestinale Symptomatik	—	Enteroglucagon
Hypokaliämie, Alkalose	Renin-Akt. ↗	Renin
Verner-Morrison-Syndrom	VIP	Sekretin, VIP PP
Steroide		
Hypertonie Hypokaliämie, Alkalose	Aldosteron ↗	Aldosteron
Nicht-endokrin bedingtes ähnliches Syndrom		
Hypoglykämie bei großen Tumoren		Tryptophan? Niacin?

misch mit den entsprechenden glandulären Hormonen völlig identisch sind, ist allerdings ungewiß, für ACTH und β-MSH sind abnormale Molekulargrößen in Tumoren nachgewiesen (ORTH, 1973; DAY, 1974; HIRATA, 1976). Auch können endokrin inaktive Fragmente, wie die α-Einheit der Glykoproteine, erhöht sein (ROSEN, 1974).

Die hormonproduzierenden Tumoren sind fast durchwegs maligne, besonders häufig ist das kleinzellige Bronchus-Carcinom. Aber auch Plattenepithel-Bronchus-Carcinome kommen vor, Thymus-Carcinome, Inselzell-Carcinome, Nebennierenrinden-Carcinome und Hypernephrome, Adenocarcinome des Darms, Heptatome, Geschwülste des Uterus, der Prostata und des Nervengewebes. Von benignen Tumoren wurde bisher nur beobachtet, daß sie Erythropoietin bilden können. Für die prozentuale Aufteilung nach Tumorarten, Alter und Geschlecht der Patienten und den klinischen Befunden der bis 1974 beschriebenen 687 Fälle s. THOMAS (1974).

B. Pathogenese

Die Frage, wie die entdifferenzierte Krebszelle mit defektem genetischem Apparat, gestörtem Stoffwechsel und ungeregeltem Wachstum komplizierte Synthesen von Polypeptiden mit einem Molekulargewicht von 176 (Serotonin) bis über 30000 (Gonadotropine) zu vollziehen imstande ist, stellt eines der faszinierendsten Probleme von Onkologie und Genetik dar.

Zahlreiche frühere Hypothesen wie Prädisposition der Endokrinopathien für Tumorwachstum oder der Neoplasien für Endokrinopathien sind überholt, seit die Hormonextraktion aus den Tumoren gelang. Die Ansicht, die Tumoren stellten nur eine Art Hormonschwamm dar, der die normal gebildeten Hormone speichert und vor dem Abbau schützt, können bei der Dauer der Krankheitsbilder und den nachgewiesenen hohen Produktionsraten gewisser ektopisch gebildeter Hormone ausgeschlossen werden.

Die Vorstellung, innerhalb des ungeregelten Stoffwechsels und des ungeregelten Wachstums der Krebszelle würden so viele Konstellationen der Aminosäurenverbindungen eintreten, daß einzelne davon zufällig Polypeptidhormonen entsprächen (BOWERS, 1965), läßt sich durch eine Wahrscheinlichkeitsberechnung leicht widerlegen, sind doch die möglichen Variationen der Aminosäurenanordnung eines Eiweißhormons wie des FSH mit dem Molekulargewicht 30000 extrem groß.

Die Hypothese der Aktivierung genetischer Informationen durch Derepression von Strukturgenen in der Krebszelle (LIPSETT, 1964) scheint heute am wahrscheinlichsten: Jede Körperzelle ist wahrscheinlich mit dem gleichen genetischen Code versehen, so daß jede Information besitzt, um jede Eiweißart herzustellen. Unter normalen Verhältnissen ist der größte Teil dieser Information unterdrückt. In der neoplastischen Zelle jedoch, bösartig oder gutartig, kommt es gelegentlich zur Derepression, die normalerweise im postnatalen Leben nicht vorkommt (WALDENSTRÖM, 1970). Dieser Prozeß kann auch verglichen werden mit einer Dedifferenzierung, wo ein Verlust der spezifischen Kontrollmechanismen stattfindet, die hindert, daß jede Zelle Informationen, die in ihrer DNS gelagert sind, in Gang setzt. Derepression von Eiweiß-bildenden Matrizen, die nur im Fetus aktiv sind, wurde beobachtet, Bildung von Fetuin beim Hepatom. Andererseits ist es auffällig, daß vorwiegend Polypeptide und Amine ektopisch gebildet werden, die normalerweise aus der Adenohypophyse oder hormonbildendem Gewebe des Intestinaltraktes und seiner Anhangsorgane hervorgehen. Offensichtlich neigen die zum APUD-Zellsystem aus der Neuralleiste hervorgegangenen Gewebe besonders zu dieser Art von Derepression. Deshalb kommt die ektopische Hormonbildung auch besonders häufig bei der endokrinen Adenomatose Typ II vor (s. Kap. XVIII, S. 984f.).

Neuerdings wird angenommen, daß in den ektopische Hormone bildenden Carcinomen zunächst ein Molekül mit Prohormoncharakter gebildet wird, aus welchem die verschiedenen Carcinome durch spezifische Enzymsysteme die einzelnen Peptidhormone abspalten (LIPS, 1978).

Die Krankheitsbilder der Überfunktionssyndrome ektopischer Hormone sind in den einzelnen Organkapiteln abgehandelt. Das Hypercalcämiesyndrom wird teils durch Parathormon oder Parathormon-ähnliche Substanzen hervorgerufen (s. Kap. XIV, S. 892), teils durch Prostaglandine (s. Kap. XV, S. 956ff.). Hier absichtlich nicht aufgeführt ist das Syndrom der schweren, oft tödlichen Hypoglykämie bei großen, meist retroperitonealen Tumoren. Bei der überwiegenden Mehrzahl der weit über 100 mitgeteilten Fälle konnte weder im Plasma der Patienten noch im Tumor Insulin, nur NSILA-ähnliche Aktivität nachgewiesen werden. Der Nachweis von Insulin mit der Rattendiaphragma- oder epididymalen Fettgewebsmethode darf nur Anspruch auf Spezifität erheben, wenn die Hemmbarkeit mit Insulin-Antikörpern überprüft wurde. Nur zweimal ist auf immunologischem Wege ein Hyperinsulinismus nachgewiesen worden (OLEESKY, 1962; SHAMES, 1968), wovon sich das eine Mal jedoch die Autoren später distanzierten. In den Tumoren selbst konnte immunologisch einmal mit der Fettgewebsmethode keine höhere Insulinaktivität als in anderen Geweben nachgewiesen werden. Die Insulinproduktion dieser durchwegs sehr großen Tumoren ist in der Regel unwahrscheinlich. Hingegen scheinen sie auf humoralem Wege durch Gewebeabbauprodukte die Gluconeogenese und die Lipolyse zu blockieren (JAKOB, 1967; FROESCH, 1968) (s.S. 789f.).

Zum Syndrom der ektopischen Parathormonbildung sind wahrscheinlich nur die Fälle mit Hypercalcämie und Hypophosphatämie zu zählen (s. Kap. XIV, S. 895). Fälle mit Hypercalcämie und Hyperphosphatämie, wie sie bei Knochenmetastasen häufig gesehen werden, lassen weder im Blut noch in den Tumoren Vitamin D oder ähnliche Substanzen vermehrt nachweisen. Jedoch sind mehrfach Tumorgewebeextrakte, die in vitro Knochen resorbieren (POWELL, 1973), oder im Urin Prostaglandine E_1 und E_2 gefunden worden (SEYBERTH, 1975; RAISZ, 1973), die die Knochenresorption stimulieren und auf Indomethacin oder Aspirin zurückgehen (vgl. Kap. XV, S. 956ff.).

Übermäßige Gonadotropinbildung mit endokrinen Krankheitsbildern (Pubertas praecox, Gynäkomastie) ist nur dem Syndrom der ektopischen Hormonbildung zuzuzählen, wenn diese nicht von Tumoren der Placenta oder trophoblastärem Gewebe ausgehen. In letzter Zeit gelang der Nachweis von erhöhtem FSH, LH im Blut und in den Tumoren bei Patienten mit Bronchus-Carcinomen (s.S. 970). Gonadotropin- und Oestrogenausscheidung ist vermehrt (BECKER, 1968; ROSEN, 1968). Merkwürdigerweise besteht meist gleichzeitig eine Osteoarthropathie, deren Pathogenese nicht geklärt ist. Galactorrhoe kann durch einen Prolactinsezernierenden Tumor vorkommen (TURKINGTON, 1971). In einem Falle von Osteoarthropathie bei Lungencarcinom ohne Gynäkomastie war das Wuchshormon erhöht und normalisierte sich mit dem Verschwinden der Gelenkbeschwerden nach Entfernung des Tumors (STEINER, 1968). Bronchus- und Mammacarcinome können Calcitonin bilden und zu Hypercalcitonämie ohne klinische Symptomatik führen (SILVA, 1974; COOMBES, 1975; HILLYARD, 1976).

Ein Fall von Renin-bildendem kleinzelligem Bronchuscarcinom ist beschrieben, bei welchem erhöhte Renin-Aktivität im Plasma und im Tumor nachgewiesen werden konnte. Klinisch bestanden Hypokaliämie und Alkalose, wahrscheinlich aufgrund eines Hyperaldosteronismus (HAUGER-KLEVENE, 1970), bei einem Hypertoniker mit Wilms-Tumor fanden sich im Plasma und im Tumor große Mengen von „big Renin“ (DAY, 1974).

Das Zollinger-Ellison-Syndrom beruht streng genommen immer auf ektopischer Gastrinbildung. Da jedoch das Pankreas unter pathologischen Bedingungen potentiell ein Gastrinbildner sein kann (s.S. 921f.), sind nur die atypischen Formen, die nicht von einem Inselzelladenom ausgehen, zum paraneoplastischen Syndrom zu zählen.

Die Therapie kann kausal nur in der operativen Entfernung des hormonal aktiven Tumors sein. Eine Ausnahme bildet das neoplastische Hypercalcämie-Syndrom. Nicht selten läßt das endokrine Krankheitsbild den Tumor relativ frühzeitig auffinden (Gynäkomastie bei starken Rauchern). Sind die Tumoren inoperabel oder haben sie Metastasen gebildet, so kommen Röntgenstrahlen bzw. Cytostatica in Frage. Entfernung der Endorgane ist nur ausnahmsweise, wie beim Zollinger-Ellison-Syndrom, gerechtfertigt.

Literatur

Übersichten

Bonikos, D.S., Bensch, K.G.: Endocrine cells of bronchial and bronchiolar epithelium. Amer. J. Med. **63**, 765 (1977).

Rees, L.H., Ratcliffe, J.G.: Ectopic hormone production by non endocrine tumors. Clin. Endocr. **3**, 263 (1974).

Thomas, C., Windt, T., Grom, E.: Hämatologische und endokrine Formen des paraneoplastischen Syndroms. Stuttgart: Schattauer 1974.

Smith, L.H.: Ectopic hormone production. Surg. Gynec. Obstet. **141**, 443 (1975).

Einzelne Syndrome

Azzopardi, J.G., Williams, D.D.: Pathology of nonendocrine tumors associated with Cushing's syndrome. Cancer (Philad.) **22**, 274 (1968).

Becker, L.L., Cottrell, J., Moore, Ch.F., Winnacker, J.L., Matthews, M.J., Katz, S.: Endocrine studies in a patient with a gonadotropin-secreting bronchogenic carcinoma. J. clin. Endocr. **28**, 809 (1968).

Bender, R.A., Hansen, H.: Hypercalcemia in bronchogenic carcinoma: a prospective study of 200 patients. Ann. Intern. Med. **80**, 205 (1974).

Blum, I.: Indomethacin in hypercalcemia. Lancet **1975 I**, 866.

Bowers, B.F., Gordan, G.S.: Hormonal effects of nonendocrine tumors. Ann. Rev. Med. **16**, 83 (1965).

Brown, W.H.: Case of pluriglandular syndrome; "diabetes of bearded women". Lancet **1928 II**, 1022.

Cole, V.W., Min, B.S., Kawate, R.: Urinary estrogen excretion in bronchogenic carcinoma. Clin. Res. **12**, 40 (1964).

Coombes, R.C., Easty, G.C., Detre, S.I., Hillyard, C.J. Stevens, U., Girgis, S.I., Galante, L.S., Heywood, L., MacIntyre, I., Neville, A.M.: Secretion of immunoreactive calcitonin by human breast carcinomas. Brit. med. J. **1975 IV**, 197.

Coscia, M., Brown, R.D., Miller, M., Tanaka, K., Nicholson, W.E., Parks, K.R., Orth, D.N.: Ectopic production of antidiuretic hormone (ADH), adrenocorticotrophic hormone (ACTH) and beta-melanocyte stimulating hormone (β-MSH) by an oat cell carcinoma of the lung. Amer. J. Med. **62**, 303 (1977).

Dabek, J.T.: Bronchial carcinoid tumor with acromegaly in two patients. J. clin. Endocr. **38**, 329 (1974).

Day, R.P., Luetscher, J.A.: Big renin: possible prohormone in kidney and plasma of a patient with Wilms' tumor. J. clin. Endocr. **38**, 923 (1974).

Donahower, G.F., Schumacher, O.B., Hazard, J.B.: Medullary carcinoma of the thyroid—a cause of Cushing's syndrome—report of two cases. J. clin. Endocr. **28**, 1199 (1968).

Faiman, Ch., Colwell, J.A., Ryan, R.J., Hershman, J.M., Shields, Th.W.: Gonadotropin secretion from a bronchogenic carcinoma. New Engl. J. Med. **277**, 1395 (1967).

Froesch, E.R., Jakob, A., Labhart, A.: Hypoglykämie bei extrapankrealen Tumoren. In: Nebenschilddrüse und endokrine Regulation des Calciumstoffwechsels. Spontanhypoglykämie Glucagon (Hrsg. Kracht, J.). Berlin-Heidelberg-New York: Springer 1968.

Fusco, F.D., Rosen, S.W.: Gonadotropin-producing anaplastic large-cell carcinomas of the lung. New Engl. J. Med. **275**, 507 (1966).

Ginsburg, J., Brown, J.B.: Increased oestrogen excretion in hypertrophic pulmonary osteoarthropathy. Lancet **1961II**, 1274.

Greenberg, P.B., Beck, C., Martin, T.J., Burger, H.G.: Synthesis and release of human growth hormone from lung carcinoma in cell culture. Lancet **1971I**, 350.

Haefliger, J.M., Dubied, M.C., Vallotton, M.B.: Excrétion journalière de l'hormone antidiurétique lors de carcinome bronchique. Schweiz. med. Wschr. **107**, 726 (1977).

Hauger-Klevene, J.H.: High plasma renin activity in an oat-cell carcinoma: a renin secreting carcinoma. Cancer **26**, 1112 (1970).

Hirata, Y., Matsukura, S., Imura, H., Nakamura, M., Tanaka, A.: Size heterogeneity of β-MSH in ectopic ACTH-producing tumors: presence of β-LPH-like peptide. J. clin. Endocr. **42**, 33 (1976).

Hillyard, C.J., Coombes, R.C., Greenberg, P.B., Galante, L.S., MacIntyre, I.: Calcitonin in breast and lung cancer. Clin. Endocr. **5**, 1 (1976).

Holzmann, K., Ronnebaum, B., Bahner, F., Zander, J.: Ausscheidung von Testosteron und Epitestosteron bei ektopischem ACTH-Syndrom. In: Das Testosteron. Die Struma. 13. Symp. Dtsch. Ges. Endokr., hrsg. von E. KLEIN, Berlin-Heidelberg-New York: Springer 1968.

Huguenin, R., Fauvet, J., Piérat, A., Léobardy, J. de: Le syndrome «cancer bronchopulmonaire, périostite des os longs, gynécomastie». Bull. Soc. méd. Hôp. Paris **70** (1954).

Imura, H., Matsukura, S., Yamamoto, H., Hirata, Y., Nakai, Y., Endo, J., Tanaka, A., Nakamuro, M.: Studies on ectopic ACTH-producing tumours: II. Clinical and biochemical features of 30 cases. Cancer **35**, 1430 (1975).

Jakob, A., Meyer, U.A., Flury, R., Ziegler, W.H., Labhart, A., Froesch, E.R.: The pathogenesis of tumor hypoglycemia: Blocks of hepatic glucose release and of adipose tissue lipolysis. Diabetologia **3**, 506 (1967).

Jones, J.E., Shane, S.R., Gilbert, E., Flink, E.B.: Cushing's syndrome induced by the ectopic production of ACTH by a bronchial carcinoid. J. clin. Endocr. **29**, 1 (1969).

Kahn, C.R., Rosen, S.W., Weintraub, B.D., Fajans, S.S., Gorden, P.: Ectopic production of chorionic gonadotropin and its subunits by islet-cell tumors. A specific marker for malignancy. New Engl. J. Med. **297**, 565 (1977).

Kiang, D.T., Bauer, G.E., Kennedy, B.J.: Immunoassayable insulin in carcinoma of the cervix associated with hypoglycemia. Cancer **31**, 801 (1973).

Kracht, J.: Pathologie der ektopisch hormonbildenden Tumoren. Verh. dtsch. Ges. inn. Med. **73**, 488 (1967).

Labhart, A.: Endokrine Überfunktionssyndrome der Gewebehormone. In: Gewebe- und Neurohormone. Physiologie des Melanophorenhormons. 8. Symp. Dtsch. Ges. Endokr. Berlin-Göttingen-Heidelberg: Springer 1962.

Law, D.H., Liddle, G.W., Scott, H.W. Jr., Tauber, St.D.: Ectopic production of multiple hormones (ACTH, MSH and Gastrin) by a single malignant tumor. New Engl. J. Med. **273**, 292 (1965).

Leading Article: Ectopic secretion by tumors. Brit. Med. J. **1976I**, 1300.

Liddle, G.W., Nicholson, W.E., Island, D.P., Orth, D.N., Abe, K., Lowder, S.C.: Clinical and laboratory studies of ectopic humoral syndromes. Recent Progr. Hormone Res. **25**, 283 (1969).

Lips, C.J.M., van der Sluys Veer, J., van der Donk, J.A., van Dam, R.H., Hackeng, W.H.L.: Common precursor molecule as origin for the ectopic-hormone-producing-tumour syndrome. Lancet **I**, 16 (1978).

Lipsett, M.B.: Hormonal syndromes associated with neoplasia. Advances in metabol. disorder **3**, 112 (1968).

Lippsett, M.B., Odell, W.D., Rosenberg, L.E., Waldmann, Th.A.: Humoral syndromes associated with nonendocrine tumors. Ann. intern. Med. **61**, 733 (1964).

Loehry, C.A., Kingham, J.G.C., Whorwell, P.J.: Watery diarrhea and hypokalemia associated with pheochromocytoma. Postgrad. Med. J. **51**, 416 (1975).

Oleesky, S., Bailey, I., Samols, E., Bilkus, D.: A fibrosarcoma with hypoglycaemia and a high serum-insulin level. Lancet **1962II**, 378.

O-Neal, L.W.: Secretion of various endocrine substances by ACTH-secreting tumors: gastrin, melanotropin, norepinephrin, serotonin, parathormone, vasopressin, glucagon. Cancer (Philad.) **21**, 1219 (1968).

Orth, D.N., Nicholson, W.E., Mitchell, W.M., Island, D.P., Liddle, G.W.: Biologic and immunologic characterization and physical separation of ACTH and ACTH fragments in the ectopic ACTH syndrome. J. Clin. Invest. **52**, 1756 (1973).

Padfield, P.L., Morton, J.J., Brown, J.J., Lever, A.F., Robertson, J.I.S., Wood, M., Fox, R.: Plasma arginine vasopressin in the syndrome of antidiuretic hormone excess associated with bronchogenic carcinoma. Amer. J. Med. **61**, 825 (1976).

Powell, D., Singer, F.R., Murray, T.M., Minkin, C., Potts, J.T. jr.: Nonparathyroid humoral hypercalcemia in patients with neoplastic diseases. New Engl. J. Med. **289**, 176 (1973).

Raisz, L.G.: Prostaglandins and the hypercalcemia of cancer. New Engl. J. Med. **289**, 214 (1973).

Rees, L.H., Bloomfield, G.A., Rees, G.M., Corrin, B., Franks, L.M., Ratcliffe, J.G.: Multiple hormones in a bronchial tumor. J. clin. Endocr. **38**, 1090 (1974).

Rosen, S.W., Becker, Ch. E., Schlaff, S., Easton, J., Gluck, M.C.: Ectopic gonadotropin production before clinical recognition of bronchogenic carcinoma. New Engl. J. Med. **279**, 640 (1968).

Rosen, S.W., Weintraub, B.D.: Ectopic production of isolated α-subunit of glycoproteine hormones: quantitative marker in certain cases of cancer. New Engl. J. Med. **290**, 1141 (1974).

Ross, E.J.: Endocrine and metabolic manifestations of cancer. Brit. med. J. **1972I**, 735.

Ross, E.J.: The cancer cell as an endocrine organ. In: James, Recent advances in endocrinology, 8th ed. London: Churchill 1968.

Sandler, M., Karim, S.M.M., Williams, E.D.: Prostaglandins in amine-peptide-secreting tumors. Lancet **1968II**, 1053.

Seif, F.J., Scherbaum, W., Sadowski, P., Heni, F., Kurz-Isler, G.: Ektopische Choriongonadotropinbildung in Apudomen. Dtsch. med. Wschr. **103**, 253 (1978).

Seyberth, H.W., Segre, G.V., Morgan, J.L., Sweetman, B.J., Potts, J.T. jr., Oates, J.A.: Prostaglandins as mediators of hypercalcemia associated with certain types of cancer. New Engl. J. Med. **293**, 1278 (1975).

Shames, J.M., Dhurandhar, N.R., Blackard, W.G.: Insulin-secreting bronchial carcinoid tumor with widespread metastases. Amer. J. Med. **44**, 632 (1968).

Silva, O.L., Becker, K.L., Primack, A., Doppman, J., Snider, R.H.: Ectopic secretion of calcitonin by oat-cell carcinoma. New Engl. J. Med. **290**, 1122 (1974).

Sönksen, P.H., Ayres, A.B., Braimbridge, M., Corrin, B., Davies, D.R., Jeremiah, G.M., Oaten, S.W., Lowy, C., West, T.E.T.: Acromegaly caused by pulmonary carcinoid tumours. Clin. Endocr. **5**, 503 (1976).

Sparagana, M., Phillips, G., Hoffman, C., Kucera, L.: Ectopic growth hormone syndrome associated with lung cancer. Metabolism **20**, 730 (1971).

Steiner, H., Dahlbäck, O., Waldenström, J.: Ectopic growth hormone production and osteoarthropathy in carcinoma of the bronchus. Lancet **1968I**, 783.

Strott, Ch.A., Nugent, Ch.A., Tyler, F.H.: Cushing's syndrome caused by bronchial adenomas. Amer. J. Med. **44**, 97 (1968).

Tamm, J.: Die Klinik paraneoplastischer Endokrinopathien. Verh. dtsch. Ges. inn. Med. **73**, 481 (1967).

Tashjian, A.H. jr.: Prostaglandins, hypercalcemia and cancer. New Engl. J. Med. **293**, 1317 (1975).

Todesco, S., Mantero, F., Terrible, V., Guarnieri, G.F., Borsatti, A.: Ectopic aldosterone production. Lancet **1973II**, 443.

Turkington, R.W.: Ectopic production of prolactin. New Engl. J. Med. **285**, 1455 (1971).

Upton, G.V., Amatruda, Th.T. jr.: Evidence for the presence of tumor peptides with corticotropin releasing factor-like activity in the ectopic ACTH syndrome. New Engl. J. Med. **285**, 419 (1971).

Vorherr, H., Massry, S.G., Utiger, R.D., Kleeman, C.R.: Antidiuretic principle in malignant tumor extracts from patients with inappropriate ADH syndrome. J. clin. Endocr. **28**, 162 (1968).

Waldenström, J.: Maladies of derepression. Schweiz. med. Wschr. **100**, 2197 (1970).

Weichert, R.F.: The neural ectodermal origin of the peptide-secretin endocrine gland. Amer. J. Med. **49**, 232 (1970).

Weintraub, B.D., Rosen, S.W.: Ectopic production of human somatomammotrophin by nontrophoblastic cancers. J. clin. Endocr. **32**, 94 (1971).

Williams, E.D., Karm, S.M.M., Sandler, M.: Prostaglandin secretion by medullary carcinoma of the thyroid. Lancet **1968 I**, 22.

Zidar, B.L., Shadduck, R.K., Winkelstein, A., Zeigler, Z., Hawker, C.D.: Acute myeloblastic leukemia and hypercalcemia. A case of probable ectopic parathyroid hormone production. New Engl. J. Med. **295**, 692 (1976).

Zusman, R.M., Snider, J.J., Cline, A., Caldwell, B.V., Speroff, L.: Antihypertensive function of renal cell carcinoma: evidence for prostaglandin A-secreting tumor. New Engl. J. Med. **290**, 843 (1974).

XVII. Thymus

P.J. GROB

Vor allem Arbeiten der Sechzigerjahre haben eindeutig gemacht, daß der Thymus eine zentrale Rolle im Immunsystem einnimmt (BURNET, 1962; METCALF, 1966; HESS, 1968; MILLER, 1969). Dabei fanden sich Anhaltspunkte dafür, daß zumindest einige der dem Thymus zugeschriebenen Funktionen durch von diesem Organ produzierte Substanzen, „Thymushormone", erfüllt werden (A. GOLDSTEIN, 1970; G. GOLDSTEIN, 1969; TRAININ, 1967; BACH, 1972; Übersichten: TRAININ, 1974; VAN BEKKUM, 1974). Neben der immunregulierenden Wirkung wird auch eine endokrine Funktion auf die neuromuskuläre Übertragung postuliert (G. GOLDSTEIN, 1969). Dies sind die Gründe dafür, daß sich zumindest eine kursorische Beschreibung des Thymus als endokrines Organ rechtfertigt.

A. Ontogenese/Thymusinvolution

Das nicht-lymphoide Grundgerüst des Thymus entsteht aus einer epithelialen, entodermalen Ausstülpung des dritten und vierten Kiemenbogens. Diese verliert langsam die Verbindung mit dem Pharynx, dann das zentrale Lumen. Die nun dichte Masse epithelialer Zellen wandert an ihren endgültigen Platz. – Beim Menschen entsteht aus der gleichen Ausstülpung auch die Nebenschilddrüse. – Es bildet sich eine schwammähnliche Struktur, die das Stroma des Thymus ausmacht. (Eventuell sind auch ektodermale Anteile beteiligt; deren Bedeutung ist noch nicht sicher geklärt.) Lymphoide Zellen beginnen zwischen der siebten und neunten Woche der Gestation den Thymus zu populieren; sie werden als Thymocyten bezeichnet. Wurde früher angenommen, daß diese Zellen aus dem Thymusepithel selbst entstehen, gilt heute in vielen untersuchten Species als gesichert, daß sie aus den blutbildenden Geweben (mesenchymale Anteile) einwandern. Der Thymus erhält immer mehr lymphoiden Charakter und nimmt beim Menschen in der 20. Woche den endgültigen Aspekt an. Sein relativer Anteil macht bei Geburt rund 0,8% des Körpergewichtes aus und nimmt nachher immer mehr ab. Sein absolutes Gewicht steigt aber weiter an und erreicht zwischen dem 10. bis 15. Lebensjahr das Maximum mit ca. 30 g. Mit der Pubertät beginnt die Involution. Es sind dann am ausgeprägtesten die corticalen Anteile, aber auch die medullären lymphoiden Zellen, die sich verringern und – wenigstens teilweise – durch Fettgewebe ersetzt werden. Die Involution kann beschleunigt sein im Zusammenhang mit Malignomen, Sepsis, nach langdauernder Corticosteroidbehandlung, oder nach Bestrahlung, z.B. beim Mammacarcinom oder beim „Status thymicolymphaticus" (Übersichten in: BACH, 1976; FUDENBERG, 1976; OWEN, 1974).

B. Struktur

Die morphologische Einheit des vollausgebildeten kindlichen Thymus besteht aus Läppchen, die zentral konfluieren und in denen sich ein äußerer und innerer Cortex sowie eine medulläre Zone (Mark) unterscheiden lassen. Außen befinden sich vorwiegend große, wenig differenzierte Thymocyten, während der innere Cortex vorwiegend mit kleinen lymphoiden Zellen dicht gepackt ist; diese zeigen häufige Mitosen, häufigen Zelltod; sie sind Prednison-empfindlich und strahlensensibel. Medullär erscheint das Stroma dichter, die lymphoiden Zellen sind weniger prominent; diese teilen sich weniger oft als die corticalen und sind strahlenresistenter sowie Corticosteroid-resistent. – Hier finden sich die Hassalschen Körperchen (epitheliale Strukturen) sowie myoide Zellen. – Sowohl Lymphfollikel wie Keimzentren fehlen, wenigstens beim Kind, oder sind nur äußerst selten vorhanden. Solche lassen sich aber mit zunehmendem Alter beobachten; es erscheinen dann auch Plasmazellen. Im Gegensatz zu den corticalen Lymphocyten scheinen die lymphoiden Zellen der Medulla wenigstens zum Teil aus dem rezirkulierenden Lymphocytenpool der Peripherie zu stammen. Die mobilen Zellen des Thymus verlassen diesen vorwiegend an der Rindenmarkgrenze über die Lymph- und Blutgefäße (Übersichten: FORD, 1966; ROITT, 1969; BACH, 1976).

C. Thymusfunktion

Der Thymus scheint vor allem zwei Funktionen zu haben: 1) Aus präthymischen, ungeprägten Vorläuferzellen werden immunreaktive postthymische Zellen; der Thymus bildet das relevante „microenvironment". 2) Thymusepitheliale Anteile produzieren Faktoren, „Thymushormone", die wahrscheinlich sowohl intrathymisch als auch peripher wirken und die wesentlich zur Erlangung der Immunkompetenz beitragen. Da sich die wichtigste Thymusfunktion auf das Immunsystem bezieht, soll auf dieses im folgenden kurz eingegangen werden.

1. Das Immunsystem

Dieses läßt sich mindestens in zwei Kompartimente einteilen: Die T-Lymphocyten sind Träger der cellulären Immunität: Über Lymphokine (Sekretionsprodukte) oder durch direkten Kontakt (Killer-Lymphocyten) wird die Effektorenfunktion ausgeübt, die vor allem die Elimination unerwünschter Elemente zum Ziele hat. Wie aus dem Studium von entsprechenden Immundefekterkrankungen hervorgeht, betrifft dies speziell Viren, fakultativ intracelluläre Keime (inklusive Pilze), eventuell auch maligne entartete Zellen (Immunosurveillance), sicher aber fremdes, transplantiertes Gewebe. Die Zahl von peripheren T-Lymphocyten läßt sich dank der Eigenschaft abschätzen, daß diese mit Schafserythrocyten Spontanrosetten bilden. Stimulation mit pflanzlichen Mitogenen, wie Phytohämagglutinin (PHA) oder mit bestimmten Antigenen führt zu verstärkter Aufnahme von Thymidin. Zum Beispiel die Graft-versus-host-Reaktion oder die Transplantatabstoßung sind Parameter, die die biologische Funktion von T-Zellen meßbar machen.

Die B-Lymphocyten sind Träger der humoralen Immunität, wie sie durch ihre Endzellen, den Plasmazellen, via Antikörper mit ihren opsonisierenden, komplementaktivierenden, virusneutralisierenden und cytotoxischen Eigenschaften vermittelt werden. Vor allem extracelluläre Antigene (z.B. grampositive Bakterien) werden damit abgewehrt. Das Konzept der zwei Kompartimente ist funktionell nur teilweise richtig, da kombinierte Immunreaktionen (Zellkooperation) bekannt sind, und da beide Systeme regulativ eng verbunden sind. So sind für die Antigenerkennung meist T- und B-Lymphozyten notwendig und wird z.B. die Antikörperproduktion durch „T-Helpers" und „T-Suppressoren" wesentlich beeinflußt. Wenig bekannt ist beim Menschen die physiologische Bedeutung von Lymphocyten, die weder B- noch T-Eigenschaften besitzen, z.B. die sog. O-Zellen. Für das biologische Resultat von Immunreaktionen (Antigenelimination, Gewebeschaden) sind weitere, zusätzliche Komponenten wesentlich, wie das Komplementsystem, die Mastzellen und die phagocytierenden Zellen (Granulocyten und Makrophagen/Monocyten), wobei über die regulativen resp. homöostatischen Verhältnisse aller dieser „Zusatzkomponenten" nur rudimentäre Kenntnisse vorliegen. Eindeutig ist, daß unerwünschte Reaktionen auch nur einzelner Immunkomponenten (Ungleichgewichte) zu Immunkrankheiten führen können, wie Asthma, Urticaria, Immunkomplexkrankheiten, Hepatitis, usw. Mit dem Begriff der Immunkrankheit weist man nur auf einen pathogenetischen Weg hin, nur in den seltensten Fällen (wie z.B. bei der Hepatitis B) auf deren Ätiologie. Mikroorganismen, ionisierende Strahlen, chemische Agentien, genetische Faktoren können einzeln oder in Kombinationen eine Rolle spielen (Übersichten: Fudenberg, 1976; Bach, 1976).

2. Rolle des Thymus im Immunsystem

Unter dem Thymuseinfluß erfolgt vorwiegend im Cortex die Zelldifferenzierung von aus blutbildenden Geweben stammenden Präthymocyten in funktionelle Postthymocyten. Diese corticalen Zellen sind vorerst nicht fähig, auf einen antigenen Reiz oder auf unspezifische Mitogene zu reagieren. – Der corticale Anteil des Thymus entwickelt sich auch in keimfrei gehaltenen Tieren, während sich die anderen lymphoiden Organe (z.B. Lymphknoten und Milz) höchstens spärlich lymphoid populieren. – Hingegen lassen sich auf solchen Zellen thymusspezifische Differenzierungsantigene nachweisen, die z.B. bei der Maus Thy 1 (Theta) und, in einigen Stämmen, TL genannt werden. Es wird angenommen, daß diese Zellen schließlich – nach weiteren Differenzierungsschritten – als immunkompetente T-Lymphocyten den Thymus verlassen und die peripheren lymphoiden Organe (inklusive Thymusmark) besiedeln. Es entstehen verschiedene Subpopulationen von T-Zellen: So populieren z.B. bei der Maus T_1-Lymphocyten (ϑ-positiv, kurzlebig) preferenziell die Milz und eventuell den Magen-Darm-Trakt und T_2-Lymphocyten (ϑ nur noch leicht positiv, langlebig und rezirkulierend) vorwiegend die Lymphknoten. Beim Menschen sind die entsprechenden Kenntnisse bedeutend unvollständiger. Grundsätzlich steht die Frage offen, inwieweit die extrathymische Maturation von T-Lymphocyten eine Rolle spielt.

Die Studien athymischer Mausstämme (nackte Mäuse) und experimentell thymektomierter Tiere haben viel zu den heutigen Kenntnissen über die Thymusfunktion beigetragen. Grundsätzlich fallen dabei Funktionen aus, die dem T-Immunsystem zugeschrieben werden, allerdings mit verschiedener Ausprägung und auch abhängig von Species und Alter. Bei der neonatalen Maus z.B. führt die Thymektomie zumindest in einzelnen Stämmen zu erhöhter Infektanfälligkeit, vorzeitigem Tod, Verringerung der T-Lymphocytenzahl im Blut und den lymphoiden Organen, und zur Unmöglichkeit, Transplantate abzustoßen (MILLER, 1961). Werden adulte Mäuse thymektomiert, erscheinen Symptome — wenn überhaupt — viel später. Es sinkt aber die Zahl der ϑ-positiven Zellen, und auch die T-Lymphocytenstimulierbarkeit nimmt ab. In den peripheren lymphoiden Organen vermindert sich die Zelldichte in den sog. T-abhängigen Zonen (z.B. Paracortex der Lymphknoten usw.). Beim Menschen führt die Thymektomie sowohl bei Kindern wie Erwachsenen in der Regel zu keinen Symptomen, und erst viele Jahre postoperativ kann es zu einer leichten Verringerung der zirkulierenden T-Lymphocyten kommen. Allerdings scheinen Autoimmunkrankheiten gehäuft aufzutreten und werden gelegentlich auch chronische Candidainfektionen beobachtet. — Auf menschliche Krankheitsbilder bei Thymusaplasie wird später eingegangen.

Es sind vor allem Rekonstitutionsversuche von thymektomierten Tieren, die zum Konzept der Thymushormone geführt haben: Mit Thymusimplantaten in semipermeablen Kammern konnten Effekte der Thymektomie weitgehend korrigiert werden, was sich besonders z.B. in der prompten Abstoßung von Transplantaten und der wiedererlangten Stimulierbarkeit peripherer Lymphocyten ausdrückte (OSOBA, 1963). Ähnliche rekonstituierende Effekte ließen sich auch durch Thymusextrakte erreichen. In den letzten Jahren ist es gelungen, einzelne Komponenten solcher Extrakte als „Thymushormone" resp. „Thymusfaktoren" näher zu charakterisieren.

3. Thymushormone

Thymusfaktoren werden wahrscheinlich vom Thymusepithel produziert. Hauptinvitronachweis solcher Substanzen ist deren Effekt auf hämopoetische Stammzellen. Dies führt z.B. in der Maus innerhalb von 2 Std zum Erscheinen von thymusspezifischen Differenzierungsantigenen, wie TL und ϑ (SCHLESINGER, 1972; MILLER, 1974). Da derselbe Effekt auch mit cyclischem AMP erreicht werden kann, wirken zumindest einige der Thymusfaktoren möglicherweise über einen solchen Mechanismus; immerhin sind auch cyclisch AMP-unabhängige Reaktionen nachgewiesen worden. Die kurze Inkubationszeit von wenigen Stunden spricht gegen eine Zellteilung und vielmehr für eine Zelldifferenzierung. Neben dem erwähnten Erscheinen von Differenzierungsantigenen wurden auch in verschiedenen in vivo- und in vitro-Anordnungen rekonstituierende Effekte von Thymusfaktoren auf T-zellabhängige Immunfunktionen beschrieben. — In den verschiedenen Arbeiten, die Thymusfaktoren betreffen, wurden jeweils verschiedenste Molekulargewichte angegeben, die mit zunehmender Reinigung in der Regel nach unten korrigiert wurden. — Einige biochemische Eigenschaften und biologische Aktivitäten von Thymusfaktoren sind im folgenden kurz beschrieben.

a) Thymosin

Dieses wurde ursprünglich von A. GOLDSTEIN (1970) aus bovinem Thymus extrahiert. — Heute wird Thymosin auch aus Thymushomogenaten nach Acetonextrahierung und Ammoniumsulfat-Präcipitation und nachfolgender Fraktionierung gewonnen. — Es handelt sich um ein Protein mit einem Molekulargewicht um 12000. Thymosin rekonstituierte T-Zellimmunität in der thymektomierten Maus inklusive der „graft versus host"- sowie der MLC- (Mixed Leucocyte Culture) -Aktivität. Am Menschen appliziertes Thymosin kann zumindest in speziellen Situationen von Immundefektzuständen zur Erhöhung von zirkulierenden T-Zellen und zur Verstärkung der Lymphocytenstimulierbarkeit führen. Es wird vermutet, daß es über eine Wirkung auf Suppressorenzellen auch die Immunglobulinsynthese steigern kann. In Einzelfällen konnten klinisch günstige Resultate erreicht werden; größere und systematische klinische Studien fehlen (A. GOLDSTEIN, 1972; A. GOLDSTEIN, 1973).

b) Thymopoietin

Das ursprünglich von G. GOLDSTEIN (1974) beschriebene Thymin wird heute als Thymopoietin I und II bezeichnet. Die Aminosäuresequenz des Thymopoietin II ist nun bekannt. Es handelt sich um ein saures Polypeptid mit 49 Aminosäuren und einem Molekulargewicht von rund 5500. — Ebenfalls konnte ein Bruchstück, bestehend aus 13 Aminosäuren, synthetisiert werden, welches ähnliche Wirkungen hat wie Thymopoietin II (SCHLESINGER, 1975). — Auch dieser Faktor induziert die Differenzierung von Prothymocyten zu Thymocyten. Daneben scheint es einen Effekt auf die neuromuskuläre Transmission auszuüben: Nach Injektion kleinster Mengen Thymopoietin in Kaninchen kommt es zu einem Myasthenia gravis-ähnlichen Krankheitsbild (SCHLESINGER, 1975; BACH, 1974).

c) Thymic Humoral Factor (THF)

Dieser vor allem von TRAININ erforschte Faktor wird aus Kälberthymus extrahiert — er ist in der Milz nicht vorhanden — und wurde vor allem in der Maus getestet. Es handelt sich um ein Polypeptid mit Molekulargewicht zwischen 700 und 5000. THF kann die „graft versus host"-Reaktion und Transplantatabstoßung rekonstituieren; er erhöht die Stimulierbarkeit von T-Lymphocyten und wirkt auf Thymocyten differenzierungsinduzierend, aber eher proliferationshemmend. Seine Zugabe zu Zellen führt zu Anhäufung von cyclischem AMP. Die klinische Testung hat erst begonnen (TRAININ, 1974; TRAININ; 1975.

d) Thymus Factor (ThF)

Von diesem von BACH erstmals beschriebenen Faktor ist die Aminosäuresequentierung ebenfalls weit fortgeschritten. Sein Molekulargewicht dürfte um 900 bis 1000 liegen. – ThF ist sicher nicht identisch mit Thymopoietin II. – Im Gegensatz zu allen andern Thymusfaktoren wurde dieser vorerst aus Schweineblut isoliert und später auch in menschlichem Serum nachgewiesen. Seine Serumkonzentration nimmt mit zunehmendem Alter ab und kann bei Thymitis ansteigen. Hauptnachweismethode ist die rekonstituierende Aktivität von Azathioprin-empfindlichen Spontanrosetten-bildenden T-Lymphocyten. Zugabe von ThF zu menschlichen Thymocyten führt zur intracellulären Anhäufung von cyclischem AMP. Auch mit diesem Faktor haben klinische Versuche begonnen (BACH, 1972; BACH, 1973; BACH, 1974).

e) Weitere Thymusfaktoren

Verschiedene andere Thymusfaktoren sind beschrieben worden, so der „thymus replacing factor" (Molekulargewicht 45000 bis 60000) und zwei Formen eines „lymphocyte stimulating factor" (Molekulargewicht ca. 15000 resp. 60000), deren Charakterisierung noch nicht abgeschlossen ist.

– Grundsätzlich scheinen sich die meisten Thymusfaktoren vom sog. Transferfaktor (tiefmolekulare Extrakte aus menschlichen Leucozyten) zu unterscheiden, indem Transferfaktor keinen Einfluß auf das cyclische AMP zeigt, sondern vielmehr zur intracellulären Anhäufung von cyclischem GMP führt.

4. Thymus und andere endokrine Organe

Schon frühe Arbeiten von COMSA (1957) haben gezeigt, daß Thymektomie bei Meerschweinchen auch zu Änderungen in andern endokrinen Organen führen kann. So wurde eine transitorische Stimulation der Nebennierenrinde, der Schilddrüse und der Testes beobachtet. Als Spätfolge traten auch irreversible degenerative Veränderungen in den germinativen Zellen der Gonaden auf. Auch neuere Arbeiten von SORKIN u. Mitarb. sprechen in diesem Sinne: Zwergmäuse, bei denen neben einem involuierten Thymus eine Adenohypophysenhypoplasie mit Fehlen von Wachstumshormon(STH)- und Prolactin-bildenden Zellen beobachtet wird, können durch STH insofern rekonstituiert werden, als der Thymus regeneriert und auch vorher defiziente T-Zellfunktionen normal werden (FABRIS, 1971). Bei nackten Mäusen, bei denen der Thymus fehlt, können durch neonatal applizierte Thymuszellen eine sonst sich entwickelnde Verminderung von STH produzierenden Zellen sowie Veränderungen an der Nebenniere verhütet werden (SORKIN, 1972). Die genauen Zusammenhänge sind aber noch nicht klar; auch sind beim Menschen keine entsprechenden Befunde erhoben worden.

5. Thymus/Immunsystem/Altern

Im Alter nimmt die Zahl von Autoimmunphänomenen, Infektionen und Malignomen zu. Neben vielen andern Möglichkeiten könnte dies Ausdruck eines altersbedingten „Immun*un*gleichgewichtes" sein. Vor allem im Tier, aber teilweise auch beim Menschen sprechen einige Beobachtungen dafür: Mit zunehmendem Alter – je nach Species in verschiedenen Abständen nach Beginn der physiologischen Thymusinvolution – sinkt die Zahl zirkulierender T-Lymphocyten und vermindert sich die Stimulierbarkeit solcher Zellen. Vorher positive Hautreaktionen vom Spättyp gegenüber ubiquitären Antigenen konvertieren zu negativ. Die Zahl der B-Zellen scheint hingegen wenig verändert, ebenfalls diejenigen der erwähnten „Zusatzzellen", insbesondere der Makrophagen. – Zwar verringert sich die primäre humorale Immunantwort (Antikörperproduktion auf erstmaligen Reiz); dies ist wahrscheinlich bedingt durch eine Veränderung der regulierenden T-Zellen (Helpers und Suppressoren). – Die sekundäre Immunantwort scheint unverändert. Hingegen sinken die Titer gegenüber natürlichen Antikörpern, wie z.B. der Isoagglutinine. Die Zahl der pluripotenten Stammzellen des Knochenmarks scheint im Alter unverändert zu sein, hingegen vermindert sich deren Fähigkeit zur Proliferation und Differenzierung. Alter entspricht also immunphänomenologisch am ehesten einem Zustand nach Thymektomie. Inwieweit aber der Thymus die Rolle einer „biologischen Uhr" hat, ist ungeklärt (FABRIS, 1972; KAY, 1976).

D. Krankheiten im Zusammenhang mit Thymusveränderungen

Es muß unterschieden werden zwischen kongenitalen Thymusaplasien und sekundären Thymusveränderungen. Dazu gehört einerseits die erwähnte beschleunigte Thymusinvolution in Zusammenhang mit verschiedenen Erkrankungen; klinisch relevante Studien über deren Sekundärfolgen liegen nicht vor. Andererseits handelt es sich um Thymome oder Thymushyperplasien (Thymitis), die mit Myasthenia gravis vergesellschaftet sein können.

1. Kongenitale Thymus-Hypo-/Aplasie

Am besten untersucht sind die seltenen Krankheitsbilder der angeborenen Immundefekterkrankungen. Grundsätzlich scheint bei den B-Zell-Mangelerkrankungen (z.B. „sex-linked"-Agammaglobulinämie) der Thymus wenig betroffen. Bei den T-Zell-Mangelerkrankungen (Di George-Syndrom usw.) kann der Thymus fehlen oder hypoplastisch sein. Bei kombinierten Defekten z.B. in der schwersten Form („swiss type"-Agammaglobulinämie) fehlt der Thymus ganz, während bei anderen Defekten verschiedenste Graduierungen von Befunden möglich sind (z.B. Nezeloff-Syndrom, Ataxia teleangiectasia usw.) (GOOD u. BERGSMA, 1974; HONG, 1974). Vielen Immundefekterkrankungen ist gemeinsam, daß gehäuft Malignome auftreten (GOOD, 1974). Therapieversuche reichen von der isolierten Knochenmarkstransplantation, Thymustransplantation, Gabe von Thymusfaktoren oder Transferfaktor bis zu den verschiedensten Kombinationen (inklusive Gammaglobulingabe) solcher Maßnahmen. Systematische Studien fehlen (GOOD, 1971). Einige wichtige Beispiele seien kurz erwähnt.

a) Di George-Syndrom

Es handelt sich um Kinder mit angeborener Athymie oder einer Thymushypoplasie, fehlenden Nebenschilddrüsen und oft auch Anomalien der großen Gefäßabgänge. Ursache ist eine Fehlentwicklung im Bereiche des dritten und vierten Kiemenbogens. Klinisch stehen neben den parathyroidalen und kardiovasculären Symptomen rezidivierende Infekte im Vordergrund (DI GEORGE, 1968). Es besteht eine Lymphopenie; Hautreaktionen vom Spättyp können nicht ausgelöst werden, und die *in vitro*-Stimulierbarkeit der Lymphocyten fehlt oder ist eingeschränkt. In den Lymphknoten sind die T-abhängigen Zonen wenig besiedelt. Spontane Besserungen der T-Zell-abhängigen Befunde sind beobachtet worden, ebenfalls gibt es verschiedenste Formen von partiellem Di George-Syndrom. Erfolgreiche Therapien sind mit Thymustransplantaten oder isolierten Thymuszellen erreicht worden (AUGUST, 1968; CLEVELAND, 1968).

b) Nezeloff-Syndrom

Im Gegensatz zum Di George-Syndrom fehlen Aplasie der Nebenschilddrüse sowie die Anomalien der großen Gefäße. Hingegen ist der Thymus meist hypoplastisch; es bestehen verschiedenste Variationen (NEZELOF, 1964; ROGERS, 1968). Im Vordergrund stehen das Fehlen oder eine Defizienz der cellulären Immunität mit rezidivierenden Infekten. Oft kommen Lymphadenopathie und Hepatosplenomegalie vor. Die Immunglobuline zeigen verschiedenste Muster von Mangel bis Überschuß. Eine besondere Unterform scheint die Thymushypoplasie mit IgA-Defizienz zu sein.

c) Ataxia teleangiectasia

Es handelt sich um eine progressive cerebelläre Ataxie, cutane Teleangiectasien und erhöhte Infektanfälligkeit, wobei die Symptome meist erst nach dem zweiten Lebensjahr auftreten. Der Thymus ist of rudimentär und nicht ascendiert. Die T-Zellfunktion ist variabel verändert, oft aber stark verringert. 40–80% der Patienten zeigen einen IgA-Mangel. Die Krankheit scheint autosomal rezessiv vererbt zu sein. Sowohl das vasculäre, endokrine und das immunologische System sind involviert (primärer Schaden der mesodermalen Entwicklung?), verschiedenste Krankheitsbilder können resultieren. Transferfaktortherapie hat gelegentlich, wenigstens transitorisch, zur Verringerung der Infektanfälligkeit geführt, Transplantationen von fetalem Thymus ergaben keine spektakulären Erfolge (BODER, 1975).

d) Chronisch-mucocutane Candidiasis

Diese Erkrankung kann vom Kleinkind- bis frühen Erwachsenenalter auftreten. Sie ist bei Frühbeginn oft mit Endokrinopathien, vor allem mit Hypoparathyreoidismus verbunden. Das Muster des Immundefekts kann vom nur selektiven Fehlen cellulärer Immunität gegenüber Candidaantigen bis zum Fehlen oder zur Verminderung aller cellulären Immunparameter reichen (KIRKPATRICK, 1971). Die Candidiasis kann in vielen, aber keineswegs allen Fällen mit Transferfaktor günstig beeinflußt werden (GROB, 1975; HITZIG, 1974). Erwähnenswert ist die chronisch-mucocutane Candidiasis, die im Zusammenhang mit Thymon (meist Jahre nach der Thymektomie) auch im späten Erwachsenenalter auftreten kann. Ob dabei das Thymon Ausdruck eines „primären" Immundefektes ist, welches zur Candidiasis führt, oder ob die Candidiasis Folge der Thymektomie ist, bleibt offen.

2. Thymushyperplasie/Thymitis/Thymom

Schon lange ist bekannt, daß Patienten mit Myasthenia gravis praktisch immer eine Thymushyperplasie und oft auch ein Thymom zeigen. – Thymome können auch ohne myasthenische Symptome einhergehen. Ebenfalls können Kollagenosen, vor allem systemischer Lupus erythematodes und humorale Immundefekte mit Thymomen vergesellschaftet sein. Gelegentlich werden auch Anämien, Dermatitiden, chronische Diarrhöe und Amyloidose beobachtet. – Der hyperplastische Thymus zeigt das Bild einer sog. „Thymitis", bei der vor allem medullär Lymphfollikel mit Keimzentren sichtbar sind. Die Zahl der B-Lymphocyten ist im Gegensatz zur Gesunden, bei denen sie nur gelegentlich vorkommen, stark erhöht. Neuere Arbeiten weisen darauf hin, daß das Ausmaß der Thymitis mit der Schwere der Myasthenia gravis korreliert. Thymektomie führt bei 60–80% der Patienten mit Myasthenia gravis zur Besserung (PAPATESTAS, 1971), aber auch eine immunsuppressive Therapie kann zum Erfolg führen.

Über die genaue Pathogenese der Myasthenie besteht noch Uneinigkeit. Sicher ist, daß die Nerven-Muskelübertragung gestört ist, wobei nicht klar ist, ob der Primärschaden prä- oder postsynaptisch entsteht. Immunologische Daten deuten auf eine Änderung des Acethylcholinreceptors hin, da in fast allen Patienten mit Myastenia gravis zirkulierende Antikörper gegen solche Receptoren nachweisbar sind (AHARONOV, 1975). Im Tier können Myasthenia gravis-ähnliche Krankheitsbilder auf zwei Arten erzeugt werden: Erstens, durch aktive Immunisierung mit gereinigtem Acethylcholinreceptor – dabei ist unklar, inwieweit die im Thymusmark vorkommenden B-Lymphozyten resp. Plasmazellen an der Produktion solcher Antikörper beteiligt sind. Zweitens, führen Injektionen kleinster Mengen von Thymopoietin II oder von Thymopoietin-Bruchstücken zu myasthenieähnlichen Symptomen (SCHLESINGER, 1975). – Der Thymus selbst besitzt Acethylcholinreceptoren. – Dafür, daß humorale Faktoren (Antikörper oder Thymopoietin) Myasthenia gravis induzieren können, spricht die Beobachtung, daß Neugeborene von myasthenischen Müttern während Tagen bis Wochen entsprechende Symptome zeigen können. Viele Fragen stehen offen. Auch ist die Ätiologie der Thymitis resp. der Myasthenia gravis noch ungeklärt.

Literatur

Aharonov, A., Abramsky, O., Tarrab-Hazdai, R., Fuchs, S.: Humoral antibodies to acetylcholine receptor in patients with Myastenia gravis. Lancet **1975 II**, 340.

August, C.S., Rosen, F.S., Filler, R.M., Janeway, C.A., Markowski, B., Kay, H.E.M.: Implantation of a fetal thymus restoring immunological competence in a patient with thymic aplasia (Di George's syndrome). Lancet **1968 II**, 1210.

Bach, J.-F., Dardenne, M., Pleau, J.M.: Mise en évidence de deux facteurs de faible poids moléculaire sécrétés l'un par le thymus, l'autre par les cellules Tactivées, conférant l'antigène theta à des lymphocytes theta-négatifs. C.R. Acad. Sci. **278D**, 335 (1974).

Bach J.-F.: Immunologie. Flammarion Médecine-Sciences. Paris: 1976.

Bach, J.-F., Dardenne, M.: Thymus dependency of rosette-forming cells, evidence for a circulating thymic hormone. Transplant. Proc. **4**, 345 (1972).

Bach, J.-F., Dardenne, M.: Studies on thymus products. II. Demonstration and characterization of a circulating thymic hormone. Immunology **25**, 353 (1973).

Basch, R.S., Goldstein, G.: Induction of T-cell differentiation *in vitro* by thymin, a purified Polypeptide hormone of the thymus. Proc. nat. Acad. Sci. (Wash.) **71**, 1474 (1974).

Berg, P.A.: Infektion und Immunantwort. Die gelben Hefte **16**, 49 (1976).

Boder, E.: Ataxia-teleangiectasia: Some historic, clinical and pathologic observations. In: Immunodeficiency in Man and Animals (D. Bergsma, R.A. Good, J. Finstad, N.W. Paul eds.), p. 255–270. The National Foundation – March of Dimes. Sunderland: Sinauer 1975.

Burnet, M.: The thymus gland. Sci. Amer. **207**, 50 (1962).

Cleveland, W.W., Fogel, B.J., Brown, W.T., Kay, H.E.M.: Fetal thymic transplant in a case of Di George's syndrome. Lancet **1968 II**, 1211.

Comsa, J.: Effect of thymectomy on the functional condition of the adrenal in guinea pigs. Nature **179**, 872 (1957).

Di George, A.M.: Congenital absence of the thymus and its immunologic consequences: Concurrence with congenital hypoparathyroidism. Birth defects **4**, 116 (1968).

Fabris, N., Pierapoli, W., Sorkin, E.: Lymphocytes, hormones and aging. Nature (Lond.) **240**, 557 (1972).

Fabris, N., Pierapoli, W., Sorkin, E.: Hormones and the immunological capacity. IV. Restorative effects of developmental hormones or of lymphocytes on the immunodeficiency syndrom of the dwarf mouse. Clin. exp. Immunol. **9**, 227 (1971).

Ford, C.E.: Traffic of lymphoid cells in the body in the thymus: Experimental and clinical studies. CIBA Found. Sympos. London: Churchill 1966.

Fudenberg, H.H., Stites, D.P., Caldwell, J.L., Wells, J.V. (Eds.): Basic and Clinical Immunology. Los Altors, California: Lange 1976.

Goldstein, G.: Isolation of bovine thymin: A polypeptide hormone of the thymus. Nature (Lond.) **247**, 11 (1974).

Goldstein, A.L., Asanuma, Y., White, A.: The thymus as an endocrine gland: Properties of thymosin, a new thymic hormone. Recent Progr. Hormone Res. **26**, 505 (1970).

Goldstein, A.L., Guha, A., Zatz, M.M., Hardy, H.A., White, A.: Purification and biological properties of thymosin, a hormone of the thymus gland. Proc. nat. Acad. Sci (Wash.) **69**, 1800 (1972).

Goldstein, G., Hofmann, W.W.: Endocrine function of the thymus affecting neuromuscular transmission. Clin. Exp. Immunol. **4**, 181 (1969).

Goldstein, A.L., White, A.: Thymosin and other thymic hormones: Their nature and role in the thymic dependency of immunological phenomena. In: Contemporary Topics in Immunobiology (R.C. Carter, A.J.S. Davies, eds.), vol. II, p. 339. New York: Plenum Press 1973.

Good, R.A.: The lymphoid system, immunodeficiency and malignancy. In: Adv. in the Biosciences, vol. 12, p. 123. New York: Perganom Press 1974.

Good, R.A., Bach, F.H.: Bone marrow and thymus transplants: Cellular engineering to correct primary immunodeficiency. Clin. Immunol. **2**, 65 (1971).

Good, R.A., Bergsma, E. (eds.): Immunologic Deficiency Diseases in Man. New York: National Foundation Press 1974.

Grob, P.J., Reymond, J.-F., Häcki, M.A., Frey-Wettstein, M.: Some physico-chemical and biological properties of a Transfer Factor preparation and its clinical application. In: Transfer Factor. Basic Properties and Clinical Applications (M.S. Ascher, A.A. Gottlieb, C.H. Kirkpatrick, eds.). p. 247. New York: Academic Press 1976.

Hess, M.W.: Experimental thymectomy. Possibilities and limitations, p. 105. Berlin-Heidelberg-New York: Springer 1968.

Hitzig, W.H., Grob, P.J.: Therapeutic uses of transfer factor. In: Progress in Clinical Immunology (R.S. Schwartz ed.), vol. 2, p. 69. New York-San Francisco-London: Grune & Stratton 1974.

Hong, R.: Immunodeficiency: Enigmas and speculations. In: Progress in Clinical Immunology (R.S. Schwartz, ed.), vol. 2, p. 1. New York-San Francisco-London: Grune &Stratton 1974.

Kay, M.M.B., Makinodan, T.: Immunobiology of aging: Evaluation of current status. Clin. Immunol. Immunopathol. **5**, 5 (1976).

Kirkpatrick, C.H., Rich, R., Bennet, R.G.: Chronic mucocutaneous candidiasis: Model-building in cellular immunity. Ann. intern. Med. **74**, 955 (1971).

Metcalf, D.: The Thymus. In: Recent Results in Cancer Research, vol. 5, p. 144. Berlin-Heidelberg-New York: Springer 1966.

Miller, J.F.A.P.: Immunological function of the thymus. Lancet **1961 II**, 748.

Miller, J. F.A.P.: Endocrine function of the thymus. New Engl. J. Med. **290**, 1255 (1974).

Miller, J.F.A.P., Mitchell, G.F.: Thymus and antigen-reactive cells. Transplant. Rev. **1**, 3 (1969).

Nezelof, C., Jannet, M.L., Lortholary, P., Labrune, H., Lamy, J.: L-hypoplasie héréditaire du thymus. Arch. franç. Pédiat. **21**, 897, 920 (1964).

Osoba, D., Miller, J.F.A.P.: Evidence for a humoral thymus factor responsible for the maturation of immunological faculty. Nature **199**, 653 (1963).

Owen, J.J.T.: Ontogeny of the immune system. In: Progress in Immunology II (L. Brent, J. Holborow, eds.), vol. 5, p. 163. Amsterdam: North Holland 1974.

Papatestas, A.E., Alpert, L.I., Osserman, K.E., Osserman, R.S., Kark, A.E.: Studies in Myasthenia gravis: Effects of thymectomy. Results on 185 patients with nonthymomatous and thymomatous Myastenia gravis, 1941–1969. Amer. J. Med. **50**, 465 (1971).

Rogers, B.H.G., Mamaligod, J.R., Blazek, W.V.: Thymoma associated with pancytopenia and hypogammaglobulinemia. Amer. J. Med. **44**, 154 (1968).

Roitt, I.M., Greaves, M.F., Torrigiani, G., Brostoff, J., Playfair, J.H.L.: The cellular basis of immunological response. A synthesis of some current views. Lancet **1969 II**, 367.

Schlesinger, D.H., Goldstein, G.: The amino acid sequence of Thymopoietin II. Cell **5**, 361 (1975).

Schlesinger, M.: Antigens of the thymus. Progr. Allergy **16**, 214 (1972).

Sorkin, E., Pierapoli, W., Fabris, N., Bianchi, E.: Relation of growth hormone to thymus and the immune response. In: Growth and Growth Hormone (A. Pecile, E.E. Müller, eds.), p. 132. Amsterdam: Excerpta Medica 1972.

Trainin, N.: Thymic hormones and the immune response. Physiol. Rev. **54**, 272 (1974).

Trainin, N., Burger, M., Linker-Israeli, M.: Restoration of homograft response in neonatally thymectomized mice by a thymic humoral factor (THF). In: Proc. Intern. Congr. Transplant. Soc., 1st Advance in Transplantation (J. Dausset, J. Hamburger, G. Mathé, eds.), p. 91. Copenhagen: Munksgaard 1967.

Trainin, N., Small, M.: Studies on some physicochemical properties of a thymus humoral factor conferring immunocompetence on lymphoid cells. J. Exp. Med. **132**, 885 (1970).

Trainin, N., Small, M., Zipori, D., Umiel, T., Kook, A.I., Rotter, V.: Characteristics of THF, a thymic hormone The Biological Activity of Thymic Hormones (D.W. van Bekkum, ed.), p. 117. Rotterdam: Kooyker 1975.

van Bekkum, D.W. (ed.): The Biological Activity of Thymic Hormones. Rotterdam: Kooyker 1974.

XVIII. Pluriglanduläre Syndrome

A. LABHART

A. Endokrine Adenomatosen

Den Pathologen seit der Jahrhundertwende bekannt (ERDHEIM, 1903), wurde das seltene hereditäre Syndrom der endokrinen Adenomatose (endokrine Polyadenomatose, familiäre multiple endokrine Adenome, Wermer-Syndrom, „Hiob"-Syndrom) von den Klinikern in den letzten 30 Jahren an Patienten diagnostiziert (ROSSIER, 1939; SHELBURNE, 1945; UNDERDAHL, 1953; WERMER, 1954), und heute sind über 100 Fälle beschrieben (BALLARD, 1964; JOHNSON, 1967; KHAIRI, 1975). Die Hypothese der APUD-Zellen (PEARSE, 1968; WEICHERT, 1970), die die Pathogenese der ektopischen Hormonbildungsweise erklärt, gibt auch die Grundlage für die Pathogenese der endokrinen Adenomatose. Diese Hypothese nimmt an, daß Zellen der Neuralleiste in den Urdarm wandern, wo sie Adenohypophyse, die Parathyreoideae sowie die Inselzellen des Pankreas bilden. Zudem sind neuroendokrine Zellen wie auch argentaffine Zellen verstreut im oberen Gastrointestinaltrakt enthalten und kommen auch in anderen Organen wie den Bronchien vor. Verwandte Zellen befinden sich im Nebennierenmark. Diese neuroendokrinen Zellen können sich gelegentlich zu Tumoren entwickeln, die Peptidhormone produzieren. So mag die endokrine Polyadenomatose eine Dysplasie des neuralen Ektoderms sein. Cytochemische Methoden lassen Zellen, die vom Urdarm stammen, unterscheiden in solche, die die Adenohypophyse, die Pankreasinsel-α_1-, -α_2- und -β-Zellen und C-Zellen der Schilddrüse bilden.

Es gibt zwei verschiedene Typen der endokrinen Adenomatose. Der eine Typus umfaßt benigne Tumoren der Parathyreoideae und der Adenohypophyse sowie gutartige oder bösartige Geschwülste der Inselzellen des Pankreas. Der andere Typ betrifft das medulläre Schilddrüsen-Carcinom und bilaterale Phäochromocytome, wobei das medulläre Schilddrüsen-Carcinom neben dem Calcitonin auch andere Hormone ektopisch bildet. Mischformen kommen vor.

1. Multiple endokrine Adenomatose

(endokrine Polyadenomatose, familiäre multiple endokrine Adenome [MEA], Wermer-Syndrom, „Hiob"-Syndrom, multiple endokrine Neoplasie Typ I nach Steiner)

Im Mittelpunkt dieses Syndroms stehen benigne Tumoren der Parathyreoideae und der Adenohypophyse sowie benigne oder maligne Gewächse der Inselzellen des Pankreas. Diesen Befunden entsprechen endokrine Überfunktions- oder Unterfunktionssyndrome; zudem leidet die Mehrzahl der Patienten an Ulcus pepticum. Zuweilen besteht gleichzeitig ein voll entwickeltes Zollinger-Ellison-Syndrom.

Die gelegentlich beobachteten Tumoren und Hyperplasien der Schilddrüse, des Nebennierenmarks und der Nebennierenrinde sowie der Testes gehören wahrscheinlich nicht zu diesem Syndrom.

Das Leiden kann in jedem Alter manifest werden, beide Geschlechter sind gleich häufig betroffen.

Die Krankheit beginnt mit der Überfunktion einer Drüse, welcher Überfunktionen anderer Drüsen, bei der Hypophyse auch Ausfälle folgen können, und wobei jede Kombination möglich ist.

Am häufigsten sind die Parathyreoideae (80–90%) befallen. Die funktionierenden Adenome befinden sich meistens in mehreren Drüsen und können auch an jeder einzelnen Parathyreoidea multipel auftreten. Pathologisch-anatomisch liegt eine Hauptzell-„Hyperplasie", eine Hauptzell-Adenomatose oder -Adenome vor (s.S. 867f.). Auffallend ist der gutartige, über Jahre, ja zuweilen über Jahrzehnte stationäre Verlauf des Hyperparathyreoidismus mit nur mäßiger Hypercalcämie. Nierensteine und Nephrocalcinose kommen bedeutend weniger häufig als beim gewöhnlichen Hyperparathyreoidismus vor, Skeletbefall ist selten. Die Hypercalcämie ist oft ein Zufallsbefund. Deshalb und wegen der Multiplizität der Adenome ist Zurückhaltung in der chirurgischen Therapie angezeigt. Nur bei Beschwerden oder drohenden Komplikationen ist der Eingriff berechtigt. Dann ist meistens die Totalresektion der drei größten Drüsen und eine subtotale der kleinsten notwendig, die für eine allfällig notwendig werdende Rezidivoperation markiert werden soll (s.S. 867).

Inselzell-Tumoren finden sich je nach neueren Übersichtsarbeiten in 45–80% der Fälle. Fast immer sind sie multipel, in über der Hälfte finden sich Nicht-B-Zell-Adenome oder -Carcinome, rund ein Drittel ist von multiplen B-Zell-Adenomen, seltener -Carcinomen befallen, den Rest machen solitäre Adenome und Kombinationen aus.

In rund einem Drittel besteht ein Hyperinsulinismus mit hypoglykämischen Anfällen, die zur chirurgischen Exploration zwingen und wegen der häufigen Multiplizität der Adenome meist zu einer subtotalen Pankreasresektion führen. Die Nicht-B-Zell-Adenome oder -Carcinome sind Ursache einerseits des Zollinger-Ellison-Syndroms (s.S. 921f.), das typisch in einem Fünftel der endokrinen Adenomatosen vorkommt, anderseits des Syndroms der pankreatogenen Diarrhoe („pankreatische Cholera", WHDA-Syndrom, Verner-Morrison-Syndrom) (s.Kap. XV, S. 924f.), das weniger häufig, in rund einem Achtel der Fälle von endokriner Adenomatose, gefunden wird.

Da das Zollinger-Ellison-Syndrom in einem Viertel bis einem Fünftel der Fälle mit endokriner Adenomatose verbunden ist und auch beide Syndrome in den gleichen Familien vorkommen, werden wahrscheinlich beide Symptomengruppen durch dasselbe Gen hervorgerufen, bzw. das Zollinger-Ellison-Syndrom ist ein Teil der endokrinen Adenomatose.

Abgesehen vom Zollinger-Ellison-Syndrom leiden jedoch über die Hälfte der Patienten mit endokriner Adenomatose an Ulcus pepticum, das häufiger multipel als solitär vorkommt. Die Beziehung zwischen endokriner Adenomatose und „gewöhnlicher" Ulcus-Krankheit ist noch ungeklärt. Wie bei Ulcus-duodeni-Trägern wird auch bei endokriner Adenomatose eine Vermehrung der Parietalzellen der Magenmucosa gefunden (Mieher, 1962). Diese Parietalzellen-Hyperplasie hat entweder die gleiche genetische Grundlage, oder sie ist Folge der Gastrinüberproduktion. Die bekannte Häufung des Ulcus pepticum bei Hyperparathyreoidismus (s.S. 876) kann die Beziehung nicht vollständig erklären, da das Ulcus pepticum bei endokriner Adenomatose noch wesentlich häufiger als beim Hyperparathyreoidismus ist. Eine vermehrte Gastrinsekretion auch außerhalb des Zollinger-Ellison-Syndromes ist bei zahlreichen Fällen nachgewiesen (Snyder, 1974).

Über die schwierige Therapie des Zollinger-Ellison-Syndroms bzw. der pankreatogenen Diarrhoe s.S. 923f., 925. Die therapierefraktären Ulcera oder Diarrhoen machen meist eine palliative Gastrektomie notwendig.

Adenohypophysen-Adenome finden sich in 65–70%. Fast die Hälfte sind chromophobe Adenome, ein Viertel sind eosinophile Adenome mit Akromegalie. Die chromophoben Adenome können ein Zufallsbefund sein, oder aber sie weisen die typische Symptomatik, Gesichtsfeldausfälle und Hypophyseninsuffizienz auf. Die Akromegalie der endokrinen Adenomatose unterscheidet sich in nichts von der gewöhnlichen Akromegalie. Es ist unwahrscheinlich, daß eine basophile Hyperplasie oder ein basophiles Adenom ebenfalls zum Syndrom gehören, da ein röntgenstrahlenempfindliches Cushing-Syndrom unter den über 100 Fällen nur einmal beobachtet worden ist. Einmal wurde ein chromophobes Adenom mit TSH-bedingter Hyperthyreose, Akromegalie und Parathyreoidea-Adenom beobachtet (Lamberg, 1969). Über die Therapie des chromophoben und eosinophilen Adenoms s.S. 120, 114f. Auch hier wird man wegen der anderen Manifestationen des Syndroms, die in der Regel schwerer wiegen, zurückhaltend sein.

Die gelegentliche Beschreibung benigner oder maligner Tumoren der Thyreoidea, von Adenomen, Adenomatose oder Hyperplasie der Nebennierenrinde, in einem Falle mit Aldosteronismus, von Leydigzell-Tumor oder Hyperplasie des Testis, Bronchialadenomen und -Carcinoid, rechtfertigt nicht, diese Tumoren oder Hyperplasien ebenfalls zum Syndrom zu zählen. Hingegen scheint eine allgemeine Bereitschaft für Tumorwachstum vorhanden zu sein. Multiple Lipome, Fibrome, Sarkome, polypoide Adenome des Magen-Darmtraktes, Meningeome und Papillome werden aufgeführt.

Die Beobachtung von 12 Familien bzw. Sippen z.T. über 6 Generationen erlaubt, die Vererbung als autosomal dominant mit hoher Penetranz, variabler Expressivität und Pleiotropismus zu erkennen. Die Besonderheit des an sich sehr variablen Krankheitsbildes wiederholt sich meistens innerhalb derselben Familie. Zuweilen kann bis zur Hälfte der befallenen Familienmitglieder beschwerdefrei sein (Johnson, 1967). Anderseits ist die endokrine Adenomatose, besonders wenn das Vollbild mit dem Zollinger-Ellison-Syndrom vorliegt, ein in hohem Maße das Leben gefährdendes Leiden. Die Ulcuskrankheit mit allen ihren Komplikationen, besonders Perforationen, ist die häufigste Todesursache, gefolgt von nicht rechtzeitig erkannten Hypoglykämien und dem Inselzell-Carcinom.

Besonders hart ist das Los der Patienten, bei welchen eine Drüsenerkrankung nach der anderen manifest wird, immer wieder neue Operationen aus vitaler Indikation notwendig macht und die im Leidensweg des Vaters oder der Mutter und der Geschwister ihr eigenes Schicksal vorgezeichnet sehen. Das führte zum Vorschlag, die Krankheit nach dem biblischen Dulder als „Hiob"-Syndrom zu benennen (Moldawer, 1962).

Trotz der Seltenheit des Syndroms ist dessen Kenntnis wichtig, ist doch bei Erkennung der ersten Manifestation als einem Teil der endokrinen Adenomatose eine zielgerechte lebensrettende chirurgische bzw. substitutive Therapie möglich und kann unzweckmäßige, enttäuschende wiederholte chirurgische Eingriffe, wie sie die Krankengeschichten dieser Patienten oft aufweisen (RENWICK, 1968) ersparen.

Das Syndrom wurde auch beim Hund beobachtet (RUTISHAUSER, 1943) und bei der Ratte durch Röntgenbestrahlungen hervorgerufen (BERDJIS-CHAMSI, 1960).

2. Medulläres Schilddrüsen-Carcinom – bilaterale Phäochromocytome (Sipple-Syndrom, Steiner's multiple endokrine Neoplasie, Typ II)

Das medulläre Schilddrüsen-Carcinom stammt von den C- oder parafollikulären Zellen der Schilddrüse ab (s.Kap. VI, S. 139), welche das Calcitonin produzieren.

Das Plasma-Calcitonin ist bei Patienten mit medullärem Schilddrüsen-Carcinom stark erhöht, was pathognomonisch für diesen Tumor ist. Typischerweise produziert dieses Schilddrüsen-Carcinom auch Amyloid, was die histologische Diagnose erleichtert. SIPPLE (1961) erkannte die nicht zufällige Verbindung von medullärem Schilddrüsen-Carcinom mit Phäochromocytomen. In 60–80% der Fälle ist das letztere bilateral. Auch dieses Syndrom wird autosomal dominant mit verminderter Penetranz vererbt (SAROSI, 1968). Das Syndrom kommt aber auch sporadisch vor.

Medulläres Schilddrüsen-Carcinom und Phäochromocytome können, brauchen aber nicht mit einer besonderen, eindrücklichen Konstitutionsvariante einhergehen, die für den Kenner eine Blickdiagnose erlaubt (GORLIN, 1968, 1972). Patienten erinnern mit ihrem Hochwuchs, dem Langschädel, einem gotischen Gaumen, den langen, schmalen Extremitäten einerseits an das Marfan-Syndrom, haben jedoch grobschlächtige Züge, wulstige Lippen und Chloasma-ähnliche Pigmentationen, besonders um den Mund (Abb. 1).

Zudem bestehen in der Regel Mißbildungen, wie Neurofibromatose, intestinale Ganglionneuromatose, meist mit Durchfällen, und Neurome der Mucosa, die besonders an der Zunge, den Lippen und an den Augenlidern auftreten, ferner Skeletdefekte, hypertrophe Hornhaut-Nerven.

KHAIRI, u.a. (1975) beschreiben in einer Übersicht die gesamte Symptomatik der bis 1975 beobachteten 42 Fälle. Ob die Abtrennung des Syndroms von medullärem Schilddrüsen-Carcinom mit Phäochromocytom und konstitutionellen Anomalien (multiple endokrine Neoplasie, Typ III) vom Syndrom des medullären Schilddrüsen-Carcinoms mit Phäochromocytomen allein berechtigt ist, scheint uns zweifelhaft, weil Übergänge vom vollständigen Krankheitsbild bis zum Sipple-Syndrom mit nur einzelnen Fibromen vorkommen.

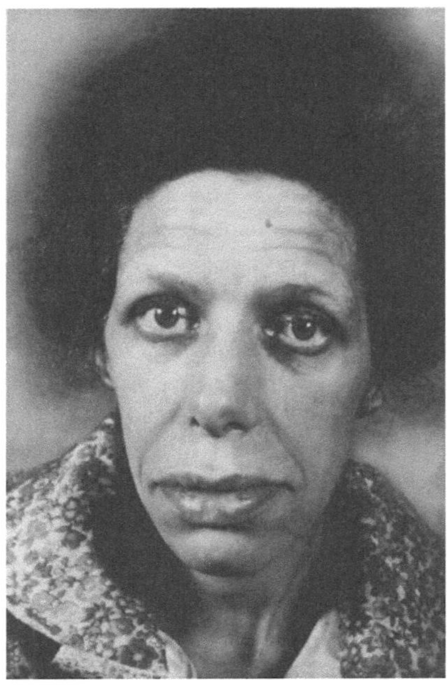

Abb. 1. Patientin mit angeborenem medullärem Schilddrüsencarcinom mit Fibromen der Zunge, der Augenlider, charakteristischen wulstigen Lippen und extrem asthenischer Konstitution (MACINTYRE, London, dem für die Überlassung der Aufnahme gedankt sei)

Trotz der erheblichen Überproduktion von Calcitonin ist das Serumcalcium dieser Patienten in der Regel normal oder nur leicht erniedrigt, jedoch finden sich nicht selten eine Hyperplasie oder sogar Adenome der Parathyreoideae. Das kann eine Kompensation auf die chronische Hypocalcämie sein oder aber ein direkter stimulatorischer Effekt des Calcitonins auf die Parathyreoideae (FISCHER, 1971). Diese Tatsache einerseits und die Multiplizität der Adenome auf der anderen Seite legen Zurückhaltung gegenüber der operativen Behandlung nahe, die nur gerechtfertigt ist, wenn der Patient Beschwerden hat oder Komplikationen wahrscheinlich werden. Dann müssen die drei größten Parathyreoideae total und die vierte subtotal reseziert werden, wobei die letztere für den Fall einer weiteren Operation markiert werden sollte (s.Kap. XIV, S. 867).

In der Häufigkeit an zweiter Stelle stehen die Tumoren der Pankreasinselzellen (45–80%). In über der Hälfte der Fälle werden Nicht-B-Zelladenome oder -carcinome gefunden. Ein Drittel hat B-Zelladenome oder -carcinome. Einzelne andere Adenome oder verschiedene Kombinationen werden in den restlichen Fällen gefunden.

Gelegentlich wird bei diesem Syndrom auch Diabetes mellitus beobachtet, der möglicherweise von der Hemmung der Insulinfreisetzung durch die Katecholamine des Phäochromocytoms entsteht.

Außer Calcitonin kann das medulläre Schilddrüsen-Carcinom auch ektopisch ACTH, MSH, Prostaglandine und Serotonin produzieren. So kann zusätzlich ein Cushing-Syndrom mit verschiedener klinischer Charakteristik bei diesem Syndrom beobachtet werden. Die Operation oder Autopsie läßt jeweils ausgesprochene bilaterale Hyperplasie der Nebennieren erkennen (DONAHOWER, 1968).

Bei einem Drittel der Patienten besteht chronische Diarrhoe und manchmal Steatorrhoe, die nach Entfernung des Tumors verschwinden. Prostaglandine, von denen einige die Peristaltik stimulieren, sind in hoher Konzentration in einigen medullären Schilddrüsentumoren gefunden worden. Auch Serotonin wurde nachgewiesen, das das Bradykinin aktivieren kann und so den Flush erklärt, den man gelegentlich bei diesen Patienten beobachtet. Die Serumhistaminase kann vermehrt sein und wird gehemmt durch Aminoguanidin. Der intradermale Histamintest fällt abnorm aus (KHAIRI, 1975).

Die Behandlung des vererbten medullären Schilddrüsen-Carcinoms besteht in totaler Thyreoidektomie mit Entfernung der regionalen Lymphknoten, weil das Carcinom multizentrisch auftreten kann. Bei den sporadischen Fällen kann sich die Operation jedoch wegen des relativ langen und gutartigen Verlaufes auf die Elimination des Tumors und die Resektion eines Lappens beschränken. Nachbestrahlung ist wahrscheinlich günstig. Radiojod, da nicht aufgenommen, ist unnütz. Thyroxin ist nicht nur als Substitution, sondern auch prophylaktisch zu verabreichen. Bei jeder Thyreoidea-Operation für medulläres Schilddrüsen-Carcinom sind die Parathyreoideae zu inspizieren, selbst wenn das Serumcalcium normal ist. Auch das Phäochromocytom und Diabetes müssen ausgeschlossen werden.

Wenn bei einem Patienten ein medulläres Schilddrüsen-Carcinom diagnostiziert wird, so sollten alle Glieder der Familie auf ihre Konzentration des Calcitonins im Blut überprüft werden (GOLTZMAN, 1974).

Für Übersichten über das familiäre medulläre Schilddrüsen-Carcinom und das Syndrom der „familiären Chromaffinomatose" s. MELVIN (1972) und KHAIRI (1975).

Daß es außerdem ein drittes Syndrom der multiplen Adenomatose, bestehend aus papillärem Schilddrüsen-Carcinom und Adenomen der Parathyreoideae, gibt (ELLENBERG, 1962), wird bestritten.

B. Autoimmun-Polyendokrinopathie (Pluriglanduläre Insuffizienz, multiple Blutdrüsensklerose, Schmidt-Syndrom)

1. Definition

Das Syndrom der endokrinen Autoimmun-Polyadenopathie umfaßt die primäre Erkrankung von zwei oder mehr endokrinen Drüsen und führt in der Regel zu deren Insuffizienz. Im Mittelpunkt steht die sog. primäre oder cytotoxische, nicht tuberkulöse Nebennierenrindenatrophie. Am häufigsten ist ihre Kombination mit Hashimoto-Thyreoiditis oder Hypothyreose, seltener mit Hyperthyreose, zu welchen sich nicht selten ein Diabetes mellitus gesellt. Ein Hypoparathyreoidismus kann zusätzlich zu dieser Trias hinzukommen, häufiger findet er sich jedoch mit primärer Nebennierenrindenatrophie allein, besonders in Kombination mit Moniliasis (s.S. 327, 858). Ferner werden primäre Ausfälle der Gonaden beobachtet. Kompliziert werden die Verhältnisse durch die Beobachtung von „Hypophysitis", lymphocytärer Durchsetzung der Adenohypophyse mit oder ohne Fibrose, so daß theoretisch primäre neben sekundären Ausfällen möglich sind. Schließlich kommen bei diesem Syndrom gehäuft Leiden vor, die zu den Autoimmunkrankheiten gezählt werden, insbesondere Perniciosa, vereinzelt Myasthenia gravis, immunologisch bedingte Steatorrhoe und gewisse Formen von Lebercirrhose. Gelegentlich wird, auch bei Frauen, eine auffällige Alopecie gesehen. Alle Kombinationen sind möglich und die meisten davon wurden beschrieben. Über deren Häufigkeit gibt Tabelle 1 Auskunft. Über 150 Fälle von endokriner Polyadenopathie sind bis heute bekannt geworden. Sie kommt familiär gehäuft vor und das weibliche Geschlecht wird bevorzugt. Experimentell lassen sich durch Organextrakte morphologisch ähnliche lymphocytäre Entzündungen erzeugen (LE COMPTE, 1966; LEVINE, 1967).

Das Syndrom wurde erstmals von CLAUDE und GOUGEROT (1908) als „insuffisance pluriglandulaire" beschrieben. FALTA schlug 1912 die Bezeichnung „multiple Blutdrüsensklerose" vor, um die multiplen, unabhängigen Primärerkrankungen des endokrinen Systems hervorzuheben. Trotzdem wurde später diese Bezeichnung vielfach auf klassi-

Tabelle 1. Häufigkeit der Kombinationen der Polyendokrinopathien. (Nach STEINER, 1968)

	Fälle
Hypothyreose + Addison	102
Hypothyreose + Addison + Diabetes mellitus	32
Hypothyreose + Addison + Hypoparathyreoidismus	5
Hypothyreose + Addison + ovarielle Amenorrhoe (2 D.m.)	8
Hypothyreose + Diabetes mellitus	55
Addison + Diabetes mellitus (auch einige mit NN-Tbc)	125
Hypophysitis	3
Hypoparathyreoidismus + Addison	22
Hypoparathyreoidismus + Hypothyreose	?
Hypoparathyreoidismus + Diabetes mellitus	10
Hypoparathyreoidismus + Gonadeninsuffizienz	2
Hypoparathyreoidismus + Gonadeninsuffizienz + Addison	1
Hyperthyreose + Addison	68

sche Fälle von Adenohypophyseninsuffizienz angewendet. SCHMIDT beschrieb 1926 pathologisch-anatomisch zwei Fälle von primärer Nebennierenrindenatrophie und Struma lymphomatosa mit charakteristischer lymphocytärer Durchsetzung von Nebennieren und Thyreoidea, welch letztere sich deutlich von den bei M. Addison häufigen lymphocytären Herden unterschied. Während des letzten Jahrzehnts gelang sukzessive der Nachweis von Schilddrüsenantikörpern bei Hashimoto-Thyreoiditis und Hypothyreose (s.S. 223, 156), von Nebennierenantikörpern bei primärer Nebennierenrindenatrophie (s.S. 316), gegen Magenschleimhaut und intrinsic factor bei Perniciosa, gegen Muskelgewebe bei Myasthenia gravis und schließlich Antikörper gegen Parathyreoidea bei Hypoparathyreoidismus (s.S. 851). Bei der Mehrzahl, jedoch nicht bei allen Fällen von endokriner Polyadenopathie lassen sich diese Antikörper im Blut feststellen. Es können bei primärer Nebennierenrindenatrophie Antikörper gegen Schilddrüse, Parathyreoideae oder Parietalzellen der Magenschleimhaut aber auch ohne nachweisbare Erkrankungen dieser Organe gefunden werden. Jedenfalls besteht keine Korrelation zwischen Ausmaß der Erkrankung und Antikörpertiter. Bemerkenswert ist, daß bei Patientinnen mit Gonadendysgenesie und ihren Verwandten gehäuft Antikörper gegen Ovargewebe, Schilddrüse und Magenschleimhaut nachgewiesen wurden (VALLOTTON, 1967).

2. Pathogenese

Der Nachweis von organspezifischen Antikörpern einerseits, chronisch lymphocytärer, zu Atrophie führender Entzündung anderseits, legen immunologische Vorgänge nahe. Auch die Bevorzugung des weiblichen Geschlechts und die familiäre Häufung des Syndroms weisen auf Immunkrankheiten. Trotzdem ist der Kausalzusammenhang zwischen den organspezifischen Antikörpern und der Atrophie der endokrinen Drüsen unbewiesen, und die Frage nach der Pathogenese des Syndroms ist heute noch offen. Es ist wenig wahrscheinlich, daß die zirkulierenden Antikörper direkt und allein für die lymphocytäre Infiltration und Atrophie der Drüsen verantwortlich sind. Das *celluläre* immunologische System scheint gestört zu sein, was die fehlende Korrelation zwischen Schwere der Erkrankung und Antikörpertiter erklärt. Die Tatsache jedoch, daß keine Antikörper bei M. Addison tuberkulöser oder anderer infektiöser Genese gefunden werden, spricht dagegen, daß aus der verletzten Drüse Antigen freigesetzt wird und das immunologische System aktiviert. Wahrscheinlich besitzen diese Patienten eine familiäre, vererbte Disposition zu Autoimmunreaktionen, bedingt durch eine gestörte Immuntoleranz (IRVINE, 1967), und die Antikörper sind vielmehr ein Ausdruck eines gestörten Immunsystems, als daß sie dieses erzeugen. Organspezifische Antikörper werden auch bei gesunden Familiengliedern gehäuft gefunden (EVANS, 1967). Dennoch ist eine indirekte Rolle der Antikörper in der Auslösung oder Unterhaltung des Krankheitsprozesses nicht auszuschließen (BLIZZARD, 1967). Während heute als organspezifische Autoimmunkrankheiten betrachtete Leiden wie perniciöse Anämie, Myasthenia gravis bei Autoimmun-Polyendokrinopathie beobachtet werden, ist ungewiß, ob sog. Kollagenkrankheiten mit organunspezifischen Antikörpern gegen Zellkernbestandteile wie z.B. Lupus erythematodes gehäuft vorkommen (BECKER, 1963). Daß bei primärer Nebennierenatrophie außer der Hypothyreose oder Hashimoto-Thyreoiditis auch die Hyperthyreose als einziges Überfunktionssyndrom gehäuft vorkommt, ist heute verständlich bei den Kenntnissen um immunologische Prozesse beim M. Basedow und um mögliche Übergänge von Hyper- und Hypothyreose. Auch für die Pathogenese des Diabetes mellitus stehen immunologische Vorgänge heute im Vordergrund (s.S. 714) und bei Diabetikern werden häufiger Antikörper gegen Schilddrüse und gegen Magen gefunden als bei Nichtdiabetikern (MOORE, 1964). Neben Gastritis kommt auch manifeste oder latente Malabsorption, möglicherweise auf immunologischer Grundlage, gehäuft vor (SIURALA, 1968). Bei Patienten mit Autoimmun-Polyendokrinopathie und anderen Autoimmunkrankheiten kommt das Histocompatibilitäts-Antigen HLA-B_8 gehäuft vor und bildet möglicherweise eine wichtige Komponente in der Pathogenese dieser Krankheiten. EISENBARTH u.a. (1978) vertreten die Hypothese, daß das Gen für diese Krankheit sich in Nachbarschaft mit dem Gen für HLA-B_8 im Chromosom 6 befindet und mit diesem in ein *„linkage disequilibrium"* geraten kann.

Das kürzlich beobachtete Vorkommen von endokriner Adenomatose und endokriner Autoimmun-Polyadenopathie in ein- und derselben Familie bleibt ungeklärt (MERSHON, 1966). Welche Rolle den in der älteren Literatur beschriebenen Riesenzell-Granulomen in einzelen endokrinen Drüsen zukommt, ist z.Z. unbekannt.

3. Klinik

Im Vordergrund des Krankheitsbildes steht die Nebenniereninsuffizienz, die sich in der Regel aber keineswegs immer zuerst bemerkbar macht, jedoch die größten Beschwerden verursacht und die Patienten am meisten gefährdet. Pigmentationen sind vorhanden, zuweilen in Form von Vitiligo, die auch auf autoimmunologischer Basis entstehen kann (MCGREGOR, 1972). Jedoch ist die Pigmentation nicht so auffällig wie beim gewöhnlichen M. Addison, besonders wenn Hypothyreose mit Blässe und myxödematöser Haut hinzutritt. Mangelnde Mimik, gedunsene, ausdruckslose Züge im Gegensatz zum scharf geschnittenen Gesicht des Addison-Kranken lassen die klinische Vermutung auf zusätzliche Hypothyreose aufkommen. Sind außerdem die Gonaden betroffen, mit fehlender Pubes- und Axillarbehaarung und atrophischen Testes beim Manne, Amenorrhoe bei der Frau, so wird die Differentialdiagnose zur Adenohypophyseninsuffizienz schwierig, und nur die Pigmentierung an Stelle der Blässe läßt an eine primäre Drüsenerkrankung denken. Die Diagnose muß im Laboratorium bestätigt werden, als erstes fallen bei Erwartung einer Hypophyseninsuffizienz die erhöhten statt fehlenden Gonadotropine auf. Pathologische ACTH- und TRH-Tests werden die Diagnose bestätigen. Gelegentlich liegen gleichzeitig Resorptionsstörungen vor (SIURALA, 1968).

Der Diabetes ist trotz Cortison-Substitution schwierig einzustellen, und die Prognose ist trotz der einwandfreien Ersatztherapie auf lange Sicht nicht günstig.

Es war seit langem aufgefallen, daß bei M. Addison Hyperthyreose und Hypothyreose einerseits (GASTINEAU, 1963, 1964), Diabetes mellitus andererseits (BEAVEN, 1959) gehäuft vorkommen. Es lohnt sich daher beim M. Addison, besonders bei fehlender Tbc-Anamnese, Schilddrüsenfunktionsprüfungen vorzunehmen, Calcium bestimmen zu lassen, den Blutzucker zu kontrollieren und, wo die Möglichkeit dazu besteht, nach Antikörpern gegen Nebennieren, Schilddrüse, Parathyreoidea, Magenschleimhaut zu suchen, um die Begleiterkrankung noch vor iher Manifestation zu erfassen. Hingegen lohnt es sich bei Hypothyreose nicht, systematisch Abklärungen auf endokrine Begleiterkrankungen vorzunehmen (BLIZZARD, 1967).

Die Therapie ist von derjenigen des M. Addison, der Hypothyreose, des D. mellitus nicht verschieden.

C. Syndrom von Diabetes mellitus, Diabetes insipidus und Opticus-Atrophie

Dieses seltene Syndrom wurde bei 13 Gliedern von 6 Familien beobachtet und wird wahrscheinlich autosomal recessiv vererbt (BRETZ, 1970; GOSSAIN, 1975; PAGE, 1976).

Literatur

Endokrine Adenomatose

Ballard, H.S., Rame, B., Hartsock, R.J.: Familial multiple endocrine adenoma-peptic ulcer complex. Medicine (Baltimore) **43**, 481 (1964).

Barrowman, J.A., Bennett, A., Hillenbrand, P., Rolles, K., Pollock, D.J., Wright, J.T.: Diarrhoea in thyroid medullary carcinoma: Role of prostaglandins and therapeutic effect of nutmeg. Brit. med. J. **1975 III**, 11.

Berdjis-Chamsi, C.: Pluriglandular syndrome. I. Multiple endocrine adenoma in irradiated rats. Oncologia (Basel) **13**, 441 (1960).

Block, M.B., Roberts, J.P., Kadair, R.G., Seyfer, A.E., Hull, S.F., Nofeldt, F.D.: Multiple endocrine adenomatosis type IIb. J. Amer. med. Ass. **234**, 710 (1975).

Carney, J.A., Go, V.L.W., Sizemore, G.W., Hayles, A.B.: Alimentary-tract ganglioneuromatosis. A major component of the syndrome of multiple endocrine neoplasia, type 2b. New Engl. J. Med. **295**, 1287 (1976).

Carney, J.A., Hayles, A.B.: Alimentary tract manifestations of multiple endocrine neoplasia, type 2b. Mayo Clin. Proc. **52**, 543 (1977).

Carney, J.A., Sizemore, G.W., Tyce, G.M.: Bilateral adrenal medullary hyperplasia in multiple endocrine neoplasia, type 2. The precursor of bilateral pheochromocytoma. Mayo Clin. Proc. **50**, 3 (1975).

Donahower, G.F., Schumacher, O.P., Hazard, J.B.: Medullary carcinoma of the thyroid—a cause of Cushing's syndrome: Report of two cases. J. clin. Endocr. **28**, 1199 (1968).

Ellenberg, A.L., Goldmann, L., Gordon, G.S., Lindsay, S.: Thyroid carcinoma in patients with hyperparathyroidism. Surgery **51**, 708 (1962).

Erdheim, J.: Zur normalen und pathologischen Histologie der glandula thyreoidea, Parathyreoidea und Hypophysis. Beitr. Path. Anat. **33**, 158 (1903).

Feyrter, F.: Über die peripheren endokrinen (parakrinen) Drüsen des Menschen. Wien-Düsseldorf: Maudrich 1953.

Fischer, J.A., Oldham, S.B., Sizemore, G.W., Arnaud, C.D.: Calcitoninstimulation of parathyroid hormone secretion in vitro. Hormone Metab. Res. **3**, 223 (1971).

Goltzman, D., Potts, J.T., Jr., Ridgway, E.C., Maloof, F.: Calcitonin as a tumor marker. Use of the radioimmunoassay for calcitonin in the postoperative evaluation of patients with medullary thyroid carcinoma. New Engl. J. Med. **290**, 1035 (1974).

Gorlin, R.J., Mirkin, B.L.: Multiple mucosal neuromas, pheochromocytoma, medullary carcinoma of the thyroid and marfanoid body building with muscle wasting. Z. Kinderheilkd. **113**, 313 (1972).

Gorlin, R.J., Sedano, A.O., Vickers, R.A., Cervenka, J.: Multiple mucosal neuromas, pheochromocytoma and medullary carcinoma of thyroid—a syndrome. Cancer **22**, 293 (1968).

Jackson, Ch.E., Boonstra, Ch.E.: The relationship of hereditary hyperparathyroidism to endocrine adenomatosis. Amer. J. Med. **43**, 727 (1967).

Johnson, G.J., Summerskill, W.H., Anderson, V.E.: Clinical and genetic investigation of a large kindred with multiple endocrine adenomatosis. New Engl. J. Med. **277**, 1379 (1967).

Khairi, M.R.A., Dexter, R.N., Burzynski, N.J., Johnston, C.C., Jr.: Mucosal neuroma, pheochromocytoma and medullary thyroid carcinoma: multiple endocrine neoplasia Type III. Medicine **54**, 89 (1975).

Lamberg, B.A., Ripatti, J., Gordon, A., Juustila, H., Sivula, A., Björkesten, G.: Chromophobe pituitary adenoma with acromegaly and TSH-induced hyperthyroidism associated with parathyroid adenoma: acromegaly and parathyroid adenoma. Acta endocr. (Kbh.) **60**, 157 (1969).

Melvin, K.E.W., Tashjian, A.H., Jr., Miller, H.H.: Studies in familial (medullary) thyroid carcinoma. Recent Progr. Hormone Res. **28**, 399 (1972).

Moldawer, M.: Multiple endocrine tumours and Zollinger-Ellison-Syndrome in families: One or two syndromes? Report of two new families. Metabolism **11**, 152 (1962).

Pearse, A.G.E.: Common cytochemical and ultrastructural characteristics of cells producing polypeptide hormones (the APUD series) and their relevance to thyroid and ultimobranchial cells and calcitonin. Proc. roy. Soc. B **170**, 71 (1968).

Pearse, A.G.E., Ewen, S.W.B., Polak, J.M.: The genesis of APUD-amyloid in endocrine polypeptide tumors: histochemical distinction from immunamyloid. Virchows. Arch. Abt. B **10**, 93 (1972).

Pearse, A.G.E., Polak, J.M.: Neural crest origin of endocrine polypeptide (APUD) cells of gastrointestinal tract and pancreas. Gut **12**, 783 (1971).

Pusterla, E., Hedinger, Chr.: Die Häufigkeit medullärer Schilddrüsenkarzinome bei ein- und doppelseitigen Phäochromozytomen. Schweiz. med. Wschr. **105**, 83 (1975).

Renwick, S.W., Royle, J.P.: Pluriglandular syndrome with hyperparathyroidism and Zollinger-Ellison-Syndrome. Proc. roy. Soc. Med. **61**, 87 (1968).

Rossier, P.H., Dressler, M.: Familiäre Erkrankung innersekretorischer Drüsen kombiniert mit Ulcuskrankheit. Schweiz. med. Wschr. **69**, 985 (1939).

Rutishauser, E.: Hypophyseo-parathyreotisches Syndrom. Zbl. allg. Path. path. Anat. **80**, 193 (1943).

Sarosi, G., Doe, R.P.: Familial occurrence of parathyroid adenomas, pheochromocytoma and medullary carcinoma of the thyroid with amyloid struma (Sipple's syndrome) Ann. intern. Med. **68**, 1305 (1968).

Schimke, R.N., Hartmann, W.H., Prout, Th.E., Rimoin, D.L.: Syndrome of bilateral pheochromocytoma, medullary thyroid carcinoma and multiple neuromas. A possible regulatory defect in the differentiation of chromaffin tissue. New Engl. J. Med. **279**, 1 (1968).

Schmid, J., Labhart, A., Rossier, P.H.: Relationship of multiple endocrine adenoma to the syndrome of ulcerogenic isletcell-adenomas (Zollinger-Ellison). Amer. J. Med. **31**, 343 (1961).

Shelburne, S.A., McLauglin, C.W.: Coincidental adenomas of islet-cells, parathyroid gland and pituitary gland. J. clin. Endocr. **5**, 232 (1945).

Sipple, J.H.: The association of pheochromocytoma with carcinoma of the thyroid gland. Amer. J. Med. **31**, 163 (1961).

Snyder, N., Scurry, M., Hughes, W.: Hypergastrinemia in familial multiple endocrine adenomatosis. Ann. Intern. Med. **80**, 321 (1974).

Steiner, H., Heitz, Ph.: Die pluriglandulären endokrinen Regulationsstörungen in endokrinen Organen. In: Spezielle pathologische Anatomie. Berlin-Heidelberg-New York: Springer (im Druck).

Steiner, H.L., Goodman, A.D., Powers, S.R.: Study of a kindred with pheochromocytoma, medullary thyroid carcinoma, hyperparathyroidism and Cushing's disease: multiple endocrinopathia type 2. Medicine (Baltimore) **47**, 371 (1968).

Underdahl, L.O., Woolner, L.B., Black, B.R.: Multiple endocrine adenomas. Report of 8 cases in which parathyroids, pituitary and pancreatic islets were involved. J. clin. Endocr. **13**, 20 (1953).

Vance, J.E., Stoll, R.W., Kitabchi, A.E., Williams, R.H., Wood, F.C., Jr.: Nesidioblastosis in familial endocrine adenomatosis. J. Amer. med. Ass. **207**, 1679 (1969).

Weichert, R.F.: The neural ectodermal origin of the peptide-secreting endocrine glands. A unifying concept for the etiology of multiple endocrine adenomatosis and the inappropriate secretion of peptide hormones by nonendocrine tumors. Amer. J. Med. **49**, 232 (1970).

Wermer, P.: Genetic aspects of adenomatosis of endocrine glands. Amer. J. Med. **16**, 363 (1954).

Wermer, P.: Endocrine adenomatosis and peptic ulcer in a large kindred. Amer. J. Med. **35**, 305 (1963).

Wernly, M., Berdjis-Chamsi, C.: Les parathyréoides humaines. Basel: Schwabe 1956.

Williams, E.D., Celestin, L.R.: The association of bronchial carcinoid and pluriglandular adenomatosis. Thorax **17**, 120 (1962).

Autoimmun-Polyendokrinopathie

Anderson, J.R., Buchanal, W.W., Goudie, R.B.: Autoimmunity. Clinical and experimental. Springfield: Thomas 1967.

Arvanitakis, C., Knouss, R.F.: Selective hypopituitarism: impaired cell-mediated immunity and chronic mucocutaneous candidiasis. J. Amer. Med. Ass. **225**, 1492 (1973).

Bamater, F., Koegel, R., Haller, J. de, Muller, A.F.: Maladie d'Addison familiale: insuffisance corticosurrénale chez 4 frères et plusieurs cas probables dans deux générations de la même familIle. Helv. paediat. Acta **21**, 109 (1966).

Beaven, D.W., Nelson, D.H., Renold, A.E., Thorn, G.W.: Diabetes mellitus and Addison's disease. Report on 8 patients and a review of 66 cases in literature. New Engl. J. **61**, 443 (1959).

Becker, K., Ferguson, R.H., McConakey, W.M.: The connective-tissue diseases and symptoms associated with Hashimoto's thyroiditis. New Engl. J. Med. **268**, 277 (1963).

Blizzard, R.M., Kyle, M.: Studies of the adrenal antigen and antibodies in Addison's disease. J. clin. Invest. **42**, 1653 (1963).

Blizzard, R.M., Shee, D., Davis, W.: The incidence of adrenal and other antibodies in the sera of patients with idiopathic adrenal insufficiency (Addison's disease). Clin. exp. Immunol. **2**, 19 (1967).

Blizzard, R.M., Tomasi, T.B., Christy, N.P.: Autoantibodies against thyroid and adrenal tissue in a patient with multiple primary endocrine deficiencies. J. clin. Endocr. **23**, 1179 (1963).

Bronsky, B., Meltzer, J.L., Waldenstein, S.S.: Idiopathic juvenile myxoedema and myasthenia gravis. Amer. J. Med. **43**, 956 (1967).

Carpenter, Ch.C.J., Solomon, N., Silverberg, S.G., Bledsoe, T., Northcutt, R.C., Klinenberg, J.R., Bennett, I.L., Jr., Harvey, A.M.: Schmidt's syndrome (thyroid and adrenal insufficiency): A review of the literature and a report of 15 new cases including ten instances of co-existent diabetes mellitus. Medicine (Baltimore) **43**, 153 (1964).

Christy, N.P., Holub, D.A., Tomasi, T.B.: Primary ovarian, thyroidal and adrenocortical deficiencies simulating pituitary insufficiency, associated with diabetes mellitus. J. clin. Endocr. **22**, 155 (1962).

Claude, H., Gougerot, H.: Sur l'insuffisance simultanée de plusieurs glandes à secrétion interne (insuffisance pluriglandulaire). J. Physiol. Path. gén. **10**, 468, 505 (1908).

Egloff, B., Fischbacher, W., Goumoens, E. von: Lymphomatöse Hypophysitis mit Hypophyseninsuffizienz. Schweiz. med. Wschr. **99**, 1499 (1969).

Eisenbarth, G., Wilson, P., Ward, F., Lebovitz, H.E.: HLA type and occurence of disease in familial polyglandular failure. New Engl. J. Med. **298**, 92 (1978).

Evans, A.W.H., Woodrow, J.C., McDougall, C.D.M., Chew, A.R., Evans, R.W.: Antibodies in the families of thyreotoxic patients. Lancet **1967 I**, 636.

Falta, W.: Späteunuchoidismus und multiple Blutdrüsensklerose. Berl. klin. Wschr. **49**, 1477 (1912).

Federlin, K.: Autoimmunophänomene bei Erkrankungen endokriner Drüsen. Klin. Wschr. **7**, 337 (1969).

Gastineau, C.F., Arnold, J.W.: Clinics on endocrine and metabolic disease. 12. Thyroid disorders in Addison's disease. 1. Myxoedema and goiter. Proc. Mayo Clin. **38**, 323 (1963).

Gastineau, C.F., Myers, W.R., Arnold, J.W., McConahey, W.M.: Thyroid disorders in Addison's disease. 2. Grave's disease. Proc. Mayo Clin. **39**, 939 (1964).

Golonka, J.E., Goodman, A.D.: Coexistence of primary ovarian insufficiency, primary adrenocortical insufficiency and idiopathic hypoparathyroidism. J. clin. Endocr. **28**, 79 (1968).

Goudie, R.B., Pinkterton, P.H.: Anterior hypophysitis and Hashimoto's disease in a young woman. J. Path. Bact. **83**, 584 (1962).

Guisan, M., Ribas-Mundo, M., Labhart, A.: Syndrome de Schmidt (maladie d'Addison et hypothyroidie idiopathique) et diabète sucré. Schweiz. med. Wschr. **99**, 1341 (1969).

Hong, W., Migeon, C.J., Parrott, R.H.: A possible autoimmune basis for Addison's disease in 3 siblings, one with idiopathic hypoparathyroidism, pernicious anemia and superficial moniliasis. New Engl. J. Med. **269**, 658 (1963).

Hume, R., Roberts, G.H.: Hypophysitis and hypopituitarism: report of a case. Brit. med. J. **1967 I**, 548.

Irvine, W.J.: A clinical and immunological study of adrenal insufficiency. J. Endocr. **26**, XXXII (1963).

Irvine, W.J., Chan, M.N.W., Scarth, L., Kolb, F.O., Hartog, M., Bayliss, R.I.S., Drury, M.I.: Immunological aspects of premature ovarian failure associated with idiopathic Addison's disease. Lancet **1968 II**, 883.

Irvine, W.J., Clarke, B.F., Scarth, L., Cullen, D.R., Duncan, L.J.P.: Thyroid and gastric antoimmunity in patients with diabetes mellitus. Lancet **1970 I**, 163.

Irvine, W.J., Stewart, A.G., Skarth, L.: A clinical and immunological study of adrenocortical insufficiency (Addison's disease). Clin. exp. Immunol. **2**, 31 (1967).

Jackson, Ch.E., Boonstar, Ch.E.: The relationship of hereditary hyperparathyroidism to endocrine adenomatosis. Amer. J. Med. **43**, 727 (1967).

Kra, S.J., Barile, A.W.: Addison's disease and Addisonian anemia. Arch. intern. Med. **114**, 258 (1964).

Leading article: Autoimmunity in idiopathic Addison's disease. Lancet **1967 I**, 1040.

LeCompte, Ph.M., Steinke, J., Soeldner, J., Renold, A.E.: Changes in the islets of Langerhans in cows injected with heterologous and homologous insulin. Diabetes **15**, 586 (1966).

Levine, S.: Allergic adenohypophysitis: New experimental disease of the pituitary gland. Science **158**, 1190 (1967).

McGregor, B.C., Katz, H.I., Doe, R.P.: Vitiligo and multiple glandular insufficiencies. J. Amer. med. Ass. **219**, 724 (1972).

Meecham, J., Jones, E.W.: Addison's disease and Addisonian anaemia. Lancet **1967 I**, 535.

Mershon, J.C., Dietrich, J.G.: Hereditary Addison's disease and multiple endocrine adenomatosis in a kindred. Ann. intern. Med. **65**, 252 (1966).

Michel, H.: Endokrinologie und Autoaggression. Internist (Berl.) **6**, 134 (1965).

Moore, J.M., Neilson, J.Mc E.: Antibodies to gastric mucosa and thyroid in diabetes mellitus. Lancet **1964 II**, 645.

Morse, W.J., Cochrane, W.A., Landrisan, P.L.: Familial hypoparathyroidism with pernicious anemia, steatorrhea and adrenocortical insufficiency. A variant of mucoviscidosis. New Engl. J. Med. **264**, 1921 (1961).

Nerup, J., Soborg, M., Halberg, P., Brochner-Mortensen, K.: Organ specific antibodies in Addison's disease. Acta med. scand. Suppl. 445, ad **179**, 383 (1966).

Schmidt, M.B.: Eine biglanduläre Erkrankung (Nebennieren und Schilddrüse) bei Morbus Addisonii. Verh. dtsch. Path. Ges. **21**, 21 (1926).

Simpson, J.A.: Immunological disturbances, myasthenia gravis with a report of Hashimoto's disease developping after thymectomy. J. Neurol. Neurosurg. Psychiat. **27**, 495 (1964).

Singer, W., Sahay, B.M.: Myasthenia gravis, Hashimoto's thyroiditis and pernicious anaemia. Brit. med. J. **1966 I**, 904.

Siurala, M., Varis, K., Lamberg, B.A.: Intestinal absorption and autoimmunity in endocrine disorders. Acta med. scand. **184**, 53 (1968).

Solomon, N., Carpenter, Ch.C.J., Bennett, J.L., Jr., Harvey, A.M.: Schmidt's syndrome (thyroid and adrenal insufficiency) and co-existant diabetes mellitus. Diabetes **14**, 300 (1965).

Turkington, R.W., Lebovitz, H.E.: Extra-adrenal endocrine deficiencies in Addison's disease. Amer. J. Med. **43**, 499 (1967).

Tzagournis, M., Hamroi, G.J.: The prevalence of diabetes mellitus in patients with Addison's disease: Measurements of serum insulin levels. Metabolism **16**, 213 (1967).

Vallotton, M.B., Forbes, A.: Autoimmunity in gonadal dysgenesis and Klinefelter's syndrome. Lancet **1967 I**, 652.

Witebskiy, E., Milgrom, F.: Immunological studies on adrenal glands. II. Immunization with adrenals of the same species. Immunology **5**, 67 (1962).

Wuepper, K.D., Fudenberg, H.H.: Moniliasis, "autoimmune" polyendocrinopathy, and immunologic family study. Clin. exp. Immunol. **2**, 71 (1967).

Syndrom von Diabetes mellitus, Diabetes insipidus und Opticus-Atrophie

Bretz, G.W., Baghdarsarian, A., Graber, J.D., Zacherle, B.J., Norum, R.A., Blizzard, R.M.: Coexistence of diabetes mellitus and insipidus and optic atrophy in two male siblings. Amer. J. Med. **48**, 398 (1970).

Goissain, V.V., Sugawara, H., Hagen, G.A.: Co-existent diabetes mellitus and diabetes insipidus, a familial disease. J. clin. Endocr. **41**, 1020 (1975).

Page, M. Mc B., Asmal, A.C., Edwards, C.R.W.: Recessive inheritance of diabetes: The syndrome of diabetes insipidus, diabetes mellitus, optic atrophy and deafness. Quart. J. Med. (New Series) **45**, 505 (1976).

XIX. Wachstum und Entwicklung

A. PRADER

A. Allgemeines über Wachstum und Entwicklung

Das Wachstum beruht auf einer Vermehrung und Vergrößerung der Körperzellen und einer Zunahme der Knorpel- und Knochensubstanz. In dem dauernden Umbau von Protoplasma und Knochensubstanz übertrifft beim wachsenden Organismus der Aufbau den Abbau. Mit anderen Worten ist das Wachstum ein *anaboler Prozeß*. Klinisch ist dieser Vorgang durch eine Zunahme von Größe und Gewicht, stoffwechselmäßig vor allem durch eine Retention (positive Bilanz) von Wasser, Stickstoff und Elektrolyten charakterisiert.

Parallel dem Wachstum geht die *Entwicklung*, d.h. die morphologische Differenzierung und funktionelle Spezialisierung bestimmter Körperteile.

Die endgültige Körpergröße des Erwachsenen hängt einerseits von der Wachstumsgeschwindigkeit und andererseits von der Wachstumsdauer ab. Ein Längenwachstum ist aber nur möglich, solange die Knochenepiphysen nicht geschlossen sind. Zum Verständnis des Körperwachstums ist deshalb die Betrachtung der *Knochenentwicklung* von größter Bedeutung. Unter der Knochenentwicklung ist nicht das Längenwachstum der Knochen, sondern der Grad der röntgenologisch nachweisbaren Ossifikationen der Knochenkerne zu verstehen (S. 998).

Fast alle endokrinen Störungen, deren Beginn in die ersten 2 Lebensjahrzehnte fällt, beeinflussen das Wachstum und die Entwicklung in entscheidender Weise. Die Abweichung des Wachstums und der Entwicklung von der Norm läßt oft nicht nur die Art der Störung, sondern auch den Zeitpunkt des Beginns erkennen. Genaue Kenntnisse der normalen und der pathologischen Wachstums- und Entwicklungsverhältnisse sind deshalb in der Endokrinologie des Kindesalters unentbehrlich.

1. Allgemeine Wachstumsfaktoren

Die Voraussetzungen für ein normales Wachstum können, soweit sie bekannt sind, folgendermaßen zusammengefaßt werden (Abb. 1):

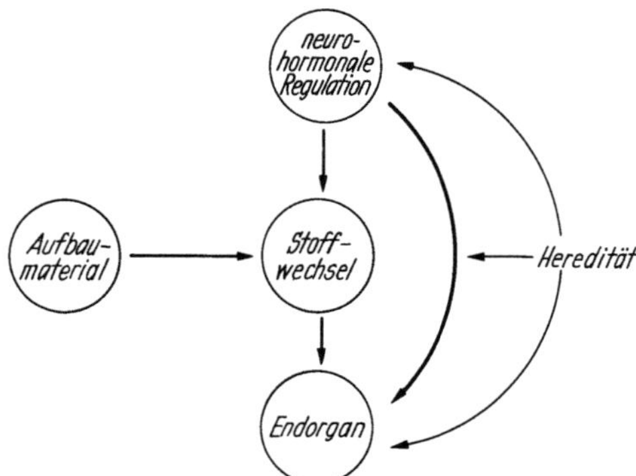

Abb. 1. Allgemeine Wachstumsfaktoren

1. Das als Nahrung aufgenommene *Aufbaumaterial* muß quantitativ und qualitativ vollwertig sein. Das stärkere Wachstum bei höherem *Lebensstandard* und die seit 100–150 Jahren beobachtete *Acceleration des Wachstums* stehen vermutlich mit der besseren Ernährung im Zusammenhang. Auch *psychogene Faktoren* können die Nahrungsaufnahme und damit das Wachstum und die Entwicklung beeinflussen.

2. *Neurohormonale Regulation*. Das hypothalamo-hypophysäre System ist für die Integration aller wachstumsregulierenden Einflüsse verantwortlich. Der Einfluß der Hormone ist auf S. 991 ausführlich besprochen. Cerebrale und hormonale Störungen können zu ausgesprochenen Wachstumsstörungen führen.

3. *Stoffwechsel*. Das zugeführte Aufbaumaterial muß richtig resorbiert, transportiert und assimiliert werden. Die intestinalen, kardialen, renalen Zwergwuchsformen usw. beruhen auf einer Störung dieser Stoffwechselvorgänge.

4. Das Endorgan (Protoplasma, Knochen) muß eine normale *Wachstumspotenz* haben. Als Beispiel einer herabgesetzten Wachstumspotenz der langen Knochen sei die Chondrodystrophie erwähnt.

5. *Genetische Faktoren* können das Wachstum über Punkt 2–4 beeinflussen.

2. Körperwachstum und Wachstum der endokrinen Drüsen

Wachstum und Entwicklung des Körpers zeigen eine Reihe von Markmalen, die in mehr oder weni-

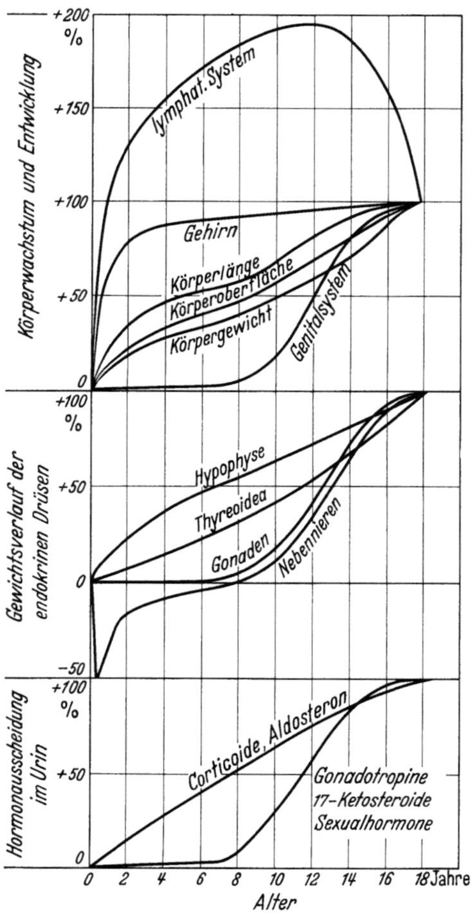

Abb. 2. Schematische Darstellung von Körperwachstum, Wachstum der endokrinen Drüsen und Hormonausscheidung von der Geburt bis zum Erwachsenenalter (in Prozent der postnatalen Größenzunahme) (PRADER, 1956)

ger deutlicher Beziehung zum Gewichtsverlauf der endokrinen Drüsen und zur Hormonausscheidung im Urin stehen. In Abb. 2 sind diese Verhältnisse schematisch dargestellt. Der Wachstumsverlauf des Gesamtorganismus, der einzelnen Organsysteme und der endokrinen Drüsen ist durchaus nicht einheitlich. Im großen und ganzen lassen sich die folgenden Wachstumstypen erkennen.

a) Allgemeines Wachstum

Das Längen- und Gewichtswachstum sowie die Körperoberfläche, die Muskulatur, das Skelet und andere Organe zeigen oberflächlich betrachtet ein relativ gleichförmiges Wachstum. Eine genauere Analyse läßt jedoch vier verschiedene Perioden erkennen. Zunächst wächst der Körper außerordentlich rasch. Es folgt ein langsameres, aber relativ konstantes Wachstum bis zur Pubertät, das ungefähr parallel der Gewichtskurve von Hypophyse und Thyreoidea verläuft. Die Pubertät ist von einem erneuten Wachstumsschub begleitet, der in ersichtlichem Zusammenhang mit der plötzlichen Gewichtszunahme der Gonaden und der Nebennieren und deren Produktion von Sexualhormonen steht. Der puberale Wachstumsschub klingt allmählich ab, und es folgt der Wachstumsstillstand.

b) Neurales Wachstum

Die unverhältnismäßig rasche Zunahme des Kopfumfanges und des Gehirngewichtes in den ersten 3 Jahren und das nur noch ganz unbedeutende Wachstum in den folgenden Jahren ist ganz ohne Parallele im Wachstum der endokrinen Drüsen und in der Hormonausscheidung. Wahrscheinlich ist dieser Wachstumstypus weitgehend unabhängig von hormonalen Faktoren.

c) Lymphatisches Wachstum

Ein noch stärkeres, aber auch länger andauerndes Wachstum kennzeichnet das lymphatische System (gemessen am Thymusgewicht). Mit der Pubertät beginnt ein starker Involutionsprozeß, wobei ein zeitlicher Zusammenhang mit dem beschleunigten Wachstum der Gonaden und Nebennieren nicht zu verkennen ist.

d) Genitales Wachstum

Das Genitalsystem wächst vor der Pubertät nur sehr wenig und durcheilt dann innerhalb weniger Jahre seine ganze Wachstumsspanne. Der ähnliche Verlauf des Gonaden- und Nebennierengewichtes und der Gonadotropin- und Sexualhormonausscheidung weist auf die Abhängigkeit der Genitalentwicklung von Hypophyse, Gonaden und Nebennieren.

Am auffallendsten ist die *Wachstumskurve der Nebennieren.* Abgesehen von einer noch wenig verstandenen fetalen Hyperplasie und postnatalen Involution (S. 368 ff.) entspricht die Kurve vor der Pubertät der stetigen Zunahme der Corticoid- und Aldosteronausscheidung und in der Pubertät der plötzlichen Zunahme des Gonadengewichtes und der Gonadotropin- und Sexualhormonausscheidung. Dieser Verlauf spiegelt einerseits die gleichmäßig zunehmende Produktion von Gluco- und Mineralocorticoiden und andererseits die einige Jahre vor der Pubertät beginnende und rasch ansteigende Produktion von Nebennierenrinden-Androgenen (Adrenarche, S. 1014) wider.

B. Der Einfluß der Hormone auf Wachstum und Knochenentwicklung

Das hypophysäre Wuchshormon (STH), die Schilddrüsenhormone und wahrscheinlich auch das Insulin spielen für das gesamte Wachstum eine entscheidende Rolle. Im Gegensatz zu dieser Dauerwirkung fördern die Gonaden- und wahrscheinlich auch gewisse Nebennierenrinden-Hormone das Wachstum und die Knochenentwicklung nur während der Pubertät. Gelegentlich wird auch dem Tyhmus eine wachstumsfördernde Rolle zugeschrieben, doch konnte diese Tymuswirkung nie sicher bestätigt werden.

Eigentliche *Wachstumshormone* sind nur diejenigen mit eiweißanaboler, d.h. stickstoffretinierender Wirkung, wie das STH und das Testosteron. Andere, nicht anabol wirkende Hormone, wie das Thyreoidea-Hormon, sind aber für ein normales Wachstum ebenfalls notwendig, ohne daß sie als eigentliche Wachstumshormone bezeichnet werden können.

Lange nicht alle Wachstumsphänomene sind durch die Wirkung der klassischen Hormone erklärbar. So sind z.B. die Faktoren, die das fetale Wachstum und das Aufholwachstum nach Behebung einer Wachstumshemmung (z.B. Behebung eines Unterernährungszustandes) bedingen, nicht bekannt. Vermutlich sind es die *Somatomedine* (S. 702), vielleicht auch noch andere Wachstumsfaktoren, die neben den klassischen Hormonen eine wesentliche Rolle spielen. Bei verschiedenen Störungen, die mit Wachstumsstillstand einhergehen, z.B. bei Unterernährung sowie chronischen Leber- und Nierenkrankheiten, sind die Somatomedine im Blut erniedrigt. Zum Teil wird die wachstumsstimulierende Wirkung der klassischen Hormone ebenfalls durch Somatomedine vermittelt. Dies gilt sicher für das STH, vermutlich auch für das Insulin und vielleicht auch für andere Hormone.

1. Übersicht

Tabelle 1 und 2 gibt eine schematische Übersicht über die heutige Auffassung der Wirkung der verschiedenen Hormone auf Wachstum und Knochenentwicklung unter normalen und unter pathologischen Umständen.

Tabelle 1. Einfluß der Hormone auf Wachstum und Knochenentwicklung

	Wachstum	Knochenentwicklung
Hypophysäres Wuchshormon (STH)	+ + +	+
Schilddrüsenhormone	+	+ +
Insulin	+?	+?
Glucocorticoide	–	–
Androgene[a]	+ +	+ +
Ovar-Oestrogene[a]	+?	+?

+ fördernde Wirkung; 0 keine Wirkung; – hemmende Wirkung.
[a] Nur in Adoleszenz.

Tabelle 2. Wachstum und Knochenentwicklung bei Über- und Unterproduktion von Hormonen

	Wachstum	Knochenentwicklung
Überfunktion		
STH (hypophysärer Riesenwuchs)	+ + +	0–
Schilddrüsenhormone (Hyperthyreose)	+	+
Insulin (Inselzelladenom)	+	?
Nebennierenrinden-Glucocorticoide (Cushing-Syndrom)	– –	– –
Nebennierenrinden-Androgene (adrenogenitales Syndrom)	+ +	+ + +
Testes-Androgene (Leydig-Zelltumor)	+ +	+ + +
Ovar-Oestrogene (Granulosazelltumor)	+	+ +
Unterfunktion		
STH (hypophysärer Zwergwuchs)	– – –	– –
Schilddrüsenhormone (Hypothyreose)	– –	– – –
Insulin (Diabetes mellitus)	–	–
Nebennierenrinden-Steroide (Morbus Addison)	0?	0?
Testes-Androgene (Hypogonadismus)[a]	0	–
Ovar-Oestrogene (Hypogonadismus)[a]	0	–

+ beschleunigt; 0 unbeeinflußt; – verlangsamt.
[a] Nur in Adoleszenz.

2. Hypophysäres Wachstumshormon (STH, GH)

Beim hypophysären Riesenwuchs (S. 106f.) ist das Wachstum stark beschleunigt, die Knochenentwicklung jedoch normal oder verzögert. Beim hypophysären Zwergwuchs (S. 96) infolge eines isolierten STH-Mangels ist das Wachstum stark und die Knochenentwicklung mäßig verzögert.

Experimentell hat das STH eine anabole und eine wachstumsfördernde Wirkung (S. 82f.). Bei der Ratte kann ein hypophysärer Riesenwuchs durch Injektionen von STH und ein hypophysärer Zwergwuchs durch die Hypophysektomie nachgeahmt werden.

STH fördert trotz der kurzen Halbwertszeit (S. 82) und der unregelmäßigen Fluktuation seiner Plasmakonzentration das Wachstum in stetiger Weise, wobei es nicht direkt, sondern indirekt über die Somatomedine die Eiweißsynthese stimuliert. Diese Wirkung läßt sich leicht anhand der N-Retention messen. Bei Verabreichung von exogenem STH ist die N-retinierende und wachstumsfördernde Wirkung bei Patienten mit endogenem STH-Mangel sehr viel besser als bei Patienten mit normaler endogener STH-Produktion (S. 99). Die Wirkung ist aber auch dann nur optimal, wenn Thyroxin und Insulin vorhanden sind.

Beim menschlichen Fetus ist STH in Hypophyse und Plasma vom 4. Fetalmonat an nachweisbar. Da STH die Placenta nicht passieren kann, findet zwischen mütterlichen und fetalem STH kein Austausch statt. Beim Neugeborenen ist die STH-Konzentration im Plasma beträchtlich höher als bei der Mutter. Es scheint deshalb wahrscheinlich, daß das vor allem durch die Vermehrung der Zellzahl gekennzeichnete pränatale und neonatale Wachstum mit der erhöhten STH-Konzentration im Plasma zusammenhängt. In der Tat fördert STH vorwiegend die Zellvermehrung und weniger die Zellgröße (CHEEK, 1970). Merkwürdigerweise sind aber Neugeborene mit einem STH-Mangel (Anencephalie, congenitaler hypophysärer Minderwuchs) im Wachstum nicht oder nur wenig zurück. Es ist noch nicht bekannt, welches die wichtigsten Faktoren für das fetale Wachstum sind und warum das STH beim Fetus und Neugeborenen höher ist als später.

Beim wachsenden Kind sind Phosphor und alkalische Phosphatasen im Serum höher als beim Erwachsenen. Man kann die Konzentration von Phosphor als Index für die STH-Produktion und die alkalische Phosphatase als Index für die Osteoblastentätigkeit ansehen. Bei Überproduktion von STH (hypophysärer Riesenwuchs, Akromegalie) ist der Serum-Phosphor erhöht, normalisiert sich aber bei Verabreichung von androgenen oder oestrogenen Hormonen. Beim STH-Mangel ist er niedrig und steigt bei Verabreichung von menschlichem Wachstumshormon an. Bei der Ratte führt die STH-Behandlung zum Ansteigen und die Hypophysektomie zum Abfallen von Phosphor und alkalischen Phosphatasen im Serum.

3. Schilddrüsenhormone

Eine der hauptsächlichsten Folgen der kindlichen Hypothyreose (S. 166) und der Thyreoidektomie beim jugendlichen Tier ist die Hemmung von Wachstum und Knochenentwicklung. In der Regel ist das Knochenalter stärker verzögert als das Wachstum. Im Gegensatz dazu sind Wachstum und Knochenentwicklung bei der kindlichen Hyperthyreose meist etwas beschleunigt. Tierexperimentell lassen sich diese Störungen leicht nachahmen.

Die Thyreoideahormone werden schon von der fetalen Thyreoidea gebildet. Deshalb findet man bei der konnatalen Athyreose schon bei der Geburt einen Rückstand in der Knochenreifung und in der Hirnentwicklung. Da die Thyreoideahormone nur zum kleinen Teil die Placenta passieren, können die mütterlichen Thyreoideahormone das Fehlen der fetalen Thyreoidea nicht voll ersetzen.

Postnatal sind die Thyreoideahormone für das normale Wachstum und in noch deutlicherer Weise auch für die normale Knochenreifung mit verantwortlich. In physiologischer Dosierung haben sie nur bei der Athyreose und Hypothyreose diese Wirkung. Voraussetzung ist die Anwesenheit von STH. Beim STH-Mangel können sie nur die Verzögerungen der Knochenreifung, aber nicht diejenige des Wachstums normalisieren. In hoher Dosierung beschleunigen sie auch beim Normalen das Wachstum und die Knochenreifung.

Bei der Hypothyreose ist der Wachstumsrückstand wahrscheinlich nicht nur auf den Mangel an Schilddrüsenhormonen, sondern auch auf einen sekundären STH-Mangel zurückzuführen. Nach Insulin induzierter Hypoglykämie findet man nämlich einen ungenügenden STH-Anstieg. Unter der Behandlung mit Schilddrüsenhormonen verschwindet dieser Defekt. In Übereinstimmung damit findet man in der Hypophyse nach Thyreoidektomie neben einer Veränderung der basophilen Zellen (S. 74) eine Verminderung der eosinophilen Zellen, die vermutlich das STH bilden.

4. Insulin und Glucagon

Der normale Eiweißaufbau im Organismus geht nur in Gegenwart von genügend Insulin vor sich. Man nimmt deshalb an, daß Insulin für die anabole und wachstumsfördernde Wirkung von STH notwendig ist. Eine Stütze für diese Auffassung bietet das verlangsamte Wachstum schlecht behandelter jugendlicher Diabetiker und das eher beschleunigte Wachstum bei Patienten mit Inselzelladenom. Dementsprechend sieht man beim übergewichtigen Neugeborenen einer diabetischen Mutter und bei der kindlichen Adipositas, die beide durch einen mäßigen Großwuchs charakterisiert sind, nach Provokationsmethoden einen verstärkten Insulinanstieg und einen verminderten STH-Anstieg. Umgekehrt findet man beim STH-Mangel nach Glucosebelastung einen verminderten Anstieg des Insulins, der sich durch Behandlung mit menschlichem STH normalisieren läßt.

Über die Wirkung von Glucagon auf das Wachstum weiß man noch sehr wenig. Immerhin läßt sich die STH-Konzentration im Blut durch Glucagon unter normalen Umständen stimulieren.

5. Nebennierenrinden-Hormone

Die Überproduktion der anabol wirkenden androgenen Nebennierenrinden-Hormone führt zum adrenogenitalen Syndrom (S. 363). Das Wachstum und die Knochenentwicklung dieser Patienten sind stark beschleunigt (Abb. 3). Da die Knochenentwicklung stärker beschleunigt ist als das Wachstum, tritt der Epiphysenschluß und der Wachstumsstillstand vor Erreichung der normalen Erwachsenengröße ein (Abb. 30). Der Großwuchs im Kindesalter macht damit einem Kleinwuchs im Erwachsenenalter Platz.

Eine Überproduktion der katabol wirkenden Glucocorticoide liegt beim Cushing-Syndrom (S. 344 ff.) vor. Beim reinen Cushing-Syndrom des

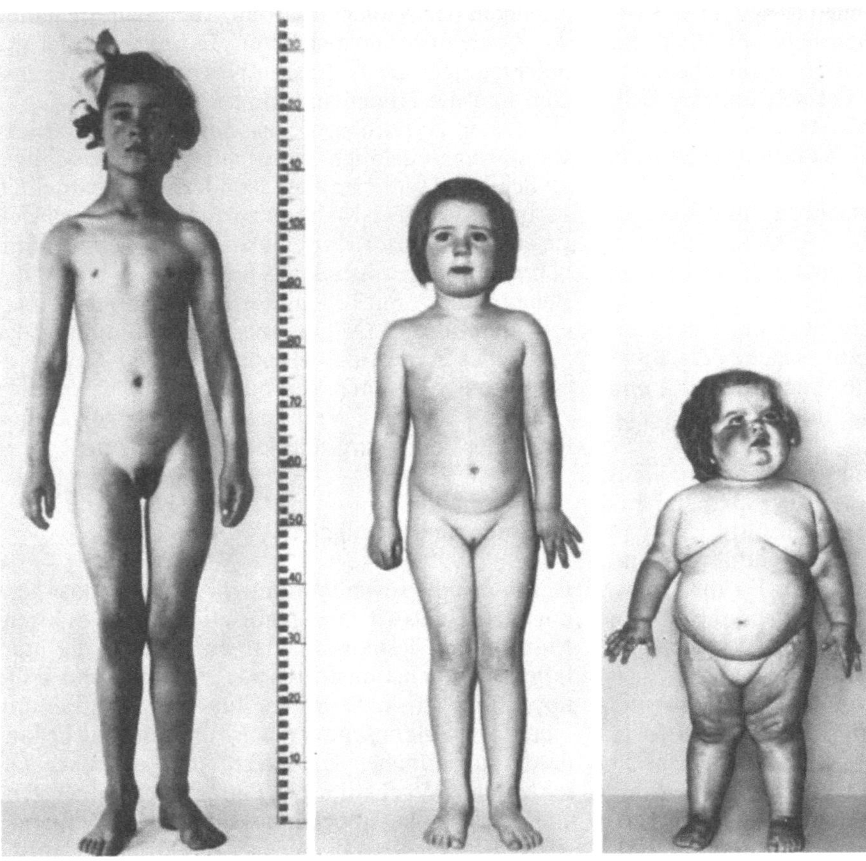

Abb. 3. Der Einfluß der Nebennierenrinden-Überfunktion auf das Wachstum. Die 3 Mädchen sind alle gleich alt (4–4 1/2 Jahre). Die erhöhte Produktion von anabolwirksamen Androgenen beim adrenogenitalen Syndrom (links) wirkt wachstumsfördernd und diejenige von katabolwirksamen Glucocorticosteroiden beim Cushing-Syndrom (rechts) wirkt wachstumshemmend (PRADER, 1956)

Kindesalters sind Wachstum und Knochenentwicklung stark gehemmt (Abb. 3). In analoger Weise führt eine lang dauernde Cortisonbehandlung bei Kindern zu einer deutlichen Hemmung des Wachstums, die allerdings nach Abschluß der Behandlung meistens wieder aufgeholt wird. Die Wirkung ist z.T. vielleicht auf einen sekundären STH-Mangel zurückzuführen. In der Tat ist STH im Plasma beim Cushing-Syndrom und bei der hochdosierten Cortisonbehandlung erniedrigt, wobei allerdings weniger die Produktion als die Sekretion und die periphere anabole Wirkung von STH beeinträchtigt sind. Bei der Therapie mit Glucocorticoiden ist zu berücksichtigen, daß Cortison und Cortisol weniger wachstumshemmend wirken als Prednison und Prednisolon und daß die übrigen künstlichen Glucocorticoide in äquivalenter Dosis eine noch stärkere wachstumshemmende Wirkung aufweisen. Die letzteren Präparate sollten deshalb im Kindesalter nicht benutzt werden. Noch geringer ist die wachstumshemmende Wirkung, wenn Cortison nur jeden 2. Tag in einer einzigen Dosis verabreicht oder durch ACTH ersetzt wird.

Bei der *chronischen Nebennieren-Insuffizienz*, der Addisonschen Krankheit, wie auch bei der adrenalektomierten Ratte ist das Wachstum nur gehemmt, wenn nicht genügend Kochsalz und Cortexon (Desoxycorticosteron) verabreicht wird. Die Knochenentwicklung ist im wesentlichen normal.

Zusammenfassend besitzen die androgenen Nebennierenrinden-Hormone eine fördernde und die Glucocorticoide eine hemmende Wirkung auf das Wachstum und die Knochenentwicklung (Abb. 3). Beim Fehlen beider bleiben Wachstum und Knochenentwicklung normal. Der Einfluß der Nebennierenrinden-Hormone auf das normale Wachstum der Pubertät ist auf S. 1014 besprochen.

6. Gonadenhormone

Bis kurz vor der Pubertät produzieren die Gonaden nur wenig Hormone. Sowohl in der normalen Pubertät wie auch bei der vorzeitigen und bei der fehlenden Pubertät zeigen Wachstum und Knochenentwicklung charakteristische Merkmale, die mit der endokrinen Gonadenfunktion in Zusammenhang stehen.

a) Testes-Androgene

Eine *Androgenüberproduktion* der Hoden findet man nur bei den Leydig-Zelltumoren (S. 1028). Das klinische Bild ist dasjenige der Pseudopubertas praecox (S. 1021). Wie bei der Überproduktion androgener Nebennierenrinden-Hormone ist das Wachstum und in noch stärkerem Maße die Knochenentwicklung beschleunigt. Das gleiche gilt für die echte Pubertas praecox (S. 1021), bei der die Testes vorzeitig, aber in normaler Weise Androgene produzieren. Auch hier führt die beschleunigte Knochenentwicklung zum Wachstumsstillstand noch bevor die normale Erwachsenengröße erreicht ist.

Bei *fehlender Androgenproduktion* der Hoden, bei der präpuberalen Kastration und beim Eunuchoidismus (S. 465) ist die Knochenentwicklung, jedoch nicht das Wachstum, etwas gehemmt. Der Wachstumsschub der Pubertät fehlt zwar, doch erlaubt die Verzögerung des Epiphysenschlusses eine längere Wachstumsdauer. Das Resultat ist eine etwas über dem normalen Durchschnitt liegende Körpergröße mit auffallend langen Extremitäten (eunuchoider Großwuchs, S. 462).

Das androgene Hodenhormon *Testosteron* hat eine starke anabole Wirkung (S. 458 f.). Wie die endogene Androgenüberproduktion führt eine Testosteronbehandlung im Wachstumsalter zu einem beschleunigten Wachstum und zu einer noch stärker beschleunigten Knochenentwicklung (S. 458). Bei STH-Mangel ist sowohl die anabole wachstumsfördernde Wirkung wie auch die androgene Wirkung von Testosteron herabgesetzt (S. 102). Umgekehrt fördert Testosteron die STH-Sekretion: Unter Testosteron sieht man beim Kind einen verstärkten STH-Anstieg im Plasma nach Provokation, ferner ist der Anstieg beim Erwachsenen höher als beim Kind.

b) Ovar-Oestrogene

Die primäre *Oestrogenüberproduktion* im Kindesalter bei Granulosazelltumoren (S. 1026) führt zum Bild der Pseudopubertas praecox (S. 1021). Wachstum und Knochenentwicklung sind meist beschleunigt. Auch die echte Pubertas praecox (S. 1021) verhält sich in bezug auf Wachstum und Knochenentwicklung gleich wie das adrenogenitale Syndrom und die echte Pubertas praecos der Knaben.

Die fehlende *Oestrogenproduktion* der Ovarien, die präpuberale Kastration, führt wie der männliche Eunuchoidismus zu einer leichten Hemmung der Knochenentwicklung bei ungestörtem Wachstum und damit zu einem eunuchoiden Großwuchs. Im Gegensatz dazu findet man beim Turner-Syndrom (S. 661) neben einer normalen oder leicht verzögerten Knochenentwicklung meist einen ausgesprochenen Kleinwuchs, dessen Ursache jedoch genetischer und nicht hormonaler Natur ist.

Experimentell und therapeutisch haben die oestrogenen Hormone im Gegensatz zu Testosteron und zu den anabolen Steroiden keine sichere anabole Wirkung. In kleinen Dosen wirken sie eher wachstumsfördernd und in hohen Dosen, vermutlich durch Unterdrückung des Somatomedins, wachstumshemmend. Auf die Knochenreifung wirken sie eher beschleunigend. Beim Turner-Syndrom hat die Oestrogenbehandlung eine geringe Beschleunigung des Wachstums und der Pubesbehaarung zur Folge. Diese Wirkung erfolgt vermutlich über die Hypophyse oder über eine Hemmung der 3β-Dehydrogenase in der Nebennierenrinde (S. 667).

c) Hormonale Steugerung des Wachstums in der Pubertät (s. auch S. 1009)

In der Pubertät beginnt eine Wachstumsbeschleunigung, die gegen das Ende der Pubertät wieder abklingt und mit dem Epiphysenschluß zum Stillstand kommt. Wie in den vorangegangenen Abschnitten gezeigt wurde, gilt dies auch für die echte Pubertas praecox und für die Pseudopubertas praecox bei einer isolierten Gonaden- oder Nebennierenrinden-Überfunktion.

Sowohl die androgenen Gonadenhormone wie die androgenen Nebennierenrinden-Hormone fördern die Knochenentwicklung und das Wachstum und wirken in dieser Beziehung synergestisch mit STH.

Die Tatsache, daß der Pubertätswachstumsschub sowohl beim STH-Mangel mit normaler Pubertät wie auch beim Hypogonadismus mit normaler STH-Produktion fehlt, zeigt deutlich, daß er vom Zusammenspiel von STH und Androgenen abhängt.

Beim Fehlen der Gonadenhormone bleibt der Wachstumsschub der Pubertät aus, doch dürfte dafür vor allem beim Mädchen auch ein mitbeteiligter Mangel an Nebennierenrinden-Androgenen eine wesentliche Rolle spielen (S. 1015). Das Wachstum kommt dabei infolge des verzögerten Epiphysenschlusses verspätet zum Abschluß, ist in den letzten Jahren jedoch so langsam, daß nur ein unbedeutender Großwuchs resultiert.

Je früher die normale Pubertät oder eine der pathologischen Pubertätsformen auftritt, um so kürzer ist die gesamte Wachstumsdauer und um so kleiner ist die endgültig erreichte Körpergröße. Da die Mädchen parallel ihrer schnelleren Knochenentwicklung (S. 999 u. 1000) früher in die Pubertät eintreten und deshalb auch früher zu wachsen aufhören, liegt die mittlere Körpergröße der Frau um 12–13 cm unter derjenigen des Mannes.

C. Normalwerte der Körpermaße und der Knochen- und Zahnentwicklung

1. Größe und Gewichte

Größe und Gewicht sind die wichtigsten Maße für die Beurteilung der körperlichen Entwicklung. Da-

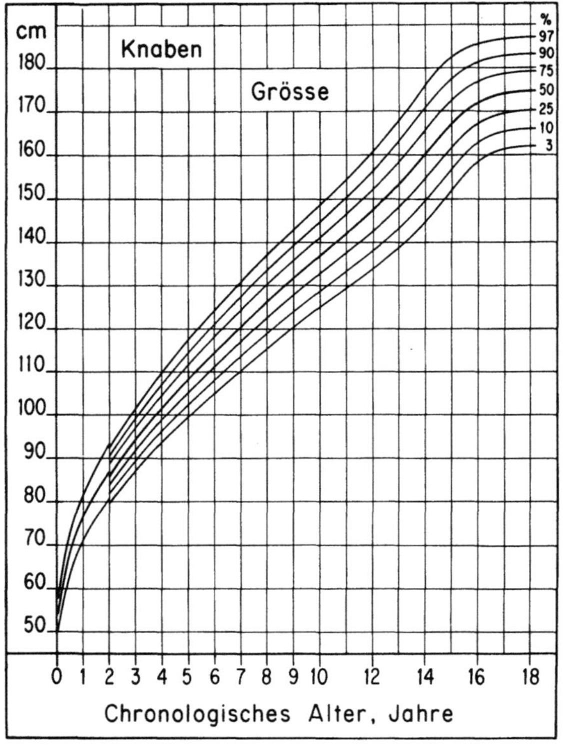

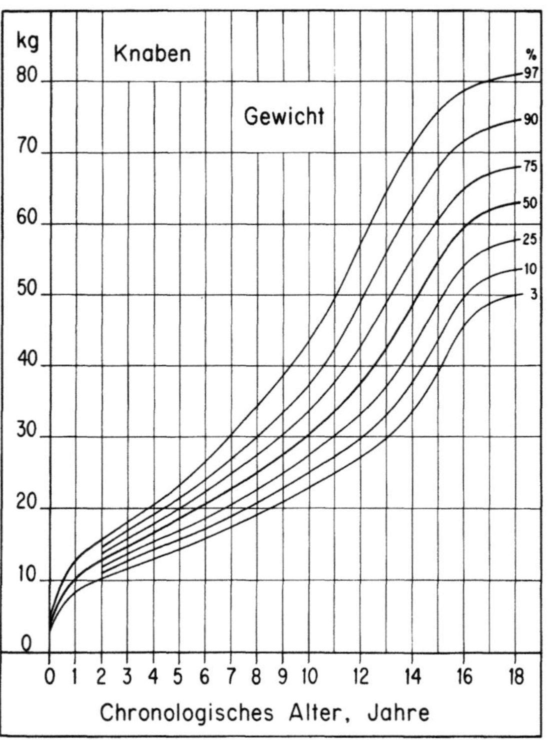

Abb. 4. Größe und Gewicht von Knaben (Tanner, 1966). Die Perzentile 50 stellt den Medianwert dar. Die Perzentile 10 (bzw. 90) bedeutet, daß 10% (bzw. 90%) aller gleichaltrigen Individuen kleiner oder leichter und 90% (bzw. 10%) größer oder schwerer sind

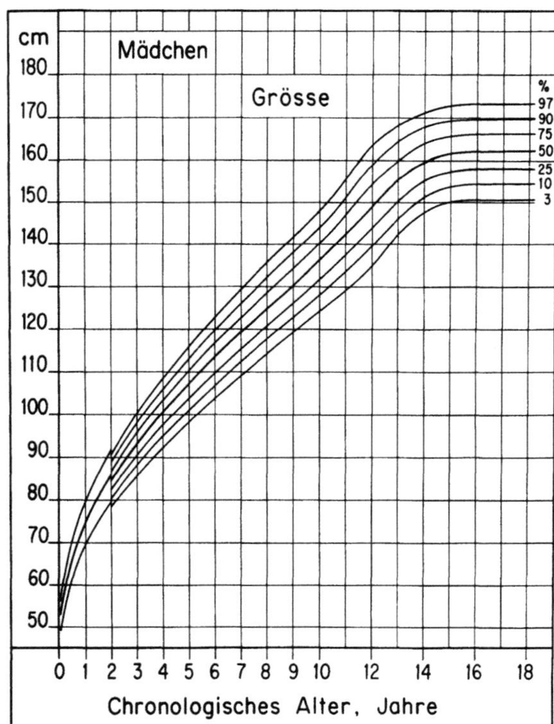

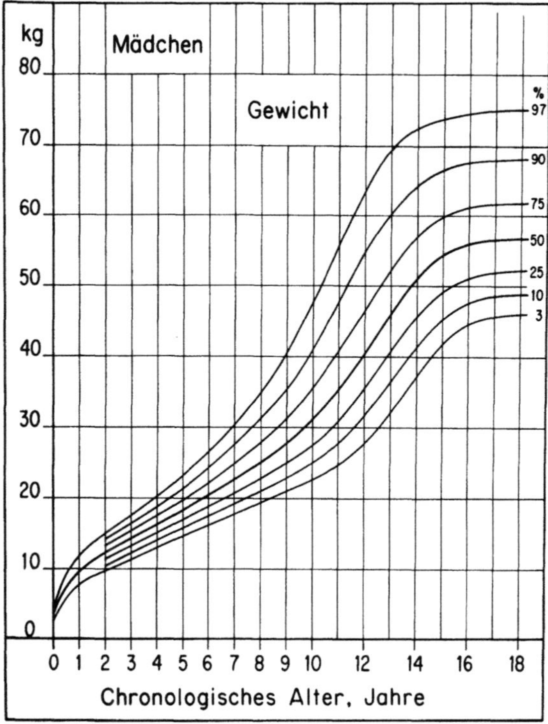

Abb. 5. Größe und Gewicht von Mädchen (Tanner, 1966). Die Perzentile 50 stellt den Medianwert dar. Die Perzentile 10 (bzw. 90) bedeutet, daß 10% (bzw. 90%) aller gleichaltrigen Individuen kleiner oder leichter und 90% (bzw. 10%) größer oder schwerer sind

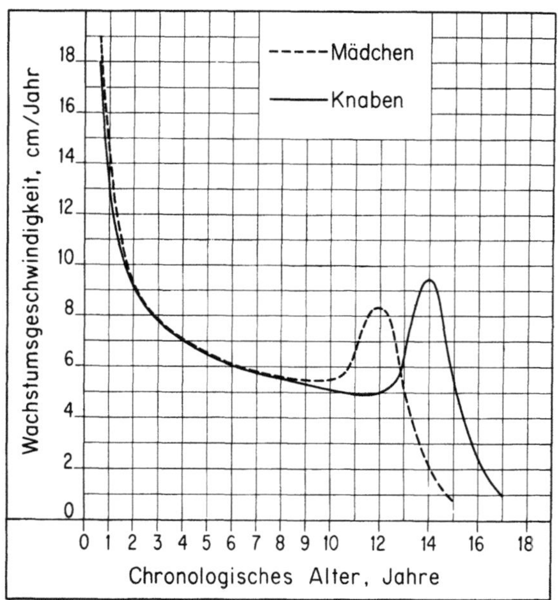

Abb. 6. Wachstumsgeschwindigkeit (cm/Jahr) bei mittlerem Wachstumsverlauf (TANNER, 1966)

bei darf aber nicht vergessen werden, daß beide physiologischerweise beträchtlich variieren und daß die Heredität, der Lebensstandard und die von Generation zu Generation feststellbare Acceleration des Wachstums eine große Rolle spielen.

In den Abb. 4 und 5 sind die normalen Perzentilen für Knaben und Mädchen von der Geburt bis zum 18. Jahr angegeben. Beim Erwachsenen kann für die Beurteilung der Größe der Endpunkt dieser Wachstumskurven benützt werden. Da das Gewicht auch nach dem Wachstumsstillstand bis zum 30. Jahr noch weiter ansteigt, sind für die Beurteilung des Erwachsenengewichtes besondere Tabellen notwendig.

Als Längenalter und Gewichtsalter bezeichnet man das der Größe und dem Gewicht normalerweise entsprechende Durchschnittsalter (Perzentile 50 in Abb. 4 und 5). Eine Abweichung von ±20% vom chronologischen Alter ist durchaus physiologisch und entspricht ungefährt dem von den Perzentilen 10 und 90 eingeschlossenen Streuungsbereich für Größe und Gewicht.

Betrachtet man die mittlere jährliche Größen- und Gewichtszunahme während der ganzen Wachstumsperiode (Abb. 6), so fällt vor allem die starke Größenzunahme im Beginn der Pubertät auf. Dieser Wachstumsschub fehlt, wenn die Pubertät nicht eintritt.

2. Körperoberfläche und Dosierung der Belastungsproben

Bei den in diesem Buch angegebenen Belastungsproben gelten die Dosierungsangaben je Kilogramm Körpergewicht nur für den Erwachsenen. Für Kinder wäre diese Dosis zu niedrig. Im Kindesalter ist es vorteilhafter, die Dosierungsangaben je m^2 Körperoberfläche zu geben. Die Dosierung nach Körperoberfläche gilt aber ebensogut für den Erwachsenen und kann deshalb universeller gebraucht werden als die Dosierung nach Körpergewicht. Die Körperoberfläche bestimmt man mit Hilfe eines Nomogrammes aus Körpergröße und Körpergewicht. Der Geübte kann sie aus den folgenden Merkzahlen schätzen: Neugeborener = 3,5 kg = 0,2 m^2; 2 Jahre = 12 kg = 0,5 m^2; 9 Jahre = 30 kg = 1,0 m^2; Erwachsener = 65 kg = 1,7 m^2.

3. Körperproportionen

Mit zunehmendem Wachstum wird der Kopf gegenüber dem Stamm immer kleiner, während die Extremitäten gegenüber dem Stamm immer länger werden.

In der Endokrinologie ist vor allem das Verhältnis zwischen Stamm- und Extremitätenlänge von Bedeutung. Zur Beurteilung dieser Proportionen mißt man am einfachsten die Unterlänge oder das *untere Segment* (Höhe vom Boden bis zum oberen Symphysenrand) und berechnet die Oberlänge oder das *obere Segment* (Körpergröße minus Unterlänge). Statt der Oberlänge wird vielfach die nur wenig davon abweichende Sitzhöhe gemessen. Der Quotient Oberlänge/Unterlänge beträgt beim Neugeborenen etwa 1,7 und nimmt mit zunehmendem Alter rasch ab (Abb. 9). Bei 10jährigen beträgt er etwa 1,0. In der Pubertät sind die Extremitäten relativ länger als in jedem anderen Zeitpunkt (Pubertätsakromegaloid), so daß der Quotient beim Knaben bis auf 0,9 und beim Mädchen bis auf 0,95 sinken kann. Bei der erwachsenen Frau liegt er etwas über 1,0, beim Mann etwas unter 1,0.

In etwas gröberer Weise läßt sich das Verhältnis von Stamm- zu Extremitätenlänge auch durch die vergleichende Messung von Spannweite (Distanz von Fingerspitze zu Fingerspitze bei ausgestreckten Armen) und Körpergröße erfassen. Die Spannweite beträgt unter 10 Jahren etwas weniger und über 10 Jahren etwas mehr als die Körpergröße. Sie übertrifft beim Erwachsenen die Körpergröße um höchstens 4–7 cm. Die Tatsache, daß beim Mann die Spannweite der Größe und die Unterlänge der Oberlänge entspricht, findet ihre berühmte künstlerische Darstellung in Leonardo da Vincis Skizze der menschlichen Proportionen (Abb. 7).

Bei gewissen Formen von Minderwuchs, besonders bei der Hypothyreose und der Chondrodystrophie, bleiben diese Proportionen in ihrer Entwicklung zurück, d.h., die Extremitäten sind relativ zu kurz (Abb. 8). Der Quotient Oberlänge/Unter-

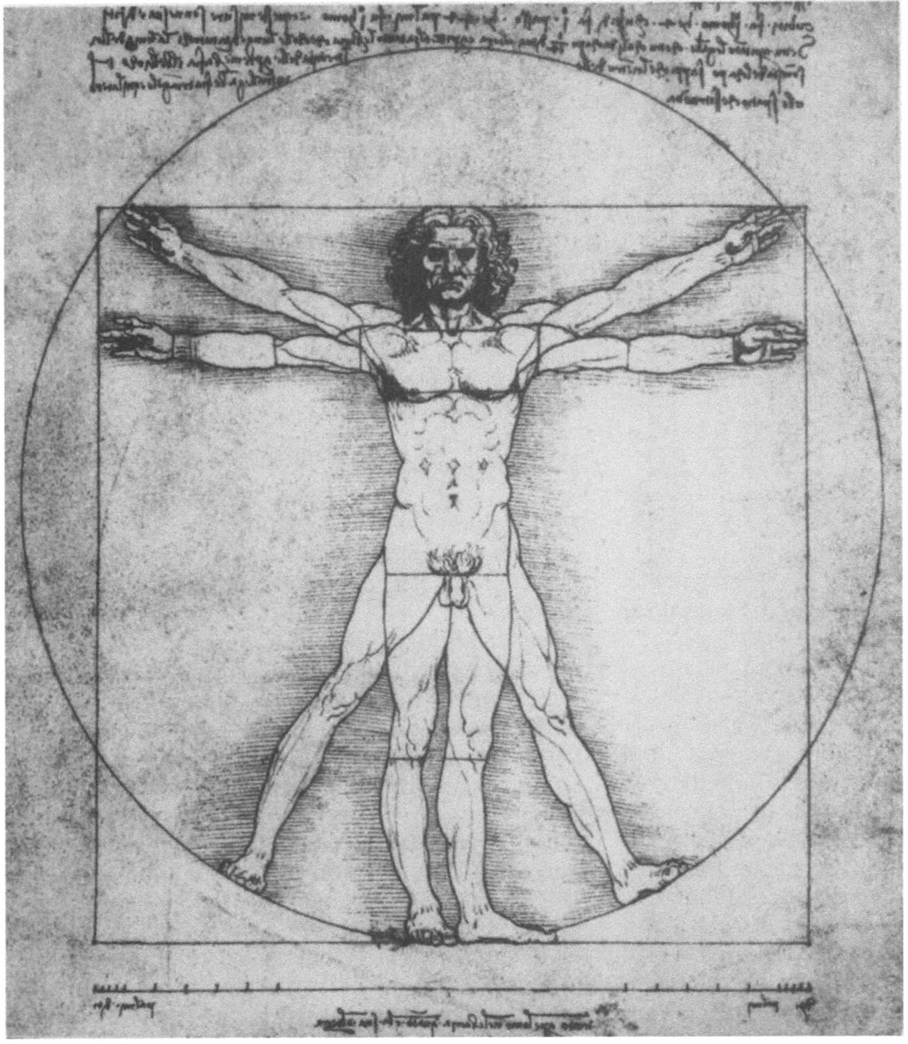

Abb. 7. Leonardo da Vincis Skizze der menschlichen Proportionen

länge (Abb. 9) ist erhöht und die Spannweite zu klein. Das gleiche gilt für alle Formen von echter Pubertas praecox und von Pseudopubertas praecox nach dem Wachstumsstillstand. Bei diesen Patienten schließen sich die Epiphysen, bevor die Erwachsenenproportionen erreicht sind. Umgekehrt findet man vor allem bei Eunuchen und bei der Arachnodaktylie, in geringerem Maße aber bei fast jeder verspäteten Pubertät relativ zu lange Extremitäten. Der Quotient Oberlänge/Unterlänge ist zu niedrig und die Spannweite zu groß (eunuchoider Körperbau).

4. Knochenentwicklung

Die Knochenentwicklung läßt sich am einfachsten aus einer Röntgenaufnahme der Hand beurteilen. Beim Vergleichen des Röntgenbildes mit den Abb. 10–13 läßt sich das Entwicklungsalter des Handskelets (Knochenalter) ablesen. Für eine präzisere Bestimmung des Knochenalters der Hand gibt es besondere Atlanten (GREULICH-PYLE, 1950). Noch genauere Methoden beruhen auf der Zählung aller Knochenkerne der einen Körperhälfte.

Wie beim Längen- und Gewichtsalter ist eine Abweichung des Knochenalters von etwa ±20% vom chronologischen Alter durchaus noch normal. Bei den Mädchen ist die Knochenentwicklung etwas rascher als bei den Knaben. Am größten ist der Unterschied in der Pubertät, wo das Knochenalter der Mädchen um etwa 2 Jahre voraus ist. Nicht selten findet man eine leichte Dissoziation, d.h. eine gestörte Reihenfolge im Auftreten der Knochenkerne. Eine starke Dissoziation ist besonders häufig bei der Hypothyreose und im Anschluß an schwere Allgemeinerkrankungen.

Bei zahlreichen Wachstumsstörungen ist der Vergleich von Längen- und Knochenalter für die Abklärung wertvoll. Beim hypophysären Zwergwuchs (S. 96) bleiben Längen- und Knochenalter im gleichen Maße stark zurück. Bei der unbehan-

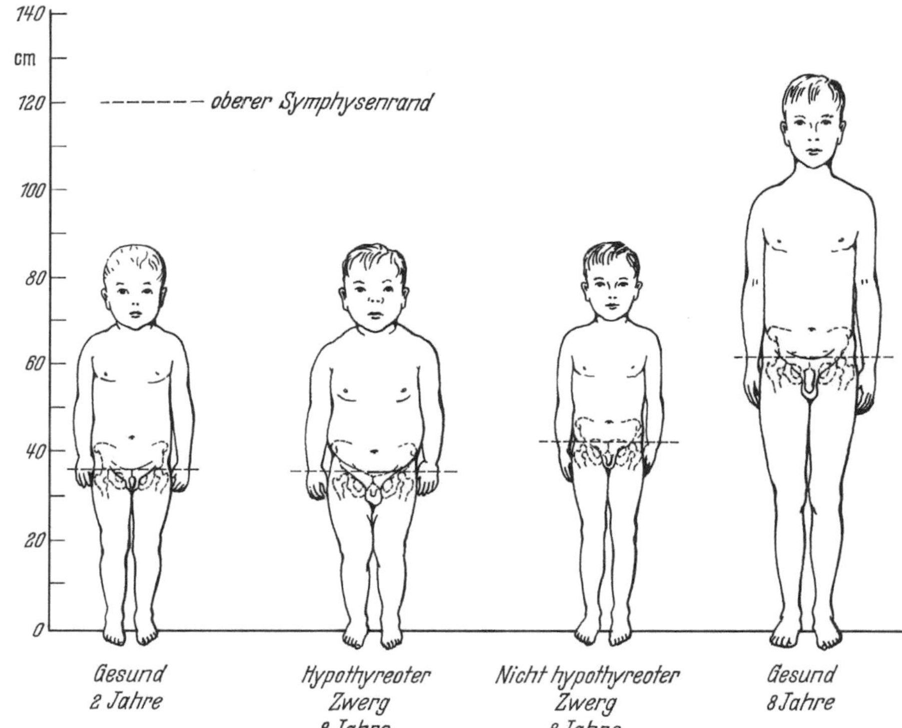

Abb. 8. Die Körperproportinen (Oberlänge/Unterlän beim Gesunden im Alter von 2 und 8 Jahren. Dazwischen ein 8jähriger hypothyreoter Zwerg, der in den Proportionen dem gesunden 2jährigen entspricht, und ein 8jähriger nichthypothyreoter Zwerg mit Proportionen, die seinem wirklichen Alter entsprechen (WILKINS, 1965)

delten Hypothyreose (S. 158) des Kindes ist das Knochenalter stärker zurück als das Längenalter. Beim hypophysären Riesenwuchs (S. 106) ist nur das Längenalter voraus. Bei der echten Pubertas praecox und bei der Pseudopubertas praecox (S. 1021) ist das Knochenalter stärker beschleunigt als das Längenalter.

Das Röntgenbild der Hand ist bei manchen endokrinen Störungen nicht nur zur Bestimmung des Knochenalters, sondern auch zur Beurteilung der Knochenstruktur wertvoll. Eine stark verkalkte Abschlußplatte von Radius und Ulna und eine Aufsplitterung des Ulnakerns (epiphysäre Dysgenesie) deutet auf eine Hypothyreose (S. 176), eine subperiostale Knochenresorption im Bereich der Phalangen auf einen Hyperparathyreoidismus (S. 871). Eine allgemeine Kalkverarmung findet man bei verschiedenen Störungen des Calcium-Phosphor-Stoffwechsels und eine grobsträhnige Strukturveränderung beim Turner-Syndrom (S. 661). Epiphysennahe Querlinien in den langen Knochen und eine zielscheiben- oder kulissenartige Struktur der Knochenkerne (S. 175) lassen einen plötzlichen Wechsel von langsamem zu raschem Knochenwachstum (z.B. nach vorübergehender Wachstumshemmung bei allgemeinen Erkrankun-

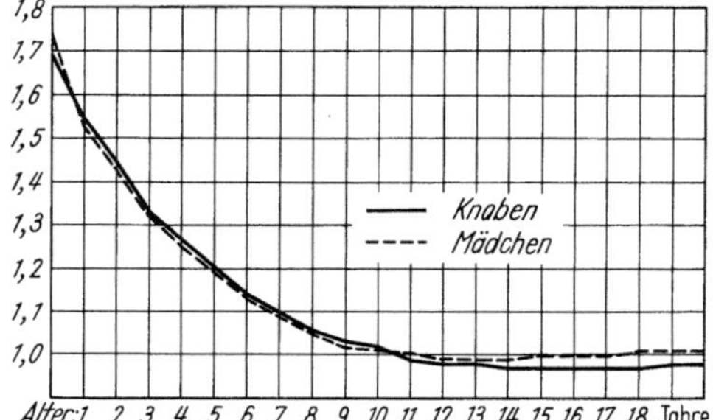

Abb. 9. Mittelwerte für den Quotienten Oberlänge/Unterlänge (Unterlänge = Symphysenhöhe; Oberlänge = Größe − Unterlänge). (Nach ENGELBACH, 1932)

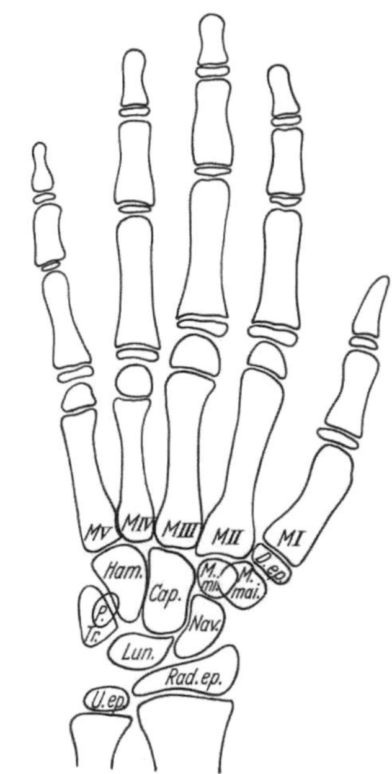

Abb. 10. Handskelet eines 12jährigen Knaben (KspZ)

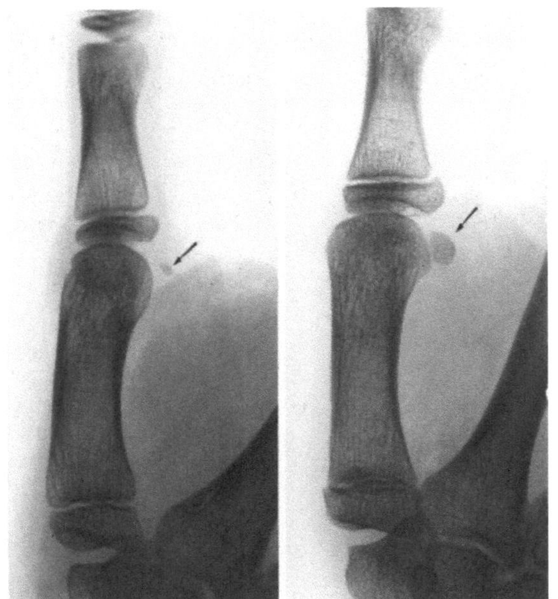

Abb. 11. Das erste Daumensesambein im Röntgenbild. Links bei einem Knaben mit 13 Jahren, rechts bei einem Knaben mit 15 Jahren (KspZ)

gen oder nach Beginn der Thyroideabehandlung bei der Hypothyreose) oft Monate bis Jahre später noch erkennen.

5. Pubertäts- und Wachstumsprognose aus der Körpergröße und der Knochenentwicklung

Das Knochenalter zeigt eine bessere Relation zum Zeitpunkt der Pubertät als das chronologische Alter oder die Körpermaße. Das Erscheinen des ersten Daumen-Sesambeines (Abb. 11) bei einem Knochenalter von $10^1/_2$ bis $11^1/_2$ Jahren bei den Mädchen und von $12^1/_2$ bis $13^1/_2$ Jahren bei den Knaben fällt in der Regel mit dem Beginn der Pubertät zusammen. Die Menarche und der mutmaßliche Zeitpunkt der ersten reifen Spermatozoen treten etwa 2 Jahre später auf.

Auf dieser Basis läßt sich der Zeitpunkt der Pubertät bei Kindern nach dem 8. Jahr ungefähr voraussagen. Ist z.B. bei einem 9jährigen Knaben das Knochenalter um 2 Jahre voraus, so ist die Pubertät mit 11 statt mit 13 Jahren zu erwarten.

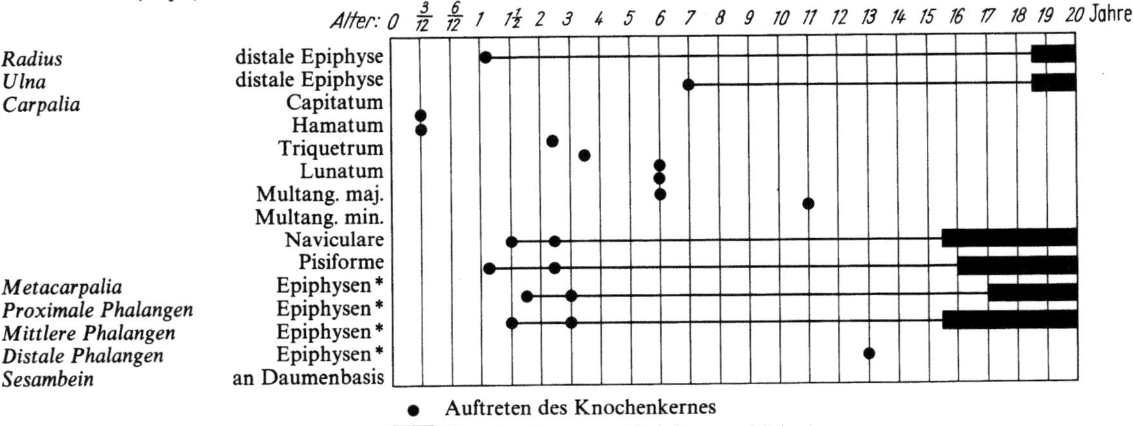

Abb. 12. Die Entwicklung des Handskeletes beim männlichen Geschlecht (KspZ)

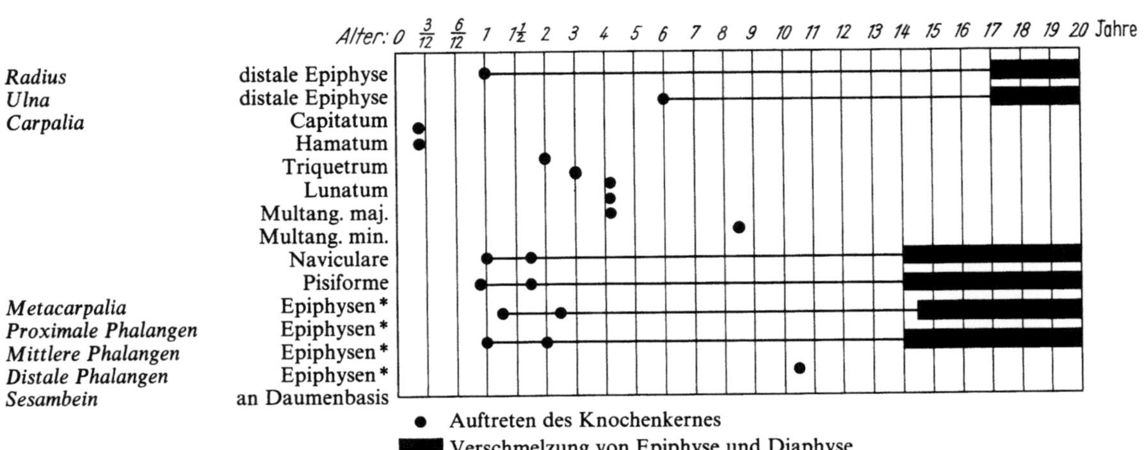

Abb. 13. Die Entwicklung des Handskeletes beim weiblichen Geschlecht (KspZ)

Tabelle 3. Tafel zur Voraussage der Erwachsenengröße aus Körpergröße und Skeletalter. Die Zahlen geben an, wieviel Prozent der zu erwartenden endgültigen Körpergröße bei einem gegebenen Skeletalter (bestimmt nach GREWLICH und PYLE) erreicht sind. (Nach BAYLEY und PINNEAU, 1952)

Skeletalter Jahre und Monate	Knaben Skeletalter			Mädchen Skeletalter		
	verfrüht	normal	verzögert	verfrüht	normal	verzögert
6,0			68,0		72,0	73,3
6,6			70,0		73,8	75,1
7,0	67,0	69,5	71,8	71,2	75,7	77,0
7,6	68,5	70,9	73,8	73,2	77,2	78,8
8,0	69,6	72,3	75,6	75,0	79,0	80,4
8,6	70,9	73,9	77,3	77,1	81,0	82,3
9,0	72,0	75,2	78,6	79,0	82,7	84,1
9,6	73,4	76,9	80,0	80,9	84,4	85,8
10,0	74,7	78,4	81,2	82,8	86,2	87,4
10,6	75,8	79,5	81,9	85,6	88,4	89,6
11,0	76,7	80,4	82,3	88,3	90,6	91,8
11,6	78,6	81,8	83,2	89,1	91,4	92,6
12,0	80,9	83,4	84,5	90,1	92,2	93,2
12,6	82,8	85,3	86,0	92,4	94,1	94,9
13,0	85,0	87,6	88,0	94,5	95,8	96,4
13,6	87,5	90,2		96,2	97,4	97,7
14,0	90,5	92,7		97,2	98,0	98,3
14,6	93,0	94,8		98,0	98,6	98,9
15,0	95,8	96,8		98,6	99,0	99,4
15,6	97,1	97,6		99,0	99,3	99,6
16,0	98,0	98,2		99,3	99,6	99,8
16,6	98,5	98,7		99,5	99,7	99,9
17,0	99,0	99,1		99,8	99,9	100,0
17,6		99,4		99,95	99,95	
18,0		99,6			100,0	
18,6		100,0				

Da beim Mädchen das Wachstum mit einem Knochenalter von 16–17 Jahren und beim Knaben mit einem Knochenalter von 18–19 Jahren zum Abschluß kommt, läßt sich bei Kindern mit einem Knochenalter von mindestens 6 Jahren auch das weitere Wachstum aus Körpergröße und Knochenalter ungefähr voraussagen (Tabelle 3). Allerdings ist dafür eine möglichst genaue Knochenalterbestimmung mit Hilfe des Atlas von GREULICH-PYLE angezeigt. Diese Möglichkeit ist von Bedeutung, da die Eltern von endokrin gesunden, aber zu rasch oder zu langsam wachsenden Kindern vom Arzt vor allem eine Wachstumsprognose verlangen.

6. Zahnentwicklung

Die Zahnentwicklung wird am besten aus einem seitlichen Röntgenbild des Unterkiefers beurteilt. Aus dem Grad der Mineralisierung der Zähne läßt sich durch Vergleichen mit Abb. 14 das Entwicklungsalter der Zähne (*Zahnalter*) ablesen. Abb. 14 zeigt auch, daß Schmelzhypoplasien der bleibenden Schneidezähne auf eine Verkalkungsstörung in der frühesten Kindheit zurückzuführen sind (Rachitis, Hypoparathyreoidismus).

Bei endokrinen Störungen weicht die Zahnentwicklung in der Regel weniger stark von der Norm ab als die Knochenentwicklung. So ist bei der kindlichen Hypothyreose (S. 174) und beim hypophysären Zwergwuchs (S. 96) das Zahnalter weniger stark zurück als das Knochenalter, während bei allen Formen von Pubertas praecox und Pseudopubertus praecox das Zahnalter im Gegensatz zum enormen Vorsprung des Knochenalters normal oder nur wenig voraus ist (Abb. 30). Offenbar ist die Zahnentwicklung von endokrinen Faktoren weniger abhängig als die Knochenentwicklung. Eine Ausnahme macht der im Kindesalter auftretende Hypoparathyreoidismus (S. 858), bei dem die Zahnentwicklung infolge einer mangelhaften Verkalkung der Wurzeln oft ganz beträchtlich zurückbleibt. Beim Hyperparathyreoidismus (S. 871). ist das Röntgenbild der Zähne wegen dem Fehlen der Lamina dura (Corticalis der Zahnalveolen) diagnostisch wertvoll.

7. Graphische Darstellung von Wachstum und Entwicklung

Eine einfache und übersichtliche graphische Darstellung zeigen die Abb. 6 auf S. 97 und die

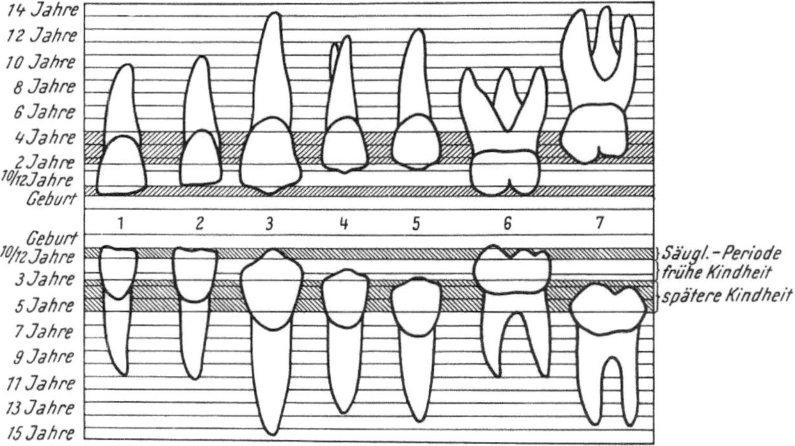

Abb. 14. Röntgenologisch feststellbare Mineralisierung der bleibenden Zähne. (Nach MASSLER, 1941)

Abb. 30 auf S. 1023. Das chronologische Alter ist auf der Abszisse und das Entwicklungsalter auf der Ordinate angegeben. Die normale Entwicklung entspricht damit der Diagonalen. Für jede Entwicklungsgröße (Längenalter, Gewichtsalter, Knochenalter, Intelligenzalter usw.) wird dann die entsprechende Kurve eingezeichnet. Auf diese Weise läßt sich mit einem Blick der Verlauf der verschiedenen Entwicklungsgrößen erfassen.

D. Störungen des Wachstums

1. Definition von Zwergwuchs und Riesenwuchs

Jede Definition der Begriffe Klein- und Großwuchs und Zwerg- und Riesenwuchs ist willkürlich und kann deshalb keine grundsätzliche Bedeutung beanspruchen.

Im Kindesalter spricht man oft von Klein- oder Großwuchs, wenn das Längenalter (S. 997) um mehr als 20% und von einem Zwergwuchs oder Riesenwuchs, wenn es um mehr als 40% von der Norm abweicht. Nach einer anderen Definition liegt ein Zwerg- oder Riesenwuchs vor, wenn die Größe um mehr als die 3fache Standardabweichung (3 σ) vom Mittel abweicht. Praktisch geben beide Definitionen für das Kindesalter ähnliche Grenzwerte. Legt man beim Erwachsenen einen ähnlichen Maßstab an, so liegt beim Mann ein Zwergwuchs (bzw. Kleinwuchs) vor, wenn er kleiner als 145 cm (bzw. 165 cm) ist, und ein Riesenwuchs (bzw. Großwuchs), wenn ergrößer als 200 cm (bzw. 185 cm) ist. Analog wäre bei der Frau ein Zwergwuchs (bzw. Kleinwuchs), wenn sie weniger als 135 cm (bzw. 155 cm) groß ist, und ein Riesenwuchs (bzw. Großwuchs), wenn sie mehr als 185 cm (bzw. 170 cm) groß ist.

2. Ätiologische Einteilung des Minderwuchses

Tabelle 4 gibt eine Übersicht über die verschiedenen Formen von Minderwuchs. Die ätiologische Einteilung entspricht den auf S. 990 angegebenen Wachstumsfaktoren. Die verschiedenen Minderwuchsformen endokriner Ursache sind in den entsprechenden Organ-Kapiteln und auf S. 1007 dargestellt. In diesem Kapitel sollen diejenigen nicht hormonalen Minderwuchsformen, die immer wieder mit Endokrinopathien verwechselt werden, und die Differentialdiagnose des Minderwuchses besprochen werden.

Tabelle 4. Ätiologische Einteilung des Minderwuchses (M)

1. *Mangel an Aufbaustoffen*
   - Hypocalorischer M.
   - Intestinaler M. (s. unter 3.)
2. *Neurale und hormonale Störungen*
   - Hypothalamus und Hypophyse
     - Dyscerebraler und mikrocephaler M., Laurence-Moon-Bardet-Biedl-Syndrom
     - Konstitutionelle Verzögerung von Wachstum und Pubertät
     - Echte Pubertas praecox[a]
     - Hypophysärer M.
   - Thyreoidea
     - Hypothyreoter M.
   - Pankreas
     - Schlecht kontrollierter Diabetes mellitus
   - Nebennieren
     - Cushing-Syndrom
     - Adrenogenitales Syndrom[a]
   - Gonaden
     - Pseudopubertas praecox[a] bei Gonadentumoren
3. *Nicht hormonale Stoffwechselstörungen*
   - Renaler M.
     - Nierenmißbildungen, chronische Nephritis, Fanconi-Syndrom, renaler Diabetes insipidus usw.
   - Intestinaler M.
     - Cöliakie, Pankreasfibrose, Megacolon usw.
   - Hepatischer M.
     - Glykogenspeicherkrankheit, Cirrhose usw.
   - Anoxämischer M.
     - Vitium cordis congenitum, Bronchiektasen, chronische Anämie usw.
   - Rachitischer M.
     - Vitamin D-Mangel- und Vitamin D-resistente Rachitis
   - Lipoidosen u.a. Speicherkrankheiten
     - Morbus Gaucher, Niemann-Pick, Hand-Schüller-Christian, Mucopolysaccharidosen usw.
4. *Mangelhafte Wachstumspotenz der Knochen*
   - Primordialer M. und Progerie
   - Kongenitale Skeletstörungen
     - Achondroplasie u.a. Skeletdysplasien
   - Erworbene Skeletstörungen
     - Rachitis, Hyperparathyreoidismus
   - Kongenitale Dysmorphie-Syndrome
     - Turner-Syndrom, Pseudohypoparathyreoidismus, autosomale Chromosomenstörungen (Down-Syndrom usw.)

[a] Wachstumsrückstand erst nach Epiphysenschluß.

3. Dyscerebraler und mikrocephaler Minderwuchs

Mikrocephalie, Hirnmißbildungen sowie angeborene und erworbene Hirnschädigungen aller Art sind häufig mit Minderwuchs verbunden, wobei sich aber nur ausnahmsweise ein Wachstumshormonmangel als Ursache feststellen läßt. Diese Erfahrung läßt vermuten, daß cerebrale oder hypothalamische Faktoren das Wachstum und die Entwicklung auch auf nicht hormonalen Wegen beeinflussen können.

4. Hypocalorischer und psychosozialer Minderwuchs

Zahlreiche Untersuchungen über das Wachstum von Schulkindern in Kriegs- und Nachkriegszeiten zeigen deutlich, daß eine mangelhafte Ernährung das Wachstum beeinträchtigt und daß eine vollwertige Ernährung das Wachstum unterernährter Kinder fördert. Die besten Beispiele von hypocalorischem Minderwuchs findet man bei falsch und mangelhaft ernährten Säuglingen, bei Kindern mit schweren chronischen Allgemeinerkrankungen und bei Kindern mit jahrelang dauernder Anorexie. Diese letzteren Patienten zeigen überaus deutlich, daß auch psychische Einflüsse über den Weg der Nahrungsaufnahme das normale Wachstum stören können.

Abgesehen von den Fällen mit manifester Unterernährung oder mit manifesten schwerwiegenden und lang dauernden psychischen Konflikten sieht man aber auch Kinder mit Kleinwuchs, auffallender Magerkeit und leichtem Rückstand in der Knochenentwicklung, bei denen erst die Wachstumsbeschleunigung nach Milieuwechsel und nach optimaler Ernährung eine Mangelernährung als Ursache des Minderwuchses aufdeckt.

In den USA wurden in den letzten Jahren die durch eine Kombination von psychischen und sozialen Faktoren bedingten, meist reversiblen Minderwuchsformen besonders studiert. Man spricht von Deprivations-Minderwuchs oder psychosozialem Minderwuchs. Neben dem Minderwuchs stehen die Verhaltensstörungen und die Verwahrlosung im Vordergrund. Es ist unklar, ob die psychischen Faktoren direkt das Wachstum hemmen können oder ob der Minderwuchs mit der Unterernährung in Zusammenhang steht. In manchen Fällen wurde eine niedrige und nicht genügend stimulierbare Wachstumshormonkonzentration im Blut gefunden, so daß offenbar ein funktioneller, d.h. reversibler Wachstumshormonmangel vorliegt. In anderen Fällen von mehr akuter Unterernährung im Sinne eines Eiweißmangels (Kwashiorkor) ist die Wachstumshormonkonzentration, jedoch wie bei der Anorexia nervosa erhöht. Somatomedin ist aber in allen Fällen erniedrigt. Falls es gelingt, durch bessere Ernährung oder Milieuänderung das Kind aus dieser Situation herauszureißen, kann man ein beschleunigtes Aufholwachstum mit vollkommener Heilung des Zustandes beobachten. Unbehandelt ist der Wachstumsverlauf ähnlich wie bei Patienten mit Wachstumshormonmangel (S. 96) oder wie bei der im nächsten Abschnitt zu besprechenden konstitutionellen Verzögerung von Wachstum und Pubertät.

5. Konstitutionelle Verzögerung von Wachstum und Entwicklung

Bei zahlreichen Kindern mit Kleinwuchs findet man eine verzögerte Knochenentwicklung und eine verzögerte Pubertät ohne irgendwelche krankhaften Befunde und ohne Anhaltspunkte für eine ungenügende Ernährung. Im Schulalter beträgt der Rückstand in Größe, Gewicht und Knochenentwicklung meist 2–4 Jahre. Die Pubertät und der Wachstumsschub der Pubertät treten etwas verspätet, zwischen dem 14. und 18. Lebensjahr auf, verlaufen aber durchaus normal (Abb. 15, 16 u. 18): Dank einer bis zum 20.–23. Jahr verlängerten Wachstumsdauer erreichen diese Individuen später aber doch noch eine normale, wenn auch oft im unteren Bereich der Norm liegende Körpergröße.

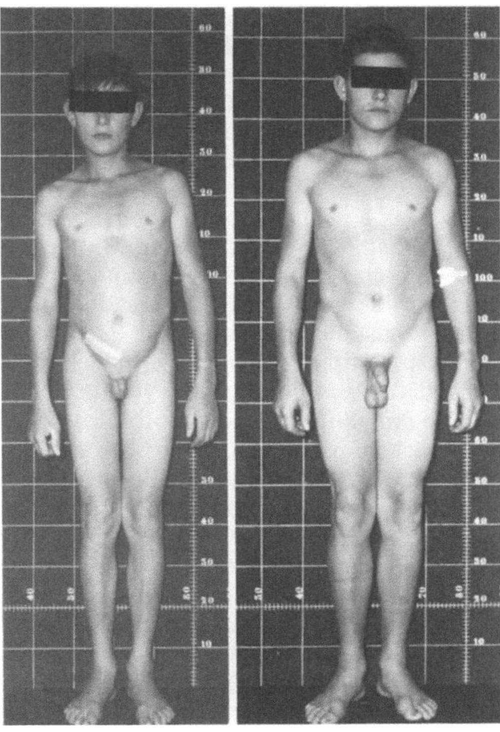

Abb. 15. Familiäre konstitutionelle Wachstums- und Entwicklungsverzögerung mit spontaner Pubertät im Alter von 18 Jahren. Links knapp 18jährig mit deutlichem Kleinwuchs, noch fehlender Pubertät und leicht eunuchoiden Proportionen. Das Knochenalter von knapp 13 Jahren deutet auf die unmittelbar bevorstehende Pubertät. Rechts 1 Jahr später. Wie erwartet ist der Knabe spontan in die Pubertät eingetreten und stark gewachsen (PRADER, 1955)

Diese Verzögerung von Wachstum und Pubertät ist die häufigste Ursache des Kleinwuchses im Kindesalter. Meistens ist sie familiär. In der Anamnese erfährt man, daß der Vater ebenfalls einer der Kleinsten in der Schule war und mit 20 Jahren noch gewachsen ist, oder daß die Mutter erst mit 15 oder 16 Jahren die Menarche hatte, oder daß ältere Geschwister sehr spät in die Pubertät kamen und erst dann im Wachstum aufgeholt haben.

Alle *hormonalen Untersuchungen* fallen normal aus, wenn man das Entwicklungsalter und nicht das chronologische Alter berücksichtigt. Die Wachstumshormonwerte sind allerdings oft auffallend niedrig und steigen erst mit der Pubertät auf höhere Werte an. Gesamthaft besteht offensichtlich keine endokrine Störung, sondern eine hereditäre Variation der normalen Wachstums- und Entwicklungsverhältnisse.

Die *klinische Diagnose* beruht auf folgenden Elementen: das Kind oder der Jüngling macht einen gesunden und kräftigen Eindruck, Zeichen einer Endokrinopathie fehlen, die unter der 3. Perzentile liegende Wachstumskurve verläuft fast parallel zu dieser, das Knochenalter ist ähnlich verzögert wie das Wachstum, bei Vater oder Mutter oder evtl. auch älteren Geschwistern bestand eine ähnliche Verzögerung von Wachstum und Pubertät. Unter diesen Umständen sind genaue Hormonuntersuchungen nicht angezeigt. Entfernt sich die Wachstumskurve aber immer stärker von der 3. Perzentile weg, so muß differentialdiagnostisch an den isolierten Wachstumshormonmangel gedacht und eine entsprechende Untersuchung eingeleitet werden.

Für die *Therapie* ist es entscheidend wichtig, daß aus dem Knochenalter weitgehend vorausgesagt werden kann, wann die Pubertät zu erwarten ist (S. 1000) und wie groß die künftige Erwachsenengröße sein wird (S. 1001). Um die körpereigene Pubertätsentwicklung nicht zu stören, sollte man theoretisch mit jeder Hormontherapie so lange zuwarten, bis das Knochenalter so weit ist (Mädchen etwa $11^{1}/_{2}$ Jahre, Knaben etwa $13^{1}/_{2}$ Jahre), daß die ersten Pubertätsmerkmale sichtbar werden müßten. Falls diese dann entgegen den Erwartungen nicht auftreten, muß die Diagnose einer konstitutionellen Wachstums- und Entwicklungsverzögerung fallengelassen und ein wirklicher Hypogonadismus angenommen werden. Bei diesem ist jedoch nur die Pubertät verzögert, während die Körpergröße im Gegensatz zur konstitutionellen Verzögerung von Wachstum und Entwicklung im Normalbereich liegt. Das therapeutische Zuwarten ist in der Regel zumutbar, wenn die Pubertät unmittelbar bevorsteht. Jenseits des 15. Jahres, gelegentlich aber auch schon früher, liegt jedoch oft ein seelischer Notstand vor. Im vertrauensvollen Einzelgespräch mit dem Patienten erkennt man plötzlich, wie sehr er körperlich, sportlich und oft auch sozial nicht mithalten kann, wie unterlegen, minderwertig und abnorm er sich vorkommt, wie er von Kameraden ausgelacht und terrorisiert wird und wie er in einem dauernden Angstzustand lebt. Diese Situation kann eine zwingende psychosoziale Indikation zur vorübergehenden Behandlung mit Choriongonadotropin oder Testosteron abgeben. Choriongonadotropin hat den Vorteil, rasch erkennen zu lassen, ob die Hoden wie erwartet auf diese Stimulation ansprechen, d.h., ob die sekun-

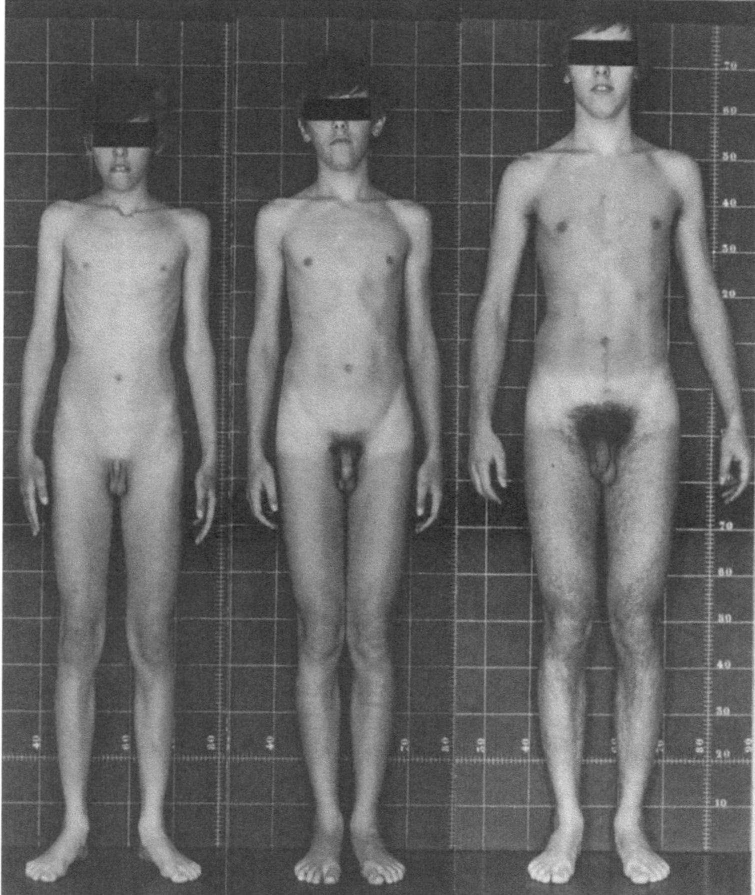

Abb. 16. Jüngling mit konstitutioneller Verzögerung von Wachstum und Pubertät im Alter von 15, $15^{1}/_{2}$ und $19^{1}/_{2}$ Jahren. Mit 15 Jahren ließen das Knochenalter von 13 Jahren und die Hodengröße von 3 ml vermuten, daß die Pubertät unmittelbar bevorsteht. Aus psychosozialen Gründen wurde dennoch während 5 Monaten eine Testosteron-Therapie verabreicht zur Förderung von Wachstum, Pubertät und Körperkraft. Die günstige therapeutische Wirkung und der nachfolgende günstige spontane Verlauf sind deutlich sichtbar

dären Geschlechtsmerkmale rasch auftreten. Eine zweckmäßige Dosierung ist wöchentlich eine Injektion von 2000 E während 3 Monaten. Einfacher und ebenso zweckmäßig ist eine Testosterontherapie (monatlich 100 mg eines Depot-Testosteronpräparates i.m.), die jedoch nur so lange durchgeführt wird, bis das Knochenalter $13^1/_2$ Jahre erreicht hat (Abb. 16). Während der Therapie werden Körpergröße, Körpergewicht und die Körperkraft rasch zunehmen. Gleichzeitig erscheinen die sekundären Geschlechtsmerkmale, während die Hoden jedoch klein bleiben, da die körpereigene Gonadotropinproduktion durch die Behandlung verhindert wird. Im Zusammenhang mit diesen Erfolgen nehmen Appetit, Leistungsfähigkeit, Selbstvertrauen und innere Sicherheit zu. Nach Absetzen der Therapie wird die Pubertätsentwicklung unter Kontrolle der körpereigenen Gonadotropine spontan weitergehen sofern das Knochenalter die Stufe von $13–13^1/_2$ Jahren überschritten hat.

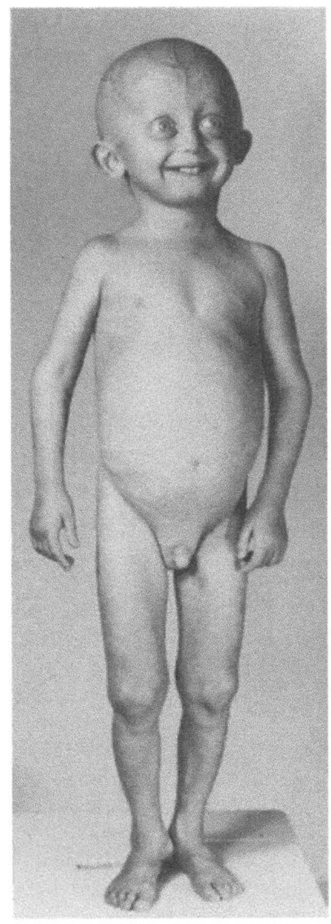

Abb. 17. Klassische Progerie bei einem $3^9/_{12}$jährigen Knaben. Die Körpergröße beträgt 85 statt 98 cm (Rossi, 1951)

6. Primordialer Minderwuchs

Beim primordalen Minderwuchs entsprechen die Körperproportionen, die Knochenentwicklung, die Pubertätsentwicklung und der Zeitpunkt des Wachstumsabschlusses einigermaßen dem chronologischen Alter (Abb. 18). Mit anderen Worten entwickeln sich diese Individuen mit Ausnahme der Längen- und Gewichtszunahme vollkommen normal und sind auch fortpflanzungsfähig. Diese Minderwuchsform kommt sporadisch und familiär vor. Meistens besteht trotz normaler Schwangerschaftsdauer schon bei der Geburt ein Wachstumsrückstand (Abb. 18). Die sporadischen Fälle haben nicht selten normal große Kinder. Bei anderen Fällen zeigt der Stammbaum eine eigentliche Selektion des Minderwuchses, da zu kleine Menschen mit Vorliebe auch einen zu kleinen Ehepartner wählen und damit wiederum zu kleine Kinder bekommen.

Häufig findet man bei Minderwuchs die Kombination von konstitutioneller Verzögerung von Wachstum und Entwicklung mit familiärem Kleinwuchs.

7. Progerie

Die Progerie (Hutchinson-Gilford-Syndrom) stellt eine sehr seltene, in der Regel nicht familiäre, kongenitale Wachstumsstörung mit vorzeitiger Vergreisung dar. Die normal intelligenten Patienten bieten alle das genau gleiche, unverkennbare Aussehen. Neben dem Zwergwuchs und dem mangelhaften Panniculus fällt ein ganz charakteristisches, greisenhaft verändertes, vogelartiges Gesicht auf (Abb. 17).

Die typischen Symptome stellen sich meist schon innerhalb des ersten Lebensjahres ein. Das Wachstum ist stark verlangsamt, kommt aber im normalen Zeitpunkt zum Abschluß. Mit 18 Jahren beträgt die mittlere Größe nur 117 cm und das mittlere Gewicht nur 16,5 kg (Thomson, 1950). Das Gesicht ist im Vergleich zum leicht hydrocephal aussehenden Hirnschädel auffallend klein. Die Augen sind prominent. Die Nase ist schnabelförmig scharf geprägt. Der Unterkiefer ist hypoplastisch. Kopfhaare, Augenbrauen und Wimpern sind nur ganz spärlich vorhanden oder fehlen ganz. Die Kopfvenen sind stark dilatiert und vorspringend. Im Röntgenbild findet man eine leichte Kalkverarmung der Knochen, Coxa valga und eine Hypoplasie der distalen Claviculaenden. Die Extremitäten werden alle immer in leichter Flexion gehalten. Im Alter von wenigen Jahren stellen sich oft eine Hyperlipidämie und regelmäßig arteriosklerotische und arthrotische Veränderungen ein. Der Tod erfolgt in der Regel im 2. Jahrzehnt, meist infolge Coronarinsuffizienz. Der älteste bekanntgewordene Fall wurde 26 Jahre alt.

Die Ursache der Progerie ist nicht bekannt. Früher wurde eine Hypophyseninsuffizienz angenommen, die aber nie belegt werden konnte. Neuerdings wird eine hereditäre mesenchymale Dysplasie mit Wachstumshormon- und Insulin-Resistenz postuliert (Villee, 1969).

8. Dysmorphie-Syndrome mit Minderwuchs

Große diagnostische und noch größere therapeutische Schwierigkeiten bieten die zahlreichen Syndrome von Minderwuchs mit multiplen Dysmorphiemerkmalen oder multiplen Mißbildungen. Diese betreffen vor allem den Bereich des Kopfes, des Gesichtes, der Hände und Füße, des Herzens und der äußeren Geschlechtsorgane. Häufig besteht der Minderwuchs schon bei der Geburt. Die Knochenentwicklung ist altersgemäß oder retardiert. Je nach Syndrom ist die Intelligenz normal oder herabgesetzt. Zu dieser Gruppe gehören das Turner-Syndrom (Gonadendysgenesie, S. 661), das Pseudo-Turner-Syndrom (S. 667), der Pseudohypoparathyreoidismus (S. 668, 851), die autosomalen Chromosomenstörungen, bei denen der Mongolismus (Down-Syndrom) am häufigsten ist, und zahlreiche weitere Syndrome. Die für Prognose und genetische Beratung wichtige Diagnose setzt ein besonderes Wissen in diesem Gebiet voraus und kann hier nicht näher erörtert werden.

9. Klinische Abklärung des Minderwuchses

Für die folgenden Ausführungen halte man sich die Übersichtstafel der verschiedenen Minderwuchsformen (Tabelle 4), die Wachstumsbeispiele von Abb. 18 und die differentialdiagnostische Zusammenfassung in Tabelle 5 vor Augen.

Die klinische Abklärung eines Minderwuchses ist oft mühsam und zeitraubend. Nur selten kann die Ursache auf den ersten Blick erkannt werden (Hypothyreose, Achondroplasie, mongoloide Idiotie usw.). Eine genaue Familienanamnese (Größe der Eltern und Geschwister, Alter beim Pubertätsbeginn und beim Wachstumsstillstand), eine sorgfältige persönliche Anamnese mit Angaben über den bisherigen Wachstumsverlauf, über Ernährung, Appetit und durchgemachte Krankheiten, und eine gründliche Allgemeinuntersuchung mit Untersuchung des Urins sind unentbehrlich. Größe, Gewicht und Knochenalter, die Körperproportionen und der Stand der Pubertätsentwicklung sind von größter Bedeutung, um bei späteren Untersuchungen den Wachstums- und Entwicklungsverlauf genau verfolgen zu können. Die Handröntgenaufnahme zur Bestimmung des Knochenalters läßt außerdem auch auffällige endokrine und metabolische Skeletstörungen erkennen.

Spezialuntersuchungen können schon aus Rücksicht auf den Patienten nicht in der ganzen Breite der diagnostischen Möglichkeiten, sondern nur gezielt je nach Verdachtsdiagnose durchgeführt werden.

Die gründliche anamnestische und klinische Untersuchung führt beim Erwachsenen fast immer zur richtigen Diagnose. Schwieriger, aus prognostischen und therapeutischen Gründen aber ungleich viel wichtiger ist die Diagnose beim Kind. Trotz bester Untersuchung gelingt es beim Kind oft nicht, die Ursache des Minderwuchses mit Sicherheit zu erkennen. Von größtem Wert sind periodische Kontrollen, da der Wachstumsverlauf für die meisten Minderwuchsformen recht charakteristisch ist (Abb. 18).

Ergibt die Untersuchung keine leicht feststellbare Endokrinopathie (Hypothyreose, Cushing-Syndrom), keine Stoffwechselstörung, keine cerebrale Störung und keine Skeletstörung und macht das Kind gesamthaft einen gesunden und normal

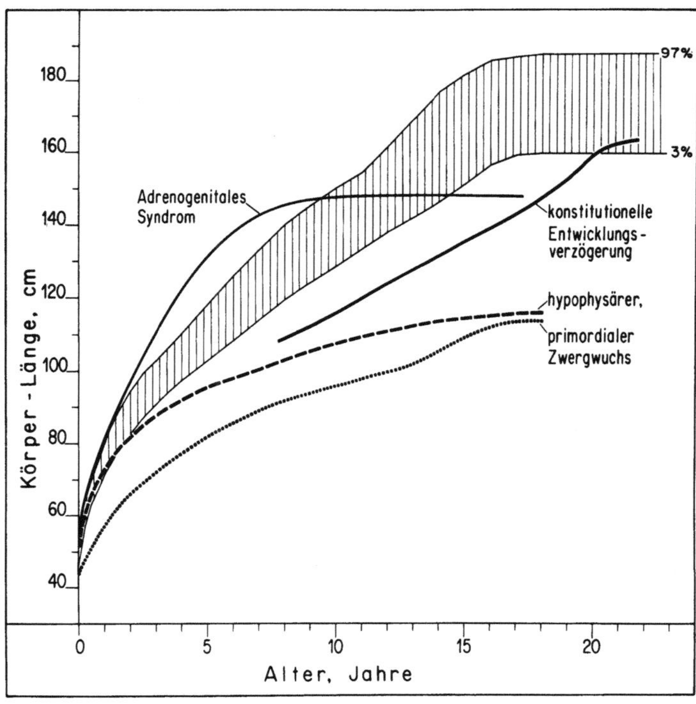

Abb. 18. Typische Wachstumskurven bei verschiedenen Minderwuchsformen (PRADER, 1971)

Tabelle 5. Zur Differentialdiagnose des endokrinen Minderwuchses im Kindesalter

Diagnose	Wachstum	Knochenreifung (und Pubertät)	Intelligenz	Besondere Merkmale
Dyscranialer M. Mikrocephaler M.	verzögert	verzögert	herabgesetzt	Mikrocephalus ev. neurologische Befunde
Hypocalorischer M. Psychosozialer M.	verzögert	verzögert	normal	Anamnese! Magerkeit
Konstitutionelle Verzögerung von Wachstum und Pubertät	beide ähnlich verzögert		normal	Elternanamnese! Gesund
Primordialer M.	verzögert	normal oder wenig verzögert	normal	Oft sehr kleine Eltern Gesund
Hypophysärer M.				
a) isolierter Mangel an Wachstumshormon	stark verzögert	weniger verzögert als W.	normal	Puppenartiger Aspekt Normale Körperproportionen
b) Mangel mehrerer Hypophysenhormone	beide ähnlich stark verzögert		normal	Wie a), dazu weitere Hormonausfälle
Hypothyreose	verzögert	stärker verzögert als W.	herabgesetzt	Charakteristisches Aussehen Infantile Körperproportionen
Cushing-Syndrom	verzögert	verzögert	normal	Adipositas u.a. Cushing-Symptome
Turner-Syndrom (Gonadendysgenesie)	stark verzögert	weniger verzögert als W.	normal oder leicht herabgesetzt	Typische Dysmorphiemerkmale
Echte und Pseudopubertas praecox	bis zum 12. Jahr beschleunigt dann Stillstand mit Kleinwuchs	stark beschleunigt	normal	beschleunigte somatische Entwicklung, vorzeitige sekundäre Geschlechtsmerkmale

intelligenten Eindruck, so handelt es sich häufig um die konstitutionelle Verzögerung von Wachstum und Pubertät (S. 1003), seltener um einen primordialen Minderwuchs (S. 1005), einen hypophysären Minderwuchs (S. 96) oder ein Turner-Syndrom (S. 661) ohne augenfällige Dysmorphiemerkmale. Der hypophysäre Minderwuchs läßt sich nur durch eine gründliche Untersuchung der Hypophysenfunktionen mit Wachstumshormonbestimmungen erfassen. An ein Turner-Syndrom muß bei jedem kleinwüchsigen Mädchen gedacht und deshalb sorgfältig auf Schildthorax, Pterygium usw. geachtet werden. Ein negatives Sexchromatin bestätigt die Vermutung, während ein positives Sexchromatin die Diagnose offenläßt und bei klinischem Verdacht eine Chromosomenanalyse erfordert.

10. Prognose und Therapie des Minderwuchses

Die *Wachstumsprognose* ist bei Kindern von größter praktischer Bedeutung. Wenn eine endokrine Unterfunktion vorliegt, so hängt sie von der regelmäßigen Substitutionstherapie ab. Bei allen anderen Formen kann der Zeitpunkt der Pubertät und die zukünftige Erwachsenengröße ordentlich genau aus der Körpergröße und dem Knochenalter vorausgesagt werden (S. 1001). Daß bei geschlossenen Epiphysen ein weiteres Wachstum nicht mehr möglich ist, versteht sich von selbst.

Eine *kausale Therapie* ist nur bei wenigen Fällen von Minderwuchs möglich. Dazu gehören die optimale Nahrungszufuhr bei Unterernährung, die Behandlung mit menschlichem Wachstumshormon beim hypophysären Minderwuchs, die Thyroxinbehandlung bei der Hypothyreose, die Insulinbehandlung beim Diabetes mellitus, die operative Entfernung von endokrin aktiven Tumoren, die Cortisonbehandlung des kongenitalen adrenogenitalen Syndroms und die gonadotropinhemmenden Behandlungsversuche bei der Pubertas praecox.

Von den für die *symptomatische Therapie* empfohlenen wachstumsfördernden Mitteln seien erwähnt:

1. *Hypophysäres Wachstumshormon.* Die Extrakte aus tierischen Hypophysen sind nutzlos. Von dem aus menschlichen Hypophysen extrahierten Wachstumshormon reichen die vorhandenen Mengen knapp für die kausale Therapie des hypophysären Minderwuchses. Vorläufig besteht deshalb nur wenig Erfahrung über seine Wirkung bei andern Minderwuchsformen. Mit der heute üblichen Dosierung (wöchentlich 2–3mal 2–6 I.E.) scheint es als symptomatische Therapie keine oder nur eine geringe Wirkung zu haben. Falls eine Wachstumsbeschleunigung eintritt, wird diese in der posttherapeutischen Phase durch eine Wachstumsverlangsamung wieder aufgehoben.

2. *Thyreoidea-Hormone*. Außer bei der Hypothyreose fördern diese Hormone das Wachstum nur wenig. Da zudem die Gefahr einer Beschleunigung des Knochenalters besteht, ist mit dieser Therapie Vorsicht am Platz.

3. *Testosteron*. Testosteron fördert das Wachstum in eindeutiger Weise. Nachteilig ist die starke androgene Wirkung, die vor der Pubertät nur eine sehr niedrige Dosierung erlaubt, und die stimulierende Wirkung auf die Knochenreifung. Da die Knochenreifung oft stärker beschleunigt wird als das Wachstum droht, wie bei der endogenen Androgenüberproduktion (S. 1022), ein vorzeitiger Epiphysenschluß mit vorzeitigem Wachstumsstillstand. Mit anderen Worten geht die erzielte Wachstumsbeschleunigung unter Umständen auf Kosten einer Herabsetzung der zukünftigen Erwachsenengröße. Testosteron sollte deshalb nur nach dem 12. Jahr und nur solchen Knaben gegeben werden, die eine gute Wachstumsprognose haben. Die symptomatische Anwendung von Testosteron ist bei der Behandlung der konstitutionellen Verzögerung von Wachstum und Pubertät besprochen (S. 1004).

4. *Anabole Steroide*. Von verschiedenen synthetischen Testosteronderivaten (Metandienon, Nandrolon, Oxandrolon u.a.) wird behauptet, daß ihre wachstumsfördernde anabole Wirkung viel stärker sei als ihre androgene Wirkung. In der Praxis hat sich gezeigt, daß die wachstumsfördernde Dosis ähnlich wie Testosteron meist auch androgen und stimulierend auf die Knochenreifung wirkt. Es sind deshalb die gleichen Bedenken am Platz wie beim Testosteron. Wegen der androgenen Wirkung ist vor allem äußerste Vorsicht bei der Behandlung von Mädchen geboten.

5. *Insulin*. Tierexperimentelle Befunde (S. 704) und theoretische Überlegungen lassen erwarten, daß eine symptomatische Wachstumsförderung mit Insulin möglich sein sollte. Seine Anwendung ist jedoch wegen der Hypoglykämiegefahr problematisch, so daß praktische Erfahrungen bisher fehlen.

6. *Ernährung*. Eine optimale Calorien- und Eiweißzufuhr ist bei jeder Form von Minderwuchs empfehlenswert. Ein sicherer Erfolg ist nur dann zu erwarten, wenn die Wachstumshemmung auf eine mangelhafte Ernährung zurückzuführen ist. Versuche, anorektische Kinder zum Essen zu zwingen, sind in der Regel nutzlos und führen nur zu psychoreaktiven Störungen.

7. *Vitamine, Leberpräparate, Antibiotica und Neuropharmaka*. Von Vitamin B_{12}, von Leberextrakten, von gewissen Antibiotica und auch von gewissen Neuropharmaka (Cyproheptadin) wird behauptet, daß sie eine direkte oder über die Stimulierung des Appetites erfolgende wachstumsfördernde Wirkung haben sollen. Eindeutige Beweise über eine solche Wirkung beim Menschen fehlen. Trotz Skepsis sind Versuche mit diesen Präparaten aus psychologischen Gründen gelegentlich aber doch angezeigt. Dabei ist den Vitamin- und Leberpräparaten der Vorzug zu geben, während eigentliche Medikamente nur bei regelmäßiger Kontrolle verantwortet werden können.

11. Großwuchs und Riesenwuchs

Die verschiedenen Formen von Groß- und Riesenwuchs sind in Tabelle 6 aufgeführt, wobei die gleiche ätiologische Einteilung wie beim Minderwuchs (Tabelle 4) gewählt wurde. Die verschiedenen Großwuchsformen endokriner Ursache sind jeweils in den entsprechenden Organkapiteln dargestellt. Hier sollen einige nichthormonale Großwuchsformen, die immer wieder mit Endokrinopathien verwechselt werden, und die Differentialdiagnose des Großwuchses besprochen werden.

Beim *cerebralen Gigantismus* (Sotos-Syndrom) besteht ein Großwuchs von Geburt oder vom Säuglingsalter an. Auffallende Merkmale sind der große dolichocephale Kopf mit hoher Stirne und großen Augenhöhlen, die großen und plumpen Hände und Füße, der häufig vorhandene leichte Schwachsinn und eine allgemeine motorische Schwerfälligkeit. Das Knochenalter und die Pubertät sind meistens etwas voraus. Häufig findet man ein pathologisches EEG und einen leichten Hydrocephalus. Gelegentlich kommt das Syndrom bei Geschwistern vor. Die Hormonbefunde entsprechen dem Entwicklungsalter. Entgegen der Erwartung sind die Wachstumshormonwerte nicht er-

Tabelle 6. Ätiologische Einteilung des Großwuchses (G.)

1. *Überschuß an Aufbaustoffen*
   - Präpubertäts- und Pubertätsfettsucht (über Hypophysenüberfunktion)
2. *Neurale und hormonale Störungen*
   - Hypothalamus
     - Dyscerebraler G. bei Hydrocephalus usw.
     - Cerebraler Gigantismus (Sotos-Syndrom)
     - Echte Pubertas praecox[a]
   - Hypophyse
     - Hypophysärer G.
   - Thyreoidea
     - Hyperthyreoter G.
   - Nebennieren
     - Adrenogenitales Syndrom[a]
   - Gonaden
     - Pseudopubertas praecox bei Tumoren[a]
     - Eunuchoidismus
3. *Nicht hormonale Stoffwechselstörungen*
   - Arachnodactylie (Marfan-Syndrom)
   - Homocystinurie
4. *Zu große Wachstumspotenz der Knochen*
   - Primordialer G.
   - XYY-Syndrom
   - Klinefelter-Syndrom
   - Wiedemann-Beckwith-Syndrom mit Omphalocele und Makroglossie

[a] Großwuchs nur vor dem 10. Jahr.

höht. Die Pathogenese ist ebenso unklar wie beim mikrocephalen Minderwuchs.

Ähnlich wie beim Minderwuchs gibt es auch beim Großwuchs einen *primordialen Großwuchs.* Abgesehen von der auffallenden Größe sind diese Individuen in jeder Beziehung gesund und normal entwickelt. Vor allem liegen auch die Knochenreifung und die Pubertätsentwicklung ganz im Bereich der Norm. Diese Form ist häufig familiär. Aus psychologisch verständlichen Gründen finden sich oft besonders große Individuen zur Ehe zusammen, so daß wie beim primordialen Minderwuchs eine eigentliche Selektion des Großwuches stattfindet.

Differentialdiagnostisch stellen sich selten schwierige Probleme. Die allgemeine Untersuchung und die Familienanamnese erlauben meistens eine klare Diagnose. Bei Störungen des Visus und der Augenmuskelnerven wird man an die seltene Möglichkeit eines Hypophysentumors denken. Bei Jünglingen, die im Vergleich zu den Eltern extrem groß sind, muß das häufige XYY-Syndrom (S. 473) in Betracht gezogen werden. Auch beim Klinefelter-Syndrom besteht ein mäßiger Großwuchs, der durch die übermäßige Beinlänge bedingt ist. Die Sicherung der Diagnose erfolgt durch die Y-Fluorescenzfärbung des Mundabstriches oder durch die direkte Chromosomenuntersuchung.

Die *Prognose* des Pubertätszeitpunktes und der zukünftigen Erwachsenengröße läßt sich leicht aus Alter, Größe und Knochenalter stellen (S. 1001).

Eine kausale *Therapie* ist nur bei den seltenen hormonalen Störungen möglich. In den andern Fällen, besonders auch bei dem sehr häufigen konstitutionellen Großwuchs, besteht keine kausale Therapiemöglichkeit. Im Schul- und Adoleszentenalter führt eine extreme Körpergröße oft zu großen psychologischen Problemen und ebenso häufig zu einer psychologisch bedingten Haltungskyphose. Wenn die zu erwartende Erwachsenengröße extrem ist, wäre deshalb eine symptomatische Therapie zur Herabsetzung der zukünftigen Erwachsenengröße erwünscht. Besonders bei Mädchen kann eine dringende psychosoziale Indikation für eine solche Therapie gegeben sein. Durch eine mit hohen Dosen von Geschlechtshormonen erzwungene Beschleunigung der Knochenreifung und der Pubertätsentwicklung kann wie bei der Pubertas praecox die Wachstumsphase verkürzt und dadurch die zu erwartende Erwachsenengröße herabgesetzt werden. Oestrogene verlangsamen das Wachstum zusätzlich durch ihre hemmende Wirkung auf das Somatomedin. Eine solche, psychosozial oder orthopädisch (schwere Scheuermannsche Erkrankung oder progrediente Skoliose) indizierte hormonale Großwuchstherapie wird seit einiger Zeit viel diskutiert. Zurückhaltung ist am Platz, da bei Mädchen die gleichen Komplikationen drohen wie bei der hormonalen antikonzeptionellen Behandlung und da bei Knaben über Komplikationen noch wenig bekannt ist. Bei Mädchen werden in der Regel Aethinyl-Oestradiol 0,2–0,4 mg oder konjugierte Oestrogene 5–12 mg täglich ohne Unterbruch und zusätzlich in jeder 4. Woche während 5 Tagen ein orales Gestagen gegeben. Bei Knaben wird die Behandlung mit Testosteron-Depot-Präparaten 500 mg i.m. alle 2 Wochen empfohlen. Diese Therapie erfordert eine sorgfältige körperliche und psychologe Überwachung in bezug auf Wachstum und Entwicklung, sowie Knochenalter und Wachstumsprognose, und in bezug auf Komplikationen. Um psychische Rückwirkungen einer überstürzten Pubertätsentwicklung möglichst zu vermeiden, ist es angezeigt, die Behandlung erst nach dem spontanen Pubertätsbeginn anzufangen. In 6–12monatiger Behandlung wird die Wachstumsprognose im Mittel um etwa 6 cm herabgesetzt. Die durch diese Therapie bewirkte Gonadotropin-Unterdrückung ist reversibel.

E. Pubertät

1. Übersicht

Als Pubertätsperiode bezeichnet man diejenige Entwicklungsphase, in der sich die sekundären Geschlechtsmerkmale ausbilden und die Gonaden ihre inkretorische und sekretorische Reifung erreichen. Sie beginnt mit dem Auftreten des ersten sekundären Geschlechtsmerkmals, dauert im allgemeinen etwa 5 Jahre und endet mit der erreichten Fertilität kurz vor dem Abschluß des Körperwachstums. Gelegentlich wird nur der erste Abschnitt, die Entwicklung bis zur Menarche (beim Knaben eine ungefähr entsprechende Zeitspanne), als Pubertät und der anschließende Entwicklungsabschnitt bis zum Wachstumsabschluß als Adoleszenz definiert. Meistens wird aber heute zwischen den Begriffen Pubertät und Adoleszenz nicht mehr unterschieden. Beim weiblichen Geschlecht tritt sie im Mittel fast 2 Jahre früher ein als beim männlichen Geschlecht. Die zeitlichen Verhältnisse sind im übrigen je nach Rasse und anderen hereditären Faktoren verschieden und werden wie das Wachstum auch von exogenen Faktoren, von der Lebensweise und der Ernährung, beeinflußt. Daneben macht sich seit mehreren Generationen eine allgemeine, vermutlich ebenfalls auf exogene Faktoren zurückgehende Vorverschiebung (Pubertätsacceleration) bemerkbar. Beim Mädchen liegt der Beginn heute normalerweise zwischen dem 8. und dem 14. Jahr und beim Knaben zwischen dem 10. und 16. Jahr. Mit 14–18 Jahren ist das Mädchen und mit 16–20 Jahren der Knabe geschlechtsreif und erwachsen.

Für die Histologie der Gonadenreifung sei auf das Testis- und Ovar-Kapitel verwiesen. Hier sollen nur die äußeren Pubertätsmerkmale und die diesen zugrunde liegenden Hormonverhältnisse besprochen werden.

2. Äußere Merkmale und Verlauf

Die Tabellen 9 und 10 zeigen den mittleren Pubertätsverlauf bei Knaben und Mädchen, die Tabellen 7 und 8 die dafür benützte heute übliche Stadieneinteilung der Pubesbehaarung und der Brustentwicklung und Abb. 22 die Normalwerte für das Hodenvolumen. Beim einzelnen Individuum kann die ganze Entwicklung zeitlich recht stark verschoben sein (Abb. 19 u. 20), während die Rei-

Tabelle 7. Stadien der Brustentwicklung. (Nach TANNER, 1962)

B 1	keine palpable Drüse
B 2	Brustknospe: Warzenhof vergrößert, Drüse vorgewölbt im Bereiche des Warzenhofes
B 3	Drüse größer als Warzenhof
B 4	Knospenbrust: Drüse im Warzenhofbereich hebt sich gesondert von der übrigen Drüse ab
B 5	reife Brust: Zurückweichen der Warzenhofvorwölbung in die allgemeine Brustkontur

Tabelle 8. Stadien der Pubesbehaarung. (Nach TANNER, 1962)

P 1	keine Behaarung
P 2	wenige Schamhaare um Peniswurzel resp. an Labia majora, auf Photo des ganzen Körpers nicht zu erkennen
P 3	kräftigere Behaarung von umschriebener Ausdehnung, auf Photo sichtbar
P 4	kräftigere Haare wie beim Erwachsenen, aber geringere Ausdehnung
P 5	ausgedehntere kräftige Behaarung, nach oben horizontal begrenzt, seitlich auf Oberschenkel übergreifend
P 6	dreieckige Ausweitung gegen den Nabel

Tabelle 9. Zeittafel der Pubertätsentwicklung beim Mädchen

Alter (Jahre)	Körperliche Merkmale
vor 8	infantile Verhältnisse
10–11	Brustknospen = Thelarche (B 2) Zunahme des Längenwachstums Reifung der Vaginalschleimhaut
11	erste Pubes = Pubarche (P 2) erstes Daumensesambein
11–12	starkes Wachstum des äußeren und inneren Genitale
12–13	Pubes- und Bruststadium 3 stärkstes Längenwachstum
13	Menarche, unregelmäßige anovulatorische Menses Axillarbehaarung Pubes- und Bruststadium 4
14–15	regelmäßige ovulatorische Menses Möglichkeit einer Gravidität Pubes- und Bruststadium 5
16–17	Epiphysenschluß und Wachstumsstillstand

Tabelle 10. Zeittafel der Pubertätsentwicklung beim Knaben

Alter (Jahre)	Körperliche Merkmale
vor 10	infantile Verhältnisse
11–12	Testes beginnen zu wachsen
12–13	erste Pubes = Pubarche (P 2) beginnende Vergrößerung des Penis Zunahme des Längenwachstums
13–14	starkes Wachstum von Testes und Penis Pubesstadium 3 leichte Brustdrüsenschwellung erstes Daumensesambein
14	stärkstes Längenwachstum
14–15	beginnende Behaarung Oberlippe Pubesstadium 4 Axillarbehaarung stärkere Brustdrüsenschwellung
15–16	Stimmbruch Pubesstadium 5 Hoden und Penis erwachsen, reife Spermien Rückgang der Brustdrüsenschwellung
17–19	Zunahme Gesichts- und Körperbehaarung Pubesstadium 6 männliche Stirn-Haar-Grenze Epiphysenschluß und Wachstumsstillstand

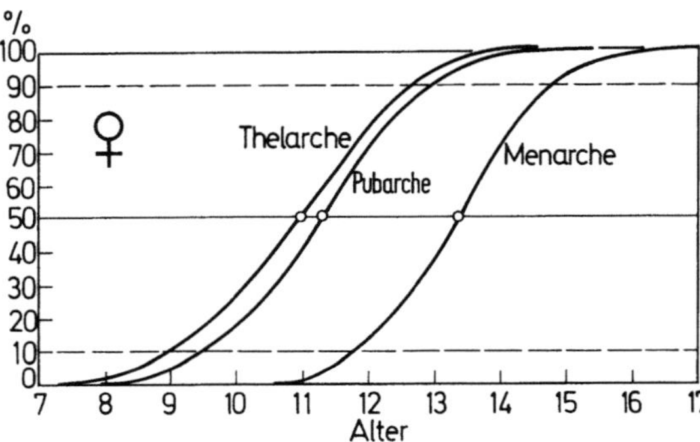

Abb. 19. Die zeitliche Streuung der Pubertätsentwicklung beim Mädchen. (Nach VAN WIERINGEN, 1968)

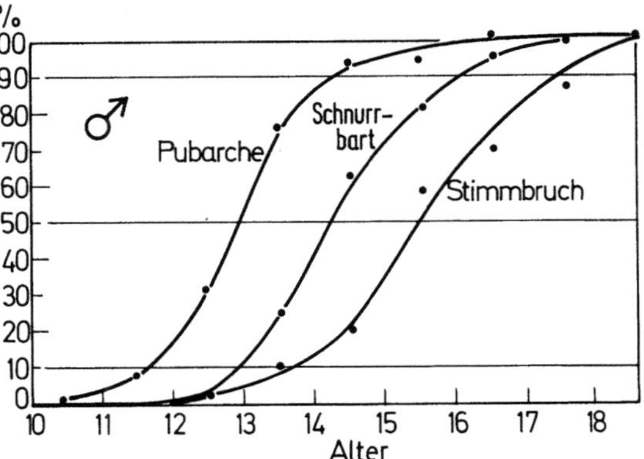

Abb. 20. Die zeitliche Streuung der Pubertätsentwicklung beim Knaben. (Nach ANDERSEN, 1968)

henfolge und die Zeitabstände im Auftreten der einzelnen Merkmale weniger variieren.

Wie bei der Besprechung des Wachstums (S. 995) ausgeführt wurde, gehören der Pubertätswachstumsschub und die zum Epiphysenschluß und *Wachstumsstillstand* führende Knochenreifung zu den Hauptmerkmalen der Pubertät. Die Knochenentwicklung steht zur Pubertät in viel engerer Beziehung als das chronologische Alter oder die Körpergröße. Darauf beruht die Möglichkeit, den Pubertätsbeginn aus dem chronologischen Alter und dem Knochenalter vorauszusagen (S. 1000). Der Zusammenhang zwischen Pubertät und Knochenentwicklung und zwischen Knochenentwicklung und Wachstumsabschluß erklärt auch, warum das Wachstum um so früher zum Stillstand kommt, je früher die Pubertät auftritt. Diese Regel gilt allerdings nur für die individuelle Entwicklung und nicht für die säkulare Acceleration von Wachstum und Pubertät. Die heutigen Jugendlichen treten früher in die Pubertät und sind deshalb auch früher erwachsen, werden aber trotzdem größer als diejenigen der früheren Generationen. Diese Zunahme der Körpergröße trotz vorverlegter Pubertät erklärt sich daraus, daß die verstärkte präpuberale Wachstumsintensität die verkürzte Wachstumsdauer mehr als wettmacht.

Ein weiteres Wachstumsmerkmal der Pubertät ist die *auffallende Extremitätenlänge* und das starke Wachstum der Acren *(Pubertätsakromegaloid)*. Die relative Extremitätenlänge ist in der ersten Phase der Pubertät größer, d.h. das Verhältnis von Ober- zu Unterlänge kleiner (S. 997) als in jedem anderen Zeitpunkt des Lebens. Dies erklärt sich daraus, daß die Extremitäten vor und im Beginn der Pubertät stärker wachsen als der Stamm und daß sie ihr Wachstum auch früher abschließen. Diese fast eunuchoiden Proportionen sind um so deutlicher, je später die Pubertät eintritt.

Parallel der allgemeinen Knochenreifung der Pubertät entwickeln sich die *geschlechtsspezifischen Skeletmerkmale* (breites Becken der Frau, breite Schultern des Mannes usw.), die zusammen mit der Entwicklung der Muskulatur und des Fettgewebes den charakteristischen Körperbau des Mannes und der Frau bedingen.

Von den *sekundären Geschlechtsmerkmalen des Mädchens* tritt zuerst die Brustdrüsenentwicklung oder die *Thelarche* in Erscheinung. Sie beginnt oft einseitig, häufiger links und zeigt oft auch später einen deutlichen Seitenunterschied. Zuerst kann die Brustdrüsenschwellung nur palpiert werden, dann wölbt sich die Areola vor, und im Laufe von 3–4 Jahren werden alle Stadien der Brustentwicklung durchlaufen (Tabelle 7). Gleichzeitig vergrößern sich die Labia minora immer deutlicher. Parallel dazu läßt sich im Vaginalabstrich die allmähliche Reifung der Vaginalschleimhaut und bei der Rectaluntersuchung das allmähliche Wachstum des Uterus verfolgen. Kurz nach Beginn der Brustdrüsenentwicklung, seltener schon etwas vorher, erscheint die erste Pubesbehaarung oder die *Pubarche*. Ungefähr im selben Zeitpunkt wird das erste Daumensesambein im Röntgenbild sichbar. Dies entspricht einem Knochenalter von ungefähr 11 Jahren. Etwa 1 Jahr später wird der Gipfel des Pubertätswachstumsschubes erreicht, und nochmals 1 Jahr später folgen die Axillarbehaarung und die *Menarche*. Die ersten Blutungen sind meistens schmerzlos, noch unregelmäßig und noch nicht von der typischen biphasischen Aufwach-Temperaturkurve begleitet *(anovulatorischer Cyclus)* (vgl. S. 593). Die Fertilität wird erst 1–2 Jahre später mit dem Auftreten regelmäßiger und oft etwas schmerzhafter Blutungen erreicht *(ovulatorischer Cyclus* S. 528ff.).

Das erste der *sekundären Geschlechtsmerkmale des Knaben* ist die *Volumenzunahme der Hoden*. Kurz darauf erscheint die erste Pubesbehaarung *(Pubarche)*, und gleichzeitig beginnt das Wachstum des Penis. Wie beim Mädchen wird ungefähr um die gleiche Zeit das erste Sesambein im Röntgenbild sichtbar. Dies entspricht einem Knochenalter von etwa 13 Jahren. Kurz danach wird der Gipfel des Pubertätswachstumsschubes erreicht. Später folgen die Axillarbehaarung, der beginnende Schnurrbart und der Stimmbruch. In den nächsten Jahren bilden sich die verschiedenen Merkmale immer deutlicher aus. Besonders eindrücklich ist das rasche Wachstum der Testes und des Penis, deren Entwicklung schon mit 16 Jahren abgeschlossen ist. Die typischen *Kennzeichen* der männlichen Körperbehaarung, die spitz gegen den Nabel ausgezogene Pubesbegrenzung, die kräftige allgemeine Körperbehaarung, der Bartwuchs und die temporal zurückweichende Stirnhaargrenze, werden erst später erreicht. Weniger auffallend ist eine bei den meisten Knaben im Pubertätsbeginn auftretende und in der Regel nach 2–3 Jahren wieder verschwindende, kaum je den Areoladurchmesser überschreitende, leichte *Brustdrüsenschwellung* (Pubertätsmakromastie oder physiologische Pubertätsgynäkomastie). Eine genaue Aussage über den Zeitpunkt der Fertilität, d.h. über die Bildung reifer *Spermatozoen*, ist schwierig. Während Pollutionen und Ejaculationen schon sehr früh in der Pubertät vorkommen, werden reife Spermien in der Regel erst einige Jahre nach Pubertätsbeginn gebildet.

Zu den sekundären Geschlechtsmerkmalen gehören auch die bei beiden Geschlechtern, vor allem aber bei den Knaben, auftretenden *Hautveränderungen*. Neben einer zunehmenden und penetranter riechenden Schweißabsonderung, vor allem in den Achselhöhlen, und der besonders im Gesicht auffallenden verstärkten Talgdrüsentätigkeit steht dabei eine mehr oder weniger deutliche *Acne* im Vordergrund. Meistens befällt sie nur das Gesicht und den oberen Stamm. In der Regel verschwindet sie nach wenigen Jahren spontan. Ein weiteres, aller-

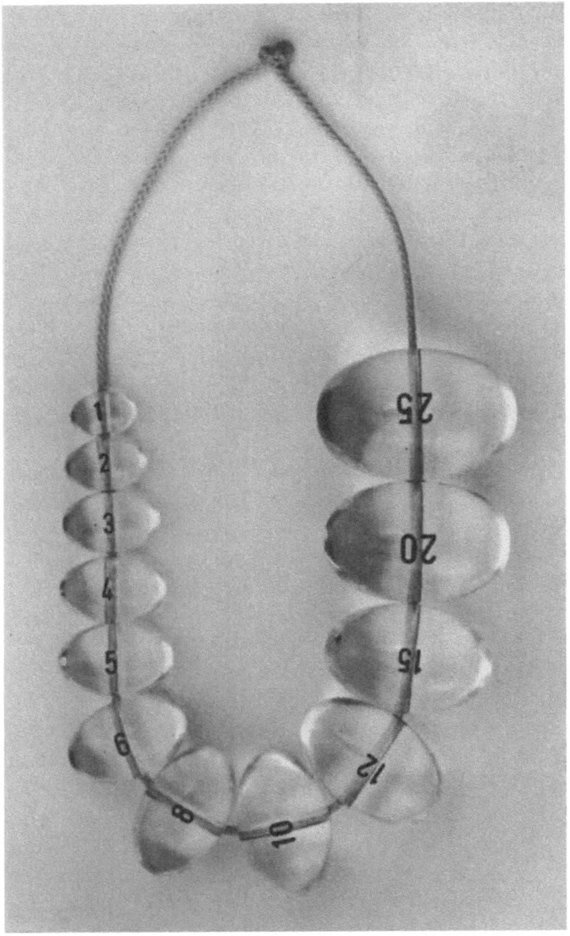

Abb. 21. Orchidometer. Modelle (Ellipsoide) von bekanntem Volumen zur Bestimmung der Hodengröße (ZACHMANN, 1974)

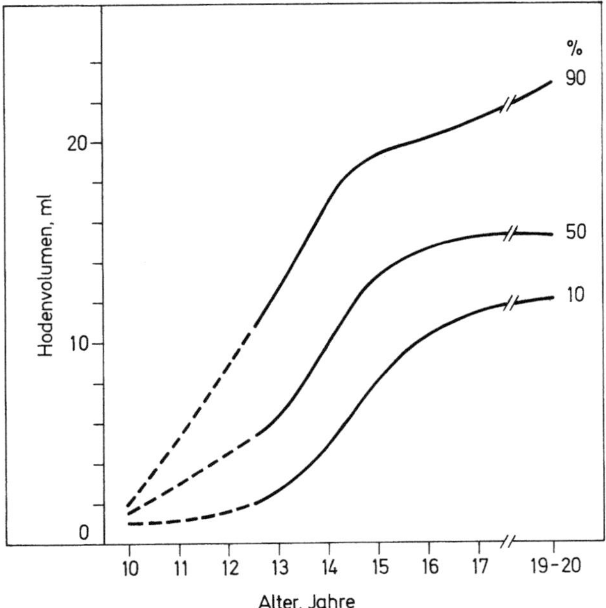

Abb. 22. Mittleres Hodenvolumen. Die Perzentile 50 stellt den Medianwert dar. Die Perzentile 10 (bzw. 90) bedeutet, daß 10% (bzw. 90%) aller gleichaltrigen gesunden Knaben kleinere und 90% (bzw. 10%) größere Hoden haben (ZACHMANN, 1974)

dings wenig beachtetes aber nicht so seltenes cutanes Symptom der Pubertät sind *Striae distensae der Glutäalregion,* gelegentlich auch der Oberschenkel, die bei beiden Geschlechtern und nicht nur bei adipösen, sondern nicht selten auch bei mageren Kindern auftreten.

Zur Beurteilung einer Pubertätsstörung oder eines Hypogonadismus ist die objektive Beurteilung der Hodengröße und gelegentlich auch der Penisgröße eine wichtige Hilfe. Das *Hodenvolumen* hängt hauptsächlich von der Entwicklung der Tubuli seminiferi und nur in sehr geringem Maß von den Leydig-Zellen ab. Zu kleine Hoden lassen eine ungenügende Spermiogenese infolge primärer Hodeninsuffizienz oder infolge eines Gonadotropinmangels vermuten. Einen auffallend großen Hoden sieht man oft beim Fehlen des gegenseitigen Hodens und gelegentlich beim adrenogenitalen Syndrom infolge hyperplastischem intratesticulärem Nebennierenrindengewebe (S. 366). Am einfachsten bestimmt man das Volumen durch vergleichende Palpation des Hodens mit Hodenmodellen von bekannten Volumen (Abb. 21). Vor der Pubertät beträgt das Volumen etwa $^3/_4$ ml bis max. 2 ml. Noch vor Auftreten der ersten Pubesbehaarung steigt es auf 3–8 ml und bis zum 16.–17. Jahr auf die endgültige Größe von 10–25 ml (Abb. 22).

Für die Beurteilung der *Penisgröße* wird die dorsale Länge des gestreckten Penis (entspricht etwa der Länge des erigierten Penis) und evtl. der Penisumfang gemessen. Der gestreckte Penis ist vor der Pubertät 4–8 cm und nach dem 16. Jahr 10–17 cm lang. Der Umfang des schlaffen Penis beträgt vor der Pubertät 3–6 cm und nach dem 16. Jahr 6–11 cm.

3. Hormonbefunde

Vor der Pubertät ist die Gonadotropin- und Sexualsteroidkonzentration in Plasma und Urin sehr niedrig, obwohl die Hypothalamus-Hypophysen-Gonaden-Achse schon aktiv ist. Kurz vor oder während des Auftretens der sekundären Geschlechtsmerkmale steigt die Konzentration allmählich an und erreicht im Verlaufe oder am Ende der Pubertät die normalen Erwachsenenwerte.

Die *Gonadotropine* in Serum und Urin beginnen kurz vor der Pubertät anzusteigen. Da verschiedene Bestimmungsmethoden, Meßeinheiten und Standardpräparate gebraucht werden, sind im folgenden keine absoluten Zahlen angegeben. Dafür sei auf das Literaturverzeichnis verwiesen. Die Basiswerte von LH und FSH liegen beim Kleinkind im Serum 2–3mal und im Urin 3–5mal tiefer als beim Erwachsenen. Unter LHRH steigen sie deutlich an, so daß der LHRH-Test (S. 507) schon vor

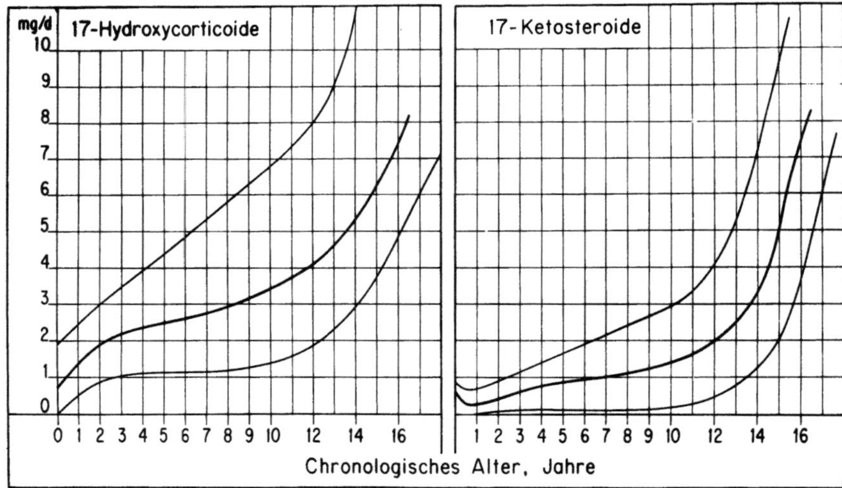

Abb. 23. Normalbereich der Ausscheidung der 17-Hydroxycorticoide und der 17-Ketosteroide im 24-Std-Urin bei Knaben und Mädchen (KNORR, 1965)

der Pubertät aussagekräftig ist. Die im LHRH-Test erhaltenen LH-Spitzenwerte fangen kurz vor der Pubertät an anzusteigen und nehmen im Laufe der Pubertät bei beiden Geschlechtern weiterhin zu. Das gleiche gilt für die FSH-Spitzenwerte beim Mädchen. Im Gegensatz dazu steigt beim Knaben in der Pubertät FSH im LHRH-Test nur wenig an. Kennzeichnend für die beginnende Pubertät ist ferner, daß die LH-Basiswerte im Schlaf höher liegen als im Wachzustand und ein episodisches Bild zeigen.

Für klinische Zwecke ist der LHRH-Test unentbehrlich, da zwischen normalen und pathologischen (vor allem erniedrigten) Basiswerten im Einzelfall oft nicht sicher unterschieden werden kann. Funktionslose Gonaden (Anorchie, Turner-Syndrom) lassen sich schon im Kindesalter durch erhöhte Werte erkennen. Ein Gonadotropinmangel ist dagegen erst 1–3 Jahre vor der zu erwartenden Pubertät sicher faßbar: es fehlt der normalerweise in diesem Zeitpunkt schon der Pubertät entsprechende Anstieg von LH und FSH im LHRH-Test.

Die *17-Ketosteroide* im Urin steigen schon vor der Pubertät allmählich und während der Pubertät sehr stark an (Abb. 23), ohne zunächst einen Geschlechtsunterschied erkennen zu lassen, und erreichen gegen Abschluß der Pubertät die Erwachsenenwerte, die im Mittel beim Mann höher liegen als bei der Frau (S. 390). Der Anstieg während der Pubertät beruht zum großen Teil auf der raschen Zunahme der adrenalen Androgene und ihrer Metaboliten. Dies zeigt sich bei beiden Geschlechtern am Anstieg von Dehydroepiandrosteron, Androsteron und Ätiocholanolon.

Im Blut ist der Verlauf der Gonaden- und Nebennieren-*Androgene* verschieden. Testosteron steigt im Laufe der Pubertät von etwa 10 ng/100 ml auf etwa 30–40 ng/100 ml beim Mädchen und etwa 300–600 ng/100 ml beim Knaben an. Dihydrotestosteron verläuft ähnlich mit Werten von 5 ng/100 ml vor der Pubertät und von 15 ng/100 ml bei Mädchen und von 40 ng/100 ml bei Knaben in voller Pubertät. Androstendion zeigt ebenfalls einen Anstieg von etwa 20 ng/100 ml auf etwa 100 ng/100 ml, wobei die Werte je nach Autor bei Mädchen höher liegen als bei Knaben. Im Gegensatz dazu beginnt der Anstieg der Nebennieren-Androgene Dehydroepiandrosteron und Dehydroepiandrosteronsulfat schon einige Jahre vor der Pubertät (Adrenarche, S. 1014) und geht während der Pubertät weiter. Die Konzentration von Dehydroepiandrosteron beträgt unter 8 Jahren etwa 50–100 ng/100 ml, zwischen 8 Jahren und beginnender Pubertät etwa 150–300 ng/100 ml und erreicht später 500–600 ng/100 ml, wobei bei Mädchen z.T. höhere Werte als bei Knaben angegeben werden. Über Dehydroepiandrosteronsulfat liegen erst wenige Untersuchungen vor. Unter 8 Jahren liegen die Werte um 20 µg/100 ml, zwischen 8 Jahren und Pubertätsbeginn um 100 µg/100 ml und später um etwa 250 µg/100 ml.

Auch im Urin kann Testosteron schon im Kindesalter nachgewiesen werden, wobei die Werte unter 5 µg/24 h liegen. Im Laufe der Pubertät erfolgt der Anstieg auf die normalen Erwachsenenwerte (S. 392). Bei Knaben läßt sich die Funktionsreserve der Leydig-Zellen in bezug auf ihre Testosteronproduktion schon vor der Pubertät mit Choriongonadotropin prüfen (HCG-Test, S. 659). Die Testosteron-Basiswerte in Blut und Urin und der Anstieg sind alters- resp. knochenalter-abhängig. Bei mehrtägiger maximaler Stimulierung lassen sich jedoch etwa Werte wie beim Erwachsenen erreichen.

Die *Oestrogene* im Serum steigen ebenfalls mit der Pubertät an. Oestradiol liegt vor der Pubertät bei etwa 10 pg/ml und steigt während der Pubertät auf etwa 110 pg/ml beim Mädchen und 20 pg/ml beim Knaben. Oestron steigt in ähnlicher Weise von etwa 10 pg/ml auf 60 pg/ml beim Mädchen

30 pg/ml beim Knaben. Mit HMG (S. 659) kann die Oestrogenproduktion der Ovarien schon vor der Pubertät stimuliert werden, doch liegen noch wenig Erfahrungen mit diesem Test im Kindesalter vor. Die *Prolactin*konzentration im Blut bleibt während der Pubertät unverändert. Die *Pregnandiol*ausscheidung im Urin ist vor der Pubertät minimal und zeigt die für die zweite Cyclushälfte typisch hohen Werte erst 1–2 Jahre nach der Menarche mit dem Übergang von anovulatorischen zu ovulatorischen Cyclen.

Im Gegensatz zu der vor und in der Pubertät sprunghaft ansteigenden adrenalen Androgenproduktion läßt die *Cortisol- und Aldosteronproduktion* eine ganz allmähliche, der Zunahme der Körperoberfläche parallelgehende Zunahme erkennen. Dies zeigt sich an der konstant bleibenden Cortisol- und Aldosteronkonzentration im Plasma und an der langsamen Zunahme der 17-Hydroxycorticoide (Abb. 23) und von Aldosteron im Urin.

Die *Wachstumshormon*konzentration im Blut zeigt in der Pubertät gleiche Basiswerte, aber höhere Werte nach Provokation mit Insulin und Arginin als vor der Pubertät. Vor der Pubertät können die nach Insulin erreichten Spitzenwerte durch eine Vorbehandlung mit Testosteron und diejenigen nach Arginin durch eine Vorbehandlung mit Oestrogenen deutlich angehoben werden. Die integrierten Werte (Durchschnittswerte über 24 Std) sind in der Pubertät angedeutet höher als vorher und nachher.

4. Hormonale Abhängigkeit der sekundären Geschlechtsmerkmale

Es besteht kein Zweifel, daß die ganze Pubertätsentwicklung durch die Vermehrung der androgenen und oestrogenen Steroide ausgelöst wird. Man nennt diese Steroide deshalb ja auch Sexualhormone. Ob auch eine erhöhte Ansprechbarkeit der Erfolgs- oder Endorgane am Auftreten der Pubertätsmerkmale eine Rolle spielt, ist noch wenig geklärt. Den *Oestrogenen* untersteht die Brustentwicklung, ferner das Wachstum und die Reifung von Uterus, Vagina und Labia minora und schließlich die Menstruation. Für den echten ovulatorischen Cyclus ist außerdem auch das *Progesteron* mit verantwortlich. Die *Androgene* fördern das Wachstum von Penis, Prostata und Scrotum beim Knaben und von Clitoris und Labia majora beim Mädchen. Beim Knaben sind sie außerdem für den Stimmbruch und bei beiden Geschlechtern für die Sexualbehaarung verantwortlich.

Der Pubertätswachstumsschub beruht auf einer synergistischen Wirkung von Wachstumshormon und Androgenen (S. 995). Der stärkere Wachstumsschub beim Knaben ist vermutlich mit seiner höheren Testosteronproduktion zu erklären. Der Schluß der Epiphysenfugen und damit der Abschluß des Wachstums ist wahrscheinlich eine Testosteron- *und* Oestrogenwirkung. Der isolierte Wachstumshormonmangel verhindert den Epiphysenschluß nicht, während beim Mangel an Geschlechtshormonen der Epiphysenschluß in der Regel zeitlebens ausbleibt.

Das Auftreten der Acne steht bei beiden Geschlechtern mit der Mehrproduktion von Androgenen in Zusammenhang. Warum die Acne trotz der dauernden Androgenproduktion nur eine vorübergehende Erscheinung darstellt, konnte bisher nicht klargestellt werden. Ebensowenig kennt man die Ursache der Brustdrüsenschwellung beim Knaben (s. auch S. 1017 Pubertätsgynäkomastie). Vermutlich sind diese flüchtigen Symptome von einer vorübergehenden, noch nicht definierbaren Störung des Hormongleichgewichtes im Zusammenhang mit dem Steroid-Stoffwechsel abhängig.

5. Hypothalamus, Gonadarche, Adrenarche und Pubertät

Aus Tierversuchen weiß man, daß das von den fetalen oder neonatalen Hoden sezernierte Testosteron eine irreversible prägende Wirkung auf das Gehirn ausübt (S. 654). Diese Prägung bestimmt die später für das männliche Individuum typische kontinuierliche Gonadotropinproduktion. Fehlt diese Prägung, weil keine Hoden, sondern Ovarien vorliegen, so entwickelt sich später die für das weibliche Individuum typische cyclische Gonadotropinproduktion. Es ist nicht bekannt, ob diese Prägung auch beim Mensch stattfindet. Die Tatsache, daß Patientinnen mit kongenitalem adrenogenitalem Syndrom (S. 364), die in der pränatalen und neonatalen Periode unter einem abnorm starken Androgeneinfluß stehen, später bei richtiger Cortisontherapie in der Regel einen normalen Cyclus aufweisen, spricht eher dagegen. Die Frage ist aber nicht endgültig entschieden, da die androgene Prägung möglicherweise in einem früheren Zeitpunkt zustande kommt und möglicherweise höhere Androgenmengen benötigt.

Beim Menschen wird der Tuber cinereum als das hypothalamische Sexualzentrum angesehen (S. 27). Dieses Zentrum sezerniert die Gonadotropin-Releasing-Hormone (S. 28), die die Gonadotropininproduktion und Sekretion der Hypophyse stimulieren. Es unterliegt direkt, oder indirekt über die epithalamische Pinealisregion, dem negativen Feedback-Mechanismus der Sexualhormone, d.h. es wird durch diese gehemmt. Wahrscheinlich wird es noch durch andere zentralnervöse und möglicherweise auch humorale Faktoren beeinflußt.

Die Hypothalamus-Hypophysen-Gonaden-Achse ist trotz der niedrigen Gonadotropin und Sexualsteroidkonzentration im Blut schon im Kindesalter aktiv. Dies beweisen zahlreiche Tierversuche. Ferner paßt auch die klinische Erfahrung dazu, daß schon im Kindesalter die Gonadotropine und vor allem die Spitzenwerte nach Stimulation mit LHRH erhöht oder erniedrigt sein können: beim Turner-Syndrom und bei der Anorchie sind sie erhöht, und beim hypophysären Minderwuchs mit Gonadotropinmangel erniedrigt. Beim gesunden Kind sind sowohl die Gonadotropine als auch die den negativen feedback-Mechanismus bewirkenden Sexualsteroide nur in sehr niedriger Konzentration vorhanden. Dies bedeutet, daß der Hypothalamus schon auf sehr kleine Mengen Sexualsteroide reagiert, also sehr sensibel ist. In der Pubertät verschwindet diese Sensibilität; es werden deshalb mehr Gonadotropine sezerniert, die ihrerseits eine verstärkte Produktion von Sexualsteroiden in den Gonaden bewirken. Die Aktivität der Hypothalamus-Hypophysen-Gonaden-Achse wird damit auf eine höhere Konzentration von Gonadotropinen und Sexualsteroiden angehoben.

Der positive Feedback-Mechanismus, der sich beim Erwachsenen mit Clomiphen und Oestrogenen erzielen läßt, fehlt vor der Pubertät und in der Menopause. Er ist offenbar an eine relativ hohe Konzentration von Sexualsteroiden gebunden. Ebenso findet man erst kurz vor oder in der Pubertät das episodische oder pulsatile LH-Muster während des Schlafes.

Zusammengefaßt lassen sich die mit der Pubertät zusammenhängenden Veränderungen in der Funktion der Hypothalamus-Hypophysen-Gonaden-Achse folgendermaßen charakterisieren: eine tonische Gonadotropin-Sekretion auf niedrigem Niveau besteht schon während der ganzen Kindheit. Der Hypothalamus ist extrem sensibel auf die negative Feedback-Wirkung der geringen Menge an Sexualsteroiden, die von den Gonaden sezerniert werden. Mit der Pubertät verschwindet diese Sensibilität. Gleichzeitig entwickeln sich die episodisch-nächtliche LH-Sekretion und der positive Feedback-Mechanismus, der zur cyclischen Gonadotropin-Sekretion führt. Während die Sensibilität des Hypothalamus auf die negative Feedback-Wirkung der Sexualsteroide abnimmt, steigt die Sensibilität der Hypophyse in bezug auf die LH-Sekretion als Antwort auf die Stimulation mit LHRH und diejenige der Gonaden in bezug auf die Sexualsteroid-Sekretion als Antwort auf die Stimulation mit Gonadotropinen. Die Sensibilität der Leydig-Zellen auf LH setzt eine gewisse FSH-Konzentration im Plasma voraus, so daß vor der Pubertät und bei Gonadotropin-Mangel im HCG-Test nur eine geringe Stimulation der Testosteron-Sekretion erreicht wird.

Die die Abnahme der Sensibilität des Hypothalamus auf Sexualsteroide auslösenden Faktoren sind nicht bekannt. Möglicherweise fallen hemmende zentralnervöse Einflüsse von der Pinealregion oder anderen Zentren oder auch gonadotropinhemmende humorale Faktoren, die für das Kindesalter charakteristisch sind, weg. Aber auch hinter solchen Annahmen müßte wieder nach einer Ursache gesucht werden. Ferner erklären sie nicht, warum die Pubertät weniger in einem bestimmten Alter oder bei einer bestimmten Körpergröße als vielmehr bei einer bestimmten Körperreife, die am besten am Knochenalter ablesbar ist, auftritt. Neuerdings wird allerdings auch das Körpergewicht als möglicher maßgeblicher Faktor für den Pubertätsbeginn angesehen (FRISCH, 1970).

Die durch die höhere Gonadotropinkonzentration ausgelöste Gonadenreifung und die damit verbundene höhere Produktion von Geschlechtshormonen wird auch als *Gonadarche* bezeichnet. Daneben zeigt aber auch die Nebenniere, allerdings nur in bezug auf ihre Androgenproduktion und nicht in bezug auf ihre Cortisol- und Aldosteronproduktion, eine ähnliche Reifung, die schon vor der Pubertät beginnt (S. 1013) und auch als *Adrenarche* bezeichnet wird. Klinisch zeigt sich dies unter anderem daran, daß bei der Frau der Nebennierenausfall zum Verlust der Pubesbehaarung führt, während der Gonadenausfall keine solche Wirkung hat. Offensichtlich sind die Nebennierenandrogene für die Entwicklung der Pubes- und Axillarbehaarung verantwortlich.

Während die Steuerung der Gonadarche durch die Gonadotropine erwiesen ist, liegt die Steuerung der Andrenarche im dunkeln. ACTH kommt kaum in Frage, da sonst auch die Cortisolproduktion in der Pubertät sprunghaft ansteigen würde, was nicht der Fall ist. Die Möglichkeit einer stimulierenden Wirkung von LH auf die Androgenproduktion der Nebennieren konnte nie bewiesen werden. Wahrscheinlich gibt es ein noch unbekanntes, die Adrenarche auslösendes und kontrollierendes Hypophysenhormon. Gewisse Beobachtungen sprechen dafür, daß die Adrenarche direkt oder über dieses hypothetische Hypophysenhormon durch die von den Gonaden produzierten Geschlechtshormonen stimuliert wird. So nimmt die beim unbehandelten Turner-Syndrom sehr wenig ausgeprägte Pubesbehaarung unter der Oestrogentherapie meistens zu, während die gleiche Behandlung bei der Hypophysenvorderlappeninsuffizienz keine pubesfördernde Wirkung hat.

Zusammenfassend kann gesagt werden, daß die körperliche Pubertätsentwicklung durch das Zusammenwirken von Gonadarche und Adrenarche zustande kommt. Im Gegensatz dazu handelt es sich bei der isolierten prämaturen Pubarche wahrscheinlich um eine vorzeitige Adrenarche ohne Gonadarche und bei manchen Fällen von Pubertas praecox um eine isolierte prämature Gonadarche ohne Adrenarche.

F. Besondere Varianten der normalen Pubertätsentwicklung

1. Übersicht

Der Zeitpunkt der Pubertät sowie die Reihenfolge und Ausprägung der einzelnen Pubertätsmerkmale sind, wie schon erwähnt, sehr variabel. Stärkere Abweichungen vom mittleren Verlaufstypus dürfen noch nicht als pathologisch angesehen werden, sofern das Ziel der Pubertätsentwicklung, die Ausreifung zum fortpflanzungsfähigen gesunden Erwachsenen, erreicht wird. Zu diesen auffallenden Abweichungen, die in Unkenntnis der tieferen Ursache meistens als konstitutionelle oder idiopathische Varianten der normalen Pubertätsentwicklung bezeichnet werden müssen, gehören:

1. Die zu früh oder zu spät auftretende, im übrigen aber normal verlaufende Pubertät: *idiopathische Pubertas praecox* (S. 1023) und *idiopathische Pubertas tarda* (S. 1030).
2. Das isolierte vorzeitige Auftreten einzelner sekundärer Geschlechtsmerkmale: die *prämature Pubarche* (S. 1016), die *prämature Thelarche* (S. 1016), die beide recht häufig sind, und die sehr seltene *prämature Menarche.*
3. Die schwere und persistierende *Pubertätsgynäkomastie* (S. 1017).
4. Die allgemeinen somatischen, psychischen und psychosexuellen *Variationen in „Männlichkeit" und „Weiblichkeit"* (S. 1018), die mit einer wirklichen Intersexualität nichts zu tun haben.
5. Die vor oder während der Pubertät auftretende Fettsucht und Magerkeit: *Präpubertäts- und Pubertätsadipositas* (S. 1019) und *Pubertätsmagersucht* (S. 1021).

Die idiopathischen Formen der Pubertas praexoc und der Pubertas tarda werden zusammen mit den pathologischen Formen an anderer Stelle (S. 1021), die übrigen Befunde und Syndrome in den folgenden Abschnitten besprochen.

2. Isolierte prämature Pubarche

Die isolierte prämature Pubarche, d.h. das vorzeitige Auftreten der Sexualbehaarung ohne andere sekundäre Geschlechtsmerkmale, wird beim Mädchen häufiger beobachtet als beim Knaben und wird besonders bei cerebral geschädigten Kindern (cerebrale Lähmungen, Idiotie, Epilepsie) gesehen. Die Behaarung tritt im Säuglings- oder Kleinkindesalter auf, geschränkt sich zuerst auf die Labia majora (Abb. 24) oder auf die Peniswurzel und greift nur sehr langsam auf die Pubesgegend über. Die Axillarbehaarung folgt in größeren Abstand als in der normalen Pubertät. Im Gegensatz zur Pubertas praecox fehlen alle übrigen sekundären Geschlechtsmerkmale, und im Gegensatz zum adrenogenitalen Syndrom fehlen alle Zeichen einer fortschreitenden Virilisierung. Die genaue Untersuchung ergibt lediglich einen geringfügigen Vorsprung in Wachstum und Knochenentwicklung und eine geringfügige Erhöhung der 17-Ketosteroidausscheidung. Der Verlauf ist absolut gutartig. Die eigentliche Pubertätsentwicklung mit den übrigen sekundären Geschlechtsmerkmalen erfolgt im normalen Zeitpunkt.

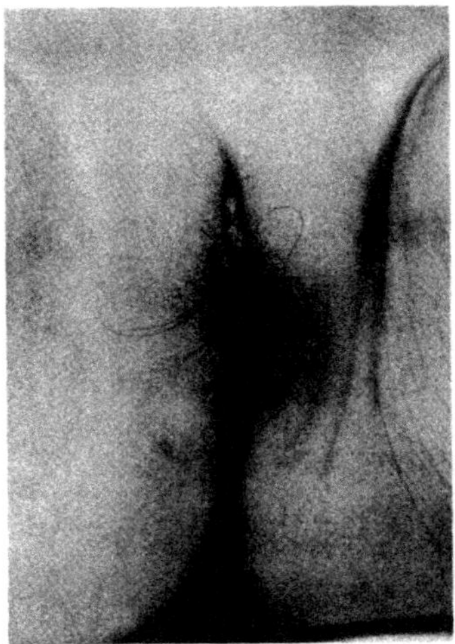

Abb. 24. Prämature Pubarche bei einem 4jährigen Mädchen (KspZ)

Im Blut sind die Nebennieren-Androgene, vor allem Dehydroepiandrosteron und Dehydroepiandrosteron-Sulfat erhöht. Testosteron ist wenig oder nicht erhöht. LH und FSH liegen im Normalbereich. Im Urin sind die 17-Ketosteroide wegen der vermehrten Ausscheidung der Nebennieren-Androgene und ihrer Metaboliten vermehrt. Mit Dexamethason lassen sich die Befunde in Blut und Urin normalisieren.

Offenbar handelt es sich um eine vorzeitige Steigerung der adrenalen Androgenproduktion (prämature Adrenarche). Im Gegensatz zur normalen Pubertät und zur echten Pubertas praecox fehlt jedoch die vorzeitige Aktivierung der Gonaden (Gonadarche). Die häufigen Hirnschädigungen weisen auf eine hypothalamische Ursache, wobei es allerdings unklar bleibt, über welche Mechanismen die prämature Adrenarche ausgelöst wird (S. 1015).

Differentialdiagnostisch muß an das kongenitale adrenogenitale Syndrom in sehr leichter Ausprägung gedacht werden. Im Zweifelsfall entscheidet die Bestimmung des 17-Hydroxyprogesterons im Blut, das beim adrenogenitalen Syndrom deutlich erhöht und bei der prämaturen Pubarche normal ist.

3. Isolierte prämature Thelarche

Nicht so selten findet man bei sonst vollkommen gesunden Mädchen im späteren Säuglings- und im Kleinkindesalter eine geringfügige, meist haselnuß- bis pflaumengroße Schwellung der Brustdrüsen ohne Vergrößerung und Pigmentierung von Brustwarze und Warzenhof und ohne andere Zeichen einer Pubertas praecox, d.h. ohne Pubesbehaarung, aber auch ohne Vergrößerung der Labia minora und des Uterus (Abb. 25). Im Vaginalabstrich

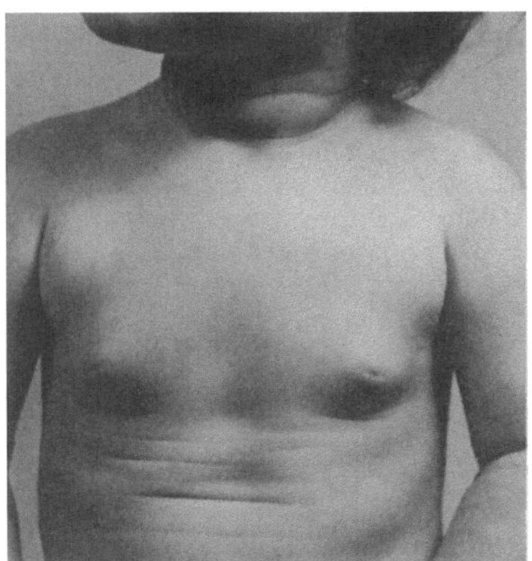

Abb. 25. Prämature Thelarche bei einem 2jährigen Mädchen (KspZ)

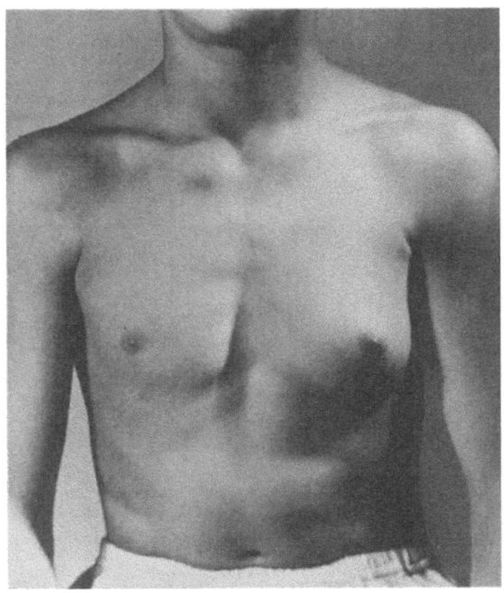

Abb. 27. Sehr starke einseitige Pubertätsgynäkomastie bei einem 15jährigen Knaben (KspZ)

und im cellulären Urinsediment ist oft eine geringfügige Oestrogenwirkung nachweisbar. Wachstum und Knochenalter sind altersgemäß. Die Schwellung dauert einige Monate bis Jahre, bildet sich dann spontan zurück oder geht allmählich in die normale Pubertätsentwicklung über. Die Ursache liegt wahrscheinlich in einer geringfügig erhöhten Oestrogenproduktion der Ovarien (prämature Gonadarche). LH, FSH und Oestradiol im Serum sind normal oder leicht erhöht.

4. Pubertätsgynäkomastie

In einzelnen Fällen nimmt beim Knaben in der Pubertät die physiologische Brustdrüsenschwellung oder Makromastie ein solches Ausmaß an, daß sie sich kaum von der normalen weiblichen Brustentwicklung unterscheidet. Meistens ist diese Gynäkomastie beiderseitig (Abb. 26), seltener einseitig und dann meist linksseitig (Abb. 27). Nicht selten ist sie familiär. In einzelnen Fällen werden die Brüste so groß wie bei einer jungen Frau. Während die physiologische Brustdrüsenschwellung der Pubertät nach einigen Monaten oder Jahren verschwindet, bleibt diese Form meist unverändert ins Erwachsenenalter hinein bestehen. Eine Milchsekretion besteht nicht.

Histologisch unterscheidet sich das Brustdrüsengewebe nicht von anderen Gynäkomastieformen (S. 498).

Abgesehen von der Gynäkomastie zeigt die somatische Entwicklung keinen pathologischen Befund. Die Hoden sind normal groß, die sekundären Geschlechtsmerkmale normal ausgeprägt, und die psychosexuelle Entwicklung ist unauffällig. Scham und Angst vor dem Spott der Kameraden sowie die eigene Beunruhigung über die Brustentwicklung veranlassen diese Knaben, ihr „Leiden“ zu verbergen und zu verheimlichen, Turnen und Baden zu vermeiden und sich immer mehr von ihrer Umgebung zurückzuziehen.

Die Ursache der Pubertätsgynäkomastie ist un-

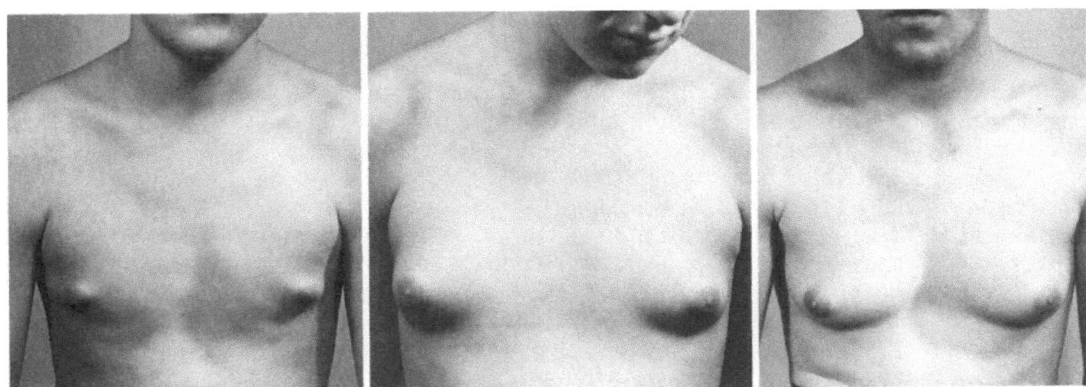

Abb. 26. Pubertätsgynäkomastie verschiedenen Grades bei 3 Knaben mit sonst vollkommen normaler Pubertätsentwicklung, mit normaler Hodengröße und normaler Gonadotropin- und 17-Ketosteroidausscheidung (PRADER, 1955)

klar. Man sieht sie auch unter der Testosterontherapie bei Patienten mit Anorchie, so daß weniger die Oestrogen-Sekretion der Testes, als vielmehr die Umwandlung von Testosteron in Oestrogene in Frage kommt. Testosteron- und Oestradiol-Bestimmungen im Serum haben teils normale Resultate, teils eine transitorische Oestradiol-Erhöhung ergeben. Die Gonadotropine und Prolactin liegen im Normalbereich.

Die *Diagnose* ist in der Regel leicht, doch sind immer auch die anderen Ursachen der Gynäkomastie (S. 498f.) in Erwägung zu ziehen. Außerdem ist immer daran zu denken, daß eine Gynäkomastie auch nur durch einen starken Panniculus vorgetäuscht werden kann (Pseudogynäkomastie). Am wichtigsten ist die Unterscheidung von der Gynäkomastie beim Klinefelter-Syndrom (S. 469ff.). Bei beiden Syndromen sind die sekundären Geschlechtsmerkmale mehr oder weniger normal ausgeprägt. Der einzige klinische Unterschied liegt in der Hodengröße. Beim Klinefelter-Syndrom sind die Hoden zu klein, bei der Pubertätsgynäkomastie sind sie normal groß. Im Zweifelsfalle entscheidet die Bestimmung des Sexchromatins und die Untersuchung der Gonadotropine, die beim Klinefelter-Syndrom in der Pubertät erhöht sind. Bei der Pubertätsgynäkomastie fallen diese Untersuchungen im Gegensatz zum Klinefelter-Syndrom normal aus. Die Unterscheidung zwischen Pubertätsgynäkomastie und Klinefelter-Syndrom ist deshalb von Bedeutung, da bei der ersten Form nur eine konstitutionelle Variation mit normaler Fortpflanzungsfähigkeit und bei der zweiten Form eine wirkliche Endokrinopathie mit Sterilität vorliegt. Ebenfalls von der Pubertätsgynäkomastie abzutrennen ist die sehr seltene idiopathische Gynäkomastie von Knaben im Vorpubertätsalter. Nicht zuletzt ist bei jeder Gynäkomastie in der Pubertät auch an die Möglichkeit einer exogenen Oestrogen-Einwirkung (S. 498) und an die Möglichkeit einer Medikamenten-Komplikation (S. 498) zu denken.

Eine hormonale Therapie der Pubertätsgynäkomastie gibt es nicht. Die oft versuchte Choriongonadotropin- oder Testosteronbehandlung ist nutzlos und unlogisch, da diese Präparate gelegentlich selbst eine Gynäkomastie auslösen. Außerdem hemmt eine solche Behandlung höchstens die körpereigene Hypophysen- und Testesfunktion. Als Arzt muß man die Patienten und ihre Angehörigen vor allem über die Harmlosigkeit der Störung aufklären und vor jeder Hormontherapie warnen. Zeigen die Brüste keine spontane Rückbildung, so bleibt nur die chirurgische Mammaentfernung übrig. Man wird sich um so schneller dazu entschließen, je schwerwiegender die psychische Rückwirkung der Gynäkomastie ist. Der dem Areolarrand entlang gelegte, radiär nach außen etwas verlängerte Hautschnitt gibt ein ausgezeichnetes kosmetisches Resultat.

5. Allgemeine somatische, psychische und psychosexuelle Variationen in „Männlichkeit" und „Weiblichkeit"

Die vielfältigen körperlichen und seelischen Unterschiede zwischen gesunden Individuen des gleichen Geschlechts lassen sich nur zum kleinsten Teil durch hormonale Unterschiede erklären. Zum größten Teil beruhen sie auf konstitutionellen und exogenen, vom hormonalen Wechselspiel unabhängigen Faktoren. Diese Tatsache muß ganz besonders auch in der Pubertätsentwicklung berücksichtigt werden.

Kurz vor und im Beginn der Pubertät fallen *bei einzelnen Knaben „weibliche" Züge* auf. Die Körperformen sind rundlich, das Becken eher breit, die Schultern schmal, die Stimme zart und hell und die Körperbewegungen mädchenhaft geziert. Umgekehrt sieht man *Mädchen mit „sportlich-männlichen" Zügen*, mit breiten Schultern und schmalen Hüften, mit einer kräftigen Körperbehaarung (Hirsutismus, S. 364, 383), kräftiger Muskulatur, mit harter Stimme und energischen Bewegungen. Oft findet man bei den gleichen Individuen auch psychische Merkmale, die an das andere Geschlecht erinnern. Die Knaben sind empfindsam, schüchtern, erröten leicht, bleiben am liebsten zu Hause, lesen viel, vermeiden Sport und Gesellschaft. Umgekehrt sind gewisse Mädchen lärmig laut, energisch und zugriffig. Ihr Interesse gilt nicht Kleidern und Büchern, sondern Sport und Spiel im Freien.

Diese *Vermischung von männlichen und weiblichen Zügen in Körperbau und Seele* lassen die Angehörigen häufig eine „Drüsenstörung" vermuten und eine sexuelle Abwegigkeit oder Sterilität befürchten. Am ausgesprochensten ist dies der Fall bei adipösen Knaben mit etwas verzögerter Pubertät. Die genaue körperliche Untersuchung ergibt aber kaum je Anhaltspunkte für eine endokrine Störung. Es ist eine Hauptaufgabe des Arztes, den Eltern solcher Kinder ihre Vorstellung von „Drüsenstörungen" und „falschen sexuellen Veranlagungen" auszureden. Es ist niemals statthaft, aus den aufgezählten Symptomen auf eine somatische Intersexualität oder auf eine Homosexualität zu schließen. Im Laufe der Pubertät verschwinden manche oder die meisten dieser Merkmale, und häufig entwickeln sich diese Kinder zu unauffälligen Erwachsenen.

Die sich während der Pubertät, besonders beim Knaben außerordentlich stark entwickelnde und zunächst noch wenig zielgerichtete *Sexualität* ist für die Angehörigen gelegentlich eine weitere Quelle von Sorgen und Befürchtungen über eine „Drüsenstörung" oder über eine „abnorme sexuelle Veranlagung". Unmittelbarer Anlaß zu diesen Befürchtungen sind schwärmerische gleichgeschlechtliche Freundschaften, Masturbation und vereinzelte homosexuelle Handlungen. Dies alles gehört zur *physiologischen seelischen und sexuellen Sturm- und Drangperiode des Jugendlichen* und weicht allmählich von selbst einer unauffälligen ausgereiften heterosexuellen Sexualität. Eine frühzeitige und richtige Aufklärung und ein gesundes Vertrauensverhältnis zwischen Eltern und Kind mit der Möglichkeit, offen über sexuelle Fragen zu sprechen, sind das beste Gegengewicht. Auch hier muß der Arzt vor allem die elterlichen Befürchtungen richtigstellen, die Eltern an ihre eigene Jugend erinnern und für Verständnis der Pubertätskrisen plädieren. Eine Aussprache, in der der Jugendliche die wohlwollende Freundschaft und das Verständnis des Arztes für seine Schwierigkeiten spürt, ist die beste Psychotherapie und läßt den Arzt die vereinzelten Fälle, die eine psychiatrische Behandlung erfordern, meistens leicht erkennen.

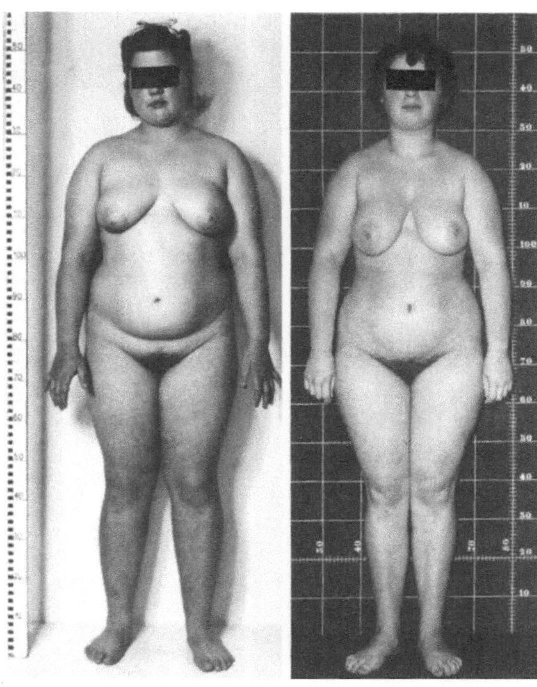

Abb. 28. Zwei 13jährige Mädchen mit Pubertätsadipositas. Man beachte die starke Brustentwicklung und den matronenhaften Körperbau, die den Mädchen ein älteres Aussehen verleihen (KspZ)

6. Präpubertäts- und Pubertätsadipositas

Obwohl die Fettsucht in jedem Alter ein schwieriges ärztliches Problem darstellt, wird doch nie so oft eine endokrine Störung dahinter vermutet, wie bei der häufigen Präpubertäts- und Pubertätsadipositas. Oft sind diese Kinder schon im Kleinkindesalter auffallend dick, oft entwickelt sich die Adipositas aber erst nach dem 8.–10. Jahr und erreicht unmittelbar vor und im Beginn der Pubertät ihren Höhepunkt. Damit im Zusammenhang steht wohl die Tatsache, daß die Zunahme des Panniculus in diesen Jahren physiologischerweise stärker ist als vor- und nachher und daß die Kinder in dieser Altersperiode besonders leicht mästbar sind.

Der Panniculus ist meistens gleichmäßig verteilt. Die Haut ist oft unauffällig, oft aber auch auffallend stark gerötet. In den schwersten Fällen bestehen blasse oder rote Striae distensae an den Hüften, an den Oberschenkeln, am Gesäß und seitlich der Brüste. In der Mehrzahl der Fälle findet man einen leichten Vorsprung im Wachstum und ein sehr breit und kräftig gebautes Skelet. Oft sind Hände und Füße im Verhältnis auffallend klein (Akromikrie), oft stehen aber auch die akromegaloiden Züge der Pubertät im Vordergrund. Die häufigen X-Beine und Fußdeformitäten erklären sich wohl als statische Schädigung infolge des Übergewichtes. Der Blutdruck ist normal oder etwas erhöht. Psychisch handelt es sich meistens um eher träge, gutmütige und passive Individuen. Eine zuverlässige Anamnese ergibt fast immer eine sehr reichliche bis übermäßige Ernährung.

Die *Mädchen* (Abb. 28) treten entsprechend einer eher beschleunigten Knochenreifung meistens frühzeitig in die Pubertät. Die Adipositas, das sehr breite Becken und die oft ganz gewaltig entwickelten, aus Drüsengewebe und Panniculus bestehenden Brüste verleihen dem Mädchen schon frühzeitig ein matronenhaftes Aussehen.

Bei den *Knaben* (Abb. 29) tritt die Pubertät oft eher etwas spät, aber doch noch innerhalb der normalen zeitlichen Streubreite ein. Der leichte Großwuchs, die leichte Verzögerung der Pubertät, die dadurch erklärbaren etwas eunuchoiden Körperproportionen (S. 997) und das im Panniculus fast verschwindende Genitale lassen den Unerfahrenen an einen Hypogonadismus denken. Dieser Eindruck wird oft noch durch einzelne feminin wirkende Züge, wie die rundlich-weichen Körperkonturen, eine durch den Panniculus vorgetäuschte Brustdrüsenvergrößerung, eine zarte und schüchterne Stimme und mädchenhaft gezierte Bewegungen verstärkt. Beeindruckt durch alle diese Symptome vermuten die Eltern eine Drüsenstörung und suchen den Arzt auf. Für diesen stellt sich vor allem die Frage, ob eine Dystrophia adiposogenitalis Fröhlich vorliegt.

Der von Fröhlich beschriebene Fall war ein Knabe, bei dem ein Hypothalamustumor zu einer geringfügigen Adipositas, einem permanenten Hypogonadismus und einer Wachstumshemmung geführt hat. Obwohl das später auch als Dystrophia adiposogenitalis bezeichnete Syndrom damit genau umrissen war und die organische Hypothalamusstörung mit einschloß, wurde die Bezeichnung in der Folge von manchen Autoren auf alle Knaben mit Adipositas und infantilem Genitale, d.h. auf alle noch nicht oder erst knapp in der Pubertät stehenden fetten Knaben ausgedehnt.

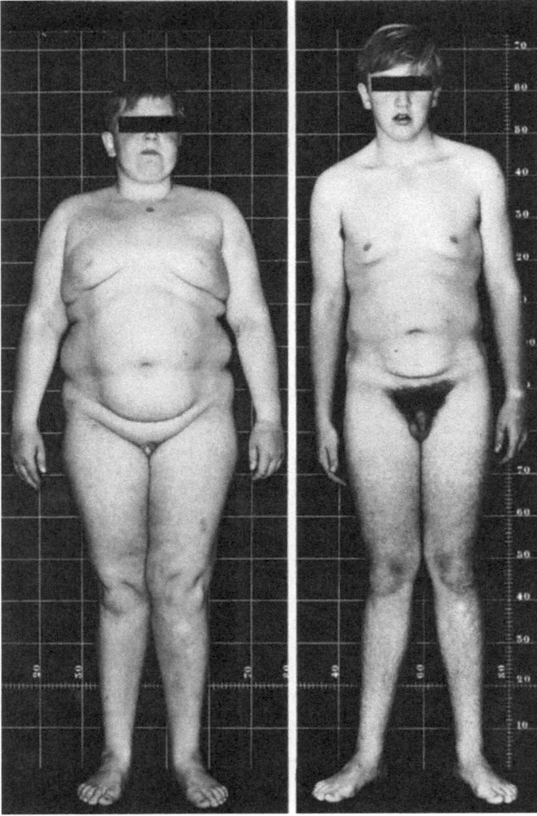

Abb. 29. Endokrin gesunder Knabe mit psychogen bedingter Präpubertäts-Adipositas im Alter von 13 Jahren (links) und nach Abmagerung im Alter von 15 Jahren (rechts) mit vollkommen normaler Pubertätsentwicklung (KspZ)

Durch die *mißverständliche Bezeichnung der Präpubertäts- und Pubertätsadipositas als Dystrophia adiposogenitalis* werden diese Knaben mit dem Verdacht des Hypogonadismus gebrandmarkt und einer überflüssigen und falschen Hormonbehandlung zugeführt. In Wirklichkeit handelt es sich weder um einen Hypogonadismus noch überhaupt um eine Endokrinopathie. Eine genaue Untersuchung zeigt, daß das Genitale infolge des adipösen Pubeswulstes nur zu klein scheint, daß in Wirklichkeit Penis, Scrotum und Hoden aber altersgemäß entwickelt sind.

Die *Stoffwechseluntersuchungen* ergeben recht häufig einen verstärkten Insulinanstieg bei der Glucosebelastung mit gelegentlicher Herabsetzung der Glucosetoleranz und eine herabgesetzte Insulinempfindlichkeit mit fehlendem Anstieg der Wachstumshormonkonzentration im Blut nach Stimulation mit Insulin oder Arginin. Der Grundumsatz, bezogen auf die Oberfläche oder die Größe des Patienten, ist nicht erniedrigt. Die Steroidausscheidung liegt meistens im Bereiche der Norm. Die Corticoidausscheidung kann allerdings etwas erhöht sein, ohne daß daraus schon ein Cushing-Syndrom diagnostiziert werden dürfte.

Als *Ursache* steht zweifellos eine *erhöhte Nahrungsaufnahme* im Vordergrund, wobei die *Eßgewohnheiten* der Familie, zu wenig Körperbewegung und oft auch eine ungünstige Mutter-Kind-Beziehung eine Rolle spielen. Oft umsorgt und beschützt die Mutter das Kind in einer übertriebenen Art („overprotective mother"), gibt ihm zuviel Pflege und zuviel Nahrung, verzärtelt und überwacht es noch im Schulalter wie ein Kleinkind, verhindert normale Beziehungen zu anderen Kindern und verunmöglicht damit eine gesunde psychische Entfaltung. Diese dominierende Haltung der Mutter wird als Kompensation dafür aufgefaßt, daß sie selbst als Kind vernachlässigt worden ist oder daß sie ihr Kind im Unbewußten ablehnt. Als Folge verkümmern diese Kinder emotionell, sind unzufrieden, mißmutig und gelangweilt, und finden nur noch im Essen eine Befriedigung. Neben diesen Faktoren scheint oft auch eine familiäre Adipositasbelastung vorzuliegen, wobei aber zwischen wirklicher Heredität und anerzogenen Eßgewohnheiten schwer zu unterscheiden ist. Ob und inwieweit hormonale Faktoren in der *Pathogenese* eine Rolle spielen, ist umstritten. Auf jeden Fall fehlen eindeutige Beweise in dieser Richtung.

Eine *Prognose* läßt sich nicht mit Sicherheit stellen. Einzelne Patienten magern gegen Ende der Pubertät wieder ab (Abb. 29), wobei wahrscheinlich eine im Zusammenhang mit der veränderten psychischen Situation herabgesetzte Nahrungsaufnahme schuld ist. Bei der Mehrzahl bleibt jedoch die Fettsucht unverändert ins Erwachsenenalter hinein bestehen.

Differentialdiagnostisch sind die selteneren Adipositasformen bei hypothalamischen Störungen, beim Cushing-Syndrom (S. 344ff.) und bei der Hypothyreose (S. 158) in Betracht zu ziehen. Zu den organischen Störungen des Hypothalamus gehören neben den postencephalitischen und posttraumatischen Formen das eigentliche Fröhlich-Syndrom, der hypophysäre Kleinwuchs (S. 96) und das Prader-Labhart-Willi-Syndrom (S. 475). Das autosomalrecessiv vererbte Laurence-Moon-Bardet-Biedl-Syndrom ist durch Debilität, Retinitis pigmentosa, Polydaktylie und eine mäßige Adipositas gekennzeichnet. Häufig besteht zusätzlich ein Kleinwuchs und gelegentlich ein Hypogonadismus.

Alle diese organisch bedingten Adipositasformen kommen viel seltener vor und unterscheiden sich von den meisten Fällen von Präpubertäts- und Pubertätsadipositas durch einen fast regelmäßig vorhandenen Kleinwuchs. Ganz allgemein kann für das Kindes- und Pubertätsalter die Regel aufgestellt werden, daß sich bei einer Adipositas mit überdurchschnittlicher Körpergröße meist keine Endokrinopathie und überhaupt keine organische Ursache auffinden läßt, während bei einer Adipositas mit Kleinwuchs ganz besonders sorgfältig nach den aufgezählten Endokrinopathien und hypothalamischen Störungen zu fahnden ist.

Therapeutisch muß man wie bei allen benignen Abweichungen der normalen Pubertätsentwicklung den Eltern und den Patienten die vermeintliche „Drüsenstörung“ ausreden und auf die schon eingetretene oder auf die günstige und aus dem Knochenalter auch zeitlich präzisierbare Prognose der Pubertät (S. 1000) hinweisen. Die Adipositas muß vor allem durch Diät und vermehrte körperliche Tätigkeit behandelt werden. Medikamentöse Appetitzügler sollen in diesem Alter nicht oder höchstens mit großer Vorsicht verwendet werden. In einzelnen Fällen ist eine besondere psychotherapeutische Betreuung empfehlenswert. Eine Therapie mit Sexualhormonen ist nicht notwendig, beeinflußt die Adipositas gar nicht und hemmt höchstens die Produktion körpereigener Sexualhormone.

7. Pubertätsmagersucht

Beim weiblichen Geschlecht ist die Pubertät eine Prädilektionszeit für die psychogen bedingte Anorexia nervosa oder Anorexia mentalis. Die extreme Abmagerung und Amenorrhoe wurden früher oft als Folge einer Hypophyseninsuffizienz angesehen. Heute, da das Bild der Hypophyseninsuffizienz bei der Frau gut bekannt ist (S. 94 ff.), wird die Pubertätsmagersucht kaum mehr mit endokrinen Störungen verwechselt. Wie bei anderen schweren Allgemeinerkrankungen findet man meistens einen sekundären reversiblen Ausfall der Gonadotropine und Sexualsteroide und häufig einen Wachstumsstillstand mit normalen oder hohen basalen Wachstumshormonwerten, die sich mit Insulin oder Arginin oft nicht stimulieren lassen, und mit hohen Somatomedin-Werten. T4 und vor allem T3 sind oft herabgesetzt, und TSH steigt nach Stimulation mit TRH nur verzögert an. Dies alles sind Hinweise auf eine funktionelle Hypothalamus-Insuffizienz. Plasma-Cortisol ist normal oder erhöht, zeigt jedoch keinen Tages-Thythmus und läßt sich mit Dexamethason nicht genügend unterdrücken.

G. Pubertas praecox

Eine biologisch begründete klare Definition der vorzeitigen Pubertät oder Pubertas praecox gibt es nicht. Im allgemeinen spricht man von einer vorzeitigen Pubertät, wenn die Pubertätserscheinungen beim Mädchen vor dem 6. Jahr und beim Knaben vor dem 8. Jahr auftreten, und von einer frühzeitigen Pubertät, wenn sie beim Mädchen zwischen dem 6. und 8. Jahr und beim Knaben zwischen dem 8. und 10. Jahr sichtbar werden. Zum genaueren Verständnis dieser Verhältnisse sei auch auf die Ausführungen über die normale Pubertät (S. 1009) und auf die Kapitel über die Keimdrüsen verwiesen.

1. Übersicht

a) Ätiologische Einteilung, echte Pubertas praecox und Pseudopubertas praecox

Bei der *echten hypothalamischen Pubertas praecox* ist die vorzeitige Pubertätsentwicklung auf eine vorzeitige Sekretion der hypothalamischen gonadotropen Releasing-Hormone zurückzuführen. Diese stimulieren die Produktion der hypophysären Gonadotropine, die ihrerseits die Reifung der Gonaden bedingt. Die Gonadenfunktion läßt sich nicht von derjenigen der normalen Pubertät unterscheiden. Auch die Fortpflanzungsfähigkeit wird im Laufe der vorzeitigen Pubertätsentwicklung genau gleich erreicht wie im Laufe der normalen Pubertätsentwicklung.

Während die vorzeitige Pubertät bei Tumoren und anderen Störungen des Hypothalamus häufig vorkommt, ist eine solche bei Hypophysentumoren nicht bekannt. Im Gegensatz zur hypothalamischen Pubertas praecox gibt es also keine primäre hypophysäre Pubertas praecox.

Werden die Symptome einer vorzeitigen Pubertät nicht durch eine vorzeitige hypothalamische Aktivität ausgelöst, so spricht man von einer *Pseudopubertas praecox*. Die für die Pubertätszeichen verantwortlichen Hormone stammen aus Tumoren oder aus krankhaft veränderten Drüsen oder wurden von außen in den Körper gebracht. Weder die Hormonproduktion noch die Gonadenfunktion entsprechen normalen Pubertätsverhältnissen. Es besteht deshalb auch keine Fertilität. Diese Einteilung in echte und in Pseudopubertas praecox ist etwas problematisch, da bei den gonadotropinproduzierenden Tumoren theoretisch eine Fertilität denkbar wäre und damit diese Gruppe sowohl als echte wie auch als Pseudopubertas praecox aufgefaßt werden kann.

Die verschiedenen Formen von Pubertas praecox bei Knaben und Mädchen sind in den Tabellen 11 und 12 übersichtsmäßig zusammengestellt. Weitaus am häufigsten sind die echte idiopathische Pubertas praecox beim Mädchen und das mit Pseudopubertas praecox einhergehende, beide Geschlechter gleichmäßig treffende adrenogenitale Syndrom.

b) Gemeinsame Merkmale aller Formen von Pubertas praecox

Am auffallendsten sind bei allen Fällen die *sekundären Geschlechtsmerkmale*, die in jedem Alter, ja schon bei der Geburt, auftreten können. Das Erscheinen der einzelnen sekundären Geschlechts-

Tabelle 11. Pubertas praecox bei Knaben

	Hormonbefunde		Testesgröße	Testes-Histologie T Tubuli Spermiogenese L Leydig-Zellen
	Erhöhte Gonadotropine	Erhöhte 17-Ketosteroide		
1. Hypothalamische Pubertas praecox				
a) idiopathisch, konstitutionell	+	+	klein bis	T unreif bis
b) organische Hirnstörungen	+	+	deutlich	reif
c) hormonale Überlappung	+	+	vergrößert	L+
2. Gonadotropinproduzierende Tumoren				
a) Chorionepitheliom, Teratom	+++	+/++	klein bis leicht	T meist unreif
b) Hepatom	+++	+/++	vergrößert	L+
3. Sexualhormone produzierende Tumoren oder Hyperplasien				
a) Nebennierenrinde (adrenogenitales Syndrom)	0	+++	klein oder vergrößert	T unreif, L 0
b) Testes (*Leydig*-Zelltumor)	0	+++	einseitige tumorige Vergrößerung	T unreif, L 0
4. Exogene Hormonzufuhr				
a) Choriongonadotropin	+	++	leicht vergrößert	T unreif, L+
b) Androgene und anabole Steroide	0	+/++	klein	T unreif, L 0
c) Oestrogene	0	+	klein	T unreif, L 0

Tabelle 12. Pubertas praecox bei Mädchen

	Hormonbefunde			Mammae, Genitalentwicklung Menses	Pubesbehaarung
	Erhöhte Gonadotropine	Erhöhte 17-Ketosteroide	Erhöhte Oestrogene		
1. Hypothalamische Pubertas praecox					
a) idiopathisch, konstitutionell	+	+	+	+	+
b) organische Hirnstörungen	+	+	+	+	+
c) fibröse Knochendysplasie	+	+	+	+	+
d) hormonale Überlappung	+	+	+	+	+
2. Gonadotropinproduzierende Tumoren					
Chorionepitheliom, Teratom	+++	+/++	+/++	+	+
3. Sexualhormone produzierende Tumoren oder Hyperplasien					
a) Nebennierenrinde (adrenogenitales Syndrom)	0	+++	+	0	+
b) Ovarien (Granulosazelltumoren u.a.)	0	+/++	++	+	+
4. Exogene Hormonzufuhr					
a) Oestrogene	0	+/++	++	+	0/+
b) Anabole Steroide	0	+/++	0/+	0	+

merkmale ist in der Reihenfolge und in den zeitlichen Abständen viel variabler als bei der normalen Pubertät. Sehr rasches Auftreten aller sekundärer Geschlechtsmerkmale ist verdächtig auf einen Gehirn-, Gonaden- oder gonadotropinproduzierenden Tumor.

Daneben besteht eine Beschleunigung von Wachstum und Knochenentwicklung, d.h. *ein genereller somatischer Entwicklungsvorsprung.* Dieser Vorsprung ist um so deutlicher, je länger die Pubertas praecox schon dauert, und kann umgekehrt bei sehr kurzer Anamnese gelegentlich fehlen. Im Gegensatz zur normalen Pubertät hat das Knochenalter bei beginnender Pubertas praecox trotz seiner Beschleunigung noch nicht die bei der Pubertät sonst übliche Stufe erreicht. Fälle mit harmonischer Entwicklung von Pubertät und Knochenalter sind als eine frühnormale und nicht als eine pathologische Pubertätsentwicklung anzusehen. Die Folge der beschleunigten Knochenentwicklung ist ein vorzeitiger Epiphysenschluß und damit ein Aufhören des Wachstums bevor die normale Erwachsenengröße erreicht ist. Mit anderen Worten sind diese Individuen als Kinder zu groß und als Erwachsene zu klein. Immerhin erreichen viele eine im unteren Normalbereich liegende Erwachsenengröße. In Abb. 30 ist diese ganze Entwicklung an Hand von 2 Beispielen dargestellt.

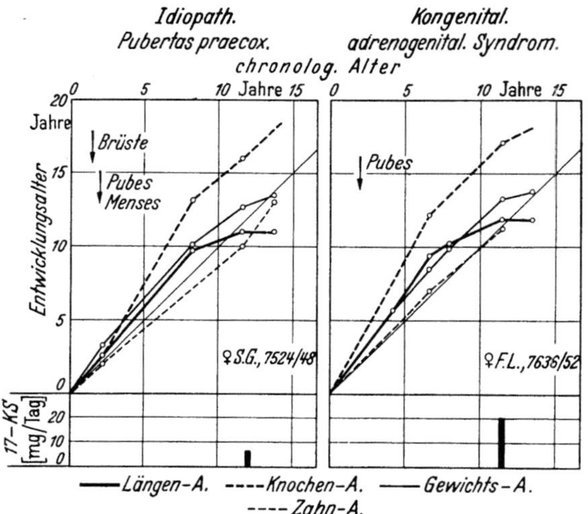

Abb. 30. Beispiele für die somatische Entwicklung bei Pubertas praecox. Links ist der Verlauf bei einem Mädchen mit idiopathischer echter Pubertas praecox (gleiche Patientin wie in Abb. 31) und rechts bei einem Mädchen mit Pseudopubertas praecox infolge eines kongenitalen adrenogenitalen Syndroms dargestellt. Man beachte die Beschleunigung von Wachstum und Knochenentwicklung, den vorzeitigen Wachstumsstillstand und die normale Zahnentwicklung. Dieser Verlauf ist für alle Formen von vorzeitiger Pubertätsentwicklung typisch (KspZ)

Im Gegensatz zum allgemeinen Vorsprung in der somatischen Entwicklung ist die *psychische, psychosexuelle und intellektuelle Entwicklung meistens altersgemäß*. Ausnahmen mit partieller Frühentwicklung in psychischer und intellektueller Beziehung und Fälle von Debilität (bei organischen Hirnstörungen) sind allerdings nicht so selten. Meistens ist die Diskrepanz zwischen somatischer und psychischer Entwicklung aber so ausgesprochen, daß sowohl im Elternhaus wie in der Schule Schwierigkeiten auftreten. Auf der einen Seite erregt der somatische Entwicklungsvorsprung die zudringliche Neugierde der Kameraden und leider auch der Erwachsenen. Auf der anderen Seite führt dieser Vorsprung dazu, daß zu hohe psychische und intellektuelle Anforderungen gestellt werden.

Die für den Patienten schwerwiegenden Probleme sind nicht die vorzeitige Pubertät an und für sich, sondern die psychoreaktiven Störungen, die als Folge der auffallenden äußeren Veränderungen und als Folge der psychologisch ungeschickten Behandlung durch die Umgebung auftreten.

Die Kinder sind deshalb oft ganz verstört, scheu und zurückgezogen; aber oft auch grob und aggressiv, sobald sie sich ihrer überlegenen Kraft bewußt werden. Vorzeitige sexuelle Interessen und eine sexuelle Aggressivität bestehen jedoch sehr viel seltener als man nach der anekdotenhaften älteren Literatur annehmen könnte. Die Diskrepanz zwischen kindlicher Psyche und somatisch-sexueller Reifung wird besonders kraß empfunden, wenn Mädchen mit Pubertas praecox schwanger werden und gebären. Nach dem Urteil der meisten Beobachter fehlt diesen jungen Müttern das Verständnis für Schwangerschaft und Geburt vollkommen. Es ist Aufgabe des Arztes, den Eltern zu helfen, diese Kinder zu verstehen und ihnen in der schwierigen Erziehung beizustehen.

2. Idiopathische Pubertas praecox

Die idiopathische, konstitutionelle oder genuine Pubertas praecox ist weitaus die häufigste Form der vorzeitigen Pubertät (Abb. 31). Mädchen sind 4–7mal häufiger betroffen als Knaben. Bei den Mädchen sind die meisten Fälle sporadisch. Familiäre Fälle sind vor allem bei Knaben beschrieben, wobei die Vererbung sowohl über gesunde Mütter wie auch über betroffene (gelegentlich auch über gesunde) Väter erfolgen kann. Vermutlich handelt es sich dabei um einen autosomalen geschlechtsbegrenzten dominanten Vererbungstypus. Familien

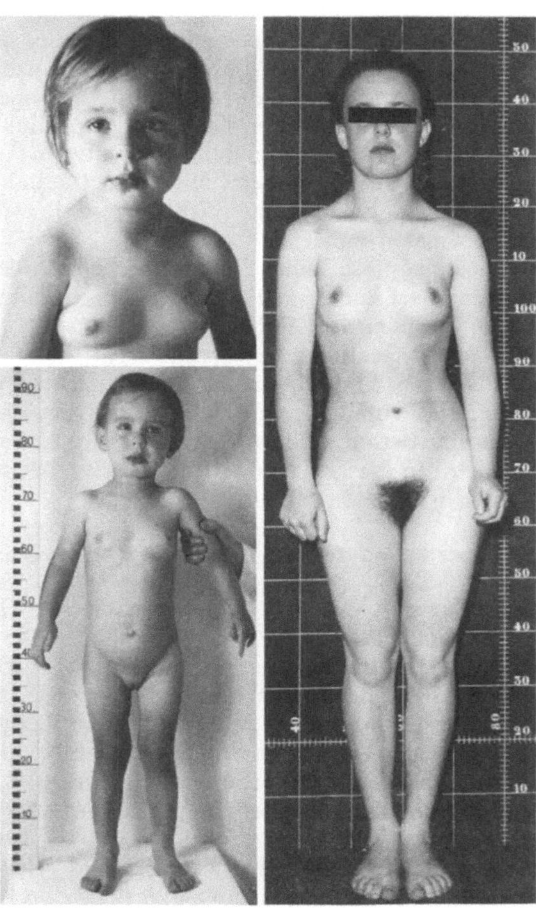

Abb. 31. Idiopathische echte Pubertas praecox bei einem Mädchen. Links im Alter von $2^4/_{12}$ Jahren (geringe Brustentwicklung, geringe Pubesbehaarung, Menarche), rechts im Alter von $13^2/_{12}$ Jahren mit bereits abgeschlossenem Wachstum (Epiphysenfugen geschlossen). Die Wachstumskurve und die übrigen Entwicklungsdaten dieses Mädchens sind in Abb. 30 (links) dargestellt (KspZ)

mit autosomalem recessivem Erbgang, in denen nicht nur Knaben, sondern auch Mädchen mit Pubertas praecox vorkommen, sind seltener.

Die betroffenen Kinder zeigen einen normalen und häufig verkürzten, seltener sehr langgestreckten Pubertätsverlauf, in dem gelegentlich auch spontane Rückbildungen (transitorische Pubertas praecox) vorkommen. Sie sind durchaus gesund, entwickeln sich psychisch und intellektuell altersgemäß und erreichen, soweit bekannt, eine normale Lebensdauer. Die Fortpflanzungsfähigkeit ist normal. Schwangerschaften bei kleinen Mädchen mit idiopathischer Pubertas praecox sind mehrfach beschrieben. Das jüngste Mädchen, das durch eine Sectio von einem lebensfähigen Kind entbunden wurde, war $5^1/_2$ Jahre alt (ESCOMEL, 1939).

Die Hormonuntersuchungen ergeben im Blut und Urin eine erhöhte Konzentration von Gonadotropinen und Sexualsteroiden, die ganz oder knapp den Werten entspricht, die man in der normalen Pubertätsentwicklung findet. Im Gegensatz dazu ist die 17-Ketosteroid-Ausscheidung gegenüber der Altersnorm oft nur wenig erhöht und niedriger als in der zeitlich normalen Pubertät. Dies weist darauf hin, daß im Gegensatz zur zeitlich normalen Pubertät nur die Steroidproduktion der Gonaden (Gonadarche), nicht aber die Androgenproduktion der Nebennieren (Adrenarche) vorzeitig in Gang gekommen ist. In anderen Fällen findet man allerdings auch ähnlich hohe 17-Ketosteroide wie in der normalen Pubertät.

Die Diagnose einer idiopathischen Pubertas praecox darf nur gestellt werden, nachdem alle anderen Formen von Pubertas praecox so gut als möglich ausgeschlossen wurden. Wegen der Möglichkeit eines klinisch stummen Hirntumors ist ein Computer-Tomogramm des Gehirns oder mindestens eine periodische neurologische Kontrolle angezeigt. Für die Therapie sei auf S. 1029 verwiesen.

3. Pubertas praecox bei organischen Hirnstörungen

Eine Pubertas praecox infolge organischer Hirnstörungen (*cerebrale oder neurogene Pubertas praecox*) ist verhältnismäßig selten. Man sieht sie einerseits bei hyperplastischen Mißbildungen des Tuber cinereum (Hamartome) und andererseits bei ganz verschiedenen cerebralen Störungen, wie bei Hirnmißbildungen, bei Hydrocephalus (Abb. 32), bei postencephalitischen Zuständen, bei Hirntumoren, bei der Neurofibromatose von v. RECKLINGHAUSEN, bei der tuberösen Hirnsklerose und gelegentlich auch beim Mongolismus.

Die *Hamartome des Tuber cinereum* stellen eine hyperplastische Mißbildung des Sexualzentrums dar. Vermutlich produzieren sie in autonomer Weise die gonadotropen Releasing-Hormone und führen damit zur vorzeitigen Pubertätsentwicklung. Da es sich pathologisch-anatomisch um sehr kleine Gebilde handelt, fehlen die allgemeinen Symptome eines Hirntumors häufig.

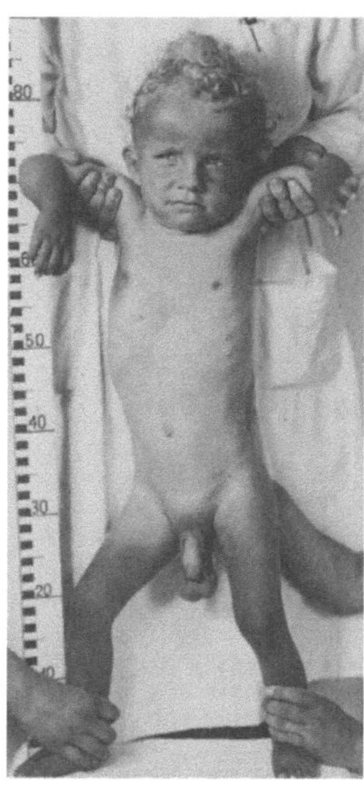

Abb. 32. Echte Pubertas praecox infolge Hydrocephalus bei einem $1^{10}/_{12}$jährigen Knaben (KspZ)

Die übrigen zu einer Pubertas praecox führenden cerebralen Läsionen sind meistens von einem *Hydrocephalus des dritten Ventrikels* und von unspezifischen Veränderungen des Tuber cinereum begleitet, so daß wahrscheinlich auch hier die Pubertas praecox über das Sexualzentrum im Tuber cinereum ausgelöst wird. In der Regel findet man deutliche neurologische Störungen bei der Allgemeinuntersuchung.

Eine besonders lokalisierte Tumorform, die fast nur bei Knaben vorkommt und häufig eine Pubertas praecox verursacht, sind die *Tumoren der Epiphyse oder Zirbeldrüse (pineale Pubertas praecox)*. Häufig zeigen diese Tumoren eine röntgenologisch sichtbare Verkalkung. Wie die endokrine Funktion der Zirbeldrüse ist auch die Pathogenese der Pubertas praecox bei Tumoren der Zirbeldrüse umstritten. Falls die Zirbelrüse normalerweise die Pubertätsentwicklung hemmt (S. 68), beruht die Pubertas praecox auf einem Ausfall dieser Hemmung. Falls der Zirbeldrüse keine endokrine Funktion zukommt, ist eher anzunehmen, daß diese Tumoren durch eine direkte oder indirekte Druckwirkung auf das Sexualzentrum im Tuber cenereum die vorzeitige Pubertät auslösen. Leider fehlen pathologische Untersuchungen, die dieses Problem lösen ließen.

Abgesehen davon, daß noch nie Schwangerschaften beobachtet worden sind, unterscheiden sich die hormonalen Verhältnisse der neurogenen Pubertas praecox in keiner Weise von denjenigen der idiopathischen Pubertas praecox.

Die diagnostisch entscheidenden Befunde sind neurologischer Art. Oft liegen grobe neurologische Störungen wie eine Epilepsie, ein manifester Hydrocephalus, eine cerebrale Kinderlähmung oder eine schwere Idiotie vor, die sofort auf eine cerebrale Ursache der Pubertas praecox hinweisen. Im besonderen ist immer auf Zeichen eines erhöhten intrakraniellen Druckes (Kopfschmerzen, Erbrechen, Stauungspapillen), auf Verkalkungen im Bereiche der Zirbeldrüse (Tumoren der Zirbeldrüse), auf allgemeine diencephale Stoffwechselsymptome (Polyurie, Polyphagie, Nykturie, Adipositas) und auf Augenstörungen (Sehstörungen, Gesichtsfeldeinschränkungen, Blickparesen) zu achten. Ein sehr wichtiges Symptom bei gewissen Mittelhirntumoren ist die Blickparese beim Blick nach oben (Parinaud-Syndrom).

4. Pubertas praecox bei fibröser Dysplasie der Knochen

Diese Form von Pubertas praecox, die auch als *Albright-Syndrom* oder McCune-Albright-Syndrom bezeichnet wird, kommt fast nur beim weiblichen Geschlecht vor und ist durch folgende Symptomtrias charakterisiert: 1. Echte Pubertas praecox, 2. polyostotische fibröse Dysplasie (Osteodystrophia fibrosa disseminata) und 3. landkartenartige, milchkaffeefarbene Hautpigmentierungen (Abb. 33). Daneben wurde mehrfach eine Struma mit Hyperthyreose, gelegentlich ein Cushing-Syndrom, eine Akromegalie, eine Hypercalcämie oder eine Vitamin D-resistente Rachitis beobachtet.

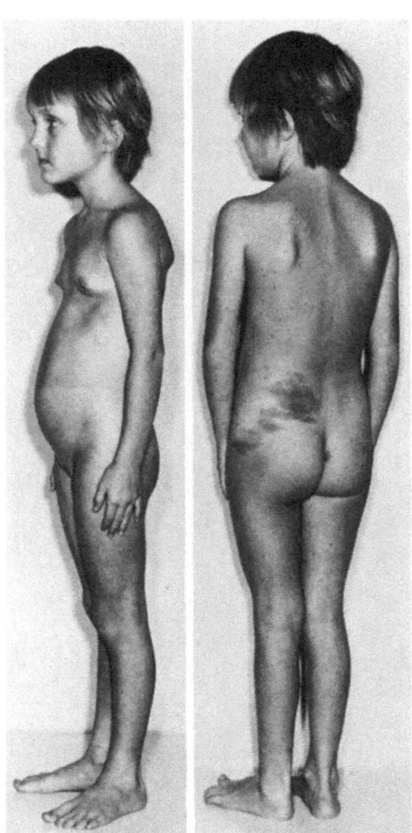

Abb. 33. $5^1/_2$jähriges Mädchen mit McCune-Albright-Syndrom: Pubertas praecox, Osteodystrophia fibrosa disseminata und typische Hautpigmentierung (KspZ)

Die Knochenveränderungen sind klinisch stumm oder fallen durch meist asymmetrische Knochendeformationen (besonders Hirtenstabform der Femora), Spontanfrakturen oder Auftreibungen des Gesichtsschädels auf. Röntgenologisch handelt es sich um unregelmäßig angeordnete, oft aber nur eine Körperhälfte befallende, cystische Aufhellungen in den langen Röhrenknochen und um eine Osteosklerose und Hyperosteose im Bereiche der Schädelbasis, der Orbitae und des Gesichtsschädels. Die Knochenveränderungen sind schmerzlos. Serumchemisch findet man gelegentlich ein niedriges Serum-Phosphor und leicht erhöhte Werte der alkalischen Phosphatasen. Histologisch handelt es sich um ein zellarmes, faserreiches und derbes Bindegewebe, das das normale Knochengewebe ersetzt hat. Die gleiche Störung kommt bei beiden Geschlechtern oft auch ohne endokrine Symptome mit oder ohne Hautpigmentierung vor (*Osteodystrophia fibrosa disseminata* Jaffé-Lichtenstein).

Die *Pigmentflecken* sind in Größe und Lokalisation sehr variabel. Sie sind nicht erhaben, milchkaffeefarbig und meist sehr unregelmäßig begrenzt. Sie bevorzugen die den Knochenläsionen entsprechenden Hautsegmente und sind oft auf die gleiche Körperhälfte lokalisiert wie die Knochenläsionen.

Die Pubertas praecox und die fakultativen zusätzlichen endokrinen Hyperfunktionsstörungen wurden ursprünglich auf eine hypothalamische Störung mit vermehrter Sekretion der Releasing-Hormone zurückgeführt. Die Tatsache, daß nur die Oestrogene und nicht die Gonadotropine, oder im Falle der Hyperthyreose nur die Schilddrüsenhormone und nicht TSH erhöht sind, läßt heute eine Überreaktion oder Überempfindlichkeit der Zielorgane auf die stimulierenden Hormone annehmen. Zielorgane sind dabei vor allem die Gonaden und die Thyreoidea, gelegentlich aber auch die Nebennieren (Cushing-Syndrom), die Hypophyse selbst (Akromegalie), ja auch der Thymus (Thymushyperplasie), die Nebenschilddrüsen (Hypercalcämie), die pankreatischen Inselzellen (Hyperinsulinismus bei Glucosebelastung) und die proximalen Nierentubuli (Rachitis infolge Phosphaturie bei normaler Konzentration des Parathyreoideahormons). Die Überfunktion der Zielorgane unterliegt anfänglich der üblichen Regulation und läßt sich therapeutisch entsprechend beeinflussen: Gonadotropin-Unterdrückung durch Cyproteronacetat (S. 1030), PTH-Unterdrückung durch Vitamin D, Thyreostatica zur Behandlung der Hyperthyreose. In einer späteren Phase können die

Hyperfunktionszustände autonom werden, mit entsprechender anatomischer Veränderung der Zielorgane (Ovarialcysten, adenomatöse Struma, adenomatöse Nebennierenhyperplasie, Hypophysenadenom, Nebenschilddrüsenadenom). Damit rückt die Störung in die Nähe der endokrinen Polyadenomatosen (S. 982). Warum die Störung fast nur bei Mädchen und äußerst selten bei Knaben vorkommt, ist unbekannt.

Die *Prognose* ist meistens gut. Die Knochenveränderungen sind im Kindesalter wenig progredient und kommen im frühen Erwachsenenalter zum Stillstand. Mit gelegentlichen Ausnahmen von Frakturen im oberen Femurbereich heilen die Spontanfrakturen meist gut. Wie bei allen Formen von echter Pubertas praecox ist die Fortpflanzungsfähigkeit normal und die Körpergröße im Kindesalter zu groß und im Erwachsenenalter zu klein. Auf die symptomatischen Therapiemöglichkeiten wurde oben hingewiesen.

Differentialdiagnostisch ist das Syndrom gegen den Hyperparathyreoidismus (Osteodystrophia fibrosa generalisata v. Recklinghausen. S. 869ff.), gegen die Xanthomatose von HAND-SCHÜLLER-CHRISTIAN und gegen die Neurofibromatose von v. RECKLINGHAUSEN abzugrenzen. Bei der Neurofibromatose kann unter Umständen eine ganz ähnliche symptomatische Trias auftreten, wobei die Pubertas praecox auf ein intrakranielles Neurinom zurückzuführen ist. Die Knochenläsionen sind aber meist geringfügiger, die Pigmentflecken zeigen eine geradlinigere Begrenzung, und das Auftreten von cutanen Fibromen und von Neurofibromen erlaubt die sichere Differenzierung.

5. Pubertas praecox infolge „hormonaler Überlappung"

Bei der Hypothyreose und besonders bei Patienten mit Down-Syndrom (mongoloide Idiotie) und Hypothyreose findet man oft diskrete Zeichen einer Pubertas praecox: bei Mädchen leichte vorzeitige Brustvergrößerung mit entsprechenden Befunden im Vaginalabstrich, bei Knaben eine leichte Hoden- und Penisvergrößerung. Interessanterweise tritt die Pubesbehaarung jedoch eher verspätet auf. In einzelnen Fällen sind die Befunde viel deutlicher: bei Mädchen gute Brustentwicklung und Menstruation, gelegentlich auch eine Galactorrhoe, bei Knaben sehr deutliche Hoden- und Penisvergrößerung. Die Sella turcica ist häufig vergrößert, wie man dies auch sonst bei der primären Hypothyreose sieht. Die Befunde dieser vorzeitigen Pubertätsentwicklung sind um so auffallender, als die Skeletreifung stark verzögert ist. Unter der Ersatztherapie mit Thyroxin verschwinden alle Zeichen der Pubertas praecox.

Die Symptomatologie erklärt sich daraus, daß nicht nur TSH, sondern auch die Gonadotropine, vor allem FSH, und häufig auch Prolactin erhöht sind. Offenbar stimuliert das durch die Hypothyreose endogen erhöhte TRH alle drei Hypophysenhormone. Unter Thyroxinbehandlung normalisieren sich alle Befunde.

In einem einzelnen Fall wurde auch eine Pubertas praecox bei einem Knaben mit primärer Nebennieren-Insuffizienz beschrieben. Möglicherweise ist hier ein ähnlicher Mechanismus im Spiel.

6. Pubertas praecox bei gonadotropin-produzierenden Tumoren

Gonadotropinproduzierende Tumoren sind selten und praktisch immer sehr maligne. Teils sind es Chorionepitheliome oder Teratome, teils maligne Hepatome. Die Gonadotropinausscheidung, insbesondere die LH-Ausscheidung, ist meist erhöht und kann zwischen normalen Werten für Erwachsene und solchen für die Schwangerschaft (mit positiver Schwangerschaftsreaktion) variieren. Die 17-Ketosteroidausscheidung ist niedrig bis mäßig erhöht.

Teratome und Chorionepitheliome kommen bei beiden Geschlechtern vor und finden sich im Ovar oder extragenital, z.B. im Mediastinum oder sogar im Gehirn.

Maligne Hepatome mit Pubertas praecox wurden bisher nur bei Knaben beobachtet. Diagnostisch führend ist die große und derbe, glatte oder höckerige Leber. Die Hoden sind nicht oder nur wenig vergrößert und zeigen Leydig-Zellen mit fehlender oder nur teilweiser Tubulusreifung. Die Exstirpation des gonadotropinhaltigen Tumors führt zum Rückgang der Gonadotropinausscheidung und der sekundären Geschlechtsmerkmale. Leider erfolgt der Tod dennoch in der Regel wenige Monate später infolge von Lungenmetastasen.

7. Pseudopubertas praecox bei Nebennierenrinden-Störungen

In der Regel handelt es sich um das adrenogenitale Syndrom, das bei Knaben zu einer isosexuellen und bei Mädchen zu einer heterosexuellen Pseudopubertas praecox führt und an anderer Stelle genau besprochen ist (S. 370). Eine heterosexuelle Pseudopubertas praecox beim Knaben und eine isosexuelle Pseudopubertas praecox beim Mädchen als Folge eines Nebennierenrinden-Tumors (S. 381) sind extrem selten.

8. Pseudopubertas praecox bei Ovarialtumoren und -cysten

Von den eine Pseudopubertas praecox auslösenden Ovarialtumoren sind die *Granulosazelltumoren* (S. 589ff.) am häufigsten. Sie sind meist einseitig,

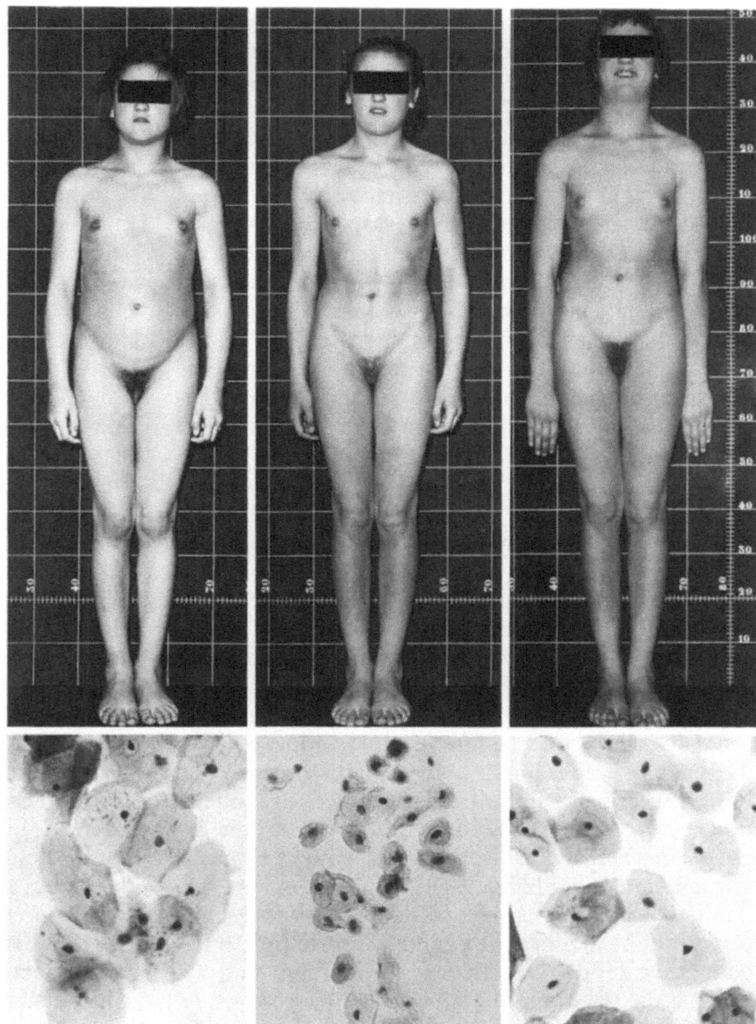

Abb. 34. Pseudopubertas parecox infolge Granulosazelltumor (der untere Teil der Abbildungen zeigt den Vaginalausstrich). Links im Alter von 9 Jahren unmittelbar vor der Operation des Tumors. Man erkennt alle Zeichen der Pubertät. Ein Jahr später (Mitte) zeigen Mamillen, Pubesbehaarung und Vaginalschleimhaut eine deutliche Regression. Nochmals 1 Jahr später, im Alter von 11 Jahren (rechts), tritt die normale Pubertät auf (KspZ)

in diesem Alter wenig maligne und variieren von Erbsgröße zu Kindskopfgröße. Histologisch findet man zwischen mehr oder weniger stark luteinisierten (reinen?) Granulosa- und Thecazelltumoren alle Übergangsformen. Bei sehr starker Luteinisierung spricht man auch von einem Luteom.

Klinisch (Abb.. 23) handelt es sich um scheinbar gesunde Mädchen, bei denen rasch nacheinander alle sekundären Geschlechtsmerkmale auftreten. Obwohl es sich theoretisch um einen vorwiegend Oestrogene (und teilweise auch Progesteron) produzierenden Tumor handelt, findet man meist auch eine vorzeitige Pubesbehaarung. Diese ist auf eine geringfügige Androgenproduktion des Tumors oder auf eine durch die Oestrogene ausgelöste Adrenarche (S. 1014) zurückzuführen.

Die Blutungen sind oft unregelmäßig, oft aber auch so regelmäßig, daß ein echter Menstruationscyclus vorgetäuscht werden kann. Abgesehen von den seltenen Fällen, bei denen der Tumor adominal palpiert werden kann, stützt sich die klinische Diagnose auf den rectalen Palpationsbefund, der bei sehr kleinen Tumoren jedoch auch nicht zuverlässig ist, und neuerdings auch auf die Laparoskopie. Gelegentlich erlaubt das Auftreten eines Ascites die Verdachtsdiagnose zu stellen, bevor der Tumor rectal palpiert werden kann.

Die Oestrogene im Blut und Urin sind zum Teil sehr stark erhöht (wie in der Schwangerschaft), zum Teil entsprechen sie aber normalen Pubertätsverhältnissen. Die 17-Ketosteroide sind meist leicht erhöht. Der Nachweis von Pregnandiol deutet auf einen luteinisierten Tumor.

Die *Laparotomie* ist beim geringsten Verdacht angezeigt. Der Tumorexstirpation folgt einige Tage später eine Blutung als Reaktion auf den plötzlichen Entzug der Oestrogene. Anschließend verschwinden die Blutungen. Die sekundären Geschlechtsmerkmale bilden sich langsam, meist aber nicht vollständig zurück. Die Prognose ist meistens gut.

Sehr selten können auch *andere Ovarialtumoren*

als Ursache einer isosexuellen Pubertas praecox gefunden werden. Dazu gehört das Teratom, das Chorionepitheliom (S. 592f.) und das Dysgerminom. In vereinzelten Fällen wurden auch androgensezernierende Ovarialtumoren (S. 591ff.) mit hetersexueller Pubertas praecox beschrieben.

Von einzelnen Autoren werden auch *Follikelcysten* als Ursachen einer Pubertas praecox angesehen, doch ist ein solcher Zusammenhang nicht gesichert. Die Entfernung des betreffenden Ovars ist nur in einem Teil dieser Fälle von einer Regression der sekundären Geschlechtsmerkmale gefolgt. Bei den anderen handelt es sich wohl eher um eine idiopathische echte Pubertas praecox. Genau gleiche Follikelcysten findet man auch in normalen Ovarien.

9. Pseudopubertas praecox bei Testestumoren

Die Pseudopubertas praecox als Folge eines Leydig-Zelladenoms ist selten. Charakteristisch ist die einseitige, unregelmäßige Hodenvergrößerung. Die Testosteron-Konzentration im Blut und die 17-Ketosteroidausscheidung sind z.T. nur wenig und z.T. exzessiv erhöht und lassen vermuten, daß die Tumoren stoffwechselmäßig uneinheitlich sind. Bei hohen Werten ist immer auch an das adrenogenitale Syndrom bei Nebennierenhyperplasie mit hyperplastischen ektopischen Nebennierenrindenknoten im Hodenbereich (S. 366) zu denken. Bei beiden Störungen ist die 17-Ketosteroidausscheidung erhöht, bei beiden kann eine einseitige, unregelmäßige Hodenvergrößerung vorliegen, und zudem ist die histologische Unterscheidung von Leydig-Zellen schwierig. Eine Erhöhung des 17-Hydroxyprogesterons im Blut und der Pregnantriolausscheidung im Urin sowie die Verkleinerung des tumorigen Hodens unter gleichzeitigem Rückgang der 17-Ketosteroide unter einer Corticosteroidtherapie spricht für das adrenogenitale Syndrom und gegen einen Leydig-Zelltumor.

Überraschenderweise führt die Tumorentfernung nicht in allen Fällen zu einer Regression der klinischen Symptome und nicht immer zu einem Rückgang der 17-Ketosteroide auf präpuberale Werte. In diesem Fall sind die folgenden zwei Möglichkeiten in Betracht zu ziehen. Entweder ist das Knochenalter bereits soweit fortgeschritten, daß unterdessen die echte Pubertät mit normaler Hodenreifung und entsprechender Hodenvergrößerung eingetreten ist. Oder es handelt sich doch um ein verkanntes adrenogenitales Syndrom.

10. Pseudopubertas praecox exogener Ursache

Daß bei Anwendung von gonadotropen Hormonen oder Sexualhormonen im Kindesalter die sekundären Geschlechtsmerkmale vorzeitig auftreten können, versteht sich bei Kenntnis der Wirkung dieser Hormone von selbst.

Männlich gerichtete Pubertätsmerkmale treten vor allem bei zu hoch dosierter Anwendung von anabolen Steroiden (Minderwuchsbehandlung) und von Choriogonadotropin (Kryptorchismusbehandlung) auf. Weiblich gerichtete Merkmale sieht man bei Verwendung von oestrogenhaltigen Hautsalben oder oestrogenhaltigem Haarspiritus, ferner wenn die Mutter eine oestrogenhaltige Brustsalbe benützt, die der Säugling beim Stillen ungewollt mitbekommt. In seltenen Fällen hat auch das Hantieren mit Stilbenpräparaten, die zur Kastrierung von Geflügel verwendet werden, und die Einnahme von Vitaminen und Medikamenten, die in der Fabrikation akzidentiell mit Oestrogenen kontaminiert wurden, zum Auftreten von sekundären Geschlechtsmerkmalen geführt. Bei akzidentieller Einnahme von Oestrogen sieht man oft nicht nur das Auftreten der weiblichen sekundären Geschlechtsmerkmale, sondern auch eine verstärkte Pigmentierung der Brustwarzen und der Linca alba und das Auftreten der Pubesbehaarung. Für die letztere muß als Erklärung eine von den Oestrogenen ausgelöste Adrenarche angenommen werden.

11. Differentialdiagnose

Die Erkennung einer Pubertas praecox bietet in der Regel keine Schwierigkeiten. Bei der *prämaturen Pubarche* (S. 1016) und der *prämaturen Thelarche* (S. 1016) findet man im Gegensatz zur Pubertas praecox nur ein einziges sekundäres Geschlechtsmerkmal, praktisch normale Hormonverhältnisse in Blut und Urin und keinen massiven Vorsprung des Knochenalters. Eine *vaginale Blutung beim Kleinkind* ohne andere Symptome ist nur selten endokriner Natur. Viel häufiger handelt es sich um einen vaginalen Fremdkörper, um lokale Verletzungen oder benigne kleine Tumoren, um eine hämorrhagische Diathese oder um eine Verwechslung mit urethralen oder rectalen Blutungen. Eine genaue Inspektion der Vagina in Narkose und ein Vaginalabstrich zur Entscheidung, ob überhaupt eine Oestrogenwirkung vorliegt, genügen oft zur Abklärung der Diagnose.

Größere differentialdiagnostische Schwierigkeiten treten eigentlich erst bei der *ätiologischen Abklärung der Pubertas praecox* auf.

Gelegentlich gibt die *Anamnese* schon einen Hinweis. Bei familiärem Auftreten ist an die echte idiopathische Pubertas praecox und an das kongenitale adrenogenitale Syndrom zu denken. Eine heterosexuelle Entwicklung bei Schwestern eines männlichen Patienten kommt nur beim kongenitalen adrenogenitalen Syndrom vor. Fälle von Neurofibromatose in der Familie lassen an ein intrakranielles Neurinom als Ursache der Pubertas praecox denken. In der persönlichen Anamnese vergesse

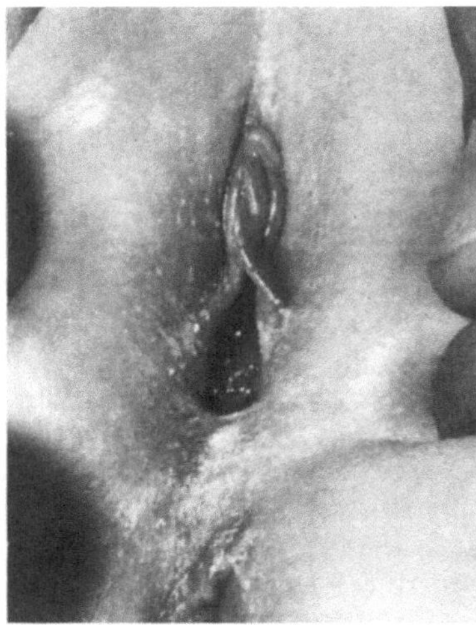
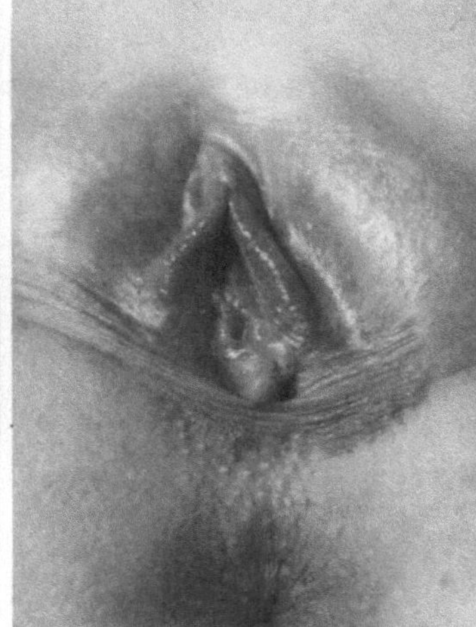
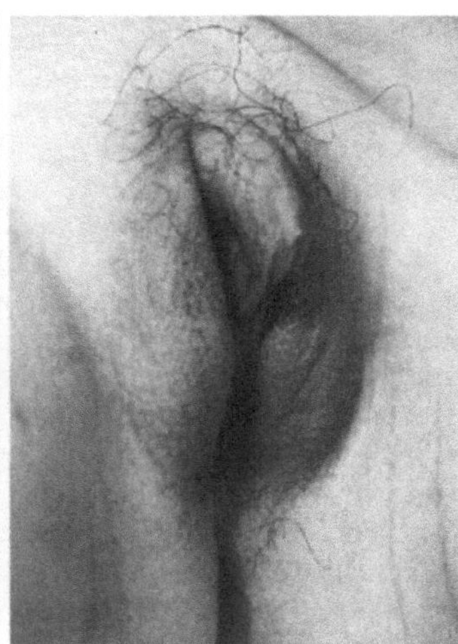

Abb. 35. Das Genitale beim Mädchen im Kleinkindesalter. Links normale Verhältnisse. In der Mitte vergrößerte Labia minora infolge einer isosexuellen echten Pubertas praecox. Rechts vergrößerte Clitoris infolge einer heterosexuellen Pseudopubertas praecox beim adrenogenitalen Syndrom (KspZ)

man nicht nach cerebralen Symptomen (Kopfschmerzen, Erbrechen, Sehstörungen) wegen der Möglichkeit eines Hirntumors und nach einer therapeutischen oder akzidentiellen exogenen Hormonwirkung zu fahnden. Eine langsame Pubertätsentwicklung paßt eher zur idiopathischen Pubertas praecox, während eine sehr rasche an einen Tumor als Ursache denken lassen muß.

Die *Allgemeinuntersuchung* läßt sofort die heterosexuelle Pubertas praecox aussondern, die immer mit einer Nebennierenrinden-Störung in Zusammenhang steht (Abb. 35). Bei der neurologischen Untersuchung (S. 1025) werden die meisten Fälle von Pubertas praecox infolge cerebraler Störungen erkannt. Wichtig ist auch die Beachtung von Hautpigmentstörungen. Glatt begrenzte Pigmentflecken mit subcutanen Knoten müssen an eine Pubertas praecox bei Neurofibromatose, unregelmäßig begrenzte Pigmentflecken mit Gesichtsasymmetrien oder Knochendeformationen an eine Pubertas praecox bei fibröser Knochendysplasie (Albright-Syndrom) denken lassen.

Im Gegensatz zu diesen differentialdiagnostisch wichtigen Befunden lassen sich aus dem Alter beim Auftreten der ersten Symptome und aus dem Grad des somatischen Entwicklungsvorsprunges kaum je Schlüsse auf die Ursache der Pubertas praecox ziehen.

Zur sicheren ätiologischen Abklärung ist die möglichst exakte Beurteilung der *Gonadenfunktion* notwendig. Dies gilt auch für diejenigen Fälle, bei denen die Ursache der Pubertas praecox aus der Anamnese und aus der allgemeinen Untersuchung schon festzustehen scheint. Dazu gehören neben der Bestimmung der 17-Ketosteroidausscheidung die Bestimmung von Testosteron resp. Oestradiol, sowie von LH und FSH vor und nach Stimulation mit LHRH. Eine positive Schwangerschafts-Reaktion deutet auf einen choriongonadotropinproduzierenden Tumor und muß beim Mädchen auch an eine Gravidität bei echter Pubertas praecox denken lassen.

Beim *Knaben* (Tabelle 10) ist die Testesgröße (S. 1012) leicht zu bestimmen, wobei vor allem eine einseitige und unregelmäßige Vergrößerung von Bedeutung ist, da sie auf einen Tumor hindeutet. Die 17-Ketosteroidausscheidung ist bei der echten Pubertas praecox nur wenig, bei der adrenocorticalen und gonadalen Pseudopubertas praecox dagegen sehr stark erhöht. Die adrenogenitale Pseudopubertas praecox läßt sich durch die Bestimmung von 17-Hydroxyprogesteron im Blut und durch die Analyse der Urin-Androgene verifizieren. Gelingt die Abklärung mit den bisher besprochenen Mitteln nicht, so können die Cortisonwirkung auf die 17-Ketosteroide (S. 396) und die Testesbiopsie zu Hilfe gezogen werden. Die Möglichkeit eines beginnenden symptomarmen Hirntumors darf nie vergessen werden.

Beim Mädchen (Tabelle 9) ist immer eine sorgfältige Rectaluntersuchung in Narkose, wenn möglich kombiniert mit der Laparoskopie, zur Beurteilung eines eventuellen Ovarialtumors notwendig. In den häufigen Fällen, in denen alle diese Untersuchungen keine klare Einteilung der Pubertas praecox erlauben, muß per exclusionem eine idiopathische echte Pubertas praecox angenommen werden. Man wird aber immer daran denken, daß sich hinter dieser Diagnose Fälle von klinisch stummem Hirntumor und Fälle von nicht palpierbarem Ovarialtumor verstecken. Oft bringt erst die regelmäßige periodische Nachkontrolle die Entscheidung dieses Problems.

12. Therapie

Bei allen Formen von Pubertas praecox steht neben der Abklärung und der somatischen Therapie die psychologische Betreuung des Patienten und der Eltern (S. 1023) im Vordergrund.

Bei der idiopathischen und bei der mit fibröser Knochendysplasie kombinierten *hypothalamischen Pubertas praecox* erübrigt sich bei oberflächlicher Betrachtung jede somatische Therapie, da der Entwicklungsvorsprung bis auf den vorzeitigen Wachstumsstillstand keine ungünstigen Auswirkungen hat. Die psychologischen Probleme sind aber meistens so stark, daß eine wirksame Therapie sehr willkommen wäre. Das ideale Präparat müßte im Stande sein, die vorzeitige Aktivierung der Hypothalamus-Hypophysen-Gonaden-Achse zu bremsen und damit alle Erscheinungen der Pubertas praecox aufzuheben, ohne selbst eine periphere androgene oder oestrogene Wirkung auszuüben.

Die bisherigen Versuche mit gonadotropinhemmenden gestagenen Präparaten haben nur Teilerfolge gezeigt, und es bleibt offen, ob ihre langfristige Anwendung in der erforderlichen hohen Dosierung harmlos und gerechtfertigt ist. Am meisten gebraucht wurde Medroxyprogesteronacetat (S. 545) (100 bis 200 mg/Woche i.m.) und das wegen Tumorgefahr aus dem Handel zurückgezogene Chlormadinoacetat. Es gelang damit nicht nur bei der idiopathischen Pubertas praecox, sondern auch bei Fällen mit Hamartom, die oestrogenen sekundären Geschlechtsmerkmale (Menstruation, Mammaentwicklung) recht gut und die androgenen Merkmale (Sexualbehaarung, Acne, Masturbation) teilweise zu unterdrücken, doch ließ sich in den meisten Fällen die Beschleunigung von Wachstum und Knochenreifung nicht eindeutig bremsen. Unter Medroxyprogesteronacetat wurde mehrfach eine Herabsetzung der vorher erhöhten Werte von LH, FSH und Testosteron im Plasma beobachtet. Leider hat diese Verbindung zusätzlich eine leichte Cortisonwirkung und damit auch eine ACTH-unterdrückende Wirkung.

Neuerdings wird vorwiegend Cyproteron-Acetat (täglich 100–150 mg/m2 p.o.) gebraucht. Neben einer antiandrogenen Wirkung hat es eine gonadotropinhemmende, leider aber auch eine ACTH-hemmende Wirkung. Diese letzte Wirkung wirkt sich klinisch in der Regel allerdings nicht aus und erfordert höchstens in Streßperioden eine Ersatztherapie. Die Erfolge mit Cyproteron-Acetat sind mindestens gleich gut wie mit Medroxyprogesteron-Acetat. Ob es gelingt, die Beschleunigung der Knochenreifung zu bremsen und eine normale Erwachsenengröße zu erreichen ist noch ungewiß und möglicherweise dosisabhängig.

Bei der cerebralen *Pubertas praecox* kann ein neurochirurgischer Eingriff (Tumorexstirpation) gelegentlich erfolgreich sein. Meist handelt es sich jedoch um nicht operable Tumoren oder Mißbildungen, so daß höchstens eine neurochirurgische Entlastungsoperation und die Röntgenbestrahlung in Frage kommen.

Die Pubertas praecox infolge *Hormonüberlappung* verschwindet bei richtiger Behandlung des endokrinen Grundleidens von selbst.

Bei den *gonadotropinproduzierenden Tumoren* kommt nur die rasche operative Exstirpation mit nachfolgender Röntgenbestrahlung in Frage, doch ist die Prognose wegen der Malignität dieser Tumoren auch dann schlecht.

Die Therapie der *adrenocorticalen Pseudopubertas praecox* ist sehr dankbar, sei es, daß man einen Nebennierentumor exstirpieren oder eine Nebennierenhyperplasie mit Cortison behandeln kann (S. 377).

Bei der *gonadalen Pseudopubertas praecox* ist die Tumorexstirpation (Hemikastration) die Therapie der Wahl. Da es sich oft um benigne Tumoren handelt, ist die Prognose in der Regel nicht schlecht.

H. Pubertas tarda

Wir sprechen von einer verspäteten Pubertät, wenn die ersten sekundären Geschlechtsmerkmale beim Mädchen erst nach dem 14. Jahr und beim Knaben erst nach dem 16. Jahr erscheinen.

Sind in diesem Zeitpunkt noch keine Pubertätsmerkmale vorhanden, so ist eine genaue Untersuchung zur Abklärung der Ursache angezeigt. In der Mehrzahl der Fälle läßt sich allerdings keine Endokrinopathie nachweisen, so daß meistens wohl eine zeitlich verschobene, im übrigen aber normale Pubertät zu erwarten ist. Von größter diagnostischer und prognostischer Bedeutung ist die genaue Untersuchung des Entwicklungsstandes, vor allem der Größe und des Knochenalters und der oft eunuchoiden Proportionen (Abb. 36). Das Knochenalter ist deshalb von Bedeutung, da die Pubertät beim Mädchen normalerweise mit einem Knochenalter von $10^1/_2$–$11^1/_2$ Jahren und beim Knaben mit einem Knochenalter von $12^1/_2$–$13^1/_2$ Jahren auftritt (S. 1000). Solange diese Stufe der Knochenentwicklung nicht erreicht ist, darf die Pubertät nicht erwartet werden. Andererseits läßt sich bei der verspäteten Pubertät ohne nachweisbare Endokrinopathie der Zeitpunkt des Pubertätseintrittes aus dem Knochenalter recht gut voraussagen (S. 1000).

Beim hypophysären Zwergwuchs mit Gonadotropinmangel (S. 100), bei dem die Pubertätsmerkmale lebenslänglich vollständig fehlen, erreicht die Knochenentwicklung diese Pubertätsstufe nur knapp. Beim hypophysären Zwergwuchs ohne Gonadotropinmangel (S. 96) ist die Pubertät entsprechend der verzögerten Knochenreifung verspätet, im übrigen aber normal. Bei den übrigen, durch das Fehlen der Pubertät charakterisierten Endokrinopathien (Turner-Syndrom, S. 661; Gonadendysgenesie, S. 668; idiopathischer Eunuchoidismus,

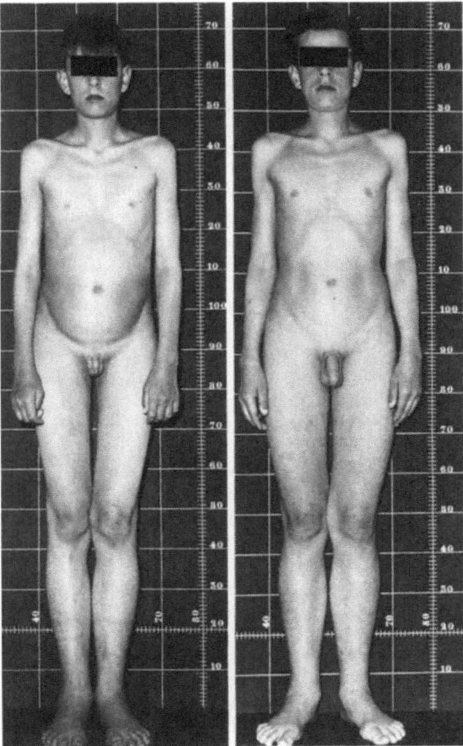

Abb. 36. Verzögerte Pubertät ohne Wachstumsrückstand bei einem Knaben mit Hyperthyreose. Links im Alter von $16^{1}/_{12}$ Jahren mit normaler Größe, aber noch fehlender Pubertät und deutlich eunuchoiden Proportionen. Das Knochenalter von $12^{1}/_{2}$ Jahren deutet auf die bevorstehende Pubertät. Rechts im Alter von $17^{10}/_{12}$ Jahren unter Methimazol-Behandlung nach spontan eingetretener Pubertät (PRADER, 1955)

Tabelle 13. Die wichtigsten differentialdiagnostischen Gesichtspunkte bei nicht rechtzeitigem Eintreten der Pubertät

1 *Kleinwuchs*
- a) *Konstitutionelle Verzögerung von Wachstum und Entwicklung*
- b) *Entwicklungsverzögerung infolge chronischer Krankheit*
- c) *Hypocalorischer Minderwuchs*
- d) *Hypothalamo-hypophysärer Zwergwuchs ohne Gonadotropinmangel*
- e) *Hypothalamo-hypophysärer Zwergwuchs mit Gonadotropinmangel*
- f) *Turner-Syndrom*

2 *Normales Wachstum oder Großwuchs*
- a) *Idiopathischer Eunuchoidismus* und andere Formen von isoliertem Gonadotropinmangel
- b) *Anorchie* und andere Formen von Leydig-Zell-Insuffizienz
- c) *Reine Gonadendysgenesie*

S. 474; Anorchie, S. 466) erscheint im Gegensatz zu den übrigen sekundären Geschlechtsmerkmalen meistens doch eine geringfügige Pubesbehaarung, die auf die Nebennierenrinden-Androgene zurückzuführen ist (vgl. Adrenarche, S. 1014). Die Knochenentwicklung ist dabei wohl verlangsamt, erreicht aber dennoch ganz allmählich normale oder fast normale Erwachsenenverhältnisse. Der Unterschied erklärt sich wohl daraus, daß beim hypophysären Zwergwuchs mit Panhypopituitarismus nicht nur die Gonadotropine, sondern auch das Wachstumshormon, das TSH und das ACTH fehlen, die alle direkt oder indirekt zur Skeletreifung beitragen (S. 992).

Da die verschiedenen Formen der Pubertas tarda und ihre Behandlung bei der Besprechung des Minderwuchses (S. 1002), des Turner-Syndroms (S. 661) und der reinen Gonadendysgenesie (S. 668) sowie in den Kapiteln über die Hypophyse, über die Testes und über die Ovarien ausführlich erörtert werden, sei hier nur eine auf die einschlägigen Kapitel verweisende differentialdiagnostisch gegliederte Übersichtstabelle gegeben (Tabelle 13). Dabei muß nochmals daran erinnert werden, daß die eigentlichen Endokrinopathien mit ausbleibender Pubertät (sexueller Infantilismus, 1e+f, 2a–c in Tabelle 13) sehr viel seltener sind als die benignen Entwicklungsvarianten mit verspäteter, sonst aber normaler Pubertät (1a–c in Tabelle 13).

Bei Pubertas tarda mit Minderwuchs besteht die Schwierigkeit im Unterscheiden zwischen dem prognostisch ungünstigen allgemeinen Entwicklungsrückstand bei einer organischen hypothalamo-hypophysären Schädigung oder beim Turner-Syndrom dem punkto Pubertät prognostisch günstigen Wachstumshormonmangel ohne Gonadotropinmangel und dem allgemeinen Entwicklungsrückstand ohne primäre hypophysäre oder gonadale Störung. Bei *normalem Wachstum* muß differentialdiagnostisch unterschieden werden zwischen dem gelegentlichen Vorkommen von konstitutioneller Verzögerung von Wachstum und Entwicklung ohne Minderwuchs wegen gleichzeitigem familiärem Großwuchs.

Für die *Differentialdiagnose des allgemeinen Entwicklungsrückstandes* sei auch auf die Besprechung beim Minderwuchs (S. 1002) verwiesen. Wenn Wachstum, Knochenentwicklung und Pubertät gleichermaßen zurück sind, so liegt mit größter Wahrscheinlichkeit eine benigne konstitutionelle Verzögerung von Wachstum und Entwicklung vor. Der hypophysäre Zwergwuchs und der allgemeine Entwicklungsrückstand infolge Unterernährung oder infolge einer chronischen Krankheit sind sehr viel seltener.

Praktisch geht man bei fehlender Pubertät folgendermaßen vor: Körpergröße und Knochenalter erlauben eine grobe diagnostische Orientierung. Ist das Knochenalter trotz Fehlen jeglicher Pubertätszeichen bereits in der Pubertätsphase (bei Knaben über 14 und bei Mädchen über 12 Jahren), so ist ein isolierter Gonadotropinmangel anzunehmen. Ein mangelhafter Anstieg von LH und FSH im LHRH-Test sichern die Diagnose. Ist dagegen das Knochenalter noch nicht in der Pubertätsphase (bei Knaben unter 13 und bei Mädchen unter 11 Jahren), so kommen die andern in Tabelle 13 erwähnten Möglichkeiten in Frage. Meistens wird es sich um eine konstitutionelle Verzögerung von Wachstum und Entwicklung handeln (S.1003). In diesem Falle sieht man im LHRH-Test einen deutlichen Anstieg von LH und FSH wie in der ersten Pubertätsphase.

Literatur

Wachstum

Allgemeines

Cheek, D.B.: Human growth. Body composition, cell growth, energy, and intelligence. Philadelphia: Lea & Febiger 1968.

Falkner, F.: Human development. Philadelphia-London: Saunders 1966.

Gardner, L.I.: Endocrine and genetic diseases of childhood. 2nd ed. Philadelphia-London: Saunders 1975.

Grumbach, M.M., Grave, G.D., Mayer, F.E.: The control of the onset of puberty. New York-London-Sydney-Toronto: Wiley 1974.

Hubble, D.: Paediatric endocrinology. Oxford-Edinburgh: Blackwell 1969.

Kracht, J.: Endokrinologie der Entwicklung und Reifung. Berlin-Heidelberg-New York: Springer 1970.

Smith, D.: Growth and its Disorders. Philadelphia-London-Toronto: Saunders 1977.

Tanner, J.M.: Wachstum und Reifung des Menschen. Stuttgart: Thieme 1962.

Wilkins, L.: The diagnosis and treatment of endocrine disorders in childhood and adolescence. 3rd ed. Springfield: Thomas 1965.

Normalwerte

Bayley, N.: Growth curves of height and weight by age for boys and girls scaled according to physical maturity. J. Pediat. **48**, 187 (1956).

Bayley, N., Pinneau, S.R.: Tables for predicting adult height from skeletal age: revised for use with the Greulich-Pyle hand standards. J. Pediat. **40**, 423 (1952).

Greulich, W.W., Pyle, S.I.: Radiographic atlas of skeletal development of the hand and wrist. 2nd ed. Standford: Standford University Press 1959.

Heimendinger, J.: Die Ergebnisse von Körpermessungen an 5000 Basler Kindern von 2–18 Jahren. Helv. paediat. Acta **19**, Suppl. 13 (1964).

Karlberg, P., Taranger, J., Engström, I., Lichtenstein, H., Svennberg-Redegren, I.: The Somatic Development of Children in a Swedish Urban Community. A Prospective Longitudinal Study. Acta paediat Scand., Suppl. 258 (1976).

Prader, A., Budliger, H.: Körpermasse, Wachstumsgeschwindigkeit und Knochenalter gesunder Kinder in den ersten zwölf Jahren (Longitudinale Wachstumsstudie Zürich). Helv. paediat. Acta **32**, Suppl. 37 (1977).

Prader, A., Perabo, F.: Körperwachstum, Knochen- und Zahnentwicklung bei den endokrinen Erkrankungen im Kindesalter. Helv. paediat. Acta **7**, 517 (1952).

Simmons, K.: Physical growth and development. Monogr. Soc. Res. Child, Develop. **9**, No 1 (1944).

Simmons, K., Greulich, W.W.: Menarcheal age and the height, weight and skeletal age of girls age 7 to 17 years. J. Pediat. **22**, 518 (1943).

Tanner, J.M., Whitehouse, R.H., Takaishi, M.: Standards from birth to maturity for height, weight, height velocity, and weight velocity: British children, 1965. I. and II. Arch. Dis. Childh. **41**, 454, 613 (1966).

Van Wieringen, J.C., Wafelbakker, F., Verbrugge, H.P., De Haas, J.H.: Growth diagrams 1965 Netherlands. Second national survey on 0–24-year-olds. Leiden: Netherlands Institute for Preventive Medecine TNO 1971.

Wachstum und Hormone

Aynsley-Green, A., Zachmann, M., Prader, A.: Interrelation of the therapeutic effects of growth hormone and testosterone on growth in hypopituitarism. J. Pediat. **89**, 992 (1976).

British Medical Journal: Corticoid therapy and growth. **1**, 393 (1969).

Cheek, D.B., Graystone, J.E., Read, M.S.: Cellular growth, nutrition and development. Pediatrics **45**, 315 (1970).

Daughaday, W.H.: Hormonal regulation of growth by somatomedin and other tissue growth factors. Clin. Endocr. **6**, No. 1, 117 (1977).

D'Ercole, A.J., Underwood, L.E., Van Wyk, J.J.: Serum somatomedin-C in hypopituitarism and in other disorders of growth. J. Pediat. **90**, 375 (1977).

Laron, Z., Karp, M., Pertzelan, A., Kauli, R.: Insulin, growth and growth hormone. Israel J. med. Sci. **8**, 440 (1972).

Loeb, J.N.: Corticosteroids and growth. Physiol. in Med. **295**, 547 (1976).

Ray, R.D., Asling, C.W., Walker, D.G., Simpson, M.E., Li, C.H., Evans, H.M.: Growth and differentiation of the skeleton in thyroidectomized-hypophysectomized rats treated with thyroxin, growth hormone, and the combination. J. Bone Jt Surg. A **36**, 94 (1954).

Rosenfield, R.L., Fang, V.S.: The effects of prolonged physiologic estradiol therapy on the maturation of hypogonadal teen-agers. J. Pediat. **85**, 830 (1974).

Tanner, J.M., Whitehouse, R.H., Hughes, P.C.R., Carter, B.S.: Relative importance of growth hormone and sex steroids for the growth at puberty of trunk length, limb length, and muscle width in growth hormone-deficient children. J. Pediat. **89**, 1000 (1976).

Thorn, G.W.: The effects of glucocorticoids upon growth and development. Schweiz. med. Wschr. **100**, 1625 (1970).

Zachmann, M.: Long term corticosteroid treatment and growth. Respiration **27**, Suppl. 244 (1970).

Zachmann, M., Prader, A.: Interactions of growth hormone with other hormones. In: Human growth hormone (A. Stuart-Mason, ed.). London: Heinemann 1971.

Minderwuchs

American Academy of Pediatrics, Committee on Drugs: Counseling and synthetic steroids in short stature without organic disease. Pediatrics **53**, 285 (1974).

Bierich, J.R.: Anabolische Steroide und Wachstum. Münch. med. Wschr. **113**, 942 (1971).

Bierich, J.R.: Entwicklungsverzögerung. Mschr. Kinderheilk. **123**, 301 (1975).

DeBusk, F.L.: The Hutchinson-Gilford progeria syndrome. Report of 4 cases and review of the literature. J. Pediat. **80**, 697 (1972).

Foley, Th.P., Thompson, R.G., Shaw, M., Baghdassarian A., Nissley, S.P., Blizzard, R.M.: Growth responses to human growth hormone in patients with intrauterine growth retardation. J. Pediat. **84**, 635 (1974).

Frasier, S.D., Rallison, M.L.: Growth retardation and emotional deprivation: Relative resistance to treatment with human growth hormone. J. Pediat. **80**, 603 (1972).

Gardner, L.I.: Deprivation dwarfism. Sci. Amer. **227**, 76 (1972).

Hermosa, B.D., Sobel, E.H.: Thyroid in the treatment of short stature. J. Pediat. **80**, 988 (1972).

Krieger, I., Mellinger, R.C.: Pituitary function in the deprivation syndrome. J. Pediat. **79**, 216 (1971).

Moore, D.C., Tattoni, D.S., Limbeck, G.A., Ruvelcaba, R.H.A., Lindner, D.S., Gareis, F.J., Al-Agba, S., Kelley, V.C.: Studies of anabolic steroids: V. Effect of prolonged oxandrolone administration on growth in children and adolescents with uncomplicated short stature. Pediatrics **58**, 412 (1976).

Pimstone, B.L., Wittmann, W., Hansen, J.D.L., Murray, P.: Growth hormone and Kwashiorkor. Role of protein in growth-hormone homoeostasis. Lancet **1966 II**, 779.

Prader, A.: Pathologie des Wachstums und der endokrinen Drüsen. In: Lehrbuch der Pädiatrie (G. Fanconi, A. Wallgren, eds.), 9. Aufl. Basel: Schwabe 1971.
Prader, A.: Delayed Adolescence. Clin. Endocr. **4**, 143 (1975).
Rautenstrauch, Th., Snigula, F.: Progeria: A cell culture study and clinical report of familial incidence. Europ. J. Pediat. **124**, 101 (1977).
Rossi, E.: Über einen Fall von Progeria. Helv. paediat. Acta **6**, 165 (1951).
Smith, D.W.: Recognizable patterns of human malformation. Genetic, embryologic and clinical aspects. 2nd ed. Philadelphia-London-Toronto: Saunders 1976.
Villee, D.B., Nichols jr., G., Talbot, N.B.: Metabolic studies in two boys with classical progeria. Pediatrics **43**, 207 (1969).

Großwuchs

Butenandt, O., Knorr, D.: Wachstum und Wachstumshormon beim „zerebralen Gigantismus". Münch. med. Wschr. **115**, 577 (1973).
Kuhn, N., Blunck, W., Stahnke, N., Wiebel, J., Willig, R.P.: Estrogen treatment in tall girls. Acta Paediat. Scand. **66**, 161 (1977).
v. Puttkamer, K., Bierich, J.R., Brugger, F., Hirche, W., Schönberg, D.: Oestrogentherapie bei Mädchen mit konstitutionellem Hochwuchs. Erfolg und Wirkungsweise. Dtsch. med. Wschr. **102**, 983 (1977).
Schelling-Dürst, V.: Makrozephaler Großwuchs. Klin. Pädiat. **186**, 97 (1974).
Schibler, D., Brook, C.G.D., Kind, H.P., Zachmann, M., Prader, A.: Growth and body proportions in 54 boys and men with Klinefelter's syndrome. Helv. paediat. Acta **29**, 325 (1974).
Sotos, J.F., Dodge, P.R., Muirhead, D., Crawford, J.D., Talbot, N.B.: Cerebral gigantism in childhood. A syndrome of excessively rapid growth with acromegalic features and a nonprogressive neurologic disorder. New Engl. J. Med. **271**, 109 (1964).
Stolecke, H.: Sexualhormonbehandlung zur Bremsung übermäßigen Längenwachstums junger Mädchen. Indikation, Prinzip, Erfolg und Risiko. Dtsch. med. Wschr. **102**, 1002 (1977).
Wettenhall, H.N.B., Cahill, C., Roche, A.F.: Tall girls: a survey 15 years management and treatment. J. Pediat. **86**, 602 (1975).
Zachmann, M., Ferrandez, A., Mürset, G., Gnehm, H.E., Prader, A.: Testosterone treatment of excessively tall boys. J. Pediat. **88**, 116 (1976).
Zachmann, M., Ferrandez, A., Mürset, G., Prader, A.: Estrogen treatment of excessively tall girls. Helv. paediat. Acta **30**, 11 (1975).

Normale Pubertätsentwicklung

Andersen, E.: Skeletal maturation of Danish school children in relation to height, sexual development, and social conditions. Acta paediat. scand., Suppl. **185** (1968).
Marshall, W.A.: Interrelationships of skeletal maturation, sexual development and somatic growth in man. Ann. Human Biol. **1**, 29 (1974).
Marshall, W.A., Tanner, J.M.: Variations in pattern of pubertal changes in girls. Arch. Dis. Childh. **44**, 291 (1969).
Marshall, W.A., Tanner, J.M.: Variations in the pattern of pubertal changes in boys. Arch. Dis. Childh. **45**, 13 (1970).
Schonfeld, W.A.: Primary and secondary sexual characteristics: a study of their development in males from birth through maturity with biometric study of penis and testes. Amer. J. Dis. Child: **65**, 535 (1943).
Tanner, J.M.: Wachstum und Reifung des Menschen. Stuttgart: Thieme 1962.
Tanner, J.M.: Growth and endocrinology of the adolescent. In: Endocrine and genetic disease of childhood (L.I. Gardner, ed.). Philadelphia-London: Saunders 1969.
Van Wieringen, J.C., Wafelbakker, F., Verbrugge, H.P., De Haas, J.H.: Growth diagrams 1965 Netherlands. Second national survey on 0–24-year-olds. Leiden: Netherlands Institute for Preventive Medecine TNO 1971.
Zachmann, M., Prader, A., Kind, H.P., Häfliger, H., Budliger, H.: Testicular volume during adolescence. Cross-sectional and longitudinal studies. Helv. Paediat. Acta **29**, 61 (1974).

Hormonbefunde in der Pubertät

August, G.P., Grumbach, M.M., Kaplan, S.L.: Hormonal changes in puberty. 3. Correlation of plasma testosterone, LH, FSH, testicular size, and bone age with male pubertal development. J. clin. Endocr. **34**, 319 (1972).
Bidlingmaier, F., Wagner-Barnack, M., Butenandt, O., Knorr, D.: Plasma estrogens in childhood and puberty under physiologic and pathologic conditions. Pediat. Res. **7**, 901 (1973).
Boyar, R., Finkelstein, J., Roffwarg, H., Kapen, S., Weitzman, E., Hellman, L.: Synchronization of augmented luteinizing hormone secretion with sleep during puberty. New Engl. J. Med. **287**, 582 (1972).
Boyar, R., Rosenfeld, R.S., Kapen, S., Finkelstein, J.W., Roffwarg, H.P., Weitzman, E.D., Hellmann, L.: Human Puberty. Simultaneous augmented secretion of luteinizing hormone and testosterone during sleep. J. Clin. Invest. **54**, 209 (1974).
Cathro, D.M., Saez, J.M., Bertrand, J.: The effect of clomiphene on the plasma androgens of prepubertal and pubertal boys. J. Endocr. **50**, 387 (1971).
De Peretti, E., Forest, M.G.: Unconjugated dehydroepiandrosterone plasma levels in normal subjects from birth to adolescence in human: the use of a sensitive radioimmunoassay. J. clin. Endocr. **43**, 982 (1976).
Forest, M.G., Migeon, C.J.: Percentage of testosterone, androstenedione, and dehydroisoandrosterone bound to plasma protein in preadolescent children. J. Pediat. **76**, 732 (1970).
Frasier, S.D., Hilburn, J.M., Smith, F.G.: Effect of adolescence on the serum growth hormone response to hypoglycemia. J. Pediat. **77**, 465 (1970).
Garnier, P.E., Chaussain, J.-J., Binet, E., Schlumberger, A., Job, J.-C.: Effect of synthetic luteinizing hormone-releasing hormone (LH-RH) on the release of gonadotrophins in children and adolescents. VI. Relations to age, sex and puberty. Acta endocr. **77**, 422 (1974).
Gupta, D., Attanasio, A., Raaf, S.: Plasma estrogen and androgen concentrations in children during adolescence. J. clin. Endocr. **40**, 636 (1975).
Hopper, B.R., Yen, S.S.C.: Circulating concentrations of dehydroepiandrosterone and dehydroepiandrosterone sulfate during puberty. J. clin. Endocr. **40**, 458 (1975).
Jenner, M.R., Kelch, R.P., Kaplan, S.L., Grumbach, M.M.: Hormonal changes in puberty: IV. Plasma estradiol, LH and FSH in prepubertal children, pubertal females, and in precocious puberty, premature thelarche, hypogonadism, and in a child with a feminizing ovarian tumor. J. clin. Endocr. **34**, 521 (1972).
Knorr, D., Bidlingmaier, F., Butenandt, O., Fendel, H., Ehrtwehle, R.: Plasma testosterone in male puberty. I. Physiology of plasma testosterone. Acta endocr. **75**, 181 (1974).
Korth-Schutz, S., Levine, L.S., New, M.I.: Serum androgens in normal prepubertal and pubertal children and in children with precocious adrenarche. J. clin. Endocr. **42**, 117 (1976).
Kulin, H.E., Reiter, E.O.: Gonadotropins during childhood and adolescence: a review. Pediatrics **51**, 260 (1973).
Lee, P.A., Migeon, C.J.: Puberty in boys: correlation of plasma levels of gonadotropins (LH, FSH), androgens (testosterone, androstenedione, dehydroepiandrosterone and its sulfate), estrogens (estrone and estradiol) and progestins (progesterone and 17-hydroxyprogesterone). J. clin. Endocr. **41**, 556 (1975).
Lee, P.A., Xenakis, T., Winer, J., Matsenbaugh, S.: Puberty in girls: correlation of serum levels of gonadotropins, prolactin, androgens, estrogens, and progestins with physical changes. J. clin. Endocr. **43**, 775 (1976).

Penny, R., Goldstein, I., Frasier, S.D.: Overnight follicle stimulating hormone (FSH) and luteinizing hormone (LH) excretion in normal males. J. clin. Endocr. **43**, 1394 (1976).
Penny, R., Goldstein, I., Frasier, S.D.: Overnight gonadotropin excretion in normal females. J. clin. Endocr. **44**, 780 (1977).
Plotnick, L.P., Thompson, R.G., Kowarski, A., de Lacerda, L., Migeon, C.J., Blizzard, R.M.: Circadian variation of integrated concentration of growth hormone in children and adults. J. clin. Endocr. **40**, 240 (1975).
Reiter, E.O., Root, A.W., Duckett, G.E.: The response of pituitary gonadotropes to a constant infusion of luteinizing hormone-releasing hormone (LHRH) in normal prepubertal and pubertal children and in children with abnormalities of sexual development. J. clin. Endocr. **43**, 400 (1976).
Reiter, E.O., Fuldener, V.G., Root, A.W.: Secretion of the adrenal androgen, dehydroepiandrosterone sulfate, during normal infancy, childhood, and adolescence, in sick infants, and in children with endocrinological abnormalities. J. Pediat. **90**, 766 (1977).
Reiter, E.O., Root, A.W., Duckett, G.E.: LH and FSH levels in urine and serum of prepubertal and pubertal children receiving a 3 hour infusion of LH-RH. J. clin. Endocr. **44**, 56 (1977).
Saez, J.M., Bertrand, J.: Studies on testicular function in children: Plasma concentrations of testosterone, dehydroepiandrosterone and its sulfate before and after stimulation with human chorionic gonadotrophin. Steroids **12**, 749 (1968).
Sizonenko, P.C., Paunier, L.: Hormonal changes in puberty III: correlation of plasma dehydroepiandrosterone, testosterone, FSH, and LH with stages of puberty and bone age in normal boys and girls and in patients with Addison's disease or hypogonadism or with premature or late adrenarche. J. clin. Endocr. **41**, 894 (1975).
Sperling, M.A., Kenny, F.M., Drash, A.L.: Arginine-induced growth hormone responses in children: Effect of age and puberty. J. Pediat. **77**, 462 (1970).
Thompson, R.G., Rodriguez, A., Kowarski, A., Migeon, C.J., Blizzard, R.M.: Integrated concentrations of growth hormone correlated with plasma testosterone and bone age in preadolescent and adolescent males. J. clin. Endocr. **35**, 334 (1972).
Winter, J.S.D., Faiman, C.: Pituitary-gonadal relations in male children and adolescents. Pediat. Res. **6**, 126 (1972).
Winter, J.S.D., Faiman, C.: Pituitary-gonadal relations in female children and adolescents. Pediat. Res. **7**, 948 (1973).
Zachmann, M.: The evaluation of testicular endocrine function before and in puberty. Effect of a single dose of human chorionic gonadotropin on urinary steroid excretion under normal and pathological conditions. Acta endocr. (Kbh.) **70**, Suppl. 164 (1972).

Hypothalamus, Gonadarche, Adrenarche und Pubertät

Donovan, B.T., van der Werff ten Bosch, J.J.: Physiology of puberty. London: Arnold 1965.
Frisch, R.E., Revelle, R.: Height and weight at menarche and a hypothesis of critical body weights and adolescent events. Science **169**, 397 (1970).
Harris, G.W., Levine, S.: Sexual differentiation of the brain and its experimental control. J. Physiol. (Lond.) **181**, 379 (1965).
Illig, R., Tolksdorf, M., Mürset, G., Prader, A.: LH and FSH response to synthetic LH-RH in children and adolescents with Turner's and Klinefelter's syndrome. Helv. Paediat. Acta **30**, 221 (1975).
Kulin, H.E., Grumbach, M.M., Kaplan, S.L.: Changing sensitivity of the pubertal gonadal hypothalamic feedback mechanism in man. Science **166**, 1012 (1969).
Kulin, H.E., Grumbach, M.M., Kaplan, S.L.: Gonadal hypothalamic interaction in prepubertal and pubertal man. Effect of clomiphene citrate on urinary follicles-stimulating hormone and luteinizing hormone and plasma testosterone. Pediat. Res. **6**, 162 (1972).
Reiter, E.O.: Gonadotropin and testosterone measurements after estrogen administration to adult men, prepubertal and pubertal boys, and men with hypogonadotropism: evidence for maturation of positive feedback in the male. Pediat. Res. **10**, 46 (1975).
Reiter, E.O., Kulin, H.E., Hamwood, S.M.: The absence of positive feedback between estrogen and luteinizing hormone in sexually immature girls. Pediat. Res. **8**, 740 (1974).
Sizonenko, P.C., Rappaport, R., Josso, N., Dray, F.: FSH: II. Evidence for its mediating role on testosterone secretion in hypopituitarism. Acta endocr. **84**, 390 (1977).
Soffer, L.J., Fogel, M., Rudavsky, A.Z.: The presence of a "gonadotrophin inhibiting substance" in pineal gland extracts. Acta endocr. (Kbh.) **48**, 561 (1965).

Prämature Pubarche und prämature Thelarche

August, G.P., Hung, W., Mayes, D.M.: Plasma androgens in premature pubarche: Value of 17α-hydroxyprogesterone in differentiation from congenital adrenal hyperplasia. J. Pediat. **87**, 246 (1975).
Blunck, W., Bierich, J.R., Bettendorf, G.: Über Frühreife. III. Idiopathische Pubertas praecox, temporäre Frühreife und prämature Thelarche. Mschr. Kinderheilk. **115**, 555 (1967).
Collett-Solberg, P.R., Grumbach, M.M.: A simplified procedure for evaluating estrogenic effects and the sex chromatin pattern in exfoliated cells in urine: Studies in premature thelarche and gynecomastia of adolescence. J. Pediat. **66**, 883 (1965).
Escobar, M.E., Rivarola, M.A., Bergada, C.: Plasma concentration of oestradiol-17β in premature thelarche and in different types of sexual precocity. Acta endocr. **81**, 351 (1976).
Job, J.C., Guilhaume, B., Chaussain, J.-L., Garnier, P.-E.: Le développement prématuré isolé des seins chez les fillettes. Arch. Franç. Péd. **32**, 39 (1975).
Korth-Schutz, S., Levine, L.S., New, M.I.: Evidence for the adrenal source of androgens in precocious adrenarche. Acta endocr. **82**, 342 (1976).
Lee, P.A., Gareis, F.J.: Gonadotropin and sex steroid response to luteinizing hormone-releasing hormone in patients with premature adrenarche. J. clin. Endocr. **43**, 195 (1976).
Rappaport, R., Forest, M.G., Bayard, F., Duval-Beaupere, G., Blizzard, R.M., Migeon, C.J.: Plasma androgens and LH in scoliotic patients with premature pubarche. J. clin. Endocr. **38**, 401 (1974).
Reiter, E.O., Kaplan, S.L., Conte, F.A., Grumbach, M.M.: Responsivity of Pituitary gonadotropes to luteinizing hormone-releasing factor in idiopathic precocious puberty, precocious thelarche, precocious adrenarche, and in patients treated with medroxyprogesterone acetate. Pediat. Res. **9**, 111 (1975).

Pubertätsgynäkomastie

Bidlingmaier, F., Knorr, D.: Plasma testosterone and estrogens in pubertal gynecomastia. Z. Kinderheilk. **115**, 89 (1973).
Freilinger, G., Howanietz, L., Rath, F., Waldhäusl, W.: Pubertätsgynäkomastie. Dtsch. med. Wschr. **96**, 1744 (1971).
LaFranchi, S.H., Parlow, A.F., Lippe, B.M., Coyotupa, J., Kaplan, S.A.: Pubertal gynecomastia and transient elevation of serum estradiol level. Amer. J. Dis. Child. **129**, 927 (1975).
Lee, P.A.: The relationship of concentrations of serum hormones to pubertal gynecomastia. J. Pediat. **86**, 212 (1975).

Präpubertäts- und Pubertäts-Adipositas

British Medical Journal, leading article: The overweight child. **2**, 64 (1970).
Bruch, H.: Obesity in childhood. III. Physiologic and psychologic aspects of the food intake of obese children. Amer. J. Dis. Child. **59**, 739 (1940).

Bruch, H.: Obesity in relation to puberty. J. Pediat. **19**, 365 (1941).

Fröhlich, A.: Ein Fall von Tumor der Hypophysis cerebri ohne Akromegalie. Wien. klin. Rdsch. **15**, 883 (1901).

Garn, S.M., Clark, D.C.: Trends in fatness and origins of obesity. Pediatrics **57**, 443 (1976).

Knittle, J.L.: Obesity in childhood: A problem in adipose tissue cellular development. J. Pediat. **81**, 1048 (1973).

Laron, Z.: The adipose child. Medical and psychological aspects. Basel-München-Paris-London-New York-Sydney: Karger 1976.

Parra, A., Schultz, R.B., Graystone, J.E., Cheek, D.B.: Correlative studies in obese children and adolescents concerning body composition and plasma insulin and growth hormone levels. Pediat. Res. **5**, 605 (1972).

Savage, D.C.L., Forsyth, C.C., Cameron, J.: Excretion of individual adrenocortical steroids in obese children. Arch. Dis. Childh. **49**, 946 (1974).

Weber, B.: Biochemische und endokrinologische Grundlagen der einfachen Adipositas. Mschr. Kinderheilk. **123**, 247 (1975).

Winick, M.: Childhood obesity. New York-London-Sydney-Toronto: Wiley 1975.

Wissler, H., Gautier, R., Linder, A.: Über die Gewichtszunahme von Kindern verschiedener Altersstufen bei Mast. Helv. paediat. Acta **9**, 524 (1954).

Pubertätsmagersucht

Beumont, P.J.V., George, G.C.W., Pimstone, B.L., Vinik, A.I.: Body weight and pituitary response to hypothalamic releasing hormones in patients with anorexia nervosa. J. clin. Endocr. **43**, 487 (1976).

British Medical Journal: Hormone patterns in anorexia nervosa. **2**, 52 (1975).

Croxson, M.S., Ibbertson, H.K.: Low serum triiodothyronine (T_3) and hypothyroidism in anorexia nervosa. J. clin. Endocr. **44**, 167 (1977).

Vigersky, R.A., Loriaux, D.L., Andersen, A.E., Lipsett, M.B.: Anorexia nervosa: behavioural and hypothalamic aspects. Clin. Endocr. **5**, 517 (1976).

Pubertas praecox

Allgemeines

Bierich, J.R.: Sexual Precocity. Clin. Endocr. **4**, 107 (1975).

Bovier-Lapierre, M., Sempé, M., David, M.: Aspects étiologiques, cliniques et biologiques des pubertés précoces d'origine centrale. Pédiatrie **27**, 587 (1972).

Ferrier, P., Shepard II, T.H., Smith, E.K.: Pediatrics **28**, 258 (1961).

Helge, H.: Frühreife. Mschr. Kinderheilk. **121**, 636 (1973).

Jolly, H.: Sexual precocity. Oxford. Blackwell 1955.

Sizonenko, P.C.: Endocrine laboratory findings in pubertal disturbances. Clin. Endocr. **4**, 173 (1975).

Thamdrup, E.: Precocious sexual development. Springfield: Thomas 1961.

Idiopathische Pubertas praecox und Hormonbefunde

Bidlingmaier, F., Butenandt, O., Knorr, D.: Plasma gonadotropins and estrogens in girls with idiopathic precocious puberty. Pediat. Res. **11**, 91 (1977).

Blunck, W., Bierich, J.R., Bettendorf, G.: Über Frühreife III. Idiopathische Pubertas praecox, temporäre Frühreife und prämature Thelarche. Mschr. Kinderheilk. **115**, 555 (1967).

Degenhart, H.J., Visser, H.K.A., Wilmink, R.: Excretion and production of testosterone in normal children, in children with congenital adrenal hyperplasia, and in children with precocious puberty. Pediat. Res. **4**, 309 (1970).

Escomel, E.: La plus jeune mère du monde. Presse méd. **744**, 875 (1939).

Jacobsen, A.W., Macklin, M.T.: Hereditary sexual precocity: report of a family with 27 affected members. Pediatrics **9**, 682 (1952).

Kenny, F.M., Midgley, A.R., Jr., Jaffe, R.B., Garces, L.Y., Vazquez, A., Taylor, F.H.: Radioimmunoassayable serum LH and FSH in girls with sexual precocity, premature thelarche and adrenarche. J. clin. Endocr. **29**, 1272 (1969).

Levine, L.S., New, M.I., Pitt, P., Peterson, R.E.: Androgen production in boys with sexual precocity and congenital adrenal hyperplasia. Metabolism **21**, 457 (1972).

Penny, R., Guyda, H.J., Baghdassarian, A., Johanson, A.J., Blizzard, R.M.: Correlation of serum follicular stimulating hormone (FSH) and luteinizing hormone (LH) as measured by radioimmunoassay in disorders of sexual development. J. clin. Invest. **49**, 1847 (1970).

Reiter, E.O., Kaplan, S.L., Conte, F.A., Grumbach, M.M.: Responsivity of pituitary gonadotropes to luteinizing hormone-releasing factor in idiopathic precocious puberty, precocious thelarche, precocious adrenarche, and in patients treated with medroxyprogesterone acetate. Pediat. Res. **9**, 111 (1975).

Pubertas praecox bei organischen Hirnstörungen

Bierich, J.R., Blunck, W., Schönberg, D.: Über Frühreife. II. Frühreife bei cerebral-organischen Erkrankungen. Mschr. Kinderheilk. **115**, 509 (1967).

Judge, D.M., Kulin, H.E., Page, R., Santen, R., Trapukdi, S.: Hypothalamic hamartoma. A source of luteinizing-hormone-releasing factor in precocious puberty. New Engl. J. Med. **296**, 7 (1977).

Kitay, J.I.: Pineal lesions and precocious puberty: a review. J. clin. Endocr. **14**, 622 (1954).

Schmidt, E., Hallerworden, J., Spatz, H.: Die Entstehung der Hamartome am Hypothalamus mit und ohne Pubertas praecox. Dtsch. Z. Nervenheilk. **177**, 235 (1958).

Testard, R.: Puberté précoce liée à un hamartome. Traitement par la medroxyproogesterone. Deux observations. Arch. Franç. Péd. **31**, 303 (1974).

Pubertas praecox bei fibröser Knochendysplasie

Albright, F., Butler, A.M., Hampton, A.O., Smith, P.: Syndrome characterized by osteitis fibrosa disseminata, areas of pigmentation and endocrine dysfunction, with precocious puberty in females; report of 5 cases. New Engl. J. Med. **216**, 727 (1937).

Benedict, P.H.: Endocrine features in Albright's syndrome (Fibrous dysplasia of bone). Metabolism **11**, 30 (1962).

Benedict, P.H.: Sex precocity and polyostotic fibrous dysplasia. Amer. J. Dis. Child. **111**, 426 (1966).

Danon, M., Robboy, S.J., Kim, S., Scully, R., Crawford, J.D.: Cushing syndrome, sexual precocity, and polyostotic fibrous dysplasia (Albright syndrome) in infancy. J. Pediat. **87**, 917 (1975).

DiGeorge, A.: Albright syndrome: Is it coming of age? J. Pediat. **87**, 1018 (1975).

McCune, D.J., Bruch, H.: Osteodystrophia fibrosa; report of a case in which condition was combined with precocious puberty, pathologic pigmentation of skin and hyperthyroidism, with review of literature. Amer. J. Dis. Child. **54**, 806 (1937).

Tanaka, T., Suwa, S.: A case of McCune-Albright syndrome with hyperthyroidism and vitamin D resistant rickets. Helv. Paediat. Acta **32**, 263 (1977).

Pubertas praecox infolge hormonaler Überlappung

Barnes, N.D., Hayles, A.B., Ryan, R.J.: Maturation in juvenile hypothyroidism. Mayo Clin. Proc. **48**, 849 (1973).

Bertrand, J., Loras, B., Saez, J., Forest, M., Peretti, E. de, Jeune, M.: Puberté précoce au cours d'une insuffisance surrénale chronique. Nouvel exemple d'endocrinopathie complexe par entraînement? Sem. Hôp. Paris **41**, 2892 (1965).

Costin, G., Kershnar, A.K., Kogut, M.D., Turkington, R.W.: Prolactin activity in juvenile hypothyroidism and precocious puberty. Pediatrics **50**, 881 (1972).

Laron, Z., Karp, M., Dolberg, L.: Juvenile hypothyroidism with testicular enlargement. Acta paediat. scand. **59**, 317 (1970).

Van Wyk, J.J., Grumbach, M.M.: Syndrome of precocious menstruation and galactorrhea in juvenile hypothyroidism: An example of hormonal overlap in pituitary feedback. J. Pediat. **57**, 416 (1960).

Pubertas praecox bei gonadotropinproduzierenden Tumoren

Braunstein, G.D., Bridson, W.E., Glass, A., Hull, E.W., McIntire, K.R.: *In vivo* and *in vitro* production of human chorionic gonadotropin and α-fetoprotein by a virilizing hepatoblastoma. J. clin. Endocr. **35**, 857 (1972).

Edmonds, L.C., Carrera, G.M.: Extragenital choriocarcinoma. J. Pediat. **67**, 94 (1965).

Hung, W., Blizzard, R.M., Migeon, C.J., Camacho, A.M., Nyhan, W.L.: Precocious puberty in a boy with hepatoma and circulating gonadotropin. J. Pediat. **63**, 895 (1963).

Hutchinson, J.S.M., Brooks, R.V., Barratt, T.M., Newman, C.G.H., Prunty, F.T.G.: Sexual precocity due to an intracranial tumour causing unusual testicular secretion of testosterone. Arch. Dis. Childh. **44**, 732 (1969).

Job, J.-C., Chaussain, J.-L., Franchimont, P., Rolland, A.: Puberté précoce paranéoplasique chez un enfant. Teratome médiastinal avec secretion de gonadotrophine chorionique. Arch. Franç. Péd. **32**, 471 (1975).

Kosenow, W., Feil, W., Törne, H. von, Bierich, J.R., Apostolakis, M.: Sexuelle Frühreife durch primäres Lebercarcinom: „Hepatogenitales Syndrom". Mschr. Kinderheilk. **115**, 37 (1967).

Root, A.W., Bongiovanni, A.M., Eberlein, W.R.: A testicular-interstitial-cell-stimulating gonadotrophin in a child with hepatoblastoma and sexual precocity. J. clin. Endocr. **28**, 1317 (1968).

Pubertas praecox bei Ovarialtumoren

Ammann, A.J., Kaufmann, S., Gilbert, A.: Virilizing ovarian tumor in a $2^1/_2$-year-old girl. J. Pediat. **70**, 782 (1967).

Eberlein, W.R., Bongiovanni, A.M., Jones, I.T., Yakovac, W.C.: Ovarian tumors and cysts associated with sexual precocity. J. Pediat. **57**, 484 (1960).

Knorr, D., Butenandt, O.: Die Bedeutung von Ovarialcysten bei der Pubertas praecox im Säuglings- und Kleinkindalter. Mschr. Kinderheilk. **119**, 315 (1971).

Reis, R.L., Koop, C.E.: Ovarian tumors in infants and children. J. Pediat. **60**, 96 (1962).

Wieland, R.G., Bendezu, R., Hallberg, M., Tang, P., Webster, K.: Hormonal evaluation of premature menarche produced by a follicular cyst. Amer. J. Obstet. Gynec. **126**, 731 (1976).

Zurbrügg, R.P., Wagner, H.P.: Interrelations between hormonally active tumors and sexual precocity. A brief discussion basing on six illustrative case histories. Helv. paediat. Acta **25**, 99 (1970).

Pubertas praecox bei Testestumoren

Allibone, E.C., Anderson, C.K., Arthurton, M.W.: Macrogenitosomia praecox due to an interstitial cell tumour of the testis. Arch. Dis. Childh. **44**, 84 (1969).

Root, A., Steinberger, E., Smith, K., Steinberger, A., Russ, D., Somers, L., Rosenfield, R.: Isosexual pseudoprecocity in a 6-year-old boy with a testicular interstitial cell adenoma. J. Pediat. **80**, 264 (1972).

Steinberger, E., Root, A., Ficher, M., Smith, K.D.: The role of androgens in the initiation of spermatogenesis in man. J. clin. Endocr. **37**, 746 (1973).

Weicker, H.: Der Leydig-Zelltumor. Minerva pediat. **17**, 736 (1965).

Pubertas praecox bei exogener Hormonwirkung

Beas, F., Vargas, L., Spada, R.P., Merchak, N.: Pseudoprecocious puberty in infants caused by a dermal ointment containing estrogens. J. Pediat. **75**, 127 (1969).

Curtis, E.M.: Oral-contraceptive feminization of a normal male infant. Report of a case. Obstet. and Gynec. **23**, 295 (1964).

Hertz, R.: Accidental ingestion of estrogens by children. Pediatrics **21**, 203 (1958).

Landolt, R., Mürset, G.: Vorzeitige Pubertätsmerkmale als Folge unbeabsichtigter Oestrogenverabreichung. Schweiz. med. Wschr. **98**, 638 (1968).

Weber, W.W., Grossman, M., Thom, J.V., Sax, J., Chan, J.J., Duffy, M.P.: Drug contamination with diethylstilbestrol; outbreak of precocious puberty due to contaminated isonicotinic acid hydrazide (INH). New Engl. J. Med. **268**, 411 (1963).

Therapie der Pubertas praecox

Angeli, A., Boccuzzi, G., Bisbocci, D., Fonzo, D., Frajria, R., De Sanctis, C., Ceresa, F.: Effect of cyproterone acetate therapy on gonadotropin response to synthetic luteinizing hormone-releasing hormone (LRH) in girls with idiopathic precocious puberty. J. clin. Endocr. **42**, 551 (1976).

Bossi, E., Zurbrügg, R.P., Joss, E.E.: Improvement of adult height prognosis in precocious puberty by cyproterone acetate: Acta paediat. scand. **62**, 405 (1973).

Girard, J., Baumann, J.B.: Secondary adrenal insufficiency due to cyproteron-acetate. Pediat. Res. **9**, 669 (1975).

Kauli, R., Pertzelan, A., Prager-Lewin, R., Grünebaum, M., Laron, Z.: Cyproterone acetate in treatment of precocious puberty. Arch. Dis. Childh. **51**, 202 (1976).

Neumann, F.: Pharmacology and potential use of cyproterone acetate. Horm. Metab. Res. **9**, 1 (1977).

Rager, K., Huenges, R., Gupta, D., Bierich, J.R.: The treatment of precocious puberty with cyproterone acetate. Acta endocr. **74**, 399 (1973).

Werder, E.A., Mürset, G., Zachmann, M., Brook, C.G.D., Prader, A.: Treatment of precocious puberty with cyproterone acetate. Pediat. Res. **8**, 248 (1974).

XX. Grundzüge der Hormontherapie nicht endokriner Krankheiten

A. LABHART und G. MARTZ

A. Die endokrine Therapie der Mamma-, Prostata- und Uterus-corpus-Carcinome und der Prostatahypertrophie

1. Einleitung

Während der Anteil von Patienten mit malignen Geschwulstleiden im Spitalkrankengut in den letzten 25 Jahren erheblich zugenommen hat, sind dem Internisten wirksame, wenn auch bisher meist nur palliative Therapiemöglichkeiten in die Hand gegeben worden. Sehr häufig sind die malignen Tumoren endokrin regulierter Organe: Mamma, Prostata, die nach Ausschöpfung der chirurgischen und strahlentherapeutischen Möglichkeiten einer endokrinen Therapie zugänglich sind. Sie interessieren den Endokrinologen ebenso sehr wie den Onkologen. An der Zürcher Medizinischen Klinik hat sich ursprünglich die endokrine und Stoffwechselabteilung mit der Therapie dieser Patienten befaßt. Seit 12 Jahren wurde die Durchführung dieser Therapie der onkologischen Abteilung des Departementes für innere Medizin übergeben im Hinblick darauf, daß eine optimale Therapie ohne die Beherrschung der cytostatischen Behandlungsarten, die die Kapazität des Endokrinologen überschreiten, heute nicht mehr möglich ist. Dennoch stehen Stoffwechsel- und onkologische Abteilung im engsten Kontakt. Über den Einzelfall wird gemeinsam beraten, es besteht ein ständiger Meinungsaustausch und gegenseitige Anregung über die vielfachen gemeinsamen endokrinologischen und metabolischen Probleme, die zu einer fruchtbaren Zusammenarbeit führen.

Entsprechend dem Interesse eines jeden Endokrinologen an diesem vielleicht breitesten Anwendungsgebiet der Hormone sollen hier die Grundzüge der endokrinen Therapie dieser Tumoren dargelegt werden, wobei wir uns auf die Monographie des einen von uns (MARTZ) stützen, aus welcher wir auch die synoptischen Tabellen und einzelne Formulierungen übernehmen.

Obwohl BEATSON 1896 aus theoretischen, aber heute widerlegten Überlegungen mit der erfolgreichen Kastration beim metastasierenden Mamma-Carcinom die Ära der endokrinen Tumortherapie begonnen hatte, hat nach andern Vorläufern erst 1941 HUGGINS aufgrund kritischer tierexperimenteller Versuche die Kastration als wichtigste Palliativtherapie der inoperablen Prostata-Carcinome den Ärzten zugänglich gemacht. Er erkannte, daß die Hormonabhängigkeit oder Hormonempfindlichkeit — zwei verschiedene Eigenschaften der malignen Tumoren — endokrin gesteuerter Organe wie der Prostata therapeutisch ausnützbar sind. Damit war das Dogma des autonomen Wachstums aller malignen Tumoren erschüttert. Die außerordentliche Variabilität der Resultate und die zunächst fehlenden oder experimentell nicht überprüfbaren theoretischen Grundlagen haben in den letzten 25 Jahren in der Ärzteschaft zu einer Unsicherheit geführt, die teils zu unkontrollierter endokriner Polypragmasie, teils zu therapeutischem Nihilismus geführt hat. Erst seitdem kontrollierte Studien auf internationaler Basis in diesem bis heute vorwiegend empirischen Gebiete der Medizin das Gesicherte vom Vermeintlichen zu sondern suchen und vor allem seitdem die Begriffe Tumorregression, Therapieerfolg und Überlebenszeit nach strengen Kriterien international definiert werden, ist eine solide Grundlage dieser Therapie geschaffen worden. Die folgenden Grundzüge stützen sich auf eine 12jährige Erfahrung mit solchen kooperativen Studien, an welcher die onkologische Abteilung des Zürcher Kantonsspitals mitbeteiligt ist.

2. Allgemeines

Jeder maligne Tumor von Mamma, Prostata oder Corpus uteri gehört, solange er lokalisiert ist, in erster Linie in die Hand des Chirurgen bzw. Strahlentherapeuten. Der disseminierte Tumor ist eine Domaine der internistischen Therapie, die bis heute fast ausschließlich palliativ wirken kann. Während die Cytostatica den Tumor direkt treffen, beeinflussen die endokrinen Maßnahmen wahrscheinlich in erster Linie den Wirt und treffen den Tumor damit nur indirekt. Der Wirkungsmechanismus ist bis heute, wie auch die meisten Hormonwirkungen, unbekannt.

Ein Viertel aller Malignom-Todesfälle erfolgt durch potentiell hormonabhängige Carcinome von Mamma, Prostata, Corpus uteri und durch die Leukämien, jedoch nur ein Teil dieser Malignome spricht auf hormonale Therapie und immer nur zeitlich begrenzt an. (Über nur vereinzelt hormonal beeinflußbare andere Tumorarten s. MARTZ, 1968).

3. Die endokrine Therapie des Mamma-Carcinoms

Das Mamma-Carcinom ist mit einer Morbidität von 5% die häufigste zum Tode führende Krebsart. Bei einem Drittel ist primär eine kurative Therapie nicht möglich, und von den übrigen zwei Dritteln rezidivieren innerhalb von 10 Jahren zwei Drittel. Hormonale Einflüsse der Tumorentstehung gehen aus der Tatsache einer Häufung des Mamma-Carcinoms nach der Menopause hervor. Stets ist der schon spontan sehr variable Verlauf des Mamma-Carcinoms vor Augen zu halten. Neben foudroyant innerhalb von Monaten zum Tode führenden Carcinomformen gibt es gutartige Formen mit über 20jährigem Verlauf, so daß der Begriff der 5 Jahres-Heilung hier obsolet wird. Gerade deswegen sind die oben erwähnten kontrollierten und möglichst prospektiven Studien eine Voraussetzung zur rationalen Therapie.

Die Mamma steht in ihrem Wachstum und in ihrer Funktion unter vielfältigen hormonalen Einflüssen (s.S. 639ff.). Umstimmung des hormonalen Milieus ist daher hier besonders gut möglich, jedoch auch besonders komplex. Es gibt hormonal unabhängige und hormonal abhängige Mamma-Carcinome, welch letztere aber durchwegs nach einer gewissen Zeit ebenfalls unabhängig werden. Histologisch besteht keine Unterscheidbarkeit, vielleich jedoch durch die Bestimmung der Hormonrezeptoren der Tumorzellen.

Grundsätzlich ist *ablative* Therapie durch Hormonentzug oder *additive* durch Hormonzufuhr möglich. Die erstere ist im allgemeinen wirksamer. Den einzuschlagenden Behandlungsplan gibt Tabelle 1 wider.

Tabelle 1. Reihenfolge der Maßnahmen. (Nach MARTZ, 1968)

Patientin vor oder kurz nach Eintritt der Menopause	
Initialbehandlung	Ovarektomie
Zweite Maßnahme	
a) nach Remission durch Ovarektomie:	Hypohysektomie oder Adrenalektomie
(wenn Eingriff nicht durchführbar oder von Patientin abgelehnt:	Androgene)
b) bei Nichtansprechen auf Ovarektomie:	Chemotherapie
Dritte Maßnahme	Chemotherapie Corticosteroide
Patientin mehr als fünf Jahre in der Menopause	
Initialbehandlung	Oestrogene
Zweite Maßnahme	
a) nach Remission durch Oestrogene:	Androgene oder Oestrogene + Progesteron
b) bei Nichtansprechen auf Oestrogene:	Chemotherapie
Dritte Maßnahme	
a) bei Ansprechen auf frühere Hormontherapie:	Hypophysektomie oder Adrenalektomie
b) bei allen Patientinnen:	Corticosteroide Chemotherapie

a) Therapie durch Hormonentzug

Sie bezweckt eine möglichst vollständige Ausschaltung aller Hormone, die Wachstum und Ausbreitung des Mamma-Carcinoms ermöglichen bzw. fördern.

α) Ausschaltung der Ovarialfunktion

Ein Viertel bis ein Drittel der Patientinnen in der Prämenopause reagieren auf die Ovarektomie mit einer objektiven Remission, die im Durchschnitt etwa 10 Monate anhält. Metastasen der Weichteile (Haut, Lymphknoten, Mamma) und des Skeletes sowie evtl. der Primärtumor werden am besten, Metastasen der Leber und des Zentralnervensystems am wenigsten beeinflußt. Die Erfolge sind oftmals dramatisch: Metastasen können völlig verschwinden, Allgemeinzustand, Appetit und Körpergewicht bessern sich, und vor allem verschwinden merkwürdig rasch, oft wenige Stunden nach dem Eingriff, die Schmerzen. Der analgetische Effekt ist nicht immer mit einem objektiven Rückgang der Metastasierung verbunden. Es gab bis vor kurzem kein sicheres Kriterium, das den Erfolg des Eingriffs voraussagen läßt. Heute können die Oestrogen- (und evt. Gestagen-)rezeptoren bestimmt werden. Rezeptor-reiche Karzinome sind durch Hormone beeinflußbar, rezeptor-arme nicht. Am besten reagieren Patientinnen kurz vor oder kurz nach der Menopause, während die Erfolgsquote bei Patientinnen unter 30 geringer ist. Nach der Menopause kann die Vaginalcytologie bzw. die Bestimmung der Gonadotropine Hinweise geben, wie aktiv die Ovarien noch tätig sind. Ein weiteres Kriterium bildet das freie Intervall zwischen Auftreten des Primärtumors und dem Erscheinen der Metastasen. Je länger das freie Intervall, desto günstiger sind die Voraussetzungen für einen Erfolg der Ovarektomie.

Indikation und statistische Erfolgsaussichten lassen sich wie folgt für die Ovarausschaltung zusammenfassen:

Die Ovarausschaltung als erste endokrine Maßnahme ist bei allen Patientinnen mit metastasierendem Mamma-Carcinom in der Prämenopause sowie in den ersten 5 Jahren nach der Menopause indiziert.

Die *chirurgische* Ovarektomie ist, wenn immer möglich, vorzuziehen. Sie bringt den Vorteil eines raschen Wirkungseintrittes, eine Erfolgsbeurteilung ist oft schon nach 10–20 Tagen möglich. Die Ausschaltung durch Röntgenbestrahlung hat den Vorteil einer geringeren Belastung. Sie wirkt bei vorsichtiger Strahlendosierung (Menolysebestrahlung) weniger sicher, bei hoher Strahlendosis besteht das Risiko von Darmläsionen. Vor allem aber ist der Wirkungseintritt verzögert und ein Urteil über den Erfolg ist oft nicht vor 3–6 Monaten möglich. In der Regel sollte die Bestrahlung nur bei schwerem Krankheitszustand, wenn die Operation nicht zumutbar ist, ausgeführt werden. Eine Ausnahme bildet die selten anzuwendende prophylaktische Menolysebestrahlung (s.unten). Nach der Ovarektomie soll von Kombinationen mit andern endokrinen Therapien unbedingt abgesehen werden, bis Erfolg oder Mißerfolg dieses Eingriffes eindeutig feststeht. Die Wallungen sind mit Sedativa und nicht mit Hormonen zu behandeln.

Trotz widersprechenden Statistiken ist die *prophylaktische* Ovarektomie (bei Mamma-Carcinom ohne nachweisbare Metastasen) bis heute nicht gerechtfertigt. Prospektive Versuchsserien sind im Gang, jedoch noch nicht auswertbar. Ein Hauptgrund dagegen ist die Tatsache, daß 50% der Patientinnen auch ohne diesen Eingriff definitiv geheilt werden und sich damit diesem psychisch schwer belastenden Eingriff unnötig unterziehen würden. Liegen axilläre Metastasen vor, so ist die prophylaktische Ovarektomie ernstlich zu erwägen und je nach Einstellung der Patientin, ob Kinder vorhanden sind bzw. Kinderwunsch besteht, die Entscheidung zu treffen. Sie stellt streng genommen keine prophylaktiiche Maßnahme mehr dar. Hingegen soll aufgrund von Statistiken die prophylaktische Menolyse-Röntgenbestrahlung der Ovarien bei Patientinnen nach der Menopause bis zum Alter von 70 Jahren bessere Dauerresultate liefern.

β) Die Ausschaltung von Hypophyse und Nebennierenrinde

Da Sexualhormone außer in den Gonaden auch in der Nebennierenrinde gebildet werden und deren Bildung nach Ausfall der Gonaden zunehmen kann, sind als zweiter oder dritter Schritt in der endokrinen Mamma-Carcinom-Therapie Ausschaltung von Hypophyse oder Nebennieren zu erwägen, die zu einer vollständigen Elimination der Sexualhormone und verwandter Steroide führt. Die Ergebnisse sind am besten, wenn vorgängig die Kastration schon wirkungsvoll war. Sofort tritt der analgetische Effekt ein, evtl. auch ohne objektive Remission. Nicht selten werden dann Überlebenszeiten von 5 und mehr Jahren erreicht. Objektive Besserungen sind in 30–40% zu erwarten, subjektive Wirkungen in 60–80%.

Die Indikationen für Hypophysen- oder Nebennierenausschaltung sind an die folgenden Bedingungen gebunden:

Frühes Ansprechen auf andere endokrine Behandlungen.

Schmerzhafte Skeletmetastasen.

Viscerale Metastasen mit geringer Ausdehnung.

Das Alter der Patienten bis zu 70 Jahren beeinflußt die Resultate nicht.

Über die operative Technik der Adrenalektomie und der Substitutionstherapie s.S. 361 f., 334. Über die Möglichkeiten der chirurgischen, radiologischen oder stereotaktischen Hypophysenausschaltung und deren Substitution s.S. 115, 104.

Am wenigsten belastet neben der schwer zugänglichen α-Partikelbestrahlung die stereotaktische Isotopenimplantation oder bipolare Elektrocoagulation die Patienten, die sie in der Regel nur für einen Tag bettlägerig macht. Nach den bisherigen Erfahrungen sind die Resultate von Adrenalektomie und Hypophysektomie gleich. Prospektive Vergleichsserien sind im Gange und bisher nicht auswertbar, obwohl ein Trend zugunsten der Hypophysektomie sich abzuzeichnen beginnt. Gegenüber der stereotaktischen Hypophysenausschaltung ist die beidseitige totale Adrenalektomie ein sehr erheblicher chirurgischer Eingriff.

b) Therapie durch Hormonzufuhr

α) Die Androgene

Rund 20% der Patientinnen mit metastasierendem Mamma-Carcinom sprechen auf eine hochdosierte Therapie mit männlichem Sexualhormon an. Die Dosierung hat sehr hoch zu erfolgen (3mal wöchentlich 100 mg Testosteron-Propionat i.m. oder 20–30 mg Fluoxymesteron täglich, s. Tabelle 2), was unweigerlich bei jeder Patientin zu schwersten, größtenteils irreversiblen Virilisationserscheinungen führt, die die Patientinnen psychisch außerordentlich schwer belasten können (Tabelle 3; s.S. 1050). Patientinnen jeden Alters sprechen auf die Therapie an, merkwürdigerweise mit Ausnahme der Patientinnen kurz vor und bis 5 Jahre nach der Menopause.

Die anticanceröse Wirkung ist offenbar an die androgene Wirksamkeit gekoppelt, und anabole Steroide wirken nur soweit und in derjenigen Dosierung, die auch virilisierend wirkt. Hingegen hat eine sorgfältige, auf kooperativer Basis durchgeführte Studie mit dem künstlichen Steroid Δ-1-Testololacton, das keine hormonalen Wirkungen ausübt, ebenso gute Resultate wie das Testosteron ergeben. Das Präparat ist ebenso hoch, 3mal wöchentlich 100 mg i.m., zu verabfolgen und ist als Fludestrin im Handel.

Tabelle 2. Dosierungsschema. (Nach MARTZ, 1968)

Präparat	Dosierung
1. Oestrogene	
Diäthylstilboestrol, oral (z.B. Oestrostilben, Syntoestrol)	dreimal 5 mg pro Tag
Äthinyloestradiol, oral (z.B. Eticyclin, Lynoral)	dreimal 1 mg pro Tag
Oestradioldipropionat (-benzoat), i.m. (z.B. Ovocyclin, Progynon B)	zwei- bis dreimal 5 mg pro Woche
2. Androgene	
Testosteronpropionat, i.m. (z.B. Perandren, Testoviron)	dreimal 100 mg pro Woche
Testosteronester-Depot, i.m. (z.B. Triolandren, Sustanon)	einmal 250 mg pro Woche
Fluoxymesteron, oral (z.B. Ultandren, Halotestin)	dreimal 10 mg pro Tag
3. Progesteron (zusammen mit Oestrogenen)	
Hydroxyprogesteroncapronat, i.m. (z.B. Proluton-Depot, Delalutin)	1000 mg pro Woche
4. Nebennierensteroide	
Prednison, oral (z.B. Ultracorten, Meticorten)	dreimal 10 bis 20 mg pro Tag
Triamcinolon, Dexamethason oder ähnliches	entsprechend dem Wirkungsäquivalent für Prednison

Weniger schwerwiegende bzw. besser beherrschbare Nebenerscheinungen der Testosterontherapie sind Wasserretention, die sich durch Kochsalzeinschränkung oder Diuretica vermeiden läßt, selten mäßige Hypertonie und Polyglobulie und schließlich in 10–20% Exacerbation der Skeletschmerzen, evtl. mit einem Anstieg des Serumcalciums. Meist klingt diese initiale Tumorstimulierung nach einigen Tagen oder höchstens Wochen unter fortgesetzter Androgenapplikation ab und bildet keine Indikation zum Abbruch der Therapie, wenn die Patientinnen unter sorgfältiger Kontrolle stehen. Davon zu trennen ist die weiterschreitende Tumorausbreitung bei hormonunempfindlichen Carcinomen. Eine objektive Remission wird frühestens nach ca. 2 Monaten erkennbar. Skeletschmerzen verschwinden, Skelet- und Weichteilmetastasen bilden sich zurück, die Wirkung hält durchschnittlich 7–10 Monate an.

β) Die Oestrogene

Frauen jenseits der Menopause sprechen häufiger und länger auf Oestrogene an als auf Androgene, nämlich in 35% gegenüber 20% der Fälle. Bei jüngeren Frauen, die nicht mindestens 5 Jahre jenseits der Menopause stehen, besteht kaum eine Erfolgsaussicht. Wegen möglicher gastrointestinaler Unverträglichkeit zu Beginn empfiehlt es sich, niedrig dosiert zu beginnen und die optimale tägliche Dauerdosis von 15 mg Stilboestrol oder 3 mg Äthinyloestradiol innert 1 Woche zu erreichen. Sämtliche Metastasenlokalisationen können beeinflußt werden, besonders jedoch die Weichteilmetastasen. Objektivierbare Rückbildungen werden ca. 2 Monate nach Therapiebeginn feststellbar, die Wirkung hält in der Regel länger als die unter Androgenen, nämlich durchschnittlich 13 Monate, an. In seltenen Fällen führen die Oestrogene jedoch zu einer Exacerbation des Tumors und seiner Metastasen, die sich sofort als Schmerzen zu erkennen geben. Die Therapie ist dann

Tabelle 3. Nebenerscheinungen der hormonalen Therappie. (Nach MARTZ, 1968)

Therapieform	Nebenerscheinungen	Gegenmaßnahmen
Kastration	Menopause-Symptome (Wallungen usw.)	Sedierende Medikamente *Keine Hormone*
Adrenalektomie	endokrine Ausfallerscheinungen	Substitution
Hypophysektomie	endokrine Ausfallerscheinungen Liquorrhoe Sehnervschädigung	Substitution evtl. Reoperation –
Oestrogene	Inappetenz, Übelkeit Abbruchblutung	Präparatwechsel Sistiert von selbst unter Fortsetzung der Oestrogenmedikation (evtl. einmalige Injektion von 100 mg Progesteron)
	Pigmentierung der Mamillen Wasserretention Hypercalciämie	– Diuretica, evtl. kardiale Therapie Absetzen der Therapie, calciumarme Kost, intensive Flüssigkeitszufuhr, Phosphattherapie, 100 mg Prednison/24 Std, Mithramycin
Androgene	Hypercalciämie Virilisierung (tiefe Stimme, Bartwuchs, Glatze) Libidosteigerung Blutdruckanstieg, Wasserretention	(s. o.) – – Blutdrucksenkende Mittel, Diuretica, evtl. kardiale Therapie
Corticosteroide	Cushingoider Habitus (Mondgesicht etc.) Magen-Darm-Ulcera Diabetes Infektanfälligkeit Osteoporose	– Antacida Diabetestherapie Antibiotica evtl. Calcium- und/oder Fluorpräparate

unverzüglich abzusetzen. Auch aus diesem Grunde ist der Beginn mit niedriger Dosierung indiziert.

An *Nebenwirkungen* sind vor allem die Abbruchblutungen des Uterus zu nennen, die bei Fortsetzung der Therapie meist von selbst sistieren oder mit vorübergehender hochdosierter Progesteronmedikation zum Stillstand gebracht werden können. Wasserretention ist durch Kochsalzeinschränkung, evtl. Diuretica, zu vermeiden. Harninkontinenz und Fluor vaginalis kommen vor. Die Hypercalcämie ist eine nicht häufige, aber ernste Komplikation, die sofortige energische Maßnahmen verlangt (s.S. 892, 956). Die Wirkungsweise der Sexualhormontherapie ist bis heute unbekannt. Möglicherweise handelt es sich bei der notwendigen außerordentlich hohen Dosierung um eine pharmakologische Wirkung.

γ) Cortisol und seine Derivate (s.S. 1044ff.)

δ) Die Gestagene

Die Resultate mit hochdosierten Gestagenen bei metastasierendem Mamma-Carcinom scheinen bei bisher relativ geringer Erfahrung weniger gut als diejenige der Androgen- oder Oestrogentherapie zu sein. Möglicherweise besteht ein Vorteil bei Kombination mit Oestrogenen. Erste Beobachtungen an Patientinnen unter Ovulationshemmern sprechen für therapeutische und prophylaktische Wirkungen dieser Kombination. Hingegen bringt die Kombination von Androgenen und Oestrogenen keine besseren Resultate als die Verwendung jedes dieser Hormone allein.

Die *Kombination von Hormontherapie mit Cytostatica* ist möglicherweise aussichtsreich, aber heute noch nicht beurteilbar.

ε) Oestrogen-antogonisten

Aus einer Reihe von klinisch erprobten Substanzen hat das Tamoxifen (Nolvadex) die beste therapeutische Wirkung gezeigt. Diese Substanz, oral in einer Dosierung von 20 mg/die verabreicht, macht praktisch keine Nebenerscheinungen und führt besonders in der Postmenopause zu oft lang dauernden Remissionen. Der Wirkungsmechanismus soll in einer kompetitiven Besetzung der Oestrogenrezeptoren an der Tumorzelloberfläche bestehen.

c) Indikationen und Durchführung der endokrinen Therapie bei metastasierendem Mamma-Carcinom

Mit evt. Ausnahme der Ovarbestrahlung bei Frauen in der Menopause ist die endokrine Therapie nur bei nachgewiesener Metastasierung des Tumors berechtigt. Die Histologie des Primärtumors ist zu fordern, diejenige von leicht erreichbaren Metastasen erwünscht. Bei lokalisierter Metastasierung soll solange als möglich lokal, d.h. chirurgisch und radiologisch behandelt werden.

Bei beschwerdefreien Patientinnen ohne lokale oder allgemeine Zeichen einer Tumorprogression soll ein endokriner Behandlungsversuch unterbleiben, bis Beschwerden auftreten oder eine Ausbreitung der Metastasen feststellbar wird. Sorgfältige Kontrollen sind Voraussetzung.

Möglichst objektive Beurteilung der Metastasierung, d.h. Messung der Metastasengröße, ist Voraussetzung für eine erfolgreiche endokrine Therapie: neben Ausmessen von Weichteil- und Organmetastasen, Szintigraphien von Skelett und Leber. Skelettmetastasen sind röntgenologisch zu bestätigen.

Zusammenfassend sind folgende Regeln einzuhalten: Therapieversuch erst nach Nachweis einer Progredienz der Metastasen oder tumorbedingter Beschwerden. Messung und Registrierung aller vorhandenen direkten und indirekten Tumormanifestationen vor und während der Behandlung. Nie mehr als *eine* hormonale Maßnahme zur gleichen Zeit. Weiterführung der eingeleiteten Maßnahmen bis erneutes Tumorwachstum objektiv feststellbar wird. Eine einmal eingeleitete Hormontherapie mit Oestrogenen oder Androgenen ist solange in gleichbleibender Dosierung weiterzuführen, bis ein Tumorrezidiv unter der Therapie nachzuweisen ist. In diesem Zeitpunkt ist das Hormon vollständig abzusetzen. Ohne irgendeine weitere Behandlung hat danach eine Beobachtungsperiode zu folgen. In einzelnen Fällen läßt sich durch brüskes Absetzen hochdosierter Oestrogen- oder Androgentherapie wiederum ein hemmender Effekt auf den Tumor erzielen, so daß durch das Absetzen allein eine Remission eintritt. Vor der Einleitung einer folgenden Maßnahme ist daher dieser allerdings nicht häufige Entzugseffekt abzuwarten.

Erfolgsprognose. Eine Methode, die Erfolgsaussichten einer endokrinen Therapie vorauszusagen, gibt es bis heute mit Ausnahme des Hinweises aus der Länge des freien Intervalles und der Bestimmung der Hormonrezeptoren (s.S. 5ff.) nicht. Die Histologie des Tumors oder der Metastasen gibt keine Hinweise. Die Laboratoriumsuntersuchungen haben bis heute durchwegs versagt, so der Calciurie-Test nach Oestrogenen, ebenso das Geschlechtschromatin im Tumorgewebe. Über weitere Tests (P_{32}-Aufnahme von Hale, Diskriminante von Bulbrook (Verhältnis der ausgeschiedenen Steroide)) s. bei Martz (1968). Über den Behandlungsplan, die Dosierung, die Nebenwirkungen und die Gegenmaßnahmen s. Tabellen 1, 2, 3.

4. Die endokrine Therapie des metastasierenden Mamma-Carcinoms des Mannes

Beim Manne ist das Mamma-Carcinom hundertmal seltener als bei der Frau. Es bestehen keine Beziehungen zur Gynäkomastie. Es stellt im metastasierenden

Stadium eine absolute Indikation für die *Orchidektomie* dar, die wahrscheinlich zu häufigeren und länger anhaltenden Remissionen führt als die Ovarektomie bei der Frau. Das Alter des Mannes spielt dabei keine Rolle. Nur bei Rezidiven kommen Adrenalektomie oder Hypophysektomie in Frage. Oestrogene sind nur vereinzelt wirksam. Eventuell kommt als ultima ratio auch hier die Cortisoltherapie in Betracht.

5. Die endokrine Therapie des Prostata-Carcinoms

Das Prostata-Carcinom ist die häufigste innere Carcinomart bei Männern von über 50 Jahren in der westlichen Hemisphäre. Nur 10% sind durchschnittlich im Zeitpunkt der Diagnose radikal operabel. Die Palliativtherapie steht deshalb zahlenmäßig ganz im Vordergrund. Die Ziele sind Behebung der Miktionsstörungen, der Schmerzen und Besserung des Allgemeinbefindens sowie Lebensverlängerung. Auch hier ist vor und während der Therapie eine möglichst objektive Beurteilung des Krankheitsprozesses für eine erfolgreiche Durchführung der Therapie Voraussetzung. Die Bestimmung der sauren Phosphatase im Blut ist dabei ein wichtiger Hinweis auf das Ausmaß der Metastasierung.

Jedoch ist zu beachten, daß die Hälfte der metastasierenden Prostata-Carcinome aus unbekannter Ursache mit keiner Erhöhung der sauren Phosphatase einhergeht. Röntgenaufnahmen der Lunge und des Skeletes (Rippen, Wirbelsäule, Becken, i.v. Pyelogramm) und blutchemische Untersuchungen der Nieren- und Leberfunktion sind angezeigt.

a) Therapie durch Hormonentzug

Die Orchidektomie, Entzug der Androgene, führt zu Atrophie sowohl der gesunden als auch der neoplastisch veränderten Prostata. Die chirurgische Orchidektomie ist auch für den Patienten der hohen Altersklasse ein kleiner Eingriff, jedoch kann die Kastration ein erhebliches psychologisches Trauma bedeuten. Potenz- und Libidoverlust können, aber müssen nicht eintreten.

Erlischt die Wirksamkeit der Orchidektomie und nehmen das Tumorwachstum und die Beschwerden wieder zu, so ist von einer Oestrogentherapie im allgemeinen nichts mehr zu erwarten, und es ergibt sich die Möglichkeit von Adrenalektomie und Hypophysektomie, um die nach Gonadektomie oftmals vermehrte Androgenproduktion durch die Nebennieren auszuschalten. Bei dem meist hohen Alter der Patienten wird nur die wenig belastende stereotaktische Ausschaltung der Hypophyse in Frage kommen, die zumindest einen analgetischen Effekt verspricht.

b) Oestrogentherapie

Die optimale Dosierung der Oestrogene ist bis heute nicht ermittelt, sie liegt wahrscheinlich tiefer als beim Mamma-Carcinom. Die Oestrogentherapie sollte mit der niedrigsten noch wirksamen Dosis durchgeführt werden. Zu empfehlen sind entweder alle 2–4 Wochen i.m. injizierbare Depot-Oestrogenpräparate wie das Polyoestradiol-Phosphat (Estradurin) in einer Dosierung von 40–80 mg oder aber peroral Äthinyloestradiol 1–3 mg im Tag, Diethylstilboestrol 5–15 mg im Tag. Das Diethylstilboestroldiphosphat (Honvan) entspricht in seiner Wirkung den andern Oestrogenpräparaten. Die Erfolgsquote der Oestrogentherapie beträgt 70–80%, indem subjektiv die Schmerzen verschwinden und der Allgemeinzustand sich bessert, objektiv das Gewicht und das Hämoglobin ansteigen und der Primärtumor an Größe abnimmt, so daß der Patient von seinem Dauerkatheter befreit werden kann. Ungewiß ist die Verlängerung der Überlebenszeit. Ein Rückgang der Knochenmetastasen im Röntgenbild wird nur ausnahmsweise gesehen. Weichteilmetastasen können verschwinden. Unerwünschte Nebenwirkungen sind Libidoverlust, Impotenz, Feminisierung und Wallungen sowie das Syndrom des männlichen Klimakteriums. Die regelmäßig auftretende schmerzhafte Gynäkomastie läßt sich durch eine Röntgenvorbestrahlung der Mamma vermeiden. NaCl- und Wasserretention, die bei Kreislaufinsuffizienz gefährlich werden können, lassen sich durch Kochsalzeinschränkung und Diuretica bzw. Digitalis vermindern.

Wie eine prospektiv durchgeführte Studie an bisher 2052 Patienten ergibt, sollte die Oestrogentherapie nur bei inoperablem Prostata-Carcinom, das Beschwerden verursacht, angewendet werden, es sei denn, durch Rückbildung des keine Beschwerden verursachenden primären Tumors werde dieser unter der Oestrogentherapie operabel. Die Indikation für Oestrogentherapie ist gegeben, wenn Metastasen (möglichst histologisch oder durch die erhöhte saure Phosphatase) nachgewiesen werden und Beschwerden verursachen.

Die Studie ergibt, daß frühzeitige Oestrogentherapie, dort wo das Prostata-Carcinom als ein Zufallsbefund bei Prostatektomie wegen Prostatahypertrophie gefunden wurde, oder bei symptomlosen Patienten, wohl den Tumor zur Rückbildung bringen kann, jedoch durch die Komplikationen lebensverkürzend wirkt.

c) Cyproterontherapie

Das synthetische antiandrogene Steroid Cyproteron oder Cyproteron-Acetat (s.S. 478) vermag die periphere Androgenwirkung in genügender Dosierung vollständig zu blockieren (s.S. 478f.). Vorläufige Behandlungsversuche des Prostata-Carcinoms sind günstig. Eine breit angelegte prospektive Studie ist gegenwärtig im Gange. Cyproteron hat gegenüber den Oestrogenen den Vorteil, daß es nicht feminisierend wirkt, allerdings kommt es dabei in der Regel zu Libido- und Potenzverlust.

d) Cortisol und Derivate

Die Glucocorticoide sollen beim Prostata-Carcinom, das auf Oestrogene oder auf Orchidektomie nicht mehr reagiert, ebenso wirksam sein wie Hypophysektomie und Adrenalektomie und werden deshalb in Anbetracht des hohen Alters der Patienten diesem Eingriff oft vorgezogen (s.S. 1046f.).

e) Gestagene

Auch mit Gestagenen sollen sich Wirkungen beim Prostata-Carcinom erzielen lassen. Diese Therapie findet sich aber noch im Versuchsstadium.

f) Behandlungsplan

Nach histologischem Nachweis, der für jede spezifische Therapie eine Voraussetzung bedeutet, der palpatorischen, radiologischen und blutchemischen Festlegung der Ausdehnung des Prozesses sind Alter, Allgemeinzustand, bestenfalls zu erreichende Überlebenszeit, nicht zuletzt psychologische Faktoren abzuwägen gegenüber den Beschwerden, die das Prostata-Carcinom verursacht. Die Orchidektomie wird man, falls psychologisch tragbar, den jüngeren Patienten empfehlen, während Oestrogene, Cortisol und Derivate evtl. Cyproteron für die älteren Patienten in Frage kommen. Bei relativ alten und symptomlosen Patienten wird man unter Umständen trotz ausgedehnter Metastasierung auf eine endokrine Behandlung überhaupt am besten verzichten.

Nicht zu vernachlässigen sind lokale urologische Maßnahmen und die Bestrahlung schmerzhafter Metastasen.

Die einmal gewählte endokrine Therapie ist grundsätzlich fortzuführen, bis eindeutige Zeichen von Tumorwachstum das Aufhören ihrer Wirksamkeit erkennen lassen.

Bei Versagen anfänglich erfolgreicher Oestrogentherapie ist mit der Orchidektomie eine nochmalige Remission wahrscheinlich, jedoch bietet, wie oben dargelegt, bei primär kastrierten Patienten eine Oestrogentherapie keine Chancen mehr. Es kann auch durch Dosiserhöhung auf das 10fache und mehr oder Wechsel des Oestrogenpräparates zuweilen noch ein Ansprechen erzielt werden. Cortisonderivate und Progesteron kommen grundsätzlich noch in Frage und schließlich in Einzelfällen paradoxerweise ein günstiger Effekt auf alleinige Androgentherapie. Als letztes bleiben dann noch Cytostatica wie Endoxan, Fluorouracil, Adriamycin und evt. P 32.

6. Die endokrine Therapie des Uterus-corpus-Carcinoms

Die Häufigkeit des Corpus-Carcinoms scheint im Zunehmen begriffen zu sein, obwohl im Vergleich zum Mamma- oder Prostata-Carcinom der Tumor selten ist. Durch chirurgische und radiotherapeutische Maßnahmen sind 60–70% der Patientinnen heilbar. Die inoperablen oder metastasierenden Fälle verlaufen jedoch meist rasch progredient. Endokrine Störungen bei Patientinnen mit Uterus-corpus-Carcinom scheinen gehäuft vorzukommen, und offenbar neigt cystische und adenomatöse Hyperplasie der Corpusschleimhaut dazu, aufgrund nicht zeitgerechter oder vermehrter Oestrogenstimulation in ca. 10% maligne zu entarten.

Nathanson konnte 1960 erstmals bei einem Drittel von 22 Fällen unter hochdosierter Progesterontherapie objektive Tumorregression von z.T. jahrelanger Dauer erzielen. Es hat sich seither bestätigt, daß ca. ein Drittel der Patientinnen auf hochdosierte Progesterontherapie ansprechen. Der Wirkungsmechanismus ist unbekannt.

Auch hier erlaubt nur ein langes freies Intervall zwischen Operation des Primärtumors und dem Auftreten von Metastasen einen Hinweis auf wahrscheinlich günstiges Ansprechen auf die endokrine Therapie. Am günstigsten wirkt sich diese auf Lungen- und Skeletmetastasen aus, weniger gut reagieren lokale Tumorrezidive. Undifferenzierte Carcinome und Sarkome sind einer Hormontherapie nicht zugänglich.

Die optimale Dosierung ist bis heute nicht festgelegt. Es wird angenommen, daß bei Lungenmetastasen eine Dosis von 2mal 500 mg 17α-Hydroxyprogesteroncapronat (Proluton, Delalutin) pro Woche i.m. genügt. Für Skelet-, Abdominal-, Beckenmetastasen sind Dosen von 2–5 g pro Woche notwendig. Medroxyprogesteron-Acetat (Provera) ist als Depot-Präparat 1–3 g wöchentlich i.m. zu applizieren oder peroral 200–300 mg täglich. Die Dosierung ist hoch zu beginnen und dann unter Umständen langsam zu reduzieren. Erst nach 2 Monaten läßt sich über den Erfolg entscheiden. Die Therapie ist ununterbrochen weiterzuführen, bis sie versagt, dann kann durch Dosissteigerung oder Präparatwechsel möglicherweise eine weitere Remission erzielt werden. Die Progesterontherapie kann unter Umständen einen inoperablen Tumor operabel werden lassen.

Im Gegensatz zu den andern endokrinen Therapien verursacht das Progesteron praktisch keine Nebenerscheinungen. Leichte Inappetenz und Übelkeit sind selten und nur von kurzer Dauer. Grundsätzlich sind deshalb Progesteronpräparate als Metastasenprophylaxe in Erwägung zu ziehen, doch besteht bis heute über deren Wirksamkeit keine ausgewertete kontrollierte klinische Studie.

7. Die endokrine Therapie der Prostatahypertrophie

Auch die Prostatahypertrophie oder das benigne Adenom der Prostata lassen sich hormonal beeinflussen und palliativ behandeln. Die Hormontherapie ersetzt die Prostatektomie nicht und ist nur bei einer Kontraindikation am Platze.

Die subjektiven Besserungen, die sich durch Androgentherapie erzielen lassen, sind wahrscheinlich unspezifisch und beruhen auf einer besseren Tonisierung der Blasenmuskulatur. Bei jüngeren Männern unter 55 Jahren, wenn ein Prostatacarcinom sicher ausgeschlossen werden kann, ist man berechtigt, während 6 Wochen 2mal wöchentlich 25 mg Testosteronproprionat zu verabfolgen. Eine solche Kur darf höchstens 2mal jährlich durchgeführt werden. Oestrogene wirken sekretionshemmend und abschwellend auf die epithelialen Anteile des Adenoms. Es lassen sich daher mit 5 mg Diäthylstilboestrol per os täglich Besserungen der Miktion erzielen. Die Oestrogennebenwirkungen, Potenzverlust, Gynäkomastie sind dabei in Kauf zu nehmen.

Das Antiandrogen Cyproteron-Acetat blockiert die Testosteronwirkung (s.S. 478f.) ohne Feminisierung. Seine Prüfung ist im Gange.

Neuerdings sollen auch mit Gestagenen Besserungen erzielt werden können (GELLER, 1965; VERNET, 1970).

B. Die pharmakologische Verwendung der Hormone

1. Cortisol und Derivate

Für Übersichten s. KAISER (1973) und AXELROD (1976).

Seitdem HENCH (1949) eine eindeutige subjektive und objektive Besserung der progressiv-chronischen Polyarthritis unter Cortison beobachtet hat, finden die Cortisol-Derivate auch außerhalb der Endokrinologie in der gesamten Medizin eine ausgedehnte Verwendung wegen der folgenden Wirkungen:

1. Entzündungshemmung,
2. Immunosuppression (antiallergische Wirkung),
3. antineoplastische Palliativwirkung,
4. antihypercalcämische Wirkung,
5. verschiedene andere, meist unerklärte Wirkungen.

a) Entzündungshemmung

Cortisol und seine Derivate haben in einer Dosierung, die das 4–12fache der Substitution beträgt, eine ausgesprochen entzündungshemmende Wirkung. Die Wirkungen werden hier anhand des genuinen Hormons Cortisol besprochen, obwohl pharmakologisch heute dessen Derivate Verwendung finden (s.S. 311, 1049), von denen besonders das Prednison sich als Standartpräparat bewährt hat. Bei chronischen Entzündungskrankheiten können auch mit geringeren Dosen Wirkungen erzielt werden, bei gleichmäßiger Verteilung über 24 Std selbst mit Dosen, die unter der optimalen Substitutionsdosis liegen. Es resultiert dabei ein konstanter Cortisolspiegel anstelle des normalen Tag- und Nachtrhythmus (s.S. 302). Obwohl gut über zwei Dutzend Wirkungen des Cortisols auf den Gesamtorganismus, auf Organe, auf Zellen und Zellenbestandteile experimentell untersucht sind (WEISSMANN, 1964), sind die Vorgänge bei der Entzündungshemmung nur unvollständig bekannt: Kollagen wird durch gesteigerte Synthese gewisser Proteasen abgebaut, durch Stabilisierung cellulärer und lysosomaler Membranen wird die Struktur der Bindegewebsfasern erhalten, Hemmung der Aufnahme von Hexose und Aminosäuren geht der Hemmung der Kollagenbildung parallel. Über intracelluläre, mit Eiweißbildung einhergehende Wirkung des Cortisols s. Kap. VII, S. 306. Morphologisch läßt sich nachweisen, wie exsudative und proliferative Entzündungsvorgänge durch Verminderung der Capillarpermeabilität und Einschränkung der Fibroblastenwucherung rückgebildet werden (s.S. 307f.). Die Entzündungshyperämie geht zurück. Wahrscheinlich verläuft ein Teil der Wirkung über die Hemmung der Kininfreisetzung (s.S. 929) oder der Prostaglandinsynthese, was bis jetzt aber nur in vitro nachgewiesen ist (s.S. 950). Altes ruhendes Granulationsgewebe wird jedoch nicht mehr beeinflußt. Es handelt sich um pharmakologische Wirkungen, obwohl im Streß der Körper Glucocorticoide in antiphlogistisch wirksamer Menge zu produzieren vermag, und es ist unwahrscheinlich, daß in der Pathophysiologie der Entzündung im Sinne SELYES antiphlogistischen Wirkungen der Glucocorticoide prophlogistische der Mineralocorticoide entgegenstehen (s.S. 314).

Die entzündungshemmende Wirkung der Steroide ist an ihre gluconeogenetische Aktivität gebunden und geht ihr parallel, die Mineralocorticoidwirkung ist dabei ohne Einfluß. Die Hemmwirkung auf Hypothalamus und Hypophyse geht bei den einzelnen Cortisol-Derivaten der entzündungshemmenden nicht parallel, ist aber immer vorhanden.

Die Wirkungen des Cortisols lassen sich auch mit ACTH-Infusionen oder intramuskulären Injektionen von Depot-ACTH erzielen. Aber abgesehen von der belastenderen Applikationsart gegenüber dem peroral oder intravenös applizierbaren Cortisol und seiner Derivate hat das ACTH die Nachteile, daß es auch die Androgene der Nebenniere vermehrt zur Ausschüttung bringt und im Gegensatz zu den meisten Cortisolderivaten zur Natrium- und Wasserretention führt. Der einzige Vorteil ist die Vermeidung der sekundären Nebennierenrindeninsuffizienz, und auch die ACTH-Produktion der Hypophyse scheint nicht wesentlich gehemmt zu werden. Trotzdem hat unseres Erachtens heute ACTH nur in der Diagnostik, nicht aber in der Therapie Bedeutung. Anwendung von ACTH anstelle von Glucocorticoiden bringt wohl den Vorteil, daß das Hypothalamus-Hypophysen-System nicht gehemmt wird. Die Nachteile jedoch überwiegen: Glucocorticoide können peroral appliziert werden. Die Dosierung ist genauer durchzuführen, die Wirkung hängt nicht von der Ansprechbarkeit der Nebennierenrinde ab, und die bei der ACTH-Applikation besonders hervortretenden Nebenwirkungen der Hypertonie, Acne und Pigmentierung wiegen weniger schwer als die Nebenwirkungen der Glucocorticoide (s.S. 1046 ff.).

Die Entzündung kann ein sinnvoller und dem Organismus nützlicher Vorgang sein, indem sie die Ausbreitung einer Noxe hemmt und sie unschädlich macht. Oft wiegt aber die Schädigung durch die Entzündung selbst für den Organismus wesentlich schwerer, als der ursprünglich durch die Noxe gesetzte Schaden. In dieser Situation tritt die entzündungshemmende Therapie in ihre Rechte. Die dramatische Wirkung, die sich mit Cortisol und seinen Derivaten erzielen läßt, ist in der Regel auf die Dauer der Medikation beschränkt. Die Glucocorticoide führen zu einer Unterdrückung der Entzündungsvorgänge, jedoch nicht zu deren Heilung. Nach Absetzen der Medikation kehren die Entzündungserscheinungen unverändert wieder. Dies ist ein wesentlicher Punkt für die Indikationsstellung der Cortisontherapie. In erster Linie ist Cortisol und seine Derivate indiziert bei entzündlichen Erkrankungen mit Schubcharakter, wo während der Entzündungsphase schwere Dauerschäden gesetzt werden können, wie bei der akuten rheumatischen Carditis. Bei chronischen Entzündungskrankheiten ist entzündungshemmende Therapie mit Hormonen nur bedingt verwendbar, weil bei wirksamer Dosierung die Nebenwirkungen zuweilen die Beschwerden der ursprünglichen Erkrankung übertreffen können. Aus vitaler Indikation bei lebensbedrohenden Krankheiten (Panarteriitis nodosa, Pemphigus, exfoliative Dermatitis, Erythrodermie, Dermatomyositis) werden auch die schwersten Nebenwirkungen in Kauf zu nehmen sein. Die Dosierung soll hoch begonnen werden und allmählich auf die eben noch wirksame Dosis reduziert werden. Bei zur Invalidität führenden chronischen Krankheiten, die aber nicht lebensbedrohlich sind, wird man mit einer niedrigen Dauerdosierung eine palliative Wirkung zu erzielen versuchen, die erlaubt, den Patienten wieder arbeitsfähig zu machen. Man wird möglichst niedrig dosiert beginnen, die Dosis steigern, bis die Beschwerden erträglich sind. In besonderem Maße sind für die antiphlogistische Cortisontherapie die Entzündungskrankheiten geeignet, wo die Wirkung der Noxe selbst zurücktritt und die Reaktion des Wirtsorganismus im Vordergrund steht (Allergie, rheumatische Krankheiten, Kollagenkrankheiten). Nicht nur bei exsudativen Entzündungen kann Cortisol entscheidend einwirken, auch gewisse Granulomatosen wie M. Boeck oder Histiocytose werden bei korrekter Indikationsstellung für den Patienten entscheidend gebessert.

Infektionskrankheiten galten früher als absolute Kontraindikationen für Cortisontherapie, da mit der Unterdrückung der entzündlichen Reaktion, besonders der Monocytopenie (Rinehart, 1975), die Schranken für die Verbreitung des Erregers wegfallen können. Heute kann die Cortisontherapie in Kombination mit Chemotherapeutica und Antibiotica in ausgewählten Fällen von Infektionskrankheiten mit hyperergischer entzündlicher Reaktion, z.B. gewissen Formen der Tuberkulose (Meningitis), nützlich, ja sogar entscheidend sein. Erfahrung und höchste Vorsicht sind bei der Verwendung des Cortisols in der Behandlung dieser Infektionskrankheiten Voraussetzung.

b) Immunosuppression

Entgegen ursprünglichen Ansichten wird die Antikörperbildung durch Cortisol und seine Derivate nicht unterdrückt. Dennoch hemmt Cortisol in hoher Dosierung immunologische Prozesse einerseits, indem die Bindung des Antikörpers an das Antigen und insbesondere an zellständige Antigene blokkiert wird bzw. die Invasion des antigenhaltigen Gewebes durch sensibilisierte Zellen verhindert wird. Anderseits hat Cortisol einen Einfluß auf die Lymphocyten und Plasmazellen, deren Bildung und Reifung verzögert, ihre Ausschüttung ins Blut gehemmt und die Lymphocytolyse gefördert wird. Auch die Hemmung der bei der Antigen-Antikörper-Reaktion ablaufenden Freisetzung der Kinine kann die immunologischen Abläufe beeinflussen. Immunosuppression und Entzündungshemmung sind oft schwer auseinanderzuhalten, besonders bei den autoimmunologischen Krankheiten spielen beide Eigenschaften des Cortisols eine Rolle. So stellen immunohämatologische Erkrankungen, besonders die immunohämatolytischen Syndrome, seltener die Autoimmunleukopenie und Autoimmunthrombocytopenie Indikationen für die Cortisoltherapie dar. Autoimmunkrankheiten wie der viscerale Lupus erythematodes und die Panarteriitis nodosa sind wichtige Indikationen für das Cortisol und seine Derivate, evtl. sind Kombinationen mit Azathioprin indiziert. Wieweit die Wirkung bei der Nephrose auf Immunosuppression beruht, ist unsicher. Die Immunosuppression mit Cortisol-Derivaten in Kombination mit Azathioprin ist eine Voraussetzung für Organtransplantationen. Entzündungshemmung und Immunsuppression erklären die antiallergischen Eigenschaften des Cortisols. Eine absolute Indikation für Cortisoltherapie stellen akute lebensbedrohliche allergische Reaktionen wie der anaphylaktische Schock und ähnliches dar. Bei chronischen allergischen Krankheiten ist wegen der Nebenwirkungen größte Zurückhaltung geboten. Dort kann die lokale Applikation von Cortisol-Derivaten in ihre Rechte treten. Für die Besserung der chronischen entzündlich autoimmunologischen bzw. allergischen Leiden, der primär chronischen Polyarthritis und der chronischen asthmoiden Bronchitis ist wahrscheinlich nur die entzündungshemmende Wirkung des Cortisols verantwortlich. Diese Indikation ist sehr relativ wegen der Nebenwirkungen bei Dauerapplikation.

c) Onkologische Indikationen

Onkologische Indikationen sind fortgeschrittene Stadien des metastasierenden Mamma- und Prostatacarcinoms. Im allgemeinen werden die Corticosteroide zusammen mit anderen Steroidhormonen oder Cytostatica angewandt. Die Wirkung beruht kaum, wie früher angenommen, auf einer Stilllegung der Nebennieren bzw. einer „medikamentösen Adrenalektomie", sondern wahrscheinlich auf entzündungshemmenden Eigenschaften des Cortisols und seiner Derivate. Möglicherweise greift das Cortisol in den Ribonucleinsäurestoffwechsel ein (Kummer, 1968) und entfaltet dadurch eine cytostatische Wirkung. Besonders sind Glucocorticoide bei den folgenden Komplikationen indiziert: 1. Metastasen im Zentralnervensystem, in der Leber und in der Lunge. Dosen von 50–100 mg Prednison täglich sind nötig. 2. Tumorbedingte Höhlenergüsse (Pleura, Perikard, Peritoneum), die gegenüber anderen Hormon- oder chemotherapeutischen Maßnahmen resistent sind. Mit einer Initialbehandlung von 50–100 mg pro Tag lassen sich viele mammacarcinombedingte Pleuraergüsse zur Rückbildung bringen (Martz, 1968).

In der Onkologie ist die Cortisoltherapie ferner indiziert bei akuten lymphatischen Leukämien. Hohe Dosen (100–300 mg pro Tag) werden hier zur Remissionsinduktion verwendet. Das Prednison ist als Monotherapie bereits sehr wirksam, wird jedoch im allgemeinen mit Cytostatica kombiniert. Zur Remissionserhaltung hat sich Prednison nicht bewährt. Bei der chronischen lymphatischen Leukämie kann Prednison zur Besserung der Anämie und der Thrombocytopenie eingesetzt werden, allein oder in Kombination mit einer alkylierenden Substanz. Bei malignen Lymphomen hat sich Prednison ebenfalls in Kombination mit Cytostatica (z.B. Mopp-Schema) bewährt.

d) Hypercalcämiesenkende Wirkung

Bei *Hypercalcämie* verschiedener Ursache, besonders bei malignen Tumoren – nicht aber bei Hyperparathyreoidismus –, senkt oder normalisiert das Cortisol das Serumcalcium und kann lebensrettend wirken. Die Wirkungsweise ist nur z.T. geklärt; wohl wird durch Cortisol die Calciumresorption im Darm sowie in den Tubuli der Nieren die Rückresorption gehemmt, jedoch ist Cortisol auch bei parenteraler Ernährung gegen die Hypercalcämie wirksam. Bei einem Teil der Tumorhypercalcämie spielt die Hemmung der Prostaglandine, die auch durch Indomethacid erfolgen kann, eine entscheidende Rolle. Andere Tumorhypercalcämien, insbesondere die der hämatologischen Neoplasien, sind nicht abhängig von Prostaglandinen (Seybert, 1975) (s.S. 956 und Kap. XIV, S. 892).

e) Verschiedene Indikationen

M. Paget mit hämodynamisch störenden arteriovenösen Kurzschlüssen, Alopecia areata stellen Indikationen dar, ohne daß eine Erklärung der Wirkungsweise bis heute bekannt ist.

f) Nachteilige Wirkungen der pharmakologischen Cortisol-Therapie

Die sog. „Nebenwirkungen" sind – abgesehen von der Natriumretention – untrennbar mit der entzündungshemmenden Wirkung des Cortisols und seiner Derivate verbunden. Obwohl die Halbwertszeit des Cortisols und seiner kurzdauernden Derivate nur rund 20 min beträgt, erklärt die Wirkungsweise mit Bildung spezifischer Proteine im Zellkern (s.S. 306), daß die Wirkung sehr viel länger als das Vorhandensein des Cortisols im Plasma anhalten kann. Diese unerwünschten Wirkungen der Cortisoltherapie sind im Naturexperiment des Cushing-Syndroms als dessen Symptome am besten zu erkennen. Beim spontanen und durch ACTH ausgelösten Cushing-Syndrom stehen Hypertonie, Acne, Visusstörungen, Impotenz, Hirsutismus oder Virilisation, Striae und Plethora im Vordergrund, während die benigne intrakraniale Hypertonie, das Glaukom, die hintere subcapsuläre Katarakt, Pankreatitis, aseptische Knochennekrosen und Panniculitis fast ausschließlich beim durch Glucocorticoide erzeugten Cushing-Syndrom vorkommen. Gleich häufig sind Obesitas, psychiatrische Symptome, Ödem oder Verzögerung der Wundheilung (Literatur bei Axelrod, 1976). In der Regel führt eine Cortisoltherapie mit über 50 mg Cortisol bzw. der entsprechenden Äquivalentdosis der Derivate bei einer Dauer von über 2 Wochen zu einem iatrogenen Cushing-Syndrom, wobei der Grad der Veränderungen individuell sehr verschieden rasch und stark in Erscheinung tritt und mit der individuell verschiedenen Clearance und Halbwertszeit für die Glucocorticoide zusammenhängt.

Bei Dauertherapie wiegt wohl die Osteoporose am schwersten. Wohl besteht eine Korrelation mit der Dosierung der Cortisoltherapie und deren Dauer, jedoch bestehen wiederum sehr große individuelle Unterschiede, so daß einzelne Patienten mit mittlerer Dosierung über 10 Jahre noch keine klinisch faßbare Osteoporose aufweisen, während andere mit niedrigerer Dosierung schon nach $2^1/_2$ Jahren pathologische Frakturen erleiden können. Die Pathogenese ist nur teilweise geklärt. Sie hängt mit der Umschaltung des Stoffwechsels von der Eiweißsynthese auf Kohlenhydratproduktion zusammen, sowie mit den Wirkungen des Cortisols auf den Calciumstoffwechsel. Quantitativ und qualitativ ungenügende Matrix spielen bei dieser Art von Osteoporose wahrscheinlich eine Rolle (Lit. bei LABHART, 1966). Ferner soll eine negative Calciumbilanz bei durch Hemmung des Umbaus von Calciferol in 1,25-Dihydrocalciferol gestörter Calciumresorption eine Rolle spielen (KLEIN, 1977).

So ungewiß die Pathogenese der Cortisol-Osteoporose ist, so unsicher ist auch die Prophylaxe. Bewegung, Zug und Druck durch Muskeltonus auf die Knochen ist einer der stärksten Stimuli für den Knochenaufbau und bietet sicher die beste Möglichkeit einer Osteoporose-Prophylaxe. Mit androgenen und anabolen Steroiden in sehr hoher, in der Regel virilisierender Dosierung läßt sich eine negative Stickstoffbilanz positiv gestalten. Die Cortisol-bedingte Stoffwechselumstellung ist jedoch damit keineswegs behoben, histologisch lassen sich die Cortisoleinflüsse durch Testosteron vermindern, nicht aber beheben. Es ist schwierig zu beurteilen, wieweit sich die Cortisol-Osteoporose klinisch durch Anabolica vermindern oder hinausschieben läßt. Im allgemeinen gilt, daß die Vermeidung der Cortisol-Osteoporose durch Anabolica nicht gesichert ist. Durch zusätzliche Calciummedikation wird eine optimale Ernährungslage geschaffen, jedoch resorbiert der Organismus weniger Calcium, wenn das endogene Calciumangebot steigt, und es ist fraglich, wieviel sich mit exogener Zufuhr erreichen läßt. Außer der Cortisol-Osteoporose häufen sich Beobachtungen über aseptische Knochennekrosen in belasteten Skeletteilen wie im Schenkelkopf und Humeruskopf, sowie die Charcot-Gelenke bei Knorpelschwund nach lokaler Cortisolapplikation. Bei Kindern führt die antianabole Wirkung des Cortisols zum Stillstand von Wachstum und Reife, deren Rückstand aber nach Absetzen des Cortisols wieder aufgeholt wird. Die unter Cortisol gesteigerte Gluconeogenese führt beim Gesunden zu einer Erhöhung des Blutzuckers um 10–20 mg%. Dem mehr produzierten Traubenzucker steht unter gesteigerter Insulinsekretion dessen vermehrte Deponierung als Glykogen und Depotfett gegenüber. Nur wenn die Insulinreserve des Pankreas nicht genügt, kann unter Cortisol ein potentieller Diabetes subklinisch bzw. manifest werden (sog. Steroid-Diabetes). Bei eindeutiger Indikation soll man sich jedoch nicht davon abhalten lassen, dem Diabetiker Cortisol zu geben. Die einzige Folge ist ein erhöhter Insulinbedarf.

Die Einwirkungen auf die Psyche sind individuell wiederum sehr verschieden und hängen von der prämorbiden Persönlichkeit ab. Sie können von leichter Euphorie oder Depressionen bis zum schizophrenieähnlichen akuten exogenen Reaktionstypus alle Färbungen annehmen. Schließlich können die entstellenden Veränderungen des Gesichtes, des Körperbaues und der Haut, Rubeosis, Acne, Hirsutismus, besonders für Patientinnen, eine schwere seelische Belastung darstellen.

Daß das Ulcus pepticum durch Cortisol ausgelöst wird, ist neuerdings umstritten (s. Kap. VII, S. 309f.). Cortisol fördert weder die Salzsäure- noch die Peptidsekretion, soll jedoch die schützende Mucinproduktion der Magenschleimhaut beeinflussen.

Als weitere unerwünschte Nebenwirkungen werden erhöhtes Infektionsrisiko, akute Pankreatitis und Pankreasnekrose, Beeinflussung von Nervensystem, Hirndruck bis zum sog. Pseudotumor cerebri, Veränderungen an Dentin und Zahnschmelz, ferner am Auge, hintere subcapsuläre Linsentrübungen, Erhöhungen des Augeninnendruckes bis zum Glaukom und bei lokaler Anwendung trophische Störungen der Hornhaut genannt (Lit. bei KAISER, 1973).

Die sekundäre Nebennierenrinden-Insuffizienz ist eine nur teilweise vermeidbare Folge einer wirksamen Cortisol-Therapie. Nach einer über eine Woche dauernden Cortisol-Therapie von über 90 mg oder über 20 mg Prednison in 3 bis 4 Dosen am Tag besteht eine Nebenniereninsuffizienz, bei wenig über der physiologischen Dosis liegenden Mengen entsteht eine solche in ca. einem Monat. Die Nebennieren sezernieren zunächst minimale Mengen Cortisol und sind später auf ACTH vermindert ansprechbar, d.h. zuerst wird der Hypothalamus gehemmt, später werden die Nebennieren selbst verändert. Die Ansprechbarkeit der Nebennieren auf ACTH stellt sich meist in 1–2 Tagen wieder ein. Die Nebennierenrinden-Sekretion geht jedoch nicht über Basalwerte hinaus, da die Hypophyse über keine ACTH-Reserve verfügt. Eine maximale Nebennierenatrophie wird bei einer Dosis von 60 mg oder mehr Cortisol in 15–20 Wochen erreicht. Dieser Zustand hält bis zu 12 Monaten an. Die Patienten sind in dieser Zeit Belastungen gegenüber gefährdet. Es besteht eine sekundäre Nebenniereninsuffizienz, und Todesfälle sind vorgekommen. Das Ausmaß und die Dauer der sekundären Nebenniereninsuffizienz sind zwar bis zu einem gewissen Grad von der Dauer der Dosierung der Steroidmedikation abhängig, aber individuelle Faktoren scheinen eine sehr wichtige Rolle zu spielen. Auch die Lokalisation der Störung scheint nicht bei allen Patienten gleich zu sein. Während es bei vielen Patienten zu einer vorübergehenden Phase der Hyporeaktivität der Nebennierenrinde kommt (GRABER, 1965) und der Anstieg der ACTH-Konzentration im Plasma dem Anstieg der Plasmacorticoidkonzentration um einige Monate vorausgehen kann, steht meist eine Störung der ACTH-Sekretion im Vordergrund (CARREON, 1960). Auch sind Fälle bekannt, bei denen sich nach Jahren einer hochdosierten Steroidtherapie keine Störungen der Nebennierenfunktion feststellen ließen (JASANI, 1967). Bei jeder Operation an Patienten, die bis vor 12 Monaten Corticosteroide erhielten, sollte Cortisol-Hemisuccinat zur i.v. Injektion bereit sein. Eine „Steroidabschirmung" ist nicht allgemein zu empfehlen, da nur 5–10% cortisonbehandelte Patienten ungenügend auf den Operationsstreß reagieren. Die sekundäre Nebenniereninsuffizienz kann, aber muß sich nicht durch Müdigkeit, Anorexie, Unwohlsein und Kollapsneigung bemerkbar machen. Andererseits kann das Entzugssyndrom, gekennzeichnet durch Müdigkeit, Unwohlsein, Leistungsunfähigkeit, auch bei normalem Plasmacortisolspiegel auftreten. Um eine sekundäre Nebenniereninsuffizienz nach Möglichkeit zu vermeiden, wird empfohlen, Cortisol bzw. seine Derivate stufenweise abzubauen, zuerst die Nachtdosis, dann die Abenddosis wegzulassen und zuletzt nur noch eine Morgendosis zu geben, um den Tagesrhythmus der Cortisolsekretion wieder herzustellen. Depot-ACTH i.m. während 3–5 Tagen nach Absetzen des Cortisols stellt zwar die Ansprechbarkeit der Nebennierenrinde wieder her, bringt aber keinen Gewinn, da nach dessen Absetzen die spontane ACTH-Sekretion sofort wieder versiegt.

Es wird empfohlen, hochdosierte pharmakologische Cortisol-Therapie alternierend oder intermittierend, d.h. nur täglich morgens jeden 2. Tag in einer Morgendosis zu verabfolgen (GRANT, 1965; HARTER, 1963; BETHGE, 1971; AXELROD, 1976). Die ACTH-Sekretion soll nach 12 bzw. 36 Std wieder einsetzen, und eine Nebennierenatrophie soll damit vermieden werden. Eine sorgfältige Überprüfung aller auswertbaren Daten von über 15 Jahren gibt für die meisten Krankheiten doch erhebliche Vorteile der alternierenden Therapie: alle 48 Std die doppelte Tagesdosis auf einmal (AXELROD, 1976). Die alternierende Therapie meidet oder vermindert die Cushing-Symptomatik. Obwohl die Patienten eine gewisse Hemmung der basalen Steroidsekretion haben, haben sie eine normale Ansprechbarkeit des Hypothalamus-Hypophysen-Systems auf Stimulationsteste. In der Regel ist die alternierende Therapie ebenso wirksam auf die Krankheit wie die tägliche Therapie in verteilter Dosis. Einzig bei der Riesenzell-Arteriitis scheint eine Ausnahme zu bestehen.

Sollte die alternierende Therapie nicht genügend wirksam sein, so ist an zweiter Stelle die Verabreichung der täglichen Dosis einmal am Morgen zu wählen. Damit läßt sich jedoch die Cushing-Syndrom-Symptomatik nicht vermeiden, und das Hypothalamus-Hypophysen-System wird mehr gehemmt. Die alternierende Therapie bringt jedoch diese Vorteile nur, wenn ein kurzwirkendes Glucocorticoid, wie Cortisol oder in der Regel Prednison, verwendet wird, bei Verwendung von Glucocorticoiden mit langer Halbwertszeit fallen diese Vorteile dahin.

Die *intermittierende* Therapie hingegen, d.h. Applikation der Dosis an 3–4 Tagen der Woche, bringt gegenüber der täglichen verteilten Applikation keine Vorteile.

Die Verwendung von Depot-Corticoid-Präparaten mit Wirkungsdauer bis zu 3 Wochen hat zwar praktische Vorteile, bringt jedoch dieselben Nebenwirkungen wie die tägliche, verteilte Dosierung.

Die sekundäre Nebenniereninsuffizienz nach länger dauernder Cortisontherapie wird am besten vermieden oder vermindert durch schrittweisen Abbau der Cortisondosis wöchentlich bis halbwöchentlich um 25 bis 10 mg bzw. der entsprechenden Äquivalentdosis der Derivate.

Als zweites Entzugssyndrom ist das Wiederaufflackern der entzündlichen Erscheinungen insbesondere bei der progressiv chronischen Polyarthritis zu erwähnen. Leichte Exacerbationen verschwinden nach wenigen Tagen, bei schweren wird man die Cortisondosis wieder heraufsetzen müssen und noch langsamer auszuschleichen versuchen, evtl. unter Zuhilfenahme anderer Antirheumatica.

Viele hunderte von Cortisolderivaten wurden auf Vorteile bei pharmakologischer Verwendung gegenüber dem genuinen Hormon Cortisol geprüft. Der erste große Durchbruch ist mit dem künstlichen Steroid Prednison bzw. Prednisolon gelungen, bei welchem eine Doppelbindung 1–2 im A-Ring die natriumretinierende Wirkung des Cortisols stark herabsetzt. Weitere Modifikationen wie Methylierungen, Fluorierungen an Atom 9, 6, 16 haben wohl pro Gewichtseinheit stärker wirksame Präparate geschaffen, ohne aber ein günstigeres Verhältnis von erwünschten zu unerwünschten Nebenwirkungen erreichen zu können. So ist Prednison heute das wirtschaftlichste Cortisolderivat und damit das Standardpräparat für die entzündungshemmende Therapie. Es ist nie gelungen, die entzündungshemmende von der gluconeogenetischen und katabolen Wirkung abzutrennen, wohl aber eine Dissoziation der hypothalamischen Nebenwirkung von den peripheren Stoffwechselwirkungen.

Die Präparate Triamcinolon, Prednisolon, Dexamethason, Betamethason und Paramethason haben grundsätzlich qualitativ keine verschiedenen Wirkungen von Prednison, vielleicht mit Ausnahme einer völlig fehlenden Mineralocorticoidwirkung, und verschieden langer Halbwertszeiten, die mit der verschieden starken Bindung an Trägerproteine des Plasmas in Verbindung stehen mag sowie einer im Vergleich zur antiphlogistischen Wirkung stärkeren Hemmwirkung auf den Hypothalamus beim Dexamethason.

Eine Ausnahme innerhalb der Cortisolderivate ist das α-Fluorocortisol, das neben starker Glucocorticoidwirkung eine sehr starke Mineralocorticoidwirkung hat und, da peroral gut resorbierbar, mit Vorteil das Aldosteron ersetzt.

Tabelle 4. Die wichtigsten Indikationen für Cortison und seine Derivate. (Eingeklammert: nur unter besonderen Bedingungen)

Allergische Krankheiten
- Anaphylaktischer Schock
- Serumkrankheit
- Status asthmaticus
- (Asthma bronchiale)
- Bedrohliche Insektenstiche
- Urticaria
- Angioneurotisches Ödem

Rheumatische und andere entzündliche Gewebskrankheiten
- Akutes rheumatisches Fieber mit Carditis
- (progressiv chronische Polyarthritis)
- Lupus erythematodes disseminatus
- Periarteriitis nodosa

Hautkrankheiten
- Pemphigus
- Exfoliative Erythrodermie
- Dermatomyositis
- Sarkoidose der Haut

Blutkrankheiten
- Erworbene hämolytische Anämie
- Idiopathische Thrombopenie
- (Leukämie)
- (Lymphogranulom)

Magen-Darm-Krankheiten
- Colitis ulcerosa
- Enteritis regionalis
- Sprue
- (Hepatitis)

Nierenkrankheiten
- (Nephrose)

Infektionskrankheiten in Kombination mit Antibiotika
- Meningitis tbc.

Lungenkrankheiten
- Sarkoidose und andere Granulomatosen
- (Tuberkulose)

Augen
- Gewisse allergische und entzündliche Augenkrankheiten

Organ-Transplantationen
- Zur Immunosuppression in Kombination mit Azathioprim

Maligne Tumoren
- Zur symptomatischen Palliativtherapie, insbesondere Hypercalcämie-Syndrom

Tabelle 5. Generische Namen und äquivalente Dosen der gebräuchlichsten antiphlogistisch wirksamen Steroide

Cortison	25 mg
Cortisol (Hydrocortison)	20 mg
Prednison	5 mg
Prednisolon	5 mg
16-Methylen-Prednisolon	10 mg
6α-Methyl-Prednisolon	4 mg
Triamcinolon	4 mg
Paramethason	2 mg
Dexamethason	0,75 mg
Betamethason	0,75 mg

Wasserlösliche Präparate:
- Cortisol-Hemisuccinat
- Dexamethason-Phosphat
- Paramethason-Dinatriumphosphat
- Prednisolon-Hemisuccinat
- Prednisolon-Na-Tetrahydrophthalat
- Methyl-Prednisolon-Hemisuccinat

g) Applikationsformen

Die orale Einnahme der Cortisolderivate als Tabletten ist die Applikationsform der Wahl, während Operationen ist die intravenöse Dauertropfzufuhr von Cortisol- oder Prednisolon-Hemisuccinat oder -phthalat gegeben, Präparate, die im Notfall auch intramuskulär bei langsamer Wirksamkeit appliziert werden können. Daneben ist lokale externe Applikation bei Haut- und Schleimhautaffektionen möglich und von Vorteil.

h) Indikation zur Cortison-Therapie

Das Cortison als Pharmakon hat ein Janusgesicht: die Prophylaxe der Cortisonschäden geht nicht über einige Ansätze hinaus, und nie kann das Risiko als ausgeschaltet betrachtet werden. Es muß hier der Arzt mit hohem Verantwortungsbewußtsein Risiken von Krankheit und Therapie richtig abschätzen können. Bei vitaler Indikation oder invalidisierenden Krankheiten, z.B. Pemphigus, bei Lupus erythematodes, Panarteriitis nodosa wird auch das Osteoporoserisiko ohne weiteres in Kauf zu nehmen sein. Ja selbst, wenn sich die Osteoporose einmal manifestiert, ist es zuweilen richtig, mit dem Cortisol weiterzufahren. Andererseits ist es ein folgenschwerer Entschluß, wegen einer quälenden, aber nicht lebensgefährlichen Hautaffektion eine Cortisol-Therapie zu beginnen, die zur Langzeittherapie werden kann. Als Leitsatz mag gelten, daß Stoßtherapie von Tagen oder höchstens Wochen bei nur subjektiv ins Gewicht fallenden Krankheiten erlaubt ist. Die Langzeittherapie aber oder die Stoßtherapie, die in eine Langzeitbehandlung übergehen kann, ist nur bei vitaler Indikation zulässig. Arzt und Patient müssen sich des Risikos bewußt sein und es wohl begründet in Kauf nehmen können. Wo jedoch die Grenze zu ziehen ist, wird nur im Einzelfall zu entscheiden sein.

2. Anabole Steroidtherapie

a) Wirkungsweise

Das männliche Sexualhormon Testosteron fördert neben seiner Wirkung auf die sekundären Geschlechtsmerkmale des Mannes bzw. der virilisierenden Wirkung auf die Frau die Eiweiß-Synthese in der Leber und der Peripherie, wie in Bilanzstudien mit beschränkter Eiweißzufuhr am Ganztier und am Menschen nachgewiesen worden ist. Es fördert das Wachstum, gleichzeitig aber auch die Skeletreife, so daß nach vorübergehender Beschleunigung ein vorzeitiger Wachstumsstillstand eintritt (s.S. 993f.).

Seit 20 Jahren werden Steroidverbindungen, meist Testosteronderivate geprüft, die die Eiweiß-Synthese fördern ohne die virilisierenden oder weniger virilisierenden Eigenschaften des Testosterons aufzuweisen. Es ist gelungen, eine ganze Reihe Derivate des Testosterons oder Progesterons herzustellen, bei welchen das Verhältnis von Eiweiß-Synthese fördernder sog. anaboler Wirkung zur androgenen Wirkung günstiger liegt. Eine große Anzahl solcher Anabolica ist heute im Handel (s. KRÜSKEMPER, 1965). Eine vollständige Ausschaltung der androgenen Wirkung ist jedoch nie gelungen und große Vorsicht ist geboten, Schlüsse aus dem Verhältnis dieser Wirkungen beim Tier auf diejenigen beim Menschen zu ziehen, da es sich nicht voraussagen läßt, wie eine am Tier günstige Verbindung sich am Menschen auswirkt. Außerdem sind die einzelnen Frauen individuell sehr verschieden empfindlich auf die virilisierenden Eigenschaften der Anabolica, so daß nur bedingt gültige Grenzdosen angegeben werden können, womit nur in der Regel das Risiko einer Virilisierung nicht eingegangen wird (LABHART, 1966). Besonders empfindlich sind aber die Kinder, die Frühgeburten und der Fetus, so daß Anabolica in der Schwangerschaft kontraindiziert sind.

Anabolica werden empfohlen gegen chronische Müdigkeit, um das Allgemeinbefinden zu bessern, Appetit und Gewicht zu steigern, besonders beim Chronischkranken und im Alter. Sie werden gepriesen, die Rekonvaleszenz nach Operationen, Frakturen, kachektisierenden Krankheiten, akuten und chronischen Infektionen und schweren Verbrennungen zu verkürzen, die Osteoporose zu bessern, katabole Wirkungen lange anhaltender Cortisontherapie zu vermindern und verzögertes Wachstum und verzögerte Gewichtszunahme beim Kinde zu bessern.

Die Indikationen werden aber im allgemeinen viel zu weit gefaßt. Wo zu wenig Eiweiß zugeführt wird oder Eiweiß verloren geht, kurz wo die Aminosäure-Bausteine mangeln, können auch die Anabolica die Eiweiß-Synthese nicht über die gegebenen Grenzen steigern. Das Positivwerden einer negativen Stickstoffbilanz unter Anabolica läßt sich nur bei niedriger konstanter Eiweißzufuhr nachweisen. Vermehrte Eiweißzufuhr kann dasselbe erreichen, obwohl offensichtlich Anabolica eine Eiweißzufuhr und deren Einbau über das normale Maß ermöglichen, insbesondere im Sport (FREED, 1975). Der Eiweißaufbau wird von der körperlichen Aktivität, der Nahrung und noch von anderen Hormonen gesteuert (Wuchshormon, Insulin). In erster Linie ist eine adäquate Ernährung zu gewährleisten. Anabolica sollten daher nur verwendet werden, wo einfachere und harmlosere Maßnahmen nicht zum Ziele führen.

Die bisher einzige Indikation auf vermeintlich gesicherter Grundlage, die postmenopausische und senile Osteoporose, ist heute in ihrer Pathogenese wieder umstritten und aufgrund histometrischer Messungen an vital gefärbten Serien-Knochenbiopsien wird der Wert der Anabolica heute bestritten. Die Hypothese eines gesteigerten Knochenabbaues steht gegenüber der früheren Annahme einer ungenügenden Osteoblastentätigkeit im Vordergrund. Dennoch lassen sich subjektive Besserungen bei der Osteoporose mit Anabolica vielleicht über die Kräftigung der Muskulatur erzielen, und ihre Anwendung bei der invalidisierenden Osteoporose ist neben anderen Maßnahmen auch heute noch trotz unsicheren theoretischen Grundlagen indiziert.

Über Anabolica zur Wachstumsförderung bei Kleinwuchs oder verzögertem Wachstum, was mit größter Vorsicht und nur mit großer Erfahrung anzuwenden ist, s. Kap. XIX, S. 1008.

Stickstoffdefizit und Calciumverlust nach multiplen oder schweren Frakturen bei langer Immobilisation kann in der Regel durch adäquate Eiweiß-, Calorien- und Calciumzufuhr und selbst bei Bettpatienten durch Übungen am besten behandelt werden. Möglichst rasche Mobilisierung mit Hilfsmaßnahmen ist das wirksamste Mittel. Gelegentlich ist es dennoch gerechtfertigt, Anabolica zusätzlich zu diesen Maßnahmen anzuwenden. Es liegen keine Beweise vor, daß Anabolica einschließlich Testosteron an und für sich chirurgische oder medizinische Rekonvaleszenz verkürzen kann. Kontrollierte prospektive Studien liegen allerdings nicht vor. Von den meisten Anabolica wird gepriesen, daß sie wirksam Anorexie, Müdigkeit und andere subjektive Symptome bessern. Es gibt darüber nur wenige kontrollierte Vergleichsstudien (WATSON, 1959). Bei einzelnen Patienten scheint sich der Appetit zu bessern und ein kurzdauernder Versuch bei Erwachsenen, wenn andere Mittel versagen, den Appetit zu stimulieren, kann angezeigt sein.

Bei Verwendung von Anabolica in der Geriatrie ist zu beachten, daß Androgene das Cholesterin und die β-Lipoproteine erhöhen, die Coronarsklerose fördern.

Allgemein ist Rekonvaleszenz keine Indikation für Anabolica. Die echte Rekonvaleszenz verläuft rasch und läßt sich nicht beschleunigen. Der verzögerten Rekonvaleszenz liegt meist eine zweite verkannte Krankheit zugrunde, und psychische Ursachen des Appetitverlustes, wie die Anorexia mentalis, lassen sich mit Anabolica nicht beeinflussen.

Von besonders zweifelhaftem Nutzen sind jedoch jene Mischpräparate mit Vitaminen, die als Roborantia angepriesen werden und den Charakter des anabolen Wirkstoffes verbergen. „Allgemeine Erschöpfungszustände", Schulmüdigkeit", „Frühjahrsmüdigkeit" sollen auf ihre Ursachen untersucht werden und stellen keine Indikation für Hormontherapie dar. Für eine suggestive Therapie gibt es Harmloseres, das nicht weniger wirksam zu sein braucht.

Auch die vorgeschlagene Verwendung bei Niereninsuffizienz, um durch Eiweiß-Synthese den Harnstoffanfall zu senken, hat sich klinisch weder bewährt (SCHWARTZ, 1968), noch tierexperimentell begründen lassen (GERBER, 1961). Hingegen wird die Anämie der Patienten an chronischer Dialyse durch hohe Dosen Nandrolon-Decanoat (100 mg i.m. wöchentlich) gebessert, womit sich Bluttransfusionen einsparen lassen (HENDLER, 1974). Die Natriumretention der Anabolica verlangt jedoch Beachtung. Das schwach androgen und anabol wirksame Danazol, ein Derivat des Aethinyltestosterons, ist bei hereditärem angioneurotischem Ödem wirksam (GELFAND, 1976; Editorial, 1976).

Berichte über Kausalzusammenhänge zwischen hepatocellulärem Carcinom und langdauernder Anabolica-Therapie häufen sich (JOHNSON, 1972; FARRELL, 1975). Die wenigen beobachteten Fälle sind alle lange mit hochdosierten peroralen C-17-alkylierten Substanzen behandelt worden.

b) Indikationen und Kontraindikationen

Alle am Atom 17 methylierten anabolen Androgene wirken mehr oder weniger cholostatisch auf die Leber, bei den günstigeren Verbindungen läßt sich nur ein vorübergehender Anstieg der Bromsulfaleinretention nachweisen. In der Regel sind diese Einflüsse auf die Leber reversibel. Todesfälle mit einzelnen anabolen Steroiden infolge von Leberversagen sind jedoch beschrieben worden.

Die häufigste, zwar nicht gefährliche, aber für Frauen schwerwiegende Nebenwirkung ist die Virilisation, die nach Absetzen der anabolen Therapie zu einem großen Teil irreversibel bleibt. Für die in der Schweiz und in Deutschland am häufigsten gebrauchten Verbindungen Metandrostenolon (Dianabol) wird als obere Grenzdosis 5 mg pro Tag als Dauermedikation angegeben, vom Nandrolondecanoat (Decadurabolin) 50 mg alle 3 Wochen i.m., vom Metenolonoenanthat (Primobolan Depot) 50–10 mg i.m. alle 2–3 Wochen, je nach Gewicht, vom Metenolonacetat (Primobolan) 10–20 mg pro Tag per os. Mit dieser Dosierung lassen sich auch bei überempfindlichen Frauen Schäden vermeiden, leichte sind aber dennoch möglich. So können vor allem Veränderungen der Stimme bei empfindlichen Frauen schon unter korrekter Dosierung auftreten. Die Stimme kann sich innerhalb von Tagen ändern, es ist dazu nicht das Wachstum des Larynx notwendig. Gewebsveränderungen im Stimmband, die eine veränderte Schwingungsweise zur Folge haben, entstehen unter dem Einfluß der Androgene. Die Stimme wird heiser, scherbelt und schlägt schließlich in Bruststimme um. Diese Stimmveränderungen sind irreversibel.

Die Steigerung der Libido unter Androgenwirkung kann sehr verschieden bald nur als Anregung, bald aber als sehr belastend empfunden werden. Meist hat sie einen unnatürlichen, krankhaft empfundenen Charakter. Hirsutismus, Acne, Amenorrhoe, Clitoriswachstum sind bei empfindlichen Frauen auch mit Grenzdosen möglich, wenn sie in der Regel bei der angegebenen Dosierung nicht eintreten.

Eine weitere Indikation für Testosteron oder Anabolica ist die Förderung der Erythropoiese bei Anämien von aplastischem Typus und bei Myelofibrose. Bei diesen schwerwiegenden Krankheiten sind die Nebenwirkungen, insbesondere auch die Virilisierung, in Kauf zu nehmen, und Testosteron in hohen und höchsten Dosen ist sowohl für den Mann wie für die Frau indiziert.

3. Spironolacton

Der Aldosteron-Antagonist Spironolacton (Aldactone) soll neben seiner günstigen Wirkung auf die Diurese bei Herzinsuffizienz auch eine direkte Wirkung auf die Herzdynamik und die Contractilität des Herzmuskels besitzen (SCHRÖDER, 1971), ein Befund, der bis heute nicht schlüssig bewiesen oder widerlegt worden ist.

4. 9-α-Fluorohydrocortison und andere Mineralocorticoide

Das am bequemsten als Mineralocorticoid applizierbare künstliche Steroid, 9-α-Fluorocortison, führt zu Natriumretention im Gewebe und im Plasma und damit zu vermehrtem intravasalem Volumen sowie verbesserter Ansprechbarkeit des Kreislaufsystems auf körpereigene pressorische Substanzen. Es eignet sich zur symptomatischen Therapie der Beschwerden verursachenden, besonders orthostatischen Hypotonie, wie sie bei Frauen nach Infektionskrankheiten vorkommt, aber auch der orthostatischen Hypotonie alter Männer (s. Kap. VIII, S. 431). Die Dosierung beträgt initial 0,2–0,3 mg täglich, dann 0,15–0,1 mg täglich.

Als Nebenwirkungen können Ödeme und Kopfschmerzen auftreten, die optimale Dosierung und Dauer der Applikation sind individuell sehr verschieden (LEGELER, 1971; STOLL, 1971; SCHWARZ, 1973; DAVIDSON, 1976).

5. Progesteron bei Störungen der Atmung

Progesteron fördert die alveoläre Ventilation sowohl in der Schwangerschaft, in der lutealen Phase der Menstruation als auch in pharmakologischen Dosen beim Manne. Trotz einiger günstiger Berichte über Erfolge bei Emphysem und Pickwick-Syndrom (TYLER, 1960; LYONS, 1968) hat es sich auf die Dauer nicht bewährt, ebensowenig wie bei der Sklerodermie (KORTING, 1967).

Tabelle 6. Kreislaufindikationen von Glucagon. (Nach ROBERT und HUMAIR, 1970)

Akute Herzinsuffizienz, kardiogener Schock oder Stauungsinsuffizienz, kompliziert durch

1. *Rhythmusstörungen*
   Bradykardie, z.B. Vorhofflimmern
   Atrio-ventriculärer Block
   Gesteigerte Kammerautomatie, z.B. Kammer-Extrasystolen
2. *Stoffwechselstörungen*
   Hypokaliämie
   Hypoxie
   Niereninsuffizienz
3. *Arzneimittelintoxikationen*
   Beta-Blocker
   Antiarrhythmica
   Digitalis

6. Glucagon bei akuter Herzinsuffizienz und Rhythmusstörungen

Neuerdings wurde gefunden, daß Glucagon in hoher, pharmakologischer Dosierung Wirkungen auf die Kreislauforgane ausüben kann. Es wirkt leicht positiv chronotrop auf den Sinusrhythmus, positiv inotrop auf das Myokard und steigert das Herzzeitvolumen. Es beschleunigt die auriculo-ventriculäre Reizleitung und vermindert leicht den peripheren Widerstand.

Diese Herzwirkungen sind unabhängig von den Katecholaminen und werden durch β-Blocker nicht beeinflußt, die positiv inotrope Wirkung ist unabhängig von derjenigen des Digitalis und wirkt additiv. Es aktiviert die Adenylcyclase und wirkt wie in der Leber glykogenolytisch (BICKEL, 1970; RATTI, 1970).

Es kann bei akutem Herzversagen in der Anfangsdosierung von 5 mg i.v. mit anschließender Dauertropfinfusion von 2 mg/Std in 5%iger Glucoselösung während Stunden bis Tagen bei den folgenden Komplikationen verabreicht werden:

Glucagon sollte vor allem versucht werden bei akuter, von Rhythmus- oder Stoffwechselstörungen begleiteter Herzinsuffizienz, wo die Anwendung der Katecholamine oder von Digitalis kontraindiziert ist. Als absolute Indikation wird Digitalis- oder β-Blocker-Intoxikation genannt (Tabelle 6). Als Nebenwirkungen werden Nausea und Erbrechen beobachtet, während der Blutzucker und die Elektrolyte nicht signifikant variieren. Bei chronischer Herzinsuffizienz ist Glucagon nicht zu empfehlen (FORFANG, 1973).

Diese Herztherapie befindet sich noch im Versuchsstadium; sie ist sehr kostspielig, als Routinetherapie hat sie sich bis jetzt nicht eingeführt. Zweifel erheben sich aus der Tatsache, daß in vitro die positiv inotrope Wirkung sich nur am gesunden, nicht aber am geschädigten Papillarmuskel nachweisen läßt (EPSTEIN, 1970).

Literatur

Endokrine Therapie
der Mamma-Prostata-Uterus-corpus-Carcinome
und der Prostatahypertrophie

Ausführliche Literatur in:

Geller, J., Bora, R., Roberts, T., Newman, H., Lin, A., Silva, R.: Treatment of benign prostatic hypertrophy with Hydroxyprogesterone Caproate. J. Amer. med. Ass. **193**, 115 (1965).

Griem, M.L., Jensen, E.V., Ultmann, J.E., Wissler, R.W.: Breat cancer: a challenging problem. In: Rec. Res. Cancer Research No. 42. Berlin-Heidelberg-New York: Springer 1973.

Jönsson, G., Olsson, A.M., Luttrup, W., Cekan, Z., Purvis, K., Diczfalusy, E.: Treatment of prostatic carcinoma with various types of estrogen derivatives. Vitamins and Hormones **33**, 351 (1975).

Marberger, H., Madersbacher, H.: Hormontherapie beim Prostatacarcinom. Verh. dtsch. Ges. inn. Med. **73**, 518 (1967).

Martz, G.: Die hormonale Therapie maligner Tumoren. Heidelberger Taschenbücher No. 41. Berlin-New York-Heidelberg: Springer 1968.

Martz, G.: Das Prostatakarzinom. In: Internistische Krebstherapie (K.W. Brunner, G.A. Nagel, Hrsg.), S. 292. Berlin-Heidelberg-New York: Springer 1976.

Nowakowski, H.: Möglichkeiten und Grenzen der endokrinen Therapie des metastasierenden Mammacarcinoms. Verh. dtsch. Ges. inn. Med. **73**, 505 (1967).

Spratt, J.S., Donrgan, W.L.: Cancer of the breast. Philadelphia-London: Saunders 1967.

Tausk, M.: Pharmakologie der Hormone. Stuttgart: Thieme 1970.

Vernet, D.: Les gestagènes: vioe nouvelle de l'hormonothérapie dans l'hypertrophie bénigne de la prostate. Praxis **59**, 1708 (1970).

Pharmakologische Verwendung der Hormone

Cortisol und Derivate

Übersichten

Ackermann, G.L., Nolan, Ch.M.: Adrenocortical responsiveness after alternate-day corticosteroid therapy. New Engl. J. Med. **278**, 405 (1968).

Albright, F., Henneman, P.H.: Suppression of Paget's disease with ACTH and cortisone. Trans. Ass. Amer. Phycns **88**, 238 (1955).

Arnoldson, H.: Pituitary-adrenocortical function after multennial steroid therapy: significance of dosage and responsiveness to stress. In: An introduction to clinical neuroendocrinology, p. 201. Basel-New York: Karger 1967.

Axelrod, L.: Glucocorticoid therapy. Medicine **55**, 33 (1976).

Bacon, P.A., Myles, A.G., Blardwell, C.G., Daly, J.R.: Corticosteroid withdrawal in rheumatoid arthritis. Lancet **1966 II**, 935.

Begemann, H., Kaboth, W.: Nebenwirkungen der Cortisonderivate. Internist (Berl.) **8**, 85 (1967).

Bethge, H.: Die steroidinduzierte Nebennierenrindenunterfunktion. Pathogenese, Klinik, Diagnostik, Prophylaxe und Therapie. Klin. Wschr. **48**, 317 (1970).

Bethge, H.: Alternierende Corticoidtherapie. Dtsch. med. Wschr. **96**, 1254 (1971).

Bethge, H., Wiegelmann, W., Zimmermann, H.: Nebennierenrindenfunktion unter Depot-Corticoiden. Dtsch. med. Wschr. **97**, 650 (1972).

Boland, E.W.: Clinical comparison of the newer antiinflammatory corticosteroids. Ann. rheum. Dis. **21**, 176 (1962).

Brunner, K., Kaiser, G., Martz, G.: Die Corticosteroidtherapie der chronischen lymphatischen Leukämie. Dtsch. med. Wschr. **88**, 1128 (1963).

Brunner, K.W., Martz, G.A.: Das Mammakarzinom. In: Internistische Krebstherapie (K.W. Brunner, G.A. Nagel, Hrsg.), S. 250. Berlin-Heidelberg-New York Springer 1976.

Carreon, G.G., Canary, J.J., Meyer, R.J., Kyle, L.H.: Adrenocortical function after long-term corticoid therapy. J. Lab. clin. Med. **56**, 235 (1960).

Carter, M.E., James, V.H.T.: Pituitary-adrenal response to surgical stress in patients receiving corticotrophin treatment. Lancet **1970 I**, 328.

Cope, C.L.: Adrenal Steroids and Disease, 2nd ed. London: Pitman Medical 1972.

Daly, J.R., Fletcher, M.R., Glass, D., Chambers, D.J., Bitensky, L., Chayen, J.: Comparison of effects of long-term corticotrophin and corticosteroid treatment on responses of plasma growth hormone, ACTH, and corticosteroid to hypoglycaemia. Brit. med. J. **1974 II**, 521.

Editorial: The hypothalamic-pituitary axis. New Engl. J. Med. **279**, 319 (1968).

Editorial: Liver tumors and steroid hormones. Lancet **II**, 1482 (1973).

Fruhmann, G.: Cortisonderivate bei allergischen Krankheiten. Internist (Berl.) **8**, 111 (1967).

Graber, A.L., Ney, R.L., Nicholson, W.E., Island, D.P., Liddle, G.W.: Natural history of pituitary-adrenal recovery following long-term suppression with corticosteroids. J. clin. Endocr. **25**, 11 (1965).

Grant, S.D., Forsham, P.H., Di Raimondo, V.C.: Suppression of 17-hydroxycorticosteroids in plasma and urine by single and divided doses of triamcinolone. New Engl. J. Med. **273**, 1115 (1965).

Gryglewski, R.J., Panczenko, B., Lorbut, R., Grodzinska, L., Ocetkiewicz, A.: Corticosteroids inhibit prostaglandin release from perfused mesenteric blood vessels of rabbit and from perfused lungs of sensitized guinea pig. Prostaglandins **10**, 343 (1975).

Harter, J.G., Reddy, W.J., Thorn, G.W.: Studies on intermittent corticosteroid dosage regimen. New Engl. J. Med. **269**, 591 (1963).

Hendler, E.D., Goffinet, J.A., Ross, S., Longnecker, R.E., Bakovic, V.: Controlled study of androgen therapy in anemia of patients on maintenance hemodialysis. New Engl. J. Med. **291**, 1046 (1974).

Hickler, R.B., Thompson, G.R., Fox, L.M., Hamlin, J.T.: Successful treatment of orthostatic hypotension with 9-α-Fluorohydrocortisone. New Engl. J. Med. **261**, 788 (1959).

Hong, S.-C.L., Levine, L.: Inhibition of arachidonic acid release from cells as the biochemical action of anti-inflammatory corticosteroids. Proc. nat. Acad. Sci. (Wash.) **73**, 1730 (1976).

Jasani, M.K., Boyle, J.A., Greig, W.R., Dalakos, T.G., Browning, M.C.K., Thompson, A., Buchanan, W.W.: Corticosteroid-induced suppression of the hypothalamo-pituitary-adrenal axis: observations on patients given oral corticosteroids for rheumatoid arthritis. Quat. J. med. **36**, 261 (1967).

Kaiser, H.: Cortisonderivate in Klinik und Praxis, 6. Aufl. Stuttgart: Thieme 1973.

Kantrowitz, F., Robinson, D.R., McGuire, M.B., Levine, L.: Corticosteroids inhibit prostaglandin production by rheumatoid synovia. Nature **258**, 737 (1975).

Klein, R.G., Arnaud, S.B., Gallagher, J.C., DeLuca, H.F., Riggs, B.L.: Intestinal calcium absorption in exogenous hypercortisonism. J. Clin. Invest. **60**, 253 (1977).

Kuemmerle, H.P., Senn, A., Rentchnick, P., Goossens, N.: Klinik und Therapie der Nebenwirkungen. Stuttgart: Thieme 1960.

Kummer, D., Ochs, H.D.: Cytostatischer Wirkungsmechanismus von Cortisol und verwandten Steroiden. Z. ges. exp. Med. **147**, 291 (1968).

Labhart, A.: Vermeidbare und nicht vermeidbare Schäden der Hormontherapie. Cortisonosteoporose und virilisierende Wirkung der anabolen Steroide. Schweiz. med. Wschr. **96**, 807 (1966).

Labhart, A., Müller, J., Mayor, G.: Der chirurgische Eingriff unter hochdosierter Cortison-Therapie, bei Cushing-Syndrom und bei primärer oder sekundärer Nebennierenrinden-Insuffizienz. In: Chirurgische Operationslehre. Gegr. von Breitner, hersg. von Zukschwerdt und Kraus. München-Berlin-Wien: Urban & Schwarzenberg 1969.

Levell, M.J., Stitch, S.R., Noronha, M.J.: Impairment of the pituitaryadrenal axis following prolonged therapy with corticotrophin. Acta endocr. (Kbh.) **65**, 608 (1970).

Liddle, G.W., Fox, M.: Structure-function relationships of anti-inflammatory steroids. In: Inflammation and diseases of connective tissue: a Hahnemann symposium, ed. by L. C. Millsand, J.H. Moyer, Philadelphia, London: Saunders 1961.

MacGregor, R.R., Sheagren, J.N., Lipsett, M.B., Wolff, S.M.: Alternate-day prednisone therapy. Evaluation of delayed hypersensitivity responses, control of disease and steroid side effects. New Engl. J. Med. **280**, 1427 (1969).

Magnenat, G., Cruchaud, S., Ruedi, B.: Incidences hypophyso-surrénaliennes de la corticothérapie prolongée à faibles doses chez les asthmatiques. Schweiz. med. Wschr. **102**, 804 (1972).

Malone, D.N.S., Grant, I.W.B., Percy-Robb, I.W.: Hypothalamo-pituitary-adrenal function in asthmatic patients receiving long-term corticosteroid therapy. Lancet **1970 II**, 733.

Martin, M.M., Gaboardie, F., Podolski, S., Ratti, S., Calcagno, P.L.: Intermittent steroid therapy. Its effect on hypothalamic-pituitary-adrenal function and the response of plasma growth hormone and insulin to stimulation. New Engl. J. Med. **279**, 273 (1968).

Nelson, J.K., Mackay, J.S., Sheridan, B., Weaver, J.A.: Intermittent therapy with corticotrophin. Lancet **1966 II**, 78.

Nichols, T., Nugent, C.A., Tyler, F.H.: Diurnal variation in suppression of adrenal function by glucocorticoids. J. Clin. Endocr. **25**, 343 (1965).

Rappaport, E., Kuida, H., Dexter, L., Henneman, Ph.H., Albright, F.: The cardiac output in Paget's disease before and after treatment with cortisone. Amer. J. Med. **22**, 252 (1957).

Rinehart, J.J., Sagone, A.L., Balcerzak, S.P., Ackerman, G.A., LoBuglio, A.F.: Effects of corticosteroid therapy on human monocyte function. New Engl. J. Med. **292**, 236 (1975).

Seyberth, H.W., Segre, G.V., Morgan, J.L., Sweetman, B.J., Potts, J.T.jr., Oates, J.A.: Prostaglandins as mediators of hypercalcemia associated with certain types of cancer. New Engl. J. Med. **293**, 1278 (1975).

Siegenthaler, W., Siegenthaler, G., Mann, M., Boner, A., Christen, Ph.: Die Corticosteroidtherapie in der inneren Medizin. Praxis **14**, 490 (1964).

Stoll, B.A.: Endocrine therapy in malignant disease. London: Saunders 1972.

Streeten, D.H.P., Phil, D.: Corticosteroid therapy: I. Pharmacologic properties and principles of corticosteroid use. J. Amer. med. Ass. **232**, 944 (1975).

Tashjian, A.H.jr., Voelkel, E.F., McDonough, J., Levine, L.: Hydrocortisone inhibits prostaglandin production by mouse fibrosarcoma cells. Nature **258**, 739 (1975).

Thorn, G.W.: Clinical considerations in the use of corticosteroids New Engl. J. Med. **274**, 775 (1966).

Thorn, G.W., Jenkins, D., Laidlaw, J.C., Goetz, F.C., Dingman, J.F., Arons, W.L., Streeten, D.H.O., McCracken, B.H.: Pharmacological aspects of adrenocortical steroids and ACTH in man. New Engl. J. Med. **248**, 232, 284, 323, 369, 414, 588, 632 (1953).

Vorländer, K.O.: Cortisontherapie bei Auto-Immunkrankheiten. Internist (Berl.) **8**, 94 (1967).

Weissmann, G.: The effects of corticosteroids, especially on lysosomes and biomembranes. In: Rheumatoid Arthritis: Pathogenetic Mechanisms and Consequences in Therapeutics (W. Müller, H.-G., Harwerth, K. Fehr, eds.), p. 577. London: Academic Press 1971.

Weissmann, G., Thomas, L.: The effects of corticosteroids upon connective tissue and lysosomes. Recent Progr. Hormone Res. **20**, 215 (1964).

Wilbrandt, W.: Über die Wirkung von Corticosteroiden und anderen entzündungshemmenden Stoffen. Schweiz. med. Wschr. **96**, 1136 (1966).

Williams, J.S., Stein, J.H., Ferris, T.F.: Nandrolone decanoate therapy for patients receiving hemodialysis: a controlled study. Arch. intern. Med. **134**, 289 (1974).

Anabole Steroide

Übersichten

Albright, F., Reifenstein, E.C., Jr.: Parathyroid glands and metabolic bone disease. Baltimore: Williams & Wilkins Co. 1948.
Anderes, A.: Eine Übersicht über die therapeutisch verwendeten anabolen Steroide unter besonderer Berücksichtigung ihrer chemischen Struktur. Praxis **59**, 650 (1970).
Bierich, J.R.: Die klinische Anwendung anabolischer Steroide. Mschr. Kinderheilk. **114**, 444 (1966).
Damsté, P.H.: Virilization of the voice due to anabolic steroids. Folia phoniat. (Basel) **16**, 10 (1964).
Edgren, R.A.: A comparative study of the anabolic and androgenic effects of various steroids. Acta endocr. (Kbh.) Suppl. 87 zu **44** (1963).
Editorial: Androgenic and anabolic steroids. Brit. med. J. **1964 I**, 165.
Editorial: Androgen therapy in hereditary angioneurotic edema. New Engl. J. Med. **295**, 1476 (1976).
Farrell, G.C., Joshua, D.E., Uren, R.F., Baird, P.J., Perkins, K.W., Kronenberg, H.: Androgen-induced hepatoma. Lancet **1975 I**, 430.
Freed, D.L.J., Banks, A.J., Longson, D., Burley, D.M.: Anabolic steroids in athelics: crossover double-blind trial on weightlifters. Brit. med. J. **1975 II**, 471.
Gardner, F.H., Nathan, D.G.: Androgens and erythropoiesis. III. Further evaluation of testosterone treatment of myelofibrosis. New Engl. J. Med. **274**, 420 (1966).
Gelfand, J.A., Sherins, R.J., Alling, D.W., Frank, M.M.: Treatment of hereditary angioedema with danazol. Reversal of clinical and biochemical abnormalities. New Engl. J. Med. **295**, 1444 (1976).
Gerber, M.W.: Zur Wirkung anaboler Hormone bei Azotämie. Helv. med. Acta **28**, 197 (1961).
Geyer, G., Jesserer, H.: Kann der gesteigerte Eiweiß-Katabolismus während einer Cortisontherapie durch anabole Steroide ausgeglichen werden? 7. Symp. Dtsch. Ges. Endokr. Berlin-Göttingen-Heidelberg: Springer 1961.
Holzknecht, F.: Gefahren der Therapie mit Anabolica. Med. Welt **39**, 2238 (1965).
Johnson, F.L., Feagler, J.R., Lerner, K., Majerus, P.W., Siegel, M., Hartmann, J.R., Thomas, E.D.: Association of androgenic-anabolic steroid therapy with development of hepatocellular carcinoma. Lancet **1972 II**, 1273.
Kochakian, C.D. (ed.): Anabolic-Androgenic Steroids. Berlin-Heidelberg-New York: Springer 1976.
Kory, R.C., Watson, R.N., Bradley, M.H., Peters, B.J.: A six month evaluation of an anabolic drug, norethandroline in chronically underweight individuals. J. clin. Invest. **36**, 907 (1957).
Krüskemper, H.L.: Anabole Steroide, 2. Aufl. Stuttgart: Thieme 1965.
Labhart, A.: Vermeidbare und nicht vermeidbare Schäden der Hormontherapie. Cortisonosteoporose und virilisierende Wirkung der anabolen Steroide. Schweiz. med. Wschr. **96**, 807 (1966).
Marquardt, G.H., Fisher, Ch.I., Levy, P., Doroben, R.M.: Effects of anabolic steroids on liver function tests and creatine excretion. J. Amer. med. Ass. **175**, 851 (1961).
Müller, A.: Médications anabolisantes et voix féminines. Pract. oto-rhino-laryng. (Basel) **26**, 91 (1964).
Nowakowski, H.: Klinische Indikationen der anabolen Steroide. Mkurse ärztl. Frtbild. **16**, 229 (1966).
Overbeek, G.A.: Anabole Steroide. Berlin-Heidelberg-New York: Springer 1966.
Prader, A., Illig, R.: Use of anabolic agents in disorders of growth. In: Protein metabolism, an international symposium. Berlin-Göttingen-Heidelberg: Springer 1962.
Prader, A., Illig, R.: Die Behandlung von Wachstumsstörungen mit anabolen Steroiden und mit Wachstumshormon. Dtsch. med. J. **13**, 547 (1962).
Querido, A., Kassenaar, A.A.: Nitrogen retaining steroids and their application in disease. Advanc. Metabol. disorders. **2**, 79 (1965).
Saarne, A., Bjerstaf, L., Ekman, B.: Studies on the nitrogen balance in the human during long-term treatment with different anabolic agents under strictly standardized conditions. Acta med. scand. **177**, 199 (1965).
Schaffner, F., Popper, H., Chersow, E.: Cholestasis produced by the administration of Norethandrolone. Amer. J. Med. **26**, 249 (1959).
Schüpbach, A.: Endokrines System und Skelett. Helvet. med. Acta **15**, 537 (1948).
Schwartz, W.B., Kassirer, J.P.: Medical management of chronic renal failure. Amer. J. Med. **44**, 786 (1968).
Watson, R.N., Bradley, M.H., Callahan, R., Peters, B.J., Kory, R.S.: A six-month evaluation of an anabolic drug, norethandrolone, in underweight persons. Amer. J. Med. **26**, 238 (1959).
Wynn, V., Landon, J., Kawerau, E.: Studies of hepatic function during methandienon therapy. Lancet **1961 I**, 69.

Mineralocorticoide und Antagonisten

Davidson, C., Smith, D., Morgan, D.B.: Diurnal pattern of water and electrolyte excretion and body weight in idiopathic orthostatic hypotension. The effect of three treatments. Amer. J. Med. **61**, 709 (1976).
Legeler, H.J., Stoll, K.D.: Bericht über die klinische Prüfung von 9-α-Fluorhydrocortisone zur Behandlung hypotoner und orthostatischer Kreislaufregulationsstörungen. Arzneimittelforsch. **21**, 1144 (1971).
Schröder, R., Schüren, K.P., Biamino, G., Dennert, J., Meyer, V., Saddé, W.: Die Wirkung von Aldactone auf Herzdynamik und Kontraktilität. In: Das gesunde und das kranke Herz bei körperlicher Belastung. Verh. dtsch. Ges. Kreisl.-Forsch. **37**, 438 (1971).
Schwarz, K., Hain, H. (Hrsg.): Die therapeutische Anwendung von Mineralocorticoiden. Stuttgart-New York: Schattauer 1973.
Stoll, K.D., Legeler, H.J.: Der Stehversuch nach Schellong in klinischer und statistischer Bewertung zur objektiven Beurteilung des Therapieerfolges von 9α-Fluorhydrocortison bei orthostatischen Kreislaufregulationsstörungen. Arzneimittelforsch. **21**, 1150 (1971).

Progesteron bei Störungen der Atmung

Korting, G.W., Holzmann, H.: Gestagen-Behandlung der Sklerodermie. Aesthet. Med. **16**, 10, 291 (1967).
Lyons, H.A., Huang, Ch.T.: Therapeutic use of progesteron in alveolar hypoventilation associated with obesity. Amer. J. Med. **44**, 1881 (1968).
Tyler, J.M.: The effect of progesteron on the respiration of patients with emphysema and hypercarbia. J. clin. Invest. **39**, 34 (1960).

Glucagon

Bickel, G.: Le Rôle du glucagon en thérapeutique cardiovasculaire. Med. et Hyg. (Genève) **910**, 453 (1970).
Brogan, E., Kozonti, M.C., Overy, D.C.: Glucagon therapy in heart failure. Lancet **1961 I**, 482.
Eddy, J.D., O'Brien, E.T., Sing., S.P.: Glucagon and haemodynamics of acute myocardial infarction. Brit. med. J. **IV**, 663 (1969).
Epstein, S.E., Skelton, C.L., Levey, G.S., Entman, M.: Adenyl cyclase and myocardial contractility. Ann. intern. Med. **72**, 561 (1970).
Forfang, K., Falch, D., Frey, H.M.M., Fremstad, D.: Dauerinfusion von Glucagon zur Behandlung der schweren chronischen Herzinsuffizienz. Acta med. scand. **194**, 563 (1973).

Greenberg, B.H., Tsakiris, A.G., Moffit, E.A., Frye, R.: Hemodynamics and metabolic effects of glucagon in patients with valvular heart disease. Amer. J. Cardiol. **23**, 116 (1969).

Parmley, W.W., Glick, G., Sonnenblick, E.H.: Cardiovascular effects of glucagon in man. New Engl. J. Med. **279**, 11 (1968).

Parmley, W.W.: The role of glucagon in cardiac therapy. New Engl. J. Med. **285**, 801 (1971).

Ratti, R., Rothlin, M., Senning, A.: Wirkung von Glukagon auf die Hämodynamik in der Frühphase nach Herzoperation. Schweiz. med. Wschr. **100**, 2171 (1970).

Robert, M., Humair, L.: Effet cardiotonique du glucagon. Etude clinique et indications thérapeutiques. Schweiz. med. Wschr. **100**, 1345 (1970).

Simon, H., Esser, H., Fricke, G., Berchtold, P., Wardack, A., Franke, F.: Die Wirkung von Glukagon auf das insuffiziente Myokard. Verh. dtsch. Ges. inn. Med. **77**, 997 (1971).

Sachverzeichnis

Abbruchblutung 598
—, „lag time" 547, 555
AB0-Blutgruppeninkompatibilität 489
Abort s. auch Fehlgeburt 627
—, Behandlung 629
—, Choriongonadotropin (HCG) 628
— habitueller 628
—, habitueller 628
—, Tubarabort s. auch Tubarabort 630
Abortion, missed 628
Abortivei 628
Abortus imminens 627
— incipiens 627
— incompletus 627
Acetonurie 723
—, Acetest 727
—, Keturtest 727
—, Kontrolle am Operationstag 755
17α-Acetoxyprogesteron 555
Acetylcholin 22, 26, 426
Acetyl-Coenzym A
—, Androgene Biosynthese 454
—, Nebennierenrindenhormone
—, —, Biosynthese 293
N-Acetyl-Serotonin 68
N-Acetyl-Transferase 68
Achillessehnenreflexzeit 240
Acidophile Zellen s. Adenohypophyse
Acidose, diabetische s. auch Ketoacidose 781
—, renale 331
Acne 458, 480
— bei Hirsutismus 384
—, Pubertät 1011, 1014
ACTH 6, 299, 970, 971, 984, 987, 1044, 1047
— Bestimmung im Plasma
— —, Biologische Methoden
— —, —, Normalwerte 385
— —, Radioimmunologische Methoden 385
— —, —, Normalwerte 386
—, Chemie 296
— bei Cushing-Syndrom 354
—, Extra-adrenale Wirkungen 298
—, —, Lifolytische Wirkung 298
— -Hemmtest
— —, Dexamethason-Kurztest 396
— —, 2-mg-Dexamethason-Test 396
— —, 8-mg-Dexamethason-Test 397
—, Lactation 640
— -Mangel 99
—, Plasma-Konzentration 297
—, Plasmaspiegel
—, bei hypophys. hypothalam. Cushing-Syndrom 300
— — bei kongenitalem adrenogenitalem Syndrom 300
— — bei Methopyrapontest 300
— — bei Morbus Addison 300
— — bei Paraneoplastischem Cushing-Syndrom 300
—, Präparate 297
— -Schnelltest 393
— -Sekretion 365
— -Stimulationstest (Thorn-Tests) 392
— —, Eosinophilenzählung 393
—, Struktur 296
—, Wirkungsmechanismus 297, 298
— -Zellen 76
Adamantinom s. Hypophysentumor und Craniopharyngeom
Adaptationssyndrom, allgemeines („Stress") 313
„Addisonismus" oder „relative Nebenniereninsuffizienz" („benign Hypoadrenia") 330
Addison-Krise oder akute Nebenniereninsuffizienz 324, 333
Addison, Morbus s. auch Nebenniereninsuffizienz
—, Adynamie 317
—, Aldosteronausscheidung, Bestimmung 322
—, Anämie 321
—, Differentialdiagnose 330
—, —, Hämochromatose 331
—, —, Hyperpigmentation 331
—, —, —, Cutis Vagantium Pellagra, Riehlsche Melanose 331
—, —, — bei Magen-Darmstörungen, chronischen 331
—, —, Hypoglykämie 331
—, —, Hypotonie 332
—, —, Myasthenia gravis 331
—, —, Myopathie, thyreotoxische 331
—, —, Nephritis, interstitielle, chronische 331
—, —, —, Acidose, renale 331
—, —, —, Diabetes salinus renalis 331
—, —, —, Lightwood-Albright-Syndrom 331
—, —, —, Salt-losing-Nephritis 331
—, —, Neurofibromatose 331
—, —, Polyostotische Dysplasie 331
—, Eosinophile 321
—, Familiärer 327
—, Gewichtsabnahme 317
—, Grundumsatz 322
— mit Hirnsklerose (Adrenoleukodystrophie) 327
—, Hypercalcämie 321
—, Hypercalciurie 321
—, Hypochlorämie 321
—, Hyperkaliämie 321
—, Hypoglykämie 318
—, Hyponatriämie 321
—, Hypotonie 320
—, latenter, partieller oder potentieller 327, 334
—, latenter
—, —, Therapie 334
—, Lymphozytose 321
—, Muskelschmerzen 317
—, Nykturie 318
—, Orthostaseversuch 320
—, Pigmentation 318
—, Psychosyndrom, amnestisches 318
—, Reaktionstyp, exogener 318
—, Renin 322
—, Speichel- und Schweißelektrolyte 321
—, Verkalkungen, pathologische 321
—, Vitiligo 320
„Addison, weißer" 318
—, —, Hypophyseninsuffizienz 95
Adenohypophyse 24
—, Acidophile Zellen 73
—, Adenom 983
—, Adenomatose
—, —, endokrine 982
—, akzessorische 72
—, basophile Zellen 73, 74
—, chromophile Zellen 73
—, chromophobe Zellen 73, 76, 77
—, Embryologie 71
—, Infundibulum 71
—, Lobus glandularis 35
—, Pars distalis 73
—, Pars infundibularis 72, 77, 78
—, Pars intermedia 71, 73, 77, 78
—, Rachenmembran 71
—, Rathkesche Tasche 71
—, während der Schwangerschaft 614
—, Somatotrophe Zellen 73
—, Überfunktion 105
—, Zwischenlappen 73
Adenomatose
—, endokrine 982
—, —, familiäre 982
—, —, multiple (MEA) 982
—, —, Parathyreoidea-Adenom 867
—, —, Parathyreoidea-Tumoren 982
—, —, Typ II 971
adenoneurohypophysärer Kontakt
—, proximaler 36, 77, 78
S-Adenosylmethionin 425
Adenylcyclase 7, 10
Adipokinin 85
Adipositas
—, durch Bulimie 31
—, Diabetes mellitus 717, 718
— beim Diabetes s. auch Obesitas 719

Adipositas
—, Präpubertät 1019
—, Pubertät 1019
Adipsie (zentrale Hyperelektrolytämie, Diabetus insipidus occultus hypersalaemicus) 53
— bei Craniopharyngeom 119
— bei Diabetes insipidus occultus hypersalaemicus 53
— bei Hypothalamusläsion 31, 43
Adnexe, männliche
—, —, Untersuchung 492
Adnexitis
—, männliche 492
Adynamie s. Morbus Addison
Adrenalektomie
— bei Mamma-Carcinom 1039
Adrenalektomie
—, totale, bilaterale 361
Adrenalektomie-Zellen 76
Adrenalin 26, 424, 425, 427, 440, 701
—, emergengy reaction 428
—, ergotrope Phase 428
—, kataboles Hormon 699
—, Notfallreaktion 428
—, trophotrope Phase 428
Adrenarche 1015
—, Hypothalamus 1014
—, prämature 1016
adrenocorticotropes Hormon s. ACTH
Adrenogenitales Syndrom 363, 477
—, Dauerbehandlung mit Cortisol 377
—, Differentialdiagnose 377
—, Enzymdefekte 366ff.
—, Frühdiagnose 377
—, Häufigkeit 365
—, Homozygotenhäufigkeit 365
— bei 21-Hydroxylasemangel
— —, Knochenreifung 369
— bei 21-Hydroxylasemangel
— —, Körperwachstum 369
—, Kombination mit Cushing-Syndrom 381
—, kongenitales 365, 480
—, —, 3-β-Dehydrogenasedefekt 674
—, —, 3-β-Dehydrogenase-Mangel 368
—, —, Diagnose in Utero 377
—, —, 11-β-Hydroxylasemangel 368
—, —, 21-Hydroxylasemangel (ohne Salzverlust) 365
—, —, — mit Salzverlust 366
—, —, Hyperaldosteronismus 368
—, —, —, juxtaglomerulärer Apparat, Hypertrophie 368
—, —, pathologische Anatomie 365
—, —, —, Hoden 366
—, —, —, Hypophysenvorderlappen 366
—, —, —, Nebennieren 365
—, —, —, Nebennieren
—, —, —, —, cerebriforme Hyperplasie 366ff.
—, —, —, Nebennierenrindengewebe, ektropisches 366
—, —, —, Ovarien
—, —, —, —, kleines sklerocystisches Ovar 366
—, Therapieerfolge 379
Adrenoleukodystrophie s. auch Addison, Morbus mit Hirnsklerose
Adrenoleukodystrophie
—, Entmarkung wie bei diffusen Hirnsklerosen (Schildersche Krankheit) 327
Adrenostatica 359
Adrenostatica
—, Aminoglutethimid (Elipten) 360
—, Amphenon-B 359
—, Bromergocryptin 360
—, Cyprohepatadin 360
—, Methopyrapon 360
—, o,p'-DDD 360
Adrenosteron 293
Aethinyloestradiol 544
Aethynodioldiacetat 545, 555
Aetiocholanolon 452, 453
—, Androsteron Quotient im Urin 675
Aetiocholanolon-Fieber 312, 453
Agonadismus 567, 672
Akromegalie 107, 983
—, Arthrosis deformans 108, 111
—, Diabetes mellitus 714, 784
—, Differentialdiagnose 114
—, Glucosetoleranztest 729
—, Hirsutismus 110
—, Hypertonie 112
—, Organveränderungen 110, 111, 112
—, Therapie 116
—, —, Hochfrequenz-Elektrokoagulation, stereotaktische 116
—, —, Isotopenimplantation 116
—, —, Kryohypophysektomie 116
—, —, Protonen- und α-Partikel-Bestrahlung 115
—, —, —, Bragg-Effekt 115
—, — medikamentöse
—, —, Bromocriptin 116
—, —, Cyproheptadine 116
—, —, Melatonin 116
— fugitive 113
Akromegaloid 114
Albright-Syndrom 32
—, Hauptpigmentierungen 1025
—, polyostatische fibröse Dysplasie 1025
—, Pubertas praecox 1025
Albuminurie
— bei Akromegalie 112
Aldosereductase 716
Aldosteron 290, 291, 292, 293, 295, 333, 970
—, Halbwertzeit 296
—, Receptor 304
—, Schwangerschaft 626
—, Sekretionssteuerung 299
—, Wirkung 303
— -Antagonisten 304, 305
Aldosteronausscheidung
—, Bestimmung 322
Aldosteron-18-Glucuronid 295
Aldosteronismus s. auch Hyperaldosteronismus 304, 335, 340
—, Natriumretention 304
—, —, „escape"-Phänomen 304
—, primärer („Conn-Syndrom") 335
—, —, Definition, Häufigkeit 335
—, —, Differentialdiagnose 339
—, —, Häufigkeit der Symptome 337
—, —, klinische Symptomatologie 336
—, —, Laboratoriumsbefunde 337
—, —, —, Aldosteronbestimmung im Plasma 338
—, —, —, Aldosteronbestimmung im Urin 338
—, —, —, Elektrolytstoffwechsel 337
—, —, —, Kohlenhydratstoffwechsel 338
—, —, —, Natrium/Kaliumquotienten im Schweiß 337
—, —, —, Plasma-Renin-Aktivität 338
—, —, mit Normokaliämie 335
—, —, pathologische Anatomie 336
—, —, Röntgenuntersuchungen, Szintigraphie 338
—, —, Therapie 341
—, pseudoprimärer 335
—, sekundärer 298
—, —, ACTH-abhängiger 343
—, —, Bartter Syndrom 342
—, —, Definition 341
—, —, Herzinsuffizienz 342
—, —, bei idiopathischen Ödemen 341
—, —, bei Lebercirrhose 341
—, —, bei maligner Hypertonie 342
—, —, bei ödematösen Zuständen 341
—, —, Therapie 343
Alkalose, metabolische 335
—, Cushing-Syndrom 355
—, bei Hypokaliämie 355
Alkoholgenuß
— bei Diabetikern 737
Alkohol-Hypoglykämie 787
Alkoholintoxikation
—, Biguanide 743
Alkoholismus
—, Hypogonadismus 478
Allantois 447
Allen-Corner-Test 546
Allen-Doisy-Test 546
Alopecie 985
Amadinon 480
Amenorrhoe 105, 480, 566
—, Abklärung 570
— (Chiari-Frommel-Syndrom)
—, infundibuläre Läsion 30
—, „Post-pill-Amenorrhoe" oder „Oversuppression-Syndrom" 561, 569
—, Therapie 571
—, hypergonadotrope 566
—, hypogonadotrope 566
—, normogonadotrope 566
—, primäre 566
—, sekundäre 568
Amenorrhoesyndrom und Galactorrhoesyndrom; Prolactinom
— bei tiefer Gonadotropinausscheidung 105
Amilorid 305
ε-Aminocapronsäure 928
Aminoglutethimid 360
D-Aminosäurenoxydase 459
AMP, cyclisches 12
Amphenon-B 359
Amphetamin 26, 427
Amygdala 25
Amyloid 984
Amyloidose
—, Schilddrüse 232
Amyotrophie
—, diabetische Neuropathie 769
Anabolica 1047, 1049
Anaesthesie
— bei Diabetes mellitus 755
Analdosteronismus (oder selektiver Hypoaldosteronismus) 328
—, Hyporeninismus 328
Anämie 1051
Anämie, perniziöse 160
— bei Hypothyreose 160
— bei Morbus Addison 321
—, Fanconi
—, Minderwuchs 97
Androblastome (Sertoli-Zelltumoren) 501, 502

Androgen-Ausfall s. auch Hypogonadismus 462
—, Epiphysenfugen 462
—, Hypometabolismus
—, — ohne Hypothyreose 463
—, Infantilismus 464
—, —, psychischer 464
—, Osteochondrose 463
—, Osteoporose 463
—, Psychosexualität 464
—, Pubes- und Axillarbehaarung 462
—, Scheuermannsche Krankheit 463
—, —, Thymus 465
—, Metaboliten 452
—, Resistenz 677
—, —, periphere 677
—, —, —, Cytosolreceptor 677
—, —, —, Nucleusreceptor 678
— -Antagonisten s. Antiandrogene
— -bindendes Protein (ABP) 456
Androgene 452, 453, 1047
—, Abbau, Ausscheidung 455
—, Biochemie 452
—, Biosynthese 530
—, Biosynthese und Produktion 454
—, Blutproduktionsrate 453
—, Konzentration im peripheren Plasma 453
—, bei Mamma-Carcinom 1039
—, Schilddrüsenstoffwechselstörungen 155
—, Transport 454
—, —, Gonadenhormonbindendes Globulin 454
—, Wachstum 994
Androgene Wirkung der Nebennierenrinden-Hormone 312
Andrologie 487
Androstan-3 β, 17 β-diol 457
Androstendion 291, 292, 293, 452, 453, 456, 473, 531
—, bei Hirsutismus 383, 384
11 β-OH-Androstendion 291, 292, 293
Androsteron 452, 453
Anencephalus 632
Angiotensin
—, converting enzyme 929, 930
Angiotensin I, II, III 929, 930
Angiotensin II 298, 299
—, Wirkungen auf die glatte Muskulatur 933
—, Wirkungen auf den Kreislauf 932
—, Wirkungen auf die Nebennierenrinde 932
—, Wirkungen auf die Nieren 932
—, Wirkungen
—, —, pharmakologische 932
—, —, physiologische 932
—, Wirkungen auf das Zentralnervensystem 933
Angiotensinasen 930
Angiotensin-Inhibitor
—, Saralasin 930
Anorchie 486
—, connatale 466
—, einseitige mit kompensatorischer Vergrößerung des skrotalen Hodens 485
Anorexia mentalis, Anorexia nerrosa 330, 569
—, Differentialdiagnose
—, —, Hypophyseninsuffizienz 94
—, Lanugobehaarung 94
Anorexie
—, Hypothalamusläsion 31
Anosmie
—, Kallmann-Syndrom 32, 475
Anovulation 581
Anovulatorischer Cyclus 1011
Antabus-Effekt
—, bei Sulfonylharnstoffen 737, 740
Antiandrogene
—, Amadinon 480
—, Benorteron 480
—, Chlormadinon 480
—, Cyproteron 478, 479
—, Cyproteron-Acetat 479, 579, 1030
—, Flutamid 480
—, Medrogeston 480
—, Medroxyprogesteron-Acetat 480, 1030
—, umgekehrte Sequenztherapie 480
Antidiabetica, orale 732, 740
Antidiurese 45
Antidiuretisches Hormon s. auch Vasopressin 58
Antidiuretisches Hormon („Inapropriate Secretion of")
—, Schwartz-Bartter-Syndrom 58
„Antigastrin" 921
Antigen H-Y 654, 670
Antikonzeption s. auch Kontrazeption s. auch Ovulationshemmer
—, hormonale 555
—, —, „Morning-after-Pill" 561
—, Intrauterinpessar 561
Anti-Müller-Hormon 657
Antiphlogistische Wirkung des Cortisols 310
Aortenisthmus-Stenose
— bei Turner-Syndrom 655
Apomorphin 425, 430
Appetitzentrum 26
APUD-Zellen 29, 920, 982
—, Langerhanssche Inseln 691
— -Zellsystem 971
Arachidonsäure
—, Prostaglandinvorstufe 944
Arborisationsphänomen 594
Arginase 459
Arginin-Vasopressin 38
Arginin-Vasotocin 69
Arrhenoblastom 591
—, Virilisierung 680
Arteria splenica
—, Pankreasdurchblutung 691
Arteria thyreoidea
—, —, ima 137
—, —, inferior 137
—, —, superior 137
Arteriae pancreatico-duodenales
—, Pankreasdurchblutung 691
arteriopathischer Fuß
— bei Diabetes mellitus 766
Arteriographie
— bei diabetischer arterieller Insuffizienz 767
Arthrogryposis 667
Arthrosis deformans
— bei Akromegalie 108, 111
Aschheim-Zondek-Reaktion 642
Ascorbinsäure-Gehalt
— der Nebennierenrinde 298
Asherman-Syndrom (Métrose de réceptivité) 570
Aspermatismus 493
Aspermie 493
Ataxia teleangiectasia 979
Atheromatose
—, diabetische Komplikation 715, 757, 763
Auge
—, diabetische Komplikation 758, 759, 760
Augenmuskellähmung
— bei Hypophysentumor 118
—, Nervenschädigung
—, —, Diabeteskomplikation 758
Augenveränderung bei Hyperparathyreoidismus 876
— bei Hypoparathyreoidismus 857
„Auswascheffekt" 45
Autoimmunkrankheiten
—, Cortisol und Azathioprin 1045
—, Diabetes mellitus 714
Autoimmun-Polyendokrinopathien 985
Autoimmun-Thyreoiditis s. Thyreoiditis Hashimoto
Axillarbehaarung
— bei Androgenausfall 462
Azathioprin
—, Cortisol 1045
Azoospermie 487, 493

Babinski-Fröhlisches Syndrom 477, 1019
Bandkeratitis
— bei Hyperparathyreoidismus 876
Barorezeptoren 42
Bartter-Syndrom s. Aldosteronismus, sekundärer 342, 955
Basaltemperatur 554, 582, 593
—, Schwangerschaft 627
Basedow, Morbus s. auch Hyperthyreose
—, Aetiologie 180
—, Häufigkeit 180
—, Herz und Kreislauf 186
— im höheren Alter
—, Klinik 184
— —, apathische Hyperthyreose 207
—, Lunge 187
—, Myxödem, prätibiales 189
—, Neuromuskuläres System 187
—, pathologische Anatomie 184
— während der Schwangerschaft 207
—, Therapie 191
—, —, Chirurgische Behandlung 196
—, —, Medikamentöse Behandlung 192
—, —, Radiojodtherapie 197
Bauchspeicheldrüse 690
Benorterone 480
Betamethason 1048
Biguanide 741, 743
—, Alkoholintoxikation 743
—, Leberfunktion 743
—, Nebenwirkungen
—, —, Milchsäureacidose s. auch Lactatacidose 743
—, Niereninsuffizienz 743
—, Schock hypovolämischer 743
—, Schock
—, —, kardiogener 743
Blasenhypertrophie
— bei Diabetes insipidus, nephrogene, Vasopressinresistente Form 51
Blasenmole 633
Blastocyste 612
β-Blocker s. β-Receptorenblocker
Bloom-Syndrom 467
Blutdrüsensklerose
—, multiple 985

Blutungen, acyclische dysfunktionelle
—, Metrorrhagien 575
—, Nachblutungen 575
—, Ovulationsblutungen 574
—, Vorblutungen 574
Blutungen, dysfunktionelle 572
—, Tempoanomalien 573
—, Tempoanomalien
—, —, Oligomenorrhoe 573
—, Tempoanomalien
—, —, Polymenorrhoe 573
—, Typusanomalien 573
—, —, Hypermenorrhoe 574
—, —, Hypomenorrhoe 573
—, —, Menorrhagie 574
Blutzucker s. auch Glucosebestimmung
— im Blut
—, Kontrolle am Operationstag 755
—, Labilität 732
Blutzuckerbestimmung 724
—, Glucose-Oxydase 724
—, Hexokinase 724
—, Semiquantitative Papierstreifen-Methoden 724
Bombesin 933
Bonnevie-Ullrich-Status 661
Bradykinin 927, 928, 941, 970
Brachymetacarpie
— bei Turner-Syndrom 665
Brachymetacarpaler Kleinwuchs 852
Bragg-Effekt
— bei Protonen- und α-Partikel-Bestrahlung 115
Bretylium 427
Bromergocryptin s. auch Bromocriptin
— (2-Brom-α-Ergocryptin) 26, 81, 105, 107, 116, 360, 425, 572, 587
— s. auch Prolactinhemmer 640
Broteinheit 739
Brotwert 739
Buerger, Morbus 496
Bulbogastrone 933
Bulimie
—, Hypothalamus-Läsion 31
B-Zell-Adenom 791

Ca^{2+} s. auch Calcium 13
—, Glucosetransport
—, —, Membran 12
Caerulein 933
Caesium s. Diabetes insipidus, pharmakologisch induzierter, nephrogener
Calcitonin 139, 805ff., 837f., 925, 970, 984
—, Angriffspunkte
—, —, Knochen 839
—, —, Nieren 840
— beim Menschen 840
—, Regulation
—, —, Sekretion 838
—, Vorkommen 838
Calcium
—, Absorption 808
—, Ausscheidung 809
—, —, im Urin, 892
—, Bilanz 807
—, Knochenstoffwechsel 822
—, Löslichkeit 846
—, Stoffwechsel 806ff.
—, —, Regulation 827
—, Verteilung 806
—, Zufuhr 807
— -Infusionstest 923
Calciumkinetik
—, Accretion 821
—, Resorption 821
Calciumkonzentration
—, Serum 890
—, Serum
—, —, Regulation 806, 848
Carbamazepin
— bei Diabetes insipidus, nephrogenem 58
Carbimazol 192
Carcinoid 695
Carcinoide 936
Carcinoide
—, flush 939
Carcinoid
—, Substanz P 927
Carcinoidsyndrom 929, 936
—, atypisches 942
—, Diagnostik
—, —, 5-Hydroxyindolessigsäure im 24-Std.Urin 941
—, —, Reserpin, Provokationstest 941
—, Pathogenese
—, —, Serotonin 936, 941
—, Substanz P 936
Carpaltunnel-Syndrom
— bei Akromegalie 112
—, bei Hypothyreose 161
Carter-Robbings-Test s. Hickey-Hare-Test
—, Diabetes insipidus 54
Castration s. auch Kastration
—, Functional, prepuberal 473
cavernosus, Sinus 36, 79
cerebelläre Angiome 432
Cerebellum
-olivo-ponto-cerebelläre Degeneration 431
Cerebraler Insult
—, diabetische Komplikation 766
Cervicalschleim 539
—, Spinnbarkeit 539
Cervicalscore 594
Charcot-Osteoarthropathie 772
Chemodectom 433, 437
Chiari-Frommel-Syndrom 569
—, infundibuläre Läsion 30
Chiasma opticum 37
Chlormadinon 480
Chlormadinonacetat 545, 555
Chlorpromazin 427
—, Gynäkomastie 497
Chlorpropamid 81, 741, 742
Cholecystitis
— beim Diabetiker 775
Cholecystokinin-Pankreozymin (CCK-PZ) 925
Cholelithiasis
— bei Hyperparathyreoidismus 876
Cholera
—, pankreatogene 924
Cholesterin 292, 293
— sulfat 292
Cholesterinarme Diät
—, Diabetes mellitus 736
Chondrocalcinose
— bei Hyperparathyreoidismus 877
Chorion 612
Chorionepitheliom 592, 634
Choriongonadotropin HCG 480, 482
—, Ausscheidung 620
—, Herkunft 615
—, Metabolismus 616
—, postpartal 639
—, Produktion 620
—, Sekretion 620
—, α-Untereinheit 615
—, β-Untereinheit 615
Choriongonadotropinbestimmung
—, Schwangerschaftsreaktionen 644
chromaffine Zellen 423
Chromaffinomatose
—, familiäre 437, 985
Chromogranin 424
chromophile Zellen s. Adenohypophyse
Chvosteksches Zeichen 855
Chymodenin 933
Chymotrypsin 928
Cilien, unbewegliche testikuläre
—, Syndrom 490
Circulus arteriosus Willisi 37
Clauberg-Test 546
Claudicatio intermittens 767
Clearance
—, free water clearence 45
— —, Prostaglandin 948, 952
—, osmolare 57
Climacterium praecox s. auch Klimakterium 570
Clofibrat bei Diabetes insipidus, nephrogenem 58
Clomid 585
Clomidtest 598
Cocain 427
Coelomepithel 286, 447
Cold Pressure Test
—, Phäochromacytom
—, —, Diagnose 438
Coma diabeticum 709, 711
—, arteriosklerose 709
—, Diagnose 708
—, Differentialdiagnose 708
—, Flüssigkeitsdifizit 709
—, Gangrän 709
—, Herzinfarkt 709
—, hyperosmolares 708, 712
—, hyperosmolares
—, —, Behandlung 712
—, Kaliumersatztherapie 711
—, katoacidotisches
—, —, Therapie 709
—, —, —, Insulindauertropfinfusion 709
—, —, —, Rehydrierung 709
—, Kreislaufversagen 712
—, Prognose 708
—, Therapie
—, Urämie 709
Coma, hypoglykämisches 750
„Conn-Syndrom“ s. Aldosteronismus, primärer“ 335
Contraceptiva s. auch Kontrazeption, Antikonzeption, Ovulationshemmer
—, Glucosetoleranztest 729
Corpus albicans 529
Corpus luteum 529
Cortex,pyriformer 25
„Corticoide“ 290
Corticosteriode 290, 305
—, künstliche
—, —, Formeln 311
—, Lactation 640
—, Schilddrüsenstoffwechselstörungen 155
Corticosteroidpräparate 1048, 1049
Corticosteron 290, 291, 292, 293
—, Abbau 295
—, Halbwertszeit 296
Corticotrophe Zellen 76
Corticotropin s. auch ACTH
Corticotropin-releasing factor (CRF) s. auch CRF 76, 300, 301

Corticotropin-releasing factor (CRF)
—, Bildungsorte 101
Cortisol (Hydrocortison) 14, 290, 291, 292, 293, 294, 306, 332
— abbau, Kinetik 295
—, antiphlogistische Wirkung 310
—, Eiweiß-Bindung 293
—, Immunsuppression 1045
—, „kataboles" Hormon 699
—, Knochenstoffwechsel 825
—, Korrelationen mit anderen endokrinen Drüsen 310
—, Metaboliten 294
—, Resistenz, unspezifische 310
—, Schwangerschaft 626
—, Therapie
—, —, Nebenwirkungen 1046
— und Derivate
—, Autoimmunkrankheiten 1045
—, Pharmakologie 144
— im Urin 355
—, Wirkung auf die Blutzellen 108, 355
—, Wirkung auf den Eiweiß-Stoffwechsel 306
—, Wirkung auf die Elektrolyte 307
—, Wirkung auf den Fett-Stoffwechsel 307
—, Wirkung auf den Gesamtorganismus 310
—, Wirkung auf das Gewebe 307
—, —, Bindegewebe 307
—, —, Lymphatisches Gewebe und Thymus 308
—, —, Muskulatur 308
—, Wirkung auf Kohlenhydrate 306
—, Wirkung auf die Kreislauforgane 309
—, —, permissive Wirkung für Noradrenalin 309
—, Wirkung auf den Magen-Darm-Trakt 309
—, Wirkung auf das Nervensystem 310
—, Wirkung, pharmakologische 1045
—, Wirkung auf die Schwangerschaft 310
—, Wirkung auf den Wasserhaushalt 307
—, freies
—, —, Ausscheidung im Urin 294
—, Halbwertszeit 296
—, hemisuccinat 332, 1049
—, Plasmakonzentration
—, —, Steuerung 300
—, —, —, Tagesrhythmus 302
—, —, —, — bei Cushing-Syndrom 302
Cortisolsekretionsrate
— bei Cushing-Syndrom 355
Cortisol-Überproduktion ohne Cushing-Syndrom 358
Cortison 291, 293, 310, 332
Cowpersche Drüsen
—, Spermaflüssigkeit 460
Craniopharyngeom s. auch Minderwuchs 97, 118, 119
CRF, Corticotropin releasing factor 26, 28, 970
Cubitus valgus
— bei Klinefelter-Syndrom 470
Cushing-Syndrom 303, 344
—, Acne 352
—, ACTH-Bildung, ektopische 357, 970
—, Diabetes mellitus 353, 714
—, Eosinophilenzahl 355
—, Hirsutismus 352
—, 17-Hydroxycorticoide 354
—, Hypertonie 353
—, Hypogonadismus 354
—, Hypokaliämie 353, 355
—, —, Alkalose, metabolische 355
—, iatrogenes 346, 1046
—, Impotenz 354
—, 17-Ketosteroide 355
— im Kindesalter 358
—, Kombination mit adrogenitalem Syndrom 381
—, Lymphopenie 355
—, Muskelatrophie 353
—, Nelsontumor 346
—, Osteoporose 353
—, paraneoplastisches 357, 970
—, Petechien, Suffusionen 353
—, Plethora 352
—, Polycythämie 356
—, psychische Störungen
—, —, exogener Reaktionstyp, akuter 349
—, Psychosyndrom, endokrines 349
—, rezidivierendes 357
—, Schwangerschaft 358
—, Stammfettsucht 349
—, „Steroiddiabetes" 353
—, Striae rubrae 352, 359
—, Therapie s. auch Adrenalektomie
—, Therapie s. auch Andrenostatica
—, Therapie 359, 360
—, transitorisches und periodisches 357
—, Urincortisol, freies 355
—, Wachstum 993
Cyanogen-Glucosid 214
Cyclacur 572
Cyclofenil 585
Cyclusdauer 543
Cyclus, menstrueller
—, Regulation 550
Cyproheptadin 26
Cyproheptadin 360
— bei Akromegalie 116
—, Serotonin-Antagonis 87, 116
Cyproteronacetat (Antiandrogene) 479, 579, 1030
— bei Prostata-Carcinom 1042
Cytosolreceptor
—, Testosteronresistenz 677
Cytostatica
—, Testesschädigung 468
C-Zellen (parafollikuläre Zellen) 139

Danazol 1051
DDAVP 40, 52, 56, 58
—, verlängerter Test 56
DDAVP-Substitution
— bei Enuresis nocturna 58
o,p'-DDD s. Adrenostatica
Decidua 612
Deferento-vesiculographie 492
Dehydrierung
— bei Diabetes mellitus 706
Dehydrierung, hypertone
— beim Coma diabeticum 707, 712
11-Dehydrocorticosteron 293
Dehydroepiandrosteron (DHA) 291, 292, 293, 452, 453, 456, 532, 1013
—, Placentaproduktion 616
Dehydroepiandrosteronsulfat 292, 453, 1013
— -Test (DHEAS)
— während der Schwangerschaft 646
Dekapazitation 490
Del-Castillo-Syndrom 468
Demeclocyclin (Demethyl-chlortetracyclin) 52, 60
Derepression 971
Dermatoglyphen 659
Dermopathie, diabetische (shin spots, brown spots) 774
1-Desamino-8-D-Arginin-Vasopressin (DDAVP) 40, 52
17-Desmolasedefekt
— bei Pseudohermaphroditismus masculinus 675
Desoxycorticosteron s. auch Nebennierenrinden-Hormone 290, 291, 292, 293, 305, 344
Desoxycorticosteron-„Pseudodiabetes insipidus" 47
11-Desoxycortisol 290, 291, 292, 293
2-Desoxy-D-Glucose 86
Dexamethason 311, 1048
Dexamethason-Tests s. ACTH-Hemmtests mit Dexamethason
Dexamethason-Test 396, 397
Dextrostix 724
Diabetes s. auch Diabetes mellitus 695
—, bei Akromegalie 108, 113
—, diätetische Schulung 739, 741
—, idiohypophysärer 84
—, lipoatrophischer 785
—, metahypophysärer 84
—, myatonischer 475
—, Steroidiabetes 1047
— bei Turner-Syndrom 666
—, Wuchshormon s. Wuchshormon-Diabetes
Diabetes, asymptomatischer 722
Diabetesdiät
—, Calorienbedarf 735
—, Eiweiß 735
—, Fett 735
—, Gesamtkalorienzufuhr 736
—, Instruktion 737
—, Kohlenhydrate 735
—, Nahrungsmittelresorption 738
—, Standard 734
—, Versagen 737
—, Verschreibung 737
Diabetes insipidus 70, 92, 119
—, Besondere Formen 50
—, Definition 47
— mit Diabetes mellitus 52, 987
—, Diagnose 54
—, —, DDAVP-Test 56
—, —, Durstversuch 54
—, —, Hickey-Here-(Carter-Robbins-)Test s. auch Hickey-Here-Test 54
—, —, Nicotin-Test 54, 56
—, hereditärer zentraler 50
— bei Hypophysentumor 118
—, Hypothalamische Läsion 31
—, idiopathische Form 49
—, Krankheitsbild und Symptomatologie 49
—, nephrogener
—, —, Carbamazepin 58
—, —, Clofibrat 58
—, —, Thiacide 58
—, —, —, Vasopressin-resistenter, hereditärer 51
—, —, —, Blasenhypertrophie 51
—, —, —, Hydronephrosen 51
—, —, —, Hyperuricämie 51
—, —, —, „Waterbabies" 51
—, Okkulter 52

Diabetes insipidus
—, occultus hypersalaemicus
—, —, Hyperelektrolytämie, zentrale
—, —, —, Adipsie 53
—, Pharmakologisch induzierter, nephrogener 51
—, —, Caesium 51
—, —, Demethylchlortetracyclin (Demeclocyclin) 52
—, —, Lithium 51
—, —, Magnesium 51
—, —, Mangan 51
—, —, Methoxyfluoran 52
—, symptomatische Form 49
—, Transitorischer 52
Diabetes, jugendlicher
—, Histokompatibilitätskonstellationen 7, 13, 714, 718
Diabetes, juveniler 693, 722
Diabetes, kindlicher
—, Kachexie 745
—, Kleinwuchs 745
Diabetes, manifester (oder klinischer) 722
Diabetes mellitus 695, 985
—, adipöser Typus 722
—, Ätiologie 712
—, —, Virusinfektion 713, 718
—, Alkoholgenuß 737
—, Anaesthesie 755
—, Antikoagulation 766
—, arterielle Insuffizienz
—, —, Arteriographie 767
—, —, Claudicatio intermittens 767
—, —, Gefäßchirurgie 768
—, —, Isotopenuntersuchung 767
—, —, Oscillographie 676
—, —, Sympathektomie, lumbale 768
—, —, Ultraschallmethode von-Doppler 767
—, arteriopathischer Fuß 766
—, Autoimmunkrankheit 714
—, Befall 717
—, Behandlung s. auch Therapie
—, —, während chirurgischen Eingriffen 755
—, —, während chirurgischen Eingriffen
—, —, —, Diät allein 755
—, —, während der Schwangerschaft 779
—, chirurgische Intervention 755
—, —, Zeitpunkt 755
—, Cholesterinarme Diät 736
— bei Cushing-Syndrom 353
—, Diagnose 723
—, Differentialdiagnose 723
—, Epidemiologie 716
—, endogene Faktoren 717
—, —, Alter 717, 718
—, —, Geschlecht 717
—, —, Rasse 717, 718
—, —, Vererbung 717, 718, 719, 724
—, des Erwachsenen 722
—, exogene Faktoren 717
—, —, Adipositos 717, 718
—, —, Inaktivität, körperliche 720, 728
—, —, Streß 717, 720
—, —, Streß, physischer 720
—, —, Streß, psychischer 720, 728
—, —, Umwelt 717, 720
—, Familienanamnese 724
—, genetische Beratung 719
—, Häufigkeit 717
—, Hospitalisationsdauer 753
—, iatrogene Faktoren 721
—, Idealgewicht 734
—, Instruktion, globale 753
—, insulinabhängiger 719, 722
—, Invalidität 757
—, ischämische Läsionen
—, —, Therapie 767
—, Kind diabetischer Mutter 779
— im Kindesalter 780
— —, Ernährung, Gewicht 781
— —, Insulinbehandlung 781
— —, Ketoacidose 781
— —, Wachstum 781
—, Klassifikation bei Schwangeren 776, 777
—, Komplikationen 756, 757
—, —, Auge 758, 759, 760
—, —, Atheromatose 757
—, —, Cerebraler Insult 766
—, —, Erblindung 758
—, —, Harnwegsinfektionen 762
—, —, Hautveränderungen 773
—, —, Hautveränderungen
—, —, —, Dermopathie 774
—, —, —, Necrobiosis lipoidica 773
—, —, —, Pruritus 773
—, —, —, Xanthome, eruptive 774
—, —, Hypaesthesie 757
—, —, Infektionen 757, 775
—, —, kardiovaskuläre
—, —, —, atheromatöse Plaques der Intima 763
—, —, —, Epidemiologie 763
—, —, —, Herzinfarkt 765, 766
—, —, —, —, Mortalität 766
—, —, —, Mediacalcinose (Mönckeberg) 764
—, —, —, Medianekrose 764
—, —, —, Risikofaktoren 764, 765
—, —, —, —, Tabakverbot 765
—, —, Leriche-Syndrom 771
—, —, Mal perforans 757
—, —, Mikroaneurysmen 758
—, —, Mikroangiopathie 757
—, —, Mikroangiopathie
—, —, —, Glomerulosklerose 757
—, —, —, Retinopathie 757
—, —, Nephropathie 760
—, —, —, Arteriolosklerose 761
—, —, Neuropathie 768
—, —, —, neurogene Blase 761
—, —, neuropathischer Fuß 772
—, —, —, Präventive Maßnahme 773
—, —, Nierenarteriolosklerose
—, —, —, afferente und efferente Arteriolen 761
—, —, Niereninsuffizienz 757
—, —, Paradontose 775
—, —, Pneumaturie 761
—, —, Pseudo-Gasbrand 775
—, —, Pyelonephritis
—, —, —, akute 761
—, —, —, chronische 761
—, —, —, Papillennekrose 761
—, —, Risikofaktoren 757
—, —, Sklerose der Armarterien 766
—, —, Visusstörung 757
—, körperliche Aktivität und Sport 752
—, —, Glucosetoleranz, Verbesserung 752
—, —, Trainingszustand 752
—, labiler Typus 722
—, magerer Typus 722
—, Manifestationsfaktoren 715
—, MODY (Maturity Onset Diabetes of Young People) 718, 722
—, Morbidität 753
—, nicht-insulinabhängiger 719, 722
—, Operation 755
—, Pathogenese 712
—, Psychologische Aspekte 782
—, Remissionen 715, 781
—, Schwangerenbehandlung
—, — während der Geburt 779
—, Schwangerschaft s. auch Schwangerschaft 776
—, —, Hydromnion 778
—, —, Kindesmißbildungen 780
—, —, Kohlenhydrattoleranz 776
—, —, Prognose 776
—, —, Säuglingssterblichkeit 780
—, —, Tod des Neugeborenen 778
—, —, Totgeburten 780
—, —, Toxikose 778
—, —, Verlauf 778
—, —, bei Akromegalie 784
—, —, Glukagonom 784
—, —, Hämochromatose 784
—, —, Pankreatektomie 783
—, —, Pankreatitis 784
—, — bei Phäochromocytom 784
—, —, Somatostatinom 785
—, stabiler Typus 722
—, Stadien-Einteilung bei Schwangeren
—, —, Prognose für den Fetus 778
—, Streßsituation, endokrine 721
—, Therapie 731
—, —, Antidiabetica, orale 732
—, —, Diät 732, 734
—, „thrifty genotype" 715
—, Todesursache
—, —, kardiovaskuläre 760
—, —, Nephropathie 760
—, Tuberkulose 776
—, Vererbung 712
—, —, multifaktorielle 712
—, Vorkommen 717
—, Zahnstatus 775
Diabetes, myatonischer (Prader-Labhart-Willi-Syndrom) 785
Diabetes salinus renalis 331
Diabetes-Stadien 721
—, latenter Diabetes (chemischer oder subklinischer Diabetes) 721
—, Potentieller Diabetes 721
Diabetesunterricht
—, Checkliste 754
Diabetiker
—, Einstellung 733
—, Nahrungsmittel 737
—, Unterrichtung 753
—, Wohlbefinden 733
—, adipöser
—, Reduktionsdiät 736, 744
diabetische Mikroangiopathie 715
diabetische Neuropathie 716
diabetische Retinopathie 716, 723
diabetisches Spätsyndrom
—, Atheromatose 715
—, Glomerulosklerose, intercapilläre 715
diabetische Stoffwechselentgleisung 705
diabetogene Substanzen
—, durch Kaliumverarmung 721
Dialyse
—, bei diabetischen Nephropathien 762
—, —, Komplikationen 762

Diarrhoe
—, bei diabetischer Neuropathie 770
Diäthylstilboestrol
—, Virilisierung 680
Diazoxid 701
Dibenyline (Phenoxybenzamin) 441
Dibenzylin 701
Diencephalon 23
Di George-Syndrom 979
5α-Dihydrotestosteron 452, 453, 457, 479, 657, 675
—, Genitalentwicklung
—, —, männliche 656
Dihydroxymandelsäure 426
Dihydroxyphenylglycol 426
Dijodhydroxyphenylbrenztraubensäure 142
Dijodotyrosyl 139, 141
Dijodtyrosin
—, Serumkonzentration 144
—, Kupplungsreaktion 142
Diphenylhydantoin
—, Schilddrüsenstoffwechselstörungen 155
„Dipsostat“ 53
Disequilibrium, linkage 986
Diurese s. auch Diabetes insipidus
—, Prostaglandin 948, 952
Diurese, osmotische 707
Diuretica
—, diabetogene Wirkung 721
—, Glucosetoleranztest 729
L-Dopa
—, Prolactinsekretion, Wirkung auf 181
Dopamin 22, 26, 80, 425, 430, 440
Dopaminergische Receptoren 26
Dopamin-β-Hydroxylase 425, 432
Dopamin-β-Oxydase 425
—, Mangel 432
Doppelsehen 201
—, diabetische Neuropathie 770
Dottersachgeschwülste 503
Down-Syndrom (Trisomie 21) 178
Ductus lingualis s. Thyreoidea, Embryologie
Duphaston 580
Durstversuch 52, 54
Durstzentrum 26, 43
Dydrogesteron 545
Dyneric 585
Dysautonomie
—, familiäre (Riley-Day-Syndrom) 431
Dysgerminom 669, 683
Dysmenorrhoe 579
Dysmorphie-Syndrom
— mit Minderwuchs 1005
—, Turner-Syndrom 667
Dysplasie, fibröse
—, polyostische (Jaffe-Lichtenstein) 880
Dysplasie, sepro-optische 97
„Dystrophia adiposo-genitalis“ s. auch Babinski-Fröhlisches Syndrom 1019
Dystrophia myotonica Steinert s. auch Myotonia atrophicans 103, 466, 472

Ejaculatio
— praecox 496
Ejaculation, retrograde
— bei diabetischer Neuropathie 771
Eledoisin 933
Elektrokoagulation, Stereotaktische Hochfrequenz
—, —, Akromegelie-Behandlung 116
Elipten 360
emergency reaction
—, Adrenalin 428
Eminentia mediana 22, 24, 27, 36, 78, 548
endokrine Neoplasie s. auch Adenomatose
—, multiple
—, —, Steiner's, Typ I 982
—, —, Steiner's, Typ II 984
Endometrium 540
—, glandulär-cystische Hyperplasie 575, 590
Endometriumbiopsie 554, 596
α-Endorphin 28, 29
β-Endorphin 28, 29
γ-Endorphin 28, 29
Endotoxinschock 929
Energiebedarf 696
Energiehaushalt 695, 696
Energiespeicherung 696
Enkephaline 927
Enteramin (Serotonin) 934
Enterogastrone 920
Enteroglucagon s. auch intestinales Glucagon 793, 927, 970
Entwicklung 990
—, Verzögerung
—, —, konstitutionelle 1003
Enuresis 49
Eosinophile 308, 355
Ephedrin 426, 427
Epidermal growth factor 82
Epididymis
— bei Infertilität 490
Epimestrol 584
Epinin 427
„epiphysäre Dysgenesie“
— bei Hypothyreose 176
Epiphyse s. auch Pinealorgan 68, 76
Epiphysenfugen s. auch Knochenalter 998, 1000, 1030
— bei Androgenausfall 462
Epithalamus 23
Epithelkörperchen s. auch Parathyroidea, Nebenschilddrüsen 805
— bei Akromegalie 108
Erblindung
—, diabetische Komplikation 758
Erbrechen
— bei diabetischer Neuropathie 770
Erdheimtumor s. Hypophysentumor und Craniopharyngeom
Ergotamin 429
erythroide Hyperplasie 459
Erythropoiese 459
Erythropoietin 934, 970
Eunuchen 461
—, Fertile 478
Eunuchismus 461
—, Hypogonadotroper
—, — mit Anosmie 475
Eunuchoidismus 461
Exophthalmus 201
Exophthalmus, einseitiger 203
Extrauteringravidität 629

Facialisparese
—, diabetische Neuropathie 768
Facies leontina 114
Fanconi-Anämie, Minderwuchs 97
Farbenblindheit 659
—, Rot–Grün
—, — bei Turner-Syndrom 665
Farntest 594
Fasten
—, Leberstoffwechsel 699
Feedback-Mechanismus s. auch Rückkopplung 17
—, negativer 17, 1015
—, Ovarien-Hypothalamus-Hypophyse 549
—, positiver 1015
Fehlgeburt s. auch Abort 627
—, Diagnostik 628
—, Häufigkeit 628
—, Pathogenese 628
Feminisierung, testiculäre 567, 681
Ferritin 933
Fertodur 585
Fettgewebe, braunes, s. auch Hibernom
—, Phäochromocytomumgebung 441
Fettsäure
—, essentielle
—, —, Mangel 958
—, freie 705
Fetuin
—, beim Hepatom 971
Fibroblast growth factor 82
Fibromatose, idiopathische gingivale 114
Fibroosteoklasie s. auch Fibroosteoclasten 832
— bei Akromegalie 108
Fibrosarkome
—, extrapankreatische
—, —, Hypoglykämie 789
Fluor
—, Knochenstoffwechsel 824
9α-Fluorcortisol 311, 312, 332, 1048, 1051
Fluoxymesteron 481
Flush
—, Carcinoide 939
Flutamid 480
Fetus
—, Prognose
—, — Diabetes mellitus 778
Follikelpersistenz
—, Prämenopause 463
—, —, glandulär-cystische Hyperplasie 564
Follikel-stimulierendes Hormon s. FSH
Foramen caecum s. Thyreoidea, Embryologie
Forbes-Albright-Syndrom 569
Foster-Kennedy-Syndrom
—, Hypothalamusbereich, vorderer, Läsion 31
free water clearance s. auch Freiwasser-Clearance 45, 50, 53, 56
FRH (FSH-releasing hormone) s. auch LHRH 75, 548
Fruchttod, intrauteriner 632
Fruktose 711, 716
—, Spermaflüssigkeit 460
— 1,6-Diphosphatase-Mangel, hereditärer
—, Fastenhypoglykämie 787, 789
—, Hypoglykämie, reaktive 787, 789
Fruktose-Intoleranz, hereditäre
—, Hypoglykämie 787, 788
FSH (follikelstimulierendes Hormon) 28, 75, 456, 472, 550, 970
—, Bestimmung 597
—, nach Kastration 463
—, Normalwerte 597
—, Produktionsrate 551
—, Struktur 551
—, Untereinheit 551

FSH-produzierende Tumoren 499
– bei Hypogonadismus 465

Galactopoese 640
Galactorrhoe 105, 569, 972
– bei Akromegalie 107, 109
– bei Hypothyreose 177
–, infundibuläre Läsion 30
– bei Prolactin-Überproduktion 478
Galactorrhoe-Amenorrhoe-Syndrom s. auch Forbes-Albright-Syndrom 105, 569, 587
–, Prolactinom 105
Galaktosämie
–, Hypoglykämie, reaktive 787, 788
Galli-Mainini-Reaktion 642
Ganglioneurom 433, 437
Gasbrand
–, Pseudo-Gasbrand
–, – bei Diabetikern 775
Gastrin 701, 920, 970
–, „Antral-gastrin-Zell-Hyperplasie" 922
Gastrinproduktion 694
Gastrointestinale Hormone 919, 920
Geburt 637
Gemüsewert 739, 740
Genitaldifferenzierung 655, 656
–, Müllersche Kanäle 655
–, pränatale 654
–, Wolffsche Kanäle 655
Genitalentwicklung
–, männliche
–, –, Dihydrotestosteron 656
Genitographie 658
Germinalaplasie 469, 494
Germinalhypoplasie 469
Geschlecht
–, Wahl
–, – bei Intersexualität 682
Geschlechtschromosomen s. auch X-, Y-Chromosomen 654
–, Analyse 658
–, Störungen 658–670
–, –, Farbenblindheit 659
Geschlechtsdifferenzierung
–, Störungen 654
Geschlechtshormone, weibliche, s. Oestrogene
Geschlechtsmerkmale
–, sekundäre 1011, 1014
Gesichtsfeldausfälle
– bei Hypophysenadenomen 108, 112, 352
– bei Syndrom der leeren Sella 102
– bei Hypophysen-„Apoplexie" 118
Gestagene
–, Bestimmungsmethoden 546, 547
–, –, Entzugsblutung 547
–, –, –, „lag time" 547
–, –, „menses-delay-test" 547
-Biologische Wirkung 536
–, Chemie 529
– bei Mamma-Carcinom 1041
–, synthetische 545
Gestagenpotenz 558
Gestagentest 598
Gestanon
–, Aborttherapie 629
Gestosen s. auch Spätgestose
Gewebehormone 919
–, Lokalhormone 919
Gicht
–, bei Hyperparathyreoidismus 876
–, Mediacalcinose 765

Gigantismus s. auch Riesenwuchs 106
–, cerebraler 1008
GIH (growth hormone inhibiting hormone) s. auch Somatostatin 74
Gilbert-Dreyfus-Syndrom 678
GIP (Gastric Inhibitory Polypeptide) 925, 926
Glandulär-cystische Hyperplasie s. Endometrium
Glaskörperblutung
–, Diabeteskomplikation 758
–, –, Vitrektomie 760
Glaukom
–, Diabeteskomplikation 758
–, bei Cortisontherapie 1047
Glibenclamid 741
Glomerulosa-Zellen 287
Glomerulosklerose
–, diabetische Komplikation 715, 716, 757, 758, 761, 762
Glomustumor 441
Glucagon 4, 691, 701, 792, 925, 1052
–, Adenylcyclase 7
–, Angriffspunkte 793
–, Bildungsort
–, –, A-Zellen 793
–, Chemie 793
–, cyclisches AMP 793
–, Intestinales (Enteroglucagon) 927
–, kataboles Hormon 699
–, Physiologie 793
–, Überproduktion 694, 794
–, Wachstum 993
–, Wirkungsmechanismus 793
Glucagonom
–, Diabetes mellitus 784
Glucagonmangel-Syndrom 794
Glucagon-Test
–, Gastrinom 923
–, Phäochromacytom 439
–, Insulinom 791
Glucocorticoide 305
–, Rückkopplungsmechanismus 302
–, Wirkung 303, 312
–, –, antiphlogistische 308
–, –, diabetogene 721
–, –, pharmakologische 1044ff.
Gluconeogenese 699
Glucose
–, Nierenschwelle 725
Glucosebelastung s. auch Glucosetoleranztest
–, orale 727
–, intravenöse 730
Glucosebestimmung 723
– im Blut 723
– im capillären Blut 723
– im Plasma 723
– im venösen Blut 723
Glucosecortisontoleranztest 731
Glucose-Oxydase (Diastix, S-Glucosetest, Tes-Tape) 725
Glucoserückresorptionskapazität, tubuläre 725
Glucosetoleranz 752
–, Alter 730
Glucosetoleranztest 729
–, intravenöser 730
–, oraler 727, 729
–, –, Contraceptiva, orale 729
–, – bei endokrinen Überfunktionen 729
–, –, Schwangerschaft 729
Glucosetransport
–, facilitated diffusion 702

–, –, mit Insulin 703
Glucosurie 723, 725, 733
–, enzymatische Tests 725
–, Kontrolle am Operationstag 755
–, Reduktionsprobe (Benedict, Clinitest) 725
– während der Schwangerschaft 777
– pro 24 Stunden 726, 733
–, renale 726
β-Glucuronidase 459
Glucuronyl-Transferase 295
Glutaminsäure-Dehydrogenase 459
Gluten-Enteropathie 473
Glycolyse 696, 697
Glycyrrhetinsäure 305
Glykogenolyse 699
Glykogenose
–, Fastenhypoglykämien 787, 789
Glykogenreserven 696
GMP, cyclisches 13
Gonadarche 1015
–, Hypothalamus 1014
Gonaden
–, Embryologie
–, –, sexoneutrales Stadium 448
Gonaden-Anlage 447
Gonadendifferenzierung
–, „freemartin" 655
Gonadendysgenesie 526
–, Bonnevie-Ullrich-Status 661
–, gemischte
–, –, assymetrische 669
–, reine s. Swyer-Syndrom 526, 668
–, Streak 662, 668
–, Tumoren 502
–, Turner-Syndrom 661
–, Ullrich-Turner-Syndrom 661
Gonadenhormon-bindendes Globulin s. Androgene, Transport
Gonadentumoren, maligne
–, –, Dysgerminom 669
–, –, Gonadoblastom s. auch Gonadoblastom
–, –, Gonadoblastom 669
–, –, Seminom 669
Gonadoblastom 502, 669, 683
Gonadotrophe Zellen 75
Gonadotropine s. auch FSH, LH 550, 551, 987
–, Ausscheidung 553
–, Bestimmung 553
–, Biologische Wirkung 553
–, Clearance 553
–, Cyclus
–, –, Normalwerte 552
–, ektopische Bildung
–, –, Osteoarthropathie 503, 970
–, Kindheit 552
–, Klimakterium 552
–, Ovulation 552
–, Postmenopause 552
–, Pubertät 552
–, Sekretion
–, –, cyclische 1051
–, –, tonische 1015
–, Stoffwechsel 553
Gonadotropintest 598
Graafscher Follikel 529
Granulosazelltumor 589
Gravibinon
–, Aborttherapie 629
Grossesse nerveuse 569
Großwuchs 1008
–, primordialer 1009
–, Therapie 1009

growth hormone inhibiting hormone (GIH, Somatostatin) 74
growth hormone releasing hormone (GRH oder GRF) 28, 74
growth factor s. Epidermal growth factor
growth factor s. Fibroblast growth factor
growth factor s. Nerve growth factor
Guanethidin 427
Gynäkomastie 497, 972
—, Chlorpromazin 497
—, familiäre 498
— bei Klinefelter-Syndrom 471, 472
—, Lipomastie 437
— bei Lungentumoren 503, 970
— nach Marihuanakonsum 498
— durch Medikamente 498
— bei Nebennierenrindentumoren, feminisierenden 385
— bei nicht-endokrinen Krankheiten 498
— bei Prolactin-Überproduktion 478
—, Pubertät 497, 1011, 1014, 1017
—, Reserpin 497
—, Therapie 499
— bei XX-Männer-Syndrom 670
Gynandroblastom 591
Gynatresie 568

Haarnadelgegenstromprinzip (Countercurrent exchanger) 45
Haemo-Glucotest 724
„hairless women with testes" 675
Haloperidol 81, 430
Hämagglutinationshemmtest
—, Pregnosticon-Test 643
Hämochromatose 331
—, Pankreasbefall
—, —, Diabetes mellitus 784
Hand-Schüller-Christiansche Krankheit 1026
—, Minderwuchs 97
Harnretention
— bei diabetischer Neuropathie 770
Harnwegsinfektionen
—, diabetische Komplikation 762
Hashimoto s. Thyreoiditis
HCG (Human chorionic gonadotropin) 475, 481, 482, 494, 586, 588, 970
HCG-Test (Human choriongonadotropin test) 659, 1013
Hemianopsie, bitemporale
— bei Akromegalie 112
— bei Hypophysentumor 118
Hemianopsie, homonyme
— bei Akromegalie 112
— bei Hypophysentumor 118
Heparinbehandlung, prophylaktische
— beim Coma diabeticum 712
Hepatocelluläres Carcinom 1051
Hepatom
—, Fetuin 971
Hermaphroditismus 472
—, echter 671
—, —, Ovotestes 671
Herring-Körper 38
Herzinfarkt
—, diabetische Komplikation 766
Herzinsuffizienz
— bei Aldosteronismus, sekundärem 342
HGH (Human growth hormone) 81
Hibernoma
—, Fettgewebe, braunes 441
Hickey-Hare-Test
—, Diabetes insipidus 50, 54, 55
—, Polydipsie, primäre 52
„Hiob"-Syndrom 982
Hippel-Lindau-Syndrom 432, 437
Hippocampus 25
Hirnödem 712
Hirnsklerose, diffuse
—, Entmarkung
—, — mit Morbus Addison 327
Hirnsutismus 364, 383, 480
—, Acne 384
—, bei Akromegalie 110
—, Androstendion 383, 384
—, Behandlung
—, —, Cyproteronacetat 384
—, —, Sequenztherapie, umgekehrte 384, 385
— bei Cushing-Syndrom 352
— bei Prolactinom 105
—, Rasse 383
—, Seborrhoe 384
— beim Stein-Leventhal-Syndrom 575
—, Testosteronproduktion 383
—, idiopathischer 383
—, Virilisation
—, Funktionsprüfungen 397
Histamin 426
Histamin-Test
—, Phäochromocytom
—, —, Diagnose 439
Histokompatibilitätskonstellationen
—, $B_w 15$
—, — beim jugendlichen Diabetes 713, 714, 718
—, HLA-B8
—, — beim jugendlichen Diabetes 713, 714, 718
HMG (Human menopausal gonadotropin) 481, 482, 494, 587
HMG-Test (Human menopausal gonadotropin Test) 659
Hoden
—, abdominaler
—, —, Malignomgefahr 683
— bei AGS 366
—, Megatestes 499
—, Pendel- oder Wanderhoden s. Testis, Wanderhoden
Hodenatrophie
— bei Kryptorchismus 484
— bei Nebennierenrindentumoren, feminisierenden 385
Hodentorsion 468
Hodentumoren 499
—, Dottersackgeschwülste 503
—, embryonal carcinoma 503
—, endodermal sinus tumor 503
—, Leydig-Zelltumoren 502
—, Orchioblastom 503
—, Seminom 500, 503
—, Sertoli-Zelltumoren (Androblastome) 501
—, Teratom 500, 503
—, Teratom mit Seminom 501
—, Therapie 503
—, yolk sac tumor 503
—, Zwischenzelltumoren 502
Hodenvolumen 1012
Höhlengrau, zentraler 26
Hooker-Forbes-Test 547
Hormonbegriff 1
Hormonbildung
—, ektopische 970, 982
Hormonbiosynthese 2,
Hormone
—, katabole 699
Hormonreceptoren 5, 1041
—, Radio-Receptor-Assay 6
—, Spezifität 5
Hormonsekretion 3
Hormontransport 4
—, Glucagon 4
—, Insulin 4
—, Thyroxin 4
Hormonwirkung, Zellmembran 10
Homovanillinsäure 432
HPL (placentares Lactogen) s. Lactogen, placentares 970
HPRL 79
Human Growth Hormone (HGH) 81
Humegon 587
Hungergefühl 750
Hungerversuch
—, 72-Stunden 790
Hyaluronidase
—, intrazelluläre
—, —, Spermien 460, 461
H-Y-Antigen 654, 670, 671
Hydramnion
—, diabetische Komplikation 778
Hydrocele 468
Hydronephrosen
— bei Diabetes insipidus, nephrogene, Vasopressinresistente Form 51
11β-Hydroxy-Androstendion 291, 292, 293
19-Hydroxy-Androstendion 293
17-Hydroxycorticoide
—, Bestimmung 354
17-Hydroxycorticosteroide
—, Normalbereich 1013
18-Hydroxy-Desoxycorticosteron 292, 293
16β-Hydroxydehydroepiandrosteron 305, 344
18-Hydroxy-Desocycorticosteron 292, 293, 305, 344
5-Hydroxyindol-O-Methyl-Transferase (HIOMT) 68
11β-Hydroxylase-Defekt 375
17-Hydroxylasedefekt
— bei Pseudohermaphroditismus masculinus 675
21-Hydroxylase-Defekt
— mit Salzverlust 374
— mit Salzverlust-Syndrom
— —, Differentialdiagnose 377
—, Therapieerfolge 379
21-Hydroxylasemangel
— ohne Salzverlust 369
— —, Knochenreifung 369
— —, Körperwachstum 369
17α-Hydroxypregnenolon 290, 293
17α-Hydroxyprogesteron 290, 293, 532
17α-Hydroxyprogesteroncapronat 1043
20α-Hydroxyprogesteron
—, Schwangerschaft 618
Hydroxyprolin 86, 122
—, Ausscheidung
—, —, im Urin 896
Hydroxyprolinämie 123
3β-Hydroxysteroid-Dehydrogenase-Defekt 375
17β-Hydroxysteroid-Oxydoreduktase-Mangel 473
19-Hydroxy-Testosteron 293
5-Hydroxytryptamin (Serotonin) 934
Hymen imperforatus 568

Hypaesthesie
—, untere Extremitäten
—, —, Diabeteskomplikationen 757
Hyperaldosteronismus s. auch Aldosteronismus
—, idiopathischer 304, 335, 340
— bei kongenitalem AGS 368
Hypercalcämie 46, 982, 1046
—, Differentialdiagnose 892
— bei Morbus Addison 321
— bei Tumoren 956
— -Syndrom 877, 971
Hypercalciurie 810, 892
—, idiopathische 892
— bei Morbus Addison 321
Hypercholesterinämie
— bei Hypothyreose 159
Hypercortizismus
—, Glucosetoleranztest 729
Hyperemesis gravidarum 630
Hypergastrinämie 924
Hypergenitalismus 477
Hyperglykämie 705
„Hyperglykämische“ Faktoren 728
Hyperhidrosis
— bei Akromegalie 110
Hyperinsulinismus 694, 983
—, Abklärung
—, —, 72-Std-Hungerversuch 790
— bei Diabetes mellitus 713
—, organischer
—, —, B-Inselzelladenom oder -carcinom 787, 790
—, —, medikamentöse Therapie 792
Hyperkaliämie
— bei Morbus Addison 321
Hyperlipidämie, Risikofaktor
—, Mediacalcinose 765
Hypermenorrhoe 574
Hyperosmolarität s. auch Osmolarität
— bei Diabetes insipidus 44
— bei Diabetes mellitus 706, 707
Hyperostosis, diffuse 110
Hyperparathyreoidismus 982
—, Acro-Osteolyse 871
—, Adenomatose
—, —, polyglanduläre 876
—, akuter 879
—, —, Therapie 884
—, Bandkeratitis 876
—, Cholelithiasis 876
—, Chondrocalcinose 877
—, Differentialdiagnose 880
—, Dysplasie, fibröse
—, —, polyostische (Jaffe-Lichtenstein) 880
—, ektopischer
—, —, Calciumkonzentration
—, —, —, Serum 890
—, —, Diagnostik 890
—, Hyperuricämie 876
—, Knochencysten 871
—, Magen- und Duodenalulcus 876
—, Nephrocalcinose 875
—, Nephrolithiasis 874
—, Osteoporose 880
—, Ostitis deformans (Morbus Paget) 880
—, Pankreatitis 876
—, Polydipsie 878
—, Polyurie 878
—, primärer 865ff.
—, —, Calciumkonzentration im Serum 890
—, —, Diagnostik 890
—, —, Histologie 865
—, —, Krankheitsbild 868
—, —, Pathophysiologie 868
—, —, Vorkommen 865
—, Prognose 881
—, Psychosyndrom, endokrines 877, 878
—, Röntgenuntersuchungen des Skelets 870
—, sekundärer 884
—, —, Ätiologie 885
—, —, Diagnostik 897
—, —, klinisches Krankheitsbild 886
—, —, normocalcämischer 889
—, —, Ostitis fibrosa cystica generalisata 880
—, —, Pathophysiologie 886
—, —, Therapie 888
—, —, Vorkommen 885
—, Skeletveränderungen 869
—, tertiärer 889
—, Therapie 881
Hyperpigmentation 331
Hyperprolactinämie
— bei Nelsontumor 361
Hyperthyreose s. auch M. Basedow 179, 985
— bei Akromegalie 213
— bei Blasenmole 212
— bei Choriocarcinom 212
—, Diagnose-Index 185
—, Einteilung 180
— beim Kinde 208
—, Myasthenia gravis 188
— beim Neugeborenen 208
— bei Schilddrüsencarcinom 213
—, toxisches Adenom (toxischer Knotenkropf) 209
—, TSH-bedingte 983
— bei TSH-sezernierenden Hypophysentumoren 213
—, apathische
— im höheren Alter 207
—, jodinduzierte („Jod-Basedow“) 213
Hypertonie
— bei Akromegalie 112
— bei Cushing-Syndrom 353
— bei Diabetes mellitus 760
— bei 11β-Hydroxylase-Defekt 375
—, Medialcacinose 765
—, maligne
—, —, bei Aldosteronismus, sekundärem 342
Hypertrichose 364
Hyperuricämie
— bei Diabetes insipidus 51
— bei Hyperparathyreoidismus 876
Hypoaldosteronismus, selektiver s. Analdosteronismus 328
Hypocalcämie
—, Differentialdiagnose 861, 898
—, neonatale 850
—, psychische Veränderungen 856
—, Tetanie 854, 810
Hypogenitalismus 461, 476
Hypoglycin (Blighia sapida)
—, Hypoglykämie 788
Hypoglykämie 742, 747
— bei diabetischer Neuropathie 770
—, Fasten
—, —, B-Inselzelladenom oder -carcinom 787
—, —, extrapankreatische Tumoren 787, 789
—, —, —, Fibrosarkome 789
—, —, —, Leberzellcarcinome 789
—, —, Fruktose-1,6-Diphosphatase-Mangel, hereditärer 787, 789
—, —, Glykogenose 787, 789
—, —, mit Hyperinsulinismus 787
—, —, idiopathische kindliche Hypoglykämien 787
—, —, Leberdystrophie, akute gelbe 787
—, —, Panhypopituitarismus 787
— bei Hypophyseninsuffizienz 94
—, idiopathische 430
—, Klinik 749, 785
—, leichte
—, —, Symptomatologie 749, 750
—, mittelschwere 750
—, Morbus Addison 318
— im Nüchternzustand 788
—, Pathophysiologie 785, 787
—, reaktive 787
—, —, Alkohol 787
—, —, Diabetes mellitus 787
—, —, Fruktose-1,6-Diphosphatase-Mangel, hereditärer 787, 789
—, —, Fruktose-Intoleranz, hereditäre 787
—, —, Galactosämie 787
—, —, Hypoglycin (Blighia sapida) 787, 788
—, —, iatrogene
—, —, —, nach Insulin oder Sulfonylharnstoff 787, 788
—, —, leucininduzierte
—, —, —, familiäre 787
— mit retroperitonealen Tumoren 971
—, Symptome 786
—, Symptome
—, —, Adrenalinsymptome 786
—, —, epileptiforme Anfälle 786
—, —, Koma 786
—, —, neurologische 786
—, Symptomatologie 749
—, Therapie 786
— bei Tumoren
—, —, NSILA 789
Hypogonadismus 461, 567
— bei Alkoholismus 478
— bei Cushing-Syndrom 354
—, bei Cytostatica 468
— bei Erbleiden 466, 467
— bei Hepatitis 748
—, hypogonadotroper 31, 32, 465
—, —, bei 21-Hydroxylasemangel 370
— bei Hypothyreose 476
— bei ionisierenden Strahlen 468
—, Klinefelter-Syndrom 472
—, —, chromatinnegatives 472
—, —, —, tubuläre Fibrose 472
— bei Lebercirrhose 478
—, Lepra 468
—, männlicher 461
—, primärer
—, —, tubuläre Fibrose 472
— bei Prolactin-Überproduktion 478
—, Pubes- und Axillarbehaarung 462
— bei Rückenmarksverletzungen
—, sekundärer 476
—, Therapie 480
—, —, Choriongonadotropin (HCG) 480, 481
—, —, HCG 481
—, —, HMG 481
—, —, PMS (pregnant mare serum) 480
— bei Unterernährung 476
—, Untersuchungsmethoden 504

Hypogonadismus bei Urämie 476
Hypokaliämie 46
— bei Cushing-Syndrom 353, 355
Hypomenorrhoe 573
Hypometabolismus
— ohne Hypothyreose
— — bei Androgenausfall 463
Hyponatriämie
— bei Hypophyseninsuffizienz 94
— bei Hypothyreose 161
— bei Morbus Addison 321
— bei Schwartz-Bartter-Syndrom 58
Hypoparathyreoidismus 985
—, Ätiologie 849
—, Augenveränderungen 857
—, cerebrale Verkalkungen 857
—, cyclisches AMP 853
—, Diagnostik 898
—, Diagnose und Differentialdiagnose 860
—, —, Epilepsie 862
—, —, Magnesiummangel 862
—, —, neurologisches Syndrom 861
—, idiopathischer 850
—, —, Parathormon 852
—, Katarakt 857
—, Knochen- und Gelenkveränderungen 858
—, kongenitaler
—, —, transistorischer 850
—, Laboratoriumsbefunde 859
—, Pathogenese 849ff.
—, postoperativer 849
— nach Radiojodtherapie 849
—, reaktiver 850
—, Symptomatologie 854
—, —, Tetanie 854
—, —, —, latente 855
—, Therapie 862f.
—, Verlauf 859
—, Zahnschäden 858
Hypophyse s. auch Adenophypophyse
Hypophyse s. auch Neurophypophyse
—, Crooke-Zellen 348
—, FSH-produzierende Tumoren 499
—, „funktioneller Hypopituitarismus" 103
—, Herring-Körper 38
—, Hyperplasie der Acidophilen Zellen
—, —, bei Akromegalie 108
—, isolierter Wachstumshormonmangel 96
—, Laboruntersuchungen 93
—, Lobus glandularis 72
—, Mantelplexus 36
—, neuro-glanduläre Synapsen 77
—, Rachendach 72
—, Riesenzellgranulom 91
—, Schwangerschaft 625
—, Schwangerschaftszellen 74
—, Sensibilität auf LHRH 1015
—, supraselläre 36
—, Trichterlappen 72
—, Überproduktionssyndrome 499
—, Zisterne, periinfundibuläre 72
hypophyseales Foramen 72
Hypophysektomie
— bei Mamma-Carcinom 1039
— bei Retinopathie, diabetischer 760 760
Hypophysenadenom
—, acidophiles
—, —, Akromegalie 106, 107
—, —, Riesenwuchs 106
—, chromophobe 108, 499
—, Forbes-Albright-Syndrom 569
Hypophysen-„Apoplexie" 118
Hypophysencysten 118
Hypophysenhinterlappendystopie 32, 103
Hypophyseninsuffizienz s. auch Panhypopituitarismus 31, 70, 88
—, Differentialdiagnose 94, 95
—, Metopiron-Test 93
—, tertiäre endokrine 103
—, partielle 96
—, —, Prolactin, isolierter Ausfall 96
—, —, Syndrom der leeren Sella 102
—, Wachstumshormonmangel 97
Hypophysenstiel 72
Hypophysentumor
—, acidophiler 108
—, Craniopharyngeom 118
— bei Cushing-Syndrom
— —, Augenmuskellähmungen 352
— —, Exophthalmus 352
— —, Gesichtsfeldeinschränkung 352
—, Nelsontumor s. auch Cushing-Syndrom 346
—, Teratom 118
— und -cysten
—, inaktive 117
„Hypophysitis" 91, 96, 985
Hypopituitarismus, funktioneller 103
Hyporeninismus 328
Hypospadie 472
Hypospadie
—, perineoscrotale 679
—, pseudovaginale 679
—, 5α-Reduktase-Defekt 679
Hypospermatogenese 494
Hypotension, postural 431
Hypothalamo-hypophyseus, Sulcus 36
Hypothalamo-neurohypophysäres System 35
Hypothalamus 22, 24, 548
—, Physiologie 25
—, Pubertät 1014
—, Sensibilität auf die negative Feedback-Wirkung 1015
—, Blutversorgung 24
—, -Hypophysen-Gonaden-Achse 456, 549, 1014
— -Hypophysen-Nebennierenrindensystem, Reglerkreis 301
— -Kerne, nicht-hypophysäre 24
— Läsion
—, —, Syndrome 31, 32
—, markarmer 25
Hypothyreose 985
—, Anämie
—, —, perniziöse 160
—, Behandlung 163
—, Differentialdiagnose
—, —, Mongoloide Idiotie (Down-Syndrom) 178
— beim Erwachsenen 155
—, Galactorrhoe 177
—, Hypercholesterinämie 159
— im Kindesalter 166
— im Kindesalter
— —, fehlender aktiver Jodidtransport 169
— im Kindesalter
— —, Klinisches Bild 172, 173
—, Lunge 160
—, medikamentenbedingte 157
—, Myasthenia gravis 161
— beim Säugling 172, 173
—, sekundäre 165
—, Suchteste beim Neugeborenen 178
—, Verlauf 163
—, erworbene
— im Kindesalter 168
—, kindliche
—, Therapie 179
—, primäre
—, Ätiologie 156
—, —, beim Erwachsenen
—, —, —, klinisches Bild 158
—, postoperative 197
Hypotonie s. auch Positionshypotonie, idiopathische
—, Morbus Addison 320, 332
—, orthostatische 431
—, —, diabetische Neuropathie 770
—, —, Therapie 1051
Hypoxanthin-Guanin-Phosphoribosyltransferase 432
Hysterosalpingographie 583

Ichthyotocin 38
ICSH (interstitial cell stimulating hormone) s. auch LH 459, 550
Imipramin 81, 427
„Immunadrenalitis" 316
Immunosuppression
—, Cortisol 1045
Impotentia
—, coeundi 496
—, generandi 496
Impotenz 106, 496
— bei Cushing-Syndrom 354
— bei diabetischer Neuropathie 770, 771
—, konstitutionelle 496
— nach Lipiodolarachnoiditis 496
—, Morbus Buerger 496
— bei Prolactin-Überproduktion 478
—, „psychogene" 496
Inderal 441
Infantilismus
—, psychischer
—, —, bei Androgenausfall 464
Infektionen
—, Diabeteskomplikationen 757, 775
—, —, bactericide Eigenschaften der Granulocyten 775
—, —, Chemotaxis 775
—, —, Phagocytose 775
Infertilität s. auch Sterilität 487, 581
—, Andrologie 487
— bei Prolactin-Überproduktion 478
—, Therapie 493
Information, biologische 1
Infundibuläre Läsion
—, unvollständige 30
Infundibulum
—, Hypophyse 24, 71, 72
—, peri-infundibuläre Zysterne 37, 72
Inhibin
—, Testeshormon 456, 469
Inkompatibilität
—, AB0-Blutgruppen 489
Inselhyalinose
— beim adulten Diabetes 693
Inselhyperplasie 791
Insemination
—, künstliche
—, —, homologe 494
Insuffizienz
—, autonome s. auch Positionshypotonie 431
Insulin 2, 4, 7, 86, 692, 697, 699, 970
—, A- und B-Ketten 699

Insulin, Behandlung 732
—, —, Diabetische Kinder 781
—, Biosynthese 699, 700
—, Chemie 699
—, Glucose-Phosphorylierung 703
— in der Infusion
— —, Behandlung des operierten Diabetikers 755
—, Polymere 702
—, Sekretion 699, 700
—, Synthese 699
—, Wachstum 993
—, Wirkung 699
—, —, 3',5'-AMP 703, 704
—, —, Eiweißsynthese 704
—, —, Glykogenstoffwechsel 703
—, —, hepatische 705
—, —, Lipolysestoffwechsel 703
—, —, „Second messenger" 704
Insulinähnliche Stoffe
—, NSILA-S 702
Insulin-Antagonisten 713
Insulinantikörper
—, IgG 751
—, IgM 751
Insulinbedarf
—, Schwangerschaft
—, —, bei Diabetes mellitus 778
Insulinbehandlung 745
—, Abenddosis 749
—, Allergische Reaktionen 751
— beim Coma diabeticum 710
—, generalisierte Reaktionen 751
—, Indikation 748
—, —, chirurgischer Eingriff, größerer 748
—, —, Entgleisung, schwere 748
—, Indikation, notfallmäßige
—, —, Glucosurie und Ketonurie 748
—, —, im Kindesalter 781
—, Komplikationen
—, —, Hypoglykämie 749
—, —, Lipodystrophie 749, 750, 751
—, —, Somogyi-Effekt 750
—, —, Spritzenlipome 751
—, morgendliche Dosis 748
—, Technik 747
—, Überwachung 745
—, Ziele 745
—, Zweispritzenrhythmus 748
Insulindosierung 711
Insulin, Glucosetransport 12
Insulin-Glutahion-Transhydrogenase 701
Insulininjektion
Insulinitis
— beim juvenilen Diabetes 693, 713, 714
Insulinmangel, absoluter 705
— durch Anti-Insulin-Serum 705
Insulinome 694, 787, 790
—, ektopische Tumoren 694
Insulinpräparate 746
Insulinpräparate
—, intermediäre Wirkung 746
—, intermediäre Wirkung
—, —, Depot 746
—, —, Globin 746
—, —, Lente 746
—, —, NPH 746
—, lange Wirkung 746
—, —, Protamin Zink 746
—, —, Ultralente 746
—, maximale Wirkung 746
—, MC-Insulin
—, rasche Wirkung 746
—, —, Semi-Lente 746
—, Single-Peak-Insulin 746
—, Wirkungsdauer 746
Insulinresistenz 751
— bei Obesitas 714
—, Receptorgehalt 9
— bei Schwangeren 779
Insulinstimulationstest
—, Pyrogenstimmulationstest 395
Insulin, wenig immunogenes
—, Hautallergien 747
—, Lipoatrophie 747
—, MC-Insulin 746
—, bei Resistenz 747
Intermediärstoffwechsel 695
Intersexualität s. auch Geschlechtsdifferenzieung 654
—, Diagnose
—, —, testiculäre Feminisierung 681
—, —, Turner-Syndrom 681
—, —, X-Chromatin 681
—, Laparoskopie 658
—, Wahl des Geschlechts 682
Intrauterinpessar 561
Iridium^{192}-Implantation
— bei Akromegalie 116
Iso-Chromosom (XXqi) 661
Isopropyladrenalin 425
Isopropylnoradrenalin 429
Isotocin 38
Isotopenimplantation
—, Akromegalietherapie
—, —, Iridium^{192} 116
—, —, Yttrium^{90} 116

Jaffe-Lichtenstein
—, Osteodystrophie fibrosa disseminata 1025
—, polyostatische fibröse Dysplasie 880
Jod
— aus der Nahrung 140
Jod, Butanol-extrahierbares 237
Joddosen, pharmakologische 196
Jod, eiweißgebundenes (PBI) 237
Jodhaltige Medikamente
—, Schilddrüsenstoffwechselstörungen 155
Jodidaufnahme 140
Jodidtransport 141
—, fehlender aktiver 169
Jodierung, defekte 169
Jod-induzierte Hyperthyreose („Jod-Basedow") 213
Jodmangel 213
Jodmangeltheorie 214
Jod, organisches 141
Jodotyrosin-Kupplung, Defekt 170
Jodradikal 141
Jodtyrosindejodierung, defekte 170
juxtaglomerulärer Apparat
—, Hypertrophie
—, — bei AGS 368
—, Renin 931

K^+(Kalium)
— bei Ketoacidose 708
— bei M. Addison 321
Kaliumersatztherapie
— beim Coma diabeticum 711
Kaliurese
—, Prostaglandin 948, 952
Kallikrein 494, 941
Kallmann-Syndrom 475
—, Hypogonadismus, hypogonadotroper 32
Kapazitation 490
Kastration s. auch Castration 461, 465, 466
—, FSH-Produktion 463
—, Pubes- und Axillarbehaarung 462
Katarakt, Skopze 465
— bei Diabetes mellitus 758
— bei Hypoparathyreoidismus 857
Katatonie 29
Katecholamine 9, 424, 425, 426
—, α-Receptoren 429
—, β-Receptoren 429
Katecholamin-O-Methyltransferase 426
Keimepithel 447
Keimleiste 447
Keimzellen
—, Differenzierung
—, —, Pachytän-Stadium 460
Keimzellschädigung
— bei Rückenmarksverletzungen 468
Ketoacidose
—, Chirurgie 756
—, Diabetes mellitus 781
—, Hirnstoffwechselstörung 707
—, diabetische
—, im Kindesalter 781
17-Ketogene Steroide
—, Bestimmung 354
Ketokörperbildung 706
Ketosäuren 706
Ketose 705, 706
17-Ketosteroide 290, 355
—, Altersabhängigkeit 1013
Kimmelstiel-Wilson s. auch Glomerulosklerose, diabetische 762
Kinine 927
—, Bildung
—, —, Hemmung durch Trasylol 928
—, Bradykinin (Kinin 9) 927, 928
—, Kallidin (Kinin 10) 927
—, Methionyl-Lysyl-Bradykinin (Kinin 11) 927
Kleinwuchs
— bei kindlichem Diabetes 745
Kleinwuchs, brachymetacarpaler s. Zwergwuchs, brachymetacarpaler
Klimakterisches Syndrom 564
Klimakterium 552, 563
—, Hitzewallungen 564
—, männliches 473
— praecox 563
Klinefelter-Syndrom 469, 682
—, chromatinnegatives (sog. falsches) 472
—, chromatinpositives echtes (XXY-Trisomie) 469
—, —, Cubitus valgus 470
—, —, Klinodaktylie 470
—, —, Testisatrophie 470
—, —, Tubulussklerose 470
Klinodaktylie 470
Knochen 845
—, Abbau 818
—, Biochemie 813
—, Kinetische Untersuchungen 819
—, Morphometrie 817
—, Neubildung 816, 817
—, —, Wachstumshormon 827
—, Resorption 816
—, —, Prostaglandin 948, 953
—, Röntgendensitometrie 822
—, Stoffwechsel 813f

Knochen, Stoffwechsel, Störungen 822
—, —, Alimentäre Einflüsse
—, —, —, Calcium 822
—, —, —, Vitamin-D-Mangel 823
—, —, Cortisol 825
—, —, Fluor 824
—, —, Inaktivität 825
—, —, Methoden zur Beurteilung 817
—, —, Störungen
—, —, —, Malabsorption, intestinal 823
—, —, —, Osteomalacie 823
—, —, Sexualhormone 826
—, —, Thyroxin 826
Knochenalter 998, 1000, 1030
Knochendystrophie
— bei Turner-Syndrom 665
Knochenentwicklung 995, 998
— bei Minderwuchs, hypophysärem 98
Knochen- und Gelenkveränderungen
— bei Hypoparathyreoidismus 858
Knochenmatrix 814
Knochenmineral 814, 820
Knochenreifung
— bei 21-Hydroxylasemangel ohne Salzverlust 369
Knochenzellkulturen 819
Kocher-Debré-Sémélaigne-Syndrom 177
Kochsalzjodierung 216
Kochsalzlösung, physiologische
—, beim Coma diabeticum 710
Kohlenhydrat-Äquivalente
—, Broteinheit 739
—, 1 Gemüsewert 739, 740
—, 1 Milchwert 740
—, 1 Obstwert 740
Kohlenhydrate
—, Resorption 738
Kohlenhydrattoleranz
— beim Diabetiker 736
Kohlenhydratwerte 739
Kollagen 820
—, Biosynthese 815
Kontrazeption s. auch Antikonzeption s. auch Ovulationshemmer
—, Pearl-Index 560
—, hormonale 557
—, Minipille 557
Körpergewicht
—, Pubertätsbeginn 1015
Körpergröße
— im Erwachsenenalter
— —, Voraussage 1001
Körpermasse 995
Körperoberfläche 997
Körperproportionen 997
—, Oberlänge/Unterlänge-Quotient 997, 999
—, Spannweite 997
Körperwachstum
— bei 21-Hydroxylase-Mangel ohne Salzverlust 369
Kreatinurie 459, 463
Kreatinin
— beim Coma diabeticum 709
Kreatininurie
— bei Androgenausfall 463
Kretinismus, endemischer 213
—, Ätiologie 218
—, Definition 217
—, Intelligenzschwäche 218
—, Klinik 218
—, Schwerhörigkeit 218
Kropf s. auch Struma
—, Größeneinteilung 216
— beim Neugeborenen 215
Kropfendemie
—, Schilddrüsencarcinome 228
Kropf, endemischer 213, 214
—, —, Jodmangel 213
—, —, Prävention 216
—, —, Prävention
—, —, Kochsalzjodierung 216
—, euthyreoter
—, sporadischer (blande Struma) 220
Kryohypophysektomie 116
Kryptomenorrhoe 568
Kryptorchismus s. auch Testis, Retentio
Kryptorchismus 468, 489, 674, 682
Kupplungsreaktion
—, Dijodyrosin 142
Kussmaulsche Atmung 707

Lactatacidose s. auch Milchsäureacidose 710, 711, 743
Lactation 639
—, Anatomie 639
—, Physiologie 639
—, Steuerung, hormonale 639
Lactogenese 639
Lactogen, placentares (HPL)
—, Bestimmung 646
—, Herkunft 616
—, Lactation 639
—, Metabolismus 616
—, Normalwerte 621
—, postpartal 639
—, Produktion 621
—, Sekretion 621
Lamina terminalis 24
Langerhanssche Inseln 690
Lanugobehaarung
— bei Anorexia mentalis 94
Laparoskopie 583, 596
LATS (long-acting thyroid stimulator) 181
LATS-Protector 182
Latexagglutinationshemmtest 643
Laurence-Moon-Biedl-Syndrom 32, 467, 476, 568
Leber, hepatocelluläres Carcinom 1051
Lebercirrhose 985
— bei Aldosteronismus, sekundärem 341
—, Oestradiol 478
Leberdystrophie, akute gelbe
—, Fastenhypoglykämie 787
Leberfunktionsstörung
—, Biguanide 743
—, Sulfonylharnstoffe 744
Leberstoffwechsel
— während dem Fasten 699
Leberzellcarcinom
—, Hypoglykämie 789
Leistenhernie 674
Lepra
—, Hypogonadismus 468
Lergotrile 81
Leriche-Syndrom 771
Lesh-Nyhan-Syndrom 432
Leucin-induzierte Hypoglykämie, familiäre 787
Leucin-Enkephalin 29
Leydig-Zelladenom 502
—, Pseudopubertas praecox 1028
Leydig-Zellen 448
—, Agenesie 673, 473
—, Hypoplasie 478
—, Reinkesche Kristalle 450
—, Sensibilität auf LH 1015
—, Überfunktion 499
Leydig-Zellhyperplasie 502
Leydig-Zelltumoren 502
—, beidseitige 502
LH (luteinisierendes Hormon) s. auch ICSH 26, 28, 75, 456, 457, 550, 970
—, AMP, cyclisches 457
—, Bestimmung 597
—, episodische nächtliche Sekretion 1015
—, Normalwerte 597
—, Produktionsrate 551
—, Struktur 551
—, Untereinheiten 551
LH-Ausfall
—, isolierter 478
LH-Mangel
—, pränataler 670
—, —, bei Pseudohermaphroditismus 673
LHRH, LH-releasing Hormone s. auch Neurohormone 22, 28, 29, 75, 456, 457, 496, 507, 548, 587
LHRH-Analoge 549
LHRH-Test s. auch LRH-Test 598, 659, 1012
— bei Hypophyseninsuffizienz 93
Libido 458
Libidoverlust
—, Cyproteronacetat-Nebenwirkung bei Hirsutismustherapie 384
— bei Prolactin-Überproduktion 478
Lightwood-Albright-Syndrom 331
„linkage disequilibrium" 986
Lipase 704
Lipiodolarachnoiditis 496
Lipolyse 83, 706
—, Prostaglandin 948
Lipomastie 497
Lipome
— bei Insulinspritzen 751
β-Lipotrophin (β-Lipotropin) 28, 29, 970
γ-Lipotrophin bei Cushing-Syndrom 357
Liquor Drainage
—, Pudenz-Heyer 120
—, Torkildsen 120
Lithium 60
Lithium-induzierter Diabetes insipidus 51
Lithium-Salze
— bei Hyperthyreose 195
LTH (luteotropes Hormon) 551
Lubs-Syndrom 678
Lunge
— bei Hypothyreose 160
Lupus erythematodes
— bei Klinefelter-Syndrom 472
—, visceraler
—, —, Therapie 1045
Lutealinsuffizienz 581, 588, 593
Lutealphase 540, 593
Luteinisierungs-Hormon s. LH
luteinizing hormone releasing hormone s. LHRH
Luteolyse
—, prostaglandin 948, 952
Leteonosticon 597
Lymphödeme
— bei Turner-Syndrom 665
Lymphopenie bei Cushing-Syndrom 355

Lynestrenol 545, 555
Lysin-Vasopressin 38, 58

Macula densa
—, Renin 931
Magersucht
—, Pubertät 1021
Malabsorption
—, intestinale 823
Mal perforans
—, Diabeteskomplikationen 757, 772
Mamma-Carcinom 1046
—, Adrenalektomie 1039
—, Androgentherapie 1039
—, endokrine Therapie 1038, 1039
—, —, Nebenerscheinungen 1040
—, Gestagene 1041
—, Hypophysektomie 1039
—, metastasierendes
—, —, endokrine Therapie 1041
—, —, beim Manne
—, —, —, endokrine Therapie 1041
—, Oestrogene 1040
Mammogenese 639
Mammotrophe Zellen 74
Mangelentwicklung 631
Mannoheptulose 701
Mayer-Rokitansky-Küster-Syndrom 568
McCune-Albright-Syndrom
—, Pubertas praecox 1025
MEA (multiple endokrine Adenomatose) 982
Mediacalcinose s. auch Mönckeberg
—, diabetische Komplikation 764
Medianekrose, diabetische Komplikation 764
Medogeston 480
Medroxyprogesteronacetat (Depo-Provera) 480, 497, 545, 1030
— bei Uterus-Corpus-Carcinom 1043
„Megatestes“ 473, 499
Mehlsack-Zwerge 475
Mehrlingsschwangerschaft 631
Melanocytenstimulierendes Hormon s. auch Melanotropin, MSH
Melanophoren 68
Melatonin 26, 68
—, bei Akromegalie 116
—, Serotoninhemmer 116
α-Melanotropin (α-MSH) 297
β-Melanotropin (β-MSH)® 297
Melanotropin (MSH)
—, Chemie 296, 297
Melanotropin-Bestimmung im Plasma 386
—, biologische 386
—, radioimmunologische 386
Menarche 562, 1010, 1011
Menopause 563
Menorrhagie 574
„menses-delay-test“ 547
Menstrualblut 542
Menstruation s. auch Blutungen 542, 572
—, Blutverlsut 543
—, Dauer 543
—, Intervall 543
—, Stärke 543
Meiose 488
-„Slow-Meiosis-Syndrome“ 489
Mesencephalon 26
Mesterolon 481, 494
Mestranol 544
Metanephrin 426, 440
Metaraminol 427
Met-Enkephalin 29
Metformin 741
Methimazol 192
Methypyrapon 360
Methopyrapon-Test s. auch Metopiron-Test 394
Methoxyfluoran s. Diabetes insipidus pharmakologisch induzierter, nephrogener
3-Methoxy-4-Hydroxyphenylglycol 426
5-Methoxytryptophol 69
1α-Methyl-5α-androstan-17β-ol-3-on 481
Methyldopa 81
α-Methyl-Dopa 427, 441
α-Methyl-Metatyrosin 427
α-Methyl-para-Tyrosin 441
6α-Methyl-Prednisolon 311
Metoclopramid 81, 425
Metopiron-Test s. auch Methopyrapon-Test 394
— bei Hypophyseninsuffizienz 93
Metrorrhagien 575
Métrose de réceptivité (Asherman-Syndrom) 570
MIF, MSH-Inhibiting-factor 28, 76
Mikroaneurysmen 758
Mikroangiopathie
— bei Diabetes mellitus 715, 768
—, diskrete
—, —, bei Diabetes mellitus 757
— s. auch Glomerulosklerose
— s. auch Retina, Mikroaneurysmen
Milchejektion 640
Milchsäureacidose 710, 711, 743
Milchwert 740
Minderwuchs 1002
—, Deprivation 1003
—, dyscerebraler 1002
—, Dysmorphie-Syndrome 1005
—, endokriner 1007
—, Fanconi-Anämie 97
—, Hand-Schüller-Christiansche Krankheit 97
—, hypocalorischer 1002
—, hypophysärer 96
—, —, Therapie 100
—, hypothalamo-hypophysärer 96
— bei Hypothyreose 174
—, Laronscher 97
—, mikrocephaler 1002
—, primordialer 1005
—, psychosozialer 1002
Mineralocorticoide 1051
—, Antagonisten 305
—, Überproduktion 335, 343
—, —, 17-Hydroxylasemangel 343
—, —, Hypercorticosteronismus 343
—, Wirkung 303, 312
—, Wirkung
—, —, Glycyrrhetinsäure 305
Minipille 557
Mittelschmerz 574
Modulation 29
MODY (Maturity Onset Diabetes of Young People) 718, 719, 720, 722, 781
Mönckeberg (Mediacalcinose)
—, Risikofaktoren
—, —, Adipositas 765
—, —, Gicht 765
—, —, Hyperlipidämie 765
—, —, Hypertonie 765
Mongoloide Idiotie (Down-Syndrom oder Trisomie 21) 178, 632
Moniliasis 985
Monoaminooxydase (MAO) 426
Monojodotyrosyl 139, 141
Monojodtyrosin 142
Morbus Buerger 496
Morbus Paget 840
— bei Hyperparathyreoidismus 880
„Morning-after-Pill“ 561
Motilin 926
MRF, MSH-Releasing Factor 28
MSH s. auch Melanotropin
MSH (Melanocytenstimulierendes Hormon) 76, 984
α-MSH (Melanozytenstimulierendes Hormon) 28, 29, 970
β-MSH 970, 971
MSH-inhibiting Hormone (MIH oder MIF) 28, 76
MSH-produzierende Zellen 76
Mucoviscidose 473, 491
„Müllerian inhibiting hormone“ s. Anti-Müller-Hormon
Müllersche Kanäle 655, 656
Mumps
—, Testesschädigung 467
Muskelarbeit, Diabetes mellitus 715
Muskelatrophie bei Cushing-Syndrom 353
—, diabetische Neuropathie 770, 771
Muskellähmung, thyreotoxische periodische 188
Muskelschmerzen
— bei Morbus Addison 317
Myasthenia gravis 979, 985
—, Differentialdiagnose
—, —, Morbus Addison 331
— mit Hyperthyreose 188
— bei Hypothyreose 161
Myopathie, thyreotoxische 187
Myotonia atrophicans Steinert 103, 466, 472
Myxödem, circumscriptes, prätibiales
—, bei Basedow 189
Myxödem-Koma 164

N-Acetyl-Serotonin 68
N-Acetyl-Transferase 68
Nachblutungen 575
Nahrungsjod 140
Nandrolon-Decanoat 1051
Natriumausscheidung
—, „Third factor“ 304
Natriumbicarbonatlösung, physiologische
—, beim Coma diabeticum 710
Natriurese
—, Protaglandine 948, 952
Nebennieren
—, Lipoidhyperplasie, kongenitate 326
—, Markhormone 424
—, Szintigraphie und Gammagraphie 356
—, Venenthrombose 326
Nebennierenadenom 366
Nebennierenandrogene 312
Nebennierenapoplexie 324
Nebennierenatrophie, idiopathische primäre („Immunadrenalitis“) 316
Nebennierenfunktion
—, Beurteilung, indirekte 398
—, Beurteilung, indirekte
—, —, Gesamtkörperkalium und -natrium, Bestimmung 399
—, —, Schweiß, Natrium- und Kaliumausscheidung 398
—, —, Speicheltest 398

Nebennierenhypoplasie, kongenitale 328
—, primäre 328
—, sekundäre
—, —, bei Anencephalie 328
Nebenniereninsuffizienz s. auch M. Addison
—, akute s. Addison-Krise
—, — bei Neugeborenen 324
—, —, Waterhouse-Friderichsen-Syndrom 325
—, bei autoimmuner Polyendokrinopathie 986
—, chronische, primäre
—, —, Morbus Addison 315
—, bei Tuberkulose 316
Nebennierenmark 421 ff.
—, Beziehung mit der Schilddrüse 152
Nebennierenmarktumor, s. auch Phäochromocytom
—, Phlebographie 440
Nebennierenrinde 287
—, Adenom 345
—, Adenomatose, primäre (noduläre Dysplasie) 358
—, Adenome, bitalerale 347
—, bei Akromegalie 108
—, Beziehung mit der Schilddrüse 152
—, fetale 423
—, fetaler Cortex 287
—, Hormonsekretionssteuerung
—, —, Aldosteron 298
—, Hyperplasie 345, 346
—, —, knotige 347
—, Insuffizienz
—, —, kongenitale 326
—, —, sekundäre 1047
—, Rinden-Adenomatose, bilaterale 347
—, bei Schwangerschaft 615, 622
Nebennierenrindenatrophie
—, cytotoxische 985
—, primäre 985
Nebennierenrindencarcinome 345, 347, 366
Nebennierenrinden-Funktion
—, Untersuchungsmethoden 385
Nebennierenrinden-Hormone 290
—, Abbau und Ausscheidung 294
—, Aldosteron 290
—, Biochemie
—, —, Biosynthese 292, 293
—, Corticosteron 290
—, Cortisol 290
—, Desoxycorticosteron (DOC) 290, 332
—, 11-Desoxycortisol 290
—, 18-Hydroxycorticosteron 290
—, 17α-Hydroxypregnenolon 290
—, 17α-Hydroxyprogesteron 290
—, Normalwerte
—, —, Konzentration im peripheren Plasma 292
—, —, Sekretion pro 24 Std 292
—, Oestrogene 290
—, Testosteron 290
—, Transport
—, —, Albumin 293
—, —, Transcortin oder Corticosteroid-bindendes Globulin (CBG) 293
—, Wachstum 993
—, Wirkung 303, 312
Nebennierenrindensekretion
—, —, episodische 302
Nebennierenrindensystem, Reglerkreis, hypothalamohypophysärer 301
Nebennierenrindentumor
—, Carcinom 345
—, androgenproduzierender 381, 680
—, feminisierender
—, —, bei Männern 385
Nebenschilddrüsen s. auch Parathyreoidea 805 ff.
Necrobiosis lipoidica
—, bei Diabetes mellitus 773
Nekrospermie 493
Nelsontumor s. auch Hypophysentumor 361
Nephritis, interstitielle
—, chronische 331
Nephroblastom Wilms
—, Pseudohermaphroditismus masculinus 673
Nephrocalcinose
—, bei Hyperparathyreoidismus 875
Nephrolithiasis
—, bei Hyperparathyreoidismus 875
Nephropathie, diabetische 760
—, Azotämie 761
—, Basalmembranverdickung 716
—, Behandlung 762
—, Dialyse 762
—, Dialyse
—, —, Komplikationen 762
— s. auch Kimmelstiel-Wilson 762
—, Glomerulosklerose 761
—, Glomerulosklerose
—, —, diffuse 761
—, Glomerulosklerose
—, —, noduläre 761
—, Hypertonie 760, 761
—, neurogene Blase s. Neuropathie, diabetische
—, Nierentransplantation 763
—, Ödeme 761
—, Papillennekrose 761
—, Proteinurie 760
—, Proteinurie 760, 761, 762
—, Todesursache 760
Nerve growth factor 82, 429
Nervensystem, autonomes 27
Neuralleiste 286
Neuroarthropathie oder Osteoarthropathie von Charcot 772
Neuroblastom 433, 437
Neurofibromatose (Recklinghausen) 331, 432, 437, 1026
Neuroglia 37
Neurohormon 22, 28, 29
—, LHRH 22
—, Somatostatin 22
—, TRH 22
Neurohypophyse 24, 35, 71
—, Basophilen-Invasion 37
—, Infundibulum 35
—, Pars distalis (Infundibular-Fortsatz) 35
—, Pars proximalis 35
Neuropathie, diabetische 716
—, Amyotrophie 769
—, autonomes Nervensystem 769, 770
—, Behandlung 769
—, Diarrhoe 770
—, Differentialdiagnose 769
—, Ejaculation, retrograde 771
—, Erbrechen 770
—, Facialisparese 768
—, Harnretention 770
—, Hypoglykämie 770
—, Hypotonie, orthostatische 770
—, Impotenz 770
—, Klinik 769
—, Komplikationen 769
—, Lokalisation 769
—, Mikroangiopathie
—, —, Vasa nervorum 768
—, Mononeuropathie 769, 770
—, Muskelatrophie
—, —, distale 770, 771
—, —, proximale 770, 771
—, neurogene Blase 761, 769
—, Oberflächensensibilität
—, —, Verlust 768
—, Pathogenese 768
—, Polyneuritis 769, 770
—, Prognose 769
—, radiculäres Schmerzsyndrom 768, 769, 770
—, Schielen, Doppelsehen 770
—, Schwindel 770
—, sexuelle Probleme
—, —, Frigidität 770
—, —, Impotenz 770
—, Verletzungen, unbemerkte 770
neuropathischer Fuß
— bei Diabetes mellitus 772
neuropathische Ulcera
—, Behandlung 772
Neuropharmaka, tricyclische 26
Neurophysin 38, 41, 970
Neurophysin I und II 39, 41
Neurosekret 25
Neurosekretion 27
„neurosekretorische Substanz" 40, 41
Neurotensin 28, 29, 926
Netzhautablösung, Diabeteskomplikation 758
Neugeborenen, Tod bei diabetischer Mutter 778
Nezeloff-Syndrom 979
Nicht-B-Inselzelladenome 924
Nicotin 26, 81, 426, 427
Nicotin-Test, Diabetes insipidus 54, 67
Nieren
—, juxtaglomerulärer Apparat
—, —, Renin 931
Nierenarteriosklerose
—, afferente und efferente Arteriolen 761
Niereninsuffizienz
—, Biguanide 743
— bei Diabetes mellitus 757
—, Sulfonylharnstoffe 744
Nierenschwelle für Glucose 725
Nierentransplantation
—, Zeitpunkt 763
Nierentumoren, Erythropoietin 934
Noonan-Syndrom s. auch Pseudo-Turner-Syndrom 667
Noradrenalin 22, 26, 68, 424, 425, 427, 440, 701, 713
—, permissive Wirkung 309
Norethisteron 545, 555
Norgestrel 545, 555
Normetanephrin 426, 440
19-Nortestosteron 555
NSILA („nonsuppressible insulin-like activity") 82, 83, 702, 789
Nucleus arcuatus 548
— hypothalamicus
— — dorsomedialis 78
— — ventromedialis 78
— paraventricularis 40, 548
— supraopticus 40, 548
— tuberis infundibularis 78
— ventromedialis 548

Nykturie
—, bei Morbus Addison 318

Oberflächensensibilitätsverlust
—, diabetische Neuropathie 768
Obesitas s. auch Adipositas 714
—, Diabetes mellitus 715
Obstwert 740
Octopamin 427
Oedem
—, angioneurotisches
—, —, hereditäres 1051
—, idiopathisches 430
—, —, bei Aldosteronismus, sekundärem 341
Oestradiol 293, 455, 543, 596
—, Bestimmung 596
—, bei Lebercirrhose 478
—, Normalwerte 596
—, Placentarproduktion 616
—, Pubertät 1013
Oestradiolbenzoat 544
Oestradiolundecylenat 544
Oestriol 534
Oestriolbildung
—, Schwangerschaft 616
Oestriolsuccinat 565
Oestrogen-Antagonisten
—, Oestrogenrezeptoren 1041
—, Tamoxifen 1041
Oestrogene 290
—, Ausscheidung während der Schwangerschaft 618
—, Bestimmung
—, —, während der Schwangerschaft 646
—, Bestimmungsmethoden 546
—, —, Allen-Doisy-Test 546
—, —, Aufbaudosis 546
—, biologische Wirkung 535
—, Biosynthese 531, 617
—, Chemie 529
—, diabetogene Wirkung 721
—, Geburt 637
—, bei Mamma-Carcinom 1040
—, beim Manne 455
—, Metabolismus während der Schwangerschaft 618
—, postpartal 638
—, Produktion
—, —, Schwangerschaft 622
—, Produktionsrate 532
—, bei Prostata-Carcinom 1042
—, Schilddrüsenstoffwechselstörungen 154
—, Sekretion
—, —, Schwangerschaft 622
—, Sekretionsrate 532
—, Stoffwechsel 536
—, Stoffwechsel, Ausscheidung, Konjugation 534
—, Wachstum 995
—, konjugierte 565, 572
—, synthetische 544
—, —, Äthinyloestradiol 544
Oestrogenpotenz 558
Oestrogentest 598
Oestrogentherapie 477
Oestron 293, 455, 456, 534
—, Placentarproduktion 616
—, Pubertät 1013
Olfactogenitales Syndrom s. Kallmannsyndrom 475
olfactoria, Area 37
Oligomenorrhoe 573
Oligophrenie
— bei mehrfachen Chromatinkörperchen 472
Oligospermie 487
Oligoteratospermie 489
Oocyten, primäre, s. Ovar, Embryologie
Oogonien s. Ovar, Embryologie
Oophorarche 561
Ophthalmopathie, endokrine 200
—, Ätiologie 201
—, Exophthalmus 201
—, v. Graefesches Zeichen 201
—, Moebiusssches Zeichen 201
—, Nomenklatur 202
—, operative Dekompression 205
—, Therapie 204
Opiatreceptoren 29
Opticusatrophie
—, bei Hypophysentumor 118
Orchidektomie
—, bei Prostata-Carcinom 1042
Orchidometer 1012
Orchidopexie s. Testis, Retentio
Orchioblastom 503
Orchitis 489
—, granulomatöse 468
Ornithin-8-Vasopressin 40
Orthostaseversuch
—, bei M. Addison 320
Oscillographie
—, bei diabetischer arterieller Insuffizienz 767
Osmol 44
Osmolalität 44
Osmolare Clearance
— bei Freiwasser-Clearance 57
Osmolarität 44
Osmoreceptoren 41, 42, 49, 50
Osmoregulatorenzentrum 26
Os sphenoidale 72
Osteoarthropathie 772, 972
Osteoarthropathie bei ektopischer Gonadotropinbildung 503
Osteoarthropathie hypertrophiante pneumique bei Akromegalie 114
Osteochondrose
— bei Androgenausfall 463
Osteodystrophia fibrosa disseminata
—, Jaffé-Lichtenstein 1025
—, Pubertas praecox 1025
Osteogenesis imperfecta 827
Osteoklasten 139
—, Tätigkeit
—, —, Prostaglandin 948
Osteomalacie 823
Osteopetrosis 827
Osteoporose bei Akromegalie 108
— bei Androgenausfall 463
— bei Cushing-Syndrom 353
— bei Hyperparathyreoidismus 880
—, iatrogene 1046
— bei Klinefelter-Syndrom 471
— bei Turner-Syndrom 665, 666
Ostitis deformans (Morbus Paget) 114, 840, 880, 1046
Ostitis fibrosa cystica generalisata, sekundärem, bei Hyperparathyreoidismus (Recklinghausen) 880
Ovar 525
—, Anatomie 525
—, bei adrenogenitalem Syndrom 366
—, Beziehung zur Schilddrüse 152
—, Corpus luteum graviditatis 614, 615
—, Embryologie 527
—, —, Oocyten 527
—, —, Oogonien 527
—, —, Rete ovarii 448
—, polycystisches 575
—, Primärfollikel 528
—, Schwangerschaft 614, 625
—, Sekundärfollikel 528
—, Tertiärfollikel 529
—, akzessorisches 526
Ovarektomie
—, bei Mamma-Carcinom 1038
—, prophylaktische
—, —, bei Mammacarcinom 1039
Ovarialhypoplasie 526
Ovarialteratom
—, Schilddrüsengewebe, ektopisches 168
„Ovarsuppression-Syndrom" 561, 569
Overzier-Syndrom 567
Ovestin 565, 572
Oviduct-Persistenz 673
Ovotestes
— bei Hermaphroditimus 671
Ovulation 529, 554
—, Basaltemperatur 554
—, Endometriumbiopsie 554
—, Prostaglandin 951
—, Timing 554
Ovulationsblutungen 574
Ovulationshemmer s. auch Antikonzeption s. auch Kontrazeption 557
—, Depotpräparate 557
—, Kombinationspräparate 557
—, Kontraindikationen 560
—, Nebenwirkungen 560
—, Pearl-Index 560
—, Sequentialpräparate 557
—, Sicherheit 560
—, Thromboembolien 560
—, Wirkungsmechanismus 557
Ovulationshemmung 555
Ovulationsinduktion 554
Oxytocin 38, 40, 41, 43, 619, 637, 970
—, Lactation 640
—, Neurophysin I 39, 41

Pachydermoperiostosis 114
Paget, Morbus s. auch Ostits deformans 114, 840, 880, 1046
Panarteriitis nodosa
—, Therapie 1045
Panhypopituitarismus s. auch Hypophyseninsuffizienz 88
—, Fastenhypoglykämien 787, 788
Pankreas 689ff.
—, Durchblutung 691
—, Embryologie
—, —, Neuralleiste 691
—, Hämachromatose
—, —, Diabetes mellitus 784
—, Innervation
—, —, neuro-insularer Komplex 691
—, —, N. splanchnici 691
—, —, N. vagus 691
—, Inselhyperplasie 791
—, Inselsystem 690
—, Nicht-B-Inselzelltumoren 925
—, —, Zollinger-Ellison-Syndrom 921
—, Nicht-B-Zell-Adenome 983
—, Nicht-B-Zell-Carcinome 983
Pankreasanlage 690
Pankreasfibrose
—, cystische 467
Pankreasinseln
—, A-Zelle

Pankreasinseln, A-Zelle, Glucagon 793
—, B-Zelle 691
—, D-Zelle 692
—, D_1-Zelle 695
—, EC-Zelle 693
—, F-Zelle 693, 695
—, P-Zelle 693
—, VIP-Zelle 693
Pankreasinselzelltumor, B-Inselzelladenom oder -carcinom 787, 790, 983
—, —, Häufigkeit 791
—, —, Hypoglykämie
—, —, —, Pathophysiologie 791
—, —, Therapie 792
—, maligne 791
Pankreatektomie
—, Diabetes mellitus 783
pankreatisches Polypeptid 925, 927
Pankreatitis
—, Diabetes mellitus 784
—, bei Hyperparathyreoidismus 876
pankreatogene Cholera 924, 983
Pankreozymin 701, 925
Paradontose bei Diabetes mellitus 775
parafollikuläre Zellen s. auch C-Zellen 139, 838
Paragangliom 433
Paraganglion jugulo-tympanicum s. auch Glomustumor 441
Paramethason 1048
paraneoplastisches Cushing-Syndrom 357
paraneoplastische Syndrome 970
Parathormon 139, 805ff., 827
—, Angriffspunkte
—, —, Darm 835
—, —, Knochen 831
—, —, Nieren 834
—, ektopisches 972
—, Konzentration
—, —, im Plasma 829, 894
—, —, im Serum 829, 894
—, Regulation der Sekretion 828
—, Struktur 828
—, Vitamin D 833
—, Wirkungsweise 835
Parathormon-ähnliche Polypeptide 970
Parathyreoidea s. auch Nebenschilddrüsen 139, 805ff.
—, Adenom 865, 983
—, Adenomatose, endokrine 982
—, Anatomie 827
—, Carcinom 867
—, Histologie 827
—, Hyperplasie 884
—, —, primäre
—, —, wasserhelle Zellen 867
—, Laboratoriumsuntersuchungen 889
—, chronische Insuffizienz
—, —, Therapie 862, 864
—, Testesschädigung 467
Pearl-Index 560
Pellagra 331
Pendel- oder Wanderhoden s. Hoden
Pendred-Syndrom 169
Penisgröße 1012
Peptidhormone 2, 9
Perchlorat (ClO_4^-) 141, 196
Perchlorat-Entleerungstest 240
Pergonal 587
Perniciosa 985
Peroxydase 141
Pertubation 583
Perversion 496
Petechien s. Cushing-Syndrom
Pfortadersystem
—, adenohypophysäres 76, 78
phäochrome Reaktion 424
Phäochromoblasten 287
Phäochromoblastom 434
Phäochromocytom 432ff., 784, 984
—, Abklärung
—, —, Phlebographie 440
—, Adenomatose, endokrine 982
—, bilateral
—, —, Sippel-Syndrom 984
—, Cold Pressure Test 438
— bei Diabetes mellitus 714, 784
—, familiäres 437
—, Glucagon-Test 439
—, Glucosetoleranztest 729
—, malignes 437
— bei medullärem Carcinom der Schilddrüse 231
—, Provokations-Teste 438, 439
—, Histamin-Test 439
—, Regitin-(Phentolamin-)Test 439
Phenobarbital
—, Schilddrüsen-Stoffwechselstörungen 155
Phenothiazine 26, 81, 425, 430
Phenoxybenzamin (Dibenylin) 429, 441
Phentolamin 429
Phentolamin-Test 439
2-Phenylalanin-8-Lysin-Vasopressin 40
Phenyläthanolamin-N-Methyltransferase 425
Phenylbutazon
—, Schilddrüsen-Stoffwechselstörungen 155
Phenylephrin 427
Phosphat, anorganisches
—, —, im Serum 893
—, Ausscheidung 812
—, —, im Urin 893
—, Bilanz 812
—, Diabetes 824
—, bei Ketoacidose 708
—, Knochen 845
—, Löslichkeit 846
—, Stoffwechsel 811
—, —, Regulation 827
—, Verteilung 811
—, Zufuhr 812
Phosphatase 459
—, alkalische, im Serum 896
Phosphodiesterase 13
Phosphorylase 697, 704
Phosphorylase-Kinase 697
PIF Prolactin-Inhibiting-Factor 28, 30, 74, 80
Pigmentation 318, 331
Pigmentierung, Albright-Syndrom 1025
PIH (Prolectin Inhibiting Hormon s. PIF)
Pinealom 70
—, ektopisches 53
Pinealorgan (Epiphyse) 76
—, circumventriculäre Organe 68
Piribedil 81
Pituicyten 35, 37, 38
Placenta 612
—, Cytotrophoblast 612
—, Hormonproduktion 619
—, —, Choriongonadotropin (HCG) 615
—, —, HCT (Human Chorionic Thyrotropin) s. auch Thyrotropin 615, 622
—, —, Lactogen, placentares (HPL oder HCS)
Placenta 615
—, 16α-Hydroxylase 616
—, Primordialzotten 612
—, Syncytiotrophoblast 612
Plasma-Renin-Aktivität 948
—, Bestimmung 386
Plasmazucker s. Glucosebestimmung im Plasma
Plethora s. Cushing-Syndrom
Plexus pampini-formis 449
pluriglanduläre Insuffizienz 985
pluriglanduläre Syndrome 982
PMS (pregnant mare serum) 480
Poikiloderma congenitale 467
Polyadenomatose
—, endokrine 982
Polyalkohole 711
Polycythämie
—, bei Cushing-Syndrom 356
Polydipsie
—, Diabetes insipidus 49
—, —, mellitus 723
— bei Hyperparathyreoidismus 878
— bei Hypothalamusläsion 31
—, primäre 52
Polyendokrinopathie
—, autoimmune 985
Polymenorrhoe 573
Polyneuritis
—, Diabetes mellitus 769, 770
Polyostotische fibröse Dysplasie (Jaffé-Lichtenstein) 331, 880
—, Albright-Syndrom 1025
Polyurie
—, Diabetes insipidus 49
—, —, mellitus 723
—, bei Hyperparathyreoidismus 878
Positonshypotonie
—, idiopathische 431
Postmenopause 563
„Post-pill-Amenorrhoe" oder „Oversuppression-Syndrom" 561, 569
Präcoma diabeticum 709
Prader-Labhart-Willi-Syndrom s. auch Diabetes myatonischer, Mehlsackzwerge 32, 475, 785
Prädiabetes 721
Prämenstruelles Syndrom 579
Präpubertätsadipositas 1019
Prednisolon 311, 1048
Prednisolon-Hemisuccinat 1049
Prednisolonphthalat 1049
Prednison 311, 1044, 1048
Pregnandiol 535, 624
—, Bestimmung 597
—, — während der Schwangerschaft 646
—, Normalwerte 597
—, Pubertät 1014
Pregnantriol 531
Pregnenolon 293, 531
— -sulfat 292
Pregnosticon-Test
—, Hämagglutinationshemmtest 643
Pregnyl 586
Premarin 565, 572
PRF, Prolactin-Releasing-Factor 28
Primärfollikel 528
Primogonyl 586
Primolut 545
Primordialfollikel 528
Progerie 1005

Progesteron 293, 1050, 1051
—, Ausscheidung 619
—, Bestimmung 597
—, — während der Schwangerschaft 646
—, Biosynthese 530, 618
—, Geburt 637
—, Metabolismus während der Schwangerschaft 619
—, Normalwerte 597
—, postpartal 638
—, Produktion während der Schwangerschaft 623
—, Produktionsrate 532
—, Sekretion während der Schwangerschaft 623
—, Stoffwechsel, Ausscheidung 534
— bei Uterus-Corpus-Carcinom 1043
—, bei Akromegalie 110
Progynova 565
Proinsulin 700
—, C-Kette 70
Prolactin (LTH, mammotropes oder lactogenes Hormon) 26, 28, 74, 79, 551, 970
—, Ausfall, isolierter 96
—, Bestimmung 597
—, Lactation 639
—, Normalwerte 597
—, bei Schwangerschaft 619, 646
Prolactinhemmer
—, Bromoergocryptin 640
Prolactin inhibiting hormone s. PIF und PIH
Prolactinom 105, 117
—, Hirsutismus 105
Prolactin-Sekretion
—, L-Dopa 81
Prolactin-Überproduktion 488, 496
—, Hypogonadismus 478
—, Libido 478
— beim Manne 106
— —, Impotenz 106
— —, Sterilität 106
Proliferationsphase 540
Propranolol (Inderal) 441, 701
Propylthiouracil 192
Prostaglandin 151, 299, 948, 952, 970, 984–985
—, Abbau und Inaktivierung 946
—, Anlage
—, —, Therapie 958
—, Asthma
—, —, aspirinempfindliche Form 954
—, —, Bronchoconstriction 54
—, Biosynthese
—, —, Arachidonsäure 944
—, —, Stimulatoren 944
—, Dysmenorrhoe 952
—, Entzündung 953
—, Fettsäure, essentielle, Mangel 958
—, Gastro-Intestinale Erkrankungen 958
—, Hypertonie 953
—, Kaliurese 948, 952
—, Kardiovaskuläre Erkrankungen 955
—, Knochenresorption 948
—, Luteolyse 948, 952
—, Magen-Darm-Trakt 953
—, männliche Fertilität
—, —, Samenflüssigkeit 951
—, —, Sterilität, idiopathische 51
—, Natriurese 948, 952
—, Nomenklatur 943
—, Osteoklastentätigkeit 948
—, Ovulation 951
—, PGA 953
—, Renin-Sekretion 952
—, Schwangerschaft und Weheneinleitung 952
—, Synthetase 944
—, —, Mangel 954
—, —, Mangel
—, —, —, Thrombocytenfunktion 955
—, therapeutische Anwendung 958
—, —, Ductus arteriosus 959
—, —, Durchblutungsstörungen 959
—, —, Magensaftsekretion
—, —, Schwangerschaftsabbruch 958
—, Vorstufe
—, —, Arachidonsäure 944
—, —, endokrines System 948
—, —, Corpus luteum, Regression 948, 952
—, —, —, Gonadotropinfreisetzung 948, 951
—, —, —, Insulinsekretion 948, 953
—, —, —, LHRH 948
—, —, —, Progesteronsekretion 948
—, —, —, Steroidproduktion 948
—, —, —, Thyroxinsekretion 948
—, — auf die glatte Muskulatur 947
—, —, —, Gefäß- und Kreislaufsystem 947
—, — —, Respirationstrakt 947
—, — —, Uterus 947
—, — —, Verdauungstrakt 947
—, —, Knochenresorption 948, 953
—, —, Lipolyse 948, 953
—, Magen-, Pankreas- und Dünndarmsekretion 948
—, —, Nervensystem
—, —, —, Noradrenalinfreisetzung 948
—, —, Nierendurchblutung 948, 952
—, —, Osteoclastentätigkeit 948
—, —, renale Effekte 948
—, —, Thrombocyten 949
—, — in vitro 946
—, — in vivo 947
—, Wirkungsmechanismus
—, —, Adenylcyclaseaktivität 950
—, —, PGA 949
—, Zellwachstum 953
—, zentrales und peripheres Nervensystem 953
— -Analoge 950
— E 460
— F 460
Prostaglandin-Thromboxan-System 943, 950
—, Inhibition
—, — nicht-steroidartige, entzündungshemmende Pharmaka 950, 952, 954
—, Kreislaufsystem
—, —, Blutfluß, Autoregulation 951
—, —, Blutfluß, lokaler 950
—, —, Ductus arteriosus 951
—, —, utero-placentale Durchblutung 951
—, —, Vasoconstriction 951
—, —, Vasodilatation 950
—, —, Prostaglandinanaloge 950
—, Thrombocyten 951
Prostata 460
Prostata-Carcinom 1046
—, Behandlungsplan 1043
—, Cyproterontherapie 1042
—, endokrine Therapie 1042
—, Oestrogentherapie 1042
—, Orchidektomie 1042
Prostata-Hypertrophie
—, endokrine Therapie 1043
Proteinbiosynthese 14
Pruritus
—, diabetische Hautveränderung 773
„Pseudodiabetes insipidus" Desoxycorticosteron 47
„Pseudoeunuchismus" 480
Pseudogynäkomastie 497
Pseudohermaphroditismus 473
— femininus 679
— — bei 21-Hydroxylasemangel ohne Salzverlust 369
— —, Virilisierung
— —, —, transplacentare 680
—, männlicher
—, —, Typus 2 675
— masculinus 672
— —, 3β-Dehydrogenasedefekt 674
— —, 17,20-Desmolase-Defekt 675
— —, „hairless women with testes" 675
— —, 17-Hydroxylasedefekt 675
— —, Leydig-Zellen-Agenesie 673
— —, LH-Mangel
— —, —, pränataler 673
— —, Lipoidhyperplasie der Nebenniereren 674
— —, Nephroblastom Wilms 673
— —, Oviduct-Persistenz 673
— —, —, Kryptorchismus 674
— —, —, Leistenhernie 674
— —, 17-Reduktase-Defekt 675
— —, testiculäre Feminisierung 675
— —, Testosteron
— —, —, Stoffwechselstörungen 675
— —, unvollständiger, familiärer, Reifensteinsyndrom 678
— —, uterine Herniasyndrome 673
Pseudohypoparathyreoidismus 851
—, cyclisches AMP 853
—, Diagnostik 899
Pseudopseudohypoparathyreoidismus 852
Pseudopubertas praecox 502, 590, 1021
— bei exogenen Ursachen 1028
— bei exogenen Ursachen
— — —, anabole Steroide 1028
— bei 21-Hydroxylasemangel 370
— bei Leydigzelladenom 1028
— bei Nebennierenrinden-Störungen 1026
— bei Ovarialtumoren
— — —, Granulosazelltumor 1026
— bei Ovarialtumoren und -cysten 1026
— bei Testestumoren 1028
Pseudotumor cerebri
— bei Syndrom der leeren Sella 102
Pseudo-Turner-Syndrom s. Noonan-Syndrom 667
psychische Störungen
—, exogener Reaktionstyp, akuter s. auch Cushing-Syndrom
—, exogener Reaktionstyp, akuter 31
Psychosexualität 682
—, bei Androgenausfall 464
psychosexuelle Variationen
—, „Männlichkeit" 1018
—, „Weiblichkeit" 1018
Psychosyndrom
—, amnestisches
—, —, Morbus Addison 318

Psychosyndrom, endokrines s. Cushing-Syndrom 349, 877, 878
—, —, bei Androgenausfall 464
—, —, bei Klinefelter-Syndrom 471
Pterygium colli 663
Pterygium-Syndrom 667
Pubarche 1010, 1011
—, prämature 1016
Pubertas praecox 69, 480, 972, 1021
—, Albright-Syndrom 1025
—, cerebrale oder neurogene 1024
—, echte 1021
—, bei fibröser Knochen-Dysplasie 1025
—, Follikelcysten 1028
— bei gonadotropin-produzierenden Tumoren 1026
—, bei Hepatomen 503
—, bei hormonaler Überlappung 1026
—, hypothalamische 1021
— —, Hypothalamus, Läsion 31
— bei Hypothyreose 1026
—, idiopathische 1023
— bei malignen Hepatomen 1026
—, McCune-Albright-Syndrom 1025
— bei organischen Hirnstörungen 1024
— bei organischen Hirnstörungen
— —, Hamartome des Tuber cinereum 1024
— pineale 1024
—, Therapie 1030
Pubertas tarda 69, 567, 1030, 552, 561, 1009
—, Acne 1011, 1014
—, Brustentwicklung 1010
—, Hypothalamus 1014
—, Magersucht 1021
—, Pubesbehaarung 1010
—, Striae distensae 1012
Pubertätsdipositas 1019
Pubertätsakromegaloid 1011
Pubertätsbeginn
—, Körpergewicht 1015
Pubertätsentwicklung
— beim Knaben 1010
— beim Mädchen 1010
—, normale
—, —, Varianten 1015
Pubertätsgynäkomastie 497, 1011, 1014, 1017
Pubertätswachstumsprognose 1000
Pubertätswachstumsschub 995, 1011, 1014
Pubes- und Axillarbehaarung
— bei Androgenausfall 462
Pudenz-Heyer-Liquor-Drainage 120
Pyelonephritis
— bei Diabetes mellitus 761
Pyknoseindex 537
pyramidalis, Processus s. Thyreoidea, Embryologie
Pyrogen- und Insulin-Stimulationstests s. Insulin- und Pyrogenstimulationstests 395

Quincke-Ödem 929

Rachendach-Hypophyse 72
Rachenmembran 71
Rachitis
—, Vitamin-D-resistente 824
Radiojodaufnahme 237
—, Normalwert 237
Radiojodtherapie
— bei Morbus Basedow 197
—, Nebenwirkungen
—, —, Hypothyreose 199
Rathkesche Cysten 77
Rathkesche Tasche 71
Receptor, cytoplasmatischer 15
α-Receptoren 429
—, Insulinsekretion 701
β-Receptoren 429
β-Receptorenblocker
— bei Hyperthyreose 200
—, diabetogene Wirkung 721, 742
Receptorgehalt 9
5α-Reduktase
—, Defekt
—, — bei Hypospodie 679
—, Mangel
—, —, Testosteron
—, —, —, Stoffwechselstörungen 675
17-Reduktase-Defekt
— bei Pseudohermaphroditismus masculinus 675
Regitin 441, 701
Regitin-(Phentolamin-)Test
—, Phäochromacytom
—, —, Diagnose 439
Regulationssysteme 17
Reifenstein-Syndrom 678
Reinkesche Kristalle 450
Relaxin
—, Placentapolypeptid 622
Releasing hormone 26, 548
Renin 970, 972
—, Addison, Morbus 322
—, Antikörper 929
—, Herkunft 931
—, juxtaglomerulärer Apparat 931
—, „Low-renin-hypertension“ (Hypermineralocorticoidismus) 344
—, Macula densa 931
—, Plasma-Renin-Aktivität s. Aldosteronismus — Laboratoriumsbefunde
—, Plasma-Renin-Aktivität
—, —, Normalwerte 386
Renin-Angiotensin 929
—, Bestimmung
—, —, Plasma-Renin-Aktivität 386
—, Biochemie 929
—, Physiologie 931
Renin-Angiotensin-System 298
Renin-Produktion
—, Baroreceptoren-Theorie 931
—, humorale Regulation 931
—, Macula densa-Theorie 931
—, Regulation 931
Renin-Sekretion
—, Prostaglandin 952
—, Regulation 931
—, Variationen 932
Renin-Substrat (Angiotensinogen) 929
Reserpin 26, 81, 426, 427
—, Gynäkomastie 497
Resin-T_3-Aufnahmetest 236
Rete ovarii 448
Retina s. auch Netzhaut
—, Blutung
—, —, Diabeteskomplikationen 759
—, Mikroaneurysmen
—, —, Diabetes mellitus 757, 758
Retinopathie, diabetische 716, 723, 758, 760
—, chirurgische Behandlung
—, —, Laser-Lampe 759
—, —, —, Fluorescenz-Angiographie 759
—, —, Photokoagulation 759, 760
—, —, Xenon-Lampe 759
—, Hypophysektomie 760
—, präventive Maßnahme 759
—, proliferative Form 758, 760
—, verkalkte Arterien 760
Retroid 572, 580
Retropneumoperitoneum
—, Nebennierenvergrößerung 356
„reverse T_3“ 146
Rhesus-Inkompatibilität 631
Rhinorrhoe
— beim Syndrom der leeren Sella 102
Riesenwuchs 32, 106, 1002, 1008
Riley-Day-Syndrom 431
Ring-Chromosom (XXr) 661
Rippenbiopsie 123
Rothmund-Thomson-Syndrom 467
Rückenmarksverletzungen
—, Keimzellschädigung 468

Salbengesicht
— bei Akromegalie 110
Salt-losing-Nephritis 331
Salzverlust, fehlender
—, bei 21-Hydroxylasemangel 368
Salzverlust-Syndrom
—, Differentialdiagnose 377
— bei 21-Hydroxylase-Defekt 374
— -Symptome 374
— -Therapie 380
Samenstrang 449
Sanarelli-Schwartzmann-Phänomen 325
Saralasin
—, Angiotensin-Inhibitor 930
Sättigungszentrum 26
Satyrismus 496
Scheidenepithel s. Vagina, Epithelaufbau
Scheuermannsche Krankheit
— bei Androgenausfall 463
Schielen
—, diabetische Neuropathie 770
Schilddrüse
—, Adenom, autonomes solitäres und multilokuläres 209
—, —, Behandlung 212
—, bei Akromegalie 108
—, Amyloidstruma 232
—, Autoregulation 151
—, Biopsie 241
—, endokrinen Organen, Beziehung zu anderen 152
—, Hormonsekretion, Hormonsekretionsraten 144
—, Isthmus 136
—, Kropfgrößeneinteilung 216
—, Metastasen 232
—, Neugeborenenkröpfe 215
—, Seitenlappen 136
—, Szintigramm 238
—, Ultraschalltomographie 238
Schilddrüsenantikörper 241, 295
Schilddrüsenaplasie 167
Schilddrüsencarcinom
— bei Hyperthyreose 228
— bei Kropfendemie 228
—, medulläres 437, 840
—, —, Adenomatose, endokrine 982
—, —, Kombination mit Phäochromocytom 231, 437, 984
— und Phäochromocytome
— —, Sippel-Syndrom 984
—, solitärer kalter Knoten 228
—, Zungengrundschilddrüsen 167

Schilddrüsenfunktion
– im Alter 152
– bei chronischer Nierenerkrankung 154
– beim Fetus 152
– bei Lebererkrankungen 154
– bei Mangelernährung, Fasten, Anorexia nervosa und bei Übergewicht 154
– beim Neugeborenen 152
– in der Schwangerschaft 152
Schilddrüsenfunktionsteste 233
–, Resin-T_3-Aufnahmetest 236
–, Serumthyroxin (T_4) 234
Schilddrüsengewebe, ektopisches
–, Ovarialteratom 168
Schilddrüsenhormon 9
–, Abbau, peripherer 145
–, Endorganresistenz auf 172
–, Hormonreceptoren 146
–, Reserve, verminderte 166
–, Wachstum 993
–, Wirkung auf das Herz 148
–, Wirkungsmechanismus 146
–, Zellatmung 147
Schilddrüsenhormonbiosynthese
–, genetische Defekte 169
–, –, Jodtransport, fehlender aktiver 169
–, –, Jodierung, defekte 169
–, –, Jodtyrosindejodierung, defekte 170
–, –, Jodtyrosin-Kupplung, Defekt 170
Schilddrüsenhypoplasie 167
Schilddrüsen stimulierendes Immunglobulin (LATS, TSI) 181
Schilddrüsentumoren 226
–, „aberrierende Struma“ 230
–, Behandlung 232
–, Carcinom
–, –, follikuläres 229
–, –, medulläres 230
–, –, – mit Phäochromocytom 231, 437, 984
–, –, papilläres 229
–, gutartige 227
–, –, follikuläres Adenom 227
–, Hämangioendotheliom 231
–, Hürthle-Zelltumoren 232
–, Klassifikation 226, 227
–, maligne 227
Schilddrüsenunterfunktion s. auch Hypothyreose
– bei Klinefelter-Syndrom 471
Schlaf, paradoxer 82
Schmidtsches Syndrom 985
–, Differentialdiagnose
–, –, Hypophyseninsuffizienz 95
Schock
–, Endotoxin 929
–, hypovolämischer
–, Biguanide 743
–, kardiogener
–, Biguanide 743
Schwangerschaft 612
–, Diabetescharakteristika 778
–, –, Insulinbedarf 778
– bei Diabetes mellitus 776
–, –, Säuglingssterblichkeit 780
–, –, Totgeburten 780
–, Diabetes-Stadien-Einteilung
–, –, Fetusprognose 778
–, Einfluß auf diabetische Komplikationen 778
–, Glucosetoleranztest 729
–, Übertragung 631
–, Verlauf
–, – nach Diabetes-Stadium 778
Schwangerschaftskontraindikation
– bei Diabetikerin 778
Schwangerschafts-Luteom
–, Virilisierung 680
Schwangerschaftsreaktionen 642
–, Aschheim-Zondek-Reaktion 642
–, biologische 642
–, Galli-Mainini-Reaktion 642
–, immunologische 643
–, –, Latexagglutinationshemmtest 643
–, –, Pregnosticontest 643
–, radioimmunologische Bestimmung 645
Schwangerschafts-Zellen
– in der Hypophyse 74
Schwartz-Bartter-Syndrom, („Inapropriate secretion of antidiuretic hormone“) 58
Schweißdrüsen, apokrine 458
Schwerhörigkeit bei Kretinismus 218
Schwindel bei diabetischer Neuropathie 770
Seborrhoe bei Hirsutismus 384
– bei Prolactinom 105
Sekretin 701, 925, 970
Sekretin-Infusionstest 923
Sekretionsphase (Lutealphase) 540
Sekundärfollikel 528
Sella, Syndrom der leeren („empty sella syndrome“) 102
–, Pseudotumor cerebri 102
–, Rhinorrhoe 102
–, Visusstörungen 102
Sella turcica 72, 356
–, Diaphragma 72
–, Dysplasie 103
Seminom 500, 503, 669
Serotonin (5-Hydroxytryptamin, Enteramin) 22, 26, 68, 80, 299, 934, 936, 941, 970, 985
Sertoli-cells-only-syndrome 468, 489
Sertoli-Stützzellen 448, 456
Sertoli-Zelltumoren (Androblastome) 501
Sexchromatin s. auch X-Chromatin 469, 658
–, in der Haarwurzel 472
–, Mundschleimhautabstrich 472
Sexoneutrales Stadium 448
Sexovid 585
Sexualhormone, Knochenstoffwechsel 826
Sheehan-Syndrom 89, 570, 642
Sims-Huhner-Test 583
Sinus cavernosus 36, 79
Sippel-Syndrom 437, 984
Skelet s. auch Knochen 845
Skeletveränderungen bei Hypothyreose 175
Sklerose, tuberöse 432
Skopze, Kastration 461
Slow-meiosis-Syndrome 489
Somatomedin 83, 86, 702
–, Wachstumsfaktoren 992
Somatostatin 22, 28, 74, 692, 927
Somatostatinom
–, Diabetes mellitus 785
Somatotrophe Zellen s. Adenohypophyse
Somatotropin s. auch Wuchshormon, Wachstumshormon 81, 970
–, Lactation 639
Somogyi-Effekt
–, Komplikationen bei Insulinbehandlung 750
Sorbit 711, 716
Sorbit-Dehydrogenase 716
Sotos-Syndrom 1008
Spätgestose
–, EPH-Syndrom 630
Sperma 460
–, Untersuchung 504
Spermaagglutination 490
Spermaflüssigkeit 460, 492
–, Cowpersche Drüsen 460
–, Fructose 460
–, Littrésche Drüsen 460
–, Prostaglandine E und F 460
–, Prostata 460
–, Zink 460
Spermaproduktion 460
Spermatiden 460
Spermatocyten 450
Spermatogenese 451
„Spermatogenic arrest“ 494
Spermatogonien 450
Spermatozoen 460, 487
–, Dekapazitation 490
–, Kapazitation 490
–, Motilität 488
–, Nucleinsäure-Mangel 490
–, Syndrom der unbeweglichen Cilien 490
Spermien, Hyaluronidase 460, 461
Spermin 460
Spermiogramm 583
Spermiohistogenese 451
Spermium
–, Acrosom 451
Spezifizität, Hormonwirkung 16
sphenoidale, Os 72
Spinnbarkeit 594
Spironolacton 305, 489, 1051
Splanchnomegalie
– bei Akromegalie 108, 111
Sprue 473
–, Differentialdiagnose
–, –, Hypophyseninsuffizienz 95
Stammfettsucht. Cushing-Syndrom
Steatorrhoe 985
Steiner's multiple endokrine Neoplasie Typ II 984
Steinert, Myotonia atrophicans oder dystrophica 466, 472
Stein-Leventhal-Syndrom 575
–, Hirsutismus 575
–, Keilresektion 578
Sterilität 580
–, Abklärung 582
–, bei AB0-Blutgruppeninkompatibilität 489
–, Behandlung 584
–, biologische 489
–, idiopathische
–, –, beim Manne 951
–, –, Prostaglandin 951
–, induzierte
–, – reversible 496
–, männliche 106, 487, 582
–, Ursachen, Häufigkeit 581
–, immunologische 582
–, mechanische 582
–, primäre 581
–, sekundäre 581
Steroidbiosynthese
–, Störungen

Steroidbiosynthese, Störungen, AGS 363
3β-Steroiddehydrogenase 616
Steroiddiabetes s. auch Cushing-Syndrom
Steroiddiabetes 784, 1047
Steroide
—, anabole
—, —, Pseudopubertas praecox 1028
—, —, Wachstum 1008
—, Androgene 1047
—, Glucosetoleranztest 729
—, äquivalente 1049
—, antiphlogistisch wirksame 311
Steroidhormone 5, 9, 14, 289
—, Bestimmungen 386
—, —, Aldosteron-Sekretionsrate 390
—, —, Androgenproduktionsrate 391
—, —, Plasma-Aldosteron 388
—, —, Plasma-Androgene 388
—, —, Plasma-Cortisol 87
—, —, —, fluorimetrische Bestimmung 387
—, —, —, kompetitive Proteinbindung oder Radioimmunoassay 388
—, —, —, Plasma 17-Hydroxycorticosteroide (Porter-Silber-Chromogene) 387
—, —, Steroid-Gruppen 386
—, — im Urin 388
—, —, Urinaldosteron 390
—, —, Urin, Androgenmetaboliten 391
—, —, Urincortisol, freies, und freie Urincorticosteroide 390
—, —, Urin-17-Hydroxycorticolsteroide 389
—, —, Urin-17-ketogene Steroide und „totale 17-Hydroxycorticoide" 389
—, —, Urin, 17-Ketosteroide 390
—, —, Urinsteroide, Farbreaktionen 389
—, Biochemie
—, —, Grundstoffe
—, —, —, Androstan 289
—, —, —, Oestran 289
—, —, —, Pregnan 289
—, —, —, Steran (Gonan) 289
—, —, Konjugation 290
—, —, Stereoisomerie, Nomenklatur 289
—, Geburt 637
— in der Placenta 616
STH s. auch Somatotropin
— s. auch Wachstumshormon 970
Stilbene 544
Strahlen, ionisierende
—, Testesschädigung 468
Streak-Gonaden 662, 668
Streptozotocin 925
Stress s. auch Adaptationssyndrom, allgemeines 717, 720
—, Diabetes mellitus 717, 720, 721, 728
Striae distensae
—, Pubertät 1012
Striae rubrae s. Cushing-Syndrom
Struma, blande (sporadischer euthyreoter Kropf) 220
— lymphomatosa (Hashimoto Thyreoiditis) 223
— ovarii 593, 213
— Riedelsche 225
—, Strumitis Hashimoto 714
Sturge-Weber-Syndrom 432
Substanz P 28, 29, 926, 927, 936
Subthalamus 23
Succus licuritiae 339
Sulcus hypothalamicus (Sulcus diencephalicus ventralis) 23
Sulcus hypothalamo-hypophyseus 36
Sulfation-Faktor s. auch Somatomedin 83, 86
Sulfonylharnstoffe 701, 740, 741, 742
—, Behandlung des operierten Diabetikers 775
—, Hypoglykämie 788
—, Leberfunktionsstörung 744
—, Nebenwirkungen s. auch Antabus-Effekt 742
—, Niereninsuffizienz 744
—, Schwangerschaft 744
—, UGDP-Studie 743
Sulpiride 81, 425
Swyer-Syndrom 526, 567, 668
Sympathektomie, lumbale
—, bei diabetischer arterieller Insuffizienz 768
Sympathicotonus
—, Insulinsekretion 701
Sympathoblastom 433
Sympathogoniom 433
Sympathol 425

Talgdrüsen 458
Tamoxifen 1041
Teratom 500, 503
Teratom
—, Hypophyse 118
Tertiärfollikel 529
Testis s. auch Hoden 447ff.
—, Anatomie 449
— Durchblutung
—, —, A. testicularis 449
—, Embryologie 447
—, —, Leydigzellen 448
—, —, Mesorchium 449
—, —, Sertoli-Zellen 448
—, —, Tubuli contorti 448
—, —, Urkeimzellen 447
—, Gleithoden, retrahierte Hoden 486
—, Histologie 449
—, —, Tubuli contorti Seminiferi 449
—, hypoplastische Zonen 501
—, kompensatorische Vergrößerung des skrotalen Hodens bei einseitiger Anorchie s. Anorchie, einseitige
—, Lobuli 449
—, Mumps 467
—, Parotitis epidemica 467
—, tubuläre Adenome 501
—, Tubulussklerose 470
—, Beziehung mit der Schilddrüse 152
—, „Megatestes" 473, 499
—, rudimentäre
—, —, Syndrom 670
Testeshormon s. „Inhibin" und x-Hormon
Testesschädigung
— bei Mumps 467
testicular dysgenesis
—, mixed 502
testiculäre Feminisierung 675, 681
—, Adenoma tubulare testis Pick 677
—, Androgenresistenz
—, —, periphere 677
—, Inguinalhermien 676
—, Testosteronresistenz
—, —, periphere 677
—, unvollständige 678
Testisatrophie 470
— bei Klinefelter-Syndrom 470
Testisbiopsie 506
Testis, Descensus 483
Testisdysgenesie 670
Testis, ectopia 483
Testisinsuffizienz
—, idiopathische 489
Testis, Rententio (Kryptorchismus) 483
—, Behandlungsregeln der ein- oder beidseitigen 487
— bei Dysmorphiesyndromen 484
—, Dysplasie oder Dysgenesie des Hodens 484
—, HCG-Therapie 486
—, Leistenhoden, inguinale Retentio 486
—, LHRH-Verabreichung, neasale 486
—, Orchidopexie 486
—, Pathologische Anatomie 484
—, —, hypoplastische Zone 485
—, —, Spermatogonienzahl 484, 486
Testis, Wander- oder Pendelhoden 483, 486
Testosteron 290, 291, 293, 452, 453, 473, 481, 482, 1047, 1049
—, Caprinoylacetat 481
—, Cyclopentylpropionat 481
—, Dihydrosterosteron
—, —, Quotient
—, —, —, im Plasma 675
—, Isobutyrat 481
— bei Lebercirrhose 478
—, Oenanthat 481
—, Phenylpropionat 481
—, Produktion 456
—, Pubertät 1013
—, Resistenz
—, —, periphere 677
—, —, —, Cytosolreceptor 677
—, —, periphere
—, —, —, Nucleusreceptor 678
—, Stoffwechsel
—, —, Störungen
—, —, —, Dihydrotestosteron 675
—, —, —, bei Pseudohermaphroditismus masculinus 675
—, —, —, 5α-Reduktase-Mangel 675
—, Synthese
—, —, Störungen
—, —, —, Lipoidhyperplasie der Nebennieren 674
—, Undecylenat 481
—, Valerianat 481
—, Wachstum 1008
—, Wirkungen 457
—, —, Acne 458
—, —, Erythropoiese 459
—, —, Kreatin- und Kratininausscheidung 459
—, —, Larynx 458
—, —, Libido 458
—, —, Schweißdrüsen („Duftdrüsen") 458
—, —, Talgdrüsen 458
„Testosteron-Blut-Produktionsraten" 454
Testosteronproduktion
— bei Hirsutismus 383
Testosteronpropionat 481
„Testosteron-Urin-Produktionsraten" 454
Tetanie
—, Hypocalcämie 854
—, Hypoparathyreoidismus 854

Tetanie, Latente
—, Chvosteksches Zeichen 855
—, Hypoparathyreoidismus 855
—, Trousseausches Zeichen 855
tetanischer Anfall
—, Hypoparathyreoidismus 854
—, Therapie 863
Thalamus 25
Theca externa 529
Theca interna 529
Thelarche 561, 1010, 1011
—, prämature 1016
Thiacide
—, bei Diabetes insipidus, nephrogenem 58
—, diabetogene Wirkung 721
Thiacidgruppe
—, Glucosetoleranztest 729
Thymic Humoral Factor (THF) 977
thymico lymphaticus, Status 330
Thymom 979
Thymopoeitin 977
Thymosin 977
Thymus 975
— bei Androgenausfall 465
—, Cortisolwirkung 308
—, Kastrations- oder Siegelringzellen 466
Thymus-Factor (ThF) 978
Thymushormone 977
Thymushpperplasie 979
Thymusinvolution 975
Thyreoglobulin 138, 141, 143
Thyreoglobulinbiosynthese, gestörte 171
Thyreoglossus, Ductus
—, Embryologie 136
Thyreoidea 135ff.
—, Embryologie
—, —, Foramen caecum 136
—, —, lingualis, Ductus 136
—, —, pyramidalis, Processus 136
—, Schwangerschaft 615, 626
Thyreoidektomie-Zellen 74
Thyreoideum, Tuberculum
—, Embryologie 136
Thyreoiditis 221
—, lymphocytäre
—, —, chronische 183
—, —, bei Turner-Syndrom 666
—, Nomenklatur 221
—, eitrige, akute 226
— Hashimoto 223
—, invasiv-fibröse chronische 225
—, lymphozytäre chronische (Hashimoto-Thyreoiditis) 223
—, nichteitrige akute und subakute (De Quervains Thyreoditis) 221
Thyreostatica 193
—, in der Natur vorkommende 214
—, —, Cyanogen-Glucosid 214
Thyreotoxicosis factitia 213
Thyreotoxikose s. auch Hyperthyreose
—, Glucosetoleranztest 729
Thyreotoxische Krise 200, 206
Thyreotoxische Myopathie 187
Thyreotoxische periodische Muskellähmung 188
thyreotrope Zellen 74
Thyreotropin (TSH) 150
—, Halbwertszeit 151
—, Receptoren 151
—, Sekretionsrate 151
Thyrotropin, Human, Chorionic (HCT) 615, 622
thyrotropin releasing hormone (TRH) 74
L-Thyroxin 139
Thyroxin
—, Dejodierung 146
—, Gesamtmenge im Serum 235
—, Halbwertszeit 145
—, Knochenstoffwechsel 826
—, Konversion zu Trijodthyronin 145
—, bei Nebennierenrinden-Hormonen, Abbau 95
— beim Neugeborenen 153
—, Sekretionsrate 144
—, —, im Alter 153
—, Serumkonzentration 145
Thyroxin-bindendes Globulin (TBG) 145
—, hereditärer Mangel 153
—, kongenitale erbliche Erhöhung 153
—, kongenitale Störung 153
Thyroxin-bindendes Präalbumin 145
Thyroxin, effektives 237
Thyroxin, freies (FT_4) 236
Thyroxin-Index, freies (FT_4-Index, „T7") 237
Thyroxin, Trägerproteine 4
Tolbutamid 741
Tolbutamidtest, bei Hyperinsulinismus 790
Tolbutamidtest, intravenöser 731
Torkildsen-Liquor-Drainage 120
Totgeburt
—, diabetische Komplikation 780
Toxisches Schilddrüsenadenom s. auch autonomes Adenom 209
Tractus hypothalamoneurohypophyseus 37
Tractus supraopticohypophyseus 25, 40
Tractus tuberohypophyseus 25, 78
Transcortin 293, 454
Transkription, Proteinbiosynthese 15
Trasylol
—, Hemmung der Kininbildung 928
TRH (thyrotropinreleasing hormone) 22, 28, 29, 74, 138, 150
TRH-Stimulationstest 93, 239, 987
Triamcinolon 311, 1048
Triamteren 305
Trijodthyronin (T_3) 139
—, inaktive, (reverse T_3) 146
—, Meßwerte im Serum 236
—, Normalwert 145
—, Phosphorylierung, oxydative 148
— bei primärer Hypothyreose 162
—, Produktionsrate 144
—, Suppressionstest 240
— -Hyperthyreose 208
Trimethyldesoxycorticosteron 333
Trisomie 21 (Down-Syndrom) 178
Troell-Junetsches Syndrom 111
Trousseausches Zeichen 855
Truncus sympathicus 137
TSH (Thyreotropin) 238, 970
TSH-Mangel bei hypophysärem Minderwuchs 99
TSH-Reservemangel 166
TSH-Stimulationstest 240
Tubarabort 630
Tubarruptur 630
Tuber cinereum 24, 78
—, Hamartom 1024
Tuberkulose
—, Diabetes mellitus 776
tuberöse Sklerose 432
Tunica albuginea 448
Turner-Syndrom 567, 661, 681
—, Aortenisthmusstenose 665
—, Bradymetacarpie 665
—, Diabetes 666
—, Dysmorphie-Syndrom 667
—, Knochendystropie 665
—, Lymphödeme 665
—, männliches 667, 668
—, Osteoporose 665, 666
—, Pterygium colli 663
—, Rot-Grün-Farbenblindheit 665
—, Thorax, schildförmiger 663
—, Thyreodiditis
—, —, lymphocytäre 666
Tyramin 426, 427
Tyramin-Test
—, Phäochromocytom
—, —, Diagnose 439
Tyrosin 425
Tyrosinhydroxylase 425

Übergewicht
— bei Diabetes mellitus s. auch Obesitas 719
Übertragersubstanz 26
—, Acetylcholin 22
—, Dopamin 22
—, Noradrenalin 22
—, Serotonin 22
Übertragung
—, Schwangerschaft 631
Ulcus pepticum 922, 983
Ullrich-Turner-Syndrom 469, 661
Ultraschallmethode von Doppler
— bei diabetischer arterieller Insuffizienz 767
unbeweglichen Cilien, Syndrom der
—, Spermatozoen 490
Urinzuckerbestimmung 726
—, 24-Stundenurin 726, 733
—, Urinportionen, fraktionierte 726, 733
—, Zweiturin-Portion 726, 733
Urkeimzellen 447
Urogastron 933
Uterine hernia-Syndrome 673
Uterus, Schwangerschaft 538, 626
Uterus-Corpus-Carcinom
—, endokrine Therapie 1043
—, 17α-Hydroxyprogesteroncapronat 1043
—, endokrine Therapie 1043
—, Progesterontherapie 1043
Uterusmißbildung, Mayer-Rokitansky-Küster-Syndrom 568

Vagina 536
—, Epithelaufbau 537
—, Schwangerschaft 626
Vaginalabstrich 537
—, acidophiler Index 537
—, Pyknoteindex 537
Vaginalblutung
—, beim Kleinkind
—, —, Differentialdiagnose 1028
Vaginalcytologie 595
Vagotonus
—, Insulinsekretion 701
Vanillinmandelsäure 426, 432, 440
Varicocele 468, 489
Vasa recta 45
Vasopressin 38, 40, 41, 43, 47, 970
—, Neurophysin II 39, 41
Vasopressin-ACTH-Test
— bei Hypophyseninsuffizienz 93
Vasopressin-Bestimmung 57
Vasopressin-Test 395

Vasotocin 38
VDM (Vasodepressor-Substanzen)
—, Ferritin 933
VEM (Vasoexzitor-Substanzen) 933
Venendruck, zentraler 712
Verner-Morrison-Syndrom 694, 924, 983
VIP (vasodilatierendes intestinales Polypeptid) 925, 970
Virilisierung 364, 383, 397, 680, 1050
— bei androgenproduzierenden Nebennierenrindentumoren 680
—, bei Ovarialtumoren 591, 592
— beim Stein-Leventhal-Syndrom 576
—, transplacentare 680
—, transplacentare
—, —, Arrhenoblastom 680
—, transplacentare
—, —, Diäthylstillboestrol 680
—, —, Nebennierenrindentumor 680
—, —, Schwangerschaftsluteom 680
Virusstörungen
— bei Diabetes mellitus 757
— bei Hypophysentumoren 108, 112, 352
— beim Syndrom der leeren Sella 102
Vitamin D 84, 805ff.
—, Angriffspunkte
—, —, Darm 843
—, —, Knochen 844
—, —, Nieren 843, 845
—, Konzentration
—, — im Serum 896
—, Parathormon 833
—, Stoffwechsel 841
— -Mangel, Knochenstoffwechsel 823
Vitiligo
— bei Morbus Addison 320
Volumenreceptoren 42
Volumentherapie
— beim Coma diabeticum 710, 712
Vorblutungen 574
Vorderhirnbündel, mediales 25
Vulva 536

Wachstum 990
—, Androgene 994
—, Glucagon 993
—, Gonadenhormone 994
— bei 21-Hydroxylasemangel ohne Salzverlust 369
—, Insulin 993
—, Nebennierenrinden-Hormone 993
—, Östrogene 995
—, Pubertätsschub 995
—, Schilddrüsenhormone 993
—, Testosteron 1008
—, Verzögerung
—, —, konstitutionelle 1003
Wachstumsfaktoren 82
—, Somatomedine 992
Wachstumsgeschwindigkeit 997
Wachstumshormon s. auch STH 73, 714
Wachstumshormon s. auch Wuchshormon
—, hypophysäres 992, 1007, 1014
—, Knochenneubildung 827
—, menschliches 100
—, Schlaf, paradoxer 82
Wachstumshormonmangel
—, isolierter 96
—, bei multipler Hypophysenvorderlappeninsuffizienz 97
Wachstumsprognose 1000, 1007
Wärmeregulationsstörung
— bei Hypothalamusläsion 31
Wasserhaushalt
—, Schwangerschaft 627
Wasserintoxikation 742
Wasserstoffsuperoxyd 142
„Waterbabies" s. auch Diabetes insipidus, nephrogener, vasopressinresistenter 51
Waterhouse-Friderichsen-Syndrom
— bei Nebenniereninsuffizienz, akute 325
WDHA-Syndrom s. auch Verner-Morrison-Syndrom
WDHA-Syndrom (wäßrige Durchfälle, Hypokaliämie, Achylie-Syndrom) 924
Weinstein-Syndrom 467
Wermer-Syndrom 982
Werner-Syndrom
—, Hypogonadismus 467
Wilms-Tumor
—, Pseudohermaphroditismus masculinus 673
Wochenbett 638
Wolffsche Kanäle 655, 656
Wuchshormon (STH) s. auch Wachstumshormon, Somatotropin, STH, Human Growth Hormon, HGH, somatotropes Hormon 26, 81
Wuchshormon-Diabetes 84

Xanthome, eruptive
—, bei Diabetes mellitus 774
X-Chromatin 658, 681
X-Chromosom 469
Xg-Blutgruppe 659, 661
X-Hormon 456, 469
XX-Männer-Syndrom
—, Gynäkomastie 670
XXqi-Iso-Chromosom 661
XXr-Ring-Chromosom 661
XXX-Syndrom 660
XXY-Trisomie
—, Klinefelter-Syndrom 469
Xylit 711
XYY-Syndrom 660
XYY-Trisomie 473

Y-Chromatin 659
Y-Chromosom 654
Yolk sac tumor s. auch Hodentumoren 503
Yttrium^{90}-Implantation
— bei Akromegalie 116

Zahnalter 1001
Zahnentwicklung 995, 1001
Zahnschäden
— bei Hypoparathyreoidismus 858
Zahnstatus
— bei Diabetes mellitus 775
Zellmembran
—, Transportvorgänge 10
Zink 460
Zollinger-Ellison-Syndrom 695, 921, 972, 982
—, Nicht B-Inselzelltumoren 921
—, Ulcus pepticum 922
Zona fasciculata 288
Zona glomerulosa 288, 292
Zona reticularis 288
Zwergwuchs 1002
—, brachymetacarpaler 432
—, hypothalamo-hypophysärer 96
—, Mehlsack 475
Zwischenzelltumoren
—, nebennierenrindenartige 502
Zymohexase 459
Zysterne, peri-infundibuläre 37, 72

Monographs of Endocrinology

Editors: F. Gross, M. M. Grumbach, A. Labhart, M. B. Lipsett, T. Mann, L. T. Samuels, J. Zander

Springer-Verlag
Berlin
Heidelberg
New York

Volume 1
S. Ohno
Sex Chromosomes and Sex-linked Genes
1967. 33 figures. X, 192 pages
Cloth DM 55,–; US $ 27.50
ISBN 3-540-03934-1

Volume 2
K. B. Eik-Nes, E. C. Horning
Gas Phase Chromatography of Steroids
1968. 85 figures. XV, 382 pages
Cloth DM 55.–; US $ 27.50
ISBN 3-540-04277-6

Volume 3
F. G. Sulman
Hypothalamic Control of Lactation
In collaboration with M. Ben-David, A. Danon, S. Dikstein, Y. Givant, K. Khazen, J. Mishkinsky-Shani, I. Nir, C. P. Weller
1970. 58 figures. XII, 235 pages
Cloth DM 76,–; US $ 38.00
ISBN 3-540-04973-8

Volume 4
U. Westphal
Steroid-Protein Interactions
1971. 144 figures. XIII,567 pages
Cloth DM 126,–; US $ 63.00
ISBN 3-540-05312-3

Volume 5
J. Müller
Regulation of Aldosterone Biosynthesis
1971. 19 figures. VII, 137 pages
Cloth DM 52,–; US $ 26.00
ISBN 3-540-05213-5

Volume 6
K. Federlin
Immunopathology of Insulin
Clinical and Experimental Studies
1971. 53 figures. XIII, 185 pages
Cloth DM 72,–; US $ 36.00
ISBN 3-540-05408-1

Volume 7
E. W. Horton
Prostaglandins
1972. 97 figures. XI, 197 pages
Cloth DM 64,–; US $ 32.00
ISBN 3-540-05571-1

Volume 8
E. Gurpide
Tracer Methods in Hormone Research
1975. 35 figures. XI, 188 pages
Cloth DM 72,–; US $ 36.00
ISBN 3-540-07039-7

Volume 9
R. E. Mancini
Immunologic Aspects of Testicular Function
1976. 36 figures, 8 tables. IX, 114 pages
Cloth DM 58,–; US $ 29.00
ISBN 3-540-07496-1

Volume 10
W. I. P. Mainwaring
The Mechanism of Action of Androgens
1977. 12 figures, 17 tables. XI, 178 pages
Cloth DM 65,40; US $ 32.70
ISBN 3-540-07941-6

Prices are subject to change without notice

E. Klein

Die Schilddrüse

Diagnostik und Therapie ihrer Krankheiten

2., neubearbeitete Auflage. 1978. 61 Abbildungen (3-farbig), 5 Tabellen. Etwa 210 Seiten
Gebunden DM 68,–; US $ 34.00
ISBN 3-540-08721-4

Dieses Buch gibt eine reich bebilderte und klar gegliederte aktuelle Darstellung der Schilddrüsenkrankheiten einschließlich der endokrinen Opthalmologie.

Sein besonderer Wert liegt in der detaillierten Beschreibung der modernen Schilddrüsendiagnostik und -therapie.

Die Neuauflage trägt dieser Aktualität in wesentlichen Punkten Rechnung: So wurde die von der Sektion Schilddrüse der Deutschen Gesellschaft für Endokrinologie unter Mitwirkung des Autors erarbeitete moderne Einteilung der Schilddrüsenkrankheiten berücksichtigt, ebenso die Neugliederung der Schilddrüsenmalignoma und der Stadien der Tumorausbreitung entsprechend der internationalen Übereinkunft.

Neurere pathologische Faktoren, z. B. das Autoimmungeschehen bei der Hyperthyreose und der endokrinen Ophthalmopathie, wurden ebenso dargestellt wie die zwischenzeitig bewährten diagnostischen Verfahren der Feinnadelpunktion mit Cytodiagnostik, der TSH-Bestimmung im Serum, der radioimmunologischen Bestimmungen von T3 und T4. Weiterhin wurde auf neuere Gesichtspunkte der Anwendung von Schilddrüsenhormonen, auch von Kombinationspräparaten eingegangen, sowie auf die verbesserten Möglichkeiten der Behandlung der hyperthyreotischen Krise.

Inhaltsübersicht: Die gesunde Schilddrüse und ihre Hormone. – Jod und Radiojod. – Untersuchungsmethoden der Schilddrüse. – Medikamentöse Einflüsse auf die Schilddrüse. – Hypothyreosen. – Endokrine Ophthalmologie und prätibiales Myxödem. – Hyperthyreosen. – Blande (euthyreotisch) Strumen. – Schilddrüsenentzündungen und seltene Schilddrüsenerkrankungen. – Schilddrüsenmalignome. – Jodhaltige Medikamente, welche die Schilddrüsendiagnostik stören können. – Für Untersuchung und Behandlung von Schilddrüsenkrankheiten geläufige deutsche Handelspräparate.

Preisänderungen vorbehalten

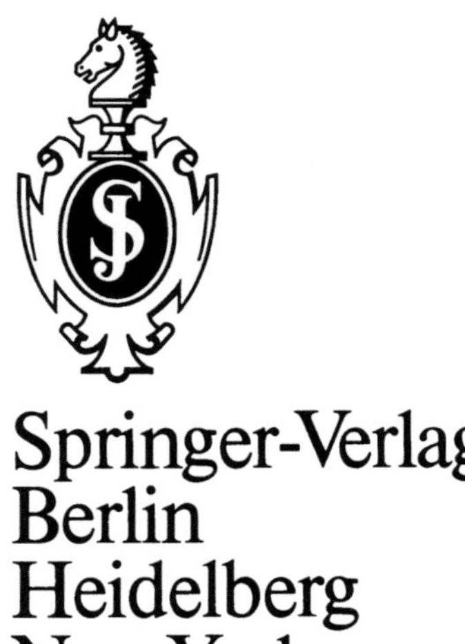

Springer-Verlag
Berlin
Heidelberg
New York

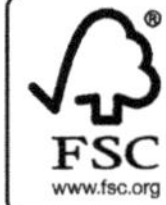

MIX
Papier aus verantwortungsvollen Quellen
Paper from responsible sources
FSC® C105338

If you have any concerns about our products,
you can contact us on
ProductSafety@springernature.com

In case Publisher is established outside the EU,
the EU authorized representative is:
Springer Nature Customer Service Center GmbH
Europaplatz 3, 69115 Heidelberg, Germany

Printed by Libri Plureos GmbH
in Hamburg, Germany